Porto & Porto

Semiologia Médica

Grupo Editorial Nacional

O GEN | Grupo Editorial Nacional – maior plataforma editorial brasileira no segmento científico, técnico e profissional – publica conteúdos nas áreas de ciências da saúde, exatas, humanas, jurídicas e sociais aplicadas, além de prover serviços direcionados à educação continuada e à preparação para concursos.

As editoras que integram o GEN, das mais respeitadas no mercado editorial, construíram catálogos inigualáveis, com obras decisivas para a formação acadêmica e o aperfeiçoamento de várias gerações de profissionais e estudantes, tendo se tornado sinônimo de qualidade e seriedade.

A missão do GEN e dos núcleos de conteúdo que o compõem é prover a melhor informação científica e distribuí-la de maneira flexível e conveniente, a preços justos, gerando benefícios e servindo a autores, docentes, livreiros, funcionários, colaboradores e acionistas.

Nosso comportamento ético incondicional e nossa responsabilidade social e ambiental são reforçados pela natureza educacional de nossa atividade e dão sustentabilidade ao crescimento contínuo e à rentabilidade do grupo.

Porto & Porto

Semiologia Médica

Celmo Celeno Porto

Professor Emérito da Faculdade de Medicina da Universidade Federal de Goiás.
Doutorado em Medicina pela Universidade Federal de Minas Gerais.
Título de Especialista em Clínica Médica e Cardiologia.
Membro Titular da Academia Goiana de Medicina.
Membro Honorário da Academia Nacional de Medicina.

Arnaldo Lemos Porto

Especialização em Clínica Médica e Cardiologia pela UFG.
Membro Titular da Academia Goiana de Medicina.

Nona edição

gen | GUANABARA KOOGAN

- Os autores deste livro e a editora empenharam seus melhores esforços para assegurar que as informações e os procedimentos apresentados no texto estejam em acordo com os padrões aceitos à época da publicação, *e todos os dados foram atualizados pelos autores até a data do fechamento do livro.* Entretanto, tendo em conta a evolução das ciências, as atualizações legislativas, as mudanças regulamentares governamentais e o constante fluxo de novas informações sobre os temas que constam do livro, recomendamos enfaticamente que os leitores consultem sempre outras fontes fidedignas, de modo a se certificarem de que as informações contidas no texto estão corretas e de que não houve alterações nas recomendações ou na legislação regulamentadora.

- Data do fechamento do livro: 15/07/2025.

- Os autores e a editora se empenharam para citar adequadamente e dar o devido crédito a todos os detentores de direitos autorais de qualquer material utilizado neste livro, dispondo-se a possíveis acertos posteriores caso, inadvertida e involuntariamente, a identificação de algum deles tenha sido omitida.

- **Atendimento ao cliente: (11) 5080-0751 | faleconosco@grupogen.com.br**

  Editora Guanabara Koogan Ltda.
  Uma editora integrante do GEN | Grupo Editorial Nacional
  Travessa do Ouvidor, 11
  Rio de Janeiro – RJ – CEP 20040-040
  www.grupogen.com.br

- Capa: Bruno Sales

- Editoração eletrônica: Anthares

- Ficha catalográfica

P881s
9. ed.

Porto, Celmo Celeno
Semiologia médica / Celmo Celeno Porto, Arnaldo Lemos Porto. - 9. ed. - Rio de Janeiro : Guanabara Koogan, 2025.
il. ; 28 cm.

Inclui bibliografia e índice
ISBN 978-85-277-4068-5

1. Semiologia (Medicina). 2. Anamnese. 3. Diagnóstico físico. I. Porto, Arnaldo Lemos. II. Título.

25-98928.0

CDD: 616.047
CDU: 616-07

Gabriela Faray Ferreira Lopes - Bibliotecária - CRB-7/6643

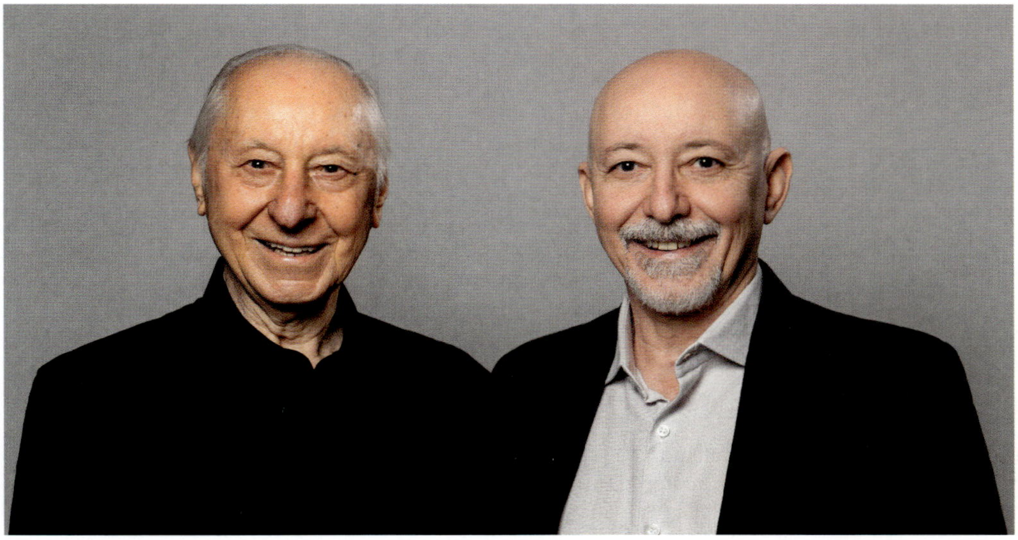

Celmo Celeno Porto

Professor Porto formou-se na Faculdade de Medicina da Universidade Federal de Minas Gerais (UFMG), em 1958, pela qual obteve o título de Doutor em Clínica Médica em 1963. Além do título de Especialista em Clínica Médica e Cardiologia, tem curso de aperfeiçoamento em Medicina Tropical pela Universidade de São Paulo (USP) e de Pedagogia Médica pela Associação Brasileira de Educação Médica (ABEM). Atualmente, é Professor Orientador do Programa de Pós-Graduação em Ciências da Saúde da Universidade Federal de Goiás (UFG), Professor Emérito da Faculdade de Medicina da UFG, Membro Emérito da Academia Goiana de Medicina e Membro Honorário da Academia Nacional de Medicina. É autor/editor dos livros *Cartas aos Estudantes de Medicina*, *Exame Clínico*, *Semiologia Médica*, *Clínica Médica na Prática Diária*, *Doenças do Coração*, *Interação Medicamentosa* e *Dr. Calil Porto | O Menino e a Borboleta*, além de editor do livro *Pediatria na Prática Diária*.

Arnaldo Lemos Porto

Dr. Arnaldo formou-se na Faculdade de Medicina da Universidade Federal de Goiás (UFG), em 1985. Especialização em Clínica Médica e Cardiologia pela UFG. Atualmente, é Membro do Corpo Clínico do Hospital Albert Einstein de Goiânia e do Hospital Santa Helena de Goiânia, além de Membro Titular da Academia Goiana de Medicina. É coeditor/autor dos livros *Exame Clínico*, *Semiologia Médica*, *Clínica Médica na Prática Diária*, *Doenças do Coração* e *Interação Medicamentosa*, além de editor de *Pediatria na Prática Diária*.

Autores

Alejandro O. Luquetti
Professor Emérito e Associado da UFG. Graduação em Medicina pela Facultad de Medicina, Universidad de la Republica O. del Uruguay. Especialização em Protozoologia pela UFG. Mestrado e Doutorado em Doenças tropicais pela UFG. Membro da Academia Goiana de Medicina.

Alexandre Roberti
Professor Associado II da Faculdade de Medicina da UFG. Graduação em Medicina pela Faculdade de Medicina da Universidade São Francisco. Especialização em Cirurgia de Cabeça e Pescoço pelo Hospital Heliópolis São Paulo. Mestrado em Ciências da Saúde pelo Hospital Heliópolis São Paulo. Doutorado em Ciências da Saúde pela UFG. Membro da Sociedade Brasileira de Cirurgia de Cabeça e Pescoço.

Américo de Oliveira Silvério
Professor Adjunto da UFG e da PUC de Goiás. Graduação em Medicina pela Universidade de Caxias do Sul. Especialização em Gastroenterologia pela Irmandade da Santa Casa de Misericórdia de Porto Alegre. Mestrado em Medicina (Hepatologia) pela Universidade Federal de Ciências da Saúde de Porto Alegre. Membro Titular da FBG. Supervisor do Programa de Residência Médica em Gastroenterologia do Hospital Estadual Geral de Goiânia.

David Leonardo Cruvinel Isaac
Professor Associado da UFG. Graduação em Medicina pela UFG. Especialização em Oftalmologia pela UNICAMP. Doutorado em Ciências da Saúde pela UnB.

David Rubem Azulay
Professor Associado da Faculdade de Medicina Souza Marques e da PUC. Professor Adjunto da UFRJ. Diretor do Instituto de Dermatologia Professor Rubem David Azulay, da Santa Casa da Misericórdia do Rio de Janeiro. Graduação em Medicina pela Faculdade de Ciências Médicas da UERJ. Especialização em Dermatologia pela SBD. Mestrado em Medicina Interna pela UFRJ. Doutorado em Anatomia Patológica pela UFRJ. Membro da SBD.

Denise Sisterolli Diniz
Professora Associada 4 da UFG. Graduação em Medicina pela UFG. Especialização em Neurologia pela ABN. Mestrado em Ciências Biológicas pela UFG. Doutorado em Ciências da Saúde pela UFG. Membro da ABN.

Edna Regina Silva Pereira
Professora Titular da UFG. Graduação em Medicina pela UFMA. Especialização em Nefrologia pelo Hospital do Servidor Público Estadual. Doutorado em Nefrologia pela USP. Membro da SBN.

Eliane Terezinha Afonso
Professora Adjunta da Faculdade de Medicina da UFG. Graduação em Medicina pela UFG. Especialização em Pediatria pela Sociedade Brasileira de Pediatria (SBP). Mestrado e Doutorado em Medicina Tropical e Saúde Pública pelo IPTSP da UFG.

Elisa Franco de Assis Costa
Professora Assistente do Departamento de Clínica Médica da Faculdade de Medicina da UFG. Graduação em Medicina pela UFG. Especialização em Geriatria pela Sociedade Brasileira de Geriatria e Gerontologia (SBGG) e pela Associação Médica Brasileira (AMB). Mestrado em Doenças Infecciosas e Parasitárias pelo IPTSP da UFG. Membro do Conselho Consultivo Pleno da SBGG.

Érika Aparecida da Silveira
Professora Titular da Faculdade de Medicina da UFG. Visiting Associate Professor School of Population and Public Health, University of British Columbia, Canada. Mestrado em Saúde Pública e Epidemiologia pela Universidade Federal de Pelotas (UFPel). Doutorado em Saúde Pública e Epidemiologia pela Universidade Federal de Minas Gerais (UFMG). Pós-Doutorado pelo Department of Epidemiology and Public Health, University College London.

Fábio Lemos Campedelli
Médico. Graduação em Medicina pela Faculdade de Medicina de Petrópolis. Especialização em Cirurgia Vascular e Angiorradiologia e Cirurgia Endovascular pela SBACV/AMB/CBR. Mestrado em Genética pela PUC de Goiás. Membro Titular da SBACV e da SVS. Sócio Fundador da Angiogyn.

Fernanda Rodrigues da Rocha Chaul
Médica Dermatologista. Graduação em Medicina pela Universidade de Uberaba. Especialização em Dermatologia pelo Hospital das Clínicas da UFG. Membro da SBD e da Sociedade Brasileira de Cirurgia Dermatológica (SBCD).

Frederico Barra de Moraes
Professor Adjunto da Faculdade de Medicina da UFG, do Centro Universitário Alfredo Nasser (UNIFAN) e da Faculdade de Pará de Minas (FAPM) – área de atuação em Dor e em Densitometria óssea pela AMB. Graduação em Medicina pela UFG. Especialização em Ortopedia e Traumatologia pela UFG. Mestrado em Ciências da Saúde pela UnB. Doutorado em Ciências da Saúde pela UFG. Membro da SBOT, da Associação Brasileira Ortopédica de Osteometabolismo (ABOOM), da Associação Brasileira da Dor Musculoesquelética (ABDOR) e da Sociedade Brasileira dos Médicos Intervencionistas em Dor (SOBRAMID).

Gabriela Cunha Fialho Cantarelli
Médica Geriatra, Professora Auxiliar do Departamento de Medicina da PUC de Goiás. Graduação em Medicina pela PUC de Goiás e Preceptora do Internato em Geriatria da PUC de Goiás). Especialização em Geriatria pela Hospital de Urgências de Goiânia (HUGO), em Clínica Médica pelo HGG e em Docência do Ensino Superior pela Faculdade da Academia Brasileira de Educação e Cultura. Mestrado em Ciências Ambientais e Saúde pela PUC de Goiás. Membro Titular da SBGG e da AMB. Presidente da Comissão de Ligas Acadêmicas da SBGG. Líder de Grupos Balint.

Heitor Rosa
Hepatologista e Professor Emérito da UFG. Graduação em Medicina pela UFG. Especialização em Gastroenterologia pela FBG. Doutorado em Medicina pela UFG. Membro da FBG.

Heloisa Helena Alves Brasil
Médica. Graduação em Medicina pela UFG. Especialização em Psiquiatria da Infância e Adolescência pelo Instituto de Psiquiatria da UFRJ. Mestrado em Ciências da Saúde pelo Instituto Fernandes Figueira (Fiocruz). Doutorado em Medicina pela EPM-UNIFESP.

Humberto Graner Moreira
Professor Adjunto da UFG. Graduação em Medicina pela UFG. Pós-Graduação em Gestão da Experiência do Paciente pelo Hospital Israelita Albert Einstein, SP. Especialização em Cardiologia pelo Instituto Dante Pazzanese de Cardiologia, SP. Doutorado em Medicina pela FMUSP. Membro do Conselho de Diretrizes da Sociedade Brasileira de Cardiologia (SBC) 2022-2025. *Fellow* em Coronariopatias Agudas pelo INCOR do Hospital das Clínicas da Faculdade de Medicina da Universidade de São Paulo (HC-FMUSP). Diretor Pedagógico do IPM Educação – Goiânia, GO. Pesquisador da ARO do Hospital Israelita Albert Einstein, SP.

José Paulo T. Moreira
Médico e Professor Associado da UFG. Graduação em Medicina pela UFG. Especialização em Coloproctologia pela UFG. Mestrado em Medicina Tropical pela UFG. Membro Titular da SBCP.

Juarez Antonio de Sousa
Professor Adjunto da UFG. Graduação em Medicina pela UFG. Especialização em Mastologia pela UFG. Mestrado e Doutorado em Mastologia pela UNIFESP. Membro Titular da Academia Goiana de Medicina, da Academia Brasileira de Ginecologia e da Academia Brasileira de Mastologia.

Marcelo Fouad Rabahi
Médico e Professor Titular da Faculdade de Medicina da UFG. Graduação em Medicina pela UFRJ. Especialização em Pneumologia pela UFRJ. Mestrado em Medicina Tropical pela UFG. Doutorado em Pneumologia pela UFRJ. Membro da SBPT e da Academia Goiana de Medicina.

Marco Antonio A. Brasil
Médico e Professor Associado da Faculdade de Medicina da UFRJ. Graduação em Medicina pela UERJ. Especialização em Psiquiatria pela UERJ. Mestrado em Psiquiatria pela UFRJ. Doutorado em Medicina pela UFRJ. International Member of the Royal College of Psychiatrists.

Maria do Rosário Ferraz Roberti
Médica e Professora Associada IV da UFG. Graduação em Medicina pela Universidade São Francisco. Especialização em Hematologia e Hemoterapia pelo HC-FMUSP. Doutorado em Medicina pela USP.

Marianne de Oliveira Falco
Nutricionista. Graduação em Nutrição pela UFG. Especialização em Terapia Nutricional Enteral e Parenteral pela BRASPEN. Mestrado em Ciências da Saúde pela Faculdade de Medicina da UFG. Doutorado em Ciências da Saúde pela Faculdade de Medicina da UFG.

Melissa A. G. Avelino
Professora Associada da UFG. Coordenadora do Programa de Pós-graduação de Ciências da Saúde da Faculdade de Medicina da UFG. Graduação em Medicina pela PUC Campinas. Especialização em Otorrinolaringologia pela PUC Campinas. Mestrado e Doutorado em Otorrinolaringologia e Cirurgia de Cabeça e Pescoço pela UNIFESP.

Monike Lourenço Dias Rodrigues
Professora Associada da UFG. Graduação em Endocrinologia pela UFG. Especialização em Endocrinologia. Doutorado em Ciências pela UNIFESP. Membro da SBEM.

Nelson Rassi
Professor Visitante da Escola de Medicina da University of Miami. Graduação em Medicina pela Faculdade de Medicina da UFG. Especialização em Endocrinologia pela Duke University. Doutorado em Ciências da Saúde pela UFG Membro da SBEM.

Nilzio Antonio da Silva
Médico e Professor Emérito da Faculdade de Medicina da UFG. Graduação em Medicina pela UFG. Especialização em Reumatologia pelo Hospital do Servidor Público Estadual de São Paulo. Doutorado em Reumatologia pela FMUSP. Membro da SBR. *Fellow* do ACR, Máster da PANLAR.

Paulo Sucasas
Médico e Professor Titular da Faculdade de Medicina da UFG. Graduação em Medicina pela USP. Especialização, Mestrado e Doutorado em Pediatria pela USP. Pós-doutorado pela University of British Columbia.

Rejane Faria Ribeiro-Rotta
Professora Titular da UFG. Graduação em Cirurgiã-dentista pela UFG. Especialização em Estomatologia pela FOB/USP. Mestrado em Diagnóstico Bucal pela FOB/USP. Doutorado em Diagnóstico Bucal pela FOB/USP. Pós-doutorado pela Faculty of Odontology/Malmö University.

Ricardo de Almeida Neves
Médico e Professor Assistente da FCM/UERJ. Coordenador da disciplina de Oftalmologia da FCM/UERJ. Chefe da Unidade Docente Assistencial (UDA) de Oftalmologia do HUPE. Graduação em Medicina pela FCM/UERJ. Especialização em Oftalmologia pela FCM/UERJ e Conselho Brasileiro de Oftalmologia. Mestrado em Oftalmologia pela UFRJ. Membro da SBO/CBO.

Roberto Luciano Coimbra
Médico. Graduação em Medicina pela Faculdade de Medicina da UFG. Especialização em Urologia pela Santa Casa de Misericórdia de Goiânia. Membro da SBU.

Sebastião Eurico de Melo-Souza
Médico e Professor Adjunto de Clínica Médica da Faculdade de Medicina da UFG. Graduação pela UFG. Especialização em Neurologia pela ABN. Membro da ABN.

Thaís Bomfim Teixeira
Medica. Graduação em Medicina pela Universidade de Uberaba. Especialização em Genética Médica pela UFMG. Membro da SBGM e SBTEIM. Pós-graduação em Oncogenética pela FACISB.

Valéria Soares Pigozzi Veloso
Médica e Professora Adjunta da Faculdade de Medicina da UFG. Graduação em Medicina pela Faculdade de Medicina de Marília. Especialização em Nefrologia pela Faculdade de Medicina de Marília e SBN. Mestrado em Ciências da Saúde pela UnB. Doutorado em Ciências da Saúde pela UFG.

Waldemar Naves do Amaral
Médico, Professor Livre-Docente da UFG e Coronel da reserva da PMGO. Diretor Técnico da Fértile Diagnóstico. Graduação em Medicina pela UFG. Especialização em Ginecologia e Obstetrícia pela UFG. Mestrado e Doutorado em Ciências da Saúde pela UFG. Membro da Academia Nacional de Saúde dos Policiais Militares e Bombeiros Militares, da ALAUS e da Câmara Técnica de Reprodução Assistida do CFM. Membro Titular da Academia Nacional de Medicina. Membro e Ex-Presidente da ABU. Membro e Presidente da ABGO. Presidente da CEREM-GO, da FISUSAL e do Comitê de Ética em Pesquisa no Hospital e Maternidade Dona Iris de Goiânia. Conselheiro do CREMEGO. Diretor Tesoureiro e Ex-Presidente da AMG. Conselheiro Titular do CFM. Presidente Coordenador da Comissão de Residência Médica do Hospital e Maternidade Dona Iris de Goiânia.

Colaboradores

Abrahão Afiune Neto (*in memoriam*)
Professor do Departamento de Clínica Médica da UFG e do curso de Medicina da Universidade Evangélica de Goiás (UniEvangélica). Especialização em Cardiologia pela USP. Doutorado em Ciências pela USP. Membro Titular da Academia Goiana de Medicina.

Acary Souza Bulle Oliveira
Professor Afiliado da disciplina de Neurologia da Escola Paulista de Medicina da Universidade Federal de São Paulo (EPM-UNIFESP). Graduação em Medicina pela EPM-UNIFESP. Especialização em Neurologia Clínica pela EPM-UNIFESP. Mestrado e Doutorado em Neurologia pela EPM-UNIFESP. Membro Titular da Academia Brasileira de Neurologia (ABN). Responsável pelo Setor de Investigação em Doenças Neuromusculares da EPM-UNIFESP.

Adalberto Studart-Neto
Médico Assistente da Enfermaria da Clínica Neurológica do HC-FMUSP. Graduação em Medicina pela Universidade Federal do Ceará (UFC). Especialização em Neurologia pela Universidade de São Paulo (USP). Doutorado em Ciências pelo Departamento de Neurologia da FMUSP. Membro Titular da ABN e do Grupo de Neurologia Cognitiva e do Comportamento do HC-FMUSP.

Adriano César Bertuccio
Médico. Graduação em Medicina pela Pontifícia Universidade Católica de Campinas (PUC-Campinas). Especialização em Clínica Médica pelo Hospital da PUC-Campinas.

Aiçar Chaul
Professor Emérito da Universidade Federal de Goiás (UFG). Graduação em Medicina pela UFG. Especialização em Dermatologia pelo HC-FMUSP. Membro da Sociedade Brasileira de Dermatologia (SBD).

Alessandra M. de Almeida Maciel
Professora Associada da Universidade Federal do Estado do Rio de Janeiro (UNIRIO). Graduação em Medicina pela UNIRIO. Especialização em Gastroenterologia pela Federação Brasileira de Gastroenterologia (FBG). Mestrado em Neurociências pela UNIRIO. Doutorado em Gastroenterologia pela UNIFESP.

Allys Vilela de Oliveira
Professor da PUC de Goiás. Graduação em Nutrição pela UFG. Especialização em Nutrição Esportiva pela Faculdade Redentor. Doutorado em Nutrição e Saúde pela UFG.

Amauri Batista da Silva
Neurologista da Fundação Hospitalar do Distrito Federal.

Ana Carolina de Oliveira e Silva Montandon
Médica. Graduação em Medicina pela Universidade Federal do Triângulo Mineiro. Especialização em Reumatologia pela UNIFESP. Membro da Comissão de Lúpus Eritematoso Sistêmico da Sociedade Brasileira de Reumatologia (SBR).

Ana Maria de Oliveira
Professora Associada 3 do Instituto de Patologia Tropical e Saúde Pública (IPTSP) da UFG. Graduação em Medicina pela UFG. Especialização em Infectologia pela UFG. Mestrado em Medicina Tropical pela UFG. Doutorado em Bioética pela Universidade do Porto, Portugal. Membro da Sociedade Brasileira de Infectologia e da Rede Brasileira de Bioética.

Ana Paula dos Santos Rodrigues
Professora do curso de Pós-Graduação do Instituto Health. Mestrado em Nutrição e Saúde pela UFG. Doutorado em Ciências da Saúde pela UFG.

André Maroccolo de Sousa
Médico. Graduação em Medicina pela UFG.

Anete Trajman
Professora Titular e Livre-Docente em Clínica Médica da Universidade Federal do Rio de Janeiro (UFRJ). Professora Visitante da McGill University, Montreal, QC, Canadá. Graduação em Medicina pela UFRJ. Especialização em Medicina Interna pela Collège de Médecine de Paris. Mestrado em Gastroenterologia pela UFRJ. Doutorado em Clínica Médica pela UFRJ. Membro da Rede Brasileira de Pesquisa em Tuberculose.

Anna Carolina Galvão Ferreira
Professora Adjunta em Pneumologia da Faculdade de Medicina da UFG. Preceptora da Residência Médica de Pneumologia do Hospital das Clínicas da UFG. Graduação em Medicina pela UFG. Especialização em Pneumologista pelo Hospital Alberto Rassi/Hospital Geral de Goiás (HGG). Mestrado em Doenças Infectocontagiosas e Saúde Pública pelo IPTSP da UFG. Doutorado em Ciências da Saúde pela Faculdade de Medicina da UFG. Membro da Sociedade Brasileira de Pneumologia e Tisiologia (SBPT).

Antonio Carlos Ximenes
Médico. Graduação em Medicina pela UFRJ. Especialização em Reumatologia pela UFRJ. Doutorado em Reumatologia pela USP. Membro da SBR e da Panamerican League of Associations for Rheumatology (PANLAR).

Antônio César Pereira
Médico Nuclear. Graduação em Medicina pela Universidade de Brasília (UnB). Especialização em Medicina Nuclear pela

Universidade Estadual Paulista (UNESP). Mestrado em Mastologia pela UNESP.

Antônio Rubens Alvarenga
Médico e Professor Adjunto do Departamento de Pediatria da UFG. Graduação em Medicina pela UFG. Especialização em Pediatria pela UFG. Mestrado em Pediatria pela UFMG.

Artur do Carmo Cunha Porto
Médico. Graduação em Medicina pela Universidade de Ribeirão Preto. Especialização em Oftalmologia pela Universidade do Estado do Rio de Janeiro (UERJ). *Fellowship* em Catarata e Córnea pela UERJ.

Átilla Freitas Silva
Estudante. Graduação em Odontologia pela UFG.

Áurea Nogueira de Melo
Professora Titular da Universidade Federal do Rio Grande do Norte (UFRN). Graduação em Medicina pela UFRN. Especialização em Neurologia Infantil e Eletrencefalografia pela Sociedade Brasileira de Neurologia Infantil (SBNI) e pela Sociedade Brasileira de Neurociências e Comportamento (SBNEC). Doutorado em Neurologia Clínica pela USP. Membro da SBNI.

Bianca Rosa Rodrigues Rebelo
Médica. Graduação em Medicina pela UFG. Especialização em Gastroenterologia pelo Hospital Geral de Goiânia. Membro da FBG e da Sociedade Brasileira de Endoscopia Digestiva (SOBED).

Bruno Galafassi Ghini
Médico. Graduação em Medicina pela Faculdade de Ciências Médicas da Universidade Estadual de Campinas (FCM-UNICAMP). Especialização em Medicina Nuclear pela FCM-UNICAMP. Membro da Sociedade Brasileira de Medicina Nuclear (SBMN).

Camila Cardoso
Nutricionista. Graduação em Nutrição pela PUC de Goiás. Mestrado em Nutrição e Saúde pela UFG. Doutorado em Ciências da Saúde pela UFG.

Camille Pereira Caetano
Professora Adjunta da Universidade Nove de Julho. Graduação em Medicina pelo Centro Universitário Serra dos Órgãos. Especialização em Nefrologia e em Cuidados Paliativos pela Faculdade de Medicina de Botucatu. Doutorado em Clínica Médica, com área de concentração em Nefrologia, pela Faculdade de Medicina de Botucatu. Membro da Sociedade Brasileira de Nefrologia (SBN).

Carlos Alberto Ximenes Filho
Médico Radiologista. Graduação em Medicina pela Universidade Severino Sombra. Especialização em Radiologia e Diagnóstico por Imagem. Membro do CBR.

Carlos Eduardo Amorelli
Professor Associado da Angiogyn. Graduação em Medicina pela Faculdade de Medicina de Petrópolis. Especialização em Cirurgia Vascular, Endovascular e Angiorradiologia pelo Hospital Municipal Miguel Couto. Mestrado em Genética pela PUC de Goiás. Membro da Sociedade Brasileira de Angiologia e Cirurgia Vascular (SBACV).

Carlos Eduardo Brandão-Mello
Professor Titular do Departamento de Clínica Médica da UFRJ. Livre-Docente em Clínica Médica e Gastroenterologia pela UNIRIO. Graduação em Medicina pela UFRJ. Especialização em Clínica Médica pela Santa Casa da Misericórdia do Rio de Janeiro. Mestrado em Gastroenterologia pela UFRJ. Doutorado em Gastroenterologia pela UNIFESP. Membro da Sociedade Brasileira de Hepatologia (SBH).

Carlos Ehlke Braga Filho
Professor Adjunto da Universidade Federal do Paraná (UFPR). Graduação em Medicina e em Direito pela UFPR. Especialização em Medicina Legal pela Fundacentro e em Direito Processual Penal pela PUC Paraná (PUC-PR). Mestrado em Educação pela UFPR.

Carlos Henrique Pacini Vieira de Cerqueira
Médico. Graduação em Medicina pela UFG. Especialização em Medicina Nuclear pela UNICAMP e em Radiologia e Diagnóstico por Imagem pela Clínica Villas Boas, Brasília-DF. Membro da SBMN, do Colégio Brasileiro de Radiologia (CBR) e da Sociedade Paulista de Radiologia e Diagnóstico por Imagem (SPR).

Cesar Alfredo Pusch Kubiak
Professor Adjunto Aposentado de Semiologia e Clínica Médica da Universidade Positivo. Graduação em Medicina pela UFPR. Especialização em Clínica Médica pela UFPR e pela Sociedade Brasileira de Clínica Médica (SBCM). Membro da SBCM.

Cibele Franz
Professora Adjunta da UNIRIO. Graduação em Medicina pela Faculdade Souza Marques. Especialização em Gastroenterologia pelo Hospital Federal dos Servidores do Estado do Rio de Janeiro (HFSE-RJ). Mestrado em Clínica Médica/Hepatologia pela UFRJ. Membro Titular da SBH, da FBG e da Comissão de Doenças Raras da SBH.

Cristiane Jeyce Gomes Lima
Médica. Graduação em Medicina pela UnB. Especialização em Endocrinologia e Metabologia pela Sociedade Brasileira de Endocrinologia e Metabologia (SBEM). Mestrado e Doutorado em Ciências da Saúde pela UnB. Membro da SBEM e da Endocrine Society.

Cristiano Montandon
Professor Preceptor da Residência de Radiologia do Centro Estadual de Reabilitação e Readaptação Dr. Henrique Santillo (CRER), Goiânia/GO. Graduação em Medicina pela Faculdade de Medicina do Triângulo Mineiro. Especialização em Radiologia e Diagnóstico por Imagem pela UNICAMP. MBA em Gestão Empresarial pela Fundação Getúlio Vargas (FGV). Membro do CBR.

Daniel Messias de Moraes Neto
Cirurgião Associado do Departamento de Cirurgia Cardíaca, Vascular e Torácica da Cleveland Clinic, Cleveland, Ohio. Graduação em Medicina pela UFG. Especialização em Cirurgia Torácica pelo Instituto do Coração (INCOR) do

HC-FMUSP. Doutorado em Cirurgia Torácica e Cardiovascular pelo INCOR/HC-FMUSP.

Daniela Canuto Fernandes
Professora Assistente da PUC de Goiás. Graduação em Nutrição pela UFG. Mestrado em Ciência e Tecnologia de Alimentos pela UFG. Doutorado em Nutrição e Saúde pela UFG.

Daniela Espíndola Antunes
Professora Associada de Endocrinologia e Metabologia da UFG. Graduação em Medicina pela UFG. Especialização em Endocrinologia e Metabologia pelo Hospital Alberto Rassi/HGG. Doutorado em Endocrinologia pela UNIFESP. Membro Titular da SBEM. Pesquisadora Principal da Unidade de Pesquisa Clínica em Endocrinologia do Hospital das Clínicas da UFG.

Daniela Graner Schuwartz Tannus Silva
Médica. Graduação em Medicina pela UFG. Especialização em Pneumologia pela UFG. Mestrado em Medicina Tropical e Saúde Pública pela UFG. Doutorado em Ciências da Saúde pela UFG. Membro da SBPT.

Daniela Pultrini Viggiano
Professora Adjunta da Faculdade de Medicina da UFG. Graduação em Medicina pela UFG. Especialização em Endocrinologia e Metabologia pela UFG. Mestrado em Ciências da Saúde pela UFG. Membro da SBEM.

Déborah Alvim Monteiro Batista Alves
Estudante. Graduação em Medicina em andamento pela UFG.

Delson José da Silva
Professor da Pós-Graduação da UFG. Graduação em Medicina pela Universidade Federal do Maranhão (UFMA). Especialização em Neurologia pelo Hospital do Inamps de Goiânia. Mestrado em Doenças Infecciosas pelo IPTSP da UFG. Doutorado em Doenças Infecciosas -Neuroimunologia - pelo IPTSP da UFG. Membro Titular e Atual Presidente da ABN.

Diego Antônio Costa Arantes
Cirurgião-Dentista e Professor Adjunto da Faculdade de Odontologia da UFG. Graduação em Odontologia pela UFG. Especialização em Saúde Digital pela UFG. Mestrado em Clínica Odontológica pela UFG. Doutorado em Clínica Odontológica pela UFG. Vice-Diretor e Coordenador do curso de Graduação em Odontologia da UFG.

Eduardo Macoto Kosugi
Médico Otorrinolaringologista e Professor Adjunto Livre-Docente da EPM-UNIFESP. Graduação em Medicina pela EPM-UNIFESP. Especialização em Otorrinolaringologia pela EPM-UNIFESP. Mestrado e Doutorado em Ciências pela EPM-UNIFESP.

Edvaldo de Paula e Silva
Professor Assistente 4 da Faculdade Medicina da UFG. Graduação em Medicina pela Faculdade Medicina da UFG. Especialização em Cirurgia Vascular pela FMUSP. Membro da SBACV.

Eli Faria Evaristo
Médico Neurologista. Graduação em Medicina pela FMUSP. Especialização em Neurologia pelo HC-FMUSP. Doutorado em Ciências pela FMUSP. Membro da ABN.

Elisa Oliveira Dafico Pfrimer
Pediatra com área de atuação em Medicina do Adolescente e Professora Adjunta da UFG. Graduação em Medicina pela UFG. Especialização em Pediatria pelo Hospital das Clínicas da UFG. Mestrado em Medicina Tropical, Área Epidemiologia, pelo IPTSP da UFG.

Elza Dias-Tosta
Médica. Graduação em Medicina pela UERJ. Especialização em Neurologia pela PUC-RJ. Doutorado em Neurologia pela Universidade de Londres. Membro da ABN. Presidente da ABN (2008 a 2014).

Eros Antonio de Almeida
Professor Livre-Docente/MS3-5 da UNICAMP. Graduação em Medicina pela UNICAMP. Especialização em Clínica Médica e Cardiologia por MEC/SBCM/SBC. Doutorado em Medicina pela UNICAMP. Membro da SBCM/SBC.

Estela Muzkat Jatene
Professora do Departamento de Clínica Médica da Faculdade de Medicina da UFG. Especialização em Endocrinologia.

Fábia Maria Oliveira Pinho
Médica da Central de Transplantes da Secretaria da Saúde de Estado de Goiás e Professora Adjunta do Curso de Medicina da PUC de Goiás. Graduação em Medicina pela UFG. Especialização em Nefrologia pela UFG. Mestrado em Medicina Tropical pela UFG. Doutorado em Nefrologia pela USP. Membro da SBN.

Fabio Augusto Cypreste Oliveira
Médico. Graduação em Medicina pela Faculdade de Medicina de Petrópolis. Especialização em Cirurgia Vascular e Endovascular pelo MEC. Mestrado em Ciências Ambientais e Saúde pela PUC de Goiás. Membro Titular da SBACV e da Society for Vascular Surgery (SVS).

Fabrizio Almeida Prado
Médico. Graduação em Medicina pela Universidade Estadual de Londrina (UEL). Especialização em Nefrologia pelo Instituto do Rim de Londrina. Mestrado em Ciências da Saúde pela UEL. Membro da SBN.

Fernanda Lauar Sampaio Meirelles
Médica. Graduação em Medicina pela PUC de Goiás. Especialização em Radiologia e Diagnóstico por Imagem pela Santa Casa da Misericórdia de São Paulo. Membro do CBR.

Fernanda Miranda
Pneumologista e Professor Substituto da Faculdade de Medicina da UFG. Graduação em Medicina pela Fundação Técnico-Educacional Souza Marques. Especialização em Pneumologia pela UFG. Membro da SBPT.

Filipe Moreira Biokino
Cirurgião-Dentista. Graduação em Odontologia pela UFG. Especialização em Radiologia Odontológica e Imaginologia pela Associação Brasileira de Odontologia (ABO) de Goiás.

Flavio Mac Cord
Professor do Programa de Pós-Graduação em Ciências Médicas da UERJ. Graduação em Medicina pela UFRJ. Especialização em Oftalmologia pela UNICAMP. Mestrado em Ciências

Médicas pela UNICAMP. Doutorado em Ciências Médicas pela UNICAMP. Membro Diretor de Cursos da Sociedade Brasileira de Oftalmologia (SBO).

Flávio Marques dos Santos
Urologista. Graduação em Medicina pela UEL. Especialização em Urologia pela UFG. Membro da American Urological Association. Certificação em Cirurgia Robótica pela Intuitive Surgical.

Frederico Araújo Oliveira
Médico. Graduação em Medicina pela UFG. Especialização em Angiologia, Cirurgia Vascular e Angiorradiologia e Cirurgia Endovascular pela UFG. Membro Titular da SBACV.

Geovana Almeida Spies
Estudante. Graduação em Medicina pela UFG.

Geraldo Rizzo
Médico. Graduação em Medicina pela Universidade Federal do Rio Grande do Sul (UFRGS). Especialização em Neurologia pela AMB. Mestrado em Gestão em Saúde pela FGV. Membro da ABN, da Sociedade Brasileira de Neurofisiologia Clínica (SBNC), da ABS e da WSM.

Gilson Batista Sousa Junior
Médico. Graduação em Medicina pela UFG.

Giovana Carvalho de Resende
Médica. Graduação em Medicina pela UFG.

Giovana Guedes Mendonça
Estudante. Graduação em Medicina em andamento pela UFG.

Glauco Baiocchi Jr.
Médico. Graduação em Medicina pela Faculdade Nacional de Medicina da UFRJ. Especialização em Alergia e Imunologia pela Associação Brasileira de Alergia e Imunologia (ASBAI).

Guylherme Saraiva
Professor da Unifimes Trindade. Graduação em Medicina pela UFG. Especialização em Pneumologia pelo Hospital das Clínicas da UFG. Mestrando em Ciências da Saúde pela UFG.

Haroldo S. de Souza
Médico. Graduação em Medicina pela Universidade Federal do Pará (UFPA). Especialização em Endocrinologia e Metabologia pelo Instituto de Assistência Médica ao Servidor Público Estadual de São Paulo (IAMSPE-SP). Mestrado em Ciências da Saúde pela UFG. Membro da SBEM de Goiás e da SBD.

Helena Rezende Silva Mendonca
Professora Adjunta da UFG. Graduação em Medicina pela UFG. Especialização em Clínica Médica, Neurologia e Neurofisiologia pelo HGG. Mestrado e Doutorado em Ciências Médicas, área de concentração em Neurologia, pela UNICAMP. Membro Titular da ABN. Responsável pelo Ambulatório de Doenças Neuromusculares do HC/EBSERH/UFG.

Hélio Fernandes da Silva Filho
Médico. Graduação em Medicina pela Fundação Universitária Regional de Blumenau. Especialização em Neurologia pelo Hospital Governador Celso Ramos, em Epilepsia pela PUC-RS e em Dor e em Termologia Clínica pela USP. Título de Especialista em Neurologia. Título de Área de Atuação em Neurofisiologia Clínica e em Dor. Membro Titular da ABN e da SBNC.

Hélio Lage Costa
Médico Pediatra, Neonatologista, Professor Assistente do Curso de Medicina da UniEvangélica e Preceptor das Residências Médicas em Pediatria do Hospital Estadual da Mulher (HEMU-GO) e do Hospital Estadual da Criança e do Adolescente (HECAD-GO). Graduação em Medicina pela Universidade Estadual de Santa Cruz, BA. Especialização em Pediatria pela UFG. Título de Especialista em Neonatologia pela SBP e pela AMB.

Helio Moreira
Médico e Professor Emérito da UFG. Graduação em Medicina pela UFPR. Especialização em Coloproctologia pela UFG. Doutorado em Coloproctologia pela UFG. Membro Titular da Sociedade Brasileira de Coloproctologia.

Helio Moreira Júnior
Professor Associado 3 da Faculdade de Medicina da UFG. Graduação em Medicina pela Faculdade de Medicina da UFG. Especialização em Coloproctologia pelo Hospital das Clínicas da UFG. Mestrado em Ciências Médicas pela USP. Doutorado em Cirurgia pela Faculdade de Ciências Médicas da Santa Casa de São Paulo (FCMSCSP). Ex-Presidente e Membro Titular da Sociedade Brasileira de Coloproctologia (SBCP). Membro da Academia Goiana de Medicina.

Hélio Rodrigues Gomes
Médico do LIM15 da FMUSP e Coordenador do Ambulatório de Neuroinfecções do HC-FMUSP. Graduação em Medicina pela FMUSP. Especialização em Neurologia pela FMUSP. Mestrado em Neurologia pela Universidade de Paris. Doutorado em Neurologia pela FMUSP. Membro da ABN. Diretor do Serviço de Liquor do HC-FMUSP.

Helio van der Linden
Médico. Graduação em Medicina pela Universidade de Pernambuco (UPE). Pós-Graduação em Análise Aplicada do Comportamento. Especialização em Neuropediatria pela USP. Especialização em Medicina do Sono pelo Instituto do Sono da UNIFESP. Título de Especialista em Neurofisiologia. Membro da ABN e da SBNI.

Hugo Pereira Pinto Gama
Professor Associado da UFG. Graduação em Medicina pela UFG. Especialização em Radiologia e Diagnóstico por Imagem pela Santa Casa da Misericórdia de São Paulo. Doutorado em Ciências da Saúde pela Santa Casa da Misericórdia de São Paulo.

Ígor Teixeira da Matta
Médico. Graduação em Medicina pela UnB. Especialização em Psiquiatria pela Associação Brasileira de Psiquiatria (ABP). Membro da ABP.

Ipojucan Calixto Fraiz
Professor Aposentado da UFPR. Graduação em Medicina pela UFPR. Especialização em Pediatria pela UFPR e em Educação na Saúde pela FMUSP. Mestrado e Doutorado em Sociologia pela UFPR. Membro da Associação Brasileira de Educação Médica.

Jaime Olavo Marquez
Médico, Professor Adjunto Doutor da Universidade Federal do Triângulo Mineiro e Professor visitante da Duke University, NC, EUA. Graduação em Medicina pela Universidade Federal do Triângulo Mineiro. Especialização em Neurologia/Dor pelo Instituto Deolindo Couto, da UFRJ. Doutorado em Neurologia pela USP. Membro Emérito da ABN.

Jaqueline Rodrigues De Souza Gentil
Nutricionista. Graduação em Nutrição e Metabolismo pela Faculdade de Medicina de Ribeirão Preto (FMRP)/USP. Especialização em Terapia Nutricional pela UNICAMP. Mestrado e Doutorado em Ciências pela FMRP/USP.

João Paulo Rodrigues Adorno
Médico. Graduação em Medicina pela UFG.

João Paulo Simões Dutra
Professor Adjunto de Cirurgia Torácica do Departamento de Cirurgia da UFG e Coordenador Médico do Programa de Cirurgia Robótica do Hospital Santa Helena. Graduação em Medicina pela PUC de Goiás. Especialização em Cirurgia Torácica pela USP. Membro da International Association for the Study of Lung Cancer (IASLC).

Joffre Rezende Filho
Médico e Professor Associado da Faculdade de Medicina da UFG. Graduação em Medicina pela UnB. Especialização em Gastroenterologia pela USP. Mestrado em Clínica Médica pela FMRP/USP. Doutorado em Medicina pela UFMG. Membro da *Research Fellow* da University of Southern California (USC). *Fellow* da American Gastroenterological Association.

José Abel Alcanfor Ximenes
Médico e Professor Adjunto IV do Departamento de Clínica Médica da Faculdade de Medicina da UFG. Graduação em Medicina pela Faculdade de Medicina da UFG. Pós-Graduação *Latu Sensu* em Gestão de Cooperativa na Área de Saúde. Especialização em Gastroenterologia pelo Hospital do Servidor Público Estadual de São Paulo. Mestrado em Clínica Médica pelo IPTSP da UFG. Membro da Academia Goiana de Medicina. Sócio Titular da Sociedade Brasileira de Gastroenterologia e da SOBED.

José Carlos do Valle
Médico e Professor Livre-Docente da UNIRIO. Graduação em Medicina pela Faculdade de Ciências Médicas da UERJ. Especialização em Oncologia Clínica pela Sociedade Brasileira de Oncologia Clínica. Doutorado em Clínica Médica pela UNIRIO. Membro da Sociedade Brasileira de Oncologia e Membro Titular da Academia Nacional de Medicina.

José Laerte Rodrigues da Silva Junior
Médico Pneumologista e Professor Adjunto do curso de Medicina da Universidade de Rio Verde (UNIRV) e da UniEvangélica. Graduação em Medicina pela UFG. Especialização em Pneumologia pela UFG. Mestrado em Medicina Tropical e Saúde Pública pelo Instituto de Patologia e Saúde Pública da UFG. Doutorado em Ciências da Saúde pela UFG. Membro da SBPT.

José Ricardo Gurgel Testa
Médico e Professor Livre-Docente de Otorrinolaringologia da EPM-UNIFESP. Graduação em Medicina pela EPM-UNIFESP. Especialização em Otorrinolaringologia pela Associação Brasileira de Otorrinolaringologia e Cirurgia Cérvico-Facial (ABORL-CCF). Mestrado em Otorrinolaringologia e Cirurgia de Cabeça e Pescoço pela EPM-UNIFESP. Doutorado em Medicina/Otorrinolaringologia pela EPM-UNIFESP. Membro da ABORL-CCF, da SBO e da SPO.

Júlia Costa Alves Simões
Médica. Graduação em Medicina pela Faculdade de Medicina da UFG.

Julio Cesar Ronconi
Médico e Professor Titular da PUC-Campinas. Graduação em Medicina pela PUC-Campinas. Especialização em Clínica Médica pelo Hospital e Maternidade Celso Pierro. Doutorado em Cardiologia pelo INCOR da FMUSP.

Karin Mueller Storrer
Médica e Professora Adjunta da UFPR. Graduação em Medicina pela PUC-Paraná. Especialização em Pneumologia pela UNIFESP. Doutorado em Doenças Pulmonares Intersticiais pela UNIFESP. Membro da SBPT.

Lara Juliana Henrique Fernandes
Médica. Graduação em Medicina pela Faculdade de Medicina da UFG.

Larissa Doi
Médica. Graduação em Medicina pela UFRJ. Especialização em Oftalmologia pela UNIFESP.

Larissa Louise Cândida Takaoka
Médica. Graduação em Medicina pela Universidade Presidente Antônio Carlos (UNIPAC). Especialização em Nefrologia pelo HGG. Membro da SBN. Instrutora de Ultrassonografia *Point of Care* da You&US/Winfocus Brasil.

Laysa Moreira Campos Costa
Médica. Graduação em Medicina pela UFG. Produção e Ilustração de Obras Médicas Científicas.

Leandro Arthur Diehl
Médico e Professor Associado da UEL. Graduação em Medicina pela UEL. Especialização em Clínica Médica e Endocrinologia pela UEL. Mestrado em Medicina e Ciências da Saúde pela UEL. Doutorado em Biotecnologia Aplicada à Saúde da Criança e do Adolescente pela Faculdade Pequeno Príncipe. Membro da SBEM. Administrador do Portal Raciocínio Clínico (raciocinioclinico.com.br).

Letícia Ferreira Neves Arantes
Médica Pneumologista e Professora Adjunta de Pneumologia da UFG. Graduação em Medicina pela UFG. Especialização em Pneumologia pela UFG.

Letícia Lemos Jardim
Professora Adjunta da Faculdade de Ciências Médicas de Minas Gerais. Graduação em Biomedicina pela Fundação Municipal para Educação Comunitária (FUMEC). Mestrado e Doutorado em Ciências Aplicadas à Saúde do Adulto pela UFMG. Pesquisadora da Fiocruz Minas.

Lindomar Guimarães de Oliveira (*in memoriam*)
Especialização em Ortopedia e Traumatologia pela UFG. Membro Titular da Academia Goiana de Medicina.

Lorena Tassara Quirino Vieira
Médica. Graduação em Medicina pela PUC de Goiás.

Lucas Monferrari Monteiro Vianna
Médico e Professor Colaborador da UERJ. Graduação em Medicina pela Universidade Federal de Juiz de Fora. Especialização em Oftalmologia pela UNIFESP. Doutorado em Oftalmologia e Ciências Visuais pela UNIFESP.

Lucas R. Alvarenga
Médico e Professor Adjunto da UniEvangélica. Graduação em Medicina pela PUC de Goiás. Especialização em Gastroenterologia e Hepatologia Pediátrica pela UNICAMP. Mestrado em Saúde da Criança e do Adolescente pela UNICAMP. Membro do HECAD.

Luciana Ximenes Salustiano
Médica e Professora Adjunta da UFG. Graduação em Medicina pela Universal Severino Sombra. Especialização em Patologia pela USP. Mestrado em Patologia pela USP. Doutorado em Ciências da Saúde pela UFG. Membro da Sociedade Brasileira de Patologia.

Lucio Gusmão Rocha
Médico e Professor Adjunto da APM. Graduação em Medicina pela Faculdade de Medicina de Campos. Especialização em Ortopedia pela IPSEMG. Membro da SBOT. Sócio Fundador do Centro Avançado de Dor.

Ludmila Chuva Marques
Médica. Graduação em Medicina pela Faculdade de Medicina da UFG.

Luisa Mesquita de Morais
Médica. Graduação em Medicina pela UFMG. Especialização em Ortopedia e Traumatologia pelo Hospital Madre Teresa.

Luiz Antônio Zanini
Médico e Professor Adjunto Aposentado do Instituto de Medicina Tropical da UFG. Especialização em Infectologia pelo Instituto de Medicina Tropical da UFG. Mestrado em Medicina Tropical pelo Instituto de Medicina Tropical da UFG.

Luiz Augusto Franco de Andrade
Médico, Professor Livre-Docente da EPM-UNIFESP e *Fellowship* na Universidade de Londres (UK). Graduação em Medicina pela Faculdade de Medicina da UFPR. Especialização em Neurologia pela EPM-UNIFESP. Doutorado em Neurologia pela EPM-UNIFESP. Membro do Einstein Hospital Israelita (São Paulo) e da International Parkinson and Movement Disorder Society. Membro Emérito da ABN.

Luiz Fernando Martins
Médico. Graduação em Medicina pela UFG. Especialização em Neurocirurgia pela Universidade de Berlim, Alemanha. Mestrado e Doutorado em Neuropatologia pela Universidade de Berlim. Membro da Academia Goiana de Medicina.

Luiz Frederico Regis Pacheco
Médico Oftalmologista. Graduação em Medicina pela UFRJ. Especialização em Retina Clínica e Cirúrgica pela UERJ. Membro da Sociedade Brasileira de Retina e Vítreo.

Luiza M. Neves
Médica Oftalmologista. Responsável pelos Setores de Oftalmologia Pediátrica e de Estrabismo do Hospital Universitário Pedro Ernesto (HUPE/UERJ). Graduação em Medicina pela UERJ. Especialização em Oftalmologia pelo Hospital Federal dos Servidores do Estado. Mestrado e Doutorado em Pesquisa Clínica Aplicada pelo Instituto Nacional de Saúde da Mulher, da Criança e do Adolescente Fernandes Figueira. Membro da SBO Pediátrica e do Centro Brasileiro de Estrabismo.

Marcelo Masruha Rodrigues
Médico e Professor Livre-docente em Neurologia da UNIFESP. Diretor do Instituto de Neurociência do Espírito Santo. Graduação em Medicina pela UFES. Especialização, Mestrado e Doutorado em Neurologia pela UNIFESP.

Marcia Maria Amendola Pires
Médica. Graduação em Medicina pela UNIRIO. Especialização em Gastroenterologia pela UNIRIO. Mestrado em Gastroenterologia pela UFRJ. Doutorado em Neurologia pela UNIRIO. Membro da SBH.

Marco Henrique Chaul
Médico Dermatologista. Graduação em Medicina pela Universidade de Uberaba. Especialização em Dermatologia pelo Hospital das Clínicas da UFG. Membro da SBD e da SBCD.

Marcus B. Conte
Médico e Professor Titular da Faculdade de Medicina de Petrópolis/UNIFASE. Graduação pela Faculdade de Medicina de Petrópolis. Especialização em Pneumologia pela SBPT. Mestrado em Tisiologia e Pneumologia pela UFRJ. Doutorado em Ciências da Saúde pela UFRJ.

Maria Ângela da S. Tolentino
Médica. Graduação em Medicina pela Faculdade de Medicina da UFG. Especialização em Neurofisiologia Clínica pelo Instituto de Neurologia de Goiânia. Mestrado em Neuroinfectologia pelo IPTSP da UFG. Membro da Academia Goiana de Medicina e da Sociedade de Neurologia de Goiás.

Maria Cristina Del Negro
Médica Neurologista. Graduação pela UnB. Especialização em Neurologia pelo Hospital de Base do Distrito Federal e em Ciências da Reabilitação pela Rede Sarah. Mestrado em Neurologia pela UNIRIO. Membro da ABN.

Maria Silvia Santarem Caetano Ronconi
Médica e Professora Adjunta da PUC Campinas. Graduação em Medicina pela PUC Campinas. Especialização em Endocrinologia pela PUC Campinas. Mestrado em Endocrinologia pela UNIFESP.

Maria Valeriana Leme de Moura Ribeiro
Médica. Graduação pela USP. Especialização e Mestrado em Neurologia Infantil pela USP. Doutorado em Neuropediatria pela USP. Professora Titular da UNICAMP.

Mariana Bomfim Teixeira
Médica. Graduação em Medicina pela Universidade de Uberaba. Especialização em Pediatria pelo Hospital Materno-Infantil de Brasília e em Alergia e Imunologia pelo Hospital de Base do Distrito Federal e Associação Brasileira de Alergia e Imunologia.

Mariana Pigozzi Veloso
Médica e Professora da Faculdade de Medicina da UFG. Graduação em Medicina pela PUC Goiás. Especialização em Clínica Médica pela UFG. Especialização e Doutorado em Nefrologia pela USP. Membro da SBN.

Marianna Peres Tássara (*in memoriam*)
Médica Infectologista. Graduação em Medicina pelo Centro Universitário de Volta Redonda.

Marta Isabel Valente Augusto Moraes Campos Nunes Andrade
Nutricionista e Professora da PUC Goiás. Graduação em Nutrição pela UFG. Especialização em Nutrição Esportiva Funcional. Mestrado em Nutrição e Saúde pela UFG.

Matheus Rabahi
Médico. Graduação em Medicina pela PUC Goiás. Especialização em Pneumologia pelo Hospital das Clínicas da UFG.

Mauri Félix de Sousa
Professor Associado da UFG. Graduação em Medicina pela UFG. Especialização em Nefrologia pelo Hospital Evangélico de Curitiba. Mestrado em Nefrologia pela UFRGS. Doutorado em Nefrologia pela USP.

Maurice Borges Vincent
Professor da Faculdade de Medicina da UFRJ. PhD pela Universidade de Trondheim, Noruega.

Maurício Sérgio Brasil Leite
Professor Emérito da Faculdade de Medicina da UFG. Graduação em Medicina pela Faculdade de Medicina da UFG. Especialização em Anatomia Patológica e Citopatologia pela Sociedade Brasileira de Patologia e pela Sociedade Brasileira de Citopatologia. Membro da Academia Goiana de Medicina.

Maxley Alves Martins
Especialização em Cirurgia Geral e em Cirurgia Metabólica e Bariátrica. Mestrado em Ciências Ambientais e Saúde pela PUC de Goiás. Membro Titular do Colégio Brasileiro de Cirurgiões (CBC).

Miguel Angel Corrales Coutinho
Médico. Graduação em Medicina pela UFG. Especialização em Cirurgia Torácica pela Santa Casa da Misericórdia de Porto Alegre.

Mireille C. S. de M. Gomes
Médica. Graduação em Medicina pela FURB. Especialização em Genética Médica pela UNICAMP. Título de Especialista em Genética Médica pela SBGM. Capacitação em Oncogenética pelo INCA. Mestrado em Ciências pela MUST University. Membro da SBGM.

Mirian Moura
Médica e Professora da Uniceplac. Graduação pela UnB. Especialização em Neurologia e Neurofisiologia Clínica pela Fundação Hospitalar do Distrito Federal. Mestrado em Ciências para a Saúde pela FEPECS. Doutorado em Ciências da Saúde pela UnB. Membro da ABN e da SBNC.

Mislene Silva Teixeira
Médica do ICEPI. Professora de Semiologia Médica e de Integração Prática Clínica do UniSãoCarlos. Graduação em Medicina pelo UniSãoCarlos. Especialização em Saúde Pública, Saúde da Família e Geriatria.

Murilo Meneses Nunes
Médico. Graduação pela UFG. Especialização em Clínica Médica pelo Hospital das Clínicas da UFG e em Cardiologia pelo Instituto Dante Pazzanese de Cardiologia. Mestrado em Cardiologia pela USP. Membro da SBC.

Nara Rúbia Pereira de Siqueira
Cirurgiã-dentista. Graduação em Odontologia pela UFG. Especialização em Avaliação de Tecnologia em Saúde pela UNICAMP. Mestrado em Odontologia pela UFG.

Natalia Jatene
Médica. Graduação em Medicina pela PUC Goiás. Especialização em Endocrinologia e Metabologia pela FAMEMA. Mestrado em Ciências da Saúde pela UFG. Membro da SBEM.

Nelcivone Soares de Melo
Médico e Ex-Professor de Hematologia da Faculdade de Medicina da UFG. Graduação em Medicina pela UFG. Especialização em Hematologia e Hemoterapia pela Instituto Estadual de Hematologia Arthur de Siqueira Cavalcante. Especialização em Patologia Clínica/Medicina Laboratorial. Membro da ABHH. Sócio Titular Remido da SBPC/ML.

Nelson Alves dos Santos
Médico e Professor Auxiliar da UFG. Graduação em Medicina pela UNICAMP. Especialização em Cirurgia Torácica pela UNICAMP.

Nelson Spector
Professor Emérito de Medicina da UFRJ. Graduação pela UFRJ.

Neusa Batista de Melo
Médica e Professora Associada da UFG. Graduação em Medicina pela UFG. Especialização em Hematologia pela FMUSP e em Patologia Clínica e Medicina Laboratorial pela Sociedade Brasileira de Patologia Clínica e Medicina Laboratorial (SBPC-ML). Doutorado em Hematologia pela FMUSP. *Fellow* em Citometria de Fluxo no Academic Heamatology & Cytogenetic Laboratory, Londres.

Newra Tellechea Rotta
Médica. Graduação em Medicina pela UFRGS. Especialização em Neurologia Pediátrica pela USP.

Orlando Barsottini
Médico e Professor Associado Livre-Docente da UNIFESP. Graduação em Medicina pela UFPR. Especialização em Neurologia pela UNIFESP. Membro da ABN.

Osvaldo J. M. Nascimento
Professor Titular Emérito de Neurologia da UFF. Graduação em Medicina pela Escola de Medicina e Cirurgia da UNIRIO. Especialização em Neurologia pela ABN. Mestrado e Doutorado em Neurologia pela UFRJ. Membro Titular da ANM.

Osvaldo M. Takayanagui
Médico e Professor Titular da FMRP-USP. Graduação pela FMRP-USP. Especialização, Mestrado e Doutorado em Neurologia pela FMRP-USP. Membro da ABN.

Osvaldo Vilela-Filho
Professor Associado da UFG. Graduação em Medicina pela UFG. Especialização em Neurocirurgia Funcional pela University of Toronto. Doutorado em Neurocirurgia pela UNIFESP.

Patricia Marques Fortes
Médica. Graduação pela UFG. Especialização em Pediatria pelo Hospital das Clínicas da UFG. Mestrado e Doutorado em Ciências da Saúde pela Faculdade de Medicina da UFG.

Paulo Caramelli
Médico e Professor Titular da Faculdade de Medicina da UFMG. Graduação em Medicina pela USP. Especialização em Neurologia pelo HC-FMUSP. Doutorado em Neurologia pela USP. Membro da ABN. Bolsista de produtividade em pesquisa do CNPq.

Paulo Cesar Ragazzo
Médico. Graduação em Medicina pela USP. Especialização em Neurologia pela ABN e em Neurofisiologia Clínica pela SBNC. Doutorado em Clínica Médica pela UNICAMP. Membro do Instituto de Neurologia de Goiânia. Especialização em Neurofisiologia Clínica pelo Montreal Neurological Institute-Hospital, McGill University.

Paulo Cesar Veiga Jardim
Professor Titular da Faculdade de Medicina da UFG. Graduação em Medicina pela USP. Especialização em Cardiologia pela FMUSP. Doutorado em Cardiologia pela FMUSP. Diretor Técnico do Hospital do Coração de Goiás.

Paulo de Lima Serrano
Médico e Neurologista do Setor de Doenças Neuromusculares da UNIFESP. Residência Médica em Neurologia pela UFRJ. Especialização em Doenças Neuromusculares pela UNIFESP. Membro da ABN.

Paulo Ernanne Reis
Médico. Graduação em Medicina pela UFMG. Especialização em Cirurgia Vascular pelo Hospital Santa Helena. Cirurgião-geral pelo Hospital de Urgências de Goiânia.

Pedro Costa Moreira
Médico. Graduação em Medicina pela Universidade Evangélica de Goiás. Especialização em Coloproctologia pelo Hospital das Clínicas da UFG. Membro da SBCP. *Fellowship* em Oncologia Colorretal e Videolaparoscopia pelo Hospital de Amor.

Pedro José de Santana Júnior
Médico. Graduação em Medicina pela UFG. Especialização em Radiologia e Diagnóstico por Imagem pela UFG. Mestrado em Ciências da Saúde pela UFG.

Pedro Paulo Teixeira e Silva Torres
Médico. Graduação em Medicina pela UFG. Especialização em Radiologia e Diagnóstico por Imagem pela UFG. Mestrado em Radiologia pela UFRJ. Doutorado em Radiologia pela UFRJ.

Rafael Oliveira Ximenes
Médico. Graduação em Medicina pela UFG. Especialização em Gastroenterologia pelo HC-FMUSP. Doutorado em Ciências em Gastroenterologia pela Faculdade de Medicina da USP. Pós-doutorado em Ciências em Gastroenterologia pela Faculdade de Medicina da USP. Membro da FBG.

Rafael Yudi Scalia Cunha Hoshino
Médico Cardiologista e Professor Supervisor do Programa Médico de Residência em Clínica Médica do Hospital de Urgências de Goiás. Diretor de Ensino do Grupo DescomplicaPOCUS. Graduação em Medicina pela UFG. Especialização em Clínica Médica e Cardiologia pelo Hospital de Urgências de Goiás.

Raquel Andrade de Siqueira
Médica, Professora Preceptora da Residência Médica de Endocrinologia e Coordenadora dos Ambulatórios de Tireoide e Paratireoide do Hospital Alberto Rassi. Graduação em Medicina pela UFG. Especialização em Clínica Médica pelo Hospital de Urgências de Goiás. Mestrado em Ciências Médicas pela UFG. Membro da SBEM. Membro da Diretoria do Departamento de Tireoide da SBEM, gestões 2023–2024 e 2025–2026.

Raquel Germer Toja Couto
Médica. Graduação em Medicina pela UGF. Graduação em Ciências Biológicas – Modalidade Genética pela UFRJ. Especialização em Genética Médica pela Instituto Fernandes Figueira. Membro da SBGM. Pós-graduação em Aconselhamento Genético em Predisposição Hereditária ao Câncer pelo Hospital Israelita Albert Einstein.

Rayana Elias Maia
Médica e Professora de Genética Médica da UFPB. Graduação em Medicina pela UFCG. Especialização em Genética Médica pelo Hospital das Clínicas da FMRP-USP. Mestrado em Ciências pela USP. Membro da SBGM.

Renata Machado Pinto
Médica Endocrinologista Pediatra e Professora Adjunta da UFG. Graduação em Medicina pela UFU. Especialização em Pediatria e Endocrinologia Pediátrica pela UFU. Mestrado em Genética pela PUC Goiás. Doutorado em Ciências da Saúde pela UFG. Membro da SBEM e da SBP.

Renato Miranda de Melo
Médico e Professor Associado (aposentado) do Departamento de Cirurgia da Faculdade de Medicina da UFG. Graduação em Medicina pela UFMG. Especialização em Cirurgia Geral pelo Hospital Santana. Mestrado em Técnica Operatória e Cirurgia Experimental pela EPM/UNIFESP. Doutorado em Cirurgia pela Faculdade de Medicina da UFMG. Pós-doutorado pela Faculdade de Medicina/Escola de Engenharia Elétrica, Mecânica e da Computação da UFG. Membro da SBH, da Sociedad Hispanoamericana de Hernia e Titular do CBC.

Ricardo Mesquita Camelo
Médico e Professor Adjunto em Clínica Médica da UFMG e da Faculdade de Ciências Médicas de Minas Gerais. Graduação em Medicina UFMG. Mestrado em Fisiologia e Farmacologia pela UFMG. Doutorado em Clínica Médica pela UFMG.

Rita Francis Gonzalez y Rodrigues Branco
Médica, Psicanalista e ex-Professora do curso de Medicina da PUC Goiás. Graduação em Medicina pela UFG. Especialização em Cardiologia pelo Hospital das Clínicas da UFG. Mestrado em Educação pela Faculdade de Educação da UFG. Doutorado em Educação pela Faculdade de Educação da UFG. Formação em Psicanálise pelo Sedes Sapientie.

Roberta Celles Cordeiro Soares
Médica. Graduação em Medicina pela UGF. Especialização em Hepatologia pela UFRJ. Mestrado em Infecção HIV/Aids e Hepatites Virais pela UNIRIO. Membro da SBH.

Rodrigo Oliveira Ximenes
Médico. Graduação em Medicina pela Faculdade de Medicina da UFG. Especialização em Gastroenterologia e Endoscopia pela UFG. Título de Especialista em Gastroenterologia pela FBG. Título de Especialista em Endoscopia pela SOBED. Mestrado em Ciências da Saúde pela Faculdade de Medicina da UFG. Doutorado em Ciências da Saúde pela Faculdade de Medicina da UFG. Membro da FBG. Aperfeiçoamento em Endoscopia Digestiva de Alta Complexidade na Kobe University. *Fellow* em Ecoendoscopia no INCA.

Rogério Gayer Machado de Araújo
Médico. Graduação em Medicina pela UFG. Especialização em Neurologia pela FAMERP.

Roseliane de Souza Araujo
Médica e Professora Associada da PUC Goiás. Graduação em Medicina pela EMESCAM. Especialização em Pneumologia pela HSPE-FMO. Mestrado em Ciências da Saúde pela HSPE-FMO. Membro da SBPT.

Rosina Ribeiro Gabriele
Médica, Coordenadora do Programa de Residência Médica de Geriatria e Professora Adjunta do Curso de Medicina e do Curso de Especialização em Gerontologia da Unifor. Graduação em Medicina pela UFC. Especialização em Geriatria pela AMB e SBGG. Mestrado e Doutorado em Saúde Coletiva pela Unifor.

Rubem David Azulay (*in memoriam*)
Professor Emérito da UFRJ e da UFF. Chefe Emérito do Instituto de Dermatologia Professor Rubem David Azulay do Hospital Geral da Santa Casa da Misericórdia do Rio de Janeiro (IDPRDA/SCMRJ). Titular da Academia Nacional de Medicina. Ex-Professor Titular de Dermatologia da UFPA, da UERJ, da Universidade Gama Filho e da FTESM.

Rubens Carneiro dos Santos Junior
Médico e Professor Adjunto da UFG. Graduação pela UFRJ. Especialização e Mestrado em Radiologia e Diagnóstico por Imagem pela UFRJ. Membro da CBR.

Rui Gilberto Ferreira
Médico e Professor Associado da Faculdade de Medicina da UFG. Graduação em Medicina pela UnB. Especialização em Ginecologia e Obstetrícia pela UERJ. Mestrado e Doutorado em Doenças Infectoparasitárias pelo IPTSP da UFG. Membro da Academia Goiana de Medicina e da Academia Brasileira de Ginecologia e Obstetrícia.

Salvador Rassi
Médico e Professor Titular de Cardiologia da UFG. Graduação em Medicina pela Santa Casa de Misericórdia de São Paulo. Especialização em Cardiologia pela INCOR-USP. Doutorado em Cardiologia pela USP.

Sebastião Alves Pinto
Médico Patologista e Professor Associado da UFG. Graduação em Medicina pela UFG. Especialização em Patologia pela UFG. Mestrado em Ciências da Saúde pela UnB.

Sérgio Augusto Pereira Novis (*in memoriam*)
Professor Emérito da Faculdade de Medicina da UFRJ e da PUC-RJ. Membro Titular da Academia Nacional de Medicina.

Silvia Lêda França Moura de Paula
Médica e Professora Adjunta da UFG. Graduação em Medicina pela UnB. Especialização em Endocrinologia pelo Hospital das Forças Armadas, DF. Membro da Sociedade Brasileira de Endocrinologia.

Siulmara Cristina Galera
Médica e Professora Titular da Unifor. Graduação em Medicina pela UFMS. Especialização em Geriatria e Gerontologia pela SBGG/ABM. Curso de Especialização em Geriatria pela PUCRS. Mestrado em Medicina (Cardiologia) pela UFPR. Doutorado em Cirurgia (Metabolismo e Estresse) pela UFC. Membro da SBGG.

Stanley de Almeida Araujo
Médico Patologista e Professor Adjunto da FCM-MG. Graduação pela UFMG. Especialização em Patologia pela UFMG. Mestrado em Infectologia e Medicina Tropical pela UFMG. Membro da Instituto de Nefropatologia.

Tatiana de Oliveira Rassi
Médica e Professora Assistente da UFMG. Graduação em Medicina pela UFMG. Especialização em Endocrinologia Pediátrica pela UFMG. Mestrado em Medicina pela UFMG.

Thaís Gomes Abrahão Elias
Médica. Graduação em Medicina pela PUC Goiás. Especialização em Otorrinolaringologia pela UNESP. Mestrado em Ciências da Saúde pela UNESP. Doutorado em Ciências da Saúde pela UNIFESP.

Thereza Queiroga
Médica. Graduação pela Unichistus. Especialização em Otorrinolaringologia pela UNESP. Mestrado em Cirurgia pela UNESP. Doutorado em Ciências pela USP.

Tissiana Marques de Haes
Médica. Graduação em Medicina pela UNIFESO. Especialização em Neurologia e Neurofisiologia Clínica pela FMRP-USP. Mestrado e Doutorado em Neurologia pela FMRP-USP. Membro da ABN. Responsável pelo Laboratório de Liquor e pelo Ambulatório de Neurologia Tropical do Hospital das Clínicas da FMRP-USP.

Valéria Pagotto
Professora Associada da UFG. Graduação em Enfermagem pela UFG. Especialização em Epidemiologia pela UFG.

Mestrado em Enfermagem pela UFG. Doutorado em Ciências da Saúde pela UFG.

Vicente Mamede de Arruda Filho
Médico Neurologista. Graduação em Medicina pela UFMT. Especialização em Neurologia pelo Hospital de Urgências de Goiás. Membro Titular da ABN.

Vitória Azulay
Médica. Graduação em Medicina pela Fundação Técnico Educacional Souza Marques. Especialização em Dermatologia pela Instituto de Dermatologia Professor Rubem David Azulay. Pós-graduanda em Dermatologia pelo Instituto de Dermatologia Professor Rubem David Azulay.

Weder Silva Borges Junior
Médico. Graduação em Medicina pela UFG.

Yosio Nagato
Médico. Graduação em Medicina pela UFG. Especialização em Cirurgia Vascular e Angiologia pelo HC-FMUSP. Membro da Academia Goiana de Medicina.

Dedicatória e Agradecimentos

Em primeiro lugar, quero reverenciar a memória das pessoas que já não estão mais entre nós, mas que sempre terão um lugar especial em minhas recordações: meus pais, Calil e Lourdes, que tudo fizeram para que eu estivesse preparado para bem viver as oportunidades que surgissem; e minha primeira esposa, Virgínia, companheira solidária em todos os momentos dos longos anos em que vivemos juntos.

Uma menção especial quero fazer a Indiara, que trouxe luz e calor primaveril para o outono de minha vida.

Como sempre, dedico este livro aos meus filhos, genro e nora – Arnaldo, Liliana, Godiva, Roberto e Moema –, que estão presentes em todas as horas de minha vida, além de terem me proporcionado a alegria de conviver com meus queridos netos, netas e bisnetas – Bruna, Camila, Kalil, Arthur, Frederico, Eduardo, Maria Fernanda e Ana Laura –, que não fazem ideia do orgulho que tenho deles e de como é importante o carinho que têm comigo.

Um agradecimento especial aos autores e colaboradores, que participaram com competência e empenho da proposta de organizar a 9ª edição do livro *Semiologia Médica*, para que ele continue merecendo ser o companheiro dos estudantes de Medicina e das demais profissões da área da Saúde.

Por fim, quero expressar minha gratidão a toda a equipe do Grupo Editorial Nacional (GEN), responsável pelo projeto moderno, esteticamente original e belo, que proporciona uma leitura agradável, com destaque para Juliana Affonso (Diretora Editorial), Maria Fernanda Dionysio (Editora de Conteúdo), Barbara Blanco Pozatto (Editora de Produção) e Alessandra Nascimento (Produtora Editorial).

Celmo Celeno Porto

Prefácio à Nona Edição

O livro *Semiologia Médica* nasceu há 35 anos para servir de apoio na aprendizagem do exame clínico, ato médico básico, pois é o único método que possibilita identificar as doenças ao mesmo tempo que se conhece o paciente. Por isso, nada pode substituí-lo quando se deseja praticar uma Medicina personalizada.

Para escrever este prefácio, buscamos em nossos arquivos algumas mensagens entre as centenas que recebemos ao longo desses anos. Escolhemos duas porque ninguém melhor para avaliar um livro de Medicina do que aqueles que estão se preparando para exercer a profissão.

Em uma delas, um estudante que estava no meio do curso escreveu: "Apreciei muito os capítulos que abordam os fundamentos de anatomia e fisiologia, pois através deles comecei a compreender os sintomas e sinais relatados pelos pacientes e abordados nos capítulos sobre o exame clínico". Acrescentou: "(...) o livro também me ajudou a conhecer os exames complementares e as doenças mais comuns, abordando de maneira objetiva o que eu estava começando a vivenciar nas aulas práticas com pacientes".

A outra mensagem escolhida foi a de uma médica recém-formada, que afirmou: "O livro de Semiologia Médica foi meu companheiro do início ao término do curso de Medicina e continua sendo na minha prática médica, já que estou cada vez mais convencida da importância de examinar bem meus pacientes".

Para continuar sendo um "bom companheiro" nesta fase de transição pela qual está passando a Medicina, fizemos uma rigorosa revisão, sem perder de vista a premissa de que as doenças podem ser semelhantes, mas os pacientes nunca são inteiramente iguais. Aos conhecimentos fundamentais foram associados os avanços tecnológicos que vão sendo progressivamente incorporados na coleta de dados e no raciocínio diagnóstico, cujo objetivo é a prática de uma Medicina científica e humanizada, a qual tem como referência que os pacientes, antes de tudo, são pessoas com as quais devemos nos relacionar com respeito, integridade e empatia, transformando os conhecimentos e as técnicas científicas, os princípios éticos e os aspectos legais em ações e atitudes.

Celmo Celeno Porto
Arnaldo Lemos Porto
Goiânia, 2025

Prefácio à Oitava Edição

O companheiro dos estudantes de medicina!

"O *Semiologia Médica* foi meu companheiro do primeiro ao sexto ano", assim se expressou um estudante que estava concluindo seu curso de medicina. Não posso negar o quanto fiquei feliz com este depoimento, embora tenha sentido que ele aumentava, em escala que nunca imaginei, a responsabilidade de organizar um livro com o objetivo de auxiliar os estudantes a aprender o exame clínico.

Ser "companheiro" dos estudantes durante todo o curso não é uma tarefa fácil, e esta foi a maior motivação que eu poderia ter para preparar mais uma edição deste livro.

Entre as novas diretrizes curriculares dos cursos de medicina, destaco o contato precoce dos estudantes com pacientes em postos de saúde, ambulatórios de especialidades, prontos-socorros e hospitais das mais diferentes naturezas. Posso dizer que esta reformulação é uma revolução no ensino médico, ao integrar matérias básicas com disciplinas clínicas. Estas novas estratégias pedagógicas alteram radicalmente a maneira de adquirir conhecimentos e habilidades, incorporar valores e desenvolver atitudes. O núcleo da formação médica passa a ser o encontro clínico, cujo personagem principal é o paciente.

Durante os longos anos dedicados ao ensino, aprendi que o ato médico fundamental, o exame clínico, deve ser ensinado desde o início do curso, vendo o paciente como um todo, sem fragmentá-lo, como fazem as especialidades médicas.

Desde a 1ª edição desta obra, a integração de conhecimentos foi o principal ponto de referência para a escolha do conteúdo e da estruturação dos capítulos. Inicialmente são apresentados os fundamentos de anatomia e fisiologia para estabelecer as bases científicas do exame clínico, espinha dorsal do livro, abordando, em seguida, os exames complementares, indispensáveis na medicina moderna, e finalizando com a descrição das principais doenças relacionadas ao conteúdo apresentado, em uma sequência lógica que propicia o aprendizado concomitante do método clínico com o desenvolvimento do raciocínio diagnóstico.

Sou muito grato aos coautores e colaboradores, alguns participando do livro desde a 1ª edição, outros incorporados nesta nova edição. Não tenho dúvida em dizer, e o faço com profunda gratidão, que nada seria possível sem esta plêiade de professores competentes e imbuídos do desejo de contribuir para a formação de bons médicos.

Quero expressar, também, meus agradecimentos à equipe da Editora Guanabara Koogan, comandada por Mauro Lorch, Diretor Presidente do GEN, Aluisio Affonso, Diretor, Juliana Affonso, Superintendente Editorial, e sua equipe, Tatiane Carreiro da Silva, Maria Fernanda Dionysio e Renato de Mello, que planejaram e tornaram realidade um projeto gráfico que deu ao livro *Semiologia Médica* um padrão de alta qualidade.

Por fim, agradeço aos professores e estudantes que incluíram o *Semiologia Médica* entre os livros indispensáveis ao curso de medicina e de outras profissões da saúde.

Celmo Celeno Porto
Goiânia, 2019

Prefácio à Sétima Edição

Medicina de excelência depende de um exame clínico excelente. Nenhuma máquina jamais será criada com capacidade de conhecer um paciente tão bem como fazemos a partir do exame clínico. Não há dúvida de que identificar a doença é fundamental, e, nisso, os recursos diagnósticos, sejam laboratoriais ou de imagem, tornam-se cada vez mais eficientes e necessários. Entretanto, *os médicos experientes sabem que identificar uma "lesão" ou uma "disfunção" não é suficiente para bem exercer a profissão.*

Além disso, uma boa relação médico-paciente, assim como a aplicação prática dos princípios éticos, tem início ao examinarmos o paciente e se consolida no ato de cuidar. Desse modo, pode-se dizer que o lado humano da medicina é indissociável do exame clínico do paciente. Falar com ele, ouvi-lo e auscultá-lo, tocá-lo com nossas mãos, tudo isso é exatamente o que constitui as bases de uma medicina de excelência.

Este livro foi elaborado com o objetivo de ser um "bom companheiro" dos estudantes na busca do aprendizado do exame clínico, principal pilar de tudo o que vem depois – raciocínio diagnóstico, solicitação e interpretação de exames complementares, proposta terapêutica, avaliação prognóstica.

Chegar à 7ª edição com cerca de 50 mil exemplares vendidos é a melhor evidência da aceitação deste livro pelos estudantes e docentes dos cursos da área da saúde, nos quais a disciplina de Semiologia representa a espinha dorsal do ensino-aprendizagem da ciência e da arte de como se deve cuidar de pacientes.

Ficamos felizes em contribuir, de alguma maneira, para a formação de profissionais que sabem tirar o máximo proveito dos mais avançados recursos tecnológicos, sem perder a sensibilidade para reconhecer a condição humana do paciente, a qual, convém ressaltar mais uma vez, só é revelada durante o exame clínico. Aliás, essa pode até ser considerada a melhor definição de medicina de excelência!

Celmo Celeno Porto
Goiânia, 2013

Prefácio à Sexta Edição

A medicina de excelência apoia-se em três pontos: ética, boa relação médico-paciente e raciocínio científico baseado em dados bem colhidos. Todos dependem do exame clínico, pois é no encontro com o paciente quando tudo acontece... ou não acontece! Os preceitos éticos decidem a qualidade dos atos médicos. Tudo que existe na ciência médica pode ser usado para o bem ou para o mal, e na relação com o paciente está a essência da medicina. Nela é que se encontra o elo de união entre a ciência (médica) e a arte (médica). Ao examinar o paciente, principalmente ao fazer a anamnese, o médico constrói os laços de confiança e respeito, que vão ficando cada vez mais sólidos se ele tiver consciência de que a entrevista não tem apenas um componente técnico, organizado para identificar sinais e sintomas, mas constitui acima de tudo uma relação interpessoal. Outro ponto de apoio é a coleta de dados, não apenas na história da doença, mas sobre a biografia do paciente, na qual se encontra o que o caracteriza como pessoa.

A medicina moderna exige decisões diagnósticas seguras que se originam de hipóteses consistentes nascidas no exame clínico. A comprovação diagnóstica, por sua vez, quase sempre depende de exames complementares. Contudo, é fundamental saber solicitá-los, escolhendo-se os que tiverem a melhor relação custo-benefício. Ademais, para serem bem interpretados, é necessário que o médico tenha os melhores dados clínicos possíveis. Isso porque, quando o paciente não é bem examinado, os exames complementares nem sempre são corretamente escolhidos, e a interpretação deles pode ser totalmente equivocada. Não podemos nos esquecer de que os exames complementares constituem apenas uma "base de dados" a serem utilizados no momento certo. Entendemos que *olho clínico* é a capacidade do médico de tirar as melhores conclusões quando todos os dados são considerados, tanto com relação à doença como ao que se refere ao doente. Além disso, o médico que faz um bom exame clínico desenvolve espírito crítico em relação a tudo que concerne à sua profissão.

E uma das lições fundamentais que ele aprende é que *as doenças podem ser semelhantes, mas os pacientes nunca são exatamente iguais*. A partir dessa perspectiva, percebe-se que uma decisão diagnóstica nunca pode resumir-se ao que está escrito no laudo de um exame, por mais sofisticado que seja; tampouco é o simples registro de valores de substâncias existentes no organismo. É um processo muito mais complexo porque utiliza todos esses elementos, mas não fica restrito a eles, pois, em uma decisão diagnóstica, na qual vai apoiar-se para fazer uma proposta terapêutica, o médico precisa levar em conta outros fatores, nem sempre aparentes ou quantificáveis, relacionados não apenas à "lesão" ou à "disfunção", mas ao paciente como um todo. Melhor dizendo, relacionados à sua condição de uma pessoa que tem casa, família, trabalho ou aposentadoria, plano de saúde, determinadas condições financeiras, ou seja, todo um contexto que deve ser levado em conta na proposta terapêutica. Para isso, o método clínico continua insuperável. Somente ele tem flexibilidade e abrangência que permitem encontrar as chaves que personalizam cada diagnóstico e cada tratamento.

Ao trabalharmos na 6ª edição da *Semiologia Médica*, não perdemos de vista os avanços tecnológicos, fato que está bem evidenciado nos capítulos sobre Exames Complementares, que foram atualizados e bem ilustrados. Porém, como sempre, especial atenção foi dada ao Exame Clínico de todos os sistemas do organismo. Mais ainda, quando abordamos os principais sintomas e as doenças, envidamos todos os esforços para dar o devido valor a todos os elementos dos quais o estudante se vale para aprender a fazer um bom exame clínico, inclusive destacando os conhecimentos essenciais sobre a anatomia e a fisiologia no início dos capítulos. Acima de tudo procuramos nos manter fiéis ao "espírito do livro", cuja característica principal é a revalorização do método clínico e a harmonização entre exame clínico e avanços tecnológicos, sem dúvida o maior desafio do ensino/aprendizagem de uma medicina de excelência.

Desejamos ressaltar ainda que, desde a 1ª edição, vinda à luz em 1990, nosso único desejo e nossa principal motivação continuam sendo organizar um texto que auxilie os estudantes de medicina a se prepararem para o sucesso profissional, que será fruto da competência técnica, do respeito aos preceitos éticos e de uma boa relação com o paciente.

Celmo Celeno Porto
Goiânia, 2009

Prefácio à Quinta Edição

Ao chegar à 5ª edição, com várias reimpressões, a comprovar a aceitação deste livro pelos professores e estudantes, passei os olhos nas edições anteriores e reli os prefácios, após o que considerei pertinente fazer as seguintes considerações:

1ª O espírito do livro – colocar o exame clínico como base de uma boa prática médica – vem se mantendo na íntegra, mas modernizado a cada nova edição para acompanhar os progressos técnicos ocorridos nos últimos 15 anos.

2ª O grande desafio no ensino/aprendizagem da medicina continua sendo conciliar o método clínico e a tecnologia médica. Aliás, a busca do elo de ligação entre a arte (médica) e a ciência (médica) constitui o movimento de vanguarda neste início de século, já que os exames complementares deixaram de ser novidade e vão se incorporando naturalmente na rotina da prática médica.

3ª A afirmativa contida na primeira frase do prefácio da 1ª edição continua atual: *todo método precisa ter uma visão de conjunto da medicina, seja para ser Especialista ou Clínico Geral.* A partir desta premissa, pode-se definir competência no exercício da profissão médica como a capacidade de formular hipóteses diagnósticas consistentes, associadas à interpretação correta dos exames complementares, ao mesmo tempo em que se estabelece uma boa relação médico-paciente, que culminam na tomada de decisões adequadas para cada paciente, visto como um todo e na sua condição de pessoa humana.

Quero ressaltar que a *Semiologia Médica* faz parte de uma trilogia que teve início com o *Exame Clínico*, manual em que procurei apresentar de maneira clara e simples o essencial do médico clínico, e se completou com o *Vademecum de Clínica Médica*, recentemente publicado, no qual as doenças são abordadas de maneira sucinta para facilitar o trabalho do médico que está na linha de frente da assistência prestada à população brasileira.

Desejo expressar minha gratidão e admiração pelos professores que participaram da elaboração desta trilogia, alguns desde a 1ª edição do *Exame Clínico*, em 1982.

Sou imensamente grato à equipe do Editorial Médico da Guanabara Koogan, coordenada com competência pelo Sérgio Alves Pinto, e aos meus auxiliares da Faculdade de Medicina da UFG, que dão o apoio indispensável no preparo do texto e das ilustrações.

Celmo Celeno Porto
Goiânia, 2005

Prefácio à Quarta Edição

O que aconteceu na medicina nos últimos dez anos, desde a 1ª edição da *Semiologia Médica*? Embora possa parecer paradoxal, surgiram fortes evidências de uma crescente revalorização do exame clínico à medida que os métodos de imagem foram se aperfeiçoando, tanto do ponto de vista técnico, com obtenção de imagens cada vez mais nítidas, quanto na sua capacidade de investigar não apenas os aspectos morfológicos, mas, também, os funcionais.

O que parecia conflitante – o método clínico e os exames complementares – está passando a ser uma associação cada vez mais estreita. De um lado, podemos colocar o exame clínico com sua inigualável capacidade de ver o paciente como um todo, o que lhe dá uma sensibilidade que nenhum outro método tem; do outro, os exames complementares que vão adquirindo especificidade cada vez maior. Saber associá-los pode ser o segredo do sucesso profissional.

Cumpre ressaltar que a flexibilidade do método clínico, uma de suas características principais, é que possibilita ao médico adaptá-lo a todas as condições da prática médica. Além disso, ele é insubstituível em três situações: *para formular hipóteses diagnósticas, para estabelecer uma boa relação médico/paciente e para a tomada de decisões.*

O médico que levanta hipóteses diagnósticas consistentes é o que seleciona e interpreta com mais acerto os exames complementares. Nenhum médico em nenhum lugar do mundo faz em todos os seus pacientes todos os exames atualmente disponíveis. Isso é economicamente inviável e cientificamente desnecessário. Mais ainda: quem faz bons exames clínicos aguça o espírito crítico e não se esquece de que os *laudos* de exames complementares são *apenas* resultados de exames e nunca representam uma avaliação global do paciente.

A relação médico-paciente nasce e cresce – ou pode morrer – durante o exame clínico. A nosso ver a relação médico-paciente não traduz apenas a qualidade da prática médica, mas interfere claramente na aplicação dos conhecimentos científicos. Mesmo que queira exercer a medicina sem levar em conta o lado humano da profissão, mais cedo ou mais tarde o médico descobrirá que ele não é um "técnico" consertando um "robô". (É bom lembrar que, de acordo com as leis da robótica, no futuro os robôs serão consertados por robôs. Em contrapartida, tudo leva a crer que os pacientes continuarão sendo cuidados pelos médicos.)

É também através do método clínico que os princípios da bioética – autonomia, beneficência, não maleficência, sigilo e justiça – serão incorporados pela prática médica. Aqui emerge uma questão fundamental, ou seja, como harmonizar os princípios bioéticos com os avanços tecnológicos. Relevantes questões, ainda não bem resolvidas, aparecem cada vez com maior frequência na prática da medicina moderna. Um bom exemplo é nossa capacidade de manter ou prolongar a vida por meios artificiais – técnicos, vale dizer – em pacientes nos quais as possibilidades científicas de recuperá-los já se esgotaram. Mais uma vez é o método clínico que nos permitirá tomar as decisões mais adequadas para cada paciente.

Aliás, outro aspecto que merece ser ressaltado no ensino/aprendizagem da Semiologia é o conceito de decisão diagnóstica, base e ponto de partida para decisões terapêuticas. *Decisão diagnóstica não é o resultado de um ou de alguns exames complementares, por mais sofisticados que sejam, tampouco o simples somatório dos gráficos, imagens ou valores de substâncias existentes no organismo.* É um processo muito mais complexo. Utiliza todos esses elementos, mas não se resume a eles.

Numa decisão diagnóstica, bem como no planejamento terapêutico, precisamos levar em conta outros fatores, nem sempre quantificáveis e presentes nos fluxogramas. Aí, também, o método clínico continua insuperável. Somente ele tem flexibilidade e abrangência suficientes para encontrar as chaves que individualizam – personalizam, melhor dizendo – cada decisão diagnóstica e consequente proposta terapêutica pela qual vamos optar. Estas considerações decorrem de um fato inconteste: *as doenças podem ser semelhantes, mas os doentes nunca são exatamente iguais.*

Sempre existem particularidades advindas das características antropológicas, étnicas, psicológicas, culturais, socioeconômicas e até ambientais.

Tudo isso nos põe diante do maior desafio da medicina moderna, que é conciliar o médico clínico com os avanços tecnológicos. Ao preparar esta edição de *Semiologia Médica*, continuamos fiéis ao compromisso assumido na 1ª edição: o médico moderno precisa ter uma visão de conjunto da medicina, e deve aprender a conciliar o método clínico e a tecnologia médica, compreendendo que um não substitui o outro e que não há conflito entre ambos.

Para atingir estes objetivos alguns capítulos foram reescritos – Princípios e Bases da Prática Médica, Semiologia da Adolescência, Semiologia do Idoso, Relação Médico/Paciente –, outros foram revistos e houve uma considerável renovação das ilustrações, sempre com o propósito de corresponder à grande aceitação desta obra pelos estudantes e professores das escolas médicas brasileiras.

Celmo Celeno Porto
Goiânia, 2001

Prefácio à Terceira Edição

Tanto os pacientes como os médicos estão proclamando que o lado humano da medicina não pode ser sufocado pelos avanços tecnológicos. Por isso, percebe-se no mundo inteiro a revalorização do exame clínico.

Ao mesmo tempo, todos desejamos que novos e mais refinados recursos técnicos estejam sempre disponíveis na prática médica.

Como conciliar uma coisa com a outra? Este livro nasceu deste desafio. Por isso colocamos com destaque o estudo dos sinais e sintomas, porque são eles que levam os pacientes a procurar o médico e é a partir deles que iniciamos o raciocínio diagnóstico.

Portanto, o primeiro passo, ou seja, o exame clínico do paciente, é sempre o principal. Através dele aprende-se que a *doença pode ser a mesma, mas os doentes nunca são exatamente iguais*.

Por outro lado, somente quem faz um exame clínico bem-feito sabe aventar hipóteses diagnósticas consistentes, a partir das quais escolhe com mais critério os exames complementares e os tratamentos mais adequados para cada caso.

Nenhum médico faz todos os exames complementares possíveis em todos os pacientes que atende. Cientificamente isso é desnecessário e, do ponto de vista econômico, inviável, em qualquer país do mundo.

Aliás, esta é uma importante questão da medicina atual: a elevação dos custos com o aumento de nossa eficiência para diagnosticar e tratar os pacientes. Encontrar as maneiras de resolver este desafio também deve fazer parte da formação de todo médico. Por isso, da mesma maneira que a relação médico/paciente precisa ser valorizada ao máximo, a relação custo/benefício não pode ser esquecida.

A 3ª edição da *Semiologia Médica* continuou fiel às diretrizes seguidas na concepção inicial deste livro. Com a ajuda permanente dos autores e colaboradores, tem sido possível mantê-lo completamente atualizado, em uma busca constante para encontrar o núcleo de conhecimentos que deve existir na formação de todos os médicos.

Quero ressaltar, por fim, a dedicação e a competência de toda a equipe da Editora Guanabara Koogan, que não poupa esforços para melhorar cada vez mais a qualidade desta obra.

Celmo Celeno Porto
Goiânia, 1997

Prefácio à Segunda Edição

O grande desafio da medicina do nosso tempo é a conciliação entre o método clínico e a tecnologia médica. Compreender que um não substitui o outro e que não há conflito entre ambos é o primeiro passo para restabelecer o elo de união entre a arte (médica) e a ciência (médica).

Não se pode esquecer que a medicina é um conjunto de tradições, conhecimentos e técnicas que vêm se acumulando há mais de 2.000 anos e que abrange o ser humano como um todo, incluindo suas relações com o meio ambiente e o contexto cultural. Nossa mente consegue, apoiando-se em elementos lógicos e intuitivos, armazenar todo este saber para aplicá-lo na cura dos doentes. Nenhuma máquina será capaz de fazer isso.

Sem dúvida, a possibilidade de reconhecer os mais diferentes aspectos do corpo humano ou suas modificações anatômicas e funcionais, com detalhes e precisão nunca antes imaginados, fascinou os médicos a tal ponto que muitos pensaram – e ainda pensam – que o método clínico teria que dar lugar à tecnologia médica. Estabeleceu-se um confronto que nos obrigou a reavaliar o método clínico, ficando evidente que muitos conhecimentos e procedimentos precisavam ser revistos ou abandonados. Isso, na verdade, significa viver um momento de transição que, como sempre, faz nascer duas posições extremas: em uma, concentram-se os que se apegam cegamente, por comodidade ou convicção, à maneira tradicional de exercer a profissão médica; na outra, aglomeram-se os que ficam deslumbrados pelas novidades. É necessário ter a mente aberta e espírito crítico para encontrar uma posição de equilíbrio, que consiste em adotar o novo sem medo de conservar o antigo. A partir daí será possível tirar do método clínico o máximo que ele pode dar, acrescentando-lhe a tecnologia com o melhor que ela tiver. Assim fazendo, vamos nos tornar mais eficientes sem perder nossa sensibilidade.

Além disso, é fundamental nunca perder de vista que há um lado da medicina que não se enquadra nos limites – e nas limitações – dos aparelhos e das máquinas, por mais maravilhosos que sejam, pois aí se encontra muita coisa indispensável ao nosso trabalho: a relação médico/paciente; as incontáveis maneiras de sentir, sofrer, interpretar o que se sente e de relatar o que se passa no íntimo de cada um; as nuances impressas pelo contexto cultural; a participação dos fenômenos inconscientes e as interferências do meio ambiente. Cuidar de pacientes com eficiência depende de todos esses fatores, porque a ação do médico não se esgota nos conhecimentos técnicos.

Escrevemos no prefácio da 1ª edição que *todo médico precisa ter uma visão de conjunto da medicina*, pois foi com este objetivo que planejamos o livro. Agora, vemos que é necessário acrescentar que *esta visão de conjunto inclui a revalorização do exame clínico ao mesmo tempo em que se vão dominando as mais sofisticadas técnicas diagnósticas e terapêuticas.*

Quem tem experiência sabe que a análise clínica dos sintomas continua sendo tão importante quanto os dados laboratoriais e as imagens obtidas pelos endoscópios, tomógrafos, ultrassons, ressonâncias e outros meios. Ambas se imbricam de tal modo que o médico de nosso tempo, para fazer seu trabalho, vai precisar adquirir uma nova visão da medicina.

Além do mais, o médico necessita recuperar seu poder de decisão diagnóstica. Os laudos de exames complementares, embora indispensáveis, são *apenas* resultados de exame, e nunca representam uma visão global do paciente.

Só quem faz o exame clínico terá todos os elementos para conclusões diagnósticas que permitam tratamentos corretos. A última palavra deve ser sempre do médico que assiste o paciente.

Trabalhamos nesta 2ª edição com este objetivo. Para atingi-lo, revimos todos os capítulos. Alguns foram quase totalmente reescritos. Houve uma busca constante para identificar a essência do método clínico, ao mesmo tempo em que se introduziam os conhecimentos básicos das mais avançadas técnicas.

Boa parte das ilustrações foram substituídas ou modificadas; muitas delas passaram a ser em cores.

O texto foi revisto para torná-lo mais claro e de leitura agradável.

Todo esse esforço é nossa maneira de corresponder à grande aceitação que este livro teve nas escolas médicas do país, justificando as várias reimpressões feitas em curto período.

Mais uma vez quero ressaltar a alta qualidade dos autores e colaboradores que transformaram uma tarefa árdua num agradável trabalho. A todos expresso minha admiração e meu reconhecimento.

À Editora Guanabara sou grato por não medir esforços para fazer uma 2ª edição ainda melhor que a primeira.

Celmo Celeno Porto
Goiânia, 1994

Prefácio à Primeira Edição

Todo médico precisa ter uma visão de conjunto da medicina. Isto só é alcançado quando ele, em sua formação, consegue adquirir conhecimentos amplos sobre os métodos diagnósticos e sobre as enfermidades humanas.

Entretanto, conciliar a amplitude dos atuais conhecimentos com a limitação do tempo destinado à graduação é permanente desafio. Por tradição, a semiologia é a disciplina onde, natural e necessariamente, estes conhecimentos se aglutinam, prestando-se, portanto, a fornecer uma imagem global da medicina. Fruto e bom exemplo disto foi a *Semiologia Médica* de Vieira Romeiro, ponto de apoio de várias gerações.

A vertiginosa evolução da medicina nos últimos anos modificou profundamente não só os aspectos semiotécnicos, mas a própria estrutura do raciocínio diagnóstico, fazendo-se necessário um livro-texto que acompanhasse tais mudanças.

Foi esta a motivação da presente obra, planejada e organizada com a finalidade de proporcionar ao futuro médico uma visão abrangente da medicina moderna.

Os assuntos foram distribuídos em 14 partes. A primeira aborda aspectos gerais da semiologia, e as demais têm como referência os sistemas e órgãos, não correspondendo, necessariamente, às especialidades médicas.

Cada núcleo inicia-se pela revisão dos fundamentos da *anatomia* e da *fisiologia* que mais se aplicam à elaboração do diagnóstico, seja clínico ou auxiliado por exames complementares. A seguir, o *exame clínico* é abordado de maneira aprofundada, mas sem que se chegue ao nível especializado; a análise dos *sinais* e dos *sintomas* antecede a explanação do exame físico de cada órgão ou sistema, reproduzindo a sequência natural do raciocínio diagnóstico. Descrevem-se, após, todos ou quase todos os *exames complementares* disponíveis, dando-se ênfase aos princípios nos quais se baseiam, às suas indicações e principais contribuições para o diagnóstico. Por último, são analisadas, objetivamente, as *síndromes e doenças* de cada órgão, de forma a integrar a propedêutica e a clínica com os fundamentos da patologia.

Acreditamos que a obra será útil aos estudantes em várias etapas de seu curso; aos residentes, que fazem sua formação especializada, mas não podem esquecer a medicina em seu todo; e aos médicos, de maneira geral, que precisam ampliar e modernizar continuamente sua capacidade diagnóstica.

Não foi fácil levar a termo este trabalho, em virtude da heterogeneidade e amplitude das matérias. Todavia, foi tarefa agradável, em função da qualificação e da competência dos autores e dos colaboradores, que aceitaram com tolerância as impertinências do coordenador. A concretização da obra somente foi possível pela participação destes professores, aos quais sou grato. Cumpre destacar, porém, o trabalho do Professor Joffre Marcondes de Rezende, que, além de coordenar a parte sobre Sistema Digestivo, muito contribui na revisão final, em particular na uniformização e correção da terminologia científica.

Quero ressaltar, ainda, a participação de Aluisio Affonso, Editor da Editora Guanabara, que acompanhou passo a passo tudo o que se fez, desde o projeto inicial, vencendo dificuldades com firmeza e diplomacia.

Celmo Celeno Porto
Goiânia, 1990

Sumário

Porto & Porto

Semiologia Médica

PARTE 1

A Semiologia e o Ensino/ Aprendizagem da Medicina

Celmo Celeno Porto
Arnaldo Lemos Porto

Colaboradores

Anete Trajman
Carlos Ehlke Braga Filho
Cesar Alfredo Pusch Kubiak
Fabrizio Almeida Prado
Ipojucan Calixto Fraiz
José Carlos do Valle
Leandro Arthur Diehl
Marianne de Oliveira Falco
Nelson Spector

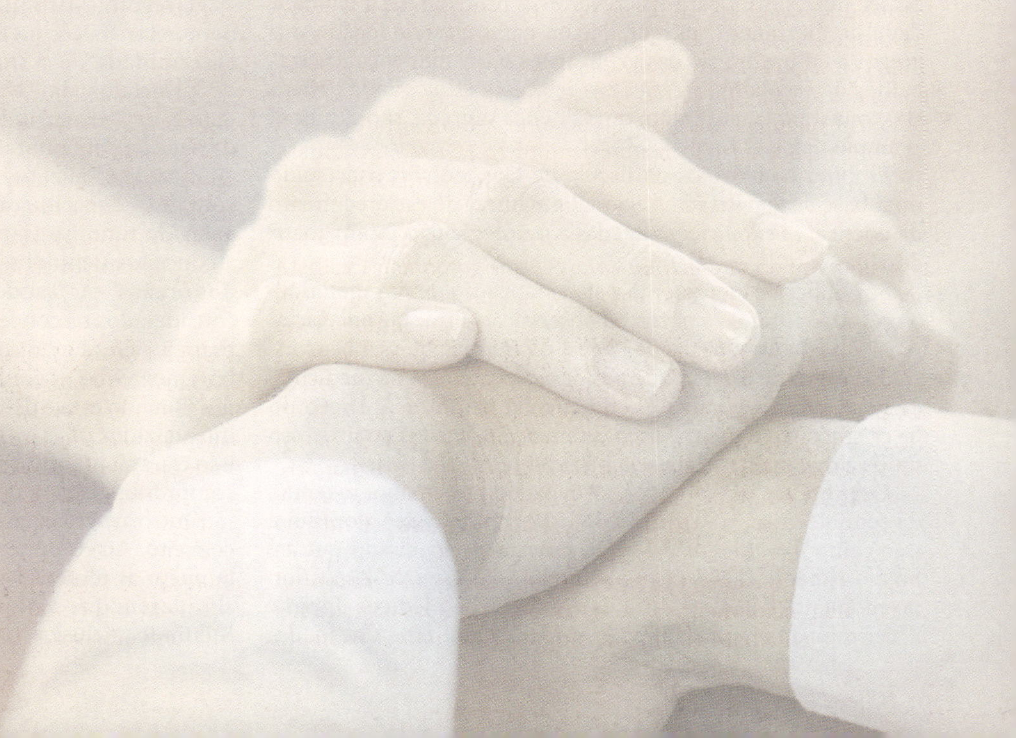

CAPÍTULO 1

Princípios e Bases da Prática Médica

Celmo Celeno Porto, Arnaldo Lemos Porto, Carlos Ehlke Braga Filho, Cesar Alfredo Pusch Kubiak, Ipojucan Calixto Fraiz, José Carlos do Valle, Marianne de Oliveira Falco

INTRODUÇÃO

As bases da prática médica não podem ficar restritas às ciências biológicas. A complexidade do processo saúde-doença torna necessária a inclusão de conhecimentos oriundos das ciências humanas e sociais. Para que sejam compreendidas as múltiplas facetas de todas as profissões da área da saúde, os conhecimentos de anatomia, histologia, fisiologia, bioquímica, genética dos agentes agressivos e dos mecanismos de defesa do organismo não são suficientes para uma boa prática médica, por mais profundos e detalhados que sejam.

Arte clínica é levar a ciência médica para cada paciente. Esse é o objetivo de uma medicina de excelência. Para atingi-lo é preciso apoiar-se em sólidos princípios e ter amplas bases, pois conhecimentos técnicos e refinados são apenas um dos requisitos da medicina moderna.

ORIGENS DA MEDICINA

Não há reflexão sobre a medicina que não recorra às suas origens para que se possa construir as bases de sua prática. A referência a Hipócrates como fundador da medicina não deixa de ser um esforço para inscrever essa profissão na racionalidade da filosofia grega, que deixou como grande legado dos gregos a naturalização das explicações sobre a doença. Os trabalhos da escola hipocrática em relação à etiologia da epilepsia, considerada, até então, uma doença sagrada, são um bom exemplo desse esforço.

Embora os filósofos da Escola de Cós tenham construído uma base sistematizada, racional e natural de esclarecimento da doença, as explicações ligadas à mitologia não foram abandonadas.

Se Hipócrates representa a sistematização de um método – o **método clínico** – a partir da observação clínica, é em Asclepius, filho de Apolo e pai de Higeia e Panaceia, que será encontrado o mito de origem que moldará as vertentes da medicina.

Portanto, a medicina é o desenvolvimento de um método de diagnóstico e prognóstico de situações ligadas ao processo saúde e doença para que seja possível intervir depois.

Os preceitos hipocráticos, além da técnica, melhor dizendo, da semiotécnica, trabalham com um conjunto de valores que irão compor o *ethos* da profissão médica. Prova disso é que até hoje o ritual do juramento atribuído a Hipócrates é repetido no momento da investidura da condição de médicos durante a cerimônia de formatura. É verdade que, em função das mudanças na profissão e na posição do médico na sociedade e da própria organização social, o juramento foi adaptado para a realidade atual, preservando os princípios éticos atribuídos à escola hipocrática.

Hipócrates pertencia à Escola de Cós, na qual não se aceitava a fragmentação do indivíduo e evitava-se valorizar a doença em suas manifestações locais, em detrimento da compreensão do sujeito que adoece como um todo indivisível.

Então, a doença deixa de ter uma explicação mágico-religiosa e passa a ser considerada um evento do mundo natural, apontando-se a relação com o meio ambiente como originária do equilíbrio que mantém a saúde ou a desorganização que leva ao adoecimento. Um exemplo dessa concepção é o livro *Dos ares, das águas e dos lugares*, atribuído à escola hipocrática.

Por outro lado, voltar-se para a compreensão das origens mitológicas nos permite entender as vertentes da prática médica, as quais, se espera, sejam sinérgicas, mas que tantas vezes entram em antagonismo, tanto nas decisões de prioridades das políticas de saúde quanto nas escolhas feitas pelos médicos em sua atuação. Higeia e Panaceia representaram a dicotomia na qual a medicina se desenvolverá. As medicinas preventiva e curativa, em vez de representarem faces de uma mesma prática, se constituirão em vertentes nem sempre sinérgicas, competindo, muitas vezes, por legitimidade e poder dentro das instituições e das políticas de saúde.

CONCEPÇÕES DE SAÚDE E DOENÇA

As concepções de saúde e doença, os níveis de aplicação das medidas preventivas – incluindo-se o que é chamado "medicina curativa" nesses níveis de prevenção –, as relações da medicina com o meio ambiente – entendido atualmente não como apenas físico ou natural, mas como meio social –, a organização do sistema de saúde como expressão dessa sociedade, o *ethos* da medicina e as suas relações com o direito dos pacientes constituem os princípios e as bases para a prática médica, sem os quais esta é destituída de qualquer relevância social, ficando reduzida a uma técnica a serviço de interesses que não contemplam nem as necessidades mais subjetivas dos pacientes, nem as da sociedade como um todo.

A seguinte definição de saúde, o **"estado do completo bem-estar físico, mental e social e não a mera ausência de enfermidade"**, é costumeira. Esse conceito fez parte da carta de princípios da Organização Mundial da Saúde (OMS), datada de 7 de abril de 1948. Por este motivo o Dia Mundial da Saúde é comemorado nessa data.

É preciso salientar que, embora apresente algumas limitações, essa conceituação representou muitos avanços porque, antes de tudo, se trata de uma afirmação em contraposição a conceitos definidos por negação como **"saúde é o silêncio dos órgãos"** ou **"saúde é a ausência de doenças"**. Quando são considerados os conceitos por negação, tende-se a organizar a prática médica e o sistema de saúde com objetivos restritos ao tratamento das doenças, visto que a saúde seria a ausência destas. Quando esta é definida como um estado de bem-estar, são introduzidos objetivos que vão além do combate às doenças e isso claramente amplia a atuação médica, estabelecendo novos compromissos para qualquer sistema de saúde.

Outro aspecto que representou avanço foi a abrangência do conceito. Ao reconhecer não somente a dimensão física, mas também as dimensões mental e social, há uma ampliação da abordagem que se faz necessária pelos profissionais da saúde, influindo, inclusive, na própria formação. Assim, os currículos das escolas médicas devem ter como abordagem não apenas o adoecimento, a partir da matriz biológica e das ciências básicas, mas também aquelas que contemplem o mental e o social. A biologia humana, embora essencial, já não é mais suficiente para que o adoecimento seja entendido.

Além de serem necessárias mudanças na formação médica relativas às dimensões abordadas, também é esperado que o médico seja capaz de atuar em equipe, pois as abordagens física, mental e social exigirão o concurso de vários profissionais de formação diferenciada, trabalhando juntos em uma abordagem pelo menos multiprofissional, quiçá interdisciplinar ou mesmo transdisciplinar.

Mas resta a esse conceito uma crítica, pois se trata de uma proposta com uma boa dose de utopia, visto que espera que seja possível um "completo estado de bem-estar". Porém, as utopias servem para nos apontar uma direção e não necessariamente para que suas metas sejam alcançadas. Se não é possível ter "o completo estado de bem-estar", é preciso buscar "o mais completo estado de bem-estar" que as nossas ações tornem possível.

A questão da causalidade do processo saúde-doença tem uma posição central na medicina. Os conceitos moldam a prática e a prática constrói conceitos. As definições de causalidade têm historicidade, ou seja, dependem de tempo e lugar.

Na Antiguidade, predominavam as explicações mágico-religiosas sobre a origem das doenças. Moacir Scliar (2002) enfatiza a predominância destas nesse período, citando vários exemplos, nos quais as enfermidades eram sinal de desobediência aos desígnios do divino, como o relato no Velho Testamento de um caso de hanseníase. Tal doença estigmatizante era apresentada como a materialização do desvio moral no próprio corpo do pecador. E, por isso, fugia completamente da alçada da medicina.

Com o florescimento da cultura grega, as explicações ligadas à ideia de castigo divino perderam terreno para outras racionais e naturais. Pela observação da natureza, são construídos conhecimentos sobre o corpo humano e sua relação com o ambiente. Nesta perspectiva, a saúde deriva de um equilíbrio interno do ser humano, e vai além disso, chegando à sua relação com o meio externo. Afastando-se as causas sobrenaturais, abre-se caminho para uma medicina baseada na observação desses fenômenos (Sayd, 1998).

Sobre a transmissibilidade das doenças, longos séculos serviram para que fosse afastada a ideia de que as doenças emergiam dos pântanos e dos maus ares, como se afirmava na teoria miasmática, nascendo, então, a ideia de contágio. Por fim, o século XIX assistiu à confirmação do conceito de contágio pelos trabalhos de Louis Pasteur (1822-1895) e Robert Koch (1843-1910), descobertas que marcaram o início de uma nova época da medicina.

Em 1885, as descobertas de Pasteur eram citadas, com entusiasmo, por Dujardin-Beaumetz, professor da Faculdade de Medicina de Paris, como capazes de abrir "novos horizontes à arte de curar, mostrando-nos a natureza real do princípio virulento e contagioso das doenças" (Sayd, 1998). O ceticismo na medicina e o niilismo terapêutico cedem lugar ao que viria a ser a "era da terapêutica"; assim, Robin, outro professor da Faculdade de Medicina de Paris, em 1910, afirma: "Essas conquistas, [...] no rumo de uma verdadeira terapêutica da etiopatogenia, são provas das certezas que o amanhã nos reserva [...]" (Sayd, 1998).

Houve assim mais de meio século de otimismo, com o advento dos antimicrobianos e da prevenção por vacinas, entre outras medidas que controlaram a maioria das doenças infecciosas. Era a teoria da unicausalidade das doenças a balizar as pesquisas e a prática médica.

Contudo, principalmente a partir da segunda metade do século XX, a teoria unicausal, centrada na microbiologia, mostrou-se insuficiente para explicar as doenças que se tornavam prevalentes pelo processo de industrialização e urbanização: as chamadas "doenças crônico-degenerativas". Exigiam-se outros modelos explicativos, agora multicausais.

Dentre os modelos de **multicausalidade** tem vital importância o modelo da História Natural das Doenças de Leavell e Clark, por ser estruturante da medicina preventiva e propor níveis de aplicação de medidas preventivas, assim como os Determinantes de Marc Lalonde, sendo que estes levaram a uma mudança de prioridade nos sistemas de saúde de vários países. Além desses modelos, serão abordados também os Determinantes Sociais em Saúde e a Determinação Social em Saúde, como conceitos necessários para a sustentação de uma boa prática médica.

DETERMINANTES DE SAÚDE DE MARC LALONDE

Marc Lalonde, ministro da Saúde do Canadá de 1972 a 1977, apresentou, em 1974, um relatório sobre a situação de saúde no país, que ficou conhecido como "Informe Lalonde" (Lalonde, 1974).

Em um país no qual já predominavam as doenças crônico-degenerativas como causa de morbimortalidade, foram estudados os determinantes daquela situação de saúde. O "Informe Lalonde" apontou como principais e decisivos os fatores de saúde ligados a: (1) biologia humana; (2) serviços de saúde; (3) meio ambiente; (4) estilo de vida, sendo que os dois últimos tinham maior impacto que os primeiros. Ou seja, o adoecimento naquele país dependia muito mais dos problemas ambientais e do estilo de vida do que de fatores ligados à biologia humana ou mesmo ao acesso aos serviços de saúde. O problema é que havia um grande investimento em saúde no que diz respeito aos serviços e muito pouco nas modificações do ambiente ou dos estilos de vida.

Essa análise levou a uma mudança de prioridades, primeiramente no Canadá e depois em outros países, inclusive no Brasil. Passou-se a priorizar as ações de promoção da saúde, inclusive com conferências mundiais de promoção da saúde e instituição de programas para cidades mais saudáveis. Os serviços de saúde no Canadá passaram a priorizar a figura do médico de família, formado com uma visão de promoção e prevenção. Alguns hospitais foram desativados naquele país.

Os determinantes estudados no Canadá e apresentados pelo "Informe Lalonde" trazem algumas pistas para a boa prática médica: reconhecer o papel do meio ambiente na saúde das pessoas e atuar na modificação deste de maneira favorável, capacitando-se para interferir positivamente em um processo educativo que contribua para a modificação dos estilos de vida dos pacientes e das populações.

DETERMINANTES SOCIAIS DO PROCESSO SAÚDE-DOENÇA

Em 1986, em Brasília, com a participação de mais de 4.000 pessoas, dentre as quais 1.000 delegados, realizou-se a "Oitava Conferência Nacional de Saúde", a primeira com participação popular.

Em relação aos modelos de determinação do processo saúde-doença, o relatório final dessa conferência apresenta um conceito de saúde ampliado, que estabelece um conjunto de determinantes sociais e articula o nível de saúde da população com a estrutura social, denunciando que as diferenças no bem-estar das pessoas estão ligadas às "desigualdades dos níveis de vida".

Diz o Relatório Final:

> [...] a saúde é resultante das condições de alimentação, habitação, educação, renda, meio ambiente, transporte, emprego, lazer, liberdade, acesso e posse da terra e acesso a serviços de saúde. É assim, antes de tudo, o resultado das formas de organização social da produção, as quais podem gerar grandes desigualdades nos níveis de vida.

A saúde não é um conceito abstrato. É definida no contexto histórico de determinada sociedade e em um dado momento de seu desenvolvimento, devendo ser conquistada pela população em suas lutas cotidianas.

> [...] Desse conceito amplo de saúde e dessa noção de direito como conquista social, emerge a ideia de que o pleno exercício do direito à saúde implica garantir: trabalho em condições dignas com amplo conhecimento e controle dos trabalhadores sobre o processo e o ambiente de trabalho; alimentação para todos, segundo as suas necessidades; moradia higiênica e digna; educação e informação plenas; qualidade adequada do meio ambiente; transporte seguro e acessível; repouso, lazer e segurança; participação da população na organização, gestão e controle dos serviços e ações de saúde; direito à liberdade, à livre organização e expressão; acesso universal e igualitário aos serviços setoriais em todos os níveis (Oitava Conferência Nacional de Saúde, 1986).

Segundo Paim (2008), a compreensão que foi dada pelo relatório da Oitava Conferência Nacional de Saúde "pode ser creditada à produção do saber sobre determinação social do processo saúde-doença realizada pela Saúde Coletiva no Brasil e na América Latina, desde a década de 1970".

Nos primeiros anos de redemocratização do país, começa a se consolidar a ideia de saúde como direito de cidadania e a nítida luta pela ampliação de seu conceito. Essa concepção está presente, com poucas modificações, na Lei Orgânica da Saúde, promulgada em 1990 (Brasil, 1990a).

A prática médica deve contemplar a compreensão dos determinantes apontados pela Oitava Conferência Nacional de Saúde em 1986 e consolidados pela Lei 8.080, em 1990. O médico deve ter uma visão ampliada do conceito de saúde e considerar a convergência dos determinantes no estado de seu paciente. Este conceito nos leva à necessidade de ampliar a clínica, como sugere Gastão Wagner de Souza Campos: "[...] a construção de vínculo permite avançarmos na tão almejada 'desmedicalização', ou – melhor dizendo – torna possível a ampliação da clínica: valer-se de outros recursos terapêuticos que não somente os medicamentos – educação em saúde, práticas de vida saudáveis, atendimento interdisciplinar [...]" (Campos, 2003).

Em 2005, a Organização Mundial da Saúde (OMS) criou a Comissão sobre Determinantes Sociais, e em 2006 o Brasil criou a Comissão Nacional sobre Determinantes Sociais da Saúde, da qual participam especialistas e personalidades da vida social, econômica, cultural e científica do país. O *site* da OMS é útil por conter vários artigos e apresentações sobre o papel dos determinantes sociais sobre a saúde (Comissão Nacional sobre Determinantes da Saúde).

MODELO DE LEAVELL E CLARK DE HISTÓRIA NATURAL DAS DOENÇAS

Em 1965, Hugh Rodman Leavell e Edwin Gurney Clark lançaram, nos EUA, um livro que se tornaria referência por muitas décadas e cujas proposições deram sustentação para as práticas de prevenção. Trata-se da obra *Medicina preventiva para o médico em sua comunidade* (Figura 1.1).

Descrevendo a evolução das doenças em um esquema denominado "A história natural das doenças", os autores propuseram o conhecimento de todas as etapas do adoecimento a partir da situação de saúde, reconhecendo esta como um equilíbrio instável entre o ser suscetível ao adoecimento, o meio ambiente e os agentes agressores. Este é o período pré-patogênico da história natural das doenças e o médico deve atuar preferencialmente já nessa fase.

Para isso, é necessário que o médico e demais profissionais da saúde atendam pessoas sadias e atuem junto a elas, orientando práticas saudáveis de vida. Assim, estes profissionais tornam-se educadores sanitários. As medidas preventivas aplicadas no período pré-patogênico são a promoção da saúde e a prevenção de doenças, sendo chamadas "prevenção primária".

Porém, a capacidade de agressão dos agentes nocivos (infecciosos ou não) pode superar a capacidade de defesa do ser suscetível quando este habita um ambiente desfavorável à manutenção da saúde, daí pode advir o desequilíbrio, representado por Leavell e Clark pela figura de uma balança na qual o agente agressor e o hospedeiro suscetível ocupam os pratos da balança e o meio ambiente funciona como fulcro. Nesse caso, os indivíduos entrariam no período patogênico iniciado normalmente por alterações teciduais não detectáveis clinicamente, evoluindo para doença precoce discernível, depois avançada e convalescença, podendo ter como desfecho a morte, cronicidade, invalidez ou recuperação. As medidas preventivas aplicadas nesse período são o diagnóstico precoce e o tratamento adequado, além da limitação de invalidez, correspondendo à prevenção secundária.

A prevenção terciária se dá no final do processo como reabilitação, tão importante como os níveis anteriores.

Conhecer a história natural das doenças para intervir cada vez mais cedo é a nova proposta para os médicos. Não apenas para os que atuam na saúde pública, mas para todos, principalmente aqueles que atuam em saúde individual, em seus consultórios, motivados tradicionalmente apenas para o diagnóstico e tratamento das doenças. Deste modo, Leavell e Clark procuram romper com a dicotomia entre medicina preventiva e curativa.

Quanto aos sistemas de saúde, eles devem ser organizados no sentido de garantir acesso fácil à população, para que a mesma possa entrar em contato com o sistema para as ações de promoção da saúde e prevenção, e para que haja possibilidade de um diagnóstico precoce, ações estas preferenciais em relação às mais tardias, que apresentam maior custo e menor efetividade.

Porém, esse modelo encontra limitações por não atuar na estrutura da sociedade produtora de doenças, fazendo com que a solução se dê no plano das mudanças de estilo de vida e/ou ações que não avaliam criticamente a forma como a sociedade se organiza. Por esse motivo, diversos autores latino-americanos, na década de 1970, fizeram críticas ao modelo de Leavell e Clark, entre eles, o brasileiro Sergio Arouca, proeminente intelectual e ativista da Reforma Sanitária Brasileira. Em 1975,

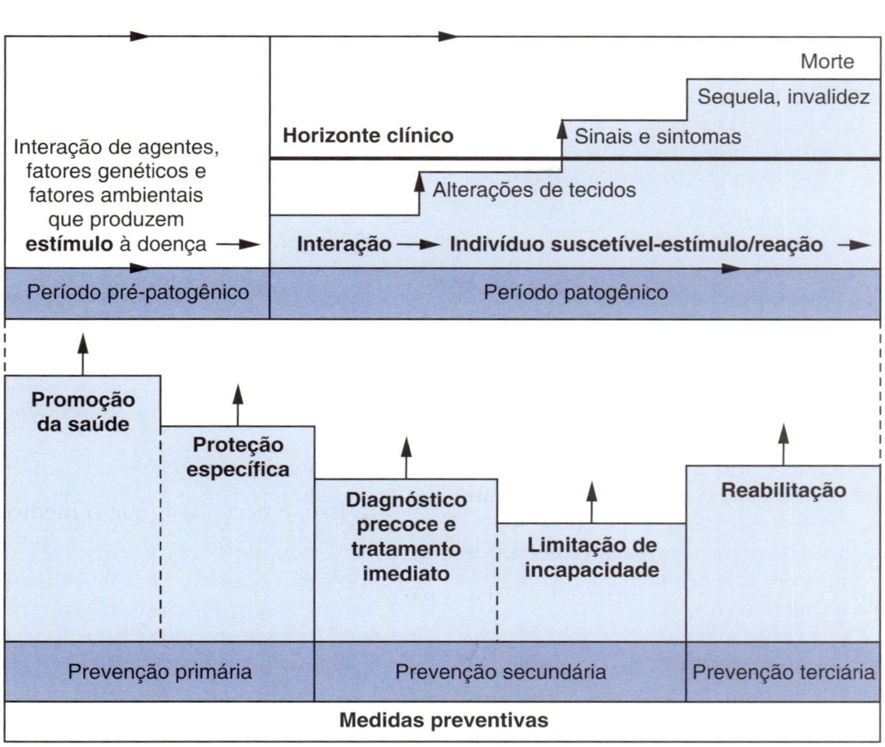

Figura 1.1 História natural e prevenção das doenças (Leavell e Clark, 1976).

Arouca apresentou a tese *O dilema preventivista: contribuição para a compreensão e crítica da medicina preventiva* (Arouca, 2003) na qual desenvolve com clareza seu ponto de vista.

Prevenção quaternária

A elevada e crescente taxa de mortalidade relacionada aos efeitos adversos das intervenções terapêuticas, clínicas e cirúrgicas, que podem ser englobadas sob a denominação "iatrogenias", deu origem à prevenção quaternária, etapa inexistente no modelo de Leavell e Clark (ver Figura 1.1).

A prevenção quaternária baseia-se no conhecimento prévio, ou seja, quando se faz um plano terapêutico, e na identificação precoce dos efeitos adversos, principalmente os que põem em risco a vida do paciente.

A definição dos riscos e benefícios exige a avaliação de cada paciente, em sua individualidade e com suas particularidades, o que não é possível nos ensaios baseados em técnicas estatísticas.

A partir desse ponto de vista, a prevenção quaternária tem por base o princípio hipocrático *primum non nocere* que corresponde à não maleficência da corrente principialista.

Cumpre ressaltar que a mortalidade, diretamente relacionada às ações médicas, encontra-se entre as principais causas de óbito, ao lado do câncer e das doenças cardiovasculares e cerebrovasculares.

ÉTICA E BIOÉTICA

Etimologicamente, ética vem do grego *ethos* e significa modo de ser, caráter, conduta. A ética, conforme a maneira de ser abordada, pode ser filosófica, científica ou normativa. Filosófica por ter afirmações absolutas e apriorísticas, científica por estudar o comportamento moral como manifestação humana, e normativa, pois, mesmo sem explicar sua natureza, elabora normas e preceitos sobre o comportamento humano.

Ética não se confunde com religião, pois, nesta, os mandamentos são seguidos pela fé e na ética pela razão; a ética é, portanto, o estudo do comportamento moral do homem, é a ciência da moral, da conduta. O valor da ética está no estabelecimento de uma consciência clara sobre um problema fundamental.

Uma preocupação e uma justificativa para o estudo da ética é o fato de que na medicina repousam os valores mais altos da humanidade. Tem o poder de dar e tirar a vida, lutar por ela e deixar morrer, ajudar e destruir pessoas. Em outras palavras: tudo que existe na ciência médica pode ser usado para o bem ou para o mal. A decisão pelo bem ou pelo mal é ditada pelos princípios que formam as bases do trabalho de um médico.

Os homens não só agem moralmente, mas refletem sobre esse comportamento prático e o tomam como objeto de sua reflexão e de seu pensamento. É a passagem da moral efetiva, vivida, para a moral reflexiva.

Neste diapasão, entendemos o conceito de Emir Calluf (1976), que conclui que a psicologia estuda o homem como pessoa, como relacionamento intra e inter-humano, mas, ao dispor da capacidade de se encontrar consigo, de refletir (re-fletir, de dobrar-se sobre si mesmo), entra-se no campo da ética.

A moral apresenta classicamente duas especiais funções: inibição e transformação. Quanto mais intensa for a motivação do homem pela moral, mais sua particularidade se elevará na cotidianidade e assim vai surgir o conflito entre a herança moral do passado da humanidade e a exigência moral da época.

A moral é objeto de estudos da ética e pressupõe três características: (1) seus valores não são questionados; (2) eles são impostos; (3) a desobediência às regras pressupõe um castigo.

A grande diferença entre ética e moral é que, para funcionar, a moral precisa ser imposta, enquanto a ética deve ser inerente ao indivíduo, apreendida e incorporada por ele. A moral é imposta, a ética, percebida.

Na verdade, a prática demonstra a existência de princípios interpretados de modos diversos, e a experiência de cada um desempenha papel decisivo.

É possível dizer que existe um conceito de moral de influência religiosa ou sociológica ou mesmo racional. Para alguns teólogos, a função principal da religião é fornecer um fundamento à moral, a ponto de Dostoievski afirmar por meio de um de seus personagens: "Se Deus não existe, tudo é permitido." Já os que veem a moral não como algo de origem religiosa, mas sim, sociológica, defendem que a moral seria a expressão de uma sociedade, em dado momento de sua evolução.

Para Perelman (1996), a moral racional é independente, centrada no princípio do livre exame, ou seja, há rejeição do argumento impositivo externo e a autonomia de consciência é aplicada.

Os autores da ética profissional utilizam com frequência o conceito de deontologia, originado da palavra grega *deón* [o que é conveniente] e *logia* [conhecimento]. O pensador Jeremy Benthan introduziu este termo com o seguinte sentido: os estudos das obrigações morais do indivíduo no seio de sua comunidade (Alcântara, 1979).

A deontologia é o conjunto de regras, fruto da tradição, que indicam como deverá comportar-se o indivíduo na qualidade de membro de um grupo social determinado.

A moral deontológica é na realidade uma ética aplicada que orienta uma dada profissão. Suas normas são estabelecidas pelos próprios profissionais, de maneira empírica, depois de atenta reflexão sobre o cotidiano; em geral, estas permanecem dispostas dentro de um ordenamento semelhante a um código no qual são utilizadas expressões imperativas, tais como "é vedado", "deve" (Código de Ética Médica).

As normas deontológicas podem ser postas a causas menores, para legitimar privilégios monopolizados da profissão em relação ao estado ou ao cidadão. A crítica maior aos Códigos de Deontologia é o fato de que são elaborados apenas com a participação dos profissionais da área, sem que sejam ouvidos os reais beneficiários, ou seja, os cidadãos, a quem se propõe proteger.

O termo "bioética" foi criado por Van Rensselaer Potter, biólogo envolvido em pesquisas sobre o câncer. Para ele, seria necessário desenvolver um novo campo da ética, que pudesse ser direcionado para a defesa do homem, para a sua sobrevivência e para a melhora de sua qualidade de vida.

Se a bioética é parte da ética, está relacionada com os problemas colocados pelo progresso das ciências biomédicas. Um conceito de bioética deverá contemplar a avaliação (a ética) da ação (determinada pelo tipo de técnica) sobre a vida.

Para o bioeticista italiano Giovanni Berlinguer (2004), existem dois tipos de bioética: a de situações limites e a cotidiana. A primeira surge devido ao progresso técnico e científico das ciências da saúde, principalmente no que se refere ao início e ao término da vida humana. A bioética cotidiana está relacionada com as condições adversas da vida como exclusão social, fome, falta de acesso à saúde e direitos da cidadania.

Em síntese, a bioética é a parte da ética que enfoca as questões referentes à vida humana e, portanto, à saúde.

Nela, prevalece o modelo de análise baseada em princípios. No clássico livro de Beauchamp e Childress, *Principles of biomedical ethics*, os princípios da bioética são apresentados como parâmetros práticos que orientam situações concretas. Cumpre salientar que eles se caracterizam fundamentalmente pelo fato de não existir uma hierarquia entre eles.

Os princípios são quatro: beneficência, não maleficência, autonomia e justiça.

A **beneficência** é resultante da tradição médica paternalista. A palavra origina-se do latim *bonum facere* e significa fazer o bem, ou seja, o médico tem a obrigação de produzir benfeitorias, tentando equilibrar a relação risco-benefício, procurando atender aos interesses do paciente, nem sempre expressos e conscientes. Este princípio busca primeiramente a promoção da saúde e a prevenção das doenças, sempre priorizando os benefícios.

A **não maleficência**, do latim *primum non nocere*, consagrada no texto do Código de Ética Médica de 1957, revogado em 1994, quando foi substituído pelo Código de Deontologia Médica, tem como princípio não agredir o paciente, ou seja, o médico tem obrigação de evitar danos ao paciente. Hipócrates já se referia a ele como: "Criar o hábito de duas coisas: socorrer e não causar danos." Esse pensamento une o primeiro e o segundo princípios, sendo possível até entender que os dois são o mesmo, sendo um a consequência ou o resultado do outro.

A **autonomia**, do grego *autós* (eu) + *nomos* (lei), diz respeito ao autogoverno e à autodeterminação. Ela assegura ao paciente o direito de tomar decisões em tudo que se refere ao processo saúde-doença; vale dizer, reconhece que ele tem domínio sobre sua vida e sua intimidade.

Para que esse princípio seja cumprido, é preciso que haja liberdade de pensamento e de ação e existência de opções e capacidade para decidir. Ele limita a ingerência de estranhos na relação médico-paciente.

O último princípio é o da **justiça**, o qual determina distribuição justa, equitativa e universal de bens e benefícios em tudo que se refere à saúde. A atuação do médico com absoluta isenção é o que apregoa esse princípio.

John Rawls (1921-2002), ao propor sua teoria da justiça, entende que ela não é uma virtude nem um direito, mas sim um princípio fundador de uma sociedade bem ordenada, que procura ordenar a distribuição dos bens primários produzidos por uma comunidade política. Apresenta esta teoria tendo por base o princípio da equidade como proposta de ordenamento social, demonstrando que o conflito social da modernidade se estabelece na razão da disputa de bens na sua busca ilimitada e na escassez de sua disponibilidade. Para o autor, a justiça como equidade se assenta em dois princípios: da diferença e da igualdade. O da igualdade significa o direito ao mais largo sistema de liberdade de bases iguais para todos; já o da diferença significa que, existindo desigualdades sociais e econômicas, é necessário que se garanta a maior vantagem possível aos menos favorecidos.

A análise dos princípios bioéticos não fornece uma justificativa ou teoria que os una, são meras regras sem ordem sistemática. Podem se confrontar em casos complexos, mas a única forma de resolver uma situação é enfrentá-la. O profissional da saúde pode encontrar a solução ao analisar estes princípios e decidir por um deles. Em síntese, deve-se tomar decisões e se responsabilizar por elas.

A partir dos anos 1960, começaram a surgir muitas questões que estão repercutindo intensamente no exercício da profissão médica. Entre elas se destacam as modificações do mercado de trabalho e a explosão de informações que chegam aos pacientes pelos meios de comunicação – principalmente televisão e internet –, que estão influenciando a postura dos pacientes e dos médicos.

A realidade do comportamento ético na saúde é conflitante; antes se dizia que o remédio mais eficiente para o doente era o próprio médico. Hoje a medicina é exercida entre anônimos, o clínico não sabe o nome do paciente nem o paciente, o nome dele, devido às mudanças ocorridas nos últimos 50 anos, quando se iniciaram as especializações, a institucionalização da medicina e a urbanização da população.

Tudo isso mostra a necessidade de se incluir nos currículos a discussão sobre temas que ultrapassam os tradicionais limites dentro dos quais ainda permanecem prisioneiros os cursos de medicina, em especial aqueles que não conseguem superar o "modelo biomédico".

A conduta do médico deve ser resultado de qualidades humanas e preparo técnico, ao lado de uma ordenação de princípios, representados pelo Código de Ética, bem como os direitos e deveres estabelecidos na legislação do país.

Uma sólida formação ética é o que o doente espera do médico com compromisso com a verdade e a justiça social, na compaixão pelo enfermo, na sua humildade e disponibilidade e na prudência e respeito à vontade do doente.

A bioética pretende discutir os problemas de saúde com base na responsabilidade moral, relacionada com a própria humanidade. Essa responsabilidade só é possível a partir de uma sociedade educada, suficientemente informada, na qual pacientes, médicos e gestores possam ter um papel ativo e racional na resolução dos problemas de saúde.

MÉTODO CLÍNICO

Coube a Hipócrates, meio milênio antes de Cristo, sistematizar uma maneira racional de analisar as queixas relatadas pelos doentes, dando à anamnese e ao exame físico uma estruturação que pouco difere do que se faz hoje. Isso decorreu fundamentalmente da visão que tinha das doenças, consideradas, por ele e seus discípulos, fenômenos naturais.

Por mais entusiasmo que se tenha com os refinados recursos laboratoriais e com os aparelhos modernos, a base principal da prática médica continua sendo o exame clínico. **Daí se poder afirmar que medicina de excelência só é possível se o exame clínico for excelente**.

Sem dúvida, os exames complementares, inclusive os executados por computadores eletrônicos, alguns deles dispensando até a intervenção do médico, aumentam continuamente as possibilidades de identificar com precisão e rapidez as "lesões" e as "disfunções" provocadas por diferentes enfermidades. Mas à medida que estes recursos são multiplicados, exige-se do médico a capacidade de saber selecionar os exames que devem ser solicitados, a fim de equilibrar uma nova equação da prática médica – custo/benefício –, para não submeter o paciente a exames desnecessários, muitos deles bastante dispendiosos, e outros nem sempre destituídos de risco.

Correlacionar com precisão os dados clínicos aos laudos dos exames complementares pode ser considerada a versão moderna do que se denominava **olho clínico**, na época em que se contava apenas com as habilidades clínicas para que o diagnóstico fosse feito. Mas, tal como antigamente, o sucesso de um médico pode estar neste olho clínico.

A experiência mostra que algumas técnicas e manobras do exame físico podem ser substituídas por algum aparelho, mas a anamnese continua insubstituível nas seguintes condições: (1) formular hipóteses diagnósticas; (2) estabelecer uma boa relação médico-paciente; (3) tomar decisões (ver Parte 3, *Método Clínico*, Capítulo 6, *Anamnese*).

Um equívoco que precisa ser destacado é achar que exames complementares possam "mascarar" ou "recobrir" deficiências, resultantes de exames apressados e semiotécnica precária. Isso oferece uma falsa segurança, além de aumentar os custos. Pior ainda: pode induzir a erros diagnósticos e escolha equivocada de procedimentos terapêuticos.

QUALIDADES HUMANAS

Não se pode deixar de incluir entre os princípios e bases para a prática médica as qualidades indispensáveis para o exercício de uma profissão que lida essencialmente com a vida humana.

Para ser um verdadeiro médico, os mais modernos conhecimentos científicos são essenciais, mas nunca serão suficientes, pois as profissões de saúde têm algo que as faz diferentes de todas as outras.

O **ato médico**, síntese da profissão médica, deve ter quatro componentes para ser perfeito: o componente científico, que nada mais é do que tudo aquilo que advém dos avanços das ciências entendidas de uma maneira ampla, sejam máquinas que permitem conhecer detalhes de nosso organismo, sejam equipamentos que possibilitam as mais incríveis intervenções, sejam substâncias químicas transformadas em medicamentos; o outro componente é a ética, em sua mais ampla concepção, que inclui não apenas aspectos deontológicos, mas também as nuances mais sutis da relação médico-paciente, pois, são os princípios éticos que direcionam os médicos para a maneira de utilizar os conhecimentos científicos para fazer o bem, sabendo-se que os mesmos conhecimentos também possibilitam fazer o mal; o terceiro componente, o mais importante, são as qualidades humanas que podem ser sintetizadas no respeito incondicional ao paciente, na integridade no exercício da profissão e na compaixão para compreender o sofrimento do paciente, seja ele qual for, e fazer tudo que estiver ao alcance da ciência médica para aliviá-lo. Por isso, competência técnica, por mais refinada que seja, jamais será suficiente para tornar perfeito um ato médico.

O quarto componente, o que permite levar para cada paciente os outros três, é a relação médico-paciente; sem dúvida a essência da medicina (ver Parte 2, *Relação Médico-Paciente*, Capítulo 4, *Ensino/Aprendizagem da Relação Médico-Paciente*).

SISTEMA ÚNICO DE SAÚDE

A prática médica não pode se dar dissociada do contexto social. A discussão reflete a forma como a luta pelo direito à saúde foi ampliando o modelo de determinação da saúde e, consequentemente, aumentando a abrangência do trabalho médico e a responsabilidade de um sistema de saúde que tem a tarefa de viabilizar de forma concreta o direito à saúde.

Se, por um lado, o médico deve compreender os modelos de determinação do processo saúde-doença, por outro também é necessário que se compreenda o sistema de saúde vigente no país.

A sociedade brasileira se fez representar na Assembleia Nacional Constituinte instalada em 1987, a qual entregou à nação a Carta Constitucional de 1988, na qual existe uma seção inteira dedicada à saúde, contendo cinco artigos que tratam dos preceitos gerais do Sistema Único de Saúde (SUS) (Brasil, 1988).

Os preceitos constitucionais foram regulamentados em 1990 por meio de duas leis, já que na primeira existiram vetos presidenciais. Para que os princípios do sistema fossem garantidos, foi necessário criar uma segunda lei complementando a primeira, leis 8.080 e 8.142 (Brasil 1990a,b).

O SUS deve atender a todos, segundo o **princípio da universalidade**, ou seja, diferentemente do sistema que o antecedeu, que era ligado à previdência social e atendia apenas àqueles que eram contribuintes, independentemente da maneira como o cidadão se insere no mundo do trabalho.

Esse atendimento universal deve ser realizado sem quaisquer privilégios, porém haverá que atentar para as necessidades de cada um. O SUS deve buscar a promoção da igualdade e, para tanto, é utilizado o **princípio da equidade**, o qual garante que promover a igualdade não é tratar os desiguais de forma igual, pois assim estaria aumentando a desigualdade. É preciso promover a igualdade tratando cada um conforme as suas necessidades.

De nada adianta garantir o acesso a todos (universalidade), buscando atendê-los conforme as suas necessidades (equidade), se o sistema não contemplar o conjunto de necessidades assistenciais dentro de uma visão de **integralidade**, outro princípio doutrinário do SUS, ao lado dos dois primeiros. A **integralidade** pressupõe compreender o ser humano nas suas necessidades afetivas, emocionais, mentais, físicas e sociais. As ações que a garantem devem contemplar a promoção da saúde, a prevenção das doenças, a recuperação da saúde e a reabilitação. Também não bastaria que o acesso fosse apenas aos serviços básicos; portanto, compõe o compromisso da integralidade o acesso a todos os níveis do sistema: atenção básica à saúde, secundária e terciária. Dessa maneira, o desafio que se coloca para o SUS é imenso, pois se a universalidade garante o direito de todos, a integralidade prescreve que o SUS deve fazer de tudo.

Além desses três princípios, chamados "doutrinários", existem as diretrizes organizacionais.

A **hierarquização** organiza o sistema em níveis de assistência que devem funcionar de modo articulado. A atenção básica à saúde, porta de entrada preferencial para o sistema, deve ser resolutiva em 80% das situações, permitindo a criação de vínculo com as pessoas atendidas que vai garantir a continuidade da atenção. Serviços secundários e terciários com maior densidade tecnológica devem estar disponíveis para a complementação da atenção quando necessário.

O sistema é **descentralizado**, o que significa que a esfera de governo municipal tem aumentado as suas responsabilidades. A descentralização permite uma melhor gestão, pois o planejamento local contempla as necessidades das comunidades atendidas, além de que é possível aumentar a democratização do sistema na medida em que o gestor local está mais perto da população.

A **participação popular** se dá por meio dos conselhos e conferências de saúde, permitindo que haja controle da sociedade sobre o sistema. Os conselhos têm caráter permanente, são deliberativos, e os representantes da população têm paridade de representação em relação ao conjunto dos demais membros, representantes de profissionais da saúde, prestadores de serviços públicos e privados. Os conselhos e as conferências devem existir nas três esferas de governo (municipal, estadual e nacional).

O setor privado participa do SUS dentro do princípio organizacional da **complementaridade**, sendo que as instituições filantrópicas têm precedência em relação às com fins lucrativos.

Embora o SUS seja um sistema público que se pretende equitativo, as iniquidades deste são agravadas pela sua fragmentação em três sistemas, como aponta Mendes (2001): Sistema Único de Saúde, Sistema de Atenção Médica Supletiva e Sistema de Desembolso Direto, sendo o primeiro público e os outros dois privados. "Assim", afirma o autor, "ao contrário do que a expressão *sistema único* dá a entender, no Brasil, vige um sistema plural e segmentado".

CÓDIGO DE DEFESA DO CONSUMIDOR

É de grande interesse dos profissionais da saúde conhecer algumas questões básicas sobre a aplicabilidade do Código de Defesa do Consumidor, Lei 8.078, de 11 de setembro de 1980, uma vez que a relação médico-paciente envolve uma prestação de serviço que, segundo esse Código, toma o enfoque de uma relação prestador de serviço-consumidor.

Segundo esse diploma legal, o Consumidor ou Usuário é toda pessoa física ou jurídica que adquire ou utiliza produto ou serviço como destinatário final e Fornecedor ou Prestador de Serviço é toda pessoa física ou jurídica, pública ou privada, nacional ou estrangeira, que desenvolve atividade de produção, montagem, criação, construção, transformação, importação, exportação, distribuição ou comercialização de produtos ou prestação de serviços.

Admitindo-se que o "trabalho médico" é um serviço, prestado por um fornecedor e recebido por um "consumidor", qualquer problema surgido em decorrência dessa relação fica submetido às regras do referido código.

Embora esta questão não seja um ponto pacífico, pois há uma discussão conceitual sobre a atividade médica ser ou não considerada uma relação de consumo, sendo o médico um fornecedor de serviço, diante da letra da lei, ela é secundária, visto que o médico enfrenta, em sua rotina, situações que se amoldam perfeitamente ao objetivo e às definições do Código do Consumidor.

Em que pese o fato de a relação parecer definida como exposto anteriormente, há uma polêmica a qual a própria lei induz ao tratar de modo diferenciado a atividade dos profissionais liberais, conforme consta no parágrafo 4º do Artigo 14, que afirma que a responsabilidade pessoal dos profissionais liberais será apurada mediante a verificação de culpa, enquanto para todas as demais relações abrangidas pelo Código do Consumidor a responsabilidade não decorre da culpa, sendo objetiva, ou seja, se houver dano e nexo de causalidade entre o serviço prestado por um fornecedor e o resultado obtido pelo consumidor, há obrigação de indenizar. No entanto, sendo o fornecedor um médico a responsabilidade pelos atos prestados ao seu paciente será, ao contrário, apurada mediante a verificação da culpa.

O mesmo raciocínio não se aplica às empresas prestadoras de serviços médicos, pois estas não se definem como profissionais liberais, mas sim como pessoas jurídicas. Nesse caso, a responsabilidade por danos ou vícios ou resultados indesejados na prestação do serviço é analisada sob a ótica da responsabilidade objetiva.

RESPONSABILIDADE LEGAL

A professora Beatriz Helena Sottile França, no livro *Bioética clínica,* do professor Cícero Urban (2003), traz da literatura o conceito da responsabilidade como a obrigação que todo ser livre tem de responder pelos seus atos e sofrer as consequências acarretadas pelos mesmos; ou seja, a capacidade de suportar as consequências de seus atos.

Segundo Marton "a responsabilidade não é fenômeno exclusivo da vida jurídica, ela se liga a todos os domínios da vida social" (Aguiar Dias, 1960). Todas as pessoas, no exercício ou não de uma profissão, respondem pelos danos que acarretam em outrem por meio do dolo ou da culpa. Desta forma, a responsabilidade se assenta na moral, na legislação e no contrato.

Na acepção jurídica, a responsabilidade corresponde ao dever de responder (do latim *respondere*) pelos atos próprios e de terceiros e à obrigação de reparar os danos que forem causados. Pode ser penal, civil, administrativa ou moral. A penal tem como fundamento o Artigo 13 do Código Penal; o resultado, de que depende a existência do crime, somente é imputado a quem lhe deu causa. Considera-se causa a ação ou omissão sem a qual o resultado não teria ocorrido.

A responsabilidade civil decorrente da ação humana tem como pressupostos a existência de um ato voluntário e de um dano sofrido pela vítima, a relação de causalidade entre o dano e a ação do agente e o fator de atribuição da responsabilidade pelo dano ao agente, de natureza subjetiva ou objetiva.

É o fenômeno jurídico que se apresenta sempre que há violação de um dever jurídico preexistente, e dessa violação resulta um dano material ou moral a outrem.

O Artigo 186 do Código Civil estabelece a regra: "aquele que por ação ou omissão voluntária, negligência ou imprudência, violar direito e causar dano a outrem, ainda que exclusivamente moral, comete ato ilícito."

O elemento constitutivo da responsabilidade civil é a culpa, que se apresenta nas seguintes condições: (1) descumprimento do dever de cuidado; (2) produção de um resultado lesivo; (3) se esse resultado é devido à violação do dever de cuidado; e (4) o agente deve ter conhecimento do conteúdo de seu dever.

A responsabilidade administrativa é tratada geralmente pelas diversas regras do direito administrativo, no caso médico, nos estatutos, regimentos internos das instituições de saúde ou nos regulamentos.

O profissional da saúde, devido às atividades que desenvolve em ambiente social, não poderia estar afastado destas cogitações. Responde nas esferas civil, penal e ética pelas faltas que comete no exercício de sua profissão.

O clínico trabalha com o corpo e a vida humanos. Deste modo, sua atuação enseja risco e responsabilidade moral, ética e legal. A fiscalização de sua atividade compete aos Conselhos de Medicina, mas não é exclusiva deles. Solidariamente será objeto de investigação judicial na hipótese de sua ação resultar em algum indício de ofensa à legislação.

Os avanços tecnológicos na medicina têm gerado uma responsabilidade cada vez maior para aqueles que a exercem em decorrência da expectativa criada em torno do resultado, mas como atividade biológica raramente poderá haver uma responsabilidade objetiva.

Em seu trabalho, a professora Beatriz comenta que o excesso de especialização nas diferentes áreas do conhecimento das profissões da saúde está transformando estes profissionais em técnicos, e os planos de saúde, massificando as profissões, concorrendo para a troca fácil de profissional, sem que haja tempo para a criação de um vínculo de confiança entre médico e paciente.

Os pacientes têm um acesso ao conhecimento, principalmente pela internet, que trouxe como resultado um incremento de ações judiciais de cobrança de responsabilidade do profissional da saúde.

Entre as causas de processos contra médicos, é possível citar como principais: (1) quebra da relação médico-paciente; (2) massificação das relações; (3) formação deficiente do médico; (4) interferência da mídia (relatando casos e indenizações); (5) tendência internacional de altas indenizações; (6) dano moral; (7) assistência judiciária gratuita.

Muito se tem ensinado sobre o gerenciamento de riscos no exercício das profissões de saúde como forma de preservação da vida profissional. Se por um lado isso auxilia na defesa do médico na justiça, por outro, vem criando certa apreensão quanto ao exercício da medicina.

O avanço das ciências vem trazendo incontáveis benefícios tecnológicos, mas é preciso que o médico tenha segurança técnica e tranquilidade jurídica para disponibilizá-los aos pacientes, que deveriam ter acesso igualitário a estes procedimentos, ainda uma utopia. Mas nos dizeres do poeta uruguaio Eduardo Galeano: **"A utopia está lá no horizonte. Aproximo-me dois passos, ela se afasta dois passos. Caminho dez passos e o horizonte corre dez passos. Por mais que eu caminhe, jamais o alcançarei. Para que serve a utopia? Serve para isso: para que eu não deixe de caminhar."**

SEGURO MÉDICO, PLANOS DE SAÚDE E ERROS MÉDICOS

As constantes denúncias, muitas vezes infundadas, de erros médicos estão criando insegurança e, ao mesmo tempo, uma preocupação com a proteção da atividade médica.

A mídia, por seu turno, tem se encarregado da divulgação das ações judiciais, o que, somado aos interesses das seguradoras que comercializam seguros de responsabilidade profissional, tem transformado a relação paciente/profissional da saúde em uma relação comercial, na qual cada paciente se sente no direito de desconfiar que o tratamento que recebeu pode lhe valer algum benefício advindo de uma ação judicial.

Em setembro de 2003, a Associação Médica Brasileira, o Conselho Federal de Medicina e as duas entidades sindicais da época – Federação Nacional dos Médicos e Confederação Médica Brasileira – posicionaram-se oficialmente contra o seguro de responsabilidade civil.

As seguintes recomendações permanecem bastante atuais:

- Mantenha-se cientificamente capacitado para o exercício da profissão, por meio de atualizações frequentes
- Respeite os limites de sua competência profissional
- Invista muito na manutenção de uma boa relação médico-paciente/familiares
- Documente, sem protelação, da maneira mais completa possível, todos os seus atos médicos no prontuário do paciente, o mais importante documento médico-jurídico disponível
- Aborde o paciente e/ou familiares utilizando uma linguagem plenamente compreensível por ele/eles
- Fale sempre a verdade
- Não diga o que não sabe. Lembre-se de que é correto dizer "não sei" ou "isto não se sabe"
- Evite atendimentos e prescrições a distância (exemplos, por telefone e internet)
- Utilize o termo de consentimento informado, no qual deve constar o estado clínico do paciente, o tratamento necessário, os possíveis riscos e complicações
- Faça encaminhamentos responsáveis (por escrito, com arquivo de cópia ou registro na ficha hospitalar, além de contato prévio com o serviço que receberá o paciente)
- Não faça exames constrangedores sem a presença de um assistente
- Atenda a imprensa, se solicitado. Neste caso, prepare-se previamente se houver tempo; utilize uma linguagem que o leitor ou espectador compreenda; procure manter a calma, qualquer que seja a pergunta; diga sempre a verdade; não use expressões do tipo "nada a declarar"; evite qualquer declaração "em *off*" (com compromisso de não ser divulgada).

A INTERNET E A MEDICINA

Arnaldo Lemos Porto, Fabrizio Almeida Prado,
Leandro Arthur Diehl

Sem dúvida alguma, a internet mudou a medicina, sobretudo após a pandemia de covid-19, em 2020. Aulas e reuniões a distância, cursos e congressos *online*. Até os livros, como este, estão mudando.

Se ao final dos anos 1990 os alunos de medicina tinham aulas de computação e de uso da internet, atualmente somos considerados nativos digitais ou muito bem-adaptados a essa prática.

Problemas novos também foram surgindo, como: impessoalidade, maior carga de trabalho, estresse.

Uma posição crítica e aberta pode nos guiar a aproveitar o máximo dessa ferramenta, evitar seus problemas e melhorá-la. Correlacionaremos, a seguir, a internet e a medicina do ponto de vista do médico, do paciente e da relação médico-paciente, sem nos esquecer, é claro, da telemedicina.

O MÉDICO E A INTERNET

Informação e estudo

Nos dias atuais, muitas revistas médicas já não têm mais versão impressa: os custos são mais elevados, e as pessoas já leem no computador ou imprimem o conteúdo em casa. Isso facilitou o acesso, por exemplo, a artigos disponíveis assim que publicados, ou até mesmo antes, quando estão no prelo, e o estudo continuado.

As bases de dados (PubMed, Scielo) ou ferramentas de pesquisa (Google Scholar) nos possibilitam consultar dados e encontrar artigos rapidamente.

Esses aspectos do estudo tornam imprescindível que o médico saiba bem o inglês e conheça essas bases de dados. Estimulamos os estudantes a começarem a ler com alguma frequência revistas importantes e mais gerais (p. ex., *New England Journal of Medicine, JAMA*), assim se habituando ao formato dos artigos e aos temas publicados.

Congressos nacionais e internacionais também podem ser acompanhados sem os impeditivos de custos, tempo e distância.

Cursos de atualização ou disciplinas médicas têm se tornado comuns e oferecem muitas possibilidades para estudantes e médicos. A aprendizagem da anatomia, por exemplo, se beneficia da estrutura tridimensional de estruturas e órgãos em movimento. Do mesmo modo, temos acesso a milhares de imagens microscópicas de histologia e patologia. Cirurgias gravadas ou ao vivo fazem parte da atualização e formação de cirurgiões, residentes de cirurgia e estudantes.

Por outro lado, podemos ser vítimas de uma sobrecarga de informação, não só médica, mas de todo o tipo; logo, o uso da internet deve ser intencional: precisamos saber o que queremos e buscamos, encontrar fontes confiáveis e usar esse recurso com a devida moderação.

Para os estudantes, fazemos ainda o alerta sobre a qualidade do estudo. O uso da internet tem acostumado as pessoas a leituras superficiais e rápidas, muitas vezes substituídas por vídeos, o que provoca mudanças na capacidade de concentração, de leitura aprofundada, mais longa e em silêncio. Também é muito fácil encontrar resumos de matérias em *sites* de baixa qualidade, que até podem ajudar no resultado de uma avaliação, como provas escritas e trabalhos individuais, mas não constituem aprendizado real. Se é desse material e modo de aquisição de conhecimento que o estudante se vale, provavelmente será dessa maneira e com essa qualidade que irá trabalhar.

Mídias sociais

São uma realidade quase universal e promovem a interação e o contato entre as pessoas. Ainda que sejam divertidas, os problemas com sua utilização parecem aumentar. O primeiro e mais evidente é o vício, o uso compulsivo. Além da perda de tempo, ele tem sido associado a ansiedade e depressão, pelo próprio uso e pela dinâmica das plataformas. Estas estimulam que as pessoas sejam vistas e reconhecidas, e o contrário também, podendo ser ridicularizadas e inferiorizadas. As redes sociais podem ser um verdadeiro campo de batalhas de ideias, em que muitas pessoas expõem o que pensam, mas sem conhecimento e respeito, ocasionando ambientes agressivos e hostis.

Nas mídias sociais quase tudo é fama, propaganda e venda. Infelizmente muitos médicos têm aderido a esse comportamento por meio de "dancinhas", tratamentos falsos ou enganosos, identificando-se como gurus da saúde, vendendo cursos sobre como manter pacientes e aumentar os lucros. Além dos aspectos ridículo, mercantil e desonesto, vemos também infrações éticas graves com relação à privacidade e à exposição de pacientes e ambientes hospitalares.

A adequada conduta médica não é antiquada nem retrógrada, ela busca o essencial da profissão: zelar pelo bem dos pacientes, ser seus defensores e portar-se de maneira condigna ao trabalho exercido.

O PACIENTE E A INTERNET

Paciente informado e capacitado

Passamos do dr. Google ao paciente informado. Pelo menos é o que desejamos. O paciente **bem** informado e que busca informações é um ótimo paciente. Estudos demonstram que pacientes ativos são mais engajados no tratamento, lidam melhor com eventos adversos e apresentam melhores resultados no desfecho clínico. O contrário, pacientes menos informados, que não buscam aprender, são aqueles mais difíceis de cuidar. Eles interrompem ou mudam o tratamento e têm mais descompensações de uma doença.

Um paciente informado, porém, também pode causar desconforto aos médicos, pois muitos profissionais se sentem desafiados ou pressionados. Não é para ser assim, isso deve ser entendido como oportunidade de manter uma relação colaborativa, mais aberta e clara, até mesmo para elaborar um bom plano terapêutico. Para que haja cooperação entre médico e paciente, este precisa compreender e saber lidar com a doença, e aquele ensinar; do contrário, restará paternalismo ou descaso.

Dr. Google, Dr. Chat GPT e Dr. Gemini

Essas ferramentas estão cada vez mais eficientes e atuantes, agora com alguns assistentes: Youtube, Instagram e outros. Muitos *sites* existem para simplesmente criar fluxo e lucrar com propaganda. São *sites* superficiais, de informações não verificadas ou simplesmente falsas.

O mesmo acontece com vídeos e mídias sociais: precisam de um título impactante e um conteúdo polêmico, cuja finalidade é receber visualizações ou *likes* ou vender alguma coisa.

Claro que há coisas boas, como médicos honestos que querem de fato ajudar as pessoas. O médico deve orientar o paciente na busca de informações. Ele pode recomendar boas fontes, alertar sobre erros e mitos sobre a doença e os tratamentos enganosos.

Boas iniciativas

Universidades (em especial no exterior) têm criado páginas específicas para pacientes buscarem conhecimento sobre sua condição. Na internet, há também grupos de apoio *online* nos quais pacientes trocam informações sobre sua doença, experiências e dificuldades. Existem associações de pacientes ou organizações não governamentais (ONGs) que conseguem captar fundos e criar conexões para ações concretas de auxílio, aquisição de medicações etc.

Comunidades virtuais

As "comunidades virtuais" de pacientes portadores de doenças crônicas, raras ou estigmatizantes podem ser consideradas um importante fenômeno social moderno. São um sucedâneo dos tradicionais "grupos de apoio", mas com outras características que facilitam sua organização e atuação. Não podem ser menosprezadas, muito menos, ignoradas. Os profissionais da saúde precisam conhecê-las para integrá-las ao sistema de saúde. Poderão ter um papel significativo em muitas questões, não apenas na difusão de conhecimentos, mas também sobre aspectos éticos, legais, administrativos, econômicos e políticos.

A RELAÇÃO MÉDICO-PACIENTE E A INTERNET

Posso pesquisar na frente do paciente?

Ferramentas de suporte ao diagnóstico (ver Parte 1, *A Semiologia e o Ensino/Aprendizagem da Medicina*, Capítulo 2, *Diagnóstico e Prognóstico*) são aplicativos ou páginas que o médico usa para ter mais hipóteses diagnósticas e não esquecer nenhuma doença importante. Algumas pesquisas mostram que os pacientes, de certo modo, não gostam de ver um médico fazendo consultas na sua frente, pois dá a eles a impressão de menor conhecimento. Explicar para o paciente que o uso de recursos tecnológicos associado à boa prática médica melhora a qualidade do diagnóstico, diminui a chance de erros ou esquecimentos e evita interações ou falhas medicamentosas é um bom caminho para que ele entenda que buscamos o melhor para ele.

A piora na relação médico-paciente e a menor confiança dos pacientes estão mais relacionadas ao comportamento do médico e ao tempo dedicado ao paciente do que propriamente à internet; logo, se o computador toma o tempo do médico, retira sua atenção do paciente e diminui o contato visual, o problema não está só na ferramenta utilizada, mas no uso feito pelo médico. Sabemos, no entanto, que responsabilidades administrativas são adicionadas aos médicos (e à enfermagem também), impossibilitando-lhes de dedicar todo o seu tempo ao paciente.

TELEMEDICINA

A medicina exercida a distância, desde consultas até a simples comunicação por mensagens de celular, alterou a rotina da prática médica e o acesso à saúde.

A comunicação entre médico e paciente por meio de aplicativos de mensagem instantânea, tais como Whatsapp, Instagram ou similares faz parte do cotidiano. Muitos pacientes se sentem à vontade para enviar mensagens aos médicos por estes aplicativos por estarem habituados a se comunicarem com seus familiares, amigos, colegas desta maneira. O uso de tecnologias de informação e comunicação na assistência à saúde ganhou um enorme impulso durante a recente pandemia de covid-19. Apesar do avanço digital, o médico deve observar as normas estabelecidas pelo Conselho Federal de Medicina (CFM) e pela legislação brasileira de modo a preservar a qualidade do atendimento, e não incorrer em infração ética.

A Lei nº 14.510, de 27 de dezembro de 2022, define telessaúde como *a prestação remota de serviços por todas as profissões da área da saúde, por meio do uso de tecnologias de informação e comunicação.* Essa Lei também estabelece princípios fundamentais para essa prática, como: a autonomia do profissional da saúde; a necessidade de consentimento informado do paciente; a garantia de atendimento presencial no caso de recusa da modalidade remota; a confidencialidade dos dados, e a responsabilidade digital, dentre outros. A lei outorga ao profissional da saúde a completa liberdade de decidir sobre a utilização ou não da telessaúde, inclusive com relação à primeira consulta, podendo-se optar por atendimento presencial sempre que o profissional julgar necessário.

No caso específico da profissão médica, a Resolução do CFM nº 2.314/2022 define e regulamenta a telemedicina como forma de prestação de serviços médicos mediados por tecnologias de comunicação. Essa Resolução assegura ao médico a autonomia para decidir se utiliza ou recusa a telemedicina (inclusive para primeira consulta), mas impõe várias normas para que o atendimento remoto seja feito de forma segura, confidencial e ética. Alguns desses requisitos são: possuir assinatura digital qualificada; usar tecnologias seguras para proteger os dados dos pacientes; sempre obter consentimento informado do paciente, que deve ser orientado sobre possíveis limitações do atendimento remoto (p. ex., em relação ao exame físico), e registrar todo atendimento em prontuário. Além disso, a qualquer momento é garantido ao médico ou ao paciente o direito de recusa do atendimento remoto, devendo ser disponibilizado atendimento presencial para manutenção da continuidade da assistência.

É interessante notar que, no entendimento do CFM, a consulta médica presencial permanece como padrão-ouro para atendimento ao paciente e a telemedicina não a substitui (mas pode complementá-la), inclusive, nos casos de doenças crônicas, o CFM estabelece que deve ser realizado atendimento presencial em intervalos não superiores a 180 dias.

Mesmo assim, vários tipos de serviços de saúde podem ser oferecidos por meio de tecnologias de comunicação de forma eficiente e segura, podendo inclusive ampliar o acesso de populações marginalizadas ou geograficamente distantes a esses serviços. No entanto, para isso, esse recurso deve ser integrado no plano de assistência ao paciente, e não usado de forma isolada.

O impacto dos recursos técnicos já existentes e dos que estão por vir (p. ex., o uso da inteligência artificial) sobre o exercício das profissões da saúde deve ser analisado de várias perspectivas, a começar pelo desafio que representa para os cursos de graduação. Contudo, ênfase especial merece a influência sobre a relação médico-paciente, que já foi essencialmente paternalista/autoritária, quando o médico assumia total controle em função de monopolizar os conhecimentos sobre as doenças e os tratamentos. Ainda há momentos para o comportamento paternalista, mas este já não é o único modelo nem o preponderante. Cada vez mais, o relacionamento entre pacientes e profissionais da saúde é de parceria e de compartilhamento da tomada de decisões, o que permite classificá-lo de "contratualista", no qual as partes reconhecem seus direitos e deveres, possibilidades e limitações.

Como se pode ver, inúmeras questões vêm à tona quando se aborda este tema, tais como relação médico-paciente, sigilo ou confidencialidade, responsabilidade ética e legal. Não se pode ignorar a importância crescente das tecnologias de informação e comunicação para a assistência à saúde, com todas suas potencialidades e também suas limitações e riscos. No entanto, o essencial continua sendo a preservação dos fundamentos da medicina de excelência, entre os quais se destaca o papel insubstituível do exame clínico. Pois é nele que se pode incluir competência científica, princípios éticos e qualidades humanas.

Existem outros documentos legais que promoveram mais confusão sobre esse tema da telemedicina ao exigirem uma posição clara do CFM para o bem dos pacientes, dos médicos e da própria medicina como profissão.

Modalidades de telemedicina

É necessária a atualização das atividades em telemedicina, em especial o ato médico básico, que é a consulta, fundamentando-se no princípio de que o primeiro atendimento é obrigatoriamente presencial e definindo claramente as condições em que ele pode ser realizado virtualmente. A Resolução do CFM nº 2.314/2022 autorizava as seguintes modalidades de telemedicina no Brasil, além da consulta:

- Telecirurgia (operação de robôs cirúrgicos a distância)
- Teletriagem (classificação de risco a distância para subsidiar a regulação dos pacientes ao local mais adequado para sua assistência)
- Telemonitoramento ou televigilância (transmissão em tempo real de dados de saúde de pacientes com doenças crônicas)
- Teleinterconsulta (discussão de casos entre médicos – geralmente o assistente do paciente e outro médico, especialista no assunto para auxílio diagnóstico ou terapêutico)
- Teleconsultoria (entre médicos, gestores e outros profissionais para esclarecimento de procedimentos administrativos ou de saúde)
- Telediagnóstico (confecção de laudos de exames complementares a distância)
- Teleducação, entre outros.

Telessaúde

A maior limitação das teleconsultas é, provavelmente, a realização do exame físico. Mesmo assim, apesar das limitações óbvias, alguns dados do exame físico podem ser obtidos durante uma teleconsulta, com a colaboração e a orientação do paciente, e a ajuda da tecnologia. Tanto isso é verdade que, durante a pandemia de covid-19, milhões de consultas médicas a distância foram realizadas em todo o mundo, e, em muitas delas, algum dado de exame físico foi coletado!

Pensando nisso e com base na sua experiência com teleconsultas, Benziger et al. (2021) publicaram uma lista de 10 itens do exame físico que podem ser avaliados durante uma teleconsulta (com a ajuda do paciente) – os *Telehealth Ten* –, que são:

1. Sinais vitais: peso, pressão arterial, pulso, saturação de oxigênio e temperatura podem ser mensurados com o uso de instrumentos digitais automáticos pelo paciente e informados ao médico.
2. Pele: com uma boa câmera ou *webcam*, o médico pode inspecionar, a distância, a pele do paciente para avaliar lesões, hematomas ou edema.
3. Cabeça: inspeção de olhos, pupilas, pálpebras; pode-se perguntar sobre audição, olfato e paladar.
4. Pescoço: solicitar ao paciente que movimente o pescoço de um lado para outro e para cima e para baixo, e avaliar limitação, dor, pulsação, distensão jugular ou bócio. Se as jugulares se encherem à inspiração, verifica-se o sinal de Kussmaul da pericardite constritiva!
5. Pulmões: observar o paciente respirar profundamente pela boca pode revelar sibilância, tosse, taquipneia ou esforço respiratório (uso de musculatura acessória).
6. Coração: o paciente pode ser orientado a sentir sua pulsação radial, contar os batimentos e avaliar o ritmo cardíaco. Relógios digitais que avaliam a pulsação podem ajudar a identificar arritmias.
7. Abdome: ao palpar seu próprio abdome, o paciente pode relatar se está flácido, firme, endurecido ou se há áreas dolorosas (espontaneamente ou à tosse). Se houver distensão, dor à palpação ou outro sinal de alerta, o paciente deve ser orientado a buscar atendimento presencial para melhor avaliação.
8. Extremidades: pode-se pedir ao paciente para palpar e descrever se as pontas dos dedos de suas mãos ou pés estão mais frias que o normal ou se há mudança de coloração (p. ex., fenômeno de Raynaud), se surge uma depressão após a pressão digital nos tornozelos (edema) ou se as panturrilhas estão assimétricas ou dolorosas.
9. Exame neurológico: várias manobras neurológicas podem ser feitas em frente à câmera: índex-nariz, calcanhar-joelho, movimentos rápidos alternados (coordenação), esticar braços ou pernas e mantê-los no ar, levantar-se da posição sentada (força muscular), observar marcha, tremores, assimetria facial.
10. Determinantes sociais de saúde: pode-se observar o ambiente em que o paciente se encontra e suas interações com as demais pessoas no seu domicílio, humor, expressões faciais para avaliar questões sociais etc.

Importante: sempre que o médico julgar que os dados obtidos em uma teleconsulta são insuficientes ou inadequados para auxiliar a tomada de decisões sobre o paciente, deve orientá-lo a buscar atendimento presencial para melhor avaliação.

Leia o texto complementar *O Oncologista Clínico e Os Princípios e Bases da Medicina*.

Acesse o conteúdo *online*:

http://uqr.to/20wcf

BIBLIOGRAFIA

Alcântara HR. Deontologia e diceologia. São Paulo: Organização Andrei Editora, 1979.

Arouca S. O dilema preventivista: contribuição para a compreensão e crítica da medicina preventiva. São Paulo/Rio de Janeiro: Editora Unesp/Editora Fiocruz, 2003.

Beauchamp TL, Childress JF. Principles of biomedical ethics. 8. ed. New York: Oxford University Press, 2019. 512 p.

Benziger CP, Huffman MD, Sweis RN, Stone NJ et al. The telehealth ten: a guide for a patient-assisted virtual physical examination. Am J Med. 2021;134:48-51.

Berlinguer G. Bioética cotidiana. Brasília: Editora da Universidade de Brasília, 2004.

Brasil. Constituição da República Federativa do Brasil. Brasília: Centro Gráfico do Senado Federal, 1988.

Brasil. Lei n. 8.080, de 19 de setembro de 1990. Dispõe sobre as condições para a promoção e recuperação da saúde, a organização e o funcionamento dos serviços correspondentes e dá outras providências. Diário Oficial da União, Poder Executivo, Brasília, DF, 20 set. 1990a. Seção 1, p. 18055. Disponível em: http://portal.saude.gov.br/portal/arquivos/pdf/lEI8080.pdf. Acesso em: 23 jul. 2012.

Brasil. Lei n. 8.142, de 28 de dezembro de 1990. Dispõe sobre a participação da comunidade na gestão do Sistema Único de Saúde – SUS e sobre as transferências intergovernamentais de recursos financeiros na área de saúde e dá outras providências. Diário Oficial da União. Brasília, DF, 31 dez. 1990b. p. 25694. Disponível em: http://portal.saude.gov.br/portal/arquivos/pdf/lei8142.pdf. Acesso em: 23 jul. 2012.

Brasil. Lei n. 14.510, de 27 de dezembro de 2022. Altera a Lei n. 8.080, de 19 de setembro de 1990, para autorizar e disciplinar a prática de telessaúde em todo o território nacional, e a Lei n. 13.146, de 6 de julho de 2015; e revoga a Lei n. 13.989, de 15 de abril de 2020. Publicada no Diário Oficial da União de 28 de dezembro de 2022, p. 1.

Calluf E. Psicologia da personalidade. São Paulo: Editora Mestre Jou, 1976.

Campos GWS. Saúde – Paideia. São Paulo: Editora Hucitec, 2003.

Carr N. The shallows: what the internet is doing to our brains. WW Norton; 2020.

Comissão Nacional de Determinantes Sociais da Saúde. Disponível em: http://determinantes.fiocruz.br/home.asp. Acesso em: 20 jul. 2012.

Conselho Federal de Medicina. Resolução CFM n. 2.314/2022. Define e regulamenta a telemedicina, como forma de serviços médicos mediados por tecnologias de comunicação. Publicada no Diário Oficial da União de 05 de maio de 2022, Seção I, p. 227.

Dias JA. Da responsabilidade civil. Rio de Janeiro: Forense, 1960.

Gogia S. Fundamentals of telemedicine and telehealth. London: Elsevier, 2020.

Gotzsche PC. Medicamentos mortais e o crime organizado. Porto Alegre: Bookman, 2016.

Greene J, Hibbard JH. Why does patient activation matter? An examination of the relationships between patient activation and health-related outcomes. J Gen Intern Med. 2012;27(5):520-6.

Jamoulle M, Roland M. Quaternary prevention. WONCA Congress Proceedings, 1995.

Lalonde M. A new perspective on the health of Canadians. Ottawa: Office of the Canadian Minister of National Health and Welfare, 1974.

Leavell H, Clark EG. Medicina preventiva. São Paulo/Rio de Janeiro: McGraw-Hill do Brasil/Fename, 1976.

Luo A, Qin L, Yuan Y et al. The effect of online health information seeking on physician-patient relationships: systematic review. J Med Internet Res. 2022; 24(2):e23354.

Mendes EV. Os grandes dilemas do SUS. Tomo I. Salvador: Casa da Qualidade Editora, 2001.

Oitava Conferência Nacional de Saúde. Relatório final. Brasília, 1986.

Paim JS. Reforma sanitária brasileira: contribuição para a compreensão e crítica. Salvador: EDUFBA; Rio de Janeiro: Fiocruz, 2008.

Perelman C. Ética e direito. São Paulo: Martins Fontes, 1996.

Sackett DL et al. Evidence based medicine: what it is and what it isn't. British Medical Journal. 1996;312:71-2.

Sayd JD. Mediar, medicar, remediar: aspectos da terapêutica na medicina ocidental. Rio de Janeiro: EdUerj, 1998.

Scliar M. Do mágico ao social: trajetória da saúde pública. São Paulo: Editora Senac, 2002.

Shaffer VA et al. Why do patients derogate physicians who use a computer-based diagnostic support system? Med Decis Making. 2013;33(1):108-18.

Tan SSL, Goonawardene N. Internet health information seeking and the patient-physician relationship: a systematic review. J Med Internet Res. 2017;19(1):e9.

Urban CA. Bioética clínica. Rio de Janeiro: Revinter, 2003.

Zimmerman MS, Shaw Jr. G. Health information seeking behaviour: a concept analysis. Health Info Libr J. 2020;37(3):173-91.

CAPÍTULO 2

Diagnóstico e Prognóstico

Celmo Celeno Porto, Arnaldo Lemor Porto, Cesar Alfredo Pusch Kubiak, Fabrizio Almeida Prado, Leandro Arthur Diehl

DIAGNÓSTICO

O diagnóstico (do grego *dia* – através de + *gnosis* – conhecimento, ou seja, discernir pelo conhecimento) é a base da atuação de médicos e outros profissionais da saúde, sendo um propósito imperativo a ser alcançado. É definido, segundo Mason, "como uma série de procedimentos de ordem intelectual (cognitiva) e operacional (atitudes e habilidades) através dos quais se obtém uma resposta a um determinado problema clínico". Dada sua importância, quando não é esclarecido, não são estabelecidas adequadamente as intervenções terapêuticas, não é possível acompanhar o quadro evolutivo, nem se estabelecer o prognóstico. Vale dizer: sem diagnóstico não haverá terapêutica correta. Não se pode monitorar a evolução das doenças, nem atingir a preservação ou a restauração das funções, comprometendo o ato médico em seu todo.

Fatores que contribuem para o diagnóstico

- Conhecimento médico: indispensável para que o profissional esteja familiarizado com os sintomas comuns na atenção primária (febre, síndromes dolorosas, dor torácica, cansaço, astenia, vertigens, tonturas, diarreias, infecções de vias respiratórias superiores (virais e bacterianas), tosse, insônia dentre outros); bem como as entidades nosológicas prevalentes em nosso país: doenças cardiovasculares (hipertensão arterial, dislipidemias, aterotrombose, insuficiência coronariana aguda e crônica, insuficiência cardíaca, acidente vascular cerebral), diabetes melito, osteoartrose, depressão, obesidade, doença pulmonar obstrutiva crônica, infecções do sistema urinário, dispepsias, doenças endêmicas (dengue, chikungunya, zika, tuberculose, malária, doença de Chagas, AIDS, hanseníase, enteroparasitoses e ectoparasitoses)
- Obtenção competente e valorizável de dados: por meio da história clínica e do exame físico (incluindo dados objetivos e subjetivos como linguagem corporal, estado de humor, sinais de sofrimento, estado nutricional, estado geral)
- Registros organizados: documentação científica sistematizada (prontuário médico)
- Tempo necessário para obtenção de um excelente prontuário médico: dedicação de, em média, 30 a 50 minutos a cada paciente em consulta inicial
- Capacidade de integrar dados: em conjuntos significativos, seguindo a lógica do raciocínio clínico
- Lista dos achados em ordem de importância e significância (lista de problemas) e a transdução linguística semiótica: permite a elaboração de roteiro com o arcabouço diagnóstico, singular a cada profissional e mutante a cada dado agregado ou rejeitado
- Uso racional e criterioso de exames complementares
- Busca do diagnóstico conclusivo: por meio da seleção da nosologia que explique da melhor maneira todos os achados
- Revisão do diagnóstico: quando o curso clínico não for o esperado valorizando novos dados positivos.
- A elaboração diagnóstica depende de uma base de conhecimentos amplos – fundamentais –, além de conteúdos de anatomia, fisiologia, patologia, psicologia, semiologia, e conhecimento de entidades nosológicas prevalentes.

Um médico resolutivo deve conhecer e saber identificar cerca de 300 entidades nosológicas, acessar fontes de informação seguras, elaborar registro e listar problemas, desenvolver habilidades em comunicação, ter desenvoltura social, ser continente, empático, ser capaz de exercitar uma contratransferência construtiva, ser adequado em sua postura e atitudes como médico, um conjunto de qualidades que lhe permitam se apropriar da almejada **perícia clínica** (ver Capítulo 4, *Ensino/Aprendizagem da Relação Médico-Paciente*).

Na relação médico-paciente, outrora restrita a duas pessoas, em que o médico tinha o arbítrio de decidir pelo necessário e o que fazer de melhor para o seu paciente; hoje vicejam "atravessadores" midiáticos (revistas, jornais, televisão, internet) ou institucionais (planos de saúde, cooperativas médicas, seguro-saúde, Sistema Único de Saúde, indústria farmacêutica e fornecedores de toda ordem) que estabelecem regras de comportamento e limites na atuação dos médicos, com restrições de tempo para a consulta, na solicitação de exames complementares e influenciando na escolha das condutas terapêuticas.

A prática de uma segunda ou terceira opinião (consulta) tem sido comum, principalmente em processos diagnósticos de maior complexidade ou importância clínica, situação que, na dependência da linguagem empregada na verbalização dos fatos, gera conflitos, distorções, mal-entendidos e não raros processos judiciais ou administrativos sob a justificativa de má prática e erros de diagnóstico e condutas.

O advento de *sites* de busca e de inteligência artificial, como o Google e o ChatGPT, facilita o acesso a informações para pacientes e familiares, em geral, nas seguintes situações:

- Quando se sente doente
- Quando há um familiar enfermo
- Após diagnóstico firmado
- Antes de iniciar algum tratamento ou se submeter a procedimentos
- Quando um novo tratamento é anunciado.

O leigo, não conhecendo a matéria médica, não terá critérios para selecionar e avaliar o material consultado, fato que por vezes dificulta o processo diagnóstico ou terapêutico, pois sugere exames e/ou condutas, a partir de diagnósticos fantasiosos por ele elaborados ou por falácias científicas que lê e vê (informação sem formação não gera conhecimentos).

Outro aspecto a ser considerado na elaboração diagnóstica diz respeito à situação em que atendemos o paciente: paciente horizontal (hospitalizado) ou paciente vertical (ambulatorial), conforme se expressou Kloetzel. Neste último, quase sempre, estaremos diante de doenças comuns, benignas, de curta duração e por vezes autolimitadas, de reconhecimento diagnóstico eventualmente dificultado por mascaramento de sinais e sintomas, podendo induzir o médico a utilizar "rótulos diagnósticos", como virose, gastrenterite, síndrome gripal, nevralgia, labirintite.

Neste cenário de atendimento podemos exercitar a **demora permitida, quando o diagnóstico for mais complexo (p. ex.,**

doenças raras) ou o paciente for portador de várias morbidades, ou seja, tratando-se de um paciente portador de doença crônica ("de progresso lento, duração longa e desprovida de resolução espontânea"), sem risco de vida imediato. Nestes casos é correto fazer o atendimento de forma escalonada em várias consultas, elegendo prioridades a serem abordadas (Kloetzel, 2004).

Outro aspecto a ser discutido são os **achados casuais**. Podemos exemplificar com o caso de um paciente que vai à consulta por conta de diarreia secretória, e, durante o exame físico, identifica-se um quadro de dermatite seborreica – achado casual, que não deve desfocar a atenção do motivo real da consulta.

Em princípio, devemos ter como meta o diagnóstico de **uma única doença** que explique todas as queixas do paciente e os achados do exame físico; contudo, em pessoas idosas esta regra não pode ser aplicada, pois é comum apresentarem três ou mais doenças. Neste caso, é necessário hierarquizar os diagnósticos, ou seja, o que provoca mais sofrimento ou põe em risco a vida do paciente (ver Parte 20, *Semiologia da Infância, da Adolescência e da Pessoa Idosa*, Capítulo 181, *Semiologia da Pessoa Idosa*).

Uma nova situação é a possibilidade da utilização da inteligência artificial para aventar hipóteses diagnósticas e escolher os exames complementares mais adequados, o que pode ser feito alimentando os aplicativos com os dados coletados pelo médico (ver Capítulo 5, *Fundamentos do Método Clínico*)

Leia o texto complementar 1, *Diagnóstico por Computador*.

Acesse o conteúdo *online*:

http://uqr.to/20wcg

> **Regras práticas**
>
> Faça sempre a sua (pessoal) observação clínica (anamnese e exame físico).
>
> Evite usar a observação clínica de outrem, para ganhar tempo ou agilizar o trabalho.
>
> Quanto menos precisas forem as definições da síndrome clínica, da entidade nosológica e da hierarquização do diagnóstico diferencial, mais difícil será a escolha e a seleção de exames complementares de maiores especificidade e sensibilidade para confirmar o diagnóstico e eliminar as hipóteses diagnósticas não pertinentes.
>
> Quanto mais inadequada a anamnese, maior a dependência aos dados dos exames físico e complementares.

Sintoma, sinal, síndrome, entidade nosológica

Sintoma é uma sensação subjetiva anormal percebida pelo paciente e não observada pelo examinador (inspeção, palpação, percussão e ausculta). Exemplos: dor, náuseas, dormência, insônia, má digestão.

Sinal é um dado objetivo notado pelo paciente e observado pelo examinador através do método clínico ou de exames complementares. Exemplos: tosse, edema, cianose, presença de sangue na urina (hematúria) ou condensação pulmonar na radiografia de tórax.

Síndrome (do grego *syndromos* – andar junto) é um conjunto de sintomas e/ou sinais que ocorrem associadamente e que podem ter diferentes causas. Exemplos: síndrome febril (hipertermia, taquicardia, taquisfigmia, sudorese, tremores, mialgias, artralgias), podendo se relacionar com infecções bacterianas, virais, fúngicas, neoplasias malignas. Outros exemplos: síndrome diarreica, síndrome dolorosa, síndrome consumptiva.

Entidade nosológica é, em geral, uma doença bem definida com alteração de função de órgãos ou sistemas, ou mesmo perda destas funções com suas consequências e repercussões.

Há doenças em que não podemos intervir, ou intervir muito pouco, como as genéticas, assim como há doenças de causas bem definidas em que o tratamento é curativo, como as infecções bacterianas, virais ou fúngicas. Em algumas, teremos condições de intervir na disfunção de modo definido (reduzir ou eliminar o edema da insuficiência cardíaca), sem a restauração plena da função, e em outras precisaremos da participação (adesão) do paciente como, por exemplo, modificações de hábitos de vida (cessação do tabagismo na doença pulmonar obstrutiva crônica, restrição de hidratos de carbono na dieta dos diabéticos, realização de atividades físicas nas doenças cardiovasculares, redução de peso na obesidade).

Entidade nosológica é uma condição clínica cuja história natural está reconhecida em seu todo ou em parte, cujas características lhe dão personalidade e individualidade, permitindo que seja catalogada, identificada e reconhecida.

Modernamente temos tido oportunidade de analisar e refletir sobre as doenças iatropatogênicas ou iatrogênicas, entendidas como **lesão, dano ou prejuízo** ocasionado pelo médico e outros profissionais da área da saúde, pela medicina e por estabelecimentos de saúde, podendo ser de ordem física, mental, social ou espiritual, quer de forma direta ou indireta. Assim teremos a iatrogenia dos atos e das palavras, dos procedimentos e medicamentos, algumas destas situações alvo de escrutínio jurídico-legal e cabíveis de punição ética, penal e criminal.

Raciocínio diagnóstico

Entende-se como diagnóstico clínico a identificação de uma entidade nosológica (doença), contemplando aspectos técnicos e operacionais necessários ao seu reconhecimento, posterior registro e catalogação junto ao serviço de documentação científica e ao Código Internacional de Doenças. Não é um processo estático, sendo permeado de componentes variados da pessoa quando enferma (como os aspectos emocionais, sociais e situacionais), razão pela qual alguns autores propõem a substituição do conceito de diagnóstico como objetivo da consulta por "processo de resolver problemas médicos" (Titton, 1988).

O raciocínio clínico é baseado mais em probabilidades do que em certezas. E a probabilidade é o conceito segundo o qual o valor preditivo de um teste ou achado clínico depende não apenas de sua sensibilidade e especificidade, mas também da probabilidade prévia (ou seja, da prevalência da doença na população estudada).

Pode ser conceituado também como **"o conjunto dos processos de pensamento pelos quais os profissionais da saúde selecionam, interpretam, analisam e combinam informações com o objetivo de tomar decisões sobre um paciente em uma determinada situação clínica"**.

O raciocínio clínico usa, na verdade, os princípios e as habilidades do **pensamento crítico**, que é o processo intelectualmente disciplinado para, ativa e habilmente, conceituar, aplicar, analisar, sintetizar e/ou avaliar uma **informação**, obtida ou gerada por observação, experiência, reflexão ou comunicação, como um guia para o **aprendizado** ou para a **ação**. O pensamento crítico é baseado em **valores intelectuais** que transcendem os conteúdos, tais como: clareza, acurácia, precisão, consistência, relevância, sólida evidência, profundidade, extensão e fidelidade (Gordan, 2017).

A resolução de um problema médico tem um ponto inicial claro e uma meta bem definida. A tarefa de resolver um problema de saúde (diagnóstico) consiste em achar o caminho entre esses dois pontos. O método científico de testar hipóteses procurando qual das alternativas deixa a meta final mais próxima é o que deve ser aplicado em regra.

Pode ser centrado em sintomas quando o conjunto de sintomas é comparado com o grupo de doenças que os apresentam, formando um grupo reduzido de possibilidades. É o reconhecimento de "padrões". A identificação se aclara quando apenas uma doença se encaixa e permanece, justificando o quadro clínico apresentado.

O método também pode ser centrado na doença. Formulando-se a interrogação: tem o paciente a doença X? Conhecendo-se os sintomas reveladores, o arquétipo das entidades nosológicas e respectiva história natural, podemos checar no paciente quais dados serão úteis para o diagnóstico.

Grande parte deste processo é puramente mental, com elementos analógicos (intuição) atuando de forma intensa com os elementos lógicos (racionais) decorrentes da formação médica (cultura) e do aprendizado prático (habilidades e competências) (ver Capítulo 5, *Fundamentos do Método Clínico*).

Caminhos para a definição diagnóstica

Reconhecimento de um padrão em que a inferência é intuitiva, o diagnóstico "fácil" do "já visto" – reconhecimento por *gestalt* –, o famoso "olho clínico", muitas vezes baseado na narrativa. Exemplo: o diagnóstico das doenças exantemáticas comuns: sarampo ou catapora, é simples aos olhos de um pediatra, fruto de seu conhecimento, experiência, vivência e frequência com que se depara com estas enfermidades.

Fluxograma, baseado em diretrizes, consensos, protocolos e guias – inferência dedutiva, na qual identificamos sinais e sintomas em uma árvore diagnóstica e percorremos caminhos e etapas preestabelecidas, que convergem para um diagnóstico final. De grande valia para os serviços de pronto atendimento e úteis para médicos jovens que passam a ter uma parametrização confiável nas suas decisões.

Método hipotético-dedutivo, valorizando-se queixas, sinais, sintomas e achados, a serem correlacionados com os conhecimentos de epidemiologia clínica que vão gerar hipóteses.

Na sequência, o raciocínio clínico permitirá a possibilidade do diagnóstico final, usando para isto comparação com modelos, peso de evidências e descarte de hipóteses não validadas.

Outro caminho é o raciocínio fisiopatológico, baseado na história e evolução temporal do quadro clínico – valorizando as queixas, sinais, sintomas e achados semiológico e as suas modificações no decorrer do processo nosológico.

Mais recentemente, tornou-se possível utilizar os aplicativos de inteligência artificial para aventar hipóteses diagnósticas, cabendo ao médico interpretá-las com base em seus conhecimentos e sua experiência.

O médico experiente tende a limitar o número de hipóteses a serem testadas. Três ajudas heurísticas contribuem para isto: (1) só evoque uma hipótese se houver dados clínicos suficientes para isto; (2) quando o conjunto de dados gerar várias hipóteses, aplique as informações epidemiológicas sobre a frequência e a prevalência da doença em suspeição, analisando as mais frequentes e prevalentes antes de pensar nas raridades e exceções; (3) use testes discriminativos, incorporando ao exame físico testes rápidos e equipamentos portáteis.

Passada a fase silenciosa do diagnóstico em que a mente do médico trabalha ativamente integrando dados, passa-se à fase operacional do diagnóstico firmado que consiste na explicação dos fatos ao paciente, da tomada de decisões compartilhadas, quanto à investigação complementar, à terapêutica (não farmacológica, farmacológica, cirúrgica) e ao prognóstico.

Leia o texto complementar 2, *Raciocínio Diagnóstico e O Novo Paciente*.

Acesse o conteúdo *online*:

http://uqr.to/20wch

Tipos de diagnóstico

Desde os primórdios da medicina, procurou-se conhecer a natureza e as causas das enfermidades.

Seguindo-se a fase mística ou religiosa da medicina, surgiu com a civilização grega a medicina empírica, na qual as doenças passaram a ser consideradas como fenômenos naturais. O mais alto representante dessa fase foi Hipócrates (460-355 a.C.), com justiça considerado o pai da medicina, por ter valorizado a observação clínica e ter feito da anamnese e do exame físico os fundamentos da prática médica.

Desde então, pela observação cuidadosa dos pacientes, muitas doenças puderam ser reconhecidas por seus sintomas e sinais, e pela sua evolução, antes que se conhecessem suas causas. Surgiu, dessa maneira, a possibilidade do **diagnóstico**, ou seja, de reconhecer uma dada enfermidade por suas manifestações clínicas, bem como de prever a sua evolução e o **prognóstico**.

O reconhecimento de uma doença com base na anamnese e no exame físico constitui o **diagnóstico clínico**, nem sempre factível sem o auxílio de outros métodos semióticos.

Muitas doenças cursam com um conjunto de sintomas e sinais semelhantes, configurando uma **síndrome**. O reconhecimento de uma síndrome constitui o **diagnóstico sindrômico**, o qual é muito útil na prática médica, pois, mesmo não identificando a doença, reduz o número de possibilidades e orienta as investigações que devem ser realizadas.

Síndrome

Síndrome é um grupo de sintomas e sinais indicativos de distúrbio funcional e relacionados entre si por uma particularidade anatômica, fisiopatológica ou bioquímica.

Os distúrbios de cada sistema orgânico nos seres humanos são redutíveis a um número relativamente pequeno de síndromes.

O raciocínio diagnóstico é muito facilitado quando um determinado problema clínico se enquadra em uma síndrome bem definida, porque apenas algumas poucas doenças terão que ser consideradas no diagnóstico diferencial. Ao contrário, a pesquisa da causa de uma doença que não se enquadra em uma síndrome é muito mais difícil, pois pode haver necessidade de considerar um número muito grande de doenças.

Determinadas doenças produzem modificações anatômicas que podem ser identificadas no exame clínico, permitindo o **diagnóstico anatômico**. Paralelamente ao diagnóstico anatômico, coloca-se o **diagnóstico funcional** ou **fisiopatológico**, que traduz o distúrbio da função do órgão atingido pela enfermidade e se expressa principalmente por sintomas.

À medicina empírica sucedeu a era da medicina científica, cujo início pode situar-se no século XIX. Os grandes progressos alcançados desde então vieram permitir outras formas de diagnóstico.

A descoberta dos microrganismos por Pasteur, o melhor conhecimento dos processos bioquímicos e metabólicos, a descoberta dos hormônios e das vitaminas, o desenvolvimento da imunologia, entre outras conquistas, ensejou a identificação das causas de muitas doenças, o que tornou possível o **diagnóstico etiológico**.

Ao mesmo tempo, o uso do microscópio no estudo dos tecidos permitiu o **diagnóstico histopatológico** das lesões. O exame a um só tempo macro- e microscópico de peças cirúrgicas ou *post mortem,* englobando os diagnósticos anatômicos e histopatológicos, constitui o **diagnóstico anatomopatológico**.

A utilização rotineira da radiografia e de outros exames de imagem como auxiliar quase obrigatório do diagnóstico fez nascer o **diagnóstico radiológico**, o **tomográfico**, o **ultrassonográfico** e outros. Cada método novo de exame que vai sendo introduzido na prática médica conduz a novas formas de diagnóstico, e fala-se hoje, correntemente, em diagnóstico laboratorial, sorológico, eletrocardiográfico, endoscópico, e assim por diante.

Quando era ainda empírico e sintomático o tratamento das doenças, a importância do diagnóstico era bem menor do que nos dias atuais, em que se dispõe de procedimentos terapêuticos específicos para a maioria das enfermidades. Tornou-se necessário, então, um diagnóstico exato ou **diagnóstico de certeza**.

O caminho a percorrer para chegar ao diagnóstico de certeza pode ser breve ou longo, na dependência da complexidade de cada caso. Quando se procede ao exame clínico de um paciente, levantam-se **hipóteses diagnósticas**, que devem ser confirmadas ou afastadas após a realização de exames complementares, os quais serão escolhidos considerando-se a sensibilidade e a especificidade. De posse de todos os elementos que podem auxiliar no raciocínio clínico, efetua-se o **diagnóstico diferencial**, que consiste na análise comparativa das várias enfermidades que podem apresentar quadro clínico semelhante, procurando-se eliminar sucessivamente as de menor probabilidade em face dos dados disponíveis.

Definido por Harvey e Borddley "como a arte de distinguir uma doença de outra, estabelecendo uma ou mais causas bem definidas para explicar as alterações apresentadas pelo paciente", o diagnóstico diferencial deve levar em conta as enfermidades **prováveis** em cada caso e não todas as **possíveis** causas de um ou mais sintomas apresentados pelo paciente. Chega-se, assim, ao diagnóstico mais provável ou, mesmo, ao **diagnóstico de certeza**.

Check-up, rastreamento ou _screening_

Com as práticas de rastreamento e *screening* (mais conhecido como *check-up*) preconizadas pela medicina preventiva, levando-se em conta o potencial revelador dos métodos de imagens e exames laboratoriais, poderemos ter frequentemente um achado incidental, sem significância clínica (sobre diagnóstico). De modo geral, são representadas por nosologias indolentes ou latentes, por vezes, sequelas antigas, que se tornam iatropatogênicas, provocando insegurança, medo e ansiedade.

Em algumas situações perduram por anos seguidos, até que a situação se esclareça. Por exemplo, os achados de nódulos solitários no pulmão ou tireoide, que exigem acompanhamento clínico, radiológico e por vezes procedimentos invasivos (punções, biopsias, endoscopias, cateterismos e outros), doença de pequenos vasos cerebrais quando se realiza uma ressonância magnética cerebral, cistos benignos em rins e fígado, que exigem acompanhamento médico, sem desdobramentos ulteriores. Podem gerar procedimentos diagnósticos com custos e desgaste emocional desnecessários. Nestas situações, cabe ao médico assistente ter habilidade e capacidade de dar segurança ao seu paciente, de forma convincente e tranquilizadora e proceder ao acompanhamento que se fizer necessário, até que a situação se esclareça.

Quando o mesmo paciente apresenta mais de uma condição mórbida, considera-se como **diagnóstico principal** o referente à mais importante das afecções e como **diagnósticos secundários** os demais, podendo-se denominá-los **comorbidade**.

Comprovação diagnóstica

Na prática médica atual, torna-se imperioso que exista comprovação diagnóstica na etapa final do processo de se identificar determinada doença. Isso é importante não apenas para o planejamento terapêutico, cada vez mais específico, mas também para fins periciais (perícia médica), perícia securitária (indenizações, seguro de vida), perícia judicial (danos e lesões corporais traumáticas, mortes violentas). Em todas estas condições, deve-se ter como base os recursos que comprovam o diagnóstico. No âmbito restrito das ações judiciais contra o médico, sua principal defesa é um prontuário bem-feito, detalhado, incluindo os elementos que comprovam o diagnóstico.

Na relação com o paciente e seus familiares, principalmente em situações com risco de vida ou de sequelas graves, nada melhor do que uma investigação clínica rigorosa que culmina com um diagnóstico comprovado por métodos modernos.

Exemplos de comprovação diagnóstica

Demonstração do BAAR (*Mycobacterium tuberculosis*) é praticamente obrigatória para se firmar o diagnóstico de tuberculose, mesmo quando há lesões radiológicas ou tomográficas altamente sugestivas.

Da mesma maneira, provas sorológicas são indispensáveis quando se levanta a possibilidade de síndrome da imunodeficiência adquirida. Nas neoplasias benignas ou malignas, a demonstração em exames citológicos e/ou histopatológicos da presença de células neoplásicas é condição essencial para se comprovar o diagnóstico, além de ser fundamental para que seja proposto um tratamento adequado e, consequentemente, uma avaliação prognóstica correta.

PROGNÓSTICO

O prognóstico (do grego *pro* – para diante + *gnosis* – conhecimento, ou seja, prever pelo conhecimento) enseja desafios ao médico.

Em que pese conhecer a história natural das enfermidades, para se prever a evolução e suas possíveis consequências, as comorbidades que gravitam em torno do diagnóstico principal e estimar probabilidades para as principais intercorrências às quais o paciente está sujeito, estes elementos por si sós não bastam para um prognóstico preciso.

O prognóstico pode ser construído quanto à vida, à validez (incapacidade temporária ou permanente e invalidez) e quanto ao restabelecimento (cura) do paciente.

O prognóstico é fruto de um exercício acurado de conhecimentos, vivências, experiências, além dos dados fisiopatológicos e probabilísticos, uma vez que cada indivíduo tem a sua singularidade, suas reservas, seus instrumentos de reação frente à adversidade, suas crenças e fantasias. Aliado ao acesso rápido à internet e à mídia, com a democratização dos conhecimentos alimentando no paciente e nos familiares falsas promessas, dúvidas e esperanças vãs, é necessário extrema cautela ao se fazer prognóstico.

Pode ser balizado através de algoritmos, como a escala de Framingham para avaliar fatores de risco cardiovasculares (idade, sexo, índice de massa corporal, antecedentes, dados laboratoriais, pressão arterial), inferindo a probabilidade de se predizer percentualmente o risco de ocorrência de um evento em um determinado período de tempo.

Além da comprovação diagnóstica, a avaliação prognóstica é indispensável em medicina do trabalho, em perícia médica administrativa (institutos de seguridade social como o INSS), pois é através do prognóstico que se quantifica o prêmio a ser pago em perícia securitária e em medicina legal no contexto da perícia judiciária.

Exemplo significante do valor do prognóstico é quando estamos frente a um portador de doença terminal (neoplásica ou crônica degenerativa, por exemplo), em que os familiares e responsáveis pelo paciente solicitam informações quanto ao tempo de vida restante, para dar tratativas a diversos procedimentos (providências quanto aos desejos firmados em vida estipulados no testamento vital, também chamados "diretivas antecipadas de vontade" e outras deliberações familiares e jurídicas). Nesses casos os médicos se valem do conhecimento da história natural da enfermidade, dos sinais premonitórios de morte (instabilidade hemodinâmica, arritmias respiratórias, falência progressiva de órgãos, decatexia, inquietação, diaforese, cianose intensa, oligoanúria, icterícia progressiva, torpor) para emitirem parecer.

A mesma importância se aplica ao processo de doação de órgãos, em que a definição prognóstica quanto à finitude da vida desencadeia vários processos relacionados à captação e à seleção de receptores.

Por fim, como se procurou demonstrar, a medicina moderna tem como base o diagnóstico, em seus vários aspectos, a partir do qual será possível definir proposta terapêutica e o estabelecimento do provável prognóstico.

BIBLIOGRAFIA

Cutler P. Como solucionar problemas em clínica médica. 3. ed. Rio de Janeiro: Guanabara Koogan, 1999.

Fletcher RH, Fletcher SW. Clinical epidemiology: a new discipline for an old art. Ann Inter Med. 1983;99(3):401-03.

Goldman L et al. The value of the autopsy in three medical eras. N Engl J Med. 1983;308:1000-5.

Gordan P. Blog Raciocínio Clínico, 2017.

Kloetzel K. O diagnóstico clínico: estratégias e táticas. In: Duncan B, Schmidt MI, Giugliani ERJ. Medicina ambulatorial: condutas de atenção primária baseadas em evidências. Porto Alegre: ArtMed, 2004. p. 131-42.

Mcphee SJ. The antopsy: an antidote to misdiagnosis. Medicine. 1996;75:41-3.

Porto CC, Porto AL. Exame clínico. 8. ed. Rio de Janeiro: Guanabara Koogan, 2016.

Rodrigues G, Righi CG. Raciocínio diagnóstico: uma habilidade que precisa ser ensinada. Disponível em: https://ebmacademy.wordpress.com/. Acesso em: Mar. 2017.

Sackett DL, Rennie D. The science of the art of clinical examination. JAMA. 1992;267:250-2.

Sox Jr HC. Medical decisions making. In: Barondness JA, Carpenter G, Harvey AM. Diferencial diagnosis. Philadelphia: Lea & Febiger, 1994. p. 9-22.

Titton JA. A consulta médica: análise dos elementos que a compõem. Curitiba: Scientia et Labor; 1988. 63 p.

Topol E. Deep medicine. How artificial intelligence can make healthcare human again. New Work: Basic Books; 2019. 341 p.

Weed L. Medical records that guide and teach. N Engl J Med. 1968; 275:593-600.

CAPÍTULO 3

Semiologia Baseada em Evidências e Interpretação dos Exames Complementares

Celmo Celeno Porto, Anete Trajman, Nelson Spector

MEDICINA BASEADA EM EVIDÊNCIAS

Os avanços da ciência e a democratização da informação trazida pelo desenvolvimento e pelo acesso quase universal à informática mudaram profundamente a prática médica na segunda metade do século XX. O que antes se baseava quase que exclusivamente na experiência profissional e na relação médico-paciente passou a incorporar as evidências baseadas em técnicas estatísticas, como parte dos fundamentos para a decisão da melhor conduta.

Atualmente, para exercer a medicina de maneira apropriada, o médico precisa compreender como as evidências são produzidas e analisar criticamente a profícua literatura publicada diariamente sobre os fatores de risco para desenvolvimento das doenças e se as intervenções reduzem o risco, os novos métodos diagnósticos e as propostas preventivas e terapêuticas. Isso requer o domínio das ferramentas desenvolvidas pela epidemiologia clínica. Após dominá-las, o médico entenderá, por exemplo, as circunstâncias nas quais um teste diagnóstico novo poderá ajudar ou quando e quanto seu paciente pode se beneficiar de um novo tratamento.

Nem todas as evidências científicas são produzidas com o necessário rigor metodológico, nem todos os tipos de estudo produzem a mesma qualidade de evidência. As recomendações são, portanto, condicionadas à qualidade e à força da evidência. As revisões sistemáticas e as metanálises, que sumarizam resultados de vários estudos de boa qualidade, são as de maior força de evidência e resultam em maior certeza de recomendação.

Essa maneira de ver e praticar a medicina recebe a denominação de **medicina baseada em evidências** (MBE) e, atualmente, tem influência significativa na abordagem do processo saúde-doença. Cumpre salientar que as evidências científicas não devem ser o único critério para a conduta médica. A experiência do médico e as preferências do paciente formam, com as bases da MBE, o tripé do exercício da profissão (Straus et al., 2018).

Testes diagnósticos no contexto da medicina baseada em evidências

No que se refere aos testes diagnósticos, é necessário compreender como um novo teste diagnóstico se enquadra na investigação da pessoa, de como contribui para seu bem-estar e se a evidência foi produzida de forma confiável. Para isso, ao ler um artigo sobre um novo teste diagnóstico, o profissional da saúde deve ter algumas questões em mente, tais como: (1) os resultados do novo teste foram analisados de forma cega em relação ao padrão-ouro (melhor teste disponível no momento)?; (2) todos os pacientes do estudo foram submetidos de modo independente aos dois testes (padrão-ouro e novo teste, independentemente do resultado do outro)?; (3) os resultados são válidos? (Bossuyt et al., 2016).

Para analisar os resultados, o médico deve compreender os indicadores de eficácia de um teste diagnóstico: acurácia, sensibilidade, especificidade, valores preditivos e razão de verossimilhança. Finalmente, para entender como uma nova tecnologia pode ajudar na investigação do seu paciente, o médico deve considerar se aquele teste está disponível para seu paciente, se é custo-efetivo e se o paciente, de fato, vai se beneficiar da realização do teste. Alguns indicadores são fundamentais para a decisão de quais exames solicitar (sensibilidade, especificidade e acurácia) e outros para a sua correta interpretação (valores preditivos e razão de verossimilhança).

Probabilidade pré-teste

Diante de uma lista de sinais e sintomas, algumas hipóteses diagnósticas se delineiam na mente do médico. A probabilidade da existência da doença presumida depende inicialmente da prevalência dessa doença na população à qual pertence o paciente. Essa prevalência é então ajustada, para cima ou para baixo, em função dos dados coletados na anamnese e no exame físico do paciente em questão, tais como idade, sexo, cor e existência ou ausência de elementos clínicos frequentes na entidade nosológica que está sendo considerada.

Essa primeira avaliação constitui a probabilidade pré-teste, que caracteriza uma estimativa da probabilidade de existência de uma doença antes da realização de qualquer exame complementar.

A título de exemplo, imagine uma paciente com 27 anos, sem antecedentes médicos importantes, que nega tabagismo ou uso de anticoncepcionais orais e que procura o cardiologista com queixa de dor retroesternal localizada, com duração de 2 dias, sem relação com o esforço e sem melhora com o repouso. A dor teve início após uma discussão com o marido. A probabilidade de doença coronariana nessa paciente é muito baixa. A informação acrescida por um eletrocardiograma (ECG) normal tem um valor relativamente modesto, uma vez que não pode reduzir muito a probabilidade pré-teste, que já é muito baixa. Por outro lado, se o ECG revelar alterações da repolarização, é mais razoável pensar que sejam devidas à hiperventilação gerada pela ansiedade do que à isquemia miocárdica. Assim, um ECG alterado nesta paciente também pouco modifica a probabilidade pré-teste de doença coronariana.

Outro exemplo é um homem de 60 anos, sedentário, tabagista, diabético, com hipertensão arterial há 12 anos, que procura um pronto-socorro com dor retroesternal. A dor é constritiva, retroesternal, aparece aos esforços e cede após 2 a 3 minutos de repouso. Nesse caso, a probabilidade de doença coronariana é muito elevada. Um ECG com alterações da repolarização aumentaria esta probabilidade, mas o ganho com o exame seria pequeno, pois a probabilidade pré-teste já é muito alta. Podemos concluir que um mesmo resultado de exame será interpretado de maneira diferente em pessoas diferentes. A interpretação dependerá essencialmente da probabilidade pré-teste, ou seja, da impressão diagnóstica do médico antes da realização dos exames complementares.

Com efeito, testes complementares são mais úteis nas situações clínicas nas quais a probabilidade pré-teste não é muito alta nem muito baixa. Se no último exemplo o paciente não apresentasse fatores de risco para doença coronariana, a probabilidade pré-teste seria menor e um resultado positivo ou negativo do ECG contribuiria de maneira mais decisiva para fortalecer ou enfraquecer a hipótese de doença coronariana.

Em suma, o resultado de um teste diagnóstico, seja o exame clínico, laboratorial ou de imagem, fornece uma nova informação que é acrescida à probabilidade pré-teste. Naturalmente, a hipótese torna-se mais provável se o teste for positivo para a doença em questão. A **probabilidade pós-teste** depende da probabilidade pré-teste e das características operacionais intrínsecas de cada exame, o que será discutido a seguir.

Desempenho dos testes diagnósticos

Não existem testes diagnósticos perfeitos. Todos os exames podem apresentar resultados falso-positivos ou falso-negativos, e serão interpretados à luz dos dados clínicos (anamnese e exame físico) e epidemiológicos (fatores de risco, prevalência da doença). A ponderação do médico ao solicitar um exame deve ser: qual a probabilidade de esse exame ser positivo (anormal) se meu paciente tiver a doença (sensibilidade) e de ser negativo (normal) se ele não tiver a doença (especificidade)?

O exame cuidadoso do quadro também facilita a compreensão destas duas características operacionais de um teste: a **sensibilidade** e a **especificidade**. **Sensibilidade** é a proporção de testes positivos quando há a doença a/(a + c), ou seja, é a capacidade de detectá-la quando ela está presente. **Especificidade** é a proporção de testes negativos na ausência da doença d/(b + d), o que significa a capacidade do teste de confirmá-la.

A **acurácia** é definida pela capacidade de acerto de um teste ser positivo quando a doença existe e negativo quando a doença inexiste. Para estimar a acurácia de um teste, é preciso compará-lo com outro procedimento diagnóstico mais preciso que servirá como referencial, o chamado **padrão-ouro**. Esse padrão-ouro pode ser a necropsia, um procedimento cirúrgico ou um teste diagnóstico com maior precisão.

O estudante pode se perguntar: se há um exame de acurácia mais alta, por que alguém escolheria outro com acurácia inferior? Ocorre que a escolha de um exame não é determinada somente pela sua precisão, mas por uma série de fatores como a segurança e o **custo**. É mais razoável começar a avaliação de pacientes com dor torácica por um ECG ou mesmo um teste ergométrico do que submeter todos a uma angiocoronariografia, visto que este é um exame dispendioso, que consome preciosos recursos materiais e humanos e de natureza invasiva, pois requer a introdução de um cateter e contraste intra-arterial.

Naturalmente, o padrão-ouro também é imperfeito, o que traz limitações. O Quadro 3.1 mostra as possibilidades de resultados dos testes diagnósticos, quando comparados ao padrão-ouro. Nesse quadro, a acurácia do teste é a porcentagem de resultados verdadeiros (a + d) sobre o total de resultados (a + b + c + d).

Quadro 3.1 Desempenho dos testes diagnósticos.

	Padrão-ouro	
Teste	Doença presente	Doença ausente
Positivo	Verdadeiro-positivo (a)	Falso-positivo (b)
Negativo	Falso-negativo (c)	Verdadeiro-negativo (d)

A sensibilidade, a especificidade e a acurácia são características inerentes ao teste em uma determinada população (*i. e.*, admitindo uma prevalência fixa). Testes muito sensíveis são mais úteis quando o seu resultado é negativo; por outro lado, os testes muito específicos são mais úteis quando o seu resultado é positivo. Isso significa que testes com elevada sensibilidade são úteis para afastar a doença (quando negativos) e testes com elevada especificidade são úteis para confirmar a doença (quando positivos). Os testes com alta sensibilidade são usados para o rastreamento das doenças e os de alta especificidade, para confirmar a doença.

Vejamos o exemplo do VDRL (*venereal disease research laboratories*), um teste sorológico para sífilis, com alta sensibilidade, utilizado para o rastreamento desta infecção. O VDRL pode estar falsamente positivo em mulheres grávidas, em pacientes com malária, hanseníase, doenças autoimunes e outras condições não relacionadas com a sífilis. O VDRL, exame muito sensível, é utilizado no rastreamento da sífilis em doadores de sangue, por exemplo. Se negativo, é confortável afirmar que há baixa probabilidade de a pessoa ter essa doença; entretanto, quando o resultado desse exame é positivo, utiliza-se o FTA-Abs, um exame que detecta o antígeno treponêmico (portanto, mais específico) para confirmar se o VDRL positivo é verdadeiro ou falso-positivo.

A sensibilidade e a especificidade de um teste estão intimamente relacionadas. Isso porque há limiares que são determinados para classificar o exame como normal ou anormal. Quando esse parâmetro diminui, mais exames são considerados anormais, e a especificidade reduz, mas a sensibilidade aumenta. Um exemplo é a definição de diabetes melito. O valor normal da glicemia de jejum é de até 100 mg/dℓ. Anteriormente, a Organização Mundial da Saúde (OMS) considerava que o valor de corte da glicemia de jejum para o diagnóstico de diabetes melito era de 140 mg/dℓ (duas aferições acima desse valor são necessárias para o diagnóstico definitivo). Esse valor foi reduzido para 126 mg/dℓ no plasma (correspondente a 110 mg/dℓ no sangue total) e finalmente para 100 mg/dℓ. Com o valor atual, a sensibilidade do teste aumentou, e mais indivíduos agora são diagnosticados com diabetes melito. A especificidade, no entanto, decresceu, e é provável que seja feito o diagnóstico de diabetes em um indivíduo que tem a glicemia maior que a média da população, mas tem poucas chances de desenvolver as complicações da doença. Neste caso, as implicações são mais epidemiológicas (aumentou a prevalência de diabetes) do que clínicas, pois qualquer que seja o valor encontrado, 126 ou 140 mg/dℓ, a recomendação será a mesma: dieta e exercício. Para outros testes, entretanto, as implicações para o indivíduo podem ser mais sérias.

Vemos então que um teste diagnóstico pode ser anormal (ou positivo) ou normal (ou negativo) em pessoas doentes e não doentes. Outro conceito que então ganha importância é a razão de verossimilhança. A pergunta clínica que está por trás desta razão é: quantas vezes é mais provável que um teste seja positivo em um indivíduo doente do que em um indivíduo sem a doença? Essa é a razão de verossimilhança positiva, definida pela sensibilidade/(1 – especificidade). Quanto maior a razão de verossimilhança positiva, melhor a capacidade do teste de discriminar doentes e não doentes, que é o que o médico necessita, em última instância. A razão de verossimilhança negativa é definida como a probabilidade de o teste ser negativo em pessoas saudáveis e é calculada como especificidade/(1 – sensibilidade).

Valor preditivo dos testes

Tendo em vista a imperfeição dos testes diagnósticos, a questão prática que se coloca é: diante de um resultado positivo (ou negativo), qual é a probabilidade de a doença estar presente (ou ausente)? Essa pergunta é muito diferente daquela sobre sensibilidade e especificidade. O médico se faz a pergunta sobre acurácia, quando vai solicitar o exame, e sobre valores preditivos, quando está com o resultado em mãos. A resposta está em uma avaliação conjunta da probabilidade pré-teste e das características operacionais de cada teste solicitado.

A interpretação dos resultados não depende exclusivamente da sensibilidade e especificidade. Depende também da prevalência da doença em uma população de indivíduos com características clínicas semelhantes às do paciente estudado. Um ECG tem maior probabilidade de ser falso-positivo em um cidadão brasileiro testado ao acaso do que em um cidadão brasileiro com 60 anos, com diabetes melito, hipertensão arterial sistêmica, tabagista, sedentário. Percebe-se novamente que o contexto clínico é fundamental para a correta interpretação dos testes diagnósticos. Esses são os conceitos de valores preditivos positivo e negativo, que também podem ser quantificados com o auxílio do quadro do padrão-ouro. O valor preditivo positivo de um teste em uma determinada população é a probabilidade de haver doença diante de um resultado positivo. No Quadro 3.1, o valor preditivo positivo corresponde a a/(a + b). O valor preditivo negativo é a probabilidade de não haver doença diante de um resultado negativo, e é calculado como d/(d + c). A prevalência da doença seria (a + c)/(a + b + c + d).

A compreensão desses conceitos é fundamental para o estabelecimento de políticas públicas de rastreamento de doenças. Um exemplo clássico é a mamografia, exame de sensibilidade e especificidade altas para a detecção do câncer de mama; entretanto, essa doença tem baixa prevalência na população geral. Quando se rastreia uma população grande de mulheres com mamografia, mesmo tendo elevada especificidade, a probabilidade de um resultado falso-positivo é muito alta - a maioria dos testes positivos é de falso-positivos, e não verdadeiro-positivos (Figura 3.1).

Outro conceito central na solicitação de exames periódicos de rastreamento é o viés de antecipação. A Figura 3.2 explica por que esses exames podem não aumentar de fato a sobrevida como aparentam, mas apenas antecipar o diagnóstico, o que causa angústia. É necessário que os estudos demonstrem que o tempo total desde o aparecimento da doença até o óbito é prolongado, e não desde o diagnóstico. Todas essas questões devem ser consideradas ao solicitar um exame e ao comunicar o resultado ao paciente.

Na Figura 3.2, é evidente por que um exame, mesmo com alta especificidade (91%), tem baixo valor preditivo positivo em uma população na qual a prevalência da enfermidade é de 1%. De cada 98 pessoas com o teste positivo, apenas nove realmente são diagnosticadas com a doença (menos de 10%).

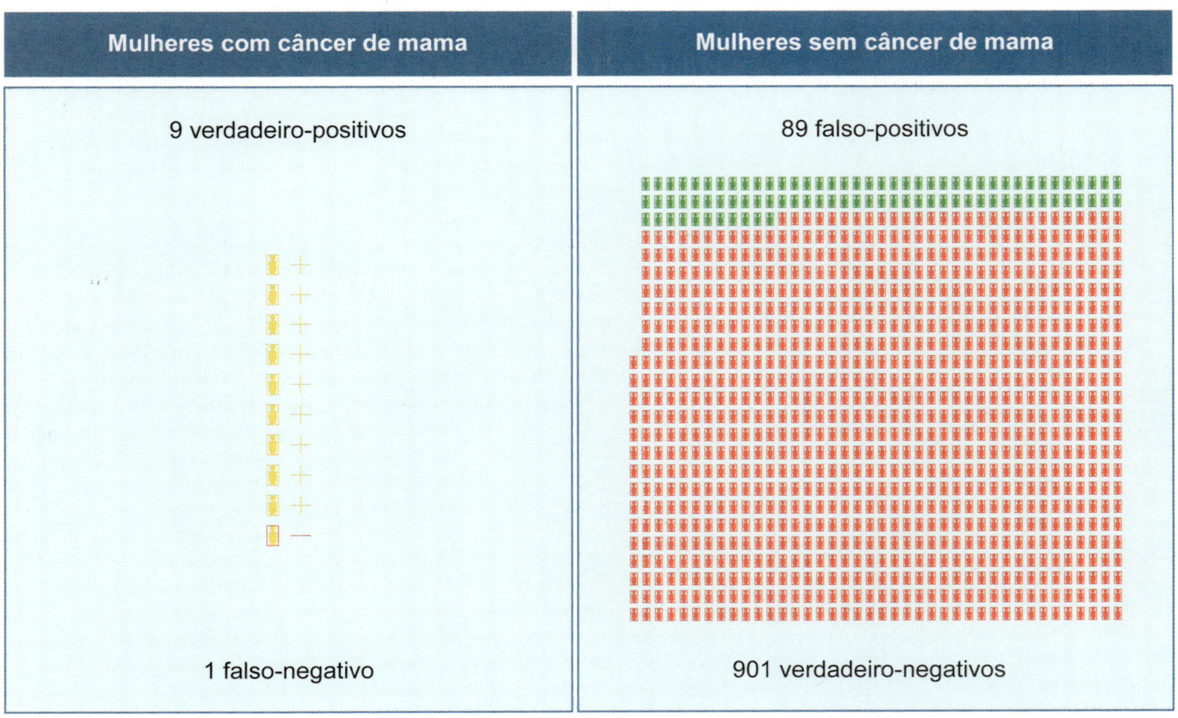

Figura 3.1 De cada 98 testes positivos, 9 são verdadeiros e 89 são falso-positivos. A população sem a doença é muito mais numerosa e contribui com muito mais resultados positivos (falsos) do teste.

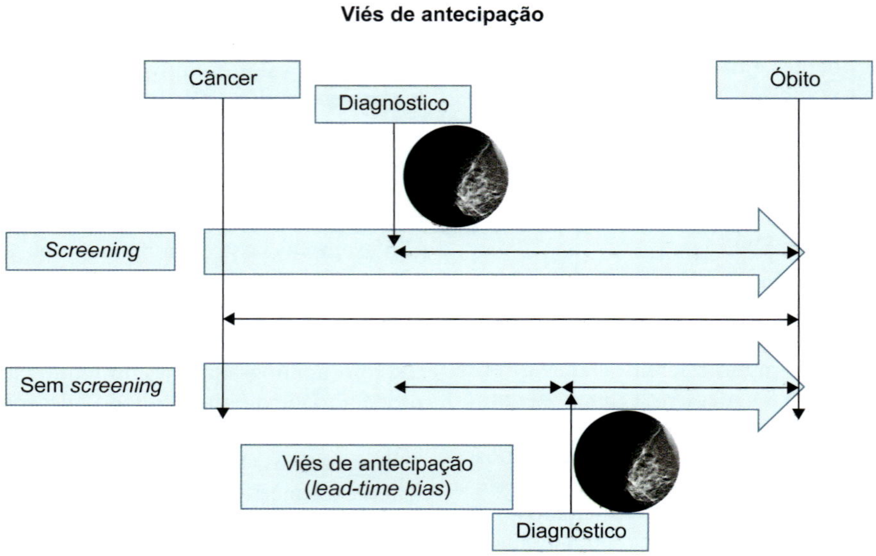

Figura 3.2 Viés de antecipação. A linha do tempo mostra que, entre o aparecimento da doença (p. ex., câncer) e o óbito, não houve diferença entre quem fez rastreamento e detectou mais precocemente e quem não fez rastreamento e detectou previamente. Exames de rastreamento só devem ser feitos se o tempo total entre o surgimento da doença e o óbito é reduzido por alguma intervenção eficaz.

BIBLIOGRAFIA

Bossuyt PM, Cohen JF, Gatsonis CA et al.; STARD group. 2016. STARD 2015: updated reporting guidelines for all diagnostic accuracy studies. Ann Transl Med. 2016;4(4):85.

Straus SE, Glasziou P, Richardson WS et al. Evidence-based medicine: how to practice and teach EBM. 5. ed. Edinburgh: Elsevier, 2018. 336 p.

PARTE

2

Relação Médico-Paciente

Celmo Celeno Porto
Arnaldo Lemos Porto
Gabriela Cunha Fialho Cantarelli

Colaboradoras

Ana Maria de Oliveira
Rita Francis Gonzalez y Rodrigues Branco

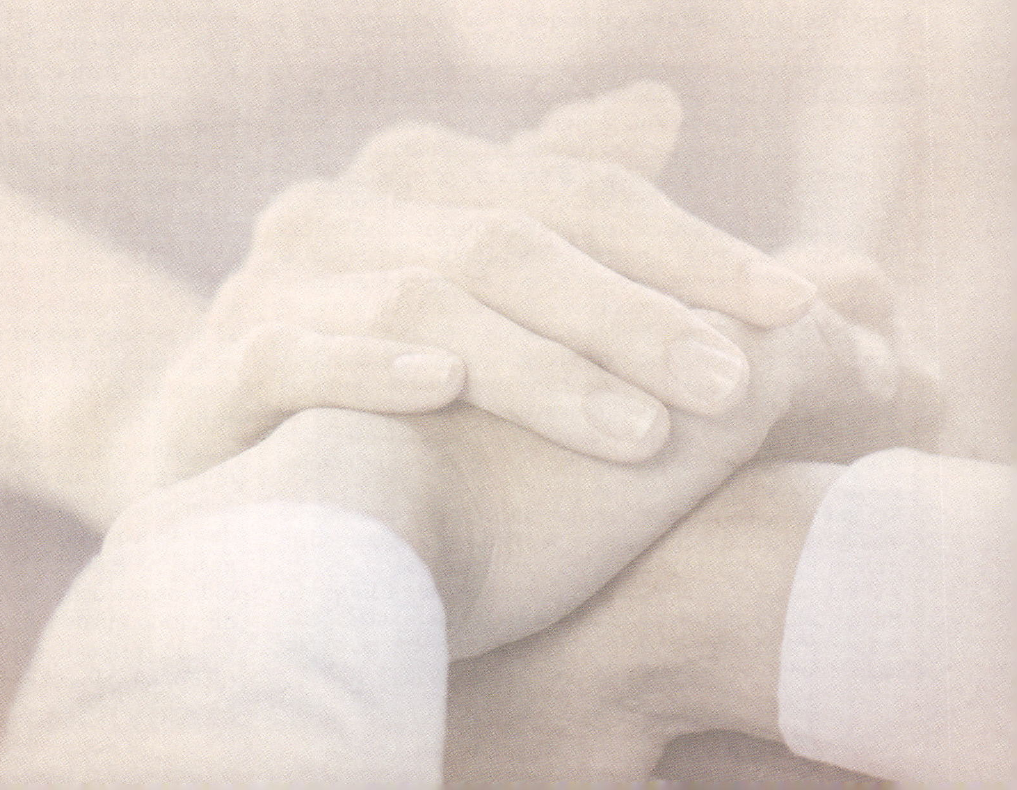

CAPÍTULO 4

Ensino/ Aprendizagem da Relação Médico-Paciente

Celmo Celeno Porto, Ana Maria de Oliveira,
Arnaldo Lemos Porto, Gabriela Cunha Fialho Cantarelli,
Rita Francis Gonzalez y Rodrigues Branco

INTRODUÇÃO

O encontro entre o paciente e o médico desperta uma grande variedade de sentimentos e emoções, configurando uma relação humana especial, designada, através dos tempos, como "relação médico-paciente".

Não é uma relação interpessoal como outra qualquer, pois está inserida nela uma grande carga de angústia, medo, incerteza, amor, ódio, insegurança, confiança, que determina uma relação dialética entre o ser doente e aquele que lhe oferece ajuda.

Nos dias atuais, o médico também se encontra com pessoas saudáveis que o procuram para questões de promoção de saúde ou prevenção de doenças. Embora não se trate de uma relação com uma pessoa doente, o simples fato de estar diante de um médico pode despertar, nestas pessoas, questões de ordem emocional, capazes de provocar regressão e fragilização tal como acontece com qualquer "paciente".

Premissas para o ensino/aprendizagem da relação médico-paciente

- A relação médico-paciente constitui a parte fundamental da prática médica e deve ser foco de atenção e estudo a partir do momento em que o acadêmico se encontra com seu primeiro paciente, permanecendo assim durante toda a sua vida profissional
- O conceito de aula prática precisa incluir o que se chama "encontro clínico", pois, desde a primeira entrevista ou exame físico, o estudante precisa ter consciência de que aquele momento tem significado especial para o paciente e deve ter para ele
- O exame clínico, especialmente a anamnese, é o elemento principal do tripé no qual se apoia a medicina moderna. Os outros dois componentes são os exames laboratoriais e os equipamentos que produzem valores, traçados e imagens dos órgãos
- Para entender o relacionamento com os pacientes, é necessária uma boa compreensão dos mecanismos psicodinâmicos envolvidos neste processo
- A aprendizagem da relação médico-paciente está intimamente interligada à aprendizagem do exame clínico e ambas dependem de treinamento prolongado, sempre sob supervisão
- É indispensável a aquisição de conhecimentos básicos das Humanidades (antropologia, psicologia, sociologia e outras), pois a relação médico-paciente ultrapassa o âmbito dos fenômenos biológicos, dentro do qual se costuma aprisionar a profissão médica.

RELAÇÃO MÉDICO-PACIENTE E PRINCÍPIOS BIOÉTICOS

É importante compreender que princípios bioéticos e virtudes morais são partes indissociáveis do exame clínico e estão no núcleo da relação médico-paciente.

Dentre os vários fatores que ratificam a necessidade de aplicação dos princípios bioéticos na prática médica estão o rápido crescimento dos conhecimentos científicos e os avanços tecnológicos, além das novas modalidades de organização na prestação de serviços médicos e a judicialização da medicina.

Por isso, na relação entre o estudante de medicina (ou o médico) e o paciente, é preciso levar em consideração os princípios bioéticos da corrente principialista, proposta por Beauchamp e Childress (2002).

Princípios bioéticos segundo Beauchamp e Childress

- Beneficência: buscar fazer sempre o bem para o paciente
- Não maleficência: não fazer nada de mal ao paciente
- Justiça: fazer sempre o que é justo ao paciente
- Autonomia: possibilitar que o paciente decida sobre o tratamento, tendo o direito de aceitá-lo ou não, depois do devido esclarecimento.

A beneficência e a não maleficência são perfeitamente compreensíveis na prática clínica, seja na dimensão puramente técnica ou na relacional. No entanto, a ideia de justiça em bioética não é, igualmente, de fácil compreensão ou aplicação, uma vez que implica considerar princípios de justiça social no acesso à saúde, bem como no atendimento ao paciente.

Para Beauchamp e Childress, a justiça é entendida como "justiça distributiva", a qual se relaciona com uma distribuição igual, equitativa e apropriada de tudo que diz respeito à saúde para os membros da sociedade. Por isso, deve ser apreendida como uma componente fundamental do atendimento médico.

Ao examinar o paciente, o médico precisa levar em conta o gênero e a orientação sexual, a cor, as questões morais, sociais e, em alguns casos, sua opção religiosa. É imprescindível que esses fatores, determinantes para o diagnóstico, tratamento e prognóstico, não sejam tomados como elementos para discriminar o paciente. Tratá-lo com justiça é, portanto, exercício necessário para garantir uma atitude ética do futuro médico e, sobretudo, possibilitar que o estudante respeite a dignidade humana, pautada nos direitos humanos, os quais constituem os fundamentos da medicina humanizada.

A justiça é o pilar da equidade, e esta, a base do atendimento médico. Embora a palavra "equidade", do ponto de vista etimológico, aproxime-se de "igualdade", há um elemento primordial que as diferencia. De fato, idealmente, todos os pacientes deveriam ser atendidos de maneira igual se as pessoas fossem iguais. No entanto, elas não são iguais, nem anatômica nem fisiologicamente, em função do gênero e sexo, idade e das predisposições relacionadas com a cor e a etnia. Além disso, é sabido que a desigualdade social também atua como fator predisponente ao adoecimento (ver "Determinantes sociais do processo saúde-doença" no Capítulo 1, *Princípios e Bases da Prática Médica*). Por isso, a equidade deve ser conceituada como "tratar de forma desigual os desiguais", na tentativa de oferecer oportunidades semelhantes a toda a sociedade. Embora este conceito seja frequentemente discutido quando se analisa a saúde pública pelo fato de ser um dos princípios doutrinários do Sistema Único de Saúde (SUS), tal valor deve fazer parte do atendimento ao paciente, independentemente do tipo de acesso ao sistema de saúde: público ou privado, mediado ou não pela saúde suplementar ou cooperativas médicas.

No lugar do paternalismo ou do autoritarismo, caracterizado por médicos que fazem escolhas para os pacientes baseadas apenas em seus valores profissionais, surgiu um relacionamento mais igualitário, que vai resultar, muitas vezes, em uma decisão compartilhada.

O processo pelo qual os médicos e os pacientes tomam decisões tem como base o consentimento informado que é fruto do princípio da autonomia.

Princípio da autonomia

A Constituição Brasileira estabelece os princípios da dignidade da pessoa humana e da autonomia privada e a proibição de tratamento desumano. Por isso, o Poder Judiciário reconheceu a constitucionalidade da Resolução nº 1.995/12, aprovada pelo Conselho Federal de Medicina em 30 de agosto de 2012, que permite ao paciente registrar seu testamento vital na ficha médica ou no prontuário.

Esta resolução representa um grande avanço no Brasil, pois garante e vincula o médico à vontade do paciente (*ver: http://testamentovital.com.br/legislacao/*).

De acordo com a Resolução nº 1.995, aprovada pelo Conselho Federal de Medicina e publicada no *Diário Oficial da União* em 31 de agosto de 2012, os pacientes poderão registrar em prontuário a quais procedimentos querem ser submetidos. Assim, o paciente que optar pelo registro de sua diretiva antecipada de vontade (testamento vital) poderá definir, com a ajuda de seu médico, os procedimentos considerados pertinentes e aqueles aos quais não quer ser submetido em caso de terminalidade da vida por doença crônico-degenerativa.

Os detalhes sobre ventilação mecânica, procedimentos invasivos dolorosos ou extenuantes ou mesmo a reanimação em caso de parada cardiorrespiratória devem ser estabelecidos na relação médico-paciente, com registro formal em prontuário.

O respeito pela autonomia do paciente como ser humano e cidadão é hoje o núcleo do relacionamento médico-paciente.

Valores bioéticos

- Alteridade: respeitar a diferença no outro
- Sigilo: respeitar o segredo sobre as informações do paciente.

Além dos princípios discutidos anteriormente, os valores bioéticos se tornam cada vez mais necessários no cotidiano profissional. A alteridade é descrita como valor bioético fundamental, pois estudantes e médicos precisam respeitar o outro em sua diversidade. Assim como não se deve excluir ou discriminar o outro pela sua diferença, também não se pode igualar a todos, ignorando a diversidade humana que estabelece grande riqueza de possibilidades de estar no mundo real.

Ações afirmativas, como, por exemplo, o movimento LGBTQIAP+ (termo oficialmente alterado de GLS para LGBT em 2008), têm chamado a atenção da sociedade para o respeito à alteridade.

Em 2011, foi estabelecida a Política Nacional de Saúde Integral LGBTQIAP+ que determina um atendimento adequado dentro dos princípios e valores bioéticos aos sujeitos que se encontram neste amplo cenário de discriminação social e vulnerabilidade. Portanto, os profissionais da saúde não podem se furtar de conhecer e praticar tal premissa posta em lei ao atender a população LGBTQIAP+. Outros exemplos que devem ser conhecidos e praticados são a Política Nacional da Saúde Integral da População Negra, instituída em fevereiro de 2009, que dá aos profissionais da saúde um instrumento legal para abordagem ao paciente negro de acordo com sua alteridade, e a Política Nacional de Atenção Integral à Saúde das Pessoas Privadas de Liberdade no Sistema Prisional (PNAISP) instituída pela Portaria Interministerial nº 1, de 2 de janeiro de 2014, que visa adequar o atendimento à população carcerária, tão discriminada na sociedade brasileira.

Importância do sigilo

O sigilo deve ser desenvolvido e obedecido desde o início do curso de medicina, ou melhor, desde o primeiro encontro com um paciente. Os estudantes devem ser orientados a não conversarem sobre os pacientes com familiares, namorados, amigos na cantina da faculdade ou mesmo em reuniões sociais.

Os estudantes não podem expor os pacientes nas redes sociais, ainda que a alegria de ter conduzido bem um caso faça com que sintam uma necessidade narcísica de socializar seus feitos.

Nos casos discutidos em sessões clínicas, o sigilo deve ser preservado mediante artifícios, como usar apenas as iniciais em lugar do nome ou, mesmo, evitar dados que permitam identificar o paciente.

É preciso lembrar que em uma discussão clínica, todos os profissionais da saúde que participarem estão submetidos ao dever do sigilo.

Modelo biomédico e a relação médico-paciente

Analisando o ensino da Ética nas escolas médicas, é possível observar que ainda se segue, em muitos cursos, o modelo biomédico, implantado no início do século XX, com base no relatório Flexner, publicado pela Carnegie Foundation for the Advancement of Teaching em 1910.

Nesse relatório, é apresentada uma forte crítica à situação caótica do ensino médico nos EUA com propostas de soluções para superar esse problema. Esse relatório se tornou referência para a reorganização do ensino médico, não só nos EUA e no Canadá, mas sua influência atingiu praticamente todas as escolas médicas do mundo ocidental.

Flexner propôs um novo currículo radicalmente hospitalocêntrico, ou seja, com ênfase em pacientes internados, além de considerar indispensáveis pesquisas cientificas. Com base nas propostas de Flexner, os cursos médicos tornaram-se bastante tecnicistas, com pouca ou nenhuma ênfase no ensino das humanidades. O olhar médico voltou-se prioritariamente para a doença, desviando-se do doente como pessoa. Além disso, nenhuma referência se fez à ética e à relação médico-paciente.

A necessidade de prevenção contra possíveis demandas judiciais envolvendo atos médicos é um importante aspecto que também justifica o ensino-aprendizagem dos princípios bioéticos. A boa relação médico-paciente é por si só uma atitude preventiva que evita mal-entendidos que podem evoluir para situações muito desagradáveis e desgastantes para o médico.

O ser humano não nasce ético, nem antiético: nasce aético. A ética é apreendida no curso do desenvolvimento biológico, psíquico e social, vinda do bojo do processo de humanização pelo qual todo indivíduo passará ao longo de sua vida.

A ética médica é uma condição subjetiva – afetiva e cognitiva –, que o indivíduo irá adquirir ao longo de sua vida, desde o período de estudante até o fim de suas atividades profissionais, consubstanciada no juramento que ele faz ao se formar.

A ética depende da moral e pressupõe uma construção individual, incorporando valores e desenvolvendo atitudes, como algo transformado pelos pensamentos e conscientizado na ação. A bioética da relação médico-paciente – ou bioética clínica – constitui a parte mais complexa de toda a ética médica, pois é no exercício prático da medicina que surgem os verdadeiros conflitos éticos.

A bioética das relações parte da necessidade de o indivíduo perceber os conflitos que podem surgir ao se relacionar com outra pessoa. Na bioética da relação médico-paciente, o conflito está entre o emocional e o racional.

O desgaste mais acentuado do profissional médico não se deve ao número de horas trabalhadas, mas à intensidade emocional com que vivencia todos os seus atos, pois está lidando com o sofrimento, a vida, a honra e a saúde de outras pessoas. Contudo, na maioria das vezes, este conflito é desconhecido ou menosprezado, tanto pelo médico quanto pela sociedade.

Na prática, o que mantém os vínculos afetivos na profissão médica são a confiança, a empatia, a integridade e a compaixão. O médico não deve se esquecer de que quem o procura é um paciente e não uma doença. E ele o faz em função da dor e do sofrimento.

Nas últimas décadas surgiu uma reação ao modelo flexneriano, quando o ensino/aprendizagem da relação médico-paciente passou a ser um dos objetivos do curso de medicina, assim como a bioética e as qualidades humanas. Juntamente com a competência científica, estes componentes constituem a medicina de excelência. Nas últimas Diretrizes Curriculares Nacionais para os cursos de graduação em medicina, o ensino das humanidades, visando ao desenvolvimento da relação médico-paciente e do conhecimento do lado humano da prática médica, tornou-se obrigatório, abandonando claramente o modelo biomédico; afinal, princípios bioéticos, qualidades humanas e a relação médico-paciente devem ser indissociáveis ao se fazer um bom exame clínico.

> ***O Óleo de Lorenzo***
>
> Para compreender os aspectos bioéticos, em especial a autonomia, o estudante deve assistir ao filme *O Óleo de Lorenzo* (dirigido por George Miller), procurando compreender os conhecimentos sobre esse lado da medicina, cotejando-os com as belas e emocionantes cenas que levaram o ator Nick Nolte e a atriz Susan Sarandon à indicação ao Oscar.

ASPECTOS PSICODINÂMICOS DA RELAÇÃO MÉDICO-PACIENTE

A elaboração sistemática da anamnese, muito semelhante à atual, foi a principal contribuição de Hipócrates para a medicina.

Nos 2.500 anos decorridos desde então, a prática médica foi se afastando lentamente da magia e do misticismo para se apropriar dos conhecimentos da biologia, da física e da química, buscando incorporar os conhecimentos da ciência à prática médica. Não resta dúvida de que a aplicação desses novos conhecimentos ao diagnóstico e ao tratamento foi responsável por um extraordinário avanço da medicina nos dois últimos séculos. Contudo, ao dominar conhecimentos e métodos científicos, os médicos, talvez para afastar o fantasma do misticismo, foram se distanciando das humanidades, o que comprometeu sua relação com os pacientes.

Ao praticá-la dentro do quadro de referência das ciências naturais, os médicos voltaram-se mais para as doenças, tal como preconizava o modelo biomédico, do que para o paciente, abstendo-se da tentativa de compreender o homem como um ser que pensa e sente, e que vive inserido em uma sociedade, relacionando-se com outras pessoas.

No final do século XIX e início do século XX, Freud e seus seguidores começaram a desvendar os mecanismos inconscientes envolvidos na relação humana. Esses novos conhecimentos possibilitaram ver a relação médico-paciente sob outra perspectiva.

> **Encontro do médico/estudante de medicina e seu paciente**
>
> Sempre que alguém procura um médico devido a qualquer questão relacionada com a sua saúde – e esta é a própria definição de paciente –, entram em jogo fenômenos psicodinâmicos próprios do relacionamento entre médico e paciente.
>
> É fácil entender que esses fenômenos poderão ter diferentes graus de intensidade ou profundidade em função dos vários fatores que participam desse encontro. Entre eles, destacam-se as características da enfermidade e a duração da relação entre ambos.

> **Características da relação médico-paciente**
>
> A relação médico-paciente é assimétrica por natureza. Pressupõe-se que o profissional tenha conhecimento científico sobre os aspectos da doença e que o paciente domine apenas os conceitos do senso comum. Entretanto, a assimetria desta relação tem sido reduzida pela facilidade de acesso do paciente às informações científicas por intermédio das várias mídias.
>
> A informação adquirida por meio da internet e de reportagens veiculadas em televisão, revistas ou jornais muitas vezes pode causar algum impacto no médico ou mesmo criar atritos na relação entre o profissional e o paciente.

Sem levar em conta o legado de Freud a respeito do inconsciente e, consequentemente, os aspectos psicodinâmicos da relação médico-paciente, muitas são as possibilidades de encontros entre o profissional médico e/ou o estudante e seu paciente.

Robert Veatch, professor do Instituto Kennedy de Ética da Universidade Georgetown (EUA), definiu quatro modelos de relação médico-paciente, bastante atuais, principalmente tendo em conta as questões bioéticas.

> **Classificação da relação médico-paciente (Veatch, 1983)**
>
> - Modelo paternalista ou sacerdotal: o médico toma as decisões em nome da beneficência sem valorizar os valores, a cultura e a opinião do paciente, que se coloca em uma posição de completa submissão. Vale dizer, é um tipo de relação essencialmente autoritário, pois o médico desvaloriza o princípio da autonomia
> - Modelo tecnicista ou engenheiral: o médico informa e executa os procedimentos necessários, mas deixa a decisão inteiramente sob a responsabilidade do paciente. Nesse modelo o médico tem uma atitude de acomodação, não se comprometendo com a decisão. Seu papel fica reduzido a colher dados, de preferência os fornecidos por exames complementares
> - Modelo colegial ou igualitário: o médico adota a falsa posição de "colega" do paciente, não levando em conta a inevitável assimetria desta relação
> - Modelo contratualista. As habilidades e os conhecimentos do médico são valorizados, preservando sua autoridade, mas deseja e valoriza a participação ativa do paciente que vai resultar em uma efetiva troca de informações e um comprometimento de ambas as partes.

Em outra forma de analisar as características do encontro médico-paciente, levando em conta fatores como a estrutura psicológica de cada um, as modificações que a enfermidade ocasiona na situação vital de quem a sofre e os sentimentos despertados pela duração da doença e as condições do tratamento (hospitalização, regime ambulatorial, consultório particular ou domicílio), é possível, didaticamente, distinguir três níveis ou tipos de relacionamento (Figura 4.1):

- Médico ativo/paciente passivo: o paciente abandona-se por completo e aceita passivamente os cuidados médicos, sem mostrar necessidade ou vontade de compreendê-los. É uma situação característica da medicina de urgência e emergência. Quanto mais ativo e seguro se mostrar o médico, mais tranquilo e seguro ficará o paciente
- Médico direciona/paciente colabora: o profissional assume seu papel de maneira, até certo ponto, autoritária. O paciente compreende e aceita tal atitude, procurando colaborar. Um exemplo clássico dessa situação é a relação entre o médico e o paciente em regime hospitalar
- Médico age/paciente participa ativamente: o profissional define os caminhos e os procedimentos, e o paciente compreende e atua conjuntamente. As decisões são tomadas após troca de informações e análise de alternativas. O paciente assume responsabilidade frente ao processo de tratamento de sua doença. Há um redimensionar de papéis, uma parceria entre o médico e o paciente, corretamente designada aliança terapêutica.

Cada um desses tipos de relacionamento será adequado de acordo com as circunstâncias. Saber discerni-los e reconhecer os mecanismos de defesa implicados em cada um caracteriza o bom profissional e corrobora a boa prática médica. Embora a escolha do tipo de relacionamento pareça ser "consciente", ela atende às necessidades inconscientes e afetivas do médico e do paciente.

No primeiro tipo de relação, por exemplo, o desejo de proteção por parte do paciente se harmoniza com a ação decidida, pronta e enérgica do médico.

Apropriar-se dos sentimentos inconscientes – que deixam de sê-lo para se tornarem parte do mundo consciente – é a melhor maneira de valorizar as emoções que perpassam as relações humanas. Aí se encontra uma das maiores contribuições de Freud para a medicina moderna. É esse conhecimento que instrumentaliza o profissional para uma postura de "cuidado" de seu paciente.

O médico cuidador, segundo Winnicott, diferencia-se de médico curador, exatamente pela capacidade humana de atender seu paciente, de modo global e holístico, ampliando o conceito do médico que se envolve somente com a cura da doença, o que frequentemente não é alcançado, originando profunda frustração.

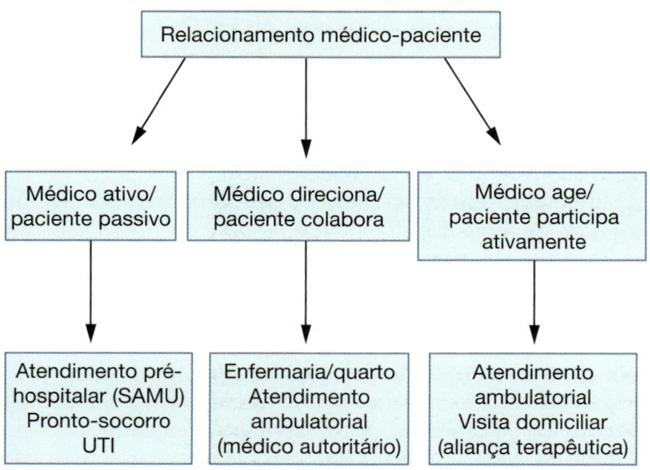

Figura 4.1 Tipos de relacionamento médico-paciente. UTI: unidade de terapia intensiva.

Atualmente, o paciente não mais se vê no papel tradicional de se submeter sem queixas e sem perguntas a quaisquer medidas que o médico, supostamente infalível, acredite que sejam as melhores. Ele espera que a sua individualidade – ou cidadania no sentido mais correto desta expressão – seja respeitada, pois graças aos meios de comunicação, está muito mais bem informado sobre assuntos médicos que as gerações anteriores.

Internet, anamnese e relação médico-paciente

O exame clínico vem sofrendo modificações desde sua sistematização por Hipócrates, há mais de 2.000 anos, sem perder suas características essenciais. Nas últimas décadas surgiu um fato novo, cujas consequências sobre o método clínico e a relação médico-paciente ainda estão em plena evolução.

O ponto fundamental é a facilidade de se obterem informações sobre as mais diversas atividades humanas, entre as quais as relacionadas à saúde e às doenças. Tempos atrás, apenas uma pequena parte desses conhecimentos estava acessível à população, em publicações ou pelo primeiro veículo de massa que surgiu – o rádio. A televisão ampliou o acesso, porém, em ambos, os pacientes eram apenas receptores do que se desejasse fazer chegar a eles. A internet modificou radicalmente esta situação.

Na internet os pacientes e suas famílias encontram informações sobre sintomas, doenças, diagnósticos, exames complementares, medicamentos, cirurgias, hospitais, laboratórios, clínicas de imagem, planos de saúde, sociedades médicas, tudo que desejam saber sobre os médicos, até seu currículo Lattes!

Hoje, o grande informante é o "Dr. Google", que está sempre disponível a qualquer hora, dia e noite, para "responder" qualquer indagação que se quiser fazer.

A influência sobre o exame clínico, em particular na anamnese, na relação médico-paciente e na decisão terapêutica, é cada vez mais evidente, o que vai refletir-se no ensino e modificar a prática médica.

O paciente *expert* ou "informado", que está ficando também "equipado", pode ser considerado um novo tipo de paciente. Ao consultar diferentes *sites*, participar de "comunidades virtuais", "grupos de WhatsApp" e fazer indagações e trocar ideias com outros participantes do mundo virtual, ele adquire um volume de conhecimentos que, às vezes, nem um médico especialista possui no momento da consulta. Além de responder às perguntas tradicionais da anamnese, ele fará questionamentos sobre diagnóstico, exames complementares, esquemas terapêuticos, dietas, exercícios...

A anamnese está deixando de ser um simples relato de sintomas para se transformar em um diálogo de grande abrangência.

O relacionamento com este novo tipo de paciente está ficando diferente. O médico precisa ter mais cuidado no que diz e estar mais seguro em suas afirmativas. Ele precisa reconhecer que não é mais o "dono" dos conhecimentos sobre o tema daquele encontro. Se não respeitar os conhecimentos do paciente, que podem ser confusos e mal digeridos, a relação com ele se enfraquece. Reações negativas ou indiferença são prejudiciais e podem estabelecer barreiras e ter consequências desastrosas.

O contrário vai acontecer se o médico souber tirar proveito desta nova situação, de modo a estabelecer uma efetiva parceria, que vai culminar em uma proposta terapêutica compartilhada, à qual o paciente terá maior probabilidade de aderir.

Transferência, contratransferência e resistência

Os principais fenômenos psicodinâmicos da relação médico-paciente são os mecanismos de transferência e contratransferência. Tais conceitos provêm da psicanálise e, na prática médica, constituem um arsenal terapêutico que independe de técnicas psicoterápicas especiais e que é indissociável do trabalho de qualquer médico (ver Parte 19, *Exame Psiquiátrico*).

Ao entrar em contato com o médico, o paciente revive nas profundezas de seu mundo emocional, em nível inconsciente, sentimentos nascidos e vivenciados nas relações primárias (com seus pais quando era um bebê) como se fossem situações novas.

A potencialidade amorosa desses fenômenos afetivos não desaparece, o que fez com que Freud denominasse esta situação "amor transferencial", no qual o paciente vivencia os sentimentos dirigidos ao médico como se fossem verdadeiros e reais, sem perceber que o médico está ocupando a posição de substituto de outra pessoa, a qual, de fato, foi quem originou o sentimento revivido por ele. Em contrapartida, cabe ao profissional compreender tal fato, pois, provavelmente, este é um dos fenômenos que fazem nascer o respeito do paciente pelo médico, desenvolvendo condições psicológicas para que suas palavras e atitudes sejam capazes de despertar segurança, tranquilidade e esperança. Enfim, é nele que o paciente se ampara para aceitar procedimentos diagnósticos e terapêuticos, mesmo quando eles provocam incômodo ou o obrigam a tomar decisões indesejadas, incluindo modificações alimentares, internação em hospital e uso de medicamentos desagradáveis. Pode-se até dizer que o médico trabalha na transferência.

A maneira como o médico recebe o paciente, o modo de tratá-lo no decorrer do exame clínico, em particular ao fazer a anamnese, e o tempo de que o médico dispõe para o paciente, são fatores de suma importância no desenvolvimento dos mecanismos de transferência.

Às vezes, a relação médico-paciente é iniciada com uma carga afetiva muito intensa, como ocorre com os pacientes em grande sofrimento físico ou emocional. Se o médico (ou o estudante), consegue, logo de início, compreender tal situação, propiciando ao paciente a oportunidade de se apoiar emocionalmente nele, é imediata a transferência positiva, que se define pelo momento em que o paciente vivencia o relacionamento de maneira agradável, confirmando a expectativa que tinha de encontrar no médico uma pessoa disponível, atenciosa e com capacidade para ajudá-lo.

Contudo, pode ocorrer o contrário, se o paciente reviver fatos desagradáveis de relações anteriores, geralmente com seus pais, define-se, então, a transferência negativa que vai resultar no fenômeno da resistência.

Exemplos simples de resistência são os esquecimentos de horário, adiamento ou a recusa em fazer os exames solicitados, uso irregular ou abandono de tratamentos, não seguimento de regimes alimentares. Outras vezes, a resistência consiste em ocultar ou deturpar sintomas ou fatos relacionados com a doença, como acontece com aqueles que negam o uso de bebidas alcoólicas, mesmo ao apresentar claras evidências de intoxicação etílica.

Fenômenos de resistência podem ser interpretados como contestação à autoridade do médico, cabendo a ele compreender esses fenômenos psíquicos para se manter sempre na condução do relacionamento com o paciente.

Problemas no comportamento do médico durante o exame clínico, como má apresentação, pressa, indiferença, uso de palavras difíceis, podem ser a causa da transferência negativa. Contudo, apesar de o médico agir corretamente, muitas vezes o paciente identifica, em seu jeito de ser, a figura de outra pessoa, quase sempre também a do pai ou da mãe, com a qual teve um relacionamento desagradável.

Cabe ao médico detectar essas manifestações, procurando desenvolver mecanismos que as neutralizem. Se ele não conseguir proceder dessa maneira, inevitáveis consequências advirão, como o paciente não confiar em suas decisões, sentir dificuldade em seguir as prescrições ou interromper o tratamento. Além disso, não terão qualquer valor as palavras que o médico proferir para aliviar as preocupações, os medos e a ansiedade do paciente.

Transferência

Transferência diz respeito aos fenômenos afetivos que o paciente passa (transfere) para a relação que estabelece com o médico ou o estudante. São sentimentos inconscientes vividos no âmbito de seus relacionamentos primários com os pais, irmãos e outros membros da família.

Resistência

Qualquer fator ou mecanismo psicológico inconsciente que comprometa ou atrapalhe a relação médico-paciente. Os fenômenos de resistência podem surgir no momento da primeira consulta e serem reforçados ao longo da convivência entre o médico e o paciente.

Contratransferência

Os fenômenos relatados também ocorrem em sentido contrário, ou seja, do médico (ou do estudante), para o paciente, sendo denominados "contratransferência", ou seja, é a passagem de aspectos afetivos do médico ou do estudante para o paciente. Do mesmo modo, entram em jogo mecanismos inconscientes originados de sentimentos já vividos pelo médico ou pelo estudante em relações anteriores com seus pais, filhos, cônjuge ou outras pessoas da família.

A designação "contratransferência" pode induzir a um entendimento equivocado de que seriam mecanismos dos quais o médico lança mão para anular a transferência. Não é isso. Contratransferência não é contra a transferência ou algo em sentido contrário a esta. É a própria transferência do médico para o paciente, que reage nessa relação como pessoa, tal como o paciente. A diferença está no fato de o médico ter que assumir, por obrigação ética inarredável, o papel que lhe cabe nessa situação. Para isso, ele deve estar legalmente habilitado e "tecnicamente" preparado, inclusive deve ser capaz de reconhecer e dominar os aspectos psicológicos ora analisados.

É praticamente impossível que um médico ou um acadêmico entreviste um paciente evitando, inteira e sistematicamente, relacionar os fatos por ele relatados com episódios de sua própria vida ou de sua família. Afinal, são seres humanos e não conseguem isolar as emoções de seu trabalho, em uma espécie de "robotização espiritual".

É fundamental saber reconhecer seus próprios sentimentos, fraquezas e problemas emocionais despertados nessa situação, mantendo-os sob controle. Defesas são necessárias, mas devem ser adequadas para não perturbar a relação que se inicia.

A contratransferência positiva é útil e importante, principalmente para o tratamento dos pacientes com doenças crônicas e incuráveis. A contratransferência de aspectos negativos de sua vida emocional geralmente é escamoteada pelo médico, que rotula o paciente de "chato", "irritante", "enjoado".

Cabe ao médico elaborar seus problemas emocionais, não deixando que interfiram negativamente na relação. Quando o profissional se defronta com uma doença de difícil diagnóstico ou rebelde ao tratamento, a insatisfação pode causar nele um sentimento de frustração. Então ele se "cansa" do paciente e, de modo inconsciente, contratransfere para ele seu sentimento de impotência. Surgem, daí, mecanismos de defesa como deslocamento, negação e outros.

É natural, e até necessário, que o médico sinta afeto pelo paciente, mas também é preciso saber dosar adequadamente esse sentimento. Não é incomum o desenvolvimento de uma sensação erótica que precisa ser percebida e vista sob o prisma da responsabilidade profissional e ética, única maneira de manter a relação médico-paciente dentro dos limites corretos para o exercício da profissão.

Transferência e contratransferência erótica

A transferência e a contratransferência erótica não neutralizada podem levar a situações graves de sedução, assédio sexual ou abuso de vulnerável.

Mesmo quando o(a) paciente parece aceitar o relacionamento erotizado proposto pelo(a) médico(a), muitas vezes o faz por submissão à autoridade do profissional ou mesmo por encantamento pela figura mítica do curador.

Cabe ao(à) médico(a) se manter dentro das normas éticas e morais da profissão e impedir tais situações, sob pena de processo criminal e ético (Artigos 38 e 39 do Capítulo V do Código de Ética Médica de 2010).

Nas relações interpessoais habituais, agir espontaneamente constitui a norma, a atitude correta, tornando-as gratificantes, produtivas e agradáveis. Mas quando há uma perturbação nas relações e estas se tornam difíceis, o médico corre o risco de entrar no jogo do paciente, revivendo experiências negativas de sua infância.

É necessário, portanto, reconhecer logo as perturbações do relacionamento para evitar atitudes inadequadas que deterioram esta situação.

Ambivalência da relação médico-paciente

Do ponto de vista psicanalítico, admite-se que, em toda relação humana, há uma inevitável ambivalência, existindo na metade do paciente (e também do médico!) impulsos que trabalham a favor e impulsos que se colocam contra esta relação.

Esses aspectos contraditórios devem ser conhecidos, compreendidos e detectados pelo médico quando se transformarem em dificuldades para o paciente. Inclusive, é aconselhável que estes aspectos sejam analisados em conjunto com o objetivo de elaborá-los e superá-los.

É por meio do conhecimento desses mecanismos inconscientes que o médico pode aperfeiçoar sua capacidade de se relacionar com o paciente. Uma compreensão mais profunda dos aspectos psicodinâmicos dessa relação exige o estudo permanente da psicologia e das ciências do comportamento, seja qual for o campo de trabalho do médico.

A relação médico-paciente foi estudada e teorizada pelo médico e psicanalista húngaro Michael Balint, dando origem à teoria balintiana, fundamentada por arcabouço teórico de grupos de discussão (à ocasião, denominados "seminários") com médicos generalistas do sistema público de saúde em Londres. Durante os encontros, eram discutidos os sentimentos vividos por cada um deles com seus pacientes. Verificou-se com essas reuniões que os médicos ficavam mais calmos e mais interessados pelo relato dos seus pacientes, sentindo-se mais estimulados para realizar a anamnese e mais gratificados pelo trabalho clínico. A teoria balintiana, na qual são embasados os chamados "grupos Balint" (nome

Efeito terapêutico da relação médico-paciente

As pesquisas sobre placebos demonstraram que a maneira de agir do médico desempenha papel relevante nos resultados dos tratamentos de qualquer natureza, inclusive cirúrgicos.

Este efeito foi categorizado e descrito por Michael Balint como "O médico como droga", ressaltando a importância do efeito terapêutico que o comportamento do profissional pode exercer na consulta.

De acordo com a percepção balintiana, o médico, ao prescrever um medicamento, coloca na receita muito de si mesmo e da relação instituída com seu paciente, de forma a ampliar, ou não, o efeito do fármaco por ele receitado.

Por isso, uma atitude terapêutica deve impregnar toda a atividade do médico, desde a simples consulta até uma cirurgia complicada. Queira ou não, a influência terapêutica deste – que, quando inadequada, provoca resultados negativos – permeia todo o seu trabalho, incluindo o exame clínico, as decisões diagnósticas, as prescrições terapêuticas e dietéticas, as previsões prognósticas e as orientações relativas ao modo de viver.

Não há dúvida de que os estudantes de medicina também podem ter efeito "droga" para os pacientes por eles atendidos, produzindo resultados benéficos ou não.

Don Juan de Marco

O enredo deste filme permite compreender com facilidade os fenômenos de transferência e contratransferência. Dirigido por Jeremy Leven e produzido por Francis Ford Coppola, o filme tem belas cenas que mostram situações que exemplificam corretamente os fenômenos psicodinâmicos.

Grupos Balint

O clínico e psicanalista Michael Balint desenvolveu, nos anos 1950, na Clínica Tavistok, em Londres, grupos com *General Practitioners* (GP), do então recém-lançado Sistema Nacional de Saúde inglês. Os médicos viviam dias conturbados, insatisfeitos com o "novo" sistema de saúde. Balint decidiu ouvi-los para tentar trabalhar com eles as possibilidades de um melhor atendimento a uma população castigada pela guerra, pela dor, pelo sofrimento e pela pobreza resultante da devastação bélica na Europa dos anos 1940.

Durante as discussões de casos clínicos, Balint percebeu semelhanças nas atitudes dos médicos e em suas angústias. A partir disso, descreveu a teoria sobre a relação médico-paciente e criou uma metodologia própria (grupos Balint) para treinar os médicos a terem uma boa relação com seus pacientes.

dado aos grupos de discussão realizados até os dias atuais, em semelhança aos grupos que Balint fazia na Inglaterra), é sedimentada em cinco categorias, dentre as quais a mais importante – e que serve de base para as demais – é a denominada "O médico como droga".

Os grupos Balint, difundidos pelo mundo ocidental, constituem um método de grande utilidade para o ensino/aprendizagem da relação médico-paciente.

Leia o caso clínico *Balint* e os textos complementares 1 e 2.

Acesse o conteúdo *online*:

http://uqr.to/20wci

O MÉDICO

Apesar da aparente primazia de todo o tecnicismo existente na área da medicina, a parte mais importante do exercício profissional do médico ainda é o exame clínico.

O exame clínico baseia-se, na essência, no encontro com o paciente. Mas será que o médico tem consciência do significado do encontro com outro ser humano e em que profundidade este se estabelece? O estudante de medicina está sendo corretamente preparado para o "encontro clínico"?

Balint, em seu clássico livro, O *médico, seu paciente e a doença*, é categórico ao afirmar que os médicos conhecem com detalhes a farmacologia dos medicamentos que utilizam no tratamento de seus doentes, porém não sabem usar a si mesmos como tal.

O encontro entre o médico e o paciente é uma situação singular, pois decisões serão tomadas com relação à vida daquela pessoa. O paciente vai à consulta carregado de ansiedade e dúvidas, esperançoso de ser compreendido e ajudado. Cabe ao médico reconhecer o estado de sofrimento e atuar sobre ele, agindo com continência e de maneira segura, para que seja estabelecida uma relação de confiança. O médico apresenta uma dimensão terapêutica, e somente uma profunda compreensão da relação médico-paciente possibilita a prática de uma medicina humanista, que não só visa ao tratamento da doença, mas, sobretudo, ao cuidado do paciente de uma forma muito mais ampla.

Na primeira consulta, uma palavra ou um gesto inadequado pode deteriorar a relação entre médico e paciente e aumentar os padecimentos deste último. Isso acontece frequentemente quando os aspectos psicológicos não são valorizados. Compete ao profissional direcionar esse encontro a fim de torná-lo o menos angustiante possível. Ele tem capacidade para interpretar fatos e conhecimentos que o paciente geralmente não tem – e é tal característica que o coloca na condição de dirigente do encontro clínico, posição que deve assumir, compreendendo, encorajando e respeitando o paciente. Contudo, embora detentor dessas informações e instrumentalizado para dirigir o encontro, o médico não pode se furtar de compreender e respeitar os aspectos culturais de seu paciente, tampouco pressupor que ele nada saiba sobre sua doença.

Ao realizar um atendimento, o médico deve guardar para si seus preconceitos, sua posição político-filosófica, bem como sua postura religiosa, não deixando que esses aspectos interfiram no julgamento clínico.

Atenção!

Quem "tem" a doença é o paciente, e suas queixas devem sempre ser valorizadas e respeitadas. Caso o médico deixe transparecer insegurança, dúvidas e receios, ou se mostre agressivo e autoritário, sua influência torna-se negativa e deletéria. Vale dizer, da mesma maneira que os medicamentos, a ação terapêutica da pessoa do médico pode ter efeitos secundários, conhecidos como "efeito iatrogênico".

Ao dedicar-se ao estudo e ao exercício da medicina, não se pode esquecer que, embora seja uma profissão, também se constitui culturalmente como um sacerdócio, devido à fundamental dedicação aos pacientes. Deve-se ter, também, em mente que a profissão se configura como prestação de serviço ao cidadão. Nessas contradições, percebe-se o caráter dialético da medicina, que acaba por lhe imprimir toda sua beleza e profundidade.

Cumpre ressaltar ainda que a expressão sacerdócio propicia interpretações errôneas. Para o leigo, a visão sacerdotal do médico implica, pura e simplesmente, a renúncia aos bens materiais ou a obrigação de "trabalhar de graça". Aspectos históricos e socioculturais podem ser identificados como as causas dessa visão distorcida. O significado correto da expressão é a capacidade de se entregar de corpo e espírito à arte de bem servir ao seu semelhante.

É fundamental que o médico assuma o papel de cuidador, apresentando-se ao paciente da maneira idealizada por este – com vestimenta adequada, higiene cuidadosa, vocabulário apropriado, atitudes firmes, capacidade de compreensão e possibilidade de orientação.

Deve, pois, cultivar a noção de que está investido de uma função nobre e importante, e comportar-se de modo a exaltar sua condição profissional. No entanto, é primordial lembrar-se de que o médico deve saber lidar com sua própria humanidade, nunca imaginando ser uma divindade acima do bem e do mal. Pensar ser um semideus é, no mínimo, viver de acordo com uma visão mágica, primitiva e infantilizada, tal como acontecia com os xamãs, ancestrais dos médicos.

Lembre-se do princípio da autonomia!

É necessário respeitar o direito do paciente de participar das decisões que lhe dizem respeito, e somente em casos muito graves o médico poderá tomá-las isoladamente. Lembre-se do princípio bioético da autonomia e sua consequência prática, representada pelo consentimento informado.

Não se pode esquecer que boa parte dos pacientes se dirige ao médico buscando não apenas alívio físico, mas também auxílio emocional. Além dos conflitos psíquicos que se exprimem pelos sintomas somáticos, pode haver sofrimento psíquico originado de doenças crônicas. Com muita frequência, os sofrimentos físico e psíquico aparecem estreitamente relacionados, não sendo possível diferenciar um do outro.

Padrões de comportamento dos médicos

Na relação médico-paciente, forma-se uma unidade na qual as características pessoais de ambos são muito importantes. Analisando o médico dentro dessa unidade, percebe-se que ele se comporta de acordo com sua disponibilidade interna. Compreendem-se como disponibilidade interna as questões inconscientes e transferenciais, mecanismos de defesa, teorização e movimentos conscientes característicos da personalidade e aquilo que se convencionou chamar "vocação".

A questão da vocação é delicada e apresenta aspectos polêmicos. Para facilitar a compreensão desse item, talvez se possa falar em um mínimo de vocação, ou seja, um conjunto de características pessoais, que compreendem traços de personalidade e interesse ligados ao próprio indivíduo ou ao seu ambiente familiar, constituindo as bases socioculturais e individuais sobre as quais se apoiam a escolha e o exercício da profissão médica. Pressões familiares representadas pelo desejo de ter um médico na família ou pelo interesse em preparar um sucessor, quando o pai ou a mãe exercem esta profissão, e possuem uma clientela ou um hospital, podem induzir um jovem a procurar o curso de medicina sem ter qualquer aptidão ou o mínimo de interesse por essa profissão. Em outras ocasiões, a escolha desta profissão vem de fantasias de que a medicina proporciona enriquecimento rápido e lances de heroísmo.

O erro na escolha pode ficar evidente durante o curso, mas, por vários motivos, o estudante prossegue até o fim. Ao começar os atendimentos, as mesmas pressões que o induziram a uma escolha errada permanecem atuantes, e o processo de desajuste, seguido de crescente insatisfação, frustração ou mesmo revolta, vai se agravando progressivamente.

Interesse e respeito pela pessoa humana, capacidade de dedicar-se a tarefas desgastantes e de estudar por longos períodos, senso de responsabilidade bem desenvolvido, nível de inteligência razoável e retidão de caráter são traços de personalidade indispensáveis para o exercício da medicina.

Outro dado considerado importante com relação a esta profissão é a capacidade de *engagement*, entendida como personalidade persistente. Traduz a capacidade inerente à pessoa de se engajar no trabalho, sentindo satisfação pelo que desenvolve. Médicos mais engajados têm menos risco de sofrer *burnout* do que os que não sentem satisfação no trabalho.

Mecânico do corpo humano?

A formação técnica do médico vem sendo muito valorizada, principalmente nas últimas décadas, em virtude do aperfeiçoamento das máquinas, cada vez mais presentes no exercício da medicina. Porém, descuidar da formação humanística é transformar o médico em mero mecânico do corpo humano.

Nunca se esquecer de que lidamos com pessoas e não com órgãos a serem transformados em gráficos, curvas, imagens ou números. Ao adentrar o século XXI frente a uma medicina baseada em evidências (estatísticas), não se pode perder de vista a condição humana do paciente, inserido em uma sociedade cada vez mais complexa.

A experiência tem mostrado que são exatamente os aspectos éticos e morais os mais apreciados pelos pacientes, mesmo aqueles que se mostram maravilhados com os aparelhos modernos.

O Homem Bicentenário

Filme dirigido por Chris Columbus, com duas indicações ao Oscar em 2000. Mostra o aparente paradoxo tecnologia/humanidades, concluindo que é necessário e possível vencer o desafio de conciliar os avanços técnicos com o lado humano da medicina.

Resiliência

Atualmente se tem dado muita ênfase à resiliência pessoal.

O futuro médico precisa reconhecer seu grau de resiliência e procurar desenvolvê-la como instrumento protetor no enfrentamento do estresse.

Este termo, apropriado da Física, significa, do ponto de vista psicológico, a capacidade de suportar uma carga de estresse sem adoecer.

Como o trabalho do médico é adoecedor, devido à grande carga de estresse, ter resiliência elevada é um fator importante na sua prática. Esta capacidade é o mecanismo de defesa do *burnout*.

Dimensões da personalidade persistente

- **Compromisso ou implicação:** caracteriza-se pela tendência em se envolver em todas as atividades propostas da vida do indivíduo e se identificar com o significado dos próprios trabalhos. Possibilita que o indivíduo reconheça suas próprias metas, tomando decisões e mantendo seus valores. Os profissionais com esta característica são hábeis e desejam enfrentar com sucesso as situações de estresse
- **Controle:** indica que o profissional tem disposição para pensar e atuar com a convicção de que pode intervir nos acontecimentos. Ele pode perceber também as consequências positivas que precedem muitos dos acontecimentos estressantes, tornando possível o controle dos estímulos em seu próprio benefício
- **Desafio:** torna possível que o profissional perceba o trabalho como uma oportunidade para aumentar suas próprias competências e não como uma situação de ameaça. Proporciona maior flexibilidade cognitiva e tolerância à ambiguidade que induz a considerar o trabalho como característica habitual da história e da vida.

O estudante de medicina que apresenta esta característica provavelmente terá mais facilidade para trabalhar na área médica.

É necessário lembrar que a medicina abrange uma gama de atividades, as quais, no que se refere a vocação e aptidão, devem ser separadas em cinco grandes grupos:

- Atividades clínicas nas quais o convívio direto e diário com os pacientes é fundamental
- Atividades laboratoriais ou técnicas que têm como base o manuseio de máquinas ou aparelhos
- Atividades ligadas a trabalhos com coletividades que visam às questões epidemiológicas, à promoção de saúde e à prevenção de doenças
- Atividades de avaliação e controle que analisam o nexo causal entre o adoecimento e as questões laborais ou situações de tráfego, avaliam as condições das pessoas para conduzirem veículos automotivos ou participarem de atividades físicas e desportivas, e desenvolvem auditorias do próprio trabalho médico
- Atividades de gestão relacionadas com o gerenciamento hospitalar e de cargos públicos.

Cada grupo exige interesse e aptidão especiais, embora as características fundamentais possam ser as mesmas.

Independentemente de sua personalidade, ou mesmo de uma vocação indecisa, todo médico pode melhorar sua capacidade de relacionamento, desenvolvendo características positivas e controlando os aspectos desfavoráveis.

A Figura 4.2 mostra os padrões mais comuns de comportamento dos médicos.

É evidente que eles podem variar perante situações diferentes ou diante de algum paciente, ou seja, o padrão de comportamento do médico se faz em relação.

Um mesmo médico pode, em um momento, mostrar-se paternalista e, em outro, autoritário.

A classificação apresentada na Figura 4.2 tem o intuito de ajudar o estudante a compreender melhor tais padrões.

A prática médica é trabalhosa e exige o cultivo de qualidades humanas que não se confundem com habilidades psicomotoras ou técnicas.

Atenção!

Não se espera que os médicos sejam diferentes das demais pessoas, absolutamente perfeitos, constituindo uma "classe" especial, acima da raça humana. Mas não resta dúvida de que são necessárias qualidades especiais para o exercício da medicina.

Ao lado da competência científica, ou seja, o conhecimento da ciência médica, ele precisa ter algumas características que são fundamentais, destacando-se o interesse por seus semelhantes, respeito pela pessoa humana, espírito de solidariedade, capacidade de compreender o sofrimento alheio (compaixão ou empatia) e vontade de ajudar.

O médico ideal pode ter um componente paternalista, desde que saiba aceitar o paciente como uma pessoa adulta; pode ter momentos de pessimismo ou de otimismo, desde que não perca o contato com a realidade; pode ter sentimento de frustração, desde que não transforme o paciente em bode expiatório; pode desenvolver outras atividades profissionais, mas sabe conservar a medicina como atividade principal; pode agir com autoridade, desde que escolha o momento correto de fazê-lo; pode viver suas inseguranças, desde que as reconheça e não as transfira para o paciente; pode até deixar escapar fragmentos de sua agressividade, desde que o faça com pacientes em condições de revidá-la.

Padrão inseguro
A insegurança, na maioria das vezes, é um traço da personalidade. Aprimorar os conhecimentos e desenvolver uma prática médica dentro de princípios éticos e humanos são condutas que poderão superar a insegurança. Conhecimentos insuficientes, exame clínico malfeito e dúvidas na maneira de conduzir o caso inevitavelmente serão percebidos pelo paciente. Quando o médico denota insegurança, o paciente perde a confiança, o que pode despertar a agressividade do médico, criando péssimas condições para o relacionamento entre ambos.

Padrão paternalista
Adota atitudes protetoras. Trata o paciente como criança indefesa. Dá conselho como se somente ele soubesse o que é certo. É receptivo ao relato da vida pessoal dos pacientes (característica favorável). Assume a posição de pai, apoia-se na sua visão do mundo e se sente no direito de **sugerir** ou **determinar** ao paciente o que deve fazer.

Padrão agressivo
A agressividade pode ser sintoma da síndrome de *burnout* ou ter origem em problemas pessoais. A hostilidade pode se revelar em palavras ofensivas, porém é mais comum disfarçar-se como mau atendimento. O médico não dirige palavra de cumprimento nem olha no rosto do paciente, usa tom de voz grosseiro e não examina corretamente o paciente. Alguns tipos simbólicos de agressividade incluem o uso de medicamentos injetáveis em vez de por via oral, prescrição de regimes alimentares desnecessários ou proibição de atividades sexuais.

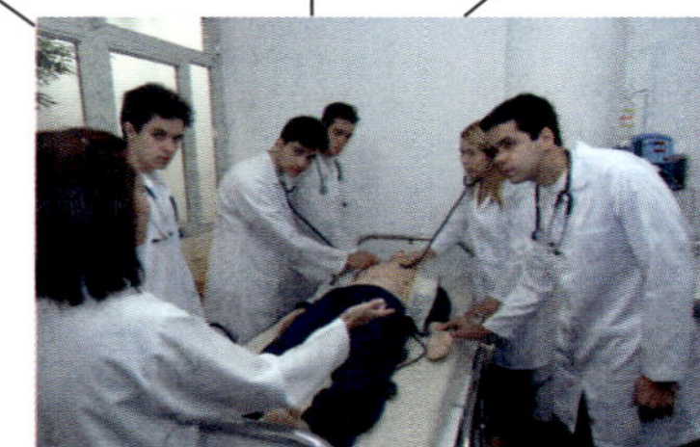

Padrão "frustrado"
Quase sempre pessimista, pode tornar-se agressivo com os pacientes. Sua principal característica é a frieza na relação com o paciente. É indiferente ao relato dos sintomas, desinteressado em fazer diagnósticos exatos e corretos, não se importa com os resultados da terapêutica que institui, trabalha com má vontade e com pressa, perde o entusiasmo pelo estudo, desatualiza-se, distanciando-se cada vez mais dos progressos científicos.

Padrão autoritário
Sempre impõe suas decisões. Não aceita analisar suas prescrições e sente-se ofendido com questionamentos feitos pelos pacientes ou seus familiares. Costuma apregoar suas atitudes em voz alta e ameaçadora. Acredita ser o "dono da verdade"!

Padrão pessimista
Vê maior gravidade nas doenças que a real, expressa desânimo e desesperança mesmo antes de conhecer o diagnóstico e deixa de tomar decisões diagnósticas ou terapêuticas porque, de antemão, em seu íntimo, não acredita na possibilidade de bons resultados. O médico agrava a angústia do paciente, podendo levá-lo ao pânico.

Médico sem vocação
Desenvolve mecanismos — inconscientes ou claramente propositais — que inibem o paciente, impedindo um relacionamento adequado. Algumas vezes, chega a hostilizar os pacientes, principalmente se o atendimento se deve a compromisso de emprego ou é feito por meio de algum vínculo, como "credenciamento" ou SUS. Quando o médico percebe sua falta de vocação, a decisão sensata é o abandono da profissão médica e a busca de outro trabalho.

Padrão "especialista"
"Especialista" neste caso significa médico que se dedica a uma especialidade, mas que não tem visão adequada do conjunto da medicina, que não consegue ver o paciente como um todo. Tem acentuado interesse por um órgão ou sistema, do qual tem profundo conhecimento. Este médico tem duas tendências: (1) só se preocupar com a sintomatologia relacionada à sua especialidade; (2) querer interpretar todas as queixas do paciente em função do órgão ou sistema no qual se especializou.

Padrão otimista
Não vê dificuldades em nada, tudo lhe parece simples e sem gravidade, não sabendo reconhecer os casos de prognóstico ruim. Falta-lhe precaução, não tem noção de imprevisto, sente-se como herói e está sempre disposto a prever uma evolução favorável para todos os casos. Ao indicar intervenções cirúrgicas de alto risco, minimiza a possibilidade de fracasso ou complicações, e, quando isso acontece, procura transferir para outros ou para fatores imponderáveis a culpa pela não concretização de suas expectativas.

Padrão "rotulador"
Tem sempre pronto um **diagnóstico rotulado** que agrada o paciente. Transmite segurança porque, tão logo o paciente relata suas queixas, ele propõe um diagnóstico, muitas vezes inventando fisiopatologias absurdas e sem nexo, mas facilmente compreendidas e aceitas pelo leigo. Denominações do tipo "espasmo", "ameaça de derrame", "vesícula preguiçosa", "pressão baixa", "intoxicação" fazem parte da lista de "rótulos diagnósticos".

Figura 4.2 Padrões de comportamento e características da relação médico-paciente.

Pode-se concluir, enfim, que ser médico não é fácil e nem todas as pessoas que almejam exercer essa profissão conseguirão fazê-lo de maneira adequada.

Que orientação se pode dar aos estudantes que sempre buscam a imagem do médico ideal?

Em primeiro lugar, é necessário trabalhar as possibilidades de construção de comportamentos mais adequados e mecanismos de defesa melhores precisam ser reconhecidos.

Uma estratégia que pode ser empregada neste processo ensino/aprendizagem é a utilização de atores em laboratórios de habilidades. Cenas montadas para que possam ser analisados comportamentos e atitudes inadequadas geram um excelente material de problematização do tema.

Há, ainda, diversos filmes e séries televisivas que podem servir como base para análise e discussão sobre o comportamento médico. A série *ER*, famosa nos anos 1990 e 2000, bem como *Dr. House* e *Grey's Anatomy*, são exemplos que agradam aos jovens estudantes e abordam muitos aspectos a serem discutidos.

É importante frisar, mais uma vez, a necessidade de adquirir conhecimentos de psicologia médica. Uma das estratégias que pode ser usada como complemento dos tradicionais estudos nessa área seria a análise das entrevistas clínicas feitas pelos estudantes, a exemplo do que se faz nos "grupos Balint", sob supervisão de professores, desde o momento em que começam a experienciar o trabalho com pacientes.

> *Problem-based interview*
>
> Outro método bastante atual para análise de entrevistas clínicas é o *problem-based interview* (PBI), no qual o estudante pode visualizar, sob supervisão do professor, após gravação consentida, seu atendimento clínico e a relação desenvolvida com o seu paciente. A análise das vivências nascidas ao lado dos pacientes permite discutir comportamentos e atitudes dentro de um contexto real e verdadeiro.

Outro aspecto a considerar é a identificação de modelos que merecem ser seguidos. Cumpre salientar que modelos de comportamento humano não são privativos dos médicos. Estão na família, no grupo social, na comunidade. Mas, em geral, o estudante de medicina busca nos médicos seus modelos, sendo os mais próximos seus professores.

Por isso, é o trabalho conjunto do professor com o acadêmico no trato direto com os pacientes a fonte principal para o desenvolvimento das características que definirão a qualidade ética do futuro médico. Daí a imperiosa necessidade de criar oportunidades de convívio entre estudantes e pacientes, em condições de pleno exercício da profissão médica. Melhor ainda seria proceder à análise conjunta de condutas éticas, ao julgamento de ações médicas e à avaliação de atitudes e comportamentos observados no próprio ambiente de trabalho.

Ver, ouvir e analisar os fatos vivenciados em comum é a única maneira de plasmar a personalidade do futuro médico.

> Médico ideal
>
> O "médico ideal", portanto, seria aquele que tem uma personalidade amadurecida, conhece e domina os mecanismos psicológicos envolvidos na relação médico-paciente, dispõe de conhecimentos adequados da ciência médica e sabe aplicá-los dentro de uma visão humanística.

> *The Doctor – O Golpe do Destino*
>
> Para compreender melhor os vários tipos de médico e suas questões pessoais, o estudante deve assistir ao filme *The Doctor – O Golpe do Destino*, dirigido por Randa Haines (1991), procurando interpretar o texto anterior com as belas e emocionantes cenas desta clássica película.

O PACIENTE

O ser humano é uma unidade biopsicossocial e espiritual, e seus aspectos afetivos são o que mais o diferenciam dos outros animais. O paciente é um ser humano, com uma identidade de gênero e uma determinada orientação sexual, de certa idade, com uma história individual e uma personalidade exclusiva.

O paciente não é um tubo de ensaio no qual se coloniza alguma espécie de substância, nem uma cobaia que sofreu a agressão de um agente patogênico. Tampouco é uma máquina que teve um de seus componentes avariado. Para avaliá-lo, o médico se vale de sua capacidade de sentir e de estabelecer um relacionamento positivo ou favorável, ou seja, é preciso que tenha empatia e compaixão.

Padrões de comportamento dos pacientes

As pessoas se comportam de maneiras diversas, em função de seu temperamento, suas condições culturais, modo de viver e circunstâncias do momento.

Toda enfermidade, até o medo de estar doente, provoca certo grau de ansiedade, a chamada "ansiedade reativa", e, em muitas ocasiões, são estas manifestações que levam o indivíduo ao médico. A doença modifica a personalidade e determina uma regressão emocional a níveis infantis de dependência, com perda da segurança e desenvolvimento de fantasias que têm por objetivo (inconsciente) fugir à realidade.

A pessoa doente busca efetivar uma relação com o médico semelhante à relação mãe-filho em suas fases mais primitivas. Todas as enfermidades têm um componente afetivo, e, ao adoecer, o indivíduo acentua os traços de sua personalidade e expressa no bojo de seu quadro clínico seus distúrbios emocionais.

Por isso, é útil conhecer os principais padrões de comportamento dos pacientes.

Paciente ansioso

A ansiedade é descrita como uma inquietação interna, um sentimento negativo em relação ao futuro, uma sensação de medo inexplicável, "contagiosa" e envolvente, que passa facilmente para os familiares, causando, por meio de um mecanismo de círculo vicioso, maior aflição no paciente.

Além de reconhecer a ansiedade, o médico deve estar preparado para lidar com a situação. É necessário demonstrar

> Ansiedade
>
> Manifestações psíquicas e somáticas que a acompanham: **inquietude**, **voz embargada**, **mãos frias e suadas**, **taquicardia**, **dispneia suspirosa** e **boca seca**. Alguns pacientes esfregam as mãos sem interrupção, enquanto em outros elas tremem. Bocejar repetidamente ou fumar um cigarro seguido de outro também indica seu desejo inconsciente de reforçar as defesas psicológicas. Frequentemente o paciente quase se debruça sobre a mesa do consultório, expressando, nesse gesto, seu desejo de demonstrar interesse. Também é comum que, ao se sentar, o paciente não se apoie no encosto da cadeira ou poltrona, mantendo-se na borda, como se estivesse pronto para levantar.

segurança e tranquilidade, conduzindo a entrevista sem precipitar a indagação de fatos que possam avivar ainda mais esse sentimento.

O paciente ansioso provoca movimentos transferenciais em seus médicos. Dessa maneira, em meio a suas angústias, inquietudes e inseguranças, ele pode levar o profissional a tomar atitudes rápidas, muitas vezes inconsequentes, que vão ao encontro do desejo inconsciente do próprio paciente. Nesse caso, é preferível passar alguns minutos conversando sobre fatos aparentemente desprovidos de valor, a fim de promover o relaxamento da tensão. Nesse momento, mais do que nunca, o paciente deve reconhecer no médico um ouvinte atento.

Na verdade, nestas horas, saber escutar é mais importante do que saber perguntar.

> **Atenção!**
>
> Não são adequadas, nem surtem efeito, as tentativas de "acalmar" o paciente, exortando-o a ficar tranquilo e dizendo de antemão, sem elementos que justifiquem a afirmativa, que ele não tem nada ou que sua doença não é grave.

Não se pode negligenciar a ansiedade dos próprios médicos ou, mais evidente ainda, dos estudantes de medicina que estão iniciando o aprendizado clínico. A principal causa é a insegurança gerada pela falta de domínio do método clínico, mas muitas vezes a ela se associa o receio de estar importunando o paciente. Tais sentimentos são normais e vão sendo superados à medida que o estudante aprende a semiotécnica e os fundamentos da relação médico-paciente. Contudo, se a ansiedade em vez de diminuir for aumentando, é necessário fazer uma avaliação mais profunda da situação.

Paciente deprimido

O paciente deprimido tem como principal característica o humor triste.

Apresenta desinteresse por si mesmo e pelas coisas que acontecem ao seu redor. Tem forte tendência a se isolar e, durante a entrevista, reluta em descrever seus padecimentos, respondendo pela metade às perguntas feitas a ele ou permanecendo calado. Apresenta-se geralmente descuidado, irritado, entediado ou apático. É comum que fique cabisbaixo, os olhos sem brilho e a face exprimindo tristeza. Não raramente cai em pranto durante o exame.

Relata choro fácil e imotivado, despertar precoce, redução da capacidade de trabalho, dificuldades sexuais e perda da vontade de viver. Muitas vezes demonstra claramente a vontade de morrer (ideação suicida) que pode ser expressa através de frases como "gostaria de sumir", "se eu morresse talvez fosse melhor", "tem horas que gostaria de dormir e não acordar" ou mesmo, relatar francamente a vontade de pôr fim ao seu sofrimento.

De maneira geral, a primeira tarefa do médico é conquistar sua atenção e confiança. Isto só pode ser conseguido através de um sincero interesse pela sua pessoa. A atitude continente, acolhedora e uma escuta atenciosa são elementos fundamentais para que o médico consiga uma boa relação com o paciente. No entanto, quando o paciente chora durante a entrevista médica ou se percebe que está próximo disso, tais situações podem provocar mal-estar no médico e, mais ainda no estudante de medicina.

Em primeiro lugar, é importante deixar claro que não há nada de mais no fato de o paciente chorar. Quase sempre ele está precisando aliviar uma tensão que vem crescendo em sua mente, relacionada, direta ou indiretamente, com sua doença. O melhor a fazer é deixá-lo chorar sem indagações e sem querer consolá-lo com palavras vazias ou exortações inúteis.

Pequenos gestos – um leve toque na mão do paciente –, palavras de compreensão ou apenas um silêncio respeitoso podem ajudar o paciente a sair daquela situação, que não se deve prolongar demasiadamente. É sempre útil oferecer lenços de papel a ele para que possa enxugar suas lágrimas. Os pacientes quase sempre se sentem embaraçados quando param de chorar, costumam pedir desculpas, mas confessam que estão aliviados e a entrevista pode ser iniciada ou retomada mais facilmente. As lágrimas podem representar o início de uma relação médico-paciente em um nível mais profundo e, portanto, de melhor qualidade. Algumas vezes, no entanto, o paciente pode manifestar o desejo de interromper a anamnese, e o médico ou o estudante deve respeitar sua vontade, voltando algum tempo depois, no mesmo dia ou no dia seguinte.

Ao atender o paciente deprimido, é sempre necessário avaliar o tipo de depressão e a sua gravidade, dado o risco de suicídio. A maioria das pessoas que se suicida apresenta transtorno depressivo ou bipolar. Embora a ideação suicida ocorra com muita intensidade no momento de depressão, o suicídio exitoso geralmente ocorre no período de melhora do humor.

A depressão pode apresentar-se de várias maneiras. É um transtorno mental de humor que apresenta várias expressões clínicas, inclusive sendo uma das fases do transtorno bipolar. Geralmente é uma enfermidade grave com ideias de ruína e autoextermínio; mais intensa pela manhã, é quase sempre acompanhada de insônia terminal, ou seja, o paciente acorda de madrugada já com o humor deprimido. Pode se apresentar sob diversas formas como distimia, depressões atípicas, secundária, ansiosa, psicótica, endógena (ou melancólica) e estupor depressivo. Também pode, como sintoma, ser reativa a estressores psicossociais como morte de ente querido ou divórcio.

Estado depressivo pode ser a causa ou uma consequência de uso, uso abusivo ou dependência de drogas lícitas ou ilícitas, como bebidas alcoólicas e cocaína. É comum a associação de estados depressivos a outras doenças, como hipertensão arterial sistêmica, câncer de mama e diabetes tipo 2.

Na depressão, o risco de suicídio é alto e o paciente necessita de assistência psiquiátrica de urgência. Contudo, a manifestação de maior gravidade é o estupor depressivo, na qual o paciente permanece imóvel durante dias, na cama ou na cadeira, em mutismo, negando-se a comer e perdendo o controle das suas necessidades fisiológicas (ver Parte 19, *Exame Psiquiátrico*).

> **Atenção!**
>
> De acordo com a Organização Mundial da Saúde (OMS), cerca de 800 mil pessoas se suicidam por ano em todo o mundo. No Brasil são quase 12 mil casos por ano.
>
> A ameaça de suicídio deve ser sempre lavada a sério. Isso indica que a pessoa está sofrendo e necessita de ajuda.
>
> Para mais informações acesse a cartilha "Suicídio: Informando para Prevenir" (Associação Brasileira de Psiquiatria [ABP] e Conselho Federal de Medicina [CFM]). Disponível em: http://www.flip3d.com.br/web/pub/cfm/index9/?numero=14.

Paciente hostil

A hostilidade pode ser percebida à primeira vista, após as primeiras palavras, ou pode ser velada, traduzida em respostas reticentes e insinuações mal disfarçadas. É comum que a agressividade dissimule insegurança, ou seja, uma defesa contra a ansiedade, podendo ainda ser uma manifestação de humor depressivo ou uma luta interna de poder com o médico.

Muitas situações podem determinar esse comportamento. Doenças incuráveis ou estigmatizantes, operações malsucedidas, complicações terapêuticas ou decisões errôneas de outro profissional costumam despertar atitudes hostis contra o médico ou a medicina. Certas condições, como o etilismo crônico e o uso de drogas ilícitas, que por si sós são capazes de despertar sentimentos de autocensura, reforçados por atitudes recriminatórias dos familiares, também provocam hostilidade.

O paciente inevitavelmente hostil é aquele que foi levado ao médico contra sua vontade por insistência dos familiares, como no caso de algumas pessoas idosas ou de adolescentes.

Outra fonte de hostilidade da qual os médicos são, ao mesmo tempo, causadores e vítimas é o trabalho em instituições previdenciárias e no serviço público. Frente à falta de motivação do médico, a pouca atenção dada aos pacientes e exame clínico feito às pressas levam os pacientes e seus familiares a se sentirem desprezados. Daí nasce uma hostilidade específica contra um determinado médico, que pode ser generalizada a todos os demais ou contra a própria medicina.

Os estudantes, por sua vez, podem ser alvo da hostilidade dos pacientes nos hospitais de ensino, pelo fato de estes serem procurados com muita frequência para serem examinados, nem sempre estando dispostos a atender tais solicitações.

São variadas as fontes de hostilidade, e o médico tem obrigação de reconhecê-las para assumir uma atitude correta. A pior conduta consiste em adotar uma posição agressiva, revidando com palavras ou atitudes a oposição do paciente. Serenidade e autoconfiança são as qualidades principais do examinador nessas condições.

Paciente sugestionável

O paciente sugestionável costuma ter excessivo medo de adoecer, vive procurando médicos, pesquisando nos *sites* relacionados à saúde e realizando exames para confirmar sua higidez, mas, ao mesmo tempo, teme exageradamente a possibilidade de os exames mostrarem alguma enfermidade. Tais pacientes são muito impressionáveis e, quando se deparam com alguma campanha contra determinada doença, começam a sentir os sintomas mais divulgados. Isto ocorre, por exemplo, nas campanhas contra a hipertensão arterial e nas que visam despertar o interesse pela prevenção do câncer. Tais pacientes são também muito ansiosos. O médico deve conversar com eles com cuidado, pois uma palavra mal colocada pode desencadear ideias de doenças graves e incuráveis. Em contrapartida, deve aproveitar esta sugestionabilidade para despertar neles sentimentos positivos e favoráveis que eliminem a ansiedade e preocupações injustificadas.

Paciente hipocondríaco

O paciente hipocondríaco, "paciente que não tem nada", como os médicos costumam dizer, ou ainda, como Balint denomina, o paciente do "envelope gordo" (uma referência ao prontuário grosso devido a várias consultas e muitos exames) está sempre se queixando de diferentes sintomas. Tende a procurar o médico ao surgirem indisposições sem importância ou sem motivo concreto, quase sempre manifestando o desejo de fazer exames laboratoriais ou "em algum aparelho".

Faz demoradas consultas em *sites* de busca ("Dr. Google" é o preferido) e adquire um imenso volume de informações que vão alimentar suas dúvidas sobre sua saúde.

No entanto, por mais exames que faça, não acredita nos resultados se estes forem normais, o mesmo ocorrendo quando o médico nega o diagnóstico pesquisado na internet e, assim, continua queixoso.

Muda com frequência de médico, passando a não acreditar nos diagnósticos. O hipocondríaco sempre tem alguns diagnósticos a oferecer à guisa de queixas.

O estudante deve estar prevenido e quando o doente disser, por exemplo, que sofre de "hemorroidas" pode ser que seu problema seja, na verdade, "obstipação intestinal", o qual, em sua imaginação, foi transformado no diagnóstico que lhe é mais conveniente.

Contradizer com veemência um paciente hipocondríaco não o ajuda em nada. Ridicularizá-lo só aumentará as dificuldades no estabelecimento de uma boa relação médico-paciente. Ouvi-lo com paciência e compreensão, e expressar opiniões claras e seguras são condições fundamentais para aliviar a ansiedade desses pacientes e ajudá-los a superar seus problemas de saúde.

> **Atenção!**
>
> Mesmo que se disponha de exames complementares normais para reforçar a conclusão de que ele não é portador de "enfermidade orgânica", pouco adianta fazer afirmações de que "sua saúde é perfeita", ou "está tudo bem", pois o paciente hipocondríaco vive em um estado de sofrimento crônico, que é, na verdade, uma ansiedade somatizada.
>
> A melhor ajuda que o médico pode prestar a esses pacientes não é pedir mais exames, mas reconhecer que existe um transtorno emocional, passando a analisar alguns aspectos de suas vidas com o objetivo de encontrar dificuldades familiares, no trabalho, problemas financeiros ou outras situações estressantes.

Paciente eufórico

O paciente eufórico apresenta exaltação do humor. Fala e movimenta-se demasiadamente. Sente-se muito forte e sadio e fica fazendo referências às suas qualidades. Seu pensamento é rápido, muda de assunto inesperadamente, podendo haver dificuldade de ser compreendido. O médico faz uma pergunta, ele inicia a resposta, mas logo desvia seu interesse para outra questão e continua falando (fuga de ideias).

O paciente muito eufórico pode ter comportamentos inadequados, como, por exemplo, assédio sexual ao profissional. É necessário ter paciência para examiná-lo. Deve-se observar se esta é a maneira de ele ser (temperamento hipomaníaco), se está intimamente relacionado com outras doenças (hipertireoidismo, hiperatividade) ou se apresenta de fato uma exaltação patológica do humor. Nesses casos, a euforia pode ser sintoma de transtorno bipolar (ver Parte 19, *Exame Psiquiátrico*).

Paciente inibido

O paciente inibido ou tímido não encara o médico, senta-se à beira da cadeira e fala baixo.

Não é difícil notar que ele não está à vontade naquele lugar e naquele momento. Não se deve confundir timidez com depressão.

O médico pode ajudá-lo a vencer a inibição, que pode ser um traço da personalidade do paciente, mas às vezes se origina no medo de uma doença incurável. Para isso, uma demonstração de interesse pelos seus problemas é fundamental. Algumas palavras amistosas sempre ajudam.

Os pacientes pobres e os da zona rural, ao se deslocarem para uma cidade grande e entrarem em um ambiente diferente

– carpetes, secretárias, interfones, computadores, ar-condicionado, mobiliário moderno –, podem ficar inibidos. A tendência desses pacientes é falar pouco e responder afirmativamente – para agradar ao médico – às perguntas que lhes são formuladas. São as maiores vítimas dos médicos autoritários.

Paciente psicótico

Estabelecer uma relação com o paciente psicótico costuma ser difícil para o estudante ou até mesmo para o médico pouco experiente nesta área.

O psicótico vive em um mundo fora da realidade do médico. Alucinações, delírios, pensamentos desorganizados colocam o paciente em uma posição de difícil acesso (ver Parte 19, *Exame Psiquiátrico*).

As psicoses têm na esquizofrenia sua representante maior. Várias são as formas de apresentação da esquizofrenia, assim como alguns sintomas esquizofreniformes podem surgir no curso de lesões orgânicas (demências) ou uso de drogas.

Os sintomas mais significativos são denominados "sintomas de primeira ordem":

- Percepção delirante, alucinações auditivas características (vozes que comentam e/ou comandam as ações do paciente)
- Eco ou sonorização do pensamento, difusão do pensamento (sensação de que as outras pessoas podem ouvir seus pensamentos)
- Roubo de pensamento e vivências de influência (sensação de que um ser externo está atuando sobre o corpo do paciente).

Os pacientes psicóticos foram por muito tempo estigmatizados por serem considerados "loucos". O conceito de doença mental tem modificado e os pacientes passaram a ser mais bem compreendidos.

Paciente surdo

A comunicação entre o médico e um paciente que não escuta, e, consequentemente, não fala, depende do interesse do primeiro e da inteligência do segundo.

Quase sempre alguma pessoa da família faz o papel de intérprete, e, neste caso, a entrevista assume características idênticas às que exigem a participação de uma terceira pessoa.

Em tais situações a anamnese terá de ser resumida aos dados essenciais. Contudo, as poucas informações poderão ser cruciais para uma correta orientação diagnóstica.

Atualmente tem sido dada ênfase ao aprendizado da Língua Brasileira de Sinais (Libras). A avaliação das escolas médicas pelo Ministério da Educação prevê o ensino desta língua como um item a ser valorizado.

Também os pacientes que se tornaram surdos ao longo do tempo (pessoas idosas, perda da audição por doença degenerativa ou trauma) requerem uma comunicação especial. Falar pausadamente, olhando nos olhos do paciente, pronunciando cuidadosamente as palavras, evitando gritar, pode facilitar a comunicação, permitindo que este faça uma leitura labial.

Atualmente já se conta com aplicativos em *smartphones* que auxiliam a comunicação com pessoas surdas, seja por gestos ou mesmo por Libras. Os estudantes devem baixá-los em seus celulares para facilitar a anamnese destes pacientes.

Pacientes especiais

Não nos referimos apenas aos casos de franco retardo mental.

A todo momento, o médico entra em contato com pessoas de inteligência reduzida ou vítimas de alienação devido às péssimas condições socioeconômicas a que estão subjugadas. É necessário reconhecê-las para adotar uma linguagem mais simples, adequada ao nível de compreensão do paciente. Do contrário, este se retrairá ou dará respostas despropositadas, pelo simples fato de não estar compreendendo a linguagem. Podem preferir calar-se, não deixando transparecer sua incapacidade de entender o médico.

Perguntas simples e diretas, usando apenas palavras corriqueiras, ordens precisas e curtas e muita paciência, são os ingredientes para conseguir um bom relacionamento com estes pacientes.

Ao contrário, pacientes com altas habilidades intelectivas também podem dificultar a relação médico-paciente. Muitas vezes os profissionais ficam intimidados com tais pessoas que costumam fazer questionamentos complexos sobre seus adoecimentos e com as propostas de tratamento e prognóstico.

Paciente em estado grave

O paciente em estado grave cria problemas especiais para o médico, do ponto de vista psicológico. De maneira geral, não deseja ser perturbado por ninguém, e os exames, de qualquer natureza, representam um incômodo para ele. Por isso, no que diz respeito ao exame clínico, é necessário ser objetivo, fazendo-se apenas o que for estritamente necessário e, mesmo assim, adaptando-se a semiotécnica às condições do paciente.

Ao entrevistá-lo, as perguntas devem ser simples, diretas e objetivas, pois sua capacidade de colaborar está diminuída. Para a realização do exame físico, respeitam-se suas conveniências quanto à posição no leito e à dificuldade ou impossibilidade para sentar-se ou levantar-se. Consideram-se também cateteres, sondas e outros dispositivos que possam estar ligando o paciente a determinados maquinários. Muitas vezes, solicita-se a ajuda de um parente ou enfermeiro para virá-lo na cama ou recostá-lo. Tudo é feito com permanente preocupação de não agravar seu sofrimento.

Por outro lado, convém ressaltar que as doenças graves cursam com ansiedade, que pode ser de grande intensidade. O paciente ansioso deseja que o médico esteja ao seu lado, manifestando este sentimento pelo olhar ou segurando suas mãos quando ele se aproxima do leito.

Paciente fora de possibilidades terapêuticas

Conceituar paciente terminal, atualmente denominado "fora de possibilidades terapêuticas", é uma tarefa difícil.

Em senso estrito, é aquele que sofre de uma doença incurável em fase avançada, para a qual não há recursos médicos capazes de alterar o prognóstico de morte em curto ou médio prazo. Os exemplos mais frequentes são as neoplasias malignas avançadas, as cardiopatias graves, as nefropatias com insuficiência renal em estágios avançados, a AIDS em sua fase final.

Não se deve confundir "paciente em estado grave" com "paciente terminal". Por mais graves que sejam as condições de um paciente, quando há possibilidade de reversão do quadro clínico, os mecanismos psicodinâmicos da relação médico-paciente são diferentes dos que ocorrem quando não há esperança de recuperação.

Esta relação, quando se dá em casos terminais, pode ser difícil e causadora de sofrimento emocional para o médico e toda sua equipe.

Contribuição relevante nesta área foi dada pela psiquiatra Elizabeth Kübler-Ross. Após conviver com centenas de pacientes terminais, ela pôde distinguir cinco fases pelas quais passam estas pessoas ao terem consciência de que caminham para a morte.

Os conhecimentos obtidos por essa psiquiatra são válidos para qualquer paciente. O que ocorre com aqueles que estão fora de possibilidades terapêuticas é apenas uma amplificação dos fenômenos psicológicos que fazem parte do "sentir-se doente".

Fases de Kübler-Ross

Fases descritas por Kübler-Ross: negação, raiva, negociação, depressão e aceitação.

NEGAÇÃO. O paciente usa todos os meios para não saber o que está acontecendo com ele. É comum que diga "não é possível que isso esteja acontecendo comigo!". Frequentemente procura outros médicos ou refaz exames na tentativa de encontrar outra explicação para o caso. Quase sempre a família e o próprio médico reforçam esta negação – a família, escondendo do paciente todas as informações que lhe são fornecidas; o médico, dando a ele uma ideia falsamente otimista de seu estado de saúde. Nesta fase, não adianta o médico confrontar a negação do paciente. É mais conveniente calar-se e deixá-lo vivenciar sua frustração, falando apenas o essencial e respondendo às questões de maneira sincera e serena.

RAIVA. A pessoa que até então negava sua realidade começa a aceitá-la como concreta, mas passa a agredir os familiares e os profissionais que lhe prestam assistência. Alguns se revoltam contra Deus, expressam desencanto, proferem blasfêmias.

Nessa fase, o grau de dificuldade da relação médico-paciente alcança seu nível máximo, pois o paciente mostra-se decepcionado com a medicina e o médico pode ser o alvo de suas palavras de desespero e raiva.

NEGOCIAÇÃO. Depois de negar e protestar, o paciente procura uma solução para seu problema. Promessas de mudança de vida, reconciliação com pessoas da família, busca de Deus compõem suas atitudes nessa fase de negociação, na qual o médico pode ter papel muito ativo, apoiando e conversando abertamente com ele.

DEPRESSÃO. Nesta fase o paciente questiona toda a sua vida, seus valores, aspirações, desejos, ambições, sonhos. Ele costuma manifestar a vontade de ficar só e em silêncio. Deixa de ter interesse por assuntos corriqueiros – negócios, problemas familiares – aos quais dava grande importância. A revolta e a raiva dão lugar a sentimentos de grande perda. As alterações físicas, representadas por emagrecimento, queda de cabelos e cirurgias mutiladoras podem agravar o sentimento de depressão.

O médico que saiba compreender o que o paciente está passando neste momento é decisivo para o alívio de suas angústias. É desnecessário se expressar com palavras duras. Mas a verdade precisa imperar na relação do médico com o paciente e a família.

ACEITAÇÃO. Esse processo é basicamente o encontro do paciente com seu mundo interior. Perceber a realidade não é desistir da luta ou sentir-se derrotado. É a plena consciência de um fato – a morte próxima – como parte de seu ciclo vital. Muito influem para esta aceitação os valores, as crenças e as ideias que alimentaram a vida daquela pessoa antes de adoecer. Aqueles que têm uma formação religiosa ou um desenvolvimento espiritual mais avançado estão mais bem preparados para aceitar a morte do que as pessoas que se apoiaram apenas em objetivos materiais para viver.

A descrição proposta por Kübler-Ross é válida por apresentar referências compreensíveis dentro da complexidade destes fenômenos. Mas, é preciso saber que nem sempre as fases se sucedem nesta ordem. Há, também, possibilidade de que o paciente não viva determinada fase. Há momentos nos quais o paciente, em vez de avançar na busca da aceitação, regride às fases da negação ou da raiva (Figura 4.3).

Crianças e adolescentes

A criança é um ser único, com etapas de desenvolvimento bem definidas, e não um "adulto pequeno". Ao atender uma criança, o médico deverá ter conhecimento básico de crescimento e desenvolvimento não só do ponto de vista orgânico, mas também do ponto de vista emocional.

Relacionar-se com crianças implica uma relação com toda a família. A criança não procura o médico sozinha, o faz acompanhada do pai, mãe, avós, tios, irmãos ou outros adultos.

A relação médico-paciente torna-se complexa, principalmente porque o conceito de família tem sido ampliado. Muitas vezes cabe ao profissional conversar com a mãe, o marido, o pai e a esposa para orientá-los, pois os quatro estão, de uma forma ou outra, envolvidos com o processo de saúde/doença da criança.

Comumente, as crianças têm medo do médico e dos aparelhos. Este receio é explicável porque elas temem o desconhecido. E, em muitas culturas, são amedrontadas por meio de ameaças como: "Se não ficar quieto, vai tomar injeção!"

Talvez a qualidade mais importante para lidar com elas seja a bondade, traduzida na atenção, no manuseio delicado e no respeito pela sua natural insegurança. Conquistar a confiança e a simpatia de uma criança é mais que um ato profissional. É um ato de amor cujo significado será facilmente percebido pelo médico sensível.

Na relação médico-paciente adolescente há muitas peculiaridades e envolve aspectos de difícil manuseio pelos médicos e estudantes – sexo, drogas ilícitas, gravidez precoce, alterações corporais (tatuagens, uso de *piercings*) –, devendo, por isso, ser discutida de modo particular (ver Parte 20, *Semiologia da Infância, da Adolescência e da Pessoa Idosa*).

Frente ao alarmante número de crianças desaparecidas, o Conselho Federal de Medicina se associou a outras instituições públicas, civis e religiosas, no sentido de ajudar a identificar as crianças e adolescentes sequestrados. É necessário que os

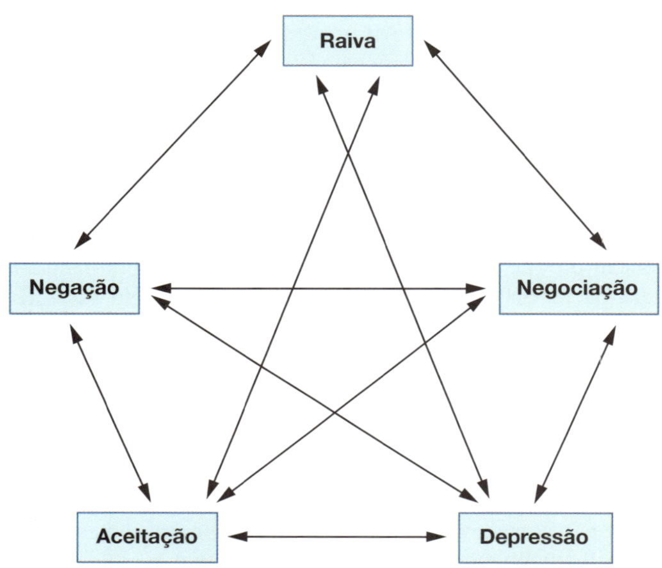

Figura 4.3 Esquema das fases descritas por Kübler-Ross.

médicos e os estudantes de medicina sigam as "dicas" expostas no portal do Conselho Federal de Medicina e se engajem na referida campanha.

A semiotécnica também é um instrumento de direitos humanos e de lastro social.

> **Dicas de segurança**
>
> Peça a documentação do acompanhante. A criança deve estar acompanhada dos pais, avós, irmão ou parente próximo. Caso contrário, pergunte se a pessoa tem autorização por escrito.
>
> Procure conhecer os antecedentes da criança. Desconfie se o acompanhante fornecer informações desencontradas, contraditórias ou não souber responder as perguntas básicas.
>
> Analise as atitudes da criança. Veja como ela se comporta com o acompanhante, se demonstra medo, choro ou aparência assustada.
>
> Veja se existem marcas físicas de violência, como cortes, hematomas e grandes manchas vermelhas.

Pessoas idosas

A abordagem à pessoa idosa requer a avaliação e o conhecimento de suas individualidades físicas, mentais e sociais. A idade cronológica do paciente não possibilita, isoladamente, a elaboração de um plano terapêutico ou tomada de decisões. É de fundamental importância que seja feita a avaliação geriátrica ampla, a fim de reconhecer, além da dimensão clínica, a extensão funcional da pessoa idosa (ver Parte 20, *Semiologia da Infância, da Adolescência e da Pessoa Idosa*, Capítulo 181, *Semiologia da Pessoa Idosa*).

Dentre os aspectos funcionais a serem avaliados, estão: cognição, capacidade de execução, humor, avaliação nutricional e social. Somente após a identificação de cada um desses parâmetros, é possível determinar as necessidades individuais do paciente.

A funcionalidade da pessoa idosa diz respeito à sua capacidade de executar as atividades do cotidiano sem ajuda. Desde as atividades básicas de vida diária (ABVDs) – como comer, tomar banho, trocar de roupa – até as atividades instrumentais de vida diária (AIVDs), que são mais complexas: cozinhar, fazer reparos na casa, administrar os próprios medicamentos e gerir as próprias finanças. A capacidade funcional diz respeito à independência da pessoa idosa e correlaciona-se com sua reserva orgânica. Trata-se de um importante fator de prognóstico. Há pessoas idosas nonagenárias com excelente patrimônio de saúde, para as quais podem ser indicadas intervenções que não se aplicam a pessoas idosas jovens que já apresentam grande incapacidade ou doenças que ameaçam a continuidade da vida.

O comportamento das pessoas idosas varia muito em função de seu temperamento, sendo, talvez, em boa parte, um reflexo do que a vida lhes propiciou. É preciso compreender com paciência os aspectos culturais envolvidos em suas atitudes e também em sua dificuldade de adesão. É frequente que não compreendam a necessidade de cuidados específicos, como o uso de protetor solar, e de aquisição de novos hábitos de vida.

A pessoa idosa enquanto paciente precisa sentir desde o primeiro momento que está recebendo atenção e respeito, pois pode ter certa amargura e uma dose de pessimismo diante de todas as coisas da vida. Por vezes, torna-se indiferente e arredia, principalmente diante do jovem médico que está fazendo sua iniciação clínica.

São numerosas as barreiras capazes de dificultar a relação do médico com a pessoa idosa, a começar pela própria idade do médico, geralmente mais jovem. Em geral, o médico busca como referência sua experiência pessoal, evocando a imagem dos pais ou avós, o que introduz na relação médico-paciente um componente afetivo eivado de subjetividade. Essa subjetividade – inevitável e necessária – pode ser tão forte que a relação entre o médico e o doente adquire as características do relacionamento criança-adulto, mas de maneira paradoxal: o médico assume o papel de adulto e passa a ver o paciente como uma criança. É frequente que as pessoas idosas sejam infantilizadas ou comparadas a crianças (algumas vezes com intenção de carinho); entretanto, é importante ressaltar que a infantilização dessas pessoas não deve ser feita, e é considerada forma de maus-tratos. A pessoa idosa, ainda que tenha o diagnóstico de alguma síndrome demencial, merece ser tratada com todo respeito e dignidade.

O médico, por outro lado, não escapa à angústia da morte de que a pessoa idosa é o símbolo por excelência. Perante esse tipo de paciente, o significado do ato médico pode ser conturbado por um sentimento de mal-estar, cuja origem provém do conflito interior do profissional que percebe, ao cuidar desse paciente, frequentemente portador de doença incurável, as limitadas possibilidades de seu saber.

A respeito dos padrões descritos, é necessário reconhecer como o paciente se relaciona com sua doença. Afinal, ao tomar a decisão de procurar um médico, a pessoa vem há muito tempo se relacionando com o seu próprio processo de adoecimento.

De acordo com Balint, alguns pacientes veem suas doenças como "uma espécie de filho, um filho mau e malcriado, que em lugar de trazer prazer, é fonte de dor e aborrecimento para seu criador".

Outra maneira de se relacionar com a doença é a compreensão de muitos pacientes de que são pessoas boas e que todo o "mal" (adoecimento) vem de fora, ou seja, não lhes pertence de fato! Então desejam que os médicos lhes prescrevam procedimentos que possam expurgar o "mal" de seus corpos.

Tais pessoas buscam – além da magia e rezas que exorcizam – o uso de laxativos, flebotomias, enemas ou "lavagens" e, muitas vezes, procedimentos cirúrgicos repetitivos. Existe ainda aquele para o qual adoecer pode ser considerado um bem-vindo alívio. Este tipo de pessoa tende a perceber a vida como um fenômeno esgotador e a doença acaba por lhes proporcionar uma oportunidade para se retrair e cuidar de si mesmos.

A FAMÍLIA

A efetivação da proposta do Sistema Único de Saúde (SUS), de implantação da Estratégia de Saúde da Família (ESF) em todo o território nacional, coloca o médico e o estudante, principalmente, frente a um novo "paciente" – a família.

Nessa nova circunstância tudo é diferente: surge o conceito de "consulta domiciliar", estratégias de abordagem domiciliar, consultas coletivas e até uma reflexão sociológica já demonstrada em pesquisas: o animal de estimação ou *pet* (gato, cão) como membro da família.

Cabe ao profissional munir-se de conhecimentos da área da família (psicologia, antropologia, sociologia) e da promoção de saúde para conseguir um bom relacionamento dentro desse novo paradigma. A bioética é essencial nesses atendimentos, e novos conceitos vêm sendo cunhados em todas as profissões da saúde.

A definição de família é bastante complexa e abrange núcleos muito diferenciados como possibilidades de cenários familiares. Hoje se trabalha com famílias nucleares, ampliadas, monoparentais, reconstituídas, homoafetivas.

Quando um médico visita um lar para atender uma família, mobilizam-se, dentro dele, todas as emoções que ele próprio vivencia (ou vivenciou) no seio de sua própria família, dando origem a transferências e contratransferências de grande importância.

Nos EUA e na Europa, os grupos Balint têm sido uma estratégia bastante utilizada no treinamento dos médicos de família para este novo tipo de relação médico-paciente.

Os médicos de família agem de acordo com os conceitos da medicina centrada na pessoa. Tal teorização é bastante correlata à visão balintiana da relação médico-paciente e tomou corpo nos países europeus e no Canadá, sendo uma referência de um novo modelo de prática médica.

O atendimento centrado na pessoa é integrado por seis componentes interativos descritos a seguir.

EXPLORAR A DOENÇA E A EXPERIÊNCIA DA DOENÇA. O médico, ao atender um paciente, deve explorar a doença por meio da anamnese, do exame físico e de exames complementares, bem como as dimensões da doença para o paciente, buscando compreender seus sentimentos, ideias a respeito de seu sofrimento e dor, os efeitos do seu adoecer em suas funções laborativas e expectativas de vida.

ENTENDER A PESSOA COMO UM TODO. O médico precisa entender seu paciente não só como pessoa, mas também como membro de uma comunidade, de um ecossistema, de uma cultura, alguém contextualizado dentro de uma família, em um cenário de trabalho, com ou sem uma rede de apoio.

ELABORAR UM PLANO CONJUNTO DE MANEJO DOS PROBLEMAS. O médico deve levantar junto ao seu paciente os problemas que ele está apresentando e fazer uma lista de prioridades para firmar conjuntamente com ele os objetivos do tratamento e/ou manejo da doença, na proposta terapêutica, que deve ser compartilhada.

INCORPORAR A PREVENÇÃO DE DOENÇAS E A PROMOÇÃO DE SAÚDE. Este componente remete o médico a uma constante atitude preventiva, buscando não só a cura, mas, em especial, a melhora da saúde com prevenção e/ou redução dos riscos, buscando a identificação precoce de doenças mais prevalentes e redução das complicações no curso das enfermidades já estabelecidas.

INTENSIFICAR O RELACIONAMENTO ENTRE A PESSOA ATENDIDA E O MÉDICO. O médico deve exercer a compaixão, o poder (no sentido de fazer o que for melhor para o paciente e também emancipá-lo), buscar a cura quando possível, desenvolver na pessoa atendida a consciência de si mesma (emancipação da pessoa) e trabalhar para promover uma transferência e contratransferência positiva e eficaz.

SER REALISTA. Este componente traz ao médico a responsabilidade pela gestão de tempo, buscando otimizar o atendimento de forma humana, mas respeitando o *timing* da consulta. Também é função do médico a gestão do trabalho em equipe e a sensata administração dos recursos tanto financeiros como dos recursos da medicina de família, da comunidade e dos equipamentos sociais da comunidade.

Exemplo de atendimento centrado na pessoa

Um exemplo desta situação está no atendimento de uma paciente hipertensa que não adere ao tratamento porque, sendo analfabeta, não consegue ler o nome e as doses dos medicamentos. Outros problemas relatados por ela: filho estar envolvido com drogas, filha colocar muito sal no preparo dos alimentos, não ter dinheiro para comprar os medicamentos.

Cabe ao médico, então, avaliar esses problemas e organizá-los juntamente com a paciente em uma lista de prioridades, buscando oferecer soluções. Assim o médico deve receitar medicamentos que constem da lista da RENAME para reduzir gastos, conversar com a filha da paciente para que ela reduza o sal no preparo dos alimentos, encaminhar o filho da paciente para um Centro de Atenção Psicossocial do SUS especializado em dependência química e, por fim, orientá-la a buscar a alfabetização de jovens e adultos.

Merece destaque, ao discutir a relação médico-paciente, a consulta por telefone. Ainda que se condenem tais consultas por ser um meio inadequado de atendimento, já que a Resolução nº 1.974/2011 do Conselho Federal de Medicina proíbe consultoria médica a pacientes e família pela internet ou telefone, elas vêm se firmando como um recurso auxiliar na atenção primária. O médico de família possui uma importante característica que diferencia seu atendimento dos de outros médicos, visto que a relação médico-paciente-família é desenvolvida durante anos a fio, constituindo um saber próprio: seja do médico com relação aos pacientes e suas famílias, seja do paciente com relação à sua doença e ao seu médico. Tal característica é chamada "longitudinalidade".

Por conta da longitudinalidade, que embasa o conhecimento do paciente e da evolução de sua doença, o médico pode, por meio de conversas telefônicas ou por aplicativos (p. ex., WhatsApp), tirar algumas dúvidas, esclarecer alguns pontos ou orientar algumas condutas a serem tomadas frente a problemas simples que não necessitam obrigatoriamente de um "encontro clínico" presencial.

Deve ficar claro, no entanto, que nem todas as consultas feitas por telefone podem ser tão simples. Caso o médico perceba a necessidade de uma consulta presencial, este irá orientar o paciente a procurar a unidade básica de saúde.

ENCONTRO DO ESTUDANTE DE MEDICINA COM O PACIENTE

Quando o estudante inicia seu aprendizado clínico, torna-se obrigatório o trabalho com pacientes. Mesmo que seja alertado para as particularidades desta atividade, somente a vivência dos fatos poderá mostrar-lhe as dificuldades e os obstáculos a superar.

O uso de roupa branca, por exemplo, sob a forma de uniforme (jaleco abotoado até os joelhos com mangas longas e sapatos fechados com solados antiderrapantes) contribui para uma boa aparência e tem a função de proteger o estudante de infecções e acidentes com secreções orgânicas e objetos perfurocortantes.

Tal indumentária é um equipamento de proteção individual e coletiva, protegendo-o no que diz respeito a acidentes do trabalho, sendo também um símbolo de limpeza e um fator de identificação profissional.

Outra particularidade importante é sua maneira de agir. Os serviços de saúde, em especial o hospital, são instituições que precisam de rígidas normas de funcionamento especialmente dirigidas para o bem-estar dos pacientes e para a organização do trabalho dos profissionais.

Os estudantes devem ser comedidos em suas atitudes, linguagem e comportamento. As brincadeiras, os ditos jocosos, as discussões de assuntos estranhos ao ensino e ao interesse dos enfermos devem ser deixados para outra oportunidade e outro local. O ambiente hospitalar (ou qualquer outro em que se cuide de doentes) exige respeito e discrição.

Deve ser sempre lembrado que o ambiente hospitalar, bem como o ambulatorial, é repleto de agentes infectantes (vírus, bactérias etc.), de forma que os estudantes devem evitar se encostar em paredes, sentar-se ao chão ou nos leitos vagos, e devem lavar as mãos de forma adequada, sempre que forem manusear um paciente.

A profissão médica exige autodisciplina, à qual o estudante deve aprender a submeter-se desde cedo. Embora estudantes não sejam trabalhadores ainda, eles devem aproveitar a oportunidade para aprender as normas legais.

O pleno conhecimento dos princípios bioéticos passa a ser extremamente necessário. O estudante não pode esquecer que tudo o que lhe é relatado pelo doente torna-se segredo médico, não devendo servir de comentário casual com ninguém, nem com os colegas (ver "Relação médico-paciente e princípios bioéticos", anteriormente). Vale ressaltar ainda, que é proibido postar nas redes sociais dados referentes aos pacientes.

O respeito pela individualidade do paciente é notado pela postura do estudante que o atende: manter as portas do consultório fechadas durante as consultas, não adentrar o recinto do atendimento para conversar assuntos alheios com os colegas e respeitar o momento de repouso ou refeição dos pacientes nas enfermarias.

Atenção!

De acordo com a Norma Regulamentadora nº 32 (NR 32) que discorre sobre a "Segurança e Saúde no Trabalho em Serviços de Saúde e os Riscos Biológicos", o uso do jaleco e de sapatos especiais é obrigatório em todos os serviços de saúde para todos os profissionais.

A NR 32 também proíbe, dentre outros: o ato de fumar, o uso de adornos, o manuseio de lentes de contato nos postos de trabalho e o uso de calçados abertos em ambientes nos quais haja risco de contato com materiais biológicos.

CURSO DE MEDICINA COMO FONTE DE ANSIEDADE

O estudante descobre que, para numerosas doenças não existe tratamento eficaz, e que o médico nada mais faz que promover alívio aos sintomas e acompanhar a evolução da doença. Este fato causa profunda decepção aos que, em suas fantasias de adolescentes, idealizam o médico como um profissional quase onipotente, capaz de influir decisivamente sobre a vida e a saúde das pessoas. Esses profissionais se sentem frustrados, como se alguém os tivesse ludibriado na escolha de sua carreira. É necessário maturidade para superar esse sentimento de frustração e se adaptar à realidade da profissão médica.

Outra causa frequente de ansiedade nos estudantes é verificar o valor relativo de toda afirmação em medicina, ou seja, nada existe de absoluto ou de definitivo. Os mesmos sintomas podem decorrer de doenças diferentes, enquanto uma mesma doença pode produzir sintomas diversos. Cada paciente é um universo particular com apenas alguma semelhança com o próximo. Cada um responde de maneira diferente ao mesmo tratamento.

Nunca se esquecer que as doenças podem ser semelhantes, mas os pacientes nunca são iguais.

Ao verificar uma divergência existente na opinião de dois professores, o aluno fica desorientado. Então, em vez de perceber que esta situação é comum em medicina e que ele mesmo deve aprender a pensar e decidir por si próprio, reage de maneira diferente, tornando-se hostil em relação à escola e ao corpo docente e desejando, no íntimo, estar matriculado em outra faculdade na qual os professores fossem mais bem preparados e lhe dessem uma orientação mais segura. Esta é a reação de pessoa emocionalmente dependente, que necessita de apoio e se sente insegura.

Entretanto, tal situação, longe de ser prejudicial, é benéfica, pois é importante preparar-se para as incertezas da profissão, aprendendo, desde cedo, a desenvolver juízo crítico e discernimento, para não ficar, mais tarde, totalmente preso aos esquemas e regras, protocolos e diretrizes.

Assim como as verdades não são absolutas, as posições baseadas no "*eu acho*" também não são adequadas em um mundo de conhecimento, saberes e ciência. O bom senso, a reflexão, a crítica e o domínio das teorias e da técnica forjam o bom estudante e, futuramente, o bom médico.

A ansiedade do estudante nasce também da tomada de consciência da extensão dos conhecimentos que necessita adquirir no reduzido tempo de que dispõe. Os professores, inadvertidamente, podem contribuir para agravar esta situação. Isso porque os docentes, em geral, são especialistas em determinadas áreas e, muitas vezes, exigem do estudante conhecimentos como se ele fosse também um "quase" especialista. Como o acadêmico convive com docentes de diferentes especialidades, ao mesmo tempo, sente-se incapaz de corresponder ao que cada professor espera dele.

Outra situação angustiante para o estudante é a sensação de que está "usando" o paciente como objeto de estudo, mas não lhe está dando nada em troca. O estudante sente-se um usurpador, o que o inibe em sua prática. Contudo, Catalgo et al. mostraram que, em uma população de 100 pacientes inquirida a esse respeito, a grande maioria (97%) dizia gostar da presença dos alunos dentro do hospital.

Em nossa experiência, temos ouvido de pacientes o relato de que gostam de conversar com os estudantes. Há inclusive aqueles que, ao terem alta, incentivam os acadêmicos a serem bons profissionais, escrevendo-lhes bilhetes ou se propondo a fazer orações em suas intenções.

Vencidas todas as tensões que possam surgir no campo prático da medicina, o estudante estará em condições de estabelecer um bom relacionamento com os pacientes e desenvolver uma atitude útil ao aprendizado e benéfica aos doentes sob os seus cuidados.

Respeito e empatia

No relacionamento estudante-paciente, a primeira manifestação do acadêmico deve ser de empatia e de interesse pelo doente.

O paciente deve ser tratado como uma pessoa humana e jamais como um simples caso a ocupar um leito numerado.

Deve ser chamado respeitosamente pelo seu nome próprio, antecedido de Sr. ou Sra., quando se tratar de um adulto. No caso de pessoas idosas, nunca chamá-las de "vô ou vozinho, vó ou vozinha". O estudante deve lembrar-se de que a pessoa atendida é alguém muito importante para a própria família, que depende dela, a espera e deseja vê-la recuperada.

O paciente procura atendimento médico em busca da saúde perdida e espera encontrar ajuda por parte de todos os que o assistem para alcançar seu objetivo. O estudante de medicina está, obviamente, incluído.

É frequente que o estudante se entusiasme com casos raros, difíceis e complicados, menosprezando os mais simples com os quais está em contato diariamente. Porém, todo paciente merece a mesma atenção, por mais banal que seja seu caso. Para ele, o seu problema é o mais importante de todos e merece séria consideração por parte do médico.

Ao registrar a história clínica, é preciso demonstrar disposição para escutar, deixando o paciente falar à vontade, interrompendo-o o mínimo possível, apenas quando estritamente necessário. É importante que a pessoa atendida possa externar tudo que a preocupa ou aborrece, mesmo que, aparentemente, não tenha relação direta com a doença que se procura diagnosticar. Nunca se deve interromper o paciente com observações como: "isso não interessa", "só responda ao que eu perguntar" e outras semelhantes. Por outro lado, é importante que o estudante adquira a habilidade de nortear de forma adequada a anamnese de pessoas que divagam sobre suas queixas ou mudam o foco da entrevista.

Ao dirigir-se ao doente, o estudante deve mostrar-se educado no falar e no agir. Em lugar de dar ordens, usar sempre "por favor". Ao realizar o exame físico, deve evitar ferir o pudor do paciente. Sempre que possível, o paciente deve ser examinado em locais adequados, com as portas fechadas.

Em nenhuma hipótese o paciente deve ser hostilizado. A reação do estudante frente a atitudes agressivas deve ser de compreensão e tolerância.

Violência ou assédio

Sempre que o estudante, durante seu encontro com o paciente, for vítima de violência ou assédio moral ou sexual deve imediatamente relatar ao seu professor a situação, e este tomará as medidas necessárias.

Embora o estudante de medicina esteja legalmente impedido de executar qualquer ato médico, na Unidade Básica de Atenção à Saúde da Família (UBASF), no CAIS (Centro de Atenção Integral à Saúde) e no hospital de ensino ele recebe a incumbência de realizar, sob a supervisão docente, tarefas de crescente complexidade, que culminam no período de internato, com o desempenho de todas as atividades inerentes ao exercício da profissão médica.

Assim como um menor não responde pelos seus atos perante a lei, também o estudante de medicina não é responsável pelos atos médicos que pratica. Toda atividade que desempenha, ele o faz por delegação de função e sob a responsabilidade única e exclusiva dos docentes. Ao mesmo tempo que desenvolve seus conhecimentos e habilidades, igualmente se familiariza com as questões de ética médica e com os deveres da profissão.

PROCESSO DE APRENDIZAGEM DA RELAÇÃO MÉDICO-PACIENTE

O processo de aprendizagem da relação médico-paciente constitui a parte mais difícil na formação de um médico.

É necessário conhecer as bases teóricas e os princípios que norteiam este aprendizado, mas o contato direto e supervisionado com pacientes durante a realização de exames clínicos é, sem dúvida, o mais importante.

Discussão de casos clínicos à beira do leito

Em alguns hospitais universitários, ainda é costume discutir os casos clínicos à beira do leito do paciente ou nas salas de consulta dos ambulatórios. Isso faz parte da dinâmica de trabalho dessas instituições em função da necessidade de ministrar ensino prático aos estudantes de medicina, sendo impossível evitar perguntas, indagações e explicações na frente do paciente naqueles momentos.

Contudo, frente às mudanças no ensino médico, alguns hospitais já dispõem de salas para discussão dos casos após a visita do professor e dos estudantes aos pacientes internados.

Por menos que pareça, os pacientes estão sempre muito atentos a tudo o que se fala sobre eles, principalmente nos casos mais graves ou que exigem investigação diagnóstica mais minuciosa.

Os professores e estudantes, incluindo os residentes, também precisam estar atentos a estes aspectos, não se esquecendo de que a formação ética e humanística é indissociável de competência científica.

Comentários inadequados, expressões que traduzem dúvidas diagnósticas de doenças malignas ou incuráveis e prognósticos pessimistas podem ser fonte de ansiedade e sofrimento psíquico, aumentando o padecimento do paciente.

É necessário desenvolver o hábito de discutir o diagnóstico diferencial, as hipóteses diagnósticas, as medidas terapêuticas e o prognóstico em outro local, longe dos pacientes. É sempre aconselhável, ao final da discussão, fazer um breve resumo para o paciente, usando o modelo explicativo leigo e não o "jargão médico". Assim procedendo, o paciente se sentirá acolhido e respeitado e se tornará senhor de sua doença.

Agindo, assim, concilia-se o interesse do paciente, que deve estar sempre em primeiro lugar, com o dos estudantes, que estão ali fazendo o aprendizado prático. O paciente nunca deve ser colocado na condição de cobaia ou objeto. Prevalece, sobretudo, sua condição humana.

Atualmente tem sido bastante enfatizada a necessidade de treinamento prévio em laboratórios de habilidades antes de o estudante entrar em contato com os pacientes reais.

Sessões de simulação com atores que dão *feedback* aos acadêmicos, discussão em sessões com atores, problematização de cenas de filmes, episódios de séries de televisão e de novelas ou peças de teatro podem ser utilizados na aprendizagem da relação médico-paciente.

Um método que pode ajudar na identificação dos aspectos psicodinâmicos da relação médico-paciente baseia-se na prática dos "grupos Balint".

Considerando a importância do aprendizado da relação médico-paciente, quando os acadêmicos têm contato com os pacientes, pode-se incluir para estudantes de medicina a experiência de Balint. O estudo da teoria balintiana e a formação de grupos Balint fazem parte da estrutura curricular e extracurricular de alguns cursos de medicina no Brasil. Para a execução adequada, é importante que sejam respeitadas determinadas normas, o chamado *setting*. O número de participantes do grupo deve ser de 6 a 12 pessoas. Caso mais pessoas queiram participar, é realizada a dinâmica de "aquário", em que, ao redor dos participantes do grupo, são alocadas as pessoas que participarão como observadores. Para a adequada realização do grupo, é necessária a supervisão de um docente que tenha passado pelo processo formativo de liderança em grupos Balint.

Os grupos Balint baseiam-se na vivência do próprio estudante, a partir da realização do exame clínico. Sua essência é a análise dos acontecimentos surgidos antes, no decorrer e depois da entrevista, ao mesmo tempo que se estuda a técnica de elaboração da história clínica. O que sentiu o estudante ao se aproximar de um paciente? Qual foi sua reação frente às reações do paciente? Ficou interessado na entrevista ou se mostrou indiferente? Estava alegre ou triste durante a anamnese? Notou alguma mudança no humor do paciente? O paciente mostrou sinais de rejeição a ele? Se percebeu, como se sentiu? Quais foram seus sentimentos ao entrevistar um paciente com uma enfermidade grave ou incurável? Ao fazer a entrevista, lembrou-se de algum problema pessoal ou familiar? O que sentiu quando o doente começou a contar pormenores de sua vida, aparentemente sem qualquer interesse médico? O que fez? Ao deixar o paciente, algum sentimento específico lhe veio à mente? O que fez com esse sentimento?

Essas vivências, quando devidamente analisadas, evidenciam os problemas e as dificuldades emocionais vividas pelo estudante. Cada situação suscita novas questões e discussões em torno dos aspectos psicodinâmicos.

A cada 2 anos, a Federação Internacional de Balint e a Organização Mundial da Saúde promovem uma premiação para estudantes de medicina de todo o mundo: o *Ascona Prize* (Prêmio Ascona). Esses estudantes devem apresentar textos reflexivos acerca de experiências relacionadas à relação médico-paciente. O prêmio é uma recompensa em dinheiro: para os três vencedores de 2024, o valor foi de 5.000 euros. O Brasil já venceu 2 vezes: Mariana Lara de Arruda, acadêmica da Pontifícia Universidade Católica (PUC) de Goiás, em 2013, e João Paulo Mertens Brainer Lima, aluno da Universidade Federal de Pernambuco (UFPE), em 2019.

BIBLIOGRAFIA

Balint M. O médico, seu paciente e a doença. São Paulo: Atheneu, 2005.

Beauchamp TL, Childress JF. Princípios de ética biomédica. 4. ed. São Paulo: Edições Loyola, 2002.

Branco RFGR. A relação com o paciente: teoria, ensino e prática. Rio de Janeiro: Guanabara Koogan, 2003.

Branco RFGR, Freitas FGM, Cantarelli GCFB, Adorno PN. Grupos Balint. In: Tratado de medicina de família e comunidade. Porto Alegre: Artmed, 2019.

Brasil. Ministério da Educação. Diretrizes Curriculares Nacionais para os Cursos de Graduação em Medicina. Disponível em: http://portal.mec.gov.br/cne/arquivos/pdf/Med.pdf. Acesso em 18 out. 2017.

Brasil. Ministério da Saúde. Norma Regulamentadora 32. http://www.guiatrabalhista.com.br/legislacao/nr/nr32.htm. Acesso em 18/10/2017.

Brasil. Ministério da Saúde. Política Nacional de Atenção Integral à Saúde das Pessoas Privadas de Liberdade no Sistema Prisional (PNAISP). Disponível em: www.gov.br/saude/pt-br/composicao/saps/pnaisp/sobre-a-pnaisp 2014. Acesso em: 27 jan. 2025.

Brasil. Ministério da Saúde. Política Nacional de Saúde Integral de Lésbicas, Gays, Bissexuais, Travestis e Transexuais. http://bvsms.saude.gov.br/bvs/publicacoes/politica_nacional_saude_lesbicas_gays.pdf. Acesso em 18 out. 2017.

Catalgo AW et al. O estudo de medicina frente a seus pacientes. Rev Bras Educ Med. 1996;20:105.

Kahn M. Freud básico – pensamentos psicanalíticos para o século XXI. Rio de Janeiro: Civilização Brasileira, 2003.

Kübler-Ross E. Sobre a morte e o morrer. São Paulo: Martins Fontes, 2008.

Lago K, Codo W. Fadiga por compaixão: o sofrimento dos profissionais em saúde. Petrópolis, RJ: Vozes, 2010.

Perestrello DA. Medicina da pessoa. São Paulo: Atheneu, 2005.

Porto CC. Cartas aos estudantes de medicina. 2. ed. Rio de Janeiro: Guanabara Koogan, 2018.

Porto CC. Exame clínico. 8. ed. Rio de Janeiro: Guanabara Koogan, 2016.

Salinsky J, Sackin P. Médicos com emoções. Tipografia Perez, 2004.

Stewart M et al. Medicina centrada na pessoa: transformando o método clínico. Porto Alegre, RS: Artmed, 2010.

Veatch RM. Models for ethical medicine in a revolutionary age. Hastings Cent Rep. 1972;2(3):5-7.

Veatch RM. The case for contract in medical ethics. In: Shelp EE (ed.). The clinical encounter: the moral fabric of the patient-physician relationship. New York: Oxford University Press, 1983. p. 105-12.

PARTE

3

Método Clínico

Celmo Celeno Porto
Arnaldo Lemos Porto
Érika Aparecida da Silveira
Marianne de Oliveira Falco

Colaboradores

Delson José da Silva
Fábia Maria Oliveira Pinho
Rita Francis Gonzalez y Rodrigues Branco
Valéria Pagotto

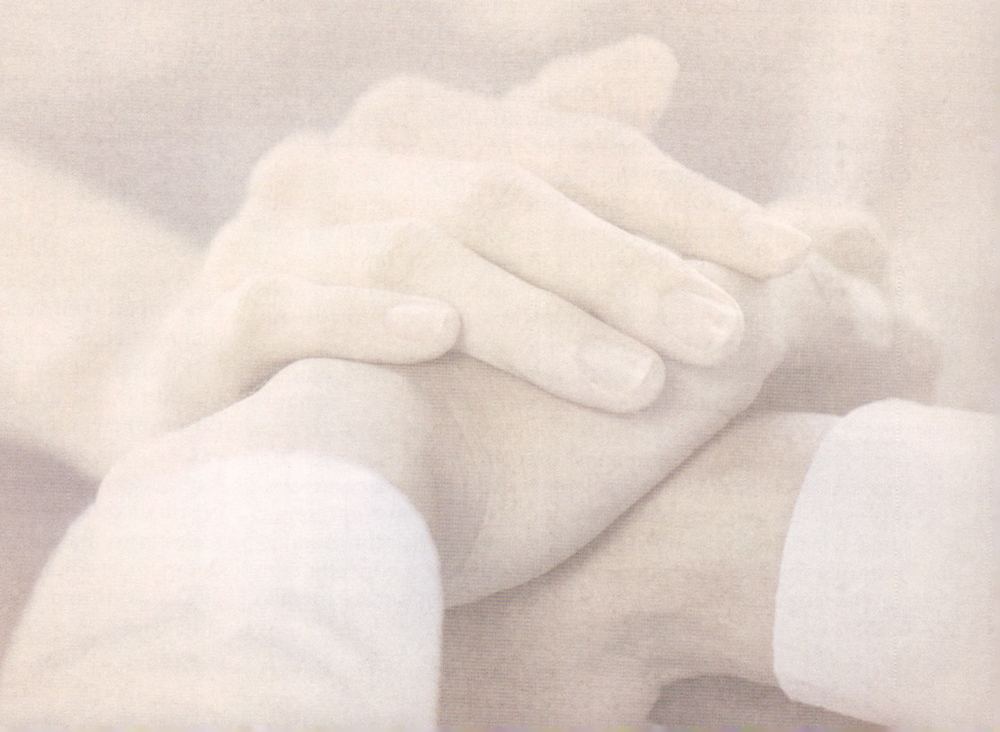

CAPÍTULO 5

Fundamentos do Método Clínico

Celmo Celeno Porto, Arnaldo Lemos Porto, Fábia Maria Oliveira Pinho, Rita Francis Gonzalez y Rodrigues Branco

EXAME FÍSICO MODERNO

Ao ser criado por Hipócrates, o exame físico tinha apenas duas técnicas: a inspeção e a palpação, as quais, em conjunto com a anamnese, foram responsáveis pelo início de um novo paradigma: o "paradigma hipocrático", origem da profissão médica.

A primeira grande contribuição para modernizar o exame clínico foi estabelecida por Vesalius no livro publicado em 1543 sob o título *De Humanis Corporis Fabrica*, no qual descreveu com precisão e detalhes o corpo humano. Essa obra foi tão importante que é considerada o marco da transição do paradigma hipocrático para o paradigma científico. Foi inspirado nela que William Harvey estudou e descreveu os movimentos do coração e do sangue nos animais, em publicação de 1628 conhecida como *De Motu Cordis*, dando origem aos estudos sobre o funcionamento dos órgãos. Com base nos conhecimentos de anatomia e fisiologia, Morgagni, após fazer centenas de necropsias, descreveu detalhadamente a procedência e as causas das doenças, que é, aliás, o título de seu livro *De Sedibus et Causis Morborum per Anatomen Indagatis*. Pode-se considerar que estava consolidado o paradigma científico – condições propícias para o desenvolvimento de técnicas para o exame do paciente, e a mais importante foi a construção do estetoscópio por Laennec, descrito na obra *De L'auscultation Médiate*, que revolucionou a medicina. Essa fase, que durou quase 3 séculos, foi analisada de maneira profunda por Michel Foucault e exposta em seu livro *Le Naissance de la Clinique*, publicado em 1965.

A estrutura atual do exame clínico é o resultado da evolução desses conhecimentos, aos quais se deve acrescentar a contribuição de Sigmund Freud, que descreveu em *Interpretação dos Sonhos*, publicado no final do século XIX, os fundamentos para se compreenderem os fenômenos psicodinâmicos que ocorrem na relação médico-paciente.

O exame clínico é aparentemente simples, mas tem, na verdade, uma estrutura complexa com duas partes – a anamnese e o exame físico; e quatro componentes – competência científica, qualidades humanas, princípios éticos e aspectos legais, e a relação médico-paciente – além de uma característica especial, que nenhum outro método de exame apresenta, que é a sua flexibilidade, característica que possibilita adaptá-lo a todas as condições que surgirem durante a consulta com um paciente. Por esse motivo, é considerado como ato médico básico.

Entre os componentes do exame clínico, é necessário destacar as qualidades humanas – respeito ao paciente, integridade e empatia – porque são indispensáveis para a prática de uma medicina científica e humanizada.

Os avanços tecnológicos no século XX propiciaram a construção de equipamentos que estão sendo modificados para melhorar o exame clínico. A ultrassonografia (USG) portátil é o principal deles, mas não se pode esquecer de outros exames, como o eletrocardiograma (ECG), o oxímetro, o glicosímetro e os testes rápidos.

A USG à beira do leito vai revolucionar a prática da Medicina. Alexander Levitov, autor de *Ultrassonografia à Beira do Leito na Medicina Clínica*, declarou que essa ferramenta é o maior avanço tecnológico para se fazer o exame físico desde a invenção do estetoscópio. Pode ser considerada uma extensão de nossas mãos, ouvidos e olhos.

Outro equipamento que poderá ser facilmente incorporado ao exame físico é um ECG portátil, incorporado aos atuais *smartwatches*, relógios que muitas pessoas usam. Nele consta um aplicativo que consegue fazer um ECG com a simples colocação do dedo indicador em um dispositivo que capta e pode transmitir a atividade elétrica do coração, recurso já utilizado pelos cardiologistas para monitorar pacientes com fibrilação atrial.

Apesar desse avanço, a nosso ver esse equipamento ainda não alcançou o nível de qualidade da USG, mas isso é uma questão de tempo, porque recursos técnicos já existem.

Esses são alguns dos exemplos, mas estamos certos de que novos equipamentos portáteis vão integrar o exame clínico moderno e farão parte de todas as áreas da medicina.

Isso não vai acontecer de um dia para o outro, em um passe de mágica, e principalmente se não tivermos consciência de que estamos no miolo de um furacão, em uma transição disruptiva, que tanto pode destruir ou elevar para outro nível muitas atividades humanas. A medicina não é exceção.

Independentemente das inovações tecnológicas, não se pode esquecer do significado psicológico do exame físico, expresso em quatro verdades: (1) inspecionar não é a mesma coisa que olhar; (2) palpar e percutir não é semelhante a tocar; (3) auscultar é muito diferente de ouvir; e (4) reconhecer alterações anatômicas ou funcionais não é conhecer o doente.

Na segunda metade do século XX, houve quem dissesse que o método clínico acabava de ser superado pelos recursos tecnológicos. Para simbolizar esta afirmativa, um radiologista colocara sobre sua mesa, dentro de uma redoma, um estetoscópio e uma antiga "valva" (nome arcaico do espéculo vaginal), dizendo que aqueles instrumentos não passavam de curiosas antiguidades.

A evolução da medicina mostrou que aquele colega cometera um grosseiro erro de previsão ao superestimar o potencial diagnóstico da radiografia e dos aparelhos de modo geral.

O símbolo da tecnologia moderna é o computador, e, quando este é aproveitado para a realização da anamnese e do prontuário, para aventar hipóteses diagnósticas e indicar exames complementares, a partir de uma coleta de dados bem feita, conclui-se que o método clínico, em vez de se tornar obsoleto, está cada vez mais vivo. De fato, alguns procedimentos e certas maneiras para sua aplicação foram modificados ou desapareceram, mas o essencial vai permanecer, pois o exame clínico continua sendo o ato médico básico, portanto, insubstituível.

Tripé da medicina moderna

O exame clínico, sem dúvida, continua sendo a parte fundamental do tripé no qual se apoia a medicina moderna.

Os exames laboratoriais e os equipamentos mecânicos ou eletrônicos – os outros dois componentes – dependem dos dados clínicos para se transformarem em informações aplicáveis no tratamento do paciente, por mais exatos que sejam seus resultados ou por mais ilustrativos que sejam seus traçados e imagens.

O método clínico, pela sua própria natureza, é o único que permite uma visão humana dos problemas do paciente. Suas principais características – flexibilidade e grande abrangência –, justamente aquilo que costuma limitar o valor dos outros métodos, são o que lhe confere posição inigualável na prática médica, pois, por meio delas, é possível atribuir importância a fatores imponderáveis ou não mensuráveis, sempre presentes nas decisões diagnósticas e terapêuticas.

O médico que sabe usar o método clínico aguça cada vez mais seu espírito crítico e não se esquece de que os laudos de exames complementares são apenas resultados de exames e nunca representam uma avaliação global do paciente.

Anamnese

O exame clínico tem um papel especial em três pontos cruciais da prática médica: **formular hipóteses diagnósticas, estabelecer uma boa relação médico-paciente e tomar decisões**.

Olho clínico

Correlacionar com precisão os dados clínicos aos exames complementares pode ser considerado a versão moderna de "olho clínico", segredo do sucesso dos bons médicos, antigos ou modernos, cuja essência é a capacidade de valorizar detalhes sem perder a visão de conjunto.

Essa capacidade garante um lugar de destaque para o exame clínico na medicina moderna ou de qualquer tempo. Atualmente é preciso que os profissionais se empenhem na revalorização da relação médico-paciente, pois ao menosprezar seu lado humano, a medicina perde o que tem de melhor; e, nesse ponto, o exame clínico é insuperável.

A relação médico-paciente nasce e se desenvolve durante o exame clínico, e sua qualidade depende do tempo e da atenção que são dedicados à anamnese, tarefa que nenhum aparelho consegue realizar com a mesma eficiência da entrevista com o paciente. **Sem dúvida, a qualidade do trabalho do clínico depende de muitos fatores, mas a relação médico-paciente continua sendo um ponto fundamental**.

A decisão diagnóstica não é resultado de um ou vários exames complementares, por mais sofisticados que sejam, tampouco o simples somatório de gráficos, imagens ou valores de substâncias existentes no organismo. É um processo muito mais complexo porque utiliza todos esses elementos, sem se resumir a eles. Em uma decisão diagnóstica, assim como no planejamento terapêutico, é preciso levar em consideração outros fatores, nem sempre aparentes ou quantificáveis, relacionados com o paciente como um todo, principalmente se o médico souber colocar acima de tudo sua condição humana. Aí, também, o método clínico continua insuperável. Somente ele apresenta flexibilidade e abrangência suficientes para encontrar as chaves que individualizam – personalizam, seria melhor dizer – cada diagnóstico realizado. Isso ocorre porque **as doenças podem ser semelhantes, mas os pacientes nunca são exatamente iguais**. Sempre existem particularidades advindas das características antropológicas, étnicas, psicológicas, culturais, socioeconômicas e até ambientais.

Estas considerações tornam possível afirmar que o grande desafio da medicina moderna é conciliar o método clínico com os avanços tecnológicos. Aquele que compreender este desafio terá revelado o significado da expressão que vem atravessando os séculos sem perder sua força e atualidade: a medicina é uma profissão em que ciência e arte são indissociáveis.

Aparentemente o exame clínico é simples e fácil. No entanto, é muito mais fácil aprender a fazer ultrassonografias, endoscopias, ressonâncias magnéticas, cateterismos e qualquer outro procedimento do que efetuar a anamnese, auscultar o coração ou palpar o abdome, pois o domínio do método clínico exige aptidão e longo treinamento.

Premissas para se aprender e fazer um exame clínico moderno

- Primeira: "O exame clínico é o ato médico básico!" Isso ocorre porque tudo depende dele. Se for bem feito, os próximos passos serão de boa qualidade, principalmente o tratamento dos pacientes, que é objetivo final de toda consulta. Se for mal feito, exames complementares nunca serão efetivos no sucesso do trabalho do médico
- Segunda: "O exame clínico é uma estrutura complexa e, por isso, é o único método que inclui todos os elementos necessários para a prática de uma medicina científica e humanizada!" Parece simples, porque não precisa de aparelhos de última geração para ser bem realizado, mas isso não é verdade. Parece ser algo antiquado, o que é uma avaliação totalmente equivocada. O exame clínico é antigo, mas nunca envelhece
- Terceira: "Todos desejamos praticar uma medicina de excelência, assim como recebê-la, se precisarmos, e isso só é possível se o exame clínico for excelente!" É necessário relembrar que medicina de excelência é levar para cada paciente todas as ciências. Não apenas as ciências biológicas, mas também as ciências sociais e humanas, para que seja oferecida de maneira científica e humanizada
- Quarta: "As doenças podem ser semelhantes, mas os pacientes nunca serão iguais!" Essa verdade só se aprende aos poucos, à medida que vamos exercendo a profissão e convivendo com pacientes sem perder o desejo que nasceu no dia em que decidimos ser médicos! E bons médicos!

  A experiência nos ensina que o exame clínico é o único método que possibilita conhecer o paciente e identificar a doença, condição fundamental para se fazer um bom atendimento, que deve ser sempre personalizado de acordo com as peculiaridades de cada paciente
- Quinta: "A primeira consulta decide a sorte do paciente e a qualidade do Sistema de Saúde!" Para atingir esse objetivo, a primeira consulta obrigatoriamente deve ser presencial, porque a consulta é uma relação interpessoal com características únicas, impossíveis de serem reproduzidas virtualmente. Nenhuma outra relação interpessoal se compara com o encontro de um paciente com o médico. É um encontro entre duas pessoas em condições especiais: uma, o paciente, que está ansioso, aflito, com medo, em sofrimento, mas com a expectativa de que a outra pessoa que tem à sua frente, ou à beira de seu leito, esteja preparada e tenha o desejo de ajudá-lo
- Sexta: "O protagonista do Sistema de Saúde não é o médico e nenhum outro profissional da saúde, nem tampouco as instituições públicas ou privadas, desde a mais simples à mais suntuosa. O protagonista deve ser o paciente, e apenas o exame clínico nos possibilita dar a ele essa condição."

Vale ressaltar que a estrutura do exame clínico é complexa, porque tem duas partes – a anamnese e o exame físico – e quatro componentes – competência científica, qualidades humanas, princípios éticos e aspectos legais, e a relação médico-paciente; além de uma característica especial, única, que nenhum outro ato médico tem: a flexibilidade.

Cumpre ressaltar, também, que as duas partes e os quatro componentes do exame clínico são tão interligados que é impossível separá-los.

Quero alertar os estudantes de que, por parecer tão simples, o exame clínico pode aparentar ser fácil de aprender, mas, ao contrário, é difícil de ensinar e de aprender, assim como é complicado de ser executado. Aliás, essa dificuldade é o principal responsável pelo desejo de substituí-lo por exames complementares, os quais são mais fáceis de ensinar, de aprender e de ser executados. E mais bem pagos, é preciso dizer!

Não se pode negar que cada exame clínico mal feito é um fator importante para a perda de prestígio do médico, que vai afetar de modo vagaroso, mas implacável, toda a classe médica. Mais do que isso: o médico, além de perder o prestígio, perde credibilidade e o poder de decisão. E um médico sem credibilidade e sem capacidade de decidir está no lugar errado.

Por fim, quero dar destaque especial a um aspecto do exame clínico nem sempre valorizado, que é sua flexibilidade ou plasticidade.

O que significa flexibilidade ou plasticidade? É a característica que possibilita adaptá-lo a todas as condições da prática médica. Além de ser o único método que pode ser aplicado em qualquer tipo de paciente, com qualquer tipo de doença.

Evidentemente, devido à sua plasticidade, o exame clínico não pode ter uma sistematização muito rígida, como devem ser os exames complementares.

Explicando melhor: não somos obrigados a seguir um roteiro ou protocolo rígido para todos os pacientes para realizar o exame clínico com eficiência. Este pode ter início por qualquer uma de suas partes ou por qualquer um de seus componentes sem perder sua qualidade; ao contrário, adequadamente adaptado, sua eficácia só aumenta!

Conclusões:

- O exame clínico é o único método que possibilita identificar a doença e conhecer o doente
- Somente com base no exame clínico é possível tomar decisões personalizadas, ou seja, adequadas para cada paciente.

Com os avanços tecnológicos, o que vai mudar na estrutura do exame clínico? Vamos ter que mudar muitas questões, porque os pacientes estão mudando em muitos aspectos! O principal é que eles estão cada vez mais informados e equipados, o que os torna mais engajados e empoderados.

A aquisição de equipamentos e *kits* laboratoriais, cada vez mais acessíveis, adquiridos facilmente em qualquer farmácia, também vai modificar a capacidade dos médicos.

COMPONENTES DO EXAME CLÍNICO

O exame clínico engloba a anamnese e o exame físico, os quais compreendem partes que se completam reciprocamente.

A **anamnese** inclui os seguintes elementos:

- Identificação
- Queixa principal
- História da doença atual
- Interrogatório sintomatológico
- Antecedentes pessoais e familiares
- Hábitos de vida
- Condições socioeconômicas e culturais.

O **exame físico**, por sua vez, pode ser subdividido em exame físico geral e exame dos órgãos ou sistemas. Porém, antes de iniciar o estudo de cada um dos itens que o constituem, é necessário atentar para três aspectos preliminares:

- Posicionamento do examinador e do paciente para a realização do exame clínico
- Conhecimento das regiões em que se divide a superfície corporal, de modo que o médico possa localizar e anotar corretamente os sintomas e os dados do exame físico
- Etapas da anamnese. Enquanto estudante, o examinador deverá seguir as etapas que constituem a anamnese. Depois de ter perfeito domínio da técnica, o médico, em seu consultório, pode ter a liberdade de alterar os elementos da anamnese. Assim sendo, todos os itens serão pesquisados, porém anotados com mais liberdade, sem tanta rigidez no aprendizado.

O exame físico vai adquirir maior resolutividade pela incorporação dos dados obtidos à beira do leito com aparelhos portáteis, como USG, ECG, oxímetro, entre outros.

Posições do examinador e do paciente para o exame clínico

Para a anamnese, o mais adequado é que o paciente sente-se em uma cadeira defronte à escrivaninha do médico. Atualmente têm sido apregoadas as vantagens de o médico e o paciente se sentarem lado a lado sem o distanciamento provocado pela escrivaninha, mas esta prática ainda não se generalizou.

No caso de pacientes acamados, cabe ao examinador sentar-se ao lado do leito, procurando deixá-los na posição que lhes seja mais confortável; para o médico, posições para maior eficiência na coleta de dados.

Para executar o exame físico, costumam-se adotar fundamentalmente as seguintes posições (Figuras 5.1 a 5.6):

- Decúbito dorsal
- Decúbito lateral (direito e esquerdo)
- Decúbito ventral
- Posição sentada (no leito ou em uma banqueta ou cadeira)
- Posição de pé ou ortostática.

Na realização de exames especiais – exames ginecológico e proctológico, por exemplo –, adotam-se posições próprias que serão estudadas no momento oportuno.

O examinador colocar-se-á de modos diferentes, ora de um lado, ora de outro, ficando de pé ou sentado, procurando sempre uma posição confortável que lhe permita máxima eficiência em seu trabalho e mínimo incômodo para o paciente. É oportuno lembrar que se torna mais confortável ao paciente que as mudanças de decúbito não sejam constantes e repetidas. Assim sendo, o médico deverá examinar o paciente nos decúbitos já mencionados, depois em posição sentada e a seguir de pé. É clássica a recomendação para o examinador se colocar à direita do paciente. Contudo, isso não quer dizer que deva permanecer fixo nesta posição. O examinador deve deslocar-se livremente como lhe convier.

Divisão da superfície corporal

Para a localização dos achados semióticos na superfície corporal, é de toda conveniência empregar uma nomenclatura padronizada. Para isso adotamos a divisão proposta pela Terminologia Anatômica Internacional.

Conforme mostram as Figuras 5.7 a 5.11, a superfície do corpo humano pode ser dividida da seguinte maneira:

- Regiões da cabeça: *1*, frontal; *2*, parietal; *3*, occipital; *4*, temporal; *5*, infratemporal
- Regiões da face: 6, nasal; *7*, bucal; *8*, mentual; *9*, orbital; *10*, infraorbital; *11*, da bochecha; *12*, zigomática; *13*, parotídeo-massetérica
- Regiões cervicais: *14*, cervical anterior; *15*, esternocleidomastóidea; *16*, cervical lateral; *17*, cervical posterior
- Regiões torácicas: *18*, infraclavicular; *19*, mamária; *20*, axilar; *21*, esternal

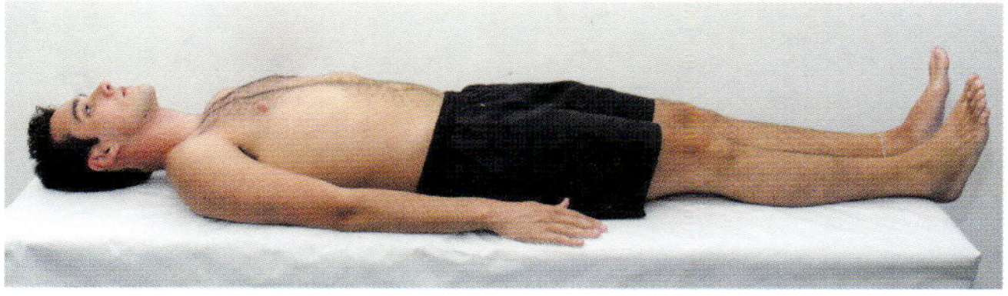

Figura 5.1 Paciente em decúbito dorsal. Os braços repousam sobre a mesa de exame em mínima abdução.

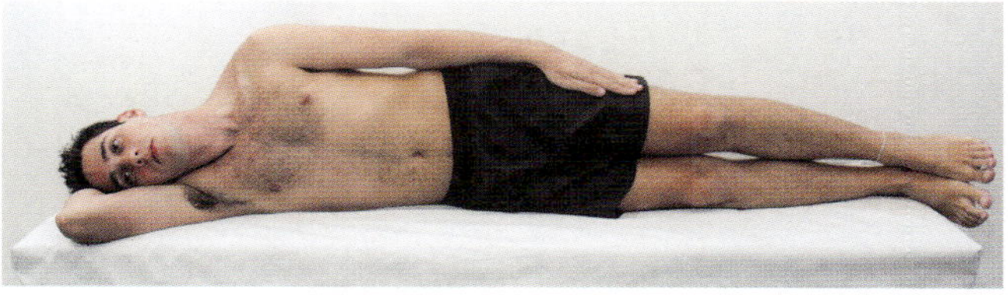

Figura 5.2 Paciente em decúbito lateral direito com um dos braços repousando sobre seu corpo e outro em abdução. As pernas são levemente fletidas para maior comodidade do paciente.

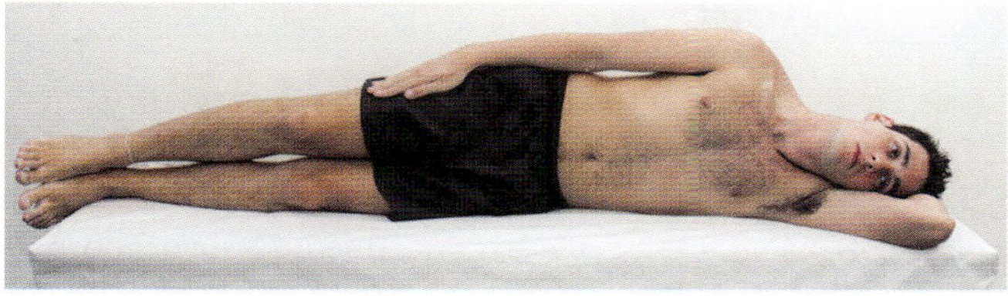

Figura 5.3 Paciente em decúbito lateral esquerdo com os braços em abdução para possibilitar a visualização da face lateral do tórax.

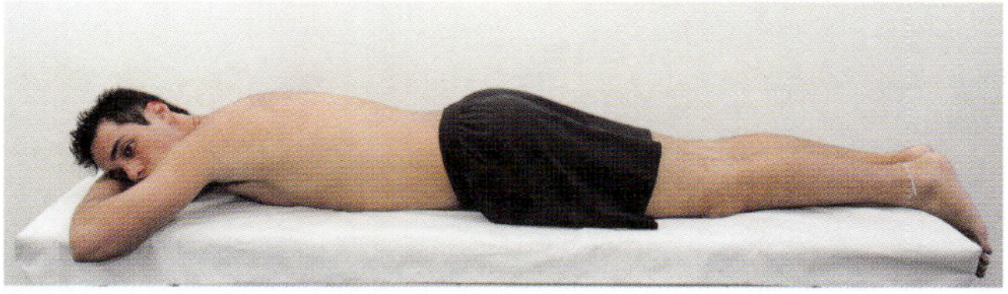

Figura 5.4 Paciente em decúbito ventral. Os braços estão sobre o travesseiro e o paciente repousa sobre um dos lados do rosto.

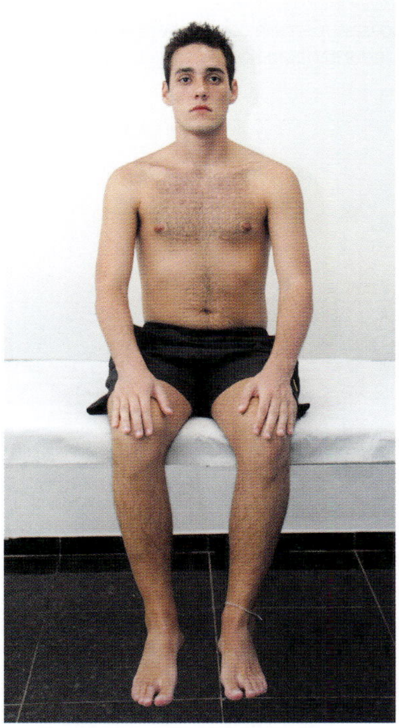

Figura 5.5 Paciente na posição sentada. As mãos repousam sobre as coxas. Nesse caso, o paciente está sentado na beirada da mesa de exame.

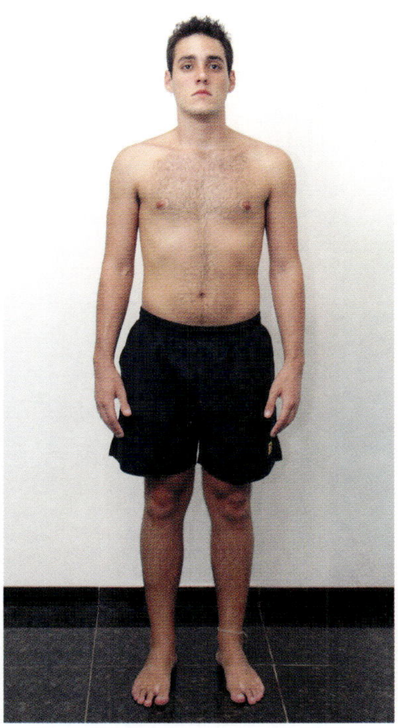

Figura 5.6 Paciente em posição ortostática. Os pés encontram-se moderadamente afastados um do outro e os membros superiores caem naturalmente junto ao corpo.

- Regiões do abdome: *22*, hipocôndrio; *23*, epigástrio; *24*, lateral (flanco); *25*, umbilical; *26*, inguinal (fossa ilíaca); *27*, púbica ou hipogástrico
- Regiões dorsais: *28*, vertebral; *29*, sacral; *30*, escapular; *31*, infraescapular; *32*, lombar; *33*, supraescapular; *34*, interescapulovertebral
- Região perineal: *35*, anal; *36*, urogenital
- Regiões do membro superior: *37*, deltóidea; *38*, braquial anterior; *39*, braquial posterior; *40*, cubital anterior; *41*, cubital posterior; *42*, antebraquial anterior; *43*, antebraquial posterior; *44*, dorso da mão; *45*, palma da mão
- Regiões do membro inferior: *46*, glútea; *47*, femoral anterior; *48*, femoral posterior; *49*, genicular anterior; *50*, genicular posterior; *51*, crural anterior; *52*, crural posterior; *53*, calcânea; *54*, dorso do pé; *55*, planta do pé.

ENTREVISTA

A entrevista é uma técnica de trabalho comum às atividades profissionais que exigem o relacionamento direto do profissional com sua clientela, como é o caso do repórter, do assistente social, do psicólogo e de outros profissionais (ver Parte 3, *Método Clínico*, Capítulo 6, *Anamnese*).

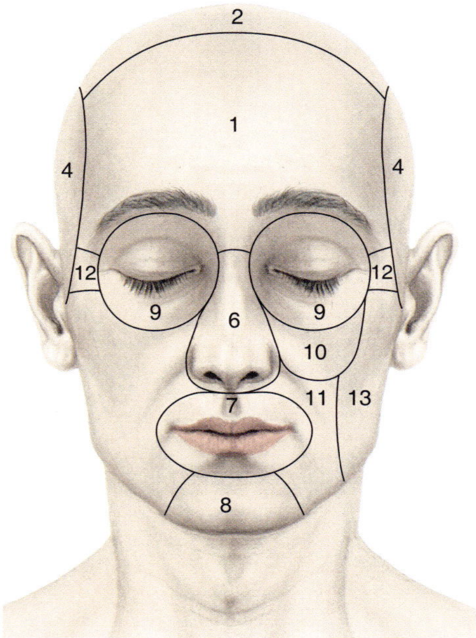

Figura 5.7 Divisão da superfície corporal em regiões de cabeça e face (vista anterior). (Adaptada de Köpf-Meier, 2006.)

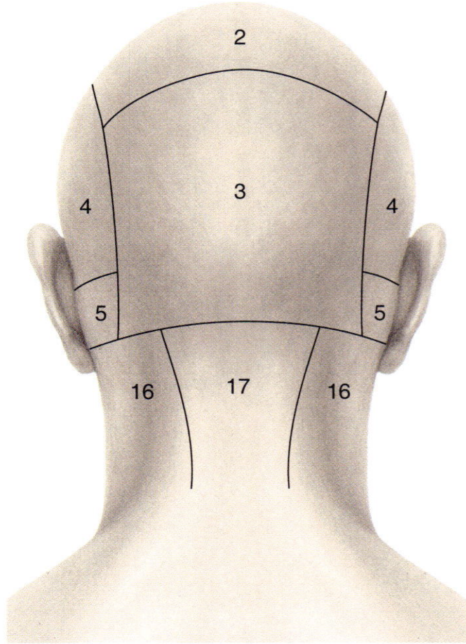

Figura 5.8 Divisão da superfície corporal em regiões de cabeça e pescoço (vista posterior). (Adaptada de Köpf-Meier, 2006.)

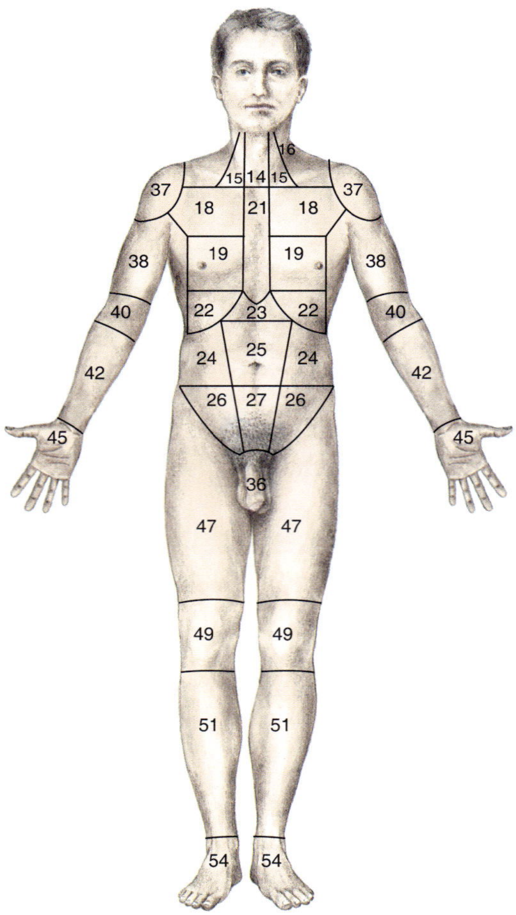

Figura 5.9 Divisão da superfície corporal em regiões de pescoço, tórax, abdome, membros superiores e inferiores (vista anterior). (Adaptada de Köpf-Meier, 2006.)

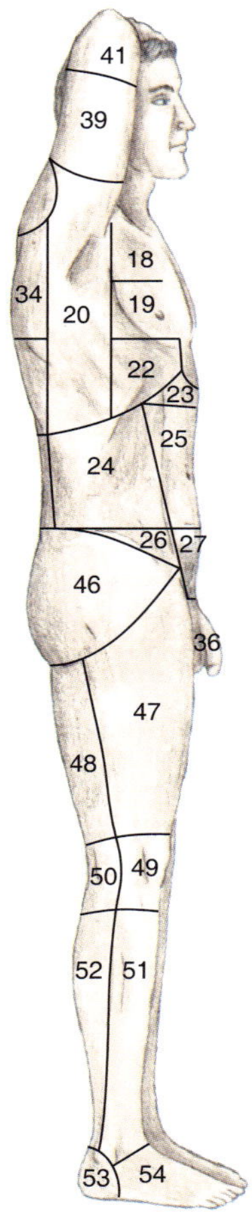

Figura 5.10 Divisão da superfície corporal em regiões de tórax, abdome, dorso, membros superiores e inferiores (vista lateral). (Adaptada de Köpf-Meier, 2006.)

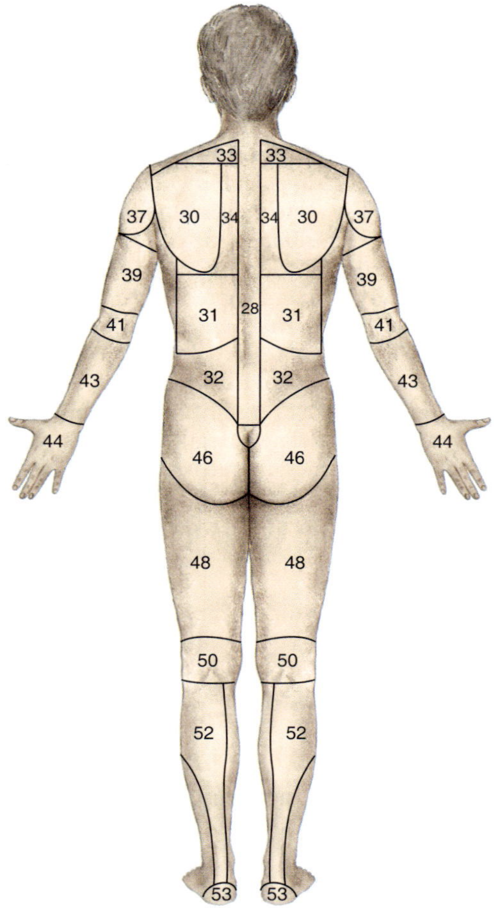

Figura 5.11 Divisão da superfície corporal em regiões: tórax, dorso, membros superiores e inferiores (vista posterior). (Adaptada de Köpf-Meier, 2006.)

A entrevista, em sentido lato, pode ser definida como um processo social de interação entre duas ou mais pessoas que se desenvolve frente a uma situação que exige necessariamente um ambiente onde as pessoas interajam. A situação apresenta elementos de orientação para a ação das pessoas envolvidas na entrevista, quais sejam os objetos físicos (o local de trabalho, os instrumentos), os objetos culturais (os conhecimentos prévios, os valores, as crenças) e os objetos sociais (as pessoas envolvidas na entrevista).

A entrevista no exercício da profissão médica é um processo social de interação entre o médico, o paciente e/ou seu acompanhante, quase sempre um familiar, frente a uma situação que envolve um problema de saúde.

A iniciativa da interação, regra geral, cabe ao paciente, que, ao sentir-se convicto de que alguma coisa não está bem consigo, decide procurar o médico para confirmar ou não a sua situação como doente. Porém, se a iniciativa cabe ao paciente, sua plena execução cabe ao médico.

O médico, ao conhecer os fatores capazes de interferir na entrevista, poderá criar condições que favoreçam uma integração maior entre ele e seu paciente, tornando possível uma interação "ótima". Isto será alcançado se o médico conseguir do paciente uma predisposição positiva para fornecer informações durante toda a entrevista.

O ambiente (consultório, ambulatório, enfermaria, quarto de hospital ou a própria residência do paciente) e o instrumental utilizado pelo médico são os objetos físicos que interferem na entrevista. Desse modo, um ambiente adequado (silencioso, agradável, limpo) e um instrumental apropriado (móveis adequados e equipamentos que funcionam bem, por exemplo) são condições indispensáveis para uma boa entrevista.

O uso de gravadores pelo médico não é conveniente na entrevista clínica, pois atua como forte inibidor do paciente. As anotações do próprio punho do médico continuam sendo a melhor maneira de registrar as informações prestadas pelo doente. O registro via digital (prontuário eletrônico do paciente [PEP]) está sendo utilizado atualmente como uma alternativa para anotar os dados da entrevista médica. Nesse caso, o médico ou o estudante deve estar atento para não dar mais importância à máquina do que ao paciente. O aluno iniciante costuma se valer de um roteiro impresso para conduzir a entrevista. A condição de iniciante justifica tal procedimento.

A melhor exemplificação da necessidade de ambiente adequado é bem conhecida dos médicos: são as chamadas "consultas de corredor" e as "consultas de festinhas de aniversário", quando os "clientes" abordam o médico ao passar por ele pelos corredores dos hospitais ou o assediam durante as festas a que o médico comparece. Tais consultas são inevitavelmente incompletas e tirar conclusões diagnósticas delas é um ato de adivinhação. Desde logo, os estudantes devem aprender que o corredor do hospital e os salões de festa são ambientes inadequados para a entrevista médica.

A cultura fornece aos membros de uma sociedade, além do instrumental básico de comunicação entre eles – que é a língua –, os padrões de comportamento social que deverão orientar suas ações (ver Parte 2, *Relação Médico-Paciente*, Capítulo 4, *Ensino/Aprendizagem da Relação Médico-Paciente*).

Referências do médico e do paciente

O médico e o paciente, regra geral, têm maneiras de sentir, pensar e agir distintas: o médico apoia suas atitudes, como profissional, em um quadro de referência científico, enquanto o paciente pode apoiar suas atitudes em um quadro de referência paracientífico e mesmo anticientífico.

A utilização de quadros de referências distintos para orientar as ações pode dificultar a entrevista; assim, o médico deve preocupar-se não só em conhecer e compreender os elementos culturais que orientam a ação do paciente, como também fazer uma análise de si próprio, no sentido de tornar conscientes os valores básicos que orientam sua ação.

O médico deve dar atenção especial à linguagem que vai utilizar durante a entrevista, pois o conjunto de símbolos (termos e expressões) utilizado pela profissão médica nem sempre é compreendido pelo paciente, uma vez que seu quadro de referência pode ser distinto.

Plaja et al., em um estudo clássico dos processos e níveis de comunicação entre médico e paciente, chegaram a resultados que merecem ser do conhecimento dos iniciantes no método clínico. Verificaram que muitos doentes tiveram problema de compreensão e, no entanto, por inibição ou acanhamento "fingiam" estar entendendo perfeitamente o que lhes foi perguntado ou explicado. Comprovaram também que o grau de incompreensão acompanhava de perto as diferenças sociais entre o médico e o paciente. Constataram, por fim, que essas barreiras eram superadas no momento em que o médico entendia e aceitava a necessidade de levar em conta a cultura de sua clientela.

Padrões normativos

O médico deve conhecer, também, os padrões normativos que a cultura criou para ele e para o seu paciente. A nossa cultura estabelece, por exemplo, que tanto o médico quanto o paciente devem apresentar-se bem compostos em termos de higiene e aparência pessoal; o paciente espera que o médico se interesse por seu caso e que lhe dê atenção, enquanto o médico espera que o paciente responda de maneira adequada às suas perguntas. O conhecimento adequado do médico dos padrões normativos que regem a sua conduta e a do paciente, bem como o conhecimento das expectativas de comportamento que o paciente tem do profissional médico, isto é, a conduta que o paciente espera que o médico tenha, são elementos fundamentais para realizar uma boa entrevista.

Fatores que interferem na entrevista

Objetos físicos

- Ambiente adequado, quase sempre representado por uma sala de consultas – o consultório – ou que pode ser o quarto ou a enfermaria
- Instrumental, cujo mínimo é uma cadeira para o participante da entrevista e o material necessário para as anotações.

Objetos culturais

- Com relação ao médico:
  - Estar consciente de seus valores (ética médica)
  - Usar uma linguagem adequada
  - Cuidar da apresentação pessoal
- Com relação ao paciente:
  - Conhecer os componentes culturais de sua clientela potencial (nível educacional, padrões alimentares, medicina popular, religiosidade)
  - Conhecer as expectativas de comportamento da clientela em geral
  - Conhecer o universo de comunicação básico (a linguagem) de sua clientela
- Com relação à comunidade:
  - Conhecer os recursos assistenciais disponíveis na comunidade
  - Conhecer as condições sanitárias da comunidade.

Objetos sociais

- Conseguir do paciente uma predisposição positiva para dar informações
- Estar atento a indícios subliminares (hesitações, gestos, expressões) que possam indicar incompreensão, receio, defesa, insegurança, desconfiança
- Controlar suas próprias manifestações que possam induzir respostas inadequadas.

Não deve, porém, o médico esquecer-se de que, além dos objetos físicos e culturais, existem os objetos sociais. Estes objetos sociais são o médico e o paciente; assim, a reação do paciente frente à ação do médico, ou vice-versa, é um estímulo a uma nova ação deste último, e assim sucessivamente. Logo, existe uma interestimulação entre o médico e o paciente. Se o médico se apresenta com uma fisionomia carregada após uma resposta do paciente, isto será um elemento de orientação para a ação posterior do paciente, que poderá sentir-se preocupado e passar a responder dentro de uma nova perspectiva. O médico, ao conhecer que os objetos sociais se interestimulam, deverá ter o máximo cuidado em controlar e alterar o comportamento do paciente; por outro lado, deve desenvolver sua intuição no sentido de captar no paciente indícios subliminares, como uma leve hesitação ao dar uma resposta ou um franzir de testa, que permitirão desenvolver condições que levem a uma interação mais eficaz com o paciente.

EXAME FÍSICO

A inspeção, a palpação, a percussão, a ausculta e o uso de alguns instrumentos e aparelhos simples são designados conjuntamente com o exame físico.

Um aspecto do exame físico que merece ser ressaltado de imediato é seu significado psicológico.

O paciente só se sente verdadeiramente "examinado" quando está sendo inspecionado, palpado, percutido, auscultado, pesado e medido.

Esse componente afetivo sempre existe e atinge seu grau máximo nos pacientes com transtornos de ansiedade, podendo, inclusive, ultrapassar os limites do normal. Deve ser reconhecido e corretamente explorado pelo médico para consolidar a relação médico-paciente que teve início na anamnese.

Respeito mútuo, seriedade e segurança são os elementos que possibilitarão ao estudante reconhecer o significado psicológico que o exame físico tem para o paciente.

Saber usar este componente afetivo é um dos maiores trunfos de que o médico poderá dispor nas mais variadas situações da prática profissional.

O exame físico das crianças tem peculiaridades que serão enfatizadas no curso de pediatria. Mas, a título de informe preliminar, desejamos deixar registrada a recomendação de Marcondes: "O exame da criança é resultado de muita paciência, doçura e carinho" (ver Parte 20, *Semiologia da Infância, da Adolescência da Pessoa Idosa*, Capítulo 179, *Semiologia da Infância*).

SEGUIMENTO DO PACIENTE

O **seguimento** do paciente ou *follow-up,* expressão inglesa universalmente consagrada na linguagem médica, é parte integrante do exame clínico e pode ser definido como a observação sistemática do doente durante a evolução de sua enfermidade.

Por influência da tecnologia médica, ao se fazer o seguimento do paciente, está se tornando usual a expressão "monitorar" com o significado de manter sob constante observação um ou mais dados clínicos. Assim, **monitorar** a pressão arterial seria registrá-la repetidas vezes com o objetivo de reconhecer, prontamente, qualquer modificação. O termo pode ser empregado também quando a observação é realizada com a ajuda de algum aparelho. É o caso, por exemplo, de **monitorar** o ritmo e a frequência cardíacos, pela observação da atividade elétrica do coração, registrada pelo ECG.

Todos os dados do exame clínico e de exames complementares podem ser incluídos no seguimento, mas, para simplificar seu trabalho, o médico restringe-se aos clássicos **sinais vitais** (temperatura, pulso, pressão arterial, frequência respiratória, nível de consciência), aos quais se acrescentam dados específicos da enfermidade do paciente.

O seguimento de um paciente poderá ser feito a curto prazo ou por longo período, às vezes pelo resto da vida.

O seguimento tem por finalidade continuar obtendo dados clínicos, seja pela anamnese ou pela repetição do exame físico, agora dirigido para os setores do organismo mais envolvidos. Assim, por exemplo, no seguimento de um paciente com insuficiência cardíaca, o médico fará indagações sobre os sintomas (dispneia, tosse, insônia, oligúria) e, ao examiná-lo, concentrará sua atenção na ausculta do tórax, atento às crepitações nas bases pulmonares, à frequência e ao ritmo do coração; na palpação do fígado, cuja sensibilidade e tamanho passam a ter interesse especial; no exame físico geral, através do qual vai acompanhar o ingurgitamento jugular e a intensidade do edema dos membros inferiores. Ao lado disso, vai registrar o peso e o volume urinário diariamente.

A avaliação de resultados terapêuticos é feita quase inteiramente pelo seguimento do paciente, acompanhando-se a evolução da sintomatologia e de dados complementares.

Seguimento do paciente e a relação médico-paciente

O seguimento do paciente cria condições ideais para aprofundar a relação médico-paciente, pois os repetidos encontros abrem oportunidade para novas indagações e permanente análise das queixas e das atitudes do paciente.

Muitas vezes, somente após o aprofundamento do relacionamento torna-se possível esclarecer questões cuja abordagem não foi possível na entrevista inicial.

FICHA CLÍNICA OU PRONTUÁRIO MÉDICO

Todo atendimento, por mais simples que seja, deve ser registrado na ficha clínica ou no prontuário médico, uma vez que é impossível guardar na memória as queixas, o diagnóstico e as prescrições terapêuticas de todos os pacientes, e para que com isso o médico se resguarde legal e eticamente.

Prontuário médico

De acordo com o Parecer CFM nº 30/02, aprovado em 10/07/02, "o prontuário do paciente é o documento único constituído de um conjunto de informações registradas, geradas a partir de fatos, acontecimentos e situações sobre a saúde do paciente e a assistência prestada a ele, de caráter legal, sigiloso e científico, que possibilita a comunicação entre membros da equipe multiprofissional e a continuidade da assistência prestada ao indivíduo" (ver boxe *Inteligência artificial e exame clínico*)

Inteligência artificial e exame clínico

A utilização de inteligência artificial (IA) na prática diária já está sendo possível com os algoritmos utilizados pelo *Generative Pretrained Transformer* (ChatGPT4) e em outras plataformas semelhantes, as quais serão desenvolvidas em curto espaço de tempo.

Com auxílio de IA, poderemos realizar quatro tarefas durante a consulta de um paciente:

1. Fazer o prontuário clínico: a partir do treinamento dos algoritmos (*machine learning*), o robô será capaz de gravar e separar as vozes do paciente e do médico. A partir daí, os dados poderão ser interpretados e organizados no formato dos prontuários clínicos tradicionais, não havendo necessidade de escrever ou digitar os dados coletados. Condição fundamental é a coleta de dados na anamnese e pelas técnicas básicas do exame físico, assim como os registros obtidos pelos equipamentos tradicionais, como o termômetro, o aparelho de pressão, o oxigênio, a balança e os aparelhos portáteis de USG e ECG, ou de qualquer outro que possa ser miniaturizado.

Contudo, um prontuário clínico de alta qualidade só será conseguido se o exame clínico for bem feito, com uma coleta de dados de alto padrão.

Liberado da tarefa de escrever ou digitar os dados obtidos, o médico poderá dedicar toda sua atenção ao paciente que está consultando. Isso trará consequências positivas em muitos aspectos na relação médico-paciente e/ou com seus familiares. Haverá, portanto, uma integração perfeita entre a "medicina das doenças e a medicina dos doentes".

Vale ressaltar que o robô jamais obterá uma coleta de dados tão boa quanto o médico, desde que o médico parta da premissa de que "as doenças podem ser semelhantes, mas os pacientes nunca serão iguais".

2. A partir de dados de boa qualidade, com base na grande quantidade de informações que serão facilmente armazenadas pelo aplicativo, serão aventadas hipóteses diagnósticas melhores que as de um médico, mesmo que seja um especialista.
3. Em sequência, o profissional poderá solicitar a indicação do(s) exame(s) complementar(es) mais adequado(s) para a comprovação do diagnóstico.
4. Por fim, após o diagnóstico, o robô mostrará todas as alternativas de tratamento, cabendo ao médico definir a mais adequada para aquele paciente.

Cumpre salientar que sempre caberá ao médico assumir a responsabilidade, em todas as etapas, sobre a escolha do tratamento mais adequado para aquele paciente.

Isso porque o robô nunca poderá ter responsabilidade legal ou fazer uma opção ética para cada caso, porque isso será sempre uma ação humana.

O prontuário é um documento que pertence ao paciente, mas fica sob a guarda do médico e/ou da instituição, podendo o paciente fotocopiá-lo. É o principal instrumento de defesa dos profissionais médicos quando há algum tipo de questionamento de natureza ética, civil, administrativa ou criminal.

No prontuário devem ser anotadas todas as informações pertinentes ao atendimento prestado. Os registros médicos do paciente são essenciais e devem conter todo o histórico de saúde, desde o nascimento até a morte. Além disso, servem de suporte à pesquisa, ao ensino e ao gerenciamento dos serviços de saúde, e são também um documento legal dos atos médicos. Os prontuários em papel são os mais tradicionais. Todavia, esse tipo de documento é exposto aos riscos de quebra de privacidade e de extravio. Existe, também, dificuldade para a recuperação de informações importantes para tomada de decisão e/ou as que devem ser compartilhadas entre os profissionais da saúde e com os pacientes, além de necessitarem de espaço físico para seu arquivamento.

Com isso, o prontuário tende a abarcar um considerável volume de informações sobre o paciente, como os sinais vitais, resultados de exames laboratoriais e de testes diagnósticos, as quais acabam sendo pouco utilizadas por conta da dificuldade de recuperá-las.

Anotações, por mais sucintas que sejam, formam um dossiê médico de grande valor para o conhecimento de um paciente. Diagnósticos, resultados de exames, reações medicamentosas, cirurgias realizadas, além de outros dados, permitirão ao médico reconhecer com mais facilidade os problemas que o paciente for apresentando ao longo de sua vida.

Exames complementares podem ser dispensados ou mais bem interpretados quando se dispõe de anotações anteriores, diminuindo os custos e aumentando a eficiência do trabalho do médico.

Há inúmeros modelos de fichas e de prontuários, mas todos eles devem reservar espaço para **identificação do paciente, história clínica, exame físico, diagnóstico, prescrições terapêuticas e seguimento do paciente**. É necessário abrir um item para as anotações de **exames complementares**.

PRONTUÁRIO ELETRÔNICO

O PEP é usado para descrever sistemas desenvolvidos para consultórios médicos, hospitais ou centros de saúde que incluem elementos de identificação ao paciente, medicamentos e geração de receitas, registros de resultados de exames laboratoriais e, em alguns casos, todas as informações de saúde registradas pelo médico em cada visita do paciente. Pode conter outras funções agregadas, como emissão de alertas, prescrição e solicitação de medicamentos, informações sobre admissão e alta, dados financeiros e registros feitos pela equipe multiprofissional.

Independentemente do conceito, o PEP deve ser um sistema sigiloso, que possui caráter assistencial, ético-legal e científico, e que possibilita, ainda, a comunicação entre os membros da equipe multiprofissional e a continuidade da assistência prestada ao paciente.

VANTAGENS ADVINDAS DA UTILIZAÇÃO DO PEP. Acesso mais rápido ao histórico de saúde do paciente e as suas consultas e intervenções prévias; disponibilidade remota; uso simultâneo por diversos serviços e profissionais da saúde; legibilidade das informações; fim da redigitação das informações; integração com outros sistemas de informação; processamento contínuo dos dados; informações organizadas de maneira mais sistemática; inexistência da possibilidade de extravio das fichas; controle do fluxo de pacientes nos serviços de saúde; solicitação e verificação de exames complementares e de medicamentos; mais agilidade; melhora da qualidade no preenchimento dos prontuários; evita deterioração, perda e alteração das informações.

No âmbito da saúde pública, os registros atualizados continuamente em níveis municipal, estadual e nacional podem apoiar a definição de políticas públicas e regular as demandas entre os três níveis de atenção (primária, secundária e terciária).

DESVANTAGENS EM RELAÇÃO AO USO DO PEP. Necessidade de grandes investimentos em *hardware* e *software* com atualizações frequentes; treinamentos dos usuários; resistência dos profissionais da saúde ao uso de sistemas informatizados; receio dos profissionais em expor suas condutas clínicas, uma vez que o PEP pode ser visto por outros colegas; o sistema pode ficar inoperante por horas ou dias, tornando as informações indisponíveis; demora para coleta de todos os dados obrigatórios; seu uso e acesso indevidos podem colocar a questão da confiabilidade e segurança das informações do paciente. Outra desvantagem apontada está relacionada ao impacto na relação médico-paciente, uma vez que o sistema pode reduzir o contato "olho no olho" e também aumentar o tempo de trabalho dos profissionais, uma vez que costumam exigir o preenchimento de uma quantidade maior de informações.

A principal barreira para informatizar o arquivo médico está relacionada à educação dos profissionais da saúde que interagem com o prontuário. Embora o aumento do uso de novas tecnologias no processo de investigação e no tratamento das doenças favoreça a adoção do prontuário eletrônico, não é suficiente para assegurar sua aceitação.

É vasto o número de profissionais que tendem a desmerecer as máquinas, duvidar de seu potencial e negar sua confiabilidade e praticidade, principalmente quando provocam alterações na sua rotina profissional, o que pode contribuir para os baixos níveis de implementação dos outros sistemas informatizados.

Apesar das dificuldades relatadas, acredita-se que é de suma importância a utilização de sistemas de informação que incluam o prontuário eletrônico no âmbito do sistema de saúde, a fim de identificar os usuários, facilitar a gestão dos serviços, a comunicação e o compartilhamento das informações em um país com dimensões continentais e imensa diversidade cultural.

LABORATÓRIO DE HABILIDADES

O aprendizado da semiologia, hoje, é feito em vários cenários e não somente nos hospitais universitários. Em algumas escolas médicas, para ensinarem a construção de uma história clínica, os professores utilizam os pacientes de enfermarias; em outras já se preferem pacientes provenientes de ambulatórios ou postos de saúde. A enfermaria é um local talvez privilegiado para ensino de técnicas de exame físico, reconhecimento de padrões, demonstração de situações em que o exame físico é alterado, e continua sendo usada com esse objetivo. Já a história clínica construída a partir de pacientes de ambulatórios ou postos de saúde, que apresentam problemas menos complexos, permite que o raciocínio hipotético-dedutivo probabilístico possa ser praticado pelos alunos desde o início.

As escolas médicas que adotam metodologias ativas, como o *problem-based learning* (PBL), utilizam, ainda, o laboratório de habilidades como recurso didático para o treinamento de conhecimentos, atitudes e habilidades necessários para o exame clínico.

No laboratório de habilidades, há um treinamento das técnicas de história clínica e de exame físico antes do contato do estudante com o paciente. Inicialmente, a anamnese é ensinada pelo professor e treinada utilizando-se pacientes-atores que encenam uma história clínica fictícia. As histórias clínicas encenadas pelos atores são escritas, sob a forma de "cenas teatrais", por professores de semiologia médica, com o intuito de alcançar os objetivos de aprendizagem propostos pela disciplina no que tange a conhecimentos teóricos, habilidades semiológicas e atitudes éticas e humanistas (Quadros 5.1 a 5.3).

Quadro 5.1 Objetivos do laboratório de habilidades.

- Desenvolver a postura ética na relação médico-paciente
- Desenvolver a habilidade de realizar uma anamnese completa
- Desenvolver a habilidade de realizar inspeção, palpação, percussão e ausculta
- Desenvolver a habilidade de realizar a semiotécnica do exame físico geral, dos seguintes sistemas: cardiovascular, respiratório, do abdome, dermatológico, neurológico, endócrino-reprodutor masculino e feminino, endócrino-metabólico, geniturinário masculino e feminino e locomotor

Quadro 5.2 Vantagens do laboratório de habilidades.

- Complexas situações clínicas podem ser desenvolvidas e simuladas
- Os procedimentos poderão ser repetidos muitas vezes, o que seria inaceitável para os pacientes
- O erro é permitido e pode ser corrigido de imediato sem o constrangimento do estudante e do paciente
- Exclui-se a dependência de haver pacientes no momento do treinamento
- Pode ser um fator de motivação importante para o aluno para adquirir tanto conhecimentos como habilidades
- Sendo um espaço de treinamento, oferece maior segurança ao estudante quando for examinar o paciente real

Quadro 5.3 Equipamentos e recursos humanos necessários no laboratório de habilidades.

Equipamentos necessários	Manequins simuladores, estetoscópios, esfigmomanômetros, macas, banquinhos, cadeiras, papel de maca descartável, lençol, fita métrica, calculadora, balança, termômetro, lanterna-foco, diapasão, estesiômetro, martelo e oftalmoscópio
Recursos humanos necessários	Profissionais-atores ou alunos-estagiários do curso de teatro

Já o exame físico é ensinado aos estudantes e repetidamente treinado, utilizando-se manequins que simulam reações humanas em diversas situações clínicas, ou também pacientes-atores, quando não for possível a realização do exame no manequim.

Vale destacar que os manequins e os atores profissionais não podem substituir os pacientes, mas apenas antecedem o contato com eles, facilitando a aprendizagem do método clínico.

Deverá ser introduzido um novo ambiente com computadores para o aprendizado da utilização da inteligência artificial como um novo componente do exame clínico (ver Boxe *Inteligência artificial e exame clínico*).

Treinamento da técnica da anamnese no laboratório de habilidades

A técnica da anamnese é ensinada em um ambiente, dentro do laboratório de habilidades, que simula um consultório médico (ver Quadro 5.3).

Esse espaço é composto por um consultório tipo sala-espelho e por corredores laterais que circundam essa sala (Figura 5.12).

Durante a consulta médica simulada, o aluno-médico e o paciente-ator ficam dentro do consultório médico em um ambiente falsamente privativo. O professor e os alunos-observadores, sempre em pequenos grupos (8 a 12 alunos), ficam nos corredores laterais ao consultório assistindo a toda a consulta, porém sem serem vistos pelo aluno-médico ou paciente-ator.

Após o aluno-médico atender o paciente-ator construindo sua anamnese, todos os acadêmicos se reúnem com o professor para comentar acertos e falhas, esclarecer dúvidas e discutir situações relacionadas com atitudes semiológicas, relação médico-paciente e questões éticas que, porventura, surgirem durante a consulta simulada.

Essa atividade tem por finalidade o treinamento das habilidades necessárias aos estudantes na realização de uma anamnese, com ênfase no desenvolvimento da comunicação, no direcionamento da história clínica, bem como no treinamento das atitudes corretas na relação médico-paciente.

Outra maneira de se fazer este treinamento é a filmagem da cena em que o aluno-médico faz a anamnese com o paciente-ator e posterior apreciação da cena pelo grupo de estudantes e pelo professor, quando os acertos e as falhas são discutidos por todos.

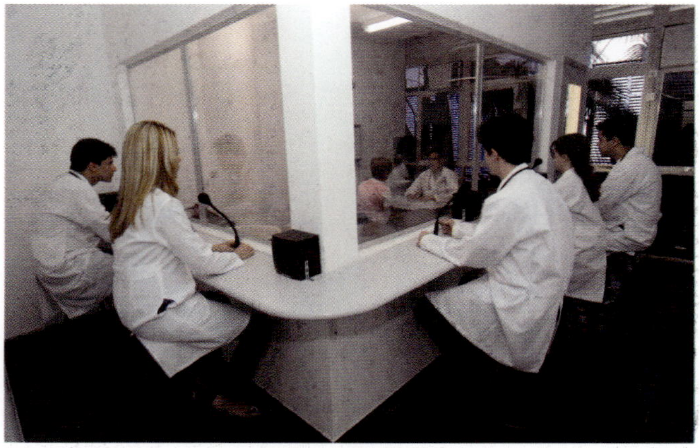

Figura 5.12 Sala-espelho. Os alunos podem ver e ouvir a entrevista médica sem serem vistos; no entanto, microfones permitem a comunicação com o professor.

Treinamento da semiotécnica do exame físico no laboratório de habilidades

A semiotécnica do exame físico é ensinada em uma sala ampla, dentro do laboratório de habilidades, onde o professor demonstra a técnica nos manequins-simuladores ou nos pacientes-atores e, em seguida, desenvolve o treinamento dos estudantes, que repetem as manobras por várias vezes até dominarem a técnica (Figura 5.13).

Esse encontro entre professor e alunos, em pequenos grupos, é um momento muito rico, pois há uma integração entre o conhecimento teórico apreendido, a prática assistida e posteriormente treinada e posturas eticamente discutidas. Desse modo, os acadêmicos que aprendem antes a semiotécnica do exame clínico no laboratório de habilidades em pacientes-atores ou manequins-simuladores tornam-se mais bem preparados para o momento de lidar diretamente com um paciente real, seja na atenção primária ou em um hospital.

Sem dúvida, o contato direto do estudante com o paciente deve ser intensamente aproveitado para o aprendizado clínico, porém o processo ensino-aprendizagem pode ser complementado com equipamentos que permitem simulações e que, em muitos casos, são vantajosos.

Um exemplo que pode ser citado são os manequins que simulam ausculta cardíaca, em que todos os sons cardíacos podem ser ouvidos várias vezes pelos estudantes, até que haja uma memorização completa de todas as suas características e diferenças. Os alunos podem treinar exaustivamente, sem o grande desconforto que isso poderia causar em pacientes reais.

Para se realizar um exame clínico moderno, deverão ser incorporados aparelhos portáteis, principalmente a USG e o ECG. Além disso, haverá um novo componente – a sala de computadores equipados com aplicativos de inteligência artificial (Ver boxe *Inteligência artificial e exame clínico*).

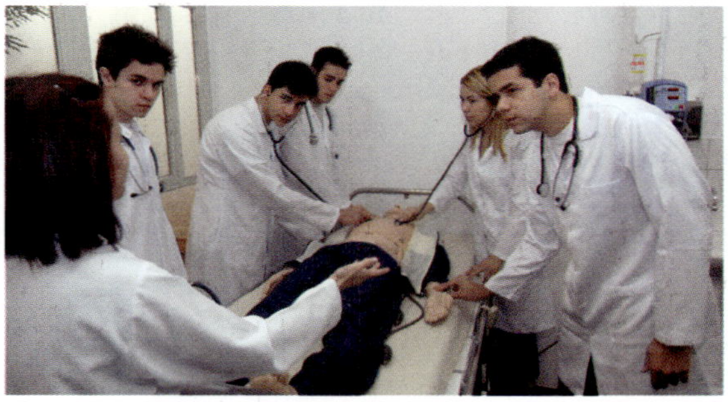

Figura 5.13 Treinamento da semiotécnica do exame físico no laboratório de habilidades com utilização de manequins.

BIBLIOGRAFIA

Brasil. Ministério da Educação. Conselho Nacional de Educação. Câmara de Educação Superior. Novas Diretrizes Curriculares nacionais para os Cursos de Graduação em Medicina, 2014.

Köpf-Meier P. Wol-Heidegger Atlas de anatomia humana. Rio de Janeiro: Guanabara Koogan, 2006. 873 p.

Pezzi L, Neto SP. O laboratório de habilidades na formação médica. Cadernos da ABEM. 2008;4.

Pinho FMO, Branco RFGR. Laboratório de habilidades clínicas. In: Porto CC, Porto AL. Exame clínico. 8. ed. Rio de Janeiro: Guanabara Koogan, 2017.

Plaja AD et al. La comunicación entre el medico y el paciente en las consultas externas. Educación Medica y Salud. 1969;3(3):217-27.

Porto CC. Cartas aos estudantes de medicina. 2. ed. Rio de Janeiro: Guanabara Koogan, 2018.

Troncon LEA. Clinical skils assessment: limitations to the introduction of "OSCE" (objective structured clinical examination) in a traditional Brazilian medical school. São Paulo Med J. 2004;122(1):12-7.

CAPÍTULO 6

Anamnese

Celmo Celeno Porto, Arnaldo Lemos Porto,
Fábia Maria Oliveira Pinho,
Rita Francis Gonzalez y Rodrigues Branco

Quadro 6.1 Possibilidades e objetivos da anamnese.

- Estabelecer condições para uma adequada relação médico-paciente
- Conhecer, por meio da identificação, os determinantes epidemiológicos que influenciam o processo saúde-doença de cada paciente
- Fazer a história clínica, registrando, detalhada e cronologicamente, o(s) problema(s) de saúde do paciente
- Registrar e desenvolver práticas de promoção da saúde
- Avaliar o estado de saúde passado e presente do paciente, conhecendo os fatores pessoais, familiares e ambientais que influenciam seu processo saúde-doença
- Conhecer os hábitos de vida do paciente, bem como suas condições socioeconômicas e culturais
- Avaliar, de maneira clara, os sintomas de cada sistema corporal.

ASPECTOS GERAIS

Anamnese (do grego *aná* = trazer de novo + *mnesis* = memória) significa trazer de volta à mente todos os fatos relacionados com a doença e o paciente.

De início, deve-se ressaltar que a anamnese é a parte mais importante da medicina: primeiro, porque é o núcleo em torno do qual se desenvolve a relação médico-paciente, que, por sua vez, é o principal pilar do trabalho do médico; segundo, porque é cada vez mais evidente que o **progresso tecnológico somente é bem utilizado se o lado humano da medicina é preservado**. As questões éticas e a responsabilidade legal só se tornam concretas pelas atitudes e ações do médico durante o exame clínico. Conclui-se, portanto, que cabe à anamnese uma posição ímpar, insubstituível, na prática médica.

A anamnese, se bem-feita, culmina em decisões diagnósticas e terapêuticas corretas; se malfeita, em contrapartida, desencadeia uma série de consequências negativas, as quais não podem ser compensadas com a realização de exames complementares, por mais sofisticados que sejam.

A ilusão de que o progresso tecnológico eliminaria a entrevista e transformaria a medicina em uma ciência "quase" exata caiu por terra. Já se pode afirmar que uma das principais causas da perda de qualidade do trabalho médico é justamente a redução do tempo dedicado à anamnese. Até o aproveitamento racional das avançadas técnicas depende cada vez mais da entrevista. A realização de muitos exames complementares não resolve o problema; pelo contrário, agrava-o ao aumentar os custos, sem crescimento paralelo da eficiência. Escolher o(s) exame(s) adequado(s), entre tantos disponíveis, é fruto de um raciocínio crítico apoiado quase inteiramente na anamnese. Tudo vai depender de uma boa coleta de dados, tanto na anamnese como no exame físico.

O Quadro 6.1 resume os objetivos e as possibilidades principais da anamnese.

Em essência, a anamnese é uma **entrevista**, e o instrumento de que nos valemos é a palavra falada. É óbvio que, em situações especiais (pacientes surdos ou pacientes com dificuldades de sonorização), dados da anamnese podem ser obtidos por meio da Língua Brasileira de Sinais (Libras), da palavra escrita ou mediante tradutor (acompanhante e/ou cuidador que compreenda a comunicação do paciente).

No início do aprendizado do método clínico, os estudantes pensam que "fazer anamnese" é simplesmente "conversar com o paciente"; contudo, entre uma coisa e outra há uma distância enorme, basicamente porque o diálogo entre o médico e o paciente tem objetivo e finalidade preestabelecidos, ou seja, a reconstituição dos fatos e dos acontecimentos direta ou indiretamente relacionados com uma situação anormal da vida do paciente.

A anamnese é o melhor instrumento para fazer a triagem e analisar os sintomas, reconhecer problemas de saúde e preocupações e registrar as maneiras como a pessoa responde a essas situações, permitindo aventar hipótese(s) diagnóstica(s) consistente(s), além de abrir espaço para a promoção da saúde.

Na medicina moderna, tecnologias baseadas em inteligência artificial e gravação de voz permitirão o registro detalhado de toda essa etapa com grandes benefícios, tanto para armazenar os detalhes da conversa quanto para formular hipóteses diagnósticas mais precisas.

As inúmeras fontes de informação, principalmente a internet, estão modificando a técnica da anamnese, que está passando de "relato" para "diálogo" (ver o boxe *Paciente informado ou expert, equipado e empoderado*).

Maneiras de se fazer anamnese

A anamnese pode ser conduzida das seguintes maneiras:

- Deixar o paciente relatar, livre e espontaneamente, suas queixas sem nenhuma interferência, limitando-se a ouvi-lo. Essa técnica é recomendada e seguida por muitos clínicos. O psicanalista apoia-se integralmente nela e chega ao ponto de se colocar em uma posição na qual não possa ser visto pelo paciente, para que sua presença não exerça influência inibidora ou coercitiva
- De outra maneira, denominada **anamnese dirigida**, o médico, tendo em mente um esquema básico, conduz a entrevista mais objetivamente. O uso dessa técnica exige rigor técnico e cuidado na sua execução, de modo a não se deixar levar por ideias preconcebidas
- Outra maneira é o médico deixar, inicialmente, o paciente relatar de maneira espontânea suas queixas, para depois conduzir a entrevista de modo mais objetivo.

Paciente informado ou *expert*, equipado e empoderado

Com a crescente capacidade de o paciente obter informações sobre sintomas, doenças, tratamentos, especialmente nos *sites* de busca da internet, está surgindo um novo tipo de entrevista que pode ser chamado de "anamnese dialogada". Em vez do tradicional relato passa a haver um diálogo amparado nas informações obtidas pelo paciente e nos conhecimentos científicos do médico (ver Parte 1, *A Semiologia e o Ensino/Aprendizagem da Medicina*, Capítulo 1, *Princípios e Bases da Prática Médica*).

Qualquer que seja a técnica empregada, os dados coletados devem ser elaborados. Isso significa que uma boa anamnese é o que se retém do relato feito pelo paciente ou do diálogo, no caso do paciente *expert*, depois de ter passado por uma análise crítica, com o intuito de estabelecer o significado das expressões usadas e a coerência das correlações estabelecidas. Há de se ter cuidado com as interpretações que os pacientes fazem de seus sintomas e dos tratamentos.

A história clínica, portanto, **não é o simples registro de uma conversa. É mais do que isso: é o resultado de uma entrevista com objetivo explícito, conduzida pelo examinador e cujo conteúdo foi elaborado criticamente por ele**.

As primeiras tentativas são trabalhosas, longas e cansativas, e o resultado não passa de uma história complicada, incompleta e eivada de descrições inúteis, ao mesmo tempo que deixa de ter informações essenciais.

Por isso, pode-se afirmar que a anamnese é a parte mais difícil do método clínico, mas é também a mais importante. Seu aprendizado é lento, só conseguido depois de se realizarem dezenas de entrevistas.

Muito mais fácil é aprender a manusear aparelhos, já que eles obedecem a esquemas rígidos, enquanto as pessoas apresentam individualidade, característica humana que exige do médico flexibilidade na conduta e capacidade de adaptação.

Para fazer uma entrevista de boa qualidade, antes de tudo o médico deve estar interessado no que o paciente tem a dizer. Ao mesmo tempo, é necessário demonstrar compreensão e desejo de ser útil àquela pessoa, com a qual assume um compromisso tácito que não tem similar em nenhuma outra relação inter-humana.

Pergunta-se frequentemente quanto tempo deve-se dedicar à anamnese. Não se pode, é óbvio, estabelecer limites rígidos. Os estudantes que estão fazendo sua iniciação clínica gastam horas para entrevistar um paciente, pois são obrigados a seguir roteiros longos, preestabelecidos; é necessário que seja assim, pois, nessa fase, precisam percorrer todo o caminho para conhecê-lo, para que somente após isso possam criar "atalhos" sem perder a qualidade da entrevista.

Nas doenças agudas ou de início recente, em geral apresentando poucos sintomas, é perfeitamente possível conseguir uma história clínica de boa qualidade em 10 minutos, ao passo que nas doenças de longa duração, com sintomatologia variada, não se gastarão menos do que 30 a 60 minutos.

Em qualquer situação, aproveita-se, também, o momento em que está sendo executado o exame físico para novas indagações, muitas delas despertadas pela observação do paciente.

A **pressa** é o defeito de técnica mais grosseiro que se pode cometer durante a obtenção da história; tão grosseiro como se quisesse obter em 2 minutos uma reação bioquímica que exige 2 horas para se completar. Este erro pode ter graves consequências no atendimento aos pacientes.

A falta de conhecimento sobre os sintomas da doença limita de maneira extraordinária a possibilidade de se obter uma investigação clínica completa. Quando não se conhece um fenômeno, não se sabe que meios e modos serão mais úteis para que seja detectado e entendido; por isso, costuma-se dizer que anamneses perfeitas só podem ser obtidas por médicos experientes. No entanto, histórias clínicas de boa qualidade são conseguidas pelos estudantes após treinamento supervisionado, não muito longo.

Espírito preconcebido

O espírito preconcebido é outro erro técnico a ser evitado continuamente, porque pode ser uma tendência natural do examinador. Muitas vezes essa preconcepção é inconsciente, originada de um especial interesse por determinada enfermidade ou por partes da medicina, como acontece com os especialistas que perdem a visão de conjunto dos pacientes.

A **anamnese** ainda é, na maioria dos pacientes, **o fator isolado mais importante para se chegar a um diagnóstico**, mas o valor prático da história clínica não se restringe à elaboração do diagnóstico, que deve ser uma meta fundamental do médico. A terapêutica sintomática só pode ser planejada com acerto e proveito se for fundamentada no conhecimento detalhado dos sintomas relatados. Cada indivíduo personaliza de maneira própria seus padecimentos. Todo paciente apresenta particularidades que escapam a qualquer esquematização rígida. Idiossincrasias ou intolerâncias que a anamnese traz à tona podem ser decisivas na escolha de um recurso terapêutico. Assim, o antibiograma poderá indicar que determinada substância é mais ativa contra determinado germe, porém, se o paciente relatar intolerância àquele antibiótico, sua eficácia cientificamente preestabelecida perde o significado.

Há muitas doenças cujos diagnósticos são feitos quase exclusivamente pela história, como, por exemplo, enxaqueca e neuralgia do trigêmeo, isso sem se falar dos transtornos psiquiátricos, cujo diagnóstico apoia-se integralmente nos dados da anamnese (ver Parte 19, *Exame Psiquiátrico*).

Determinados pacientes tendem a tomar a condução da anamnese, respondendo apenas às perguntas que lhes interessam, questionando o médico, levantando questões a todo momento ou interpretando eles mesmos os sintomas, ao

Recomendações práticas para se fazer uma boa anamnese

- É no primeiro contato que reside a melhor oportunidade para fundamentar uma boa relação entre o médico e o paciente. Perdida essa oportunidade, sempre existirá um hiato intransponível entre um e outro
- Cumprimente o paciente, perguntando logo o nome dele e dizendo-lhe o seu. Não use termos como "vovô", "vovó", "vozinho", "vozinha" para as pessoas idosas (ver Parte 20, *Semiologia da Infância, da Adolescência e da Pessoa Idosa*, Capítulo 181, *Semiologia da Pessoa Idosa*)
- Demonstre atenção ao que o paciente está falando e procure identificar de pronto alguma condição especial – dor, sonolência, ansiedade, hostilidade, tristeza, confusão mental – para que você saiba a maneira de conduzir a entrevista (ver Parte 2, *Relação Médico-Paciente*, Capítulo 4, *Ensino/Aprendizagem da Relação Médico-Paciente*)
- Conhecer e compreender as condições socioculturais do paciente representa uma ajuda inestimável para reconhecer a doença e entender o paciente
- Perspicácia e tato são qualidades indispensáveis para a obtenção de dados sobre doenças estigmatizantes ou distúrbios que afetam a intimidade da pessoa
- Ter sempre o cuidado de não sugestionar o paciente com perguntas que surgem de ideias preconcebidas
- O tempo reservado à anamnese distingue o médico competente do incompetente, o qual tende a transferir para as máquinas e o laboratório a responsabilidade do diagnóstico
- Sintomas bem investigados e mais bem compreendidos abrem caminho para um exame físico objetivo. Isso poderia ser anunciado de outra maneira: só se acha o que se procura e só se procura o que se conhece
- A causa mais frequente de erro diagnóstico é uma história clínica mal obtida
- Obtidas as queixas, estas devem ser elaboradas mentalmente pelo médico, de modo a encontrar o desenrolar lógico dos acontecimentos, que é a base do raciocínio clínico
- Os dados fornecidos pelos exames complementares nunca corrigem as falhas e as omissões cometidas na anamnese. Laudos não são diagnósticos, são apenas laudos
- Somente a anamnese possibilita ao médico uma visão de conjunto do paciente, indispensável para a prática de uma medicina de excelência.

mesmo tempo que emitem opiniões sobre exames a serem efetuados. Chegam a sugerir diagnósticos e tratamentos para seus próprios males. Muitas dessas pessoas são adeptas de leituras de divulgação científica em revistas ou em *sites* da internet (mais recentemente também em plataformas de inteligência artificial). A primeira preocupação do médico deve ser retomar a direção da entrevista de maneira habilidosa, preocupando-se em não assumir nenhuma atitude hostil proveniente da momentânea perda de sua posição de líder daquele colóquio.

Muitas vezes, alguns dados da anamnese tornam-se mais claros se voltamos a eles durante o exame físico do paciente. Isso é possível em virtude da característica mais importante do exame clínico que é sua flexibilidade.

Uma das principais características do método clínico é justamente sua flexibilidade. Contudo, na fase inicial do aprendizado, é melhor procurar esgotar todas as questões durante a anamnese.

SEMIOTÉCNICA DA ANAMNESE

A anamnese se inicia com perguntas do tipo: "O que o(a) senhor(a) está sentindo?" "Qual é o seu problema?"

Isso parece fácil, mas, tão logo o estudante começa seu aprendizado clínico, ele percebe que não é bem assim. Não basta pedir ao paciente que relate sua história e anotá-la. Muitos pacientes têm dificuldade para falar e precisam de incentivo; outros – e isto é mais frequente – têm mais interesse em narrar as circunstâncias e os acontecimentos paralelos do que relatar seus padecimentos. Aliás, o paciente não é obrigado a saber como deve relatar suas queixas. O médico é que precisa saber como obtê-las.

O médico tem de estar imbuído da vontade de ajudar o paciente a relatar seus padecimentos. Para conseguir tal intento, Bickley e Szilagyi (2010) sugerem que o examinador utilize uma ou mais das seguintes técnicas: **apoio, facilitação, reflexão, esclarecimento, confrontação, interpretação, respostas empáticas e silêncio**.

Afirmações de **apoio** despertam segurança no paciente. Dizer, por exemplo, "*Eu compreendo*" em momento de dúvida pode encorajá-lo a prosseguir no relato de alguma situação difícil.

O médico consegue **facilitar** o relato do paciente por meio de sua postura, de ações ou palavras que o encorajem, mesmo sem especificar o tópico ou o problema que o incomoda. O gesto de balançar a cabeça levemente, por exemplo, pode significar para o paciente que ele está sendo compreendido.

A **reflexão** é muito semelhante à facilitação e consiste basicamente na repetição das palavras que o médico considerar as mais significativas durante o relato do paciente.

O **esclarecimento** é diferente da reflexão porque, nesse caso, o médico procura definir de maneira mais clara o que o paciente está relatando. Por exemplo, se o paciente se refere à tontura, o médico, por saber que esse termo tem vários significados, procura esclarecer a qual deles o paciente se refere (vertigem? Sensação desagradável na cabeça?).

A **confrontação** consiste em mostrar ao paciente algo acerca de suas próprias palavras ou comportamento. Por exemplo, o paciente mostra-se tenso, ansioso e com medo, mas diz ao médico que "está tudo bem". Aí, o médico pode confrontá-lo da seguinte maneira: "*Você diz que está tudo bem, mas por que está com lágrimas nos olhos?*" Essa afirmativa pode modificar inteiramente o relato do paciente.

Na **interpretação**, o médico faz uma observação a partir do que vai notando no relato ou no comportamento do paciente. Por exemplo: "*Você parece preocupado com os laudos das radiografias que me trouxe.*"

A **resposta empática** é a intervenção do médico mostrando "empatia", ou seja, compreensão e aceitação sobre algo relatado pelo paciente. A resposta empática pode ser por palavras, gestos ou atitudes: colocar a mão sobre o braço do paciente, oferecer um lenço se ele estiver chorando ou apenas dizer a ele que compreende seu sofrimento. No entanto, é necessário cuidado com esse tipo de procedimento. A palavra ou gesto do médico pode desencadear uma reação inesperada ou até contrária por parte do paciente.

A resposta do paciente quase sempre nos coloca diante de um sintoma; portanto, antes de tudo, é preciso que se tenha entendido claramente o que ele quis expressar. A informação é fornecida na linguagem comum, cabendo ao médico encontrar o termo científico correspondente, elaborando mentalmente um esquema básico que permita uma correta indagação de cada sintoma.

Há momentos na entrevista em que o examinador deve permanecer calado, mesmo correndo o risco de parecer que perdeu o controle da conversa. O **silêncio** pode ser o mais adequado quando o paciente se emociona ou chora. Saber o tempo de duração do silêncio faz parte da técnica e da arte de entrevistar.

Elementos componentes da anamnese

A anamnese é classicamente desdobrada nas seguintes partes: identificação, queixa principal, história de doença atual (HDA), interrogatório sintomatológico (IS), antecedentes pessoais e familiares, hábitos e estilo de vida, condições socioeconômicas e culturais (Quadro 6.2).

Identificação

A **identificação** é o perfil sociodemográfico do paciente que permite a interpretação de dados individuais e coletivos.

Quadro 6.2 Elementos componentes da anamnese.

Identificação	Perfil sociodemográfico que possibilita a interpretação dos dados individuais e coletivos do paciente
Queixa principal	É o motivo da consulta. Sintomas ou problemas que motivaram o paciente a procurar atendimento médico
História de doença atual	Registro cronológico e detalhado do problema atual de saúde do paciente
Interrogatório sintomatológico	Avaliação detalhada dos sintomas de cada sistema corporal. Complementa a HDA e avalia práticas de promoção à saúde
Antecedentes pessoais e familiares	Avaliação do estado de saúde passado e presente do paciente, conhecendo os fatores pessoais e familiares que influenciam seu processo saúde-doença
Hábitos de vida	Documentação de hábitos e estilo de vida do paciente, incluindo ingesta alimentar diária e usual, prática de exercícios, história ocupacional, uso de tabaco, consumo de bebidas alcoólicas e utilização de outras substâncias e drogas ilícitas
Condições socioeconômicas e culturais	Avaliação das condições de habitação do paciente, além de vínculos afetivos familiares, condições financeiras, atividades de lazer, filiação religiosa e crenças espirituais, bem como a escolaridade

Apresenta múltiplos interesses; o primeiro deles é de iniciar o relacionamento com o paciente, **saber o nome de uma pessoa é indispensável para que se comece um processo de comunicação em nível afetivo**.

Para a confecção de fichários e arquivos, que nenhum médico ou instituição pode dispensar, os dados da identificação são fundamentais.

Além do interesse clínico, também dos pontos de vista pericial, sanitário e médico-trabalhista, esses dados são de relevância para o médico.

A data em que é feita a anamnese é sempre importante e, quando as condições clínicas modificam-se com rapidez, convém acrescentar a hora.

Os elementos descritos a seguir são obrigatórios.

NOME. Primeiro dado da identificação. Nunca é demais criticar o hábito de designar o paciente pelo número do leito ou pelo diagnóstico. "Paciente do leito 5" ou "aquele caso de cirrose hepática da Enfermaria 7" são expressões que jamais devem ser usadas para caracterizar uma pessoa.

IDADE. Cada grupo etário tem sua própria doença, e bastaria essa assertiva para tornar clara a importância da idade. A todo momento, o raciocínio diagnóstico se apoia nesse dado e, quando se fala em "doenças próprias da infância", está se consagrando o significado do fator idade no processo de adoecimento. Vale ressaltar que, no contexto da anamnese, a relação médico-paciente apresenta peculiaridades de acordo com as diferentes faixas etárias (ver Parte 20, *Semiologia da Infância, da Adolescência e da Pessoa Idosa*, Capítulo 179, *Semiologia da Infância*, Capítulo 180, *Semiologia da Adolescência*, e Capítulo 181, *Semiologia da Pessoa Idosa*).

SEXO/GÊNERO. Não se falando nas diferenças fisiológicas, sempre importantes do ponto de vista clínico, há enfermidades que só ocorrem em determinado sexo. Exemplo clássico é a **hemofilia**, transmitida pelas mulheres, mas que só aparece nos homens. É óbvio que existem doenças específicas para cada sexo no que se refere aos órgãos sexuais. As doenças endócrinas adquirem muitas particularidades em função desse fator. A questão de gêneros, bastante estudada nos últimos anos, aponta para um processo de adoecimento diferenciado no homem e na mulher, ainda quando a doença é a mesma.

COR/ETNIA. Embora não sejam coisas exatamente iguais, na prática elas se confundem. Em nosso país, onde existe uma intensa mistura de etnias (Figura 6.1), é preferível o registro da cor da pele como faz o IBGE usando-se a seguinte nomenclatura: cor branca, cor parda e cor preta.

Uma nova maneira de conhecer as características étnicas do povo brasileiro é pelo exame do DNA de grupos populacionais. Pena et al. (2000) demonstraram, pela análise do DNA de 200 homens e mulheres de "cor branca" de regiões e origens sociais diversas, que apenas 39% tinham linhagem exclusivamente europeia (cor branca), enquanto 33% apresentavam herança genética indígena e 28%, africana (cor preta).

A influência da etnia no processo do adoecimento conta com muitos exemplos; o mais conhecido é o da **anemia falciforme**, uma alteração sanguínea específica dos negros, mas que, em virtude da miscigenação, pode ocorrer em pessoas de outra cor. Outro exemplo é a **hipertensão arterial**, que mostra comportamento evolutivo diferente nos pacientes de cor preta: além de ser mais frequente nesse grupo, a hipertensão arterial apresenta maior gravidade, com lesões renais mais intensas e maior incidência de acidentes vasculares cerebrais. Em contrapartida, pessoas de cor branca estão mais predispostas aos cânceres de pele.

Considerando o alto grau de miscigenação (ver Figura 6.1) da população brasileira, há necessidade de se ampliarem os estudos da influência étnica nas doenças prevalentes em nosso país, inclusive nos indivíduos de cor parda. O primeiro passo é o registro correto da cor da pele nos estudos epidemiológicos e nos prontuários médicos.

ESTADO CIVIL. Não só os aspectos sociais referentes ao estado civil podem ser úteis ao examinador. Aspectos médico-trabalhistas e periciais podem estar envolvidos, e o conhecimento do estado civil passa a ser um dado valioso.

PROFISSÃO. É um dado de crescente importância na prática médica, e sobre ele teceremos algumas considerações em conjunto com o item que se segue.

LOCAL DE TRABALHO. Não basta registrar a ocupação atual. Faz-se necessário indagar sobre outras atividades já exercidas em épocas anteriores. Por isso, nos prontuários, devem constar os itens **profissão e local de trabalho** na identificação, e os itens **ocupação atual** e **ocupações anteriores** nos hábitos de vida.

Em certas ocasiões, existe uma relação direta entre o trabalho do indivíduo e a doença que lhe acometeu. Enquadram-se nessa categoria as chamadas doenças profissionais e os acidentes de trabalho. Por exemplo, indivíduos que trabalham em pedreiras ou minas podem sofrer uma doença pulmonar determinada por substâncias inaladas ao exercerem sua profissão; chama-se **pneumoconiose**, e é uma típica doença profissional. O indivíduo que sofre uma fratura ao cair de um

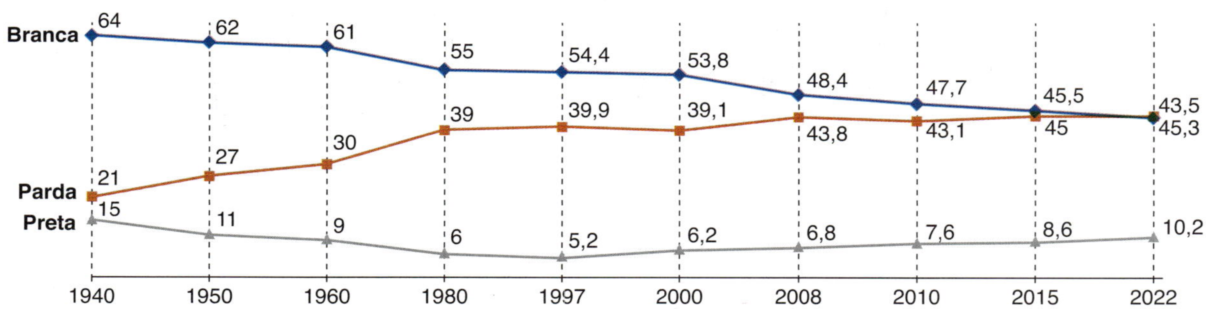

Figura 6.1 População brasileira de acordo com a cor da pele/raça/etnia. Os censos demográficos de 1940, 1950, 1960, 1980 e 1997 mostram a relevância da miscigenação no Brasil. Os brancos, que em 1940 representavam 64% da população, no censo de 1997 representavam 54,4%; enquanto isso, os pardos passaram de 21 para 39,9%, e os negros, de 15 para 5,2%. No censo de 2000, os dados pouco se alteraram (IBGE, 2000). Nos dados de 2008, 2010 e 2015 ocorreram pequenas alterações, praticamente igualando brancos e pardos (IBGE, 2015).

andaime é vítima de um acidente de trabalho. Em ambos os casos, ao lado dos aspectos clínicos, surgem questões de caráter pericial ou médico-trabalhista.

Em outras situações, ainda que a ocupação não seja diretamente relacionada com a doença, o ambiente no qual o trabalho é executado poderá envolver fatores que agravam uma afecção preexistente. Assim, são os locais empoeirados ou enfumaçados que agravam os padecimentos dos portadores de enfermidades broncopulmonares, como asma brônquica, bronquite crônica, enfisema pulmonar e doença pulmonar obstrutiva crônica (DPOC).

NATURALIDADE. Local onde o paciente nasceu.

PROCEDÊNCIA. Este item geralmente refere-se à residência anterior do paciente. Por exemplo, ao atender a um paciente que mora em Goiânia (GO), mas que anteriormente residiu em Belém (PA), deve-se registrar esta última localidade como a **procedência**.

Em casos de pacientes em trânsito (viagens de turismo, de negócios), a procedência confunde-se com a residência, dependendo do referencial. Por exemplo: no caso de um executivo que reside em São Paulo (SP) e faz uma viagem de negócios para Recife (PE), caso seja atendido em um hospital em Recife, sua procedência será São Paulo. Caso procure assistência médica logo depois de seu retorno a São Paulo (SP), sua procedência será Recife (PE).

RESIDÊNCIA. Quanto a este item, anota-se a residência atual. Nesse local deve ser incluído o endereço do paciente.

As doenças infecciosas e parasitárias se distribuem pelo mundo em função de vários fatores, como climáticos, hidrográficos e de altitude. Conhecer o local da residência é o primeiro passo nessa área. Além disso, deve-se lembrar de passagem que a população tem muita mobilidade e os movimentos migratórios influem de modo decisivo na epidemiologia de muitas doenças infecciosas e parasitárias.

É na **identificação** do paciente e, mais especificamente, no registro de sua residência que esses dados emergem para uso clínico.

Citemos como exemplos a doença de Chagas, a esquistossomose, a malária e a hidatidose. A distribuição geográfica dessas endemias deve estar na mente de todos nós, pois a todo momento nos veremos diante de casos suspeitos.

NOME DA MÃE. Anotar o nome da mãe do paciente é uma regra comum nos serviços de saúde no sentido de diferenciar os pacientes homônimos.

NOME DO RESPONSÁVEL, CUIDADOR E/OU ACOMPANHANTE. O registro do nome do responsável, cuidador e/ou acompanhante de crianças, adolescentes, pessoas idosas, tutelados ou incapazes (problemas de cognição, por exemplo) faz-se necessário para que se firme a relação de corresponsabilidade ética no processo de tratamento do paciente.

RELIGIÃO. A religião à qual o paciente se filia tem relevância no processo saúde-doença. Alguns dados bastante objetivos, como a proibição à hemotransfusão em testemunhas de Jeová e o não uso de carnes pelos fiéis da Igreja Adventista, têm uma repercussão importante no planejamento terapêutico.

Outros dados mais subjetivos podem influenciar a relação médico-paciente, uma vez que o médico usa em sua fala a pauta científica, que muitas vezes pode se contrapor à pauta religiosa pela qual o paciente compreende o mundo em que vive.

FILIAÇÃO A ÓRGÃOS/INSTITUIÇÕES PREVIDENCIÁRIAS E PLANOS DE SAÚDE. Ter conhecimento desse fato possibilita o correto encaminhamento para exames complementares, outros especialistas ou mesmo a hospitais, nos casos de internação. O cuidado do médico em não onerar o paciente, buscando alternativas dentro do seu plano de saúde, é fator de suma importância na adesão ao tratamento proposto.

Queixa principal ou motivo da consulta

Neste item, registra-se a **queixa principal** ou, mais adequadamente, o **motivo** que levou o paciente a procurar o médico, repetindo, se possível, as expressões por ele utilizadas. Observação: é importante atentar-se à possibilidade de o paciente iniciar a consulta anunciando seu diagnóstico.

É uma afirmação breve e espontânea, geralmente um sinal ou um sintoma, nas próprias palavras da pessoa que expressa o motivo da consulta. Pode ser uma anotação entre aspas para indicar que se trata das palavras exatas do paciente.

Contudo, não aceitar, tanto quanto possível, "rótulos diagnósticos" referidos à guisa de queixa principal. Assim, se o paciente disser que seu problema é "pressão alta" ou "menopausa", procurar-se-á esclarecer o sintoma que ficou subentendido sob outra denominação. Muitas vezes, o paciente procura uma consulta motivado por um diagnóstico que já recebeu de algum médico ou que obteve por conta própria em *sites* da internet. Portanto, algumas vezes é razoável o registro de um diagnóstico como motivo da consulta.

Cumpre ressaltar que é um risco tomar ao pé da letra os "diagnósticos" dos pacientes. Por comodidade, pressa ou ignorância, o médico pode ser induzido a aceitar, dando ares científicos a conclusões diagnósticas oferecidas pelos pacientes ou seus familiares. As consequências de tal procedimento podem ser muito desagradáveis. Por exemplo, não são poucos os indivíduos que perderam a oportunidade de submeter-se a um tratamento cirúrgico com probabilidade de cura para retirada de um câncer retal pelo fato de terem sugerido ao médico, e este ter aceitado, o diagnóstico de "hemorroidas". Que o paciente tenha essa suspeita após observar sangue junto com as fezes é perfeitamente compreensível. Imperdoável, sob qualquer pretexto, é o médico assumir esse "diagnóstico", sem ter realizado um exame anorretal que possibilitaria o reconhecimento de uma neoplasia causadora daquele sangramento.

Não raramente, uma pessoa pode enumerar "vários motivos" para procurar assistência médica. O motivo mais importante pode não ser o que ela enunciou primeiro. Para se identificar a queixa principal, nesse caso, deve-se perguntar o que a levou a procurar atendimento médico ou o que mais a incomoda.

Quando o paciente chega ao médico encaminhado por outro colega ou outra instituição da área de saúde, no item correspondente à "queixa principal" registra-se de modo especial o **motivo da consulta**. Por exemplo: para um jovem que teve vários surtos de doença reumática, com ou sem sequelas

Pontos-chave

- Sugestões para obter a "queixa principal":
  - Qual o motivo da consulta?
  - Por que o(a) senhor(a) me procurou?
  - O que o(a) senhor(a) está sentindo?
  - O que o(a) está incomodando?
- Exemplos de "queixa principal":
  - Dor de ouvido
  - Dor no peito há 2 horas
  - Exame da admissão para o trabalho.

cardíacas, e que vai ser submetido a uma amigdalectomia e é encaminhado ao clínico ou cardiologista para averiguação da existência de "atividade reumática" ou alteração cardiovascular que impeça a execução da operação proposta, registra-se, como motivo da consulta: "Avaliação pré-operatória de amigdalectomia. O paciente já teve vários surtos de doença reumática."

História da doença atual

A **história da doença atual** (HDA) é um registro cronológico e detalhado do motivo que levou o paciente a procurar assistência médica, desde o seu início até a data atual.

A HDA, abreviatura já consagrada no linguajar médico, é a parte principal da anamnese e costuma ser a chave mestra para chegar ao diagnóstico.

Normas para se obter uma boa história da doença atual

- Deixe que o paciente fale sobre sua doença
- Identifique o sintoma-guia
- Descreva o sintoma-guia com suas características e analise-o minuciosamente
- Use o sintoma-guia como fio condutor da história e estabeleça as relações das outras queixas com ele em ordem cronológica
- Verifique se a história obtida tem começo, meio e fim
- Não induza respostas
- Apure evolução, exames e tratamentos realizados em relação à doença atual
- Resuma a história que obteve para o paciente, a fim de que ele possa confirmar ou corrigir algum dado ou acrescentar alguma informação esquecida.

Algumas histórias são simples e curtas, constituídas de poucos sintomas, facilmente dispostos em ordem cronológica, cujas relações entre si aparecem sem dificuldade. Outras histórias são longas, complexas e compostas de inúmeros sintomas, cujas inter-relações não são fáceis de se encontrar.

Sintoma-guia

Designa-se como **sintoma-guia** o sintoma ou sinal que permite recompor a história da doença atual com mais facilidade e precisão; por exemplo: a febre na malária, a dor epigástrica na gastrite ou úlcera péptica, as convulsões na epilepsia, o edema na síndrome nefrótica, a diarreia na colite ulcerativa. Contudo, isso não significa que haja sempre um único e constante sintoma-guia para cada enfermidade.

O encontro de um sintoma-guia é útil para todo médico, mas para o estudante adquire especial utilidade; sem grandes conhecimentos clínicos e sem experiência, acaba sendo a única maneira para ele reconstruir a história de uma doença.

Sintoma-guia

Sintoma-guia não é necessariamente o mais antigo, mas tal atributo deve ser sempre levado em conta.

Não é obrigatório que seja a primeira queixa relatada pelo paciente, porém, isso também não pode ser menosprezado. Nem é, tampouco, de maneira sistemática, o sintoma mais realçado pelo paciente.

Na verdade, não existe uma regra fixa para determinar o sintoma-guia.

Como orientação geral, o estudante deve escolher como sintoma-guia a queixa de mais longa duração, o sintoma mais salientado pelo paciente ou tomar como sintoma-guia a "queixa principal".

O passo seguinte é determinar a época em que teve início aquele sintoma. A pergunta padrão pode ser: "*quando o senhor começou a sentir isso?*" Nem sempre o paciente consegue se lembrar de datas exatas, mas, dentro do razoável, é indispensável estabelecer a época provável do início do sintoma.

Nas doenças de início recente, os acontecimentos a elas relacionados ainda estão vivos na memória e será fácil recordá-los, ordenando-os cronologicamente. Em contrapartida, afecções de longa duração e de começo insidioso com múltiplas manifestações causam maior dificuldade. Nesses casos mais complexos, é válido utilizar-se de certos artifícios, procurando relacionar o(s) sintoma(s) com eventos fáceis de serem lembrados (casamento, gravidez, mudanças, acidentes).

O terceiro passo consiste em investigar a maneira como evoluiu o sintoma. Muitas perguntas devem ser feitas, e cada sintoma tem características semiológicas próprias. Constrói-se uma história clínica com base no modo como evoluem os sintomas.

Concomitantemente com a análise da evolução do sintoma-guia, o examinador estabelece as correlações e as inter-relações com outras queixas.

A análise do sintoma-guia e dos outros sintomas termina com a obtenção de informações sobre como eles estão no presente momento.

Visto em conjunto esse esquema básico para a confecção da anamnese, verifica-se que a meta almejada é obter uma história que tenha início, meio e fim. Fica claro, também, que cada história clínica bem-feita tem um fio condutor. Apesar das dificuldades iniciais, o estudante deve esforçar-se para fazer uma história que tenha o sintoma-guia como espinha dorsal, enquanto os outros sintomas se articulam com ele para formar um conjunto compreensível e lógico.

As primeiras histórias são sempre repletas de omissões por faltarem ao estudante conhecimentos sobre as doenças. Por isso, espera-se apenas que ele consiga delinear a "espinha dorsal" da história e que, com o passar do tempo, torne-se capaz de conseguir a reconstituição de uma história clínica, por mais complexa que seja.

Esquema para análise de um sintoma

Os elementos que compõem o esquema para análise de qualquer sintoma são elucidados no Quadro 6.3, a saber:

- Início
- Características do sintoma
- Fatores de melhora ou piora
- Relação com outras queixas
- Evolução
- Situação atual.

Interrogatório sintomatológico

Essa parte da anamnese, denominada também **anamnese especial** ou **revisão dos sistemas**, constitui, na verdade, um complemento da história da doença atual.

O **interrogatório sintomatológico** documenta a existência ou ausência de sintomas comuns relacionados com cada um dos principais sistemas corporais.

De um modo geral, uma HDA bem-feita deixa pouca coisa para o interrogatório sintomatológico (IS), que é, entretanto, elemento indispensável no conjunto do exame clínico. Pode-se dizer mesmo que este só estará concluído quando um interrogatório sintomatológico, abrangendo todos os sistemas do organismo, tiver sido adequado e corretamente executado.

Quadro 6.3 Esquema para análise de um sintoma, tomando como modelo a dor.

Início	Deve ser caracterizado com relação à época de aparecimento. Se foi de início súbito ou gradativo, se teve fator desencadeante ou não	Médico: Quando a dor surgiu? Paciente: Há 3 dias Médico: Como ela começou? Paciente: De repente, depois que peguei um saco de cimento
Características do sintoma	Definir localização, duração, intensidade, frequência, tipo, ou seja, características próprias a depender do sintoma	Médico: Onde dói? Paciente: A dor é no peito, do lado direito, na frente Médico: A dor irradia? Ela "anda"? Paciente: A dor vai para as costas Médico: Quanto tempo dura? Paciente: O tempo todo, não para Médico: Como é essa dor? Paciente: É uma dor forte, em pontada
Fatores de melhora ou piora	Definir quais fatores melhoram e pioram o sintoma, como, por exemplo, fatores ambientais, posição, atividade física ou repouso, alimentos ou uso de medicamentos	Médico: O que melhora a dor? Paciente: Melhora quando eu deito do lado direito Médico: O que piora a dor? Paciente: A dor piora quando faço esforço físico e à noite quando esfria o tempo
Relação com outras queixas	Registrar se existe alguma manifestação ou queixa que acompanha o sintoma, geralmente relacionado com o segmento anatômico ou funcional acometido pelo sintoma	Médico: Você está tossindo? Paciente: Não Médico: Você tem falta de ar? Paciente: Eu sinto um pouco de falta de ar sim
Evolução	Registrar o comportamento do sintoma ao longo do tempo, relatando modificações das características e influência de tratamentos efetuados	Médico: Essa dor se modificou nestes 3 dias? Paciente: Ontem eu tomei um analgésico e a dor melhorou, mas é só o efeito do remédio acabar que a dor volta
Situação atual	Registrar como o sintoma está no momento da anamnese também é importante	Médico: Como está a dor agora? Paciente: Agora a dor está muito forte e está dificultando minha respiração. Nada mais melhora Preciso de ajuda

A principal utilidade prática do interrogatório sintomatológico reside no fato de permitir ao médico levantar possibilidades e reconhecer enfermidades que não guardam relação com o quadro sintomatológico registrado na HDA. Por exemplo: o relato de um paciente conduziu ao diagnóstico de gastrite e, no IS, houve referência a edema dos membros inferiores. Esse sintoma pode despertar uma nova hipótese diagnóstica que vai culminar no encontro de uma cirrose.

Em outras ocasiões, **é no interrogatório sintomatológico que se origina a suspeita diagnóstica mais importante**. Essa possibilidade pode ser ilustrada com o caso de um paciente que procurou o médico concentrando a sua preocupação em uma impotência sexual. Ao ser feita a revisão dos sistemas, vieram à tona os sintomas **polidipsia**, **poliúria** e **emagrecimento**, queixas às quais o paciente não havia dado importância. No entanto, a partir delas o médico levantou a suspeita da enfermidade principal daquele paciente – o diabetes melito.

Além disso, é comum o paciente não relatar um ou vários sintomas durante a elaboração da história da doença atual. Simples esquecimento ou medo inconsciente de determinados diagnósticos podem levar o paciente a não se referir a padecimentos de valor crucial para chegar a um diagnóstico.

Outra importante função do interrogatório sintomatológico é avaliar práticas de promoção à saúde. Enquanto se avalia o estado de saúde passado e presente de cada sistema corporal, aproveita-se para promover saúde, orientando e esclarecendo o paciente sobre maneiras de prevenir doenças e evitar riscos à saúde.

É trabalhoso, mas a única maneira de realizar uma boa anamnese especial, particularmente nessa fase de iniciação clínica, é seguir um roteiro rígido, constituído de um conjunto de perguntas que correspondam a todos os sintomas indicativos de alterações dos vários sistemas do organismo. Mais ainda: para tirar o máximo proveito das atividades práticas, o estudante deve registrar os sintomas presentes e os negados pelo paciente.

Toda queixa será objeto de investigação com base no esquema anteriormente proposto para análise de um sintoma. A simples citação de uma queixa tem algum valor; porém, muito mais útil é o registro das suas características semiológicas fundamentais.

Sistematização do interrogatório sintomatológico

Não é fácil sintetizar o interrogatório sintomatológico quando se tem como permanente preocupação uma visão global do

Importância do interrogatório sintomatológico

Embora o IS seja a parte mais longa da anamnese e pareça ao estudante algo cansativo e muitas vezes inútil, convém ressaltar que:

- A proposta de atender ao paciente de maneira global inclui o conhecimento de todos os sistemas corporais em seus sintomas e na dimensão da promoção da saúde
- Pensando no paciente como um ser mutável e em desenvolvimento, é necessário que se registre o estado atual de todo o seu organismo, para se ter um parâmetro no caso de futuras queixas e adoecimento. Por exemplo: se, na primeira consulta, o paciente não relatou nenhum sintoma referente ao sistema respiratório e, ao retornar após 2 meses, refere-se a tosse com escarros amarelados e dispneia, o médico pode ter uma ideia clara do aparecimento súbito de uma nova doença
- Muitas vezes, o adoecimento de um sistema corporal tem correlação com outro sistema, e há necessidade de tal conhecimento para adequar a proposta terapêutica. Um exemplo clássico é a hipertensão arterial, em que pode existir comprometimento dos sistemas cardiovascular, renal, neurológico, metabólico e endocrinológico
- Por fim, vale a pena incluir na fase de aprendizagem da anamnese o interrogatório sintomatológico, porque adquire-se uma visão de conjunto dos sinais e sintomas, conhecimento que será útil a todo médico.

paciente. Sem dúvida, a melhor maneira é levar em conta os segmentos do corpo, mas os sistemas do organismo abrangem quase sempre mais de um segmento. A solução é conciliar as duas coisas, reunindo em cada segmento os órgãos de diferentes aparelhos, quando isso for possível. Os sistemas que não se enquadram nesse esquema são investigados em sequência.

No início do aprendizado clínico muitas são as dificuldades, desde a incompreensão dos termos usados pelos pacientes até a escassez de conhecimentos clínicos. Sem dúvida, gasta-se longo tempo para se fazer o interrogatório sintomatológico, mas é um exercício imprescindível no aprendizado do método clínico.

À medida que se adquire experiência, pode-se simplificar ou adaptá-lo às circunstâncias em que o exame clínico é realizado.

O domínio do método clínico exige um esforço especial nessa fase. A chave do problema está no exame do maior número possível de pacientes, seguindo-se a sistematização proposta:

- Sintomas gerais
- Pele e fâneros
- Cabeça e pescoço
- Tórax
- Abdome
- Sistemas urinário e genital
- Sistema hemolinfopoético
- Sistema endócrino
- Coluna vertebral, ossos, articulações e extremidades
- Músculos
- Artérias, veias, linfáticos e microcirculação
- Sistema nervoso
- Exame psíquico e avaliação das condições emocionais.

Sintomas gerais

FEBRE. Sensação de aumento da temperatura corporal acompanhada ou não de outros sintomas (cefaleia, calafrios, sede).

ASTENIA. Sensação de fraqueza.

ALTERAÇÕES DO PESO. Especificar perda ou ganho de peso, quantos quilos, intervalo de tempo e motivo (dieta, estresse, outras condições).

SUDORESE. Eliminação abundante de suor. Generalizada ou predominante nas mãos e pés.

CALAFRIOS. Sensação momentânea de frio com ereção de pelos e arrepiamento da pele. Relação com febre.

CÃIBRAS. Contrações involuntárias de um músculo ou grupo muscular.

Pele e fâneros

ALTERAÇÕES DA PELE. Cor, textura, umidade, temperatura, sensibilidade, prurido, lesões.

ALTERAÇÕES DOS FÂNEROS. Queda de cabelos, pelos faciais em mulheres, alterações nas unhas.

PROMOÇÃO DA SAÚDE. Exposição solar (hora do dia, uso de protetor solar); cuidados com pele e cabelos (bronzeamento artificial, tinturas).

Cabeça e pescoço

Crânio, face e pescoço

DOR. Localizar o mais corretamente possível a sensação dolorosa. A partir daí, indaga-se sobre as outras características semiológicas da dor.

ALTERAÇÕES DO PESCOÇO. Dor, tumorações, alterações dos movimentos, pulsações anormais.

Olhos

DOR OCULAR E CEFALEIA. Bem localizada pelo paciente ou de localização imprecisa no globo ocular.

SENSAÇÃO DE CORPO ESTRANHO. Sensação desagradável quase sempre acompanhada de dor.

PRURIDO. Sensação de coceira.

QUEIMAÇÃO OU ARDÊNCIA. Acompanhando ou não a sensação dolorosa.

LACRIMEJAMENTO. Eliminação de lágrimas, independentemente do choro.

SENSAÇÃO DE OLHO SECO. Sensação de secura, como se o olho não tivesse lágrimas.

XANTOPSIA, IANTOPSIA E CLOROPSIA. Visão amarelada, violeta e verde, respectivamente.

DIMINUIÇÃO OU PERDA DA VISÃO. Uni ou bilateral, súbita ou gradual, relação com a intensidade da iluminação, visão noturna, correção (parcial ou total) com óculos ou lentes de contato.

DIPLOPIA. Visão dupla, constante ou intermitente.

FOTOFOBIA. Hipersensibilidade à luz.

NISTAGMO. Movimentos repetitivos rítmicos dos olhos, tipo de nistagmo.

ESCOTOMAS. Manchas ou pontos escuros no campo visual, descritos como manchas, moscas que voam diante dos olhos ou pontos luminosos.

SECREÇÃO. Líquido purulento que recobre as estruturas externas do olho.

VERMELHIDÃO. Congestão de vasos na esclerótica.

ALUCINAÇÕES VISUAIS. Sensação de luz, cores ou reproduções de objetos.

PROMOÇÃO DA SAÚDE. Uso de óculos ou lentes de contato, último exame oftálmico.

Orelhas

DOR. Localizada ou irradiada de outra região.

OTORREIA. Saída de líquido pelo ouvido.

OTORRAGIA. Perda de sangue pelo canal auditivo, relação com traumatismo.

DISTÚRBIOS DA ACUIDADE AUDITIVA. Perda parcial ou total da audição, uni ou bilateral; início súbito ou progressivo.

ZUMBIDOS. Sensação subjetiva de diferentes tipos de ruídos (campainha, grilos, apito, chiado, cachoeira, jato de vapor, zunido).

VERTIGEM E TONTURA. Sensação de estar girando em torno dos objetos (vertigem subjetiva) ou os objetos girando em torno de si (vertigem objetiva).

PROMOÇÃO DA SAÚDE. Uso de aparelhos auditivos; exposição a ruídos ambientais; uso de equipamentos de proteção individual (EPI); limpeza do pavilhão auditivo (cotonetes, outros objetos, pelo médico).

Nariz e cavidades paranasais

PRURIDO. Pode resultar de doença local ou sistêmica.

DOR. Localizada no nariz ou na face. Verificar todas as características semiológicas da dor.

ESPIRROS. Isolados ou em crises. Indagar em que condições ocorrem, procurando detectar substâncias ou locais relacionados com os espirros.

OBSTRUÇÃO NASAL. Rinorreia; aspecto do corrimento (aquoso, purulento, sanguinolento); cheiro.

CORRIMENTO NASAL. Aspecto do corrimento (aquoso, purulento, sanguinolento).

EPISTAXE. Hemorragia nasal.

DISPNEIA. Falta de ar.

DIMINUIÇÃO DO OLFATO. Diminuição (hiposmia) ou perda total (anosmia).

AUMENTO DO OLFATO. Transitório ou permanente.

ALTERAÇÕES DO OLFATO. Percepção anormal de cheiros.

CACOSMIA. Consiste em sentir mau cheiro, sem razão para tal.

PAROSMIA. Perversão do olfato.

ALTERAÇÕES DA FONAÇÃO. Voz anasalada (rinolalia).

Cavidade bucal e anexos

ALTERAÇÕES DO APETITE. Polifagia ou hiperorexia; inapetência ou anorexia; perversão do apetite (geofagia ou outros tipos).

SIALOSE. Excessiva produção de secreção salivar.

HALITOSE. Mau hálito.

DOR. Dor de dente, nas glândulas salivares, na língua (glossalgia), na articulação temporomandibular. Trismo.

ULCERAÇÕES/SANGRAMENTO. Causa local ou doença do sistema hemopoético.

PROMOÇÃO DA SAÚDE. Escovação de dentes e língua (vezes/dia); último exame odontológico.

Faringe

DOR DE GARGANTA. Espontânea ou provocada pela deglutição. Verificar todas as características semiológicas da dor.

DISPNEIA. Dificuldade para respirar relacionada com a faringe.

DISFAGIA. Dificuldade de deglutir localizada na bucofaringe (disfagia alta).

TOSSE. Seca ou produtiva.

HALITOSE. Mau hálito.

PIGARRO. Ato de raspar a garganta.

RONCO. Pode estar associado à apneia do sono.

Laringe

DOR. Espontânea ou à deglutição. Verificar as outras características semiológicas da dor.

DISPNEIA. Dificuldade para respirar.

ALTERAÇÕES DA VOZ. Disfonia; afonia; voz lenta e monótona; voz fanhosa ou anasalada.

TOSSE. Seca ou produtiva; tosse rouca; tosse bitonal.

DISFAGIA. Disfagia alta.

PIGARRO. Ato de raspar a garganta.

PROMOÇÃO DA SAÚDE. Cuidados com a voz (gargarejos, produtos utilizados).

Tireoide e paratireoides

DOR. Espontânea ou à deglutição. Verificar as outras características semiológicas.

OUTRAS ALTERAÇÕES. Nódulo, bócio, rouquidão, dispneia, disfagia.

Vasos e linfonodos

DOR. Localização e outras características semiológicas.

LINFADENOMEGALIAS. Localização e outras características semiológicas.

PULSAÇÕES E TURGÊNCIA JUGULAR.

Tórax

Parede torácica

DOR. Localização e demais características semiológicas, em particular a relação da dor com os movimentos do tórax.

ALTERAÇÕES DA FORMA DO TÓRAX. Alterações localizadas na caixa torácica como um todo.

DISPNEIA. Relacionada com dor ou alterações da configuração do tórax.

Mamas

DOR. Relação com a menstruação e outras características semiológicas.

NÓDULOS. Localização e evolução; modificações durante o ciclo menstrual.

SECREÇÃO MAMILAR. Uni ou bilateral, espontânea ou provocada; aspecto da secreção.

PROMOÇÃO DA SAÚDE. Autoexame mamário; última mamografia/ultrassonografia (USG) (mulheres ≥ 40 anos).

Traqueia, brônquios, pulmões e pleuras

DOR. Localização e outras características semiológicas.

TOSSE. Seca ou com expectoração. Frequência, intensidade, tonalidade, relação com o decúbito, período em que predomina.

EXPECTORAÇÃO. Volume, cor, odor, aspecto e consistência. Tipos de expectoração: mucoide, serosa, purulenta, mucopurulenta, hemoptoica.

HEMOPTISE. Eliminação de sangue pela boca, através da glote, proveniente dos brônquios ou pulmões. Obter os dados para diferenciar a hemoptise da epistaxe e da hematêmese.

VÔMICA. Eliminação súbita, através da glote, de quantidade abundante de pus ou líquido de aspecto mucoide ou seroso.

DISPNEIA. Relação com esforço ou decúbito; instalação súbita ou gradativa; relação com tosse ou chieira; tipo de dispneia.

CHIEIRA. Ruído sibilante percebido pelo paciente durante a respiração; relação com tosse e dispneia; uni ou bilateral; horário em que predomina.

CORNAGEM. Ruído grave provocado pela passagem do ar pelas vias respiratórias altas reduzidas de calibre.

ESTRIDOR. Respiração ruidosa, algo parecido com cornagem.

TIRAGEM. Aumento da retração dos espaços intercostais.

Diafragma e mediastino

DOR. Localização e demais características semiológicas.

SOLUÇO. Contrações espasmódicas do diafragma, concomitantes com o fechamento da glote, acompanhadas de um ruído rouco. Isolados ou em crises.

DISPNEIA. Dificuldade respiratória.

SINTOMAS DE COMPRESSÃO. Relacionados com o comprometimento do simpático, do nervo recorrente, do frênico, das veias cavas, das vias respiratórias e do esôfago.

PROMOÇÃO DA SAÚDE. Exposição a alergênios (quais).

Coração e grandes vasos

DOR. Localização e outras características semiológicas; dor isquêmica (angina do peito e infarto do miocárdio); dor da pericardite; dor de origem aórtica; dor de origem psicogênica.

PALPITAÇÕES. Percepção incômoda dos batimentos cardíacos; tipo de sensação, horário de aparecimento, modo de instalação e desaparecimento; relação com esforço ou outros fatores desencadeantes.

DISPNEIA. Relação com esforço e decúbito; dispneia paroxística noturna; dispneia periódica ou de Cheyne-Stokes.

INTOLERÂNCIA AOS ESFORÇOS. Sensação desagradável ao fazer esforço físico.

TOSSE E EXPECTORAÇÃO. Tosse seca ou produtiva; relação com esforço e decúbito; tipo de expectoração (serosa, serossanguinolenta).

CHIEIRA. Relação com dispneia e tosse: horário em que predomina.

HEMOPTISE. Quantidade e características do sangue eliminado. Obter dados para diferenciar da epistaxe e da hematêmese.

DESMAIO E SÍNCOPE. Perda súbita e transitória, parcial ou total, da consciência; situação em que ocorreu; duração; manifestações que antecederam o desmaio e que vieram depois.

ALTERAÇÕES DO SONO. Insônia; sono inquieto.

CIANOSE. Coloração azulada da pele; época do aparecimento (desde o nascimento ou surgiu tempos depois); intensidade; relação com choro e esforço.

EDEMA. Época em que apareceu; como evoluiu, região em que predomina.

ASTENIA. Sensação de fraqueza.

POSIÇÃO DE CÓCORAS. O paciente fica agachado, apoiando as nádegas nos calcanhares.

PROMOÇÃO DA SAÚDE. Exposição a fatores estressantes; último *check-up* cardiológico.

Esôfago

DISFAGIA. Dificuldade à deglutição; disfagia alta (bucofaríngea); disfagia baixa (esofágica).

ODINOFAGIA. Dor retroesternal durante a deglutição.

DOR. Independente da deglutição.

PIROSE. Sensação de queimação retroesternal; relação com a ingestão de alimentos ou medicamentos; horário em que aparece.

REGURGITAÇÃO. Volta à cavidade bucal de alimento ou de secreções contidas no esôfago ou no estômago.

ERUCTAÇÃO. Relação com a ingestão de alimentos ou com alterações emocionais.

SOLUÇO. Horário em que aparece; isolado ou em crise; duração.

HEMATÊMESE. Vômito de sangue; características do sangue eliminado; diferenciar de epistaxe e de hemoptise.

SIALOSE (SIALORREIA OU PTIALISMO). Produção excessiva de secreção salivar.

Abdome

O interrogatório sobre os sintomas das doenças abdominais inclui vários sistemas, mas, por comodidade, é melhor nos restringirmos aos órgãos do sistema digestório. Os outros órgãos localizados no abdome devem ser analisados separadamente, reunindo-se o sistema urinário com os órgãos genitais, o sistema endócrino e o hemolinfopoético.

Parede abdominal

DOR. Localização e outras características semiológicas.

ALTERAÇÕES DA FORMA E DO VOLUME. Crescimento do abdome; hérnias; tumorações.

Estômago

DOR. Localização na região epigástrica; outras características semiológicas.

NÁUSEAS E VÔMITOS. Horário em que aparecem; relação com a ingestão de alimentos; aspecto dos vômitos.

DISPEPSIA. Conjunto de sintomas constituído de desconforto epigástrico, empanzinamento, sensação de distensão por gases, náuseas, intolerância a determinados alimentos.

PIROSE. Sensação de queimação retroesternal.

Intestino delgado

DIARREIA. Duração; volume; consistência, aspecto e cheiro das fezes.

ESTEATORREIA. Aumento da quantidade de gorduras excretadas nas fezes.

DOR. Localização, contínua ou em cólicas.

DISTENSÃO ABDOMINAL, FLATULÊNCIA E DISPEPSIA. Relação com ingestão de alimentos.

HEMORRAGIA DIGESTIVA. Aspecto "em borra de café" (melena) ou sangue vivo (enterorragia).

Cólon, reto e ânus

DOR. Localização abdominal ou perianal; outras características semiológicas; tenesmo.

DIARREIA. Diarreia baixa; aguda ou crônica; disenteria.

OBSTIPAÇÃO INTESTINAL. Duração; aspecto das fezes.

SANGRAMENTO ANAL. Relação com a defecação.

PRURIDO. Intensidade; horário em que predomina.

DISTENSÃO ABDOMINAL. Sensação de gases no abdome.

NÁUSEAS E VÔMITOS. Aspecto do vômito; vômitos fecaloides.

Fígado e vias biliares

DOR. Dor contínua ou em cólica; localização no hipocôndrio direito; outras características semiológicas.

ICTERÍCIA. Intensidade; duração e evolução; cor da urina e das fezes; prurido.

Pâncreas

DOR. Localização (epigástrica) e demais características semiológicas.

ICTERÍCIA. Intensidade; duração e evolução; cor da urina e das fezes; prurido.

DIARREIA E ESTEATORREIA. Características das fezes.

NÁUSEAS E VÔMITOS. Tipo de vômito.

PROMOÇÃO DA SAÚDE. Uso de antiácidos, laxantes ou "chás digestivos".

Sistema geniturinário

Rins e vias urinárias

DOR. Localização e demais características semiológicas.

ALTERAÇÕES MICCIONAIS. Incontinência; hesitação; modificações do jato urinário; retenção urinária.

ALTERAÇÕES DO VOLUME E DO RITMO URINÁRIO. Oligúria; anúria; poliúria; disúria; noctúria; urgência; polaciúria.

ALTERAÇÕES DA COR DA URINA. Urina turva; hematúria; hemoglobinúria; mioglobinúria; porfirinúria.

ALTERAÇÕES DO CHEIRO DA URINA. Mau cheiro.

DOR. Dor lombar e no flanco e demais características semiológicas; dor vesical; estrangúria; dor perineal.

EDEMA. Localização; intensidade; duração.

FEBRE. Calafrios associados.

Órgãos genitais masculinos

LESÕES PENIANAS. Úlceras, vesículas (herpes, sífilis, cancro mole).

NÓDULOS NOS TESTÍCULOS. Tumor, varicocele. Distúrbios miccionais. Ver *Rins e vias urinárias*.

DOR. Testicular; perineal; lombossacra; características semiológicas.

PRIAPISMO. Ereção persistente, dolorosa, sem desejo sexual.

HEMOSPERMIA. Sangue no esperma.

CORRIMENTO URETRAL. Aspecto da secreção.

DISFUNÇÕES SEXUAIS. Disfunção erétil; ejaculação precoce; ausência de ejaculação, anorgasmia, diminuição da libido, síndromes por deficiência de hormônios testiculares (síndrome de Klinefelter, puberdade atrasada).

PROMOÇÃO DA SAÚDE. Autoexame testicular; último exame prostático ou dosagem do antígeno prostático específico (PSA); uso de preservativos.

Órgãos genitais femininos

CICLO MENSTRUAL. Data da primeira menstruação; duração dos ciclos subsequentes.

DISTÚRBIOS MENSTRUAIS. Polimenorreia; oligomenorreia; amenorreia; hipermenorreia; hipomenorreia; menorragia; dismenorreia.

TENSÃO PRÉ-MENSTRUAL. Cólicas; outros sintomas.

HEMORRAGIAS. Relação com o ciclo menstrual.

CORRIMENTO. Quantidade; aspecto; relação com as diferentes fases do ciclo menstrual.

PRURIDO. Localizado na vulva.

DISFUNÇÕES SEXUAIS. Dispareunia; frigidez; diminuição da libido; anorgasmia.

MENOPAUSA E CLIMATÉRIO. Idade em que ocorreu a menopausa; fogachos ou ondas de calor; insônia.

ALTERAÇÕES ENDÓCRINAS. Amenorreia; síndrome de Turner.

PROMOÇÃO DA SAÚDE. Último exame ginecológico; último Papanicolaou; uso de preservativos; terapia de reposição hormonal.

Sistema hemolinfopoético

ASTENIA. Instalação lenta ou progressiva.

HEMORRAGIAS. Petéquias; equimoses; hematomas; gengivorragia; hematúria; hemorragia digestiva.

LINFADENOMEGALIAS. Localizadas ou generalizadas; sinais flogísticos; fistulização.

FEBRE. Tipo da curva térmica.

ESPLENOMEGALIA E HEPATOMEGALIA. Época do aparecimento; evolução.

DOR. Bucofaringe; tórax; abdome; articulações; ossos.

ICTERÍCIA. Cor das fezes e da urina.

MANIFESTAÇÕES CUTÂNEAS. Petéquias; equimoses; palidez; prurido; eritemas; pápulas; herpes.

SINTOMAS OSTEOARTICULARES.

SINTOMAS CARDIORRESPIRATÓRIOS.

SINTOMAS GASTRINTESTINAIS.

SINTOMAS GENITURINÁRIOS.

SINTOMAS NEUROLÓGICOS.

Sistema endócrino

O interrogatório dos sintomas relacionados com as glândulas endócrinas abrange o organismo como um todo, desde os sintomas gerais até o psíquico, mas há interesse em caracterizar um grupo de manifestações clínicas diretamente relacionadas com cada glândula para desenvolver a capacidade de reconhecimento, pelo clínico geral, dessas enfermidades.

Hipotálamo e hipófise

ALTERAÇÕES DO DESENVOLVIMENTO FÍSICO. Nanismo, gigantismo, acromegalia.

ALTERAÇÕES DO DESENVOLVIMENTO SEXUAL. Puberdade precoce; puberdade atrasada.

OUTRAS ALTERAÇÕES. Galactorreia; síndromes poliúricas; alterações visuais.

Tireoide

ALTERAÇÕES LOCAIS. Dor; nódulo; bócio; rouquidão; dispneia; disfagia.

MANIFESTAÇÕES DE HIPERFUNÇÃO. Hipersensibilidade ao calor; aumento da sudorese; perda de peso; taquicardia; tremor; irritabilidade; insônia; astenia; diarreia; exoftalmia.

MANIFESTAÇÕES DE HIPOFUNÇÃO. Hipersensibilidade ao frio; diminuição da sudorese; aumento do peso; obstipação intestinal; cansaço facial; apatia; sonolência; alterações menstruais; ginecomastia; unhas quebradiças; pele seca; rouquidão; macroglossia; bradicardia.

Paratireoides

MANIFESTAÇÕES DE HIPERFUNÇÃO. Emagrecimento; astenia; parestesias; cãibras; dor nos ossos e nas articulações; arritmias cardíacas; alterações ósseas; raquitismo; osteomalacia; tetania.

MANIFESTAÇÕES DE HIPOFUNÇÃO. Tetania; convulsões; queda de cabelos; unhas frágeis e quebradiças; dentes hipoplásicos; catarata.

Adrenais

MANIFESTAÇÕES POR HIPERPRODUÇÃO DE GLICOCORTICOIDES. Aumento de peso; fácies "de lua cheia"; acúmulo de gordura na face, região cervical e dorso; fraqueza muscular; poliúria; polidipsia; irregularidade menstrual; infertilidade; hipertensão arterial.

MANIFESTAÇÕES POR DIMINUIÇÃO DE GLICOCORTICOIDES. Anorexia; náuseas e vômitos; astenia; hipotensão arterial; hiperpigmentação da pele e das mucosas.

AUMENTO DE PRODUÇÃO DE MINERALOCORTICOIDES. Hipertensão arterial; astenia; cãibras; parestesias.

AUMENTO DA PRODUÇÃO DE ESTEROIDES SEXUAIS. Pseudopuberdade precoce; hirsutismo; virilismo.

AUMENTO DE PRODUÇÃO DE CATECOLAMINAS. Crises de hipertensão arterial, cefaleia, palpitações, sudorese.

Gônadas

Alterações locais e em outras regiões corporais indicativas de anormalidades da função endócrina.

Coluna vertebral, ossos, articulações e extremidades

Neste item, além do sistema locomotor, serão analisados órgãos pertencentes a outros sistemas pela sua localização nas extremidades.

Coluna vertebral

DOR. Localização cervical, dorsal, lombossacra; relação com os movimentos; demais características semiológicas.

RIGIDEZ PÓS-REPOUSO. Tempo de duração após iniciar as atividades.

Ossos

DOR. Localização e demais características semiológicas.

DEFORMIDADES ÓSSEAS. Caroços; arqueamento do osso; rosário raquítico.

Articulações

DOR. Localização e demais características semiológicas.

RIGIDEZ PÓS-REPOUSO. Pela manhã.

SINAIS INFLAMATÓRIOS. Edema, calor, rubor e dor.

CREPITAÇÃO ARTICULAR. Localização.

MANIFESTAÇÕES SISTÊMICAS. Febre; astenia; anorexia; perda de peso.

Bursas e tendões

DOR. Localização e demais características semiológicas.

LIMITAÇÃO DE MOVIMENTO. Localização; grau de limitação.

Músculos

FRAQUEZA MUSCULAR. Segmentar; generalizada; evolução no decorrer do dia. Dificuldade para andar ou para subir escadas.

ATROFIA MUSCULAR. Localização.

DOR. Localização e demais características semiológicas; cãibras.

CÃIBRAS. Dor acompanhada de contração muscular.

ESPASMOS MUSCULARES. Miotonia; tétano.

Artérias, veias, linfáticos e microcirculação

Artérias

DOR. Claudicação intermitente; dor de repouso.

ALTERAÇÕES DA COR DA PELE. Palidez, cianose, rubor, fenômeno de Raynaud.

ALTERAÇÕES DA TEMPERATURA DA PELE. Frialdade localizada.

ALTERAÇÕES TRÓFICAS. Atrofia da pele, diminuição do tecido subcutâneo, queda de pelos, alterações ungueais, calosidades, ulcerações, edema, sufusões hemorrágicas, bolhas e gangrena.

EDEMA. Localização; duração e evolução.

Veias

DOR. Tipo de dor; fatores que a agravam ou aliviam.

EDEMA. Localização. Duração e evolução.

ALTERAÇÕES TRÓFICAS. Hiperpigmentação, celulite, eczema, úlceras, dermatofibrose.

Linfáticos

DOR. Localização no trajeto do coletor linfático e/ou na área do linfonodo correspondente.

EDEMA. Instalação insidiosa. Lesões secundárias ao edema de longa duração (hiperqueratose, lesões verrucosas, elefantíase).

Microcirculação

ALTERAÇÕES DA COLORAÇÃO E DA TEMPERATURA DA PELE. Acrocianose; livedo reticular; fenômeno de Raynaud; eritromegalia; palidez.

ALTERAÇÕES DA SENSIBILIDADE. Sensação de dedo morto, hiperestesia, dormências e formigamentos.

PROMOÇÃO DA SAÚDE. Cuidados com a postura; hábito de levantar peso; movimentos repetitivos; uso de saltos muito altos; prática de ginástica laboral.

Sistema nervoso

DISTÚRBIOS DA CONSCIÊNCIA. Obnubilação; estado de coma.

DOR DE CABEÇA E NA FACE. Localização e outras características semiológicas.

TONTURA E VERTIGEM. Sensação de rotação (vertigem); sensação de iminente desmaio; sensação de desequilíbrio; sensação desagradável na cabeça.

CONVULSÕES. Localizadas ou generalizadas, tônicas ou clônicas; manifestações ocorridas antes (pródromos) e depois das convulsões.

AUSÊNCIAS. Breves períodos de perda da consciência.

AUTOMATISMOS. Tipos.

AMNÉSIA. Perda da memória, transitória ou permanente; relação com traumatismo craniano e com ingestão de bebidas alcoólicas.

DISTÚRBIOS VISUAIS. Ambliopia; amaurose; hemianopsia; diplopia.

DISTÚRBIOS AUDITIVOS. Hipocusia; acusia; zumbidos.

DISTÚRBIOS DA MARCHA. Disbasia.

DISTÚRBIOS DA MOTRICIDADE VOLUNTÁRIA E DA SENSIBILIDADE. Paresias, paralisias, parestesias, anestesias.

DISTÚRBIOS ESFINCTERIANOS. Bexiga neurogênica; incontinência fecal.

DISTÚRBIOS DO SONO. Insônia; sonolência; sonilóquio; pesadelos; terror noturno; sonambulismo; briquismo; movimentos rítmicos da cabeça; enurese noturna.

DISTÚRBIOS DAS FUNÇÕES CEREBRAIS SUPERIORES. Disfonia; disartria; dislalia; disritmolalia; dislexia; disgrafia; afasia; distúrbios das gnosias; distúrbios das praxias.

PROMOÇÃO DA SAÚDE. Uso de andadores, bengalas ou cadeira de rodas; fisioterapia.

Exame psíquico e avaliação das condições emocionais

CONSCIÊNCIA. Alterações quantitativas (normal, obnubilação, perda parcial ou total da consciência) e qualitativas.

ATENÇÃO. Nível de atenção e outras alterações.

ORIENTAÇÃO. Orientação autopsíquica (capacidade de uma pessoa saber quem ela é), orientação no tempo e no espaço. Dupla orientação, despersonalização, dupla personalidade, perda do sentimento de existência.

PENSAMENTO. Pensamento normal ou pensamento fantástico, pensamento maníaco, pensamento inibido, pensamento esquizofrênico, desagregação do pensamento, bloqueio do pensamento, ambivalência, perseverança, pensamentos subtraídos, sonorização do pensamento, pensamento incoerente, pensamento prolixo, pensamento oligofrênico, pensamento demencial, ideias delirantes, fobias, obsessões, compulsões.

MEMÓRIA. Capacidade de recordar. Alterações da memória de fixação e de evocação. Memória recente e remota. Alterações qualitativas da memória.

INTELIGÊNCIA. Capacidade de adaptar o pensamento às necessidades do momento presente ou de adquirir novos conhecimentos. Déficit intelectual.

SENSOPERCEPÇÃO. Capacidade de uma pessoa apreender as impressões sensoriais. Ilusões. Alucinações.

VONTADE. Disposição para agir a partir de uma escolha ou decisão; perda da vontade; negativismo; atos impulsivos.

PSICOMOTRICIDADE. Expressão objetiva da vida psíquica nos gestos e movimentos; alterações da psicomotricidade; estupor.

AFETIVIDADE. Compreende um conjunto de vivências, incluindo sentimentos complexos; humor ou estado de ânimo; exaltação e depressão do humor.

COMPORTAMENTO. Importante questionar comportamentos inadequados e antissociais. Pessoas idosas podem apresentar comportamentos sugestivos de quadros demenciais.

OUTROS. Questionar também sobre alucinações visuais e auditivas, atos compulsivos, pensamentos obsessivos recorrentes, exacerbação da ansiedade, sensação de angústia e de medo constante, dificuldade em ficar em ambientes fechados (claustrofobia) ou em ambientes abertos (agorafobia), onicofagia (hábito de roer as unhas), tricofagia (hábito de comer cabelos), tiques e vômitos induzidos.

Antecedentes pessoais e familiares

A investigação dos antecedentes não pode ser esquematizada rigidamente. É possível e útil, entretanto, uma sistematização que sirva como roteiro e diretriz de trabalho.

Antecedentes pessoais

Considera-se avaliação do estado de saúde passado e presente do paciente, conhecendo fatores pessoais e familiares que influenciam seu processo saúde-doença.

Em crianças e indivíduos de baixa idade, a análise dos antecedentes pessoais costuma ser feita com mais facilidade do que em outras faixas etárias.

Às vezes, uma hipótese diagnóstica leva o examinador a uma indagação mais minuciosa de algum aspecto da vida pregressa. Por exemplo: ao se identificar uma cardiopatia congênita, investiga-se a possível ocorrência de rubéola na mãe durante o primeiro trimestre da gravidez. O interesse dessa indagação é por saber-se que essa virose costuma causar defeitos congênitos em elevada proporção dos casos.

Os passos a serem seguidos abrangem os **antecedentes fisiológicos** e **antecedentes patológicos**.

> **Pontos-chave**
>
> - Antes de iniciar o interrogatório sintomatológico (IS), explique ao paciente que você irá fazer questionamentos sobre todos os sistemas corporais (revisão "da cabeça aos pés"), mesmo não tendo relação com o sistema que o motivou a procurá-lo. Assim, você terá preparado o paciente para a série de perguntas que compõe o IS
> - Inicie a avaliação de cada sistema corporal com essas perguntas gerais. Exemplos: "Como estão seus olhos e visão?", "Como anda sua digestão?" ou "Seu intestino funciona regularmente?". A resposta permitirá que você, se necessário, passe para perguntas mais específicas, e, assim, detalhe a queixa
> - Não induza respostas com perguntas que afirmem ou neguem o sintoma, como por exemplo: "O senhor está com falta de ar, não é?" ou "O senhor não está com falta de ar, não é mesmo?" Nesse caso, o correto é apenas questionar: "O senhor sente falta de ar?"

Antecedentes pessoais fisiológicos

A avaliação dos antecedentes pessoais fisiológicos inclui os seguintes itens: **gestação e nascimento, desenvolvimento psicomotor e neural e desenvolvimento sexual**.

GESTAÇÃO E NASCIMENTO. Neste item, incluem-se os seguintes fatores (ver Parte 20, *Semiologia da Infância, da Adolescência e da Pessoa Idosa*, Capítulo 179, *Semiologia da Infância*):

- Como decorreu a gravidez
- Uso de medicamentos ou radiações sofridas pela genitora
- Viroses durante a gestação
- Condições de parto (normal, fórceps, cesariana)
- Estado da criança ao nascer
- Ordem do nascimento (se é primogênito, segundo filho etc.)
- Número de irmãos.

DESENVOLVIMENTO PSICOMOTOR E NEURAL. Este item abrange os seguintes fatores (ver Parte 20, *Semiologia da Infância, da Adolescência e da Pessoa Idosa*, Capítulo 179, *Semiologia da Infância*):

- Dentição: informações sobre a primeira e segunda dentições, registrando-se a época em que apareceu o primeiro dente
- Engatinhar e andar: anotar as idades em que essas atividades tiveram início
- Fala: quando começou a pronunciar as primeiras palavras
- Desenvolvimento físico: peso e tamanho ao nascer e posteriores medidas. Averiguar sobre o desenvolvimento comparativamente com os irmãos
- Controle dos esfíncteres
- Aproveitamento escolar.

DESENVOLVIMENTO SEXUAL. Este item inclui os seguintes fatores (ver Parte 20, *Semiologia da Infância, da Adolescência e da Pessoa Idosa*, Capítulo 180, *Semiologia da Adolescência*):

- Puberdade: estabelecer época de seu início
- Menarca: estabelecer idade da 1ª menstruação
- Sexarca: estabelecer idade da 1ª relação sexual
- Menopausa (última menstruação): estabelecer época do seu aparecimento
- Orientação sexual: atualmente, usam-se siglas como HSM; HSH; HSMH; MSH; MSM; MSHM, em que: *H*, homem; *M*, mulher e *S*, faz sexo com.

Antecedentes pessoais patológicos

A avaliação dos antecedentes pessoais patológicos compreende os seguintes itens: **doenças sofridas pelo paciente, alergia, cirurgias, traumatismo, transfusões sanguíneas, história obstétrica, vacinas e medicamentos em uso**.

DOENÇAS SOFRIDAS PELO PACIENTE. Começando-se pelas mais comuns na infância (sarampo, varicela, coqueluche, caxumba, doença reumática, amigdalites) e passando às da vida adulta (pneumonia, hepatite, malária, pleurite, tuberculose, hipertensão arterial, diabetes, artrose, osteoporose, litíase renal, gota, entre outras). Pode ser que o paciente não saiba informar o diagnóstico, mas consegue se lembrar de determinado sintoma ou sinal que teve importância para ele, como icterícia e febre prolongada. Faz-se, então, um retrospecto de todos os sistemas, dirigindo ao paciente perguntas relativas às doenças mais frequentes de cada um.

ALERGIA. Quando se depara com um caso de doença alérgica, essa investigação passa a ter relevância especial, mas, independentemente disso, é possível e útil tomar conhecimento da existência de alergia a alimentos, medicamentos ou outras substâncias. Se o paciente já sofreu de afecções de fundo alérgico (eczema, urticária, asma), esse fato merece registro.

CIRURGIAS E OUTRAS INTERVENÇÕES. Anotam-se as intervenções cirúrgicas, referindo-se os motivos que a determinaram. Havendo possibilidade, registrar a data, o tipo de cirurgia, o diagnóstico que a justificou e o nome do hospital onde foi realizada.

TRAUMATISMO. É necessário indagar sobre o acidente em si e sobre as consequências deste. Em medicina trabalhista, este item é muito importante por causa das implicações periciais decorrentes dos acidentes de trabalho. A correlação entre um padecimento atual e um traumatismo anterior pode ser sugerida pelo paciente sem muita consistência. Nesses casos, a investigação anamnésica necessita ser detalhada para que o examinador tire uma conclusão própria a respeito da existência ou não da correlação sugerida.

TRANSFUSÕES SANGUÍNEAS. Anotar número de transfusões, quando ocorreu, onde e por quê.

HISTÓRIA OBSTÉTRICA. Anotar número de gestações (G), de partos (P), de abortos (A), de prematuros e de cesarianas (C) (G_ P_ A_ C_). Neste item, caso o paciente seja do sexo masculino, indaga-se o número de filhos, enfatizando-se a importância da paternidade.

VACINAS. Anotar as vacinas (qual; época da aplicação).

MEDICAMENTOS EM USO. Anotar nome(s), posologia, motivo, quem prescreveu.

Antecedentes familiares

Os antecedentes começam com a menção ao estado de saúde (quando vivos) dos pais e irmãos do paciente. Se for casado, inclui-se o cônjuge e, se tiver filhos, estes são referidos. Não se esquecer dos avós, tios e primos paternos e maternos do paciente. Se tiver algum doente na família, esclarecer a natureza da enfermidade.

Em caso de falecimento, indagar a causa do óbito e a idade em que ocorreu.

Pergunta-se sistematicamente sobre a existência de enxaqueca, diabetes, tuberculose, hipertensão arterial, câncer, doenças alérgicas, doença arterial coronariana (infarto agudo do miocárdio, angina de peito), acidente vascular cerebral, dislipidemias, úlcera péptica, colelitíase e varizes, que são as doenças com caráter familiar mais comuns.

Quando o paciente é portador de uma doença de caráter hereditário (hemofilia, anemia falciforme, rins policísticos, erros metabólicos), torna-se imprescindível um levantamento genealógico mais rigoroso e, nesse caso, recorre-se às técnicas de investigação genética (ver Parte 5, *Anomalias Genéticas*, Capítulo 10, *Investigação Diagnóstica das Anomalias Genéticas*).

Pontos-chave

Investigue se o paciente tomou as vacinas recomendadas pelo Ministério da Saúde (2017), de acordo com a faixa etária:

- Crianças: BCG; hepatite B; difteria; tétano; coqueluche; poliomielite; rotavírus; sarampo; rubéola; caxumba; varicela; febre amarela; hepatite A; meningocócica C; pneumocócica (ver Parte 20, *Semiologia da Infância, da Adolescência e da Pessoa Idosa*, Capítulo 179, *Semiologia da Infância*)
- Adolescentes: difteria; tétano; hepatite B; febre amarela; HPV
- Adultos: hepatite B; febre amarela; difteria; tétano; sarampo; rubéola; caxumba
- Pessoas idosas: hepatite B; difteria; tétano; febre amarela; *influenza* ou gripe; pneumocócica.

Hábitos e estilo de vida

Este item, muito amplo e heterogêneo, documenta hábitos e estilo de vida do paciente e está desdobrado nos seguintes tópicos: alimentação; ocupação atual e ocupações anteriores; atividades físicas; hábitos.

Alimentação

No exame físico, serão estudados os parâmetros para avaliar o **estado de nutrição do paciente**; todavia, os primeiros dados a serem obtidos são os seus hábitos alimentares.

Toma-se como referência o que seria a alimentação adequada para aquela pessoa em função da idade, do sexo e do trabalho desempenhado.

Induz-se o paciente a discriminar sua alimentação habitual, especificando, tanto quanto possível, o tipo e a quantidade dos alimentos ingeridos – é o que se chama **anamnese alimentar**.

Devemos questionar principalmente sobre o consumo de alimentos à base de carboidratos, proteínas, gorduras, fibras, bem como de água e outros líquidos.

Assim procedendo, o examinador poderá fazer uma avaliação quantitativa e qualitativa, ambas com interesse médico.

Pontos-chave

- Nos tópicos *Desenvolvimento psicomotor e neural* e *Antecedentes pessoais fisiológicos*, temos de saber a idade em que determinadas atividades teriam início para verificar se foram de aparecimento precoce, tardio ou normal. Por exemplo, a partir dos 6 meses de idade, surge o primeiro dente; a partir dos 6 meses também a criança começa a engatinhar e com 1 ano de idade ela anda. A fala desenvolve-se entre 1 e 3 anos de idade, e o controle dos esfíncteres acontece entre 2 e 4 anos de idade
- Perguntas sobre a sexualidade devem ser feitas após já se ter conversado algum tempo com o paciente; assim, ele fica mais descontraído e o estudante não se sente tão constrangido
- Deve-se começar perguntando sobre o desenvolvimento psicossexual – quando parou de mamar, se foi amamentado ao seio ou não, quando foi ensinado a usar o "peniquinho". Em seguida, pode-se perguntar como foi sua adolescência e, de forma tranquila, pergunta-se com que idade teve sua primeira relação sexual
- Após a informação da sexarca, o estudante, ainda de maneira tranquila, pode perguntar se o paciente mora com familiares ou sozinho, acrescentando a seguinte indagação: "Você mora sozinho? Mora com algum companheiro ou companheira?" Deixar o paciente livre para demonstrar sua orientação sexual
- Em seguida, pode-se questionar se o paciente pratica sexo seguro ou não (se usa preservativo, se tem outros parceiros etc.)
- Lembre-se sempre de que o que é perguntado de maneira adequada, sem demonstrar preconceito, é respondido também com tranquilidade
- Mostre-se sempre tranquilo, sem sinais de discriminação, seja qual for a informação do paciente.

Temos observado que o estudante encontra dificuldade em anotar os dados obtidos neste item. Com a finalidade de facilitar seu trabalho, sugerimos as seguintes expressões, nas quais seriam sintetizadas as conclusões mais frequentes:

- Alimentação quantitativa e qualitativamente adequada
- Reduzida ingesta de fibras
- Insuficiente consumo de proteínas, com alimentação à base de carboidratos
- Consumo de calorias acima das necessidades
- Alimentação com alto teor de gorduras
- Reduzida ingesta de verduras e frutas
- Insuficiente consumo de proteínas sem aumento compensador da ingestão de carboidratos
- Baixa ingestão de líquidos
- Reduzida ingesta de carboidratos
- Reduzido consumo de gorduras
- Alimentação puramente vegetariana
- Alimentação láctea exclusiva.

Ocupação atual e ocupações anteriores

Na identificação do paciente, deve-se abordar este aspecto. Naquela ocasião, foi feito o registro puro e simples da profissão; aqui pretendemos ir mais adiante, obtendo informações sobre a natureza do trabalho desempenhado, com que substâncias entra em contato, quais as características do meio ambiente e qual o grau de ajustamento ao trabalho.

Devemos questionar e obter informações tanto da ocupação atual quanto das ocupações anteriores exercidas pelo paciente.

Desse modo, ver-se-á que os portadores de asma brônquica terão sua doença agravada se trabalharem em ambiente enfumaçado ou empoeirado, ou se tiverem de manipular inseticidas, pelos de animais, penas de aves, plumas de algodão ou de lã, livros velhos e outros materiais reconhecidamente capazes de agir como antígenos ou irritantes das vias respiratórias.

Os dados relacionados com este item são chamados **história ocupacional**. Voltamos a chamar a atenção para a crescente importância médica e social da medicina do trabalho.

Atividades físicas

Torna-se cada dia mais clara a relação entre muitas enfermidades e o tipo de vida levado pela pessoa no que concerne à prática de exercícios físicos. Por exemplo: a ocorrência de lesões degenerativas da coluna vertebral nos trabalhadores braçais e a maior incidência de infarto do miocárdio entre as pessoas sedentárias.

Tais atividades dizem respeito ao trabalho e à prática de esportes e, para caracterizá-las, há que indagar sobre ambos.

Devemos questionar qual tipo de exercício físico realiza (p. ex., natação, futebol, caminhadas etc.); frequência (p. ex., diariamente, 3 vezes/semana etc.); **duração** (p. ex., por 30 minutos, por 1 hora); e **tempo que pratica** (p. ex., há 1 ano, há 3 meses).

Uma classificação prática é a que se segue:

- Pessoas sedentárias
- Pessoas que exercem atividades físicas moderadas
- Pessoas que exercem atividades físicas intensas e constantes
- Pessoas que exercem atividades físicas ocasionais.

Hábitos

Alguns hábitos são ocultados pelos pacientes e até pelos próprios familiares. A investigação deste item exige habilidade, discrição e perspicácia. Uma afirmativa ou uma negativa sem explicações por parte do paciente não significa necessariamente a verdade! Deve-se investigar sistematicamente o uso de tabaco, bebidas alcoólicas, anabolizantes, anfetaminas e drogas ilícitas.

Consumo de tabaco

O consumo de tabaco, droga socialmente aceita, não costuma ser negado pelos pacientes, exceto quando tenha sido proibido de fumar.

Os efeitos nocivos do tabaco são indiscutíveis: câncer de boca, faringe, laringe, pulmão e bexiga, afecções broncopulmonares (asma, bronquite, enfisema, DPOC e bronquiectasias), afecções cardiovasculares (doença arterial coronariana, hipertensão arterial, tromboembolia), disfunções sexuais masculinas, baixo peso fetal (mãe tabagista), intoxicação do recém-nascido em aleitamento materno (nutriz tabagista), entre outras.

Diante disso, nenhuma anamnese está completa se não se investigar esse hábito, registrando-se **tipo** (cigarro, cachimbo, charuto e cigarro de palha), **quantidade**, **frequência**, **duração do vício** e **abstinência** (já tentou parar de fumar).

Consumo de bebidas alcoólicas

A ingestão de bebidas alcoólicas também é socialmente aceita, mas muitas vezes é omitida ou minimizada por parte dos pacientes. Que o álcool tem efeitos deletérios graves sobre fígado, cérebro, nervos, pâncreas e coração não se discute. É fato comprovado. O próprio etilismo, em si, uma doença de fundo psicossocial, deve ser colocado entre as enfermidades importantes e mais difundidas atualmente.

Não se deve deixar de perguntar sobre o tipo de bebida (cerveja, vinho, licor, vodca, uísque, cachaça, gim, outros) e a quantidade habitualmente ingerida, bem como frequência, duração do vício e abstinência (se já tentou parar de beber).

Nos últimos anos, tem sido amplamente praticado o chamado *binge drinking* ou *heavy drinking* (beber exageradamente), principalmente entre jovens. O *binge drinking* é definido como o consumo de cinco ou mais doses de bebidas alcoólicas em uma única ocasião por homens ou quatro ou mais doses de bebidas alcoólicas em uma única ocasião por mulheres, pelo menos uma vez nas últimas 2 semanas. Esse tipo de padrão de consumo de álcool expõe o bebedor a situações de risco, tais como danos à saúde física, sexo desprotegido, gravidez indesejada, superdosagem, quedas, violência, acidentes de trânsito, comportamento antissocial e dificuldades escolares, tanto em jovens como na população geral.

Para reconhecimento dos pacientes que fazem uso abusivo de bebidas alcoólicas, vem sendo difundido o questionário

Avaliação do hábito de consumir bebidas alcoólicas e/ou o grau de dependência

Para facilitar a avaliação do hábito de ingerir bebidas alcoólicas e/ou do grau de dependência do paciente ao consumo de álcool, pode-se fazer uso da seguinte esquematização:

- Pessoas abstêmias, ou seja, não consomem definitivamente nenhum tipo de bebida alcoólica
- Consumo ocasional, em quantidades moderadas
- Consumo ocasional, em grande quantidade, chegando a estado de embriaguez
- Consumo frequente, em quantidade moderada
- Consumo diário, em pequena quantidade
- Consumo diário, em quantidade para determinar embriaguez
- Consumo diário, em quantidade exagerada, chegando o paciente a estado de embriaguez.

CAGE (sigla em inglês), composto de quatro pontos a serem investigados: necessidade de diminuir (**c**ut *down*) o consumo de bebidas alcoólicas; sentir-se incomodado (**a***nnoyed*) por críticas à bebida; sensação de culpa (**g***uilty*) ao beber; necessidade de beber no início da manhã para "abrir os olhos" (**e***ye-opener*), ou seja, para sentir-se em condições de trabalhar.

> **Questionário CAGE**
>
> - Você já sentiu a necessidade de diminuir a quantidade de bebida ou parar de beber?
> - Você já se sentiu aborrecido ao ser criticado por beber?
> - Você já se sentiu culpado em relação a beber?
> - Alguma vez já bebeu logo ao acordar pela manhã para diminuir o nervosismo ou a ressaca?
> - Duas respostas positivas identificam 75% dos etilistas com uma especificidade de 95%.

Uso de anabolizantes e anfetaminas

O uso de anabolizantes por jovens frequentadores de academias de ginástica tornou-se uma preocupação, pois tais substâncias levam à dependência e estão correlacionadas com doenças cardíacas, renais, hepáticas, endócrinas e neurológicas. A utilização de anfetaminas, de maneira indiscriminada, leva à dependência química e, comprovadamente, causa prejuízos à saúde. Alguns sedativos (barbitúricos, morfina, benzodiazepínicos) também causam dependência química e devem ser sempre investigados.

Consumo de drogas ilícitas

As drogas ilícitas incluem maconha, cocaína, heroína, *ecstasy*, LSD, *crack*, *oxi*, chá de cogumelo, inalantes (cola de sapateiro, lança-perfume).

O uso dessas substâncias ocorre em escala crescente em todos os grupos socioeconômicos, principalmente entre os adolescentes. O hábito de frequentar festas *rave* pode estar associado ao uso abusivo de drogas ilícitas. Não deixar de questionar sobre tipo de droga, quantidade habitualmente ingerida, frequência, duração do vício e abstinência.

A investigação clínica de um paciente que usa drogas ilícitas não é fácil. Há necessidade de tato e perspicácia. O médico deve integrar informações provenientes de todas as fontes disponíveis, principalmente de familiares.

Condições socioeconômicas e culturais

As condições socioeconômicas e culturais avaliam a situação financeira, vínculos afetivos familiares, filiação religiosa e crenças espirituais do paciente, bem como condições de moradia e grau de escolaridade.

Este item está desdobrado em:

- Habitação
- Condições socioeconômicas
- Condições culturais
- Vida conjugal e relacionamento familiar.

Habitação

Importância considerável tem a habitação. Na zona rural, pela sua precariedade, as casas comportam-se como abrigos ideais para numerosos reservatórios e transmissores de doenças infecciosas e parasitárias. Como exemplo, poder-se-ia citar a doença de Chagas. Os triatomíneos (barbeiros) encontram na "cafua" ou "casa de pau a pique" seu hábitat ideal, o que faz dessa parasitose importante endemia de várias regiões brasileiras.

Na zona urbana, a diversidade de habitação é um fator importante. Por outro lado, as favelas e as áreas de invasão propiciam o surgimento de doenças infectoparasitárias devido à ausência de saneamento básico, proximidade de rios poluídos, ineficácia na coleta de lixo e confinamento de várias pessoas em pequenos cômodos. Por outro lado, casas ou apartamentos de alto luxo podem manter, por exemplo, em suas piscinas e jardins, criadouros do mosquito *Aedes aegypti*, dificultando o controle da dengue. A habitação não pode ser vista como fato isolado, porquanto ela está inserida em um meio ecológico do qual faz parte.

Neste item, é importante questionar sobre as **condições de moradia**: se mora em casa ou apartamento; se a casa é feita de alvenaria ou não; qual a quantidade de cômodos; se conta com saneamento básico (água tratada e rede de esgoto), com coleta regular de lixo; se abriga animais domésticos, entre outros. Indaga-se também sobre o contato com pessoas ou animais doentes. Se afirmativo, questiona-se sobre onde e quando ocorreu e sobre a duração do contato.

A poluição do ar, a poluição sonora e visual, os desmatamentos e as queimadas, as alterações climáticas, as inundações, os temporais e os terremotos, todos são fatores relevantes na análise do item habitação, podendo propiciar o surgimento de várias doenças.

Condições socioeconômicas

Os primeiros elementos estão contidos na própria identificação do paciente; outros são coletados no decorrer da anamnese. Se houver necessidade de mais informações, indagar-se-á sobre **renda mensal, situação profissional, dependência econômica de parentes ou instituição.**

A socialização da medicina é um fato que anda de par com esses aspectos socioeconômicos. Não só em relação ao paciente em sua condição individual, mas também quando se enfoca a medicina dentro de uma perspectiva social.

Todo médico precisa conhecer as possibilidades econômicas de seu paciente, principalmente sua capacidade financeira para comprar medicamentos e realizar exames complementares.

É obrigação do médico compatibilizar sua prescrição às condições financeiras do paciente. A maior parte das doenças crônicas (hipertensão arterial, insuficiência coronária, dislipidemias, diabetes) exige uso contínuo de um ou mais medicamentos. No Brasil, atualmente, há distribuição gratuita de medicamentos para pacientes crônicos e cabe ao médico conhecer a lista desses remédios para prescrevê-los, quando necessário.

Uma das mais frequentes causas de abandono do tratamento é a incapacidade de adquirir remédios ou alimentos especiais.

Condições culturais

É importante destacar que as condições culturais não se restringem ao grau de escolaridade, mas abrangem **religiosidade, tradições, crenças, mitos, medicina popular, comportamentos e hábitos alimentares**. Tais condições devem ser respeitadas em seu contexto.

Quanto à escolaridade, é importante saber se o paciente é analfabeto ou alfabetizado. Vale ressaltar se o paciente completou o ensino fundamental, o ensino médio ou se tem nível superior (graduação e pós-graduação). Tais informações são fundamentais na compreensão do processo saúde-doença. Partir de algo simples, como grau de escolaridade (alfabetizado ou não), é a maneira mais prática de abordar esse aspecto da anamnese. Todavia, é o conjunto de dados vistos e ouvidos que permitirá uma avaliação mais abrangente.

Vida conjugal e relacionamento familiar

Investiga-se o relacionamento entre pais e filhos, entre irmãos e entre cônjuges.

Em várias ocasiões temos salientado as dificuldades da anamnese. Chegamos ao tópico em que essa dificuldade atinge seu máximo. Inevitavelmente, o estudante encontrará dificuldade para andar nesse terreno, pois os pacientes veem nele um "aprendiz", adotando, em consequência, maior reserva a respeito de sua vida íntima e de suas relações familiares. Há que reconhecer esse obstáculo, mas preparando-se desde já, intelectual e psicologicamente, para, em época oportuna e nos momentos exatos, levar a anamnese até os mais recônditos e bem guardados escaninhos da vida pessoal e familiar do paciente. Tal preparo só é conseguido quando se associa o amadurecimento da personalidade a uma sólida formação científica.

ANAMNESE DA PESSOA IDOSA

Ver Parte 20, *Semiologia da Infância, da Adolescência e da Pessoa Idosa*, Capítulo 181, *Semiologia da Pessoa Idosa*.

ANAMNESE EM PEDIATRIA

A particularidade mais marcante reside no fato de a obtenção de informações ser feita por intermédio da mãe ou de outro familiar. Às vezes, o informante é a babá, um vizinho ou outra pessoa que convive com a criança.

Os pais – ou os avós, principalmente – gostam de "interpretar" as manifestações infantis em vez de relatá-las objetivamente. É comum, por exemplo, quando o recém-nascido começa a chorar mais do que o habitual, a mãe ou a avó "deduzir" que o bebê está com "dor de ouvido", isso com base em indícios muito inseguros ou por mera suposição.

Outra característica da anamnese pediátrica é que esta tem de ser totalmente dirigida, não havendo possibilidade de deixar a criança relatar espontaneamente suas queixas.

Durante a entrevista, o examinador deve ter o cuidado de observar o comportamento da mãe, procurando compreender e surpreender seus traços psicológicos. O relacionamento com a mãe é parte integrante do exame clínico da criança (ver Parte 20, *Semiologia da Infância, da Adolescência e da Pessoa Idosa*, Capítulo 179, *Semiologia da Infância*).

ANAMNESE EM PSIQUIATRIA

A anamnese dos pacientes com distúrbios mentais apresenta muitas particularidades que precisam ser conhecidas pelos

Exame clínico e relação médico-paciente

A relação médico-paciente apresenta um componente cultural que não depende do que o médico faz. É uma herança do poder mágico dos feiticeiros, xamãs e curandeiros que antecederam o nascimento da profissão médica, mas que, ainda hoje, muito influencia a maneira como os pacientes veem os médicos. Não há por que menosprezar este fenômeno ligado à evolução da humanidade. Existe, contudo, outro componente da relação médico-paciente, este, sim, estreitamente ligado à própria ação do médico, pois ele surge durante a anamnese e é fruto da maneira como ela é feita; portanto, depende do médico. Por isso, é necessário tomar consciência da importância deste momento, porque ele é decisivo. Daí a razão de se dizer que o aprendizado do médico clínico, cuja única maneira de se conseguir é fazendo o exame clínico, é também a principal oportunidade para estabelecer as bases do aprendizado da relação médico-paciente que servirão para o resto da vida.

Sem dúvida, o essencial deste aprendizado está nas vivências do próprio estudante, nascidas na realização de entrevistas, quando ele assume o papel de médico dentro de uma situação real e verdadeira, como a propiciada pelo exame de pacientes em qualquer instituição de saúde. Jamais a tecnologia educacional conseguirá reproduzi-la e, se o fizer, ficará faltando seu ingrediente principal, que é resultante da interação de duas pessoas que se põem frente a frente em busca de algo relevante para ambas.

Se o estudante tiver oportunidade – e isso depende de como o professor orienta o ensino do exame clínico – de analisar os acontecimentos vivenciados por ele, duas coisas acontecem ao mesmo tempo: aprender a **técnica** de fazer a anamnese e reconhecer os **processos psicodinâmicos** nos quais ele e o paciente se envolvem, querendo ou não, proposital ou inconscientemente.

É inevitável e necessário que o estudante descubra seu lado humano, com suas possibilidades e limitações, certezas e inseguranças, até então amortecido nos trabalhos feitos nos anfiteatros anatômicos e laboratórios das cadeiras básicas. Somente a partir do momento em que tem diante de si pessoas fragilizadas pela doença, pelo receio da invalidez, pelo medo de morrer, é que o estudante percebe que o trabalho do médico não se resume apenas à técnica, embora tenha que dominá-la o melhor possível para ser competente, e que há alguma coisa mais, diferente de tudo o que viu até então, que interfere com seus valores, crenças, objetivos, sentimentos e emoções, obrigando-o a refletir sobre a carreira médica.

Nesta hora o papel do professor de semiologia atinge seu ponto mais nobre, se ele souber tirar proveito daquelas situações para mostrar aos seus alunos que aquele algo diferente é a relação médico-paciente que está nascendo.

São as primeiras raízes, ainda débeis, de um processo que precisa ser cultivado a cada dia, em múltiplas situações, agradáveis ou sofridas, para se compreender o mais rápido possível a complexidade das situações que o aluno está vivendo. Alguns estudantes, talvez os mais sensíveis e os mais maduros, notam logo que participam de alguma coisa que ultrapassa os limites que se previa existir no trabalho direto com pacientes. Muitos desenvolvem uma ansiedade que lhes tira o sono, desperta questionamentos, provoca dúvidas. Tudo isso é inevitável, porque a aprendizagem verdadeira do método clínico é indissociável da aprendizagem da relação médico-paciente.

Precisamos estar atentos, preparados e disponíveis para não desperdiçar a oportunidade que os próprios estudantes nos oferecem para formarmos a mente e o coração dos futuros médicos.

Estamos convencidos de que a recuperação do prestígio da profissão médica, tão reclamada, começa aí, valorizando desde cedo a relação estudante-paciente, não por meio de palavras e preleções, mas orientando-os nestes passos iniciais, mostrando para eles que a relação médico-paciente nada tem a ver com aparelhos e máquinas, não importa quão sofisticados sejam. Que ela continua dependendo da palavra, dos gestos, do olhar, da expressão fisionômica, da presença, da capacidade de ouvir, da compreensão, enfim, de um conjunto de elementos que só existem na condição humana do médico (ver Parte 2, *Relação Médico-Paciente*, Capítulo 4, *Ensino/Aprendizagem da Relação Médico-Paciente*).

médicos, mesmo os que não se dedicam a esse ramo da medicina (ver Parte 19, *Exame Psiquiátrico*).

CONSIDERAÇÕES FINAIS

Às vezes, os estudantes questionam o detalhamento – **excessivo**, como costumam dizer – da anamnese como é exposto neste livro, argumentando que não é assim que se faz na vida prática. Na verdade, o que estamos propondo é um esquema para o aprendizado do método clínico, e não um modelo de prontuário. Para isso, é necessário ser o mais abrangente possível, de modo a incluir quase tudo de que se precisa nas inúmeras condições em que se pratica a profissão médica, sempre pensando, é claro, que o trabalho do médico deve ter a mais alta qualidade.

Portanto, a transposição ou adaptação deste esquema para "prontuários" e "fichas clínicas" precisa levar em conta as diferentes condições em que se dá o exercício profissional. Em hospitais universitários, por exemplo, os prontuários costumam ser muito detalhados, constituindo verdadeiros cadernos. Isso é justificável porque, durante o curso de medicina e na pós-graduação, é necessário aproveitar ao máximo a oportunidade de obter dos pacientes um conjunto de dados que vão permitir uma visão ampla e profunda das enfermidades. Nestes casos, os prontuários se assemelham ao esquema de anamnese aqui proposto.

De modo diferente, por motivos óbvios, nas unidades básicas de saúde as fichas clínicas são mais simples, contendo apenas os dados essenciais do exame do paciente. Entre um extremo e outro, encontra-se uma grande variedade de modelos de fichas e prontuários, muitos deles já buscando uma maneira adequada para o uso dos dados clínicos em computador. Em clínicas especializadas, determinados aspectos são extremamente detalhados, enquanto os protocolos de pesquisa clínica são especificamente preparados para esclarecer questões que estão sendo investigadas.

Por isso, para se adquirir uma sólida base do método clínico, é indispensável a realização de histórias clínicas com a maior abrangência possível, não importando o tempo e o esforço que sejam despendidos. O domínio do método clínico depende deste primeiro momento. As adaptações que vão ser feitas mais tarde, ampliando ou sintetizando um ou outro aspecto da anamnese, não irão prejudicar a correta aplicação do método clínico. Para facilitar e sistematizar o aprendizado, leia o texto complementar *Um Novo Paciente*.

Acesse o conteúdo *online*:

http://uqr.to/20wcj

BIBLIOGRAFIA

Bickley LS, Szilagyi PG. Bates. Propedêutica médica. 10. ed. Rio de Janeiro: Guanabara Koogan, 2010.

Bird B. Talking with patients. Lippincott Co., 1975.

Coulehan J, Block M. A entrevista médica. Porto Alegre: Artes Médicas, 1989.

D'Assumpção EA. Os que partem, os que ficam. Belo Horizonte: O Lutador, 1987.

Entralgo PL. La historia clínica. Barcelona: Salvat, 1961.

Jardim PCBV. Patologia da hipertensão arterial em negros. Hiperativo. 1996; 3:173-9.

Jarvis C. Exame físico e avaliação de saúde. 3. ed. Rio de Janeiro: Guanabara Koogan, 2002.

Kina CM, Martins MA. O ensino e o aprendizado das habilidades clínicas e competências médicas. Medicina. 1996;29:407-13.

Kübler-Ross E. Sobre a morte e o morrer. São Paulo: Martins Fontes, 1987.

Pena S, Carvalho Silva D, Alves-Silva J, Prado V, Santos F. Estudo do DNA em 200 homens e mulheres de cor branca. Ciência Hoje. 2000;27:16-25.

Porto CC. Exame clínico, 8. ed. Rio de Janeiro: Guanabara Koogan, 2017.

Porto CC. Cartas aos estudantes de medicina. 2. ed. Rio de Janeiro: Guanabara Koogan, 2018.

Sousa PR. Os sentidos do sintoma. Psicanálise e gastrenterologia. São Paulo: Papirus, 1992.

Zaidhaft S. Morte e formação médica. Rio de Janeiro: Francisco Alves, 1990.

CAPÍTULO 7

Técnicas Básicas do Exame Físico

Celmo Celeno Porto, Arnaldo Lemos Porto, Fábia Maria Oliveira Pinho

INTRODUÇÃO

Ao exame físico, a maioria dos pacientes sente-se ansiosa por se sentir exposta, apreensiva por receio de sentir dor e amedrontada em relação ao que o médico possa encontrar.

O estudante deve permanecer calmo, organizado e competente. Durante o exame físico – menos ao fazer a ausculta –, pode-se continuar a fazer indagações ao paciente, de preferência relacionadas com os dados obtidos naquele momento, perguntando, por exemplo, se a palpação está provocando ou piorando a dor. Outras vezes, é neste momento que novas perguntas podem ser necessárias para completar informações obtidas durante a anamnese.

Manter o paciente informado do que pretende fazer é a melhor maneira de ter sua cooperação. Quando é necessária a participação ativa dele – por exemplo, aumentar a profundidade da respiração ao palpar o fígado –, faça a solicitação em linguagem acessível ao paciente.

É natural que o exame físico do estudante seja sempre mais demorado que o de um médico experiente.

Para obter os dados do exame físico, é preciso utilizar os sentidos – visão, olfato, tato e audição. As habilidades necessárias ao exame físico são:

- Inspeção
- Palpação
- Percussão
- Ausculta.

Para executá-las, é fundamental treinar, repetir inúmeras vezes, seja na prática supervisionada em manequins, em pessoas saudáveis (atores e próprios colegas) e em pacientes. Com pacientes é necessário ser perspicaz para saber como se deve agir, colocando sempre em primeiro lugar o interesse deles.

As precauções para realização do exame físico são apresentadas na Figura 7.1.

> **Aprendizado do exame físico**
>
> Os estudantes, quase sempre, sentem-se inseguros e apreensivos no início do aprendizado clínico, uma vez que têm receio de provocar desconforto no paciente.
>
> Para superar esses aspectos, deve-se preparar técnica e psicologicamente.
>
> Uma boa semiotécnica exige o estudo prévio de como aplicar corretamente a inspeção, a palpação, a percussão e a ausculta.
>
> Do ponto de vista psicológico, nada melhor do que estar imbuído do papel de médico, cujo principal objetivo é ajudar o paciente.
>
> Mesmo sabendo da condição de estudante, o paciente pode sentir-se bem quando percebe que está sendo examinado com seriedade e atenção. Ser gentil e ter delicadeza constituem componentes fundamentais do exame físico (ver Parte 3, *Método Clínico*, Capítulo 5, *Fundamentos do Método Clínico*).

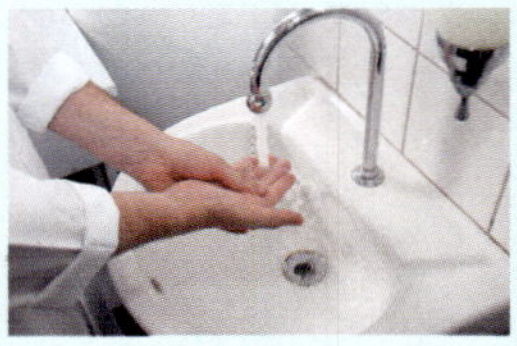

As mãos devem ser lavadas antes e após o exame físico.

↓

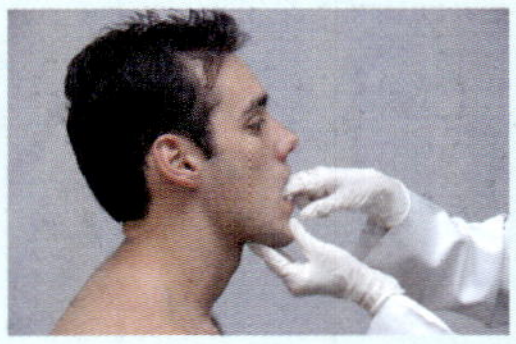

O uso de luvas deve ser estimulado na maioria dos pacientes, e obrigatório quando o paciente apresentar lesões cutâneas, assim como ao exame na cavidade bucal.

↓

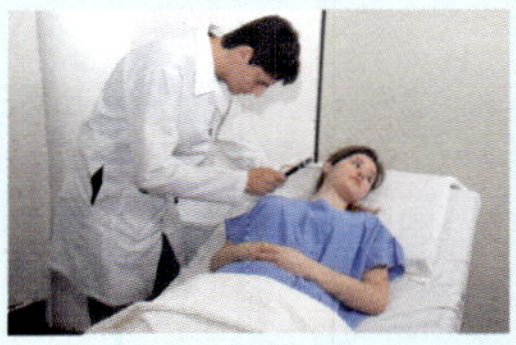

O uso de jaleco é indispensável. Deve-se ressaltar a importância do uso de calçados fechados, com solado antiderrapante e de fácil limpeza, para completar as estratégias de proteção individual.

↓

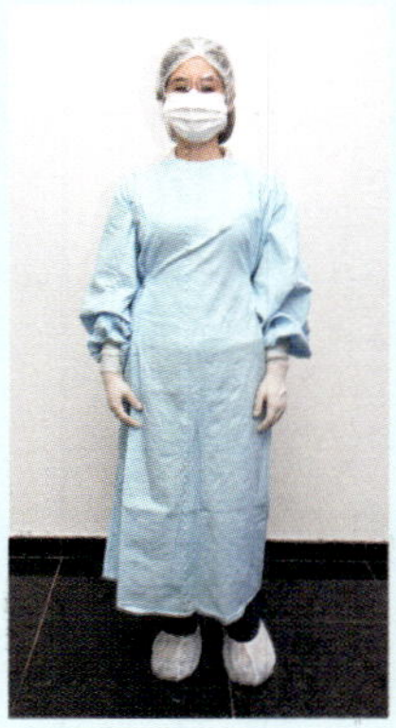

O uso de equipamentos de proteção individual (EPI), como luvas, máscara, gorro, propés, avental com mangas longas e óculos de proteção, deve ocorrer quando houver possibilidade de contato com líquidos corporais (sangue e secreções).

↓

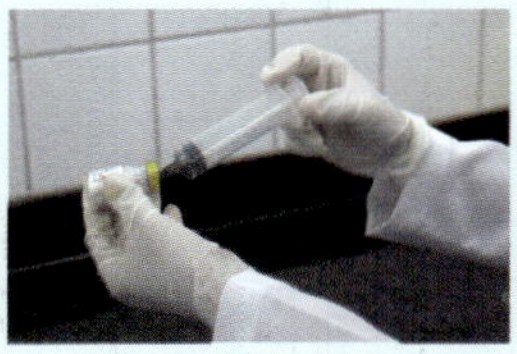

Todos os profissionais da área da saúde que têm contato direto com pacientes devem se vacinar para prevenir hepatite B, tétano e influenza A (H1N1).

↓

Biossegurança

Figura 7.1 Precauções ao realizar o exame físico.

Pontos-chave do exame físico

- Mantenha a sala de exame com temperatura agradável
- Respeite a privacidade do paciente na hora do exame, evitando interrupções
- Adquira o hábito de prestar atenção às expressões faciais do paciente, ou mesmo de perguntar se está tudo bem, enquanto prossegue no exame físico, pois fontes de dor e preocupações podem ser reveladas
- Sempre utilize um avental ou lençol para cobrir o paciente
- Durante o exame, mantenha o paciente informado de cada passo para deixá-lo tranquilo.

INSPEÇÃO

É a exploração feita a partir do sentido da visão. Investigam-se a superfície corporal e as partes mais acessíveis das cavidades em contato com o exterior.

A inspeção começa no momento em que se entra em contato com o paciente, realizando-se uma "inspeção inicial", procurando vê-lo em sua totalidade e atento para não deixar de ver algo que "salta à vista".

A "inspeção direcionada" pode ser panorâmica ou localizada – pode ser efetuada a olho nu ou com auxílio de uma lupa (Figura 7.2).

Raramente se emprega a inspeção panorâmica com visão do corpo inteiro; entretanto, para o reconhecimento das dismorfias ou dos distúrbios do desenvolvimento físico, é conveniente abranger, em uma visão de conjunto, todo o corpo.

Mais utilizada é a inspeção de segmentos corporais, e, a partir daí, deve-se fixar a atenção em áreas restritas. As lesões cutâneas tornam-se mais evidentes quando ampliadas por uma lupa que tenha capacidade de duplicar ou quadruplicar seu tamanho (ver Parte 6, *Sistema Tegumentar*, Capítulo 12, *Exame Clínico*).

Semiotécnica

A inspeção direcionada exige boa iluminação, exposição adequada da região a ser examinada e uso ocasional de determinados instrumentos (lupa, lanterna, otoscópio, oftalmoscópio e outros) para melhorar o campo de visão. É fundamental ter em mente as características normais da área a ser examinada, como apresentado a seguir:

- A iluminação mais adequada é a luz natural incidindo obliquamente. Como cada vez mais dependemos de iluminação artificial para uma boa inspeção, a luz deve ser branca e de intensidade suficiente. Ambientes de penumbra não são adequados para que se vejam alterações leves da coloração da pele e das mucosas; por exemplo, cianose e icterícia de grau moderado só são reconhecidas quando se dispõe de boa iluminação.

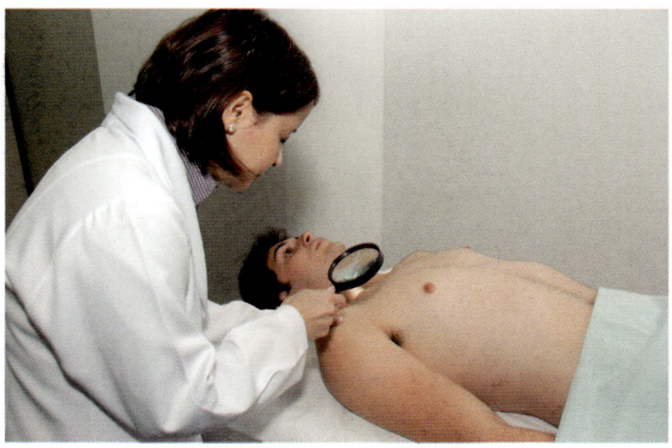

Figura 7.2 Inspeção com auxílio de uma lupa.

Para a inspeção das cavidades, usa-se um foco luminoso, que pode ser uma lanterna comum com um bom facho de luz
- A inspeção deve ser realizada por partes, desnudando-se somente a região a ser examinada, sempre respeitando o pudor do paciente. Assim, quando se vai examinar o tórax, o abdome permanece recoberto, e vice-versa. O desnudamento das partes genitais causa sempre constrangimento do paciente. Na verdade, a única recomendação a ser feita é que o examinador proceda de tal modo que seus menores gestos traduzam respeito pela pessoa que tem diante de si. Se, em determinadas ocasiões, encontrar obstinada recusa por parte do paciente, o estudante deve interromper seu exame e solicitar ao professor que o auxilie. O estudante inicia seu aprendizado, em unidades básicas de saúde ou em hospitais universitários, em contato com os pacientes atendidos pelo Sistema Único de Saúde (SUS), em sua maioria de baixo poder econômico e pouca escolaridade. Essa particularidade deve realçar na mente do aluno a necessidade de respeito e recato, pois essas pessoas, humildes e indefesas, costumam sofrer caladas e resignadas por medo de levantar a voz para um protesto ou uma negativa
- O conhecimento das características da superfície corporal, assim como da anatomia topográfica, permitirá ao estudante reconhecer eventuais anormalidades durante a inspeção. Por esse motivo, e com a finalidade de educar a visão, será dada ênfase ao estudo das lesões elementares da pele (ver Parte 6, *Sistema Tegumentar*, Capítulo 11, *Fundamentos de Anatomia e Fisiologia*, e Capítulo 14, *Doenças da Pele*)
- Há duas maneiras fundamentais de se fazer a inspeção:
  - Olhar frente a frente a região a ser examinada: a isso se designa "inspeção frontal", que é o modo padrão desse procedimento
  - Observar a região tangencialmente: essa é a maneira correta para pesquisar movimentos mínimos na superfície corporal, tais como pulsações ou ondulações e pequenos abaulamentos ou depressões
- A posição do examinador e do paciente depende das condições clínicas do paciente e do segmento corporal a ser inspecionado. De modo geral, o paciente senta-se à beira do leito ou da mesa de exame, a menos que essa posição seja contraindicada ou impossibilitada. O examinador deve ficar de pé diante do paciente, movimentando-se de um lado para o outro, de acordo com a necessidade. No paciente acamado, a posição do paciente e a sequência do exame físico precisam ser adaptadas de acordo com as circunstâncias. Para examinar as costas e auscultar os pulmões, deve-se inclinar o paciente ora para um lado ora para outro
- A inspeção começa durante a anamnese, desde o primeiro momento em que se encontra com o paciente, e continua durante todo o exame clínico.

Para finalizar, vale a pena relembrar a máxima que diz: "Cometem-se mais erros por não olhar do que por não saber."

PALPAÇÃO

A palpação frequentemente confirma pontos observados durante a inspeção.

A palpação recolhe dados por meio do tato e da pressão. O tato fornece impressões sobre a parte mais superficial, e a pressão, sobre as mais profundas.

Pela palpação percebem-se modificações de textura, temperatura, umidade, espessura, consistência, sensibilidade, volume, dureza, além da percepção de frêmito, elasticidade, reconhecimento de flutuação, crepitações, vibração, pulsação e verificação da existência de edema e vários outros fenômenos.

> **Procedimentos especiais**
>
> Por conveniência didática, relacionamos juntamente com os vários tipos de palpação outros procedimentos – vitropressão, puntipressão e fricção com algodão – que fogem um pouco do que se entende por palpação no sentido estrito.

Semiotécnica

A técnica da palpação deve ser sistematizada e com uma abordagem tranquila e gentil. O paciente fica tenso ao ser tocado bruscamente, dificultando o exame. Explique cada etapa do exame ao paciente e a maneira como ele pode cooperar. Recomenda-se que o examinador aqueça as mãos, friccionando uma contra a outra antes de iniciar qualquer palpação. A posição do examinador e do paciente depende das condições clínicas do paciente e do segmento corporal a ser palpado. Geralmente, o paciente fica em decúbito dorsal, e o examinador de pé, à direita do paciente.

Esse procedimento apresenta muitas variantes, que podem ser sistematizadas da seguinte maneira:

- Palpação com a mão espalmada, em que se usa toda a palma de uma ou de ambas as mãos (Figuras 7.3 e 7.4)
- Palpação com uma das mãos superpondo-se uma à outra (Figura 7.5)
- Palpação com a mão espalmada, em que se usam apenas as polpas digitais e a parte ventral dos dedos (Figura 7.6)
- Palpação com a borda da mão
- Palpação usando-se o polegar e o indicador, em que se forma uma "pinça" (Figura 7.7)
- Palpação com o dorso dos dedos ou das mãos. Esse procedimento é específico para avaliação da temperatura (Figura 7.8)

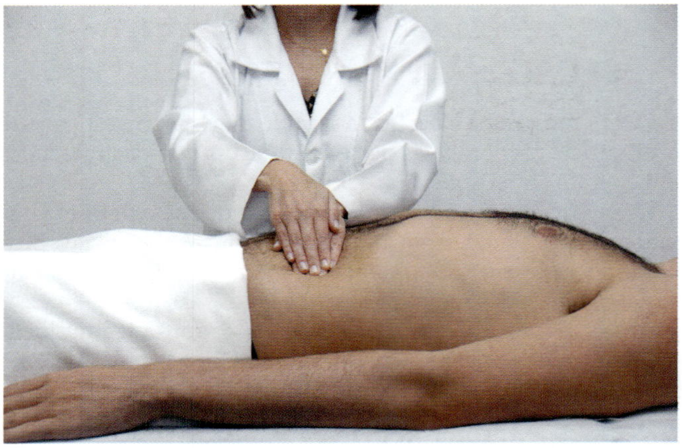

Figura 7.5 Palpação com uma das mãos superpondo-se à outra.

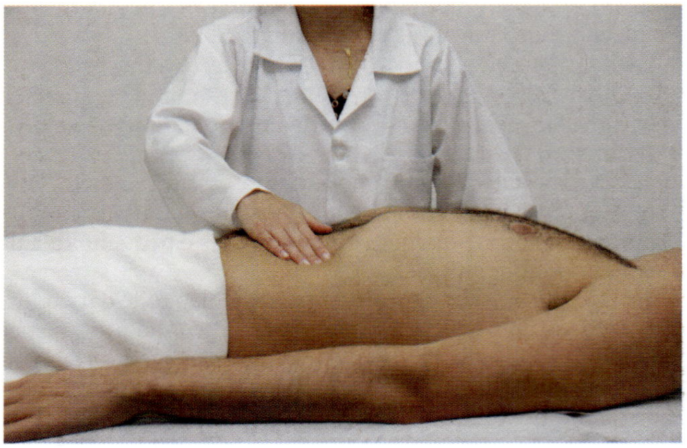

Figura 7.3 Palpação com a mão espalmada, usando-se toda a palma de uma das mãos.

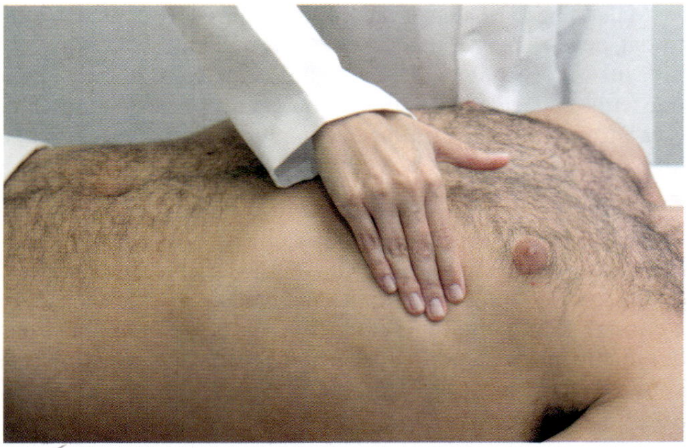

Figura 7.6 Palpação com a mão espalmada, usando-se apenas as polpas digitais e a parte ventral dos dedos.

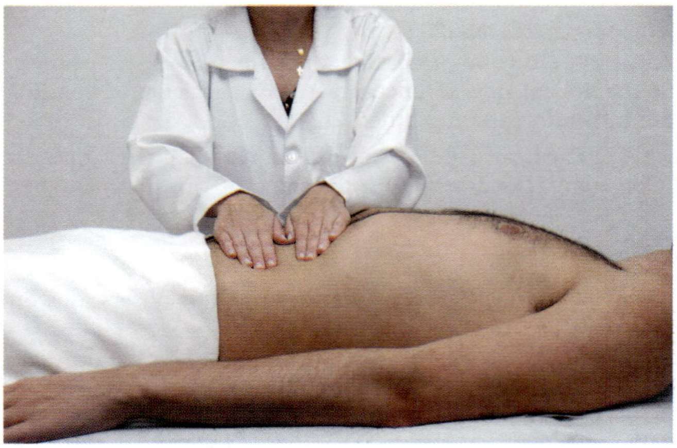

Figura 7.4 Palpação com a mão espalmada, usando-se ambas as mãos.

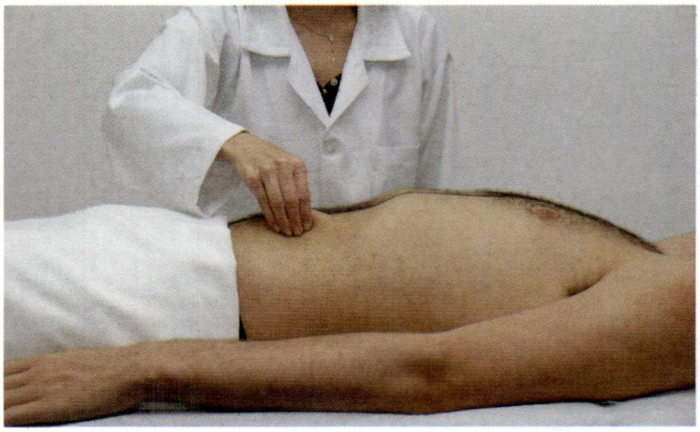

Figura 7.7 Palpação usando-se o polegar e o indicador, formando uma "pinça".

▪ Digitopressão, realizada com a polpa do polegar ou do indicador. Consiste na compressão de uma área com diferentes objetivos: pesquisar a existência de dor, avaliar a circulação cutânea, detectar se há edema (Figura 7.9)

▪ Puntipressão, que consiste em comprimir com um objeto pontiagudo um ponto do corpo. É usada para avaliar a sensibilidade dolorosa e para analisar telangiectasias tipo aranha vascular (Figura 7.10)

▪ Vitropressão, realizada com o auxílio de uma lâmina de vidro que é comprimida contra a pele, analisando-se a área através da própria lâmina. Sua principal aplicação é na distinção entre eritema e púrpura (no caso de eritema, a vitropressão provoca o apagamento da vermelhidão e, no de púrpura, permanece a mancha) (Figura 7.11)

▪ Fricção com algodão, em que, com uma mecha de algodão, roça-se levemente um segmento cutâneo, procurando ver como o paciente o sente (Figura 7.12). É utilizada para avaliar sensibilidade cutânea

▪ Pesquisa de flutuação, em que se aplica o dedo indicador da mão esquerda sobre um lado da tumefação, enquanto o da outra mão, colocado no lado oposto, exerce sucessivas compressões perpendicularmente à superfície cutânea. Havendo líquido, a pressão determina um leve rechaço do dedo da mão esquerda, ao que se denomina "flutuação"

▪ Outro tipo de palpação bimanual combinada é a que se faz, por exemplo, no exame das glândulas salivares (Figura 7.13),

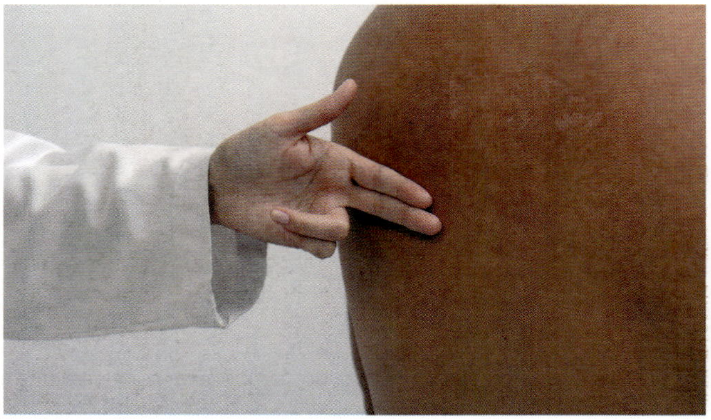

Figura 7.8 Palpação com o dorso dos dedos.

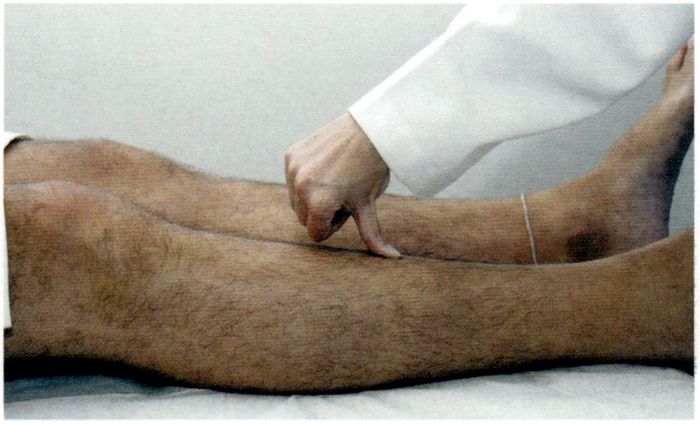

Figura 7.9 Digitopressão realizada com a polpa do polegar ou do indicador.

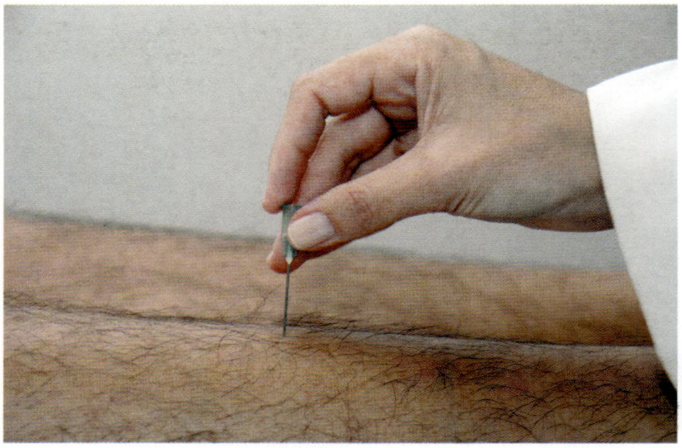

Figura 7.10 Puntipressão usando-se um estilete não perfurante e não cortante.

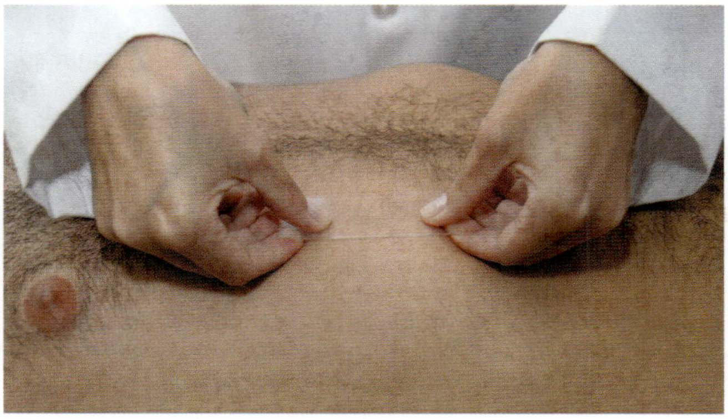

Figura 7.11 Vitropressão realizada com uma lâmina de vidro.

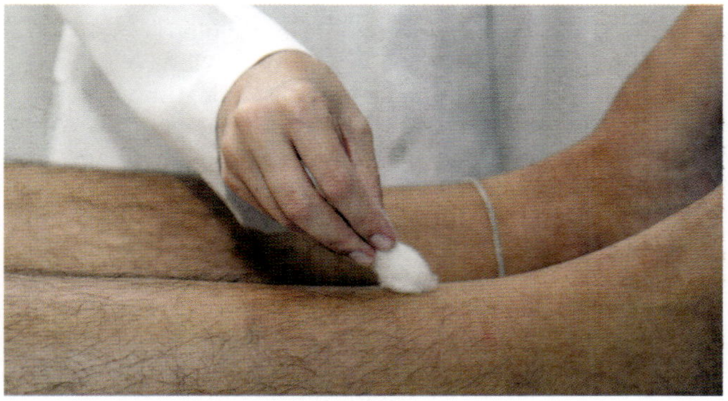

Figura 7.12 Fricção com algodão.

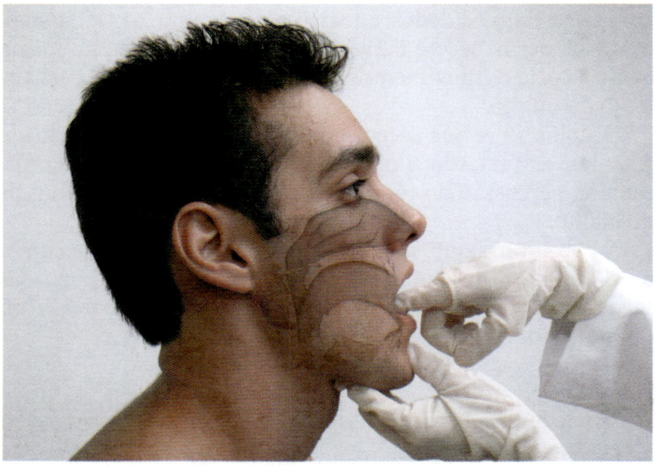

Figura 7.13 Exemplo de palpação bimanual (palpação das glândulas salivares).

quando o dedo indicador da mão direita é introduzido na boca, enquanto as polpas digitais dos outros dedos – exceto o polegar – da outra mão fazem a palpação externa na área de projeção da glândula; outro exemplo de palpação bimanual é o toque ginecológico combinado com a palpação da região suprapúbica.

Pontos-chave para a palpação

- A ansiedade, tão comum no estudante em sua fase de iniciação clínica, torna as mãos frias e sudorentas, e é necessário ter o cuidado de enxugá-las antes de começar o exame
- Cumpre alertar, especialmente às alunas, que as unhas, além de bem cuidadas, devem estar curtas. A marca de unhas na pele após a palpação é uma falta imperdoável!
- Deve-se identificar as regiões dolorosas e deixá-las para serem palpadas por último
- Para palpar o abdome, deve-se posicionar o paciente em decúbito dorsal, com a cabeça em um travesseiro, os membros inferiores estendidos ou joelhos fletidos e os membros superiores ao lado do corpo ou cruzados à frente do tórax, para evitar tensão da musculatura abdominal
- Ainda ao palpar o abdome, devem-se utilizar métodos para distrair a atenção do paciente: em voz baixa e tranquila, deve-se solicitar que ele realize inspirações profundas para relaxamento muscular ou simplesmente manter um diálogo com ele
- Deve-se treinar o tato utilizando pequenos sacos de superfícies diversas (lã, linhagem, plástico, seda etc.) com conteúdos também diferenciados (sementes, algodão etc.). **A utilização desses sacos, palpando-os de olhos fechados, aprimora o tato.**

PERCUSSÃO

A percussão baseia-se no seguinte princípio: ao se golpear um ponto qualquer do corpo, originam-se vibrações que têm características próprias quanto a intensidade, timbre e tonalidade, dependendo da estrutura anatômica percutida.

Deve-se observar não apenas o som obtido, mas também a resistência oferecida pela região golpeada.

Semiotécnica

A técnica da percussão sofreu uma série de variações no decorrer dos tempos; hoje, utilizam-se basicamente a percussão direta e a percussão digitodigital, e, em situações especiais, a punho-percussão, a percussão com a borda da mão e a percussão tipo piparote.

A percussão direta é realizada golpeando-se diretamente, com as pontas dos dedos, a região-alvo (Figura 7.14). Para tal, os dedos permanecem fletidos na tentativa de imitar a forma de martelo, e os movimentos de golpear são feitos pela articulação do punho.

O golpe deve ser seco e rápido, não se descuidando de levantar, sem retardo, a mão que percute. Essa técnica é utilizada na percussão do tórax do lactente e das regiões sinusais do adulto.

A percussão digitodigital é executada golpeando-se com a borda ungueal do dedo médio ou do indicador de uma das mãos a superfície dorsal da segunda falange do dedo médio ou do indicador da outra mão.

Ao dedo que golpeia designa-se "plexor", e o que recebe o golpe é o "plexímetro".

A mão que percute pode adotar uma das seguintes posições:

- Todos os dedos, exceto o dedo médio, que procura imitar a forma de um martelo, ficam estendidos sem nenhum esforço (Figura 7.15)
- O polegar e o indicador ficam semiestendidos, o mínimo e o anular são fletidos de tal modo que suas extremidades quase alcancem a palma da mão, enquanto o dedo médio procura adotar a forma de martelo (Figura 7.16).

A movimentação da mão se fará apenas com a do punho. O cotovelo permanece fixo, fletido em ângulo de 90° e com o braço em semiabdução (Figura 7.17).

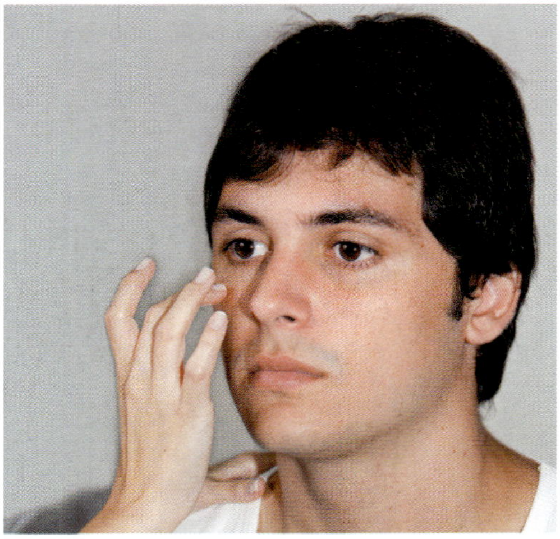

Figura 7.14 Percussão direta. A ponta dos dedos golpeia diretamente a região que se quer percutir.

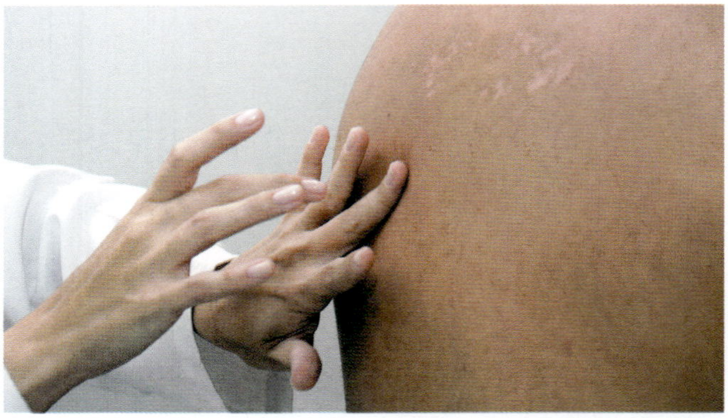

Figura 7.15 Percussão digitodigital. Na mão que vai golpear, todos os dedos, exceto o médio, ficam estendidos sem nenhum esforço. O dedo médio da outra mão – plexímetro – é o único a tocar na região a ser percutida.

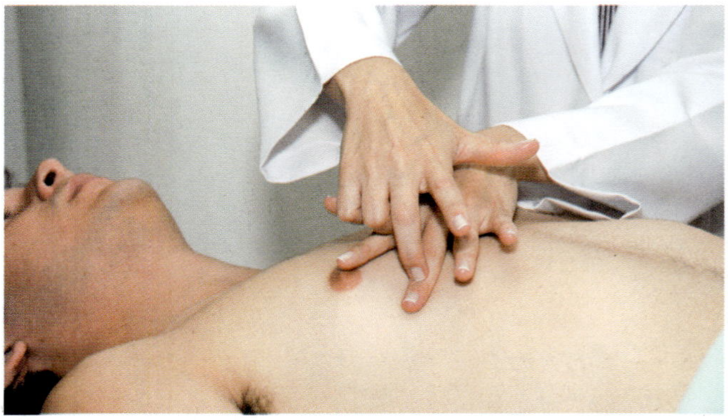

Figura 7.16 Percussão digitodigital. Pode-se usar outra forma de posicionar os dedos da mão que golpeia. O dedo polegar e o indicador ficam semiestendidos, o mínimo e o anular fletidos com as extremidades quase tocando a palma da mão, enquanto o dedo médio – flexor – procura adotar a forma de um martelo.

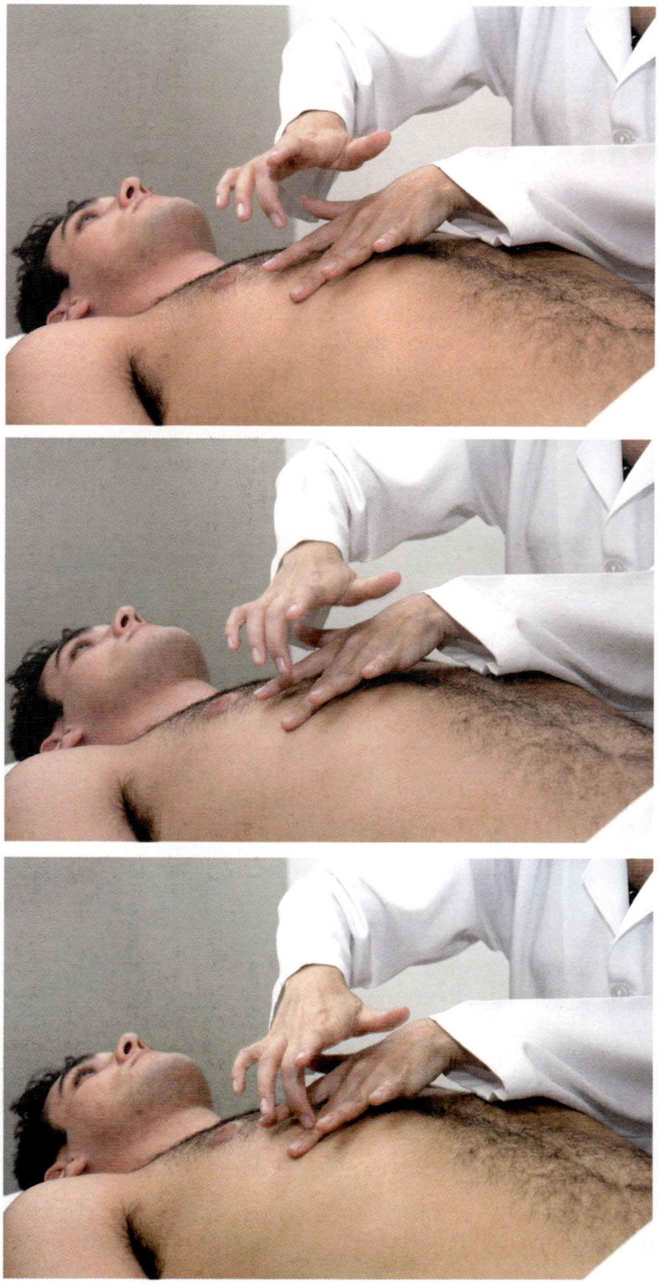

Figura 7.17 Percussão digitodigital. A sequência de imagens mostra que a movimentação da mão que percute faz-se com o uso exclusivo da articulação do punho. O cotovelo permanece fixo.

O dedo plexímetro – médio ou indicador – é o único a tocar a região que está sendo examinada. Os outros e a palma da mão ficam suspensos rentes à superfície. Caso se pouse a mão, todas as vibrações são amortecidas, e o som torna-se abafado.

O golpe deve ser dado com a borda ungueal, e não com a polpa do dedo, que cai em leve obliquidade, evitando que a unha atinja o dorso do dedo plexímetro.

Logo às primeiras tentativas de percussão será observado que este procedimento é impossível de ser executado com unhas longas.

A intensidade do golpe é variável, suave quando se trata de tórax de crianças, ou com alguma força no caso de pessoas adultas com paredes torácicas espessas. Somente com o treino, o estudante aprenderá a dosar a intensidade do golpe.

É aconselhável a execução de dois golpes seguidos, secos e rápidos, tendo-se o cuidado de levantar o plexor imediatamente após o segundo golpe. Retardar na sua retirada provoca abafamento das vibrações.

A sequência de dois golpes facilita a aquisição do ritmo que permitirá uma sucessão de golpes de intensidade uniforme quando se muda de uma área para outra.

Em órgãos simétricos, é conveniente a percussão comparada de um e outro lado.

As posições do paciente e do médico variam de acordo com a região a ser percutida. De qualquer maneira, é necessário adotar uma posição correta e confortável.

O som que se pode obter pela percussão varia de pessoa para pessoa. No início, o estudante tem dificuldade em conseguir qualquer espécie de som. Alguns têm mais facilidade e em poucas semanas obtêm um som satisfatório; outros demoram mais tempo. Aqueles que têm dedos grossos e curtos obtêm som mais nítido e de tonalidade mais alta. Com maior ou menor dificuldade, todo estudante aprende a percutir. O segredo é o treinamento repetido até que os movimentos envolvidos nesse procedimento sejam automatizados.

Para treinar, sugerimos a seguinte estratégia:

- Automatizar o movimento da mão que percute. Deve-se partir de uma posição correta: examinador em posição ortostática, ombros relaxados, braços em semiabdução, próximos ao tórax, cotovelo fletido formando ângulo de 90°. Passa-se, então, a executar movimentos de flexão e extensão da mão em velocidade progressiva. Este exercício visa impedir a criação de dois vícios comuns: a percussão com o pulso rígido e a movimentação da articulação do cotovelo. Na verdade, o que se procura com este exercício é “amolecer” a articulação do punho

Tipos fundamentais de sons obtidos à percussão

A obtenção dos três tipos fundamentais de sons deve ser treinada previamente antes de se passar à percussão do paciente, usando-se os seguintes artifícios:

- Som maciço: é obtido percutindo-se a cabeceira da cama, o tampo de uma mesa, uma parede ou um bloco de madeira
- Som pulmonar: é obtido ao se percutir um colchão de mola, uma caixa contendo pedaços de isopor ou mesmo um livro grosso colocado sobre a mesa
- Som timpânico: é o que se consegue percutindo uma caixa vazia ou um pequeno tambor.

Antes de se aprofundar na semiologia dos sistemas digestório e respiratório, devem-se percutir diferentes áreas do tórax normal para obtenção do som pulmonar; a área de projeção do fígado para se ter som maciço; e sobre o abdome, para conseguir som timpânico.

Técnicas especiais de percussão:

- Punho-percussão: mantendo-se a mão fechada, golpeia-se com a borda cubital a região em estudo e averigua-se se a manobra desperta sensação dolorosa (Figura 7.18)
- Percussão com a borda da mão: os dedos ficam estendidos e unidos, golpeando-se a região desejada com a borda ulnar, procurando observar se a manobra provoca alguma sensação dolorosa (Figura 7.19).

Esses dois tipos de percussão são usados no exame físico dos rins. Os golpes são dados na área de projeção deste órgão (regiões lombares). A ocorrência de dor é sugestiva de lesões inflamatórias das vias urinárias altas (pielonefrite). É denominado “sinal de Giordano”.

- Percussão por piparote: com uma das mãos o examinador golpeia o abdome com piparotes, enquanto a outra, espalmada na região contralateral, procura captar ondas líquidas chocando-se contra a parede abdominal. A percussão por piparote é usada na pesquisa de ascite (Figura 7.20) (ver “Ascite” na Parte 11, *Sistema Digestório*, Seção 7, *Fígado e Vias Biliares*, Capítulo 93, *Doenças do Fígado e das Vias Biliares*).

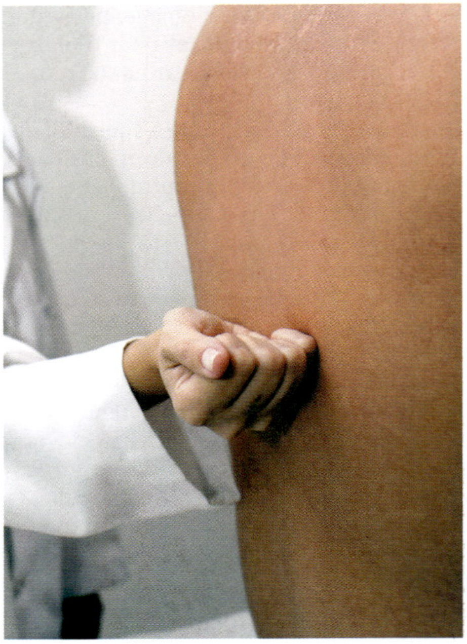

Figura 7.18 Punho-percussão com a mão fechada.

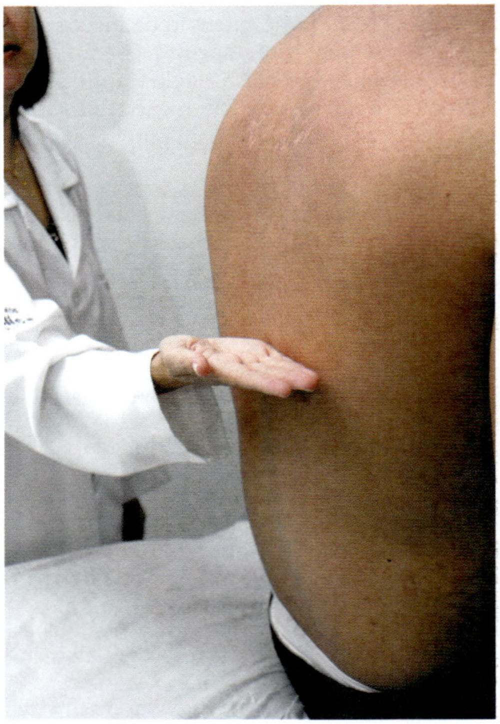

Figura 7.19 Percussão com a borda da mão.

- Automatizar a direção do golpe. Inicialmente, marca-se um ponto na mesa ou em um objeto comum (um livro, por exemplo) e procura-se percutir o alvo sem olhar para ele. Em seguida, faz-se o mesmo exercício com a percussão digitodigital
- Automatizar a força e o ritmo dos golpes até se obter o melhor som com o mínimo de força. O ritmo pode ser constante, mas a força do golpe varia conforme a estrutura percutida. As estruturas maciças e submaciças exigem um golpe mais forte para se produzir algum som, enquanto as que contêm ar ressoam com pancadas mais leves.

Tipos de sons obtidos à percussão

Os sons obtidos à percussão poderiam ser classificados quanto à intensidade, ao timbre e à tonalidade, as três qualidades fundamentais das vibrações sonoras.

SOM MACIÇO. É o que se obtém ao percutir regiões desprovidas de ar (na coxa, no nível do fígado, do coração e do baço).

SOM SUBMACIÇO. Constitui uma variação do som maciço. A existência de ar em quantidade restrita lhe concede características peculiares.

SOM TIMPÂNICO. É o que se consegue percutindo sobre os intestinos ou no espaço de Traube (fundo do estômago) ou qualquer área que contenha ar, recoberta por uma membrana flexível.

SOM CLARO PULMONAR. É o que se obtém quando se golpeia o tórax normal. Depende da existência de ar dentro dos alvéolos e demais estruturas pulmonares.

Pontos-chave da percussão

- Treine a técnica da percussão utilizando a superfície de um livro
- Treine a flexão e a extensão da mão mantendo o antebraço imóvel por meio do seguinte exercício: coloque o antebraço descansando sobre a mesa e deixando a mão pendente, fletindo-a e estendendo-a repetidamente
- Na percussão digitodigital, use como **plexor** o dedo médio ou indicador de uma mão, e como **plexímetro**, o dedo médio ou indicador da outra mão
- A percussão pode ser uma técnica difícil para os iniciantes, mas, como em todas as novas habilidades, o aprendizado depende de treinamento. **Dedique-se, pratique e não desista!**

AUSCULTA

A inclusão da ausculta com estetoscópio no exame clínico, na primeira metade do século XIX, foi um dos maiores avanços da medicina desde Hipócrates.

Laennec construiu o aparelho protótipo, dando-lhe o nome de estetoscópio, da língua grega (*sthetos* = peito e *skopeo* = examinar).

Estetoscópio

Há vários tipos de estetoscópio: estetoscópio clássico, máster, digital, com amplificador, eletrônico e pediátrico (Figura 7.21).

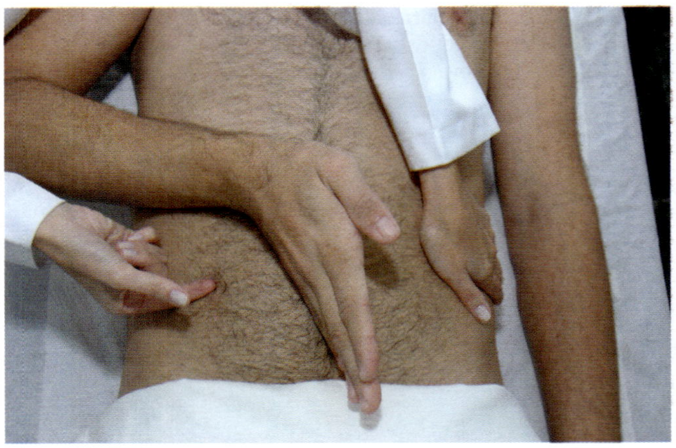

Figura 7.20 Percussão por piparote. Para aumentar a sensibilidade dessa manobra, o paciente deve colocar a borda de sua mão no meio do abdome a fim de impedir a transmissão do impulso pelo tecido subcutâneo.

Os principais componentes de um estetoscópio clássico são (Figuras 7.21 e 7.22):

- Olivas auriculares
- Armação metálica
- Tubos de borracha
- Receptores.

Tipos de estetoscópio

ESTETOSCÓPIO MÁSTER. Apresenta excelente sensibilidade acústica, por meio de um sistema de amplificação e de filtragem de ruídos externos, incluindo um sistema de dupla frequência, que possibilita ouvir sons de alta e baixa frequência, com o mesmo diafragma, bastando modificar a pressão exercida sobre o receptor (Figura 7.21 B).

ESTETOSCÓPIO DIGITAL. Permite a amplificação dos sons até 18 vezes mais que os estetoscópios tradicionais. Dispõe de um processador digital de sinais que possibilita gravação, armazenamento e reprodução de sons.

Os sons gravados podem ser transferidos para um computador para serem armazenados e analisados posteriormente.

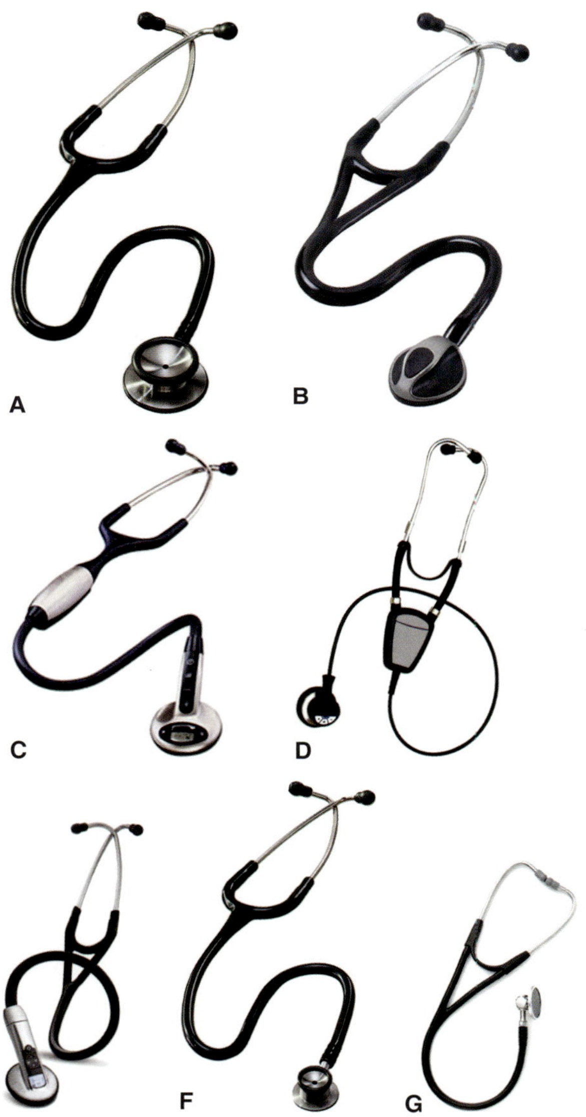

Figura 7.21 Tipos de estetoscópio: clássico (A); máster (B); digital (C); com amplificador (D); eletrônico (E); pediátrico (F); obstétrico (G).

As características desse estetoscópio permitem sua utilização no treinamento das habilidades de ausculta (Figura 7.21 C).

ESTETOSCÓPIO COM AMPLIFICADOR. São próprios para pessoas com deficiência auditiva. São capazes de enviar os sons a fones de ouvido colocados sobre aparelhos auditivos intracanais ou retroauriculares (Figura 7.21 D).

ESTETOSCÓPIO ELETRÔNICO. Também fornece excelente sensibilidade acústica. Possuem um sistema de purificação, amplificação e filtragem ideal com redução de 75% dos ruídos do ambiente (Figura 7.21 E).

ESTETOSCÓPIO PEDIÁTRICO. Apresentam receptores com tamanhos reduzidos para perfeita adaptação em crianças e recém-nascidos. Possibilitam a ausculta de sons de baixa e alta frequência (Figura 7.21 F).

ESTETOSCÓPIO OBSTÉTRICO. É monoauricular e constituído por uma campânula receptora de grande diâmetro, próprio para a ausculta de sons produzidos pelo feto que são mais dispersos do que os originados no tórax (Figura 7.21 G).

Pontos-chave para ausculta

- Deve-se manter a sala de exames com temperatura agradável. Isto porque, se o paciente tremer, as contrações musculares poderão abafar os sons
- As olivas do estetoscópio devem ficar bem ajustadas. Experimente olivas de plástico e de borracha para escolher as mais confortáveis
- Deve-se manter o diafragma firmemente posicionado contra a pele do paciente, mas apenas o suficiente para deixar uma discreta impressão depois de retirado
- Nunca se deve auscultar sobre as roupas do paciente. Em situações especiais, pode-se colocar o estetoscópio sob a roupa, porém com cuidado para que o tecido não seja friccionado contra o estetoscópio, provocando sons artificiais
- O roçar dos pelos do tórax no diafragma pode gerar sons semelhantes aos estertores finos, que simulam ruídos respiratórios anormais. Para minimizar esse problema, basta umedecer os pelos com um chumaço de algodão molhado
- Ausculta é uma habilidade de difícil domínio. Antes de mais nada, é preciso aprender a reconhecer os sons normais, para depois procurar perceber os sons anormais e os sons "extras" (desdobramento de bulhas, cliques, B3 e B4, estalidos de abertura de valvas)
- É necessário saber que, em algumas regiões do corpo, mais de um som pode ser auscultado, o que pode causar confusão. Exemplos: percepção na ausculta do tórax de ruídos respiratórios e cardíacos simultaneamente. É preciso treinar a audição para se ouvir seletivamente, auscultando-se apenas um som por vez. Para tanto, recomenda-se a utilização de gravações de sons disponíveis em manequins em laboratório de habilidades.

Semiotécnica

Para uma boa ausculta, deve-se obedecer às seguintes normas:

- Ambiente de ausculta: ambiente silencioso é condição indispensável. Os ruídos cardíacos e broncopulmonares são de pequena intensidade e, para ouvi-los, é necessário completo silêncio. Conversas, barulhos produzidos por veículos ou outras máquinas impossibilitam a realização de uma boa ausculta. (Quando um estudante estiver auscultando, o restante do grupo deve guardar absoluto silêncio)
- Posição do paciente e do examinador: o médico e o paciente devem colocar-se comodamente no momento da ausculta.

A posição habitual do paciente para a ausculta do coração é o decúbito dorsal com a cabeça apoiada ou não em um travesseiro. O paciente sentado com o tórax ligeiramente inclinado para frente ou em decúbito lateral esquerdo são outras posições

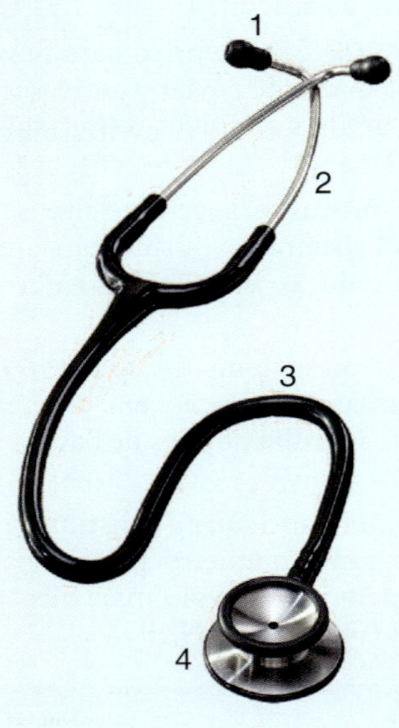

1. Olivas auriculares: são pequenas peças cônicas que propiciam uma perfeita adaptação ao meato auditivo, de modo a criar um sistema fechado entre o ouvido e o aparelho. A inclinação das olivas deve ficar orientada no sentido frontal. Essa é a inclinação natural do canal auditivo e fornece um bloqueio adequado do ruído ambiental.

2. Armação metálica: provida de mola, põe em comunicação as peças auriculares com o sistema flexível de borracha. A mola metálica serve para proporcionar um perfeito ajuste do instrumento.

3. Tubos de borracha: em geral, são utilizados tubos com diâmetro entre 0,3 e 0,5 cm e comprimento de 25 a 30 cm. Dá-se preferência aos estetoscópios que apresentam tubos de menor comprimento e maior diâmetro.

4. Receptores: existem dois tipos de receptores: o de campânula e o de diafragma. Utiliza-se mais frequentemente o diafragma, que dispõe de uma membrana semirrígida com diâmetro de 3 a 3,5 cm, pois sua superfície achatada é melhor para ruídos de alta frequência (ruídos respiratórios, intestinais, sopros e bulhas cardíacas). Já a campânula em superfície côncava, com diâmetro de 2,5 cm, é ideal para sons suaves de baixa frequência (sopros, bulhas cardíacas anormais e acessórias).

Figura 7.22 Componentes do estetoscópio.

para se auscultar melhor sons cardíacos específicos. Nas três posições, o examinador fica em pé, à direita do paciente (ver Parte 10, *Sistema Cardiovascular*, Seção 1, *Coração e Aorta*, Capítulo 47, *Exame Clínico*). Para se auscultarem os ruídos respiratórios, o paciente mantém-se sentado, um pouco inclinado para frente. O examinador posiciona-se à direita do paciente, durante a ausculta anterior, e à esquerda, durante a posterior. A posição mais frequente do paciente para a ausculta do abdome é o decúbito dorsal, com o examinador em pé, à direita

- Instrução do paciente de maneira adequada: as solicitações feitas ao paciente devem ser claras. Assim, quando se deseja que ele altere seu modo de respirar – aumentar a amplitude, inspirar profundamente, expirar de modo forçado, parar a respiração –, isso deve ser feito em linguagem compreensível para ele. Quando se quer, por exemplo, uma expiração forçada, a melhor maneira de obtê-la é solicitar ao paciente que esvazie o peito, soprando todo o ar que for possível
- Escolha correta do receptor (tipo e tamanho do receptor): de maneira geral, deve ser usado o receptor de diafragma de menor diâmetro, com ele sendo efetuada toda a ausculta. Contudo, vale salientar algumas particularidades que têm valor prático. Entre elas, o fato de o receptor de diafragma ser mais apropriado para ouvir ruídos de alta frequência, enquanto a campânula capta melhor os de baixa frequência
- Aplicação correta do receptor: seja do tipo de diafragma ou de campânula, o receptor deve ficar levemente apoiado sobre a pele, procurando-se obter uma perfeita coaptação de suas bordas na área que está sendo auscultada. A aplicação correta do receptor impede a captação de ruídos do ambiente, que interferem na percepção dos sons. Uma forte compressão da campânula sobre a pele a transforma em um receptor de diafragma – a própria pele do paciente distendida fortemente pelas rebordas do receptor faz o papel de membrana –, anulando sua vantagem na ausculta de ruídos de baixa frequência.

OLFATO COMO RECURSO DE DIAGNÓSTICO

O olfato não tem a mesma importância da inspeção, palpação, percussão e ausculta; entretanto, algumas vezes, a percepção de um determinado odor pode fornecer um indício diagnóstico.

Normalmente, mesmo pessoas saudáveis e razoavelmente limpas exalam um odor levemente desagradável.

Em determinadas doenças, no entanto, odores diferentes são eliminados em decorrência da secreção de certas substâncias; por exemplo, o hálito da pessoa que ingeriu bebida alcoólica é característico; os pacientes com cetoacidose diabética eliminam um odor que lembra o de acetona; no coma hepático, o hálito tem odor fétido; e nos pacientes com uremia, o hálito tem cheiro de urina.

A halitose é um odor desagradável que pode ser atribuído a diferentes causas (má higiene bucal, cáries dentárias, próteses mal-adaptadas, afecções periodontais, infecções de vias respiratórias, alterações metabólicas e algumas afecções do sistema digestório; ver Parte 11, *Sistema Digestório*, Seção 1, *Região Bucomaxilofacial*, Capítulo 67, *Exame Clínico*).

Um dos odores mais observados, sobretudo em pessoas de baixo padrão socioeconômico, é decorrente da ausência de cuidados higiênicos. Trata-se do próprio odor desprendido da superfície corporal e que impregna as roupas e o próprio corpo do paciente.

AMBIENTE ADEQUADO PARA O EXAME FÍSICO

A sala de exames deve ser tranquila, confortável, bem iluminada, com privacidade e temperatura agradável. Se possível, evite ruídos que possam causar distração, como máquinas com barulhos contínuos, músicas ou conversas de pessoas que atrapalhem principalmente a ausculta dos ruídos corporais.

São necessários mesa de exame ou maca, lençol descartável, lençol ou avental para cobrir o paciente e mesa à beira do leito para colocar os instrumentos e aparelhos que serão utilizados durante o exame.

INSTRUMENTOS E APARELHOS NECESSÁRIOS PARA O EXAME FÍSICO

Para se realizar o exame físico, são necessários alguns instrumentos e aparelhos simples (Quadro 7.1).

Aspectos psicológicos do exame físico

Não se pode esquecer, durante o exame clínico, do significado psicológico do exame físico. Para o paciente, as técnicas que usamos para identificar alterações anatômicas ou funcionais contêm outro componente, este muitas vezes esquecido pelo médico. Desse modo, na inspeção está incluído o ato de olhar; na palpação e na percussão, o de tocar, e, na ausculta, o de escutar. Se estivermos conscientes do significado psicológico das técnicas semióticas, iremos verificar que isso reforça a relação médico-paciente pela proximidade que se estabelece com o paciente. É necessário, portanto, compreender que inspecionar e olhar são indissociáveis, enquanto palpar e tocar são procedimentos que se complementam.

A síntese desse duplo significado do exame físico é mais bem compreendida se nos lembrarmos do que os pacientes querem expressar quando nos dizem: "Doutor, estou em suas mãos!". Esta expressão tem duplo sentido: o paciente espera que de nossas mãos saia uma prescrição ou uma intervenção capaz de livrá-lo de um padecimento, assim como a nós está entregando sua vida, permitindo-nos decidir o que é melhor para ele.

Quadro 7.1 Instrumentos e aparelhos necessários para o exame físico.

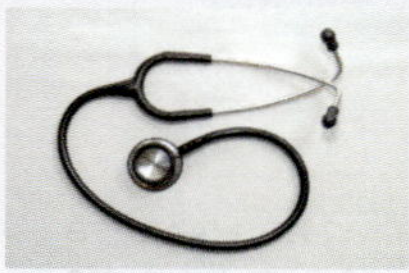 **Estetoscópio** Instrumento utilizado para se auscultarem sons cardíacos, respiratórios e abdominais	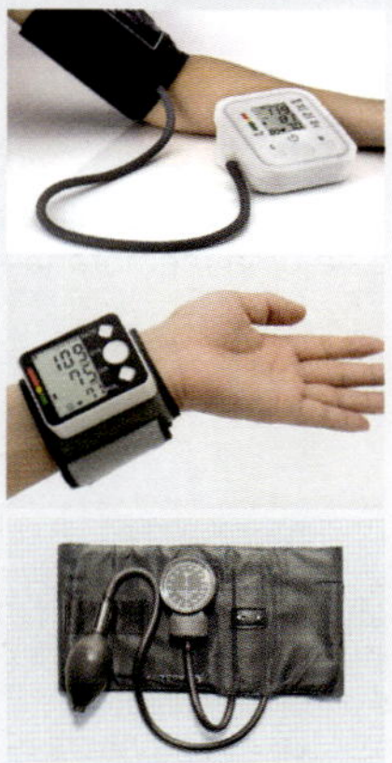 **Esfigmomanômetro** Aparelho utilizado para aferir a pressão arterial. Pode ser aneroide ou digital; aferir no braço ou no punho	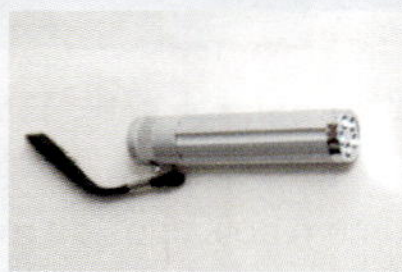 **Lanterna de bolso** Serve para iluminar as cavidades não alcançadas pela luz natural e para pesquisar reflexos fotomotores	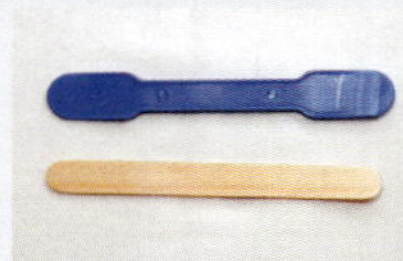 **Abaixador de língua** Utilizado para melhor visualização da cavidade oral. São descartáveis e podem ser de madeira ou plástico	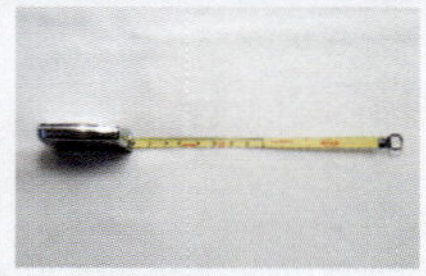 **Fita métrica** Serve para medir diâmetros corporais – cefálico, torácico, abdominal – ou qualquer alteração mensurável, como tamanho de fígado e baço
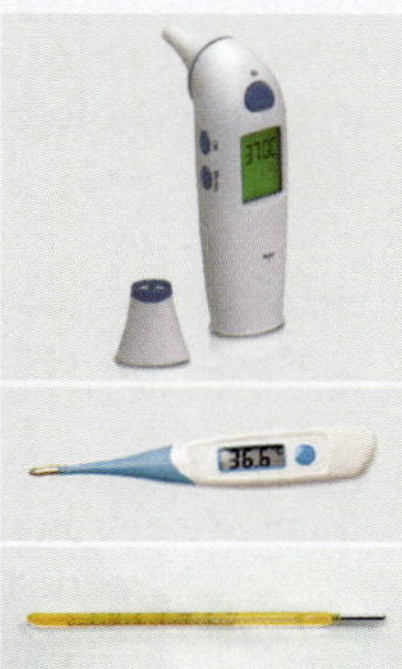 **Termômetro** Instrumento utilizado para medir a temperatura corporal. Existem os termômetros eletrônicos, que medem a temperatura axilar ou oral ou retal, e os digitais, com modelos frontal ou auricular	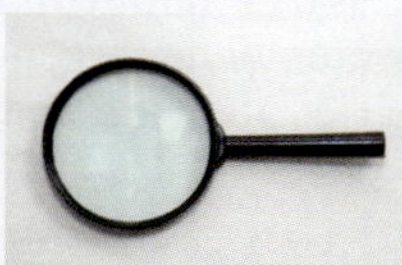 **Lupa** É uma lente biconvexa com capacidade de aumento de 4 a 8 vezes o normal. Muito utilizada nos Exames dermatológicos	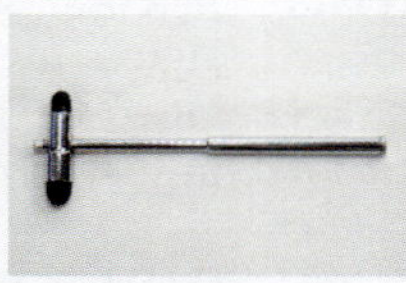 **Martelo de reflexos** Pequeno martelo de borracha utilizado para testar reflexos tendinosos	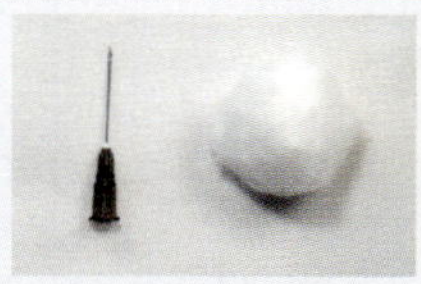 **Agulha descartável e algodão** Servem para pesquisar sensibilidade tátil e dolorosa	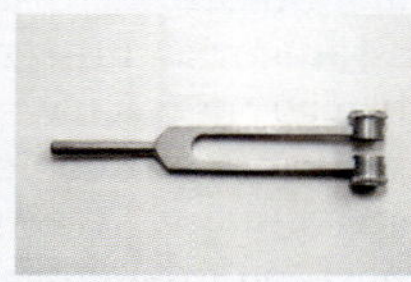 **Diapasão** Instrumento vibratório, de aço, utilizado no exame do ouvido e do sistema nervoso
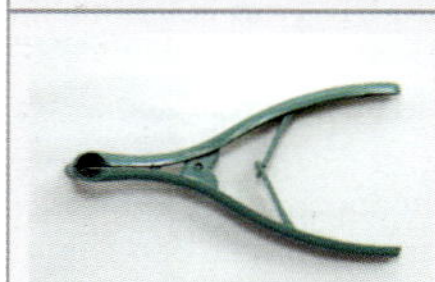 **Rinoscópio** Instrumento que permite a visualização do interior da cavidade nasal	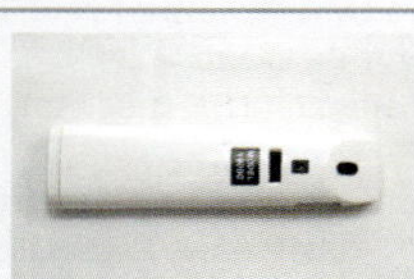 **Oftalmoscópio** Avalia, através da pupila, o fundo de olho	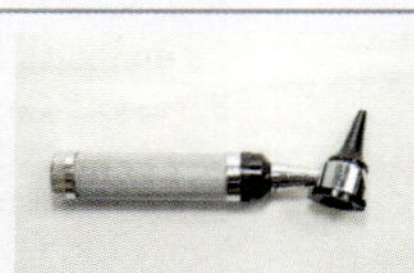 **Otoscópio** Visualiza o canal auditivo e o tímpano	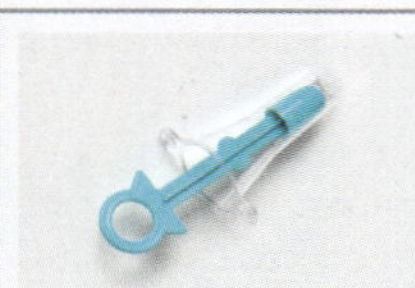 **Anuscópio** Instrumento em forma de espéculo, metálico ou descartável acrílico), utilizado para visualizar o ânus e a porção distal do reto	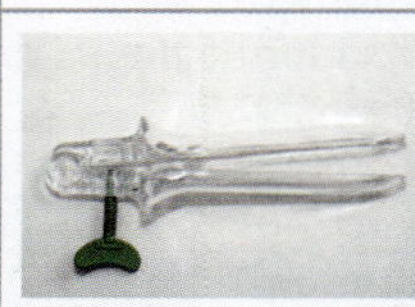 **Espéculo vaginal** Instrumento que mantém as paredes vaginais afastadas, facilitando a visualização do colo do útero para o exame ginecológico. Pode ser metálico ou descartável (acrílico)

(continua)

Quadro 7.1 Instrumentos e aparelhos necessários para o exame físico. (*Continuação*)

<table>
<tr><td colspan="2">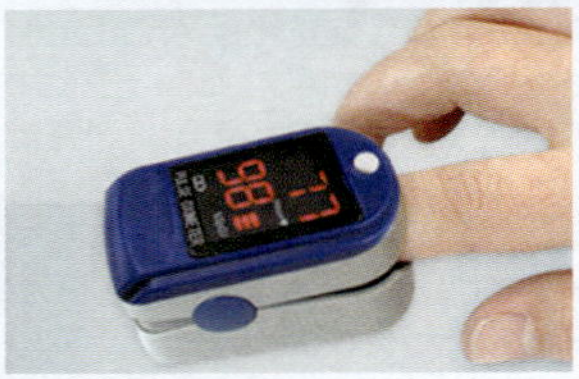
Oxímetro de dedo
Aparelho digital portátil que mede a oximetria de pulso (saturação de oxigênio) e afere frequência cardíaca</td><td colspan="3">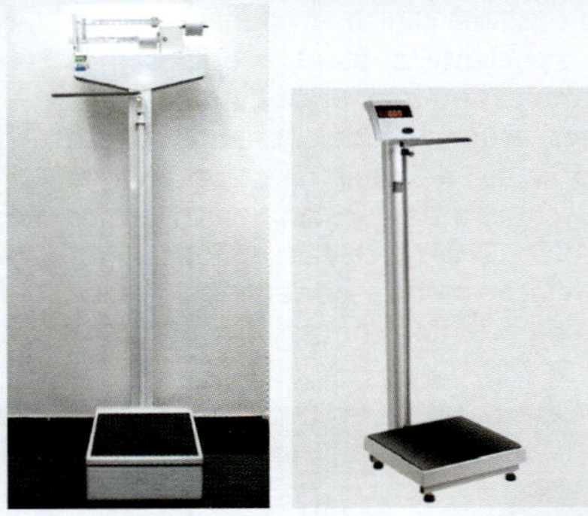
Balança antropométrica
Serve para determinar peso corporal e altura do paciente. Pode ser mecânica ou digital</td></tr>
<tr><td colspan="5">**Aparelhos de alta tecnologia e portáteis**</td></tr>
<tr><td>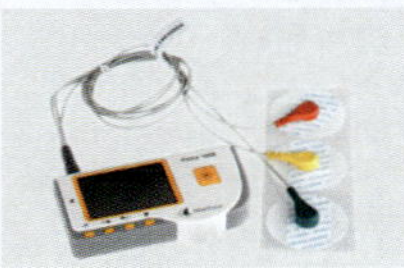
Eletrocardiógrafo portátil
Mede e registra a forma de onda eletrocardiográfica e a frequência cardíaca de pacientes. Usa-se com ou sem eletrodos</td><td>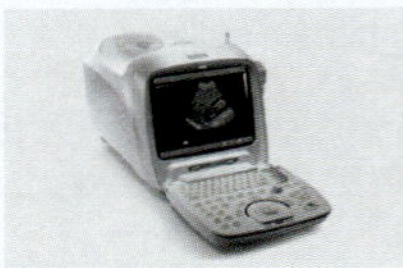
Ultrassonografia ou ecografia portátil
Método diagnóstico muito usado para visualizar órgãos internos do corpo humano, por meio de ondas ultrassônicas</td><td>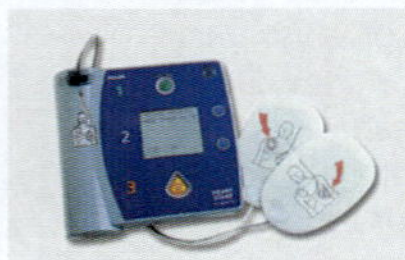
Desfibrilador automático externo (DEA)
Aparelho eletrônico portátil que diagnostica e trata, por meio da desfibrilação, arritmias cardíacas potencialmente fatais</td><td>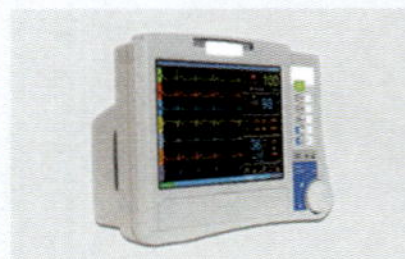
Capnógrafo
Aparelho eletrônico portátil muito usado por médicos anestesistas, que monitora o dióxido de carbono (CO_2) exalado pelo paciente</td><td>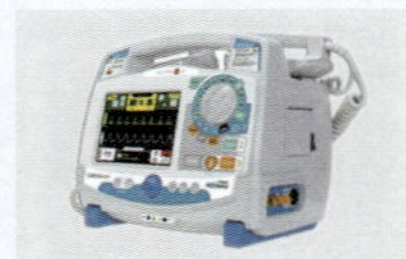
Cardioversor portátil com oximetria
Marca-passo, pressão arterial e eletrocardiograma (ECG)</td></tr>
</table>

Vale destacar que esses instrumentos e aparelhos necessários costumam ser utilizados em muitos pacientes, podendo se transformar em veículos de transmissão de infecções.

Limpar o estetoscópio, a fita métrica e o termômetro com chumaço de algodão com álcool entre o exame de um paciente e outro é uma medida de controle eficaz.

Os instrumentos para endoscopia simples, exceto os descartáveis, têm de ser adequadamente esterilizados.

A miniaturização dos aparelhos eletrônicos vai permitir a inclusão destes equipamentos no exame físico dos pacientes.

Além da limpeza dos instrumentos, para evitar transmissão de microrganismos entre pacientes ou entre o paciente e o examinador, é imprescindível a correta lavagem das mãos.

Valise do médico

O uso de uma valise contendo alguns materiais e instrumentos pode ser indispensável quando o médico atua fora do consultório ou hospital. Sugerem-se os seguintes materiais/instrumentos:

- Termômetro
- Abaixador de língua descartável
- Lanterna
- Fita métrica
- Estetoscópio
- Esfigmomanômetro
- Luvas descartáveis.

Pode ser necessário também um glicosímetro capilar, alguns medicamentos de emergência, carimbo com CRM e bloco de receituário, além de aparelhos de alta tecnologia miniaturizados.

BIBLIOGRAFIA

Bickley LS, Szilagyi PG. Bates. Propedêutica médica. 10. ed. Rio de Janeiro: Guanabara Koogan, 2010.

Bird B. Talking with patients. Philadelphia: Lippincott Co., 1975. 320 p.

Coulehan J, Block M. A Entrevista médica. Porto Alegre: Artes Médicas, 1989.

D'Assumpção EA. Os que partem, os que ficam. Belo Horizonte: O Lutador, 1987.

Entralgo PL. La historia clínica. Barcelona: Salvat, 1961.

Jardim PCBV. Patologia da hipertensão arterial em negros. Hiperativo. 1996; 3:173-9.

Jarvis C. Exame físico e avaliação de saúde. 3. ed. Rio de Janeiro: Guanabara Koogan, 2002.

Kina CM, Martins MA. O ensino e o aprendizado das habilidades clínicas e competências médicas. Medicina. 1996; 29:407-13.

Kübler-Ross E. Sobre a morte e o morrer. São Paulo: Martins Fontes, 1987.

Major RH. The history of medicine. Springfield: Charles C. Thomas, 1954.

Pena S, Carvalho Silva D, Alves-Silva J et al. Estudo do DNA em 200 homens e mulheres de cor branca. Ciência. 2000.

Porto CC. Cartas aos estudantes de medicina. 2. ed. Rio de Janeiro: Guanabara Koogan, 2018.

Porto CC. Exame clínico. 8. ed. Rio de Janeiro: Guanabara Koogan, 2017.

Sousa PR. Os sentidos do sintoma. Psicanálise e gastrenterologia. São Paulo: Papirus, 1992.

Zaidhaft S. Morte e formação médica. Rio de Janeiro: Francisco Alves, 1990.

CAPÍTULO 8

Exame Físico Geral

Celmo Celeno Porto, Arnaldo Lemos Porto,
Delson José da Silva, Érika Aparecida da Silveira,
Fábia Maria Oliveira Pinho, Marianne de Oliveira Falco,
Rita Francis Gonzalez y Rodrigues Branco,
Valéria Pagotto

INTRODUÇÃO

Terminada a anamnese, inicia-se o exame físico de maneira sistematizada. Isso não quer dizer que o examinador não possa continuar suas indagações, complementando pontos não muito bem esclarecidos durante a anamnese. O contrário também ocorre, ou seja, o médico deve começar o exame físico tão logo se encontra com o paciente, fazendo uma inspeção geral. São duas etapas diferentes, mas podem ser realizadas de maneira simultânea, pois são indissociáveis e se completam.

O exame físico pode ser dividido em duas etapas: a primeira constitui o **exame físico geral**, **somatoscopia** ou **ectoscopia**, por meio do qual são obtidos dados gerais, independentemente dos vários sistemas orgânicos ou segmentos corporais, obtendo-se uma visão do paciente como um todo; a segunda etapa corresponde ao exame dos diferentes sistemas e aparelhos, estudados em capítulos subsequentes (ver Parte 3, *Método Clínico*, Capítulo 7, *Técnicas Básicas do Exame Físico*).

SEMIOTÉCNICA DO EXAME FÍSICO GERAL

O paciente deve ser examinado nas posições de decúbito, sentada, de pé e caminhando.

Para o conforto do paciente e melhor sistematização do exame físico geral, inicialmente se deve examiná-lo sentado à beira do leito ou da mesa de exame, a menos que o paciente seja incapaz de permanecer nessa posição.

O examinador deve ficar de pé, em frente ao paciente, deslocando-se para os dois lados, conforme necessário. Todavia, pode-se iniciar o exame com o paciente deitado, caso essa posição seja mais confortável para ele.

Algumas etapas do exame físico exigem que o paciente fique em outras posições, inclusive de pé ou caminhando.

SEQUÊNCIA DO EXAME FÍSICO GERAL

Não existe um rígido sequenciamento para avaliar os componentes do exame físico geral. Em muitos pacientes são suas próprias condições clínicas que vão estabelecer a sequência a ser seguida. Mas, há vantagem de se estabelecer uma sequência básica, pois isso permite uma coleta de dados a mais completa possível, sempre fundamental para o raciocínio diagnóstico, planejamento terapêutico e avaliação prognóstica.

A sequência proposta é a seguinte:

- Estado geral
- Nível de consciência
- Fala e linguagem
- Fácies
- Biotipo ou tipo morfológico
- Postura ou atitude na posição de pé
- Atitude e decúbito preferido no leito
- Medidas antropométricas (peso, altura, envergadura, índice de massa corporal, circunferências da cintura e abdominal, circunferência da panturrilha)
- Desenvolvimento físico
- Estado de nutrição
- Estado de hidratação
- Pele, mucosa, fâneros
- Veias superficiais
- Enfisema subcutâneo
- Musculatura
- Exame dos linfonodos
- Temperatura corporal
- Movimentos involuntários
- Marcha.

Estado geral

É uma avaliação com base no conjunto de dados exibidos pelo paciente e interpretados de acordo com a experiência de cada um. Em outras palavras, é o que aparenta o paciente, visto em sua totalidade. Embora sugestiva, tem utilidade clínica.

Para descrever a impressão obtida, usa-se a seguinte nomenclatura: bom estado geral (BEG); regular estado geral (REG); mau estado geral (MEG).

A avaliação do estado geral tem utilidade prática, principalmente para se compreender até que ponto a doença atingiu o organismo, visto como um todo.

Serve ainda de alerta para o médico nos casos com escassos sinais ou sintomas indicativos de uma determinada enfermidade, obrigando-o a aprofundar sua investigação diagnóstica na busca de uma afecção que justifique a deterioração do estado geral.

Situação inversa também pode ocorrer, ou seja, a manutenção de bom estado geral, na presença de uma doença sabidamente grave. Isso indica uma boa capacidade de reação do organismo, o que tem, inclusive, valor prognóstico.

Nível de consciência

A percepção consciente do mundo exterior e de si mesmo caracteriza o estado de consciência, resultante da atividade de diferentes áreas cerebrais e do sistema reticular ativador ascendente. O nível de consciência é determinado pelo grau de vigília, estando prejudicado quando há comprometimento extenso e bilateral dos hemisférios cerebrais ou do sistema reticular ativador ascendente.

O **nível de consciência** pode variar de vígil, no qual o paciente se encontra alerta, a estado comatoso, no qual o indivíduo perde a capacidade de identificar seu mundo interior e os acontecimentos do meio externo, podendo ser definido de acordo com o nível de resposta do paciente.

- Vígil: o paciente mantém-se alerta, com abertura ocular espontânea
- Obnubilação: quando o nível de consciência é pouco comprometido, permanecendo o paciente em estado de alerta, ainda que algo diminuído

- Sonolência: o paciente é facilmente despertado, responde mais ou menos apropriadamente, mas logo volta a dormir
- Torpor ou estupor: quando a alteração de consciência for mais pronunciada, mas o paciente ainda é capaz de ser despertado por estímulos mais fortes e tem movimentos espontâneos
- Coma: quando o paciente não for despertado por estímulos fortes e não tiver movimentos espontâneos. Pode ser determinado por lesões estruturais do parênquima encefálico, disfunções metabólicas e intoxicações exógenas com repercussão no sistema nervoso central.

A **escala de coma de Glasgow**, instrumento mais utilizado para determinar alterações de nível de consciência, consiste na análise de três parâmetros: abertura ocular, resposta verbal e resposta motora (Quadro 8.1).

Os extremos da escala, ou seja, valores próximos a 15 ou 3 pontos, caracterizam a normalidade (15 pontos) ou o estado de coma grave (3 pontos).

Entre os dois extremos, encontram-se vários graus de comprometimento de nível de consciência, sendo que abaixo de 8 pontos, corresponde ao estado de coma (ver "Estado de coma", na Parte 18, *Sistema Nervoso*, Capítulo 174, *Doenças do Sistema Nervoso*).

Conteúdo da consciência

Relaciona-se às funções cognitivas, como atenção, orientação, memória, linguagem, percepção, julgamento, planejamento e pensamento. Quando comprometido, pode manifestar-se como **confusão mental**, configurando-se por perda de atenção, pensamento desconexo e desorientação temporoespacial.

A avaliação do nível de consciência pode ser feita também pela exploração da perceptividade e da reatividade.

A **atenção e a orientação** podem ser analisadas da seguinte maneira:

- Resposta a uma ordem simples: "feche os olhos e mostre a língua"
- Orientação no tempo e no espaço: "onde está e que dia é hoje?"
- Execução de um cálculo simples: "quanto é 2 + 2?"

A **memória** é a capacidade de assimilar, manter e acessar informações e fatos. Pode ser avaliada ao se solicitar ao paciente que recorde uma lista de palavras e fatos pessoais, como endereço, nome dos filhos.

Quadro 8.1 Escala de coma de Glasgow.

Abertura ocular	Espontânea	4
	Ao comando verbal	3
	À dor	2
	Sem resposta	1
Resposta motora	Ao comando verbal	6
	À dor – localizar	5
	Flexão normal do membro estimulado	4
	Flexão anormal	3
	Extensão	2
	Sem resposta	1
Resposta verbal	Orientada	5
	Confusa	4
	Inapropriada	3
	Incompreensível	2
	Sem resposta	1

A fala e a linguagem são avaliadas desde o primeiro momento com o paciente. A fonação é definida pela produção de sons vocais envolvendo o órgão fonador, a laringe e os músculos da fonação. A linguagem é uma função do córtex cerebral que compreende fluência, nomeação, compreensão, repetição, leitura e escrita.

Língua brasileira de sinais

Os surdos criam uma situação especial durante o exame clínico, já que sua maneira de se comunicar acontece por meio de uma linguagem visuoespacial, conhecida como língua brasileira de sinais (LIBRAS). Se o médico não dominar a LIBRAS, a comunicação com estes pacientes será feita por sinais, escrita ou com a ajuda de um intérprete, quase sempre um familiar.

Algumas alterações da fala estão descritas a seguir:

- Disfonia ou afonia: é uma alteração do timbre da voz causada por alguma alteração no órgão fonador. A voz pode tornar-se rouca, fanhosa ou bitonal (ver Parte 8, *Orelhas, Nariz, Seios Paranasais, Faringe e Laringe*, Seção 4, *Laringe*, Capítulo 34, *Doenças da Laringe*)
- Dislalia: é o termo usado para designar alterações menores da fala, comuns em crianças, como a troca de letra ("tasa" por "casa"). Uma forma especial é a disritmolalia, que compreende distúrbios no ritmo da fala, incluindo a gagueira e a taquilalia (ver Parte 18, *Sistema Nervoso*, Capítulo 174, *Doenças do Sistema Nervoso*)
- Disartria: decorre de alterações nos músculos da fonação, incoordenação cerebral (voz arrastada, escandida), hipertonia no parkinsonismo (voz baixa, monótona e lenta) ou perda do controle piramidal (paralisia pseudobulbar) (ver Parte 18, *Sistema Nervoso*, Capítulo 174, *Doenças do Sistema Nervoso*)
- Afasia: alteração na elaboração cortical da fala. Há diversos graus de disfasia, desde mínimas alterações até perda total da fala. Pode ser de recepção ou sensorial (o paciente não entende o que se diz a ele) ou da expressão ou motora (o paciente entende, mas não consegue se expressar), ou ainda do tipo misto, o que é mais frequente. Comumente tem correlação com lesão do hemisfério dominante: o esquerdo no destro, e vice-versa, mas não tem valor localizatório absoluto (ver Parte 18, *Sistema Nervoso*, Capítulo 174, *Doenças do Sistema Nervoso*)
- Outros distúrbios: incluem atraso no desenvolvimento da fala na criança, a disgrafia (perda da capacidade de escrever) e a dislexia (perda da capacidade de ler) (ver Parte 18, *Sistema Nervoso*, Capítulo 174, *Doenças do Sistema Nervoso*).

O fundamental na avaliação do exame físico geral é chegar a uma conclusão sobre o nível e o conteúdo de consciência do paciente, incluindo as funções psíquicas (ver Parte 19, *Exame Psiquiátrico*, Capítulo 176, *Exame Clínico*, no qual se encontram mais informações sobre consciência e outros componentes das funções psíquicas).

Fácies

Denomina-se "fácies" o conjunto de dados exibidos na face do paciente. É a resultante de elementos anatômicos associados à expressão fisionômica. Portanto, não são apenas os elementos estáticos, mas, e principalmente, a expressão do olhar, os movimentos das asas do nariz e a posição da boca. É importante observar se há dismorfismos, como olhos oblíquos e prega epicântica, achados encontrados na síndrome de Down (Figura 8.1), avaliar as expressões faciais, como indiferença ou

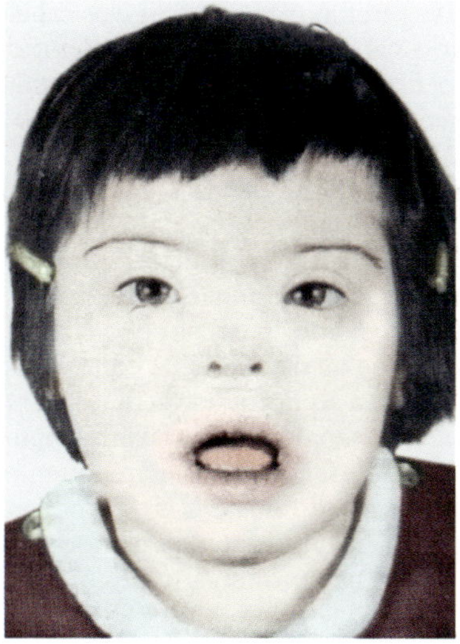

Figura 8.1 Fácies mongoloide.

tristeza que acompanham quadros depressivos, ou um olhar alheio ao ambiente e sorrisos sem motivo aparente como em transtornos do neurodesenvolvimento.

Algumas vezes, o diagnóstico nasce da simples observação do rosto do paciente (Figura 8.2).

Os principais tipos de fácies são:

- Fácies normal ou atípica: comporta muitas variações, facilmente reconhecidas por todos, mas é preciso ensinar o olho a ver. Mesmo quando não há traços anatômicos ou expressão fisionômica que caracterizem um dos tipos de fácies descrito a seguir, é importante identificar, no rosto do paciente, sinais indicativos de tristeza, ansiedade, medo, indiferença, apreensão
- Fácies hipocrática: olhos fundos, parados e inexpressivos chamam logo a atenção do examinador. O nariz afila-se, e os lábios se tornam adelgaçados. "Batimentos das asas do nariz" também costumam ser observados. Quase sempre o rosto está coberto de suor. Palidez cutânea e uma discreta cianose labial completam a fácies hipocrática. Esse tipo de fácies indica doença grave e quase nunca falta nos estados agônicos das afecções que evoluem de modo lento (Figura 8.3)
- Fácies renal: o elemento característico é o edema que predomina ao redor dos olhos. Completa o quadro a palidez cutânea. É observada nas doenças renais, particularmente na síndrome nefrótica e na glomerulonefrite aguda
- Fácies leonina: as alterações que a compõem são produzidas pelas lesões da hanseníase. A pele, além de espessa, é sede de grande número de lepromas de tamanhos variados e confluentes, em maior número na fronte. Os supercílios caem, o nariz se espessa e se alarga. Os lábios tornam-se mais grossos e proeminentes. As bochechas e o mento se deformam pelo aparecimento de nódulos. A barba escasseia ou desaparece. Essas alterações em conjunto conferem ao rosto do paciente um aspecto de cara de leão, origem de sua denominação
- Fácies adenoidiana: os elementos fundamentais são o nariz pequeno e afilado e a boca sempre entreaberta. Aparece nos indivíduos com hipertrofia das adenoides, as quais dificultam a respiração pelo nariz ao obstruírem os orifícios posteriores das fossas nasais
- Fácies parkinsoniana: a cabeça inclina-se um pouco para frente e permanece imóvel nesta posição, olhar fixo, os supercílios elevados e a fronte enrugada conferem ao paciente uma expressão de espanto, pouca expressividade facial. A fácies parkinsoniana é observada na síndrome ou na doença de Parkinson (Figura 8.4)
- Fácies basedowiana: seu traço mais característico reside nos olhos e no olhar. Os olhos são salientes (exoftalmia) e brilhantes, destacando-se sobremaneira no rosto magro. A expressão fisionômica indica vivacidade. Contudo, às vezes, tem um aspecto de espanto e ansiedade. Outro elemento que salienta as características da fácies basedowiana é o bócio. Indica hipertireoidismo (Figura 8.5)
- Fácies mixedematosa: é constituída por um rosto arredondado, nariz e lábios grossos, pele seca, espessada e com acentuação de seus sulcos. As pálpebras tornam-se infiltradas e

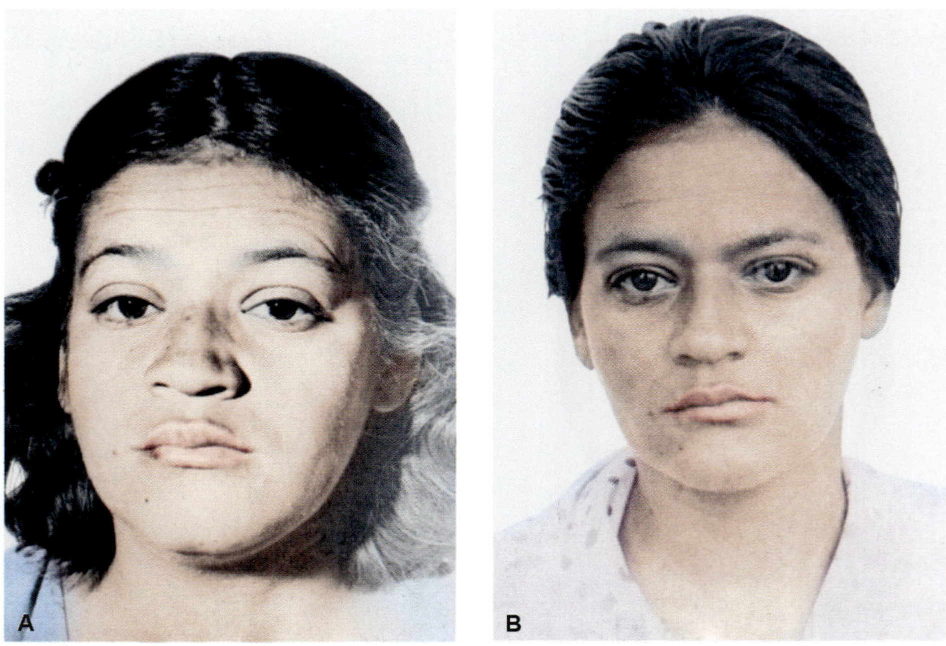

Figura 8.2 Fotografias de uma mesma pessoa mostrando como certas doenças imprimem na face traços característicos. A. São evidentes os elementos que caracterizam fácies mixedematosa. B. Após tratamento, a paciente apresenta fácies normal.

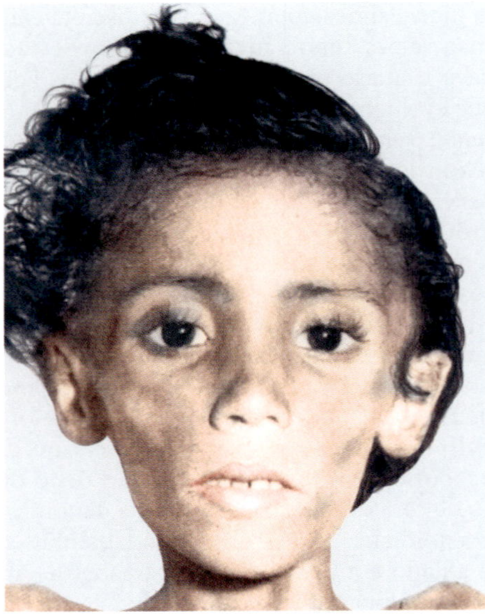

Figura 8.3 Fácies hipocrática.

enrugadas. Os supercílios são escassos e os cabelos secos e sem brilho. Além dessas características morfológicas, destaca-se uma expressão fisionômica indicativa de desânimo e apatia. Esse tipo de fácies aparece no hipotireoidismo ou mixedema (ver Figura 8.2 A)

- Fácies acromegálica: caracteriza-se pela saliência das arcadas supraorbitárias, proeminência das maçãs do rosto e maior desenvolvimento do maxilar inferior, além do aumento do tamanho do nariz, lábios e orelhas. Nesse conjunto de estruturas hipertrofiadas, os olhos parecem pequenos
- Fácies cushingoide ou de lua cheia: como a própria denominação revela, chama a atenção de imediato o arredondamento do rosto, com atenuação dos traços faciais (Figura 8.6). Secundariamente, deve ser assinalado o aparecimento de acne. Este tipo de fácies é observado nos casos de síndrome de Cushing por hiperfunção do córtex adrenal. Pode ocorrer também nos pacientes que fazem uso prolongado de corticosteroides

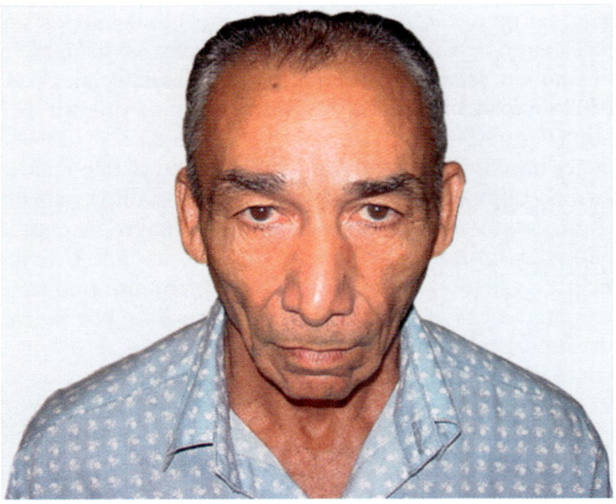

Figura 8.4 Fácies parkinsoniana.

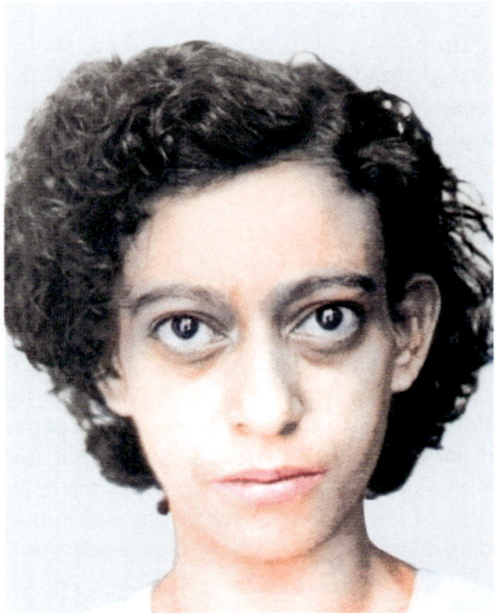

Figura 8.5 Fácies basedowiana.

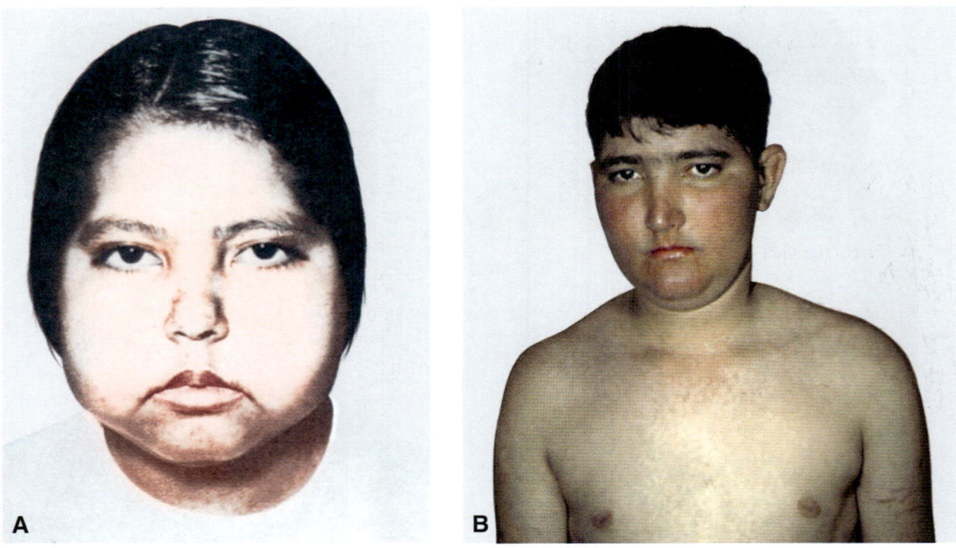

Figura 8.6 Fácies cushingoide ou de lua cheia por hiperfunção do córtex adrenal (A); iatrogênica (uso de corticosteroide), observando-se, além da forma em lua cheia, o rubor facial (B).

- Fácies pseudobulbar: tem como principal característica súbitas crises de choro ou riso, involuntárias, mas conscientes. Aparência monótona em repouso. Manifesta-se geralmente nas doenças do neurônio motor
- Fácies da paralisia facial periférica: chama a atenção a assimetria da face, pela fraqueza muscular do lado acometido, ocasionando dificuldade de fechar as pálpebras, apagamento do sulco nasolabial, comissura labial baixa, com impressão de repuxamento da boca para o lado são
- Fácies miastênica ou fácies de Hutchinson: caracterizada por ptose palpebral bilateral que obriga o paciente a franzir a testa e levantar a cabeça, alteração na movimentação ocular por paresia da musculatura ocular extrínseca. Pode ocorrer na miastenia grave e em outras miopatias que comprometem os músculos da pálpebra superior
- Fácies etílica: chamam a atenção os olhos avermelhados e certa ruborização da face. O hálito etílico, a voz pastosa e um sorriso meio indefinido completam a fácies etílica
- Fácies esclerodérmica: denominada também **fácies de múmia**, justamente porque sua característica fundamental é a imobilidade facial. Isso se deve às alterações da pele, que se torna apergaminhada, endurecida e aderente aos planos profundos, com repuxamento dos lábios, afinamento do nariz e imobilização das pálpebras. A fisionomia é inexpressiva, parada e imutável.

Lembre-se: o paciente também está te examinando!

No momento em que fazemos a inspeção facial em busca de sinais de doença ou sofrimento que podem estar expressos no rosto do paciente, ele, por sua vez, está atento às nossas expressões faciais, aos nossos gestos e à nossa postura corporal. Intuitivamente, ele percebe se o médico está prestando atenção ao seu relato e se demonstra interesse verdadeiro em sua pessoa.

Este momento é fundamental na relação médico-paciente, chamado "olho no olho", expressão que sintetiza o mais profundo nível de comunicação entre o médico e o paciente.

Biotipo ou tipo morfológico

O biotipo ou tipo morfológico é o conjunto de características morfológicas apresentadas pelo indivíduo. Não confundir **biotipo** com **altura**. Conquanto haja certa correlação entre a altura e o tipo constitucional, são conceitos diferentes.

Por ser prática e simples, adotamos a seguinte classificação:

- Brevilíneo: comparado a Sancho Pança, apresenta as características a seguir (Figura 8.7 A)
  - Pescoço curto e grosso
  - Tórax alargado e volumoso
  - Membros curtos em relação ao tronco
  - Ângulo de Charpy maior que 90° (junção das rebordas costais com o apêndice xifoide)
  - Musculatura desenvolvida e panículo adiposo espesso
  - Tendência para baixa estatura
- Mediolíneo: é o tipo intermediário e caracteriza-se pelos elementos a seguir (Figura 8.7 B)
  - Equilíbrio entre os membros e o tronco
  - Desenvolvimento harmônico da musculatura e do panículo adiposo
  - Ângulo de Charpy em torno de 90°
- Longilíneo: comparado a Dom Quixote, apresenta as características a seguir (Figura 8.7 C)
  - Pescoço longo e delgado
  - Tórax afilado e chato

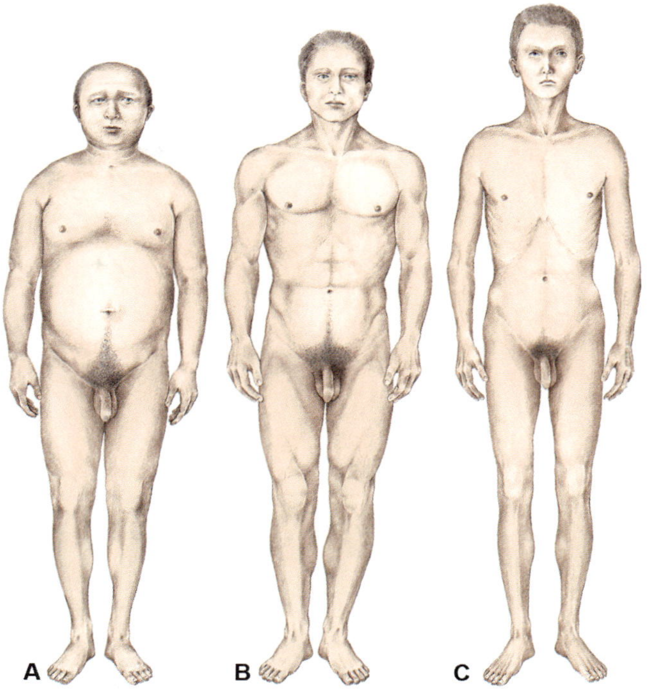

Figura 8.7 Tipos morfológicos. A. Brevilíneo. B. Mediolíneo. C. Longilíneo. (Adaptada de Köpf-Meier, 2006.)

  - Membros alongados com franco predomínio sobre o tronco
  - Ângulo de Charpy menor que 90°
  - Musculatura delgada e panículo adiposo pouco desenvolvido
  - Tendência para estatura elevada.

A determinação do biotipo encontra sua principal utilidade para a correta interpretação das variações anatômicas que acompanham cada tipo morfológico, pois há uma relação entre a forma exterior do corpo e a posição das vísceras. Assim, a forma do coração e a localização do *ictus cordis* serão diferentes nos três tipos. A forma do estômago, por sua vez, está estreitamente relacionada com a morfologia externa do indivíduo, conforme mostra a Figura 8.8.

Postura ou atitude na posição de pé

Deve-se observar a atitude ou posição do paciente não apenas no leito, mas também quando ele se põe de pé.

Uma postura defeituosa pode ser consequência de hábitos posicionais (má postura) ou de afecção da coluna vertebral.

Entre as queixas mais comuns na prática médica, estão a **dorsalgia** e a **lombalgia**, que, em muitos casos, advêm de má postura.

Pode-se classificar a postura da seguinte maneira (Figura 8.9):

- Boa postura
  - Cabeça ereta ou ligeiramente inclinada para diante
  - Peito erguido, fazendo adiantar ao máximo essa parte do corpo
  - Abdome inferior achatado ou levemente retraído
  - Curvas posteriores nos limites normais
- Postura sofrível
  - Cabeça levemente inclinada para diante

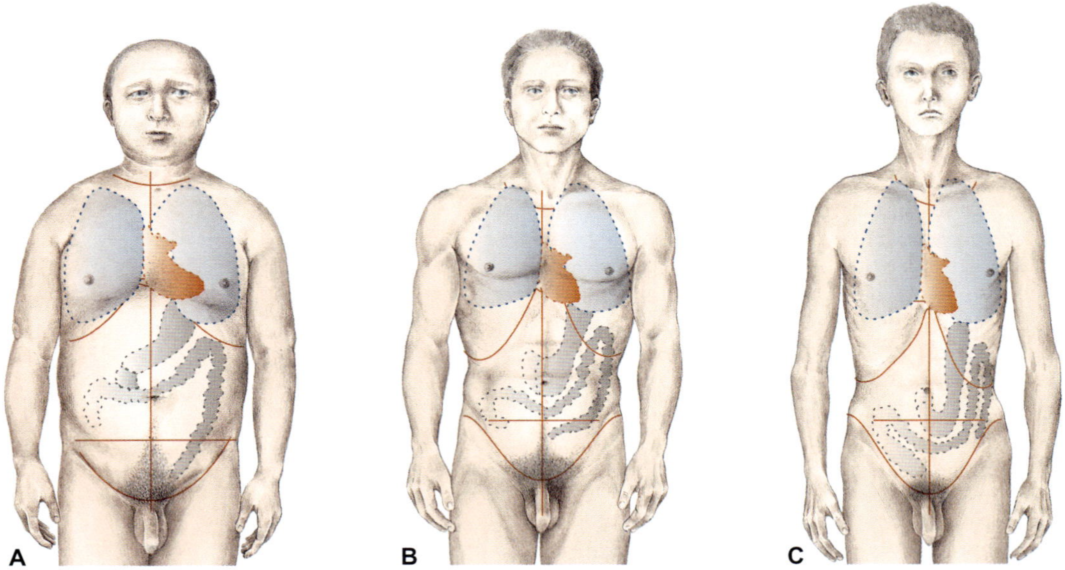

Figura 8.8 Variações de forma e posição das vísceras em relação aos tipos morfológicos. A. Brevilíneo. B. Mediolíneo. C. Longilíneo. (Adaptada de Köpf-Meier, 2006.)

- Peito achatado
- Abdome algo protruso, passando a ser a parte mais saliente do corpo
- Curvas posteriores exageradas

▪ Má postura
- Cabeça acentuadamente inclinada para diante
- Peito deprimido
- Abdome saliente e relaxado
- Curvas posteriores exageradas
- Essas posturas guardam certa relação com o biotipo da pessoa. Assim, os longilíneos frequentemente reúnem as características de má postura.

Uma atitude muito típica pode ser vista nos parkinsonianos e é decorrente da rigidez muscular generalizada, a qual mantém o tronco ligeiramente fletido para frente, os membros superiores igualmente fletidos, enquanto as mãos e os dedos se movem continuamente, tomados de um tremor lento e de amplitude sempre igual.

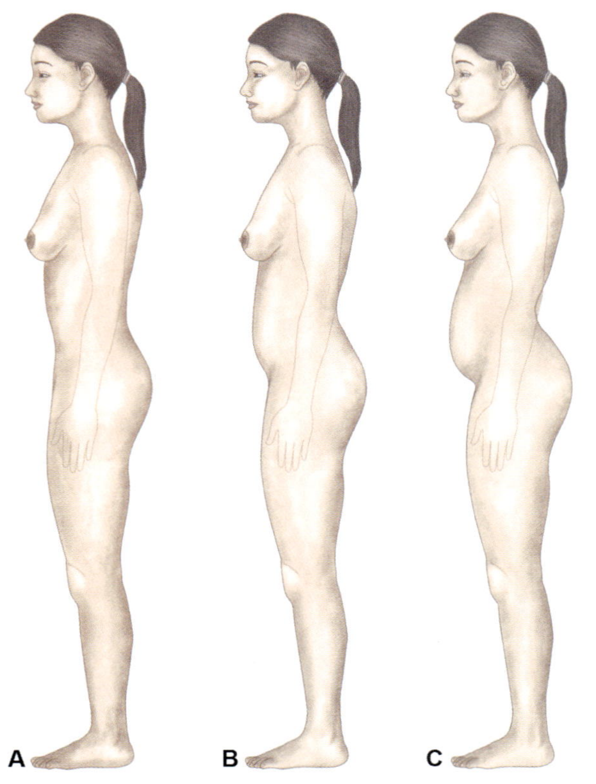

Figura 8.9 Postura ou atitude na posição de pé de pessoa jovem. A. Boa postura. B. Postura sofrível. C. Má postura.

Cifose, lordose e escoliose

As afecções da coluna costumam acompanhar-se de alterações da posição do corpo:

▪ Cifose: é uma alteração da forma da coluna dorsal com concavidade anterior, vulgarmente designada “corcunda”. A causa mais comum é o vício de postura. Pode ser consequência de tuberculose da coluna (mal de Pott), osteomielite, neoplasias, ou ser de origem congênita

▪ Lordose (cervical ou lombar): é o encurvamento da coluna vertebral, formando concavidade para trás. Decorre de alterações de vértebras ou de discos intervertebrais, podendo ser citada como exemplo a espondilite reumatoide

▪ Escoliose: é o desvio lateral da coluna em qualquer segmento vertebral, sendo mais frequente na coluna lombar ou lombodorsal. Pode ser de origem congênita ou secundária a alterações nas vértebras ou dos músculos paravertebrais.

É frequente a combinação de desvio lateral com encurvamento posterior que se denomina **cifoescoliose**.

Postura e envelhecimento

Devido à grande variabilidade no processo de envelhecimento, fica claro por que uma pessoa idosa nunca é igual a outra. Algumas alterações na postura podem ser consideradas típicas da velhice, mas variam a época e a velocidade em que vão ocorrer e até que ponto serão influenciadas por doenças, tratamentos e possíveis sequelas.

Com o avanço da idade, a cabeça desloca-se para frente e ocorre uma diminuição da lordose lombar normal (Figura 8.10).

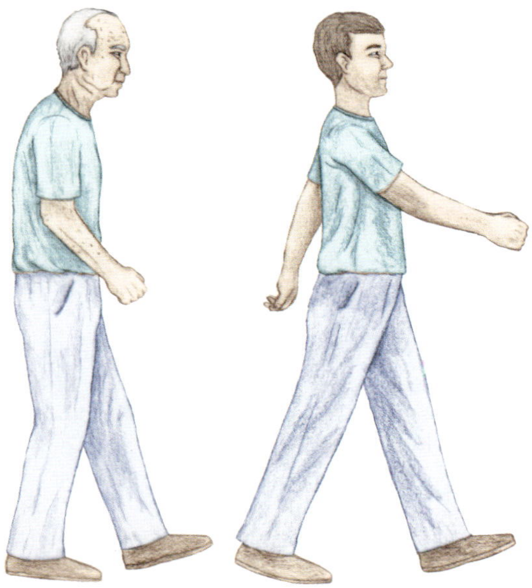

Figura 8.10 Postura e marcha da pessoa idosa em comparação com a do jovem.

Atitude e decúbito preferido no leito

Para facilitar a compreensão, é conveniente juntar "atitude" e "decúbito preferido", definindo-se **atitude como a posição adotada pelo paciente no leito ou fora dele, por comodidade, hábito ou com o objetivo de conseguir alívio para algum padecimento**.

Algumas posições são conscientemente procuradas pelo paciente (voluntárias), enquanto outras independem de sua vontade ou são resultantes de estímulos cerebrais (involuntárias).

A primeira preocupação do médico deve ser distinguir essas duas condições, só tendo valor diagnóstico as atitudes involuntárias ou as que proporcionam alívio para algum sintoma. Se isso não for observado, pode-se dizer que o paciente não tem uma atitude específica ou que ela é indiferente.

Muitas classificações têm sido propostas, sendo mais objetiva a que separa as atitudes em **voluntárias** e **involuntárias**.

Atitudes voluntárias

As atitudes voluntárias são as que o paciente adota por sua vontade e compreendem a **ortopneica**, a **genupeitoral**, a **posição de cócoras**, a **parkinsoniana** e os **diferentes decúbitos**.

Ortopneica

Na atitude ortopneica, o paciente adota essa posição para aliviar a falta de ar decorrente de **insuficiência cardíaca**, **asma brônquica** ou **ascite volumosa**. Ele permanece sentado à beira do leito com os pés no chão ou em uma banqueta, e as mãos apoiadas no colchão para facilitar a respiração, que se faz com dificuldade.

Nos pacientes em estado grave, costuma-se ver uma posição ortopneica diferente: o paciente permanece deitado com os pés estendidos ao longo da cama, mas recosta-se com a ajuda de dois ou mais travesseiros, na tentativa de colocar o tórax o mais ereto possível.

Genupeitoral

Na atitude genupeitoral (ou de "prece maometana"), o paciente posiciona-se de joelhos com o tronco fletido sobre as coxas, enquanto a face anterior do tórax (peito) põe-se em contato com o solo ou colchão. O rosto descansa sobre as mãos, que ficam apoiadas no solo ou no colchão. Essa posição facilita o enchimento do coração nos casos de derrame pericárdico (Figura 8.11).

Posição de cócoras

A posição de cócoras (*squatting*, em inglês) é observada em crianças com **cardiopatia congênita cianótica** (tetralogia de Fallot, por exemplo). Os pacientes descobrem, instintivamente, que esta posição proporciona algum alívio da **hipoxia generalizada**, que acompanha essas cardiopatias, em decorrência da diminuição do retorno venoso para o coração (Figura 8.12).

Postura parkinsoniana

O paciente com doença de Parkinson, ao se pôr de pé, apresenta semiflexão da cabeça, tronco e membros inferiores e, ao caminhar, parece estar correndo atrás do seu próprio eixo de gravidade (Figura 8.13).

Decúbitos

A palavra decúbito significa "posição de quem está deitado". Decúbito preferido, portanto, indica como o paciente prefere ficar no leito, desde que o faça conscientemente, seja por hábito, seja para obter alívio de algum padecimento.

- Decúbito lateral (direito e esquerdo): é uma posição que costuma ser adotada quando há uma dor de origem pleurítica. Por meio dela, o paciente reduz a movimentação dos folhetos pleurais do lado sobre o qual repousa. Ele se deita sobre o lado da dor

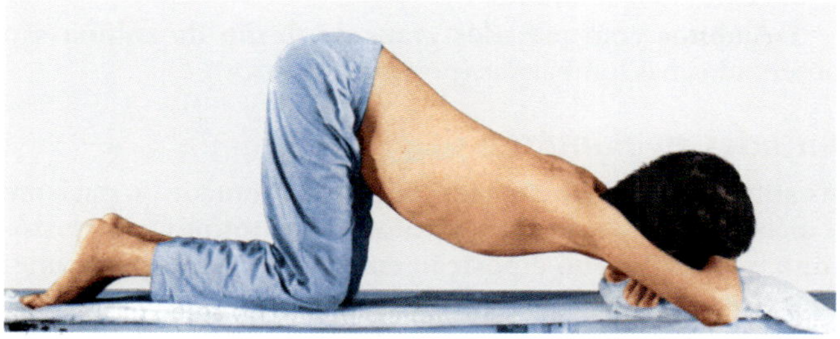

Figura 8.11 Atitude genupeitoral.

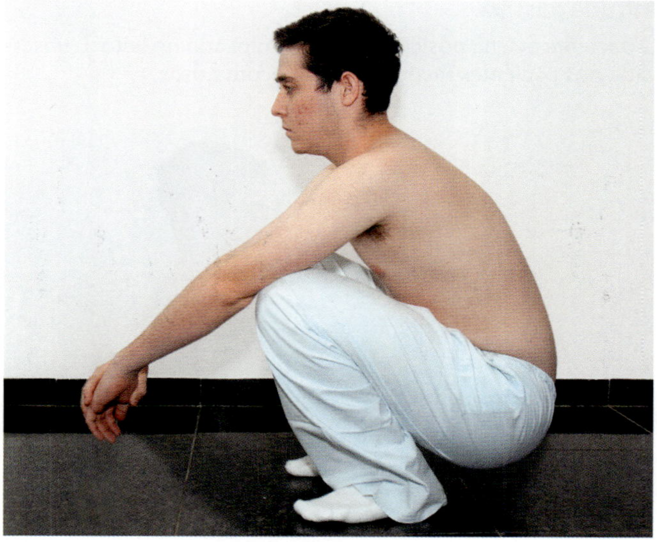

Figura 8.12 Posição de cócoras.

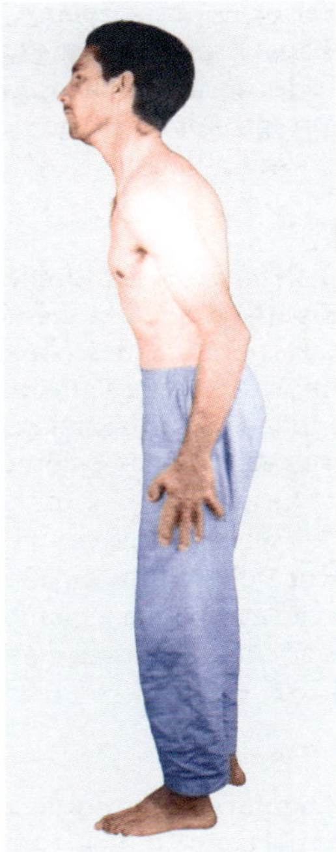

Figura 8.13 Atitude parkinsoniana.

- Decúbito dorsal: com pernas fletidas sobre as coxas e estas sobre a bacia, é observado nos **processos inflamatórios pelviperitoneais**
- Decúbito ventral: é comum nos portadores de **cólica intestinal**. O paciente deita-se de bruços e, às vezes, coloca um travesseiro debaixo do ventre.

Decúbitos com variados graus de **flexão da coluna** são observados nas lombalgias (posição antálgica).

Atitudes involuntárias

As atitudes involuntárias independem da vontade do paciente e incluem **atitude passiva**, **ortótono**, **opistótono**, **emprostótono**, **pleurostótono** e **posição em gatilho**, com comprometimento de vários segmentos do corpo e outras restrito a uma área, como no **torcicolo** e a **mão pêndula na paralisia radial** (Figura 8.14).

Atitude passiva

O paciente fica na posição em que é colocado no leito. É observada nos pacientes inconscientes ou comatosos.

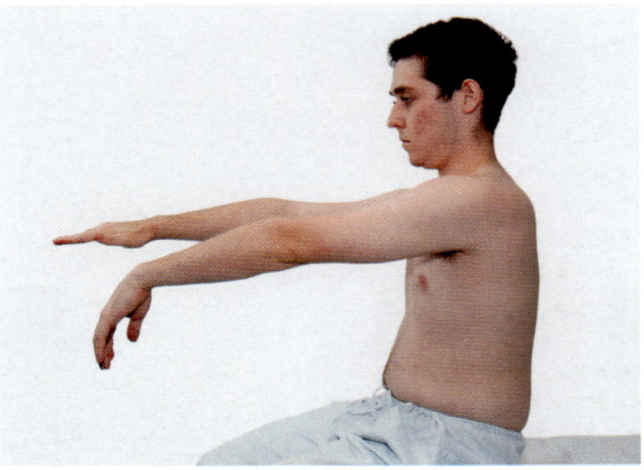

Figura 8.14 Mão pêndula da paralisia radial.

Ortótono

Ortótono (*orthos* = reto; *tonus* = tensão) é a atitude em que todo o tronco e os membros estão rígidos, sem se curvarem para diante, para trás ou para um dos lados.

Opistótono

Opistótono (*opisthen* = para trás; *tonus* = tensão) é a atitude decorrente de contratura da musculatura cervical e axial em hiperextensão, sendo observada nos casos de tétano e **meningite**.

Emprostótono

Emprostótono (*emprosthen* = para diante; *tonus* = tensão) é observado no **tétano**, na meningite e na raiva, sendo o contrário do opistótono, ou seja, o corpo do paciente forma uma concavidade voltada para diante.

Pleurostótono

Pleurostótono (*pleurothen* = de lado; *tonus* = tensão) é raro; observado no **tétano**, na **meningite** e na **raiva**. O corpo se curva lateralmente.

Posição em gatilho

Encontrada na **irritação meníngea**, é mais comum em crianças e caracteriza-se pela hiperextensão da cabeça, flexão das pernas sobre as coxas e encurvamento do tronco com concavidade para diante.

Medidas antropométricas

As mais utilizadas na prática clínica incluem peso, altura/estatura, envergadura (distância pubovértice e puboplantar), índice de massa corporal (IMC), circunferências da cintura e do abdome e circunferência da panturrilha. Essas dimensões servem como um método de investigação do estado nutricional, além de ajudar a avaliar o risco de doenças crônicas, como cardiopatias ou obesidade.

Peso

O peso corporal é a soma de todos os componentes da composição corporal: água e tecidos adiposo, muscular e ósseo.

O peso sofre variações desde o nascimento. Em geral, a criança dobra de peso entre o 4º e o 5º mês, triplica com 1 ano de idade e quadruplica aos 2 anos. Do 2º ano até a puberdade apresenta um ganho de peso de 2 a 5,5 kg/ano (ver Parte 20, *Semiologia da Infância, da Adolescência e da Pessoa Idosa*, Capítulo 179, *Semiologia da Infância*, Capítulo 180, *Semiologia da Adolescência*, e Capítulo 181, *Semiologia da Pessoa Idosa*).

Além disso, o peso costuma ser interpretado por meio de gráficos e tabelas construídos em estudos populacionais ou por equações preditivas.

Na semiotécnica, o paciente que consegue ficar em posição ortostática deve ser pesado em balança mecânica do tipo plataforma ou balança digital, calibrada, descalço, com a menor quantidade de roupa possível, posicionado no centro da balança, com os braços ao longo do corpo. A leitura do peso deve ser realizada com o avaliador à frente da balança e à esquerda do paciente.

Pacientes incapacitados de deambular ou de ficar em posição ortostática, o peso pode ser aferido em cama-balança ou em balança para pesagem em leito, não muito usada devido ao alto custo. Nesses casos, se possível, a fim de se evitar um peso superestimado, considerar apenas o peso da cama, contendo um colchão comum, um travesseiro, um lençol e uma fronha.

A seguir são descritos os tipos de peso que podem ser utilizados.

Peso atual

Peso encontrado no momento da pesagem.

Peso usual ou habitual

Utilizado como referência na avaliação das mudanças recentes de peso e em casos em que não há possibilidade de se determinar o peso atual. Em geral, considera-se o peso que se mantém por maior período de tempo.

Peso ideal ou desejável

O peso ideal é calculado levando-se em consideração alguns parâmetros, tais como idade, biotipo, sexo e altura. O peso ideal pode ser calculado a partir do IMC (ver "Avaliação do estado de nutrição", neste capítulo), pela seguinte fórmula (ver "Índice de massa corporal", adiante):

$$\text{Peso ideal} = \text{Altura}^2 \times \text{IMC médio}$$

O IMC considerado ideal para homens é 22 kg/m^2 e para mulheres, 21 kg/m^2.

Em uma prescrição nutricional, o peso ideal é utilizado para estabelecer os alvos calórico e proteico a médio e longo prazos para ganho de peso na desnutrição ou redução de peso em quadros de sobrepeso e obesidade.

Cumpre fazer uma ressalva em relação ao peso ideal, pois sua utilização é criticável quando se trata de indivíduos dentro da faixa normal (IMC entre 18,5 e 24,9 kg/m^2).

Isto porque deve-se respeitar o biotipo e as características individuais do paciente, sem estabelecer metas que podem levar a exageros e transtornos alimentares como bulimia e anorexia.

Peso e cálculo das necessidades nutricionais

A utilização do peso ideal no cálculo calórico para suporte nutricional deve ser considerada para cada indivíduo, a fim de evitar que os gravemente desnutridos sejam "superalimentados", resultando em complicações respiratórias, metabólicas e hepáticas, ou os pacientes obesos, "subalimentados".

Peso ajustado

Aquele estimado a partir do peso atual (PA) e do peso ideal (PI). Assim como o peso ideal, é empregado para prescrições nutricionais, a curto prazo, seja para ganho de peso na desnutrição ou redução de peso na obesidade.

As seguintes fórmulas podem ser utilizadas a fim de se estimar o peso ajustado para obesos (IMC > 30 kg/m^2) e desnutridos (IMC < 18,5 kg/m^2):

$$\text{Obesos: } (PA - PI) \times 0{,}25 + PI$$

$$\text{Desnutridos: } (PI - PA) \times 0{,}25 + PA$$

Peso estimado

É o peso obtido a partir de fórmulas ou tabelas. É utilizado quando não há possibilidade de se obter o peso usual ou quando não se pode pesar o indivíduo. A fórmula mais aplicada é a que utiliza a circunferência do braço e a altura do joelho (ver "Altura do joelho e estatura" e Quadro 8.2).

A circunferência do braço é aferida no ponto médio entre o acrômio e o olécrano, com o braço estendido lateralmente ao tronco. Para encontrar o ponto médio, o cotovelo deve estar fletido em 90° (Figura 8.15).

Peso seco

É o peso descontado de edema e ascite. O valor a ser descontado depende da localização e da intensidade do edema (Quadros 8.3 a 8.5).

Peso corrigido

Deve ser utilizado em pacientes amputados (Quadro 8.6).

A fórmula utilizada para estimar o peso corrigido é:

$$\text{Peso corrigido} = \frac{\text{peso antes da amputação} \times 100}{100 - \text{\% de amputação}}$$

Altura/estatura

O crescimento linear é obtido pela aferição da altura ou estatura. Existem diferentes métodos para se determinar a altura.

SEMIOTÉCNICA. Na criança, recomenda-se medir a altura na posição deitada, utilizando-se fita métrica ou régua graduada (ver Parte 20, *Semiologia da Infância, da Adolescência e da Pessoa Idosa*, Capítulo 179, *Semiologia da Infância*).

Em pacientes que são capazes de ficar em posição ortostática, a medida é realizada em balança com estadiômetro ou fita métrica inextensível com precisão de 0,1 cm, afixada em superfície lisa, vertical e sem rodapé.

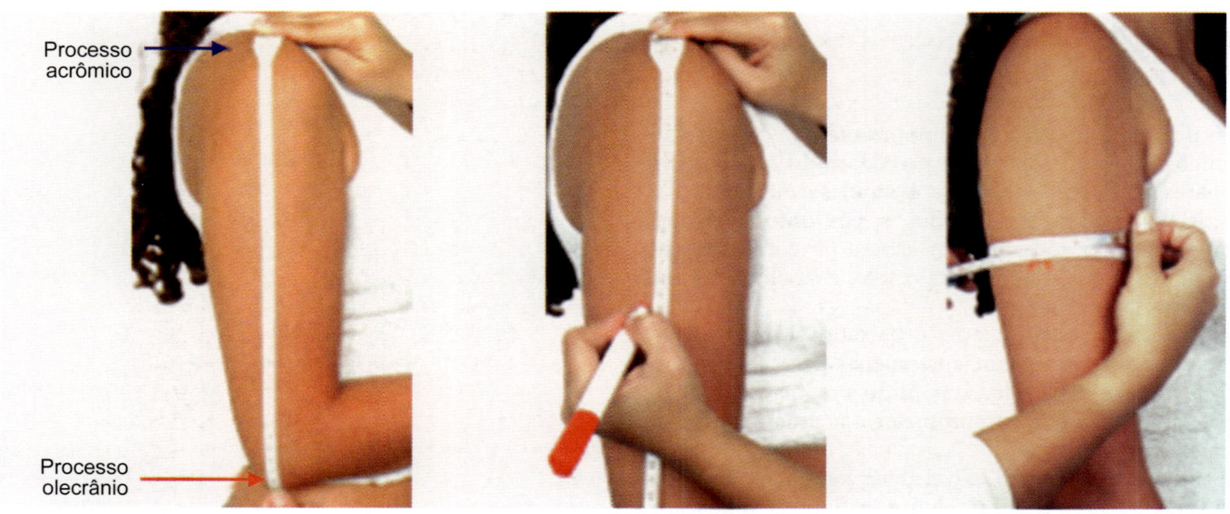

Figura 8.15 Técnica de mensuração da circunferência do braço.

Quadro 8.2 Equações para estimativa de peso corporal pela circunferência do braço e altura do joelho.

Raça	Idade (anos)	Sexo masculino	Sexo feminino
Branca	6 a 18	(AJ × 0,68) + (CB × 2,64) – 50,08	(AJ × 0,77) + (CB × 2,47) – 50,16
	19 a 59	(AJ × 1,19) + (CB × 3,21) – 86,82	(AJ × 1,01) + (CB × 2,81) – 66,04
	60 a 80	(AJ × 1,10) + (CB × 3,07) – 75,81	(AJ × 1,09) + (CB × 2,68) – 65,51
Negra	6 a 18	(AJ × 0,59) + (CB × 2,73) – 48,32	(AJ × 0,71) + (CB × 2,59) – 50,43
	19 a 59	(AJ × 1,09) + (CB × 3,14) – 83,72	(AJ × 1,24) + (CB × 2,97) – 82,48
	60 a 80	(AJ × 0,44) + (CB+ 2,86) – 39,21	(AJ × 1,50) + (CB × 2,58) – 84,22

AJ: altura do joelho; CB: circunferência do braço; ambas em centímetros (cm). (Fonte: Chumlea et al., 1994.)

Quadro 8.3 Classificação de edema para avaliar o peso seco.

Intensidade do edema	Digitopressão no local do edema para avaliação da intensidade
+	Depressão leve (2 mm) Contorno normal Associado com volume de líquido intestinal > 30%
++	Depressão mais profunda (4 mm) Contorno quase normal Prolonga mais que edema +1
+++	Depressão profunda (6 mm) Permanece por vários segundos após a pressão Edema cutâneo observado na inspeção geral
++++	Depressão muito profunda (8 mm) Permanece por tempo prolongado após a digitopressão Inchaço evidente

Fonte: Heyward e Stollarczyk, 2000.

Quadro 8.4 Estimativa de peso em pacientes de acordo com a localização do edema.

Edema	Localização	Excesso de peso hídrico (kg)
+	Tornozelo	1
++	Joelho	3 a 4
+++	Base da coxa	5 a 6
++++	Anasarca	10 a 12

Fonte: Matarese, 1997.

Quadro 8.5 Estimativa de peso em pacientes com edema e ascite.

Edema	Peso da ascite (kg)	Edema periférico (kg)
Leve	2,2	1,0
Moderado	6,0	5,0
Grave	14,0	10,0

Fonte: James, 1989.

Para uma medida precisa, é importante que cinco pontos anatômicos estejam próximos à parede ou ao estadiômetro: calcanhares, panturrilhas, glúteos, escápulas e ombros.

Os joelhos devem estar esticados, os pés juntos e os braços estendidos ao longo do corpo. A cabeça deve estar erguida, formando um ângulo de 90° com o solo, e os olhos mirando um plano horizontal à frente.

Em seguida, o estadiômetro é baixado até que encoste na cabeça, com pressão suficiente apenas para comprimir o cabelo. O cabelo não pode estar preso por tiaras ou outros adornos, pois isso pode comprometer a acurácia da medida (Figura 8.16).

Em adultos, não sendo possível aferir a altura, pode-se perguntar se ele a conhece, pois, alguns estudos já validaram a altura referida.

Quadro 8.6 Percentuais de peso das partes do corpo para cálculos após amputação.

Membro amputado	Proporção de peso (%)
Tronco sem membros	50
Mão	0,7
Antebraço com mão	2,3
Antebraço sem mão	1,6
Parte superior do corpo	2,7
Braço inteiro	5,0
Pé	1,5
Perna abaixo do joelho com pé	5,9
Coxa	10,1
Perna inteira	16

Fonte: Osterkamp, 1995.

Em situações especiais, como em pacientes acamados, há algumas equações para estimar a altura a partir de medidas de segmentos corporais, como altura do joelho, da envergadura e da semienvergadura (Quadros 8.7 a 8.10).

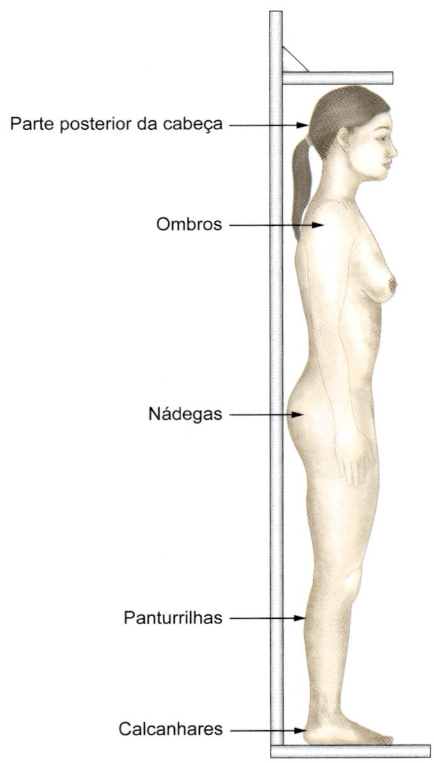

Figura 8.16 Técnica de mensuração da altura.

Quadro 8.7 Altura e peso em relação à idade (até 20 anos).

Idade	Altura (cm)				Peso (kg)			
	Masc.		Fem.		Masc.		Fem.	
	Mín.	Máx.	Mín.	Máx.	Mín.	Máx.	Mín.	Máx.
Recém-nascido	49	53,5	48	53	2,812	3,900	2,900	3,900
6 meses	64,5	69,5	63,5	66,5	6,900	8,800	6,450	8,200
1 ano	72	77,5	71	76	8,500	10,800	8,000	10,150
1½	78	84	77	82,5	9,900	12,400	9,300	11,700
2	83	89	82	86	11,000	13,650	9,380	12,900
2½	87,5	93,5	86	92	11,800	14,650	11,200	13,900
3	91,5	98	90	96,5	13,000	16,000	12,000	15,000
3½	95	102	93,5	100,5	13,800	17,000	12,900	16,000
4	98,5	105,5	97,5	104	14,400	17,800	12,800	17,000
4½	102,5	109	100,5	107,5	15,300	18,800	14,700	18,100
5	104,5	112,5	103,5	111	15,900	19,700	15,300	18,900
5½	107,5	115,5	106,5	114	16,900	21,000	16,300	20,200
6	110,5	118	109,5	117	17,800	22,000	17,000	21,000
6½	113	121	112,5	120	18,600	23,000	17,800	22,100
7	116	124	115	123	19,500	24,100	19,100	23,700
7½	118,5	126,5	117,5	125,5	20,400	25,100	20,000	24,900
8	120,5	129,5	120	128,5	21,400	26,500	21,000	26,100
8½	123	132	122,5	131	22,300	27,800	22,000	27,500
9	125,5	134,5	125	133,5	23,400	29,200	23,100	28,900
9½	128	137	127	136,5	24,600	30,800	24,300	30,500
10	130,5	139,5	130	139	25,900	32,500	25,500	32,200
10½	133	142	133	142	27,200	34,200	26,900	34,000
11	135,5	145	135,5	145,5	28,500	36,000	28,900	36,800
11½	138,5	147,5	138,5	148,5	30,000	37,700	30,300	38,800
12	140	150	142	151,5	31,500	39,500	32,000	41,000
12½	142	152,5	144	154	33,000	41,400	33,800	43,400
13	144,5	154,5	146,5	156,5	34,400	43,400	35,700	45,900
13½	147	157	146,5	159,5	36,000	45,500	37,900	46,600
14	149	159,5	150,5	161,5	36,800	46,700	40,500	51,500
14½	151	162	152	163	38,500	49,000	41,900	52,900
15	153	164	153,5	164	40,500	51,500	43,400	54,300
15½	155	166	154,5	165	41,500	52,700	44,900	55,700
16	157	168	155	166	43,500	55,300	44,900	55,700
16½	158,5	170	156	166,5	44,500	56,700	46,500	57,100
17	160,5	171,5	156,5	167	47,000	59,700	47,000	57,400
17½	162	173	157	167,5	48,400	61,300	48,100	58,500
18	163,5	174,5	157,5	168	49,800	63,000	49,000	59,000
18½	165	176	158	170	51,400	64,600	50,000	60,000
19	166	177	158,5	173	63,100	66,000	58,000	62,000
19½	166,5	180	159	175	66,100	67,300	54,000	68,000
20	167	190	150	180	66,500	80,000	55,000	75,000

Quadro 8.8 Altura e envergadura em relação à idade e ao sexo.

Idade	Altura (cm)				Envergadura (cm)			
	Masc.		Fem.		Masc.		Fem.	
	Mín.	Máx.	Mín.	Máx.	Mín.	Máx.	Mín.	Máx.
Recém-nascido	49	53,5	48	53	46	51	46	50,5
6 meses	64,5	69,5	63,5	68,5	61,5	67,5	60,5	65,5
1 ano	72	77,5	71	76	69	74,5	67,5	73
1½	78	84	77	82,5	75	81,5	73,5	79
2	83	89	82	88	80	86	78,5	84,5
2½	87,5	93,5	86	92	83,5	90	82,5	88,5
3	91,5	98	90	96,5	88,5	95,5	86	92,5
3½	95	102	93,5	100,5	92,5	99,5	89,5	96,5
4	98,5	105,5	97,5	104	95	102,5	93	100,5
4½	102,5	109	100,5	107,5	99	106	97	104,5
5	104,5	112,5	103,5	111	101	109	99,5	107
5½	107,5	115,5	106,5	114	105	113	103,5	111,5
6	110,5	118	109,5	117	107,5	116	106	114
6½	113	121	112,5	120	110	119	109	117
7	116	124	115	123	113	121,5	112,5	121
7½	116,5	126,5	117,5	125,5	115,5	124,5	115,5	124
8	120,5	129,5	120	128,5	119	128	118	126,5
8½	123	132	122,5	131	122	131	120,5	130
9	125,5	134,5	125	133,5	124,5	134,5	123,5	132,5
9½	128	137	127	136,5	128	137,5	126	135,5
10	130,5	139,5	130	139	130,5	140,5	129	138,5
10½	133	142	133	142	133,5	143,5	131,5	141,5
11	135,5	145	135,5	145,5	136	146,5	135,5	145,5
11½	138,5	147,5	138,5	148,5	138,5	149,5	137,5	146,5
12	140	150	142	151,5	141,5	152,5	140,5	151,5
12½	142	152,5	144	154	144,5	155,5	143	154
13	144,5	154,5	146,5	156,5	147,5	158,5	146,5	157
13½	147	157	148,5	159,5	150	161,5	149	160
14	149	159,5	150,5	161,5	151,5	163	150	161,5
14½	151	162	152	163	154	166	153	164
15	153	164	153,5	164	156,5	169	154	166
15½	155	166	154,5	165	158	170,5	155,5	167,5
16	157	168	155	166	161	173	155,5	168
16½	158,5	170	156	166,5	162	175	156	169
17	160,5	171,5	156,5	167	165	178	157	169,5
17½	162	173	167	167,5	166,5	179,5	158,5	170,5
18	163,5	174,5	168	168	169	180,5	159	171
18½	165	176	168,5	168,5	169	182,5	160	171,5
19	166	177	169	169	170,5	184	161	172
19½	166,5	178	169,5	169,5	172	185,5	161,5	172,5
20	167	179	170	170	173	185,5	162	173

Quadro 8.9 Peso ideal para homens acima de 20 anos em relação à idade e à altura.

Altura (cm)	155	160	165	170	175	180	185	190	195
Idade (anos)	Peso (kg)								
20	53,9	56,7	59,9	63,5	67,1	70,8	75,3	79,8	84,4
21	54,4	57,1	60,8	69,9	67,6	71,2	75,7	80,3	84,8
22	54,9	57,6	61,2	64,4	68,1	71,7	76,2	80,7	85,3
23	55,4	58,1	61,7	64,9	68,5	72,1	76,6	81,6	86,2
24	55,8	58,5	62,1	65,3	68,9	72,6	77,6	82,5	87,1
25	56,2	58,5	62,1	65,7	69,4	73,5	78,5	83,5	87,9
26	56,7	58,9	62,6	66,2	69,8	73,9	78,9	84,4	88,9
27	57,1	59,4	62,6	66,2	69,8	73,9	79,4	84,8	89,4
28	57,6	59,9	63,1	66,7	70,3	74,4	79,8	85,3	89,8
29	58,1	60,3	63,5	67,1	70,8	74,8	80,3	85,7	90,3
30	58,1	60,3	63,5	67,1	70,7	75,3	80,7	86,2	91,2
31	58,5	60,8	63,9	67,6	71,2	75,7	81,2	86,6	91,6
32	58,5	60,8	63,9	67,6	71,7	76,2	81,6	87,1	92,1
33	58,5	60,8	63,9	67,6	72,1	76,7	82,1	87,5	92,5
34	58,9	61,2	64,4	68,0	72,6	77,1	82,5	88,0	93,4
35	58,9	61,2	64,4	68,0	72,6	77,1	82,5	88,4	93,9
36	59,4	61,7	64,8	68,5	73,0	77,6	83,0	88,9	94,3
37	59,4	61,7	65,3	68,9	73,5	78,0	83,5	89,4	94,8
38	59,9	62,1	65,3	68,9	73,5	78,5	83,9	89,8	95,3
39	59,9	62,1	65,3	68,9	73,5	78,5	83,9	90,3	95,7
40	60,3	62,6	65,8	69,4	73,9	78,9	84,4	90,7	96,2
41	60,3	62,6	65,8	69,4	73,9	78,9	84,4	90,7	96,6
42	60,8	63,1	66,2	69,8	74,4	79,4	84,8	91,2	97,2
43	60,8	63,1	66,2	69,8	74,4	79,4	84,8	91,2	97,2
44	61,2	63,5	66,7	70,3	74,8	79,8	85,3	91,6	97,5
45	61,2	63,5	66,7	70,3	74,8	79,8	85,3	91,6	97,5
46	61,7	63,9	67,1	70,8	75,3	80,3	85,7	92,1	97,9
47	61,7	63,9	67,1	70,8	75,3	80,3	86,2	92,5	98,4
48	61,7	63,9	67,1	70,8	75,3	80,3	86,2	92,5	98,4
49	61,7	63,9	67,1	70,8	75,3	80,3	86,2	92,5	98,4
50	61,7	63,9	67,1	70,8	75,3	80,3	86,2	92,5	98,4
51	62,1	64,4	67,6	71,2	75,7	80,7	86,6	92,9	98,9
52	62,1	64,4	67,6	71,2	75,7	80,7	86,6	92,9	98,9
53	62,1	64,4	67,6	71,2	75,7	80,7	86,6	92,9	98,9
54	62,1	64,4	67,6	71,7	76,2	80,7	86,6	92,9	99,3
55	62,1	64,4	67,6	71,7	76,2	80,7	86,6	92,9	99,3

Altura da pessoa idosa

Em pessoas idosas, observa-se diminuição da altura com o passar dos anos, devido ao encurtamento da coluna vertebral, em virtude da redução dos corpos vertebrais e dos discos intervertebrais. Além disso, há aumento da curvatura e/ou osteoporose. Dessa maneira, é mais adequado fazer a medida da altura, uma vez que a referida será quase sempre maior que a atual (ver Parte 20, *Semiologia da Infância, da Adolescência e da Pessoa Idosa*, Capítulo 181, *Semiologia da Pessoa Idosa*).

Altura do joelho e estatura

A estimativa da estatura por meio da altura do joelho é a maneira mais utilizada, pois não se altera com o aumento da idade.

SEMIOTÉCNICA: O PACIENTE DEVE ESTAR SENTADO, COM OS PÉS NO CHÃO. Contudo, em situações em que não há possibilidade de o paciente ficar sentado, ele deve ser posicionado no leito em posição supina com a perna posicionada perpendicularmente ao colchão. A medida é realizada tendo como referência o ponto ósseo externo, logo abaixo da rótula (cabeça da tíbia), até a superfície do chão ao colchão.

Preferencialmente, a medida deve ser realizada na parte interna da perna (Figura 8.17).

Após a mensuração da altura do joelho, pode-se estimar a altura do paciente usando-se as fórmulas descritas no Quadro 8.11.

Quadro 8.10 Peso ideal para mulheres acima de 20 anos em relação à idade e à altura.

Altura (cm)	155	160	165	170	175	180	185
Idade (anos)	Peso (kg)						
20	48,9	50,8	52,6	55,3	58,1	61,7	64,9
21	49,4	51,3	53,1	55,8	58,5	62,1	65,3
22	49,4	51,3	53,1	55,8	58,5	62,1	65,8
23	49,9	51,7	53,5	56,2	58,9	62,6	66,2
24	50,3	52,2	53,9	56,2	58,9	62,8	66,2
25	50,3	52,2	53,9	56,2	59,4	63,1	66,7
26	50,8	52,6	54,4	56,7	59,4	63,1	66,7
27	50,8	52,6	54,4	56,7	59,9	63,5	67,1
28	51,3	53,1	54,8	57,1	60,3	63,9	67,6
29	51,3	53,1	54,8	57,1	60,3	63,9	67,6
30	51,7	53,5	55,3	57,6	60,8	64,4	68,1
31	52,2	53,9	55,8	58,1	61,2	64,9	68,5
32	52,2	53,9	55,8	58,1	61,7	65,3	68,9
33	52,6	54,4	56,2	58,5	62,1	65,8	68,4
34	53,1	54,9	56,7	58,9	62,6	66,2	69,8
35	53,1	54,9	56,7	58,9	62,6	66,2	69,8
36	53,5	55,3	57,1	59,4	63,1	66,7	70,3
37	53,5	55,3	57,1	59,9	63,5	67,1	70,8
38	53,9	55,8	57,6	60,3	63,9	67,6	71,2
39	54,4	56,2	58,1	60,8	64,4	68,1	71,1
40	54,9	56,7	58,5	61,2	64,4	68,1	71,7
41	55,3	57,1	58,9	61,7	64,9	68,5	72,1
42	55,3	57,1	58,9	61,7	64,9	68,5	72,1
43	55,8	57,6	59,4	62,1	65,3	68,9	72,6
44	56,2	58,1	59,9	62,6	65,8	69,4	73,1
45	56,2	58,1	59,9	62,6	65,8	69,4	73,1
46	56,6	58,5	60,3	63,1	66,2	69,8	73,5
47	56,6	58,5	60,3	63,1	66,2	70,3	73,9
48	57,1	58,9	60,8	63,5	66,7	70,7	74,4
49	57,1	58,9	60,8	63,5	66,7	70,8	74,8
50	57,6	59,4	61,2	63,9	67,1	70,8	74,8
51	57,6	59,4	61,2	63,9	67,1	71,2	75,3
52	57,6	59,4	61,2	63,9	67,1	71,2	75,3
53	57,6	59,4	61,2	63,9	67,7	71,2	75,3
54	57,6	59,4	61,2	63,9	67,1	71,7	75,7
55	57,6	59,4	61,2	63,9	67,1	71,7	75,7

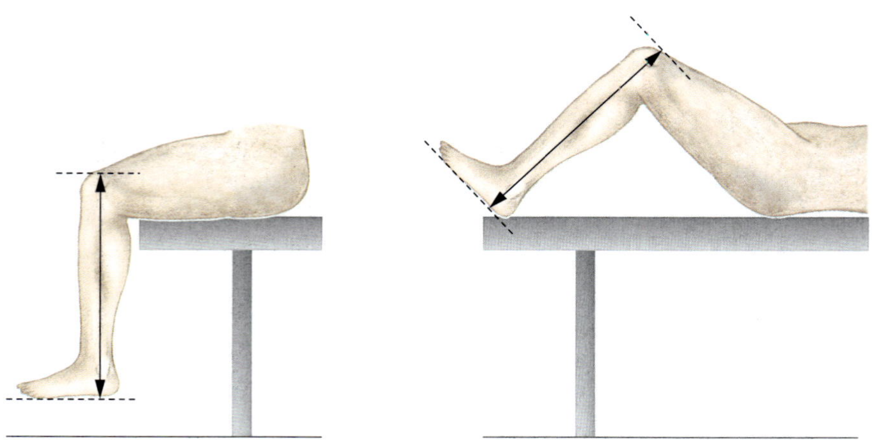

Figura 8.17 Técnica de mensuração de altura de joelho.

Quadro 8.11 Equações para estimativa da altura pela altura do joelho (AJ) e pela idade.

Idade/sexo/cor	Equação
Mulheres negras	
6 a 18 anos	46,59 + (2,02 × AJ)
19 a 60 anos	68,10 + (1,86 × AJ) – (0,06 × idade)
> 60 anos	58,72 + (1,96 × AJ)
Mulheres brancas	
6 a 18 anos	43,21 + (2,14 × AJ)
19 a 60 anos	70,25 + (1,87 × AJ) – (0,06 × idade)
> 60 anos	75,00 + (1,91 × AJ) – (0,17 × id)
Homens negros	
6 a 18 anos	39,60 + (2,18 × AJ)
19 a 60 anos	73,42 + (1,79 × AJ)
> 60 anos	95,79 + (1,37 × AJ)
Homens brancos	
6 a 18 anos	40,54 + (2,22 × AJ)
19 a 60 anos	71,85 + (1,88 × AJ)
> 60 anos	59,01 + (2,08 × AJ)

Fonte: Chumlea et al., 1985;1994.

Altura recumbente (paciente acamado)

Embora a altura recumbente possa superestimar a altura real (aproximadamente 3 cm no sexo masculino e 4 cm no sexo feminino), é uma opção para pacientes acamados em virtude de politraumatismo ou outras condições que inviabilizem a medida da altura do joelho e/ou da semienvergadura ou da envergadura.

SEMIOTÉCNICA. Recomenda-se que o paciente esteja em posição supina. No leito, em posição horizontal completa, a cabeça em posição reta, realizam-se as medidas pelo lado direito do corpo por meio da marcação no lençol na altura do topo da cabeça e da base do pé (pode ser utilizado um triângulo). Em seguida, mede-se o comprimento entre as duas marcas com fita métrica inextensível (Figura 8.18).

Envergadura (distância pubovértice e puboplantar)

Outra alternativa para estimar a altura é pela medida da envergadura.

SEMIOTÉCNICA. O paciente não pode estar com vestimentas que dificultem a total extensão do braço. Com o paciente de frente para o avaliador, em posição ereta, recostado na parede, com tronco reto, ombros nivelados, braços abertos em abdução de 90°, mede-se a semienvergadura com uma fita métrica inextensível paralelamente à clavícula, verificando a distância entre o ponto médio do esterno e a falange distal do terceiro quirodáctilo. A medida da semienvergadura vezes dois corresponde à estatura do indivíduo.

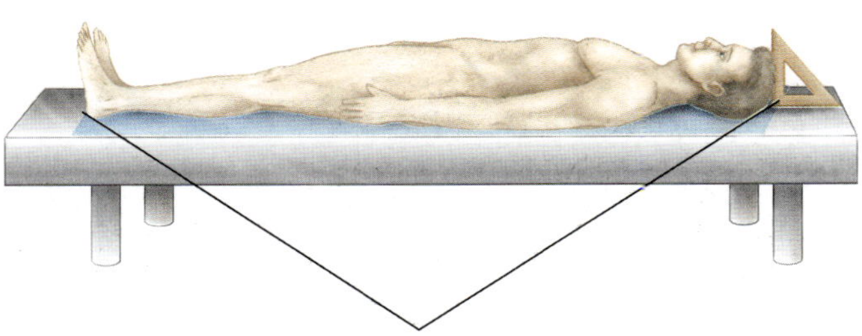

Figura 8.18 Técnica de mensuração da altura recumbente.

Recomenda-se o uso da fórmula de Rabito, para estimar a altura em adultos e pessoas idosas hospitalizadas, usando a medida da semienvergadura (SE):

$$\text{Altura (cm)} = 63{,}525 - (3{,}237 \times \text{sexo}) - (0{,}06904 \times \text{idade}) + (1{,}293 \times \text{SE})$$

Em que o fator de multiplicação que deve ser atribuído na fórmula varia de acordo com o sexo, sendo 1 para o sexo masculino, e 2 para o sexo feminino.

Para a envergadura, mede-se toda a extensão de uma ponta a outra da falange distal. A medida da envergadura corresponde à altura real.

A distância puboplantar equivale à medida entre a sínfise pubiana e a planta dos pés (Figura 8.19).

As distâncias pubovértice e puboplantar, em conjunto com a altura e a envergadura, são importantes na caracterização dos distúrbios do desenvolvimento físico (p. ex., infantilismo, gigantismo) (Quadro 8.12).

Índice de massa corporal

O índice de massa corporal (IMC) é amplamente utilizado como indicador do estado nutricional, por ser obtido de forma rápida e de fácil interpretação (Quadros 8.13 e 8.14).

É expresso pela seguinte fórmula:

$$\text{IMC} = \text{Peso atual (kg)}/\text{Altura}^2\ \text{(m)}$$

Vale salientar que o IMC não distingue massa gordurosa de massa magra; assim, um paciente musculoso pode ser classificado com "excesso de peso". Deve-se ainda estar atento ao biotipo do paciente, pois este parâmetro tem influência na distribuição do tecido adiposo.

Um IMC entre 17 e 19 não é necessariamente indicativo de desnutrição, pois outros aspectos devem ser considerados na anamnese e no exame físico, principalmente o histórico

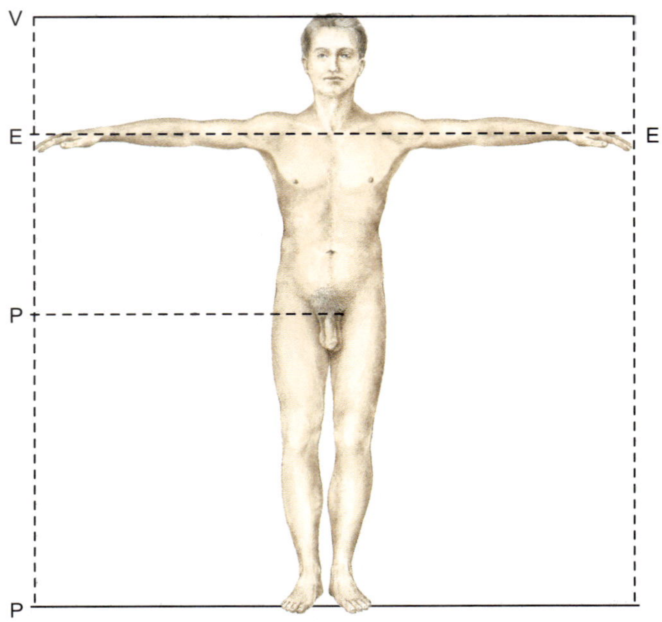

Figura 8.19 Medidas antropométricas. EE: envergadura; PP: distância puboplantar; PV: distância pubovértice. (Adaptada de Köpf-Meier, 2006.)

Quadro 8.12 Distâncias pubovértice (PV) e puboplantar (PP) em relação à idade e ao sexo.

Idade	PV (cm)				PP (cm)			
	Masc.		Fem.		Masc.		Fem.	
	Mín.	Máx.	Mín.	Máx.	Mín.	Máx.	Mín.	Máx.
Recém-nascido	30,5	33,5	30,5	33,5	17,5	20	17,5	20
6 meses	40,5	43	39,5	42	24,5	27	24	26,5
1	44	47	43	46	28	31	27,5	30,5
1½	47	50,5	46	49	31	34	31	34
2	49,5	53	48	51,5	33,5	37	33,5	37
2½	51	54,5	50	53,5	36	39,5	36,5	39
3	52,5	56,5	51	55	38,5	42,5	38	42
3½	54	58	52,5	56,5	41	45	40	44
4	55	59	54	58	42,5	47	42,5	46,5
4½	56	60,5	54,5	59	45	49,5	45	49,5
5	57	61,5	55,5	60	46,5	51	46,5	51
5½	57,5	62,5	57	61,5	49	54	49	53,5
6	58,5	63,5	57,5	62,5	51	56	50,5	55,5
6½	59	64	58,5	63,5	52,5	57,5	52	57
7	59,5	65,5	59,5	64,5	54	59,5	55	60
7½	60,5	66	60	65,5	56	61,5	56	61,5
8	61	67	61	66,5	57,5	63	58	63,5
8½	62	68	62	67,5	59	65	59,5	65
9	62,5	69	62,5	68,5	60,5	67	61	67
9½	63,5	70	63,5	69,5	62	68,5	62,5	68,5
10	65	71	65	71	63,5	70	63,5	70
10½	65,5	72	65,5	72	65,5	72	65	71,5
11	66,5	73	67,5	74	67	73,5	67	73,5
11½	67,5	74	68,5	75	68,5	75	68,5	75
12	68,5	75	69,5	76	69,5	76	70	76,5
12½	69,5	76,5	70,5	77,5	71	78	71	78
13	70,5	77,5	71,5	78,5	72	79,5	72,5	79,5
13½	71,5	78,5	73	80,5	73,5	81	73,5	81
14	72	79	74	81,5	74,5	81,5	75	82
14½	73	81	75	82	75,5	83	75,5	82,5
15	74,5	82	75,5	83	76,5	84,5	76	83
15½	75	82,5	76,5	83,5	77,5	85	76,5	83,5
16	76	84	76,5	84	78,5	86,5	76,5	84
16½	77	84,5	77	84,5	79	87	77	84
17	78	85,5	77,5	84,5	81	88,5	77,5	84,5
17½	78,5	86,5	78	85	81,5	89	77,5	84,5
18	79,5	87	78,5	85,5	82	89,5	78	85
18½	80,5	88	78,5	86	82,5	90	78,5	85,5
19	81	88,5	79	86,5	83	90,5	79	86
19½	81,5	89,5	79,5	87	83,5	91	80	86,5
20	82	90	80	87,5	84	91,5	80,5	87

Quadro 8.13 Classificação do índice de massa corporal (IMC) para adultos.

Classificação	IMC (kg/m²)
Baixo peso	< 18,5
Eutrófico (normal)	18,5 a 24,9
Sobrepeso	> 25
Pré-obeso	25,0 a 29,9
Obeso I	30,0 a 34,9
Obeso II	35,0 a 39,9
Obeso II	≥ 40,0

Fonte: World Health Organization, 1995.

Quadro 8.14 Classificação do índice de massa corporal (IMC) para pessoas idosas.

Classificação	IMC (kg/m²)
Baixo peso	< 22
Eutrófico	22 a 27
Excesso de peso	> 27

Fonte: Lipschitz, 1994.

de evolução do peso. Para maiores informações sobre IMC e os pontos de corte, ver Parte 13, *Metabolismo*, Capítulo 128, *Desnutrição*, Capítulo 129, *Obesidade*, e Parte 20, *Semiologia da Infância, da Adolescência e da Pessoa Idosa*, Capítulo 181, *Semiologia da Pessoa Idosa*.

Circunferência da cintura e circunferência abdominal

As denominações "circunferência da cintura (CC)" e "circunferência abdominal (CA)" são usadas como equivalentes na prática diária, embora do ponto de vista anatômico haja diferenças entre elas (ver Parte 13, *Metabolismo*, Capítulo 129, *Obesidade*).

Diante disto, utilizaremos a CC, que deve ser aferida como descrito a seguir (Figura 8.20).

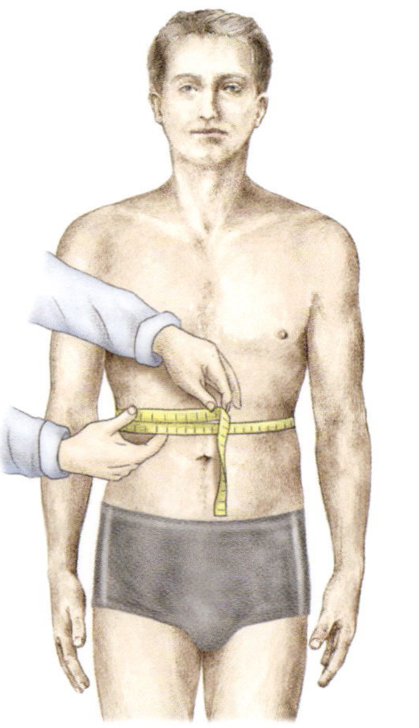

Figura 8.20 Medida da circunferência da cintura. (Adaptada de Köpf-Meier, 2006.)

SEMIOTÉCNICA. A fita métrica, inextensível, graduada em centímetros, é posicionada no ponto médio entre a última costela e a crista ilíaca, sem fazer pressão, em plano horizontal. Indivíduos com CC muito aumentada são classificados como apresentando obesidade abdominal (ver Parte 13, *Metabolismo*, Capítulo 129, *Obesidade*).

A CC reflete o conteúdo de gordura visceral, ou seja, aquela aderida aos órgãos internos, como intestinos e fígado. Essa gordura apresenta associação com a gordura corporal total, sendo o tipo de obesidade mais comumente associada à síndrome metabólica e às doenças cardiovasculares.

Circunferência da cintura e circunferência abdominal

É importante não confundir circunferência da cintura (CC) com circunferência abdominal (CA), a qual não possui pontos de corte de classificação. Esta, portanto, não pode ser utilizada para diagnóstico de obesidade abdominal. Contudo, em pacientes com IMC > 35 kg/m², justifica-se a utilização da CA, pela dificuldade em medir a CC. Além disso, pode ser utilizada para acompanhamento da redução de medidas em um mesmo paciente.

Circunferência da panturrilha

A circunferência da panturrilha (CP) é uma medida importante para acompanhar o estado nutricional, pois permite avaliar a depleção da massa muscular.

É utilizada no diagnóstico de sarcopenia em pessoas idosas, por ser a medida mais sensível e de fácil aplicação para avaliar a massa muscular (ver boxe *Sarcopenia*, mais adiante). É útil também para indicar depleção de massa muscular em condições em que ocorre desnutrição.

SEMIOTÉCNICA. A medida da CP deve ser feita com o indivíduo sentado, com os pés aproximadamente a 20 cm do corpo, joelho em ângulo de 90°. Considera-se a medida mais larga da panturrilha da perna esquerda (Figura 8.21).

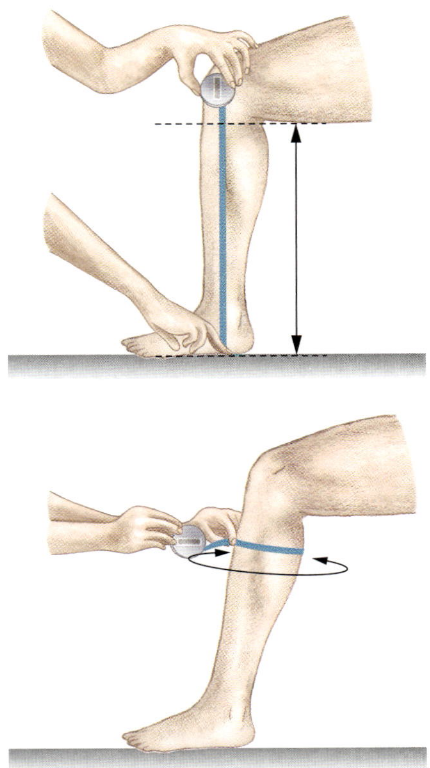

Figura 8.21 Técnica de medida da circunferência da panturrilha.

Além dessas condições patológicas, o decúbito do paciente pode influenciar a avaliação. Pacientes que ficam muito tempo em posição de pé ou sentada devem ser investigados quanto à presença de edema nos membros inferiores, começando-se pelo tornozelo, enquanto nos pacientes acamados, o local a ser pesquisado deve ser a região lombossacral.

Avalição do estado de nutrição

A avaliação nutricional visa identificar, por meio de sinais e sintomas, alterações do estado nutricional que vão de desnutrição à obesidade.

Na avaliação nutricional, é necessário obter informações corretas no exame clínico, a fim de identificar distúrbios e/ou doenças relacionados à nutrição (ver Parte 13, *Metabolismo*, Capítulo 126, *Vitaminas*, Capítulo 127, *Metabolismo de Minerais e dos Oligoelementos*, Capítulo 128, *Desnutrição*, e Capítulo 129, *Obesidade*).

A avaliação nutricional é um processo dinâmico, feito por meio de comparações entre os dados obtidos e os padrões de referência, que envolvem não somente a coleta inicial dos dados, mas também a reavaliação periódica da evolução do estado de nutrição do paciente.

A mensuração de altura e da evolução do peso para adultos, pessoas idosas e crianças tanto na atenção primária (Unidades Básicas de Saúde, ambulatórios), quanto na atenção secundária (hospitais de média complexidade) e terciária (hospitais de alta complexidade) é importante, não somente para o diagnóstico nutricional, mas também para planejar, instituir e monitorar os cuidados nutricionais, em diversas condições clínicas, sejam elas crônicas como diabetes, hipertensão arterial, obesidade, ou agudas, incluindo doentes criticamente enfermos, com síndrome da imunodeficiência adquirida.

O estado de nutrição deve ser sistematicamente avaliado de acordo com os seguintes parâmetros:

- Peso
- Musculatura
- Panículo adiposo
- Desenvolvimento físico
- Estado geral
- Pele, pelos e olhos.

No **estado de nutrição normal**, os elementos antes referidos se encontram nos limites normais.

Há **excesso de peso** quando o peso está acima do normal, o panículo adiposo ultrapassa os limites da normalidade e o desenvolvimento físico está acima dos valores máximos considerados em relação à etnia, ao sexo e à idade.

Obesidade ou **sobrepeso** é a designação clínica para o excesso de peso decorrente do acúmulo de gordura (ver Parte 13, *Metabolismo*, Capítulo 129, *Obesidade*).

Hiponutrição ou **desnutrição** é uma condição na qual o peso está abaixo dos valores mínimos normais, a musculatura é hipotrófica e o panículo adiposo, escasso (ver Parte 13, *Metabolismo*, Capítulo 128, *Desnutrição*, e Parte 20, *Semiologia da Infância, da Adolescência e da Pessoa Idosa*, Capítulo 181, *Semiologia da Pessoa Idosa*).

A quantidade mínima necessária para uma pessoa adulta manter-se em estado de nutrição adequado é de 2.300 calorias (3.000 calorias seria a quantidade ideal) e a ingestão de 65 g de proteínas por dia, conforme os critérios da Food and Agriculture Organization (FAO).

Em muitas enfermidades, constatam-se estreitas relações com fatores socioeconômicos e culturais. Entretanto, é na **subnutrição** que essas relações se tornam mais íntimas e mais solidárias.

A falta de poder aquisitivo é sem dúvida a principal causa da fome endêmica.

As consequências da desnutrição são inúmeras: na criança, o cérebro sofre redução de seu desenvolvimento, com repercussão grave sobre funções mentais, além de diminuir as defesas contra as infecções de toda natureza. No jovem e no adulto, a desnutrição determina diminuição da capacidade de trabalho, o que, por sua vez, piora as condições socioeconômicas e culturais, fechando um círculo vicioso cujo rompimento exige a participação de muitas forças (ver Parte 13, *Metabolismo*, Capítulo 128, *Desnutrição*).

Sobrepeso e obesidade

Sobrepeso e obesidade são definidos como o acúmulo excessivo de gordura corporal em extensão tal que acarreta prejuízos à saúde dos indivíduos, além de favorecer o surgimento de enfermidades graves como dislipidemias, doenças cardiovasculares, diabetes tipo II, hipertensão arterial (ver Parte 13, *Metabolismo*, Capítulo 129, *Obesidade*).

O excesso de peso e a obesidade representam um problema multifatorial com interações de genética, comportamento e meio ambiente. Dentre estes fatores destacam-se aumento no consumo de energia e a redução de atividade física, o que resulta em um desequilíbrio entre consumo e gasto energético. Além destes fatores é importante considerar fatores emocionais e/ou psiquiátricos, como depressão, ansiedade, angústia, estresse (ver Parte 13, *Metabolismo*, Capítulo 129, *Obesidades*).

Magreza e caquexia

Magreza significa apenas que o paciente está abaixo do peso mínimo normal, em relação à idade e ao sexo, com IMC $< 18{,}5$ kg/m^2.

No entanto, do ponto de vista clínico, não deve ser menosprezado, pois pode indicar um estado de desnutrição (ver Parte 13, *Metabolismo*, Capítulo 128, *Desnutrição*).

> **Caquexia**
>
> Caquexia é a designação dada ao estado de extrema magreza, acompanhado de alterações metabólicas, com grave comprometimento do estado geral.
>
> É observada nas doenças consumptivas (tuberculose em fase avançada, desnutrição grave, fase final de neoplasias malignas, cirrose, da insuficiência renal e da síndrome da imunodeficiência adquirida).

Estado de hidratação

O estado de hidratação do paciente é avaliado considerando-se os seguintes parâmetros:

- Alteração abrupta do peso
- Alterações da pele quanto a umidade, elasticidade e turgor
- Alterações das mucosas quanto à umidade
- Fontanelas (no caso de crianças)
- Alterações oculares
- Estado geral.

Um paciente estará normalmente hidratado quando a oferta de líquidos e eletrólitos estiver de acordo com as necessidades do organismo e quando não houver perdas extras (diarreia, vômitos, febre, taquipneia, sudorese excessiva), sem reposição adequada.

No estado de hidratação normal, em pessoas de cor branca, a pele é rósea com boa elasticidade e com leve grau de umidade, as mucosas são úmidas, não há alterações oculares nem perda abrupta de peso. No caso de crianças, as fontanelas são planas e normotensas, e o peso mantém curva ascendente.

O estado geral é bom, e a criança se apresenta alegre e comunicativa, bem como sorri facilmente.

Nos itens anteriores, abordou-se a maneira de caracterizar as diferentes alterações que possibilitam o reconhecimento do estado de hidratação e, por conseguinte, da própria desidratação.

Desidratação, como o próprio nome indica, é a diminuição de água e eletrólitos totais do organismo, caracterizando-se pelos seguintes elementos:

- Sede
- Diminuição abrupta do peso
- Pele seca, com elasticidade e turgor diminuídos
- Mucosas secas
- Olhos afundados (enoftalmia) e hipotônicos
- Fontanelas deprimidas no caso de crianças
- Estado geral comprometido
- Excitação psíquica ou abatimento
- Oligúria.

Todas as alterações enumeradas variam de acordo com o grau de desidratação (Figura 8.22).

A desidratação pode ser classificada segundo dois aspectos: a intensidade e a osmolaridade.

A classificação de acordo com a intensidade baseia-se na perda de peso:

- Leve ou de 1º grau: perda de peso de até 5%
- Moderada ou de 2º grau: perda de peso de 5 a 10%
- Grave ou de 3º grau: perda de peso acima de 10%.

Para se classificar a desidratação quanto à osmolaridade, toma-se como elemento-guia o nível sanguíneo de sódio (Quadro 8.15). Assim:

- Isotônica: quando o sódio está nos limites normais (130 a 150 mEq/ℓ)
- Hipotônica: quando o sódio está baixo (< 130 mEq/ℓ)
- Hipertônica: quando o sódio está acima dos limites normais > 150 mEq/ℓ).

Pele, mucosas e fâneros

Na inspeção devem ser avaliados: coloração, continuidade da integridade, umidade, textura, espessura, temperatura, elasticidade, mobilidade, turgor, sensibilidade e lesões elementares (ver Parte 6, *Sistema Tegumentar*, Capítulo 12, *Exame Clínico*).

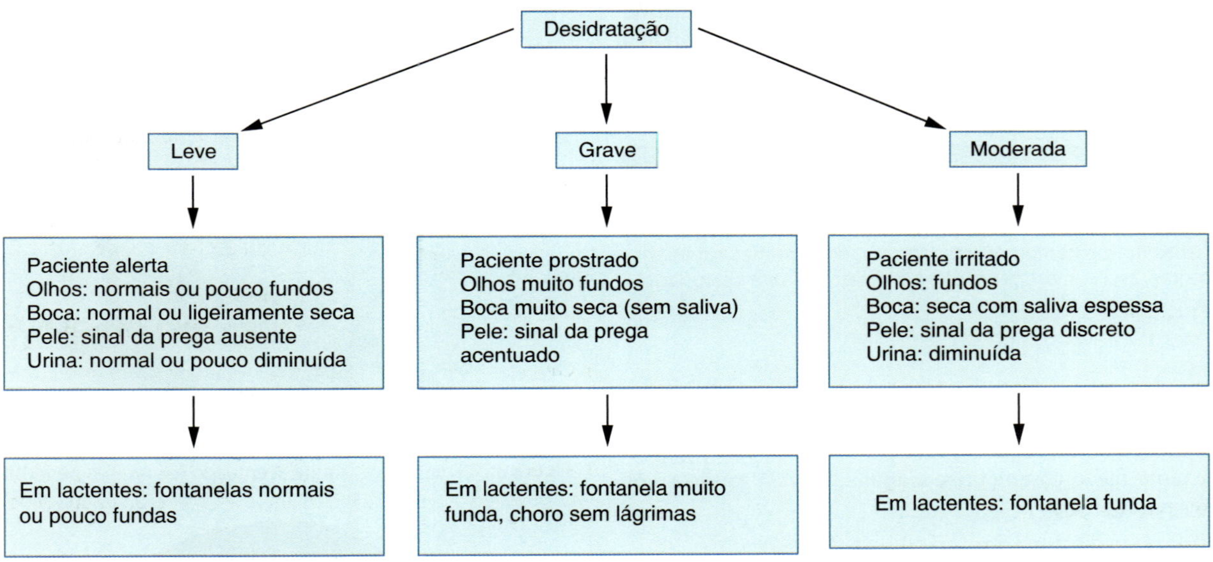

Figura 8.22 Sinais e sintomas da desidratação.

Quadro 8.15 Desidratação isotônica, hipotônica e hipertônica.

Sinais e sintomas	Isotônica (perda de água proporcionalmente igual à de sal)	Hipertônica (perda de água proporcionalmente maior que a de sal)	Hipotônica (perda de água proporcionalmente menor que a de sal)	
Pele	Cor	Pálida	Pálida	Acinzentada
	Temperatura	Normal ou elevada	Elevada	Baixa
	Turgor	Diminuído	Regular	Muito diminuído
	Umidade e textura	Seca	Engrossada	Viscosa
Mucosas	Secas	Muito secas	Viscosas	
Fontanelas	Deprimidas	Deprimidas	Deprimidas	
Globo ocular	Afundado	Afundado	Afundado	
Psiquismo	Apatia	Agitação, hiperirritabilidade	Coma	
Sede	Intensa	Muito intensa	Discreta ou ausente	
Pulso	Rápido	Ligeiramente alterado	Acelerado	
Pressão arterial	Baixa	Normal	Muito baixa	

Síndrome de desidratação: oferta deficiente ou perda excessiva

A falta de oferta é importante em recém-nascidos cujas mães não são devidamente orientadas e para as pessoas idosas que geralmente não ingerem água em quantidade suficiente.

O excesso de perdas quase sempre se relaciona com diarreia, vômitos e febre.

No grupo infantil assume importância especial a diarreia, cujas causas podem ser agrupadas da seguinte maneira:

- Diarreia de causa neuropsicomotora (incluindo reflexo gastrocólico exaltado e diarreia por distúrbio emocional)
- Diarreia por infecção enteral (colibacilos, shigelose e salmonelose) e parenteral (otite média)
- Diarreia por enteroparasitoses (amebíase, giardíase e estrongiloidíase)
- Diarreia por perturbações primárias da digestão e/ou absorção (intolerância a dissacarídios, monossacarídios e glúten) (ver Parte 13, *Metabolismo*, Capítulo 125, *Metabolismo da água eletrólitos*, e Parte 20, *Semiologia da Infância, da Adolescência e da Pessoa Idosa*, Capítulo 181, *Semiologia da Pessoa Idosa*.)

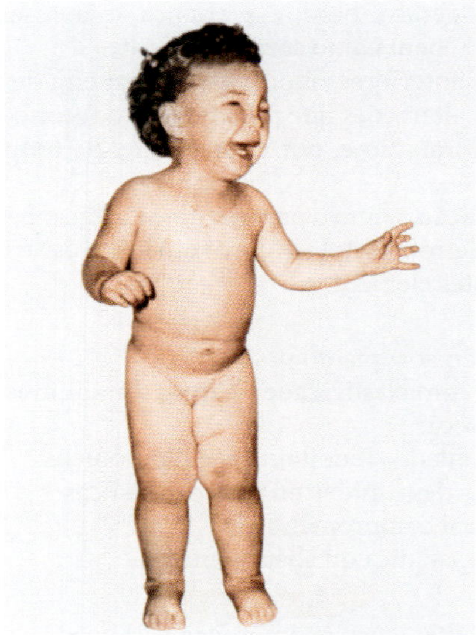

Figura 8.23 Edema generalizado ou anasarca (síndrome nefrótica).

Edema

É o excesso de líquido acumulado no espaço intersticial ou no interior das células. Pode ocorrer em qualquer região do organismo, mas, do ponto de vista do exame físico geral, interessa-nos apenas o edema cutâneo, ou seja, a infiltração de líquido no espaço intersticial dos tecidos que constituem a pele e o tecido celular subcutâneo e que pode ser identificado pela inspeção e palpação.

Derrames cavitários

As coleções líquidas nas cavidades serosas são fenômenos fisiopatologicamente afins ao edema e é comum que sejam vistas associadas no mesmo paciente; contudo, os derrames cavitários (hidrotórax, ascite, hidropericárdio e hidrartrose) serão estudados na semiologia dos respectivos sistemas.

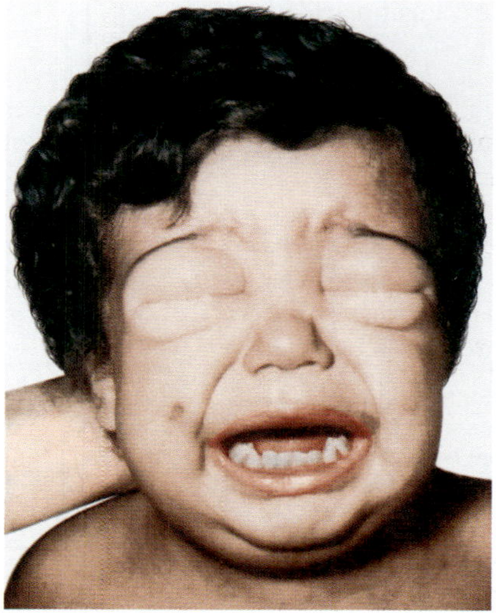

Figura 8.24 Edema facial muito acentuado nas regiões periorbitárias.

A investigação semiológica do edema tem início na anamnese, quando se deve obter três informações: **tempo de duração**, **localização** e **evolução**.

No exame físico completa-se a análise, investigando-se os seguintes parâmetros:

- Localização e distribuição
- Intensidade
- Consistência
- Elasticidade
- Avaliação da pele circunjacente: temperatura, sensibilidade e outras alterações.

Localização e distribuição

A primeira distinção a ser feita é se o edema é **localizado** ou **generalizado** (Figuras 8.23 a 8.26).

O edema localizado restringe-se a um segmento do corpo, seja a um dos membros inferiores, seja a um dos membros superiores, seja a qualquer área corporal.

Excluída essa possibilidade, consideramos o edema como generalizado mesmo que aparentemente se restrinja a uma parte do organismo.

É nos membros inferiores que mais frequentemente se constata a existência de edema; todavia, duas outras regiões devem ser sistematicamente investigadas: face (especialmente regiões subpalpebrais) e **região pré-sacra**; esta é obrigatória nos pacientes acamados, recém-natos e lactentes.

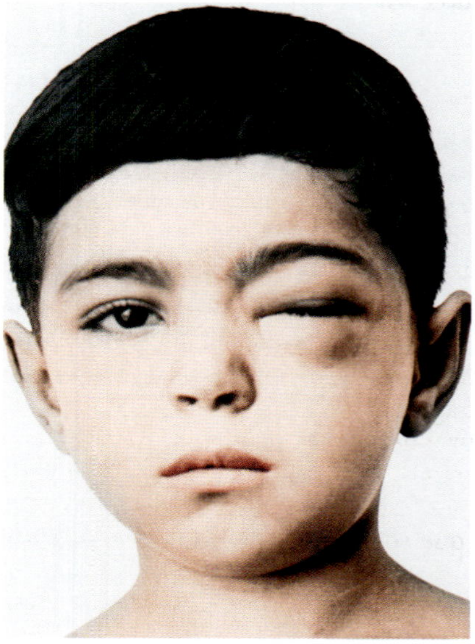

Figura 8.25 Edema localizado em uma das regiões orbitárias (caso agudo de doença de Chagas com sinal de Romaña).

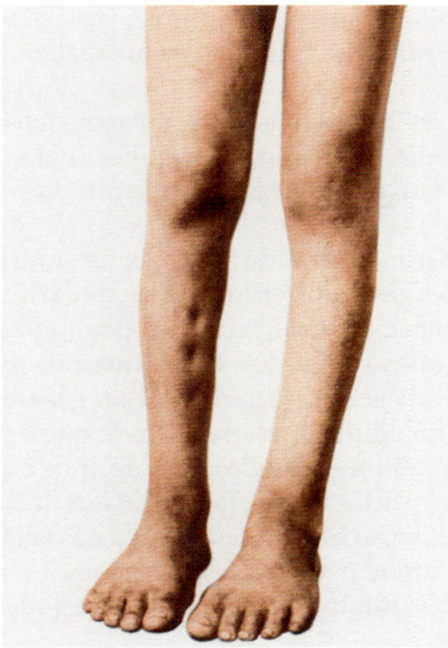

Figura 8.26 Edema dos membros inferiores. Em uma das pernas podem ser vistas as depressões provocadas por digitopressão.

Intensidade

Para determinar a intensidade do edema, emprega-se a seguinte técnica: com a polpa digital do polegar ou do indicador, faz-se uma compressão, firme e sustentada, de encontro a uma estrutura rígida subjacente à área em exame, pode ser a tíbia, o sacro ou os ossos da face.

Havendo edema, ao ser retirado o dedo vê-se uma depressão, no local comprimido, chamada **fóvea**.

Caracteriza-se a intensidade do edema referindo-se à profundidade da fóvea graduada em cruzes (de + a + + + +).

Duas outras maneiras podem ser usadas para avaliar a magnitude da retenção hídrica:

- Pesando-se o paciente diariamente 1 vez/dia, pela manhã ou à noite. Variações muito acentuadas do peso traduzem retenção ou eliminação de água. *Regra básica*: **todo paciente que apresenta edema deve ser pesado diariamente**
- Medindo-se o perímetro da região edemaciada, como se pode fazer no caso de edema de membros inferiores. Comparar um lado com o outro em dias sucessivos pode ter valor clínico.

Consistência

A mesma manobra adotada para avaliar a intensidade serve para investigar a consistência do edema, a qual pode ser definida como o grau de resistência encontrado ao se comprimir a região edemaciada.

Classifica-se em dois tipos:

- Edema mole: é facilmente depressível. Observado em diferentes condições, significa apenas que a retenção hídrica é de duração não muito longa, e o tecido celular subcutâneo está infiltrado de água
- Edema duro: nesse tipo de edema, encontra-se maior resistência para obter a formação da fóvea. Traduz a existência de proliferação fibroblástica que ocorre nos edemas de longa duração ou que se acompanharam de repetidos surtos inflamatórios.

Elasticidade

Ao se avaliar a intensidade e a consistência, verifica-se, também, a elasticidade. Esta é indicada não só pela sensação percebida pelo dedo que comprime, mas principalmente observando-se a volta da pele à posição primitiva quando se termina a compressão.

Dois tipos são encontrados:

- Edema elástico: a pele retorna imediatamente à sua situação normal, ou seja, a fóvea perdura pouquíssimo tempo. O edema elástico é típico do edema inflamatório
- Edema inelástico: é aquele em que a pele comprimida demora a voltar à posição primitiva, ou seja, a depressão persiste por certo tempo.

Temperatura da pele circunjacente

Usa-se o dorso dos dedos ou as costas das mãos, comparando-se com a pele da vizinhança e da região homóloga.

Há três possibilidades:

- Pele de temperatura normal: frequentemente a temperatura na região edemaciada não se altera, o que é desprovido de qualquer significado clínico
- Pele quente: significa edema inflamatório
- Pele fria: traduz comprometimento da irrigação sanguínea daquela área.

Edema inflamatório

O edema inflamatório é doloroso, mole, elástico e a pele circunjacente é quente e, frequentemente, vermelha.

Sensibilidade da pele circunjacente

Para avaliação da sensibilidade, utiliza-se a digitopressão da área que está sendo investigada. O edema pode ser **doloroso ou indolor**. Edema doloroso indica processo inflamatório.

Outras alterações da pele adjacente

A primeira a ser investigada consiste na mudança de coloração. Pode-se notar palidez, cianose ou vermelhidão. A palidez atinge maior intensidade nos edemas que se acompanham de transtorno da irrigação sanguínea. A cianose é indicativa de perturbação venosa localizada, mas pode ser parte de uma cianose central ou mista. Vermelhidão indica processo inflamatório.

Deve-se observar, ainda, a textura e a espessura da pele: pele lisa e brilhante acompanha o edema recente e intenso; pele espessa é vista nos pacientes com edema de longa duração; pele enrugada aparece quando o edema está sendo eliminado.

Fisiopatologia e causas de edema

O raciocínio parte do conhecimento das estruturas que tomam parte nas trocas de água e eletrólitos, esquematizadas na Figura 8.27.

Forças que atuam ao nível dos capilares, regulando a passagem de água e de eletrólitos de um compartimento para outro, são as seguintes:

- Pressão hidrostática
- Pressão oncótica das proteínas
- Permeabilidade da parede capilar
- Osmolaridade intra e extravascular
- Fluxo linfático.

Essas forças agem por si mesmas ou em obediência a mecanismos humorais, tais como a aldosterona ou substâncias tipo histamina.

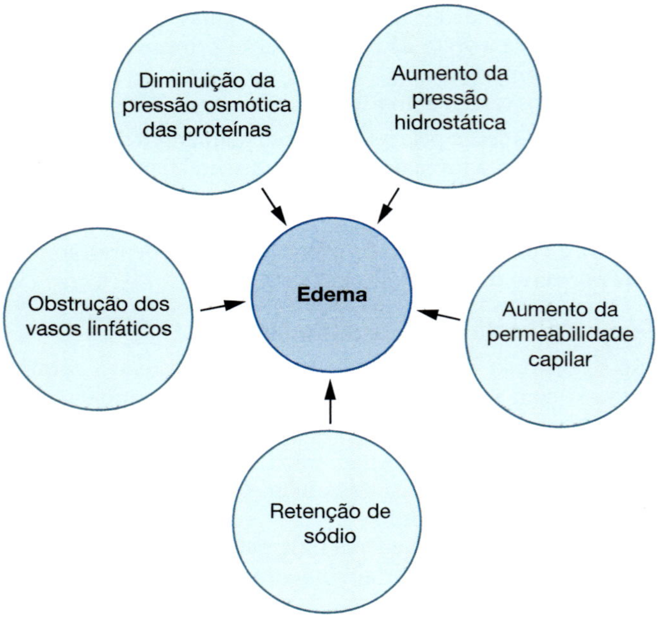

Figura 8.27 Fatores que participam da fisiopatologia do edema. Dependendo da causa, predomina um ou outro desses fatores, mas, quase sempre, eles se associam.

Outra etapa do raciocínio que leva à compreensão do edema é quando se procura relacionar a causa com o mecanismo de sua formação.

As principais causas de edema são:

- Síndrome nefrítica
- Síndrome nefrótica
- Pielonefrite
- Insuficiência cardíaca
- Cirrose hepática
- Hepatite crônica
- Desnutrição proteica
- Fenômenos angioneuróticos (edema alérgico)
- Gravidez
- Toxemia gravídica
- Obesidade
- Hipotireoidismo
- Medicamentos (corticosteroides, anti-inflamatórios, antagonistas do cálcio).

Qualquer que seja a causa do edema, há sempre participação de dois ou mais mecanismos com predomínio de um ou outro. No entanto, a retenção de sódio e água constitui fator importante em todo edema generalizado.

Engloba-se sob a designação de **edema renal** o que se observa na **síndrome nefrítica**, na **síndrome nefrótica** e na **pielonefrite**.

Embora se diferencie nos seus mecanismos fisiopatológicos, o edema renal, seja qual for a causa, apresenta características semiológicas comuns. É um edema generalizado, predominantemente facial, acumulando-se de modo particular nas regiões subpalpebrais. Tal fato torna-se mais evidente no período matutino, e os pacientes costumam dizer que "amanhecem com os olhos empapuçados".

Na síndrome nefrótica, o edema é intenso (+ + + a + + + +) e se acompanha frequentemente de derrames cavitários. Já na síndrome nefrítica e na pielonefrite, é discreto ou moderado (+ a + +).

Além disso, o edema renal é mole, inelástico, indolor, e a pele adjacente mantém temperatura normal ou discretamente reduzida.

Na formação do edema da síndrome nefrítica, além da retenção de sódio e água por desequilíbrio glomerulotubular, o outro fator que se destaca é o aumento da permeabilidade capilar.

De outra parte, os grandes edemas da síndrome nefrótica encontram no hiperaldosteronismo secundário e na hipoproteinemia sua principal explicação fisiopatológica.

O edema constitui um dos **sinais cardeais** da insuficiência cardíaca congestiva e se caracteriza por ser generalizado, predominando nos membros inferiores. Diz-se que é vespertino por ser mais observado no período da tarde após o paciente manter-se de pé por várias horas. Tanto é assim que, nos pacientes acamados, a retenção hídrica se acumula na região pré-sacra.

O edema cardíaco varia de intensidade (+ a + + + +), é mole, inelástico, indolor, e a pele adjacente pode apresentar-se lisa e brilhante.

Decorre, sobretudo, do aumento da pressão hidrostática associado à retenção de sódio e água. É provável que haja, também, aumento da permeabilidade capilar em consequência da ação do fator natriurético atrial. Em uma primeira fase esse distúrbio hidrossalino se deve à estase renal e à diminuição do débito cardíaco. Posteriormente passa a ter importância um aumento secundário da produção de aldosterona.

O aumento da pressão hidrostática, por sua vez, reflete o aumento da pressão venosa, que é o denominador comum de todos os sinais de insuficiência ventricular direita.

Na **cirrose hepática**, o edema é generalizado, mas quase sempre discreto (+ a + +). Predomina nos membros inferiores, e é habitual a ocorrência de ascite concomitante. É mole, inelástico e indolor.

Além da hipoproteinemia consequente ao transtorno no metabolismo proteico, admite-se que participem de modo relevante da sua formação o hiperaldosteronismo secundário, responsável pela retenção de sódio e água, e a hipoalbuminemia.

O **edema da desnutrição proteica**, também chamado "edema carencial ou discrásico", é generalizado, predominando nos membros inferiores. É mole, inelástico, indolor e não costuma ser de grande intensidade (+ a + +).

Considera-se fator primordial na sua produção a diminuição da pressão osmótica das proteínas plasmáticas, uma decorrência da ingestão reduzida dessas substâncias. Por isso, é designado também "edema da fome crônica".

O **edema alérgico** acompanha os fenômenos angioneuróticos, e o fator principal na sua formação é o aumento da permeabilidade capilar. Da reação antígeno-anticorpo surgem diferentes substâncias, entre as quais a histamina e as cininas que, agindo ao nível do capilar, alteram sua permeabilidade. Tal alteração permite a passagem de água para o interstício entre as células.

Esse tipo de edema pode ser generalizado, mas costuma restringir-se a determinadas áreas, principalmente a face. Instala-se de modo súbito e rápido, e a pele, por esse motivo, torna-se lisa e brilhante, podendo também apresentar-se com a temperatura aumentada e a coloração avermelhada. Trata-se de um edema mole e elástico.

A causa principal do **edema medicamentoso** é a retenção de sódio. Predomina nos membros inferiores, mas, quando é mais intenso, pode ser facial.

Na **gravidez** normal, não é raro aparecer um discreto edema, principalmente nos membros inferiores. Todavia, nas toxemias gravídicas o edema quase sempre é intenso, e sua explicação fisiopatológica reside nas alterações renais – nefropatia gravídica – combinadas com as modificações hormonais advindas da própria gravidez.

Por fim, cumpre lembrar o **edema pré-menstrual**, que surge na semana que antecede a menstruação, e o edema que segue as alterações que acompanham o **climatério**.

Edema localizado

As principais causas de edema localizado são:

- Varizes
- Flebites e trombose venosa
- Processos inflamatórios
- Afecções dos linfáticos
- Postura.

O edema observado nos portadores de varizes – edema varicoso – localiza-se nos membros inferiores, preponderando em uma ou outra perna: acentua-se com a longa permanência na posição de pé ou sentada; não é muito intenso (+ a + +); a princípio é de consistência mole, porém, nos casos muito antigos, torna-se cada vez mais duro; é inelástico, e, com o passar do tempo, a pele vai alterando sua coloração, até adquirir tonalidade castanha ou mesmo mais escura. Pode tornar-se espessa e de textura mais grosseira.

O edema da trombose venosa é mole, pode ser intenso, e a pele costuma estar pálida. Em certos casos, adquire tonalidade cianótica. Classicamente essas condições são chamadas ***flegmasia alba dolens*** e ***flegmasia alba cerulea***.

O mecanismo básico na formação do edema varicoso e da trombose venosa encontra-se no aumento da pressão hidrostática, seja por insuficiência das valvas das veias, seja por oclusão do próprio vaso (ver Parte 10, *Sistema Cardiovascular*, Seção 3, *Veias*, Capítulo 57, *Doenças das Veias*).

O edema da flebite em parte decorre do componente inflamatório que aumenta a permeabilidade capilar e também das alterações já assinaladas no caso de varizes e de tromboses venosas.

Como os demais edemas inflamatórios, caracteriza-se por ser localizado, de intensidade leve a mediana (+ a + +), elástico, doloroso, com a pele adjacente se apresentando lisa, brilhante, vermelha e quente.

O edema postural é o que ocorre nos membros inferiores das pessoas que permanecem por longo tempo na posição de pé ou que ficam com as pernas pendentes por várias horas, como acontece em viagens longas. Decorre de aumento da pressão hidrostática. É localizado, discreto (+ a + +), mole, indolor e desaparece rapidamente na posição deitada.

> **Linfedema**
>
> **Linfedema** é a designação que se dá para o edema originado nas afecções dos vasos linfáticos. Depende da obstrução dos canais linfáticos (pós-erisipela, filariose) e caracteriza-se semiologicamente por ser localizado, duro, inelástico, indolor e com francas alterações da textura e da espessura da pele, que se torna grossa e áspera. Nos casos avançados, com proliferação fibroelástica intensa, configura o quadro chamado "elefantíase". (Figura 8.28).

Edema generalizado

Considerado generalizado o edema que, mesmo aparentemente restrito a uma parte do corpo, tem como causa uma alteração cardíaca, renal, hepática ou nutricional. Inicialmente, "localiza-se" nos membros inferiores nos pacientes que estão deambulando, mas, à medida que se intensifica, instala-se nos diferentes segmentos corporais.

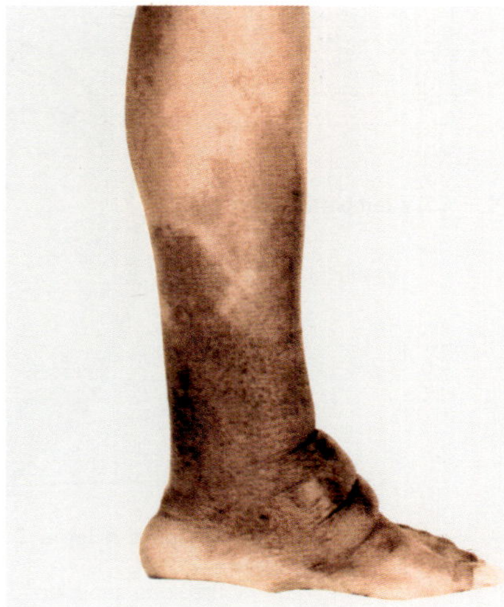

Figura 8.28 Linfedema de longa duração com hiperpigmentação e alteração da textura e espessura da pele, configurando o que se chama "elefantíase".

Enfisema subcutâneo

A existência de bolhas de ar debaixo da pele recebe a denominação de "enfisema subcutâneo".

A técnica para reconhecê-lo é a palpação, deslizando-se a mão sobre a região suspeita. A existência de bolhas de ar proporcionará ao examinador uma sensação de crepitação muito característica.

O ar pode ser procedente do tórax, em decorrência de um pneumotórax, ou ter origem em processo local por ação de bactérias produtoras de gás; isso é o que ocorre nas gangrenas gasosas.

Veias superficiais

O sistema venoso periférico é constituído de capilares venosos, vênulas e veias de pequeno, médio e grande calibres.

Ao se fazer o exame físico geral, pode-se avaliar facilmente as veias de vários calibres (ver Parte 10, *Sistema Cardiovascular*, Seção 3, *Veias*).

Nesta etapa do exame físico reconhecem-se facilmente o desenho venoso normal e suas principais alterações, a circulação colateral, analisada neste capítulo, e as varizes na Parte 10, *Sistema Cardiovascular*, Seção 3, *Veias*, Capítulo 57, *Doenças das Veias*.

Circulação colateral

Circulação colateral, do ponto de vista semiológico, significa a presença de circuito venoso anormal visível ao exame da pele.

Em pessoas de cor branca e de pele clara e delgada (crianças, pessoas idosas, pacientes emagrecidos), pode-se ver com certa facilidade uma rede venosa desenhada no tronco ou nos membros. Isso não é circulação colateral; trata-se, simplesmente, do que se pode designar "desenho venoso" (Figuras 8.29 a 8.32).

Distinguir **desenho venoso** de **circulação colateral** é fácil na maioria das vezes: a rede visível está na topografia normal, simétrica, não é intensa, e as veias não são sinuosas.

Circulação colateral indica dificuldade ou impedimento do fluxo venoso através dos troncos venosos principais (cava inferior, cava superior, tronco venoso braquicefálico, ilíacas primitivas, veia cava). Por causa desse obstáculo, o sangue se desvia para as colaterais previamente existentes, tornando-se um caminho vicariante capaz de contornar o local ocluído, parcial ou totalmente.

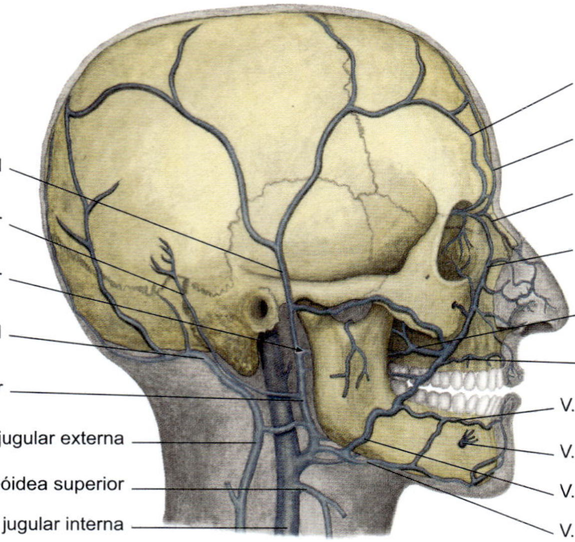

Figura 8.29 Veias superficiais da cabeça e do pescoço. (Adaptada de Köpf-Meier, 2006.)

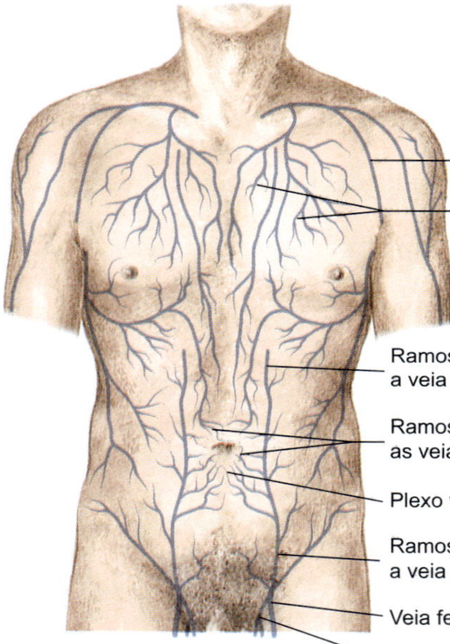

Figura 8.30 Veias superficiais do abdome e do tórax. (Adaptada de Köpf-Meier, 2006.)

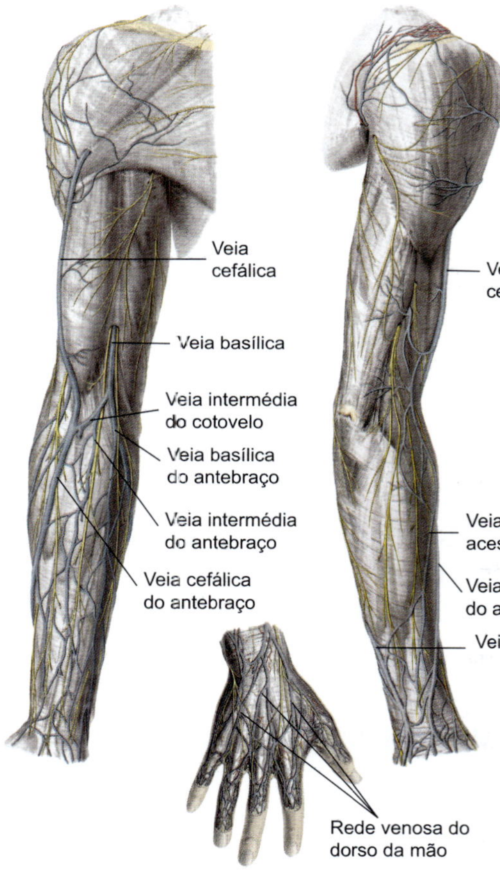

Figura 8.31 Veias superficiais dos membros superiores. (Adaptada de Köpf-Meier, 2006.)

A circulação colateral deve ser analisada sob os seguintes aspectos:

- Localização
- Direção do fluxo sanguíneo
- Existência de frêmito e/ou sopro.

Localização

Tórax, abdome, raiz dos membros superiores e segmento cefálico são as regiões em que se pode encontrar a circulação colateral, cuja avaliação contribui para o raciocínio diagnóstico. Porém, para ser identificada, é necessário reconhecer a direção do fluxo sanguíneo.

Direção do fluxo sanguíneo

Determinada com a seguinte técnica: comprime-se com as polpas digitais dos dois indicadores, colocados rentes um ao outro, um segmento da veia a ser analisada; em seguida, os dedos vão se afastando lentamente, mantida constante a pressão, de modo a deslocar a coluna sanguínea daquele segmento venoso (Figura 8.33).

Quando os indicadores estão separados cerca de 5 a 10 cm, são imobilizados e se assegura se realmente aquele trecho da veia está exangue. Estando vazia a veia, executa-se a outra

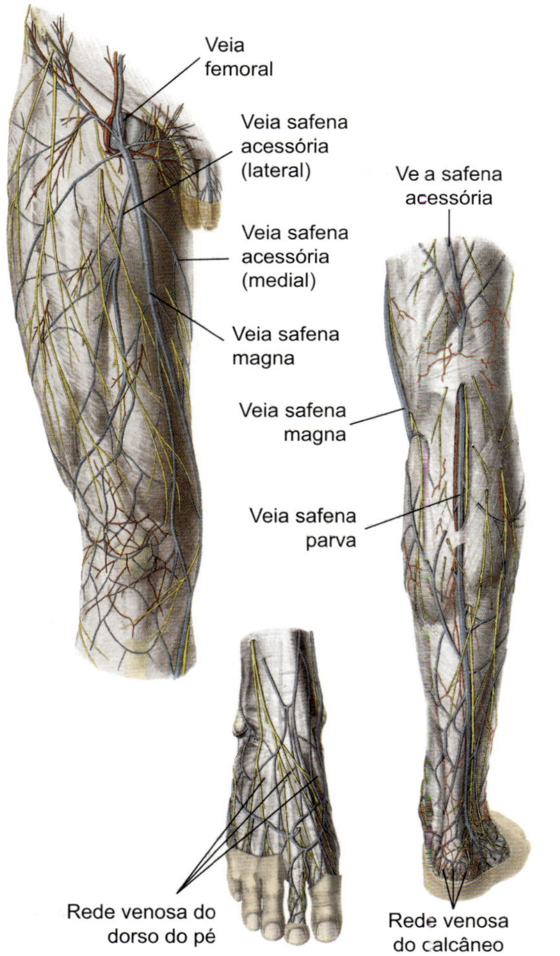

Figura 8.32 Veias superficiais dos membros inferiores. (Adaptada de Köpf-Meier, 2006.)

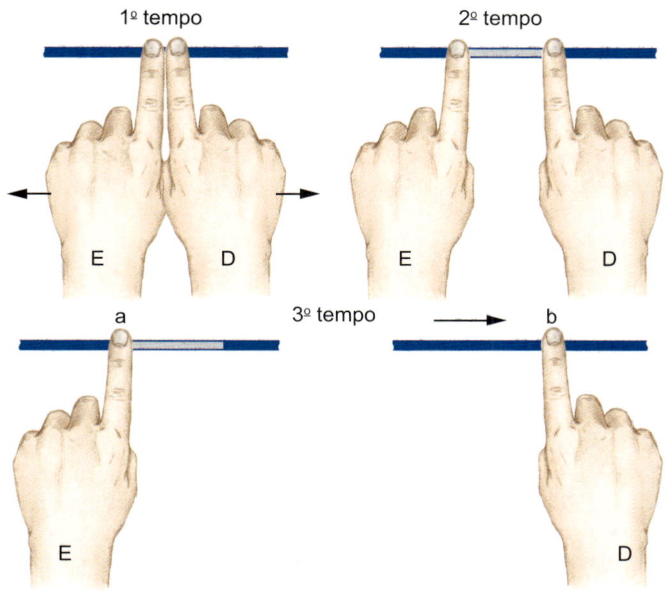

Figura 8.33 Manobra para determinar o sentindo do fluxo sanguíneo. No 1º tempo, aplicam-se sobre um segmento de veia as polpas digitais dos indicadores justapostos. No 2º tempo, os dedos se afastam um do outro enquanto comprimem o vaso, que vai se tornando exangue. O 3º tempo consiste na retirada da compressão: em *a* retirou-se a mão direita, e o vaso permaneceu vazio; em *b* foi retirada a mão esquerda e aí, então, ocorreu o reenchimento da veia. Pode-se concluir que o sangue está fluindo da esquerda (E) para a direita (D).

parte da manobra, que consiste em retirar um dos dedos, permanecendo comprimida apenas uma das extremidades. Feito isso, procura-se observar o reenchimento daquele segmento venoso: (a) se ocorre o enchimento imediato da veia, significa que o sangue está fluindo no sentido do dedo que permanece fazendo a compressão; (b) permanecendo colapsado o segmento venoso, repete-se a manobra, agora descomprimindo-se a outra extremidade e verificando se houve enchimento do vaso. A manobra deve ser repetida 2 ou 3 vezes para não haver dúvida, e, ao terminá-la, o examinador terá condições de saber em que sentido corre o sangue. Esse fenômeno se registra usando-se as seguintes expressões:

- Fluxo venoso abdome-tórax
- Fluxo venoso ombro-tórax
- Fluxo venoso pelve-abdome.

Existência de frêmito e/ou sopro

A existência de **frêmito**, perceptível pelo tato, ou **sopro**, perceptível pela ausculta, necessita ser pesquisada. A única condição em que se costuma perceber frêmito e/ou sopro é quando há recanalização da veia umbilical (síndrome de Cruveillier-Baumgarten).

Conhecidas a localização e a direção do fluxo, podem ser caracterizados quatro tipos fundamentais de circulação colateral: braquicefálica, cava superior, cava inferior e porta.

BRAQUICEFÁLICA. Caracteriza-se pelo aparecimento de veias superficiais ingurgitadas em ambos os lados da parte superior da face anterior do tórax, com o sangue fluindo de fora para dentro, na direção das veias mamárias, toracoaxilares e jugulares anteriores.

Esse tipo de circulação colateral pode apresentar variações, na dependência do tronco venoso comprometido. Assim, se o obstáculo estiver no tronco braquicefálico direito em decorrência de linfadenomegalia ou aneurisma do joelho anterior da crossa da aorta, haverá estase na veia jugular externa direita, que permanece não pulsátil. Se o obstáculo estiver no tronco braquicefálico esquerdo em consequência de linfadenomegalia ou aneurisma da convexidade da crossa da aorta, surgirão os seguintes sinais: jugular esquerda túrgida e não pulsátil e empastamento da fossa supraclavicular esquerda.

CAVA SUPERIOR. A rede venosa colateral vai se distribuir na metade superior da face anterior do tórax; às vezes, também na parte posterior, nos braços e no pescoço. A direção do fluxo sanguíneo pode ficar restrita ao sistema venoso do tórax (Figura 8.34) ou incluir as veias da parede abdominal (Figuras 8.35 e 8.36), indicando que o sangue procura alcançar a veia cava inferior através das veias xifoidianas e torácicas laterais superficiais.

Além da rede de veias, costumam surgir os seguintes sinais: estase jugular bilateral não pulsátil, cianose e edema localizado na porção superior do tronco, pescoço e face. Esse tipo de circulação colateral se instala quando há um obstáculo na veia cava superior, seja compressão extrínseca por neoplasias ou outras alterações mediastinais, principalmente do mediastino superior.

TIPO PORTA. O obstáculo pode estar situado nas veias supra-hepáticas (síndrome de Budd-Chiari), no fígado (cirrose hepática) ou na veia porta (pileflebite) (Figura 8.37).

A rede venosa vicariante localiza-se na face anterior do tronco, principalmente nas regiões periumbilical, epigástrica e face anterior do tórax. A direção do fluxo sanguíneo será de baixo para cima, do abdome para o tórax, à procura da veia cava superior através das veias xifoidianas e torácicas laterais. Quando a circulação colateral se torna mais intensa, podem-se ver vasos nos flancos e fossas ilíacas. Neste caso, a direção da corrente sanguínea é de cima para baixo, do abdome para os membros inferiores, à procura da veia cava inferior.

Outras vezes, a rede venosa colateral se concentra na região umbilical, de onde se irradia como os raios de uma roda, ou, melhor comparando, como as pernas de aranha que se destacam de um corpo central – o umbigo –, recebendo o nome de circulação colateral **tipo "cabeça de Medusa"**.

CAVA INFERIOR. O obstáculo situa-se na veia cava inferior, e a circulação colateral vai se localizar na parte inferior do abdome, região umbilical, flancos e face anterior do tórax. O sangue fluirá no sentido abdome-tórax à procura da veia cava superior (Figura 8.38). A causa mais frequente desse tipo de circulação colateral é compressão extrínseca por neoplasias intra-abdominais.

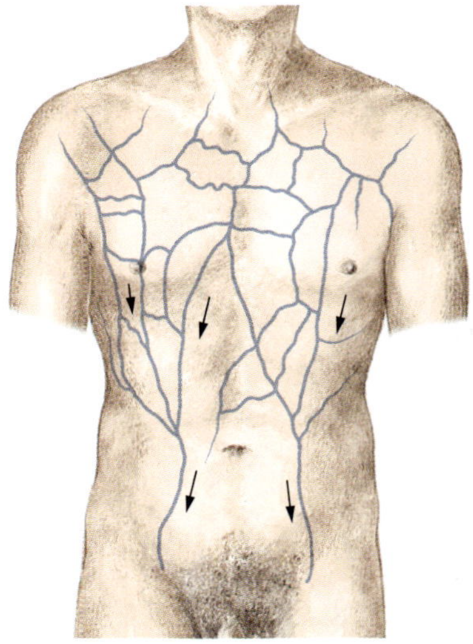

Figura 8.36 Circulação colateral tipo cava superior, incluindo as veias do tórax e da parede abdominal. (Adaptada de Köpf-Meier, 2006.)

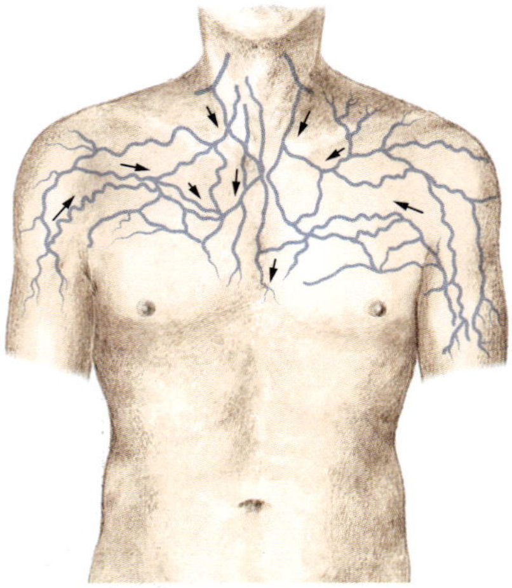

Figura 8.34 Circulação colateral tipo cava superior, restrita ao tórax. (Adaptada de Köpf-Meier, 2006.)

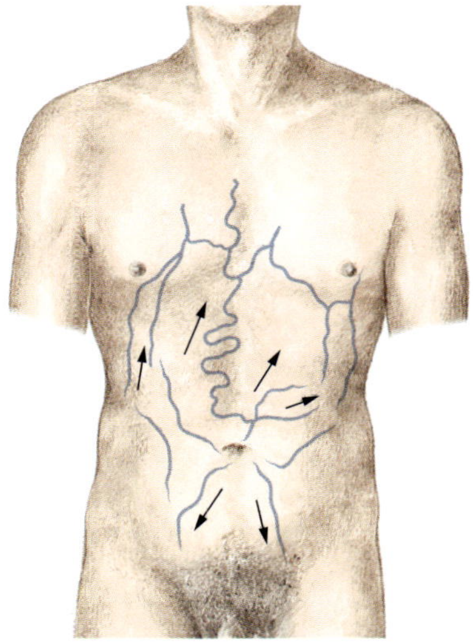

Figura 8.37 Circulação colateral tipo porta. (Adaptada de Köpf-Meier, 2006.)

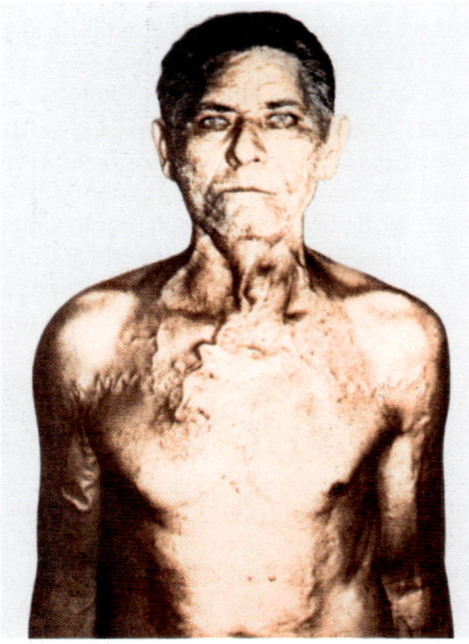

Figura 8.35 Circulação colateral tipo cava superior.

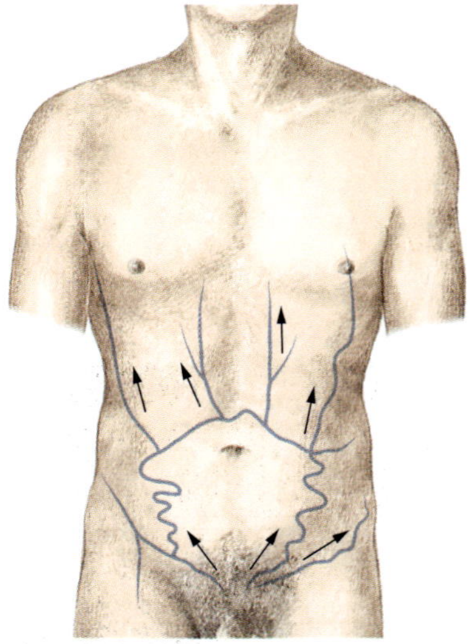

Figura 8.38 Circulação colateral tipo cava inferior. (Adaptada de Köpf-Meier, 2006.)

Varizes

Ver Parte 10, *Sistema Cardiovascular*, Seção 3, *Veias*, Capítulo 57, *Doenças das Veias*.

Musculatura

Para a investigação semiológica da musculatura, inicialmente se empregam a **inspeção**, observando o relevo das massas musculares, e a **palpação**, feita com as polpas digitais colocadas em forma de pinça, com o polegar em oponência aos demais dedos da mão (Figura 8.39). Dessa maneira, avaliam-se o volume e o contorno dos músculos – o trofismo muscular, que, quando aumentado, é classificado como hipertrófico, e quando diminuído, hipotrófico.

Prossegue-se para a investigação do tônus muscular, que se define como a tensão no músculo relaxado ou a resistência à **movimentação passiva** na ausência de contração muscular voluntária. O aumento do tônus é descrito como hipertonia, podendo ser por rigidez extrapiramidal, uma hipertonia constante e uniforme no movimento passivo; ou espasticidade, por lesão do primeiro neurônio motor, com hipertonia variável durante o movimento conforme a velocidade. A diminuição do tônus denomina-se hipotonia.

O comprometimento da musculatura pode ocorrer de modo generalizado, em grupos musculares ou músculos isolados (Figura 8.40), portanto, as alterações devem ser descritas topograficamente. Nas lesões do primeiro neurônio motor, pode-se observar hipertonia por espasticidade, como nas hemiparesias espásticas por sequela de acidente vascular cerebral (AVC). Já nas lesões do segundo neurônio motor, há o achado de hipotonia e hipotrofia como nas polineuropatias.

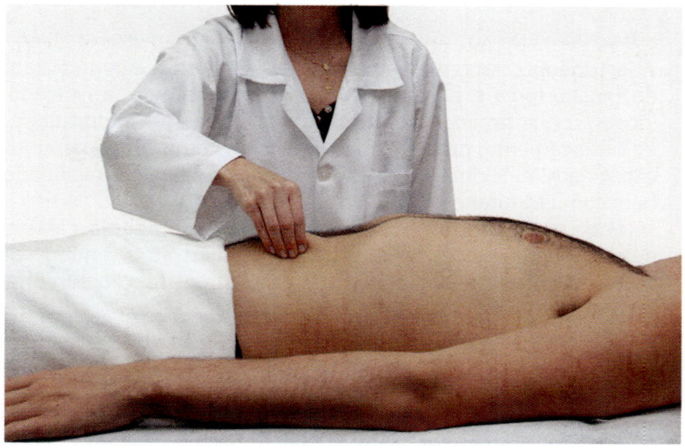

Figura 8.39 Palpação de musculatura abdominal para verificação de tônus.

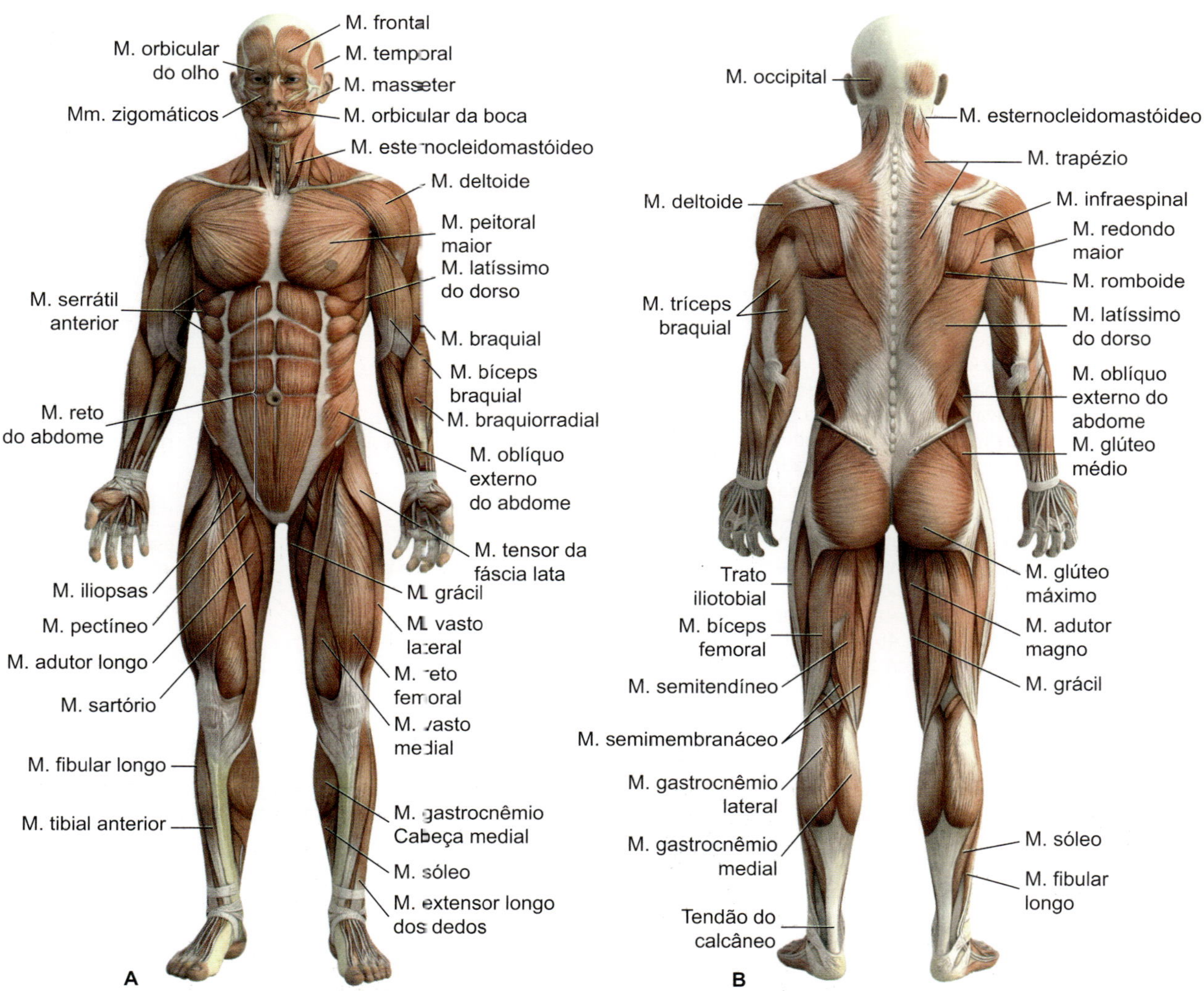

Figura 8.40 Músculos. A. Vista anterior. B. Vista posterior.

Sarcopenia

A sarcopenia caracteriza-se pela perda progressiva e generalizada de massa, força e função muscular, sendo comum em pessoas idosas, o que provoca a restrição da atividade física, dificuldade de deslocamento, problemas de equilíbrio, comprometimento da capacidade funcional, redução da qualidade de vida, fragilidade, bem como fraturas e aumento da mortalidade.

Pode ser classificada em três estágios: **pré-sarcopenia**, caracterizada pela diminuição da massa; **sarcopenia**, com diminuição de massa associada a redução dos parâmetros força e função; **sarcopenia grave**, com diminuição da massa muscular, da força e da função.

Para a avaliação clínica da sarcopenia, devem ser considerados os seguintes parâmetros: massa muscular, força e função.

Inicia-se pelo teste de velocidade habitual da marcha, seguido da avaliação da força pelo teste de preensão palmar e da massa muscular.

O primeiro sinal clínico de sarcopenia em pessoas idosas é a perda de função muscular, expresso pelo desempenho da pessoa idosa na velocidade habitual da marcha, primeira etapa do fluxograma para avaliação da sarcopenia nesta faixa etária (Figura 8.41).

AVALIAÇÃO DA MASSA MUSCULAR. A circunferência da panturrilha (CP) pode ser utilizada para mensurar a massa muscular. É uma medida antropométrica de boa sensibilidade e especificidade na detecção precoce da perda de massa muscular (ver "Medidas antropométricas").

Os pontos de corte da circunferência da panturrilha são: 34 cm nas mulheres e 33 cm nos homens.

Na caderneta de saúde da pessoa idosa, considera-se 31 a 34 cm como uma faixa de alerta, enquanto valores menores que 31 cm impõem a necessidade de seguimento na investigação de sarcopenia, principalmente nos pacientes que apresentam redução da velocidade da marcha.

AVALIAÇÃO DA FORÇA MUSCULAR. A força muscular pode ser aferida em diferentes grupos musculares, tanto nos membros superiores como inferiores. Porém, recomenda-se a avaliação nos membros superiores com um dinamômetro isométrico.

O paciente deve estar sentado, com os ombros em abdução e o cotovelo fletido em 90°, o antebraço na posição neutra e o punho entre 0 e 30° em dorsiflexão. Em geral, a força costuma ser analisada em ambas as mãos, no período matutino, com duas medidas intervaladas. O valor da força é expresso pela média de duas medidas.

Os valores de referência para força nas pessoas idosas são: < 30 kg em homens e < 20 kg em mulheres.

Em situações em que haja impossibilidade de utilizar o dinamômetro, pode-se fazer a avaliação subjetiva da perda de força pela seguinte pergunta: "Nos últimos 12 meses (último ano), o(a) sr.(a) se sentiu mais enfraquecido(a), e acha que sua força diminuiu?" A resposta positiva sinaliza perda de força muscular.

AVALIAÇÃO DA VELOCIDADE HABITUAL DA MARCHA. A velocidade habitual da marcha é utilizada como referência para avaliação prognóstica da sarcopenia, grau de independência e eficácia de intervenção do desempenho físico.

Os materiais e equipamentos necessários para avaliar a velocidade da marcha são: cadeira (45 a 48 cm de altura) com braços e pés fixos (sem rodinhas), cronômetro, fita adesiva e trena ou barbante, ou fita com 3 m (para demarcar a distância em linha reta).

A pessoa idosa deve andar, em ritmo normal, uma distância de 8,6 m, sendo os 2 m iniciais para aceleração e os 2 m finais para desaceleração.

Necessita-se de um espaço livre de 8,6 m, sem irregularidades.

É computado, apenas, o tempo que o paciente leva para percorrer os 4 m.

A pessoa idosa é orientada a caminhar com passadas um pouco mais aceleradas do que o usual, mas sem correr. Assim que começar a caminhar, o tempo é medido com relógio comum ou cronômetro, e o seu término se dá quando a pessoa idosa atinge a marca dos 4 m. Em condições normais, o tempo gasto para percorrer esta distância é de 5 s no máximo. Isso equivale a uma velocidade de 0,8 m/s. Apesar de algumas divergências sobre a velocidade normal, pode-se padronizar o tempo de 0,8 m/s.

Da mesma forma que se recomendou para força muscular, em situações nas quais não seja possível avaliar a velocidade da marcha com a técnica descrita, a avaliação subjetiva pode ser um indicador de diminuição da marcha. Pode-se utilizar a pergunta: "O(A) sr.(a) acha que hoje está caminhando mais devagar do que caminhava há 12 meses)?"

TÉCNICAS ESPECIAIS PARA AVALIAÇÃO DA MASSA MUSCULAR EM PESSOAS IDOSAS. A tomografia computadorizada (TC) e a ressonância magnética (RM) permitem a quantificação precisa da massa muscular. A absorciometria por raios X de dupla energia (DEXA) também tem sido empregada, tanto em pesquisas quanto na prática clínica em alguns países.

A DEXA informa com precisão os três componentes da composição corporal: a massa gorda (MG), a massa magra (MM) e o conteúdo mineral ósseo (CMO).

A DEXA apresenta elevada correlação com as imagens de RM.

A massa muscular é definida pelo índice de massa muscular apendicular, cujo cálculo se dá pelo somatório da massa muscular apendicular dos membros superiores e inferiores, dividido pelo quadrado da altura (Baumgartner et al., 2010; Cruz-Jentoft et al., 2009). Os pontos de corte são: 7,26 kg/m^2 em homens e 5,50 kg/m^2 em mulheres. Na prática clínica, a DEXA costuma ser solicitada para confirmação do diagnóstico após utilização de outros parâmetros.

A avaliação da massa muscular pela DEXA é utilizada em serviços especializados, enquanto a CP pode ser facilmente determinada ao se fazer o exame físico geral.

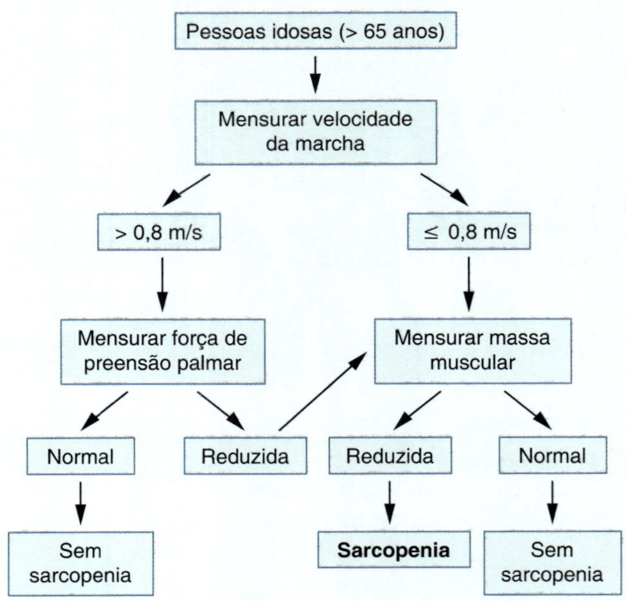

Figura 8.41 Fluxograma para avaliação de sarcopenia em pessoas idosas. (Cruz-Jentoft et al., 2009.)

Por fim, é conveniente ressaltar que, na avaliação, devem ser considerados faixa etária, gênero e atividade laboral que determinam as diferenças constitucionais da musculatura de cada indivíduo. Em pessoas idosas, pode ocorrer a **sarcopenia**.

Exame dos linfonodos

O sistema linfático é constituído dos vasos linfáticos, linfonodos, tonsilas, baço e timo (Figura 8.42).

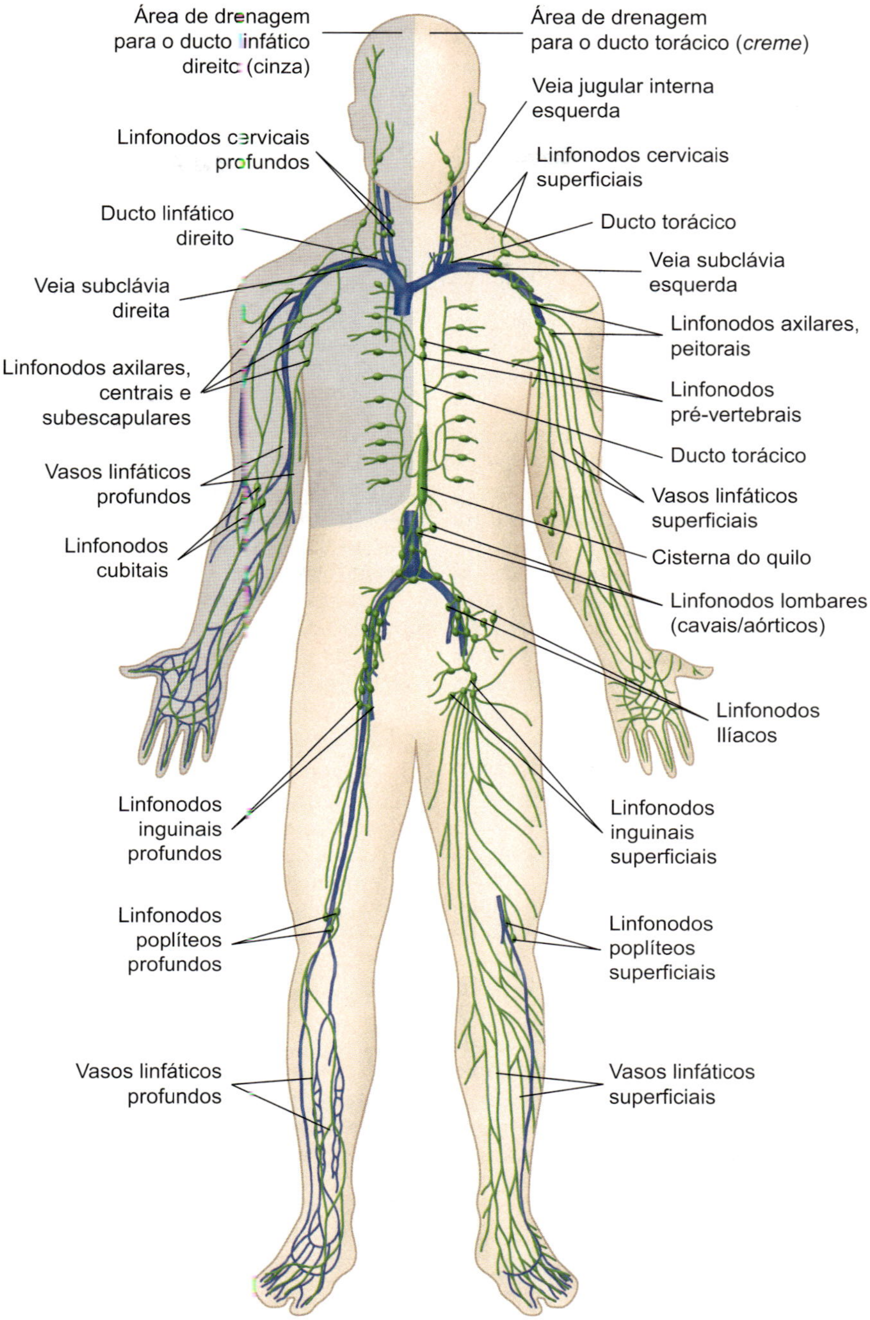

Figura 8.42 Vista anterior do corpo humano e seus principais vasos linfáticos e linfonodos.

Durante o exame físico geral devem ser avaliados os vasos linfáticos e os linfonodos, boa parte acessíveis à palpação, mesmo quando estão normais e, mais facilmente, quando estão aumentados de volume (linfadenomegalia) (ver Parte 10, *Sistema Cardiovascular*, Seção 4, *Linfáticos*).

Temperatura corporal

A temperatura do interior do corpo permanece quase constante, com uma variação de no máximo 0,6°C, mesmo quando exposto a extremos de frio ou de calor, graças ao aparelho termorregulador (ver Parte 20, *Semiologia da Infância, da Adolescência e da Pessoa Idosa*, Capítulo 181, *Semiologia da Pessoa Idosa*).

A temperatura da parte externa do corpo, ao contrário, está sujeita às variações das condições ambientais.

Pequenas variações na temperatura normal são observadas, de pessoa a pessoa, e em uma mesma pessoa, em diferentes regiões do corpo.

Os valores térmicos estão aumentados após refeições, exercícios físicos intensos, estados emocionais intensos, gravidez ou ovulação.

Na mulher hígida, a ovulação exerce um efeito tão característico sobre a temperatura corporal que é possível determinar a época da ovulação durante os ciclos menstruais. Assim, a temperatura baixa 24 a 36 horas antes do início da menstruação e continua nesse nível durante o período menstrual. Coincidindo com a ovulação, a temperatura se eleva, mantendo-se até 1 ou

2 dias antes da menstruação seguinte. Como a diferença entre esses níveis térmicos raramente ultrapassa 1°C, a temperatura deve ser medida em condições basais, ou seja, pela manhã, antes de se levantar e de realizar qualquer atividade.

Regulação da temperatura corporal

O calor gerado no interior do corpo atinge a superfície corporal por meio dos vasos sanguíneos que formam o plexo vascular subcutâneo, mas pouco calor se difunde para a superfície, graças ao efeito isolante da camada do tecido adiposo.

O fluxo sanguíneo para a pele equivale de 10 a 30% do débito cardíaco total. Um elevado fluxo sanguíneo faz com que o calor seja conduzido da parte interna para a superfície corporal com grande eficiência, enquanto a redução do fluxo sanguíneo provoca fenômeno contrário.

A condução de calor para a pele é controlada pelo grau de constrição das arteríolas e das anastomoses arteriovenosas. A vasoconstrição, por sua vez, regulada pelo sistema nervoso simpático, responde às alterações que ocorrem na temperatura corporal interna.

Ao chegar à superfície corporal, o calor é transferido do sangue para o meio externo através de irradiação, condução e evaporação. Para que haja irradiação, a temperatura corporal tem que ser mais alta que a do meio ambiente. Em certos locais de trabalho – onde haja fornos, por exemplo – a temperatura pode superar a temperatura corporal, impedindo a irradiação do calor com repercussão sobre o controle térmico.

O corpo perde calor também por condução, ou seja, quando o corpo se põe em contato com um objeto frio, ele cede calor até que as temperaturas se igualem. É o que acontece também em relação ao ar que está em contato com a pele. Neste caso, a perda de calor é limitada pela velocidade com que o ar circula, já que a temperatura da camada de ar envolve o corpo e logo se iguala à temperatura corporal. Este mecanismo de perda de calor é chamado "convecção".

Quando a água evapora da superfície corporal, ela o faz graças à energia térmica cedida pelo corpo. A água que evapora insensivelmente ao nível da pele e dos pulmões atinge uma quantidade em torno de 600 mℓ/dia. Isso significa uma perda contínua de calor de 12 a 16 calorias por hora. Esta evaporação insensível não é comandada pelo centro termorregulador; contudo, a evaporação do suor pode ser controlada por fibras simpáticas colinérgicas que terminam perto das células glandulares sudoríparas.

A temperatura do corpo é regulada quase inteiramente por mecanismos nervosos de retroalimentação que operam por meio do centro termorregulador, localizado no hipotálamo.

Provavelmente, os mais importantes receptores térmicos são os neurônios termossensíveis especiais localizados na área pré-óptica do hipotálamo. A regulação termostática do frio é feita por receptores situados na medula espinal e na pele.

Os estímulos que atingem os receptores periféricos são transmitidos ao hipotálamo, no qual são integrados com os sinais dos receptores pré-ópticos para calor, originando impulsos eferentes no sentido de produzir ou perder calor.

Este centro de controle de regulação da temperatura é o chamado "termostato hipotalâmico".

Quando a temperatura corporal atinge 37°C, inicia-se a sudorese, que a partir deste ponto aumenta rapidamente com um mínimo de elevação na temperatura corporal.

Quando o corpo é resfriado abaixo de 37°C, são postos em ação mecanismos especiais para conservar o calor corporal, principalmente vasoconstrição na pele, a qual reduz a perda de calor por condução e convecção, e piloereção para reter o calor entre os pelos e abolir a transpiração.

Locais de verificação da temperatura e valores normais

A temperatura corporal é verificada por meio do termômetro clínico de mercúrio graduado em graus Celsius (°C), ou termômetro eletrônico.

Os termômetros clínicos registram temperaturas entre 35°C e 42°C. Os termômetros eletrônicos têm como limites 32°C e 43°C.

A mensuração da temperatura corporal pode apresentar variações dependendo do local em que é registrada: axilar, oral, retal, timpânico, arterial pulmonar, esofágico, nasofaringiano e vesical.

O local tradicional é o oco axilar. Para utilização correta é necessária a higiene da axila e do termômetro, evitando-se umidade no local. O termômetro deve ser conservado em álcool absoluto ou álcool iodado.

A mensuração da temperatura na cavidade oral, bastante comum em outros países, é feita pela colocação do termômetro na região sublingual. Para isso, são necessários termômetros individuais.

A temperatura retal é feita pela aplicação do termômetro na ampola retal. Nesse caso, além do uso de termômetros individuais, há uma diferença na forma do termômetro, visto que seu bulbo é redondo.

A membrana timpânica é o local de eleição para mensuração da temperatura central; contudo, não tem grande aplicação na prática clínica.

Os termômetros eletrônicos utilizam diferentes locais, principalmente na testa.

As pequenas diferenças de valores entre os diferentes tipos de termômetro não têm significado clínico.

Contudo, é necessário conhecer as diferenças fisiológicas existentes entre os três locais – oco axilar, boca e reto –, porque, em determinadas situações patológicas (abdome agudo e afecções pélvicas inflamatórias), a medida das temperaturas axilar e retal tem valor clínico, quando se encontra uma diferença maior que 0,5°C.

Valores normais

- Temperatura axilar: 35,5 a 37°C, com média de 36 a 36,5°C
- Temperatura bucal: 36 a 37,4°C
- Temperatura retal: 36 a 37,5°C, ou seja, 0,5°C maior que a axilar.

Febre

Significa temperatura corporal acima da faixa da normalidade.

Pode ser causada por distúrbios no próprio cérebro ou por substâncias tóxicas que influenciam os centros termorreguladores.

Muitas proteínas ou seus produtos de hidrólise, além de outras substâncias tóxicas, como toxinas bacterianas, podem provocar elevação do ponto de ajuste do termostato hipotalâmico.

As substâncias que causam esse efeito são chamadas "pirogênios".

Os pirogênios são secretados por bactérias ou liberados dos tecidos em degeneração. Quando o ponto de ajuste do termostato hipotalâmico é elevado a um nível mais alto que o normal, todos os mecanismos de regulação da temperatura corporal são postos em ação, inclusive os mecanismos de conservação e de aumento da produção de calor.

A regulação da temperatura corporal requer um equilíbrio entre produção e perda de calor, cabendo ao hipotálamo regular o nível em que a temperatura deve ser mantida. Na febre, este ponto está elevado. A produção de calor não é inibida, mas a dissipação do calor está ampliada pelo fluxo sanguíneo aumentado através da pele e pela sudorese.

> **Causas de febre**
>
> A febre pode ser resultado de infecções, lesões teciduais, processos inflamatórios e neoplasias malignas.

Uma vez liberado dentro da circulação geral, o pirogênio alcança o sistema nervoso central e estimula a liberação de prostaglandinas no cérebro, em particular na área pré-óptica hipotalâmica.

Significado biológico da febre

Uma questão frequentemente levantada é se a febre é ou não benéfica ao paciente. Na maioria das doenças infecciosas não há evidências de que a hiperpirexia acelere a fagocitose e a formação de anticorpos. Porém, a febre constitui um sinal de alerta de que estão circulando substâncias indicativas da existência de um processo mórbido.

> **Síndrome febril**
>
> A febre não é apenas um sinal, constituindo, na verdade, parte de uma síndrome (síndrome febril) na qual, além de elevação da temperatura, ocorrem vários outros sintomas e sinais, cujo aparecimento e intensidade variam em relação direta com a magnitude da hipertermia, destacando-se astenia, inapetência, cefaleia, taquicardia, taquipneia, taquisfigmia, oligúria, dor no corpo, calafrios, sudorese, náuseas, vômitos, delírio, confusão mental e até convulsões, principalmente em recém-nascidos e crianças.
>
> Não se pode desconhecer que a febre agrava a perda de líquidos e sais. Além disso, calafrios e sudorese profusa das febres sépticas são penosos para o paciente.

Efeitos da febre

A incapacidade de um paciente apresentar febre em face de infecção grave geralmente significa mau prognóstico.

É provável que nas infecções a febre, por si só, tenha pouco a ver com a evolução, uma vez que a maioria dos germes não produz uma mudança na temperatura corporal que os destrua.

A febre que acompanha doenças não infecciosas não parece servir a qualquer fim útil, podendo, às vezes, ser nociva. Nas neoplasias malignas, por exemplo, a temperatura elevada apenas acelera a perda de peso e causa mal-estar.

> **Características semiológicas da febre**
>
> Devem ser analisadas as seguintes características semiológicas da febre:
>
> - Início
> - Intensidade
> - Duração
> - Modo de evolução
> - Término.

Início

Pode ser súbito ou gradual. No primeiro caso, o paciente percebe de um momento para outro a elevação da temperatura. Nesse caso, ocorrem quase sempre os sinais e sintomas que compõem a síndrome febril: sensação de calafrios é muito frequente.

A febre pode instalar-se de maneira gradual e o paciente nem percebe seu início. Em algumas ocasiões, ele vai apresentar um ou outro sintoma da síndrome febril, mais frequentemente a cefaleia, a sudorese e a inapetência.

Intensidade

Pode-se classificar a intensidade, tomando como referência a temperatura axilar:

- Febre leve ou febrícula: até 37,5°C
- Febre moderada: de 37,6° a 38,5°C
- Febre alta ou elevada: acima de 38,6°C.

A intensidade da febre depende da causa e da capacidade de reação do organismo. Pacientes em mau estado geral, em choque e as pessoas idosas podem não apresentar febre ou ter apenas uma febrícula quando acometidos de processos infecciosos (ver Parte 20, *Semiologia da Infância, da Adolescência e da Pessoa Idosa,* Capítulo 181, *Semiologia da Pessoa Idosa*).

Duração

A duração da febre é uma característica de relevância na avaliação clínica.

Por isso, é útil o conceito de febre prolongada, assim denominada quando a febre permanece por mais de 1 semana, tenha ou não caráter contínuo.

Esse conceito é prático e conveniente, pois é possível fazer uma lista relativamente curta das principais doenças que causam febre prolongada, destacando-se: tuberculose, septicemia, malária, endocardite infecciosa, febre tifoide, colagenoses, linfomas, pielonefrite, brucelose e esquistossomose, o que facilita o raciocínio diagnóstico.

Modo de evolução

A rigor, só se poderá saber o modo de evolução da febre por meio da análise de um quadro térmico, mas a simples informação obtida na anamnese pode servir de base para se conhecer essa característica.

O registro da temperatura em uma tabela, dividida em dias, subdivididos em 4 ou 6 horários, compõe o que se chama gráfico ou quadro térmico, tomando como base a temperatura normal (Figura 8.43, em preto).

A anotação costuma ser feita 1 ou 2 vezes/dia, mas, em certos casos, registra-se a temperatura de 4 em 4 ou de 6 em 6 horas.

Descrevem-se os seguintes tipos evolutivos de febre:

- Febre contínua: aquela que permanece sempre acima do normal com variações de até 1°C e sem grandes oscilações; por exemplo, febre tifoide, endocardite infecciosa e pneumonia (ver Figura 8.43, em vermelho)
- Febre irregular ou séptica: registram-se picos muito altos intercalados por temperaturas baixas ou períodos de apirexia. Não há um padrão nestas variações. Mostram-se totalmente imprevisíveis e são bem evidenciadas quando se registra a temperatura várias vezes ao dia; um exemplo típico é a septicemia. Aparece também nos abscessos pulmonares, no empiema vesicular, na tuberculose e na fase inicial da malária (ver Figura 8.43, em azul)
- Febre remitente: há hipertermia diária, com variações de mais de 1°C e sem períodos de apirexia. Ocorre na septicemia, pneumonia, tuberculose (ver Figura 8.43, em amarelo)
- Febre intermitente: nesse tipo, a hipertermia é ciclicamente interrompida por um período de temperatura normal; isto é, registra-se febre pela manhã, mas esta não aparece à tarde; ou então, em 1 dia ocorre febre, no outro, não. Por vezes, o período de apirexia dura 2 dias. A primeira se denomina "cotidiana", a

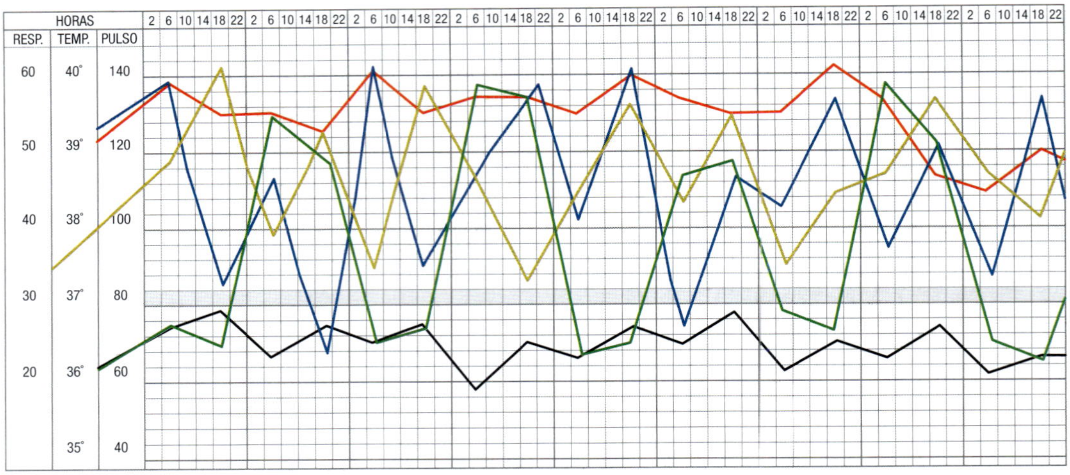

Figura 8.43 Gráfico ou quadro térmico. Temperatura normal (*preto*). Febre contínua (*vermelho*): a temperatura permanece acima do normal, com variações de até 1°C, mas sem grandes oscilações. Febre irregular ou séptica (*azul*): registram-se picos muito altos intercalados por temperaturas baixas ou períodos de apirexia. Febre remitente (*amarelo*): hipertermia diária com variações de mais de 1°C, sem períodos de apirexia. Febre intermitente (*verde*): a hipertermia é interrompida por um período de temperatura normal, configurando o tipo terçã, ou seja, em 1 dia ocorre febre e no outro não.

segunda "terçã" e a última "quartã". O exemplo mais comum é a malária. Aparece também nas infecções urinárias, nos linfomas e nas septicemias (ver Figura 8.43, em verde)

- Febre recorrente ou ondulante: caracteriza-se por período de temperatura normal que dura dias ou semanas até que sejam interrompidos por períodos de temperatura elevada. Durante a fase de febre não há grandes oscilações; por exemplo: brucelose, doença de Hodgkin e outros linfomas.

Término

O término da febre pode ser:

- Em crise: quando a febre desaparece subitamente. Quando isto ocorre o paciente apresenta sudorese profusa e prostração. Exemplo típico é o acesso malárico
- Em lise: significa que a hipertermia vai desaparecendo gradualmente, com a temperatura diminuindo dia a dia, até alcançar níveis normais.

Febre e antibióticos

Deve ser ressaltado que não são somente as doenças infecciosas as causadoras de elevação térmica. Todavia, no trabalho cotidiano do médico, é nos germes e nos parasitos que se encontram as causas mais frequentes de febre. A partir desse fato, assiste-se com frequência a um erro elementar, qual seja, o uso de antibióticos indiscriminadamente em todo paciente febril, sem a preocupação de estabelecer o agente responsável pelo processo infeccioso.

Os antibióticos são uma das maiores conquistas da ciência médica. Não saber usá-los corretamente constitui erro imperdoável do médico.

Causas de febre

- Infecções por bactérias, riquétsias, vírus e outros parasitos
- Lesões mecânicas, como nos processos cirúrgicos e nos esmagamentos
- Neoplasias malignas
- Doenças hemolinfopoéticas
- Afecções vasculares, incluindo infarto do miocárdio, hemorragia ou trombose cerebral e trombose venosa
- Distúrbios dos mecanismos imunitários ou doenças imunológicas: colagenoses, doença do soro e febre resultante da ação de medicamentos
- Doenças do sistema nervoso central.

Doenças infecciosas e parasitárias

A febre está quase sempre presente nas infecções virais, bacterianas e por protozoários, mas algumas doenças infecciosas têm como característica o aparecimento de febre prolongada, destacando-se:

- Tuberculose: a tuberculose é capaz de provocar os mais variados quadros febris, com frequência surpreendente, apesar de que uma simples radiografia de tórax costuma ser suficiente para elucidar uma causa ainda comum – a tuberculose pulmonar
- Endocardite infecciosa: na forma subaguda, quase sempre está presente um sopro cardíaco; contudo, a ausência de sopro não elimina a possibilidade de estar em causa esta doença
- Brucelose: essa infecção deve ser levada em consideração sempre que se trate de fazendeiros, veterinários ou pessoas que trabalham em matadouros
- Salmonelose: a febre tifoide apresenta grandes variações clínicas, podendo determinar uma febre que dura semanas praticamente sem outros sintomas
- Infecções piogênicas: em certas localizações podem ser relativamente assintomáticas, estando enquadrados neste grupo a osteomielite vertebral e dos ossos da pelve, certos abscessos, as colangites e as bronquiectasias
- Amebíase: geralmente a colite amebiana provoca sintomas que indicam se tratar de uma doença do cólon. Em contrapartida, o comprometimento hepático pode não oferecer um quadro clínico característico e a febre prolongada pode ser sua principal manifestação
- Esquistossomose: as pessoas que vivem em regiões endêmicas podem apresentar febre prolongada decorrente dessa parasitose. A diarreia, a hepatoesplenomegalia e a anemia são sugestivas desta parasitose
- Malária: a malária ainda é uma causa frequente de febre em várias regiões do país. Antes de adquirir o caráter intermitente, a febre costuma ser contínua ou irregular, podendo causar alguma dificuldade diagnóstica
- Doença de Chagas aguda: febre de duração prolongada é um dos principais sintomas da fase aguda da doença de Chagas.

Doenças do sistema nervoso

Quase sempre há febre após lesão cerebral. Nos casos mais graves, quase sempre a febre é elevada.

Nas grandes hemorragias pode surgir temperatura muito elevada, antes do óbito.

Na hipertermia neurogênica, a temperatura pode elevar-se após intervenções cirúrgicas na região da fossa hipofisária e no 3º ventrículo. A hipertermia pode ser grave.

A lesão da medula acompanha-se de grave distúrbio da regulação da temperatura.

Neoplasias malignas

As neoplasias malignas quase sempre causam febre.

No carcinoma broncogênico, a febre pode ser o resultado de infecção associada; porém, muito comumente, o próprio tumor parece ser o responsável.

Hipernefroma e carcinoma primitivo ou metastático do fígado com frequência determinam febre prolongada.

A causa da febre é a liberação de produtos do tecido destruído pelo tumor ou de necrose do próprio tumor.

Nos linfomas, a febre é quase constante, podendo ser o primeiro sintoma.

A leucemia aguda geralmente é uma enfermidade febril, mesmo quando não há infecção.

Anemias hemolíticas e púrpura

Algumas anemias hemolíticas são associadas à febre, especialmente as de causa imunológica, e as crises de hemólise na anemia falciforme.

Também as doenças hemorrágicas (púrpura trombocitopênica, hemofilia e escorbuto) provocam febre se houver hemorragia nos tecidos.

Outras causas de febre

Podem apresentar quadro febril as doenças difusas do tecido conjuntivo (lúpus eritematoso disseminado, artrite reumatoide, periarterite nodosa, doença reumática), as crises hemolíticas que ocorrem em alguns tipos de anemia, a tromboflebite, a arterite temporal, a sarcoidose, além do uso de alguns medicamentos, inclusive antibióticos.

Hipotermia

Consiste na diminuição da temperatura corporal abaixo de 35,5°C na região axilar ou de 36°C no reto.

Pode ser induzida artificialmente quando se vai submeter o paciente a determinados tipos de cirurgia ou pode ser consequente a congelamento acidental, choque, síncope, doenças consuntivas, hemorragias graves e súbitas, coma diabético e nos estágios terminais de muitas doenças.

Controle da temperatura e envelhecimento

As pessoas idosas apresentam alterações no sistema de regulação da temperatura corporal, responsáveis não só pela ausência de febre, quando acometidas por doenças infecciosas, como também as predispõem a um maior risco de apresentar hipotermia ou hipertermia em situações de frio ou calor extremos.

Quanto à febre, é importante lembrar que podem apresentar infecções sem resposta febril, sendo a ausência desta um sinal de mau prognóstico. Podem apresentar, com mais frequência, confusão mental, delírios e alucinações quando têm elevação da temperatura.

Movimentos involuntários

Tão logo o paciente esteja diante do médico, inicia-se a inspeção, incluindo a observação de movimentos involuntários, quando presentes. Para caracterizá-los clinicamente, utilizam-se os dados da história clínica e os obtidos no exame físico, definir se voluntários ou involuntários, na tentativa de afastar movimentos realizados de maneira consciente ou inconsciente, contínuos ou paroxísticos, direcionando, desse modo, para o correto diagnóstico topográfico e etiológico (Quadro 8.16).

Os movimentos involuntários podem ter diagnósticos diferenciais, especialmente com as crises epilépticas, que são a ocorrência transitória de sinais e sintomas secundários à atividade neuronal anormal excessiva ou síncrona do cérebro. São classificadas como de início focal ou generalizadas, motoras e não motoras, sendo as manifestações motoras mais comuns as tônicas, clônicas, mioclônicas, atônicas e os automatismos.

Distúrbios do movimento

Logo na sala de espera do consultório médico, inicia-se a inspeção, incluindo a observação de movimentos anormais, quando presentes. Alguns desses movimentos são contínuos e tornam-se logo evidentes, ao passo que outros ocorrem periodicamente ou em crises, dificultando seu reconhecimento.

Para caracterizá-los, utilizam-se os dados da história clínica e os obtidos no exame físico neurológico (ver Quadro 8.16). É fundamental para a avaliação clínica definir, em primeiro lugar, se são voluntários ou involuntários, na tentativa de afastar movimentos realizados de maneira consciente ou inconsciente.

Os movimentos anormais são classificados em dois grandes grupos: distúrbios hipocinéticos e hipercinéticos (Quadro 8.17). Os movimentos hipocinéticos são caracterizados pela pobreza e lentidão de movimentos, sendo seu principal exemplo a doença de Parkinson (Quadro 8.18). Já nos hipercinéticos, há excesso de movimentos. Este último é formado por um grupo heterogêneo de manifestações, algumas vezes constituindo síndromes bem definidas.

Quadro 8.16 Características dos movimentos.

Ritmicidade	Rítmico × arrítmico
Duração	Paroxístico × contínuo
Atitude	Repouso × ação
Velocidade	Lento × rápido
Amplitude	Amplo × curto
Momento	Sono × desperto
Força	Intenso × suave (fácil de superar)
Supressibilidade	Suprime voluntariamente
Complexidade	Simples × complexo

Quadro 8.17 Movimentos hipocinéticos e hipercinéticos.

Hipocinéticos	Hipercinéticos
▪ Doença de Parkinson idiopática ▪ Parkinsonismo • Secundário • Atípico • Heredodegenerativo ▪ Catatonia	▪ Tremor ▪ Distonia ▪ Coreia/atetose/balismo ▪ Mioclonias ▪ Discinesia ▪ Espasmo hemifacial ▪ Tiques ▪ Acatisia ▪ Síndrome das pernas inquietas ▪ Síndrome da pessoa rígida ▪ Estereotipias

Quadro 8.18 Distúrbios dos movimentos hipocinéticos.

Doença de Parkinson idiopática	Parkinsonismo
▪ Tremor de repouso ▪ Bradicinesia ▪ Rigidez plástica ▪ Anormalidades posturais (postura flexora, perda de reflexos posturais) ▪ Sinais acessórios (face hipomímica, marcha em bloco, *freezing* e festinação)	▪ Secundário ▪ Atípico ▪ Heredofamiliar ▪ Bradicinesia (mais frequente), tremor de repouso (menos frequente) ▪ Anormalidades posturais (quedas de início precoce) ▪ Manifestações atípicas

No Quadro 8.19, estão sumarizadas as principais características dos distúrbios do movimento.

Tremores

São movimentos alternantes, rítmicos, mais ou menos rápidos, de pequena ou média amplitude, que afetam principalmente as partes distais dos membros.

Todo e qualquer tipo de tremor deve ser avaliado em repouso com as mãos apoiadas nas coxas, durante a marcha, durante o movimento dos membros, como ao tocar o dedo indicador no nariz, com os braços estendidos e por meio da escrita (Figura 8.44).

Os tremores diferenciam-se em:

- Tremor de repouso: surge durante o repouso e desaparece durante o sono; é um tremor oscilatório, em regra mais evidente nas mãos, simulando o gesto de "enrolar cigarro". Ocorre no parkinsonismo
- Tremor de ação:
  - Postural: surge quando o membro é colocado em uma determinada posição, não sendo muito evidente no repouso ou no movimento. Ocorre na doença de Wilson, sendo chamado "tremor postural em bater de asas". Contudo, o tremor postural mais frequente é o tremor familiar, que é regular, não muito grosseiro, acentuado pelas emoções e, como sua própria designação indica, acomete vários membros de uma família
  - Cinético: é o que surge ou se agrava durante um movimento. Muito comum no tremor essencial
  - Intencional: aparece no final do movimento, antes de se atingir o alvo. Ocorre nas doenças cerebelares.

Coreia (movimentos coreicos)

Movimentos coreicos (coreia) são movimentos involuntários, amplos, desordenados, de ocorrência inesperada e arrítmicos, multiformes e sem finalidade. Localizam-se na face, nos membros superiores e inferiores.

Quando muito frequentes, são surpreendidos sem dificuldade pelo examinador, mas em algumas ocasiões são raros, e o próprio paciente procura escondê-los ou disfarçá-los. Para melhor evidenciá-los, solicita-se ao paciente que se deite o mais relaxado possível ou que fique sentado à beira do leito com as pernas pendentes.

Esse tipo de movimento é observado na coreia de Sydenham, também denominada "coreia infantil" ou "dança de São Guido", muito relacionada à doença reumática, e também na doença de Huntington, distúrbio neurológico hereditário raro que se caracteriza por movimentos corporais anormais e incoordenação, também afetando habilidades mentais e aspectos da personalidade.

Quadro 8.19 Principais características dos transtornos do movimento.

Tremor	Oscilação rítmica e regular de um segmento do corpo, causada por contrações alternadas de músculos agonistas e antagonistas. Movimento involuntário mais prevalente. Compreende três tipos: de repouso, de ação (postural e cinético) e misto
Distonia	Síndrome composta de contrações musculares mantidas, que frequentemente causa movimentos repetitivos e/ou torções e/ou posturas anormais. Classificada em: (a) focal, quando somente uma parte do corpo é acometida (cervical); (b) segmentar: quando duas partes contíguas são acometidas (cervical + membro superior); (c) multifocal, quando duas ou mais partes não contíguas são acometidas (cervical + membro inferior); (d) generalizada, quando afeta os membros inferiores e mais uma parte do corpo
Coreia	Caracteriza-se por movimentos arrítmicos, irregulares e rápidos. Os pacientes apresentam "impersistência motora" quando tentam manter a contração muscular. Podem ser hereditárias (doença de Huntington) ou adquiridas (coreia de Sydenham)
Atetose	Movimento sinuoso, lento e contínuo, mais frequente nas porções distais dos membros, adquirindo aspecto "serpentiante" ou tentacular. Pode ocorrer associada à coreia, constituindo a coreoatetose
Balismo	Movimento brusco, de grande amplitude, afetando, principalmente, os segmentos mais proximais dos membros superiores e inferiores. Assemelha-se a um "arremesso", quando nos membros superiores, e ao "chute" quando nos membros inferiores. É mais comum unilateralmente (hemibalismo)
Mioclonia	Caracterizada por abalos involuntários de um músculo ou grupo muscular, ocasionando deslocamento súbito do segmento corporal. Breve, brusca, semelhante a "sacudidas" musculares, podendo afetar o tronco e a raiz dos membros. A mioclonia pode ser "positiva", quando há contração muscular, e "negativa", quando há relaxamento muscular
Discinesia	Apresenta caráter estereotipado dos movimentos de padrão mais ou menos semelhante e de forma contínua (p. ex., pronação/supinação da mão, careteamento com movimentos sucessivos dos lábios, língua com protrusão e retração). Está frequentemente associada à utilização crônica de medicamentos (p. ex., neurolépticos)
Espasmo hemifacial	Movimento breve e periódico dos músculos da hemiface inervados pelo facial. Os espasmos musculares podem ser clônicos tônicos ou tônico-clônicos. Classificado como idiopático e secundário (p. ex., tumor do ângulo-ponto)
Tique	Caracteriza-se por movimentos breves, rápidos, irregulares e repetitivos, afetando qualquer parte do corpo. Pode ser suprimido pela vontade do paciente. O tique é classificado em motor e vocal, simples e complexo. Piora com o estresse e a ansiedade
Acatisia	Incapacidade de o indivíduo manter-se quieto; sensação subjetiva de intranquilidade; o paciente sente alívio quando se move incessantemente (p. ex., sentar e levantar, cruzar e descruzar as pernas). A causa mais comum é medicamentosa (neurolépticos, como haloperidol e clorpromazina)
Síndrome das pernas inquietas	Sensação desagradável nas pernas semelhante a formigamento e queimação, quando a pessoa está em repouso e relaxa, principalmente à noite, melhorando ao movimentar-se
Síndrome da pessoa rígida	Caracteriza-se pela contração muscular, dolorosa, da musculatura axial (dorsolombar, abdominal e cervical) e parte proximal dos membros. A marcha torna-se lenta, e o paciente tem dificuldade para virar-se, apresentando aspecto de "soldado de madeira". Está relacionada a mecanismos autoimunes
Estereotipia	Caracteriza-se por movimentos simples ou complexos que se repetem de maneira contínua e idêntica. Frequentes em pacientes esquizofrênicos, com atraso mental (p. ex., síndrome de Rett) e discinesia tardia (uso crônico de neurolépticos)

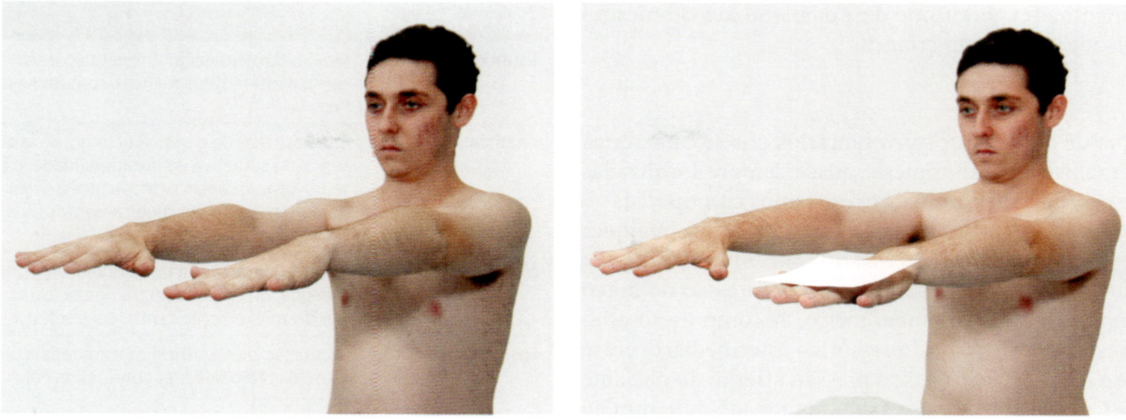

Figura 8.44 Manobras para pesquisa de tremores.

Atetose (movimentos atetósicos)

Movimentos atetósicos (atetose) são movimentos involuntários que ocorrem nas extremidades e apresentam características especiais: são lentos e estereotipados, lembrando os movimentos reptilianos ou os movimentos dos tentáculos do polvo (Figura 8.45). Podem ser uni ou bilaterais.

Acompanham-se de atetose as lesões dos núcleos da base. Frequentemente ocorrem como sequela de impregnação cerebral por hiperbilirrubinemia do recém-nascido (*kernicterus*).

Balismo

São movimentos abruptos, de grande amplitude, de arremesso, rápidos, preferencialmente na porção proximal dos membros e, em geral, são unilaterais (hemibalismo). São extremamente raros e decorrem de lesões extrapiramidais.

Mioclonias

São contrações musculares involuntárias súbitas e rápidas, rítmicas ou arrítmicas, localizadas ou difusas, que acometem um músculo ou um grupo muscular. Geralmente são relatadas como "abalos", "choques", "sacudidas" e "trancos".

Devem-se a descargas de neurônios subcorticais e podem ocorrer em diversas situações patológicas, dentre as quais a epilepsia tipo pequeno mal e a encefalopatia hepática. Nessa última, chamada *asterixis* ou *flapping*, é mais bem observada ao se solicitar ao paciente que estenda os braços e superestenda as mãos de modo a formar um ângulo de quase 90° com o antebraço. A manobra é completada pelo médico, que, com suas mãos, força para trás as mãos do paciente.

Mioquimias

São contrações fibrilares de tipo ondulatório que surgem em músculos íntegros, principalmente no orbicular das pálpebras, quadríceps e gêmeos. Não apresentam significado patológico, surgindo em pessoas normais, com maior frequência nos pacientes com transtornos emocionais e em pessoas fatigadas.

Convulsões

As convulsões são movimentos musculares súbitos e incoordenados, involuntários e paroxísticos, que ocorrem de maneira generalizada ou apenas em segmentos do corpo.

As convulsões podem ser:

- Tônicas: caracterizam-se por serem mantidas permanentes e imobilizarem as articulações
- Clônicas: são rítmicas, alternando-se contrações e relaxamentos musculares em ritmo mais ou menos rápido
- Tônico-clônicas: esse tipo soma as características de ambas.

As convulsões surgem em muitas condições clínicas, mas todas têm um denominador comum: descargas bioelétricas originadas em alguma área cerebral com imediata estimulação motora.

O exemplo clássico são as várias formas de epilepsia. Aparecem também no tétano, estados hipoglicêmicos, intoxicações exógenas (bebidas alcoólicas, estricnina, inseticidas), tumores

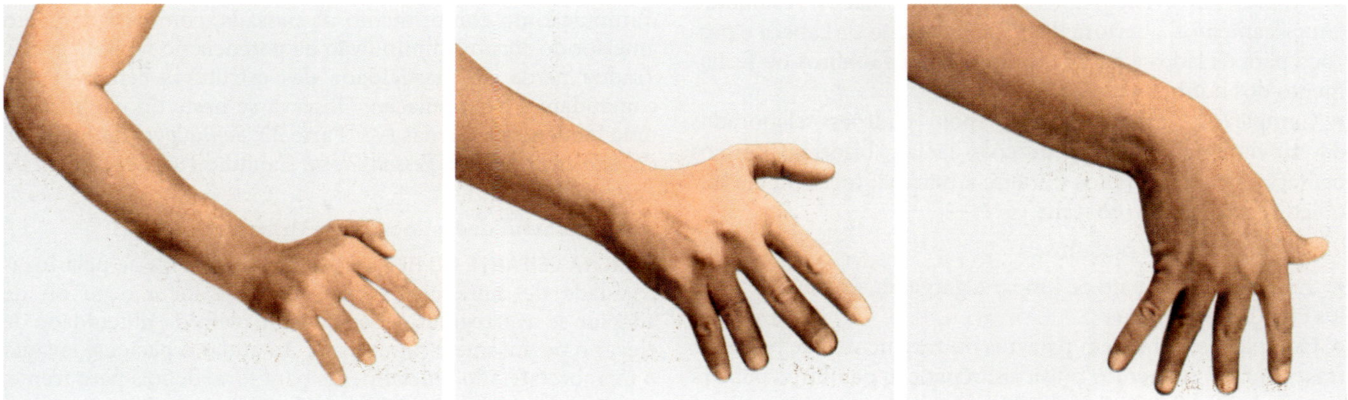

Figura 8.45 Movimentos atetósicos.

cerebrais, meningites, síndrome de Adams-Stokes ou mesmo durante episódios febris em crianças.

Tetania

É uma forma de movimentos involuntários que se caracteriza por crises exclusivamente tônicas, quase sempre localizadas nas mãos e pés, daí a denominação "espasmos carpopodais".

A tetania pode ocorrer independentemente de qualquer manobra; porém, às vezes, é necessário usar um artifício para desencadeá-la, o que pode ser feito pela compressão do braço com o manguito do esfigmomanômetro. A compressão **adequada** corresponde a um nível pressórico intermediário entre a máxima e a mínima, ou seja, se a pressão arterial do paciente é de 140/90 mmHg, insufla-se o manguito até 110 mmHg durante 10 minutos, ao fim dos quais poderá aparecer um movimento involuntário naquela extremidade, que é o "espasmo carpal". É chamado "mão de parteiro", e o fenômeno em sua totalidade recebe a designação de "sinal de Trousseau".

A tetania ocorre nas hipocalcemias (p. ex., hipoparatireoidismo) e na alcalose respiratória por hiperventilação.

Fasciculações

São contrações breves, arrítmicas e limitadas a um feixe muscular. Não devem ser confundidas com as mioquimias.

Discinesias orofaciais

São movimentos rítmicos, repetitivos e bizarros, que comprometem, principalmente, a face, a boca, a mandíbula e a língua, sendo expressos sob a forma de caretas, franzir dos lábios, protrusão da língua, abertura e fechamento da boca e desvios da mandíbula. Ocorrem em psicose de longa duração e uso prolongado de antipsicóticos.

Distonias

Os movimentos distônicos são caracterizados por contrações musculares repetitivas que costumam envolver porções maiores do corpo, inclusive tronco, podendo resultar em posturas grotescas e contorcidas.

Tiques

Movimentos involuntários recorrentes que aparecem em determinado grupo muscular, repetitivos, súbitos e não rítmicos. São domináveis pela vontade e podem ser funcionais ou orgânicos.

Os tiques motores podem ser:

- Simples: envolvem grupos musculares isolados, resultando em piscamentos, abertura da boca, balanceio de cabeça e pescoço para os lados e para trás, elevação dos ombros ou fechamento dos punhos
- Complexos: caracterizam-se por padrões elaborados de movimento, como contrações faciais bizarras, desvios oculares, pequenos pulos durante a marcha, tocar ou cheirar objetos, gesticulação obscena.

Os tiques vocais podem ser:

- Simples: incluem ato de limpar a garganta, grunhidos, estalos com lábios e língua
- Complexos: abrangem palavras ou fragmentos de palavras, frases curtas, elementos musicais, repetição da última palavra ouvida do interlocutor ou emitida pelo próprio paciente (Quadro 8.20).

Quadro 8.20 Outros movimentos involuntários.

Estereotipia	Movimento intencional, repetitivo e sem finalidade, como a estereotipia manual, comum na síndrome de Rett
Acatisia	Incapacidade de o indivíduo manter-se quieto; sensação subjetiva de intranquilidade; o paciente sente alívio quando se move incessantemente. Em geral, é induzida por medicamentos bloqueadores da dopamina
Mioquimia	Contração fibrilar de tipo ondulatório, podendo ser benigna, precipitada por fadiga ou causa patológica por desmielinização central ou periférica
Fasciculação	Contração breve, arrítmica e limitada a um feixe muscular. Não deve ser confundida com a mioquimias
Síndrome das pernas inquietas	Sensação desagradável das pernas semelhantes a formigamento e queimação, quando a pessoa está em repouso e relaxa, principalmente à noite, melhorando ao se movimentar
Síndrome da pessoa rígida	Contração muscular dolorosa, axial e proximal dos membros, causando o alentecimento da marcha. Paciente apresenta aspecto de "soldado de madeira". É relacionada a mecanismos autoimunes
Tetania	Contração tônica, principalmente de extremidades, provocada normalmente por hipocalcemia ou alcalose respiratória, surgindo espontaneamente ou evocada por manobra pela compressão pressórica com o manguito do esfigmomanômetro a um nível pressórico intermediário entre a máxima e a mínima do paciente, desencadeando o sinal de Trousseau (Figura 8.46), no qual a mão adquire uma postura de "espasmo carpal"

Marcha

A identificação do modo de andar do paciente pode ser de grande utilidade diagnóstica, especialmente nas afecções neurológicas.

Para ser analisada solicita-se ao paciente que caminhe certa distância (acima de 5 m), descalço, de preferência com calção, com olhos abertos e fechados, indo e voltando sob a observação do examinador.

A marcha normal pode sofrer variações em relação a particularidades individuais ("cada pessoa tem seu jeito característico de andar"), ou em razão de distúrbios do aparelho locomotor.

Tipos de marcha anormal

MARCHA DE PEQUENOS PASSOS. A característica principal é a diminuição do comprimento da passada, com deslocamento anterior do corpo e diminuição da potência no final do apoio. Traduz perda da plasticidade das estruturas cerebrais que comandam a deambulação. Observa-se neste tipo de marcha uma tendência a quedas (ver Parte 20, *Semiologia da Infância, da Adolescência e da Pessoa Idosa*, Capítulo 181, *Semiologia da Pessoa Idosa*).

Causas. Senilidade, doença de Alzheimer.

MARCHA CEIFANTE OU HEMIPLÉGICA. Caracteriza-se pela incapacidade de aumentar a velocidade de locomoção ou de adaptar-se às irregularidades do solo, além da dificuldade de elevar o pé durante a caminhada. Ao andar o paciente levanta o membro afetado, inicialmente para fora, depois para frente, executando um movimento ao redor da coxa, como se ceifasse algo no chão. A oscilação dos braços está comprometida.

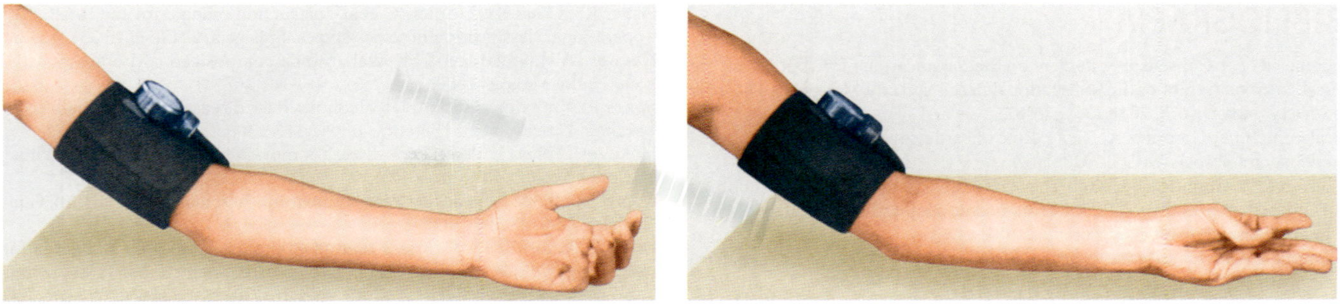

Figura 8.46 Tetania desencadeada pela compressão da artéria braquial (sinal de Trousseau).

Causa. AVC.

MARCHA ATÁXICA. Há três tipos: ataxia sensorial, labiríntica (vestibular) e cerebelar. Estão afetados o controle postural e a coordenação dos movimentos. Ao andar observa-se falta de equilíbrio, o paciente caminha cambaleando, como se fosse cair. Anda batendo o pé, alargando a base e mantendo os olhos fixos no chão.

Causas. Esclerose múltipla, ataxia de Friedreich, polineuropatia periférica (diabética e alcoólica), lesões cerebelares.

MARCHA PROPULSIVA. Ao caminhar o paciente adota uma postura rígida com a cabeça e o pescoço encurvados para a frente, enquanto os braços permanecem estendidos e imobilizados, rentes ao corpo, e os quadris e os joelhos ficam semiencurvados. Ao andar, o centro de gravidade do corpo desloca-se para frente, prejudicando o equilíbrio, o que obriga o paciente a dar passos curtos, cada vez mais rápidos, com aceleração involuntária da deambulação. Deve ser diferenciada da marcha de pequenos passos.

Causas. Doença de Parkinson, esclerose múltipla.

MARCHA TABÉTICA OU TALONANTE. A marcha é realizada com a base alargada e o olhar fixo no chão, em função da perda da noção de proximidade do solo em relação aos pés. Os pés são arremessados para diante e batem com força no chão. Os calcanhares tocam o solo pesadamente. Decorrem de lesão do cordão posterior da medula ou da inervação periférica.

Causas. Neurossífilis (*tabes dorsalis*), polineuropatia periférica.

MARCHA ESPÁSTICA OU EM TESOURA. Uma das pernas fica esticada com flexão plantar do pé enquanto um dos braços permanece imóvel e próximo ao corpo (hemiparesia espástica). Quando bilateral, os dois membros inferiores, enrijecidos e espásticos, permanecem semifletidos. Ao caminhar os pés se arrastam e as pernas se cruzam, em um movimento que lembra o funcionamento de uma tesoura.

Causas. Esclerose múltipla, encefalopatia crônica da infância (Quadro 8.21).

Quadro 8.21 Tipos de marcha anormal.

Tipos de marcha	Manifestações clínicas	Etiologia/achados associados
Marcha espástica	Pode ser hemiparética ou paraparética (marcha em tesoura). Braço flexionado, aduzido e em rotação interna e perna estendida com movimento em semicírculo	Lesão do trato piramidal como no acidente vascular cerebral, trauma medular, paralisia cerebral Hipertonia espástica com clônus, hiper-reflexia, reflexo cutâneo plantar em extensão
Marcha atáxica cerebelar	Base alargada, desequilíbrio, instabilidade	Doenças vasculares, tumorais, esclerose múltipla, etilismo Decomposição do movimento, dismetria
Marcha atáxica sensitiva ou talonante	Base alargada, passos altos pela perda de noção da proximidade dos pés ao solo, piora sem as pistas visuais	Lesão das vias proprioceptivas que informam a posição do membro; comum na sífilis (*tabes dorsalis*) e neuropatias periféricas Sinal de Romberg positivo
Marcha miopática	Oscilação pélvica acentuada com queda do quadril oposto ao passo, hiperlordose	Fraqueza dos músculos proximais comum nas distrofias musculares
Marcha escarvante	Dificuldade em realizar a dorsiflexão plantar, levantando a perna e o pé que toca a região plantar anterior, em vez do calcâneo	Lesões do nervo fibular comum encontradas na radiculopatia de L5, como nas compressões ciáticas
Marcha parkinsoniana	Redução dos movimentos dos membros superiores, lentidão, postura encurvada, hesitação inicial com passos curtos, lentos, interrupções (congelamento ou *freezing*)	Achado comum nas síndromes parkinsonianas como na doença de Parkinson
Apraxia da marcha	Dificuldade em iniciar o movimento, passos pequenos, pés arrastados como se estivessem presos ao chão	Decorrente de comprometimento frontal como na hidrocefalia de pressão normal e na doença de Alzheimer
Marcha hipercinética	Movimentos anormais podem se acentuar na marcha, dançante nas coreias ou piora da inversão do pé como na distonia	Associada aos transtornos do movimento hipercinético, como na coreia de Sydenham e nas distonias levodopa-responsivas
Marcha cautelosa	Movimentos lentos, base alargada, passos curtos, flexão de joelhos e cotovelos	Comumente observada em pessoas idosas sem outras manifestações sugestivas de comprometimento neurológico
Marcha antálgica	Redução da amplitude do movimento articular, postura fixa de um segmento corporal, relato de dor	Enfermidade articulares, ósseas ou de partes moles

BIBLIOGRAFIA

Bhatia KP et al. Consensus Statement on the classification of tremors, from the task force on tremor of the International Parkinson and Movement Disorder Society. Mov Disord. 2018;33(1):75-87.

Brakenhielm E, González A, Díez J. Role of cardiac lymphatics in myocardial edema and fibrosis. JACC. 2020;76(6).

Callway CW, Chumlea WC, Bourchar DC et al. Circumferences. In: Lohman TG, Roche AF, Martorell R. Anthropometric standardization reference manual. Champaign: Human Kinetics, 1988.

Campbell WW. DeJong – o exame neurológico. Rio de Janeiro: Guanabara Koogan, 2007.

Campbel WW, Barohn RJ. DeJong's The neurological examination. 8. ed. Philadelphia: Wolters Kluwer, 2020.

Chumlea WC, Guo SS, Steinbaugh ML. Prediction of stature from knee height for black and white adults and children with application to mobility impaired or handicapped persons. Journal of American Dietetic Association. 1994;94:1385-8.

Chumlea WC, Roche AF, Steinbaugh ML. Estimating stature from knee height for persons 60 to 90 years age. Journal of American Geriatric Society. 1985;33(2):116-20.

Cruz-Jentoft AJ et al. European Consensus on definition and diagnosis: report of the European working group on sarcopenia in older people. Age and Aging, 2010;39(4):412-23.

Cuppari L. Guia de nutrição clínica no adulto. 3. ed. Barueri, Manole, 2014.

Delson HF, Chien MV, Colleta MVD. Transtornos do movimento, diagnóstico e tratamento. 2. ed. São Paulo: Editora Eventos Omnifarma, 2016.

Fisher RS, Cross JH, D'Souza C et al. Instruction manual for the ILAE 2017 operational classification of seizure types. Epilepsia. 2017;58(4): 531-42.

Heyward VH, Stolarczyk LM. Avaliação da composição corporal Aplicada. São Paulo: Manole, 2000.

James R. Nutritional support in alcoholic liver disease: a review. Journal of Human Nutrition and Dietetics. 1989;2:315-23.

Jankovic J, Tolosa E. Parkinson's disease & movement disorders. 6th ed. Philadelphia: Wolters Kluwer, 2015.

Köpf-Meier P. Wol-Heidegger Atlas de anatomia humana. Rio de Janeiro: Guanabara Koogan, 2006. 873 p.

Liang L, Kung JY, Mitchelmore B et al. Comparative peripheral edema for dihydropyridines calcium channel blockers treatment: a systematic review and network meta-analysis. J Clin Hypertens. 2022;24:536-54.

Lipschitz DA. Screening for nutritional status in the elderly. Primary Care. 1994;21(1):55-67.

Martino M, Mink JW. Tic disorders. Continuum Neurology. Movement Disorders. 2013;19(5):1287-311.

Martins Jr. CR, França Jr. MC, Faber I et al. Semiologia neurológica. Rio de Janeiro: Revinter, 2017.

Matarese LE. Nutrition support handbook. Cleveland: The Cleveland Clinic Fundation. 1997;45-62.

Osterkamp LK. Current perspective on assessment of human body proportions of relevance to amputees. J Am Diet Assoc. 1995;96:215-8.

Tang-Wai FD, Morris F. Bedside approach to the mental status assessment. Continuum (Minneap Minn). 2018; 24(3, Behavioral Neurology and Psychiatry):672-703.

World Health Organization (WHO). Physical status: the use and interpretation of anthropometry. Technical Report Series, Geneva, 1995.

PARTE

4

Dor

Celmo Celeno Porto
Denise Sisterolli Diniz

Colaboradores

Frederico Barra de Moraes
Hélio Fernandes da Silva Filho
Lucio Gusmão Rocha
Luisa Mesquita de Morais
Osvaldo Vilela-Filho

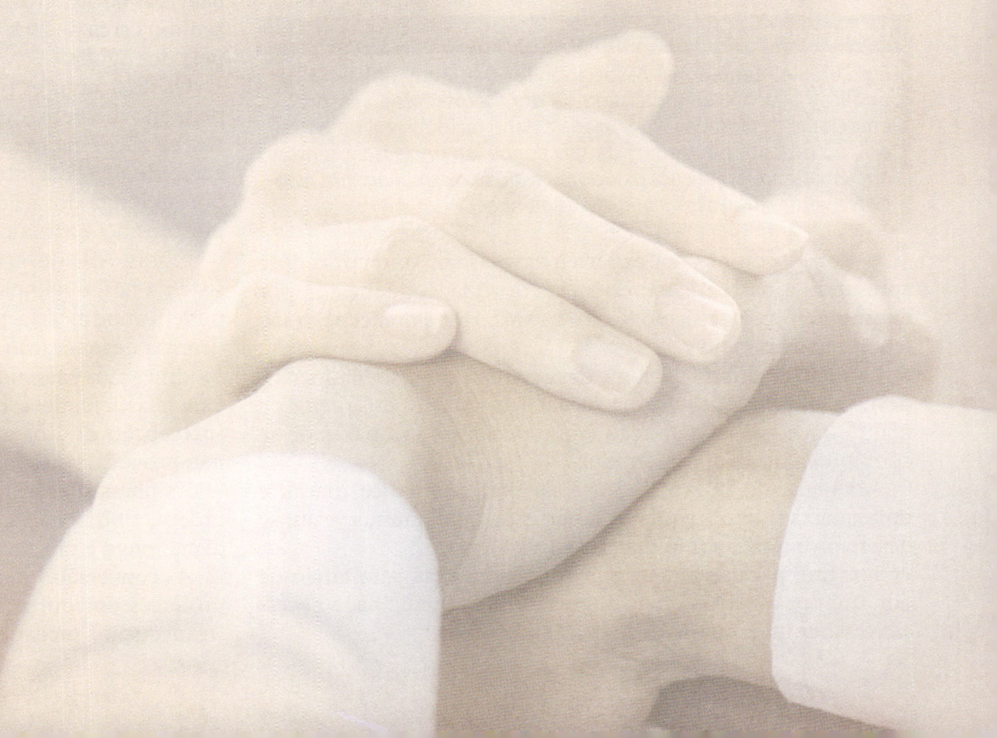

CAPÍTULO 9

Dor: Definição, Fisiopatologia e Características Semiológicas

Celmo Celeno Porto, Denise Sisterolli Diniz, Frederico Barra de Moraes, Hélio Fernandes da Silva Filho, Lucio Gusmão Rocha, Luisa Mesquita de Morais, Osvaldo Vilela-Filho

INTRODUÇÃO

A dor é um sintoma de grande relevância na prática médica. É um fenômeno complexo e multifatorial, resultante da interação de componentes sensoriais, emocionais, culturais, sociais e religiosos.

Como mecanismo fisiológico de defesa provocado por diferentes mecanismos, ela proporciona ao paciente a percepção dos estímulos potencialmente nocivos antes da ocorrência de lesão tecidual, assim como impõe limites nas atividades ou induz repouso em pacientes já com lesões, possibilitando sua recuperação. A sensação da dor serve como base para se aprender a evitar objetos ou situações nocivos.

Em alguns casos, entretanto, a dor deixa de apresentar um propósito funcional e se torna uma doença *per se*, principalmente nas síndromes dolorosas crônicas, exigindo abordagens diferenciadas para seu manejo.

Definição de dor

Em 2019, a International Association for the Study of Pain (IASP) publicou a definição atualizada de dor: "experiência sensorial e emocional desagradável associada a dano tecidual real ou potencial, ou descrita em termos de tais danos (*an unpleasant sensory and emotional experience associated with, or resembling that associated with, actual or potential tissue damage*)."

A dor é sempre uma experiência pessoal, cujo conceito é aprendido a partir de experiências de vida, influenciada por fatores biológicos, psicológicos e sociais. Dor e nocicepção são fenômenos diferentes.

O relato de dor do paciente deve sempre ser respeitado, mas deve-se lembrar que a forma verbal é apenas um dos meios de manifestação dessa sensação e que pacientes incapazes de se comunicar também sentem dor.

Ademais, do ponto de vista da prática médica diária, é uma queixa muito frequente, a partir da qual, muitas vezes, se desenvolve o raciocínio diagnóstico.

Por fim, para se tomarem medidas corretas para alívio da dor, um dos objetivos mais importantes da medicina, é necessário saber investigá-la de maneira adequada.

Ausência de dor

A falta de sensibilidade dolorosa ou ausência de dor é um fator limitante de sobrevida. Pessoas que nascem sem capacidade de sentir dor testemunham o seu valor como experiência vital. Há relatos de extensas queimaduras, ferimentos graves e contusões sérias, ocorridas durante a infância em virtude da ausência de sensação dolorosa. Estes pacientes mordem a língua enquanto mastigam e aprendem com dificuldade a evitar lesões.

Morrem mais precocemente em função de múltiplas lesões, principalmente osteoarticulares, complicadas por infecção.

ANATOMIA E FISIOLOGIA DA DOR

A percepção da dor compreende três mecanismos: transdução, transmissão e modulação (Figura 9.1).

Transdução

A sensação dolorosa tem início pela estimulação de receptores sensitivos ou nociceptores, presentes nas estruturas que constituem o corpo humano e está relacionada a vários fatores, como gênero, idade, etnia, nível de escolaridade e socioeconômico, e também, a diferentes contextos, como experiências passadas e momento emocional (Quadro 9.1; Figuras 9.2 e 9.3).

Os nociceptores não são específicos. Dependendo da intensidade do estímulo e dos fatores associados, podem gerar percepções diferentes, como tato, pressão, calor, frio, vibração, estiramento, as quais representam diversas modalidades sensoriais e não necessariamente sensação dolorosa.

Os estímulos nocivos podem ser físicos (mecânicos ou térmicos) ou químicos (bradicinina, capsaicina, serotonina e prótons). Tais estímulos ativam os nociceptores, representados por fibras sensoriais periféricas existentes na pele, músculos e articulações, em sua maioria na forma de terminações nervosas livres.

Tanto os nociceptores térmicos, ativados por temperatura acima de 45°C ou abaixo de 5°C, como os mecânicos, ativados por pressão direta, são compostos por fibras Aδ de pequeno diâmetro, finamente mielinizadas, que conduzem os impulsos elétricos na velocidade entre 2 e 30 m/s. Estas estruturas representam cerca de 20% das fibras nociceptivas e são responsáveis pela dor aguda.

Os nociceptores polimodais são compostos por fibras C de pequeno diâmetro, não mielinizadas, que conduzem os impulsos elétricos na velocidade entre 0,5 e 2 m/s. Representam cerca de 80% das fibras nociceptivas e são responsáveis pela dor de longa duração e difusa e pelo prurido, sendo ativados por pressão, estímulos térmicos ou químicos.

Fibras Aβ, de grande diâmetro, mielinizadas, compõem sistema tátil e não participam do sistema de nocicepção, mas podem modificar a percepção da dor, atenuando-a. No caso de uma degeneração neuronal, este tipo de fibras pode sofrer modificação, passando a funcionar como fibras nociceptivas. Esta plasticidade é o mecanismo responsável pela alodinia (percepção de dor a estímulos que, em condições normais, não provocariam sensação dolorosa) (Figura 9.4).

As fibras sensoriais se agrupam em neurônios de primeira ordem, tipo pseudounipolar, os quais apresentam um ramo distal longo e um ramo proximal curto.

À conversão do estímulo nociceptivo por substâncias proteicas em potencial elétrico despolarizante denomina-se "transdução", mecanismo inicial de sensação dolorosa.

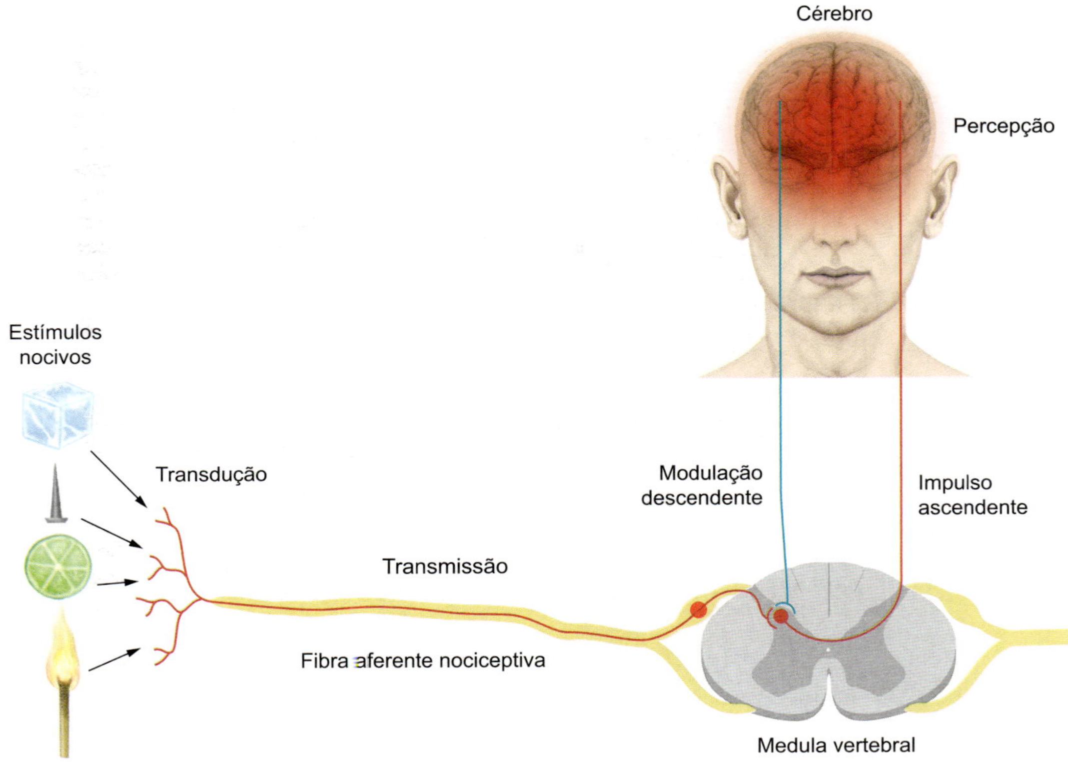

Figura 9.1 Mecanismos que participam da percepção: transdução, transmissão e modulação.

Quadro 9.1 Receptores sensitivos da pele, tipos, sensibilidade e estímulos.

Receptor	Tipo	Sensibilidade	Estímulo
Ruffini e Krause	Termorreceptores	Calor e frio	Temperatura
Merkel e Meissner	Mecanorreceptores	Tato	Deformação tecidual
Corpúsculo de Pacini	Mecanorreceptor	Pressão	Deformação tecidual
Terminações livres	Quimiorreceptores	Dor	Lesão tissular
Órgão tendinoso de Golgi	Mecanorreceptor	Posição corporal	Alteração da posição
Fusos musculares	Mecanorreceptores	Propriocepção	Estiramento

Transmissão

Por intermédio do neurônio sensorial de primeira ordem, o potencial elétrico despolarizante conduz o estímulo ao sistema nervoso central (neurônios sensoriais de segunda e terceira ordens), com sinapse no corno dorsal da medula espinal (a maioria) ou no tronco cerebral, estando os corpos das células nervosas localizados no gânglio da raiz dorsal e no gânglio trigeminal (ver Figura 9.1).

Este processo, denominado "transmissão", é possível graças ao conjunto de vias e mecanismos que possibilitam que o impulso nervoso, gerado ao nível dos nociceptores das estruturas somáticas (pele, músculos, articulações) e viscerais, atinjam estruturas nervosas centrais onde ocorre o reconhecimento da dor (Figura 9.5).

A Figura 9.5 representa a transmissão do estímulo pelo corno dorsal de fibras aferentes somáticas com seus tratos até o tálamo e o córtex sensorial primário e as vias de modulação da dor.

VIAS DO GRUPO LATERAL. Filogeneticamente mais recentes, quase totalmente cruzadas, são representadas pelos tratos neoespinotalâmico (espinotalâmico lateral), o mais importante, neotrigeminotalâmico, espinocervicotalâmico e sistema pós-sináptico da coluna dorsal. Estas vias terminam, predominantemente, nos núcleos talâmicos ventrocaudal e porção posterior do núcleo ventromedial, de onde partem as radiações talâmicas para o córtex somestésico, orbitofrontal e insular.

Estas vias estão relacionadas com o aspecto sensorial discriminativo da dor.

VIAS DO GRUPO MEDIAL. Filogeneticamente mais antigas, parcialmente cruzadas, incluem os tratos paleoespinotalâmico, paleotrigeminotalâmico, espinorreticular e espinomesencefálico e sistema ascendente multissináptico proprioespinal. Essas vias podem terminar direta ou indiretamente nos núcleos dorsomedial e intralaminares do tálamo medial, após sinapse na formação reticular do tronco cerebral e na substância cinzenta periaquedutal, de onde partem as vias reticulotalâmicas. Emitem colaterais para o sistema límbico e para a substância cinzenta periventricular.

Do tálamo medial partem radiações difusas para todo o córtex cerebral.

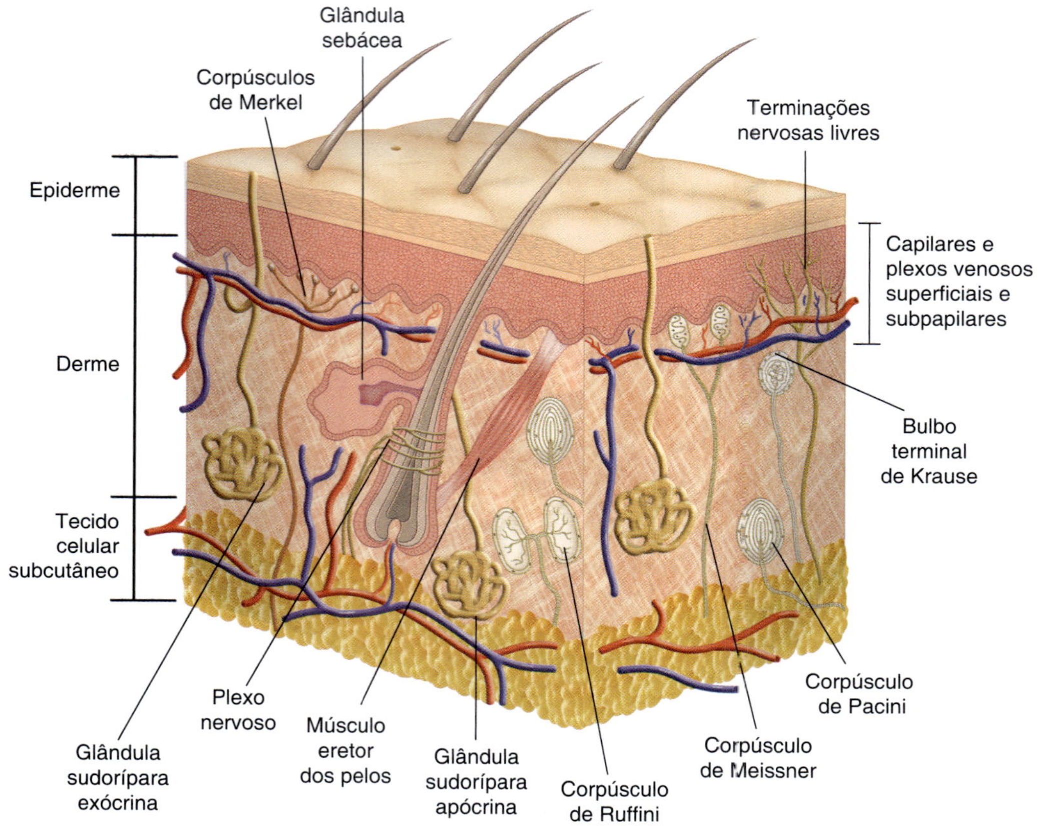

Figura 9.2 Tipos de receptores sensitivos: bulbo terminal de Krause, corpúsculos de Pacini, de Meissner e de Merkel, terminação de Ruffini e terminações nervosas livres.

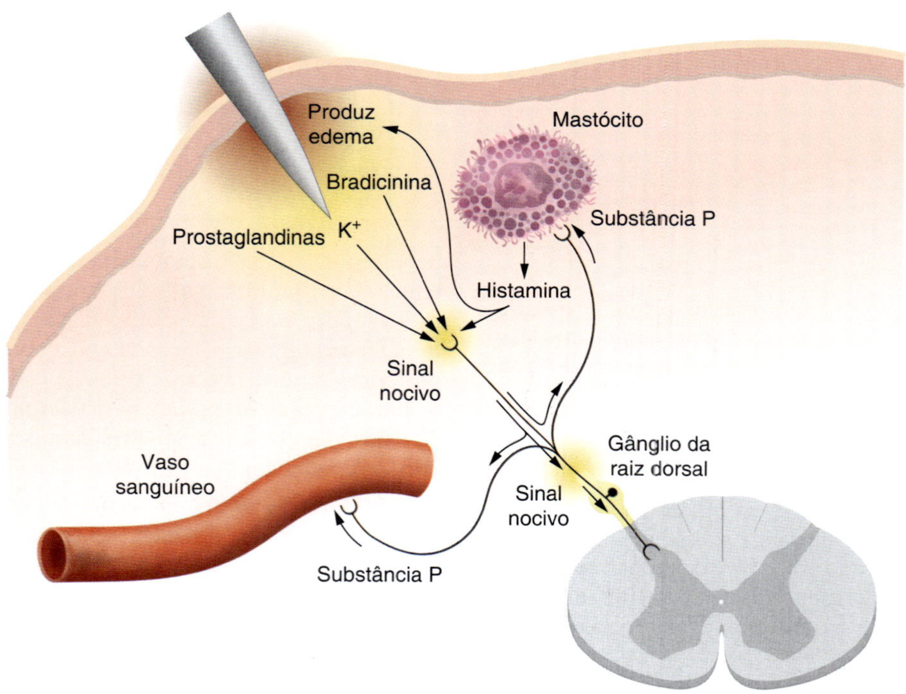

Figura 9.3 Esquema mostrando a estimulação dos receptores e a liberação de substâncias que promovem o potencial de ação, fenômeno inicial da sensação dolorosa.

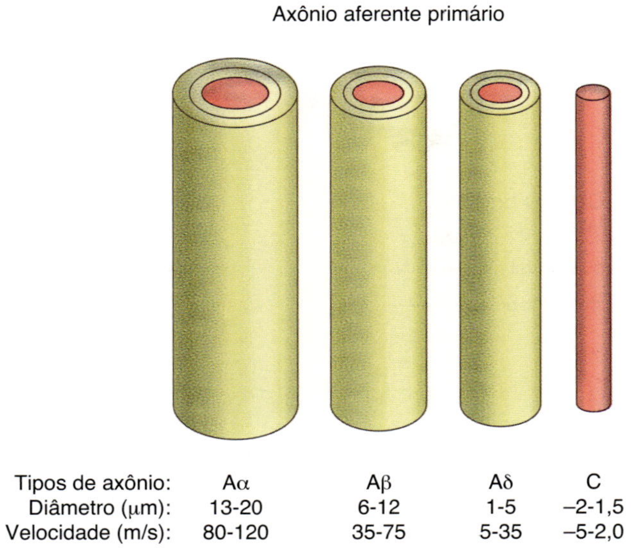

Figura 9.4 Tipos de fibras (axônios) do sistema nervoso (o diâmetro depende da espessura da bainha de mielina) com os respectivos estímulos transmitidos. Aα: aferências de fusos musculares primários motores para os músculos esqueléticos; Aβ: aferências cutâneas para tato e pressão; Aδ: aferências cutâneas para temperatura e dor; C: aferências cutâneas para dor, simpáticas pós-ganglionares. As fibras relacionadas com a transmissão dolorosa são Aδ e C.

As vias do grupo medial são relacionadas com o aspecto afetivo-motivacional da dor.

As fibras nociceptivas (Aδ e C), oriundas da periferia, constituem os prolongamentos periféricos dos neurônios pseudounipolares situados nos gânglios espinais e de alguns nervos cranianos (trigêmeo, facial, glossofaríngeo e vago).

As fibras provenientes de estruturas somáticas cursam por nervos sensoriais ou mistos e apresentam uma distribuição dermatomérica (Figura 9.6). Já as fibras que vêm das vísceras cursam por nervos das cadeias simpática (cardíacos médio e inferior, esplâncnicos maior, menor e médio, esplâncnicos lombares) e parassimpática (vago, glossofaríngeo e esplâncnicos pélvicos – S2, S3 e S4).

A transmissão através das vias aferentes não é uniforme e existe diferenciação segundo a espessura da fibra, sua origem e função, na transmissão do tipo de estímulo e na velocidade de condução.

A substância cinzenta da medula espinal é constituída de dez regiões, estando as seis primeiras localizadas no corno dorsal, por onde entram as fibras sensoriais cutâneas e viscerais. As regiões I e II correspondem à substância gelatinosa, por onde entram as fibras Aδ e C responsáveis pela transmissão da dor.

Independentemente de sua origem (somática ou visceral) as fibras nociceptivas trafegam no sistema nervoso central pelas mesmas vias; em sua maioria, trafegam na medula espinal pelo quadrante anterolateral.

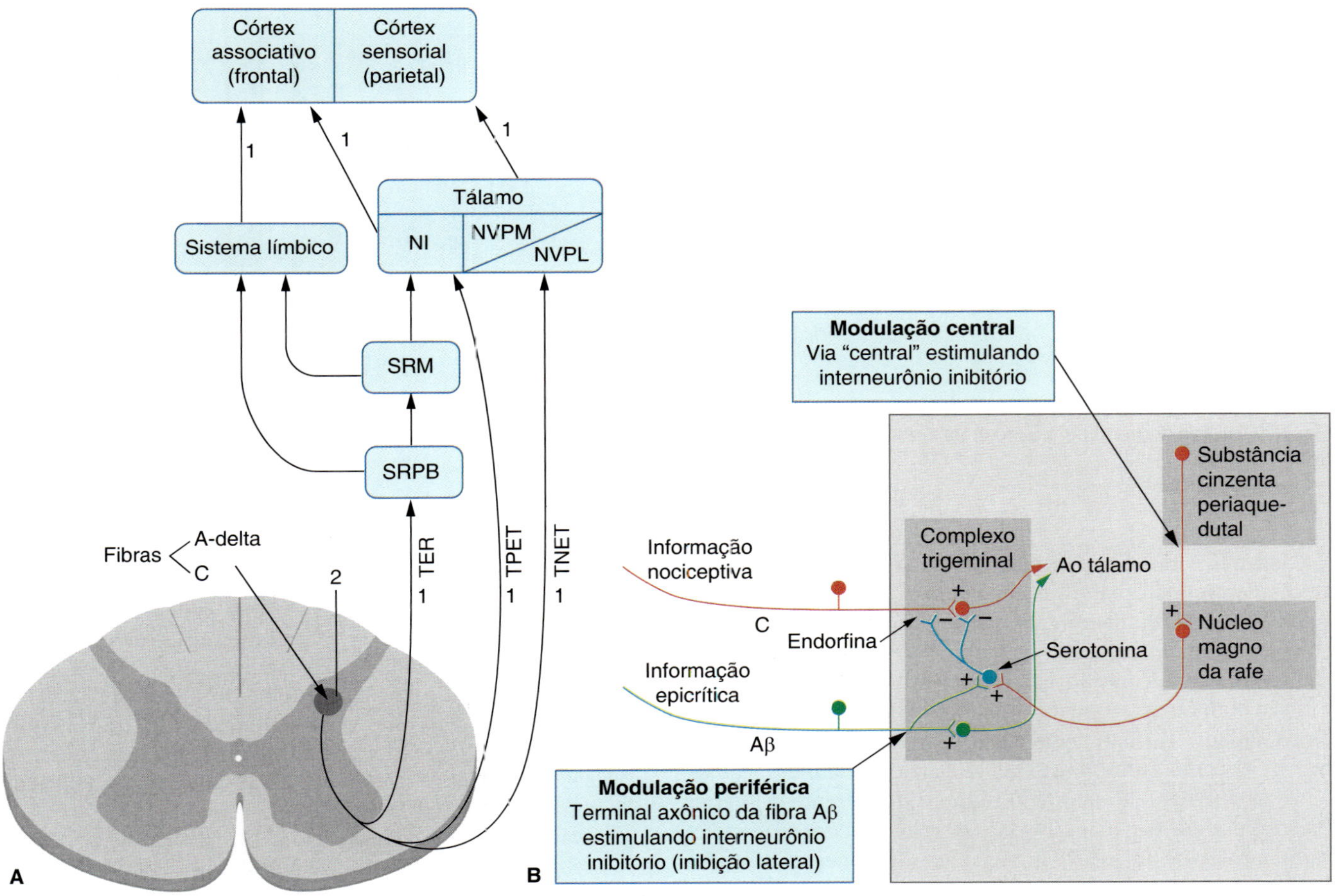

Figura 9.5 Mecanismos de transmissão e modulação do estímulo. **A.** Vias de transmissão. **B.** Vias de modulação da dor periférica e central. NI: núcleos inespecíficos; NVPL: núcleo ventral posterolateral; NVPM: núcleo ventral posteromedial; SRPB: substância reticular pontobulbar; SRM: substância reticular mesencefálica; TER: trato espinorreticular; TNET: trato neoespinotalâmico; TPET: trato paleoespinotalâmico.

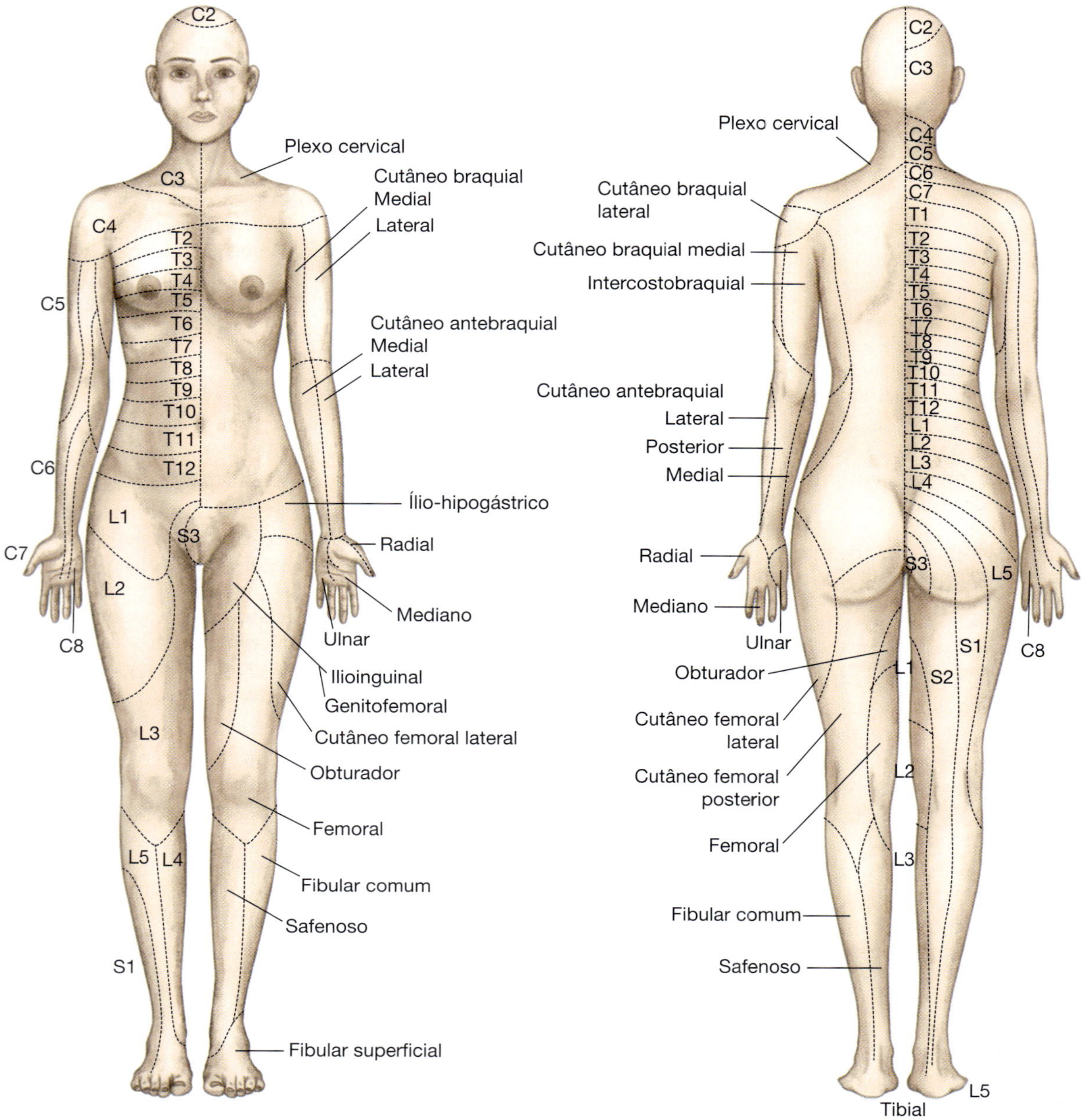

Figura 9.6 Mapa dermatomérico mostrando as áreas corporais com as respectivas inervações, o que possibilita compreender a dor relatada e a dor irradiada.

Uma revisão desse conceito tornou-se necessária quando Willis descreveu uma via exclusiva para a condução da dor visceral, localizada na porção mais anterior e medial do funículo posterior.

Vale ressaltar, contudo, que os aferentes nociceptivos viscerais são com certa frequência bilaterais e não unilaterais como os somáticos. Tal fato, associado à extrema ramificação dos nervos viscerais (um mesmo nervo participa da inervação de diversas vísceras), ao pequeno número de aferentes viscerais (correspondem a apenas 10% das fibras da raiz, dorsal), ao elevado número de fibras C (condução lenta) nos nervos viscerais (1 fibra A para 10 fibras C; na raiz dorsal, tal proporção é de 1 para 2) e à chegada dos aferentes de uma mesma víscera em múltiplos segmentos medulares, justifica a imprecisa localização da dor visceral (ver Figura 9.5).

Modulação

Além de vias e centros responsáveis pela transmissão da dor, há estruturas responsáveis por sua supressão, denominadas "vias modulatórias", as quais são também ativadas pelas vias nociceptivas. As sinapses entre os neurônios de primeira e segunda ordens ocorrem por modulação de transmissão medular espinal, dependente de neurotransmissores, dentre os quais se destacam o glutamato, a substância P e o peptídio relacionado com o gene do cálcio.

Há vários sistemas modulatórios. O primeiro foi proposto por Melzack e Wall, em 1965, e recebeu a denominação de "teoria do portão ou das comportas" (Figura 9.7).

As fibras amielínicas (C) e mielínicas finas (Aδ) conduzem a sensibilidade termoalgésica, enquanto as fibras mielínicas grossas (Aα e Aβ) conduzem as demais formas de

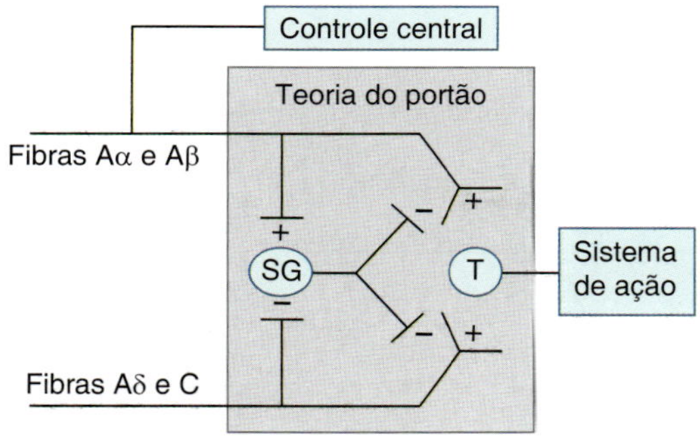

Figura 9.7 Teoria do portão da modulação da dor por interneurônios da substância gelatinosa (SG) da lâmina II de Rexed, que recebe estímulo oriundo das fibras mielinizadas grossas Aα e Aβ (para tato, pressão, posição, vibração) e fibras amielínicas C e mielinizadas finas Aδ para dor.

sensibilidade (tato, pressão, posição, vibração). Segundo essa teoria, a ativação das fibras mielínicas grossas excitaria interneurônios inibitórios da substância gelatinosa de Rolando (lâmina II) para os aferentes nociceptivos, impedindo a passagem dos impulsos dolorosos, ou seja, haveria um fechamento do portão, ao passo que a ativação das fibras amielínicas e mielínicas finas (C e Aδ) inibiria os interneurônios inibitórios, tornando possível a passagem dos estímulos nociceptivos (abertura do portão). Esse mecanismo explica por que uma leve fricção ou massageamento de uma área dolorosa proporciona alívio da dor (ver Figura 9.7).

Reynolds, em 1969, identificou outro sistema modulatório ao verificar, em ratos, que a estimulação elétrica da substância cinzenta periaquedutal (PAG, do inglês *periaqueductal gray*) produzia acentuada analgesia, a qual era acompanhada por aumento da concentração de opioides endógenos no liquor, que era revertida pela administração de naloxona (antagonista opioide). Demonstrou-se, posteriormente, que analgesia similar podia ser obtida pela estimulação elétrica da substância cinzenta periventricular (PVG, do inglês *periventricular gray*), do bulbo rostroventral (BRV) (núcleos da rafe magno, magnocelular e reticular paragigantocelular lateral) e do segmento pontino dorsolateral (TPDL) (*loci ceruleus* e *subceruleus*) ou pela injeção de morfina em qualquer desses locais (PVG-PAG, BRV e TPDL).

A estimulação elétrica de outras estruturas, como o funículo posterior da medula espinal, lemnisco medial, tálamo ventrocaudal, cápsula interna, córtex somestésico e córtex motor, também pode proporcionar alívio da dor. Vilela Filho, em 1996, propôs a existência do circuito modulatório prosencéfalo-mesencefálico, que justificaria a analgesia obtida pela estimulação dessas áreas do sistema nervoso.

Em vista disso, conclui-se que várias estruturas estão, de alguma forma, envolvidas na modulação da sensação dolorosa.

A partir da sinapse no corno dorsal da medula espinal, o neurônio sensorial de segunda ordem ascende até o núcleo posterior ventral do tálamo, onde faz sinapse e se projeta como neurônio sensorial de terceira ordem, para:

- O córtex cerebral, onde a percepção da dor é interpretada com suas diferentes características (qualidade, intensidade, localização)
- O sistema límbico e amígdalas, que interpretam o componente afetivo da dor.

Pode-se concluir, portanto, que a dor pode ser provocada tanto por ativação das vias nociceptivas como pela lesão das vias modulatórias (supressoras), o que a torna semelhante a outras funções envolvidas na manutenção da homeostase, como a pressão arterial e a temperatura, que obedecem a mecanismos de ativação e supressão, com elevação ou diminuição, dependendo dos fatores intervenientes.

Estruturas que participam do sistema modulatório

- Interneurônios inibitórios localizados na lâmina II ou substância gelatinosa e que se projetam para outras regiões a partir do corno dorsal da medula espinal
- Estruturas do tronco cerebral que enviam, até a medula espinal, projeções neuronais, as quais, por meio da liberação de neurotransmissores, são capazes de modular a passagem do estímulo nociceptivo, tanto positivamente (controle descendente facilitatório da dor), quanto negativamente (controle descendente inibitório da dor) (ver Figura 9.5).

MECANISMOS RELACIONADOS COM A PRODUÇÃO E A PERPETUAÇÃO DA DOR

Existem dois mecanismos relacionados com a geração e a perpetuação da dor: sensibilização periférica e sensibilização central.

Sensibilização é o fenômeno representado pela percepção desproporcional da sensação dolorosa em relação ao estímulo que a desencadeia, em virtude da diminuição no limiar da dor.

SENSIBILIZAÇÃO PERIFÉRICA. A sensibilização periférica desenvolve-se no local do estímulo e decorre de alterações dos receptores, cujo resultado é a diminuição do limiar de excitabilidade dos nociceptores (ver Figura 9.3).

Lesão celular causa liberação de mediadores inflamatórios (bradicinina, prostaglandina, histamina, interleucinas, leucotrienos, fator de necrose tumoral e de crescimento neuronal), gerando uma dor aguda. Se o estímulo se perpetua, há sensibilização crescente dos receptores nociceptivos, que passam a responder a estímulos nocivos com maior intensidade e a estímulos não nocivos (p. ex., tato), percebendo-os como dolorosos.

SENSIBILIZAÇÃO CENTRAL. É a facilitação da chegada do estímulo doloroso ao sistema nervoso central pela redução do limiar de estímulo e espraiamento da região cortical envolvida no processamento da dor (área receptiva da dor). Um exemplo de sensibilização central é o aparecimento de dor ao tocar a pele do rosto após o término de uma crise de neuralgia do trigêmeo.

Fatores afetivos e motivacionais

Embora não sejam considerados geradores primários de dor, os fatores psicológicos são potenciais modificadores da evolução e da intensidade da dor.

Os estudos de neuroimagem funcional mostraram que a ínsula e o cíngulo anterior são as estruturas cerebrais associadas aos fatores afetivos e motivacionais.

A intensidade da dor, por exemplo, depende de uma série de fatores: intensidade do estímulo, grau de atenção, fator que acentua a dor ou de distração, que a atenua, estado emocional (medo, apreensão e ansiedade amplificam a dor) e aspectos culturais e religiosos, que podem diminuí-la ou impedi-la. Assim, o mesmo estímulo doloroso pode ser considerado intenso por um indivíduo em determinada situação ou leve, até pelo mesmo indivíduo, em circunstâncias distintas.

Deve ser reconhecido, também, o papel do condicionamento na dor. Pavlov demonstrou experimentalmente que, quando o choque e a queimadura eram usados como estímulos condicionantes para a alimentação de cães, após um período de tempo, estes animais passavam a responder a esses estímulos sem qualquer manifestação de dor, em virtude da modificação do significado do estímulo.

Finalmente, deve-se ressaltar a grande influência que o sistema cognitivo-avaliativo exerce sobre os sistemas sensorial-discriminativo e afetivo-motivacional.

Dadas as extensas conexões dos lobos temporais com a amígdala e o hipocampo, dos lobos frontais com o hipotálamo e do tálamo medial/intralaminar e cíngula, com o sistema límbico, as funções cognitivas encontram-se em situação ideal para interferir (contribuir ou modificar) nas respostas do sistema afetivo-motivacional. Por outro lado, as eferências frontais para a formação reticular bulbar e mesencefálica, onde se situam os centros modulatórios da dor, como o bulbo rostroventral e a substância cinzenta periaquedutal e as eferências do córtex somestésico para o corno dorsal exercem influência inibitória sobre os neurônios nociceptivos através da via corticospinal ou piramidal. O mesmo ocorre com algumas estruturas subcorticais, das quais se originam as vias extrapiramidais, as quais influenciam significativamente a transmissão nociceptiva no corno dorsal, interferindo no sistema sensorial-discriminativo da dor.

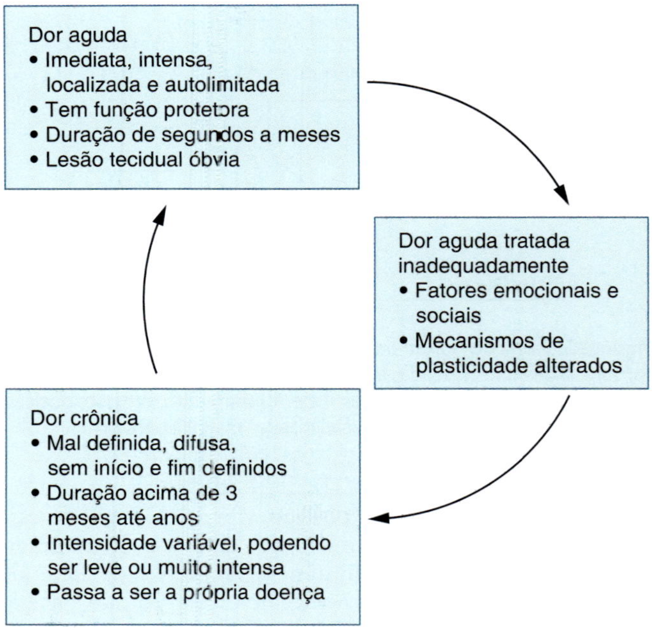

Figura 9.8 Ciclo de ligação entre as dores aguda e crônica, e suas principais características.

CLASSIFICAÇÕES DA DOR

A dor pode ser classificada segundo vários aspectos: quanto ao modo de início e evolução; do ponto de vista fisiopatológico; e com relação às estruturas onde se origina.

Quanto ao início e à evolução

Pode ser aguda ou crônica.

DOR AGUDA. Início recente, normalmente associada a alguma lesão específica ou risco iminente de lesão. É uma resposta fisiológica a estímulos nocivos que normalmente cessa quando a causa é interrompida.

Pode durar de fração de segundo a semanas. Se não for tratada adequadamente, pode se tornar crônica, passando a ser a "doença" do paciente, e não apenas mais um sintoma.

DOR CRÔNICA. Considera-se dor crônica aquela que dura no mínimo 3 meses. Pode estar associada a um processo patológico crônico ou ser uma dor que persistiu além do período de resolução do quadro. Normalmente não tem uma causa única determinada, caracterizando um processo patológico próprio, que acarreta morbidade significativa para o paciente e demanda tratamento multidisciplinar específico com foco na dor (Figura 9.8).

O mecanismo que transforma uma dor aguda em crônica é a plasticidade mal-adaptativa do sistema nociceptivo.

Do ponto de vista fisiopatológico

Do ponto de vista fisiopatológico a dor pode ser classificada em nociceptiva, neuropática, nociplástica e mista.

DOR NOCICEPTIVA. É causada pela ativação dos nociceptores. A transmissão dos impulsos é conduzida pelas vias nociceptivas até as regiões do sistema nervoso central, onde são interpretados.

São exemplos característicos de dor nociceptiva as causadas por agressões externas (picada de inseto, fratura de osso, corte da pele), a dor visceral (cólica nefrética, apendicite), a dor das lesões articulares e da invasão neoplásica dos ossos.

Características da dor nociceptiva. A dor nociceptiva é percebida simultaneamente com a estimulação provocada pelo fator causal, em geral, facilmente identificado. A remoção da causa quase sempre é acompanhada de alívio imediato da sensação dolorosa. Descrita frequentemente de modo vago, como em peso, aperto, latejamento e/ou queimação. Nenhum déficit sensorial é identificado nesses pacientes e a distribuição da dor corresponde à das fibras nociceptivas estimuladas. Quanto menor o número de segmentos medulares envolvidos na inervação de uma estrutura, mais localizada será a dor (somática superficial). Em contrapartida, quando o número de segmentos medulares é grande, mais difusa será a dor (visceral e somática profunda).

Alodinia, hiperpatia e hiperalgesia

- Alodinia: sensação desagradável provocada pela estimulação tátil de uma área com limiar aumentado de excitabilidade (região parcialmente desaferentada). Dor decorrente de um estímulo que normalmente não a provocaria. Muitas vezes, os pacientes relatam esta sensação da seguinte maneira: "O simples contato da roupa ou do lençol é extremamente doloroso"
- Hiperpatia: sensação desagradável, mais dolorosa que a comum, provocada pela estimulação nóxica, sobretudo a repetitiva, de uma área com limiar de excitabilidade aumentado, indicando região parcialmente desaferentada. Síndrome dolorosa caracterizada por uma reação anormalmente dolorosa a um estímulo, especialmente um estímulo repetitivo, bem como um limiar aumentado
- Hiperalgesia: aumento da dor por estímulo que normalmente não provocaria essa sensação. Resposta exagerada aos estímulos aplicados em uma região com limiar de excitabilidade reduzida. Pode manifestar-se sob a forma de dor a estímulos inócuos ou dor intensa a estímulos leves ou moderados.

DOR NEUROPÁTICA. Provocada por lesão ou doença que acomete as vias neurológicas somatossensitivas (responsáveis pelas sensações de dor, calor, tato e pressão). Pode ser de origem central (medula espinal, tronco cerebral, tálamo) ou periférica (nervo periférico, plexo, gânglio da raiz dorsal).

Suas causas incluem etiologias infecciosas, metabólicas, traumáticas, isquêmicas, oncológicas e degenerativas. Seu início pode coincidir com a atuação do fator causal, porém, mais comumente, ocorre após dias, semanas, meses ou até anos. Em geral, o fator causal não pode ser eliminado, por ter deixado de agir ou por ser impossível interrompê-lo.

Etiologias da dor neuropática

Etiologia	Exemplos
Infecciosa	Herpes-zóster, HIV, covid-19
Metabólica	Diabetes, carência de vitamina B12, etilismo
Traumática	Fraturas, avulsão do plexo braquial
Isquêmica	Vasculite de pequenos vasos
Oncológica	Compressão pelo tumor ou secundária à quimioterapia e à radioterapia
Degenerativa	Esclerose múltipla

Ainda não se conhecem exatamente os mecanismos fisiopatológicos da dor neuropática, mas a lesão do trato neoespinotalâmico ou neotrigeminotalâmico na dor facial parece ser condição essencial para seu aparecimento.

Este tipo de dor é gerado no sistema nervoso, independentemente de estímulo externo ou interno.

A secção do trato neoespinotalâmico, eficaz em eliminar a dor nociceptiva, agrava a dor neuropática, pois permanece o componente constante. Este fato sugere que o provável mecanismo seja a desaferentação.

Quando um neurônio é privado de suas aferências (desaferentação), aparecem diversas alterações, incluindo degeneração dos terminais pré-sinápticos, reinervação do local desaferentado por axônios vizinhos por brotamento (*sprouting*), substituição de sinapses inibitórias por excitatórias, ativação de sinapses anteriormente inativas e aumento da eficácia de sinapses antes pouco eficazes ou latentes.

Estas alterações tornam as células desaferentadas hipersensíveis, daí a denominação "células explosivas" (*bursting cells*). Sua hiperatividade é espontânea, visto que são integrantes das vias nociceptivas. Este seria o mecanismo fisiopatológico da dor descrita como em queimação ou formigamento.

Outra possibilidade é o componente constante da dor neuropática ser devido à hiperatividade das vias envolvidas. A estimulação elétrica dessas estruturas, em pacientes com dor neuropática, mimetiza a sensação dolorosa relatada por eles. Naqueles que não se referem a este tipo de dor, a estimulação elétrica não produz nenhum efeito.

A substituição de sinapses inibitórias por excitatórias, o aumento da eficácia de sinapses outrora pouco efetivas e a ativação das inativas podem tornar tais células hiper-responsivas aos estímulos dolorosos, manifestando-se clinicamente sob a forma de **hiperpatia**.

Características da dor neuropática. Normalmente percebida em planos mais superficiais que a dor nociceptiva, na região da estrutura nervosa lesionada. Descrita como choque, queimação, alfinetadas, formigamento, pontadas, frio doloroso e, por vezes, associada a prurido, parestesias e dormência. O exame neurológico encontra-se alterado. Podem ocorrer alterações positivas, como hiperalgesia, alodinia, hiperestesia e disestesia; ou negativas, como perda da sensibilidade.

A dor neuropática pode ser avaliada por questionários específicos, como o DN4, de fácil aplicação na prática. Se quatro ou mais pontos forem positivos, considera-se que há dor neuropática.

Questionário para diagnóstico da dor neuropática – DN4

Por favor, nas quatro perguntas a seguir, complete o questionário marcando uma resposta para cada número.

Entrevista do paciente

Questão 1: Sua dor tem uma ou mais das seguintes características?

	Sim	Não	
1. Queimação			
2. Sensação de frio dolorosa			
3. Choque elétrico			

Questão 2: Há um ou mais dos seguintes sintomas na mesma área da sua dor?

	Sim	Não	
4. Formigamento			
5. Alfinetada e agulhada			
6. Adormecimento			
7. Coceira			

Exame do paciente

Questão 3: A dor está localizada em uma área em que o exame físico pode revelar uma ou mais das seguintes características?

	Sim	Não	
8. Hipoestesia ao toque			
9. Hipoestesia à picada de agulha			

Questão 4: Na área dolorosa, a dor pode ser causada ou aumentada por:

	Sim	Não	
10. Escovação			

Escore

0 – para cada item negativo
1 – para cada item positivo

Dor neuropática: escore total a partir de 4/10
( ) Dor nociceptiva
( ) Dor neuropática

DOR NOCIPLÁSTICA. Originada da alteração da nocicepção, sem evidência de lesão tecidual estimulando os nociceptores ou lesão do sistema nervoso somatossensitivo. Inclui algumas síndromes dolorosas comuns na prática clínica: enxaqueca, fibromialgia, síndrome do intestino irritável, entre outras. Cada patologia tem características clínicas próprias, sendo a ausência de lesão evidente a peculiaridade comum entre elas.

DOR MISTA. Causada por sobreposição de mais de um mecanismo de dor.

Estruturas de origem da dor

Com relação às estruturas onde se origina a dor, pode ser classificada em somática (superficial e profunda) e visceral.

DOR SOMÁTICA SUPERFICIAL. É a forma de dor nociceptiva provocada pela estimulação de nociceptores do sistema tegumentar. Tende a ser bem localizada e relatada como picada, pontada, queimor, sempre de acordo com o estímulo que a provocou.

Sua intensidade é variável e, de certo modo, proporcional ao estímulo. Decorre, em geral, de trauma, queimadura e processo inflamatório.

DOR SOMÁTICA PROFUNDA. É uma dor nociceptiva decorrente de ativação dos nociceptores de músculos, fáscias, tendões, ligamentos e articulações.

Suas principais causas são: estiramento muscular, contração muscular isquêmica, exercício exaustivo prolongado, contusão, ruptura tendinosa e ligamentar, síndrome miofascial, artrite e artrose.

É uma dor mais difusa que a dor somática superficial. Sua localização é algo imprecisa, sendo, em geral, descrita como dolorimento, dor surda, dor profunda e, no caso de dor muscular isquêmica, como cãibra.

Sua intensidade é proporcional à do estímulo causal, indo de leve a intensa.

DOR VISCERAL. É a dor nociceptiva decorrente da estimulação dos nociceptores das vísceras. É profunda e tem características similares às da dor somática profunda, ou seja, é difusa, de difícil localização e descrita como um dolorimento ou dor surda, que tende a se acentuar com a atividade funcional do órgão acometido.

A dor visceral pode estar relacionada com quatro condições: (a) comprometimento da própria víscera (dor visceral verdadeira); (b) comprometimento secundário do peritônio ou pleura parietal (dor somática profunda); (c) irritação do diafragma ou do nervo frênico; (d) relacionada a um reflexo viscerocutâneo (dor referida).

A **dor visceral verdadeira** tende a se localizar na projeção anatômica do órgão onde se origina. A dor cardíaca, por exemplo, tem localização retroesternal ou precordial; a pleural, na parede do hemitórax correspondente; a esofágica, na região retroesternal ou epigástrica; a gastroduodenal, no epigástrio e no hipocôndrio direito; a ileojejunal e dos cólons é predominantemente periumbilical; a do sigmoide e do reto, na região pélvica e perineal; a hepática e biliar, no hipocôndrio direito e epigástrio; a esplênica, no hipocôndrio esquerdo; a pancreática, no epigástrio, hipocôndrio esquerdo e parte média do dorso; a renal, nos flancos; a ureteral, nos flancos com irradiação para o baixo-ventre e genitália; a vesical e uretral proximal é pélvica ou no baixo-ventre; a uterina, no baixo-ventre, região pélvica, perineal e lombar baixa; a originada nos ovários e anexos, na região pélvica, perineal, lombar baixa e nas fossas ilíacas. A qualidade da dor é específica para cada tipo de víscera.

Assim, a dor das vísceras maciças dos processos não obstrutivos das vísceras ocas é descrita como surda; a dos processos obstrutivos das vísceras ocas é do tipo cólica; quando há comprometimento da pleura parietal, em pontada ou fincada; na isquemia miocárdica é constritiva ou em aperto; e quando há aumento da secreção do ácido clorídrico (gastrite, úlcera gástrica ou duodenal), em queimação.

CARACTERÍSTICAS SEMIOLÓGICAS DA DOR

Todo paciente com dor deve ser avaliado de maneira sistematizada, considerando-se 10 características – decálogo semiológico da dor (Quadro 9.2).

Além de investigar detalhadamente a história da dor, a anamnese também deve buscar informações sobre as comorbidades e as medicações utilizadas pelo paciente, alergias, sono, humor, comprometimento cognitivo, realização de atividade física, tabagismo, etilismo ou uso de drogas ilícitas, risco de uso abusivo de opioides e tratamentos prévios.

Localização

Refere-se à região onde o paciente sente a dor.

Descrições como "dor na vesícula" carecem de valor e devem ser desencorajadas, pois dependem da imagem corporal. Deve-se solicitar ao paciente que aponte com o dedo ou a mão a área em que sente a dor, a qual deve ser registrada de acordo com a nomenclatura das regiões da superfície corporal (ver Parte 3, *Método Clínico*, Capítulo 5, *Fundamentos do Método Clínico*).

Quando o paciente relata dor em mais de um local, é importante que todos os locais sejam registrados no mapa corporal, devendo ser interpretados separadamente, o que permite deduzir se a sensação dolorosa é irradiada ou referida ou de diferentes causas.

Cumpre ressaltar que dor percebida em diferentes locais pode indicar uma mesma doença (p. ex., dor em múltiplas articulações na doença reumática), processos mórbidos independentes ou adquirir características de dor psicogênica, em geral, mal localizada.

É relevante avaliar a sensibilidade na área onde se localiza a dor e adjacências.

A hipoestesia, por exemplo, é evocativa de dor neuropática, sobretudo se for descrita como em queimação ou

Quadro 9.2 Decálogo semiológico da dor.

Características	Descrição	Exemplos
1. Localização	Onde o paciente sente a dor	Localizada, difusa
2. Irradiação	Para onde a dor vai	Irradiada, referida
3. Qualidade ou caráter	Caracterização da sensação dolorosa	Choque, queimação, aperto, cólica etc.
4. Intensidade	Medida com escalas específicas	Escala visual analógica, escala de faces
5. Duração	Tempo desde o início da dor	Aguda, crônica
6. Evolução	Como evoluiu desde o início	Constante, intermitente; início súbito, gradual
7. Relação com funções orgânicas	Relação com o funcionamento dos órgãos relacionados	Tosse, alimentação, posturas etc.
8. Fatores desencadeantes ou agravantes	O que piora a dor?	Posição, temperatura, ansiedade, depressão
9. Fatores atenuantes	O que melhora a dor?	Relaxamento, atividades físicas, massagem, terapia psicológica
10. Manifestações concomitantes	Sintomas que aparecem com a dor	Náuseas e vômito, palidez, sudorese

formigamento. Por vezes, a sensibilidade pode estar aumentada, o que indica hiperestesia (hipersensibilidade aos estímulos táteis) e hiperalgesia (hipersensibilidade aos estímulos álgicos), traduzindo reações que ocorrem em uma área sem comprometimento da inervação sensorial.

Alodinia e hiperpatia que ocorrem em uma área de hipoestesia são indicadores de dor neuropática. Sua verificação é particularmente útil nos casos em que o déficit sensorial é subclínico, ou seja, condições em que é mais difícil confirmar o diagnóstico de dor neuropática.

Sem dúvida, a correta localização da dor é sempre fundamental para identificar sua causa.

Lembrar que a dor somática superficial tende a ser mais localizada, enquanto a somática profunda e a visceral, assim como a neuropática, tendem a ser mais difusas.

Irradiação

A dor pode ser estritamente localizada ou irradiada, quando segue o trajeto de uma raiz nervosa ou nervo, ou referida, cujo mecanismo é diferente. Não se deve confundir dor referida e dor irradiada (Figura 9.9).

Dor irradiada

Caracteriza-se por ser sentida à distância de sua origem, mas em estruturas inervadas pela raiz nervosa ou em um nervo cuja estimulação é responsável pela dor. Exemplo clássico é a ciatalgia, provocada pela compressão de uma raiz nervosa por hérnia de disco lombar (ver Figuras 9.6 e 9.9 B).

O reconhecimento da localização inicial da dor e de sua irradiação pode indicar a estrutura nervosa comprometida, o que é fundamental no raciocínio diagnóstico.

Exemplos de dor irradiada:

- Neuralgia occipital: dor na transição occipitocervical, com irradiação superior, anterior e lateral, podendo atingir vértex, globos oculares, ouvidos e, às vezes, a face (comprometimento da raiz C2 e/ou C3)
- Cervicobraquialgia: dor cervical com irradiação para a face lateral do braço e antebraço (raiz C6)
- Dorsalgia com irradiação anterior, passando, pela escápula, para a área mamilar (raiz T4)
- Dorsalgia na transição toracolombar, com irradiação anterior e inferior.

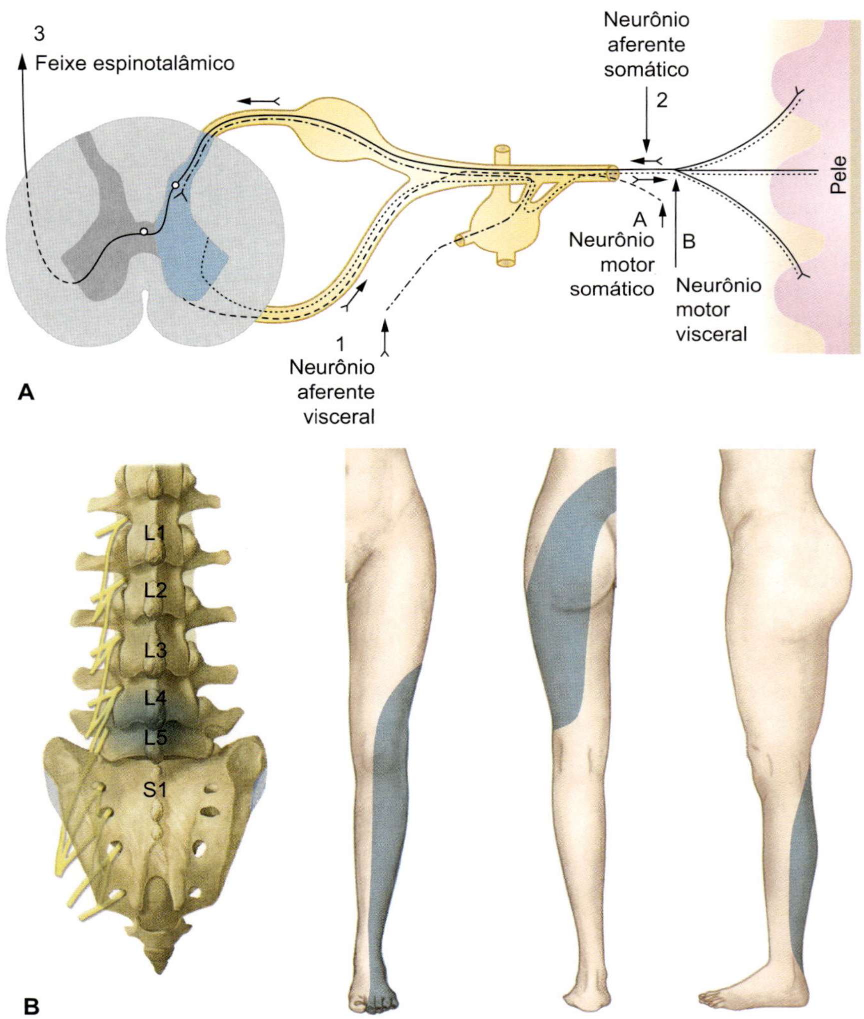

Figura 9.9 Dor referida e dor irradiada. **A.** Dor referida. O estímulo doloroso procedente de uma víscera é conduzido pelo neurônio aferente visceral (1) e penetra na medula com o neurônio aferente somático (2), responsável pela sensibilidade superficial daquele metâmero. Seja qual for a origem do estímulo – pele ou víscera –, este será conduzido aos centros superiores através do feixe espinotalâmico (3). **B.** Dor irradiada por hérnia discal entre L4 e L5 (lombociatalgia), comprimindo a raiz de L5. A dor é irradiada para a nádega, face posterolateral da coxa e posterolateral da perna (ver mapa dermatomérico; ver Figura 9.6).

Lombociatalgia

Dor lombar com irradiação para virilha, face anterior da coxa e borda anterior da canela, também face medial da perna até a região maleolar medial (raiz L4) ou irradiação para a nádega e a face posterolateral da coxa e da perna, até a região maleolar lateral (raiz L5): dor lombar com irradiação para a nádega e a face posterior da coxa e da perna, até o calcanhar (raiz S1) (ver Figura 9.9).

A dor irradiada pode surgir em decorrência do comprometimento de qualquer raiz nervosa, podendo o território de irradiação ser conhecido pelo exame do mapa dermatomérico (ver Figura 9.6).

Característica importante da dor irradiada é a que obedece claramente à distribuição metamérica (ver Figura 9.6).

Cumpre ressaltar que processos patológicos anteriores ou concomitantes, que afetam estruturas inervadas por segmentos medulares adjacentes, aumentam a possibilidade de a dor ser sentida em uma região inervada por ambos os segmentos medulares, fazendo com que tenha localização atípica. Assim, a dor da isquemia miocárdica (angina e infarto agudo do miocárdio [IAM]) pode irradiar-se para o epigástrio em pacientes com úlcera duodenal e para o membro superior direito em indivíduos com fratura recente de algum osso dessa região.

Dor referida

Pode ser definida como uma sensação dolorosa superficial percebida distante da estrutura onde se originou (visceral ou somática) (ver Figuras 9.6 e 9.9).

A explicação da dor referida é a convergência de impulsos dolorosos viscerais e somáticos, superficiais e profundos, para neurônios nociceptivos, localizados no corno dorsal da medula espinal, sobretudo na lâmina V.

Tendo em vista que o sistema tegumentar apresenta um suprimento nervoso nociceptivo muito mais exuberante do que o das estruturas profundas, somáticas e viscerais, a representação talâmica e cortical destas é muito menor do que daquelas. Por conseguinte, os impulsos dolorosos provenientes das estruturas profundas seriam interpretados pelo cérebro como oriundos do tegumento e o paciente percebe a dor naquele local.

Na apendicite, a dor começa na região epigástrica ou periumbilical (dor referida) e, posteriormente, por irritação do peritônio parietal suprajacente, passa a ser sentida na fossa ilíaca direita (dor somática profunda).

A irritação do diafragma ou do nervo frênico não é incomum nas lesões de órgãos torácicos e do andar superior do abdome. Nestes casos, o paciente apresenta dor referida no ombro (dermátomo C4) porque o nervo frênico, responsável pela inervação do diafragma, origina-se predominantemente do quarto segmento medular cervical. Porém, as afecções da vesícula biliar (colecistite, colelitíase), que não têm nenhuma relação com o diafragma, também podem cursar com dor referida no ombro. Neste caso, é explicada pela participação do nervo frênico na inervação nociceptiva da vesícula biliar.

Dor referida

Órgão acometido	Local da dor
Apêndice	Dor na região epigástrica ou periumbilical (T6 a T10)
Vesícula e fígado	Dor na escápula e no ombro
Ureter	Dor na virilha e na genitália externa
Coração	Dor na face medial do braço (T1)
Diafragma e nervo frênico	Dor no ombro (C4)
Pâncreas	Dor lombar

Qualidade ou caráter

Para que seja definida a qualidade ou o caráter da dor, solicita-se ao paciente para descrever a sensação que a dor provoca.

Não raro o paciente experimenta dificuldade em relatar a qualidade da dor. Quando isso ocorre, pode-se oferecer a ele uma relação de termos "descritores", mais usados e solicitar que escolha aquele ou aqueles que descrevam a dor de maneira mais adequada.

A importância prática desta característica é que o caráter da dor pode auxiliar a definir o processo patológico subjacente.

Padrões de dor: identificação da etiologia pelos sintomas

Patologia	Características
Enxaqueca, abscesso e odontalgia	Dor frontotemporal unilateral pulsátil
Neuralgia do trigêmeo	Dor em choque, pontos de desencadear facial (*trigger points*)
Cólica nefrética, biliar, intestinal ou menstrual	Dor em cólica ou em torcedura
Úlcera péptica e esofagite de refluxo	Dor em queimação – visceral
Dor neuropática	Dor em queimação – superficial
Angina e infarto agudo do miocárdio	Dor constritiva ou em aperto
Processos pleurais	Dor em pontada
Doenças de vísceras maciças	Dor surda – em peso
Doenças das vísceras maciças e musculares, como a lombalgia, e também na dor neuropática (constante)	Dor "doída" ou dolorimento
Infecções musculares	Dor em cãibra

Intensidade

É um componente relevante da dor. Aliás, é o que costuma ter mais importância para o paciente. Resulta da interpretação global dos seus aspectos sensoriais, emocionais e culturais. Como é uma experiência sensorial subjetiva, a avaliação da intensidade feita pelo paciente é o elemento fundamental desta característica.

Isto porque, segundo a Organização Mundial da Saúde (OMS), a intensidade é o principal componente para escolha do esquema terapêutico, havendo para isso uma escala proposta pela OMS para a escolha do(s) medicamento(s).

Escalas de dor

As escalas com expressões, tais como **sem dor, dor leve, dor moderada, dor intensa, dor muito intensa e pior dor possível**, de amplo uso, têm a desvantagem de serem subjetivas (Figura 9.10).

Em adultos, prefere-se, uma **escala analógica**, a qual consiste em uma linha reta com um comprimento de 10 cm, tendo em seus extremos as designações **sem dor** e **pior dor possível** (ver Figura 9.10).

É solicitado ao paciente que indique a intensidade da dor em algum ponto dessa linha. O resultado é registrado com um valor de zero a dez. Esta escala não exclui o componente subjetivo, mas melhora a avaliação da intensidade.

Para adultos com baixa escolaridade, crianças e pessoas idosas, para os quais a compreensão da escala analógica visual pode ser difícil, podem-se utilizar as **escalas de representação gráfica não numérica**, como a de expressões faciais de sofrimento: **sem dor, dor leve, dor moderada e dor intensa** (ver Figura 9.10).

Se o paciente tem dificuldade em definir "a pior dor possível", solicita-se a ele que a compare com a dor mais intensa já experimentada. A dor do parto, a da cólica nefrética, a de uma úlcera perfurada (no momento da perfuração) são referências adequadas para esse fim. Mas nem todo paciente tem estas referências.

A interferência da dor: no sono, trabalho, relacionamento conjugal e familiar, atividade sexual, social e recreativa fornecem pistas indiretas, porém, objetivas, de sua intensidade, devendo, portanto, ser valorizadas.

Crianças

A avaliação da dor nessa população tem como objetivo identificar as 10 características semiológicas já descritas, porém pode ser desafiador obter informações precisas. Devido a isso, foram criadas escalas específicas para avaliação da intensidade da dor, como a escala comportamental FLACC (*face*, *legs*, *activity*, *cry*, *consolation*) para avaliação da intensidade dessa sensação em crianças de zero até 3 anos de idade (Quadro 9.3). Valores entre 1 e 3 significam pouco desconforto; 4 a 6, desconforto moderado; e, a partir de 7, desconforto grave/dor.

Entre 4 e 7 anos, já se pode utilizar a escala de faces de Wong-Baker, adaptada para a idade (Figura 9.11). A partir de 8 anos de idade, já é possível aplicar alguma das variações da escala analógica de dor.

Duração

Inicialmente, a data de início da dor é determinada com a máxima precisão possível. Quando é contínua, calcula-se sua

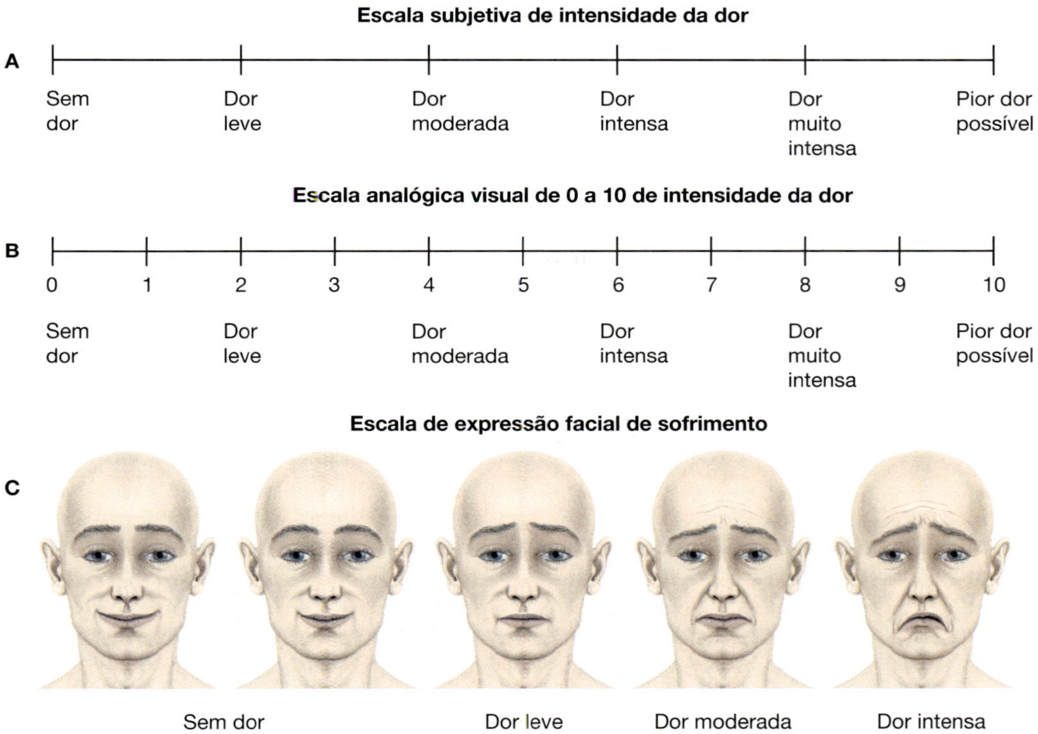

Figura 9.10 Escalas de intensidade da dor. **A.** Escala subjetiva. **B.** Escala analógica. **C.** Escala de expressão facial (não numérica).

Quadro 9.3 Escala comportamental FLACC para avaliação da intensidade da dor em crianças de 0 a 3 anos.

Comportamento	Pontuação		
Categoria	**0**	**1**	**2**
Face	Nenhuma expressão especial ou sorriso	Caretas ou sobrancelhas franzidas de vez em quando, introversão, desinteresse	Tremor frequente do queixo, mandíbulas cerradas
Pernas	Normais ou relaxadas	Inquietas, agitadas, tensas	Chutando ou esticadas
Atividade	Quieta, na posição normal, movendo-se facilmente	Contorcendo-se, movendo-se para frente e para trás, tensa	Curvada, rígida ou com movimentos bruscos
Choro	Sem choro (acordada ou dormindo)	Gemidos ou choramingos; queixa ocasional	Choro continuado, grito ou soluço; queixa com frequência
Consolo	Satisfeita, relaxada	Tranquilizada por toques, abraços ou conversas ocasionais; pode ser distraída	Difícil de consolar ou confortar

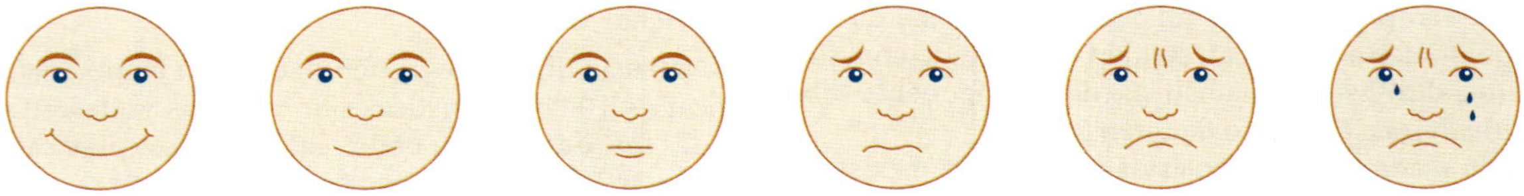

Figura 9.11 Escala de faces de Wong-Baker.

> **Dor do membro fantasma e síndrome complexa de dor regional**
>
> Após terem parte do corpo amputada, alguns indivíduos ainda sentem dor no local acometido (síndrome do membro fantasma).
>
> A dor do membro fantasma ocorre mais comumente após amputação de um membro, embora também possa ocorrer após enucleação do globo ocular, remoção da mama ou amputação do pênis.
>
> É do tipo neuropático, sendo a seção dos nervos mistos e sensoriais, no ato da amputação, seu substrato fisiopatológico.
>
> Esses pacientes, não infrequentemente, apresentam também a denominada "dor do coto", que é diferente da dor do membro fantasma, a qual parece ser decorrente da hiperexcitabilidade do neuroma formado na extremidade proximal do nervo secionado.
>
> Cumpre salientar que a dor do coto de amputação e a dor fantasma são de difícil tratamento, frequentemente, rebeldes às abordagens farmacológica e cirúrgica.
>
> A síndrome complexa de dor regional (SCDR) é caracterizada por apresentar-se associada a alterações vasomotoras, sudomotoras e tróficas.
>
> Tende a ser excruciante e pode ser em queimação ou disestésica, intermitente, fugaz, em choque, provocada por praticamente qualquer movimento, ou evocada, caracterizada por alodinia e hiperpatia.
>
> A dor costuma ser tão intensa que o paciente assume uma postura de constante defesa do segmento corporal afetado. A unha torna-se grande porque o indivíduo se recusa a cortá-la. A pele torna-se fina, lisa e brilhante. A temperatura cutânea geralmente é elevada, embora possa diminuir. Há, em geral, aumento local da sudorese e alteração da coloração da extremidade acometida (pálida, hiperemiada ou arroxeada). As articulações tornam-se rígidas, e desenvolve-se osteoporose.
>
> Essa síndrome pode ser classificada em dois tipos: SCDR-I, quando não há lesão demonstrável de nervo periférico; e SCDR-II, quando há lesão nervosa.
>
> Elas receberam também outras designações, como "distrofia simpática reflexa (SCDR-I)", "causalgia (SCDR-II)" e "atrofia de Sudeck".
>
> O substrato fisiopatológico parece ser a hiperatividade do sistema nervoso simpático.

duração de acordo com o tempo transcorrido entre o início e o momento da anamnese. Se for cíclica, deve-se registrar a data e a duração de cada episódio doloroso.

Se é intermitente e ocorre várias vezes ao dia, são registradas a data de seu início, a duração média dos episódios dolorosos, o número médio de crises por dia e de dias por mês em que se sente dor. Estes elementos da história contribuem para o raciocínio diagnóstico.

Dependendo da duração, a dor pode ser classificada em aguda ou crônica.

Aguda é a dor que dura menos de 1 mês (ou 3 meses), e cessa dias ou semanas após o desaparecimento ou melhora da doença ou lesão.

Dor crônica é a que persiste além do tempo necessário para a cura da doença ou da lesão, habitualmente mais de 3 meses, transformando-se em uma condição clínica de grande interesse prático. Deixa de ser um "sintoma" e passa a ser a "doença" do paciente. Em geral, este tipo de dor está associado a fatores sociais e emocionais (ver Figura 9.8).

Evolução

Trata-se de uma característica de grande relevância que revela a maneira como a dor evoluiu, desde seu início até o momento da anamnese. Duração e evolução são características semiológicas que se completam e são investigadas simultaneamente.

A investigação é iniciada pelo modo de instalação: se súbita ou insidiosa. Se for súbita e tipo cólica, localizada no hipocôndrio direito, por exemplo, sugere colelitíase, ao passo que uma dor de início insidioso, surda, na mesma área, tem mais probabilidade de ser decorrente de colecistite ou hepatopatia. Em ambos os casos pode haver irradiação da dor para a área escapular e/ou ombro direito.

É relevante definir a concomitância da atuação do fator causal e o início da sensação dolorosa. A dor neuropática pode iniciar-se semanas, meses ou até anos após a atuação do fator causal. Já o início da dor nociceptiva é sempre simultâneo ao fator que a provocou.

Durante sua evolução, pode haver as mais variadas modificações na dor. Exemplos: devido ao uso abusivo e inadequado de analgésicos, pacientes com enxaqueca ou cefaleia tensional crônica podem evoluir para uma forma diferente de cefaleia, designada "cefaleia crônica diária", de tratamento muito mais difícil; indivíduos com síndrome complexa de dor regional tipo II provocada por lesão traumática do nervo mediano direito, que, inicialmente, apresentam dor restrita ao território desaferentado podem, ao longo dos meses e anos, sentir também dor no tronco e na outra extremidade.

O não reconhecimento da forma inicial de apresentação da dor (caso o paciente só seja visto tardiamente) torna mais difícil a caracterização da dor.

Em pacientes com dor neuropática, os seus componentes (dor constante, intermitente e evocada) frequentemente surgem em épocas diferentes. Assim, um indivíduo que tinha apenas dor constante, em queimação, controlada farmacologicamente, pode voltar a apresentá-la, não pela perda do controle da dor constante, embora isso também possa ocorrer, mas pelo aparecimento de dor intermitente ou evocada.

A dor nociceptiva também pode mudar suas características, como no caso do paciente portador de úlcera péptica, com dor crônica, em queimação na região epigástrica, que, subitamente, passa a apresentar dor aguda, intensa, na mesma região, a qual, horas após, espalha-se por todo o abdome, caracterizando o quadro de úlcera perfurada, indicativa da peritonite química decorrente do extravasamento do suco digestório. Outro exemplo: paciente do sexo feminino, com história prévia de doença biliar e dor crônica, surda, no hipocôndrio direito, que passa, subitamente, a apresentar dor intensa, em barra, no andar superior do abdome, associada a vômitos repetitivos, ou de um paciente do sexo masculino, com história de etilismo crônico, que passa a apresentar dor abdominal súbita. Em ambos os casos, o diagnóstico mais provável é o de pancreatite aguda, pois doença biliar e etilismo são as causas mais frequentes de pancreatite aguda nos sexos feminino e masculino, respectivamente.

A intensidade da dor também pode variar ao longo da evolução. Sua redução progressiva, sem qualquer alteração no tratamento, pode indicar que o quadro doloroso está entrando em remissão. Intensidade inalterada ou progressiva ou agravamento ao longo dos meses, a despeito de tratamento adequado, por outro lado, sugere que ela se tornou crônica.

Uma dor crônica pode sofrer alterações de intensidade em um mesmo dia (**ritmicidade**) ou surgir em surtos periódicos, ao longo dos meses ou anos (**periodicidade**).

Exemplo típico é a dor da úlcera péptica. Na úlcera duodenal, por exemplo, a dor pode adquirir um ritmo ao longo do dia: **dói – come, passa**, pelo fato de a ingestão de alimento "tamponar" o efeito do ácido clorídrico.

A cefaleia em salvas apresenta uma periodicidade peculiar: crises com duração de 15 a 180 minutos, variando de 1 crise a cada 2 dias, até 8 crises por dia, por períodos de 6 a 12 semanas, após o que entra em remissão por cerca de 12 meses.

Além dessas características evolutivas, a dor pode mudar seu padrão em função do tratamento, como no caso do paciente com dor nociceptiva em um membro inferior, ocasionada pela invasão óssea por câncer, submetido a cordotomia anterolateral (secção do trato neoespinotalâmico na medula espinal). Inicialmente a dor é totalmente eliminada, mas meses após a cirurgia pode surgir um novo tipo de dor, neuropática, decorrente da desaferentação iatrogênica.

Assim, é necessário avaliar não somente as características da dor na fase inicial ou no momento atual, mas as alterações ao longo de sua evolução.

Relação com funções orgânicas

Essa característica é avaliada, tendo em conta a localização da dor e os órgãos e estruturas situados na mesma área.

Quase sempre, a dor é acentuada pela atividade funcional do órgão em que se origina.

Uma exceção a essa regra é o alívio da dor da úlcera péptica duodenal pela ingestão de alimentos; isso porque ela se deve à hipercloridria, e não à atividade duodenal.

Padrões de alívio da dor: influência de repouso, posição e estímulos externos

Localização da dor	Relação com funções orgânicas
Dor cervical, dorsal ou lombar	Movimentos da coluna (flexão, extensão, rotação e inclinação)
Dor torácica	Respiração, movimentos do tórax, tosse, espirro e esforço físico
Localização retroesternal	Deglutição, posição e esforço físico
Periumbilical ou epigástrica	Ingestão de alimentos
Hipocôndrio direito	Ingestão de substâncias gordurosas
Baixo-ventre	Micção, evacuação e menstruação
Articular ou muscular	Movimentação daquela articulação ou músculo
Membros inferiores	Deambulação

Perfis de dor em determinadas situações clínicas: relação com a etiologia subjacente e fatores agravantes

Patologia	Relação com funções orgânicas
Insuficiência arterial mesentérica (dor surda, periumbilical)	Intensidade aumenta após alimentação, em virtude da estimulação do peristaltismo intestinal
Colecistite (dor surda no hipocôndrio direito)	A dor é exacerbada por substâncias que estimulam liberação de colecistocinina, isso porque a vesícula contrai e o esfíncter de Oddi relaxa, promovendo a expulsão da bile no tubo digestório
Dor em uma articulação ou músculo	Acentuada pela movimentação ou contração muscular
Dor retroesternal da hérnia hiatal	Acentuada pela deglutição, pelo decúbito dorsal ou pela flexão do tronco – posturas que favorecem o refluxo de suco gástrico para o esôfago em indivíduos com esfíncter cárdico hipoativo; pode sugerir esofagite de refluxo
Dor retroesternal da isquemia miocárdica	Agravada por esforço físico, que determina um aumento do trabalho do miocárdio

Fatores desencadeantes ou agravantes

São os fatores que desencadeiam a dor, ou a agravam. Devem ser procurados ativamente, pois, além de ajudarem a esclarecer o diagnóstico, seu afastamento constitui parte importante do tratamento.

Perfis de dor em determinadas situações clínicas: relação com a etiologia subjacente e fatores agravantes

Patologia	Fatores de piora
Esofagite, gastrite e úlcera péptica	Alimentos ácidos e picantes, bebidas alcoólicas e anti-inflamatórios esteroides ou não esteroides
Doença biliar	Alimentos gordurosos
Enxaqueca	Chocolate, queijos, bebidas alcoólicas (sobretudo o vinho), barulho, luminosidade excessiva, esforço físico e ansiedade
Cefaleia por hipertensão intracraniana	Decúbito dorsal prolongado, tosse e espirro, esforço físico na evacuação, esforço sexual
Meningite e hemorragia subaracnóidea	Flexão da nuca por estiramento da meninge inflamada
Hérnia discal lombossacra	Qualquer movimento que estire a raiz nervosa (elevação do membro inferior estendido, flexão do tronco) ou que aumente a pressão intrarraquidiana (tosse, espirro)
Neuralgia do trigêmeo	Lavar o rosto, escovar os dentes, conversar, mastigar ou deglutir, ou seja, atividades que estimulam as terminações nervosas trigeminais
Estenose do canal lombar e insuficiência arterial dos membros inferiores	Deambulação
Doença arterial coronariana, lombalgia e lombociatalgia	Esforço físico
Dor neuropática	Estresse, barulho, vibrações, mudanças climáticas, água fria e atividade física
Qualquer tipo de sensação dolorosa, em particular a dor psicogênica	Emoção e estresse

FATORES ATENUANTES. São os que aliviam a dor, incluindo funções orgânicas, posturas ou atitudes que protegem a estrutura ou função do órgão onde é originada (atitudes antálgicas), incluindo repouso, distração, analgésicos opioides e não opioides, anti-inflamatórios hormonais e não hormonais, relaxantes musculares, antidepressivos, anticonvulsivantes, neurolépticos, anestésicos locais, fisioterapia, acupuntura, bloqueios anestésicos, procedimentos cirúrgicos e outras intervenções.

No que se refere aos medicamentos, indagar nomes, doses e períodos em que foram usados.

A resposta a qualquer tipo de tratamento pode ser de grande utilidade na avaliação da dor.

A dor nociceptiva costuma ser aliviada pelos anti-inflamatórios, analgésicos opioides e não opioides, acupuntura, fisioterapia, bloqueios anestésicos proximais à região dolorosa, interrupção cirúrgica da via neoespinotalâmica (ou neotrigeminotalâmica, na dor facial) e certos procedimentos, ditos modulatórios, como a estimulação elétrica crônica de PVG-PAG (substância cinzenta periventricular e periaquedutal) e administração intratecal (subaracnóidea) de opioides.

Os componentes intermitente e evocado da dor neuropática respondem às mesmas medidas adotadas para a dor nociceptiva. Além disso, a dor intermitente cede aos anticonvulsivantes e aos anestésicos locais.

O componente constante da dor neuropática, excetuando-se os bloqueios anestésicos proximais, costuma ser resistente às terapêuticas habituais, podendo, inclusive, ser agravado pela interrupção cirúrgica da via neoespinotalâmica ou neotrigeminotalâmica.

Padrões de alívio da dor: influência de repouso, posição e estímulos externos

Patologia	Fatores de melhora
Qualquer dor	Distração
Enxaqueca	Locais escuros e silenciosos
Esofagite, gastrite e úlcera péptica	A ingestão de certos alimentos alivia a dor pela diminuição do pH gástrico
Sensação dolorosa no sistema digestório	Como o peristaltismo tende a intensificar a dor, esta pode diminuir com jejum ou esvaziamento do estômago pelo vômito
Dores musculares, das articulações e da insuficiência coronariana	Repouso
Distensão das vísceras abdominais maciças (distensão da cápsula hepática, esplênica renal, da serosa pancreática e pelve renal) ou ocas -> acentuada pelo aumento da pressão intra-abdominal	Posições que reduzam pressão sobre o órgão lesionado. Exemplos: – Colecistite, fletir o tronco e sustentar o hipocôndrio direito com a mão – Doenças renais: fixar o tronco e inclinar-se para o lado oposto ao afetado – Dor de origem pancreática: sentar-se ou deitar-se com as coxas e pernas fletidas, de modo a encostar os joelhos no peito
SCDR-II -> pronunciada alodinia	Assumem extremo zelo com o segmento afetado na tentativa de evitar qualquer estímulo sensorial, capaz de causar dor que pode ser excruciante. Procuram manter o membro comprometido inteiramente imóvel. Têm dificuldade de permitir o exame
Lombociatalgia	Para evitar o estiramento da raiz nervosa (causa de dor), a extremidade comprometida é mantida em atitude antálgica de semiflexão; ao deambular, essa atitude permanece, e o tronco é inclinado para a frente, como em um gesto de saudação (marcha saudatória)

A dor neuropática responde aos antidepressivos tricíclicos e inibidores da recaptação de serotonina e norepinefrina, neurolépticos, quando associados aos antidepressivos, anestésicos locais em alguns casos de neuropatia diabética, à destruição cirúrgica das vias reticulotalâmicas (tratotomia mesencefálica medial e talamotomia medial) e procedimentos modulatórios, como a estimulação da medula espinal, lemnisco medial, tálamo (VPL e VPM), cápsula interna e córtex motor.

MANIFESTAÇÕES CONCOMITANTES. A dor aguda, nociceptiva, sobretudo quando intensa, costuma acompanhar-se de manifestações neurovegetativas, que se devem à estimulação do sistema nervoso autônomo, expressando-se por sudorese, palidez, taquicardia, hipertensão arterial, mal-estar, náuseas e vômitos.

Sintomas associados à dor: como reconhecer padrões clínicos

Patologia	Manifestações concomitantes
Cefaleia em salvas (mais frequente em homens)	Lacrimejamento, rinorreia e obstrução nasal, hiperemia conjuntival, sudorese na face e ptose palpebral
Enxaqueca com aura (escotomas) (mais frequente em mulheres)	Disacusia (intolerância aos ruídos), fotofobia (intolerância à luminosidade), náuseas e vômito
Cefaleia da hipertensão intracraniana	Acentua-se com o decúbito e acompanha-se de vômito em jato, náuseas e diplopia (visão dupla)
Cólica nefrética	Disúria, polaciúria e hematúria
Odinofagia	Disfagia
Dor torácica em adulto do sexo masculino, tabagista	Associada a esforço físico: insuficiência coronariana acompanhada de tosse e hemoptise: câncer pulmonar

EXAME FÍSICO

O exame físico do paciente com dor deve seguir o raciocínio padrão de exame físico (inspeção, palpação, percussão, ausculta e testes especiais), de acordo com a queixa do paciente. Além disso, é importante avaliarmos o comportamento e a postura do paciente durante a consulta, pois, apesar da importância do relato do paciente sobre a intensidade da sua dor, muitas vezes é necessário aplicarmos certo grau de julgamento a essa avaliação subjetiva.

Também deve ser realizado exame neurológico básico do paciente, com avaliação de motricidade, reflexos e sensibilidade.

A seguir, pontuamos alguns aspectos que devem receber atenção especial no paciente com dor, principalmente em relação à dor crônica.

Avaliação postural estática, movimentos, posturas durante atividade física e ergonomia

SONO. A maioria dos pacientes com dor crônica tem transtorno do sono associado. Devem ser investigadas as características do sono, como horas dormidas, tempo até pegar no sono, interrupções etc. Devem-se verificar também a postura durante o sono e a adequação de colchões e travesseiros.

DOR MIOFASCIAL. Caracterizada por pontos-gatilhos dolorosos em uma banda muscular tensa. A palpação dos pontos-gatilho reproduz a dor do paciente que, muitas vezes, é irradiada, seguindo padrões específicos para cada músculo, sem obedecer ao trajeto de nervos. É um tipo de dor nociceptiva, porém, ao contrário de outras dores do mesmo grupo, responde melhor a terapias físicas do que a medicamentos.

HIPERMOBILIDADE. Pacientes com hipermobilidade apresentam amplitude de movimento articular suprafisiológica, que pode se manifestar como dor, estalos, subluxações e alterações posturais.

A avaliação pode ser feita por meio do escore de Beighton, que analisa cinco características durante o exame físico do paciente (Quadro 9.4). A soma de 4 ou mais pontos define hipermobilidade.

SARCOPENIA. Transtorno progressivo e generalizado da musculatura esquelética, no qual há perda de massa, força e função muscular, que pode causar ou agravar a dor. Pode ser causada pelo envelhecimento, ou ser secundária a desnutrição, diminuição da mobilidade, câncer ou outras doenças.

O SARC-CalF é um questionário simples que pode ser utilizado para identificar pacientes em risco de sarcopenia que devem receber investigação aprofundada (Quadro 9.5).

Dor e envelhecimento

Com o envelhecimento, o limiar de dor aumenta e, consequentemente, as pessoas idosas podem apresentar problemas graves sem dor, que deixa de ser um sinal de alarme. Exemplo: ausência de dor em grande quantidade de pessoas idosas com IAM e doenças abdominais agudas.

Além disso, as manifestações dolorosas podem ser atípicas e mal localizadas (p. ex., IAM com dor abdominal ou no dorso é mais frequente nessa faixa etária).

Cumpre assinalar que muitas pessoas idosas deixam de relatar as dores por considerá-las consequência do envelhecimento e que devem ser suportadas sem queixas. Por outro lado, portadores de demência podem não relatar suas dores devido a dificuldades de expressão. Nesses casos, podem apresentar-se mais confusos e agitados (ver Parte 20, *Semiologia da Infância, da Adolescência e da Pessoa Idosa*, Capítulo 181, *Semiologia da Pessoa Idosa*).

Quadro 9.5 Questionário SARC-CalF.

Componente + pergunta		Pontuação	
Força	O quanto de dificuldade você tem para levantar e carregar 5 kg?	Nenhuma	0
		Alguma	1
		Muita ou não consegue	2
Ajuda para caminhar	O quanto de dificuldade você tem para atravessar um cômodo?	Nenhuma	0
		Alguma	1
		Muita, usa apoios, ou incapaz	2
Levantar da cama/ cadeira	O quanto de dificuldade você tem para levantar de uma cama ou cadeira?	Nenhuma	0
		Alguma	1
		Muita, ou não consegue	2
Subir escadas	O quanto de dificuldade você tem para subir um lance de escadas (10 degraus)?	Nenhuma	0
		Alguma	1
		Muita, ou não consegue	2
Quedas	Quantas vezes você caiu no último ano?	Nenhuma	0
		1 a 3 quedas	1
		4 ou mais quedas	2
Panturrilha	Meça a circunferência da panturrilha direita exposta do(a) paciente em pé, com as pernas relaxadas e os pés afastados a 20 cm um do outro	Mulheres > 33 cm	0
		Mulheres ≤ 33 cm	10
		Homens > 34 cm	0
		Homens ≤ 34 cm	10

Somatório (0 a 20 pontos): 0 a 10, sem sinais sugestivos de sarcopenia no momento (cogitar reavaliação periódica); 11 a 20, sugestivo de sarcopenia (prosseguir com investigação e diagnóstico completo).

Quadro 9.4 Escala de 9 pontos de Beighton para hipermobilidade.

Capacidade de:	Direito	Esquerdo
1. Oposição do polegar ao aspecto volar do antebraço ipsilateral	1	1
2. Dorsiflexão passiva do 5º metacarpofalangiano > 90°	1	1
3. Hiperextensão do cotovelo > 10°	1	1
4. Hiperextensão do joelho > 10°	1	1
5. Mãos espalmadas no chão sem dobrar os joelhos	1	
Total	9	

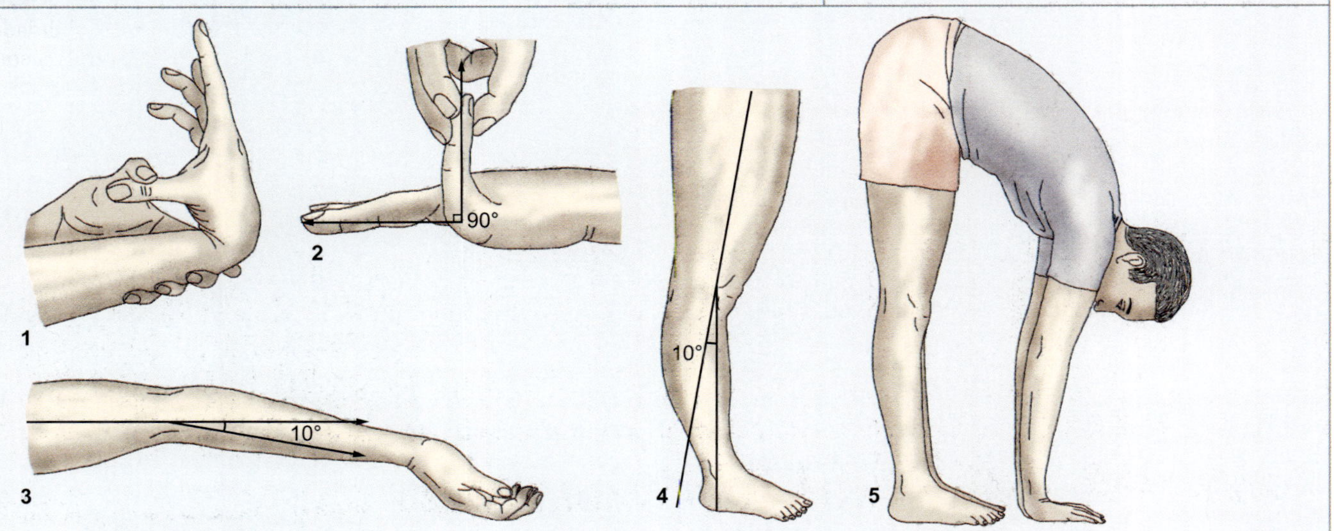

Pontuação: 1 ponto pode ser atribuído a cada lado para as manobras 1 a 4, de modo que a pontuação para hipermobilidade tenha o máximo de 9 pontos se todos forem positivos.

BIBLIOGRAFIA

Ballantine JC, Fishman SM, Rathmell JP. Bonica's management of pain. 5. ed. Philadelphia: Wolters Kluwer, 2018.

Bonica JJ. Anatomic and physiologic basis of nociception and pain. 2. ed. Philadelphia/London: Lea & Febiger, 1990.

Bonica J, Yaksh T, Liebeskind JC et al. Biochemistry and modulation of nociception and pain. In: Bonica JJ (ed.). The management of pain. 2. ed. Philadelphia/London: Lea & Febiger, 1990.

Bułdyś K, Górnicki T, Kałka D et al. What do we know about nociplastic pain? Healthcare (Basel). 2023;11(12):1794.

Cervero F. Visceral versus somatic pain: similarities and differences. Dig Dis. 2009;27(Suppl 1):3-10.

Costa GME, Leite CMA. Trigeminal neuralgia: peripheral and central mechanisms. Rev Dor. 2015;16(4):297-301.

Grant AD, Cottrell GS, Amadesi S et al. Protease-activated receptor 2 sensitizes the transient receptor potential vanilloid 4 ion channel to cause mechanical hyperalgesia in mice. J Physiol. 2007;578(Pt 3):715-33.

Greenfield K, Schoth DE, Hain R et al. A rapid systematic review of breakthrough pain definitions and descriptions. British Journal of Pain. 2023;18(3):215-26.

IASP Terminology Working Group. Descriptions of chronic pain syndromes and definitions of pain terms. In: Merskey H, Bogduk N, editors. Classification of chronic pain. 2. ed. Seattle: IASP Press, 2017. p. 209-14.

International Association for the Study of Pain (IASP). Terminology. Disponível em: https://www.iasp-pain.org/resources/terminology/. Acesso em: 17 out. 2022.

Özkara Yılmaz B, Aydın E. Discussion of International Association for the Study of Pain (IASP) pain definition: What has changed in 2020? Health Sci Q. 2023;3(4):283-91.

Porto CC, Porto AL. Clínica médica na prática diária. 2. ed. Rio de Janeiro: Guanabara Koogan, 2022.

Posso IP et al. Tratado de dor: publicação da Sociedade Brasileira para estudos da dor. São Paulo: Atheneu, 2017.

Price DD et al. Psychological and neural mechanisms of the affective dimension of pain. Science. 2000;288:1769.

Raja SN, Carr DB, Cohen M et al. The revised International Association for the Study of Pain definition of pain: concepts, challenges, and compromises. Pain. 2020;161(9):1976-82.

Stevens B. Revisions to the IASP definition of pain – What does this mean for children? Paediat Neonatal Pain. 2021;3(3):101-5.

Vilela Filho O. Dor: anatomia funcional, classificação e fisiopatologia. Neurocirurgia Contemporânea Brasileira. 1996;2(6).

Vilela Filho O. Thalamic ventrobasal stimulation for pain relief: probable mechanisms, pathways and neurotransmitters. Arq Neuro-Psiquiatr. 1994;52(4):578-84.

Vilela Filho O, Correa CF. Neuroestimulação e dor: estimulação elétrica do sistema nervoso para o manejo da dor crônica intratável. Biotecnologia. 1998;6:56-66.

PARTE

5

Anomalias Genéticas

Thaís Bomfim Teixeira

Colaboradoras

Mariana Bomfim Teixeira
Mireille C. S. de M. Gomes
Raquel Germer Toja Couto
Rayana Elias Maia

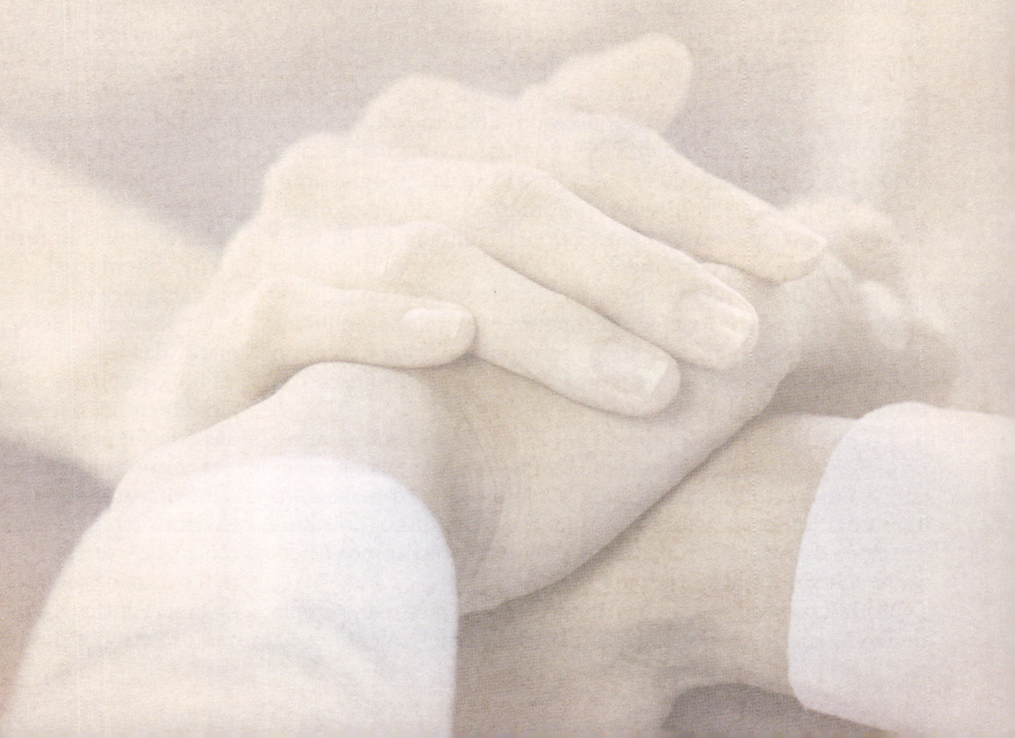

CAPÍTULO 10

Investigação Diagnóstica das Anomalias Genéticas

Mariana Bomfim Teixeira, Mireille C. S. de M. Gomes, Raquel Germer Toja Couto, Rayana Elias Maia, Thais Bomfim Teixeira

INTRODUÇÃO

A história da genética é uma jornada fascinante que remonta a séculos de observação, experimentação e descoberta. Desde os tempos antigos, a humanidade sempre se intrigou com a transmissão de características de uma geração para a seguinte; no entanto, o estudo sistemático da genética começou a progredir apenas nos últimos séculos, evoluindo de um campo de especulação para uma ciência rigorosa e fundamentada em princípios sólidos.

Foi somente no século XIX que as observações de monges, como Gregor Mendel, estabeleceram as bases da genética moderna. Mendel descobriu os princípios da herança mendeliana, demonstrando que as características eram transmitidas por "fatores hereditários", que atualmente chamamos "genes". O trabalho de Mendel desencadeou uma explosão de interesse na genética, promovendo a identificação de genes associados a características específicas em uma variedade de organismos.

Na década de 1950, pesquisadores, como Thomas Hunt Morgan, expandiram nosso conhecimento ao estudar a herança em moscas-das-frutas e mapearam a localização de genes nos cromossomos. Esse período também testemunhou a descoberta da estrutura do DNA por James Watson e Francis Crick, em 1953, lançando as bases para a era da biologia molecular. Em 1956, estabeleceu-se o número correto de cromossomos, e, em 2003, o Projeto Genoma Humano fez história ao anunciar o sequenciamento de 92% do genoma humano mediante o desenvolvimento de técnicas modernas de sequenciamento genético. Esse conhecimento possibilitou entender melhor como a genética influencia no funcionamento do corpo humano e, ao mesmo tempo, facilitou a identificação de variantes genéticas que podem causar doenças.

O DNA humano é composto por 23 pares de cromossomos, sendo 22 pares autossomos (semelhantes em homens e mulheres) e um par de cromossomos sexuais – o sexo masculino apresenta um cromossomo X e um Y; e o feminino, dois cromossomos X. Um membro de cada par de cromossomos é herdado do pai e o outro da mãe.

Cada cromossomo é constituído de uma única fita dupla de DNA, composta por uma sequência de bases: adenina (A), guanina (G), timina (T) e citosina (C). Essa sequência codifica aproximadamente 20 mil genes (Figura 10.1).

Além do DNA nuclear, existe também o DNA mitocondrial (mtDNA), que codifica 37 genes e o produto desses genes atua na mitocôndria.

AVALIAÇÃO CLÍNICA

A avaliação genética deve ser considerada quando há suspeita de uma condição genética, como: indivíduo que apresenta dismorfismos e/ou malformações; casal que busca informações a respeito de doenças genéticas que possam afetar futuros filhos; pessoa que deseja saber o risco potencial de desenvolver uma doença prevalente em sua família; entre outros.

Durante a anamnese, é importante obter a maior quantidade possível de informações. Deve-se atentar a fatores como:

- Idade dos pais ao nascimento do paciente, consanguinidade, uso de teratógenos, se a gestação foi planejada e/ou desejada, história de perda gestacional ou óbitos precoces na família, antecedente familiar de síndromes genéticas e malformações, condições recorrentes na família (câncer, alterações neurológicas, cardiopatias, entre outros). Além disso, história perinatal com informações a respeito de consulta pré-natal, ultrassonografias obstétricas, se houve diagnóstico de alguma anormalidade, como alterações no crescimento ou movimentação fetal, tipo de parto, intercorrências durante o parto, medidas antropométricas, condições de alta
- Obter informações a respeito do histórico médico do paciente, como dados sobre o desenvolvimento neuropsicomotor, desempenho escolar, interação social, cirurgias, uso de medicações, história de infecções, internações, convulsão, hábitos alimentares.

O exame físico deve ser completo, incluindo avaliação geral com auscultas cardíaca e pulmonar, exame neurológico e aferição da pressão arterial. Devem-se valorizar dados antropométricos, como peso, comprimento/estatura e perímetro cefálico. A avaliação física na consulta de genética médica deve ser direcionada, principalmente, para a identificação de dismorfismos. São analisados:

- Crânio: simetria, formato. Exemplos: plagiocefalia, turricefalia, braquicefalia
- Fontanelas: presença e tamanho. Normalmente a fontanela anterior se fecha aos 18 meses e não ultrapassa 4 a 5 cm, e a posterior se fecha por volta do 2º mês
- Cabelos: excesso ou escassez, ausência, cor, textura, implantação anterior e posterior e distribuição. Exemplos: alta ou baixa implantação em fronte e região posterior, redemoinho, poliose
- Face: simetria, formato. Exemplos: bossa frontal, estreitamento bitemporal, face alongada, triangular ou plana, hipoplasia de face média
- Orelhas: avaliar região pré e pós-auricular, simetria, formato das estruturas (hélice, anti-hélice, trago, antitrago, lóbulo), implantação, rotação, tamanho (Figura 10.2). Exemplos: apêndices, fossetas, baixa implantação, hélices antevertidas (ver Figura 10.2)
  - Anotia: ausência da orelha
  - Microtia: pavilhão auricular pequeno
- Olhos e região periocular: cor da esclera e da íris, transparência da córnea, formato da pupila, movimentos oculares, inclinação das fendas palpebrais, distância entre as pupilas, distância entre os cantos internos dos olhos, distância entre os cantos externos dos olhos (Figura 10.3)

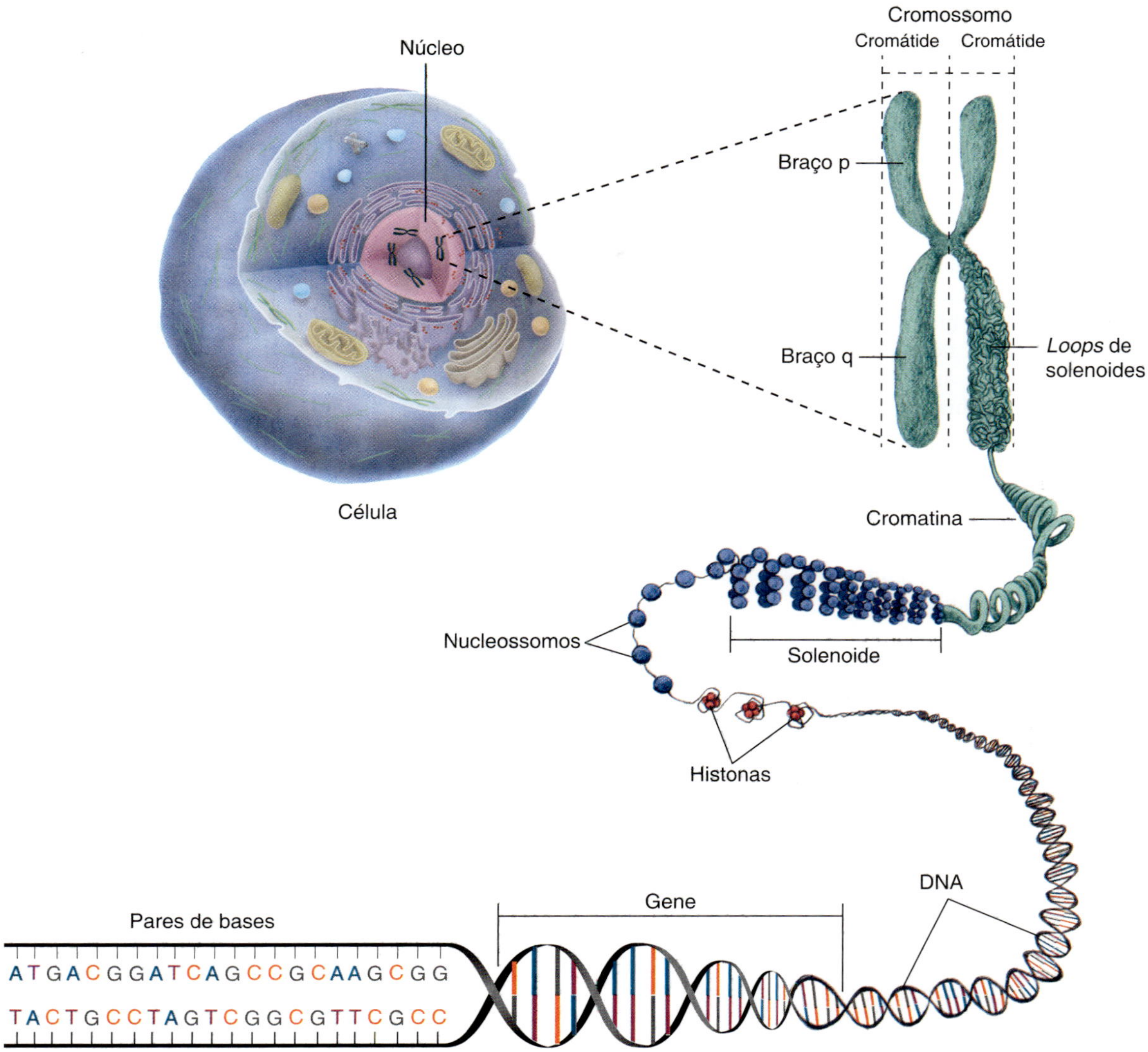

Figura 10.1 Estrutura do DNA, em que se observam a célula com seu núcleo, as partes de um cromossomo e sua conformação em hélice, e uma parte de sequência das bases nitrogenadas.

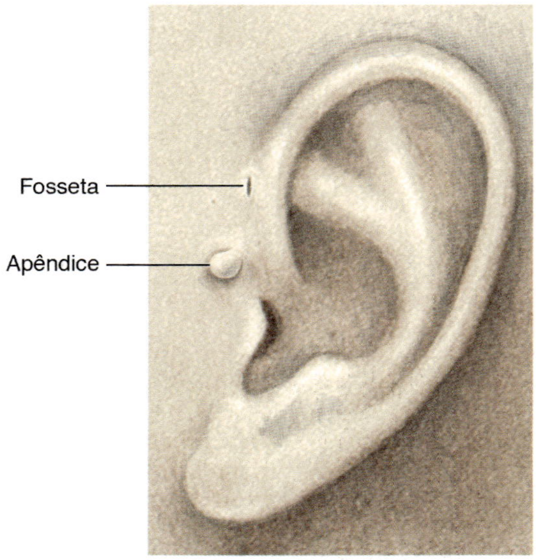

Figura 10.2 Alterações na região pré-pavilhão auricular (apêndice e fosseta). (Adaptada de Köpf-Meier, 2006.)

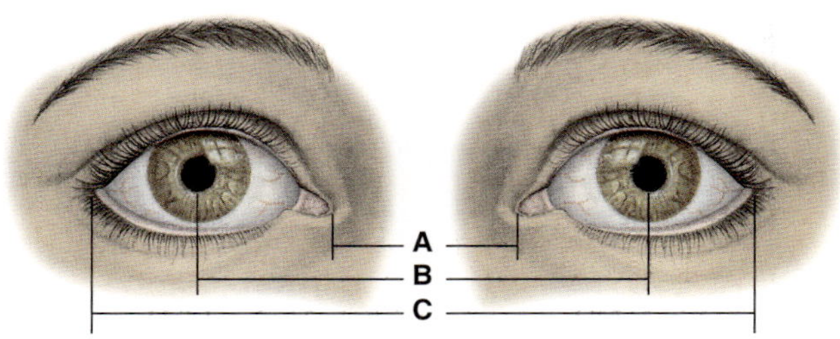

Figura 10.3 Medidas de distância entre os olhos. **A.** Distância intercantal interna. **B.** Distância interpupilar. **C.** Distância intercantal externa. (Adaptada de Köpf-Meier, 2006.)

- Telecanto: aumento da distância interna dos olhos
- Hipertelorismo ocular: aumento da distância entre as pupilas
- Hipotelorismo ocular: diminuição da distância entre as pupilas
- Blefarofimose: estreitamento da fenda palpebral
- Criptoftalmia: ausência das pálpebras (a pele que recobre o globo ocular não tem fenda)

- Epicanto: prega cutânea no canto interno do olho
- Sinofre: fusão das sobrancelhas na linha média
- Exoftalmia: protrusão anormal do globo ocular
- Microftalmia: globo ocular reduzido
- Anoftalmia: ausência do globo ocular
- Nistagmo: movimentos oculares involuntários

▪ Nariz: tamanho, largura, formato. Exemplos: achatado, bulboso, narina única, hipoplasia de aletas, base nasal alta ou baixa, ponte estreita ou larga

- Arrinia: ausência de nariz

▪ Boca e região perioral: tamanho, simetria, fendas, tamanho e definição de filtro nasolabial, lábios finos ou grossos, avaliar gengiva, dentes, palato, úvula, tonsilas, língua e dentes. Exemplos: dentes pontiagudos, incisivo central único, defeito do esmalte dentário, fenda labial e palatina

- Microstomia: boca pequena
- Macrostomia: boca grande
- Macroglossia: língua grande
- Microglossia: língua pequena
- Anodontia: ausência de dentes
- Hipodontia: ausência de alguns dentes
- Micrognatia: mandíbula pequena
- Retrognatia: mandíbula em posição posterior

▪ Pescoço: tamanho e estrutura. Exemplos: curto, longo, com nódulos, fossetas, manchas, excesso de pele, pescoço alado

▪ Tórax: tamanho e estrutura. Exemplos: curto, longo, largo, estreito, assimétrico, mamilos extranumerários, ausência de clavículas

- Hipertelorismo mamário: aumento da distância intermamilar
- *Pectus carinatum*: esterno proeminente ("peito de pombo")
- *Pectus excavatum*: depressão do esterno

▪ Abdome: simetria, avaliação de tônus muscular, parede abdominal, umbigo, massas abdominais. Exemplos: hérnia umbilical, hepatomegalia, diástase de reto abdominal

- Onfalocele: órgãos abdominais fora do abdome, envoltos por membrana peritoneal
- Gastrósquise: órgãos abdominais fora do abdome, através de uma fenda paramediana, não recoberta por membrana

▪ Dorso: avaliar coluna e escápulas. Exemplos: escoliose, escápula alada, fossetas, fístulas, cistos, tufos de pelos, escoliose

- Meningocele: lesão cística composta por liquor, meninges e pele
- Mielomeningocele: lesão da linha média contendo liquor, meninges e elementos da medula

▪ Genitália externa: avaliar pequenos e grandes lábios, clítoris, pênis, meato uretral, bolsa escrotal, testículos, pelos pubianos. Exemplos: hérnia inguinal, micropênis, genitália ambígua

- Epispadia: meato uretral na face superior do pênis
- Hipospadia: meato uretral na face inferior do pênis
- Criptorquidia: testículo fora da bolsa escrotal

▪ Períneo: avaliar região perianal. Exemplos: ânus imperfurado, ânus anteriorizado

▪ Membros: avaliar envergadura, segmentos superior e inferior, simetria de membros, articulações e mobilidade articular, mãos, pés e dedos. Exemplos: cúbito valgo, clinodactilia, geno valgo ou varo, dedos grossos, finos, sobrepostos ou hipoplásicos, polegar trifalângico, hipoplásico, hipermobilidade articular, restrição de extensão de cotovelos (Figura 10.4)

- Rizomelia: encurtamento do segmento proximal do membro
- Mesomelia: encurtamento do segmento intermediário do membro
- Acromelia: encurtamento do segmento distal do membro
- Amelia: ausência do membro
- Micromelia: encurtamento geral do membro
- Artrogripose: limitação mantida da mobilidade articular
- Aracnodactilia: dedos longos
- Braquidactilia: dedos curtos
- Sindactilia: fusão dos dedos

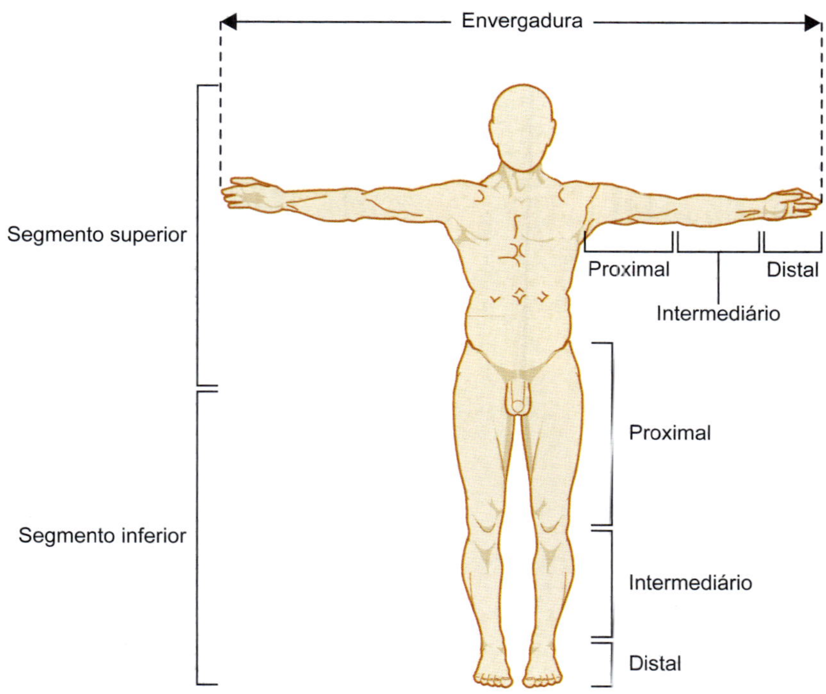

Figura 10.4 Avaliação dos segmentos do corpo.

- Polidactilia: dedos extranumerários
- Ectrodactilia: agenesia completa ou parcial de um ou mais dígitos

▪ Pele e anexos: avaliar alterações de pigmentação da pele, estrutura, elasticidade, unhas e pelos. Exemplos: manchas, pregas anômalas, vesículas, pápulas, eczemas, cicatrizes, nevos, tumores, fossetas, linfedema, hiperelasticidade da pele, defeitos ungueais, hirsutismo

▪ Linfonodos: quantidade, tamanho. Exemplo: linfonodomegalia cervical.

A avaliação clínica é fundamental para orientar a suspeita diagnóstica e direcionar a indicação de exames complementares laboratoriais e/ou de imagem, que podem ser essenciais para o diagnóstico e o manejo clínico.

Heredograma

A história familiar pode ser obtida por um instrumento denominado "heredograma", uma representação gráfica de toda a família mostrando características relevantes ao longo de gerações.

Por essa ferramenta, é possível visualizar informações de quais parentes são afetados, a distribuição entre os sexos, entre outras. É imprescindível que seja coletada uma história familiar minuciosa, tentando-se reunir o maior número de informações possíveis de parentes de primeiro, segundo e terceiro graus.

Com a análise desses dados, podemos estimar o padrão de herança, se autossômico dominante, recessivo ou ligado ao X e, dessa maneira, identificar quais os indivíduos estão em risco de desenvolver o quadro e que deverão ser submetidos à investigação clínica, facilitando o aconselhamento genético (Figura 10.5).

CLASSIFICAÇÃO

As doenças genéticas podem ser classificadas em: cromossômica, monogênica e multifatorial.

Cromossômica

Caracterizada por variações na quantidade e/ou estrutura dos cromossomos, podendo alterar ou não a quantidade de DNA.

O número normal é de 23 cromossomos em um gameta (espermatozoide e óvulo), denominado "haploide (n)". Os seres humanos são diploides (2n) e, portanto, têm 46 cromossomos.

Quando as variações afetam o número de cromossomos sem alterar a quantidade de DNA e não estão associadas a alterações fenotípicas são chamadas "balanceadas" (Figura 10.6).

Alterações desbalanceadas ocorrem quando a quantidade de DNA é modificada, levando a manifestações fenotípicas. Essas podem estar associadas tanto a cromossomos inteiros, alterando assim a quantidade de cromossomos, quanto à alteração em uma pequena região de um cromossomo (ver Figura 10.6).

As cromossomopatias podem variar em gravidade e seus sintomas podem incluir deficiências intelectuais e comportamentais, transtorno de desenvolvimento, malformações físicas, distúrbios hormonais e outros sintomas clínicos, dependendo da natureza e do local das alterações cromossômicas.

Aneuploidias

Caracterizadas por uma variação no número de cromossomos de um ou mais pares, não sendo um múltiplo exato do número haploide (n).

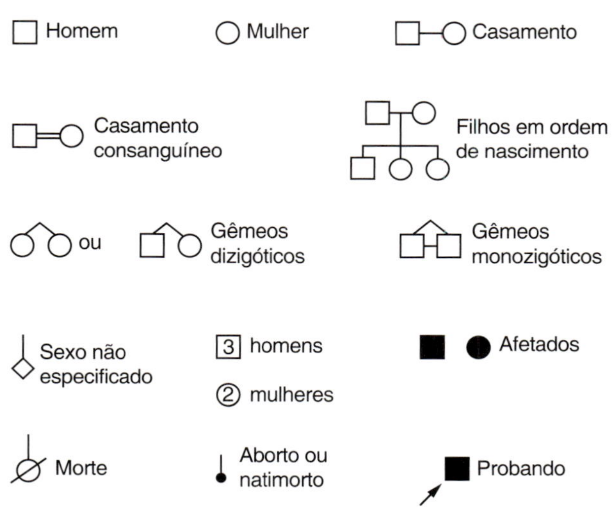

Figura 10.5 Símbolos mais comuns do heredograma.

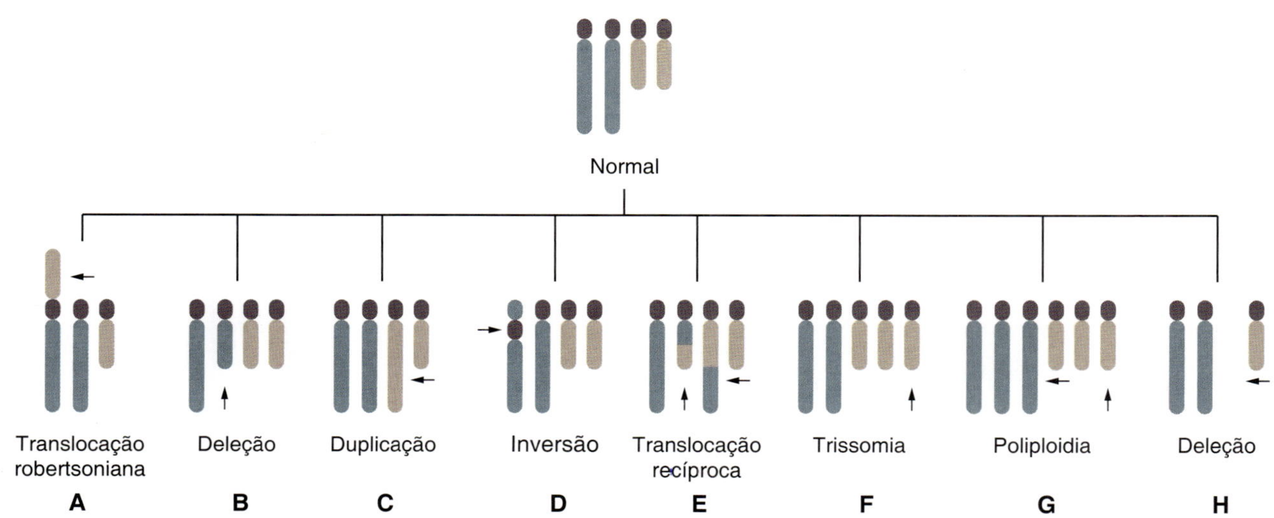

Figura 10.6 Esquema mostrando diferentes representações cromossômicas (translocação, deleção, duplicação, inversão, trissomia e poliploidia).

As aneuploidias são as alterações cromossômicas mais comuns, na maioria das vezes são caracterizadas por trissomias (presença de três cromossomos de um mesmo par) ou monossomias (presença de apenas um cromossomo do par).

Em geral, as anomalias cromossômicas numéricas não possuem um risco de recorrência aumentado, são eventos que ocorrem de forma esporádica.

A aneuploidia mais conhecida é a síndrome de Down, também conhecida como "trissomia do 21" (47,XX,+21 ou 47,XY,+21).

Outras síndromes de aneuploidia são a de Edwards (trissomia do 18 – 47,XX,+18 ou 47,XY,+18), de Patau (trissomia do 13 – 47,XX,+13 ou 47,XY,+13), de Klinefelter (47,XXY) e de Turner (45,X).

Frequentemente as monossomias apresentam um quadro clínico mais grave que as trissomias, com exceção da monossomia do X.

Leia o caso clínico 1, *Síndrome de Down*.

Poliploidia

Os seres humanos são diploides (2n). A poliploidia ocorre quando há aumento em todos os pares cromossômicos: triploidia (3n) é caracterizada pelo total de 69 cromossomos; e tetraploidia (4n), por 92 cromossomos.

Inversão

Ocorre quando um cromossomo apresenta dois pontos de quebra, e esse material é reconstituído com o segmento invertido (ver Figura 10.6 D).

Translocação (balanceada e desbalanceada)

Quando há troca de segmento cromossômico, podendo ser:

- Recíproca: troca de material entre dois cromossomos (ver Figura 10.6 E)
- Robertsoniana: fusão de um cromossomo em outro (ver Figura 10.6 A)
- Inserções: material de um cromossomo é inserido em outro cromossomo.

Deleção (monossomia e parcial)

Quando há perda total ou segmentar de um cromossomo. O DNA pode ser excluído em qualquer comprimento, sendo desde um segmento cromossômico (ver Figura 10.6 B) até um cromossomo inteiro (monossomia; ver Figura 10.6 H).

Leia o caso clínico 2, *Síndrome de Williams*.

Duplicação (trissomia e parcial)

Quando há ganho total ou segmentar de um cromossomo. O DNA pode ser duplicado em qualquer comprimento, sendo desde um segmento cromossômico (ver Figura 10.6 C) até um cromossomo inteiro (trissomia; ver Figura 10.6 F).

Imprinting

Herdamos dois alelos: um da mãe e um do pai, ambos funcionais para a maioria dos genes, mas, às vezes, um é "desligado" e não se manifesta na prole; esse alelo está presente, porém não funcionante. *Imprinting* significa que esse alelo é silenciado, e o alelo do outro progenitor é expresso, podendo ocasionar um quadro clínico específico.

Leia o caso clínico 3, *Síndrome de Prader-Willi*.

Monogênicas

Ocorrem por alteração em um determinado gene, podendo estar presente em apenas um ou em ambos os alelos. Esses distúrbios seguem o padrão de herança mendeliana, podendo se manifestar de formas diferentes em pessoas distintas, dependendo de sua penetrância e expressividade.

As condições monogênicas são classificadas de acordo com o seu modo de herança.

Autossômica dominante

Expressa quando pelo menos um dos alelos tem uma variante patogênica ou provavelmente patogênica (heterozigose) em cromossomos autossomos. O risco de recorrência para filhos é de 50%. Caso tenha ocorrido uma alteração nova (*de novo*) ausente na amostra dos pais, o risco de recorrência em outros filhos é baixo (Figura 10.7).

Leia o caso clínico 4, *Síndrome de Predisposição aos Cânceres de Mama e Ovário Hereditários*.

Autossômica recessiva

Ocorre quando os dois alelos apresentam variantes patogênicas ou provavelmente patogênicas. Se apenas um dos alelos está alterado, a pessoa é portadora. Um exemplo disso ocorre quando os pais são portadores da variante, sem apresentar quadro clínico relacionado. Cada um possui um alelo selvagem (não alterado) e um alelo com a alteração. O risco é de 25% de terem filhos com apresentação clínica, 50% de terem filhos portadores e 25% de terem filhos homozigotos selvagens (sem alteração em nenhum dos alelos). Em indivíduos consanguíneos, existe uma maior probabilidade de filhos com uma condição recessiva, já que os genitores podem ter herdado um alelo alterado um ancestral comum (Figura 10.8 A).

Acesse todo o conteúdo *online* citado nesta página:
http://uqr.to/20wck

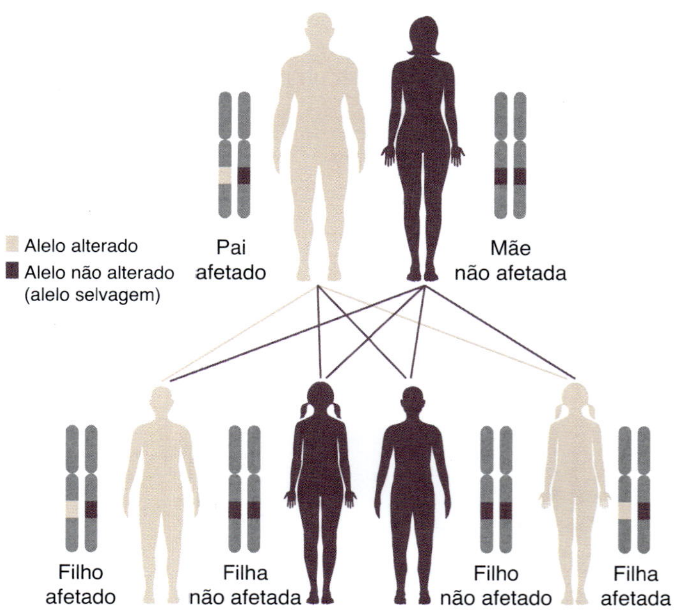

Figura 10.7 Exemplo de síndrome autossômica dominante (síndrome de predisposição para câncer de mama e ovário).

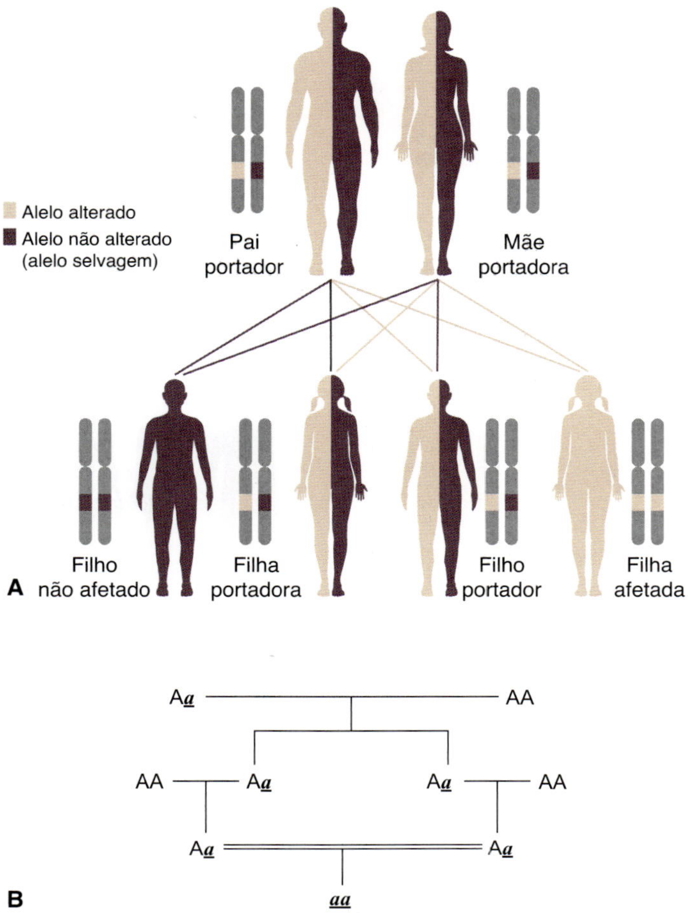

Figura 10.8 A. Representação de herança autossômica recessiva. **B.** Representação de herança autossômica recessiva com consanguinidade.

Leia o caso clínico 5, *Anemia Falciforme*.

O risco de uma doença genética na prole de casais consanguíneos não é tão alto como muitas vezes se imagina. Para primos de primeiro grau, é aproximadamente o dobro do risco (3 a 5%) comparativamente a casais não consanguíneos (2 a 3%), devido à possibilidade maior de se herdar um alelo alterado de um ancestral em comum. A consanguinidade de primos em quinto grau não costuma ter um risco significativamente maior do que o de casais não consanguíneos (Figura 10.8 B).

Ligada ao cromossomo X dominante

Causada por variantes patogênicas ou provavelmente patogênicas que ocorrem no cromossomo X e que não dependem de outro cromossomo sexual para que ocorra a expressão da condição. O padrão de herança é diferente entre os sexos, pois os homens possuem um X e um Y (herdado da mãe e do pai respectivamente) e as mulheres possuem dois X (cada um herdado de um genitor). O homem transmite o X para suas filhas e o Y para os filhos; portanto, quando o pai apresenta a alteração, ele transmite o seu X alterado para todas as suas filhas e para nenhum dos seus filhos. Quando a alteração é na mãe, ela terá o mesmo padrão de transmissão dos cromossomos autossômicos, sendo um risco de 50% de os filhos terem a doença, independente do sexo (Figura 10.9).

Leia o caso clínico 6, *Síndrome de Rett*.

Ligada ao cromossomo X recessivo

Acesse todo o conteúdo *online* citado nesta página:
http://uqr.to/20wcl

Manifesta-se quando o paciente não apresenta nenhum cromossomo X sem alteração, ou seja, em homens XY, se o X estiver alterado, ele irá apresentar a condição clínica. Em geral, o quadro

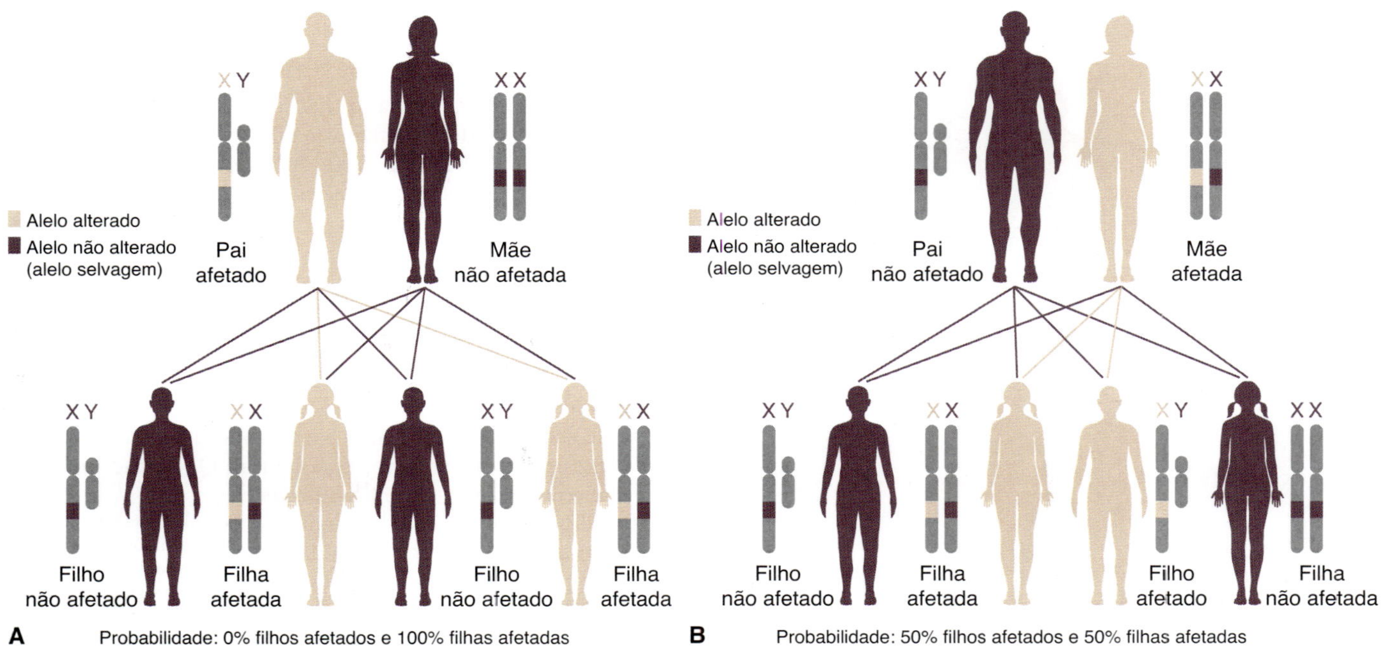

Figura 10.9 Representação de herança dominante ligada ao X. **A.** Homem afetado. **B.** Mulher afetada.

clínico manifesta-se na mulher quando os dois "X" têm alteração. Quando a mulher é portadora da variante (heterozigota) o risco para as filhas é de 50% de serem portadoras da variante e 50% de ser homozigotas selvagens, para os filhos é de 50% de ter a apresentação clínica e 50% de não serem afetados. Quando o homem tem a alteração, ele transmite o X com a variante alterada a todas as filhas e para nenhum dos filhos, já que ele transmite o Y para eles (Figura 10.10).

Leia o caso clínico 7, *Distrofia Muscular de Duchenne/Becker*.

Mitocondrial

O genoma mitocondrial é composto por 37 genes que codificam 13 subunidades de enzimas. A mitocôndria é essencial para o funcionamento de quase todas as células e alterações em seu DNA podem resultar em distúrbio na produção de energia, desencadeando quadros graves que afetam diversos tecidos (pleiotropia). O mtDNA é transmitido de mãe para filhos, e mãe com alteração no mtDNA transmite esse gene a todos os filhos (independente do sexo). O pai com a alteração no mtDNA geralmente não transmitirá essa anomalia a nenhum dos filhos (Figura 10.11).

Leia o caso clínico 8, *Neuropatia Óptica Hereditária de Leber*.

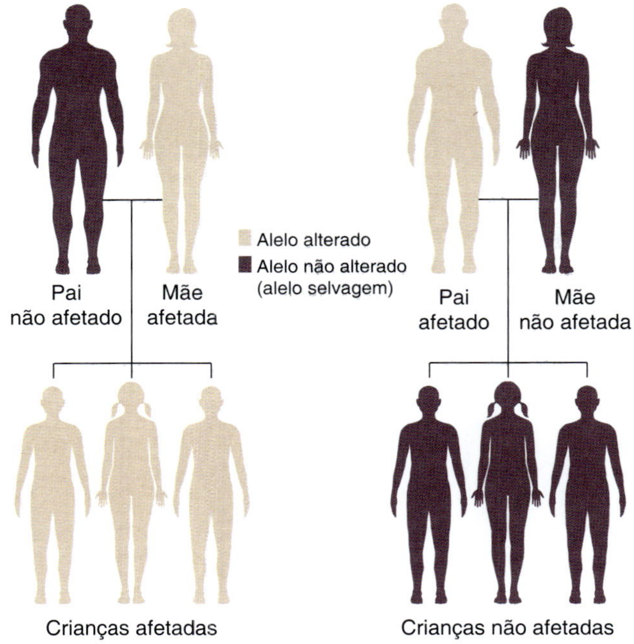

Figura 10.11 Representação de herança mitocondrial.

Multifatorial

Resulta de interações complexas entre diferentes variantes genéticas que alteram a suscetibilidade à doença, combinadas com determinadas exposições ambientais e possíveis eventos casuais. A agregação familiar caracteriza-se por um padrão de herança complexo. Parentes de um indivíduo afetado estão mais propensos a apresentar as mesmas interações gene-gene e/ou gene-ambiente, que levaram ao desenvolvimento da doença. A herança multifatorial pode determinar características que se associam a desencadear, acelerar, exacerbar a doença ou até proteger o indivíduo desse processo patológico.

É um grande desafio para a genética atual compreender as interações que cursam com doenças de herança multifatorial. Não existem testes específicos moleculares para essas doenças, sabemos apenas que alguns polimorfismos genéticos podem estar associados a determinadas condições. Esse é um campo que vem apresentando grande interesse da área científica, e espera-se que, em breve, essa questão seja melhor elucidada, permitindo assim o desenvolvimento de medidas preventivas e terapêuticas.

São exemplos de doenças de herança multifatorial aquelas consideradas comuns, como hipertensão arterial sistêmica, diabetes melito, doença arterial coronariana, síndrome metabólica; e alguns defeitos isolados, como fenda labial (lábio leporino), fenda palatina, cardiopatias congênitas, entre outras.

Leia o Glossário referente a este capítulo.

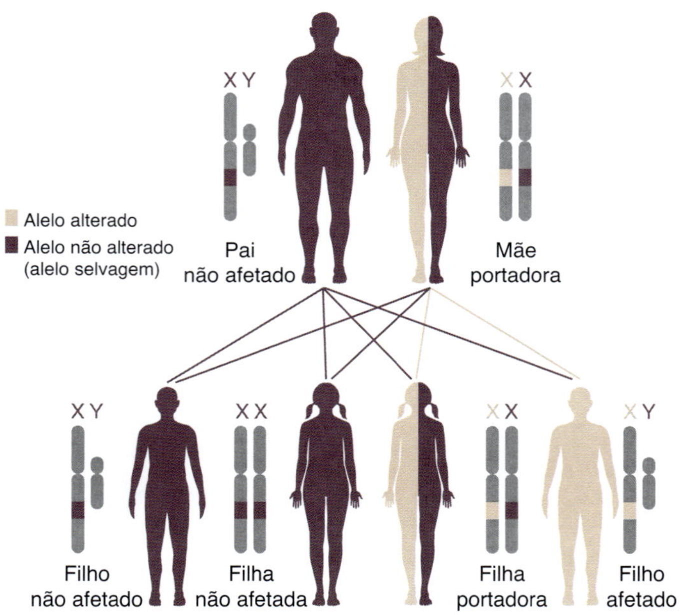

Figura 10.10 Representação de herança recessiva ligada ao X.

EXAMES COMPLEMENTARES

A escolha dos exames para avaliação de alterações genéticas é multifatorial, podendo envolver diferentes técnicas, disponibilidade, acessibilidade e custo. A suspeita diagnóstica será fundamental para nortear essa decisão.

Cariótipo

Exame em que os cromossomos são marcados, produzindo um padrão de faixas (faixas claras e escuras) que possibilita avaliar quantidade, tamanho e morfologia dos cromossomos, podendo identificar alterações estruturais, como: deleções, duplicações, inversões e translocações. O bandeamento é diferente de acordo com o corante e o método utilizado. Os mais frequentes são bandeamentos G (Giemsa), Q (quinacrina) e C (marca o centrômero), e o mais utilizado no Brasil é o cariótipo com banda G.

O resultado é descrito iniciando com a quantidade de cromossomos encontrados nas células analisadas, seguindo pela caracterização dos cromossomos sexuais e, se houver alguma alteração, esta será especificada logo depois. O padrão normal em humanos

Acesse todo o conteúdo *online* citado nesta página:

http://uqr.to/20wcm

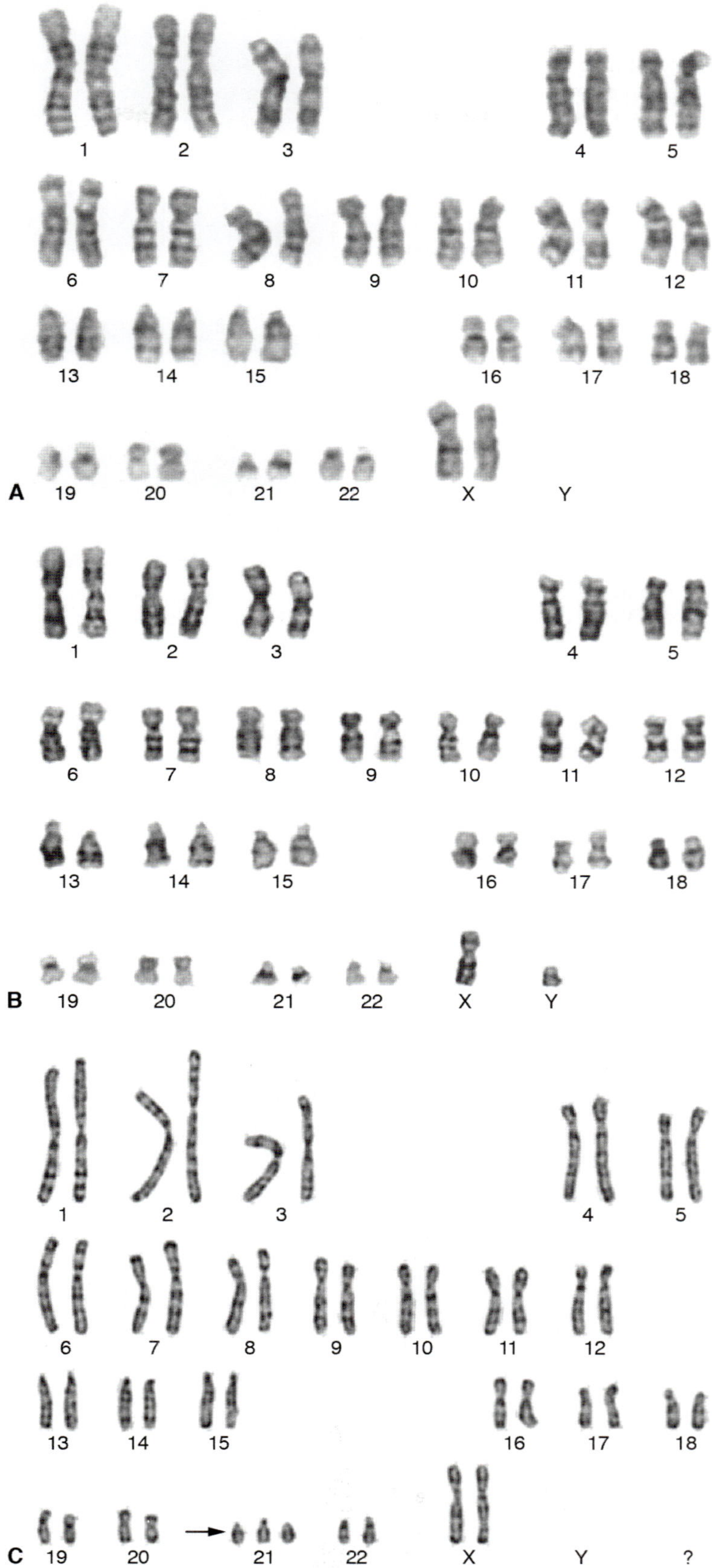

Figura 10.12 Cariótipos. **A.** Cariótipo feminino normal. **B.** Cariótipo masculino normal. **C.** Cariótipo feminino com síndrome de Down.

é 46,XX para o sexo feminino e 46,XY para o sexo masculino (Figura 10.12 A e B).

Habitualmente as células utilizadas para o exame são os linfócitos, obtidos pela coleta do sangue periférico, porém é possível estudar os cromossomos a partir de qualquer célula, desde que ela tenha um núcleo e seja capaz de sofrer divisão celular.

O exame é feito no momento em que os cromossomos estão condensados, sendo mais facilmente analisados na metáfase ou prometáfase.

O cromossomo é dividido em dois braços por um centrômero, o braço menor é representado pela letra p (do francês *petit*) e o maior representado pela letra q. A diferenciação ocorre pelo tamanho dos braços, sendo metacêntricos os que possuem braços de tamanhos equivalentes, submetacêntricos com o braço curto menor que o longo e os acrocêntricos com o braço curto bem pequeno. Após essa divisão é usado o bandeamento para diferenciação (Figura 10.13).

Hibridização *in situ* por fluorescência

A hibridização *in situ* por fluorescência (FISH) é um exame usado para avaliar presença, ausência, quantidade ou localização de uma determinada sequência de DNA específica em um cromossomo, mediante sondas de DNA específicas, marcadas com corantes fluorescentes. As sondas podem marcar um cromossomo inteiro ou apenas uma região. Podem ser usados corantes diferentes dependendo do interesse do estudo.

Utilizada principalmente quando não é possível avaliar determinado segmento cromossômico pelo cariótipo. São usadas sondas com uma cor para marcar a região que se quer estudar e sondas com outra cor para marcar outra região como forma de controle (Figura 10.14).

A cariotipagem espectral (SKY) é a FISH com marcação de cada cromossomo de uma cor diferente, utilizada para detectar translocações e rearranjos complexos como os observados em células tumorais.

Hibridização genômica comparativa

A hibridização genômica comparativa (SNP/CGH *array*) é utilizada para avaliar perda ou ganho de material genético, com alteração da quantidade de cópias ao longo do DNA. Todo o

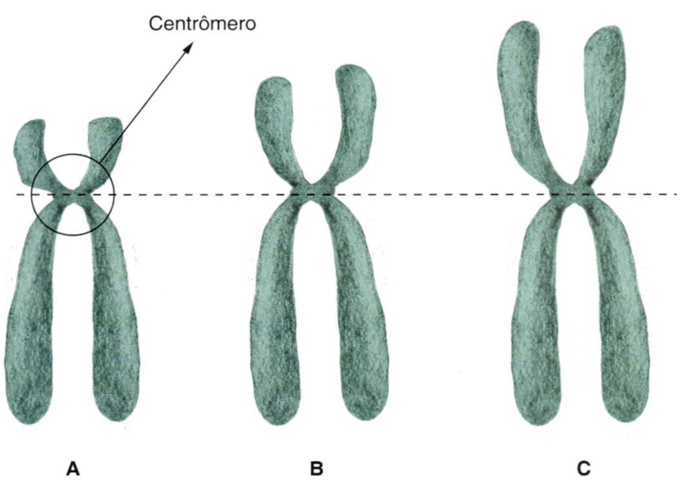

Figura 10.13 Exemplo de diferenciação pelo tamanho dos braços cromossômicos. A. Acrocêntrico. B. Submetacêntrico. C. Metacêntrico.

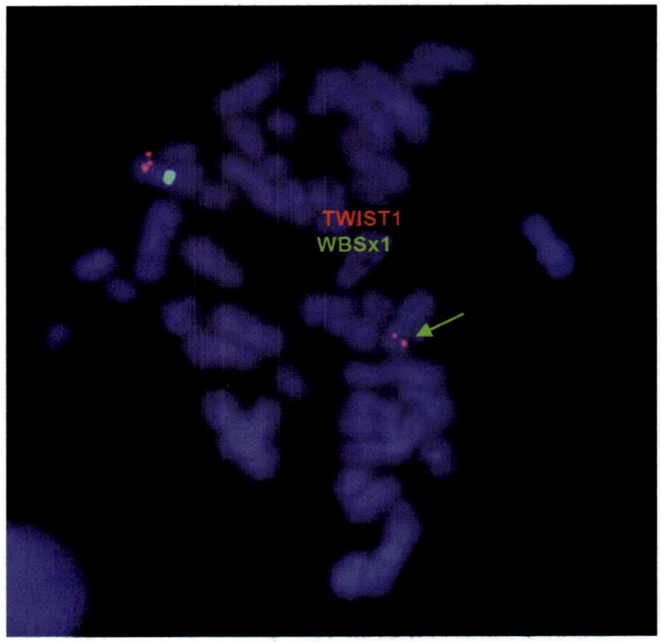

Figura 10.14 Hibridização *in situ* por fluorescência evidenciando deleção da região correspondente à síndrome de Williams (*seta verde*). As duas sondas vermelhas correspondem às sondas de controle da região. Cortesia do Laboratório de Genética do Instituto de Puericultura e Pediatria Martagão Gesteira da Universidade Federal do Rio de Janeiro (IPPMG/UFRJ).

DNA do paciente é marcado com inúmeras sondas direcionadas para regiões significativas, cada uma com um pequeno segmento de DNA, as quais serão comparadas com bancos de dados clínicos para determinar sua relevância em relação ao quadro clínico do paciente.

Essa técnica pode apresentar limitações para detectar translocações, inversões ou outros rearranjos que podem impactar em um adequado aconselhamento genético, sendo necessária a análise por outras técnicas para avaliar essas alterações (Figura 10.15).

Amplificação multiplex de sondas dependente de ligação

A amplificação multiplex de sondas dependente de ligação (MLPA) é o método utilizado para avaliar pequenas alterações de quantidades de cópias de uma determinada região de interesse do DNA, quando se tem uma suspeita diagnóstica na qual o seu principal mecanismo de patogenicidade seja por deleções ou duplicações (Figura 10.16).

Sequenciamento de nova geração (NGS e sequenciamento Sanger)

Trata-se de técnicas de análise da sequência de nucleotídios que podem avaliar desde uma variante específica, uma pequena região do gene, do gene inteiro, de vários genes associados (painel), de todo o exoma (sequenciamento dos éxons) e até o genoma (de todo o DNA, incluindo éxons e íntrons).

Muitas alterações podem ser identificadas, como:

- *Missense*: alteração do aminoácido final formado (sentido trocado)

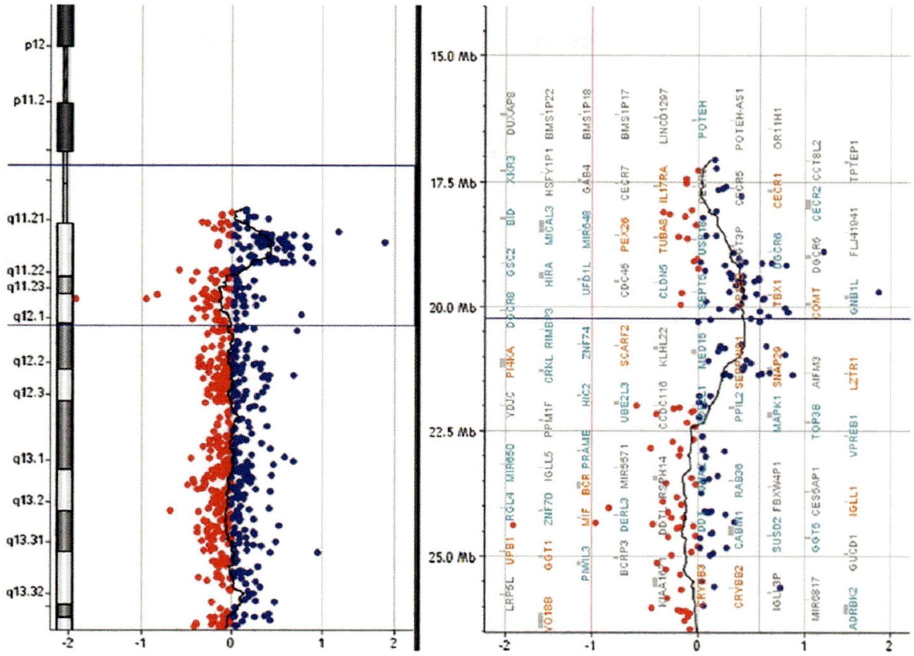

Figura 10.15 Hibridização genômica comparativa evidenciando duplicação 22q11.21 a partir do excesso de sondas de DNA controle (em *azul*) na região correspondente.

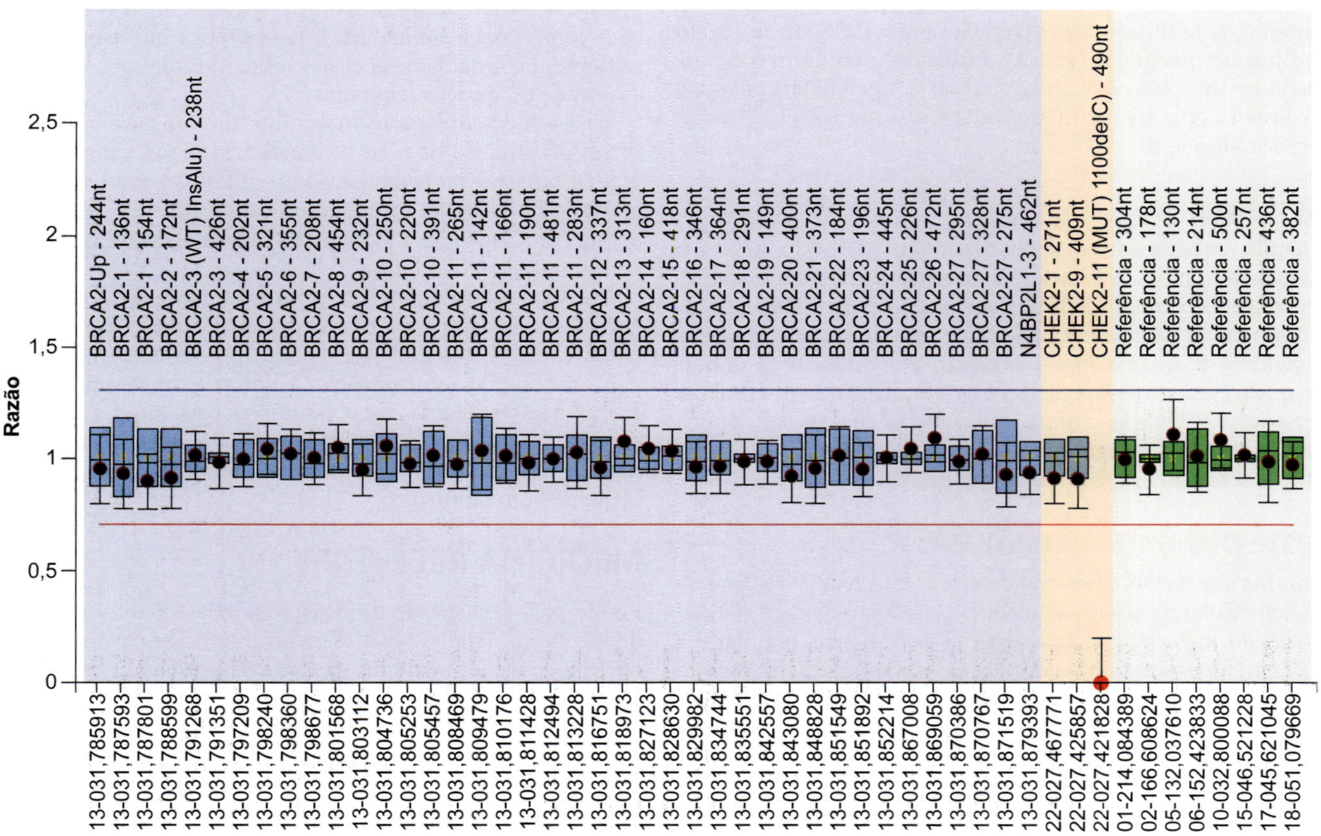

Figura 10.16 Amplificação multiplex de sondas dependente de ligação (MLPA) com sondas dentro dos padrões da normalidade (MLPA probe mix: P045-BRCA2/CHEK2), ou seja, sem sondas abaixo da linha vermelha que apontaria deleção, ou acima da linha azul que denotaria duplicação.

- *Nonsense*: alteração promove a formação de um códon de parada prematura (sem sentido)
- Silenciosa: a troca de nucleotídeos não altera o aminoácido final
- Inserção ou deleção: aumento ou diminuição no número de nucleotídios podendo causar alteração na matriz de leitura, afetando a estrutura e/ou tamanho final da proteína.

Sequenciamento de variante específica

Análise direcionada para uma variante específica em um determinado gene. Indicada quando a condição a ser estudada é associada a uma única variante ou a variante já foi identificada em familiares.

Sequenciamento de gene único

Quando a análise da sequência de nucleotídios compreende apenas um gene, a depender da tecnologia, majoritariamente compreende apenas regiões codificantes e regiões próximas destas. Exame indicado quando se tem uma suspeita específica relacionada a um único gene.

Painel

Quando a análise da sequência de nucleotídios compreende um grupo de genes, geralmente relacionados a uma condição específica direcionada para suspeita clínica do paciente. Teste indicado quando uma condição está associada a mais de um gene.

Exoma

Quando é realizado o sequenciamento de toda a região codificante dos genes (éxons). Indicado quando não é possível identificar clinicamente qual seria o gene mais provável envolvido, pois os quadros clínicos são muito semelhantes ou se sobrepõem.

Genoma

Quando é realizado o sequenciamento de todo genoma, incluindo regiões codificantes (éxons) e não codificantes (íntrons). Pela estabilidade de distribuição e quantidade de leituras (*reads*) dos nucleotídios desse tipo de sequenciamento, o genoma tem uma maior precisão em estabelecer pontos de quebra em casos de deleções e duplicações. Atualmente tem pouca utilização clínica pelo seu alto custo e pelo pouco conhecimento das regiões não codificantes clinicamente relevantes, sendo mais utilizado em pesquisas.

Teste pré-natal não invasivo

Durante a gestação, é possível detectar DNA fetal livre (fora do núcleo celular), em sangue materno, e avaliar alterações específicas do material genético fetal. O exame mais popular é a sexagem fetal, pela análise dos cromossomos X e Y, mas a avaliação de cromossomos específicos como 13, 18 e 21 também é frequentemente realizada. Com menos frequência, também são investigadas outras alterações.

Apesar de sensibilidade e especificidade altas, o teste pré-natal não invasivo (NIPT) é um exame de triagem e não de diagnóstico. Pode-se também utilizar a amostragem de vilosidade coriônica (entre a 10ª e a 13ª semana de gestação) como um exame de triagem. O diagnóstico é definido pela análise do material do feto, o que pode ser feito por amniocentese (entre a 16ª e a 20ª semana de gestação) ou cordocentese (da 18ª a 20ª semana de gestação). A confirmação pode ser feita também após o nascimento.

Diagnóstico genético pré-implantacional

O diagnóstico genético pré-implantacional (PGD) é o teste realizado durante a FIV (fertilização *in vitro*) no qual o embrião é analisado quando está na fase de blastômero ou blastocisto. No blastômero, o procedimento é realizado 3 dias após a fertilização (quando o embrião apresenta de 8 a 16 células). Uma dessas células é retirada e analisada; por essa razão o exame apresenta algumas limitações. No blastocisto, espera-se de 5 a 6 dias, e aproximadamente 5 células são retiradas do trofoderma. As células retiradas são analisadas de acordo com a condição genética a ser testada, podendo ser avaliadas tanto aneuploidias quanto mutações específicas.

Algumas das indicações para a realização do PGD são pais com translocações balanceadas, por possuírem chances altas de filhos com translocações desbalanceadas; um dos pais com variantes patogênicas para doenças dominantes ou ambos terem alteração em um mesmo gene relacionado a doenças recessivas.

ACONSELHAMENTO GENÉTICO

O aconselhamento genético é o processo de ajudar as pessoas a entender e adaptar as implicações médicas, psicológicas e familiares das contribuições genéticas para as doenças.

Tem como objetivo fornecer informações precisas e compreensíveis sobre diagnóstico, prevenção e manejo de condições genéticas ou hereditárias. Essa prática busca auxiliar os pacientes na tomada de decisões sobre questões que envolvem sua saúde e a de seus familiares.

Esse processo é parte integrante da consulta genética e inclui a avaliação de história médica familiar, exames complementares, a interpretação de resultados genéticos, a discussão de opções de tratamento ou prevenção, bem como o apoio emocional para lidar com informações delicadas ou complexas.

Deve ser realizado por um profissional capacitado, a fim de que se possa passar o maior número de informações, de forma compreensível; não pode ser tendencioso ou diretivo.

Com todas as informações e a ajuda de uma equipe multidisciplinar, o paciente e seus familiares poderão decidir sobre a melhor escolha a ser tomada e as possíveis formas de prevenir ou evitar a condição identificada na família, bem como no planejamento familiar.

MEDICINA PREDITIVA

Refere-se à capacidade de fazer predições quanto à possibilidade de um indivíduo desenvolver uma enfermidade, em alguma época de sua vida, a partir da análise do seu código genético. É uma maneira de abordar o processo saúde/doença.

Desenvolveu-se a partir da aplicação de técnicas estatísticas para estudos de grupos populacionais, que possibilitaram a identificação de fatores de risco, sobre os quais se deve interferir antes que surjam doenças relacionadas. A Medicina Preditiva, por sua vez, tem por base técnica estatísticas que possibilitam o sequenciamento de regiões específicas do DNA de cada indivíduo, tornando possível conhecer, antecipadamente, condições já programadas em seu genoma.

Um exemplo sempre citado, pela grande repercussão que teve nos meios de comunicação, foi o episódio em que esteve envolvida uma famosa atriz de cinema que decidiu pela retirada preventiva de suas mamas e ovários quando descobriu que era portadora de uma variante patogênica no gene *BRCA1*, associado à predisposição hereditária de desenvolvimento dos cânceres de mamas e ovários. Sua mãe, sua tia e sua avó materna faleceram de complicações associadas a esses tipos de cânceres (ver Caso Clínico 4, mencionado anteriormente).

Sem dúvida, o desenvolvimento da Medicina Preditiva, que se dá paralelamente aos crescentes conhecimentos genéticos, proporciona novas possibilidades para a prática médica, incluindo não só diagnóstico, prevenção, mas também novos tratamentos.

As discussões sobre esse tema, portanto, não se restringem a questões técnicas e científicas no campo da genética humana. Tanto as ciências sociais como as ciências humanas terão que contribuir para resolver questões éticas e legais, ainda não bem definidas nas leis e códigos que regulam o exercício da medicina.

CONSIDERAÇÕES FINAIS

A genética médica está presente em todas as especialidades e subespecialidades. Compreender os fatores genéticos pode facilitar o entendimento da fisiopatologia, da transmissibilidade, do tratamento e da prevenção das mais variadas condições clínicas.

Os avanços na tecnologia genômica e o aumento da acessibilidade, promovido pela redução de custos e a popularização dos exames genéticos, estão cada dia mais tornando a genética uma área básica de importância para todo profissional da saúde. O profissional que não dominar os conceitos básicos nessa área ficará desatualizado.

Em última análise, é importantíssimo que o profissional possa usar esses conhecimentos para exames diagnósticos e tratamentos com responsabilidade, procurando sempre estar entre os princípios éticos e humanos.

BIBLIOGRAFIA

Alberts B, Johnson A, Lewis J et al. Molecular biology of the cell. Garland Science, 2007.

Ávila DX, Nunes F, Germer R et al. Aconselhamento genético e heredograma nas miocardiopatias – o papel do geneticista clínico. ABC Heart Fail Cardiomyop. 2023;3(1):e20230023.

Brunoni D, Perez ABA (Org.). Guia de genética médica. v. 1. Barueri, SP: Manole, 2013. 1116 p.

Cassidy SB, Allanson JE. Management of genetic syndromes. Hoboken, NJ: John Wiley & Sons, 2010.

Daly MB, Pal T, Berry MP, Buys SS, Dickson P, Domchek SM et al. Genetic/familial high-risk assessment: breast and ovarian, version 1.2018: featured updates to the NCCN guidelines. J Natl Compr Canc Netw. 2017;15(1):9-20.

Down JLH. Observations on an ethnic classification of idiots. London Hospital Clinical Reports, 1866. p. 259-62.

Griffiths AJF, Miller JH, Suzuki DT et al. An introduction to genetic analysis. New York: W. H. Freeman, 2000.

Jones KL, Jones MC, Campo M. Smith's recognizable patterns of human malformation. Philadelphia: Elsevier Health Sciences, 2013.

Kim CA, Albano LMJ, Bertola DR. Genética na prática pediátrica. Barueri, SP: Manole, 2010. p. 131-5.

Köpf-Meier P. Wol-Heidegger Atlas de anatomia humana. Rio de Janeiro: Guanabara Koogan, 2006. 873 p.

National Society of Genetic Counselors' Definition Task Force; Resta R, Biesecker BB, Bennett RL et al. A new definition of genetic counseling: National Society of Genetic Counselors' Task Force report. J Genet Couns. 2006;15(2):77-83.

Nussbaum RL, McInnes RR, Willard HF. Thompson & Thompson: genética médica. 8. ed. Rio de Janeiro: Elsevier, 2016. 546 p.

Paladini D, Volpe P. Ultrasound of congenital fetal anomalies. Differential diagnosis and prognostic indicators. Informa Healthcare, 2007. 361 p.

Pina-Neto JM. Genetic counseling. J Pediatr (Rio J). 2008;84(4 Suppl):S20-6.

Theisen A. Microarray-based comparative genomic hybridization (aCGH). Nature Education. 2008;1(1):45.

Watson JD, Crick FH. Molecular structure of nucleic acids: a structure for deoxyribose nucleic acid. Nature. 1953;171(4356):737-8.

PARTE

6

Sistema Tegumentar

David Rubem Azulay
Fernanda Rodrigues da Rocha Chaul

Colaboradores

Aiçar Chaul
Marco Henrique Chaul
Rubem David Azulay
Vitória Azulay

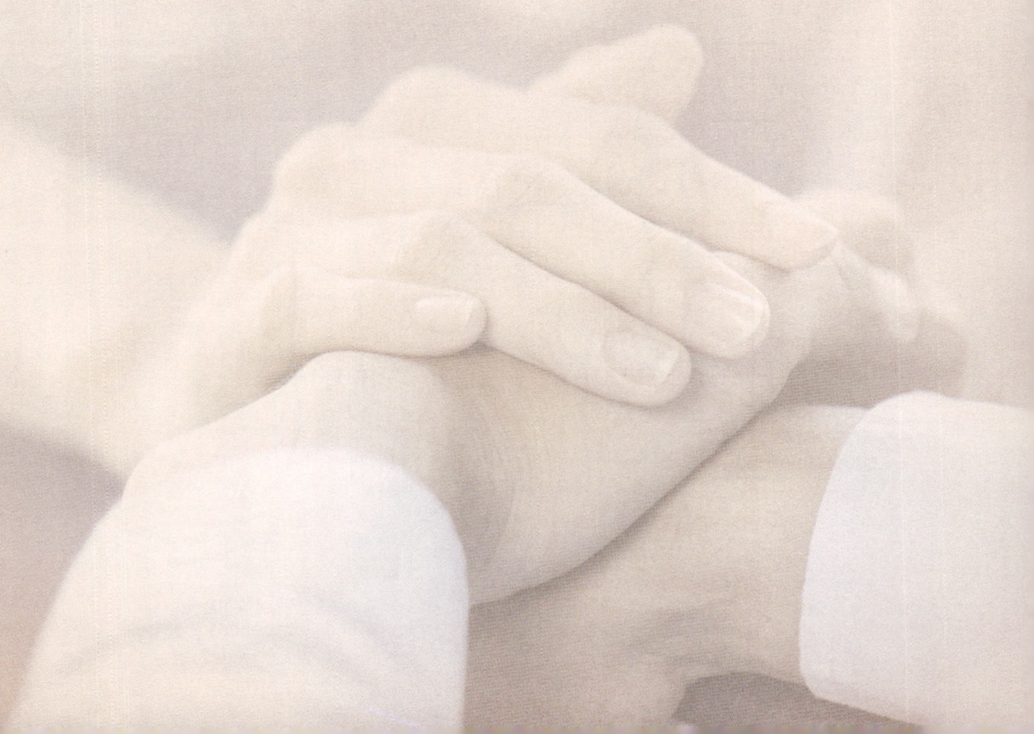

CAPÍTULO 11

Fundamentos de Anatomia e Fisiologia

David Rubem Azulay, Vitória Azulay

INTRODUÇÃO

O sistema tegumentar compreende a pele e as mucosas de revestimento. É o maior órgão do corpo e representa cerca de 15% do peso total. Sua plasticidade molda o organismo e o protege contra as agressões externas de agentes físicos, químicos ou biológicos.

A pele é um órgão em perfeita sintonia com todo o organismo e exerce de modo adequado as suas funções de proteção mecânica, termorregulação pela excreção do suor e secreções glandulares (suor e manto lipídico), síntese (vitamina D, melanina e citoqueratinas) e atua como órgão sensorial em virtude de suas terminações nervosas específicas que possibilitam a melhor percepção do meio ambiente por meio de receptores próprios para frio, calor, tato, dor etc.

É constituída por três camadas (Figura 11.1): a epiderme, a derme e a hipoderme ou tecido celular subcutâneo.

EPIDERME

Epitélio estratificado que representa a parte mais externa da pele, constituído por quatro camadas: camada basal ou germinativa, camada espinhosa ou de Malpighi, camada granulosa e camada córnea (ver Figura 11.1).

CAMADA BASAL OU GERMINATIVA. É a camada celular mais profunda da epiderme, disposta sobre a membrana basal, e constituída essencialmente por dois tipos celulares: as células basais e os melanócitos na proporção de 10:1. As células basais ou germinativas representam a maioria, têm reprodução constante e dão origem às demais camadas. Localizados entre as células basais, encontram-se os melanócitos. Essas células sintetizam a melanina e, por serem dendríticas, se intercomunicam com cerca de 36 queratinócitos, onde se armazenam em grânulos denominados "melanossomas". Dessa interação, surge a unidade melanoepidérmica.

É importante ressaltar que a quantidade dos melanócitos é a mesma em todas as raças, variando o tamanho, a quantidade e a disposição dos melanossomas. Há dois tipos de melanina: a eumelanina (marrom ou negra) e a feomelanina (amarelo avermelhada) que é própria dos ruivos.

A cor da pele é determinada fundamentalmente pelo tipo de melanina e é regulada basicamente por mecanismos citogenéticos que sofrem influência da radiação solar, hormônios (gestação e distúrbios hormonais) e outros processos (anemia, nível de bilirrubina e uso de medicamentos).

A melanina também exerce função protetora fundamental contra a penetração dos raios ultravioleta (e-Figuras 11.1 e 11.2).

Acesse o conteúdo *online*:
http://uqr.to/20wcn

CAMADA ESPINHOSA OU MALPIGHIANA. Os queratinócitos, ao deixarem a camada basal, sofrem modificações morfológicas, moleculares e histoquímicas, adquirindo configuração poliédrica, tornam-se acidófilos e se unem por finos filamentos –

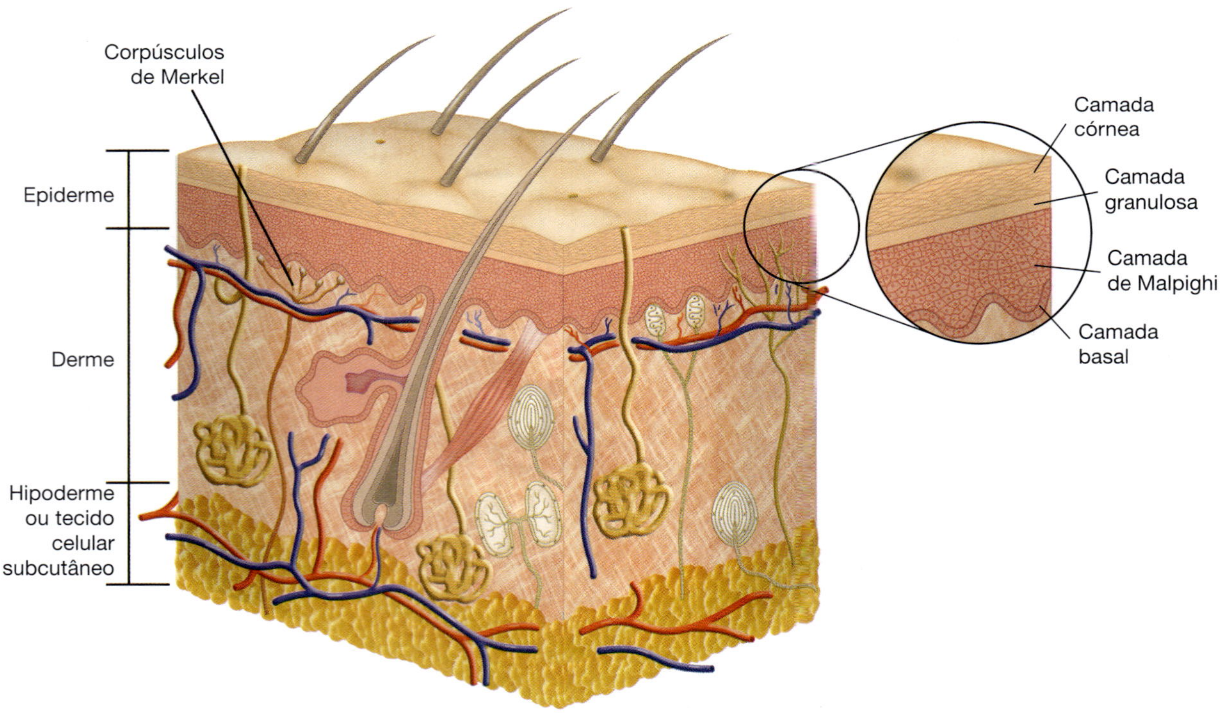

Figura 11.1 Componentes da pele.

os desmossomos ou pontes celulares – semelhantes a espinhos, daí procede sua denominação (e-Figura 11.3). São várias fileiras de células cujo número varia, sobretudo, em função da região anatômica. As células vão se achatando progressivamente em direção à camada córnea.

CAMADA GRANULOSA. É constituída por duas a quatro camadas de células escuras, achatadas, basofílicas, quase aderentes, com núcleo de difícil visualização em virtude da grande quantidade de grânulos de cerato-hialina, que expressam a queratinização da epiderme, assim como onde ocorre a produção do manto lipídico.

CAMADA CÓRNEA. É a camada mais externa da pele, formada por células planas e anucleadas, denominadas "queratina". O processo da sucessiva transformação das células basais (queratinócitos) em células córneas é denominado "queratinização" e dura de 26 a 28 dias, tempo normal para renovação da pele, quando, então, estas células se destacam e esfoliam. A espessura da capa córnea é variável conforme a região, sendo mais espessa nas regiões palmoplantares, protegendo mais intensamente contra a penetração de agentes químicos e físicos. Nas regiões palmoplantares existe mais uma camada, denominada "estrato lúcido", localizada entre a camada córnea e a granular, e composta de células anucleadas, planas e transparentes (e-Figura 11.4).

Leia o texto complementar 1, *Outras Células Epidérmicas*.

DERME

Constituída por tecido conjuntivo (matriz extracelular) que é formado majoritariamente por material fibrilar (fibras colágenas predominantemente, fibras elásticas e fibras reticulares), rico em mucopolissacarídios e moléculas de adesão e no qual estão acomodados vasos, nervos e anexos cutâneos (glândulas e pelos) (ver Figura 11.1 e e-Figura 11.5).

Suas características são flexibilidade e elasticidade, além de defesa do organismo contra agentes nocivos que ultrapassaram a primeira barreira protetora, representada pela epiderme.

É dividida em três partes:

- **Superficial** ou **papilar**, na qual predominam finos feixes de colágeno e grande número de células
- **Profunda** ou **reticular**, constituída por densos feixes de colágeno
- **Adventicial**, constituída por finos feixes de colágenos dispostos em torno de anexos e vasos.

HIPODERME OU TECIDO CELULAR SUBCUTÂNEO

A hipoderme, constituída pelo panículo adiposo, situa-se logo abaixo da derme e apresenta lóbulos de células adiposas delimitadas por septos conjuntivo-elásticos (ver Figura 11.1).

A hipoderme é rica em tecido adiposo e representa importante reserva calórica para o organismo, além de funcionar, em certas regiões, como um coxim, protegendo contra traumas, além de ser um excelente isolante térmico.

É constituída de feixes conjuntivos, fibras elásticas, parte dos folículos pilosos, glândulas sudoríparas e grande quantidade de células adiposas que se alojam nos alvéolos formados pelo entrecruzamento das fibras elásticas.

O tecido celular subcutâneo pode ser sede de processo inflamatório (celulite) que se exterioriza pelos sinais clássicos de inflamação, fibromas, neoplasias benignas do tecido conjuntivo etc. São percebidos quando há nódulos, lipomas ou cistos epidérmicos. Estes resultam da retenção de queratina, seja por invaginação da epiderme ou pelo epitélio dos anexos, além de outras lesões, incluindo as neoplasias malignas. A palpação dos nódulos determina se são dolorosos ou não, se aderidos a planos profundos, sua consistência e tamanho (e-Figuras 11.6 e 11.7).

Leia o texto complementar 2, *Cistos Foliculares*.

Lipomas são tumorações benignas frequentes caracterizadas por serem móveis, indolores e pela consistência amolecida (e-Figuras 11.8 a 11.10). Para outros nódulos, ver e-Figura 11.11.

Leia o texto complementar 3, *Lipoma*.

A avaliação clínica do panículo adiposo se faz pela palpação, embora pela inspeção se possam obter alguns dados.

As técnicas de exame são: (1) com o polegar e o indicador, pinça-se uma prega de pele, incluindo o tecido celular subcutâneo; (2) com as polpas digitais e a região palmar, palpa-se procurando deslizar a pele sobre as estruturas subjacentes. Essas manobras são executadas rotineiramente no abdome, no tórax e na raiz dos membros.

Por este procedimento, avalia-se a espessura do panículo adiposo, mas não é apenas sua quantidade que interessa à clínica médica, também sua distribuição pelo corpo, variável em condições fisiológicas, conforme a idade e o sexo, e patológicas.

A sistematização semiológica da hipoderme é classificada:

- Quanto à distribuição:
  - Normal quando corresponde à distribuição característica da idade e do sexo; assim, nas crianças predomina no rosto e no tronco, enquanto nas mulheres, predomina nas nádegas e raízes das coxas
  - Acúmulo especial em determinadas áreas. Exemplo típico é a distribuição do panículo adiposo na síndrome de Cushing – braços e pernas magros; face, tórax e abdome com acúmulo de gordura. Mais ainda, às vezes este acúmulo se concentra na região correspondente ao início da coluna torácica, formando o que se costuma designar "gibosidade". Essa distribuição do tecido gorduroso no corpo do paciente com síndrome de Cushing tem aspecto muito característico, cujo reconhecimento ajuda no diagnóstico dessa síndrome
- Quanto à quantidade:
  - Normal
  - Aumentado, quando se percebe uma grossa camada de tecido adiposo
  - Diminuído ou escasso, quando é reduzido ou nulo o coxim gorduroso debaixo da pele.

É preciso diferenciar o aumento do tecido adiposo de duas outras condições: pele espessada e edema intersticial. As sensações táteis e as características semiológicas de um e outro possibilitam a correta diferenciação.

VASOS DA PELE

Na pele, há um plexo profundo no nível dermo-hipodérmico, formado por arteríolas, e um plexo superficial localizado na derme subpapilar, composto essencialmente por capilares.

Nas pontas dos dedos (sulco e leito ungueais), orelhas e centro da face há

Acesse todo o conteúdo *online* citado nesta página:

http://uqr.to/20wco

estruturas especiais – os glomos – que representam anastomoses diretas entre arteríolas e vênulas. Os glomos têm capacidade contrátil para regular o fluxo de sangue periférico, de grande importância na regulação térmica do organismo.

Os vasos linfáticos distribuem-se analogamente aos vasos sanguíneos.

Os vasos da pele, além da função metabólica e de nutrição, participam também no controle da temperatura e na regulação da pressão sanguínea.

NERVOS E TERMINAÇÕES NERVOSAS

Pelo grande número de estruturas nervosas, a pele assume grande importância como órgão do sentido, captando e transmitindo diversas alterações do meio que nos cerca.

Os nervos sensitivos, sempre mielinizados, formam, em algumas regiões (região palmoplantar, lábios e genitais), órgãos terminais específicos, como os corpúsculos de Paccini (sensibilidade tátil e pressão), de Meissner (tátil) e de Krause (frio). Os corpúsculos de Merkel também estão relacionados ao tato.

A inervação é realizada pelo sistema nervoso autônomo, cujas fibras simpáticas provocam contração das células dos músculos lisos dos vasos, dos músculos eretores dos pelos, ativam corpúsculos glômicos e as células mioepiteliais.

O prurido é o grande sintoma dermatológico e tem uma intensidade que também está relacionada a questões subjetivas e/ou emocionais.

Leia o texto complementar 4, *Inervação*.

FÂNEROS

Os fâneros ou anexos cutâneos surgem devido a modificações da epiderme durante a vida embrionária; são os pelos e folículos pilosos, as glândulas sebáceas, sudoríparas e as unhas.

Pelos

Os pelos, situados em invaginações profundas da epiderme, são constituídos por células queratinizadas produzidas pelos folículos pilosos.

Nos folículos pilosos abrem-se glândulas sebáceas, e a este conjunto denomina-se "unidade pilossebácea" ou "folículo pilossebáceo", cercada de fibras musculares lisas – o músculo eretor do pelo (e-Figura 11.12).

Os pelos têm uma parte livre – a haste – e uma parte intradérmica – a matriz. Na haste encontram-se três camadas: a cutícula externa, o córtex e a medula. A cutícula externa é a parte que circunda o pelo, sendo composta por queratina compacta e coesa.

Na parte inferior, o bulbo piloso ou raiz, observa-se a matriz do pelo, onde se introduz a papila dérmica ricamente vascularizada e inervada e onde se encontra a camada de células germinativas de permeio aos melanócitos. As células germinativas produzem a bainha radicular interna do pelo até o início da queratinização (e-Figura 11.13).

O cabelo cresce, em média, 0,37 mm/dia de maneira intermitente, e constitui-se em três fases evolutivas (Figura 11.2):

- Anágena ou crescimento, com intensa atividade mitótica na matriz. Dura 2 a 3 anos e compõe 85% dos cabelos
- Catágena ou repouso, quando os folículos reduzem o crescimento, cessa a melanogênese e a proliferação celular. Dura cerca de 3 a 4 semanas e representa 1% dos cabelos

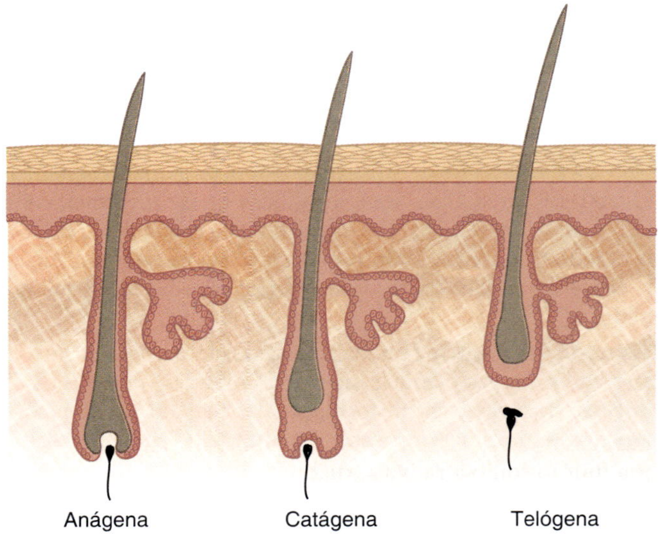

Figura 11.2 Fases evolutivas do cabelo.

- Telógena ou desprendimento, quando os folículos estão menores do que a metade do tamanho normal e há completa desvinculação entre papila dérmica e pelo. Dura 3 a 4 meses e representa 14% dos cabelos.

Observam-se dois tipos de pelos: o velo ou lanugem e o pelo terminal.

O velo, pelo fetal ou lanugem é fino, claro e pouco desenvolvido. O pelo terminal é espesso, pigmentado e compreende os cabelos, a barba, a pilosidade pubiana e axilar. Os pelos protegem as áreas orificiais e os olhos e fazem parte também do sistema sensorial cutâneo devido a sua rica inervação.

Glândulas sebáceas

As glândulas sebáceas localizadas na pele, exceto nas regiões palmoplantares, desembocam sempre em um folículo pilossebáceo, com ou sem pelo; preferencialmente na região da face, atrás das orelhas e nas regiões mediotorácicas. Tais regiões são chamadas "seborreicas".

Nas pálpebras modificam-se e são chamadas "glândulas de Meibomius" (ver Parte 7, *Olhos*, Capítulo 15, *Anatomia do Globo Ocular e Anexos: Fisiologia do Olho*).

Excepcionalmente, localizam-se heterotopicamente na mucosa bucal e labial, constituindo os grânulos de Fordyce (e-Figura 11.14).

As glândulas sebáceas têm estrutura acinar holócrina, cujo produto é lançado diretamente no infundíbulo folicular, fluindo para o exterior. São ativadas por hormônios androgênios maternos passivamente adquiridos. Em certa fase regridem e, somente na puberdade, por conta da ação dos andrógenos, são intensamente ativadas, inclusive, esses hormônios são os responsáveis pelo aparecimento da acne na adolescência.

A secreção sebácea é constante e constitui valiosa proteção contra as bactérias e fungos que penetram na pele.

Glândulas sudoríparas

Há dois tipos de glândulas sudoríparas: as écrinas e as apócrinas.

As glândulas sudoríparas écrinas localizam-se em toda a extensão da pele, em particular nas áreas palmoplantares e axilas. São glândulas tubulares

Acesse todo o conteúdo *online* citado nesta página:
http://uqr.to/20wcp

compostas por três segmentos: a porção secretora, representada por um tubo enrolado em novelo – o ácino – situado na junção dermo-hipodérmica, e o ducto excretor que pode ser intradérmico ou intraepidérmico (acrossiríngeo).

A inervação é feita por fibras simpáticas pós-ganglionares não mielinizadas, embora fisiologicamente sejam regidas por mediadores parassimpáticos.

A secreção sudoral, de importância fundamental no equilíbrio da temperatura corporal, compreende 99% de água.

As glândulas sudoríparas apócrinas situam-se nas regiões axilar, anoperineal, inguinal, no monte de Vênus e em volta dos mamilos. São modificadas no meato auditivo externo e na borda palpebral, constituindo as glândulas de Moll.

Apresentam aspecto morfológico semelhante ao das glândulas écrinas, mas desembocam no folículo polissebáceo ou nas suas proximidades; e apesar de controverso, acredita-se na sua função como atrativo sexual.

Sistemas tegumentar e imunológico

A pele é a principal barreira do corpo contra agressões físicas e microrganismos patogênicos. Para conseguir manter a homeostase do tecido, ela cria um ambiente único no qual interage com as células imunes, induzindo a resposta imunológica.

As células dendríticas, localizadas na derme, e os queratinócitos, localizados na epiderme, são altamente eficientes na detecção, na captura e na apresentação de antígenos às células T, que são os efetores imunes. A pele saudável contém mais que o dobro do número de células T encontradas no sangue. Na epiderme estão localizadas, principalmente, as células T CD8, que são células citotóxicas. Já na derme, estão localizadas principalmente as células T CD4, que têm importante papel modulador da resposta imune.

Os queratinócitos presentes na epiderme detectam antígenos e produzem peptídios antimicrobianos e mediadores inflamatórios que ativam as células dendríticas e as quimiocinas que recrutam macrófagos, neutrófilos, eosinófilos e células T. Uma vez ativadas, as células dendríticas apresentam o antígeno às células T presentes na pele, impulsionando, assim, a resposta imune (ver Parte 16, *Sistema Imunológico*).

Unhas

São formações de queratina dura que recobrem a última falange dos dedos, fixadas sobre superfície epidérmica denominada "leito ungueal".

Na unha encontra-se a porção posterior – raiz ou matriz ungueal – recoberta por uma dobra de pele e cutícula, a lâmina aderente do leito ungueal, que apresenta bordas laterais e a borda livre.

A espessura das unhas varia de 0,5 a 0,75 mm, com crescimento aproximado de 0,1 mm/dia, sofrendo alterações decorrentes de processos patológicos locais e sistêmicos ou da idade (Figura 11.3).

As afecções ungueais têm nomenclatura própria.

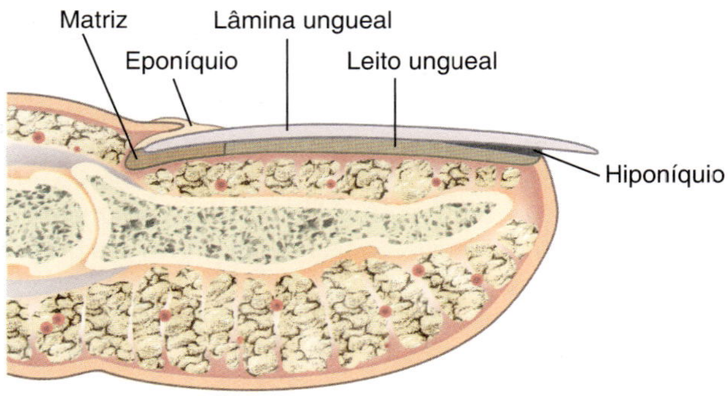

Figura 11.3 Corte longitudinal da unha.

BIBLIOGRAFIA

Azulay RD, Azulay DR, Azulay-Abulafia L. Dermatologia. 9. ed. Rio de Janeiro: Guanabara Koogan, 2025.

Porto CC, Porto AL. Clínica médica na prática diária. 2. ed. Rio de Janeiro: Guanabara Koogan, 2022.

Porto CC, Porto AL. Exame clínico. 8. ed. Rio de Janeiro: Guanabara Koogan, 2017.

Wolff K, Johnson RA. Dermatologia de Fitzpatrick. Porto Alegre: McGraw-Hill, 2011.

CAPÍTULO 12

Exame Clínico

Aiçar Chaul, Fernanda Rodrigues da Rocha Chaul, Marco Henrique Chaul

PELE

O exame clínico da pele tem sua máxima expressão na inspeção, pela qual se notam e se reconhecem as alterações cutâneas. Em alguns casos, além da inspeção, é necessária a palpação para constatar a consistência, a temperatura, a extensão e a profundidade das lesões cutâneas. As condições básicas para o exame da pele são: iluminação adequada, desnudamento das partes a serem examinadas, conhecimento prévio dos procedimentos semiotécnicos.

Devem ser investigados os seguintes elementos:

- Coloração
- Continuidade ou integridade
- Umidade
- Textura
- Espessura
- Temperatura
- Elasticidade e mobilidade
- Turgor
- Sensibilidade
- Lesões elementares.

Coloração

O primeiro passo consiste em registrar a cor da pele no momento da identificação do paciente. Esse dado influi de modo considerável na apreciação das modificações da coloração.

Nos indivíduos de cor branca e nos pardos-claros, observa-se coloração levemente rosada, que é o aspecto normal em condições de higidez. Este róseo-claro ocorre em virtude da circulação do sangue pela rede capilar cutânea e pode sofrer variações fisiológicas, aumentando ou diminuindo de intensidade, quando há exposição ao frio, ao sol ou após emoções. Situações patológicas alteram a coloração da pele; nesta condição, ela perde seu aspecto róseo.

Deve-se atentar para a dificuldade em avaliar os distúrbios de coloração em pessoas de pele escura.

Alterações da coloração da pele

As principais alterações da coloração da pele são: palidez, vermelhidão ou eritrose, cianose, icterícia, albinismo, bronzeamento, dermatografismo e fenômeno de Raynaud.

Palidez

Significa atenuação ou desaparecimento da cor rósea da pele. Por isso reiteramos que a iluminação adequada, de preferência com luz natural, é indispensável para a avaliação correta.

A palidez deve ser pesquisada em toda a extensão da superfície cutânea, inclusive nas regiões palmoplantares. Nos pardos e negros só se consegue identificar palidez nas palmas das mãos e nas plantas dos pés (ver "Mucosas", neste capítulo).

Distinguem-se dois tipos de palidez:

- Palidez generalizada: observada em toda a pele, revelando diminuição das hemácias circulantes nas microcirculações cutânea e subcutânea. Pode decorrer de dois mecanismos:
  - Vasoconstrição generalizada em consequência de estímulos neurogênicos ou hormonais, observada nas emoções fortes ou nos sustos, nas crises dolorosas excruciantes, nos estados nauseosos intensos, nas crises do feocromocitoma, no choque e nos episódios de lipotimia
  - Redução real das hemácias – hemoglobina – que é, em última instância, a responsável pela coloração rosada da pele. Ocorre nas anemias, as quais abordaremos mais adiante (ver Parte 15, *Sistema Hematopoético*)
- Palidez localizada ou segmentar: constatada em áreas restritas dos segmentos corporais, sendo a isquemia a causa principal. Assim, a obstrução de uma artéria femoral manifesta-se por palidez do membro inferior respectivo, notável quando comparado um lado com o outro. Aliás, essa recomendação de se compararem regiões homólogas para reconhecer diferenças segmentares de coloração deve ser bem fixada (ver Parte 10, *Sistema Cardiovascular*, Seção 2, *Artérias*, Capítulo 51, *Exame Clínico*).

> **Avaliação clínica do fluxo sanguíneo no nível cutâneo**
>
> A semiotécnica consiste em:
> - Pressionar a polpa do polegar de encontro ao esterno durante alguns segundos, com o objetivo de expulsar o sangue que flui naquela área
> - Retirar o dedo rapidamente e observar o local que esteve comprimido
>   - Em condições normais, o tempo necessário para que seja recuperada a cor rósea, indicadora do retorno do fluxo sanguíneo, é inferior a 1 segundo
>   - Em caso de choque, o retorno à coloração normal é nitidamente mais lento, demorando alguns segundos.

Vermelhidão ou eritrose

Significa exagero na coloração rósea da pele e indica aumento da quantidade de sangue na rede vascular cutânea, podendo decorrer de vasodilatação (ver "Mucosas", neste capítulo).

A vermelhidão compreende os seguintes tipos:

- Generalizada: observada nos pacientes febris, nos indivíduos que ficaram expostos ao sol, nos estados policitêmicos e em algumas afecções que comprometem toda a pele (escarlatina, eritrodermia, psoríase)
- Localizada ou segmentar: pode ter caráter fugaz quando depende de um fenômeno vasomotor (ruborização do rosto por emoção, "fogacho" do climatério), ou ser duradoura.

Enquadram-se aqui o eritema palmar, manifestado nas hepatopatias crônicas (especialmente a cirrose), e a acrocianose, que é uma afecção caracterizada por frialdade persistente e cianose em extremidades.

A acrocianose não deve ser confundida com o fenômeno de Raynaud, dele se diferenciando por sua natureza constante (ver Parte 10, *Sistema Cardiovascular*, Seção 5, *Microcirculação*, Capítulo 65, *Doenças da Microcirculação*).

Sinais cardinais de processo inflamatório

A vermelhidão é um dos quatro sinais cardinais que caracterizam um processo inflamatório: dor, calor, rubor (vermelhidão) e tumor (significando intumescimento da área).

Cianose

Significa cor azulada da pele e das mucosas. Manifesta-se quando a hemoglobina reduzida alcança no sangue valores superiores a 5 g/100 mℓ.

Quanto à localização, a cianose diferencia-se em:

- Generalizada: observada em toda a pele, embora predomine em algumas áreas. Pode ser causada por diversos fatores, como será visto adiante
- Localizada ou segmentar: apenas segmentos corporais adquirem coloração anormal, significando obstrução de uma veia que drena uma região.

Pesquisa de áreas cianóticas

A cianose deve ser pesquisada no rosto, especialmente ao redor dos lábios, na ponta do nariz, nos lobos das orelhas e nas extremidades das mãos e dos pés (leito ungueal e polpas digitais). Nos casos de cianose muito intensa, todo o tegumento cutâneo adquire tonalidade azulada ou mesmo arroxeada (ver "Mucosas", neste capítulo).

Cianose generalizada ou segmentar?

É importante saber se a cianose é generalizada ou segmentar, porque o raciocínio clínico é completamente diferente em uma ou outra situação.

Quanto à intensidade, a cianose é classificada em três graus: leve, moderada ou intensa. Não há parâmetros quantitativos para caracterizar os vários graus de cianose. Somente a experiência capacita o examinador para afirmar o grau em que uma cianose se enquadra.

Caracterizada a cianose como generalizada ou localizada, procura-se definir o tipo de cianose em questão.

Há quatro tipos fundamentais:

- Cianose central: nesses casos, há insaturação arterial excessiva, permanecendo normal o consumo de oxigênio nos capilares. Ocorre principalmente nas seguintes situações:
  - Diminuição da tensão do oxigênio no ar inspirado, cujo exemplo é a cianose observada nas grandes altitudes
  - Hipoventilação pulmonar: não há ar atmosférico em quantidade suficiente para que se faça a hematose, por obstrução das vias respiratórias, diminuição da expansibilidade toracopulmonar, aumento exagerado da frequência respiratória ou por diminuição da superfície respiratória (atelectasia, pneumotórax, fibrose pulmonar)
  - Curto-circuito (*shunt*) venoarterial, como se observa em algumas cardiopatias congênitas (tetralogia de Fallot e outras) (Figura 12.1)
- Cianose periférica: ocorre em consequência de perda exagerada de oxigênio na rede capilar, devido a estase venosa ou diminuição funcional ou orgânica do calibre dos vasos da microcirculação
- Cianose mista: assim chamada quando se associam mecanismos responsáveis por cianose central e periférica. Exemplo típico é a cianose que se observa na insuficiência cardíaca congestiva grave, na qual ocorre grave congestão pulmonar, impedindo adequada oxigenação do sangue, e estase venosa periférica, com perda exagerada de oxigênio

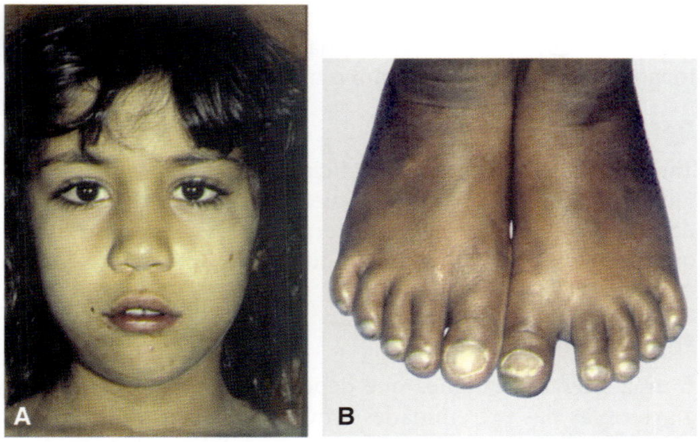

Figura 12.1 Cianose tipo central em criança com cardiopatia congênita (tetralogia de Fallot). A. Face. B. Extremidades inferiores; observam-se também hipocratismo e unhas em "vidro de relógio".

- Cianose por alteração da hemoglobina: alterações bioquímicas da hemoglobina podem impedir a fixação do oxigênio neste pigmento. O nível de insaturação eleva-se até alcançar valores capazes de ocasionar cianose. É o que ocorre nas metemoglobinemias e sulfonoglobinemias provocadas por ação medicamentosa (sulfas, nitritos, antimaláricos) ou por intoxicações exógenas.

Icterícia

Coloração amarelada da pele, das mucosas visíveis e da esclerótica, resultante de acúmulo de bilirrubina no sangue. A icterícia deve ser diferenciada de outras condições em que a pele, mas não as mucosas, pode adquirir coloração amarelada: uso de substâncias que impregnam a pele (p. ex., quinacrina), ingestão excessiva de alimentos ricos em carotenos (cenoura, mamão, tomate) (ver seção *Mucosas*, neste capítulo).

A coloração ictérica pode ser desde amarelo-clara até amarelo-esverdeada.

As principais causas são: hepatite infecciosa, hepatopatia alcoólica, hepatopatia por medicamentos, leptospirose, malária, septicemia, lesões obstrutivas das vias biliares extra-hepáticas (litíase biliar, câncer da cabeça do pâncreas) e doenças nas quais ocorre hemólise (icterícias hemolíticas).

Esquema prático para diferenciar os tipos de cianose

- A cianose segmentar é sempre periférica
- A cianose universal pode ser periférica por alteração da hemoglobina ou por alteração pulmonar ou cardíaca
- A oxigenoterapia é eficaz no tratamento da cianose central e não influi na periférica; melhora também a cianose do tipo misto
- A cianose periférica diminui ou desaparece quando a área é aquecida
- A cianose das unhas concomitantemente com calor nas mãos sugere cianose central.

Albinismo

Coloração branco-leite da pele em decorrência de uma síntese defeituosa da melanina. Pode afetar os olhos, a pele e os pelos (albinismo oculocutâneo) ou apenas os olhos (albinismo ocular).

Bronzeamento da pele

Observado em pessoas de cor branca. Na maior parte das vezes é artificial, pela ação dos raios solares em substâncias químicas bronzeadoras. Pele bronzeada naturalmente pode ocorrer na doença de Addison e na hemocromatose por transtornos endócrinos que alteram o metabolismo da melanina.

Dermatografismo

Também chamado urticária factícia. Se a pele é levemente atritada com a unha ou com um objeto (lápis, estilete, abaixador de língua), aparece uma linha vermelha ligeiramente elevada que permanece por 4 a 5 minutos. Trata-se de uma reação vasomotora.

Fenômeno de Raynaud

É uma alteração cutânea que depende das pequenas artérias e arteríolas das extremidades e que resulta em modificações da coloração. Inicialmente observa-se palidez; em seguida, a extremidade torna-se cianótica, e o episódio costuma culminar com vermelhidão da área. Trata-se de fenômeno vasomotor que pode ser deflagrado por muitas causas (costela cervical, tromboangiite obliterante, lúpus eritematoso sistêmico, esclerodermia, policitemia, intoxicação medicamentosa, em particular por derivados do *ergot*) (ver Parte 10, *Sistema Cardiovascular*, Seção 5, *Microcirculação*, Capítulo 65, *Doenças da Microcirculação*).

Continuidade ou integridade

A perda de continuidade ou integridade da pele ocorre na erosão ou exulceração, ulceração, fissura ou rágade, fístulas cutâneas (ver seção *Lesões elementares*, neste capítulo).

Umidade

A verificação da umidade inicia-se pela inspeção, mas o método adequado é a palpação, por meio das polpas digitais e da palma da mão. Pela sensação tátil, pode-se avaliar a umidade da pele com razoável precisão.

Observa-se uma das seguintes possibilidades:

- Umidade normal: geralmente a pele tem certo grau de umidade que pode ser percebido ao se examinarem indivíduos hígidos
- Pele seca: a pele seca confere ao tato uma sensação especial. É observada em pessoas idosas, em algumas dermatopatias crônicas (esclerodermia, ictiose), no mixedema, na avitaminose A, na intoxicação pela atropina, na insuficiência renal crônica e na desidratação
- Umidade aumentada ou pele sudorenta: pode ser observada em alguns indivíduos normais ou pode estar associada a febre, ansiedade, hipertireoidismo e neoplasias malignas. Em mulheres na menopausa, a umidade excessiva da pele (sudorese) está relacionada às ondas de calor.

Textura

Textura significa trama ou disposição dos elementos que constituem um tecido.

A textura da pele é avaliada deslizando-se as polpas digitais sobre a superfície cutânea:

- Textura normal: desperta uma sensação própria que a prática vai proporcionando, e é encontrada em condições normais
- Pele lisa ou fina: observada nas pessoas idosas, em indivíduos com hipertireoidismo e em áreas recentemente edemaciadas
- Pele áspera: observada nos indivíduos expostos às intempéries e que trabalham em atividades rudes, tais como lavradores, pescadores, garis e foguistas, e em algumas afecções como mixedema e dermatopatias crônicas
- Pele enrugada: percebida nas pessoas idosas, após emagrecimento rápido, ou quando se elimina o edema.

Espessura

Para se avaliar a espessura da pele, faz-se o pinçamento de uma dobra cutânea, usando o polegar e o indicador. Há de se ter o cuidado de não alcançar o tecido celular subcutâneo. Em outras palavras: pinçam-se apenas a epiderme e a derme.

Essa manobra deve ser realizada em várias e diferentes regiões, tais como antebraço, tórax e abdome. Por meio dela, pode-se observar:

- Pele de espessura normal: observada em indivíduos hígidos; seu reconhecimento depende de aprendizado prático
- Pele atrófica: tem alguma translucidez que possibilita a visualização da rede venosa superficial. Observada em pessoas idosas, nos prematuros e em algumas dermatoses
- Pele hipertrófica ou espessa: notada nos indivíduos que trabalham expostos ao sol. A esclerodermia tem no espessamento do tegumento cutâneo uma de suas características clínicas mais fáceis de se observar.

Temperatura

Antes de tudo, deve-se esclarecer a diferença entre temperatura corporal e temperatura da pele, embora com certa frequência estejam intimamente relacionadas.

Para avaliação da temperatura da pele, usa-se a palpação com a face dorsal das mãos ou dos dedos, comparando-se com o lado homólogo de cada segmento examinado.

A temperatura da pele varia entre amplos limites (Figura 12.2).

Nas extremidades essas variações são mais acentuadas. É muito influenciada pela temperatura do meio ambiente, emoção, ingestão de alimentos, sono e outros fatores.

Adquirem significado semiológico diferenças de temperatura em regiões homólogas, pois discrepâncias de até 2°C podem ser detectadas pela palpação e indicam transtornos da irrigação sanguínea (a área isquêmica é mais fria).

Podem ser relatadas temperatura normal, temperatura aumentada ou temperatura diminuída.

O aumento da temperatura da pele pode ser universal ou generalizado, e aí, então, trata-se da exteriorização cutânea do aumento da temperatura corporal (febre).

O aumento da temperatura em áreas restritas ou em segmentos corporais está relacionado com processos inflamatórios.

O calor e o rubor são também indicativos de um processo inflamatório. A dor pode ocorrer apenas quando provocada, e nos processos inflamatórios mais profundos praticamente não há intumescimento da área circunjacente.

A hipotermia localizada ou segmentar revela quase sempre redução do fluxo sanguíneo naquela área. Isso decorre, muitas vezes, de oclusão arterial. Quase sempre a frialdade aparece com a palidez, e os dois sinais juntos se reforçam e se valorizam (ver Parte 10, *Sistema Cardiovascular*, Seção 2, *Artérias*, Capítulo 53, *Doenças das Artérias*).

A diminuição da temperatura da pele pode ser generalizada, e sua interpretação já foi feita quando explicada a hipotermia corporal.

O registro exato da temperatura da pele é feito pela termometria cutânea, que não é utilizada na prática diária.

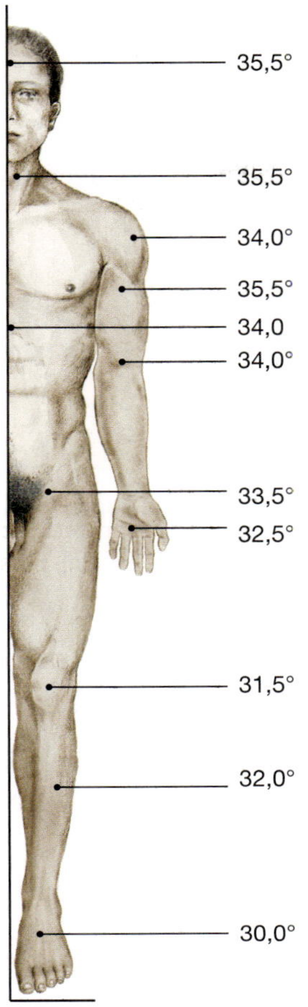

Figura 12.2 Temperatura cutânea normal. (Adaptada de Köpf-Meier, 2006.)

> **Dor, calor e rubor: exemplo de raciocínio diagnóstico**
>
> Queixa comum na prática é "dor nas juntas"; toda vez que se desenvolve um raciocínio diagnóstico a partir dessa queixa, têm-se duas alternativas: ocorrendo apenas dor, ou seja, apenas artralgia, o significado clínico da queixa é menor; porém, constatados dor, calor e rubor (com ou sem aumento da articulação), estaremos diante de uma artrite com significado clínico muito mais importante, a partir do qual vai se desenvolver o raciocínio que resulta no diagnóstico.

Elasticidade e mobilidade

Essas duas características devem ser analisadas e interpretadas simultaneamente.

Elasticidade é a propriedade de o tegumento cutâneo se estender quando tracionado; mobilidade refere-se à sua capacidade de se movimentar sobre os planos profundos subjacentes.

Para avaliar a elasticidade, pinça-se a prega cutânea com o polegar e o indicador, fazendo em seguida certa tração, ao fim da qual se solta a pele.

Para a pesquisa da mobilidade, emprega-se a seguinte manobra: pousa-se firmemente a palma da mão sobre a superfície que se quer examinar e movimenta-se a mão para todos os lados, fazendo-a deslizar sobre as estruturas subjacentes (ossos, articulações, tendões, glândula mamária etc.).

Do ponto de vista da elasticidade, pode-se ter:

- Elasticidade normal: observada na pele de indivíduos hígidos
- Aumento da elasticidade ou pele hiperelástica: características semelhantes às da borracha. Ao se efetuar uma leve tração, a pele se distende 2 a 3 vezes mais que a pele normal. O exemplo mais demonstrativo é a síndrome de Ehlers-Danlos, na qual ocorre um distúrbio do tecido elástico cutâneo
- Diminuição da elasticidade ou hipoelasticidade: reconhecida pelo fato de a pele, ao ser tracionada, voltar vagarosamente à posição primitiva, ou seja, a prega cutânea, feita para executar a manobra, vai-se desfazendo lentamente, enquanto nas pessoas com elasticidade normal a prega se desfaz prontamente.

A diminuição da elasticidade é observada nas pessoas idosas, nos pacientes desnutridos, no abdome das multíparas e, principalmente, na desidratação.

Quanto à mobilidade, pode-se verificar:

- Mobilidade normal: a pele normal apresenta certa mobilidade com relação às estruturas mais profundas com as quais se relaciona
- Mobilidade diminuída ou ausente: a mobilidade está diminuída quando não se consegue deslizar a pele sobre as estruturas vizinhas. Isso ocorre em área sede de processo cicatricial, na esclerodermia, na elefantíase e nas infiltrações neoplásicas próximas à pele, cujo exemplo típico são as neoplasias malignas da glândula mamária
- Mobilidade aumentada: é observada na pele das pessoas idosas e na síndrome de Ehlers-Danlos.

Turgor

Avalia-se o turgor, pinçando com o polegar e o indicador uma prega de pele que abranja o tecido subcutâneo.

O turgor diferencia-se em:

- Normal: quando o examinador tem a sensação de pele suculenta em que, ao ser solta, a prega se desfaz rapidamente. Indica conteúdo normal de água, ou seja, a pele está hidratada
- Diminuído: sensação de pele murcha e observação de lento desfazimento de prega. Turgor diminuído indica desidratação.

Sensibilidade

Podem ser analisados os seguintes tipos de sensibilidade:

- Sensibilidade dolorosa: a perda da sensibilidade dolorosa é chamada hipoalgesia ou analgesia, e o aumento da sensibilidade dolorosa denomina-se hiperestesia
  - Hipoalgesia ou analgesia: pode ser percebida pelo paciente que nota ausência de dor ao contato com algo aquecido ou ao se ferir. Semiologicamente, é pesquisada tocando-se a pele com a ponta de uma agulha. Exemplo importante é a perda da sensibilidade dolorosa na hanseníase
  - Hiperestesia: é a sensação contrária, ou seja, até os toques mais leves e suaves despertam nítida dor. Tal fenômeno aparece no abdome agudo, na síndrome isquêmica das extremidades inferiores, em neuropatias periféricas
- Sensibilidade tátil: tem como receptores os corpúsculos de Meissner, os de Merkel e as terminações nervosas dos folículos pilosos. Para pesquisá-la, fricciona-se levemente o local com uma mecha de algodão. Anestesia ou hipoestesia refere-se a perda ou diminuição da sensibilidade tátil
- Sensibilidade térmica: os receptores específicos são os bulbos terminais de Krause, para as temperaturas frias, e os corpúsculos de Ruffini, para as quentes.

Pesquisa-se a sensibilidade térmica com dois tubos de ensaio, um com água quente e outro com água fria (Figura 12.3).

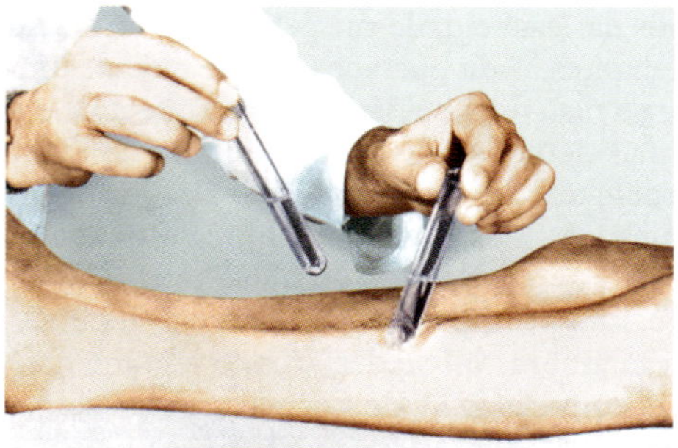

Figura 12.3 Pesquisa de sensibilidade térmica, usando-se um tubo de ensaio com água quente e outro com água fria.

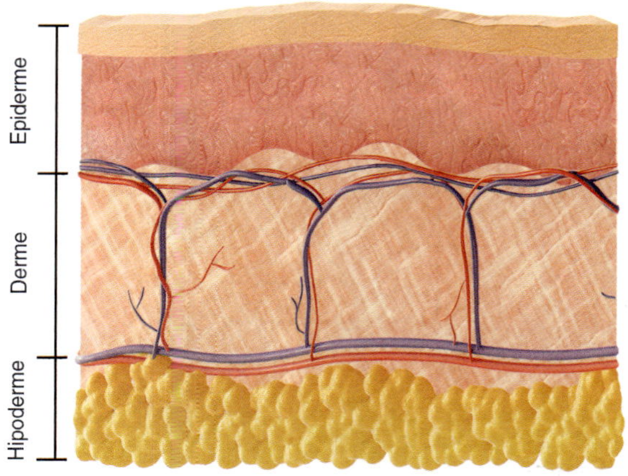

Figura 12.4 Corte esquemático de mácula, mostrando derrame pigmentar na derme superficial e média.

Lesões elementares

Modificações do tegumento cutâneo causadas por processos inflamatórios, degenerativos, circulatórios, neoplásicos, transtornos do metabolismo ou por defeito de formação.

As externas são avaliadas facilmente pelo exame clínico. Para a avaliação de lesões elementares, empregam-se a inspeção e a palpação. O uso de uma lupa para ampliar a superfície da pele e as lesões é vantajoso.

As lesões elementares podem ser classificadas em seis grupos bem definidos (ver Boxe *Classificação das lesões elementares*).

Classificação das lesões elementares

- Alterações de cor
- Elevações edematosas
- Formações sólidas
- Coleções líquidas
- Alterações da espessura
- Perda e reparações teciduais.

Alterações de cor (mancha ou mácula)

A mancha ou mácula corresponde à área circunscrita de coloração diferente da pele normal, no mesmo plano do tegumento e sem alterações na superfície. A verdade é que o correto reconhecimento de uma mácula não se faz apenas pela inspeção; é por meio da palpação – deslizando-se as polpas digitais dos dedos indicador, médio e anular sobre a área alterada e suas adjacências – que melhor se pode verificar qualquer elevação da pele e eventuais alterações da superfície (Figura 12.4).

As manchas ou máculas dividem-se em: pigmentares, vasculares, hemorrágicas e depósito de pigmentos orgânicos e exógenos.

Pigmentares

São pigmentares quando decorrem de alterações do pigmento melânico. Subdividem-se em três tipos:

- Hipocrômicas: resultam da diminuição de melanina. Podem ser observadas em pitiríase alba, hanseníase (Figura 12.5)
- Hipercrômicas: resultantes do aumento de pigmento melânico. Exemplos: pelagra, melasma, manchas hipercrômicas dos processos de cicatrização, manchas hipercrômicas da estase venosa crônica dos membros inferiores, nevos pigmentados, melanose senil (Figuras 12.6 e 12.7). Os nevos são muito frequentes, têm aspecto variável e aparecem em qualquer idade. O nevo tuberoso ou "verruga mole" é uma pequena saliência roxa, geralmente pilosa, localizada, na maioria das vezes, no rosto. Efélides são as manchas de sarda
- Acrômicas: manchas de cor branco-marfim por ausência total de melanina. São observadas no vitiligo, por exemplo.

Pigmentação externa caracteriza substâncias aplicadas topicamente que produzem manchas do cinza ao preto. Exemplos: alcatrões, antralina, nitrato de prata, permanganato de potássio.

Vasculares

Decorrem de distúrbios da microcirculação da pele. São diferenciadas das manchas hemorrágicas por desaparecerem após digitopressão, quando a compressão da região é com a polpa digital; vitropressão, quando a compressão é feita com uma lâmina de vidro transparente; e puntipressão, quando se emprega um objeto pontiagudo.

As manchas vasculares subdividem-se em: telangiectasias, manchas eritematosas ou hiperêmicas e manchas anêmicas.

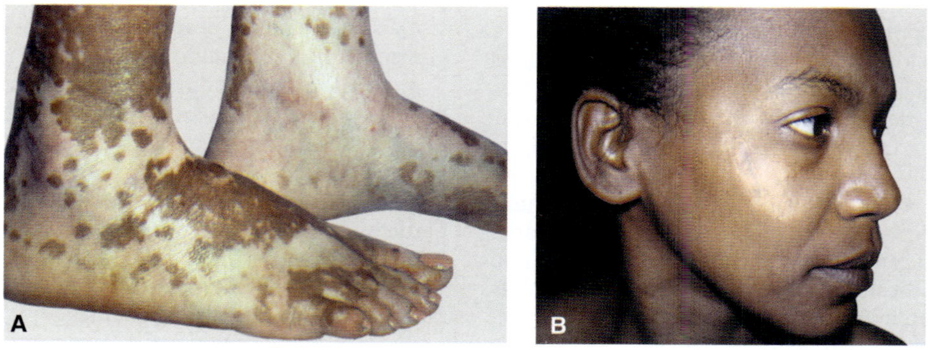

Figura 12.5 Mancha. A. Hipocrômica (pitiríase alba). B. Acrômica (vitiligo).

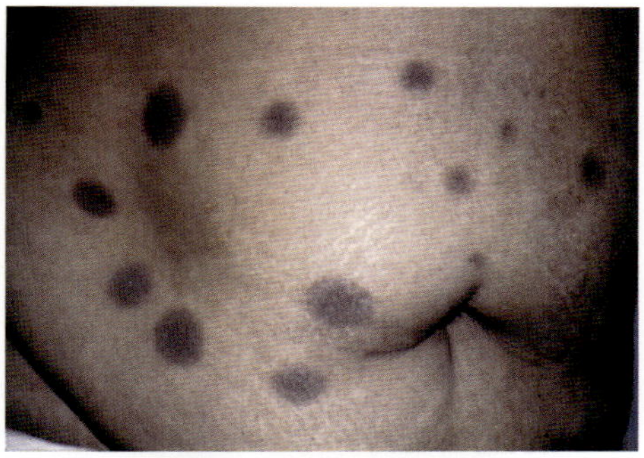

Figura 12.6 Mancha hipercrômica (eritema fixo medicamentoso).

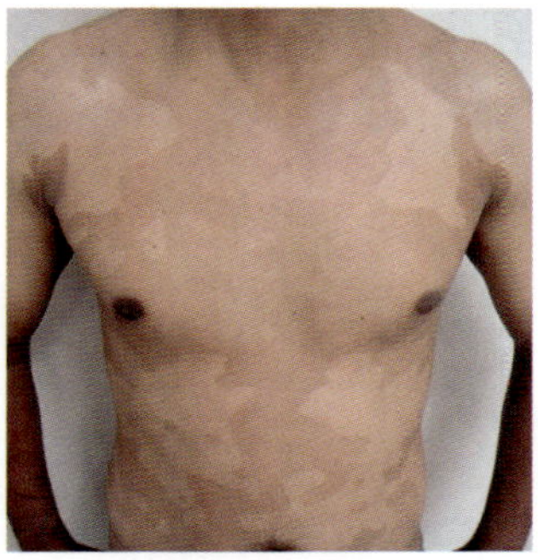

Figura 12.7 Mancha hipercrômica extensa (pitiríase versicolor).

Telangiectasias

Dilatações dos vasos terminais, ou seja, arteríolas, vênulas e capilares. As telangiectasias venocapilares são comuns nas pernas e nas coxas das pessoas do sexo feminino e se denominam varículas ou microvarizes. Podem ser vistas, também, no tórax de pessoas idosas (Figura 12.8).

Outro tipo de telangiectasia são as chamadas aranhas vasculares, que têm este nome porque seu formato lembra o desses aracnídeos (um corpo central do qual emergem várias pernas em diferentes direções). Localizam-se no tronco, e para fazê-las desaparecer basta fazer uma puntipressão exatamente sobre seu ponto mais central. Desaparecem porque esta manobra oclui a arteríola central, alimentadora dos vasos ectasiados. São observadas na cirrose hepática,

Há outros tipos de telangiectasias, tais como os nevos vasculares de origem congênita.

Mancha eritematosa ou hiperêmica

Decorre de vasodilatação, tem cor rósea ou tom vermelho-vivo e desaparece à digitopressão ou à vitropressão. É uma das lesões elementares mais encontradas na prática médica (Figura 12.9).

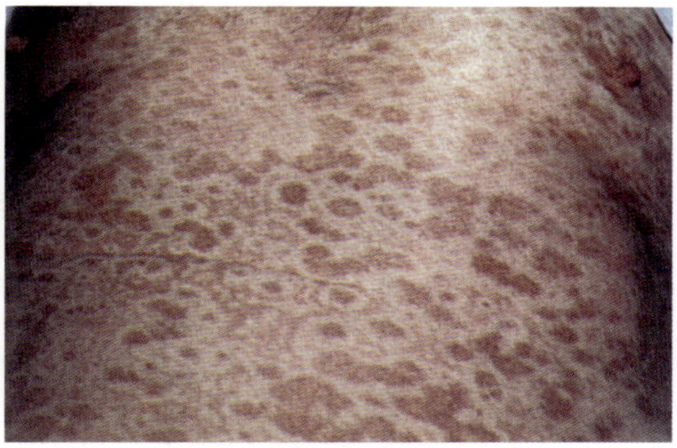

Figura 12.9 Manchas eritematosas (eritema polimorfo).

Podem ser simples, ou seja, sem outra alteração da pele ou, ao contrário, ocorrer juntamente com outras lesões: pápula, vesícula, bolha. Costumam ter variados tamanhos; ora são esparsas, ora confluentes, ou seja, fundem-se por estarem muito próximas umas das outras. Surgem nas doenças exantemáticas (sarampo, varicela, rubéola), na escarlatina, na sífilis, na doença reumática, nas septicemias, nas alergias cutâneas e em muitas outras afecções.

Mancha anêmica

Alteração cutânea esbranquiçada, permanente, causada por agenesia vascular em determinada área da pele. Pode ser observada em casos de oclusão vascular, decorrente de complicações de procedimentos estéticos.

Hemorrágicas

São também chamadas "sufusões hemorrágicas" e, como foi mencionado, não desaparecem pela compressão, diferentemente dos eritemas. Não desaparecem por se tratar de sangue extravasado. De acordo com a forma e o tamanho, subdividem-se em três tipos (Figura 12.10):

- Petéquias: quando puntiformes (Figura 12.11 A e B) e com até 1 cm de diâmetro
- Víbices: quando formam uma linha. Esse termo também é empregado para lesão atrófica linear
- Equimoses: quando são em placas (Figura 12.11 C), maiores que 1 cm de diâmetro.

A coloração das manchas hemorrágicas varia de vermelho-arroxeada a amarela, dependendo do tempo de evolução, dado muito usado em medicina legal para se avaliar o tempo decorrido entre o aparecimento da lesão e o momento do exame.

Nas grandes e médias equimoses, as mudanças de coloração acontecem nos seguintes períodos:

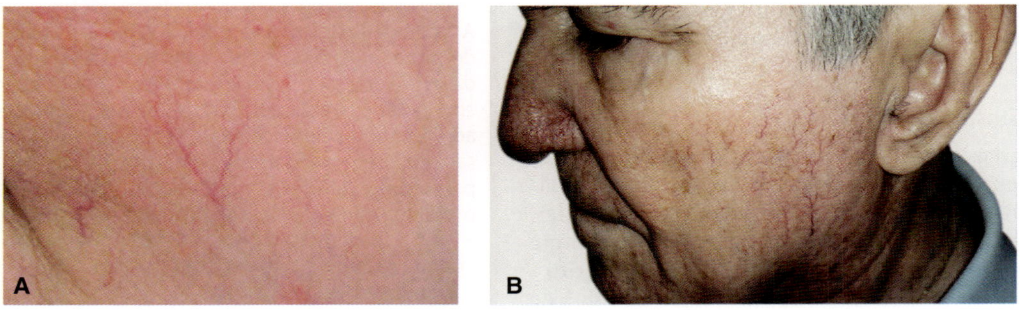

Figura 12.8 A. Telangiectasia. B. Pele senil.

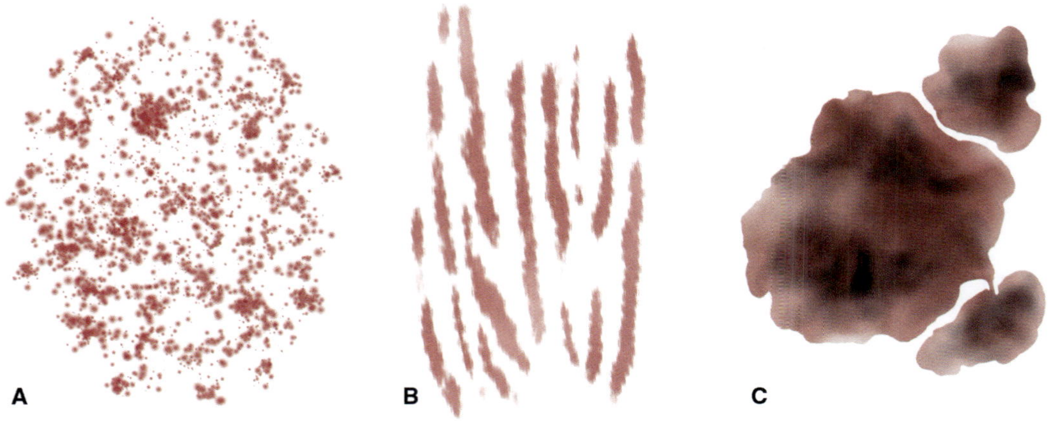

Figura 12.10 Esquema de manchas hemorrágicas. A. Petéquias. B. Víbices. C. Equimoses.

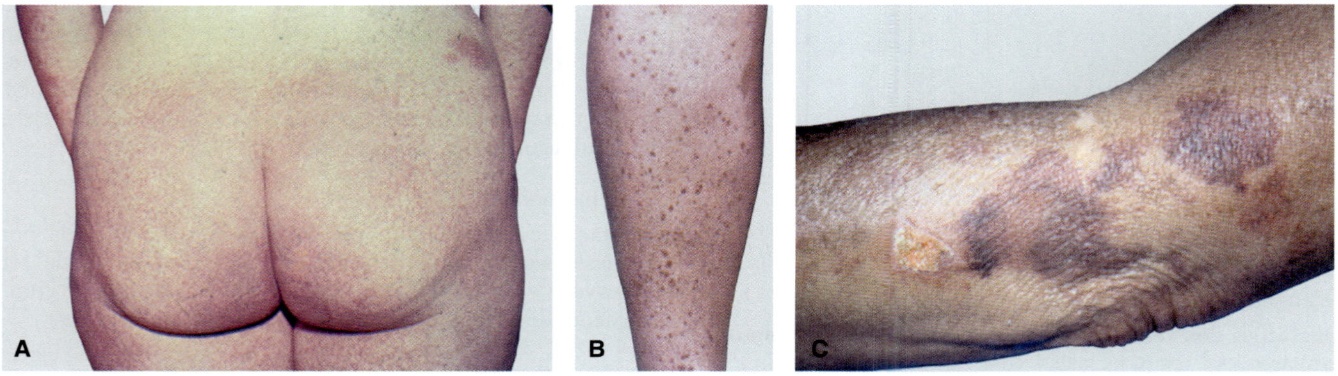

Figura 12.11 Manchas hemorrágicas. A e B. Petéquias (púrpura trombocitopênica). C. Equimose e exulceração da pele (púrpura senil).

- Até 48 horas são avermelhadas
- De 48 a 96 horas tornam-se arroxeadas
- Do 5º ao 6º dia ficam azuladas
- Do 6º ao 8º dia passam a ser amareladas
- Após o 9º dia a pele volta à coloração normal.

Nas pequenas equimoses o tempo de duração é menor. Deve-se ressaltar que as grandes e médias equimoses são visíveis mesmo nas pessoas negras.

As manchas hemorrágicas são causadas por traumatismos, alterações capilares e discrasias sanguíneas. Nas duas últimas condições recebem o nome de púrpura.

Se o extravasamento sanguíneo for suficiente para produzir elevação da pele, é designado "hematoma". Equimose e hematoma se associam frequentemente.

Depósito de pigmentos orgânicos e exógenos

Pode ser por deposição de hemossiderina, bilirrubina (icterícia), pigmento carotênico (ingestão exagerada de mamão, cenoura), corpos estranhos (tatuagem) e pigmentos metálicos (prata, bismuto).

Elevações edematosas

Elevações causadas por edema na derme ou hipoderme. Enquadra-se a lesão tipo urticária, que corresponde a formações sólidas, uniformes, de formato variável (arredondadas, ovalares, irregulares), em geral eritematosas, e quase sempre pruriginosas, resultando de um edema dérmico circunscrito.

A afecção mais frequentemente responsável por este tipo de lesão é a própria urticária (Figura 12.12).

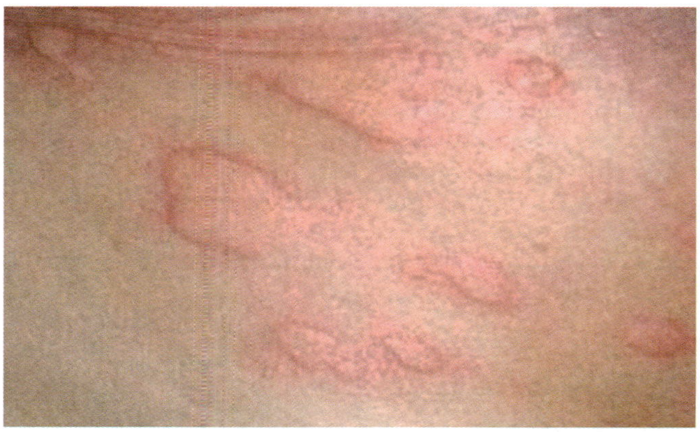

Figura 12.12 Lesão urticada (urticária).

Tatuagens

As tatuagens são marcas indeléveis feitas na pele pela introdução de pigmentos, geralmente formando desenhos, figuras, nomes, datas ou frases. Em princípio, elas sempre foram consideradas como manifestação cultural, desde longa data, nos mais diversos agrupamentos populacionais, sendo a pele utilizada para expressar sentimentos, posições políticas, religiosas ou, simplesmente, para acompanhar um "modismo". No entanto, podem constituir problema clínico, pela possibilidade de transmissão de hepatite e AIDS, ou dermatológico, quando há o desejo de removê-las. Podem, também, originar conflitos familiares e sociais, quando agridem valores morais. De qualquer maneira, não podem ser ignoradas ao se fazer o exame da pele.

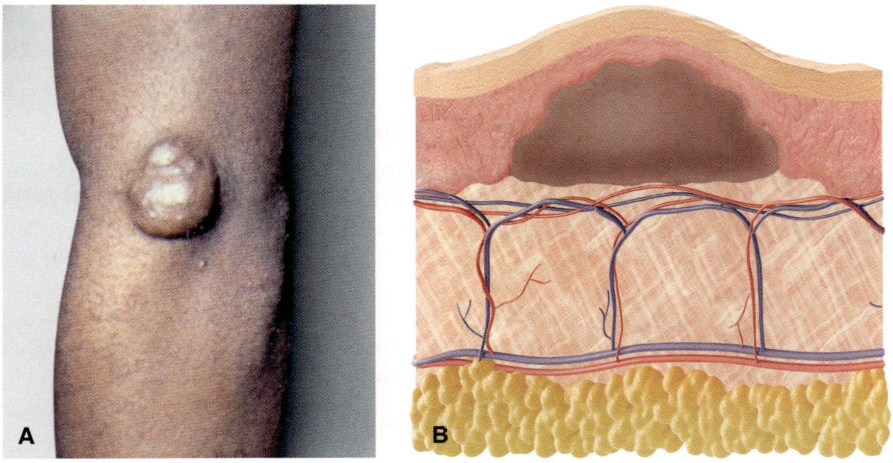

Figura 12.15 A. Tubérculo (fibroma). B. Tubérculo em corte esquemático mostrando proliferação celular na derme.

Formações sólidas

Correspondem a lesões elementares em que há alteração do relevo cutâneo. As formações sólidas abrangem pápulas, tubérculos, nódulos, nodosidades e gomas e vegetações.

Pápulas

Elevações sólidas da pele, de pequeno tamanho (até 1 cm de diâmetro), superficiais, bem delimitadas, com bordas facilmente percebidas quando se desliza a polpa digital sobre a lesão. Podem ser puntiformes, um pouco maiores ou lenticuladas, planas ou acuminadas, isoladas ou coalescentes, da cor da pele normal ou de cor rósea, castanha ou arroxeada. Inúmeras dermatoses se evidenciam por lesões papulares; exemplos: picada de inseto, leishmaniose, blastomicose, verruga, erupções medicamentosas, acne, hanseníase (Figuras 12.13 e 12.14).

Placas papulosas

Elevações sólidas da pele, de altura inferior a 1 cm, em plataforma, que se estendem por alguns centímetros, podendo ser única ou resultar da confluência de várias lesões papulares.

Tubérculos

Elevações sólidas, circunscritas, de diâmetro maior que 1,0 cm, situadas na derme. A consistência pode ser mole ou firme. A pele circunjacente tem cor normal ou pode estar eritematosa, acastanhada ou amarelada (Figura 12.15); geralmente desenvolvem cicatriz. São observadas em sífilis, tuberculose, hanseníase, esporotricose, sarcoidose e tumores.

Nódulos, nodosidade e goma

Formações sólidas localizadas na hipoderme, mais perceptíveis pela palpação do que pela inspeção (Figura 12.16). Quando de pequeno tamanho (p. ex., grão de ervilha), são denominadas "nódulos". Se mais volumosas, são nodosidades. Gomas são nodosidades que tendem ao amolecimento e ulceração com eliminação de substância semissólida. Os limites dessas lesões em geral são imprecisos, e a consistência pode ser firme, elástica ou mole. Ora estão isoladas, ora agrupadas ou mesmo coalescentes. Podem ser dolorosas ou não. A pele circundante pode ser normal, eritematosa ou arroxeada.

São muitas as dermatoses com nódulo ou nodosidade; exemplos: furúnculo, eritema nodoso, hanseníase, cistos, epiteliomas, sífilis, bouba, cisticercose.

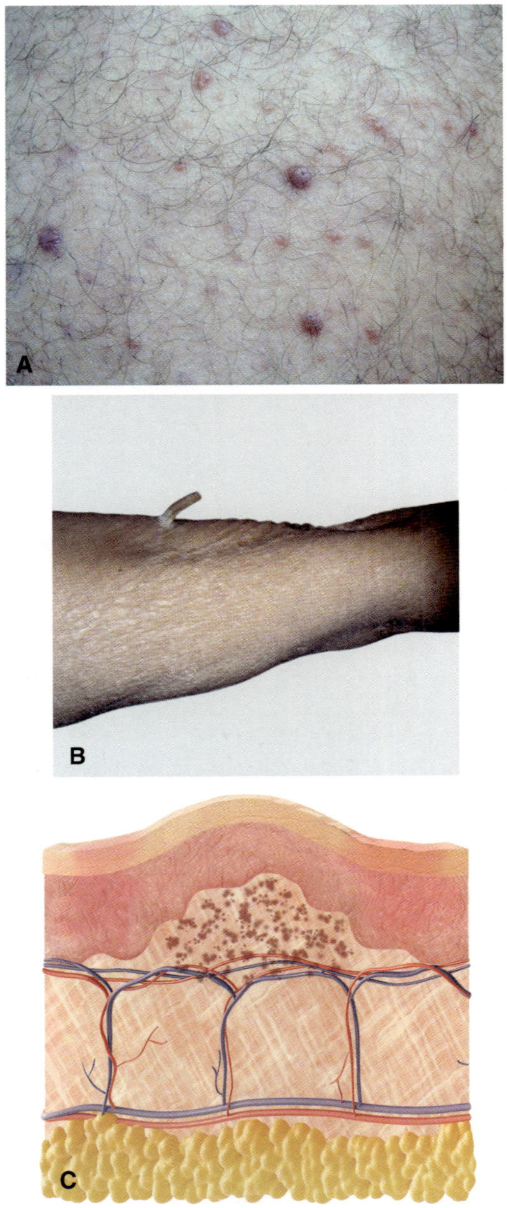

Figura 12.13 A. Pápulas eritematosas. B. Pápula verrucosa. C. Pápula em corte esquemático mostrando infiltrado celular na derme.

As gomas aparecem na sífilis, na tuberculose e nas micoses profundas.

Vegetações

Lesões sólidas, salientes, lobulares, filiformes ou em couve-flor, de consistência mole e agrupadas em maior ou menor quantidade.

Muitas dermatoses se caracterizam por vegetações: verrugas, bouba, sífilis, leishmaniose, blastomicose, condiloma acuminado, tuberculose, granuloma venéreo, neoplasias (Figura 12.17) e dermatites medicamentosas.

Quando a camada córnea é mais espessa, a lesão apresenta consistência endurecida e recebe o nome de verrucosidade; exemplos: verrugas vulgares, cromomicose.

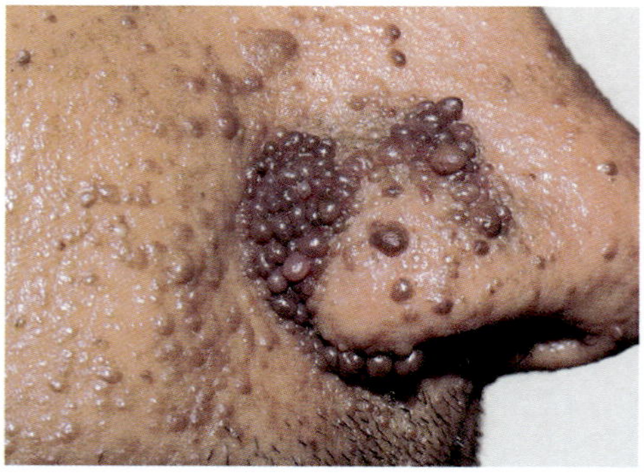

Figura 12.14 Pápulas agrupadas (esclerose tuberosa).

Coleções líquidas

As coleções líquidas incluem vesícula, bolha, pústula, abscesso e hematoma.

Vesícula

Elevação circunscrita da pele que contém líquido em seu interior (Figura 12.18) com diâmetro limitado a 1 cm. A diferença fundamental entre pápula e vesícula é que aquela é uma lesão sólida, e esta é constituída por uma coleção líquida. Às vezes, para se dirimir dúvida punciona-se a lesão. O encontro de substância líquida caracteriza a existência de vesícula. É observada nos seguintes casos: varicela, herpes-zóster, queimaduras, eczema e pênfigo foliáceo.

Bolha

Também é uma elevação da pele contendo substância líquida em seu interior. Diferencia-se da vesícula pelo tamanho: seu diâmetro é superior a 1 cm. É encontrada nas queimaduras, no pênfigo vulgar, em algumas piodermites e em alergias medicamentosas (ver Figura 12.18).

As bolhas podem ter conteúdo claro, turvo amarelado (bolha purulenta) ou vermelho-escuro (bolha hemorrágica).

Pústula

Vesícula de conteúdo purulento. Surge na varicela, no herpes-zóster, nas queimaduras, nas piodermites, na acne pustulosa (ver Figura 12.18).

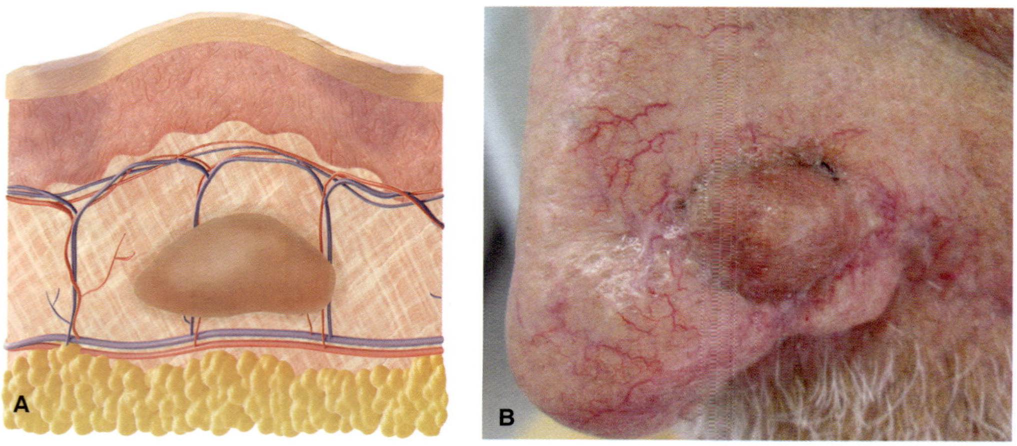

Figura 12.16 A. Nódulo em corte esquemático, mostrando lesão sólida em derme profunda. B. Nódulo eritematoso em região nasal.

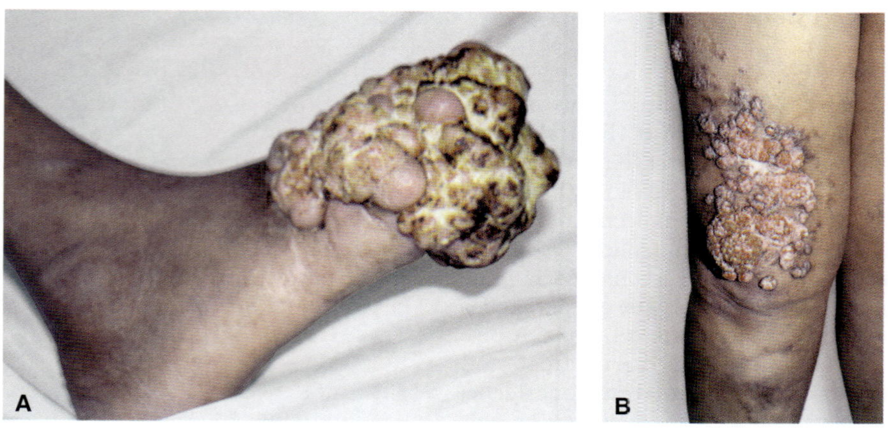

Figura 12.17 Vegetações. A. Carcinoma espinocelular. B. Cromomicose.

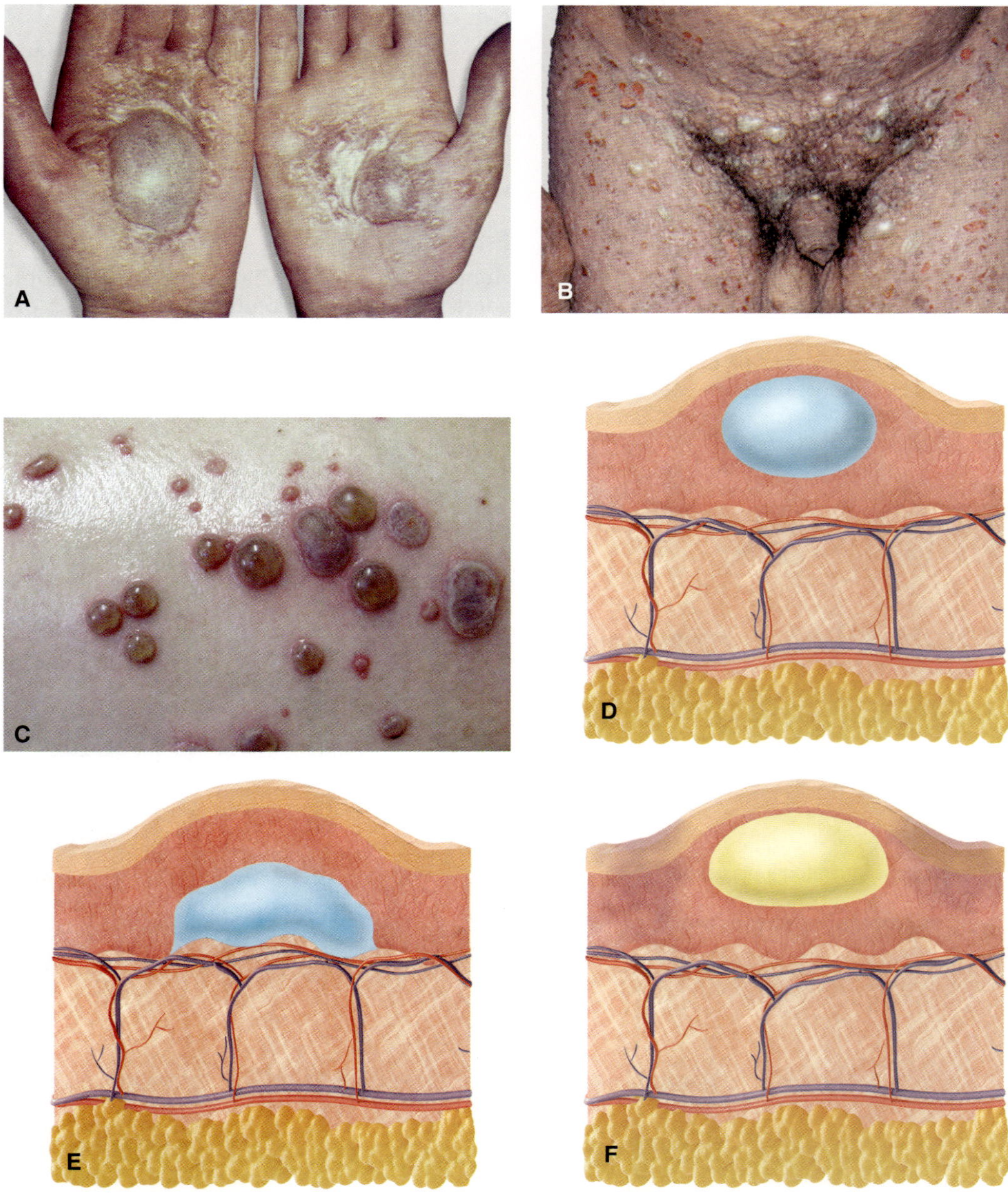

Figura 12.18 Vesículas, bolhas e pústulas. A. Alergia medicamentosa. B. Penfigoide bolhoso. C. Dermatite herpetiforme. D. Corte esquemático de vesícula mostrando coleção líquida intraepidérmica. E. Corte esquemático de bolha mostrando coleção líquida entre epiderme e a derme. F. Corte esquemático de pústula mostrando coleção de líquido purulento em epiderme.

Abscessos

Coleção purulenta, mais ou menos proeminente e circunscrita, de proporções variáveis, flutuantes, de localização dermo-hipodérmica ou subcutânea. Quando há sinais inflamatórios, são chamados "abscessos quentes". A ausência de sinais flogísticos caracteriza os abscessos frios. Exemplos: furunculose, hidradenite, blastomicose, abscesso tuberculoso (Figura 12.19).

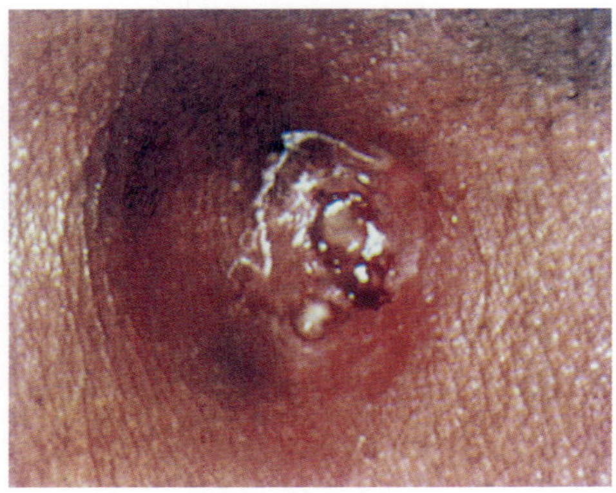

Figura 12.19 Abscesso (furúnculo).

Hematoma

Formação circunscrita, de tamanho variado, decorrente de derrame de sangue na pele ou nos tecidos subjacentes.

Alterações da espessura

As alterações da espessura abrangem ceratose, espessamento ou infiltração, liquenificação, esclerose, edema e atrofias.

Ceratose ou queratose

Modificação circunscrita ou difusa da espessura da pele, que se torna mais consistente, dura e inelástica, em consequência de espessamento da camada córnea.

O exemplo mais comum é o calo. Quando se localiza nas palmas das mãos e nas plantas dos pés chama-se, respectivamente, "ceratoses palmar e plantar".

Principais afecções que se manifestam por essa lesão: ceratose actínica, ceratose seborreia, queratodermia palmoplantar, ictiose (Figura 12.20).

Espessamento ou infiltração

Traduz-se por aumento da consistência e da espessura da pele que se mantém depressível, menor evidência dos sulcos da pele, limites imprecisos. O exemplo mais típico é a hanseníase virchowiana (Figura 12.21).

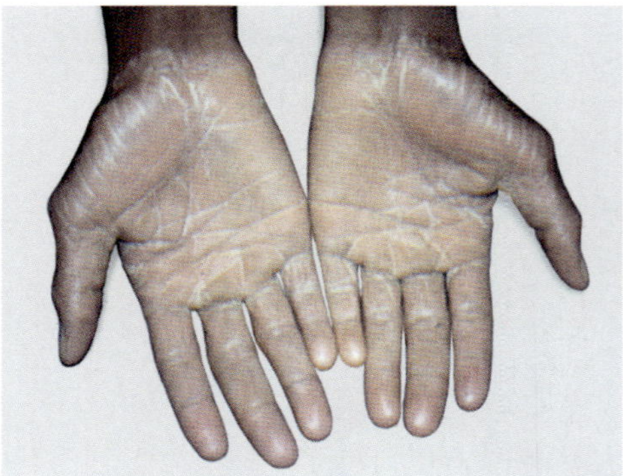

Figura 12.20 Ceratose (queratodermia palmar).

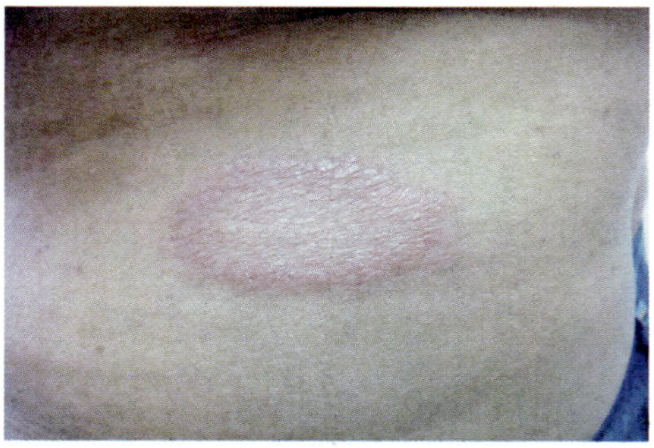

Figura 12.21 Infiltração da pele (hanseníase).

Liquenificação

Espessamento da pele com acentuação das estrias, resultando em um quadriculado em rede como se a pele estivesse sendo vista através de uma lupa. A pele circundante torna-se, em geral, de cor castanho-escura (Figura 12.22). É encontrada nos eczemas liquenificados ou em qualquer área sujeita a coçaduras constantes.

Esclerose

Aumento da consistência da pele, que se torna mais firme, aderente aos planos profundos e difícil de ser pregueada entre os dedos. O exemplo típico é a esclerodermia.

Edema

Acúmulo de líquido no espaço intersticial. A pele torna-se lisa e brilhante (Figura 12.23) (ver seção *Edema* na Parte 3, *Método Clínico*, Capítulo 8, *Exame Físico Geral*).

Atrofia

Adelgaçamento da pele, que se torna fina, lisa, translúcida e pregueada.

Podem ser fisiológicas, como na atrofia senil, ou provocadas por agentes mecânicos ou físicos (estrias atróficas, radiodermite) (Figura 12.24).

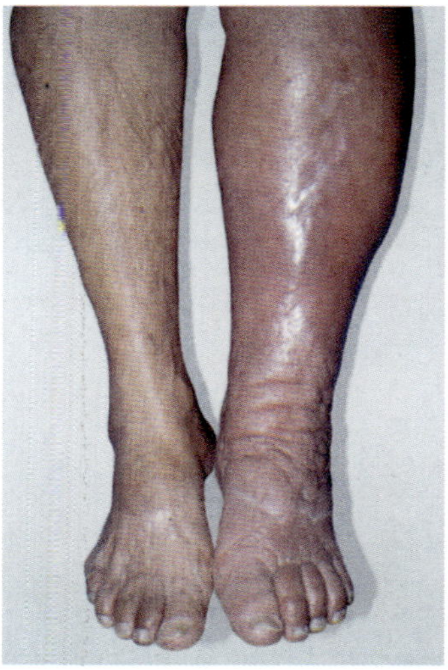

Figura 12.23 Edema e eritema (erisipela).

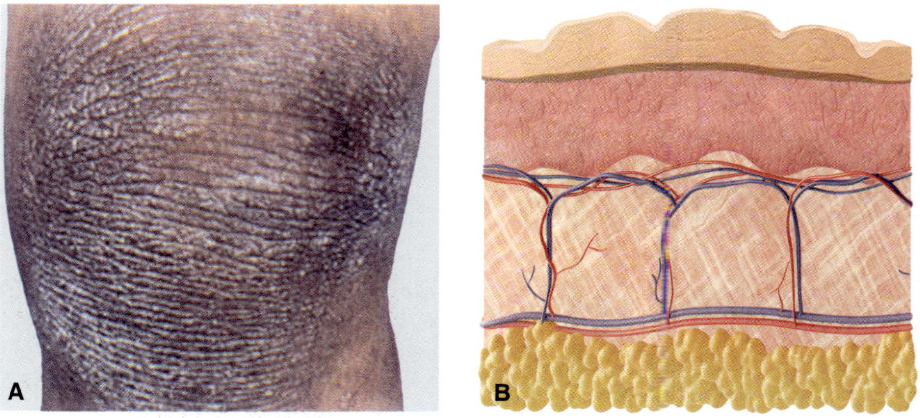

Figura 12.22 Liquenificação. A. Líquen simples e espessamento da pele no joelho. B. Corte esquemático de liquenificação mostrando espessamento das camadas da pele.

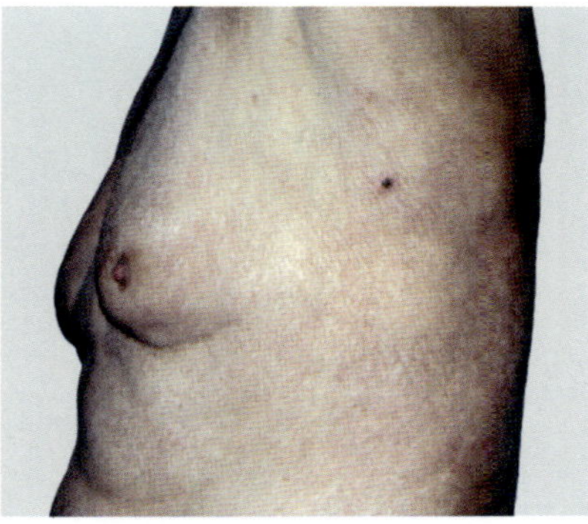

Figura 12.24 Atrofia da pele com lesão eritematocrostosa (sequela de biopsia).

As estrias são linhas de atrofia de cor acinzentada ou róseo-avermelhada. Aparecem em qualquer parte do corpo na qual a pele tenha sido mecanicamente forçada. São observadas no abdome de mulheres grávidas e em pessoas cuja parede abdominal esteve distendida (ascite, obesidade).

Perdas e reparações teciduais

Lesões provocadas por eliminação ou destruição patológica e reparações dos tecidos cutâneos. Abrangem: escama, erosão ou exulceração, úlcera ou ulceração, fissura ou rágade, crosta, escara e cicatriz.

Escamas

Lâminas epidérmicas secas que tendem a desprender-se da superfície cutânea. Se apresentarem o aspecto de farelo são denominadas "furfuráceas", e, quando em tiras, "laminares" ou "foliáceas" (Figura 12.25).

Muitas afecções manifestam-se por descamação, como a dermatite seborreia, a pitiríase versicolor, a psoríase e a queimadura da pele por raios solares.

Erosão ou exulceração

Simples desaparecimento da parte mais superficial da pele, atingindo apenas a epiderme (Figura 12.26).

Pode ser traumática, quando recebe o nome de escoriação, ou não traumática. Neste caso, são secundárias à ruptura de vesículas, bolhas e pústulas. Ao regenerarem-se, não deixam cicatrizes.

Úlcera ou ulceração

Perda delimitada das estruturas que constituem a pele, atingindo a derme. Tal fato a diferencia da escoriação. Outra diferença entre essas duas lesões é que a ulceração deixa cicatriz. Exemplos: úlcera crônica, lesões malignas da pele, leishmaniose (Figura 12.27).

Fissura ou rágade

Perda de substância linear, superficial ou profunda não causada por instrumento cortante. Compromete a epiderme e a derme e situa-se mais frequentemente no fundo de dobras cutâneas ou ao redor de orifícios naturais (Figura 12.28).

Crosta

Formação proveniente do ressecamento de secreção serosa, sanguínea, purulenta ou mista que recobre área cutânea previamente lesada. Algumas vezes é de remoção fácil e em outras

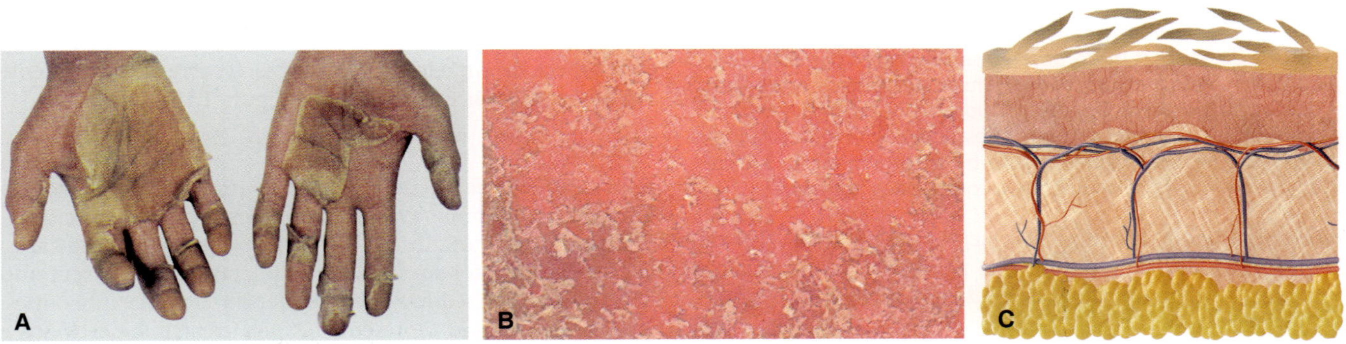

Figura 12.25 Escamas. A. Alergia a medicamento (em fase regressiva). B. Eritrodermia. C. Corte esquemático de escama, mostrando desprendimento de lâminas corticais.

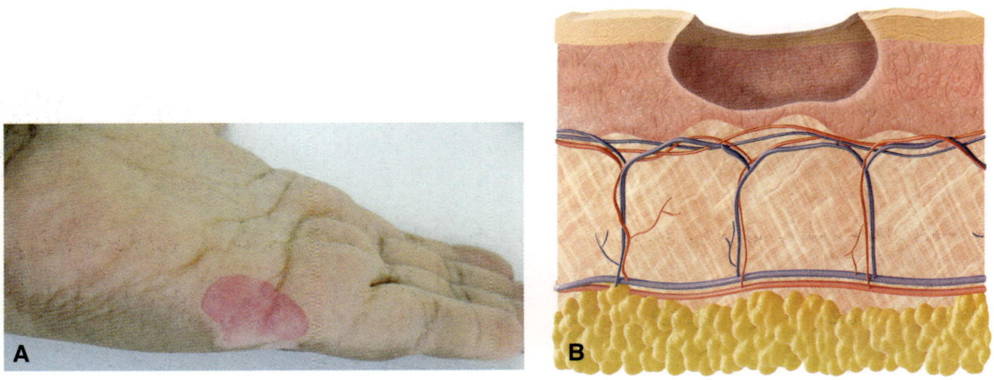

Figura 12.26 A. Exulceração. B. Corte esquemático de exulceração, mostrando perda tecidual da epiderme.

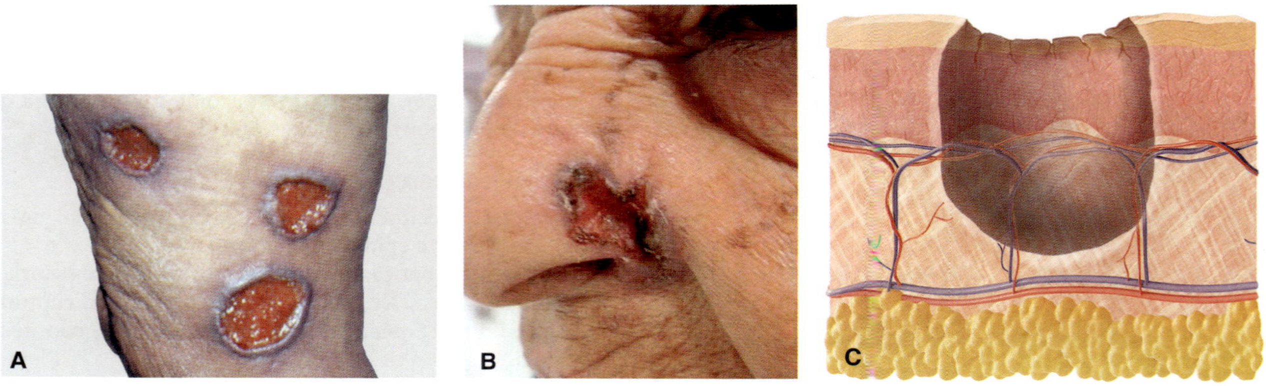

Figura 12.27 Ulcerações. **A.** Leishmaniose tegumentar americana. **B.** Neoplasia ulcerada em asa nasal. **C.** Corte esquemático de ulceração, mostrando perda tecidual da derme.

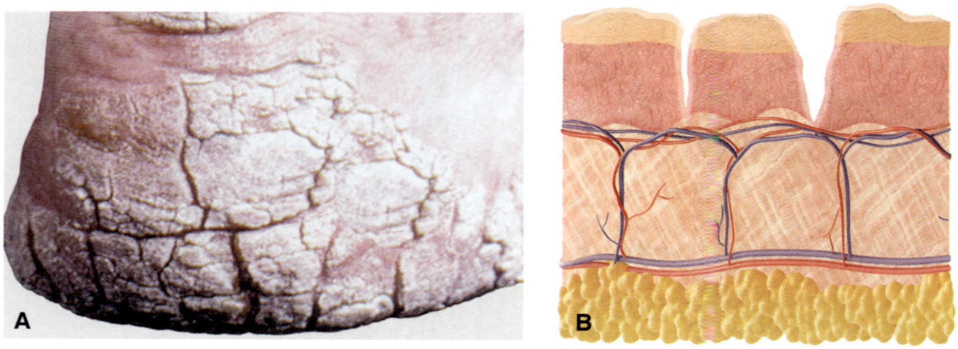

Figura 12.28 Fissura e queratose. **A.** Queratodermia plantar em psoríase. **B.** Corte esquemático de fissura, mostrando perda linear na epiderme e derme superficial.

> **Pele senil**
>
> Na pele do paciente idoso, observa-se diminuição da elasticidade, do turgor, da espessura, das glândulas sudoríparas e sebáceas, decorrente de alterações do próprio envelhecimento e da ação ambiental, principalmente dos raios ultravioleta, estimuladores de hipo e hiperpigmentação e de hiperqueratinização. São frequentes, também, telangiectasias, equimoses e melanoses.

está firmemente aderida aos tecidos subjacentes. Encontram-se crostas na fase final dos processos de cicatrização, impetigo, pênfigo foliáceo e nos eczemas (Figura 12.29).

Escara

Porção de tecido cutâneo necrosado, resultante de pressão isolada ou combinada com fricção e/ou cisalhamento. A área mortificada torna-se insensível, de cor escura e é separada do tecido sadio por um sulco. O tamanho é muito variável, desde o da cabeça de alfinete até o de placas. Ocorre principalmente em pessoas idosas e imobilizadas (Figura 12.30).

Cicatriz

Reposição de tecido destruído pela proliferação do tecido fibroso circunjacente. Os tamanhos e os formatos das cicatrizes são os mais variados. As cicatrizes podem ser róseo-claras, avermelhadas, ou adquirir uma pigmentação mais escura do que a pele ao seu redor. Podem ser deprimidas ou exuberantes. As exuberantes são representadas pela cicatriz hipertrófica e pelo queloide (Figura 12.31).

Resultam de traumatismos ou de qualquer lesão cutânea que evolui para a cura.

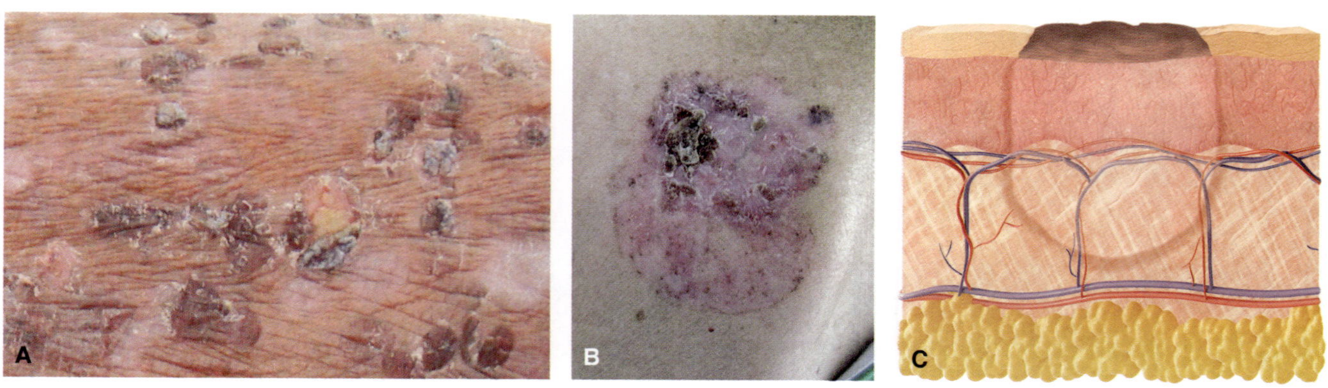

Figura 12.29 **A.** Crostas (pênfigo foliáceo). **B.** Crosta melicérica (carcinoma de Bowen). **C.** Corte esquemático de crosta, mostrando exsudato na epiderme.

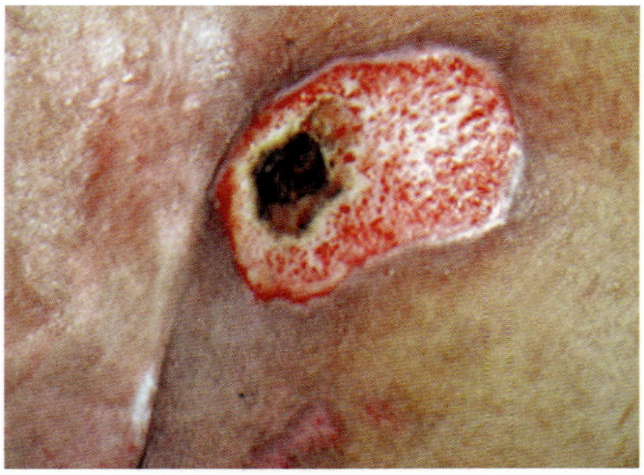

Figura 12.30 Escara.

Queloide é uma formação fibrosa rica em colágeno saliente, de consistência firme, róseo-avermelhada, bordas nítidas, frequentemente com ramificações curtas (Figura 12.32). Pode ser espontâneo ou, o que é mais frequente, secundário a qualquer agressão à pele (intervenção cirúrgica, queimadura e ferimentos).

MUCOSAS

As mucosas facilmente examináveis a olho nu e sem auxílio de qualquer aparelho são: conjuntivas oculares e mucosas labiobucal, lingual e gengival.

O método de exame é a inspeção, coadjuvado por manobras singelas que exponham as mucosas à visão do examinador. Assim, no caso das mucosas bucais, solicita-se ao paciente que abra a boca e ponha a língua para fora (ver Parte 11, *Sistema Digestório*, Seção 1, *Região Bucomaxilofacial*, Capítulo 67, *Exame Clínico*).

É indispensável uma boa iluminação, de preferência com luz natural complementada por uma pequena lanterna.

Os seguintes elementos devem ser analisados: coloração e umidade.

Lesões elementares associadas

O aparecimento de mancha eritematosa associada a vesícula, pápula ou bolha – designadas, respectivamente, lesão eritematovesicular, eritematopapular e eritematobolhosa – é comum, como por exemplo a varicela, cuja lesão inicial é uma mancha eritematosa, mas no seu centro logo eclode uma vesícula. Na acne vulgar, popularmente designada "espinhas", muito frequente na adolescência, as lesões são eritematopapulares ou eritematopustulosas; às vezes formam-se nódulos e cistos.

Coloração

A coloração normal é róseo-avermelhada, decorrente da rica rede vascular das mucosas. A nomenclatura utilizada é "mucosas normocoradas".

As alterações da coloração são descoramento das mucosas, mucosas hipercoradas, cianose, icterícia e leucoplasia.

Descoramento das mucosas

Diminuição ou perda da cor róseo-avermelhada. Designa-se esse achado de "mucosas descoradas" ou "palidez das mucosas". Procura-se fazer também uma avaliação quantitativa, usando-se a escala de 1 a 4 cruzes (+, + +, + + + e + + + +).

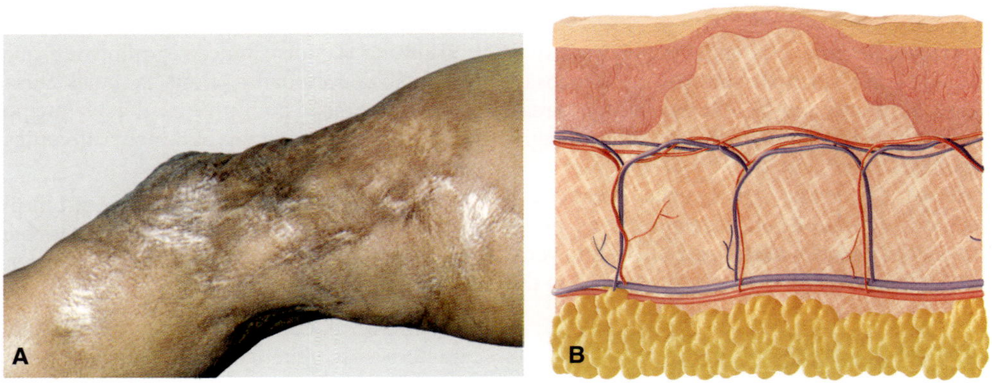

Figura 12.31 Cicatriz. A. Atrófica. B. Corte esquemático de cicatriz, mostrando proliferação de tecido fibroso.

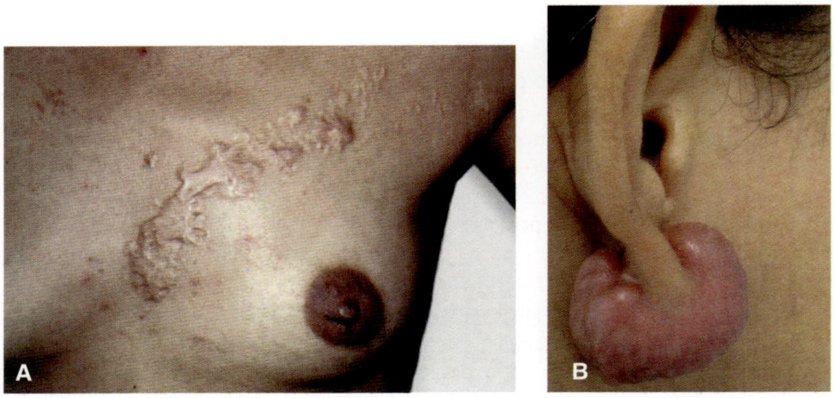

Figura 12.32 Queloide. A. Pós-herpes-zóster. B. Pós-trauma, representado neste caso por "furo" em lóbulo da orelha.

Mucosas descoradas (+) significam uma leve diminuição da cor normal, enquanto mucosas descoradas (+ + + +) indicam o desaparecimento da coloração rósea. As mucosas tornam-se, então, brancas como uma folha de papel. As situações intermediárias (+ + e + + +) são reconhecidas à medida que se ganha experiência.

As mucosas descoradas são um achado semiológico de grande valor prático, pois indicam anemia (ver Parte 15, *Sistema Hematopoético*, Capítulo 148, *Exame Clínico*).

Há muitos tipos de anemia, e cada uma pode ser determinada por várias causas, mas o denominador comum é a diminuição das hemácias e da hemoglobina no sangue, alterações responsáveis pelo descoramento das mucosas. Além de mucosas descoradas, fazem parte dessa síndrome os seguintes sintomas e sinais: palidez da pele, fadiga, astenia, palpitações. Em função do tipo de anemia, outros sinais e sintomas estão associados. Assim, nas anemias hemolíticas observa-se icterícia; nas anemias megaloblásticas, distúrbios nervosos localizados nos membros inferiores.

Cumpre salientar, contudo, que os achados mucocutâneos não são suficientes para reconhecer o tipo de anemia. O hemograma é indispensável em todos os casos e, quando necessário, são feitos outros exames, tais como testes de resistência das hemácias, teste de falcização, eletroforese da hemoglobina e mielograma, em alguns casos especiais.

Exame das mucosas das vísceras ocas

Para o exame das mucosas das vísceras ocas, são usados aparelhos apropriados (rinoscópio, laringoscópio, broncoscópio, esofagoscópio, gastroscópio, colonoscópio, retossigmoidoscópio, anuscópio, uretroscópio, cistoscópio etc.).

Mucosas hipercoradas

Acentuação da coloração normal, podendo haver inclusive mudança de tonalidade para vermelho-arroxeada. Mucosas hipercoradas indicam aumento das hemácias naquela área, como ocorre nas inflamações (conjuntivites, glossites, gengivites) e nas poliglobulias.

Poliglobulia pode ser observada em diversas condições: poliglobulia secundária a algumas doenças respiratórias, poliglobulia compensadora das grandes altitudes, policitemia vera de causa desconhecida, considerada o processo neoplásico da série eritrocitária.

Cianose

Coloração azulada das mucosas cujo significado é o mesmo da cianose cutânea analisada anteriormente.

Icterícia

As mucosas tornam-se amarelas ou amarelo-esverdeadas; da mesma maneira que na pele, resulta de impregnação pelo pigmento bilirrubínico aumentado no sangue.

As regiões mais facilmente identificáveis são a mucosa conjuntival e o freio da língua. As icterícias mais leves só são perceptíveis nesses locais. Em pessoas negras, a esclerótica costuma apresentar uma coloração amarelada, causada por deposição de gordura, que não deve ser confundida com icterícia.

Leucoplasia

Áreas esbranquiçadas, às vezes salientes, nas mucosas, por espessamento do epitélio (queratose, paraqueratose, hiperplasia, neoplasia), diminuição da vascularização e/ou fibroesclerose da lâmina própria.

Umidade

Em condições normais são úmidas, especialmente as mucosas lingual e a bucal, traduzindo bom estado de hidratação.

Podemos ter:

- Umidade normal: as mucosas apresentam discreto brilho indicativo de tecidos hidratados
- Mucosas secas: as mucosas perdem o brilho, os lábios e a língua ficam pardacentos, adquirindo aspecto ressequido. Na maioria das vezes, indicam desidratação.

FÂNEROS

Os fâneros compreendem cabelo, pelos e unhas.

Cabelo

O cabelo deve ser analisado quanto às seguintes características:

- Tipo de implantação
- Distribuição
- Quantidade
- Coloração
- Brilho, espessura consistência.

TIPO DE IMPLANTAÇÃO. O tipo de implantação varia de acordo com o sexo. Na mulher, têm uma implantação mais baixa e formam uma linha de implantação característica, enquanto nos homens é mais alta e existem as "entradas" laterais. Diversos transtornos endócrinos concomitantes ao hipogonadismo no homem determinam implantação feminoide dos cabelos. Alterações endócrinas na mulher com hiperprodução de substâncias androgênicas invertem o tipo de implantação dos cabelos.

DISTRIBUIÇÃO. A distribuição é uniforme e, quando há áreas sem pelos, são denominadas "alopecia", cujas causas são múltiplas.

Uma alteração comum é a calvície, que pode ser parcial ou total; as calvícies parciais assumem diferentes formas e podem ser de vários graus.

QUANTIDADE. A quantidade varia de um indivíduo para outro, e, com o avançar da idade, os cabelos tornam-se mais escassos. Do ponto de vista semiológico, a constatação de queda de cabelos é um dado de interesse.

COLORAÇÃO. A coloração varia com a etnia e em função de características geneticamente transmitidas. As cores básicas são: cabelos pretos, castanhos, louros e ruivos. As modificações da coloração podem ser artificiais ou consequentes a enfermidades. Uma alteração interessante é a que se observa nos meninos com desnutrição proteica grave, cujos cabelos se tornam ruivos.

BRILHO, ESPESSURA, CONSISTÊNCIA. Muitas vezes, os cabelos podem perder o brilho e tornar-se quebradiços e secos. Essas alterações ocorrem no mixedema, nos estados carenciais e em várias outras afecções.

Pelos

Localizam-se nos folículos pilossebáceos, que, por sua vez, resultam de invaginação da epiderme.

Até a puberdade os pelos são finos, escassos e de cor castanho-clara ou mesmo amarelados. Com a puberdade, por ação dos hormônios sexuais, os pelos adquirem as características e a distribuição do adulto, próprias de cada sexo, havendo grandes variações raciais e individuais (ver Parte 20, *Semiologia da Infância, da Adolescência e da Pessoa Idosa*, Capítulo 180, *Semiologia da Adolescência*).

No homem aparecem barba, pelos nos troncos, e os pelos pubianos formam um losango.

Na mulher não aparecem barba, nem pelos no tronco; os pelos pubianos têm forma de triângulo de vértice voltado para baixo.

Quanto a espessura, consistência, brilho e comprimento, da mesma maneira que os cabelos podem tornar-se secos, quebradiços e sem brilho, pelos mesmos motivos assinalados, as alterações de distribuição e de quantidade costumam ocorrer associadamente e obedecem aos mesmos mecanismos.

Os principais achados clínicos são:

- Hipertricose: consiste no aumento exagerado de pelos terminais, sexuais e bissexuais ou não sexuais, em relação ao indivíduo. Pode ser congênita ou adquirida, difusa ou localizada
- Hirsutismo: é o aumento exagerado de pelos sexuais masculinos na mulher. Pode ser constitucional, idiopático ou androgênico.

No hirsutismo provocado por níveis elevados de testosterona, observam-se implantação do tipo masculino e calvície temporal.

Ainda quanto à distribuição, há que se referir ao tempo de aparecimento da pilosidade adulta, que pode ser precoce ou com atraso.

Todas essas alterações (hirsutismo, atraso ou precocidade no aparecimento de pelos) costumam estar relacionadas com distúrbios endócrinos, seja da adrenal, do testículo, do ovário, da hipófise ou metabólicos.

A virilização é o hirsutismo associado ao aprofundamento da voz e aumento do clitóris. O aumento da produção de androgênios pelas adrenais ou pelos ovários pode ser responsável por estes fenômenos. Os tumores do ovário estão geralmente associados à amenorreia, com hirsutismo e virilização.

Pelos finos e em pequena quantidade no lábio superior, nas regiões genianas, área intermamária e periareolar, linha média abdominal e nos membros superiores e inferiores podem ser observados em mulheres hígidas.

Referência especial precisa ser feita à queda dos pelos, especialmente os axilares e os pubianos. As condições mais frequentemente causadoras da queda de pelos são: desnutrição, hepatopatias crônicas, mixedema, colagenoses, quimioterapia e certas dermatoses.

Unhas

Formadas de células queratinizadas que se originam na matriz, são constituídas de epiderme com as suas diversas camadas, exceto a granular.

As seguintes características devem ser analisadas:

- Forma ou configuração
- Tipo de implantação
- Espessura
- Superfície
- Consistência
- Brilho
- Coloração.

A unha normal forma um ângulo menor que 160°, apresenta apenas uma curvatura lateral nítida, a superfície é lisa, brilhante, tem cor róseo-avermelhada, a espessura e a consistência são firmes. No hipocratismo digital, o ângulo de implantação é de aproximadamente 180° (Figura 12.33).

As unhas dos pés têm configuração variada.

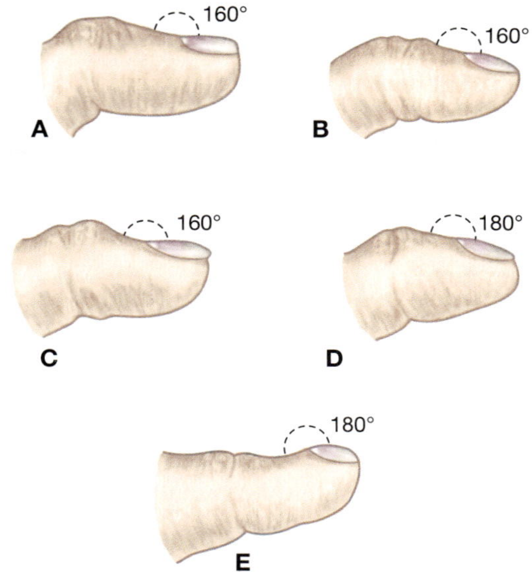

Figura 12.33 Ângulo de implantação da unha. Conquanto haja pequenas diferenças entre os dedos A, B e C, todos são normais, estando o ângulo de implantação em torno de 160°. No hipocratismo digital (D e E), o ângulo está em torno de 180°.

Quanto à coloração, podem ser pálidas (anêmicas), ou adquirir uma tonalidade azulada, ou seja, cianótica.

A superfície pode tornar-se irregular, a espessura aumentar ou diminuir, o brilho pode desaparecer, e a consistência estar diminuída.

A ocorrência de manchas brancas é comum em pessoas sadias e são chamadas "leuconiquias".

As unhas podem estar parcialmente descoladas do leito, denotando onicólise. São as unhas de Plummer, observadas no hipertireoidismo.

Unhas distróficas são espessadas, rugosas e de formato irregular. Frequentes em pessoas que trabalham descalças, sujeitas a repetidos traumatismos, em portadores de isquemia crônica dos membros inferiores ou de onicomicose (Figura 12.34).

Alterações da forma podem ser notadas em estados carenciais, onicomicoses (ver Figura 12.34), nefropatias crônicas, hepatopatias crônicas, psoríase e em pessoas que lidam com substâncias cáusticas (pedreiros, lavadeiras).

Coiloníquia ou unha em colher é um estado distrófico no qual a placa ungueal torna-se fina e desenvolve-se uma depressão. Tais alterações ocorrem na anemia ferropriva grave e são provocadas por irritantes locais.

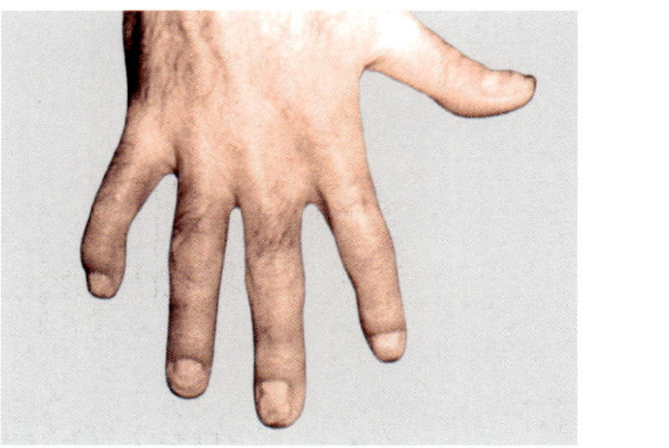

Figura 12.34 Unhas distróficas em um caso de onicomicose.

Observar também as regiões que rodeiam as unhas, pois processos inflamatórios de origem micótica ocorrem com frequência. São as paroniquias, muito comuns nas pessoas que têm as mãos em constante contato com água (lavadeiras, cozinheiras).

Por fim, deve-se observar se há sinais indicativos do hábito de roer unhas (onicofagia), que é indicativo de ansiedade.

Os tipos especiais de alterações das unhas são apresentados no Quadro 12.1.

Quadro 12.1 Tipos especiais de alterações das unhas.

Unhas em "vidro de relógio"	A implantação da unha forma uma angulação maior que 160°, e a unha torna-se convexa em todos os sentidos, lembrando o vidro de relógio (ver Figura 12.33). Pode ser observada em pessoas hígidas da raça negra. Fazem parte do hipocratismo digital Causas: cardiopatias congênitas, bronquiectasia
Linhas de Beau	São sulcos transversais à lúnula Causas: doenças renais e hepáticas
Faixas de Mee	Faixas transversais brancas Causas: doença sistêmica aguda e intoxicação por arsênico
Unhas de Plummer	Unhas parcialmente descoladas do leito ungueal Causa: hipertireoidismo
Unhas de Lindsay	A porção proximal da unha é esbranquiçada e a distal, avermelhada ou rósea Causa: insuficiência renal crônica com uremia
Unhas de Terry	Faixa esbranquiçada a 1,0 a 2,0 mm da borda distal da unha Causa: hipoalbuminemia

BIBLIOGRAFIA

Azulay RD, Azulay DR, Azulay-Abulafia L. Dermatologia. 7. ed. Rio de Janeiro: Guanabara Koogan, 2013.

Porto CC, Porto AL. Clínica médica na prática diária. 2. ed. Rio de Janeiro: Guanabara Koogan, 2022.

Wolff K, Johnson RA. Dermatologia de Fitzpatrick. Porto Alegre: McGraw Hill, 2011.

CAPÍTULO 13

Exames Complementares

David Rubem Azulay, Vitória Azulay

Os principais exames complementares empregados na Dermatologia são: exame anatomopatológico, imunofluorescência, exame direto e cultura das infecções cutâneas, exames sorológicos e reação em cadeia da polimerase (PCR). Atualmente, o dermatologista já faz uso rotineiro do dermatoscópio no exame físico e, em um futuro próximo, utilizará aparelho portátil de ultrassonografia (USG) de alta frequência, para situações clínicas específicas.

Exame anatomopatológico é um recurso de rotina na prática dermatológica que está indicado sempre que houver necessidade de esclarecimento, confirmação diagnóstica ou para documentação de doenças crônicas que possam colocar em risco a vida do paciente, como, por exemplo, os pênfigos e as vasculites.

O material para o exame anatomopatológico pode ser obtido com a peça cirúrgica ou mediante biopsia, que pode ser realizada por *punch*, *shaving* (incisão tangencial) ou bisturi (de modo incisional [quando se retira parte da lesão] ou excisional [quando se retira toda a lesão]).

Na dermatologia, a técnica de rotina é a coloração por hematoxilina-eosina (HE) (e-Figura 13.1).

A imuno-histoquímica pode ser necessária para estabelecer o diagnóstico da linhagem de determinados tumores, assim como para melhor classificar linfomas.

IMUNOFLUORESCÊNCIA

As técnicas de imunofluorescência são utilizadas para fins diagnósticos e investigação etiopatogênica. O objetivo do exame é identificar as reações antígeno-anticorpo (ver Parte 16, *Sistema Imunológico*).

Duas são as técnicas utilizadas: a imunofluorescência direta, que avalia a existência de autoanticorpos nos tecidos envolvidos, e a imunofluorescência indireta, que avalia a existência de autoanticorpos circulantes no sangue.

As principais indicações são: dermatoses bolhosas de natureza autoimune da pele, vasculites, lúpus eritematoso sistêmico e demais colagenoses (veja a e-Figura 13.2 e leia o texto complementar *Imunofluorescência nas Buloses*).

Acesse todo o conteúdo *online* citado nesta página:

http://uqr.to/20wcq

EXAME DIRETO E CULTURA DE LESÕES DA PELE

Utilizados para visualização e identificação de diversos agentes etiológicos, como, por exemplo, fungos, bactérias, vírus e protozoários (Figuras 13.1 e 13.2).

Para melhor análise, podem ser empregadas técnicas de coloração para identificação de bactérias e protozoários.

As principais colorações empregadas na identificação de alguns microrganismos são:

- Gram: bactérias como estreptococos, estafilococos, pseudomonas, *E. coli*, entre outras
- Ziehl-Neelsen: micobactérias
- Wade-Fite: micobactérias
- Giemsa: clamídias e plasmídios
- Fontana-Tribondeau: treponemas e espiroquetas
- Leishman: leishmânias.

As culturas são o padrão-ouro na identificação dos fungos, e o exame micológico direto é feito a fresco, com potassa.

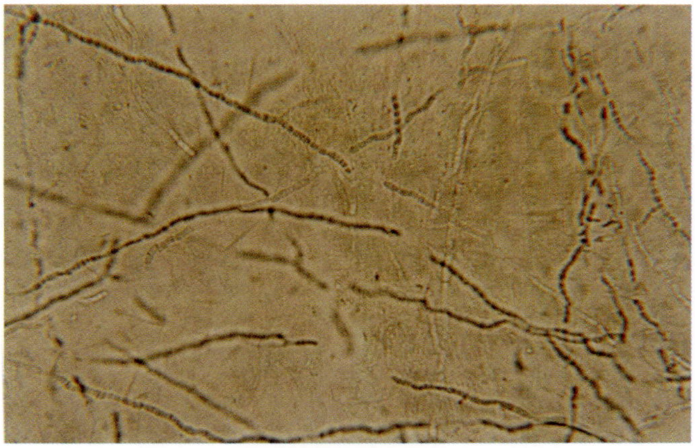

Figura 13.1 Exame micológico direto – hifas septadas e artroconídios. (Cortesia do Dr. David R. Azulay.)

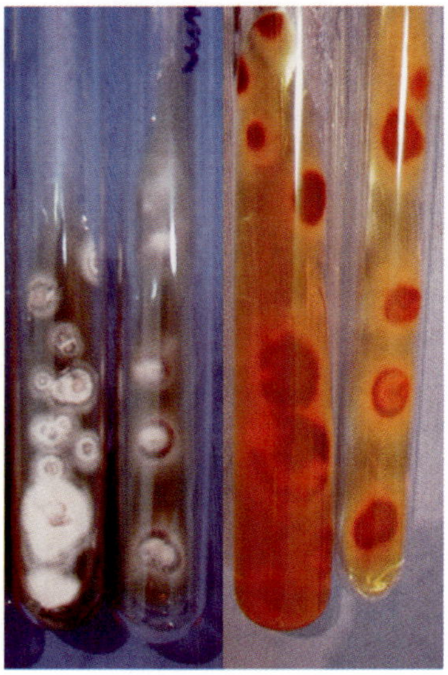

Figura 13.2 Cultura positiva para o fungo *Trichophyton rubrum*.

EXAMES SOROLÓGICOS

Compreendem dosagem de substâncias, quantificação de células imunologicamente ativas e pesquisa de antígenos e anticorpos.

Utilizados principalmente em doenças autoimunes e em dermatoses infecciosas (ver Parte 16, *Sistema Imunológico*).

REAÇÃO EM CADEIA DA POLIMERASE

Método de biologia molecular com base na amplificação do material genético do agente etiológico, incluindo verificação de resistência aos antibióticos empregados. É muito empregada na identificação de agentes infecciosos – micobactérias, sífilis, protozoários e vírus. Tem grande valia também na identificação de mutações específicas de tumores, como no caso dos melanomas. A mutação BRAF V600E no tumor possibilita considerar a utilização do vemurafenibe, que atua especificamente nessa alteração genética. Esse é um dos tantos exemplos de terapia-alvo no tratamento oncológico atual.

DERMATOSCOPIA

Inicialmente empregada para diagnóstico diferencial das lesões pigmentadas benignas e malignas, tomou tal vulto o seu conhecimento que o seu emprego tem grande valor preditivo em outros tumores, doenças inflamatórias e metabólicas, e mesmo as infecciosas, como as causadas por fungos ou infestações.

A dermatoscopia possibilita a observação da rede pigmentar das lesões melanocíticas, viabilizando a diferenciação entre as lesões melanocíticas benignas e as malignas (Figura 13.3).

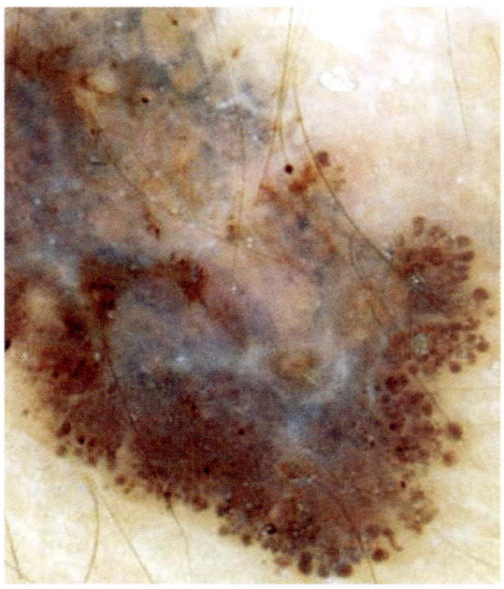

Figura 13.3 Dermatoscopia de lesão indicativa de melanoma em virtude de véu acinzentado e muitos pseudópodos irregularmente distribuídos. (Cortesia do Dr. David R. Azulay.)

É realizada por meio de um instrumento, o dermatoscópio, que tem uma fonte de luz que pode ser polarizada ou não, associada a lente que promove um aumento de 10 vezes. Atualmente o dermatologista tem à mão o próprio dermatoscópio. Já o videodermatoscópio possibilita um aumento de 40 vezes, mas tem menor nitidez, sendo útil para o ensino pois mostra estruturas por vários examinadores simultaneamente. A inteligência artificial bem aplicada pode ser mais precisa do que *experts* em dermatoscopia.

ULTRASSONOGRAFIA DE ALTA FREQUÊNCIA

A USG é empregada há anos na medicina por ser um método diagnóstico por imagem indolor, não invasivo e não radioativo. Com o advento de sondas ou transdutores de alta frequência (≥ 15 MHz) ou ultra-alta frequência (≥ 30 MHz), tornou-se possível observar estruturas tanto na epiderme quanto na hipoderme. Soma-se a isso o fato de o Doppler promover a visualização do fluxo sanguíneo que, quando colorido, diferencia o arterial do venoso, inclusive o seu fluxo (*power* Doppler) (e-Figura 13.3).

Denomina-se ecogenicidade a intensidade dos ecos na imagem, que podem ser de alta intensidade, chamadas de ecogênicas ou hiperecoicas, de baixa intensidade, denominadas hipoecoicas; e as que não possuem ecos, anecoicas ou ecolucentes. O que define a ecogenicidade de cada tecido é a velocidade com que a onda sonora consegue atravessá-lo, assim como a quantidade e a intensidade dos ecos devolvidos ao aparelho (e-Figura 13.4).

A indicação da ultrassonografia de alta frequência (USAF) em dermatologia é ampla: caracterização de tumores malignos e benignos, inclusive estabelecendo as margens seguras para uma cirurgia, em lesões vasculares, doenças inflamatórias e degenerativas, doenças infecciosas, como guia para procedimentos estéticos, assim como reconhecimento do material empregado, sobretudo no caso de complicações, e na identificação de lesões do aparelho ungueal.

Acesse todo o conteúdo *online* citado nesta página:

http://uqr.to/20wcr

BIBLIOGRAFIA

Azulay RD, Azulay DR, Azulay-Abulafia L. Dermatologia. 9. ed. Rio de Janeiro: Guanabara Koogan; 2025.

Carvalho MHGF, Barbedo LS, Santos MV. Diagnóstico laboratorial das micoses. In: Schechtman RC, Azulay DR (eds.). Micologia médica. Rio de Janeiro: Guanabara Koogan; 2022. p. 17-29.

Porto CC, Porto AL. Exame clínico. 9. ed. Rio de Janeiro: Guanabara Koogan, 2025.

Porto CC, Porto AL. Clínica médica na prática diária. 2. ed. Rio de Janeiro: Guanabara Koogan, 2022.

CAPÍTULO 14

Doenças da Pele

David Rubem Azulay, Rubem David Azulay, Vitória Azulay

As doenças da pele têm etiologias muito diversificadas, que variam desde agentes físicos, químicos, biológicos a causas imunológicas, genéticas, psíquicas e mesmo desconhecidas. Já os mecanismos patogênicos podem ser de natureza circulatória, inflamatória, metabólica, degenerativa ou hiperplásica. Não há órgão com tantos diagnósticos quanto a pele. É muito relevante, sobretudo ao clínico, reconhecer manifestações cutâneas de doenças sistêmicas e, obviamente, nesse grupo estão incluídas as dermatoses paraneoplásicas. Exemplificaremos apenas as mais representativas e frequentes de cada grupo.

MANIFESTAÇÕES CUTÂNEAS DE DOENÇAS SISTÊMICAS

Xantomas

Correspondem a um grupo de doenças decorrentes do excesso de lipídios no sangue, podendo ser primárias (hiperlipidemias primárias ou familiais) ou secundárias (diabetes, hipotireoidismo, causa medicamentosa etc.). Em função desse excesso e do tipo de lipídio que pode estar ou não combinado (colesterol, triglicerídios e quilomicra), surgem diferentes tipos de xantomas na pele. O mais frequente e facilmente reconhecível é o xantelasma (Figura 14.1), caracterizado por discretas placas amareladas nas pálpebras. Outros tipos de xantomas são: eruptivo, tendinoso, tuberoso, verruciforme, plano, estriado, palmar e nodular (e-Figuras 14.1 e 14.2).

AMILOIDOSES. Atualmente as amiloidoses são mais bem classificadas como doenças do enovelamento proteico, com diferentes tipos de amiloide, em folha betapregueada, e não mais como doenças de depósito. Há diferentes formas de amiloidoses que podem ser sistêmica primária ou secundária, acometer especificamente diferentes órgãos ou sistemas, incluindo a pele, com seus subtipos macular, maculopapular, papular e nodular (e-Figuras 14.3 e 14.4).

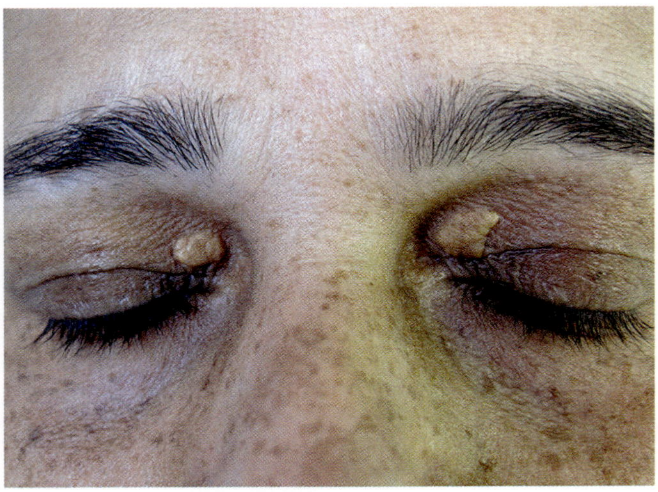

Figura 14.1 Xantelasma: localização e aspecto característicos.

PELAGRA. Decorrente da deficiência da niacina (vitamina B_3). A causa mais frequente da pelagra é a ingesta inadequada, o que ocorre, sobretudo, em etilistas ou em populações com dieta à base de milho. É classicamente conhecida quando completa os quatro “Ds” (dermatite, diarreia, demência e *death* [morte, atualmente bastante rara]). Outras etiologias são uso de medicamentos (isoniazida, anticonvulsivantes, antidepressivos, azatioprina, entre outros), por má-absorção (cirurgias ou doenças) e por consumo excessivo, como observado na síndrome carcinoide. As alterações cutâneas ocorrem em locais de fotoexposição, fricção e pressão, são simétricas, com limites bem definidos e também acometem mucosas (e-Figuras 14.5 a 14.9).

FOTOSSENSIBILIDADE E FOTODERMATOSES

A radiação solar que atinge a Terra situa-se na faixa dos 290 a 700 nm (nanômetros) do espectro eletromagnético – espectro fotobiológico –, isso porque a camada de ozônio impede a passagem da radiação ultravioleta de ondas inferiores a 290 nm.

Cumpre ressaltar que o espectro fotobiológico é essencial à vida, sendo responsável pela melanogênese, percepção visual, síntese de vitamina D3, fotossíntese e outras reações fotoquímicas de interesse biológico, sem contar a sua importância para o equilíbrio psicossocial individual e coletivo.

O resultado da interação luz-pele são as chamadas reações de fotossensibilidade, cujas primeiras alterações são o eritema e a pigmentação.

As dermatoses fotoinduzidas podem ser agudas ou crônicas.

As chamadas **fotodermatoses** constituem um grupo heterogêneo de doenças que compartilham a característica de serem desencadeadas ou agravadas em resposta à exposição à radiação ultravioleta (Quadro 14.1). Elas podem ser classificadas em: (I) tóxicas primárias (ocorrendo em **todas as pessoas saudáveis**), como em: queimadura solar, envelhecimento cutâneo etc.; (II) induzidas por substâncias químicas variadas (remédios, inseticidas, sabões etc.), e, nesse caso, as reações fotoquímicas podem ser **imunológicas** ou **não**, caracterizando as reações de fotoalergia e de fototoxicidade, respectivamente (Figura 14.2 e Quadro 14.2); (III) idiopáticas, ou seja, por sensibilidade exagerada a determinadas radiações, em algumas pessoas aparentemente normais; (IV) miscelânea, grupo no qual se encaixam dermatoses nitidamente produzidas pelas radiações solares, mas que não têm um mecanismo conhecido e não se incluem nos parâmetros estabelecidos para as demais classificações; e (V) doenças precipitadas ou agravadas pela radiação solar que podem ser de natureza genética ou adquirida. Uma quantidade muito maior de dermatoses poderia ser incluída neste grupo, como líquen plano actínico, poroceratose actínica, púrpura solar, entre outras.

LÚPUS ERITEMATOSO. Doença protótipo do que se tem como definição de doença autoimune, ou seja, a produção de autoanticorpos contra diferentes células e tecidos do próprio paciente. Há

Acesse todo o conteúdo *online* citado nesta página:

http://uqr.to/20wcs

Quadro 14.1 Classificação das fotodermatoses em base etiopatogênica e clínica.

I. Fotodermatoses tóxicas primárias	I.1. Precoces I.1.1. Eritematosa: queimadura I.1.2. Pigmentar: bronzeamentos imediato e tardio I.1.3. Espessamento epidérmico
	I.2. Tardias I.2.1. Dermatose elastótica actínica, nome genérico que engloba os seguintes quadros: ▪ Elastoma difuso (*Dubreuilh*, 1913) ▪ Pele citreína (*Milian*, 1921) ▪ Pele romboidal (*Jadassohn*, 1925) ▪ Elastoidose cística e comedônica (*Favre-Racouchot*, 1931, 1937) ▪ Ceratodermia marginal das palmas (*Ramos e Silva*, 1949) ▪ *Milium* coloide do adulto (*Wagner*, 1966) ▪ Nódulos elastóticos das orelhas (*Carter*, 1969) ▪ Granuloma actínico (*O'Brien*, 1975) ▪ Dermatite verrucosa elastótica solar (*Padilha-Gonçalves*, 1984) ▪ Lagos venosos (*Bean e Walsh*, 1956) ▪ Banda elastótica solar (*Raimer*, 1986) I.2.2. Câncer cutâneo e dermatoses pré-cancerosas
II. Fotodermatoses induzidas por substâncias químicas	II.1. Fototóxicas
	II.2. Fotoalérgicas
III. Fotodermatoses idiopáticas	III.1. Erupção lumínica polimorfa
	III.2. Reação lumínica persistente (*reticuloide actínico*, *Cripp*, 1969)
	III.3. Urticária solar
	III.4. Prurigo estival (*prurigo de Hutchinson*)
	III.5. Hidroa vaciniforme
IV. Grupo miscelânea	IV.1. Poiquilodermia actínica (melanose de Riehl, 1917; poiquilodermia de Civatte, 1923)
	IV.2. Lentigo actínico
	IV.3. Púrpura senil (*Bateman*, 1818)
	IV.4. Pseudocicatrizes estelares (*Colomb* et al., 1967)
	IV.5. Hiperplasia sebácea
	IV.6. Miliária solar (*Padilha-Gonçalves*, 1979)
	IV.7. Outros tipos
V. Doenças precipitadas ou agravadas pelas radiações solares	V.1. Hereditárias: síndromes de Hartnup, Cockayne e de Bloom; doença de Darier, xeroderma pigmentoso, porfirias etc.
	V.2. Adquiridas: lúpus eritematoso, pelagra, cloasma, porfiria cutânea *tarda*, eczema de contato, pênfigo vulgar, doença de Grover etc.

muitas formas de evolução clínica apoiadas ou não em testes sorológicos e que podem se relacionar às manifestações clínicas e que permitem a classificação da doença em sistêmica ou aguda (LES), em subaguda e em crônica, discoide ou cutâneo-articular. Do ponto de vista dermatológico, saltam aos olhos especialmente as manifestações nas áreas fotoexpostas, como as típicas lesões em "asa de borboleta", as lesões eritêmato-atróficas com ceratose e telangiectasia, típicas do lúpus cutâneo crônico, mas que podem estar presentes também no LES (e-Figuras 14.10 a 14.12).

Acesse o conteúdo *online*:
http://uqr.to/20wct

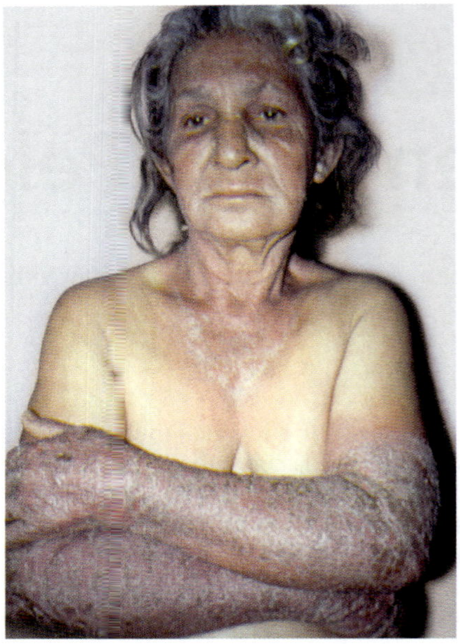

Figura 14.2 Fotodermatose com lesões eritêmato-descamativas e crostosas nas áreas expostas ao sol (face, pescoço e braços).

Quadro 14.2 Diferenças entre fototoxicidade e fotoalergia.

Características	Fototoxicidade	Fotoalergia
Incidência	Elevada	Baixa
Quadro clínico	Lesões eritematoedematosas com ou sem bolhas; seguidas de pigmentação em área exposta	Quadro de eczema
Lesões a distância	Não	Sim
Possibilidade de reatores persistentes*	Não	Sim
Espectro de ação	Idêntico ao da absorção	Em geral, ondas mais elevadas
Tempo-dependente	Sim	Não
Alteração química do fotossensibilizador	Não	Sim
Fenômenos imunológicos		
Primeira exposição	Sim	Não
Período de sensibilização após a primeira exposição	Não	Sim
Tempo de aparecimento das lesões após a exposição	Primeiras horas	24 a 48 h
Sensibilidade cruzada	Não	Sim
Concentração de substância	Elevada	Baixa
Ligação covalente com proteína	Não	Sim
Atividade das células de Langerhans	Não	Sim

*Denomina-se fotorreator persistente aquele paciente que, apesar do afastamento da substância indutora da fotoalergia, continua com suas manifestações clínicas por longo tempo (ver Figura 14.2).

DERMATOMIOSITE/POLIMIOSITE. É a dermatomiosite que será apresentada de forma sucinta neste capítulo, já que a doença muscular (miosite) também ocorre de forma isolada e, nesse caso, é tratada pela Reumatologia. Excepcionalmente pode ocorrer o acometimento exclusivamente cutâneo, caracterizando a forma amiopática da doença. O quadro clínico, quando completo, expressa-se por alterações cutâneas características em áreas fotoexpostas, fraqueza muscular proximal e simétrica com ou sem disfagia alta ou, menos frequentemente, variação da musculatura respiratória, elevação das enzimas musculares séricas (creatinofosfoquinnase, transaminases, aldolase e desidrogenase láctica) e alguns marcadores sorológicos. A fotossensibilidade é marcante (lesões em V no decote ou na região superior do dorso – o chamado "sinal do xale"). As lesões cutâneas características são, principalmente, de dois tipos: o eritema-edema heliotrópico, de cor violáceo-lilás, periorbitário ou malar; e as pápulas de Gottron (pápulas violáceas, às vezes com atrofia e despigmentação na região dorsal das articulações interfalangianas e/ou metacarpofalangianas); o sinal de Gottron (máculas eritêmato-violáceas com ou sem edema em quaisquer articulações), lesões poiquilodérmicas (eritema, despigmentação salpicada ou reticulada com telangiectasia, que dão aspecto sujo); o eritema malar em asa de borboleta (nunca atróficas) e hipertrofia cuticular periungueal com telangiectasias (e-Figuras 14.13 e 14.14). Na forma adulta, é bem reconhecida a associação com câncer visceral (10 a 30%), sobretudo o de ovário, e nos homens, o de estômago, linfoma, entre outros; portanto, a dermatomiosite pode ser considerada também uma doença paraneoplásica.

DERMATOSES PARANEOPLÁSICAS. São doenças com frequência bem superior à mera casualidade e antecedem ou acompanham o aparecimento de câncer interno; se este for curado, porém, essas manifestações cutâneas desaparecem (essa patologia não apresenta células neoplásicas).

O eritema *gyratum repens* é o protótipo do grupo e está relacionado à neoplasia em 70% dos casos (e-Figura 14.15). O quadro clínico é caracterizado por lesões eritêmato-escamosas, com desenhos bizarros (arabescos e nervuras de folhas), migratórios, em ondas sucessivas. Outro exemplo é a acantose *nigricans*, que, se surgir no contexto de um paciente adulto e emagrecido, é quase certo que será decorrente da existência de uma neoplasia, sobretudo gástrica. Na maioria das vezes, associa-se a doenças benignas, como a obesidade e outras doenças endócrinas, em especial, a síndrome dos ovários policísticos. As lesões são vegetantes, papilomatosas, de cor castanho-escura, simétricas, com localizações preferenciais nas dobras cutâneas como pescoço, axilas e virilhas (e-Figuras 14.16 e 14.17).

DOENÇAS GENÉTICAS. São numerosas as genodermatoses e podem ser classificadas de várias maneiras. De forma aleatória, serão aqui apresentadas apenas duas doenças para título de ilustração que serão a síndrome de Ehlers-Danlos (SED) e a neurofibromatose tipo 1 (NF1) ou doença de von Recklinghausen. A SED caracteriza-se por hiperextensibilidade da pele, fragilidade cutânea e hipermobilidade articular decorrentes de mutações que promovem a formação defeituosa dos diferentes tipos de colágeno (as fibras elásticas são normais) (e-Figuras 14.18 e 14.19). A hipermobilidade articular tem como maior exemplo o contorcionista; lacerações cutâneas são frequentes, assim como seu processo de reparação é lento, o que pode ser confundido com maus-tratos em crianças. Alterações viscerais, como aneurismas, lesões ventriculares, perfuração e sangramento intestinal, pneumotórax, dilacerações uterinas no parto, entre outros, podem ocorrer.

A NF1 é uma doença neurocutânea de transmissão autossômica dominante, relativamente frequente (1:2.500 nascimentos), que apresenta manifestações que vão surgindo ao longo da vida, por isso, a eventual dificuldade de se estabelecer o precoce diagnóstico em crianças. Conferir os critérios diagnósticos da NF1 (Leia o texto complementar 1, *Critérios Diagnósticos*). A evolução é bastante variável (Veja as e-Figuras 14.20 a 14.22 e leia o texto complementar 2, *Evolução e Prognóstico*).

São clássicas as manchas *café-au-lait*, porém não específicas, os neurofibromas que começam a surgir no final da adolescência, assim como os neurofibromas plexiformes que causam grande desfiguramento por produzirem grandes aumentos de volume da região e, eventualmente fenômenos compressivos; em 5% dos casos ocorre evolução para neurofibrossarcoma.

TRASNTORNOS PSICOCUTÂNEOS. Não há órgão que sofra maior interação com a psique do que a pele, pois nela os conflitos emocionais literalmente afloram. Há uma reciprocidade, com dezenas de exemplos, no sentido de que a dermatose agrava o estado emocional e este, por sua vez, agrava a dermatose. Exemplos clássicos são acne, dermatite atópica, dermatite seborreica e psoríase. Em certas situações, a pele é o local escolhido para a expressão da doença psiquiátrica. Há diferentes aspectos dermatológicos muito característicos na comorbidade psiquiátrica. Os principais exemplos seriam as escoriações neuróticas, tricotilomania, dismorfofobia, psicose hipocondríaca monossintomática, dermatite factícia e patomímia (e-Figuras 14.23 e 14.24).

INFECÇÕES CUTÂNEAS

As reações inflamatórias cutâneas provenientes de infecções são extremamente variadas em suas apresentações clínica e etiológica (Figura 14.3).

As infecções virais são causadas principalmente pelos vírus do grupo herpes: herpes simples I e II, varicela-zóster, citomegalovírus, Epstein-Barr, herpes-vírus humano tipos 6 e 8, responsáveis por lesões cutâneas vesicobolhosas e manifestações sistêmicas. Outro agente, o papilomavírus humano, causa lesões denominadas "verrugas", que, dependendo do tipo, podem evoluir para neoplasias malignas.

O parapoxvírus causa uma lesão denominada "molusco contagioso", com aspecto papular, translúcido e umbilicado.

Lesões do tipo exantemático são geralmente relacionadas com infecções virais, como sarampo, rubéola, dengue, parvovírus e Coxsackie.

Outro grupo de grande importância clínica está relacionado com as infecções por bactérias, representadas principalmente por estafilococos e estreptococos, que são causas frequentes de infecções ou colonização da pele. Diversas manifestações clínicas características ocorrem nas infecções por estes agentes: impetigo, ectima, foliculite, furúnculo e antraz são exemplos destas manifestações; a erisipela, as celulites e as fasciites necrosantes são as apresentações mais graves destes agentes. Diversas outras bactérias também causam infecções cutâneas, levando a quadros clínicos muitas vezes específicos (ver Figura 14.3).

As infecções por micobactérias têm evolução crônica e manifestam-se por resposta granulomatosa. Na pele, as infecções por *Mycobacterium leprae*, *Mycobacterium tuberculosis* e

Acesse todo o conteúdo *online* citado nesta página:

http://uqr.to/20wcu

Infecções bacterianas (piodermites)

Impetigo

Afecções causadas por agentes bacterianos, principalmente estafilococos e estreptococos

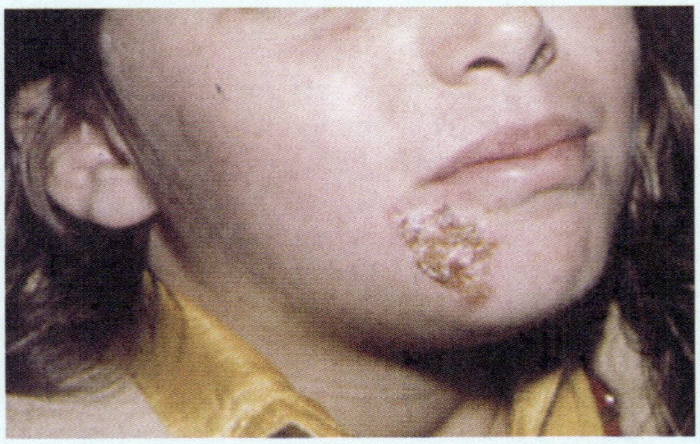

Ectima

Semelhante ao impetigo, porém as lesões são mais profundas; quando roto, deixa úlcera superficial

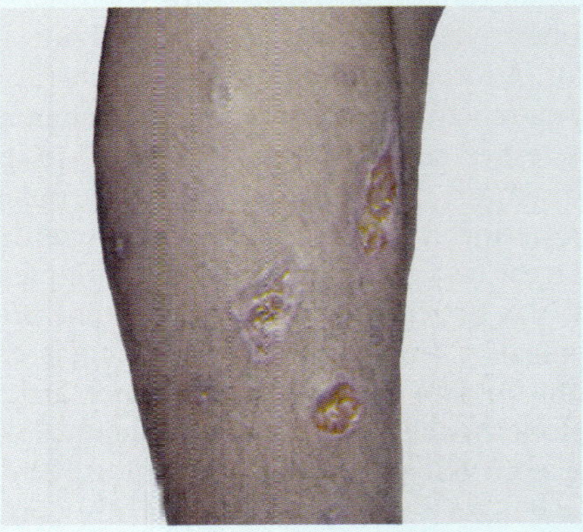

Foliculite

Piodermite do folículo piloso

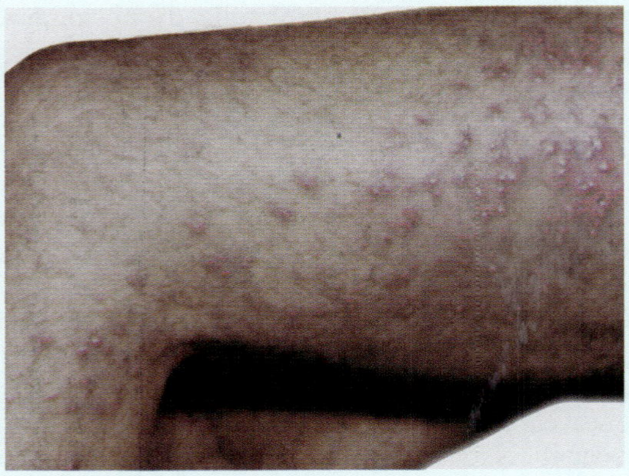

Furúnculo

Infecção estafilocócica aguda do folículo piloso e da glândula sebácea anexa: inicia-se como nódulo profundo com eritema e evolui para abscesso

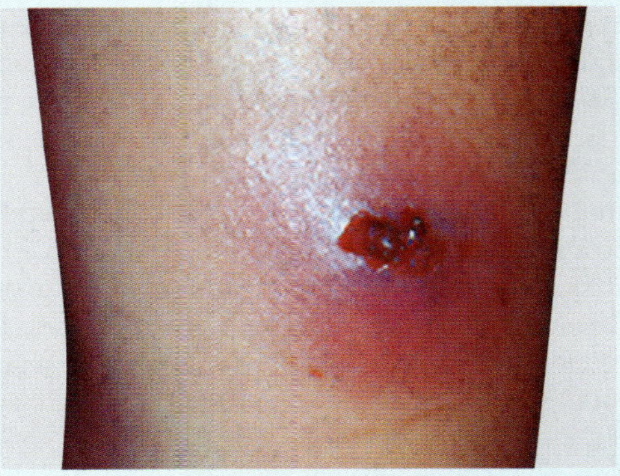

Carbúnculo (antraz)

Dois ou mais furúnculos no mesmo local

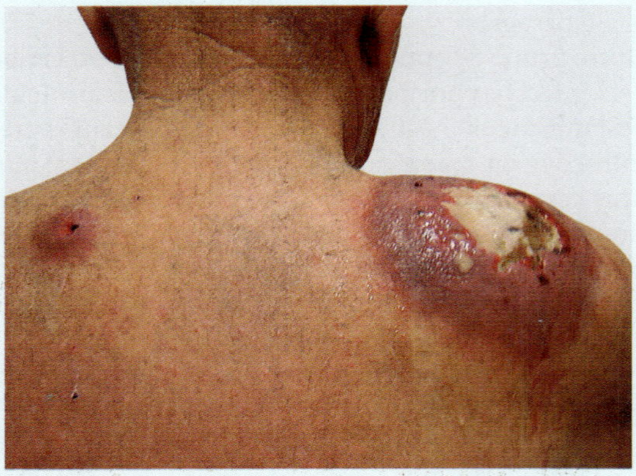

Erisipela

Infecção bacteriana aguda que afeta a pele e o tecido celular subcutâneo, bem circunscrita, com manifestação inflamatória local, causada por estreptococos

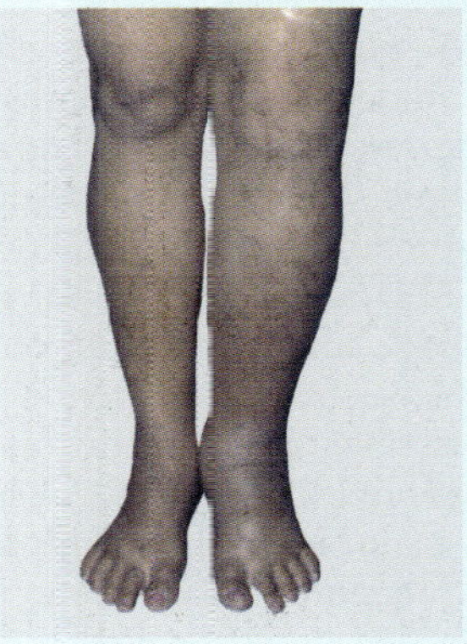

Figura 14.3 Infecções cutâneas. (*continua*)

Infecções bacterianas (piodermites)

Celulite

Infecção cutânea e do tecido celular subcutâneo, mais profunda do que a erisipela e com infiltração inflamatória de partes moles, com bordas mal definidas, frequentemente causada por estafilococos

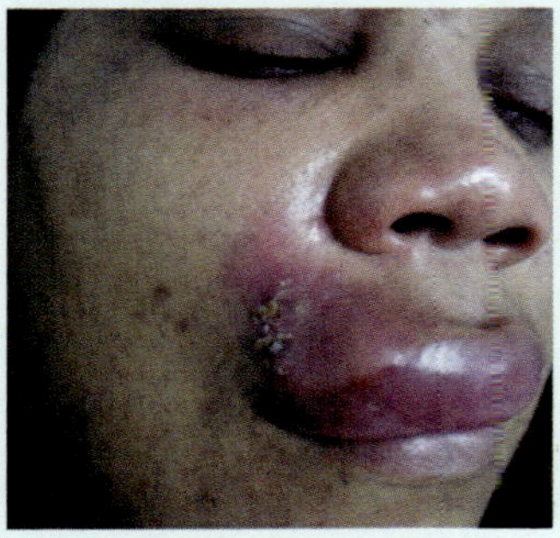

Gangrena

Necrose tissular de extensão variada, resultante de oclusão do leito arterial – gangrena isquêmica ou infecciosa por *Clostridium welchii* ou *perfringens*

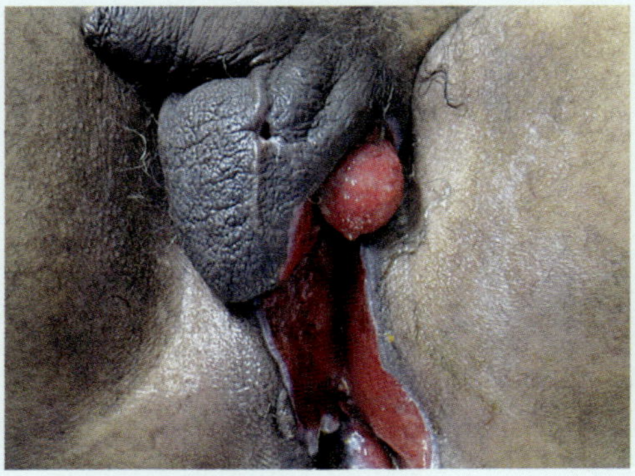

Infecções fúngicas

Micoses superficiais

Afecções cutâneas causadas por fungos, principalmente dermatófitos, que acometem pele e fâneros; habitualmente as lesões são placas eritematosas com descamações superficiais

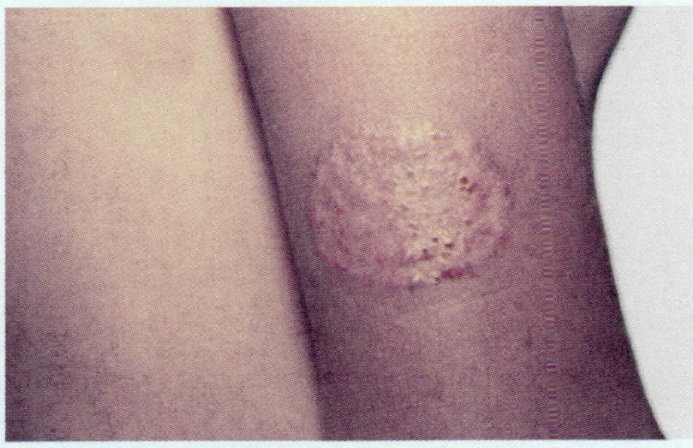

Infecções por protozoários

Leishmaniose tegumentar

Infecção crônica da pele, causada pelo protozoário *Leishmania*. Geralmente cursam com ulcerações de bordas elevadas, emolduradas e infiltradas

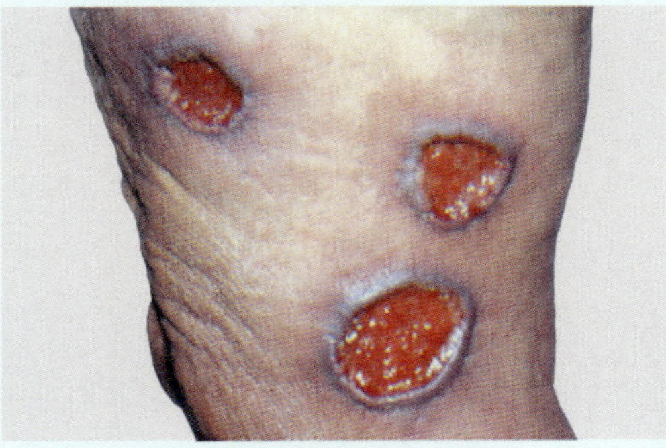

Figura 14.3 (*Continuação*) Infecções cutâneas.

micobactérias não tuberculosas ou atípicas são agentes etiológicos relativamente frequentes.

Infecções por fungos superficiais são produzidas por dermatófitos, cândidas e *Malassezia furfur*. As dermatofitoses caracterizam-se por lesões cutâneas anulares, circinadas, descamativas e pruriginosas. A candidíase cutânea caracteriza-se por ser pruriginosa e mais intensa nas dobras, onde se observa lesão úmida com induto esbranquiçado. As lesões da pitiríase versicolor privilegiam o tronco a partir da adolescência e têm como características clínicas serem arredondadas, descamativas, hipocrômicas, hipercrômicas ou eritematosas, daí a denominação "versicolor". As infecções fúngicas sistêmicas, como a paracoccidioidomicose, a histoplasmose e a criptococose, acompanham-se de lesões cutâneas pleomórficas, com reações granulomatosas.

A mucormicose e a aspergilose são infecções fúngicas sistêmicas com evolução mais aguda e resposta tecidual caracterizada por necrose e capilarite, às vezes relacionadas com obstrução vascular por estruturas micélicas destes fungos.

Outro grupo de infecção cutânea é causado por protozoários. A leishmaniose cutânea é o exemplo clássico. Em áreas endêmicas a afecção caracteriza-se por ulcerações em membros inferiores com bordas elevadas com aspecto de moldura de quadro.

BIBLIOGRAFIA

Azulay RD, Azulay DR, Azulay-Abulafia L. Dermatologia. 9. ed. Rio de Janeiro: Guanabara Koogan, 2025.

Porto CC, Porto AL. Clínica médica na prática diária. 2. ed. Rio de Janeiro: Guanabara Koogan, 2022.

Porto CC, Porto AL. Exame clínico. 8. ed. Rio de Janeiro: Guanabara Koogan, 2017.

PARTE

7

Olhos

Ricardo de Almeida Neves
David Leonardo Cruvinel Isaac

Colaboradores

Artur do Carmo Cunha Porto
Flavio Mac Cord
Larissa Doi
Lucas Monferrari Monteiro Vianna
Luiz Frederico Regis Pacheco
Luiza M. Neves

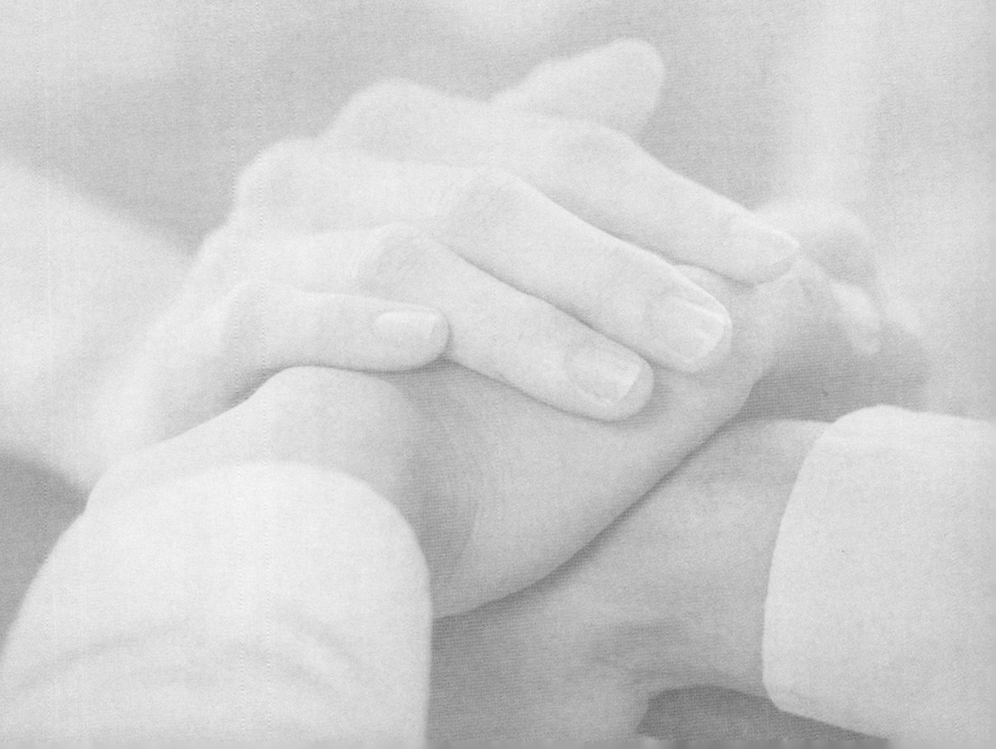

CAPÍTULO 15

Fundamentos de Anatomia e Fisiologia

Luiz Frederico Regis Pacheco, Ricardo de Almeida Neves

INTRODUÇÃO

O globo ocular, a despeito dessa nomenclatura anatômica, não apresenta a forma de uma esfera perfeita. Os diâmetros do olho humano adulto são: médio, 24 mm; anteroposterior normal, varia de 21 a 26 mm; vertical, 23 mm; e horizontal, 23,5 mm.

Ao nascimento, esse diâmetro é de 16 mm, em média, e adquire 23 mm aos 3 anos de idade. O olho alcança seu diâmetro máximo na puberdade.

O globo ocular é constituído por três túnicas: a externa, formada pela esclera e pela córnea; a média, vascular – a úvea; e a interna, neurossensorial – a retina.

Os anexos oculares são: órbita, seios nasais, pálpebras, conjuntivas e sistema lacrimal.

A forma do globo é mantida pela pressão hidrostática do humor aquoso e varia entre 10 e 20 mmHg. Pressão intraocular acima de 22 mmHg é danosa ao nervo óptico e aumenta o risco para glaucoma.

Do ponto de vista anatômico e clinicocirúrgico, o globo ocular pode ser dividido em duas porções: segmento anterior (córnea, câmara anterior, íris, câmara posterior, corpo ciliar e a lente cristalina) e segmento posterior (corpo vítreo, retina, coroide e nervo óptico) (Figura 15.1).

GLOBO OCULAR

Túnica externa

Córnea

Ocupa o 1/6 anterior, transparente, do globo ocular. Sua característica avascular lhe confere privilégios imunológicos nas operações de transplantes. Sua espessura central é de 520 μm. É constituída por cinco camadas: epitélio, membrana de Bowman, estroma, que representa 90% da espessura, membrana de Descemet e endotélio. O epitélio, estratificado, renova-se a cada 7 a 10 dias. A transparência da córnea resulta da disposição regular das lamelas de fibras colágenas do estroma e da turgência aquosa regulada pelo endotélio por meio do sistema de bomba de sódio e potássio. Diferente do epitélio, o endotélio é constituído por camada única de células que não se regeneram; portanto, deve-se evitar ao máximo possíveis traumas cirúrgicos a essa camada, nas operações intraoculares, a fim de preservar a transparência corneana. A inervação da córnea deriva dos ramos do trigêmeo (N V_1).

Esclera

Porção branca e flexível da túnica externa; constitui os 5/6 posteriores da superfície do globo ocular. É opaca à luz em decorrência de sua hidratação e da disposição irregular das lamelas das fibras colágenas. É muito resistente aos traumas contusos, o que fornece proteção aos tecidos intraoculares. Na sua porção anterior, é recoberta pela conjuntiva (conjuntiva bulbar), pela *fascia bulbi* (cápsula de Tenon) e pela episclera, bem vascularizada. O suprimento sanguíneo da superfície externa é fornecido por vasos da episclera; o da superfície interna, pelos vasos da coroide. A inervação deriva dos nervos ciliares, ramos do trigêmeo (N V_1).

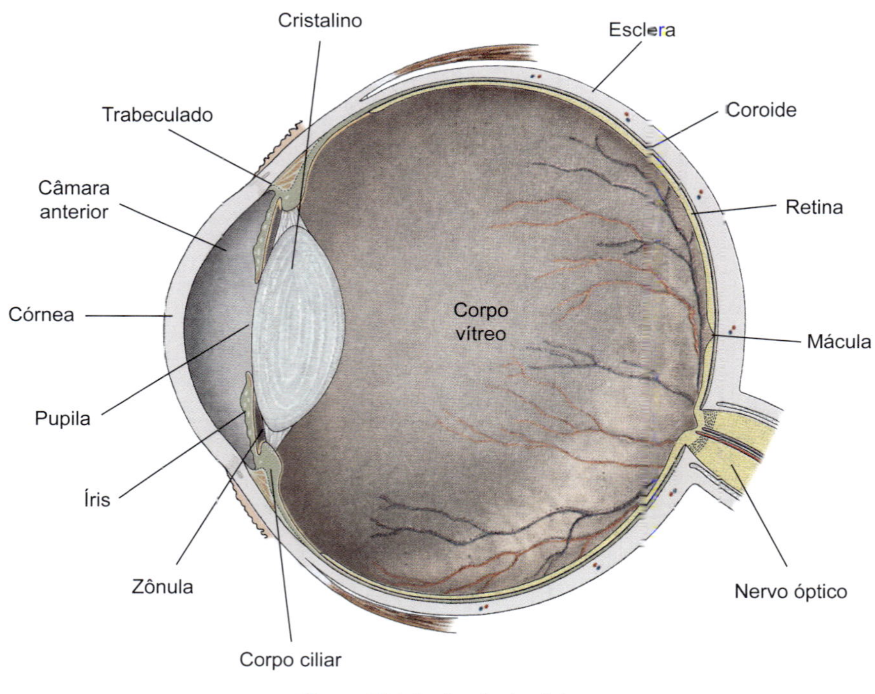

Figura 15.1 Anatomia do globo.

Limbo esclerocorneano

Área de transição gradual entre a periferia transparente da córnea e a esclera anterior. Tem largura aproximada entre 1 e 2 mm. A região é da maior importância na regeneração do epitélio da córnea, uma vez que a conjuntiva que recobre essa área abriga as células germinativas do epitélio. Trata-se de referência anatômica fundamental em todas as operações oftalmológicas.

Túnica média

A túnica média, úvea ou trato uveal (assim denominada pelos antigos anatomistas pela semelhança da parte interna do olho com a casca da uva, após a remoção) é o principal compartimento vascular do olho. Divide-se, do ponto de vista topográfico, em três regiões: (1) íris; (2) corpo ciliar; (3) coroide.

Íris

Porção mais anterior da úvea. Apresenta uma abertura central – a pupila –, responsável em controlar a intensidade de luz que atinge o olho e a profundidade de foco no processo de acomodação. O exame das pupilas é indicador bastante sensível da integridade da inervação motora parassimpática (miose) e simpática (midríase), e dos nervos óptico (N II) e oculomotor (N III), envolvidos na formação dos arcos aferente e eferente da via dos reflexos da pupila. A inervação sensitiva ocorre por fibras nervosas derivadas do trigêmeo (N V). A inflamação da íris (irite) é causa de dor ocular grave. O suprimento sanguíneo é fornecido pelas artérias ciliares longas e curtas anteriores.

Corpo ciliar

Situado na seção anteroposterior, apresenta a forma de triângulo isósceles, com a base direcionada para a superfície posterior da íris. É constituído, em grande parte, pelo **músculo ciliar**, responsável pelo processo da acomodação. Divide-se em duas regiões: (1) *pars plicata*; (2) *pars plana*. O limite posterior da *pars plana*, *ora serrata retinae*, é a região de transição com a retina periférica.

Coroide

Estende-se desde o limite posterior do corpo ciliar até a borda do forame escleral posterior, passagem do nervo óptico (N II). Sua estrutura contém lamelas de tecido elástico e colágeno, melanócitos, fibras musculares lisas, fibroblastos, O suprimento sanguíneo ocorre pelas artérias ciliares longas e curtas, ramos da artéria oftálmica.

Túnica interna

Retina

Divide-se em duas camadas: (1) epitélio pigmentar da retina, mais externa; e (2) retina sensorial, mais interna. O epitélio pigmentar da retina constitui a barreira hemato-ocular, de funcionamento semelhante à barreira hematoencefálica. Na retina sensorial, estão as células visuais – **cones** e **bastonetes** –, com seus axônios e as fibras nervosas da retina que, ao saírem do olho, formam o nervo óptico (N II). Os cones (visão fotópica, adaptada para a luz) estão mais concentrados na fóvea central; e os bastonetes (visão escotópica, adaptada para o escuro), nas áreas mais periféricas da retina.

Câmaras do globo ocular

- Câmara anterior
- Câmara posterior
- Cavidade vítrea.

Cristalino

Estrutura lenticular, biconvexa, transparente, que desempenha papel fundamental na refração da luz que penetra no olho para formar a imagem sobre a retina.

Encontra-se localizado atrás da íris e centralizado no eixo visual através da zônula ciliar, que são ligamentos em toda sua circunferência equatorial, que se estendem do equador do cristalino às criptas do corpo ciliar. Esses ligamentos propiciam ao cristalino alterar a convexidade, mudar de forma e tornar-se uma lente mais convexa, com maior poder dióptrico, fenômeno conhecido como acomodação.

ANEXOS OCULARES

Todas as estruturas associadas ao olho, mas que não fazem parte do globo ocular. De acordo com Duke Elder, os anexos oculares são cinco: órbita, pálpebras, conjuntivas, seios paranasais e sistema lacrimal.

Órbita

Cavidade óssea complexa que abriga o globo ocular e suas estruturas adjacentes. Apresenta formato de pirâmide, com quatro paredes (temporal, nasal, superior e inferior). O ápice é direcionado para o centro do crânio e a base, quadrangular, voltada para fora. É formada por sete ossos (Figura 15.2):

- Zigomático, esfenoide e frontal (parede temporal)
- Frontal e esfenoide (parede superior/teto da órbita)
- Maxilar superior, lacrimal, etmoide e esfenoide (parede nasal)
- Zigomático, maxilar superior e palatino (parede inferior/assoalho da órbita).

No ápice, encontram-se: o forame óptico e a fissura orbitária superior (fenda esfenoidal). Pelo forame óptico, passam o nervo óptico (N II) e a artéria oftálmica. Pela fissura orbitária superior, passam os nervos: oculomotor (N III), troclear (N IV), primeiro ramo do trigêmeo (N V), abducente (N VI), raiz simpática do gânglio ciliar e veias oftálmicas.

No assoalho da órbita, encontra-se a fissura orbitária inferior, por onde passam: o ramo maxilar do nervo trigêmeo, o nervo zigomático e os vasos infraorbitários.

Pálpebras

Têm a função de proteção do globo ocular, ajudando a evitar danos externos e manter lubrificada a superfície externa do globo ocular. São cobertas na face anterior pela pele e na face posterior pela conjuntiva tarsal.

A pálpebra superior é formada por duas lamelas: a anterior (pele e músculo orbicular) e a posterior (tarso e conjuntiva), separadas pela aponeurose do músculo levantador da pálpebra.

A musculatura das pálpebras desempenha papel essencial na dinâmica e no funcionamento dos movimentos oculares.

A inervação das pálpebras decorre dos nervos facial e trigêmeo. O nervo facial controla os músculos orbiculares, responsáveis pelo fechamento das pálpebras, e o trigêmeo é responsável pela sensação tátil, que transmite informações de toque, temperatura e dor.

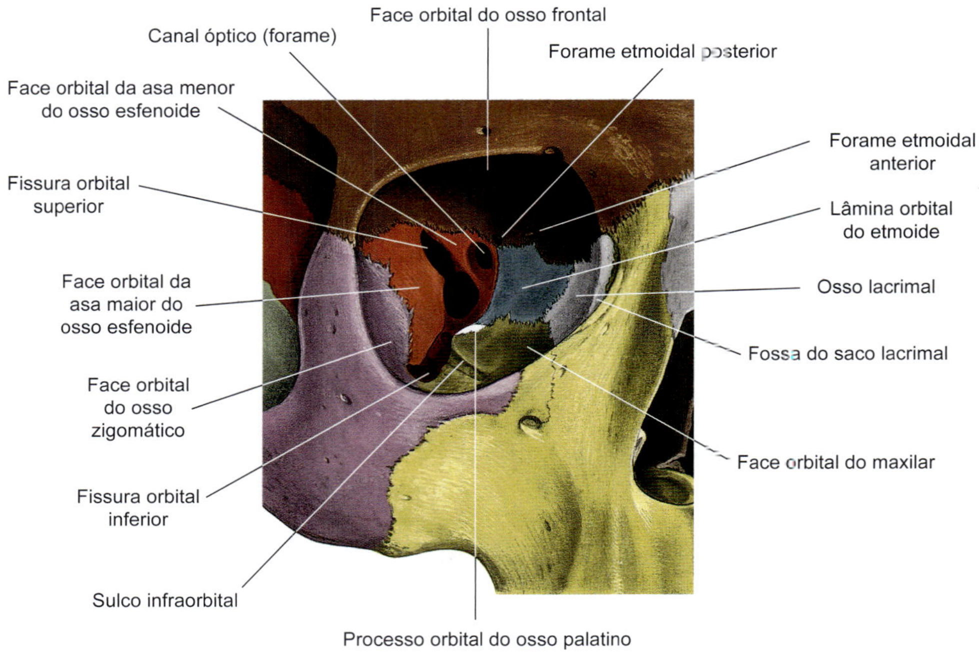

Figura 15.2 Ossos da órbita.

Conjuntivas

Membranas mucosas transparentes que revestem a parte interna das pálpebras e a superfície anterior do globo ocular (e-Figura 15.1). É dividida em três regiões principais: conjuntiva palpebral, que reveste a parte interna das pálpebras; conjuntiva bulbar, que se estende sobre a superfície anterior do globo ocular; e a região onde as duas se conectam, formando o fórnice ou fundo de saco conjuntival.

Seios paranasais

Estruturas aeradas que fazem parte da fisiologia respiratória e da ressonância da voz.

Os seios paranasais constituem-se de quatro pares de cavidades ocas, incluindo seios maxilares, frontais, etmoidais e esfenoidais. São distribuídos de forma simétrica no crânio e têm íntima associação com as cavidades nasais.

Sistema lacrimal

Responsável pela produção, distribuição e drenagem das lágrimas. Desempenha papel fundamental na integridade da superfície ocular. É constituído pelas glândulas: lacrimal principal, localizada no quadrante temporal superior da órbita; e as lacrimais acessórias (Krause), distribuídas na superfície das conjuntivas. A glândula lacrimal principal subdivide-se em duas porções: palpebral e orbitária.

O sistema de drenagem das lágrimas é formado pelos pontos lacrimais e canalículos lacrimais, que desembocam no saco lacrimal, localizado na fossa lacrimal do osso lacrimal. Dessa região, são drenadas para o ducto lacrimal e a cavidade nasal (e-Figura 15.2).

MUSCULATURA OCULAR EXTRÍNSECA

Embora não faça parte dos anexos oculares, cumpre citar que a motilidade do olho é realizada por um grupo de seis músculos que estão localizados fora do globo ocular e são responsáveis por controlar a direção e o movimento dos olhos. Esses músculos promovem o movimento dos olhos de maneira precisa e coordenada (e-Figura 15.3).

Os músculos e suas funções são:

1. Reto superior: responsável por elevar o globo ocular. Ele está situado na parte superior do olho e é crucial para realização do movimento de mirada para cima.
2. Reto inferior: localizado na parte inferior do olho, o reto inferior é responsável pela depressão do globo ocular, viabilizando o movimento de mirada para baixo.
3. Reto medial: esse músculo está localizado na parte interna do olho e é responsável por mover o globo ocular para o lado medial, ou seja, em direção ao nariz. Ele é essencial para a convergência dos olhos quando olhamos para objetos próximos.
4. Reto lateral: situado na parte externa do olho, o reto lateral move o globo ocular para o lado lateral, ou seja, afastando-o do nariz. Esse movimento é importante para a visão periférica.
5. Oblíquo superior: esse músculo tem a função de girar o olho para baixo e para fora. Ele é importante para estabilizar a visão quando o olho está direcionado para baixo.
6. Oblíquo inferior: localizado na parte inferior do olho, esse músculo ajuda a elevar e girar o olho para fora. Ele contribui para a visão clara e estável quando o olho está direcionado para cima.

Acesse todo o conteúdo *online* citado nesta página:
http://uqr.to/20wcv

BIBLIOGRAFIA

American Academy of Ophthalmology. Basic and clinical science course. v. 2. Fundamentals and principles of ophthalmology. San Francisco: American Academy of Ophthalmology, 2022-2023.

Duke-Elder S. System of ophthalmology. v. II. The anatomy of the visual system. London: Henry Kimpton, 1961.

Levin LA, Kaufman PL, Hartnett ME. Adler's physiology of the eye. 12. ed. Elsevier, 2024.

Wright KW. Textbook of ophthalmology. Baltimore: Williams & Wilkins, 1997.

CAPÍTULO 16

Exame Clínico

David Leonardo Cruvinel Isaac

INTRODUÇÃO

Assim como nas demais áreas da Medicina, o exame clínico é fundamental para avaliação e diagnóstico do paciente com alterações oculares. Avanços tecnológicos possibilitaram que exames complementares, cada vez mais detalhados e menos invasivos, fossem incorporados no dia a dia do médico oftalmologista, proporcionando maior visualização de detalhes e confirmação de hipóteses estabelecidas durante o exame clínico. A realização de um exame clínico bem feito estabelecerá um diagnóstico clínico correto e a indicação adequada de exames complementares, evitando-se, assim, investigações desnecessárias, comumente observadas na prática clínica.

Os olhos, por serem estruturas de proporções pequenas, requerem aparelhos específicos para seu exame detalhado, o qual proporciona: magnificação da imagem (biomicroscópio ou lâmpada de fenda) (e-Figura 16.1), medição da acuidade visual (AV), refratometria (avaliação do grau dos óculos) (e-Figura 16.2), teste de cores, tonometria (medida da pressão intraocular), retinoscopia (avaliação óptica aproximada do vício refracional), oftalmoscopias direta e indireta (para avaliação de retina e vítreo), entre outras análises (e-Figuras 16.3 a 16.5). Neste capítulo, serão descritos o exame clínico oftalmológico e algumas adaptações práticas que possibilitarão ao médico não especialista realizar um exame oftalmológico básico, obtendo e interpretando corretamente os dados fundamentais.

ANAMNESE

A anamnese é parte importante do exame clínico, e o momento inicial do contato do médico com o paciente. A anamnese deve envolver a identificação, a queixa principal, a história da doença atual e os antecedentes pessoais e familiares do paciente.

Na **identificação**, são importantes a observação da idade, do sexo, da raça, da profissão e da procedência do paciente. Algumas doenças oculares ocorrem com maior frequência em idades, raças e sexos específicos. Por exemplo: nos recém-nascidos e lactentes, são mais frequentes a oftalmia gonocócica neonatal (conjuntivite purulenta neonatal [e-Figura 16.6]), o retinoblastoma (tumor primário ocular da infância [e-Figura 16.7]), obstruções lacrimais congênitas e o estrabismo (e-Figuras 16.8 a 16.10). Na adolescência, época de maior exigência escolar em comparação com a infância, ficam mais evidentes os vícios de refração (ametropias) como o astigmatismo e a miopia, esta causada pelo crescimento do globo ocular. No adulto, são mais comuns as lesões de origem traumática, incluindo aquelas que ocorrem durante o desempenho de atividades profissionais, as conjuntivites, as uveítes, além de manifestações oculares de doenças sistêmicas, como as retinopatias diabética e hipertensiva (e-Figuras 16.11 a 16.13). A partir dos 40 anos, surge, progressivamente, a presbiopia (dificuldade de visão para perto), decorrente do envelhecimento e da perda da maleabilidade do cristalino. Na senectude, aparecem as alterações degenerativas relacionadas à idade, como a catarata, a dermatocálase (excesso de pele nas pálpebras), o entrópio, o ectrópio, a blefaroptose (e-Figuras 16.14 a 16.17), as lesões degenerativas da córnea e da retina, e o glaucoma (e-Figuras 16.18 e 16.19). Algumas doenças apresentam maior prevalência em grupo étnico e gênero específicos. Por exemplo: o glaucoma crônico simples é mais comum em negros; o glaucoma pigmentar é mais frequente em homens adultos e míopes; e o glaucoma agudo é mais incidente em mulheres hipermetropes de meia-idade. Alterações decorrentes de processos laborais devem ser valorizadas: profissionais que passam muitas horas lendo ou à frente de um computador têm mais astenopia (dor ocular ao redor dos olhos causada por fadiga visual) e sintomas de olho seco. Trabalhadores que se expõem muito a sol, vento e poeira têm maior prevalência de pterígio (e-Figura 16.20).

Na **queixa principal**, o paciente expõe o motivo ou os motivos que o levaram à consulta oftalmológica (p. ex., olho vermelho, dor ocular, baixa visual).

Na **história da doença atual**, o médico deve-se atentar à explicação do paciente sobre a queixa principal e aos sinais e sintomas relacionados a ela, incluindo a forma de evolução e sua cronologia, tratamentos realizados para a doença em questão e alterações oculares ou sistêmicas associadas ao sintoma.

Nos **antecedentes pessoais e familiares**, o médico questionará o paciente sobre sua história de saúde prévia e familiar. Por exemplo: pacientes com síndrome de Marfan têm maior risco de luxação cristaliniana e descolamento de retina (e-Figura 16.21). Ceratocone e glaucoma são doenças em que o antecedente familiar é valorizado, apesar de não haver padrão de herança definido (e-Figura 16.22). Em pacientes com suspeita de doenças genéticas, a montagem de um heredograma simples possibilita a investigação de doenças genéticas, como o daltonismo (ligado ao X), a doença de Stargardt (autossômica recessiva) ou a distrofia de membrana basal epitelial da córnea (autossômica dominante). Hábitos alimentares e cirurgias prévias (como as cirurgias bariátricas) podem ter importante papel nas afecções carenciais, como a hipovitaminose A, que pode causar olho seco (*xerosis bulbi*) e cegueira noturna. O consumo crônico de bebidas alcoólicas e tabaco pode causar baixa visual por neuropatia óptica.

SINTOMAS

Durante a anamnese, muitos sintomas oculares e visuais podem ser mencionados. É preciso reconhecê-los e, com o exame físico, estabelecer as hipóteses diagnósticas. Os principais sintomas oculares são:

- Diminuição e perda da AV: determinar se a baixa visual é abrupta ou gradual, uni ou bilateral, acometendo todo o campo visual ou uma parte apenas (p. ex., perda de visão central ou periférica). Avaliar também a intensidade dessa diminuição e, durante o exame clínico, realizar a medida objetiva da AV
- Hiperemia conjuntival: resulta da dilatação de vasos conjuntivais ou episclerais. A vermelhidão ocular pode ocorrer

Acesse todo o conteúdo *online* citado nesta página:

http://uqr.to/20wcw

em grande parte de afecções oculares. É preciso definir sua localização (p. ex., perilímbica nas uveítes anteriores, bulbar e forniceal nas conjuntivites infecciosas, localizada no pterígio e em episclerites), lateralidade, duração e associação a outros sintomas (e-Figura 16.23)

▪ Sensação de corpo estranho: incômodo nos olhos, como se houvesse um cisco ou cílio arranhando o olho. Pode ou não estar associada à dor. Em casos de sensação de corpo estrando ocular, deve-se atentar para causas como olho seco, conjuntivites virais, corpos estranhos, triquíase (cílios direcionados para a córnea, tocando-a), e desepitelizações corneanas

▪ Ardor ocular: ardência ou sensação de queimação do(s) olho(s) que surge em situações de ressecamento ocular (p. ex., olho seco, excesso de leitura ou do uso de telas, incapacidade de piscar – paralisia facial) e situações de irritação ocular por doença de superfície ocular ou irritação por elementos externos (p. ex., conjuntivites virais, ceratites e exposição a fumaça, poeira e a produtos químicos)

▪ Prurido: em geral, o prurido (coceira) ocular é relacionado a quadros alérgicos. Em casos de blefarite, pode haver prurido na margem palpebral

▪ Lacrimejamento: o excesso de lágrimas pode ocorrer de duas maneiras. Lacrimejamento é, geralmente, o termo utilizado quando ocorre um excesso de produção de lágrimas (p. ex., contato com material irritante para os olhos, expressão de emoções, glaucoma congênito). Já o termo "epífora" é mais frequentemente utilizado quando há deficiência na drenagem da lágrima (p. ex., obstrução da via lacrimal ipsolateral, ectrópio senil, paralisia facial – causando diminuição do piscar)

▪ Secreção: descarga anormal dos olhos. Pode ser aquosa (p. ex., conjuntivites virais), mucinosa (p. ex., conjuntivites alérgicas, olho seco) ou purulenta (p. ex., conjuntivites ou ceratites bacterianas, dacriocistite, obstrução lacrimal congênita)

▪ Dor ocular: diferentemente da dor palpebral, a dor ocular propriamente dita é de mais difícil localização (pacientes relatam dor na "bola do olho", dor no "grão do olho"). Pode ocorrer devido à causa ocular (p. ex., uveítes, ceratites infecciosas, glaucoma agudo, trauma) (e-Figuras 16.24 a 16.28), ou secundariamente, como dor irradiada em cefaleias (p. ex., sinusites, cefaleias tensionais, em salvas e enxaquecas). Deve ser avaliada quanto a localização, intensidade, padrão e fatores desencadeantes

▪ Fotofobia: sensibilidade excessiva à luz. Pode ser constitucional (p. ex., albinismo) ou, quando adquirida, estar associada, por exemplo, a uveíte anterior, ceratites puntatas (desepitelizações puntiformes múltiplas na córnea), lesões pupilares com perda da função do esfíncter da pupila (p. ex., trauma contuso)

▪ Nictalopia: diminuição da visão durante a noite pode ocorrer em situações em que há deterioração da função dos bastonetes (p. ex., retinose pigmentar, hipovitaminose A)

▪ Diplopia: a diplopia binocular ocorre mais frequente nos estrabismos em adultos (p. ex., lesão muscular – miastenia *gravis*, lesão de nervo craniano). A percepção de visão dupla pode ocorrer em um olho apenas (diplopia monocular), sendo mais frequente em casos de catarata, cristalinos subluxados, astigmatismos de alto grau e quando há defeitos irianos que possibilitem dupla entrada de luz em um mesmo olho (p. ex., iridodiálise traumática). No estrabismo em crianças, não há percepção ou queixa de diplopia, uma vez que, devido à plasticidade cerebral dessa população, ocorre o fenômeno da "supressão" da imagem, o que pode ocasionar ambliopia (baixa visual por desenvolvimento anormal da visão)

▪ Escotomas: são áreas de cegueira parcial ou completa, em um campo visual normal ou relativamente normal. Os escotomas podem ser uni ou bilaterais e devem ser investigados quanto a: posição, forma, tamanho, intensidade, início, evolução e duração. Uma causa importante de escotoma progressivo persistente é o descolamento de retina. Pode haver escotomas intermitentes em um quadro de pródromos de enxaqueca (aura enxaquecosa)

▪ Nistagmo: movimento repetitivo rítmico dos olhos. Essa condição pode ser caracterizada pela frequência (rápida ou lenta), pela amplitude (ampla ou estreita), pela direção (horizontal, vertical, rotacional) e pelo tipo de movimento (pendular). O nistagmo é provocado por impulsos motores irregulares para os músculos extraoculares. Pode ser causado por distúrbios oculares (estrabismo, catarata congênita, coriorretinite congênita) ou por disfunções neurológicas

▪ Moscas volantes e *flashes* de luz: pequenos pontos pretos que flutuam e se movem no campo visual, à medida em que se mexem os olhos. Podem estar presentes em pequena quantidade em indivíduos normais jovens com miopia e em indivíduos hipermetropes ou emetropes (sem grau) à medida que envelhecem. Podem surgir também em quadros de uveítes intermediária e posterior. Quando ocorrem de forma abrupta, associada a *flashes* luminosos, constituem sintomas de descolamento posterior do vítreo, podendo ser um sinal prodrômico de descolamento de retina

▪ Mioclonia do músculo orbicular: sensação de tremor palpebral unilateral devido a contrações fasciculares do músculo orbicular. É quadro benigno, surge espontaneamente e pode durar de horas a dias, intermitentemente. É um dos principais sintomas oculares relatados em consultório. Está relacionada com estresse emocional, cansaço físico ou consumo excessivo de cafeína.

EXAME FÍSICO

Realizado pela inspeção e palpação de olhos e anexos. A ausculta é raramente utilizada, podendo ser de utilidade em suspeita de fístula carótido-cavernosa. Sugere-se nos tópicos a seguir uma sequência para a realização do exame ocular.

Equipamentos oftalmológicos básicos para ter sempre em sua maleta

▪ Oftalmoscópio direto: preferencialmente que tenha filtro azul de cobalto para exame da córnea
▪ Cartão de acuidade visual para perto
▪ Colírio de fluoresceína sódica a 1%: para se corar a superfície ocular e evidenciar áreas desepitelizadas
▪ Colírio de tropicamida a 1%: para dilatação pupilar e melhor campo de avaliação do fundo de olho
▪ Colírio anestésico: tetracaína, proximetacaína ou oxibuprocaína.

ACUIDADE VISUAL

A medida da AV é a forma mais utilizada e simples para se avaliar a função visual e a integridade do sistema óptico-visual em um paciente, uma vez que, para uma AV normal, é preciso que haja integridade das estruturas que formam esse sistema.

No consultório oftalmológico, a AV para distância pode ser analisada por meio das tabelas de Snellen, Bailey-Lovie, ETDRS (*Early Treatment Diabetic Retinopathy Study*), ou com projetores e

Acesse todo o conteúdo *online* citado nesta página:

http://uqr.to/20wcx

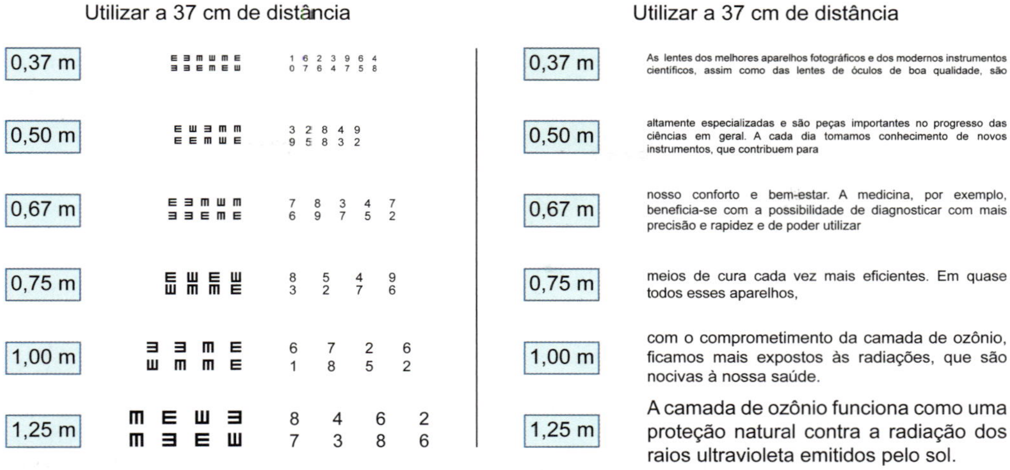

Figura 16.1 Tabela para aferição da acuidade visual para perto.

displays com apresentação de optótipos (letras ou símbolos). Para perto, são utilizadas tabelas de Jaeger (variando de J1 a J6) e Sloan (variando de 1,25 M a 0,37 M) (Figura 16.1). Em crianças pré-verbais, utilizam-se com frequência os cartões de olhar preferencial de Teller (e-Figura 16.29). Na indisponibilidade de tabelas específicas, pode-se usar a medição da AV para longe solicitando-se ao paciente a leitura de algo a distância e comparando sua capacidade de enxergar entre seus dois olhos com a própria AV do examinador. A visão de perto pode ser avaliada de forma adaptada com a leitura de algum impresso. Em ambos os casos, é imprescindível que o paciente utilize sua correção visual e a medição da AV de um olho por vez.

Acesse o conteúdo *online*:

http://uqr.to/20wcy

O método mais utilizado de teste da AV é o da tabela de Snellen (Figura 16.2). Por esse método, o paciente se coloca a 6 m (20 pés) de distância da tabela. Essa tabela é composta por letras de diferentes tamanhos, com distância de 5 cm entre elas. Quanto mais afastada estiver a tabela, menor é a imagem na retina. Combinando-se o tamanho das letras e a distância entre o paciente e a tabela, é possível determinar o ângulo visual mínimo que corresponde à melhor AV. A AV normal por convenção é 20/20 (ou 1 em notação decimal) e a menor medida é o E de Snellen (correspondente a 20/200 ou 0,1). Para melhor compreensão, a AV 20/20 significa que a 20 pés o paciente tem capacidade de enxergar o que um indivíduo com visão normal deveria enxergar a 20 pés e, da mesma maneira, 20/60 significa dizer que o paciente enxerga a 20 pés o que um indivíduo com visão normal estaria enxergando a 60 pés, portanto, o registro de uma visão pior. Durante o exame, anota-se o valor da menor linha lida, em cada olho. Caso o paciente não consiga enxergar o maior dos optótipos, avalia-se sua capacidade de contar dedos, registrando-se a distância conseguida (p. ex., conta dedos a 2 metros), visão de movimentos de mãos (vultos), capacidade de percepção de luz (PL) e ausência de PL (amaurose total).

VISÃO DE CORES

Considera-se a existência, na retina, de somente três tipos de receptores cromáticos. Cada um desses receptores (cones) contém uma substância fotossensível específica: a que absorve a luz vermelha (protan), a que absorve a luz verde (deutan) e a que é sensível à luz azul (tritan). Assim, consideram-se os seres humanos como tricromatas.

A deficiência hereditária na visão de cores pode ocorrer em doenças raras como a acromatopsia (deficiência total nos três tipos de cones, de herança autossômica recessiva, e com prevalência de 0,003% da população), na qual há a incapacidade total de discriminação de cores, ou em doenças frequentes como a deuteranomalia tricrômica (deficiência parcial nos cones verdes, com herança ligada ao X, com ocorrência em 5% da população masculina) em que o paciente consegue enxergar as cores puras, mas tem dificuldades de discriminação

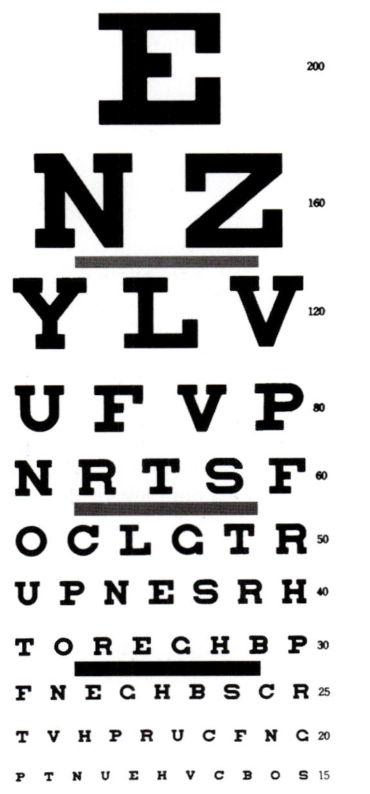

Figura 16.2 Tabela de Snellen para medição da acuidade visual para longe.

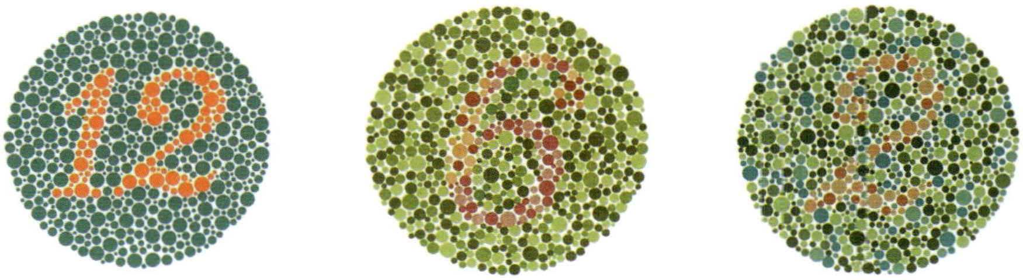

Figura 16.3 Pranchas de Ishihara para avaliação da visão de cores.

entre tons de verde e vermelho. Alterações adquiridas na percepção de cores podem surgir com catarata, neurites ópticas e deturpação do senso cromático pelo uso de medicações, como os digitálicos (xantopsia) e o sildenafil (cianopsia).

Existem vários métodos para o estudo da visão cromática. Os mais utilizados são as tábuas pseudoisocromáticas (p. ex., teste de Ishihara) e o teste de arranjo ou ordenamento de matizes de Farnsworth. O teste de Ishihara utiliza conglomerados de cores de matizes variadas, dentro dos quais algarismos ou letras podem ser percebidos pelos normais, e não pelos portadores de discromatopsias (Figura 16.3). Variações do teste de Ishihara podem ser facilmente encontradas, de forma gratuita, *online* e em aplicativos de *tablets* e *smartphones*.

CAMPO VISUAL DE CONFRONTAÇÃO

A avaliação precisa do campo visual pode ser realizada por aparelhos específicos, como a perimetria computadorizada, o campo visual manual (Goldmann) e a tela tangente. Escotomas centrais podem ser pesquisados com perimetria computadorizada central, tela de Amsler e microperimetria. A interpretação do campo visual é de grande importância. Os escotomas são áreas anormais do campo visual, cercadas por um campo visual normal. Podem ser absolutos, em que nenhum estímulo é percebido na área, ou relativos, nos quais alguns estímulos são apreciados enquanto outros, não. A observação do campo visual nos possibilita localizar o nível da lesão da via óptica. A representação esquemática, a seguir, demonstra os locais mais comumente afetados e suas respectivas alterações no campo visual (Figura 16.4).

Durante o exame clínico, o médico pode realizar um teste simplificado denominado "campo visual de confrontação" que proporciona a identificação de escotomas, ainda que de forma mais rudimentar em comparação a aparelhos sofisticados (Figura 16.5).

Campo visual de confrontação

- Médico senta-se de frente para o paciente, a cerca de 1 m, na mesma altura
- Escolhe-se um dos olhos do paciente para o exame inicial, ocluindo-se o olho contralateral
- Solicita-se ao paciente que permaneça olhando para um ponto fixo, como o nariz ou o olho do examinador
- Move-se o dedo indicador, da periferia em direção ao centro, a aproximadamente 50 cm do olho do paciente e do médico, solicitando-se que o examinado avise quando conseguir ver seu dedo ou que realize a contagem da quantidade de dedos mostrados (a visão do avaliador é o parâmetro utilizado)
- Avaliam-se os quatro quadrantes do campo visual de um olho (temporal superior e inferior; nasal superior e inferior)
- Repete-se o procedimento no olho contralateral

AVALIAÇÃO DA MOTILIDADE OCULAR

Na suspeita de estrabismo, paralisia de nervo craniano ou doença neurológica com acometimento de motilidade ocular, é necessária a realização de semiologia motora básica. Nesse contexto, os exames de maior valor são o teste de Hirschberg,

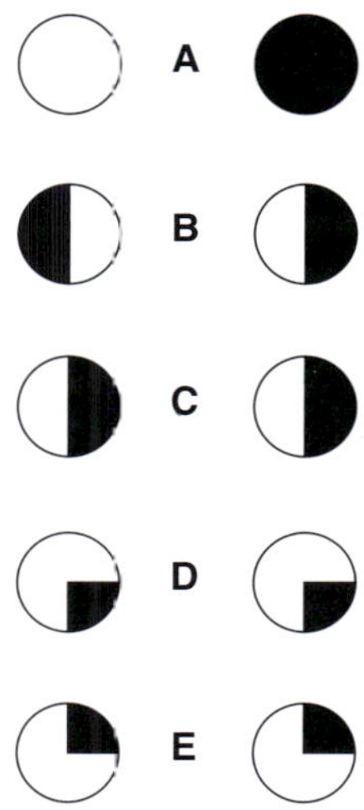

Figura 16.4 Alterações neurológicas do campo visual. A. Lesão no nervo óptico ipsolateral (escotoma unilateral absoluto). B. Lesão do quiasma óptico (hemianopsia bitemporal). C. Lesão da via óptica posteriormente ao quiasma (lado esquerdo) (hemianopsia homônima direita). D. Lesão das radiações parietais à esquerda (quadrantopsia inferior direita). E. Lesão das radiações temporais à esquerda (quadrantopsia superior direita).

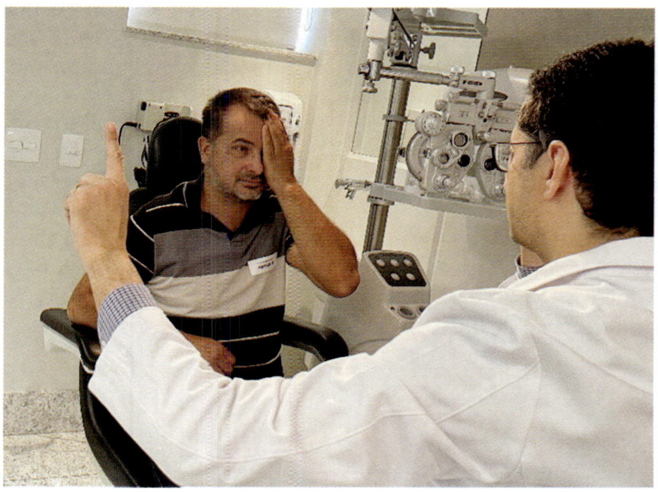

Figura 16.5 Campo visual de confrontação.

o teste das versões, os testes de cobertura e de cobertura alternada. No teste de Hirschberg, avalia-se o alinhamento ocular com uma fonte de luz. Os olhos não estrábicos (ortotrópicos) direcionam-se de modo alinhado a um mesmo objeto. Assim, solicita-se ao paciente que olhe para um objeto distante. Um feixe de luz é direcionado a seus olhos e o profissional observa o reflexo da córnea. Nos olhos alinhados, esse reflexo deve coincidir com o centro pupilar, bilateralmente (Figura 16.6). É de particular importância na avaliação de lactentes, visto que, frequentemente, a existência de prega epicântica provoca suspeita infundada de estrabismo convergente (esotropia). No teste das versões oculares, pede-se que o paciente fixe um objeto apresentado pelo médico e o observe nas nove posições do olhar (e-Figura 16.30). Esse teste avalia alterações de motilidade em determinadas posições do olhar, como nas paralisias dos nervos oculomotor e abducente. O teste de cobertura monocular (teste de *cover/uncover*) avalia estrabismos manifestos (tropias) e sua diferenciação dos desvios latentes (forias) (Figuras 16.7 e 16.8). São necessários cooperação do paciente e ter visão útil e corrigida em ambos os olhos. Com o paciente fixando um objeto a distância e depois para perto, oclui-se e desoclui-se um olho, observando o comportamento do olho ocluído e do contralateral. O teste de cobertura alternada (*cover* alternado) analisa desvios oculares totais (desvio manifesto + desvio latente).

Acesse o conteúdo *online*:
http://uqr.to/20wcz

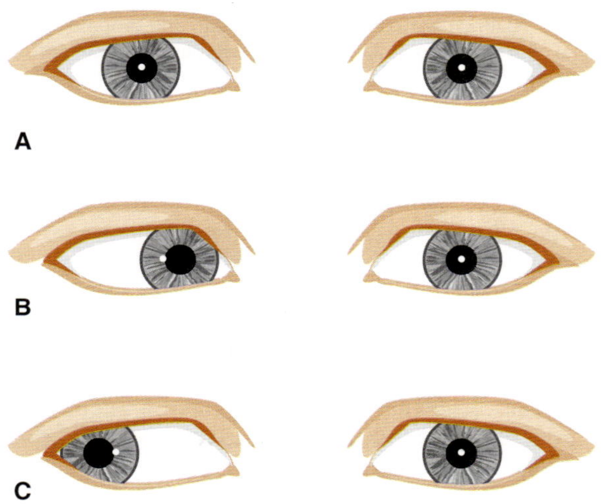

Figura 16.6 Teste de Hirschberg para avaliação de estrabismo. **A.** Reflexo da luz no centro da pupila de ambos os olhos (ausência de estrabismo). **B.** Reflexo na margem temporal da pupila do olho direito e centrado no olho esquerdo (esotropia do olho direito). **C.** Reflexo na margem nasal da pupila do olho direito e centrado no olho esquerdo (exotropia do olho direito).

AVALIAÇÃO PUPILAR E REFLEXOS FOTOMOTORES

A avaliação da pupila (formato e tamanho) e de seus reflexos é importante durante os exames oftalmológico e neuro-oftalmológico; este, em específico. Normalmente as pupilas são redondas, localizadas centralmente e, na maioria das pessoas, de tamanho igual (isocoria). No entanto, pupilas de tamanhos diferentes (anisocoria) são observadas em cerca de 25% da população normal. O diâmetro da pupila normal varia de 3 a 5 mm em um ambiente iluminado. Pupilas menores que 3 mm estão em miose (contração), e pupilas com mais de 7 mm de diâmetro, em midríase (dilatada). A pupila pode estar miótica em: uveítes anteriores, indivíduos que usam alguns medicamentos (pilocarpina, opioides), em lesões do tegumento pontino (miose puntiforme bilateral) ou em algumas intoxicações (p. ex., por organofosforados ou benzodiazepínicos). A midríase pode ocorrer em: contusões oculares (por lesão traumática do músculo esfíncter da pupila), uso de medicações e drogas psicoativas (tropicamida, atropina, ciclopentolato, cocaína), glaucoma agudo e distúrbios neurológicos (hematoma extradural – midríase unilateral; coma grave – midríase bilateral).

Os dois estímulos que podem alterar a pupila são a luz e a acomodação visual para perto. À luz ambiente e com o paciente olhando para longe, pode-se examinar a denominada "pupila estática": diâmetro, simetria, regularidade e forma. A anisocoria patológica pode surgir em situações específicas como na síndrome de Horner (interrupção unilateral da inervação simpática, com miose no lado afetado) e na pupila tônica de Holmes-Adie (midríase pouco responsiva à luz, no lado afetado, mas que se contrai com a acomodação para perto; ocorre mais frequentemente em mulheres), na lesão

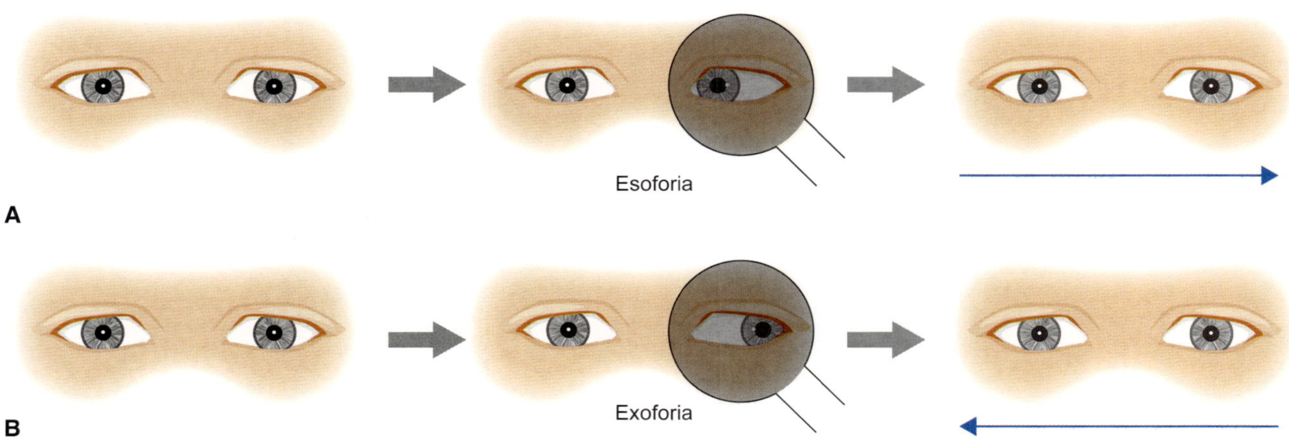

Figura 16.7 Teste do *cover uncover* (forias [desvios latentes]). **A.** Paciente com esoforia no olho esquerdo (desvio convergente não manifesto). Ao se cobrir o olho esquerdo, este entorta para dentro. Ao se descobrir o olho, o bulbo ocular volta à posição normal, alinhado ao outro olho. **B.** Paciente com exoforia no olho esquerdo (desvio divergente não manifesto). Ao se cobrir o olho esquerdo, este entorta para fora. Ao se descobrir o olho, o mesmo volta à posição normal (ortotropia).

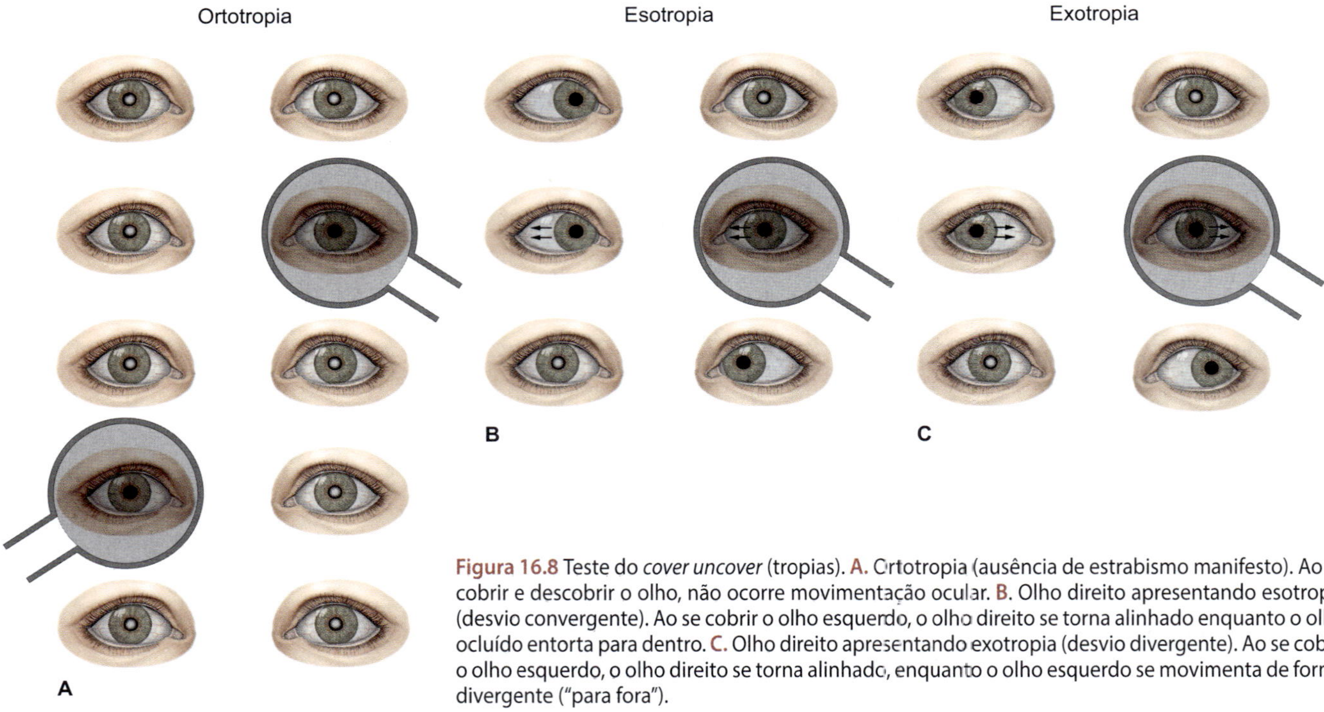

Figura 16.8 Teste do *cover uncover* (tropias). A. Ortotropia (ausência de estrabismo manifesto). Ao se cobrir e descobrir o olho, não ocorre movimentação ocular. B. Olho direito apresentando esotropia (desvio convergente). Ao se cobrir o olho esquerdo, o olho direito se torna alinhado enquanto o olho ocluído entorta para dentro. C. Olho direito apresentando exotropia (desvio divergente). Ao se cobrir o olho esquerdo, o olho direito se torna alinhado, enquanto o olho esquerdo se movimenta de forma divergente ("para fora").

do nervo oculomotor (midríase no lado afetado, associada a trauma ou aneurismas cerebrais, com ptose e exotropia paralítica ipsolateral). Na pupila de Argyll Robertson, relacionada à sífilis, existe uma pupila pequena e com dissociação luz-perto, isto é, tem resposta mais intensa de contração para perto do que com o estímulo luminoso.

O **reflexo fotomotor** pode ser utilizado para avaliação da função ocular e das vias ópticas aferentes (condução do estímulo do olho para o córtex cerebral) e eferentes (estímulo do cérebro para o olho para haver contração da pupila, após o estímulo aferente). Em um ambiente de luz indireta, quando se lança sobre a retina um feixe de luz, contrai-se não só a pupila do olho iluminado (reflexo fotomotor direto), como também a do outro olho (reflexo fotomotor consensual). Em casos em que há defeito de aferência no olho afetado (p. ex., neurite óptica, neuropatia óptica isquêmica, descolamento de retina, oclusões vasculares retinianas graves), o olho não mantém a contração da pupila ao mudarmos a fonte de luz de lado (pupila com defeito pupilar aferente ou pupila de Marcus Gunn) (Figura 16.9). No paciente com morte cerebral, as pupilas são dilatadas e não reativas à estimulação luminosa, tanto no reflexo fotomotor direto quanto no consensual.

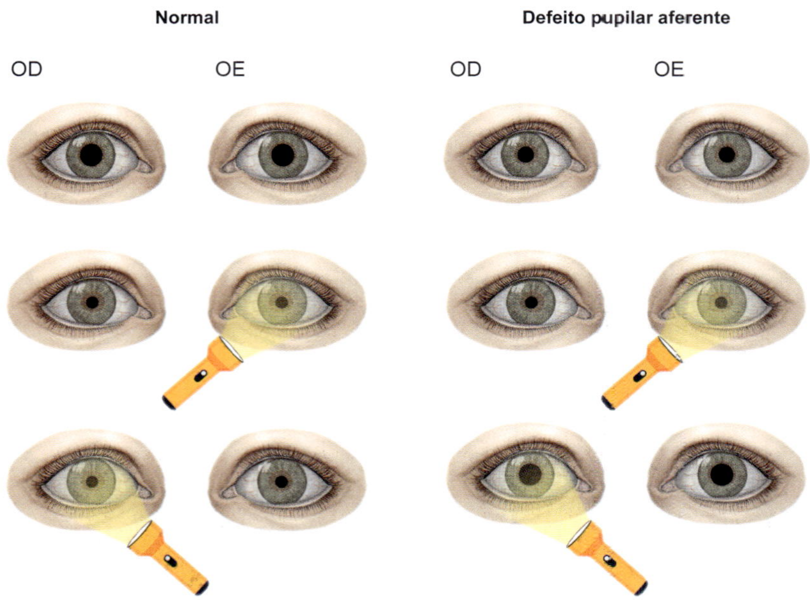

Figura 16.9 Teste do reflexo fotomotor. No indivíduo normal (com integridade do sistema visual), há a constrição das pupilas quando se ilumina um dos olhos. Ao se passar a fonte de luz para o olho contralateral, observa-se manutenção do fechamento pupilar (miose), devido à integridade bilateral das vias aferentes e eferentes. Exemplo de indivíduo com dano aferente à esquerda. Ao se iluminar o olho esquerdo, há o fechamento de ambas as pupilas (demonstrando aferência normal no olho direito e eferência normal em ambos os olhos). Ao se mudar o foco de luz para o lado afetado (esquerdo), as pupilas não mantêm a contração, devido ao defeito aferente naquele lado.

AVALIAÇÃO DE PÁLPEBRAS E VIAS LACRIMAIS

As pálpebras e as vias lacrimais devem ser avaliadas pela inspeção e palpação. Pela inspeção, investigam-se cor, textura, posição e movimentos das pálpebras, além de eventual edema. Procura-se observar se os cílios estão virados para dentro (triquíase), se há falta deles (madarose) ou se tornaram-se brancos (poliose). A posição das pálpebras altera o tamanho das fissuras palpebrais, as quais devem ser simétricas. Em pessoas normais, a pálpebra superior situa-se cerca de 2 mm abaixo do limbo corneano superior, e a margem palpebral inferior repousa 1 mm acima do limbo inferior. A borda da pálpebra deve estar em aposição ao globo, e não invertida (entrópio) ou evertida (ectrópio). Quando a pálpebra inferior não consegue cobrir a margem inferior do limbo corneano, denomina-se "lagoftalmo", o qual pode aparecer na paralisia facial, na exoftalmia e nas retrações cicatriciais. No local de implantação dos cílios, devem-se investigar hiperemia e escamas, alterações comuns nas blefarites (e-Figura 16.31). A inspeção viabiliza a observação de alterações pigmentares e/ou tumorais das pálpebras, como o xantelasma, o vitiligo, cistos sebáceos, cistos de glândulas sudoríparas (Moll), neoplasias (carcinoma basocelular, carcinoma de glândulas sebáceas), calázios e hordéolos (edema doloroso e localizado das pálpebras por inflamação de glândulas sebáceas) (e-Figuras 16.32 a 16.35). Nos tumores, a palpação auxilia na avaliação da densidade da lesão, se tem aspecto sólido ou cístico e se há aderência aos planos profundos.

Na exploração da motilidade palpebral, é necessário conhecer os três músculos que dela participam: o orbicular, formado de fibras estriadas e inervado pelo nervo facial, faz a oclusão da pálpebra (afetado na paralisia facial); o elevador da pálpebra superior, de fibras estriadas, inervado pelo nervo oculomotor (afetado na ptose senil, por desinserção da aponeurose); e o músculo tarsal de Müller, constituído de fibras lisas e inervado pelo nervo simpático (afetado na síndrome de Horner em que ocorrem ptose e miose). A ptose palpebral pode ser ainda congênita (por disgenesia do músculo levantador da pálpebra superior) e por acometimento neuromuscular, como na miastenia *gravis* (e-Figura 16.36).

Na inspeção das vias lacrimais, pode-se detectar eventual aumento de volume da glândula lacrimal, que se situa na parte externa da pálpebra superior, cujas causas principais são as afecções inflamatórias (dacrioadenites) e as neoplasias. Para reconhecer pequenos aumentos de volume, é necessário levantar a pálpebra do paciente, solicitando-se a ele que olhe para baixo e para dentro. A exploração dos canalículos, do saco lacrimal e do ducto lacrimonasal deve ser feita pela inspeção e palpação (compressão do saco lacrimal) (Figura 16.10). A inspeção possibilita observar eventuais tumefação e vermelhidão – alterações comuns na dacriocistite aguda. Nas obstruções crônicas do ducto lacrimonasal, surgem as dacriocistites crônicas (e-Figura 16.37). Nesses casos, há epífora e saída de secreção mucopurulenta pelos pontos lacrimais à expressão do saco lacrimal.

Uma maneira simples e pouco invasiva de se avaliar obstrução de drenagem da lágrima é o teste de desaparecimento da fluoresceína (teste de Milder). Instila-se uma gota de fluoresceína a 2% no fundo de saco conjuntival do olho suspeito, e o menisco lacrimal é avaliado na lâmpada de fenda com filtro de cobalto, após 5 minutos. Na falta de uma lâmpada de fenda para avaliação, pode-se instilar o colírio de fluoresceína nos dois olhos e, após 5 minutos, comparar o escoamento do menisco lacrimal corado com fluoresceína (Figura 16.11).

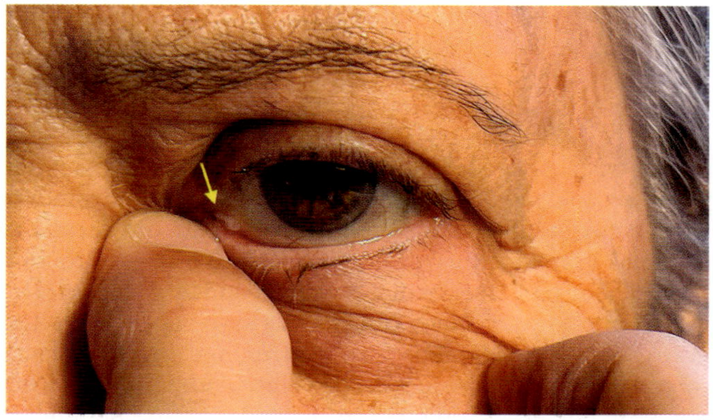

Figura 16.10 Compressão do saco lacrimal para se avaliar se há refluxo de lágrima ou secreção à expressão. Secreção mucopurulenta evidenciada com *seta amarela*.

AVALIAÇÃO DO BULBO OCULAR

Para a avaliação detalhada do bulbo (globo) ocular, utiliza-se a lâmpada de fenda (biomicroscópio). Esse aparelho proporciona a magnificação das estruturas e a utilização do feixe de luz em fenda, o qual propicia a avaliação de espessura e profundidade (cortes ópticos) de superfícies translúcidas (córnea, cristalino, vítreo anterior). O exame do fundo de olho é realizado por meio de oftalmoscópio direto, oftalmoscópio indireto ou biomicroscopia de fundo. Essas duas últimas modalidades são, atualmente, preferidas pelos oftalmologistas, por oferecerem visão estereoscópica e maior campo de visão. Para o médico não oftalmologista, além da inspeção e de uma fonte de luz, pode-se utilizar a câmera de um *smartphone* para obtenção de imagem iluminada e ampliada. Apesar de o celular não fornecer a visualização de corte óptico, possibilita a observação sob luz direta ampla e magnificação das imagens. Para avaliação do nervo óptico e da retina, é necessário, no mínimo, um oftalmoscópio direto (e-Figura 16.38).

A inspeção ocular deve ser comparativa com o olho contralateral. Em geral, existe simetria entre ambos os olhos. Em

Acesse todo o conteúdo *online* citado nesta página:

http://uqr.to/20wd0

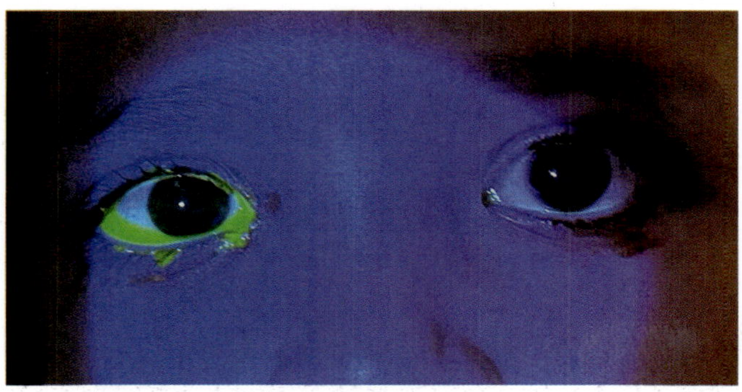

Figura 16.11 Teste do desaparecimento da fluoresceína (avaliação de obstrução da via lacrimal ou teste de Milder). Após 5 minutos de instilação de colírio de fluoresceína sódica, observa-se o menisco lacrimal com luz com filtro azul de cobalto. No olho com obstrução (direito), haverá acúmulo de lágrima e corante.

doenças em que ocorre aumento do volume orbitário, como na doença de Graves, em neoplasias orbitárias, anormalidade vascular ou processo inflamatório, pode haver exoftalmia (protrusão do olho) (Figura 16.12). A exoftalmia (proptose) é mais bem avaliada com o exoftalmômetro de Hertel, mas, na sua falta, pode ser medida com uma régua milimetrada. Para isso, apoia-se a parte inicial da régua na reborda orbitária lateral, medindo-se até o ápice da córnea (em vista lateral). A distância normal entre o ápice da córnea e a margem orbitária lateral é, em geral, menor que 20 mm, sendo uma diferença de 2 mm entre os dois olhos considerada suspeita. A assimetria entre o tamanho dos olhos pode ocorrer também em casos de microftalmia, atrofia secundária do olho (*phthisis bulbi*) ou em casos em que um dos olhos é maior que o outro (alta miopia unilateral).

A conjuntiva, a esclera e a córnea são avaliadas em seguida. Na conjuntiva, podem existir hiperemias por dilatações vasculares, hemorragias subconjuntivais (hiposfagma), degenerações de fibras elásticas no lado nasal (pinguécula) e proliferação fibrovascular da conjuntiva (pterígio). Lesões pigmentadas como os *nevus* são comuns; no entanto, lesões malignas pigmentadas (melanomas) são raras. Frequentemente, em pessoas com mais melanina, podem ser observados acúmulos conjuntivais benignos de melanina denominados "melanose epitelial conjuntival". O edema conjuntival é chamado "quemose" e está relacionado a quadros alérgicos agudos. Em pacientes com conjuntivite por adenovírus, é frequente a observação de folículos (acúmulos de linfócitos) na conjuntiva forniceal. Esta, também denominada "palpebral inferior", é utilizada para se avaliar a coloração de mucosas, como no exame físico de anemia (Figura 16.13). Para o exame da conjuntiva palpebral superior, é necessário fazer sua eversão, a qual possibilita evidenciar reação inflamatória (p. ex., tracoma e conjuntivite papilar gigante em quadros alérgicos ou uso inadequado de lentes de contato), corpo estranho ou tumoração. A pálpebra superior pode ser evertida, solicitando-se ao paciente que olhe para baixo enquanto o examinador segura seus cílios com uma das mãos, puxando para fora e para baixo, ao mesmo tempo que exerce pressão com um cotonete, 1 cm acima da borda palpebral (Figura 16.14).

A córnea pode ser avaliada pela inspeção. Devem-se avaliar transparência (leucomas – cicatrizes corneanas), capacidade de reflexão de luz e tamanho. Córneas com mais de 13 mm são chamadas "megalocórneas", podendo ser congênitas ou associadas a glaucoma congênito (buftalmo). Córneas com menos de 10 mm são denominadas "microcórneas", sendo mais relacionadas a malformações congênitas (p. ex., anomalia de Peters, persistência de vasculatura fetal) ou sequela de infecções congênitas (p. ex., rubéola, toxoplasmose). Instilando-se uma gota de colírio de fluoresceína sódica a 2% e utilizando-se a luz azul de cobalto (disponível na lâmpada de fenda e nos oftalmoscópios direto e indireto), torna-se possível detectar pequenas alterações corneanas, uma vez que o corante deposita-se nos defeitos epiteliais, como em desepitelizações e ceratites epiteliais puntatas (Figura 16.15). O teste de sensibilidade corneana (estesiometria) pode ser realizado, mantendo-se a pálpebra aberta e encostando-se a ponta de um algodão na parte apical da córnea, sempre comparativamente, tendo-se

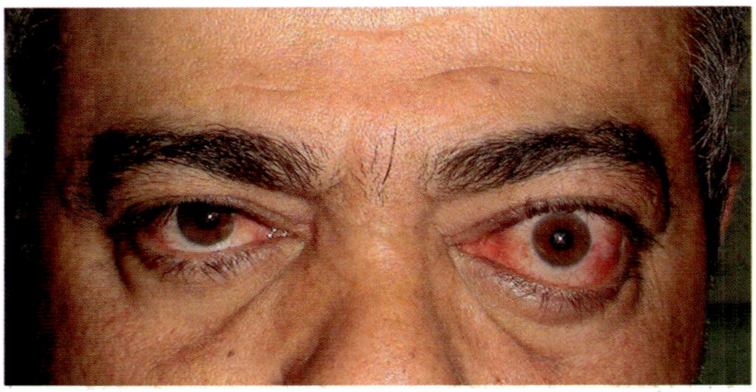

Figura 16.12 Exoftalmia (proptose) no olho esquerdo.

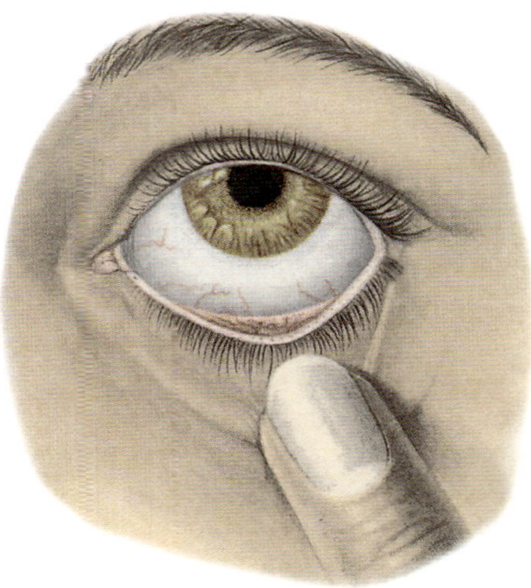

Figura 16.13 Técnica de eversão da pálpebra inferior para sua avaliação quanto à coloração diante de secreção ou corpos estranhos.

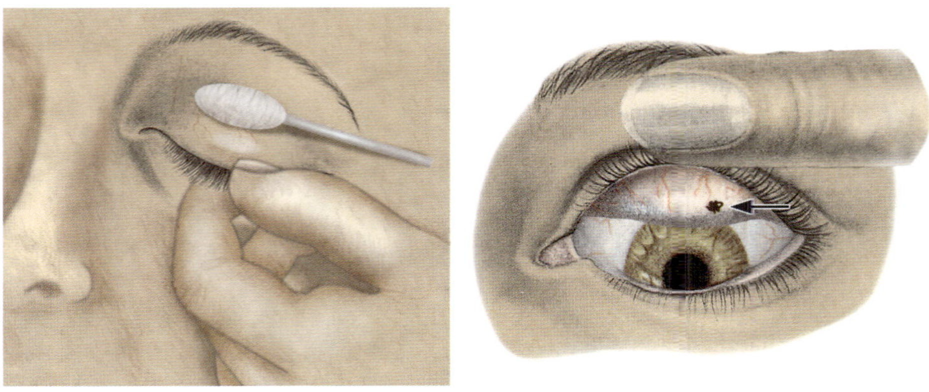

Figura 16.14 Técnica de eversão da pálpebra superior para avaliação da conjuntiva palpebral e pesquisa de corpos estranhos.

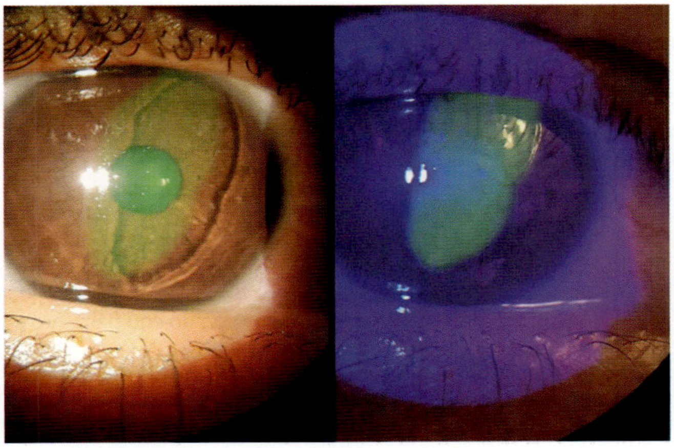

Figura 16.15 Abrasão da córnea. Observa-se a área de desepitelização corada por fluoresceína e iluminada com filtro azul de cobalto.

o cuidado para não tocar nos cílios. Lesões intracranianas que comprometem o nervo trigêmeo frequentemente diminuem a sensibilidade corneana. Afecções da própria córnea, como ceratite herpética e neuropatia diabética, podem causar diminuição da sensibilidade, havendo o risco de evolução para úlcera corneana neurotrófica. Para o exame detalhado da córnea, da câmara anterior, da íris e do cristalino (exceto da catarata total que pode ser vista a olho nu), necessita-se da lâmpada de fenda.

A pressão intraocular é medida por meio de tonômetro de aplanação de Goldmann, tonômetros portáteis (Tonopen, Perkins ou Schiotz) ou de sopro (e-Figura 16.39). Em situações de exame clínico geral, pode ser realizada a tonometria bidigital. Nesse caso, o examinador pede ao paciente que feche os olhos, e palpa-se o bulbo ocular com os dois dedos indicadores. Compara-se o tônus do olho com seu contralateral e com o tônus do olho do examinador. Esse exame é particularmente útil na avaliação do glaucoma agudo e não deve ser realizado se houver suspeita de perfuração ocular. O exame de fundo de olho é realizado com o oftalmoscópio direto, indireto ou pela biomicroscopia com lente condensadora. No exame oftalmológico geral, o oftalmoscópio direto pode ser utilizado. Pode-se realizar o exame sem dilatação da pupila, porém com midríase medicamentosa (tropicamida ou ciclopentolato tópicos), obtendo-se imagens com maior campo e mais facilmente. Esse exame é importante para a triagem de retinopatia diabética, avaliação retiniana em casos de descontrole abrupto da pressão arterial (p. ex., feocromocitoma, pré-eclâmpsia, crise hipertensiva), avaliação do disco óptico (p. ex., papiledema na hipertensão intracraniana), além da pesquisa de outras doenças da retina como tromboses venosas, uveítes posteriores, tumores e descolamento de retina (e-Figura 16.40).

Acesse o conteúdo *online*:

http://uqr.to/20wd1

TESTE DO REFLEXO VERMELHO (TESTE DO OLHINHO)

Também conhecido popularmente como "teste do olhinho", é o exame de triagem para identificação de alterações oftalmológicas em recém-nascidos (p. ex., retinoblastoma, catarata congênita, infecções oculares congênitas, descolamentos de retina) (Figura 16.16). Esse teste é realizado com o oftalmoscópio direto, cuja luz refletida pelos olhos desencadeia o surgimento do reflexo vermelho observado nas pupilas (semelhante ao efeito observado em fotografias com *flash*) (Figura 16.17). Havendo opacidade dos meios oculares no eixo visual, esse reflexo estará ausente ou diminuído (Figura 16.18). Na vigência de cicatrizes, descolamento de retina e retinoblastoma, o reflexo aparece esbranquiçado. Se o reflexo for ausente em um ou ambos os olhos ou duvidoso, a criança deverá ser encaminhada ao oftalmologista para o exame oftalmológico completo (biomicroscopia, retinoscopia e mapeamento de retina) com o objetivo de elucidar o diagnóstico e assegurar a conduta necessária. Na verdade, a avaliação ocular completa é preferível em comparação ao teste do reflexo vermelho, quando disponível. Também o teste do reflexo vermelho não substitui

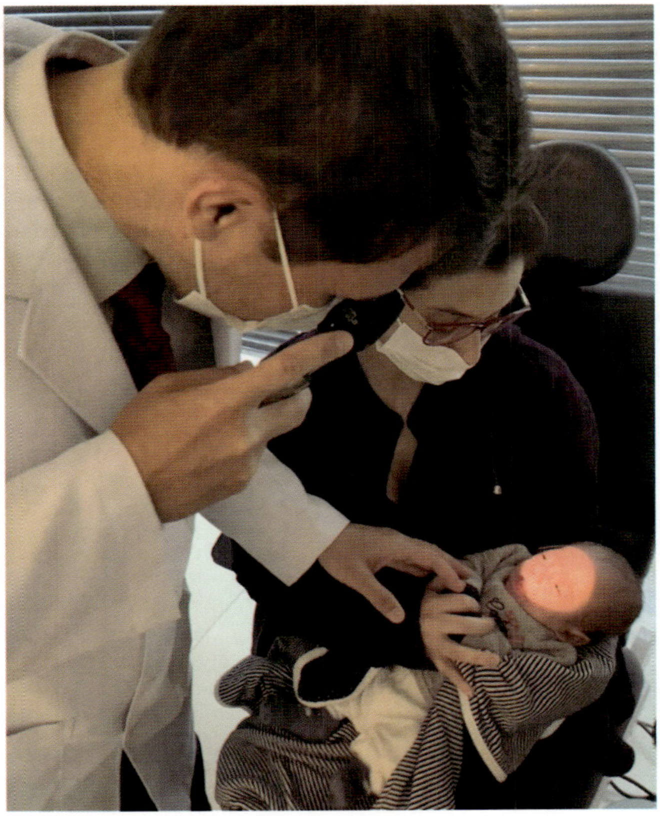

Figura 16.16 Realização do teste do reflexo vermelho (teste do olhinho).

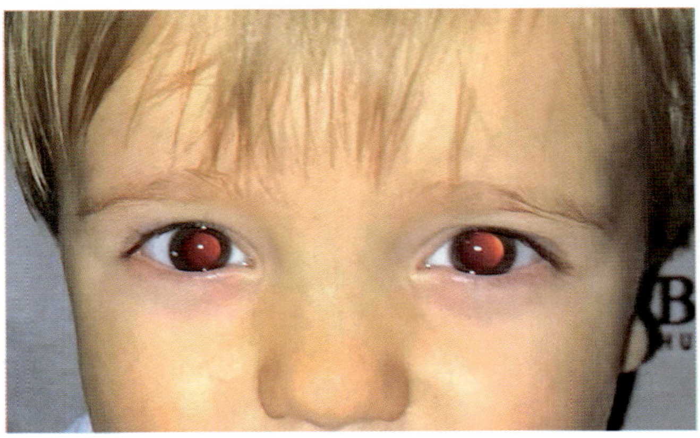

Figura 16.17 Reflexo vermelho normal em ambos os olhos. (Cortesia do Dr. Cassiano Rodrigues Isaac.)

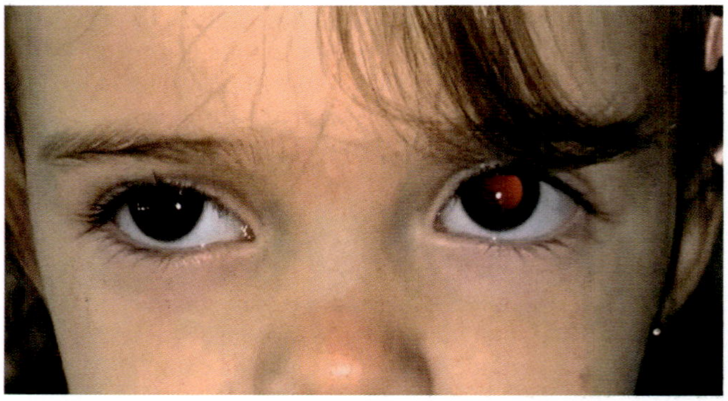

Figura 16.18 Reflexo vermelho prejudicado no olho direito por catarata congênita. (Cortesia do Dr. Cassiano Rodrigues Isaac.)

o mapeamento de retina, realizado por oftalmologista para triagem de retinopatia da prematuridade, especialmente em crianças sob maior risco (recém-nascidos com idade gestacional inferior a 32 semanas ou peso ao nascer menor ou igual a 1.500 g).

O Ministério da Saúde recomenda o teste, por meio das "Diretrizes de Atenção à Saúde Ocular na Infância", como parte do exame neonatal e no decorrer das consultas pediátricas de rotina, pelo menos, 2 a 3 vezes ao ano, nos três primeiros anos de vida. Desse modo, o teste do reflexo vermelho é garantido pelo Sistema Único de Saúde, assim como, uma vez detectada qualquer alteração, o encaminhamento do neonato para diagnóstico e conduta em unidade especializada. Igualmente a Agência Nacional de Saúde Suplementar garante a cobertura obrigatória do teste no rol de procedimentos oferecidos pelas operadoras de planos de saúde.

Teste do olhinho

- Realizar em sala com luminosidade baixa (penumbra), o que facilita a observação dos reflexos
- Uso do oftalmoscópio direto, com a lente do aparelho ajustada no "0" (sem poder dióptrico), deve ser posicionado a uma distância de 50 cm a 1 m dos olhos do recém-nascido
- Localizam-se os olhos da criança pelo orifício do equipamento e iluminam-se suas pupilas
- Observa-se, então, o reflexo vermelho em cada uma delas, avaliando-se sua presença ou ausência, e na presença, comparar a intensidade e simetria entre os olhos.

BIBLIOGRAFIA

Dantas AM et al. Exame clínico. In: Porto CC. Semiologia médica. 8. ed. Rio de Janeiro: Guanabara Koogan, 2019. p. 180-8.

Ejzenbaum F, Nakanami CR, Vasconcelos GC et al. Teste do reflexo vermelho. Disponível em: https://www.sbp.com.br/fileadmin/user_upload/20958 d-DC_No1_set_2018-_Teste_do_reflexo_vermelho.pdf.

Moreira CA. Semiologia básica em oftalmologia. 3. ed. Rio de Janeiro: Cultura Médica e Guanabara Koogan, 2013. 358 p.

Oliveira IP, Marcusso BMG, Antunes-Foschini RMS et al. Semiologia oftalmológica. Medicina (Ribeirão Preto): Portal Rev USP. 2022; supl 2(55):e-178260.

Salmon JF. Kanski's clinical ophthalmology. 9. ed. Philadelphia: Elsevier, 2019. 956 p.

Yamane R. Semiologia ocular. 3. ed. Rio de Janeiro: Cultura Médica e Guanabara Koogan, 2009. 550 p.

CAPÍTULO 17

Exames Complementares

Luiz Frederico Regis Pacheco, Ricardo de Almeida Neves

INTRODUÇÃO

Neste capítulo, abordaremos os principais exames complementares utilizados no diagnóstico diferencial das diversas doenças oculares.

OFTALMOSCOPIA INDIRETA

Exame que possibilita a avaliação ampla e detalhada de toda a retina, do nervo óptico, dos vasos sanguíneos e da coroide (e-Figura 17.1).

CAMPIMETRIA E PERIMETRIA

A campimetria, tanto a computadorizada quanto a manual (Figuras 17.1 e 17.2), avalia os 30° centrais do campo visual (CV), e a perimetria examina o CV total. São exames essenciais no diagnóstico e acompanhamento de doenças como glaucoma, retinose pigmentar e lesões neurológicas que envolvam a via óptica.

ANGIOGRAFIA FLUORESCEÍNICA

Exame que utiliza contraste fluorescente para avaliar detalhadamente a circulação sanguínea da retina e da coroide (Figura 17.3). É importante para o diagnóstico preciso da retinopatia diabética, oclusões vasculares, degeneração macular e outras patologias do fundo do olho.

INDOCIANINA VERDE

Esse exame usa o mesmo princípio da angiografia fluoresceínica. É utilizado para avaliar com mais detalhes a circulação sanguínea da coroide.

RETINOGRAFIA

É a documentação fotográfica detalhada do fundo do olho (Figuras 17.4 e 17.5; e-Figuras 17.2 a 17.4), utilizada no acompanhamento de diversas doenças, entre elas o glaucoma.

Acesse todo o conteúdo *online* citado nesta página:
http://uqr.to/20wd2

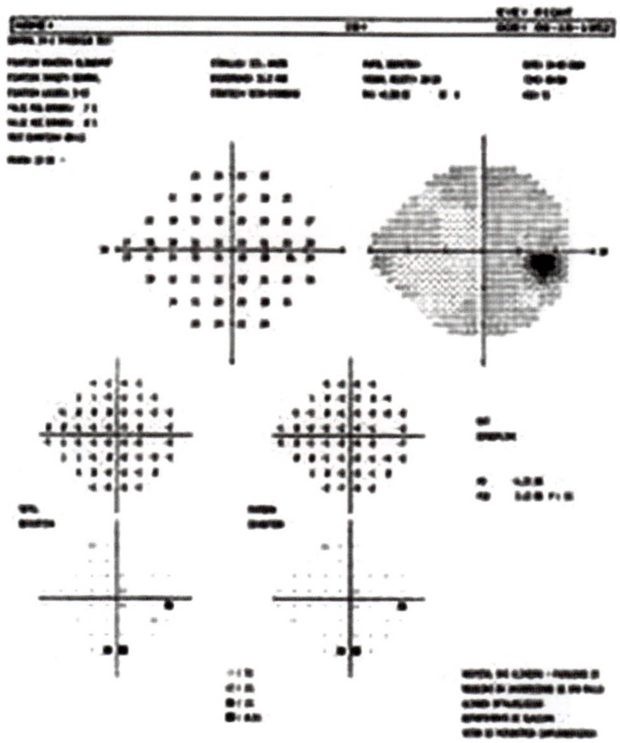

Figura 17.2 Campo visual computadorizado.

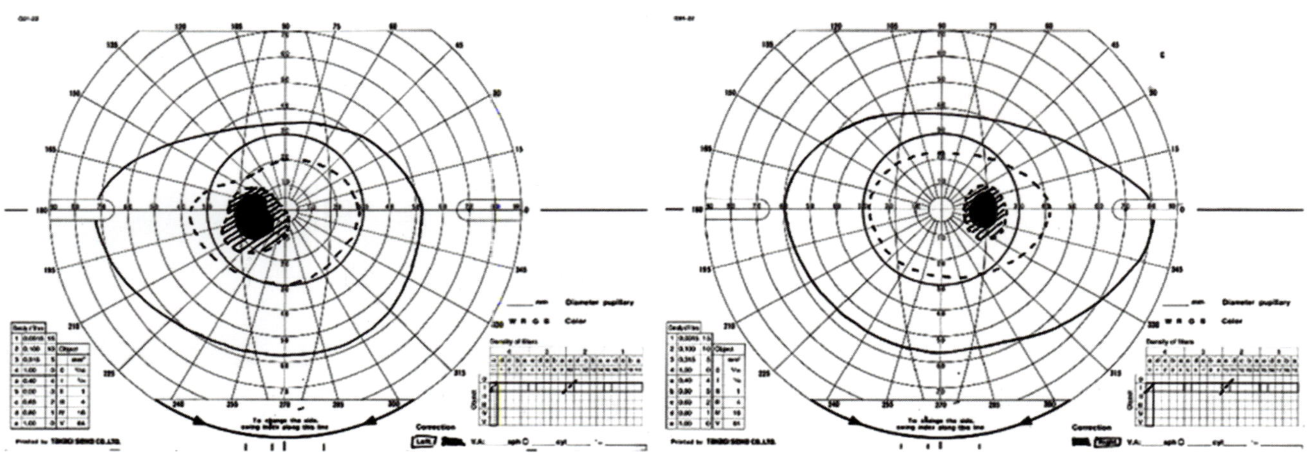

Figura 17.1 Campo visual manual.

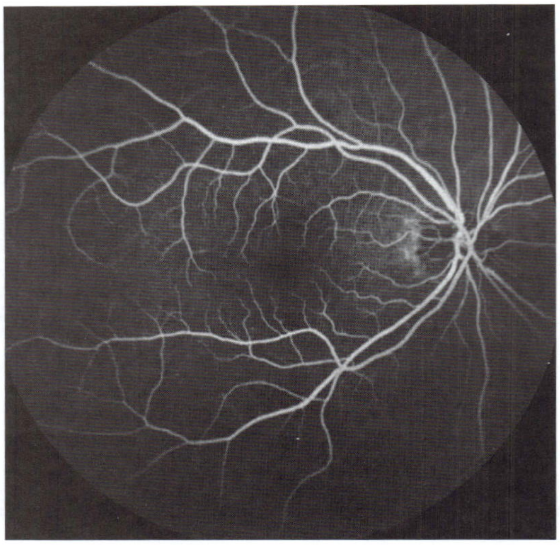

Figura 17.3 Angiografia.

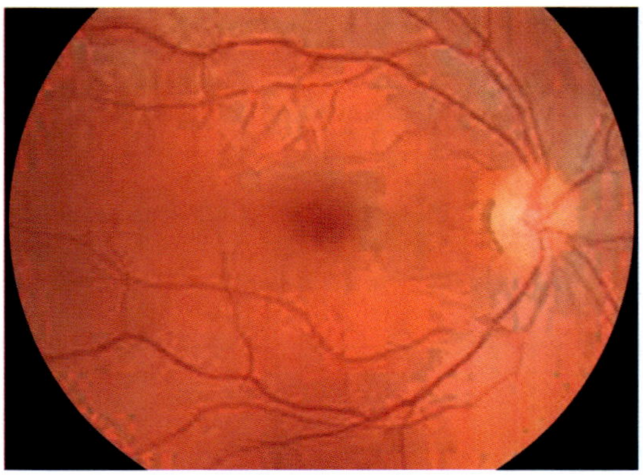

Figura 17.4 Retinografia.

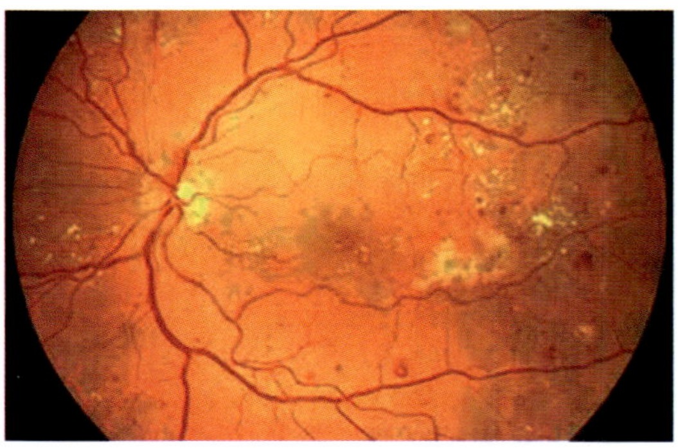

Figura 17.5 Retinografia – retinopatia diabética.

TOPOGRAFIA DA CÓRNEA

Exame que registra em um mapa as irregularidades das superfícies anterior e posterior da córnea (Figura 17.6). É importante no diagnóstico inicial, na avaliação e no acompanhamento de astigmatismos altos, ceratocone (Figura 17.7), adaptação de lentes de contato e pré e pós-operatório de cirurgia de catarata e cirurgias refrativas para correções de miopia, hipermetropia e astigmatismo.

ULTRASSONOGRAFIA OCULAR

É utilizada para avaliar estruturas oculares, como córnea, íris, cristalino, vítreo, retina e nervo óptico, quando estas áreas não são facilmente visualizadas no exame de rotina, em decorrência de opacidades dos meios intraoculares (Figura 17.8). É indicada para diagnóstico de catarata avançada, hemorragia vítrea, descolamento de retina (e-Figura 17.5) e do vítreo, e tumores intraoculares (e-Figura 17.6).

TOMOGRAFIA DE COERÊNCIA ÓPTICA

A tomografia de coerência óptica (OCT) é uma tecnologia avançada que fornece imagens detalhadas e tridimensionais das estruturas oculares, em especial da retina.

A OCT de segmento anterior avalia córnea, câmara anterior, íris, câmara posterior, corpo ciliar e cristalino. É importante no diagnóstico de tumores e na avaliação do glaucoma de ângulo estreito (Figura 17.9; e-Figuras 17.7 a 17.9).

ELETROFISIOLOGIA OCULAR

Conjunto de exames que avalia a atividade elétrica dos fotorreceptores e das células da retina e do nervo óptico. Esses testes são frequentemente utilizados para diagnosticar distúrbios da visão, especialmente em casos nos quais os sintomas podem não estar relacionados a alterações estruturais visíveis.

O eletrorretinograma (ERG) registra a resposta elétrica das células fotorreceptoras da retina à luz. É indicado para diagnóstico de doenças retinianas, como a retinose pigmentar (e-Figura 17.10).

Acesse todo o conteúdo *online* citado nesta página:

http://uqr.to/20wd3

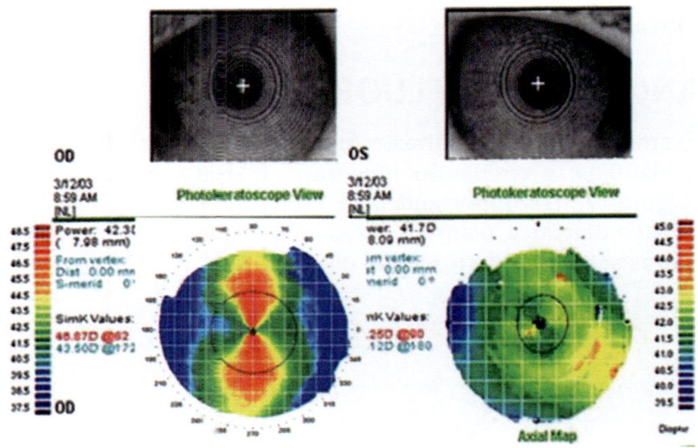

Figura 17.6 Topografia normal.

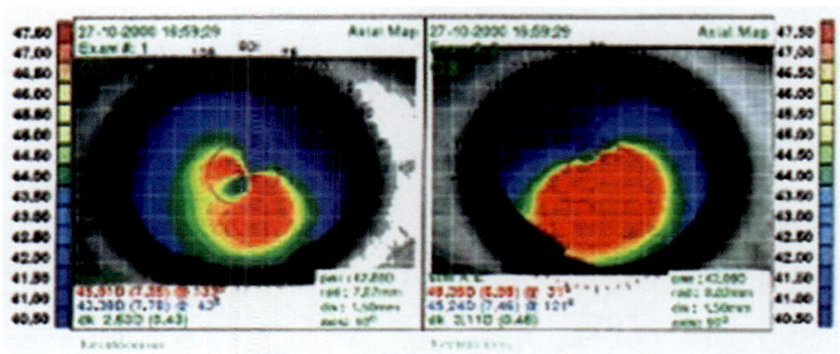

Figura 17.7 Topografia – ceratocone.

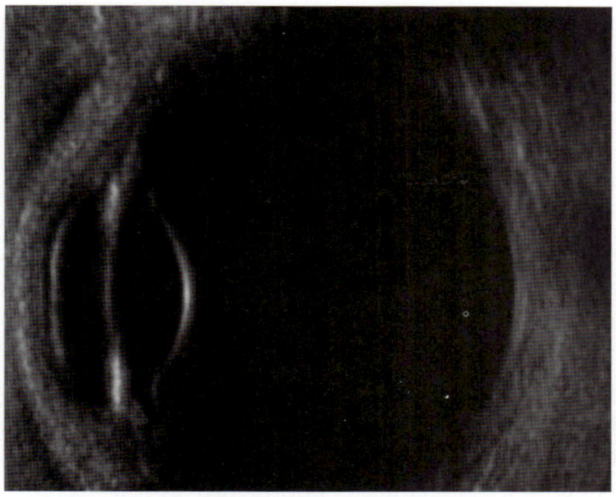

Figura 17.8 Ultrassonografia normal.

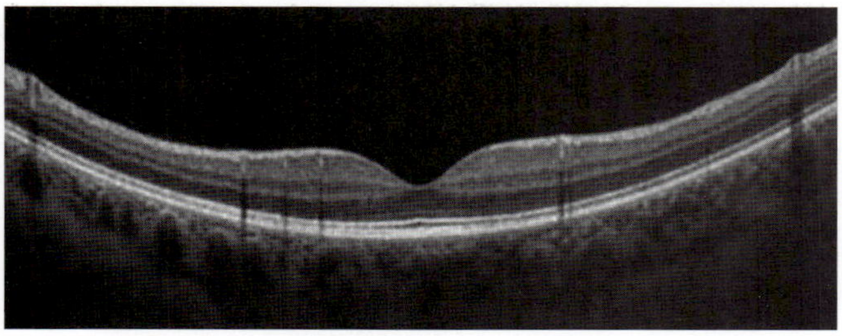

Figura 17.9 Tomografia de coerência óptica – mácula normal.

O potencial visual evocado (PVE) avalia a condução dos impulsos visuais ao longo do nervo óptico até o córtex visual. Esse teste é valioso na investigação de condições como neurite óptica, esclerose múltipla e lesões cerebrais que afetam a via óptica.

DACRIOCISTOGRAFIA

Exame radiológico, com uso de contraste, utilizado para avaliar as vias lacrimais. Esse procedimento é indicado quando há suspeita de obstrução das vias lacrimais (e-Figura 17.11).

Acesse o conteúdo *online*:

http://uqr.to/20wd4

BIBLIOGRAFIA

Anderson RL, Schwartz SG. Fundamentals of ophthalmic surgery. In: Nerad JA. 2. ed. San Francisco: American Academy of Ophthalmology (AAO), 2022.

Hubschman JP, Robert HH. Retinal diseases: a practical guide. Springer Publication Year: Likely, 2020.

Ingraham HJ, Bowers DK, Di Lorenzo AL. Fundamentals and principles of ophthalmology. Section 2. In: Basic and clinical science course (BCSC). San Francisco: American Academy of Ophthalmology, 2023.

Ingraham HJ, Bowers DK, Di Lorenzo AL. Retina and vitreous. Section 7. In: Basic and clinical science course (BCSC). San Francisco: American Academy of Ophthalmology, 2023.

Kanski JJ, Bowling B. Clinical ophthalmology: a systematic approach. Philadelphia: Elsevier, 2022.

Shapiro NL, Friedberg LS et al. The Wills eye manual: office and emergency room diagnosis and treatment of eye disease. 8. ed. Wolters Kluwer, 2021.

Williams DB, Cantor LB. Practical ophthalmology: a manual for beginning residents. 7. ed. San Francisco: American Academy of Ophthalmology (AAO), 2015.

CAPÍTULO 18

Doenças dos Olhos

Artur do Carmo Cunha Porto, Flavio Mac Cord, Larissa Doi, Lucas Monferrari Monteiro Vianna, Luiz Frederico Regis Pacheco, Luiza M. Neves, Ricardo de Almeida Neves

DOENÇAS EXTERNAS OCULARES E DA CÓRNEA

Artur do Carmo Cunha Porto, Lucas Monferrari Monteiro Vianna

Doenças externas oculares

Doenças externas oculares, como sugere o próprio termo, referem-se às condições que afetam as estruturas situadas externamente ou ao redor do globo ocular. Nesse contexto, abordaremos as principais patologias que impactam as pálpebras, vias e glândulas lacrimais, bem como a conjuntiva. Apesar de a episclera e a esclera serem partes integrantes da estrutura do globo ocular, serão discutidas neste tópico devido à sua íntima relação com a conjuntiva. A e-Figura 18.1 tem o objetivo de situar anatomicamente as estruturas oculares que serão abordadas, facilitando o estudo.

Essas enfermidades constituem uma parte significativa das queixas diárias dos pacientes em oftalmologia. Devido à sua natureza externa e visível, elas podem ser observadas de forma mais eficaz pelo médico não oftalmologista, dispensando, muitas vezes, o uso de microscópio e/ou exames complementares.

Pálpebras

Entre as principais doenças palpebrais que afetam os olhos e a visão, destacam-se:

- Ptose palpebral: caracteriza-se pela queda da pálpebra superior (e-Figura 18.2), podendo impactar a visão dependendo de sua intensidade. Pode ter origem congênita ou adquirida, incluindo formas miogênicas (p. ex., miastenia *gravis*), neurológicas (como a paralisia do 3º par craniano), traumáticas (por desinserção dos músculos elevadores da pálpebra) e mecânicas (como tumores ou condições cicatriciais)
- Entrópio: caracteriza-se pela inversão da borda palpebral (e-Figura 18.3), levando os cílios a tocarem a córnea, causando principalmente sensação de corpo estranho. As principais causas incluem entrópio senil (frouxidão horizontal da pálpebra inferior) e entrópio cicatricial (resultante de fibrose da conjuntiva palpebral, como em tracoma, síndrome de Stevens-Johnson e queimaduras químicas)
- Ectrópio: manifesta-se pela eversão da borda palpebral (e-Figura 18.4), resultando em falha na lubrificação ocular. Os sintomas principais são hiperemia e sensação de olho seco. As causas incluem ectrópio senil (desinserção dos tendões cantais que tracionam as pálpebras inferiores) e ectrópio cicatricial (decorrente de fibrose da pele palpebral, levando a pálpebra a dobrar para fora, como em queimaduras)
- Lagoftalmia: caracteriza-se pela incapacidade da pálpebra de se fechar completamente (e-Figura 18.5). A lagoftalmia paralítica ocorre frequentemente devido à paralisia facial periférica, enquanto a cicatricial resulta de cicatrizes extensas, queimaduras, perda de tecidos e retrações palpebrais significativas. Os sintomas incluem hiperemia e sensação de olho seco
- Blefarite: reconhecida pelos resíduos na base dos cílios (e-Figura 18.6), a blefarite manifesta-se com ardência, queimação e prurido. Pode ser de origem seborreica (associada à seborreia cutânea) ou estafilocócica
- Meibomite: caracteriza-se pelo entupimento e inflamação das glândulas de Meibömius (e-Figura 18.7), responsáveis pela produção da camada lipídica da lágrima. Os sintomas estão relacionados à sensação de olho seco
- Hordéolo: popularmente conhecido como "terçol", é um abscesso das glândulas sebáceas palpebrais, podendo ser externo (afetando as glândulas de Zeiss e Moll; Figura 18.1) ou interno (afetando as glândulas de Meibömius; Figura 18.2). O principal sintoma é a dor
- Calázio: trata-se de uma tumoração lipogranulomatosa crônica (Figura 18.3), muitas vezes resultante de um hordéolo não drenado. Distingue-se pela cronologia (crônico) e pela ausência de sinais inflamatórios e dor

Acesse todo o conteúdo *online* citado nesta página:

http://uqr.to/20wd5

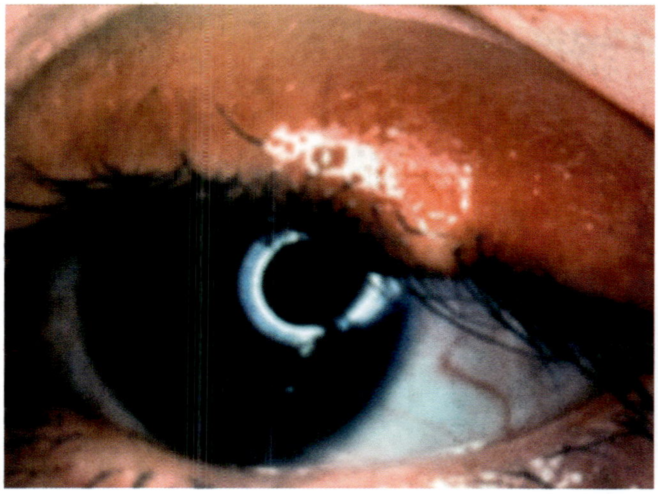

Figura 18.1 Biomicroscopia evidenciando hordéolo externo.

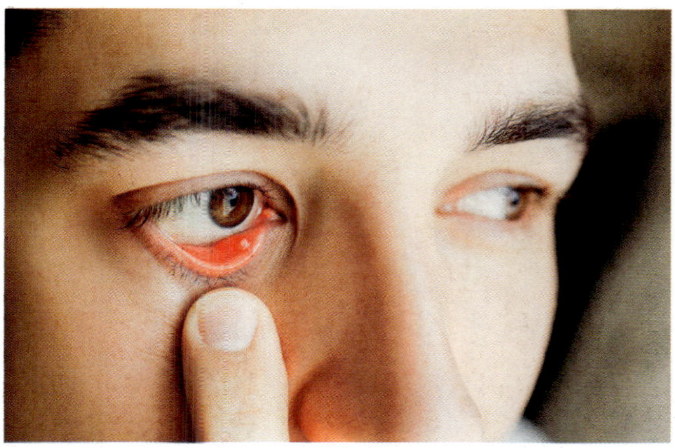

Figura 18.2 Ilustração de hordéolo interno.

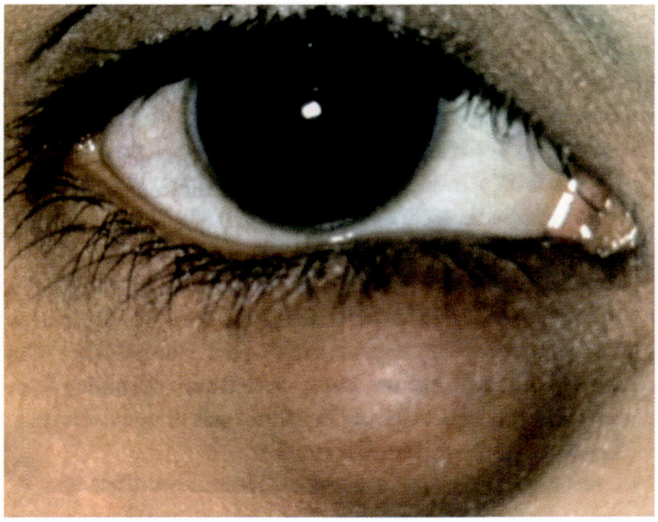

Figura 18.3 Biomicroscopia evidenciando calázio.

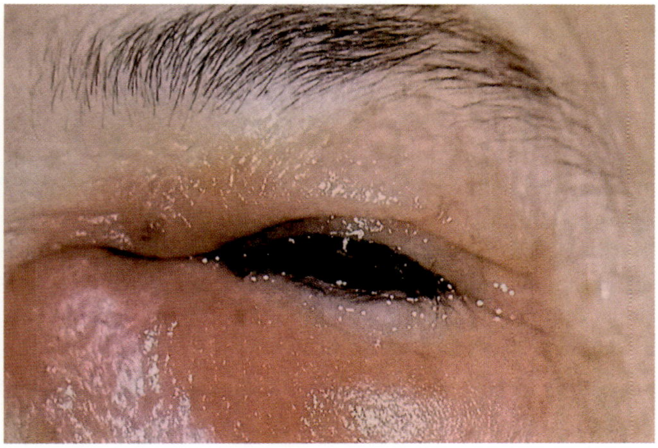

Figura 18.5 Biomicroscopia evidenciando dacriocistite.

▪ Xantelasma: uma placa amarelada subcutânea, caracterizada por depósitos de gordura intracelulares (Figura 18.4). Geralmente concentra-se na porção medial das pálpebras, sendo comum em meia-idade, pessoas idosas e portadores de dislipidemia. Assintomático, representa um incômodo estético
▪ Tumores palpebrais: podem ser benignos ou malignos. Entre os benignos, destacam-se o papiloma escamoso (e-Figura 18.8) e outros menos comuns, como hemangioma capilar. Os malignos incluem carcinoma basocelular (e-Figura 18.9), carcinoma espinocelular (e-Figura 18.10) e carcinoma de glândulas sebáceas (e-Figura 18.11), geralmente apresentando-se como lesões crônicas, irregulares, passíveis de ulceração e sangramento, especialmente na pálpebra inferior devido à exposição solar.

Vias e glândulas lacrimais

As glândulas lacrimais principais estão localizadas no canto temporal superior da órbita. Lesões (tumores) e inflamações (dacrioadenite) destas glândulas causam aumento do volume local que podem deslocar o globo ocular inferomedialmente (e-Figura 18.12). A dacriocistite (Figura 18.5) consiste na infecção do saco lacrimal normalmente secundária a uma obstrução do ducto nasolacrimal. O sinal consiste em tumoração hiperemiada e purulenta no canto nasal e o sintoma é dor local.

Conjuntiva

CONJUNTIVITES. A principal doença que acomete esta membrana, que recobre a parte interna das pálpebras e a parte anterior do globo ocular. Os sinais e sintomas gerais de conjuntivite incluem hiperemia, secreção, prurido, sensação de corpo estranho, ardência e queimação. A intensidade pode variar dependendo do tipo. Por exemplo, a conjuntivite viral, a mais comum, apresenta secreção mais aquosa, é altamente contagiosa e tem duração de 1 a 3 semanas. Seus sinais clássicos incluem folículos e pseudomembranas (Figura 18.6). Já a conjuntivite bacteriana (Figura 18.7) normalmente é mais purulenta e de duração inferior a 1 semana. Deve-se dar atenção à conjuntivite gonocócica, mais grave, de transmissão sexual, extremamente purulenta, necessitando de tratamento específico devido ao risco de perfuração ocular. A conjuntivite alérgica é mais comum em meninos de 5 anos até a adolescência, caracterizando-se por ser mais crônica e pelo prurido. O sinal mais frequente são as papilas conjuntivais (e-Figura 18.13). Outras formas de conjuntivite incluem as químicas e as sistêmicas.

PTERÍGIO. Uma degeneração fibrovascular triangular que geralmente tem início no canto nasal da conjuntiva e cresce em direção à córnea (Figura 18.8). Pode inflamar, causando hiperemia e sintomas como sensação de corpo estranho, irritação e até baixa acuidade visual, dependendo da extensão.

PINGUÉCULA. Uma degeneração semelhante ao pterígio, mas que ainda não atingiu a córnea (e-Figura 18.14).

Acesse todo o conteúdo *online* citado nesta página:

http://uqr.to/20wd6

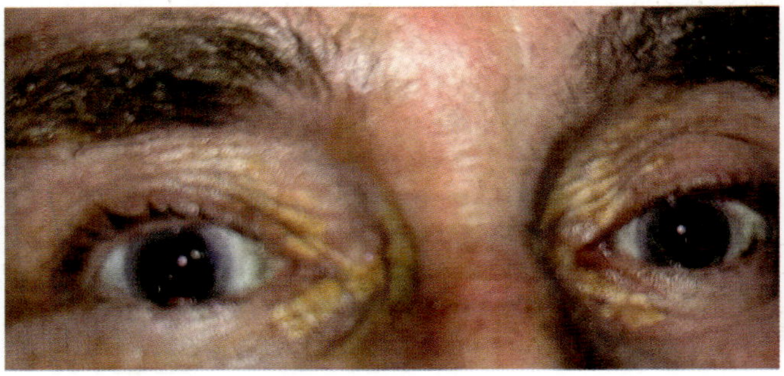

Figura 18.4 Biomicroscopia evidenciando xantelasma.

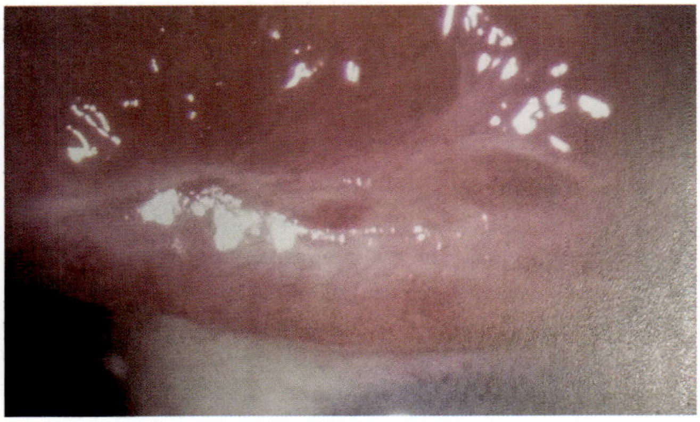

Figura 18.6 Biomicroscopia evidenciando pseudomembrana conjuntival.

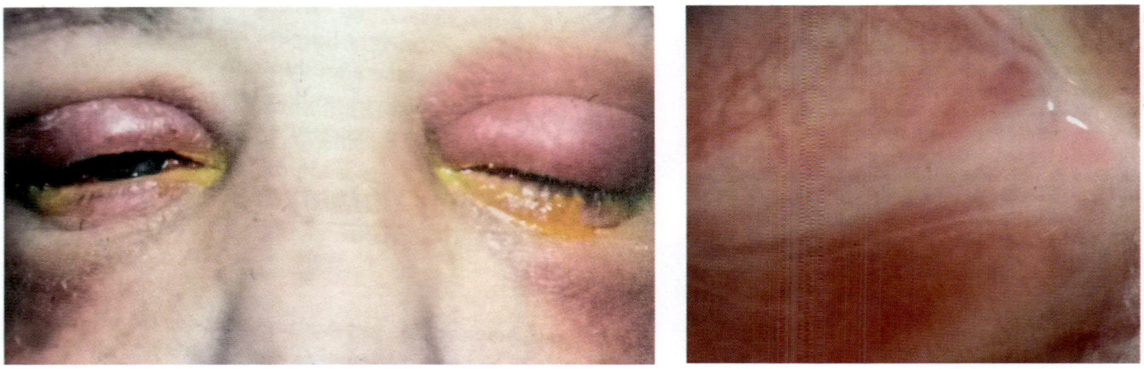

Figura 18.7 Biomicroscopia evidenciando conjuntivite bacteriana.

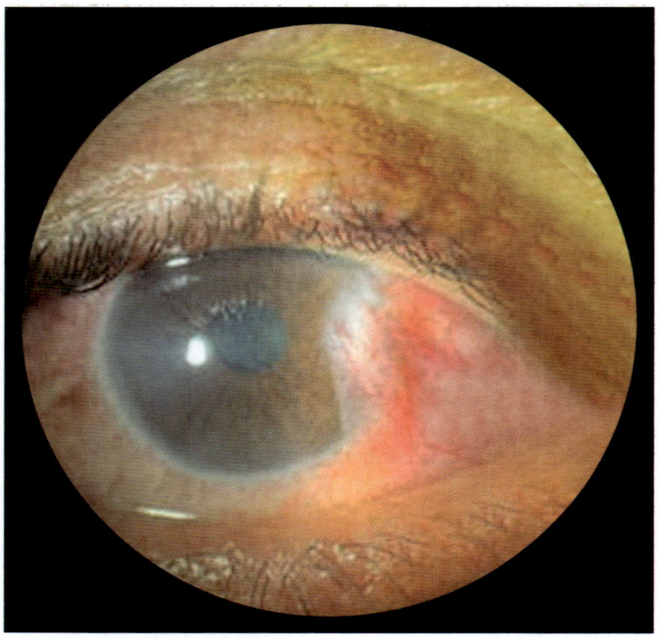

Figura 18.8 Biomicroscopia evidenciando pterígio nasal. (Cortesia do Dr. Max Brito.)

CONJUNTIVOCÁLASE. Excesso de conjuntiva (e-Figura 18.15), podendo ser observadas dobras da mesma associadas a sintomas de olho seco.

TUMORES CONJUNTIVAIS. Diversos tipos de tumores podem acometer a conjuntiva, apresentando características que os diferenciam. Como exemplos, podemos citar o *nevus* (benigno mais comum; e-Figura 18.16), o carcinoma epidermoide (maligno mais comum; e-Figura 18.17), e o melanoma de conjuntiva (maligno mais grave; e-Figura 18.18).

Esclera e episclera

Constituem a parte esbranquiçada do globo ocular, sendo a esclera um tecido mais profundo e rígido, e a episclera mais superficial e frouxa. As principais doenças que afetam esses tecidos são a esclerite e a episclerite. O sinal clássico é de hiperemia localizada, podendo formar nodulações. A esclerite pode apresentar-se de forma difusa. O principal sintoma é a dor local. A principal causa identificável é a presença de doenças autoimunes, principalmente a artrite reumatoide. A diferenciação entre essas duas condições pode ser realizada por meio da instilação de colírio vasoconstritor, resultando em melhora total ou quase total da hiperemia nas episclerites, enquanto nas esclerites, a hiperemia persiste (e-Figura 18.19).

Córnea

A córnea constitui a porção circular e transparente mais anterior do olho, separada da esclera por uma região chamada "limbo" (e-Figura 18.20). É a primeira estrutura que a luz atravessa ao entrar no olho durante o processo de formação da imagem na retina. É a estrutura ocular com maior poder dióptrico (capacidade de convergir a luz), sendo sua forma arredondada e regularidade de superfície (epitélio) de extrema importância para uma boa qualidade de visão. A córnea é avascular e possui fibras de colágeno extremamente organizadas e desidratadas, o que a torna transparente em condições normais. Além disso, é um dos tecidos mais inervados do corpo humano, justificando a grande quantidade de dor e incômodo nas doenças que a afetam. Ela é composta por cinco camadas (e-Figura 18.21).

Diversas patologias podem afetar a córnea, e seria muito extenso descrever todas com detalhes. De forma geral, essas doenças cursam com alteração da transparência e/ou do formato da córnea, podendo ser acompanhadas ou não de hiperemia ocular secundária. As principais doenças que afetam a córnea e sua classificação são:

- Infecções/inflamações: são as ceratites ou úlceras de córnea. Podem ter diversas etiologias. Os principais sintomas são dor, sensação de corpo estranho intensa e perda de acuidade visual (quando acometem a córnea central). Pode haver infecção associada ou não. Quando ocorre, o sinal é o aparecimento de lesão esbranquiçada (infiltrado; e-Figura 18.22). Quando sem infecção, podemos utilizar colírios corantes para identificá-las, como a fluoresceína (e-Figura 18.23)
- Corpo estranho: uma das principais causas de procura dos serviços de emergência. Causam intenso desconforto e dor, principalmente ao piscar. Podem ser vistos a olho nu aderidos à córnea ou à conjuntiva palpebral superior (e-Figura 18.24)
- Ectasias: são as principais doenças que causam alteração do formato da córnea. O ceratocone é o principal exemplo (*keratos* = córnea, *konus* = cone), fazendo com que a córnea mude da forma esférica para um formato cônico. Em fases avançadas pode ser percebido a olho nu (e-Figura 18.25), porém normalmente é detectado antes através de exame complementar, a topografia

Acesse todo o conteúdo *online* citado nesta página:

http://uqr.to/20wd7

(e-Figura 18.26). O principal sintoma é a perda progressiva da visão secundária a miopia e astigmatismo progressivos

- Outras afecções da córnea: anomalias congênitas (p. ex., Anomalia de Peters; e-Figura 18.27), distrofias (p. ex., Fuchs), degenerações (p. ex., ceratopatia em faixa; e-Figura 18.28), depósitos (p. ex., Doença de Fabry; e-Figura 18.29), traumas e complicações cirúrgicas. Trata-se de tema extenso e específico para o oftalmologista.

Cristalino

O cristalino é um tecido localizado entre a íris e o vítreo anterior. Assim como a córnea, é formado por colágeno organizado e desidratado, conferindo-lhe transparência. No entanto, é mais elástico, atuando como uma lente interna que pode alterar sua forma para ajustar o foco dos objetos de acordo com a distância. O sintoma mais comum das alterações do cristalino é a baixa acuidade visual para longe e/ou perto. As principais alterações do cristalino incluem:

- Catarata: esta é a alteração mais típica, podendo ser congênita ou ocorrer secundariamente a diversos fatores, como trauma, depósito de medicamentos, diabetes, entre outros. A forma mais comum e universal é a catarata senil, resultado do envelhecimento natural do cristalino, levando ao seu endurecimento e opacificação. Em estágios avançados, pode ser observada como um esbranquiçamento da pupila (catarata branca; e-Figura 18.30). Atualmente, costuma ser operada em estágios mais precoces e não é facilmente notada sem o exame de biomicroscopia
- Luxação e subluxação: por exemplo, no trauma ocular ou em síndromes sistêmicas como Marfan (e-Figura 18.31)
- Alterações da forma: um exemplo é a microesferofacia, que pode ocorrer em síndromes como Weil-Marchesani e rubéola congênita (e-Figura 18.32).

AMETROPIAS

Luiz Frederico Regis Pacheco, Luiz Fernando Regis Pacheco, Ricardo Lima de Almeida Neves

Emetropia é a condição refrativa em que raios luminosos paralelos, provenientes do infinito, ao entrarem no olho são precisamente focados na retina, não necessitando de lentes corretivas para se obter uma visão normal. Pacientes emétropes não necessitam de correção com uso de óculos (Figura 18.9).

Ametropias ou erros de refração são condições em que raios luminosos paralelos, provenientes do infinito, ao atravessarem os meios refrativos do olho, não focalizam sobre a retina. São muito comuns na prática clínica oftalmológica e resultam em visão desfocada. Suas formas incluem: miopia, hipermetropia e astigmatismo. As ametropias dependem de uma combinação entre o comprimento axial do olho e a curvatura anterior da córnea.

Miopia

É a condição refrativa em que os raios luminosos paralelos, provenientes do infinito, convergem em um ponto focal à frente da retina. Pode ser ocasionada por um globo ocular alongado, córnea excessivamente curva ou, ainda, pela combinação de ambos os fatores. Dessa forma, pode ser dividida em miopia axial e miopia de curvatura.

A miopia se manifesta na dificuldade de enxergar com nitidez objetos distantes. Esse vício refracional é corrigido com lentes divergentes (negativas), lentes de contato e, ocasionalmente, cirurgias refrativas (Figura 18.10).

Hipermetropia

É a condição refrativa do olho, em que os raios luminosos paralelos, provenientes do infinito, convergem em um ponto focal situado atrás da retina. Isso pode ser ocasionado por um globo ocular de comprimento axial menor que o normal, córnea mais plana ou, ainda, pela combinação dessas duas situações. Da mesma forma que a miopia, também pode ser dividida em axial ou de curvatura (Figura 18.11).

Na prática clínica, a causa da hipermetropia não é de grande relevância. O que é de maior importância é o poder do sistema acomodativo do olho, uma vez que consegue suprimir o erro refrativo, dependendo do grau da hipermetropia. Pacientes jovens têm sistema acomodativo suficiente para essa supressão.

De forma simplificada, o paciente hipermétrope tem maior nitidez na visão de longe e maior dificuldade na visão de perto.

Nas hipermetropias leves e moderadas, o uso continuado de lentes corretoras é opcional. Entretanto, nas hipermetropias altas, a correção óptica torna-se obrigatória. Essa condição é corrigida por lentes convergentes (positivas), lentes de contato e, ocasionalmente, cirurgias refrativas.

Acesse todo o conteúdo *online* citado nesta página:
http://uqr.to/20wd8

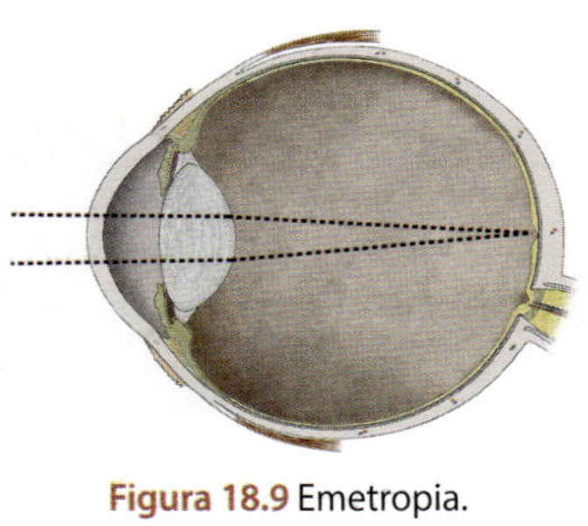

Figura 18.9 Emetropia.

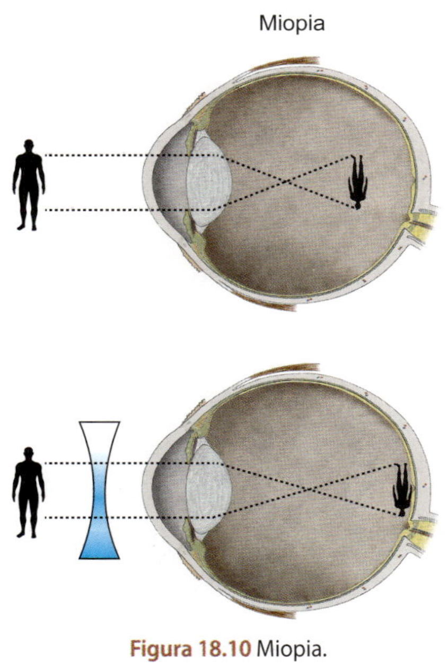

Figura 18.10 Miopia.

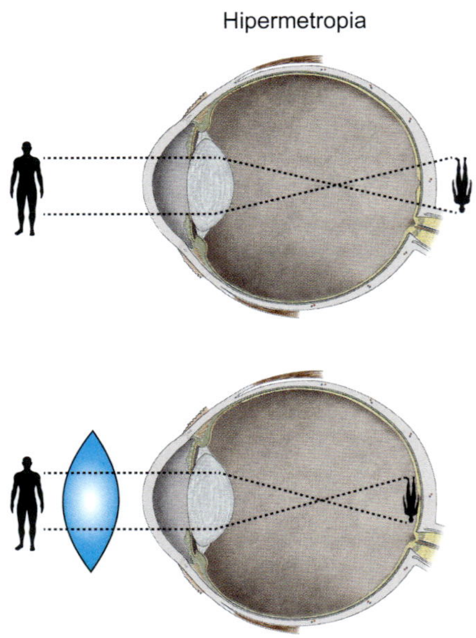

Figura 18.11 Hipermetropia.

Astigmatismo

Caracteriza-se pela curvatura irregular da córnea (na maioria das vezes), do cristalino e, às vezes, da retina. Nesse erro refrativo, os raios luminosos paralelos, provenientes do infinito, refratam de maneira não uniforme em mais de um único ponto focal, resultando em uma imagem distorcida dos objetos, tanto na visão de longe quanto na de perto. A correção do astigmatismo é feita com lentes cilíndricas (positivas ou negativas) (Figura 18.12).

Quase sempre, o astigmatismo é associado à miopia ou à hipermetropia. Dessa maneira, a correção refrativa é feita com lentes esferocilíndricas. Lentes de contato e cirurgia refrativa são opcionais.

Embora a presbiopia não seja classificada como um tipo de ametropia, esse erro refrativo aparece a partir dos 40 anos. É consequente a diminuição do poder acomodativo do cristalino, dado o enrijecimento de suas fibras e do enfraquecimento dos músculos ciliares com o passar do tempo, o que resulta em dificuldade visual para perto. A correção desse quadro é feita por meio do uso de lentes convergentes (positivas) (Figura 18.13).

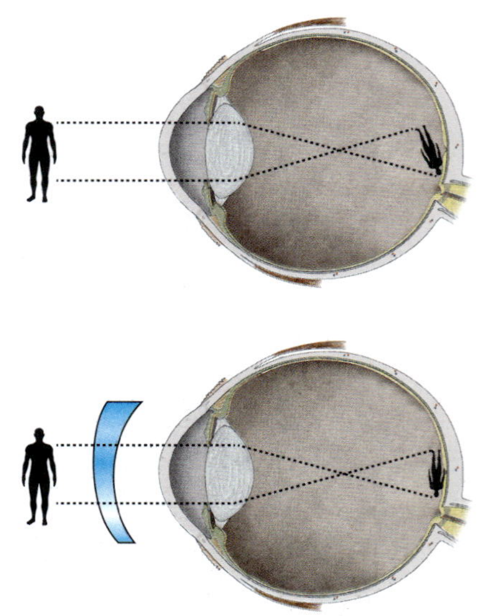

Figura 18.12 Astigmatismo.

ESTRABISMO

Luiza M. Neves

O estrabismo é uma doença em que ocorre desalinhamento dos olhos, seja de forma horizontal, vertical, torsional ou combinada, dependendo do(s) músculo(s) acometido(s). Comumente afeta crianças, embora também possa acometer adultos. Estrabismos agudos geram diplopia, enquanto estrabismos crônicos normalmente levam à supressão pelo cérebro da imagem do olho desviado, o que pode provocar **ambliopia**, se não for tratado na infância. Os estrabismos podem ser divididos em relação à direção do desvio: 1. esotropias ou desvio convergente (Figura 18.14); 2. exotropias ou desvio divergente (Figura 18.15); 3. desvios verticais como hiper ou hipotropia (Figura 18.16).

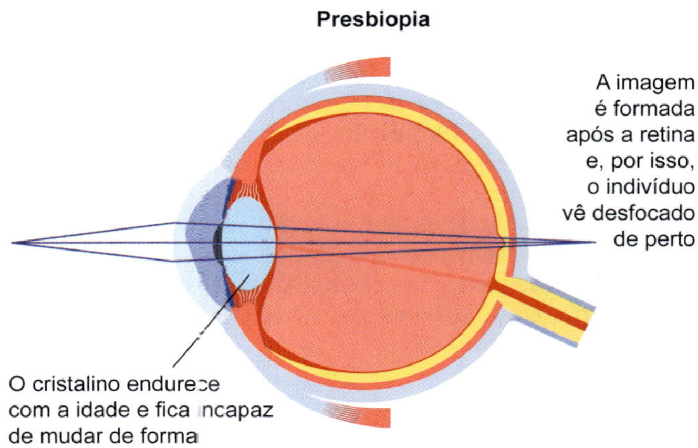

Figura 18.13 Presbiopia.

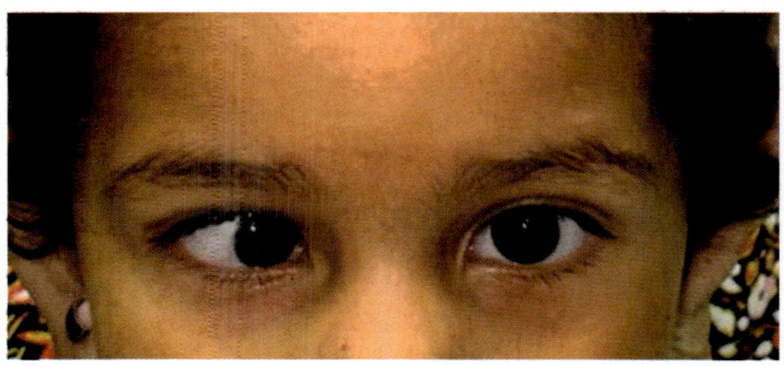

Figura 18.14 Estrabismo convergente.

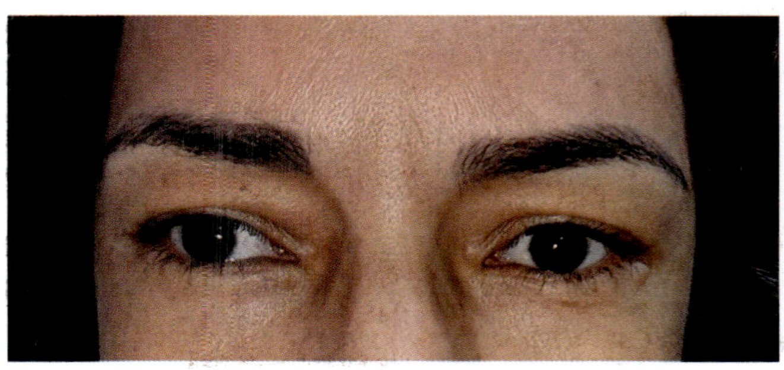

Figura 18.15 Estrabismo divergente.

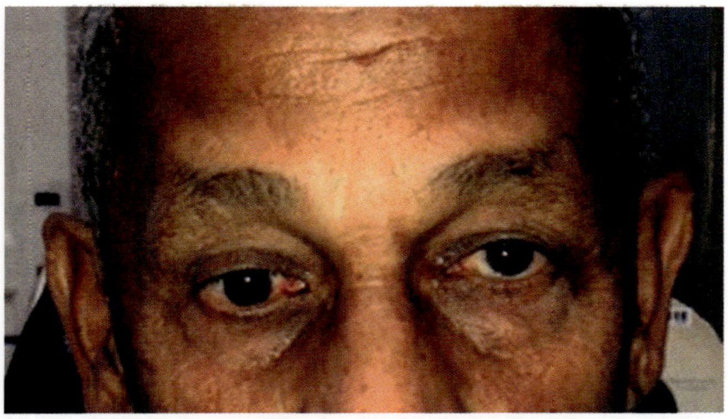

Figura 18.16 Estrabismo vertical.

Esotropias

Esotropia congênita ou síndrome de Ciancia

É um estrabismo primário permanente (não há períodos de alinhamento ocular) e surge até os 6 meses de vida. A magnitude do desvio é de cerca de 30 dioptrias prismáticas e comumente há desvio vertical associado (de elevação dos olhos, além de esotropia) por hiperfunção dos músculos oblíquos inferiores. Deve-se avaliar necessidade de uso de tampão caso a criança desenvolva ambliopia e, após cerca de 1 a 1 ano e meio de vida, indica-se cirurgia.

Esotropia acomodativa

É um tipo de estrabismo primário com aparecimento entre 6 meses e 7 anos (média de 2 anos e meio). No início do quadro, pode ocorrer de forma intermitente, mas, após alguns meses, torna-se permanente. Ocorre por um grau moderado a elevado de hipermetropia não corrigida com óculos. Isso se justifica pela sincinesia acomodação-convergência-miose, na qual a hipermetropia não corrigida estimula a acomodação do cristalino para a focalização da imagem e, consequentemente, a convergência dos olhos. O tratamento é o uso de óculos com a correção total da hipermetropia.

Esotropia aguda adquirida na infância

Esse subtipo teve aumento de incidência com o uso exacerbado de telas pelas crianças, sobretudo após a pandemia de covid-19, no início da década de 2020. Não há componente acomodativo associado. A atividade prolongada de perto pode gerar espasmo dos músculos retos mediais, que não conseguem relaxar completamente na fixação para longe. Nesses casos, as crianças reportam diplopia, o que não ocorre nos subtipos anteriores. Vale ressaltar que, na presença de estrabismo agudo na infância, é importante considerar uma investigação neurológica para afastar causas secundárias, como tumores intracranianos.

Paresia/paralisia de VI nervo craniano

O nervo abducente ou VI nervo supre o músculo reto lateral, responsável pela abdução dos olhos. Quando ocorre sua paresia (perda parcial) ou paralisia (perda total), há predominância da ação do seu antagonista, o músculo reto medial, trazendo o olho acometido para adução e gerando esotropia de grande ângulo. Esses pacientes, de forma a neutralizar a diplopia, adotam uma posição viciosa da cabeça girando a cabeça para o lado acometido. A doença raramente é congênita e frequentemente é adquirida, sobretudo em adultos e pessoas idosas. Sua etiologia pode ser idiopática ou secundária à hiperglicemia, à hipertensão intracraniana, ao trauma, às infecções virais, entre outros. O tratamento deve ser o da doença de base, além de uso de toxina botulínica no reto medial antagonista, para evitar a contratura, e, após 6 meses, se o quadro persistir, cirurgia.

Exotropias

Exotropia intermitente

É um estrabismo primário que ocorre de forma intermitente, e, necessariamente nos períodos de alinhamento ocular, o paciente tem visão de profundidade normal. Ocorre na infância, antes dos 5 anos, e fatores precipitantes para o desvio são fadiga, intenção, estresse, exposição à luz solar e infecções. Quando o olho está desviado, a criança normalmente suprime a imagem daquele olho e, portanto, não manifesta diplopia. O tratamento é clínico até cerca de 5 anos e cirúrgico após essa idade.

Paresia ou paralisia do III nervo craniano

O nervo oculomotor inerva sete músculos (dois intra e cinco extraoculares): levantador da pálpebra superior, reto superior, reto medial, reto inferior, oblíquo inferior, músculo esfíncter da pupila (intraocular) e músculo ciliar (intraocular). Quando ocorre paresia ou paralisia, os únicos músculos extraoculares funcionantes são o reto lateral e o oblíquo superior. Por isso, o olho fica em exotropia de grande ângulo e em hipotropia, além de ptose ipsilateral. Sua etiologia pode ser idiopática ou secundária a microangiopatia, traumatismo e lesões intracranianas expansivas. É importante ressaltar que, quando há acometimento do músculo esfíncter da pupila, gerando midríase paralítica, o quadro se configura como emergência médica, uma vez que as fibras parassimpáticas do oculomotor são periféricas no nervo, e seu acometimento sugere compressão extrínseca (p. ex., aneurisma no polígono de Willis).

Estrabismo vertical

Paresia do IV nervo craniano

O nervo troclear inerva o músculo oblíquo superior, levando a uma hipertropia do olho acometido, que aumenta na inclinação do ombro ipsilateral (manobra de Bielschowsky). Para evitar a diplopia, assume-se uma posição viciosa com a cabeça, que fica inclinada para o ombro do lado não acometido. O paciente pode, ainda, apresentar diplopia torsional, pois a paresia gera exciclotorção. Sua etiologia pode ser congênita, por malformação da tróclea ou do tendão do músculo, ou adquirida, secundária a traumatismo cranioencefálico ou doenças vasculares. O tratamento consiste no uso de óculos com prismas ou cirurgia.

NEUROFTALMOLOGIA

Luiza M. Neves, Ricardo de Almeida Neves

É importante conhecer o trajeto do nervo óptico, uma vez que pode ser acometido em diferentes áreas. Tradicionalmente, é dividido em quatro segmentos: 1. intraocular, que é referido como disco óptico ou papila óptica; 2. intraorbitário; 3. intracanalicular; 4. intracraniano.

Várias são as afecções que podem acometer o nervo óptico ao longo de seus diversos segmentos, e existem termos específicos para cada uma dessas situações, que serão abordados aqui. Clinicamente, as neuropatias podem ser divididas em anteriores, também chamadas "papilites" (que acometem o segmento intraocular do disco óptico e geram edema ao exame fundoscópico), ou posteriores (quando acometem os segmentos posteriores ao olho, levando a um exame fundoscópico normal, porém com achados semiológicos característicos).

Papiledema

Trata-se de edema de nervo óptico resultante de aumento da pressão intracraniana. As principais causas são massa intracraniana, hidrocefalia, doenças meníngeas, como infecção ou infiltração neoplásica, trombose do seio venoso e causas idiopáticas. Pode afetar adultos e crianças, e as principais manifestações são cefaleia, náuseas, vômitos e perda transitória de visão ou de parte do campo visual. No exame oftalmológico, a acuidade visual está normal ou levemente reduzida, quando o quadro é recente, mas, em quadros crônicos, pode haver perda moderada a grave da visão e alteração definitiva da visão de cores (discromatopsia) e do campo visual.

Como há neuropatia óptica anterior, no exame de fundoscopia o disco óptico apresenta-se elevado, hiperemiado, com contornos borrados, apagamento dos vasos peridiscais e, eventualmente, telangiectasias e hemorragias peridiscais. Quadros crônicos não tratados podem levar a atrofia de nervo óptico com palidez (Figura 18.17 e e-Figura 18.33).

Neurite óptica

Consiste em inflamação do nervo óptico de etiologia desmielinizante (isolada ou associada a esclerose múltipla), imunomediada (neuromielite óptica), autoimune (lúpus eritematoso sistêmico, síndrome de Sjögren, entre outros), infecciosa/parainfecciosa (virais, bacterianas, fúngicas, parasitárias), granulomatosa (sarcoidose, granulomatose com poliangiite) ou idiopática (Figura 18.18). O termo não se refere às causas isquêmicas, metabólicas, tóxico-nutricionais, compressivas, infiltrativas ou traumáticas.

A epidemiologia muda de acordo com a doença de base. Ressalta-se que a neurite óptica desmielinizante atinge comumente mulheres jovens (30 anos) de etnia branca, enquanto a neurite óptica de etiologia infecciosa/parainfecciosa acomete mais o sexo masculino e afeta igualmente crianças, adultos jovens e pessoas com mais de 50 anos.

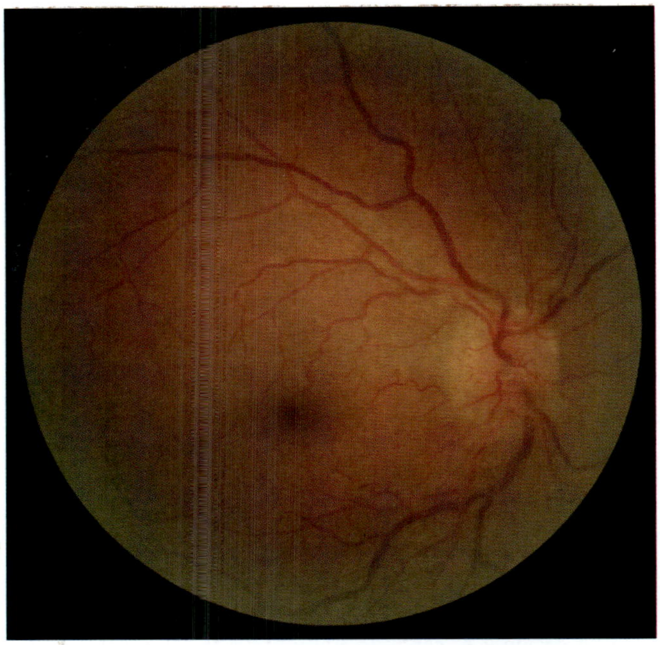

Figura 18.18 Neurite óptica infecciosa (sífilis) em olho direito.

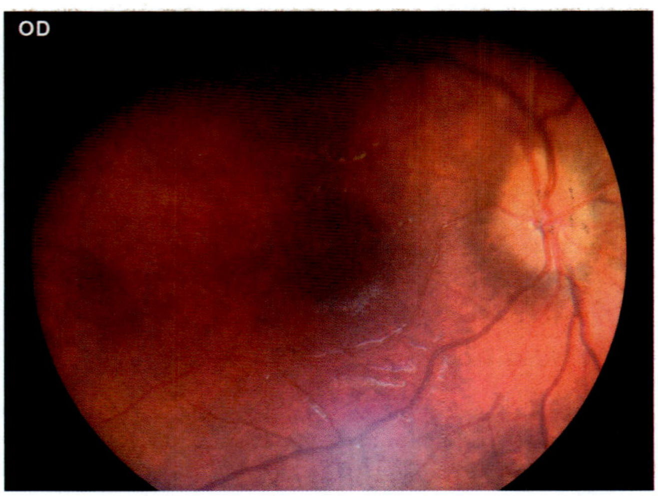

Figura 18.17 Papiledema no olho direito.

Os principais sintomas são desconforto ou dor ocular, que se acentua com a movimentação dos olhos, cefaleia e borramento visual moderado a grave dependendo da etiologia. Na neurite óptica desmielinizante comumente há perda moderada da visão, enquanto na neuromielite óptica ou de etiologia infecciosa/parainfecciosa a perda é mais grave.

Em relação ao exame oftalmológico, observa-se defeito pupilar aferente **relativo** (pupila de Marcus Gunn). Com estímulo luminoso no olho normal, ambas as pupilas contraem, e, no olho lesionado, ambas dilatam. Quando o acometimento é unilateral, há acentuada discromatopsia e redução da visão de contraste. Com relação aos achados fundoscópicos, a neurite óptica pode ser anterior ou posterior, dependendo da etiologia e da idade. Na causa desmielinizante, a maioria dos casos é unilateral, e dois terços são neurites retrobulbares, nas quais o disco óptico é normal à fundoscopia, pois a inflamação ocorre na porção orbitária do nervo. Já nas causas infecciosas e parainfecciosas, a maioria dos casos é bilateral e comumente há envolvimento anterior do disco óptico, que se apresenta elevado, hiperemiado, com os contornos borrados e apagamento dos vasos peridiscais. Outro subtipo clínico é a neurorretinite, na qual há edema de nervo óptico e formação de exsudatos na retina, cuja etiologia pode ser idiopática, secundária à arranhadura de gato (*Bartonella henselae*), viral ou parasitária. Quadros crônicos não tratados também podem evoluir com atrofia de nervo óptico com palidez.

Neuropatias ópticas isquêmicas anteriores

As neuropatias ópticas isquêmicas anteriores (NOIAs) referem-se ao infarto do segmento anterior do nervo óptico (Figura 18.19 e e-Figuras 18.34 a 18.38). Podem ser divididas em arterítica e não arterítica. A NOIA não

Acesse todo o conteúdo *online* citado nesta página:
http://uqr.to/20wd9

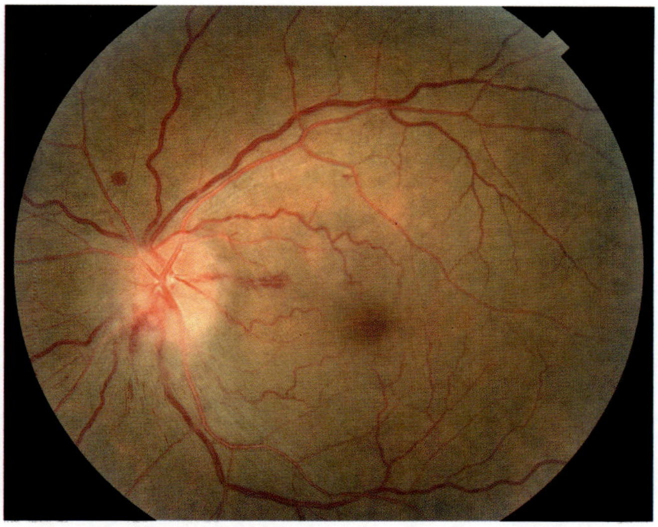

Figura 18.19 Neuropatia óptica isquêmica anterior no olho esquerdo.

arterítica acomete pacientes com mais de 50 anos e fatores de risco para doenças cardiovasculares ou adultos jovens que apresentam doenças vasculares, como vasculite, distúrbios hematológicos, anemia falciforme, entre outras. A NOIA arterítica é causada pela arterite de células gigantes, que afeta artérias de médio e grosso calibre e atinge pacientes com mais de 60 anos.

Na NOIA, os pacientes se queixam de embaçamento visual indolor e súbito. Na NOIA arterítica, a perda visual costuma ser mais acentuada, podendo ocorrer cefaleia, claudicação da mandíbula e alterações de campo visual com defeitos centrais ou verticais (denominados "altitudinais"). Ao exame oftalmológico, há defeito pupilar aferente relativo, e, na fundoscopia, observa-se, na fase aguda, o nervo óptico elevado, pálido (mais frequentemente) ou hiperemiado, com hemorragias peridiscais, exsudatos algodonosos e arteríolas estreitadas na região peripapilar. É importante identificar precocemente a NOIA arterítica, pois o tratamento imediato com corticosteroides reduz as sequelas visuais e a chance de acometimento contralateral.

Lesões da via óptica

Lesões da via óptica pré-quiasmáticas

Na lesão completa do nervo, ocorre o defeito pupilar aferente **absoluto**. O olho afetado é amaurótico e as pupilas são do mesmo tamanho. Quando se estimula o olho afetado, a pupila não reage, e, quando o olho contralateral é estimulado, ambas as pupilas reagem normalmente. As principais causas são: neoplasia, traumatismo, doença desmielinizante e vasculites. A Figura 18.20 mostra uma lesão no nervo óptico ipsilateral (escotoma unilateral absoluto).

Lesões da via óptica quiasmáticas

As lesões quiasmáticas frequentemente causam diminuição da visão e alteração da percepção de cores e do campo visual (quadrantanopsia superior bitemporal ou hemianopsia bitemporal). As causas mais comuns de compressão do quiasma óptico são os adenomas hipofisários (basófilo, acidófilo e cromófobo). Nos craniofaringeomas, o defeito do campo visual é complexo, pois o nervo e o trato óptico podem estar envolvidos.

A Figura 18.21 mostra uma lesão do quiasma óptico (hemianopsia bitemporal).

Lesões da via óptica retroquiasmáticas

Esse defeito do campo visual consiste em perda total ou parcial do hemicampo oposto ao lado da lesão, denominada "hemianopsia homônima". A visão pode estar comprometida. As causas mais comuns são acidente vascular cerebral, traumatismo, enxaqueca e tumores cerebrais.

A Figura 18.22 mostra lesão da via óptica posteriormente ao quiasma (lado esquerdo) (C) (hemianopsia homônima direita), lesão das radiações parietais à esquerda (quadrantanopsia inferior direita) (D) e lesão das radiações temporais à esquerda (quadrantanopsia superior direita) (E).

Anisocoria

Pupila tônica de Adie

A alteração pupilar é unilateral, a pupila está dilatada e irregular, sem reação ou com mínima reação à luz e apresentando resposta lenta ao estímulo de convergência na fase aguda da doença. Com a regeneração dos nervos ciliares curtos, a pupila recupera a resposta ao estímulo de perto, que é mais acentuado que o normal (pupila tônica). As causas principais são: idiopática, infecciosa, traumática e diabetes.

Síndrome de Horner

Caracteriza-se por miose, ptose palpebral – devido ao comprometimento do músculo de Müller (músculo tarsal superior) – e anidrose facial ipsilaterais. As alterações palpebrais causam enoftalmia aparente, que ajuda no diagnóstico.

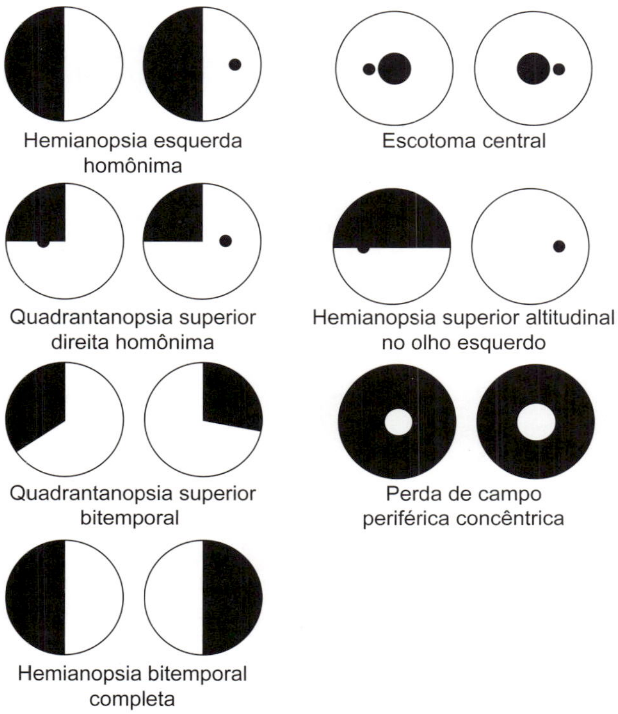

Figura 18.20 Atrofia óptica de olho esquerdo.

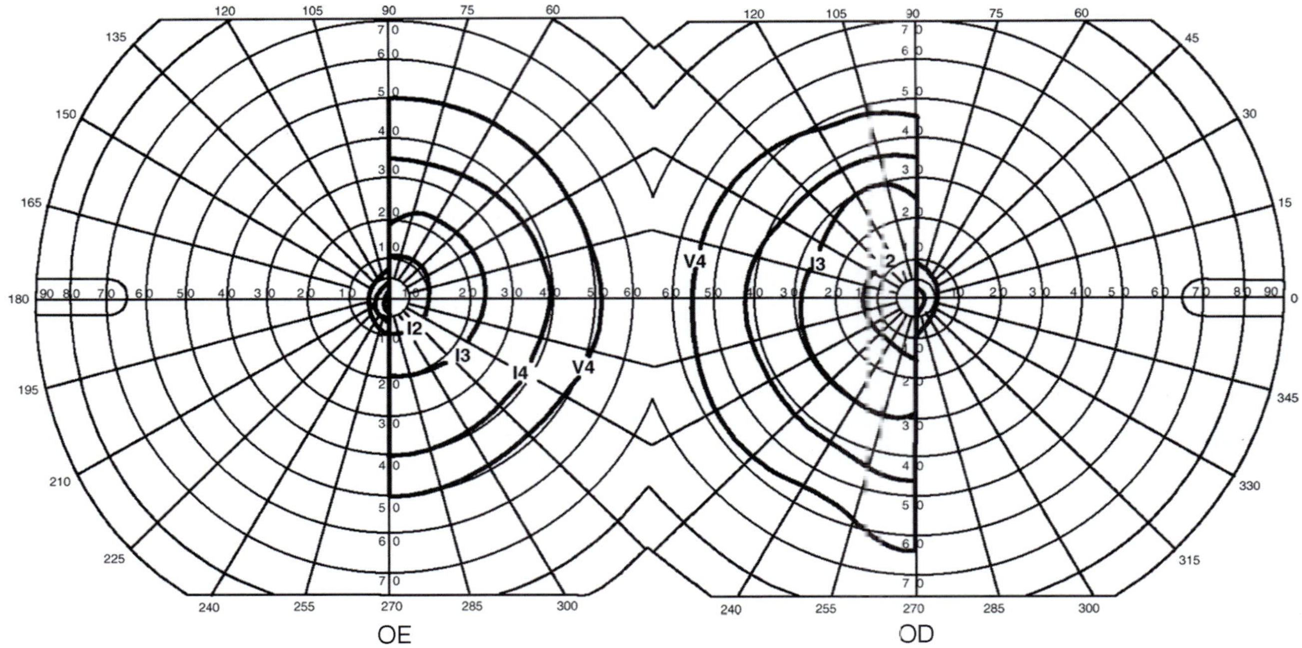

Figura 18.21 Lesão do quiasma óptico (hemianopsia bitemporal).

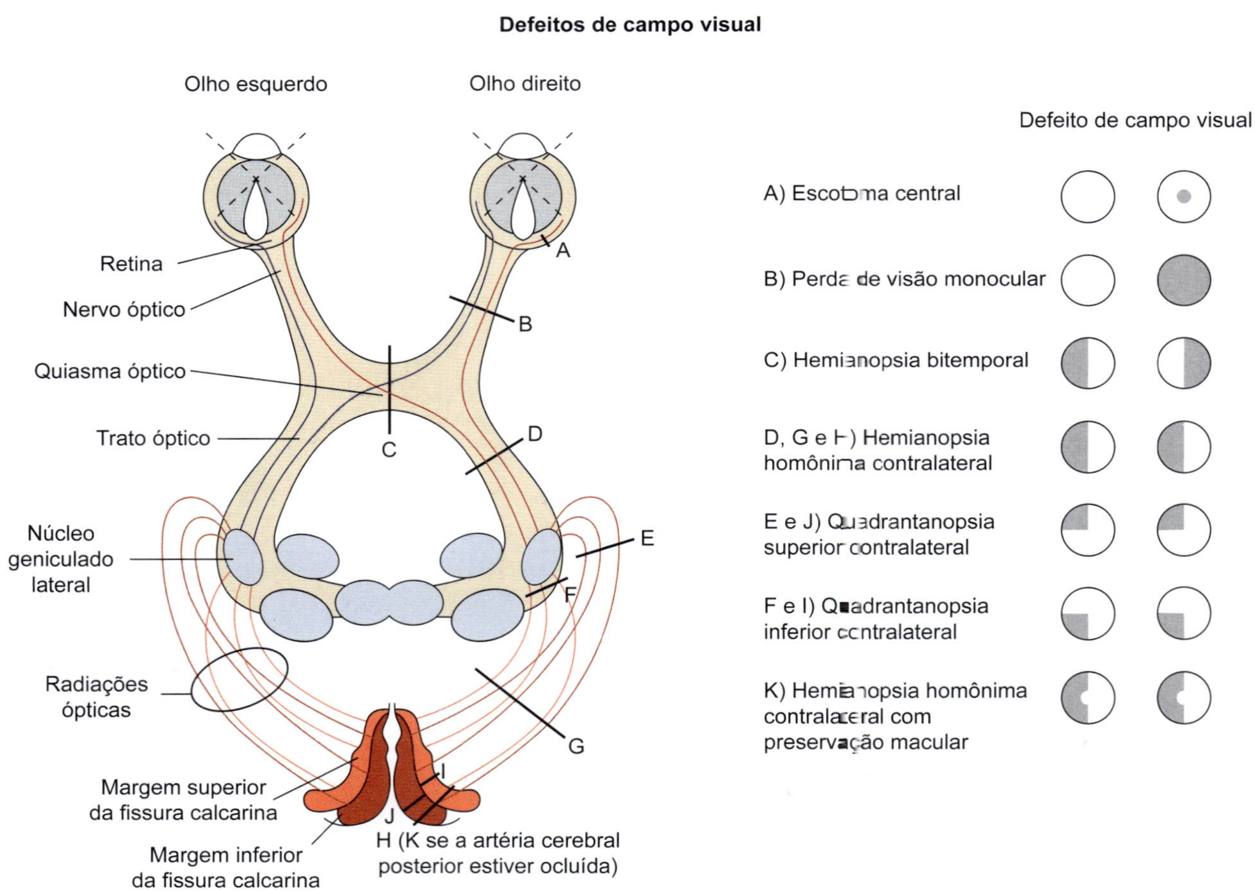

Figura 18.22 Lesões da via óptica com os respectivos defeitos do campo visual.

A anisocoria é mais acentuada em condições de baixa iluminação. A reação à luz e à acomodação são normais. A síndrome resulta do comprometimento da via pupilomotora simpática, e as principais causas são: aneurisma vascular cerebral, tumores, diabetes melito, trauma e herpes- zóster.

Pupila de Argyll Robertson (neurossífilis terciária)

Observa-se uma pupila miótica e frequentemente irregular, que reage pouco ou nada à luz, mas contrai ao estímulo de acomodação e convergência. A doença é bilateral, mas apresenta certo grau de anisocoria.

Paralisias

Ver "Estrabismo", neste capítulo.

GLAUCOMAS

Larissa Doi, Ricardo de Almeida Neves

Glaucoma é uma neuropatia óptica progressiva de causa multifatorial que causa danos estruturais característicos no disco óptico. Frequentemente é acompanhado de uma alteração específica de defeito do campo visual, que, se não tratado, pode levar à perda de visão completa. É a principal causa de cegueira irreversível, o que reforça sua importância. Estima-se que, em 2040, existirão 111,8 milhões de pessoas acometidas de glaucoma no mundo, sobretudo na África e na Ásia.

Trata-se de um problema de saúde ocular pública. Infelizmente, não é possível preveni-lo, mas, com o diagnóstico precoce e o tratamento adequado, é possível evitar a progressão da doença até a cegueira. Para isso, são fundamentais a informação e a educação médica da população sobre a necessidade de consultas oftalmológicas de rotina, mesmo que a pessoa seja assintomática.

O diagnóstico é, na maioria das vezes, clínico, feito por meio de uma consulta oftalmológica completa; entretanto, os exames complementares auxiliam e são de fundamental importância no estadiamento e acompanhamento de progressão da doença. Em um exame oftalmológico de rotina, são avaliadas, em especial, a pressão intraocular (PIO) e a fundoscopia.

A PIO elevada (acima de 21 mmHg) é o principal fator de risco e também alvo do tratamento da doença (e-Figura 18.39), apesar de não ser mais critério essencial para o diagnóstico da neuropatia. Entretanto, existem exceções. Pacientes com PIO considerada normal podem desenvolver glaucoma, assim como um paciente com PIO acima de 21 mmHg pode tratar-se de um hipertenso ocular, sem nunca evoluir para um quadro de neuropatia. Esses casos são especiais e necessitam de acompanhamento.

O exame mais importante no diagnóstico é a fundoscopia ou exame do fundo de olho com avaliação da anatomia do disco óptico (e-Figura 18.40). Sinais como aumento e assimetria da escavação, defeitos localizados de rima neural e de camada de fibras nervosas são muito sugestivos.

Após o exame inicial, a depender da suspeita clínica, são indicados alguns exames complementares, como gonioscopia, paquimetria corneana, retinografia, campimetria visual e tomografia de coerência óptica tanto para o diagnóstico quanto para o acompanhamento dos pacientes suspeitos e acometidos de glaucoma (e-Figura 18.41). Esses exames possibilitam uma avaliação quantitativa e qualitativa da função e da anatomia do disco óptico e da camada de fibras nervosas.

Existem várias classificações para o glaucoma. De forma simplificada, pode ser dividido em glaucomas de ângulo aberto, ângulo fechado e congênito, que podem ser subdivididos em primários ou secundários. O ângulo ou seio camerular é a região entre a íris e a córnea por onde ocorre o escoamento do humor aquoso. Por meio da gonioscopia, pode-se avaliar se é aberto ou fechado, como mostra a e-Figura 18.42.

A despeito do tipo de glaucoma, o tratamento baseia-se na redução da PIO, seja por meio de tratamento clínico (colírios antiglaucomatosos ou hipotensores oculares), a *laser* ou cirúrgico (e-Figura 18.43). Após o diagnóstico do tipo de glaucoma e do estadiamento do quadro, será personalizada a melhor opção terapêutica.

Glaucoma primário de ângulo aberto

O glaucoma primário de angulo aberto (GPAA) é o tipo mais comum, e sua prevalência irá variar de acordo com a população estudada. No GPAA, a sintomatologia é rara, presente somente em estágios mais avançados da doença, o que justifica a importância do exame oftalmológico rotineiro, sobretudo a partir dos 40 anos. Alguns fatores de risco na história do paciente aumentam a suspeição, como idade, etnia, história familiar, patologias oculares e sistêmicas, entre outros.

Trata-se de uma doença bilateral, que pode ser assimétrica, de início insidioso e herança multifatorial.

Existem várias classes de colírios que agem na redução da produção do humor aquoso e/ou no aumento do seu escoamento, como os betabloqueadores, alfa-agonistas, inibidores da anidrase carbônica e prostaglandinas e seus derivados. As medicações sistêmicas, por sua vez, são indicadas para tratamento de casos de crise aguda.

O tratamento do GPAA inicia-se com a forma clínica (colírios antiglaucomatosos) e/ou trabeculoplastia seletiva (ou não seletiva). Na ausência de resposta adequada, indica-se tratamento cirúrgico (ver e-Figura 18.43).

Glaucoma primário de ângulo fechado

O glaucoma primário de ângulo fechado (GPAF) é pouco frequente na população caucasiana e negra, mas é bastante comum em países asiáticos, como a China. No GPAF, há alto risco de desenvolvimento de uma crise aguda de glaucoma.

A crise de glaucoma é uma urgência oftalmológica (e-Figura 18.44). O quadro clínico caracteriza-se pela presença de dor ocular, fotofobia, diminuição da agudeza visual, hiperemia ocular, midríase pupilar não reativa e lacrimejamento significativo. A PIO sobe a níveis muito altos e de forma repentina, e pode haver cefaleia importante, associada a náuseas e vômitos. Muitas vezes, os pacientes procuram o serviço de emergência em razão do quadro de cefaleia intensa e mesmo de crises hipertensivas decorrentes da dor. Nesses casos, a suspeição do clínico será essencial para o tratamento precoce, uma vez que, pelos altos níveis de PIO, há risco de cegueira definitiva.

No tratamento de uma crise GPAF utilizam-se manitol venoso associado a acetazolamida por via oral e colírio de pilocarpina para a redução rápida da PIO. A seguir, realiza-se iridotomia com YAG *laser* (ou iridectomia cirúrgica na ausência do *laser*), que rompe a obstrução e restabelece o escoamento

Acesse todo o conteúdo *online* citado nesta página:

http://uqr.to/20wdb

do humor aquoso. Vale sempre lembrar da importância de tratar profilaticamente o olho contralateral. Nos casos de GPAF, a presença de catarata intumescente deve ser sempre considerada.

Glaucoma congênito

No glaucoma congênito ou infantil, a criança apresenta lacrimejamento, fotofobia, blefarospasmo, buftalmo (aumento do diâmetro do olho) e opacidade de córnea, sinais que podem ser notados ao nascimento ou nos primeiros meses/anos de vida (e-Figura 18.45).

A avaliação pediátrica no diagnóstico precoce é essencial. Em casos de suspeição na sala de parto ou no exame de acompanhamento, a criança deve ser encaminhada ao oftalmologista. O tratamento precoce é fundamental para o prognóstico.

Diferentemente dos outros tipos de glaucomas primários, o glaucoma congênito é cirúrgico e curável pela cirurgia precoce de trabeculotomia ou goniotomia.

Glaucomas secundários

Glaucoma cortisônico

O glaucoma cortisônico é secundário ao uso de corticoterapia prolongada tópica ocular e menos frequentemente sistêmica. Nesses casos, deve-se sempre desconfiar de glaucoma prévio, pois quase 50% das pessoas acometidas de GPAA são corticossensíveis ou responsivas, isto é, cursam com elevação de PIO (algumas vezes significativa e prolongada) secundária ao uso de corticosteroides.

Desse modo, na indicação de corticoterapia prolongada (p. ex., doenças inflamatórias e autoimunes), é importante realizar uma avaliação oftalmológica. Assim como quaisquer outras medicações, os corticosteroides não devem ser utilizados sem prescrição médica e de forma descontrolada.

Glaucoma neovascular

No glaucoma neovascular (GNV), o aumento da PIO é causado pela neovascularização do seio camerular e da íris (*rubeosis ilidis*) e por sinequias. Os neovasos decorrem de isquemia retiniana grave, difusa e crônica, causada, sobretudo, por oclusão da veia central da retina e retinopatia diabética proliferativa.

Trata-se de um dos tipos mais graves e de difícil manejo de glaucoma, podendo ser confundido com o GPAF. O tratamento visa ao controle da isquemia retiniana por intermédio de injeção intravítrea de antifator de crescimento endotelial vascular (anti-VEGF) e panfotocoagulação retiniana, além do controle da PIO e da glicemia em pacientes diabéticos (ver *Retinopatia diabética*, neste capítulo) (e-Figura 18.46).

DOENÇAS DA RETINA

Flavio Mac Cord

A retina é uma membrana fotossensível constituída de várias camadas de células nervosas, localizada no segmento posterior do olho, que desempenha papel crucial na recepção e no processamento das informações visuais. Suas principais camadas e componentes essenciais para o funcionamento do sistema visual humano são descritos a seguir.

EPITÉLIO PIGMENTADO DA RETINA. A camada mais externa da retina é o epitélio pigmentado da retina (EPR), composta de células pigmentadas ricas em melanina, as quais têm a função de absorver a luz que não é captada pelos fotorreceptores, além de contribuir para a regeneração de pigmentos visuais e formar uma barreira entre os vasos sanguíneos da coroide e as células da retina.

CAMADA DE FOTORRECEPTORES. Logo abaixo do EPR encontra-se a camada de fotorreceptores, onde estão localizados os cones e os bastonetes, células sensíveis à luz. Os cones são responsáveis pela visão diurna e pela percepção das cores, enquanto os bastonetes são mais sensíveis à luz fraca e auxiliam na visão noturna.

CAMADAS NUCLEARES. As camadas nucleares compreendem uma série de células interconectadas que processam e modulam os sinais visuais antes de estes serem transmitidos às células ganglionares. Nesse conjunto, encontram-se os neurônios bipolares, as células horizontais e as células amácrinas.

CAMADAS PLEXIFORMES EXTERNA E INTERNA. As camadas plexiformes, tanto a externa quanto a interna, são áreas de sinapses entre os fotorreceptores, os neurônios bipolares e as células ganglionares. Desempenham papel fundamental na integração e no processamento dos sinais visuais antes de estes serem transmitidos às células ganglionares.

CAMADA DE CÉLULAS GANGLIONARES. Trata-se da camada mais superficial da retina e contém os corpos celulares das células ganglionares, as quais são responsáveis pelo envio dos sinais elétricos gerados pelos fotorreceptores ao cérebro através do nervo óptico.

A seguir, serão discutidas algumas das principais doenças da retina e suas características clínicas, além de seu diagnóstico e tratamento.

Retinopatia diabética

A retinopatia diabética é uma complicação ocular que afeta pessoas com diabetes melito. Essa condição é uma das principais causas de cegueira em adultos em idade produtiva e representa um importante problema de saúde pública em todo o mundo.

A retinopatia diabética resulta de alterações vasculares que ocorrem na retina devido aos efeitos da hiperglicemia crônica. A alta concentração de glicose no sangue danifica os vasos sanguíneos, levando a mudanças na circulação e permeabilidade desses vasos na retina.

A retinopatia diabética pode ser classificada em duas formas principais:

- Retinopatia diabética não proliferativa (RDNP), subdividida em retinopatia diabética não proliferativa leve, moderada ou grave. Esse é o estágio inicial da doença. Nessa fase, os vasos sanguíneos da retina podem apresentar microaneurismas, pequenos vazamentos de fluidos e hemorragias pontuais (Figura 18.23)
- Retinopatia diabética proliferativa (RDP) é a forma mais avançada da doença, na qual ocorre o crescimento anormal de novos vasos sanguíneos na retina. Esses novos vasos são frágeis e propensos a vazamentos, o que pode levar a hemorragias intraoculares e descolamento de retina (Figura 18.24).

Nas fases iniciais da RDNP, os pacientes podem não apresentar sintomas visuais significativos. Conforme a doença progride, podem surgir sintomas como

Acesse todo o conteúdo *online* citado nesta página:
http://uqr.to/20wdc

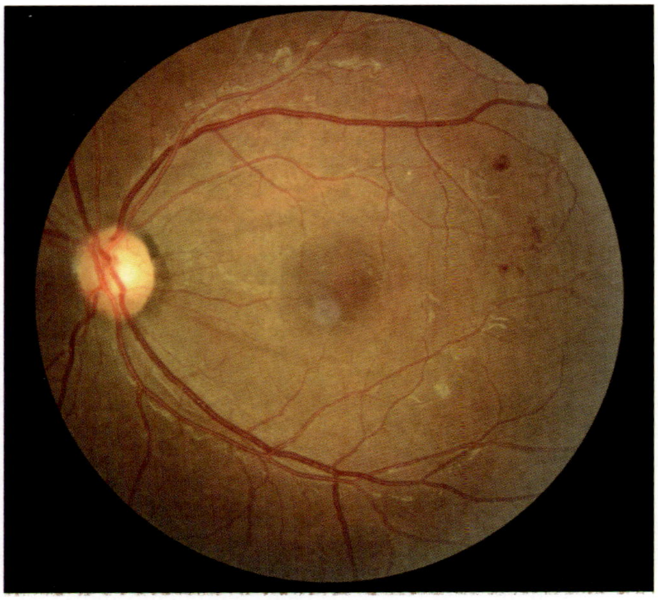

Figura 18.23 Retinopatia diabética não proliferativa.

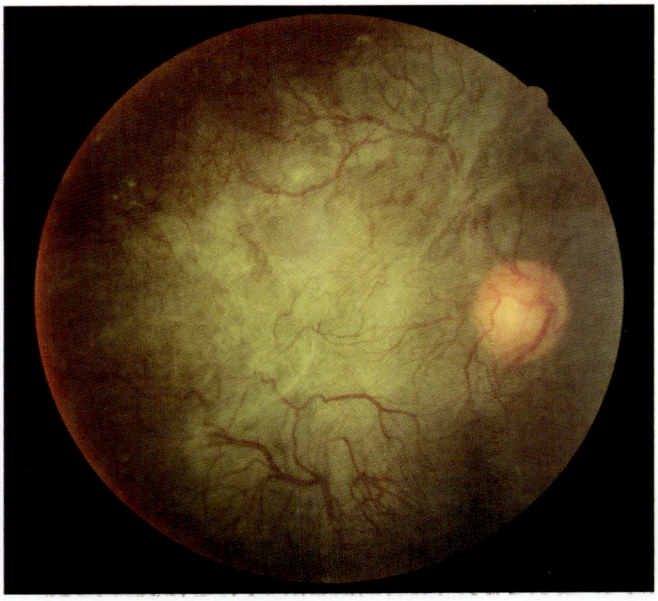

Figura 18.24 Retinopatia diabética proliferativa.

visão turva, perda de visão central e distorção visual. Em estágios avançados da RDP, os pacientes podem experimentar *flashes* luminosos, visão de moscas volantes e mesmo perda total da visão.

O diagnóstico da retinopatia diabética é feito por meio de exames oftalmológicos, como fundoscopia, que possibilita ao médico examinar a retina e identificar alterações características da doença. Hoje em dia, esse exame é facilmente realizado, por meio de retinógrafos portáteis ou com o auxílio de *smartphones* (Vídeo 18.1). A angiografia fluoresceínica e a tomografia de coerência óptica (OCT) também são utilizadas para avaliar o grau de comprometimento dos vasos sanguíneos e a estrutura da retina.

Acesse o conteúdo *online*:

http://uqr.to/20wdd

O tratamento da retinopatia diabética visa controlar a progressão da doença e prevenir a perda de visão. Além de um controle rigoroso dos níveis de glicose no sangue, outras opções de tratamento incluem:

A fotocoagulação a *laser* é uma técnica na qual o *laser* é utilizado para fazer uma ablação da retina isquêmica, impedindo o crescimento anormal de novos vasos e reduzindo o risco de hemorragias.

As injeções intravítreas de antiangiogênicos são medicamentos anti-VEGF que são injetados no olho para bloquear a ação desse fator, responsável pelo crescimento de novos vasos sanguíneos anormais na retina.

A cirurgia vitreorretiniana pode ser realizada, em casos avançados de retinopatia diabética, para remover o vítreo e tratar as complicações, como o descolamento de retina tracional (Figura 18.25).

Retinopatia hipertensiva

A retinopatia hipertensiva é uma condição ocular resultante da hipertensão arterial sistêmica, na qual a pressão sanguínea elevada exerce efeitos adversos nos vasos sanguíneos da retina. Esse acometimento oftalmológico é uma manifestação direta das complicações da hipertensão não controlada e pode levar a danos progressivos na retina, comprometendo a qualidade da visão.

Nos casos leves, as características da retinopatia hipertensiva são a presença de estreitamento dos vasos sanguíneos, hemorragias retinianas (Figura 18.26) e manchas algodonosas; nos casos graves, edema macular e edema do nervo óptico (Figura 18.27). Os fatores de risco são pressão arterial não controlada, duração da hipertensão e outros fatores cardiovasculares, como diabetes, obesidade etc.

Nos estágios iniciais, a retinopatia hipertensiva pode ser assintomática. À medida que progride, sintomas como visão turva, pontos cegos ou distorções na visão central podem surgir. O diagnóstico é feito por meio de exame de fundo de olho, angiografia fluoresceínica e tomografia de coerência óptica.

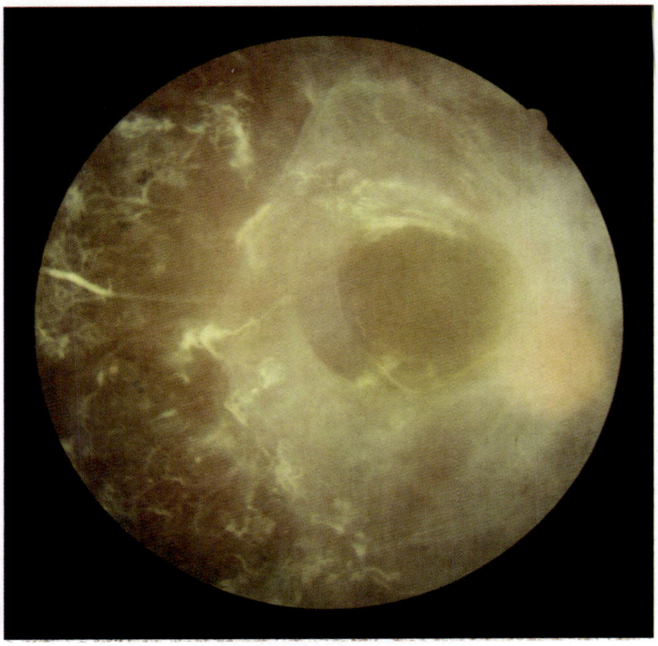

Figura 18.25 Descolamento de retina tracional.

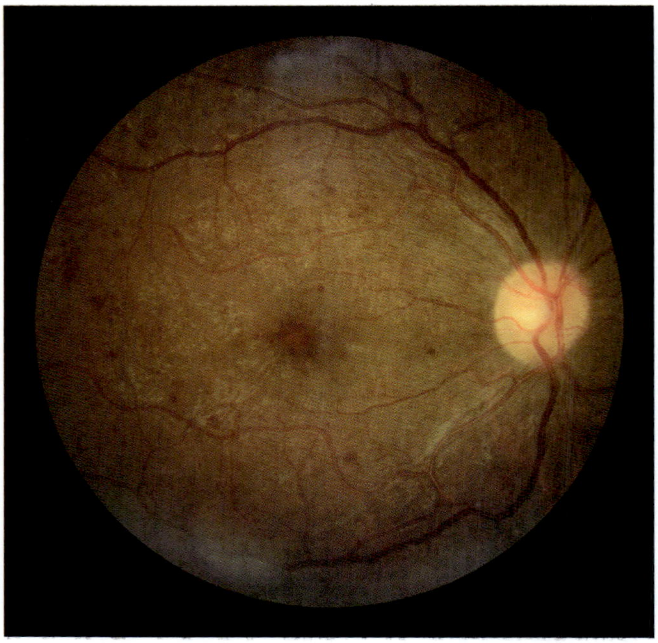

Figura 18.26 Retinopatia hipertensiva leve.

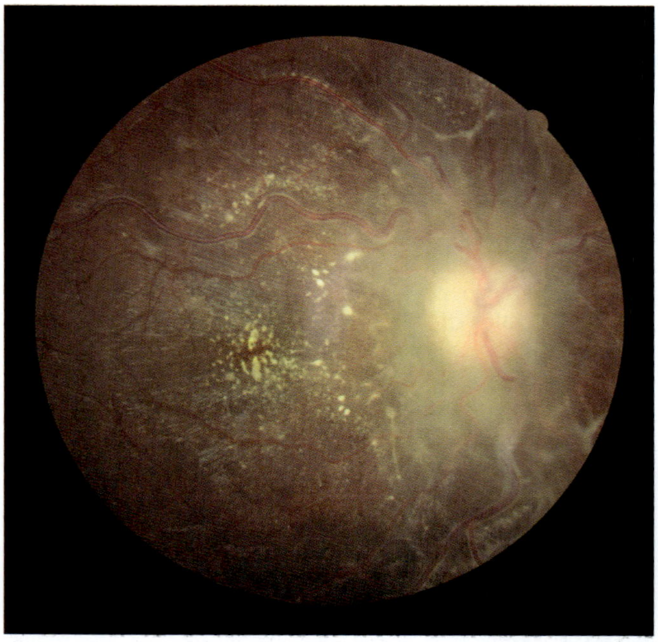

Figura 18.27 Retinopatia hipertensiva grave.

O tratamento é feito por meio do controle da pressão arterial. Medicamentos intravítreos podem ser administrados para reduzir o edema macular e estabilizar a visão.

Degeneração macular relacionada à idade

A degeneração macular relacionada à idade (DMRI) é uma doença ocular degenerativa que afeta a mácula, pequena área central da retina responsável pela visão detalhada e das cores. Trata-se de uma das principais causas de perda de visão em pessoas com mais de 50 anos e representa um desafio significativo para a saúde visual da população idosa.

A DMRI é multifatorial e complexa, cuja fisiopatologia ainda não é totalmente compreendida. No entanto, estudos indicam que o envelhecimento e fatores genéticos desempenham um papel importante no desenvolvimento da doença. Acredita-se que a acumulação de depósitos de resíduos celulares na mácula, conhecidos como "drusas", bem como a inflamação crônica e o estresse oxidativo, contribua para a degeneração das células fotorreceptoras e do epitélio pigmentado da retina, comprometendo a visão central.

Os fatores de risco associados ao desenvolvimento da DMRI são idade avançada, histórico familiar, tabagismo, hipertensão arterial sistêmica e doenças cardiovasculares.

A DMRI geralmente progride de forma lenta e gradual, e os sintomas podem variar dependendo do tipo de DMRI, descritos a seguir:

- DMRI seca (Figura 18.28): nesta forma, que é a mais comum, ocorre a formação de drusas na mácula, levando à degeneração progressiva das células fotorreceptoras e do epitélio pigmentado da retina. Os sintomas incluem visão borrada, dificuldade em enxergar detalhes finos e perda da visão central
- DMRI exsudativa ou neovascular: esta forma da DMRI, menos comum, é caracterizada pelo crescimento anormal de vasos sanguíneos sob a retina, causando vazamento de fluidos e sangue. Isso pode levar à perda rápida e severa da visão central (Figura 18.29).

Atualmente, não existe cura para a DMRI seca, mas algumas medidas podem ser tomadas para retardar a progressão da doença e preservar a visão. Isso inclui uma dieta rica em antioxidantes e nutrientes benéficos para a saúde ocular, além do controle de fatores de risco, como hipertensão e tabagismo.

A DMRI exsudativa ou neovascular, por sua vez, pode ser tratada com injeções intravítreas de antiangiogênicos para bloquear o crescimento anormal dos vasos sanguíneos, reduzindo o vazamento e preservando a visão central.

Descolamento de retina

O descolamento de retina é uma condição oftalmológica potencialmente grave que ocorre quando a retina se separa da camada subjacente de tecido ocular que a nutre e sustenta.

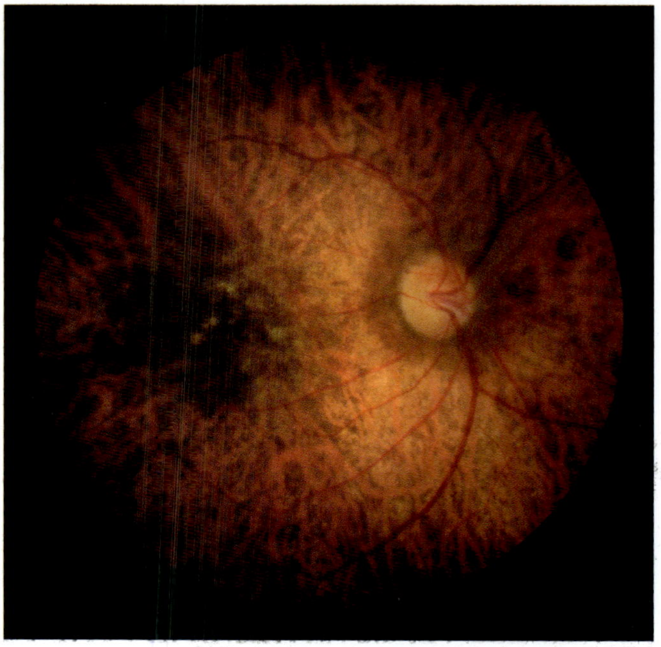

Figura 18.28 Degeneração macular relacionada à idade seca.

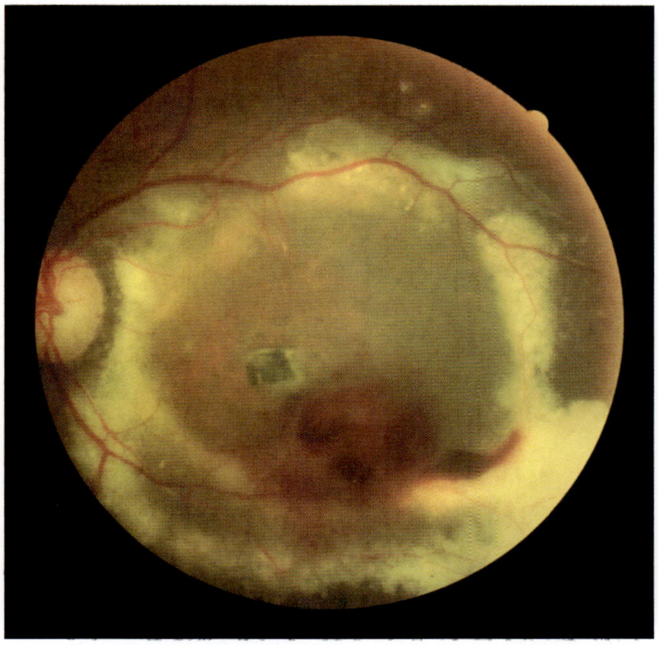

Figura 18.29 Degeneração macular relacionada à idade exsudativa ou neovascular.

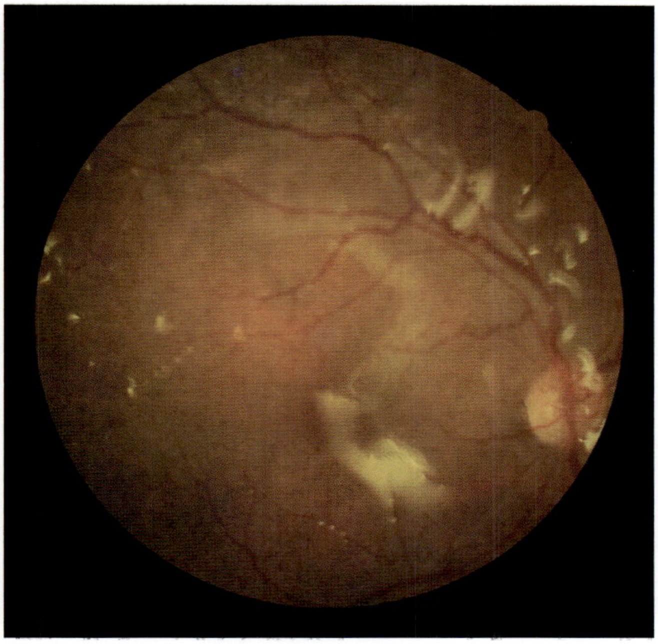

Figura 18.30 Óleo de silicone intravítreo.

Essa condição representa uma emergência médica que, se não for diagnosticada e tratada precocemente, poderá levar à perda permanente da visão.

O descolamento de retina ocorre quando há uma ruptura ou rasgo na retina, permitindo que o líquido do vítreo passe por essa abertura e se acumule entre a retina e a camada subjacente, levando a seu descolamento. Algumas das causas e fatores de risco associados ao descolamento de retina incluem miopia, trauma ocular, cirurgias oculares prévias e histórico familiar.

Os sintomas do descolamento de retina podem variar, mas geralmente incluem a visão de moscas volantes, *flashes* de luz, sombra na visão seguida de perda súbita de visão.

O diagnóstico do descolamento de retina é realizado por meio de um exame oftalmológico completo, incluindo a dilatação da pupila para melhor visualização da retina, idealmente por intermédio de oftalmoscopia binocular indireta.

O tratamento do descolamento de retina depende da gravidade e da extensão da condição. As opções de tratamento incluem:

- Introflexão escleral: procedimento cirúrgico em que uma faixa de silicone é colocada ao redor do olho para apoiar a retina e manter sua posição
- Retinopexia com *laser* ou crioterapia: nesses procedimentos, utilizam-se *laser* ou congelamento para criar aderências entre a retina e a camada subjacente, permitindo que a retina mantenha a posição correta
- Vitrectomia: o primeiro passo é a remoção do humor vítreo, que é substituído por uma solução salina. Isso permite acessar a retina e tratar qualquer ruptura ou rasgo, corrigindo o descolamento. Após o reposicionamento da retina, é possível implantar uma substância temporária, como gás ou óleo de silicone (Figura 18.30), para promover a cicatrização.

Retinite pigmentosa

A retinite pigmentosa (RP) ou retinose pigmentar é uma doença ocular hereditária rara caracterizada pela degeneração progressiva das células fotorreceptoras da retina. Com o tempo, a RP leva à perda gradual da visão noturna, seguida pela visão periférica, podendo progredir para a perda total da visão central, em estágios avançados da doença.

A RP é uma doença genética com mais de 70 genes causadores identificados, tornando-a uma condição geneticamente heterogênea. Essas mutações genéticas afetam a produção de proteínas essenciais para o funcionamento e a sobrevivência das células fotorreceptoras da retina.

A RP pode ser transmitida de forma autossômica recessiva, autossômica dominante ou ligada ao cromossomo X. Além disso, em alguns casos, pode ocorrer de forma esporádica.

Os sintomas da RP podem variar entre os indivíduos, dependendo do tipo de mutação genética e da progressão da doença. Geralmente, a RP apresenta os seguintes sintomas: dificuldade na visão noturna, visão periférica reduzida, fotofobia e dificuldade de enxergar em ambientes com mudança de iluminação. Em estágios avançados, a visão central também pode ser afetada, levando a dificuldades na leitura, no reconhecimento facial e em outras tarefas detalhadas.

O diagnóstico da RP baseia-se em uma combinação de histórico médico e familiar, exigindo exame oftalmológico completo e testes especializados, como campo visual, eletrorretinograma (ERG) e testes genéticos. O ERG é especialmente útil no diagnóstico da RP, pois avalia a função das células fotorreceptoras e das células bipolares da retina, detectando anormalidades características da doença (Figura 18.31).

Atualmente, não há cura para a RP. O tratamento visa principalmente ao manejo dos sintomas e à preservação da visão restante. Algumas abordagens incluem:

- Uso de auxílios visuais: utilização de dispositivos de ampliação e iluminação para auxiliar na visão
- Implantes de retina: em casos avançados, com perda total da visão, os implantes de retina, sejam epirretinianos ou subretinianos, podem ser considerados como opções

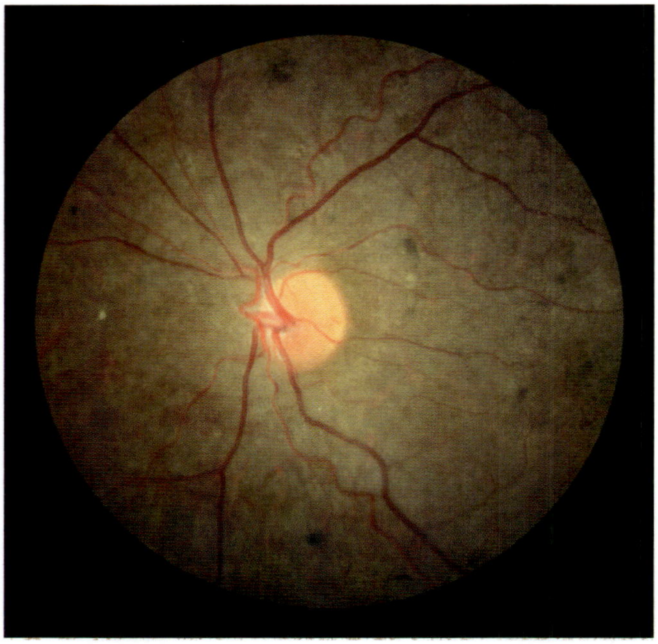

Figura 18.31 Retinite pigmentosa.

- Pesquisa em terapias genéticas e celulares: estão em andamento pesquisas sobre terapias genéticas e celulares para a RP, buscando corrigir ou substituir as mutações genéticas defeituosas.

Membrana epirretiniana

A membrana epirretiniana é uma condição ocular que afeta a superfície da retina, podendo causar distorção visual e, em alguns casos, levar à perda de visão central. Acredita-se que a formação da membrana epirretiniana possa estar relacionada a processos de envelhecimento e alterações nas células da retina ao longo do tempo. Além disso, lesões oculares prévias, como descolamento de retina ou cirurgias oculares, também podem ser fatores desencadeantes para o desenvolvimento da membrana epirretiniana.

A membrana epirretiniana pode se formar gradualmente, sem causar sintomas perceptíveis, ou levar a sintomas visuais distintos. Os sintomas mais comuns incluem: metamorfopsia, que é a percepção de imagens distorcidas, em que objetos podem parecer maiores ou menores do que realmente são, e diminuição da acuidade visual.

O diagnóstico da membrana epirretiniana é realizado por meio de testes como a tomografia de coerência óptica (OCT). A OCT é especialmente útil para visualizar a membrana e avaliar sua espessura, possibilitando ao médico avaliar o grau de impacto na retina e na visão.

O tratamento da membrana epirretiniana pode variar dependendo da gravidade dos sintomas e do grau de comprometimento visual. Em alguns casos, quando os sintomas são leves e a visão não é significativamente afetada, o tratamento pode não ser necessário. No entanto, em situações em que a distorção visual e a diminuição da visão central são significativas, o tratamento pode ser considerado com vitrectomia e *peeling* de membrana, em que a membrana é cuidadosamente retirada da superfície da retina. Esse procedimento permite melhorar a visão e aliviar a distorção visual em alguns casos.

Oclusões venosas retinianas

As oclusões venosas retinianas são condições que ocorrem quando há bloqueio ou obstrução em uma veia da retina, causando perda parcial ou total da visão, dependendo da gravidade e da localização da oclusão. Podem ser classificadas em duas categorias principais:

- Oclusão de veia central da retina (OVCR): nesse tipo de oclusão, ocorre uma obstrução na veia central da retina, que pode levar a uma rápida e significativa perda da visão central (Figura 18.32)
- Oclusão de ramo de veia retiniana (ORVR): nesse tipo de oclusão, um ramo específico da veia retiniana é bloqueado, levando à perda de visão geralmente em uma parte do campo visual.

As oclusões venosas retinianas geralmente são causadas por um coágulo sanguíneo ou um depósito de gordura que obstrui o fluxo sanguíneo no vaso retiniano. Alguns fatores de risco associados a esse problema incluem: doenças vasculares, como hipertensão arterial, diabetes melito, aterosclerose, doenças cardiovasculares, idade avançada e histórico familiar.

Os sintomas das oclusões venosas retinianas variam dependendo do tipo e da gravidade da obstrução. O diagnóstico é feito por um exame do fundo do olho e por meio de exames complementares, como a angiografia fluoresceínica. Algumas opções de tratamento incluem: injeções intravítreas de medicamentos anti-VEGF, que podem ser usadas para reduzir o edema macular e melhorar a visão em alguns casos de oclusões retinianas; fotocoagulação a *laser*, que pode ser realizada para reduzir o edema e prevenir o crescimento anormal de vasos sanguíneos na retina; e cirurgia vitreorretiniana, que, em casos mais graves, pode ser necessária para remover o sangue e proliferações fibrovasculares retinianas.

Uveítes

As uveítes representam um complexo grupo de doenças oftalmológicas caracterizadas por inflamações na úvea – túnica vascular do olho que inclui a íris, o corpo ciliar e a coroide.

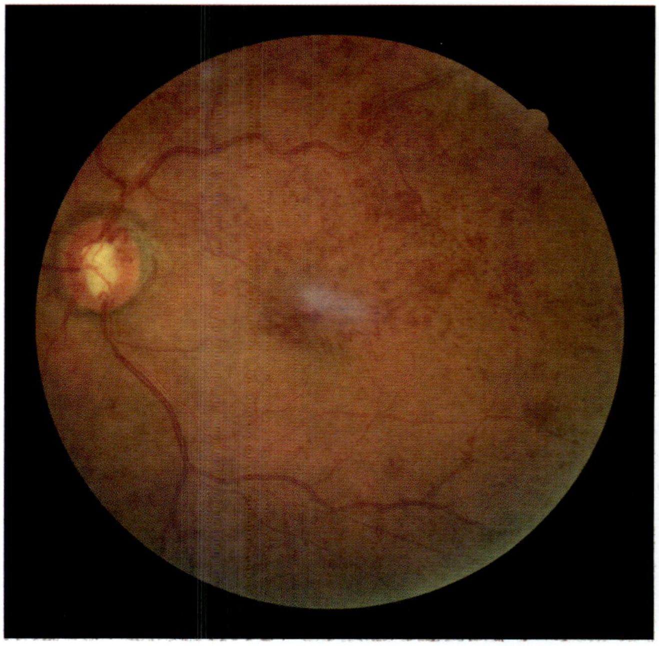

Figura 18.32 Oclusão de veia central da retina.

A uveíte pode afetar um ou ambos os olhos e variar em gravidade, desde casos leves e transitórios até formas crônicas e debilitantes. A etiologia subjacente pode variar, tornando o diagnóstico e o tratamento desafiadores e exigindo uma colaboração entre oftalmologistas e outros especialistas.

Uveíte anterior

A uveíte anterior é uma forma de uveíte que afeta predominantemente a íris e o corpo ciliar, resultando frequentemente em inflamação na câmara anterior do olho e levando à formação de células inflamatórias e de precipitados ceráticos.

As causas da uveíte anterior podem ser infecciosas, como o herpes-vírus; autoimunes, como artrite reumatoide e espondilite anquilosante; e oriundas de trauma, incluindo lesões contusas.

Os sintomas comuns da uveíte anterior incluem fotofobia, dor ocular, hiperemia ocular e turvação visual.

O diagnóstico da uveíte anterior envolve uma minuciosa avaliação oftalmológica, incluindo a utilização da lâmpada de fenda para avaliar a presença de células inflamatórias na câmara anterior e a observação da íris, em busca de sinais de inflamação, e da córnea, em busca de precipitados ceráticos. Testes laboratoriais, como marcadores inflamatórios e sorologias, podem ser necessários para determinar a causa subjacente da uveíte anterior, como artrite reumatoide, espondilite anquilosante, doença de Behçet e sarcoidose.

O tratamento da uveíte anterior inclui corticosteroides tópicos, para reduzir a inflamação na câmara anterior, midriáticos, para reduzir o desconforto causado pela inflamação, e tratamento das causas subjacentes no caso das condições autoimunes e infecciosas, seguido de consultas de acompanhamento para garantir que a inflamação esteja controlada.

Uveíte intermediária

A uveíte intermediária é uma forma de uveíte que afeta predominantemente a região média do olho, envolvendo o vítreo e a retina periférica. Essa forma é frequentemente associada a doenças autoimunes, como esclerose múltipla e doença de Behçet, e infecções sistêmicas, como tuberculose e sífilis (Figura 18.33).

Os sintomas da uveíte intermediária podem incluir visão turva, manchas flutuantes na visão e fotofobia.

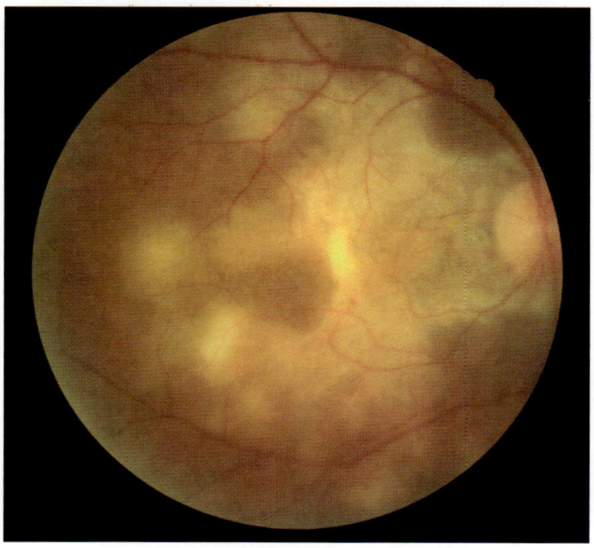

Figura 18.33 Uveíte por tuberculose.

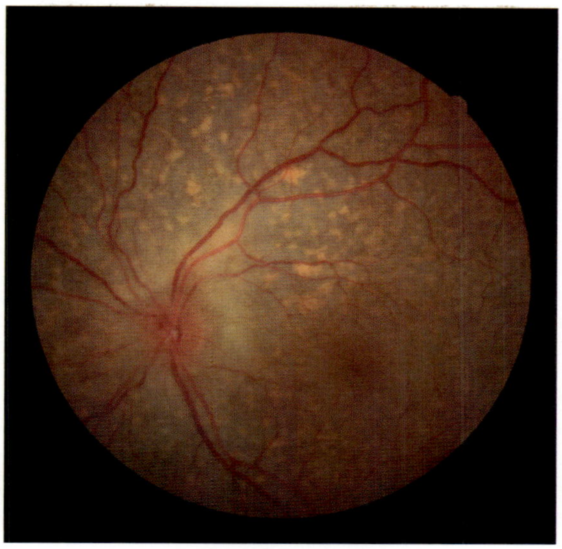

Figura 18.34 Uveíte posterior.

O diagnóstico da uveíte intermediária envolve o exame de fundo de olho sob dilatação pupilar para observação da periferia retiniana, OCT para pesquisa de edema macular secundário e testes laboratoriais e de imagem para avaliação de causas subjacentes.

O tratamento da uveíte intermediária inclui corticosteroides, tópicos e sistêmicos, e imunomoduladores, como metotrexato ou ciclosporina, além do controle da condição subjacente.

Uveíte posterior

A uveíte posterior (Figura 18.34) é uma forma de uveíte que afeta predominantemente a região posterior do olho, envolvendo a retina e a coroide, e pode estar associada a complicações graves, como edema macular e descolamento de retina.

As causas da uveíte posterior podem incluir infecções, como toxoplasmose, citomegalovírus (Figura 18.35) ou herpes-vírus, e algumas condições sistêmicas, como a sarcoidose e a síndrome de Vogt-Koyanagi-Harada (Figura 18.36).

Os sintomas da uveíte posterior incluem visão turva e perda progressiva da visão. O diagnóstico da uveíte posterior envolve o exame de fundo de olho, em busca de sinais e características da inflamação que possam determinar a etiologia, como no caso da necrose retiniana aguda causada pelo herpes, a retinocoroidite por *Toxoplasma gondii* (Figura 18.37), tuberculomas característicos de tuberculose e neurorretinite por bartonelose ou sífilis, sendo que esta última pode ter apresentações diversas (Figura 18.38).

A neurorretinite unilateral subaguda difusa (DUSN) é causada pela presença de uma larva no espaço sub-retiniano, que provoca um processo degenerativo na retina (Figura 18.39). O diagnóstico definitivo é feito quando é possível visualizar o nematódeo, o que é raro. O tratamento de escolha é a fotocoagulação, mas só é indicado quando a larva é identificada. Em casos de diagnóstico presumido, o tratamento farmacológico pode ser uma alternativa segura e eficaz.

O tratamento da uveíte posterior inclui corticosteroides tópicos, sistêmicos e também sob a forma de injeções intravítreas. Se a doença estiver relacionada a uma doença infecciosa ou autoimune, como no caso da coroidopatia *puntata* interna (PIC), o tratamento será direcionado à causa subjacente (Figura 18.40).

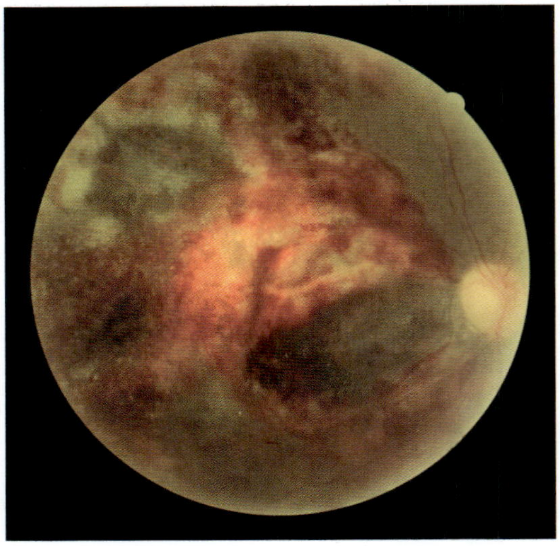

Figura 18.35 Uveíte por citomegalovírus.

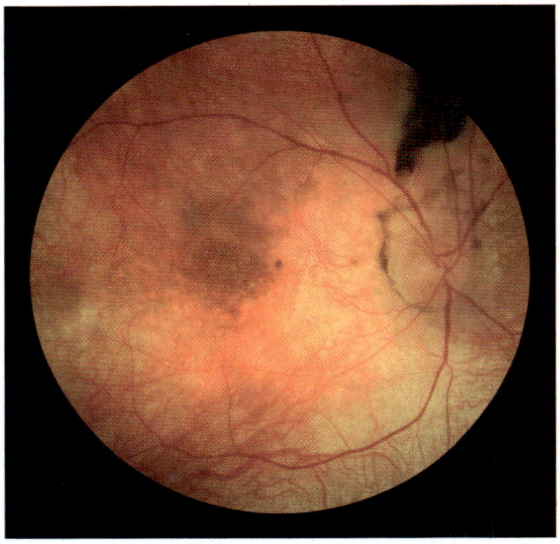

Figura 18.36 Síndrome de Vogt-Koyanagi-Harada.

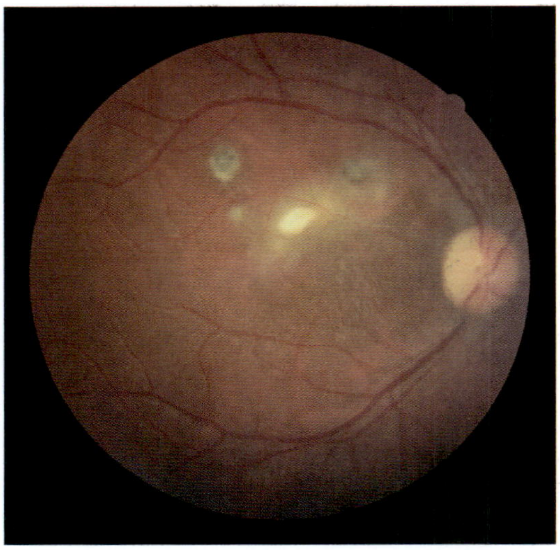

Figura 18.37 Retinocoroidite por *Toxoplasma gondii*.

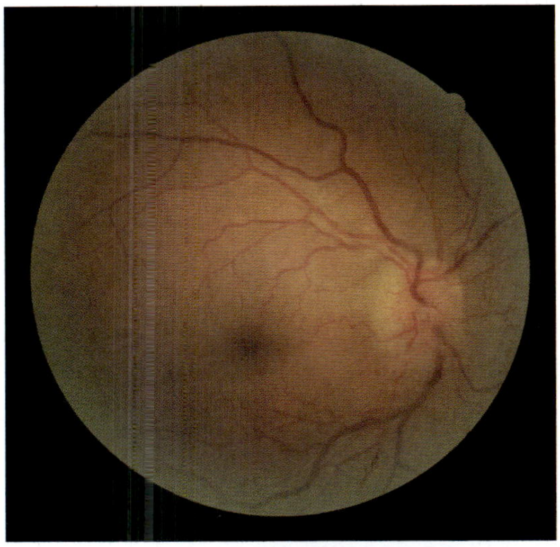

Figura 18.38 Neurorretinite por sífilis.

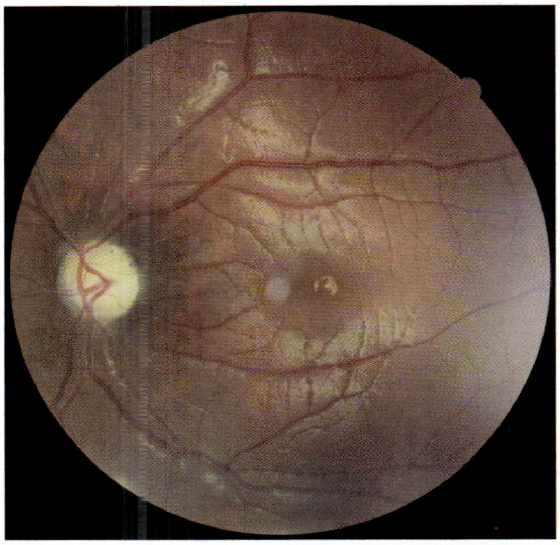

Figura 18.39 Neurorretinite unilateral subaguda difusa.

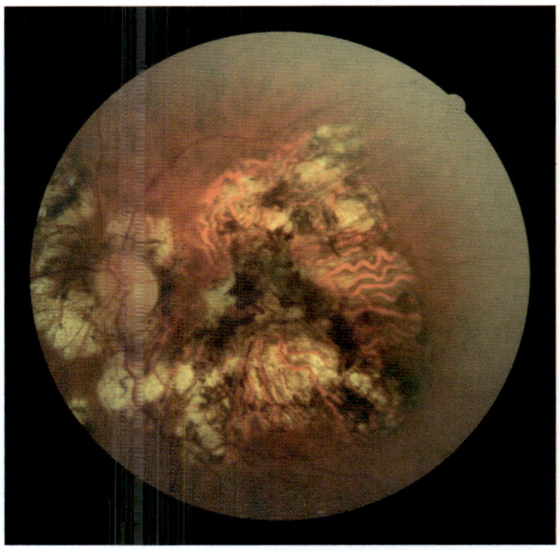

Figura 18.40 Coroidopatia *puntata* interna.

BIBLIOGRAFIA

Doenças externas oculares e da córnea

American Academy of Ophthalmology. 2020-2021 Basic and Clinical Science Course. American Academy of Ophthalmology, 2020.

Colégio Brasileiro de Oftalmologia (CBO). Coleção CBO – Série Brasileira de Oftalmologia. 2. ed. Rio de Janeiro: Guanabara Koogan, 2011.

Kanski JJ. Oftalmologia Clínica. 9. ed. Rio de Janeiro: Guanabara Koogan; 2023.

Ametropias

Alves A. Refração. 6. ed. Rio de Janeiro: Cultura Médica, 2014.

Alves MR, Polati M, Sousa SJF. Refratometria ocular e a arte da prescrição médica. 7. ed. Rio de Janeiro: Cultura Médica, 2023.

Duke-Elder S, Abrams D. System of ophthalmology. v. 5. Ophthalmic optics and refraction. London: Henry Kimpton; 1970. v. V.

Estrabismo

American Academy of Ophthalmology. Pediatric ophthalmology and strabismus. 2019-2020 Basic and Clinical Science Course, 2019.

Souza-Dias C, Goldchmit M. Os estrabismos: teoria e casos comentados. Rio de Janeiro: Cultura Médica/Guanabara Koogan, 2011.

Neuroftalmologia

American Academy of Ophthalmology. Neuro-ophthalmology. 2019-2020 Basic and Clinical Science Course, 2019.

Gervasio KA, Peck TJ et al. (org.) Manual de doenças oculares do Wills Eye Hospital: diagnóstico e tratamento no consultório e emergência. Porto Alegre: Artmed, 2002.

Monteiro MLR, Alves MR. Neuroftalmologia. 3. ed. Rio de Janeiro: Cultura Médica/Guanabara Koogan, 2013.

Safran AB et al. Neuro-ophtalmologie. France: Editions Masson, 2004.

Glaucomas

Allingham RR (org.) MBA Shields' Textbook of Glaucoma. 7. ed. USA: Wolters Kluwer, 2020.

Shaarawy TM, Sherwood MB, Hitchings RA, Crowston JG. Glaucoma. 2. ed. Philadelphia: Saunders Ltd., 2014.

Sociedade Brasileira de Glaucoma. Disponível em: www.sbglaucoma.org.br. Acesso em: 15 dez. 2024.

Tham Y-C, Li X, Wong TY et al. Global prevalence of glaucoma and projections of glaucoma burden through 2040: a systematic review and meta-analysis. Ophthalmology. 2014;121(11):2081-90.

Doenças da retina

Bhutto I, Lutty G. Understanding age-related macular degeneration (AMD): relationships between the photoreceptor/retinal pigment epithelium/Bruch's membrane/choriocapillaris complex. Mol Aspects Med. 2012;33(4):295-317.

Campochiaro PA, Bhisitkul RB, Shapiro H, Rubio RG. Vascular endothelial growth factor promotes progressive retinal nonperfusion in patients with retinal vein occlusion. Ophthalmology. 2013;120(4):795-802.

Gass JD. Stereoscopic atlas of macular diseases: Diagnosis and treatment. 4. ed. St. Louis: Mosby, 1997.

Jabs DA, Nussenblatt RB, Rosenbaum JT. Standardization of uveitis nomenclature for reporting clinical data. Results of the First International Workshop. Am J Ophthalmol. 2005;140(3):509-16.

Nguyen QD, Brown DM, Marcus DM et al. Ranibizumab for Diabetic Macular Edema: Results from 2 Phase III Randomized Trials: RISE and RIDE. Ophthalmology. 2012;119(4):789-801.

Photocoagulation for diabetic macular edema. Early Treatment Diabetic Retinopathy Study report number 1. Early Treatment Diabetic Retinopathy Study research group. Arch Ophthalmol. 1985;103(12):1796-806.

Ryan SJ, Hinton DR, Schachat AP, Wilkinson CP. Retina. 6. ed. London: Elsevier, 2017.

Wenick AS, Bressler NM. Diabetic macular edema: current and emerging therapies. Middle East Afr J Ophthalmol. 2012;19(1):4-12.

Yanoff M, Duker JS. Oftalmologia: princípios e práticas. Rio de Janeiro: Elsevier, 2014.

Yanoff M, Sassani JW. Ocular Pathology. 7. ed. Philadelphia: Saunders, 2014.

PARTE

8

Orelhas, Nariz, Seios Paranasais, Faringe e Laringe

Melissa A. G. Avelino

Colaboradores

José Ricardo Gurgel Testa
Thaís Gomes Abrahão Elias
Thereza Queiroga

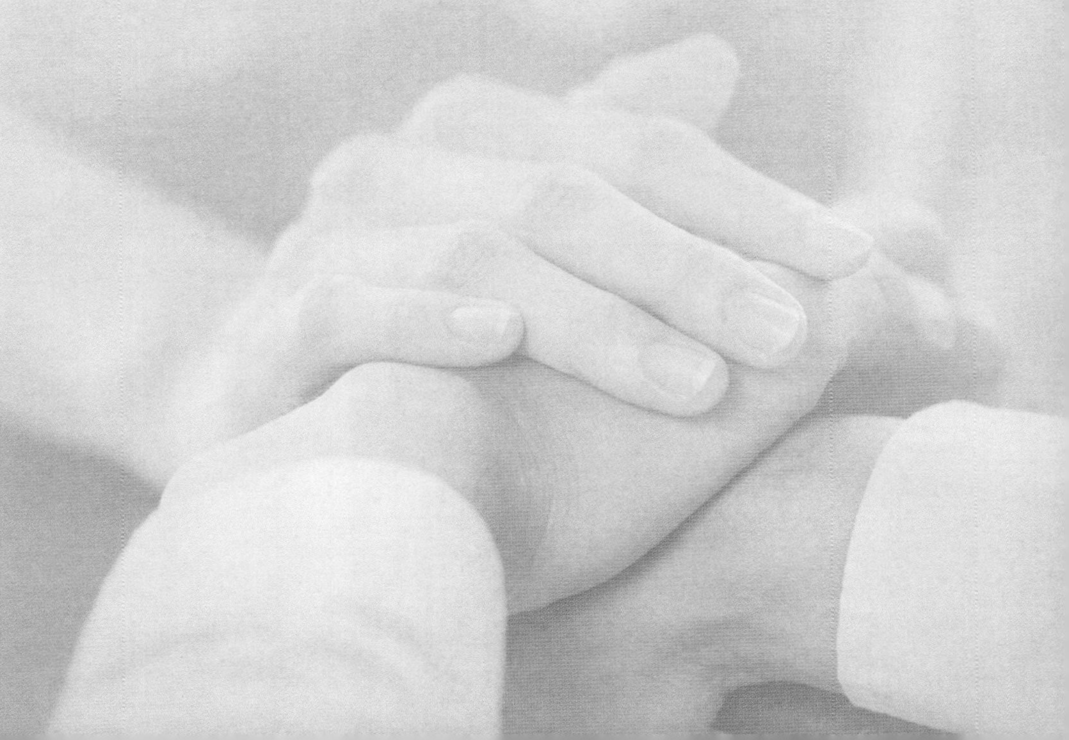

CAPÍTULO 19

Fundamentos de Anatomia e Fisiologia

José Ricardo Gurgel Testa, Melissa A. G. Avelino, Thaís Gomes Abrahão Elias, Thereza Queiroga

INTRODUÇÃO*

O órgão sensorial auditivo é responsável por converter a energia mecânica do som em impulsos elétricos no nervo auditivo.

Pode-se dividir a orelha em externa, média e interna (Figura 19.1).

*Rezende considera que a denominação "ouvido" seja correta e de uso corrente, mas optamos pela utilização do termo "orelha", como está na Nômina Anatômica.

ORELHA EXTERNA

Formada por duas partes: o pavilhão auricular, fixado lateralmente na cabeça; e o meato acústico externo (MAE), que se estende do pavilhão auricular até a membrana timpânica (e-Figura 19.1).

ORELHA MÉDIA

Cavidade pneumática (cheia de ar) localizada na parte petrosa do osso temporal, denominada cavidade timpânica. Comunica-se com a nasofaringe por meio de um canal osteocartilaginoso, a tuba auditiva (e-Figura 19.2).

Na cavidade timpânica encontra-se a cadeia ossicular, composta por três ossículos: martelo, bigorna e estribo, articulados entre si, e que se estendem da membrana timpânica à orelha interna (Figura 19.2).

ORELHA INTERNA

O labirinto ósseo é composto pela cavidade óssea, denominada vestíbulo, três canais semicirculares e a cóclea (e-Figuras 19.3 a 19.6).

A cóclea é responsável pela conversão da energia mecânica do som em impulsos elétricos (Figura 19.3).

O equilíbrio e a orientação estão relacionados com o labirinto, os canais semicirculares, o sáculo e o utrículo, os quais constituem o sistema vestibular periférico.

Acesse todo o conteúdo *online* citado nesta página:

http://uqr.to/20wde

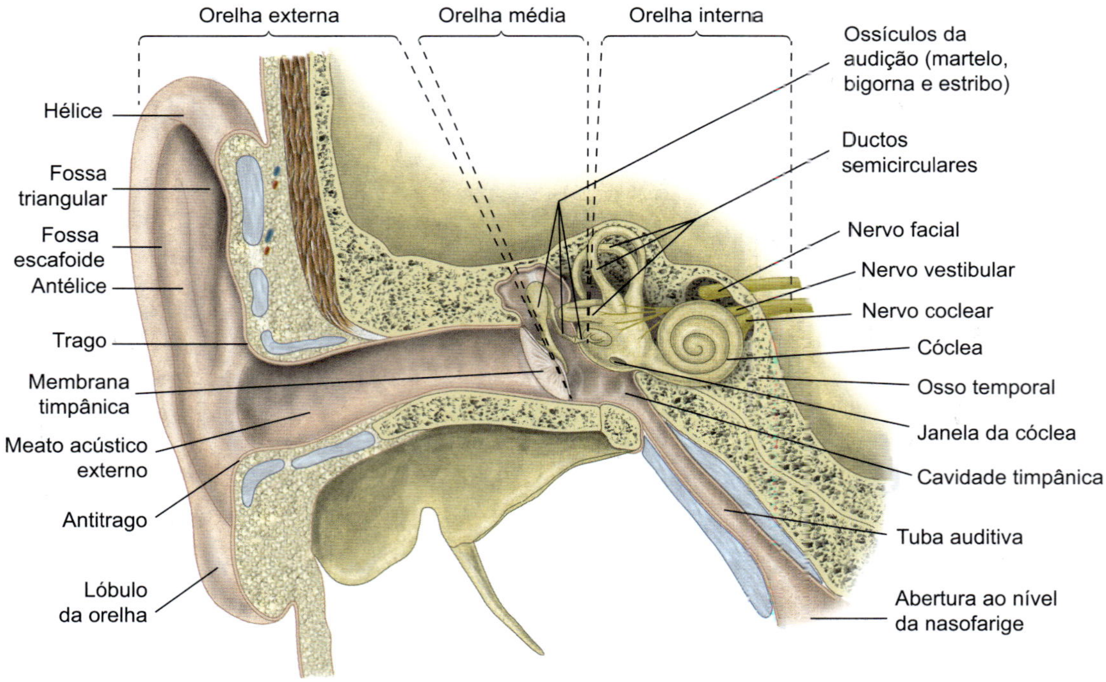

Figura 19.1 Orelhas externa, média e interna.

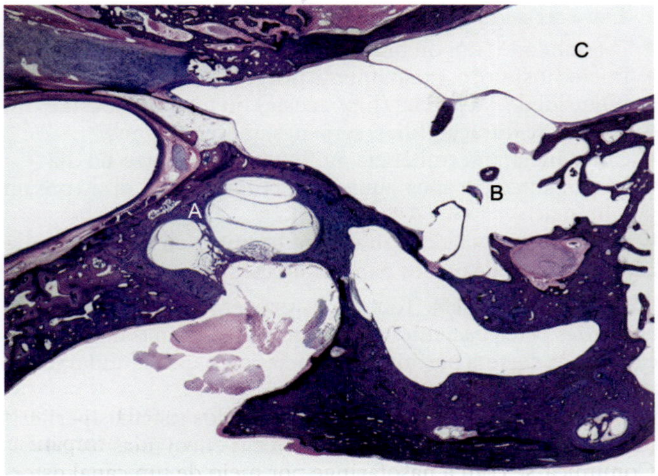

Figura 19.2 Otopatologia de cóclea (A), estribo (B) e membrana timpânica (C). (Fonte: imagem cedida por Rafael Monsanto MD, PhD; Laboratório de Otopatologia da Universidade de Minnesota.)

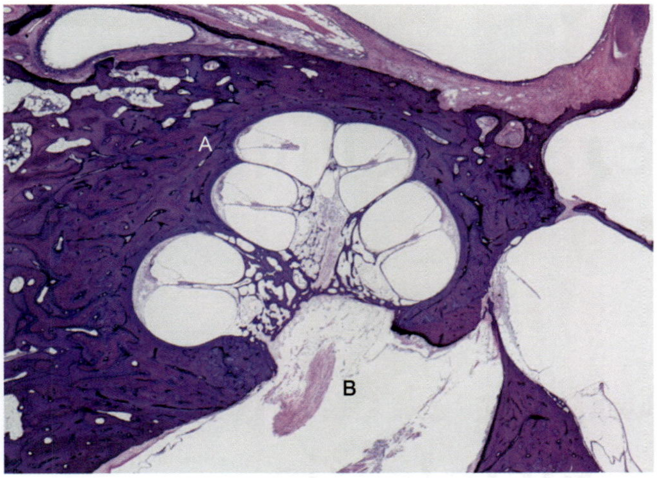

Figura 19.3 Otopatologia de uma cóclea (A) e do nervo auditivo (B). (Fonte: imagem cedida por Rafael Monsanto MD, PhD; Laboratório de Otopatologia da Universidade de Minnesota.)

BIBLIOGRAFIA

Bento RF, Martins GSQ, Pinna MH. Tratado de otologia. 2. ed. São Paulo: Atheneu, 2013.

Mezzalira R, Bittar RAM, Albertino S. Otoneurologia clínica. Rio de Janeiro: Revinter, 2013.

Pignatari SSN, Anselmo-Lima WT (orgs.). Tratado de otorrinolaringologia. 3. ed. Rio de Janeiro: Elsevier, 2018.

CAPÍTULO 20

Exame Clínico

José Ricardo Gurgel Testa, Melissa A. G. Avelino, Thaís Gomes Abrahão Elias, Thereza Queiroga

ANAMNESE

Essencial para o raciocínio clínico, a anamnese inicia-se pela identificação, em que se obtêm informações importantes que possibilitam avaliar o perfil do paciente em relação à sua saúde.

Quanto à idade, em recém-nascidos, destacam-se malformações congênitas, infecções perinatais e uso de medicamentos ototóxicos. Em crianças pré-escolares e escolares, há maior prevalência de infecções virais e bacterianas. Em pessoas idosas, adquire relevância a presbiacusia.

Considerando-se o sexo do paciente, a presbiacusia, por exemplo, é mais prevalente no sexo masculino, enquanto otosclerose, doenças imunomediadas e paraganglioma são mais frequentes em mulheres.

Levando em consideração a cor, a otosclerose é mais frequente em pessoas de cor branca.

Quanto à profissão, deve-se sempre pensar em perda auditiva nos pacientes expostos, no momento atual ou pregressamente, a ambientes ruidosos no trabalho.

Antecedentes pessoais

Em crianças, deve-se perguntar sobre:

- Antecedentes pré-natais (uso de substâncias ototóxicas; infecções [toxoplasmose, rubéola, citomegalovírus, HIV/AIDS])
- Antecedentes perinatais (prematuridade, anoxia, hipoxia)
- Antecedentes pós-natais (necessidade de internação em unidade de terapia intensiva, uso de aminoglicosídeos ou diuréticos de alça, hiperbilirrubinemia, meningite neonatal).

Em adultos e pessoas idosas, avaliar:

- Tabagismo, uso de bebidas alcoólicas, alimentação e sedentarismo
- Antecedentes cirúrgicos, especialmente otorrinolaringológicos
- Doenças sistêmicas, distúrbios metabólicos e vasculares
- Uso de medicamentos (aminoglicosídeos, diuréticos de alça, salicilatos e cisplatina)
- Exposição a ambientes ruidosos
- História de traumatismo cranioencefálico.

Antecedentes familiares

Questionar a existência de outros familiares com perda auditiva, como disacusias congênitas, otosclerose e presbiacusia.

SINAIS E SINTOMAS

Os principais sinais e sintomas são: disacusia (hipoacusia e anacusia), tontura, vertigem e zumbido.

HIPOACUSIA E ANACUSIA. Principal queixa relacionada com a audição. Significa perda parcial ou total de audição que diminui a compreensão da mensagem falada.

Deve ser sempre avaliada quanto a:

- Lateralidade (uni ou bilateral)
- Início (insidioso, rapidamente progressivo ou abrupto)
- Intensidade, se parcial (hipoacusia) ou total (anacusia)
- Tempo de duração (dias, semanas, meses ou anos)
- Constância, intermitência ou flutuação ao longo do dia
- Início, antes ou após aquisição da linguagem oral (pré ou pós-lingual)
- Sintomas associados, zumbido, tontura, plenitude aural e acometimento de outros pares cranianos, como o nervo facial.

TONTURA E VERTIGEM. Tontura e vertigem são denominações utilizadas pelos pacientes como equivalentes, mas uma avaliação clínica correta permite diferenciá-las, o que é fundamental no raciocínio diagnóstico.

Pode decorrer de comprometimento dos sistemas periféricos (aferência) ou das respostas motoras envolvidas na estabilização da postura e da manutenção do centro da massa corporal e da cabeça (eferência).

Pontos importantes a investigar:

- Tempo de evolução, aguda (menos de 1 semana) ou crônica
- Recorrente ou autolimitada
- Periodicidade
- Características da tontura (sensação rotatória caracteriza a vertigem). Relato de flutuação; cabeça vazia; sensação de escurecimento visual, pré-síncope; instabilidade ou desequilíbrio não deve ser confundido com vertigem
- Sintomas associados (hipoacusia, zumbido, cefaleia, náuseas, vômito)
- Fatores desencadeantes (movimentos ou posição da cabeça; esforço físico; alimentação; estresse).

ZUMBIDO. Sensação de som na ausência de estímulo sonoro externo. Pode ser a primeira manifestação clínica de um paciente com perda auditiva.

Dados a serem analisados:

- Localização (unilateral, bilateral ou na cabeça)
- Características (apito, chiado, grave, agudo, pulsação)
- Tempo de evolução
- Modo de início (insidioso, abrupto, após episódio de surdez súbita ou episódio de tontura)
- Fatores de melhora ou piora (movimentação da cabeça; ingestão de alimentos como chocolate, alimentos condimentados, uso de cafeína)
- Grau de incômodo (leve, moderado, intenso)
- Sintomas associados: tontura, plenitude aural, perda auditiva, cefaleia, cervicalgia e distúrbio da articulação temporomandibular
- Doenças sistêmicas (hipertensão arterial, diabetes, hiper ou hipotireoidismo)
- Tabagismo, etilismo, consumo excessivo de doces
- Medicamentos (todos os grupos medicamentosos podem causar zumbido; entretanto, alguns são mais comuns, como ácido acetilsalicílico, anti-inflamatórios, aminoglicosídeos e antidepressivos)
- Tratamentos realizados.

A avaliação do grau de incômodo provocado pelo zumbido é uma tarefa difícil de ser realizada. Pode ser utilizada a escala visual analógica da dor (EVA), em que o paciente escolhe uma nota de 0 a 10 de acordo com o incômodo e o desconforto causado pelo zumbido (ver Escalas de dor, Capítulo 9, *Dor: Definição, Fisiopatologia e Características Semiológicas*).

EXAME FÍSICO

Para o exame físico, utilizam-se inspeção, palpação, ausculta (testes de Weber e Rinne) e testes de função vestibular.

Técnicas básicas

Inspeção

Observar forma, tamanho e cor do pavilhão auricular, com o objetivo de detectar malformações, como agenesia de pavilhão auricular (e-Figura 20.1); microtia do pavilhão auricular (e-Figura 20.2); aplasia ou hipoplasia do meato acústico externo; orelhas proeminentes; fístulas ou cistos pré-auriculares.

Otoscopia

Equipamentos portáteis

Atualmente existem aparelhos portáteis para realizar otoscopia com videoendoscópio (Vídeo 20.1), que possibilita a realização do exame com maior distanciamento e auxilia na avaliação inicial do paciente por meio de gravação de imagens para serem compartilhadas com outros profissionais e/ou telemedicina.

Inspeção das orelhas externa e média

No meato acústico externo, pesquisar edema, secreções, descamações, sangue ou cerume, corpo estranho, escoriações ou alterações na estrutura (estreitamento, abaulamento, deformidades).

À otoscopia ou à otomicroscopia, a membrana timpânica, quando normal, tem formato arredondado, coloração perlácea com uma região anterior que reflete a luz do otoscópio, chamada triângulo luminoso de Politzer (e-Figuras 20.3 e 20.4).

O cabo do martelo, disposto em sentido vertical, e sua porção inferior fica ligeiramente inclinada para trás, terminando no *umbus* ou umbigo, parte mais côncava da membrana timpânica.

Alterações mais frequentes da membrana timpânica

- Otite média aguda. Observa-se membrana timpânica íntegra e abaulada (e-Figura 20.5)
- Membrana timpânica com perfuração central (e-Figura 20.6)
- Membrana timpânica íntegra com áreas de esclerose (e-Figura 20.7).

Palpação da orelha externa

A palpação do pavilhão auricular e da região retroauricular é útil para avaliação de tumorações, identificação de linfonodos, cistos, abscessos ou hematomas. Indispensável para identificar áreas de flutuação quando houver suspeita de abscesso.

Observar também a presença de orifícios (fístulas), malformações dos arcos branquiais, como o coloboma auricular.

Ausculta

Importante ser feita nas regiões retroauricular periauricular e cervical em pacientes com zumbido pulsátil para investigar a possibilidade de aneurisma, fístula ou malformações arteriovenosas.

Testes de Weber e de Rinne

Esses testes são realizados com diapasão, instrumento de aço ou alumínio, com formato semelhante à letra "Y" (Figura 20.1), que emite um tom puro ao ser percutido.

Cada diapasão emite som de acordo com o número de ciclos por segundo (128, 256, 512, 1024 e 2048).

Para realizar o teste, segura-se o diapasão pela haste rígida e batem-se as hastes livres na palma da mão ou dorso da mão, para fazê-lo vibrar.

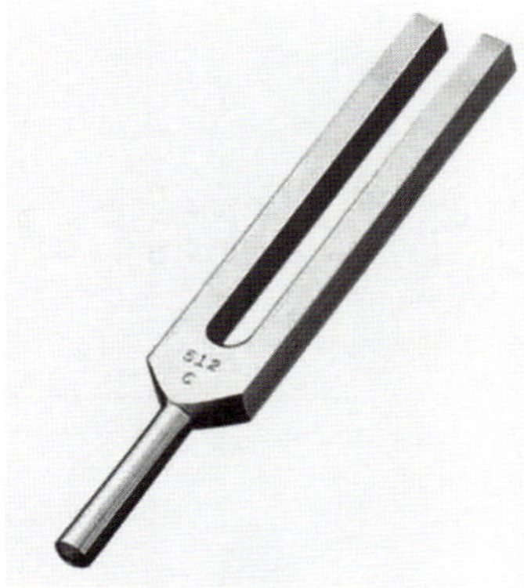

Figura 20.1 Imagem de um diapasão.

Teste de Weber

O diapasão é colocado na linha média do crânio do paciente, na testa, glabela ou incisivos centrais superiores ou inferiores. O paciente deve informar se escutou o som na linha média, na orelha direita ou na esquerda (Figura 20.2).

Teste de Rinne

Possibilita comparar a audição por via óssea e respiratória. O diapasão é colocado na apófise da mastoide do paciente até o desaparecimento da percepção sonora; em seguida, é colocado na região anterior ao trago, sem tocá-lo (Figura 20.3).

Em indivíduos com audição normal, a via respiratória é mais sensível à percepção sonora do que a via óssea, ou seja, a percepção do som ainda ocorre quando o diapasão está localizado à frente do trago (Rinne positivo).

Avaliação de perda auditiva pelo teste de Rinne

- Perdas neurossensoriais: teste de Rinne positivo significa que há rebaixamento tanto na via respiratória quanto na via óssea
- Perda condutiva: teste de Rinne negativo, ou seja, o paciente escuta melhor o som do diapasão quando estiver apoiado na mastoide.

Testes de função vestibular

Compreendem testes estáticos e dinâmicos.

Teste estático da função vestibular (teste de Romberg)

O teste de Romberg é utilizado para avaliar o reflexo vestibulospinal, as conexões do tronco encefálico e o

Acesse todo o conteúdo *online* citado nesta página:

http://uqr.to/20wdf

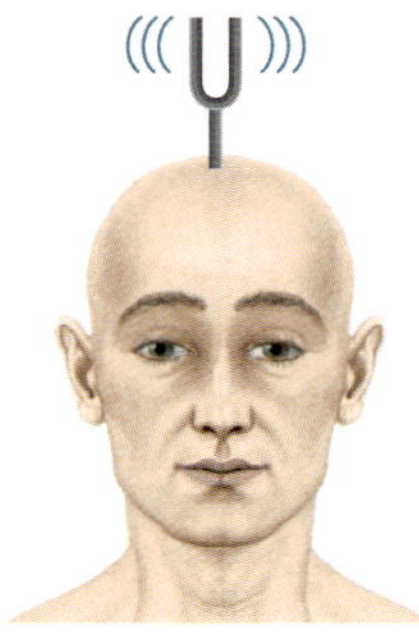

Figura 20.2 Teste de Weber.

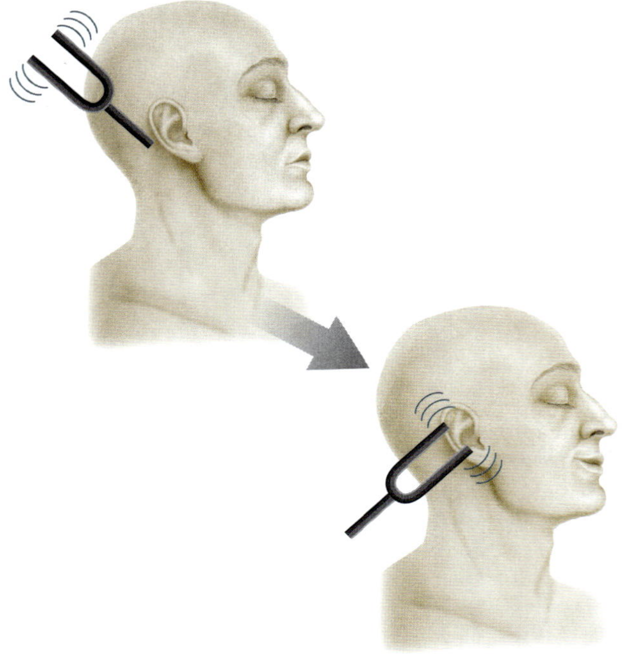

Figura 20.3 Teste de Rinne.

cerebelo. Para sua execução, coloca-se o paciente em pé com os calcanhares juntos e as pontas dos pés separadas 30°, braços ao longo do corpo ou estendidos anteriormente na altura dos ombros e olhos fechados durante cerca de 1 minuto.

A interpretação do teste é feita da seguinte maneira:

- Teste normal: o indivíduo permanece na posição inicial, sem oscilações que ocasionam queda ou deslocamento do pé
- Queda para a frente ou para trás durante o teste relaciona-se com o comprometimento do sistema nervoso central
- Oscilações ou queda para as laterais sugerem alterações no sistema vestibular.

Testes dinâmicos da função vestibular

Compreendem a marcha, o teste de Fukuda, a pesquisa de nistagmo espontâneo e nistagmo de posição.

MARCHA. Nas lesões unilaterais do sistema vestibular periférico, a marcha é insegura, e o paciente apresenta desvio ou queda para o lado comprometido. De modo característico, observa-se piora da qualidade da marcha com os olhos fechados, ocorrendo melhora quando o paciente abre os olhos e tem o auxílio da fixação visual.

TESTE DE FUKUDA. Solicita-se que o paciente execute 60 passos, elevando os joelhos como se estivesse marchando sem sair do lugar, com os olhos fechados e os braços estendidos anteriormente na altura dos ombros.

- Consideram-se normais os desvios laterais de até 30° e deslocamentos anteriores de um metro (o ideal é realizar o teste em uma sala com marcação circular no chão, representada por três círculos concêntricos com 50 cm de diâmetro cada e 12 divisões radiais de 30°)
- A alteração mais frequente é o desvio lateral progressivo ao longo do teste, em geral para o lado do déficit vestibular.

NISTAGMO. Pode ser espontâneo ou de posição.

Nistagmo espontâneo. Movimento ocular observado no paciente sentado, com os olhos na posição primária do olhar (olhar frontal), sem fixação ocular.

Nas labirintopatias periféricas, o nistagmo espontâneo está presente apenas na fase aguda e coincide com o relato de vertigem.

Na fase aguda, o nistagmo tem o componente rápido no sentido oposto ao da lesão e diminui progressivamente até desaparecer.

Nistagmo de posição. A manobra de Dix-Hallpike é a mais utilizada para investigação do nistagmo de posição (Figura 20.4). Testa-se o canal semicircular posterior, o mais acometido nos casos de desprendimento de otólitos.

A semiotécnica consiste em:

- Paciente inicialmente sentado com as pernas estendidas sobre a maca
- Com o paciente sentado, vira-se sua cabeça passivamente em um ângulo de 45° com o plano sagital para o lado testado
- Faz-se movimento rápido e contínuo, deitando o paciente e finalizando a manobra com a cabeça do paciente ultrapassando a borda da maca e pendurada para trás em torno de 15°
- O paciente deve permanecer com a cabeça pendente por cerca de 30 segundos com os olhos abertos
- O canal posterior testado em cada lado é aquele que está em posição mais inferior ao fim da manobra. O nistagmo que aparece alguns segundos é:
    - Geotrópico (componente rápido em direção ao solo)
    - Torcional
    - Desaparece com a repetição da manobra (fatigável).

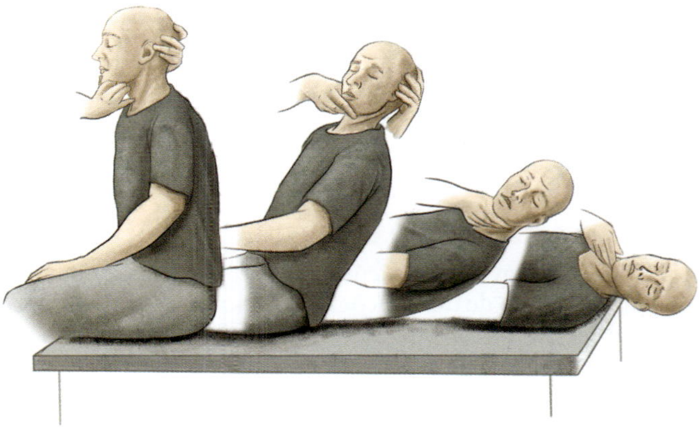

Figura 20.4 Manobra de Dix-Hallpike. Paciente inicialmente sentado, com a cabeça rodada lateralmente (direita ou esquerda, conforme o lado a ser testado), em aproximadamente 45°. Com o examinador segurando a cabeça do paciente, promove-se movimento para decúbito dorsal horizontal com a cabeça pendente para trás, em aproximadamente 30°.

BIBLIOGRAFIA

Bento RF, Martins GSQ, Pinna MH. Tratado de otologia. 2. ed. São Paulo: Atheneu, 2013.

Mezzalira R, Bittar RAM, Albertino S. Otoneurologia clínica. Rio de Janeiro: Revinter, 2013.

Pignatari SSN, Anselmo-Lima WT (orgs.). Tratado de otorrinolaringologia. 3. ed. Rio de Janeiro: Elsevier, 2018.

CAPÍTULO 21

Exames Complementares

José Ricardo Gurgel Testa, Melissa A. G. Avelino, Thaís Gomes Abrahão Elias

INTRODUÇÃO

Os exames complementares incluem audiometria, impedanciometria, testes da função vestibular e exames de imagem (tomografia computadorizada [TC] e ressonância magnética [RM]).

AUDIOMETRIA

Compreende a audiometria tonal e a audiometria vocal.

Audiometria tonal

Permite determinar os limiares auditivos por via respiratória, utilizando fones de ouvido em cabine acústica, e por via óssea, obtido por meio de vibrador ósseo colocado na mastoide (estímulo sonoro atinge diretamente a cóclea, sem passar pelas orelhas externa e média).

Os símbolos utilizados na audiometria são elucidados no Quadro 21.1.

Pode-se classificar a perda auditiva quanto ao tipo e à magnitude (Quadros 21.2 e 21.3).

Audiometria vocal

É a avaliação do limiar e do índice percentual de reconhecimento da fala (IPRF).

LIMIAR DE RECONHECIMENTO DA FALA (SRT, DO INGLÊS *SPEECH RECEPTION THRESHOLD*). Corresponde à menor intensidade de voz em que o paciente é capaz de repetir 50% das palavras faladas.

Quadro 21.1 Símbolos da audiometria.

	Orelha direita (vermelho)	Orelha esquerda (azul)
Via de condução respiratória	O	X
Via de condução óssea	<	>

Quadro 21.2 Tipos de perda auditiva.

Perda condutiva ou de transmissão	Apresenta curva óssea normal e curva respiratória rebaixada, com aparecimento do chamado *gap* respiratório-ósseo (diferença ≥ 10 dB entre as curvas respiratória e óssea)
Perda neurossensorial	Apresenta curvas óssea e respiratória rebaixadas, sem a presença de *gap* respiratório-ósseo
Perda mista	Apresenta curvas respiratória e óssea rebaixadas com a presença de *gap* entre elas

Quadro 21.3 Magnitude da perda auditiva.

Média tritonal (dBNA)	Magnitude da perda auditiva
10 a 25	Normal
26 a 40	Perda leve
41 a 55	Perda moderada
56 a 70	Perda moderada severa
71 a 90	Perda grave
> 90	Perda profunda

ÍNDICE PERCENTUAL DE RECONHECIMENTO DA FALA (IPRF) OU ÍNDICE PERCENTUAL DE DISCRIMINAÇÃO. Consiste na habilidade do paciente em repetir palavras (monossílabas e dissílabas) com aproximadamente 40 dB, nível de sensação, ou seja, 40 dB acima da média de limiar das frequências de 500, 1.000 e 2.000 Hz.

Em indivíduos normais, a discriminação pode variar de 88 a 100%. Entre 60 e 88%, pode-se suspeitar de lesão coclear e com discriminação, enquanto < 60%, a suspeita é de lesão retrococlear.

IMPEDANCIOMETRIA

É a medida objetiva da integridade e da função dos mecanismos periféricos da audição, compreendendo a timpanometria e o reflexo do estapédio.

Timpanometria

Avalia a complacência da membrana timpânica. Podem ser obtidos os seguintes tipos de timpanograma (Figura 21.1):

- Tipo A: considerado normal. Ao se modificar em positiva e negativa, a pressão no meato acústico tem um pico de complacência igual à que se encontra no nível de zero. A curva deve ter os pontos de complacência mínima em + e −200 mmH_2O
- Tipo As ou Ar: variante do tipo A. Apresenta complacência diminuída (abaixo de 20% de mobilidade), significando rigidez da cadeia ossicular. É sugestiva de otosclerose
- Tipo AD: variante do tipo A. Não se obtém um pico de complacência, apesar de haver aumento da mobilidade simétrica

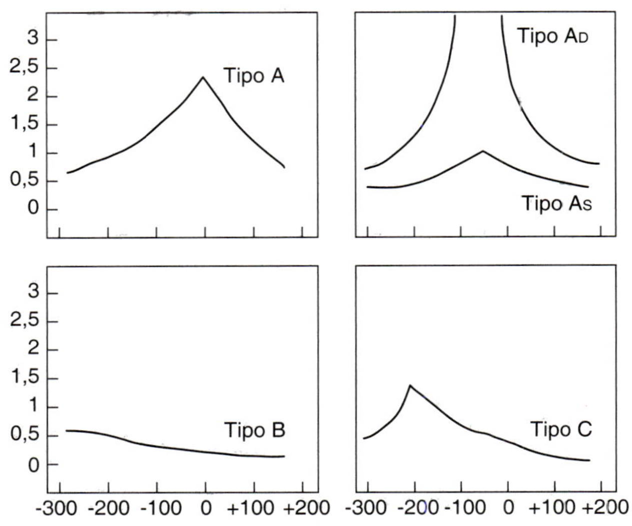

Figura 21.1 Tipos de curva na impedanciometria.

ou média; condições climáticas (calor e umidade); utilização de gotas otológicas por período prolongado que modificam o pH e alteram o equilíbrio da flora; estenose do meato acústico externo; perda da camada protetora de cerume.

Aspergillus é o agente etiológico mais frequente, seguido por *Candida albicans*.

A principal queixa é prurido intenso, podendo ocorrer também sensação de plenitude aural e zumbido, em decorrência de acúmulo de secreções, além de otorreia espessa que pode ocluir o meato.

Ao exame físico, o meato acústico tem aspecto hiperemiado com discreto edema. Nas infecções por *Aspergillus* é possível visualizar micélios fúngicos, que apresentam diversas colorações, conforme a espécie: preta quando se trata de *A. niger* (e-Figura 22.4), verde de *A. viridans*, amarela de *A. flavus*, marrom de *A. fumigatus*.

Nas infecções por *Candida*, o meato pode estar preenchido por massa esbranquiçada (e-Figura 22.5).

O tratamento consiste em curativo otológico para retirada da descamação e dos micélios, seguido de antifúngico tópico (normalmente três gotas a cada 12 horas), sendo os mais frequentes ciclopirox olamina, clotrimazol, oxiconazol, com avaliações periódicas para checar o quadro clínico.

Pericondrite e condrite auricular

São processos inflamatórios do pericôndrio e da cartilagem da orelha externa, respectivamente. Podem ser ocasionados pela extensão de processos infecciosos, trauma acidental ou cirúrgico. Como o suprimento sanguíneo da cartilagem é feito através do pericôndrio, a presença de coleções purulentas entre o pericôndrio e a cartilagem impede a irrigação, podendo causar necrose.

Pseudomonas aeruginosa é o microrganismo encontrado com mais frequência em culturas realizadas na fase inicial do processo infeccioso.

A orelha afetada mostra-se hiperemiada e dolorosa, com endurecimento de parte ou de todo o pavilhão, podendo ocasionar oclusão do meato acústico externo (e-Figura 22.6). Podem existir pontos de flutuação, inclusive com drenagem espontânea de secreção purulenta.

Nos casos mais graves, a pele sobre a área afetada pode ter descamação, com crostas ou ulceração.

A pericondrite do pavilhão auricular induzida pelo *piercing* vem se tornando uma afecção frequente, principalmente entre os jovens.

Os primeiros sinais e sintomas surgem dias ou semanas após a colocação do *piercing*.

O agente etiológico mais encontrado é *Pseudomonas aeruginosa*. A inoculação da bactéria decorre da exposição do pericôndrio e das cartilagens do pavilhão, durante ou após o procedimento.

Outras bactérias podem estar associadas, principalmente o *Staphylococcus aureus*.

Para o tratamento, é necessária uma correta avaliação clínica, com drenagem cirúrgica, quando há coleções, limpeza e retirada de tecido necrótico seguidas pela confecção de curativo compressivo. Além disso, utilizam-se antibióticos (cefalosporinas e/ou quinolonas) até se obter melhora do quadro clínico.

Herpes-zóster

A causa é a reativação do herpes-vírus simples tipo 3 que permanece latente nos gânglios das raízes nervosas dorsais.

Caracteriza-se pelo aparecimento de reações inflamatórias nos gânglios e na pele do dermátomo correspondente.

A diminuição da imunidade parece ser a causa da ativação do vírus.

Manifesta-se por dor intensa, do tipo nevrálgico, e aparecimento de vesículas sobre uma base eritematosa, seguindo a distribuição cutânea do nervo acometido. Como as vesículas surgem gradualmente, podem coalescer e formar crostas, ocorrendo com mais frequência na concha e na parede superior do meato acústico externo. Podem envolver o lóbulo e a região adjacente do pescoço (e-Figura 22.7).

Costumam levar de 2 a 4 dias para se estabelecerem definitivamente e, se não houver complicações, a afecção evolui para cura em 2 a 4 semanas.

Por causar otalgia de grande intensidade, a analgesia desses pacientes é muito importante. A utilização de antivirais é eficiente, principalmente se realizada nas fases iniciais da doença. Para isso, pode-se utilizar valaciclovir (1 g, 3 vezes/dia) ou aciclovir (800 mg, 5 vezes/dia) durante 7 dias. Para finalizar, faz-se uso de corticosteroide (prednisolona, 60 mg/dia), desde que não haja contraindicação, durante 7 dias, para auxílio da queixa álgica, diminuição da incidência de neuralgia pós-herpética e melhora do prognóstico de paralisia facial quando presente.

Atualmente, existe uma vacina para o vírus herpes-zóster para pacientes com idade igual ou superior a 60 anos e/ou imunocomprometidos.

Síndrome de Ramsay-Hunt

Síndrome de Ramsay-Hunt ocorre quando é acometido o gânglio geniculado. Caracteriza-se por paresia/paralisia facial transitória ou permanente, vesículas no conduto auditivo externo, hipoacusia e vertigem. A paralisia facial é decorrente do edema e da compressão sofridos pelo tronco motor do nervo facial. As alterações de audição e equilíbrio devem-se à proximidade dos nervos facial e vestibulococlear.

ORELHAS MÉDIA E INTERNA

As doenças mais comuns da orelha média incluem otite média aguda (OMA), otite média com efusão, OMC e mastoidite.

Doenças da orelha interna incluem perda auditiva induzida por ruído (PAIR), presbiacusia, doença de Ménière, vertigem postural paroxística benigna (VPPB) e neurite vestibular.

A otosclerose pode comprometer as orelhas média e interna.

Otite média aguda

A patogênese da OMA quase sempre tem o mesmo padrão evolutivo: antecedente de alergia ou infecção que resulta em congestão com edema de mucosa do trato respiratório, incluindo rinofaringe, tuba auditiva e orelha média. A efusão produzida dentro da orelha média, não encontrando saída, nela se acumula.

Fatores de risco: frequentar creches e berçários; história familiar de OMA de repetição; pais tabagistas; curta duração do aleitamento materno; atopia.

A doença, em geral, inicia-se com infecção de vias respiratórias superiores, que se arrasta até o súbito aparecimento de otalgia. Em crianças pode-se observar irritabilidade, dificuldade para se alimentar e febre.

Acesse todo o conteúdo *online* citado nesta página:

http://uqr.to/20wdi

O diagnóstico de OMA é feito pela presença de otalgia e visualização pela otoscopia de abaulamento da membrana timpânica, dado que é considerado patognomônico (e-Figura 22.8).

Ao exame físico observa-se membrana timpânica com perda da transparência ou presença de líquido em orelha média, e à pneumotoscopia encontra-se redução na mobilidade desta membrana.

Estima-se que metade dos casos de OMA seja causada por bactérias e a outra metade por vírus, entre os quais se destacam vírus sincicial respiratório, adenovírus, influenza e parainfluenza.

Os microrganismos bacterianos mais frequentes são *Streptococcus pneumoniae*, *Haemophilus influenzae* e *Moraxella catarrhalis*.

Otite média com efusão

Caracteriza-se pela presença de líquido na orelha média na ausência de sinais ou sintomas de infecção aguda. O fluido pode ser mucoide, seroso, sanguinolento ou purulento.

De acordo com a evolução, a otite média com efusão classifica-se em: aguda (menos de 3 semanas); subaguda (3 semanas a 3 meses); crônica (mais de 3 meses).

Confirma-se o diagnóstico pela otoscopia, com visualização de bolhas de secreção ou nível hidroaéreo (e-Figura 22.9).

A membrana timpânica frequentemente apresenta aumento da vascularização radial da parte tensa. Pode-se observar também a horizontalização do cabo do martelo.

Independente de tratamento, a evolução da otite média com efusão é favorável, com resolução espontânea em 75 a 90% das crianças, após 3 meses.

Na maioria dos casos o líquido da otite média com efusão é estéril. No entanto, nos casos em que a cultura é positiva os microrganismos mais encontrados são *Haemophilus influenzae*, *Streptococcus pneumonie* e *Moraxella catarrhalis*.

Otite média crônica

A OMC é definida como processo inflamatório da orelha média com duração superior a 3 meses. Histopatologicamente, é caracterizada por processo inflamatório associado a alterações teciduais irreversíveis.

Pode ser classificada em:

- Não colesteatomatosa
  - Simples
  - Supurativa
- Colesteatomatosa
  - Congênita
  - Adquirida primária
  - Adquirida secundária.

Otite média crônica não colesteatomatosa simples

Caracteriza-se por perfurações timpânicas, ou seja, qualquer alteração na integridade da membrana timpânica, as quais podem ser: centrais, quando se encontram bordas de remanescente timpânico em torno da perfuração (e-Figura 22.10), ou marginais, quando não existem bordas em algum ponto da perfuração (e-Figura 22.11).

As manifestações mais comuns são: otorreia intermitente, em geral associada a episódios de infecções de vias respiratórias superiores ou história de contaminação com água, com dor e diminuição da acuidade auditiva.

A mucosa da orelha média normalmente tem aspecto pálido e não apresenta secreção. Em casos de agudização a mucosa torna-se hiperemiada, edemaciada, além de secreção, na maioria dos casos purulenta.

Esses casos devem ser encaminhados ao especialista para programação cirúrgica.

Otite média crônica não colesteatomatosa supurativa

Caracteriza-se pela presença de otorreia mucoide ou mucopurulenta de longa duração que se acentua durante episódios infecciosos de vias respiratórias superiores. As perfurações da membrana timpânica são de grandes dimensões e, às vezes, totais (e-Figura 22.12).

A mucosa da orelha média encontra-se com sinais inflamatórios, com graus variáveis de espessamento.

Erosões ossiculares são frequentes e atingem bigorna, martelo e estribo, em ordem decrescente.

Otite média crônica colesteatomatosa

Colesteatoma caracteriza-se pela presença de pele na cavidade timpânica, com matriz externa formada por epitélio estratificado pavimentoso queratinizado, repousando sobre perimatriz de tecido conjuntivo.

A matriz descama em lamelas de queratina para dentro do espaço por ela delimitado, preenchendo-o e distendendo-o.

Pode ser classificada em congênita e adquirida, primária e secundária.

No colesteatoma congênito observa-se à otoscopia massa esbranquiçada através da porção anterior da membrana timpânica, adjacente ao cabo do martelo (e-Figura 22.13). Podem permanecer assintomáticos por anos. Paralisia facial, perda auditiva e vertigem podem ser a primeira manifestação. São identificados por volta dos 4 aos 5 anos de idade e predominam em meninos.

O colesteatoma adquirido primário instala-se a partir de defeitos ou bolsas de retração na região atical da membrana timpânica, quase sempre relacionados com disfunção da tuba auditiva (e-Figura 22.14).

Os colesteatomas secundários originam-se de uma perfuração marginal, geralmente por tratamento inadequado de OMC (e-Figura 22.15). O sintoma mais frequente é otorreia de caráter purulento, contínua e fétida, principalmente quando se instala infecção secundária (por contaminação com água ou infecção de vias respiratórias superiores), devido à presença de anaeróbios (*Peptococcus* sp., *Bacteroides* sp.), *Pseudomonas* sp. e aeróbios facultativos (*Proteus* sp., *Staphylococcus* sp.).

A otorreia não ocorre no tipo congênito com membrana timpânica íntegra.

A hipoacusia é o sintoma mais importante no colesteatoma congênito.

Vertigem e dor são excepcionais. Quando presentes indicam extensão da doença para a orelha interna. Podem ocorrer também zumbidos (tons graves), plenitude auricular e otorragia.

Zumbidos agudos, crise de vertigens, dor, surdez súbita, paralisia facial periférica e meningite indicam complicações graves.

Ao exame otoscópico observam-se otorreia com descamações perláceas e material queratínico; retração atical;

Acesse todo o conteúdo *online* citado nesta página:
http://uqr.to/20wdj

perfuração ampla (destruição subtotal do tímpano) ou posteromarginal com supuração anteroatical; pólipo aural/colesteatoma infectado; pólipo atical.

Normalmente, solicita-se tomografia de ossos temporais para avaliar a extensão do colesteatoma (e-Figura 22.16). Esses pacientes devem ser encaminhados para especialistas para programação cirúrgica (e-Figura 22.17).

Mastoidite coalescente

Resulta da evolução de processo inflamatório que envolve a mastoide, levando à lise das septações ósseas.

Caracteriza-se por hiperemia, calor e rubor da região retroauricular, podendo, em alguns casos, evoluir para coleção purulenta, com formação de abscesso (e-Figura 22.18).

Mastoidite não é um diagnóstico feito por exames de imagem; portanto, deve-se valorizar a clínica do paciente.

Nesses pacientes, está indicada a drenagem cirúrgica ou mastoidectomia, além de antibioticoterapia de amplo espectro.

Otosclerose

Termo utilizado para designar hipoacusia originada da anquilose da platina do estribo, e/ou do envolvimento generalizado da cápsula ótica.

Em geral, a perda auditiva tem início na idade de 15 a 35 anos, sendo mais frequente em pessoas de cor branca.

Em geral, a otoscopia é normal, mas em raros casos observam-se anastomoses dos vasos do promontório, originando mancha róseo-avermelhada, conhecida como sinal de Schwartz.

A audiometria demonstra perda auditiva condutiva, principalmente para tons graves.

Apesar de a otosclerose ser uma doença de diagnóstico essencialmente clínico, a avaliação pela tomografia computadorizada deve ser realizada em casos de perda auditiva neurossensorial, principalmente quando há história familiar de otosclerose. A tomografia evidencia lesões otoscleróticas ativas ou espongióticas, visualizadas como focos de hipodensidade que podem ser únicos, múltiplos ou confluentes.

Perda auditiva induzida pelo ruído

Trata-se de doença ocupacional caracterizada por alteração coclear irreversível devido à exposição a níveis sonoros elevados.

Em geral, seu aparecimento é insidioso e só se torna clinicamente evidente após vários meses ou anos.

Uma vez instalada, é irreversível, bilateral, simétrica ou relativamente simétrica, não sendo evolutiva, após cessação definitiva da exposição ao ruído.

A audiometria evidencia perda, de início, na frequência de agudos no máximo para 4 ou 6 kHz (Figura 22.1).

Presbiacusia

Diminuição auditiva por alterações degenerativas relacionadas ao envelhecimento. Costuma-se iniciar a partir dos 40 anos de idade, evoluindo de forma lenta e progressiva, em média de 5 a 6 dB por década.

A audiometria tonal revela perda auditiva neurossensorial bilateral, geralmente simétrica, mais evidente em agudos (Figura 22.2).

AVALIAÇÃO DIAGNÓSTICA DAS CRISES VERTIGINOSAS

A vertigem, ou seja, sensação ilusória rotativa, é o principal tipo de tontura que pode ser caracterizada pelos pacientes.

Em muitos casos a investigação clínica é feita de forma incorreta, resultando no "rótulo diagnóstico" de labirintite, utilizado tanto por leigos como por médicos.

A labirintite, propriamente dita, é uma causa rara de vertigem que ocorre

Acesse todo o conteúdo *online* citado nesta página:

http://uqr.to/20wdk

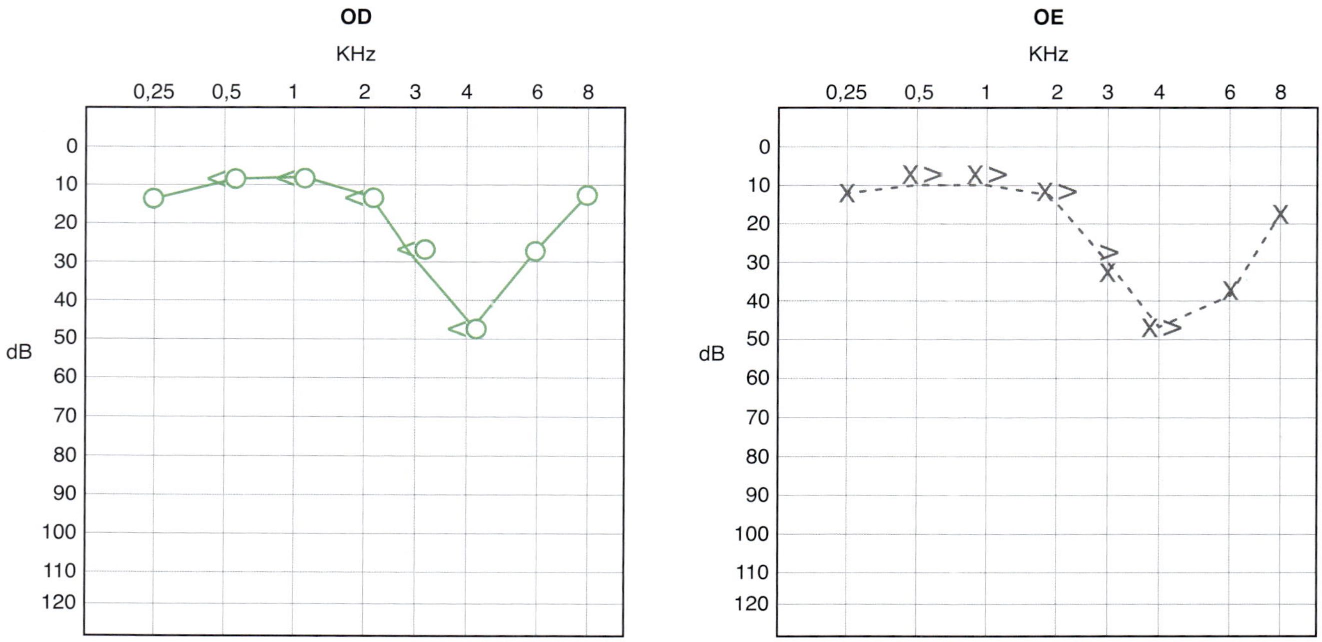

Figura 22.1 Audiometria característica de paciente com perda auditiva induzida por ruído.

pela disseminação da infecção da orelha média e mastoide para a orelha interna através da janela redonda.

A vertigem pode ter diversas causas: cardiovasculares; metabólicas; crise de enxaqueca; alterações do sistema nervoso central; trauma; processos inflamatórios.

É importante diferenciar a crise vertiginosa periférica da de origem central, a partir da análise do nistagmo e de testes adequados (Quadro 22.2).

Vestibulopatias periféricas

As principais são: síndrome de Ménière, VPPB e neurite vestibular.

Síndrome de Ménière

Vertigem de origem periférica caracterizada pela tétrade sintomática: vertigem episódica, perda auditiva progressiva, zumbido e plenitude aural.

A crise vertiginosa tem início súbito, duração de alguns minutos a 24 horas; em geral, a sensação vertiginosa permanece 2 a 3 horas, persistindo desequilíbrio o resto do dia.

A perda auditiva é neurossensorial, flutuante, progressiva, acometendo, inicialmente, frequências mais graves.

O zumbido está diretamente relacionado com a perda auditiva.

O tratamento nesses casos é realizado principalmente com mudança de hábitos de vida (dieta com restrição de sal, cafeína, álcool e açúcar). Apesar de não existir consenso na literatura e não ser aprovada pela Food and Drug Administration (FDA), no Brasil, pode-se utilizar a betaistina, que tem efeito positivo na redução das crises recorrentes de vertigem e é bem tolerada pelo paciente. Em casos refratários, pode-se considerar o uso de injeções intratimpânicas de gentamicina ou corticosteroides, aplicadas por especialistas.

Vertigem postural paroxística benigna

Caracteriza-se por crises vertiginosas desencadeadas por movimentos bruscos da cabeça, associadas a nistagmo posicional paroxístico. A vertigem tem duração de alguns segundos e cessa espontaneamente. Não há sintomas auditivos.

O diagnóstico pode ser feito pela manobra de Dix-Hallpike (ver Figura 20.4, no Capítulo 20, *Exame Clínico*). O tratamento pode ser realizado com a manobra de Epley (Figura 22.3), a manobra de Semont (Figura 22.4) ou a manobra de Brandt-Daroff (Figura 22.5).

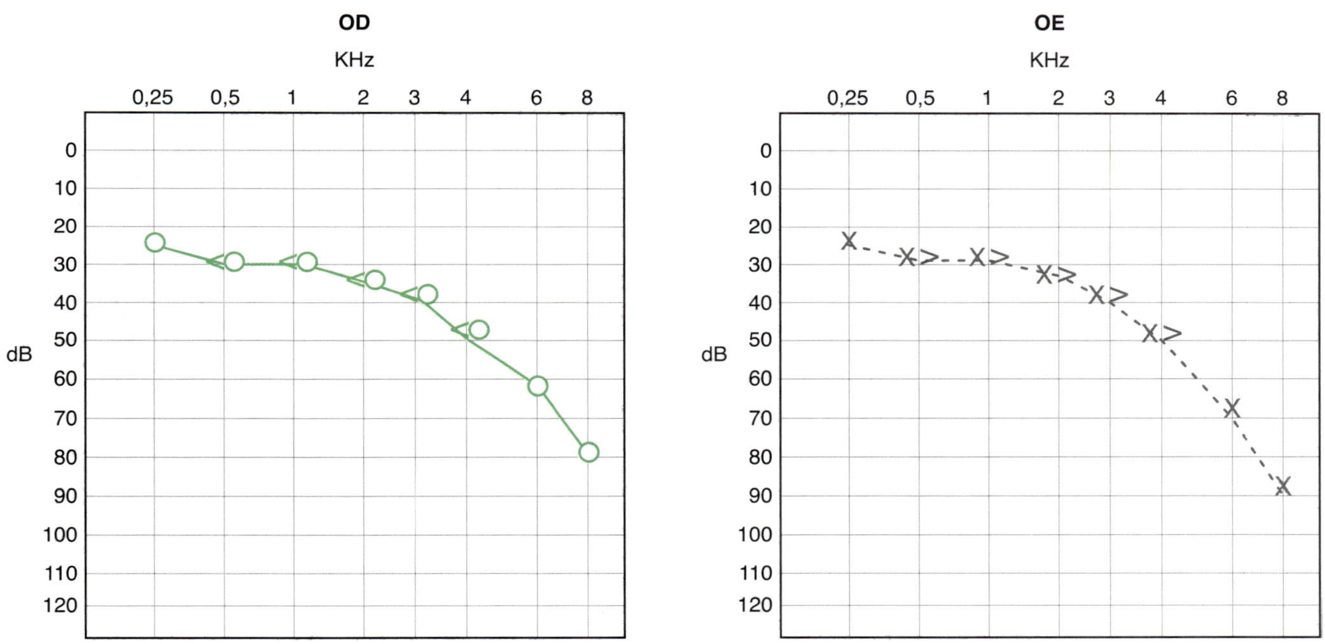

Figura 22.2 Audiometria característica de paciente com presbiacusia.

Quadro 22.2 Diferenciação entre crise de vertigem periférica e crise de origem central.

	Origem periférica	Origem central
Presença de nistagmo espontâneo	Desaparece ou diminui com fixação ocular	Aumenta ou não se altera com fixação ocular
Direção	Horizontal e oblíquo	Verticais, oblíquos, várias direções
Teste de Romberg	Desvio para o lado lesionado	Desvio sem lado preferencial
Teste de Fukuda	Desvio para o lado lesionado	Desvio sem lado preferencial
Teste dos braços estendidos	Sem queda de braços, apenas desvio para o lado lesionado	Queda de um ou ambos os braços
Testes de coordenação	Sem alteração	Dismetria, hipo ou hipermetria. Incoordenações sugerem lesões cerebelares

Neurite vestibular

De etiologia desconhecida, acredita-se que esteja relacionada à infecção pelo herpes-vírus simples tipo 1, com comprometimento do ramo superior do nervo vestibular.

O paciente apresenta um episódio de vertigem de aparecimento súbito associado a sintomas neurovegetativos importantes, como náuseas, vômito e sudorese fria. Não há queixas auditivas. A crise pode ter duração de dias a semanas. Nesses casos, pode-se utilizar medicamentos para sedação do labirinto, sendo necessário ida ao pronto-socorro para utilização de medicamentos intravenosos em alguns casos. Após esse primeiro atendimento, o paciente normalmente é encaminhado para reabilitação vestibular.

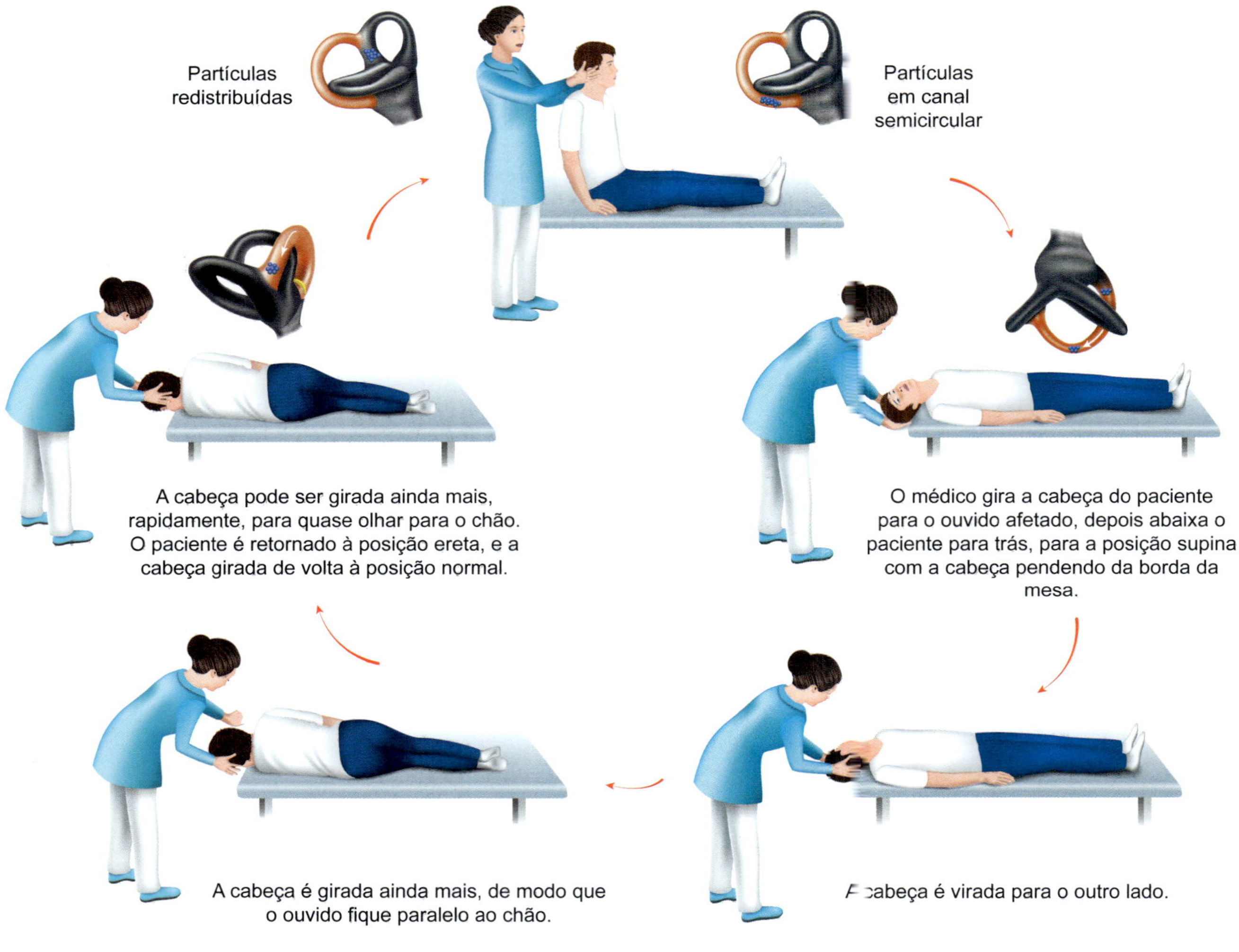

Figura 22.3 Manobra de Epley.

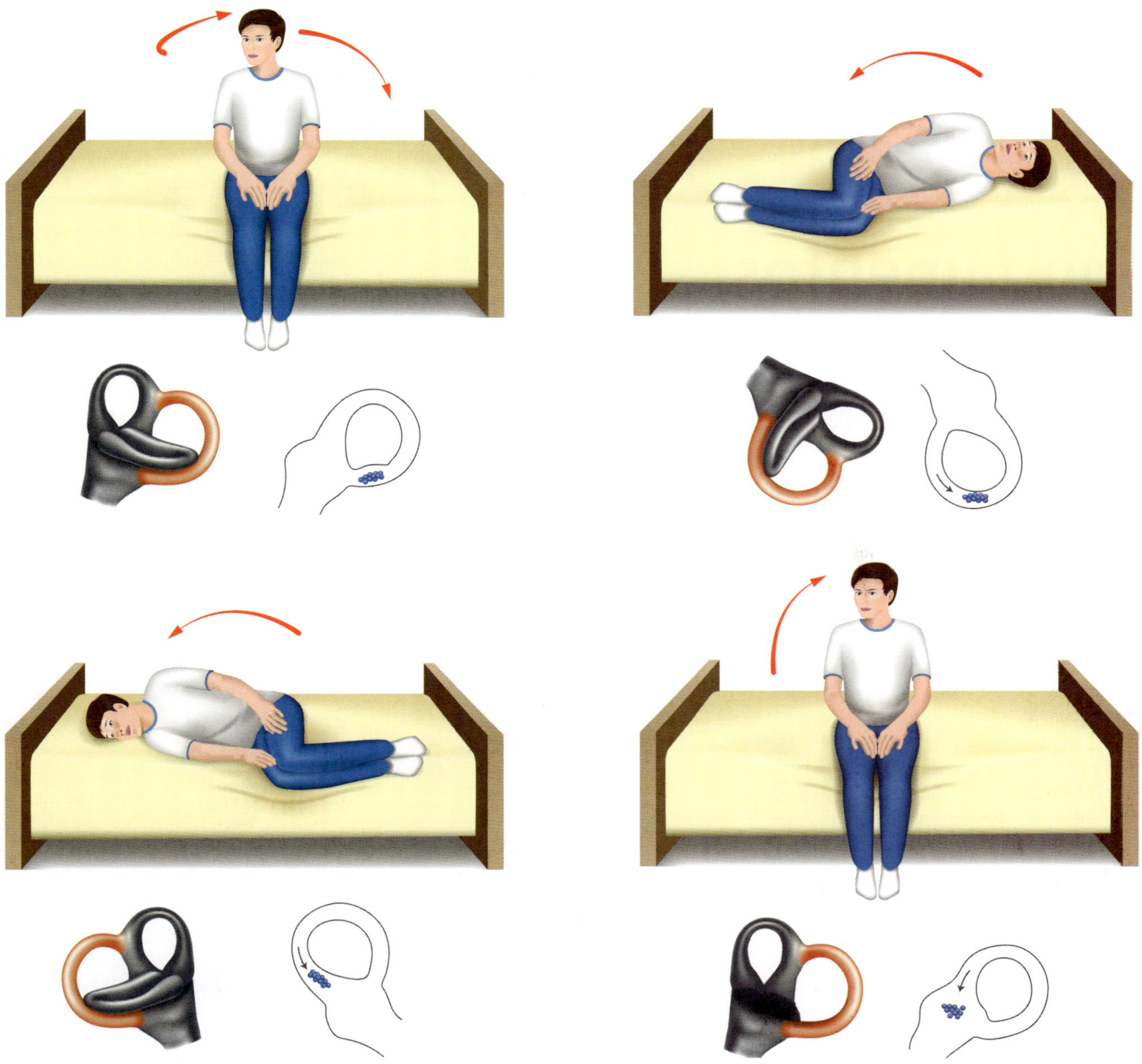

Figura 22.4 Manobra de Semont.

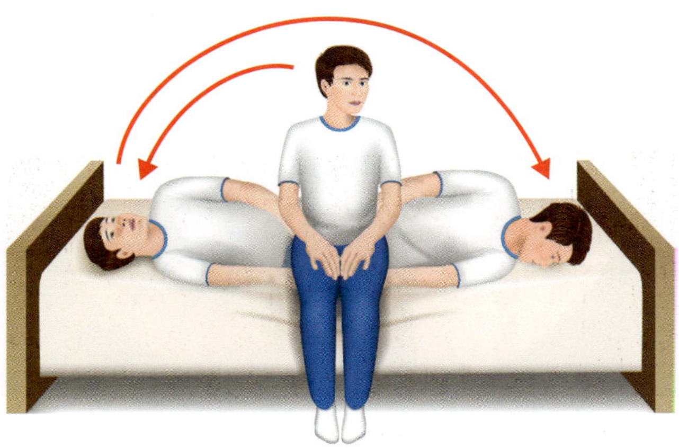

Figura 22.5 Manobra de Brandt-Daroff.

BIBLIOGRAFIA

Bento RF, Martins GSQ, Pinna MH. Tratado de otologia. 2. ed. São Paulo: Atheneu, 2013.

Golub JS, Brickman AM, Ciarleglio AJ, Schupf N, Luchsinger JA. Association of subclinical hearing loss with cognitive performance. JAMA Otolaryngol Head Neck Surg. 2020;146(1):57-67.

Lee SY, Kim YS, Jeong B, Carandang M, Koo JW, Oh SH et al. Intratympanic steroid versus gentamicin for treatment of refractory Meniere's disease: a meta-analysis. Am J Otolaryngol. 2021;42(6):103086.

Loughrey DG, Kelly ME, Kelley GA, Brennan S, Lawlor BA. Association of age-related hearing loss with cognitive function, cognitive impairment, and dementia: a systematic review and meta-analysis. JAMA Otolaryngol Head Neck Surg. 2018;144(2):115-26.

Mezzalira R, Bittar RAM, Albertino S. Otoneurologia clínica. Rio de Janeiro: Revinter, 2013.

Pignatari SSN, Anselmo-Lima WT (orgs.). Tratado de otorrinolaringologia. 3. ed. Rio de Janeiro: Elsevier, 2018.

Shirai N, Preciado D. Otitis media: what is new? Curr Opin Otolaryngol Head Neck Surg. 2019;27(6):495-8.

CAPÍTULO 23

Fundamentos de Anatomia e Fisiologia

Eduardo Macoto Kosugi, Melissa A. G. Avelino, Thaís Gomes Abrahão Elias, Thereza Queiroga

O nariz é formado pelo nariz externo e pela cavidade nasal, e suas estruturas são compostas por ossos e cartilagens. A abertura piriforme – espaço triangular no centro da face onde fica o nariz – é formada pelas maxilas em suas porções inferior e lateral e pelos ossos nasais superiormente. Sobre tais estruturas, posicionam-se as cartilagens laterais superiores (triangulares) e inferiores (alares), que formam o nariz externo. As cavidades nasais se iniciam após o vestíbulo nasal anteriormente, até as coanas posteriormente. O teto nasal é formado pela base de crânio, e o assoalho, pelo palato. A parede medial de cada cavidade nasal é formada pelo septo nasal, e suas deformidades podem causar sintomas nasais. A parede lateral do nariz é complexa e participa ativamente da fisiologia nasossinusal, sendo sede de inúmeras doenças (Figura 23.1).

A concha nasal inferior é um osso individual, articulado à parede lateral da cavidade nasal, em um plano longitudinal, quase horizontal, com convergência posterior. A região da parede lateral da cavidade nasal, localizada sob a concha inferior, é denominada meato nasal inferior. Nesse meato, próximo ao ponto onde a concha se articula à parede nasal lateral, entre seus terços anterior e médio, encontra-se o óstio do ducto nasolacrimal (Figura 23.2). Por meio da tomografia computadorizada de seios da face, pode-se avaliar as estruturas ósseas do nariz (e-Figuras 23.1 a 23.3).

A concha nasal média apresenta estrutura anatômica semelhante à concha nasal inferior. Sua cabeça está próxima ao teto do nariz e da lâmina crivosa do osso etmoide.

Acesse o conteúdo *online*:

http://uqr.to/20wdl

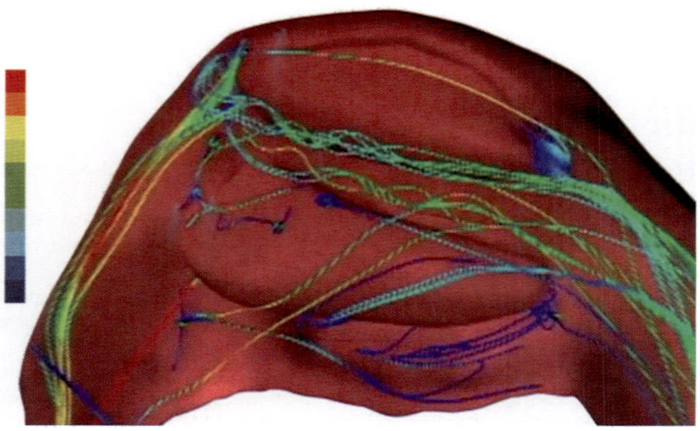

Figura 23.1 Imagem computadorizada ilustrando o fluxo de ar nasal pela cavidade nasal sem as estruturas, exemplificando o direcionamento do ar e a sua temperatura ao percorrer e turbilhonar na mucosa nasal. Percebe-se um direcionamento do fluxo de ar nasal para a região superior do nariz, onde se encontra o epitélio olfatório. (Fonte: IX Manual de Otorrinolaringologia Pediátrica da IAPO.)

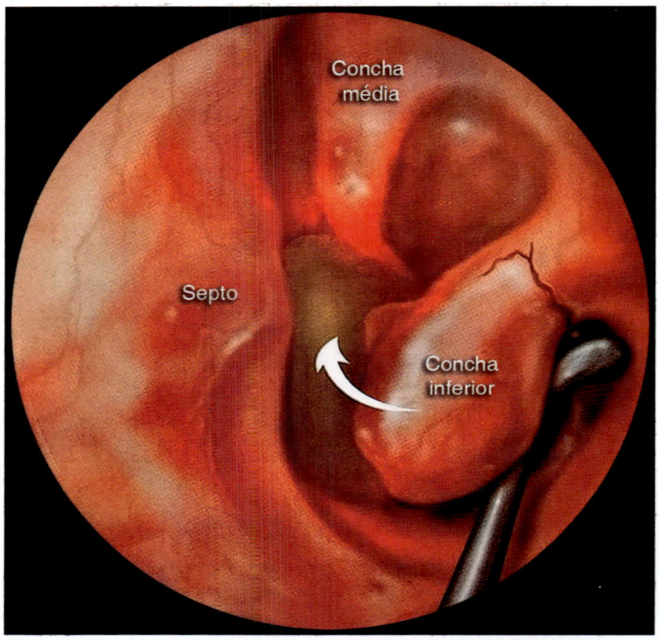

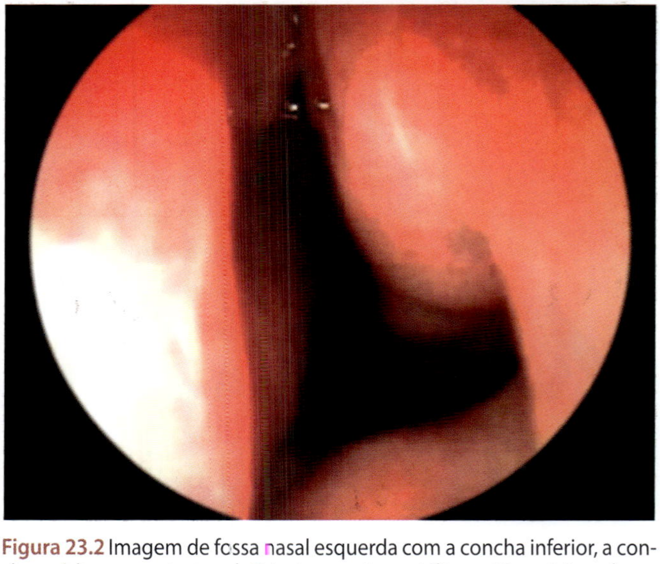

Figura 23.2 Imagem de fossa nasal esquerda com a concha inferior, a concha média e o septo nasal. O instrumento metálico está posicionado na região do meato inferior.

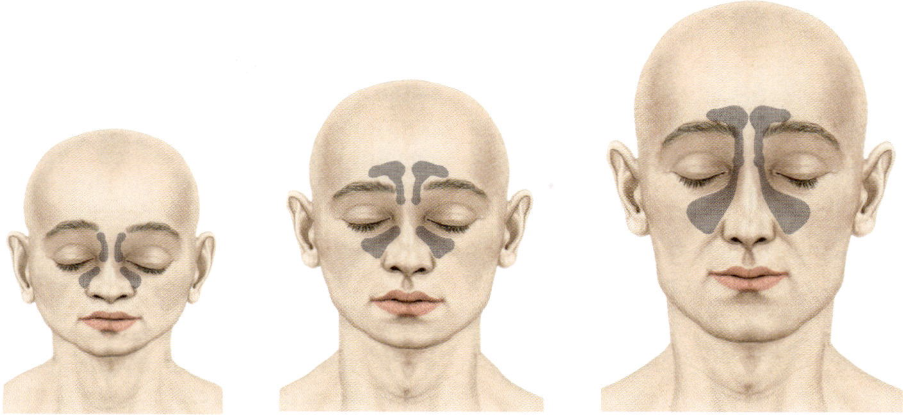

Figura 23.3 Esquema ilustrando o desenvolvimento dos seios paranasais ao longo da faixa etária.

Os seios paranasais são extensão da cavidade nasal, denominados de acordo com o osso onde se desenvolvem e crescem, tendo-se, então, seios frontais, seios maxilares, seios etmoidais e seios esfenoidais. Os seios frontais, maxilares e células etmoidais anteriores drenam suas secreções por meio do meato médio (e-Figura 23.4).

Acesse o conteúdo *online*:
http://uqr.to/20wdm

Os seios paranasais iniciam seu desenvolvimento aos 2 meses de vida intrauterina, no período de transição entre embrião e feto, começando pelas células etmoidais anteriores e seio maxilar. Esses dois são os únicos seios presentes ao nascimento; os esfenoidais e os frontais vão se desenvolver após os 4 e 6 anos de vida (Figura 23.3).

BIBLIOGRAFIA

Balsalobre L, Tepedino MS. Rinologia 360º – Aspectos clínicos e cirúrgicos. São Paulo: Thieme Revinter, 2021.

Chen CR, Kachramanoglou C, Li D, Andrews P, Choi D. Anatomy and cellular constituents of the human olfactory mucosa: a review. J Neurol Surg B. 2014;75(5):293-300.

Pignatari SSN, Anselmo-Lima WT (orgs.). Tratado de otorrinolaringologia. ABORL-CCF. 3. ed. Rio de Janeiro: Guanabara Koogan, 2017.

CAPÍTULO 24

Exame Clínico

Eduardo Macoto Kosugi, Melissa A. G. Avelino, Thaís Gomes Abrahão Elias, Thereza Queiroga

ANAMNESE

Na anamnese, registram-se os dados de identificação, antecedentes pessoais e antecedentes familiares, além de sintomas como obstrução nasal, hiposmia ou anosmia, rinorreia, epistaxe, alteração do olfato, entre outros.

Identificação

IDADE. Em recém-nascidos (RN) com alterações respiratórias, deve-se suspeitar de malformações congênitas e infecções perinatais. Antes dos 6 meses, pode ser uma urgência com necessidade de cuidados intensivos, já que o RN é respirador nasal obrigatório.

SEXO. Algumas malformações congênitas, como atresia de coana, são duas vezes mais prevalentes no sexo feminino. Por outro lado, alguns tumores, como o angiofibroma nasofaríngeo juvenil, acometem quase que exclusivamente jovens do sexo masculino.

PROFISSÃO. Locais de trabalho onde poluentes ambientais são abundantes, como em fábricas com emissão de gases resultantes da combustão de óleos ou de formação de produtos químicos, podem ser a causa de rinites ocupacionais.

Antecedentes pessoais

Investigar tabagismo e etilismo; antecedentes cirúrgicos, especialmente otorrinolaringológicos; doenças sistêmicas; uso de medicamentos (descongestionante nasal, ácido acetilsalicílico, estatina); exposição a ambientes com irritantes inalatórios; história de trauma cranioencefálico.

Antecedentes familiares

História familiar de alergia associa-se ao aparecimento de rinite alérgica. No caso de ambos os pais apresentarem tal diagnóstico, a possibilidade em seus filhos chega a 80%.

Antecedentes ambientais

Investigar sobre as questões ambientais nas doenças nasossinusais é essencial, buscando-se observar: ambiente ventilado; presença de carpetes, cortinas, mofos e infiltrações em paredes e/ou armários; animais domésticos, como cães e gatos. Lembrar também de investigar o ambiente de trabalho e verificar se há algum fator de risco, como exposição a substâncias irritantes, ambientes sem manutenção adequada de ar condicionado.

SINAIS E SINTOMAS

Os principais sintomas relacionados ao nariz são: obstrução nasal, rinorreia, alteração do olfato e epistaxe.

OBSTRUÇÃO NASAL. A obstrução nasal deve ser investigada quanto à lateralidade (uni ou bilateral); início (insidioso, rapidamente progressivo ou abrupto); fator desencadeante ou de melhora; manifestações clínicas associadas (coriza hialina, espirros e prurido nasal sugerem edema inflamatório da mucosa nasal); uso de medicamentos que podem provocar alteração vasomotora na mucosa nasal e causar e/ou agravar a obstrução.

RINORREIA. Deve-se avaliar lateralidade (uni ou bilateral); viscosidade (hialina, espessa, purulenta); periodicidade (persistente ou ocasional); fatores desencadeantes (perfumes, fumaça, poluição atmosférica) e se outros sintomas associados, como tosse e cefaleia, estão presentes. Em crianças com rinorreia unilateral fétida deve-se sempre pesquisar presença de corpo estranho.

ALTERAÇÃO DO OLFATO. As alterações do olfato podem ser classificadas em anosmia (perda completa da olfação), hiperosmia (aumento da olfação), hiposmia (diminuição da olfação) e disosmia (distorção da percepção olfatória, podendo ser subdividida em parosmia, quando há um estímulo ambiental, e fantosmia, sem estímulo ambiental, que é uma alucinação olfativa).

Procura-se identificar a região da via olfatória acometida: condutiva, ou seja, o bloqueio na chegada das moléculas de odor ao epitélio olfatório, por exemplo, nas rinites, alterações anatômicas da cavidade nasal e tumores intranasais; neurossensoriais, quando há lesões no epitélio olfatório e nos nervos olfatórios, como nas infecções virais ou traumatismo cranioencefálico com ruptura de nervos; central, como nos tumores intracranianos e doenças degenerativas.

EPISTAXE. Consiste em alteração da hemostasia dentro da cavidade nasal, em decorrência de comprometimento da mucosa. Deve-se avaliar: lateralidade (uni ou bilateral); tempo de evolução; quadros clínicos semelhantes anteriores; fatores associados ao início do sangramento (trauma, infecções de vias respiratórias superiores, rinite); comorbidades (hipertensão arterial e coagulopatias são consideradas facilitadoras do sangramento nasal); medicamentos utilizados (anticoagulantes e ácido acetilsalicílico); tabagismo e alcoolismo (são facilitadores do sangramento nasal); melhora do sangramento apenas com compressão nasal; repercussão hemodinâmica da hemorragia (hipotensão arterial) (ver Capítulo 26, *Doenças do Nariz e dos Seios Paranasais*).

ESPIRROS EM SALVA. Sintoma característico da rinite alérgica, consiste em múltiplos e repetidos espirros que ocorrem nas crises, muitas vezes acompanhados de prurido nasal e coriza.

EXAME FÍSICO

Compreende a inspeção e a rinoscopia anterior e posterior.

INSPEÇÃO. Analisa-se a pirâmide nasal, para detectar dismorfias, distúrbios de desenvolvimento e desvios; sinais sugestivos de processos infecciosos: hiperemia, edema e abaulamento; presença de traço sobre o dorso nasal, denominado "saudação alérgica", que pode estar presente em pacientes com rinite alérgica. Durante a inspeção, pode-se observar a fácies característica do respirador bucal (ausência de vedamento labial, encurtamento de lábio superior, eversão de lábio inferior, narinas estreitas, olheiras evidentes), antigamente chamada "fácies adenoideana" por ser a adenoide uma das principais causas de obstrução nasal na infância.

RINOSCOPIA ANTERIOR. O exame das cavidades nasais é realizado com iluminação obtida por uma fonte de luz externa. Com um espéculo nasal apropriado e de tamanho adequado para cada paciente, promove-se a lateralização da asa nasal para permitir melhor visão do interior da cavidade nasal (Figura 24.1).

Observar: inferiormente, o assoalho da cavidade nasal e se há secreções ou lesões; lateralmente, a cabeça da concha

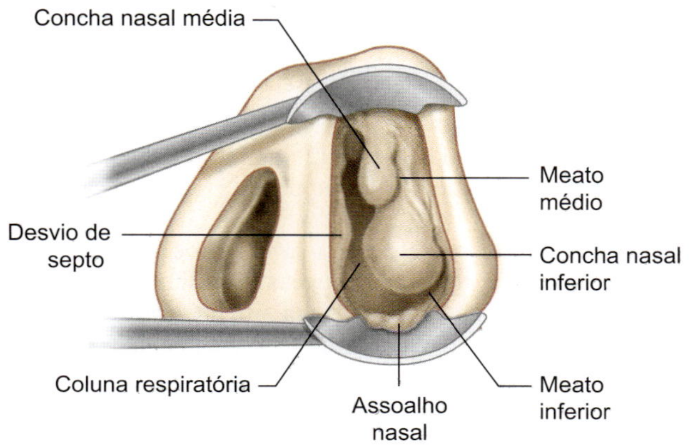

Figura 24.1 Rinoscopia anterior de fossa nasal esquerda, em que é possível visualizar conchas nasais inferior e média.

inferior (coloração da mucosa, hipertrofia, degenerações polipoides), cabeça da concha média e meato médio (local em que ocorre drenagem das secreções provenientes dos seios frontal, maxilar e etmoidal anterior); medialmente, septo nasal (deformidades, perfurações, ulcerações e abaulamentos).

RINOSCOPIA POSTERIOR. Com a língua relaxada, apoiada no assoalho da boca e assim mantida com auxílio de abaixador de língua, introduz-se o espelho de laringe pequeno, previamente aquecido, em direção à parede posterior da orofaringe até ultrapassar os limites do palato mole. Avaliar as paredes da rinofaringe, as coanas, a cauda da concha inferior, a porção posterior do septo nasal, o tamanho das tonsilas faríngeas e as tubas auditivas bilateralmente (exame de difícil realização em crianças e pacientes não colaborativos).

OROSCOPIA. Durante a oroscopia no paciente com obstrução nasal crônica, observar o palato e avaliar características da mordida. É comum observar palato atrésico (ogival), mordida cruzada e/ou outras alterações na arcada dentária. Rinorreia posterior também pode ser observada.

BIBLIOGRAFIA

Ferguson BJ, Otto BA, Pant H. When surgery, antibiotics and steroids fail to resolve chronic rhinosinusitis. Immunology and Allergy Clinics of North America. 2009;29(4):719-32.

Pignatari SSN, Anselmo-Lima WT (orgs.). Tratado de otorrinolaringologia. ABORL-CCF. 3. ed. Rio de Janeiro: Guanabara Koogan, 2017.

Tichenor WS, Adinoff A, Smart B, Hamilos DL. Nasal and sinus endoscopy for medical management of resistent rhinosinusitis including postsurgical patients. J Allergy Clin Immunol. 2008;121(4):917-27.

CAPÍTULO 25

Exames Complementares

Eduardo Macoto Kosugi, Melissa A. G. Avelino, Thaís Gomes Abrahão Elias, Thereza Queiroga

INTRODUÇÃO

Os exames complementares do nariz e dos seios paranasais compreendem a endoscopia nasal; a rinometria e a rinomanometria; o exame das secreções e a biopsia; além de exames de imagem (radiografia simples, tomografia computadorizada, ressonância magnética).

ENDOSCOPIA NASAL

Utilizam-se endoscópios flexíveis ou rígidos (Figura 25.1). Eles possibilitam a visualização de toda a cavidade nasal desde o vestíbulo até a rinofaringe, podendo-se posicionar o endoscópio através do meato inferior e/ou meato médio, o que permite avaliar posição e deformidades do septo nasal; secreções anormais na cavidade nasal; coloração das conchas nasais e suas dimensões (e-Figura 25.1); alterações ao nível do meato médio, como hiperemia, secreção, edema da mucosa, degeneração polipoide ou pólipos nasais; tecido adenoideano; outras lesões e tumores nasais. Sua maior vantagem é permitir a visualização direta da mucosa nasal e suas possíveis características patológicas.

RINOMETRIA ACÚSTICA E RINOMANOMETRIA

Esses exames são complementares e avaliam a permeabilidade nasal de maneira objetiva, porém não há correlação adequada entre a queixa de obstrução nasal e os achados da rinometria acústica e da rinomanometria, sendo seu uso mais restrito para comprovação de mudanças após tratamento cirúrgico (comparação de resultados pré e pós-operatórios) em pesquisas clínicas.

A rinometria acústica é um exame estático que avalia o formato da cavidade nasal, mais especificamente pela medida das áreas de secção transversal. Já a rinomanometria é um exame dinâmico que estima a resistência nasal pela pressão e fluxo aéreo durante a respiração nasal. Ambos os exames permitem diferenciar anormalidades anatômicas de inflamação da mucosa como causa da obstrução nasal com a comparação de resultados pré e pós-uso de vasoconstritores nasais, já que, na obstrução por inflamação da mucosa, os resultados melhoram após o uso de vasoconstritor nasal.

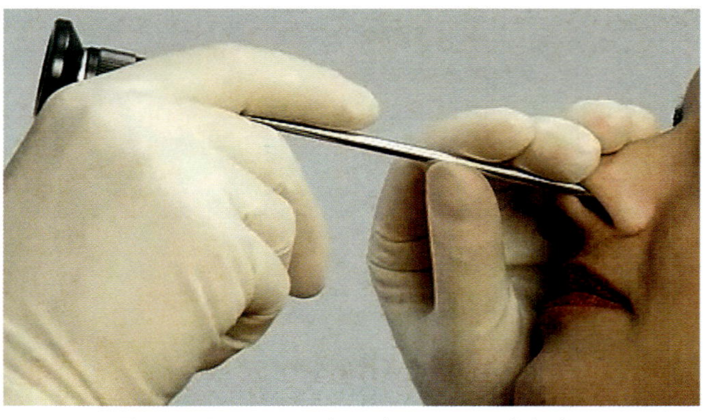

Figura 25.1 Imagem de endoscopia nasal rígida.

EXAMES DE IMAGEM

Radiografia simples em perfil do *cavum* é utilizada na avaliação da tonsila faríngea ou adenoide, sendo possível identificar o tamanho e o nível de obstrução na via respiratória superior (e-Figura 25.2).

Embora a endoscopia nasal seja o exame mais fidedigno para avaliação das tonsilas faríngeas ou adenoides, a radiografia simples do *cavum*, realizada no momento adequado (criança sem infecção) e na posição correta para o exame (perfil perfeito, sem deglutir e sem chorar), permite o diagnóstico de hiperplasia de tonsila faríngea de maneira menos traumática para a criança

As radiografias simples perderam espaço no diagnóstico das doenças nasossinusais, principalmente para a tomografia computadorizada de seios paranasais, que permite avaliação do interior dos seios paranasais e estruturas adjacentes, o que normalmente não é possível pela endoscopia nasal (e-Figura 25.3). Existem situações específicas em que o exame de imagem é obrigatório, por exemplo: pacientes em avaliação pré-operatória de cirurgia nasal e/ou sinusal, suspeita de complicações de rinossinusite aguda, confirmação diagnóstica em rinossinusites crônicas, suspeitas de tumores ou malformações nasossinusais. Por outro lado, não se deve utilizar para confirmação de rinossinusites agudas, cujo diagnóstico é clínico, por exemplo. Pela baixa sensibilidade e especificidade, a radiografia de seios da face não deve ser solicitada para diagnóstico de rinossinusite.

Na suspeita de invasão das doenças nasossinusais para órbita ou sistema nervoso central, ou ainda na dúvida diagnóstica envolvendo acometimento de partes moles, a complementação da tomografia computadorizada com ressonância magnética dos seios paranasais se faz necessária.

AVALIAÇÃO DE SECREÇÕES

Para a análise bacterioscópica da secreção nasal, o paciente não deve utilizar medicamentos tópicos nasais nas 12 horas que antecedem a coleta.

A secreção nasal deve ser coletada com *swab* de haste flexível, estéril, fazendo movimentos leves e circulares. Deve-se tomar cuidado, no entanto, para não contaminar o *swab* no momento da coleta, que deve tocar apenas o local em que se deseja fazer coleta e não deve ser colocado duas vezes em um mesmo local.

As bactérias detectadas no *swab* da secreção nasal (vestíbulo e cavidade

Acesse todo o conteúdo *online* citado nesta página:

http://uqr.to/20wdn

nasal) em geral não correspondem àquelas encontradas nos seios paranasais, cuja coleta exige maior rigor técnico e apresenta limitações para coleta ambulatorial.

Além da bacterioscopia, a análise celular da secreção nasal pode ser utilizada para detecção de eosinofilia, que auxilia no diagnóstico da rinite eosinofílica não alérgica (RENA).

Biopsia

Todo tecido suspeito ao exame endoscópico ou ao exame de imagem pode ser biopsiado para análise histopatológica. Em caso de suspeita de tumores vasculares, como no angiofibroma nasofaríngeo juvenil, a biopsia ambulatorial é desaconselhada. A suspeição diagnóstica, nesses casos, é feita pelo achado típico em exame de imagem.

A biopsia pode ser realizada na mucosa nasal de aspecto normal, quando a suspeita é de discinesia ciliar primária. Nesses casos, a análise deve ser feita por microscopia eletrônica.

Além disso, a biopsia pode ser realizada em pólipos nasais ou mucosa de rinossinusite crônica, para avaliação histopatológica estruturada na qual a quantificação de eosinófilos em campo de grande aumento é fundamental para a endofenotipagem da rinossinusite crônica.

BIBLIOGRAFIA

Banoub RG, Phillips KM, Hoehle LP, Caradonna DS, Gray ST, Sedaghat AR. Relationship between chronic rhinosinusitis exacerbation frequency and asthma control. Laryngoscope. 2018;128:1033-8.

Benjamin MR, Stevens WW, Li N, Bose S, Grammer LC, Kern RC *et al.* Clinical characteristics of patients with chronic rhinosinusitis without nasal polyps in an academic setting. J Allerg Clin Immunol Pract. 2019;7(3):1010-6.

Fokkens WJ, Viskens AS, Backer V, Conti D, De Corso E, Gevaert P *et al.* EPOS/EUFOREA update on indication and evaluation of Biologics in Chronic Rhinosinusitis with Nasal Polyps 2023. Rhinology. 2023;61(3):194-202.

Pignatari SSN, Anselmo-Lima WT (orgs.). Tratado de otorrinolaringologia. 3. ed. Rio de Janeiro: Elsevier, 2018.

Wandell GM, Miller C, Rathor A, Wai TH, Guyer RA, Schmidt RA *et al.* A multi-institutional review of outcomes in biopsy-proven acute invasive fungal sinusitis. Int Forum Allergy Rhinol. 2018;8(12):1459-68.

CAPÍTULO 26

Doenças do Nariz e dos Seios Paranasais

Eduardo Macoto Kosugi, Melissa A. G. Avelino, Thaís Gomes Abrahão Elias, Thereza Queiroga

INTRODUÇÃO

As principais doenças do nariz e dos seios paranasais são: rinites, rinossinusites, hiperplasia adenoideana, epistaxe, afecções granulomatosas e neoplasias.

RINITES

Rinite é a inflamação da mucosa de revestimento do nariz, caracterizada pelos seguintes sintomas: obstrução nasal, rinorreia, espirros, prurido e hiposmia.

Podem ser classificadas com base em critérios clínicos, frequência e intensidade de sintomas, citologia nasal e fatores etiológicos (Quadro 26.1).

As rinites podem ser classificadas em: infecciosas (viral, bacteriana, fúngica), alérgicas, não alérgicas (induzidas por medicamentos, hormonais, idiopática, neurogênica, eosinofílica não alérgica, atrófica) e outras (ocupacional, mista, alérgica local).

Quadro 26.1 Classificação das rinites segundo o fator etiológico.

Infecciosa ▪ Viral ▪ Bacteriana ▪ Fúngica
Alérgica
Não alérgica ▪ Induzida por fármacos e drogas ilícitas • Vasoconstritores tópicos (rinite medicamentosa) • Anti-inflamatórios não hormonais • Anti-hipertensivos • Psicotrópicos (antipsicóticos) • Cocaína • Outras ▪ Hormonal ▪ Rinite eosinofílica não alérgica (RENA) ▪ Rinite idiopática ▪ Rinite neurogênica • Gustatória • Emocional • Irritantes (ar frio) • Senil ▪ Rinite atrófica ▪ Rinite associada a refluxo gastresofágico
Outras ▪ Rinite mista ▪ Rinite ocupacional • Alérgica • Não alérgica ▪ Rinite alérgica local

Rinite alérgica

A rinite alérgica caracteriza-se por inflamação da mucosa, mediada por IgE, após exposição a alérgenos.

Quanto à duração dos sintomas, pode ser classificada em: intermitente, quando os sintomas estão presentes por menos de 4 dias por semana ou menos de 4 semanas por ano; persistente, quando os sintomas estão presentes por mais de 4 dias por semana e mais de 4 semanas por ano.

Quanto à intensidade:

- Leve: nenhum dos seguintes itens está presente: distúrbio do sono; impacto nas atividades diárias, lazer ou esporte; impacto na escola ou no trabalho; sintomas que incomodam
- Moderada/grave: ao menos um dos seguintes itens está presente: distúrbio do sono; impacto em atividades diárias, lazer ou esporte; impacto na escola ou no trabalho; sintomas que incomodam.

O prurido não se limita ao nariz; em alguns casos, envolve palato, olhos, faringe e laringe, assim como orelhas. A rinorreia normalmente é hialina, sendo anterior, posterior ou ambas, denominada coriza.

A obstrução nasal pode ser bilateral ou intermitente, alternando de uma cavidade nasal para a outra. Quando a congestão é intensa, podem ocorrer anosmia ou hiposmia e perda do paladar.

Ao exame físico, observam-se em alguns pacientes edema das pálpebras e cianose periorbitária. Além disso, pode-se evidenciar as linhas de Dennie-Morgan (pregas nas pálpebras inferiores), característica de pacientes atópicos; e prega ou linha horizontal no dorso nasal, resultado de frequentes movimentos de suspensão da ponta no ato de coçar para evitar a rinorreia, conhecido como "saudação do alérgico".

Associados à obstrução nasal crônica, pode-se identificar fácies alongada, fechamento da boca sem contato dos lábios, eminências malares planas, narinas estreitas e mandíbulas retraídas que caracterizam a síndrome do respirador bucal, cujas principais causas são a hiperplasia do tecido adenoamigdaliano e a rinite alérgica.

O tratamento consiste nas orientações de controle ambiental, uso de anti-histamínicos orais para controle do prurido, espirros e rinorreia, e corticosteroides tópicos nasais durante 60 a 90 dias para alívio de todos os sintomas nasais.

RINOSSINUSITE

Pode ser aguda ou crônica. Aguda quando a duração é inferior a 12 semanas e há resolução completa dos sintomas; crônica quando superior a 12 semanas e não há resolução completa dos sintomas.

Rinossinusite aguda

Caracteriza-se por inflamação da mucosa do nariz e dos seios paranasais, acompanhada por dois ou mais dos seguintes sintomas: obstrução/congestão nasal; secreção nasal/rinorreia anterior ou posterior (geralmente purulenta); dor ou pressão facial; e diminuição do olfato. Além desses sintomas, também podem ocorrer odinofagia, disfonia, tosse (mais frequente na criança e no período noturno), pressão e plenitude auricular, além de manifestações sistêmicas como astenia, mal-estar e febre.

Ao exame de videoendoscopia nasal, normalmente evidenciamos hiperemia e edema importante de mucosa nasal em região de meato médio com drenagem de secreção purulenta (e-Figuras 26.1 e 26.2).

O tratamento consiste no uso de analgésicos para controle de queixas álgicas, quando presentes; lavagem nasal com solução fisiológica; uso de corticosteroides tópicos nasais. Existe um grande desafio que é diferenciar um quadro de rinossinusite aguda viral de uma rinossinusite aguda bacteriana. Quando se diagnostica uma rinossinusite bacteriana, pode-se usar antibióticos; a amoxicilina associada a clavulanato é a primeira escolha em pacientes não alérgicos a penicilina; como opção nos pacientes alérgicos, pode-se utilizar claritromicina.

Embora 40 a 60% das rinossinusites agudas bacterianas tenham resolução espontânea mesmo sem uso de antibióticos, atenção especial deve ser dada às suas complicações, podendo ser orbitárias ou intracranianas. No entanto, a ocorrência de complicações de rinossinusite aguda é bastante rara. Estima-se que ocorra uma complicação para cada 30.000 episódios de rinossinusite aguda em adultos. As complicações orbitárias são mais frequentes na população pediátrica. São considerados sinais de alerta: ausência de resposta ao antibiótico adequado após 72 horas, presença de edema e/ou eritema palpebral, alterações visuais, cefaleia intensa e irritabilidade, manifestações de toxemia, manifestações de irritação meníngea (Quadro 26.2).

Rinossinusite crônica

Doença inflamatória nasossinusal que persiste por pelo menos 12 semanas. Compreende duas entidades clínicas: rinossinusite crônica sem polipose nasossinusal e rinossinusite crônica com polipose nasossinusal. Os sinais e sintomas são: obstrução e congestão nasal; rinorreia anterior/posterior, geralmente mucopurulenta; pressão ou dor facial; e diminuição do olfato. Tosse, em geral improdutiva, é comum, especialmente em crianças. Em alguns casos pode ser a única manifestação clínica, com exacerbação à noite, decorrente de gotejamento nasal posterior, que provoca inflamação secundária da faringe.

A polipose decorre de edema associado à degeneração da mucosa nasossinusal. Em geral, o acometimento é bilateral, iniciando na região do meato médio, podendo estender-se à cavidade nasal e aos seios paranasais. Ao exame físico, observar se existe alargamento da pirâmide nasal, fato que sugere polipose extensa, característica da síndrome de Woakes. Além da rinoscopia anterior, deve-se realizar endoscopia nasal flexível ou rígida para avaliar a extensão de degeneração polipoide dentro da cavidade nasal, além da tomografia computadorizada de seios da face.

A tomografia computadorizada de seios paranasais é o exame de escolha para avaliar a extensão da doença e informar sobre a anatomia da região (radiografias simples de seios da face não são adequadas para o diagnóstico). Esses casos devem ser encaminhados para especialista a fim de avaliar a necessidade de tratamento cirúrgico e/ou, em casos isolados, a necessidade do uso de imunobiológicos, em virtude do caráter recidivante da doença.

Quadro 26.2 Etiologia bacteriana da rinossinusite.

- Piora dos sintomas após o 5º dia ou persistente por mais de 10 dias
- Independentemente do tempo de duração, a presença de pelo menos três dos sintomas/sinais relacionados a seguir pode também sugerir rinossinusite bacteriana:
  - Secreção nasal com predominância unilateral e secreção purulenta na rinofaringe
  - Dor intensa local (com predominância unilateral)
  - Febre > 38°C
  - Velocidade de hemossedimentação ou proteína C reativa elevadas
  - "Dulpa piora": reagudização ou deterioração após a fase inicial com sintomas leves
- A rinorreia purulenta frequentemente é interpretada como indicativa de infecção bacteriana, com necessidade de antibióticos. Todavia, a coloração da secreção isoladamente não caracteriza rinossinusite bacteriana

HIPERPLASIA ADENOIDEANA

Também conhecida como "adenoides", na linguagem leiga, expressa-se pelo aumento das tonsilas faríngeas e relaciona-se com o relato de obstrução nasal. Em sua forma crônica, promove a mudança do padrão respiratório, o que ocasiona desvios do crescimento craniofacial e dentário, além de maior frequência de infecções das vias respiratórias superiores e distúrbios do sono. Tais manifestações são denominadas síndrome do respirador bucal, que pode ou não estar associada à síndrome da apneia obstrutiva do sono na infância. Ambas as síndromes têm como principal fator etiológico a hiperplasia adenoamigdaliana.

As crianças podem apresentar roncos noturnos, sono agitado, pausas respiratórias durante a noite, sonolência e/ou irritabilidade durante o dia. Costumam dormir com a boca aberta em decorrência da obstrução nasal.

Ao exame físico, evidenciam-se maxila atrésica, protrusão dos incisivos superiores, mordida aberta e cruzada, eversão do lábio inferior, lábio superior hipodesenvolvido, narinas estreitas e hipotonia da musculatura perioral (e-Figura 26.3).

Para a confirmação do diagnóstico, pode-se utilizar a radiografia simples de *cavum*, a rinoscopia posterior (pouco utilizada/difícil na população pediátrica) ou a endoscopia nasal.

Recomenda-se utilizar corticosteroide tópico nasal em alguns casos durante 60 a 90 dias. Após esse período, deve-se reavaliar a hiperplasia adenoideana e discutir a indicação cirúrgica. Em casos com apneia obstrutiva do sono e hiperplasia acentuada, a indicação cirúrgica é absoluta.

Epistaxes

Caracteriza-se por sangramento dentro da cavidade nasal, causada por comprometimento da integridade da mucosa. A maioria dos casos ocorre antes dos 10 anos (trauma digital) ou entre 45 e 65 anos.

Pode ser classificada em epistaxe anterior e posterior (Quadro 26.3).

Os fatores predisponentes, cuja incidência aumenta em determinadas épocas do ano, são temperatura mais fria e baixa umidade do ar, uma vez que ambas ressecam a mucosa nasal, que se torna mais friável, aumentando a possibilidade de sangramento ao menor trauma, como assoar o nariz e espirrar.

DOENÇAS GRANULOMATOSAS

As granulomatoses nasais são doenças inflamatórias crônicas específicas, cuja característica histopatológica principal é a formação de granulomas.

Acesse todo o conteúdo *online* citado nesta página:

http://uqr.to/20wdo

Quadro 26.3 Classificação da epistaxe em anterior e posterior.

Epistaxe	Anterior	Posterior
Frequência	90% dos casos, menos grave	10% dos casos, mais grave
Origem	Região anterior do septo nasal, principalmente área de Kiesselbach (Figura 26.1)	Parede posterolateral do nariz, abaixo da concha média
Idade	Crianças e adultos jovens	Acima de 50 anos

Em geral, as manifestações clínicas são inespecíficas; obstrução nasal, formação de crostas, cacosmia e rinorreia mucossanguinolenta são mais frequentes.

Ao exame físico, evidencia-se mucosa nasossinusal hiperemiada e irregular, com muitas crostas. Em alguns casos, pode ocorrer perfuração do septo nasal (e-Figura 26.4).

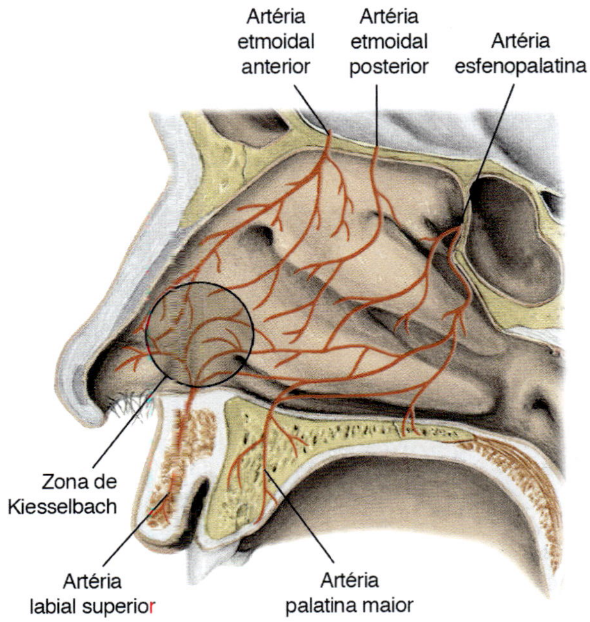

Figura 26.1 A área de Kiesselbach, localizada na porção anterior do septo nasal, é o sítio mais comumente envolvido na epistaxe anterior.

NEOPLASIAS NASAIS E NASOSSINUSAIS

A principal queixa de pacientes com tumor nasal e nasossinusal é a obstrução nasal unilateral, mas podem ocorrer também rinorreia purulenta, epistaxe e cacosmia.

Dor e deformidades geralmente são manifestações tardias; o crescimento do tumor permanece silencioso até que tenha infiltrado algum par craniano, provocando erosão óssea ou obstruindo o óstio de drenagem do seio.

Para avaliação clínica do paciente é necessário realizar uma endoscopia nasal (e-Figura 26.5).

A tomografia computadorizada possibilita analisar as estruturas ósseas, partes moles e tumorais, extensão e invasão de estruturas adjacentes, e é o método de escolha para diagnóstico e estadiamento (e-Figura 26.6).

A biopsia é realizada, com exceção dos casos em que a imagem radiológica é bem típica, como nos osteomas, ou quando existe risco de sangramentos importantes, como nos hemangiomas e angiofibromas.

Acesse todo o conteúdo *online* citado nesta página:
http://uqr.to/20wdp

BIBLIOGRAFIA

Cho SH, Hamilos DL, Han DH, Laidlaw TM. Phenotypes of chronic rhinosinusitis. J Allergy Clin Immunol Pract. 2020;8(5):1505-11.

Fokkens WJ, Viskens AS, Backer V, Conti D, De Corso E, Gevaert P *et al*. EPOS/EUFOREA update on indication and evaluation of Biologics in Chronic Rhinosinusitis with Nasal Polyps 2023. Rhinology. 2023;61(3):194-202.

Greco A, Marinelli C, Fusconi M, Macri GF, Gallo A, De Virgilio A *et al*. Clinic manifestations in granulomatosis with polyangiitis. Int J Immunopathol Pharmacol. 2016;29(2):151-[illegible].

Pignatari SSN, Anselmo-Lima WT (orgs.). Tratado de otorrinolaringologia. 3. ed. Rio de Janeiro: Elsevier; 2018.

Siddiqui Z, Tahiri M, Gupta A, Kin Nam RH, Rachmanidou A. The management of paediatric rhinosinusitis. Int J Pediatr Otorhinolaryngol. 2021;147:110786.

Seção 3 ▪ Boca e Faringe

CAPÍTULO 27

Fundamentos de Anatomia e Fisiologia

Melissa A. G. Avelino, Thaís Gomes Abrahão Elias

INTRODUÇÃO

A boca ou cavidade oral e a faringe não podem ser dissociadas da complexa "região bucomaxilofacial", assim como das demais estruturas da cabeça e do pescoço, incluindo principalmente os linfonodos.

Os órgãos que compõem essa região são estreitamente interligados, anatômica e funcionalmente, de tal modo que inúmeras afecções não respeitam os limites estabelecidos pelas especialidades que têm como base a fragmentação do corpo humano.

BOCA E FARINGE

A faringe é a continuação da cavidade bucal e, ao fazer o exame clínico, não há como separá-las dos pontos de vista anatômico e funcional (ver Parte 11, *Sistema Digestório*, Seção 1, *Região Bucomaxilofacial*).

A cavidade oral é delimitada anteriormente pelos lábios; posteriormente pelo arco palatoglosso; superiormente pelo palato mole e palato duro; inferiormente pelo assoalho da boca. A faringe é a sua continuação (e-Figura 27.1).

Acesse o conteúdo *online*:
http://uqr.to/20wdq

A faringe é dividida em nasofaringe ou rinofaringe, orofaringe e hipofaringe ou laringofaringe (Figura 27.1).

A nasofaringe estende-se da base do crânio até uma linha imaginária no palato mole. Comunica-se com a cavidade nasal por meio das coanas, e com a orelha média pelas tubas auditivas.

A orofaringe tem como limite anterior a superfície posterior do palato mole. Lateralmente, encontram-se duas membranas; anteriormente, o arco palatoglosso; e o palatofaríngeo, posteriormente. Entre as duas pregas situam-se as fossas tonsilares, que são ocupadas pelas tonsilas palatinas. Inferiormente encontra-se o dorso da língua, e posteriormente, a epiglote.

O anel de Waldeyer é constituído pela tonsila faríngea ou adenoide, localizada no teto da faringe; por um par de tonsilas tubárias, situadas na abertura faríngea da tuba auditiva; um par de tonsilas palatinas, localizadas na orofaringe, também chamadas de amígdalas; e as tonsilas linguais, que ficam no terço posterior da língua. Ele cresce durante a infância, tendo seu pico de crescimento normalmente após os 2 a 3 anos. Depois, por volta dos 11 anos, quando se inicia a produção de hormônios na adolescência, ocorre a regressão espontânea desses tecidos que compõem o anel linfático.

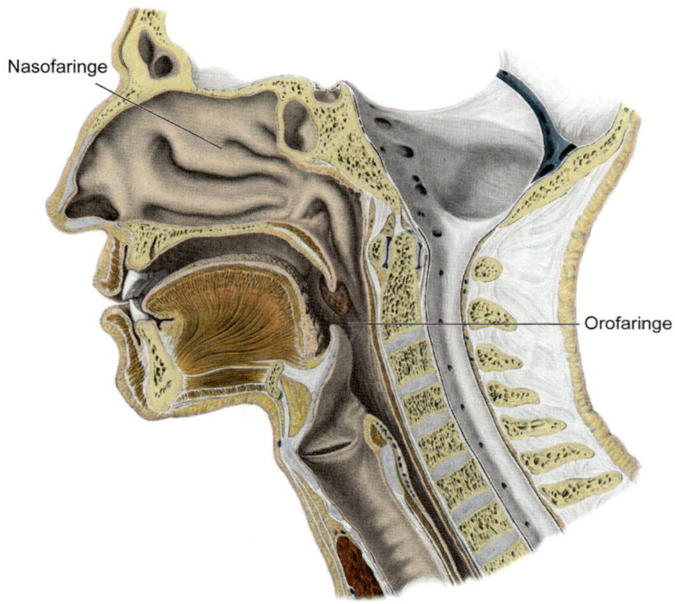

Figura 27.1 Imagem da divisão da faringe.

BIBLIOGRAFIA

Pignatari SSN, Anselmo-Lima WT (orgs.). Tratado de otorrinolaringologia. 3. ed. Rio de Janeiro: Elsevier, 2018.

CAPÍTULO 28

Exame Clínico

Melissa A. G. Avelino, Thaís Gomes Abrahão Elias

ANAMNESE

Os dados de identificação são importantes na avaliação clínica dos pacientes.

Com relação à idade, cumpre salientar que as faringotonsilites virais correspondem a 75% dos casos de infecção das vias respiratórias em crianças menores de 2 anos. Já a mononucleose infecciosa ocorre, em geral, na segunda ou terceira década de vida.

A infecção por *Streptococcus pyogenes* beta-hemolítico começa a ser significativa a partir dos 2 ou 3 anos, com maior prevalência entre 5 e 15 anos.

Em profissionais que têm contato com crianças em idades pré-escolar, escolar e com pré-adolescentes, a incidência de faringotonsilites é maior.

Hábitos de vida podem tornar os quadros de faringotonsilites mais frequentes, destacando-se ambientes confinados ou não ventilados, convívio com tabagistas, frequentar escolas e/ou berçários cada vez mais cedo.

SINAIS E SINTOMAS

Os principais sinais e sintomas são descritos a seguir.

DOR DE GARGANTA. A dor espontânea ou à deglutição é encontrada em quase todas as enfermidades da faringe, inflamatórias ou neoplásicas. Com frequência, está acompanhada de dor reflexa nos ouvidos. Pode ocorrer também na neuralgia do glossofaríngeo, associada à dor periauricular.

DISPNEIA. É um sintoma pouco comum nas doenças da faringe. Ocorre na hiperplasia exagerada das tonsilas palatinas, que podem chegar ao ponto de desencadear, da mesma maneira que a hipertrofia das vegetações adenoides, a síndrome de apneia do sono. Os volumosos cistos da face laríngea da epiglote e as neoplasias malignas avançadas da orofaringe, principalmente da hipofaringe, também podem provocar dispneia.

DISFAGIA. É a dificuldade de deglutir, decorrente de processos inflamatórios, neoplásicos e paralíticos do véu palatino e dos músculos constritores da faringe. Pode ocorrer também em certos estados emocionais. Uma hipertrofia muito acentuada das tonsilas palatinas pode causar dificuldades na deglutição, levando algumas crianças a evitar os alimentos sólidos e ter preferência por alimentos líquidos e lentificação da mastigação, mesmo sem vigência de quadro inflamatório e/ou infeccioso.

TOSSE. A hiperplasia amigdaliana pode desencadear tosse reflexa. As secreções oriundas das tonsilas palatinas e aspiradas durante o sono são causas importantes de traqueítes e traqueobronquites "descendentes", manifestadas por crises de tosse.

HALITOSE. Determinadas tonsilas palatinas podem transformar-se em depósito de detritos alimentares e produtos de descamação do próprio epitélio das tonsilas, dando origem às "massas caseosas", que são pequenas formações esbranquiçadas ou branco-amareladas. Devido a um processo fermentativo, tornam-se fétidas, sendo uma das causas de intenso mau hálito, que pode constituir fator social de indicação de tonsilectomia.

EXAME FÍSICO

O exame da faringe deve ser feito em continuidade ao da região bucomaxilofacial, utilizando-se o abaixador de língua, posicionado nos dois terços anteriores da língua, para se conseguir uma boa visualização (ver Parte 11, *Sistema Digestório*, Seção 1, *Região Bucomaxilofacial*).

Solicita-se ao paciente manter a língua dentro da boca, de forma relaxada.

Deve-se analisar a orofaringe, as tonsilas palatinas, os arcos palatoglossos e o palato faríngeo.

Observa-se primeiramente o tamanho da língua e sua relação com o palato mole.

Para sistematização do exame da faringe, pode-se utilizar a classificação de Mallampati (e-Figura 28.1), modificada por Friedman.

As tonsilas devem ser avaliadas quanto ao tamanho, simetria, presença de exsudato ou *caseum*, tamanho das criptas, ulcerações, tumores ou abaulamentos.

Para facilitar o registro dos achados clínicos, deve-se utilizar a classificação de Brodsky, que inclui a posição e o tamanho das tonsilas (e-Figura 28.2).

Rinofaringe ou nasofaringe

O exame físico da rinofaringe ou nasofaringe pode ser feito por intermédio da rinoscopia posterior. É um exame pouco utilizado atualmente, visto que a endoscopia nasal é um exame complementar rápido, com os instrumentos mais portáteis e que pode ser feito à beira do leito. Além disso, esse exame tem muitas limitações em crianças, pois exige muita colaboração delas.

Hipofaringe ou laringofaringe

Para o exame da hipofaringe ou laringofaringe, pode-se utilizar o espelho de Garcia, voltado para a região a ser examinada.

Com o espelho previamente aquecido, o examinador segura a língua do paciente com o auxílio de uma gaze para expor a região da orofaringe, posicionando-se cautelosamente o espelho contra a úvula, voltado para a região da faringe e dos seios piriformes.

Inicialmente, avaliam-se a base da língua e as tonsilas linguais, seguidas da valécula, das pregas glossoepiglóticas e dos seios piriformes.

A laringoscopia indireta apresenta limitações, tendo-se em conta as características de pacientes (tanto adultos quanto crianças), pois exige muita colaboração para uma boa visualização da região.

Alguns fatores que dificultam sua realização são: presença de intenso reflexo de náuseas, Mallampati III e IV, queda e forma da epiglote. Nesses casos, deve-se lançar mão de videoendoscopia (ver Capítulo 29, *Exames Complementares*).

Cumpre salientar que a investigação semiológica da faringe deve ser completada pelo exame dos linfonodos da cabeça e do pescoço.

Acesse todo o conteúdo *online* citado nesta página:

http://uqr.to/20wdr

BIBLIOGRAFIA

Pignatari SSN, Anselmo-Lima WT (orgs.). Tratado de otorrinolaringologia. 3. ed. Rio de Janeiro: Elsevier, 2018.

CAPÍTULO 29

Exames Complementares

Melissa A. G. Avelino, Thaís Gomes Abrahão Elias

INTRODUÇÃO

Os exames complementares incluem exames de imagem (tomografia computadorizada e ressonância magnética), exame endoscópico, exames laboratoriais e biopsia.

EXAME DE IMAGEM

A radiografia de *cavum* é indicada para o diagnóstico de hiperplasia de tonsila faríngea ou adenoides (e-Figura 29.1). Desde que realizado em condições ideais (paciente de perfil, sem chorar, sem deglutir e sem estar em vigência de infecção), esse exame tem excelente sensibilidade. A tomografia computadorizada e a ressonância magnética são indicadas principalmente na investigação diagnóstica das neoplasias.

EXAME ENDOSCÓPICO

A videoendoscopia com ópticas flexíveis ou rígidas propicia imagens nítidas, muito adequadas para avaliação diagnóstica (e-Figura 29.2).

EXAMES LABORATORIAIS

Os exames laboratoriais utilizados para diferenciar uma tonsilite de causa bacteriana daquela de origem viral são o teste de detecção do antígeno do estreptococo (teste rápido) e a cultura. O hemograma completo pode auxiliar em alguns casos, mas é inespecífico; é utilizado em emergências para avaliar se o quadro sugere infecção bacteriana (desvio para a esquerda).

O teste rápido Strep A pode ser realizado no próprio consultório, e seus *kits* podem ser comprados pelo médico. Esse teste pode ser negativo (o que não descarta outras bactérias); quando positivo; indica a presença do estreptococo do grupo A de Lancefield.

A cultura de material colhido na faringe é o padrão-ouro para determinar o tipo de bactéria causadora da tonsilite. Embora não seja utilizada na rotina, pode ser necessária para identificar a presença do estreptococo do grupo A, já que nesses casos a antibioticoterapia é obrigatória a fim de eliminar as bactérias e prevenir as sequelas não supurativas, especialmente a febre reumática.

BIOPSIA

Biopsia da glândula salivar menor é o exame de maior acurácia para o diagnóstico de síndrome de Sjögren, de lesões inflamatórias que não regridem em 15 dias após a remoção do agente irritante e de tumorações ou lesões infiltrativas, visíveis ou palpáveis.

O exame histopatológico é indispensável para a comprovação diagnóstica de neoplasias.

Acesse todo o conteúdo *online* citado nesta página:

http://uqr.to/20wds

BIBLIOGRAFIA

Becker M, Monnier Y, de Vito C. MR Imaging of laryngeal and hypopharyngeal cancer. Magn Reson Imaging Clin N Am. 2022;30:53-72.

Pignatari SSN, Anselmo-Lima WT (orgs.). Tratado de otorrinolaringologia. 3. ed. Rio de Janeiro: Elsevier, 2018.

CAPÍTULO 30

Doenças da Cavidade Oral e Faringe

Melissa A. G. Avelino, Thaís Gomes Abrahão Elias, José Ricardo Gurgel Testa

LESÕES AFTOIDES

Aftas são ulcerações superficiais, dolorosas, únicas ou múltiplas, localizadas na mucosa oral não queratinizada. A lesão típica caracteriza-se por (Figura 30.1):

- Tamanho pequeno
- Formato redondo ou ovoide
- Margens circunscritas
- Halo eritematoso
- Fundo branco ou amarelado.

A estomatite aftoide recidivante é a doença oral mais comum, caracterizada por lesões ulceradas solitárias ou múltiplas por período ≥ 1 ano, em intervalos regulares de 15 a 30 dias. As lesões normalmente se curam em 1 a 4 semanas, sem deixar sequelas. Lesões podem se localizar em mucosa labial, bucal, língua, palato mole e faringe. Raramente ocorre nas gengivas e laringe.

Doença de Behçet é uma vasculite crônica multissistêmica recorrente caracterizada pela tríade de aftas orais, aftas genitais e uveíte de caráter recidivante. A presença de úlceras orais é obrigatória.

FARINGOTONSILITES

Faringotonsilites ou anginas são infecções autolimitadas que se desenvolvem na mucosa faríngea e no tecido linfoide do anel linfático de Waldeyer. As anginas podem ser divididas em eritematosas (maioria de etiologia viral), eritemato-pultáceas (pode ser viral, como na mononucleose, ou bacteriana), pseudomembranosas (maioria bacteriana) e ulcerosas.

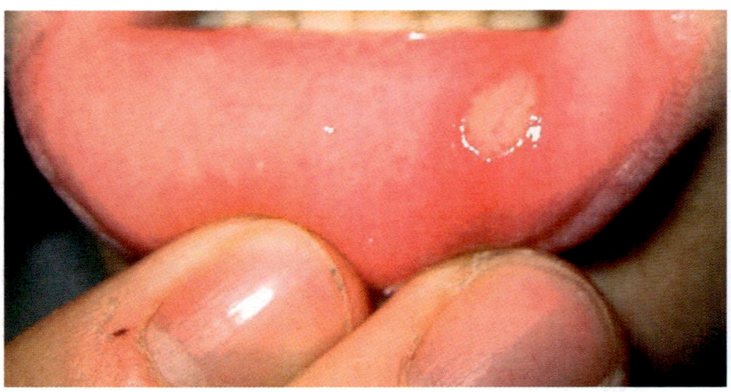

Figura 30.1 Foto de lesão aftoide em mucosa de lábio inferior.

Faringotonsilites virais

Os pacientes se apresentam com febre, exsudato na faringe e tonsilas, mialgia, coriza e obstrução nasal (Figura 30.2). O principal vírus responsável é o adenovírus, mas rinovírus, coronavírus, influenza e parainfluenza e vírus sincicial respiratório também podem estar envolvidos.

Mononucleose infecciosa

Pode ser causada por vírus Epstein-Barr, citomegalovírus, toxoplasmose, adenovírus ou vírus da hepatite. O paciente se queixa de odinofagia, disfagia, febre, gânglios submandibulares aumentados de volume e dolorosos, podendo apresentar também náuseas, vômitos, dor abdominal e cefaleia.

Ao exame físico, encontram-se hiperemia de toda orofaringe, mucosa edemaciada, tonsilas palatinas com exsudato e criptas com pontos purulentos ou recobertos por secreções incrustadas (Figura 30.3). A palpação revela gânglios submandibulares aumentados e dolorosos.

Herpangina

Causada pelo vírus Coxsackie tipos 2, 3, 4, 5, 6, 8 e 10 (enterovírus). Em geral, acomete crianças entre 1 e 7 anos. Inicia com febre alta acompanhada de anorexia e odinofagia, além de vômitos e diarreia. O quadro pode durar 2 a 4 dias. Na orofaringe, evidenciam-se lesões hiperemiadas com vesículas no

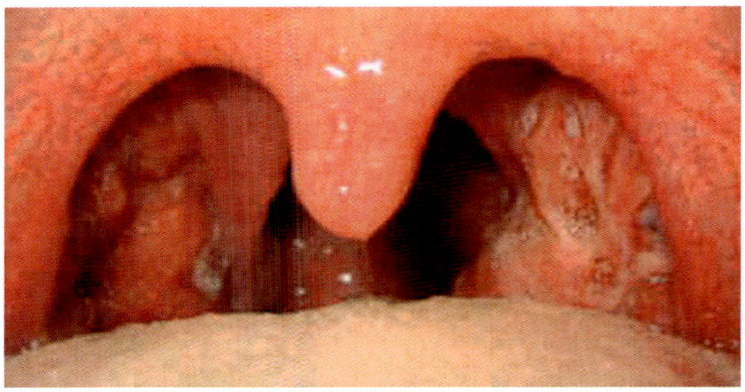

Figura 30.2 Faringotonsilite viral.

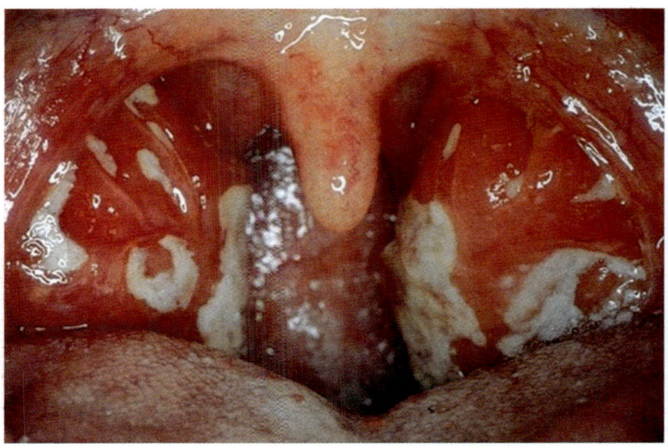

Figura 30.3 Mononucleose infecciosa.

centro, principalmente nos pilares das tonsilas, palato mole e úvula. As vesículas normalmente evoluem para úlceras rasas (Figura 30.4).

Faringotonsilite estreptocócica

Causada por *Streptococus pyogenes* beta-hemolítico do grupo A.

Os principais sinais e sintomas clínicos são:

- Início súbito
- Dor de garganta
- Febre > 38,5°C
- Cefaleia, náuseas, vômitos e dor abdominal nas crianças.

O exame físico demonstra hiperemia importante de faringe, edema de mucosa, exsudatos nas tonsilas, nódulos linfáticos cervicais anteriores dolorosos à palpação e ausência de sinais de infecções virais (coriza, tosse, diarreia).

Motivos de preocupação em relação à faringotonsilite estreptocócica:

- Febre reumática
- Glomerulonefrite aguda
- Escarlatina
- Síndrome do choque tóxico.

O risco de desenvolvimento de febre reumática por faringotonsilite não tratada é de 1% na população; ela se desenvolve 1 a 4 semanas após a instalação da faringotonsilite.

A glomerulonefrite aguda ocorre em 10 a 15% dos infectados por cepas nefrogênicas.

ABSCESSO PERITONSILAR

Complicação supurativa de tonsilites, quando o processo infeccioso atinge o espaço peritonsilar, ou seja, entre a cápsula tonsilar e o músculo constritor superior da faringe.

O paciente queixa-se de dor intensa unilateral com irradiação para a orelha, sialorreia, dificuldade para deglutir, voz anasalada, podendo ocorrer trismo, febre, mal-estar e calafrio.

Ao exame, observa-se abaulamento unilateral, que desloca a tonsila em direção à linha média, além de sinais inflamatórios bastante intensos (Figura 30.5).

ANGINA DE PLAUT-VINCENT

Causada pela associação entre bacilo fusiforme (*Fusobacterium plautvincenti*) (Gram-negativo anaeróbio) e um espirilo (*Spirochaeta dentium*) saprófitas da cavidade oral que se tornam patogênicos em condições de má higiene oral e desnutrição.

O paciente queixa-se de disfagia e odinofagia importante. Ao exame, visualizam-se lesões ulceronecróticas unilaterais, recobertas por exsudato pseudomembranoso fétido (Figura 30.6).

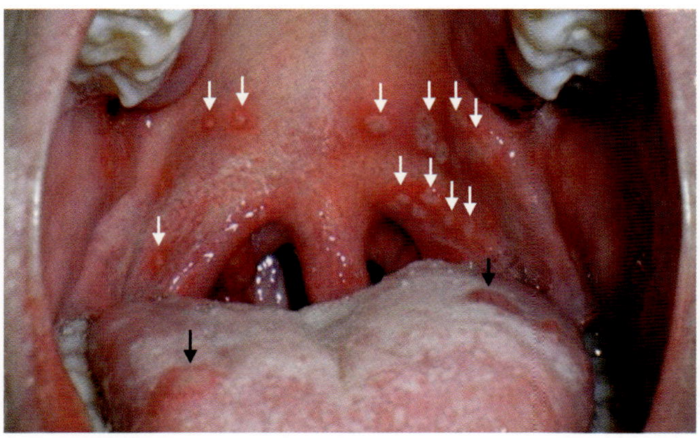

Figura 30.4 Paciente com herpangina. Observam-se lesões ulceradas em palato duro, palato mole, tonsilas faríngeas e língua.

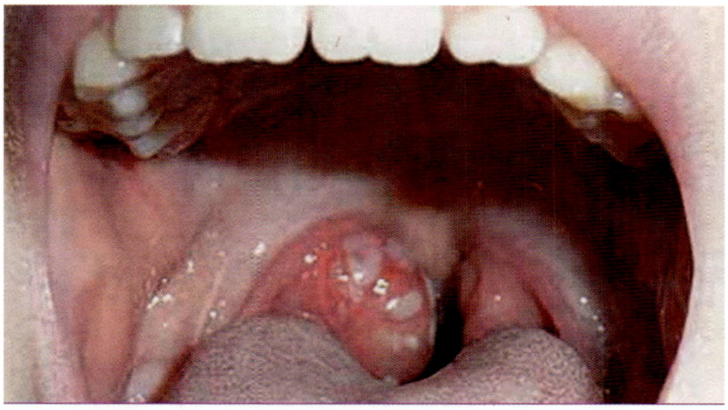

Figura 30.5 Abscesso peritonsilar à direita. Observa-se abaulamento e deslocamento de tonsila direita.

NEOPLASIAS DE FARINGE

Nasofaringe

A queixa mais frequente dos pacientes é de adenopatia cervical, geralmente indolor (Figura 30.7). A segunda forma de apresentação mais comum é a perda auditiva unilateral condutiva produzida por otite média secretora, secundária à disfunção tubária. Tardiamente e de modo mais raro, pode-se ter também epistaxe e obstrução nasal unilateral como queixa.

Orofaringe

Os pacientes normalmente são assintomáticos nos estágios iniciais. O sintoma mais comum é dor persistente, em geral

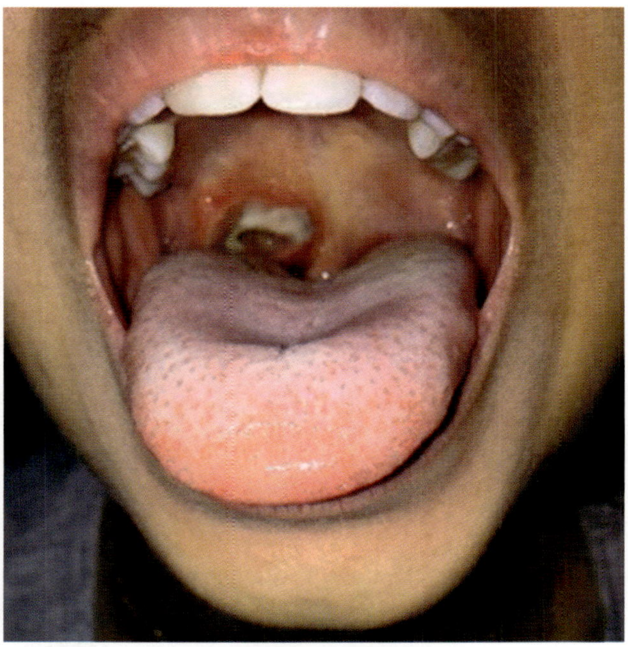

Figura 30.6 Angina de Plaut-Vincent. Observa-se lesão ulcerada em tonsila direita, recoberta por exsudato pseudomembranoso.

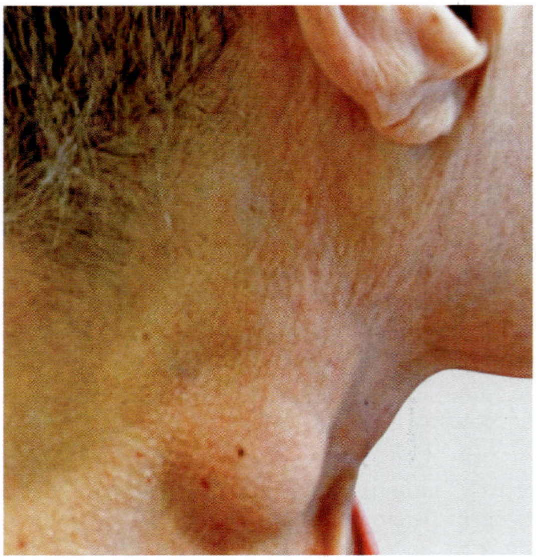

Figura 30.7 Linfonodomegalia à direita como primeira manifestação de paciente com neoplasia de nasofaringe.

unilateral, que normalmente não melhora com analgésicos comuns. Em outros casos, o primeiro sintoma pode ser o aparecimento de linfonodo na região cervical. Em casos mais avançados, pode-se ter trismo e halitose.

A orofaringe é o sítio do trato aerodigestivo em que mais se encontra linfoma; base de língua e tonsila são as localizações preferenciais. Pode ser caracterizada, em alguns casos, pela simples assimetria de tonsilas faríngeas (Figura 30.8).

Hipofaringe

As principais queixas são desconforto na topografia da faringe, disfagia, odinofagia, pigarro, halitose, aparecimento de linfonodomegalia, dor referida na orelha e mudança da voz.

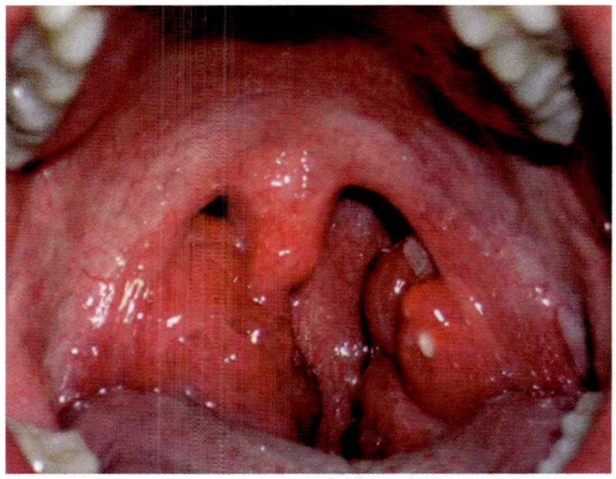

Figura 30.8 Paciente com linfoma de tonsila faríngea caracterizado apenas por assimetria da tonsila direita quando comparado com a esquerda.

BIBLIOGRAFIA

Associação Brasileira de Otorrinolaringologia e Cirurgia Cérvico-Facial (ABORL-CCF). Tratado de otorrinolaringologia. v. I e IV. 3. ed. Rio de Janeiro: Guanabara Koogan, 2017.

Liu JC, Ridge JA, Brizel DM, O'Sullivan B, Cohen EW, Mann BS *et al.* Current status of clinical trials in head and neck cancer 2014. Otolaryngol Head Neck Surg. 2015;152(3):410-7.

Nandi S, Kumar R, Ray P, Vohra H, Ganguly NK. Clinical score card for diagnosis of group A streptococcal sore throat. Indian J Pediatr. 2002;69:471-5.

Pfister DG, Spencer S, Brizel DM, Burtness B, Busse PM, Caudell JJ *et al.* Head and neck cancers, Version 2.2014. Clinical practice guidelines in oncology. J Natl Compr Cancer Netw. 2014;12(10):1454-87.

Serres LM, Derkay C, Sie K, Biavati M, Jones J, Tunkel D *et al.* Impact of adenotonsillectomy on quality of life in children with obstructive sleep disorders. Arch Otolaryngol Head Neck Surg. 2002;128:489-96.

Tanz RR, Gerber MA, Kabat W, Rippe J, Seshadri R, Shulman ST. Performance of a rapid antigen-detection test and throat culture in community pediatric offices: implications for management of pharyngitis. Pediatrics. 2009;123:437-44.

CAPÍTULO 31

Fundamentos de Anatomia e Fisiologia

Melissa A. G. Avelino, Thaís Gomes Abrahão Elias

A laringe é um órgão musculocartilaginoso situado na região infra-hióidea, no nível das vértebras C3 a C6, indo da porção laríngea da faringe até a margem inferior da cartilagem cricóidea.

Desempenha três funções: esfincteriana, protegendo a via respiratória no momento da deglutição; respiratória, regulando o fluxo respiratório inspiratório e expiratório; fonatória, produzindo o som glótico pela vibração das pregas vocais, seguida pela ressonância e articulação desse som, fenômenos que ocorrem no trato vocal supraglótico.

O esqueleto da laringe é constituído por nove cartilagens (três ímpares e três pares) que se articulam por membranas, ligamentos e pregas (Figura 31.1). A maior é uma cartilagem hialina ímpar, denominada tireoide.

A cartilagem cricóidea, situada logo abaixo da glândula tireoide, é a única cartilagem hialina da via respiratória que possui um anel completo. As aritenoides são estruturas pares, hialinas, uma de cada lado, em forma de uma pirâmide triangular, com grande eixo vertical. Na base da cartilagem aritenoide encontram-se o processo vocal, no qual ocorre a inserção posterior do ligamento vocal, e o processo muscular, onde se inserem os músculos cricoaritenóideos posterior e lateral.

A membrana quadrangular é uma lâmina fina (submucosa) de tecido conjuntivo que une as faces laterais das cartilagens aritenoides à epiglote.

A laringe pode ser dividida anatômica e funcionalmente em três regiões: supraglótica, acima das pregas vocais até o ádito da laringe; glótica, ao nível das pregas vocais; subglótica, abaixo das pregas vocais, até a margem inferior da cricóidea.

A epiglote é uma cartilagem ímpar, localizada no orifício superior da laringe, de consistência elástica e revestida por mucosa. Sua função é proteger as vias respiratórias inferiores durante a deglutição (Figura 31.2). Localiza-se atrás da base da língua e do osso hioide (e-Figura 31.1).

Acesse o conteúdo *online*:

http://uqr.to/20wdt

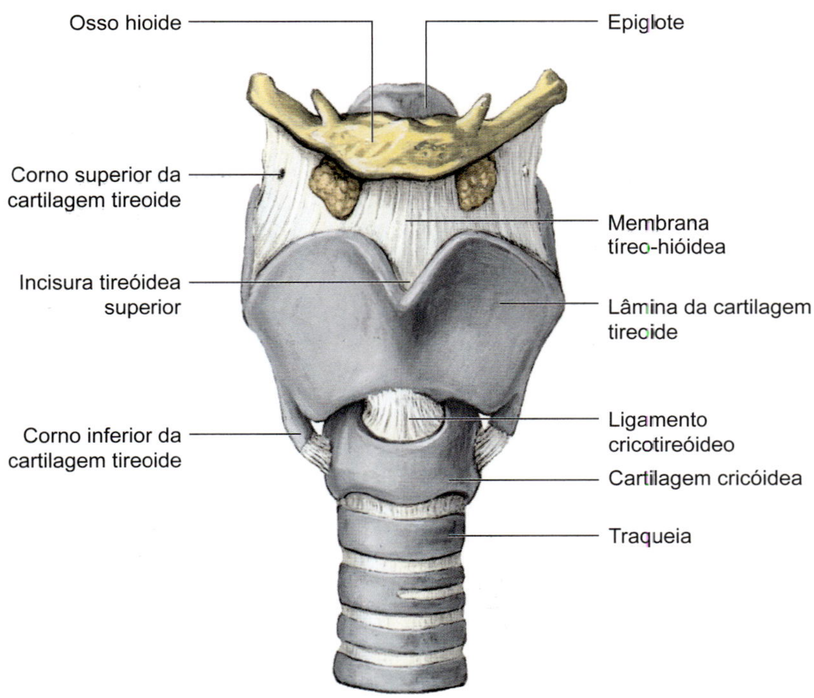

Figura 31.1 Aspecto anterior das cartilagens que compõem a laringe: epiglote, tireoide, cricóidea, aritenoides, corniculadas.

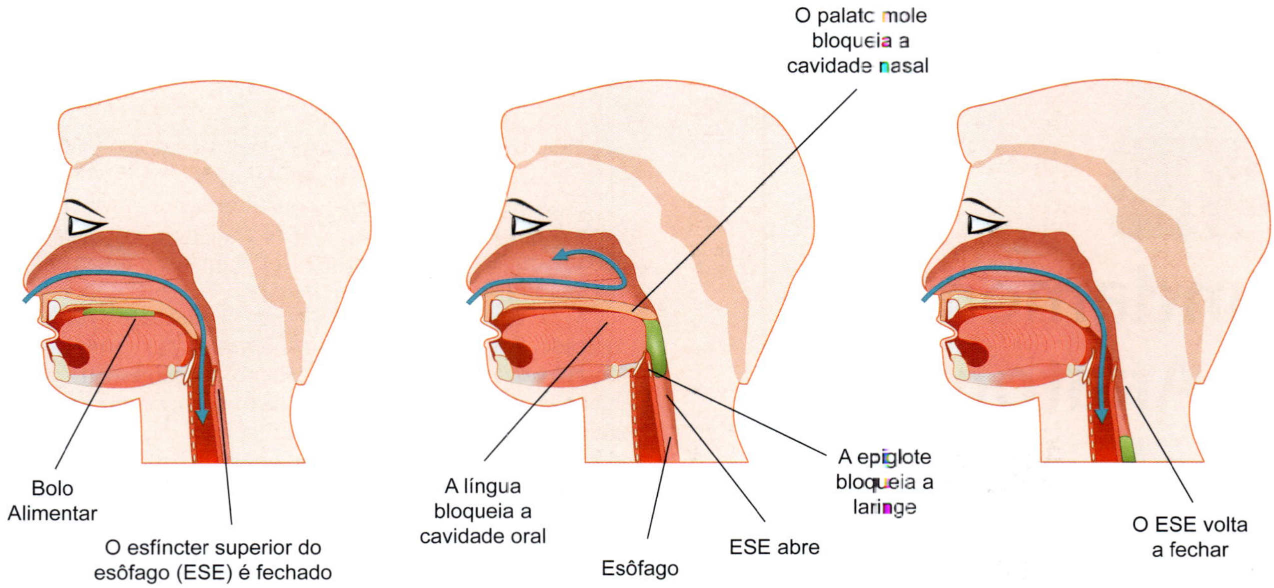

Figura 31.2 Esquema da deglutição.

BIBLIOGRAFIA

Pignatari SSN, Anselmo-Lima WT (orgs.). Tratado de otorrinolaringologia. 3. ed. Rio de Janeiro: Elsevier, 2018.

CAPÍTULO 32

Exame Clínico

Melissa A. G. Avelino, Thaís Gomes Abrahão Elias

ANAMNESE

IDADE. Em crianças, os distúrbios vocais funcionais e as malformações congênitas são as principais causas de rouquidão. Nas faixas etárias mais avançadas, teremos as laringites crônicas e as doenças neoplásicas.

SEXO. As disfonias funcionais são mais frequentes nos meninos durante a infância; na idade adulta, elas acometem mais as mulheres.

PROFISSÃO. Distúrbios laríngeos são frequentes em profissionais que abusam da voz, como professores, locutores e cantores. Trabalhos em ambientes com poluentes inalatórios, como pedreiras e marcenarias, podem ser prejudiciais à mucosa das vias respiratórias superiores e predispor ao desenvolvimento de lesões laríngeas.

ANTECEDENTES PESSOAIS. Deve-se avaliar: tabagismo e etilismo; antecedentes cirúrgicos (sintomas vocais que aparecem no pós-operatório de cirurgia cardíaca e de tireoide levantam a possibilidade de secção do nervo laríngeo recorrente); doenças sistêmicas; uso de medicamentos; exposição a ambientes com irritantes inalatórios; história de traumas laríngeos, sejam externos (traumas cervicais) ou internos (intubações orotraqueais); antecedentes e intercorrências neonatais quando ocorre estridor.

SINAIS E SINTOMAS

Os principais sinais e sintomas são rouquidão e estridor.

Rouquidão

Caracteriza-se pela mudança do timbre e da intensidade da voz. O início e a frequência devem ser avaliados.

Alterações súbitas da voz podem indicar distúrbios emocionais (disfonia psicogênica) ou doenças neurológicas, como paralisia de pregas vocais. História mais arrastada, de evolução progressiva, costuma ser observada em neoplasias.

Distúrbios funcionais ocorrem, em geral, em períodos de abuso vocal, podendo ter períodos de melhora. Já os distúrbios vocais orgânicos têm rouquidão fixa, sem momentos de melhora.

Os sintomas associados à rouquidão podem auxiliar no diagnóstico, como otalgia reflexa e odinofagia, que são indicativos de tumores supraglóticos com extensão para hipofaringe; tosse e desconforto respiratório são encontrados em tumores glóticos volumosos com extensão para a subglote.

Estridor

Som produzido pelo turbilhonamento do ar quando há qualquer tipo de restrição nas vias respiratórias superiores.

Estridor pode ser classificado em: inspiratório (mais frequente na obstrução supraglótica, mas pode ser glótica) e expiratório (obstrução subglótica ou traqueal), ou bifásico (inspiratório e expiratório).

Se o estridor está presente desde o nascimento ou as primeiras semanas de vida, devemos pensar em malformações congênitas como laringomalácia; se aparece após intubação orotraqueal e/ou internação em unidades de tratamento intensivo, são estridores causados por estenoses adquiridas.

O aparecimento abrupto em crianças sem febre sugere aspiração de corpo estranho; a presença de febre ou outros sintomas (coriza, obstrução nasal, tosse) levanta a suspeita de laringite aguda.

O estridor pode ser constante ou intermitente.

Na laringomalácia, por exemplo, é característico que o estridor piore aos esforços físicos, choro e mamadas.

Os sinais respiratórios indicativos de gravidade são: taquipneia, retração de fúrcula e costal; apneia; uso da musculatura acessória; cianose; bradicardia com hipoxia e hipercapnia.

EXAME FÍSICO

Como os distúrbios vocais podem ser consequência de lesões neurológicas, é necessário avaliar os pares cranianos.

Verificar posição e contração da musculatura do palato mole, estase salivar, mobilidade da língua e reflexo do vômito.

No caso de estridor, esclarecer se é inspiratório, expiratório ou ambos. Identificar sintomas respiratórios associados, isto porque a intensidade do estridor, isoladamente, não permite definir se o quadro é leve, moderado ou grave.

Uma obstrução muito grave pode não gerar estridor, mas os sintomas de desconforto respiratório podem ser evidentes.

Em recém-nascidos e prematuros, realizar ausculta cervical para melhor avaliar o estridor.

Pode-se avaliar a laringe e a hipofaringe também por meio de laringoscopia indireta em adultos ou crianças maiores. Para isso, utiliza-se o espelho de Garcia; é importante realizar o exame durante a fonação e a respiração. Deve-se observar posição, simetria e mobilidade de pregas vocais; estase salivar, restos alimentares, secreção ou lesão em região supraglótica e glótica. Atualmente, é um exame muito pouco utilizado, pela facilidade de se realizar endoscopias à beira do leito.

É digno de nota a impossibilidade de fazer laringoscopia indireta em crianças e adultos que não colaboram. Nesses casos, torna-se obrigatória a endoscopia das vias respiratórias, que entra como exame complementar. Com as atuais câmeras e fontes de luz portáteis, esses exames podem ser feitos pelo otorrino não só em consultórios, mas também em hospitais e à beira do leito (e-Figura 32.1).

Acesse o conteúdo *online*:

http://uqr.to/20wdu

BIBLIOGRAFIA

Doss AMA, Stokes JR. Viral infections and wheezing in preschool children. Immunol Allergy Clin North Am. 2022;42(4):727-41.

Pignatari SSN, Anselmo-Lima WT (orgs.). Tratado de otorrinolaringologia. 3. ed. Rio de Janeiro: Elsevier, 2018.

CAPÍTULO 33

Exames Complementares

Melissa A. G. Avelino, Thaís Gomes Abrahão Elias

INTRODUÇÃO

Os exames complementares compreendem a nasofaringolaringoscopia flexível ou nasofibroscopia flexível, a endoscopia rígida ou telescopia, com ou sem estroboscopia, e a biopsia, por meio de laringoscopia de suspensão ou microcirurgia de laringe.

NASOFARINGOLARINGOSCOPIA FLEXÍVEL

Introduz-se o endoscópio flexível (fibra óptica flexível), de pequeno diâmetro, pelas fossas nasais, é possível avaliar os sistemas respiratório (desde a entrada das narinas até o nível das pregas vocais) e digestório alto.

Aspiração e biopsia também podem ser feitas utilizando-se esse equipamento, quando com canal.

A nasolaringoscopia flexível possibilita o diagnóstico de grande parte das afecções laríngeas. É de fácil realização em consultório ou unidade de tratamento intensivo (UTI), permitindo visualização dinâmica da laringe, da faringe e das cavidades nasais, mas apresenta limitações para avaliar abaixo das pregas vocais (Vídeo 33.1).

Em cerca de 80% dos casos de estridor na infância é possível o diagnóstico da causa com a nasofibroscopia flexível. No entanto, se não for possível o diagnóstico, deve-se prosseguir a investigação utilizando a laringotraqueobroncoscopia rígida sob anestesia, a qual permite avaliar abaixo das pregas vocais, ou seja, detectar alterações em subglote, traqueia e brônquios (Vídeo 33.2).

Esse equipamento torna possível a obtenção de imagens melhores, com maior definição das estruturas e da mucosa de revestimento das pregas vocais. Contudo, para sua realização, é necessário segurar a língua do paciente, o que impede a fonação espontânea (Vídeo 33.3).

Com a telescopia é possível realizar a estroboscopia, método que permite identificar o ritmo de vibração das pregas vocais, que consiste em uma imagem ilusória de câmera lenta, tornando a vibração das pregas vocais lentificada, propiciando uma avaliação a olho nu.

Acesse todo o conteúdo *online* citado nesta página:

http://uqr.to/20wdv

BIOPSIA DE LARINGE

Pode ser realizada por laringoscopia direta, indireta ou microcirurgia com laringoscópio de suspensão sob anestesia geral. Esta última possibilita a retirada de fragmentos de lesão a ser estudada de maneira mais precisa.

BIBLIOGRAFIA

Pignatari SSN, Anselmo-Lima WT (orgs.). Tratado de otorrinolaringologia. 3. ed. Rio de Janeiro: Elsevier, 2018.

CAPÍTULO 34

Doenças da Laringe

Melissa A. G. Avelino, Thaís Gomes Abrahão Elias

INTRODUÇÃO

As principais afecções de laringe são: anomalias congênitas, lesões fonotraumáticas, papilomatose laríngea recorrente, laringites agudas e câncer de laringe.

ANOMALIAS CONGÊNITAS DA LARINGE

A anomalia congênita mais frequente é a laringomalácia, que se manifesta pelo colapso das estruturas supraglóticas durante a inspiração.

É a causa mais frequente de estridor congênito em lactentes.

O estridor inspiratório piora com agitação da criança, choro, alimentação ou na posição supina, melhorando quando está em repouso e faz hiperextensão cervical. Pode levar a engasgos e dificuldades na amamentação, além de ganho de peso.

A intensidade dos sintomas varia com o grau da obstrução.

Cumpre ressaltar que o estridor é um sintoma e não um diagnóstico. Assim, diante de um recém-nascido com estridor é obrigatório o exame endoscópico para confirmar a suspeita de laringomalácia.

LESÕES FONOTRAUMÁTICAS

Incluem nódulos, pólipos de pregas vocais e edema de Reinke.

Nódulos de pregas vocais

Caracterizam-se por espessamento das bordas livres das pregas vocais na região da junção de seu terço anterior com o terço médio, local de maior amplitude de vibrações (e-Figura 34.1). No adulto, os nódulos são mais frequentes no sexo feminino, enquanto em crianças predominam no sexo masculino.

A disfonia relaciona-se com o abuso vocal, piorando com o decorrer do dia. A voz torna-se áspera e soprosa.

À laringoscopia, evidencia-se espessamento e, em geral, uma fenda triangular média posterior.

Pólipo de pregas vocais

Processo inflamatório da prega vocal, geralmente unilateral, relacionado com trauma e abuso vocal.

O quadro clínico caracteriza-se por disfonia de início súbito, em virtude de uso vocal intenso. A disfonia é constante e pode ter piora progressiva. A voz apresenta-se rouca, soprosa, às vezes, áspera.

Ao exame físico, identifica-se uma lesão cuja massa é maior que a base, com aspecto gelatinoso, fibroso ou edematoso.

Edema de Reinke

Processo inflamatório crônico que acomete a camada superficial da lâmina própria de ambas as pregas vocais, mas de forma assimétrica. Relaciona-se diretamente ao tabagismo, sendo mais frequente em mulheres.

A disfonia é lentamente progressiva, e a voz vai se tornando cada vez mais grave. Com a evolução da doença, a rouquidão torna-se mais evidente. Alguns casos podem apresentar desconforto respiratório.

A laringoscopia evidencia edema das pregas vocais de grau variável, mucosa geralmente translúcida e hiperemiada (e-Figura 34.2).

PAPILOMATOSE LARÍNGEA RECORRENTE

É o tumor benigno mais frequente da laringe. Caracteriza-se por lesões de aspecto exofítico, verrucosas, pedunculadas ou nodulares, com superfície irregular.

A etiologia é viral. O agente é o papilomavírus humano (HPV), com mais frequência os subtipos 6 e 11, considerados de baixo risco por desenvolverem lesões benignas. Mais raramente identificam-se os subtipos 16 e 18, de alto risco, por estarem associados ao desenvolvimento de carcinoma epidermoide.

O exame de laringoscopia é altamente sugestivo, mas a confirmação diagnóstica deve ser sempre por meio do exame histopatológico (e-Figura 34.3).

A disfonia é o sintoma mais comum, seguido de obstrução da via respiratória e dificuldade respiratória.

Embora seja um tumor benigno, as lesões podem levar a insuficiência respiratória, principalmente nas crianças, que têm via respiratória menor.

O estridor no início é inspiratório e, com a progressão da doença, torna-se bifásico.

Em alguns casos, frequentes recorrências tornam-se um desafio para o tratamento. Por isso, a vacina contra o HPV é importante.

LARINGITES AGUDAS

Infância

Laringotraqueíte aguda ou crupe viral

Na maioria das vezes, essas infecções apresentam sintomas leves, com febre baixa, disfonia, tosse em latido e estridor. Os principais agentes etiológicos são os vírus parainfluenza I e II, rinovírus e enterovírus, mas vírus sincicial respiratório, influenza e SARS-CoV-2 também podem estar envolvidos.

A laringotraqueíte aguda desenvolve-se gradualmente, precedida por 1 a 2 dias de quadro infeccioso das vias respiratórias superiores, com febre, obstrução nasal, rinorreia, odinofagia, tosse tipo latido de cachorro (decorrente do edema subglótico), rouquidão e estridor laríngeo, quase sempre inspiratório.

Crupe é o termo tradicionalmente usado para designar a laringite diftérica.

À radiografia, observa-se o estreitamento da traqueia subglótica, caracterizando o sinal da torre da igreja. Apesar de característico, não é patognomônico dessa afecção, pois pode ser encontrado em crianças saudáveis que apresentam estreitamento subglótico.

Acesse todo o conteúdo *online* citado nesta página:
http://uqr.to/20wdw

O tratamento é feito com corticosteroides sistêmicos e nebulização. Alguns casos podem apresentar sintomas mais graves e necessitar de nebulização com adrenalina em ambiente hospitalar ou até mesmo intubação orotraqueal, que deve sempre ser feita com um tubo mais fino que o usual para evitar trauma e posterior estenose. Nesses casos, com estridor de aparecimento abrupto sem resposta à terapêutica usual e necessidade de internação em crianças, deve-se ter em mente a hipótese de aspiração de corpo estranho.

Laringotraqueíte infecciosa/membranosa

Esse quadro pode se iniciar com sintomas semelhantes ao da crupe, mas em geral os sintomas progridem rapidamente; as crianças acometidas apresentam toxemia, febre alta e leucocitose, além de dispneia importante. A radiografia já demonstra irregularidade na traqueia; a endoscopia mostra a presença de secreção purulenta espessa na glote e na subglote. Os agentes normalmente envolvidos são *Staphylococcus aureus* e *Haemophilus influenzae*.

Epiglotite

Infecção aguda que compromete as estruturas superiores das pregas vocais (epiglote, aritenoides e pregas ariepiglóticas), provocando quadro agudo de desconforto respiratório que, se não diagnosticado e tratado rapidamente, pode levar a óbito por asfixia.

Haemophilus influenzae tipo B é o agente infeccioso mais encontrado.

Os sintomas iniciais são discretos e representados por odinofagia e febre baixa. Com a progressão da doença, surgem disfagia tanto para sólidos quanto para líquidos, intensa odinofagia e febre alta. Caracteriza-se também pela instalação rápida da angústia respiratória.

A dor de garganta provoca aumento da salivação e acúmulo de secreção, que contribuem para o aumento do desconforto respiratório.

Em virtude dessas alterações pode surgir dispneia grave com estridor inspiratório, obrigando o paciente a adotar a posição sentada, com pescoço estendido e boca aberta.

A incidência dessa infecção vem diminuindo, graças à introdução da vacina contra o *H. influenzae* tipo B.

Deve-se evitar a manipulação do paciente, pelo risco de evolução para insuficiência respiratória.

Se uma radiografia cervical for realizada, evidencia-se o sinal do dedo polegar decorrente do edema supraglótico.

Laringite catarral aguda

É a forma clínica mais comum de laringite aguda. Surge subitamente, em geral após resfriado comum. Começa com sensação de constrição e dor ao nível da laringe, associadas a tosse de início seca, que se torna produtiva. A partir daí, instala-se rouquidão, que pode ser discreta ou evoluir para afonia.

A nasolaringoscopia evidencia congestão e edema da mucosa laríngea, principalmente em região glótica e supraglótica. As pregas vocais apresentam-se hiperemiadas com aumento da vascularização.

A etiologia mais frequente é bacteriana; os germes mais encontrados são *Branhamella catarrhalis* e *Haemophilus influenzae*.

CÂNCER DE LARINGE

Acomete principalmente pacientes do sexo masculino em torno de 50 e 60 anos. Cerca de 80% dos casos relacionam-se ao consumo de bebidas alcoólicas e tabaco.

Em geral, os pacientes relatam rouquidão progressiva de longa data sem períodos de melhora. Odinofagia e otalgia reflexa são queixas comuns em pacientes com tumores de localização supraglótica que se estendem para a hipofaringe.

Tosse e dispneia são mais frequentes em tumores glóticos volumosos com extensão para a subglote.

Ao exame físico, é importante inspecionar e palpar o pescoço para identificar assimetrias e linfadenomegalias.

Caso clínico

Paciente do sexo masculino, 11 meses de idade, deu entrada no pronto-socorro com quadro de disfonia e estridor de aparecimento abrupto, acompanhado de tosse. Levantada a hipótese de laringotraqueíte aguda, foi então realizado dexametasona e nebulização com adrenalina, com pouca melhora. Optou-se por internação para manter medicação e nebulização com adrenalina, pois mantinha quadro de estridor.

Foi então solicitada a avaliação de um otorrinolaringologista à beira do leito. Ao realizar videolaringoscopia, visualizou-se corpo estranho nas pregas vocais.

Lembrar: estridor é um som emitido por um estreitamento das vias respiratórias superiores. Se o quadro não responder às terapêuticas usuais em crianças, sempre aventar a possibilidade de corpo estranho.

BIBLIOGRAFIA

Kim C, Badash I, Gao WZ, O'Dell K, Johns MM 3rd. Idiopathic ulcerative laryngitis: a national survey of academic laryngologists. J Voice. 2021;35(6):892-900.

Pignatari SSN, Anselmo-Lima WT (orgs.). Tratado de otorrinolaringologia. 3. ed. Rio de Janeiro: Elsevier, 2018.

Stachler RJ, Dworkin-Valenti JP. Allergic laryngitis: unraveling the myths. Curr Opin Otolaryngol Head Neck Surg. 2017;25(3):242-6.

PARTE

9

Sistema Respiratório

Marcelo Fouad Rabahi

Colaboradores

Anna Carolina Galvão Ferreira
Carlos Henrique Pacini Vieira de Cerqueira
Daniel Messias de Moraes Neto
Daniela Graner Schuwartz Tannus Silva
Fernanda Lauar Sampaio Meirelles
Fernanda Miranda
Guylherme Saraiva
João Paulo Simões Dutra
José Laerte Rodrigues da Silva Junior
Karin Mueller Storrer
Letícia Ferreira Neves Arantes
Marcus B. Conte
Matheus Rabahi
Miguel Angel Corrales Coutinho
Nelson Alves dos Santos
Pedro Paulo Teixeira e Silva Torres
Roseliane de Souza Araujo

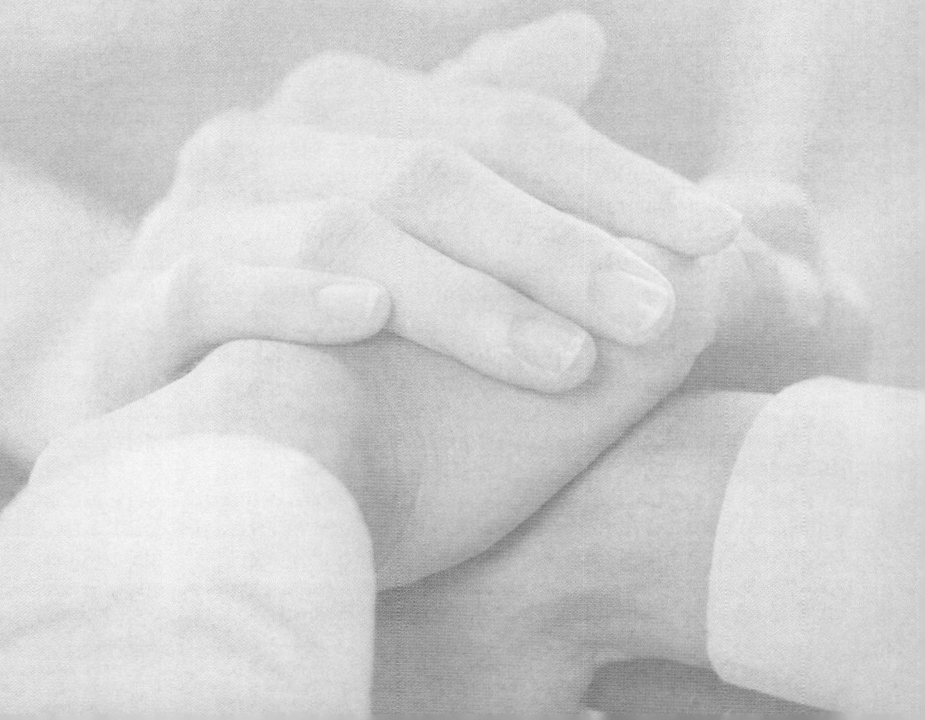

CAPÍTULO 35

Fundamentos de Anatomia e Fisiologia

José Laerte Rodrigues da Silva Junior,
Marcelo Fouad Rabahi

INTRODUÇÃO

O sistema respiratório é dividido em trato respiratório superior (compartimento nasofaringolaríngeo) e trato respiratório inferior (compartimentos traqueobrônquico e alveolar).

As vias respiratórias superiores são formadas pelas fossas nasais, nasofaringe, orofaringe, laringofaringe e laringe. Essas vias, além de servirem como conduto respiratório, desempenham papel de condicionador do ar inspirado, fazendo com que ele chegue aos locais das trocas gasosas em uma temperatura de aproximadamente 37°C. Cabe-lhes, também, umidificar e filtrar o ar na sua passagem.

A avaliação clínica do sistema respiratório inclui obrigatoriamente o exame das vias respiratórias superiores (ver Parte 8, *Orelhas, Nariz, Seios Paranasais, Faringe e Laringe*) (Figura 35.1).

TÓRAX

O tórax consiste em um arcabouço osteomuscular externo que aloja o coração, os pulmões, as pleuras e as estruturas do mediastino. No adulto, tem forma elíptica, sendo mais amplo no sentido laterolateral do que no anteroposterior.

O arcabouço esquelético do tórax (12 vértebras torácicas, discos intervertebrais, 12 costelas, cartilagens costais e esterno), além de proteger as estruturas da cavidade torácica, proporciona proteção para algumas vísceras abdominais, pois a maior parte do fígado se encontra sob a cúpula diafragmática direita, enquanto parte do estômago e todo o baço se encontram sob a cúpula diafragmática esquerda. As faces posteriores dos polos superiores dos rins repousam no diafragma.

Como na expiração forçada o diafragma vai até o quarto espaço intercostal, anteriormente, sexto espaço intercostal, lateralmente, e oitavo espaço intercostal, posteriormente, ferimentos penetrantes no tórax inferiormente a esses espaços costumam estar associados a lesão de órgãos abdominais.

Os primeiros sete pares de costelas são chamados "costelas verdadeiras" e estão conectados com o esterno por barras de cartilagem hialina, as cartilagens costais.

Os cinco pares remanescentes são chamados "costelas falsas", sendo que a oitava, a nona e a décima são conectadas por meio de sua cartilagem costal com a cartilagem costal imediatamente acima, e a décima primeira e a décima segunda são livres, por isso chamadas "flutuantes" (Vídeo 35.1).

As cartilagens costais no adulto jovem são elásticas, capazes de resistir a considerável torção, conferindo elasticidade à parede torácica. Com o envelhecimento, podem se tornar calcificadas ou ossificadas, perdendo a elasticidade, sendo facilmente identificadas em uma radiografia de tórax (e-Figura 35.1).

O espaço entre cada costela está preenchido por músculos dispostos em três camadas, vasos e nervos.

Triângulo de segurança

Um importante ponto de referência no tórax é o triângulo de segurança, assim denominado por ser um local seguro para drenagem torácica. Sua área é marcada pela borda anterior do músculo grande dorsal, borda lateral do peitoral maior e uma linha horizontal que passa pelo mamilo ou sobre a linha da sexta articulação condroesternal.

A drenagem nessa área minimiza o risco de lesão da artéria torácica interna, evita lesão do tecido mamário e evita a colocação inadvertida de dreno torácico na cavidade abdominal (Figura 35.2).

A camada mais externa é formada pelos intercostais externos, que estão inseridos nas bordas inferiores de cada uma das 11 primeiras costelas. Suas fibras se dirigem inferior e anteriormente, de modo que, ao se contrair, levantam as costelas.

A camada média é formada pelos intercostais internos, também inseridos na borda inferior das costelas, mas suas fibras se dirigem inferior e posteriormente, de modo que, quando se contraem, abaixam as costelas.

A camada interna é formada pelos músculos intercostais íntimos, os subcostais e o transverso do tórax. As camadas interna e média estão separadas por vasos e nervos intercostais que correm junto à borda inferior de cada costela.

Diante da necessidade de uma toracotomia ou de uma toracocentese, para "fugir" dos vasos e nervos, esses procedimentos devem ser realizados na borda superior da costela.

O esterno consta de três partes em sentido craniocaudal: manúbrio, corpo e processo xifoide. O manúbrio é a mais larga e espessa das três partes. Apresenta uma incisura na sua borda superior, denominada jugular, que é facilmente palpada e corresponde à borda inferior do corpo da segunda vértebra torácica ou à borda superior da terceira vértebra torácica (o nível do esterno é geralmente mais alto nas mulheres).

Um dedo colocado sobre a incisura jugular percebe a traqueia em sua posição mediana normal ou um desvio da traqueia em uma situação patológica. A suspeita do desvio de traqueia começa na inspeção (e-Figura 35.2).

Acesse todo o conteúdo *online* citado nesta página:

http://uqr.to/20wdx

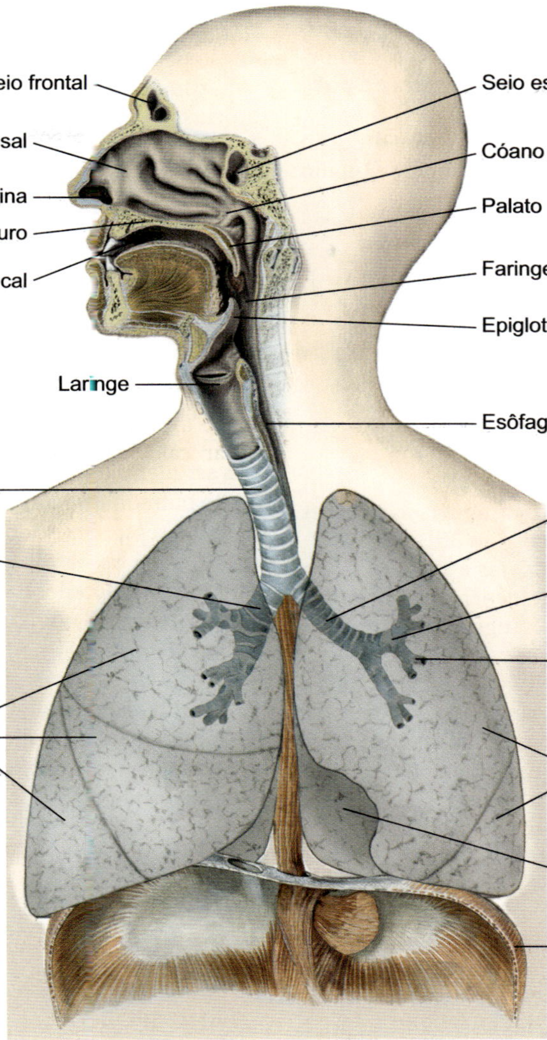

Figura 35.1 Sistema respiratório. Observar as estreitas relações entre as vias respiratórias superiores e a cavidade bucal, o nariz, os seios paranasais, a faringe e a laringe.

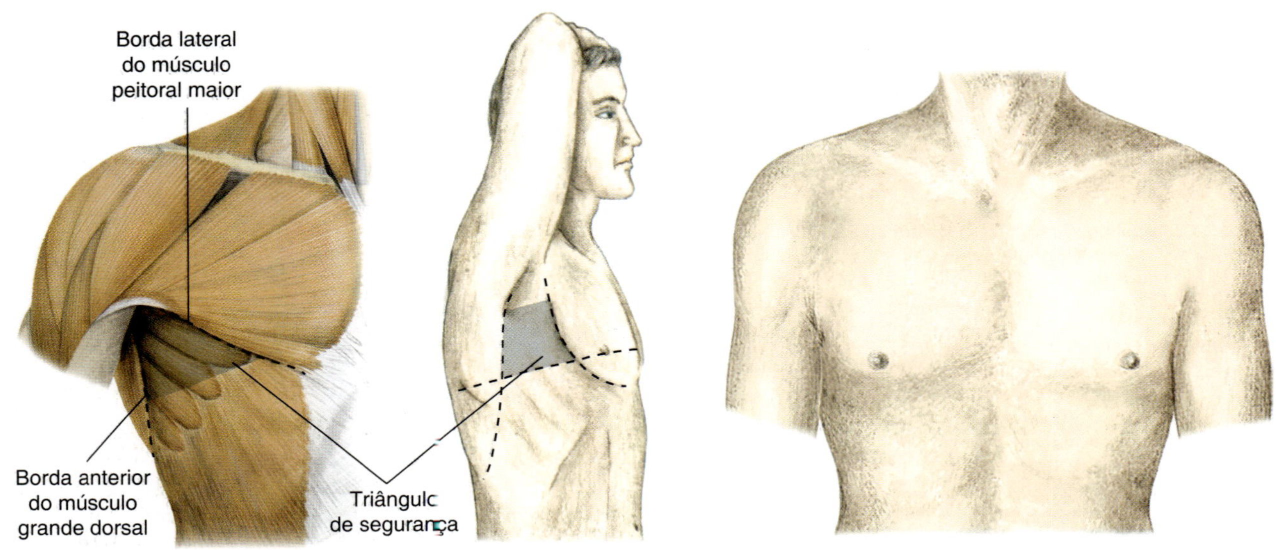

Figura 35.2 A. Visão de conjunto de tórax. **B.** Triângulo de segurança. (Adaptada de Köpf-Meier, 2006.)

Observa-se uma depressão muito acentuada superiormente à fúrcula esternal entre as inserções esternais dos músculos esternocleidomastóideos (imagem da esquerda com a anormalidade e imagem da direita sem a condição). O desvio pode ser confirmado na palpação da traqueia.

A borda inferior do manúbrio se articula com o corpo do esterno formando um pequeno ângulo, chamado "ângulo esternal" ou "ângulo de Louis". Uma crista que marca a localização do ângulo pode ser palpada a aproximadamente 5 cm da incisura jugular. O ângulo esternal marca a posição da segunda cartilagem costal, sendo um ponto de referência para a contagem das costelas e dos espaços intercostais (Vídeo 35.2).

Acesse o conteúdo *online*:
http://uqr.to/20wdy

TRATO RESPIRATÓRIO INFERIOR

O trato respiratório inferior se estende da traqueia às porções mais distais do parênquima pulmonar (Figura 35.3 A).

A função primária das vias respiratórias é conduzir o ar para a superfície alveolar, local em que ocorre a transferência gasosa entre o gás inspirado e o sangue dos capilares alveolares.

A via respiratória inferior pode ser dividida em três zonas, cada uma com características funcionais e estruturais diferentes.

A zona condutora é composta por vias respiratórias que apresentam paredes espessas o bastante para não possibilitar difusão de gases para o parênquima pulmonar adjacente. Elas incluem a traqueia, os brônquios e os bronquíolos membranosos, que recebem essa denominação por não conterem cartilagem. Essas vias respiratórias, associadas a artérias e veias pulmonares, vasos linfáticos, nervos, tecido conjuntivo dos espaços peribrônquicos e perivasculares, septos interlobulares e pleura constituem a porção não parenquimatosa do pulmão.

A zona de transição realiza funções condutoras e respiratórias e consiste em bronquíolos respiratórios e ductos alveolares.

A zona respiratória é composta somente de alvéolos e tem função exclusivamente respiratória. A zona de transição em conjunto com a zona respiratória constitui o parênquima pulmonar (Figura 35.3 B).

Do ponto de vista histológico, a menor unidade fundamental do parênquima pulmonar é o lóbulo pulmonar primário que consiste em todos os ductos alveolares, sacos alveolares e alvéolos em conjunto com seus vasos sanguíneos, nervos e tecido conjuntivo distal ao último bronquíolo respiratório.

Em contrapartida, como essa unidade é muito pequena para ser identificada do ponto de vista radiológico, utiliza-se o lóbulo pulmonar secundário (menor porção de pulmão envolvido por septo de tecido conjuntivo), visto na tomografia de tórax de alta resolução, para avaliar padrões de distribuição (no centro do lóbulo, na sua periferia ou distribuição aleatória) como auxílio no diagnóstico diferencial das doenças pulmonares.

A traqueia, ao penetrar o tórax, considerando-se o paciente em pé, direciona-se de cima para baixo, um pouco para trás e ligeiramente para a direita. Na altura da 4ª vértebra dorsal, nível que corresponde ao ângulo de Louis, ela se bifurca. O esporão formado por esse ângulo é chamado "carina".

A árvore brônquica, após a bifurcação da traqueia, não mantém o mesmo padrão divisório à direita e à esquerda (Figura 35.4).

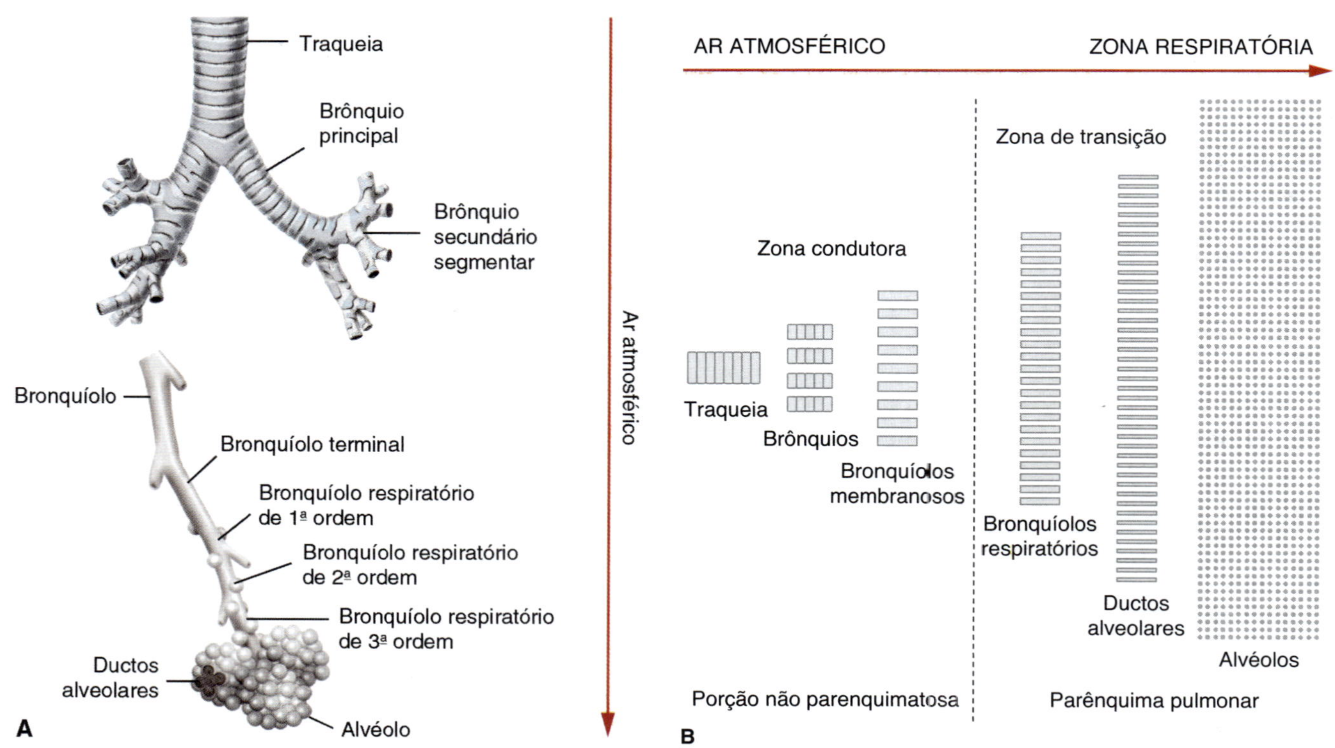

Figura 35.3 A. Representação anatômica do trato respiratório inferior, do ar atmosférico à zona respiratória. **B.** Representação esquemática do trato respiratório inferior, do ar atmosférico à zona respiratória. (**A.** Adaptada de Köpf-Meier, 2006.)

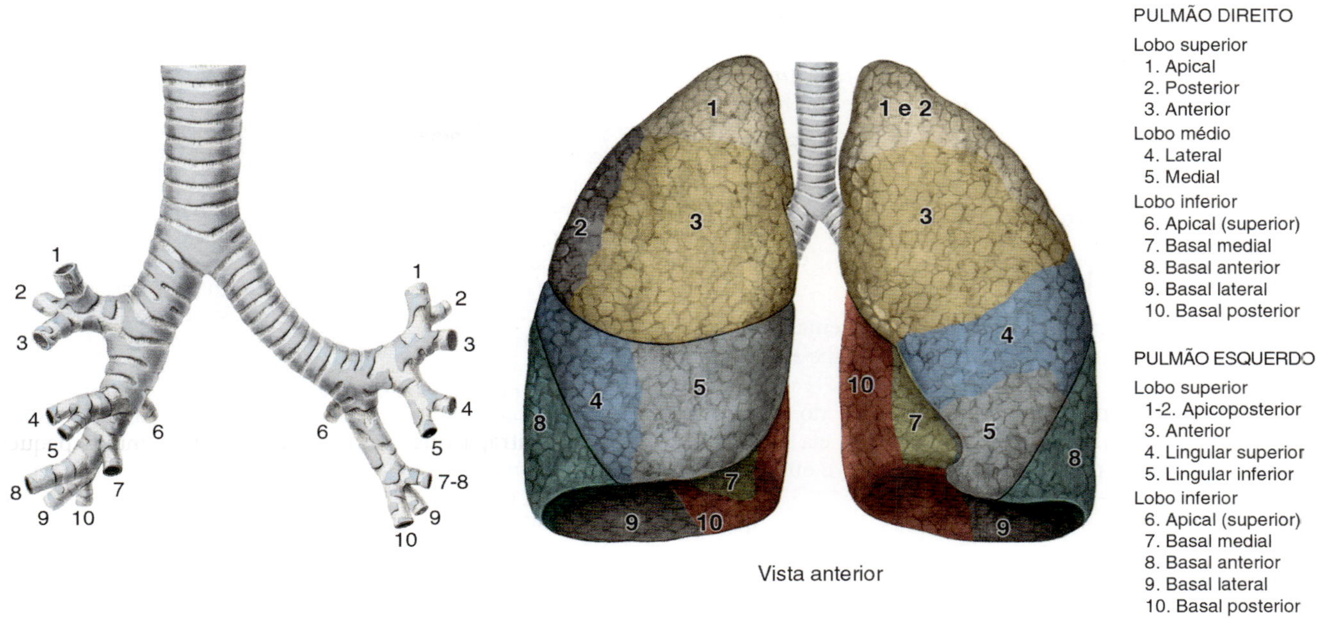

Figura 35.4 Segmentos broncopulmonares. (Adaptada de Köpf-Meier, 2006.)

O brônquio principal direito é mais vertical, mais calibroso e mais curto. O esquerdo é mais horizontal, de menor calibre e mais longo.

Do brônquio principal direito, a 2 cm da traqueia, emerge o brônquio do lobo superior que se dirige para cima e para trás, trifurcando-se, para originar um ramo para a frente (anterior), um para cima (apical) e um para trás (posterior). Após a saída do brônquio do lobo superior, a porção que se segue, chamada "brônquio intermediário", dirige-se para baixo, ligeiramente para fora, logo se trifurcando. Para a frente e para dentro, dá origem ao brônquio do lobo médio; para baixo, ao brônquio que forma a pirâmide basal, e para trás, ao ramo apical do lobo inferior. O brônquio do lobo médio, por sua vez, bifurca-se, indo um ramo para frente (medial) e um para o lado (lateral). Continuando seu trajeto para baixo e para trás, o brônquio da pirâmide basal vai dar em um ramo para frente (basal anterior), um para o lado (basal lateral), um para trás (basal posterior) e um para dentro (basal medial).

À esquerda, o brônquio principal dirige-se para fora, para baixo e um pouco para trás. Após um trajeto de 5 cm, bifurca-se, originando o brônquio do lobo superior e o brônquio do lobo inferior. O primeiro, por sua vez, divide-se em um ramo ascendente e um descendente. O ascendente dirige-se para cima e para fora. Nova bifurcação ocorre: um ramo vai para frente (anterior) e outro para cima e para trás (apical posterior). O ramo descendente que resultou como o ascendente da segunda bifurcação dirige-se para baixo, para frente e um pouco para o lado, constituindo o brônquio da língula, que se divide em dois ramos, um superior e outro inferior. O brônquio do lobo inferior, continuação do brônquio principal, nesse lado, perfeitamente individualizado, dirige-se para baixo e para trás, originando, logo em seguida, um ramo que se dirige para trás (apical) ou apical do lobo inferior, um para frente (basal, anteromedial), um para o lado (basal lateral) e um para trás e para baixo (basal posterior).

Lobos e segmentos pulmonares

Durante muitos anos, os pulmões foram divididos apenas em lobos, porções de pulmão envolvidas por pleura: o pulmão direito com três lobos, superior, médio e inferior, e o esquerdo com dois, o superior e o inferior. Estudos anatômicos posteriores mostraram que os lobos dividiam-se em unidades menores – os segmentos broncopulmonares, que podiam ser considerados partes anatomofuncionais do pulmão, representados por um número (ver Figura 35.4). A forma dos segmentos broncopulmonares é piramidal, com a base voltada para a periferia e o vértice para o hilo. São separados entre si por uma camada de tecido conjuntivo. Seu pedículo é formado por um brônquio (brônquio segmentar) e por artérias, veias, linfáticos e nervos.

PLEURA

A pleura é uma membrana serosa única e contínua, constituída de dois folhetos.

O folheto parietal reveste a face interna da parede torácica, aderindo aos arcos costais, graças a um tecido musculoligamentoso (fáscia endotorácica). Chegando ao hilo, reflete-se sobre si mesma (pleura mediastínica), fixando-se ao pulmão, quando recebe, então, o nome de pleura ou folheto visceral. Este folheto insinua-se entre os lobos, formando as cissuras.

Na reflexão mediastínica resulta um espaço livre triangular de base superior (ligamento triangular do pulmão) que possibilita a entrada dos vários elementos que vão formar os hilos pulmonares.

Ao recobrir o diafragma, o folheto parietal recebe o nome de pleura diafragmática.

O espaço entre os dois folhetos pleurais é virtual e é banhado por uma serosidade em um ambiente de pressão negativa. Durante os movimentos respiratórios, os dois folhetos deslizam entre si com facilidade, como duas lâminas de vidro molhadas. Em virtude de fenômenos de capilaridade, torna-se difícil separá-los.

A vascularização do folheto parietal se dá pelos ramos das artérias intercostais; no nível do mediastino e do diafragma, pelas artérias pericardiofrênicas.

Os linfáticos da pleura parietal drenam para os linfonodos da região correspondente, enquanto os da pleura diafragmática, para os linfonodos mediastínicos.

A inervação do folheto parietal é feita pelos nervos espinais. A da pleura diafragmática, na parte central, pelo frênico, e na periferia, pelos nervos intercostais.

CIRCULAÇÃO PULMONAR

A circulação pulmonar compõe-se de dois sistemas: a grande e a pequena circulação, isto é, a circulação geral e a própria, a da artéria pulmonar e a das artérias brônquicas.

A artéria pulmonar conduz sangue venoso do ventrículo direito aos capilares alveolares. Em seu início, ela se bifurca, originando um ramo para o pulmão esquerdo e outro para o direito.

O ramo esquerdo cavalga o brônquio do lobo superior, fornecendo diretamente os ramos que se dirigem para os segmentos do lobo superior.

O ramo direito logo se subdivide, acompanhando o trajeto dos brônquios segmentares do lobo superior.

Os ramos mais periféricos da artéria pulmonar ramificam-se cada vez mais, até atingirem os septos alveolares, nos quais os capilares arteriais anastomosam-se com os venosos. Estes, por sua vez, dirigem-se para a periferia dos lóbulos até as vênulas pulmonares. As vênulas localizadas entre os lóbulos reúnem-se, dando origem às veias pulmonares principais, que, juntas, formam as quatro veias pulmonares, duas direitas e duas esquerdas, as quais desembocam no átrio esquerdo.

As artérias brônquicas são ramos diretos da aorta torácica e responsáveis pela nutrição dos pulmões, especialmente em suas porções mais centrais.

A pressão no território da artéria pulmonar é bem menor que a pressão na circulação arterial sistêmica. A pressão sistólica no ventrículo direito é de aproximadamente 25 mmHg, a diastólica de 8 mmHg e a média de 15 mmHg. A estimativa da pressão sistólica da artéria pulmonar pode ser feita por ecocardiografia, mas a confirmação de hipertensão pulmonar requer medidas invasivas (pressão média de artéria pulmonar > 20 mmHg).

A pressão média da artéria pulmonar diminui à medida que o vaso se ramifica no parênquima pulmonar até atingir os capilares, que têm pressão média de 7 mmHg. Essa pressão capilar pode ser maior ou menor que a pressão alveolar, dependendo de diversos fatores (fase do ciclo cardíaco – sístole ou diástole; estados patológicos – hipovolemia; posição do corpo – deitado ou em pé), de modo que podem ocorrer três situações de fluxo sanguíneo pulmonar:

- Zona 1: ausência de fluxo (pressão alveolar sempre maior que a capilar)
- Zona 2: fluxo intermitente; só há fluxo na sístole (pressão capilar maior que a alveolar na sístole, mas menor na diástole)
- Zona 3: fluxo contínuo (pressão capilar sempre maior que a alveolar).

Em indivíduos saudáveis ocorrem somente fluxos de zonas 2 e 3. Na posição ortostática, o primeiro nas porções superiores do pulmão e o segundo nas bases (o fluxo de sangue inclusive na diástole é explicado pela pressão hidrostática – o peso da coluna de sangue mantém a pressão capilar maior que a alveolar). Como na zona 3 o fluxo de sangue é contínuo, mas a ventilação nas bases não ocorre todo o tempo, essa área fica perfundida, mas não ventilada; portanto, uma área de *shunt* (circulação sem ventilação) fisiológico.

Shunt e espaço morto

Na hipovolemia, como a pressão arterial fica baixa, aparecem áreas no pulmão em que a pressão capilar nunca é maior que a alveolar; desse modo, temos uma área ventilada, mas não perfundida (espaço morto).

Tanto o *shunt* quanto o espaço morto ocorrem em condições normais (*shunt* e espaço morto fisiológicos) e em situações patológicas (p. ex., *shunt* e espaço morto da doença pulmonar obstrutiva crônica [DPOC]). Pacientes com predominância de enfisema apresentam alta relação ventilação-perfusão (V/Q), e, portanto, aumento de espaço morto, já que possuem pulmões pobremente perfundidos. Já pacientes portadores de DPOC com predomínio de bronquite crônica, devido a áreas de hipoventilação por edema brônquico, secreção e broncospasmo, apresentam baixa relação ventilação-perfusão, com consequentes grandes áreas de *shunt*.

A circulação pulmonar possui comportamento oposto ao de outras áreas do corpo: quando a concentração local (intra-alveolar) de oxigênio diminui, os vasos sanguíneos que suprem a área sofrem constrição. Isso tem uma importante função: distribuir o fluxo sanguíneo onde ele será melhor utilizado.

As veias pulmonares não acompanham os brônquios. Iniciam nos septos interlobulares e continuam no tecido conjuntivo entre os segmentos pulmonares até alcançar o hilo. Como não contêm válvulas, um aumento da pressão do átrio esquerdo é seguido de aumento na pressão do sistema venoso pulmonar e, consequentemente, na rede capilar, ocasionando edema pulmonar e dispneia.

Os tecidos não respiratórios do pulmão recebem irrigação das artérias brônquicas, que são ramos da aorta e, portanto, têm pressões mais elevadas em relação ao território das artérias pulmonares. Por essa razão, a maioria das hemoptises (95% dos casos) origina-se das artérias brônquicas.

RESPIRAÇÃO

A respiração compreende quatro processos cuja finalidade é a transferência de O_2 do exterior até o nível celular e a eliminação de CO_2, transportado no sentido inverso).

Processos da respiração

VENTILAÇÃO PULMONAR. Seu objetivo é levar o ar até os alvéolos, distribuindo-o adequadamente, de tal maneira que, ao entrar em contato com o sangue dos capilares pulmonares, possa processar-se a etapa seguinte – as trocas gasosas.

TROCAS GASOSAS. Por diferença da pressão parcial dos gases envolvidos (O_2 e CO_2), no alvéolo e no sangue, ocorre a passagem dos mesmos através da membrana alveolocapilar.

TRANSPORTE SANGUÍNEO DOS GASES. Tanto na etapa anterior quanto nesta, é importante a interação dos processos respiratórios com o sistema circulatório. A circulação sistêmica promove a distribuição periférica do oxigênio e a extração do CO_2, com a participação de múltiplos mecanismos, tais como captação de O_2 pela hemoglobina e sistemas tampões.

RESPIRAÇÃO CELULAR. É a etapa terminal de todo o processo e sua principal finalidade. Por meio da respiração celular, consubstancia-se a utilização celular do oxigênio por meio das cadeias enzimáticas mitocondriais.

Ventilação

É o processo pelo qual o ar chega até os alvéolos, distribuindo-se adequadamente, para que possa entrar em contato com os capilares pulmonares, onde vão ocorrer as trocas gasosas.

A ventilação ocorre pela ação dos músculos respiratórios, que, para isso, contraem-se de maneira coordenada, de modo a aumentar ou reduzir o volume da cavidade torácica. São músculos esqueléticos, divididos em inspiratórios e expiratórios.

Em uma ventilação tranquila, no volume corrente, o principal músculo em atividade é o diafragma, com os intercostais em atividade somente para estabilização do espaço intercostal, evitando que ocorra abaulamento ou retração dos espaços intercostais devido a mudanças da pressão intratorácica. A expiração nessa mesma situação ocorre passivamente, por meio do relaxamento do diafragma e da retração elástica dos pulmões e da parede torácica.

Em uma inspiração forçada, além do diafragma, os intercostais externos contraem mais intensamente os escalenos e o esternocleidomastóideo. Na expiração forçada, entram em ação os músculos abdominais e intercostais internos. A ventilação normal é mantida sob controle dos centros respiratórios, situados no bulbo.

Diferentes doenças podem afetar a ventilação à medida que aumentam a carga de trabalho dos músculos respiratórios repentinamente (p. ex., crise de asma) e elevam o trabalho da respiração pela obstrução ao fluxo de ar (p. ex., doença pulmonar obstrutiva crônica). Nas doenças neuromusculares, a função dos principais músculos da inspiração também pode ser afetada (p. ex., síndrome de Guillain-Barré e miastenia grave, em que a fraqueza dos músculos respiratórios pode levar à insuficiência respiratória aguda).

Do ponto de vista funcional, as vias respiratórias podem ser divididas em:

- Zona condutora: constituída por vias respiratórias que apenas conduzem os gases entre a periferia pulmonar e a boca, englobando as 15 ou 17 primeiras gerações de vias respiratórias (ver Figura 35.3 B)
- Zona respiratória: na qual são encontrados os alvéolos os elementos que participam das trocas (ver Figuras 35.3 B e 35.5).

Difusão

É um mecanismo pelo qual um gás se movimenta de uma região para outra. É um processo passivo, pois os gases difundem-se de regiões de pressões mais altas para regiões com pressões mais baixas. Por meio da difusão ocorre o transporte de gases das vias respiratórias distais para a membrana alveolocapilar e desta membrana para o sangue que circula no capilar pulmonar.

Uma vez nos capilares sistêmicos, a difusão será responsável pelo deslocamento do oxigênio do sangue para as células, onde será consumido pelas mitocôndrias e seguido pela saída de dióxido de carbono produzido no tecido.

A difusão é deficiente em pulmões enfermos. Na fibrose intersticial, há espessamento da membrana alveolocapilar; outro exemplo é o enfisema, no qual ocorre marcada redução na área de trocas resultante de destruição das paredes dos septos alveolares (ver "Testes de função pulmonar" na Seção 2, *Diafragma*, Capítulo 40, *Exame Clínico*).

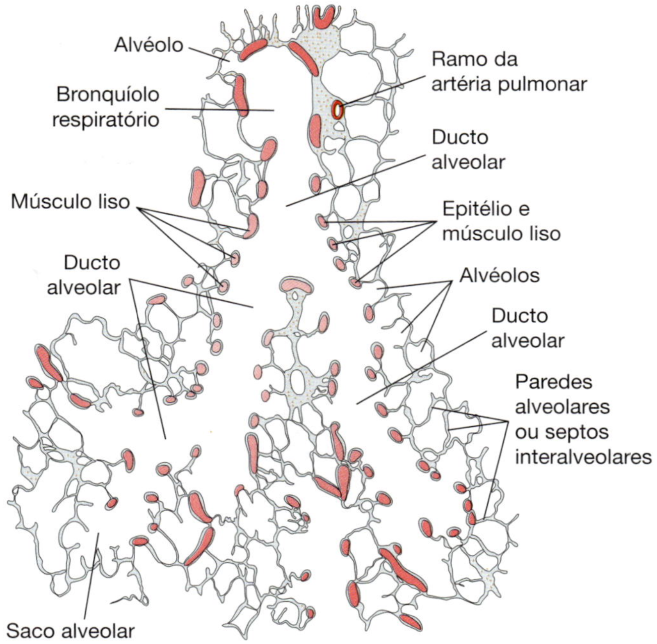

Figura 35.5 Esquema dos componentes da porção respiratória do pulmão, que se inicia nos bronquíolos respiratórios. Estes têm algumas descontinuidades em suas paredes, comunicando seu lúmen com o dos alvéolos. Nos ductos alveolares, a parede é muito descontínua, observando-se apenas "botões" formados por epitélio e músculo liso. Note que o músculo liso só vai até os ductos alveolares e não se estende aos sacos alveolares e alvéolos. (Adaptada de Junqueira e Carneiro, 2017.)

Fatores que interferem nas trocas gasosas

Para compreender as trocas gasosas, é necessário considerar os fatores que interferem na taxa de difusão dos gases pela membrana respiratória.

ESPESSURA DA MEMBRANA. Edema pulmonar ou doença pulmonar intersticial são causas de difusão dificultada e hipoxemia.

ÁREA DE SUPERFÍCIE DA MEMBRANA. Remoção de partes do pulmão por cirurgia, destruição do pulmão por enfisema.

COEFICIENTE DE DIFUSÃO DO GÁS. O gás carbônico se difunde 20 vezes mais facilmente que o oxigênio; por isso, durante a evolução da DPOC, a primeira anormalidade a aparecer é a hipoxemia e só quando a doença está muito avançada a hipercapnia associa-se à hipoxemia.

DIFERENÇA DE PRESSÃO ENTRE OS LADOS DA MEMBRANA. Mesmo com pulmão normal pode ocorrer hipoxemia se a musculatura responsável pela inspiração estiver comprometida, como na síndrome de Guillain-Barré ou na miastenia grave, quando o ar atmosférico não consegue penetrar nos alvéolos para que haja diferença de pressão de O_2 e CO_2 entre o ar alveolar e o sangue do capilar pulmonar.

LINHAS E REGIÕES TORÁCICAS

Linhas torácicas verticais

Na face anterior do tórax identifica-se a linha medioesternal que coincide com o plano mediano e divide o tórax em hemitórax direito e esquerdo. A partir dessa linha, para a direita ou para a esquerda, encontram-se a linha esternal lateral, ao longo da margem lateral do esterno, e a linha hemiclavicular, que desce verticalmente do ponto médio da clavícula. Em uma situação equidistante entre a linha hemiclavicular e a linha esternal lateral encontra-se a linha paraesternal.

Na face lateral do tórax, identificam-se a linha axilar anterior, que desce verticalmente a partir da prega axilar anterior, formada pela margem inferior do músculo peitoral maior; a linha axilar posterior, que desce verticalmente a partir da prega axilar posterior, a qual é formada pelo músculo grande dorsal; já a linha axilar média, que se encontra equidistante às linhas axilares, anterior e posterior, desce do ápice da axila em direção ao tubérculo da crista ilíaca.

Na face posterior do tórax identificam-se a linha vertebral, que passa sobre os processos espinhosos das vértebras torácicas, e a linha escapular, que passa através do ângulo inferior da escápula na posição anatômica. Destacam-se dois pontos para procedimentos invasivos em relação às linhas torácicas verticais: a linha hemiclavicular no segundo espaço intercostal para descompressão de pneumotórax hipertensivo com agulha de grosso calibre, e a linha escapular imediatamente inferior ao ângulo da escápula para toracocentese, pois, na posição anatômica, corresponde à sétima costela ou ao sétimo espaço intercostal (Figura 35.6).

Linhas torácicas horizontais

Na face anterior do tórax são identificadas as linhas das terceira e sexta articulações esternocondrais que passam horizontalmente sobre as referidas articulações, e as linhas claviculares que passam sobre as clavículas direita e esquerda.

Na face lateral do tórax é necessário identificar somente a linha da sexta articulação esternocondral.

Na face posterior do tórax são identificadas as linhas escapular superior, que tangenciam a borda superior da escápula, e a escapular inferior, que tangencia a borda inferior da escápula (ver Figura 35.6).

Regiões da face anterior do tórax

A região esternal corresponde à superfície do esterno, podendo ser dividida em superior e inferior pela linha da terceira articulação esternocondral.

Cada região infraclavicular (direita e esquerda) é limitada lateralmente pela borda anterior do músculo deltoide, medialmente pela linha esternal lateral, superiormente pela linha clavicular e inferiormente pela linha da terceira articulação esternocondral. A região mamária (direita e esquerda) é limitada superiormente pela linha da terceira articulação esternocondral, medialmente pela linha esternal lateral, lateralmente pela linha axilar anterior e inferiormente pela linha da sexta articulação esternocondral. A região inframamária ou hipocondríaca (esquerda e direita) é limitada superiormente pela linha da sexta articulação esternocondral, inferomedialmente pela margem costal e lateralmente pela linha axilar anterior (Figura 35.7).

Regiões da face lateral do tórax

A face lateral do tórax é dividida em regiões axilar e infra-axilar pela linha da sexta articulação esternocondral. A região axilar (direita e esquerda) é limitada pelo côncavo axilar, pela linha axilar anterior, pela linha axilar posterior e pela linha da sexta articulação esternocondral. A região infra-axilar (direita e esquerda) é limitada pela linha da sexta articulação esternocondral, pela linha axilar anterior, pela linha axilar posterior e pela arcada costal (ver Figura 35.7).

Regiões da face posterior do tórax

A região supraescapular é limitada medialmente pela linha vertebral, superolateralmente pela borda superior do músculo trapézio e inferiormente pela linha escapular superior. As regiões supraespinal e infraespinal correspondem, respectivamente, à projeção da escápula superiormente e inferiormente à sua espinha. A região interescapulovertebral é limitada medialmente pela linha vertebral, superiormente pela linha escapular superior, lateralmente pela borda medial da escápula e inferiormente pela linha escapular inferior. A região infraescapular é limitada superiormente pela linha escapular inferior, medialmente pela linha vertebral, lateralmente pela linha axilar posterior e inferiormente pela borda inferior do tórax (ver Figura 35.7).

Projeção dos pulmões na parede torácica

É muito importante conhecer a projeção dos pulmões na caixa torácica, pois isso permite localizar os achados em relação aos lobos pulmonares. Para desenhar a projeção dos pulmões na

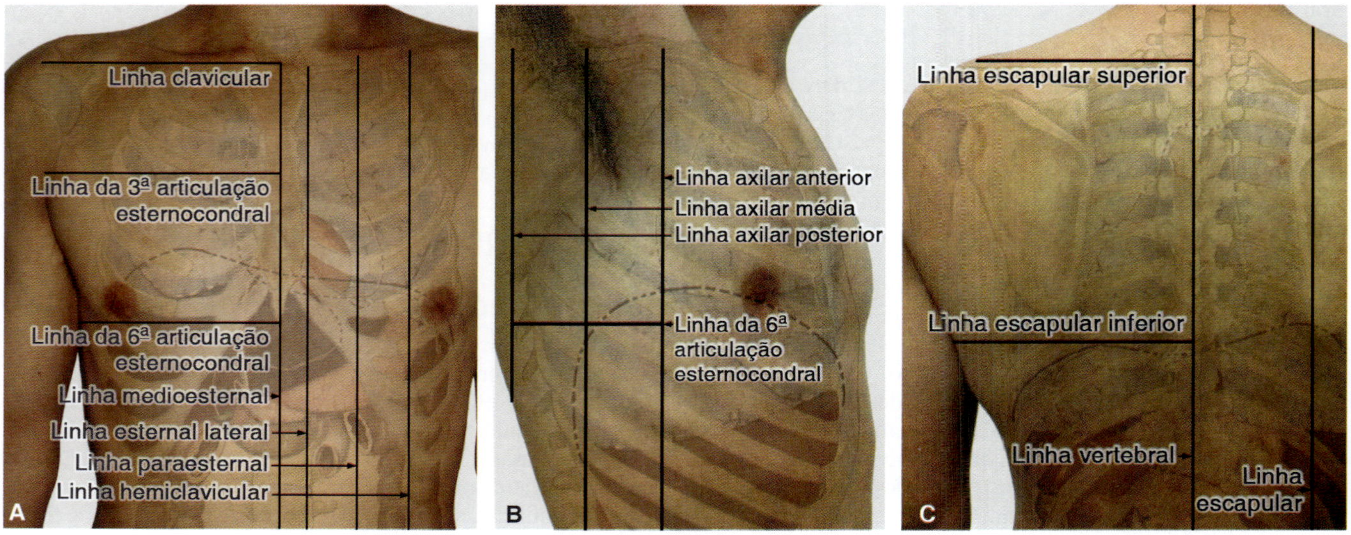

Figura 35.6 Linhas torácicas verticais e horizontais das faces do tórax. A. Face anterior. B. Face lateral. C. Face posterior.

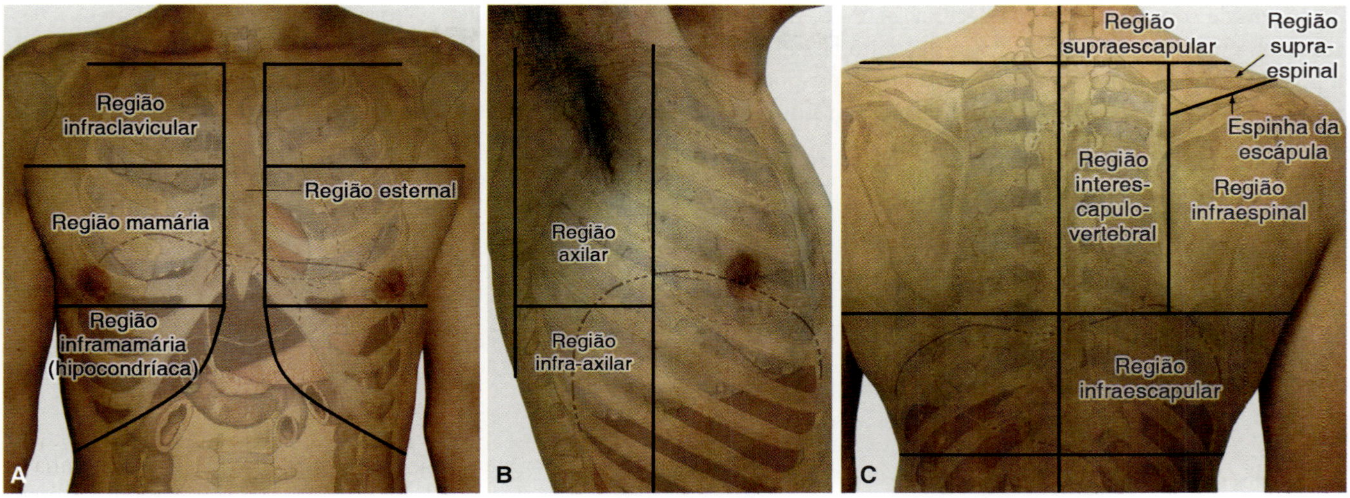

Figura 35.7 Regiões das faces anterior (A), lateral (B) e posterior (C) do tórax.

parede torácica, traça-se uma linha que se inicia aproximadamente 3 cm superiormente às clavículas, marca o ápice de cada pulmão e desce medialmente, passando pela articulação esternoclavicular e o manúbrio do esterno até a articulação entre o manúbrio e o corpo do esterno, próximo ao plano mediano (Figura 35.8). A partir desse ponto, as duas linhas seguem na direção inferior, praticamente paralelas à linha medioesternal até o nível das quartas articulações costocondrais. A linha que marca a projeção do pulmão direito continua verticalmente até a sexta articulação costocondral. A linha que marca a projeção do pulmão esquerdo desce lateralmente até alcançar a linha paraesternal aproximadamente no nível da quinta articulação costocondral. A partir desse ponto, desce medialmente até em torno da sexta articulação costocondral. Na posição em expiração, uma linha levemente curva de convexidade inferior que vai da sexta articulação costocondral até a articulação costovertebral no nível do processo espinhoso da décima vértebra torácica marca a borda inferior de ambos os pulmões na caixa torácica. Essa linha cruza a linha hemiclavicular na sexta costela e a medioaxilar na oitava costela. A partir da articulação costovertebral, no nível da décima vértebra torácica, as linhas sobem de cada lado da coluna vertebral, cruzando as articulações costovertebrais até o nível do processo espinhoso da sétima vértebra cervical. Durante a inspiração, esses níveis descem no mínimo dois espaços intercostais.

Cada fissura oblíqua inicia-se no nível da terceira vértebra torácica; curvando-se inferiormente, segue a linha da sexta costela, terminando pouco abaixo do nível da sexta articulação costocondral, onde se encontra com a borda inferior do pulmão (leia o texto complementar *Projeção dos Pulmões na Caixa Torácica*).

Acesse o conteúdo *online*:
http://uqr.to/20wdz

Quando o membro superior está em abdução e a mão posicionada na parte posterior da cabeça, a borda medial da escápula, aproximadamente, indica a fissura oblíqua. A fissura horizontal inicia-se na fissura oblíqua sobre a sexta costela aproximadamente na linha medioaxilar e dirige-se para a borda anterior do pulmão, terminando aproximadamente no nível da quarta cartilagem costal. Para localizar esses pontos é necessária a contagem de costelas, que deve ser feita sempre a partir do ângulo esternal, que indica a segunda costela. É útil também saber que a parte visível mais superior do músculo serrátil anterior marca a sexta costela. Não é recomendada a

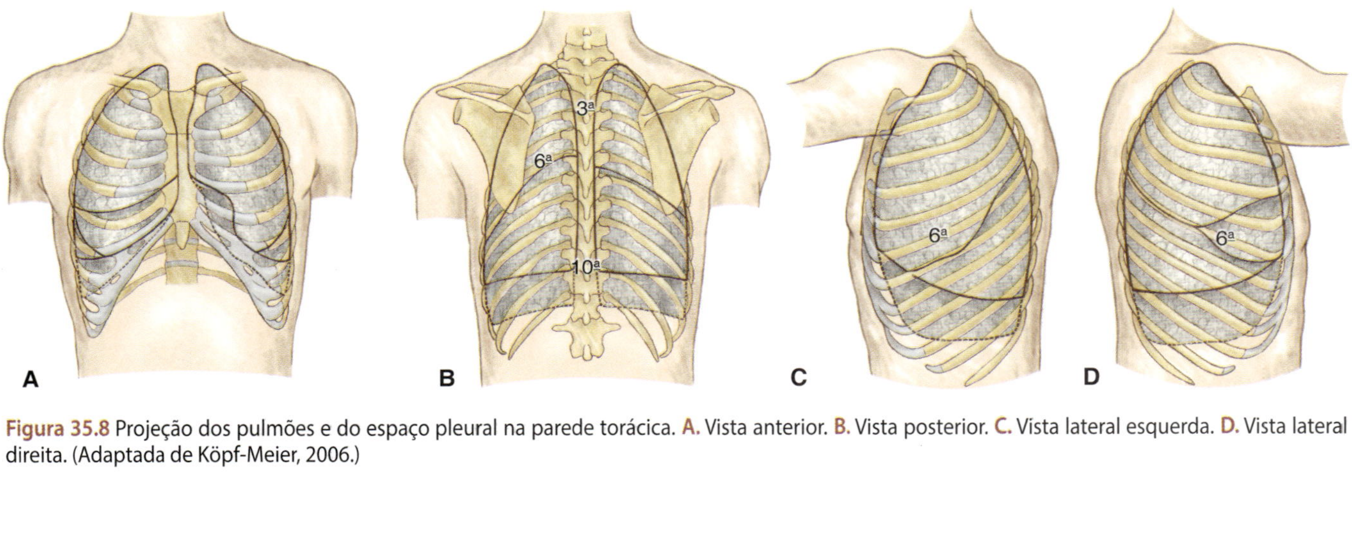

Figura 35.8 Projeção dos pulmões e do espaço pleural na parede torácica. **A.** Vista anterior. **B.** Vista posterior. **C.** Vista lateral esquerda. **D.** Vista lateral direita. (Adaptada de Köpf-Meier, 2006.)

contagem de costelas a partir da décima segunda, em direção superior, quando o paciente está em decúbito lateral, devido à possibilidade de erro, uma vez que esta costela pode estar ausente ou ser tão curta que sua saliência não ultrapasse o limite lateral do músculo eretor da espinha.

BIBLIOGRAFIA

Broaddus VC, Mason RJ, Ernst JD, King Jr. TE, Lazarus SC, Murray JF et al. Murray & Nadel. Tratado de medicina respiratória. 6. ed. Rio de Janeiro: Elsevier, 2017.

Guyton AC, Hall JE. Textbook of medical physiology. 14. ed. Philadelphia: Elsevier, 2021.

Junqueira LC, Carneiro J. Histologia básica. 13. ed. Rio de Janeiro: Guanabara Koogan, 2017.

Köpf-Meier P. Wolf-Heidegger Atlas de anatomia humana. Rio de Janeiro: Guanabara Koogan, 2006. 873 p.

Light RW. Pleural diseases. 5. ed. Philadelphia: Lippincott Williams & Wilkins, 2007.

Lumley JSP. Surface anatomy: the anatomical basis of clinical examination. 4. ed. Edinburgh: Elsevier, 2008.

Maciel R, Aidé MA. Prática pneumológica. 2. ed. Rio de Janeiro: Guanabara Koogan, 2017.

Moore KL, Dalley HAF, Agur AMR. Clinically oriented anatomy. 6. ed. Baltimore: Lippincott Williams & Wilkins, 2010.

Porto CC, Porto AL. Semiologia médica. 8. ed. Rio de Janeiro: Guanabara Koogan, 2019.

Standring S. (ed.). Gray's Anatomy. The anatomical basis of clinical practice. 40. ed. London: Churchill Livingstone, 2005.

CAPÍTULO 36

Exame Clínico

José Laerte Rodrigues da Silva Junior,
Marcelo Fouad Rabahi

ANAMNESE

A importância do exame clínico nas doenças pulmonares pode ser exemplificada nas situações em que os exames complementares têm mais importância para fazer diagnóstico diferencial do que para confirmar uma hipótese diagnóstica, realizada com base na anamnese e no exame físico. Na asma predominantemente alérgica, por exemplo, o tratamento pode ser iniciado com base nos sintomas de vias respiratórias inferiores (tosse, falta de ar, chiado e/ou aperto no peito, habitualmente mais de um sintoma), eventuais achados no exame físico indicando síndrome brônquica (sibilos, roncos e/ou estertores grossos), atopia e história familiar, pois, devido à variabilidade da função pulmonar, tanto a prova de função pulmonar quantos os exames radiológicos (radiografia ou tomografia) de tórax podem ser normais.

A identificação inclui idade, sexo, cor da pele, profissão, domicílios atual e anteriores, tempo de residência no local, procedência, profissão e ocupação.

Idade

Existem malformações congênitas ligadas diretamente ao sistema respiratório ou com repercussão sobre ele. São exemplos: atresia do esôfago e fístulas que condicionam o aparecimento de pneumonias aspirativas, cistos pulmonares congênitos, pneumotórax, pneumomediastino, agenesia lobar congênita.

Na criança, o sarampo, a coqueluche e a tuberculose primária não devem ser esquecidos. A bronquiolite surge nos primeiros meses de vida, notadamente entre os 6 e os 12 meses. A fibrose cística ou mucoviscidose manifesta-se desde o nascimento por sintomas digestivos como íleo meconial, má-absorção, diarreia e prolapso retal. Os sintomas respiratórios surgem normalmente após a fase de lactente, advindo em sequência infecções respiratórias de repetição, quadros de bronquiolite e bronquiectasias. Não se deve esquecer as pneumonias por colibacilo no período perinatal, as atelectasias por obstrução mecânica na coqueluche e na asma, as hemorragias pulmonares por deficiência de vitamina K, a síndrome da membrana hialina ou síndrome da angústia respiratória idiopática.

As pneumonias por gram-negativos não são frequentes em crianças e jovens, enquanto os estafilococos, embora acometam os adultos, têm certa predileção pela infância.

As pneumonias, em geral, são mais graves nas pessoas idosas, nas quais podem evoluir com sintomatologia atípica, até mesmo sem febre. A bronquite crônica, o enfisema e o carcinoma brônquico incidem mais entre os 40 e os 60 anos.

A evolução da tuberculose no organismo humano é um testemunho da importância da doença em relação à idade. O complexo primário, manifestação clinicorradiológica do primeiro contato do homem com o bacilo, embora possa ocorrer na idade adulta, na grande maioria dos casos ocorre em crianças. Mais tarde, em geral na idade adulta, a tuberculose aparece como doença isolada, em uma forma tardia, lesionando os pulmões, o parênquima renal e as adrenais.

Sexo

Muitas doenças que afetam o pulmão têm predominância de sexo. Exemplos: doenças pulmonares parenquimatosas difusas associadas às doenças do tecido conjuntivo (lúpus eritematoso disseminado, artrite reumatoide) e sarcoidose são mais comuns em mulheres. Já a linfangioleiomiomatose (esporádica ou associada à esclerose tuberosa) ocorre exclusivamente em mulheres.

Devido à maior exposição ocupacional, os homens têm maior risco para o desenvolvimento de pneumoconioses.

Como o tabagismo é mais prevalente no sexo masculino (12,7% em homens *versus* 8% em mulheres, Vigitel Brasil – Vigilância de Fatores de Risco e Proteção para Doenças Crônicas por Inquérito Telefônico, 2016), as doenças relacionadas com o tabaco (doença pulmonar obstrutiva crônica [DPOC] e câncer de pulmão) são mais frequentes nos homens.

A tuberculose, a criptococose e a paracoccidioidomicose são mais frequentes em homens. Em relação à última doença, a proporção é de 10 a 15:1, em contraste com a taxa de infecção determinada por teste cutâneo (paracoccidioidina) que é igual em ambos os sexos. A predominância no sexo masculino nessa doença é explicada pela ação do hormônio feminino, 17β-estradiol, que torna o fungo incapaz de transformar-se em levedura, pré-requisito essencial para indução da doença.

Cor

Estatisticamente, a tuberculose e a sarcoidose predominam entre os negros. As colagenoses são mais comuns entre as pessoas de cor branca.

Procedência, profissão e ocupação

Cada continente, país, estado ou região tem sua nosologia prevalente.

Nos países mais industrializados, as pneumoconioses são mais frequentes, em oposição àqueles agrícolas, onde o leque das doenças é outro.

No interior de alguns estados brasileiros, como São Paulo, Minas Gerais, Goiás, Espírito Santo e Rio de Janeiro, a paracoccidioidomicose é endêmica, atingindo, em certas áreas, caráter epidêmico.

Impõe-se fazer um levantamento da ocupação atual e das anteriores, tendo importância saber com qual material o paciente lida, se exerce atividade ao ar livre ou em ambiente fechado. É o caso de um indivíduo que dirige veículo motorizado, mas que serve a uma pedreira, ou transporte material de demolição contendo asbesto, por exemplo – sua ocupação transcende sua profissão. Em regiões de garimpo, em que se utilizam escavações, surgem com frequência casos de silicose. Deve-se indagar se o paciente tem conhecimento de sintomas ou doença semelhante entre seus familiares ou colegas de trabalho.

Indivíduos que lidam com galináceos, pássaros ou aqueles que visitaram grutas podem ser acometidos por histoplasmose, uma das mais contagiosas doenças que acometem o pulmão. Indivíduos em frequente contato com aves podem ser vítimas das ornitoses.

Têm sido descritos casos de alveolite devida à exposição a substâncias orgânicas. Os cabeleireiros podem ser acometidos de manifestações broncopulmonares em decorrência do uso frequente de *spray* de cabelo e pó descolorante. Casos de fibrose intersticial muitas vezes estão ligados a essa atividade.

Antecedentes pessoais e familiares

Infecções pulmonares graves e extensas na infância ou juventude podem, no futuro, reduzir as reservas respiratórias em razão da proliferação de tecido cicatricial (fibrose pulmonar).

A desorganização tecidual broncopulmonar cria condições que facilitam o aparecimento de bronquiectasias, como ocorre no sarampo e na coqueluche.

Na infância, uma pneumonia acompanhada de impetigo, otite, sinusite ou de outro foco supurativo faz pensar na possibilidade de a afecção pulmonar ser de natureza estafilocócica.

Antecedentes traumáticos, com ou sem fraturas, podem causar pneumotórax, hemotórax ou hérnias diafragmáticas.

Episódios de perda da consciência, sonoterapia, anestesia, extração dentária e epistaxe condicionam o aparecimento de pneumonias aspirativas e até abscessos.

Indivíduos com passado alérgico, eczema, desidrose, dermatite seborreica e conjuntivite primaveril podem vir a apresentar rinite alérgica, bronquite, asma e edema angioneurótico.

As doenças autoimunes, como artrite reumatoide, lúpus eritematoso disseminado e esclerose sistêmica progressiva, têm manifestações pulmonares bem conhecidas.

Os diabéticos são muito vulneráveis às infecções, particularmente à tuberculose, cujas formas clínicas fogem aos padrões clássicos de localização, isto é, preferindo as bases, e não os ápices. A tuberculose com frequência se associa ao linfoma tipo Hodgkin.

O uso de corticosteroides, imunodepressores e antibióticos prescritos indiscriminadamente faz suspeitar da existência de agentes oportunistas.

As pneumonias de repetição muitas vezes indicam a possibilidade de bronquiectasias preexistentes ou têm por causa corpos estranhos aspirados, não revelados aos raios X por serem radiotransparentes, como acontece com os plásticos.

Conhecer a ocorrência nos ascendentes de casos de tuberculose, asma, atopia, bronquite, enfisema, mucoviscidose, síndrome de Kartagener (discinesia ciliar primária), deficiência de alfa-1-antitripsina, bronquiectasias, telangiectasias (doença de Rendu-Osler-Weber), fístula arteriovenosa, doença de Marfan e doença de Recklinghausen pode ser importante no raciocínio diagnóstico.

Diagnóstico da etiologia do derrame pleural

A chave para o diagnóstico da etiologia de um derrame pleural muitas vezes está fora do tórax. Daí a necessidade de examinar o paciente em sua totalidade, incluindo antecedentes pessoais.

É o que acontece em várias condições clínicas, entre as quais se destacam:

- Tromboembolismo com infarto pulmonar, acompanhado de derrame pleural, obriga a examinar as veias, principalmente dos membros inferiores
- Tromboflebite de repetição em adultos sugere carcinoma brônquico (síndrome paraneoplásica)
- Paciente mastectomizada pode apresentar, anos mais tarde, um nódulo de natureza maligna, seguido de derrame pleural
- Pneumonias actínicas secundárias à cobaltoterapia e outros tipos de radiação.

Doenças preexistentes, medicamentos e imunizações

Deve-se indagar sobre as doenças preexistentes, pois, se tiverem relação com a doença atual, produzem um contexto clínico que torna possível associar uma à outra. Por exemplo: se a história da doença atual sugere asma (doença alérgica dos brônquios), o diagnóstico prévio de rinite alérgica, conjuntivite alérgica sazonal e dermatite atópica (doenças alérgicas das vias respiratórias superiores, olhos e pele, respectivamente) favorece o diagnóstico da asma.

Se o indivíduo apresenta um quadro sugestivo de doença infecciosa e apresenta síndrome da imunodeficiência adquirida (AIDS/SIDA), leucemia, linfoma ou for um transplantado, sempre se deve pensar em agentes oportunistas.

Outros exemplos: história da doença atual compatível com tuberculose e silicose como doença preexistente (silicose facilita adquirir tuberculose devido à disfunção dos macrófagos), história compatível com doença pulmonar obstrutiva crônica e tabagismo e história de hemoptise com diagnóstico prévio de estenose mitral (hemoptise pode ser causada pela pressão elevada na circulação pulmonar em decorrência da lesão mitral).

Os medicamentos em uso devem ser anotados pela possibilidade de a doença atual do indivíduo ser consequência de efeitos colaterais ou de pneumopatia induzida por fármaco. Geralmente o acometimento pulmonar é isolado e se manifesta como um processo difuso. A retirada do fármaco costuma interromper a agressão ao pulmão e a melhora serve para confirmar o diagnóstico. Exemplos: amiodarona pode ocasionar pneumonite intersticial crônica, pneumonia organizante e opacidade pulmonar solitária; inibidores da enzima conversora da angiotensina II podem induzir tosse; betabloqueadores não seletivos podem induzir broncospasmo em portadores de doenças pulmonares obstrutivas (asma, DPOC); anti-inflamatórios não esteroidais (AINEs) podem provocar pneumonia de hipersensibilidade; metotrexato

Tabagismo

Se o paciente for tabagista, deve-se coletar uma história detalhada para determinar o grau de dependência e obter informações que possam ajudá-lo a parar de fumar. Sempre indagar quantos cigarros ele fuma por dia, quando iniciou o hábito, se já interrompeu o uso e por quanto tempo parou.

Verificar tentativas de cessação, tratamentos anteriores, com ou sem sucesso, recaídas e prováveis causas, sintomas de abstinência, formas de convivência com outros fumantes e em quais situações fuma por condicionamento.

A grande maioria dos pacientes com DPOC são ou foram tabagistas, com consumo de 20 anos/maço (1 maço/dia durante pelo menos 20 anos).

Sintomas respiratórios que indicam doença brônquica com um consumo menor de 20 anos/maço (p. ex., 5 anos/maço) não sugere em DPOC como causa do problema (embora a doença seja possível a partir de 10 maços/ano). No entanto, no portador da deficiência de alfa-1-antitripsina), nem é preciso fumar para desenvolver a doença.

Para o cálculo da carga tabágica (anos/maço), multiplique o número de cigarros fumados por dia pelo tempo de tabagismo em anos e dividida por 20. Em pacientes que fumam cigarro artesanal (palheiro), recomenda-se considerar que seis cigarros artesanais correspondem a 20 cigarros industrializados.

O tabagismo atualmente não é mais considerado nem hábito nem fator de risco, é uma doença por dependência química já catalogada na CID-10, F17.

pode causar pneumonite e antibióticos (penicilinas, cefalosporinas, sulfas, antimaláricos, eritromicina, antituberculosos e nitrofurantoína) podem provocar reação de hipersensibilidade, manifestada por infiltrados pulmonares, febre, tosse e dispneia, acompanhados de eosinofilia no sangue e no lavado broncoalveolar.

O uso de óleos minerais ou vegetais por via oral (VO) ou instilações de óleo mineral nasal em pacientes com refluxo gastresofágico podem provocar pneumonia lipoide.

Tabagismo e etilismo

O tabagismo apresenta relações diretas com bronquite, asma, enfisema e carcinoma brônquico. Na atualidade, deve-se perguntar especificamente se o indivíduo usa cigarro eletrônico ou narguilé, pois muitos indivíduos não associam o uso dessas novas formas de fumar com tabagismo e, apesar de utilizarem tais dispositivos, eles se consideram não fumantes.

O etilismo é fator decisivo na eclosão de determinadas pneumonias, como as causadas pela *Klebsiella*.

Pacientes que fazem da nebulização um hábito, e não um método terapêutico, correm maior risco de exacerbar a atividade de certas bactérias, particularmente as do grupo *Pseudomonas–Aerobacter*.

Overdose de heroína provoca edema pulmonar.

Interrogatório sintomatológico

A indagação de todos os sintomas pode ser necessária para que possamos esclarecer se estamos diante de uma doença primitivamente pulmonar ou se o pulmão está funcionando como espelho de uma doença sistêmica. Exemplos: sinusite, rinite crônica e conjuntivite na asma alérgica; dores articulares, alopecia, despigmentação e eritema nodoso nas colagenoses ou na sarcoidose; sinusite, hematúria e proteinúria na granulomatose de Wegener; hemoptise e glomerulonefrite na síndrome de Goodpasture; meningite como manifestação da criptococose; baqueteamento digital nas supurações pulmonares crônicas não tuberculosas; insuficiência cardíaca provocando edema pulmonar; bronquite crônica e enfisema levando ao *cor pulmonale*; neoplasia ovariana, ascite e derrame pleural (síndrome de Meigs); obesidade e sonolência na síndrome de apneia do sono e na síndrome de Pickwick; perda de peso, sudorese noturna e febre na tuberculose e na doença de Hodgkin; distúrbios nervosos com perda da consciência favorecendo as pneumonias aspirativas.

Finalmente, as manifestações paraneoplásicas que ocorrem em pacientes com carcinoma brônquico, assim classificadas: conjuntivas/ósseas (osteoartropatia pnêumica de Bamberg-Marie), endocrinometabólicas (síndrome de Schwartz-Battes ou secreção inapropriada do hormônio antidiurético, síndrome de Cushing, síndrome carcinoide), hematológicas (anemia, tromboflebite migratória), cutâneas (prurido, herpes-zóster, acantose *nigricans*), neurológicas (encefalopatia, mielopatia, neuropatia) e musculares (miastenia grave-símile).

Pacientes que precisam de internações hospitalares por longo período estão mais sujeitos às pneumopatias por germes gram-negativos, como a *Escherichia coli*. Pacientes sob assistência respiratória mecânica ou submetidos à inaloterapia, com cânula traqueal ou cateter venoso, são mais suscetíveis às pneumonias por *Pseudomonas*.

Não podemos esquecer a possibilidade de AIDS nas pneumopatias de repetição.

SINAIS E SINTOMAS

Os principais sintomas e sinais das afecções do aparelho respiratório são: dor torácica, tosse, expectoração, hemoptise, vômica, dispneia, sibilância, rouquidão e cornagem.

Dor torácica

São inúmeras as causas de dor no tórax. A isquemia do miocárdio manifestada pelo quadro de angina do peito ou de infarto do miocárdio, as pleurites, as alterações musculoesqueléticas, as disfunções do esôfago e as afecções pericárdicas são as causas mais comuns (Quadro 36.1).

A identificação da causa depende das características semiológicas da dor (ver Parte 4, *Dor*, Capítulo 9, *Dor: Definição, Fisiopatologia e Características Semiológicas*).

Nas pleurites diafragmáticas, o paciente adota uma posição antálgica (semissentado), comprimindo o hemitórax oposto com uma das mãos. Nas pleurisias diafragmáticas periféricas,

Quadro 36.1 Causas de dor torácica.

Estrutura ou órgão	Afecção
Parede torácica	Processos inflamatórios superficiais Lesões traumáticas Distensão muscular Neoplasias ósseas Espondiloartrose cervical e torácica Hérnia de disco Compressões radiculares Neuralgia herpética Dorsalgia
Traqueia, brônquios, pulmões e pleuras	Traqueítes e bronquites Neoplasias Pneumonias Embolia pulmonar Infarto pulmonar Câncer do pulmão Pleurites Pneumotórax espontâneo Traumatismos torácicos
Coração e pericárdio	Angina do peito Infarto do miocárdio Prolapso da valva mitral Cardiomiopatias Arritmias Pericardites Síndrome pós-cardiotomia
Vasos	Aneurisma da aorta torácica Dissecção aórtica aguda Hipertensão pulmonar
Esôfago	Esofagite de refluxo Espasmo do esôfago Hérnia hiatal Câncer do esôfago
Mediastino	Tumores do mediastino Mediastinites Pneumomediastino
Órgãos abdominais	Úlcera péptica Câncer do estômago Cólica biliar Colecistite Hepatomegalia congestiva Pancreatite Neoplasias do pâncreas Esplenomegalia
Causa psicogênica	Tensão nervosa Transtorno de ansiedade e/ou depressão Síndrome do pânico

Dor pleurítica

As pleurites ou pleurisias são importantes causas de dor torácica. Em geral, a dor acompanha-se de tosse seca de timbre alto. Pode ocorrer febre e, em certa fase da doença, surgir dispneia. A dor costuma ser aguda, intensa e em pontada ("dor pleurítica"). O paciente a localiza com precisão e facilidade. Sua área é pequena, bem delimitada, e ela não se irradia, podendo o paciente cobri-la com a polpa de um dedo, ou fazer menção de agarrá-la sob as costelas com os dedos semifletidos.

A dor aumenta com a tosse, o que faz o paciente reprimi-la, o mesmo acontecendo com os movimentos do tórax. Nem sempre o decúbito sobre o lado da dor proporciona alívio. Em muitos, quando a dor desaparece, surge a dispneia; isso significa que o derrame se instalou.

a dor se reflete na área dos nervos intercostais mais próximos, enquanto a dor das pleurisias diafragmáticas centrais (território inervado pelo frênico), na linha paraesternal ou ombro/pescoço em razão da origem do nervo frênico (C3, C4, C5). Nesse caso, o paciente não consegue definir com precisão o local da dor, se torácica ou abdominal. Não é raro ocorrer um quadro de falso abdome agudo, principalmente em crianças.

As pleurites apicais provocam dor no pescoço e no ombro.

Leia o texto complementar 1, *Dor Torácica em Diversas Condições*.

Tosse

Resulta de estimulação dos receptores da mucosa das vias respiratórias. Os estímulos podem ser de natureza inflamatória (hiperemia, edema, secreções e ulcerações), mecânica (poeira, corpo estranho, aumento ou diminuição da pressão pleural como ocorre nos derrames e nas atelectasias), química (gases irritantes) e térmica (frio ou calor excessivo) (Quadro 36.2).

A tosse é um mecanismo de defesa das vias respiratórias, as quais reagem aos irritantes ou procuram eliminar secreções anormais, sempre com o objetivo de se manterem permeáveis. Contudo, ela pode tornar-se nociva ao sistema respiratório, em virtude do aumento da pressão na árvore brônquica, que culmina na distensão dos septos alveolares.

A tosse pode provocar hemorragias conjuntivais, fratura de arcos costais, hérnias inguinais em pessoas idosas e grande desconforto nos pacientes recém-operados.

Há uma tendência entre os pacientes tabagistas crônicos de considerá-la como manifestação "normal", principalmente quando ocorre pela manhã.

Sua investigação clínica inclui as seguintes características: frequência, intensidade, tonalidade, existência ou não de expectoração, relações com o decúbito, período do dia em que é maior sua intensidade.

A tosse pode ser produtiva ou úmida, quando se acompanha de secreção, não devendo nesses casos ser combatida; ou seca, quando é inútil, causando apenas irritação das vias respiratórias.

Leia o texto complementar 2, *Tosse em Diversas Condições*.

Expectoração

A confirmação da presença de escarro é o primeiro passo para diferenciar uma síndrome brônquica de uma síndrome pleural. Suas características semiológicas compreendem volume, cor, odor, transparência e consistência. Não se deve esquecer que as mulheres e as crianças têm o costume de deglutir a expectoração.

Quadro 36.2 Causas de tosse.

- Asma brônquica
- Tabagismo
- Refluxo gastresofágico
- Sinusites
- Bronquites
- Bronquiectasias
- Pneumonias
- Irritação do canal auditivo externo
- Adenoides
- Amigdalites
- Faringites
- Laringites
- Traqueítes
- Pleurites
- Tuberculose pulmonar
- Abscesso pulmonar
- Câncer do pulmão
- Embolia pulmonar
- Infarto pulmonar
- Pneumoconiose
- Insuficiência ventricular esquerda
- Corpos estranhos
- Partículas irritantes suspensas no ar, produtos químicos ou gases
- Estenose mitral
- Tumores do mediastino
- Megaesôfago
- Medicamentos (inibidores da enzima conversora da angiotensina [IECA])
- Tosse psicogênica

As características do escarro dependem de sua composição: o seroso contém água, eletrólitos, proteínas e é pobre em células; o mucoide, embora contenha muita água, proteínas, inclusive mucoproteínas, eletrólitos, apresenta celularidade baixa; o purulento é rico em piócitos e tem celularidade alta; no hemoptoico, observam-se "rajas de sangue".

A expectoração no edema pulmonar agudo é bem característica, tendo aspecto seroso espumoso. Ocasionalmente apresenta coloração rósea.

A expectoração do asmático é mucoide, com alta viscosidade, aderindo às paredes do recipiente que a contém, lembrando a clara de ovo; marca o término da crise asmática. Sua riqueza em eosinófilos é bem característica.

O paciente com DPOC costuma produzir pequena quantidade de escarro diariamente, mas quando em exacerbação, apresenta pelo menos dois dos seguintes critérios: mudança da cor do escarro, passando, por exemplo, de mucoide para mucopurulento ou purulento, aumento de volume e piora da dispneia. São sinais de infecção brônquica.

Acesse todo o conteúdo *online* citado nesta página:

http://uqr.to/20we1

Expectoração

A presença de expectoração é importante para diferenciar as lesões alveolares (pneumonias bacterianas) das intersticiais (pneumonias virais). No início das pneumonias bacterianas, não existe expectoração ou é discreta. Após algumas horas ou dias, surge uma secreção abundante, amarelo-esverdeada, pegajosa e densa. Nesta fase pode aparecer escarro hemoptoico vermelho-vivo ou cor de tijolo. Nas pneumonias por bacilos gram-negativos (*Klebsiella, Aerobacter, Pseudomonas*), a expectoração adquire aspecto de geleia de chocolate. Quando há germes anaeróbios (bacteroides), o hálito fétido e o escarro pútrido chamam a atenção do médico, embora isso costume ocorrer tardiamente. A fetidez é típica de abscesso pulmonar, possibilitando seu diagnóstico a distância. Na tuberculose pulmonar a expectoração pode conter sangue desde o início da doença, costuma ser francamente purulenta, com aspecto numular, inodora, aderindo às paredes do recipiente.

Os bronquíticos crônicos, quando portadores de bronquiectasias, principalmente nas reagudizações, costumam eliminar, pela manhã, grande quantidade de secreção, acumulada durante a noite, ocasião em que fazem sua "toalete" brônquica.

Exame laboratorial do escarro

O escarro coletado para exame deve ser enviado rapidamente ao laboratório, pois só assim o exame macroscópico tem valor diagnóstico. Além de células e germes, pode conter cristais de Charcot-Leyden, espirais de Curshmann (nos asmáticos), bronquiólitos (nos bronquíticos), grãos de *Actinomyces* (actinomicose), fâneros (neoplasias teratodermoides do mediastino), restos de corpo estranho aspirados e helmintos.

Hemoptise

A hemoptise é a eliminação de sangue pela boca, passando através da glote. Está entre as mais dramáticas manifestações clínicas com que o médico se defronta. O primeiro problema que se impõe é transmitir serenidade ao paciente e à família.

As hemoptises podem ser devidas a hemorragias brônquicas ou alveolares (Quadro 36.3).

Nas hemoptises de origem brônquica, o mecanismo é a ruptura de vasos previamente sãos, como ocorre no carcinoma brônquico, ou de vasos anormais, dilatados, neoformados, como sucede nas bronquiectasias e na tuberculose.

Nas hemorragias de origem alveolar, a causa é a ruptura de capilares ou transudação de sangue, sem que haja solução de continuidade no endotélio. Quando há um processo infeccioso que evolui para necrose (tuberculose), surgem cavidades que, ao abscederem, podem abrigar aneurismas de Rasmüssen.

Quadro 36.3 Causas de hemoptise.

Vias respiratórias	Tuberculose Câncer da laringe Traqueíte Bronquite Corpo estranho Bronquiectasia Carcinoma brônquico Adenoma brônquico
Parênquima pulmonar	Tuberculose Pneumonia Micose Supuração crônica não tuberculosa Abscesso Neoplasias primitivas Neoplasias metastáticas Traumatismos Síndrome de Goodpasture Hemossiderose Cistos e bolhas (*blebs*)
Vasos pulmonares	Infarto pulmonar Fístula arteriovenosa Vasculites Estenose mitral Edema pulmonar Aneurisma da aorta Obstrução venosa
Iatrogênicas	Broncoscopia Punção torácica Cateter de Swan-Ganz
Outras	Alterações da coagulação Parasitoses pulmonares Fibrose cística

Local de origem do sangramento

Para entender melhor a origem das hemoptises, deve-se lembrar que há no pulmão duas circulações: a sistêmica e a pulmonar. A circulação sistêmica é de alta pressão e corresponde às artérias brônquicas. A circulação apresenta pressão bem menor, sendo formada pelos ramos da artéria pulmonar. Há ocasiões em que é possível suspeitar de qual circulação provém o sangue: as hemoptises originadas nas artérias brônquicas, em geral, são maciças, o sangue pode ser recente ou não, saturado ou não, com ou sem catarro. É o que ocorre nas bronquiectasias, na estenose mitral e nas fístulas arteriovenosas. Quando o sangue provém de ramos da artéria pulmonar, seu volume costuma ser menor, como se observa nas pneumonias, nas broncopneumonias, nos abscessos e no tromboembolismo.

O diagnóstico etiológico é a próxima etapa, embora se saiba que 10 a 20% das hemoptises ficam sem diagnóstico quanto à sua causa. Atualmente, a causa mais frequente são as bronquiectasias. Contudo, a tuberculose ainda é responsável por um grande número de casos, assim como a aspergilose oportunística que se instala nas cavernas saneadas (*fungus ball*).

As hemoptises podem ocorrer com ou sem ruptura vascular. O aspecto arejado do sangue, elemento diagnóstico importante, nem sempre é verificável devido à secreção mucopurulenta.

O prognóstico de uma hemoptise não é definido pelo volume de sangue eliminado. Pequenas hemoptises podem levar a broncospasmo grave.

As hemoptises maciças (acima de 600 mℓ/24 horas) levam comumente ao choque, embora a principal causa de morte seja a asfixia provocada pelo tamponamento da traqueia por coágulos.

Em pacientes que alcançam a idade adulta, periodicamente acometidos de hemoptises, o diagnóstico pode ser facilitado, uma vez que se encontre em sua história relato de doença anteriormente diagnosticada. Isso ocorre, com frequência, nas fibroses residuais dos tuberculosos curados, portadores de cavernas saneadas habitadas por *Aspergillus*, e nos bronquíticos crônicos com bronquiectasias.

Na hemoptise que surge pela primeira vez em paciente adulto do sexo masculino, fumante durante muitos anos, aventa-se logo a hipótese de lesão brônquica maligna.

Em contraposição, um primeiro episódio hemoptoico em um jovem, em aparente bom estado de saúde, não tem o mesmo significado. Com razão, tal fato era chamado "hemoptise providencial", por possibilitar o diagnóstico precoce da tuberculose.

Na infância, as causas mais frequentes de hemoptise ou de expectoração hemoptoica são as pneumonias bacterianas e os corpos estranhos. Nos jovens, são a tuberculose e a estenose mitral. Em nosso meio, a paracoccidioidomicose é causa comum de hemoptise, sobretudo pela sua possível associação à tuberculose. As hemoptises devidas ao adenoma brônquico e ao tumor carcinoide são, em geral, de certo volume, sendo o primeiro mais comum na mulher. Os bronquíticos raramente apresentam hemoptise, embora com frequência tenham estrias de sangue no escarro.

Hemoptise em paciente submetido a intervenção cirúrgica recente faz pensar em embolia pulmonar.

A ausculta muitas vezes possibilita determinar o local de origem do sangramento, mas a radiografia/tomografia do tórax deve ser feita logo que as condições do paciente a viabilizem. O exame broncoscópico é obrigatório mesmo durante o episódio de sangramento.

Hemoptise, epistaxe e hematêmese

Deve-se iniciar o diagnóstico diferencial entre estas três condições partindo das vias respiratórias superiores. Hemorragias nasais (epistaxe) podem confundir-se com hemoptises, embora seja fácil diferenciá-las pela rinoscopia anterior.

As epistaxes são devidas a traumatismos, manipulações e espirros. Dependem de modificações intrínsecas na área de Kiesselbach. Antes de ser eliminado, o sangue, ao descer pela laringe provoca tosse, com sensação de asfixia, o que pode confundir o médico.

A hematêmese é a hemorragia que mais facilmente se confunde com as hemoptises. Na hematêmese, o sangue eliminado tem aspecto de borra de café, podendo conter ou não restos alimentares, de odor ácido, e não é arejado. Na história pregressa desses pacientes, na maioria das vezes, há referência a úlcera gastroduodenal, esofagite ou melena. Quando as hematêmeses são de grande volume, o diagnóstico diferencial torna-se difícil.

Vômica

A vômica é a eliminação mais ou menos brusca, através da glote, de uma quantidade abundante de pus ou líquido de outra natureza. Pode ser única ou fracionada, proveniente do tórax ou do abdome. Na maioria das vezes, origina-se de abscessos ou cistos nem sempre localizados no tórax, mas que drenam para os brônquios.

As causas mais frequentes são o abscesso pulmonar, o empiema, as mediastinites supuradas e o abscesso subfrênico.

Dispneia

A dispneia é a dificuldade para respirar, podendo o paciente ter ou não consciência desse estado. Será subjetiva quando só for percebida pelo paciente, e objetiva quando se fizer acompanhar de manifestações que a evidenciam ao exame físico. A dispneia subjetiva nem sempre é confirmada pelos médicos, e a objetiva nem sempre é admitida pelo paciente.

Relacionando a dispneia com as atividades físicas, pode-se classificá-la em dispneia aos grandes, médios e pequenos esforços.

Dispneia de repouso é a dificuldade respiratória mesmo em repouso.

A dispneia pode acompanhar-se de taquipneia (frequência aumentada) ou hiperpneia (amplitude aumentada).

Ortopneia é a dispneia que impede o paciente de ficar deitado e o obriga a sentar-se ou a ficar de pé para obter algum alívio.

Trepopneia é a dispneia que aparece em determinado decúbito lateral, como acontece nos pacientes com derrame pleural que se deitam sobre o lado são.

A platipneia (contrário da ortopneia) é a dispneia que aparece quando o paciente passa da posição deitada para sentado ou em pé. As causas mais frequentes são malformação arteriovenosa pulmonar, síndrome hepatopulmonar, forame oval patente ou um defeito no septo atrial (*shunt* direita-esquerda intracardíaco).

Além da classificação em dispneia de grandes, médios e pequenos esforços, pode ser caracterizada de outras maneiras: (1) por escalas categóricas, que se concentram no tipo e na quantidade de esforço para desencadear a dispneia; (2) por escalas analógicas visuais, quando o paciente aponta em uma linha, em geral de 100 mm, a magnitude da dispneia em repouso ou quando desempenhando alguma atividade; (3) por escalas multidimensionais, quando o instrumento de medida se concentra na limitação funcional e na magnitude do esforço.

Para situações especiais foram propostas classificações com mais detalhes como a escala de dispneia do Medical Research Council modificada (mMRC) (Quadro 36.4).

Fisiopatologia

As causas de dispneia podem ser divididas em atmosféricas, obstrutivas, parenquimatosas, toracomusculares, diafragmáticas, pleurais, cardíacas, de origem tecidual ou relacionadas ao sistema nervoso central.

CAUSAS ATMOSFÉRICAS. Quando a composição da atmosfera for pobre em oxigênio ou sua pressão parcial estiver diminuída, surge dispneia. Nesses casos, o organismo reage, de início, com taquipneia, mas, se a situação perdurar, aparece a sensação de falta de ar. Pacientes com insuficiência respiratória crônica, porém compensada, ao mudarem de altitude, quase sempre se queixam de dispneia.

CAUSAS OBSTRUTIVAS. As vias respiratórias, da faringe aos bronquíolos, podem sofrer redução de calibre (Quadro 36.5). A obstrução pode ser intraluminal, parietal ou mista. As obstruções laríngeas, comumente parietais, são ocasionadas por difteria, laringite estridulosa, edema angioneurótico, estenose por tuberculose ou blastomicose e neoplasia. As obstruções da traqueia, em geral por compressão extrínseca, decorrem de bócio, neoplasias malignas, aneurisma da aorta e adenomegalias mediastínicas. As obstruções brônquicas podem ser intraluminais, parietais ou mistas, e são causadas por neoplasias do mediastino, adenomegalias e carcinoma brônquico. As obstruções bronquiolares são sempre mistas e aparecem na asma e nas bronquiolites.

CAUSAS PARENQUIMATOSAS. Todas as afecções que reduzam a área de hematose de modo intenso, tais como condensações e rarefações parenquimatosas, determinam dispneia. Quando o processo se instala lentamente, a dificuldade respiratória costuma ser menor, desde que o organismo disponha de tempo para se adaptar.

CAUSAS TORACOPULMONARES. As alterações capazes de modificar a dinâmica toracopulmonar, reduzindo sua elasticidade e sua movimentação, ou provocando assimetria entre os hemitórax, podem provocar dispneia. Nessas condições, incluem-se as fraturas dos arcos costais, a cifoescoliose e as alterações musculares, como miosite, pleurodinia ou mialgia intensa.

CAUSAS DIAFRAGMÁTICAS. Sendo o diafragma o mais importante músculo respiratório, contribuindo com aproximadamente 70% da ventilação, toda afecção que interfira com seus movimentos pode ocasionar dispneia. As principais alterações são paralisia, hérnias e elevações uni ou bilaterais (ver Seção 2, *Diafragma*, Capítulo 41, *Doenças do Diafragma*).

Quadro 36.4 Escala de dispneia do Medical Research Council modificada (mMRC).

Grau	Atividade
0	Sinto falta de ar ao realizar exercício físico intenso
1	Sinto falta de ar quando aperto meu passo no plano ou subo ladeira pouco íngreme
2	Preciso parar para respirar quando ando no meu passo no plano, ou ando mais devagar que as outras pessoas da minha idade em razão da falta de ar
3	Preciso parar para respirar quando ando aproximadamente 100 m ou quando ando poucos minutos no plano
4	Sinto tanta falta de ar que não saio de casa, ou sinto falta de ar para me vestir (colocar ou tirar roupas)

Quadro 36.5 Diagnóstico clínico do local da obstrução das vias respiratórias.

Local	Inspeção	Palpação	Percussão	Ausculta
Laringe (geralmente acompanhada de disfonia)	Tiragem supraesternal, supraclavicular, epigástrica e intercostal Dispneia intensa	Frêmito palpável no local da obstrução	–	Cornagem intensa
Traqueia	Idem	Frêmito palpável menos intenso que no caso anterior	Hipersonoridade	Cornagem discreta a intensa
Brônquio (obstrução incompleta)	Abaulamento expiratório dos espaços intercostais no lado comprometido Dispneia moderada ou ausente	Diminuição do frêmito toracovocal nos segmentos pulmonares dependentes do brônquio comprometido	Hipersonoridade	Diminuição do murmúrio vesicular
Brônquio (obstrução completa)	Retração dos espaços intercostais no lado comprometido Desvio do *ictus cordis* para o lado comprometido Dispneia intensa, predominantemente expiratória	Abolição do frêmito toracovocal nos segmentos pulmonares dependentes do brônquio obstruído	Macicez	Abolição do murmúrio vesicular
Bronquíolos (obstrução generalizada)	Tiragem supraesternal, supraclavicular, epigástrica e intercostal Dispneia expiratória	Redução do frêmito toracovocal bilateralmente	Hipersonoridade	Roncos e sibilos generalizados

CAUSAS PLEURAIS. A pleura parietal é dotada de inervação sensitiva, e sua irritação provoca dor que aumenta com a inspiração. Para evitá-la, o paciente procura limitar ao máximo seus movimentos, bem como deitar sobre o lado que o incomoda. Esses dois mecanismos juntos explicam a dispneia desses pacientes. Grandes derrames, embora não se acompanhem de dor, reduzem a expansão pulmonar e, por isso, causam dispneia.

CAUSAS CARDÍACAS. Dependem do mau funcionamento da bomba aspirante-premente que é o coração. O mecanismo principal da dispneia é a congestão passiva dos pulmões (ver Parte 10, *Sistema Cardiovascular*, Seção 1, *Coração e Aorta*, Capítulo 47, *Exame Clínico*).

CAUSAS DE ORIGEM TECIDUAL. O aumento do consumo celular de oxigênio é uma resposta fisiológica normal ao aumento de atividade metabólica. Praticamente basta intensificar a atividade muscular para condicionar o aparecimento de dispneia (exercício físico, tetania, crises convulsivas).

CAUSAS RELACIONADAS AO SISTEMA NERVOSO. Podemos separá-las em dois grupos: as de origem neurológica, por alterações do ritmo respiratório, como ocorre em certos tipos de hipertensão craniana, e as psicogênicas, que se manifestam sob a forma de dispneia suspirosa. A dispneia psicogênica grave (síndrome de hiperventilação) acompanha-se de modificações somáticas decorrentes da alcalose respiratória, especialmente espasmos musculares e dormências, podendo chegar à perda da consciência.

Sibilância

Chiado ou "chieira" é como o paciente se refere a um ruído que ele pode perceber, predominantemente na fase expiratória da respiração, quase sempre acompanhado de dispneia. Seu timbre é elevado e o tom é musical, sendo comparado ao miado de um gato.

A sibilância é frequentemente referida durante o período noturno quando o paciente se encontra no leito. Isso ocorre por vários motivos: (1) nesse momento o ambiente costuma estar mais silencioso; (2) a posição deitada pode reduzir os volumes pulmonares e o diâmetro das vias respiratórias; (3) sempre ocorre redução fisiológica da produção de corticosteroide e de catecolaminas endógenas no período noturno.

Apesar de todos esses fatores favorecerem a ocorrência de sibilância, deve-se sempre tentar excluir a possibilidade de refluxo gastresofágico e a presença de alergênios no local de dormir.

O chiado resulta da redução do calibre da árvore brônquica, podendo ser o prenúncio de crise asmática. Na infância pode aparecer durante resfriados em episódios isolados, na maioria das vezes, sem significado clínico. No adulto, contudo, pode ser a primeira manifestação de broncospasmo infeccioso, não atópico, que pode perpetuar-se por meio de repetidas crises paroxísticas.

Quando a sibilância for persistente, localizada ou unilateral, pode indicar neoplasia ou corpo estranho.

As principais causas brônquicas e pulmonares são: asma, bronquite aguda e crônica, infiltrados eosinofílicos, tuberculose brônquica, neoplasias malignas e benignas, embolias pulmonares, fármacos colinérgicos, bloqueadores beta-adrenérgicos, inalantes químicos, vegetais e animais.

A insuficiência ventricular esquerda é a causa não pulmonar que mais provoca chiado. Daí a denominação "asma cardíaca" dada a este tipo de dispneia de origem cardíaca.

Rouquidão ou disfonia

Rouquidão ou mudança do timbre da voz traduz alteração na dinâmica das cordas vocais (ver Seção 4, *Laringe*, Capítulo 32, *Exame Clínico*, e Capítulo 34, *Doenças da Laringe*). Quando for aguda, de curta duração, não tem maior significado, ocorrendo com frequência nas laringites virais. Em contrapartida, quando se prolonga é necessária investigação detalhada.

As lesões das cordas vocais podem ser laríngeas ou extralaríngeas. Entre as primeiras citam-se a tuberculose, a paracoccidioidomicose, os pólipos e as neoplasias benignas e malignas. Entre as que se situam fora da laringe, por comprometimento do recorrente esquerdo, estão os tumores localizados no mediastino médio inferior, e entre eles, as neoplasias malignas, as adenomegalias, o aneurisma do arco aórtico e a estenose mitral.

Difteria, mononucleose infecciosa e neurite diabética podem também causar disfonia. Nas doenças sistêmicas lembrar que as cordas vocais podem estar comprometidas. É o que ocorre no mixedema, na mucoviscidose e no lúpus eritematoso.

Cornagem

A cornagem é a dificuldade inspiratória por redução do calibre das vias respiratórias superiores, na altura da laringe, e que se manifesta por um ruído (estridor) e tiragem. O paciente, para facilitar a entrada do ar, desloca a cabeça para trás, em extensão forçada.

As causas mais comuns são: laringite, difteria, edema da glote e corpos estranhos.

EXAME FÍSICO

Antes de iniciar o exame físico do tórax, o médico já deve ter feito o exame físico geral, incluindo cabeça, tronco e membros, para identificar eventuais alterações que possam ser correlacionadas com doenças pulmonares.

Nesta avaliação destacam-se os aspectos apresentados no boxe a seguir.

> **Exame físico geral**
>
> **CRÂNIO.** Depressões e nódulos (mieloma múltiplo, metástases).
> **FACE.** Áreas de hiperpigmentação simétricas (lúpus eritematoso); lesões descamativas, nódulos, linfonodos retroauriculares, paralisia facial (sarcoidose).
> **NARIZ.** Sinusite (bronquiectasias), rinite alérgica (asma), lesão mucosa, paracoccidioidomicose.
> **ORELHA.** Otite média.
> **BOCA, GARGANTA E LARINGE.** Dentes em más condições e alterações gengivais (pneumonias aspirativas), lesões ulceradas ou moriformes das gengivas e mucosas, lesões labiais ("boca de tapir", paracoccidioidomicose), disfonia (comprometimento do recorrente por neoplasia do mediastino ou paracoccidioidomicose).
> **OLHO.** Síndrome de Claude-Bernard-Horner (compressão do simpático, tumor de Pancoast), estrabismo (metástase cerebral), uveíte, coriorretinite, conjuntivite flictenular, cegueira (tuberculose, sarcoidose), edema de papila (hipertensão craniana, narcose por CO_2), retinopatias (glomerulonefrite da síndrome de Goodpasture).
> **PESCOÇO.** Nódulos na tireoide (metástase pulmonar), bócio mergulhante (tumor do mediastino), desvio lateral da traqueia (fibrose pulmonar, atelectasia e grande derrame pleural), redução do espaço entre a borda inferior da cartilagem cricoide e a fúrcula esternal (normal > 5,5 cm, valor menor sugere hiperinsuflação do enfisema avançado), turgência das veias jugulares (síndrome da veia cava superior e insuficiência cardíaca congestiva). Nos pacientes enfisematosos, a turgência se acentua com a expiração, o que não acontece na insuficiência cardíaca.
> **LINFONODOS.** Pesquisá-los nas regiões cervicais, fossas supra e infraclaviculares e axilas.
> **ABDOME.** No abdome, verificar se existe hepatoesplenomegalia, líquido na cavidade ou circulação colateral.
> **MEMBROS SUPERIORES E INFERIORES.** Baqueteamento (hipocratismo) digital (Figura 36.1) (supuração pulmonar não tuberculosa), osteoartropatia hipertrófica pnêumica, síndrome de Bamberg-Marie (neoplasia maligna do tórax), artrites (sarcoidose), tromboflebite dos membros inferiores (tromboembolismo pulmonar), neurite periférica (síndrome paraneoplásica).

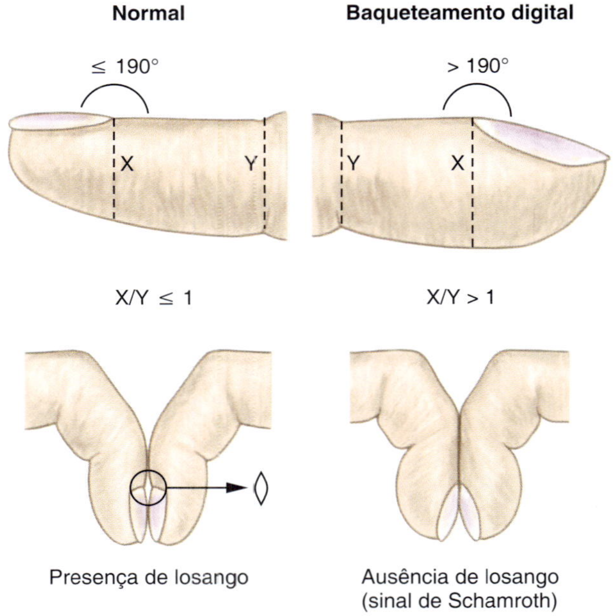

Figura 36.1 Representação esquemática comparando dedo normal com baqueteamento digital. O baqueteamento digital é estabelecido quando a razão de profundidade interfalângica (X/Y) é maior que 1, o ângulo da base da unha é maior que 190° ou quando o sinal de Schamroth é positivo (ausência de janela em forma de losango quando os dedos estão unidos pela face dorsal).

Inspeção

O tórax é observado tanto com o paciente sentado como deitado. Na inspeção estática examinam-se a forma do tórax e suas anomalias estruturais, congênitas ou adquiridas, localizadas ou difusas, simétricas ou não.

Na inspeção dinâmica observam-se os movimentos respiratórios, suas características e alterações.

Deve-se avaliar, de início, o estado de consciência do paciente, lembrando que muitos portadores de DPOC, principalmente aqueles em que predomina a bronquite (tipo BB), apresentam-se em um estado torporoso devido à narcose pelo CO_2.

Na pele observam-se a coloração e o grau de hidratação, bem como se há lesões elementares sólidas, correlacionando-as com as doenças pulmonares. Assim, as pápulas e ulcerações com a paracoccidioidose; os tubérculos com a tuberculose e a sarcoidose; os nódulos com o eritema nodoso ou a sarcoidose e o eritema indurativo de Bazin (paniculite por reação de hipersensibilidade ao *M. tuberculosis*); a urticária com a alergia; as vegetações com a paracoccidioidose, a tuberculose e os epiteliomas.

Quanto às lesões de conteúdo líquido, isto é, vesículas, bolhas, pústulas e abscessos, estabelecer suas correlações: impetigo com pneumonia estafilocócica (principalmente na criança); abscesso frio com tuberculose; empiema de necessidade com supuração pleuropulmonar que se fistulizou para a superfície cutânea.

Deve-se observar a coloração da pele do paciente, destacando-se a cianose e a palidez, lembrando-se de que nem sempre há cianose, mesmo na hipoxemia grave. Para que haja cianose, é preciso que o paciente tenha, pelo menos, 5% de hemoglobina reduzida. Pesquisá-la na pele, nas unhas, nos lábios e na mucosa oral.

As mamas devem ser examinadas pela inspeção e palpação e comparadas quanto ao volume, posição do mamilo e existência de nódulos (ver Parte 14, *Sistemas Urinário e Genital*, Seção 4, *Mamas*, Capítulo 144, *Exame Clínico*). Pacientes mastectomizadas por neoplasia estão sujeitas a metástases pulmonares que se manifestam por nódulo pulmonar solitário ou derrame pleural. Ginecomastia pode denunciar um carcinoma brônquico (manifestação paraneoplásica) (Figura 36.2).

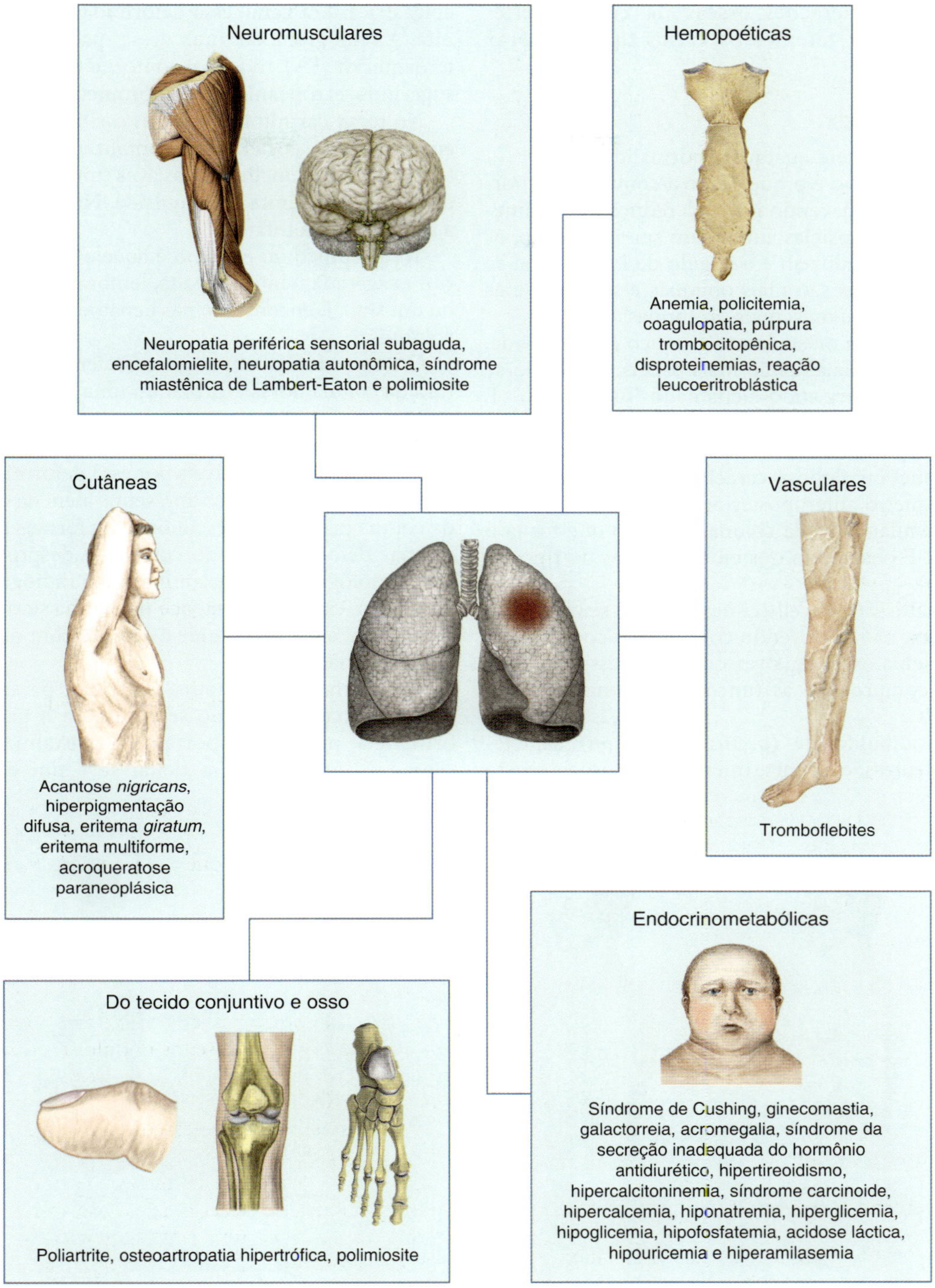

Figura 36.2 Manifestações paraneoplásicas das neoplasias malignas pulmonares.

O sistema muscular deve ser examinado de maneira comparativa, a fim de que se possa surpreender alterações tróficas de grupos musculares. A contratura da musculatura paravertebral torácica unilateral constitui o sinal de Ramond, que denuncia o comprometimento pleural inflamatório homolateral. O sinal de Lemos Torres, caracterizado pelo abaulamento dos espaços intercostais durante a expiração, é sinal de derrame pleural.

Nas partes ósseas, deve-se procurar retrações e abaulamentos difusos ou localizados.

Uma lesão tuberculosa, mesmo tratada corretamente, deixa marca, provocando redução volumétrica do hemitórax comprometido. Os abaulamentos localizados traduzem a presença de alteração subjacente: neoplasia, aneurisma e hipertrofia do ventrículo direito nas crianças. Fraturas de costelas são causas frequentes de abaulamentos ou retrações localizadas.

Os sulcos de Harrison e o rosário raquítico são deformidades bilaterais, quase sempre simétricas. Tais sulcos resultam da redução da curvatura dos arcos costais na altura das articulações condroesternais, formando um canal raso em cada hemitórax. O rosário raquítico é uma série de pequenas saliências ósseas que surgem na união das costelas com as cartilagens esternais.

Dependendo das alterações ósseas da coluna vertebral, costelas e esterno, teremos os vários tipos de tórax (Figura 36.3).

Configuração do tórax

O tórax atípico é aquele sem qualquer anormalidade.

O tórax chato ou plano é o que perde a convexidade normal da parede anterior, havendo por isso redução do diâmetro anteroposterior. As costelas aumentam sua inclinação, os espaços intercostais se reduzem e o ângulo de Louis torna-se mais nítido. As clavículas são mais oblíquas e salientes, e as fossas supra e infraclaviculares, mais profundas.

Nesse tipo de tórax, a musculatura é pouco desenvolvida, razão pela qual as omoplatas estão mais baixas, afastando-se da caixa torácica, caracterizando o chamado "tórax alado". É próprio dos indivíduos longilíneos. Exemplos típicos encontram-se em alguns pacientes com doença pulmonar crônica.

O tórax em tonel ou globoso caracteriza-se pelo aumento exagerado do diâmetro anteroposterior, horizontalização dos arcos costais e abaulamento da coluna dorsal, o que torna o tórax mais curto. É observado nos enfisematosos do tipo PP (soprador rosado).

No processo natural de envelhecimento, pode-se verificar o esboço desse tórax, não se devendo confundi-lo com o tórax globoso dos enfisematosos, uma vez que o processo de envelhecimento não compromete as funções pulmonares, como acontece na DPOC.

O tórax infundibuliforme (*pectus excavatum*) caracteriza-se por uma depressão na parte inferior do esterno e região epigástrica. Em geral, essa deformidade é de natureza congênita. A radiografia do tórax desses pacientes, na posição posteroanterior (PA), mostra o contorno do átrio direito borrado, sugerindo, erroneamente, comprometimento do lobo médio.

No tórax cariniforme (*pectus carinatum*), o esterno é proeminente e as costelas horizontalizadas, resultando em um tórax que se assemelha ao das aves (tórax de pombo). Pode ser de origem congênita ou adquirida. Neste último caso, devido a raquitismo na infância.

Tórax cônico ou em sino é aquele que tem sua parte inferior exageradamente alargada, lembrando um tronco de cone ou um sino. É encontrado nas hepatoesplenomegalias e ascites volumosas.

O tórax cifótico tem como característica principal a curvatura da coluna dorsal, formando uma gibosidade. Pode ser de origem congênita ou resultar de postura defeituosa. Também a tuberculose óssea (mal de Pott), a osteomielite ou as neoplasias podem ser responsáveis por essa deformidade.

O tórax cifoescoliótico apresenta, além da cifose, um desvio da coluna para o lado (escoliose). As formas leves dessas duas últimas deformidades são comuns e desprovidas de significado patológico. Ao se examinar uma radiografia de um indivíduo com cifose discreta, que não tenha sido feita em posição PA correta, a sombra traqueal aparece com um desvio que, na realidade, não existe.

Após a inspeção estática do tórax, passaremos a observar sua dinâmica. Como se apresenta o paciente? Está em ortopneia, preferindo, portanto, ser examinado na posição sentada? Sua recusa em deitar-se é um dado que sugere

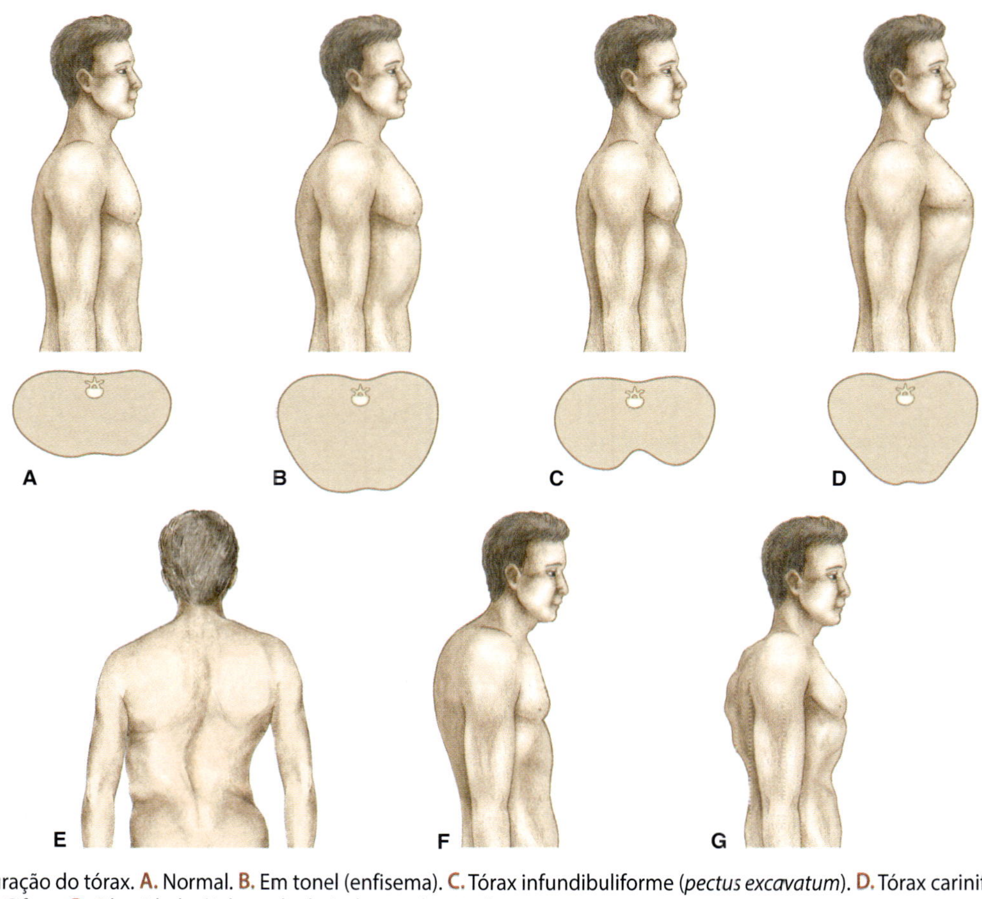

Figura 36.3 Configuração do tórax. **A.** Normal. **B.** Em tonel (enfisema). **C.** Tórax infundibuliforme (*pectus excavatum*). **D.** Tórax cariniforme (*pectus carinatum*). **E.** Escoliose. **F.** Cifose. **G.** Gibosidade. (Adaptada de Judge et al., 1989.)

insuficiência cardíaca. Existe taquipneia (frequência respiratória ≥ 25 irm), bradipneia (frequência respiratória < 8 irm)? Batimentos das asas do nariz sugerem pneumonia grave, e não processo pulmonar obstrutivo. Quando não houver sincronismo entre os movimentos respiratórios abdominais e torácicos (movimento paradoxal abdominal), suspeitar de fadiga muscular diafragmática.

No início das pleuropneumopatias, antes mesmo que surjam os sinais radiológicos da doença, os movimentos respiratórios deixam de ser simétricos, podendo-se observar redução ou até imobilidade do hemitórax comprometido. Tal imobilidade significa que há alguma lesão subjacente. Ambos os hemitórax podem estar totalmente paralisados na espondilite anquilosante.

Nos pacientes com DPOC grave, cujas pequenas vias estejam muito comprometidas, a expiração, além de prolongada, é difícil, o que os obriga a manter os lábios semicerrados durante a expiração. As fossas supraclaviculares e os espaços intercostais se retraem, durante a inspiração, em decorrência da contração dos músculos respiratórios acessórios.

Movimentos respiratórios torácicos paradoxais (retração do gradil costal) durante a inspiração são observados nos casos de traumatismo torácico.

Tipo respiratório

Para o reconhecimento do tipo respiratório, observar a movimentação do tórax e do abdome, com o objetivo de reconhecer em que regiões os movimentos são mais amplos. Em pessoas sadias, na posição de pé ou na sentada, quer no sexo masculino quer no feminino, predomina a respiração torácica ou costal, caracterizada pela movimentação predominantemente da caixa torácica. Em decúbito dorsal, em ambos os sexos, a respiração é predominantemente diafragmática, prevalecendo a movimentação da metade inferior do tórax e do andar superior do abdome.

A observação do tipo respiratório tem importância no diagnóstico da fadiga e da paralisia diafragmática, condições em que a parede abdominal tende a se retrair na inspiração, ao contrário do que ocorre na respiração diafragmática normal. Nestas situações pode haver alternância da respiração torácica e da abdominal, e os músculos da caixa torácica passam a ser recrutados devido à "fraqueza" do diafragma ou aumento anormal do trabalho respiratório por alguma lesão que dificulta a respiração.

Ritmo respiratório

Normalmente a inspiração dura quase o mesmo tempo que a expiração, sucedendo-se os dois movimentos com a mesma amplitude, intercalados por leve pausa. Quando uma dessas características modifica-se, surgem os ritmos respiratórios anormais: respiração de Cheyne-Stokes, respiração de Biot, respiração de Kussmaul, respiração suspirosa.

RESPIRAÇÃO DE CHEYNE-STOKES. As causas mais frequentes deste tipo de respiração são insuficiência cardíaca grave, hipertensão intracraniana, acidentes vasculares cerebrais e traumatismos cranioencefálicos. Tal ritmo caracteriza-se por uma fase de apneia seguida de incursões inspiratórias cada vez mais profundas até atingir um máximo, para depois vir decrescendo até nova pausa. Isso decorre de variações da tensão de H^+ e CO_2 no sangue. Na insuficiência cardíaca, devido a uma intensa lentidão na circulação e nas doenças encefálicas pelo excessivo *feedback* negativo do centro respiratório, uma pequena variação do CO_2 provoca uma variação na ventilação muito maior que o normal. Assim, o excesso de CO_2 durante o período de apneia ou uma resposta exagerada a um aumento do CO_2 faz o centro respiratório bulbar enviar estímulos mais intensos que resultam em aumento da amplitude dos movimentos respiratórios; com isso, haverá maior eliminação de CO_2, e sua concentração no sangue cai intensamente. Logo, não havendo estímulo no centro respiratório, a amplitude dos movimentos respiratórios diminui, o que resulta em aumento do CO_2, e o ciclo vai se repetindo sucessivamente.

Nesse ritmo respiratório, a percepção "auditiva" do fenômeno pode ser maior que a "visual", ou seja, a respiração de Cheyne-Stokes é melhor "ouvida" do que vista (Figura 36.4).

RESPIRAÇÃO DE BIOT. As causas desse ritmo são as mesmas da respiração de Cheyne-Stokes. No ritmo de Biot, a respiração apresenta-se com duas fases, mas com características próprias. A primeira, de apneia, seguida de movimentos inspiratórios e expiratórios anárquicos quanto ao ritmo e à amplitude. Quase sempre este tipo de respiração indica grave comprometimento encefálico (ver Figura 36.4).

RESPIRAÇÃO DE KUSSMAUL. A acidose, principalmente a diabética, é a sua causa principal. A respiração de Kussmaul compõe-se de quatro fases: (1) inspirações ruidosas, gradativamente mais amplas, alternadas com inspirações rápidas e de pequena amplitude; (2) apneia em inspiração; (3) expirações ruidosas gradativamente mais profundas alternadas com inspirações rápidas e de pequena amplitude; (4) apneia em expiração (ver Figura 36.4).

RESPIRAÇÃO SUSPIROSA. Na respiração suspirosa, o paciente executa uma série de movimentos inspiratórios de amplitude crescente seguidos de expiração breve e rápida. Outras vezes, os movimentos respiratórios normais são interrompidos por "suspiros" isolados ou agrupados. Traduz tensão emocional e ansiedade (ver Figura 36.4).

Tiragem

Durante a inspiração em condições de normalidade, os espaços intercostais deprimem-se ligeiramente. Tal fenômeno é mais visível na face lateral do tórax dos indivíduos magros e longilíneos, resultando do aumento da pressão negativa, na cavidade pleural, durante a fase inspiratória. Se ocorrer obstrução brônquica, o parênquima correspondente àquele brônquio entra em colapso e a pressão negativa torna-se ainda maior, provocando assim a retração dos espaços intercostais.

A tiragem pode ser difusa ou localizada, isto é, supraclavicular, infraclavicular, intercostal ou epigástrica. Essas áreas retráteis caracterizam a impossibilidade de o pulmão acompanhar o movimento expansivo da caixa torácica, devido à atelectasia subjacente.

Circulação colateral no tórax

Resulta de um obstáculo próximo à desembocadura da veia ázigo na veia cava superior. Essa eventualidade costuma ocorrer nas neoplasias do mediastino correspondentes a essa área. Classicamente são descritos três tipos principais de circulação colateral na dependência de onde se situa a obstrução: acima da desembocadura da veia ázigo; abaixo da desembocadura da veia ázigo; na desembocadura da veia ázigo.

OBSTRUÇÃO ACIMA DA DESEMBOCADURA DA VEIA ÁZIGO. O sangue só pode atingir o átrio direito pela veia ázigo desde que a corrente sanguínea se inverta nas veias subclávias, axilares, costoaxilares e mamárias internas (cavo-cava azigótica). Nesse caso, a circulação colateral surge na face anterossuperior do tórax.

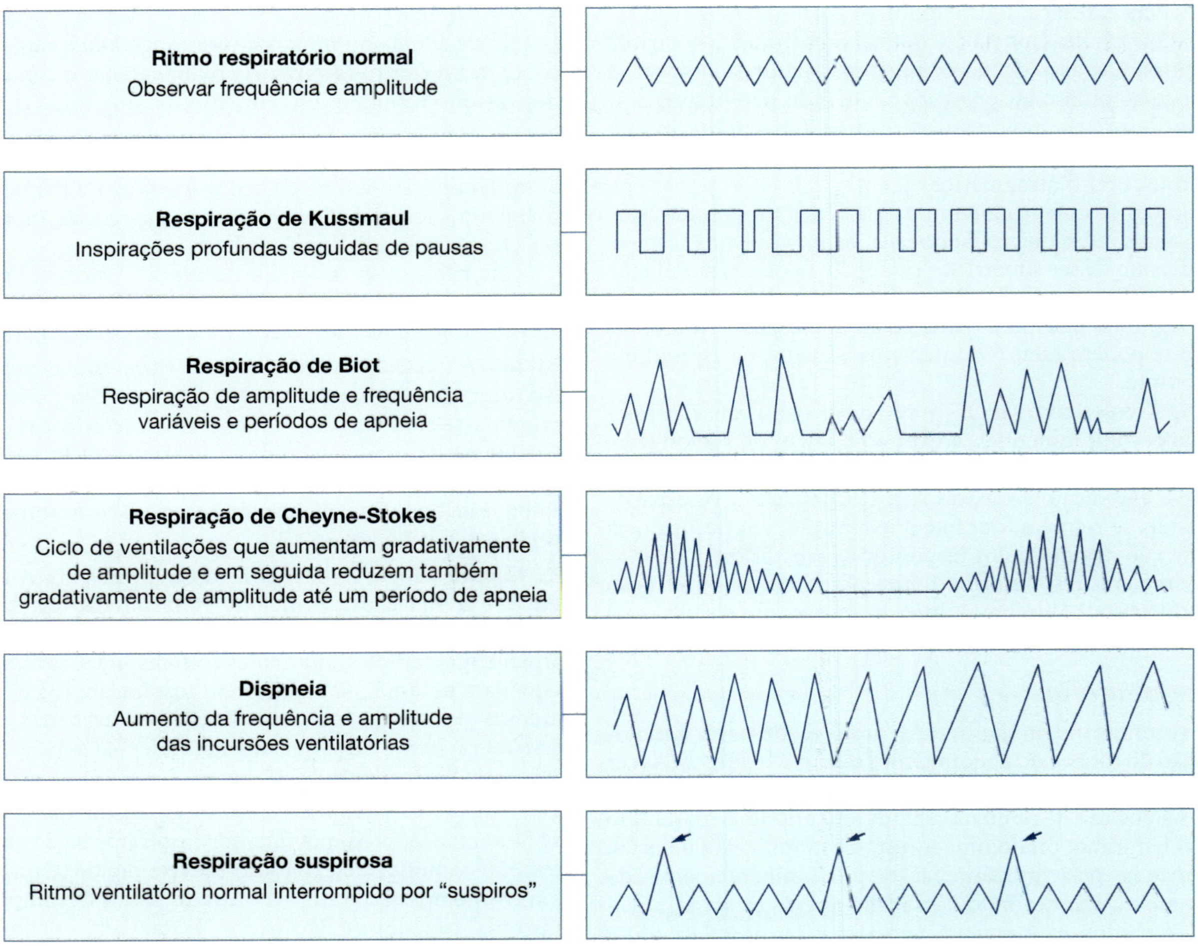

Figura 36.4 Representação esquemática de ritmos respiratórios e tipos de dispneia.

OBSTRUÇÃO ABAIXO DA DESEMBOCADURA DA VEIA ÁZIGO. O sangue impossibilitado de atingir o átrio desvia-se para a veia ázigo, invertendo a direção da corrente até atingir a veia cava inferior. Nesse caso, a circulação é mínima, uma vez que a circulação se fará por meio do plexo vertebral, não havendo, portanto, sobrecarga na rede superficial.

OBSTRUÇÃO NA DESEMBOCADURA DA VEIA ÁZIGO. Não só exclui a veia ázigo da circulação como impede o sangue de atingir as derivações profundas (cava-cava anazigótica). Tal situação provoca aumento da pressão nos troncos braquicefálicos, invertendo a corrente sanguínea nas veias mamárias externas, torácicas, laterais e epigástricas. Nesses casos, a rede venosa superficial será exuberante nas faces lateral e anterior do tórax, e o sentido da corrente será de cima para baixo.

Palpação

Além de complementar a inspeção, avaliando a mobilidade da caixa torácica, a palpação permite examinar lesões superficiais quanto a forma, volume e consistência.

A sensibilidade superficial e profunda, a dor provocada e espontânea ou qualquer outra manifestação dolorosa podem ser avaliadas pela palpação. Processos inflamatórios pleuropulmonares determinam uma zona de maior sensibilidade na área torácica correspondente. Assim, as lesões extensas do ápice podem provocar contratura dos músculos dessa região, imitando a defesa muscular da peritonite.

Com o dorso das mãos, verifica-se a temperatura cutânea, comparando-a com a do lado oposto. Uma diferença para mais pode denunciar comprometimento pleuropulmonar subjacente. Sudorese torácica unilateral faz parte da síndrome de Claude Bernard-Horner. Edema e enfisema subcutâneos são mais bem observados nas fossas supraclaviculares e espaços intercostais. O primeiro, como sinal precoce de obstrução da veia cava superior, o segundo, facilmente identificado na palpação por sua crepitação, indicativo de pneumotórax. Empiema de necessidade que, através de fístula broncopleural, vai se coletar no tecido subcutâneo, diagnostica-se pela compressão manual, fazendo com que o líquido volte ao seu local de origem.

Os grupos de linfonodos regionais devem ser palpados cuidadosamente. Adenomegalias mais ou menos fixas, de consistência média, com tendência a se fundirem para depois fistulizarem, são mais comuns na tuberculose. Os linfonodos axilares, supraclaviculares, quando duros e isolados, de aparecimento relativamente recente, levantam a suspeita de malignidade. O aumento dos linfonodos epitrocleanos ocorre na sarcoidose, no linfoma, na leucemia linfocítica crônica e na mononucleose infecciosa (ver Parte 10, *Sistema Cardiovascular*, Seção 4, *Linfáticos*, Capítulo 59, *Exame Clínico*).

Expansibilidade

A expansibilidade dos ápices pulmonares é pesquisada com ambas as mãos espalmadas, de modo que as bordas internas toquem a base do pescoço, os polegares apoiem-se na coluna vertebral e os demais dedos nas fossas supraclaviculares (Figura 36.5 A e B).

Para avaliar a expansibilidade das bases pulmonares, apoiam-se os polegares nas linhas paravertebrais, enquanto os outros dedos recobrem os últimos arcos costais. Em ambas as manobras, o médico fica atrás do paciente em posição sentada, e este deve respirar profunda e pausadamente. Esta técnica é útil na identificação dos processos localizados nas bases e que reduzem a mobilidade da região (Figura 36.5 C e D).

Frêmito toracovocal

O frêmito toracovocal (FTV) corresponde às vibrações das cordas vocais transmitidas à parede torácica. Estas vibrações são mais perceptíveis nos indivíduos cuja voz é de tonalidade grave. Como isto nem sempre ocorre, deve-se fazer com que o paciente pronuncie palavras ricas em consoantes, tendo-se consagrado em nosso meio as palavras "trinta e três", mas é possível senti-lo sem prejuízo, mesmo que indivíduo seja solicitado a falar uma vogal por alguns segundos. Uma vantagem do último procedimento é a produção de uma vibração constante que pode ser comparada, enquanto no primeiro caso (33) a vibração varia para mais ou para menos à medida que as sílabas vão sendo proferidas. Nos homens, em geral, e nos indivíduos com parede torácica delgada, o FTV é sempre mais nítido. A maneira correta de pesquisá-lo é colocar a mão direita espalmada sobre a superfície do tórax, comparando-se a intensidade das vibrações em regiões homólogas. O FTV é mais acentuado à direita e nas bases, e melhor sensação se obtém quando se coloca apenas a face palmar correspondente ao 2º, 3º e 4º quirodáctilos (Figura 36.6). Deve-se observar que, mesmo em indivíduos saudáveis, o FTV é ligeiramente mais intenso à direita, para o examinador não confundir esse achado com doença.

Para a palpação da face posterior do tórax, o médico deve colocar-se à esquerda do paciente usando sua mão direita, que vai sendo deslocada de cima para baixo. Ainda estando atrás do paciente, o examinador pesquisa o FTV nas fossas supraclaviculares. A seguir, passando para diante e à direita do paciente, o médico apoia sua mão, alternadamente, sobre o hemitórax esquerdo e o direito, seguindo a linha medioesternal de cima para baixo.

De um modo geral, pode-se dizer que as afecções pleurais são "antipáticas" ao FTV. Isto porque os derrames pleurais líquidos ou gasosos, por afastarem o pulmão da parede,

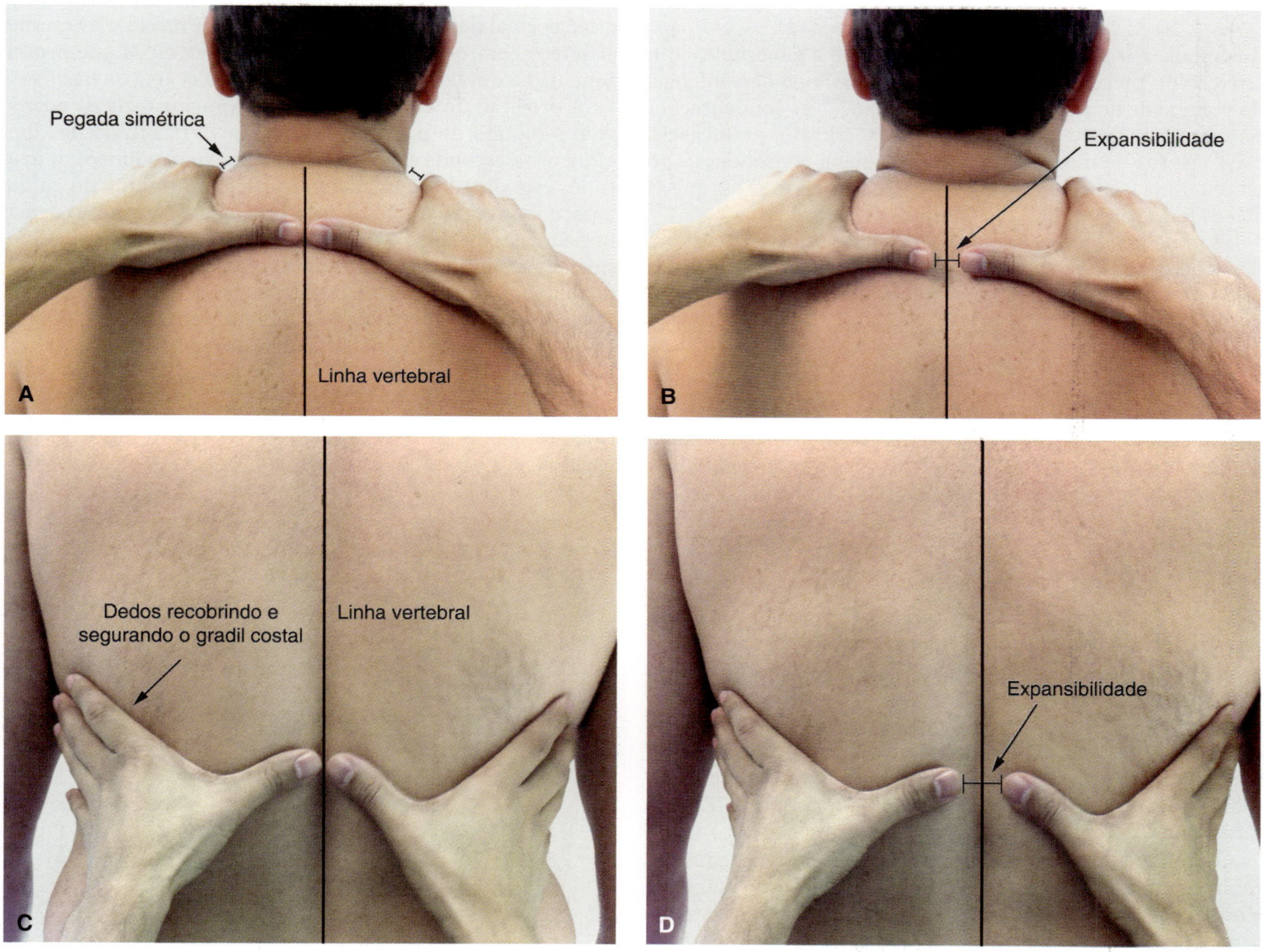

Figura 36.5 A. Manobra para avaliação de expansibilidade da porção superior do tórax (posição inicial). B. Manobra para avaliação de expansibilidade da porção superior do tórax (após inspiração). C. Manobra para avaliação de expansibilidade da porção inferior do tórax (posição inicial). D. Manobra para avaliação de expansibilidade da porção inferior do tórax (após inspiração).

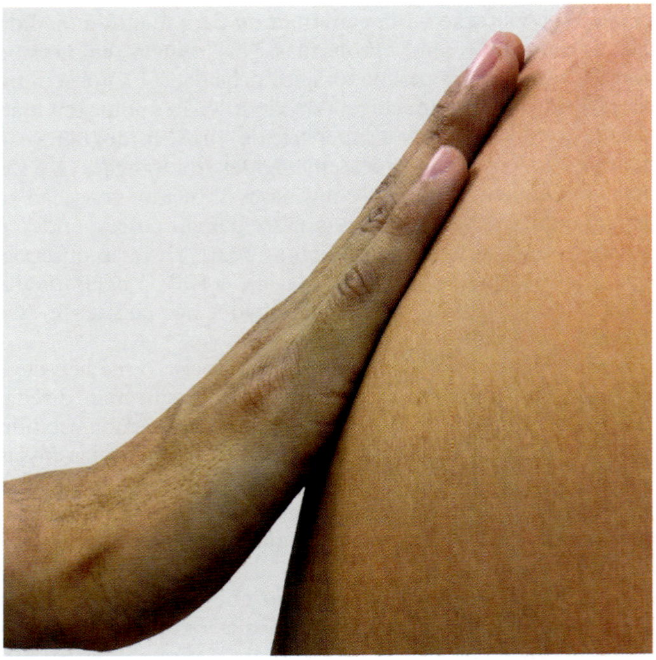

Figura 36.6 Técnica para percepção do frêmito toracovocal. Realizar contato somente com dedos e articulações metacarpofalângicas.

dificultam a transmissão das vibrações até a superfície, com redução ou mesmo abolição do FTV, sempre na dependência do volume de líquido ou de ar da cavidade. Nas condensações pulmonares, desde que os brônquios estejam permeáveis, o FTV torna-se mais nítido, uma vez que a consolidação do parênquima facilita a transmissão da voz. Por isso se diz que as afecções do parênquima são "simpáticas" ao frêmito.

Estando os brônquios obstruídos (atelectasias), embora haja condição de ressonância, o som não se propaga. Nesses casos, apesar de a afecção ser parenquimatosa, o FTV está diminuído.

Frêmito brônquico e frêmito pleural

Existem outros tipos de frêmito, como o frêmito brônquico, equivalente tátil dos estertores, e o frêmito pleural, que resulta da sensação tátil do ruído de atrito provocado pelas duas superfícies rugosas dos folhetos pleurais e que pode preceder o derrame.

Percussão

Deve-se iniciar a percussão do tórax pela sua face posterior, de cima para baixo, ficando o médico atrás e à esquerda do paciente. Percute-se separadamente cada hemitórax. Em uma segunda etapa, percutir comparativa e simetricamente as várias regiões. A mão esquerda, com os dedos ligeiramente separados, deve apoiar-se suavemente sobre a parede, e o dedo médio, sobre o qual se percute, exerce apenas uma leve pressão sobre o tórax (ver Parte 3, *Método Clínico*, Capítulo 7, *Técnicas Básicas do Exame Físico*).

O movimento da mão que percute é de flexão e extensão sobre o punho, nunca envolvendo a articulação do cotovelo, e muito menos a do ombro. Os golpes dados com a extremidade distal do dedo médio (os demais se conservam parcialmente fletidos) serão sempre da mesma intensidade (suaves ou medianamente fortes). Um pequeno intervalo entre cada batida possibilita melhor avaliação do som e das vibrações.

Quatro tonalidades de som são obtidas: (1) som claro pulmonar ou sonoridade pulmonar nas áreas de projeção dos pulmões; (2) som timpânico no espaço de Traube; (3) som maciço na região inferior do esterno (macicez hepática); (4) som maciço na região inframamária direita (macicez hepática) e submaciço na região precordial (Figura 36.7).

Cumpre ressaltar que a percussão possibilita captar os sons de estruturas localizadas no máximo a 5 cm do ponto de impacto do dedo percussor. Esse fato torna o método válido apenas no estudo das lesões até essa profundidade e cujo tamanho seja suficiente para modificar a densidade relativa da região. Em um indivíduo sem lesões de qualquer natureza, som claro pulmonar é identificado na percussão da clavícula e até 2,5 a 3 cm acima. Do lado direito, está presente em toda a extensão da face anterior do tórax até o nível da sexta ou sétima costela. Abaixo desse nível, há macicez em virtude do contato da parede torácica com o fígado. Do lado esquerdo, o som claro pulmonar está presente simetricamente como à direita até a região precordial (região de submacicez variável, de acordo com o biotipo do indivíduo, que geralmente possui área de aproximadamente 5 cm ocupando a região mamária à esquerda do esterno, indo da 4ª à 6 costela). A submacicez na região precordial é máxima no centro dessa área e vai gradualmente desaparecendo na periferia até ser substituída pelo som claro pulmonar, lateralmente sobre as costelas e, medialmente, sobre o esterno. O aumento do ventrículo direito faz a submacicez normal dessa área ser substituída por macicez. O mesmo acontece com os grandes derrames pericárdicos que produzem, na face anterior do tórax, uma extensa área de macicez.

A projeção do coração na parede torácica varia de acordo com o biotipo do paciente. O coração verticalizado dos longilíneos se esconde atrás do esterno; nos normolíneos, o *ictus cordis* está situado na linha hemiclavicular na altura do quinto espaço intercostal esquerdo; nos brevilíneos, o coração é mais horizontal, e por isso o *ictus cordis* está mais à esquerda. Inferiormente à direita, a submacicez cardíaca se confunde com a do fígado. A percussão da área cardíaca não tem valor clínico, sendo executada apenas para o aprendizado dos tipos de sons que se podem obter à percussão do tórax. Inferiormente e à

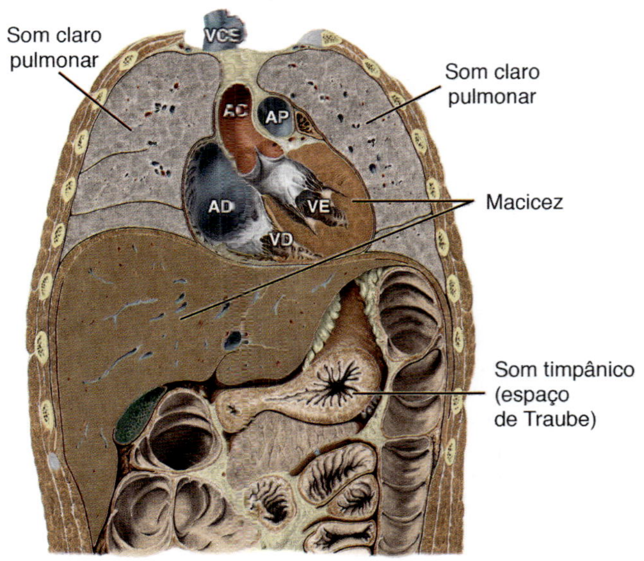

Figura 36.7 Tipos de sons obtidos à percussão do tórax e do abdome normais. AD: átrio direito; AO: aorta; AP: artéria pulmonar; VCS: veia cava superior; VD: ventrículo direito; VE: ventrículo esquerdo.

esquerda, a submacicez da área precordial é substituída pelo timpanismo do espaço de Traube, que possui os seguintes limites: (a) superior – a submacicez cardíaca, em geral a sexta costela; (b) inferomedial – a margem costal; e (c) lateral – a linha axilar anterior.

A ausência de timpanismo do espaço de Traube é uma das primeiras manifestações das esplenomegalias. Nos grandes aumentos do baço, a macicez pode atingir as regiões inframamária e axilar inferior. Alterações relacionadas à parede torácica, como obesidade, massas musculares hipertrofiadas e edema, reduzem a nitidez dos sons normais, tornando-o submaciço ou mesmo maciço, prejudicando a avaliação do pulmão por esse método.

Ao se percutir sob a concavidade do hemidiafragma direito, obtém-se um som maciço correspondente ao fígado. O limite da macicez varia conforme o momento respiratório. Na inspiração profunda, o fígado desloca-se para baixo aproximadamente 5 cm, modificando os limites da submacicez e macicez da região inframamária direita.

Nos pacientes com enfisema pulmonar, a cúpula diafragmática retifica-se e se abaixa, de tal modo que os limites da macicez hepática são mais baixos tanto na inspiração como na expiração. O contrário acontece nas hepatomegalias que, dificultando a descida inspiratória do órgão, fazem seus limites superiores permanecerem altos.

A percussão do diafragma possibilita avaliar sua posição e seu grau de mobilidade. Para isso, percutem-se as regiões infraescapulares direita e esquerda, em vários níveis, assinalando-se a altura de cada hemicúpula, antes e depois de cada inspiração e expiração forçadas.

As hérnias diafragmáticas, ao permitirem a passagem de vísceras ocas para o tórax (hiato esofágico, forames de Morgagni e Bochdalek), acompanham-se de timpanismo em substituição ao som claro pulmonar normal. Quando houver interposição de uma alça intestinal entre o fígado e o hemidiafragma correspondente, surge nessa região uma zona de timpanismo (ver Parte 9, *Sistema Respiratório*, Seção 2, *Diafragma*, Capítulo 41, *Doenças do Diafragma*).

A coluna vertebral, ao ser percutida, provoca um som claro atimpânico. Havendo derrame de volume médio não septado, o som se torna maciço; se o paciente se inclinar para frente ou assumir o decúbito ventral, a macicez desaparece. Essa manobra contribui para diferenciar os derrames das condensações aí localizadas. Desde que exista condensação, o som maciço da coluna permanece, qualquer que seja a posição do paciente.

O som obtido pela percussão do pulmão normal é claro, atimpânico, daí a denominação "som claro pulmonar". As afecções broncopulmonares que alteram a distribuição de ar no interior do tórax modificam os sons obtidos pela percussão.

A redução do calibre brônquico (estenose) causa dificuldade na circulação respiratória, principalmente na fase expiratória, havendo, então, aprisionamento de ar na zona correspondente ao brônquio lesionado. A insuflação desta área, desde que seja relativamente grande, provoca hipersonoridade. Quando a estenose for do brônquio principal, a ponto de estabelecer um mecanismo valvular, na expiração o pulmão correspondente não se esvazia, fazendo com que o mediastino se desloque para o lado oposto. Consumada a obstrução brônquica total, surge a atelectasia, que funcionará como as demais condensações, produzindo som maciço.

Outras afecções parenquimatosas, por reduzirem a quantidade de ar nos alvéolos, também provocam macicez: neoplasias periféricas, infarto pulmonar volumoso, pneumonias lobares, cavidades periféricas contendo líquido (cistos). Em oposição às afecções que reduzem o conteúdo respiratório do pulmão, estão as que aumentam a quantidade de ar, provocando hipersonoridade. É o que ocorre no enfisema (hipersonoridade), na crise de asma (hipersonoridade), nos cistos respiratórios e nas cavernas insufladas (hipersonoridade ou som timpânico quando com nível hidroaéreo). Nas assimetrias torácicas, devidas a cifoescoliose acentuada, surge hipersonoridade no hemitórax distendido, responsável pela respiração vicariante.

Derrame pleural e hidropneumotórax

No estudo dos derrames pleurais, líquidos ou gasosos, a percussão do tórax fornece dados importantes.

Derrame líquido nas cavidades pleurais livres tende a se localizar nas regiões de maior declive. Por essa razão, estando o paciente sentado, mesmo os pequenos derrames podem ser reconhecidos por macicez na região infraescapular, área de projeção dos seios diafragmáticos costovertebrais posteriores. Quando existe ar na cavidade pleural, além de líquido (hidropneumotórax), acima da área de macicez encontra-se timpanismo.

Ausculta

A ausculta é o método semiológico mais importante no exame físico dos pulmões. É funcional por excelência, uma vez que possibilita analisar o funcionamento pulmonar. Para sua realização exige-se, além de máximo silêncio, posição cômoda do paciente e do médico.

De início, o examinador coloca-se atrás do paciente, que não deve forçar a cabeça nem dobrar excessivamente o tronco. O paciente deve estar com o tórax despido e respirar pausada e profundamente, com a boca aberta, sem fazer ruído.

A ausculta dos pulmões é realizada com auxílio do diafragma do estetoscópio, de maneira simétrica nas faces posterior, laterais e anterior do tórax.

Deve-se ter em mente que os limites dos pulmões estão aproximadamente a quatro dedos transversos abaixo da ponta da escápula.

Os sons pleuropulmonares podem ser assim classificados:

- Sons normais
  - Som traqueal
  - Som brônquico
  - Murmúrio vesicular
  - Som broncovesicular
- Sons anormais
  - Descontínuos: estertores finos e grossos
  - Contínuos: roncos, sibilos e estridor
  - Sopros
  - Atrito pleural
- Sons vocais: broncofonia, egofonia, pectoriloquia fônica e afônica.

Sons respiratórios normais

As principais características dos sons respiratórios normais estão descritas no Quadro 36.6.

SOM TRAQUEAL E SOM BRÔNQUICO. No som traqueal, bem como nos outros sons pulmonares, reconhecem-se dois componentes – o inspiratório e o expiratório –, cujas características estetoacústicas são específicas para cada som (Figura 36.8).

Ouça o som traqueal no Áudio 36.1.

O som brônquico corresponde ao som traqueal audível na zona de projeção dos brônquios de maior calibre, na face anterior do tórax, nas proximidades do esterno.

Acesse o conteúdo *online*:

http://uqr.to/20we2

Quadro 36.6 Principais características dos sons respiratórios normais.

Som	Local de ausculta	Intensidade	
		Inspiração	Expiração
Som traqueal	Áreas de projeção da traqueia	+ + +	+ + + +
Som brônquico	Áreas de projeção dos brônquios principais	+ + +	+ + +
Som broncovesicular	Regiões esternal superior e interescapulovertebral superior	+ +	+ +
Murmúrio vesicular	Periferia dos pulmões	+ + +	+ +

O som brônquico assemelha-se ao som traqueal, dele se diferenciando apenas por ter o componente expiratório menos intenso. Nas áreas que correspondem a uma condensação pulmonar, atelectasia ou nas regiões próximas de cavernas superficiais a respiração brônquica substitui o murmúrio vesicular.

Ouça o som brônquico no Áudio 36.2.

Cumpre ressaltar que o murmúrio vesicular não tem intensidade homogênea em todo o tórax. É mais forte na parte anterossuperior, nas axilas e nas regiões infraescapulares. Além disso, sofre variações em sua intensidade na dependência da amplitude dos movimentos respiratórios e da espessura da parede torácica, sendo mais débil nas pessoas musculosas ou obesas.

Ouça o murmúrio vesicular no Áudio 36.3.

A diminuição do murmúrio vesicular pode resultar de numerosas causas, entre as quais se destacam: presença de ar (pneumotórax), líquido (hidrotórax) ou tecido sólido (espessamento pleural) na cavidade pleural; enfisema pulmonar, dor torácica de qualquer etiologia que impeça ou diminua a movimentação do tórax, obstrução das vias respiratórias superiores (espasmo ou edema da glote, obstrução da traqueia), oclusão parcial ou total de brônquios ou bronquíolos.

Constitui importante alteração do murmúrio vesicular o prolongamento da fase expiratória, que, em condições normais, é mais curta e mais suave que a fase inspiratória (ver Figura 36.8). Este prolongamento da expiração aparece na asma brônquica em crise e na DPOC avançada, traduzindo de modo objetivo a dificuldade de saída do ar.

Acesse todo o conteúdo *online* citado nesta página:

http://uqr.to/20we3

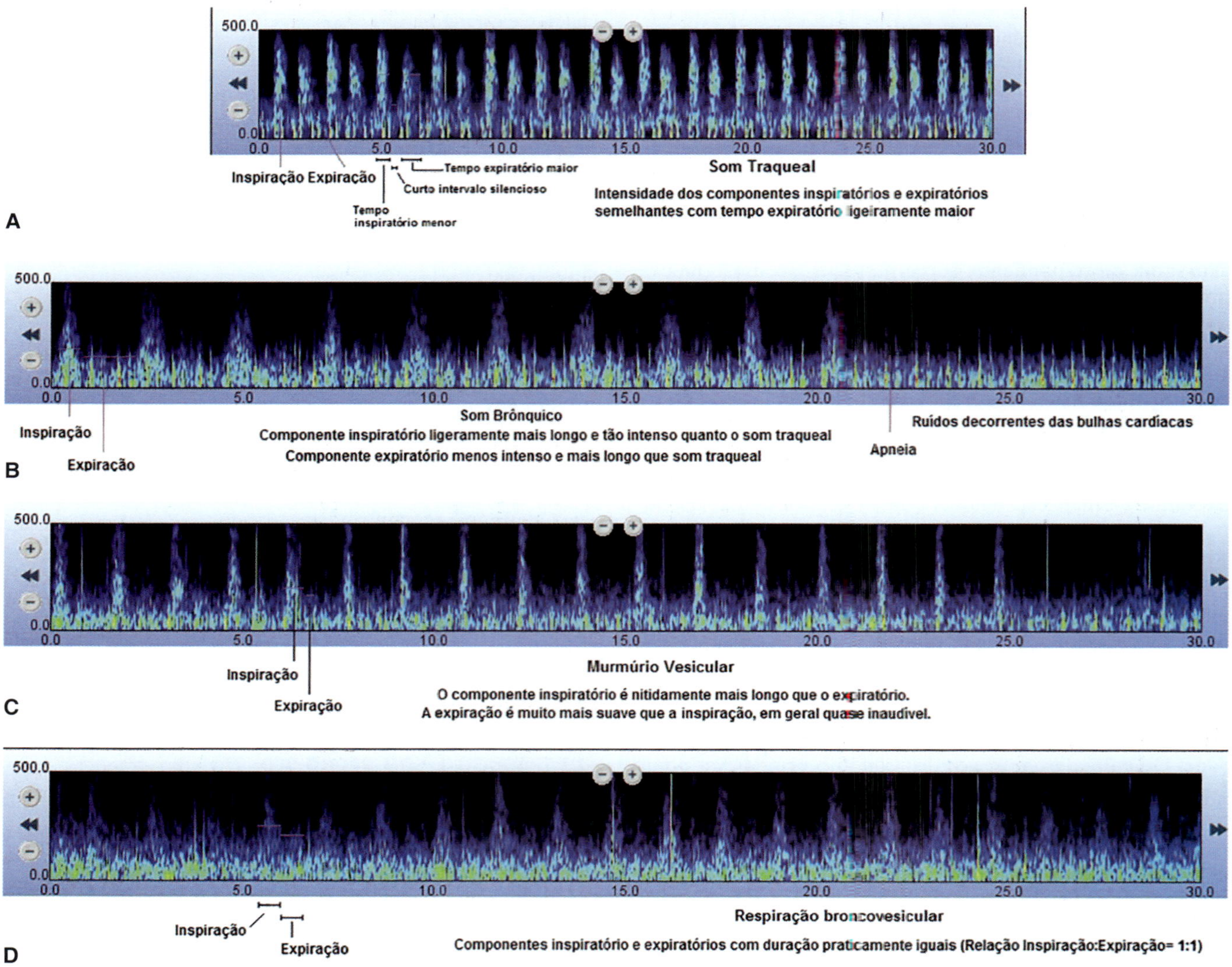

Figura 36.8 Representação esquemática dos ruídos respiratórios normais. **A.** Som traqueal. **B.** Som brônquico. **C.** Murmúrio vesicular. **D.** Som broncovesicular.

O som broncovesicular é uma mistura de sons brônquicos e vesiculares. Ouça o som broncovesicular no Áudio 36.4.

Som traqueal

Som gerado na parte extratorácica da traqueia. A geração de som traqueal está relacionada com fluxo turbulento de ar na faringe, glote e região subglótica. Como as fontes dos sons na via respiratória superior estão próximas e não há interposição de tecido pulmonar, o som traqueal é bastante intenso e descrito como claro. Nota-se entre o componente inspiratório e expiratório um curto intervalo silencioso, e a fase expiratória é ligeiramente mais longa (ver Figura 36.8 A e ouvir o Áudio 36.1).

Som brônquico

O som brônquico possui uma fase inspiratória ligeiramente mais longa e quase tão intensa quanto a do som traqueal, um componente expiratório menos intenso e mais longo que o inspiratório. O aparecimento do som brônquico na periferia do pulmão pode significar transmissão anormal decorrente de pneumonia ou atelectasia (ver Figura 36.8 B e ouvir o áudio sobre som brônquico).

Murmúrio vesicular

Som relativamente suave, com componente inspiratório nitidamente mais longo que o expiratório. A expiração é muito mais silenciosa que a inspiração, em geral quase inaudível (ver Figura 36.8 C e ouvir o áudio sobre murmúrio vesicular).

Som broncovesicular

O som broncovesicular é uma mistura de sons brônquicos e vesiculares. Suas fases inspiratória e expiratória são praticamente iguais em comprimento (relação I:E=1). É audível em regiões paraesternais superiores e interescapulares. Sua presença em outros locais pode indicar condensação pulmonar ou atelectasia (ver Figura 36.8 D e ouvir o áudio sobre o som broncovesicular).

Sons ou ruídos anormais

Descontínuos

Os sons anormais descontínuos são representados pelos estertores. As principais características dos estertores estão descritas no Quadro 36.7.

ESTERTORES. Os estertores são ruídos audíveis na inspiração ou na expiração, superpondo-se aos sons respiratórios normais. Podem ser finos ou grossos.

Os estertores finos ou crepitantes ocorrem no final da inspiração, têm frequência alta, isto é, são agudos, e têm curta duração. Não se modificam com a tosse. Podem ser comparados ao ruído produzido pelo atrito de um punhado de cabelos junto à orelha ou ao som percebido ao se fechar ou abrir um fecho tipo Velcro®.

São ouvidos principalmente nas zonas pulmonares influenciadas pela força da gravidade quando originados por congestão pulmonar.

Ouça o estertor fino no Áudio 36.5.

Os estertores finos são produzidos pela abertura sequencial de vias respiratórias anteriormente fechadas, devido à pressão exercida pela presença de líquido ou exsudato no parênquima pulmonar ou por alteração no tecido de suporte das paredes brônquicas. O primeiro mecanismo explicaria a presença de estertores finos na pneumonia e na congestão pulmonar da insuficiência ventricular esquerda, enquanto o segundo seria observado nas doenças intersticiais pulmonares.

Outro ruído adventício encontrado nas doenças intersticiais pulmonares são os grasnidos, semelhante aos sons emitidos pelas gaivotas e audíveis ao final da inspiração (Figura 36.9).

Os estertores grossos ou bolhosos têm frequência menor e maior duração que os finos. Sofrem nítida alteração com a tosse e podem ser ouvidos em todas as regiões do tórax. Diferentemente dos estertores finos, que só ocorrem do meio para o final da inspiração, os estertores grossos são audíveis no início da inspiração e durante toda a expiração.

Os estertores grossos parecem ter origem na abertura e no fechamento de vias respiratórias contendo secreção viscosa e espessa, bem como no afrouxamento da estrutura de suporte das paredes brônquicas. São comuns na bronquite crônica e nas bronquiectasias. Como sua ocorrência está associada a doença brônquica, são frequentemente associados a sibilos (Figura 36.10).

Ouça os estertores grossos e sibilos no Áudio 36.6.

Contínuos

Os sons anormais contínuos são representados pelos roncos, sibilos e estridor.

RONCOS E SIBILOS. Os roncos são constituídos por sons graves, portanto, de baixa frequência, e os sibilos por sons agudos, formados por ondas de alta frequência.

Originam-se nas vibrações das paredes brônquicas e do conteúdo gasoso quando há estreitamento destes ductos, seja por espasmo ou edema da parede ou achado de secreção aderida a ela, como ocorre na asma brônquica, nas bronquites, nas bronquiectasias e nas obstruções localizadas. Aparecem tanto na inspiração como na expiração, mas predominam nesta última. São fugazes, mutáveis, surgindo e desaparecendo em curto período de tempo.

Os sibilos também se originam de vibrações das paredes bronquiolares e de seu conteúdo gasoso, aparecendo na

Acesse todo o conteúdo *online* citado nesta página:
http://uqr.to/20we4

Quadro 36.7 Principais características dos estertores.

Tipos	Fase do ciclo respiratório	Efeito da tosse	Efeito da posição do paciente	Áreas em que predominam
Estertores finos ou crepitantes	Predominantemente no final da inspiração	Não se alteram	Podem ser modificados (aumento ou redução) se forem secundários a congestão pulmonar. Se de causa inflamatória, não se modificam	Bases se originados por congestão pulmonar. Se de origem inflamatória, a depender da doença (p. ex., nas bases na fibrose pulmonar idiopática; nos lobos superiores na tuberculose)
Estertores grossos ou bolhosos	Início da inspiração e toda a expiração	Podem desaparecer	Não se modificam	Todas as áreas do tórax

inspiração e na expiração. Em geral são múltiplos e disseminados por todo o tórax, quando provocados por enfermidades que comprometem a árvore brônquica, como acontece na asma e na bronquite. Quando bem localizados em uma determinada região, indicam semiobstrução por neoplasia ou corpo estranho (Figuras 36.11 e 36.12).

Ouça os sibilos e roncos no Áudio 36.7.

Acesse o conteúdo *online*:
http://uqr.to/20we5

ESTRIDOR. O estridor é um som produzido pela semiobstrução da laringe ou da traqueia, fato que pode ser provocado por difteria, laringites agudas, câncer da laringe e estenose da traqueia. Quando a respiração é calma e pouco profunda, sua intensidade é pequena, mas, na respiração forçada, o aumento do fluxo de ar provoca significativa intensificação deste som.

Sopros

Quando auscultamos certas regiões do tórax (7ª vértebra cervical no dorso, traqueia, região interescapular), podemos perceber um ruído brando, mais longo na expiração que na

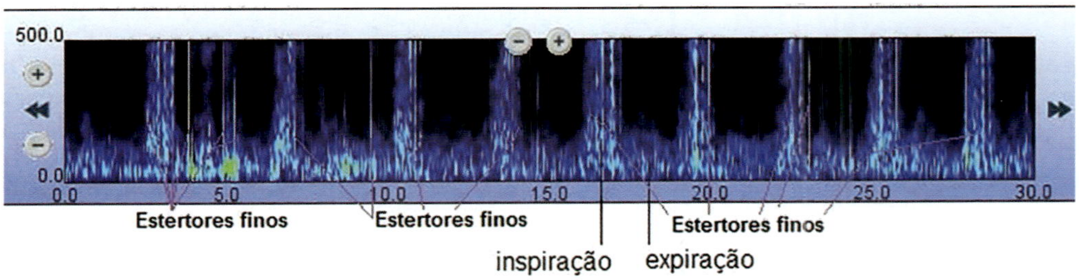

Figura 36.9 Espectrograma mostrando estertores finos. Durante as inspirações, que correspondem às áreas predominantemente azuis de pico, observam-se linhas mais claras que demonstram a abertura explosiva de pequenas vias respiratórias previamente fechadas por forças de superfície (estertores finos). As expirações correspondem a áreas azuis entre picos.

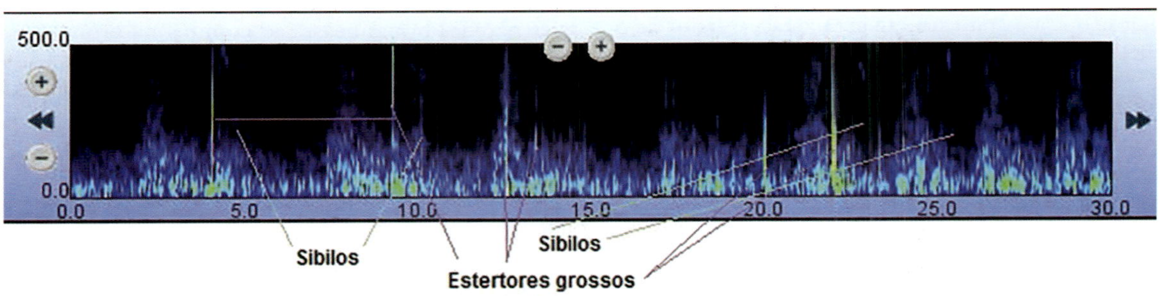

Figura 36.10 Espectrograma mostrando estertores grossos e sibilos. Durante as inspirações, que correspondem às áreas predominantemente azuis de pico, e durante as expirações, que correspondem a áreas azuis entre picos, observam-se linhas mais claras de alta intensidade (estertores grossos) e mais escuras (sibilos) que indicam obstrução de pequenas vias respiratórias por edema, constrição ou secreção.

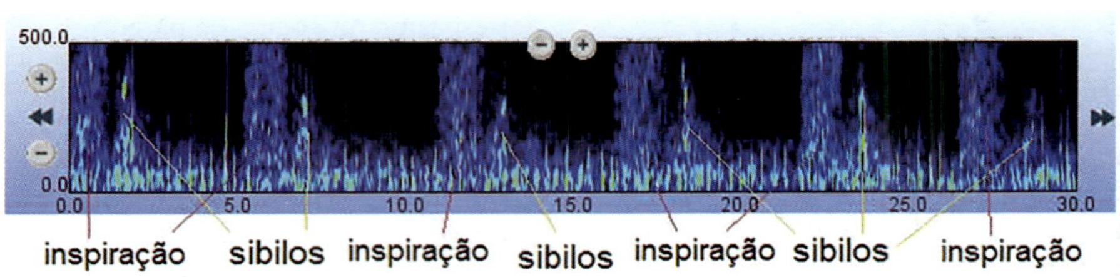

Figura 36.11 Espectrograma mostrando sibilos. Durante as expirações (áreas azuis entre picos) observam-se elevações que indicam a ocorrência de sons musicais agudos que correspondem a sibilos (ouvir o som disponibilizado e acompanhar na figura).

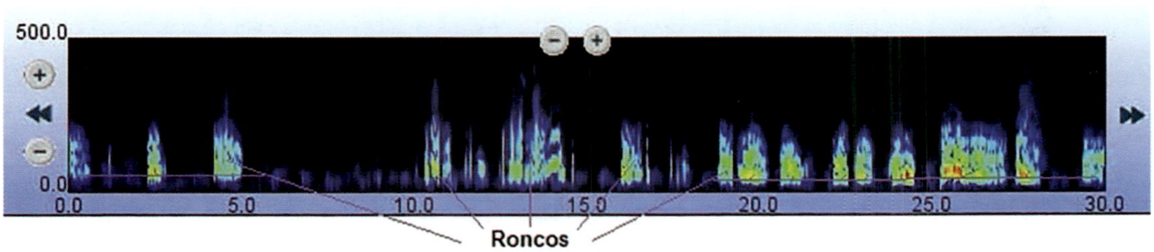

Figura 36.12 Espectrograma mostrando roncos. Tanto durante as inspirações quanto as expirações, observam-se áreas claras que indicam a ocorrência de sons musicais graves correspondentes aos roncos.

inspiração. Esse som corresponde ao ar passando pela traqueia; trata-se de uma verificação normal, semelhante à de um sopro. Em algumas condições clínicas, quando o pulmão perde sua textura normal, como nas pneumonias bacterianas (hepatização), nas grandes cavernas (brônquio de drenagem permeável) e no pneumotórax hipertensivo, podem ocorrer sopros que são chamados, respectivamente, "tubários", "cavitários" e "anfóricos".

Atrito pleural

Em condições normais, os folhetos visceral e parietal da pleura deslizam um sobre o outro, durante os movimentos respiratórios, sem produzir qualquer ruído.

Nos casos de pleurite, por estarem recobertas de exsudato, passam a produzir um ruído irregular, descontínuo, mais intenso na inspiração, com frequência comparado ao ranger de couro atritado, o qual recebe a denominação de "atrito pleural".

Representa um som de duração maior e frequência baixa, de tonalidade grave e produz vibração palpável, o que torna fácil distingui-lo dos estertores.

Para reconhecê-lo, pode-se imitá-lo colocando uma das mãos de encontro à própria orelha e atritando-a com a outra mão, com forte pressão. A sede mais comum do atrito pleural são as regiões axilares inferiores, onde os pulmões realizam movimentação mais ampla. O aumento da pressão do receptor do estetoscópio sobre a parede torácica pode torná-lo mais intenso. Sua causa principal é a pleurite seca.

A instalação de derrame pleural determina seu desaparecimento.

Sons vocais (ausculta da voz)

Para completar o exame físico dos pulmões, auscultam-se a voz nitidamente pronunciada e a voz cochichada. Para isso, o paciente vai pronunciando as palavras "trinta e três" enquanto o examinador percorre o tórax com o estetoscópio, comparando regiões homólogas, tal como fez no exame do FTV.

Os sons produzidos pela voz e ouvidos na parede torácica constituem o que se chama ressonância vocal.

Em condições normais, tanto na voz falada como na cochichada, a ressonância vocal constitui-se de sons incompreensíveis, isto é, não se distinguem as sílabas que formam as palavras. Isto porque o parênquima pulmonar normal absorve muitos componentes sonoros. Todavia, quando está consolidado (pneumonia, infarto pulmonar), a transmissão é facilitada.

A ressonância vocal é mais intensa nas regiões interescapulovertebral superior e esternal superior, ou seja, exatamente nas mesmas áreas onde se ausculta respiração broncovesicular.

A ressonância vocal costuma ser mais forte em homens do que em mulheres e crianças, em decorrência do timbre da voz.

Toda vez que houver condensação pulmonar – inflamatória, neoplásica ou pericavitária –, há aumento da ressonância vocal ou broncofonia. Ao contrário, na atelectasia, no espessamento pleural e nos derrames, ocorre diminuição da ressonância vocal. Observar que o aumento e a diminuição da ressonância vocal coincidem com as mesmas modificações do FTV. A explicação é a mesma, isto é, facilitação da chegada das vibrações à parede torácica, percebidas pelo tato (FTV ou pela orelha (ressonância vocal). Por esse motivo, a ausculta da voz é pouco utilizada na prática, já que as informações clínicas são as mesmas obtidas na palpação do FTV.

Quando se ouve com nitidez a voz falada, chama-se pectoriloquia fônica. Quando o mesmo acontece com a voz cochichada, denomina-se "pectoriloquia afônica", a qual representa a expressão estetoacústica mais clara da facilitação da transmissão das ondas sonoras.

Na ausculta da voz podem-se observar:

- Ressonância vocal normal
- Ressonância vocal diminuída
- Ressonância vocal aumentada:
  - Broncofonia – ausculta-se a voz sem nitidez
  - Pectoriloquia fônica – ausculta-se a voz nitidamente
  - Pectoriloquia afônica – ausculta-se a voz mesmo se cochichada.

EGOFONIA. É uma forma especial de broncofonia, ou seja, é uma broncofonia de qualidade nasalada e metálica, comparada ao balido de cabra. Aparece na parte superior dos derrames pleurais. Pode ser observada, também, na condensação pulmonar.

Como as alterações observadas na ausculta da voz são as mesmas observadas na palpação do FTV, e esse último procedimento é mais simples e prático para ser realizado, muitos examinadores optam por realizar somente a pesquisa do FTV no exame físico do tórax.

Síndromes broncopulmonares e pleurais

As síndromes pulmonares compreendem a síndrome brônquica, a síndrome parenquimatosa e a síndrome pleural.

Síndrome brônquica

A síndrome brônquica decorre de acometimento brônquico por enfermidades que provoquem redução do calibre, dilatação e/ou hipersecreção brônquica. Tais alterações manifestam-se clinicamente por dispneia acompanhada de sensação de constrição ou aperto no tórax, dor torácica difusa, sibilância e tosse.

A tosse, que pode ser seca ou produtiva, é decorrente da irritação brônquica e/ou do aumento da produção de muco.

As causas mais comuns são: asma, DPOC, bronquiectasia e infecções traqueobrônquicas. Em todas essas doenças observa-se redução de calibre dos brônquios devido a edema de mucosa brônquica, aumento de produção de muco e aumento do tônus broncomotor, portanto, o principal achado no exame físico que caracteriza a síndrome brônquica é a presença de sibilos, roncos e estertores grossos.

Asma brônquica

A síndrome brônquica na asma é caracterizada por sibilos, roncos e/ou estertores grossos. A inspeção e a palpação podem estar normais. No entanto, pode haver aumento da frequência respiratória e redução bilateral da expansibilidade, se o paciente estiver hiperinsuflado (asma em crise). Nesse caso, haverá também hipersonoridade, redução do FTV e do murmúrio vesicular, bilateralmente.

Bronquite crônica da doença pulmonar obstrutiva crônica

É uma condição caracterizada por excessiva secreção de muco na árvore brônquica. A manifestação clínica principal é tosse com expectoração mucopurulenta de pequeno volume, que persiste por meses, alternando períodos de melhora e piora, dependendo se há infecções, poluição atmosférica e uso de tabaco. Ao exame físico do tórax, o principal achado são os estertores grossos disseminados em ambos os hemitórax. Roncos e sibilos são frequentes e pode-se encontrar redução bilateral da expansibilidade, hipersonoridade e redução do FTV e do murmúrio vesicular nos indivíduos com enfisema associado.

Bronquiectasia

Na bronquiectasia, ocorre dilatação irreversível dos brônquios em consequência de destruição de componentes da parede desses ductos. As bronquiectasias comprometem segmentos, lobos pulmonares ou vários lobos em ambos os pulmões. A manifestação clínica mais comum é uma tosse produtiva, com expectoração mucopurulenta abundante, principalmente pela manhã. Hemoptises são frequentes. No caso de doença incipiente, o exame físico do tórax e a radiografia costumam ser normais. À medida que as bronquiectasias se tornam abundantes, a inspeção pode revelar anormalidades (aumento da frequência respiratória, redução da expansibilidade uni ou bilateral), alteração do FTV (habitualmente diminuição devido à broncoconstrição associada). Nessa situação, pode haver hipersonoridade à percussão e redução do murmúrio vesicular. À ausculta, encontram-se, na área correspondente às bronquiectasias, estertores grossos, roncos ou sibilos. Nas bronquiectasias basais extensas, observa-se redução da expansibilidade e submacicez nesses locais.

Infecções brônquicas

A bronquite aguda geralmente é causada por vírus que compromete as vias respiratórias desde a faringe, manifestando-se por sintomas gerais (febre, cefaleia), desconforto retroesternal, rouquidão, tosse seca, seguida após alguns dias de expectoração mucosa que se transforma em mucopurulenta, se houver infecção bacteriana secundária. À inspeção, palpação e percussão, nada de anormal se observa. À ausculta, o principal achado são estertores grossos em ambos os pulmões. Podem-se ouvir também roncos e sibilos esparsos, inconstantes. Os dados obtidos ao exame físico do tórax são variáveis, dependendo da localização e da extensão das áreas comprometidas. Na asma, a broncoconstrição e o edema são decorrentes de inflamação brônquica de origem alérgica; na DPOC, decorrem da resposta inflamatória anormal dos brônquios à inalação de partículas ou gases tóxicos; na bronquiectasia, resultam do infiltrado inflamatório nas vias respiratórias de pequeno e médio calibres; na infecção traqueobrônquica, se dão pela liberação de mediadores inflamatórios provocada pelo agente infeccioso.

Sintomas e exame físico na síndrome brônquica

- Sintomas: dispneia e tosse. Podem estar ausentes
- Inspeção: taquipneia, redução da expansibilidade e tiragem
- Palpação: frêmito toracovocal normal ou diminuído
- Percussão: som claro pulmonar ou hipersonoridade
- Ausculta: diminuição do murmúrio vesicular com expiração prolongada, sibilos predominantemente expiratórios em ambos os campos pulmonares. Pode haver roncos e estertores grossos
- Insonação:* presença de deslizamento pleural e linhas A (Padrão A).

*Para mais detalhes sobre o uso da ultrassonografia à beira do leito, ver Capítulo 37, *Exames Complementares*.

Síndromes parenquimatosas

As síndromes parenquimatosas são basicamente: consolidação, atelectasia e hiperaeração.

As principais causas de consolidação pulmonar são as pneumonias, o infarto pulmonar e a tuberculose. As causas de atelectasia são as neoplasias e os corpos estranhos. A síndrome de hiperaeração é representada pelo enfisema pulmonar. Podem ser incluídas entre as síndromes parenquimatosas a congestão passiva dos pulmões e a escavação ou caverna pulmonar.

Síndrome de consolidação pulmonar

A condensação do parênquima pulmonar caracteriza-se pela ocupação dos espaços alveolares por células e exsudato.

As principais manifestações clínicas são dispneia e tosse, que pode ser seca ou produtiva, e os principais achados de exame físico são: aumento do FTV, submacicez ou macicez à percussão e presença de estertoração fina.

Quando há expectoração, é comum a presença de sangue misturado com muco ou pus (expectoração hemoptoica). Na tuberculose, as hemoptises são frequentes. Além da sensação de desconforto retroesternal, quando há comprometimento da pleura, surge dor localizada em um dos hemitórax com as características de dor pleurítica.

Sintomas e exame físico na consolidação pulmonar

- Sintomas: tosse produtiva, dispneia e dor torácica
- Inspeção: taquipneia e expansibilidade diminuída do lado acometido
- Palpação: expansibilidade diminuída e frêmito toracovocal aumentado
- Percussão: submacicez ou macicez
- Ausculta: presença de estertores finos. Pode haver som brônquico ou broncovesicular, substituindo o murmúrio vesicular, sopro tubário, broncofonia, egofonia ou pectoriloquia
- Insonação:* presença de broncogramas dinâmicos, hepatização pulmonar e/ou linhas B focais. A linha pleural pode estar irregular e espessada e pode haver redução do deslizamento pleural.

*Para mais detalhes sobre o uso da ultrassonografia à beira do leito, ver Capítulo 37, *Exames Complementares*.

Atelectasia

A atelectasia tem como elemento principal o desaparecimento de ar dos alvéolos sem que o espaço alveolar seja ocupado por células ou exsudato. Os principais achados são redução do FTV e macicez, uma combinação indistinguível do exame físico do derrame pleural, pois na maior parte dos casos de derrame pleural não é possível demonstrar redução do FTV e macicez móveis.

As causas mais comuns são as neoplasias e os corpos estranhos que ocluem o lúmen de brônquios. Se a oclusão situar-se em um brônquio principal, ocorre atelectasia do pulmão inteiro; se estiver em brônquios lobares ou segmentar, a atelectasia fica restrita a um lobo ou a um segmento pulmonar. Quanto maior a área comprometida, mais intensas serão as manifestações clínicas, representadas por dispneia, sensação de desconforto e tosse seca.

Sintomas e exame físico na atelectasia

- Sintomas: dispneia, tosse seca
- Inspeção: retração do hemitórax e tiragem
- Palpação: expansibilidade diminuída e frêmito toracovocal diminuído ou abolido
- Percussão: submacicez ou macicez
- Ausculta: redução do murmúrio vesicular, ressonância vocal diminuída. Pode haver som brônquico ou broncovesicular substituindo o murmúrio vesicular
- Insonação:* presença de broncogramas estáticos e ausência de deslizamento pleural.

*Para mais detalhes sobre o uso da ultrassonografia à beira do leito, ver Capítulo 37, *Exames Complementares*.

Hiperaeração ou hiperinsuflação

A hiperaeração que se observa no enfisema pulmonar resulta de alterações anatômicas caracterizadas pelo aumento anormal dos espaços respiratórios distais ao bronquíolo terminal, acompanhadas de modificações estruturais das paredes alveolares.

Clinicamente é representada pela entidade denominada enfisema pulmonar, que apresenta algumas variedades anatômicas, dependendo da sede e da extensão do comprometimento dos ácinos e dos lóbulos. A manifestação clínica mais importante é a dispneia, que se agrava lentamente. No início ocorre apenas aos grandes esforços, mas, nas fases avançadas, aparece até em repouso. Na fase final surgem as manifestações de insuficiência respiratória.

Nas fases iniciais, ao exame físico do tórax encontram-se apenas redução do murmúrio vesicular e expiração prolongada, com a evolução da doença somam-se tórax em tonel, FTV diminuído e hipersonoridade.

Em uma hiperinsuflação difusa como observada em uma asma em crise ou em uma hiperinsuflação localizada em um lobo pulmonar causada por corpo estranho na via respiratória, podemos encontrar as mesmas alterações no exame físico (expansibilidade reduzida, FTV reduzido, hipersonoridade na percussão, ressonância vocal reduzida e murmúrio vesicular diminuído).

Sintomas e exame físico na hiperaeração (hiperinsuflação)

- Sintomas: dispneia
- Inspeção: expansibilidade diminuída e tórax em tonel nos casos avançados
- Palpação: expansibilidade diminuída, frêmito toracovocal diminuído
- Percussão: som claro pulmonar no início e hipersonoridade à medida que a enfermidade se agrava
- Ausculta: murmúrio vesicular diminuído. Fase expiratória prolongada. Ressonância vocal diminuída
- Insonação:* redução do deslizamento pleural em associação ao padrão A.

*Para mais detalhes do uso da ultrassonografia à beira do leito, ver Capítulo 37, *Exames Complementares*.

Congestão passiva dos pulmões

As principais causas da congestão passiva dos pulmões são a insuficiência ventricular esquerda e a estenose mitral. O líquido se acumula no interstício, causando dispneia de esforço, dispneia de decúbito e dispneia paroxística noturna, além de tosse seca, estertores finos nas bases e, às vezes, sibilância.

Sintomas e exame físico na congestão passiva dos pulmões

- Sintomas: dispneia de decúbito e paroxística noturna, tosse seca ou com expectoração rósea, na congestão aguda
- Inspeção: expansibilidade normal ou diminuída
- Palpação: expansibilidade normal ou diminuída e frêmito toracovocal normal ou aumentado
- Percussão: submacicez nas bases pulmonares
- Ausculta: estertores finos nas bases dos pulmões. Ressonância vocal normal
- Insonação:* presença de deslizamento pleural associado a múltiplas linhas B (3 ou mais linhas B entre duas costelas).

*Para mais detalhes do uso da ultrassonografia à beira do leito, ver Capítulo 37, *Exames Complementares*.

Escavação ou caverna pulmonar

As cavernas pulmonares são consequência de eliminação de parênquima em uma área que sofreu necrobiose. Isso pode ocorrer nos abscessos, neoplasias, micoses, mas a causa principal ainda é a tuberculose. As manifestações clínicas são muito variáveis, predominando tosse produtiva e vômica fracionada ou não.

Para ser detectada ao exame físico, é necessário que a caverna esteja próxima à periferia do pulmão e que tenha diâmetro mínimo de mais ou menos 4 cm.

Sintomas e exame físico na escavação ou caverna pulmonar

- Sintomas: tosse seca ou com expectoração purulenta ou hemóptica
- Inspeção: expansibilidade diminuída na região afetada
- Palpação: expansibilidade diminuída e frêmito toracovocal aumentado (se houver muita secreção)
- Percussão: som claro pulmonar, hipersonoridade ou som timpânico (quando ocorrer nível hidroaéreo)
- Ausculta: som broncovesicular ou brônquico no lugar do murmúrio vesicular, pode haver sopro ou ressonância vocal aumentada
- Insonação:* redução do deslizamento pleural na área afetada com presença de irregularidade pleural e presença de linhas C. Pode haver a visualização da caverna se esta se localizar justapleural.

*Para mais detalhes do uso da ultrassonografia à beira do leito, ver Capítulo 37, *Exames Complementares*.

Síndromes pleurais

As síndromes pleurais compreendem a síndrome pleurítica, a síndrome de derrame pleural e a síndrome pleural respiratória (pneumotórax).

Síndrome pleurítica

A pleurite, ou seja, a inflamação dos folhetos pleurais, pode ocorrer em várias entidades clínicas, destacando-se a tuberculose, as pneumonias, a doença reumática e outras colagenoses, viroses e as neoplasias da pleura e pulmão. Ela é caracterizada pela presença do atrito pleural.

Na pleurite aguda, o principal sintoma é a dor localizada em um dos hemitórax, com características de dor pleurítica. Além de dor, podem ocorrer tosse, dispneia, febre e outros sintomas relacionados com a causa da pleurite. À medida que a inflamação da pleura evolui, existe produção de líquido que se acumula no espaço pleural e afasta o folheto parietal do visceral, causando o desaparecimento da dor pleurítica e do atrito pleural. Dessa maneira, a síndrome pleurítica pode evoluir para a síndrome de derrame pleural.

Sintomas e exame físico na síndrome pleurítica

- Sintomas: dor torácica ventilatória dependente
- Inspeção: expansibilidade diminuída
- Palpação: expansibilidade e frêmito toracovocal normais ou diminuídos
- Percussão: som claro pulmonar ou submacicez
- Ausculta: atrito pleural
- Insonação:* redução ou ausência de deslizamento pleural, associado a irregularidade e espessamento pleural.

*Para mais detalhes do uso da ultrassonografia à beira do leito, ver Capítulo 37, *Exames Complementares*.

Síndrome de derrame pleural

Nos derrames pleurais, observados nas pleurites, pneumonias, neoplasias, colagenoses, síndrome nefrótica e na insuficiência cardíaca, pode haver dor sem as características de dor pleurítica, tosse seca e dispneia cuja intensidade depende do volume do líquido acumulado.

Os principais achados do exame físico são FTV reduzido e macicez.

Sintomas e exame físico na síndrome de derrame pleural

- Sintomas: dispneia, tosse seca e dor torácica
- Inspeção: expansibilidade diminuída, sinal de Lemos-Torres nos derrames de grande volume
- Palpação: expansibilidade diminuída e frêmito toracovocal reduzido ou abolido na área do derrame
- Percussão: macicez ou submacicez
- Ausculta: murmúrio vesicular reduzido ou abolido na área do derrame
- Insonação:* presença de imagem anecoica, gravidade-dependente, com fluxo livre (derrames simples). Pode evidenciar presença de pontos hiperecoicos em seu interior, além de septações ou loculações (derrames complexos).

*Para mais detalhes do uso da ultrassonografia à beira do leito, ver Capítulo 37, *Exames Complementares*.

Síndrome pleural respiratória ou pneumotórax

No pneumotórax, o que se acumula no espaço pleural é ar, que penetra através de lesão traumática, ruptura de bolha subpleural, ou em certas afecções pulmonares (tuberculose, pneumoconiose, neoplasias) que põem em comunicação um ducto com o espaço pleural.

As principais manifestações clínicas são dor no hemitórax comprometido, tosse seca e dispneia; no exame físico chamam a atenção o FTV reduzido e a hipersonoridade. A intensidade da dispneia depende da quantidade de ar e de outros mecanismos que podem acompanhar o pneumotórax. Pode haver derrame pleural associado, configurando o hidropneumotórax.

Leia o texto complementar 3, *Roteiro para o Examinador em Treinamento*, e o caso clínico *Emprego do Exame Físico no Diagnóstico Clínico*.

Acesse o conteúdo *online*:

http://uqr.to/20we6

Sintomas e exame físico na síndrome pleural respiratória ou pneumotórax

- Sintomas: dispneia aguda, dor torácica
- Inspeção: sem alterações ou abaulamento dos espaços intercostais quando de grande volume
- Palpação: expansibilidade diminuída e frêmito toracovocal diminuído ou abolido
- Percussão: hipersonoridade ou som timpânico (hidropneumotórax)
- Ausculta: murmúrio vesicular diminuído ou abolido. Ressonância vocal diminuída
- Insonação:* ausência de deslizamento pleural e ausência de linhas B. Se evidenciada a presença do "ponto pulmonar", o achado é patognomônico.

*Para mais detalhes do uso da ultrassonografia à beira do leito, ver Capítulo 37, *Exames Complementares*.

O exame físico do tórax pode começar pela ausculta

Essa estratégia tem como fundamento a flexibilidade do método clínico, característica que permite utilizá-lo de diferentes maneiras sem que ele perca suas qualidades essenciais. Outra razão é o hábito, cada vez mais arraigado, de nunca deixar de fazer a ausculta, o que transformou o estetoscópio em instrumento simbólico do exame clínico.

A ausculta do tórax, antes da inspeção, da palpação e da percussão, justifica-se pela maior sensibilidade desta técnica na identificação de anormalidades que podem não estar aparentes pelas outras técnicas.

Ao fazer uma análise comparativa das síndromes broncopulmonares pode-se perceber que em todas estão presentes dados estetoacústicos, os quais, combinados com os achados da inspeção, palpação e percussão, indicam as alterações que dão origem a eles. Assim sendo, poder-se-ia perguntar: inspeção, palpação e percussão poderiam ser eliminadas do exame físico do tórax? NÃO. Isto porque é a combinação destas técnicas com a ausculta que vai permitir identificar as síndromes pulmonares, que são ponto de partida para o diagnóstico da maior parte das doenças respiratórias.

Por fim, vale lembrar que uma anamnese bem feita, além de ser indispensável para interpretar corretamente os dados obtidos no exame físico e nos exames complementares, é a etapa mais importante para o raciocínio clínico, cujo objetivo é identificar a doença e conhecer o paciente.

BIBLIOGRAFIA

Barth M, Roger HM. A manual of auscultation and percussion. Philadelphia: Lyndsay and Blakinston; 1866. Disponível em: http://books.google.com.br/books?id=06yynA0zSLIC.

Broaddus VC, Mason RJ, Ernst JD, King Jr. TE, Lazarus SC, Murray JF et al. Murray & Nadel – Tratado de medicina respiratória. 6. ed. Rio de Janeiro: Elsevier, 2017.

Chapman S, Robinson G, Stradling J, West S. Oxford handbook of respiratory medicine. Oxford: Oxford University Press, 2005.

Dalmay F, Antonini MT, Marquet P, Menier R. Acoustic properties of the normal chest. Eur Respir J. 1995;8(10):1761-9. Review.

DeGowin RL, Brown DD, LeBlond RF. DeGowin's diagnostic examination. 9. ed. New York: McGraw Hill, 2009.

Fitzgerald MA. Perfecting the art. The physical exam. RN. 1991;54(11):34-9.

Gee SJ. Auscultation and percussion, together with other methods of physical examination of the chest. London: James Walton, 1870. Disponível em: http://books.google.com.br/books?id=1 h8DAAAAQAAJ.

Global Initiative for Chronic Obstructive Lung Disease (GOLD). Disponível em: https://goldcopd.org/2023-gold-report-2/(2023).

Guyton AC, Hall JE. Textbook of medical physiology. 14. ed. Philadelphia: Elsevier, 2021.

Judge RD, Zeidema GD, Fitzgerald FT. Clinical diagnosis: a physiologic approach. Boston: Little, Brown & Co, 1989.

Laënnec RTH, Forbes J. A treatise on the diseases of the chest, and on mediate auscultation. New York: Samuel S. and William Wood, 1838. Disponível em: http://books.google.com.br/books?id=a1 pBAQAAIAAJ.

Lumley JSP. Surface anatomy: the anatomical basis of clinical examination. 4. ed. Philadelphia: Elsevier, 2008.

Maitre B, Similowski T, Derenne JP. Physical examination of the adult patient with respiratory diseases: inspection and palpation. Eur Respir J. 1995;8(9):1584-93. Review.

Mason RJ, Broddus VC (eds.). Murray and Nadel's textbook of respiratory medicine. 4. ed. Philadelphia: WB Saunders, 2005.

Massey D, Meredith T. Respiratory assessment 1: why do it and how to do it? British Journal of Cardiac Nursing. 2010;5(11):710-4.

Massey D, Meredith T. Respiratory assessment 2: more skills to improve care. British Journal of Cardiac Nursing. 2011;6(2):63-8.

Moore KL, Dalley II AF, Agur AMR. Clinically oriented anatomy. 6. ed. Philadelphia: Lippincott Williams & Wilkins, 2010.

Porto CC, Porto AL. Semiologia médica 8. ed. Rio de Janeiro: Guanabara Koogan, 2019.

Seidel HM, Ball JW, Dains JE, Solomon BS, Flynn JA, Stewart R. Mosby's physical examination handbook. 7. ed. Philadelphia: Elsevier, 2011.

Sovijärvi ARA. Definition of terms for applications of respiratory sounds. Eur Respir Rev. 2000;10(77):597-610.

Standring G (ed.). Gray's Anatomy. The anatomical basis of clinical practice. 40. ed. London: Churchill Livingstone, 2005.

Swartz MH. Textbook of physical diagnosis: history and examination. 6. ed. Philadelphia: Elsevier, 2010.

Wyka KA, Mathews PJ, Clark WF. Foundations of respiratory care. London: Thomson Learning, 2002.

Yernault JC, Bohadana AB. Chest percussion. Eur Respir J. 1995;8(10):1756-60. Review.

CAPÍTULO 37

Exames Complementares

Carlos Henrique Pacini Vieira de Cerqueira, Daniela Graner Schuwartz Tannus Silva, Guylherme Saraiva, Marcelo Fouad Rabahi, Matheus Rabahi, Miguel Angel Corrales Coutinho, Pedro Paulo Teixeira e Silva Torres

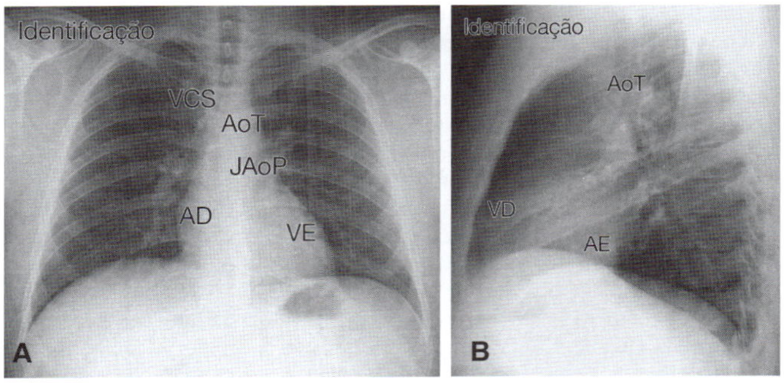

Figura 37.1 Radiografias do tórax na projeção posteroanterior (**A**) e perfil (**B**). Observar o posicionamento da identificação no canto superior esquerdo das projeções. AD: parede lateral do átrio direito; AE: parede posterior átrio esquerdo; AoT: aorta transversa; JAoP: janela aortopulmonar; VCS: veia cava superior; VD: parede anterior do ventrículo direito; VE: parede lateral do ventrículo esquerdo.

INTRODUÇÃO

Os exames complementares utilizados na investigação das doenças do sistema respiratório são: exames de imagem, endoscopia respiratória (broncoscopia) e testes de função pulmonar. A análise de material coletado espontaneamente (escarro), por broncoscopia (lavado broncoalveolar), por toracocentese (líquido pleural) e fragmentos de biopsia pulmonar também são importantes na investigação das doenças pulmonares.

EXAMES DE IMAGEM

Os exames de imagem compreendem: radiografia do tórax (RX), tomografia computadorizada (TC) e angiotomografia (angio-TC), ultrassonografia (US), ressonância magnética (RM), tomografia por emissão de pósitrons (PET-CT), cintilografia pulmonar e arteriografia.

Radiografia do tórax

A radiografia do tórax continua indispensável na prática diária, pois, frequentemente, é suficiente para confirmar o diagnóstico suspeitado clinicamente.

Incidências radiográficas

INCIDÊNCIA POSTEROANTERIOR (PA) E LATERAL. Na incidência PA, o paciente mantém a parede torácica anterior junto ao chassi, e os raios X penetram no tórax no sentido posteroanterior, minimizando assim, falsos aumentos da silhueta cardíaca. Pelo mesmo motivo, dado que o maior volume cardíaco encontra-se à esquerda, na incidência lateral, a parede lateral esquerda é a que se encontra em contato com o chassis (Figura 37.1).

INCIDÊNCIA ANTEROPOSTERIOR (AP). Em pacientes gravemente enfermos, imobilizados ao leito, não é possível a realização das duas incidências ortogonais descritas anteriormente. Nestas situações, a radiografia do tórax é realizada em decúbito, na projeção anteroposterior (AP). Considerações devem ser feitas na interpretação das imagens obtidas nestas condições: (1) a silhueta cardíaca pode estar falsamente aumentada; (2) em relação aos derrames pleurais, que no decúbito terão localização posterior, podendo não obliterar os seios costofrênicos, ou se somar à projeção dos campos pulmonares, proporcionando falso aumento da atenuação pulmonar, que simula doenças parenquimatosas.

DECÚBITO LATERAL COM RAIOS HORIZONTAIS. O exame é feito com o paciente em decúbito lateral, ficando em nível inferior o hemitórax a ser estudado. A principal utilidade da incidência é a confirmação de derrame pleural. Em segundo lugar, caso o derrame se posicione no segmento pendente do hemitórax, possivelmente representa derrame livre; ao contrário, caso não haja modificação do aspecto radiográfico no decúbito, possivelmente representa derrame septado (Figura 37.2).

INCIDÊNCIAS OBLÍQUAS PARA ARCOS COSTAIS. Incidências solicitadas com frequência no contexto de trauma torácico, visando à detecção de fraturas. Outras indicações consistem na suspeita de lesões ósseas de natureza neoplásica ou infecciosa. Nesse protocolo, o paciente é exposto aos raios X em posicionamento oblíquo, alongando os arcos e facilitando a detecção de anormalidades costais (Figura 37.3).

INCIDÊNCIA APICOLORDÓTICA. Nas projeções em PA, observa-se o somatório de múltiplas estruturas ósseas nos ápices pulmonares, por exemplo, os arcos costais mais superiores e as clavículas. Assim, anormalidades apicais podem ser de difícil detecção e imagens podem ser falsamente formadas. Tal aspecto tem particular importância em doenças de distribuição superior no tórax, dentre elas a tuberculose. A incidência apicolordótica minimiza essa dificuldade, uma vez que o paciente é posicionado em lordose dorsal acentuada, determinando supradesnivelamento das clavículas e costelas, afastando-as da projeção dos ápices pulmonares, o que facilita a identificação de possíveis anormalidades nesta região (Figura 37.4).

RADIOGRAFIAS EM INSPIRAÇÃO E EXPIRAÇÃO. As radiografias em PA em diferentes níveis inspiratórios podem ajudar na detecção de pequenos pneumotórax e ainda fornecer parâmetros para estudo da motilidade diafragmática.

Rotina de interpretação da radiografia

Campos pulmonares

Na incidência PA a avaliação dos campos pulmonares é fundamentalmente comparativa. Inicialmente avalia-se a simetria dos volumes pulmonares, geralmente semelhantes. Condições como atelectasias e pneumotórax podem resultar em volumes assimétricos. Na sequência, a transparência pulmonar deve

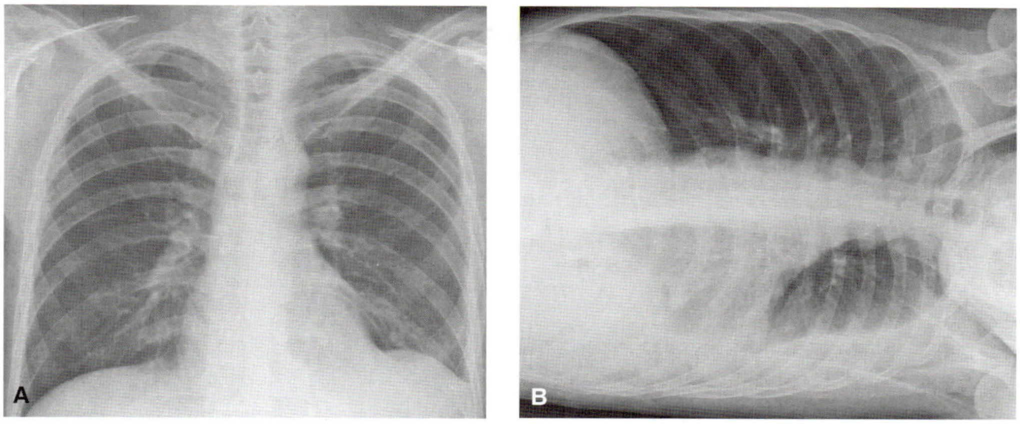

Figura 37.2 Derrame pleural. Radiografias do tórax na projeção posteroanterior (A) e projeção em decúbito lateral esquerdo com raios horizontais (B). A. Obliteração do seio costofrênico esquerdo. B. Na incidência em decúbito, observa-se nível líquido no aspecto pendente do tórax, confirmando derrame pleural livre.

ser analisada comparativamente em cada campo pulmonar, visando perceber sutis alterações da atenuação do parênquima. Os diagnósticos diferenciais serão estabelecidos baseando-se em padrões, dentre eles opacidades alveolares, infiltrados reticulares ou reticulonodulares, padrão nodular ou padrão de escavação (Quadro 37.1). Outro ponto importante é a análise do padrão de vascularização, em geral mais acentuado nas bases pulmonares que nos ápices. Em estados congestivos pulmonares, frequentemente há equalização da trama pulmonar ou mesmo inversão deste padrão. Nos regimes de hipertensão arterial pulmonar, há aumento do padrão de vascularização.

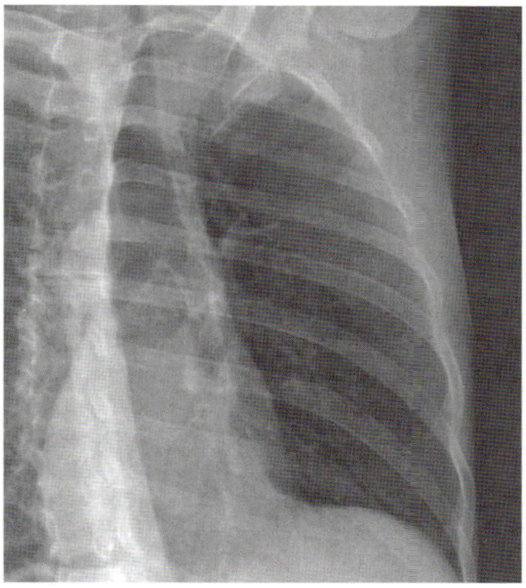

Figura 37.3 Incidência oblíqua para arcos costais.

A incidência em perfil nunca deve ser negligenciada na avaliação dos campos pulmonares. Os campos pulmonares retrocardíacos e posteriores às cúpulas diafragmáticas ficam obscurecidos na avaliação em PA. No perfil, devem manter-se radiotransparentes, bem como o espaço retroesternal. Para detectar alterações dos campos pulmonares retrocardíacos, um sinal útil é a observação dos corpos vertebrais, que habitualmente se mostram progressivamente mais radiotransparentes na projeção (gradiente descendente da coluna vertebral). A perda deste sinal, com aumento na densidade de corpos vertebrais caudais, é marcadora para detecção de opacificação pulmonar.

Hilos pulmonares

Os hilos representam a confluência do feixe broncovascular em direção ao mediastino, e contêm as artérias pulmonares, veias pulmonares, brônquios, artérias e veias brônquicas, bem como linfonodos. O primeiro parâmetro a ser avaliado é a altura hilar. Habitualmente, o hilo pulmonar esquerdo projeta-se cranialmente em relação ao contralateral, aspecto

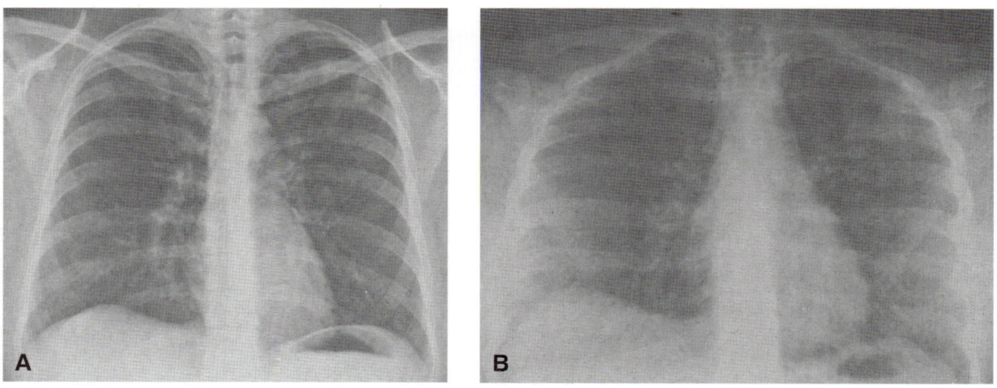

Figura 37.4 Tuberculose pulmonar. Radiografias do tórax na projeção posteroanterior (A) e projeção apicolordótica (B). A. Opacidades alveolares no campo pulmonar superior à esquerda. B. Elevação das clavículas, as opacidades são observadas com maior facilidade. Paciente com tuberculose pulmonar em atividade.

Quadro 37.1 Padrões de lesões pulmonares na radiografia do tórax.

Padrão alveolar (indica preenchimento alveolar por materiais de diversas naturezas)	▪ Causas infecciosas ▪ Pneumonias (Figura 37.5) ▪ Preenchimento alveolar por transudato ▪ Edema pulmonar ▪ Causas neoplásicas ▪ Adenocarcinomas de disseminação lipídica ▪ Preenchimento alveolar por material hemático ▪ Hemorragia alveolar ▪ Preenchimento alveolar por material proteináceo ▪ Proteinose alveolar
Nódulos (opacidade focal arredondada menor que 3,0 cm)	▪ Neoplásicos. Metástases pulmonares hematogênicas (Figura 37.9) ▪ Doenças infecciosas. Micoses pulmonares (paracoccidioidomicose, histoplasmose) ▪ Doenças ocupacionais. Silicose (Figura 37.10) ▪ Pneumopatias intersticiais difusas. Sarcoidose
Infiltrado reticular (indica espessamento do interstício pulmonar)	▪ Pneumonias intersticiais fibrosantes ▪ Fibrose pulmonar idiopática (Figura 37.6), pneumonia intersticial não específica, pneumonia por hipersensibilidade crônica ▪ Doenças infecciosas ▪ Pneumonias virais ou por germes atípicos (p. ex., pneumocistose; Figura 37.7) ▪ Edema pulmonar hidrostático (Figura 37.8) ▪ Comprometimento neoplásico ▪ Linfangite carcinomatosa
Escavação (espaço com conteúdo respiratório dentro de nódulo, massa ou consolidação pulmonar, geralmente por necrose)	▪ Doenças neoplásicas. Carcinoma escamoso ▪ Doenças infecciosas. Micoses pulmonares (paracoccidioidomicose) e tuberculose (Figura 37.11) ▪ Vasculites. Granulomatose relacionada ao ANCA (Wegener)

ANCA: anticorpo anticitoplasma de neutrófilo.

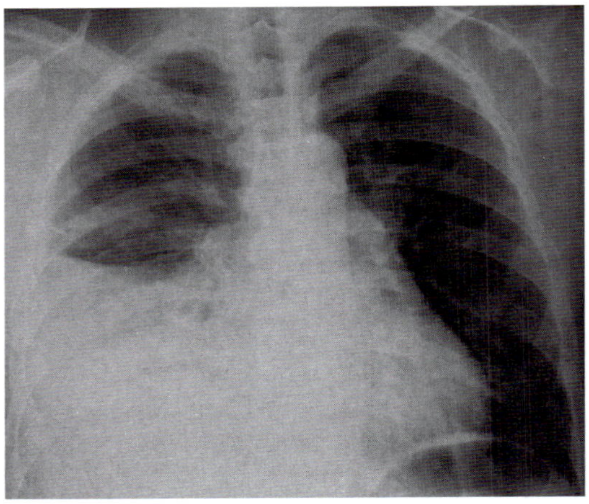

Figura 37.5 Pneumonia lobar. Radiografia do tórax na incidência posteroanterior mostrando consolidação alveolar comprometendo o lobo médio, decorrente de pneumonia lobar, em paciente com síndrome infecciosa.

explicado anatomicamente pelo trajeto superior da artéria pulmonar esquerda em relação ao respectivo brônquio-fonte. Eventualmente condições cicatriciais apicais proporcionam elevação dos hilos pulmonares. A densidade hilar geralmente é simétrica, podendo ser aumentada em estados congestivos, neoplasias, linfonodomegalias de diferentes causas (p. ex., tuberculose, sarcoidose ou metástases) (Figura 37.12). O perfil pode ser de grande importância na confirmação de alterações da densidade hilar suspeitadas na incidência PA.

Traqueia e brônquios-fonte

A traqueia projeta-se centralmente no mediastino na incidência PA. Ainda nesta incidência, observam-se inferiormente a bifurcação carinal e a projeção dos brônquios-fonte. No perfil também é possível observar a coluna aérea traqueal no mediastino superior. Pacientes com diagnóstico clínico de doença pulmonar obstrutiva crônica apresentam aumento do diâmetro anteroposterior traqueal, observado no perfil.

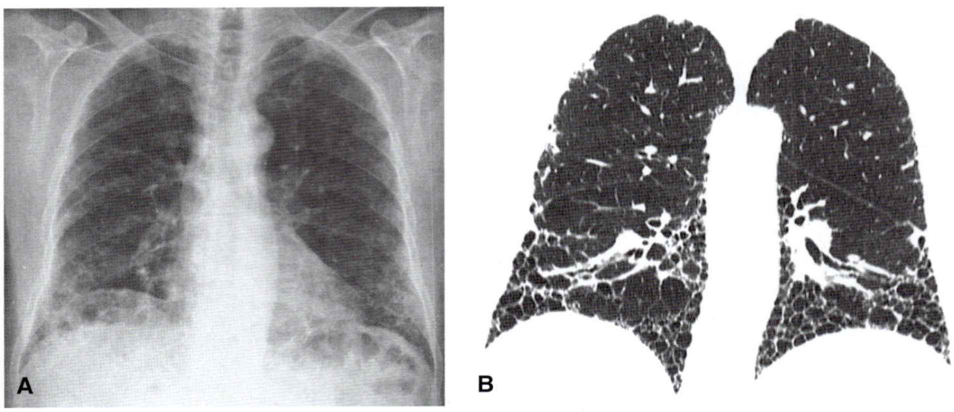

Figura 37.6 Pneumopatia intersticial. **A.** Radiografia do tórax na incidência PA evidenciando infiltrado intersticial reticular de predomínio nos campos pulmonares basais, decorrente de pneumopatia intersticial fibrosante crônica. **B.** Reformatação coronal de tomografia computadorizada do tórax do mesmo paciente mostrando extensas opacidades reticulares e faveolamento.

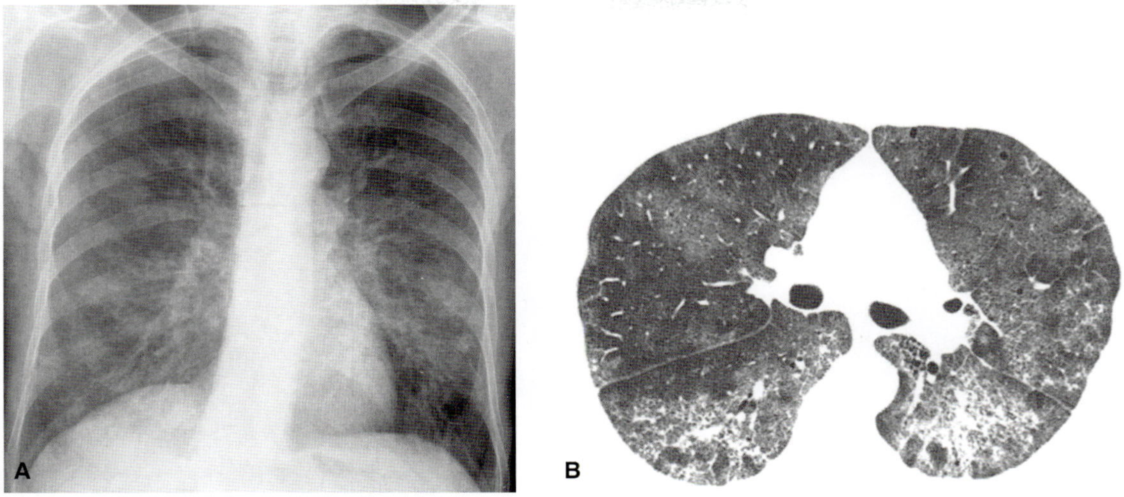

Figura 37.7 Infecção pulmonar por *P. jirovecii*. A. Radiografia do tórax na incidência PA. B. Imagens axiais de tomografia de alta resolução do tórax em paciente soropositivo com comprometimento pulmonar por *Pneumocystis jirovecii*. Em A, observa-se leve infiltrado reticular pulmonar difuso; em B, vidro fosco heterogêneo esparso associado a opacidades reticulares.

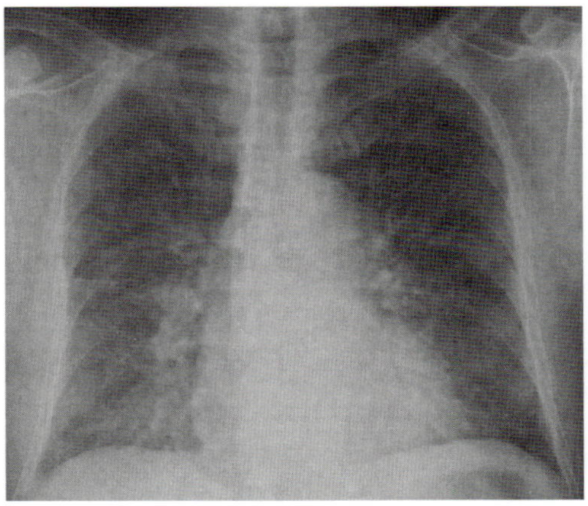

Figura 37.8 Edema pulmonar. Radiografia do tórax na incidência PA mostrando infiltrado reticular difuso, além de proeminência e equalização da vascularização pulmonar, em paciente com edema pulmonar hidrostático.

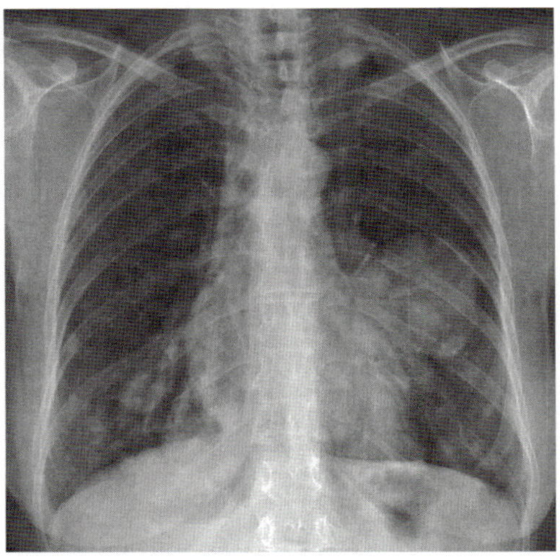

Figura 37.9 Nódulos metastáticos de câncer de tireoide. Radiografia do tórax na incidência PA, na qual se observam inúmeras lesões nodulares esparsas nos campos pulmonares e massa paramediastinal à esquerda, relacionados a implantes neoplásicos secundários hematogênicos, em paciente com neoplasia de tireoide.

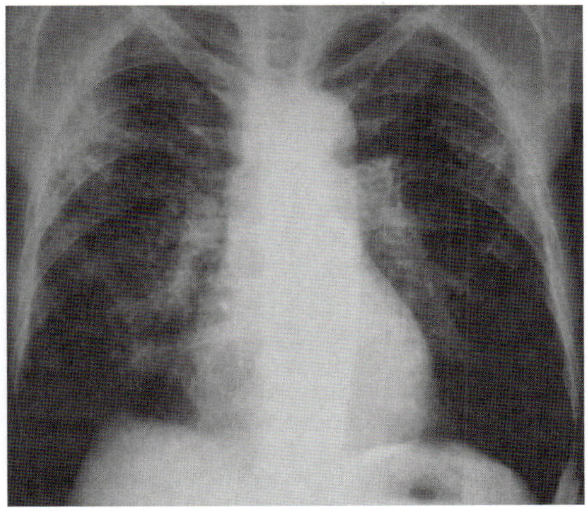

Figura 37.10 Silicose. Radiografia do tórax na incidência PA em paciente com silicose, caracterizando infiltrado micronodular difuso, que predomina nos campos pulmonares superiores.

Em pacientes entubados, avalia-se a altura do tubo traqueal, habitualmente projetada cerca de 5 cm acima da carina, sendo importante a informação de que o tubo não se encontra seletivo nos brônquios. Especialmente na infância, deve-se ter cuidado especial na percepção de corpos estranhos.

Mediastino

Anatomicamente divide-se o mediastino em superior (tecido adiposo, linfonodos, parte da veia cava superior, segmento transverso aórtico, vasos supra-aórticos, timo e linfáticos), anterior (timo, tecido adiposo, linfonodos, linfáticos, vasos mamários), médio (coração, pericárdio, vasos da base, nervos frênicos, traqueia e brônquios) e posterior (tecido adiposo, esôfago, aorta descendente, linfonodos, nervos vagos e linfáticos), sendo importante o conhecimento do conteúdo de cada um destes compartimentos para elaboração de hipóteses diagnósticas. Condições de alargamento mediastinal incluem, entre outros, aneurismas aórticos (Figura 37.13),

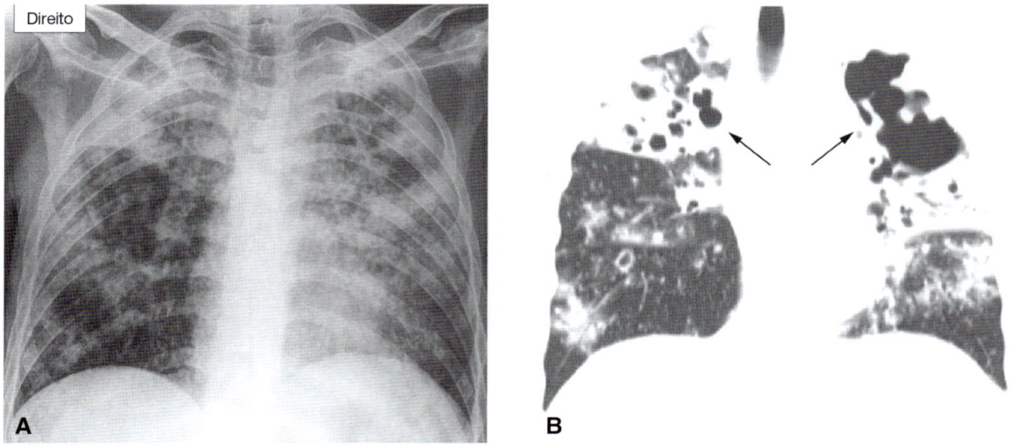

Figura 37.11 Tuberculose pulmonar. A. Radiografia do tórax. B. Imagem coronal de tomografia computadorizada do tórax em janela de pulmão em paciente com tuberculose pulmonar. Caracterizam-se consolidações esparsas difusas com predomínio nos campos pulmonares superiores, além de micronódulos esparsos, decorrentes de doença em atividade com disseminação broncogênica. Observam-se, ainda, lesões escavadas nos lobos superiores, melhor delimitadas no estudo tomográfico (*setas*).

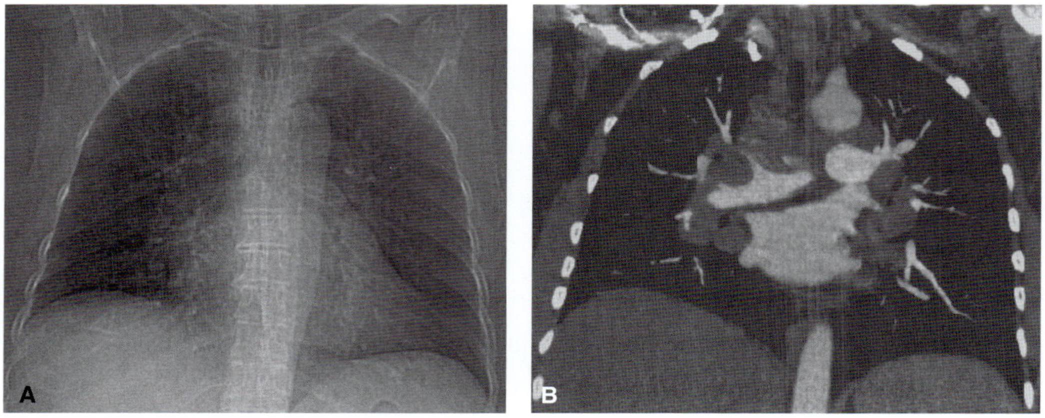

Figura 37.12 Sarcoidose. A. Topograma do tórax. B. Imagem coronal de tomografia computadorizada do tórax em paciente com sarcoidose. É possível observar aumento difuso da densidade hilar (A), correspondendo a linfonodomegalias hilares no estudo tomográfico (B).

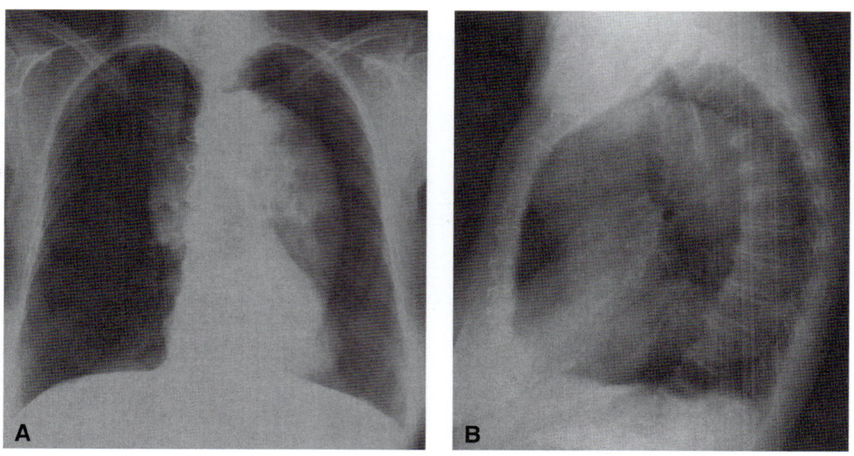

Figura 37.13 Aneurisma da aorta torácica. Radiografias do tórax em PA (A) e perfil (B). Caracteriza-se importante alargamento mediastinal (A), que, na avaliação em perfil (B), define que o aspecto se relaciona a aneurisma fusiforme de todos os segmentos da aorta torácica. Observar ainda esternorrafia relacionada à manipulação cirúrgica cardíaca pregressa.

linfonodomegalias ou lesões neoplásicas, e com frequência necessitam avaliação complementar por estudo tomográfico com contraste intravenoso.

Coração

A silhueta cardíaca assume posicionamento central e inferior no tórax. Na incidência PA, à direita delimita-se a parede lateral do átrio direito, inferiormente observa-se a parede inferior do ventrículo direito e à esquerda, é caracterizada a parede lateral do ventrículo esquerdo. No perfil, seu contorno anterior corresponde à parede anterior do ventrículo direito e posteriormente à parede posterior do átrio esquerdo (ver Figura 37.1). A avaliação das dimensões cardíacas é de grande importância no estudo radiográfico, e é feita principalmente com base na incidência em PA, estudando-se o índice cardíaco (Figura 37.14). O índice cardíaco corresponde à relação entre o diâmetro transverso cardíaco e o diâmetro transverso da caixa torácica na incidência PA, sendo que em indivíduos adultos normais, a relação aproxima-se de 0,5. Aumentos das câmaras cardíacas esquerdas (p. ex., cardiomiopatia hipertensiva) cursam com aumento do índice cardiotorácico, arredondamento do ápice cardíaco e infradesnivelamento do *ictus cordis*, enquanto nos aumentos de câmaras direitas (p. ex., *cor pulmonale*), também ocorre aumento do índice cardíaco, porém com supradesnivelamento do ápice. Cabe lembrar que, eventualmente, observa-se aumento na silhueta cardíaca em condições de preenchimento do saco pericárdico (p. ex., derrame pericárdico) (ver Parte 10, *Sistema Cardiovascular*, Seção 1, *Coração e Aorta*, Capítulo 48, *Exames Complementares*).

Vasos da base

A radiografia do tórax fornece importantes parâmetros para avaliação especialmente da aorta e tronco da artéria pulmonar. Na PA a aorta é mais facilmente observada na projeção de seu segmento transverso, que corresponde à convexidade mais alta da projeção mediastinal à esquerda. Raramente, em malformações congênitas, pode-se observar arco aórtico de projeção à direita. Dentre as anormalidades observadas com maior frequência na aorta, encontram-se as alterações do envelhecimento e a presença de placas ateromatosas, quando se observam alongamento da aorta e placas mais bem observadas no segmento transverso. Alargamento mediastinal e aumento do calibre aórtico na incidência em perfil levantam a suspeita de aneurismas. A projeção do tronco da artéria pulmonar dá-se à esquerda, na janela aortopulmonar, intervalo entre a projeção do arco aórtico e da parede lateral do ventrículo esquerdo. Em condições habituais, este intervalo apresenta-se côncavo, mas quando há hipertensão pulmonar, observam-se preenchimento e abaulamento deste espaço.

Diafragma e seios costofrênicos

Os seios costofrênicos representam a interface da parede torácica com o diafragma, e sua configuração habitual dá-se em ângulo agudo. Perda deste padrão, com obliteração ou rombosidade desses recessos, frequentemente relaciona-se com derrames pleurais. Em caso de dúvida, a incidência em decúbito lateral com raios horizontais pode ser útil para confirmação dos derrames pleurais. As **cúpulas diafragmáticas** podem ser estudadas nas radiografias inspiratórias e expiratórias ou por radioscopia. Para maiores detalhes, sugere-se consulta à Parte 9, *Sistema Respiratório*, Seção 2, *Diafragma*, Capítulo 41, *Doenças do Diafragma*.

Partes ósseas e moles do tórax

Na análise das partes ósseas, avaliam-se as clavículas, as escápulas, as costelas e os componentes ósseos da coluna. Este tópico tem especial importância no contexto de trauma torácico. Lesões ósseas líticas ou escleróticas levantam a possibilidade de lesões neoplásicas secundárias. Observam-se ainda as partes moles, dando especial atenção às sombras mamárias. Deve-se levar em conta que assimetrias relacionadas, por exemplo, a mastectomias proporcionarão aumento da transparência pulmonar homolateral e podem gerar interpretações equivocadas caso este aspecto seja desconhecido. Eventualmente, imagens arredondadas podem ser observadas na topografia dos mamilos; nessas condições, deve-se proceder à avaliação radiográfica com marcadores metálicos mamilares para diferenciação de nódulos, evitando-se estudos tomográficos desnecessários.

Tomografia computadorizada e angiotomografia

Em grande parte dos casos, é o exame de maior sensibilidade para detecção e detalhamento das anormalidades do tórax como um todo, e com maior sensibilidade para avaliação de doenças do parênquima pulmonar.

Os principais padrões de doenças pulmonares observados na tomografia computadorizada do tórax encontram-se demonstrados na Figura 37.15.

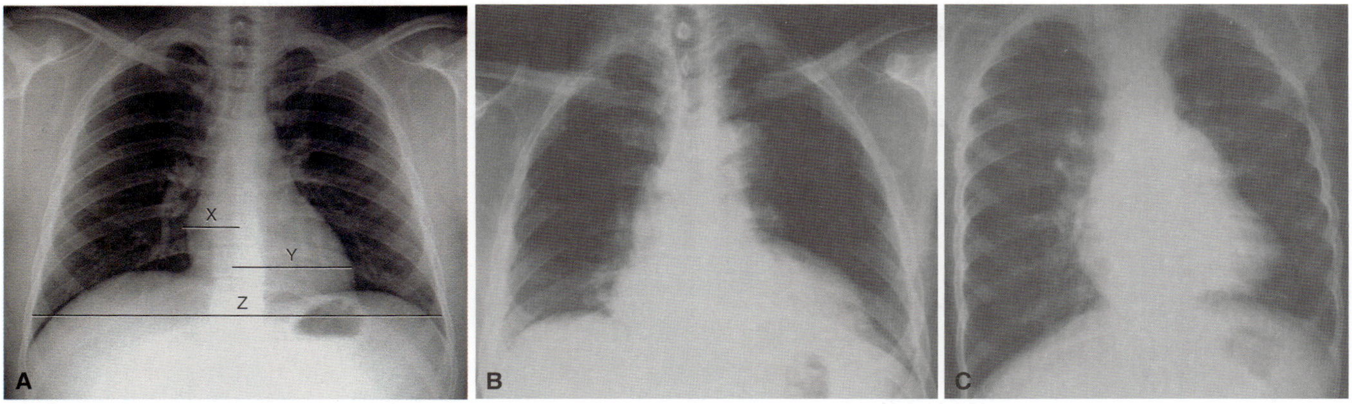

Figura 37.14 Avaliação da silhueta cardíaca. A. Esquema representando a avaliação do índice cardiotorácico, em que a soma de X e Y deve ser inferior à metade do diâmetro da caixa torácica (Z/2). B. Cardiomegalia com padrão de aumento de câmaras esquerdas com infradesnivelamento do ápice cardíaco, em indivíduo hipertenso. C. Padrão de aumento de câmaras direitas em criança operada para correção de cardiopatia congênita (tetralogia de Fallot).

Para avaliação do mediastino ou lesões expansivas parenquimatosas, com frequência utiliza-se a injeção do meio de contraste iodado por via intravenosa, que proporciona informações relevantes para diagnóstico e estadiamento de algumas doenças.

Merece referência a angiotomografia do tórax (Figura 37.16 A e B), em que a injeção intravenosa do meio de contraste é realizada com propulsores automáticos, sob altas pressões e velocidades controladas da injeção, proporcionando alta definição anatômica do compartimento vascular. Utilizando-se protocolos de estudo diferentes, a angio-TC pode ser utilizada para avaliação do sistema arterial pulmonar (tronco da artéria pulmonar e ramos), ramificações arteriais e venosas pulmonares, veias pulmonares, aorta e ramos supra-aórticos. A angio-TC do tórax é o exame de imagem de escolha para avaliação de embolia pulmonar e pode auxiliar na identificação da etiologia da hipertensão pulmonar. Ainda dentro do protocolo angiotomográfico do sistema arterial pulmonar, podem ser derivados mapas de iodo, que mostram a distribuição do contraste no parênquima pulmonar e detectam defeitos perfusionais (Figura 37.16 C).

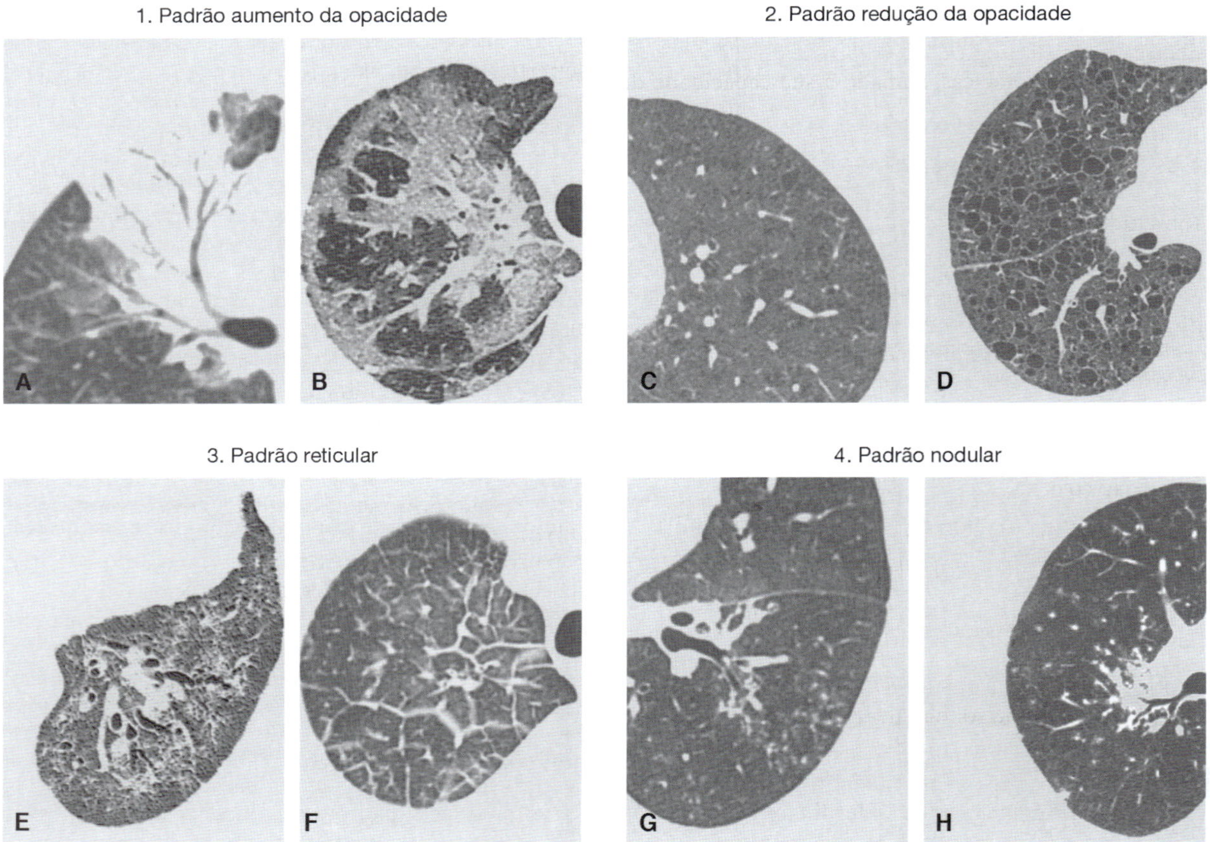

Figura 37.15 Padrões de lesões pulmonares na tomografia de alta resolução do tórax (TCAR). **A.** Consolidação pulmonar por pneumonia lobar. **B.** Vidro fosco em paciente soropositivo com pneumocistose. **C.** Enfisema centrolobular em paciente tabagista. **D.** Cistos em paciente com linfangioliomiomatose. **E.** Opacidades reticulares em paciente com pneumonia intersticial fibrosante. **F.** Espessamento septal em paciente com edema pulmonar. **G.** Micronódulos do espaço respiratório em paciente com broncopneumonia. **H.** Micronódulos perilinfáticos em paciente com sarcoidose.

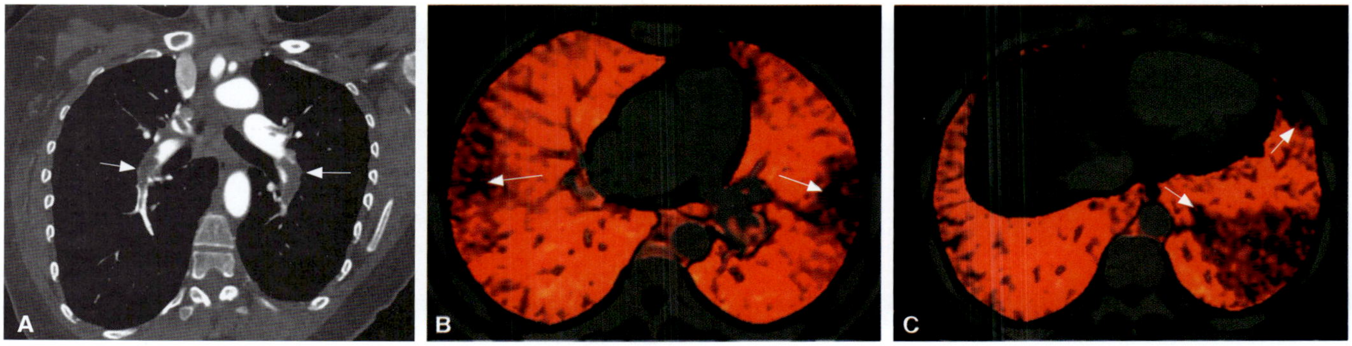

Figura 37.16 Angiotomografia do tórax em reformatação coronal oblíqua demonstrando múltiplas falhas de enchimento relacionadas a tromboembolismo no sistema arterial pulmonar (*setas* em **A**). Mapa de iodo demonstrando defeitos perfusionais periféricos no parênquima pulmonar (*setas* em **B** e **C**).

Ultrassonografia

A ultrassonografia (US) à beira-leito (*point of care*), nas últimas décadas, tem se tornado um método complementar imprescindível ao exame físico, de fácil acesso ao médico assistente e com aplicabilidade em diversos cenários, tanto no atendimento inicial em sala de emergência, enfermaria e consultório quanto no acompanhamento dos pacientes nas Unidades de Terapia Intensiva (UTI). Seu papel consolidou-se no auxílio de procedimentos complexos na medicina, com evidente redução dos riscos de iatrogenia.

Durante muitos anos, o uso da US foi considerado insuficiente para a avaliação de doenças pulmonares, devido à baixa impedância acústica do ar, de modo a não permitir que o parênquima pulmonar aerado transmita adequadamente a onda sonora. Entretanto, o entendimento dos padrões de imagem e análise dos artefatos produzidos pela insonação do pulmão e estruturas intratorácicas, somado à sua capacidade de auxiliar no diagnóstico e na tomada de decisões clínicas, bem como de atuar como guia para procedimentos médicos em tempo real e preditor ou medida de resposta ao tratamento, fez com que a US torácica (UST) se tornasse essencial na avaliação, sobretudo de pacientes graves.

Técnica e equipamento

Desde os anos 1980, diferentes protocolos, técnicas e equipamentos foram descritos e validados para a realização da UST à beira-leito, podendo ser executada com praticamente qualquer sistema de ultrassom capaz de realizar varredura bidimensional, com modo de brilho (B) convencional, embora a seleção de outras opções, incluindo modo de movimento (M) e varredura Doppler de fluxo colorido, também possa ser utilizada.

A sonda ou transdutor selecionado dependerá do quadro clínico, da suspeita diagnóstica e biotipo do paciente; entretanto, idealmente utiliza-se a sonda curvilínea de baixa frequência (5 a 2 MHz), que permite a análise de estruturas mais profundas e uma visualização aceitável da linha pleural. Para a avaliação de estruturas superficiais, que incluem a musculatura intercostal, margens das costelas e anatomia pleural, pode-se optar pela sonda linear de alta frequência (14 a 6 MHz) (Figura 37.17).

O paciente pode ser examinado na posição supina e/ou sentada (de costas), e a sonda deve ser posicionada, preferencialmente, na orientação longitudinal, quase perpendicular à superfície da pele (ou linha pleural), com índex para posição cefálica (Figura 37.17 B).

Diferentes protocolos são validados para a análise pulmonar e não há consenso sobre a melhor técnica a ser utilizada. A avaliação por zonas, que podem ser em oito, doze ou mais áreas, deve ser adotada com o princípio de examinar todo o hemitórax – anterior, lateral e posteriormente, de ambos os lados (Figura 37.17 C).

Antes de prosseguir, convém sempre avisar o paciente sobre a insonação, sobretudo porque o examinador irá passar no paciente um aparelho que pode esquentar durante o exame, além do gel, que pode ser frio e gerar desconforto.

Ultrassom de pulmão: alterações anatômicas

A anatomia pulmonar vista por ultrassom é comumente uma etapa desafiadora. A seguir, será exemplificado como se deve interpretar a insonação de um tórax (ver Figura 37.17 D).

Devido aos princípios de propagação do ultrassom em estruturas aeradas, a compreensão da UST depende, sobretudo, da adequada interpretação de artefatos, especialmente as linhas A e B, a partir da linha pleural. A imagem de uma UST normal (aerada) resulta da visualização da pele, do tecido celular subcutâneo, da musculatura intercostal, das sombras das costelas e da linha pleural, associada à presença de linhas A, dando origem ao sinal da "asa de morcego". O movimento natural da pleura parietal sobre o folheto visceral resulta em um fenômeno denominado "deslizamento pulmonar", visto no modo M como sinal de "areia de praia".

Os artefatos de reverberação, denominados "linhas A", são linhas ecogênicas paralelas, dispostas abaixo da linha pleural, que se repetem em intervalos regulares, equidistantes da pele à superfície pleural. Vale ressaltar que podem estar presentes em condições patológicas que não alteram a relação ar/fluido do pulmão, como na exacerbação de doença pulmonar obstrutiva crônica (DPOC).

Por sua vez, as linhas B emanam perpendicularmente da superfície pleural, estendem-se até a profundidade da imagem sem diminuir de intensidade e movem-se de maneira sincronizada com o deslizamento pulmonar. Sua característica é que obscurecem as linhas A e, isoladamente, também podem ser vistas no pulmão aerado. Quando há múltiplas B, isso indica espessamento do septo interlobular e/ou fluido interlobular (Vídeo 37.1).

Padrão intersticial

Com base nos conceitos de linhas A e B, será simples entender a síndrome interstício-alveolar (SIA) do pulmão. A SIA refere-se a várias condições que cursam com acometimento intersticial-alveolar difuso, podendo levar à insuficiência respiratória. As causas podem ser agudas ou crônicas, incluindo doenças pulmonares intersticiais (DPI), síndrome do desconforto respiratório agudo (SDRA), edema agudo de pulmão (EAP), entre outros. A UST, atualmente, é uma ferramenta não invasiva com potencial de detectar a SIA à beira-leito com sensibilidade de 85,7% e especificidade de 97,7%.

O diagnóstico sonográfico da SIA baseia-se na presença e na quantificação das linhas B, também denominadas "artefatos em cauda de cometa". A definição mais amplamente utilizada para SIA é de, pelo menos, três ou mais linhas B no plano longitudinal, em duas ou mais regiões anteriores ou laterais torácicas bilaterais (Vídeo 37.2).

Padrão de opacidades

Os padrões mais encontrados nos pacientes com infecção respiratória são alterações assimétricas, com presença de linhas B focais, ou presença de consolidação, representada por imagem hipoecoica, difusamente demarcada, resultando em uma aparência semelhante ao parênquima hepático, referida como "hepatização pulmonar". Linhas hiperecoicas, perpendiculares à linha pleural, que se originam de uma pleura irregular e/ou espessada são denominadas "linhas C" e sugerem lesão subpleural. Por sua vez, a presença de broncogramas revela aparência de pontos ou linhas hiperecoicas que podem se apresentar como dinâmicos ou estáticos. O primeiro ocorre quando há movimentação do broncograma durante a respiração por meio do parênquima consolidado e é sugestivo de processo pneumônico. Já o segundo não varia com a respiração e indica a presença de atelectasias. Outras alterações que podem estar presentes são irregularidade pleural e ausência de deslizamento pleural. A presença

Acesse todo o conteúdo *online* citado nesta página:
http://uqr.to/20we7

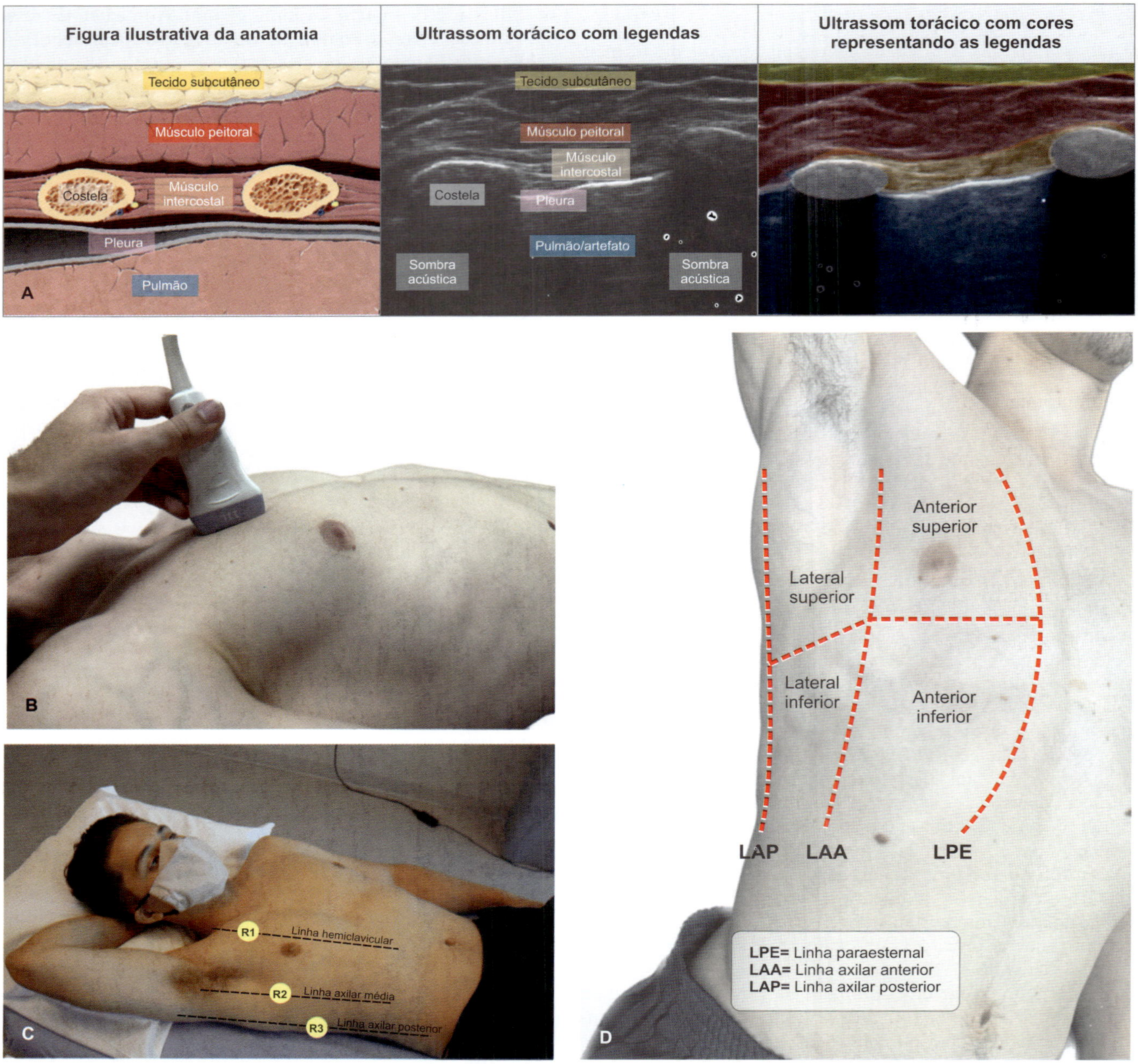

Figura 37.17 A. Anatomia comparativa da janela torácica com transdutor no sentido longitudinal. **B.** Paciente examinado na posição supina. **C.** Avaliação por zonas. **D.** Anatomia da parede torácica comparativa. LAA: linha axilar anterior; LAP: linha axilar posterior; LPP: linha paraesternal.

de consolidação subpleural pode ser identificada pela UST com sensibilidade acima de 90%, bem como a identificação de complicações, como derrame pleural parapneumônico ou abscesso pulmonar (Vídeo 37.3).

Padrão de derrame pleural

O líquido pleural geralmente se apresenta como imagem anecoica, gravidade-dependente, com fluxo livre, determinando a apresentação de derrames pleurais simples. A presença de pontos hiperecoicos no interior (sinal do plâncton) ou de septações e loculações determina os derrames pleurais complexo não septado e complexo septado, respectivamente. Por fim, pode se apresentar como líquido de alta densidade, sugestivo de presença de pus ou sangue, denominado "derrame pleural homogeneamente ecogênico".

Dadas as evidências atuais, a UST pode ser considerada o método de imagem de escolha para a avaliação inicial dos casos de derrame pleural, com capacidade de detectar mínimos derrames (geralmente 5 a 10 mℓ) e sensibilidade de 100% para diagnosticar volumes superiores a 100 mℓ, sendo superior à radiografia de tórax (que só permite identificar a partir de 150 mℓ de líquido pleural) e à tomografia de tórax. Apresenta grande valia, também, como método auxiliar na busca da etiologia, bem como método orientador para a realização de toracocentese e/ou biopsia pleural (Vídeo 37.4).

Acesse todo o conteúdo *online* citado nesta página:

http://uqr.to/20we8

Padrão de pneumotórax

Existem quatro sinais ultrassonográficos importantes que indicam a presença de pneumotórax: ausência de deslizamento pleural; presença de linhas A; ausência de pulso pulmonar; e presença do ponto pulmonar.

A presença de ar entre as duas superfícies pleurais leva à ausência do deslizamento pleural. O modo M pode ser utilizado para confirmar a suspeita, com a formação do sinal do código de barras ou sinal da estratosfera. Vale ressaltar, entretanto, que a ausência de deslizamento pode estar presente em outras condições, como pleurodese, aderências pleuroparenquimatosas, fibrotórax, atelectasias obstrutivas ou patologias pulmonares com complacência pulmonar acentuadamente reduzida.

Outro ponto importante de destaque é a ausência de linhas B, as quais, em associação aos achados de ausência de deslizamento pleural e presença de linhas A, apresentam sensibilidade de 100%, com boa especificidade para o diagnóstico de pneumotórax.

O pulso pulmonar consiste em um movimento vertical da linha pleural sincronizado com os batimentos cardíacos (observado no modo M). No pneumotórax, a presença de ar intrapleural impede a transmissão do pulso pulmonar para a pleura parietal, com consequente ausência de deslizamento pulmonar associado à ausência do pulso pulmonar. Assim, a presença de pulso pulmonar descarta essa condição com valor preditivo negativo de 100%.

Em pacientes com hidropneumotórax, pode ser demonstrada uma interface clara entre o ar e o líquido. O ar aparecerá como uma área com ausência de deslizamento pulmonar acima do fluido. O movimento da interface ar-líquido pode ser confundido com presença de deslizamento pulmonar. Esse achado é a presença do ponto pulmonar, que é considerado patognomônico para pneumotórax, porém está presente somente em colapsos pulmonares parciais (Vídeo 37.5).

Protocolos

Os protocolos de UST variam dos mais objetivos e quantitativos aos mais subjetivos e qualitativos, e devem ser utilizados conforme o cenário clínico e a aptidão do examinador.

Em 2008, Lichtenstein descreveu o Protocolo BLUE (*Bedside Lung Ultrasound in Emergency*), que demonstrou acurácia de 90,5% para o diagnóstico de insuficiência respiratória aguda, de acordo com o padrão ultrassonográfico encontrado na avaliação do paciente na emergência (Figura 37.18). O protocolo consiste na avaliação de três pontos em cada hemitórax e busca elucidar de forma rápida as principais etiologias para insuficiência respiratória à beira-leito com base em diferentes perfis pulmonares (A, B, C, A/B, A' e B') e um fluxograma cuja pergunta inicial é se há ou não deslizamento pleural.

Segundo Lichtenstein, os perfis pulmonares nesse protocolo são os seguintes:

- Perfil A: deslizamento pleural associado a linhas A
- Perfil A': perfil A sem deslizamento pleural
- Perfil B: deslizamento pleural associado a linhas B
- Perfil B': perfil B sem deslizamento pleural
- Perfil AB: perfil A em hemitórax associado ao perfil B no outro
- Perfil C: consolidações pulmonares.

Assista o Vídeo 37.6.

Acesse todo o conteúdo *online* citado nesta página:
http://uqr.to/20we9

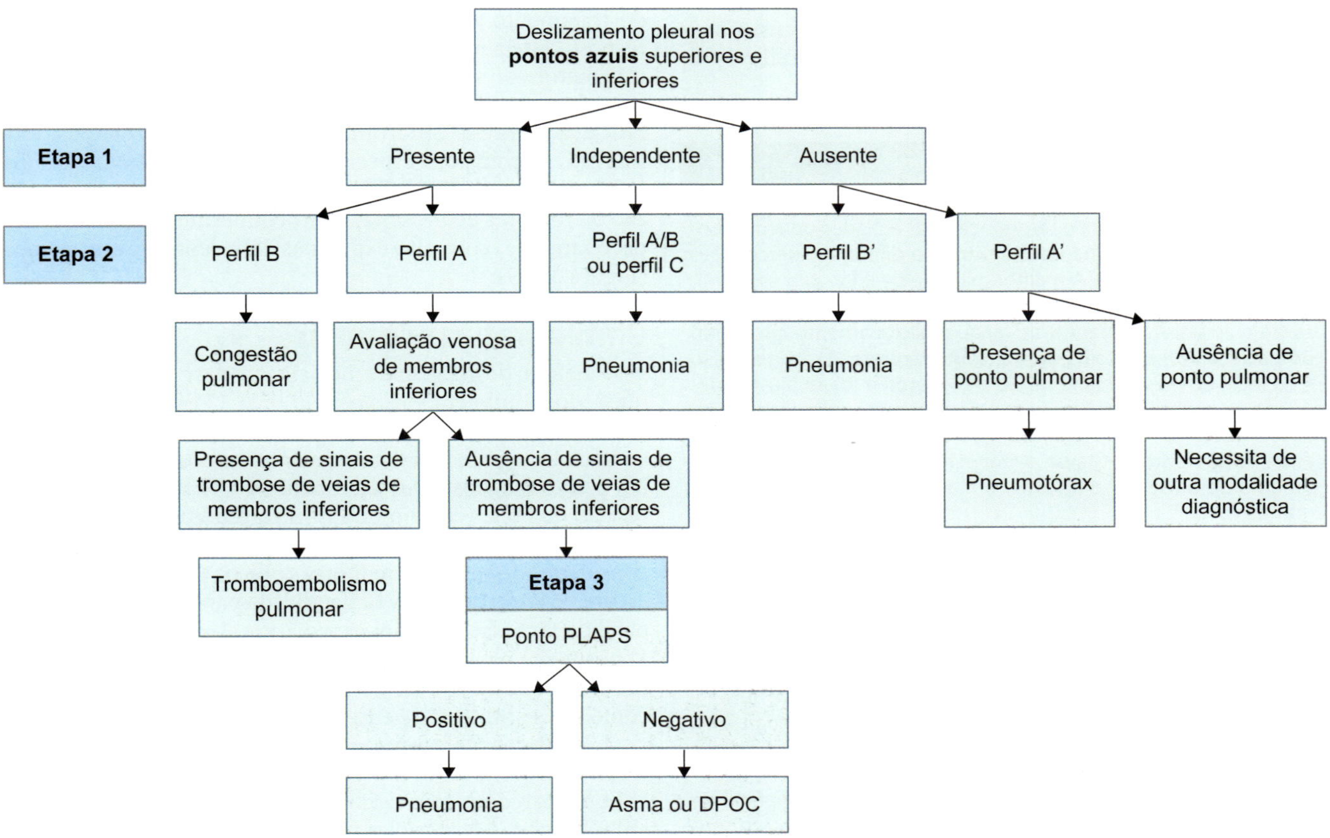

Figura 37.18 Fluxograma adaptado para o português do Protocolo BLUE. DPOC: doença pulmonar obstrutiva crônica; PLAPS: pleuroalveolar posterolateral. (Adaptada de Lichtenstein, 2008.)

Limitações do ultrassom

Toda tecnologia tem vantagens e desvantagens na aplicação. Da mesma maneira, o ultrassom tem limitações, e compreender as limitações desse método para evitar interpretações inadequadas e condutas nocivas para o paciente faz parte do estudo semiológico tanto do estudante quanto do médico. De modo geral, são três as armadilhas que a UST enfrenta em sua propedêutica.

A UST é um método seguro e eficaz para investigar e auxiliar no manejo de doenças torácicas, bem como guiar procedimentos invasivos, de modo a reduzir iatrogenias e aumentar a acurácia diagnóstica de condições graves em pacientes com insuficiência respiratória aguda, seja na sala de emergência, no consultório médico, na enfermaria ou na avaliação diária na UTI.

Existem muitas vantagens e desvantagens da UST em relação às outras modalidades de imagem disponíveis. Devido à natureza portátil de muitos aparelhos de ultrassom, a UST pode ser realizada à beira do leito do paciente, não requer radiação ionizante, tem custos comparativamente mais baixos do que outras modalidades de exame e permite aos médicos a tomada de decisões em tempo real. Contudo, deve ser utilizada sabendo-se das limitações e sempre se apoiando nos outros quatro pilares do exame físico para prosseguir para a insonação do tórax.

Ressonância magnética

A RM é um importante método para avaliação do compartimento torácico. Suas vantagens consistem na ausência de radiação ionizante, maior contraste entre os tecidos normais e patológicos, além da possibilidade de reutilizar contraste não iodado, baseado no gadolínio, que tem menor incidência de reações adversas. Pontos negativos consistem no custo mais alto, e menor sensibilidade para avaliação do parênquima pulmonar quando comparada à tomografia.

Armadilhas ultrassonográficas durante a insonação

A primeira armadilha seria o fato de o exame ser *operador-dependente*. Isso pode tornar a interpretação dos achados pouco reprodutível entre os examinadores, levando a diferentes percepções sobre um mesmo caso. A melhor maneira de lidar com essa limitação é seguir ao máximo as recomendações da literatura médica sobre o assunto, atentando-se: (a) ao posicionamento adequado do paciente; (b) à escolha do transdutor correto; (c) à orientação e ao local do posicionamento do transdutor; e (d) ao ajuste adequado de ganho e profundidade. Dessa maneira, as imagens obtidas na insonação serão mais fidedignas e, portanto, reprodutíveis entre os operadores. Gravar as imagens (desde que haja consentimento do paciente) e discutir com a preceptoria também é de grande valia.

A segunda seria a *produção de artefatos* imagéticos pelo ultrassom. Se o aparelho for danificado, houver excesso de ganho e/ou pouca quantidade de gel durante o exame, poderá ocorrer a produção de artefatos (imagens irreais durante a insonação). Para que isso não aconteça, é necessário realizar manutenção periódica no aparelho, ajustar o ganho somente o necessário para visualizar as estruturas e sempre utilizar uma quantidade generosa de gel.

A terceira seria a *inversão da ordem do exame semiológico*, ou seja, quando o estudante não realiza apropriadamente a inspeção, palpação, percussão e ausculta e acredita que a US à beira-leito é substituta (enquanto, na verdade, é aliada e parte final do exame físico). Isso gera diagnósticos e condutas errôneas e simplistas. Deve-se sempre prezar por um exame físico completo para adentar no quinto pilar – a insonação.

A RM tem se mostrado um exame equivalente ou melhor que a TC no estadiamento do carcinoma broncogênico. Tem melhor sensibilidade na detecção de invasão de estruturas mediastinais e da parede torácica, por exemplo, no estudo de neoplasias do sulco pulmonar superior (síndrome de Pancoast). Ainda no contexto de tumores pulmonares, a RM tem sensibilidade equiparada à da PET-CT na avaliação de metástases linfonodais mediastinais. No que diz respeito à avaliação de neoplasias mediastinais, a RM é o padrão-ouro.

Em pacientes com contraindicações à injeção do contraste iodado, a angio-RM também pode ser utilizada na avaliação de doenças aórticas e para detecção de embolismo pulmonar.

Tomografia por emissão de pósitrons

Esse método híbrido de imagem da medicina nuclear sobrepõe imagens tomográficas funcionais (PET) e anatômicas da tomografia computadorizada (TC) utilizando radiofármacos. A PET permite a avaliação da biologia celular em nível molecular, conferindo alta sensibilidade de detecção, e a tomografia permite melhora da qualidade das imagens, localização, avaliação anatômica e maior especificidade.

Os radiofármacos são compostos de um fármaco que se liga a um alvo celular/molecular de interesse e de um radionuclídeo, emissor de radiação que permite a formação das imagens. O mais utilizado é o ^{18}F-FDG, molécula análoga à glicose que se concentra no meio intracelular proporcionalmente à expressão de proteínas transportadoras de transmembrana (GLUT1/GLUT3) e ao consumo energético, correlacionando-se diretamente à taxa de proliferação celular.

É utilizado tanto no estadiamento inicial, dada sua alta sensibilidade de detecção de metástases, quanto na avaliação da reposta terapêutica, por detectar precocemente a efetividade do tratamento, antes mesmo que critérios de anatômicos de resposta estejam presentes. Também é utilizado em processos inflamatórios/infecciosos (miocardite, sarcoidose, tuberculose, doença pulmonar intersticial e nas vasculites) e na diferenciação entre as síndromes demenciais. Outros traçadores PET/TC oncológicos específicos, como o ^{18}F-PSMA, o ^{68}Ga-DOTATOC e o PET-^{18}F-FES, têm sido utilizados na avaliação de tumores de próstata, neuroendócrinos e de mama, respectivamente, com alta expressão de receptores estrogênicos (Figura 37.19).

Cintilografia pulmonar

Esse método de imagem da medicina nuclear é utilizado na pesquisa do tromboembolismo pulmonar (TEP). A cintilografia pulmonar de inalação/perfusão (V/Q) apresenta alta correlação com a arteriografia, sendo atualmente um dos métodos de escolha para o diagnóstico e seguimento do TEP, mostrando se há ou não embolia (critério de Pisa-Ped modificado) e o grau de probabilidade (critério de PIOPED modificado), levando-se em consideração também preditores clínicos (critérios de Wells e escore revisado de Geneva). É indicado para pacientes com probabilidade clínica baixa, intermediária e alta de TEP com dímero D positivo e na avaliação do TEP crônico, da hipertensão pulmonar, síndrome hepatorrenal, do *shunt* direita-esquerda, bem como na quantificação perfusional pulmonar.

A avaliação da perfusão pulmonar é feita pela administração intravenosa de macroagregados de albumina humana (MAA) marcados com radionuclídeo (^{99m}Tc) causando microembolizações de arteríolas pré-capilares e capilares pulmonares, proporcional ao fluxo sanguíneo arterial regional, e pela aeração pulmonar por meio da inalação de uma solução de

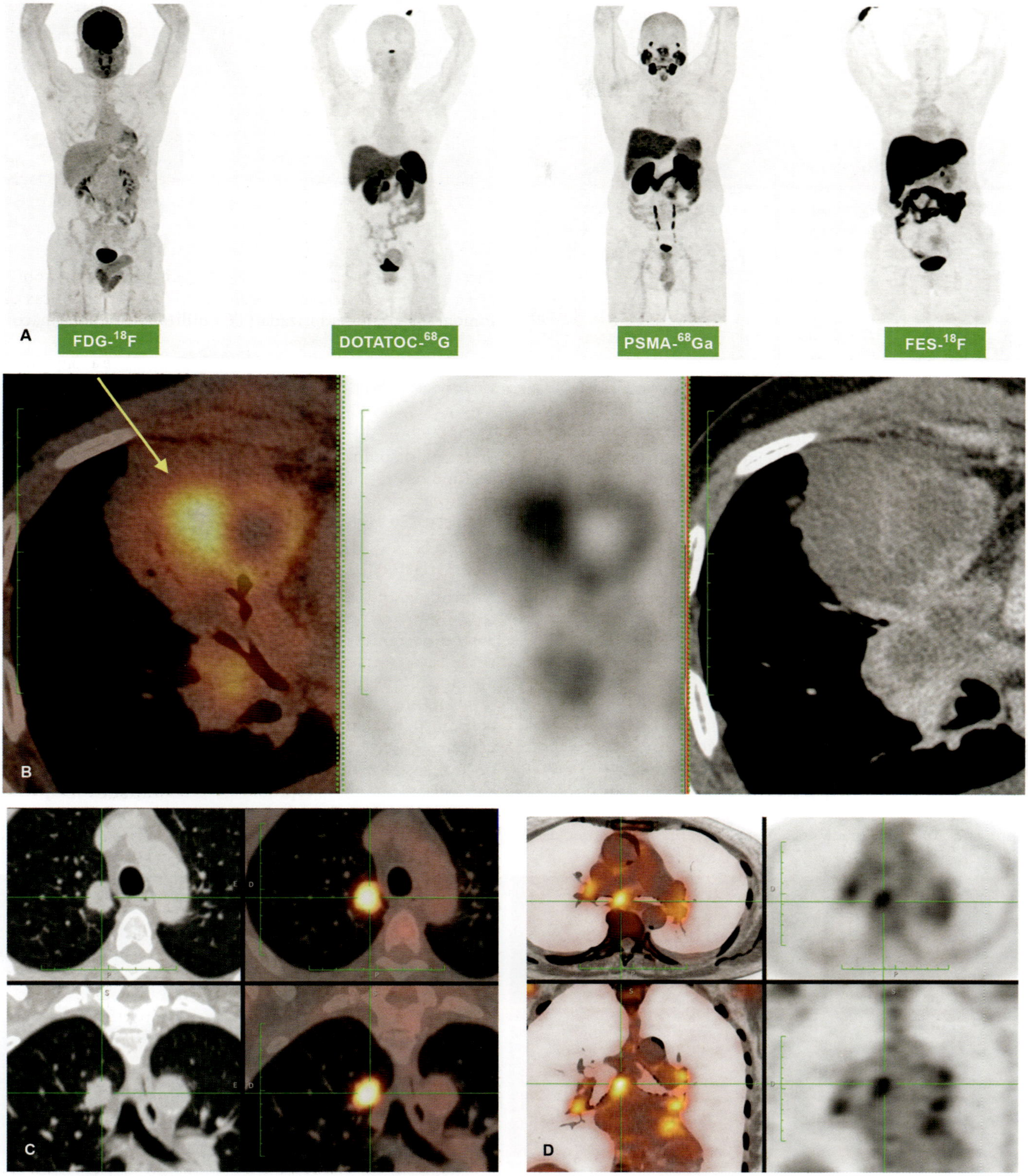

Figura 37.19 A. PET/TC. Biodistribuição de diferentes radiofármacos. **B.** Imagem axial de tomografia de tórax com hipercaptação focal de PET/TC ^{18}F-FDG, neoplasia pulmonar. **C.** Avaliação de nódulo pulmonar com hipercaptação focal (câncer de pulmão) com utilização do PET/TC ^{18}F-FDG. **D.** PET/TC ^{18}F-FDG. Aumento do metabolismo em linfonodos mediastinais na sarcoidose. (*continua*)

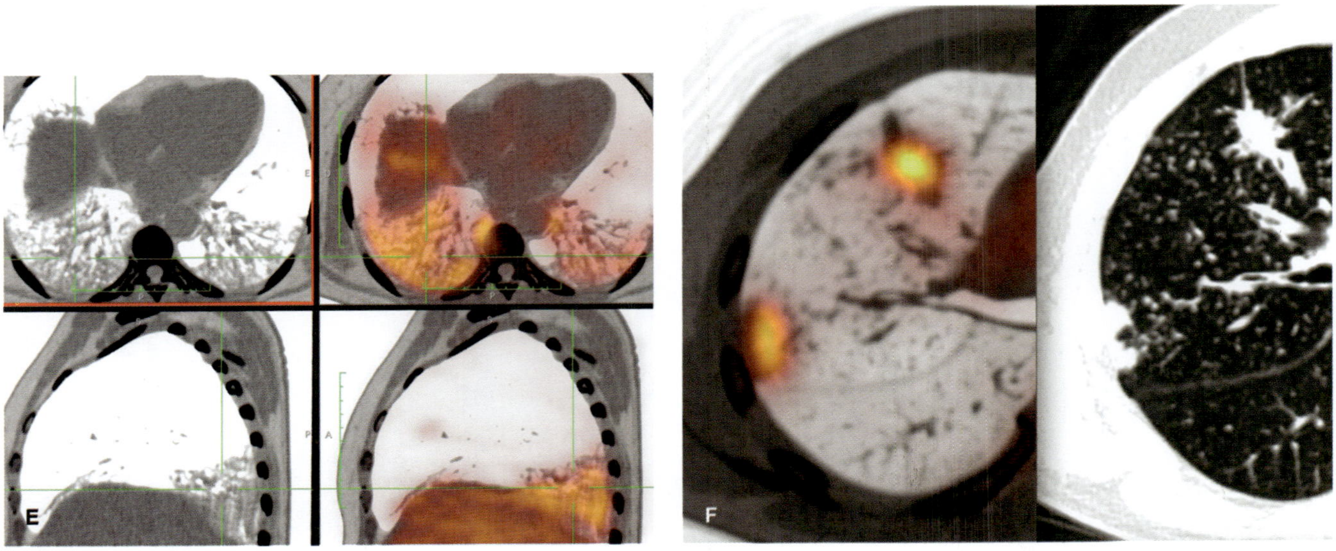

Figura 37.19 (*Continuação*) E. PET/TC ^{18}F-FDG. Atividade inflamatória aumentada na doença intersticial pulmonar. F. PET/TC ^{18}F-FDG. Atividade na tuberculose pulmonar.

um radiofármaco (^{99m}Tc-DTPA) que se deposita nos bronquíolos e alvéolos. São obtidas imagens planares e tomográficas funcionais nas duas fases. Com o advento dos métodos híbridos, vem crescendo a utilização do SPECT/TC, possibilitando a fusão das imagens tomográficas funcionais (SPECT) com as imagens da tomografia computadorizada na mesma posição (TC), o que aumenta a sensibilidade e a especificidade.

A interpretação se faz pela comparação das imagens de inalação com as de perfusão, predizendo a probabilidade de embolia pulmonar. Podem ser observados defeitos perfusionais segmentares e subsegmentares com inalação normal (padrão discordante), que equivalem a graus de probabilidade intermediária a alta de TEP; nos processos parenquimatosos (pneumonias, derrames pleurais), são observados defeitos perfusionais coincidentes com áreas de hipoaeração (padrão concordante), que se relacionam com probabilidade baixa.

O estudo perfusional isolado é utilizado também no pré-operatório de pacientes com enfisema, bronquiectasias ou neoplasia pulmonar, possibilitando a retirada de áreas não perfundidas e, também, a previsão da porcentagem de redução da capacidade funcional pulmonar no pós-operatório pela quantificação perfusional (Figura 37.20).

Arteriografia

Na arteriografia pulmonar, o meio de contraste deve ser injetado de preferência no tronco principal da artéria pulmonar ou no ramo direito ou esquerdo. Havendo interesse na visualização dos ramos arteriais mais finos, um cateter é introduzido em uma das veias do membro superior ou inferior. A principal indicação da arteriografia é estudar o tromboembolismo pulmonar, servindo também para identificar lesões vasculares congênitas do pulmão. No pré-operatório de certas neoplasias malignas, possibilita avaliar a ressecabilidade, particularmente das neoplasias localizadas no lobo superior esquerdo. Por ser um exame altamente invasivo, está sujeito a riscos decorrentes do cateterismo cardíaco (Figura 37.21).

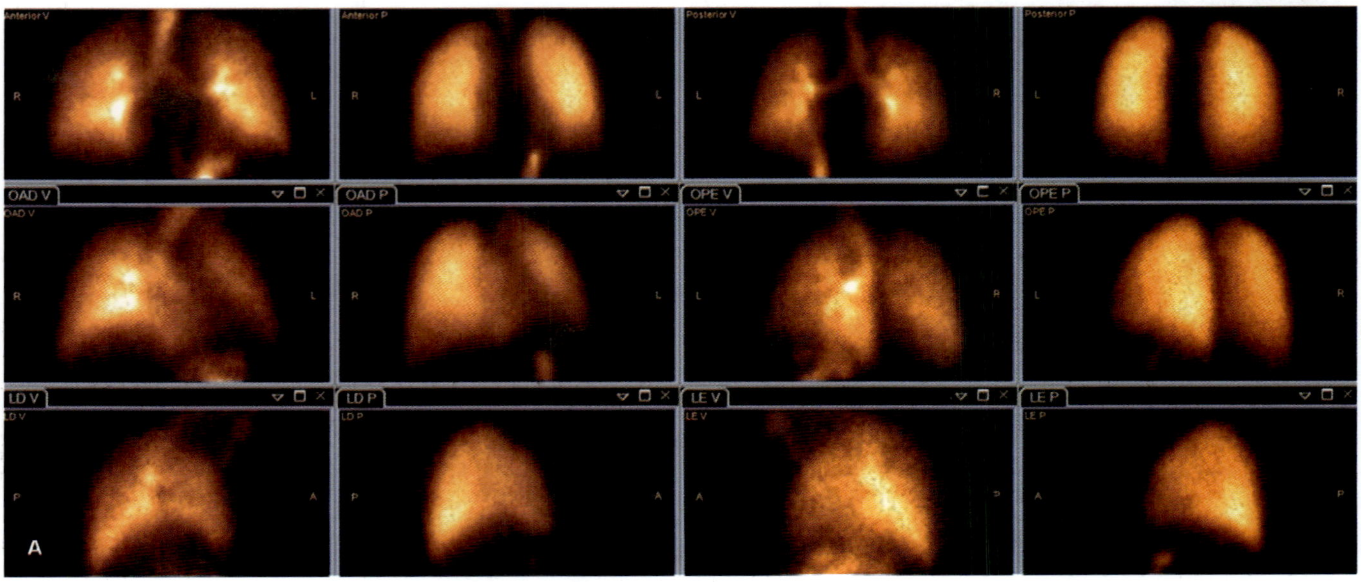

Figura 37.20 A. Imagens planares na cintilografia de inalação/perfusão pulmonar. Estudo normal. (*continua*)

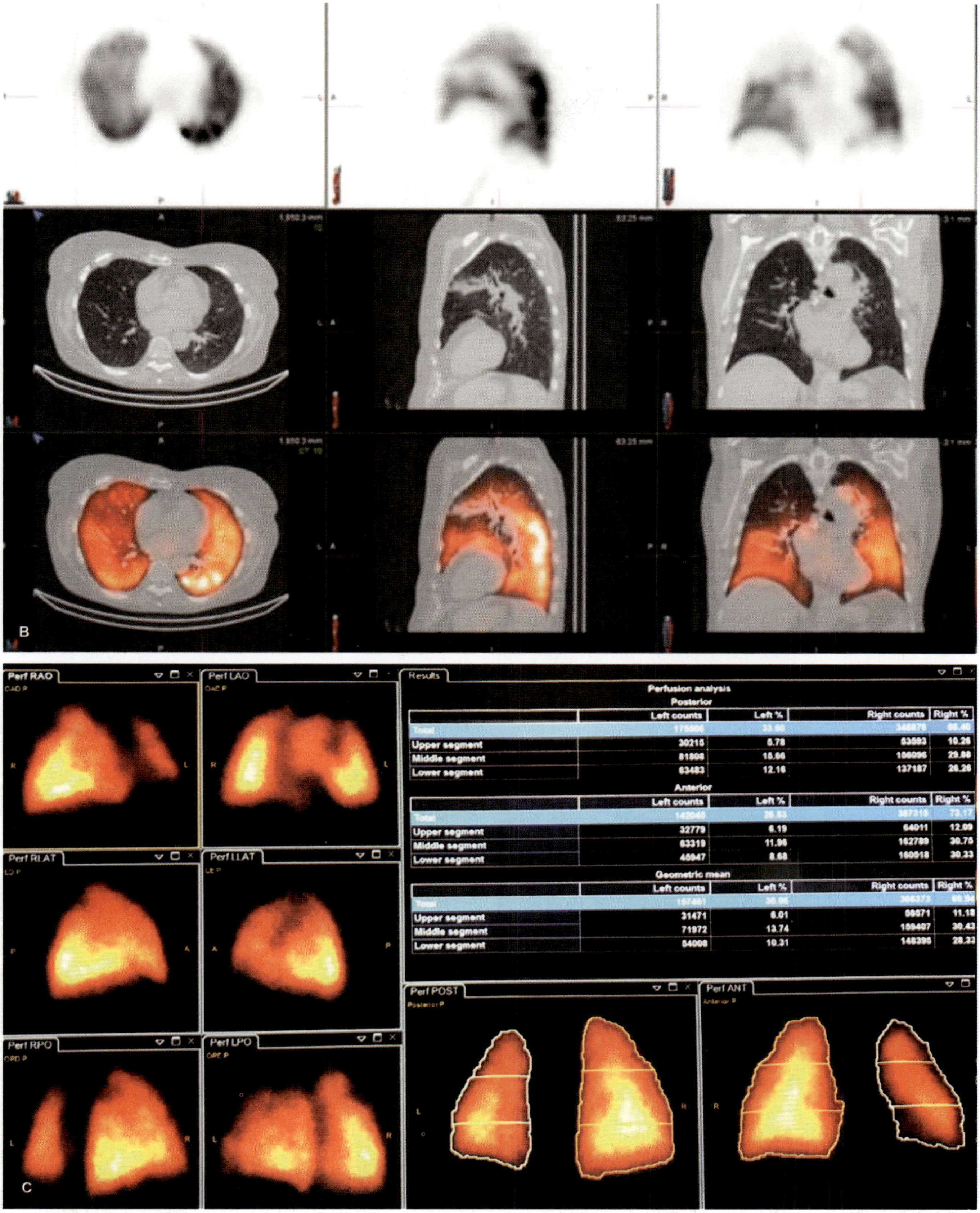

Figura 37.20 (*Continuação*) **B.** Imagens de SPEC/TC na cintilografia de inalação/perfusão pulmonar. Perfusão normal no pulmão esquerdo e base e no lobo médio direito. Hipoperfusão do lobo superior direito (EEP). **C.** Imagens planares da cintilografia de perfusão pulmonar. Imagens da quantificação da perfusão.

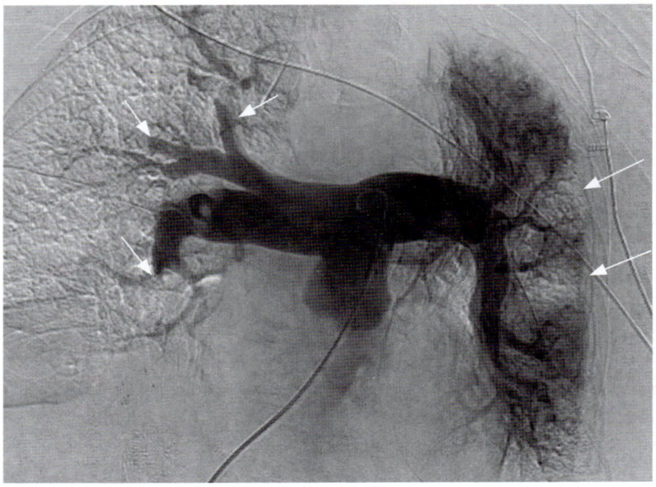

Figura 37.21 Imagens de arteriografia pulmonar positiva para tromboembolismo pulmonar. Observam-se áreas de amputação do trajeto arterial, corroborando falhas de enchimento luminais, além de defeitos perfusionais à esquerda (*setas*).

ENDOSCOPIA RESPIRATÓRIA (BRONCOSCOPIA)

A endoscopia respiratória tem evoluído tanto com a finalidade diagnóstica como para procedimentos terapêuticos, tais como ressecção endoscópica com *laser*, colocação de suportes endobrônquicos, braquiterapia, eletrocautério, crioterapia e tratamento de casos graves de asma e DPOC.

Os equipamentos disponíveis podem ser divididos em rígidos e flexíveis (broncofibroscopia), sendo este último o mais utilizado devido ao seu menor diâmetro e flexibilidade durante o procedimento, o que viabiliza maior alcance na árvore brônquica.

Os pacientes devem estar em jejum de pelo menos 4 horas e deve ser obtida uma história antes do procedimento, com atenção especial ao uso de medicamentos que possam interferir na coagulação sanguínea. Além disso, é fundamental se dispor de um exame de imagem, como radiografia e/ou tomografia computadorizada do tórax, antes do procedimento endoscópico.

As principais indicações da broncoscopia estão sintetizadas no Quadro 37.2.

No campo da broncoscopia intervencionista, utilizam-se: ultrassonografia endobrônquica (EBUS), eletrocautério, *laser*, crioterapia, braquiterapia e colocação de *stents* endobrônquicos.

Fundamentos técnicos da endoscopia respiratória

O exame inicia-se com a visualização das estruturas da laringe para avaliar a forma e a motilidade das pregas vocais, lembrando que doenças do mediastino podem comprometer o nervo recorrente, responsável pela motilidade das pregas vocais.

Na traqueia, observam-se alterações da forma, avaliação dos anéis cartilaginosos, coloração da mucosa e tônus da parede posterior, que, em casos de flacidez, pode determinar obstrução das vias respiratórias durante o sono, em consequência do relaxamento da musculatura. As carinas, principal e secundárias, quando alargadas, indicam aumento ganglionar.

Quadro 37.2 Indicações da broncoscopia.

Indicações diagnósticas	▪ Tosse prolongada de causa obscura ▪ Hemoptise ▪ Sibilos localizados ▪ Rouquidão ▪ Achados radiológicos anormais • Massas centrais • Massas ou nódulos periféricos • Atelectasia • Pneumonia não resolvida ou de repetição • Doença pulmonar difusa • Esclarecimento de derrame pleural • Sinais de obstrução brônquica ▪ Citologia positiva de escarro (inexplicada) ▪ Paralisia diafragmática ▪ Broncografia ▪ Lesão inalatória ▪ Traumatismo do tórax ou cervical ▪ Estadiamento de carcinoma broncogênico ▪ Avaliação da posição de tubo endotraqueal ▪ Avaliação antes e após extubação ▪ Avaliação pré e pós-operatória
Indicações terapêuticas	▪ Retirada de corpo estranho ▪ Aspiração de secreção acumulada ▪ Atelectasia ▪ Lavagem broncoalveolar (proteinose alveolar pulmonar) ▪ Drenagem de abscessos pulmonares ▪ Intubações difíceis ▪ Para manutenção de via respiratória pérvia, nas hemoptises maciças ▪ Broncoscopia intervencionista ▪ Ultrassonografia endobrônquica (EBUS) ▪ Eletrocautério ▪ *Laser* ▪ Crioterapia ▪ Braquiterapia

Na árvore brônquica com suas ramificações (Figura 37.22), é importante a descrição da mucosa, registrando-se alterações de cor, vascularização, calibre dos brônquios, bem como a ocorrência de lesões endobrônquicas (Figura 37.23) e secreção (Figura 37.24).

Posteriormente, é feita a identificação do local em que deve ser coletado o material. Para isso, instila-se soro fisiológico, em alíquotas de 20 mℓ; em seguida, faz-se a aspiração. É o que se denomina "lavado broncoalveolar", que deve ser encaminhado para análise citopatológica e pesquisa microbiana. Caso haja lesão visível, deve ser feita a biopsia direta. Não havendo lesão endobrônquica, existe a opção da biopsia transbrônquica.

TESTES DE FUNÇÃO PULMONAR

As principais funções do sistema respiratório são a condução do ar até os alvéolos e a troca gasosa. Dessa maneira, exames capazes de medir essa quantidade de ar, o fluxo com que o ar atravessa toda a árvore respiratória até os alvéolos e a eficiência da troca gasosa têm papel cardinal na investigação das doenças respiratórias.

Volumes e capacidades pulmonares

Os volumes compreendem (Figura 37.25):

- Volume corrente (VC): volume de gás inspirado ou expirado em cada respiração
- Volume de reserva inspiratória (VRI): quantidade de ar que pode ser inspirado após a inspiração do volume corrente
- Volume de reserva expiratória (VRE): volume de gás que pode ser expirado após a expiração do volume corrente

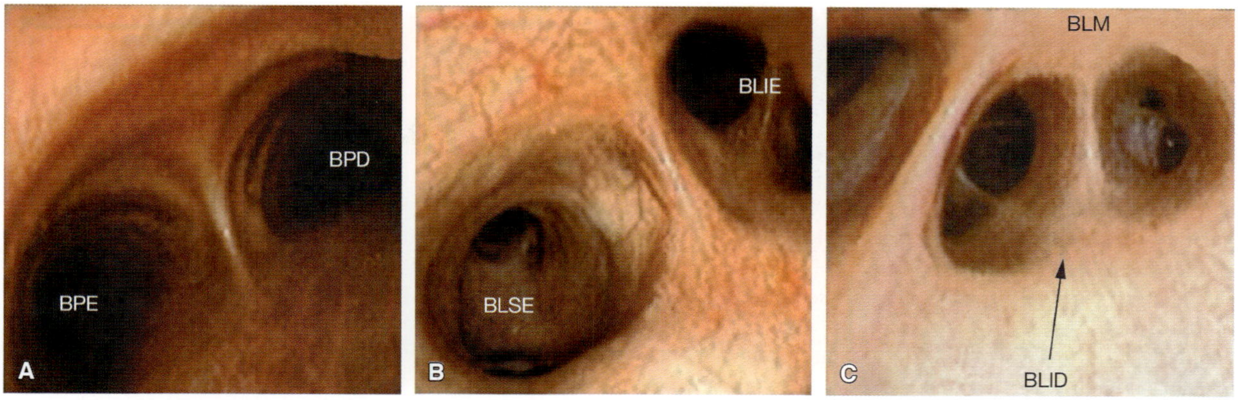

Figura 37.22 Broncoscopia. Segmentos brônquicos visualizados. BLID: brônquio do lobo inferior direito; BLIE: brônquio do lobo inferior esquerdo; BLM: brônquios do lobo médio; BLSE: brônquio do lobo superior esquerdo; BPD: brônquio principal direito; BPE: brônquio principal esquerdo.

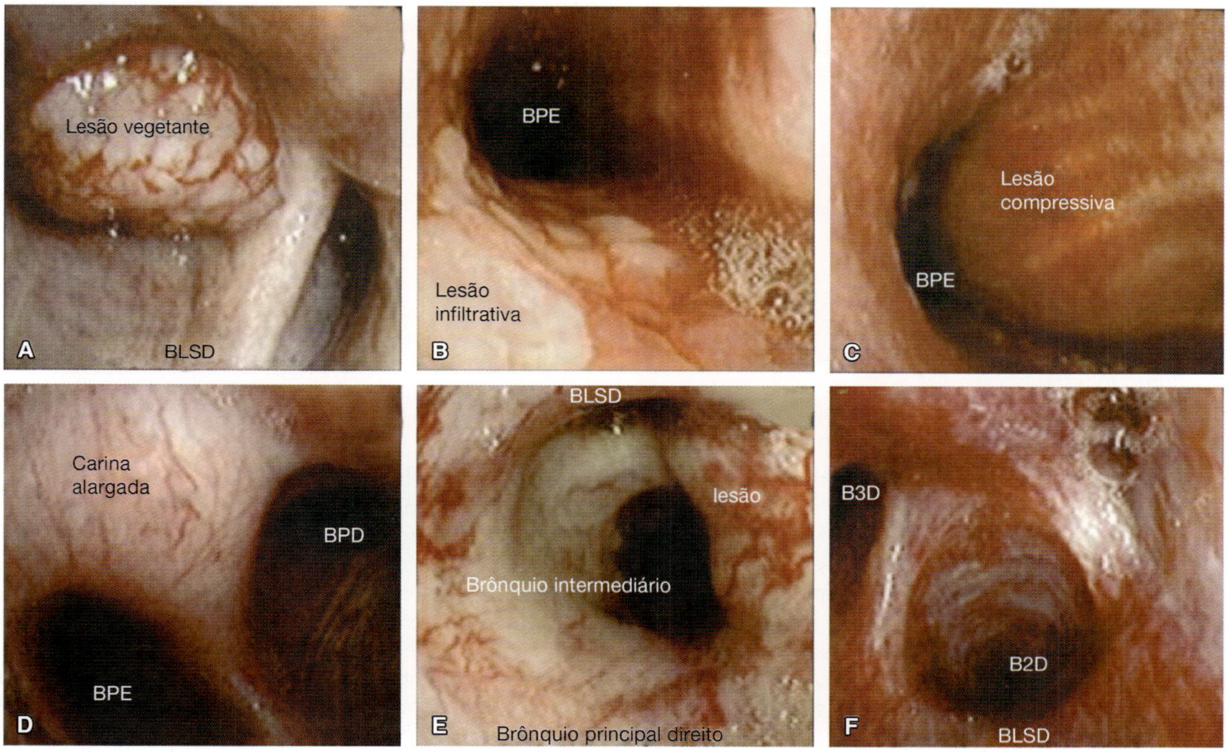

Figura 37.23 Neoplasia pulmonar. Achados broncoscópicos em pacientes com neoplasia pulmonar. **A.** Lesão vegetante. **B.** Lesão infiltrativa. **C.** Lesão compressiva. **D.** Carina alargada. **E.** Hipervascularização na mucosa. **F.** Hiperemia na mucosa. BLSD: brônquio do lobo superior direito; BPD: brônquio principal direito; BPE: brônquio principal esquerdo; B2D: brônquio secundário direito; B3D: brônquio terciário direito.

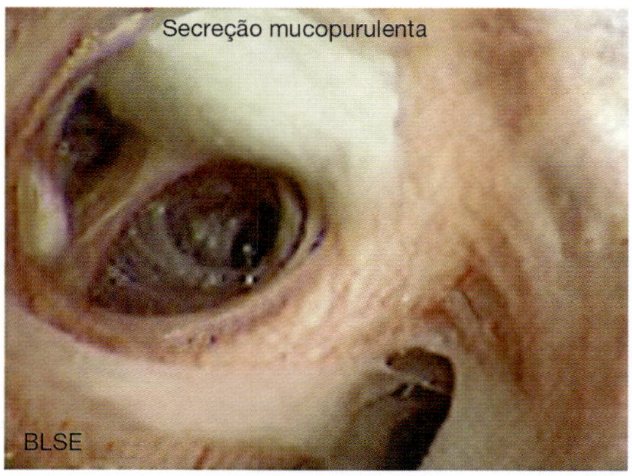

Figura 37.24 Secreção mucopurulenta na árvore brônquica esquerda. BLSE: brônquio do lobo superior esquerdo.

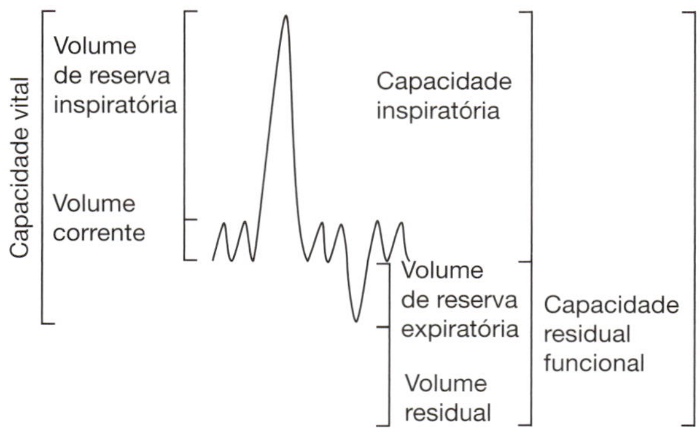

Figura 37.25 Volumes e capacidades pulmonares.

- Volume residual (VR): volume de ar que resta nos pulmões após a expiração máxima.

As capacidades pulmonares resultam da soma de dois ou mais volumes:

- Capacidade pulmonar total (CPT): quantidade de gás contido nos pulmões ao fim de uma inspiração máxima e a soma de todos os volumes pulmonares
- Capacidade inspiratória (CI): soma do volume de ar corrente com o volume de reserva inspiratória. Trata-se da quantidade de gás que se pode inspirar partindo-se do final de uma expiração normal
- Capacidade vital (CV): volume de gás que pode ser expirado após uma inspiração máxima. É a soma dos volumes pulmonares, exceto o volume residual
- Capacidade residual funcional (CRF): volume de gás que permanece nos pulmões ao final de uma expiração habitual. É a soma do volume residual e do volume de reserva expiratória.

Determinação e interpretação dos volumes e capacidades pulmonares

A capacidade vital (CV) aumenta durante a vida, alcançando valores máximos em torno de 20 a 30 anos e depois declina constantemente devido à perda da elasticidade pulmonar. Seus valores são proporcionais à estatura e maiores no sexo masculino.

A capacidade vital, bem como suas divisões, é medida em espirômetros. A capacidade vital pode estar diminuída nas doenças do parênquima pulmonar ou por condições extrapulmonares, como mostrado a seguir:

Doenças parenquimatosas: reduzem a capacidade vital por perda da elasticidade do parênquima, como nas doenças intersticiais; por ocuparem espaço, como nas doenças de preenchimento alveolar; por ressecção cirúrgica ou por obstrução completa das vias respiratórias, o que resulta em autorressecção.

Doenças extrapulmonares: afetam a expansão da caixa torácica, como ocorre nas doenças neuromusculares e deformidades da parede torácica.

CAPACIDADE RESIDUAL FUNCIONAL (CRF). É o volume de repouso do sistema respiratório. No final do volume corrente, as forças elásticas do pulmão e da caixa torácica são iguais e opostas. O valor da CRF é, portanto, influenciado pelas propriedades elásticas do pulmão e da parede torácica. Será elevada, por exemplo, no enfisema, em que a perda da retração elástica do pulmão permite que o sistema atinja ponto de equilíbrio de forças em volume mais elevado.

VOLUME RESIDUAL (VR). É determinado em adultos, principalmente pelo fechamento das vias respiratórias nas regiões dependentes dos pulmões, o que ocorre na expiração máxima. Será elevado principalmente nas afecções em que o fechamento das vias respiratórias é mais precoce – doenças obstrutivas como asma, bronquite crônica e enfisema. O volume residual poderá ser ainda elevado em casos de fraqueza dos músculos expiratórios, ou nas alterações da parede torácica que reduzem a compressibilidade do tórax.

CAPACIDADE PULMONAR TOTAL (CPT). É o volume máximo de gás nos pulmões, especialmente determinado pela retração elástica do parênquima e, secundariamente, pela força dos músculos inspiratórios (em torno de 30 cm de água são necessários para expansão completa dos pulmões) e pelas propriedades elásticas da caixa torácica.

Espirometria

O termo "espirometria" deriva do latim *spirare* = respirar + *metrum* = medida. Por meio da espirometria é possível medir todos os volumes e capacidades pulmonares contidos na capacidade vital. Como mede o ar que entra e sai dos pulmões durante os movimentos respiratórios, não é possível, somente com a espirometria, medir o volume residual. Além da medida de vários volumes pulmonares inspiratórios e expiratórios, a realização de manobra forçada padronizada permite medir também os fluxos produzidos pelo sistema respiratório (Quadro 37.3).

Capacidade vital forçada (CVF) corresponde ao mesmo volume descrito para capacidade vital, mas aqui, orienta-se o paciente a realizar o máximo esforço expiratório possível.

O volume expiratório forçado (VEFt) pode ser medido em qualquer tempo da manobra de capacidade vital forçada. Quando medimos o volume acumulado durante o primeiro segundo na manobra de CV, obtemos o volume expiratório forçado no primeiro segundo (VEF1) que constitui o mais relevante índice obtido na espirometria e o mais útil clinicamente.

Fluxos instantâneos podem ser lidos diretamente da curva fluxo-volume (FEF). O FEF75% por exemplo, refere-se ao fluxo instantâneo máximo após a expiração de 75% da CVF. O pico de fluxo expiratório (PFE) ou fluxo expiratório forçado máximo (FEFmáx) é o fluxo máximo gerado durante a manobra expiratória forçada. Pode ser medido na espirometria e em aparelhos portáteis, o que o torna bastante útil no monitoramento ambulatorial de um paciente com asma grave e em crises de asma na emergência.

Para uma adequada avaliação de qualidade e interpretação do exame, é essencial que registros gráficos acompanhem os valores numéricos obtidos durante a espirometria. Esses resultados devem ser expressos em gráficos que correlacionam volume-tempo e fluxo-volume (Figura 37.26).

Por meio dessas medidas, a espirometria auxilia no diagnóstico, quantificação e seguimento de tratamento de doenças que levam a distúrbios ventilatórios. Deve-se estar atento à importância de se conhecer bem a técnica de realização da espirometria, pois este é um exame muito peculiar. Além de equipamentos adequados e exatos, para que se obtenha uma espirometria de boa qualidade é fundamental uma boa condução do exame pelo técnico, compreensão e colaboração por parte do paciente e interpretação adequada pelo médico.

Para um teste adequado é fundamental que o paciente realize uma inspiração máxima seguida de um esforço expiratório máximo nos segundos iniciais da manobra e que mantenha

Quadro 37.3 Indicações e contraindicações do exame espirométrico.

Indicações	Contraindicações
▪ Identificação de doença ou de envolvimento pulmonar ▪ Quantificação de doença ▪ Detecção precoce de doença em paciente tabagista ▪ Investigação de dispneia ▪ Acompanhamento e resposta ao tratamento ▪ Avaliação de exposições ocupacionais ▪ Avaliação de incapacidade ▪ Avaliação pré-operatória	▪ Hemoptise ▪ Pneumotórax ▪ Instabilidade cardiocirculatória, infarto agudo do miocárdio recente ou tromboembolismo pulmonar recente ▪ Aneurismas cerebral, torácico ou abdominal ▪ Cirurgia ocular recente ▪ Náuseas ou vômito no momento do exame ▪ Cirurgia torácica ou abdominal recente ▪ Hipertensão arterial não controlada

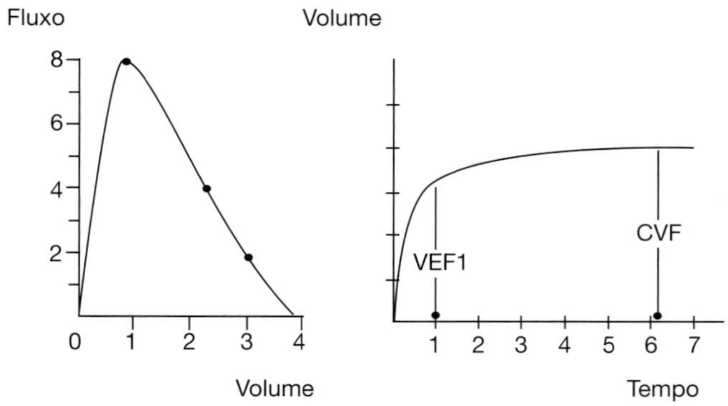

Figura 37.26 Curvas fluxo × volume e volume × tempo. CVF: capacidade vital forçada; VEF1: volume expiratório forçado no primeiro segundo.

a expiração por um tempo adequado, até que ocorra um platô na curva volume-tempo, mostrando que não há mais alteração de volume. Esse tempo, em geral, é de 6 segundos, mas tempos menores podem ser aceitos sobretudo em crianças. Em indivíduos com obstrução, pode-se levar mais de 15 segundos para se esvaziarem os pulmões totalmente. Critérios de aceitabilidade e reprodutibilidade devem ser observados e pelo menos três curvas aceitáveis e duas reprodutíveis devem ser obtidas.

Interpretação

A interpretação da espirometria baseia-se na comparação de dados obtidos do paciente com valores de referência de indivíduos saudáveis.

Distúrbio ventilatório obstrutivo

Indivíduos normais eliminam, em geral, mais de 75% do VEF1 no primeiro segundo da expiração forçada, mas o limite inferior dessa relação (VEF1/CVF) varia com o sexo e a idade, devendo ser estabelecido individualmente. Sempre que ocorre redução do fluxo em relação ao volume disponível para expiração em relação ao previsto para aquele indivíduo, está caracterizado o distúrbio obstrutivo. Graficamente, isso se reflete no formato côncavo da curva fluxo–volume nos distúrbios ventilatórios obstrutivos (Figura 37.27).

Distúrbio ventilatório restritivo e inespecífico

O distúrbio restritivo caracteriza-se pela redução da capacidade pulmonar total (parâmetro não medido pela espirometria) abaixo do limite inferior da normalidade, e com relação VEF1/CV(F) normal. Quando a CV e a CVF estão reduzidas, com valores inferiores a 65% do previsto (Figura 37.28) na presença de relação VEF1/CV(F) e FEF25-75/CVF normais ou elevados, pode-se inferir distúrbio restritivo, especialmente em situações clínicas de alta probabilidade, como suspeita de fibrose pulmonar, doenças da parede torácica e da pleura e ressecção pulmonar, com valor preditivo positivo acima de 95%. Nas demais situações em que a relação VEF1/CV(F) está normal e a CVF está reduzida, mas acima de 65% ou que não haja probabilidade clínica de restrição, caracteriza-se um achado inespecífico. Medida de volumes pulmonares pode confirmar se realmente existe restrição (quando a CPT está reduzida) ou se se trata de distúrbio ventilatório inespecífico, quando a CPT está normal.

Prova broncodilatadora

Resposta ao broncodilatador refere-se a mudanças que excedem a variabilidade ao acaso dos parâmetros medidos. Para avaliá-la, administra-se um broncodilatador, habitualmente salbutamol ou fenoterol na dose de 400 mg e repete-se a espirometria após 15 minutos. A American Thoracic Society recomenda que se considerem significativas variações de 200 mℓ e 12% em relação ao valor basal do VEF1, e o Consenso Brasileiro de Espirometria recomenda variações maiores que 200 mℓ e 7% em relação aos valores previstos. Elevações da capacidade inspiratória maiores que 300 mℓ e da capacidade vital lenta maiores que 400 mℓ expressam desinsuflação pulmonar após o broncodilatador e têm um bom valor preditivo para resposta clínica.

Classificação da gravidade do distúrbio ventilatório restritivo

Para as doenças obstrutivas, há consenso de que a gravidade da obstrução seja graduada pelo VEF1% pré-broncodilatador. Já para as doenças restritivas, a proposta é que se utilize a CVF% (leve entre o limite inferior da normalidade até 60%, moderado entre 60 e 50% e grave abaixo de 50%).

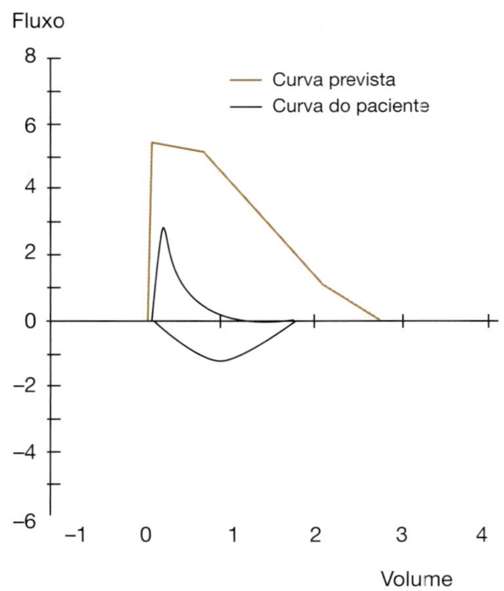

Figura 37.27 Curva fluxo–volume de distúrbio ventilatório obstrutivo.

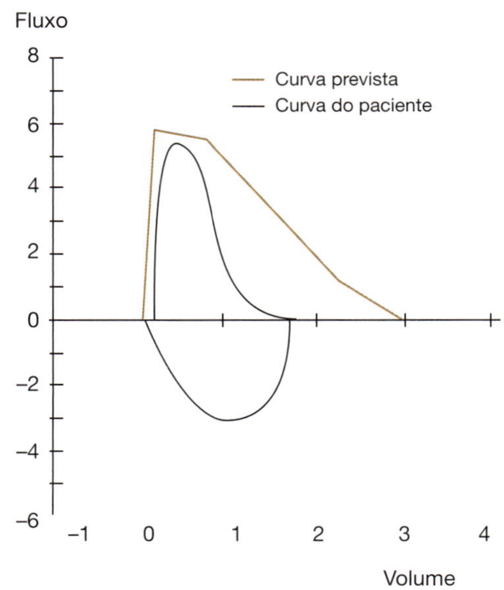

Figura 37.28 Curva fluxo–volume de distúrbio ventilatório restritivo.

Prova broncoprovocadora

A prova broncoconstritora está indicada nos pacientes com suspeita clínica de asma e que apresentem espirometria normal. Para realizá-la, obtém-se uma espirometria basal e, a seguir, repete-se o exame após doses crescentes de uma substância broncoprovocativa diluída (histamina, carbacol ou metacolina) até que a dose-limite seja atingida. Se em algum momento o VEF1 cai 20% ou mais em relação ao valor basal, a prova é considerada positiva. Diversas condições respiratórias resultam em hiper-reatividade brônquica, como sinusite crônica, rinite alérgica, bronquiectasias e outras. Portanto, a prova não pode ser utilizada para discriminar entre asma e outras doenças obstrutivas em doentes com espirometria anormal.

Medida dos volumes pulmonares

Os volumes pulmonares que incluem o volume residual não podem ser medidos por meio da espirometria. Esses volumes podem ser medidos por técnicas de diluição de gases ou por pletismografia. Entre as técnicas que utilizam gases inertes, a mais empregada é a técnica de diluição do hélio. Durante uma respiração normal, o paciente, através da abertura de uma válvula, passa a respirar uma mistura gasosa conhecida de oxigênio e hélio. À medida que o paciente respira no circuito, a concentração do hélio cai pela diluição no volume do sistema (que é a soma da variável desconhecida – capacidade residual funcional – e o volume conhecido no circuito). O método mede os espaços respiratório que estão em contato com a boca; assim, áreas de aprisionamento do ar não são incorporadas, o que pode resultar em uma medida de volume menor do que a real. A pletismografia é considerada o padrão-ouro para determinação dos volumes pulmonares. O teste é realizado em uma cabine hermeticamente fechada que permite, por meio da aplicação da lei de Boyle, determinar que as alterações de pressão na cabine expressam as variações de volume pulmonar.

A medida dos volumes pulmonares está indicada, entre outras situações, para confirmar a presença de restrição, quando a CV está reduzida na espirometria mesmo após o uso de broncodilatador e quando se deseja quantificar o grau de hiperinsuflação pulmonar, mediante a determinação da relação entre o volume residual e a capacidade pulmonar total.

Medida do pico de fluxo expiratório

É a taxa máxima de fluxo, medido na boca durante uma expiração curta com força máxima, a partir de uma inspiração máxima. O PFE pode ser medido com aparelhos portáteis e de baixo custo. Apesar de mais dependente do esforço realizado pelo paciente do que o VEF1, os dois parâmetros apresentam uma boa correlação. O paciente deve realizar inspiração máxima até atingir a CPT e, a seguir, faz uma expiração forçada através do bocal, não sendo necessário prolongar a expiração. São feitas três medidas com intervalos de 30 segundos, registrando-se a maior medida. O exame é bastante útil nas unidades de emergência, para avaliar a gravidade da obstrução na crise de asma. Também tem valor na avaliação ambulatorial na asma moderada ou grave e na asma de difícil controle, assim como na avaliação de pacientes com suspeita de asma ocupacional.

Ventilação

É o processo de renovação do gás inspirado e expirado. A troca gasosa ocorre somente nos alvéolos, daí ser importante a determinação da quantidade de gás que penetra nos alvéolos. As vias respiratórias condutoras constituem um espaço morto onde o ar inspirado penetra, mas não há troca gasosa. Esse é o espaço morto anatômico. O volume-minuto é o produto do volume de ar corrente pela frequência respiratória. O conhecimento do volume-minuto é insuficiente para estimar a ventilação alveolar, já que a ventilação total pode ser normal ou elevada e a alveolar reduzida, se o espaço morto estiver aumentado. Isto pode ocorrer por aumento do espaço morto anatômico ou pelo surgimento de alvéolos não perfundidos – espaço morto alveolar. A determinação do volume-minuto tem, portanto, valor clínico limitado, e atualmente é pouco utilizada.

A ventilação alveolar na prática é estimada pela medida da Pa_{CO_2} arterial. Como o CO_2 é facilmente eliminado nos alvéolos, sua excreção depende unicamente da renovação do ar alveolar. Níveis reduzidos denotam hiperventilação alveolar, o oposto sucedendo quando há hipercapnia.

Difusão pulmonar

A capacidade de difusão do monóxido de carbono é uma medida que reflete, de forma simplificada, o processo de difusão dos gases através da membrana alveolocapilar. O monóxido de carbono (CO) é o gás em geral utilizado para medir a difusão, já que ele normalmente não está presente no sangue, liga-se facilmente com a hemoglobina e não exerce pressão parcial. A pressão capilar é desprezada no seu cálculo. Na técnica de respiração única, a mais usada, uma mistura gasosa, contendo 0,3% de CO e 10% de He, O_2 e N, é inspirada até a capacidade pulmonar total. A respiração é sustentada por 10 segundos e, após uma expiração forçada, faz-se a medida.

A difusão de CO (DCO) depende do estado da membrana alveolocapilar, da quantidade de hemoglobina presente nos capilares pulmonares disponíveis para captar o CO e, ainda, da superfície alveolar disponível.

A anemia resulta em redução da difusão. Para ser corretamente interpretada em outras doenças, esta deve ser então corrigida para o nível de hemoglobina. A DCO está reduzida na DPOC, nas doenças pulmonares intersticiais e nas doenças vasculares, como embolia crônica e hipertensão pulmonar. Na insuficiência cardíaca pode haver aumento nas fases iniciais pelo maior volume de sangue nos capilares pulmonares, mas, à medida que o edema intersticial se estabelece, haverá redução da difusão pulmonar.

Para medir a pressão alveolar do CO, coleta-se o gás expirado, desprezando-se a parte inicial da expiração, proveniente do espaço morto. O volume alveolar pode ser medido pela diluição do hélio no gás expirado e coletado. As principais aplicações clínicas da DCO são: diagnóstico diferencial das doenças obstrutivas em casos inconclusivos, diagnóstico precoce e seguimento de doenças intersticiais pulmonares, avaliação de incapacidade e avaliação pré-operatória de ressecção pulmonar.

Medida das pressões inspiratórias e expiratórias

Os músculos respiratórios constituem a bomba que movimenta o sistema respiratório. Como a expiração é passiva, os músculos mais importantes são os inspiratórios, sendo o diafragma o principal. Pela contração do diafragma, a pressão pleural é reduzida na inspiração, fato que se acompanha de diminuição da pressão intra-alveolar com a entrada de gás do meio ambiente para os pulmões.

> **Teste da caminhada de 6 minutos**
>
> Este teste mede a distância que o paciente é capaz de caminhar, rapidamente, durante o período de 6 minutos. Avalia de forma global e integrada todos os sistemas envolvidos durante o exercício: sistema respiratório e cardíaco, circulação periférica, sangue e sistema neuromuscular. Sua principal indicação está na avaliação de resposta a intervenções em pacientes com doença pulmonar e cardíaca. Também é utilizado como preditor de morbidade e mortalidade em várias condições clínicas.
>
> Contraindicações absolutas: angina instável e infarto do miocárdio nos últimos meses.
>
> Contraindicações relativas: frequência cardíaca maior que 120 bpm em repouso, pressão sistólica maior que 180 mmHg ou diastólica maior que 100 mmHg.

A medida da pressão inspiratória máxima é geralmente feita ao nível do volume residual. Deve-se solicitar ao paciente que faça uma inspiração máxima. Para a pressão expiratória máxima, parte-se da CPT, com os pulmões totalmente cheios, e o paciente faz um esforço expiratório máximo. O equipamento utilizado é o manovacuômetro, um medidor de pressão negativa e positiva. Compara-se o resultado obtido com os valores previstos esperados. Doenças neurológicas, musculares e da caixa torácica podem reduzir a força dos músculos respiratórios.

Gasometria arterial

A análise do sangue arterial permite avaliar se o pulmão está realizando sua função primordial: oxigenação. À medida que o oxigênio é consumido, a análise do sangue venoso pode dar orientação sobre o balanço oferta/consumo nos tecidos.

As principais causas de hipoxemia são:

- Baixa concentração do O_2 inspirado: ocorre em altitudes elevadas, em que a queda da Pa_{O_2} (pressão alveolar de O_2) se dá por diminuição da pressão barométrica. Pode ocorrer em consequência de ajuste inadequado de ventiladores mecânicos
- Hipoventilação: se a eliminação do CO_2 do alvéolo não for adequada, a pressão alveolar do O_2 deve diminuir. A Pa_{O_2} cai em proporção direta. Pela gasometria, a hipoventilação será então caracterizada por Pa_{CO_2} elevada e $P(A\text{-}a)O_2$ normal. As causas de hipoventilação podem ser agudas e crônicas, compreendendo obstrução das vias respiratórias, depressão do comando ou doenças parenquimatosas em fase avançada e uso de ventiladores mecânicos com ventilação insuficiente
- Distúrbios de difusão: admitia-se que o espessamento da membrana alveolocapilar é que impediria a transferência de O_2, porém verificou-se que estas doenças reduzem o número de alvéolos funcionantes, causando distúrbios da relação V/Q, que é o mecanismo principal da hipoxemia. A difusão passa a ser causa de hipoxemia apenas na presença de doença intersticial e quando há aumento do fluxo sanguíneo pelo capilar, como no exercício físico. Ainda assim, nesta situação, apenas parte da hipoxemia se dá por este mecanismo. A queda da Pa_{O_2} no exercício é característica importante das doenças pulmonares difusas avançadas
- Distúrbios da relação ventilação-perfusão (V/Q): é a causa mais comum de hipoxemia em pacientes com doenças pulmonares. Decorre da presença de áreas de pulmão com relações entre ventilação e perfusão altas e baixas. A diferença alveoloarterial é um indicador da presença de áreas com baixa relação V/Q. Em geral há hipoxemia e a Pa_{CO_2} é normal ou baixa. O gradiente alveoloarterial normal varia, entretanto, com a FI_{O_2} (fração inspirada de O_2). Uma relação Pa_{CO_2} de 100 ou menos indica doença pulmonar grave, denotando acentuada dificuldade de transferência gasosa
- *Shunt* direita-esquerda: doenças que preenchem os alvéolos, como a síndrome de angústia respiratória do adulto (SARA) ou fístulas arteriovenosas, podem ocasionar hipoxemia que é resistente ao uso de O_2
- Tensão de O_2 venoso misto baixa: uma redução da Pv_{O_2} pode resultar em acentuação da hipoxemia arterial nos doentes já com distúrbio V/Q ou *shunt* direita-esquerda. A queda pode resultar de redução do débito cardíaco ou de aumento de consumo pelos tecidos.

Equilíbrio ácido-básico

Para avaliar o equilíbrio ácido-básico, deve-se medir o pH arterial, a pressão arterial parcial de CO_2 e o bicarbonato plasmático (HCO_3^-). Os aparelhos de gasometria medem diretamente o pH e a P_{CO_2}, o valor de HCO_3 sendo estimado pela equação de Henderson-Hasselbach: $pH = 6{,}1 + \log HCO_3/0{,}03 \times Pa_{CO_2}$.

Os valores normais para os dados obtidos pela gasometria ao nível do mar são:

- pH: 7,35 a 7,45
- Pa_{O_2}: 80 a 95 mmHg
- Pa_{CO_2}: 35 a 45 mmHg
- HCO_3: 23 a 27 mEq/ℓ
- $SatO_2$: 95 a 98%
- Excesso de base: 0 ± 2 mEq/ℓ.

Existem dois tipos fundamentais de distúrbios ácido-básicos: respiratório e metabólico. Os distúrbios respiratórios primários afetam a acidez do sangue mudando a P_{CO_2}, e os distúrbios metabólicos primários são causados por alteração na concentração do bicarbonato.

Os distúrbios primários são em geral compensados, mas a compensação nunca é completa, mesmo nas situações crônicas. Assim, se o pH estiver abaixo de 7,40, o processo primário é acidose; acima de 7,40, alcalose.

A presença de um distúrbio misto caracteriza-se por existir mais de um executando sua compensação.

Oximetria de pulso

A oximetria é uma maneira de rápida de avaliar a oxigenação sanguínea de forma não invasiva, usando apenas um dispositivo externo chamado "oxímetro de pulso". O nível de oxigênio no sangue medido é chamado "nível de saturação periférica de oxigênio" (abreviado como Sp_{O_2}). O dado encontrado é uma porcentagem da quantidade de oxigênio transportado em comparação com o máximo que a hemoglobina é capaz de transportar.

O dispositivo consiste em duas partes: os diodos emissores de luz e um detector de luz (chamado "fotodetector"). A medida é realizada pela metodologia espectrofotométrica, que consiste na iluminação, através dos tecidos, de um lado do sensor em direção ao outro lado. A oximetria de pulso mede as mudanças na absorção de luz do sangue oxigenado (oxi-hemoglobina) e desoxigenado (hemoglobina reduzida) usando dois comprimentos de onda de luz: 660 nm (vermelho) e 940 nm (infravermelho). O fotodetector detecta a luz transmitida à medida que o sangue pulsa através dos tecidos, e o microprocessador calcula um valor para a Sp_{O_2}. Essa avaliação comparativa e proporcionada da absorbância da luz permite encontrar valores que estão compreendidos entre 0 e 100%.

Essa medição ocorre de forma indolor através do acoplamento do oxímetro frequentemente em um dedo ou lóbulo da orelha do paciente. Além da saturação de oxigênio, os oxímetros também são capazes de fornecer a frequência cardíaca (FC) do paciente. Em relação à acurácia, a maioria dos fabricantes dos oxímetros de pulso afirma uma precisão em torno de 2%, que é o desvio padrão (DP) das diferenças entre a Sp_{O_2} e a saturação arterial de oxigênio (Sa_{O_2}) medida pela gasometria.

Para a correta avaliação dos dados, a avaliação da forma de onda, disponível na maioria dos oxímetros de pulso, auxilia o profissional da saúde a distinguir um sinal verdadeiro de um artefato.

É valido destacar que algumas situações podem atrapalhar uma avaliação acurada da oximetria de pulso, entre as quais estão a hipoperfusão periférica, a movimentação dos dedos ou da mão, hipotermia, anemia grave, uso de esmalte de unhas (sobretudo nas cores preta, azul e verde), unhas artificiais, dessaturação severa (< 80%) e pele espessa. Pacientes tabagistas podem ter a oximetria superestimada. A pigmentação da pele também pode impactar na leitura da oximetria de pulso. Indivíduos de pele negra podem ter oximetria falsamente aumentada, resultando, algumas vezes, em "hipoxemia oculta". Se houver preocupação de que a pigmentação da pele esteja afetando as leituras da oximetria, uma gasometria arterial deverá ser realizada.

Exames das secreções broncopulmonares

As secreções broncopulmonares podem ser estudadas por coleta da expectoração, por aspiração traqueobrônquica, pelo lavado broncoalveolar, por broncoscopia ou por aspiração do conteúdo gástrico.

O escarro e outras secreções produzidas ou provenientes do sistema broncopulmonar podem ser avaliados em suas características físicas, além da pesquisa de microrganismos, células neoplásicas e elementos da mucosa brônquica. Procedimentos simples, mas úteis, são a observação macroscópica do escarro e o exame microscópico de uma preparação fresca com coloração por Gram. O exame microscópico da expectoração permite identificar a presença de bactérias, inclusões virais, fungos, parasitos e células.

O material proveniente do sistema respiratório, uma vez colhido, deve ser imediatamente enviado para exame. É necessário insistir para que o paciente se empenhe em eliminar material proveniente da traqueia ou da garganta após acesso de tosse e explicar-lhe que o material deve ser obtido de "dentro dos pulmões", e não por aspiração da nasofaringe ou pela eliminação de saliva. A secreção colhida pela manhã, logo que o paciente acorda e após higiene oral, constitui o material mais adequado.

Expectoração induzida por aerossol é indicada para pacientes incapazes de obter espontaneamente material suficiente para o exame. Para isso, usa-se uma solução salina a 10% nebulizada com propriedades irritantes e estimulantes sobre as glândulas mucíparas, induzindo-as a produzir secreção.

O lavado broncoalveolar é um método diagnóstico para estudo da celularidade alveolar, muito útil em grande quantidade de doenças pulmonares, cujo diagnóstico permanece indefinido após a realização dos exames tradicionais. O lavado gástrico tem indicação somente para crianças.

Indicações dos testes funcionais

AVALIAÇÃO DA EXISTÊNCIA DE DOENÇA PULMONAR. Se a capacidade vital e o VEF1 são normais, pode-se presumir que o paciente não tem doença obstrutiva ou restritiva significativa. Os valores normais e os limites usados são críticos para se estabelecer a presença ou não de anormalidade.

A presença de doenças intersticiais e vasculares pulmonares é mais bem avaliada por medidas de difusão do CO e saturação de O_2 em repouso e em exercício.

TIPO DE DOENÇA PULMONAR. Uma vez detectada alguma anormalidade pela espirometria, o tipo de distúrbio deve ser caracterizado e sua gravidade, avaliada (Quadro 37.4).

Quadro 37.4 Classificação dos distúrbios ventilatórios.

Distúrbios	VEF1	CVF	VEF1/CVF
Leve	≥ 60%	> 60%	≥ 60%
Moderado	41 a 59%	51 a 60%	41 a 59%
Grave	≤ 40%	≤ 50%	≤ 40%

CVF: capacidade vital forçada; VEF1: volume expiratório forçado no primeiro segundo.

SEPARAÇÃO DE DIFERENTES TIPOS DE DOENÇAS OBSTRUTIVAS (ASMA, DPOC ETC.). Na presença de obstrução do fluxo respiratório, é importante determinar a reversibilidade do processo, o que nem sempre é clinicamente aparente. A redução da difusão do CO indica destruição alveolar e, portanto, enfisema. Se a função pulmonar se normalizar após o uso de broncodilatador, o diagnóstico será de asma. Na presença de distúrbio obstrutivo que não desaparece após o uso do broncodilatador, um teste de reversibilidade com corticosteroide é indicado. A função pulmonar deve ser medida após 14 dias de uso de prednisona e broncodilatadores. Determinação seriada do pico de fluxo é o teste mais sensível.

DETECÇÃO DE DOENÇA PULMONAR FUTURA. O tabagismo provoca lesões das pequenas vias respiratórias anos antes do desenvolvimento da doença pulmonar obstrutiva clinicamente aparente. A espirometria deve ser feita em tabagistas sintomáticos ou de meia-idade. VEF1/CVF reduzida indica doença progressiva.

RECONHECIMENTO DE HIPER-REATIVIDADE BRÔNQUICA. Pacientes com hiper-reatividade podem manifestar tosse seca crônica, aperto no peito, dispneia e chiado, isoladamente ou associados. A hiper-reatividade pode ser transitória ou indicar a presença de asma brônquica, o que leva à indicação de broncodilatadores e/ou corticosteroides, com boa resposta.

AVALIAÇÃO TERAPÊUTICA. O tratamento das doenças obstrutivas e das restritivas pode ser seguido por espirometria e outros testes.

INVESTIGAÇÃO DE DISPNEIA. Dispneia de causa não aparente e com radiografias do tórax normais pode ter como causa doenças cardíacas e respiratórias. A espirometria irá detectar doenças obstrutivas, que são as causas mais frequentes. Se for normal, haverá indicação para teste de exercício com determinação de variáveis cardíacas, respiratórias e metabólicas.

AVALIAÇÃO DA CAPACIDADE LABORATIVA. Na presença de distúrbio funcional grave, está caracterizada séria incapacidade. Com graus de disfunção menos intensos ou na presença de dispneia desproporcional aos achados funcionais, deve-se realizar teste de exercício com determinação do consumo máximo de O_2.

AVALIAÇÃO PRÉ-OPERATÓRIA. Em pacientes submetidos a cirurgia torácica ou abdominal, há redução da função pulmonar de grau variado no pós-operatório. Em tabagistas, pessoas idosas e pessoas com doenças pulmonares diagnosticadas ou em indivíduos sintomáticos respiratórios, a espirometria deve ser realizada na tentativa de correção dos distúrbios eventualmente presentes e para uma estimativa da possibilidade de complicações pós-operatórias.

Exame bacteriológico

A identificação, no escarro, do agente microbiológico causador de infecção no sistema respiratório inferior, com exceção do bacilo álcool-ácido-resistente (BAAR) e de fungos, continua a ser dificultada pela contaminação que o material sofre ao transitar pela faringe e pela boca. Nesse caso, é frequente a pergunta: "Este agente é mesmo proveniente do pulmão?"

Essa dificuldade pode ser contornada, em grande parte, pelo adequado processamento do material e dos germes colhidos, que deve ser judiciosamente interpretado. Para isso, toma-se um grumo purulento (viscoso) da secreção obtida, arrastando-o para junto da margem da lâmina, desprezando-se o excesso de saliva. O grumo "quase seco" é então distendido no centro da lâmina e no esfregaço corado pelo Gram. Busca-se identificar o(s) tipo(s) de célula(s) ali presente(s). O encontro de macrófagos (mononucleares) junto a bactérias ou fagocitados sugere que o material deve ser oriundo do pulmão.

O exame por cultura do escarro não consegue ser tão discriminatório quanto à proveniência dos germes, uma vez que crescem no meio de cultura os microrganismos com maior capacidade para fazê-lo, seja do escarro, seja da saliva. Ao se juntar o resultado do exame de cultura com o que se encontrou no exame direto ("interpretado"), pode-se saber com maior grau de certeza se o que cresceu na cultura era proveniente do pulmão.

Os germes piogênicos, com parede celular bem definida, gram-positivos ou gram-negativos, aeróbios ou aneróbios, como pneumococo e *Haemophilus influenzae*, podem ser facilmente identificados no exame direto, mas sempre crescem facilmente em culturas. Já outros microrganismos, como micoplasma, clamídia e legionela, não são corados pelo Gram e, assim, não são identificados por esse método, e sim cultivados em laboratório, o que é de difícil feitura.

Além da coloração pelo método Gram, que permite identificar os germes gram-positivos (cocos) e os gram-negativos (bastonetes), deve-se, no mesmo material, solicitar a coloração pelo método de Ziehl-Neelsen para pesquisa de BAAR, que deverá ser repetida em, pelo menos, três amostras diferentes.

Quando o paciente estiver em uso de antibiótico, o tratamento deverá ser suspenso 24 a 48 horas antes da coleta do material. Entretanto, esse procedimento só se justifica quando a cultura do escarro for decisiva para um diagnóstico ainda pendente.

Quanto à pesquisa de fungos, o mais comumente identificável ao exame direto é o *Paracoccidioides brasiliensis*, responsável pela paracoccidioidomicose ou doença de Lutz.

Na candidíase pulmonar, o agente etiológico, a *Candida albicans*, é também de fácil identificação, sem ter, todavia, significado patológico na maioria das vezes; sua presença só tem valor quando relacionada com a clínica.

EXAME DO LÍQUIDO PLEURAL

O derrame pleural é uma coleção anormal de líquido no espaço pleural. A sua retirada é indicada tanto como procedimento diagnóstico (derrame pleural inexplicado), como terapêutico (punção de alívio).

Para a realização desse exame, o paciente deve estar sentado, apoiado sobre o lado são, com o braço correspondente ao derrame afastado do tórax, em posição cômoda. Antes de proceder à toracocentese, o médico delimita pela percussão a área de macicez, tendo diante dele a radiografia do tórax em PA e perfil, feita naquele dia ou de véspera. Com esses elementos, pode-se determinar o ponto ideal da punção. A maioria das toracocenteses é feita na face lateral do tórax na linha axilar média, aproximadamente entre a região axilar superior e a inferior, o que, em geral, coincide com o 5º ou o 6º espaço intercostal. O local ideal da punção estará na dependência do limite superior do líquido. Procede-se à anestesia com solução de xilocaína a 1%. A agulha, de calibre 30 × 8, deve atravessar os vários planos da parede torácica até atingir o folheto parietal, facilmente perceptível pela sua resistência característica. Nesse momento, um pequeno recuo da agulha faz com que ela fuja do espaço pleural, permanecendo sobre o folheto parietal, onde são injetados aproximadamente 3 mℓ de anestésico. A agulha deve penetrar no tórax deslizando sobre a borda superior da costela. Para isso, convém apoiar firmemente o dedo indicador da mão esquerda sobre a referida borda, o mais próximo possível do local de entrada da agulha. É aconselhável que, antes da introdução da agulha, abra-se com a ponta do bisturi um pequeno pertuito na pele para facilitar sua penetração e movimentação.

A menor queixa do paciente, como desconforto, angústia, dispneia ou acesso de tosse, exige que a retirada do líquido seja interrompida por alguns momentos. Nessa situação é aconselhável que se deixe entrar certa quantidade de ar pela agulha, a fim de se restabelecer a pressão ideal na cavidade pleural. Quando o líquido for purulento ou sanguíneo, usa-se um trocarte de calibre maior.

A análise do líquido pleural, sempre que possível, deve seguir uma rotina rígida e detalhada. Até mesmo a quantidade colhida pode contribuir para a avaliação diagnóstica de um derrame: exsudatos volumosos, que se instalam rapidamente, quase nunca se refazem e costumam ser de natureza tuberculosa. Os derrames malignos, ao contrário, se reproduzem rapidamente, exigindo repetidas punções. Os derrames pleurais são classificados em transudatos e exsudatos (ver Capítulo 38, *Doenças dos Pulmões e das Pleuras*).

BIOPSIA PULMONAR

Procedimento pelo qual é retirado um fragmento de tecido pulmonar para definição diagnóstica em pacientes portadores de patologia pulmonar.

Os métodos utilizados são a biopsia transbrônquica por broncoscopia, a punção-biopsia transcutânea orientada por radioscopia ou tomografia computadorizada, a biopsia pulmonar a céu aberto e a biopsia por videotoracoscopia.

É importante realizar estudos radiológicos adequados e em conjunto com o radiologista para definir qual o melhor método a ser utilizado, levando em conta a localização das lesões, as características clinicorradiológicas e os riscos de cada método.

Biopsia transbrônquica

Realizada por broncoscopia (flexível ou rígida), introduzindo-se uma pinça pelo canal do aparelho; uma vez atingida a região acometida pela doença, são realizadas mordidas com retirada de fragmentos de tecido pulmonar. As vantagens deste método são a menor morbidade e o fato de ser realizado sob sedação leve, anestesia tópica, sem utilização de outros aparelhos, portanto, pouco invasivo. A falta de visualização direta da lesão, as pequenas dimensões das amostras e os artefatos por compressão pela mordida da pinça figuram entre as desvantagens.

Apresenta alto rendimento diagnóstico nos casos de sarcoidose, linfangite carcinomatosa, rejeição de transplante, neoplasias malignas e algumas infecções.

Punção-biopsia transcutânea de pulmão orientada por radioscopia ou tomografia computadorizada

Pode ser aspirativa ou com agulha lancetante, sendo que nesta última é possível a retirada de fragmentos maiores de tecido.

As complicações são: pneumotórax, hemoptise e raramente implantes neoplásicos no trajeto da agulha. Tem rendimento alto em lesões periféricas, sendo contraindicada nos casos de discrasias sanguíneas, uso de anticoagulante, enfisema, bolhas subpleurais, pneumectomia contralateral, hipertensão pulmonar e malformação arteriovenosa.

Biopsia pulmonar a céu aberto

Método no qual é retirado um fragmento de pulmão (5 × 3 × 2 cm) por uma pequena toracotomia. A principal indicação é para o diagnóstico de doença intersticial difusa do pulmão quando os outros métodos falharam. O tecido obtido deve ser dividido para diferentes exames como anatomopatológico, bacteriológico, micológico e, se necessário, biologia molecular, cultura de vírus, microscopia eletrônica e imunofluorescência. Tem a desvantagem de provocar maior morbidade, dor e tempo de recuperação pós-operatória. Eventualmente é realizada em pacientes sob tratamento intensivo e imunossuprimidos, cuja gravidade exige diagnóstico etiológico e tratamento imediato.

Biopsia pulmonar por videotoracoscopia

Permite obter fragmentos de biopsia semelhantes ao da biopsia a céu aberto, com incisões menores e utilização de grampos endoluminais próprios para esta finalidade. Provoca menor dor pós-operatória e menor tempo de hospitalização; no entanto, tem custo mais elevado e exige ventilação monopulmonar.

BIBLIOGRAFIA

Cabanas AM et al. Skin pigmentation influence on pulse oximetry accuracy: a systematic review and bibliometric analysis. Sensors (Basel). 2022;22(9):1-20.

Hochhegger B, Marchiori E, Rodrigues R et al. Consenso de terminologia em radiologia torácica em português do Brasil e de Portugal. J Bras Pneumol. 2021;47(5):e20200595.

Juhl JH, Crummy AB, Kuhlman JE. Paul & Juhl: interpretação radiológica. 7. ed. Rio de Janeiro: Guanabara Koogan, 2000.

Marika B, Schümichen C, Grüning T et al. EANM guideline for ventilation/perfusion single-photon emission computed tomography (SPECT) for diagnosis of pulmonary embolism and beyond. Eur J Nucl Med Mol Imaging. 2019;46(12):2429-51.

Mettler Jr FA, Guiberteau MJ. Essentials of nuclear medicine and molecular imaging. 7. ed. Philadelphia: Elsevier, 2018.

Müller NL, Silva CIS. Imaging of the chest. 1. ed. Philadelphia: Saunders/Elsevier, 2008.

Pereira CA. Testes de função pulmonar: bases, interpretação e aplicações clínicas. Rio de Janeiro: Atheneu, 2021.

Pereira CA, Sato T, Rodrigues SC. New reference values for forced spirometry in white adults in Brazil. J Bras Pneumol. 2007;33:397-406.

Rabahi MF, Ferreira AA, Reciputti BP et al. Fiberoptic bronchoscopy findings in patients diagnosed with lung cancer. J Bras Pneumol. 2012;38(4):445-51.

Santos MK, Júnor JE, Mauad FM et al. Ressonância magnética do tórax: aplicações tradicionais e novas, com ênfase em pneumologia. J Bras Pneum. 2011;37(2):242-58.

Silva CISS, Marchiori E, Souza Júnior AS et al. Consenso Brasileiro Ilustrado sobre a Terminologia dos Descritores e Padrões fundamentais da TC de Tórax. J Bras Pneum. 2010;36(1):99-123.

Silva CISS, Müller NL. Tórax. Rio de Janeiro: Elsevier, 2010. (Série Colégio Brasileiro de Radiologia e Diagnóstico por Imagem.)

Silva CISS, Müller NL. Tórax. 2. ed. Rio de Janeiro: Elsevier, 2016. (Série Colégio Brasileiro de Radiologia e Diagnóstico por Imagem.)

Webb WR, Müller NL, Naidich DP. High-resolution CT of the lung. 4. ed. Philadelphia: Lippincott Williams & Wilkins, 2009.

Zamboni M, Monteiro AS. Broncoscopia no Brasil. J Bras Pneumol. 2004;30(5):419-25.

CAPÍTULO 38

Doenças dos Pulmões e das Pleuras

Anna Carolina Galvão Ferreira, Daniela Graner Schuwartz Tannus Silva, Fernanda Miranda, Guylherme Saraiva, João Paulo Simões Dutra, Karin Mueller Storrer, Letícia Ferreira Neves, Marcelo Fouad Rabahi, Marcus B. Conte, Matheus Rabahi, Nelson Alves dos Santos, Roseliane de Souza Araujo

INTRODUÇÃO

A medicina respiratória abrange as principais causas de morte em todo mundo. Neste capítulo, serão abordadas as principais doenças pulmonares e pleurais. Dentre as pulmonares, didaticamente serão classificadas em: doenças obstrutivas – asma brônquica, doença pulmonar obstrutiva crônica (DPOC) e bronquiectasias; infecciosas – pneumonias, abscesso pulmonar, tuberculose e micoses pulmonares; doenças pulmonares intersticiais; doenças relacionadas à circulação pulmonar – tromboembolia e hipertensão pulmonar; também serão descritos as neoplasias pulmonares, a insuficiência respiratória e os distúrbios respiratórios do sono. Relacionados às doenças pleurais, serão descritos: derrame pleural, pneumotórax e neoplasias pleurais.

ASMA BRÔNQUICA

A asma é uma doença heterogênea geralmente caracterizada pela inflamação crônica das vias respiratórias. É definida pela história de sintomas respiratórios como sibilos, falta de ar, aperto no peito e tosse, que variam ao longo do tempo e em intensidade juntamente com limitação variável do fluxo respiratório expiratório, que pode ser parcial ou totalmente reversível (espontaneamente ou com uso de fármacos), mas que pode posteriormente tornar-se persistente.

A prevalência de asma no Brasil varia de acordo com a faixa etária e a região geográfica. Em adolescentes brasileiros, a prevalência de asma ativa foi relatada como 13,1%, com variações regionais significativas, sendo mais alta na região Sudeste e na cidade de São Paulo. Em Porto Alegre, a prevalência de sintomas de asma atual em escolares foi de 14,9%. Em São Paulo, um estudo populacional encontrou uma prevalência de asma de 9,1% em crianças e adolescentes.

Além disso, a prevalência de asma em crianças e adolescentes no Brasil aumentou entre 1998 e 2008, com uma prevalência de 8,5% em crianças e 5,5% em adolescentes em 2008. Em crianças menores de 10 anos, a prevalência de diagnóstico de asma foi de 8,5% em 2003, com variações regionais significativas. Em adultos, a prevalência de sintomas de asma em uma cidade portuária foi relatada como 16,4%.

Esses dados indicam que a prevalência de asma no Brasil é considerável, com variações significativas entre diferentes regiões e grupos etários. Na fisiopatologia da asma, o processo inflamatório é o responsável pela tríade caracterizada por broncoconstrição, espessamento da parede das vias respiratórias e aumento da produção de muco. Nesse processo estão envolvidos mastócitos, eosinófilos, linfócitos e basófilos. O epitélio das vias respiratórias também tem importante papel como iniciador e perpetuador da resposta inflamatória, capaz de induzir inflamação eosinofílica independente do processo alérgico. Duas vias distintas, alérgica e não alérgica, resultam em inflamação eosinofílica das vias respiratórias na asma. Uma terceira via, com resposta Th2 baixa, relaciona-se à presença de resposta neutrofílica nas vias respiratórias (Quadro 38.1).

História natural da asma

Doença heterogênea em sua apresentação clínica e evolução. Diferentes pacientes apresentam evoluções distintas. Os sintomas podem começar em qualquer fase da vida, e isso pode estar relacionado com a apresentação da doença (início na infância, adolescência ou na fase adulta). Em alguns casos, os sintomas podem ser persistentes ou até entrar em remissão. Já outros podem estar clinicamente bem, mas com exacerbações recorrentes. Um subgrupo de 5% do total pode evoluir para obstrução fixa das vias respiratórias e maior gravidade dos sintomas; são os pacientes com asma grave, que representam um maior custo da doença e necessidade de atenção especializada.

Na manifestação alérgica, células dendríticas apresentam os alergênios para os linfócitos T, que se diferenciam em células Th2, passando a produzir interleucinas (IL-3, IL-4, IL-5), além de estimularem a produção imunoglobulina E (IgE) pelos linfócitos B. A liberação desses mediadores resulta na constrição

Quadro 38.1 Fenótipos da asma com base na resposta inflamatória.

Parâmetros	Asma eosinofílica alérgica	Asma eosinofílica não alérgica	Asma neutrofílica
Gerais	Geralmente começa na infância e é associada a um histórico de doenças alérgicas, como eczema e rinite alérgica, ou alergia a alimentos ou a medicamentos	Alguns adultos têm asma não associada à alergia Poluentes atmosféricos, vírus, bactérias e glicolipídios induzem a liberação de citocinas	Doença mais grave com remodelamento brônquico
História familiar de alergia	Sim	Não	Não
Células no escarro induzido	Eosinófilos	Eosinófilos ou algumas células inflamatórias	Neutrófilos ou algumas células inflamatórias
Resposta aos corticosteroides	Boa	Boa	Nenhuma

do músculo liso, no aumento da permeabilidade vascular e no recrutamento de células inflamatórias.

Na asma eosinofílica não alérgica, poluentes atmosféricos, vírus, bactérias e glicolipídios induzem a liberação de citocinas derivadas de epitélio, como IL-33, IL-25 e linfopoetina do estroma tímico (TSLP, do inglês *thymic stromal lymphopoietin*), as quais ativam as células linfoides inatas 2 (ILC2) de maneira independente do antígeno, por meio de seus respectivos receptores (ST2 e TSLP). As ILC2 produzem IL-5 e IL-13, causando eosinofilia, hipersecreção de muco e hiper-responsividade das vias respiratórias.

Na asma neutrofílica, geralmente mais grave, não há história familiar, podem ser encontradas células neutrofílicas e resposta inflamatória relacionada à IL-17 com maior possibilidade de remodelamento brônquico.

Sinais e sintomas

Manifesta-se clinicamente com tosse seca ou produtiva, sibilância e dispneia em episódios recorrentes, de gravidade variável, habitualmente com piora dos sintomas no período noturno e pela manhã, ao acordar, ou aos exercícios. Esses sinais podem ser precipitados por diferentes fatores, como infecções virais (gripes e resfriados), exposição a alergênios ambientais, fumaça de cigarro, alterações climáticas, estresse ou emoções.

Um dos principais sintomas de asma é o chiado ou sibilo na ausculta do tórax, predominantemente à noite e pela manhã. Os sibilos, embora quase sempre observados, não são exclusivos de asma, podendo ocorrer em outras patologias, como DPOC e insuficiência cardíaca.

Cumpre ressaltar que a ausência de sibilos não exclui o diagnóstico de asma e, na vigência de uma crise, pode indicar um caso de gravidade extrema (tórax silencioso), quando a passagem do ar nas vias respiratórias está quase totalmente impedida pelo broncospasmo.

Fatores precipitantes de crise asmática

- Alergênios ambientais: ácaros, epitélios de animais como cão e gato, mofo
- Infecções respiratórias: gripes e resfriados
- Irritantes específicos: fumaça, poluentes químicos, odores intensos
- Medicamentos: ácido acetilsalicílico (AAS), anti-inflamatórios não esteroides (AINEs), betabloqueadores
- Exercícios
- Emoções.

Espirometria para avaliação funcional dos pacientes

A avaliação funcional de pacientes com asma por meio da espirometria tem três objetivos: confirmar o diagnóstico, documentar a gravidade da broncoconstrição e monitorar a evolução da doença e a resposta ao tratamento.

São compatíveis com o diagnóstico de asma: obstrução ao fluxo respiratório, caracterizada por redução do volume expiratório forçado no primeiro segundo (VEF1) abaixo de 80% do previsto e redução da sua relação com a capacidade vital forçada para menos de 75% em adultos e de 86% em crianças; e obstrução ao fluxo respiratório, que desaparece ou melhora significativamente após uso de broncodilatador (aumento do VEF1 em 12% em relação ao valor previsto, e de 200 mℓ em valor absoluto, após inalação de um beta-2-agonista de curta duração). Porém, uma espirometria normal não exclui o diagnóstico de asma, visto que, devido à natureza intermitente e variável da obstrução, pode ser necessária a repetição do exame, em outro momento, para a caracterização da obstrução.

A tosse pode ser seca ou produtiva, habitualmente com expectoração mucoide. Em situações de concomitância com quadro infeccioso, pode tornar-se mucopurulenta.

Uma cuidadosa investigação de rinite alérgica, polipose rinossinusal, sinusite, eczema e doença do refluxo gastresofágico deve fazer parte da avaliação e do acompanhamento de um paciente com asma, pois são fatores agravantes e que dificultam a obtenção do controle da doença (ver Parte 8, *Orelhas, Nariz, Seios Paranasais, Faringe e Laringe*).

Diagnóstico

Apresentação clínica

O diagnóstico de asma é clínico, com a presença de um ou mais dos seguintes sintomas: tosse, chiado, sensação de aperto ou peso no peito e dispneia, que ocorrem na maioria das vezes em crises, desencadeadas por diferentes estímulos e intercaladas por períodos de melhora. Os sintomas caracteristicamente pioram no período noturno ou nas primeiras horas da manhã, e variam de intensidade ao longo do tempo.

Espirometria

A avaliação funcional de pacientes com asma por meio da espirometria tem três objetivos: confirmar o diagnóstico, documentar e monitorar a gravidade da broncoconstrição e avaliar a resposta ao tratamento.

O distúrbio ventilatório obstrutivo é demonstrado na espirometria pela presença da relação VEF1/CVF menor que o limite inferior do previsto. A reversibilidade dessa limitação pode ser avaliada pela resposta aguda (10 a 15 minutos) do VEF1 à inalação de broncodilatador de curta ação (salbutamol, 200 a 400 μg). Considera-se como resposta broncodilatadora quando ocorre um aumento do VEF1 em ≥ 12% e ≥ 200 mℓ em relação ao valor basal ou ≥ 7% e ≥ 200 mℓ sobre o valor de referência.

A reversibilidade pode ser também verificada comparando a função pulmonar basal e após 4 semanas de tratamento com corticosteroide ou entre visitas em períodos de estabilidade

Pico de fluxo expiratório

A medida do pico de fluxo expiratório (PFE) é um parâmetro importante principalmente para o monitoramento do controle da asma e pode ser utilizada para o diagnóstico em situações especiais como asma com espirometria normal e asma relacionada ao trabalho. A variação do PFE pode ser utilizada para se comprovar a variabilidade do fluxo respiratório presente em casos de asma.

Caracterizam a variabilidade: (1) aumento de pelo menos 15% no PFE após inalação de um broncodilatador ou após um curso de corticosteroide por via oral (VO); (2) variação diurna nas medidas de PFE maior que 20% (diferença entre a maior e a menor medida do período), considerando as medidas realizadas pela manhã e à tarde, ao longo de um período de 2 a 3 semanas.

Teste de broncoprovocação

Os pacientes com prova de função pulmonar normal e quadro clínico compatível com asma podem ser avaliados por meio do teste de broncoprovocação. Ele fornece uma medida da hiper-responsividade brônquica, ou seja, reflete a sensibilidade ou a facilidade com que as vias respiratórias reagem com broncospasmo aos estímulos externos.

Uma redução significativa no VEF1 (por convenção ≥ 20%) com agentes broncoconstritores (metacolina, histamina, carbacol) é sugestiva de asma.

clínica. É importante salientar que uma espirometria normal não exclui o diagnóstico de asma, pois, na asma, a obstrução tem uma apresentação intermitente e variável.

Testes de alergia e avaliação dos eosinófilos

A presença de alergia em paciente com sintomas respiratórios característicos reforça a suspeita clínica de asma. Apesar de a atopia não estar presente em todos os casos de asma, ela faz parte de um importante fenótipo de asma alérgica. Pode ser determinada por testes alérgicos cutâneos por puntura ou pela determinação dos níveis de IgE específica para determinados alérgenos.

A contagem de eosinófilos no sangue periférico se correlaciona parcialmente com a presença do eosinófilo no escarro, porém é mais simples e disponível que este último. A presença de eosinofilia no sangue está associada a maior gravidade, risco aumentado de exacerbação da asma e melhor resposta ao tratamento. Exames complementares, como medida do óxido nítrico exalado, podem ser utilizados, mas nem sempre estão disponíveis na prática clínica.

Avaliação de gravidade e do nível de controle da asma

Dada a natureza heterogênea da doença e a intermitência dos sintomas, as classificações clínicas rígidas de gravidade têm sido abandonadas na prática clínica, principalmente porque, mesmo pacientes com sintomas pouco frequentes podem, em determinadas situações, apresentar crises graves. Habitualmente, são utilizados alguns parâmetros clínicos para avaliar o controle da asma. A definição da gravidade é feita após pelo menos 2 a 3 meses do tratamento necessário para controlar os sintomas e as exacerbações (Quadro 38.2).

Diagnóstico da alergia

A associação entre asma e doenças alérgicas, tais como dermatite, urticária e, principalmente, rinite alérgica, indica a necessidade de investigação de alergia, seja por testes alérgicos cutâneos ou dosagens séricas (IgE específicas). Os exames sorológicos auxiliam na determinação de fatores desencadeantes de asma e no seu tratamento (ver Parte 16, *Sistema Imunológico*).

DOENÇA PULMONAR OBSTRUTIVA CRÔNICA

A doença pulmonar obstrutiva crônica (DPOC) é uma doença inflamatória crônica das vias respiratórias inferiores e do parênquima pulmonar. A inflamação é sistêmica, persistente e, classicamente, causada pela inalação de fumaças tóxicas. A obstrução ao fluxo expiratório é o que caracteriza a DPOC. Aspectos específicos do indivíduo, como o desenvolvimento pulmonar, fatores relacionados ao envelhecimento e as infecções pulmonares, são componentes fundamentais para a heterogeneidade dessa doença pulmonar.

Os sintomas da DPOC são progressivos e determinantes para a inatividade física e a perda da qualidade de vida dos pacientes. As exacerbações da DPOC contribuem para a progressão da doença e para a piora da morbimortalidade dos pacientes, embora a DPOC seja prevenível e tratável.

Causas de doença pulmonar obstrutiva crônica

A exposição à fumaça do cigarro é a principal causa da DPOC; entretanto, a fumaça da queima de biomassa (lenha, biocombustíveis) e o material particulado da poluição ambiental também causam DPOC.

Atualmente, estima-se que 35% das DPOC sejam causadas por fumaças da queima de biomassa.

Predisposição genética também tem sido implicada na gênese da DPOC, uma vez que apenas 15 a 20% dos tabagistas desenvolvem DPOC.

Dentre as infecções pulmonares, a tuberculose é a mais importante causa de DPOC.

A DPOC é um problema de saúde pública. É uma doença com alta prevalência (em 2010, registraram-se 18% em homens e 14% nas mulheres na cidade de São Paulo). Entretanto, é grande a chance de a prevalência da DPOC estar subestimada, pois ela é subdiagnosticada. O subdiagnóstico da DPOC é maior nos pacientes de países pobres, jovens, com baixo nível de escolaridade e doença leve. Ademais, o atual contexto de aumento do tabagismo em países de baixa e média renda, as diferentes modalidades de fumar (cigarro eletrônico e narguilé, por exemplo) e o envelhecimento da população nos países de alta renda incitam a prevalência da DPOC.

A fisiopatologia da DPOC é caracterizada por inflamação e remodelamento das vias respiratórias inferiores, levando a destruição do parênquima pulmonar e obstrução crônica ao fluxo respiratório. O dano às células epiteliais inicia uma resposta inflamatória inespecífica mediada por fator de necrose tumoral alfa (TNF-α) e IL-1 e IL-8. Macrófagos, neutrófilos, eosinófilos e células dendríticas são recrutados e medeiam a resposta imune inata local. Os linfócitos, as células epiteliais e os macrófagos liberam fator de crescimento de fibroblastos (FGF), que leva a remodelamento e diminuição do calibre das vias respiratórias inferiores (obstrução); a inflamação das vias respiratórias resulta em hiperplasia do epitélio respiratório e hipersecreção brônquica (bronquite crônica) (Figura 38.1).

Quadro 38.2 Avaliação do controle clínico (preferencialmente nas últimas 4 semanas).

Parâmetros	Asma controlada	Asma parcialmente controlada	Asma não controlada
Sintomas diurnos	Nenhum ou ≤ 2 vezes/semana	≥ 3 vezes/semana	Três ou mais dos parâmetros da asma parcialmente controlada
Limitação de atividades	Nenhuma	Qualquer	
Sintomas/despertares noturnos	Nenhum	Qualquer	
Necessidade de medicação de alívio	Nenhuma	≥ 2 vezes/semana	
Função pulmonar (PFE ou VEF1)	Normal	< 80% do previsto ou do melhor prévio (se conhecido)	

Avaliação dos riscos futuros (exacerbações, instabilidade, declínio acelerado da função pulmonar e efeitos adversos dos medicamentos): características que estão associadas a aumento dos riscos de eventos adversos no futuro, como mau controle clínico, exacerbações frequentes no último ano, admissão prévia em unidade de terapia intensiva (UTI), baixo volume expiratório forçado no primeiro segundo (VEF1), exposição à fumaça do tabaco e necessidade de usar medicamentos em altas dosagens. PFE: pico de fluxo expiratório.

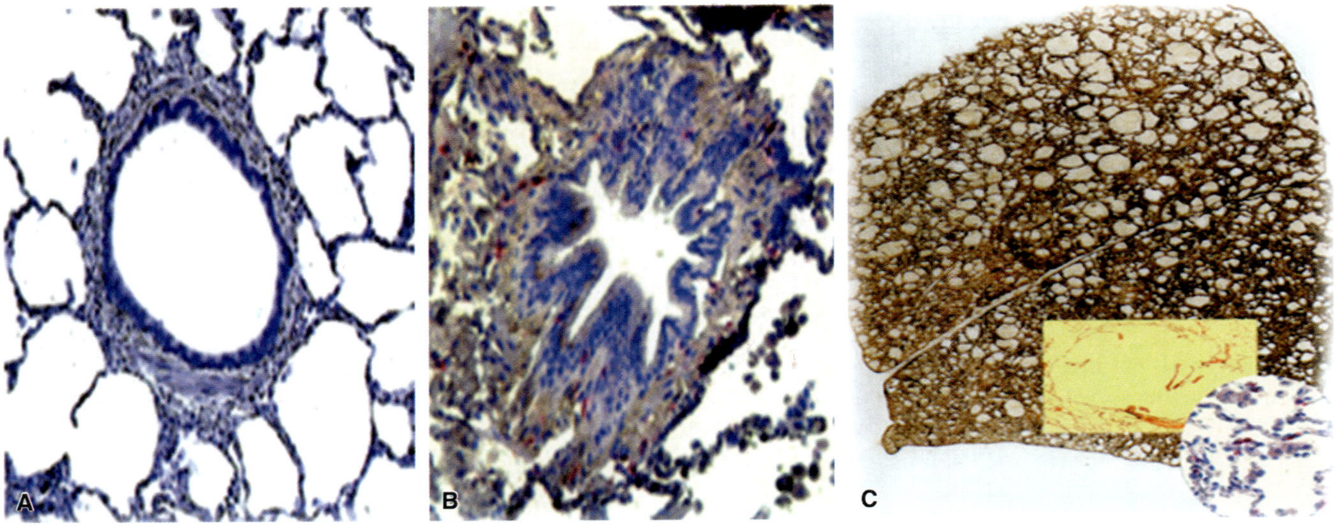

Figura 38.1 Lesões anatomopatológicas da doença pulmonar obstrutiva crônica (DPOC). **A.** Via respiratória normal. **B.** Via respiratória em paciente com DPOC, observando-se infiltrado inflamatório crônico, remodelamento e redução do calibre da via respiratória. **C.** Lesões no parênquima pulmonar com destruição dos septos alveolares. (Fonte: Pauwels et al., 2001.)

Os neutrófilos e outras células produzem proteases, sendo a mais estudada a elastase, que degrada a elastina e causa perda do recolhimento elástico do parênquima pulmonar. Assim, o ar aprisionado pelo aumento da resistência das vias respiratórias à expiração leva a hiperdistensão dos espaços respiratórios e ruptura de septos alveolares (enfisema) (ver Figura 38.1).

Uma forma grave de enfisema pulmonar é a deficiência de alfa-1-antitripsina (AAT), que é uma glicoproteína inibidora de proteases cuja principal função é inibir a tripsina e a elastase neutrofílica. Apesar da sua denominação, a AAT tem maior efeito inibitório sobre a elastase neutrofílica. Por isso, sua deficiência desequilibra a relação protease-antiprotease e causa a perda da inibição da ação elastolítica da elastase neutrofílica. Assim, ocorre aumento de agressão tecidual e lesão pulmonar progressivas, acentuadas por tabagismo, infecções e fatores ocupacionais.

Efeitos do tabagismo no sistema respiratório

- Redução na motilidade ciliar
- Aumento do número de células caliciformes
- Hipertrofia das células mucosas
- Inflamação das paredes brônquicas
- Indução de broncoconstrição
- Redução na atividade macrofágica
- Favorecimento de infecções respiratórias
- Redução na produção de surfactante
- Inibição da atividade antiprotease
- Destruição das paredes alveolares
- Redução do calibre das pequenas vias respiratórias.

Com a progressão da DPOC, agregados linfocitários se formam em torno das pequenas vias respiratórias e perpetuam a inflamação da mucosa brônquica, mesmo se cessada a inalação de fumaça tóxica. Essa inflamação é sistêmica e contribui para o desenvolvimento de comorbidades, como doenças cardiovasculares, caquexia, fraqueza muscular esquelética, anemia, diabetes, distúrbios do sono, osteoporose, depressão e câncer de pulmão. Na DPOC, as comorbidades pioram a incapacidade física dos pacientes e aumentam a mortalidade pela doença. Além das comorbidades, a síndrome de fragilidade contribui particularmente para incapacidade física na DPOC.

Em pacientes com DPOC, a resistência das vias respiratórias ao fluxo respiratório é aumentada notadamente ao fluxo expiratório. Assim, a obstrução ao fluxo expiratório impede a saída do ar, e o VEF1 fica reduzido. O ar, então, é aprisionado e hiperinsufla os pulmões, provocando o aumento do volume residual e a redução da capacidade vital forçada (CVF). Portanto, quanto menor o tempo expiratório, pior é a hiperinsuflação, e a frequência respiratória aumentada nos esforços diminui o tempo expiratório e provoca a piora aguda da hiperinsuflação pulmonar. Esse processo denomina-se "hiperinsuflação dinâmica" e explica a piora da dispneia aos esforços nos pacientes com DPOC (Figura 38.2; leia o caso clínico 1, *Doença Pulmonar Obstrutiva Crônica*).

Acesse o conteúdo *online*:
http://uqr.to/20wea

Sinais e sintomas

Os sintomas da DPOC são lentamente progressivos e, nos estágios iniciais da doença, quase imperceptíveis. O mais frequente é a tosse crônica matinal, seca ou com expectoração e, na maioria dos casos, precede a dispneia. Por outro lado, a dispneia é o sintoma incapacitante. Inicialmente, ela é percebida somente aos esforços maiores, mas se agrava lenta e progressivamente. A dispneia deve ser exaustivamente investigada durante a anamnese. A percepção da dispneia difere de paciente para paciente e deve ser quantificada objetivamente.

A escala modificada do Medical Research Council (mMRC) quantifica numericamente a dispneia em cinco níveis (ver Parte 9, *Sistema Respiratório*, Seção 1, *Tórax, Traqueia, Brônquios, Pulmões e Pleura*, Capítulo 36, *Exame Clínico*). A mMRC, além de tornar objetiva a avaliação da dispneia, também se correlaciona com a piora ou melhora clínica do paciente com DPOC.

As síndromes clínicas clássicas da DPOC são a síndrome pulmonar de hiperaeração e a síndrome brônquica obstrutiva. Porém, nos pacientes com DPOC leve e moderada, essas síndromes podem estar ausentes, e o exame clínico pode apresentar-se normal.

Nos pacientes mais graves, pode-se encontrar, ao exame clínico, tórax em tonel, hipersonoridade à percussão, frêmito

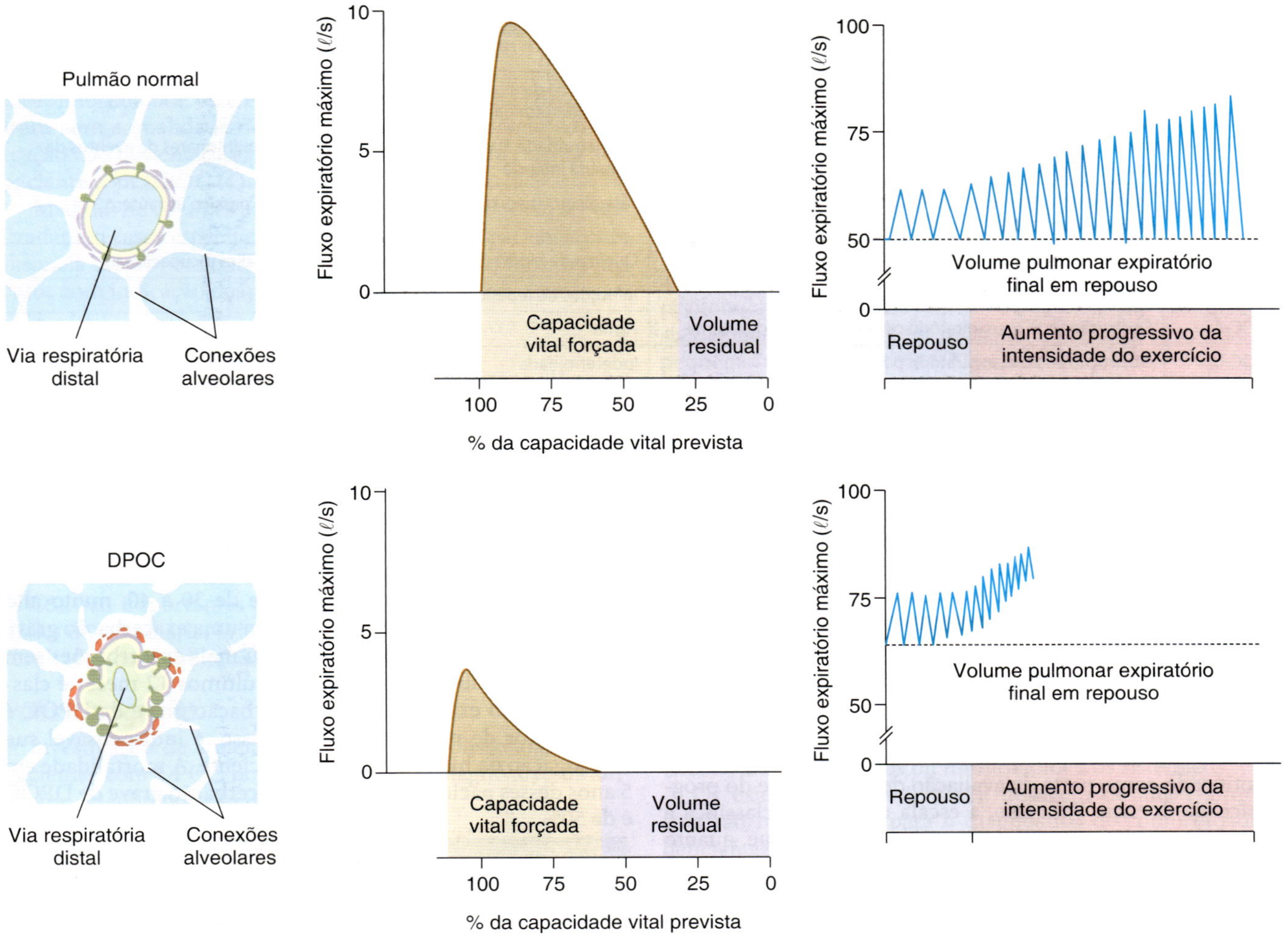

Figura 38.2 Hiperinsuflação dinâmica. DPOC: doença pulmonar obstrutiva crônica. (Fonte: Niewoehner, 2010.)

toracovocal e murmúrio vesicular diminuídos. Roncos, sibilos e estertores podem estar presentes, principalmente em pacientes produtores de maior quantidade de escarro ou com exacerbação da DPOC.

Os pacientes graves podem evoluir para *cor pulmonale* com turgência jugular, edema de membros inferiores, hepatomegalia, hiperfonese da 2ª bulha no foco pulmonar.

A exacerbação da DPOC apresenta-se clinicamente com piora dos sintomas. A dispneia se agrava e a expectoração fica mais abundante, podendo ser purulenta. Taquipneia, tempo expiratório prolongado, respiração com lábios semicerrados, uso de musculatura acessória, cianose, além de roncos, sibilos e estertores na ausculta pulmonar, podem ser observados ao exame clínico.

Os fatores de risco para exacerbações são: gravidade da obstrução ao fluxo respiratório, exacerbações prévias com tratamento hospitalar ou não, comorbidades e exacerbação anterior com necessidade de ventilação mecânica.

Os episódios de exacerbação, muitas vezes confundidos com "quadros gripais", são frequentes nas unidades de emergência e podem ser uma oportunidade para o diagnóstico de DPOC.

O simples questionamento sobre o tabagismo ou a exposição a outras fumaças tóxicas pode ser chave para a busca ativa de casos de DPOC (Quadro 38.3).

Avaliar a existência de comorbidades é mandatório na DPOC; hipertensão arterial, dislipidemias, síndrome metabólica, depressão, catarata, osteoporose e câncer de pulmão são as mais frequentes. As doenças cardiovasculares são a principal causa de morte em pacientes com DPOC.

Quadro 38.3 Principais elementos para o diagnóstico de doença pulmonar obstrutiva crônica.

- Idade ≥ 40 anos
- Tabagismo atual ou passado
- Tabagismo passivo ou exposição a fumaças nocivas (p. ex., combustão de lenha)
- Espirometria: VEF1/CVF ≤ 0,70

CVF: capacidade vital forçada; VEF1: volume expiratório forçado no primeiro segundo.

Classificação do paciente com doença pulmonar obstrutiva crônica

Dorhost e Filley representaram essencialmente os pacientes com DPOC em dois tipos: enfisematoso (*pink puffer* ou soprador rosado) e bronquítico crônico (*blue bloater* [BB], pletórico cianótico). Porém, esse tipo exclusivamente enfisematoso ou bronquítico crônico é incomum, e essa representação, apesar de clássica, está em desuso. Atualmente, a DPOC (endótipo) é categorizada de acordo com o fator causador da doença, por exemplo, DPOC por fumaça de cigarro (DPOC-c) e DPOC por fumaça de biomassa (DPOC-P) (Quadro 38.4).

- Grupos etários particularmente vulneráveis às suas complicações: crianças menores de 5 anos e adultos maiores de 65 anos
- Grupos com maior gravidade: cardiopatas, diabéticos e pacientes com doenças pulmonares crônicas.

A mortalidade por PAC gira em torno de 1% para pacientes ambulatoriais e 5 a 12% entre os internados, podendo chegar a 50% naqueles que necessitam de internação em UTI. Nos adolescentes e adultos jovens, as pneumonias ocorrem, na maioria das vezes, de modo benigno e com menores complicações do que aquelas em idades extremas. Porém, quando os pacientes são imunocomprometidos ou têm doenças crônicas, elas podem se tornar graves, com elevadas taxas de mortalidade.

Mecanismos de defesa do sistema respiratório

Não se considera o pulmão como órgão permanentemente estéril, visto que o conteúdo faringiano entra no trato respiratório inferior durante o sono. As pessoas aspiram conteúdo da orofaringe, principalmente aquelas que roncam. Apesar disso, não se desenvolvem infecções com frequência, a não ser quando ocorrem falhas nos mecanismos de defesa.

No pulmão existem eficazes mecanismos de defesa capazes de eliminar os microrganismos antes que provoquem doenças. São eles:

- Fatores anatômicos das vias respiratórias: asseguram que a maioria dos microrganismos inalados ou aspirados sejam depositados na mucosa, ficando suscetíveis ao *clearance* mecânico ou inativados pela secreção da mucosa
- Tosse: é um mecanismo efetivo de *clearance* para expelir material das vias respiratórias inferiores e da laringe
- Aparelho mucociliar das vias respiratórias: quando presas ao muco, as bactérias são incapazes de afetar a célula-alvo e são removidas pelas células ciliadas. Os cílios se movem em ondas em direção à orofaringe para expelir o muco
- Macrófagos alveolares: são as células fagocitárias responsáveis pela defesa inicial no espaço alveolar. Amplificam a resposta inflamatória do pulmão, secretando substâncias quimiotáticas e reguladoras, e produzem proteases e antioxidantes
- Complemento: importante na defesa contra agentes microbianos encapsulados. Facilita a captação e destruição dessas bactérias pelos macrófagos e neutrófilos
- Surfactantes: produzidos pelos pneumócitos do tipo II, previnem o colapso alveolar, facilitando o *clearance*.

O desenvolvimento de uma infecção geralmente ocorre devido a uma das seguintes circunstâncias:

- Invasão por qualquer microrganismo em um hospedeiro que apresente alguma deficiência nos mecanismos de defesa
- Exposição a microrganismo particularmente virulento
- Exposição a um número muito grande de microrganismos que os mecanismos de defesa não são capazes de vencer.

O sistema imunológico responde ao agente agressor enviando leucócitos para os alvéolos. O alvéolo infectado inflama (preenchido com leucócitos, proteínas, fluidos e hemácias), e essas alterações causam os sintomas da pneumonia.

Etiopatogenia

As vias de acesso dos patógenos da PAC ao parênquima pulmonar são as seguintes:

- Aspiração de secreções da orofaringe
- Inalação de aerossóis expelidos por espirro, tosse e fala (os aerossóis transportam geralmente um inóculo pequeno de microrganismos, menor do que as secreções aspiradas)
- Disseminação hematogênica
- Disseminação a partir de um foco contíguo. (Não é uma via habitual de desenvolvimento de PAC)
- Reativação local, especialmente em indivíduos imunodeprimidos.

Os agentes etiológicos mais comuns são:

- *Streptococcus pneumoniae* (é causa mais comum, presente em 30 a 70% dos casos)
- *Mycoplasma pneumoniae*
- *Haemophilus influenzae*
- *Chlamydophila pneumoniae*
- Vírus respiratórios
- *Legionella* sp.
- Gram-negativos
- *Moraxella catarrhalis* (mais comum em crianças)
- *Staphylococcus aureus*.

Sinais e sintomas

A pneumonia é um quadro de apresentação aguda com os seguintes sintomas:

- Tosse: na fase inicial, ela pode ser seca ou apresentar expectoração em pequena quantidade e de aspecto mucoide, mas que evolui, frequentemente, para purulenta
- Dor torácica do tipo pleurítico: localizada, em pontada, que piora com a tosse e a inspiração profunda. Nas pneumonias de base pulmonar, a dor pode ser referida no abdome ou na região escapular
- Febre: presente na maioria dos casos, exceto em pessoas idosas debilitadas e pacientes imunossuprimidos
- Dispneia: geralmente ausente nos quadros leves. Quando presente, caracteriza sempre um quadro grave, seja pela extensão da pneumonia, seja pela presença de doenças subjacentes (pulmonares ou cardiovasculares, por exemplo)
- Fraqueza: sintoma muito frequente na pneumonia, às vezes com prostração acentuada.

Ao exame físico do tórax, pode-se encontrar a síndrome de consolidação pulmonar (expansibilidade pulmonar diminuída, frêmito toracovocal aumentado, macicez ou submacicez, murmúrio vesicular diminuído, estertores finos, sopro tubário, pectoriloquia), o que reforça a suspeita, mas não é suficiente na maioria dos casos para firmar o diagnóstico.

Não é raro ocorrer derrame pleural em pacientes com pneumonia; nesse caso, os achados de exame físico do derrame pleural podem prevalecer com os seguintes achados: expansibilidade diminuída, frêmito toracovocal diminuído, macicez e abolição do murmúrio vesicular.

É fundamental a determinação da frequência respiratória em pacientes com suspeita de pneumonia, pois a presença de taquipneia, principalmente se acima de 30 incursões por minuto, correlaciona-se fortemente a gravidade do quadro e risco de óbito.

Sempre é necessária uma avaliação completa do paciente (e não apenas do sistema respiratório), incluindo idade, dados epidemiológicos, antecedentes e identificação de comorbidades, como DPOC, rinite, sinusite, laringite, bronquiectasias, asma brônquica, diabetes, alcoolismo, desnutrição, síndrome da imunodeficiência adquirida (AIDS), insuficiência cardíaca, neoplasia maligna, condições que possibilitem aspiração de substâncias exógenas ou endógenas, uso de corticosteroides e de outros medicamentos, principalmente antibióticos.

O conjunto desses dados torna possível, inclusive, diagnóstico etiológico "presuntivo" na maioria dos pacientes, para escolha do esquema terapêutico mais adequado.

Fatores de risco para pneumonias adquiridas na comunidade

- Tabagismo
- Consumo de bebidas alcoólicas
- Dentes em mau estado de conservação
- Desnutrição
- Envelhecimento
- DPOC
- Insuficiência cardíaca
- Micro e macroaspiração
- Imunossupressão
- Fatores ambientais.

A indicação do agente etiológico pode ser direcionada por dados da história e do exame físico.

O Quadro 38.8 mostra dados que sinalizam para um provável agente etiológico. Não dão uma certeza absoluta do agente, mas podem, em algumas situações, direcionar o possível tratamento.

Diagnóstico

Não se deve retardar a instituição do tratamento em função da realização de exames para identificação de causa. Vários são os estudos que mostram que é frequente o insucesso na busca

Quadro 38.8 História clínica e achados do exame físico indicadores da provável etiopatogenia.

	Indicadores	Patógenos prováveis
Exposição ambiental	Ar-condicionado (aquecimento, refrigeração), estadia recente em hotel, hospital	*Legionella* spp.
	Presença em região de vendaval e furacão, e região silvestre	*Coccidioides immitis*
	Surto de pneumonia em abrigo, quartel, prisão	*Streptococcus pneumoniae, M. tuberculosis, Chlamydia pneumoniae*
	Residência em asilo ou clínica de apoio	*S. pneumoniae*, bacilos gram-negativos, *H. influenzae*, anaeróbios, *Chlamydia, M. tuberculosis*
	Permanência e visitas a cavernas, escavações, ruínas abandonadas	*Histoplasma capsulatum*
Exposição a animais	Gatas parturientes, vacas, ovelhas e cabras	*Coxiella burnetii* (febre Q)
	Galináceos, patos, marrecos, perus e psitacídeos (papagaios, araras, cacatuas)	*Chlamydia psittaci*
	Contato com pássaros em geral	*Chlamydia psittaci, H. capsulatum, Cryptococcus neoformans*
	Contato com coelhos	*Francisella tularensis*
Viagens	Sudeste Asiático (Tailândia, Vietnã, Camboja)	*Burkholderia* (pseudômonas), *pseudomallei* (meliodose)
Exposição na comunidade	Surto de *influenza*	*Influenza, S. pneumoniae, S. aureus, H. influenzae*
Exposição ocupacional	Profissional da saúde em grandes centros urbanos	*M. tuberculosis*, vírus respiratório, coronavírus/pneumonia asiática
Fatores relacionados ao hospedeiro	Alcoolismo	*Streptococcus pneumoniae* (considerar cepas resistentes), anaeróbios, *M. tuberculosis*, bacilos gram-negativos (*Klebsiella pneumoniae*), *S. aureus*
	Tabagismo	*S. pneumoniae, H. influenzae, Moraxella catarrhalis, Legionella* spp.
	Aspiração (volumosa)	Anaeróbios, pneumonite química, obstrução
	Doença estrutural do pulmão	*P. aeruginosa, P. cepacia, S. aureus*
	Obstrução endobrônquica	Anaeróbios
	Antibioticoterapia recente	*P. aeruginosa, S. pneumoniae* resistente
	Terapia com anticorpo monoclonal anti-TNF	*M. tuberculosis*
	Anemia falciforme, esplenectomia	*S. pneumoniae*
Achados no exame físico geral	Doença periodontal, expectoração fétida	Anaeróbios, infecção mista
	Miringite bolhosa	*Mycoplasma pneumoniae*
	Alterações da consciência, convulsão recente	Infecção mista (aeróbios/anaeróbios orais)
	Encefalite, meningoencefalite	*M. pneumoniae, C. burnetii, Legionella* spp.
	Ataxia cerebelar	*M. pneumoniae, C. burnetii, Legionella* spp.
	Eritema multiforme	*Mycoplasma pneumoniae*
	Eritema nodoso	*Chlamydia pneumoniae*
	Ectima gangrenoso	*P. aeruginosa, Serratia marcescens*
	Nódulos cutâneos (abscessos) + achados neurológicos (sistema nervoso central)	*Nocardia* spp.

TNF: fator de necrose tumoral.

do agente etiológico, a despeito dos avanços nos exames de imagem e microbiológicos.

Na maioria dos pacientes, não se consegue comprovar o agente etiológico e a escolha do tratamento antimicrobiano faz-se por avaliação de outros fatores, como a gravidade do quadro clínico e o local em que o paciente se encontra (Quadro 38.9).

Diagnóstico etiológico

Diagnóstico etiológico "de certeza" pode ser difícil ou impossível, mesmo quando se lança mão de exames laboratoriais sofisticados, aliás, nem sempre disponíveis. A identificação do agente infeccioso pode ser feita pelo exame de escarro, mas não se pode esquecer de que é frequente a contaminação desse material pela flora normal das vias respiratórias superiores, pela boca e pela faringe. A obtenção de material para exame bacteriológico por broncoscopia, embora mais difícil do ponto de vista técnico, revela resultados mais confiáveis. Isolamento de agentes virais apresenta dificuldades ainda maiores e, em geral, só é feito em casos especiais.

Exame radiológico

Apesar das sugestões de etiologia quando da associação de dados da história e do exame físico, conforme o Quadro 38.8, eles não possibilitam o diagnóstico de certeza da pneumonia, embora, por outro lado, o exame físico do sistema respiratório normal e a ausência de alterações dos sinais vitais tornem o diagnóstico menos provável. Assim, os exames de imagem são fundamentais para confirmação ou exclusão de pneumonia. O padrão radiográfico mais frequente nas pneumonias são as opacidades alveolares (Figuras 38.6 e 38.7).

Quadro 38.9 Patógenos mais comuns na pneumonia adquirida na comunidade (PAC), de acordo com o local em que se encontra o paciente.

PAC ambulatorial (leve)	Internados (não em UTI)	Internados em UTI (graves)
S. pneumoniae *M. pneumoniae* *C. pneumoniae* *H. influenzae* *Legionella* sp.	*S. pneumoniae* *M. pneumoniae* *C. pneumoniae* Vírus respiratórios *H. influenzae*	*S. pneumoniae* Bacilos gram-negativos *H. influenzae* *Legionella* sp. *S. aureus*

UTI: unidade de terapia intensiva.

Radiografia de tórax em posições posteroanterior e perfil

Constitui o exame de imagem de escolha na abordagem inicial da PAC, em função de sua ótima relação custo-efetividade, das baixas doses de radiação e da ampla disponibilidade. A radiografia de tórax, além de essencial para o diagnóstico, auxilia na avaliação da gravidade, identifica comprometimento multilobar e pode sugerir etiologias alternativas, tais como abscesso e tuberculose (TB). Pode indicar também condições associadas, como derrame pleural, além de monitorar a resposta ao tratamento.

O padrão radiológico não prediz o agente causal – se lobar, broncopneumônico ou intersticial.

Derrames pleurais significativos (com 5 cm ou mais, identificados na projeção lateral em ortostatismo a partir do sulco posterior) devem ser puncionados.

A ultrassonografia é útil nos derrames pequenos e suspeitos de loculação.

A radiografia de tórax deve ser repetida após 6 semanas do início dos sintomas em tabagistas com mais de 50 anos e nos casos de persistência dos sintomas ou achados anormais ao exame físico. A persistência de achados radiológicos nestes casos requer investigação adicional.

Tomografia computadorizada

É o método mais sensível na identificação de infecção pulmonar, porém tem custo elevado e alta exposição à radiação. Exame útil quando a acurácia da radiografia de tórax é baixa, como em pacientes obesos, imunossuprimidos ou com alterações radiológicas prévias. Importante para a avaliação de complicações da PAC, como abscesso de pulmão e na investigação da má resposta clínica ao tratamento.

Exames laboratoriais

- Hemograma completo: útil como critério de gravidade e resposta terapêutica

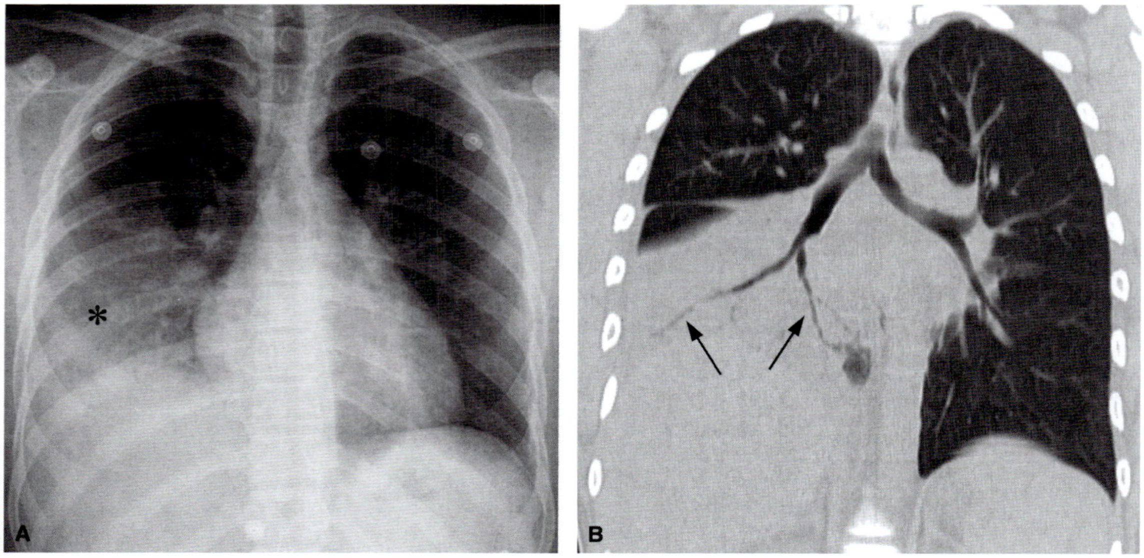

Figura 38.6 Pneumonia lobar. **A.** Radiografia do tórax em PA. **B.** Tomografia computadorizada do tórax em janela de pulmão, com reformatação no plano coronal, observando-se extensa consolidação com broncogramas respiratórios, comprometendo o lobo inferior direito em **A** (*asterisco*), mais bem evidenciados os broncogramas na imagem tomográfica em **B** (*setas*).

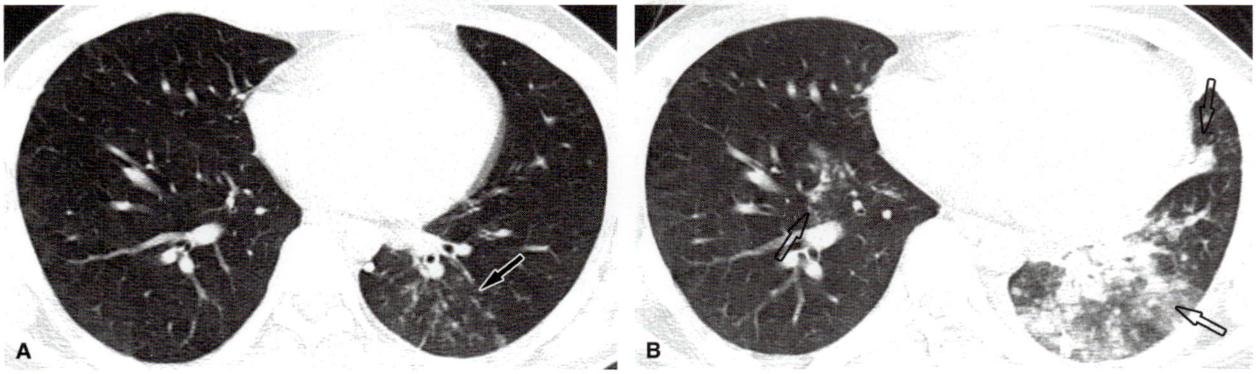

Figura 38.7 Broncopneumonia. Imagens de tomografia computadorizada do tórax em paciente com leucemia mieloide aguda, neutropênico febril, apresentando broncopneumonia. **A.** Após início dos sintomas, observam-se alguns micronódulos do espaço respiratório comprometendo o segmento basal posterior do lobo inferior esquerdo (*seta*). **B.** Após 5 dias, observa-se importante piora do quadro tomográfico, com evolução para consolidações que comprometem praticamente todo o lobo inferior esquerdo, o lobo inferior direito e a língula (*setas*).

- Ureia: quando valor acima de 50 mg/dℓ, sinaliza gravidade
- Proteína C reativa: marcador de atividade inflamatória com valor prognóstico se o valor se mantiver elevado 3 a 4 dias após iniciado o tratamento. Se a redução for menor que 50% do valor inicial, sugere pior prognóstico ou presença de complicações. Não há dados consistentes para utilizá-la como um guia na decisão da utilização ou não de antibióticos
- Procalcitonina: eleva-se dentro de 2 horas após o estímulo bacteriano, mais rapidamente do que a elevação da proteína C reativa, sendo ainda mais específica para infecções bacterianas. Pouco disponível.

Estudos mais recentes têm demonstrado uma melhora significativa na acurácia diagnóstica quando acrescentaram a dosagem de procalcitonina e proteína C reativa aos sinais e sintomas clínicos nos pacientes com suspeita de PAC atendidos na assistência primária e na emergência.

Investigação etiológica

Não é necessária nos casos de PAC tratados ambulatorialmente. Pesquisar a etiologia somente em pacientes com PAC grave ou não respondedores à terapia empírica inicial.

- Exame direto e cultura de amostras de escarro: um estudo mostrou que a sensibilidade e a especificidade do exame de escarro foram 62,5 e 91,5% para *Streptococcus pneumoniae*, 60,9 e 95,1% para *Haemophilus influenzae*, 68,2 e 96,1% para *Moraxella catarrhalis*, 39,5 e 98,2% para *Klebsiella pneumoniae*, 22,2 e 99,8% para *Pseudomonas aeruginosa*, 9,1 e 100% para *Staphylococcus aureus*. Destaca-se nesse estudo que o tratamento dos casos nos quais o patógeno foi identificado foi semelhante ao tratamento iniciado empiricamente
- Hemocultura
- Testes para detecção de antígenos urinários para *S. pneumoniae* e *Legionella* sp.
- Testes moleculares: as recomendações para o emprego de testes moleculares na atualidade incluem: (1) teste rápido para *influenza*; (2) teste molecular rápido para *M. tuberculosis*; (3) teste rápido para vírus respiratórios que podem causar PAC ou infecção respiratória baixa; e (4) teste rápido para detectar patógenos atípicos (*M. pneumoniae, C. pneumoniae, Legionella* sp. e *B. pertussis*). O teste molecular chamado "painel respiratório" detecta 20 patógenos respiratórios, sendo 17 vírus e três bactérias (*Mycoplasma pneumoniae, Chlamydophila pneumoniae* e *Bordetella pertussis*)
- Testes sorológicos e cultura para germes atípicos
- Coleta de amostras de forma invasiva via broncoscopia, aspiração endotraqueal ou toracocentese, em casos com derrame pleural.

Avaliação da gravidade da pneumonia adquirida na comunidade

Os escores de avaliação de gravidade validados são:

- *Pneumonia Severity Index* (PSI)
- CURB-65
- CRB-65
- Diretrizes da American Thoracic Society/Infectious Diseases Society of America (ATS/IDSA) 2007

> *Pneumonia Severity Index* (PSI)
>
> **Escore de pontos utilizado no *Pneumonia Severity Index***
> Os pacientes com diagnóstico de PAC devem ser avaliados quanto à gravidade da doença, o que vai orientar a decisão do local do tratamento, a intensidade da investigação etiológica e a escolha do antibiótico (Quadro 38.10).
>
> Por sua simplicidade, aplicabilidade e facilidade de uso, as Diretrizes Brasileiras para pneumonia adquirida na comunidade em adultos imunocompetentes sugerem a utilização do escore CURB-65 (C: confusão mental; U: ureia > 50 mg/dℓ; R: frequência respiratória ≥ 30 irpm; B: pressão arterial sistólica < 90 mmHg ou diastólica ≤ 60 mmHg; idade ≥ 65 anos) (Figura 38.8), ou a sua versão simplificada, CRB-65 (Figura 38.9), para a estratificação da gravidade na atenção primária e na emergência.

> CURB-65 e CRB-65
>
> As diretrizes brasileiras para PAC em adultos imunocompetentes sugerem a utilização desses escores por sua simplicidade, aplicabilidade imediata e facilidade de uso, porém não incluem comorbidades; nesse caso, o julgamento clínico é essencial. O CURB-65 varia de 0 a 5; os pontos são calculados assinalando 1 ponto para cada item presente:
> - **C**onfusão mental (escore ≤ 8, segundo o *Abbreviated Mental Test Score*)
> - **U**reia > 50 mg/dℓ
> - Frequência **R**espiratória > 30 ciclos/min
> - ***B**lood pressure*: pressão arterial sistólica < 90 mmHg ou pressão arterial diastólica < 60 mmHg
> - Idade ≥ 65 anos.

Quadro 38.10 Etapas para a determinação do local do tratamento de pacientes com pneumonia adquirida na comunidade.

1. Avaliar a presença de doenças associadas
2. Avaliar CRB-65
3. Avaliar o grau de oxigenação e o comprometimento radiológico
   - Sp_{O_2} < 90%: indicação de internação
   - Radiografia de tórax
   - Extensão radiológica
   - Derrame pleural suspeito de empiema
4. Avaliar os fatores sociais e cognitivos
   - Ausência de familiar ou cuidador
     - Necessidade de observação da resposta ao tratamento
   - Capacidade de compreender a prescrição
5. Avaliar os fatores econômicos
   - Acesso aos medicamentos
   - Retorno para avaliação
6. Avaliar a aceitabilidade da medicação oral
7. Julgamento clínico

CRB-65: confusão mental (escore ≤ 8 no teste mental abreviado); frequência respiratória ≥ 30 ciclos/min; pressão arterial sistólica < 90 mmHg ou pressão arterial diastólica ≤ 60 mmHg; e idade ≥ 65 anos. (Fonte: Conde e Souza, 2009.)

- SMART-COP (pressão sanguínea **S**istólica, envolvimento **M**ultilobar, **A**lbumina, frequência **R**espiratória, **T**aquicardia, **C**onfusão mental, **O**xigenação e **p**H)
- *Severe Community-Acquired Pneumonia* (SCAP).

Os três últimos estão relacionados a pneumonia grave e internação em UTI e não serão abordados aqui.

Diagnóstico diferencial

TROMBOEMBOLLIA/INFARTO PULMONAR. Às vezes, é difícil saber se estamos diante de um caso de tromboembolia/infarto pulmonar ou pneumonia. Isso porque o quadro clínico pode ser semelhante, com tosse, dor torácica tipo pleurítico e dispneia, embora com febre mais baixa. Hemoptise ou escarro hemoptoico são mais frequentes, e a existência de fatores de risco para formação de trombos pode ser um dado importante na elucidação do quadro.

NEOPLASIAS MALIGNAS. Pacientes que apresentam pneumonias de repetição em um mesmo local ou pneumonia de resolução lenta devem ser investigados para tumores malignos pulmonares, sendo o carcinoma bronquioloalveolar o de apresentação radiológica mais semelhante. Outras apresentações como nódulo único ou múltiplos, massa, cavitação, atelectasia e derrame pleural também causam dúvidas no diagnóstico.

BRONQUIOLITE OBLITERANTE. A bronquiolite obliterante com pneumonia em organização (BOPO) é uma síndrome clinicopatológica caracterizada por fibrose bronquiolar e peribronquiolar com proliferação intraluminal de tecido conjuntivo que se estende para os alvéolos, causando limitação ao fluxo respiratório. Na forma idiopática, a doença é chamada "pneumonite organizante criptogênica", que é a apresentação mais frequente. O quadro clínico é de tosse não produtiva persistente, dispneia, perda de peso, hemoptise, febre e mal-estar.

TUBERCULOSE PULMONAR. Em sua apresentação inicial, a tuberculose pulmonar pode manifestar-se com quadro de opacidade alveolar, simulando pneumonia bacteriana. Isso exige atenção especial, pois o tratamento para pneumonia pode retardar o diagnóstico de tuberculose, o que pode ser responsável por evolução mais grave da doença.

EDEMA PULMONAR. Principalmente quando é unilateral e localizado, pode ser difícil ser diferenciado de pneumonia bacteriana, do ponto de vista radiológico.

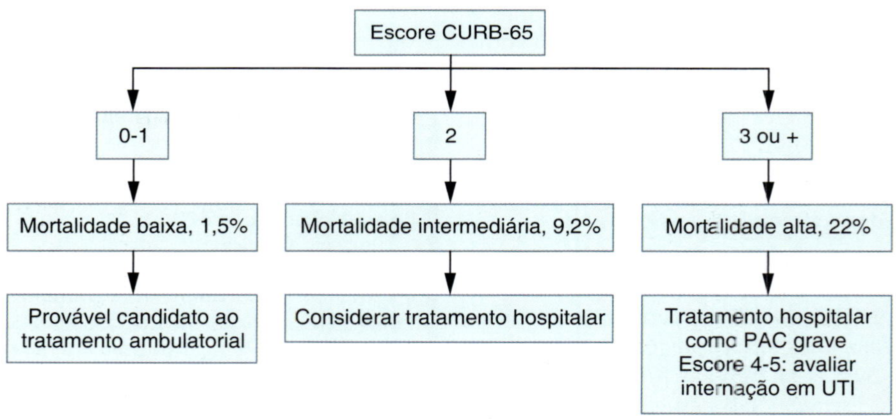

Figura 38.8 Escore de avaliação CURB-65. PAC: pneumonia adquirida na comunidade; UTI: unidade de terapia intensiva. (Fonte: Conde e Souza, 2009.)

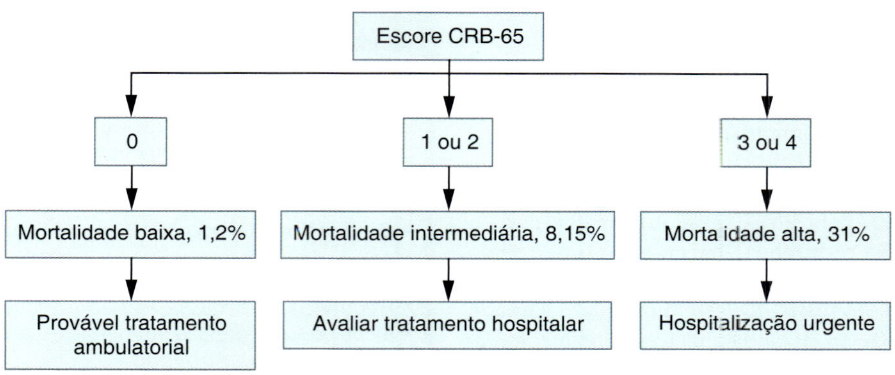

Figura 38.9 Escore de avaliação CRB-65. (Fonte: Conde e Souza, 2009.)

ATELECTASIA PULMONAR. Quando afeta um lobo ou um segmento pulmonar, deve entrar no diagnóstico diferencial das pneumonias. A ausência de febre é um dado importante.

COLECISTITE, ABSCESSO SUBFRÊNICO, PANCREATITE AGUDA, ABSCESSO HEPÁTICO AMEBIANO. Devem entrar no diagnóstico diferencial das pneumonias localizadas nos lobos inferiores dos pulmões.

Pneumonia nosocomial

A denominação "pneumonia nosocomial" (Quadro 38.11), refere-se a dois tipos – PRCS e PAVM –, que são complicações frequentes em pacientes hospitalizados, principalmente naqueles admitidos nas UTI.

É a segunda infecção hospitalar mais comum e a primeira em termos de morbidade, mortalidade e custos.

A PRCS é aquela que ocorre após 48 horas da admissão hospitalar, por germe que não estava incubado, sem ter relação com procedimentos médicos, não se relacionando à intubação endotraqueal e à ventilação mecânica.

Pacientes com pneumonia que estiveram hospitalizados em unidades de pronto-atendimento por 2 ou mais dias nos 90 dias precedentes, os provenientes de instituições de longa permanência ou de instituições de saúde, os que receberam antibióticos por via intravenosa (IV), quimioterapia, ou tratamento de escaras nos 30 dias anteriores à doença, ou aqueles que estão em tratamento em clínicas de diálise também estão incluídos nessa classificação.

O principal fator de risco para o surgimento de pneumonia nosocomial é a ventilação mecânica (PAVM). É a pneumonia que surge 48 a 72 horas após intubação endotraqueal e suporte ventilatório invasivo. Entre os principais fatores responsáveis por PAVM, destaca-se a aspiração de secreções de bucofaringe, do condensado formado no circuito do respirador ou do conteúdo gástrico colonizado por bactérias patogênicas. Outros fatores que também contribuem são: formação de um biofilme de bactérias no interior do tubo, vazamentos ao redor do balonete e intubações repetidas.

Infiltrado pulmonar recente ou progressivo, observado na radiografia do tórax, associado a febre acima de 38°C, leucocitose ou leucopenia e secreção traqueal purulenta são os principais sinais sugestivos de PAVM.

O exame radiológico é imperativo e deve ser feito diariamente nos pacientes intubados e em prótese ventilatória. Devem ser coletadas duas amostras de sangue para hemocultura, preferencialmente durante o pico febril, com amostras de diferentes locais de punção.

A coleta de amostras de secreções das vias respiratórias inferiores para cultura quantitativa deve ser feita, sempre que possível, antes do início da terapêutica antimicrobiana.

Quadro 38.11 Fatores de risco para pneumonia nosocomial.

- Internação recente prolongada (5 dias ou mais)
- Uso de antibióticos por mais de 24 h nos últimos 15 dias
- Fatores de risco para colonização de orofaringe por agentes potencialmente resistentes (neurocirurgia, SARA, traumatismo craniano, uso de corticosteroides)
- Residência em asilo ou similar
- Alta frequência de resistência bacteriana na comunidade ou na unidade hospitalar
- Imunodeficiência ou imunossupressão
- Gravidade/instabilidade hemodinâmica
- Internação na UTI

SARA: síndrome da angústia respiratória aguda; UTI: unidade de terapia intensiva.

Nos pacientes em ventilação mecânica, procedimentos invasivos, como lavado broncoalveolar e escovado protegidos por meio de broncoscopia, estão indicados.

Considera-se de baixo risco para patógenos resistentes os pacientes internados por um período inferior a 5 dias, sem uso prévio de antibiótico e sem outros fatores de risco para colonização da bucofaringe por patógenos multirresistentes.

Os principais agentes são: *Streptococcus pneumoniae*, *Haemophilus influenzae*, *S. aureus* sensível à oxacilina e enterobactérias sensíveis (*Escherichia coli*, *Klebsiella pneumoniae*, *Proteus* sp., *Serratia marcescens*).

No grupo de alto risco para patógenos resistentes, encontram-se os pacientes hospitalizados há mais de 5 dias, aqueles em uso de antibiótico nos últimos 15 dias, ou que apresentam outros fatores de risco para colonização da bucofaringe por agentes potencialmente resistentes, tais como: neurocirurgia, síndrome da angústia respiratória aguda (SARA), trauma craniano, uso de corticosteroide e ventilação mecânica prolongada. A patogênese das pneumonias nosocomiais é descrita na Figura 38.10.

Os critérios para o diagnóstico de PAVM são: aumento do número de leucócitos totais, aumento e mudança do aspecto da secreção traqueal, piora ventilatória, usando-se como referência a relação Pa_{O_2}/Fi_{O_2}, febre ou hipotermia e ausculta compatível com consolidação, sempre comparando com o período anterior à suspeita de PAVM.

A radiografia de tórax à beira do leito, apesar de apresentar baixas especificidade e sensibilidade, deve ser obtida, pois pode mostrar nova opacidade no parênquima pulmonar não evidenciada em exame anterior à suspeita. Não há estudos que documentem o papel da tomografia de tórax no diagnóstico da PAVM, mas ela pode ser utilizada considerando-se o risco/benefício nos casos em que a radiografia de tórax é inconclusiva.

Culturas de secreções respiratórias não têm valor na ausência de sinais clínicos e radiológicos, e amostras não devem ser coletadas sem haver suspeita clinicorradiológica de PAVM.

A opção pelo início do tratamento antimicrobiano não deve aguardar os resultados de cultura e deve ser pautada nos dados clinicolaboratoriais e radiológicos.

Para otimização do valor diagnóstico das culturas (hemoculturas e culturas de secreções respiratórias), estas devem ser coletadas antes do início da administração de antimicrobianos. Os resultados da cultura de secreções respiratórias, quantitativas, devem ser usados para ajuste de tratamento iniciado empiricamente. A coleta de material, lavado brônquico ou broncoalveolar por meio da broncofibroscopia deve ser avaliada para ajustes no esquema antimicrobiano, desde que o estado clínico do paciente possibilite a realização do procedimento. Caso contrário, os aspirados traqueais podem ser usados; porém, em pneumonias que acometam apenas um lobo, a acurácia diagnóstica é reduzida.

Pacientes com pneumonia cujas culturas quantitativas identificaram o agente e seu perfil de sensibilidade podem ter o tratamento escalonado, modificando para monoterapia.

Pneumonia por aspiração gástrica e outros agentes

Pneumonia por aspiração do suco gástrico também é conhecida como "pneumonia por aspiração péptica" e "síndrome de Mendelson". Alguns pacientes submetidos a anestesia ou endoscopia podem aspirar, após refluxo gastresofágico, certa quantidade de

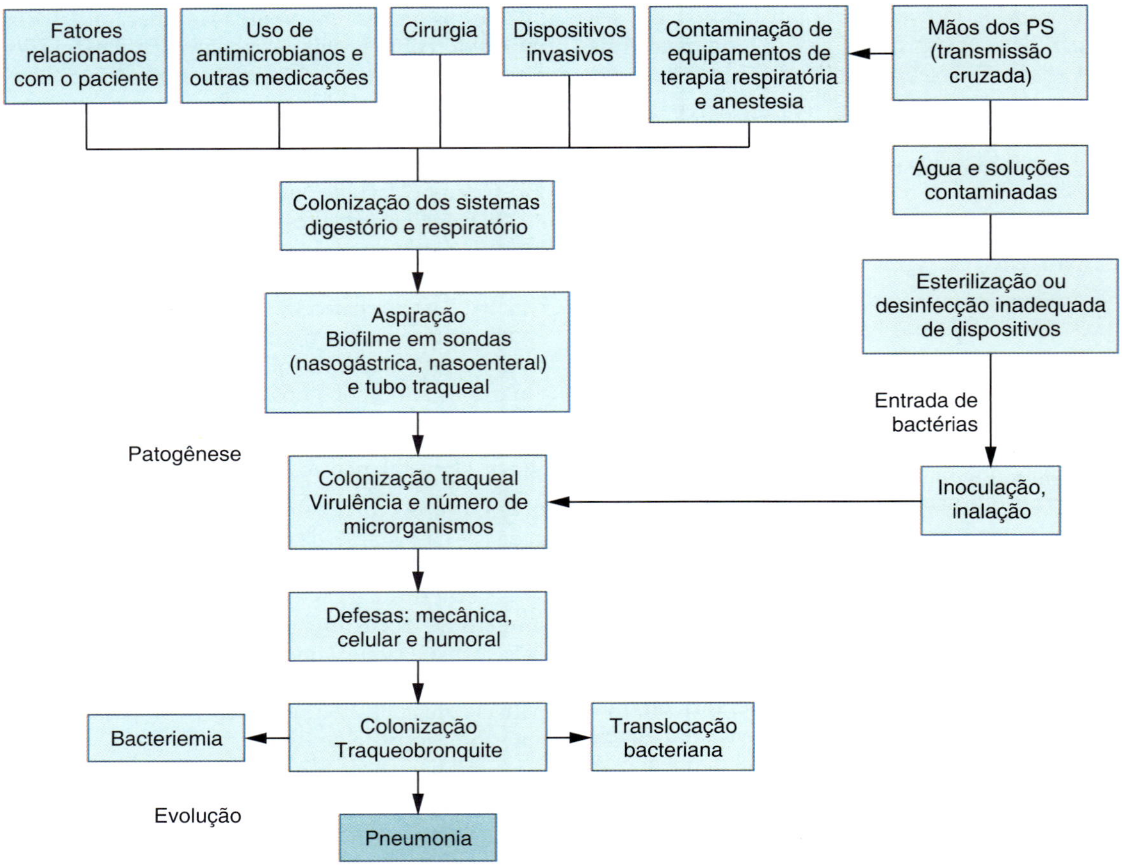

Figura 38.10 Patogênese da pneumonia relacionada com assistência à saúde e possíveis alvos para prevenção. Estágio 1: colonização e invasão do trato respiratório inferior. Estágio 2: interação das defesas do paciente com o microrganismo (número de bactérias, virulência *versus* defesas mecânica, humoral e celular). Estágio 3: evolução (colonização, traqueobronquite ou pneumonia). PS: profissionais da saúde. (Adaptada de Craven et al., 2007.)

suco gástrico sem maiores consequências. Outras vezes, podem surgir complicações pulmonares, resultantes não só da quantidade como também da qualidade do material aspirado, e principalmente das condições prévias do pulmão afetado.

A anestesia geral, sobretudo quando o doente está curarizado, dificulta a contração do diafragma e dos músculos expiratórios indispensáveis ao ato expulsivo da tosse. Sempre que há supressão ou redução do reflexo tussígeno, o conteúdo gástrico tende a refluir para o esôfago e ser aspirado para a traqueia. As situações que mais comumente interferem nesse mecanismo são: (1) perda de consciência, etilismo, crises epilépticas, intoxicação barbitúrica, sonoterapia, acidente vascular cerebral, traumatismo craniano; (2) disfagia por alterações funcionais ou orgânicas do esôfago, fístulas traqueoesofágicas e neoplasias; (3) doenças neurológicas: esclerose múltipla, doença de Parkinson e miastenia; (4) interrupções das barreiras habituais de defesa: sonda nasogástrica, intubação traqueal e traqueostomia; (5) vômitos prolongados e/ou repetidos.

A localização do material aspirado depende do decúbito do paciente, sendo os segmentos mais sujeitos à ação da gravidade os mais acometidos. A posição do brônquio-fonte à direita, quase em continuação com a traqueia, facilita a penetração do material nesse lado do tórax.

Sinais e sintomas

Essas pneumonias podem manifestar-se sob as formas aguda e grave, quando o material aspirado alcança certo volume. Desde que o refluxo seja discreto, fracionado, a doença pode até passar despercebida e ser difícil de se diagnosticar.

As pessoas idosas estão sempre mais sujeitas a esses episódios.

Nos casos agudos, 1 a 2 horas após o material ser aspirado, surgem broncospasmo, tosse com expectoração espumosa rosada, cianose, dispneia, taquipneia e queda de pressão. Além disso, a febre é comum. A ausculta revela roncos e sibilos disseminados, simulando crise de asma brônquica. Pode haver também hipoxemia grave evoluindo para SARA, com alto índice de mortalidade.

No diagnóstico diferencial, além das outras pneumonias, deve-se incluir o tromboembolismo, o infarto pulmonar e a atelectasia pós-operatória.

Exames complementares

Radiologicamente, nas formas agudas, os infiltrados são bilaterais, de distribuição simétrica, predominando nos lobos inferiores, o que lembra o pulmão de estase. Nas crônicas, a imagem costuma ser única, densa, preferindo os segmentos basais dos lobos inferiores, principalmente os da direita. Essas lesões, às vezes, podem escavar-se.

Pneumonias por substâncias oleosas

As substâncias oleosas capazes de provocar pneumonia podem ser de natureza mineral, vegetal ou animal (leia o caso clínico 2, *Pneumonias*).

Acesse o conteúdo *online*:
http://uqr.to/20web

Aspiração de óleo mineral

Pacientes com constipação intestinal crônica e uso frequente de óleo mineral como laxativo podem aspirá-lo. A redução do reflexo da tosse favorece a aspiração de tais substâncias, como costuma acontecer com pacientes idosos, debilitados e portadores de doença crônica. As manifestações clínicas dependem da natureza e da quantidade de óleo aspirado. As queixas são tosse, expectoração e dispneia. À ausculta, verificam-se estertores crepitantes disseminados ou localizados. Nem sempre a história do paciente faz essa etiologia ser lembrada. Convém, nos casos suspeitos, particularmente em pessoas idosas, indagar insistentemente quanto ao uso de laxantes oleosos, sobretudo ao deitar.

ABSCESSO PULMONAR

Abscesso pulmonar é um processo infeccioso em uma área de parênquima pulmonar na qual ocorrem supuração, necrose e formação de cavidade. É mais comum em homens com idade entre 30 e 50 anos, e pode ser dividido em primário (decorrente de aspiração ou embolia séptica) e secundário (consequente a neoplasia maligna, complicação de cirurgia ou imunossupressão).

O abscesso primário é o mais comum (ocorre em 80% dos casos), e, na maioria dos casos de abscesso primário por aspiração, o agente etiológico é um microrganismo anaeróbio presente em gengivas com dentes em mau estado como os gram-negativos (*Fusobacterium nucleatum*, *Prevotella melaninogenica*, *Prevotella intermedia*, *Prevotella oralis*, grupo do *Bacterioides fragillis*) ou os gram-positivos (*Peptostreptococcus* sp., *Streptococcus* anaeróbico, *Streptococcus* microaerofílico) de modo isolado ou acompanhados de aeróbios (*Streptococcus pyogenes*, *Staphylococcus aureus*, *Klebsiella pneumoniae*, *Escherichia coli*, *Pseudomonas aeruginosa*).

De 7 a 14 dias após a aspiração do material da orofaringe, o paciente desenvolve um quadro agudo de pneumonite anaeróbica, o qual, se não tratado adequadamente, evolui para uma pneumonia necrosante, induzindo resposta inflamatória fibrosante que limita o processo infeccioso.

A evolução para a formação da cavidade característica do abscesso pulmonar pode ser de maneira subaguda (até 30 dias) ou crônica (mais de 30 dias).

Outro mecanismo de abscesso primário é por êmbolo séptico, a partir de uma endocardite infecciosa no lado direito do coração ou de disseminação hematogênica de uma tromboflebite infecciosa. É menos comum que o abscesso pulmonar primário por aspiração e tem como principal agente etiológico o *Staphylococcus aureus*.

Em adultos com desnutrição, diabéticos ou etilistas, os microrganismos mais encontrados são *Klebsiella pneumoniae*, *Haemophilus influenzae*, *Streptococcus millen*, *Streptococcus haemolyticus*, *Actinomyces israellii* e *Legionella* sp. Nos indivíduos HIV-soropositivos, predominam bacilos gram-negativos e *Nocardia*.

A pneumonite anaeróbica e a pneumonia necrosante anaeróbica são clinicamente semelhantes e se apresentam como síndromes febris agudas, podendo evoluir rapidamente e de modo grave. Já o abscesso pulmonar por anaeróbio tem curso clínico insidioso. A tosse com escarro pútrido é bastante sugestiva de abscesso pulmonar.

Outros sinais e sintomas são: hemoptise, febre, sudorese noturna, anorexia, dor pleurítica e perda de peso. À anamnese, deve ser investigada a presença de comorbidades e de fatores de risco para aspiração (alteração do sensório, disfagia, etilismo, convulsão, engasgos frequentes, "superdosagem" de substâncias e medicamentos, anestesia geral, vômito e distúrbios neurológicos, como acidente vascular cerebral, miastenia grave, esclerose lateral amiotrófica ou processos bulbares), para câncer de pulmão (tabagismo) e infecção pelo HIV.

No exame físico, atenção deve ser dada à avaliação do estado dos dentes, infecção crônica das gengivas ou da faringe. Abscesso pulmonar primário por aspiração em indivíduo sem dentes é raro.

A febre não costuma ultrapassar 38,5°C, e a higiene oral quase sempre é precária. Pode haver alteração do sensório e baqueteamento digital. Nos casos em que ocorre empiema associado ao abscesso pulmonar (30% dos casos), o exame físico pode evidenciar derrame pleural. Quando o agente causal do abscesso é um germe aeróbio, a clínica é semelhante à da pneumonia bacteriana com febre alta, evolução mais rápida e grave, em geral, não acompanhada de escarro pútrido.

Nos primeiros dias após a aspiração, a pneumonite anaeróbica se apresenta radiologicamente como uma broncopneumonia que evolui para imagem cavitada única, em um (mais comum) ou mais lobos pulmonares, habitualmente do mesmo pulmão, com ou sem nível hidroaéreo, sendo a parede interior da cavidade de aspecto liso. Pode haver aumento de linfonodo hilar ou mediastinal regional. Uma vez que a maioria aspira em posição supina, o abscesso primário aspirativo tipicamente ocorre nos segmentos basais ou no segmento superior (segmento 6) dos lobos inferiores ou nos segmentos posteriores dos lobos superiores. Abscesso em local diferente deve levantar a suspeita de mecanismo embólico ou abscesso pulmonar secundário a outra causa que não a aspiração.

O abscesso primário embólico se apresenta como uma ou mais imagens cavitadas, na maior parte das vezes com bordas finas, apresentando pouca reação parenquimatosa adjacente.

Antes de evoluir para o abscesso, a consolidação pneumônica causada pela *Klebsiella pneumoniae* frequentemente desloca a cissura para baixo. Já os focos pneumônicos causados pelo *Staphylococcus aureus* evoluem com cavitação em horas, sendo prudente no acompanhamento desses pacientes a realização de mais de uma radiografia de tórax por dia na fase inicial. De modo eventual, o paciente com abscesso pulmonar é avaliado radiologicamente antes que haja comunicação entre o foco pulmonar necrosado e o brônquio, ou seja, antes da drenagem parcial do material necrótico responsável por nível hidroaéreo na radiografia. Nesses casos, o abscesso se apresenta como um nódulo ou massa pulmonar (abscesso não cavitado).

A radiografia simples de tórax em incidências posteroanterior e perfil deve ser o exame de imagem inicial de pacientes com suspeita clínica de abscesso pulmonar. A TCAR somente está indicada quando, na radiografia, não é possível distinguir se a imagem corresponde a um hidropneumotórax (septado ou não) ou grande abscesso pulmonar. Também está indicada a TCAR na suspeita de neoplasia maligna associada e nos abscessos com localização atípica (imagem em lobos superiores ou segmentos anteriores).

Entre os exames complementares, o aumento da velocidade de hemossedimentação e da proteína C reativa, a anemia de inflamação crônica e a leucocitose com granulações tóxicas nos neutrófilos são os mais relevantes.

A cultura e a microbiologia de escarro espontâneo, do aspirado transtraqueal ou do lavado broncoalveolar não são úteis nos abscessos primários de mecanismo aspirativo. Exames de secreção pulmonar podem ter valor nos casos em que o

Pneumonias em pacientes imunossuprimidos

As complicações pulmonares são a maior causa de morbidade e mortalidade em pacientes imunossuprimidos.

As múltiplas opções terapêuticas para pacientes portadores de enfermidades malignas, com destaque para os vários regimes de quimioterapia e o crescente uso de órgãos para transplantes ou de transplantes de células hematopoéticas, assim como o incremento da sobrevida dos pacientes com doenças autoimunes, têm aumentado o grupo de hospedeiros imunodeprimidos. Entre os adultos, a imunossupressão é mais comumente vista em pacientes com leucemia, linfoma e AIDS, assim como em pacientes submetidos à terapia imunodepressora.

As pneumonias causadas por fungos são uma das infecções mais graves nos pacientes imunossuprimidos. Habitualmente, a localização pulmonar é decorrente de uma disseminação sistêmica do fungo. O uso em larga escala de antibióticos e os períodos prolongados de granulocitopenia, além da corticoterapia, são fatores extremamente importantes na ocorrência de infecção fúngica.

O fungo mais frequentemente encontrado é o *Aspergillus* sp., que leva a um quadro de aspergilose invasiva; outros agentes que podem estar envolvidos são: *Mucor, Fusarium, Rhizopus, Petriellidium, Pneumocystis jirovecii* (antes denominado *Pneumocystis carinii*), *Cryptococcus, Histoplasma, Coccidioides* e *Candida*. Ao contrário das infecções bacterianas, por citomegalovírus ou por *P. jirovecii*, nas quais as condutas profiláticas têm reduzido a incidência dessas doenças, a aspergilose invasiva tem apresentado um aumento progressivo do número de casos. Na maioria das vezes, ela é restrita aos pulmões, embora seja bastante significativa a parcela de pacientes que desenvolvem sinusite e infecção do sistema nervoso central. Os sintomas mais frequentes são tosse e dispneia, dor pleurítica ou mesmo hemoptise, e a doença pode manifestar-se apenas como quadros febris em pacientes que não respondem à antibioticoterapia. Entretanto, o achado mais significativo pode ser visto na radiografia e na TC de tórax: lesões nodulares únicas ou múltiplas, cavidades ou consolidações segmentares ou subsegmentares. Na fase inicial, a imagem mais característica vista em TC é o sinal do halo, uma área de baixa atenuação em volta do nódulo e que representa edema ou hemorragia (Figura 38.11). O sinal do halo foi descrito em mais de 90% dos pacientes neutropênicos com aspergilose invasiva, quando a tomografia computadorizada de alta resolução (TCAR) foi realizada na fase inicial da doença. Em estágios mais tardios, a TCAR pode mostrar áreas de sequestro necrótico do tecido pulmonar, separado do parênquima que o rodeia, resultando no sinal do crescente respiratório. Hemocultura, cultura de escarro e, principalmente, cultura do lavado broncoalveolar constituem-se nos meios de identificação dos fungos. Quando esses métodos não demonstram a existência do agente etiológico, indica-se a realização de aspiração com agulha fina. Infelizmente, a identificação do fungo não costuma passar de 30% dos casos. Existe uma busca constante de exames que possam indicar a existência de *Aspergillus* sp. em pacientes imunodeprimidos. Um exemplo é a detecção, por meio de ELISA ou galactomanana, de um componente da parede celular do fungo que é liberado durante a doença invasiva.

As pneumonias causadas pelo *Pneumocystis jirovecii* chegaram a representar 10% dos casos em pacientes imunodeprimidos HIV-negativos. Assim, como em receptores de transplante de rim, de coração, de fígado e de coração-pulmão e medula óssea, a profilaxia é fundamental. O aparecimento desse tipo de pneumonia só tem ocorrido nos casos de alergia à sulfa, de não adesão ao tratamento preventivo e, eventualmente, se a infecção antecede a profilaxia.

O quadro clínico se apresenta com tosse, em geral seca, dispneia progressiva e febre; porém, na maioria das vezes, a doença é insidiosa. A hipoxemia costuma ocorrer, com marcante aumento da diferença alveoloarterial de oxigênio. O aumento da desidrogenase láctica (DHL) é comum, mas inespecífico. A radiografia de tórax mostra um infiltrado intersticial (Figura 38.12). O diagnóstico etiológico é feito pela identificação do *P. jirovecii* diretamente no escarro (50 a 60% de positividade) ou em amostras de lavado broncoalveolar de broncoscopia (90%) ou biopsia transbrônquica (100%).

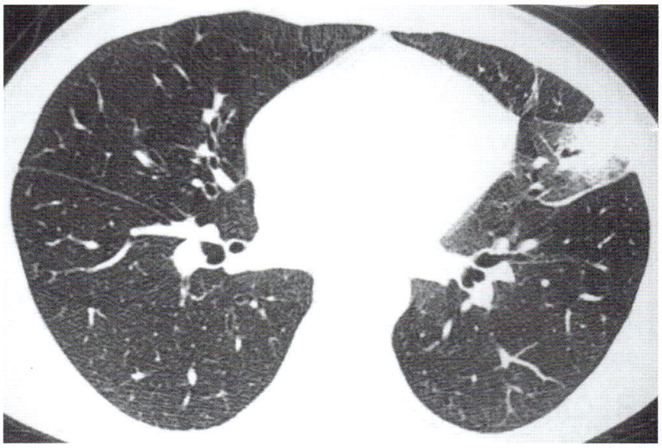

Figura 38.11 Pneumonia por fungo. Imagem axial de tomografia computadorizada do tórax em janela de pulmão, em paciente com leucemia mieloide aguda e neutropênico febril. Caracteriza-se nódulo irregular com halo em vidro fosco, comprometendo a língula, aspecto tomográfico que favorece doença fúngica angioinvasiva, frequentemente aspergilose.

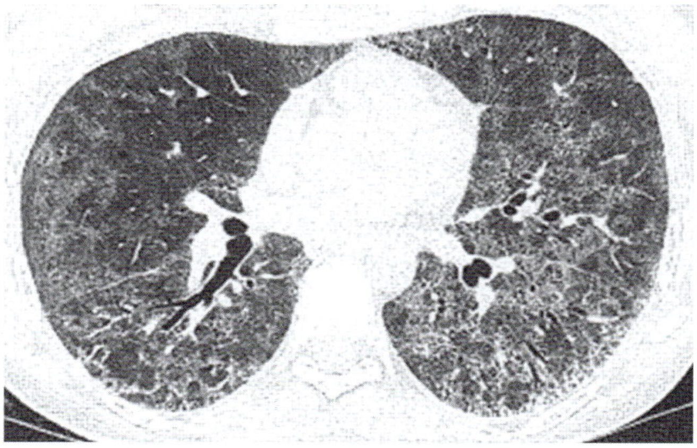

Figura 38.12 Pneumonia por *P. jirovecii*. Imagem axial de tomografia computadorizada do tórax em janela de pulmão, em paciente com AIDS previamente desconhecida, na qual se observam extenso vidro fosco e espessamento septal decorrente de infecção por *Pneumocystis jirovecii*, confirmado com biopsia pulmonar.

abscesso está associado à cavitação de etiologia não bacteriana (micobactérias, fungos). Hemocultura está indicada na suspeita de abscesso primário de origem embólica.

TUBERCULOSE

Embora tenha tido seu agente etiológico – o *Mycobacterium tuberculosis* (M.tb) – identificado em 1884 por Robert Koch, a tuberculose (TB) continua sendo o principal problema de saúde entre as doenças transmissíveis e uma das principais causas de morte em todo o mundo. Até a pandemia do coronavírus (covid-19), a TB era a principal causa de morte por um único agente infeccioso, estando inclusive acima do HIV/AIDS. De fato, a pandemia de covid-19 teve um importante impacto negativo tanto no diagnóstico quanto do tratamento da TB em todo mundo. A progressiva melhora nos dados da TB, que vinha sendo observada até 2019, foi interrompida. Em termos mundiais, houve queda no número de casos notificados de 7,1 milhões em 2019 para 5,8 milhões em 2020, número que havia sido observado em 2012. Em 2021, com a redução da covid-19, houve uma recuperação parcial no número de casos notificados para 6,4 milhões, nível semelhante ao ano de 2017.

No Brasil, em 2019, foram notificados 73.864 casos novos de TB, o que correspondeu a um coeficiente de incidência de 35 casos/100 mil habitantes. A exemplo dos dados globais, em 2020, o Brasil registrou apenas 66.819 casos novos de TB (31,6 casos/100 mil habitantes), número de notificações semelhante ao ano de 2016. Em 2021, houve uma recuperação parcial com 68.271 casos (32/100 mil habitantes) sendo notificados.

O número de óbitos por TB no Brasil de 2010 a 2021 variou de 4.400 a 4.600 (coeficiente de 2,1 a 2,2 óbitos/100.000 habitantes), não tendo grande variação de 2019 a 2021 (em torno de 4.500 mortes/ano).

As micobactérias pertencem à ordem dos Actinomycetales, família das Mycobacteriaceae e gênero *Mycobacterium*. O *M. tuberculosis* é um bacilo não formador de esporos, sem flagelos, não produtor de toxina, aeróbio estrito e intracelular facultativo. É capaz de sobreviver no interior de células fagocitárias. Apresenta longo período de geração (16 a 20 horas), dependendo da oferta de oxigênio, de nutrientes e do pH do meio. Devido à presença de uma parede celular complexa, o bacilo é protegido da ação de agentes químicos, embora seja facilmente destruído por agentes físicos.

Primoinfecção

O primeiro contato de uma pessoa com o *M. tuberculosis* é chamado "primoinfecção". É mais comum que ocorra na infância e na adolescência, em locais com elevada prevalência da doença.

Ao tossir, um indivíduo com TB pulmonar elimina gotículas de secreção contaminadas, chamadas **gotículas de Flügge**, que permanecem algumas horas em suspensão no ar. Um indivíduo, ao inspirar o ar contendo essas gotículas, aspira o núcleo seco delas, chamado "núcleo de Wells". Este, com diâmetro inferior a 5 mm e contendo de um a três bacilos, chega aos bronquíolos e aos alvéolos. Nestes últimos, as micobactérias são fagocitadas pelos macrófagos, nos quais, após um período de latência, o *M. tuberculosis* começa a se multiplicar. O bacilo migra então pelos linfáticos até o hilo, de onde se dissemina por todo o organismo, sempre buscando locais com maior teor de oxigênio, como os ápices pulmonares, o córtex renal e as epífises ósseas. Esta disseminação sistêmica ocorre no período de 2 a 12 semanas depois da inalação do bacilo, tempo correspondente ao período que o organismo leva para desenvolver a imunidade celular tardia que inativa os focos disseminados pelo corpo, por meio da formação de uma estrutura histológica denominada "granuloma".

Tuberculose infecção latente

Após a primoinfecção e a inativação dos focos de *M. tuberculosis* disseminados pelo organismo por meio do sistema imune, o indivíduo se torna portador de tuberculose infecção latente (TBIL). Essa condição clínica é definida como um estado de viabilidade bacteriana persistente em que existe controle imune e ausência total de evidência de TB doença ativa. Embora o diagnóstico direto da TBIL em humanos não seja possível, ele é feito de forma presumida a partir da história clínica de contato recente com alguém com TB pulmonar ativa em associação com o resultado positivo do teste tuberculínico cutâneo (reação de Mantoux) com o uso do derivado de proteína purificado (PPD do inglês *purified protein derivative*) ou com o ensaio de liberação de interferona-gama (IGRA do inglês *interferon gamma release assay*) realizado no sangue.

Tuberculose primária

O pequeno número de casos em que a imunidade celular tardia não é capaz de deter ou inativar um ou mais dos focos de *M. tuberculosis* disseminados pelo organismo durante a primoinfecção desenvolve uma forma ativa da doença chamada "TB primária", e os principais órgãos acometidos são linfonodos torácicos e pulmões.

A maioria dos casos cursa com febre baixa e inapetência; porém, em algumas situações, surgem manifestações graves: miliar e meningoencefálica. Indígenas cujos ancestrais não tiveram contato com o bacilo da TB também podem desenvolver formas primárias de alta mortalidade.

A forma pulmonar manifesta-se mais comumente como infiltrado nas regiões média e inferior dos pulmões, associado à linfadenomegalia hilar ipsilateral. Pode ocorrer atelectasia resultante da compressão brônquica extrínseca provocada pela linfadenomegalia (síndrome do lobo médio). Esse tipo da doença é responsável por grande número dos achados de nódulo pulmonar e/ou linfonodal calcificado em radiografia de tórax realizada por outro motivo.

Tuberculose secundária

O indivíduo com TBIL pode ter algum dos focos disseminados pelo corpo durante a primoinfecção reativado por qualquer situação que diminua sua imunidade meses ou anos após a primoinfecção, ou pode infectar-se novamente (reinfecção exógena) com novos bacilos.

Essa manifestação de doença ativa é chamada "TB secundária" ou "pós-primária". É o tipo mais comum nos adultos, com predomínio na faixa etária de 15 a 34 anos. O espectro clínico da TB doença ativa é bastante variado e depende do órgão afetado. O mais acometido é o pulmão, mas linfonodos, pleura, rins, sistema nervoso central e ossos também são alvos.

Tuberculose pulmonar secundária

As manifestações clínicas da TB pulmonar secundária dependem de fatores do hospedeiro, do patógeno e da interação deles. Doenças e condições clínicas imunossupressivas, tais como desnutrição, alcoolismo, idade avançada, diabetes, gastrectomia, insuficiência renal crônica, neoplasias malignas, infecção pelo HIV e uso de medicamentos imunossupressores são fatores que facilitam o desenvolvimento da doença. A virulência do bacilo, a quantidade do inóculo e a suscetibilidade genética do hospedeiro também influenciam a apresentação clínica da doença.

Na sua manifestação mais avançada, a TB pulmonar secundária apresenta cavidades no parênquima pulmonar. A partir delas, o material infectante se espalha pelos brônquios, o que leva a contínua produção e eliminação de escarro contendo quantidades variáveis de bacilos. Em 50% dos casos, a TB pulmonar sem tratamento evolui para disseminação e morte; em 25 a 30%, para doença crônica; e em 20 a 25%, para cura.

A tosse, geralmente produtiva e crônica, é o sintoma mais comum. A hemoptise ocorre em menos de 25% dos casos de doença em atividade. A dor pleurítica advém da inflamação do parênquima pulmonar adjacente à pleura. A dispneia correlaciona-se ao acometimento extenso do pulmão, que pode incomumente evoluir para insuficiência respiratória.

Dos sintomas sistêmicos, a febre é o mais frequente, preferencialmente no período vespertino. Perda de peso, suores noturnos intensos, perda de apetite, fraqueza e astenia também são sintomas relacionados com a TB.

O hemograma pode ser normal ou mostrar anemia, leucocitose, monocitose e eosinofilia. A reação leucemoide é rara. Pancitopenia, geralmente, é consequência do acometimento da medula óssea pela TB. A hiponatremia é o distúrbio hidreletrolítico mais comum e é secundário a uma substância análoga ao hormônio antidiurético, produzida pelo tecido pulmonar doente.

Radiografia do tórax

A radiografia de tórax evidencia opacidades alveolares heterogêneas, muitas vezes não restritas ao lobo pulmonar, além de pequenos nódulos e/ou estrias de evolução lenta, predominantemente nos lobos superiores e nos segmentos posteriores desses lobos. Cavitações de permeio, únicas ou múltiplas, de bordas espessas aumentam a suspeita de TB, mas esses achados radiológicos não são exclusivos dessa doença (Figura 38.13). A cura das lesões pulmonares pode ocorrer com sequelas como redução do volume pulmonar, bronquiectasias, cicatrizes fibróticas, nodulações e calcificações.

Exame bacteriológico do escarro

Os exames mais utilizados são a pesquisa direta da presença de bacilo álcool-ácido-resistentes (BAAR) e a cultura para *M. tuberculosis* em meio sólido específico (meio de Löwestein-Jensen ou Ogawa-Kudoh). A cultura em meio sólido tem como limitação o tempo do resultado (2 a 8 semanas). Por isso, quando possível, deve ser utilizado o meio líquido por intermédio de sistemas automatizados não radiométricos cujos resultados podem ser obtidos em até 10 dias. Atualmente, está disponibilizado em algumas unidades de saúde o Gene Xpert. Esse aparelho possibilita a amplificação do ácido nucleico do *M. tuberculosis* por meio de técnicas de biologia molecular e pode fornecer em poucas horas tanto o diagnóstico da doença quanto a existência de resistência a um dos medicamentos usados no tratamento, a rifampicina.

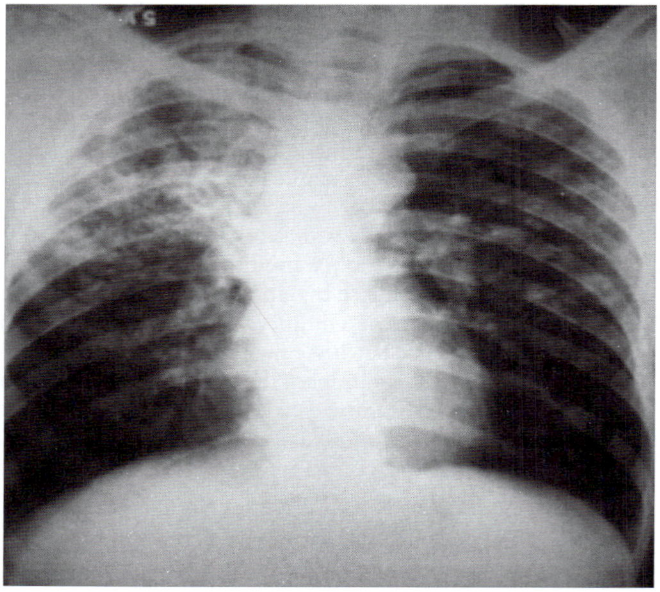

Figura 38.13 Tuberculose pulmonar. Radiografia do tórax em PA. Extensa opacidade heterogênea comprometendo o lobo inferior direito com cavitação em permeio e opacidade contralateral incipiente, demonstrando disseminação broncogênica.

Tuberculose extrapulmonar

Os bacilos da TB podem instalar-se em qualquer órgão durante a primoinfecção. Após sua instalação, eles podem multiplicar-se, quando a imunidade celular daqueles locais não for capaz de conter a doença.

Os sintomas dependem do órgão acometido e resultam dos processos inflamatório e obstrutivo provocados pelas lesões. Os sintomas sistêmicos são muito menos frequentes. As condições de crescimento bacilar, nos órgãos extrapulmonares, são subótimas; por isso, a doença é insidiosa, e as lesões e os líquidos são paucibacilares, sendo exceção o tipo disseminado.

Das formas clínicas de TB, 10 a 15% são extrapulmonares, sendo a mais frequente em indivíduos HIV-soronegativos a pleural, e entre os pacientes HIV-soropositivos, a ganglionar (Quadro 38.12).

MICOSES PULMONARES

As principais micoses pulmonares são: paracoccidioidomicose (blastomicose sul-americana ou doença de Lutz), histoplasmose, candidíase, aspergilose e criptococose.

Paracoccidioidomicose

No Brasil, a micose pulmonar de maior interesse, em função de sua elevada frequência e gravidade, é a paracoccidioidomicose (blastomicose sul-americana), cujo agente é o *Paracoccidioides brasiliensis*.

Descrita por Adolpho Lutz em 1909, sua maior prevalência é nos estados das Regiões Sul e Sudeste. Homens entre 20 e 50 anos são mais sujeitos que as mulheres, sobretudo os que trabalham em zonas rurais ou em lavouras.

O parasito vive no solo, já tendo sido isolado de alguns animais silvestres como o tatu. O contágio inter-humano nunca foi descrito. Ainda se discute qual é a porta de entrada, sendo mais prováveis a inalatória e através de mucosa bucofaríngea, alvéolos dentários e amígdalas.

A localização pulmonar se deve à inalação de esporos do parasito, enquanto as lesões cutaneomucosas são secundárias, ocorrendo por disseminação linfo-hemática.

Na maioria dos pacientes, a lesão pulmonar é acompanhada de lesão da mucosa bucal, da bucofaringe ou dos linfonodos-satélites da região (ver Parte 11, *Sistema Digestório*, Seção 1, *Região Bucomaxilofacial*, Capítulo 69, *Doenças da Região Bucomaxilofacial*).

Paracoccidioidomicose e tuberculose

Como o quadro clínico se assemelha ao da tuberculose, esta possibilidade deve ser logo afastada. Nas formas avançadas, a blastomicose assume as características de processo pulmonar supurativo crônico, chamando a atenção a exuberância das imagens radiológicas em contraste com a pobreza de manifestações clínicas.

As lesões bucofaríngeas que levam à suspeita diagnóstica são edema labial, erosão das comissuras e estomatite moriforme. Os linfonodos da cadeia cervical costumam crescer precocemente, chegando a supurar. A disfonia por comprometimento das cordas vocais é de verificação comum. Do ponto de vista imunológico, observa-se positividade das reações de precipitação e de fixação de complemento (ver Parte 11, *Sistema Digestório*, Seção 1, *Região Bucomaxilofacial*, Capítulo 69, *Doenças da Região Bucomaxilofacial*).

O aspecto radiológico da paracoccidioidomicose depende do seu estágio evolutivo. Os achados mais típicos só aparecem

Quadro 38.12 Principais características da tuberculose (TB) extrapulmonar.

Pleural	Foco pulmonar não é visível, mas está presente na maioria dos casos Idade ≤ 40 anos, em 80% dos casos teste tuberculínico com indução cutânea ≥ 10 mm Derrame pleural unilateral, exsudato linfocitário
Lifonodal	Adenopatia indolor e bilateral cervical anterior, posterior e supraclavicular Evolui para flutuação e/ou fistulização espontânea, com bom rendimento diagnóstico do material eliminado (BAAR, 10 a 25%; cultura, 50 a 90%)
Pericárdio	Quarta causa mais comum de pericardite Evolução subaguda e associação pleural > pulmonar Derrame pequeno ou moderado; evolução para tamponamento é incomum
Mama	Mulheres multíparas com menos de 40 anos Evolução subaguda com tumoração única ou múltipla e sinais flogísticos Primária ou secundária ao acometimento pleural ou pulmonar
Sistema nervoso central	Meningite basal exsudativa – mais comum em crianças < 6 anos, subaguda ou crônica, associação com TB primária ou miliar em 40 a 60% dos casos Parênquima cerebral – tuberculoma, processo expansivo intracraniano
Osso	Crianças e pessoas idosas Coluna vertebral, articulações coxofemoral e do joelho Espondilite por TB ou mal de Pott
Pele	TB primária de inoculação (verrucosa, coliquativa ou escrofuloderma, goma tuberculosa e orificial) ou reação de hipersensibilidade (vasculite nodular, eritema indurado de Bazin e eritema nodoso)
Olhos	A TB oftálmica por reação de hipersensibilidade está associada à tuberculose primária e pode ser aguda (conjuntivite flictenular dolorosa) ou subaguda (déficit na acuidade visual, fotofobia e dor – sistema uveal)
Laringe	Dor, disfagia e disfonia progressivas, comumente associadas a TB pulmonar O diagnóstico é feito por laringoscopia com biopsia para exame histopatológico Diagnóstico diferencial: paracoccidioidomicose e neoplasia maligna
Intestinal	Principalmente na região ileocecal e/ou região jejunoileal Ulcerações na mucosa que evoluem com reações fibróticas e estenose As principais complicações são perfuração, obstrução e fistulização
Peritoneal	Acompanha TB intestinal e/ou hepatobiliar, ou pericardite e pleurite Ascite de aspecto amarelo citrino, com predomínio de linfócitos Aspecto macroscópico do peritônio em "pingo de vela"
Glândula adrenal	É a segunda causa mais comum de insuficiência corticoadrenal Em metade dos casos, são vistas calcificações pela radiografia simples Na TC de abdome, o aumento da glândula pode sugerir TB
Sistema urinário	Adultos jovens, disúria, polaciúria e lombalgia Piúria com culturas negativas/hematúria sem bacteriúria Urografia excretora é anormal em 90% dos casos
Sistema genital feminino	Mulheres jovens, em 30% dos casos, associação com TB urinária Trompas e endométrio, raramente no colo do útero Infertilidade em até 70% dos casos
Sistema genital masculino	Homens jovens Epidídimo e testículo com adenomegalia satélite, comumente unilateral Eventualmente aumento da próstata com sinais de prostatismo

BAAR: bacilo álcool-ácido-resistente; TC: tomografia computadorizada.

nas formas avançadas, com lesões bilaterais extensas formadas por infiltrados densos e irregulares de padrão alveolar intersticial e misto, os quais, em certas áreas, se fundem em um conglomerado. As lesões quase sempre poupam os ápices e as bases, resultando em bolhas subpleurais, pontos cardinais para o diagnóstico da blastomicose.

As adenomegalias raramente são visualizadas nas radiografias simples do tórax, e as cavernas, quando surgem, são de paredes finas e de tamanho variável (Figura 38.14).

O *Paracoccidioides brasiliensis* é um fungo facilmente identificável ao exame direto ou após coloração pelo método de Papanicolaou, dos derivados de Romanowsky (Giemsa, Leishman), em material coletado por raspagem ou biopsia. Testes sorológicos são úteis para seguimento clínico.

Histoplasmose pulmonar

A histoplasmose representa uma das micoses sistêmicas mais importantes, com ampla distribuição em todas as regiões do Brasil. É uma micose causada pelo fungo dimórfico, o *Histoplasma capsulatum*, considerada endêmica, embora o fungo tenha um comportamento oportunístico em pacientes imunossuprimidos.

O homem adquire a infecção pela inalação de conídeos encontrados na natureza (cavernas com morcegos, galinheiros).

A magnitude das manifestações da doença depende da intensidade da exposição e da imunidade do hospedeiro. A exposição aguda é acompanhada de um largo espectro clínico, que vai desde infecção assintomática até pneumonia, com grave comprometimento respiratório. Na maioria dos casos, a doença se resolve sem terapia, dentro de 1 mês. Alguns pacientes, entretanto, podem apresentar queixas pulmonares ou manifestações clínicas de doença disseminada, especialmente pacientes com AIDS, transplantados ou com neoplasias do sistema hemolinfopoético.

Na histoplasmose pulmonar aguda, o aspecto radiográfico mais frequente é a existência de linfadenomegalias hilares bilaterais e mediastinais, associadas a infiltrado reticulonodular peri-hilar bilateral.

O diagnóstico da histoplasmose é feito pela identificação do fungo em cultura de escarro ou de material obtido por fibrobroncoscopia.

A histopatologia identifica o fungo dentro e fora do macrófago em meio à lesão granulomatosa com ou sem necrose caseosa.

A imunodifusão em duplo gel de ágar é o teste sorológico mais indicado para o diagnóstico. A demonstração de antígeno polissacarídico do fungo em líquidos orgânicos pode ser realizada por técnica de radioimunoensaio ou ensaio de imunoabsorção enzimática (ELISA, do inglês *enzyme-linked immunosorbent assay*), embora possa haver reação cruzada com *Paracoccidioides brasiliensis* e *Blastomyces dermatitidis*. A detecção do antígeno histoplasmínico é muito útil nos doentes com histoplasmose aguda e na forma disseminada grave. A maior vantagem do teste do antígeno é a sua detecção precoce 24 a 48 horas após a coleta do material (sangue, urina, lavado broncoalveolar ou liquor).

O teste cutâneo com histoplasmina deve ser utilizado em inquéritos epidemiológicos, mas nunca para o diagnóstico de histoplasmose doença.

O diagnóstico definitivo é feito por reação em cadeia da polimerase (PCR).

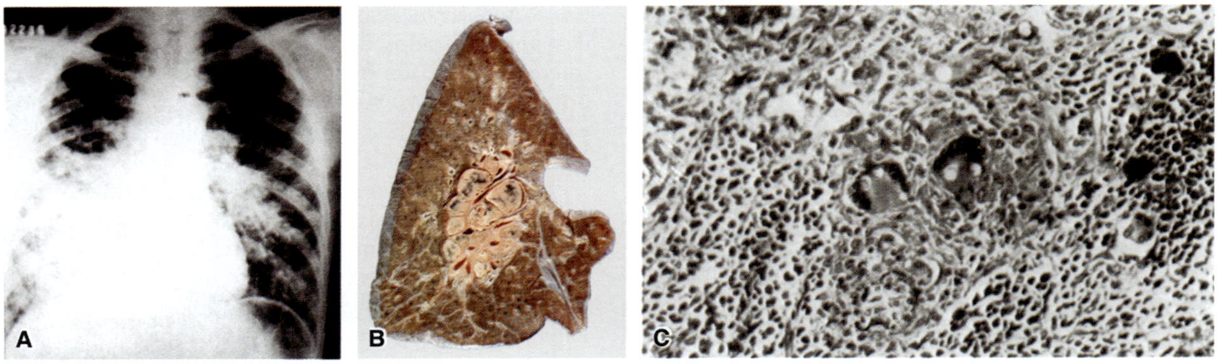

Figura 38.14 Paracoccidioidomicose. **A.** Radiografia simples do tórax apresentando alargamento do mediastino pelo aumento dos linfonodos. Observe a imagem de "asa de borboleta", que denota o comprometimento intersticial, além dos nódulos. **B.** Corte do pulmão passando pelo hilo, em que se veem linfonodos hiperatrofiados, por vezes coalescentes. **C.** Corte histológico no qual se vê lesão inflamatória crônica granulomatosa com células gigantes albergando fungos arredondados (*Paracoccidioides brasiliensis*).

Candidíase

Seu agente causador, um fungo do gênero *Candida*, considerado um parasito "oportunista", é encontrado com frequência nas mucosas oral, faríngea, intestinal e urogenital de pessoas normais. Embora sua participação nas broncopneumopatias tenha aumentado, principalmente nos pacientes imunodeprimidos (AIDS), é difícil definir o exato papel desempenhado pelo fungo na eclosão da doença.

O diagnóstico da candidíase deve ser suspeitado sempre que o parasito for identificado repetidas vezes na secreção brônquica de pacientes com doença pulmonar de etiologia obscura, bem como quando houver outros focos de candidíase. Diagnóstico conclusivo só é possível com a biopsia pulmonar.

A doença não tem padrão radiológico característico, podendo-se observar imagens infiltrativas ou de condensação.

Aspergilose

Os fungos do gênero *Aspergillus*, sobretudo as espécies *fumigatus*, *flavus*, *nidulans* e *niger*, quando inalados, podem causar várias afecções broncopulmonares. Em virtude do grande número e variedade de seus antígenos, esses fungos podem ocasionar aspergilose broncopulmonar alérgica (indivíduos atópicos), infecção saprofítica (aspergiloma), alveolite alérgica extrínseca e aspergilose invasiva. Nas formas pulmonares crônicas que incidem nos pacientes com DPOC, as cavernas são comuns. A aspergilose broncopulmonar alérgica é a forma mais importante por sua frequente associação com asma brônquica e bronquiectasias.

As manifestações clínicas da aspergilose são muito variáveis e caracterizam-se, na maioria das vezes, por dispneia, febre e broncospasmo. Tamponamento brônquico por secreção espessa é frequente, e pode surgir também infiltrado pulmonar transitório. Eosinofilia sanguínea e no escarro é comum. A cultura da secreção brônquica revela *A. fumigatus*.

O diagnóstico da aspergilose baseia-se em uma história de asma brônquica de longa duração, acompanhada de febre, secreção espessa e viscosa, além de infiltrados pulmonares transitórios durante o período de exacerbação da doença. Apenas o achado de *Aspergillus* na secreção brônquica não conclui o diagnóstico; os testes cutâneos e a imunodifusão precisam ser positivos.

O aspergiloma apresenta-se com aspecto radiográfico inconfundível, representado por uma imagem densa habitando uma caverna (bola fúngica – *fungus ball*). Esse achado resulta de novelo formado pelos micélios do fungo que formaram colônia em uma caverna tuberculosa saneada.

Criptococose pulmonar

O comprometimento pulmonar na criptococose é o segundo mais frequente e ocorre após o acometimento do sistema nervoso central.

O complexo primário pulmonar-linfonodo, à semelhança da tuberculose e da histoplasmose, pode ser assintomático e com potencial risco de disseminação no caso de imunodepressão.

O espectro clínico e as apresentações radiológicas relacionam-se diretamente com o estado imunológico do hospedeiro. Nos pacientes com AIDS e doença criptocócica, os pulmões estão afetados em aproximadamente 30% dos casos.

As apresentações clínicas estão diretamente ligadas ao estado imunológico do hospedeiro, variando desde manifestações localizadas e autolimitadas até doença disseminada, com falência respiratória. A lesão primária, em geral, tipo nodular, situa-se em qualquer região dos pulmões. Raramente evolui para calcificação. Nos nódulos gelatinosos, nos quais *Cryptococcus* spp. apresentam cápsula abundante, há possibilidade de evolução para cavitação, enquanto naqueles cujos elementos fúngicos têm cápsula diminuta ou ausente, ocorre processo de caseificação.

A criptococose pulmonar pode ser assintomática em 1/3 dos casos.

Nos pacientes sintomáticos, predominam a febre e a tosse com expectoração mucoide, por vezes com escarro hemoptoico ou hemoptise. Sintomas constitucionais (suores noturnos, emagrecimento e fraqueza) podem ser observados.

O diagnóstico da forma pulmonar em paciente imunocompetente é feito, em geral, por biopsia ou retirada cirúrgica do nódulo, além de exame histopatológico, exame micológico direto e cultura do escarro, pesquisa de antígeno criptocócico e exames de imagem.

O isolamento de *Cryptococcus* spp. nos espécimes respiratórios deve ser sempre valorizado, uma vez que esse fungo não faz parte da flora humana. O antígeno criptocócico pode ser positivo, e a existência de títulos > 8 no soro em pacientes assintomáticos e com doença pulmonar sugere doença pulmonar e/ou disseminada.

Na radiografia do tórax, a criptococose pulmonar pode apresentar-se de diferentes maneiras. É necessário ressaltar que imagens localizadas (massas e nódulos) predominam nos pacientes imunocompetentes, enquanto, nos imunocomprometidos, há predomínio de infiltrado intersticial e de opacidade intersticial difusa.

As manifestações mais comumente observadas são:

- Nódulos unilaterais ou bilaterais: o achado radiológico mais comum são nódulos bem definidos e não calcificados, solitários ou múltiplos, raramente com cavitação. Eles são tipicamente de localização subpleural
- Infiltrados intersticiais uni ou bilaterais: mais frequentes em pacientes imunocomprometidos, incluindo aqueles com AIDS, fazendo-se necessário, nesses casos, o diagnóstico diferencial com pneumocistose
- Padrão miliar semelhante à tuberculose
- Derrame pleural, que pode ocorrer tanto nos pacientes imunocompetentes como nos imunocomprometidos
- Adenopatia hilar e mediastinal, constituindo um complexo primário similar ao da tuberculose.

Quando ocorre o acometimento do lobo superior com envolvimento dos linfonodos supraclaviculares, a criptococose mimetiza tumor de Pancoast.

DOENÇAS PULMONARES INTERSTICIAIS

As doenças pulmonares intersticiais (DPI) compõem um grupo heterogêneo de patologias que comprometem, além do interstício, o feixe peribroncovascular, alvéolos, pleura e vasos. Elas podem apresentar-se com um componente mais inflamatório, mais fibrótico ou ambos, e sua classificação depende de uma combinação de achados clínicos, radiológicos, patológicos e funcionais. A classificação das DPI pode ser feita de várias formas: etiologia (causas conhecidas, idiopáticas, granulomatosas e diversas), tempo de apresentação (agudas e crônicas), comportamento de doença (estável e progressiva) etc. (Quadro 38.13).

Em um levantamento brasileiro, as DPI mais comuns são a pneumonite de hipersensibilidade (PH) (25%) e as DPI associadas às doenças do tecido conjuntivo (DPI-DTC) (25%). A sarcoidose teve frequência de 10%, e a fibrose pulmonar idiopática (FPI), mais comum das DPI idiopáticas, com frequência aproximada de 10%.

Quadro 38.13 Classificação das doenças pulmonares intersticiais de acordo com a etiologia (Diretriz Brasileira de Doenças Pulmonares Intersticiais, 2012).

- Pneumonias intersticiais idiopáticas
  - Fibrose pulmonar idiopática (FPI), pneumonia intersticial não específica (PINE),
  - Pneumonia em organização criptogênica (POC), pneumonia intersticial aguda (PIA)
- Causas ou associações conhecidas
  - Pneumoconioses
  - Infecções, medicamentos/substâncias
  - Doenças do tecido conjuntivo (DPI-DTC)
  - Aspiração gástrica e outros agentes químicos
  - Relacionadas com o uso de tabaco
    - Pneumonia intersticial descamativa (PID)
    - Bronquiolite respiratória com doença pulmonar intersticial (BR-DPI)
    - Histiocitose de células de Langerhans
- Linfoides
  - Pneumonia intersticial linfoide (PIL), bronquiolite linfocítica, linfoma
- Granulomatosas
  - Sarcoidose, pneumonite de hipersensibilidade (PH), infecções granulomatosas
- Outras
  - Linfangioliomiomatose, proteinose alveolar, pneumonia eosinofílica (PE)

Sinais e sintomas

A avaliação dos pacientes com DPI deve se iniciar com uma anamnese detalhada, avaliando tempo de início dos sintomas, exposições ambientais e ocupacionais (sílica, asbesto, talco, isocianato) presença de comorbidades, uso de drogas pneumotóxicas, tabagismo e história familiar.

Os sintomas mais frequentes são tosse seca e dispneia progressiva. Dispneia rapidamente progressiva pode indicar presença de exacerbação aguda da DPI. É comum a presença de taquipneia e redução de saturação periférica de oxigênio, que deve ser avaliada em repouso e ao esforço.

A presença de sibilos pode indicar a presença de hiperresponsividade crônica associada, presente na pneumonia eosinofílica (PE) ou vasculite (granulomatose eosinofílica com poliangiite [EGPA]). Grasnidos são sons semelhantes ao piado de pássaros e se apresentam como sibilos inspiratórios curtos. Eles determinam a presença de bronquiolite, que pode estar associada à PH. A presença de estertores de alta frequência mais comuns ao final da inspiração (teleinspiratórios), semelhantes ao som de abertura de Velcro®, tem alta correlação com a presença de fibrose. Eles indicam a perda de estabilidade das vias respiratórias mais periféricas durante a expiração. Na inspiração, existe uma abertura abrupta das vias respiratórias distais nas áreas de volume residual mais reduzido, e as áreas mais distensíveis abrem-se antes, ao passo que áreas com menor complacência (fibrose) demoram mais para se expandir. À medida que a DPI progride, os estertores podem ser auscultados durante toda inspiração.

Baqueteamento digital pode estar presente nas DPI fibrosantes, mais comumente FPI e PH e, em geral, está associado a doença mais grave. É importante fazer avaliação clínica em busca de doença do tecido conjuntivo (Quadro 38.14).

Exames complementares

Dentre os exames complementares, destacam-se a TCAR, as provas de função pulmonar que, em geral, apresentam padrão restritivo, com redução de CVF, capacidade pulmonar total (CPT) e podem apresentar redução da difusão do monóxido de carbono (DCO) e lavado broncoalveolar (LBA) feito por broncoscopia. Quando necessário material para anatomia patológica, a biopsia transbrônquica tem papel mais restrito, sendo a biopsia cirúrgica ou criobiopsia mais utilizadas.

O ideal é que haja uma integração entre os achados de exame e características clínicas de cada paciente por meio de uma discussão multidisciplinar (DMD) entre pneumologista, radiologista, reumatologista e patologista para melhorar a qualidade do diagnóstico final.

Pneumonite de hipersensibilidade

A pneumonite de hipersensibilidade (PH) decorre de uma reação inflamatória imunomediada do parênquima pulmonar em

Quadro 38.14 Sinais e sintomas de doença do tecido conjuntivo.

- Fenômeno de Raynaud
- Fotossensibilidade
- *Rash* facial
- Olhos e boca secos
- Úlceras urogenitais
- Edema de mãos e braços
- Mãos de mecânico
- Ulceração de dedos
- Telangiectasias
- Sinal de Gottron e heliótropo
- Disfagia

resposta a uma exposição a antígenos e pode ser classificada em aguda e crônica (fibrótica e não fibrótica). Existem vários antígenos orgânicos e inorgânicos responsáveis pela PH, mas os mais comuns no Brasil são os antígenos aviários e o mofo, e sua identificação faz parte da anamnese detalhada. Entretanto, a presença isolada da exposição não é suficiente para fazer o diagnóstico.

Na doença aguda, é comum o aparecimento de sintomas recorrentes, que se iniciam de 4 a 6 horas após uma exposição intensa. Na doença crônica, a exposição é menos intensa, porém mais persistente, e os sintomas são mais insidiosos. A ausculta de estertores em Velcro® denotam presença de fibrose, e a presença de grasnidos, bronquiolite. Sibilos e baqueteamento digital podem estar presentes.

O diagnóstico é baseado em um conjunto de sinais e sintomas, achados tomográficos e, quando necessário, histopatológicos. Na PH aguda, a TCAR demonstra nódulos centrolobulares, opacidades em vidro fosco e atenuação em mosaico nos cortes em inspiração. Cortes em expiração devem ser solicitados para complementação da imagem demonstrando áreas de aprisionamento de ar. Na PH crônica fibrosante, a TCAR pode ter padrão típico, apresentando sinal das três densidades que ocorre quando há presença de áreas de pulmão normal, áreas de fibrose com reticulado, vidro fisco com bronquiectasias e bronquiolectasias de tração e/ou faveolamento e aprisionamento de ar (leia o caso clínico 3, *Tosse seca e dispneia progressiva*).

O LBA pode ajudar no diagnóstico quando mostra, no diferencial celular, a presença de linfócitos > 30%. Em alguns casos, é necessário recorrer à avaliação histopatológica por meio de biopsia pulmonar cirúrgica ou criobiopsia.

A remissão do antígeno é um dos fatores mais importantes na definição da evolução, uma vez que sua persistência está associada à maior mortalidade. Entretanto, alguns casos progridem mesmo após afastamento.

Doença pulmonar intersticial associada à doença do tecido conjuntivo

A DPI pode ocorrer durante o desenvolvimento de uma DTC, mas também aparecer muitos anos após uma DTC bem definida. Além disso, a DPI pode ser a primeira manifestação da DTC e, dessa forma, devemos buscar sinais e sintomas que possam evidenciar a DTC quando fazemos diagnóstico de uma DPI (ver Quadro 38.13). Dentre as DTC que mais causam DPI estão esclerose sistêmica (ES), artrite reumatoide (AR), miopatias idiopáticas inflamatórias (MII), síndrome de Sjögren (SS), lúpus eritematoso sistêmico (LES) e doença mista do tecido conjuntivo (DMTC). Algumas vasculites também podem causar DPI, como granulomatose com poliangiite (GPA) e granulomatose eosinofílica com poliangiite (EGPA).

A prevalência de DPI associada à ES pode chegar a 80% na forma subclínica e 40% na forma clínica. A DPI-ES é mais comum no primeiros 3 a 5 anos da doença. Espessamento cutâneo, úlceras digitais, fenômeno de Raynaud e disfagia são sinais de alerta para presença de ES, e a dispneia progressiva é o sintoma mais comum. Na avaliação funcional, é comum a queda de CVF e DCO. Queda desproporcional de DCO em relação a CVF podem indicar a presença de hipertensão pulmonar. Na TCAR, os padrões mais comuns são o de pneumonia intersticial não específica (PINE) e pneumonia intersticial usual (PIU).

Na AR, a prevalência de casos subclínicos é de 30%. O padrão de TCAR mais prevalente é o de PIU e PINE. O comprometimento das vias respiratórias pode ser avaliado pela presença de bronquiectasias ou de bronquiolite com aprisionamento de ar em TCAR. Nesses pacientes, há uma prevalência maior de tabagistas, portanto, além de padrão funcional restritivo, pode ser encontrado padrão obstrutivo ou misto.

Nas MII, a prevalência de DPI pode chegar a 40%, sendo importantes sintomas como fraqueza de musculatura pélvica e escapular. Entretanto, as formas extramusculares podem predominar, sendo as principais manifestações. A presença de descamações laterais digitais (mãos de mecânico) e pápulas escamosas em região extensora da região metacarpofalângica (pápulas de Gottron) pode ser um indício da presença de MII, já que a DPI pode anteceder o aparecimento das manifestações musculares em até 20% dos casos. O padrão tomográfico mais frequente é o de PINE, mas pneumonia em organização (PO) pode ser um achado associado (leia o caso clínico 4, *Dispneia*).

Fibrose pulmonar idiopática

A fibrose pulmonar idiopática (FPI) é uma doença sem causa definida, que compromete pacientes com idade geralmente acima de 60 anos, com predomínio do sexo masculino e em tabagistas. A doença é inexoravelmente progressiva, com elevada morbidade e prognóstico ruim, com sobrevida de 3 a 5 anos quando sem tratamento.

Os achados clínicos incluem tosse geralmente seca e dispneia progressiva, porém pode ser assintomática. No exame físico, são comuns a presença de estertores em Velcro® e baqueteamento digital, além de redução de saturação periférica de oxigênio (em repouso ou inicialmente ao esforço). A presença de piora aguda dos sintomas, com evolução rápida, pode determinar um quadro de exacerbação aguda, com elevada mortalidade.

As provas de função pulmonar demonstram padrão restritivo associado à redução na DCO. Porém, podem estar normais na doença em fase inicial. A tomografia pode apresentar um padrão de PIU (Figura 38.15) ou, quando há características semelhantes à PIU, mas sem faveolamento, considera-se PIU provável (leia o caso clínico 5, *Tosse seca e dispneia*). A histologia demonstra caracteristicamente o padrão de PIU (leia o caso clínico 6, *Paciente assintomático*).

Importante notar que o diagnóstico de FPI é de exclusão. A avaliação completa do perfil epidemiológico do paciente, de fatores de exposição, uso de

Acesse todo o conteúdo *online* citado nesta página:

http://uqr.to/20wec

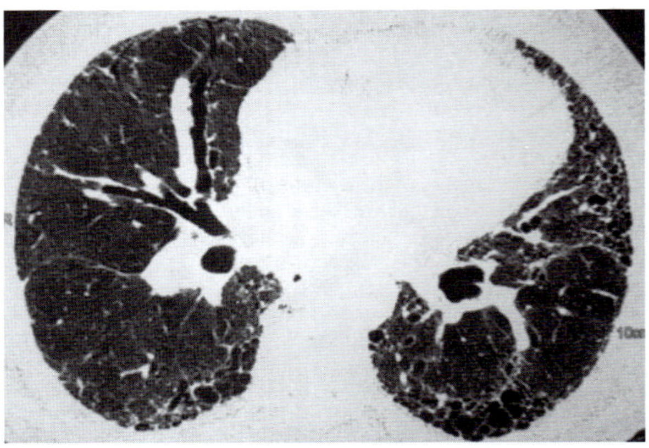

Figura 38.15 Fibrose pulmonar idiopática. Imagem axial de tomografia computadorizada do tórax em janela de pulmão, mostrando espessamento septal e áreas de faveolamento em paciente com fibrose pulmonar idiopática.

medicações e avaliação reumatológica é essencial. Além disso, é ideal que seja feita uma avaliação com DMD, já que o padrão tomográfico de PIU é típico da FPI, mas não é exclusivo.

PNEUMOCONIOSES

Pneumoconioses são afecções pulmonares causadas pela inalação de poeiras em ambiente de trabalho, que provocam reação tecidual, podendo levar à fibrose do parênquima pulmonar. O grau de reação tecidual depende da natureza química da poeira, do tamanho, do formato, da distribuição e da concentração das partículas, da duração da exposição e da susceptibilidade individual.

História ocupacional e ambiental detalhada do paciente é fundamental para caracterização das pneumoconioses.

Doenças e tipos de exposição

SILICOSE. Doença provocada pela inalação de sílica (dióxido de silício). Apresenta-se sob três formas: aguda, acelerada e crônica, dependendo do tempo e grau de exposição.

Exposições. Extração e beneficiamento de rochas como granito e pedras em geral, mineração de ouro e de pedras preciosas e perfuração de poços; nas indústrias de cerâmica, de materiais de construção, de borracha, na fabricação de vidro e de fertilizantes (rocha fosfática), em fundições, na produção de talco (contaminado com sílica); operação de jateamento de areia, retífica e polimento de metais e minerais com abrasivos contendo sílica, e em atividades de manutenção e limpeza de fornos, moinhos e filtros; confecção de prótese dentária.

DOENÇAS ASBESTOSE-RELACIONADAS. São associadas à inalação de fibras de asbesto, que são minerais de alta resistência à fricção, ao fogo e à abrasão. São isolantes térmicos e acústicos e têm largo emprego industrial.

Podem ser acometidos o parênquima pulmonar (asbestose) e a pleura (espessamento pleural focal ou extenso e mesotelioma maligno).

A exposição ao asbesto tem sido associada ao câncer de pulmão.

Exposições. Mineração e beneficiamento do asbesto, indústria de fibrocimento (telhas e caixas d'água), fabricação de pastilhas, lonas de freios, discos de embreagem.

PNEUMOCONIOSE DO TRABALHADOR DO CARVÃO. Relacionada com a extração de carvão mineral.

SIDEROSE. Causada por inalação de minério de ferro, na mineração de hematita, fabricação de esmeril, siderúrgicas, fundição de ferro e solda metálica.

BERILIOSE. Por exposição ao berílio na fabricação de rebolos, trabalho em indústria eletrônica e prótese dentária (fabricação de ligas).

Sinais e sintomas

As pneumoconioses podem ser assintomáticas por longo período ou evoluir com dispneia progressiva, tosse, estertores pulmonares e sibilos.

Diagnóstico diferencial das pneumoconioses

Pneumopatias intersticiais por outras causas, sarcoidose, câncer de pulmão (forma pseudotumoral da silicose), tuberculose miliar (forma crônica, nodular, da silicose), metástases pulmonares (pneumoconiose por carvão).

Exames complementares

RADIOGRAFIA DO TÓRAX. Pode não haver correlação entre os achados radiológicos e as manifestações clínicas (Figura 38.16).

TOMOGRAFIA COMPUTADORIZADA DO TÓRAX. Superior à radiografia do tórax no diagnóstico precoce das pneumoconioses e para quantificar a gravidade e extensão das alterações (Figura 38.17).

LAVADO BRONCOALVEOLAR. Pode ser indicado para excluir outras doenças, como tuberculose, micoses, pneumonite por hipersensibilidade, sarcoidose e câncer. Na silicose, o padrão celular diferencia a forma simples da complicada por meio do estudo do grau de atividade fibrogênica.

BIOPSIA PULMONAR. Indicada quando o quadro radiológico é atípico, rapidamente progressivo, ou quando há exposição a vários tipos de poeira. Em geral é desnecessária.

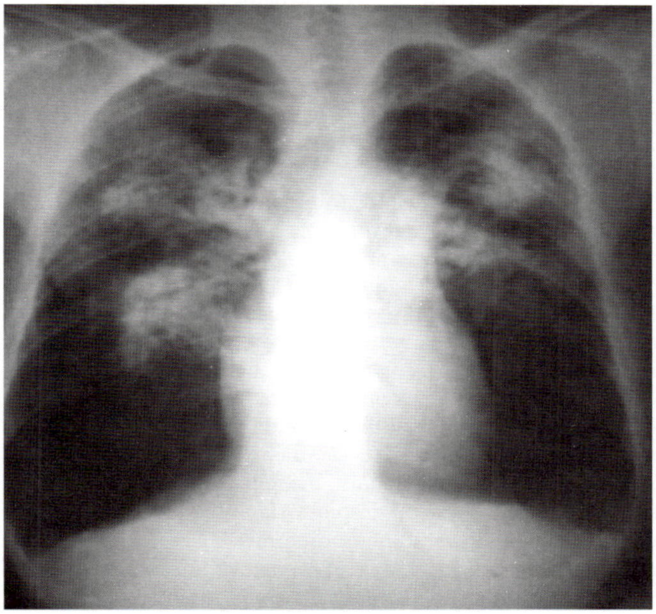

Figura 38.16 Silicose. Radiografia de tórax em PA (posteroanterior) mostrando consolidações pulmonares bilaterais em forma de massas em paciente com silicose.

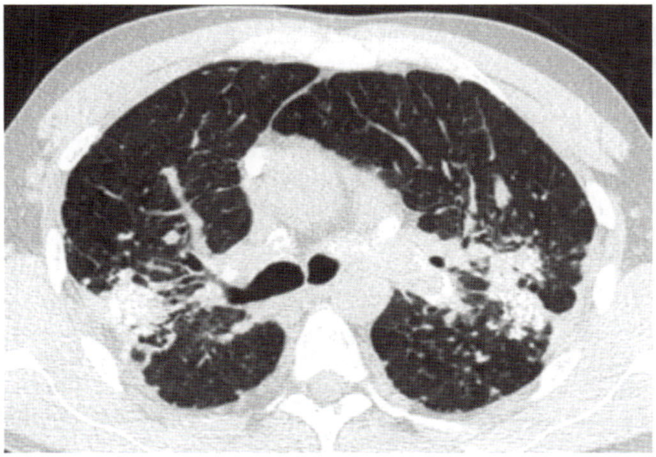

Figura 38.17 Silicose. Imagem axial de tomografia computadorizada do tórax em janela de pulmão, em paciente com exposição em mina de esmeraldas, onde se caracterizam consolidações bilaterais, aspecto tomográfico que favorece diagnóstico de silicose.

Complicações

Insuficiência respiratória crônica, *cor pulmonale* e aumento na probabilidade de tuberculose.

Prevenção

Controle eficaz da produção de poeiras na extração e no processamento industrial das substâncias que podem ser inaladas. Uso de equipamento de proteção individual e controles clínico, espirométrico e radiológico periódicos nos trabalhadores em locais de risco.

DOENÇAS DA CIRCULAÇÃO PULMONAR

Tromboembolia pulmonar

Acesse o conteúdo *online*:
http://uqr.to/20wed

Leia o caso clínico 7, *Tromboembolia Pulmonar*.

Embolia pulmonar aguda é a oclusão brusca, total ou parcial da artéria pulmonar e/ou de seus ramos. Recebe o nome de "tromboembolia pulmonar (TEP)" quando a oclusão é causada por um coágulo sanguíneo (trombo que se desprende de uma veia, mais frequentemente dos membros inferiores ou do coração).

Outros materiais, como êmbolos sépticos, corpos estranhos, gordura, líquido amniótico, bolhas gasosas e tumores, também podem causar embolia pulmonar.

A tromboembolia aguda interfere tanto na hemodinâmica quanto nas trocas gasosas. A causa principal de óbito é a insuficiência cardíaca direita aguda. A embolia pulmonar induz vasoconstrição por meio da liberação de mediadores, que, associada à obstrução anatômica, pode levar ao aumento da resistência vascular pulmonar e da pressão na artéria pulmonar, dependendo na extensão da oclusão.

Pequenos trombos distais, principalmente em pacientes sem doença cardíaca ou respiratória subjacente, geralmente não causam repercussão hemodinâmica, e sim áreas de tamanhos variados de hemorragia alveolar, que podem manifestar-se com hemoptise, pequeno derrame pleural e dor torácica ventilatório-dependente, além de alterações de troca gasosa por desequilíbrio da ventilação-perfusão, levando à hipoxemia em graus variados sem repercussão hemodinâmica.

No outro extremo, o súbito aumento da resistência vascular pulmonar por grandes ou múltiplos trombos resulta em dilatação do ventrículo direito (VD), que sofre uma série de adaptações na tentativa de provocar maiores pressões. No entanto, essa adaptação é limitada, e o VD, de paredes finas, é incapaz de causar pressões acima de 40 mmHg de forma aguda. Ocorre, então, insuficiência cardíaca direita, redução da pré-carga do ventrículo esquerdo (VE) e redução do débito cardíaco, e, nos casos mais graves, choque cardiogênico e óbito.

Sinais e sintomas

O diagnóstico pode ser difícil por se tratar, na maioria das vezes, de quadro clínico incaracterístico e com grande espectro de apresentações clínicas, desde sensação de ansiedade com discreta dispneia até quadro de insuficiência respiratória aguda, choque e morte súbita. Pode ser fatal na primeira hora após o início dos sintomas em 10% dos casos.

A suspeita clínica de TEP depende da presença de um quadro clínico compatível, com fatores de risco. A manifestação clínica relaciona-se com a carga embólica e com a condição cardiorrespiratória prévia do paciente.

As principais manifestações clínicas na TEP não maciça são: taquipneia (> 20 ipm no adulto), dispneia, dor torácica pleurítica, taquicardia, apreensão, tosse e hemoptise. Nos quadros maciços, colapso circulatório agudo e morte súbita podem ocorrer.

Como não há um quadro clínico específico ou patognomônico para TEP, e raramente o diagnóstico é descoberto por acaso em um exame inespecífico, é sempre importante pensar nessa possibilidade diagnóstica nos pacientes com algum dos sintomas citados anteriormente e estabelecer uma probabilidade clínica.

Um estudo clássico em TEP, o *Prospective Investigation of Pulmonary Embolism Diagnosis* (PIOPED), mostrou que é possível classificar os pacientes em categorias de suspeita clínica, ou seja, em baixa, moderada ou alta probabilidade clínica de TEP, e que cada categoria guarda uma importante relação com a incidência da doença (9%, 30% e 68%, respectivamente). Além disso, o estudo demonstrou que a probabilidade clínica influencia a interpretação dos exames complementares; assim, para resultados idênticos de cintilografia pulmonar, a prevalência de TEP varia conforme a probabilidade pré-teste. Portanto, a determinação da probabilidade clínica pré-teste tornou-se um importante passo em todos os algoritmos diagnósticos de TEP.

Vários escores já foram propostos para avaliação da probabilidade clínica da doença, e os mais usados são o escore de Wells e o escore de Genebra revisado (Quadro 38.15).

Exames complementares

Os exames mais simples e habitualmente realizados nas unidades de emergência no paciente com sintomas torácicos agudos auxiliam no diagnóstico diferencial, reforçando a suspeita clínica ou tendendo a outro diagnóstico.

RADIOGRAFIA DE TÓRAX. Os achados frequentemente são inespecíficos (atelectasias laminares, elevação da hemicúpula diafragmática e pequeno derrame pleural), mas são úteis para afastar ou confirmar outras causas de dispneia e dor torácica. Outros achados que podem favorecer o diagnóstico de TEP são oligoemia regional (sinal de Westermark), dilatação de artérias pulmonares e opacidades periféricas em cunha (sinal ou corcunda de Humpton).

GASOMETRIA ARTERIAL. Frequentemente ocorre hipoxemia e/ou hipocapnia, mas a gasometria pode ser normal.

ELETROCARDIOGRAMA. Pode ser normal. O clássico padrão S1Q3T3 é infrequente. Outros sinais de sobrecarga direita podem ser observados, e alguns pacientes apresentam apenas taquicardia sinusal. O maior valor do eletrocardiograma (ECG) é excluir outras patologias, principalmente infarto agudo do miocárdio.

DÍMERO-D. É um produto da degradação da fibrina que está aumentado no plasma em situações de coagulação e fibrinólise. Utilizando-se método de alta sensibilidade, como o ELISA, o teste possibilita descartar TEP em pacientes com baixa e moderada probabilidade clínica, tendo um alto valor preditivo negativo. Entretanto, o valor preditivo positivo é baixo e não é útil para confirmar o diagnóstico.

ECODOPPLER DE MEMBROS INFERIORES. Indicado para o diagnóstico de trombose venosa profunda (TVP). Pode diagnosticar TVP em 30 a 50% dos pacientes com TEP, possibilitando o início do tratamento.

ECOCARDIOGRAMA. Seu maior valor é na estratificação de risco, mas o achado de trombos intracavitários e sinais de sobrecarga de VD pode ser útil para o diagnóstico.

Quadro 38.15 Escores de probabilidade clínica para tromboembolia pulmonar (TEP).

Escore de Wells		
TEP ou TVP prévias		1
FC ≥ 100 bpm		1
Cirurgia ou imobilização nas últimas 4 semanas		1
Hemoptise		1
Câncer ativo		1
Sinais clínicos de TVP		1
Diagnóstico alternativo menos provável que TEP		1
Probabilidade clínica		
TEP não provável		0 a 1
TEP provável		≥ 2
Escore de Genebra		
TEP ou TVP prévias		1
FC	75 a 94 bpm	1
	≥ 95 bpm	2
Cirurgia ou fratura no último mês		1
Hemoptise		1
Câncer ativo		1
Dor em membro inferior unilateral		1
Dor à palpação de veia profunda ou edema unilateral de membro inferior		1
Idade > 65 anos		1
Probabilidade clínica (escore em 3 níveis)		
Baixa		0 a 1
Moderada		2 a 4
Alta		≥ 5
Probabilidade clínica (escore em 2 níveis)		
TEP não provável		0 a 2
TEP provável		≥ 3

FC: frequência cardíaca; TVP: trombose venosa profunda. (Fonte: Konstantinides et al., 2019.)

CINTILOGRAFIA PULMONAR DE VENTILAÇÃO E PERFUSÃO. O resultado desse exame é classificado em quatro categorias: normal, baixa, intermediária ou alta probabilidade de TEP.

Exame normal descarta TEP com segurança, assim como um exame de baixa probabilidade de TEP, quando associado a baixa probabilidade clínica. No outro extremo, resultado de alta probabilidade possibilita diagnóstico de TEP, a não ser em pacientes com baixa probabilidade clínica, situação em que outros exames confirmatórios devem ser solicitados. Todas as outras combinações de probabilidades clínicas e cintilográficas exigem exames adicionais, o que faz com que frequentemente o exame não seja suficiente para o diagnóstico de TEP.

ANGIOTOMOGRAFIA DE TÓRAX. Tem a vantagem de viabilizar a avaliação de outros compartimentos torácicos (parênquima, mediastino, vasos, caixa torácica e pleura), possibilitando a investigação de outras possibilidades diagnósticas. Torna possível, ainda, a visualização direta do êmbolo no interior dos vasos (falha de enchimento).

ARTERIOGRAFIA PULMONAR. É utilizada nas raras situações em que os métodos de imagem são inconclusivos, pois apresenta as desvantagens de ser invasivo e passível de complicações, além de pouco disponível.

Estratégia diagnóstica

O tratamento precoce da TEP diminui de maneira significativa a mortalidade e, portanto, deve ser prontamente instituído logo que confirmado o diagnóstico. Nos pacientes com moderada e alta probabilidade clínica, na ausência de contraindicações à anticoagulação, deve-se iniciar o tratamento tão logo o diagnóstico seja suspeito, enquanto se aguardam os exames confirmatórios.

Pacientes estáveis hemodinamicamente e com probabilidade clínica baixa ou moderada devem ser avaliados com dosagem de dímero-D, considerando valores de referência ajustados para a idade. Um exame negativo nessa situação descarta TEP com segurança. Em resultados positivos, um exame de imagem é necessário para confirmar a doença. Pacientes com alta probabilidade clínica devem ser submetidos diretamente a exames de imagem. Naqueles com instabilidade hemodinâmica, angiotomografia de tórax pode ser realizada se prontamente disponível e com segurança para os pacientes. Caso contrário, ecocardiograma demonstrando sobrecarga de VD pode auxiliar na decisão diagnóstica e terapêutica (Figuras 38.18 e 38.19).

Estratificação de risco

A TEP pode ser estratificada em diferentes níveis de risco de mortalidade precoce (intra-hospitalar ou nos primeiros 30 dias após o evento agudo) com base em marcadores de risco. Essa classificação, além de auxiliar na escolha da estratégia diagnóstica, tem um importante papel na decisão terapêutica.

Os principais marcadores são os clínicos: choque e hipotensão. Quando presentes, indicam alto risco de mortalidade precoce. Nesse caso, deve-se seguir o algoritmo diagnóstico de paciente instável e, se indicado, iniciar trombólise.

Nos pacientes sem choque, deve-se avaliar o *Pulmonary Embolism Severity Index* simplificado (PESIs) (Quadro 38.16) e realizar avaliação adicional de risco, se indicado.

Avaliação adicional de risco

Deverá ser realizada em pacientes com PESIs ≥ 1 (Quadro 38.17).

- Marcadores de disfunção de VD: avaliar estrutura e função
  - Ecocardiograma: dilatação do VD, relação VD/VE ≥ 0,9; hipocinesia de parede livre do VD, aumento da velocidade

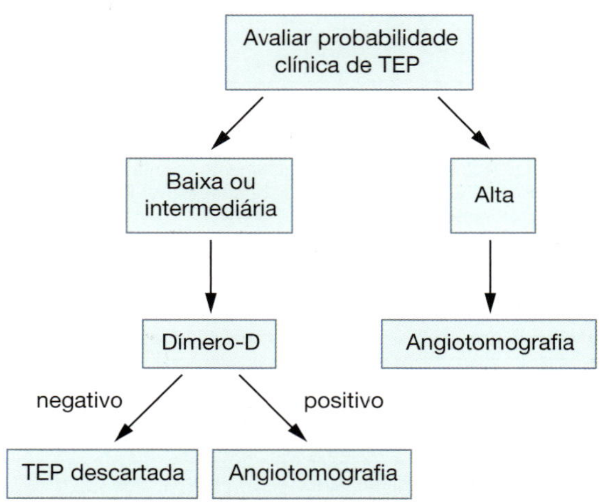

Figura 38.18 Suspeita clínica de tromboembolia pulmonar (TEP) em paciente hemodinamicamente estável. (Fonte: Konstantinides et al., 2014.)

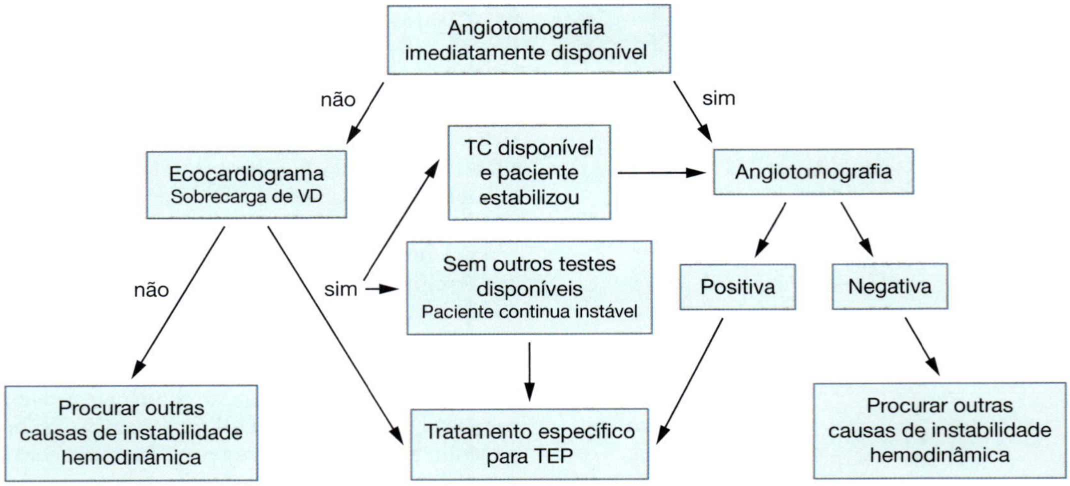

Figura 38.19 Suspeita de tromboembolia pulmonar (TEP) em paciente com hipotensão ou choque. TC: tomografia computadorizada; VD: ventrículo direito. (Fonte: Konstantinides et al., 2014.)

do jato de refluxo tricúspide, redução do *tricuspid annular plane systolic excursion* (TAPSE)
- Angiotomografia: relação VD/VE ≥ 0,9; retificação do septo interventricular, refluxo de contraste para veia cava

- Marcador de lesão miocárdica: troponina cardíaca positiva.

Pacientes com estrutura e função de VD normais e sem lesão miocárdica apresentam risco intermediário baixo e poderão ser internados em enfermaria para tratamento. Já aqueles com esses parâmetros alterados têm risco intermediário alto; por isso, deve ser considerada a internação em UTI, para monitoramento quanto à evolução para instabilidade hemodinâmica.

Hipertensão pulmonar

A hipertensão pulmonar (HP) é uma alteração fisiopatológica que pode envolver diversas condições clínicas e complicar boa parte das doenças cardiológicas e respiratórias.

Quadro 38.16 Estratificação de risco de mortalidade precoce – PESI simplificado.

Idade	1 (se > 80 anos)
Câncer	1
ICC ou doença pulmonar crônica	1
Pulso > 110 bpm	1
PAS < 100 mmHg	1
$SatO_2$ < 90%	1

0 ponto: mortalidade em 30 dias, 1% (considerar alta precoce/tratamento domiciliar); ≥ 1 ponto: mortalidade em 30 dias, 10,9% (tratamento hospitalar com estratificação adicional de risco). ICC: insuficiência cardíaca congestiva; PAS: pressão arterial sistólica; $SatO_2$: saturação de oxigênio.

Caracteriza-se pela elevação da pressão média da artéria pulmonar acima de 20 mmHg. Compreende um conjunto de doenças com achados comuns, mas com diferenças fisiopatológicas e prognósticas.

Classificação

A classificação clínica, atualizada em 2022, manteve as bases das classificações anteriores, dividindo a HP em grupos de acordo com características patológicas, fisiopatológicas e visando agrupar pacientes cuja intervenção terapêutica fosse semelhante (Quadro 38.18).

GRUPO 1 (HIPERTENSÃO ARTERIAL PULMONAR [HAP]). Inclui diferentes condições clínicas, entre elas a HAP idiopática, que é uma doença esporádica, sem história familiar ou fator de risco conhecido. Hemodinamicamente, caracteriza-se pela ocorrência de HP pré-capilar, definida hemodinamicamente como pressão média de artéria pulmonar > 20 mmHg, com pressão de oclusão de artéria pulmonar ou pressão diastólica final do VE ≤ 15 mmHg e resistência vascular pulmonar > 2 Woods. Esse grupo inclui ainda uma série de doenças que são semelhantes no quadro clínico e virtualmente idênticas na patologia da microcirculação.

Os sintomas decorrem da redução da área transversal das artérias pulmonares causada por uma combinação de vasoconstrição, trombose, inflamação e remodelamento proliferativo e obstrutivo das paredes das artérias pulmonares.

Em nível molecular, três vias patogênicas já estão bem caracterizadas: a via do óxido nítrico, a via da endotelina e a via da prostaciclina. Todos os medicamentos aprovados atualmente para o tratamento da HAP têm como alvo uma dessas vias.

Quadro 38.17 Estratificação de risco para mortalidade por tromboembolia pulmonar (TEP).

Risco de morte precoce		Instabilidade hemodinâmica	PESIs ≥ 1	Disfunção do VD	Lesão miocárdica
Alto		+	Desnecessário para classificar	+	Desnecessário para classificar
Intermediário	Intermediário alto	–	+	+	+
	Intermediário baixo	–	+	1 ou nenhum positivo	
Baixo		–	–	–	Avaliação opcional

PESIs: *Pulmonary Embolism Severity Index* simplificado; VD: ventrículo direito.

Quadro 38.18 Classificação clínica da hipertensão pulmonar.

Grupo 1: hipertensão arterial pulmonar (HAP)	▪ Idiopática ▪ Hereditária • Mutação *BMPR2* • Outras mutações ▪ Induzida por drogas e toxinas ▪ Associada a: • Doenças do tecido conjuntivo • Infecção pelo HIV • Hipertensão portal • Doença cardíaca congênita • Esquistossomose ▪ Doença veno-oclusiva pulmonar e/ou hemangiomatose capilar pulmonar • Idiopática • Hereditária ○ Mutações do *E1F2AK4* ○ Outras mutações • Induzida por drogas, toxinas e radiação • Associada a: ○ Doenças do tecido conjuntivo ○ Infecção pelo HIV ▪ Hipertensão pulmonar persistente do recém-nascido
Grupo 2: hipertensão pulmonar devido a doenças do coração esquerdo	▪ Disfunção ventricular esquerda sistólica ▪ Disfunção ventricular esquerda diastólica ▪ Doença valvular ▪ Obstruções congênitas/adquiridas da via de entrada ou de saída do coração esquerdo e cardiomiopatias congênitas ▪ Estenose de veias pulmonares congênita ou adquirida
Grupo 3: hipertensão pulmonar devido a doenças pulmonares e/ou hipoxemia	▪ Doença pulmonar obstrutiva crônica (DPOC) ▪ Doenças pulmonares intersticiais ▪ Outras doenças pulmonares com padrão restritivo e obstrutivo ▪ Doenças respiratórias do sono ▪ Hipoventilação alveolar ▪ Exposição crônica a grandes altitudes ▪ Anormalidades do desenvolvimento pulmonar
Grupo 4: hipertensão pulmonar tromboembólica crônica e outras obstruções da artéria pulmonar	▪ Hipertensão pulmonar tromboembólica crônica ▪ Outras obstruções da artéria pulmonar • Angiossarcoma • Outros tumores intravasculares • Arterites • Estenose congênita da artéria pulmonar • Parasitas (hidatidose)
Grupo 5: hipertensão pulmonar com mecanismos multifatoriais ou não esclarecidos	▪ Doenças hematológicas: anemia hemolítica crônica, esplenectomia, doenças mieloproliferativas ▪ Doenças sistêmicas: sarcoidose, histiocitose de células de Langerhans, linfangioliomiomatose, neurofibromatose ▪ Distúrbios metabólicos: doença por depósito de glicogênio, doença de Gaucher, doenças da tireoide ▪ Outras: microangiopatia pulmonar trombótica, obstrução tumoral, mediastinite fibrosante, insuficiência renal crônica, hipertensão pulmonar segmentar

Adaptada de Marc Humbert et al., 2022.

GRUPO 2. Inclui os casos de HP associada a doenças cardíacas esquerdas. Os mecanismos de aumento da pressão de artéria pulmonar nesse grupo são múltiplos e incluem, principalmente, a transmissão da pressão das câmaras esquerdas (HP pós-capilar). Diferencia-se hemodinamicamente dos outros grupos pela presença de pressão de oclusão > 15 mmHg.

GRUPO 3. Condições com HP associada a doenças pulmonares e/ou hipoxia estão classificadas neste grupo. Os mecanismos fisiopatológicos que levam à HP incluem vasoconstrição hipóxica, estresse mecânico da hiperinsuflação pulmonar, perda de capilares, inflamação e efeito tóxico da fumaça do cigarro.

GRUPO 4. Refere-se à HP associada a tromboembolia crônica e outras obstruções. O principal mecanismo deve-se à não resolução de embolias agudas prévias que posteriormente sofrem fibrose, levando à obstrução mecânica de artérias pulmonares, além de lesões trombóticas periféricas e arteriopatia distal com lesões proliferativas tanto em regiões sem lesões trombóticas proximais quanto em vasos distais a um trombo.

GRUPO 5. Estão incluídas diversas situações com causas multifatoriais para HP ou de mecanismo fisiopatológico ainda não esclarecido.

Sinais e sintomas

Os sintomas são inespecíficos e se relacionam principalmente com a progressão da insuficiência cardíaca direita. Dependem também da existência ou não de condição associada à HP, como doenças pulmonares ou cardíacas.

Dispneia relacionada aos esforços é o sintoma mais precoce e frequente. É progressiva ao longo do tempo e pode associar-se a fadiga, pré-síncope e síncope, em decorrência do baixo débito cardíaco.

Pode haver dor torácica decorrente da dilatação do tronco da artéria pulmonar com compressão coronariana e isquemia ventricular direita. Mais raramente os pacientes podem apresentar tosse seca, palpitações, hemoptise e rouquidão.

A classificação funcional mais utilizada é a da New York Heart Association, modificada para HP/ Organização Mundial da Saúde (OMS):

- Classe I: pacientes com HP, mas sem limitações das atividades físicas. Atividades físicas habituais não causam dispneia ou fadiga excessiva, dor torácica ou pré-síncope
- Classe II: pacientes com HP resultando em discreta limitação das atividades físicas. Confortável em repouso, mas atividades físicas habituais causam dispneia ou fadiga excessiva, dor torácica ou pré-síncope
- Classe III: pacientes com HP e importante limitação das atividades físicas. Ficam confortáveis em repouso, mas esforços menores que as atividades habituais causam dispneia ou fadiga excessiva, dor torácica ou pré-síncope
- Classe IV: pacientes com HP e incapacidade para realizar qualquer atividade física sem sintomas. Manifestam sinais de falência ventricular direita. Dispneia e fadiga podem estar presentes em repouso, e o desconforto aumenta com qualquer esforço.

Os dados obtidos ao exame físico variam com o estágio da doença, desde normal até a observação de sinais de insuficiência cardíaca direita. Em geral, o primeiro achado é hiperfonese da segunda bulha no foco pulmonar. Mais tardiamente, pode-se observar sopro de insuficiência tricúspide, sopro de insuficiência pulmonar, distensão jugular, hepatomegalia, edema periférico e ascite.

Exames complementares e estratégia diagnóstica

A abordagem diagnóstica inclui a confirmação do diagnóstico de HP, a busca de doenças associadas que possam justificar a HP e a avaliação da gravidade. A definição etiológica é essencial para que se possa instituir o tratamento adequado.

RADIOGRAFIA DE TÓRAX. Importante na avaliação inicial e muito útil na identificação de doenças cardiovasculares ou pulmonares associadas à HP. Além disso, em 90% dos casos, a radiografia está alterada no momento do diagnóstico de HP, evidenciando dilatação de artérias pulmonares com perda da vascularização periférica pulmonar, abaulamento do arco médio e aumento de átrio direito.

ELETROCARDIOGRAMA. Pode ser normal. Alterações eletrocardiográficas em geral ocorrem nos casos de HP mais graves. São achados sugestivos de HP: desvio do eixo para a direita, aparecimento de onda P *pulmonale*, sinais de hipertrofia de VD. Arritmias ventriculares são raras, mas as supraventriculares podem ocorrer em estágios mais avançados da doença.

ECOCARDIOGRAMA. É o método não invasivo mais sensível para rastreamento de HP, além de ser importante para exclusão de causas cardíacas esquerdas associadas. A pressão sistólica da artéria pulmonar (PSAP), indiretamente estimada pelo ecocardiograma, correlaciona-se positivamente à pressão média da artéria pulmonar medida de maneira invasiva.

A estimativa da PSAP por meio do ecocardiograma pode ser obtida quando existe insuficiência tricúspide. Assim, mede-se o pico de velocidade de regurgitação da tricúspide (VRT) que será aplicada na equação simplificada de Bernoulli e somada à estimativa da pressão do átrio direito ($PSAP = 4 \times (VRT)^2 + PAD$). Com base na estimativa da PSAP e outros achados do ecocardiograma, o exame permite estimar a probabilidade de HP em improvável, possível e provável (Quadro 38.19).

O ecocardiograma possibilita ainda a avaliação de fatores prognósticos, como ocorrência de derrame pericárdico, sinais de disfunção ventricular direita e aumento do átrio direito.

CATETERISMO CARDÍACO DIREITO. É o exame que possibilita a confirmação do diagnóstico de HP. É fundamental nos pacientes com suspeita de HAP (grupo I) para descartar a hipótese de disfunção de câmaras esquerdas e guiar a escolha terapêutica. Nos pacientes com diagnóstico de HAP idiopática, uma etapa fundamental é a realização do teste de vasorreatividade aguda durante o cateterismo cardíaco, o qual identifica um subgrupo de pacientes que se beneficia do tratamento com bloqueadores de canal de cálcio a longo prazo. Nos demais grupos da classificação II, III e IV, a indicação do cateterismo cardíaco deve ser avaliada caso a caso.

Vários outros exames serão necessários de acordo com a suspeita da causa da HP: provas de função pulmonar, como espirometria, medida de volumes pulmonares e capacidade de difusão ao monóxido de carbono na suspeita de doenças pulmonares, como DPOC e fibrose pulmonar; angiotomografia de tórax ou cintilografia de perfusão na suspeita de embolia crônica; provas reumatológicas, testes sorológicos virais, função tireoidiana, função hepática, ultrassonografia de abdome superior e biopsia retal, conforme o caso. A Figura 38.20 mostra uma proposta de algoritmo diagnóstico de HP.

Quadro 38.19 Critérios propostos para estimativa de hipertensão pulmonar (HP) com base no diagnóstico ecocardiográfico.

Baixa probabilidade de HP ou HP improvável	VRT ≤ 2,8 m/s ou não mensurável; PSAP ≤ 36 mmHg; sem outras variáveis ecocardiográficas sugestivas de HP*
Moderada probabilidade de HP ou HP possível	VRT ≤ 2,8 m/s ou não mensurável; PSAP ≤ 36 mmHg, mas na presença de outras variáveis ecocardiográficas sugestivas de HP* VRT entre 2,9 e 3,4 m/s ou não mensurável; PSAP entre 36 e 50 mmHg; sem outras variáveis ecocardiográficas sugestivas de HP*
Alta probabilidade de HP ou HP provável	VRT entre 2,9 e 3,4 m/s ou não mensurável; PSAP entre 36 e 50 mmHg; com variáveis ecocardiográficas sugestivas de HP* VRT > 3,4 m/s ou não mensurável; PSAP > 50 mmHg, independente da presença de outras variáveis ecocardiográficas sugestivas de HP*

*Aumento da velocidade da regurgitação na válvula pulmonar, curto tempo de aceleração de ejeção de ventrículo direito (VD), aumento das câmaras direitas, anormalidades da forma e função do septo, espessamento das paredes do VD, aumento de artérias pulmonares principais. HP: hipertensão pulmonar; PSAP: pressão sistólica de artéria pulmonar; VRT: velocidade de regurgitação tricúspide.

NEOPLASIAS PULMONARES

Câncer de pulmão

O câncer de pulmão representa 90% das neoplasias intratorácicas, é o segundo mais incidente do mundo e o de maior letalidade. Apesar de todos os esforços para se desenvolverem programas de triagem e diagnóstico precoce, ainda hoje, cerca de 85% dos pacientes diagnosticados com essa patologia estão em estadiamento avançado e, consequentemente, apresentam uma sobrevida de 2% em 5 anos (e-Figuras 38.1 e 38.2).

O câncer de pulmão é definido como a neoplasia maligna pulmonar de origem bronquíolo-alveolar, ou seja, tem origem germinativa nas células da árvore brônquica ou nos pneumócitos do tipo II.

O tabagismo é o principal fator de risco para o desenvolvimento desta neoplasia, sendo que 85% dos pacientes com câncer de pulmão fumam ou têm antecedentes de tabagismo. Outros fatores de risco incluem exposição ocupacional e ambiental a amianto, arsênico, sílica e hidrocarbonetos aromáticos policíclicos, além de história familiar, especialmente em pacientes jovens. Atenta-se ainda, como fator de risco, o uso recreativo de narguilé, dispositivo para consumo de derivados tabágicos, hábito comum nas culturas árabe, indiana e turca, e que tem se popularizado sobretudo entre os jovens também na cultura ocidental.

A classificação dos tumores malignos do pulmão foi recentemente atualizada (WHO, 2021) (Quadro 38.20). Atualmente, a International Association for Study of Lung Cancer (IASLC) recomenda a realização de estudo anatomopatológico, perfil imuno-histoquímico e avaliação molecular (em busca de mutações-alvo) dos tumores de pulmão avançados. Isso define melhor o prognóstico dos pacientes e auxilia na tomada de decisão terapêutica.

O fator prognóstico mais importante do câncer de pulmão é o estadiamento, com pior prognóstico para os estádios mais avançados (e-Figura 38.3).

Sinais e sintomas

Os sinais e sintomas do câncer de pulmão são frustros e de aparecimento tardio, geralmente secundários a invasão local, regional (linfonodos hilares ou mediastinais) e muitas vezes provocados por metástases a distância. Essa sua característica dificulta o diagnóstico precoce. Nos estádios iniciais, a maioria dos pacientes são diagnosticados frente a um achado incidental de imagem, como tomografia e radiografia de tórax.

Invasão direta do mediastino ou por metástases linfonodais pode levar a obstrução traqueal e insuficiência respiratória, rouquidão por paralisia do nervo laríngeo recorrente, paralisia de cúpula frênica por invasão do nervo frênico e disfagia por compressão esofágica (rara).

Acesse todo o conteúdo *online* citado nesta página:

http://uqr.to/20wee

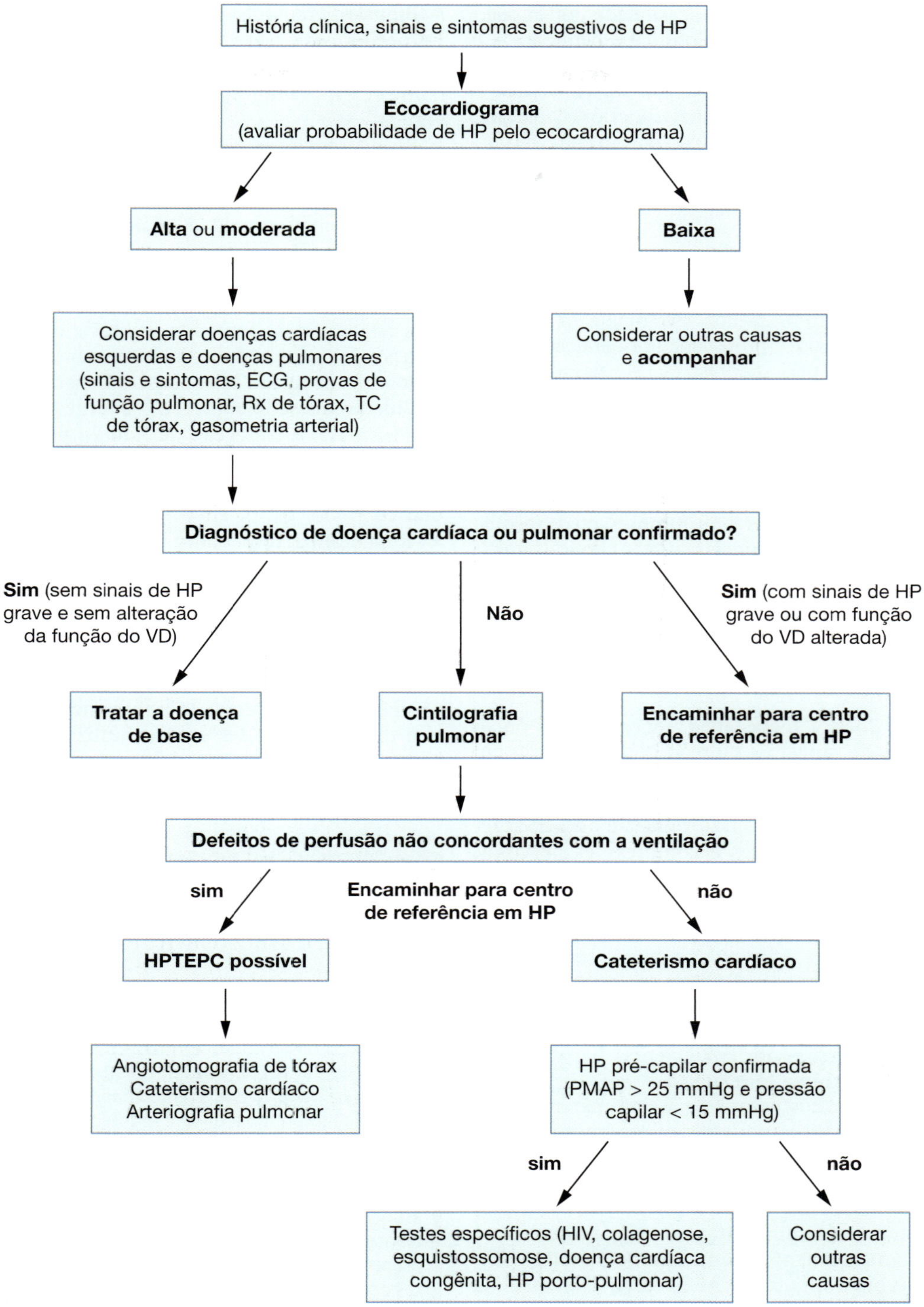

Figura 38.20 Algoritmo diagnóstico para avaliação de paciente com suspeita de hipertensão pulmonar. ECG: eletrocardiograma; HP: hipertensão pulmonar; HPTEPC: hipertensão pulmonar tromboembólica crônica; PMAP: pressão média na artéria pulmonar; Rx: radiografia; TC: tomografia computadorizada; VD: ventrículo direito. (Fonte: Galiè et al., 2015.)

Quadro 38.20 Classificação das neoplasias malignas do pulmão (WHO, 2021).

Tipo histológico	Subtipos	Imuno-histoquimica	Teste molecular	Características clínicas	Frequência
Adenocarcinoma	Lepídico, acinar, papilar, micropapilar, sólido	TTF1 e/ou napsina A	Painel molecular completo	Lesões periféricas, tipo histológico mais comum	34%
Carcinoma escamoso	Queratinizante, não queratinizante, basaloide	P40	Painel molecular completo em paciente não tabagista	Lesões centrais, segundo tipo histológico mais comum	27%
Pequenas células	–	Sinaptofisina e cromogranina A	–	Grandes lesões centrais	15%

A síndrome de veia cava superior é ocasionada por invasão direta do tumor ou por compressão linfonodal e, geralmente, é causada por carcinoma de pequenas células ou por carcinoma epidermoide. O quadro clínico inicia-se com edema de face e pescoço, com progressão para membros superiores, pletora, dispneia, turgência jugular com posterior evolução com circulação colateral na região superior do tórax e membros superiores.

Tumores do lobo superior podem invadir a cadeia simpática cervical e provocar a síndrome de Horner, caracterizada por ptose palpebral, miose, enoftalmia e anidrose. A ptose é causada por paralisia do músculo de Müller e geralmente é discreta, sendo menor do que a provocada por paralisia do III par craniano. A miose é mais bem vista em ambientes escuros, acentuando o grau de anisocoria. A anidrose é provocada por paralisia simpática de fibras responsáveis pela sudorese facial e vasodilatação, sendo pouco observada tanto por pacientes quanto por médicos. Durante exercícios, a via simpática intacta contralateral pode ocasionar uma resposta excessiva, levando a rubor e sudorese facial, fenômeno conhecido como "sinal do arlequim".

O diagnóstico diferencial da síndrome de Horner inclui lesões hipotalâmicas (acidente vascular cerebral, tumores) ou da medula espinal cervical, tumores mediastinais, costela cervical, aneurisma de artéria subclávia ou da carótida interna e iatrogenias.

Invasão cardíaca pode causar derrame pericárdico, arritmias, tamponamento cardíaco e insuficiência cardíaca. Derrame pleural comumente causa dispneia, dor pleurítica e atrito pleural. Linfangite pulmonar causa importante dispneia, hipoxemia e cianose.

Os sintomas de doença metastática dependem do órgão atingido. Metástases de câncer de pulmão podem ocorrer em qualquer órgão do corpo, mas mais comumente afeta ossos, cérebro, fígado e adrenais, além de pulmão homolateral e contralateral. Metástases ósseas causam dor óssea e podem apresentar-se com fraturas patológicas e compressões nervosas, radiculares e medulares secundárias a metástases em coluna vertebral. Metástases cerebrais causam cefaleia, vômito, confusão mental, ataxia, paralisias, parestesias, crises convulsivas parciais ou generalizadas.

Metástases hepáticas geralmente são assintomáticas ou podem causar sintomas inespecíficos como anorexia, náuseas, dor no andar superior direito do abdome ou desconforto epigástrico, mas podem cursar com insuficiência hepática se o acometimento do parênquima for extenso.

Metástases em adrenal costumam ser assintomáticas.

Síndromes paraneoplásicas podem causar sintomas associados, às vezes mais graves que os da neoplasia. As síndromes endócrinas são causadas geralmente por produção ectópica de hormônios, como hormônio adrenocorticotrófico (ACTH) e cortisol (síndrome de Cushing), hormônio paratireoidiano (PTH) (hipercalcemia), hormônio antidiurético (ADH) (síndrome de secreção inapropriada de ADH [SIHAD]), insulina (hipoglicemia) etc.

Dada a gravidade da doença e os diagnósticos em estadiamentos avançados, aumenta a preocupação com uma população de risco e assintomática, na qual se busca o diagnóstico precoce. Desse modo, o rastreamento para o câncer de pulmão tem sido recomendado pelas sociedades internacionais e recentemente também pelas nacionais, para que adultos entre 55 e 80 anos, tabagistas com carga maior ou igual a 20 maços/ano ou que pararam há menos de 15 anos realizem uma tomografia de tórax anual de baixa dosagem.

Diagnóstico

O diagnóstico do câncer de pulmão necessita de comprovação histológica, devendo-se respeitar as orientações da IASLC. Para isso, utilizam-se:

- Biopsia percutânea por agulha: é mais utilizada em tumores periféricos e pode ser feita guiada por TC de tórax. Lesões > 1 cm têm positividade de cerca de 95%. A complicação mais comum é o pneumotórax, em geral de pequena repercussão clínica
- Broncoscopia: possibilita a visualização da árvore traqueobrônquica por duas a três divisões segmentares. A positividade para lesões visíveis é maior que 90% e ajuda a obter espécimes de tecido, melhorando a análise patológica. Recomendada para lesões centrais
- Ultrassonografia endobrônquica (EBUS): é utilizada para confirmar a existência de neoplasia em linfonodos mediastinais aumentados. Tem sido utilizada também como recurso diagnóstico para nódulos mais centrais, já que utiliza a ultrassonografia acoplada à broncoscopia para punção
- Videotoracoscopia (VATS): é utilizada para diagnóstico, estadiamento e ressecção de nódulo pulmonar. Possibilita o acesso a nódulos periféricos e pleurais, e a algumas regiões do mediastino. É útil para tratamento de derrame pleural neoplásico
- Toracotomia: reservada a casos em que outro procedimento menos invasivo não foi bem-sucedido em produzir diagnóstico. Geralmente, ocorre com massas associadas a grande processo inflamatório periférico.

Estadiamento clínico

O objetivo fundamental do estadiamento é definir o prognóstico dos pacientes. Os exames utilizados para estadiamento incluem TC de tórax e abdome superior, tomografia com emissão de pósitrons (PET-TC) e ressonância magnética (RM) do cérebro.

Radioterapia e pneumonite actínica

A pneumonite actínica deve ser considerada em pacientes com alterações pulmonares e que apresentem história prévia de radioterapia na região torácica, podendo esta ter sido indicada para tratamento de neoplasias da mama, do pulmão, bem como da parede torácica.

Embora o parênquima pulmonar seja um dos tecidos que mais resistem à irradiação, lesões pleuropulmonares podem resultar de doses excessivas aplicadas em período curto no mesmo local. É preciso suspeitar dessa possibilidade quando um paciente submetido a radioterapia na região torácica queixar-se de tosse seca rebelde ao tratamento ou sentir dor torácica no local da aplicação.

Em geral, não são acompanhadas de infecção respiratória. Quando há infecção bacteriana associada, o quadro assume o aspecto de broncopneumopatia aguda. Às vezes, torna-se difícil, diante de uma radiografia, distinguir uma lesão maligna daquela provocada pela irradiação ou até de uma infecção associada; nessas ocasiões, os germes oportunistas mascaram e agravam o quadro. Mesmo após terminarem as sessões de radioterapia, a proliferação fibrosa continua provocando retração costal com desvio do mediastino e elevação do hemidiafragma, às vezes acompanhadas de perturbações esofágicas graves.

DOENÇAS DA PLEURA

Destacam-se o derrame pleural, o pneumotórax e as neoplasias.

Derrame pleural

O derrame pleural é um acúmulo anormal de líquido no espaço pleural, desencadeado por um desequilíbrio entre seus mecanismos de formação e reabsorção do conteúdo líquido laminar fisiológico desse espaço. Ocorre em cerca de 1 milhão de pacientes nos EUA e no Reino Unido, sendo a principal causa, em cerca de 50% destes, a insuficiência cardíaca (e-Quadro 38.1).

Sinais e sintomas

Os sinais e sintomas mais comuns são dor torácica, tosse seca e dispneia.

A dor torácica tem característica de ser ventilatório-dependente, devido à estimulação da pleura parietal, quando inflamada ou tracionada por aderências com a pleura visceral.

A dispneia está relacionada ao volume do derrame pleural; logo, quanto maior a quantidade, maior a chance de compressão do pulmão ipsilateral, causando atelectasias compressivas e culminando em dispneia progressiva e tosse seca em alguns casos.

Além desses sintomas, o paciente pode apresentar febre, astenia, inapetência e perda ponderal, a depender da doença de base.

A tríade da síndrome de derrame pleural envolve dor torácica ventilatório-dependente, tosse seca e dispneia.

A dor torácica tem característica de ser ventilatório-dependente, devido à estimulação da pleura parietal, quando inflamada ou tracionada por aderências com a pleura visceral.

A dispneia está relacionada ao volume do derrame pleural, bem como à compressão do diafragma ipsilateral.

Além desses sintomas, o paciente pode apresentar febre, astenia, inapetência e perda ponderal, a depender da doença de base.

Ao exame físico, o paciente com derrame pleural apresenta: à inspeção, expansibilidade diminuída; à palpação, expansibilidade diminuída e frêmito toracovocal abolido; à percussão, macicez; e na ausculta, murmúrio vesicular abolido e egofonia na parte mais alta do derrame.

Transudato e exsudato

O derrame pleural divide-se em transudato e exsudato, diferenciação feita a partir dos critérios de Light, os quais levam em conta:

- Relação da taxa de proteína no líquido pleural/proteína sérica > 0,5
- Relação da taxa de DHL no líquido pleural/DHL sérica > 0,6
- Taxa absoluta de DHL no líquido pleural > 2/3 do limite superior da taxa sérica normal (e-Figura 38.4).

Se um dos critérios for preenchido, o derrame pleural será diagnosticado como exsudato. A diferenciação entre os dois tipos de derrame pleural, transudato e exsudato, é de extrema importância porque, associada a manifestações e sinais clínicos do paciente, auxilia no diagnóstico etiológico. Por exemplo, transudatos estão presentes em patologias como insuficiência cardíaca, cirrose hepática e hipoproteinemia. No caso dos exsudatos, eles geralmente estão presentes em patologias como pneumonia, tuberculose pleural, TEP e neoplasias metastáticas.

Inicialmente, solicita-se dosagem de: proteína do líquido pleural, desidrogenase do líquido pleural, além de dosagem de proteína sérica e desidrogenase sérica, as quais classificam o derrame em transudato ou exsudato. A partir daí, caso trate-se de um exsudato, solicita-se avaliação de citologia diferencial no líquido pleural, classificando esse exsudato em neutrofílico (parapneumônico); linfocítico (tuberculose pleural ou paraneoplásico); ou eosinofílico (tromboembolismo pulmonar). Deve-se solicitar também bacterioscopia, pesquisa de fungos, cultura para bactérias e fungos, cultura para BAAR e adenosina deaminase quando há suspeita de tuberculose pleural, bem como citologia oncótica na suspeita de derrame paraneoplásico (e-Figura 38.5).

O Quadro 38.21 detalha as principais etiologias do derrame pleural.

Pneumotórax

É caracterizado pela presença de ar no espaço pleural, o qual normalmente é virtual e compreendido entre as pleuras parietal e visceral.

Pode ser espontâneo, traumático ou iatrogênico.

O pneumotórax espontâneo é aquele sem uma causa básica específica; divide-se em primário e secundário. É denominado "primário" quando ocorre sem doença pulmonar prévia, e "secundário" quando é decorrente de doença pulmonar em atividade, como DPOC, fibrose cística, linfangioleiomiomatose, infecção por *Pneumocystis jirovecii*, entre outras doenças pulmonares.

A incidência de pneumotórax espontâneo primário é de 6 a 10 casos por 100 mil habitantes por ano, predominando em homens altos e magros (longilíneos) com idade entre 20 e 40 anos. Em geral, é unilateral, sendo mais frequente do lado direito e em fumantes. A incidência do pneumotórax secundário é similar; entretanto, predomina em pacientes acima dos 60 anos.

O pneumotórax traumático ocorre após traumatismo torácico fechado ou aberto com laceração pulmonar, brônquica ou esofágica. É denominado "aberto" quando há lesão da parede torácica.

O pneumotórax iatrogênico inclui os produzidos durante um procedimento médico, diagnóstico ou terapêutico. Os procedimentos em que o pneumotórax é uma complicação frequente são punção transtorácica, punção venosa central (subclávia) e toracocentese.

A ocorrência de dor torácica de caráter súbito, bem localizada, em pontada, associada a dispneia e tosse seca, pode sugerir a ocorrência de pneumotórax; porém, em 15% dos casos, o paciente pode ser assintomático.

Ao exame físico, são encontrados: diminuição da expansibilidade torácica; sonoridade pulmonar aumentada ao percutir a parede torácica ou mesmo timpanismo; murmúrio vesicular diminuído ou abolido; e, em casos de maior gravidade, abaulamento do hemitórax afetado e frêmito toracovocal reduzido. Se o quadro evoluir para taquicardia, hipotensão, cianose e dispneia profusa, podemos estar diante de um pneumotórax hipertensivo, condição de grande gravidade que requer tratamento imediato devido ao risco à vida.

A radiografia simples do tórax nas incidências posteroanterior e lateral mostra a presença de ar na cavidade pleural entre a linha da pleura visceral e a parede torácica. Para a identificação de pequenos pneumotórax, deve ser realizada uma radiografia em expiração forçada (Figura 38.21).

A tomografia computadorizada do tórax, além de ajudar no diagnóstico do pneumotórax, pode mostrar também a presença ou não de bolhas apicais subpleurais (*blebs*), fornecendo informações adicionais do restante do parênquima pulmonar, do mediastino e da parede torácica. Quando o pneumotórax é secundário a DPOC, a tomografia computadorizada do tórax pode ser de grande ajuda para diferenciar o pneumotórax de doença pulmonar bolhosa.

Acesse todo o conteúdo *online* citado nesta página:

http://uqr.to/20wef

Quadro 38.23 Principais mecanismos e causas de insuficiência respiratória aguda (IRpA) hipercápnica.

Mecanismos	Causas
Redução na distensão da parede torácica	Distensão abdominal, ascite, obesidade, derrame pleural, pneumotórax
Redução da expansibilidade pulmonar	Edema pulmonar
Aumento da demanda ventilatória	Sepse, hipovolemia
Aumento da resistência ao fluxo respiratório	Corpo estranho, espasmo da laringe, estenose traqueal
Comprometimento do estímulo respiratório	Doenças intersticiais pulmonares. Fibrose pulmonar idiopática
Comprometimento da transmissão neuromuscular	Miastenia grave, poliomielite, síndrome de Guillain-Barré, traumatismo medular
Fraqueza muscular	Fadiga, desnutrição, miopatias

Fonte: Conde e Souza, 2009.

Quadro 38.24 Sintomas da insuficiência respiratória aguda (IRpA).

IRpA hipoxêmica	IRpA hipercápnica
▪ Confusão mental ▪ Grande inquietação ▪ Agressividade ▪ Taquicardia ▪ Hipertensão arterial ▪ Vasoconstrição periférica ▪ Cianose (fase final) ▪ Bradicardia (fase final)	▪ Sonolência ▪ Desorientação progressiva ▪ Cefaleia (encefalopatia) ▪ Asterixe ▪ Vermelhidão cutânea ▪ Hiperemia das mucosas ▪ Aumento da sudorese ▪ Edema da papila ▪ Taquicardia e hipertensão moderada ▪ Ingurgitamento das veias da retina

Diagnóstico

Conforme discutido, a insuficiência respiratória aguda é uma grande síndrome causada por uma infinidade de doenças. Como tal, não existe um algoritmo único para avaliar a insuficiência respiratória. A avaliação da IRpA deve incluir uma coleta atenta de dados da história clínica, exame físico, oximetria e capnografia; pode incluir exames complementares laboratoriais (ou seja, hemograma, bioquímica, eletrólitos, perfil inflamatório, avaliações multiorgânicas, D-dímero, lactato), exames infecciosos (ou seja, hemoculturas, culturas, teste de painel de patógenos respiratórios e teste de antígeno urinário de *Legionella*), eletrocardiograma de 12 derivações e exames de imagem (radiografia, tomografia computadorizada, ressonância, ultrassonografia à beira do leito).

A gasometria arterial é o padrão-ouro para o diagnóstico de insuficiência respiratória. As informações obtidas de uma gasometria arterial incluem pH, pressão parcial de oxigênio arterial (Pa_{O_2}), pressão parcial de dióxido de carbono arterial (Pa_{CO_2}) e bicarbonato sérico (HCO_3). Deve-se notar que o HCO_3 obtido é um valor calculado e pode, portanto, ser impreciso.

As informações da gasometria também podem ser usadas para diferenciar insuficiência respiratória aguda da crônica, avaliando a resposta renal à Pa_{CO_2}. Na acidose respiratória, os rins respondem aumentando a absorção de HCO_3 no tubo contorcido proximal. Como se trata de um processo lento, a magnitude da absorção de HCO_3 na doença respiratória aguda à acidose é menor que a magnitude da absorção de HCO_3 na acidose respiratória crônica. Essa diferença permite distinguir entre a cronicidade na insuficiência respiratória aguda e crônica.

Caso clínico

Você está de plantão na UPA de sua cidade e recebe Sr. G. S., 78 anos. O paciente relata que, há 4 dias, iniciou tosse produtiva com escarro amarelado, febre diária de 38°C, inapetência e astenia. Tem histórico prévio de hipertensão arterial sistêmica e diabetes melito, ambos controlados. Nega outros históricos pessoais relevantes, antecedentes familiares de doenças respiratórias, tabagismo ou etilismo. Sem internação recente. Usa losartana 50 mg 1.0.1 e metformina 850 mg 0.1.1.

Ao exame físico, você encontra:

- Geral: paciente acordado, consciente, responsivo, algo confuso, febril 37,9°C
- ACV: ritmo cardíaco regular em 2 tempos, bulhas normofonéticas sem sopros, FC 123 bpm, PA 95/58 mmHg
- AR: taquipneico, FR 31 ipm, uso de musculatura acessória, expansibilidade torácica reduzida à direita, FTV aumentado em região infraescapular direita, ausculta com murmúrio vesicular presente em campos pulmonares, porém com estertores finos na região infraescapular direita. Sp_{O_2} 88% em ar ambiente
- Abd: sem alterações dignas de nota
- Membros: sem edemas, panturrilhas livres
- Demais sistemas: sem alterações dignas de nota.

1. Diante desse caso clínico, qual diagnóstico sindrômico e o diagnóstico clínico?
   Resposta: síndrome da consolidação pulmonar e pneumonia adquirida na comunidade (PAC).
2. Tendo em vista a realização de exames que confirmaram suas hipóteses iniciais (PAC bacteriana) e da gasometria arterial do paciente, sendo encontrado o seguinte resultado: pH 7,40, Pa_{O_2} 51 mmHg, P_{CO_2} 42 mmHg, HCO_3 24 mEq/ℓ, Sa_{O_2} 87%, é possível fazer outros diagnósticos?
   Resposta: insuficiência respiratória aguda do tipo 1 – hipoxêmica.
3. Quais seriam os pilares do tratamento para esse caso inicialmente?
   Resposta: oxigenoterapia, expansão volêmica, antibioticoterapia e internação hospitalar.

DISTÚRBIOS RESPIRATÓRIOS DO SONO

Leia o caso clínico 8, *Distúrbios Respiratórios do Sono*.

Acesse o conteúdo *online*:

http://uqr.to/20weg

O sono é um conjunto de alterações comportamentais e fisiológicas que ocorrem concomitantemente e de forma cíclica. Durante o sono, podem ser observados comportamentos de repouso e atividade, os quais compõem o ciclo vigília-sono. Esse ciclo está intimamente ligado aos processos neurobiopsicológicos que são necessários para a manutenção da saúde física e cognitiva (ver Parte 18, *Sistema Nervoso*, Capítulo 174, *Doenças do Sistema Nervoso*).

O sono normal apresenta variações conforme a faixa etária, sofrendo modificações quanto à distribuição dos diversos estágios e quanto ao próprio ritmo circadiano. Os distúrbios do sono são classificados em: insônias, distúrbios respiratórios do sono, hipersonias de origem central não associadas a distúrbios respiratórios ou a outras causas que perturbem o sono, distúrbios do ritmo circadiano, parassonias e manifestações motoras noturnas.

Indivíduos normais apresentam alterações fisiológicas na ventilação, na mecânica pulmonar e nos gases sanguíneos quando dormem (Figura 38.22), as quais são acentuadas em pacientes com apneia obstrutiva do sono (AOS), desencadeando uma série de distúrbios hemodinâmicos e bioquímicos.

A AOS provoca acentuada redução na pressão intratorácica, com consequente aumento do retorno venoso, deslocamento agudo do septo interventricular para a esquerda e alteração das pressões cardíacas transmurais, prejudicando o enchimento do VE, aumentando a demanda miocárdica de oxigênio e causando, consequentemente, isquemia miocárdica.

Além disso, alterações hemodinâmicas associadas ao estresse decorrente de despertares noturnos frequentes repercutem no aumento da liberação de catecolaminas por meio da estimulação de quimiorreceptores centrais e periféricos e eliminando o reflexo de inibição da atividade simpática. Hipoxemia e retenção de CO_2 aumentam a atividade simpática mediada pelos quimiorreceptores, com consequente vasoconstrição e aumento da frequência cardíaca, podendo repercutir com acentuada variação dos níveis pressóricos.

Alterações da oxigenação e das pressões intratorácicas também têm sido associadas a mudanças agudas da resistência vascular pulmonar. As pressões da artéria pulmonar aumentam ao longo de um episódio de apneia em decorrência da associação de hipoxemia progressiva, redução da pressão intratorácica, aumento do débito cardíaco direito e redução da complacência cardíaca esquerda.

Além disso, a hipoxia ativa as células nucleadas no corpo, que percebem e respondem a uma redução da concentração de oxigênio. A condição estimula fatores de transcrição, tais como o fator 1 hipoxia-induzível (HIF-1) e o fator nuclear kB (NF-kB), os quais regulam a expressão de genes que medeiam as respostas inflamatórias.

Classificação e sinais e sintomas

Os distúrbios respiratórios do sono (DRS) são divididos em: AOS, apneia central do sono (ACS), hipoxemia e síndromes de hipoventilação associada à obesidade.

A AOS é definida por episódios recorrentes de obstrução parcial (hipopneia) ou total (apneia), sendo caracterizada por apneias e hipopneias periódicas durante o sono, as quais causam sonolência diurna, afetam a qualidade de vida e podem levar a mudanças no sistema cardiopulmonar.

Durante o sono, os pacientes com AOS sofrem recorrentes colapsos da faringe e cessação temporária da respiração. Tais eventos podem causar hipoxia repetitiva e retenção de dióxido de carbono, além de provocar microdespertares que restabelecem o fluxo de ar. No entanto, uma vez que o sono é retomado, a obstrução da faringe e as apneias se repetem durante todo o sono. O risco aumenta quando a AOS é associada a ganho de peso, tabagismo, diabetes, idade e influência de álcool, sedativos e relaxantes musculares.

A AOS pode a levar a alterações como: diminuição da qualidade de vida e modificações cognitivas, cardiovasculares e metabólicas.

Em pacientes com sintomas de fadiga, sonolência diurna excessiva (SDE) e, principalmente, as comorbidades que estão associadas aos DRS, é preciso aprimorar objetivamente os dados clínicos. Para isso, existem questionários de triagem e modelos de rastreio clínicos, a fim de ajudar a identificar pacientes com suspeita de AOS.

Para avaliação da SDE, é utilizada a escala de sonolência de Epworth (ESE), um questionário com oito perguntas para

> **Apneia central do sono**
>
> A apneia central do sono (ACS) resulta do decréscimo do *drive* ventilatório, associado, principalmente, à perda da sintonia fina do sistema de controle central da respiração. É especialmente comum em indivíduos com insuficiência cardíaca e com antecedente de eventos isquêmicos cerebrais, quando ocorre desativação do controle respiratório voluntário durante o sono.
>
> Pacientes portadores de ACS apresentam quimiorreceptores com sensibilidade aumentada. Incrementos relativamente menores da pressão arterial do CO_2 (Pa_{CO_2}) noturna podem repercutir com resposta hiperventilatória exagerada, muitas vezes alcançando uma pressão alveolar do CO_2 (PA_{CO_2}) abaixo do limiar de apneia. Alguns pacientes apresentam ambos os distúrbios respiratórios do sono associados. Eles são, na maioria das vezes, portadores de AOS de longa data ou de insuficiência cardíaca que desenvolveram mau funcionamento crônico do sistema de regulação respiratório.

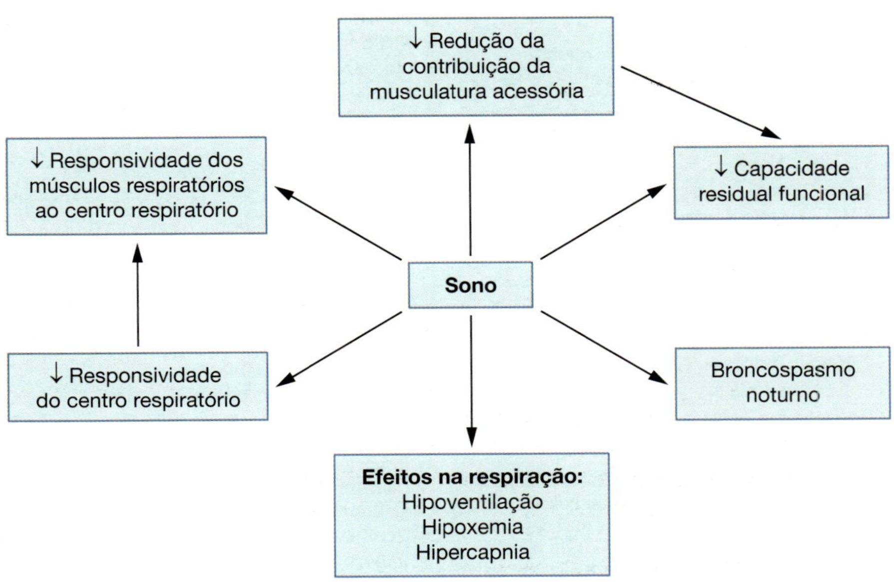

Figura 38.22 Efeitos do sono na ventilação pulmonar, na mecânica pulmonar e nos gases sanguíneos em indivíduos saudáveis.

avaliação da possibilidade de cochilo frente a situações do cotidiano. Um resultado > 10 indica SDE, e > 16, SDE grave. (Quadro 38.25).

Para avaliação da suspeita de AOS, o questionário mais utilizado é o *STOP-Bang* (Quadro 38.26). São oito itens com questões referentes a ronco, cansaço/fadiga/sonolência, observação de parada da respiração durante o sono, pressão arterial, índice de massa corporal (IMC), idade, circunferência do pescoço e gênero. Essas perguntas requerem respostas sim ou não (pontuação: 1/0), com escores que variam de zero a oito (ver Quadro 38.25).

A polissonografia (PSG) de noite inteira em laboratório é o padrão-ouro para o diagnóstico de AOS. Porém, é um procedimento demorado, dispendioso, que demanda profissionais técnicos especializados e não é acessível à grande parcela da população.

Quadro 38.25 Escala de sonolência de Epworth.

Sentado e lendo	0	1	2	3
Assistindo TV	0	1	2	3
Sentado, quieto, em lugar público (p. ex., teatro, reunião ou palestra)	0	1	2	3
Andando de carro por 1 hora sem parar como passageiro	0	1	2	3
Ao deitar-se à tarde para descansar, quando possível	0	1	2	3
Sentado conversando com alguém	0	1	2	3
Sentado quieto após o almoço, sem bebida com álcool	0	1	2	3
Em um carro parado no trânsito por alguns minutos	0	1	2	3

Quadro 38.26 Questionário STOP-Bang para avaliação de pacientes com suspeita de apneia obstrutiva do sono (AOS).

Roncos (*Snore*)	"Você ronca alto?" (alto o bastante para ser ouvido através de portas fechadas ou o seu parceiro cutuca você por roncar à noite) ( ) Sim ( ) Não
FaTigado	"Você frequentemente sente-se cansado, fatigado ou sonolento durante o dia?" (p. ex., adormecendo quando dirige) ( ) Sim ( ) Não
Observado	"Alguém já observou você parar de respirar ou engasgando/sufocando durante o sono?" ( ) Sim ( ) Não
Pressão	"Você tem ou está sendo tratado por pressão alta?" ( ) Sim ( ) Não
OBesidade	"Índice de massa corporal (IMC) > 35 kg/m²?" ( ) Sim ( ) Não
Idade (*Age*)	"Idade > 50 anos?" ( ) Sim ( ) Não
Circunferência de pescoço (*Neck*) (medida na altura do pomo de Adão)	Homens: "circunferência cervical ≥ 43 cm?" Mulheres: "circunferência cervical ≥ 41 cm?" ( ) Sim ( ) Não
Gênero	"Sexo masculino?" ( ) Sim ( ) Não

Usar critérios de pontuação para a população: baixo risco de AOS – "Sim" para até duas questões; risco intermediário de AOS – "Sim" para três a quatro questões; alto risco de AOS – "Sim" para cinco a oito questões, ou "Sim" para duas ou mais das quatro questões iniciais (STOP) + gênero masculino, ou "Sim" para duas ou mais das quatro questões iniciais (STOP) + IMC > 35 kg/m^2, ou "Sim" para duas ou mais das quatro questões iniciais (STOP) + circunferência cervical ≥ 43 cm para homens e ≥ 41 cm para mulheres. (Adaptado de Fonseca et al., 2016.)

Diagnóstico

O diagnóstico da AOS é confirmado com a PSG, exame realizado em laboratório durante a noite. É o método considerado padrão-ouro para o diagnóstico de grande parte dos transtornos do sono. Com o registro em polígrafo, é possível obter dados simultâneos do eletroencefalograma (EEG), do eletro-oculograma (EOG), da eletromiografia (EMG), das medidas do fluxo oronasal, do movimento toracoabdominal, do ECG e da oximetria de pulso. Além de outros canais adicionais que podem estar disponíveis para registro de outros parâmetros, tais como posição corpórea, medidas de pressão esofágica, ronco e derivações suplementares de EEG, são analisadas variáveis neurológicas para estadiamento do sono e respiratórias para identificação dos DRS.

No exame, são avaliadas diversas variáveis, entre elas o índice de apneia e hipopneia (IAH). Nele são somados os eventos de apneia e hipopneia e divididos pelo tempo de sono. Dessa forma, obtém-se um índice com unidade em eventos por hora de sono. Assim, o paciente tem diagnóstico de AOS se tem IAH > 5 eventos/hora com sintomas sugestivos ou IAH > 15 eventos/hora, mesmo na ausência de sintomas.

A apneia central do sono (ACS) é bem menos comum do que a AOS. Consiste na ausência de esforço expiratório durante a cessação do fluxo respiratório, sendo que o paciente será classificado como portador de ACS quando tiver um IAH ≥ 5 eventos/hora com mais de 50% dos eventos respiratórios de origem central. A hipoventilação é definida pela elevação da Pa_{CO_2} acima do valor normal, que é de 45 mmHg em indivíduos em repouso e acordados. A principal representante é a síndrome da hipoventilação da obesidade, também conhecida como "síndrome de Pickwick". A hipoxemia noturna é a presença de dessaturação durante o sono que não mais bem explicada por outro DRS (Quadro 38.27).

Definições da apneia obstrutiva do sono (AOS) e classificação da gravidade de acordo com o índice de apneia e hipopneia (IAH) encontrado na PSG

- Apneia: cessação da respiração por mais de 10 segundos
- Hipopneia: fluxo respiratório reduzido em 30%, com queda de 4% na Sat_{O_2}
- Classificação:
  - AOS leve: IAH entre 5 e 15/h
  - AOS moderada: IAH entre 15 e 30/h
  - AOS grave: IAH > 30/h
  - Síndrome de AOS: IAH > 5 associado aos dados clínicos, principalmente sonolência excessiva diurna.

Quadro 38.27 Consequências clínicas da apneia obstrutiva do sono não tratada.

- Hipertensão arterial sistêmica
- Acidente vascular cerebral
- Arritmia
- Cardiopatia isquêmica
- Insuficiência cardíaca
- Diabetes melito do tipo 2
- Síndrome metabólica
- Declínio cognitivo
- Depressão
- Acidentes automobilísticos e de trabalho

Adaptado de Duarte et al., 2022.

BIBLIOGRAFIA

Aidé MA. Histoplasmose. J Bras Pneumol. 2009;35(11):1145-51.

Antonangelo L, Vargas FS, Teixeira LR, Vaz MAC, Sales MM, Moreira LC et al. Linfoma primário de cavidade pleural em paciente imunocompetente. J Bras Pneumol. 2005;31(6):563. Disponível em: http://www.scielo.br/scielo.php?script=sci_arttext&pid=S1806-37132005000600017. Acesso em: 19 fev 2018.

Athanazio RA, Silva Filho LVRF, Vergara AA, Ribeiro AF, Riedi CA, Procianoy EFA et al. Diretrizes brasileiras de diagnóstico e tratamento da fibrose cística. J Bras Pneumol. 2017;43(3):219-45.

ATS/ERS. International Multidisciplinary Consensus Classification of the Idiopathic Intersticial Pneumonias. Am J Respir Crit Care Med. 2002;165:277-304.

Badesch DB, Champion HC, Sanchez MAG, Hoeper MM, Loyd JE, Manes A et al. Diagnosis and assessment of pulmonary arterial hypertension. J Am Coll Cardiol. 2009;54(1 supl):S55-S66.

Barczyk A, Pierzchała W, Kon OM, Cosio B, Adcock IM, Barnes PJ. Cytokine production by bronchoalveolar lavage T lymphocytes in chronic obstructive pulmonary disease. J Allergy Clin Immunol. 2006;117(6):1184-92.

Barker AF. Bronchiectasis. N Engl J Med. 2002;346(18):1383-93.

Barnes PJ, Celli BR. Systemic manifestations and comorbidities of COPD. European Respiratory Journal. 2009;33(5):1165-85.

Barr RG, Celli BR, Mannino DM, Petty T, Rennard SI, Sciurba FC et al. Comorbidities, patient knowledge, and disease management in a national sample of patients with COPD. Am J Med. 2009;122(4):348-55.

Brasil. Ministério da Saúde. Boletim Epidemiológico. Secretaria de Vigilância em Saúde. 2017;48(8).

Broaddus V, Courtney R, Bruce WS. Tumors of the pleura. In: Murray JF, Nadel JA. Murray & Nadel's textbook of respiratory medicine. v. 2. 5. ed. Philadelphia: Elsevier, 2010. p. 1792-813.

Camargo JJ, Camargo SM. Pneumotórax. In: Silva LCC. Pneumologia: princípios e prática. Porto Alegre: Artmed, 2012. p. 650-61.

Celli BR, Cote CG, Marin JM, Casanova C, Montes de Oca M, Mendez RA et al. The body mass index, airflow obstruction, dyspnea, and exercise capacity index in chronic obstructive pulmonary disease. N Engl J Med. 2004;350:1005-12.

Cole PJ. Inflammation: a two-edged sword-the model of bronchiectasis. Eur J Respir Dis Suppl. 1986;147:6-15.

Colombo AL, Moretti ML. Grupo de Consultores do Consenso em Paracoccidioidomicose. Rev Soc Bras Med Trop. 2008;41(5).

Conde MB, Melo FAF, Marques AMC, Cardoso NC, Pinheiro VGF, Dalcin PTR et al. III Diretrizes para Tuberculose da Sociedade Brasileira de Pneumologia e Tisiologia. J Bras Pneumol. 2009;35(10):1018-48.

Conde MB, Souza GRM. Pneumologia e tisiologia: uma abordagem prática. São Paulo: Atheneu, 2009.

Correa RA, Lundgren FL, Pereira-Silva JL, Frare e Silva RL, Cardoso AP, Lemos AC et al. Brazilian Guidelines for Community Acquired Pneumonia in Immunocompetent Adults. J Bras Pneumol. 2009;35(6):574-601.

Craven DE, Craven KS, Duncan RA. Hospital acquired pneumonia. In: Jarvis WR. Benett & Brachman's hospital infections. 5. ed. Philadelphia: Lippincott Williams & Wilkins, 2007. p. 519.

Desai H, Agrawal A. Pneumonia, acute respiratory distress syndrome, lung abscess, and empyema. Med Clin N Am. 2012;96:1127-48.

DeVita Jr. VT, Lawrence TS, Rosemberg SA. DeVita, Hellman, and Rosenberg's Cancer: principles and practice of oncology. 10. ed. Philadelphia: Wolters Kluwer, 2016.

Di Stefano A, Capelli A, Lusuardi M, Caramori G, Balbo P, Ioli F et al. Decreased T lymphocyte infiltration in bronchial biopsies of subjects with severe chronic obstructive pulmonary disease. Clin Exp Allergy. 2001;31(6):893-902.

Donaldson GC, Seemungal TA, Patel IS, Bhowmik A, Wilkinson TM, Hurst JR et al. Airway and systemic inflammation and decline in lung function in patients with COPD. Chest. 2004;128:1995.

Duarte RLM, Togeiro SMGP, Palombini LO, Rizzatti FPG, Fagondes SC, Magalhães-da-Silveira FJ et al. Brazilian Thoracic Association consensus on sleep-disordered breathing. J Bras Pneumol. 2022;48(4):e20220106.

Ellis DA, Thornley PE, Wightman AJ, Walker M, Chalmers J, Crofton JW. Present outlook in bronchiectasis: clinical and social study and review of factors influencing prognosis. Thorax. 1981;36:659-64.

Fisher B, Lassen U, Mortensen J, Larsen S, Loft A, Bertelsen A et al. Preoperative staging of lung cancer with combined PET-CT. N Engl J Med. 2009;361:32-9.

Fonseca LBM, Silveira EA, Lima NM, Rabahi MF. STOP-Bang questionnaire: translation to Portuguese and cross-cultural adaptation for use in Brazil. J Bras Pneumol. 2016;42(4):266-72.

Frare RS, Silva R. Infecções fúngicas em imunocomprometidos. J Bras Pneumol. 2010;36(1).

Fraser RS, Paré FD. Diseases of the chest. 3. ed. Philadelphia: W.B. Saunders, 1990.

Fujishima S. Guideline-based management of acute respiratory failure and acute respiratory distress syndrome. J Intensive Care. 2023;11(1):10.

Galiè N, Humbert M, Vachiery JL, Gibbs S, Lang I, Torbicki A et al. 2015 Guidelines for the diagnosis and treatment of pulmonary hypertension. The joint task force for the diagnosis and treatment of pulmonary hypertension of the European Society of Cardiology (ESC), and the European Respiratory Society (ERS). Eur Respir J. 2015;46(4):903-75.

Global Initiative for Asthma. Global strategy for asthma management and prevention, 2017. Disponível em: https://ginasthma.org/wp-content/uploads/2017/02/wmsGINA-2017-main-report-final_V2.pdf. Acesso em: 8 abr. 2025.

Godoy I, Chatkin JM, Pereira MC, Rufino R. Práticas pneumológicas: edição ampliada. Rio de Janeiro: DiLivros, 2023.

Gold – Global Initiative for Chronic Obstructive Lung Disease. Disponível em: www.goldcopd.org. Acesso em agosto 2018.

Instituto Nacional de Câncer José Alencar Gomes da Silva (Brasil). Estimativa 2016: incidência de câncer no Brasil. Rio de Janeiro: INCA, 2015. Disponível em: https://www.inca.gov.br/publicacoes/livros/estimativa-2016-incidencia-de-cancer-no-brasil.

Konstantinides V, Torbicki A, Agnelli G, Danchin N, Fitzmaurice D, Galiè N et al. ESC Guidelines on the diagnosis and management of acute pulmonary embolism. The task force for the diagnosis and management of acute pulmonary embolism of the European Society of Cardiology, Endorsed by the European Respiratory Society. European Heart Journal. 2014;35(43):3033-80.

Kuschnir FC, Gurgel RQ, Solé D et al. ERICA: Prevalence of asthma in Brazilian adolescents. Rev Saúde Pública. 2016;50(Suppl 1):13s. doi:10.1590/S01518-8787.2016050006682.

Lewinsohn DM, Leonard MK, LoBue PA, Cohn DL, Daley CL, Desmond E et al. Official American Thoracic Society/Infectious Diseases Society of America/Centers for Disease Control and Prevention Clinical Practice Guidelines: Diagnosis of tuberculosis in adults and children. Clinical Infectious Diseases. 2017;64(2):111-5.

Light RW. Pleural diseases. 4. ed. Lippincott: Williams & Wilkins, 2001.

Mack U, Migliori GB, Sester M, Rieder HL, Ehlers S, Goletti D et al. LTBI: latent tuberculosis infection or lasting immune responses to M. tuberculosis? A TBNET consensus statement. Eur Respir J. 2009;33(5):956-73.

Marc Humbert, Gabor Kovacs, Marius M Hoeper et al. Endorsed by the International Society for Heart and Lung Transplantation (ISHLT) and the European Reference Network on rare respiratory diseases (ERN-LUNG)., European Heart Journal, v. 43, Issue 38, 2022, pp. 3618-731.

McShane PJ, Naureckas ET, Tino G, Strek ME. Non-cystic fibrosis bronchiectasis. Am J Respir Crit Care Med. 2013;188(6):647-56.

Meirelles GSP, Antunes VB, Brito MCB. Doenças da pleura. In: Muller ISC, Muller NL. Tórax. 2. ed. Rio de Janeiro: Elsevier, 2017. p. 815-38.

Mirabile VS, Shebl E, Sankari A, Burns B. Respiratory failure in adults. [Updated 2023 Jun 11]. In: StatPearls [Internet]. Treasure Island (FL): StatPearls Publishing, 2023.

Myers KA et al. Does this patient have obstructive sleep apnea? JAMA. 2013;310(7):731-41.

Narendra DK, Hess DR, Sessler CN, Belete HM, Guntupalli KK, Khusid F et al. Update in management of severe hypoxemic respiratory failure. Chest. 2017;152(4):867-79.

Niewoehner DE. Clinical practice. Outpatient management of severe COPD. N Engl J Med. 2010;362(15):1407-16.

Pasteur MC, Bilton D, Hill AT. British Thoracic Society guideline for non-CF Bronchiectasis. Thorax. 2010;65:i1-i58.

Pauwels R, Buist AS, Calverley P, Jenkins CR, Hurd SS, GOLD Scientific Committee. Global strategy for the diagnosis, management, and prevention of chronic obstructive pulmonary disease. NHLBI/WHO Global Initiative for Chronic Disease (GOLD) Workshop summary. Am J Respir Crit Care Med. 2001;163(5):1256-76.

Pizzichini MMM, Pizzichini E. Asma no adulto. In: Prática pneumológica. 2. ed. Rio de Janeiro: Guanabara Koogan, 2017.

Polverino E, Goeminne PC, McDonnell MJ, Aliberti S, Marshall SE, Loebinger MR et al. European Respiratory Society guidelines for the management of adult bronchiectasis. Eur Respir J. 2017;50(53):1700629.

Rabahi MF, Silva Júnior JLR, Conde MB. Avaliação do impacto das mudanças do tratamento da tuberculose implantadas em 2009 no controle da tuberculose pulmonar no Brasil. J Bras Pneumol. 2017;43(6):437-44.

Rabahi MF, Tarantino AB. Sistema respiratório. In: Porto CC, Porto AL. Semiologia médica. 7. ed. Rio de Janeiro: Guanabara Koogan, 2014.

Scala R, Heunks L. Highlights in acute respiratory failure. European Respiratory Review. 2018;27(147):8-11.

Schuh C, Fritscher LG, Chapman KR, Fritscher CC. The prevalence of asthma and atopy in schoolchildren from Porto Alegre, Brazil, has plateaued. Respiratory Medicine. 2015;109(3):308-11.

Shikamai-Yasuda MA, Telles Filho FQ, Mendes RP. Consenso em paracoccidioidomicose – Guidelines in paracoccidioidomycosis. Revista da Sociedade Brasileira de Medicina Tropical. 2006;39(3):297-310.

Silva GP, Morano MT, Viana CM, Magalhães CB, Pereira ED. Portuguese-language version of the COPD Assessment test: validation for use in Brazil. J Bras Pneumol. 2013;39(4):402-8.

Simonneau G, Robbins IM, Beghetti M, Channick RN, Delcroix M, Denton CP et al. Updated clinical classification of pulmonary hypertension. J Am Coll Cardiol. 2009;54(1 supl):S42-S54.

Sociedade Brasileira de Pneumologia e Tisiologia. Diretrizes Brasileiras para Manejo da Hipertensão Pulmonar. J Bras Pneumol. 2005;31(supl2):S1-S31.

Sociedade Brasileira de Pneumologia e Tisiologia. Diretrizes Brasileiras para Tratamento de Pneumonias Adquirida no Hospital e Associadas à Ventilação Mecânica 2007. J Bras Pneumol. 2007;33(Supl 1):S1-S30.

Sociedade Paulista de Infectologia. Diretrizes sobre Pneumonia Associada a Ventilação Mecânica (PAV). São Paulo: Office Editora e Publicidade, 2006.

Sociedade Paulista de Pneumologia (SPPT). Diretrizes de Doenças Pulmonares Intersticiais. 2012.

Sociedade Paulista de Pneumologia (SPPT). Doenças respiratórias ambientais e ocupacionais. J Pneumol. 2006;32:52.

Sousa CA, César CL, Barros MB et al. Prevalence of asthma and risk factors associated: population based study in São Paulo, Southeastern Brazil, 2008-2009. Rev Saúde Pública. 2012;46(5):825-33.

Sugarbaker DJ et al. Adult Chest Surgery. 2. ed. New York: Mc-Graw-Hill Education, 2015.

Summers C, Todd RS, Vercruysse GA, Moore FA. Acute respiratory failure. Perioperative Medicine. 2022; 3:576-86. Disponível em: https://medium.com/@arifwicaksanaa/pengertian-use-case-a7e576e1b6bf.

Tasaka S, Ohshimo S, Takeuchi M, Yasuda H, Ichikado K, Tsushima K et al. ARDS Clinical Practice Guideline 2021. J Intensive Care. 2022;10(1):1-52.

Torres A, Ferrer M, Badia JR. Treatment guidelines and outcomes of hospital acquired and ventilator associated pneumonia. Clinical Infectious Diseases. 2010;51(S1):S48-S53.

Travis WD, Bambrilla E, Nicholson AG, Yatabe Y, Austin JHM, Beasley MB et al. The 2015 World Health Organization Classification of Lung Tumors: Impact of Genetic, Clinical and Radiologic Advances Since the 2004 Classification. J Thorac Oncol. 2015;10(9):1243.

Walter RE, Wilk JB, Larson MG, Vasan RS, Keaney JF Jr, Lipinska I et al. Systemic inflammation and COPD – the Framingham Heart Study. Chest. 2008;133(1):19-25.

Wheat LJ, Freifeld AG, Kleiman MB, Baddley JW, McKinsey DS, Loyd JE et al. Clinical practice guidelines for the management of patients with histoplasmosis: 2007 update by the Infectious Diseases Society of America. Clin Infect Dis. 2007;45(7):807-25.

World Health Organization. Global tuberculosis control: surveillance, planning, financing. WHO Report 2004 [text on the Internet]. Geneva, Switzerland: WHO, 2004. Disponível em: http://www.who.int/tb/publications/global_report/2004/en/.

World Health Organization. Global tuberculosis report 2017. Geneva: WHO, 2017. Disponível em: http://www.who.int/tb/publications/global_report/en. Acesso em: 30 nov 2017.

World Health Organization. Guidelines for the treatment of drug-susceptible tuberculosis and patient care, 2017 update. Geneva: WHO, 2017.

CAPÍTULO 39

Fundamentos de Anatomia e Fisiologia

Marcelo Fouad Rabahi, Matheus Rabahi

INTRODUÇÃO

O diafragma é um músculo único arqueado que divide o tórax e o abdome. É o principal músculo respiratório, formado por duas cúpulas fibromusculares (esquerda e direita) cujas convexidades estão voltadas para o tórax. A face superior é revestida pela pleura diafragmática, e a face inferior, pelo peritônio. A porção fibrosa, de localização central, é denominada centro tendíneo, no qual repousa o coração e onde estão localizadas as três aberturas principais: hiatos esofágico, aórtico e da veia cava inferior (Figura 39.1). A porção muscular, de localização periférica, é composta por três partes: esternal, costal e lombar. Especificamente, a porção costal, que é lateral e anexa às seis costelas inferiores, constitui a região de aposição à caixa torácica, denominada zona de aposição (ZA), que é uma interface entre pleura parietal, diafragma e peritônio (ver Figura 39.1 B).

A inervação do diafragma é constituída por nervos frênicos advindos das raízes nervosas em C3, C4 e C5. Considerando que a respiração ocorre de maneira espontânea, é necessário que haja integridade do nível cerebral com os nervos frênicos, de modo que cada cúpula apresenta inervação independente, isto é, a denervação de uma metade não afeta a outra. Característica importante é que as fibras musculares do diafragma são resistentes à fadiga, mantendo, assim, a respiração contínua.

A movimentação do diafragma decorrente de sua contração tem vários efeitos: a porção central abaixa em virtude da contração das fibras musculares da ZA, levando à diminuição da pressão intrapleural (–5 a –10 cm H_2O) e ao aumento da pressão abdominal (+2 a +10 cm H_2O), levando a parede abdominal anterior a mover-se para fora; as fibras musculares da porção costal do diafragma geram movimentos de expansão anteroposterior e laterolateral da caixa torácica (Vídeo 39.1). Consequentemente, durante a contração, o diafragma se move em direção caudal, aumentando a dimensão craniocaudal da cavidade torácica e, assim, gerando pressão intratorácica negativa para insuflar os pulmões.

Acesse o conteúdo *online*:

http://uqr.to/20weh

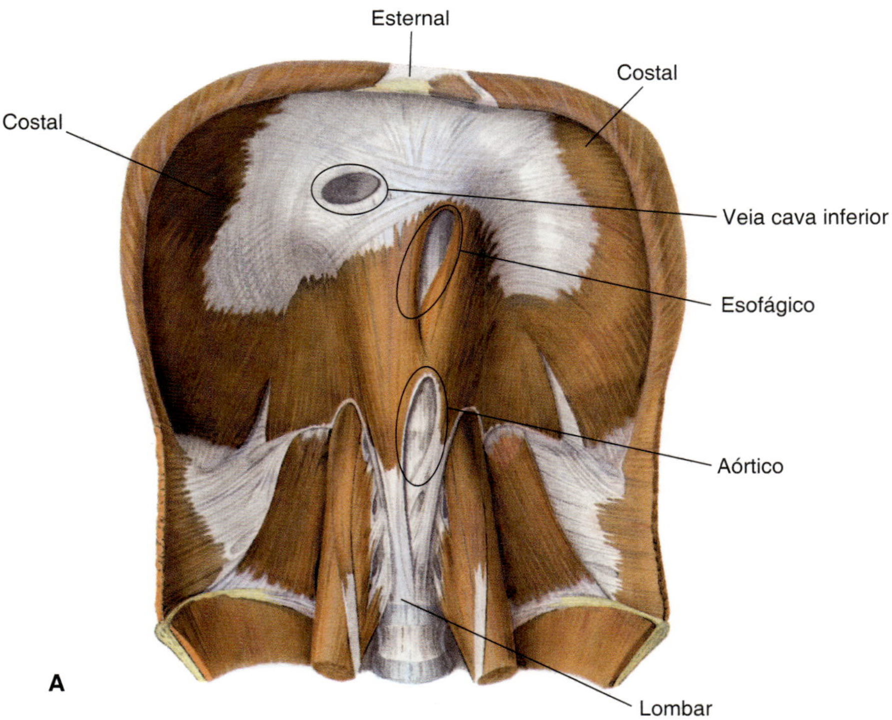

Figura 39.1 Anatomia do diafragma. (Adaptada de Köpf-Maier, 2006.) (*continua*)

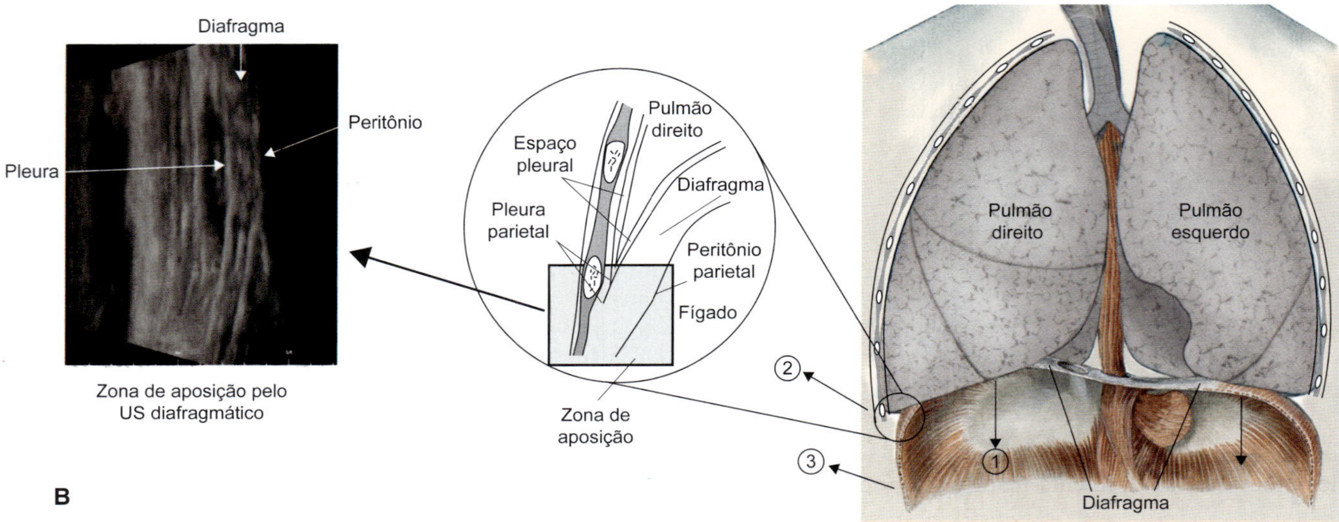

Figura 39.1 (*Continuação*) Anatomia do diafragma. (Adaptada de Köpf-Maier, 2006.)

Em alguns pacientes ocorrem fenômenos paradoxais nos quais, após o esforço inspiratório, existe elevação do músculo (fenômeno de Kienboek). Em situações de inspiração máxima, esse gradiente pode ultrapassar 100 cm H_2O; consequentemente, há alto risco de hérnia de vísceras abdominais no tórax (maior no lado esquerdo, porque o fígado fornece uma barreira no lado direito).

Além da função ventilatória, o diafragma atua também na dinâmica circulatória, pois o aumento do diâmetro craniocaudal da cavidade torácica durante a inspiração favorece o retorno venoso, em virtude da redução da pressão intratorácica. Sua contração, associada à dos músculos abdominais, possibilita o aumento da pressão intra-abdominal quando necessário: trabalho de parto, tosse, micção, defecação.

AVALIAÇÃO DA MOBILIDADE DIAFRAGMÁTICA

A mobilidade diafragmática pode ser avaliada clinicamente, por ultrassonografia e ressonância magnética (exames dinâmicos), e pelas radiografias simples de tórax em inspiração e expiração forçadas ou pela tomografia computadorizada de tórax (exames estáticos). Na avaliação dinâmica, várias manobras podem ser realizadas para avaliação da mobilidade, destacando-se as de Valsalva e Müller.

A manobra de Valsalva consiste em uma expiração forçada com a glote fechada. Desse modo, as cúpulas se elevam, mantendo-se nessa posição. Quando uma das cúpulas for hipotônica no início, ela se eleva, deslocando-se a seguir no sentido caudal (movimento paradoxal).

A manobra de Müller consiste em uma inspiração forçada com a glote fechada. Normalmente as cúpulas devem baixar. Se uma das cúpulas for hipotônica, ela se eleva.

Além dos exames de imagem, pode-se lançar mão da eletroneuromiografia para avaliar a atividade elétrica do diafragma.

BIBLIOGRAFIA

Köpf-Maier P. Wolf-Heidegger – Atlas de anatomia humana. 6. ed. Rio de Janeiro: Guanabara Koogan, 2006.

Santana PV, Cardenas LZ, Albuquerque ALP, Carvalho CRR, Caruso P. Diaphragmatic ultrasound: a review of its methodological aspects and clinical uses. J Bras Pneumol. 2020;46(6):e20200064.

Santos MK, Elias Júnior J, Mauad FM, Muglia VF, Trad CS. Ressonância magnética do tórax: aplicações tradicionais e novas, com ênfase em pneumologia. J Bras Pneum. 2011;37(2):242-58.

Sarwal A, Walker FO, Cartwright MS. Neuromuscular ultrasound for evaluation of the diaphragm. Muscle Nerve. 2013;47(3):319-29.

Shahid Z, Burns B. Anatomy, abdomen and pelvis: diaphragm. [Updated 2023 Aug 8]. In: StatPearls [Internet]. Treasure Island (FL): StatPearls Publishing; 2023 Jan-. Disponível em: https://www.ncbi.nlm.nih.gov/books/NBK470191/.

CAPÍTULO 40

Exame Clínico

Marcelo Fouad Rabahi, Matheus Rabahi

INTRODUÇÃO

O exame clínico do diafragma está intrinsecamente ligado ao dos pulmões, mas apresenta manifestações clínicas próprias, sendo as principais: dor, dispneia e soluço.

DOR. A principal causa da dor é a presença de processo inflamatório na pleura diafragmática ou no peritônio adjacente. A dor pode ser percebida em dois locais diferentes, uma vez que a inervação sensitiva do diafragma é dupla. Como a inervação sensitiva provém dos nervos intercostais (T7 a T12), a dor pode ser percebida na área de projeção da cúpula afetada, ocupando uma faixa na parte inferior do tórax e região abdominal contígua (hipocôndrios ou epigástrio). Essa inervação é responsável pela sensibilidade periférica do diafragma. Quando a inervação sensitiva provém do nervo frênico (C3 a C5), a dor pode ser percebida no pescoço e no ombro do mesmo lado afetado. Essa inervação é responsável pela sensibilidade central do diafragma.

DISPNEIA. Decorre do comprometimento da movimentação do diafragma por qualquer causa. Uma vez que esse músculo é responsável por aproximadamente 60% da capacidade vital, condições que afetem o próprio diafragma ou situações que interfiram no eixo neuromuscular (central, nervo frênico ou transmissão neuromuscular) como doenças da embriogênese, disfunção diafragmática, deslocamentos e hérnias, causam repercussão em sua mobilidade, gerando redução da ventilação pulmonar, que se manifesta por dispneia.

SOLUÇO. Também denominado singulto, corresponde à contração involuntária do diafragma concomitante ao fechamento espasmódico da glote, o que prejudica a passagem de ar para as vias respiratórias inferiores, causando um som típico e característico. As causas do soluço podem estar diretamente relacionadas ao diafragma (hérnias ou eventrações) ou dependerem de condições de outra natureza (uremia, hérnia hiatal, ingestão de bebida alcoólica ou carbonatada, meningites, encefalites, neoplasias cerebrais, pós-operatório de cirurgia abdominal, distúrbios hidreletrolíticos). A duração das crises de soluço é bastante variável, podendo ser passageira ou de longa duração. Neste caso, transforma-se em grande sofrimento para o paciente.

EXAME FÍSICO

Durante o exame físico, pode-se obter dados referentes à movimentação do diafragma.

A mobilidade diafragmática (ou excursão diafragmática) pode ser observada na avaliação inicial com inspeção, palpação, percussão, ausculta e insonação – esta última o método mais adequado.

Pela inspeção e palpação, pode-se observar a mobilidade reduzida ou assimétrica.

Pela percussão do tórax, é possível avaliar a mobilidade diafragmática pela seguinte técnica:

- Pede-se ao paciente que realize inspiração profunda; percute-se de cima para baixo a face posterior do tórax, até o som claro pulmonar desaparecer, tornando-se maciço, fazendo uma marcação com caneta
- Em seguida, solicita-se uma expiração máxima, sendo realizada a percussão no sentido craniocaudal, até a macicez desaparecer e tornar-se som claro pulmonar, fazendo uma marcação com caneta. A diferença entre as duas medições representa a mobilidade (ou excursão) diafragmática.

Pela ausculta, geralmente nota-se ausência de murmúrio vesicular na base do hemitórax comprometido nas paralisias diafragmáticas, uma vez que a entrada de ar fica prejudicada nessa região pela ocupação desse espaço pelo conteúdo abdominal que desloca o diafragma cranialmente. Em casos de hérnia diafragmática, auscultam-se ruídos hidroaéreos intestinais na base do hemitórax acometido, decorrente do intestino delgado ou do cólon nessa localização.

Pela insonação (ultrassom à beira do leito), existe um passo a passo a ser seguido para aferição dessa mobilidade. As etapas são as seguintes:

1. Orienta-se o paciente a se deitar na maca, em decúbito dorsal, em uma inclinação a 45°.
2. Coloca-se o transdutor convexo transversalmente abaixo do rebordo costal entre a linha hemiclavicular (LHC) e a linha axilar anterior (LAA) à direita.
3. Ativa-se o modo movimento (M) e alinhado perpendicularmente com a curva diafragmática.
4. Solicita-se que o paciente realize respiração em volume corrente (RC) e respiração profunda (RP).
5. Realizam-se três medidas de excursão tanto em RP quanto RC.

A espessura diafragmática e a taxa de espessamento à inspiração também podem ser aferidas pela insonação. O passo a passo é:

1. Orienta-se o paciente a se deitar na maca, em decúbito dorsal, em uma inclinação a 45°.
2. Utiliza-se um transdutor linear de alta frequência (7 a 13 MHz) posicionado sobre a zona de aposição (ZA), entre o oitavo e o nono espaços intercostais, geralmente 0,5 a 2 cm abaixo do ângulo costofrênico, entre as linhas axilar anterior e axilar média.
3. A uma profundidade de 1,5 a 3 cm, o diafragma é identificado como a camada muscular hipoecoica limitada por duas membranas hiperecoicas, a pleura (linha superficial) e o peritônio (linha mais profunda).
4. A espessura diafragmática (Ed) é medida do centro da linha pleural até o centro da linha peritoneal, ao final da expiração (Ed-exp), e depois ao final da inspiração (Ed-insp), no modo B e modo M.
5. A taxa de espessamento diafragmático (TEd) é calculada pela fórmula: TEd = (Ed-insp – Ed-exp) × 100/Ed-exp.

BIBLIOGRAFIA

Köpf-Maier P. Wolf-Heidegger – Atlas de anatomia humana. 6. ed. Rio de Janeiro: Guanabara Koogan, 2006.

Santana PV, Cardenas LZ, Albuquerque ALP, Carvalho CRR, Caruso P. Diaphragmatic ultrasound: a review of its methodological aspects and clinical uses. J Bras Pneumol. 2020;46(6):e20200064.

Santos MK, Elias Júnior J, Mauad FM, Muglia VF, Trad CS. Ressonância magnética do tórax: aplicações tradicionais e novas, com ênfase em pneumologia. J Bras Pneum. 2011;37(2):242-58.

Sarwal A, Walker FO, Cartwright MS. Neuromuscular ultrasound for evaluation of the diaphragm. Muscle Nerve. 2013;47(3):319-29.

Shahid Z, Burns B. Anatomy, abdomen and pelvis: diaphragm. [Atualizado em 8 ago. 2023]. In: StatPearls [Internet]. Treasure Island (FL): StatPearls Publishing; 2023. Disponível em: https://www.ncbi.nlm.nih.gov/books/NBK470191/.

CAPÍTULO 41

Doenças do Diafragma

Daniel Messias de Moraes Neto, Marcelo Fouad Rabahi, Matheus Rabahi

INTRODUÇÃO

Acesse o conteúdo *online*:

http://uqr.to/20wei

As principais afecções do diafragma incluem distúrbios do desenvolvimento, disfunção diafragmática (DD), deslocamentos, hérnias e tumores (e-Figura 41.1).

DISTÚRBIOS DO DESENVOLVIMENTO (CONGÊNITOS)

O diafragma se forma a partir da sexta semana de gestação, pela fusão do septo transverso, das membranas pleuroperitoneais, do mesentério dorsal do esôfago e da parede torácica. Deficiência na formação ou na fusão dessas estruturas pode ser responsável por defeitos de desenvolvimento, os quais se localizam nas regiões posterolaterais (hérnia de Bochdalek) e médio-anteriores (hérnia de Morgagni) (Figura 41.1).

A eventração diafragmática é outra condição que pode ter como etiologia falha total ou parcial no desenvolvimento dos componentes musculares do diafragma. É mais frequente em homens e compromete preferencialmente a cúpula esquerda. A incapacidade do diafragma para realizar contração causa sua distensão e elevação em direção ao tórax.

A eventração diafragmática deve ser diferenciada da disfunção diafragmática, que pode ter imagem idêntica em radiografias de tórax e pode ser responsável por distúrbios fisiológicos semelhantes.

Essas alterações congênitas podem ser acompanhadas, desde o desenvolvimento intrauterino até o nascimento, pela ultrassonografia durante o pré-natal.

Disfunção diafragmática (paresia e paralisia diafragmática)

A DD pode ser compreendida como perda parcial (paresia diafragmática) ou perda completa (paralisia diafragmática) da força muscular. Naturalmente, isso leva à diminuição da capacidade respiratória.

Várias são as causas associadas à DD (ver boxe *Diagnóstico da disfunção diafragmática*). As mais frequentes estão relacionadas a lesões do nervo frênico. Dentre essas, destacam-se: neoplasias pulmonares ou mediastinais, lesões do nervo frênico durante intervenções cirúrgicas, torácicas ou abdominais, comprometimento das raízes por traumatismos, poliomielite e miastenia *gravis*.

Algumas alterações do sistema nervoso central também podem levar à DD, como esclerose múltipla, malformação de Arnold-Chiari, siringomielia e neurofibromatose, entre outras.

Existem condições que podem gerar DD bilateral (Quadro 41.1).

As paresias são alterações da posição e motilidade do diafragma, geralmente decorrentes de processos inflamatórios adjacentes, como pneumonias basais, pleurites diafragmáticas de qualquer etiologia, abscessos subfrênicos e peritonites.

Dentre essas afecções, destaca-se o abscesso subfrênico, devido à sua dificuldade diagnóstica. O abscesso subfrênico é uma complicação de afecções abdominais e caracteriza-se pela formação de uma coleção purulenta localizada imediatamente abaixo de uma das cúpulas diafragmáticas (Figura 41.2)

Diagnóstico da disfunção diafragmática.

A radiografia simples do tórax em dois momentos (inspiração e expiração máximas) pode ser utilizada quando não se dispuser dos demais exames de avaliação dinâmica (Figura 41.3 A e B), como a ultrassonografia (ver boxe *Medidas de avaliação pelo ultrassom*), que é o exame de imagem mais adequado para o diagnóstico, e a ressonância nuclear magnética, também utilizada para avaliação da motilidade do diafragma (Figura 41.3 C).

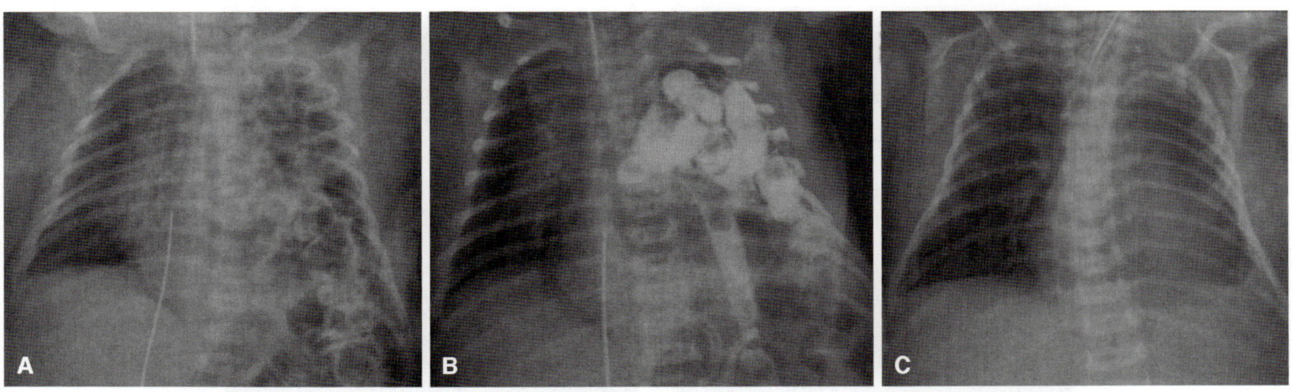

Figura 41.1 Hérnia diafragmática congênita. Radiografias do tórax na projeção anteroposterior em recém-nascido com hérnia diafragmática congênita no hemitórax esquerdo. **A.** Observam-se opacidades heterogêneas com conteúdo aéreo com morfologia de alças intestinais ocupando o hemitórax esquerdo e proporcionando desvio contralateral do mediastino. **B.** Após administração de um meio de contraste oral, via sonda nasogástrica, observa-se opacificação do conteúdo intestinal no hemitórax esquerdo, confirmando a presença de hérnia hiatal. **C.** Pós-operatório imediato após correção do distúrbio diafragmático e reposicionamento das alças intestinais.

Quadro 41.1 Condições associadas a casos bilaterais de disfunção diafragmática.

Local(is) da(s) lesão(ões)	Condição
Medula espinal	Transecção acima de C5
	Esclerose múltipla
Neurônios motores	Poliomielite
	Esclerose lateral amiotrófica
	Atrofia muscular espinal
Raízes nervosas cervicais	Espondilose severa
Nervos frênicos	Tétano (antitoxina)
	Polineuropatia de Guillain-Barré
	Polineuropatia de Charcot-Marie-Tooth
	Amiotrofia neurálgica
	Neuropatia frênica não classificada
	Trauma: lesão torácica contusa
	Lesão por frio
	Invasão maligna
	Lesão paraneoplásica
	Hipotireoidismo
Músculo diafragmático	Distrofia muscular de cinturas
	Deficiência de maltase ácida
	Lúpus eritematoso sistêmico
	Doença mista do tecido conjuntivo
	Dermatomiosite
	Esclerose sistêmica
	Infiltração por amiloide

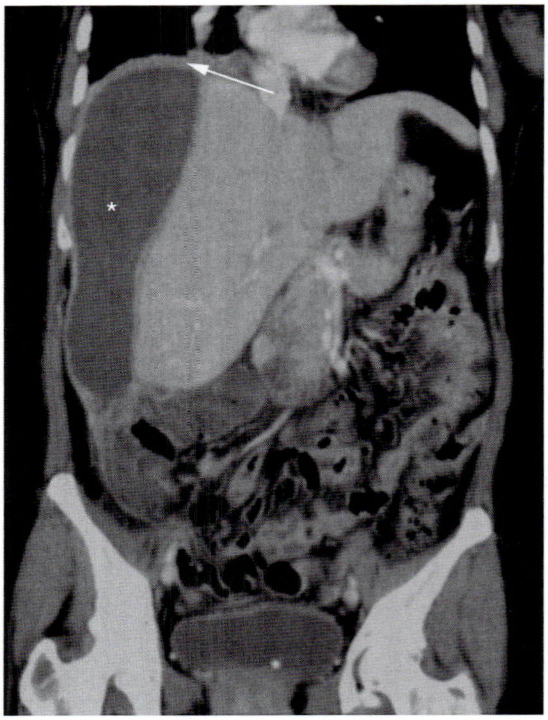

Figura 41.2 Abscesso subfrênico. Tomografia computorizada do abdome após administração de contraste, no plano coronal. Volumosa coleção hipoatenuante (*asterisco*), com realce periférico após administração do contraste, adjacente à borda lateral do fígado com extensão ao espaço subfrênico, compatível com abscesso. Observe o espessamento reacional da pleura na base do hemitórax direito (*seta*).

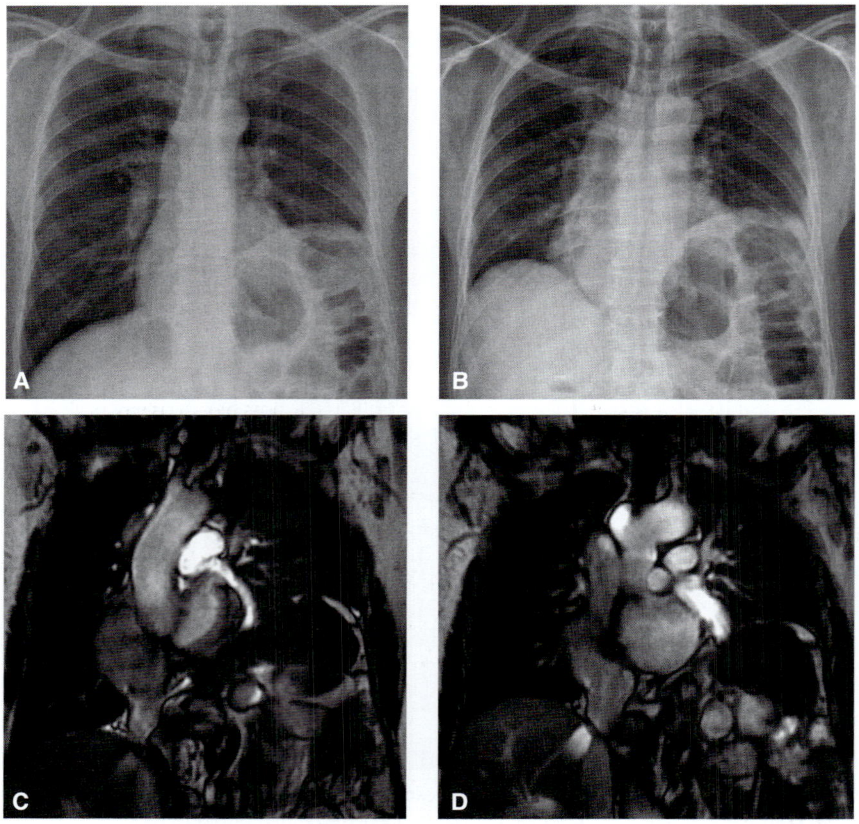

Figura 41.3 Paralisia diafragmática. Radiografias do tórax na projeção anteroposterior em inspiração (**A**) e expiração (**B**). Observa-se importante elevação da hemicúpula diafragmática esquerda, sem mobilidade na aquisição expiratória (**B**), sugerindo paralisia diafragmática. **C** e **D**. Mobilidade diafragmática por método de imagem.

Medidas de avaliação pelo ultrassom.

Para a mobilidade diafragmática, os valores de referência são:

- Lado direito: 4,7 cm ± 1 (feminino) *vs.* 5,3 ± 1,1 cm (masculino)
- Lado esquerdo: 4,8 ± 0,3 (feminino) *vs.* 5,4 ± 1,3 cm (masculino).

Para a espessura diafragmática, os valores de referência são: espessura diafragmática ao final da expiração 2,7 ± 1 mm (feminino); e 3,8 ± 1,5 mm (masculino); o limite inferior da normalidade é < 1,4 mm.

A fração de espessamento, que é dada pela fórmula a seguir, é normal se > 20%.

Espessura diafragmática ao final da inspiração – espessura diafragmática ao final da expiração.

DESLOCAMENTOS

Os deslocamentos do diafragma ocorrem de modo uni ou bilateral, no sentido cranial ou caudal. As causas principais são alterações de pressão na cavidade torácica ou abdominal (Figura 41.4). As causas mais comuns, com elevação de ambas as cúpulas, são obesidade, gravidez, ascite, distensão intestinal, neoplasias, cistos volumosos e hepatoesplenomegalia.

As causas de redução da pressão intratorácica também provocam elevação da cúpula diafragmática, tais como atelectasia pulmonar, fibrotórax e pós-ressecções pulmonares (lobectomias e pneumonectomias) (Figura 41.5).

O aumento da pressão intratorácica, que pode ocorrer no pneumotórax hipertensivo, nos grandes derrames pleurais, nas neoplasias volumosas, no enfisema grave e nas crises de asma, promove um rebaixamento da cúpula diafragmática (Figura 41.6).

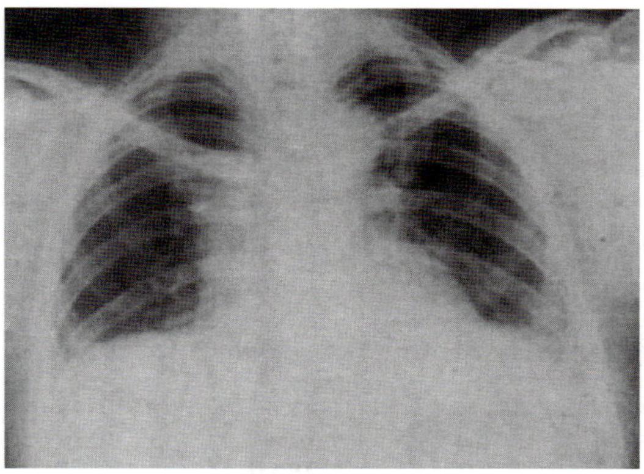

Figura 41.4 Deslocamento do diafragma. Radiografia do tórax na projeção posteroanterior, em indivíduo obeso, observando-se elevação bilateral das hemicúpulas diafragmáticas.

Elevações unilaterais ocorrem quando há interposição de alça intestinal entre o fígado e a cúpula diafragmática direita (síndrome de Chilaiditi) (Figura 41.7).

Em algumas condições podem existir falsas elevações da cúpula diafragmática, como no caso dos derrames

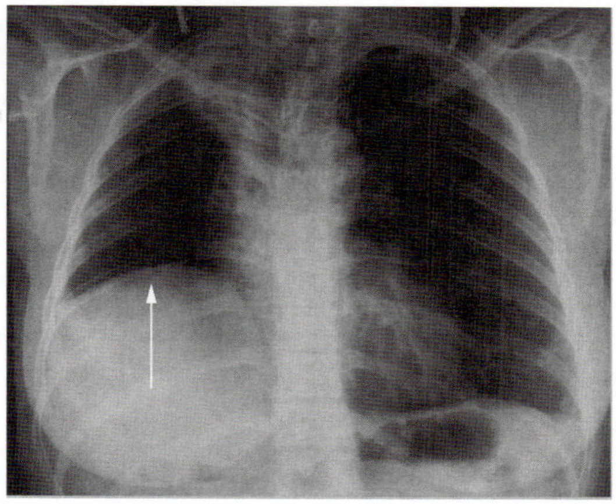

Figura 41.5 Atelectasia do lobo superior direito. Radiografia do tórax na projeção posteroanterior mostrando elevação da hemicúpula diafragmática direita (*seta*) decorrente de atelectasia do lobo superior direito.

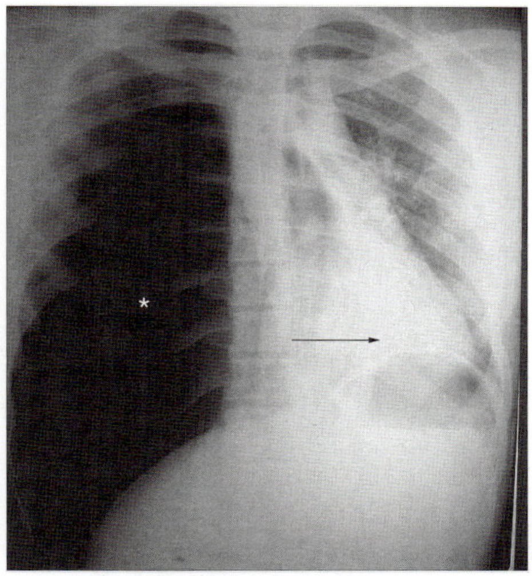

Figura 41.6 Pneumotórax hipertensivo. Radiografia do tórax na projeção posteroanterior evidenciando volumoso pneumotórax à direita (*asterisco*), com características hipertensivas, provocando desvio mediastinal para a esquerda (*seta*).

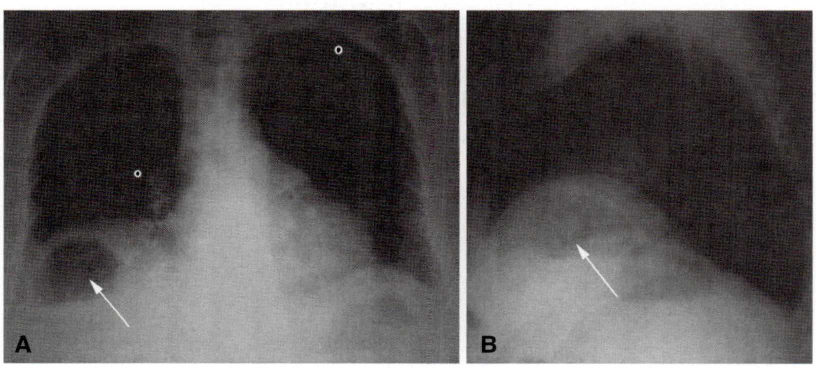

Figura 41.7 Síndrome de Chilaiditi. Radiografia do tórax na projeção posteroanterior (A) e perfil (B). Insinuação de alça intestinal com morfologia colônica (*seta* em A e B) entre a hemicúpula diafragmática direita e a reborda superior hepática, caracterizando a síndrome de Chilaiditi.

infrapulmonares. Quando localizados à direita, o que é mais comum, a densidade do líquido se confunde com a do fígado.

À esquerda, sua identificação se torna mais fácil em virtude do contraste com a câmara de ar do estômago.

Para confirmar o diagnóstico, deve-se realizar radiografias em decúbito lateral com raios horizontais (incidência de Laurell), estando o paciente deitado sobre o hemitórax comprometido. Nessas condições, o líquido vai se acumular junto à parede torácica, na região de maior declive (Figuras 41.8 e 41.9).

HÉRNIAS DIAFRAGMÁTICAS

As hérnias diafragmáticas compreendem as hérnias de hiato, de Bochdalek, de Morgagni e traumáticas.

Os sinais e sintomas variam de acordo com as diversas formas de herniações.

Hérnia de hiato

O hiato esofágico é o único orifício normal do diafragma por onde pode ocorrer a passagem de uma estrutura abdominal para o tórax – em geral, o estômago.

Esse deslocamento pode gerar dois tipos de hérnias de hiato: as paraesofágicas e as por deslizamento.

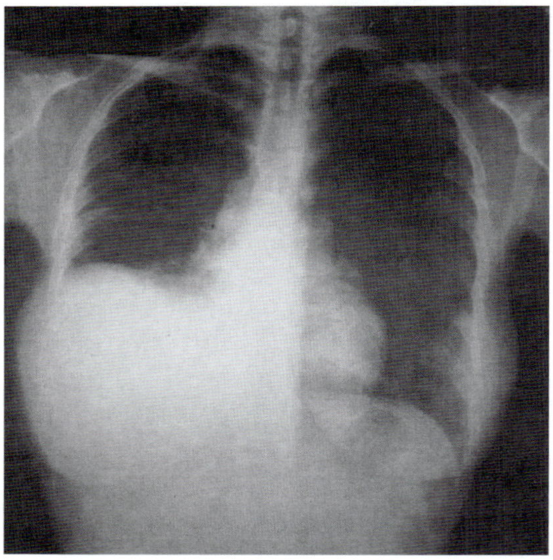

Figura 41.8 Derrame infrapulmonar. Radiografia do tórax na projeção posteroanterior em paciente com derrame infrapulmonar à direita, observando-se redução volumétrica restritiva do pulmão homolateral.

No tipo paraesofágico, forma de hérnia de hiato menos comum, parte do estômago se desloca para o tórax, imediatamente adjacente e à esquerda da junção gastresofágica, que não se desloca. Como o esfíncter gastresofágico funciona normalmente na maioria dos casos, a ocorrência de refluxo é incomum. Esses pacientes queixam-se de eructações gasosas, sensação de pressão na parte inferior do tórax após alimentação e, eventualmente, palpitações decorrentes de arritmias cardíacas.

Na hérnia por deslizamento ocorre deslocamento do esfíncter gastresofágico pela tração cranial produzida pelo esôfago. É a forma mais comum de hérnia de hiato. Em virtude da disfunção do esfíncter, frequentemente ocorre refluxo do conteúdo gástrico, que resulta em esofagite (ver Parte 11, *Sistema Digestório*, Seção 2, *Esôfago*, Capítulo 73, *Doenças do Esôfago*).

Esses pacientes se queixam de dor em queimação retroesternal e epigástrica durante alimentação e ao se deitarem. O desconforto é aliviado parcial ou completamente por ingestão de água ou outros líquidos, e em muitos casos, ao adotar a posição ereta ou sentada.

Disfagia pode estar presente e resulta de edema inflamatório na porção inferior do esôfago; ela indica um estágio mais avançado da doença.

O diagnóstico de hérnia de hiato se faz pelo exame contrastado do esôfago-estômago-duodeno, que demonstra a natureza da hérnia presente – paraesofágica ou por deslizamento.

A radiografia de tórax em perfil torna possível a perfeita visualização da hérnia, que aparece como uma imagem arredondada, de densidade não homogênea, com ou sem nível líquido.

A endoscopia digestiva alta é utilizada para diagnóstico e avaliação dessas afecções; tem como vantagens a visualização direta da mucosa esofágica e a possibilidade de realização de biopsia para reconhecimento da doença de Barrett.

Outros exames incluem a manometria esofágica e a pH-metria, que podem auxiliar na avaliação de refluxo gastresofágico (Figura 41.10).

Hérnia de Bochdalek

Ocorre por deficiência de fechamento da porção posterolateral do diafragma (forame de Bochdalek). Excluídas as hérnias hiatais, é o tipo mais comum de hérnia diafragmática. Sua incidência é maior à esquerda, provavelmente pela proteção que o fígado confere à cúpula diafragmática direita. Os órgãos mais frequentemente herniados são os intestinos grosso e delgado e o estômago.

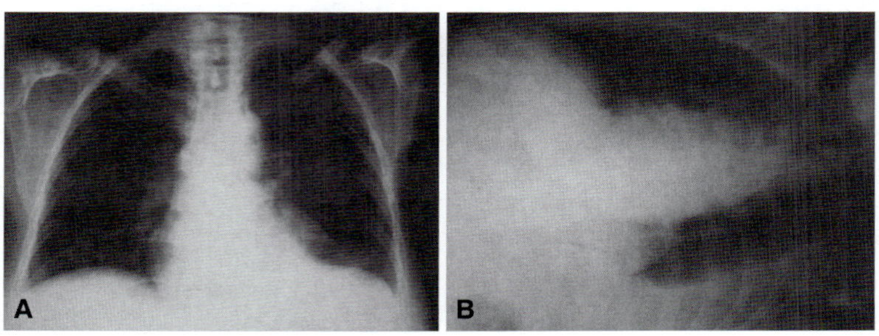

Figura 41.9 Derrame infrapulmonar. Radiografia do tórax na projeção posteroanterior à direita (**A**) e decúbito lateral esquerdo (**B**). Em **A**, observa-se leve redução do volume pulmonar à esquerda, podendo corresponder a elevação diafragmática ou derrame infrapulmonar. Em **B**, o mesmo paciente, avaliado em decúbito lateral esquerdo, em que foi confirmado derrame pleural livre.

No período neonatal, uma hérnia de Bochdalek de grande volume é uma emergência cirúrgica. Porém, o diagnóstico pré-natal é possível por meio de ultrassonografia, assim como a correção, realizada ainda na fase intrauterina.

No adulto, a hérnia de Bochdalek é em geral assintomática e é descoberta incidentalmente por uma radiografia ou tomografia de tórax (Figura 41.11).

Hérnia de Morgagni

Surge por deficiência do fechamento da porção anterolateral do diafragma (forame de Morgagni). Localiza-se preferencialmente à direita, provavelmente em decorrência da obliteração dos defeitos à esquerda pelo coração e pericárdio, e está associada à obesidade. A hérnia habitualmente contém omento, mas podem estar presentes o cólon transverso e, mais raramente, o estômago, o intestino delgado ou o fígado.

As hérnias de Morgagni causam desconforto ou pressão epigástrica e raramente produzem estrangulamento ou obstrução do trato gastrintestinal. Em geral, são diagnosticadas como massas paracardíacas que obliteram o seio cardiofrênico direito em radiografias simples de tórax.

A tomografia computadorizada possibilita a identificação de outras causas de massas presentes no seio cardiofrênico, como tumoração e cisto (Figuras 41.12 e 41.13).

Hérnia traumática

Resulta de lesões provocadas no diafragma por trauma fechado ou penetrante. Acomete mais a cúpula esquerda, possivelmente pela proteção do lado direito pelo fígado ou pela fraqueza da própria cúpula esquerda.

Os órgãos que mais herniam são: cólon, intestino delgado, estômago, rins, baço e pâncreas.

Não é raro se fazer o diagnóstico tardiamente, quando o paciente com história pregressa de trauma se queixa de desconforto no lado acometido, e algumas vezes dor torácica. A

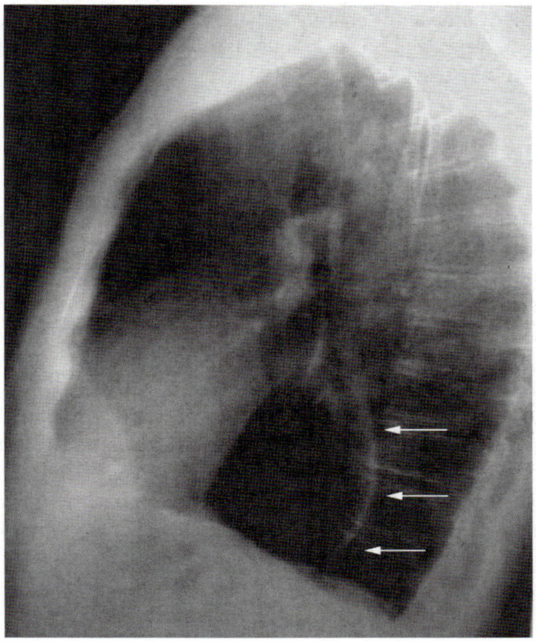

Figura 41.10 Hérnia hiatal. Radiografia do tórax em perfil. Observa-se imagem retrocardíaca (*setas*) com conteúdo aéreo, aspecto característico de hérnia hiatal.

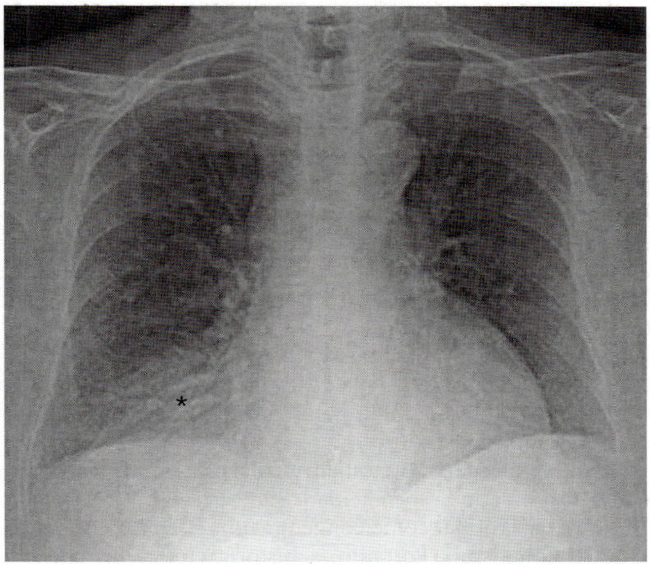

Figura 41.12 Radiografia do tórax na projeção posteroanterior em paciente com hérnia de Morgagni. Observa-se opacidade arredondada em situação paracardíaca à direita (*asterisco*).

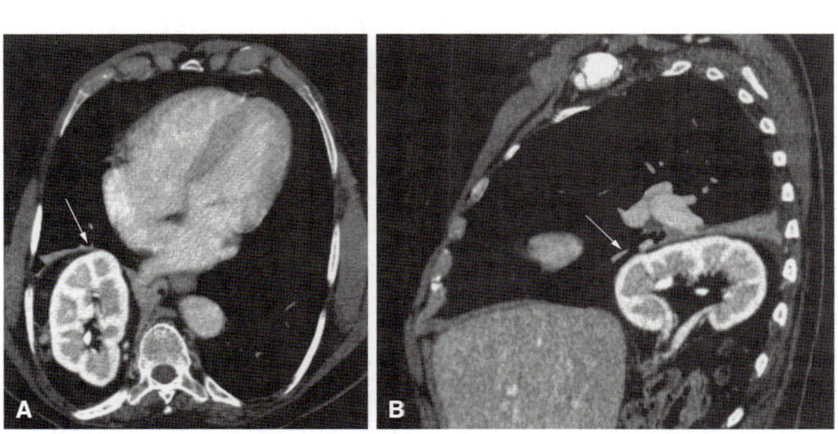

Figura 41.11 Hérnia de Bochdalek. Tomografia do tórax em janela de mediastino, após administração de contraste iodado intravenoso, no plano axial (**A**) e no plano sagital (**B**). Observa-se defeito no aspecto posterolateral direito do diafragma, caracterizando hérnia de Bochdalek (*setas*), com insinuação de conteúdo abdominal para o tórax, inclusive o rim homolateral.

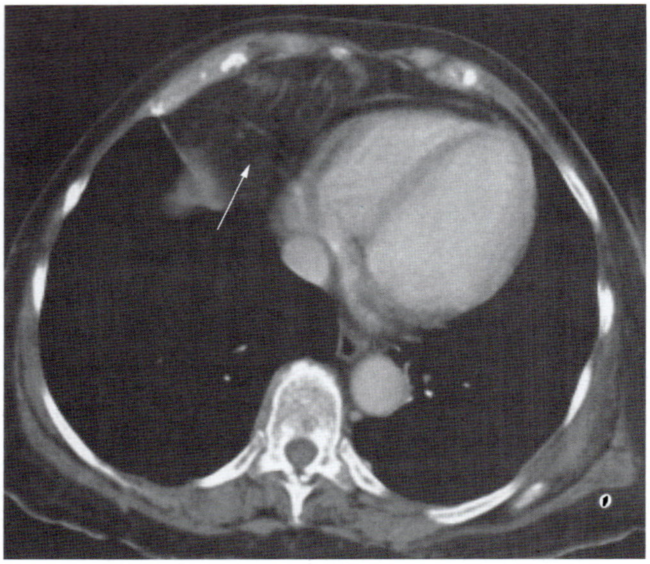

Figura 41.13 Hérnia de Morgagni. Tomografia do tórax em janela de mediastino, após a administração de contraste, observando-se insinuação de conteúdo adiposo intra-abdominal em situação paracardíaca à direita, caracterizando a hérnia de Morgagni (*seta*).

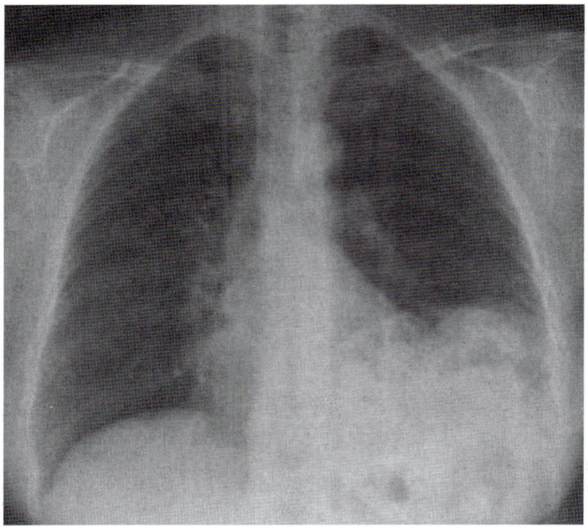

Figura 41.14 Hérnia diafragmática. Radiografia do tórax na projeção anteroposterior. Observam-se opacidades heterogêneas com conteúdo aéreo e morfologia de alças intestinais insinuadas na base do hemitórax esquerdo, em paciente com hérnia diafragmática.

dispneia está presente caso a herniação provoque compressão pulmonar, resultando em atelectasia.

No exame físico, nota-se redução da expansibilidade torácica no hemitórax acometido, com hipertimpanismo, caso o cólon ou o intestino delgado estejam presentes nessa localização. No entanto, o principal sinal clínico é a presença de ruídos hidroaéreos intestinais na topografia do tórax, achado que denuncia a presença de segmentos do intestino na cavidade torácica.

A radiografia do tórax possibilita o diagnóstico dessa afecção. No entanto, evidências de ruptura do diafragma podem não estar presentes na radiografia inicial, mas ficam evidentes em radiografias posteriores.

A tomografia de tórax também auxilia no diagnóstico, porém suas sensibilidade e especificidade são variáveis.

Não é raro rotular como congênita uma hérnia consequente a um traumatismo. Portanto, a história clínica do paciente deve ser completa e detalhada, para que se faça um diagnóstico correto (Figura 41.14).

TUMORES DO DIAFRAGMA

Os tumores primários do diafragma são raros, tanto os benignos quanto os malignos.

As neoplasias benignas mais frequentes são os lipomas e os cistos broncogênicos e teratomatosos.

A maioria dos tumores malignos são sarcomas e apresentam origem muscular ou fibrosa.

Outras neoplasias incluem schwannoma, condroma, feocromocitoma, endometriose e hemangiopericitoma.

Os tumores volumosos do diafragma, detectados por radiografia de tórax, produzem um contorno semelhante a hérnia diafragmática, eventração ou lesões pleurais. Em virtude de sua pequena espessura, a confirmação da origem diafragmática da lesão se torna difícil, até mesmo com a utilização de ultrassonografia, tomografia computadorizada ou ressonância magnética.

Tumores torácicos ou abdominais podem acometer secundariamente o diafragma por invasão direta. Esses tumores são os broncogênicos, mesoteliomas ou neoplasias originárias da parede torácica, tumores hepáticos, carcinomatose peritoneal, tumores do estômago, rim, adrenal, cólon, ovário, retroperitônio, dentre outros.

BIBLIOGRAFIA

Köpf-Maier P. Wolf-Heidegger – Atlas de anatomia humana. 6. ed. Rio de Janeiro: Guanabara Koogan, 2006.

Santana PV, Cardenas LZ, Albuquerque ALP, Carvalho CRR, Caruso P. Diaphragmatic ultrasound: a review of its methodological aspects and clinical uses. J Bras Pneumol. 2020;46(5):e20200064.

Santos MK, Elias Júnior J, Mauad FM, Muglia VF, Trad CS. Ressonância magnética do tórax: aplicações tradicionais e novas, com ênfase em pneumologia. J Bras Pneum. 2011;37(2):242-58.

Sarwal A, Walker FO, Cartwright MS. Neuromuscular ultrasound for evaluation of the diaphragm. Muscle Nerve. 2013;47(3):319-29.

Shahid Z, Burns B. Anatomy, abdomen and pelvis: diaphragm. [Atualizado em 8 ago. 2023]. In: StatPearls [Internet]. Treasure Island (FL): StatPearls Publishing, 2023. Disponível em: https://www.ncbi.nlm.nih.gov/books/NBK470191/.

CAPÍTULO 42

Fundamentos de Anatomia e Fisiologia

Fernanda Lauar Sampaio Meirelles, Marcelo Fouad Rabahi, Pedro Paulo Teixeira e Silva Torres

O mediastino é o espaço compreendido entre as duas pleuras parietais ao longo da borda medial dos pulmões. Superiormente, é limitado pela abertura superior do tórax, formada pelo primeiro par de costelas, primeira vértebra torácica e borda superior do manúbrio, e que dá origem à raiz do pescoço. Inferiormente, assenta-se sobre o diafragma. Anteriormente, é delimitado pelo esterno e cartilagens costais e, posteriormente, pelas vértebras torácicas e parte da goteira costovertebral. Essa delimitação anatômica foi o substrato para a divisão do mediastino em compartimentos anterior, médio e posterior, que é condizente com o desenvolvimento embrionário dessa região e até com algumas características das doenças encontradas.

Entretanto, a divisão mais atual do mediastino é a sugerida pelo International Thymic Malignancy Interst Group (ITMIG) (Quadro 42.1), obedecendo a uma separação de acordo com a estrutura em cada compartimento, indo além da simples topografia utilizada anteriormente. A atual classifica o mediastino em três compartimentos: *pré-vascular*, que contém timo, linfonodos, gordura e veia braquicefálica esquerda; *visceral*, que inclui traqueia, carina, esôfago, linfonodos, coração, aorta ascendente, arco aórtico, aorta descendente torácica, veia cava superior, segmento pericárdico das artérias pulmonares e ducto torácico; e *paravertebral*, que compreende a coluna vertebral e tecidos moles paravertebrais (Figura 42.1).

O compartimento pré-vascular é delimitado superiormente pela abertura superior do tórax; inferiormente, pelo diafragma; anteriormente, pela borda posterior do esterno; lateralmente, pelas pleuras parietais mediastinais e, posteriormente, pelo aspecto anterior do pericárdio (e-Figura 42.1).

Acesse o conteúdo *online*:

http://uqr.to/20wej

Quadro 42.1 Divisão do mediastino sugerida pelo International Thymic Malignancy Interst Group (ITMIG).

- Compartimento pré-vascular
- Compartimento visceral
- Compartimento paravertebral

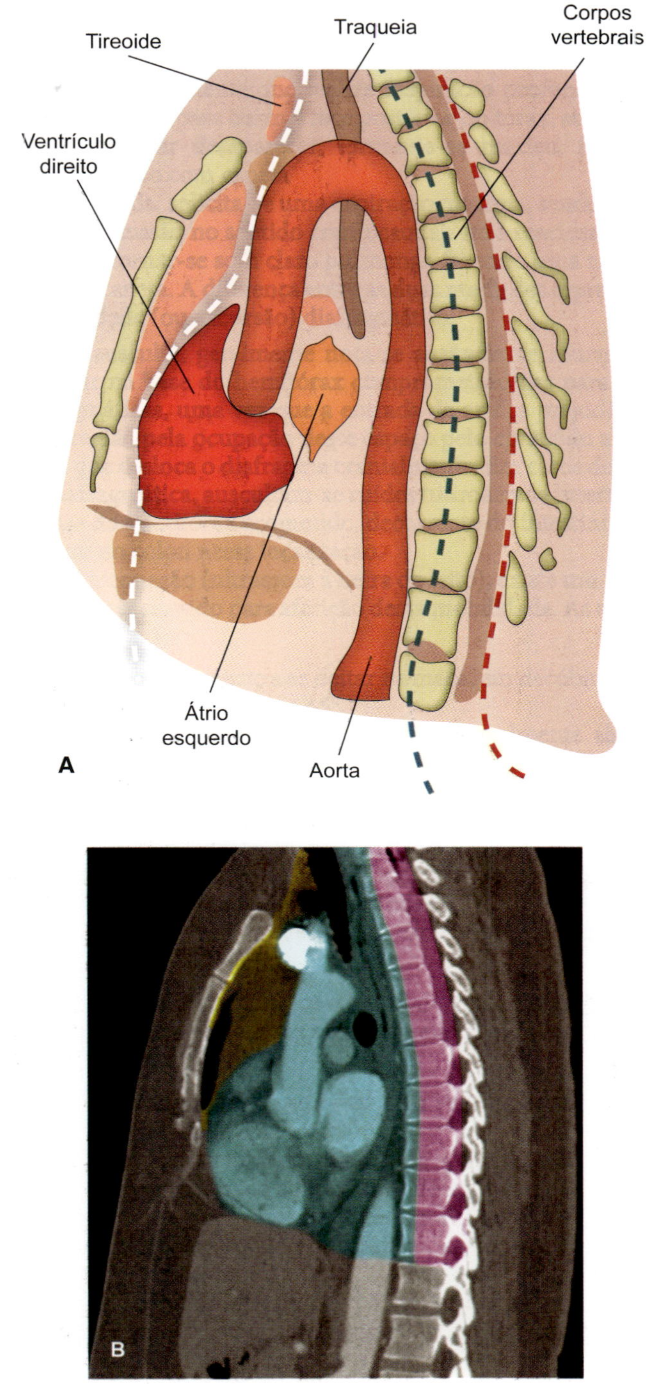

Figura 42.1 A. Anatomia do mediastino em esquema no plano sagital ilustrando os compartimentos mediastinais segundo a International Thymic Malignancy Interst Group (ITMIG). Mediastino anterior: compreende a região entre a borda posterior do esterno e a *linha branca tracejada*; compartimento visceral: intervalo entre as *linhas tracejadas branca* e *azul*; compartimento paravertebral: intervalo entre as *linhas tracejadas azul* e *vermelha*. **B.** Anatomia do mediastino no corte sagital da tomografia computadorizada do tórax com contraste venoso. Amarelo: mediastino pré-vascular; *azul*: mediastino visceral; *rosa*: mediastino paravertebral.

O compartimento visceral é definido superiormente pela abertura superior do tórax; inferiormente pelo diafragma; anteriormente, pelo pericárdio anterior e, posteriormente, por uma linha vertical que passa 1 cm posterior à margem anterior de cada vértebra torácica (e-Figura 42.2).

O compartimento paravertebral é demarcado superiormente pela abertura superior do tórax; inferiormente, pelo diafragma; anteriormente, pelo limite posterior do espaço visceral; e, posterolateralmente, por uma linha vertical que passa através da margem posterior da parede torácica no aspecto lateral dos processos transversos da coluna torácica (e-Figura 42.3).

FUNÇÕES DO MEDIASTINO

As funções do mediastino são:

- Abrigar as estruturas vitais, incluindo coração, grandes vasos e traqueia. Proporciona espaço para a passagem de estruturas entre as cavidades torácica e abdominal
- Manter o equilíbrio anatomofuncional entre os dois hemitórax
- Propiciar a interdependência das vísceras contidas. Gera condições para que os movimentos ventilatórios (inspiração e expiração) possam contribuir ativamente para a chegada e a saída do sangue nas cavidades cardíacas. Assim, na inspiração, a pressão no mediastino se reduz, facilitando o afluxo de sangue ao coração, enquanto na expiração ela aumenta, contribuindo para o aumento do débito cardíaco.

Acesse todo o conteúdo *online* citado nesta página:

http://uqr.to/20wek

BIBLIOGRAFIA

Carter BW, Benveniste MF, Madan R, Godoy MC, de Groot PM, Truong MT *et al.* ITMIG Classification of mediastinal compartments and multidisciplinary approach to mediastinal masses. RadioGraphics. 2017;37(2):413-36.

Nakazono T, Yamaguchi K, Egashira R, Takase Y, Nojiri J, Mizuguchi M *et al.* CT-based mediastinal compartment classifications and diferential diagnosis of mediastinal tumors. Jpn J Radiol. 2019;37(2):117-34.

CAPÍTULO 43

Exame Clínico

Marcelo Fouad Rabahi

INTRODUÇÃO

A localização dos órgãos mediastinais dificulta o exame clínico; sendo que a maioria das lesões mediastinais são assintomáticas e descobertas como achados em exames radiológicos. Mesmo assim, a análise de alguns sintomas possibilita levantar a suspeita de afecções aí localizadas.

Considerando sua particularidade anatômica, a maioria das lesões do mediastino não apresenta alterações no exame clínico; 80% das massas assintomáticas são benignas, e naqueles com sintomatologia, metade pode ter lesões malignas. Apesar de apresentar manifestações de várias origens, a semiologia do mediastino pode ser resumida na síndrome compressiva, com sintomatologia neurológica, vascular, respiratória e digestiva.

ANAMNESE E EXAME FÍSICO

Sintomatologia neurológica

Os sintomas decorrem de compressão das várias estruturas neurais (nervos, cadeia simpática e medula) existentes no mediastino.

A lesão da cadeia simpática, geralmente por invasão de neoplasia, manifesta-se quase sempre por uma síndrome de inibição do controle simpático que irá afetar a porção do corpo correspondente ao gânglio comprometido (metâmero), cujas manifestações clínicas são anidrose, vasodilatação e aumento da temperatura no metâmero correspondente.

Caso haja lesão do gânglio estrelado, isto é, do gânglio que resulta da fusão do terceiro gânglio simpático cervical com o primeiro gânglio simpático torácico, pode estar presente a síndrome de Claude Bernard-Horner, que se caracteriza por anidrose facial, enoftalmia, miose e ptose palpebral no lado acometido.

Nas doenças infiltrativas que se desenvolvem próximas à cadeia simpática torácica, pode-se observar a síndrome de Pourfour du Petit, considerada o oposto da síndrome de Claude Bernard-Horner – ou seja, surgem midríase, exoftalmia e aumento da fenda palpebral. A síndrome de Pourfour du Petit costuma ser encontrada em processos benignos, como inflamações e adenopatias sistêmicas, e é resultante da hiperatividade simpática.

O comprometimento do sistema parassimpático decorre de lesão do nervo vago; tosse seca, bradipneia e disfagia são os sintomas mais importantes.

O nervo laríngeo recorrente, ramo do nervo vago, pode ser acometido em sua trajetória no tórax. Este é responsável pelo controle dos músculos da laringe e, consequentemente, pela fonação. O nervo laríngeo recorrente esquerdo faz contorno abaixo do arco aórtico, e o direito, abaixo da artéria subclávia direita, pouco penetrando no tórax. Portanto, as lesões são mais frequentes à esquerda, devido à compressão por massas ou eventualmente por aneurisma da aorta. O sintoma predominante, secundário à compressão, é a rouquidão, provocada pela paralisia da corda vocal correspondente.

Em pacientes que apresentam rouquidão como sintoma inicial, o mediastino é local de avaliação clínica obrigatória.

O comprometimento do nervo frênico resulta em paresia ou, mais frequentemente, paralisia diafragmática (ver Seção 2, *Diafragma*, Capítulo 41, *Doenças do Diafragma*). O paciente pode apresentar tosse, soluço ou dispneia, caso o nervo tenha sido completamente lesado. Os tumores oriundos da cadeia simpática e dos nervos intercostais têm a capacidade de invasão do canal medular através do forame lateral da coluna vertebral. Isso pode resultar em compressão da medula com consequências variadas, desde parestesias e paresias até paraplegia.

Sintomatologia vascular

A veia cava superior é o principal local de origem de possíveis manifestações clínicas, resultantes principalmente de sua compressão. A sintomatologia vascular também decorre, em menor parte, da compressão de artérias.

O comprometimento arterial é mais raro, uma vez que a pressão arterial sistêmica não permite que as massas deformem a parede das artérias. No entanto, pode haver invasão da parede ou, eventualmente, da luz do vaso, levando à obstrução. A tradução clínica é a presença de sopro, que ocorre, em geral, nas artérias pulmonares e na aorta.

As veias do mediastino são mais facilmente comprimidas por tumores originários no pulmão ou no próprio mediastino (timoma, linfoma, tumores de células germinativas).

A veia cava inferior, quando comprimida, origina ascite, hepatomegalia, edema de membros inferiores e circulação colateral, em decorrência da dificuldade do retorno venoso. A compressão da veia cava superior é mais frequente, originando a síndrome da veia cava superior (Figura 43.1). Pelo mesmo motivo, isto é, dificuldade do retorno venoso, os sintomas presentes nesse caso são pletora facial, cianose, turgência jugular, edema de membros superiores, cefaleia, zumbido, vertigem, tontura, dispneia, sonolência e torpor, além da presença de circulação colateral exuberante no tórax. Essas manifestações se acentuam quando o paciente tosse, faz esforço físico ou adota a posição deitada.

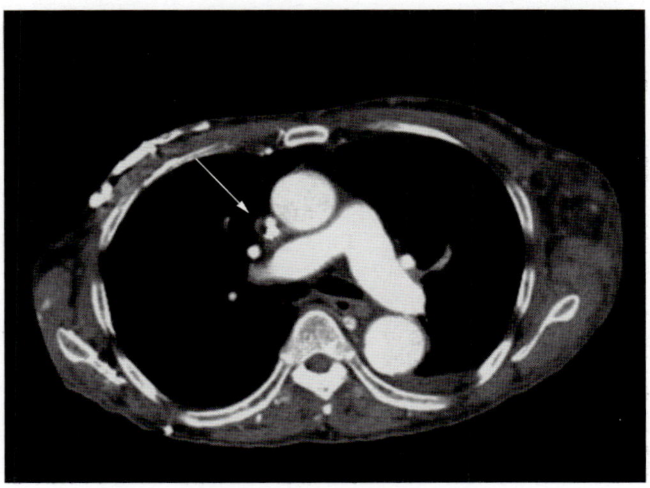

Figura 43.1 Síndrome da veia cava superior. Tomografia computadorizada de tórax mostrando compressão da veia cava superior.

Os aneurismas de aorta (Figura 43.2) podem produzir alterações radiológicas no mediastino que necessitam de diagnóstico diferencial, porém as manifestações clínicas presentes são pobres.

Uma tomografia computadorizada com contraste é o exame adequado para o diagnóstico dessa afecção.

A dissecção da aorta (Figura 43.3), evento agudo de alta gravidade, pode produzir alargamento do mediastino na radiografia de tórax. No entanto, essa situação produz quadro clínico exuberante, geralmente com dor torácica lancinante, com irradiação para o dorso, abdome e membros. Pode haver diferença nas ondas de pulso nas extremidades, com diferentes níveis pressóricos. Sintomas neurológicos como lipotimia, tontura ou síncope estarão presentes caso haja comprometimento do fluxo sanguíneo para o cérebro. Essa situação decorre da dissecção dos ramos do arco aórtico (tronco braquiocefálico, artérias carótida comum e subclávia esquerdas).

Sintomatologia respiratória

As manifestações clínicas referentes ao sistema respiratório também são decorrentes de compressão ou invasão de diferentes estruturas.

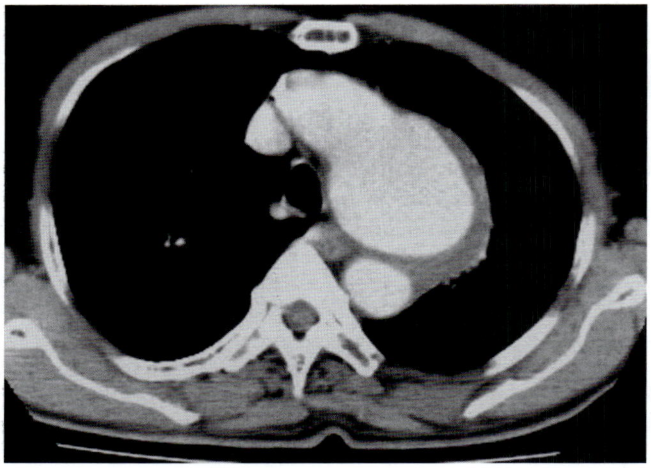

Figura 43.2 Aneurisma da aorta. Tomografia computadorizada de tórax mostrando dilatação aneurismática da aorta.

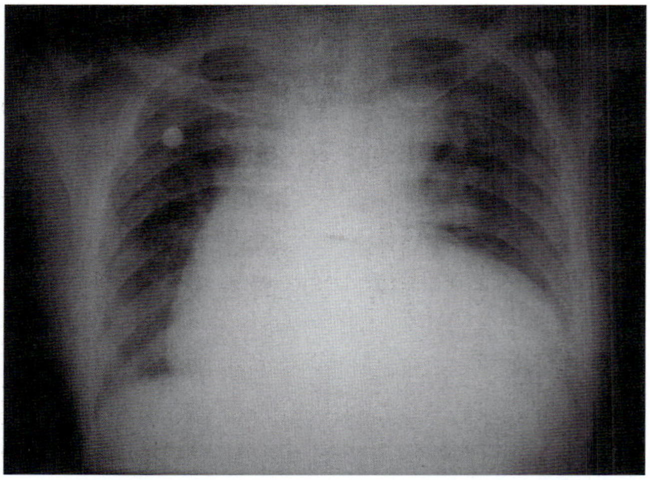

Figura 43.3 Dissecção da aorta. Radiografia de tórax na projeção posteroanterior mostrando alargamento do mediastino secundário à dissecção da aorta.

A tosse se deve a fenômenos irritativos das vias respiratórias inferiores (traqueia e brônquios), decorrentes da compressão ou invasão dessas estruturas. Em geral, a tosse é seca e rebelde ao tratamento. Quando produtiva, pode vir acompanhada de secreção hemoptoica. Hemoptise franca ocorre quando há invasão da luz brônquica por massa mediastinal.

A dispneia decorre da compressão das vias respiratórias e do comprometimento da passagem de ar. Quando o obstáculo se localiza na traqueia, há retração dos espaços intercostais e das fossas supraclaviculares (tiragem). A estenose dos brônquios de maior calibre provoca atelectasia, com possibilidade de pneumonia obstrutiva.

Sintomatologia digestiva

Os sintomas digestivos relacionados com a presença de lesões mediastinais são decorrentes da compressão do esôfago, levando à disfagia – não estamos considerando as doenças próprias do esôfago, embora este órgão também pertença ao mediastino, em sua trajetória da região cervical para o abdome (ver Parte 11, *Sistema Digestório*, Seção 2, *Esôfago*, Capítulo 71, *Exame Clínico*).

O Quadro 43.1 mostra algumas manifestações sistêmicas relacionadas às lesões do mediastino.

Quadro 43.1 Síndromes sistêmicas relacionadas às lesões do mediastino.

Síndromes	Lesões do mediastino
Endócrinas	
Hipotireoidismo ou hipertireoidismo	Bócio, adenoma da paratireoide e linfoma
Hiperpotassemia	Feocromocitoma, ganglioneuroma e paraganglioma
Síndrome de Cushing	Carcinoide, timoma
Hipoglicemia	Tumor mesenquimal
Ginecomastia	Tumor de células germinativas
Diarreia	Ganglioneuroma, neuroblastoma
Autominunes	
Opsomioclonia	Neuroblastoma
Miastenia *gravis*, aplasia de células vermelhas, miocardite, hipogamaglobulinemia	Timoma
Congênitas	
Neurofibromatose	Neurofibroma
Neoplasia endócrina múltipla	Adenoma de paratireoide, feocromocitoma
Idiopáticas	
Dor induzida por álcool	Linfoma de Hodgkin
Febre e sudorese noturna	Linfoma

BIBLIOGRAFIA

Broaddus VC, Mason RJ, Ernst JD, King Jr. TE, Lazarus SC, Murray JF et al. Murray and Nadel. Textbook of respiratory medicine. 6. ed. Philadelphia: WB Saunders/Elsevier, 2017.

Santos MK, Elias Júnior J, Mauad FM, Muglia VF, Trad CS. Ressonância magnética do tórax: aplicações tradicionais e novas, com ênfase em pneumologia. J Bras Pneum. 2011;37(2):242-58.

CAPÍTULO 44

Exames Complementares

Fernanda Lauar Sampaio Meirelles, Marcelo Fouad Rabahi, Pedro Paulo Teixeira e Silva Torres

INTRODUÇÃO

Os principais exames para avaliação das doenças do mediastino são: radiografia simples de tórax, tomografia computadorizada (TC), ressonância magnética (RM), angiotomografia (ver Seção 1, *Tórax, Traqueia, Brônquios Pulmões e Pleura*, Capítulo 37, *Exames Complementares*) e tomografia por emissão de pósitrons (PET).

RADIOGRAFIA DO TÓRAX

Geralmente esse exame é feito devido a outras condições clínicas; a alteração mediastinal é um achado radiológico. Pode, no entanto, ser realizado como forma inicial na avaliação de pacientes que apresentem alguma sintomatologia associada ao mediastino (síndrome neurológica, vascular, respiratória ou digestiva).

A radiografia do tórax fornece informação inespecífica sobre a natureza das anormalidades mediastinais e suas relações com as estruturas adjacentes. Lesões menores podem não ser detectadas na radiografia. A origem e a extensão das lesões são mais bem avaliadas pela TC.

Alguns sinais da radiografia de tórax que podem sugerir a presença de lesões do mediastino são: aumento da densidade ou contornos anormais de algum compartimento mediastinal ou apagamento das linhas mediastinais (ver Figura 45.2 no Capítulo 45, *Doenças do Mediastino*).

TOMOGRAFIA COMPUTADORIZADA

A TC é considerada a modalidade de imagem de escolha para a maioria das massas mediastinais (e-Figuras 44.1 e 44.2). É indicada quando há alteração mediastinal na radiografia de tórax ou quando há suspeita clínica de lesão nessa localidade, mesmo com a radiografia de tórax normal – por exemplo, no caso de miastenia grave. Nesse caso, pela frequente associação dessa doença com tumores do timo (timoma), torna-se imperativa uma avaliação detalhada pela TC.

A ausência de superposição de estruturas na TC torna possível uma avaliação bastante confiável da anatomia mediastinal e da relação entre as lesões e os tecidos adjacentes.

A utilização de contraste venoso é fundamental na avaliação de lesões vasculares e na diferenciação de aneurisma e massas provenientes de estruturas mediastinais. O contraste também possibilita melhor delineamento da extensão dos tumores do mediastino.

A possibilidade de aquisição da imagem de forma rápida minimiza a produção de artefatos radiológicos. A qualidade e o nível de detalhes produzidos em uma angiotomografia pulmonar é comparável à angiografia convencional. Além disso, a possibilidade de reconstrução tridimensional, utilizando-se programas computacionais específicos, facilita a avaliação, aumentando a precisão do exame.

RESSONÂNCIA MAGNÉTICA

A RM tem utilidade na avaliação do mediastino. É indicada para avaliar a invasão de estruturas adjacentes como vasos sanguíneos, coração, pericárdio e parede torácica (e-Figuras 44.3 e 44.4). É superior à TC na diferenciação entre massas císticas e sólidas, identificando tais componentes dentro de lesões complexas. Ajuda a distinguir hiperplasia tímica e timo normal de neoplasias epiteliais tímicas e outras neoplasias. Além disso, facilita o estadiamento e o reestadiamento de pacientes com neoplasias mediastinais que não podem ser submetidos à TC com contraste iodado devido à alergia grave.

Utiliza-se também a RM para avaliação de massas paravertebrais e suas relações com o canal vertebral e nervos, uma vez que apresenta melhor definição dessas estruturas.

TOMOGRAFIA POR EMISSÃO DE PÓSITRONS

A PET utiliza o radiofármaco fluordesoxiglicose (FDG), um análogo da glicose, para avaliação complementar de tumores mediastinais. Pode-se fazer dois exames simultaneamente – PET-TC, com a qual se obtém uma avaliação anatômica (tamanho/morfologia) pela TC e uma avaliação fisiológica (captação) pela PET (e-Figura 44.5). As neoplasias malignas, por seu intenso metabolismo, captam avidamente esse radiofármaco rico em glicose.

O papel da PET na avaliação e caracterização das anormalidades mediastinais, no entanto, é controverso. Uma das limitações mais importantes da FDG PET-TC é que infecções e outros processos não neoplásicos, como hiperplasia tímica e mediastinite fibrosante, resultando em inflamação mediastinal, podem demonstrar aumento da captação de FDG e resultar em interpretação falso-positiva. A captação de FDG na hiperplasia tímica é altamente variável e pode sobrepor-se significativamente à das neoplasias malignas mediastinais. Assim, uma combinação de história clínica, localização da captação e características morfológicas na TC é necessária para avaliar se a lesão é benigna ou maligna. A amostragem histológica é importante para confirmar os achados identificados na PET-TC.

Deve-se ter cuidado na avaliação de linfonodos mediastinais, pois a alta captação de FDG também está presente na tuberculose ganglionar, doença de Castleman, sarcoidose, entre outros processos patológicos.

Outros métodos de imagem, como a TC por emissão de fóton único

Acesse todo o conteúdo *online* citado nesta página:
http://uqr.to/20wel

(SPECT) utilizando o tecnécio 99m (^{99m}Tc) sestamibe, podem ser utilizados na suspeita de adenomas paratireoidianos ectópicos mediastinais.

ANGIOTOMOGRAFIA

Ver Seção 1, *Tórax, Traqueia, Brônquios, Pulmões e Pleura*, Capítulo 37, *Exames Complementares*.

BIBLIOGRAFIA

Carter BW, Benveniste MF, Madan R, Godoy MC, de Groot PM, Truong MT *et al.* ITMIG Classification of mediastinal compartments and multidisciplinary approach to mediastinal masses. RadioGraphics. 2017;37(2):413-36.

Carter BW, Benveniste MF, Marom EM. Diagnostic approach to the anterior/prevascular mediastinum for radiologists. Mediastinum. 2019;3:18.

Nakazono T, Yamaguchi K, Egashira R, Takase Y, Nojiri J, Mizuguchi M *et al.* CT-based mediastinal compartment classifications and diferential diagnosis of mediastinal tumors. Jpn J Radiol. 2019;37(2):117-34.

CAPÍTULO 45

Doenças do Mediastino

Daniel Messias de Moraes Neto, Fernanda Lauar Sampaio Meirelles, Marcelo Fouad Rabahi, Pedro Paulo Teixeira e Silva Torres

As principais lesões do mediastino (ver Figura 42.1 A no Capítulo 42, *Fundamentos de Anatomia e Fisiologia*) são os tumores, que podem se situar em três regiões distintas segundo a classificação mais atual do International Thymic Malignancy Interst Group (ITMIG); outras lesões menos frequentes são cistos, alterações vasculares, hérnias diafragmáticas (ver Seção 2, *Diafragma*, Capítulo 41, *Doenças do Diafragma*), pneumomediastino e mediastinite.

TUMORES DO MEDIASTINO PRÉ-VASCULAR

Esse grupo é representado por tumores tímicos epiteliais, tumores de células germinativas e linfomas. No diagnóstico diferencial, deve-se incluir o bócio mergulhante, que não é uma neoplasia.

Timoma é a neoplasia maligna primária mais comum do mediastino pré-vascular e a neoplasia epitelial tímica mais comum (Figura 45.1). Os pacientes podem apresentar sintomas sistêmicos e síndromes paraneoplásicas, incluindo miastenia grave (a mais frequente), aplasia de medula, síndrome de Cushing e hipogamaglobulinemia.

Os tumores de células germinativas estão presentes nessa região de maneira primária, e não metastática. Em virtude da deficiência de migração das células da borda urogenital para a pelve durante o desenvolvimento embrionário, que irão tardiamente originar testículo e ovários, essas células se fixam no mediastino, podendo ocasionar tumores.

O tumor de células germinativas mais comum é o teratoma (Figura 45.2), que contém estruturas provenientes dos três folhetos embrionários (ectoderma, mesoderma e endoderma). Os teratomas maduros são os mais frequentes e têm maior incidência em adultos jovens. Na TC, os teratomas maduros comumente apresentam-se como lesões císticas uniloculares ou multiloculares de paredes espessadas, contendo líquido, tecidos moles, gordura e calcificações.

Os linfomas são relativamente comuns no mediastino. Os principais subtipos histológicos de linfoma maligno mediastinal primário são o linfoma de grandes células B (PMBCL), linfoma de Hodgkin, esclerose nodular e linfoma linfoblástico de células T (T-LBL). Uma massa de tecido de partes moles lobulada ou grupo de linfonodos aumentados no mediastino pré-vascular podem ser observados.

O bócio mergulhante (Figura 45.3), apesar de não ser primariamente um tumor, deve entrar no diagnóstico diferencial dos tumores do mediastino. À radiografia simples do tórax, nota-se um alargamento do mediastino superior, eventualmente com desvio da traqueia. A tomografia de tórax evidencia com nitidez o tecido tireoidiano, que apresenta realce intenso e heterogêneo pelo meio de contraste iodado venoso. A ocorrência de calcificações e alterações císticas é bastante frequente, facilmente identificadas na tomografia computadorizada (TC).

TUMORES DO MEDIASTINO VISCERAL

Os cistos benignos são as lesões mais frequentes no mediastino visceral, seguidos pelas linfadenomegalias. Os cistos benignos podem ser de origem broncogênica, de duplicação esofágica (Figura 45.4) ou cistos pericárdicos (Figura 45.5). A tomografia de tórax fornece grande acurácia no diagnóstico dessas lesões. As linfadenomegalias podem ter origem maligna (linfomas ou metástases) e inflamatória (tuberculose, histoplasmose, linfadenomegalia reacional pós-pneumonia, sarcoidose). Esses linfonodos estão tipicamente localizados ao redor da árvore traqueobrônquica, esôfago ou janela aortopulmonar. Os cistos broncogênicos ocorrem comumente próximos à carina e na região paratraqueal. Os cistos esofágicos geralmente ocorrem juntos à parede inferior do esôfago.

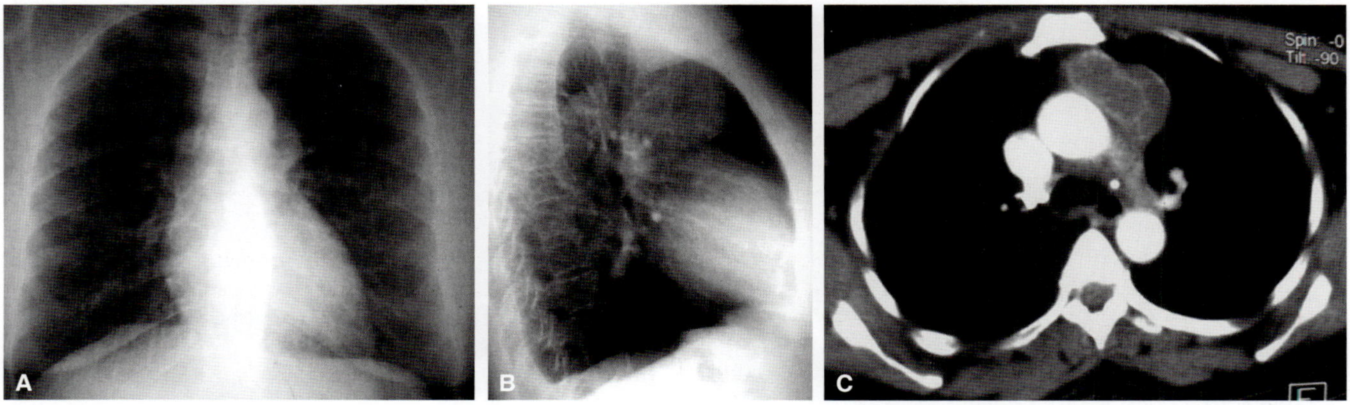

Figura 45.1 Timoma. Radiografia do tórax em PA (**A**) evidenciando abaulamento mediastinal à esquerda, correspondendo a foco de preenchimento do mediastino pré-vascular na radiografia do tórax em perfil (**B**). Imagem axial de tomografia computadorizada com contraste na janela de mediastino do mesmo paciente (**C**) confirma lesão expansiva sólido-cística mediastinal anterior, com diagnóstico histopatológico de timoma.

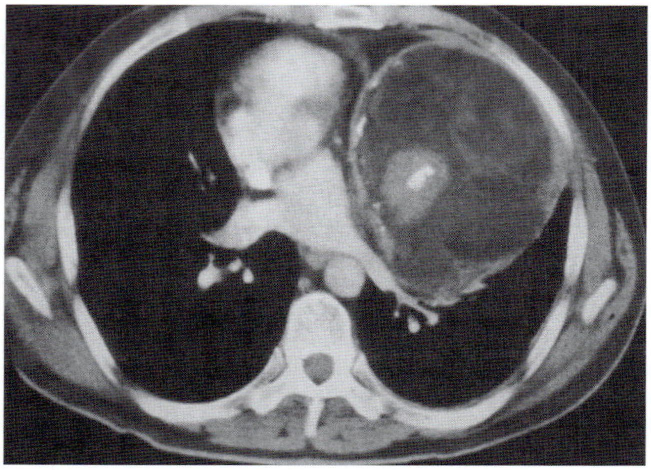

Figura 45.2 Teratoma. Tomografia computadorizada de tórax com massa mediastinal (teratoma).

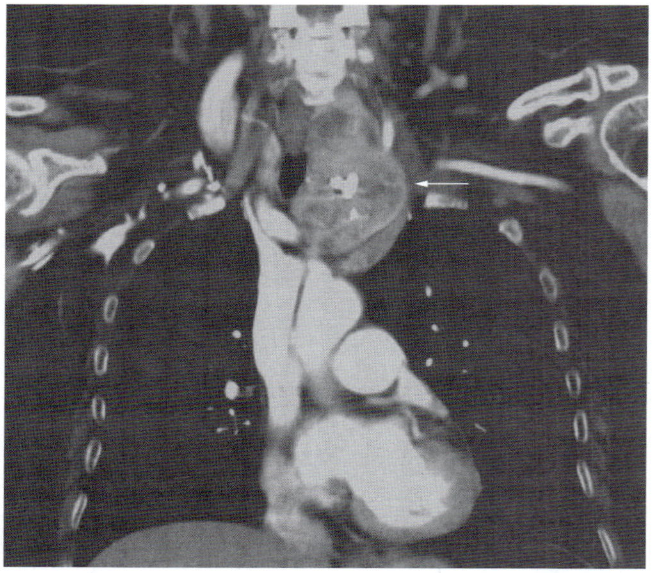

Figura 45.3 Bócio mergulhante. Tomografia computadorizada do tórax mostrando bócio mergulhante (*seta*).

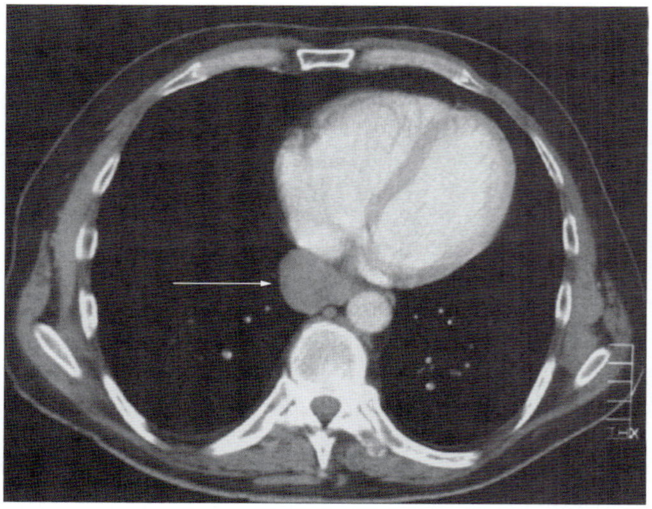

Figura 45.4 Cisto broncogênico. Tomografia computadorizada de tórax mostrando um cisto broncogênico (*seta*).

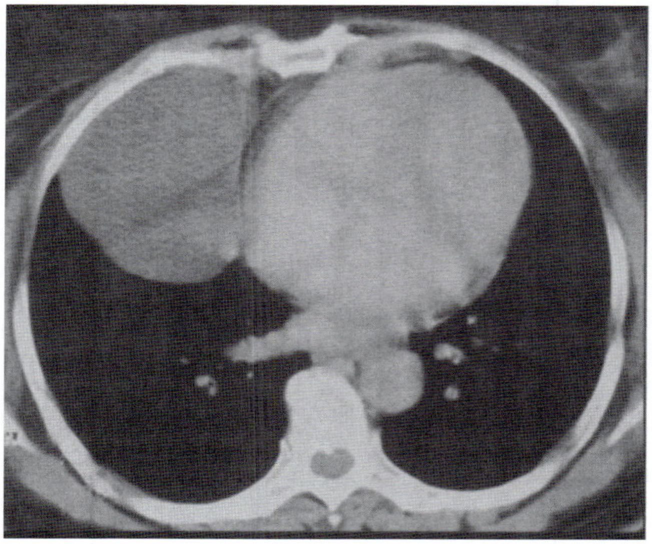

Figura 45.5 Cisto pericárdico. Tomografia computadorizada de tórax mostrando cisto pericárdico.

TUMORES DO MEDIASTINO PARAVERTEBRAL

As lesões predominantes do mediastino paravertebral são os tumores neurogênicos, benignos ou malignos. Geralmente originam-se dos nervos intercostais ou da cadeia simpática. Os que se originam dos nervos intercostais são o schwannoma (Figura 45.6) e o neurofibroma. Ambos podem evoluir para suas formas malignas. Os tumores que se originam da cadeia simpática formam um espectro que envolve desde lesões benignas, como o ganglioneuroma, passando pelo ganglioneuroblastoma até o neuroblastoma (Figura 45.7), tumor altamente agressivo com maior incidência na infância (< 5 anos).

O pneumomediastino ou enfisema mediastinal é oriundo da presença de ar no espaço mediastinal proveniente da ruptura alveolar (espontânea ou secundária). Através do feixe broncovascular, o ar extravasa para o interstício pulmonar levando ao enfisema pulmonar intersticial e, em seguida, o ar atinge o mediastino, podendo chegar na pleura (pneumotórax),

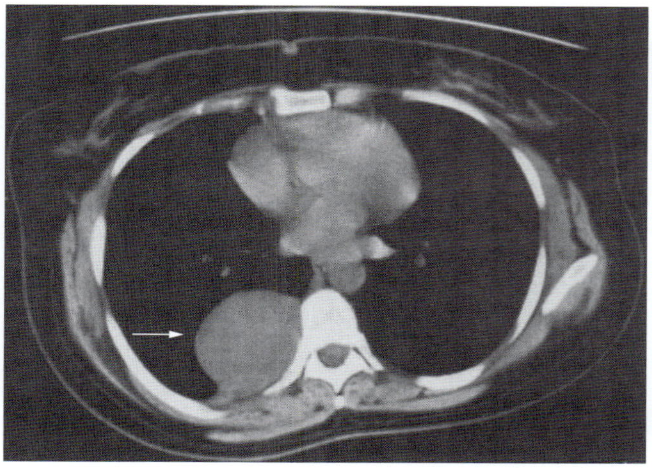

Figura 45.6 Schwannoma. Tomografia computadorizada de tórax mostrando um schwannoma (*seta*).

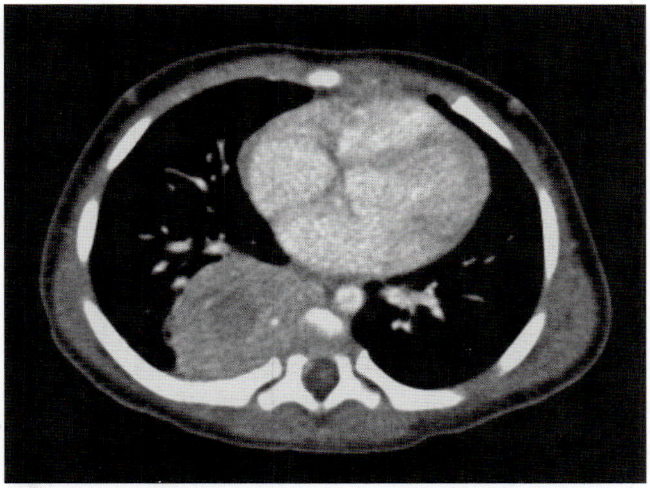

Figura 45.7 Neuroblastoma. Tomografia computadorizada de tórax mostrando neuroblastoma.

pericárdio (pneumopericárdio), espaço subcutâneo (enfisema subcutâneo) e até no peritônio (enfisema peritoneal). Causas pulmonares subjacentes, como as doenças intersticiais e obstrutivas (DPOC, asma, bronquiolite), têm sido relacionadas aos episódios espontâneos. Entre as causas secundárias, destacam-se trauma torácico, barotrauma com ventilação mecânica invasiva e não invasiva e infecções, principalmente por *Pneumocystys jirovecii* e, recentemente, SARS-CoV-2.

Alterações inflamatórias das estruturas do mediastino podem levar à **mediastinite**, que pode ser aguda (ruptura de esôfago secundário ao esforço de vomitar – síndrome de Boerhaave, trauma ou até complicações de cirurgia cardiotorácica. Em algumas situações, pode haver mediastinite crônica, habitualmente oriunda da infecção de linfonodos e tecidos mediastinais, principalmente por histoplasmose. Outras etiologias, como aspergiloma, mucormicose e criptococose, podem causar tal afecção. O processo inflamatório desencadeado por esses patógenos produz uma fibrose que evolui silenciosamente até que surjam sintomas relacionados à síndrome compressiva. Em geral, a compressão vascular é a alteração inicial com presença da síndrome da veia cava superior. A TC associada à biopsia do tecido mediastinal para confirmar o diagnóstico histológico é fundamental.

BIBLIOGRAFIA

Broaddus VC, Mason RJ, Ernst JD, King Jr. TE, Lazarus SC, Murray JF et al. Murray and Nadel. Textbook of respiratory medicine. 6th ed. Philadelphia: WB Saunders/Elsevier, 2017.

Carter BW, Betancourt SL, Benveniste MF. MR imaging of mediastinal masses. Top Magn Reson Imaging. 2017;26(4):153-65.

Carter BW, Benveniste MF, Madan R, Godoy MC, de Groot PM, Truong MT et al. ITMIG Classification of mediastinal compartments and multidisciplinary approach to mediastinal masses. RadioGraphics. 2017;37(2):413-36.

Carter BW, Benveniste MF, Marom EM Diagnostic approach to the anterior/prevascular mediastinum for radiologists. Mediastinum. 2019;3:18.

Nakazono T, Yamaguchi K, Egashira R, Takase Y, Nojiri J, Mizuguchi M et al. CT-based mediastinal compartment classifications and diferential diagnosis of mediastinal tumors. Jpn J Radiol. 2019;37(2):117-34.

PARTE

10

Sistema Cardiovascular

Celmo Celeno Porto
Arnaldo Lemos Porto
Fábio Lemos Campedelli
Humberto Graner Moreira

Colaboradores

Bruno Galafassi Ghini
Maurício Sérgio Brasil Leite
Paulo Cesar Veiga Jardim
Rubens Carneiro dos Santos Junior
Salvador Rassi
Yosio Nagato

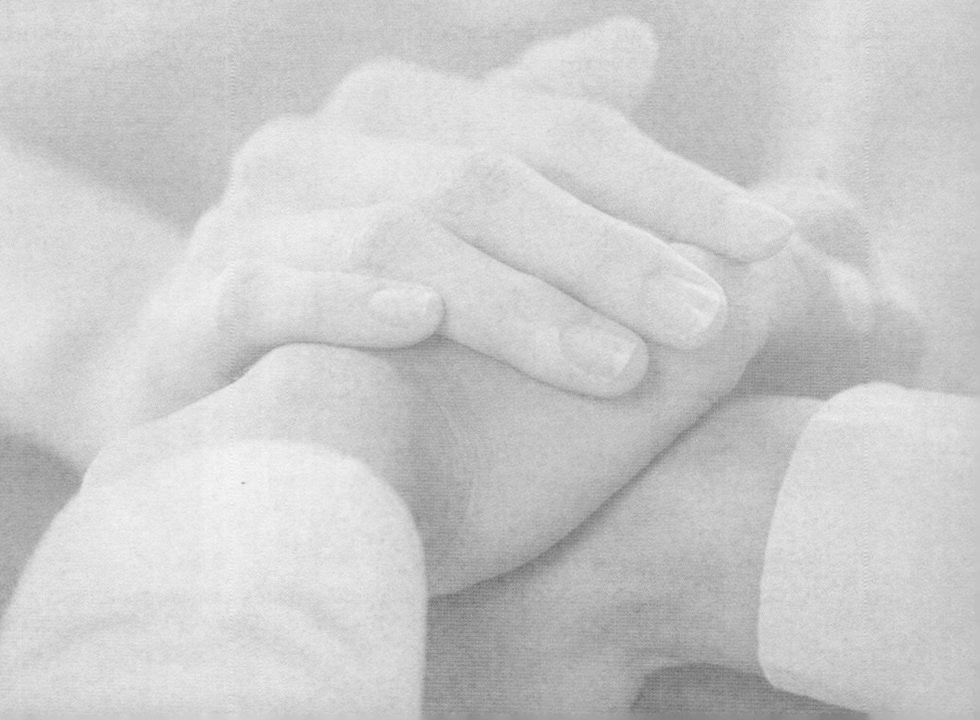

CAPÍTULO 46

Fundamentos de Anatomia e Fisiologia

Celmo Celeno Porto, Arnaldo Lemos Porto, Salvador Rassi

INTRODUÇÃO

Para que o sistema circulatório seja compreendido de maneira global, coloca-se em um extremo o coração, cuja função é bombear o sangue para todo o organismo, e, no outro, a microcirculação, onde ocorrem as trocas metabólicas, razão da própria existência deste sistema. Entre os extremos, estende-se uma intricada rede de vasos – artérias, arteríolas, veias e vênulas – que serve de leito para o sangue.

CORAÇÃO. O coração, principal estrutura do mediastino médio, é dividido em duas partes – direita e esquerda – por um septo longitudinal, orientado obliquamente. Cada metade consiste em duas câmaras: os átrios, que recebem sangue das veias, e os ventrículos, que impulsionam o sangue para o interior das artérias – aorta e pulmonar (Figuras 46.1 e 46.2).

O lado direito do coração recebe o sangue venoso sistêmico por intermédio das veias cavas – superior e inferior, que se conectam ao átrio direito; desse ponto, o sangue flui para o ventrículo direito, passando pela valva tricúspide.

O sangue impulsionado pela contração do ventrículo ultrapassa a valva pulmonar, chegando à artéria pulmonar, que o distribui pela rede vascular dos pulmões, para que seja oxigenado; retorna ao lado esquerdo do coração pelas veias pulmonares, que deságuam no átrio esquerdo. Desta câmara, dirige-se ao ventrículo esquerdo passando pela valva mitral. Por fim, ultrapassa a valva aórtica, alcançando a aorta, que constitui o início da circulação sistêmica, responsável pela distribuição do sangue por todo o corpo.

O coração é formado por três camadas: epicárdio, miocárdio e endocárdio.

O epicárdio, ou pericárdio visceral, tem superfície mesotelial e uma camada serosa de tecido conjuntivo, frequentemente infiltrada de gordura.

As artérias coronárias, responsáveis pela irrigação do coração, caminham pelo epicárdio antes de chegar ao miocárdio.

O pericárdio parietal é uma formação fibrosa, resistente e pouco elástica à distensão rápida, mas com capacidade de se distender lenta e gradualmente.

Em condições fisiológicas, existem no interior da cavidade pericárdica cerca de 10 a 20 mℓ de líquido, quantidade suficiente para lubrificar as superfícies contíguas do pericárdio parietal e visceral.

O miocárdio apresenta como principal componente as fibras musculares cardíacas, sustentadas por um esqueleto de tecido conjuntivo, no qual se insere a musculatura. A espessura da parede é proporcional ao trabalho executado pela câmara. Assim, como os ventrículos trabalham mais que os átrios, suas paredes são mais espessas. Por sua vez, a parede do ventrículo esquerdo é o dobro da do ventrículo direito, isto porque a pressão na aorta é muito superior à da artéria pulmonar.

O endocárdio, formado principalmente por uma camada endotelial, confere ao interior do coração um aspecto liso e brilhante.

Com relação à anatomia externa do coração, descrevem-se a face esternocostal, a diafragmática ou inferodorsal, à esquerda, a porção apical ou ápice e a basal ou base do coração (ver Figuras 46.1 e 46.2).

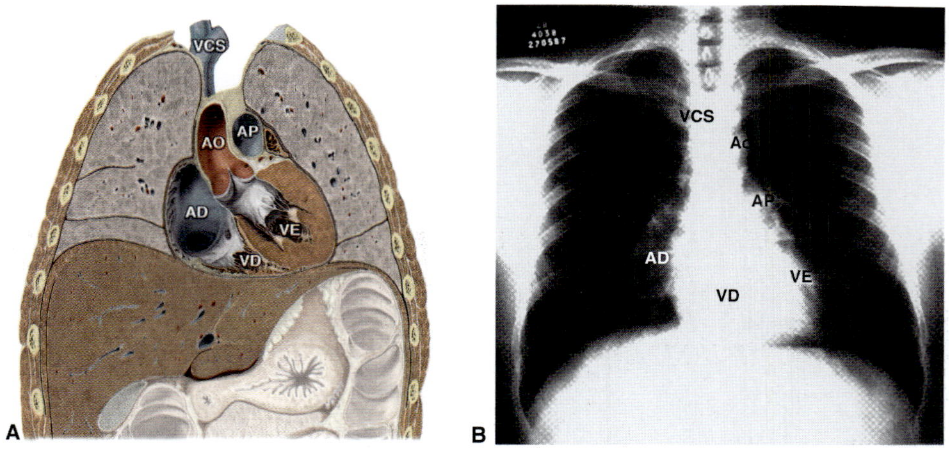

Figura 46.1 A. Corte longitudinal do tórax. B. Radiografia simples do tórax em PA, destacando-se a composição da silhueta cardíaca. AD: átrio direito; Ao: aorta; AP: artéria pulmonar; VCS: veia cava superior; VD: ventrículo direito; VE: ventrículo esquerdo.

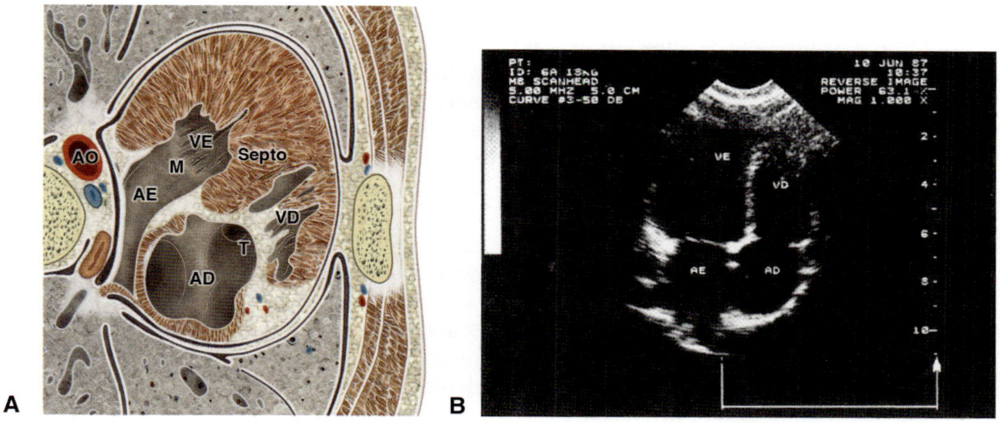

Figura 46.2 A. Corte transversal do tórax, vendo-se a relação da parede anterior do ventrículo direito com a parede anterior do tórax. B. Ecocardiograma bidimensional, posição apical, podendo-se ver as quatro câmaras cardíacas, os septos interatrial e interventricular e as valvas atrioventriculares. AD: átrio direito; AE: átrio esquerdo; VD: ventrículo direito; VE: ventrículo esquerdo; M: valva mitral; T: valva tricúspide.

A base do coração é formada pelos átrios, que se situam atrás e acima dos ventrículos. O átrio esquerdo é a estrutura mais posterior do coração, localizando-se à esquerda e atrás do átrio direito. O átrio direito situa-se à direita e um pouco mais anteriormente com relação ao esquerdo. As veias cavas e as pulmonares penetram no coração pela sua base. O átrio direito frequentemente esconde o tronco da aorta.

Os átrios e os ventrículos são separados pelo sulco atrioventricular, que é bem marcado posteriormente, mas, na face anterior, é interrompido pela aorta e pelo tronco da pulmonar.

Ápice do coração

O ápice corresponde à ponta do coração e é constituído do ventrículo esquerdo, que mantém contato direto com o gradil costal no 5º espaço intercostal esquerdo, na maioria das pessoas. O *ictus cordis* não corresponde exatamente à ponta do coração.

Essa particularidade anatômica é importante, pois, pela inspeção e palpação do choque da ponta do ventrículo esquerdo, muitas conclusões clínicas podem ser tiradas no que se refere à dilatação e/ou hipertrofia dessa cavidade.

A face esternocostal é formada principalmente pelo ventrículo direito, que constitui a parte mais anterior do coração. Levando em consideração tal fato, compreende-se o motivo pelo qual o crescimento do ventrículo direito provoca abaulamento da face anterior do tórax, principalmente em crianças, nas quais o arcabouço torácico ainda não se tornou rígido (ver Figura 46.2).

A face esquerda do coração é formada pelo ventrículo esquerdo, o qual produz uma impressão na face medial do pulmão esquerdo.

A face diafragmática ou inferodorsal, formada por ambos os ventrículos, repousa sobre o centro tendíneo do diafragma.

É importante ressaltar que o tamanho, o formato e a posição do coração variam de indivíduo para indivíduo e também em um mesmo indivíduo, em função da idade, da respiração, do biotipo e da posição.

Posição, forma e tamanho do coração em relação à idade

O coração do recém-nascido e da criança é menor que o de uma pessoa adulta, mas, em proporção ao tamanho do tórax, parece ser maior, além de ter formato mais globoso. Sua posição é mais transversal que no adulto e, por isso, a ponta do coração situa-se pelo menos um espaço intercostal acima.

RESPIRAÇÃO. Os movimentos e a posição do diafragma são importantes fatores com relação ao formato e à posição do coração, em consequência da inserção do pericárdio no centro tendíneo do diafragma. Durante a respiração tranquila, não se percebem modificações na posição do coração.

BIOTIPO. Nos indivíduos longilíneos (altos e delgados), o coração assume posição verticalizada; nos brevilíneos, o coração se horizontaliza; nos mediolíneos, o coração assume posição intermediária, verticalizando-se durante a inspiração profunda e horizontalizando-se na expiração forçada. Essas modificações podem ser observadas nas radiografias simples do tórax (ver Biotipo ou tipo morfológico no Capítulo 8, *Exame Físico Geral*).

POSIÇÃO DO PACIENTE. Quando o paciente assume a posição deitada, o coração desloca-se para cima e para trás, ficando horizontalizado. Tal modificação deve-se, principalmente, à elevação do diafragma.

Em decúbito lateral direito, o choque da ponta desloca-se para trás, afastando-se da parede anterior do tórax, o que torna o batimento do ápice mais difícil de ser percebido.

MUSCULATURA CARDÍACA

As fibras musculares cardíacas dispõem-se em camadas e feixes complexos. A musculatura dos átrios e dos ventrículos é separada, sendo o sistema de condução o responsável pela conexão entre elas. A musculatura atrial consiste em feixes superficiais e profundos, alguns restritos a um dos átrios, enquanto outros atravessam o septo interatrial.

Com relação à musculatura ventricular, há dois grupos principais de lâminas miocárdicas: uma superficial, espiral; outra profunda, constritora. As fibras de uma lâmina orientam-se obliquamente com relação às da outra. A lâmina constritora, mais espessa no ventrículo esquerdo, comprime o ventrículo como um punho cerrado. A contração das fibras profundas determina diminuição no diâmetro dos óstios mitral e tricúspide, pois as fibras musculares atuam como esfíncteres. O sentido da contração das fibras, da via de entrada para a via de saída, é responsável pelo direcionamento do fluxo sanguíneo. Isso possibilita compreender por que, mesmo quando há lesão da valva mitral com refluxo de sangue para o átrio esquerdo, a maior parte do fluxo sanguíneo vai para a aorta e não para o átrio esquerdo durante a contração ventricular.

Outro aspecto que merece registro é o fato de o coração sofrer uma torção durante a sístole, em virtude do arranjo espiralado dos feixes musculares superficiais.

APARELHOS VALVARES

O coração dispõe de quatro aparelhos valvares: no lado esquerdo, um atrioventricular (mitral) e um ventriculoaórtico (aórtico); no lado direito, um atrioventricular (tricúspide) e um ventriculopulmonar (pulmonar) (Figura 46.3).

As valvas atrioventriculares consistem em um anel fibroso que circunscreve o óstio atrioventricular, as cúspides, as cordoalhas tendíneas e os músculos papilares. As cordoalhas tendíneas, inseridas nas margens livres das cúspides, evitam sua eversão. As que se inserem na face ventricular asseguram sua firmeza e a reforçam. Cada valva atrioventricular é constituída de cúspides, cujas bases se prendem ao anel fibroso. No lado esquerdo há duas cúspides e, no direito, três; daí a denominação tricúspide. As faces atriais das cúspides são lisas, de modo a facilitar a passagem da corrente sanguínea, enquanto as faces ventriculares são anfractuosas em consequência da inserção das cordoalhas tendíneas, que participam ativamente no seu fechamento.

As valvas semilunares da aorta e das artérias pulmonares estão situadas nas origens desses vasos. Cada uma apresenta três cúspides, as quais consistem em tecido fibroso, avascular, recoberto em cada face pela íntima.

Os espaços existentes entre as cúspides e as paredes dos vasos são os seios aórtico e pulmonar, respectivamente. As artérias coronárias nascem nos seios aórticos direito e esquerdo.

IRRIGAÇÃO DO CORAÇÃO

O coração é irrigado pelas artérias coronárias, direita e esquerda (Figura 46.4).

Já a drenagem do sangue venoso é feita por numerosas veias, as quais desembocam diretamente nas câmaras cardíacas ou se unem para formar o seio coronário, tributário do átrio direito.

A artéria coronária direita nasce no seio aórtico direito e dirige-se nesse mesmo sentido, ramificando-se, no primeiro segmento, para o ventrículo direito. O primeiro desses ramos irriga o cone arterial; um ramo marginal, relativamente constante, desce ao longo do ventrículo direito na direção do ápice. A artéria do nó sinusal frequentemente se origina nessa altura. À medida que prossegue em seu trajeto, a artéria coronária direita fornece ramos para o átrio e para o ventrículo, ambos direitos, e quando ela alcança o sulco interventricular posterior, dá origem ao ramo que recebe o nome desse sulco, percorrendo-o até o ápice. A artéria que supre o nó atrioventricular, habitualmente, origina-se na primeira porção do ramo interventricular posterior, também denominado descendente posterior.

A artéria coronária esquerda nasce no seio aórtico esquerdo e, após curto trajeto, divide-se no ramo circunflexo e no ramo interventricular anterior ou descendente anterior. A descendente anterior, que pode ser considerada continuação direta da coronária esquerda, corre pelo sulco anterior até o ápice do coração, suprindo ambos os ventrículos e grande parte do septo interventricular.

O ramo circunflexo vasculariza a porção adjacente do ventrículo esquerdo, por meio de dois ramos principais – atrioventricular e marginal. Em aproximadamente metade dos casos, a artéria do nó sinusal origina-se desse ramo atrioventricular.

INERVAÇÃO DO CORAÇÃO

O coração é inervado por fibras nervosas autônomas que incluem fibras sensoriais oriundas dos nervos vagos e dos troncos simpáticos. As células ganglionares que constituem os plexos intramurais do sistema parassimpático localizam-se nos átrios, perto dos nós sinusal e atrioventricular e nas vizinhanças das veias cavas. As fibras musculares desses nós, em virtude da função que exercem, são ricamente inervadas; já as fibras musculares cardíacas são desprovidas de terminações parassimpáticas, pois são ativadas pelo sistema específico de condução. Por sua vez, as terminações simpáticas atingem os nós sinusal e atrioventricular e as fibras musculares miocárdicas.

O sistema simpático constitui o componente ativador do sistema de comando, provocando aumento da frequência cardíaca e da contratilidade miocárdica, enquanto o sistema parassimpático, por inibir o sistema de comando, diminui a frequência cardíaca.

As fibras simpáticas originam-se do 1º ao 4º segmento torácico da medula espinal (T1-T5), fazendo sinapse nos gânglios cervicais e torácicos. As fibras pós-ganglionares são levadas ao coração pelos ramos cardíacos, cervical e torácico, do tronco

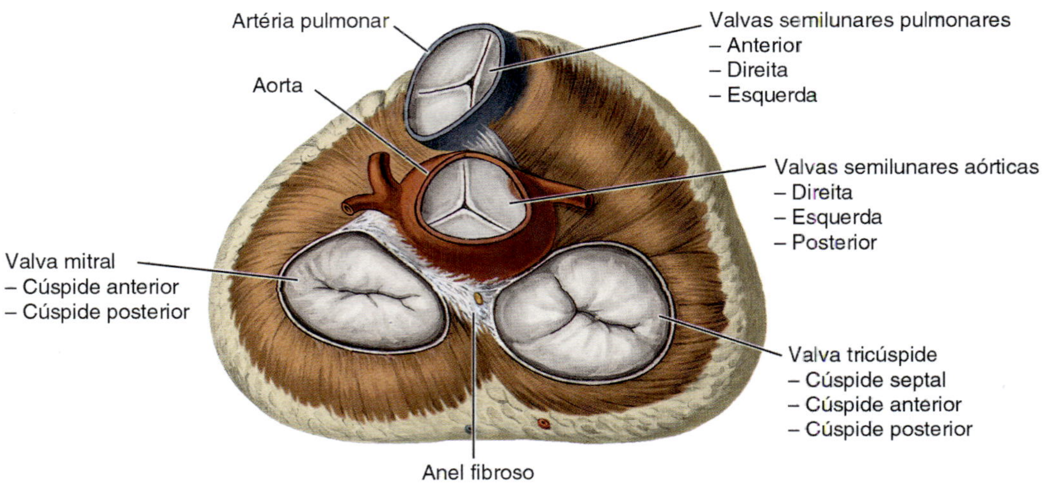

Figura 46.3 Aparelhos valvares do coração. (Adaptada de Wolf-Heidegger, 2006.)

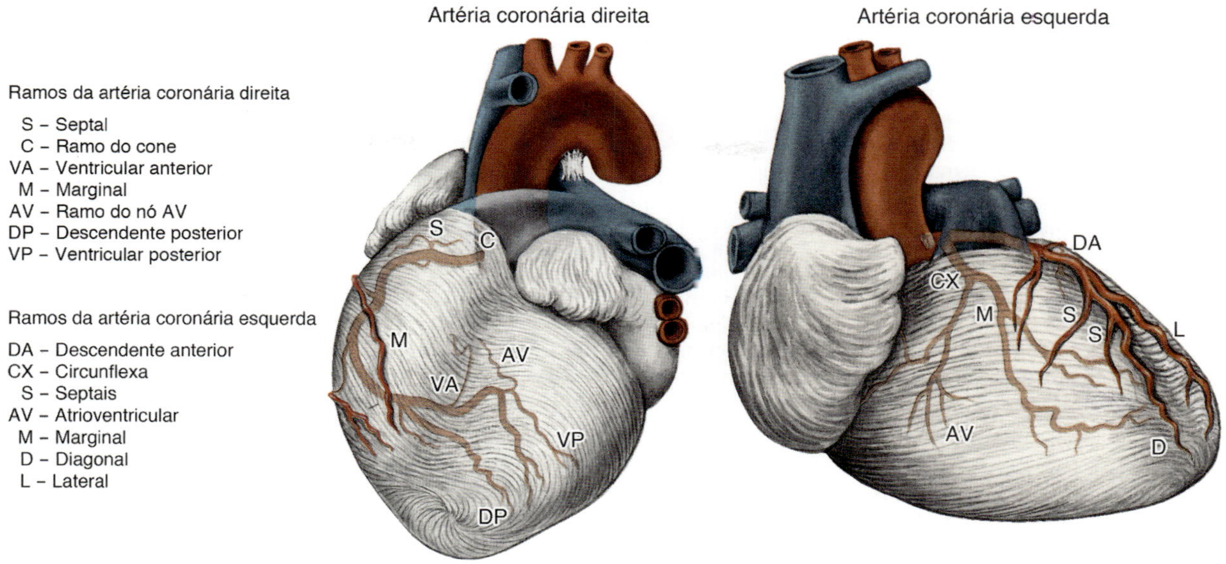

Figura 46.4 Representação esquemática das artérias coronárias. (Adaptada de Wolf-Heidegger, 2006.)

simpático. As fibras pré-ganglionares parassimpáticas são conduzidas por ramos dos nervos vagos e fazem sinapse com as células ganglionares do coração. As fibras pós-ganglionares de ambos os sistemas inervam os nós sinusal e atrioventricular (Figura 46.5 A).

Os vasos coronarianos são ricamente inervados por fibras nervosas autônomas, principalmente simpáticas, fato relevante para a compreensão dos fenômenos espásticos dessas artérias.

As fibras sensoriais constituídas de terminações livres, que estão no tecido conjuntivo do coração e na adventícia dos vasos sanguíneos, são responsáveis pela condução do estímulo doloroso. Elas se dirigem ao tronco simpático torácico e ao tronco cervical na altura do gânglio cervical médio, penetrando na medula espinal pelas quatro primeiras raízes dorsais torácicas (ver Parte 4, *Dor*, Capítulo 9, *Dor: Definição, Fisiopatologia e Características Semiológicas*).

A estimulação simpática, mediada pela norepinefrina, produz aumento na frequência cardíaca e na contratilidade miocárdica. O estímulo parassimpático, mediado pela acetilcolina, reduz a frequência e a contratilidade. Além disso, vários receptores no arco aórtico e nos seios carotídeos enviam informações sobre a pressão arterial ao centro cardiovascular medular no cérebro.

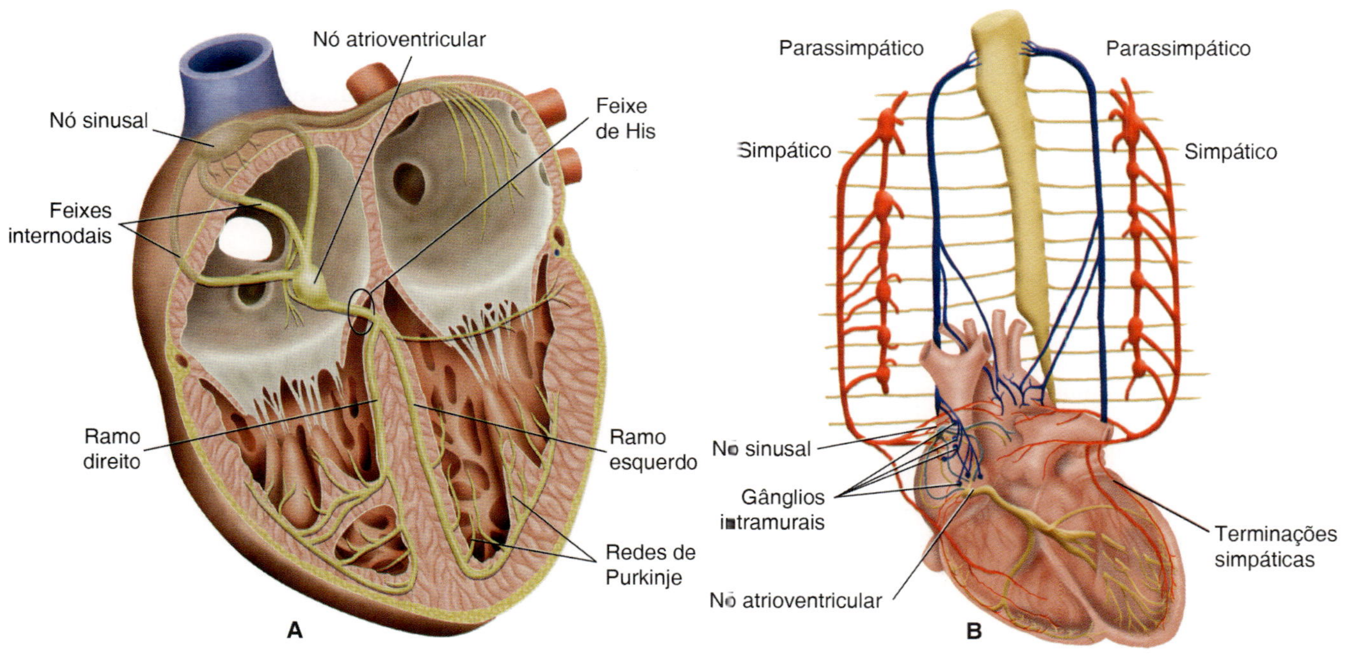

Figura 46.5 A atividade elétrica do coração depende do sistema excitocondutor, com os nós sinusal e atrioventricular, feixe de His, ramos direito e esquerdo com suas subdivisões e rede de Purkinje (**A**), mas é necessário considerar as influências do sistema nervoso simpático e parassimpático (**B**).

A integração de informações possibilita perfeito atendimento das necessidades de O_2 e nutrientes de todos os órgãos (ver Figura 46.8, adiante).

> **Áreas nutridas pelas artérias coronárias**
>
> Não há uma linha nítida de demarcação entre as áreas nutridas pelas artérias coronárias, havendo inúmeras variações.
>
> Em geral, a disposição é a seguinte: a artéria coronária direita nutre o ventrículo direito (exceto a porção esquerda da parede anterior), a porção direita da parede posterior do ventrículo esquerdo e parte do septo interventricular. A artéria coronária esquerda irriga a maior parte do ventrículo esquerdo, parte do ventrículo direito e a maior parte do septo interventricular; ela é preponderante, isto é, destina-se a áreas comparativamente maiores que as da coronária direita.

SISTEMA DE FORMAÇÃO E CONDUÇÃO DO ESTÍMULO

O estímulo origina-se no nó sinusal, também denominado sinoatrial ou de Keith-Flack; progride na direção do nó atrioventricular por meio dos tratos internodais (anterior, médio e posterior) e na direção do átrio esquerdo pelo feixe de Bachmann (um dos ramos da bifurcação do trato internodal anterior); ao alcançar o nó atrioventricular ou de Aschoff-Tawara, sofre um retardamento em sua transmissão, necessário para que a contração atrial se complete antes da ventricular; percorre o feixe de His, seus ramos direito e esquerdo e suas subdivisões, para finalmente chegar à rede de Purkinje (ver Figura 46.5).

À região do nó atrioventricular e de suas vizinhanças atriais e hisianas dá-se o nome de junção atrioventricular, por apresentar características anatomofisiológicas comuns, compreendendo três zonas: proximal (atrionodal), intermediária (nodal propriamente dita) e distal (nó-hisiana).

Três tipos especiais de células podem ser identificadas nesse sistema: células P (P de *pacemaker*), encontradas nos nós sinusal e atrioventricular, nos feixes internodais e no tronco do feixe de His, a elas atribuindo-se a função de marca-passo; células de transição, assim chamadas por apresentarem morfologia que as aproxima tanto das células P quanto das fibras musculares contráteis, que são células condutoras, observadas nos nós sinusal e atrioventricular, onde são mais numerosas que as células P; células de Purkinje, presentes nos nós sinusal e atrioventricular, nos feixes internodais e no feixe de His e em seus ramos, e que constituem o ponto de união entre as células de transição e o resto da musculatura, proporcionando rápida condução do estímulo.

Tal constituição torna possível ao sistema excitocondutor a formação e a condução do estímulo necessário para a excitação das fibras musculares e consequente contração miocárdica.

Cumpre ressaltar que a atividade elétrica do coração sofre influências humorais e nervosas, por meio do sistema neurovegetativo, fenômeno essencial para que o organismo mantenha seu equilíbrio fisiológico interno e exerça adequadamente suas interações com o meio ambiente.

A influência reguladora do sistema nervoso autônomo é exercida sobre todas as propriedades do coração – automatismo, condutibilidade e excitabilidade –, bem como sobre a contratilidade do miocárdio.

FISIOLOGIA

Mecanismo da contração cardíaca

A célula cardíaca é constituída de miofibrilas, núcleo, sarcoplasma, sarcolema, discos intercalares, mitocôndrias e retículo sarcoplasmático.

As miofibrilas são compostas de várias unidades funcionalmente autônomas denominadas sarcômeros, os quais representam as unidades contráteis do músculo cardíaco. Os sarcômeros contêm dois tipos de filamentos, ambos de estrutura proteica – actina ou filamento delgado e miosina ou filamento espesso.

Dois tipos de proteínas moduladoras – troponina e tropomiosina – participam dos fenômenos que envolvem a actina. A troponina age como receptora de cálcio em nível molecular, enquanto a tropomiosina recobre os pontos de acoplamento do sistema miosínico.

A contração da célula cardíaca é, em essência, o resultado da junção de vários sistemas actinomiosínicos, cujo mecanismo biofísico básico é o deslizamento da actina sobre a miosina. No entanto, para que se processem essas junções, é fundamental uma complexa cadeia de reações bioquímicas desencadeadas pela estimulação elétrica das células cardíacas.

A energia necessária para ativar o sistema actinomiosínico provém do rompimento das ligações da adenosina trifosfato (ATP). O enriquecimento desses fosfatos depende do metabolismo aeróbico, processado no interior das mitocôndrias e sarcoplasma, os quais, por sua vez, estão na dependência da integridade das células e de adequado suprimento sanguíneo ao miocárdio pelas artérias coronárias.

O elemento iônico fundamental na contração cardíaca é o cálcio, pois a elevação do teor de cálcio livre no interior do sarcômero resulta em sua interação com a troponina, etapa essencial da série de fenômenos que culminam na contração da miofibrila.

Secreção hormonal do coração

O peptídio natriurético cerebral (BNP) é um hormônio sintetizado pelo endocárdio do ventrículo esquerdo em resposta ao aumento na tensão de sua parede. Isto se dá quando ocorre elevação da pressão de enchimento do ventrículo esquerdo, que vai desencadear resposta vasodilatadora e natriurética, funções essenciais para o desempenho do sistema circulatório.

Propriedades fundamentais do coração

As propriedades fundamentais do coração são: cronotropismo ou automaticidade, batmotropismo ou excitabilidade, dromotropismo ou condutibilidade e inotropismo ou contratilidade.

A automaticidade é a propriedade que as fibras têm de provocar estímulos espontaneamente, ou seja, sem necessidade da inervação extrínseca. Essa propriedade é dada pelas células P, cujo automatismo é maior conforme mais altas estiverem no sistema excitocondutor; por essa razão, embora existam células P em outros pontos, o estímulo normalmente se origina no nó sinusal. As células P de "estações" mais baixas são mantidas em regime de supressão, pois, em sua passagem, o estímulo nascido nas porções mais altas as excita antes que originem um impulso. Quando ocorre lesão em qualquer parte do sistema, a "estação" situada imediatamente abaixo, assume o comando da estimulogênese com frequência de impulsos gradativamente menor.

Em condições normais, formam-se de 60 a 100 estímulos por minuto no nó sinusal, 40 a 50 na junção atrioventricular e menos de 40 na porção His-Purkinje.

A excitabilidade é a propriedade que as fibras apresentam de iniciar um potencial de ação em resposta a um estímulo adequado.

A condutibilidade é a propriedade das fibras de conduzir e transmitir às células vizinhas o estímulo recebido.

A automaticidade (cronotropismo) e a excitabilidade (batmotropismo) são englobadas sob a denominação de automatismo, e a condutibilidade (dromotropismo) é chamada de condução, respondendo tais propriedades pela manutenção do ritmo normal. Ocorrendo perturbação na formação e/ou na condução do estímulo, altera-se o ritmo normal, acarretando as arritmias por transtorno do automatismo, da condução ou de ambos.

Outra propriedade do coração é a contratilidade, que é a capacidade de responder ao estímulo elétrico com uma atividade mecânica, representada pela contração miocárdica, razão de ser do próprio órgão.

Ciclo cardíaco

Para que seja possível compreender os fenômenos estetacústicos, é necessário conhecimento dos eventos que constituem o ciclo cardíaco.

O trabalho mecânico do coração utiliza duas variáveis: volume de sangue e pressão. A contração das fibras miocárdicas determina elevação da pressão intracavitária; seu relaxamento, de modo inverso, induz queda pressórica.

Em um dado momento do ciclo cardíaco, ocorre repouso elétrico e mecânico do coração.

A partir daí, pode-se reconstituir a sequência de fatos que o compõem, tomando como exemplo o lado esquerdo do coração (Figura 46.6).

Nesse momento, fim da diástole (coração nº 8 da Figura 46.6), os folhetos da valva mitral estão semiabertos; entretanto, pouca ou nenhuma quantidade de sangue passa por eles. Isso se deve à pequena diferença pressórica entre o átrio e o ventrículo esquerdo – tal fase se denomina enchimento ventricular lento.

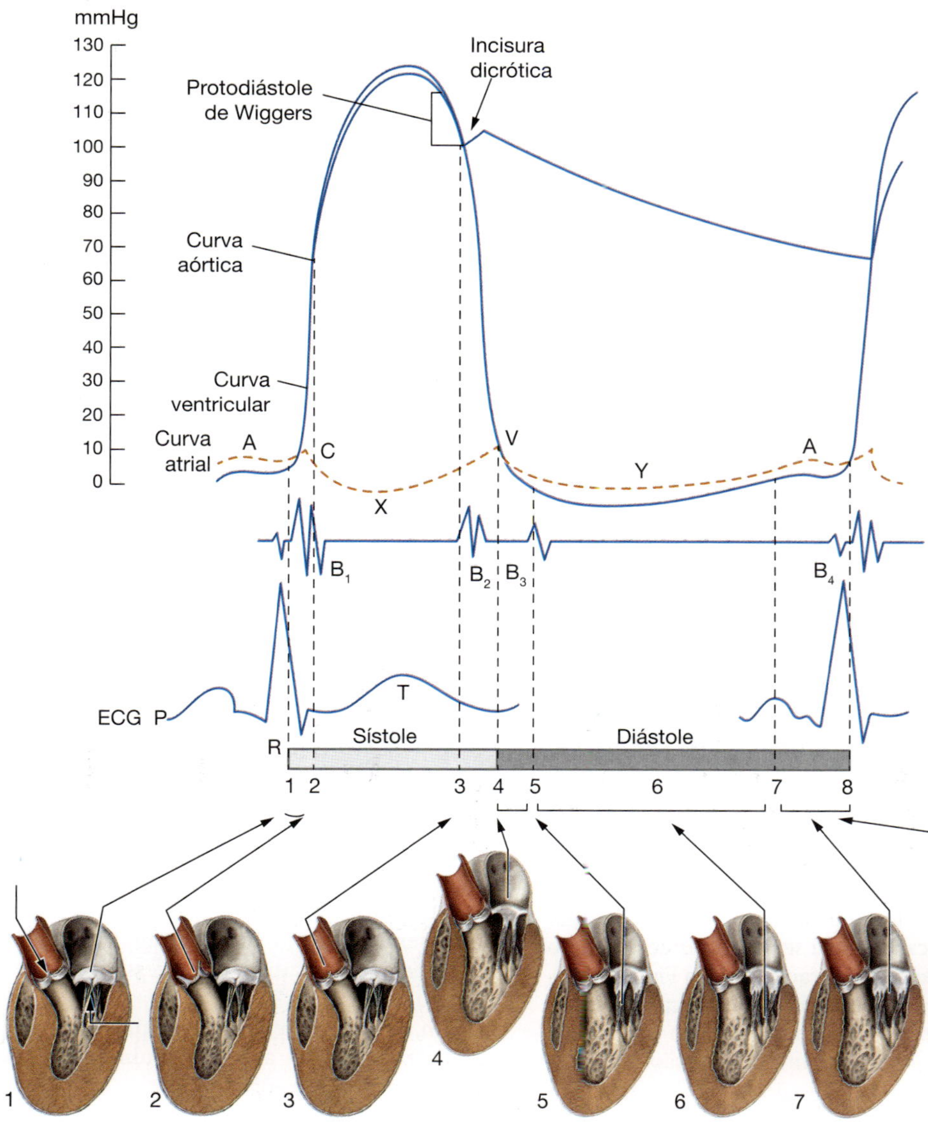

Figura 46.6 Correlações das pressões do coração esquerdo com as bulhas cardíacas, o eletrocardiograma, o fechamento e a abertura das valvas aórtica e mitral.

O nó sinusal emite um novo estímulo que vai excitar os átrios, cuja musculatura se contrairá a seguir. Como consequência da contração, haverá redução do volume interno do átrio esquerdo e elevação do nível pressórico dessa cavidade, que resultará na impulsão do sangue para o ventrículo esquerdo.

Cumpre ressaltar os seguintes pontos: (1) a elevação da pressão atrial corresponde à onda A do atriograma; (2) as valvas atrioventriculares se afastam amplamente para possibilitar o afluxo de sangue para o ventrículo, mantendo-se semicerradas depois; (3) a elevação da pressão atrial é seguida de aumento da pressão ventricular, a qual se denomina pressão diastólica final do ventrículo (Pd2 ou Pdf); (4) a participação da contração atrial no enchimento ventricular situa-se em torno de 20 a 30% do volume sanguíneo total.

O estímulo elétrico passa pela junção atrioventricular, distribui-se pelo feixe de His e pela rede de Purkinje, passando a excitar a musculatura ventricular. Devidamente despolarizada, esta se contrai e eleva a pressão ventricular até alcançar e ultrapassar o nível pressórico intra-atrial, que, por sua vez, começa a decrescer. Nesse momento ocorre o fechamento dos folhetos da valva mitral (coração nº 1 da Figura 46.6), constituindo o principal componente da 1ª bulha cardíaca.

A pressão ventricular elevada impulsiona para cima a face ventricular da valva mitral, provocando um transitório aumento da pressão dentro do átrio esquerdo, que se traduz graficamente pela onda C do atriograma. Em seguida, prossegue o relaxamento muscular do átrio, acompanhado de queda da pressão dentro dessa cavidade. Esse momento corresponde ao colapso X da curva atrial.

A crescente tensão da parede ventricular produz elevação da pressão intraventricular. O ventrículo acaba por se constituir em uma cavidade fechada, pois as valvas mitral e aórtica estarão momentânea e concomitantemente cerradas. Tal fase é chamada contração isovolumétrica (coração nº 1 da Figura 46.6).

Quando a pressão intraventricular supera a pressão intra-aórtica, abrem-se as valvas sigmoides aórticas, iniciando-se a ejeção ventricular (coração nº 2 da Figura 46.6).

A ejeção ventricular se divide em três fases: rápida, lenta e protodiástole de Wiggers.

Nessa fase do ciclo cardíaco, devem ser realçados os seguintes eventos: (1) a ampla comunicação entre o ventrículo esquerdo e a aorta causa um gradiente de pressão em torno de 5 mmHg, nível suficiente para manter a ejeção sanguínea; (2) a constituição elástica da aorta é própria para receber sangue sob grande impacto pressórico; (3) a velocidade de ejeção ventricular é maior que a saída de sangue do sistema capilar para as vênulas. Daí resulta dilatação da raiz da aorta, acompanhada de estimulação dos pressorreceptores localizados nas paredes desse vaso. Por ação dos centros bulbares, aos quais chegam os estímulos captados pelos barorreceptores, instala-se uma vasodilatação periférica que, por sua vez, vai facilitar a saída de um volume de sangue igual ao que aflui à aorta; (4) a queda da pressão intraventricular para nível inferior ao da aorta propicia o fechamento das sigmoides aórticas, que vai se constituir no primeiro componente da 2ª bulha cardíaca (coração nº 3 da Figura 46.6).

Nesse momento, finda a fase sistólica do ciclo cardíaco.

O período de relaxamento isovolumétrico tem início com a 2ª bulha e se acompanha de decréscimo da pressão intraventricular.

Durante a diástole ventricular, o afluxo de sangue para o átrio esquerdo procedente dos pulmões, associado à recuperação do tônus do miocárdio atrial, resulta na elevação passiva da pressão intra-atrial. Esse fenômeno corresponde ao ramo ascendente da onda V da curva atrial (coração nº 4 da Figura 46.6).

A ocorrência de queda da pressão intraventricular ao mesmo tempo que ocorre elevação da pressão atrial favorece a abertura da valva mitral (pico máximo da onda V), iniciando o esvaziamento do átrio esquerdo. É um fenômeno passivo, o que não impede de haver enchimento rápido dessa cavidade, com a chegada de apreciável volume de sangue, aproximadamente 75% do volume diastólico de sangue do ventrículo. Esse momento corresponde ao colapso Y da curva atrial. Essa fase da diástole é denominada enchimento ventricular rápido (coração nº 5 da Figura 46.6).

Fatos de destaque no ciclo cardíaco

Durante o enchimento ventricular, o relaxamento dessa cavidade continua a se processar até que o tônus do miocárdio volte ao normal e passe a oferecer resistência a novo aporte sanguíneo; a saída de grande volume sanguíneo do átrio esquerdo para o ventrículo esquerdo determina um declínio da pressão atrial responsável pelo colapso Y da curva atrial; a mais baixa pressão intraventricular durante a diástole é chamada pressão diastólica inicial (Pd1 ou Pdi).

Os folhetos da valva mitral, amplamente abertos durante a fase de enchimento ventricular rápido, colocam-se em posição semiaberta no fim dessa fase, devido à pequena diferença de pressão entre o átrio e o ventrículo esquerdos. Esse pequeno gradiente de pressão reduz de modo significativo o afluxo sanguíneo. É a fase de enchimento ventricular reduzido (coração nº 6 da Figura 46.6). A fase diastólica termina com o período de contração atrial (coração nº 7 da Figura 46.6).

Nesse momento, o coração volta a ficar momentaneamente em repouso elétrico e mecânico, até que um novo estímulo provocado pelo nó sinusal reinicie a sequência de fenômenos que constituem o ciclo cardíaco.

A compreensão do ciclo cardíaco torna-se mais fácil se acrescentarmos algumas observações relativas ao funcionamento de ambos os ventrículos (Figura 46.7):

- Os níveis de pressão no lado direito do coração são mais baixos que no lado esquerdo. A explicação de tal diferença está no fato de a resistência pulmonar ser inferior à resistência do sistema arterial periférico
- A valva mitral se fecha antes da tricúspide, isso porque, no lado esquerdo, são mais abundantes as ramificações do sistema His-Purkinje, o que propicia a chegada mais precoce do estímulo elétrico à musculatura. Assim, a sístole do ventrículo esquerdo se inicia ligeiramente antes da do ventrículo direito
- Apesar de o ventrículo direito iniciar sua contração mais tarde que o esquerdo, seu esvaziamento começa antes. Isso ocorre porque a pressão ventricular direita ultrapassa a pressão intrapulmonar mais rapidamente do que o faz o ventrículo esquerdo com relação à pressão intra-aórtica
- No entanto, o ventrículo esquerdo completa sua ejeção antes do ventrículo direito. Isso porque o nível pressórico intra-aórtico, sendo mais alto que o intrapulmonar, faz com que haja uma inversão do gradiente de pressão mais precoce no lado esquerdo do coração
- Assim, a 2ª bulha será formada por dois componentes normalmente audíveis – aórtico e pulmonar –, ocorrendo primeiro o componente aórtico
- A inspiração aumenta a negatividade da pressão torácica e acentua a pressão abdominal, determinando maior afluxo de sangue ao ventrículo direito. Tal fato retarda a sístole do ventrículo direito,

separando os componentes aórtico e pulmonar da 2ª bulha (desdobramento fisiológico – ver Parte 10, *Sistema Cardiovascular*, Seção 1, *Coração e Aorta*, Capítulo 47, *Exame Clínico*)

■ Inversamente, a expiração aumenta a pressão positiva pulmonar, promovendo maior chegada de sangue ao ventrículo esquerdo, retardando sua sístole. Agora, os dois componentes tendem a se aproximar mais.

Fases sistólica e diastólica do ciclo cardíaco

As fases sistólica e diastólica do ciclo cardíaco podem ser divididas da seguinte maneira:

- Sístole
  - Período de contração isovolumétrica
  - Período de ejeção ventricular
    - Ejeção rápida
    - Ejeção lenta
    - Protodiástole de Wiggers
- Diástole
  - Período de relaxamento isovolumétrico
  - Período de enchimento ventricular
    - Rápido
    - Lento
  - Período de contração atrial.

Distribuição do sangue pelo organismo

Como mostra a Figura 46.8, a distribuição do sangue bombeado pelo coração é diferente para cada órgão ou sistema, variando esses valores em diferentes situações fisiológicas – exercício, por exemplo –, bem como em condições patológicas. Os mecanismos neuro-humorais exercem papel fundamental no controle da distribuição do sangue pelo organismo.

Todo complexo cardiovascular com suas características específicas (sistema muscular contrátil, aparelhos valvares, irrigação coronariana, sistema de condução) tem como finalidade transportar oxigênio e nutrientes às células de todo o organismo, promover a remoção de resíduos metabólicos celulares e possibilitar a relação entre órgãos de sistemas diversos ao tornar possível a troca de hormônios e, consequentemente, também reações neuro-hormonais para que se mantenha, em última análise, a homeostase.

Essa função básica, feita por meio da circulação, provoca uma atividade complexa intensa e regulada por fatores diversos, tanto extrínsecos quanto intrínsecos, possibilitando todas as adaptações de função que venham a ser necessárias para manter o equilíbrio nas condições de higidez ou nas doenças.

Sabe-se que o volume sanguíneo que flui individualmente para um órgão se deve à diferença de pressão entre o sistema

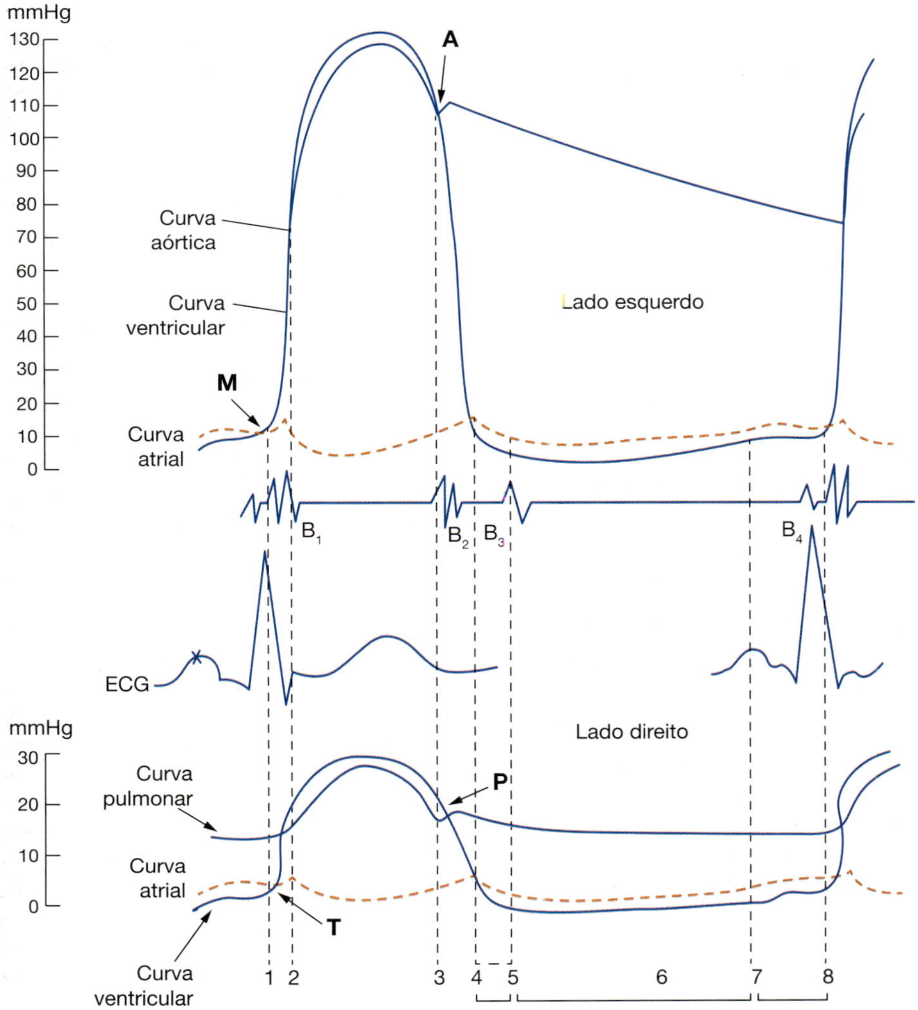

Figura 46.7 Curvas de pressões nos dois lados do coração, mostrando: a contração do átrio direito começa um pouco antes da contração atrial esquerda; a contração do ventrículo esquerdo começa e termina antes da do ventrículo direito, resultando daí que o componente mitral (M) da 1ª bulha precede o componente tricúspide (T), e o componente aórtico (A) da 2ª bulha precede o pulmonar (P).

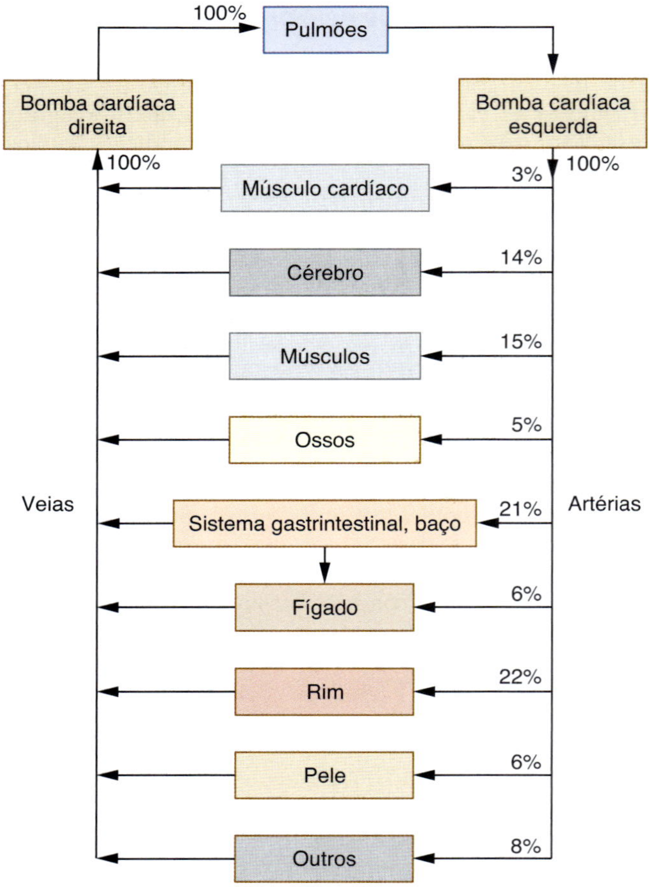

Figura 46.8 Diagrama da circulação mostrando as porcentagens do débito cardíaco distribuídas para os diferentes sistemas orgânicos.

arterial e venoso que supre o órgão e que, por sua vez, mesmo na variação dos níveis de pressão que ocorrem no exercício, alimentação ou mesmo estresse de qualquer ordem, a alteração desses volumes ocorre pela variação da resistência vascular do órgão.

A maior ou menor resistência vascular está relacionada com as pequenas artérias e arteríolas do órgão, que por meio de suas constrições ou dilatações seriam então as responsáveis pela maior parte das mudanças do débito circulatório no órgão. Obviamente, é necessária uma maneira de compensação para que o débito possa ser aumentado em algum órgão sem detrimento de outro, e aí temos então as funções relacionadas com os hormônios e estímulos neuro-humorais.

As particularidades de cada tecido em cada órgão são capazes de produzir localmente diversos tipos de substâncias vasoativas e em proporções diferenciadas para cada um desses órgãos.

Para exemplificar, vejamos esquematicamente o que ocorre por ocasião de um exercício físico.

A frequência cardíaca e o volume sistólico são alterados pelo exercício físico com uma relação diferente entre indivíduos treinados e não treinados, uma vez que as modificações do volume sistólico e da resposta de frequência serão diversas para um mesmo exercício; no entanto, seguindo nesse exemplo, ocorrerá um aumento da atividade adrenérgica simpática nos vasos de resistência (pequenas artérias e arteríolas) em órgãos não envolvidos e que, por sua vez, também serão diferenciados para os distintos órgãos (rins diferentes de músculos).

Tomemos como exemplo os músculos: enquanto ocorre o fenômeno de aumento de resistência em vasos de músculos não envolvidos, aumenta o débito para os músculos comprometidos no exercício, por vasodilatação simpática e por autorregulação (fatores locais do órgão).

No organismo, em geral, a pressão sistólica se eleva, mas a média e a pressão diastólica mantêm-se ou até mesmo sofrem pequenos decréscimos; a resistência arterial diminui consideravelmente. Então a combinação entre vasodilatação dos músculos envolvidos e acréscimo de atividade dos mesmos e da efetividade das bombas abdominais e torácicas promove um aumento do retorno venoso que contribui para a elevação do débito.

Enquanto isso ocorre, órgãos e vasos "reservatórios" (especialmente baço e veias) aumentam o volume sanguíneo para o coração, o que significa aumentar a disponibilidade para os tecidos diretamente relacionados com a atividade física.

No exercício moderado (em situações mais intensas, isso se altera em graus diferentes), nota-se que o débito para as coronárias e músculos aumenta enquanto o fluxo cerebral é mantido; no território esplâncnico e renal, é diminuído.

Assim, no exercício, evidencia-se uma descarga adrenérgica generalizada que é neutralizada e até abolida em determinados órgãos por alterações locais, relacionadas com secreções vasodilatadoras, alterações de gases e pelo nível de acidez local.

Pode-se perceber, portanto, a relação entre os diversos órgãos do corpo humano por meio do coração e da circulação e a complexidade de seus mecanismos, tanto sistêmicos quanto locais, utilizando atividades mecânicas (abdome, tórax), constritoras e dilatadoras (vasos), atividades metabólicas locais (pH, P_{O_2}) e neuro-hormonais (atividades adrenérgicas).

GRANDES VASOS

Sob a denominação de "grandes vasos" estão englobadas a aorta, a artéria pulmonar e as veias cavas, superior e inferior.

A aorta, principal artéria da grande circulação, divide-se em aorta ascendente, arco ou crossa da aorta e aorta descendente. O segmento da aorta descendente situado no tórax denomina-se aorta torácica. Do ponto de vista fisiopatológico, a porção inferior da aorta torácica se junta à parte proximal da aorta abdominal, constituindo a aorta toracoabdominal, que vai até a origem das artérias renais. O segmento que fica abaixo é denominado aorta abdominal infrarrenal (Figura 46.9).

A aorta é uma artéria elástica. Sua camada média é constituída, em grande parte, de lâminas de tecido elástico; porém, essa elasticidade diminui com a idade.

As paredes da aorta ascendente e do arco da aorta contêm células barorreceptoras em conexão com os centros vasomotores do tronco encefálico, por meio do nervo vago. A estimulação desses receptores, pelo aumento da pressão intra-aórtica, determina uma reação reflexa, manifestada por queda da pressão arterial e diminuição da frequência cardíaca.

A aorta ascendente, situada no mediastino médio, tem sua origem na raiz da aorta, após o que se dirige para cima e para a direita, até a altura do ângulo esternal.

Continua-se com a crossa da aorta, que se dirige para a esquerda, ventralmente situada com relação à traqueia. Daí, orientando-se para trás e para baixo, contorna para cima o brônquio esquerdo, à esquerda da traqueia e do esôfago. A maior parte da crossa da aorta está situada no mediastino superior, atrás da porção inferior do manúbrio esternal.

Os ramos principais da crossa da aorta são: tronco braquicefálico, artéria carótida esquerda e artéria subclávia esquerda.

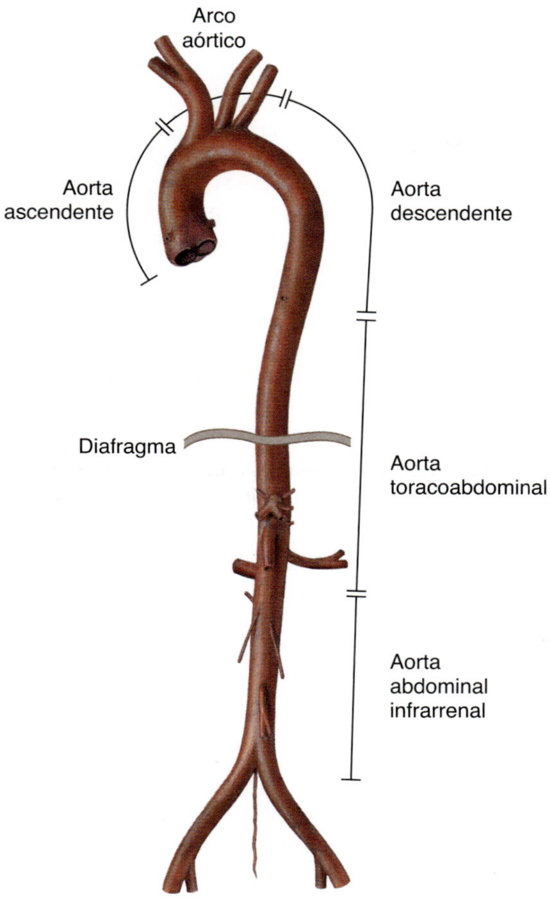

Figura 46.9 Segmentos da aorta. (Adaptada de Cooley, 1986.)

O tronco braquicefálico, primeiro ramo do arco, subdivide-se nas artérias subclávias e carótida comum direita, no nível da articulação esternoclavicular direita.

A artéria pulmonar emerge do ventrículo direito, dirigindo-se para cima e para a esquerda, logo se bifurcando em dois ramos principais – artéria pulmonar direita e artéria pulmonar esquerda –, uma para cada pulmão.

O tronco da artéria pulmonar constitui o arco médio da silhueta cardíaca, podendo essa artéria ser analisada na radiografia simples do tórax, mas inacessível ao exame físico (ver Figura 46.1).

As grandes veias da cavidade torácica – cava superior e cava inferior – apresentam paredes delgadas e, na adventícia, musculatura lisa disposta longitudinalmente.

A veia cava superior, situada à direita da aorta descendente, recebe a veia ázigo e desemboca no átrio direito. A cava superior é formada pela confluência das veias braquicefálicas direita e esquerda, as quais, por sua vez, são formadas pela união das veias subclávias e jugular.

Em indivíduos normais, as veias apresentam-se colabadas, quando situadas acima do plano do átrio direito, e túrgidas, quando estão abaixo desse plano. Na verdade, pode haver discreta turgência venosa na base do pescoço por conta da pressão venosa, constituída, em condições normais, de 10 a 15 cm de água.

BIBLIOGRAFIA

Braunwald E. Heart disease. A textbook of cardiovascular medicine. 7th ed. Philadelphia: WB Saunders, 2005.

Heart Failure Society of America. Heart Failure Practice Guideline. J Card Fail. 2006;12:38-57.

Junqueira LC, Carneiro J. Histologia básica. 13. ed. Rio de Janeiro: Guanabara Koogan, 2017.

Nohria A, Lewis E, Stevenson LW. Medical management of advanced heart failure. JAMA. 2002;287:628-40.

Porto CC, Porto AL. Exame clínico. 8. ed. Rio de Janeiro: Guanabara Koogan, 2017.

WHO/ISFC Report of 1995. Task force on the definition and classification of cardiomyopathies. Circulation. 1996;93:841-2.

Porto CC, Porto AL. Clínica médica na prática diária. Rio de Janeiro: Guanabara Koogan, 2022.

CAPÍTULO 47

Exame Clínico

Humberto Graner Moreira, Celmo Celeno Porto, Arnaldo Lemos Porto

INTRODUÇÃO

A avaliação de pacientes com possível doença cardiovascular começa com o binômio anamnese e exame físico, cuja extensão e profundidade serão determinadas pelo contexto em que o paciente se encontra. Nas consultas ambulatoriais, há mais tempo para uma avaliação detalhada, enquanto as situações de emergência exigem abordagem mais objetiva e focada.

A coleta de informações sobre a história do paciente, destacando os sintomas cardíacos chave e como eles evoluíram, requer uma interação direta entre médico e paciente. Além disso, a entrevista pode trazer à tona fatores genéticos ou familiares e como outras condições médicas influenciam a doença atual.

Não ignoramos que as restrições de tempo e as demandas de eficiência dos sistemas de saúde tenham obrigado o médico a reduzir o foco na coleta mais detalhada da história. As habilidades de exame físico também diminuíram. Uma parcela cada vez menor de residentes é capaz de identificar sinais clássicos de patologias cardíacas importantes. Mesmo assim, as informações adquiridas durante o exame clínico ainda são fundamentais para estabelecer planos diagnósticos e terapêuticos mais assertivos.

Este capítulo aborda os aspectos mais importantes da história e do exame físico cardiovascular, com base nas evidências de estudos correlativos.

ANAMNESE

Na avaliação do paciente com possível doença cardiovascular, a estrutura da anamnese deve ser seguida, incluindo dados pessoais e familiares, hábitos de vida e contexto socioeconômico e cultural.

Certas condições cardíacas são mais comuns em diferentes **faixas etárias**. Por exemplo, a prevalência de hipertensão arterial aumenta com a idade, assim como a doença arterial coronariana. Por outro lado, anomalias congênitas podem ser identificadas já nas primeiras décadas de vida.

Também existem diferenças entre os **gêneros**. O prolapso de valva mitral é mais observado em **mulheres**, assim como a estenose mitral, particularmente quando relacionada à febre reumática. Mulheres também são mais propensas a desenvolver insuficiência cardíaca com fração de ejeção preservada (ICFEp), doença coronariana microvascular e cardiomiopatia de Takotsubo (síndrome do "coração partido").

Os **antecedentes pessoais e familiares** também não devem ser ignorados. Indivíduos com diagnóstico estabelecido de diabetes, doença renal crônica e obesidade têm maior risco para doenças cardiovasculares. Por outro lado, muitas condições cardíacas têm um forte componente genético, como doença arterial coronariana, hipertensão, arritmias e certas cardiomiopatias. Essas informações não só ajudam no diagnóstico precoce e na prevenção, como também orientam o médico na escolha das estratégias de intervenção mais adequadas.

Outro ponto importante na coleta da história clínica é o detalhamento do **estilo de vida**. Hábitos como tabagismo, etilismo e sedentarismo estão diretamente relacionados com hipertensão arterial e doença aterosclerótica. Além disso, é imprescindível questionar e documentar as características do sono desses pacientes.

> **O sono e as doenças cardiovasculares**
>
> Há cada vez mais evidências de que o sono tem relações diretas com a saúde cardiovascular. Distúrbios como apneia obstrutiva do sono e insônia estão associados a aumento do risco de hipertensão, arritmias, doença arterial coronariana, insuficiência cardíaca e acidente vascular cerebral. A qualidade e a duração do sono influenciam a regulação hormonal, a pressão arterial e o metabolismo da glicose, importantes fatores para a saúde cardiovascular. Além disso, o sono inadequado leva ao aumento do estresse oxidativo e da inflamação, contribuindo para o desenvolvimento e a progressão de doenças cardíacas. Uma avaliação detalhada dos padrões de sono pode fornecer informações valiosas para prevenir e reduzir a incidência de doenças cardiovasculares.

Além disso, não deixe de registrar o **local de residência** e **fatores socioeconômicos e culturais**. Doença de Chagas é endêmica em algumas regiões do país e quase inexistente em outras. Ademais, febre reumática, hipertensão arterial, doença arterial coronariana e insuficiência cardíaca são algumas das condições cardiovasculares impactadas pelo acesso limitado aos serviços de saúde, nutrição inadequada, educação em saúde e ambientes de vida e trabalho estressantes ou insalubres – ou seja, elementos de baixa renda.

Voltando ao aspecto da **queixa principal** e **história da doença atual**, os **principais sintomas relatados** são: dor torácica, dispneia, fadiga, palpitações e síncope. Vamos detalhar um pouco sobre cada uma delas.

> **Para além do registro "mecânico" de informações**
>
> A história clínica é uma oportunidade valiosa não só para conhecer, mas também compreender os aspectos pessoais do paciente, como sua personalidade, compreensão, crenças, motivação, medo e preconceitos.
>
> Essas informações são cruciais para entender melhor as preferências daquela pessoa e calibrar a comunicação, facilitando a tomada de decisão conjunta.

Dor torácica

A **dor torácica** é responsável por até 20% de todas as consultas médicas, além de uma das queixas mais comuns no pronto-socorro. Se no ambiente ambulatorial predominam problemas musculoesqueléticos ou gastrintestinais, nos setores de emergência, a dor de característica aguda deve levantar a suspeita de quadros cardiopulmonares, que podem ser ameaçadores à vida.

Como existem vários diagnósticos diferenciais a serem considerados em um paciente com dor torácica (Quadro 47.1), o primeiro e mais importante passo é a caracterização da dor e suas circunstâncias. Uma boa história clínica é fundamental para identificar ou descartar algumas causas de dor torácica, assim como estabelecer probabilidades pré-teste que auxiliam na tomada de decisão sobre algum método de investigação complementar.

Quadro 47.1 Diagnósticos diferenciais de dor torácica.

Cardiovasculares	Pulmonares
▪ Síndromes coronarianas agudas	▪ Tromboembolismo pulmonar
▪ Síndromes aórticas agudas	▪ Pleurite e derrame pleural
▪ Pericardite	▪ Pneumotórax
▪ Miocardite	▪ Pneumonia
▪ Angina estável	▪ Neoplasia pulmonar
▪ Valvopatias cardíacas	▪ Hipertensão pulmonar
Relacionadas à parede torácica	▪ Broncoespasmo (asma, DPOC)
▪ Causas musculoesqueléticas	**Mediastinais**
▪ Doenças reumatológicas	▪ Mediastinite
▪ Fraturas de estresse	▪ Pneumomediastino
▪ Tumor metastático	**Psiquiátricas**
▪ Herpes-zóster	▪ Ansiedade
Gastrintestinais	▪ Depressão
▪ Ruptura esofágica	▪ Ataque de pânico
▪ Espasmo ou refluxo esofágico	▪ Síndrome de Munchausen
▪ Esofagite	**Estados hiperadrenérgicos**
▪ Pancreatite	▪ Abuso de cocaína
▪ Colecistite	▪ Abuso de anfetaminas
▪ Úlcera péptica	▪ Feocromocitoma

DPOC: doença pulmonar obstrutiva crônica.

Na investigação da dor torácica, nove aspectos devem ser avaliados:

- Localização: é o primeiro componente a ser avaliado, pois é útil na determinação da origem da dor (retroesternal, epigástrica, ombro). No entanto, a localização é um discriminante pobre (Figura 47.1)
- Qualidade: se em aperto, peso, pontada, queimação. Dor em pontada ou agulhada é menos provável de ser causada por isquemia miocárdica. Dor em queimação deve incluir causas gastrintestinais como possibilidade. Classicamente, a dor da dissecção aórtica é descrita como lancinante, "cortante" ou que "rasga"
- Intensidade: a dor é uma experiência muito subjetiva e variável entre os indivíduos. Mesmo em condições ameaçadoras à vida, ela pode ser referida como sendo "leve". Por isso, a intensidade da dor deve ser avaliada em uma escala de 0 a 10, na qual o próprio paciente é a sua referência. Pergunte "*em uma escala de 0 a 10, em que zero significa nenhuma dor, e 10 a dor mais forte* ***que você já sentiu****, como classificaria esta dor?*" Essa abordagem também é útil para comparar com episódios prévios ou avaliar a evolução com o tratamento
- Irradiações: dor que irradia para mandíbula ou pescoço é classicamente associada com isquemia miocárdica. Irradiação para o dorso pode ser associada com dissecação aórtica ou causas esofágicas. A característica da irradiação pode ser utilizada para suspeitar de síndrome coronariana aguda com grande probabilidade
- Início da dor: a dor pode ser de início súbito ou gradual, ou ser deflagrada por alguma atividade específica ou período do dia
- Duração: dor rápida e fugaz, ou dores prolongadas e recorrentes têm baixa probabilidade de origem cardíaca isquêmica
- Frequência: a dor referida pode ser o primeiro episódio ou ter característica recorrente ou paroxística

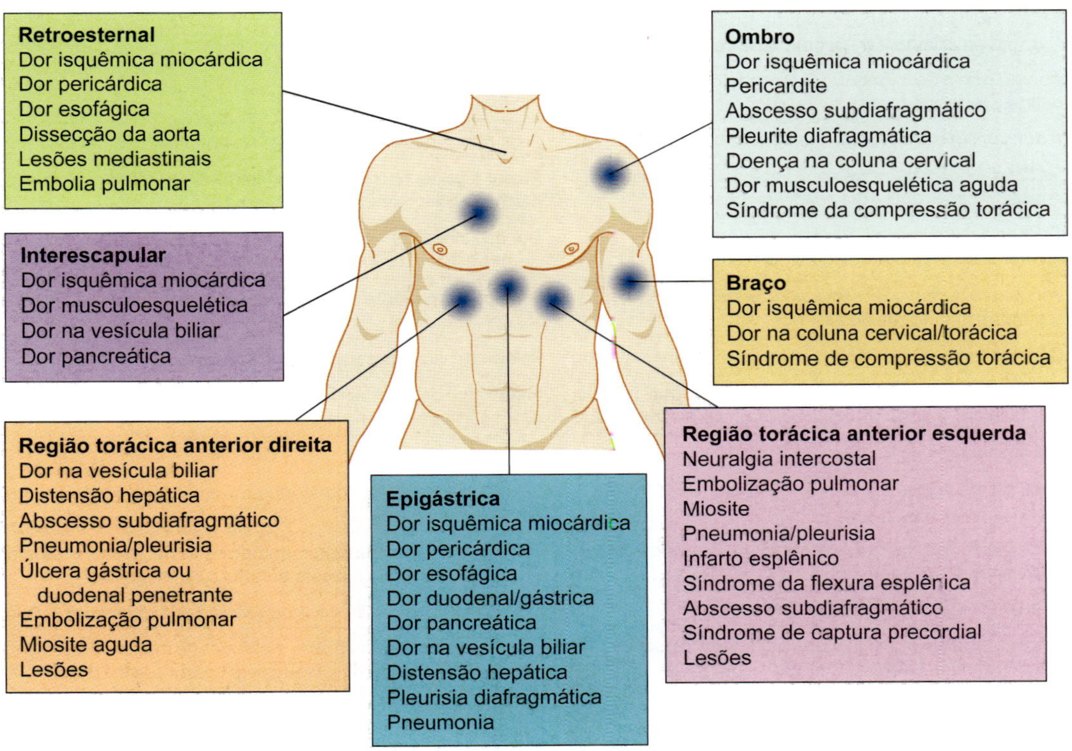

Figura 47.1 Diagnóstico diferencial de dor torácica de acordo com a localização do desconforto. Doenças intratorácicas ou subdiafragmáticas graves geralmente estão associadas a episódios de dor que começam na região anterior esquerda do tórax, ombro esquerdo ou braço esquerdo, região interescapular ou epigástrio. (Adaptada de Zipes *et al.*, 2005.)

- Sintomas associados: dispneia, diaforese, náuseas e vertigem são sintomas comuns que acompanham algumas das principais causas de dor torácica, como angina, embolia pulmonar, pericardite ou dissecção aórtica. Esta última condição pode se associar a uma série de outros sintomas dependendo dos ramos arteriais envolvidos, como síncope, paraplegia ou paresias, além de dor abdominal
- Fatores de melhora ou piora: existem condições que modificam a característica ou intensidade da dor. Por exemplo, dor em pontada ventilatório-dependente que piora com certas posições sugerem etiologia pleurítica ou pericárdica. Dor mais intensa à noite e que piora após refeições sugere causa gastrintestinal. Por outro lado, deve-se atentar para o fato de que tanto a dor de isquemia miocárdica quanto a esofágica pode melhorar significativamente com o uso de nitratos.

É importante notar que, apesar de necessários para a caracterização clínica da dor torácica, não existe um discriminador perfeito (Quadro 47.2). Vários estudos mostram uma grande variedade de probabilidade para diferentes sinais e sintomas. Além disso, pessoas idosas, mulheres e diabéticos são reconhecidos por apresentarem mais sintomas atípicos. Assim, nenhum sintoma é definitivo, e a história clínica e a anamnese são úteis para estreitar as hipóteses diagnósticas e determinar qual o próximo passo mais apropriado na propedêutica desses pacientes.

Vamos detalhar algumas causas específicas de dor torácica do ponto de vista cardiovascular.

Angina *pectoris*

Angina *pectoris* é condição caracterizada por um desconforto no peito de descrição variável, incluindo queimação, aperto, pressão, sensação de peso, esmagamento e estrangulamento. A localização do desconforto é geralmente retroesternal, podendo irradiar para braços, pescoço e mandíbula, e menos frequentemente para as costas e abdome superior.

> **Origem do termo angina *pectoris***
>
> Esse termo origina-se do latim e deriva dos termos *angor* (angústia) ou *angere* (apertar, estrangular) e *pectus* ("peito"). Portanto, o termo literalmente se traduz como **"aperto" ou "angústia" no peito**. Essa nomenclatura foi introduzida por William Heberden em 1772, um médico inglês que descreveu a condição como um tipo específico de dor no peito associada à doença cardíaca.

A característica mais distintiva da angina em comparação com outras causas de dor no peito é sua **reprodutibilidade a determinados esforços físicos**, aliviada em poucos minutos pelo repouso ou uso de nitratos. Esse é um comportamento em geral previsível e reprodutível. Em raros casos, os sintomas característicos podem aliviar com a manutenção do esforço, o que é chamado de *angina walk-through*. Os sintomas podem ser piores em climas frios ou após grande ingesta alimentar. Desconfortos no peito que estão presentes continuamente ao longo do dia geralmente não são decorrentes de angina.

Quadro 47.2 Detalhes específicos na história clínica da dor torácica.

Elementos	Perguntas orientadas	Comentários
Características da dor		
Qualidade	Nas suas próprias palavras, como você descreveria a dor?	Atentar à linguagem; considerar a subjetividade na descrição
Localização	Aponte com o dedo onde você sente a dor. Aponte ou delimite a área onde você sente a dor	As localizações mais frequentes, conforme a etiologia, estão dispostas na Figura 47.1
Irradiação	A dor caminha para algum lugar além do tórax? Onde?	Pedir para o paciente demonstrar no examinador quando se referir às costas
Intensidade	Se 10 for a dor mais intensa que você já sentiu, em uma escala de 1 a 10, qual a gravidade dessa dor?	Ajudar o paciente com algum referencial: dor nefrética, fratura óssea ou dor de parto são boas referências para nota 10
Início da dor	Quando a dor começou? Você ainda sente dor? Ela melhorou ou piorou desde que tudo começou?	Dor que ainda persiste no momento da avaliação deve receber mais atenção
Duração	Por quanto tempo você sente a dor? A duração é de segundos, minutos ou horas?	Pedir para o paciente ser mais preciso ao determinar essa característica
Frequência	Quantas vezes/dia ou por semana você experimenta a dor?	Relevante para dores paroxísticas e recorrentes
	Quando foi a primeira vez que você teve essa dor? Essa dor é semelhante a um infarto ou angina prévia (se for o caso)?	Importante determinar o histórico de DAC prévia e possíveis procedimentos a que o paciente já tenha se submetido
Gatilhos ou fatores de piora		
Pleurítica	A dor piora à respiração ou quando tosse?	Distinguir se essas manobras reproduzem a dor parcial ou completamente, e em qual intensidade
Posição	A dor melhora ou piora quando você muda de posição? E quais são essas posições?	Distinguir se essas manobras reproduzem a dor parcial ou completamente. Tentar reproduzir as situações durante o exame físico
Palpação	Se eu pressiono seu tórax, você sente a dor?	Quando o paciente delimitar a localização, tentar reproduzir a dor com a palpação
Exercícios	A dor se inicia ou piora quando você se esforça (sobe escadas, caminha rápido etc.)?	Importante identificar limiares e padrões de mudança recente (p. ex., a intensidade do esforço realizado para desencadear a dor)
Estresse emocional	A ansiedade ou o nervosismo alteram a dor?	Existem outros sintomas relacionados ao estresse? (p. ex., parestesias em mãos)
Sintomas associados	Você experimenta outros sintomas no mesmo momento em que sente a dor?	Se a resposta for evasiva, perguntar especificamente por dispneia, náuseas ou vômitos, ou sudorese

DAC: doença arterial coronariana. (Adaptado de Swap e Nagurney, 2005.)

Os **três aspectos clínicos** principais da dor anginosa são:

1. Característica: desconforto em aperto/peso ou queimação na face anterior do toráx, pescoço, ombros, mandíbula ou braços.
2. Gatilho: desencadeado por esforço ou forte estresse emocional.
3. Alívio e duração: melhora com repouso e uso de nitratos, e dura aproximadamente 5 a 8 minutos (< 10 minutos).

Esses aspectos são usados para identificar pacientes com **angina típica** (todos os três aspectos), **angina atípica** (dois aspectos) ou **dor não anginosa** (um ou nenhum desses aspectos).

Uma vez identificada, a angina também deve ser graduada em relação ao limiar de esforço para seu desencadeamento. Atentar para a determinação do que é "habitual" para o paciente; ele é o próprio referencial (Quadro 47.3).

> **Atenção! Nem toda dor torácica é angina!**
>
> Não cometer o equívoco de considerar "angina" sinônimo de dor torácica. A angina é uma forma específica de dor no peito associada à isquemia miocárdica e tem características específicas, como descritas anteriormente.

Síndromes coronarianas agudas

A síndrome coronariana aguda (SCA), que inclui o infarto do miocárdio e a angina instável, é geralmente causada pela ruptura ou erosão de uma placa ateromatosa. Desse modo, são condições agudas e potencialmente graves de isquemia do coração.

A característica da dor é **semelhante à angina de esforço**, porém, geralmente **mais intensa**. A descrição clássica é de uma dor constritiva, em peso ou queimação. Em comparação com a angina de esforço, aqui a **duração da dor é mais longa** (> 15 minutos) e **pode ser desencadeada em repouso**, sem gatilhos claros. Também é mais propensa a estar associada a **sintomas sistêmicos** (falta de ar, suor, náuseas e vômito) e não responder satisfatoriamente aos nitratos. Cerca de metade dos pacientes terá história sugestiva de angina de esforço piorada ou episódios curtos de dor no peito em repouso antes da apresentação. A dor de uma SCA é mais limitante e geralmente impede o paciente de tentar qualquer esforço. Dores descritas como pleuríticas ou em pontadas, que se modificam conforme a posição do corpo e são reprodutíveis à palpação, diminuem a probabilidade de uma SCA. Embora a história sozinha não possa descartar definitivamente um infarto do miocárdio, ela pode ser usada para avaliar a probabilidade dessa condição.

Quadro 47.3 Classificação da Canadian Cardiovasular Society (CCS) para graduar a angina estável.

Classe	Nível de sintomas
CCS I	Angina com atividades **maiores que as habituais ou extenuantes.** Esforços comuns, como caminhar ou subir escadas, não causam angina
CCS II	**Limitação leve das atividades habituais.** Angina ao caminhar ou subir escadas rapidamente; caminhar ou subir escadas após refeições no frio ou sob estresse emocional. Angina ao caminhar mais que duas quadras ou subir mais que um andar de escadas a passos normais
CCS III	**Limitação importante das atividades habituais.** Angina ao caminhar uma ou duas quadras ou subir um andar de escadas a passos normais
CCS IV	Incapaz de realizar qualquer atividade física sem desconforto, podendo apresentar angina em repouso

Síndromes aórticas agudas

Esse termo engloba condições como dissecção aguda da aorta, hematoma intramural aórtico e úlcera penetrante de aorta. A dissecção aórtica aguda, embora pouco frequente nos serviços de emergência, é a mais grave dessas síndromes. Caracterizada por alta mortalidade e compartilhando muitos fatores de risco com a doença coronariana, a dissecção aórtica se manifesta com **dor súbita e intensa desde o início**, muitas vezes descrita como **lancinante ou "rasgando"**, e irradiando ao longo do trajeto da aorta, como dorso, região cervical ou abdome. Também são comuns sinais autonômicos, como palidez e sudorese intensa.

Pericardite

A pericardite ocorre mais comumente após uma infecção viral. A dor é geralmente **aguda**, de **início súbito** e **progressiva** e **localização precordial**. Caracteristicamente, **piora com a inspiração** e **alivia** ao sentar-se e **inclinar-se para frente**. Uma descrição menos típica ocorre quando o derrame pericárdico é significativo, e a dor é decorrente da distensão pericárdica, sendo descrita como um desconforto retroesternal mais contínuo e constritivo. A **irradiação para as cristas do trapézio** é patognomônica do diagnóstico.

Tromboembolismo pulmonar

O diagnóstico de tromboembolismo pulmonar (TEP) requer alto índice de suspeita, pois **em muitos casos os sintomas são leves e atenuados**. Embora o sintoma mais frequente seja a **dispneia**, observa-se dor torácica em pouco mais da metade dos pacientes. Essa dor tem **origem súbita**, pode **piorar ao respirar ou tossir** (dor pleurítica) e, muitas vezes, tem localização bem definida. **Tosse** e **hemoptise** também podem ser observadas concomitantemente.

Pneumotórax

Um pneumotórax espontâneo deve ser considerado em qualquer paciente que se queixe de dor torácica **tipo pleurítica de início súbito**, acompanhada de **desconforto respiratório**. O pneumotórax espontâneo primário ocorre sem um evento precipitante identificável e acomete normalmente homens jovens e tabagistas. Nesse caso, a recorrência é comum. O pneumotórax secundário pode ocorrer como complicação de uma doença pulmonar de base, como doença pulmonar obstrutiva crônica (DPOC), fibrose pulmonar ou pneumocistose.

Causas psicogênicas ou psicossomáticas

Dor torácica é manifestação comum do transtorno do pânico, depressão e outros transtornos ansiosos. As **manifestações são variadas**, podendo ser difusas ou bem localizadas, com duração até de horas ou ter caráter paroxístico. Por outro lado, alguns pacientes podem referir sintomas muito semelhantes à angina, o que pode levar a desafios no diagnóstico diferencial. Dado a alta prevalência e o impacto funcional negativo a longo prazo, qualquer transtorno psicoemocional deve ser ativamente considerado em pacientes com dor torácica de etiologia incerta.

Pacientes com transtornos mentais também podem ter doenças orgânicas graves!

Pacientes com transtornos mentais são muitas vezes estereotipados, mas podem desenvolver doenças orgânicas que ofereçam riscos, como infarto do miocárdio ou tromboembolismo pulmonar. Portanto, doenças orgânicas devem ser excluídas antes de atribuir a dor torácica a uma causa psicogênica.

Doenças esofágicas

Muitas doenças esofágicas podem se apresentar com dor torácica cujas características se aproximam muito da dor anginosa isquêmica. A doença do refluxo gastroesofágico pode causar uma sensação de queimação retroesternal, associada ou não a outros sintomas dispépticos. A dor pode se irradiar para o dorso e para a região cervical, podendo ser agravada pela posição supina. Dor torácica por espasmo esofágico pode ser quase indistinguível da dor isquêmica do coração. A dor é central, de duração variável, sem fatores precipitantes óbvios e não necessariamente relacionada à ingesta de alimentos. A nitroglicerina alivia a dor torácica do espasmo de maneira similar à angina. Em alguns casos, pode haver disfagia associada, o que auxilia no diagnóstico diferencial.

Doenças musculoesqueléticas

Estas apresentam os diagnósticos diferenciais mais comuns na avaliação de pacientes com dor torácica. Costumam provocar dores contínuas ou intermitentes, durando de horas a dias, geralmente de início insidioso e bem localizada. Na costocondrite, a dor pode ser descrita como pontada ou "agulhada", bem localizada, e pode se irradiar na medida em que acomete múltiplas articulações costocondrais. Movimentos torácicos como girar o tronco, inspiração profunda ou se levantar podem agravar a dor.

Dispneia

A dispneia (do grego, respiração difícil) resulta de uma variedade de patologias e é mediada por uma série de vias neurais, com entradas sensoriais originadas nos pulmões, parede torácica e quimiorreceptores periféricos e sensoriais.

Na linguagem do paciente, ela pode ser descrita como "cansaço", falta de ar, dificuldade para "encher os pulmões", fôlego curto ou fadiga. Embora seja manifestação comum de algumas doenças cardiovasculares, pode ser desafiador distinguir das causas pulmonares.

A avaliação da dispneia deve ser colocada sob a perspectiva das atividades cotidianas do paciente. Muitas vezes, com a progressão da doença, o paciente restringe suas atividades rotineiras para minorar os sintomas, dificultando sua caracterização.

A evolução temporal dos sintomas também ajuda no diagnóstico diferencial. A **dispneia aguda** que surge de maneira súbita e intensa, às vezes em questão de minutos, pode indicar condições graves como embolia pulmonar, edema pulmonar, obstrução das vias respiratórias superiores ou pneumotórax. Por outro lado, a **dispneia crônica** se desenvolve e pode piorar ao longo de meses, geralmente característica de doenças persistentes, como insuficiência cardíaca, DPOC ou doenças pulmonares intersticiais. Apesar disso, é importante não atribuir automaticamente qualquer piora aguda dos sintomas à progressão da doença subjacente, devendo-se considerar causas alternativas. Por exemplo, é comum um paciente com insuficiência cardíaca piorar a dispneia em decorrência de infarto do miocárdio ou arritmia.

Dispneia em repouso ocorre em embolia pulmonar, edema pulmonar ou pneumotórax. **Dispneia de esforço** piora às atividades físicas ou à mobilização, e é comum na insuficiência ventricular esquerda e na DPOC.

Outros tipos de dispneia são:

- Ortopneia: ocorre em posição deitada e melhora quando o paciente se senta ou fica em pé. Muitas vezes, o paciente refere que "só consegue dormir" com dois ou mais travesseiros, ou ainda com a cabeceira elevada
- Dispneia paroxística noturna: caracteriza-se por episódios súbitos de falta de ar que acordam o paciente durante a noite, comumente relacionada à insuficiência cardíaca. A dispneia geralmente ocorre 2 a 4 horas após o início do sono,

Acordar várias vezes à noite nem sempre é insuficiência cardíaca!

As características aqui descritas devem estar presentes para se caracterizar dispneia paroxística noturna, comum na insuficiência cardíaca. Caso o paciente relate despertares noturnos com sensação de dispneia, mas que melhora em 1 ou 2 minutos, pesquisar outras causas, como DPOC ou apneia do sono.

"A minha saturação está caindo!"

Essa é uma frase cada vez mais comum nos consultórios, sobretudo com a popularização e maior acesso dos oxímetros de pulso após a pandemia de covid-19. Por isso, há o desafio de se interpretar essa "nova" queixa tendo alguns aspectos em mente:

1. **Nem toda dispneia se associa a hipoxemia!** Portanto, a documentação de uma saturação periférica de oxigênio (Sp_{O_2}) normal não invalida a queixa de dispneia.
2. **A leitura do oxímetro é confiável?** Verificar com o paciente se aquele aparelho é validado pelo INMETRO, está com pilhas novas e funcionando adequadamente. A presença de arritmias, como a fibrilação atrial, por exemplo, diminui a sensibilidade da leitura.
3. **O paciente sabe utilizar o oxímetro?** Aproveitar para orientar sobre quando e como usar corretamente. Extremidades das mãos frias ou sujas e presença de esmalte nas unhas, por exemplo, geram medidas falsamente baixas.
4. **Fornecer diretrizes claras sobre quando uma leitura baixa é preocupante.** Pacientes que fazem esse automonitoramento podem se tornar excessivamente preocupados com variações normais da Sp_{O_2}, levando à ansiedade desnecessária.

Os médicos precisam equilibrar a queixa de "saturação baixa", a utilidade desses dispositivos e a necessidade de avaliação clínica abrangente. **Não dependa unicamente das leituras de oxímetro para tomar decisões clínicas.** É importante estar consciente da importância de uma abordagem cuidadosa e orientada quanto ao uso desses dispositivos.

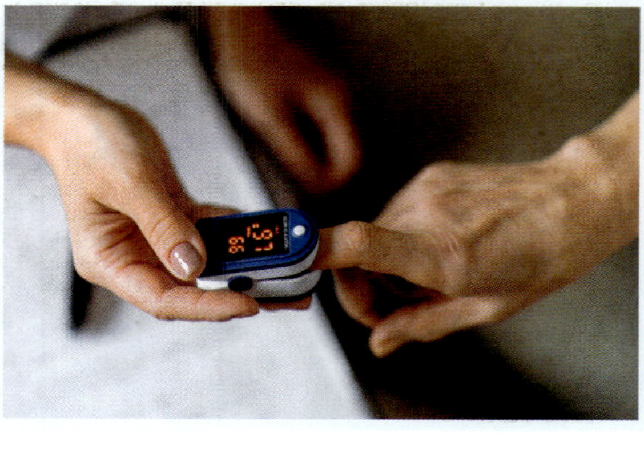

é suficientemente grave para obrigar o paciente a sentar-se ou ficar em pé, melhorando entre 10 e 15 minutos. Pode ser acompanhada de sensação de sufocamento, opressão no peito ou tosse

- Platipneia: é um fenômeno raro, no qual a dispneia piora quando a pessoa se encontra em posição ortostática (de pé ou sentada) e melhora quando está em posição supina. Isso é o oposto do que se observa na ortopneia, e pode estar relacionado a anormalidades cardíacas estruturais ou doenças pulmonares
- Dispneia psicogênica: frequentemente presente em repouso, com características de hiperventilação, acompanhada de parestesia perioral ou periférica. A presença de dispneia em repouso, mas não durante o esforço, sugere fortemente uma origem funcional
- Dispneia de Cheyne-Stokes: padrão anormal de respiração caracterizado por ciclos alternados de apneia e hiperventilação. Após um período de apneia, a respiração recomeça de modo lento e superficial, aumenta gradualmente em profundidade e frequência (hiperventilação) e depois diminui, levando a um novo período de apneia, após a qual o ciclo se repete. É frequentemente observada em pacientes com insuficiência cardíaca congestiva avançada, bem como em pessoas com dano cerebral grave, e é considerada sinal de pior prognóstico grave. É particularmente comum durante o sono, mas pode ser observada também em estado de vigília.

Dispneia de origem cardíaca versus *pulmonar*

Distinguir entre dispneia de origem cardíaca e doenças das vias respiratórias pode ser desafiador em algumas circunstâncias, sobretudo entre insuficiência cardíaca e DPOC, que não apenas são condições muito frequentes, como podem coexistir (Quadro 47.4).

Um aspecto a ser observado é o achado de sibilos pulmonares em pacientes com insuficiência cardíaca. Embora **"asma cardíaca"** seja um termo um pouco antiquado, ainda é usado para descrever um conjunto de sintomas (dispneia, tosse) e sinais (sibilância) causados por insuficiência cardíaca congestiva. Não se trata de um tipo de asma verdadeira (doença inflamatória crônica das vias respiratórias), mas a apresentação clínica pode confundir o diagnóstico.

Quadro 47.4 Algumas diferenças entre insuficiência cardíaca e doença pulmonar obstrutiva crônica na avaliação do paciente com dispneia.

Característica	Insuficiência cardíaca	DPOC
Antecedentes	Hipertensão, doença arterial coronariana, valvopatias	Tabagismo ou exposição a fogão a lenha
Características	Ortopneia, dispneia paroxística noturna	Pouco influenciada pela posição
Sintomas associados	Edema de membros inferiores, tosse seca noturna	Edema é raro (pode acontecer se *cor pulmonale*), tosse produtiva matinal
Achados concomitantes	Turgência jugular, refluxo hepatojugular	Uso de musculatura acessória, cianose
Ausculta pulmonar	Estertores crepitantes basais	Sibilos disseminados predominam sobre estertores, roncos
Exames complementares	Rx tórax com congestão, BNP muito elevado	Rx tórax com hiperinsuflação, BNP normal ou pouco elevado
Resposta ao tratamento	Dispneia melhora com diuréticos	Dispneia melhora com broncodilatadores

BNP: peptídeo atrial natriurético; DPOC: doença pulmonar obstrutiva crônica; Rx: radiografia simples.

Palpitações

As **palpitações** são definidas como a percepção do próprio batimento cardíaco e podem ser causadas pela percepção de um ritmo cardíaco anormal ou até mesmo pela consciência exagerada de um ritmo absolutamente normal. Os pacientes podem usar uma variedade de termos para descrever suas palpitações, como "batimentos fortes", "tremores", "pulos", "falhas" ou "paradas" do coração.

Uma história clínica cuidadosa e detalhada é fundamental para um diagnóstico provável, com o objetivo principal de correlacionar os sintomas com o ritmo cardíaco.

- Caracterização das palpitações: perguntar sobre a natureza das palpitações – são batimentos rápidos, regulares, irregulares, sente o coração "pulando"?
- Duração e frequência: quanto tempo duram as palpitações e com que frequência ocorrem? Elas começam e terminam subitamente?
- Fatores desencadeantes e alívio: identifique atividades ou situações que desencadeiam ou aliviam os sintomas, incluindo posição do corpo, esforço físico, estresse emocional, consumo de café, energéticos ou bebida alcoólica
- Sintomas associados: perguntar sobre sintomas acompanhantes, como dor no peito, falta de ar, tontura ou síncope
- Condições associadas: indagar sobre cardiopatias prévias, hipertireoidismo ou uso de substâncias estimulantes.

A probabilidade de uma arritmia cardíaca aumenta com uma história conhecida de doença cardíaca e diminui quando os sintomas são fugazes e/ou desaparecem dentro de 5 minutos. Palpitações rápidas, regulares e de início súbito em paciente saudável sugerem **taquicardia supraventricular paroxística.** Um relato de sensação de pulsação regular e rápida no pescoço aumenta a probabilidade de que essa taquicardia supraventricular seja decorrente de reentrada nodal.

A percepção de uma frequência cardíaca rápida, com início e fim graduais, é comum em **pacientes ansiosos** e pode ser apenas **taquicardia sinusal**. Outra queixa comum são batimentos prematuros ou ectópicos, frequentes mesmo em indivíduos saudáveis. Também chamadas de **extrassístoles**, podem ser relatadas como "pausas" ou "falhas" nos batimentos, ou ainda, como uma batida forte e única. Esses sintomas estão relacionados à pausa que se segue a uma batida prematura. O batimento prematuro produz um curto intervalo de enchimento diastólico, e o baixo volume ventricular resulta em contração ventricular reduzida com um pequeno volume sistólico. Contudo, a pausa subsequente proporciona um longo período de enchimento diastólico, e o estiramento resultante das paredes ventriculares está associado a uma contração sistólica aumentada e vigorosa.

Frequência cardíaca aumentada e irregular, que também pode ser perceptível pelos pulsos, ocorre na **fibrilação atrial**. As variações no intervalo diastólico nessa arritmia produzem sintomas por mecanismos semelhantes aos descritos anteriormente para as extrassístoles, como batimentos "fortes" e "falhas".

Síncope e lipotimia

Síncope e lipotimia são termos usados para descrever diferentes graus de perda transitória da consciência e do tônus muscular. No entanto, eles têm características distintas:

- Síncope: é a perda súbita, transitória e total da consciência e do tônus muscular, causando queda. É um fenômeno de curta duração, recuperação rápida e espontânea, frequentemente resultante de redução temporária do fluxo sanguíneo cerebral
- Lipotimia (ou pré-síncope): refere-se a uma sensação de quase desmaio, sem perda completa de consciência. Os indivíduos podem referir tontura, fraqueza e náuseas, e têm a sensação de que vão desmaiar, mas não chegam a perder a consciência.

As **causas da síncope** são variadas, incluindo fatores cardíacos, vasovagais (como resposta a dor, estresse emocional ou permanecer em pé por longos períodos) ou ortostáticas (decorrente de queda na pressão arterial ao levantar).

Diagnósticos diferenciais de síncope

A avaliação inicial de um paciente com história de perda transitória de consciência deve incluir anamnese, exame físico, medição da pressão arterial em posição supina e ereta e eletrocardiograma (ECG) de 12 derivações. O objetivo inicial é estabelecer se, de fato, houve síncope, e ainda diferenciá-la de outras causas de perda da consciência e/ou queda. Um episódio único de síncope não requer investigação adicional se não houver sinais de alerta e o ECG for normal (Quadro 47.5). Do contrário, síncope em indivíduos de alto risco, ou recorrentes, pode demandar investigações adicionais.

Na diferenciação entre síncope e crises convulsivas, alguns aspectos podem ajudar (Quadro 47.6).

As causas da síncope podem ser subdivididas com base na fisiopatologia, incluindo as descritas a seguir:

- Síncope neuromediada ou reflexa
  - Síncope vasovagal: é a causa mais comum de síncope. Mais frequente em jovens, menores de 40 anos, mas pode afetar todas as faixas etárias. Alguns gatilhos comuns são: ficar em pé por longo período, dor intensa, lugares fechados ou com multidões
  - Síncope situacional: ocorre em resposta a uma situação específica, como tosse, micção, após ingestão de alimentos ou riso
  - Síncope neurocardiogênica: resulta de uma resposta reflexa exagerada que leva à diminuição do retorno venoso e da saída cardíaca
- Síncope cardíaca
  - Arritmias cardíacas: taquicardia (principalmente ventricular) pode causar síncope se a frequência cardíaca for muito elevada ou o paciente tiver doença estrutural. Bradicardia importante também pode reduzir o débito cardíaco e o fluxo sanguíneo cerebral, levando ao desmaio
  - Doenças estruturais cardíacas: comum na estenose aórtica e cardiomiopatia hipertrófica, podendo indicar pior prognóstico nesses cenários, além de outras condições estruturais
- Hipotensão ortostática (HO): queda significativa da pressão arterial ao se levantar ou ficar em pé por longo período. É mais comum em pacientes idosos e pode ser exacerbada por determinados medicamentos e exercícios físicos extenuantes. Pode ser observada nos primeiros 30 segundos ao ficar em pé (HO inicial), entre 30 segundos e 3 minutos (HO clássica) e entre 3 e 45 minutos na posição ortostática (HO tardia)
- Causas cerebrovasculares e psicogênicas
  - Isquemia transitória: redução temporária do fluxo sanguíneo cerebral, como na isquemia vertebrobasilar
  - Causas psicogênicas: como ansiedade ou transtornos de pânico, em que a perda de consciência é rara, mas os pacientes podem ter sensação de desmaio.

Quadro 47.5 Características associadas com síncope de origem cardíaca.

Histórico do episódio de síncope	Acontece durante atividade física ⚑ Ocorre em posição deitada ⚑ Ausência de pródromos ⚑ Palpitações relacionadas (que precedem a síncope) ⚑ Dor torácica associada Lesão por trauma ⚑
História médica pregressa	Presença de doença cardíaca estrutural ⚑ Antecedente de infarto do miocárdio ⚑ Antecedente de insuficiência cardíaca ⚑ Doença valvar cardíaca ⚑
História familiar	Casos de morte súbita na família ⚑
Exame físico	Presença de sopros cardíacos ⚑ Sinais de insuficiência cardíaca ⚑ Sopro nas carótidas ⚑
ECG de 12 derivações	Sinais de bloqueio atrioventricular ⚑ Bloqueios de ramo ⚑ Área de fibrose ou eletricamente inativa ⚑ Hipertrofia do ventrículo esquerdo ⚑ Intervalo QTc prolongado ⚑ Características indicativas de síndrome de Brugada ⚑

A presença de *bandeira vermelha* indica necessidade de investigação urgente e alta probabilidade de recorrência da síncope. ECG: eletrocardiograma.

Quadro 47.6 Principais diferenças entre síncope e crises convulsivas.

Momento	Síncope	Crises convulsivas
Antes do episódio	Geralmente tem gatilhos identificáveis (dor, calor, estresse, determinado movimento) Pode ser precedida de sinais prodrômicos (tontura, turvação visual, sudorese, palidez, náusea)	Muitas vezes não há gatilho identificável Também pode haver pródromos (aura)
Durante o episódio	A perda de consciência é breve (< 20 s) Há perda do tônus muscular (flacidez) Pode haver movimentos mioclônicos	A perda de consciência dura mais tempo Movimentos tônico-clônicos (rigidez e tremores musculares) são mais intensos e duradouros Pode incluir mordedura da língua, incontinência urinária e fecal
Após o episódio	Recuperação rápida da consciência sem confusão significativa	Confusão, fadiga importante e dores de cabeça são comuns no período pós-ictal

O que é síndrome de Stokes-Adams?

É uma condição caracterizada por episódios súbitos de síncope decorrentes de arritmias – principalmente bradicardias. Com a diminuição importante do fluxo sanguíneo cerebral, o indivíduo pode apresentar abalos musculares que lembram convulsões, características dessa síndrome. Contudo, ao contrário daquela, não ocorre aura ou estado pós-ictal.

Avaliação semiológica do paciente com síncope

Uma avaliação cuidadosa da história do paciente, exame físico completo e um ECG de 12 derivações indicarão um diagnóstico provável em mais de 50% dos pacientes com histórico de síncope.

É importante compreender a circunstância do episódio de síncope. Sempre que possível, deve-se obter um relato de testemunhas sobre o paciente durante o evento sincopal. O que o paciente estava fazendo, o que ele fez na véspera?

Procurar identificar gatilhos ou fatores que provocam a síncope. A síncope vasovagal está classicamente associada à postura ereta, muitas vezes desencadeada após ficar em pé por muito tempo, ou estar em ambientes quentes ou com multidão. Episódios na posição sentada são raros, mas podem ser descritos. Estímulos específicos podem ser responsáveis pela síncope neurocardiogênica em indivíduos suscetíveis. Arritmias ventriculares, particularmente na síndrome do QT longo, podem ser provocadas por um exercício (p. ex., natação). Síncope induzida por esforço também é uma característica da estenose aórtica ou cardiomiopatia hipertrófica. A síncope também pode ser desencadeada por tosse, micção e, mais raramente, deglutição ou riso (situacional).

Perguntar sobre algum sintoma precedente ou sinal de alarme. Em outras palavras, a síncope "avisa" que vai acontecer? Sudorese e sensação de calor ou náuseas podem preceder a síncope vasovagal. Arritmias cardíacas podem estar associadas a palpitações, dor no peito ou dispneia. Por outro lado, a síncope pode ser o único sintoma de bradicardias graves. Uma origem psicogênica pode ser sugerida por alguns sintomas associados, como hiperventilação, parestesias nos dedos e perioral, palpitações e dor no peito.

Como foi exatamente o episódio de síncope? Lembrar que a perda de consciência tem duração curta. Indivíduos que demoram a recuperar a consciência sugerem um diagnóstico alternativo. A incontinência é característica de convulsões e raramente ocorre na síncope. Palidez súbita, eventualmente com cianose, que melhora na recuperação, pode indicar origem arrítmica. Pequenos abalos podem ocorrer na síndrome de Stokes-Adams, mas sem aura ou estado pós-ictal característico de convulsões.

Quanto tempo durou e como foi o período de recuperação? Comumente há rápida recuperação da consciência e cognição após o episódio. Em pessoas idosas, pode haver algum grau de confusão transitória. A síncope vasovagal também pode ser seguida por náuseas ou vômito persistente e mal-estar geral.

Há casos de síncopes na família? Algumas causas específicas de síncope (ou morte súbita) podem ter significado prognóstico quando ocorrem em outros familiares de 1º grau.

Edema

O termo **edema** refere-se ao aumento do líquido intersticial proveniente do plasma sanguíneo, frequentemente usado pelos pacientes para descrever inchaço ou distensão, incluindo no abdome.

O edema pode ser **localizado**, como no edema inflamatório ou na compressão de vasos linfáticos e venosos; ou **generalizado**, resultante de condições cardíacas, renais, hepáticas, nutricionais e medicamentosas.

O **edema generalizado** não se limita ao tecido subcutâneo, podendo acumular-se nas cavidades serosas, como abdome (ascite), tórax (derrame pleural), pericárdio (derrame pericárdico) ou na bolsa escrotal. A presença de edema subcutâneo é confirmada pela formação de **fóvea**. O peso corporal pode aumentar até 10% sem que haja fóvea visível na pele. Por isso, um aumento súbito e progressivo de peso pode indicar retenção líquida antes do edema clinicamente detectado. A pele na área edemaciada pode tornar-se lisa e brilhante ou, se crônica, adquirir aspecto de "casca de laranja".

Na investigação do edema durante a anamnese, algumas perguntas e aspectos devem ser considerados:

- Início e duração: quando o edema começou? Ele se desenvolveu rapidamente ou gradualmente? Um início súbito pode sugerir causa aguda, como trombose venosa profunda, enquanto um desenvolvimento gradual pode indicar condição crônica, como insuficiência cardíaca ou renal
- Localização e padrão de disseminação: o edema está localizado em uma área específica (como pernas ou braços) ou é generalizado? Começou nos membros inferiores e subiu?
- Variações diárias: edema que melhora com repouso e se agrava ao longo do dia é típico de insuficiência venosa
- Sintomas associados: há presença de dor, vermelhidão ou calor sobre a área edematosa? Isso é sugestivo de processos inflamatórios ou trombóticos. O paciente tem outros sintomas, como dispneia ou fadiga? Isso sugere insuficiência cardíaca
- História médica: o paciente tem histórico de doenças cardíacas, renais, hepáticas ou problemas de circulação? Há uso de medicamentos que podem causar retenção de líquidos?
- Estilo de vida e dieta: existe histórico de sedentarismo, posição de ortostase ou viagens por longos períodos?
- História familiar: existe histórico familiar de doenças cardíacas, renais ou problemas circulatórios?
- Intervenções prévias: o paciente já tentou alguma medida para reduzir o edema, como elevação dos membros ou uso de meias de compressão? Houve alguma resposta?

O **edema cardíaco** é causado pela insuficiência ventricular direita, com aumento da pressão hidrostática e retenção de sódio (ativação do sistema renina-angiotensina). Inicialmente, localiza-se nos membros inferiores e pode se intensificar ao longo do dia. O repouso noturno pouco diminui o edema. Em estágios avançados, pode evoluir para anasarca e, em pacientes acamados, predominar nas regiões sacral, glútea e parede abdominal.

EXAME FÍSICO

O exame físico deve ser realizado segundo os mesmos pilares da semiotécnica tradicional: inspeção, palpação, percussão e ausculta.

Inspeção geral

Quando o paciente adentra o consultório, ou quando o médico se aproxima da beira do leito, o olhar atento deste deve registrar as primeiras impressões: idade, estado geral de saúde, postura, comportamento. Muitas vezes, é possível obter informações valiosas simplesmente observando como o paciente deambula até sentar-se para a consulta, como mobilidade e fragilidade (Parte 20, *Semiologia da Infância, da Adolescência e da Pessoa Idosa*, Capítulo 181, *Semiologia da Pessoa Idosa*). O ato de cumprimentar apertando as mãos também permite um primeiro contato com a perfusão periférica. Não infrequente, pacientes com síndrome de baixo débito apresentam extremidades frias. Palidez pode sugerir anemia e ser agravante das queixas de dispneia. Cianose e edema também podem ser observados na inspeção geral.

> A inspeção começa no instante em que o médico se apresenta ao paciente!

Cianose

A cianose é a coloração azulada ou arroxeada da pele e de membranas mucosas, resultante da redução da oxi-hemoglobina no leito capilar (hipoxia). A **cianose central** está presente com *shunts* significativos direita→esquerda no coração ou pulmões, por derivação anatômica ou anormalidade da hemoglobina (p. ex., metemoglobina). Já a **cianose periférica** (observada em dedos, lábios, nariz e orelhas) indica fluxo sanguíneo reduzido decorrente da constrição de pequenos vasos, comum em insuficiência cardíaca grave, choque ou doença vascular periférica. A **cianose diferencial**, afetando os membros inferiores, mas não os superiores, ocorre com a persistência do canal arterial e hipertensão arterial pulmonar importante.

As situações de hipoxemia podem ser facilmente documentadas com o uso de **oxímetros de pulso portáteis**. Tais dispositivos são acessíveis e se tornaram item quase imprescindível para a obtenção da saturação periférica de O_2 durante o exame físico de pacientes com doenças cardiopulmonares.

Icterícia e outros achados dermatológicos

A **icterícia**, geralmente notada primeiro nas escleras, tem diagnóstico diferencial amplo, mas é comum em pacientes com insuficiência cardíaca avançada acompanhada de congestão e/ou má perfusão do fígado. **Equimoses** são comuns com o uso de anticoagulantes e/ou antiplaquetários, **petéquias** caracterizam trombocitopenia, e **lesões purpúricas** na pele podem ser vistas com endocardite infecciosa e algumas vasculites. Hiperlipidemias graves podem se manifestar com **xantomas subcutâneos**, ao longo de bainhas tendinosas ou sobre superfícies extensoras dos membros. Xantomas nas pregas palmares são específicos para hiperlipoproteinemia tipo III. A pele com aparência de couro, empedrada, sugere pseudoxantoma elástico, doença com múltiplas manifestações cardiovasculares, incluindo aterosclerose precoce. Em pacientes com insuficiência cardíaca, **sarcoidose cardíaca** deve ser suspeitada na presença de lúpus cutâneo, eritema nodoso ou granuloma anular.

Inspeção do tórax

Na avaliação específica do aparelho cardiovascular, começamos pela inspeção torácica. Deformidades torácicas podem estar relacionadas a algumas doenças sistêmicas e determinadas cardiopatias.

- **Tórax em barril** pode indicar a presença de pneumopatia crônica (e auxiliar no diagnóstico diferencial de dispneia), além de distorcer as referências anatômicas para o exame físico
- ***Pectus excavatum*** (tórax côncavo) pode ocorrer como parte de síndromes genéticas, como a síndrome de Marfan. Em casos graves, a depressão do esterno pode pressionar o coração e restringir desempenho cardíaco
- ***Pectus carinatum*** é também conhecido como "peito de pombo", caracterizada pela protrusão anormal do esterno e costelas adjacentes; não costuma estar diretamente associado a cardiopatias.

Palpação do tórax

Inicia-se com o paciente deitado e inclinado a 30°. Se o coração não for palpável nessa posição, examinar o paciente em decúbito lateral esquerdo com a mão esquerda sob a cabeça, ou sentado e inclinado para frente (Figura 47.2).

Ictus cordis

O ***ictus cordis***, ou impulso apical, é avaliado pela inspeção e palpação, observando-se localização, extensão, mobilidade, intensidade e natureza do impulso, do ritmo e da frequência.

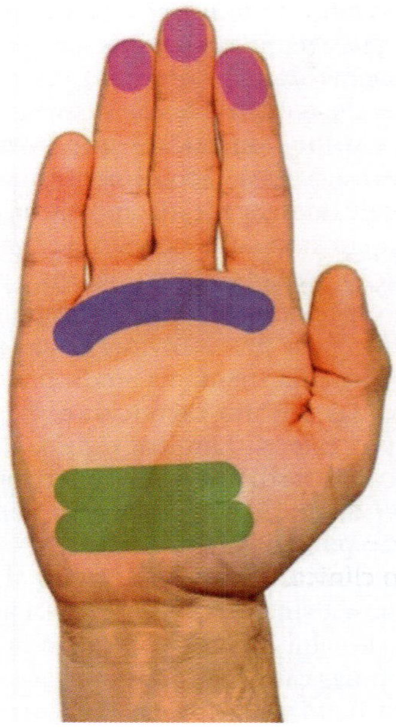

Figura 47.2 Regiões da mão mais adequadas para palpação do tórax. Recomenda-se utilizar as extremidades dos dedos para impulsões como *ictus cordis*, o terço distal da palma da mão para frêmitos, e o terço proximal da palma para levantamentos.

A **localização** do *ictus cordis* varia conforme a constituição física do paciente. Em indivíduos de biotipo médio, situa-se na linha hemiclavicular esquerda entre o 4º e o 5º espaços intercostais; nos brevilíneos, desloca-se para cima e para fora; e em indivíduos mais longilíneos, pode localizar-se no 6º espaço intercostal, 1 ou 2 cm para dentro da linha hemiclavicular. Em cerca de 50% das pessoas não se conseguirá palpar o *ictus cordis* de maneira adequada.

A **extensão** do *ictus cordis* é avaliada determinando-se quantas pontas dos dedos são necessárias para cobri-lo; normalmente, corresponde a uma ou duas polpas digitais. A **mobilidade** do *ictus cordis* é testada marcando-se sua localização em diferentes posições do paciente. Em condições normais, o *ictus* se desloca 1 a 2 cm com mudanças de posição. A **intensidade** do *ictus cordis* é avaliada por palpação e varia de acordo com a atividade cardíaca e condições como hipertrofia ventricular esquerda. As hipertrofias ventriculares impulsionam as polpas digitais com maior vigor do que as dilatações.

> **Por que examinar o *ictus cordis*?**
>
> Examinar o *ictus cordis* é crucial no exame cardíaco para avaliar a posição, o tamanho e a função do coração. O deslocamento deste sugere dilatação e/ou hipertrofia do ventrículo esquerdo, como em estenose aórtica, insuficiência aórtica e insuficiência mitral. Nos casos de hipertrofia e dilatação ventricular, podem ser necessárias três polpas ou mais (*ictus cordis* difuso), e podem levantar a palma da mão que o palpa (*ictus cordis* propulsivo). A hipertrofia do ventrículo direito geralmente não afeta o *ictus cordis*.

Outros batimentos e movimentos

Além do *ictus cordis*, outros batimentos ou movimentos podem ser observados no precórdio:

- Retração sistólica apical: durante a sístole, em vez de um impulso, percebe-se uma retração, comum em casos de hipertrofia direita

- Levantamento do precórdio: impulso sistólico que movimenta uma área relativamente grande da parede torácica, também observada na hipertrofia do ventrículo direito
- Choque valvar: palpação de bulhas cardíacas hiperfonéticas
- Pulsações epigástricas: percepção do pulso aórtico na parede abdominal
- Pulsação supraesternal: observada em pessoas normais, mas, quando intensa, pode indicar hipertensão arterial, aneurisma de aorta ou hipertireoidismo.

Frêmito cardiovascular

O frêmito cardiovascular é a sensação tátil das vibrações produzidas no coração ou vasos. Ao identificar um frêmito, é importante investigar sua **localização**, **momento no ciclo cardíaco** (sistólico, diastólico ou ambos) e **intensidade**. Os frêmitos geralmente correspondem aos sopros e têm grande importância na avaliação clínica.

Ausculta

A ausculta é um dos componentes mais importantes no exame físico cardiovascular.

Semiotécnica da ausculta cardíaca para médicos

Para executar uma ausculta adequada, devem ser seguidos os mesmos princípios já discutidos anteriormente (ver Parte 3, *Método Clínico*, Capítulo 7, *Técnicas Básicas do Exame Físico*), brevemente revisados aqui:

- Estetoscópio: escolher um estetoscópio adequado, com olivas auriculares que se ajustem bem aos ouvidos, criando um sistema fechado entre estes e o aparelho. Os tubos de borracha (ou material sintético) devem estar íntegros, assim como a membrana do diafragma, que não pode conter fissuras
- Ambiente de ausculta: a ausculta deve ser realizada em ambiente silencioso para evitar a interferência de ruídos externos
- Posição do paciente e do examinador (Figura 47.3): a posição padrão é o decúbito dorsal com a cabeça apoiada em um pequeno travesseiro, com o tórax descoberto. O médico fica do lado direito, em pé ou sentado, conforme a altura da cama ou da mesa de exame. Outra posição rotineira é com o paciente de pé ou sentado, com o tórax ligeiramente inclinado para frente. O examinador põe-se de pé do lado direito do doente. Esta última posição é mais propícia para a ausculta dos sons da base do coração. Uma terceira posição usual é a do paciente em decúbito lateral esquerdo com a mão esquerda sob a cabeça. O médico continua em pé do lado direito. Essa posição é mais adequada para auscultar os fenômenos do foco mitral
- Orientação do paciente: dê instruções claras ao paciente sobre como respirar durante o exame. Peça para inspirar profundamente, expirar forçadamente ou segurar a respiração, conforme necessário. Utilize manobras respiratórias ou exercícios para avaliar determinados sons cardíacos, quando necessário
- Escolha e aplicação do receptor: use o receptor de diafragma para uma ausculta geral. Para sons de baixa frequência, a campânula é a escolha ideal. Aplique o receptor suavemente sobre a pele (porém firme, para evitar deslocamentos), assegurando uma boa vedação. Não o coloque sobre a roupa do paciente.

Focos ou áreas de ausculta

Os **focos de ausculta** são áreas específicas do tórax onde os sons cardíacos podem ser mais bem auscultados. Isso não significa que o examinador colocará o receptor do estetoscópio apenas nesses locais. Até pela variação individual, todo o precórdio e as regiões circunvizinhas, incluindo o dorso e o pescoço, podem ser explorados durante a ausculta. Os clássicos focos servem como pontos de referência (Figura 47.4).

Não se esquecer de que os focos de ausculta não correspondem às localizações anatômicas das valvas que lhes emprestam o nome. Como mostra a Figura 47.4, a projeção das valvas e dos anéis orovalvares concentra-se na região correspondente à metade inferior do esterno, enquanto os focos ou áreas de ausculta localizam-se nas regiões descritas a seguir:

- **Foco aórtico:** localizado no 2º espaço intercostal direito, ao lado do esterno. Apesar de ser o foco de referência, deve-se lembrar que alguns fenômenos acústicos de origem aórtica são

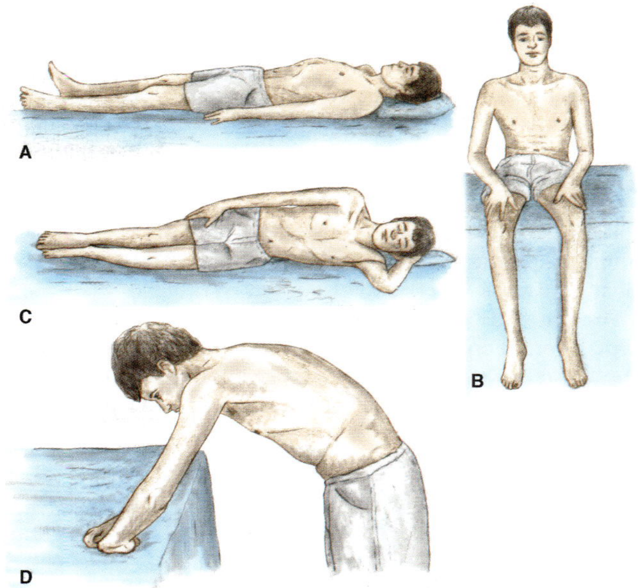

Figura 47.3 Posição do paciente para ausculta do coração. A. Decúbito dorsal. B. Sentado. C. Decúbito lateral esquerdo com a mão esquerda na cabeça, usada para tornar mais audível o ruflar diastólico da estenose mitral. D. Paciente em pé, com o tórax fletido, para ausculta do sopro da insuficiência aórtica ou quando as bulhas estão hipofonéticas.

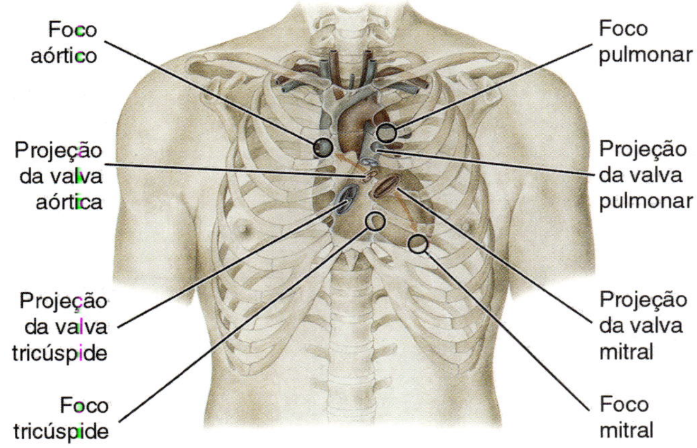

Figura 47.4 Localização dos focos de referência para a ausculta cardíaca, notando-se que não coincidem com a projeção superficial das valvas do coração. (Adaptada de Köpf-Maier, 2006.)

mais bem compreendidos em uma área entre o 3º e o 4º espaço intercostal esquerdo, nas proximidades do esterno, denominada **foco aórtico acessório**

- **Foco pulmonar:** situa-se no 2º espaço intercostal esquerdo, junto ao esterno. É o ponto ideal para avaliar os desdobramentos – fisiológico ou patológico – da 2ª bulha pulmonar, assim como as alterações da valva pulmonar, que praticamente não se irradiam para os outros focos
- **Foco tricúspide:** encontra-se no 5º espaço intercostal direito, na borda esternal. Esse foco é essencial para avaliar a valva tricúspide
- **Foco mitral:** localizado na região apical do coração (*ictus cordis*), geralmente no 5º espaço intercostal esquerdo, na linha hemiclavicular. Nos pacientes com cardiomegalia importante, esse foco desloca-se lateralmente na direção da linha axilar anterior, daí a importância de se determinar o *ictus cordis* antes de começar a ausculta. É o melhor ponto para se avaliar os fenômenos acústicos da valva mitral.

Outras áreas de interesse no tórax são:

- **Borda esternal esquerda**, que corresponde à região situada entre a área pulmonar e a tricúspide
- **Borda esternal direita**, que vai do foco aórtico ao 5º espaço intercostal direito, justaesternal
- **Endoápex ou mesocárdio**, que é a área situada entre o foco tricúspide, o foco mitral e o aórtico acessório
- **Regiões infra e supraclaviculares**, direita e esquerda
- **Regiões laterais do pescoço**, muito importantes para a caracterização do sopro de estenose aórtica, cuja irradiação segue a direção do fluxo sanguíneo ejetado pelo ventrículo esquerdo
- **Regiões interescapulovertebrais**, principalmente a região interescapulovertebral esquerda, em que melhor se ausculta, com frequência, o sopro da persistência do canal arterial.

Elementos da ausculta do coração

Ao se auscultar o coração, os seguintes aspectos devem ser sistematicamente considerados: **bulhas cardíacas, ritmo e frequência cardíaca, ritmos tríplices, alterações das bulhas cardíacas, cliques ou estalidos, sopros, ruído da pericardite constritiva, atrito pericárdico e rumor venoso**.

Bulhas cardíacas

PRIMEIRA BULHA (B1). A B1 compreende o fechamento das válvulas mitral e tricúspide, coincide com o *ictus cordis* e com o pulso carotídeo e marca o início da sístole. É mais duradoura que a 2ª bulha (B2), e seu timbre é mais grave. Em condições normais, B1 tem maior intensidade no foco mitral, no qual costuma ser mais forte que B2. Para representá-la, usamos a expressão onomatopeica "TUM" (Figura 47.5).

SEGUNDA BULHA (B2). A B2 ocorre no final da sístole, marcando o início da diástole, e compreende o fechamento das valvas aórtica (A2) e pulmonar (P2). Normalmente, A2 precede P2, e ambos os componentes podem ser percebidos separadamente durante uma inspiração profunda (desdobramento fisiológico de B2) (Figura 47.6).

A B2 vem depois do pequeno silêncio; seu timbre é mais agudo, soa de maneira mais seca, de tal modo que a designamos pela expressão TA (ver Figura 47.5). Quando a bulha está desdobrada, seu ruído corresponde à expressão "TLA".

O **componente aórtico da 2ª bulha** cardíaca é audível em **toda a região precordial,** enquanto o **componente pulmonar** é **limitado ao foco pulmonar e à borda esternal esquerda,** resultando em um som único de B2 no foco aórtico e na ponta do coração.

TERCEIRA BULHA (B3). É um som de baixa frequência, muitas vezes descrita como "galope", e frequentemente associado ao aumento das dimensões ventriculares. Ocorre após B2, na fase inicial da diástole, durante o enchimento ventricular. É mais bem ouvida com a campânula, na região apical, e não tem relação com a inspiração profunda. Pode ser normal em jovens e gestantes, mas patológica em adultos.

> **Como diferenciar B2 desdobrada de B3 (galope)?**
>
> - O som normal em 2 tempos é TUM-TA
> - A B2 desdobrada fica mais evidente com a inspiração: TUM-TLA
> - Já B3 não muda com a respiração, o ritmo em 3 tempos é fixo: TUM-TA-TU.

QUARTA BULHA (B4). Também é um som de baixa frequência, mais bem percebido com a campânula, mas **que ocorre na fase tardia da diástole**, logo antes de B1. Está associada à contração atrial e, embora possa ser percebida em crianças e jovens sem doença, é mais frequente quando há alteração da complacência ou distensibilidade ventricular ("rigidez" ventricular).

Localização dos fenômenos estetoacústicos

Localizadas B1 e B2, todo e qualquer outro som deve ser localizado com referência ao momento do ciclo cardíaco em que

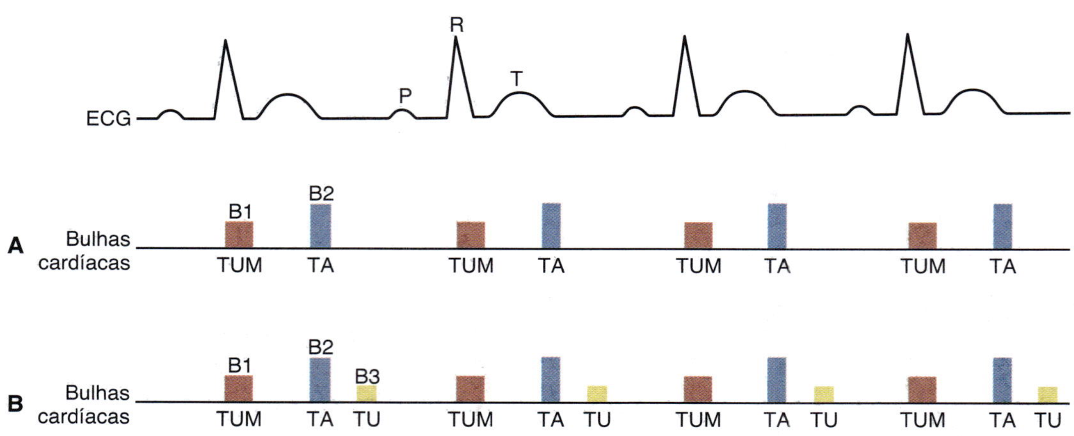

Figura 47.5 Esquema de bulhas cardíacas normais tendo como referência a atividade elétrica do coração (ECG). **A.** Ritmo de dois tempos ou ritmo binário, no qual se ouvem apenas duas bulhas (B1 e B2). **B.** Ritmo de três tempos ou ritmo tríplice, pela presença de uma 3ª bulha (B3) na protodiástole.

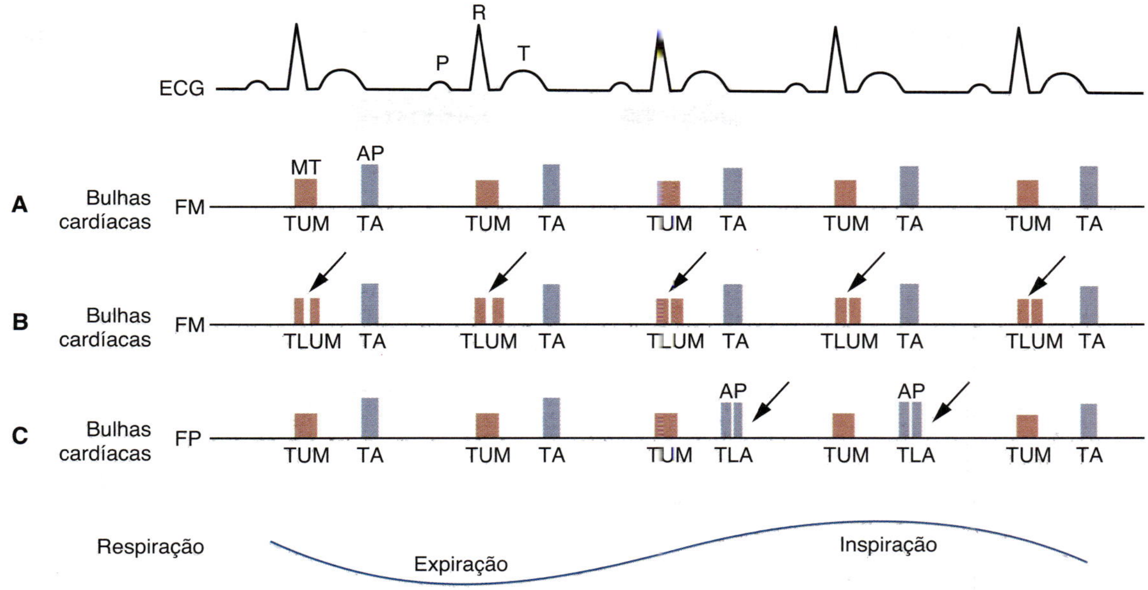

Figura 47.6 Desdobramento fisiológico das bulhas cardíacas. **A.** Bulhas cardíacas representadas sem desdobramento: os componentes mitral (M) e tricúspide (T) de B1 e os componentes aórtico (A) e pulmonar (P) de B2 estão unidos, ouvindo-se dois ruídos (TUM-TA). **B.** Os componentes mitral e tricúspide da 1ª bulha (*setas*) ficam separados, passando-se a ouvir um ruído desdobrado (TLUM). Isso ocorre com frequência em pessoas normais e não tem relação com a respiração. **C.** Desdobramento fisiológico (*setas*) da 2ª bulha (TLA), que aparece na inspiração.

ocorre (Figura 47.7). Para isso, dividem-se a sístole e a diástole nas seguintes partes:

- Protossístole = terço inicial da sístole
- Mesossístole = terço médio da sístole
- Telessístole = terço final da sístole
- Protodiástole = terço inicial da diástole
- Mesodiástole = terço médio da diástole
- Telediástole = terço final da diástole.

Notas práticas para reconhecimento das bulhas cardíacas

- Inicialmente, identificar B1 e B2, pois a chave da ausculta é o reconhecimento desses ruídos
- **B1** coincide com o *ictus cordis* e com o pulso carotídeo. Lembre-se de que seu timbre é mais grave e sua duração é um pouco maior que a da 2ª bulha. Pode ser imitada, pronunciando-se a expressão TUM
- **B2** vem depois do pequeno silêncio; seu timbre é mais agudo e sua duração é menor que a da 1ª bulha. Procure imitar seu som pronunciando a expressão TA
- O pequeno silêncio (B1→B2) é de duração menor que o grande silêncio (B2→B1), mas quando a frequência cardíaca está muito elevada, têm praticamente a mesma duração
- O reconhecimento das bulhas cardíacas é facilitado se o examinador tiver em mente uma sequência onomatopeica construída da seguinte maneira: TUM-TA-TUM-TA-TUM-TA-TUM-TA
- Quando houver sopros e outros ruídos, exclua-os mentalmente e concentre a atenção nas bulhas
- O examinador deverá anotar o resultado da ausculta usando um roteiro com base na representação gráfica das bulhas, pois este o obriga a analisar cada uma das bulhas em todos os focos
- Todo o precórdio deve ser auscultado, e os chamados focos de ausculta valem como pontos de referência para facilitar a compreensão e a maior comodidade do registro. Havendo qualquer ruído anormal, mesmo que não esteja contido nos imprecisos limites da região precordial, deve ser analisado pelo examinador
- A ausculta sempre deve ser feita obedecendo-se às recomendações referidas: ambiente silencioso, ausculta nas três posições e uso sistemático dos receptores de campânula e com diafragma.

A telediástole é também chamada de pré-sístole. Holodiástole e holossístole compreendem o período todo da diástole e da sístole, respectivamente.

Ritmo em dois tempos ou três tempos?

Na identificação das bulhas, o primeiro aspecto é: *"escuto apenas 2 bulhas (**ritmo binário**) ou 3 bulhas (**ritmo tríplice**)"*?

Se apenas B1-B2 (TUM-TA), diz-se "**ritmo em 2 tempos ou 2T**".

Se houver outra bulha associada (B3 ou B4), diz-se "**ritmo em 3 tempos ou 3T**".

Os ritmos tríplices dividem-se em protodiastólicos (B3) e pré-sistólicos (B4).

A B3 é fisiológica ou patológica?

A chave para tal diferenciação está na totalidade do exame físico. Uma B3 patológica frequentemente vem acompanhada de outros sinais que indiquem cardiopatia, como insuficiência mitral, cardiomiopatia dilatada, comunicação interatrial etc. Em pacientes hígidos e sem outras alterações, uma B3, quando audível, deve ser considerada fisiológica. Além disso, a B3 fisiológica não lembra o galope de cavalo, sendo menos intensa.

RITMO DE GALOPE. É um padrão anormal de ausculta, caracterizado por um ritmo tríplice, que se assemelha ao som de um cavalo galopando (Figura 47.8). O ritmo de galope é mais audível na ponta do coração ou junto à borda esternal (área tricúspide), com o paciente em decúbito lateral esquerdo, utilizando a campânula com suavidade sobre a parede torácica. Às vezes, o ritmo de galope é mais palpável que audível.

O ritmo de galope tem grande valor prático porque significa importante comprometimento do miocárdio. Pode-se identificar **três tipos** desse ritmo: (1) ventricular, (2) atrial e (3) de soma.

O **ritmo de galope ventricular** é, na verdade, o ritmo tríplice por B3 patológica, quase sempre associado à taquicardia. Quando em frequência cardíaca mais baixa (60 a 80 bpm), a presença da 3ª bulha patológica pode não se assemelhar ao galopar.

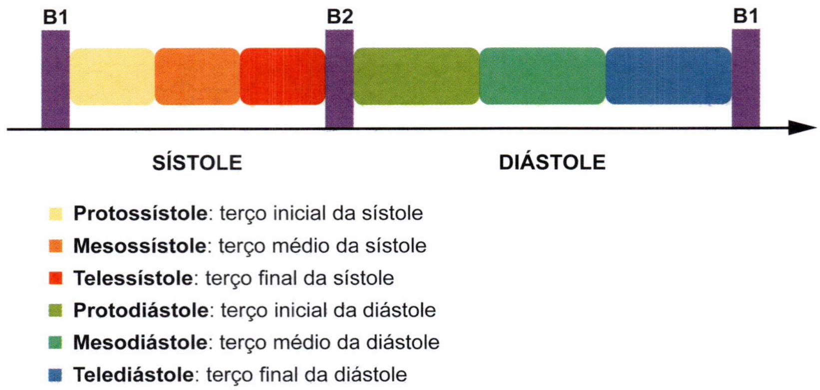

Figura 47.7 Localização dos fenômenos auscultatórios conforme o ciclo cardíaco em que ocorre.

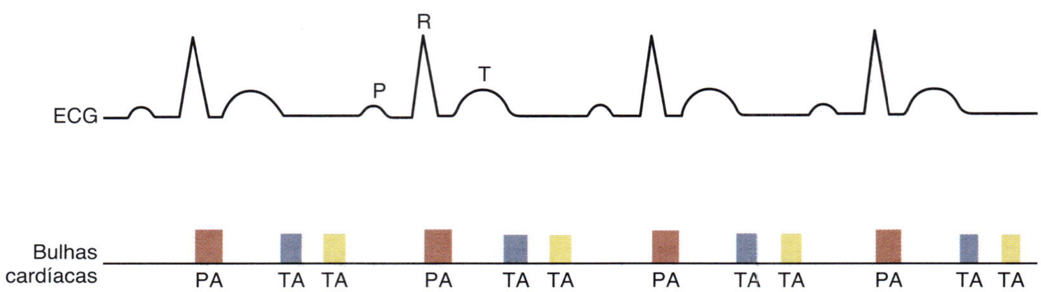

Figura 47.8 Ritmo de galope ventricular. Em vez do TUM-TA, ouve-se uma sequência de três ruídos (PA-TA-TA), que lembram o galope de cavalo.

O **ritmo de galope atrial** corresponde ao ritmo tríplice pela presença de B4. Esse tipo de galope é menos nítido que o galope ventricular, porque quase sempre, nas cardiopatias que o produzem, a frequência cardíaca não é tão rápida. Além disso, pode acontecer na ausência de uma cardiopatia sintomática. Seu achado serve de alerta: apesar de não ser um sinal de insuficiência ventricular descompensada, pode indicar uma disfunção diastólica importante.

O **ritmo de galope de soma** aparece quando há elevação da frequência cardíaca, havendo, nesses casos, a fusão de 3ª e 4ª bulhas por encurtamento do período diastólico ventricular. Seu reconhecimento é difícil e, às vezes, só possível em frequências cardíacas mais baixas, quando o tempo diastólico aumenta e tanto B3 quanto B4 podem ser evidenciadas nitidamente formando um ritmo de quatro tempos.

Notas práticas para identificar o ritmo de galope

Sempre lembrar que há vários tipos de ritmo tríplice, e a primeira obrigação do examinador é diferenciar os ritmos em que aparece um terceiro ruído no intervalo sistólico. A chave dessa diferenciação está no reconhecimento da 1ª e da 2ª bulha.

Os ritmos em que aparece um terceiro ruído na sístole são de fácil identificação e nunca adquirem as características de "galope".

Os ritmos tríplices diastólicos podem originar-se de diferentes mecanismos, mas, do ponto de vista estetoacústico, o fato fundamental é diferenciar o ritmo de galope de outros ritmos tríplices que se caracterizam apenas pela ocorrência de um terceiro ruído no período diastólico.

Ritmo de galope significa que o terceiro ruído surgido deu aos sons cardíacos características sonoras especiais que lembram o galopar de cavalo.

Ritmo de galope indica sofrimento miocárdico ou insuficiência cardíaca.

Ritmo e frequência cardíaca

O passo seguinte é determinar se as bulhas auscultadas (em 2 tempos ou 3 tempos) são rítmicas ou arrítmicas, e qual a frequência em que ocorrem em um minuto. Em adultos, a **frequência cardíaca** normal vai de 50 a 100 batimentos por minuto (bpm). Ressaltamos, no entanto, que muitas referências bibliográficas ainda admitem bradicardia como frequência cardíaca < 60 bpm.

Lembrando!

- FC < 50 bpm = bradicardia
- FC > 100 bpm = taquicardia.

FC: frequência cardíaca.

Arritmias

Na avaliação semiológica de pacientes com arritmias cardíacas, é essencial integrar as manifestações clínicas, a palpação dos pulsos e a ausculta cardíaca. As arritmias podem ser identificadas ou suspeitadas clinicamente por meio de sintomas relatados pelo paciente, como palpitações ou desconforto torácico, e sinais observados durante o exame físico.

A **taquicardia sinusal**, caracterizada por um aumento da frequência cardíaca > 100 bpm, pode ser identificada pela ausculta de batimentos rápidos e regulares. Decorre de aumento do tônus simpático e/ou redução do tônus vagal, comum em situações fisiológicas (atividade física, emoção) e patológicas (sepse, hipertireoidismo, anemia, insuficiência cardíaca, embolia pulmonar). À ausculta, chama a atenção o aumento de intensidade da 1ª bulha, decorrente de ampla abertura das valvas atrioventriculares, e o aumento da força de contração ventricular.

Em contraste, a **bradicardia sinusal**, com frequência cardíaca < 60 bpm, apresenta batimentos lentos e regulares.

Também pode ocorrer em condições fisiológicas e normais (sono, treinamento físico intenso), e patológicas ou secundárias (hipotireoidismo, hipertensão intracraniana, uso de medicações que reduzem o cronotropismo, infarto agudo do miocárdio, disfunção do nó sinusal). Situações de frequência cardíaca muito baixa (frequência cardíaca < 40 bpm) podem estar associadas a sinais e sintomas de baixo débito cardíaco.

Eventualmente, pode ser observado ritmo regular, mas com frequência cardíaca variável e relacionada à respiração. Na **arritmia sinusal**, há aumento do número de batimentos cardíacos na inspiração e diminuição destes na fase expiratória. A frequência costuma ser normal. É observada em condições fisiológicas (crianças, adolescentes e até alguns adultos jovens) e patológicas (hipertensão intracraniana). Em geral, desaparece com o exercício e a apneia.

As **extrassístoles,** batimentos cardíacos prematuros originados fora do nó sinusal, podem ser detectadas como batimentos extras ou irregulares na ausculta, habitualmente seguidas de uma pausa, chamada ***pausa compensatória***. Esses batimentos extras podem ter origem tanto em câmaras atriais (extrassístoles atriais) quanto em ventriculares (extrassístoles ventriculares). É possível observá-las ***isoladas*** ou ***agrupadas***. Quando agrupadas, podem ser em ***bigeminismo***, ocorrendo, então, uma extrassístole após cada sístole normal; o ***trigeminismo*** (uma extrassístole após duas sístoles normais), ***em pares ou pareadas*** (quando ocorrem duas a duas entre sístoles normais); ou ***em salva*** (conjunto de três sístoles sucessivas) (Figura 47.9). As *extrassístoles podem ser normais*, e muitas vezes são encontradas em indivíduos saudáveis sem doença cardíaca. Embora possam causar palpitações ou uma sensação de batimento irregular do coração, muitas vezes são assintomáticas e detectadas apenas durante o exame. As extrassístoles podem ser originadas por causas extracardíacas, cardíacas ou secundárias ao uso de certos medicamentos. A cardiopatia chagásica crônica e a cardiopatia isquêmica são fatores etiológicos importantes.

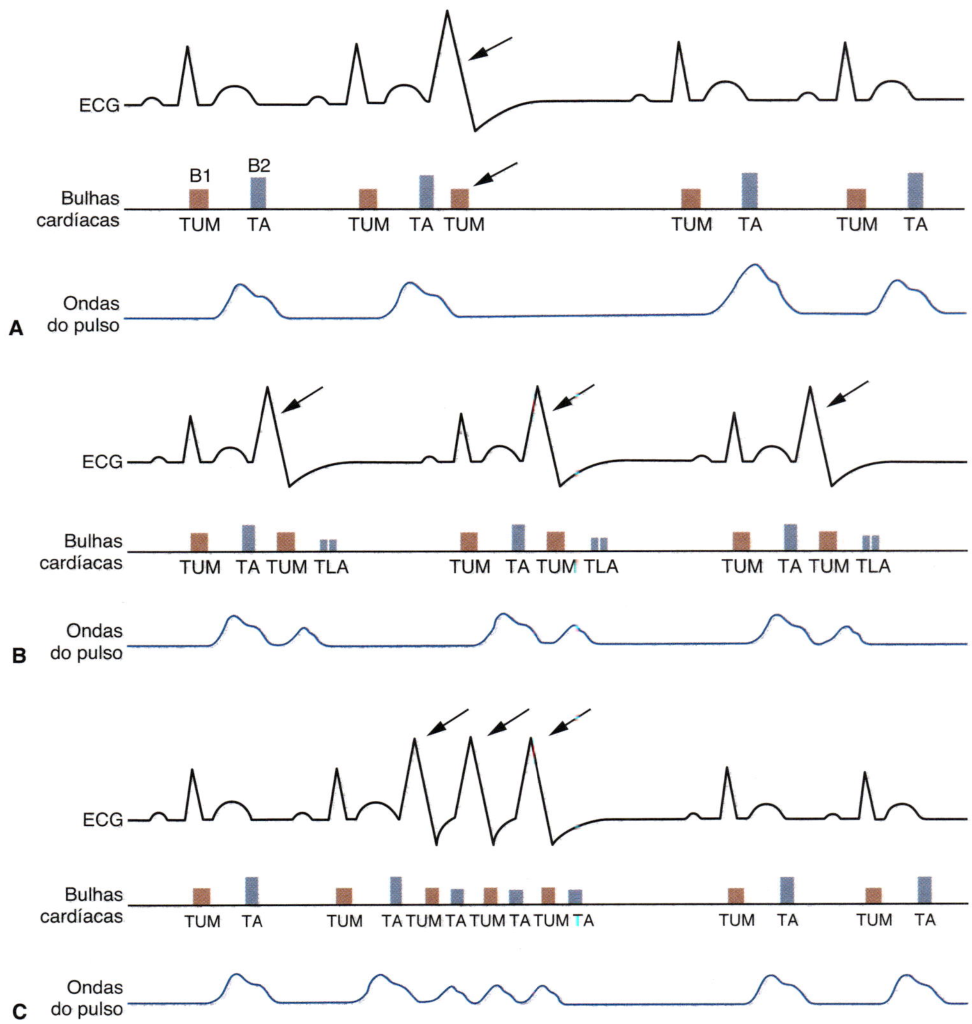

Figura 47.9 A. Extrassístole ventricular isolada (*setas*). Observa-se que a contração extrassistólica é prematura, somente se ausculta a 1ª bulha (TUM) e não se percebe onda de pulso correspondente a ela. Após a extrassístole, ocorre uma pausa compensadora e a onda de pulso que vem a seguir é mais ampla. **B.** Extrassístoles bigeminadas ou bigeminismo extrassistólico. Após cada batimento normal, ocorre uma sístole prematura (*setas*), seguida de pausa compensadora. A 2ª bulha da contração extrassistólica costuma ser desdobrada e a onda de pulso correspondente tem menor amplitude. **C.** Extrassístoles em salva. No momento da salva de extrassístoles (*setas*), ausculta-se uma rápida sucessão de bulhas cardíacas; é difícil diferenciar B1 e B2. Após as contrações extrassistólicas, observa-se uma pausa compensadora. No pulso radial, percebem-se ondas de pequena amplitude que se sucedem rapidamente.

Na ausculta, as extrassístoles supraventriculares são percebidas como batimentos adicionais sobrepostos ao ritmo cardíaco regular; a 1ª bulha do batimento extrassistólico é mais intensa e tem pulso presente. Já as extrassístoles ventriculares são caracterizadas pela ativação precoce dos ventrículos, resultando em 1ª bulha audível seguida de uma pausa compensatória mais prolongada e ausência de onda de pulso. A contração ventricular normal que se segue à extrassístole é mais intensa em virtude do enchimento ventricular aumentado durante a pausa.

A **taquicardia paroxística** é uma arritmia cardíaca originada de focos ectópicos supraventriculares ou ventriculares, com frequência entre 150 e 250 bpm. As crises têm início e término repentinos e podem durar de segundos a dias, com intervalos variáveis de semanas a anos entre as crises. Tais condições podem causar sintomas como palpitações (ocasionalmente ausentes), baixo débito cardíaco e restrição diastólica. A gravidade dos sintomas está diretamente relacionada a frequência cardíaca, duração da arritmia e presença de doença cardíaca prévia. **Taquicardias paroxísticas ventriculares** tendem a apresentar sintomas mais importantes decorrentes do assincronismo ventricular e são mais comuns em pacientes com doença cardíaca estrutural. A ausculta revela frequência cardíaca elevada, em geral > 180 bpm nas formas supraventriculares, e um pouco menores nas ventriculares. Em geral, o diagnóstico definitivo é feito por ECG, embora em alguns casos, sobretudo na taquicardia paroxística supraventricular com condução aberrante, o diagnóstico possa ser desafiador.

A **fibrilação atrial** é a arritmia mais comum na prática clínica, principalmente em pessoas idosas, e caracterizada por ritmo cardíaco completamente irregular e rápido, que pode ser identificado pela variação na intensidade das bulhas cardíacas e intervalos irregulares entre elas. Observa-se não apenas mudanças da intensidade de B1 de um batimento para outro, mas também variação nos intervalos de tempo entre as bulhas. A completa irregularidade é evidente também no pulso radial, principalmente quando a frequência cardíaca é mais elevada, gerando um número de pulsações radiais menores que a frequência cardíaca real (chamado de "déficit de pulso") (Figura 47.10).

O **bloqueio atrioventricular total** é uma condição grave em que há completa dissociação da atividade atrial e ventricular. Ou seja, as despolarizações atrial e ventricular são independentes, e a frequência cardíaca é notavelmente lenta (em geral, entre 30 e 40 bpm) e regular, com variação na intensidade da 1ª bulha. A chave para o diagnóstico diferencial está na 1ª bulha, cuja intensidade varia de batimento para batimento no bloqueio atrioventricular total, em decorrência do assincronismo entre a contração atrial e a ventricular (Figura 47.11). Além disso, quando a sístole atrial precede a ventricular em 0,10 a 0,12 segundo, ocorre o que se chama **"bulha em canhão"**, fenômeno estetoacústico explicável pelo fechamento súbito de valvas atrioventriculares amplamente separadas. Na bradicardia sinusal, a B1 é hipofonética e sua intensidade não se altera de um batimento para outro. Frequências < 35 podem significar risco alto para eventos cardiovasculares agudos e devem ser cuidadas em unidades especializadas.

Os **bloqueios de ramo**, caracterizados por atraso ou bloqueio na condução elétrica nos ramos do feixe de His, podem ser detectados pela ausculta, especialmente no caso do bloqueio completo do ramo esquerdo, onde pode haver desdobramento paradoxal da 2ª bulha.

A análise da ausculta cardíaca em pacientes com arritmias requer atenção às características rítmicas e à presença de sons cardíacos adicionais ou anormais. Esse exame, somado a história clínica e outros exames físicos, contribui significativamente para a identificação e o manejo de arritmias.

Uso de dispositivos eletrônicos portáteis e *wearables*

O uso de dispositivos eletrônicos portáteis ou vestíveis (*wearables*) para obtenção do ECG representa uma evolução significativa no exame físico cardiológico. Esses dispositivos,

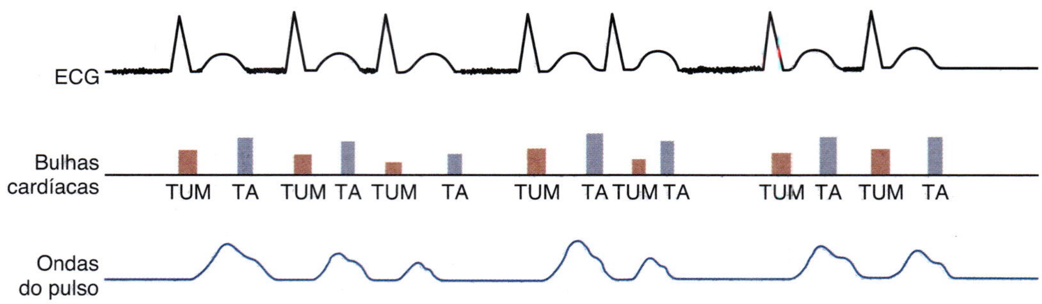

Figura 47.10 Fibrilação atrial (observe a ausência da onda P no ECG). As bulhas cardíacas variam de intensidade de um batimento para outro, e os intervalos entre elas também apresentam duração variável. A amplitude e a sequência (ritmo) do pulso são completamente irregulares.

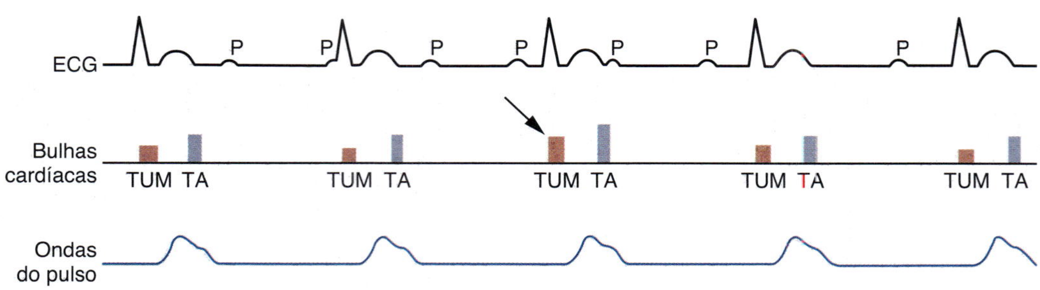

Figura 47.11 Bloqueio atrioventricular total. A frequência cardíaca é lenta, as bulhas cardíacas se sucedem regularmente, com variação da intensidade de B1, ocorrendo de vez em quando uma 1ª bulha de maior intensidade (*seta*), denominada bulha em canhão. O pulso é lento e regular.

compactos e de fácil manuseio, permitem que o médico realize um ECG (de 1 a 6 derivações) de maneira rápida e eficiente no consultório ou à beira do leito (Figura 47.12). Sua integração ao exame físico habitual permite maior assertividade diagnóstica, detectando arritmias e outras anormalidades cardíacas (como bloqueios de ramo) que podem não ser evidentes apenas pela ausculta ou avaliação dos pulsos.

Esses dispositivos, principalmente os *wearables*, têm levado mudanças importantes ao modo como diagnósticos são estabelecidos. Nesses casos, não é o médico que identifica uma possível alteração do ritmo, mas o próprio paciente que fornece a documentação da arritmia (Figura 47.13). Muitos desses relógios são capazes de identificar alterações no ritmo cardíaco, incluindo fibrilação atrial e outras arritmias, muitas vezes antes de o paciente apresentar sintomas. Além disso, têm a vantagem do monitoramento contínuo, capturando alterações transitórias ou paroxísticas que poderiam não ser captadas em exames pontuais.

Esses dispositivos não substituem avaliações diagnósticas tradicionais, mas podem identificar mais precocemente aqueles indivíduos que necessitarão de tais avaliações.

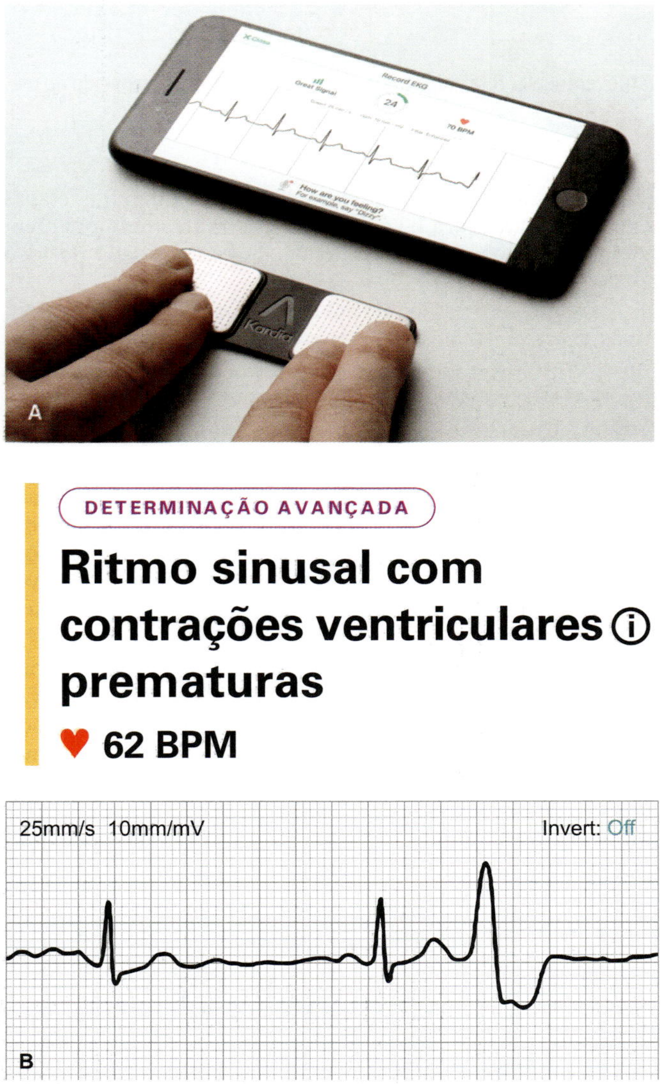

Figura 47.12 A. Dispositivo eletrônico portátil para obtenção de eletrocardiograma de uma derivação. **B.** Análise do ritmo realizada pelo *software*, identificando a presença de extrassístole ventricular. Esse traçado pode, de maneira instantânea, complementar a ausculta cardíaca de ritmo irregular que tenha identificado possíveis extrassístoles.

Alterações das bulhas cardíacas

Fixadas as características normais, com suas múltiplas nuances, será fácil reconhecer as variações de intensidade do timbre e da tonalidade, os desdobramentos e o mascaramento das bulhas

Alterações da 1ª bulha cardíaca

INTENSIDADE DA 1ª BULHA CARDÍACA. Mais bem avaliada nos focos mitral e tricúspide, a B1 pode ser normal, hiperfonética ou hipofonética (Quadro 47.7).

A posição dos folhetos das valvas mitral e tricúspide, no instante da contração ventricular, constitui o fator principal para a intensidade da 1ª bulha. Quanto mais baixos estiverem os folhetos, maior será o trajeto a percorrer ao se fecharem e mais intenso será o ruído por eles originado. Outros fatores que influenciam na intensidade de B1 são: os níveis das pressões nas cavidades cardíacas, a velocidade de subida da pressão intraventricular, as condições anatômicas das valvas atrioventriculares, a força de contração do miocárdio e as condições relacionadas à transmissão das vibrações.

Na fibrilação atrial, a intensidade de B1 é variável, ora hiperfonética, ora mediana, ora hipofonética. Isso se deve ao variável enchimento dos ventrículos, decorrente, por sua vez, das diferenças na duração das diástoles.

Na **estenose mitral**, quando a pressão intra-atrial é elevada, as valvas se afastam mais amplamente e, ao se fecharem, determinam um ruído mais intenso, que pode adquirir também tonalidade aguda e timbre metálico. Já quando ocorre intensa calcificação da valva, esta bulha pode diminuir de intensidade em consequência de os folhetos permanecerem praticamente imobilizados, incapazes, portanto, de produzir qualquer ruído.

A capacidade contrátil do miocárdio é outro fator determinante da intensidade da 1ª bulha. Após exercício físico ou nos pacientes que apresentam febre, hipertireoidismo e estenose mitral, a hiperfonese da 1ª bulha se deve em parte ao fechamento mais rápido das valvas. Ao contrário, nos casos de choque cardiogênico, sendo menor a força de contração do miocárdio, o fechamento das valvas atrioventriculares é mais lento e, em consequência, a 1ª bulha será de pequena intensidade.

Os fatores que interferem na transmissão do ruído são de várias naturezas. Nos indivíduos de tórax delgado, principalmente nas crianças, B1 costuma ser mais intensa. O oposto se dá quando há obesidade, mamas volumosas ou musculatura peitoral bem desenvolvida, notando-se hipofonese da 1ª bulha.

TIMBRE E TONALIDADE DA 1ª BULHA CARDÍACA. Na estenose mitral, as valvas se tornam rígidas em decorrência da fibrose, e o ruído produzido pelo seu fechamento, além de mais intenso, adquire tonalidade aguda e timbre metálico.

DESDOBRAMENTO DA 1ª BULHA CARDÍACA. Conforme já visto, em grande parte dos indivíduos normais, especialmente em crianças e jovens, percebe-se um desdobramento normal de B1. Se o desdobramento for amplo, pode levantar a suspeita de bloqueio de ramo direito, que atrasa o fechamento da tricúspide. Em vez do TUM-TA-TUM-TA-TUM-TA, ouve-se uma sequência de ruídos que, onomatopaicamente, podem ser representados por **TLUM**-TA**TLUM**-TA**TLUM**-TA. Nesses casos, no foco pulmonar, encontra-se também desdobramento da 2ª bulha (ver Figura 47.6).

MASCARAMENTO DA 1ª BULHA CARDÍACA. Esse fenômeno pode ocorrer quando há um sopro sistólico de regurgitação que, como se verá mais adiante, tem início junto com a 1ª bulha, recobrindo-a e estendendo-se até o fim da sístole (ver Sopros).

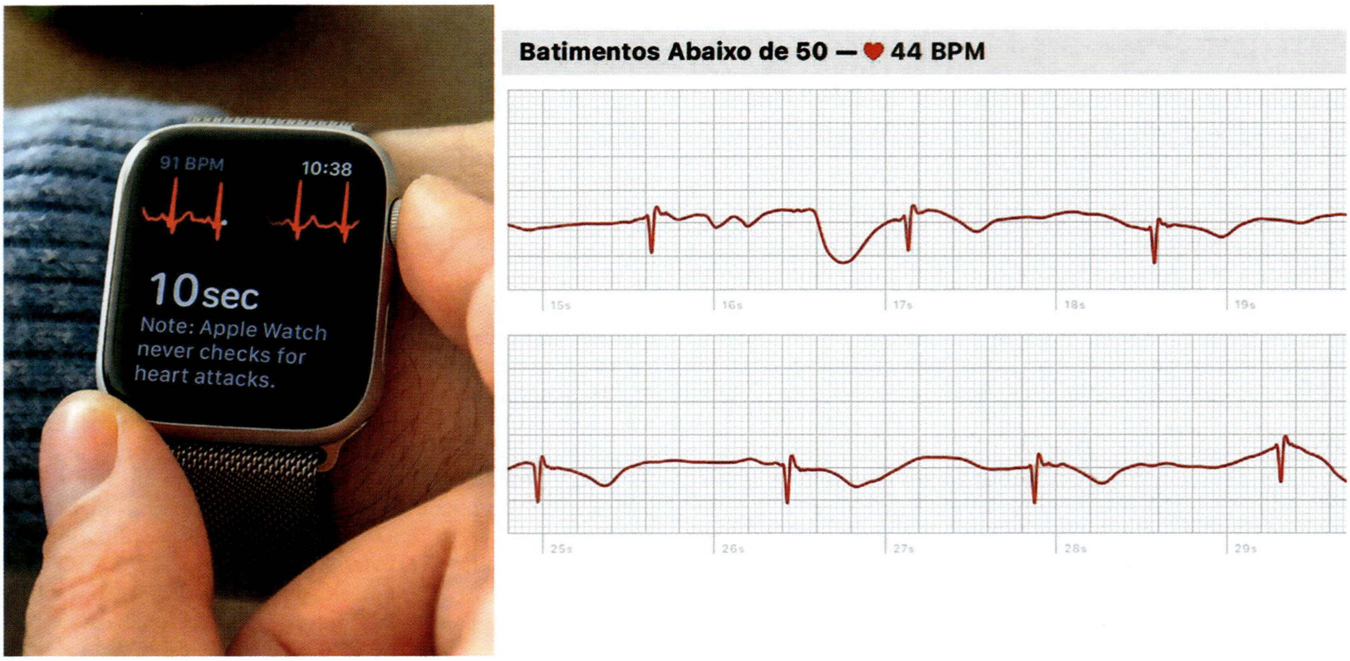

Figura 47.13 Exemplo de registro pelo relógio Apple Watch® de um bloqueio atrioventricular total, registrado pelo próprio paciente e enviado ao médico por mensagem eletrônica.

Quadro 47.7 Alterações na intensidade da 1ª bulha cardíaca.

Hiperfonese de B1	Hipofonese de B1
Estenose mitral	Insuficiência mitral
Estenose tricúspide	Insuficiência tricúspide
Defeito do septo interventricular	Insuficiência cardíaca
Insuficiência cardíaca de alto débito	Insuficiência ou estenose aórtica
Tórax delgado	Obesidade
Pneumotórax	DPOC
Taquicardia	Bradicardia
Hipertireoidismo	Bloqueio de ramo esquerdo
Hipertensão arterial não controlada	PR longo

DPOC: doença pulmonar obstrutiva crônica.

Alterações da 2ª bulha cardíaca

INTENSIDADE DA 2ª BULHA CARDÍACA. A intensidade da 2ª bulha deve ser analisada nas áreas da base (aórtica e pulmonar), e é influenciada sobretudo pela posição das valvas no início do seu fechamento. Quanto maior a distância percorrida por elas, mais intenso será o ruído. Outros fatores que interferem na intensidade de B2 são: anatomia das valvas, pressão na circulação sistêmica e pulmonar e outras condições relacionadas à transmissão do ruído.

Quando o débito ventricular está diminuído, a amplitude do movimento dos folhetos é menor, e há hipofonese de B2. É o que ocorre nas extrassístoles, na estenose aórtica, na estenose pulmonar e nas cardiomiopatias. Em condições de aumento do débito cardíaco (p. ex., persistência do canal arterial e comunicação interatrial), pode haver hiperfonese de B2 no foco pulmonar.

Valvas calcificadas (estenose aórtica) ou fundidas (defeitos congênitos) produzem ruído de pequena intensidade pelo fato de se movimentarem muito pouco.

A intensidade de B2 também varia com as diferentes etapas da vida. Na criança, a B2 é mais intensa na área pulmonar; em adultos e pessoas idosas, ela tem maior intensidade no foco aórtico (Quadro 47.8).

Aumento da pressão arterial na aorta ou pulmonar causam hiperfonese de B2 nos respectivos focos. As alterações anatômicas do tórax e que influenciam na transmissão do ruído, descritas em B1, também se aplicam aqui.

TIMBRE E TONALIDADE DA 2ª BULHA CARDÍACA. B2 pode adquirir caráter "seco" quando ocorre endurecimento das sigmoides.

DESDOBRAMENTO DA 2ª BULHA CARDÍACA. É mais bem analisado no foco pulmonar. Já descrevemos o desdobramento fisiológico (ver Figura 47.6); agora, abordaremos as alterações patológicas, incluindo o desdobramento constante e variável, o desdobramento fixo e o desdobramento invertido ou "paradoxal" (Figura 47.14).

O **desdobramento constante de B2** pode ser de origem mecânica ou elétrica. Em vez do TUM-TA-TUM-TA-TUM-TA, o que se ouve é algo que se pode imitar dizendo TUM-TLA-TUM-TLA-TUM-TLA. No bloqueio de ramo direito, o assincronismo eletromecânico faz com que a valva pulmonar se feche posterior à valva aórtica, causando desdobramento constante de B2, que se acentua com a inspiração profunda (variável).

Quadro 47.8 Alterações na intensidade da 2ª bulha cardíaca.

Hiperfonese de B2	Hipofonese de B2
Hipertensão arterial	Estenose aórtica
Hipertensão pulmonar	Estenose pulmonar
Coarctação da aorta	Insuficiência cardíaca de baixo débito
Tetralogia de Fallot	Insuficiência aórtica
Transposição de grandes vasos	
Aneurisma de aorta ascendente	

Expiração	Inspiração	Causa do desdobramento
B1 B2 A-P TUM TA	B1 B2 A P TUM TLA	Desdobramento fisiológico Resulta do aumento da negatividade intratorácica durante a inspiração que se acompanha de maior enchimento do ventrículo direito; por isso, o desdobramento só ocorre na inspiração.
A P TUM TLA	A P TUM TLA	Bloqueio do ramo direito Ocorre na expiração e na inspiração e é decorrente do retardo da ativação do ventrículo direito. Acentua-se na inspiração pelo maior enchimento do ventrículo direito nesta fase da respiração.
P A TUM TLA	P-A TUM TA	Bloqueio do ramo esquerdo Ocorre apenas na expiração em consequência do retardo do componente aórtico. Na inspiração, o retardo do componente pulmonar faz com que a bulha se torne única (desdobramento paradoxal).
A P TUM TLA	A P TUM TLA	Comunicação interatrial O grau de desdobramento é o mesmo na expiração e na inspiração (desdobramento fixo), pois as altera- ções da pressão intratorácica durante a respiração não influem no enchimento do ventrículo direito porque os átrios estão se intercomunicando.
P A TUM TLA	P-A TUM TA	Estenose aórtica O desdobramento ocorre na expiração porque a contração ventricular está prolongada, retardando o componente aórtico.

Figura 47.14 Desdobramento da 2ª bulha cardíaca na área pulmonar.

Na comunicação interatrial, durante a inspiração, ocorre aumento do retorno venoso para o coração direito, o que atrasa o componente pulmonar da 2ª bulha e diminui a passagem de sangue do átrio esquerdo para o direito (*shunt*). Na expiração, o retorno venoso ao coração direito diminui; em compensação, há aumento da passagem de sangue do átrio esquerdo para o direito pela comunicação interatrial, o que novamente atrasa o fechamento da valva pulmonar. Por esses mecanismos dinâmicos, B2 tem **desdobramento fixo** na comunicação interatrial. Outra causa é a estenose pulmonar.

O **desdobramento invertido** – antes denominado "paradoxal" – pode ser observado no bloqueio do ramo esquerdo. Aqui, há um retardo no componente aórtico (A2), mais bem notado durante a expiração, que passa a situar-se depois do componente pulmonar (P2). O inverso, portanto, da situação normal. Também pode ser observada na estenose aórtica grave, pelo atraso no fechamento da valva.

Alterações da 3ª e da 4ª bulha cardíaca

Ao estudar os ritmos tríplices, várias referências foram feitas às 3ª e 4ª bulhas cardíacas, cabendo agora acrescentar alguns comentários práticos.

Convém lembrar que, em crianças e em adultos jovens, a 3ª bulha aparece com frequência sem que sua ocorrência indique qualquer anormalidade.

Não há diferenças acústicas entre a 3ª bulha fisiológica e a patológica. O reconhecimento da condição patológica depende de outras alterações indicativas de lesão cardíaca, tais como cardiomegalia, sopros e sinais de insuficiência cardíaca.

A 4ª bulha cardíaca pode ser encontrada em crianças normais; entretanto, sua ocorrência exige cuidado maior para afastar condições anormais, principalmente aquelas em que há diminuição da complacência ventricular.

Cliques e estalidos

A característica semiológica básica dos cliques e estalidos é sua situação no ciclo cardíaco. Tendo em vista este elemento, podem ser classificados em **sistólicos** (protossistólicos e mesossistólicos) ou **diastólicos**.

Sons sistólicos

SOM DE EJEÇÃO OU ESTALIDOS PROTOSSISTÓLICOS. É um som sistólico precoce e agudo que coincide com o início do pulso carotídeo. Geralmente está associado a doenças congênitas das válvulas aórtica ou pulmonar bicúspide, ou às vezes com dilatação da raiz aórtica ou pulmonar e válvulas semilunares normais. O som de ejeção que acompanha a doença da válvula pulmonar diminui em intensidade com a inspiração; é o único evento cardíaco do lado direito que se comporta dessa maneira. Os sons de ejeção desaparecem à medida que a válvula afetada perde sua flexibilidade ao longo do tempo. Eles costumam ser mais bem ouvidos na borda esternal esquerda inferior do que na base do coração.

CLIQUES NÃO RELACIONADOS À EJEÇÃO (MESOSSISTÓLICOS E TELESSISTÓLICOS). Ocorrem após o início do pulso carotídeo e estão relacionados ao prolapso da válvula mitral. Um sopro sistólico pode ou não seguir. É audível nas áreas mitral ou tricúspide. Não se deve confundi-lo com o desdobramento de B1, com o estalido protossistólico pulmonar ou aórtico, nem com o atrito pericárdico. É um ruído de alta frequência, seco, agudo, situado no meio ou no fim da sístole, cuja intensidade varia nitidamente durante os movimentos respiratórios e com as mudanças de posição. Quando em pé, a pré-carga e pós-carga ventriculares diminuem, e o clique (e o sopro) se movem mais perto do B1. Com agachamento, a pré-carga e pós-carga ventriculares aumentam, a válvula mitral prolapsada tensiona mais tarde na sístole, e o clique (e o sopro) se movem para longe do B1 (Figura 47.15).

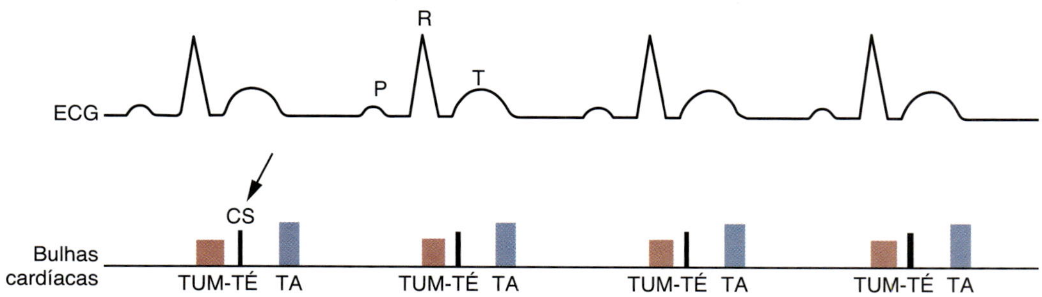

Figura 47.15 O clique sistólico (CS) é um ruído de alta frequência, seco, agudo (TÉ), meso ou telessistólico, audível nos focos mitral ou tricúspide e que aparece quando há prolapso de uma dessas valvas.

Sons diastólicos

Os estalidos diastólicos podem ocorrer nas estenoses das valvas mitral e tricúspide e, mais raramente, na insuficiência mitral e na comunicação interatrial.

ESTALIDO DE ABERTURA DA ESTENOSE MITRAL. Esse som agudo ocorre logo após B2, e é mais audível com o paciente em decúbito lateral esquerdo, na área mitral e na borda esternal esquerda, na altura do 3º e do 4º espaço intercostal. Todavia, em muitos pacientes, o estalido é audível em todo o precórdio. O intervalo entre B2 e o estalido de abertura é inversamente proporcional ao gradiente de pressão diastólica entre o átrio esquerdo e o ventrículo esquerdo. Ou seja, quanto mais precoce o estalido de abertura da valva mitral (mais próximo de B2), maior a gravidade da estenose mitral. Tanto a intensidade de B1 quanto o estalido diminuem com a calcificação e a rigidez progressivas da valva mitral (Figura 47.16).

ESTALIDO DE ABERTURA TRICÚSPIDE. É mais audível na borda esternal esquerda e, ocasionalmente, na borda esternal direita. Como quase todos os pacientes que apresentam estenose tricúspide reumática também apresentam estenose da valva mitral, esse som é de difícil diferenciação.

É um estalido, uma B2 desdobrada ou uma B3?

O estalido de abertura mitral não deve ser confundido com uma B2 desdobrada ou com B3.

Com relação à B2 desdobrada:

- O desdobramento é mais notado na área pulmonar, enquanto o estalido ocorre no 3º e no 4º espaço intercostal esquerdo, junto ao esterno, e no foco mitral
- O timbre do estalido é mais agudo e mais seco que o componente pulmonar de B2, e o intervalo que o separa da 2ª bulha pode apresentar variações com as manobras respiratórias.

Com relação à B3:

- B3 é de tonalidade baixa, enquanto o estalido é agudo e metálico
- B3 é mais audível na ponta do coração; não é auscultada com facilidade em outras regiões do precórdio. O estalido é audível na ponta, na borda esternal e na fúrcula esternal
- B3 está separada de B2 por um intervalo de tempo maior que o existente entre B2 e o estalido.

Sopros

Os **sopros cardíacos** são sons anormais produzidos pelo fluxo sanguíneo turbulento dentro do coração ou de grandes vasos próximos. Eles são frequentemente indicativos de alguma anormalidade na anatomia ou na função cardíaca.

Quais os mecanismos de formação dos sopros?

Os sopros aparecem na dependência de alterações do próprio sangue, da parede do vaso ou das câmaras cardíacas, principalmente nos aparelhos valvares, incluindo os mecanismos descritos a seguir:

- **Aumento da velocidade da corrente sanguínea**: isso pode provocar a formação de turbulência capaz de dar origem a sopros. Esse é o mecanismo dos sopros que surgem após exercício físico, na anemia, no hipertireoidismo e na síndrome febril
- **Diminuição da viscosidade sanguínea**: a viscosidade sanguínea exerce efeito amortecedor sobre a turbulência do sangue. Os sopros que se auscultam nos portadores de anemia (sopros anêmicos) decorrem, em parte, da diminuição da viscosidade sanguínea que acompanha essa afecção
- **Passagem de sangue através de uma zona estreitada**: nessa condição, o fluxo sanguíneo sofre radicais modificações, deixando de ser laminar para ser feito em turbilhões. O turbilhonamento produz vibrações que correspondem aos sopros.
  Os defeitos valvares (estenose e insuficiência) e algumas anormalidades congênitas (comunicação interventricular, persistência do canal arterial) representam zonas de estreitamento entre duas câmaras cardíacas ou entre uma câmara e um vaso ou entre dois vasos. A análise semiológica dos sopros produzidos em tais condições constitui a base para o diagnóstico dessas afecções
- **Passagem do sangue para uma zona dilatada**: a explicação é a mesma descrita no item anterior. Por esse mecanismo, explicam-se os sopros de alguns defeitos valvares, dos aneurismas e o rumor venoso
- **Passagem de sangue para uma membrana de borda livre**: quando isso ocorre, originam-se vibrações que se traduzem também como sopros.

Na maioria das alterações cardiovasculares em que surgem sopros, há associação de dois ou mais dos mecanismos expostos.

Os sopros devem ser caracterizados com relação a:

- **Cronologia**: a fase do ciclo cardíaco em que ocorre, podendo ser sistólico, diastólico ou contínuo (sistodiastólico)
- **Localização**: onde o sopro é mais audível, podendo ser definida pelo foco ou referência anatômica de melhor ausculta
- **Duração**: é o quanto o sopro dura na sístole e/ou diástole. Pode ser proto, meso, tele ou holossistólico ou diastólico (Figura 47.17)
- **Irradiação**: sopros podem irradiar-se para além do foco de maior intensidade, auxiliando na identificação de seu mecanismo. Podem irradiar para axila e dorso (sopros mitrais), região epigástrica (sopros tricúspides) e fúrcula e pescoço (sopros aórticos)
- **Intensidade**: pode ser graduada em um sistema de cruzes (+), e depende de vários fatores, como a velocidade do fluxo e

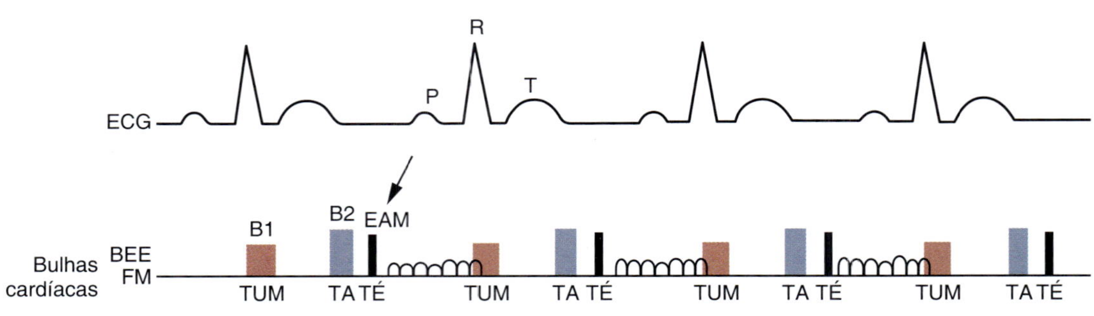

Figura 47.16 O estalido de abertura mitral (EAM) é um ruído seco (TÉ), de curta duração, protodiastólico, precedendo o ruflar, mais audível no foco mitral (FM) e na borda esternal esquerda (BEE). Aparece na estenose mitral em decorrência das modificações anatômicas das cúspides e das alterações pressóricas intracavitárias.

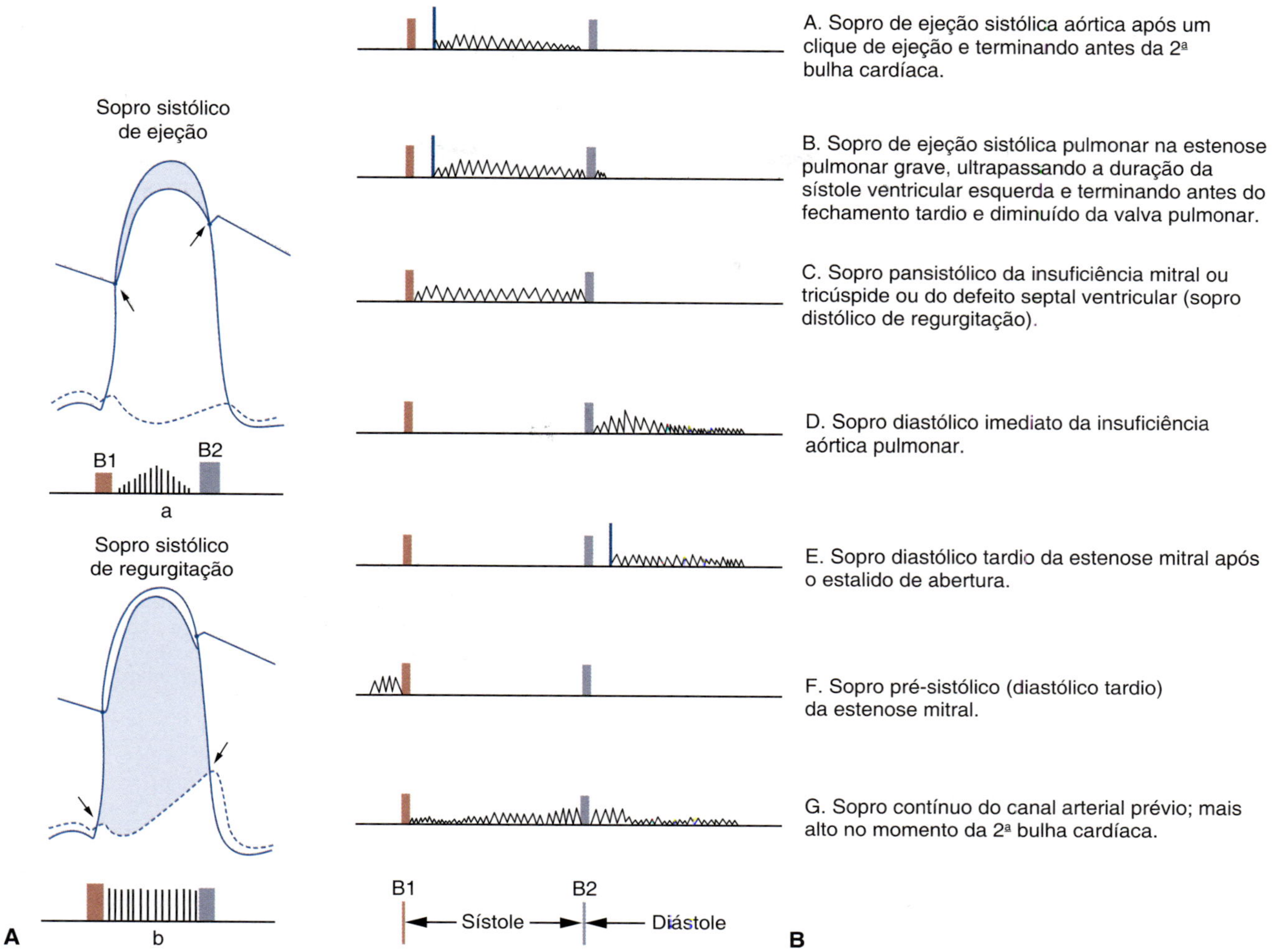

Figura 47.17 A. Características hemodinâmicas do sopro sistólico de ejeção (*a*) e do sopro sistólico de regurgitação (*b*). No sopro de ejeção, o gradiente de pressão inicia-se no fim da fase de contração ventricular isométrica e termina antes do fechamento das valvas aórtica e pulmonar (*setas*). Isso faz com que o sopro tenha início após a 1ª bulha (B1) e termine antes da 2ª bulha (B2). O sopro de regurgitação começa com a 1ª bulha, recobrindo-a, e termina no fim da 2ª bulha; isso porque há gradiente de pressão desde o início da contração ventricular até o fechamento das valvas aórtica e pulmonar. **B.** Representação esquemática da ausculta dos sopros sistólicos, diastólicos e sistodiastólicos.

o volume de sangue que passa pelo local em que ele se origina. A intensidade do sopro não deve ser tomada como parâmetro absoluto e decisivo para a avaliação clínica de uma lesão vascular ou cardíaca. Em muitas situações, graves defeitos valvares ou estruturais podem cursar com sopros de pequena intensidade, e vice-versa (Quadro 47.9)

- **Timbre e tonalidade**: essas características, com frequência referidas como "qualidade do sopro", estão relacionadas à velocidade do fluxo e com defeito primário que provoca o turbilhonamento de sangue. As características mais comuns são: suave, rude, musical, aspirativo, em jato de vapor, piante, tipo surdo, ruflar, rangente, entre outros. O timbre e a tonalidade têm significado semiológico por facilitarem a diferenciação de alguns sopros.

Quadro 47.9 Graduação dos sopros.

Grau 1	+	Sopro muito discreto, audível em posições específicas
Grau 2	++	Sopro discreto, mas audível em decúbito dorsal
Grau 3	+++	Sopro de intensidade moderada/importante, mas sem frêmito
Grau 4	++++	Sopro de intensidade moderada/importante e com frêmito
Grau 5	+++++	Sopro intenso, com frêmito, audível mesmo colocando apenas a borda do diafragma em contato com a pele
Grau 6	++++++	Sopro intenso, com frêmito. É possível ouvir mesmo sem encostar o estetoscópio na pele do paciente

Sopros sistólicos

Os sopros sistólicos são classificados em: **sopro sistólico de ejeção** e **sopro sistólico de regurgitação** (Figura 47.18).

SOPROS SISTÓLICOS DE EJEÇÃO. Sopros decorrentes de estenose da válvula aórtica ou pulmonar, iniciando-se logo após uma B1. Esse curto intervalo que sucede a 1ª bulha cardíaca corresponde à fase de contração isovolumétrica, quando a pressão dentro dos ventrículos aumenta, mas ainda não supera a pressão nas artérias aorta e pulmonar. Consequentemente, as válvulas sigmoides (aórticas e pulmonares) permanecem fechadas, e o sopro é ouvido imediatamente após a 1ª bulha. À medida que a pressão nos ventrículos excede a

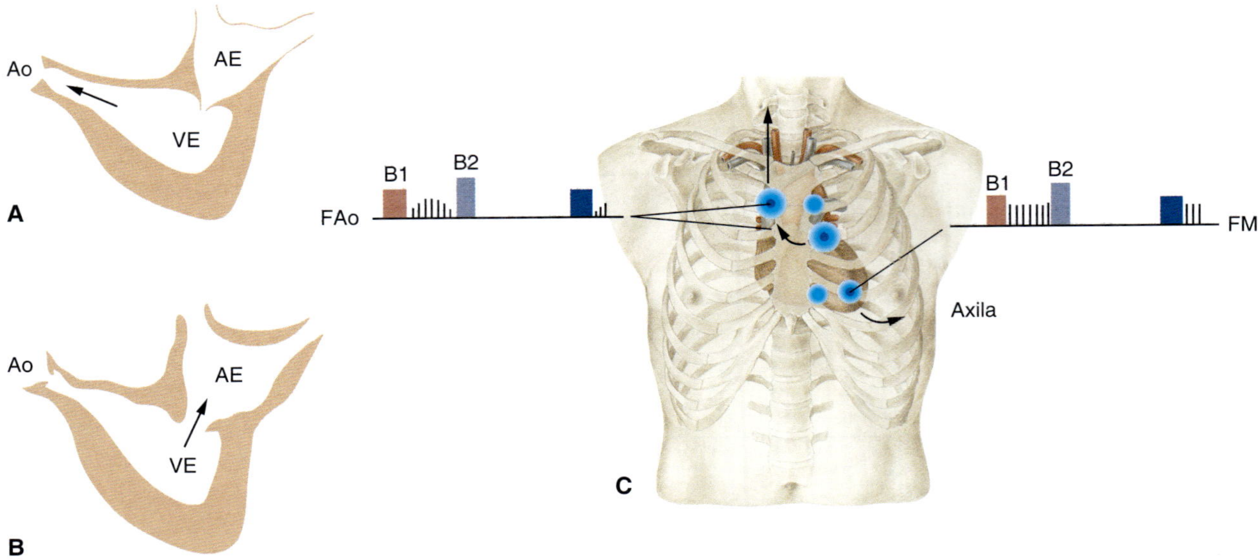

Figura 47.18 Sopros sistólicos: estenose aórtica e insuficiência mitral. Na estenose aórtica (A), durante a sístole, há dificuldade de o sangue passar do ventrículo esquerdo (VE) para a aorta (Ao) em virtude do estreitamento do orifício valvar. Na insuficiência mitral (B), durante a sístole, as cúspides valvares não ocluem completamente o orifício, possibilitando o refluxo de certa quantidade de sangue para o átrio esquerdo (AE). Em ambas as condições, aparece um sopro sistólico (C). Na estenose aórtica, o sopro é tipo ejeção, audível no foco aórtico (FAo) e foco aórtico acessório (FAo') com irradiação para cima, na direção dos vasos do pescoço. Na insuficiência mitral, o sopro é de regurgitação, audível no foco mitral (FM) e com irradiação na direção da axila. (Adaptada de Köpf-Maier, 2006.)

pressão arterial, o sangue é ejetado, resultando em um sopro que cresce e depois diminui, terminando antes de B2 – também chamado de sopro crescendo-decrescendo. Isso reflete o padrão da ejeção ventricular, que é mais lenta no início e no fim da sístole, e mais rápida na mesossístole.

SOPROS SISTÓLICOS DE REGURGITAÇÃO. Sopros contínuos ao longo da sístole e podem ser ouvidos desde o início desta, às vezes encobrindo a 1ª bulha cardíaca. O sopro mantém intensidade constante e termina pouco antes da 2ª bulha cardíaca. Eles são causados pelo refluxo de sangue dos ventrículos para os átrios (em casos de insuficiência mitral ou tricúspide) ou de um ventrículo para o outro (em casos de comunicação interventricular). Durante a contração isovolumétrica, quando a pressão nos ventrículos começa a exceder a pressão atrial, o sangue é forçado de volta para os átrios, resultando em um sopro que persiste durante toda a sístole.

Sopro de Gallavardin

Fenômeno associado à estenose aórtica, no qual o sopro de ejeção pode ser percebido com uma qualidade sonora diferente no ápice (foco mitral), onde adquire uma qualidade mais musical ou "piante".

Estenose aórtica *versus* cardiomiopatia hipertrófica obstrutiva

Ambas as condições são marcadas por um sopro sistólico ejetivo, mas que podem ser diferenciadas ao exame físico.

Na **cardiomiopatia hipertrófica obstrutiva**, o sopro tende a ser **mais intenso** na região da borda esternal inferior esquerda e aumenta com manobras que diminuem o retorno venoso, como posição em pé ou manobra de Valsalva. Por outro lado, o agachamento tende a diminuir sua intensidade. No caso da estenose aórtica, essas manobras não modificam significativamente o sopro.

Além disso, a cardiomiopatia hipertrófica pode ser associada à presença de B4, em virtude do ventrículo não complacente.

Sopros diastólicos (Figura 47.19)

SOPROS DIASTÓLICOS DE ESTENOSE MITRAL OU TRICÚSPIDE. São mais pronunciados na fase média da diástole, correspondendo ao enchimento rápido dos ventrículos. Podem estender-se até o final da diástole, adquirindo um reforço pré-sistólico com a contração atrial. Eles começam após um intervalo claro da 2ª bulha cardíaca, refletindo um momento em que as pressões intra-atriais e intraventriculares estão quase iguais, com pouca passagem de sangue através dos orifícios valvares. Esses sopros têm baixa frequência e tom grave, o que lhes confere um caráter de "ruflar", indicando a passagem de sangue através de orifícios valvares estreitados durante o enchimento ventricular.

SOPROS DIASTÓLICOS DE INSUFICIÊNCIA AÓRTICA OU PULMONAR. Esses sopros começam imediatamente após B2, em

Sopro de Carey-Coombs

É um sopro mesodiastólico curto, de baixa frequência, ouvido sobre a região mitral do coração. Ocorre na fase inicial da febre reumática, quando há inflamação valvar associada ao hiperfluxo presente na regurgitação importante. O sopro de Carey-Coombs é geralmente transitório e tende a desaparecer com a resolução da inflamação.

Sopro de Austin-Flint

Trata-se de um sopro diastólico de regurgitação, associado à insuficiência aórtica grave. É um sopro de baixa frequência ouvido na ponta do coração, decorrente do jato regurgitante aórtico que "bate" na valva mitral durante a diástole.

Sopro de Graham Steel

Sopro diastólico de regurgitação pulmonar, associado a hipertensão pulmonar secundária à estenose mitral. É tipicamente de alta frequência e decrescendo.

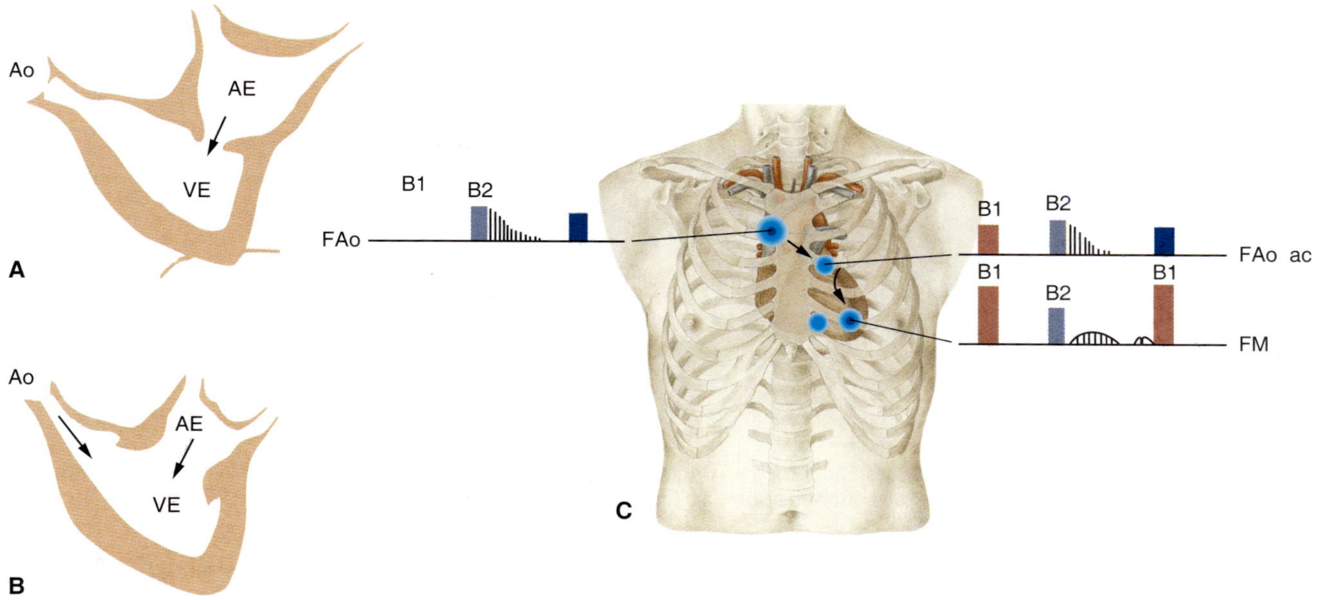

Figura 47.19 Sopros diastólicos: estenose mitral e insuficiência aórtica. Na estenose mitral (A), as cúspides da valva mitral não se abrem completamente durante a diástole, dificultando a passagem de sangue do átrio esquerdo (AE) para o ventrículo esquerdo (VE). Na insuficiência aórtica (B), durante a diástole, as cúspides da valva aórtica não ocluem o orifício, possibilitando o refluxo de sangue da aorta (Ao) para o ventrículo esquerdo (VE). Em ambas as condições surge um sopro diastólico (C). O sopro de estenose mitral é audível na área mitral, com pequena irradiação, tem característica de ruflar e apresenta um reforço pré-sistólico. O sopro de insuficiência aórtica é audível no foco aórtico (FAo) ou no foco aórtico acessório (FAO ac), irradiando-se para a ponta do coração; é proto e mesodiastólico e tem alta frequência, o que lhe dá um caráter aspirativo. (Adaptada de Köpf-Maier, 2006.)

decorrência do gradiente de pressão significativo entre os vasos da base (aorta e pulmonar) e os ventrículos. O sopro pode ser limitado à protodiástole ou pode abranger também a mesodiástole e a telediástole. São sopros de alta frequência, com tonalidade aguda e natureza decrescente, conferindo-lhes um caráter "aspirativo".

Sopros sistodiastólicos ou contínuos

Os sopros contínuos são ouvidos durante toda a sístole e a diástole, sem interrupção, recobrindo e mascarando B1 e B2. É importante que o examinador diferencie esses sopros dos que ocorrem separadamente na sístole e na diástole, mas que não formam um som contínuo ininterrupto. A parte sistólica desses sopros costuma ser mais intensa e mais rude. São designados sopros "em maquinaria" porque lembram o ruído de máquina a vapor em movimento. Aparecem na persistência do canal arterial, nas fístulas arteriovenosas, nas anomalias dos septos aortopulmonares e no rumor venoso.

Modificações do sopro com a respiração, com a posição do paciente e exercício físico

INFLUÊNCIA DA RESPIRAÇÃO. A análise dos sopros cardíacos em relação à fase respiratória é uma ferramenta valiosa na semiologia cardíaca. Um exemplo clássico da aplicação dessa relação é a **manobra de Rivero-Carvallo**, utilizada para diferenciar sopros de insuficiência tricúspide de insuficiência mitral. Durante essa manobra, o médico ausculta o foco tricúspide e solicita uma inspiração profunda para o paciente. Se o sopro permanecer inalterado ou diminuir, a manobra é considerada negativa, sugerindo que o sopro é uma propagação de um sopro originado na válvula mitral. Por outro lado, se o sopro aumenta durante a inspiração, sugere-se que a origem está no aparelho valvar tricúspide. Isso ocorre porque a inspiração profunda aumenta o retorno venoso para o coração direito, levando a maior refluxo de sangue do ventrículo direito para o átrio direito durante a sístole e, consequentemente, intensificando o sopro. A respiração também influencia os sopros das lesões aórticas. Esses sopros tornam-se mais audíveis quando o paciente faz uma expiração forçada.

Sopro inocente

Os sopros "inocentes" são uma conclusão diagnóstica, não uma categoria específica de sopro. Eles são identificados após avaliação clínica completa, incluindo exames complementares, que descarta alterações estruturais no coração (Figura 47.20).

Semiologicamente, os sopros inocentes apresentam as seguintes características:

- Sistólicos
- Baixa intensidade, geralmente + a ++
- Suaves
- Sem irradiação
- Mais audíveis no foco pulmonar e região mesocardíaca
- A intensidade e a qualidade do sopro podem mudar com diferentes posições do paciente
- Não estão associados a alterações nas bulhas cardíacas, frêmito ou evidências de dilatação/hipertrofia das cavidades cardíacas.

Esses sopros são mais comuns em crianças e exigem uma avaliação cuidadosa para excluir condições como febre ou anemia, que podem causar sopros semelhantes. Uma investigação cardiológica incluindo radiografia do tórax, ECG e ecocardiograma é essencial.

Ao comunicar aos pais que o sopro do filho é inocente, é importante ser transparente e claro. Essa abordagem evita ansiedades desnecessárias e restrições injustificadas nas atividades da criança. A comunicação deve ser feita de maneira a não criar desconfiança ou descrédito, explicando de forma simples que, apesar da presença do sopro, não há doença cardíaca subjacente.

INFLUÊNCIA DA POSIÇÃO. Os sopros na base do coração, especialmente os da insuficiência aórtica, são mais bem auscultados

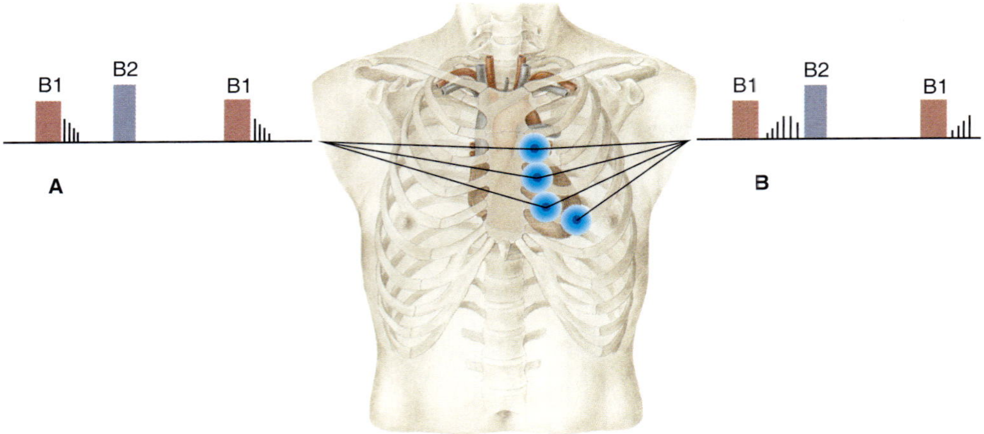

Figura 47.20 Sopros inocentes. Os sopros inocentes são sistólicos – proto (A) ou mesossistólicos (B), nunca holossistólicos – suaves, sem irradiação e mais audíveis na borda esternal esquerda e região mesocardíaca. (Adaptada de Köpf-Maier, 2006.)

quando o paciente está sentado e inclinado para frente. Essa posição permite uma audição mais clara do sopro. O ruflar diastólico da estenose mitral se torna mais intenso quando o paciente está em decúbito lateral esquerdo. O rumor venoso, característico de certas condições, tem sua intensidade aumentada quando o paciente está sentado ou de pé, diminuindo ou desaparecendo na posição deitada. Isso decorre de mudanças na pressão venosa central com as alterações de posição.

INFLUÊNCIA DO EXERCÍCIO. O exercício físico, ao aumentar a velocidade do fluxo sanguíneo e estimular o sistema adrenérgico, intensifica os sopros. Assim, em pacientes suspeitos de estenose mitral, pedir que realizem algum exercício pode tornar um ruflar diastólico anteriormente fraco em mais audível, facilitando a detecção e a avaliação do sopro. Por outro lado, o ***handgrip*** aumenta a resistência vascular periférica e pode ter dois efeitos: (1) diminui a intensidade dos sopros de vias de saíde do ventrículo esquerdo, como estenose aórtica e cardiomiopatia hipertrófica; e (2) aumenta a intensidade dos sopros de insuficiência mitral, insuficiência aórtica e comunicação interventricular.

Manobra de Valsalva e os sopros cardíacos

A manobra de Valsalva consiste no esforço expiratório contra a glote fechada, causando um breve aumento na pressão intratorácica. A **maioria dos sopros reduz** de intensidade com essa manobra, pela redução do retorno venoso.

No entanto, em uma situação particular, pode haver **aumento** da intensidade do sopro: a **cardiopatia hipertrófica obstrutiva**. Nesse caso, a manobra de Valsalva é importante para diferenciar o sopro sistólico ejetivo no foco aórtico da estenose aórtica (na qual o sopro diminui).

Sons pericárdicos

Atrito pericárdico

O atrito pericárdico é um ruído cardíaco característico, geralmente associado à pericardite, uma inflamação do pericárdio. Esse ruído ocorre quando as superfícies normalmente lisas e umedecidas do pericárdio se tornam ásperas e inflamadas, levando à fricção durante os movimentos cardíacos.

As principais características do atrito pericárdico são:

- Ciclo cardíaco: o atrito pericárdico pode ser ouvido durante a sístole e a diástole e não tem relação fixa com as bulhas cardíacas. É frequentemente contínuo, com reforço sistólico (em algumas condições, restringe-se à sístole)
- Localização: é mais comumente auscultado entre a ponta do coração e a borda esternal esquerda
- Irradiação: esse ruído não se irradia e geralmente é audível em uma área limitada
- Intensidade: varia muito de intensidade, e pode mudar com a posição do paciente ou com a pressão exercida pelo estetoscópio
- Timbre e tonalidade: o som do atrito pericárdico varia em qualidade, podendo ser comparado ao ruído de fricção de um couro novo. Pode ter caráter musical ou assemelhar-se a um sopro
- Mutabilidade: é uma das principais características do atrito pericárdico. De um dia para o outro, ou no espaço de algumas horas, o ruído pode apresentar mudanças na intensidade e na qualidade, o que não é observado nos sopros nem nos estalidos.

Resumidamente, o atrito pericárdico é um ruído cardíaco audível tanto na sístole quanto na diástole, sem relação constante com as bulhas, assemelhando-se ao som de fricção, audível principalmente entre a ponta do coração e a borda esternal esquerda e caracterizado por mudanças rápidas em sua intensidade e qualidade.

Pericardite constritiva

O ruído característico da pericardite constritiva é gerado pela distensão do pericárdio, que se tornou rígido e menos elástico pela doença. Esse ruído é específico para a condição e oferece pistas valiosas para o diagnóstico. Essas são suas características principais:

- Ciclo cardíaco: ocorre durante a diástole, no fim da fase de enchimento ventricular rápido, ligeiramente antes da 3ª bulha cardíaca
- Localização: é importante observar que ele é restrito principalmente ao foco mitral, ao ápice e ao foco tricúspide
- Características: apresenta timbre alto e seco, o que o diferencia da 3ª bulha cardíaca, que geralmente é mais suave
- Diferenciação do estalido de abertura mitral: embora semelhantes, o ruído da pericardite constritiva é mais localizado no foco mitral e ápice, e o estalido de abertura mitral é audível em todos os focos de ausculta.

EXAME DOS PULSOS

A **palpação dos pulsos** é parte essencial do exame físico cardiovascular e fornece informações valiosas sobre o estado hemodinâmico e o funcionamento do coração. Os diferentes tipos de pulsos que podem ser avaliados incluem: o pulso radial, o pulso capilar, as pulsações das artérias carótidas e das veias jugulares (pulso venoso).

Os pulsos periféricos serão estudados com o exame clínico das artérias (ver Parte 10, *Sistema Cardiovascular*, Seção 2, *Artérias*, Capítulo 51, *Exame Clínico*), pois os dados obtidos são utilizados para o diagnóstico das afecções vasculares.

Pulso radial

O pulso radial é comumente palpado na região entre a apófise estiloide do rádio e o tendão dos flexores do punho. Para palpar, usam-se as polpas dos dedos indicador e médio, ajustando a pressão até sentir o impulso máximo. O polegar do examinador deve repousar suavemente no dorso do punho do paciente. Em geral, a mão direita do examinador é usada para palpitar o pulso radial esquerdo do paciente e vice-versa. O braço do paciente deve estar relaxado e em posição supinada.

A técnica é diferente para se avaliar o pulso célere ou pulso em martelo d'água. Nesse caso, o braço do paciente é levantado acima de sua cabeça, e sua mão é segurada pela mão esquerda do examinador, enquanto a face anterior do punho do paciente é envolvida pela mão direita do médico. O polegar fecha a pinça, apoiando-se no dorso do punho. Nessa técnica, a percepção do pulso não é feita com as polpas digitais, mas com toda a face ventral dos dedos e a parte palmar da mão.

A análise do pulso radial abrange as seguintes **características semiológicas**: estado da parede arterial, frequência, ritmo, amplitude ou magnitude, tensão ou dureza, tipos de onda e comparação com a artéria homóloga.

Características semiológicas do pulso radial

ESTADO DA PAREDE ARTERIAL. A parede arterial deve ser palpável, mas não rígida ou endurecida.

> **Manobra de Osler**
>
> Consiste na palpação da artéria radial após insuflação do manguito acima da pressão sistólica para se avaliar pseudo-hipertensão arterial. Diz-se que a manobra de Osler é positiva quando a artéria permanece palpável, mas sem pulsações. Embora a sensibilidade e a especificidade dessa manobra sejam consideradas baixas em estudos recentes, ela ainda é valiosa como sinal de alerta, especialmente em pessoas idosas com elevados níveis de pressão arterial.

FREQUÊNCIA. Deve-se contar as pulsações por um minuto inteiro. Em adultos, a frequência normal varia de 50 a 100 bpm. Frequências > 100 bpm indicam taquisfigmia, enquanto < 50 bpm indicam bradisfigmia. O **déficit de pulso** ocorre quando há discrepância entre o número de batimentos cardíacos e as pulsações percebidas na artéria radial. Isso acontece quando algumas contrações ventriculares não são eficientes o bastante para impulsionar sangue para a aorta e gerar uma onda de pulso. Causas comuns incluem extrassístoles ventriculares e fibrilação atrial.

RITMO. Se as pulsações ocorrem em intervalos iguais, o ritmo é regular. Intervalos variáveis indicam ritmo irregular, sugerindo arritmias.

AMPLITUDE OU MAGNITUDE. Refere-se à força do pulso. Pode ser normal, amplo (Magnus) ou pequeno (Parvus).

TENSÃO OU DUREZA. Avalia-se a resistência do pulso à compressão. A dureza do pulso reflete a pressão diastólica e não deve ser confundida com a rigidez da parede arterial

COMPARAÇÃO COM A ARTÉRIA HOMÓLOGA. Comparar o pulso radial bilateralmente para identificar quaisquer discrepâncias.

TIPOS DE ONDA. Diferentes qualidades de onda do pulso podem sugerir várias condições cardíacas (Quadro 47.10).

Outras variações do pulso de interesse são:

- Pulso paradoxal: uma redução acentuada na amplitude do pulso durante a inspiração. De maneira simplificada, é a acentuação (> 10 mmHg) da queda fisiológica da pressão arterial que ocorre durante a inspiração. É um sinal clássico de tamponamento cardíaco, mas também pode ser visto em asma grave e obstrução das vias respiratórias superiores
- Pulso alternante: caracterizado por um pulso de morfologia normal, mas com alternância entre batimentos fortes e fracos, refletindo alteração na função sistólica do ventrículo esquerdo.

Pulso capilar

Pulso capilar é o rubor intermitente e sincrônico com o pulso radial que se observa em certas regiões, particularmente nas unhas. Para sua avaliação, faz-se uma leve compressão sobre a

Quadro 47.10 Principais tipos de ondas de pulso e suas representações gráficas.

Gráfico	Descrição
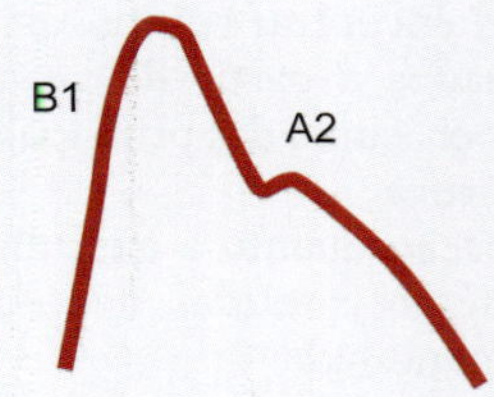	**Pulso normal ou regular**: é o pulso com ritmo e amplitude regulares, encontrado em indivíduos saudáveis. A frequência normal está entre 50 e 100 bpm em adultos
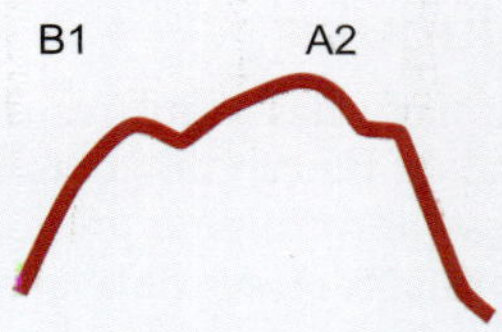	**Pulso tardio (*parvus et tardus*)**: ascensão lenta (*parvus*) e prolongada (*tardus*) do pulso, decorrente da obstrução do fluxo sanguíneo na via de saída do ventrículo esquerdo, comum na estenose aórtica importante
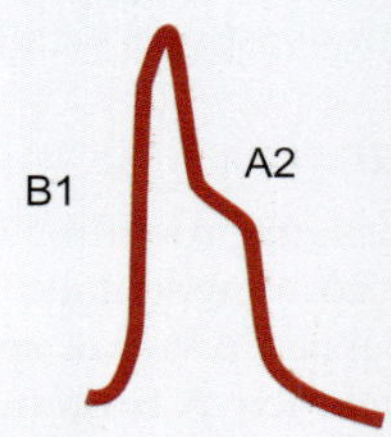	**Pulso célere (martelo d'água)**: um pulso rápido e forte que desaparece rapidamente. É típico da insuficiência aórtica e caracterizado por uma elevação rápida seguida de uma queda abrupta na pressão arterial. Também observado no beribéri, hipertireoidismo e fístulas arteriovenosas. Também chamado de **pulso de Corrigan**
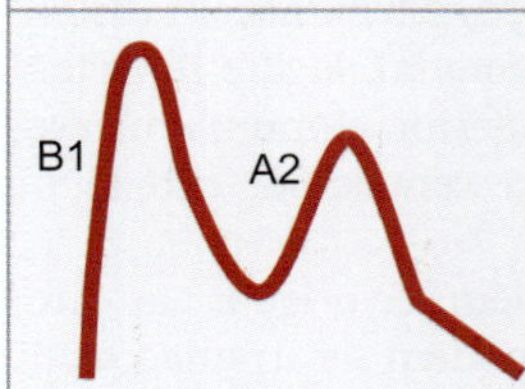	**Pulso bifásico ou dicrótico**: apresenta duas ondas por ciclo cardíaco, notado como uma batida dupla. O segundo pico é diastólico e perceptível após o pico sistólico. Pode ocorrer em condições como febre tifoide, insuficiência cardíaca e tamponamento cardíaco
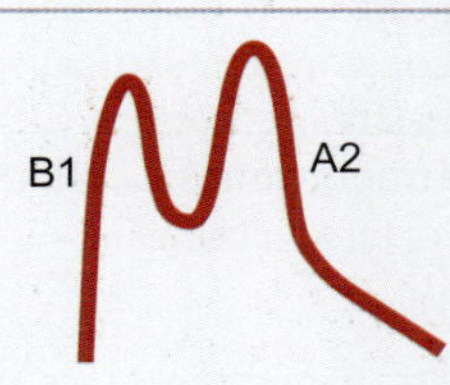	**Pulso *bisferiens***: caracterizado por duas ondas perceptíveis durante a sístole. É comumente associado com a insuficiência aórtica em combinação com estenose aórtica, mas também pode ser encontrado em pacientes com cardiomiopatia hipertrófica. Ao contrário do pulso dicrótico ou bifásico (1 onda sistólica + 1 onda diastólica), aqui as duas ondas são sistólicas

borda de uma unha até que seja identificada uma zona pulsátil que marca a transição da cor rósea para a pálida. Observando com boa iluminação e atenção, pode-se ver nítida pulsação nos casos de aumento da pressão de pulso, como ocorre na insuficiência aórtica, na fístula arteriovenosa, no hipertireoidismo e na anemia grave. Em condições normais, a zona pulsátil é muito discreta, às vezes imperceptível.

Pulso carotídeo

As pulsações das artérias carótidas podem ser visíveis, principalmente após exercício, emoções e na hipertensão arterial. Contudo, nos pacientes que apresentam aumento da pressão arterial diferencial – como acontece na insuficiência aórtica e no hipertireoidismo –, as pulsações carotídeas tornam-se mais evidentes, a ponto de receberem a denominação de "dança arterial".

SEMIOTÉCNICA. As artérias carótidas são palpadas no ângulo da mandíbula, de cada lado da traqueia, comparando-se entre si.

Verifica-se o estado da parede arterial (endurecimento, dilatação, tortuosidade); a amplitude do pulso, tendo valor diagnóstico a diferença entre uma carótida e a outra, que é indicativa de estenose ou oclusão do vaso; a ocorrência de frêmito, que pode ter origem na própria carótida (estenose ou oclusão) ou ser irradiado de uma lesão estenótica da valva aórtica.

À ausculta das carótidas, é possível encontrar sopros, originados na própria artéria ou irradiados a partir da valva aórtica. Aliás, a irradiação para o pescoço é uma das principais características do sopro da estenose aórtica.

Cumpre ressaltar que tanto a palpação quanto a ausculta devem ser feitas ao longo das duas artérias carótidas, desde a fossa supraclavicular até o ângulo da mandíbula.

Pulso venoso e turgência jugular

O exame do pulso venoso, evidente nas veias jugulares do pescoço, é um indicador fundamental da função do coração direito. Esse pulso reflete as mudanças de volume e pressão no coração direito durante o ciclo cardíaco. Antes de avaliar o pulso venoso, é crucial verificar a turgência das jugulares externas e checar por frêmitos ou sopros nos vasos cervicais.

Ingurgitamento e turgência jugular

Normalmente, as veias jugulares só se tornam proeminentes quando o paciente está deitado. Em posição semissentada ou em pé, essas veias costumam colapsar, deixando visível apenas o pulso venoso na parte inferior do pescoço. A **turgência jugular** (fenômeno em que as jugulares permanecem distendidas em posição semissentada ou sentada) sugere hipertensão venosa no sistema da veia cava superior, comum em casos de compressão da veia, insuficiência ventricular direita ou pericardite constritiva.

Frêmitos e sopros no pescoço podem ter origem nas carótidas, nas jugulares ou na tireoide, ou podem ser irradiações do precórdio. É importante analisar sua localização e correlação com o ciclo cardíaco. Os sopros sistólicos comuns são causados por estreitamento carotídeo ou por estenose aórtica, além de sopros tireoidianos. Sopros contínuos importantes incluem o rumor venoso e os causados por fístulas arteriovenosas.

Pulso venoso

A avaliação do pulso venoso jugular é um componente essencial do exame físico cardiovascular e fornece informações valiosas sobre a hemodinâmica cardíaca e o volume de fluido intravascular. Não é necessário um aparelho específico para realizar essa avaliação. A seguir, os passos para uma adequada avaliação.

Preparação do paciente

O paciente deve ser posicionado de modo a maximizar a visualização das pulsações venosas. Posicioná-lo em decúbito dorsal com a cabeça elevada entre 30 e 45°. Ajustar a inclinação da cabeceira da cama ou usar travesseiros até que as veias jugulares se tornem visíveis no pescoço, mas não tão distendidas.

O paciente deve estar relaxado, com a cabeça ligeiramente virada para o lado oposto do pescoço que está sendo examinado.

Iluminação

Usar uma fonte de luz direcionada de tal modo que a luz incida tangencialmente sobre o pescoço do paciente. Isso ajuda a realçar as sombras e contornos das veias jugulares.

Identificação do pulso venoso jugular

Localizar o pulso venoso jugular observando a área do pescoço acima da clavícula. Diferenciá-lo do pulso arterial por sua qualidade ondulatória, variações com a respiração e a posição, e pela incapacidade de se palpar.

As veias jugulares refletem a pressão na aurícula direita e, portanto, a pressão venosa central.

Análise das ondas e descensos

- Onda A: correspondente à contração atrial. Mais proeminente em situações como estenose tricúspide ou fibrilação atrial
- Onda C: ocorre logo após a onda A, refletindo o fechamento da válvula tricúspide e a contração do ventrículo direito
- Onda V: corresponde ao enchimento atrial direito quando a válvula tricúspide está fechada durante a sístole ventricular
- Descenso X: **representa o relaxamento atrial** e o movimento descendente do anel valvar durante a sístole ventricular
- Descenso Y: ocorre após a onda V e reflete a rápida entrada de sangue do átrio para o ventrículo direito após a abertura da válvula tricúspide.

Desenho das ondas

As ondas não são desenhadas fisicamente pelo clínico. Em vez disso, o padrão de ondulação é "desenhado" na mente do observador, que interpreta as variações visuais na distensão da veia jugular como diferentes ondas (A, C, V) e descensos (X e Y).

Flebograma

Flebograma é um registro gráfico das ondas do pulso venoso que não é obtido na prática clínica rotineira. É mais comum em ambientes de pesquisa ou em avaliações diagnósticas especializadas, em que se utilizam técnicas como a ecografia Doppler ou a flebografia para visualizar diretamente o fluxo sanguíneo venoso e as pressões (Figura 47.21).

Interpretação clínica

Na prática clínica, a interpretação é feita com base na experiência e no treinamento do clínico, que aprende a correlacionar as mudanças visuais na veia jugular com eventos específicos do ciclo cardíaco. Por exemplo, uma onda A proeminente pode

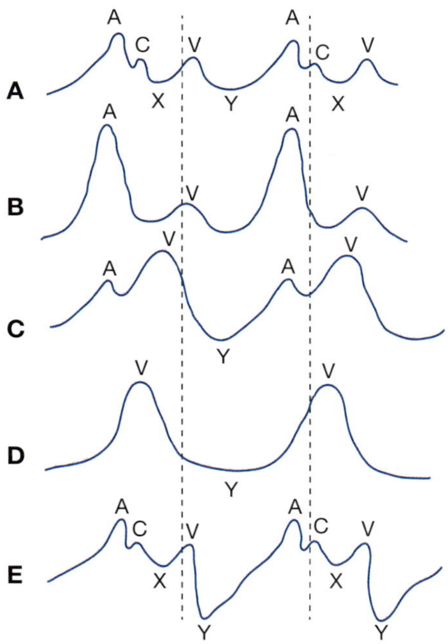

Figura 47.21 Pulso venoso ou flebograma. A. Flebograma normal, vendo-se as ondas A, C e V e as deflexões X e Y. À inspeção do pescoço, é possível notar uma onda diastólica positiva e uma onda sistólica negativa. B. Onda A gigante, encontrada na estenose tricúspide, na atresia tricúspide, na estenose pulmonar e quando há hipertensão pulmonar grave. C. Onda V proeminente é sinal de insuficiência tricúspide com fibrilação atrial. D. Pulso venoso positivo, por ausência da deflexão X, aparece na fibrilação atrial. E. Depleção Y profunda, caracterizando-se, à inspeção do pescoço, pelo súbito colapso diastólico do pulso venoso que ocorre quando a pressão venosa é muito elevada, observada na pericardite constritiva e no derrame pericárdico.

sugerir estenose tricúspide, enquanto um descenso Y rápido e profundo pode indicar pericardite constritiva. A beleza da avaliação do pulso venoso jugular reside na sua simplicidade – não requer equipamentos especializados. No entanto, exige habilidade e experiência para interpretar corretamente o que se está vendo.

Pontos-chave para exame do pulso venoso

O acidente mais visível e mais fácil de perceber é a deflexão X, que ocorre concomitantemente com a contração cardíaca, sistólica.

Portanto, precedendo o colapso sistólico, aparecem as ondas A e C, que são separadas por um colapso de duração mais curta e de intensidade menor – a deflexão Y.

Após a deflexão X, aparece a onda V.

Pressão arterial

A pressão arterial é a força que o sangue exerce contra as paredes das artérias à medida que é bombeado pelo coração. É fundamental para manter a perfusão adequada, permitindo trocas metabólicas adequadas.

Medir a pressão arterial é crucial em qualquer exame médico, sendo um indicador vital que não pode ser negligenciado.

Fatores determinantes da pressão arterial

Matematicamente, a pressão arterial pode ser expressa pela equação:

Pressão arterial = débito cardíaco × resistência vascular periférica.

Embora seja uma fórmula fisiológica relativamente simples, os fatores que influenciam a pressão arterial são amplos, pois interferem direta ou indiretamente com os componentes do débito cardíaco e resistência vascular periférica.

No ser humano, em repouso e em condições normais, o débito cardíaco alcança aproximadamente 5 a 6 ℓ por minuto. As variações do débito cardíaco são muito grandes. Durante o exercício muscular, por exemplo, pode chegar a 30 ℓ por minuto. Relaciona-se diretamente com a capacidade contrátil do miocárdio e com o retorno venoso, influindo de modo apreciável na pressão sistólica. Isso explica por que o exercício físico e as emoções fazem subir predominantemente a pressão sistólica. Em contrapartida, nas afecções em que existe comprometimento do miocárdio com redução de sua capacidade contrátil, verifica-se queda dos níveis pressóricos, particularmente da pressão sistólica, em decorrência da diminuição do volume sistólico.

Resistência vascular periférica consiste na resistência que os vasos sanguíneos oferecem ao fluxo regular de sangue. Quanto maior a resistência, maior a pressão arterial diastólica. A resistência periférica depende, em parte, da ação do sistema nervoso simpático, por meio dos receptores alfa (vasoconstritores) e beta (vasodilatadores). Também é importante a influência humoral sobre a resistência periférica, representada pela angiotensina e pelas catecolaminas, que interferem na vasoconstrição, e pelas prostaglandinas e cininas, que agem na vasodilatação.

Outros componentes relacionados à pressão arterial são:

- **Elasticidade das paredes dos grandes vasos**, especialmente da aorta. A aorta e os vasos principais contêm alta proporção de fibras elásticas, que ajudam a absorver a energia cinética de cada sístole cardíaca. Isso permite que a aorta retorne à sua forma original, garantindo que o fluxo sanguíneo seja contínuo e não intermitente, apesar do funcionamento descontínuo do coração. A elasticidade desses vasos tem impacto significativo na pressão sistólica; a perda de elasticidade, comum no envelhecimento, pode levar ao aumento da pressão sistólica sem alterar a pressão diastólica
- A **volemia**, ou volume de sangue no sistema arterial, também influencia diretamente as pressões sistólica e diastólica. A diminuição da volemia, como em casos de desidratação ou hemorragia, pode levar a uma queda acentuada da pressão arterial. Em contraste, doenças como a glomerulonefrite aguda podem causar hipervolemia, contribuindo para a hipertensão arterial em virtude de retenção de líquidos e secreção aumentada de renina
- A **viscosidade sanguínea**, embora tenha papel relativamente menor, também afeta as pressões sistólica e diastólica. Anemias graves, que diminuem a viscosidade do sangue, podem ser responsáveis por níveis baixos de pressão arterial. Inversamente, condições como policitemias, que aumentam a viscosidade do sangue, podem estar associadas a uma elevação da pressão arterial.

Principais mecanismos de regulação

O controle normal da pressão arterial é como uma orquestra, em que diversos sistemas devem trabalhar em harmonia para o equilíbrio hemodinâmico. O papel principal é exercido pelo sistema renina-angiotensina-aldosterona (SRAA). Quando a pressão arterial cai, os rins liberam renina, que por sua vez transforma o angiotensinogênio em angiotensina II, um poderoso vasoconstritor que eleva a pressão. A angiotensina II também sinaliza as glândulas adrenais para liberar aldosterona, que faz os rins reterem água e sódio, aumentando o volume de sangue e, por sua vez, a pressão arterial.

O **sistema nervoso autônomo** é o outro componente importante nessa orquestra e atua junto com os barorreceptores. Ele monitora o sistema cardiovascular, inclusive a dinâmica vascular, continuamente, batimento a batimento. Quando necessário, ativa o sistema simpático, aumentando a frequência cardíaca e a contração dos vasos sanguíneos. Por outro lado, o sistema parassimpático também pode ser acionado como contrapeso nessa balança, promovendo o equilíbrio. Os **barorreceptores** são como sensores localizados nas carótidas e no arco aórtico que, quando detectam uma alteração, enviam sinais ao sistema nervoso, que ajusta a resposta do sistema nervoso autônomo, com o objetivo de manter a pressão arterial normal.

A pressão arterial é um fenômeno complexo, influenciado por múltiplos fatores e sistemas. Ela resulta do equilíbrio dinâmico entre várias ações geradas em diferentes órgãos e é regulada por interações complexas envolvendo os sistemas endócrino e neurovegetativo. Entender essa complexidade é crucial não só para diagnosticar corretamente as alterações da pressão arterial, como a hipertensão e a hipotensão, mas também para utilizar adequadamente as diversas opções diagnósticas e terapêuticas.

Aferição da pressão arterial

A pressão arterial é medida em dois componentes:

- Pressão sistólica: é a pressão registrada durante a fase de sístole do ciclo cardíaco
- Pressão diastólica: é a pressão observada durante a fase de diástole, na fase de relaxamento e enchimento cardíaco.

A pressão arterial aferida na prática clínica, por meio de um esfigmomanômetro, é uma aproximação da pressão arterial real dentro das artérias. Essa medição indireta é influenciada por diversos fatores, como o dispositivo utilizado, a técnica de medição, o tamanho do manguito, a posição do paciente e o próprio local de aferição. Em geral, a pressão sistólica medida pelo método auscultatório na artéria braquial tende a ser 3 a 4 mmHg mais baixa do que aquela obtida por métodos intra-arteriais. Ainda assim, o método indireto de medição da pressão arterial é prático e amplamente consolidado, tanto na prática clínica quanto em estudos sobre morbimortalidade cardiovascular, e extremamente útil para tomadas de decisões.

> A medida da pressão arterial é procedimento OBRIGATÓRIO em qualquer atendimento médico ou realizado por diferentes profissionais de saúde.

Escolha do esfigmomanômetro

Existem dois métodos para medida indireta da pressão arterial: (1) técnica auscultatória, realizada com auxílio do estetoscópio; e (2) técnica oscilométrica, com aparelhos semiautomáticos digitais (Quadro 47.11).

A técnica auscultatória pode ser realizada com esfigmomanômetros de coluna de mercúrio ou aneroide e, por meio dos sons de Korotkoff, determina-se a pressão arterial sistólica e diastólica.

A escolha do melhor esfigmomanômetro para a aferição da pressão arterial depende de vários fatores, incluindo precisão, facilidade de uso, manutenção e preferência pessoal.

- Esfigmomanômetro de mercúrio: é considerado o padrão-ouro em termos de precisão. Os riscos ambientais e de saúde associados ao mercúrio tornaram seu uso menos comum nos últimos anos
- Esfigmomanômetro aneroide: apesar de ser preciso, pode perder a calibração com o tempo, necessitando de verificações e ajustes regulares. São os mais utilizados atualmente, embora necessite de treinamento para seu uso
- Esfigmomanômetro eletrônico/digital: modelos validados geralmente são muito precisos. É fácil de usar, permite a leitura digital direta, mesmo por profissionais menos experientes. Útil em situações de triagem ou monitoramento regular. Como esses aparelhos fazem medidas por meio da oscilação de pulso (oscilométricos), pacientes com arritmias durante a aferição podem apresentar valores de pressão arterial imprecisos.

Quadro 47.11 Desvantagens da técnica auscultatória em relação à técnica oscilométrica.

- Arredondamento dos valores de PA para dígitos terminados em 0 ou 5
- Posicionamento incorreto dos olhos sobre o mostrador do manômetro aneroide
- Pressão excessiva do estetoscópio, deformando a artéria
- Inflação excessiva do manguito, causando dor
- Deflação rápida do manguito com subestimação da PA sistólica e/ou superestimação da diastólica
- Identificação incorreta dos sons da PA sistólica e diastólica
- O manômetro aneroide pode estar descalibrado, mesmo quando o ponteiro está no "zero"
- Não permite a medida desacompanhada da PA no consultório

PA: pressão arterial. (Adaptado de Feitosa et al., 2024.)

Escolha do manguito

A escolha correta do manguito de pressão arterial é crucial para garantir a precisão das leituras da pressão arterial (Quadro 47.12). Quando o manguito é muito grande ou muito pequeno para o braço do paciente, pode levar a leituras imprecisas, o que, por sua vez, pode resultar em diagnósticos incorretos e tratamentos inadequados.

Um **manguito pequeno pode superestimar** a pressão arterial; se for muito **grande, pode subestimá-la.** Além disso, diferentes manguitos podem fornecer diferentes medidas para um mesmo paciente, e as comparações da pressão arterial ao longo do tempo podem ficar prejudicadas.

O manguito deve ser adequado para a circunferência do braço de cada paciente. Para determinar o manguito ideal, esses passos são importantes:

- Com o paciente sentado e confortável, posicionar o braço relaxado e dobrado na altura da cintura
- Determinar a posição mediana do braço, localizada no meio da distância entre o acrômio e o olécrano
- Estender o braço ao longo do corpo e medir a circunferência na região mediana do braço
- Selecionar o manguito ideal de acordo com o tamanho do braço. A largura da bolsa inflável deve corresponder a 37 a 50% da **circunferência** braquial, e seu **comprimento** envolver aproximadamente 80% do braço
- Não colocar o manguito sobre roupas.

O uso de manguitos apropriados é parte fundamental da padronização do processo de medição da pressão arterial, garantindo que os procedimentos seguidos sejam consistentes e confiáveis.

Técnica de aferição

As medições da pressão arterial realizadas com o paciente sentado têm sido o método padrão para o diagnóstico de

Quadro 47.12 Parâmetros para a escolha adequada do manguito.

Circunferência	Denominação do manguito	Largura da bolsa inflável	Comprimento da bolsa inflável
≤ 6 cm	Recém-nascido	3 cm	6 cm
6 a 15 cm	Criança	5 cm	15 cm
16 a 21 cm	Infantil	8 cm	21 cm
22 a 26 cm	Adulto pequeno	10 cm	24 cm
27 a 34 cm	Adulto	13 cm	30 cm
35 a 44 cm	Adulto grande	16 cm	38 cm
45 a 52 cm	Coxa	20 cm	42 cm

Adaptado de Feitosa et al., 2024.

hipertensão há mais de 100 anos. Elas são frequentemente utilizadas em estudos epidemiológicos e ensaios clínicos e seus valores são mais precisos com relação a eventos adversos clínicos e mortalidade.

No entanto, essas gravações muitas vezes são realizadas de maneira inadequada e podem subestimar ou superestimar a pressão arterial, mesmo quando bem executadas.

Para medição adequada, o paciente deve estar sentado e ter descansado por alguns minutos antes da medição. Pelo menos duas medições devem ser realizadas, e se a primeira for mais de 10 mmHg maior do que a subsequente, ela deve ser descartada e uma nova leitura realizada. A pressão arterial em pé (após pelo menos 2 minutos em pé) deve ser medida em pacientes idosos ou diabéticos para excluir a possibilidade de hipotensão ortostática (Quadro 47.13).

FASES DE KOROTKOFF (MÉTODO AUSCULTATÓRIO). À medida que se desinsufla o manguito, volta a ocorrer passagem do sangue pela artéria antes colabada, surgindo ruídos chamados sons de Korotkoff, classificados em cinco fases.

- Fase I (aparecimento de sons): o primeiro som é claro como uma pancada. A força da onda sistólica é maior que a resistência oferecida pelo manguito e o sangue volta a passar pela artéria. A clareza do batimento depende de força, velocidade e quantidade de sangue. O pulso arterial não se manifesta inicialmente, pois quantidade de sangue na porção distal do manguito ainda é insuficiente
- Fase II (batimentos com murmúrio): com a dilatação da artéria pressionada, a contracorrente reverbera e cria murmúrios na parede dos vasos sanguíneos
- Fase III (murmúrio desaparece): os batimentos passam a ser mais audíveis e mais acentuados. A artéria que sofreu constrição continua a se dilatar com a redução da pressão do manguito
- Fase IV (abafamento dos sons): os batimentos repentinamente tornam-se menos acentuados. Há, portanto, abafamento dos sons
- Fase V (desaparecimento de sons): restabelece-se o calibre normal da artéria e o sangue não mais provoca ruídos perceptíveis à ausculta da artéria radial.

MÉTODO PALPATÓRIO. A estimativa da pressão arterial pelo método palpatório pode ser muito útil, especialmente em duas situações:

1. Determinar a pressão arterial sistólica na medição auscultatória: isso ajuda a determinar até que ponto o manguito deve ser inflado antes de iniciar a deflação para ouvir os sons de Korotkoff. Normalmente, o manguito é inflado até um nível 20 a 30 mmHg acima do ponto onde o pulso radial não é mais palpável. Isso ajuda a **evitar o fenômeno do intervalo auscultatório**.
2. Avaliação rápida em situações de emergência: nesses casos, a pressão arterial sistólica pode ser rapidamente estimada pela palpação. O ponto em que o pulso radial (ou outro pulso periférico, como o braquial ou femoral) desaparece durante a inflação do manguito indica a pressão arterial sistólica aproximada.

Técnica. O manguito deve ser posicionado 2 a 3 cm acima da fossa cubital com o meio da bolsa inflável sobre a artéria braquial. Palpe a artéria radial, feche a válvula e insufle até identificar o desaparecimento do pulso. Abra a válvula lentamente, para desinflar o manguito e identifique a pressão arterial sistólica no primeiro pulso percebido (reaparecimento do pulso).

Quadro 47.13 Passo a passo para aferição da pressão arterial no consultório.

Preparo do paciente

- Repouso por 5 minutos, em ambiente calmo e confortável, e orientar para não falar ou se mover durante a medida
- Verificar se o paciente *não*:
  - Está com a bexiga cheia
  - Praticou exercícios físicos há, pelo menos, 90 minutos
  - Ingeriu bebidas alcoólicas, café, alimentos ou fumou 30 minutos antes
- Sentar o paciente, com pernas descruzadas, pés apoiados no chão, dorso relaxado e recostado na cadeira
- Posicionar o braço na altura do coração, apoiado, com a palma da mão voltada para cima e sem garrotear o braço com roupas
- Na primeira consulta, registrar a PA em ambos os braços, preferencialmente de maneira simultânea, e usar a leitura do braço que forneceu valor mais elevado para medidas subsequentes
- Registrar em que braço foram feitas as medidas

Etapas da medida

- Colocar o manguito, sem deixar folgas, 2 a 3 cm acima da fossa cubital; centralizar o meio da bolsa inflável sobre a artéria braquial
- **Estimar o nível da PA sistólica (ver a seguir)**
- **Palpar a artéria braquial na fossa cubital e colocar a campânula ou o diafragma do estetoscópio sem compressão excessiva (não colocar o estetoscópio sob o manguito)**
- **Inflar rapidamente até ultrapassar 20 a 30 mmHg o nível estimado da PA sistólica**
- **Realizar a deflação lentamente (cerca de 2 mmHg/segundo)**
- **Determinar a PA sistólica na ausculta do primeiro som (fase I de Korotkoff)**
- **Determinar a PA diastólica no desaparecimento dos sons (fase V de Korotkoff)**
- **Continuar a auscultar cerca de 20 a 30 mmHg abaixo do último som para confirmar seu desaparecimento e depois proceder a deflação rápida e completa**
- **Se os batimentos persistirem até o nível zero, determinar a PA diastólica no abafamento dos sons (fase IV de Korotkoff) e anotar valores da PA sistólica/diastólica/zero**
- Realizar três medidas, com intervalo de 1 minuto, e usar a média das duas últimas medidas. Se houver diferença > 10 mmHg, realizar medidas adicionais

As etapas **destacadas** se aplicam à técnica auscultatória. PA: pressão arterial. (Adaptado de Feitosa et al., 2024.)

O que é intervalo auscultatório e como ele pode afetar a medida da pressão arterial?

Esse fenômeno ocorre quando os sons de Korotkoff, usados para determinar os níveis de pressão arterial sistólica e diastólica, desaparecem temporariamente durante a deflação do manguito e reaparecem 10 ou 20 mmHg depois.

Se o examinador não determinou a pressão arterial sistólica adequadamente pelo método palpatório, pode não ser capaz de reconhecer o 1º som de Korotkoff antes desse intervalo, e assumir o 2º som como sendo a pressão sistólica.

Local de aferição

O local e o contexto em que a pressão arterial é aferida pode influenciar sua medida.

No **consultório ou nas unidades de saúde**, alguns pacientes experimentam um aumento temporário na pressão arterial, conhecido como "**efeito do jaleco branco**". Esses indivíduos apresentam pressão arterial elevada apenas no consultório, mas não fora dele. Outros podem ter pressão arterial normal no consultório, mas elevada em casa ou durante atividades diárias – chamada de **hipertensão mascarada**. Além disso, a pressão arterial no consultório pode ser influenciada por fatores como a técnica de medição, o tipo de manguito utilizado e a interação paciente-clínico.

As medidas **fora do consultório**, ditas ambulatoriais ou residenciais, permitem avaliar melhor a pressão arterial, inclusive sua variabilidade, durante a rotina própria do indivíduo, incluindo seu ambiente familiar, de trabalho ou durante o sono. Isso fornece um perfil mais abrangente e fidedigno da pressão arterial. Por essas razões, têm sido os métodos preferíveis para avaliar a pressão arterial sempre que disponíveis e factíveis.

Outras formas de avaliação da pressão arterial

A escolha da melhor maneira de medir a pressão arterial depende do contexto clínico e do objetivo da medição. Seguem as três opções mais comumente utilizadas:

Medida no consultório ou unidade de saúde

É um método rápido, amplamente disponível e familiar tanto para profissionais de saúde quanto para pacientes. Permite uma avaliação imediata durante a consulta.

As desvantagens são: pode não refletir a pressão arterial do paciente em seu ambiente normal em virtude do "efeito do jaleco branco" ou "hipertensão mascarada". Além disso, uma única medição pode não ser representativa da pressão arterial habitual do paciente.

Monitoramento ambulatorial da pressão arterial (MAPA)

Fornece leituras da pressão arterial ao longo de 24 horas, incluindo períodos de sono, o que é útil para avaliar a "dip" noturna (redução normal da pressão arterial durante o sono). Isso pode revelar hipertensão mascarada ou o "efeito do jaleco branco".

As gravações do MAPA aprimoram a sensibilidade e a especificidade do diagnóstico de hipertensão, em comparação com a medida no consultório e em casa. Além disso, elas fornecem muito mais informações sobre a eficácia do tratamento da hipertensão. Comparado com a pressão arterial medida no consultório, existe uma relação muito mais acentuada entre as médias do MAPA e a incidência de lesões de órgãos-alvo e eventos cardiovasculares adversos.

Em geral, os dispositivos de MAPA são programados para registrar a pressão arterial em intervalos de 20 minutos durante o dia e 30 minutos à noite. Um diário é fornecido para registrar atividades e padrões de sono. Além da média de 24 horas da pressão arterial, o MAPA também fornece informações sobre os perfis de pressão arterial (p. ex., médias diurnas e noturnas), o descenso noturno (ou seja, a relação entre as médias de pressão arterial noturna e diurna), a variabilidade da pressão arterial ao longo do dia, o aumento matinal da pressão arterial e, mais recentemente, índices da função aórtica por meio do índice de rigidez ambulatorial.

As desvantagens são: não são recomendadas para pacientes com irregularidade significativa do pulso (como fibrilação atrial), que requerem medida manual com ausculta. Pode ser inconveniente para alguns pacientes, e o custo e a disponibilidade podem ser limitantes em certos contextos.

Monitoramento residencial da pressão arterial (MRPA)

Nesse método, os pacientes medem a própria pressão arterial em casa, utilizando dispositivos validados e seguindo orientações específicas para garantir a precisão das medições. Permite múltiplas medições no ambiente doméstico do paciente, proporcionando uma avaliação mais representativa da pressão arterial habitual. Reduz o "efeito do jaleco branco" e pode melhorar a adesão ao tratamento ao envolver o paciente no monitoramento da própria saúde. O paciente é instruído a realizar de quatro a seis medidas diárias, em períodos diferentes do dia.

As desvantagens são: pode não ser adequada para pacientes que têm dificuldade em usar o equipamento. Não avalia a fase do sono e não identifica indivíduos com problemas no descenso noturno da pressão arterial.

Cada método tem suas particularidades e benefícios. A escolha entre eles deve considerar as necessidades específicas do paciente, a presença de condições como hipertensão do "jaleco branco" ou hipertensão mascarada e a disponibilidade de recursos. Em muitos casos, uma combinação desses métodos pode ser a abordagem mais eficaz para um diagnóstico preciso e um gerenciamento efetivo da pressão arterial.

BIBLIOGRAFIA

Feitosa ADM, Barroso WKS, Mion Junior D, Nobre F, Mota-Gomes MA, Jardim PCBV et al. Diretrizes Brasileiras de Medidas da Pressão Arterial Dentro e Fora do Consultório – 2023. Arq Bras Cardiol. 2024;121(4):e20240113.

Köpf-Maier P. Wolf-Heidegger – Atlas de anatomia humana. 6. ed. Rio de Janeiro: Guanabara Koogan, 2006.

Braunwald E, Zipes DP, Libby P, Bonow RO, Mann DL, Tomaselli GF (eds.). Braunwald's Heart Disease: A textbook of cardiovascular medicine. 12. ed. Philadelphia: Elsevier, 2021. p. 82-101.

O'Brien E, Parati G, Stergiou G, Asmar R, Beilin L, Bilo G et al. European Society of Hypertension Position Paper on Ambulatory Blood Pressure Monitoring. Journal of Hypertension. 2013;31(9):1731-68.

Barroso WKS, Rodrigues CIS, Bortolotto LA, Mota-Gomes MA, Brandão AA, Feitosa ADM et al. Diretrizes Brasileiras de Hipertensão Arterial – 2020. Arq Bras Cardiol. 2021;116(3):516-658.

Swap CJ, Nagurney JT. Value and limitations of chest pain history in the evaluation of patients with suspected acute coronary syndromes. JAMA. 2005;294(20):2623-9.

Task Force of the Latin American Society of Hypertension. Guidelines on the management of arterial hypertension and related comorbidities in Latin America. Journal of Hypertension 2017;35(8):1529-45.

Weber AM, Schiffrin EL, White WB, Mann S, Lindholm LH, Kenerson JG et al. Clinical Practice Guidelines for the Management of Hypertension in the Community. A Statement by the American Society of Hypertension and the International Society of Hypertension. J Hypertens. 2014;32:3-15.

CAPÍTULO 48

Exames Complementares

Humberto Graner Moreira, Arnaldo Lemos Porto, Murilo Meneses Nunes, Rafael Yudi Scalia Cunha Hoshino

INTRODUÇÃO

Alguns exames são de uso rotineiro, complementam o exame físico, apoiando o diagnóstico e, por isso, devem ser bem conhecidos pelos médicos. É o caso do ultrassom *point-of-care*, da radiografia simples do tórax, do eletrocardiograma (ECG) e do teste ergométrico.

Outros exames exigem treinamento mais específico, como o ecocardiograma, o Holter, o cateterismo cardíaco, a angiografia coronariana, a cintilografia miocárdica, a angiotomografia, a ressonância nuclear magnética e a cintilografia miocárdica.

ULTRASSOM *POINT-OF-CARE* (POCUS)

A ultrassonografia à beira do leito, conhecida como POCUS (*point-of-care ultrasound*), emergiu como um componente essencial e transformador do exame físico nos cuidados da saúde moderna. Aqui, abrimos este capítulo como método auxiliar no diagnóstico, mas essa ferramenta pode ser considerada o quinto pilar do exame físico. Em conjunto com inspeção, palpação, percussão e ausculta, o POCUS oferece uma abordagem dinâmica e imediatamente disponível para a avaliação diagnóstica.

O POCUS se integra como o quinto pilar da seguinte maneira:

- **Complementa** os métodos tradicionais do exame físico, fornecendo uma visão em tempo real das estruturas anatômicas e funcionais. Amplia a capacidade dos profissionais da saúde de examinar órgãos internos, vasos sanguíneos e sistemas em uma variedade de cenários clínicos
- Sendo **portátil** e de **fácil manuseio**, possibilita uma rápida avaliação à beira do leito, complementando o exame físico. Isso permite otimizar recursos, evitando a necessidade de encaminhamentos para procedimentos de imagem mais complexos
- O POCUS também serve como uma ferramenta valiosa para **orientar procedimentos invasivos** e minimamente invasivos, como **punções, drenagens e inserção de cateteres**. Oferece uma visualização em tempo real que aumenta a precisão e a segurança durante esses procedimentos
- Com as **avaliações seriadas** utilizando o POCUS, é possível **detectar precocemente** mudanças no estado clínico do paciente, possibilitando uma resposta imediata a situações agudas e críticas.

Ao incorporar o POCUS como o quinto pilar do exame físico, os profissionais da saúde podem oferecer uma avaliação mais abrangente e dinâmica dos pacientes, promovendo uma tomada de decisões mais informada e, consequentemente, melhorando os resultados clínicos. Essa abordagem integrada destaca a importância crescente da ultrassonografia à beira do leito na prática clínica contemporânea.

Dentre as diversas abordagens do POCUS, o ultrassom cardíaco é uma ferramenta prática, que permite visualizar e avaliar como o coração está funcionando. A ecografia à beira do leito também permite avaliar alterações hemodinâmicas e cardiopatias patológicas.

POCUS é o mesmo que ecocardiograma?

Não! Embora ambos utilizem ultrassonografia para visualizar o coração, o POCUS é uma ferramenta mais abrangente utilizada à beira do leito em várias situações clínicas para avaliação rápida. É guiada pelo próprio médico que atende o paciente, mas não se limita apenas ao coração. Em contraste, o ecocardiograma é um exame cardíaco detalhado, conduzido por um especialista em cardiologia com formação específica em ecocardiografia, que fornece uma avaliação mais detalhada da estrutura e da função cardíacas. Enquanto o POCUS oferece conveniência e rapidez, complementando o exame físico e ajudando na tomada de decisões clínicas imediatas, o ecocardiograma é mais pormenorizado para o diagnóstico e o manejo de doenças cardíacas complexas.

Tanto o POCUS cardíaco quanto o ecocardiograma tradicional são fundamentados nos mesmos princípios básicos da ultrassonografia. Ambos utilizam **ondas sonoras de alta frequência** emitidas por um transdutor, que são refletidas pelos tecidos do corpo, sendo os ecos captados novamente pelo transdutor. Essas informações são então convertidas em imagens em tempo real que representam as estruturas cardíacas e o fluxo sanguíneo. Esses métodos aplicam técnicas de insonação precisas para maximizar a clareza das imagens e minimizar artefatos, o que é crucial para a interpretação diagnóstica.

Quanto às **janelas acústicas**, o ecocardiograma tradicional emprega uma abordagem detalhada, explorando várias janelas, como paraesternal, apical, subcostal e supraesternal, para um exame abrangente de todas as seções do coração. Em contraste, o POCUS tende a utilizar uma seleção mais limitada de janelas acústicas, focalizando-se em áreas específicas para fornecer respostas rápidas a questões clínicas urgentes.

Preparação para ultrassom cardíaco

Preparação do paciente

O paciente deve estar em decúbito dorsal, com a cabeceira da cama plana (Figura 48.1). Caso não seja possível visualizar o coração nessa posição, é válido reposicionar o paciente em decúbito lateral esquerdo. Isso afastará o coração do esterno e proporcionará melhor acesso ultrassonográfico.

Preparação da máquina de ultrassom cardíaco

Colocação da máquina de ultrassom cardíaco

Posicionar o aparelho de ultrassom no lado direito do paciente, o que permite digitalizar com a mão direita e manipular os botões de ultrassom com a mão esquerda.

Predefinição: cardíaco

Uma das partes mais confusas da realização do ultrassom cardíaco (ecocardiografia) é entender a posição do indicador na tela do ultrassom e a orientação da sonda.

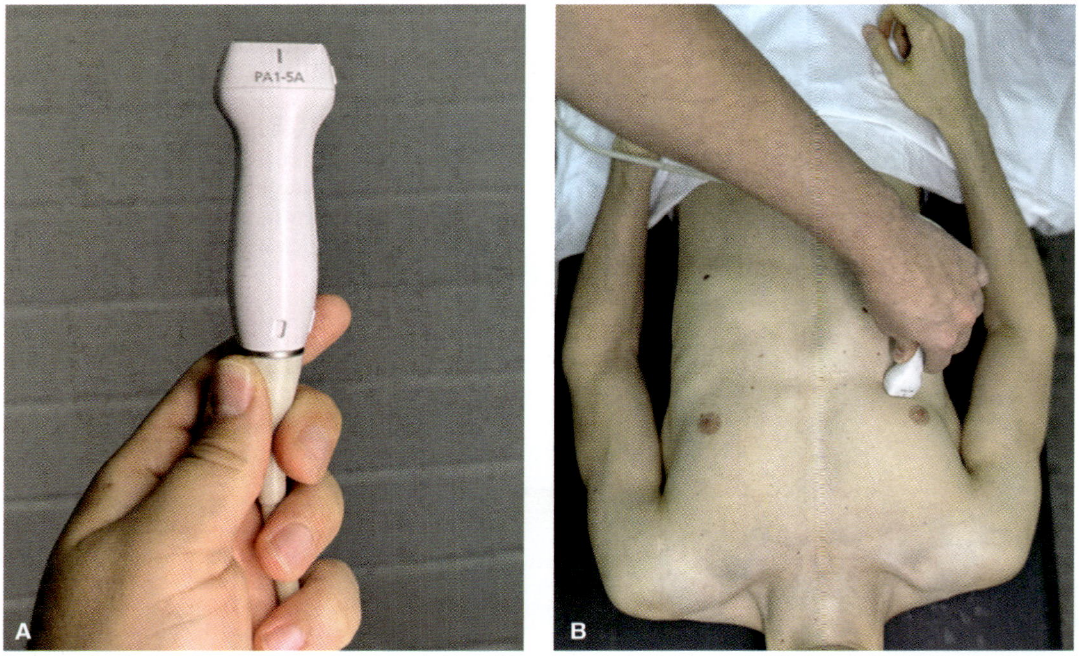

Figura 48.1 A. Transdutor *Phased Array* (também conhecido como "sonda cardíaca") ou setorial. B. Paciente em decúbito dorsal com transdutor posicionado.

Com a predefinição "cardíaca", garantir que o marcador indicador de imagem do ultrassom esteja no lado direito da tela do ultrassom. Isso é diferente de quase todos os outros aplicativos padrão, em que o marcador indicador de imagem de ultrassom está no lado esquerdo da tela.

Anatomia do ultrassom cardíaco

Compreender a anatomia geral do coração é importante para ajudar a entender as diferentes visualizações de ultrassom. Além disso, ajuda a manter a organização durante todo o exame.

Há um total de 4 câmaras no coração: átrio direito, ventrículo direito, átrio esquerdo e ventrículo esquerdo. Elas são separadas por suas respectivas válvulas: valva tricúspide, valva pulmonar, valva mitral e valva aórtica.

Com a ecografia transtorácica, é possível visualizar todas essas estruturas, mas deve-se ter em mente que o coração está localizado muito mais medialmente (em direção ao esterno) do que se pensa.

Visualizações de ultrassom cardíaco

As principais janelas ecocardiográficas estão dispostas na Figura 48.2. No POCUS cardíaco, há 5 visualizações principais/básicas: eixo longo paraesternal, eixo curto paraesternal, apical 4 câmaras, subxifoide (subcostal) e IVC.

Diante disso, é importante saber realizar e compreender as janelas cardíacas.

Visualização do eixo longo paraesternal

A visão paraesternal do eixo longo é frequentemente abreviada como PSLA ou PLAX. Geralmente é a primeira ultrassonografia cardíaca obtida e fornece uma **avaliação imediata** do estado geral do coração, incluindo a **fração de ejeção** e os **tamanhos** gerais dos ventrículos esquerdo e direito.

1. Colocar a sonda no 4º espaço intercostal, que fica aproximadamente na linha do mamilo para homens ou do sulco inframamário até o esterno (mulheres).
2. O transdutor deve ser orientado com o marcador apontando para a direção do ombro direito do paciente (Figura 48.3). Isso alinha o feixe de ultrassom com o eixo longo do coração. A posição do transdutor é crucial para garantir que a imagem capturada seja do eixo longo do ventrículo esquerdo.
3. Inclinar e rodar levemente o transdutor para otimizar a imagem. O objetivo é visualizar o septo interventricular à esquerda, o ventrículo esquerdo no centro, as valvas mitral e aórtica e a parede posterior do ventrículo esquerdo à direita na imagem (Figura 48.4).
4. Otimizar o ganho para visualizar as diferentes câmaras do coração.
5. Otimizar a profundidade para garantir que se veja a aorta descendente.
6 Em caso de dificuldade em se orientar, vale lembrar que, na visualização do eixo longo paraesternal, o ventrículo esquerdo está no lado esquerdo da tela.

Visualização do eixo curto paraesternal

A visualização do eixo curto paraesternal é frequentemente abreviada como PSSA ou PSAX. Iniciar com o transdutor no 4º ou 5º espaço intercostal direito adjacente ao esterno, na mesma posição usada para o eixo longo paraesternal (PLAX). Então, girar a sonda 90° no sentido horário para que o indicador aponte agora para o ombro esquerdo do paciente (Figura 48.5). Essa rotação alinha o feixe de ultrassom perpendicularmente ao eixo longo do coração.

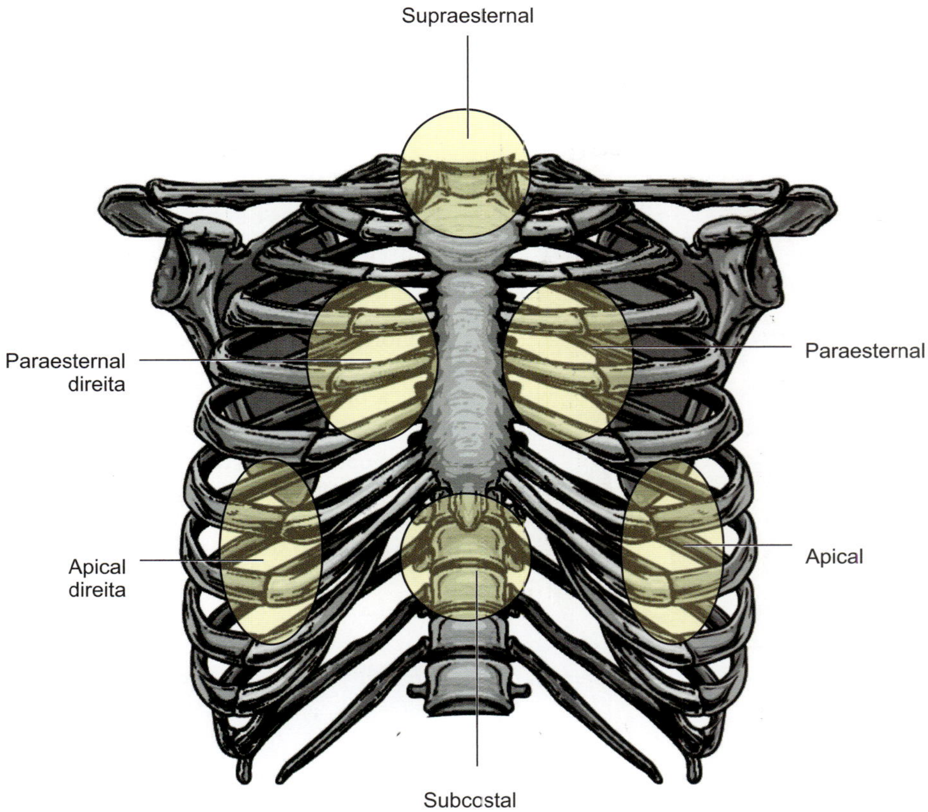

Figura 48.2 Janelas ecocardiográficas. (Adaptada de Silva et al., 2004.)

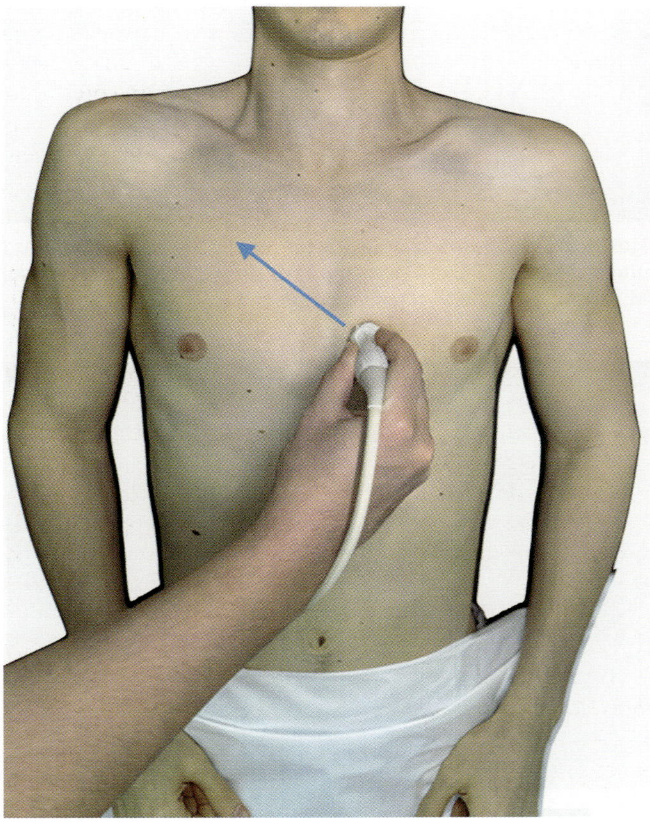

Figura 48.3 Paciente em decúbito dorsal, com transdutor no quarto espaço intercostal, ao lado do esterno. Em caso de dificuldade, também pode ser utilizado em decúbito lateral esquerdo, com o tórax ligeiramente elevado.

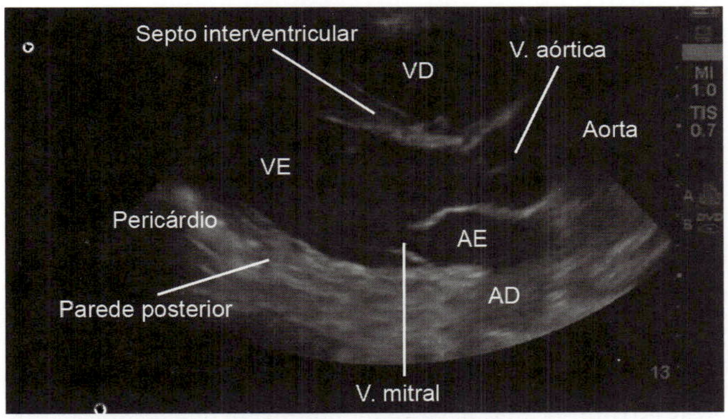

Figura 48.4 Estruturas a serem identificadas na visualização do eixo longo paraesternal (PSLA). AD: aorta descendente; AE: átrio esquerdo; VD: ventrículo direito; VE: ventrículo esquerdo.

Uma vez rotacionado, pode ser necessário ajustar ligeiramente a posição do transdutor para cima ou para baixo ao longo do espaço intercostal para otimizar a visualização das estruturas cardíacas. Inclinar o transdutor para frente ou para trás captura o melhor corte transversal possível do coração.

Há três níveis principais da visualização do PSSA que podem ser observados:

- Nível médio papilar
- Nível da valva mitral (vista da boca do peixe)
- Nível da valva aórtica (visão Mercedes Benz).

A seguir, traz-se uma rápida visão geral dos níveis do PSSA.

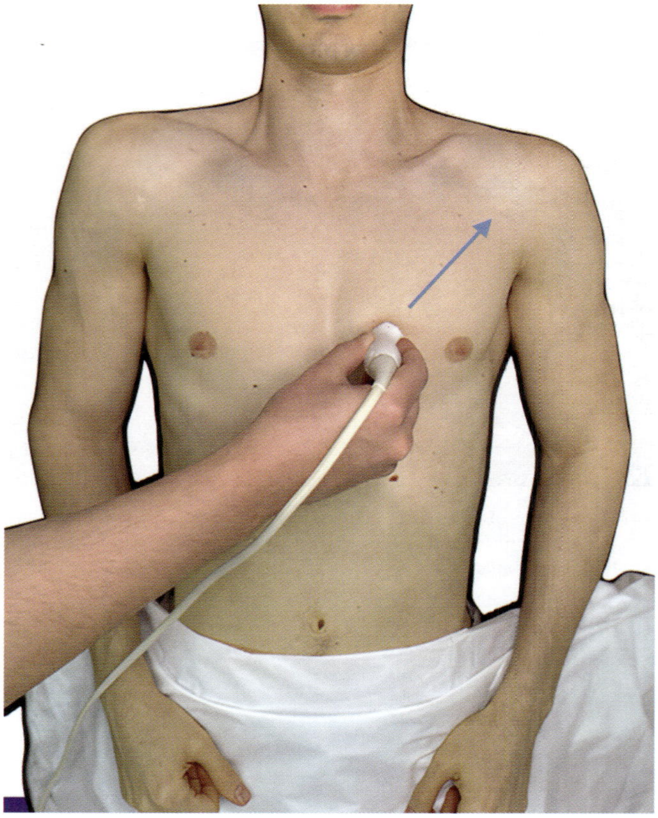

Figura 48.5 Visualização do eixo curto paraesternal (PSSA).

Eixo curto paraesternal – nível papilar médio

Na primeira visualização do eixo curto paraesternal na ecocardiografia, deve-se focar no nível papilar médio. Esse nível fornece informações sobre fração de ejeção geral, disfunção ventricular direita e anormalidades da contratilidade regional do ventrículo esquerdo (Figura 48.6).

Eixo curto paraesternal – nível da valva mitral (vista da boca de peixe)

O nível da valva mitral é uma visão comum e permite visualizar as válvulas anterior e posterior da valva mitral.

- Para obter o **nível da valva mitral** do nível papilar médio, desliza-se o transdutor em direção ao esterno e em direção à valva mitral (base do coração)
- Os folhetos anterior e posterior da valva mitral devem ser vistos (Figura 48.7).

Eixo curto paraesternal – nível da valva aórtica (vista Mercedes Benz)

O nível da valva aórtica da visão do eixo curto paraesternal permite visualizar o ventrículo direito, o átrio direito, o átrio esquerdo, a valva aórtica, a valva tricúspide e a valva pulmonar. Essa visão pode ser utilizada em algumas aplicações avançadas de POCUS, como na avaliação de uma valva aórtica bicúspide, gravidade da estenose aórtica, regurgitação tricúspide e medição da pressão pulmonar (Figura 48.8).

- Para obter o **nível da valva aórtica** do nível da valva mitral, inclinar a cauda da sonda inferiormente e apontá-la em direção à valva aórtica
- Ao fazer isso, a valva aórtica deve ser vista com seus folhetos representando o "sinal Mercedes Benz".

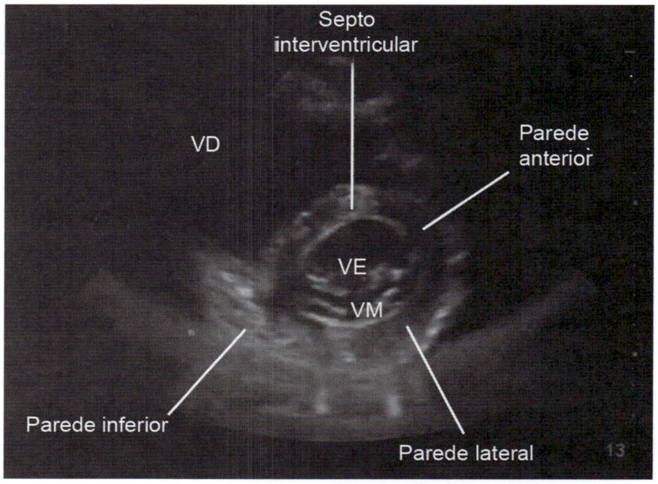

Figura 48.7 Estruturas a serem identificadas no nível da valva mitral do eixo curto paraesternal (PSSA). VD: ventrículo direito; VE: ventrículo esquerdo; VM: valva mitral (folhetos anterior e posterior).

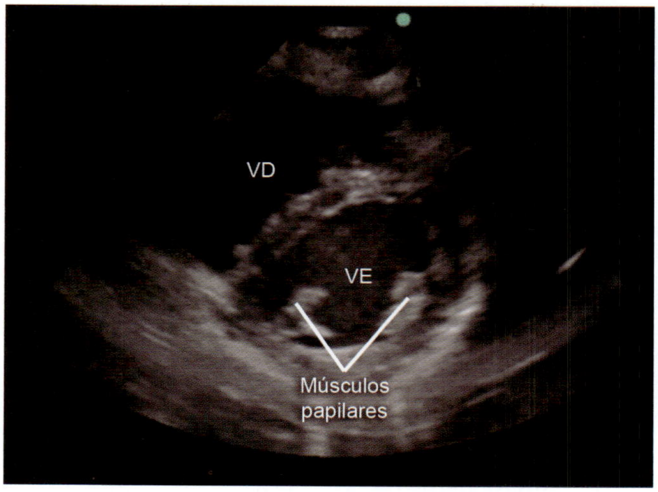

Figura 48.6 Estruturas a serem identificadas no nível papilar médio do eixo curto paraesternal (PSSA). VD: ventrículo direito; VE: ventrículo esquerdo.

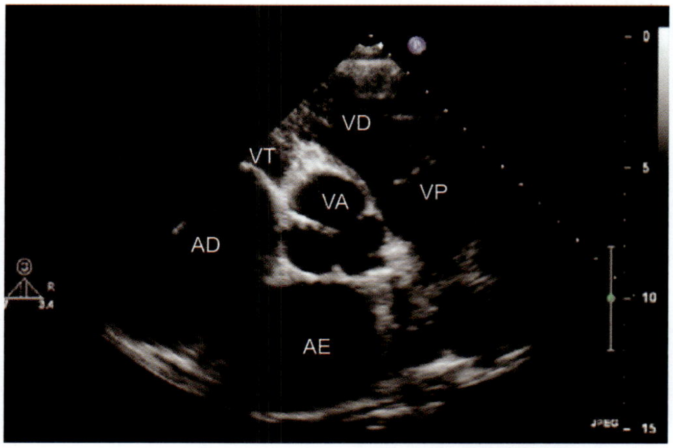

Figura 48.8 Estruturas a serem identificadas no nível da valva aórtica do eixo curto paraesternal (PSSA). AD: átrio direito; AE: átrio esquerdo; VA: valva aórtica; VD: ventrículo direito; VP: valva pulmonar; VT: valva tricúspide.

Visualizações apicais

As visualizações apicais são algumas das visões mais importantes a serem obtidas em uma avaliação hemodinâmica do coração, que inclui observar disfunção diastólica, regurgitação valvar, débito cardíaco etc.

Infelizmente, pode ser uma das visões mais desafiadoras de se obter em uma primeira vez. Nesta seção, mostraremos exatamente como obter as visualizações apicais do coração, incluindo a visão apical de 4 câmaras, a visão apical de 5 câmaras e a visão do seio coronário.

Visão apical de 4 câmaras (A4C)

- Da visão do eixo curto paraesternal, deslizar o transdutor em direção ao ápice do coração, mantendo o indicador apontado para o lado esquerdo do paciente
- Depois de atingir o ápice do coração, conforme indicado pelo tamanho do ventrículo esquerdo, inclinar a cauda da sonda para baixo em direção ao pé do paciente (Figura 48.9)
- Para as mulheres, o ponto de impulso máximo (PMI) geralmente está logo abaixo do peito esquerdo
- Ao fazer isso, a visão apical de 4 câmaras deve aparecer (Figura 48.10).

Em caso de dificuldades para obter a visão apical de 4 câmaras, sugere-se colocar o paciente na posição de decúbito lateral esquerdo. Isso reduzirá o artefato pulmonar e trará o coração mais proximal à sonda de ultrassom, geralmente permitindo uma visão ideal.

Como a visão apical de 4 câmaras pode ser uma visão desafiadora de se obter, provavelmente haverá variantes da visão apical, incluindo a visão apical de 5 câmaras e a visão do seio coronário.

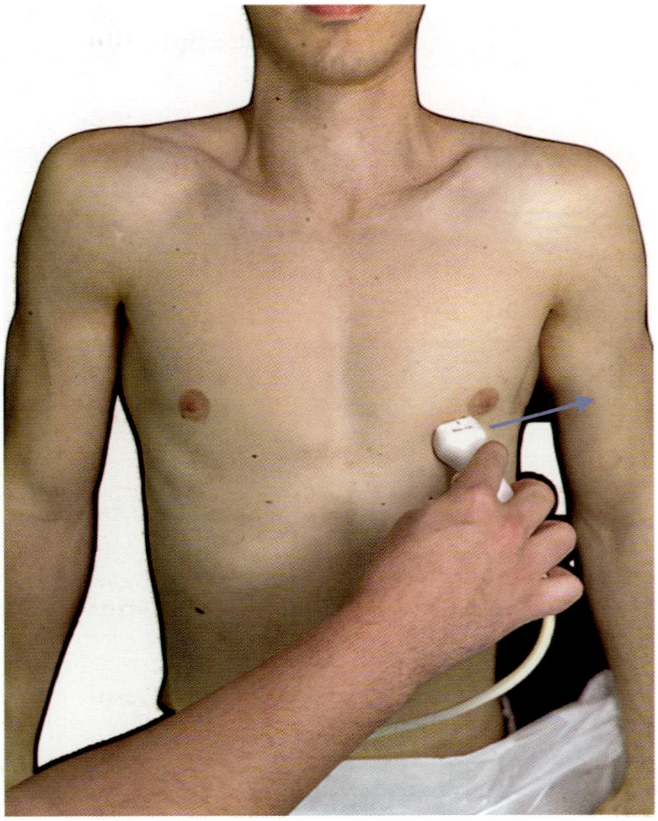

Figura 48.9 Visão apical de 4 câmaras.

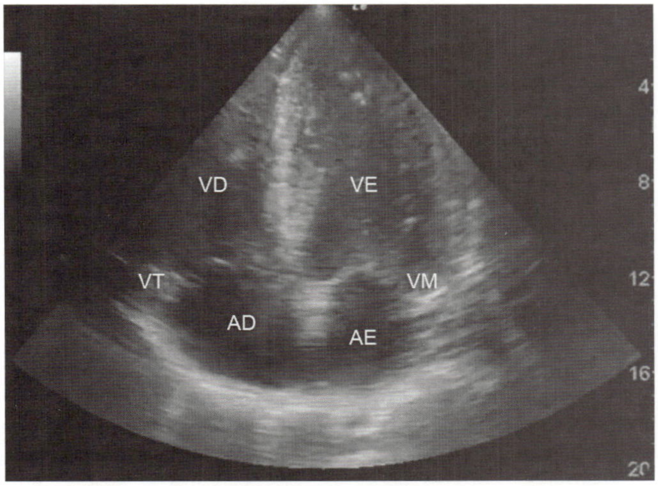

Figura 48.10 Estruturas a serem identificadas na visão apical de 4 câmaras (A4C). AD: átrio direito; AE: átrio esquerdo; VD: ventrículo direito; VE: ventrículo esquerdo; VM: valva mitral; VT: valva tricúspide.

Visão apical de 5 câmaras (A5C)

- Uma visão comum produzida ao tentar fazer a visão apical de 4 câmaras é a visão apical de 5 câmaras
- Não há 5 câmaras no coração, mas, na ecocardiografia, a "5ª câmara" ocorre quando se vê a aparência da valva aórtica e do trato de saída do ventrículo esquerdo
- Às vezes, busca-se obter intencionalmente essa visão para calcular o débito cardíaco do coração esquerdo
- Da visão apical de 4 câmaras, incline ligeiramente a cauda da sonda em direção aos pés do paciente para obter a visão apical de 5 câmaras. Para voltar à visão apical de 4 câmaras, basta inclinar a cauda da sonda de volta em direção à cabeça do paciente. Muitas vezes, a diferença entre as duas vistas é apenas uma inclinação de 5 a 10°.

Visão do seio coronário

- Outra visão comum produzida por ultrassonógrafos novatos ao tentar fazer a visão apical de 4 câmaras é a **visão do seio coronário**. Raramente será necessário obter essa visão intencionalmente, mas é importante saber o que fazer caso ela ocorra
- A visão do seio coronário parece um defeito do septo atrial entre os átrios direito e esquerdo
- A razão pela qual a visão do seio coronário está entrando em vista e não a visão apical de 4 câmaras é porque a cauda do seu transdutor está **inclinada demais em direção à cabeça do paciente**. Inclinar a cauda da sonda ligeiramente em direção aos pés do paciente fornece a visão apical de 4 câmaras.

Visualização subxifoide (subcostal)

A visualização subxifoide ou subcostal permite visualizar estruturas semelhantes à visão apical de 4 câmaras, mas apenas se a aproximação se der por um ângulo diferente (Figura 48.11). A visualização subxifoide é útil nos casos em que há dificuldade em obter visões paraesternais adequadas (p. ex., pacientes com doença pulmonar obstrutiva crônica [DPOC]) ou na avaliação de pacientes com trauma ao fazer a varredura eFAST (Figura 48.12).

- Com os joelhos do paciente dobrados, posicionar a sonda sob o arco costal (abaixo do processo xifoide) com o indicador apontando para a **esquerda do** paciente
- Como o plano do coração é superficial, é preciso usar um aperto de mão na sonda para ser paralelo à pele.

É importante usar o fígado como uma janela acústica. Caso haja aproximação do lado esquerdo, a visão será obstruída pelo gás estomacal ou intestinal.

Caso persistam os problemas para obter uma imagem clara, uma opção é aplicar uma pressão suave para baixo na sonda.

Visão da veia cava inferior

Avaliar a veia cava inferior (VCI) com ultrassom é uma das aplicações de POCUS mais comumente usadas. É uma ótima maneira de estimar a pressão venosa central (PVC) e a tolerância aos fluidos.

- Da visão subxifoide e com o paciente ainda na posição supina com os joelhos dobrados, manter o átrio direito à vista (Figura 48.13)
- Localizar a VCI dentro do fígado e centralizá-la na tela de ultrassom (Figura 48.14)
- Assim que a VCI estiver centralizada na tela, girar o transdutor no sentido horário (à direita) para reduzir o indicador em direção aos pés. Isso dará uma visão longitudinal da VCI entrando no átrio direito.

Avaliação da colapsibilidade da veia cava inferior

Depois de visualizar a VCI, é preciso avaliar sua colapsibilidade em pacientes que respiram espontaneamente ou naqueles ventilados.

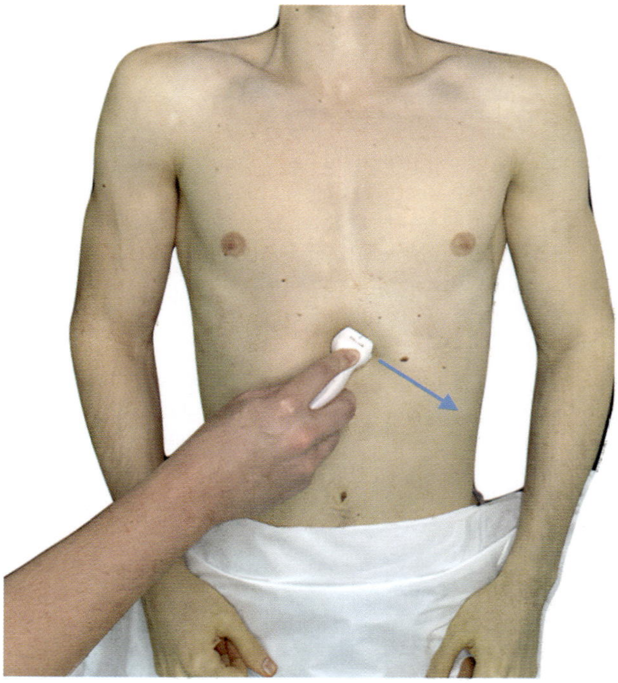

Figura 48.11 Visualização subxifoide ou subcostal.

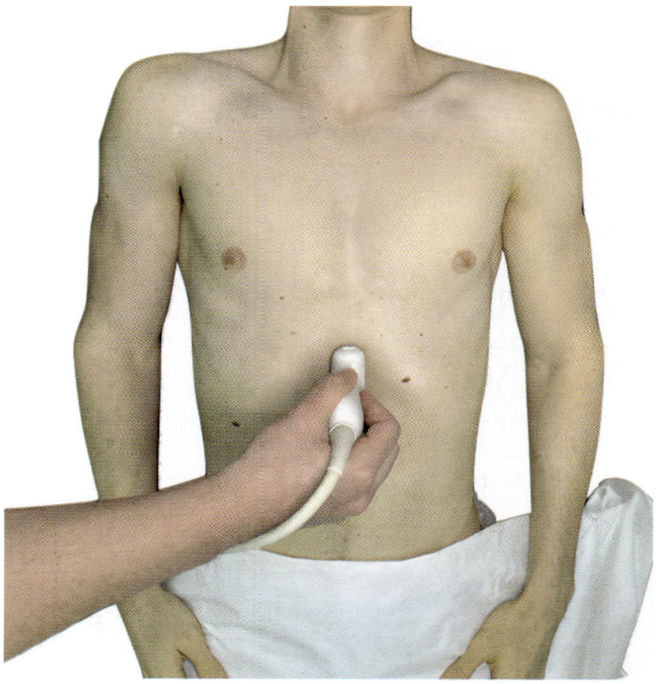

Figura 48.13 Visualização da veia cava inferior (VCI).

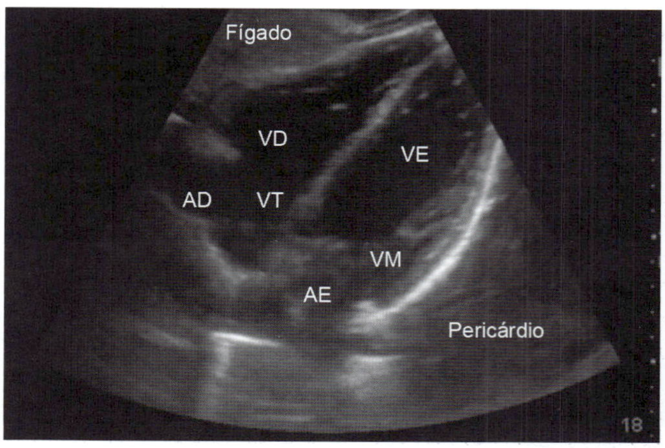

Figura 48.12 Estruturas a serem identificadas na visualização subxifoide (subcostal). AD: átrio direito; pericárdio; AE: átrio esquerdo; VD: ventrículo direito; VE: ventrículo esquerdo; VM: valva mitral; VT: valva tricúspide.

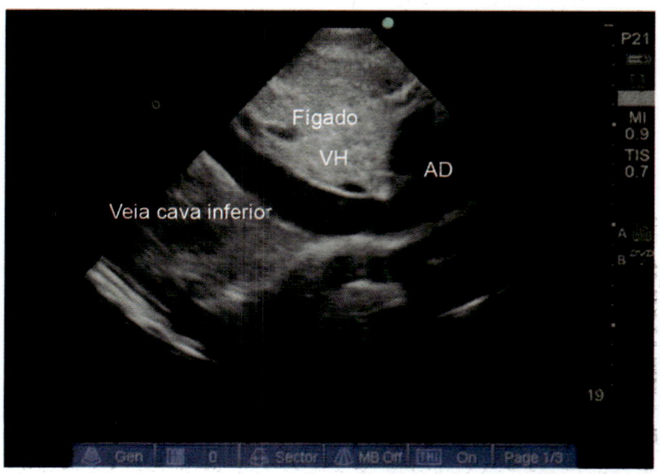

Figura 48.14 Estruturas a serem identificadas na visualização da veia cava inferior. AD: átrio direito; VH: veia hepática.

- **Para pacientes que respiram espontaneamente**: orientá-los a respirar fundo. O diâmetro máximo da VCI será visto durante a expiração e o diâmetro mínimo será visto durante a inspiração
- **Para pacientes ventilados**: a pressão positiva do ventilador terá o efeito oposto na VCI em comparação com os pacientes que respiram espontaneamente. O diâmetro máximo da VCI será visto durante **a inspiração** e o diâmetro mínimo será visto durante **a expiração**.

POCUS cardíaco na prática

Os sinais clínicos e os achados no POCUS podem oferecer informações complementares no diagnóstico de diversas condições cardíacas. Seguem alguns sinais clínicos comuns e como eles podem ser correlacionados com achados no POCUS cardíaco.

Sinais clínicos

DISPNEIA (FALTA DE AR). Avaliação da função cardíaca, incluindo a fração de ejeção, pode ajudar a determinar se a dispneia está relacionada a uma disfunção cardíaca.

EDEMA (INCHAÇO). Pode ser utilizado para identificar derrames pericárdicos, insuficiência valvar ou outras anormalidades que levam à retenção de líquidos.

FADIGA. Avaliação da contratilidade cardíaca e da função global do coração para identificar possíveis causas de fadiga relacionadas ao coração.

DOR TORÁCICA. Permite verificar a presença de derrames pericárdicos, avaliar a função ventricular e identificar outras anormalidades cardíacas que podem contribuir para a dor no peito.

PALPITAÇÕES. Pode ser usado para avaliar a presença de arritmias, identificar anomalias nas válvulas cardíacas ou outras condições estruturais.

Avaliações possíveis com POCUS cardíaco

DIMENSÕES DAS PAREDES E CAVIDADES CARDÍACAS. No contexto de um paciente com sinais e sintomas de insuficiência cardíaca, é possível avaliar o tamanho das câmaras cardíacas e a espessura do músculo cardíaco. Isso permite a detecção rápida e complementar ao exame físico de cardiomiopatias dilatadas ou hipertróficas.

FRAÇÃO DE EJEÇÃO (FE). Ainda na avaliação de um paciente com história de dispneia e/ou fadiga, é possível realizar uma medição rápida da FE para avaliar a função sistólica do coração.

DERRAMES PERICÁRDICOS. No diagnóstico diferencial de dor torácica e dispneia, é possível a visualização rápida e direta do acúmulo de líquido ao redor do coração. Quando o exame clínico revelar hipotensão, distensão jugular e abafamento de bulhas (tríade de Beck), o diagnóstico de tamponamento cardíaco pode ser confirmado imediatamente, possibilitando, inclusive, a punção guiada e emergencial do líquido pericárdico.

DISFUNÇÃO VALVAR. Na avaliação de um sopro cardíaco detectado pelo exame físico, quer o paciente tenha ou não sinais e sintomas de insuficiência cardíaca, o POCUS permite avaliar a anatomia e a função das válvulas cardíacas.

TROMBOS CARDÍACOS. É possível detectar trombos nas câmaras cardíacas, principalmente na avaliação de pacientes com cardiomiopatia dilatada, ou no contexto de embolia sistêmica aguda ou acidente vascular cerebral (AVC).

A integração de sinais clínicos e achados no POCUS cardíaco é essencial para uma abordagem diagnóstica completa. Profissionais da saúde podem utilizar essas informações para tomar decisões informadas sobre o tratamento e gerenciamento de pacientes com condições cardíacas.

É importante ressaltar que o POCUS cardíaco não substitui exames mais detalhados, como a ecocardiografia tradicional, mas serve como uma ferramenta valiosa em situações à beira do leito e de doença aguda.

RADIOGRAFIA DO TÓRAX

A radiografia de tórax é uma ferramenta fundamental na propedêutica cardiovascular por várias razões. Embora não forneça imagens tão detalhadas do coração como a ecocardiografia ou a ressonância magnética cardíaca, ela oferece informações valiosas para o diagnóstico e o manejo inicial de diversas condições cardíacas e pulmonares. Seguem os principais aspectos da importância da radiografia de tórax na propedêutica cardiovascular.

- Avaliação do tamanho e da forma do coração: alterações no contorno ou no tamanho podem sugerir patologias como cardiomegalia, hipertrofia ventricular ou dilatação das câmaras cardíacas
- Detecção de alterações vasculares: anormalidades como alargamento da sombra aórtica podem indicar patologias como aneurismas ou outros problemas vasculares
- Identificação de anormalidades pulmonares: muitas condições cardíacas podem se manifestar com sintomas pulmonares ou alterações radiológicas pulmonares, como congestão e edema pulmonar em casos de insuficiência cardíaca. A radiografia de tórax ajuda a identificar essas alterações, além de apoiar o diagnóstico diferencial em pacientes com dispneia
- Avaliação anatômica de dispositivos: em pacientes com dispositivos implantados, sejam transitórios (cateter venoso central, tubo orotraqueal, cateter de artéria pulmonar, dreno torácico) ou definitivos (marca-passos ou cardiodesfibriladores), a radiografia de tórax é utilizada para verificar a posição correta destes, assim como avaliar possíveis complicações associadas
- Cenários de emergências: a radiografia de tórax é uma ferramenta rápida e acessível para avaliar pacientes com sintomas agudos, permitindo decisões rápidas sobre a necessidade de intervenções mais específicas.

Embora a radiografia de tórax não substitua modalidades de imagem mais específicas para avaliação detalhada do coração, ela continua sendo uma parte essencial da avaliação cardiológica inicial e do manejo de pacientes, tanto em ambientes ambulatoriais quanto de emergência.

Obtenção de uma boa radiografia de tórax

A radiografia do tórax deve ser feita com o paciente na posição ortostática após inspiração profunda e em apneia. A análise da imagem do coração e dos vasos da base compreende a avaliação da área, do volume e da configuração da silhueta cardíaca

Na incidência posteroanterior (PA), o contorno direito do mediastino é formado por uma linha vertical, superior, que corresponde à veia cava superior, e por uma linha curva, inferior, de convexidade direita, determinada pelo átrio direito (Figura 48.15).

O contorno esquerdo é constituído de três arcos: superior, médio e inferior. O arco superior, também chamado "botão aórtico", corresponde ao joelho formado pela porção terminal da crossa da aorta e pela porção inicial da aorta torácica descendente. O arco médio tem um formato ligeiramente côncavo e é composto por três elementos anatômicos: a porção mais elevada corresponde à artéria pulmonar esquerda; a média à artéria pulmonar principal; a mais baixa, à aurícula do átrio esquerdo. O arco inferior, de convexidade esquerda, é formado exclusivamente pelo ventrículo esquerdo.

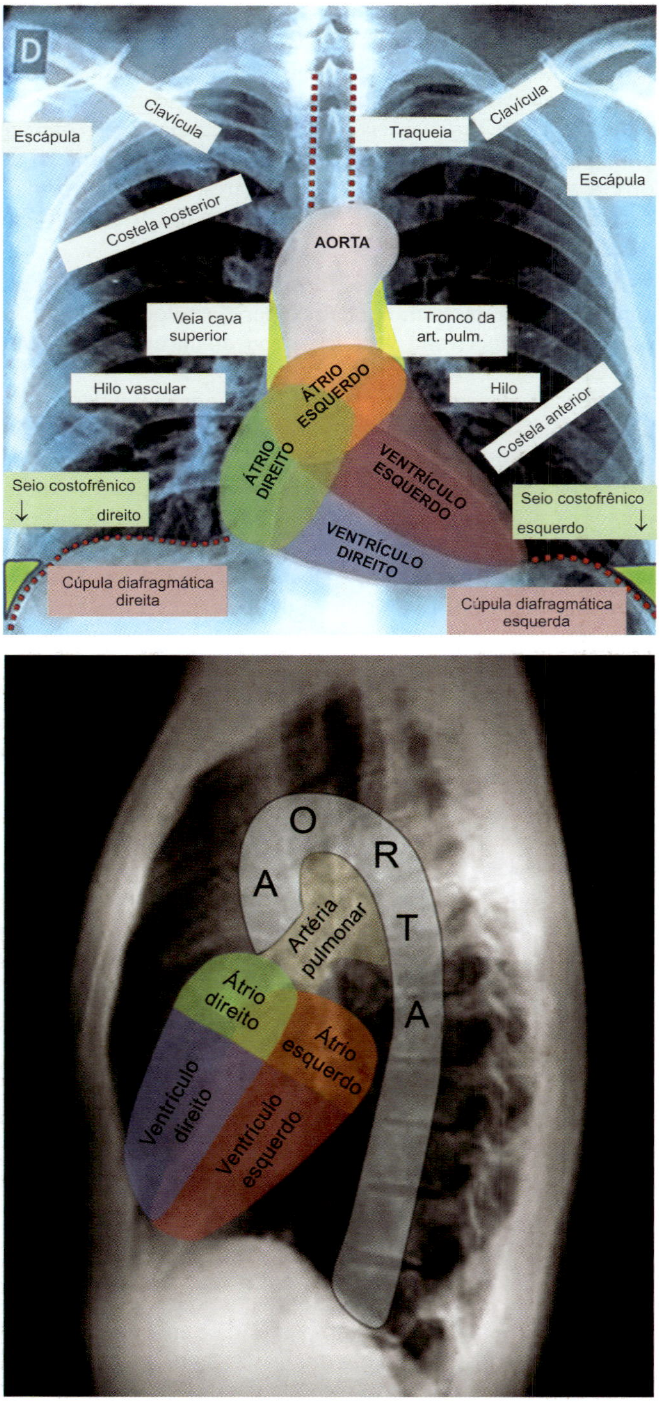

Figura 48.15 Radiografia simples de tórax na incidência posteroanterior e lateral (perfil), evidenciando as principais estruturas de interesse. (Adaptada de Santos e Mastrocola, 2019.)

No perfil esquerdo (PE), o contorno anterior da imagem cardíaca corre por conta do ventrículo direito, enquanto o posterior corresponde ao átrio esquerdo na sua parte superior e, na inferior, ao ventrículo esquerdo.

Avaliação da radiografia de tórax (Figura 48.16)

Área cardíaca ou volume cardíaco

Trata-se de um diagnóstico relativamente fácil o aumento grande ou moderado do coração; em contrapartida, a distinção entre área cardíaca normal e pequeno aumento é, na verdade, muito difícil, até mesmo para quem tem experiência.

Várias tabelas e fórmulas foram propostas, permanecendo em uso apenas o índice cardiotorácico (ICT), o qual é determinado dividindo-se o diâmetro transverso do coração (DTC) pelo maior diâmetro transverso do tórax (DTT), na radiografia em PA: ICT = DTC/DTT (Figura 48.17).

O valor normal situa-se em torno de 0,45 a 0,5.

O fator mais importante na imprecisão desse índice é a posição do diafragma, que pode variar em função da profundidade da inspiração, no momento da radiografia, e do biotipo do paciente.

Configuração ou silhueta cardíaca

Alteração da silhueta cardíaca com volume cardíaco dentro dos limites da normalidade ocorre nas cardiopatias com sobrecarga sistólica (estenose aórtica, hipertensão arterial, estenose pulmonar).

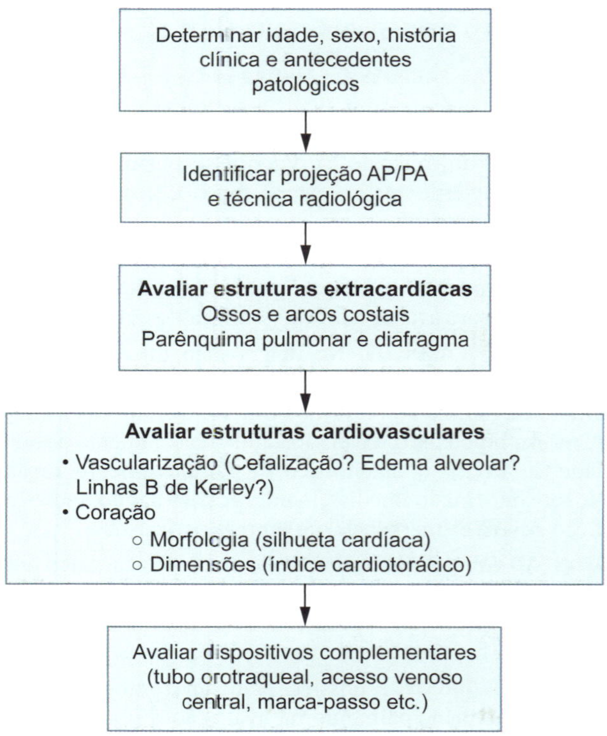

Figura 48.16 Roteiro para interpretação da radiografia de tórax.

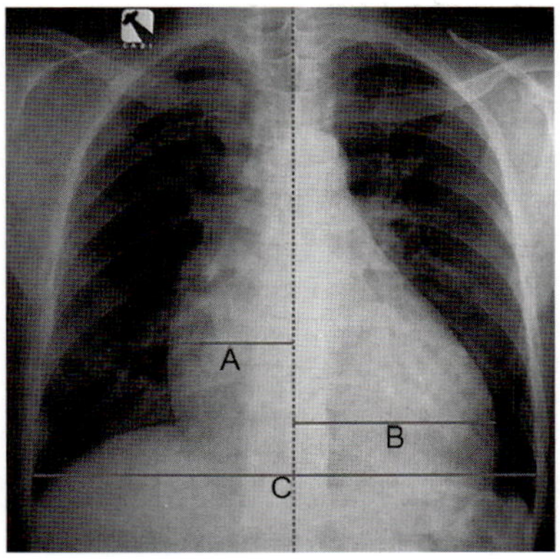

Figura 48.17 Determinação do índice cardiotorácico: ICT = A+B/C.

Volume cardíaco aumentado e configuração praticamente normal, guardando as mesmas proporções, aparecem nas cardiomiopatias em fase inicial (p. ex., cardiomiopatia chagásica crônica).

Silhueta cardíaca alterada e volume do coração aumentado indicam sobrecarga diastólica ou de volume (insuficiência aórtica, insuficiência mitral).

Aumento da área cardíaca e alteração da configuração, tornando a silhueta convexa em ambos os lados em PA, aparecem nas cardiomiopatias em fase avançada e no derrame pericárdico.

Sinais radiológicos das sobrecargas das cavidades cardíacas

SOBRECARGA DO ÁTRIO DIREITO. Observa-se elevação do ponto de união do átrio com a cava superior, chegando, às vezes, à altura da bifurcação brônquica e acentuação da convexidade do átrio direito, fazendo com que a borda direita da silhueta fique mais afastada da coluna vertebral.

SOBRECARGA DO VENTRÍCULO DIREITO. Aumento da área cardíaca no eixo transversal, com deslocamento da ponta do coração para cima e para a esquerda. Observa-se também arqueamento do contorno inferior esquerdo da silhueta cardíaca. Na radiografia em perfil, o contato do ventrículo direito com a parede anterior do tórax é maior que o habitual.

SOBRECARGA DO VENTRÍCULO ESQUERDO. Observa-se que o ventrículo esquerdo cresce para baixo e mergulha mais no diafragma, acompanhado de uma rotação anti-horária, que retira a artéria pulmonar do arco médio, colocando-a no interior do mediastino. Notam-se ainda aumento da área cardíaca no eixo longitudinal e redistribuição de fluxo para os campos pulmonares superiores (**cefalização da trama**). Na radiografia em perfil, a porção inferior do arco posterior do coração desloca-se para baixo e para trás, sem levar consigo o esôfago, pela inexistência de íntima relação com este órgão (Figura 48.18 A e B).

SOBRECARGA DO ÁTRIO ESQUERDO. Alargamento da sombra do átrio esquerdo, projetando-se para fora da silhueta cardíaca no perfil lateral como uma configuração de "duplo contorno" ou "sinal da aurícula esquerda". Notam-se ainda elevação da traqueia e do brônquio principal esquerdo e veias pulmonares superiores dilatadas.

Circulação pulmonar

As imagens no parênquima pulmonar correm por conta quase exclusivamente das estruturas vasculares – arteriais e venosas –, também denominadas "trama pulmonar" (Figura 48.19).

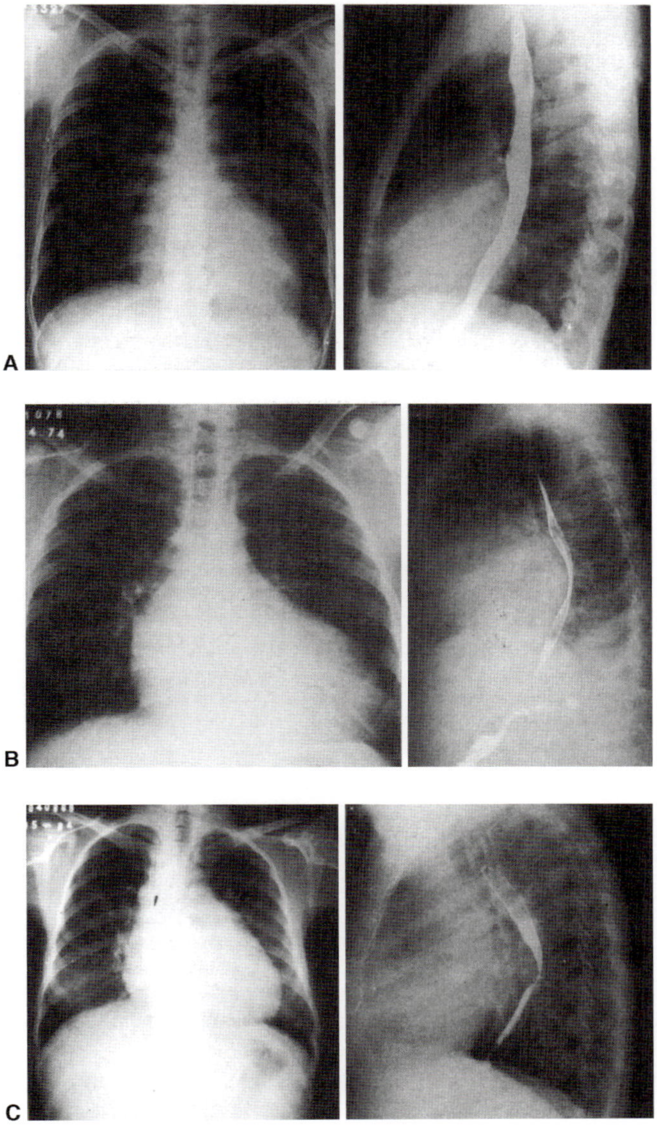

Figura 48.18 A. Sobrecarga sistólica do ventrículo esquerdo (estenose aórtica). B. Sobrecarga diastólica do ventrículo esquerdo (insuficiência aórtica). C. Sobrecarga atrial esquerda e sobrecarga sistólica do ventrículo direito. Abaulamento do arco médio indicando hipertensão pulmonar (estenose mitral).

Na periferia pulmonar, praticamente não se distingue um vaso arterial de um venoso, pois têm o mesmo trajeto. Entretanto, na porção central, junto ao hilo pulmonar, são distinguíveis: as artérias emergem do mediastino no nível do 2º ou 8º arco costal posterior, enquanto as veias se dirigem para o átrio esquerdo, no nível do 8º e do 9º arco costal posterior. Há variações com relação ao biotipo do paciente, sendo mais baixo nos longilíneos.

O tronco da artéria pulmonar constitui a porção mediana do arco médio da silhueta cardíaca em PA; essa artéria logo se bifurca nos ramos direito e esquerdo. O ramo direito ou artéria pulmonar direita tem um trajeto transversal no mediastino, da esquerda para a direita, e levemente de cima para baixo, de forma que o hilo direito é normalmente mais baixo que o esquerdo. O ramo esquerdo ou artéria pulmonar esquerda é a continuação do tronco da artéria pulmonar, tendo um trajeto ascendente e para trás, formando o hilo esquerdo, e passando sobre o brônquio-fonte deste lado.

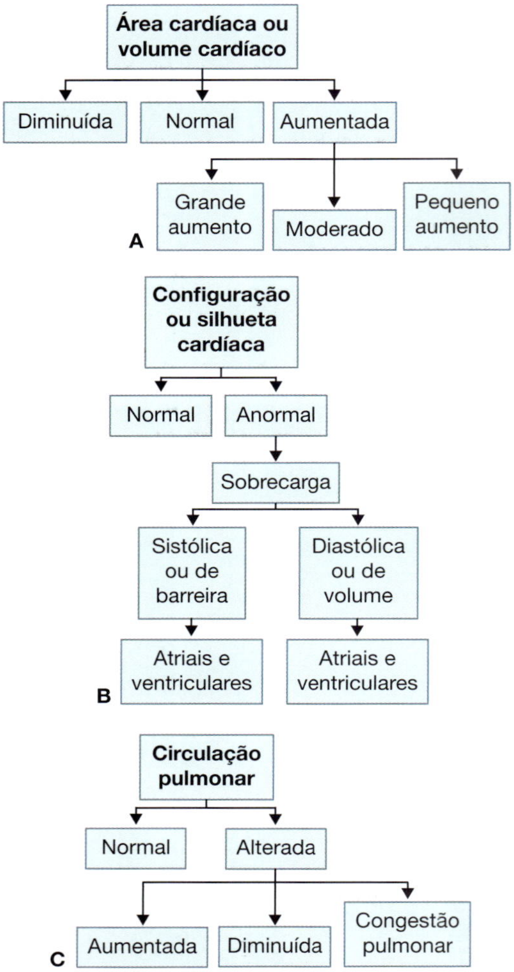

Figura 48.19 Roteiro para interpretar uma radiografia simples do tórax. **A.** Área cardíaca ou volume cardíaco. **B.** Configuração ou silhueta cardíaca. **C.** Circulação pulmonar.

As veias pulmonares também podem ser individualizadas em uma radiografia do tórax. Assim, as veias dos lobos superiores tendem a desembocar em um tronco único no átrio esquerdo; em seu trajeto, passam sobre a artéria interlobar direita e esquerda. Nas radiografias do tórax em PA, as veias dos lobos superiores estão sempre situadas externamente com relação às artérias.

O trajeto das veias pulmonares inferiores é mais horizontal e cruza frequentemente os vasos arteriais do lobo inferior, com um trajeto mais vertical. A veia ázigo é identificada com certa frequência nas radiografias em PA penetradas do mediastino, situando-se acima do brônquio-fonte direito, no ângulo formado pelo brônquio e a traqueia, com formato ovalar, correspondendo à sua crossa, a qual se dirige de trás para frente, para penetrar na cava superior.

Semiologia radiológica da circulação pulmonar

Em condições normais, o fluxo sanguíneo e a resistência da parede vascular pulmonar constituem dois fatores dinâmicos que se modificam conforme as necessidades do organismo, a fim de que a pressão neste sistema permaneça dentro dos limites fisiológicos. Em condições patológicas, dependendo da gravidade do distúrbio, o equilíbrio pode ser rompido, surgindo um quadro de hipotensão ou hipertensão pulmonar.

Redução do fluxo pulmonar (hipotensão pulmonar)

A diminuição do volume sanguíneo na circulação pulmonar reduz o calibre dos vasos, tanto arteriais como venosos, fato que se expressa nas radiografias do tórax como uma vasculatura pulmonar pobre. Isso ocorre na estenose da valva pulmonar, na estenose das artérias pulmonares periféricas, na hipoplasia da artéria pulmonar, na tetralogia de Fallot, na doença de Ebstein, na estenose da valva tricúspide, na insuficiência da valva tricúspide, na insuficiência ventricular direita e na embolia pulmonar.

Hipertensão pulmonar: conceitos e classificação

A hipertensão pulmonar é caracterizada pelo aumento da pressão nas artérias pulmonares, podendo ser classificada em dois tipos principais: hipertensão arterial pulmonar (HAP) e hipertensão venosa pulmonar. Considera-se hipertensão pulmonar quando a pressão arterial pulmonar média excede 25 mmHg em repouso ou 30 mmHg durante o exercício. Os valores normais para a pressão arterial pulmonar são cerca de 14 a 20 mmHg em repouso, com uma pressão diastólica que raramente ultrapassa 9 mmHg.

A hipertensão venosa pulmonar geralmente decorre de disfunções no lado esquerdo do coração, como insuficiência cardíaca esquerda, resultando em pressões elevadas que se propagam retrogradamente até os capilares pulmonares.

Distinção entre resistência pré-capilar e pós-capilar

A resistência vascular pulmonar pode aumentar em duas áreas principais:

- **Pré-capilar (arteriolar)**: associada primariamente às arteríolas pulmonares e frequentemente ligada à HAP
- **Pós-capilar (venosa)**: envolvendo as veias pulmonares, o átrio esquerdo e o ventrículo esquerdo, comum na hipertensão venosa pulmonar.

A resistência pré-capilar está muitas vezes associada a doenças como hipertensão pulmonar idiopática ou secundária a condições como tromboembolismo pulmonar, enquanto a resistência pós-capilar é frequentemente secundária a doenças cardíacas que afetam a função do ventrículo esquerdo.

Manifestações clínicas e radiológicas

HIPERTENSÃO VENOCAPILAR AGUDA. Pode ocorrer rapidamente após uma falência do ventrículo esquerdo, levando ao edema pulmonar agudo, que é caracterizado por transudação de fluido para o interstício e alvéolos, particularmente em torno dos hilos pulmonares, frequentemente acompanhado de um espasmo vascular periférico. Radiologicamente, isso se manifesta como alterações intersticiais e alveolares peri-hilares, rodeadas por áreas de hipertransparência.

HIPERTENSÃO VENOCAPILAR CRÔNICA. Comumente observada em condições como estenose mitral, desenvolve-se gradualmente e pode levar à infiltração intersticial pulmonar crônica. A hipertensão venocapilar crônica induz vasoconstrição tanto venosa quanto arterial na metade inferior dos pulmões, regulando assim a pressão e prevenindo o edema. As linhas B de Kerley, indicativas de espessamento interlobular por fluido, podem ser observadas nas bases pulmonares em estágios avançados.

HIPERTENSÃO ARTERIAL PRÉ-CAPILAR (ARTERIOLAR). Pode ser primária, como na hipertensão pulmonar idiopática, ou secundária a condições como esclerodermia ou embolias repetidas. Nos casos crônicos, ocorre uma remodelação vascular com hipertransparência nos 2/3 externos dos pulmões e alterações na configuração cardíaca devido à hipertrofia do ventrículo direito, conhecida como *cor pulmonale*.

Congestão pulmonar passiva

Congestão pulmonar passiva caracteriza-se pelo aumento do conteúdo sanguíneo no sistema venocapilar dos pulmões. No início, o edema situa-se nos septos alveolares, com acúmulo de líquido ao redor dos capilares. A quantidade de líquido que migra para o interstício é maior que a capacidade de drenagem linfática. Quando a capacidade do interstício de acomodá-lo é ultrapassada, ocorre passagem para o interior dos alvéolos.

Do ponto de vista radiológico, as características do edema pulmonar são:

- **Borramento perivascular**, ficando as margens dos vasos indistintas e alargadas nas regiões para-hilares
- **Borramento peribrônquico**, com perda da definição da parede brônquica externa
- **Borramento hilar**, caracterizado por aumento da densidade e perda da definição dos grandes vasos pulmonares que constituem os hilos dos pulmões
- Aparecimento de linhas septais, denominadas **linhas de Kerley** – A, B e C.

As linhas A de Kerley são mais longas e se dirigem do hilo ou das áreas para-hilares para a periferia dos pulmões. As linhas B de Kerley são imagens lineares horizontais densas, com aproximadamente 1,5 a 2 cm de comprimento, e são mais nítidas nas bases, em que predomina a congestão, traduzindo espessamento dos septos interlobulares pelo acúmulo de líquido intersticial. As linhas C de Kerley não são frequentes, indicando a ocorrência de líquido em septos superpostos.

Em caso de congestão pulmonar intensa, observa-se um **padrão reticular difuso,** traduzindo a ocorrência de líquido intersticial, principalmente nas regiões peri-hilares e bases pulmonares.

Pode ocorrer **edema subpleural, mais evidente junto à pequena cissura à direita**, mas também pode aparecer ao longo das grandes cissuras.

As principais causas hemodinâmicas de congestão pulmonar são insuficiência ventricular esquerda e valvopatia mitral.

Na estenose mitral, existe, a princípio, apenas hipertensão venocapilar, traduzida por ingurgitação venosa generalizada. À medida que a pressão se eleva, ocorre constrição das artérias e veias dos lobos inferiores e distensão dos vasos dos lobos superiores, resultando em reversão do padrão radiológico habitual em que os vasos dos lobos inferiores são mais proeminentes.

Na insuficiência ventricular esquerda, a congestão predomina nos hilos e nas bases, e os sinais radiológicos são proporcionais à intensidade da congestão venocapilar. No edema pulmonar, além do borramento hilar e das bases, observa-se que surgem sinais de acúmulo de líquido dentro dos alvéolos, além de sinais de edema intersticial. A essa imagem radiológica dá-se o nome de "padrão em asa de borboleta" (infiltração simétrica bilateral difusa da porção hilar e central dos pulmões com preservação relativa da periferia). Na insuficiência cardíaca congestiva, é frequente a ocorrência de derrame pleural à direita.

Cumpre assinalar que há inúmeras outras causas de edema pulmonar (Quadro 48.1; ver também Parte 9, *Sistema Respiratório*, Seção 1, *Tórax, Traqueia, Brônquios, Pulmões e Pleuras*, Capítulo 38, *Doenças dos Pulmões e das Pleuras*).

Quadro 48.1 Causas de edema pulmonar.

Hemodinâmicas: pressão hidrostática capilar elevada (a mais comum) ▪ Insuficiência cardíaca esquerda ▪ Valvopatia mitral ▪ Tumor no átrio esquerdo (mixoma) ▪ Obstrução venosa pulmonar • Fibrose mediastinal • Tumor mediastinal • Doença venoclusiva ▪ Neurogênica
Edema pulmonar por alteração da permeabilidade capilar ▪ Dose excessiva de narcótico ▪ Intoxicação por salicilatos ▪ Inalação de fumaça ▪ Inalação de vapores químicos • Óxido de nitrogênio • Óxido de enxofre • Vapores químicos orgânicos • Monóxido de carbono ▪ Grandes altitudes ▪ Quase afogamento ▪ Rápida reexpansão do pulmão (como na toracocentese ou esvaziamento de pneumotórax volumoso) ▪ Veneno de cobra e outras toxinas ▪ Hidrocarbonetos aspirados ▪ Embolia gordurosa pós-traumática ▪ Irradiação ionizante ▪ Epiglotite (obstrução das vias respiratórias superiores)
Combinação de edema hemodinâmico e edema por alteração da permeabilidade ▪ Pulmão de choque, incluindo choque séptico ▪ Síndrome da angústia respiratória do adulto (SARA) ▪ Contraste iodado intravenoso ▪ Dose excessiva de narcótico
Doença renal (combinação de hipervolemia, hipoproteinemia e pressão hidrostática aumentada) ▪ Sobrecarga de volume: similar à doença renal
Obstrução linfática
Etiologia desconhecida

Aorta

A porção inicial da aorta é importante no estudo radiológico do coração e vasos da base, pelo fato de fazer parte da silhueta cardíaca.

A crossa da aorta, em indivíduos jovens, encontra-se no interior do mediastino, não entrando em contato com o pulmão; consequentemente, o final da crossa e o início da aorta torácica descendente, colocada à esquerda da coluna vertebral, no nível da 3ª vértebra, relaciona-se com o segmento apicoposterior do lobo superior do pulmão esquerdo, ocasionando uma imagem arredondada, vista na radiografia do tórax em PA e denominada "botão aórtico" (Figura 48.20).

A radiografia em perfil também mostra com frequência a parede superior deste pequeno segmento aórtico como uma linha curva de concavidade para baixo, situada adiante da coluna vertebral.

Nas pessoas idosas, a aorta se alonga com frequência, em virtude de processo de fibrose de suas paredes, tornando a crossa mais evidente. A porção ascendente da aorta passa a formar o contorno superior direito do mediastino, acima da silhueta do átrio direito antes constituído pela veia cava superior. O "botão aórtico" torna-se saliente e mais elevado, chegando ao nível da articulação esternoclavicular esquerda.

Quando existe placa ateromatosa calcificada, ela é facilmente identificada como imagens lineares, em placa ou em meia-lua, a delimitar parcialmente a parede vascular.

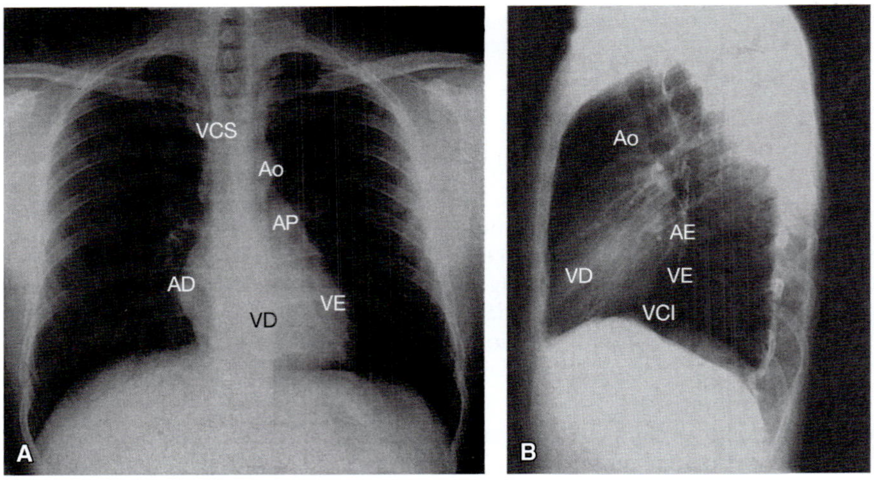

Figura 48.20 Radiografia simples do tórax normal em incidências posteroanterior (A) e perfil (B). AD: átrio direito; AE: átrio esquerdo; Ao: aorta; AP: artéria pulmonar; VCI: veia cava inferior; VCS: veia cava superior; VD: ventrículo direito; VE: ventrículo esquerdo.

A aorta torácica descendente não tem expressão radiológica nos jovens, a não ser em sua porção inicial. Nas pessoas idosas, fica alongada e com discreto aumento de calibre, passando a ser vista à esquerda da coluna dorsal.

Nos pacientes hipertensos, o calibre e o comprimento da aorta torácica podem ser alterados. Se a hipertensão ocorrer em indivíduo jovem e for grave, a porção inicial ascendente da crossa da aorta fica ligeiramente ectasiada, sobrepondo-se à cava superior no contorno direito da imagem cardíaca, logo acima do átrio direito. Entretanto, se a hipertensão for moderada, mas de longa duração, é comum observar ectasia cilíndrica de toda a aorta torácica, associada aos sinais de sobrecarga ventricular esquerda.

As dilatações localizadas (aneurismas) são importantes, pois são parte obrigatória do diagnóstico diferencial das massas mediastínicas em torno dos hilos, no trajeto da crossa e da aorta descendente, a ponto de se contraindicar punção-biopsia destas massas antes de se fazer uma angiografia ou uma ressonância magnética.

ELETROCARDIOGRAMA

O ECG é uma representação gráfica da atividade elétrica do coração, capturada por eletrodos colocados na superfície do corpo. É útil no diagnóstico das arritmias, das sobrecargas das câmaras cardíacas, das lesões isquêmicas do miocárdio, dos processos inflamatórios e distúrbios eletrolíticos.

Bases eletrofisiológicas

Células cardíacas em repouso estão polarizadas, o que significa que a face interna da membrana celular é negativamente carregada em comparação com a externa. Uma alteração no estado elétrico, ou despolarização, ocorre quando a célula é estimulada e os íons sódio entram rapidamente na célula, tornando o interior positivo.

Após a despolarização, as células cardíacas se repolarizam, restaurando o estado de repouso. Durante a repolarização, predomina a saída de íons potássio da célula, e o equilíbrio elétrico é restaurado (Figura 48.21).

A atividade elétrica começa no nó sinusal, o marca-passo natural do coração, e se propaga através dos átrios, causando sua contração. A atividade elétrica então passa pelo nó atrioventricular (AV), que atua como uma estação de retransmissão, desacelerando a condução elétrica antes de permitir que o sinal passe para os ventrículos. Isso cria um atraso que permite que os átrios esvaziem completamente antes da contração ventricular. Após o nó AV, a atividade elétrica viaja ao longo do feixe de His e pelas fibras de Purkinje para despolarizar os ventrículos de forma rápida e coordenada, resultando em sua contração (ver Figura 46.5 no Capítulo 46, *Fundamentos de Anatomia e Fisiologia*).

Durante a despolarização e a repolarização, dipolos elétricos (um par de cargas opostas) são formados no coração. Estes podem ser representados como vetores, que têm magnitude e direção (Figura 48.22). O ECG é uma representação vetorial da somatória desses dipolos elétricos projetados no plano frontal e horizontal do corpo.

Os eletrodos do ECG capturam as diferenças de potencial elétrico entre diferentes partes do corpo. As derivações do ECG são configuradas para capturar a atividade elétrica em várias direções através do coração, oferecendo uma visão tridimensional da atividade elétrica.

Derivações eletrocardiográficas e sistemas de referência

As derivações eletrocardiográficas compreendem as bipolares dos membros, as unipolares dos membros e as precordiais.

As **derivações bipolares dos membros** são designadas por **D1, D2 e D3** (ou em algarismo romano, I, II e III), e registram a diferença de potencial entre dois pontos no plano frontal do corpo.

As **derivações unipolares dos membros** são designadas **aVR, aVL e aVF** e obtidas conectando-se as três extremidades (braço direito, braço esquerdo e perna esquerda) a uma central terminal (Figura 48.23).

As **derivações precordiais** registram a atividade elétrica do coração no plano horizontal e são posicionadas diretamente sobre o tórax, designadas **V1, V2, V3, V4, V5 e V6** (Figuras 48.24 e 48.25).

Eletrocardiograma normal (Figura 48.26)

Onda P

- Representa a despolarização da musculatura atrial
- Precede o complexo QRS

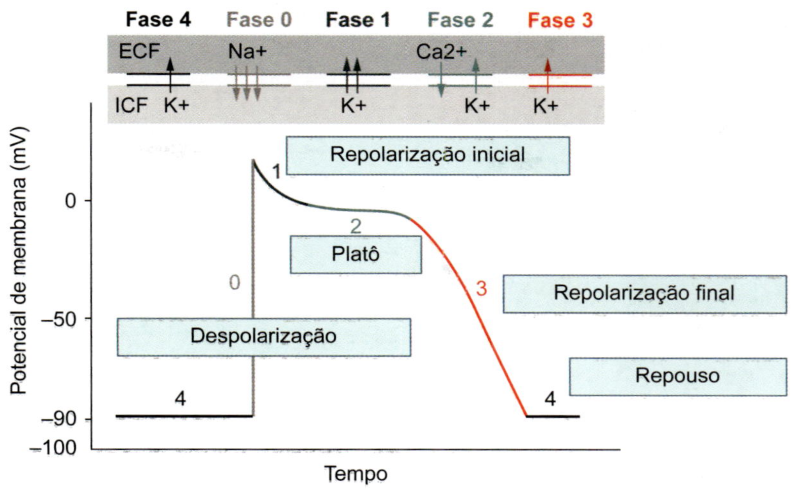

Figura 48.21 Potencial de ação na célula miocárdica.

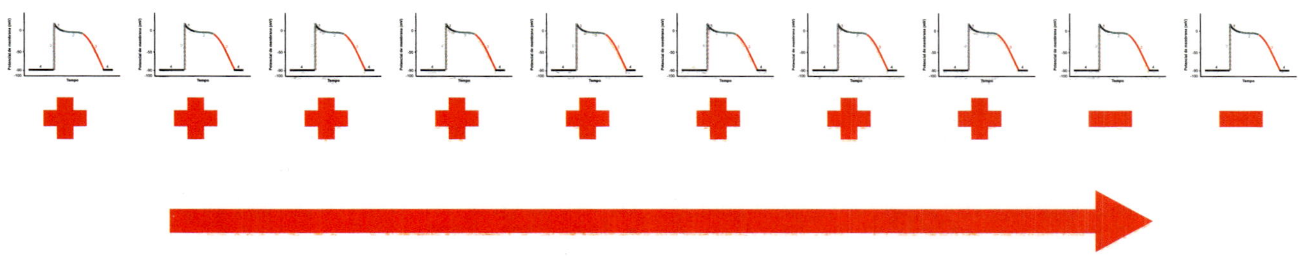

Figura 48.22 À medida que o estímulo percorre as fibras miocárdicas, os diversos potenciais de ação criam dipolos elétricos, possibilitando a representação por meio de vetores.

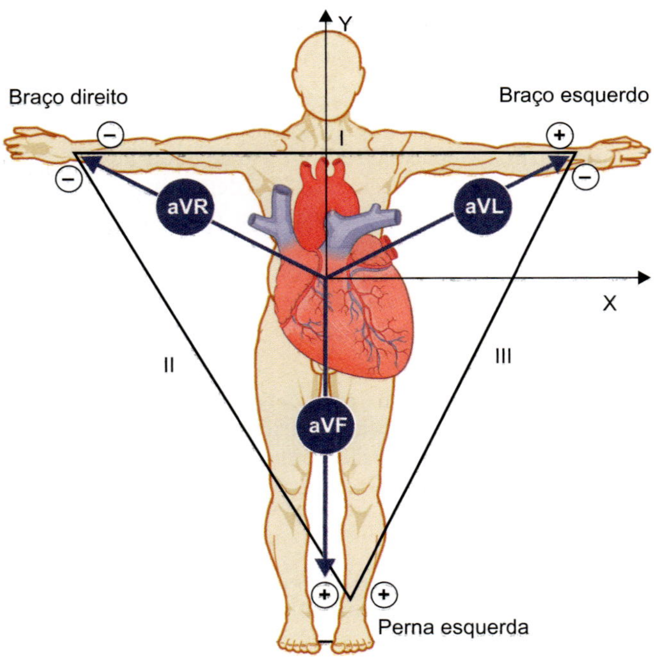

Figura 48.23 Derivações eletrocardiográficas periféricas bipolares (D1, D2 e D3) e unipolares (aVR, aVL e aVF).

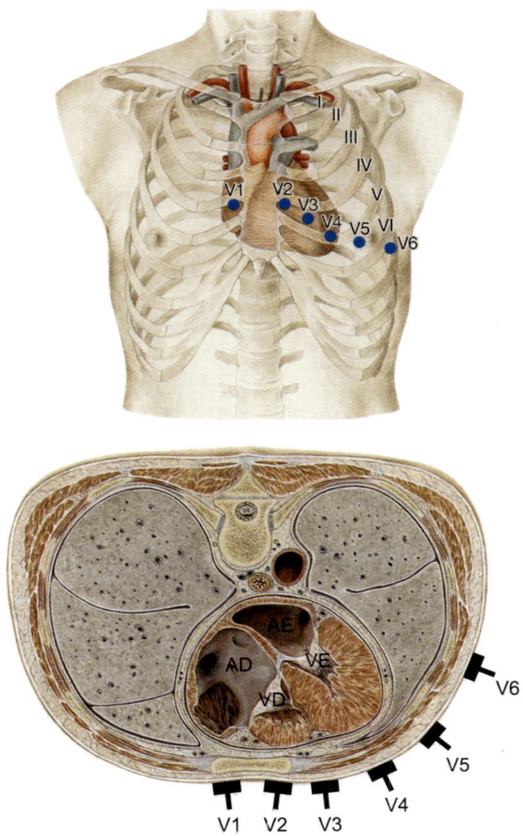

Figura 48.24 Derivações precordiais (V1 a V6).

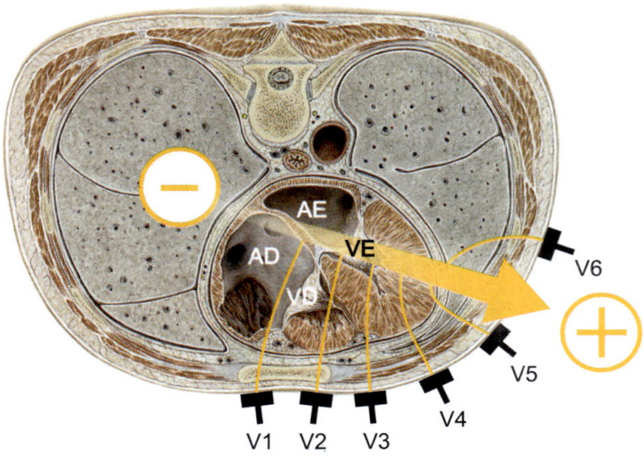

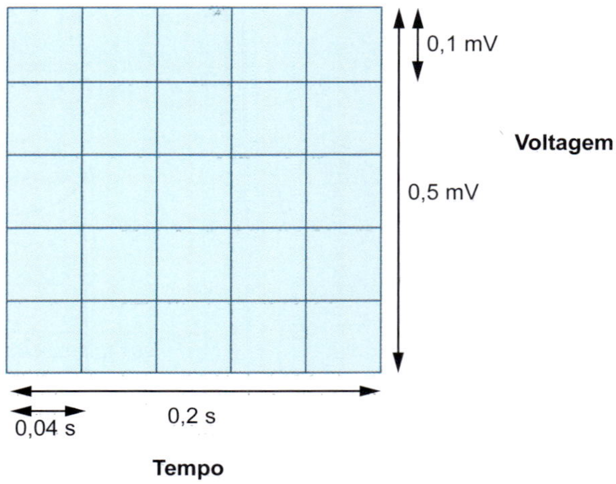

Figura 48.27 O registro do eletrocardiograma é feito no papel milimetrado, em que cada milímetro tem correspondência com o tempo/duração (horizontal) e com a amplitude/voltagem (vertical).

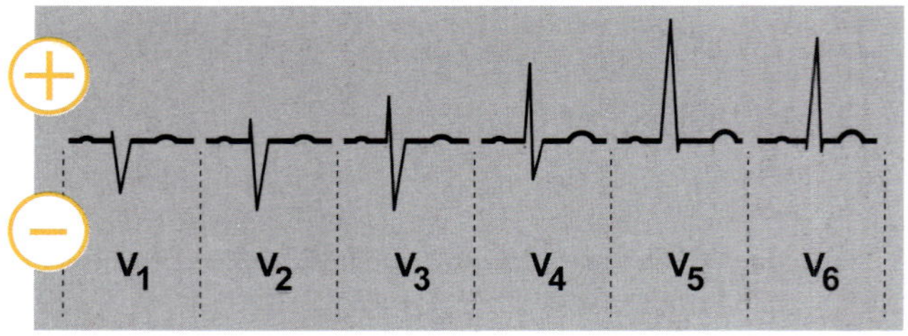

Figura 48.25 Vetor resultante de despolarização visualizado pelas derivações precordiais (amarelo). Pode-se perceber que, em condições normais, V1 é predominantemente negativo, e V6 é predominantemente positivo. Observe como a onda R (positiva) vai predominando à medida que a onda S (negativa) "regride" de V2 a V5.

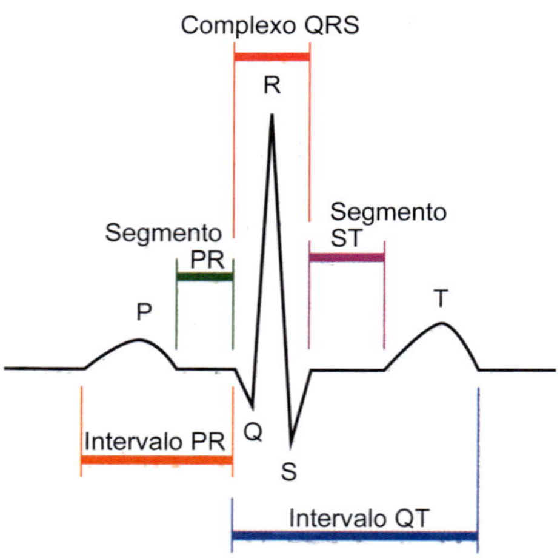

Figura 48.26 Principais elementos do eletrocardiograma.

- Duração normal: até 100 milissegundos (medida na derivação D2)
- Amplitude normal: até 2,5 mm (medida na derivação D2) (Figura 48.27)
- Nas derivações precordiais é positiva em V1, V2 e V3, podendo ser bifásica em V1 e V2 e negativa em V1; nas derivações V4, V5 e V6, sempre é positiva.

Intervalo PR

- Segmento isoelétrico que vai do término da onda P ao início do complexo QRS
- Duração normal: 120 a 200 ms (deve ser medido na derivação bipolar dos membros em que for mais longo).

Complexo QRS

- Traduz a despolarização ventricular. A orientação do eixo elétrico de QRS varia com relação ao biotipo
- Eixo: –30° a +90°
- Duração: < 120 ms
- A voltagem ou a altura do complexo QRS sofre influência de vários fatores cardíacos e extracardíacos. Nas derivações precordiais, reconhece-se baixa voltagem se a amplitude da maior reflexão não ultrapassar 9 mm. Não há critérios para alta voltagem
- A morfologia dos complexos ventriculares nas derivações bipolares e unipolares depende da posição do coração. A direção do vetor resultante no plano frontal retrata a direção das forças elétricas em torno do eixo anteroposterior.

Segmento ST

- Representa o tempo que decorre do fim da despolarização até o começo da repolarização da musculatura ventricular, ou seja, do fim do complexo QRS ao início da onda T. O ponto de junção entre o QRS e o segmento ST é denominado "ponto J"
- É isoelétrico ou apresenta pequenos desnivelamentos que não ultrapassam 1 a 1,5 mm
- Desnivelamentos maiores ocorrem em distúrbios secundários da repolarização ventricular, nas hipertrofias ventriculares e nas alterações isquêmicas

Onda T

- Representa a repolarização ventricular
- É arredondada, assimétrica, com o ramo ascendente lento e o descendente rápido.

Intervalo QT

- Do início do QRS ao final da onda T
- Representa a sístole elétrica, pois inclui a despolarização e a repolarização ventricular
- A duração varia com a idade, o sexo e a frequência cardíaca, existindo muitas fórmulas e tabelas para o cálculo dos valores do QT.

Onda U

- Representa a repolarização das fibras distais de Purkinje. É mais bem observada nas derivações precordiais, principalmente em V5 e V6
- Em geral, é positiva nas derivações nas quais o complexo QRS é positivo. Onda U negativa aparece na cardiopatia isquêmica, na hipertrofia ventricular esquerda e nos distúrbios hidreletrolíticos.

Um grande avanço tecnológico recente foi a possibilidade de se fazer ECG de uma ou até seis derivações utilizando *smartwatches* ou dispositivos portáteis que se conectam a *smartphones* (Figura 48.28).

TESTE ERGOMÉTRICO OU TESTE DE ESFORÇO

Teste de esforço, teste ergométrico, prova de esforço, prova ergométrica, cicloergometria ou ECG de esforço são denominações equivalentes do exame que avalia o trabalho cardíaco durante um esforço físico, programado e progressivo.

É utilizado no estudo das coronariopatias, hipertensão arterial, cardiomiopatias, arritmias, avaliação da eficácia de medicamentos e condicionamento físico para a prática de esportes, para avaliação médico-trabalhista e reabilitação cardíaca, pela análise da frequência cardíaca (FC), curva da pressão arterial, aparecimento de arritmias, dor torácica ou sintomas compatíveis com isquemia miocárdica suspeitada clínica ou eletrocardiograficamente, além de outros sinais ou sintomas que denotam mau funcionamento cardiocirculatório ou pulmonar.

Como é feito o exame?

O teste ergométrico não é somente um ECG de esforço, mas também utiliza outras variáveis hemodinâmicas de interesse e seu comportamento no esforço físico para identificar problemas específicos (Figura 48.29).

Após ser devidamente orientado, o paciente é colocado sobre uma esteira rolante ou cicloergômetro. **Eletrodos** são posicionados no tórax para registro contínuo do ECG durante o teste. Um **manguito** também é colocado em um dos membros superiores para aferição da pressão arterial antes, durante e após o exercício. O exame deve ser realizado e acompanhado por cardiologista treinado, que irá monitorar e documentar a resposta do paciente ao exercício.

O teste geralmente segue **protocolos padronizados** que aumentam progressivamente a intensidade do exercício a cada período predefinido. Os mais comuns são os protocolos de Bruce, Ellestad e Rampa.

O teste continua até que o paciente atinja um nível de **esforço-alvo**, baseado na FC máxima prevista, ou até que surjam sintomas ou alterações no ECG que indiquem a necessidade de **interrupção**, independentemente da FC alcançada ou de exaustão do paciente. Tais situações são: dispneia intensa ou desproporcional ao esforço; vasoconstrição periférica significativa (palidez, cianose); alterações cerebrovasculares (confusão mental, lipotimia e marcha atáxica); claudicação; queda progressiva da pressão arterial e da FC com o aumento do esforço; pressão arterial sistólica acima de 250 mmHg ou diastólica acima de 140 mmHg, acompanhada ou não de cefaleia ou alterações visuais; dor precordial crescente sugestiva de isquemia miocárdica, com ou sem alterações isquêmicas de ST-T no ECG.

Após o término da fase de esforço, o paciente continua sendo monitorado durante a **recuperação**, que dura cerca de 5 a 10 minutos, ou até que seus parâmetros cardíacos retornem aos valores basais.

Os resultados são **interpretados** com base nas alterações do ECG, na resposta da pressão arterial, nos sintomas relatados pelo paciente e na capacidade de realizar exercícios físicos.

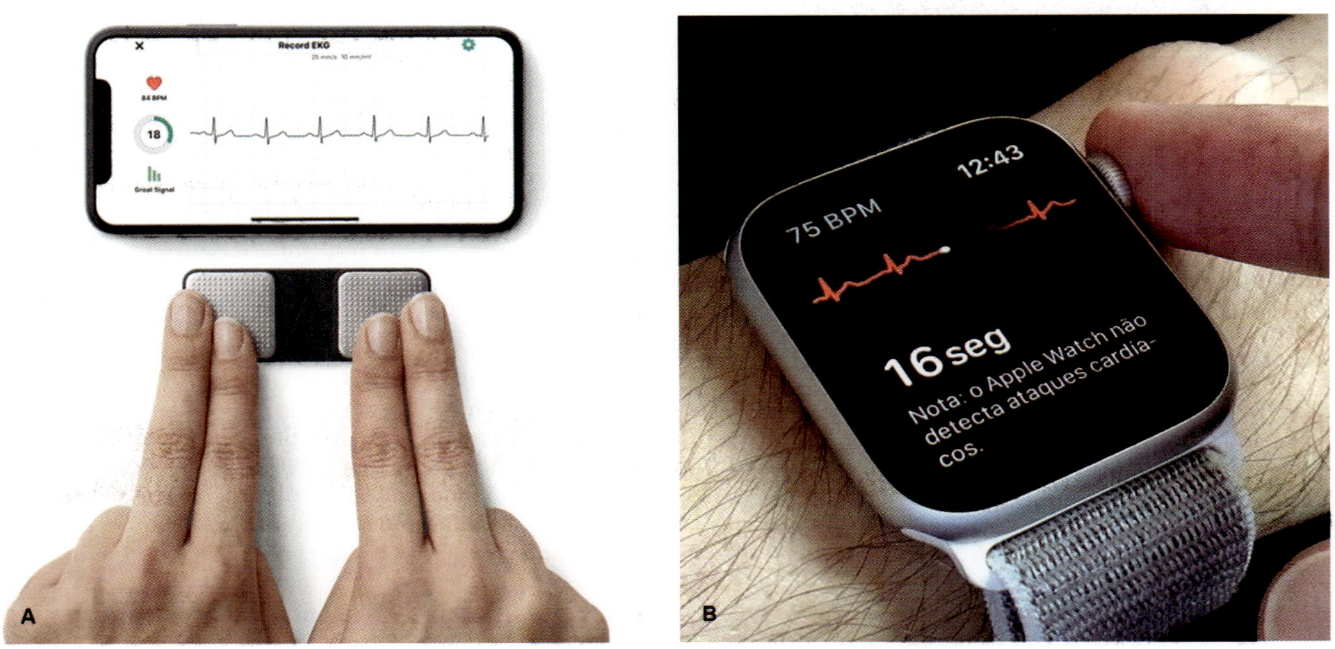

Figura 48.28 A. Dispositivo portátil Kardia®, no qual é possível obter um ECG de até seis derivações utilizando 3 pontos eletrodos (pontos de contato). B. O relógio Apple Watch®, capaz de realizar um ECG de uma derivação utilizando dois pontos de contato.

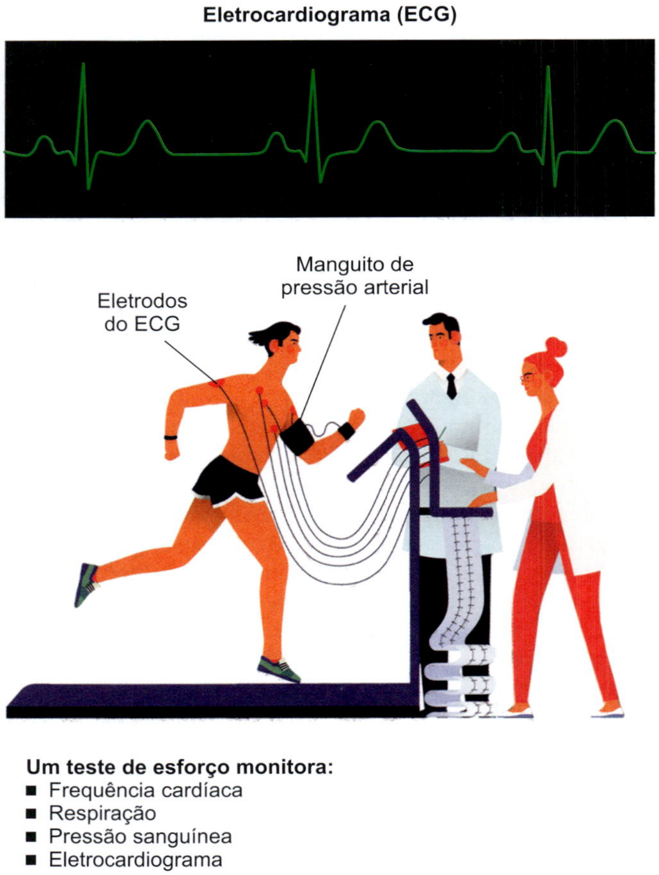

Figura 48.29 Elementos na realização do teste ergométrico e as principais variáveis monitoradas.

Variáveis de interesse no teste ergométrico

Frequência cardíaca

A FC é continuamente monitorada para avaliar como o coração responde ao aumento gradativo da carga de esforço e se recupera até o término deste. Idealmente, busca-se atingir a **FC máxima** (calculada como 220 menos a idade), ou pelo menos 85% da mesma.

Fatores como sexo feminino, idade mais jovem, sedentarismo, emoção, período pós-prandial, estatura menor, estado hipercinético e consumo de cigarro até 2 horas antes do exame determinam FC mais elevada durante o teste e, consequentemente, aumento do consumo de oxigênio.

Pressão arterial

A **pressão arterial sistólica** se eleva progressiva e paralelamente com a sobrecarga imposta ao indivíduo durante o teste. Isto se deve quase exclusivamente ao aumento do débito cardíaco (DC = FC × VS), o qual cresce, também, progressivamente com o esforço. Após a interrupção do teste, a pressão arterial sistólica cai rapidamente, voltando aos níveis basais entre o 6º e 8º minuto.

A **pressão arterial diastólica** pouco se altera durante o esforço porque o aumento do débito cardíaco é compensado pela vasodilatação arteriolar que ocorre nos músculos em atividade.

Duplo produto

Durante a realização do teste de esforço, é possível avaliar de maneira indireta o consumo de oxigênio pelo miocárdio, pelo chamado "duplo produto (DP)", obtido ao multiplicar a frequência cardíaca (FC) pela pressão arterial sistólica (PAS) no pico do esforço.

$$DP = FC \times PAS$$

Os valores obtidos possibilitam a análise comparativa do consumo de O_2 pelo miocárdio, em um mesmo indivíduo, em diferentes condições (p. ex., antes e depois do uso de um determinado medicamento).

Duração do exercício

Mede o tempo durante o qual o paciente consegue realizar o exercício sob as condições do protocolo utilizado, que pode ser indicativo de sua capacidade funcional e condicionamento físico.

MET

MET é a abreviação de **equivalente metabólico de tarefa**, uma unidade de medida que descreve a quantidade de energia que uma pessoa consome em seu estado basal. No exercício, é utilizado para quantificar a energia gasta em relação ao repouso. Avalia a intensidade do exercício realizada, quantificando o consumo de oxigênio estimado, e guarda correlação prognóstica.

Eletrocardiograma

O ECG é continuamente monitorado durante a fase pré-teste, esforço e recuperação. A depressão ou elevação do segmento ST durante o exercício pode indicar isquemia miocárdica. A monitoração eletrocardiográfica também é útil para avaliar arritmias induzidas pelo esforço ou alterações da condução intraventricular (como bloqueio do ramo esquerdo), que também podem indicar risco aumentado de eventos cardíacos adversos.

Quando indicar o teste de esforço?

O teste de esforço fornece informações diagnósticas e prognósticas em uma série de cardiopatias. De modo geral, as principais indicações para realização desse teste são:

- Detectar isquemia miocárdica
- Avaliar sintomas induzidos por esforço
- Reconhecer as arritmias cardíacas induzidas por esforço
- Avaliar o comportamento da pressão arterial
- Avaliar o comportamento da FC
- Avaliar o comportamento das canalopatias ao esforço
- Avaliar a terapêutica antiarrítmica ou anti-hipertensiva
- Avaliar a indicação e os resultados de intervenções terapêuticas
- Avaliar a condição pré-operatória
- Avaliar aptidão cardiorrespiratória, capacidade funcional e condicionamento físico
- Contribuir para prescrição de exercícios físicos, inclusive na reabilitação cardiopulmonar
- Fornecer subsídios para exames admissionais, periódicos e perícia médica.

Contraindicações para a realização do teste de esforço

São **contraindicações absolutas** ao teste ergométrico:

- Embolia pulmonar aguda ou infarto pulmonar
- Enfermidade aguda, febril ou grave
- Deficiência mental ou física que leva à incapacidade de se exercitar adequadamente
- Intoxicação medicamentosa
- Distúrbios hidroeletrolíticos e metabólicos não corrigidos
- Bloqueio atrioventricular avançado
- Pressão arterial sistólica persistente em repouso ≥ 180 mmHg ou pressão arterial diastólica > 110 mmHg
- Hipertireoidismo descontrolado
- Cardiopatias congênitas cianóticas descompensadas
- Infarto agudo do miocárdio (IAM) antes de 5 dias ou com complicações
- Angina instável
- Arritmias cardíacas não controladas
- Estenose aórtica grave sintomática
- Insuficiência cardíaca descompensada
- Miocardite aguda ou pericardite
- Dissecção aguda da aorta
- Aneurisma de aorta ou em outras artérias com indicação de intervenção
- Doença pulmonar descompensada.

São **contraindicações relativas** ao teste ergométrico:

- Dor torácica aguda: realizar exclusivamente em hospital, de preferência em unidade de dor torácica, seguindo rigorosamente o protocolo
- Estenoses valvares graves em assintomáticos
- Insuficiências valvares graves
- IAM não complicado (a partir do 5º dia e estável clinicamente)
- Angina instável após 72 horas de estabilização
- Doença conhecida do tronco da coronária esquerda ou equivalente, em assintomático
- Suspeita de arritmias complexas (taquiarritmias e bradiarritmias), QT longo e síndrome de Brugada
- Síncope por provável etiologia arritmogênica ou suspeita de bloqueio atrioventricular de alto grau ou total esforço-induzido
- Cardiodesfibrilador implantado (CDI)
- Cardiopatias congênitas complexas acianóticas
- Hipertensão pulmonar importante ou sintomática
- Cardiomiopatia hipertrófica obstrutiva com gradiente de repouso grave.

Além disso, existem condições que não contraindicam o teste, mas que merecem **atenção e cuidados especiais**, como pacientes com marca-passo, bloqueio atrioventricular de 2º e 3º graus, síndrome de Wolff-Parkinson-White, fibrilação e *flutter* atriais, gravidez, AVC ou ataque isquêmico transitório (AIT) recentes (< 2 meses), cardiomiopatia hipertrófica não obstrutiva.

Interpretação do teste de esforço

Os **resultados do teste de esforço** têm implicações diretas para o diagnóstico, prognóstico e, consequentemente, para o manejo clínico do paciente. Resultados **normais** podem reforçar a continuidade das estratégias de prevenção primária, como ajustes de estilo de vida e monitoramento regular. Por outro lado, testes com **alterações** podem exigir o início ou ajuste de terapia medicamentosa, investigações adicionais ou intervenções (como revascularização, por exemplo). Além disso, os achados podem orientar recomendações personalizadas de atividade física, garantindo que os pacientes realizem exercícios de maneira segura e eficaz. Portanto, o teste de esforço também desempenha um papel crucial na orientação das decisões terapêuticas e na prevenção de eventos cardíacos futuros.

Teste de esforço normal

Um teste de esforço é considerado normal quando todos os parâmetros monitorados estão dentro das respostas fisiológicas esperadas para idade, sexo e condição física do paciente.

Resposta isquêmica

A resposta isquêmica do miocárdico pode ser detectada pela presença de sintomas durante o esforço, sugestivos de angina ou equivalente anginoso (mesmo na ausência de alterações eletrocardiográficas). O contrário também é possível: pacientes assintomáticos podem manifestar alterações eletrocardiográficas isquêmicas, sugeridas pelo infradesnivelamento do segmento ST no pico do esforço ou durante a recuperação.

Insuficiência ventricular esquerda

Pode manifestar-se por sintomas de dispneia, palidez, sudorese fria, sinais de baixo débito cerebral (como confusão ou tontura) e taquicardia desproporcional ao esforço. O teste pode ajudar a situar a classe funcional do paciente. Hipotensão induzida por exercício, fadiga anormal e uma recuperação da FC mais lenta após o esforço também podem indicar insuficiência de ventrículo esquerdo.

Arritmias

O teste de esforço pode induzir ou exacerbar arritmias cardíacas, particularmente as ventriculares. Extrassístoles polimórficas, bigeminismo e taquicardia ventricular paroxística são de particular preocupação, pois podem indicar uma doença cardíaca subjacente mais grave.

Resposta pressórica anormal

Alterações anormais na pressão arterial durante um teste de esforço podem indicar condições subjacentes como isquemia miocárdica ou cardiomiopatia. Uma queda da pressão arterial de mais de 10 mmHg em dois estágios consecutivos ou uma elevação insuficiente da pressão arterial sistólica (menos de 10 mmHg) são consideradas respostas anormais. Uma resposta hipertensiva ao esforço, definida como uma elevação da pressão sistólica acima de 220 mmHg ou um aumento de 15 mmHg ou mais na pressão diastólica, também é considerada anormal.

Resposta cronotrópica anormal

Se um indivíduo sem uso de medicações específicas não consegue elevar a FC a pelo menos 85% da FC máxima prevista durante o teste, isso é caracterizado como uma resposta cronotrópica anormal.

A interpretação dos resultados do teste de esforço deve ser feita de maneira integrada, considerando o histórico clínico completo do paciente, outros exames diagnósticos e os fatores de risco cardiovascular existentes. Essa abordagem é essencial para uma avaliação mais acurada, pois variáveis como idade, sexo, histórico de sintomas e resultados de testes cardíacos anteriores podem influenciar significativamente os achados do teste de esforço. Por exemplo, alterações no segmento ST que podem ser normais em um atleta podem indicar isquemia em outra pessoa com fatores de risco elevados. Assim, o contexto clínico ajuda a determinar se os achados do teste de esforço sugerem a necessidade de investigações adicionais ou são suficientemente benignos para apenas justificar o monitoramento.

Ergoespirometria ou teste de esforço cardiopulmonar

O teste ergoespirométrico, também conhecido como "teste cardiopulmonar", é uma avaliação avançada que mede a função cardiorrespiratória e metabólica durante o exercício físico. Ele expande as capacidades do teste ergométrico convencional ao integrar medições do consumo de oxigênio (V_{O_2}), produção de dióxido de carbono (V_{CO_2}), ventilação pulmonar (VE) e outros parâmetros fisiológicos, além dos dados cardíacos monitorados em um teste de esforço padrão.

As recomendações e a preparação do paciente prévios ao esforço são semelhantes para o teste ergométrico, incluindo eletrodos para monitoramento eletrocardiográfico e manguito para aferição da pressão arterial. A diferença aqui é a utilização de uma **máscara** ou bocal conectado a um sistema que mede o volume e a composição dos **gases inspirados e expirados**.

Quando solicitar?

O teste ergoespirométrico é indicado em algumas situações mais específicas:

- Avaliação de pacientes com sintomas inexplicáveis de fadiga ou dispneia
- Determinação precisa da capacidade funcional e das limitações em pacientes com doenças cardíacas ou pulmonares
- Seleção de candidatos para transplante cardíaco
- Avaliação de atletas para otimização de treinamentos
- Pré-operatório em cirurgias de grande porte para avaliar o risco
- Investigação de distúrbios do metabolismo e eficiência respiratória durante o exercício.

> **Teste ergoespirométrico é melhor que teste ergométrico?**
>
> Embora forneça mais informações que o teste de esforço comum, existem várias razões para não utilizar o teste ergoespirométrico em todos os casos. O teste é mais caro e menos disponível, requer equipamento mais complexo e pessoal treinado especificamente para sua execução e interpretação. Além disso, muitos pacientes não necessitam da profundidade de informação fornecida pelo teste ergoespirométrico. Por isso, na maioria dos casos, um teste de esforço convencional é suficiente para avaliar o risco cardiovascular e apoiar a tomada de decisões clínicas.

ECOCARDIOGRAFIA

A ecocardiografia é uma ferramenta de diagnóstico por imagem essencial na cardiologia, sobretudo na avaliação da estrutura e função cardíacas, permitindo uma análise detalhada das câmaras cardíacas, das válvulas, das paredes do coração e dos grandes vasos adjacentes.

A ecocardiografia emprega ondas de ultrassom emitidas por um transdutor que ecoam de volta ao serem refletidas pelas estruturas cardíacas. Alguns dos princípios da ecografia já foram citados na seção sobre POCUS.

Modalidades de ecocardiografia

ECOCARDIOGRAFIA TRANSTORÁCICA. É a forma mais comum de ecocardiografia, na qual o transdutor é colocado no tórax do paciente para avaliação do coração. Assemelha-se ao POCUS, mas compreende uma abordagem com maior número de janelas e informações mensuradas.

ECOCARDIOGRAFIA TRANSESOFÁGICA (ETE). As imagens são obtidas por meio de um transdutor endoscópico, posicionado no esôfago. Essa técnica é particularmente útil para obter imagens mais claras das estruturas posteriores do coração, que podem ser difíceis de visualizar com a ecocardiografia transtorácica devido à interposição de ossos e pulmões.

ECOCARDIOGRAFIA DE ESTRESSE. Por meio do estresse miocárdico induzido pelo esforço físico ou medicações específicas, as alterações na contração segmentar do ventrículo esquerdo são avaliadas. É útil na identificação de isquemia miocárdica, pois as alterações na contratilidade precedem a ocorrência de dor torácica e alterações eletrocardiográficas isquêmicas.

ECOCARDIOGRAFIA TRIDIMENSIONAL (3D). Fornece imagens tridimensionais do coração, oferecendo uma perspectiva melhorada para a análise de defeitos cardíacos complexos, particularmente útil em intervenções cardíacas e na avaliação de doenças valvares.

ECOCARDIOGRAFIA COM CONTRASTE. Utilizando meios de contraste com microbolhas (menores que 8 mícrons) e gás perfluorocarbono (para conferir estabilidade), esse método é capaz de obter imagens claras e detalhadas em pacientes nos quais o ecocardiograma padrão não é suficiente, melhorando a precisão diagnóstica sem a necessidade de técnicas mais invasivas. É útil sobretudo em pacientes cujas imagens são tecnicamente desafiadoras devido a condições como obesidade ou DPOC.

Recursos associados à ecografia cardíaca

Em todas essas modalidades, a ecografia pode ser complementada com a utilização do **Doppler**, que fornece dados fisiológicos e hemodinâmicos essenciais, ao medir as velocidades do fluxo sanguíneo entre as câmaras cardíacas. Isso complementa a avaliação bidimensional, oferecendo uma visão mais completa. Existem duas modalidades principais de Doppler utilizadas:

- **Doppler contínuo**, que opera com emissão e recepção ininterruptas de ondas de ultrassom, ideal para avaliar fluxos de alta velocidade, como os vistos em estenoses e regurgitações valvares, e nas comunicações intracavitárias. É possível calcular ainda os gradientes de pressão utilizando a equação de Bernoulli modificada (Figura 48.30)
- **Doppler pulsado**, que emite pulsos intermitentes para capturar velocidades de locais específicos, utilizado para estimativas do débito cardíaco, volume regurgitante e avaliação da função diastólica (Figura 48.31).

O mapeamento do fluxo em cores (**Doppler colorido**) tem como base os princípios do Doppler pulsado, em que múltiplas amostras são usadas simultaneamente. As velocidades são mostradas utilizando uma escala de cores em que o vermelho representa o fluxo em direção ao transdutor e o azul, o fluxo em direção oposta (Figura 48.32).

Outra aplicação relevante é o **Doppler tecidual**, que analisa a movimentação miocárdica usando técnicas de Doppler pulsado e colorido para avaliar a função diastólica e a sincronia interventricular e intraventricular, proporcionando *insights* críticos sobre a dinâmica cardíaca em diversas condições patológicas.

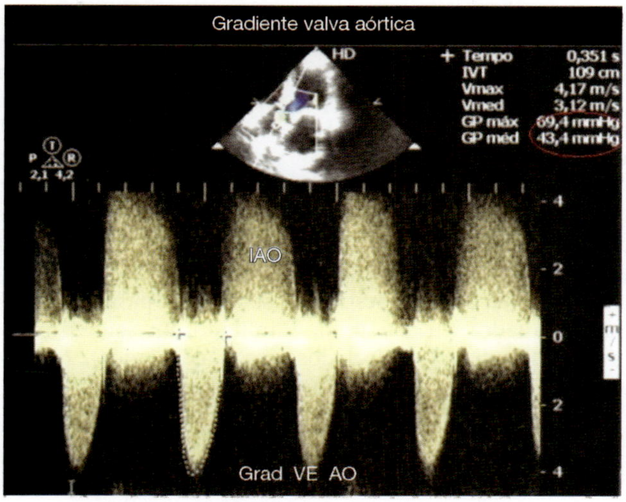

Figura 48.30 Doppler contínuo, demonstrando dupla lesão aórtica: estenose com gradiente transvalvar elevado (traçado abaixo da linha de base) e insuficiência (IAO) com preenchimento holodiastólico (traçado acima da linha de base). Velocidade máxima do fluxo VE-AO de 4,1 cm/s e gradiente máximo de 69,4 mmHg.

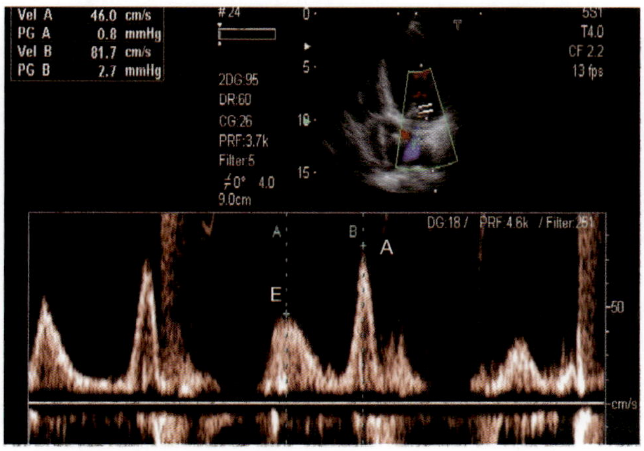

Figura 48.31 Doppler pulsado demonstrando as velocidades do fluxo diastólico do ventrículo esquerdo com amostra volume posicionada em proximidade às válvulas da valva mitral. Observe o padrão de alteração de relaxamento com onda E < A.

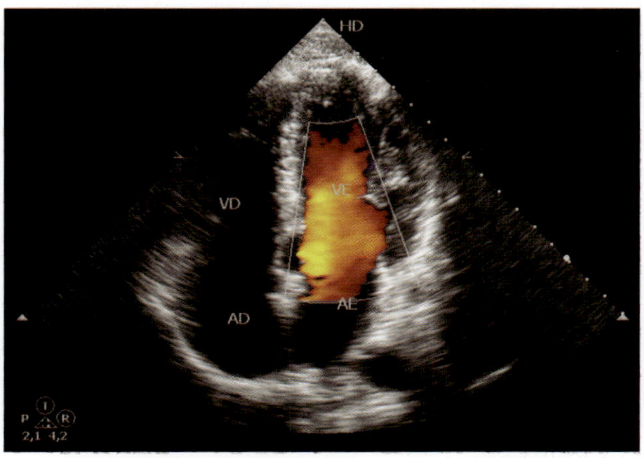

Figura 48.32 Mapeamento do fluxo em cores no corte apical 4 câmaras. O transdutor está posicionado no *ictus cordis*. O fluxo diastólico através da valva mitral está se aproximando do transdutor, apresentando-se, então, em cor vermelha. AD: átrio direito; AE: átrio esquerdo; VD: ventrículo direito; VE: ventrículo esquerdo.

O ***strain imaging***, ou imagem de deformação, é uma técnica avançada de ecocardiografia que mede a deformação miocárdica, ou seja, o quanto as fibras do músculo cardíaco se alongam, encurtam ou se espessam durante cada batimento. Essa medição é feita geralmente usando o *Speckle Tracking*, uma tecnologia que acompanha padrões naturais (*speckles*) dentro da estrutura cardíaca ao longo do ciclo cardíaco. O *strain imaging* fornece uma análise quantitativa da função ventricular que é menos dependente do operador do que as medidas tradicionais, como a fração de ejeção. Por isso, é particularmente valioso por sua alta sensibilidade e especificidade na detecção de disfunção ventricular subclínica, além de proporcionar uma compreensão detalhada da mecânica cardíaca, o que é crucial para o manejo clínico de várias condições cardíacas.

Quando indicar o ecocardiograma?

O ecocardiograma é hoje exame fundamental, e quase obrigatório, na avaliação complementar do aparelho cardiovascular. Diferente de algumas décadas atrás, é exame de fácil acesso e rápida execução por ecocardiografistas experientes. Em linhas gerais, seu papel é fundamental em:

- Doenças valvares: identifica e avalia a gravidade das doenças valvares, auxiliando inclusive na tomada de decisão com relação à intervenção valvar
- Cardiomiopatias: determina a etiologia de cardiomiopatias, como dilatada, hipertrófica ou restritiva; identifica e avalia disfunções sistólica e/ou diastólica concomitante
- Doença coronariana: avalia o tamanho e a função das câmaras cardíacas, a função sistólica e diastólica e a presença de anormalidades segmentares da contratilidade. Por meio do ecocardiograma de estresse, identifica ainda isquemia miocárdica em pacientes muitas vezes assintomáticos
- Massas intracardíacas e trombos: identifica e diferencia tumores cardíacos, trombos e outras massas
- Avaliação pré e pós-operatória: permite monitorar pacientes antes, durante e após intervenções cardíacas. O ecocardiograma transoperatório é recurso quase obrigatório nas intervenções valvares e correção de defeitos congênitos por via percutânea.

Embora a ecocardiografia seja extremamente útil, ela possui algumas **limitações**, incluindo dependência da habilidade do operador e qualidade de imagem, que pode ser limitada em pacientes com obesidade ou doença pulmonar. Além disso, a visualização de algumas estruturas pode ser desafiadora sem o uso de contrastes ou modalidades mais invasivas, como a ETE.

O avanço das tecnologias de imagem, a incorporação de inteligência artificial para análise de dados e automação, além da melhoria dos recursos de imagem 3D, estão entre os desenvolvimentos que continuam a expandir as capacidades da ecocardiografia, tornando-a ainda mais central na prática cardiológica moderna.

ELETROCARDIOGRAFIA DINÂMICA (HOLTER)

A eletrocardiografia dinâmica ou sistema **Holter** tem como princípio básico o registro da atividade elétrica do coração durante longos períodos, em geral 24 ou 48 horas.

O exame consiste no registro, em gravadores portáteis, do ECG do paciente durante suas atividades diárias. Posteriormente, esses registros são extraídos e analisados por cardiologista devidamente treinado.

Enquanto estiver com o aparelho, o paciente faz um relatório de suas atividades, com os respectivos horários, descrevendo os sintomas apresentados e o que ocorreu com ele durante aquele intervalo de tempo.

Na leitura, faz-se um sumário de todas as características técnicas da gravação, correlacionando-as com as atividades físicas, horários dos achados mais importantes, FC máxima e mínima alcançada.

A eletrocardiografia dinâmica é indicada no estudo diagnóstico da cardiopatia isquêmica, na avaliação pós-infarto, na avaliação de marca-passo, na doença do nó sinusal, na cardiomiopatia chagásica, na síndrome de Wolff-Parkinson-White, na insuficiência vascular cerebral transitória e na avaliação do efeito de medicamentos.

Nas arritmias, a eletrocardiografia dinâmica possibilita a verificação da magnitude das alterações do ritmo, a correlação com os sintomas, a possível indicação de marca-passo e a avaliação da eficácia de medicação antiarrítmica (Figura 48.33).

Em pacientes com episódios pouco frequentes de palpitação e síncope, existem também os monitores de eventos e o *Looper* externo e implantável, que são dispositivos que podem ser utilizados por períodos mais longos que 48 horas.

ESTUDO ELETROFISIOLÓGICO DO CORAÇÃO

O estudo eletrofisiológico (EEF) é um procedimento diagnóstico invasivo que oferece informações detalhadas sobre a atividade elétrica do coração, sendo fundamental para a avaliação e o manejo de arritmias e outros distúrbios do ritmo cardíaco. Esse exame permite mapear precisamente como os impulsos elétricos se propagam pelo coração, identificar regiões de condução anormal e determinar a eficácia de medicamentos antiarrítmicos.

As vantagens do EEF são a precisão diagnóstica e a capacidade de fornecer uma compreensão detalhada da fisiopatologia das arritmias cardíacas. Também auxilia na escolha do tratamento mais eficaz, seja farmacológico, ablação ou implante de dispositivo de eletroestimulação (marca-passo ou CDI). Por outro lado, seu uso ainda é limitado por ser um procedimento invasivo (passível dos riscos associados), requerer estrutura especializada e equipe altamente treinada.

Princípios do estudo eletrofisiológico

Durante um EEF, cateteres finos e flexíveis equipados com eletrodos são inseridos através de uma veia ou artéria, geralmente na região inguinal, e guiados até o coração sob orientação de fluoroscopia. Esses cateteres são posicionados em locais estratégicos dentro das câmaras cardíacas para medir a atividade elétrica e para testar a integridade do sistema de condução cardíaco. O procedimento permite não apenas medir os tempos de condução e a resposta do coração a estímulos elétricos controlados, mas também provocar arritmias em um ambiente controlado e seguro. Isso ajuda a identificar a origem e o mecanismo das arritmias, facilitando o planejamento de intervenções terapêuticas, como a ablação por cateter.

A
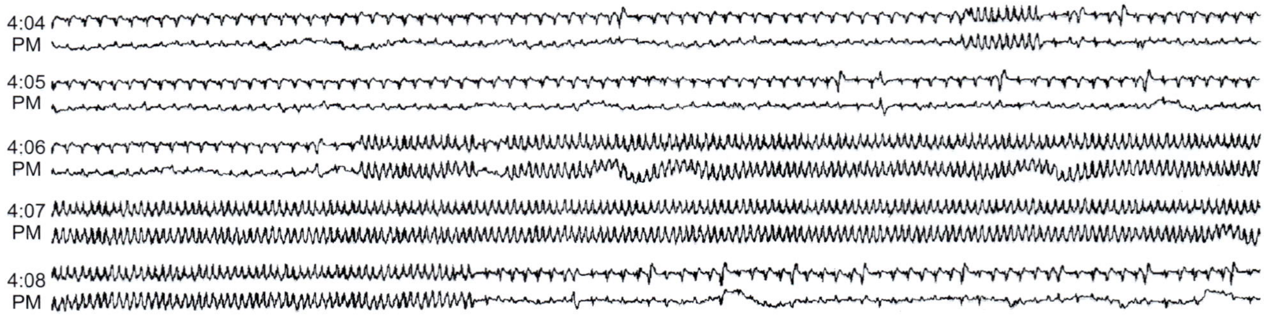

B
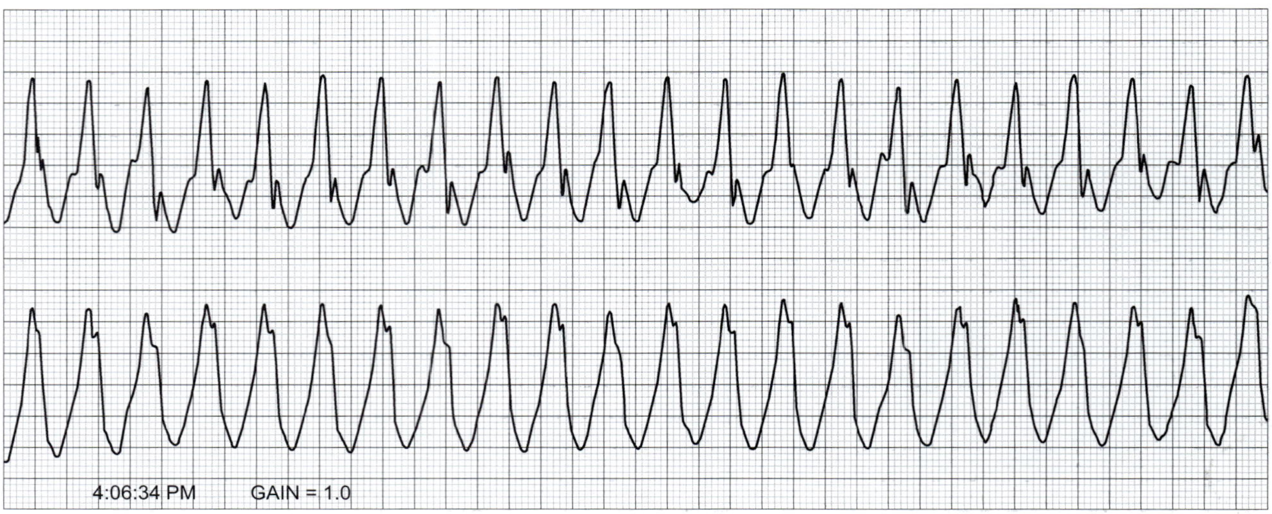

Figura 48.33 Eletrocardiografia dinâmica (Holter) **A.** Traçado condensado de 5 minutos, mostrando episódios de taquicardia paroxística ventricular sustentada, o mais longo com duração de 2 minutos e 15 segundos. **B.** Segmento do traçado em velocidade e amplitude *standard* do episódio de taquicardia ventricular paroxística, mostrando a morfologia do QRS e a frequência cardíaca.

Indicações do estudo eletrofisiológico

- **Diagnóstico de arritmias**: o EEF é particularmente valioso para diagnosticar arritmias que não são facilmente capturadas por monitoramentos não invasivos, como o Holter ou o monitor de eventos
- A **doença do nó sinusal** foi tradicionalmente associada à disfunção sinoatrial, mas estudos mais aprofundados revelaram que frequentemente há comprometimento generalizado do sistema de condução
- Os **bloqueios atrioventriculares** podem ser identificados por ECG, mas em geral são paroxísticos ou ocultos. O BAV de 1º grau frequentemente envolve lesões mistas no sistema de condução e os de 2º e 3º graus indicam comprometimento progressivo do sistema His-Purkinje, aumentando o risco de bloqueio atrioventricular total e potencial morte súbita. O estudo eletrofisiológico, por meio do mapeamento preciso, incluindo o eletrograma do feixe de His, é indispensável para localizar exatamente as lesões e planejar intervenções adequadas
- A grande importância na avaliação eletrofisiológica dos pacientes com **bloqueios intraventriculares** isolados ou associados diz respeito ao reconhecimento de lesões graves, ou seja, aquelas localizadas no nível do sistema His-Purkinje, com possibilidade de evoluir para bloqueio atrioventricular total, com capacidade de causar morte súbita durante sua instalação
- Nas **taquicardias paroxísticas** e **síndromes de pré-excitação**, o EEF é essencial não só para a confirmação diagnóstica, mas também para localização de focos arritmogênicos para direcionar o tratamento da ablação. Em casos de **pré-excitação**, características de vias anômalas de condução são detalhadamente caracterizadas, possibilitando intervenções específicas para eliminar essas vias e prevenir taquicardias recorrentes. Alguns indivíduos são portadores desses **feixes acessórios**, independentes do sistema normal de condução, capazes de conduzir o impulso elétrico. Tais conexões anômalas podem estar presentes anatomicamente, sem atividade elétrica. Contudo, podem ser funcionalmente ativos, com condução anterógrada e/ou retrógrada do estímulo, paralelamente ao sistema normal de condução. Desde que existam duas vias de condução do impulso elétrico, com períodos refratários distintos e com pontos de interseção entre elas, completam-se os pré-requisitos para a instalação de movimento circular, que, nesses pacientes, é responsável pelo desencadeamento de taquicardia
- A **taquicardia paroxística ventricular** é uma arritmia grave e seu estudo eletrofisiológico pode ter fundamental importância diagnóstica e terapêutica, avaliando-se o mecanismo da arritmia, seu modo de início e término. Pelo mapeamento eletrofisiológico, é possível localizar a área arritmogênica (Figura 48.34). O EEF também pode avaliar o risco de arritmias ventriculares em pacientes com **síndromes de canalopatias**, ajudando a decidir sobre a necessidade de um desfibrilador implantável ou o uso de terapias específicas
- Em pacientes com episódios recorrentes de **síncope**, nos quais uma avaliação abrangente incluindo *tilt test* e ecocardiograma não revelou a etiologia, o EEF pode provocar taquiarritmias que de outra forma seriam ocultas.

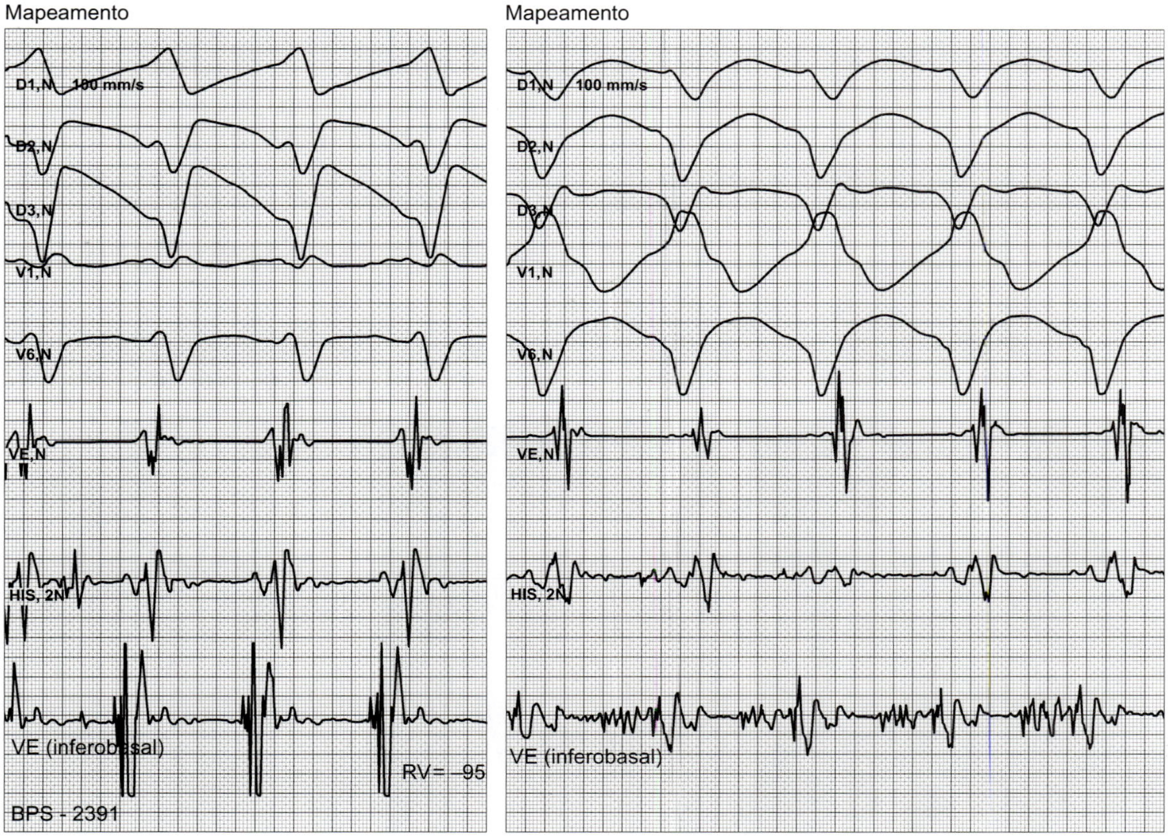

Figura 48.34 Eletrofisiologia do coração. Mapeamento eletrofisiológico de taquicardia ventricular sustentada, induzida por estimulação elétrica programada. Observam-se duas morfologias distintas nas derivações periféricas, relativas à mesma área arritmogênica (região inferobasal do VE). À direita, nota-se a ocorrência de potenciais diastólicos fracionados e, à esquerda, precocidade importante do potencial ventricular (RV: 295 ms).

TOMOGRAFIA COMPUTADORIZADA

O uso da tomografia computadorizada (TC) nas doenças do coração evoluiu muito nas últimas décadas. Antes restrita à avaliação de vasos pulmonares e em casos de hipertensão arterial, hoje a TC tem ampla utilização no dia a dia do cardiologista.

O exame está indicado para avaliação do **escore de cálcio coronário**, uma medida da quantidade da presença de cálcio na parede das artérias coronárias indicativa de aterosclerose. Um escore mais alto indica maior carga de aterosclerose, que está diretamente associada a um risco aumentado de eventos cardiovasculares futuros, como infarto do miocárdio. É uma ferramenta valiosa para estratificar o risco cardiovascular, orientar o tratamento em indivíduos assintomáticos, especialmente aqueles em categorias de risco intermediário.

Além disso, a TC é particularmente útil para diagnosticar **doenças da aorta**, como aneurismas, dissecções e outras anomalias. Ela permite visualizar a extensão e a natureza de aneurismas, identificar sinais de ruptura iminente e avaliar a eficácia de tratamentos cirúrgicos ou endovasculares.

Uma aplicação crescente é o **planejamento para o implante percutâneo de valva aórtica transcateter (TAVI)**. Antes de realizar TAVI, é importante obter imagens detalhadas do aparelho valvar aórtico e das estruturas adjacentes. A TC fornece medidas precisas do anel valvar aórtico, dos volumes das cavidades cardíacas, da calcificação valvar e da morfologia das artérias coronárias. Essas informações são fundamentais para selecionar o tamanho e o tipo de prótese valvar mais adequado para cada paciente, minimizando riscos como vazamento paravalvar ou obstrução coronariana após o implante da nova válvula. Além disso, a TC avalia a acessibilidade dos vasos de acesso, como as artérias femorais e ilíacas, essencial para planejar a rota de inserção do dispositivo.

ANGIOTOMOGRAFIA DE CORONÁRIAS

A angiotomografia de coronárias é uma técnica de imagem não invasiva que utiliza TC e contraste intravenoso para obter imagens detalhadas das artérias coronárias. É capaz de detectar e quantificar a presença de placas ateroscleróticas nas artérias coronárias, contribuindo significativamente para o diagnóstico e a estratificação de risco na doença arterial coronariana (DAC).

Após a injeção intravenosa de um contraste iodado, uma tomografia com múltiplos detectores de alta resolução (de preferência 128 canais ou mais) captura imagens rápidas e precisas do coração na fase de máxima opacificação das artérias coronárias.

Indicações para a angiotomografia de coronárias

- **Diagnóstico de DAC**: a angiotomografia é extremamente útil na **detecção precoce de DAC**, permitindo a visualização de calcificações e placas não calcificadas nas coronárias, principalmente em pacientes com sintomas atípicos ou probabilidade baixa ou intermediária de DAC. Pode ser utilizada na **avaliação inicial de pacientes sintomáticos** com probabilidade pré-teste de 10 a 70% (critérios de Diamond Forrester revisados), como uma opção aos outros métodos diagnósticos de DAC. Devido à sua alta sensibilidade e valor preditivo negativo, a angiotomografia de coronárias é excelente para excluir DAC significativa nesses pacientes, evitando assim procedimentos diagnósticos invasivos desnecessários. A angiotomografia também está indicada em pacientes com suspeita de DAC e testes isquêmicos inconclusivos ou com resultados conflitantes (Figuras 48.35 e 48.36)
- Avaliação de pacientes com **insuficiência cardíaca**, para auxiliar a distinção entre cardiomiopatias isquêmicas e não isquêmicas
- **Avaliação da patência de enxertos de revascularização miocárdica**, especialmente naqueles pacientes sintomáticos após cirurgia (Figura 48.37)
- Avaliação de pacientes com suspeita de **anomalias das artérias coronárias**
- Avaliação de pacientes com **suspeita de síndrome coronariana aguda** de risco baixo ou intermediário, com ECG normal ou não diagnóstico e marcadores de necrose miocárdica normais ou alterados
- **Avaliação pré-operatória** de cirurgia cardíaca não coronariana ou implante percutâneo de valva aórtica (TAVI).

O exame também permite avaliar o escore de cálcio coronário e a carga aterosclerótica associada.

CINTILOGRAFIA DE PERFUSÃO DO MIOCÁRDIO

A **cintilografia de perfusão do miocárdio**, também conhecida como "cintilografia de perfusão miocárdica", é uma

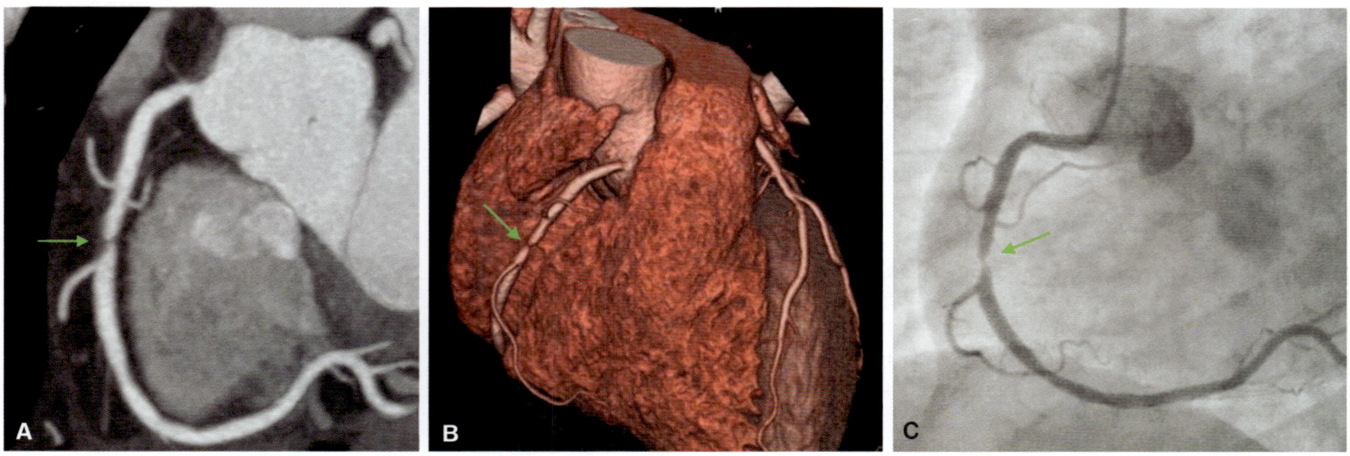

Figura 48.35 Lesão importante em artéria coronária direita visualizada na angiotomografia de coronárias (A) e na reconstrução 3D (B). O cateterismo cardíaco confirmou com exatidão a lesão grave (C).

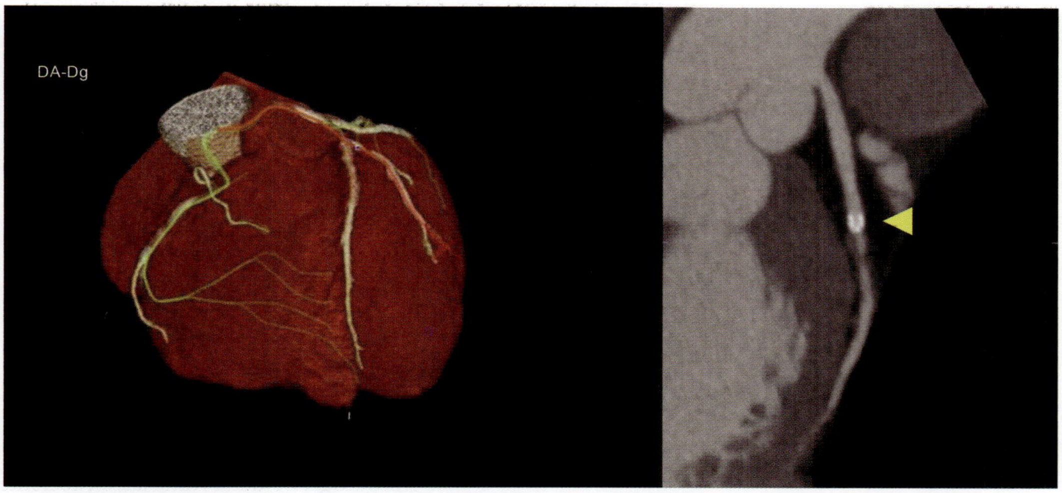

Figura 48.36 Exemplo de angiotomografia com lesão grave calcificada em segmento proximal de ramo diagonal da artéria coronária descendente anterior.

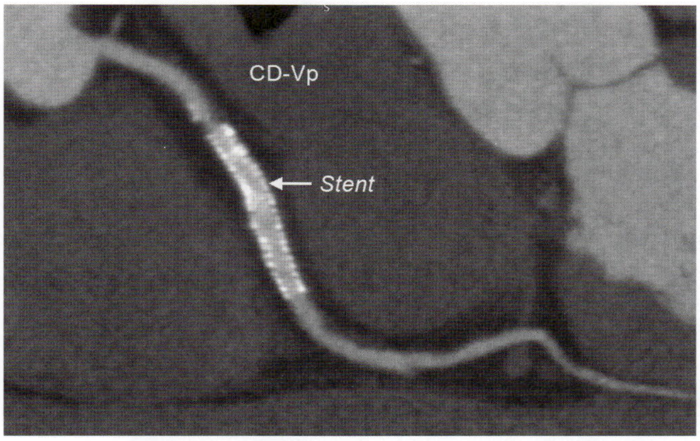

Figura 48.37 Angiotomografia mostrando *stent* previamente implantado na artéria coronária direita com fluxo pérvio e sem estenoses.

técnica de imagem nuclear essencial na cardiologia para avaliar a perfusão sanguínea do músculo cardíaco e detectar áreas de isquemia ou infarto. Esse exame é particularmente valioso para diagnosticar e estratificar o risco em pacientes com doença coronariana conhecida ou suspeita.

Tem a vantagem de oferecer informações detalhadas sobre a perfusão miocárdica e a função cardíaca com altas sensibilidade e especificidade, além de poder ser realizada em pacientes que não conseguem realizar exercício físico. Por outro lado, a exposição à radiação ionizante e a necessidade de uso de radioisótopos são algumas de suas limitações. Além disso, a qualidade das imagens pode ser afetada em pacientes com obesidade ou com anatomia torácica atípica.

Princípios da cintilografia do miocárdio

A cintilografia do miocárdio utiliza radioisótopos, como o tálio-201 ou tecnécio-99m, que são injetados na corrente sanguínea do paciente. Esses radioisótopos são captados pelo tecido miocárdico de forma proporcional à perfusão sanguínea. As câmeras de cintilação ou gamacâmeras captam a radiação emitida e criam imagens que refletem a distribuição do fluxo sanguíneo no músculo cardíaco (Figura 48.38). Anormalidades na distribuição desses marcadores podem indicar a presença de isquemia miocárdica ou áreas de infarto.

Modalidades de cintilografia do miocárdio

A cintilografia de perfusão miocárdica normalmente é feita em duas etapas:

- Repouso: realizada para avaliar o fluxo sanguíneo ao miocárdio em condições basais, identificando áreas de infarto prévio ou cicatrizes
- Estresse: pode ser feita após estresse físico (como teste ergométrico) ou farmacológico (com dobutamina ou vasodilatadores como adenosina e dipiridamol). Nessa fase, é avaliada a perfusão miocárdica sob condições que aumentam a demanda por oxigênio no coração.

As duas fases são analisadas de forma pareada, buscando verificar alterações transitórias em relação ao repouso que possam indicar isquemia, ou alterações fixas que indicam fibrose ou cicatrizes.

Quando solicitar prova farmacológica e não estresse físico ergométrico?

- Impossibilidade de deambular ou realizar exercícios físicos: doenças osteomusculares ou neurológicas limitantes, doença arterial periférica sintomática, entre outras
- Bloqueio de ramo esquerdo
- Marca-passo definitivo
- Arritmias ventriculares complexas induzidas pelo exercício
- Hipertensão arterial grave não controlada
- Como alternativa em pessoas idosas frágeis
- Pacientes em uso de medicações cronotrópicas negativas que não podem ser suspensas por ocasião do exame
- Aneurismas importantes de aorta torácica e abdominal.

Indicações para a cintilografia do miocárdio

DOENÇA ARTERIAL CORONARIANA. A cintilografia do miocárdio é particularmente útil na avaliação de pacientes com dor torácica ou equivalente isquêmico, nos quais outros testes não invasivos foram inconclusivos ou contraditórios. Além disso, pode determinar a extensão e a gravidade da isquemia e orientar a necessidade de intervenções como angioplastia ou cirurgia de revascularização. Também é útil para avaliar a eficácia da terapêutica clínica.

AVALIAÇÃO PRÉ-OPERATÓRIA. Em pacientes que vão se submeter a cirurgias não cardíacas de grande porte e que possuem capacidade funcional baixa ou desconhecida.

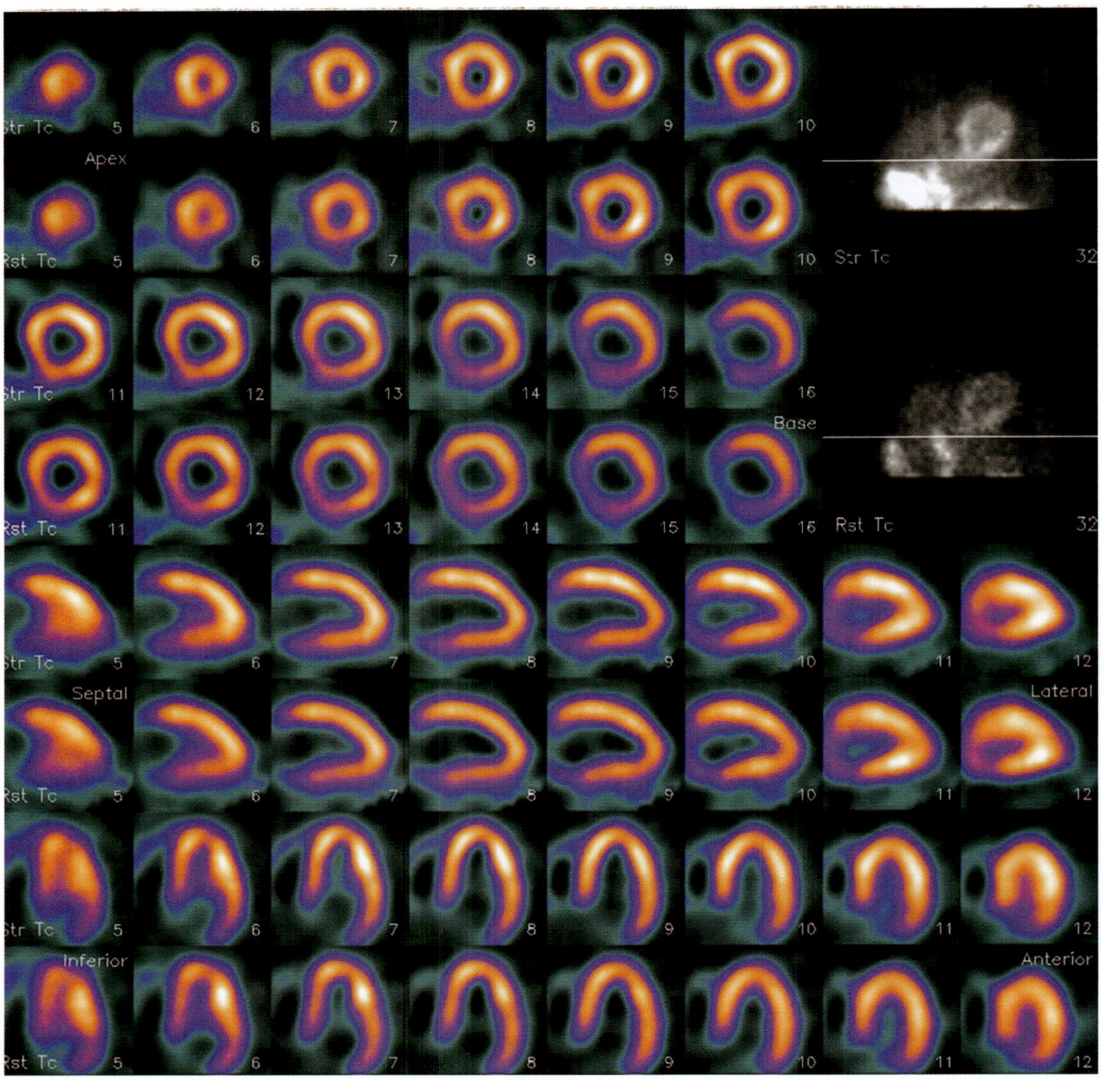

A

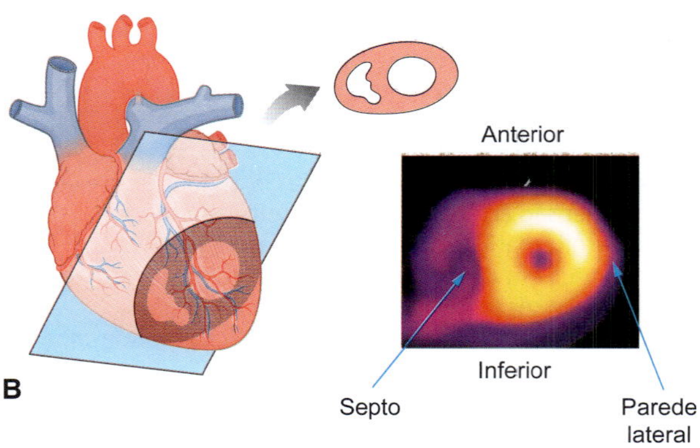

B

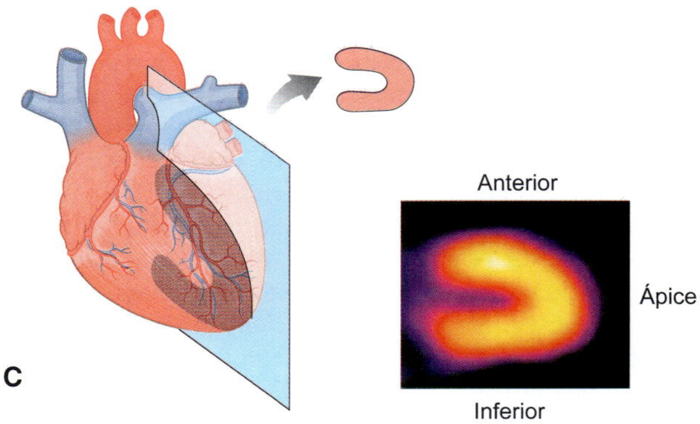

C

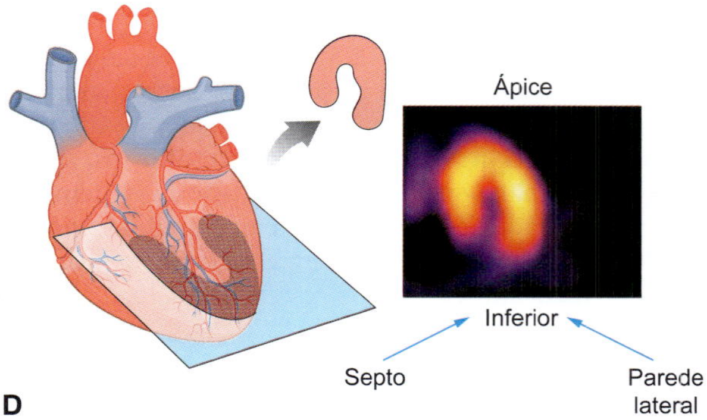

D

Figura 48.38 A. Emissão de fóton único padrão mostrada na tela da tomografia. **B.** As imagens de cada eixo curto representam uma parte das paredes anterior, lateral, inferior e septal. **C.** As imagens do eixo longo vertical representam a parede anterior, o ápice e a parede inferior. **D.** As imagens do eixo longo horizontal representam o septo, o ápice e as paredes laterais.

AVALIAÇÃO DE VIABILIDADE MIOCÁRDICA. Em pacientes com disfunção ventricular, para estimar prognóstico e determinar se o tecido miocárdico com mobilidade comprometida pode se beneficiar de revascularização.

RESSONÂNCIA MAGNÉTICA

A **ressonância nuclear magnética do coração**, comumente conhecida como "ressonância magnética cardíaca (RMC)", é uma técnica de imagem avançada que oferece uma visão detalhada da estrutura e da função do coração sem a exposição à radiação ionizante. A RMC é altamente valorizada por sua capacidade de produzir imagens de altas resolução e qualidade, proporcionando informações cruciais para diagnóstico, manejo e acompanhamento de uma ampla gama de doenças cardíacas.

Como vantagens, não é um exame que utiliza radiação ionizante e tem excelente contraste entre diferentes tecidos cardiovasculares. Por outro lado, pode não ser adequada para pacientes com certos tipos de próteses e dispositivos metálicos, além de ser mais cara e menos disponível.

Por sua imagem superior, a ressonância é o "melhor exame" do coração?

A RMC é, de fato, uma ferramenta de diagnóstico extremamente poderosa, capaz de fornecer imagens detalhadas e de alta resolução. No entanto, afirmar que a RMC é o "melhor exame" do coração pode ser simplista, pois a escolha do método de imagem ideal depende de vários fatores específicos ao caso, incluindo a condição clínica a ser investigada, as contraindicações para o paciente e a disponibilidade do exame.

Comparada a outros exames, por exemplo, a ressonância ainda é mais cara e menos disponível que outras formas de imagem cardíaca. O ecocardiograma, por exemplo, é mais acessível e rápido, pode ser realizado à beira do leito e fornece informações valiosas não só sobre a função cardíaca, mas também sobre os fluxos e gradientes entre as estruturas. Por isso, a RMC ainda é reservada a casos específicos e quando o acesso não é um impedimento.

Princípios da ressonância magnética cardíaca

A RMC é uma técnica sofisticada de imagem que emprega campos magnéticos fortes e pulsos de radiofrequência para gerar imagens detalhadas das câmaras cardíacas, paredes do miocárdio, válvulas cardíacas e vasos sanguíneos maiores, como a aorta e as artérias coronárias. Ao contrário das técnicas baseadas em raios X, a RMC pode diferenciar entre tecidos moles com grande precisão, o que a torna especialmente útil para visualizar a composição do tecido cardíaco, incluindo a presença de tecido fibroso ou gorduroso.

Além de fornecer imagens estáticas e dinâmicas do coração, a RMC é aprimorada pelo uso de agentes de **contraste à base de gadolínio**, que destacam áreas de tecido cardíaco com perfusão alterada ou danificada. Isso é particularmente útil para identificar fibrose ou cicatrizes no miocárdio, que aparecem como realce tardio nas imagens. Devido à sua capacidade de produzir imagens sem exposição à radiação ionizante, a RMC é ideal para avaliações repetidas, essencial para o diagnóstico preciso e o manejo eficaz de várias patologias cardíacas, incluindo cardiomiopatias, doenças valvares e condições congênitas.

Indicações para a ressonância do coração

AVALIAÇÃO DE CARDIOMIOPATIAS. É ideal para avaliar o tamanho e a função das câmaras cardíacas, espessura e movimento das paredes miocárdicas, e para identificar padrões de realce tardio com gadolínio, que podem indicar fibrose miocárdica. A RMC é o método padrão-ouro para avaliação de fibrose miocárdica. Também auxilia na distinção entre tipos de cardiomiopatias, como dilatada, hipertrófica e restritiva.

DOENÇAS INFLAMATÓRIAS DO CORAÇÃO. A RMC é particularmente valiosa na detecção e quantificação de processos inflamatórios do miocárdio, como miocardite e pericardite. Pode identificar alterações teciduais associadas à inflamação e ao edema, bem como diferenciar entre miocardite aguda e crônica ou outras condições que apresentem sintomas similares, como a disfunção cardíaca isquêmica.

DOENÇA ARTERIAL CORONARIANA. Embora não seja o exame de primeira linha para este propósito, a RMC com estresse farmacológico (utilizando adenosina ou dobutamina) pode ser usada para avaliar a perfusão miocárdica e identificar áreas de isquemia induzida pelo estresse. Além disso, em pacientes com DAC e disfunção ventricular, pode-se utilizar o gadolínio para diferenciar o miocárdio viável (miocárdio hibernante) de áreas de necrose ou cicatrizes (fibrose) (Figura 48.39). Essa avaliação da **viabilidade miocárdica** é importante para

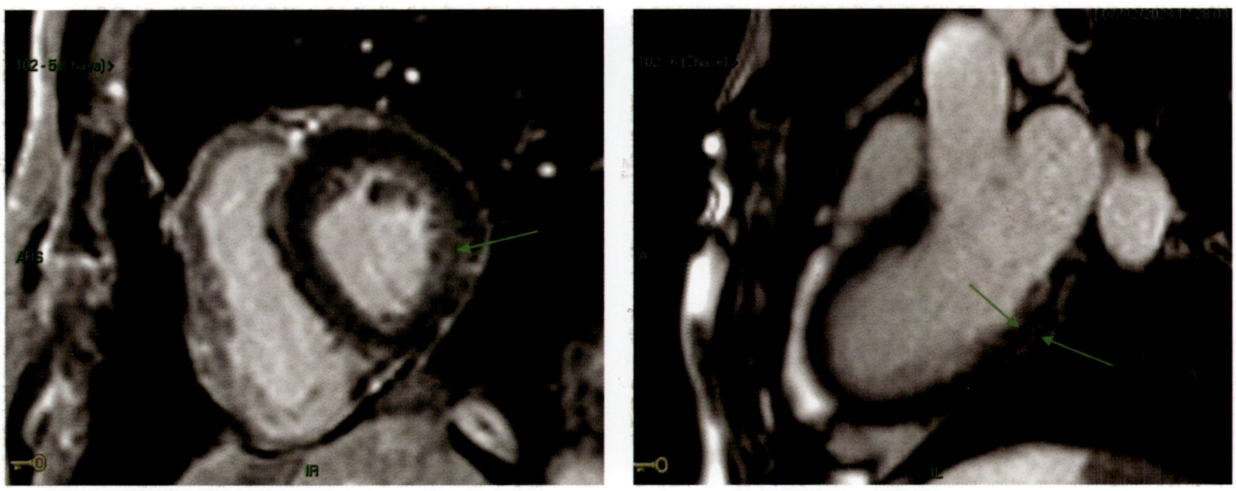

Figura 48.39 Ressonância nuclear magnética mostrando foco de fibrose mesocárdica inferolateral basal do ventrículo esquerdo.

estabelecer prognóstico e planejar estratégias de revascularização quando factíveis.

DOENÇAS VALVARES. Permite uma avaliação detalhada das estruturas valvares e da gravidade de regurgitações ou estenoses valvares.

DOENÇAS CONGÊNITAS DO CORAÇÃO. É uma ferramenta-chave na avaliação anatômica e funcional de defeitos cardíacos congênitos em adultos, oferecendo imagens claras das estruturas cardíacas complexas e fluxos sanguíneos anormais.

DOENÇAS DA AORTA. Avalia a anatomia da aorta e a presença de aneurismas, dissecções ou outras patologias aórticas.

CATETERISMO CARDÍACO E ANGIOGRAFIA CARDÍACA

O cateterismo cardíaco é um procedimento invasivo diagnóstico importante na propedêutica cardiovascular, permitindo uma avaliação detalhada da anatomia e função cardíacas, bem como a realização de intervenções terapêuticas. A indicação de um cateterismo cardíaco deve ter como base dados clínicos corretamente interpretados e elementos fornecidos pelos métodos não invasivos.

Princípios do cateterismo cardíaco

O cateterismo cardíaco envolve a inserção de um cateter fino e flexível através de uma veia ou artéria (geralmente femoral, radial ou vasos cervicais) até o coração. Uma vez posicionado, o cateter pode ser usado para injetar contraste para angiografia, medir pressões intracardíacas, avaliar lesões estruturais cardíacas e planejar intervenções. Esses procedimentos terapêuticos incluem a realização de angioplastia com colocação de *stent* coronariano, implante de valva aórtica transcateter, correção de defeitos mitrais ou tricúspides, fechamento de comunicações intracavitárias, além da correção de outros defeitos congênitos.

Sua **vantagem** é fornecer informações detalhadas e diretas sobre a anatomia e função cardiovascular que não são possíveis com métodos não invasivos. Além disso, permite o planejamento e até a realização de procedimentos terapêuticos, como cirurgias ou intervenções percutâneas. Seus **riscos** incluem complicações como hemorragia no local da inserção, reações alérgicas ao contraste, arritmias e, em raras ocasiões, infarto do miocárdio ou AVC. É um procedimento relativamente caro e exige uma infraestrutura hospitalar especializada e equipe treinada.

Indicações do cateterismo cardíaco

Avanços tecnológicos continuam a ampliar as possibilidades diagnósticas e terapêuticas do cateterismo cardíaco. O desenvolvimento de cateteres mais seguros e eficazes, técnicas de imagem aprimoradas e métodos menos invasivos para realizar intervenções prometem melhorar ainda mais os resultados para os pacientes.

As principais indicações do cateterismo cardíaco são:

- Diagnóstico de DAC: é o uso mais comum na prática clínica, permitindo a visualização direta das artérias coronárias por meio de angiografia e identificando estenoses ou obstruções que podem causar isquemia miocárdica
- Avaliação de valvopatias: é possível quantificar o grau de estenose ou regurgitação valvar, medindo gradientes de pressão através das válvulas e o fluxo sanguíneo. Com o desenvolvimento da ecocardiografia moderna, essa indicação específica na doença valvar tem ficado menos frequente. Por outro lado, quando há discrepância entre sintomas e achados de exames não invasivos, essa avaliação percutânea passa a ser imprescindível
- Estudos hemodinâmicos: medem as pressões nas câmaras cardíacas e nos vasos sanguíneos pulmonares, fornecendo dados cruciais sobre a função cardíaca, especialmente em casos de hipertensão pulmonar e *shunts* cardíacos
- Avaliação de cardiopatias congênitas: em adultos e crianças, pode diagnosticar e caracterizar defeitos cardíacos congênitos, como comunicações interatriais, interventriculares, além de defeitos na formação vascular
- Intervenções terapêuticas: além de diagnóstico, o cateterismo permite a realização de procedimentos intervencionistas, incluindo angioplastia coronariana, colocação de *stents*, valvuloplastias e implante percutâneo de próteses valvares, além da oclusão de defeitos septais.

BIOPSIA DO CORAÇÃO

Atualmente, os biótomos transvenosos são os mais utilizados, raramente empregando-se outras técnicas. A técnica transvenosa é simples, segura e inócua. O índice de complicações é inferior a 1%.

Em geral, só se retiram fragmentos do ventrículo direito, sendo o acesso feito pelo sistema venoso, por punção percutânea de Seldinger. Após punção da veia jugular interna, sob visão radioscópica, dirige-se a pinça para o septo interventricular, em que, avançando o biótomo e realizando-se movimento adequado, retira-se o fragmento do miocárdio.

EXISTE EXAME PERFEITO EM CARDIOLOGIA?

Não existe um exame perfeito em cardiologia ou em qualquer outro campo da medicina. Cada método de diagnóstico tem suas próprias vantagens, limitações e especificidades, e a escolha do exame mais adequado depende de uma série de fatores relacionados ao paciente e à condição clínica que está sendo investigada.

CONSIDERAÇÕES NA ESCOLHA DE EXAMES CARDIOLÓGICOS

OBJETIVO CLÍNICO. O tipo de informação que se deseja obter guia a escolha do exame. Por exemplo, para avaliar a anatomia das artérias coronárias, uma angiografia ou uma tomografia computadorizada cardíaca pode ser ideal, enquanto para avaliar a função cardíaca, um ecocardiograma ou uma ressonância magnética cardíaca podem ser mais informativos.

CONDIÇÃO DO PACIENTE. As características físicas e clínicas do paciente, como a presença de dispositivos implantados, condições crônicas ou alergias a contrastes, também influenciam a escolha do exame. Além disso, a capacidade do paciente de tolerar certos procedimentos, como aqueles que requerem exercício ou estresse farmacológico, são importantes.

RISCOS ASSOCIADOS. Alguns exames envolvem exposição à radiação ionizante ou inserção de cateteres, o que carrega riscos potenciais de complicações. A decisão de prosseguir com esses testes deve sempre considerar a relação risco-benefício.

DISPONIBILIDADE E CUSTO. A escolha do exame pode ser limitada pela disponibilidade local de equipamentos especializados e pela cobertura de seguros ou custos diretos para o paciente.

UTILIZAÇÃO COMBINADA DE EXAMES

Frequentemente, vários exames são utilizados em conjunto para fornecer uma compreensão completa da condição cardíaca de um paciente. Por exemplo, um ecocardiograma pode ser usado para uma avaliação inicial rápida da função cardíaca e, dependendo dos resultados, exames adicionais como a ressonância magnética cardíaca ou a cintilografia do miocárdio podem ser necessários para detalhar a análise ou confirmar certos achados.

Portanto, não existe um "exame perfeito" em cardiologia, mas sim uma variedade de ferramentas diagnósticas que, quando usadas de maneira apropriada e considerando as necessidades específicas do paciente, podem fornecer informações valiosas para o diagnóstico preciso, o planejamento terapêutico e o monitoramento eficaz das doenças cardíacas. A escolha do exame apropriado é uma decisão complexa que deve ser feita por profissionais da saúde qualificados, com base em uma avaliação cuidadosa de cada caso.

BIBLIOGRAFIA

Braunwald E, Zipes DP, Libby P, Bonow RO, Mann DL, Tomaselli GF (eds.). Braunwald's heart disease: a textbook of cardiovascular medicine. 12. ed. Philadelphia: Elsevier, 2021. p. 117-374.

Carvalho T, Freitas OGA, Chalela WA, Hossri CAC, Milani M, Buglia S et al. Diretriz Brasileira de Ergometria em População Adulta – 2024. Arq Bras Cardiol. 2024;121(3):e20240110.

Dietrich CF, Choi BI, Smith MP (eds.). Point of care ultrasound: a comprehensive guide. London: Springer, 2019.

Magalhães TA, Carneiro ACC, Moreira VM, Trad H, Lopes MMU, Cerci RJ et al. Diretriz de Tomografia Computadorizada e Ressonância Magnética Cardiovascular da Sociedade Brasileira de Cardiologia e do Colégio Brasileiro de Radiologia – 2024. Arq Bras Cardiol. 2024;121(9):e20240608.

Mastrocola LE, Amorim BJ, Vitola JV, Brandão SCS, Grossman GB, Lima RSL et al. Atualização da Diretriz Brasileira de Cardiologia Nuclear – 2020. Arq Bras Cardiol. 2020;114(2):325-429.

Noble VE, Nelson BP (eds.). Handbook of point of care ultrasound. 2. ed. New York: McGraw-Hill, 2018.

Samesima N, God EG, Kruse JCL, Leal MG, França FFAC, Pinho C et al. Diretriz da Sociedade Brasileira de Cardiologia sobre a Análise e Emissão de Laudos Eletrocardiográficos – 2022. Arq Bras Cardiol. 2022;119(4):638-80.

Santos ECL, Mastrocola F. (eds.). Cardiologia: CardioPapers. 2. ed. Rio de Janeiro: Atheneu, 2019.

Silva CES, Tasca R, Weitzel LH, Moisés VA, Ferreira LDC, Tavares GMP et al. Normatização dos equipamentos e técnicas de exame para realização de exames ecocardiográficos. Arq Bras Cardiol [Internet]. 2004;82:1-0.

Steinberg JS, Varma N, Cygankiewicz I, Aziz P, Balsam P, Baranchuk A et al. 2017 ISHNE-HRS Expert Consensus Statement on Ambulatory ECG and External Cardiac Monitoring/Telemetry. Heart Rhythm. 2017;14(7):e55-96.

CAPÍTULO 49

Doenças do Coração e da Aorta

Humberto Graner Moreira, Celmo Celeno Porto, Arnaldo Lemos Porto, Paulo Cesar Veiga Jardim

As doenças do coração são as principais causas de morte no mundo todo. Embora sejam muito frequentes, apresentam desafios importantes para seu diagnóstico. Este capítulo explora algumas das principais doenças cardiocirculatórias sob a perspectiva semiológica, abrangendo as manifestações clínicas particulares e como os principais exames complementares podem apoiar seu diagnóstico.

INSUFICIÊNCIA CARDÍACA

A insuficiência cardíaca (IC) é uma síndrome clínica com sintomas e/ou sinais causados por uma anormalidade cardíaca estrutural e/ou funcional e corroborada por níveis elevados de peptídeo natriurético e/ou evidência objetiva de congestão pulmonar ou sistêmica.

A causa mais comum no Brasil é a doença isquêmica do coração, seguida por doença de Chagas, hipertensão arterial e valvopatias.

Os estágios da IC enfatizam-na como uma síndrome clínica de caráter progressivo:

- Estágio A: pacientes com fatores de risco para desenvolverem IC
- Estágio B: pré-insuficiência cardíaca
- Estágio C: IC sintomática
- Estágio D: IC avançada.

Como uma **síndrome**, seu diagnóstico é estabelecido pelo conjunto de sinais e sintomas que a definem. Frequentemente, os pacientes recebem o diagnóstico quando sintomáticos (já em Estágio C); por outro lado, o médico deve também saber identificar pacientes com fatores de risco para doenças cardiovasculares que podem vir a desenvolver IC. Muitos pacientes em Estágio A ou B podem ser adequadamente tratados para melhorar o controle dos fatores de risco ou pelo manejo da doença de base (Figura 49.1).

E onde entra a fração de ejeção?

Uma classificação revisada da IC pela fração de ejeção do ventrículo esquerdo (FEVE) também foi proposta:

- **IC com fração de ejeção reduzida (ICFEr)** – IC sintomática com FEVE ≤ 40%
- **IC com fração de ejeção levemente reduzida (ICFElr)** – IC sintomática com FEVE 41 a 49% (anteriormente rotulada como IC com fração de ejeção intermediária)
- **IC com fração de ejeção preservada (ICFEp)** – IC sintomática com FEVE ≥ 50%
- **IC com fração de ejeção melhorada (ICFEm)** – essa é uma nova classificação, que leva em conta o paciente com IC sintomática e FEVE basal ≤ 40%, mas que apresenta, no curso da doença, um aumento ≥ 10% na FEVE basal ou uma segunda medida de FEVE > 40%.

Vale a pena apontar as limitações de se classificarem os pacientes com IC com base apenas na FEVE, pois esta é apenas uma caracterização e, por si só, não representa a fisiopatologia subjacente de um processo específico da doença.

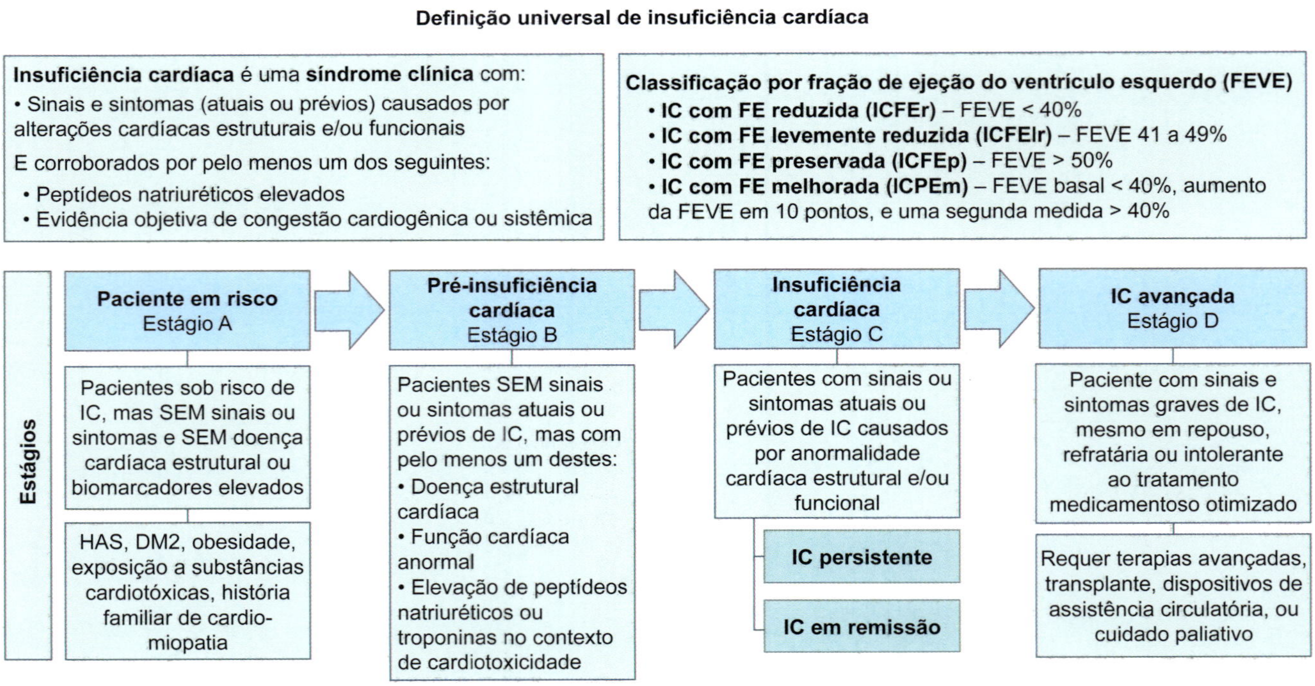

Figura 49.1 Definição universal de insuficiência cardíaca (IC). DM2: diabetes melito tipo 2; HAS: hipertensão arterial sistêmica. (Adaptada de Bozkurt et al., 2021.)

Manifestações clínicas

O espectro de sinais e sintomas na insuficiência cardíaca é amplo e varia significativamente, dependendo das alterações estruturais subjacentes, da disfunção presente e dos mecanismos compensatórios atuantes (Figura 49.2).

Dispneia é o sintoma inicial mais comum e precoce, iniciando-se aos grandes esforços, e de caráter progressivo. A **ortopneia** aparece em casos mais avançados ou descompensados. A **dispneia paroxística noturna** é um sintoma marcante e mais bem observado em fases mais sintomáticas ou avançadas.

Pacientes com IC frequentemente relatam **fadiga**, **fraqueza** e **intolerância aos esforços**. O relato de **palpitações** e **síncope** deve induzir a pesquisa de arritmias.

Outros sintomas comuns, embora menos específicos, são: **tosse**, **anorexia**, **insônia**, **depressão e outras alterações do humor**.

O **exame físico** em pacientes bem compensados ou em fases iniciais da doença pode não revelar anormalidades. Por outro lado, é no paciente assintomático com pré-insuficiência cardíaca (Estágio B) que o exame físico ressalta sua importância. Por exemplo, *ictus cordis* deslocado e amplo pode indicar cardiomiopatia dilatada, assim como sopros podem revelar lesões estruturais valvares ou até uma cardiomiopatia hipertrófica obstrutiva.

> **Congestão**
>
> É o acúmulo anormal de líquido em órgãos ou tecidos e uma característica marcante da insuficiência cardíaca. Pode ser:
>
> ▪ Congestão pulmonar: representada por edema no interstício e nos alvéolos pulmonares, ou mesmo derrame pleural. Ocorre na IC por disfunção do ventrículo esquerdo
>
> ▪ Congestão sistêmica: representado pelo acúmulo de líquidos na circulação venosa e outros órgãos extratorácicos. Observada na IC direita.
>
> O paciente pode ter congestão pulmonar associada à congestão sistêmica. Por outro lado, é possível ter congestão sistêmica sem ter congestão pulmonar, e vice-versa.
>
> Os sinais típicos de congestão pulmonar são os **estertores pulmonares**. **Macicez** pode ser observada quando há derrame pleural.
>
> **Edema** de membros, **hepatomegalia**, **ascite**, **turgência jugular** e **refluxo hepatojugular** são observados na congestão sistêmica.

Outros achados incluem **sopro de regurgitação mitral** e **B3 ou ritmo em galope**, indicando dilatação e disfunção sistólica do ventrículo esquerdo (VE). Embora pacientes hipertensos mal controlados desenvolvam IC, em estágios avançados, esses pacientes apresentam pressão arterial sistólica limítrofe (próximo a 90 mmHg) ou mesmo **hipotensão**.

Os **sinais de perfusão periférica** desempenham um papel significativo no diagnóstico de baixo débito e não devem ser negligenciados. A cor da pele (palidez ou cianose) e a temperatura das extremidades (se frias ou quentes) podem fornecer informações valiosas. Extremidades frias podem indicar uma perfusão inadequada e um estado avançado da doença. Um tempo de **enchimento capilar** prolongado pode indicar má perfusão.

> **Síndrome de baixo débito**
>
> É uma condição clínica caracterizada por **diminuição importante do débito cardíaco**, tornando-se insuficiente para atender às demandas metabólicas do corpo.
>
> Essa síndrome geralmente resulta de uma **disfunção cardíaca grave**, como na insuficiência cardíaca avançada ou infarto agudo extenso da parede anterior.
>
> Clinicamente, sintomas como **fadiga** e **alterações na consciência** refletem a perfusão inadequada aos diferentes órgãos e tecidos. Achados ao exame físico incluem **tempo de enchimento capilar aumentado, extremidades frias, hipotensão, taquicardia, pulso alternante** ou **pulso de baixa amplitude**. A presença desses achados confere mau prognóstico ao paciente.

Achados em exames complementares

As investigações iniciais incluem eletrocardiograma (ECG) de 12 derivações, radiografia de tórax, hemograma completo, exame bioquímico, troponina e função da tireoide.

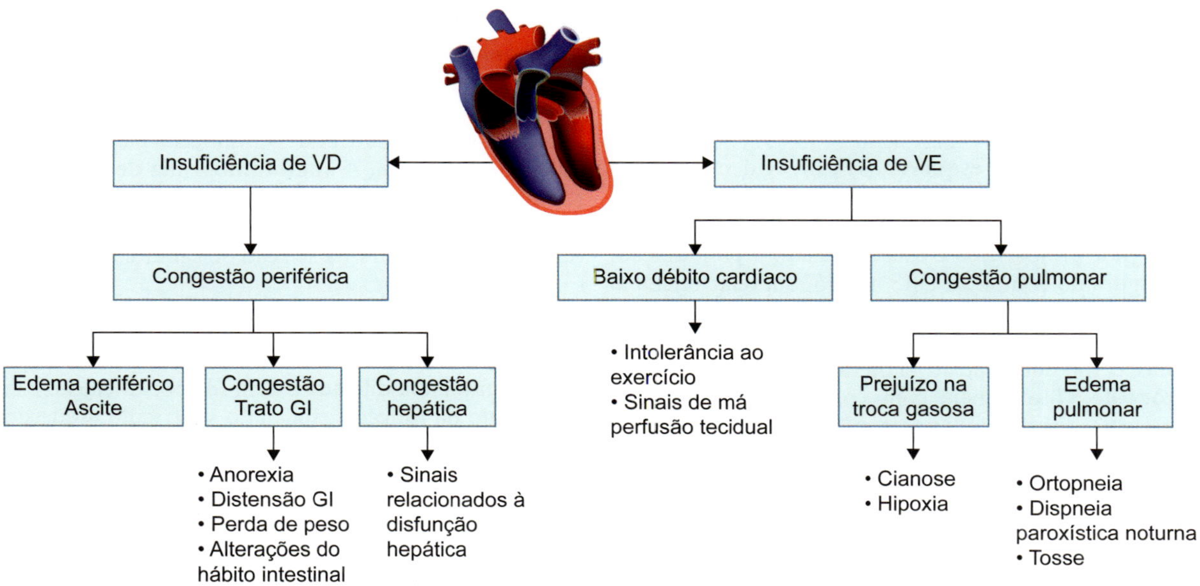

Figura 49.2 Manifestações clínicas observadas tanto na insuficiência cardíaca com disfunção do ventrículo esquerdo (VE), como na disfunção do ventrículo direito (VD). GI: gastrintestinal.

Avaliação laboratorial

A avaliação laboratorial ajuda a identificar a etiologia, comorbidades, além de monitorar e corrigir anormalidades que podem surgir ao longo do tratamento ou decorrentes desta. Por exemplo, a **função renal (creatinina, ureia)** frequentemente está comprometida em estágios mais avançados, conferindo o que se chama "síndrome cardiorrenal". Alterações nos **eletrólitos** como sódio e potássio podem ser agravadas pelo uso de diuréticos. Outros achados incluem anemia e alterações na função hepática.

O **peptídeo natriurético tipo B (BNP)** auxilia o diagnóstico e o prognóstico da insuficiência cardíaca. Apesar de níveis elevados de BNP estarem associados a maior grau de disfunção cardíaca, sua sensibilidade pode ser limitada em pacientes assintomáticos. O BNP é particularmente útil no diagnóstico diferencial de pacientes com dispneia e fadiga, com alto valor preditivo negativo para descartar causas cardíacas desses sintomas. Além disso, os níveis elevados de BNP são indicativos do pior prognóstico da insuficiência cardíaca, conferindo maiores morbidade e mortalidade.

> **BNP *versus* NT-proBNP**
>
> Ambos são marcadores de insuficiência cardíaca dosados no sangue, mas não são sinônimos! Eles derivam do mesmo precursor: o pró-BNP.
>
> O coração em sobrecarga secreta pró-BNP, que é então dividido em duas partes: o BNP, que é a forma hormonal ativa, e o NT-proBNP, que é um fragmento inativo.
>
> - BNP tem meia-vida mais curta (aproximadamente 20 minutos)
> - NT-proBNP tem meia-vida mais longa (aproximadamente 1 a 2 horas). Isso faz com que ele seja mais estável e um indicador mais duradouro da IC.

A **troponina ultrassensível** também tem ganhado relevância no manejo da IC. Nesses pacientes, níveis elevados de troponina podem resultar de sobrecarga e estresse mecânico no miocárdio, isquemia ou uma combinação de ambos. Por isso, ela fornece informações valiosas sobre a integridade do músculo cardíaco e auxilia na estratificação de risco, na tomada de decisões terapêuticas e no acompanhamento da resposta ao tratamento. Elevações na troponina indicam injúria miocárdica e estão associadas a pior prognóstico na IC.

Eletrocardiograma

O paciente com IC pode apresentar ao ECG:

- **Hipertrofia ventricular esquerda (HVE)**, evidenciada por critérios específicos
- **Bloqueios de ramo**, principalmente de ramo esquerdo, que confere pior prognóstico e está associado a pior função de VE. A largura do complexo QRS não só está relacionada a pior prognóstico, como pode indicar aqueles que respondem melhor à terapia de ressincronização cardíaca
- **Arritmias**, como fibrilação atrial ou taquicardia ventricular
- **Alterações de ST e T**, bem como **ondas Q patológicas**, características das cardiomiopatias isquêmicas
- **Desvios do eixo elétrico**, tanto para esquerda ou direita, dependendo do ventrículo ou câmaras mais sobrecarregadas.

Radiografia de tórax

Os principais achados radiográficos são:

- **Cardiomegalia**, caracterizada pelo aumento da silhueta cardíaca em mais de 50% da largura do tórax
- **Cefalização da trama vascular**, caracterizada pela redistribuição do fluxo e maior proeminência dos vasos pulmonares superiores
- **Congestão pulmonar**, permitindo o aparecimento de linhas B de Kerley (linhas horizontais finas na periferia dos campos pulmonares inferiores)
- **Edema alveolar**, com opacificação difusa dos pulmões e infiltrados do tipo algodonoso
- **Derrame pleural**, mais pronunciado à direita.

Esses achados podem variar dependendo da gravidade da doença, e se a doença é aguda ou descompensada.

Ecocardiograma

O ecocardiograma é hoje o principal exame na avaliação do paciente com insuficiência cardíaca. Ele permite avaliar:

- **Função sistólica do ventrículo esquerdo**, principalmente pela estimativa da fração de ejeção
- **Volumes ventriculares**: a dilatação do ventrículo esquerdo é comum na ICFEr e reflete o remodelamento ventricular e a sobrecarga de volume. Também pode haver dilatação e disfunção do ventrículo direito (VD) em casos de hipertensão pulmonar secundária ou doença cardíaca direita primária. O tamanho do átrio esquerdo também é importante, pois sua dilatação na ICFEp reflete o aumento das pressões crônicas de enchimento do ventrículo esquerdo
- **Função diastólica**, que inclui tempos de relaxamento prolongados, velocidades reduzidas de enchimento diastólico e aumento da pressão de enchimento ventricular, avaliados por Doppler tecidual e fluxo transmitral
- **Hipertrofia ventricular**, podendo revelar informações sobre a etiologia da IC
- **Disfunções valvares**, que podem ser tanto causas (estenoses ou regurgitação), como consequências (insuficiência mitral e tricúspide) da insuficiência cardíaca
- **Hipertensão pulmonar**, que pode ser estimada por meio do gradiente de pressão sistólica entre o átrio direito e o ventrículo direito, medido pelo fluxo de regurgitação tricúspide
- **Derrame pericárdico**, como reflexo da sobrecarga dos ventrículos e congestão sistêmica.

Outros exames complementares

A **ressonância magnética do coração** permite avaliação complementar da anatomia cardíaca, função biventricular, contratilidade segmentar, espessura miocárdica, dissincronia, cavidades e pericárdio. Pode ser utilizada para pesquisa de viabilidade e isquemia. A **angiotomografia de coronárias** pode ser útil na avaliação de suspeita de cardiomiopatia isquêmica. Já o **teste ergoespirométrico** permite avaliar a capacidade funcional, auxiliando na seleção de candidatos ao transplante cardíaco.

CARDIOMIOPATIA DILATADA

A cardiomiopatia dilatada é definida por dilatação e comprometimento da função sistólica do ventrículo esquerdo, ou de ambos os ventrículos, que não é atribuível a doença arterial coronariana, anormalidades valvares ou doença pericárdica (Figura 49.3). É uma das formas mais comuns de cardiomiopatia e uma causa frequente de insuficiência cardíaca e transplante cardíaco. Até 50% dos casos são familiares, com várias mutações genéticas causadoras de doenças descritas. Outras causas incluem a doença de Chagas, etilismo, uso de quimioterápicos, diabetes, doença da tireoide e miocardite.

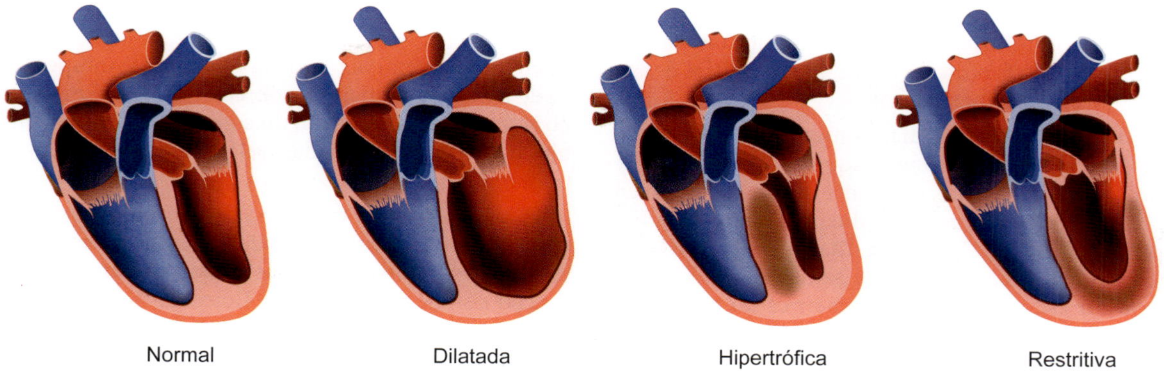

Figura 49.3 Representação morfológica dos principais tipos de cardiomiopatias.

Manifestações clínicas

Os pacientes geralmente apresentam **sintomas de insuficiência cardíaca**, como dispneia progressiva aos esforços, ortopneia, dispneia paroxística noturna e fadiga. Palpitações e episódios de tontura ou síncope podem indicar arritmias associadas. O **exame físico** pode revelar *ictus cordis* deslocado, pressão de pulso diminuída, terceira bulha, estertores pulmonares, distensão jugular, hepatomegalia e edema periférico.

Achados em exames complementares

ECG. Pode mostrar sobrecarga atrial e ventricular, arritmias (como fibrilação atrial) e, ocasionalmente, complexos QRS alargados por distúrbios da condução intraventricular.

RADIOGRAFIA DE TÓRAX. Tipicamente mostra cardiomegalia e sinais de congestão pulmonar. Derrame pleural pode ser observado em estágios avançados.

ECOCARDIOGRAMA. É a principal ferramenta diagnóstica, revelando dilatação e contratilidade global do ventrículo esquerdo diminuídas (hipocinesia difusa), além de fração de ejeção reduzida. Também ajuda a diferenciar a insuficiência mitral secundária (dilatação do anel) de outras patologias primárias desta valva.

> **Pontos-chave para cardiomiopatia dilatada**
>
> - É a forma mais comum de insuficiência cardíaca com fração de ejeção reduzida. As manifestações de insuficiência cardíaca são típicas
> - Em casos de suspeita de cardiomiopatia dilatada "idiopática", considerar origem genética ou familiar e usar testes genéticos específicos.

CARDIOMIOPATIA HIPERTRÓFICA

O diagnóstico de **cardiomiopatia hipertrófica (CMH)** é baseado na demonstração de hipertrofia miocárdica inexplicada, definida como uma espessura da parede excedendo dois desvios padrão acima do normal para gênero e idade (ver Figura 49.3). Na prática, a presença de um segmento miocárdico ventricular esquerdo de 15 mm ou mais de espessura em um adulto de tamanho normal é diagnóstica. A maioria (90%) dos pacientes têm herança familiar, geralmente autossômica dominante. Mutações em genes que codificam proteínas do sarcômero cardíaco são as mais comuns (60% dos casos).

Manifestações clínicas

Na maioria das vezes, é um achado acidental em indivíduos **assintomáticos**. Quando presentes, os **sintomas** manifestam-se como dispneia aos esforços, angina (devido à demanda aumentada de oxigênio pelo miocárdio hipertrófico e obstrução ao fluxo de saída do ventrículo esquerdo), síncope (especialmente durante ou imediatamente após o exercício, refletindo a obstrução dinâmica do fluxo de saída), palpitações e episódios de arritmias. Em alguns pacientes, há um **risco aumentado de morte súbita** que não pode ser negligenciado. Em crianças e adolescentes, o diagnóstico é frequentemente feito durante a triagem de irmãos e descendentes de membros da família afetados.

Na maioria dos pacientes, o **exame físico** é normal. Pode haver um pulso arterial de ascensão rápida, refletindo um esvaziamento dinâmico do ventrículo esquerdo. Em 30% dos pacientes, o pulso venoso jugular demonstra uma onda 'a' proeminente, refletindo diminuição da complacência do ventrículo direito secundária à hipertrofia ventricular direita. Muitos pacientes apresentam um *ictus cordis* vigoroso, mais bem observado durante expiração completa em decúbito lateral esquerdo. Em geral, as bulhas são normais.

No entanto, naqueles pacientes (20 a 30%) que têm um gradiente aumentado na via de saída do ventrículo esquerdo em repouso, o sinal físico mais notório é um **sopro sistólico de ejeção**. Esse sopro começa imediatamente após B1 e termina antes de B2. É mais bem ouvido na borda esternal esquerda, irradiando para as áreas aórtica e mitral, mas não para o pescoço ou a axila. A intensidade varia com mudanças no volume ventricular e pode ser amplificada por manobras que diminuem o retorno venoso, como Valsalva ou postura em pé, e diminuída por manobras que aumentam a pós-carga e o retorno venoso (agachamento). A maioria dos pacientes com um elevado gradiente no trato de saída do VE também podem apresentar regurgitação mitral. A irradiação de um sopro sistólico para a axila é frequentemente a melhor pista auscultatória para a presença de regurgitação mitral coexistente.

Achados em exames complementares

ECG. Depressão do segmento ST e alterações de onda T são as anormalidades mais comuns, geralmente associadas a alterações de voltagem de hipertrofia ventricular esquerda e/ou ondas S profundas nas derivações precordiais anteriores V1 a V3. A presença de ondas Q patológicas pode sugerir fibrose miocárdica.

RADIOGRAFIA DE TÓRAX. Pode ser normal ou mostrar evidências de aumento do átrio esquerdo e/ou direito ou do ventrículo esquerdo. Calcificação do anel da valva mitral é vista, particularmente em pacientes idosos.

ECOCARDIOGRAMA. Ferramenta diagnóstica chave, pode documentar a hipertrofia do ventrículo esquerdo, anormalidades do movimento da valva mitral, gradiente de pressão intraventricular (em casos de obstrução do fluxo de saída do VE) e avalia a função diastólica. A CMH é dita "não obstrutiva" na ausência de gradiente significativo de saída do VE. A hipertrofia ventricular esquerda pode ser simétrica ou assimétrica (maioria dos casos) e localizada no septo, na parede livre do VE ou em ambos (mais comumente), poupando a parede posterior.

RESSONÂNCIA MAGNÉTICA CARDÍACA. Pode fornecer informações adicionais sobre a extensão da hipertrofia, a presença de fibrose miocárdica e a anatomia detalhada, útil para planejamento terapêutico e avaliação de risco. Fibrose endomiocárdica significativa está associada a maior risco de complicações arrítmicas e morte súbita.

No **diagnóstico diferencial**, deve-se pensar em outras causas de hipertrofia ventricular esquerda, como hipertensão arterial não controlada e estenose aórtica, nas quais a hipertrofia é mais simétrica e, geralmente, menos grave.

Pontos-chave para cardiomiopatia hipertrófica

- A CMH é uma causa importante de morte súbita em atletas jovens e indivíduos assintomáticos; portanto, uma avaliação cuidadosa do risco é necessária
- A identificação de familiares em risco por meio de rastreamento genético e ecocardiograma é recomendada devido à natureza hereditária da doença.

CARDIOMIOPATIA RESTRITIVA

Nas cardiomiopatias restritivas, o enchimento ventricular é prejudicado devido à rigidez das paredes ventriculares (ver Figura 49.3). É menos comum do que as formas dilatada ou hipertrófica e, por isso, pode ser mais difícil de diagnosticar. A função sistólica costuma estar preservada, mas a rigidez dos ventrículos limita o enchimento adequado dos ventrículos (**disfunção diastólica**). Nos países desenvolvidos, a amiloidose é a causa mais comum; nos trópicos, é a fibrose endomiocárdica. A cardiomiopatia restritiva familiar geralmente é causada por mutações no gene das proteínas do sarcômero, com o espectro completo de cardiomiopatia restritiva e cardiomiopatia hipertrófica, às vezes observado dentro das mesmas famílias.

Manifestações clínicas

A apresentação é geralmente insidiosa. Pacientes tipicamente exibem sintomatologia de insuficiência cardíaca, mas com fração de ejeção preservada (ICFEp). Isso inclui dispneia progressiva aos esforços, ortopneia e dispneia paroxística noturna. A restrição de enchimento de VD também provoca turgência jugular, congestão hepática e ascite e edema periférico.

Elevação sustentada da pressão venosa jugular, refluxo hepatojugular positivo, hepatomegalia e pulsos paradoxais podem ser encontrados, refletindo a rigidez ventricular e a disfunção diastólica. É possível observar sinal de Kussmaul (aumento da pressão venosa jugular à inspiração).

Achados em exames complementares

ECG. Frequentemente mostra alterações inespecíficas, mas pode apresentar sinais de sobrecarga atrial. Em alguns casos, observa-se baixa voltagem do complexo QRS. Arritmias como fibrilação atrial (induzidas pelas dilatações atriais) também podem ser detectadas.

ECOCARDIOGRAMA. Confirma o diagnóstico, mostrando tipicamente que as dimensões ventriculares e a espessura da parede estão normais, mas os átrios estão bastante aumentados. A função sistólica preservada é típica. A disfunção diastólica é notória, com enchimento ventricular prejudicado evidente nas análises de Doppler. A aplicação de técnicas avançadas, como Doppler tecidual e *strain imaging*, pode oferecer *insights* adicionais sobre a rigidez miocárdica e a função atrial.

RESSONÂNCIA MAGNÉTICA CARDÍACA. Pode detalhar a morfologia ventricular e identificar fibrose miocárdica ou infiltrações por proteína amiloide (amiloidose) ou granulomas (sarcoidose), por exemplo. Em cenários selecionados, a PET (tomografia por emissão de pósitrons) pode ser empregada para avaliar a atividade metabólica e inflamatória, especialmente em condições como sarcoidose cardíaca.

O **diagnóstico diferencial** inclui a avaliação de outras etiologias de ICFEp, especialmente pericardite constritiva (Figura 49.4).

Pontos-chave para cardiomiopatia restritiva

- Suspeitar de cardiomiopatia restritiva em pacientes com sinais de insuficiência cardíaca com FE preservada. A presença de fadiga inexplicada e o aumento bilateral das jugulares são boas pistas
- Ecocardiograma é o exame fundamental para o diagnóstico inicial. O Doppler tecidual e *strain imaging* pode ser usado para detecção precoce da restrição de enchimento, além de diferenciar de outras doenças com características diastólicas semelhantes, como pericardite constritiva. A RMC é superior para detalhar a estrutura do miocárdio e pode revelar características patológicas não vistas no ecocardiograma.

MIOCARDITE

Miocardite é caracterizada por um **processo inflamatório do miocárdio**. É um diagnóstico diferencial importante em casos inexplicados de dor torácica de início súbito e insuficiência cardíaca aguda, particularmente em pacientes mais jovens ou aqueles com histórico recente de doença viral.

A miocardite pode ser aguda, subaguda ou crônica e pode acometer áreas focais ou extensas do miocárdio. As **causas** são numerosas, incluindo agentes infecciosos e não infecciosos. **Infecções virais** são as causas mais comuns, mas, em áreas endêmicas, é válido lembrar da miocardite de Chagas. Outras formas específicas de miocardite incluem miocardite periparto, cardite de Lyme, sarcoidose cardíaca, miocardite de células gigantes e miocardite eosinofílica. Cada tipo requer abordagens diagnósticas e terapêuticas específicas.

Manifestações clínicas

Muitos pacientes relatam um histórico recente de infecção do trato respiratório superior ou uma doença semelhante à gripe. Após a infecção inicial, os pacientes podem apresentar uma gama de **sintomas**, desde formas subclínicas até quadros graves de insuficiência cardíaca aguda. Sintomas inespecíficos como febre, fadiga e mal-estar são comuns. Dispneia, dor torácica atípica e sinais de insuficiência cardíaca indicam

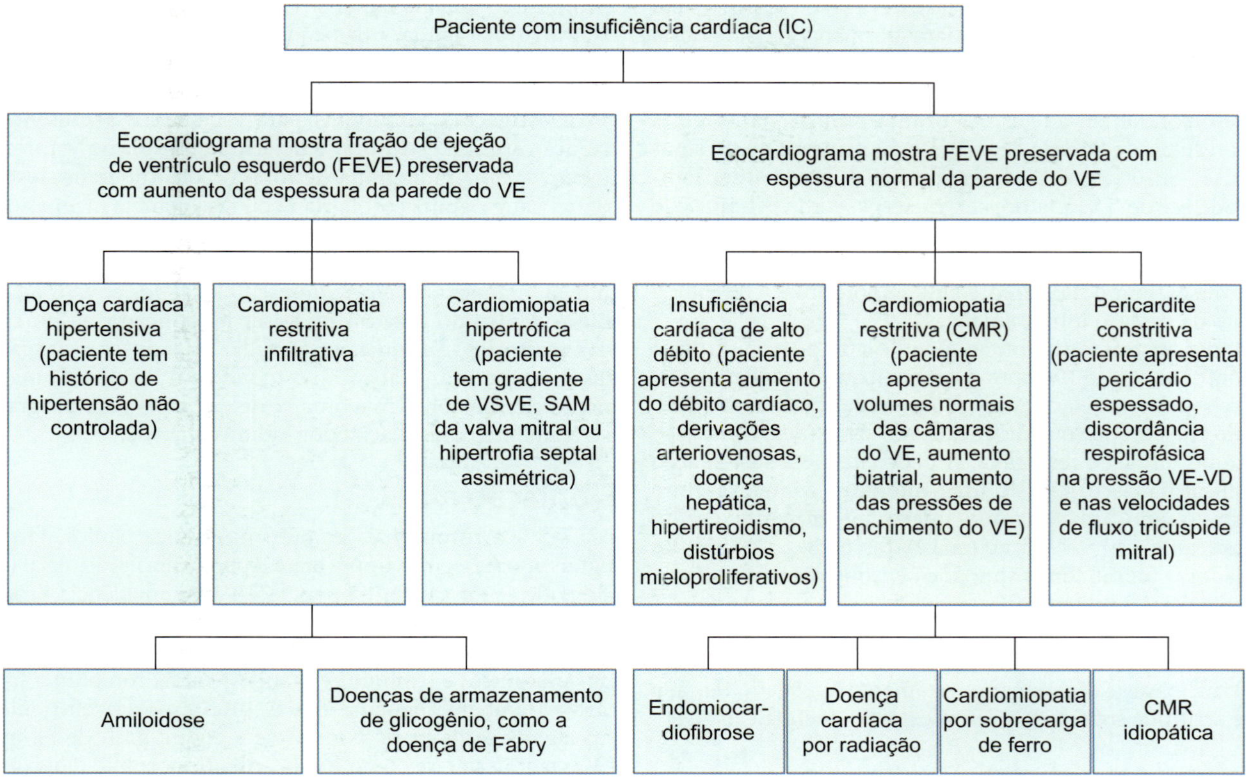

Figura 49.4 Abordagem diagnóstica dos vários tipos de cardiopatia restritiva que se apresentam com sintoma de IC e FE preservada. SAM: movimento sistólico anterior; VD: ventrículo direito; VE: ventrículo esquerdo; VSVE: via de saída do ventrículo esquerdo. (Adaptada de Pereira et al., 2018.)

envolvimento cardíaco significativo. A duração dos sintomas relacionados à infecção é geralmente breve, durando menos de 1 mês em cerca de metade dos pacientes, e quase sempre resolvendo dentro de 1 ano.

A miocardite **deve ser suspeitada** em pacientes que apresentam insuficiência cardíaca congestiva de início rápido que não pode ser explicada por outras causas. A presença de febre ou um pródromo viral apoia um diagnóstico. Em adultos jovens, a combinação de dor torácica típica e um aumento significativo nos níveis de troponina é mais sugestiva de miocardite do que de infarto do miocárdio.

Em fases iniciais, o **exame físico** pode ser normal e revelar apenas taquicardia em repouso. Com a progressão do acometimento miocárdico, emergem sinais consistentes com insuficiência cardíaca, que incluem taquicardia desproporcional ao estado febril, terceira bulha (B3), crepitações pulmonares indicativas de congestão e, em casos graves, hipotensão e sinais de baixo débito.

Achados em exames complementares

ECG. Pode variar desde alterações inespecíficas do segmento ST e onda T até supradesnivelamento do segmento ST, semelhante ao observado em infarto agudo do miocárdio, além de arritmias. Importante observar alterações dinâmicas ao longo do tempo.

RADIOGRAFIA DE TÓRAX. É normal em fases iniciais ou casos leves, revelando cardiomegalia e sinais de congestão pulmonar em pacientes com insuficiência cardíaca.

ECOCARDIOGRAMA. Fundamental para avaliação da função sistólica ventricular, pode mostrar redução da fração de ejeção e alterações regionais da movimentação da parede em casos não relacionados a áreas coronarianas específicas. A presença de derrame pericárdico pode estar associada.

Outros métodos, como a **ressonância magnética**, também evidenciam edema no músculo cardíaco sugestivo de miocardite. Embora o diagnóstico padrão-ouro seja a identificação de infiltração de linfócitos e dano adjacente aos miócitos por meio de **biopsia endomiocárdica**, esta ainda é subutilizada.

Pontos-chave para miocardite

- Atenção para o diagnóstico diferencial com infarto agudo do miocárdio em pacientes que se apresentam com dor torácica e elevação de troponinas na emergência
- Embora a maioria dos pacientes possa recuperar a função ventricular, alguns vão evoluir com cardiomiopatia dilatada sequelar e irreversível.

ARRITMIAS

Princípios gerais

O termo "arritmia cardíaca" (ou disritmia) é utilizado para descrever qualquer tipo de anormalidade do ritmo cardíaco. A eletrofisiologia cardíaca normal é discutida no Capítulo 46, *Fundamentos de Anatomia e Fisiologia*. O espectro das arritmias cardíacas varia desde extrassístoles inocentes até condições imediatamente ameaçadoras à vida, como fibrilação ventricular. Arritmias podem ocorrer na ausência de doença cardíaca, mas estão mais comumente associadas a doença cardíaca estrutural ou fatores externos provocativos.

A **bradicardia** é classicamente definida como uma frequência ventricular inferior a 60 bpm, mas revisões recentes sugerem que tal limiar de classificação deva ser 50 bpm. Resulta de uma redução na taxa de atividade do marca-passo sinusal normal ou de distúrbios da condução atrioventricular (AV).

A **bradicardia sinusal** pode ser fisiológica, por exemplo, durante o sono e em atletas. As **bradiarritmias patológicas** podem resultar de doença degenerativa intrínseca do nó sinusal ou AV, ou do sistema de condução. A bradicardia também pode ser devida a fatores extrínsecos, como estimulação vagal, efeitos de medicamentos, isquemia/infarto miocárdico, doenças infiltrativas do miocárdio, trauma cirúrgico e condições diversas, como hipotireoidismo, hipotermia, icterícia ou aumento da pressão intracraniana.

As **taquicardias** são definidas quando a frequência cardíaca se encontra acima de 100 bpm. Os principais mecanismos responsáveis pelas taquiarritmias são automaticidade anormal, estímulo disparado ou desencadeado (pós-despolarização precoce ou tardia) e reentrada. A ocorrência e a sustentação da taquicardia decorrem de uma interação complexa entre o substrato miocárdico (como infarto prévio), um evento desencadeante – *trigger* (como uma extrassístole) e influências moduladoras (como tônus simpático e isquemia miocárdica). As taquiarritmias podem ter origem nos átrios e/ou junção AV (taquicardias supraventriculares), ou nos ventrículos (taquicardias ventriculares). Essa diferenciação é extremamente importante para se direcionar o tratamento adequado de cada tipo de arritmia, sobretudo no contexto de emergências.

Manifestações clínicas

Bradicardias, em geral, podem ser assintomáticas. Dependendo da gravidade do retardo na condução cardíaca, podem se manifestar como tonturas, lipotimia e síncopes. Além disso, frequências cardíacas mais baixas podem diminuir o débito cardíaco e se manifestar com sintomas de fadiga, letargia, dispneia ou comprometimento cognitivo.

Os sintomas causados por **taquiarritmias** dependem de uma variedade de fatores, incluindo a frequência cardíaca, a irregularidade do ritmo e a presença ou ausência de doença cardíaca subjacente. Eles incluem sensação de palpitação rápida, desconforto torácico ou dispneia, síncope ou até mesmo morte súbita em casos mais graves.

A **anamnese** deve incluir uma descrição detalhada dos sintomas associados à arritmia, buscando-se evidências de fatores que podem precipitar a arritmia (p. ex., exercício, álcool, medicações, café ou bebidas energéticas) e a presença de doença cardíaca subjacente (doença valvar, isquemia, cardiomiopatias). O **exame físico** em busca de evidências de doença cardíaca estrutural é essencial. Se a arritmia for paroxística ou episódica, no momento da avaliação clínica, o exame do pulso e ausculta cardíaca podem ser normais.

Achados em exames complementares

Eletrocardiograma é a chave para o diagnóstico e deve ser realizado tanto durante a arritmia quanto após sua resolução (se possível, quando o paciente se apresenta de forma aguda). A monitoração contínua ambulatorial (**Holter**) pode ser necessária para identificar episódios de arritmias paroxísticas ou intermitentes.

Exames laboratoriais também podem ajudar: hemograma completo (em casos de taquicardia sinusal), função tireoidiana (taquicardia sinusal e arritmias atriais) e análise de eletrólitos (potássio para arritmias atriais e ventriculares e cálcio e magnésio para arritmias ventriculares sustentadas) são rotineiramente realizados. Embora a troponina seja frequentemente medida em pacientes que se apresentam ao pronto-socorro com arritmia aguda, um pequeno aumento nesse marcador não deve ser considerado diagnóstico de síndrome coronariana aguda (SCA) como a causa precipitante.

Investigações adicionais para estabelecer a presença de doença cardíaca estrutural e determinar a função ventricular podem incluir radiografia de tórax, ecocardiografia, teste de esforço, angiografia coronariana ou ressonância magnética.

A avaliação mais detalhada das arritmias cardíacas é realizada por meio do **estudo eletrofisiológico invasivo** (ver Capítulo 48, *Exames Complementares*). O local dos atrasos de condução dentro do coração pode ser identificado, assim como vias acessórias. Arritmias sustentadas podem ser desencadeadas e seu padrão de ativação estudado em detalhe. O mapeamento eletrofisiológico é uma parte essencial para programar o tratamento com ablação por radiofrequência.

Fibrilação atrial

Por ser a arritmia mais comum na prática clínica, faremos alguns apontamentos importantes sobre a fibrilação atrial (FA). Ela pode afetar até 1% da população, com incidência progressiva com a idade, chegando a 10 a 15% em pessoas idosas.

A arritmia é caracterizada por um ritmo totalmente irregular (anárquico) e, embora se manifeste mais como uma taquicardia (também chamada "FA de alta resposta ventricular"), em alguns casos pode associar-se a algum grau de bloqueio AV e manifestar-se como bradicardia importante ("baixa resposta ventricular"). Ela pode ser:

- Paroxística: episódios autolimitados que duram até 7 dias (geralmente < 48 horas)
- Intermitente: episódios sustentados que duram mais de 7 dias e terminam espontaneamente ou com auxílio de tratamento
- Persistente: quando a arritmia é crônica e irreversível.

As **causas** da FA são diversas e, muitas vezes, multifatoriais (vários fatores predisponentes acontecem ao mesmo tempo). A fibrilação atrial guarda prognóstico adverso, em parte pela associação a doença cardíaca subjacente, em parte pelo risco aumentado para eventos tromboembólicos como acidente vascular cerebral (AVC). Esse risco se deve à estase sanguínea (esvaziamento ineficiente) e à formação de trombo no átrio esquerdo.

Os pacientes podem ser **assintomáticos** e conviver normalmente com a arritmia, principalmente na forma persistente. Por isso, muitas vezes são detectadas pela primeira vez durante a investigação de um episódio de AVC. Quando presentes, os **sintomas** são palpitações, fadiga, dispneia ou angina, especialmente aqueles com doença coronariana subjacente. Síncope é incomum, mas pode ocorrer quando associada a bloqueio AV. A FA também pode acentuar os sintomas de pacientes com insuficiência cardíaca e está associada a maior morbimortalidade nesses pacientes.

A presença de FA pode ser detectada clinicamente por meio da palpação de um pulso irregular, ou pela ausculta de ritmo cardíaco irregular. O ECG revela ondas 'f' rápidas e irregulares. À medida que fica persistente, a amplitude das ondas 'f' diminui até não serem mais visíveis, permanecendo a ausência de ondas P e o ritmo cardíaco irregular (intervalos entre os complexos QRS totalmente diferentes entre si).

Morte súbita cardíaca

A morte súbita cardíaca (MSC) é um evento grave e inesperado que resulta na perda abrupta da função cardíaca, geralmente súbita ou em até 1 hora após o início dos sintomas, quando houver. É uma das principais causas de morte cardiovascular e frequentemente ocorre em indivíduos que podem ou não ter sido diagnosticados com doença cardíaca preexistente.

A MSC é mais frequentemente causada por arritmias cardíacas, sendo a **fibrilação ventricular** a mais comum. Esse tipo de arritmia resulta em batimentos cardíacos extremamente rápidos e irregulares, impedindo que o coração bombeie sangue efetivamente para o resto do corpo.

Os principais **fatores de risco** para MSC incluem:

- **Doença arterial coronariana**: a isquemia aguda causada por um infarto agudo do miocárdio pode deflagrar arritmias fatais. Mais de metade dos casos de MSC são atribuídos a essa condição
- **Cardiomiopatias** como hipertrófica e dilatada (isquêmica, doença de Chagas)
- **Doenças genéticas** como síndrome do QT longo e síndrome de Brugada
- **Arritmias ventriculares complexas**, mesmo em indivíduos sem doença cardíaca aparente.

Pela característica súbita e grave, a condição é fatal na maioria das ocorrências, a menos que medidas de reanimação cardiopulmonar e desfibrilação precoce possam reverter a MSC. Os esforços devem concentrar-se em estratificar os pacientes com os fatores de risco relatados e identificar aqueles com maior risco de desenvolver arritmias ventriculares fatais. Isso permite melhor manejo das condições cardíacas subjacentes e medidas preventivas (como medicações antiarrítmicas ou cardiodesfibriladores implantáveis [CDI]).

DOENÇAS VALVARES

Insuficiência mitral

A insuficiência mitral (IM), também conhecida como "regurgitação mitral", é uma condição em que a valva mitral não se fecha adequadamente, permitindo o retorno de sangue do ventrículo esquerdo para o átrio esquerdo durante a sístole. Provoca uma sobrecarga de volume isolada no ventrículo esquerdo, e fisiologicamente equivale à redução da pós-carga, de modo que o débito cardíaco normal é mantido pela combinação de aumento da fração de ejeção e maior pré-carga.

As causas mais comuns são a cardiopatia isquêmica do coração, prolapso da valva mitral e cardiomiopatia dilatada. Outras causas incluem valvopatia congênita, endocardite infecciosa, endomiocardiofibrose e doenças do tecido conjuntivo (incluindo síndrome de Marfan).

Manifestações clínicas

Pacientes com IM leve podem ser assintomáticos. Aqueles com regurgitação mais importante podem desenvolver sintomas de insuficiência cardíaca e fibrilação atrial (devido à dilatação importante do átrio esquerdo).

Ao **exame físico**, o *ictus cordis* pode ser proeminente e deslocado, podendo haver um frêmito sistólico palpável em casos graves. A B1 é normal ou suave, e os achados mais proeminentes na ausculta são um sopro pansistólico apical. A intensidade do sopro geralmente se correlaciona com a gravidade da regurgitação: quanto mais intensos, pior a insuficiência mitral. No prolapso da valva mitral, pode-se auscultar o clique mesossistólico (devido ao movimento retrógrado da cúspide mitral para o átrio esquerdo), e o sopro telessistólico (tardio) após o clique. O sopro se estende por toda a sístole (holossistólico) à medida que a IM se torna grave.

A irradiação de um sopro de IM depende da direção do jato regurgitante. Um jato posterolateral (observado na IM de etiologia isquêmica e na cardiomiopatia dilatada) irradia do ápice para a axila e até para as costas. Um jato anterossuperior (devido ao prolapso da cúspide posterior) é ouvido melhor na borda esternal esquerda inferior ou na base cardíaca (segundo espaço intercostal direito).

Outros sinais físicos dependem da gravidade da IM e possíveis complicações (p. ex., hipertensão pulmonar).

Achados em exames complementares

ECG. Pode mostrar sinais de sobrecarga atrial esquerda e, em estágios avançados, evidências de sobrecarga ventricular esquerda.

RADIOGRAFIA DE TÓRAX. Nas fases iniciais, a área cardíaca é frequentemente normal ou levemente aumentada, observando-se aumento do átrio esquerdo, embora não na mesma intensidade que na estenose mitral. Cronicamente, pode haver dilatação do VE e aumento radiográfico dessa câmara.

ECOCARDIOGRAMA. Essencial para o diagnóstico e avaliação da IM, permite visualizar a morfologia da valva mitral, incluindo as cúspides e o diâmetro do anel, assim como o tamanho e a função do ventrículo esquerdo, tamanho do átrio esquerdo e pressão da artéria pulmonar. O ecocardiograma transesofágico é recomendado se as imagens forem limitadas nas janelas transtorácicas. Devido à sua natureza não invasiva, o ecocardiograma é uma ferramenta ideal para o acompanhamento de pacientes, permitindo a identificação precoce do agravamento da regurgitação ou deterioração da função ventricular.

> **Pontos-chave para insuficiência mitral**
>
> - A identificação precoce e o manejo adequado da IM são fundamentais para prevenir a progressão da dilatação ventricular e preservar a função cardíaca
> - A avaliação periódica do tamanho e da função sistólica do VE, do tamanho do átrio esquerdo e da pressão sistólica da artéria pulmonar, assim como a fibrilação atrial de início recente, são cruciais para determinar o momento ideal para intervenção cirúrgica.

Estenose mitral

Na estenose mitral (EM), a abertura da valva mitral se torna estreitada, dificultando o fluxo sanguíneo do átrio para o ventrículo esquerdo durante a diástole.

A causa mais comum é a febre reumática, e afeta mais mulheres que homens (2:1). O processo reumático envolve não apenas os folhetos valvares, mas também pode afetar as cordas e o anel, causando fibrose e calcificação concomitante. A calcificação do anel mitral é outra causa de estenose mitral, mais comum em pessoas idosas, limitando a abertura dos folhetos, que são preservados.

Manifestações clínicas

Pacientes com EM leve podem permanecer assintomáticos. À medida que a doença progride, os primeiros sintomas incluem fadiga e dispneia ao esforço. Na EM grave, a dispneia é acompanhada por ortopneia e dispneia paroxística noturna. Com o desenvolvimento de hipertensão pulmonar, disfunção do ventrículo direito e regurgitação tricúspide, os pacientes podem apresentar também sinais de congestão pulmonar e sistêmica.

A fibrilação atrial pode ser um sintoma precoce, particularmente observada como palpitações desproporcionais aos esforços. Embolia sistêmica pode ocorrer como complicação.

Ao **exame físico**, a amplitude do pulso pode estar reduzida ou mesmo se apresentar irregular quando houver fibrilação atrial. A pressão venosa jugular geralmente é normal, a menos que haja regurgitação tricúspide e/ou hipertensão pulmonar. À **ausculta**, observa-se um estalido de abertura no início da diástole, um sopro mesodiastólico e B1 mais alta. O estalido de abertura é causado pela tensão abrupta nas cúspides fibrosadas ao final do movimento de abertura. O sopro diastólico é baixo e mais intenso no ápice. É causado pelo aumento da velocidade do fluxo sanguíneo entre o átrio esquerdo e o ventrículo esquerdo, sendo acentuado no final da diástole pela contração atrial nos pacientes em ritmo sinusal. Muitos pacientes podem ter algum grau de insuficiência mitral, normalmente menos significativa.

Na presença de hipertensão pulmonar, a B2 é mais hiperfonética. O sopro da insuficiência tricúspide secundária geralmente não é audível.

Achados em exames complementares

ECG. Pode mostrar uma onda P ampla e entalhada devido à hipertrofia e ao aumento do átrio esquerdo ('P mitrale'). Fibrilação atrial pode estar presente.

RADIOGRAFIA DE TÓRAX. À medida que a doença progride, o átrio esquerdo aparece aumentado e com contorno proeminente do apêndice atrial. O duplo contorno atrial e a elevação do brônquio principal esquerdo também podem ser evidentes. Os pulmões podem mostrar cefalização da trama e edema pulmonar (linhas B de Kerley).

ECOCARDIOGRAMA. É o método de escolha, mostrando a área valvar reduzida, aumento do gradiente de pressão diastólica através da valva mitral e aumento do átrio esquerdo. O Doppler quantifica o gradiente de pressão e a área valvar. Um gradiente de pressão transvalvar médio > 8 mmHg indica estenose grave. Imagens de eixo curto demonstram claramente as comissuras fundidas e imagens bidimensionais mostram a extensão da fibrose das cordas. É comum que a maioria desses pacientes seja estudada por ecocardiograma transesofágico, pois proporciona uma avaliação mais detalhada da valva mitral e do átrio esquerdo.

> **Pontos-chave para estenose mitral**
>
> - A intervenção precoce – antes do desenvolvimento de fibrilação atrial e hipertensão pulmonar importante – é recomendada, sempre que possível, por via percutânea (valvotomia mitral)
> - Pacientes com estenose mitral podem exigir profilaxia para endocardite infecciosa sempre que forem submetidos a alguns procedimentos médicos ou odontológicos.

Estenose aórtica

A estenose aórtica (EA) é uma condição cardíaca prevalente e de grande importância clínica, especialmente em populações idosas. A calcificação degenerativa relacionada à idade é a causa mais comum. Outras causas incluem valva aórtica bicúspide congênita e doença reumática.

Pode ocorrer em nível subvalvar, valvar (mais comum) ou supravalvar. Com o aumento da resistência da via de saída do VE, o estresse na parede ventricular aumenta e desenvolve hipertrofia, preservando a função sistólica ventricular geral, mas potencialmente à custa da isquemia subendocárdica.

Manifestações clínicas

A estenose aórtica pode ser **assintomática** por longo tempo, até mesmo em suas formas mais graves. Os **sintomas clássicos** incluem **dispneia ao esforço, angina e síncope**. Tais sintomas são considerados marcadores de progressão da doença e indicativos de pior prognóstico se não tratada. A deterioração progressiva da função ventricular esquerda e o aumento da pressão diastólica final do VE levam a insuficiência cardíaca e edema pulmonar. Angina é o segundo sintoma mais frequente, e resulta do desequilíbrio entre a oferta e a demanda de oxigênio miocárdico, mesmo na ausência de doença arterial coronariana obstrutiva. O terceiro sintoma mais comum é a síncope, claramente relacionada ao esforço e causada por redução do débito cardíaco.

O **exame físico** revela um pulso carotídeo (ou braquial) de ascensão lenta e baixa amplitude na estenose aórtica grave, podendo haver um frêmito carotídeo. A pressão venosa jugular geralmente é normal, mas uma pequena onda 'a' é frequentemente presente. Na **palpação** do precórdio, pode haver um frêmito sistólico sobre a área aórtica em estágios avançados da doença. À **ausculta**, a B1 é normal ou suave e pode ser precedida por B4. O sopro sistólico de ejeção é longo e rude, mais alto no foco aórtico e frequentemente irradia para as carótidas. Um clique de ejeção sistólica pode ser ouvido, particularmente em pacientes com valva bicúspide. A B2 é tipicamente única, e a B3 pode ocorrer quando há dilatação ventricular esquerda e aumento da pressão atrial esquerda.

É importante notar que esses sinais se modificam à medida que a disfunção ventricular progride: a amplitude do pulso diminui, o sopro sistólico aórtico fica mais suave e pode até desaparecer, e um sopro de insuficiência mitral (secundária) pode surgir.

Achados em exames complementares

ECG. Revela sinais de hipertrofia ventricular esquerda baseada em critérios de voltagem, mas, em alguns casos, pode ser completamente normal. Com disfunção ventricular esquerda progressiva, a duração do QRS se alarga e pode desenvolver bloqueio de ramo esquerdo.

RADIOGRAFIA DE TÓRAX. Pode ser completamente normal em pacientes com estenose aórtica não complicada. As alterações são atribuídas à dilatação progressiva do VE e congestão pulmonar.

ECOCARDIOGRAMA. Exame de escolha para pacientes com estenose aórtica, fornecendo informações abrangentes sobre anatomia e função da valva, tamanho e função do ventrículo esquerdo, bem como outras anormalidades cardíacas associadas que podem contribuir para os sintomas do paciente (p. ex., insuficiência mitral).

É considerada **estenose aórtica grave** quando a área valvar é < 1 cm^2, gradiente médio > 40 mmHg, e velocidade máxima

> **O que é estenose aórtica de baixo gradiente?**
>
> No manejo desses pacientes, dúvidas podem surgir quando um paciente sintomático revela dados ecocardiográficos conflitantes, como área valvar < 1 cm^2, mas gradiente médio abaixo de 40 mmHg. Mesmo com gradiente médio baixo, esse paciente pode ser classificado como portador de estenose aórtica grave? Sim!
>
> Esses casos são denominados "estenose aórtica de baixo gradiente". A principal causa para isso é a disfunção sistólica do ventrículo esquerdo, que diminui o volume sistólico e não gera o gradiente esperado. O prognóstico é pior do que o de alto gradiente e compartilha sintomatologia muito parecida com pacientes com ICFEr.

acima de 4 m/s. Nesse contexto, o tratamento cirúrgico ou intervencionista estaria indicado.

ANGIOTOMOGRAFIA DE AORTA E CORONÁRIAS. Usada para rastrear doença arterial coronariana concomitante, além de avaliar a anatomia da raiz aórtica e da aorta ascendente. Atualmente, são obrigatórias no planejamento de intervenções cirúrgicas ou percutâneas.

> **Pontos-chave para estenose aórtica**
>
> - A detecção precoce e a avaliação rigorosa da EA são vitais para o manejo adequado e a definição do melhor momento para intervenção, antecipando-se à deterioração do ventrículo esquerdo
> - A colaboração multidisciplinar como *Heart Team* é recomendada para a tomada de decisão em casos complexos, integrando as perspectivas de cardiologistas clínicos, intervencionistas, cirurgiões cardíacos e outros especialistas conforme necessário.

Insuficiência aórtica

A insuficiência ou regurgitação aórtica (IA) é uma condição na qual a valva aórtica não se fecha completamente, permitindo o refluxo do sangue para o ventrículo esquerdo durante a diástole. É causada por doença dos folhetos (degenerativa, doença reumática, valva aórtica bicúspide, endocardite infecciosa) ou dilatação da raiz aórtica (síndrome de Marfan, hipertensão arterial, necrose cística da média).

A combinação de sobrecarga de volume no ventrículo esquerdo e resistência periférica elevada resulta em aumento progressivo do diâmetro e da massa do VE. Essa hipertrofia excêntrica permite que o ventrículo esquerdo acomode maiores volumes de sangue sem um aumento significativo na pressão diastólica final, mantendo a eficiência sistólica. Porém, com a progressão da doença, esse mecanismo adaptativo se esgota, o volume sistólico final aumenta desproporcionalmente ao volume sistólico total e pode levar a danos irreversíveis.

Manifestações clínicas

Como em outras valvopatias, a doença pode ser assintomática em estágios iniciais. O início dos sintomas, particularmente falta de ar, coincide com o surgimento de insuficiência ventricular esquerda. Na IA aguda, os sintomas se instalam mais rapidamente e são mais graves, podendo haver insuficiência respiratória, angina e choque cardiogênico.

Ao **exame físico**, existem vários sinais que caracterizam o paciente com insuficiência aórtica (Quadro 49.1). A pressão de pulso (diferença PA sistólica – diastólica) é caracteristicamente elevada (em geral, 80 mmHg ou mais). A pressão venosa jugular é normal até fases tardias da doença. O *ictus cordis* é sustentado e/ou deslocado devido à hipertrofia e/ou à dilatação ventricular esquerda. Na ausculta, o sopro clássico da insuficiência aórtica é diastólico, começa imediatamente após B2, decrescente e mais alto na borda esternal esquerda. Um sopro sistólico de ejeção devido ao aumento do volume sistólico está quase sempre presente. Quanto maior a duração do sopro, mais grave a valvopatia.

Quadro 49.1 Sinais clássicos da insuficiência cardíaca.

Corrigan	Pulso em martelo d'água
Musset	Oscilações da cabeça para baixo e para frente
Quincke	Pulsação no leito ungueal
Minervini	Pulsação na base da língua
Duroziez	Duplo sopro à compressão da artéria femoral
Pistol shot	Sensação de choque à ausculta de certas artérias
Muller	Pulsação da úvula
Landolfi	Pulsação das pupilas

Achados em exames complementares

ECG. Nota-se aumento de voltagem e um padrão de *strain* que se correlaciona com dilatação ventricular esquerda, hipertrofia e estresse da parede. Alterações inespecíficas de onda T podem ocorrer, refletindo o desenvolvimento de isquemia subendocárdica.

RADIOGRAFIA DE TÓRAX. Pode mostrar aumento da área cardíaca e dilatação da raiz aórtica.

ECOCARDIOGRAMA. Fundamental no diagnóstico, mostrando dilatação do ventrículo esquerdo, redução da espessura das paredes ventriculares e avaliação do fluxo regurgitante com Doppler, permitindo quantificar a gravidade da insuficiência valvar. A fração de ejeção < 50% revela pior prognóstico e pode indicar intervenção mais precoce.

> **Pontos-chave para insuficiência aórtica**
>
> - A monitoração rigorosa do tamanho e da função do ventrículo esquerdo é essencial para determinar o momento ideal para a intervenção, evitando disfunção irreversível e maior mortalidade
> - Em casos de IA aguda, o manejo é emergencial e frequentemente requer intervenção cirúrgica imediata devido ao risco de descompensação cardíaca rápida e choque.

Insuficiência tricúspide

A insuficiência tricúspide, similar à insuficiência mitral, ocorre quando há fechamento incompleto da valva tricúspide, com regurgitação de sangue para o átrio direito. Pode ser primária, quando costuma estar associada a estenose tricúspide, ou funcional (mais frequente), como consequência da dilatação do VD e hipertensão pulmonar.

Ao exame físico, observa-se sopro holossistólico de alta frequência, audível na área tricúspide, que aumenta com a inspiração profunda (manobra de Rivero-Carvallo). Se a insuficiência for grave, pode ocorrer pulsação hepática sistólica.

A radiografia simples do tórax apresenta evidências de aumento do átrio direito associado à dilatação do ventrículo direito.

Ao eletrocardiograma, encontram-se sinais de sobrecargas atrial e ventricular direitas. Fibrilação atrial ocorre frequentemente.

DOENÇAS DO PERICÁRDIO

As apresentações clínicas mais comuns da doença pericárdica são pericardite, efusão, tamponamento e constrição.

Pericardite aguda

A pericardite é a inflamação do pericárdio, causada principalmente por infecções virais. Outras condições que podem levar à pericardite incluem infarto do miocárdio (síndrome de Dressler), doenças reumáticas autoimunes (lúpus eritematoso sistêmico e artrite reumatoide), insuficiência renal com uremia e tuberculose. Em muitos casos, a determinação da etiologia é difícil, sendo consideradas idiopáticas (presumivelmente virais).

As três principais características clínicas são: dor torácica, presença de atrito pericárdico e supra de ST difuso ao ECG.

A **dor torácica** é tipicamente súbita no início (embora frequentemente precedida pelos sintomas inespecíficos de uma doença viral), retroesternal, que frequentemente piora ao deitar-se ou respirar profundamente, e pode melhorar ao sentar-se ou inclinar-se para frente. É necessário distinguir a dor de causas como dor cardíaca isquêmica (particularmente no contexto de infarto do miocárdio recente), dor esofágica e dor musculoesquelética.

Ao **exame físico**, a principal característica é a presença de um atrito pericárdico. Esse som de arranhão ou rangido geralmente é mais alto na borda esternal esquerda, mas pode ser ouvido em qualquer lugar do tórax. Na pericardite isolada, outros elementos do exame cardiovascular geralmente são normais, mas a ocorrência de derrame pericárdico e tamponamento pode apresentar sinais específicos de colapso hemodinâmico (ver adiante).

O **eletrocardiograma** revela supradesnivelamento do segmento ST generalizado, geralmente côncavo para cima, de 1 mm ou mais. Diferente do infarto do miocárdio, as alterações de ST não se restringem a um único território arterial coronariano. A depressão do segmento PR é uma característica sutil, porém típica. Um aumento de troponina, refletindo o envolvimento miocárdico, não é incomum.

Outros marcadores inflamatórios – como proteína C-reativa (PCR) e velocidade de hemossedimentação (VHS) – também são comumente elevados.

A **radiografia do tórax** geralmente não é útil no diagnóstico: pode mostrar aumento cardíaco, mas pode ser completamente normal. O **ecocardiograma** é a melhor técnica para mostrar qualquer acúmulo de fluido ao redor do coração e determinar sua repercussão (Figura 49.5). Achados semelhantes podem ser mostrados pela ressonância magnética cardíaca.

Derrame pericárdico

O derrame pericárdico pode ser secundário à pericardite aguda, mas também decorrer de outras condições cardíacas e não cardíacas. O acúmulo rápido e agudo geralmente é causado por trauma, punção ventricular iatrogênica ou dissecção aórtica. Outras causas, de instalação mais insidiosa, incluem pericardite infecciosa, uremia, doença autoimune, pós-infarto do miocárdio, mixedema e doenças neoplásicas. Condições associadas a congestão, como insuficiência cardíaca congestiva, insuficiência renal e cirrose hepática, também podem ser complicadas por derrame pericárdico.

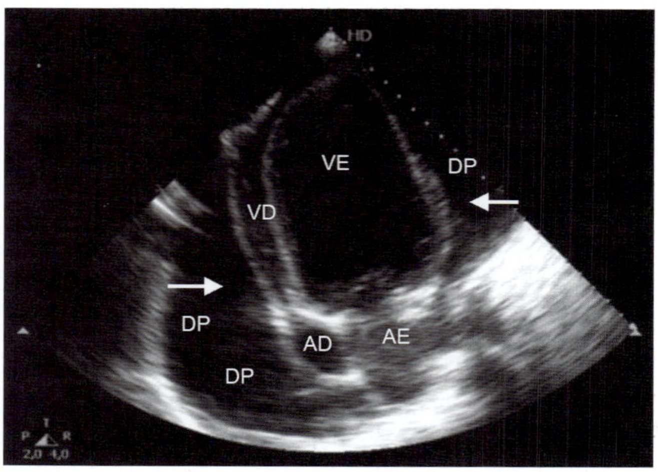

Figura 49.5 Pericardite fibrinosa reumática. Ecocardiograma transtorácico apical de 4 câmaras, evidenciando grande derrame pericárdio (DP), circundando todo o coração e levando ao colapso diastólico do ventrículo direito (sinal ecocardiográfico clássico de tamponamento cardíaco). AD: átrio direito; AE: átrio esquerdo; VD: ventrículo direito; VE: ventrículo esquerdo.

Os pacientes podem permanecer assintomáticos inicialmente devido à existência de certa complacência e elasticidade do saco pericárdico. Quando o derrame fica mais volumoso, pode desencadear sintomas muitas vezes inespecíficos, como redução da tolerância ao exercício ou dor torácica atípica. Tosse, dispneia ou rouquidão também podem estar presentes (síndrome mediastinal).

O **exame físico** pode revelar hipofonese de bulhas e aumento da área de macicez cardíaca à percussão.

O **eletrocardiograma** pode mostrar alternância da morfologia dos complexos QRS ou QRS de baixa voltagem difusamente (em derrames mais volumosos).

A **radiografia torácica** nem sempre permite distinguir a presença de derrames leves. Em derrames moderados a importantes, tipicamente mostra uma grande área cardíaca com silhueta arredondada e campos pulmonares claros.

O **ecocardiograma** é o exame de escolha para confirmar a presença de efusão e para avaliar seu volume. O diagnóstico só é estabelecido quando o volume líquido no espaço pericárdico é mais do que os 50 mℓ fisiológicos. O ecocardiograma também permite estimar a repercussão hemodinâmica (tamponamento), além de poder guiar a pericardiocentese, quando indicada.

Tamponamento pericárdico

O tamponamento pericárdico é uma condição de instabilidade hemodinâmica causada pela compressão das câmaras cardíacas pelo derrame pericárdico. Ocorre quando a pressão intrapericárdica é maior do que a pressão de enchimento dos ventrículos. A apresentação é tipicamente de choque circulatório: hipotensão arterial, taquicardia e má perfusão periférica. Além disso, observam-se pulso paradoxal, abafamento de bulhas, elevação da pressão venosa e turgência jugular.

Tríade de Beck

A tríade de Beck é um conjunto de três sinais clínicos clássicos que sugerem a presença de tamponamento cardíaco.

1. Hipotensão arterial.
2. Distensão das veias jugulares.
3. Abafamento de bulhas e outros ruídos cardíacos.
4. Esses sintomas são indicativos de um quadro grave e requerem intervenção médica imediata para aliviar a pressão sobre o coração (pericardiocentese).

O **ecocardiograma** é o exame mais importante, fornecendo evidências claras do derrame pericárdico volumoso e do colapso diastólico do ventrículo direito ou do átrio direito. Também é método de apoio à realização da pericardiocentese.

Pericardite constritiva

Na pericardite constritiva, o pericárdio se torna espesso, fibroso e, por vezes, calcificado. Isso deixa a membrana rígida, restringindo o enchimento diastólico e prejudicando a função cardíaca. Pode surgir como evolução desfavorável de uma pericardite aguda, seja por infecção, trauma, radiação ou doenças autoimunes.

Os sintomas incluem fadiga e dispneia aos esforços, edema periférico e aumento do volume abdominal devido à ascite. Alguns aspectos do exame físico são marcantes:

- A **pressão venosa elevada** é praticamente obrigatória, no entanto, ao contrário do tamponamento pericárdico, a forma da onda venosa é característica, com um 'x' exagerado seguido de um 'y' descendente que cria dois mergulhos distintos a cada ciclo cardíaco
- **Sinal de Kussmaul** (um aumento na pressão venosa durante a inspiração) é visto em 50% dos casos
- **Estalido ou *knock* pericárdico** é um som audível precocemente na diástole, causado pela interrupção repentina do enchimento ventricular ao encontrar a constrição, também observado em 50% dos casos
- **Pulso paradoxal** leve (≤ 20 mmHg) e retração sistólica do impulso apical.

O eletrocardiograma e a radiografia de tórax podem ter alterações inespecíficas ou serem normais. O **ecocardiograma** é o método de escolha para visualizar o espessamento e a rigidez pericárdica, além das alterações diastólicas. O pericárdio espessado pode ser evidenciado em tomografia ou ressonância magnética, mas isso é um marcador insensível para constrição (alterações hemodinâmicas são fornecidas pelo Doppler).

> **Pontos-chave nas doenças pericárdicas**
>
> - Pericardite aguda geralmente é causada por infecções e doenças autoimunes
> - A dor torácica é aguda e pode piorar à inspiração profunda, e melhora ao inclinar-se para frente, acompanhada de febre e dispneia
> - Uma pericardite pode complicar com derrame pericárdico e progredir para tamponamento cardíaco (tríade de Beck), uma condição potencialmente fatal
> - Complicações tardias envolvem o enrijecimento da membrana pericárdica e o desenvolvimento de pericardite constritiva.

FEBRE REUMÁTICA AGUDA

A febre reumática (FR) aguda é uma doença multissistêmica mediada imunologicamente, induzida por infecção recente pelo estreptococo do grupo A. Cerca de 5% das pessoas têm o potencial de desenvolver febre reumática aguda após a infecção por um estreptococo desse grupo. A maioria dos casos (97%) ainda ocorre em grupos de baixa renda. Crianças de 5 a 15 anos são as mais comumente afetadas, e a doença cardíaca reumática continua sendo a doença cardíaca adquirida mais comum da infância no mundo.

Manifestações clínicas

Após um período latente que pode durar algumas semanas, a doença se apresenta com um ou mais dos seguintes **critérios maiores**:

- Cardite: uma das manifestações mais graves da doença, caracterizada por inflamação do miocárdio ou endocárdio, frequentemente resultando em valvulite com consequências a longo prazo, como insuficiência ou estenose valvar, especialmente da valva mitral
- Poliartrite migratória: afeta grandes articulações, sendo reversível e não destrutiva
- Coreia (de Sydenham): caracterizada por movimentos involuntários e descoordenados, afetando o controle muscular
- Nódulos subcutâneos: firmes e indolores sobre proeminências ósseas ou tendões
- Eritema marginado: lesões cutâneas anulares não pruriginosas que aparecem principalmente no tronco e extremidades internas.

Outros **critérios menores** que podem apoiar o diagnóstico incluem febre, poliartralgia ou monoartrite, PCR ou VHS elevada, prolongamento do intervalo PR no ECG.

Geralmente, a cardite é o fator de maior preocupação. As lesões valvares podem regredir, permanecendo íntegro o aparelho valvar. Porém, em um número significativo de pacientes, ocorrem fibrose, retração e fusão de cordoalhas e folhetos valvares, resultando em estenose e/ou insuficiência valvar, principalmente mitral e aórtica.

As lesões valvares são os principais responsáveis pelos sopros cardíacos quase constantes nessa enfermidade. A cardite aguda manifesta-se com taquicardia, sopro pansistólico de insuficiência mitral, aumento do volume cardíaco, bloqueio atrioventricular, atrito pericárdico e, nos casos mais graves, insuficiência cardíaca.

Achados em exames complementares

Além dos critérios já descritos, é necessária a evidência de infecção recente por estreptococo do grupo A (cultura de orofaringe positiva, antiestreptolisina-O – ASLO, ou teste rápido de antígeno para estreptococo do grupo A).

ECG. Apresenta tipicamente complexos QRS de baixa voltagem, alterações difusas da repolarização ventricular (ondas T achatadas ou negativas), prolongamento do intervalo PR e do QT. Também podem ser notadas irregularidades no ritmo cardíaco.

RADIOGRAFIA DE TÓRAX. Notam-se aumento da área cardíaca e sinais de congestão venosa pulmonar em casos de insuficiência cardíaca.

ECOCARDIOGRAMA. Essencial para avaliar a função ventricular nos casos de miocardite aguda, além de identificar as temíveis lesões valvares.

A complicação mais grave da febre reumática é o desenvolvimento de doença cardíaca reumática, que pode levar a deformidades e disfunção das valvas cardíacas, resultando em insuficiência cardíaca, arritmias e outras complicações cardiovasculares.

> **Pontos-chave na febre reumática**
>
> - A detecção precoce e o tratamento da faringoamigdalite estreptocócica com antibióticos reduzem significativamente o risco de desenvolver FR
> - Atentar aos sintomas que se manifestam após uma infecção de garganta: febre, dores nas articulações, erupções cutâneas (eritema marginado), nódulos subcutâneos e coreia
> - Embora a FR seja uma condição aguda, ela pode ter consequências a longo prazo, principalmente a doença cardíaca reumática. As valvas mais afetadas são mitral e aórtica.

ENDOCARDITE INFECCIOSA

A endocardite infecciosa é uma condição grave que envolve a infecção do endocárdio, normalmente afetando as valvas cardíacas. É causada principalmente por bactérias, mas, em alguns casos, por fungos ou outros microrganismos. Esses patógenos atingem a corrente sanguínea e se fixam às valvas cardíacas danificadas ou a próteses valvares.

O *Streptococcus viridans* é o agente mais comum, mas procedimentos cirúrgicos e invasivos intracardíacos têm aumentado a incidência de endocardite causada por estafilococos, pseudômonas e fungos. Em indivíduos que usam drogas intravenosas, *S. aureus* é frequentemente o agente causador.

Intervenções como extrações dentárias e cirurgias cardíacas podem atuar como gatilhos, introduzindo microrganismos na corrente sanguínea que vão agredir tecidos endocárdico e valvar. Outros **fatores de risco** incluem: doenças da valva nativa ou próteses, defeitos cardíacos congênitos, história prévia de endocardite e uso de dispositivos invasivos de assistência à saúde.

Deve-se suspeitar de endocardite infecciosa nos pacientes com doenças valvares ou congênitas que apresentem febre sem causa aparente. A febre quase sempre é recorrente e associada a toxemia importante, incluindo calafrios, palidez cutânea e comprometimento do estado geral. A presença de microembolias, evidenciada por hematúria, hemorragias retinianas e petéquias, é diagnosticamente significativa. Em casos crônicos, podem ocorrer hipocratismo digital, nódulos de Osler e hepatoesplenomegalia. A destruição da valva pode levar a insuficiência cardíaca aguda, que piora o prognóstico do paciente.

O **diagnóstico** de endocardite infecciosa é estabelecido utilizando os critérios de Duke-ISCVID, que são uma combinação de:

- História clínica e achados ao exame físico
- Hemoculturas positivas identificando o organismo causador
- Evidências de envolvimento valvar em exames de imagem: ecocardiograma (principalmente transesofágico), tomografia computadorizada cardíaca ou PET/CT com ^{18}FDG.

Pontos-chave na endocardite infecciosa

- É fundamental suspeitar para diagnosticar endocardite infecciosa, sobretudo em pacientes com sintomas inespecíficos e fatores de risco para a doença
- Os critérios de Duke modificados combinam achados clínicos, microbiológicos e de imagem para um diagnóstico abrangente
- O tratamento com antibióticos é longo, e cirurgia pode ser necessária na falência deste ou em caso de insuficiência cardíaca aguda.

DOENÇA ARTERIAL CORONARIANA

As doenças isquêmicas do coração são as principais causas de morte nos países desenvolvidos e em desenvolvimento. O espectro da doença arterial coronariana (DAC) crônica é extenso e inclui:

- Isquemia silenciosa: não há sintomas perceptíveis; é frequentemente diagnosticada por meio de testes de esforço ou estresse
- Angina estável: caracterizada por dor ou desconforto torácico (ou sintoma equivalente anginoso) que ocorre com esforço ou estresse emocional e alivia com repouso ou uso de nitratos. Geralmente é reprodutível para o mesmo limiar de esforço e está associada a uma obstrução crônica e estável das coronárias
- Angina instável: forma mais grave e imprevisível de angina, frequentemente ocorrendo em repouso ou com limiar menor de esforço, sinalizando uma possível placa aterosclerótica instável
- Infarto do miocárdio SEM supra do segmento ST: há uma isquemia significativa que resulta em dano ou injúria ao músculo cardíaco (elevação de troponina), mas sem elevar o segmento ST ao ECG. É tipicamente causado por uma oclusão parcial de uma artéria coronária
- Infarto do miocárdio COM supra do segmento ST: uma emergência médica causada pela oclusão completa ou suboclusão de uma artéria coronária, resultando em dano transmural. O ECG revela elevação do segmento ST e requer medida imediata para reperfundir a artéria obstruída
- Revascularização miocárdica prévia: inclui pacientes revascularizados (por via cirúrgica ou percutânea). Mesmo com isquemia residual ou não, são considerados portadores e tratados para a DAC subjacente
- Morte súbita cardíaca: pode ser a primeira manifestação da doença em indivíduos com DAC subjacente, frequentemente resultante de arritmias ventriculares fatais secundárias a isquemia miocárdica grave.

Embora a presença de placas ateroscleróticas nas coronárias (p. ex., escore de cálcio coronariano aumentado) esteja associada a um risco aumentado de eventos cardiovasculares adversos, ele não define por si só a presença de DAC. Esta é caracterizada pela presença de isquemia concomitante. Isquemia miocárdica decorre de um desbalanço entre a oferta e o consumo miocárdico de oxigênio.

A **DAC estável** geralmente é causada por obstrução de uma ou mais coronárias por placas ateromatosas. Muitos outros fatores podem contribuir, como vasospasmo, disfunção endotelial e doença microvascular. Além disso, a angina também pode ser causada por etiologias não ateroscleróticas, como anomalia congênita das coronárias, ponte miocárdica, vasculite ou pós-radioterapia.

Já as **síndromes coronarianas agudas** – angina instável e infarto agudo do miocárdio – são condições médicas urgentes, resultantes da interrupção súbita do fluxo sanguíneo coronariano (total ou parcial). As causas principais incluem a ruptura de uma placa aterosclerótica com subsequente formação de trombo (**aterotrombose**), que pode levar a um infarto do miocárdio ou angina instável.

Manifestações clínicas

A apresentação clínica é variável, desde pacientes com dor torácica, assintomáticos ou com sintomas atípicos (equivalentes anginosos) (ver "Angina" no Capítulo 47, *Exame Clínico*). É a manifestação clássica, mas nem sempre presente. Alguns pacientes manifestam-se com sintomas atípicos, em geral mulheres, pacientes idosos, diabéticos, portadores de doença renal crônica, demência ou transplantados cardíacos. Dispneia, síncope, fadiga ou palpitações podem representar equivalentes anginosos.

Não são sugestivos de angina a dor do tipo pleurítico, em pontada ou "agulhada", ou reproduzida por movimento ou palpação da parede torácica. Dor constante por várias horas, ou, por outro lado, episódios fugazes que duram alguns segundos também são menos prováveis de serem angina.

A maioria dos pacientes com DAC estável apresenta exame físico normal. Eventualmente, podem apresentar sinais clínicos de insuficiência cardíaca. É importante investigar, também, a presença de fatores de risco para doença coronariana, como hipertensão arterial, diabetes e doença arterial periférica.

Achados em exames complementares

Todos os pacientes com suspeita de DAC devem realizar avaliação do perfil lipídico, glicemia de jejum e função renal com estimativa da taxa de filtração glomerular (TFG). Lipoproteína "a" – Lp(a) – está indicada em casos selecionados de pacientes com DAC precoce, história familiar de eventos cardiovasculares precoces e eventos recorrentes apesar do tratamento.

Troponina ultrassensível tem grande importância para diagnosticar infarto agudo do miocárdio, ou mesmo descartar SCA.

Definição de infarto do miocárdio

Troponina é uma proteína presente no músculo cardíaco. Quando o miocárdio sofre algum tipo de injúria, os níveis séricos desse marcador se elevam.

- Elevação de troponina acima do percentil 99 do limite superior de referência é considerada **injúria miocárdica**
- A injúria é considerada **aguda** se houver padrão de elevação e/ou decréscimo (curva) nos valores de troponina, e **crônica** se os valores repetidos de troponina permanecerem estáveis (variação < 20%)
- A troponina pode estar elevada em diferentes situações clínicas, como infarto do miocárdio, insuficiência cardíaca, miocardite, cardiomiopatias, após procedimentos cardíacos, sepse, doença renal crônica, embolia pulmonar
- Infarto do miocárdio é definido como injúria miocárdica aguda (elevação de troponina) na presença de isquemia miocárdica.

Resumindo...

- Aumento de troponina = injúria miocárdica
- Injúria miocárdica pode ser aguda ou crônica
- Injúria miocárdica aguda devido à isquemia miocárdica = infarto do miocárdio. Todo infarto do miocárdio é injúria, mas nem toda injúria é infarto!

Um **ECG** de repouso é indicado em todos os pacientes, porém, é **normal em até metade deles**. Os achados mais característicos são alterações do segmento ST, inversão simétrica da onda T e ondas Q patológicas. ECG de repouso normal, mesmo em pacientes com coronariopatia diagnosticada, correlaciona-se em geral com fração de ejeção preservada na DAC estável.

O **ecocardiograma** é recomendado para avaliação da função do ventrículo esquerdo, identificação de alterações de contratilidade segmentares ou exclusão de causas alternativas de angina (como estenose aórtica e cardiomiopatia hipertrófica).

Testes diagnósticos e estratificação de risco na doença arterial coronariana estável

Os testes não invasivos devem ser realizados somente se as informações obtidas puderem alterar a estratégia terapêutica daquele paciente. Utiliza-se o princípio bayesiano de probabilidade pré-teste (PPT) para melhor definir a estratégia de investigação de possível doença coronariana. A PPT pode ser obtida por meio de modelos validados, como Diamond-Forrester ou as diretrizes da ESC 2019:

- Pacientes com baixa probabilidade pré-teste (< 10%) geralmente não requerem prova funcional de isquemia e devem ter outras causas de dor torácica excluídas
- Em pacientes com probabilidade pré-teste alta (> 90%), o diagnóstico é quase certo, e o exame complementar terá por objetivo estratificar o risco e o prognóstico
- Nos pacientes com probabilidade pré-teste intermediária (10 a 90%), os testes não invasivos têm seu maior valor.

Ainda há controvérsia sobre a melhor abordagem inicial, a despeito das características de cada teste. No Brasil, o **teste de esforço ergométrico** costuma ser a primeira opção se o paciente é capaz de se exercitar e tem ECG interpretável. Métodos de imagem costumam ter maior sensibilidade e incluem **ecocardiograma de estresse**, **cintilografia miocárdica** e **ressonância magnética cardíaca**. Apesar de novos recursos permitirem avaliação de perfusão miocárdica pela tomografia computadorizada, esta ainda não é amplamente disponível.

Há exames que não identificam isquemia, mas fornecem informações anatômicas, como a **angiotomografia** de coronárias e a **cineangiocoronariografia ou angiografia coronariana (cateterismo)**. Este último, além de permitir o estudo intraluminal das coronárias, também possibilita avaliar a presença de isquemia provocada por determinada placa aterosclerótica obstrutiva por meio de medidas hemodinâmicas, como o FFR (fluxo de reserva fracionada).

Pontos-chave na doença arterial coronariana

- O manejo eficaz de hipertensão, dislipidemia, diabetes, tabagismo, obesidade e sedentarismo é crucial na prevenção e progressão da DAC
- Testes não invasivos para pesquisa de isquemia e estratificação de risco devem ser utilizados com base na probabilidade de doença em determinado indivíduo
- Nem todo paciente com evidência de isquemia vai necessitar de revascularização miocárdica, mas todos irão requerer tratamento medicamentoso.

HIPERTENSÃO ARTERIAL

A hipertensão arterial é caracterizada por níveis elevados e sustentados da pressão arterial. Essa condição é extremamente comum, afeta 20 a 30% da população adulta e é o principal fator de risco para doenças cardiovasculares, incluindo infarto do miocárdio, insuficiência cardíaca, AVC e outras. Em geral, é definida como pressão arterial sistólica acima de 140 mmHg e/ou pressão arterial diastólica acima de 90 mmHg (Quadro 49.2).

A hipertensão arterial pode ser primária ou secundária.

Hipertensão arterial primária

É a forma mais comum, representando cerca de 90 a 95% dos casos. Sua etiologia é considerada multifatorial, envolvendo uma combinação de fatores genéticos, ambientais, hábitos de vida e fatores socioeconômicos. Contribuem para a hipertensão:

- Predisposição genética (hereditariedade)
- Aumento da idade (a incidência aumenta em faixas etárias mais altas)
- Dieta rica em sódio
- Obesidade
- Sedentarismo
- Tabagismo
- Etilismo
- Estresse crônico
- Aumento da resistência à insulina.

Importante notar que a maioria dos indivíduos com hipertensão não apresenta sintomas e só descobre a condição durante consultas de rotina ou quando desenvolve complicações mais sérias. Quando os sintomas ocorrem, geralmente são vagos e não específicos. No entanto, pode-se suspeitar de pressão arterial elevada quando o paciente refere cefaleia (geralmente occipital, que ocorre pela manhã), tonturas, zumbidos, palpitações, fadiga, epistaxe sem causa aparente e alterações visuais (visão embaçada ou dupla).

Quadro 49.2 Definição de hipertensão arterial de acordo com a pressão arterial de consultório, monitoração ambulatorial da pressão arterial (MAPA) e monitoração residencial da pressão arterial (MRPA).

	Pressão arterial sistólica (PAS) (mmHg)	Pressão arterial diastólica (PAD) (mmHg)
Consultório ou casual		
Ótima	< 120	< 80
Normal	120 a 129	80 a 84
Pré-hipertensão	< 130 a 139	85 a 89
Hipertensão estágio 1	140 a 159	90 a 99
Hipertensão estágio 2	160 a 179	100 a 109
Hipertensão estágio 3	≥ 180	≥ 110
MAPA		
Vigília	≥ 135	≥ 85
Sono	≥ 120	≥ 70
Média em 24 h	≥ 130	≥ 80
MRPA		
Média	≥ 130	≥ 80

Quando a PAS e a PAD situam-se em categorias diferentes, a maior deve ser utilizada para classificação da pressão arterial. (Fonte: Barroso et al., 2021.)

Hipertensão secundária

A hipertensão secundária é causada outras condições clínicas que elevam a pressão arterial e, por isso, são potencialmente reversíveis. Representa cerca de 5 a 10% dos casos e é mais suscetível a tratamento direcionado para a causa de base. As principais causas para elevação secundária da pressão arterial são:

- Doenças renais
  - Doença renal crônica
  - Estenose da artéria renal
  - Glomerulonefrite crônica
- Distúrbios endócrinos
  - Hiperaldosteronismo primário
  - Síndrome de Cushing
  - Feocromocitoma
  - Obesidade
  - Hiper ou hipotireoidismo
  - Hiperparatireoidismo
- Coarctação da aorta
- Apneia obstrutiva do sono
- Medicamentos
  - Corticosteroides
  - Anticoncepcionais orais
  - Antidepressivos tricíclicos e inibidores da monoamina oxidase (IMAO)
  - Anti-inflamatórios não esteroidais (AINE)
  - Esteroides anabolizantes.

Na hipertensão secundária, é mais frequente o paciente referir sintomas, não da PA elevada em si, mas das condições subjacentes (Quadro 49.3).

Fenótipos da hipertensão arterial

Alguns indivíduos podem apresentar valores persistentemente elevados de hipertensão arterial, mas outros apresentam medidas de PA significativamente mais altas em um ambiente em relação a outro.

HIPERTENSÃO DO JALECO BRANCO. Ocorre quando os pacientes apresentam PA elevada no consultório ou serviços de saúde, mas normal em outros ambientes.

Quadro 49.3 Sinais e sintomas que auxiliam na suspeita diagnóstica de hipertensão secundária.

Sinais e sintomas	O que suspeitar	Como investigar
Roncos, sonolência diurna, perda de concentração e memória	Apneia obstrutiva do sono	Questionário de Berlim, escala de Epworth, polissonografia
Hipertensão resistente ao tratamento medicamentoso, hipopotassemia, nódulo adrenal	Hiperaldosteronismo primário	Aldosterona sérica elevada e relação aldosterona/atividade da renina plasmática > 30 Exame de imagem com nódulo adrenal Teste confirmatório positivo (sobrecarga salina ou teste do captopril)
Aumento de escórias renais (ureia/creatinina), edema, proteinúria	Doença renal parenquimatosa	Taxa de filtração glomerular aferida por exame de urina de 24 h, USG de rins e vias urinárias, albuminúria
Sopro abdominal, episódio de edema agudo de pulmão, piora da função renal com medicações que bloqueiam SRAA	Doença renovascular	Angiografia por TC ou RNM, USG Doppler, renograma, arteriografia renal
Pulsos em artérias femorais reduzidos, pressão em membros inferiores reduzida, radiografia de tórax anormal	Coarctação da aorta	Ecocardiograma com Doppler ou angiotomografia de aorta
Ganho de peso, fraqueza proximal, hirsutismo, amenorreia, face em lua cheia, giba dorsal, estrias purpúricas > 1 cm, obesidade central, hipopotassemia	Síndrome de Cushing	Cortisol urinário de 24 h, cortisol matinal ou após cortisol salivar à meia-noite. RNM de hipófise
Hipertensão arterial persistente ou paroxística com crises de cefaleia, sudorese e palpitações, nódulos adrenais em exame de imagem	Feocromocitoma	Catecolaminas e seus metabólitos séricos ou urinários. TC e RNM de abdome
Fadiga, ganho de peso, queda de cabelo, hipertensão diastólica, fraqueza muscular	Hipotireoidismo	Dosagens de TSH e T4 livre USG de tireoide
Perda de peso, palpitações, hipertensão sistólica, exoftalmia, tremores, taquicardia, intolerância ao calor	Hipertireoidismo	
Nefrolitíase de repetição, fraqueza, osteopenia e osteoporose, sede insaciável, poliúria, espasmos musculares	Hiperparatireoidismo	Cálcio total e ionizado, PTH

PTH: paratormônio; RNM: ressonância nuclear magnética; SRAA: sistema renina angiotensina; TC: tomografia computadorizada; TSH: hormônio tireoestimulante; USG: ultrassonografia.

HIPERTENSÃO MASCARADA. O oposto da hipertensão do jaleco branco, ou seja, a pressão arterial é normal em um ambiente médico, mas elevada em outros contextos, como no domicílio.

É importante identificar tais condições para se evitar um tratamento excessivo e ineficiente – no caso da hipertensão do jaleco branco – ou perder a oportunidade de diagnóstico e tratamento oportunos – no caso da hipertensão mascarada, aumentando o risco de complicações cardiovasculares. O diagnóstico dessas condições é possível por meio das medidas de pressão arterial fora do consultório (MAPA e MRPA) (Quadro 49.4).

Lesões de órgãos-alvo

As lesões de órgão-alvo na hipertensão referem-se a danos estruturais ou funcionais em órgãos vitais que são consequência direta da pressão arterial cronicamente elevada. Esses danos são significativos porque aumentam o risco de morbidade e mortalidade cardiovascular e estão intimamente associados à progressão da doença hipertensiva. Identificar e tratar a hipertensão antes que essas lesões ocorram ou progridam é crucial para reduzir o risco de complicações graves (Quadro 49.5).

A monitoração regular da pressão arterial e o tratamento eficaz são essenciais para prevenir ou minimizar esses danos. A avaliação de danos a órgãos-alvo faz parte da avaliação clínica rotineira em pacientes hipertensos para ajudar a determinar a gravidade da condição e guiar decisões terapêuticas.

Crise hipertensiva

Uma crise hipertensiva é um **aumento súbito e grave** da PA que pode potencialmente levar a complicações graves se não for tratada de maneira adequada. É tipicamente definida quando os valores da PA sistólica excedem 180 mmHg e/ou 120 mmHg para a diastólica. Podem ser categorizadas como:

- Urgência hipertensiva: elevação aguda e sintomática da PA, mas sem sinais de lesão aguda a órgãos-alvo. Os pacientes podem apresentar sintomas como cefaleia, tonturas e turvação visual. A PA deve ser reduzida gradualmente ao longo de horas ou dias, geralmente com medicação por via oral
- Emergência hipertensiva: quando o aumento da PA é acompanhado de lesão aguda a órgãos-alvo, como encefalopatia hipertensiva, edema agudo pulmonar, infarto agudo do miocárdio, AVC ou dissecção de aorta. Essas condições requerem abordagem imediata para redução da pressão arterial, geralmente com medicação por via intravenosa, além de controle de danos aos tecidos acometidos. Lembrando que nem toda PA elevada é uma crise hipertensiva e, na maioria das vezes, pode-se tratar unicamente de um caso de hipertensão arterial não controlada.

Quadro 49.4 Fenótipos da hipertensão arterial de acordo com as medidas de consultório e fora do consultório.

Fenótipos da hipertensão arterial		Medidas fora do consultório (MAPA vigília/MRPA): Normal (< 135/85 mmHg)	Medidas fora do consultório (MAPA vigília/MRPA): Anormal (≥ 135/85 mmHg)
Medidas no consultório	Anormal (≥ 140/90 mmHg)	Hipertensão do jaleco branco	Hipertensão sustentada
	Normal (< 140/90 mmHg)	Normotensão	Hipertensão mascarada

Fonte: Barroso et al., 2021.

Quadro 49.5 Principais lesões de órgãos-alvo provocadas pela pressão arterial persistentemente elevada.

Órgão-alvo	Complicações
Coração	Hipertrofia do ventrículo esquerdo Cardiomiopatia hipertensiva Insuficiência cardíaca Doença arterial coronariana Fibrilação atrial
Cérebro	Acidente vascular cerebral Demências
Rins	Doença renal crônica
Artérias	Síndromes aórticas Doença arterial periférica Disfunção erétil Doença arterial carotídea

Roteiro para investigação e abordagem da hipertensão arterial

O diagnóstico de hipertensão arterial requer uma abordagem cuidadosa e não se restringe a apenas uma avaliação da pressão arterial.

- Obedecer sempre às normas e às recomendações para a adequada aferição da PA no consultório (ver Capítulo 47, *Exame Clínico*). Fazer pelo menos duas medições em intervalos de 5 minutos. Classificar a hipertensão (estágio 1, 2 ou 3)
- Com base nos dados clínicos (sexo, idade, comorbidades, uso de medicações, história familiar de hipertensão, sinais e sintomas), solicitar exames complementares para estratificação e/ou identificação de causas secundárias. Exames de rotina para todos os pacientes hipertensos incluem:
  - Eletrocardiograma convencional
  - Análise de urina
  - Sódio e potássio séricos
  - Ureia e creatinina para função renal
  - Perfil lipídico
  - Ácido úrico
  - Glicemia em jejum (ou hemoglobina glicada)
- Outros exames podem ser necessários para as populações indicadas, buscando descartar causas secundárias e detectar complicações e lesões de órgãos-alvo
- Considerar uma avaliação da pressão arterial fora do consultório sempre que possível. É uma ferramenta que complementa e amplia a compreensão do comportamento pressórico do paciente
- Ao confirmar o diagnóstico de hipertensão arterial, adotar uma abordagem que envolva não só o controle pressórico, mas de outros fatores de risco e doenças concomitantes.

CARDIOPATIAS CONGÊNITAS

As cardiopatias congênitas são defeitos estruturais do coração presentes desde o nascimento. Em geral, não é possível estabelecer uma correlação direta entre um fator causal específico e o defeito observado. A valva aórtica bicúspide é a anomalia congênita do coração mais comum, e pode evoluir com estenose e/ou insuficiência da valva aórtica. Outras cardiopatias mais frequentes são: comunicação interatrial (CIA), comunicação interventricular (CIV), persistência do canal arterial (PCA), estenose pulmonar e tetralogia de Fallot.

Comunicação interatrial

A CIA, particularmente do tipo *ostium secundum*, é caracterizada por um orifício na fossa oval, resultando em hiperfluxo pulmonar devido ao desvio de sangue do átrio esquerdo para o direito (Figura 49.6). Os sintomas costumam surgir na vida

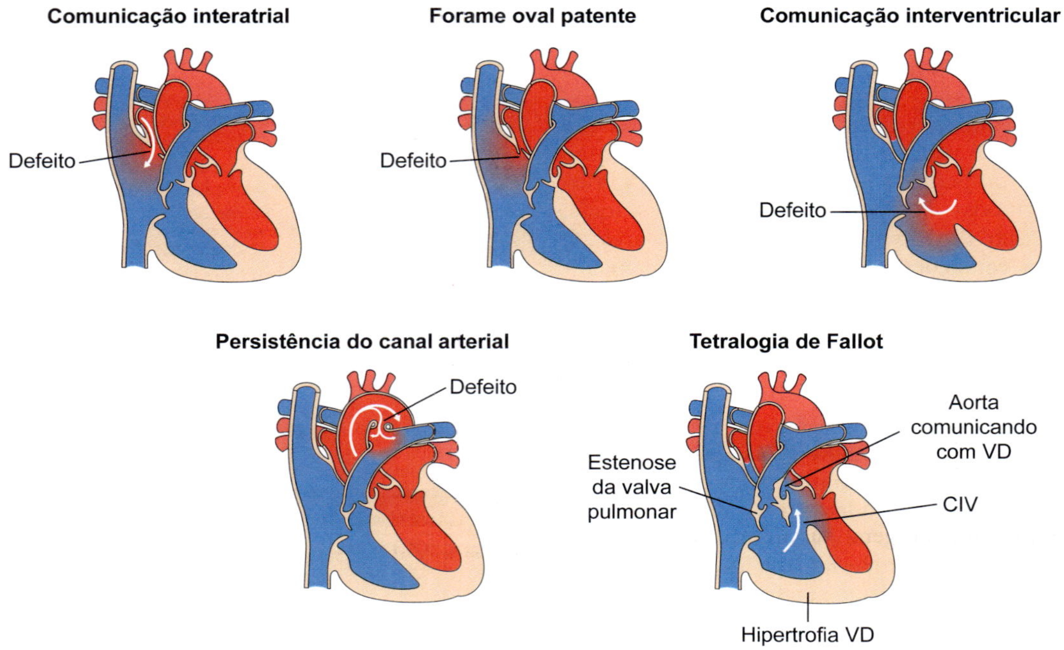

Figura 49.6 Alguns defeitos congênitos do coração mais comuns na prática clínica. CIV: comunicação interventricular; VD: ventrículo direito.

adulta, a não ser que a comunicação seja extensa, causando sintomas como dispneia de esforço e bronquites frequentes desde a infância.

À ausculta, o principal achado é o desdobramento constante e fixo de B2 no foco pulmonar, com igual intensidade dos componentes aórtico e pulmonar. Percebe-se também sopro sistólico ejetivo e suave, de pequena intensidade, no foco pulmonar (decorrente do aumento do fluxo no VD). Em geral, esse sopro não se acompanha de frêmito.

O que é o forame oval patente?

- Durante o desenvolvimento fetal, há uma abertura no septo atrial – forame oval – que permite que o sangue circule diretamente do átrio direito para o átrio esquerdo, já que os pulmões estão colabados. Após o nascimento, ele se fecha
- A persistência dessa abertura na vida adulta é chamada "forame oval patente (FOP)", e pode ser identificada em até 25 a 30% da população
- Embora o FOP seja um remanescente fetal, não é classificado como uma cardiopatia congênita no sentido tradicional, porque não afeta a estrutura do coração de maneira adversa na maioria dos casos e, muitas vezes, permanece assintomático.

No eletrocardiograma, em 90% dos casos, observa-se padrão de bloqueio do ramo direito e aumento do intervalo PR.

A radiografia simples do tórax evidencia dilatação do átrio e do ventrículo direito, abaulamento do arco médio e sinais de hiperfluxo pulmonar.

O diagnóstico é comprovado por ecocardiograma, que visualiza diretamente a falha no septo interatrial e ajuda a quantificar o fluxo sistólico pulmonar em relação ao sistêmico. O ecocardiograma transesofágico é frequentemente necessário pela maior acurácia e avaliação do defeito.

Comunicação interventricular

A CIV é observada mais comumente na parte membranosa do septo, abaixo da valva aórtica. Cerca de um terço dessas comunicações se fecha espontaneamente no primeiro ano de vida. A principal repercussão hemodinâmica é o fluxo de sangue do ventrículo esquerdo para o direito durante a sístole, aumentando o fluxo pulmonar e a pressão no átrio esquerdo (ver Figura 49.6).

As manifestações clínicas variam de acordo com o tamanho do orifício. Os casos menores muitas vezes são assintomáticos, enquanto orifícios maiores podem causar insuficiência cardíaca significativa logo após o nascimento.

À **inspeção** e à **palpação** do precórdio, observa-se *ictus* à direita e à esquerda, simultaneamente, com características hipercinéticas, e frêmito sistólico mais intenso na região mesocárdica. À **ausculta**, a hiperfonese de B2 no foco pulmonar sugere hipertensão pulmonar. Caracteristicamente, há um sopro holossistólico de regurgitação, mais intenso no 4º e 5º espaços intercostais, entre os focos mitral e tricúspide, irradiando-se na direção do hemitórax direito. Um sopro mesodiastólico no foco mitral concomitante, precedendo uma B3, é observado quando há hiperfluxo pela valva mitral.

O **eletrocardiograma** revela sobrecarga atrial esquerda e biventricular. A radiografia simples de tórax evidencia aumento da circulação pulmonar e crescimento dos ventrículos. O **ecocardiograma** também é o método de escolha na avaliação da CIV.

Persistência do canal arterial

O canal arterial é uma conexão entre a artéria pulmonar e a aorta durante o desenvolvimento fetal, que normalmente se fecha nas primeiras 24 horas após o nascimento. Se permanecer aberto, definimos como persistência do canal arterial (PCA), um defeito congênito que mantém um fluxo sanguíneo contínuo da aorta para a artéria pulmonar (ver Figura 49.6).

As repercussões da PCA variam de acordo com seu tamanho e o hiperfluxo pulmonar. Inicialmente, devido à alta resistência pulmonar ao nascimento, o fluxo através do canal é mínimo, e não se ouve nenhum sopro cardíaco. Com o desenvolvimento infantil, a resistência pulmonar diminui, estabelecendo um gradiente de pressão entre a aorta e a artéria pulmonar e permitindo fluxo sanguíneo contínuo durante todo o ciclo cardíaco.

Ao **exame físico**, isso resulta em sinais de sobrecarga ventricular esquerda, incluindo uma terceira bulha (B3). Caracteristicamente, há um sopro contínuo audível no 1º e 2º espaços intercostais esquerdos, conhecido como **sopro de maquinaria**, que se acentua em B2 e diminui à inspiração. Também pode ser detectado um sopro mesodiastólico no foco mitral devido ao aumento do fluxo através desta valva. Adicionalmente, pode-se observar pulso célere, pulsações amplas no pescoço e pressão arterial divergente.

Achados adicionais incluem sinais de sobrecarga atrial e ventricular esquerda ao **eletrocardiograma**, dilatação do átrio e do ventrículo esquerdo, bem como proeminência da artéria pulmonar e um aumento geral na circulação pulmonar à **radiografia de tórax**. É possível visualizar o canal patente e avaliar seu impacto hemodinâmico aferindo o gradiente entre a aorta e artéria pulmonar com o **ecocardiograma**.

Estenose pulmonar

A estenose pulmonar valvar é uma condição em que as valvas semilunares do coração (pulmonar e aórtica) são malformadas, exibindo uma forma em cúpula com um orifício central que restringe a abertura normal da valva. Essa obstrução ao fluxo sanguíneo do ventrículo direito para a artéria pulmonar pode causar hipertrofia do VD, e a gravidade depende do grau de estenose.

- Leve a moderada: pacientes geralmente assintomáticos. Pode-se ouvir um clique de ejeção precoce e um sopro sistólico de ejeção de intensidade variável na área pulmonar, que se intensifica na expiração e se irradia para a região infraclavicular esquerda
- Grave: resulta em insuficiência ventricular direita e sinais de hipertensão venosa. Não se ouve o clique de ejeção, e a segunda bulha cardíaca no foco pulmonar pode tornar-se inaudível, com ritmo de galope atrial evidente e um sopro de ejeção intenso e tardio.

O **eletrocardiograma** mostra sinais de sobrecarga sistólica do ventrículo direito devido ao aumento da pressão para bombear o sangue através da valva estreitada. O **ecocardiograma** revela a morfologia e a disfunção da valva pulmonar, permitindo aferir o gradiente de pressão entre o VD e a artéria pulmonar, além de avaliar a hipertrofia desse ventrículo.

Tetralogia de Fallot

A tetralogia de Fallot é a cardiopatia congênita cianótica mais comum, consistindo em **quatro defeitos** anatômicos concomitantes (ver Figura 49.6):

- Comunicação interventricular (CIV)
- Estenose pulmonar infundibulovalvar
- Dextroposição da aorta
- Hipertrofia do ventrículo direito.

A gravidade dessa condição é determinada pela repercussão da estenose pulmonar. Em casos graves, o sangue do ventrículo direito é desviado diretamente para a aorta através da CIV, resultando em cianose intensa e persistente. Em casos leves a moderados, uma quantidade significativa de sangue ainda consegue alcançar os pulmões para oxigenação, fazendo com que a cianose apareça predominantemente durante o esforço físico.

Essas **"crises de hipoxia"** após esforços físicos são caracterizadas por piora da cianose, taquipneia e perda de consciência. Essas crises são causadas por espasmo do infundíbulo do ventrículo direito e representam uma condição médica urgente com alta mortalidade. Crianças mais velhas podem adotar uma **posição de cócoras** após atividades físicas, uma manobra intuitiva que aumenta a resistência arterial periférica, reduzindo o *shunt* de direita para esquerda e aumentando o fluxo pulmonar, aliviando assim os sintomas.

Os **sinais físicos** incluem abaulamento do precórdio (hipertrofia ventricular direita) e uma B2 única e metálica, mais audível no foco tricúspide, indicativa da dextroposição da aorta. Um sopro sistólico de ejeção pode também ser ouvido no foco pulmonar, terminando antes do componente aórtico da segunda bulha.

O diagnóstico da tetralogia de Fallot geralmente é feito pela **ecocardiografia**, que revela a anatomia anormal do coração e ajuda a quantificar o grau de obstrução e a extensão da hipertrofia do ventrículo direito. Além disso, o **eletrocardiograma** mostra hipertrofia do ventrículo direito, e a **radiografia do tórax** mostra um coração de tamanho normal ou aumentado e uma circulação pulmonar diminuída devido à estenose pulmonar.

BIBLIOGRAFIA

Barroso WKS, Rodrigues CIS, Bortolotto LA, Mota-Gomes MA, Brandão AA, Feitosa ADM et al. Diretrizes Brasileiras de Hipertensão Arterial – 2020. Arq Bras Cardiol. 2021;116(3):516-658.

Bozkurt B, Coats AJS, Tsutsui H, Abdelhamid M, Adamopoulos S et al. Universal Definition and classification of heart failure: a report of the Heart Failure Society of America, Heart Failure Association of the European Society of Cardiology, Japanese Heart Failure Society and Writing Committee of the Universal Definition of Heart Failure. J Card Fail. 2021;27(4):387-413.

Pereira NL, Grogan M, Dec GW. Spectrum of restrictive and infiltrative cardiomyopathies: part 1 of a 2-part series. J Am Coll Cardiol. 2018;71(10):1130-48.

CAPÍTULO 50

Fundamentos de Anatomia e Fisiologia

Carlos Eduardo Amorelli, Fabio Augusto Cypreste Oliveira, Fábio Lemos Campedelli

INTRODUÇÃO

O sistema arterial é formado de artérias de grande, médio e pequeno calibres e de arteríolas (Figura 50.1). Sua função é levar sangue rico em oxigênio e nutrientes para os diversos órgãos e tecidos do corpo. Como exceção, há somente a artéria pulmonar, que apresenta sangue pobre em oxigênio e rico em CO_2.

A circulação apresenta outras funções, tais como absorção de substâncias nos intestinos, enchimento de órgão erétil e controle da temperatura corporal.

ANATOMIA

A parede arterial é composta por três camadas ou túnicas – íntima (endotélio e subendotélio), média e adventícia (Figura 50.2).

De acordo com o calibre e a função da artéria, essas estruturas adquirem características especiais (Quadro 50.1).

A camada íntima apresenta epitélio plano simples (endotélio), sustentada por tecido conjuntivo frouxo (subendotélio), e a lâmina elástica interna, que a separa da camada média. A lâmina elástica interna apresenta aspecto sanfonado, quando a artéria está contraída, e liso quando dilatada.

Com o envelhecimento, a camada íntima sofre espessamento à custa da proliferação do tecido conjuntivo subendotelial.

A camada média é constituída pela musculatura lisa, disposta em camadas concêntricas e helicoidais, associada à matriz extracelular de fibras elásticas, fibras reticulares, glicoproteínas e proteoglicanos. Separando a média da adventícia, há uma camada de tecido elástico, a membrana elástica externa, cuja espessura varia de acordo com a artéria.

A adventícia, camada mais externa da artéria, é constituída por tecido conjuntivo que gradualmente continua com o tecido ou o órgão, onde se localiza a artéria. Nela encontram-se os *vasa vasorum*, constituídos de arteríolas, capilares arteriais e venosos, vênulas e vasos linfáticos.

A nutrição da parede arterial é feita por difusão do próprio sangue que passa do interior do vaso para as camadas mais internas (íntima e camadas mais internas da média) e pelos *vasa vasorum*, para as camadas mais externas (camadas mais externas da média e adventícia).

A circulação arterial se inicia após a valva aórtica, onde nasce a aorta, que é responsável pela distribuição do sangue a todo corpo.

FISIOLOGIA

O fluxo sanguíneo, para ocorrer, necessita primordialmente de uma bomba propulsora – o coração – e meios condutores – as artérias. Juntos, funcionando por meio de elasticidade e contratilidade, garantirão que o sangue flua através de órgãos e tecidos. Esse gradiente de pressão promovido pela força contrátil do coração é sempre maior que a resistência periférica, que é proporcionada principalmente pelas arteríolas.

Mecanismo de controle

Os sistemas autônomo simpático e parassimpático são os responsáveis pelo controle do fluxo sanguíneo.

O simpático inerva o coração e todo o sistema vascular, exceto os capilares; fornece fibras vasoconstritoras e vasodilatadoras, com predomínio de umas ou de outras, conforme a função do órgão. Assim, nos rins, baço, intestinos e pele predominam as fibras vasoconstritoras; no coração, músculos esqueléticos e no cérebro, as vasodilatadoras.

O parassimpático, por sua vez, inerva somente o coração e os órgãos eréteis das genitálias masculina e feminina.

O centro vasomotor, localizado no bulbo cerebral, tem a propriedade de emitir continuamente estímulos vasoconstritores conduzidos pelo simpático à parede arterial, o que a mantém em estado de contração parcial. É o que se chama "tônus vasomotor".

Regulação da pressão arterial

O aumento da pressão arterial determina a distensão da parede das artérias. Barorreceptores estão localizados nos seios carotídeos (bifurcação carotídea) e na crossa da aorta, e são sensíveis a essa distensão e à contração dessas artérias, de onde partem impulsos que são transmitidos ao centro vasomotor, no bulbo cerebral, o qual, por sua vez, emite estímulos que alcançam o coração e as artérias periféricas com a finalidade de diminuir a contratilidade cardíaca e promover vasodilatação arteriolar. Quando há diminuição da pressão arterial, ocorre fenômeno contrário.

O aumento da volemia estimula os receptores localizados nos átrios e na artéria pulmonar, provocando impulsos que alcançam o centro vasomotor pelas vias simpáticas. Deste centro, partem estímulos para os rins, os quais determinam aumento do débito urinário, e para o hipotálamo, reduzindo a produção do hormônio antidiurético, o qual promove aumento do débito urinário.

Mecanismos de controle humoral

Diversas substâncias atuam na parede arterial provocando vasoconstrição ou vasodilatação. As mais importantes são:

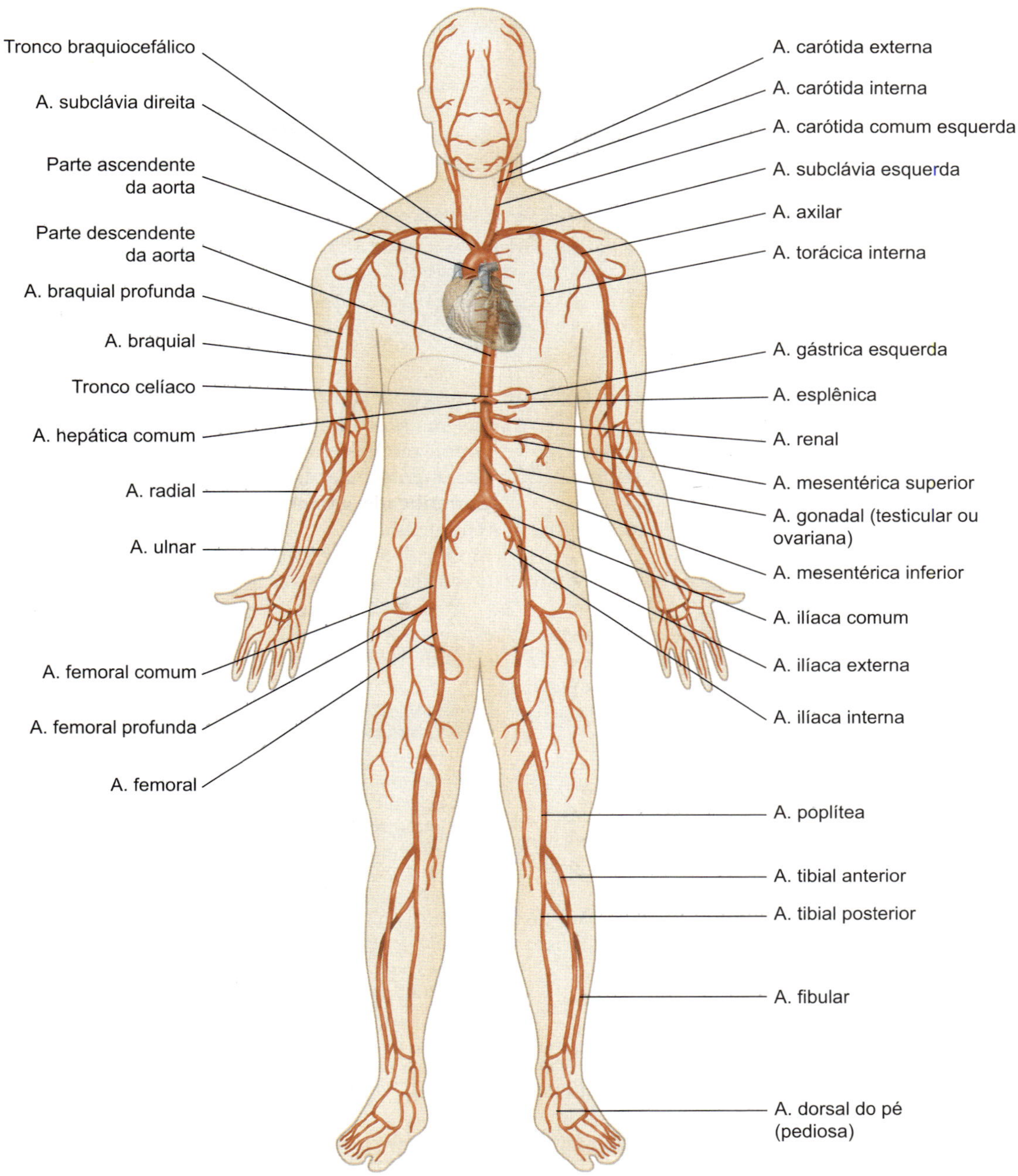

Figura 50.1 Artérias do corpo humano.

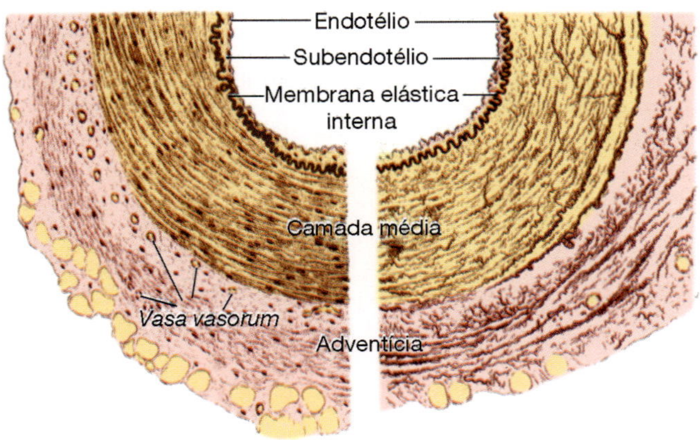

Figura 50.2 Corte histológico de uma artéria.

epinefrina, norepinefrina, angiotensina, bradicinina, vasopressina, serotonina, prostaglandinas, íons Ca^+, K^+, Mg^+, Na^+, H^+.

A epinefrina e a norepinefrina, produzidas pelas adrenais, mantêm o tônus vasomotor.

Em condições de estresse, sua secreção aumenta pela estimulação do sistema nervoso simpático. A epinefrina apresenta ação vasodilatadora no coração e nos músculos esqueléticos e ação vasoconstritora nas demais artérias. A norepinefrina apresenta apenas ação vasoconstritora.

A formação de angiotensina depende do seguinte mecanismo: quando ocorre hipotensão arterial, a queda do fluxo renal ou a diminuição da concentração de sódio estimula a secreção da renina, que age sobre uma proteína plasmática – o angiotensinógeno – transformando-a em angiotensina I, que

Quadro 50.1 Classificação das artérias de acordo com calibre, diâmetro, estrutura e função.

Calibre	Diâmetro interno (mm)	Artérias	Estrutura e função
Grande	8 a 14	Aorta, tronco braquiocefálico, subclávias, carótidas comuns, ilíaca comum	Elásticas: estabilizam o fluxo sanguíneo, tornando-o mais uniforme
Médio	3,5 a 7	Carótidas (interna e externa), axilares, braquial, ilíacas (interna e externa), femoral comum, femoral, femoral profunda, poplítea	De distribuição ou musculares: controlam o fluxo sanguíneo para vários órgãos e locais, contraindo ou relaxando a musculatura lisa da camada média
Pequeno	0,5 a 3,0	Radial, ulnar, palmar, tibiais, fibular, pediosa, plantares	De resistência: amortecimento da pressão de pulso
Arteríolas	> 0,5	Ramificam-se para formar a rede capilar em todos os órgãos (ver Parte 10, *Sistema Cardiovascular*, Seção 5, *Microcirculação*)	De alta resistência: determinam o maior ou menor controle da resistência periférica

sofre a ação da enzima conversora da angiotensina (ECA), resultando na angiotensina II.

A angiotensina II atua nas arteríolas, produzindo vasoconstrição com elevação da pressão arterial. Age, também, no nível dos rins, aumentando a reabsorção de sódio e água.

A bradicinina produz vasodilatação e aumento da permeabilidade capilar.

A vasopressina tem ação vasoconstritora arteriolar e atua nos rins, produzindo reabsorção de água.

A serotonina apresenta ação vasodilatadora e vasoconstritora e sua participação no controle da circulação é pouco conhecida.

A histamina é liberada em todos os tecidos lesados a partir dos eosinófilos e dos mastócitos; tem ação vasodilatadora arteriolar, além de aumentar a permeabilidade capilar.

As prostaglandinas constituem um grupo heterogêneo de substâncias, algumas com ação vasodilatadora e outras vasoconstritora.

Os íons sódio, magnésio e potássio, quando em níveis elevados, produzem vasodilatação; o aumento do cálcio determina vasoconstrição.

Quando há aumento ou grande diminuição da concentração do hidrogênio, ocorre vasodilatação; diminuição discreta deste íon provoca vasoconstrição.

Regulação local do fluxo sanguíneo

O fluxo sanguíneo nos leitos capilares é controlado por mecanismos locais, mediados principalmente pela concentração de oxigênio, óxido nítrico, CO_2 e hidrogênio.

Basicamente, o aumento da concentração de oxigênio produz contração do esfíncter pré-capilar, diminuindo o fluxo, enquanto a diminuição provoca relaxamento do esfíncter pré-capilar, aumentando a perfusão (ver Parte 10, *Sistema Cardiovascular*, Seção 5, *Microcirculação*).

Funções do endotélio

As células endoteliais formam uma barreira física, mas apresentam também importantes funções metabólicas, capazes de degradar substâncias e impedir que elas atuem nas camadas mais profundas da parede dos vasos. Outra função importante do endotélio é a modulação do tônus vascular, liberando substâncias vasodilatadoras (prostaciclinas e fator de relaxamento derivado do endotélio) e vasoconstritoras (endotelina).

O endotélio desempenha fundamental papel com relação à hemostasia e na regulação da atividade fibrinolítica.

O endotélio constitui, na verdade, um extenso órgão que se espalha por todo o organismo, correspondendo a uma área de cerca de 1.000 m^2 em uma pessoa adulta.

Fluxo arterial e estresse

Quando o organismo sofre um estresse, os centros corticais e hipotalâmicos estimulam o centro vasomotor, que emite estímulos para o coração – aumentando sua frequência e contratilidade – e impulsos vasoconstritores para as artérias, que elevam o tônus vasomotor, com exceção das artérias musculares, que recebem estímulos vasodilatadores. Também são enviados estímulos à medula adrenal que provocam a liberação de norepinefrina e epinefrina, que vão atuar nas artérias e no coração, aumentando a resistência periférica e a contratilidade cardíaca. Todas essas alterações buscam preparar o organismo para a "luta ou fuga", reação primitiva do organismo diante de qualquer agressão.

Leia o texto complementar *Anatomia Aplicada*.

Acesse o conteúdo *online*:
http://uqr.to/20wem

BIBLIOGRAFIA

Gray H. Anatomy of the human body. Philadelphia: Lea & Febiger, 1918.

Guyton AC. Tratado de fisiologia médica. 13. ed. Rio de Janeiro: Guanabara Koogan, 2017.

Junqueira LC, Carneiro J, Abrahamson P. Histologia básica. 14. ed. Rio de Janeiro: Guanabara Koogan, 2023.

Naylor R. Management of the diseases of mesenteric arteries and veins: clinical practice guidelines of the European Society of Vascular Surgery (ESVS). Eur J Vasc Endovasc Surg. 2017;53,460(4):460-510.

CAPÍTULO 51

Exame Clínico

Carlos Eduardo Amorelli, Fabio Augusto Cypreste Oliveira, Fábio Lemos Campedelli

INTRODUÇÃO

O exame clínico das artérias compreende a anamnese e o exame físico com a realização de algumas manobras especiais que, em alguns momentos, necessitam de aparelhagem básica para uma boa avaliação.

ANAMNESE

Do mesmo modo que na anamnese básica, para qualquer área da Medicina, saber o sexo, a idade, a etnia, os antecedentes pessoais e familiares e os hábitos de vida possibilita um melhor e mais apurado raciocínio diagnóstico para as doenças arteriais.

Algumas enfermidades vasculares manifestam-se preferencialmente em um dos sexos. O aneurisma de aorta acomete mais homens que mulheres (4:1). Já a arterite de Takayasu é mais frequente em mulheres.

O conhecimento da idade é importante, visto que as enfermidades vasculares ocorrem em determinadas faixas etárias. Um exemplo é a tromboangeíte obliterante; um dos critérios diagnósticos dessa doença é o início das manifestações clínicas antes dos 40 anos. Já a doença aterosclerótica periférica é uma enfermidade típica em pessoas com 60 anos ou mais.

A raça também é fator de influência. A tromboangeíte obliterante, por exemplo, tem maior incidência entre os povos orientais e semitas. A úlcera de perna por anemia falciforme ocorre geralmente em negros e pardos.

Nos antecedentes pessoais, é importante a pesquisa de doenças que possam se manifestar no sistema vascular, tais como lues, tuberculose, doenças cardíacas de um modo geral, colagenoses, febre reumática, diabetes, dislipidemias e hipertensão arterial, bem como de cirurgias prévias, como dissecções venosas, cateterismos etc., e de antecedentes de traumas diversos, como fraturas ou contusões.

Lesões ocupacionais podem causar, agravar ou desencadear doença arterial, destacando-se os seguintes: trabalhadores em câmaras frigoríficas estão mais sujeitos a sofrer alterações nas extremidades (dedos, nariz, orelhas) produzidas por vasospasmo induzido pelo frio; trabalhadores em lavoura de trigo podem sofrer intoxicação pela inalação do esporão do centeio, com aparecimento de alterações isquêmicas nas extremidades, decorrentes da vasoconstrição provocada por alcaloides do *ergot*.

O tabaco tem indiscutível papel no processo degenerativo das artérias. Sua ação deletéria é complexa e cursa com estresse oxidativo, levando a vasospasmo por redução da biodisponibilidade de óxido nítrico (NO), alterações pró-inflamatórias, além de ação pró-coagulante. Tais alterações propiciam o desenvolvimento de trombose.

Sedentarismo, obesidade e dietas inadequadas (hipercalóricas e/ou hiperlipêmicas) também estão relacionados ao desenvolvimento de doenças arteriais.

O uso continuado de alguns medicamentos pode levar ao aparecimento de doença vasospástica, como é o caso do ergotismo em pacientes que abusam dos derivados do *ergot* para tratamento da enxaqueca.

SINAIS E SINTOMAS

Os principais sinais e sintomas das afecções arteriais são dor, alterações da cor, temperatura e trofismo da pele.

Dor

Pode manifestar-se como aperto, câimbra, constrição, queimação, fadiga e, em alguns casos, formigamento (parestesia).

A claudicação intermitente é muito comum na doença arterial oclusiva, considerada uma dor diretamente relacionada ao movimento, progressiva e que determina imediata interrupção do movimento dada a sua intensidade.

No entanto, é importante saber que há diferentes tipos de claudicação, de acordo com sua etiologia, e é possível diferenciá-los pela história clínica e exame físico do paciente (Quadro 51.1).

A dor isquêmica, apesar de surgir no momento de falta de oxigenação adequada aos tecidos, não é o fator que determina a dor. O fator P (do inglês *pain factor*), que tem como catabólitos o ácido láctico, elementos fosforados, amônia, ácido fosfórico e potássio, é considerado o principal agente causal.

A claudicação intermitente é um sintoma tão importante que sua análise correta permite avaliar o grau de comprometimento do segmento arterial, a evolução da doença e o grau de desenvolvimento de colaterais.

De início, a claudicação intermitente ocorre somente após caminhar longas distâncias, mas, com a evolução da doença oclusiva, essas distâncias vão encurtando até que o paciente passa a ter dor em repouso.

O paciente no estágio de dor em repouso refere piora na posição deitada, em virtude da diminuição do fluxo de sangue, o que o leva a dormir com a perna pendente, utilizando a ação da gravidade para aumentar o fluxo distal. Contudo, a dor não desaparece e surge o edema postural, que pode agravar a dor. Então, o paciente se senta, coloca o pé sobre a cama e passa a afagar com delicadeza a área comprometida, cuidando para que nada, além da sua mão, a toque, pois até o roçar do lençol a intensifica, tornando-se intolerável.

Quadro 51.1 Tipos de claudicação.

Claudicação arterial	Paciente refere dor após deambular determinada distância com piora progressiva até que precisa interromper, pois senão cai (isquemia muscular). Simples repouso alivia. Torna a deambular e retornam os sintomas
Claudicação neurológica	Paciente refere dor progressiva após deambular determinada distância, com piora progressiva até que precisa interromper, porém para alívio é preciso sentar-se (compressão nervosa lombar)
Claudicação venosa	Paciente refere dor progressiva após deambular determinada distância, com piora progressiva, porém, em geral, não obriga a interrupção da caminhada. O maior alívio ocorre com a elevação dos membros inferiores

Dor em repouso

A dor em repouso é sintoma de extrema gravidade, pois significa isquemia crítica e iminência de gangrena.

Alterações da cor da pele

A cor da pele depende do fluxo sanguíneo, do grau de oxigenação da hemoglobina e da presença de melanina.

As alterações da pele compreendem palidez, cianose, eritrocianose, rubor e o fenômeno de Raynaud.

A palidez aparece quando há diminuição acentuada do fluxo sanguíneo no leito cutâneo, como ocorre na oclusão e no espasmo arterial (Figura 51.1).

A eritrocianose, coloração vermelho-arroxeada que ocorre nas extremidades dos membros com isquemia intensa, aparece no estágio de pré-gangrena, e é consequência da formação de circulação colateral com dilatação de capilares arteriais e venosos, como última tentativa do organismo de suprir as necessidades de oxigênio dos tecidos.

O rubor ocorre principalmente nas doenças vasculares funcionais e se deve à vasodilatação arteriolocapilar.

Fenômeno de Raynaud

O fenômeno de Raynaud é uma alteração da coloração da pele caracterizada por palidez, cianose e rubor de aparecimento sequencial. Contudo, nem sempre ocorrem as três fases. Podem surgir palidez e cianose, cianose e rubor ou apenas palidez ou cianose. Costuma ser desencadeado pelo frio e por alterações emocionais.

É observado em diversas arteriopatias, nas doenças do tecido conjuntivo e do sistema nervoso, em afecções hematopoiéticas, na compressão neurovascular cervicobraquial, em traumatismos neurovasculares e em intoxicações exógenas por metais pesados e derivados do *ergot*.

A fisiopatologia do fenômeno de Raynaud é a seguinte: na primeira fase, ocorre vasospasmo com diminuição do fluxo sanguíneo para a rede capilar das extremidades, que é a causa da palidez (ver Figura 51.1). Na segunda fase, desaparece o espasmo das arteríolas e dos capilares arteriais e surge espasmo dos capilares venosos e vênulas, determinando estase sanguínea que provoca maior extração de oxigênio com aumento da hemoglobina reduzida, daí surgindo a cianose. Na terceira fase, desaparece o vasospasmo e ocorre vasodilatação; o leito capilar é inundado por sangue arterializado, que torna a pele ruborizada.

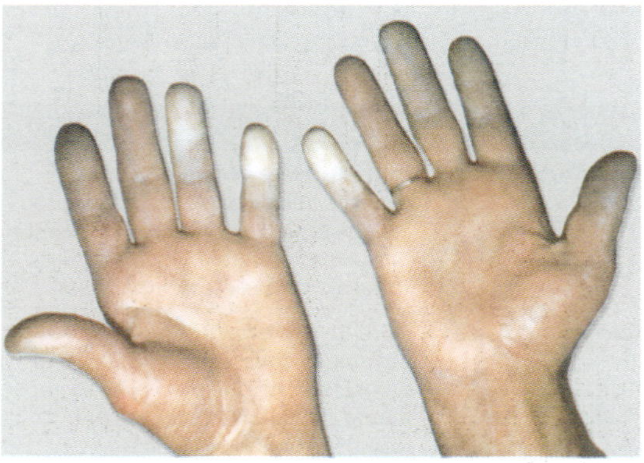

Figura 51.1 Fenômeno de Raynaud. Nas falanges distais dos dedos mínimos e do anular da mão esquerda, observa-se intensa palidez, correspondente à primeira fase do fenômeno (vasospasmo). A cianose surge quando o fluxo de sangue no leito capilar se torna muito lento, provocando consumo de quase todo o oxigênio, com consequente aumento da hemoglobina reduzida.

O livedo reticular é uma alteração da coloração da pele caracterizada por cianose distribuída na forma de rede, circundando áreas de palidez. Nas manifestações mais intensas, a pele adquire o aspecto de mármore, daí a denominação *cutis marmorata*. O livedo reticular e o fenômeno de Raynaud sofrem grande influência da temperatura ambiente, aumentando com o frio e diminuindo com o calor.

Alterações da temperatura da pele

A temperatura da pele depende, basicamente, do maior ou menor fluxo sanguíneo.

Nas doenças arteriais obstrutivas, a redução do aporte sanguíneo provoca diminuição da temperatura da pele (frialdade).

Nos casos agudos, a interrupção abrupta do fluxo sanguíneo provoca nítidas alterações da temperatura abaixo do local da obstrução.

A topografia da frialdade depende do nível da obstrução, do vasospasmo e da magnitude da circulação colateral preexistente. Se o vasospasmo for intenso, fica comprometida maior extensão da rede arterial, diminuindo ainda mais o fluxo sanguíneo e, consequentemente, ampliando a área de esfriamento (Figura 51.2).

Nas obstruções crônicas, em virtude da instalação lenta da oclusão, há tempo para a formação de uma circulação colateral capaz de suprir parcialmente as necessidades metabólicas dos tecidos, havendo, então, menor queda da temperatura da pele.

A frialdade da pele torna-se mais evidente quando cai a temperatura ambiente, pois o frio, poderoso agente vasoconstritor, passa a atuar na circulação colateral, reduzindo-a.

Alterações do trofismo da pele

Compreendem atrofia da pele, diminuição do tecido subcutâneo, queda de pelos, alterações ungueais (atrofia, unhas quebradiças ou hiperqueratósicas), calosidades, lesões ulceradas de difícil cicatrização, edema, sufusões hemorrágicas, bolhas e gangrena.

A maior parte dessas alterações aparece nas arteriopatias crônicas. Nas oclusões agudas, costumam surgir apenas bolhas, edema e gangrena.

A pele atrófica torna-se delgada, brilhante, lisa, rompendo-se com pequenos traumatismos. Tal alteração é comum nas extremidades e nos cotos de amputação.

Atrofia da pele costuma estar associada a diminuição do tecido subcutâneo, queda de pelos e alterações ungueais.

As calosidades aparecem nos pontos de apoio, geralmente a cabeça do primeiro e quinto metatarsianos, polpas dos pododáctilos e calcanhares. São muito dolorosas e podem ulcerar.

As úlceras podem ser minúsculas ou extensas, dependendo do grau de comprometimento arterial. Localizam-se preferencialmente nas bordas dos pés, polpas digitais, regiões periungueais, calcanhar e regiões maleolares. Podem aparecer espontaneamente ou após traumatismos, compressão, longa permanência no leito e enfaixamento com atadura ou gesso. São muito dolorosas. O fundo da úlcera contém material necrótico, e a cicatrização é difícil.

Uma das características das úlceras isquêmicas é o fato de serem mais dolorosas no decúbito horizontal em comparação aos membros pendentes, em virtude da ausência da ação da gravidade sobre a circulação arterial naquela posição. Por esse motivo, a dor é mais intensa à noite.

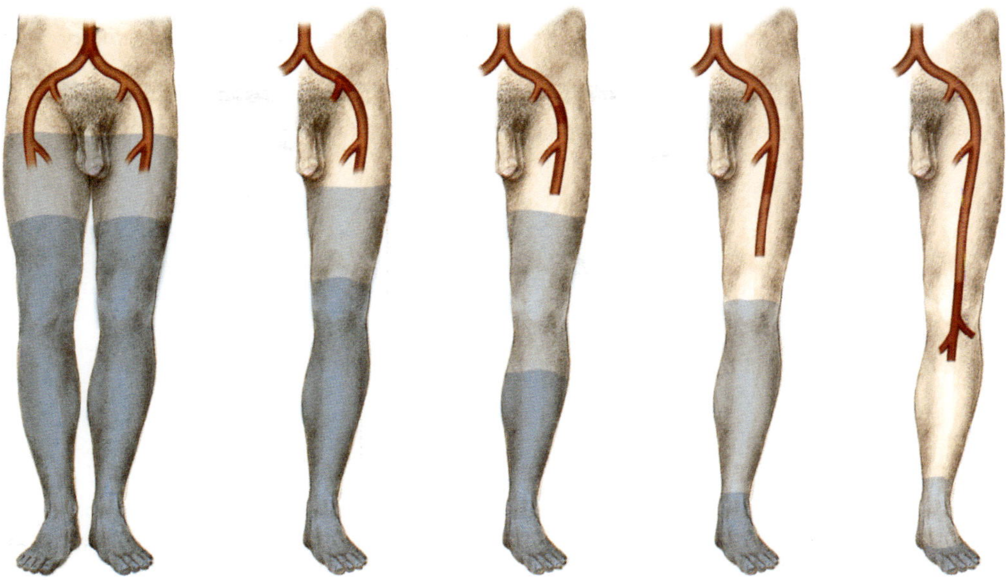

Figura 51.2 Relação entre o local de oclusão da artéria e o nível de frialdade e palidez da pele. As áreas demarcadas por azul-claro representam as regiões que podem ou não esfriar, variando sua extensão de acordo com a intensidade do vasospasmo e/ou da circulação colateral preexistente. (Adaptada de Wolosker et al., 2016.)

Nos diabéticos e nos hansenianos, as ulcerações localizam-se de preferência nas polpas digitais e nas áreas de pressão da planta dos pés. Apresentam contornos nítidos, bordas circulares e hiperqueratósicas. Em geral, são indolores e podem conter secreção purulenta. Esse tipo de úlcera recebe o nome de mal perfurante plantar.

Na hipertensão arterial de longa duração, pode ocorrer ulceração, que geralmente se localiza na face lateral da perna, em seu terço inferior. É superficial, tem contorno regular, fundo necrótico e é muito dolorosa. Sua causa é a obstrução de arteríolas da pele (arterioloesclerose).

As lesões bolhosas aparecem nas oclusões arteriais agudas e traduzem grave comprometimento da pele. As bolhas são de tamanho variável e situam-se sobre áreas cianóticas. Assemelham-se às produzidas por queimaduras e indicam avançado grau de isquemia com irreversibilidade do processo.

Lesões bolhosas na pele e trombose capilar, reconhecível à digitocompressão, influenciam fortemente os critérios para indicação de amputação de membros.

Gangrena é a morte de tecidos em consequência de isquemia intensa, aguda ou crônica. Pode ser desencadeada por pequenos traumatismos, compressão, infecção, micose interdigital ou espontaneamente. Ela se apresenta de duas maneiras – gangrena úmida e gangrena seca.

A gangrena úmida tem limites imprecisos, é dolorosa e acompanha edemas e sinais inflamatórios. Surge em diabetes, tromboangeíte obliterante, trombose venosa profunda e em certas infecções graves da pele e do tecido subcutâneo. Acompanha-se de secreção serossanguinolenta ou purulenta, de intenso mau cheiro. A pele necrosada fica escura (preta), tem consistência elástica à palpação, deslizando facilmente sobre os planos profundos.

A gangrena úmida, relacionada com infecção e toxemia, pode ser fatal e é uma condição que deve ser tratada em caráter de emergência.

A gangrena seca é assim denominada pelo fato de os tecidos comprometidos sofrerem desidratação, ficando secos, duros, com aspecto mumificado. A pele comprometida fica preta e firmemente aderida aos planos profundos. Há uma nítida delimitação entre a parte sadia e a comprometida. Com a evolução do processo, surge um sulco denominado "sulco de delimitação", em que aparece alguma secreção de odor fétido (Figura 51.3).

Durante sua instalação, a gangrena seca apresenta dor; contudo, com o evoluir do processo, torna-se indolor.

Esse tipo de gangrena ocorre principalmente na arteriosclerose obliterante periférica, podendo ser vista também na evolução tardia das oclusões arteriais agudas.

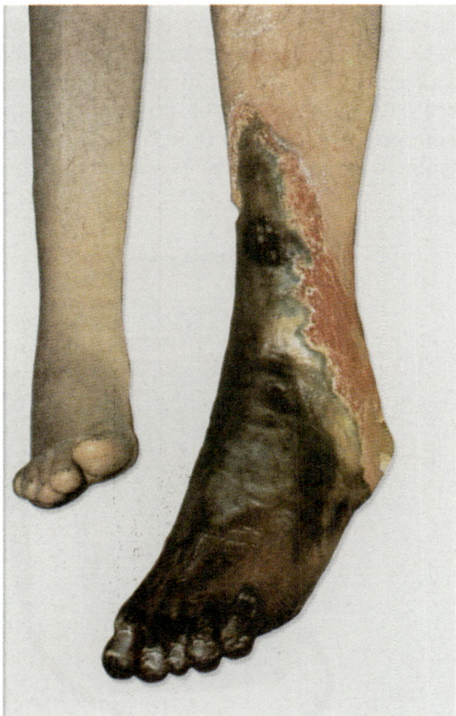

Figura 51.3 Gangrena seca. Observa-se mumificação dos dedos, desidratação da pele do dorso do pé e nítido "sulco de delimitação" entre a parte normal e a comprometida.

Gangrena úmida, seca e gasosa

É necessário diferenciar gangrena úmida, gangrena seca e gangrena gasosa. As duas primeiras ocorrem em razão de isquemia, ou seja, por deficiência do suprimento de oxigênio para os tecidos; na gangrena gasosa, o fornecimento de oxigênio é normal, mas as células não conseguem aproveitá-lo, em decorrência da ação de endotoxinas produzidas por bactérias.

Edema

O edema que ocorre em doenças arteriais isquêmicas resulta de inúmeros fatores, como aumento da permeabilidade capilar por isquemia, tendência dos pacientes a manterem os pés pendentes para aliviar a dor, dificultando o retorno venoso, processo inflamatório nas arterites e, às vezes, trombose venosa associada.

EXAME FÍSICO

O exame físico das artérias compreende inspeção, palpação, ausculta, medida da pressão arterial nos quatro membros e algumas manobras especiais.

É necessário medir a pressão arterial nos quatro membros em pacientes que apresentam diferença nos pulsos periféricos e em pacientes hipertensos, pois valores pressóricos diferentes podem levantar a suspeita de malformações congênitas, aneurismas, oclusão arterial e fístulas arteriovenosas. O uso do aparelho de Doppler de ondas contínuas auxilia nessa medida, principalmente em pacientes que não apresentam pulsatilidade palpável no trajeto anatômico habital. Cumpre ressaltar que o exame do paciente começa quando ele entra no consultório, quando se pode observar o tipo de marcha, a postura e a fácies.

Atualmente, existem diversos tipos de aparelhos portáteis utilizados no exame clínico do paciente, o que possibilita que a avaliação seja realizada no consultório ou mesmo à beira do leito, como os citados aparelhos de *doppler* de ondas contínuas (Figura 51.4) e transdutores de ultrassom portáteis (Figura 51.5). Estes últimos possibilitam a realização de ultrassonografia em modo B e colorido. Desse modo, é possível realizar avaliações mais específicas de determinada estrutura vascular. Esses aparelhos conectam-se diretamente em *smartphones* e/ou *tablets* por meio de cabos ou mesmo por tecnologia sem fio (*bluetooth* ou *wi-fi*). Não devem ser utilizados para a emissão de laudos de exames complementares, e sim para pontos de cuidado específico (do inglês, *point of care* – POCUS). Existem modelos lineares, para avaliação das extremidades superiores, inferiores e cervical; modelos convexos, que possibilitam a avaliação de estruturas mais profundas, como na região abdominal; e transdutores, que agregam em um único aparelho os modelos anteriores (linear e convexo).

Inspeção

A inspeção das artérias é realizada com o paciente em pé e na posição deitada.

A pele deve ser examinada em toda extensão da superfície corporal, procurando-se alterações de coloração (palidez, cianose, eritrocianose, rubor, manchas. Além dessas alterações, devem-se observar assimetria de membros e de grupos musculares, alterações ungueais, ulcerações, calosidades, gangrenas e micoses interdigitais. É fundamental observar eventuais batimentos arteriais que podem sugerir hipertensão arterial, arteriosclerose, aneurisma, fístulas arteriovenosas ou alongamentos arteriais que determinam dobras, comum na região cervical (*kinking* das carótidas).

Palpação

À palpação, avaliam-se a temperatura, comparativamente com áreas homólogas, em diferentes níveis do corpo, elasticidade e umidade da pele, presença de tumorações pulsáteis, infiltrações da derme e tecido subcutâneo, frêmito, pulsatilidade e endurecimento da parede arterial.

TEMPERATURA DA PELE. A avaliação da temperatura da pele deve ser feita em ambiente com temperatura amena e estável, pois frio ou calor intensos podem mascarar eventuais alterações. Cumpre relembrar que modificações da temperatura são mais bem percebidas com o dorso da mão ou dos dedos.

ELASTICIDADE DA PELE. Além da pesquisa da elasticidade, que é feita pinçando-se uma dobra da pele com a polpa dos dedos indicador e polegar, avaliam-se sua consistência e a

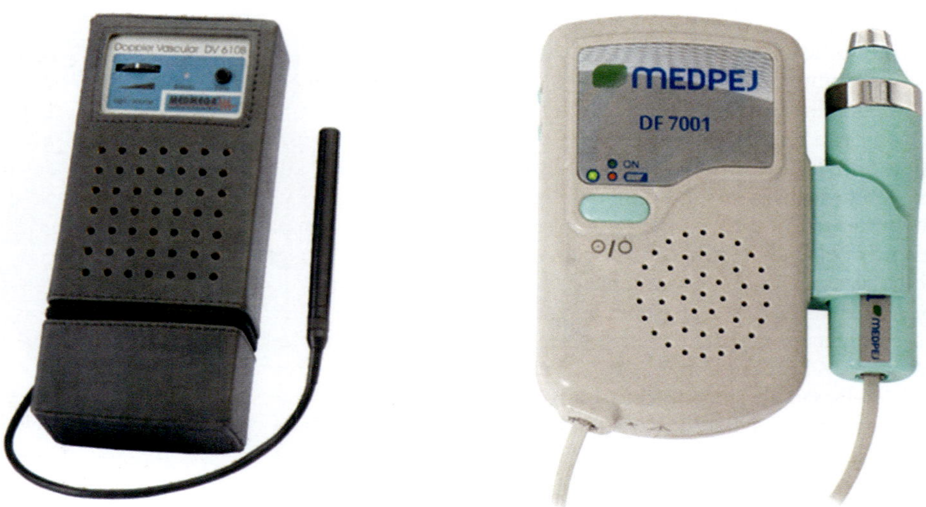

Figura 51.4 Modelos de *doppler* de ondas contínuas empregados na avaliação de fluxo das artérias. Podem ser utilizados nas situações em que há dificuldade na localização pela palpação ou mesmo se há doença arterial.

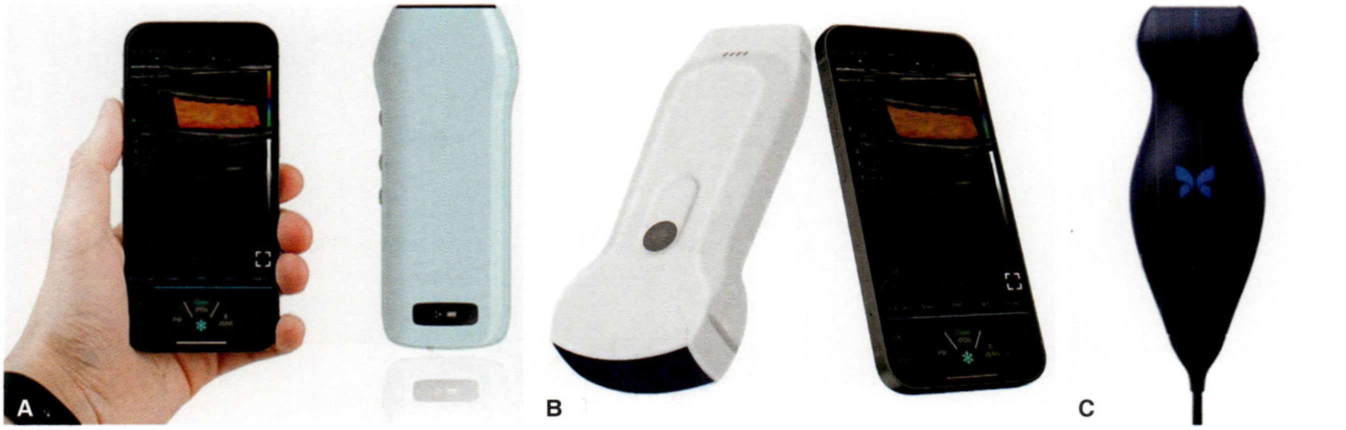

Figura 51.5 Modelos de transdutores de ultrassom portáteis ("de bolso"). A. Modelos lineares. B. Modelos convexos. C. Transdutores com os dois modelos em um único aparelho (linear e convexo).

mobilidade sobre os planos profundos. Algumas colagenoses, como o lúpus eritematoso e a esclerodermia, determinam espessamento e endurecimento da pele, o que ocorre, também, nas doenças isquêmicas crônicas.

UMIDADE DA PELE. A umidade da pele é avaliada com o dorso das mãos ou com as polpas digitais. Alterações de umidade podem ter importância no diagnóstico e evolução das doenças.

A hiperidrose (suor excessivo) pode ocorrer em doenças arteriais funcionais, como a distrofia simpaticorreflexa e a causalgia; já a ausência de sudorese, que leva a xerodermia (pele ressecada), levanta a suspeita de hanseníase ou diabetes melito com neuropatia periférica.

FRÊMITO. É a sensação tátil do sopro, ou seja, das vibrações produzidas pelo turbilhonamento do sangue ao passar por um estreitamento (estenose), dilatação ou comunicações anômalas arteriovenosas. O frêmito pode ser sistólico, como ocorre nas estenoses e aneurismas, ou contínuo, sistodiastólico, como se observa nas fístulas e malformações arteriovenosas.

A intensidade do frêmito varia de acordo com o grau de estenose ou dilatação e com a velocidade do fluxo sanguíneo. Deve ser graduado de + a ++++.

Quando há dúvida na presença do frêmito, em virtude de sua pequena intensidade, manobras para acelerar o fluxo que melhoram a percepção podem ser realizadas por meio de exercícios: nos membros superiores, abrir e fechar as mãos; nos membros inferiores, fazer dorsiflexão ativa dos pés.

Palpação dos pulsos periféricos

A palpação sistematizada e simétrica das artérias permite detectar diminuição, ausência ou hiperpulsatilidade, possibilitando o diagnóstico clínico de estenose, oclusão ou dilatação.

A amplitude do pulso deve ser graduada de 0 a ++: 0 é ausente, (+) diminuído e (++) normal.

É importante também a determinação comparativa dos pulsos homólogos.

As artérias acessíveis à palpação são: temporal superficial, carótida comum, facial, nasal, subclávia, braquial, radial, ulnar, aorta abdominal, ilíaca externa, femoral comum, poplítea, tibial anterior, tibial posterior, pediosa (ou dorsal do pé) e digitais, das mãos e pés (Figura 51.6).

Na prática diária deve-se palpar rotineiramente as carótidas, as braquiais, a radial e a ulnar, a aorta abdominal, a femoral comum, a poplítea, a tibial posterior e a pediosa.

Diminuição ou ausência sugere estenose crítica ou oclusão entre o segmento onde o pulso é normal e o segmento com pulso alterado. Vale ressaltar uma exceção, representada por malformação congênita, em que há ausência de pulso femoral e presença de pulsos poplíteo e distais, na persistência da artéria isquiática (sinal de Cowie).

Semiotécnica da palpação dos pulsos

Para todos os pulsos, o examinador deve palpar com a polpa digital dos 2º, 3º, 4º e 5º dedos (Figura 51.7). Deve-se evitar a palpação com o polegar para não confundir com as pulsações do próprio examinador. Mesmo com a técnica correta, caso haja dúvida entre a percepção do pulso do paciente e do examinador, pode-se palpar simultaneamente o próprio pulso e o pulso do paciente e avaliar a frequência (se estiver a mesma: a percepção é da polpa digital do examinador; se diferente: a percepção é do pulso do paciente).

PULSO RADIAL. Em virtude de sua utilização para a análise do funcionamento cardíaco, o pulso radial foi estudado com o exame do coração (ver Parte 10, *Sistema Cardiovascular*, Seção 1, *Coração e Aorta*, Capítulo 47, *Exame Clínico*; ver Figura 51.7 A).

PULSO CAROTÍDEO. Para examinar as artérias carótidas, o médico coloca-se diante do paciente, ficando este de pé ou sentado.

O pulso carotídeo direito é palpado com a polpa do polegar esquerdo, que afasta a borda anterior do músculo esternocleidomastóideo, ao mesmo tempo que procura as pulsações, perceptíveis um pouco mais profundamente. As polpas dos dedos médio e indicador fixam-se sobre as últimas vértebras cervicais (ver Figura 51.7 B).

Para a palpação da artéria carótida esquerda, usa-se a mesma técnica com a mão direita.

A palpação da carótida também pode ser feita com o paciente em decúbito dorsal, com a cabeça levemente fletida e o médico postado à sua direita. Palpam-se os batimentos arteriais com as polpas dos dedos indicador, médio e anular.

Independentemente da técnica, é necessário palpar com delicadeza para não comprimir o seio carotídeo, pois isso pode causar bradicardia, parada cardíaca ou desprendimento de trombos aderidos a uma placa ateromatosa.

Não se devem palpar ambas as artérias ao mesmo tempo, para evitar o risco de isquemia cerebral nos pacientes que apresentem oclusão de uma delas.

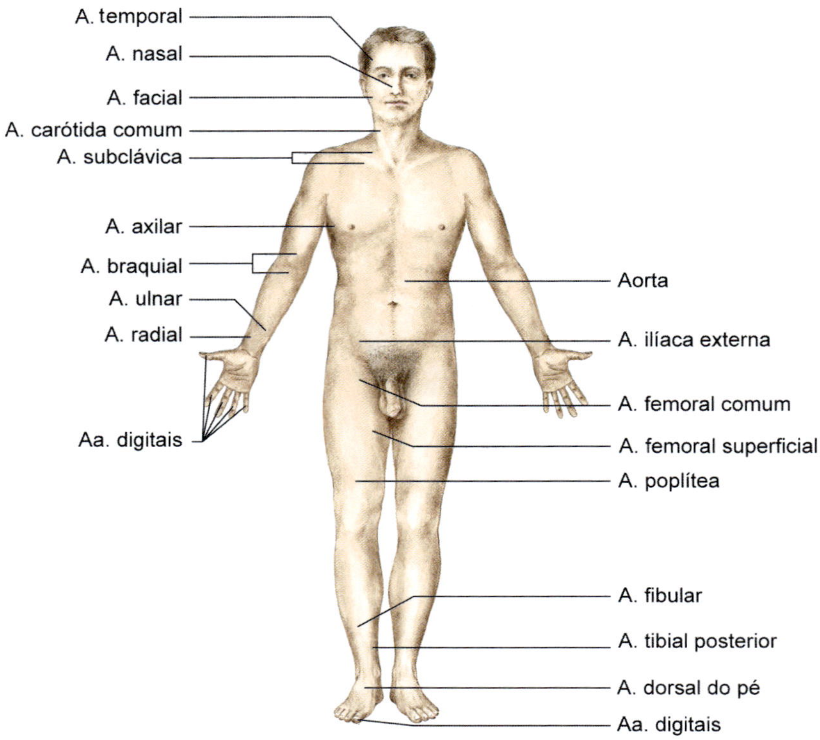

Figura 51.6 Representação esquemática dos locais em que se deve fazer a palpação das artérias periféricas. (Adaptada de Kappert.)

PULSO TEMPORAL SUPERFICIAL. A artéria temporal superficial deve ser palpada com o dedo indicador, acima da articulação temporomandibular, logo adiante do trago. Pode-se palpar também o ramo frontal, situado acima da arcada supraorbitária (ver Figura 51.7 C).

O paciente pode ficar sentado, de pé ou em decúbito dorsal.

PULSO SUBCLÁVIO. A artéria subclávia é palpada com o paciente sentado, fazendo leve flexão da cabeça para o lado a ser examinado. O médico fica à frente, ao lado ou atrás do paciente e procura sentir a subclávia com os dedos indicador, médio e anular, na fossa supraclavicular, profundamente e posteriormente à clavícula (ver Figura 51.7 D).

Esse pulso é difícil de encontrar, em especial nos indivíduos brevilíneos e obesos.

PULSO AXILAR. A artéria axilar pode ser palpada com o paciente sentado ou em decúbito dorsal. O médico coloca-se ao lado do membro a ser examinado. Enquanto a mão homolateral sustenta o braço ou antebraço do paciente, em leve abdução, os dedos indicador, médio e anular da mão contralateral procuram comprimir a artéria axilar contra o colo do úmero, no oco axilar.

PULSO BRAQUIAL. A artéria braquial é palpável em toda a sua extensão (ver Figura 51.7 E); é mais acessível, contudo, no seu terço distal (ver Figura 51.7 F).

O paciente fica sentado ou em decúbito dorsal, e o médico se posta ao lado do membro a ser examinado; com a mão homolateral, segura o antebraço do paciente, fazendo leve flexão sobre o braço, enquanto os dedos indicador, médio e anular da mão contralateral sentem as pulsações da artéria no sulco bicipital, abarcando o braço do paciente e utilizando o polegar como ponto de fixação na face lateral do braço.

PULSO ULNAR. A artéria ulnar pode ser palpada com o paciente sentado ou em decúbito dorsal. O médico fica na frente ou ao lado do paciente, conforme esteja ele sentado ou deitado; com a mão homolateral, segura a mão do paciente, fazendo leve flexão, e com os dedos indicador, médio e anular da mão contralateral procura sentir as pulsações da artéria cubital, situada entre os músculos flexor superficial dos dedos e o flexor ulnar do carpo, utilizando o polegar como ponto de apoio no dorso do punho (ver Figura 51.7 G).

PULSO AÓRTICO ABDOMINAL. A aorta é palpada com o paciente em decúbito dorsal, fazendo leve flexão das coxas sobre a bacia para promover relaxamento dos músculos abdominais.

O médico fica à direita do paciente e, com a mão direita, procura a aorta no espaço compreendido entre o apêndice xifoide e a cicatriz umbilical, pressionando-a contra a coluna vertebral. A mão esquerda deve apoiar-se sobre a direita para ajudar na compressão (ver Figura 51.7 H).

A palpação da aorta abdominal costuma ser difícil em pacientes obesos e musculosos. Em indivíduos muito magros e nas multíparas com flacidez na parede abdominal, as pulsações aórticas podem tornar-se tão evidentes que chegam a ser confundidas com aneurisma. É necessário considerar a hipótese de aneurisma da aorta abdominal ou das artérias ilíacas comuns quando há pulsações visíveis abaixo da cicatriz umbilical.

PULSO ILÍACO. As artérias ilíacas externas e comuns podem ser palpadas com o paciente em decúbito dorsal, com as coxas levemente fletidas sobre a bacia.

O médico fica do lado a ser examinado e, com os dedos indicador, médio e anular da mão do mesmo lado, comprime a parede abdominal ao longo da linha que vai da cicatriz umbilical à parte média do ligamento inguinal (ver Figura 51.7 I). A mão oposta pode apoiar-se sobre a outra, auxiliando a compressão. Esse pulso costuma ser difícil de palpar em indivíduos obesos e musculosos.

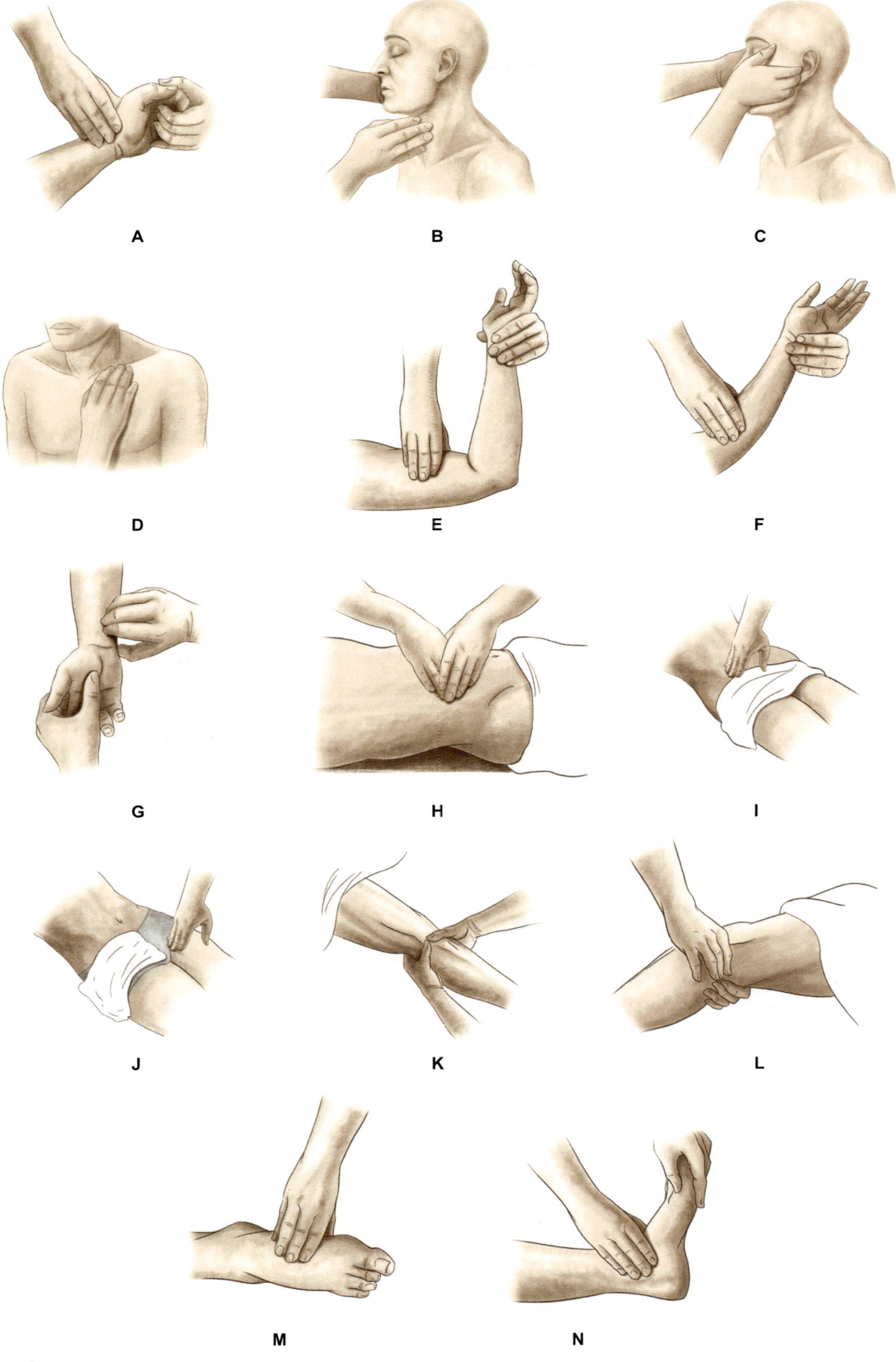

Figura 51.7 Técnica de palpação dos pulsos periféricos.

PULSO FEMORAL. A artéria femoral é palpada na região inguinocrural, logo abaixo do ligamento inguinal, em sua porção média (ver Figura 51.7 J).

Com o paciente em decúbito dorsal, o médico se posta do lado que será examinado e, com os dedos indicador, médio e anular, procura sentir as pulsações da artéria femoral comum no triângulo de Scarpa. Como a artéria femoral comum é superficial, não se deve fazer sobre ela muita compressão, principalmente nos indivíduos magros, pois isso pode provocar estreitamento do lúmen arterial com formação de um "falso" frêmito.

Os frêmitos verdadeiros encontrados nessa região, decorrentes de estreitamento da artéria por placas de ateroma, são percebidos à palpação superficial, sem nenhuma compressão.

PULSO POPLÍTEO. A artéria poplítea é de difícil palpação, principalmente em indivíduos obesos e musculosos e, para conseguir palpá-la com precisão, é necessário bom treinamento (ver Figura 51.7 K e L).

Existem várias técnicas, destacando-se as seguintes:

- Primeira técnica (mais utilizada): com o paciente em decúbito dorsal e com a perna a ser examinada semifletida, o médico se posta ao seu lado, abarcando o joelho com as mãos; fixa os polegares na patela e aprofunda os dedos indicador, médio e anular de ambas as mãos no oco poplíteo. Enquanto os dedos de uma das mãos fazem compressão, os da outra procuram sentir as pulsações da artéria (ver Figura 51.7 K)
- Segunda técnica: com o paciente em decúbito lateral direito, o médico se posta à sua direita e, com a mão direita, faz leve flexão da perna do paciente para diminuir a tensão do oco poplíteo. Firmando os dedos indicador, médio e anular no oco poplíteo, o examinador aprofunda e tenta sentir as pulsações da artéria ali situada (ver Figura 51.7 L).

PULSO TIBIAL ANTERIOR. A artéria tibial anterior é palpada no terço distal da perna, entre os músculos extensor do hálux e extensor longo dos dedos. O paciente deve estar em decúbito dorsal com leve flexão do joelho.

O médico coloca-se do lado do membro em exame, firmando o pé do paciente, em dorsiflexão, com uma das mãos. Com os dedos indicador, médio e anular da mão contralateral, procura sentir as pulsações da artéria no local referido.

PULSO PEDIOSO. A artéria pediosa é palpada entre o primeiro e o segundo metatarsianos. O paciente deve permanecer em decúbito dorsal, com leve flexão do joelho.

O médico fica ao lado do membro a ser examinado e palpa a artéria com os dedos indicador, médio e anular de uma das mãos; com a outra, fixa o pé do paciente em dorsiflexão (ver Figura 51.7 M).

Essa artéria pode apresentar variações de localização e, quando não palpada no local habitual, é necessário procurá-la em toda a extensão do dorso do pé.

PULSO TIBIAL POSTERIOR. A artéria tibial posterior é palpada na região retromaleolar interna, com o paciente em decúbito dorsal com leve flexão do joelho (ver Figura 51.7 N) – a extensão completa do joelho pode determinar compressão da artéria poplítea, com diminuição dos pulsos podais.

O médico fica ao lado do membro a ser examinado, sustentando o calcanhar do paciente com a mão homóloga; com os dedos indicador, médio e anular da mão contralateral, procura sentir as pulsações da artéria na região retromaleolar, fixando o polegar na região maleolar externa.

PULSOS ANÔMALOS. Nos pacientes em que não há ocorrência de pulsos tronculares abaixo dos cotovelos e dos joelhos, deve-se procurar em torno dessas articulações a manifestação de pulsos anômalos, que podem ser palpados quando se desenvolve boa circulação colateral.

Ausculta

Com o objetivo de detectar sopros, a ausculta deve ser feita no trajeto de todas as artérias tronculares do corpo. Os sopros podem ter intensidade variável; é conveniente quantificá-los em cruzes (+ a ++++), usando os mesmos critérios aplicados na ausculta cardíaca.

Os sopros de pequena intensidade podem ser intensificados pelo exercício.

Podem ser sistólicos, nas estenoses ou dilatações arteriais, ou sistodiastólicos (contínuos), nas fístulas e malformações arteriovenosas.

Em condições normais, o fluxo arterial ocorre de modo laminar, com maior velocidade no centro do vaso. Os sopros são produzidos pelo turbilhonamento decorrente das alterações do fluxo. Vale ressaltar que a presença de sopros pode ocorrer em estados hipercinéticos, sem alterações propriamente das artérias, como nas anemias e exercícios físicos intensos.

Na ausculta, deve-se evitar a compressão vascular, que pode determinar estreitamento vascular e aparecimento de sopros.

Manobras para avaliação do fluxo arterial nas extremidades

Antes do advento dos modernos aparelhos de detecção e quantificação do fluxo arterial, foram idealizadas inúmeras manobras ou provas. Muitas foram abandonadas, mas algumas permanecem válidas para a avaliação clínica dos pacientes com afecções vasculares.

Manobras para avaliação do fluxo arterial nos membros inferiores

As mais importantes são: manobra da marcha, da isquemia provocada, do enchimento venoso e da hiperemia reativa.

Manobra da marcha

A prova da marcha consiste em fazer o paciente andar cadenciadamente, medindo-se a distância e o tempo necessários para que ocorra dor nos membros inferiores e incapacidade funcional.

Pode ser padronizada e até quantificada, fazendo-se o paciente andar em uma esteira rolante, usada em teste ergométrico com velocidade regulável.

Sua indicação principal é nos pacientes que apresentam claudicação intermitente.

Essa manobra propicia o seguimento clínico das doenças isquêmicas. Com ela, é possível comprovar que, conforme a isquemia aumenta, a distância percorrida se torna cada vez mais curta; além disso, é útil para avaliação de tratamento.

Dois parâmetros devem ser analisados nessa prova: o tempo de claudicação, que é o tempo gasto para o aparecimento da dor, e o tempo de incapacidade funcional, que é o tempo necessário para que o paciente seja obrigado a parar em decorrência da dor.

Manobra da isquemia provocada

A manobra da isquemia provocada compreende três tempos (Figura 51.8).

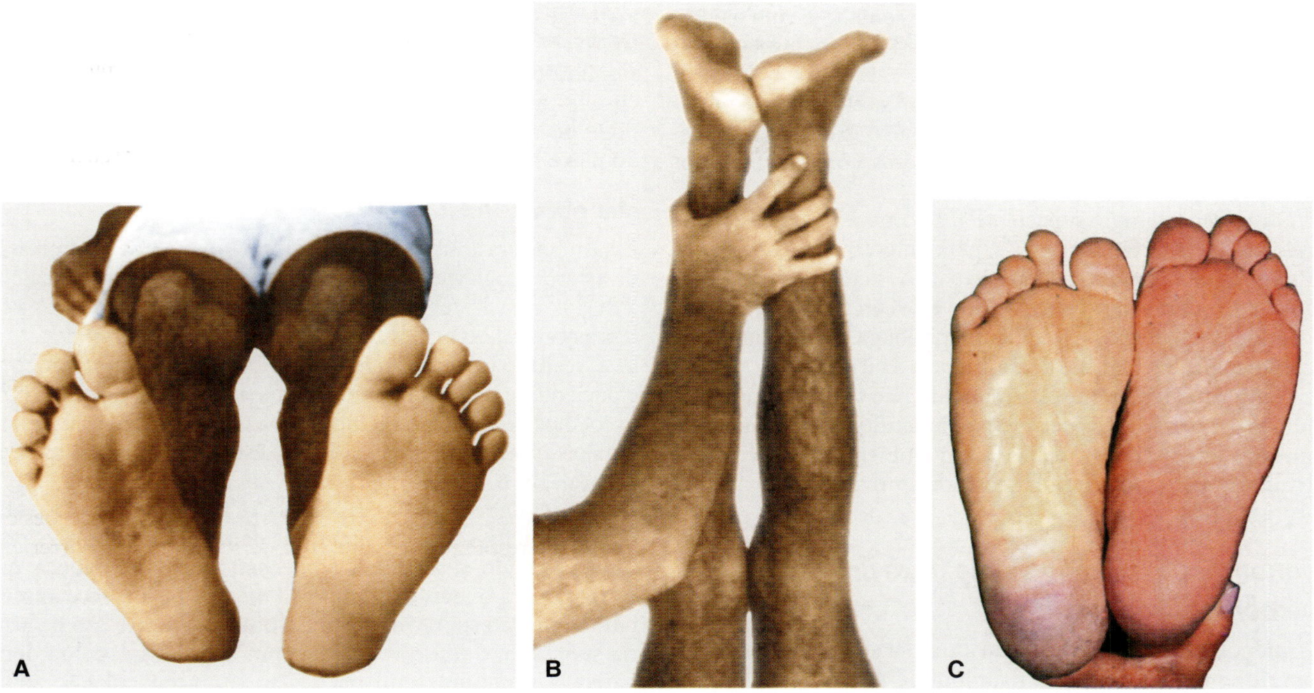

Figura 51.8 Manobra da isquemia provocada. A. Primeiro tempo. B. Segundo tempo (elevação dos membros inferiores até um ângulo de 90°). C. Observe a ocorrência de palidez na região plantar direita com a elevação do membro.

No primeiro tempo, com o paciente em decúbito dorsal, o médico observa a coloração das regiões plantares (ver Figura 51.8 A).

No segundo tempo, o paciente eleva os membros inferiores até um ângulo de 90°, mantendo-os nessa posição durante 1 minuto com a ajuda das mãos colocadas na face posterior das coxas. Se o paciente não conseguir elevar as pernas espontaneamente, elas devem ser mantidas nessa posição com o auxílio do médico (ver Figura 51.8 B). Após 1 minuto, observa-se a coloração das regiões plantares. Em condições normais, não há alteração da coloração ou, se houver, será discreta. Havendo isquemia, aparece palidez na região plantar do membro comprometido, tanto mais intensa quanto maior for a deficiência de irrigação (ver Figura 51.8 C).

Nos casos em que há dúvida, para tornar a prova mais evidente, solicita-se ao paciente que execute movimentos de extensão e flexão dos pés em uma frequência de 30 movimentos por minuto, durante 3 minutos. Ao final do exercício, observam-se novamente as regiões plantares. Havendo isquemia, a palidez plantar torna-se mais nítida.

No terceiro tempo, os membros voltam à posição horizontal, observando-se, então, o tempo necessário para o retorno da coloração normal. Em pessoas normais, isso se faz em 5 a 12 segundos. Se houver isquemia, esse tempo se prolonga, aumentando quanto mais intensa for a isquemia; aliás, quando houver isquemia, o pé nem readquire a coloração normal – ele passa a ter uma cor vermelho-arroxeada ou vermelho vivo, denominada "hiperemia reativa".

Nos casos de isquemia muito acentuada, a hiperemia não é homogênea, ficando mesclada com áreas de palidez. Nesses pacientes, a elevação dos membros também provoca dor, que se intensifica com a movimentação dos pés.

Essa prova pode ser realizada nos membros superiores, bastando solicitar ao paciente que eleve os braços acima da cabeça e execute movimentos de flexão e extensão dos dedos. A sistemática de observação é a mesma.

Manobra da hiperemia reativa

A manobra da hiperemia reativa compreende três tempos.

No primeiro tempo, estando o paciente em decúbito dorsal, o médico observa a coloração dos membros.

No segundo tempo, seus membros inferiores são elevados a cerca de 90°, mantendo-os nessa posição durante 3 minutos para que haja esvaziamento do leito venoso. Em seguida, coloca-se na raiz da coxa um manguito pneumático, de largura apropriada, o qual é insuflado até ultrapassar o valor da pressão sistólica do paciente.

No terceiro tempo, os membros inferiores retornam à posição horizontal; 3 minutos depois, o manguito é desinsuflado rapidamente. Observam-se, então, as alterações de coloração que aparecem distalmente.

Nos indivíduos normais, imediatamente após a desinsuflação do manguito, nota-se o aparecimento de coloração avermelhada que progride de maneira uniforme até alcançar os pododáctilos, no prazo de 10 a 15 segundos, permanecendo por 30 a 40 segundos. Essa coloração desaparece no mesmo sentido em um prazo de 2 minutos, no máximo.

Quando há isquemia, o tempo de surgimento da coloração avermelhada é mais longo e pode demorar até 30 minutos para acometer os pododáctilos. Além disso, a disseminação da coloração nem sempre é uniforme, ocorrendo em placas, que podem ser cianóticas, em vez de avermelhadas.

A manobra da hiperemia reativa pode ser realizada nos membros superiores, bastando, para isso, fazer a compressão com o manguito na parte proximal dos braços.

Manobra do enchimento venoso

A manobra do enchimento venoso compreende, também, três tempos.

No primeiro tempo, com o paciente sentado e com as pernas pendentes, o médico observa o estado de enchimento das veias do dorso dos pés.

A seguir, solicita-se ao paciente deitar-se elevando os membros inferiores a cerca de 90°, após o que o examinador massageia as veias superficiais, esvaziando-as com movimentos deslizantes da mão em direção à coxa.

No terceiro tempo, o paciente reassume a posição sentada rapidamente, deixando os pés pendentes outra vez. Determina-se, então, o tempo necessário para o enchimento das veias. Em condições normais, esse período é de cerca de 10 segundos; quando há isquemia, o tempo se prolonga, aumentando de acordo com a intensidade da deficiência da irrigação.

Cumpre assinalar que essa manobra não tem valor nos portadores de varizes e nos pacientes submetidos à simpatectomia lombar, nem quando é realizada em ambiente muito frio, em virtude de espasmo arteriolar e venoso provocado por temperaturas baixas.

Manobras para avaliação do fluxo arterial nos membros superiores

As manobras para avaliação do fluxo arterial nos membros superiores compreendem a manobra de Adson, a costoclavicular, a costoclavicular passiva, a da hiperabdução e a de Allen.

Para melhor compreendê-las, é necessário recapitular as relações anatômicas entre as artérias subclávia e axilar e as estruturas que podem comprimi-las.

A artéria subclávia corre entre os músculos escalenos, anterior e médio, sobre a primeira costela (triângulo interescalênico), juntamente com o plexo braquial. Em sua passagem pelo espaço costoclavicular, a artéria subclávia e o plexo braquial podem ser comprimidos pela primeira costela e pela clavícula.

A artéria axilar passa sob o tendão do músculo pequeno peitoral, próximo à sua inserção no processo coracoide, local em que pode sofrer compressão durante a hiperabdução do braço.

Eventualmente, pode haver uma costela cervical anômala, flutuante ou articulada à primeira costela, que pode comprimir a artéria subclávia e as raízes do plexo braquial. Um processo transverso muito longo da 7ª vértebra cervical, bem como traves fibróticas, pode determinar alterações iguais às de uma costela. A hipertrofia do músculo escaleno anterior também pode ocasionar compressão da artéria subclávia e das raízes do plexo braquial.

Manobra de Adson

Essa manobra é utilizada para o diagnóstico de compressão da artéria subclávia e do plexo braquial pelo músculo escaleno anterior, costela cervical, processo transverso longo da 7ª vértebra cervical ou bridas fibróticas (Figura 51.9).

É realizada em dois tempos. No primeiro tempo, coloca-se o paciente sentado com os membros superiores apoiados sobre os joelhos; feito isso, o médico palpa o pulso radial e ausculta a região supraclavicular, do lado que está sendo examinado (ver Figura 51.9 A).

No segundo tempo, enquanto o médico palpa o pulso radial, solicita-se ao paciente que faça uma inspiração profunda, retendo-a, seguida de extensão forçada da cabeça, que é girada para o lado em exame. O médico permanece auscultando a região supraclavicular; se houver compressão da artéria subclávia, o pulso radial diminui de intensidade ou desaparece e surge um sopro na região supraclavicular (o sopro desaparece se a manobra provocar oclusão total da artéria).

O paciente pode queixar-se de parestesia ou dor no membro superior e, além disso, é possível observar palidez na região palmar.

Em alguns casos, essa manobra torna-se positiva quando o paciente gira a cabeça para o lado oposto. Para ter valor diagnóstico, a manobra deve ser repetida várias vezes, com resultados semelhantes.

O diagnóstico diferencial da causa da compressão da artéria subclávia – músculo escaleno anterior, costela cervical ou apófise transversa longa da 7ª vértebra cervical – pode ser comprovado por exame de imagem da região.

A compressão por brida fibrótica pode ser confirmada por exame de ressonância magnética.

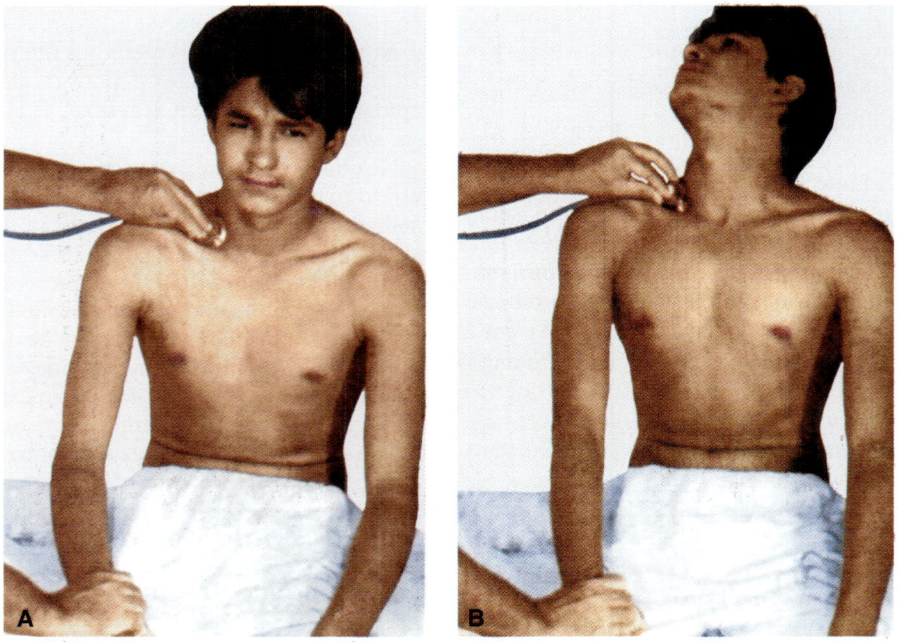

Figura 51.9 Manobra de Adson. A. Primeiro tempo. B. Segundo tempo.

Manobra costoclavicular

É utilizada para detectar compressão da artéria subclávia no nível de sua passagem pelo espaço costoclavicular (Figura 51.10).

É realizada em dois tempos. No primeiro tempo, o paciente é posto sentado com as mãos apoiadas sobre os joelhos; em seguida, o médico palpa o pulso radial e ausculta a região supraclavicular ou infraclavicular na junção do terço médio com o terço externo da clavícula (ver Figura 51.10 A). No segundo tempo, solicita-se ao paciente que faça uma inspiração profunda, ao mesmo tempo que joga os ombros para trás e para baixo, como na posição de sentido (exagerada) dos militares. Se houver compressão da artéria subclávia, o pulso radial diminui ou desaparece e surge um sopro na região supra ou infraclavicular. O sopro desaparece quando o pulso se torna impalpável (ver Figura 51.10 B).

Manobra costoclavicular passiva

Essa manobra é constituída de dois tempos. No primeiro tempo, o paciente é posto na posição sentada com o braço abduzido a 90° e com o antebraço fletido também a 90°. Nessa posição, o braço do paciente é sustentado pelo médico, que palpa o pulso radial. No segundo tempo, é feita rotação lateral do braço, que é jogado para trás. Se houver compressão da artéria subclávia, ocorre diminuição ou desaparecimento do pulso. A ausculta na região supra ou infraclavicular, na junção do terço médio com o lateral da clavícula, detecta um sopro na vigência de compressão. A inspiração potencializa essa manobra.

Manobra de hiperabdução

Essa manobra serve para o diagnóstico de compressão da artéria subclávia pelo tendão do músculo pequeno peitoral, e é realizada em dois tempos (Figura 51.11). No primeiro

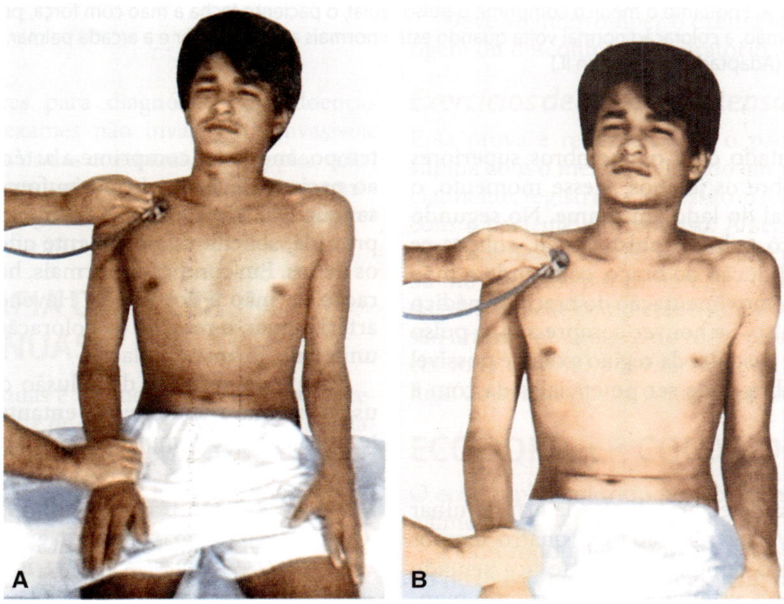

Figura 51.10 Manobra costoclavicular. A. Primeiro tempo. B. Segundo tempo.

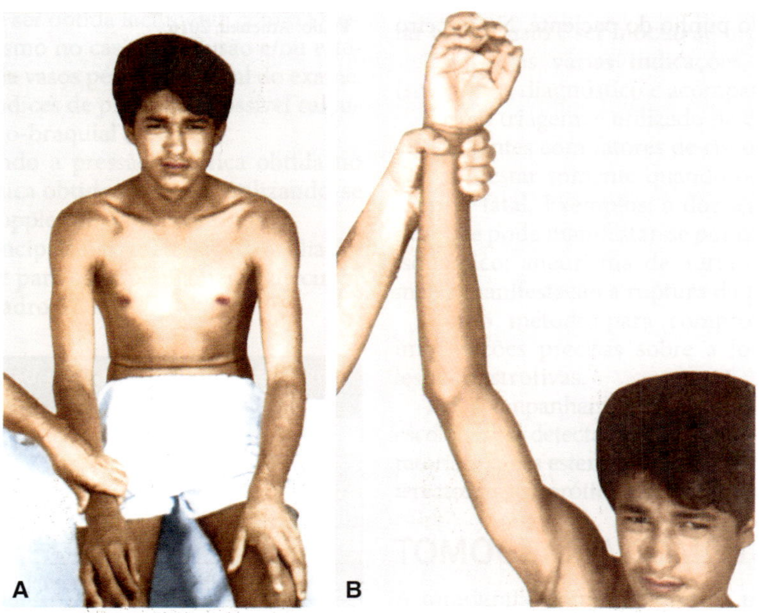

Figura 51.11 Manobra de hiperabdução. A. Primeiro tempo. B. Segundo tempo.

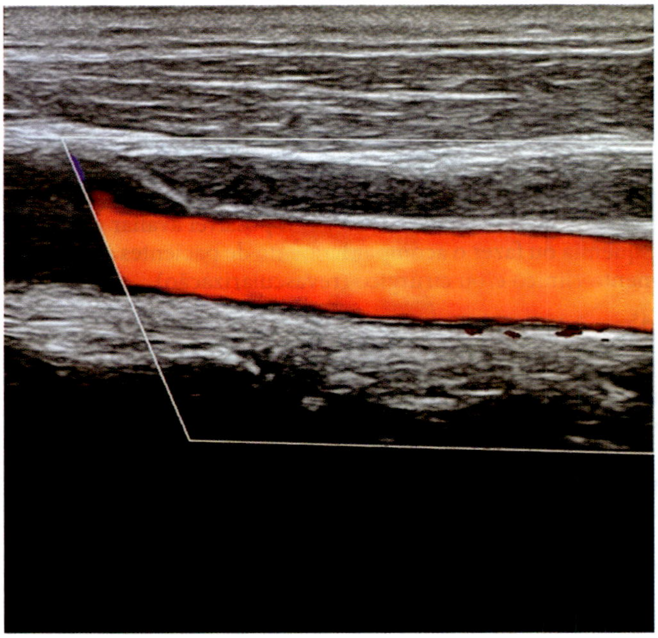

Figura 52.1 O ecodoppler arterial auxilia no estudo da árvore arterial, fornecendo dados que possibilitam uma avaliação tanto direta quanto indireta da anatomia do vaso analisado, bem como características do fluxo sanguíneo arterial. Na figura, note que, pelo método, é possível avaliar a parede no vaso, a qual não apresenta irregularidade. Por esse motivo, há um fluxo laminar, sem turbilhonamento. Outro dado que o exame fornece é a distinção dos pontos de maiores velocidades; nesse caso, os tons mais amarelos têm velocidades maiores. (Cortesia de Brito et al., 2020.)

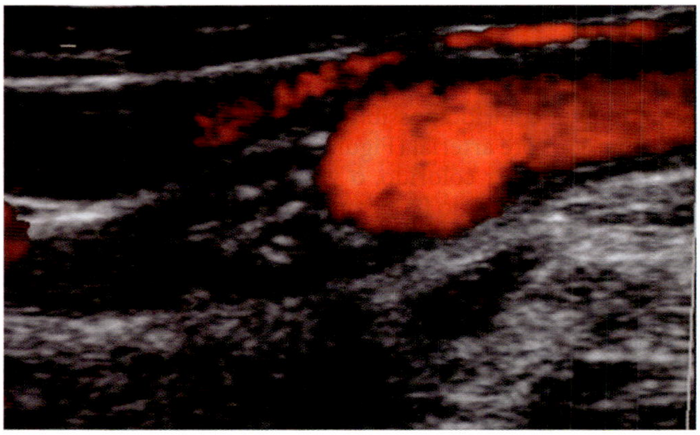

Figura 52.2 Note que o exame de *Doppler* colorido também consegue avaliar com precisão locais de obstrução do fluxo sanguíneo arterial. Na imagem, nota-se conteúdo hiperecogênico no interior do vaso (carótida interna), com ausência de cor pós-oclusão, o que demonstra ausência de fluxo sanguíneo nesse segmento de artéria. (Cortesia de Brito et al., 2020.)

possibilitando reconstruções tridimensionais e, consequentemente, a localização e a mensuração das lesões. Quando se utiliza contraste iodado, o exame passa a ser denominado angiotomografia arterial.

Com a angiotomografia é possível estudar toda a árvore arterial, inclusive as artérias de pequeno calibre das extremidades e sua relação com estruturas vizinhas. Podem ser visualizadas dilatações, obstruções, estenoses, circulação colateral, malformações vasculares e dissecção arterial (Figura 52.3).

Seu principal uso é para o planejamento do tratamento dos aneurismas e dissecções da aorta torácica, abdominal e de membros inferiores. É utilizado, também, na investigação de doenças agudas (ruptura de aneurismas), crônicas (lesões ateroscleróticas) e inflamatórias (arterite de Takayasu, tromboangiite obliterante), bem como na detecção de infecção em próteses vasculares implantadas.

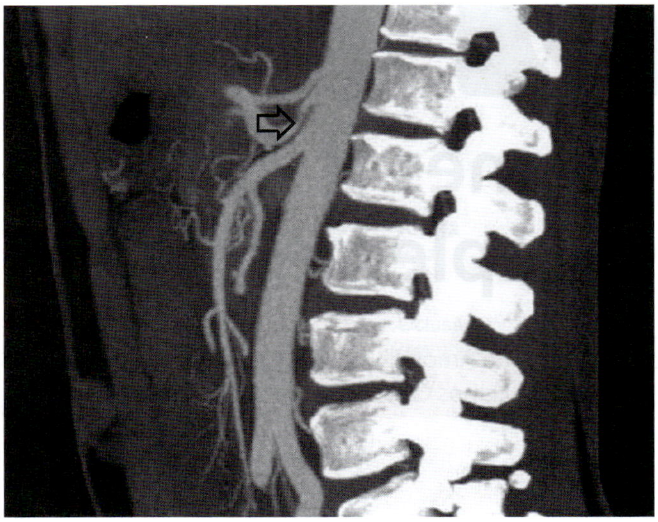

Figura 52.3 A angiotomografia possibilita estudar a árvore arterial, demonstrando pontos de estenose e dilatações, e auxilia, ainda, no planejamento cirúrgico. Na imagem, corte sagital de angiotomografia de aorta abdominal revelando estenose de tronco celíaco e dilatação pós-estenótica. (Fonte: Campos et al., 2023.)

As desvantagens da angiotomografia são a utilização de radiação ionizante e o uso de contraste iodado, o que limita sua realização em pacientes com insuficiência renal limítrofe, alérgicos a iodo e gestantes.

RESSONÂNCIA MAGNÉTICA

A ressonância magnética é utilizada no diagnóstico das dilatações e dissecções da aorta torácica e abdominal, alterações isquêmicas e malformações vasculares cerebrais, afecções das artérias femoral e poplítea (aneurismas, síndrome do aprisionamento), afecções da veia cava inferior (trombose, tumores invasivos, anomalias anatômicas), e é de especial utilidade na avaliação das malformações vasculares periféricas (hemangiomas, fístulas).

A angiografia obtida por ressonância magnética fornece imagens bi ou tridimensionais, tornando possível estimar a gravidade das lesões.

Como a angiografia por ressonância depende do movimento do sangue dentro do vaso, esse exame possibilita analisar velocidades e volumes de fluxo do sangue.

É um método incruento e, por não utilizar meio de contraste iodado, pode ser realizado em pacientes com função renal comprometida e nos alérgicos a esses contrastes.

Apresenta a desvantagem de, em algumas situações, superestimar lesões estenóticas e, nas dilatações (aneurismas), não realizar reconstruções nítidas como a angiotomografia, além de ser um exame com longo tempo de realização.

ARTERIOGRAFIA

A arteriografia fornece imagens do lúmen do vaso, delineando o contorno das paredes internas das artérias e possibilitando o diagnóstico de estenose, oclusão, circulação colateral, presença ou não de reenchimento troncular distal à oclusão, fístula arteriovenosa e vascularização patológica (neoplasias).

Define com precisão a localização e o tipo de lesões, assim como as condições das artérias distalmente, dados imprescindíveis para o tratamento cirúrgico (Figura 52.4).

Trata-se de um método invasivo, não desprovido de riscos, doloroso (necessita de anestesia no local da punção). Assim, sua indicação deve ser feita com rigor, após completa avaliação do paciente e com objetivos definidos.

As complicações desse método podem ser locais e sistêmicas.

As complicações locais estão relacionadas ao sítio de punção, como hematomas, pseudoaneurismas, dissecções, trombose, ruptura arterial e hemorragia, fístulas arteriovenosas, deslocamentos de placas com ateroembolismo.

As complicações sistêmicas estão relacionadas ao uso do contraste. Podem ocorrer reações secundárias, como náuseas, vômitos, urticária, edema de glote, choque anafilático, paraplegia e insuficiência renal e óbito. Quando utilizado CO_2 como contraste arterial (gás altamente solúvel no sangue), deve-se ter certeza da não entrada de ar ambiente no sistema, o que pode causar embolia gasosa.

Uma arteriografia normal apresenta as seguintes características: paredes lisas, calibre uniforme com redução gradual distalmente com anatomia preservada. O contraste com fluxo pulsátil, em segundos, com desaparecimento rápido.

Algumas doenças arteriais apresentam alterações características na arteriografia, tais como embolia arterial, placas ateroscleróticas e trombose crônica, tromboangiite obliterante, hiperplasia fibromuscular, fístulas e malformações vasculares e costela cervical.

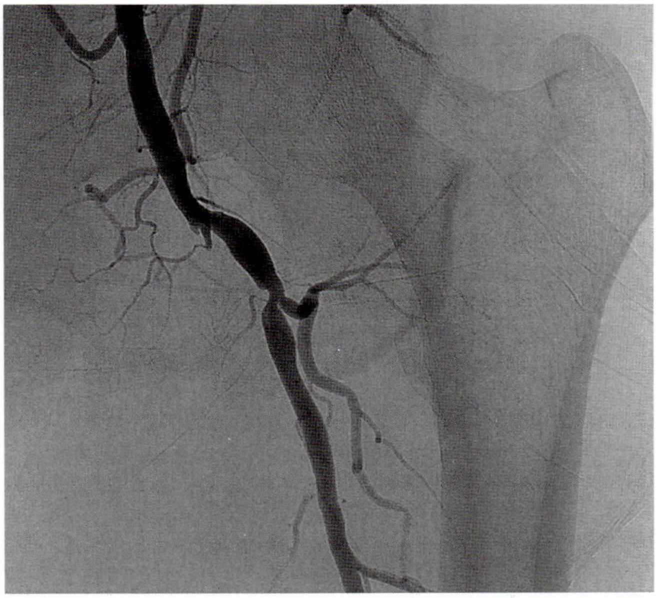

Figura 52.4 A arteriografia é um método invasivo, cuja indicação deve ser realizada com rigor, pelo risco de complicações. É um método dinâmico e tem como característica delinear bem a parede dos vasos, mostrando as irregularidades e os pontos de estenose e obstrução. Na figura, observa-se o ponto de oclusão na origem da artéria femoral e o ponto de estenose em segmento da artéria femoral profunda.

Na embolia arterial, com oclusão arterial aguda, sem comprometimento aterosclerótico do vaso, observa-se artéria com paredes lisas e regulares a montante da oclusão, com interrupção abrupta do contraste, ou fluxo ao redor de uma "cauda" do trombo, em formato de taça invertida, escassa circulação colateral e ausência de contraste nas artérias tronculares distais.

Na aterosclerose, as paredes são irregulares, com abaulamentos e reentrâncias, diminuição localizada em um ou vários pontos ao longo da artéria. Nos locais de oclusão (trombose), pode-se observar imagem em "ponta de lápis". Abundante circulação colateral do tipo convergente e reenchimento, geralmente, das artérias tronculares distais à oclusão.

Na tromboangiite obliterante, observam-se as oclusões das artérias tronculares da região distal para proximal, com desenvolvimento de circulação colateral divergente, no trajeto das artérias tronculares, em formato de saca-rolhas, correspondente à vasodilatação das arteríolas dos *vasa vasorum* (sinal de Martorell), sem reenchimento troncular distal.

Na hiperplasia fibromuscular, que compromete mais frequentemente as artérias renais e carótidas, observa-se que a parede a montante e a jusante à lesão é lisa. No local comprometido, a artéria pode apresentar imagem serrilhada ou tipo "colar de pérolas", ou ainda constrição localizada com dilatação pós-estenótica.

No aneurisma, é característica a dilatação do vaso, sacular ou fusiforme, porém muitas vezes não consegue demostrar o tamanho real da dilatação, visto que é comum a presença de trombos murais. Por isso não é considerado exame de escolha para avaliação diagnóstica.

Na fístula arteriovenosa, a parede arterial a montante e a jusante é lisa, há aumento do calibre da artéria antes da comunição anômala e diminuição do calibre da artéria distal à comunicação, com opacificação precoce das veias, que se encontram com calibre bastante aumentado.

Nas malformações arteriovenosas, similar às fístulas, observa-se enchimento precoce venoso, que se encontra dilatado, porém apresentam tumoração com intensa trama vascular central (*nidus*), com múltiplos vasos "nutridores".

A presença de costela cervical pode provocar estenose da artéria subclávia.

ARTERIOGRAFIA COM ULTRASSONOGRAFIA INTRAVASCULAR

A arteriografia com ultrassonografia intravascular (IVUS, do inglês *intravascular ultrasound*) é um dispositivo de ultrassom acoplado a um cateter, que é capaz de fornecer informações do lúmen vascular durante um procedimento de arteriografia sem necessidade de injeção de qualquer tipo de contraste, com definição precisa de placas ateromatosas, locais de delaminação da parede vascular ocasionado por dissecção arterial, distribuição e composição de placas (Figura 52.5). Além de imagens em escala da cinza, é possível realizar análise colorida do fluxo e mesmo a formação de histologia virtual por meio de *softwares* específicos, o que possibilita melhor avalição da composição de placas ateromatosas e trombos formados no interior do vaso.

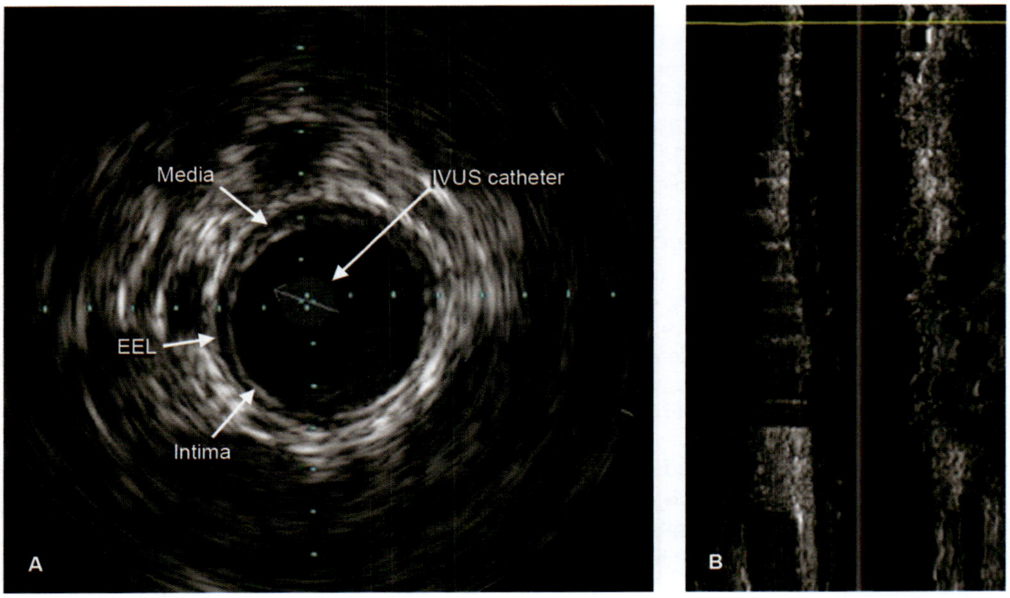

Figura 52.5 Imagem do cateter IVUS de uma artéria normal. Imagem axial (A) e perfil longitudinal (B) por meio de movimento contínuo de tração por trilho acoplado ao cateter externamente ao paciente. A retração contínua forma imagem por meio do "empilhamento" dos quadros axiais, o que demonstra claramente a parede arterial. EEL: lâmina elástica externa.

BIBLIOGRAFIA

Brito CJ, Murilo R, Loureiro E. Cirurgia vascular: cirurgia endovascular – Angiologia. 4. ed. Rio de Janeiro: Thieme Revinter, 2020.

Campos SML, Pessoa RP, Pelegrini JPA, Silveira HF, Diniz MFL, Bianchini MP *et al*. Síndrome de Dunbar – relato de caso. J Vasc Bras. 2023;22:e20230030.

Maffei FH et al. (ed.). Doenças vasculares periféricas. 5. ed. v. 1. Rio de Janeiro: Guanabara Koogan, 2016.

Sidawy AN, Perler BA. Rutherford's Vascular Surgery and Endovascular Therapy. 10. ed. Elsevier (SVS), 2023.

CAPÍTULO 53

Doenças das Artérias

Carlos Eduardo Amorelli, Fabio Augusto Cypreste Oliveira, Fábio Lemos Campedelli, Paulo Ernanne Reis

INTRODUÇÃO

As principais doenças das artérias são: (a) arterioesclerose, nome genérico que inclui a aterosclerose, a medioesclerose de Mönckeberg, a esclerose senil dos grandes vasos, a arterioloesclerose e a microangiopatia diabética; (b) arterites (tromboangiite obliterante, aortite sifilítica, arterite temporal, arterite primária da aorta ou arterite de Takayasu, poliarterite nodosa, endarterites infecciosas, síndrome de Churg-Strauss); (c) aneurismas; (d) síndrome aórtica aguda (dissecção, úlcera penetrante e hematoma mural); (e) fístulas; (f) malformações arteriovenosas; (g) traumatismos arteriais.

Constituem grupo à parte as doenças vasculares funcionais, as quais incluem doença de Raynaud, acrocianose, livedo reticular, eritromelalgia e distrofia simpaticorreflexa, que serão abordadas na Parte 10, *Sistema Cardiovascular*, Seção 5, *Microcirculação*, Capítulo 65, *Doenças da Microcirculação*.

A síndrome isquêmica aguda e a síndrome isquêmica crônica serão abordadas em primeiro lugar, pois representam condições clínicas que podem surgir em quase todas as doenças arteriais.

SÍNDROME ISQUÊMICA AGUDA

A síndrome isquêmica aguda decorre da interrupção abrupta de sangue para um segmento do organismo.

A etiologia é variável, incluindo trombose arterial, embolia arterial, traumatismos arteriais, dissecção aguda da aorta, ligadura inadvertida e trombose de aneurismas periféricos.

As manifestações clínicas dependem da área comprometida, destacando-se a síndrome isquêmica encefálica aguda (acidente vascular cerebral [AVC]), as síndromes de isquemia miocárdica (angina de peito, infarto do miocárdio), a síndrome isquêmica intestinal aguda e a síndrome isquêmica aguda dos membros, que será abordada a seguir.

As demais síndromes isquêmicas agudas serão estudadas em outros capítulos.

Síndrome isquêmica aguda dos membros (oclusão arterial aguda)

O quadro clínico da oclusão arterial aguda dos membros é caracterizado por dor, parestesia, paralisia, alteração da cor e temperatura da pele, contratura muscular, lesões da pele (bolhas), e principalmente ausência de pulso, distalmente à oclusão.

A dor pode ser de instalação súbita ou insidiosa. Em boa parte dos casos é precedida da sensação de formigamento ou dormência.

Com a evolução do processo isquêmico instala-se dor constritiva de forte intensidade, acompanhada de incapacidade funcional. Quando é muito intensa, o paciente pode apresentar sudorese profusa e choque neurogênico.

Contudo, a dor pode ser de pequena intensidade ou mesmo ausente, quando a oclusão ocorre em leito arterial previamente comprometido, com circulação colateral já desenvolvida.

Com a persistência da isquemia, ocorre comprometimento do sistema nervoso periférico, com perda da sensibilidade térmica, tátil, dolorosa e dos movimentos.

A musculatura é o segundo tecido a sofrer pela hipoxia, originando dores musculares intensas à palpação e à mobilização do membro afetado.

Após 4 a 6 horas de evolução de uma isquemia grave podem ocorrer lesões irreversíveis com contratura muscular, chamada "contratura isquêmica de Volkmann".

A pele inicialmente tem coloração pálida. Com a evolução do processo isquêmico, se não houver irrigação por intermédio de colaterais ou revascularização cirúrgica, a pele adquire aspecto cianótico que some e retorna lentamente após compressão manual, de aspecto difuso ou em forma de placas.

A evolução da cianose é variável. Quando evolui para cianose fixa, ou seja, a que não desaparece pela compressão manual da região, é sinal indicativo de isquemia irreversível, com necrose tecidual.

A diminuição da temperatura da pele é um sinal característico de redução do fluxo arterial. Assim como na palidez, a frialdade instala-se alguns centímetros abaixo do nível da oclusão, sendo mais intensa nas partes mais distais do membro.

Os pulsos periféricos, que devem ser palpados atentamente, desaparecem distalmente à oclusão. Proximalmente, o pulso pode estar diminuído, em virtude do espasmo arterial.

A confirmação diagnóstica pode ser feita pelo ecodoppler colorido arterial. Porém, na ausência de acesso rápido ao exame complementar, o tratamento não deve ser postergado devido ao risco de amputação do membro.

O tempo de tolerância à isquemia varia em cada tecido. Os primeiros que sofrem são os nervos periféricos, seguidos dos músculos, das artérias (sofrem necrose da camada média), pele, cartilagens e, por último, os ossos.

Para avaliação da viabilidade tecidual e da reversibilidade da isquemia, pode-se utilizar a classificação de Rutherford, baseada em dados clínicos e no ecodoppler (Quadro 53.1).

SÍNDROME ISQUÊMICA CRÔNICA DOS MEMBROS INFERIORES (DOENÇA ARTERIAL OBSTRUTIVA PERIFÉRICA)

Na doença arterial obstrutiva periférica dos membros inferiores (DAOP), a sintomatologia depende do grau de comprometimento da artéria, localização da lesão e grau de desenvolvimento da circulação colateral.

Na oclusão da aorta terminal, o paciente relata dor tipo claudicação, localizada nas nádegas e coxas, impotência sexual e hipotrofia dos músculos das coxas e das pernas (síndrome de Leriche).

Quadro 53.1 Avaliação da viabilidade do membro na oclusão arterial aguda segundo Rutherford, 2016.

Grupo		Dados clínicos	Ecodoppler
I. Viável		Dor em repouso, ausência de déficit neurológico ou fraqueza muscular Enchimento capilar mantido. Sem ameaça imediata de necrose	Sinais fluxométricos, arterial e venoso, bem audíveis com pressão de tornozelo maior que 30 mmHg. Pode ser programado tratamento
II. Ameaçado	IIa. Marginalmente ameaçado	Pode apresentar pequena perda da sensibilidade nos dedos, dormência, com dor intermitente	Sinais fluxométricos arteriais ausentes, porém venosos presentes. Indica necessidade de tratamento em 24 h
	IIb. Ameaça imediata	Dor intensa em repouso, persistente. Perda da sensibilidade além dos dedos com algum grau de perda da motricidade (paresia ou paralisia)	Sinais fluxométricos, arteriais e venosos, ausentes. Indica necessidade de tratamento imediato
III. Inviável		Ausência de sensibilidade com paralisia dos músculos acima do pé. Possível contratura muscular. Ausência de enchimento capilar, cianose fixa, com pele marmórea	Sinais fluxométricos, arteriais e venosos, ausentes. Em geral evolui para amputação ou lesões neuromusculares permanentes

Quando a oclusão propaga-se distalmente, comprometendo a circulação colateral, pode-se observar dor em repouso, queda de pelos, úlceras periungueais, onicogrifose, gangrena de pododáctilos.

As lesões mais distais podem provocar claudicação da perna (panturrilhas) ou apenas do pé.

Na isquemia grave, ocorre dor em repouso e, em geral, a extremidade adquire uma coloração vermelho-cianótica (eritrocianose). Além disso, frequentemente surgem pontos de necrose, secundária a um pequeno traumatismo ou à diminuição da temperatura ambiente.

O diagnóstico de estenose ou oclusão é aventado pelo exame clínico, devendo ser complementado com algum exame de imagem.

A nomenclatura e a classificação da isquemia dos membros inferiores são determinadas pela Society for Vascular Surgery dos EUA (SVS) e pelo capítulo norte-americano da International Society for Cardiovascular Surgery, os quais sugeriram os seguintes conceitos para padronização dessa nomenclatura/classificação:

- Isquemia crítica: diminuição acentuada da circulação do membro com necessidade de revascularização, devido ao risco de amputação
- Dor isquêmica em repouso: dor de forte intensidade, em geral no nível do pé e pododáctilos, com o paciente em repouso, constante, que não cede com analgésicos potentes
- Úlcera isquêmica: úlcera que não cicatriza devido à falta de fluxo. A pressão sistólica no tornozelo não ultrapassa 60 mmHg e, nos pododáctilos, 40 mmHg
- Salvamento de membro: indica resultado positivo de um tratamento que evitou amputação maior, mesmo tendo necessitado de amputação menor (denominação válida quando o coto se mostra funcional)
- Patência primária: manutenção de fluxo arterial em membro revascularizado, sem necessidade de reintervenções
- Patência primária assistida: manutenção de fluxo arterial em membro revascularizado no qual foi realizada reintervenção antes de reocluir
- Patência secundária: manutenção de fluxo arterial após reintervenção em membro em que ocorreu nova oclusão
- Amputação menor: amputação de pododáctilos e transmetatarsiana, ou seja, ao nível do antepé. Nesse tipo de amputação o paciente deve ser capaz de caminhar sem uso de prótese
- Amputação maior: amputação que leva à necessidade de uso de prótese e reabilitação para recuperar a capacidade de deambular.

A DAOP pode ser classificada em estágios, conforme proposto por Fontaine et al., ou por grau e categoria, como na classificação de Rutherford (Quadro 53.2).

ARTERIOSCLEROSE

Arteriosclerose não é uma entidade nosológica definida, referindo-se a um grupo de afecções, cujo denominador comum é a ocorrência de alterações não inflamatórias da parede vascular, as quais culminam com esclerose da artéria. Compreende cinco afecções, etiopatogênica e anatomopatologicamente distintas: aterosclerose, mediosclerose de Mönckeberg,

Quadro 53.2 Classificação da doença arterial obstrutiva periférica (DAOP) segundo Fontaine e Rutheford.

Fontaine		Rutherford			
Estágio	Quadro clínico	Grau	Categoria	Quadro clínico	Critérios objetivos
I	Assintomático	0	0	Assintomático	–
IIa	CI leve		1	CI leve	Completa TE, PT após exercício > 50 mmHg, mas pelo menos 20 mmHg menor que em repouso
IIb	CI moderada grave	I	2	CI moderada	Entre categorias 1 e 3
			3	CI grave	Não completa TE e PT após exercício < 50 mmHg
III	Dor em repouso	II	4	Dor em repouso	PT em repouso < 40 mmHg e PP < 30 mmHg
		III	5	Perda tecidual pequena	PT em repouso < 60 mmHg e PP < 40 mmHg
IV	Ulceração ou gangrena	IV	6	Perda tecidual grande	Semelhante à categoria 5

CI: claudicação intermitente; PP: pressão nos pododáctilos; PT: pressão do tornozelo; TE: teste ergométrico.

esclerose ou fibrose senil dos grandes vasos, arteriolosclerose e microangiopatia diabética.

Cumpre ressaltar que não há relação direta entre os vários tipos de arteriosclerose, constituindo erro frequente o estabelecimento de correlação entre dois ou mais tipos.

O que ocorre, na verdade, com relativa frequência, é a concomitância, na mesma pessoa ou no mesmo segmento vascular, de dois ou mais tipos de arteriosclerose, originados por mecanismos distintos e sem que tais processos se inter-relacionem etiopatogenicamente.

Exemplos: na aorta de pessoas idosas, não é raro encontrar sinais de esclerose senil e lesões ateroscleróticas, não significando que exista relação entre uma e outra. Trata-se de coincidência, cuja explicação recai sobre o fato de estas afecções ocorrerem na mesma faixa etária.

A concomitância de mediosclerose da artéria radial e aterosclerose aórtica ou coronária também não é rara. Todavia, trata-se de simples coincidência, e o encontro de uma artéria radial endurecida e tortuosa não possibilita presumir a existência de lesões ateroscleróticas na aorta, artérias coronárias ou cerebrais.

Sendo a hipertensão arterial, ao mesmo tempo, causa direta da arteriolosclerose e um dos mais importantes fatores de risco de doença cardiovascular, nos pacientes hipertensos, encontram-se associados estes dois tipos de arteriosclerose.

Algo semelhante ocorre com os pacientes diabéticos, que podem ser acometidos de microangiopatia diabética, específica desta enfermidade, e de aterosclerose, em cuja patogênese participam as alterações metabólicas que ocorrem no diabetes.

RELAÇÃO ENTRE ARTERIOSCLEROSE E TROMBOSE. O único tipo de arteriosclerose que mantém relação direta com trombose é a aterosclerose. Tais relações são tão estreitas que, anos atrás, a literatura médica criou uma abundante sinonímia envolvendo as duas condições mórbidas.

A denominação "aterosclerose" (do grego *athere* = papa; *sklerós* = endurecimento; sufixo *osis*), foi criada por Marchand em 1904. É o principal tipo de arteriosclerose em virtude das complicações isquêmicas que podem ocorrer no coração, no cérebro, nos rins, no intestino e nas extremidades inferiores.

A lesão anatomopatológica fundamental aterosclerose é a placa de ateroma, cuja formação acontece da seguinte maneira: inicialmente, há infiltração na íntima da artéria de substâncias lipídicas contidas no plasma sanguíneo. A lesão tem início na substância fundamental, ocorrendo um processo degenerativo com dilacerações das fibras colágenas pela invasão de lipófagos infiltrados de substâncias lipídicas. Ocorrem, então, edema e necrose da área em que tais alterações se processam, culminando com a proliferação de tecido fibroso que vai ocupar os espaços necróticos. Tais alterações vão se sucedendo até formar a placa de ateroma.

Na rotura, pode haver oclusão total ou parcial do vaso, que resulta em isquemia de todo o órgão ou parte dele.

Um dos principais mecanismos que podem levar à oclusão vascular é a formação de trombo no local da placa ateromatosa.

Evolução da placa ateromatosa

Para compreender a importância clínica da aterosclerose é necessário conhecer as possibilidades evolutivas da placa ateromatosa e suas complicações:

- Crescimento progressivo da placa ateromatosa, isoladamente ou confluindo com outras placas; tal crescimento invade a luz do vaso, podendo determinar sua oclusão parcial ou total
- Crescimento progressivo, como referido no item anterior, mas complicado com calcificação do vaso
- Ulceração ou ruptura da placa ateromatosa com formação de uma superfície irregular, propiciando a instalação de trombose
- Ocorrência de hemorragia subintimal com protrusão da placa no lúmen do vaso
- Ocorrência de trombose no nível da placa ateromatosa com oclusão parcial ou total do vaso.

Em síntese, a placa ateromatosa é um depósito de substâncias lipídicas encravadas em uma área de fibrose da íntima, sempre circundada por neoformação vascular. Trata-se de uma lesão cuja localização é subintimal, com lesão do endotélio circunjacente (Figura 53.1).

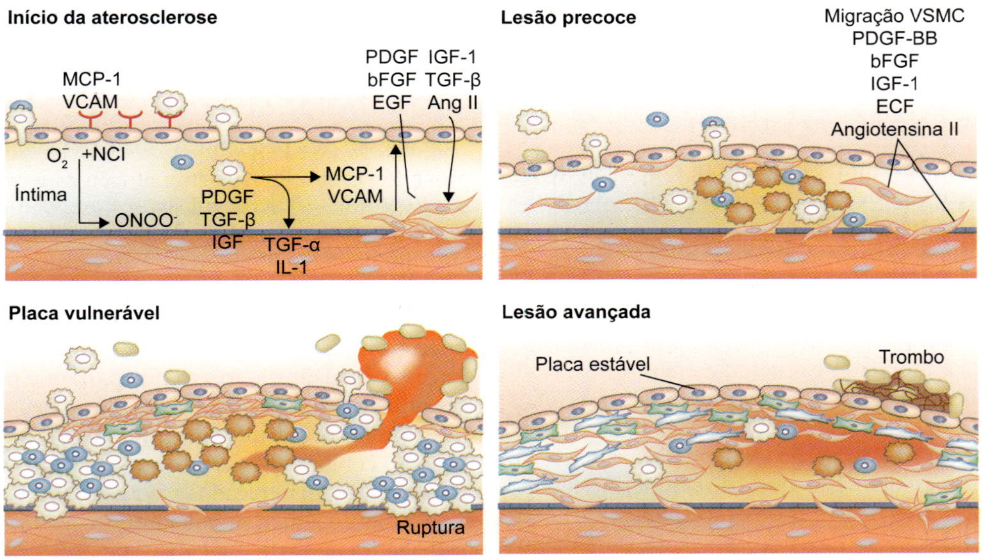

Figura 53.1 O entendimento da formação e da evolução da placa de ateroma auxilia na compreensão de sua importância clínica; além disso, possibilita traçar estratégias para mitigar as consequências e reduzir a incidência. A figura ilustra as fases evolutivas de uma placa aterosclerótica. Ang II: angiotensina II; B-FGF: fator de crescimento fibroblástico básico; ECF: fluido extracelular; EGF: fator de crescimento epidérmico; IGF: fator de crescimento semelhante à insulina; IL: interleucina; MCP: proteína quimioatraente de monócitos; PDGF: fator de crescimento derivado de plaquetas; PDGF-BB: isoforma BB do PDGF; TGF-β: fator de crescimento transformador beta; VCAM: molécula de adesão celular vascular; VSMC: células musculares lisas vasculares. (Fonte: Brito et al., 2020.)

É provável que haja quase sempre uma alteração concomitante da coagulabilidade sanguínea, seja diretamente relacionada com o distúrbio do metabolismo lipídico, principal responsável pela placa aterosclerótica, ou por outras causas, dentre as quais se destacam as alterações plaquetárias com aumento da adesividade e da capacidade de agregação destes elementos.

A isquemia constitui, portanto, o fenômeno fisiopatológico fundamental. Contudo, a manifestação isquêmica só ocorre em oclusões acima de 50% do lúmen do vaso.

Várias teorias têm sido propostas para explicar os mecanismos que determinam as lesões ateroscleróticas, sua maneira de progredir e os acontecimentos que levam às complicações.

Tudo leva a crer que cada teoria inclui uma parte da verdade, pois, à medida que os fatos se acumulam, torna-se evidente que a aterosclerose pode resultar de diferentes modificações que afetam a própria parede arterial, os componentes do sangue, os mecanismos hemodinâmicos intravasculares e os fenômenos metabólicos que se passam entre a íntima do vaso e a corrente sanguínea (teoria multifatorial). A importância de cada um destes fatores pode variar, ora predominando um, ora outro; no entanto, uma coisa é certa: somente há arterosclerose caso exista infiltração lipídica na camada íntima.

Pela teoria multifatorial, infere-se que a aterosclerose tem vários fatores de risco, sobre os quais é possível intervir para evitar as complicações isquêmicas.

Os principais fatores de risco são: dislipidemias, hipertensão arterial, diabetes, tabagismo, obesidade, sedentarismo, estresse e medicamentos anticoncepcionais. Quando somados, esses fatores aumentam fortemente o risco de formação de placas de ateroma.

No lipidograma, as indicações de aterosclerose são hipercolesterolemia com predomínio das lipoproteínas de baixa densidade (LDL); na radiografia do tórax, presença de calcificação do botão aórtico; na radiografia simples do abdome, calcificação da parede da aorta e das artérias ilíacas; na ecografia, o encontro de placas de ateroma e calcificação da parede das artérias, bem como a ocorrência de aneurismas; na dopplerimetria, estenose ou oclusões arteriais.

Contudo, as evidências mais diretas das lesões ateroscleróticas são obtidas nos exames de imagem, exteriorizadas pela irregularidade das paredes arteriais, estenoses e oclusões.

Mediosclerose de Mönckeberg

A mediosclerose, descrita por Mönckeberg em 1903, caracteriza-se pela ocorrência de fibrose e calcificação da túnica média das artérias de médio calibre (radiais, braquiais, temporais, poplíteas, uterinas).

A lesão inicial é um processo de fibrose com substituição das fibras musculares. Na fase tardia, aparecem calcificações que podem dar à artéria o aspecto de "traqueia de passarinho", ou seja, o vaso fica endurecido e apresenta anéis duros, facilmente perceptíveis à palpação, quando presentes em artérias acessíveis.

Na mediosclerose, não há lesão da camada íntima nem redução do lúmen vascular. Isto quer dizer que, neste tipo de arteriosclerose, nunca ocorre obstrução (parcial ou total) dos vasos acometidos, não havendo, portanto, fenômenos isquêmicos.

Equívoco comum é relacionar o achado de mediosclerose da artéria radial ou de qualquer outro vaso com a possível ocorrência de aterosclerose coronária ou de outro território. Não há qualquer nexo entre estas enfermidades.

Esclerose senil dos grandes vasos

A esclerose ou fibrose senil dos grandes vasos – aorta, tronco braquiocefálico, subclávias e carótidas – tem como substrato anatômico o aumento do tecido fibroso, que ocupa o lugar do tecido elástico progressivamente.

É um processo involutivo, próprio do envelhecimento, quase sempre mal interpretado e, com frequência, confundido com aterosclerose.

Pode ser reconhecida na radiografia simples do tórax, quando aparece uma aorta alongada, algo tortuosa e com botão aórtico saliente.

A perda da elasticidade dos grandes vasos leva ao aumento da pressão sistólica, sem modificação dos níveis diastólicos. Daí ser comum o encontro, em pessoas idosas, de níveis tensionais de 170/80, 180/90 ou 190/90 mmHg. A essa alteração, denomina-se "hipertensão sistólica isolada".

A esclerose senil resume-se ao aumento do tecido fibroso na camada média do vaso, sem alteração da íntima. Não há, portanto, oclusão do lúmen vascular nem o aparecimento de condições facilitadoras para a ocorrência de trombose.

Arteriolosclerose

A arteriolosclerose é uma enfermidade das arteríolas, caracterizada por alterações degenerativas e proliferativas que levam ao espessamento da parede do vaso com estreitamento do seu lúmen, que, por sua vez, determina isquemia do parênquima, o qual vai sofrendo degeneração e fibrose.

A ocorrência de um regime pressórico elevado determina hiperplasia da camada média e, a longo prazo, em decorrência da isquemia crônica das fibras musculares, ocorre degeneração celular com substituição fibrótica, a qual culmina com a transformação do vaso em um tubo rígido que funciona como se estivesse em permanente constrição.

A arteriolosclerose pode ser diagnosticada com facilidade pelo exame de fundo de olho (ver Parte 7, *Olhos*, Capítulo 17, *Exames Complementares*).

A consequência da arteriolosclerose é uma isquemia crônica, difusa e progressiva, que provoca fibrose intersticial do órgão acometido, cujos melhores exemplos são a nefrosclerose hipertensiva e a úlcera isquêmica da perna.

Microangiopatia diabética

É uma lesão dos pequenos vasos e dos capilares, diretamente relacionada com o diabetes.

O fenômeno inicial é a deposição de mucopolissacarídios na íntima dos vasos, o que determina edema da íntima, deslocamento do endotélio para fora de sua posição normal e separação da membrana elástica interna em duas camadas. Fibras musculares lisas destacam-se de sua estrutura e migram pelos espaços afrouxados da lâmina elástica interna até o centro do processo de hialinização, em que passam a proliferar; substâncias proteicas, lipídicas e hialinas são ali depositadas. À medida que o processo evolui, ocorrem fibrose e, na fase final, calcificação. O conjunto dessas alterações forma placas no nível das quais se formam agregados plaquetários e que podem resultar em oclusão do lúmen vascular e outras alterações (ver Retinopatia diabética na Parte 7, *Olhos*, Capítulo 18, *Doenças dos Olhos*).

TROMBOANGIITE OBLITERANTE

A tromboangiite obliterante, também conhecida por "doença de Buerger", é uma afecção inflamatória das pequenas e médias artérias das extremidades acompanhada de comprometimento das veias superficiais e profundas.

A inflamação das veias (flebite) pode preceder a das artérias, tendo, frequentemente, caráter migratório nos membros de maneira irregular e em períodos diferentes da evolução da doença.

Na flebite superficial, a veia fica muito dolorosa, endurecida, com hiperemia em seu trajeto. Quando o comprometimento de uma veia está regredindo, surge flebite em outro local, podendo-se observar, em um mesmo paciente, flebite em várias fases evolutivas. A flebite, por sua vez, acompanha-se, frequentemente, de trombose venosa.

O processo inflamatório acomete todas as camadas da artéria, além de englobar as veias e o nervo satélite, formando um bloco fibroso. O acometimento do nervo tem grande importância na sintomatologia dolorosa.

As lesões endoteliais provocam a adesão das plaquetas, dando início à formação de trombos que, progressivamente, ocluem o lúmen arterial. A obstrução dos troncos arteriais ocorre de modo gradativo, o que possibilita o desenvolvimento de circulação colateral.

A tromboangiite ocorre mais em pessoas jovens, predominando no sexo masculino, na proporção de 9:1. Tem estreita relação com o tabagismo.

Na fase inicial da doença – de flebites –, o paciente apresenta febrícula, dor no trajeto da veia comprometida, edema no membro afetado e episódios de fenômeno de Raynaud.

Na fase de comprometimento arterial, pode surgir claudicação intermitente com dor nas panturrilhas e/ou nos pés. Nas fases mais avançadas, quando há pré-gangrena ou gangrena, surge dor intensa nos pododáctilos ou nos pés, mesmo em repouso. Nesta fase, o paciente tem o sono prejudicado pela dor; os membros apresentam-se frios, edemaciados, com eritrocianose, hiperidrose e lesões ulceradas ou necróticas nos pododáctilos.

O paciente costuma deixar os pés pendentes na borda da cama, com o que obtém passageiro alívio da dor, mas o edema e a estase venosa provocados por esta posição agravam a isquemia com aumento da dor, que passa a ser contínua, não cedendo com analgésicos comuns.

O diagnóstico é feito pela anamnese e pelo exame físico. Na fase aguda, a hemossedimentação pode estar elevada, mas o hemograma não costuma apresentar alteração.

A arteriografia mostra imagens características. Contudo, o diagnóstico de certeza é dado pela biopsia do feixe vasculonervoso comprometido.

ARTERITES

As arterites constituem um grupo heterogêneo de enfermidades com diferentes etiologias, incluindo aortite sifilítica, tromboangiite, arterite temporal, arterite primária da aorta, ou arterite de Takayasu, poliarterite nodosa, endoarterites bacterianas que assestam em defeitos vasculares congênitos (canal arterial persistente e coarctação da aorta), arterites que acompanham infecções bacterianas, destacando-se tuberculose, infecção por riquétsias ou fungos (blastomicose).

As manifestações clínicas variam em função de localização, extensão e complicações das lesões vasculares.

A aortite sifilítica ou luética, causada pelo *Treponema pallidum*, ocorre no período terciário da lues, 10 a 20 anos após a lesão primária. O processo inflamatório compromete as três camadas da artéria, predominando na média.

A aortite luética localiza-se, em geral, na porção ascendente da aorta, com frequente comprometimento das válvulas aórticas, que se tornam insuficientes, e dos óstios das coronárias, que podem ocluir-se.

O processo inflamatório enfraquece as paredes da aorta, propiciando a formação de aneurismas.

O diagnóstico é feito a partir do encontro de insuficiência aórtica ou de aneurisma da aorta ascendente. Levando-se em conta a idade do paciente, a localização do aneurisma e a ocorrência de outras alterações valvulares, é possível diferenciar o aneurisma aterosclerótico do aneurisma sifilítico.

O diagnóstico anatômico é comprovado pelos exames de imagem, enquanto o da sífilis, propriamente dita, é firmado pelas reações sorológicas.

A arterite temporal, cuja etiopatogenia a aproxima das doenças do colágeno, caracteriza-se por cefaleia, distúrbios visuais – às vezes, com perda da visão, uni ou bilateral – e manifestações articulares, musculares e psíquicas.

A artéria torna-se dolorosa e hiperpulsátil, podendo acompanhar-se de manifestações inflamatórias ao longo de seu trajeto. O diagnóstico é feito pela biopsia da artéria temporal.

> **Vasculites e angiites**
>
> Os termos "vasculite" e "angiite" designam o comprometimento de pequenas artérias, arteríolas e capilares arteriais, seja por ação direta de microrganismos (vasculites infecciosas), seja por hipersensibilidade (vasculites alérgicas).
>
> As principais afecções que se acompanham de vasculites são: poliarterite nodosa, doença de Kawasaki, colagenoses, granulomatose de Wegener, granulomatose de Chürg-Strauss, arterite temporal, arterite de Takayasu.

Arterite de Takayasu

A arterite de Takayasu é uma arterite que acomete a aorta e seus ramos, podendo se manifestar também nas coronárias e nas artérias pulmonares; ocorre mais em mulheres (6 a 8 vezes), principalmente abaixo dos 40 anos. Pode acometer crianças e adolescentes, mas é mais prevalente dos 20 aos 40 anos.

A etiologia é desconhecida, apesar de se admitir a possibilidade de ser uma doença imunológica.

A arterite de Takayasu pode apresentar três fases: aguda, subaguda e crônica. Na fase aguda, os sintomas são: febre, cefaleia, perda de peso, mialgia e artralgia. Na fase subaguda, ocorre inflamação nas artérias, o que provoca dor no trajeto do vaso comprometido, muitas vezes a carótida. Na fase crônica, ocorrem fibrose da artéria e degeneração aneurismática. A fibrose pode ser tão acentuada a ponto de provocar estenose e mesmo oclusão da artéria.

Os sinais e sintomas dependem da localização e do grau de comprometimento das lesões; assim, podem ocorrer: deficiência visual, tonturas, claudicação intermitente de membros superiores, claudicação intermitente de membros inferiores, hipertensão arterial, insuficiência aórtica, insuficiência mitral, insuficiência cardíaca congestiva.

O diagnóstico é feito com base nos dados clínicos e nos exames complementares.

É importante a palpação dos pulsos e a medição da pressão arterial em ambos os membros superiores.

Os exames laboratoriais mostram elevação da velocidade de hemossedimentação (VHS) e da proteína C reativa (PCR);

o derivado proteico purificado (PPD) pode ser altamente positivo. As metaloproteinases MMP-3 e MMP-9 costumam estar elevadas na doença em atividade. A interleucina 6 (IL-6) também está elevada na doença ativa e serve para monitorar a evolução da atividade da doença.

O dúplex *scan* mostra comprometimento da parede e do lúmen arterial e identifica estenose, oclusão e aneurisma.

A angiotomografia e a angiorressonância mostram alteração da parede e do lúmen arterial mais detalhadamente que o dúplex *scan* na aorta torácica.

A angiografia digital com subtração de imagem permanece o padrão-ouro para a avaliação das lesões da arterite de Takayasu, apesar de estudar apenas o lúmen dos vasos. O exame mostra estenose, oclusões, aneurisma, formação de circulação colateral, entre outras.

ANEURISMAS

Aneurisma é definido como uma dilatação focal das paredes onde o diâmetro ultrapassa 50% ao esperado para aquela artéria. Dilatação menor que 50% deve ser chamada "ectasia" (Figura 53.2).

No aneurisma verdadeiro observam-se lesões nas três camadas da artéria. Quando não há o comprometimento das três camadas, denomina-se "aneurisma falso" ou "pseudoaneurisma", e tem relação com traumatismos da parede onde há saída e retorno do fluxo sanguíneo para o lúmen da artéria, ou seja, um "hematoma pulsátil".

Os aneurismas podem ter aspecto fusiforme, quando há dilatação circunferencial das paredes, ou sacular, quando não há o comprometimento circunferencial da artéria (Figura 53.3).

Podem ser congênitos ou adquiridos. Os aneurismas congênitos comprometem mais frequentemente a carótida interna intracraniana, o polígono de Willis e as artérias cerebrais. Manifestam-se por hemorragias subaracnoides, precedidas

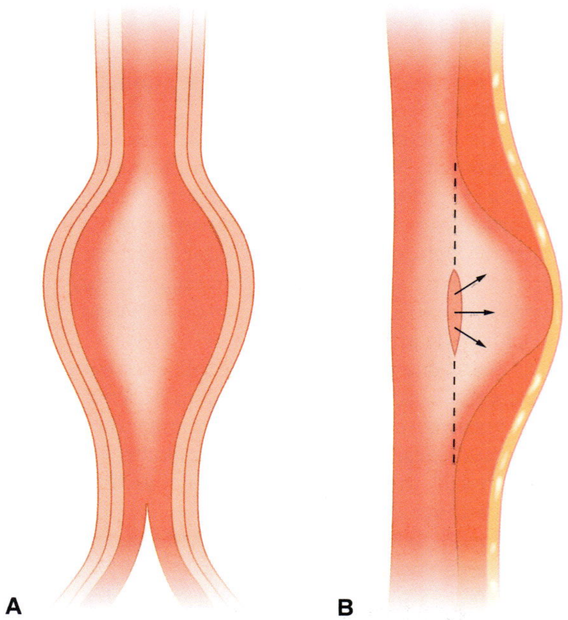

Figura 53.2 A. Aneurisma verdadeiro com dilatação de todas as camadas. B. Aneurisma falso, pois não há envolvimento de todas as camadas do vaso. (Fonte: Brito et al., 2020.)

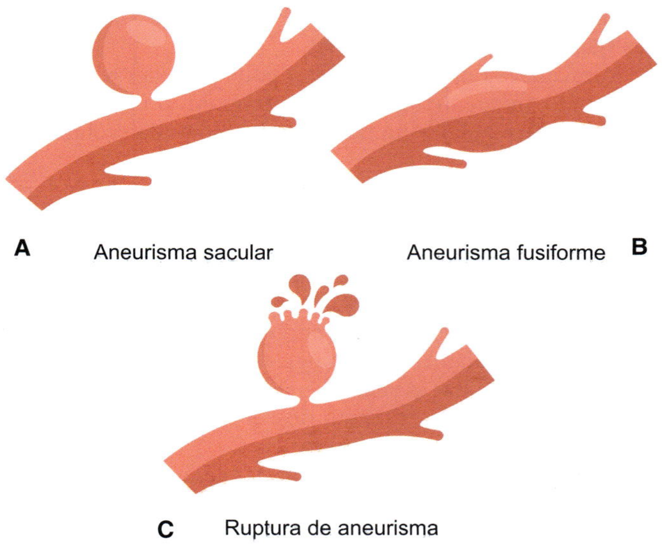

Figura 53.3 Os aneurismas podem ser classificados quanto à forma. A. Sacular: decorre de uma dilatação focal, não sendo, portanto, um acometimento circunferencial da parede da artéria. B. Fusiforme: nesse caso, há acometimento circunferencial da parede do vaso (C).

de cefaleia intensa, de início inesperado, hemiplegia, coma ou morte súbita (ver Parte 18, *Sistema Nervoso*, Capítulo 174, *Doenças do Sistema Nervoso*).

Os aneurismas adquiridos mais comuns são de etiopatogenia multifatorial. Acometem pessoas idosas e estão relacionados a fatores de risco como tabagismo e sexo (4 a 6 vezes mais comuns em homens que mulheres).

O diabetes é considerado fator de risco para o desenvolvimento de aneurismas.

As localizações principais destes aneurismas são na aorta abdominal, aorta torácica e artéria poplítea.

Outra causa de aneurisma adquirido é infecciosa, denominado "aneurisma micótico". É provocado por infecção da parede arterial e está relacionado com endocardite infecciosa, e não com fungos.

Sua localização preferencial é nas artérias periféricas. Tem aparecimento e evolução rápida, e podem se apresentar com múltiplas dilatações em diferentes localidades. Podem ser classificados em quatro tipos (Quadro 53.3). São acompanhados de intenso processo inflamatório com dor, calor e rubor na pele circunjacente, podendo até ser confundido com abscesso. Não é rara sua ruptura espontânea.

Os aneurismas sifilíticos localizam-se mais frequentemente na aorta ascendente e na crossa e incidem em pessoas mais jovens. Os aneurismas por arterites localizam-se quase sempre nas artérias periféricas e viscerais.

Aneurismas podem ser originados por falha na sutura com ruptura da parede arterial ou do enxerto. Os pós-estenóticos têm como causa compressões extrínsecas do vaso ou surgem em decorrência de placas de ateroma.

Em geral são assintomáticos, sendo descobertos incidentalmente.

Quando apresentam manifestações clínicas, em geral são sintomas decorrentes de suas complicações. Quando ocorrem no tórax podem apresentar compressão do nervo recorrente, surgindo rouquidão; compressão da traqueia ou dos brônquios, provocando dispneia e tosse; compressão do esôfago causando disfagia. A dor pode acompanhar qualquer destes sintomas, podendo localizar-se na região precordial, no

Quadro 53.3 Características dos aneurismas infecciosos.

	Arterite microbiana	Pseudoaneurisma infectado pós-trauma	Infecção de aneurisma preexistente	Aneurisma infectado (fonte cardiogênica)
Etiologia	Bacteriemia, propagação			
Idade	> 50 anos	< 30 anos	> 50 anos	30 a 50 anos
Incidência	Comum	Comum	Incomum	Raro
Localização mais comum	Aorta, ilíaca e defeitos na íntima	Femoral, carótida	Aorta infrarrenal	Aorta, visceral, intracraniano, periférico
Bactéria mais comum	*Salmonella*	*Staphylococcus aureus*, Polimicrobiana	*Staphylococcus*	Cocos gram-positivos

Adaptado de Wilson et al., 1978; Sidawy e Perler, 2023.

dorso ou no epigástrio. Tem intensidade variável, sendo muito intensa durante a expansão do aneurisma e nos casos de ruptura do saco aneurismático.

No abdome podem ser reconhecidos pela presença de massa pulsátil na parede abdominal.

Na fase de expansão, ou ao se romperem, provocam dor na região lombar ou no abdome. A dor localiza-se com mais frequência nas regiões epigástrica e periumbilical. Podem ocorrer hematêmese, melena, enterorragia franca ou choque quando a ruptura se dá para o interior de uma víscera oca.

Os aneurismas periféricos manifestam-se como um tumor pulsátil, que frequentemente determina fenômenos dolorosos e compressivos de estruturas circunvizinhas, tais como nervos, veias, músculos e linfáticos.

Os aneurismas poplíteos apresentam como principais complicações trombose ou embolia distal para os dedos, de fragmentos de trombos que se formam na parede, sendo responsáveis por quadro de isquemia aguda de toda a perna ou de algum pododáctilo (síndrome do artelho azul).

Os aneurismas da aorta abdominal e os periféricos são diagnosticados pela palpação (tumor pulsátil) e pela ausculta (ocorrência de sopro sistólico).

Confirma-se o diagnóstico pelo ecodoppler colorido arterial.

O exame considerado padrão-ouro é a angiotomografia, podendo ser também utilizadas a angiorressonância e a arteriografia.

A arteriografia pode provocar imagem normal quando as paredes do saco aneurismático estão preenchidas por coágulos.

SÍNDROME AÓRTICA AGUDA

A síndrome aórtica aguda compreende alterações da parede da aorta. Apresentam alto risco de ruptura que resulta em dissecção da aorta, úlcera penetrante e hematoma intramural.

Apesar de apresentarem fisiopatologia distinta, possuem como característica comum a ruptura da camada média com extravasamento de sangue entre as camadas que compõem a aorta. De acordo com sua evolução, com o rompimento da camada íntima pode ocorrer a delaminação das camadas, resultando em progressão para dissecção.

A dissecção da aorta era descrita erroneamente como "aneurisma dissecante". É mais comum do que o aneurisma de aorta.

De acordo com o período do início dos sintomas, é considerada aguda (primeiros 14 dias), subaguda (15º dia até 3 meses) e crônica (mais que 3 meses).

A classificação anatômica da disseção é dada pelo local de início e a extensão da delaminação das paredes. A classificação mais utilizada é a de Stanford (Figura 53.4), que divide a dissecção em dois tipos, de acordo com o comprometimento da aorta ascendente ou não:

- Tipo A: envolve aorta ascendente (tipos I e II de DeBakey)

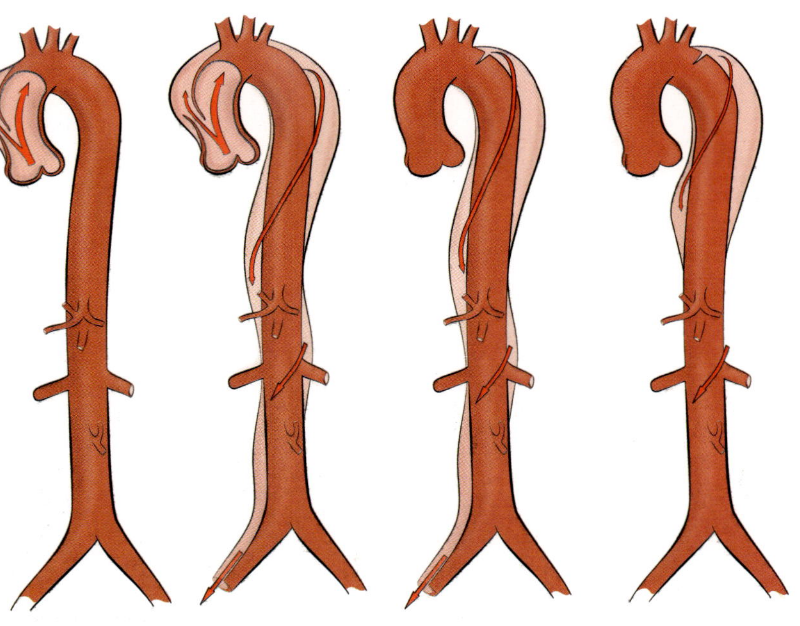

Figura 53.4 Classificações quanto ao local de dissecção da parede aórtica.

- Tipo B: não envolve aorta ascendente (tipo III de DeBakey). Apresenta manifestação clínica similar ao infarto, como dor precordial, com irradiação para dorso, e às vezes para abdome e/ou região lombar. A pressão arterial, em geral, está bastante elevada.

Pode apresentar como complicação aguda a ruptura da artéria ou oclusão de algum ramo (compressão do lúmen verdadeiro pelo lúmen falso), evento de alta gravidade que exige diagnóstico definitivo de urgência.

Os exames utilizados são angiotomografia, angiorressonância, ecocardiograma transesofágico ou arteriografia, quando se pretende realizar tratamento endovascular.

FÍSTULA ARTERIOVENOSA ADQUIRIDA

Fístula arteriovenosa adquirida é uma comunicação anormal entre uma artéria e uma veia, originada espontaneamente ou por um traumatismo que lesa as paredes de uma artéria e de uma veia adjacente.

As causas são: projétil de arma de fogo, ferimento por arma branca, estilhaço de vidro, fragmento ósseo, instrumento cirúrgico (lâmina de bisturi), meniscótomo, goiva e tesoura.

A comunicação arteriovenosa pode ser feita por um canal fistuloso, pseudoaneurisma ou no interior de um hematoma.

Nos casos de comunicação direta, as manifestações clínicas são tardias, e dependem de complicações, como isquemia periférica, insuficiência cardíaca e insuficiência venosa crônica.

Quando a comunicação arteriovenosa é feita por um hematoma ou pseudoaneurisma, a fístula manifesta-se como um tumor pulsátil, com ingurgitamento venoso proximal e distal e aumento da temperatura local.

Nas fístulas de longa duração, surgem sinais de insuficiência venosa com edema, hiperpigmentação, prurido e eczema. Em alguns casos, o membro sofre hipertrofia e pode ficar muito deformado pela ocorrência de volumosas varizes e linfedema secundário.

Se a fístula for grande e estiver próxima ao coração, haverá importante aumento do retorno venoso, ocasionando dilatação e hipertrofia cardíaca, taquicardia e hipertensão arterial com pressão diferencial aumentada.

No local de uma fístula arteriovenosa, encontram-se massa pulsátil, aumento da temperatura da pele circunjacente, frêmito contínuo com reforço sistólico, sopro contínuo com reforço sistólico (na ausculta). A compressão da fístula provoca diminuição da frequência cardíaca (sinal de Nicoladoni-Branham).

Ao exame físico, o encontro de um frêmito contínuo praticamente sela o diagnóstico de fístula arteriovenosa.

A confirmação diagnóstica e a localização exata da fístula são dadas pelo dúplex *scan* e pela arteriografia, na qual se vê contrastação precoce da veia satélite proximal e distal à fístula.

MALFORMAÇÕES ARTERIOVENOSAS

As malformações arteriovenosas são “emaranhados” vasculares de origem congênita. Podem ocorrer em qualquer parte do corpo, assim como podem estar ou não associadas a síndromes vasculares (p. ex., síndrome de Parks-Weber). São comunicações anômalas diretas entre artérias e veias. O centro desta comunicação é denominado *nidus*.

Dependendo da sua localização, pode ou não causar sintomas. Geralmente o sintoma referido é dor, que pode variar de intensidade. Também podem apresentar sangramentos espontâneos. Dependendo da sua localização, como no cérebro, poderá causar convulsões, hemorragias maciças e óbito.

O diagnóstico pode ser realizado por angiotomografia, angiorressonância ou arteriografia.

BIBLIOGRAFIA

Abularrage CJ, Arora S. Takayasu's disease. In: Cronenwett J, Johnston KW. Rutherford's – vascular surgery. 7. ed. London: Saunders Elsevier, 2010. p. 1187-200.

Bonamigo TP, Ristow AV et al. Aneurismas. São Paulo: Di Livros, 2000.

Brito CJ, Murilo R, Loureiro E. Cirurgia vascular: cirurgia endovascular – Angiologia. 4. ed. Rio de Janeiro: Thieme Revinter, 2020.

Dake MD, Thompson M, Van Sambeek M et al. Dissect: a new mnemonic-based approach to the categorization of aortic dissection. Eur J Vasc Endovasc Surg. 2013;46(2):175-90.

Maffei FH et al. (ed.). Doenças vasculares periféricas. 5. ed. v. 1. Rio de Janeiro: Guanabara Koogan, 2016.

Porto CC, Porto AL. Clínica médica na prática diária. Rio de Janeiro: Guanabara Koogan, 2016.

Sidawy AN, Perler BA. Rutherford's Vascular Surgery and Endovascular Therapy. 10. ed. Philadelphia: Elsevier/Society for Vascular Surgery, 2023.

Wilson SE, Van Wagenen P, Passaro Jr. E. Arterial infection. Curr Probl Surg. 1978;15(9):1-89.

CAPÍTULO 54

Fundamentos de Anatomia e Fisiologia

Edvaldo de Paula e Silva, Fábio Lemos Campedelli, Yosio Nagato

O sistema venoso periférico é constituído de capilares venosos, vênulas e veias de pequeno, médio e grande calibres.

Os capilares venosos são continuação dos capilares arteriais, dos quais recebem o fluxo sanguíneo. Confluem para formar as vênulas (ver Seção 5, *Microcirculação*, Capítulo 62, *Fundamentos de Anatomia e Fisiologia*), as quais se juntam formando as veias, cujo calibre aumenta à medida que se aproximam das veias cavas.

As veias dos membros superiores e inferiores podem ser divididas em dois sistemas, de acordo com a posição acima ou abaixo da fáscia muscular: superficial e profundo. A comunicação entre esses dois sistemas ocorre por meio de veias perfurantes (ou seja, que ultrapassam a fáscia muscular) (Figura 54.1).

As veias ditas comunicantes interligam as veias de um mesmo sistema, seja superficial ou profundo.

As veias profundas dos membros são homônimas às artérias que acompanham.

Em geral, os membros superiores, acima dos cotovelos e os membros inferiores, acima do joelho, apresentam uma veia para cada artéria. Já abaixo do cotovelo e do joelho cada artéria é acompanhada por duas veias.

As veias são constituídas por endotélio ou íntima, uma fina camada média ou muscular e a adventícia (Figura 54.2).

São consideradas vasos de capacitância, por possuírem paredes bem mais finas que as artérias e alta elasticidade, capazes de funcionar como reservatório sanguíneo. Possuem valvas bicúspides com a finalidade de permitir que o sangue siga somente no sentido do coração e não reflua no sentido inverso.

Quanto mais distante do coração, menor o intervalo entre o número de valvas. Nos membros inferiores há mais valvas do que nos superiores (Figura 54.3).

As veias cavas (superior e inferior), os troncos venosos braquiocefálicos (direito e esquerdo), as veias cerebrais e as veias plantares são desprovidas de valvas em cerca de 60% da população.

VEIAS DOS MEMBROS INFERIORES

As veias superficiais compreendem a veia safena magna ou interna, a veia safena parva ou externa e as veias marginais medial e lateral do pé.

A veia safena magna ou interna começa no nível do maléolo medial, anteriormente a ele, como continuação da veia marginal medial do pé; sobe pela face anteromedial da perna até o nível do joelho, passando posteriormente aos côndilos da tíbia e do fêmur; continua pela face medial da coxa até o seu terço

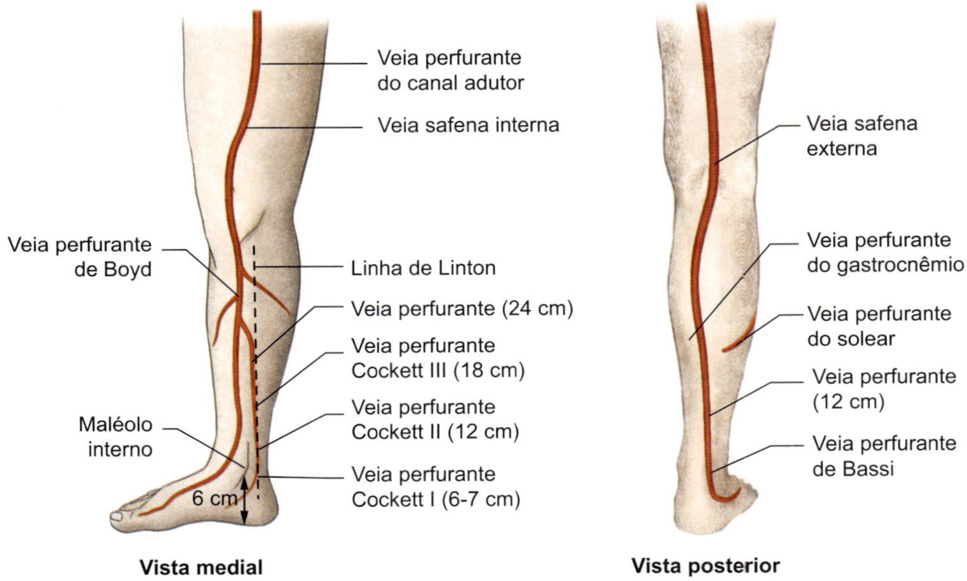

Figura 54.1 Representação esquemática das principais veias perfurantes da coxa e da perna. Os números em centímetros representam a distância entre a perfurante e a planta do pé.

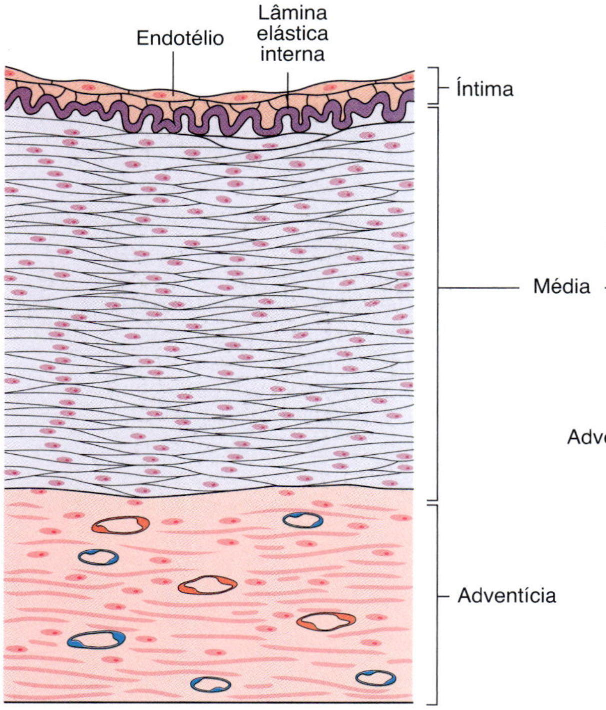

Figura 54.2 Comparação da estrutura de uma artéria e sua veia acompanhante.

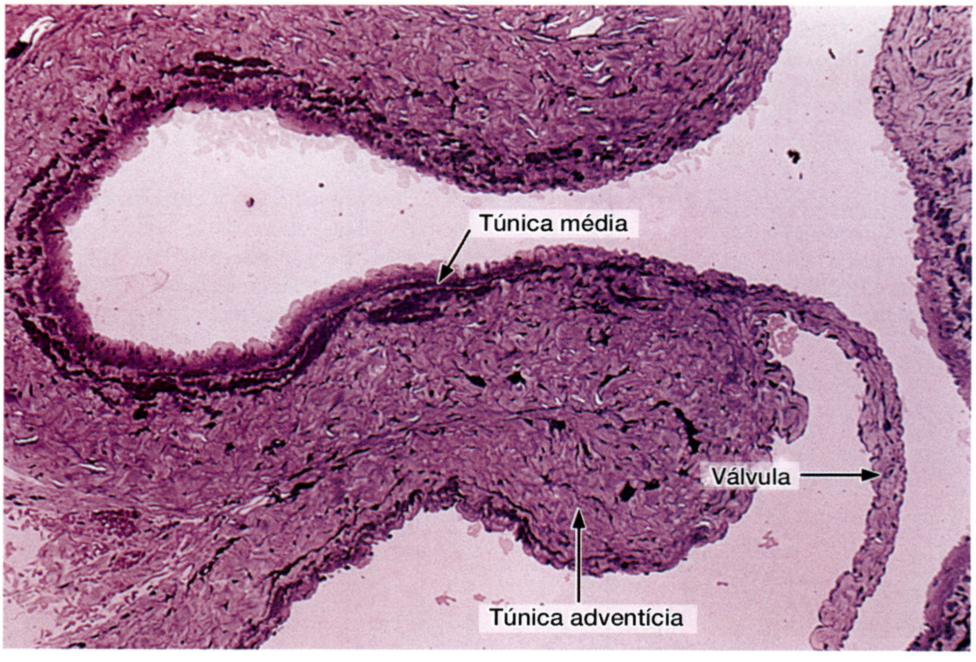

Figura 54.3 Corte transversal de uma veia mostrando uma valva.

proximal, quando se anterioriza; após cruzar a fossa oval e termina na veia femoral comum (Figura 54.4).

No nível da perna, recebe inúmeras tributárias, das quais as mais importantes são a colateral anterior e a colateral posterior da perna. No terço inferior da coxa, recebe a veia colateral do adutor. Próximo à sua crossa, recebe a safena acessória medial, a safena acessória lateral, a pudenda externa superficial, a epigástrica superficial e a circunflexa ilíaca superficial (tributárias habituais da crossa da safena magna).

A veia safena parva ou externa tem início no nível do maléolo externo, posteriormente a ele, como continuação da veia marginal lateral do pé. Sobe inicialmente e situa-se lateralmente ao tendão de Aquiles. A seguir, localiza-se na linha média da face posterior da perna, perfura a fáscia muscular, tornando-se subaponeurótica em seu terço proximal. Continua em ascensão até a região poplítea, na qual habitualmente desemboca na veia poplítea. No nível desta região, emite uma colateral que sobe pela face posteromedial da coxa, juntando-se à veia safena magna. Às vezes, esse ramo é mais calibroso que o ramo que desemboca na poplítea (veia de Giacomini).

A safena parva apresenta inúmeras anastomoses com a veia safena interna no nível da perna (veias comunicantes) (Figura 54.5).

FISIOLOGIA DO SISTEMA VENOSO

O sistema venoso, além de representar um importante reservatório, conduz o sangue de toda a periferia para o átrio direito. As veias apresentam grande capacidade de distensão. Esta propriedade é chamada "capacitância venosa", "distensibilidade total", "distensibilidade volumétrica" ou "complacência". As veias exibem qualidade plástica, contraindo ou relaxando sua parede de acordo com a quantidade de sangue armazenada.

A capacitância das veias é 24 vezes maior que a das artérias. Entretanto, o volume de sangue nas veias é, no máximo, 3/4 da volemia total. Tal fato é possível porque o sangue nas artérias está sob maior pressão que no sistema venoso.

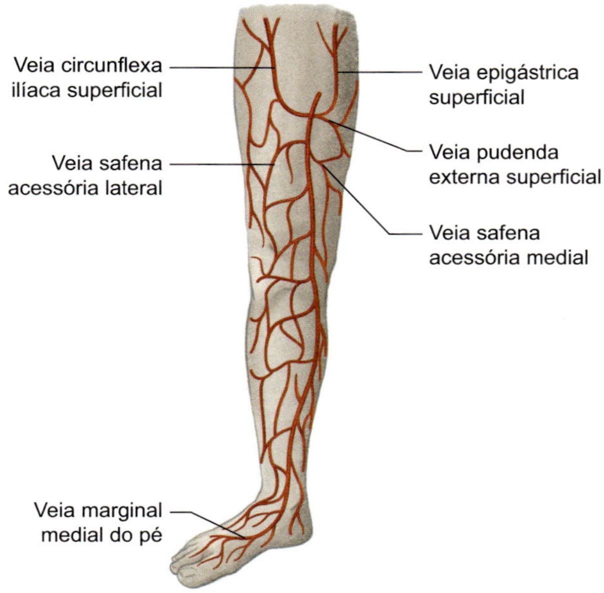

Figura 54.4 Veia safena magna ou interna.

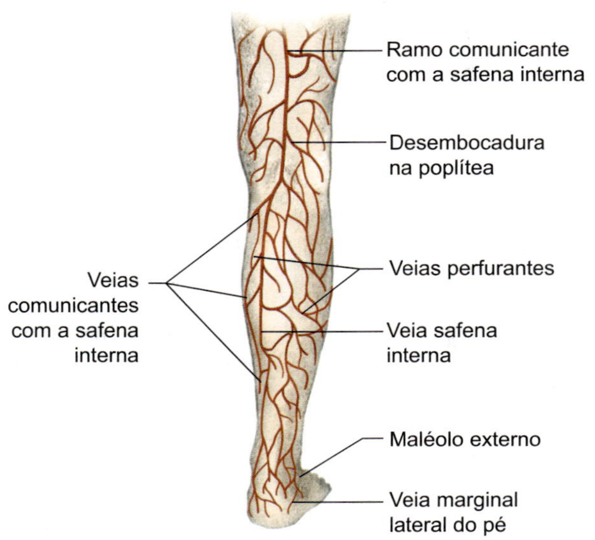

Figura 54.5 Veia safena parva ou externa com as perfurantes e as comunicantes com a safena interna.

Retorno venoso é o fluxo sanguíneo que chega ao coração direito proveniente da circulação periférica. O retorno venoso e o débito cardíaco são funções interdependentes, e qualquer alteração em uma afeta a outra.

O fluxo venoso alcança o átrio direito em virtude de vários fatores: *vis a tergo*, *vis a fronte*, valvas venosas, batimentos arteriais, volemia, gradiente de pressão venosa periférica e central.

Vis a tergo é a pressão residual da sístole ventricular esquerda transmitida aos capilares venosos e vênulas por meio dos capilares arteriais. Esta pressão é de aproximadamente 15 mmHg. *Vis a fronte* é a pressão negativa, de aspiração, promovida sobre as veias centrais pelo movimento respiratório (expiração) e alterações pressóricas do lado direito do coração, somadas à pressão positiva intra-abdominal. A pressão no átrio direito ou venosa central é em torno de 0 mmHg. Sua regulação é feita pelo retorno venoso e a capacidade de bombeamento do ventrículo direito.

Falência do ventrículo esquerdo, hipertensão pulmonar e falência do ventrículo direito provocam aumento da pressão no átrio direito, podendo chegar a 30 mmHg.

Quando há diminuição do retorno venoso, como ocorre nas grandes hemorragias, a pressão pode se tornar negativa.

Quando aumenta a pressão do átrio direito, como ocorre na embolia pulmonar maciça, dificulta o retorno venoso e aparece estase venosa, fenômeno hemodinâmico evidenciado no ingurgitamento jugular.

Quando a pressão atrial é negativa, o retorno venoso é favorecido, pois a câmara funciona como uma bomba aspirativa. O mecanismo de sucção cardíaca deve-se ao rebaixamento do septo atrioventricular que ocorre na sístole, aumenta o volume do átrio que, então, aspira o sangue das veias cavas.

Durante a diástole o enchimento rápido do ventrículo também cria condições que favorecem a aspiração do sangue.

A pressão intratorácica normalmente é negativa. Durante a inspiração observa-se aumento da negatividade, constituindo importante fator na aspiração do sangue periférico. Além disso, a inspiração, ao abaixar o diafragma, aumenta a pressão intra-abdominal, fazendo compressão das veias viscerais e da veia cava inferior, que impulsiona o sangue para o átrio. Na expiração, o diafragma se eleva, diminuindo a pressão intra-abdominal, fazendo com que o sangue das extremidades seja aspirado para veia cava inferior.

Sendo a pressão no nível das vênulas em torno de 15 mmHg e no átrio direito próximo de 0 mmHg, este gradiente de pressão entre as veias periféricas e o átrio direito constitui um dos principais mecanismos do retorno venoso.

Na posição de pé, a pressão nas veias periféricas sofre a influência da força da gravidade, que aumenta quanto maior for sua distância do coração.

A pressão no nível do pé pode chegar a 90 mmHg; ao contrário, nos seios intracranianos, a pressão pode ser negativa em virtude da ausência de colabamento das paredes venosas.

Nas veias do pescoço, a pressão permanece em torno de 0 mmHg, pelo fato de o efeito aspirativo do átrio direito ser contrabalançado pela ação da pressão atmosférica.

A volemia é um fator preponderante na manutenção da pressão venosa periférica. Hipovolemia de qualquer natureza provoca queda da pressão venosa periférica e, consequentemente, diminuição do retorno venoso. Nos casos de hipervolemia, ocorre o inverso.

As ondas dos pulsos arteriais provocam compressão das veias satélites, as quais, por meio das valvas, orientam o fluxo sanguíneo centripetamente.

A contração da musculatura comprime as veias intra e intermusculares, aumentando a pressão venosa que, pela disposição das valvas venosas, propele o sangue em direção ao átrio direito. Cessando a contração da musculatura, as veias são descomprimidas, com tendência a voltar ao seu calibre normal. Neste momento, a pressão no seu interior diminui, provocando aspiração do sangue dos segmentos mais distais e das veias superficiais. A repetição intermitente desse mecanismo é o principal fator do retorno venoso periférico dos membros inferiores.

Outro mecanismo importante do retorno venoso é a compressão do coxim plantar durante a marcha, que expulsa o sangue do seu interior para as veias da perna.

BIBLIOGRAFIA

Guyton AC. Unidade IV – a circulação. In: Hall JE. Tratado de fisiologia médica. 13. ed. Rio de Janeiro: Guanabara Koogan, 2017.

Maffei FH et al. Diagnóstico clínico das doenças venosas periféricas. In: Maffei FH (ed.). Doenças vasculares periféricas. 5. ed. v. 1. Rio de Janeiro: Guanabara Koogan, 2016.

Netter FH. Sistema cardiovascular. In: Bernard SP. Netter's Atlas of Surgical Anatomy for CPT Coding. Pennsylvania: AMA, 2015.

Sidawy AN, Perler. PA. Rutherford's Vascular Surgery and Endovascular Therapy. 10 ed. Philadelphia: Elsevier/Society for Vascular Surgery, 2023.

CAPÍTULO 55

Exame Clínico

Carlos Eduardo Amorelli, Fabio Augusto Cypreste Oliveira, Fábio Lemos Campedelli

ANAMNESE

Na avaliação para o diagnóstico das doenças venosas, além dos sinais e sintomas – conforme será discutido a seguir –, é importante avaliar inicialmente antecedentes familiares, em razão da forte influência hereditária no desenvolvimento tanto de varizes primárias quanto de tromboses venosas, relacionadas às trombofilias. Antecedentes pessoais, incluindo gestações, cirurgias prévias, traumatismos, longo período acamado, imobilização prolongada, desidratação, antecedentes de neoplasia, uso de anticoncepcionais hormonais.

A gestação apresenta-se como importante fator, tanto para trombose venosa como para desenvolvimento de varizes, devido à intensa atividade hormonal e ao efeito compressivo do útero sobre as veias pélvicas.

Cirurgias de longa duração, associadas a período prolongado no leito no pós-operatório, são importantes fatores para o desenvolvimento de trombose venosa.

Desidratação, traumatismos e neoplasias também estão relacionados à trombose venosa.

Dores pélvicas crônicas e dispareunia (dor no ato sexual) podem estar relacionadas a varizes pélvicas.

Trabalhos que exigem longos períodos em pé ou sentado favorecem o surgimento de varizes e suas complicações (edema, prurido, insuficiência venosa).

SINAIS E SINTOMAS

Os principais sintomas e sinais das doenças venosas são: dor, cansaço excessivo dos membros inferiores, bem como alterações tróficas (hiperpigmentação, eczema), dermolipoesclerose, úlceras, hemorragias, hiperidrose e celulite.

DOR. É a principal queixa dos pacientes com varizes dos membros inferiores, sendo relatada de diferentes maneiras: peso nas pernas, queimação, ardência, câibras, formigamento, fincada, pontada ou ferroada.

A dor súbita, associada a edema com empastamento muscular e cianose, deve levantar a suspeita de trombose venosa profunda.

Dor no trajeto da veia varicosa é outro sintoma muito comum, causado por distensão da parede da veia.

Nas microvarizes, a dor costuma ser relatada como queimação ou ardência local.

As varizes de médio e grande calibres geralmente provocam sensação de peso, cansaço, formigamento e/ou queimação nos pés. Porém, não existe relação direta da quantidade de varizes para determinada quantidade de sintomas.

Permanecer em pé ou sentado por longo tempo tende a agravar as dores.

Nas mulheres, a dor costuma piorar nos períodos pré, peri e pós-menstrual.

A dor da insuficiência venosa torna-se mais intensa no período vespertino, ao final da jornada de trabalho, ou após caminhadas e longos períodos na posição ortostática. A melhora ocorre em decúbito e/ou com elevação das pernas.

Na insuficiência venosa grave, a dor pode ocorrer logo pela manhã.

> **Dor na doença arterial e na insuficiência venosa**
>
> Ao contrário do que ocorre com a doença arterial, a dor da insuficiência venosa melhora com a deambulação, tornando-se, contudo, mais intensa com a interrupção da marcha.
>
> Além disso, diferentemente da dor isquêmica, a dor da insuficiência venosa melhora com a elevação dos membros.
>
> O simples repouso no leito, mais ainda com as pernas elevadas, alivia a dor da insuficiência venosa (ver Parte 10, *Sistema Cardiovascular*, Seção 2, *Artérias*, Capítulo 53, *Doenças das Artérias*).

ALTERAÇÕES TRÓFICAS. As principais alterações tróficas são edema, celulite, hiperpigmentação, eczema, úlceras e lipodermatoesclerose.

Edema. O edema da insuficiência venosa crônica costuma surgir no período vespertino e desaparece com o repouso, sendo mais intenso em pessoas que permanecem muito tempo sentadas com os pés pendentes. Tal fato torna-se bem evidente ao final de viagens longas.

O edema é mole e depressível, localizando-se de preferência nas regiões perimaleolares, mas pode alcançar o terço proximal das pernas na insuficiência venosa grave.

Na síndrome pós-trombótica, quando o edema se torna permanente, há aumento global do volume do pé, da perna e até da coxa, sem que aparentem estar edemaciados.

O edema da insuficiência venosa crônica característico é assimétrico, naquele em que o retorno do sangue estiver mais prejudicado, diferentemente do edema da insuficiência cardíaca, da disproteinemia, das nefropatias e do uso de bloqueadores de canal de cálcio, como o anlodipino, que costuma ser simétrico em ambas as pernas.

Quando o edema não regride com o repouso, é necessário procurar outra causa, além de insuficiência venosa.

O principal mecanismo na formação do edema da insuficiência venosa é o aumento da pressão no interior das veias, que vai refletir-se nas vênulas e capilares venosos, fato que ocasiona a saída de líquido para o espaço intersticial.

Celulite. À medida que o edema se torna crônico, acumulam-se substâncias proteicas no interstício do tecido celular subcutâneo. A presença dessas substâncias desencadeia reações inflamatórias da pele e do tecido subcutâneo. A pele adquire coloração castanho-avermelhada com aumento da temperatura e dor na região correspondente. Tal quadro é denominado "celulite", que pode ser subaguda ou crônica.

Hiperpigmentação. Na hipertensão venosa, ao longo da evolução da doença, podem surgir manchas de coloração acastanhada na pele, esparsas ou confluentes, situadas do terço inferior do membro acometido, denominadas "dermatite ocre". Essa condição é indicativa de estágio avançado da doença.

A hiperpigmentação é decorrente do depósito de hemossiderina, substância rica em ferro, depositada na camada basal da derme, proveniente das hemácias que migraram para o interstício e foram fagocitadas pelos macrófagos.

Eczema ou dermatite de estase. O eczema varicoso ou dermatite de estase pode apresentar-se de maneira aguda ou crônica.

Nos casos crônicos, ocorrem reagudizações periódicas com frequência.

O tipo agudo é caracterizado por pequenas vesículas que secretam um líquido seroso, que pode ser abundante. Em geral, acompanha-se de prurido intenso.

O tipo crônico aparece no terço distal da perna ou no dorso do pé.

Em certos pacientes, as áreas de eczema são hipersensíveis a um grande número de substâncias, as quais não afetam a pele sadia.

Eczema que aparece nas pernas de pacientes com varizes, mesmo de grau leve, deve ser atribuído à insuficiência venosa crônica, até prova em contrário.

O prurido é mais intenso nos períodos vespertino e noturno, admitindo-se que sua causa seja a liberação de histamina das células destruídas pela anoxia, secundária à insuficiência venosa.

Úlcera. Trata-se de uma complicação da insuficiência venosa crônica grave, em razão de varizes ou trombose venosa profunda (síndrome pós-trombótica).

Pode surgir em consequência de mínimos traumatismos, como o ato de coçar em áreas correspondentes à tromboflebite superficial ou nos locais de ruptura de varizes.

A localização principal é na região perimaleolar interna, em virtude da proximidade das perfurantes de Cockett, as que mais frequentemente se tornam insuficientes. Mas, pode surgir em outros locais e, em casos avançados, circunda toda a circunferência do terço inferior da perna.

A estase venosa provoca hipertensão venosa, sobrecarregando vênulas e capilares e levando à necrose cutânea e à exposição do tecido subcutâneo.

A úlcera tende a ser rasa, não expondo musculatura nem ossos; tem bordas nítidas, apresentando, em geral, uma secreção serosa ou seropurulenta, fundo avermelhado e pouco dolorosa. A dor é mais intensa quando a perna está pendente, melhorando com sua elevação, exatamente o contrário do que ocorre com a úlcera isquêmica. Quando a dor é persistente, deve-se levar em consideração uma infecção secundária.

Em geral, as úlceras situadas acima do terço médio da perna têm outra etiologia que não a insuficiência venosa crônica.

Lipodermatoesclerose. Nos pacientes com insuficiência venosa crônica, repetidos episódios de celulite, ou mesmo ulcerações cicatrizadas, determinam atrofia (esclerose), da pele e tecido subcutâneo, com diminuição da espessura da perna.

A atrofia tecidual local pode levar a anquilose da articulação tibiotársica, prejudicando ainda mais o retorno venoso, devido à interferência na bomba venosa.

Hemorragias. As varizes, principalmente as dérmicas, podem romper, espontaneamente ou após trauma, causando hemorragias.

EXAME FÍSICO

O exame físico das veias deve ser realizado com o paciente inicialmente na posição de pé e, a seguir, deitado, sempre usando o mínimo de roupa. Compreende a inspeção, a palpação, a ausculta e algumas manobras especiais.

INSPEÇÃO. Para se ter uma visão de conjunto, a inspeção é feita inicialmente com o paciente de pé, ficando o médico postado a uma distância de cerca de 2 metros. Examina-se o paciente de frente, de perfil (direito e esquerdo) e de costas. Para isso, ele vai girando em torno de si.

A inspeção panorâmica possibilita detectar deformidades da bacia e do tronco e assimetria dos membros, caracterizada por diferenças de comprimento e de volume. Assim, é possível observar com mais facilidade a presença de varizes e sua distribuição dos pés às coxas, além de circulação colateral na raiz da coxa, região pubiana, a parede abdominal e torácica.

A extensão das manchas, do eczema e da úlcera pode ser avaliada nesta inspeção panorâmica.

A seguir, é feita a inspeção próxima ao paciente, observando-se os detalhes das lesões. De perto, veem-se melhor os eritemas, a cianose, as púrpuras, as petéquias e as telangiectasias.

PALPAÇÃO. À palpação, o médico pesquisa alteração da temperatura, umidade e sensibilidade da pele e do tecido subcutâneo, as características do edema e estado da parede venosa, que pode ter consistência elástica, normal, ou estar espessada e endurecida.

A ocorrência de uma trombose recente no interior das varizes provoca intensa dor à palpação.

Procura-se localizar as perfurantes, os frêmitos espontâneos, como os das fístulas arteriovenosas, ou provocados, como ocorre na insuficiência da crossa da safena magna à manobra de Valsalva, ou da tosse. É necessário pesquisar massas neoplásicas no trajeto dos grandes troncos venosos que provocam compressão extrínseca.

É indispensável a palpação dos pulsos periféricos dos pacientes com varizes, pois ausência de pulsos pode contraindicar eventual cirurgia (ver Parte 10, *Sistema Cardiovascular*, Seção 2, *Artérias*, Capítulo 51, *Exame Clínico*).

A identificação de veias perfurantes insuficientes é de grande importância no pré-operatório de cirurgia de varizes. O dado que torna possível reconhecê-las é o alargamento do orifício da aponeurose pela qual elas passam. Para isso, faz-se a palpação com a polpa do dedo indicador ou polegar nas regiões em que é mais provável a ocorrência de perfurantes insuficientes, ou seja, na face medial da perna em seu terço distal, na face medial da perna em seu terço proximal, na face medial da coxa em seu terço distal, na face posterior da perna junto à cabeça medial do músculo gêmeo e na face lateral da perna no septo que separa os músculos anterolaterais dos posteriores. Comprime-se a área provável e, com pequenos movimentos circulares ou longitudinais, consegue-se delimitar uma depressão de bordas nítidas, provavelmente por onde passa a perfurante insuficiente.

AUSCULTA. A ausculta dos segmentos venosos tem por finalidade detectar sopros espontâneos que podem aparecer nas fístulas arteriovenosas, ou sopros provocados, como ocorre na grande insuficiência da crossa da safena interna.

MANOBRAS ESPECIAIS

Existem inúmeras manobras para avaliação diagnóstica da insuficiência venosa crônica e avaliação de alterações valvares das veias superficiais, perfurantes e profundas.

Atualmente, em consequência da utilização na rotina do ecodoppler colorido, essas manobras caíram em desuso. No entanto, para avaliação diagnóstica da trombose venosa profunda continuam úteis a manobra de Homans, a manobra de Olow e a manobra de Denecke-Payr.

MANOBRA DE HOMANS. Consiste na dorsiflexão forçada do pé. Se esta manobra provocar dor intensa na panturrilha, é considerada positiva, reforçando a possibilidade de trombose venosa.

MANOBRA DE OLOW. Consiste na compressão da musculatura da panturrilha contra o plano ósseo. Se surgir dor intensa, a manobra é positiva, também levantando a suspeita de trombose venosa profunda. Uma variante desta manobra consiste na compressão da musculatura da panturrilha com a mão em garra.

MANOBRA DE DENECKE-PAYR. Consiste na compressão, com o polegar, da planta do pé contra o plano ósseo. Se provocar dor intensa, indica a possibilidade de trombose nas veias profundas do pé.

BIBLIOGRAFIA

Guyton AC. Unidade IV – a circulação. In: Hall JE. Tratado de fisiologia médica. 13. ed. Rio de Janeiro: Guanabara Koogan, 2017.

Maffei FH et al. Diagnóstico clínico das doenças venosas periféricas. In: Maffei FH (ed.). Doenças vasculares periféricas. 5. ed. v. 1. Rio de Janeiro: Guanabara Koogan, 2016.

Sidawy AN, Perler BA. Rutherford's Vascular Surgery and Endovascular Therapy. 10. ed. Philadelphia: Elsevier/Society for Vascular Surgery, 2023.

CAPÍTULO 56

Exames Complementares

Carlos Eduardo Amorelli, Fabio Augusto Cypreste Oliveira, Fábio Lemos Campedelli

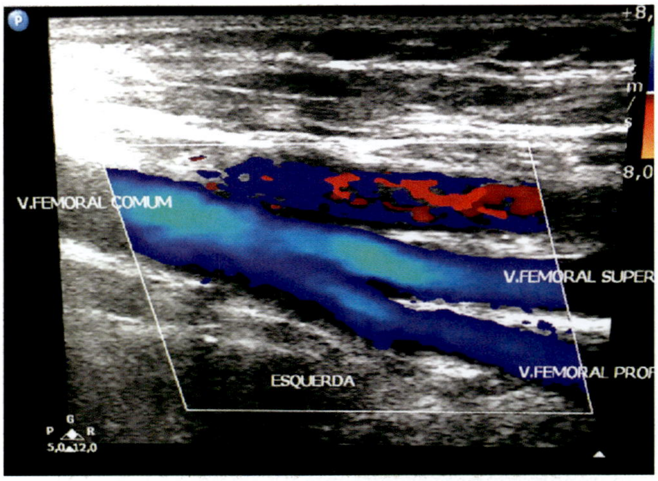

Figura 56.1 Ecodoppler colorido normal.

INTRODUÇÃO

É possível dividir os exames complementares em: não invasivos (Doppler de ondas contínuas, ecodoppler colorido, fleboscopia e visualizador de veias, pletismografia e fotopletismografia) e invasivos (angiotomografia venosa, angiorressonância, arteriografia pulmonar e flebografia).

DOPPLER DE ONDAS CONTÍNUAS

Com o Doppler de ondas contínuas, é possível avaliar o sistema venoso por meio da emissão de feixe único de ultrassom, utilizando o efeito Doppler.

É possível avaliar a presença do fluxo com variação respiratória, oclusão, competência valvular, presença de refluxo e de fístulas arteriovenosas.

As veias cervicais, as veias dos membros superiores e dos membros inferiores são passíveis de análise direta, enquanto as veias torácicas, os troncos braquiocefálicos direito e esquerdo e a veia cava inferior são investigados de forma indireta. Isso se faz pela presença (veias pérvias) ou ausência (trombose) de um padrão de onda sonora respirofásico (oscilação de acordo com a inspiração/expiração ou mesmo manobra de Valsalva).

ECODOPPLER COLORIDO

O ecodoppler colorido possibilita analisar a anatomia da parede venosa, a velocidade e o sentido do fluxo na veia, permitindo a detecção de insuficiência valvular, trombose aguda, subaguda e crônica, e recanalizações venosas (Figura 56.1).

A evolução dos equipamentos permitiu maior precisão no diagnóstico em diversos ambientes, além de poder ser utilizado em procedimentos intervencionistas, como acesso venoso profundo, com maior precisão e menor risco de iatrogenia.

Com o transdutor endocavitário é possível a avaliação dos troncos braquiocefálicos direito e esquerdo, posicionando na fúrcula esternal. Também pode ser utilizado de forma endovaginal para pesquisa de varizes pélvicas.

FLEBOSCÓPIO E VISUALIZADOR DE VEIAS (*VEINVIEWER®*)

O fleboscópio, assim como os visualizadores de veias, permitem avaliar as veias superficiais, as quais são pouco acessíveis à ectoscopia. Os visualizadores de veias, ao utilizar luz infravermelha, formam imagens nítidas, ditas "realidade aumentada", alcançando até 10 mm de profundidade da pele, o que permite melhor avaliação em locais de telangiectasias, tornando possível identificar veias nutridoras responsáveis pela formação destas alterações vasculares. São utilizados também para facilitar a punção, na marcação pré-operatória, para tratamento das varizes e nos tratamentos percutâneos de escleroterapia.

PLETISMOGRAFIA E FOTOPLETISMOGRAFIA

A pletismografia possibilita avaliar as variações de volume que um membro sofre durante o movimento. Como a variação de volume do membro é decorrente apenas da entrada e saída de sangue, uma vez que os demais elementos, como pele, tecido subcutâneo, musculatura e osso, não variam, este método não invasivo fornece informações hemodinâmicas, tais como o índice de enchimento venoso (fator preditor de refluxo venoso).

A fotopletismografia tem sido utilizada em laboratórios vasculares pela sua fácil execução, menor curva de aprendizagem e se baseia na análise do tempo de enchimento venoso. Esses dados permitem de forma sensível, mas não específica, identificar o refluxo venoso.

ANGIOTOMOGRAFIA VENOSA (FLEBOTOMOGRAFIA)

A angiotomografia fase venosa possibilita conhecer a árvore venosa de todo o corpo, incluindo as veias ilíacas internas, retroperitoneais e do sistema porta.

A angiotomografia venosa mostra dilatações, estreitamentos, tromboses, formação de circulação colateral e alterações da parede venosa.

É de grande valia nas síndromes compressivas venosas, como síndrome de Cockett (ou May-Turner), síndrome de quebra-nozes, síndrome da veia cava superior (ver Parte 10, *Sistema Cardiovascular*, Seção 3, *Veias*, Capítulo 57, *Doenças das Veias*). É um recurso útil na detecção de embolia pulmonar e trombose venosa nas veias cavas.

A desvantagem deste exame é o uso de contraste iodado, o que limita sua utilização em pacientes com insuficiência renal e em pacientes alérgicos a iodo (em algumas situações, pode ser utilizado contraste de CO_2). Ademais, utiliza radiação ionizante, nociva ao organismo, com impossibilidade de ser realizada em gestantes.

ANGIORRESSONÂNCIA VENOSA (FLEBORRESSONÂNCIA)

A angiorressonância venosa consegue analisar as mesmas áreas acessíveis pela angiotomografia venosa com a vantagem de não usar contraste iodado; entretanto, o gadolínio pode provocar fibrose renal nos pacientes com insuficiência renal.

É mais eficaz na pesquisa de varizes pélvicas e veias retroperitoneais.

Esse exame pode diferenciar trombos recentes dos antigos, dado importante para seguimento da doença trombótica.

Como desvantagem, apresenta longo período para aquisição de imagem, causando desconforto em diversos pacientes claustrofóbicos, necessitando de sedação e acompanhamento por anestesista. É contraindicado para pacientes com marcapasso e próteses metálicas.

ARTERIOGRAFIA PULMONAR

A arteriografia pulmonar é realizada pelo cateterismo da artéria pulmonar (Figura 56.2). É um exame invasivo, que pode provocar arritmias com risco de parada cardíaca.

Com a melhoria dos equipamentos de imagem menos invasivos, como angiotomografia, angiorressonância, cintilografia pulmonar, utilizados para detecção de embolia pulmonar, este método ficou reservado para os casos de necessidade de intervenção, como para tratamento da embolia pulmonar maciça, com instabilidade hemodinâmica e risco de óbito.

Os achados que confirmam o diagnóstico de embolia pulmonar são as falhas de enchimento no lúmen arterial e oclusão de artérias tronculares e segmentares.

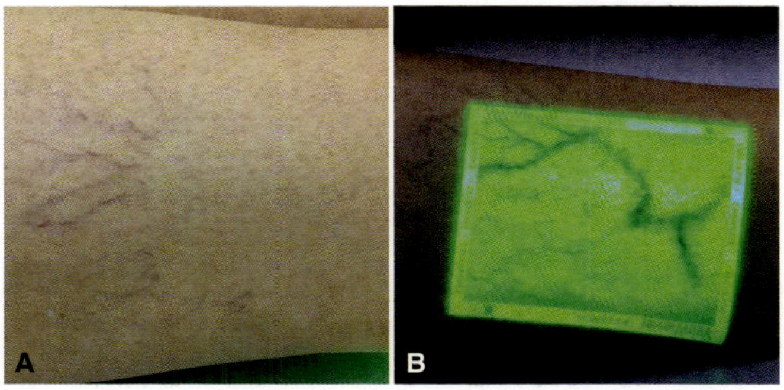

Figura 56.2 Ectoscopia. **A.** Visualização de telangiectasias. **B.** Após utilização do visualizador de veias (Veinviewer®), identificando veia nutridora das telangiectasias.

FLEBOGRAFIA DIGITAL

A flebografia digital, ou angiografia venosa digital, possibilita a visualização do sistema venoso, de forma dinâmica, pela injeção de contraste iodado ou CO_2. Porém, devido ao inconveniente de ser método invasivo e possibilidade de complicações, este método ficou restrito ao tratamento intervencionista, como trombólise/trombectomia farmacomecânicas, angioplastia venosa, implante de filtro de veia cava, não sendo utilizado apenas para diagnóstico.

BIBLIOGRAFIA

Brito CJ, Murilo R, Loureiro E. Cirurgia vascular: cirurgia endovascular – angiologia. 4. ed. Rio de Janeiro: Thieme Revinter, 2020.

Maffei FH et al. Diagnóstico clínico das doenças venosas periféricas. In: Maffei FH et al. (ed.) Doenças vasculares periféricas. 5. ed. v. 1. Rio de Janeiro: Guanabara Koogan, 2016.

Oliveira F, Amorelli C, Campedelli F et al. Tratamento da congestão pélvica associada a varizes dos membros inferiores: relato de uma pequena série de casos. J Vasc Bras. 2012;11(1):62-6.

Sidawy AN, Perler BA. Rutherford's Vascular Surgery and Endovascular Therapy. 10. ed. Philadelphia: Elsevier/Society for Vascular Surgery, 2023.

CAPÍTULO 57

Doenças das Veias

Carlos Eduardo Amorelli, Fabio Augusto Cypreste Oliveira, Fábio Lemos Campedelli

INTRODUÇÃO

As doenças venosas, com destaque para as varizes de membros inferiores, apresentam elevada prevalência na população, estando presentes em mais de 40% das mulheres com mais de 40 anos.

A trombose venosa profunda (TVP) e sua complicação mais temida, a embolia pulmonar, apresentam alta incidência, com elevadas taxas de óbito.

As complicações tardias das varizes de membros inferiores, tais como eczema, tromboflebite, lipodermatosclerose, anquilose tibiotársica, úlceras e a sequela tardia da trombose venosa profunda – síndrome pós-trombótica –, que produz as mesmas complicações, mas com maior intensidade, provocam grande sofrimento e incapacidade para o trabalho, constituindo importante problema social.

Varizes em outros territórios, como as da região pélvica, podem estar relacionadas a síndromes compressivas, fístulas ou malformações venosas ou arteriovenosas.

VARIZES DOS MEMBROS INFERIORES

Varizes são veias permanentemente dilatadas, com alterações de suas paredes e válvulas, assim como de sua função (Figura 57.1). São classificadas em primárias e secundárias.

As varizes primárias, idiopáticas ou essenciais são de causa desconhecida; as secundárias ocorrem em razão de outras afecções, dentre as quais as mais importantes são a trombose venosa profunda e as fístulas arteriovenosas.

A trombose venosa profunda ocasiona varizes por interromper o fluxo de sangue nas veias profundas, sobrecarregando a rede venosa da região, que leva a dilatação e insuficiência das válvulas das veias superficiais. A consequência final é a formação das varizes.

As fístulas arteriovenosas provocam varizes ao produzir aumento da pressão nas veias daquele território.

As varizes primárias são as mais frequentes e há vários fatores que predispõem ao seu aparecimento. A hereditariedade, a profissão e a ação de alguns hormônios são os principais fatores.

Acredita-se que algumas pessoas apresentem uma anormalidade no tecido conjuntivo que seria responsável pelo enfraquecimento das paredes venosas e pelas alterações valvulares.

É frequente a ocorrência de varizes em várias pessoas de uma mesma família, o que indica a existência de um fator genético.

Profissões que exigem a permanência na posição de pé ou sentada por longos períodos de tempo, com baixa mobilidade muscular das panturrilhas, favorecem o aumento da

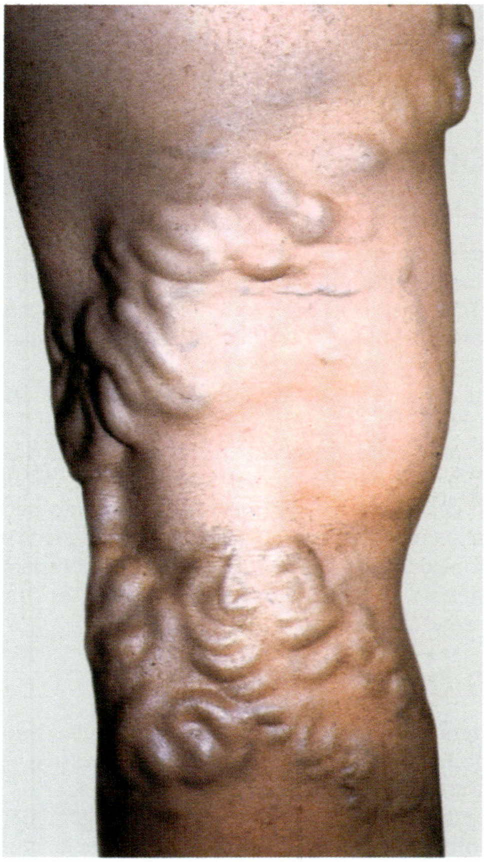

Figura 57.1 Varizes volumosas de membro inferior.

pressão venosa dos membros inferiores, o que pode provocar insuficiência valvular e dilatação das veias.

Durante a gestação, o fator genético materno para a doença, associado ao crescimento do útero, com compressões extrínsecas das veias abdominais e pélvicas, tem como principal consequência o aparecimento ou a piora das varizes.

Os principais sintomas e sinais das varizes são dor, edema, manchas na pele, eczema, celulite, hemorragias, lipodermatosclerose e, em um estágio mais avançado da doença, úlceras.

O diagnóstico de varizes é feito pela história clínica e pelo exame físico, principalmente pela inspeção e palpação, complementado pelas manobras de Brodie-Trendelenburg e de Perthés.

A manobra de Brodie-Trendelenburg é importante para o diagnóstico de varizes com insuficiência da válvula ostial da safena interna e de perfurantes.

A manobra de Perthès auxilia diferenciar as varizes primárias das produzidas por obstrução do sistema venoso profundo.

A comprovação destas alterações é feita com segurança pelo ecodoppler venoso.

TROMBOSE VENOSA

A trombose venosa consiste na coagulação intravenosa do sangue com obstrução parcial ou total do lúmen de uma veia.

Vale ressaltar que esta afecção vem recebendo, ao longo dos anos, inúmeras denominações – doença tromboembólica, tromboflebite, flebotrombose, flebite, trombose venosa profunda, trombose venosa superficial – cada uma delas dando ênfase a um dos aspectos da doença.

Os fatores mais importantes para o desenvolvimento de uma trombose venosa são aumento da coagulabilidade sanguínea, diminuição do fluxo sanguíneo (estase) e lesão do endotélio vascular (tríade de Virchow).

Inúmeras são as condições clínicas nas quais está presente um ou mais desses fatores, destacando-se: traumatismos (contusões, esmagamentos e fraturas); intervenções cirúrgicas maiores (duração superior a 45 minutos); desidratação; insuficiência cardíaca; doença obstrutiva pulmonar crônica; acidente vascular cerebral; neoplasias; trombocitose; disfibrinogenemias; deficiência de antitrombina III; proteínas C e S; mutação do fator V de Leiden; lúpus eritematoso sistêmico; estado de choque; infecções sistêmicas; gravidez; uso de anticoncepcional; hiperlipidemias; compressão venosa; tabagismo; viagens prolongadas.

A sintomatologia da trombose venosa aguda é variável, podendo-se distinguir duas formas clínicas, conforme a localização da trombose e/ou desprendimento de fragmentos de trombo.

Na forma subclínica, o paciente não apresenta qualquer sintoma indicativo, devendo-se pensar nesta enfermidade em pacientes acamados por doença debilitante ou por cirurgia e que apresentem febrícula, taquicardia, taquipneia e mal-estar geral.

Na forma clínica, além dos sintomas gerais, surgem, no local da trombose ou no território drenado pela veia comprometida, dor, edema, alteração da temperatura e da cor da pele e ingurgitamento das veias superficiais.

A dor é de intensidade variável, podendo, quando intensa, levar à impotência funcional. Geralmente, seu início é súbito, piora com a movimentação e melhora com repouso e elevação do membro comprometido.

O edema é o sinal mais característico da trombose venosa aguda. Localiza-se na região imediatamente abaixo da trombose, e, quando esta acomete ambas as veias ilíacas ou a veia cava inferior, o edema chega ao períneo, à região glútea e aos membros inferiores.

Nas primeiras horas após a instalação da trombose, ocorre diminuição da temperatura da pele em virtude de vasospasmo reflexo; no entanto, com o desaparecimento deste e o desenvolvimento de processo inflamatório no local do trombo, há aumento da temperatura no membro ou no local comprometido.

A palidez no membro afetado perdura apenas durante a vasoconstrição reflexa.

A alteração de cor mais frequente é a cianose, em razão da estase venosa.

Quando a trombose se localiza em veia profunda, o retorno venoso passa a ser feito pelas veias superficiais, as quais ficam ingurgitadas.

A trombose venosa superficial é caracterizada por dor intensa, principalmente à palpação, endurecimento da área circunjacente, aumento da temperatura e eritema ao longo do trajeto da veia comprometida, caracterizando o quadro clínico da flebite.

Phlegmasia alba dolens e phlegmasia cerulea dolens

Phlegmasia alba dolens é um quadro de trombose venosa da veia ilíaca e/ou femoral caracterizado por edema desde a raiz da coxa, juntamente com dor, coloração esbranquiçada da pele e aumento da temperatura no membro afetado (Figura 57.2).

Phlegmasia cerulea dolens é um quadro de trombose venosa profunda e superficial, com bloqueio quase total do retorno venoso, que se manifesta por edema intenso a partir da raiz da coxa, cianose intensa, diminuição da temperatura, flictenas e áreas de necrose que podem acometer todo o membro.

Na forma tromboembólica, fragmentos do trombo se desprendem e vão se alojar no pulmão (embolia pulmonar). Às manifestações gerais e locais, juntam-se as pulmonares (ver Parte 9, *Sistema Respiratório*, Seção 1, *Tórax, Traqueia, Brônquios, Pulmões e Pleuras*, Capítulo 38, *Doenças dos Pulmões e das Pleuras*).

Êmbolos pequenos localizam-se nas artérias pulmonares mais periféricas, provocando dor do tipo pleurítico, ou seja, em pontada, intensa e relacionada com os movimentos respiratórios, dispneia e tosse; se houver infarto pulmonar, poderá aparecer escarro hemoptoico. Em decorrência do comprometimento da pleura, é possível ouvir atrito pleural.

Êmbolos maiores causam importante comprometimento da circulação pulmonar, surgindo então dor na região precordial ou diafragmática, de caráter constritivo, semelhante a dor anginosa, taquicardia, taquipneia, cianose, agitação, sudorese, choque e insuficiência ventricular direita aguda.

O diagnóstico de trombose venosa profunda é facilmente feito pela história clínica e exame físico, tendo valor propedêutico as manobras de Homans, Olow e Denecker-Payr (ver Parte 10, *Sistema Cardiovascular*, Seção 3, *Veias*, Capítulo 55, *Exame Clínico*).

A comprovação diagnóstica normalmente é feita por meio de ecodoppler venoso, podendo-se utilizar, em alguns casos, outros métodos de imagem, como angiotomografia fase venosa, angiorressonância ou mesmo flebografia (ver Parte 10, *Sistema Cardiovascular*, Seção 3, *Veias*, Capítulo 56, *Exames Complementares*).

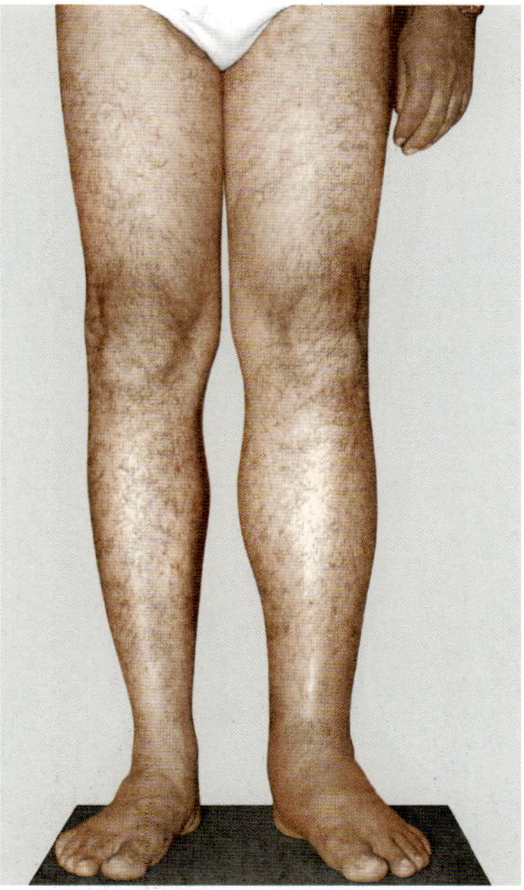

Figura 57.2 Trombose venosa iliofemoral. Observa-se intenso edema do membro inferior esquerdo, desde a raiz da coxa.

A radiografia simples do tórax pode revelar área de condensação, principalmente nos lobos inferiores dos pulmões, mas as alterações radiográficas são incaracterísticas.

Os exames adequados para confirmação de embolia pulmonar são: cintilografia ventilação-perfusão, angiotomografia, angiorressonância e arteriografia pulmonar (ver "Tromboembolia", na Parte 9, *Sistema Respiratório*, Seção 1, *Tórax, Traqueia, Brônquios, Pulmões e Pleuras*, Capítulo 38, *Doenças dos Pulmões*).

SÍNDROME PÓS-TROMBÓTICA

A síndrome pós-trombótica é uma complicação tardia da trombose venosa em veias profundas dos membros inferiores.

A trombose venosa provoca aumento da pressão sanguínea distalmente ao local ocluído. Essa hipertensão leva à dilatação das veias, provocando insuficiência valvular das veias distais, podendo comprometer as perfurantes. Com isso, o fluxo do sangue sofre inversão, passando a fluir do sistema profundo para o superficial, o que eleva a pressão nas veias superficiais, principal fator da progressiva dilatação das veias.

Com o passar do tempo, em decorrência da reabsorção do trombo, as veias ocluídas sofrem um processo de recanalização, porém apresentam redução do calibre, fibrose da parede e destruição valvular, ocorrendo distúrbio do fluxo do sangue com refluxo, alterando intensamente o funcionamento da bomba venosa periférica. Como consequência final, desenvolvem varizes e insuficiência venosa, com edema, dor, dermatite ocre (manchas hipercrômicas), eczema, hipodermatoesclerose e ulcerações perimaleolares (Figura 57.3).

O diagnóstico da síndrome pós-trombótica é feito pela história clínica e exame físico, sendo necessário pesquisar história de trombose venosa profunda anterior, traumatismo, cirurgia ortopédica, operações anteriores ou doenças que necessitaram repouso prolongado, gestação e puerpério, com edema assimétrico em membros inferiores. Mas o exame fundamental para o diagnóstico e acompanhamento da doença é o ecodoppler colorido com avaliação dos três sistemas venosos dos membros inferiores (superficial, profundo e perfurantes).

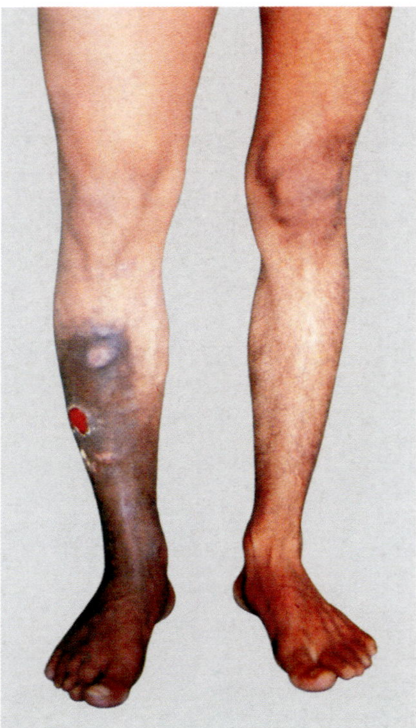

Figura 57.3 Síndrome pós-trombótica. Observar o aumento de volume do membro inferior direito, com varizes na face medial da perna, hiperpigmentação da perna e do pé e úlcera.

A flebografia, atualmente, está limitada às intervenções, quando se deseja a remoção dos trombos, seja através de trombólise, trombectomia ou trombectomia fármaco-mecânica.

INSUFICIÊNCIA VENOSA CRÔNICA

São diversas as causas de insuficiência venosa crônica nos membros inferiores.

As principais manifestações clínicas são dor ou sensação de repleção ou cansaço na(s) perna(s), que aparecem e/ou pioram na posição de pé e são aliviadas por repouso, principalmente com os membros inferiores elevados.

Edema e dilatação das veias são os sinais clínicos mais importantes; com o passar do tempo, pode surgir pigmentação da pele na face medial e, algumas vezes, na face lateral do tornozelo e na porção inferior da perna.

Pode complicar-se com dermatite de estase e ulceração.

VARIZES PÉLVICAS

As varizes pélvicas são representadas pela presença de veias tributárias dilatadas e tortuosas na região anexial pélvica, que possuem fluxo bidirecional durante a manobra de Valsalva, identificada pela ultrassonografia endovaginal.

A presença de varizes nesta localização pode levar à síndrome de congestão pélvica crônica, que se caracteriza por dor pélvica crônica não cíclica, sensação de "peso" pélvico/perineal, dispareunia ou dor pós-coito, dor pélvica pré-menstrual ou alterações menstruais.

A presença de varizes pélvicas pode ser decorrente de refluxo venoso, de compressão extrínseca venosa (síndrome compressiva venosa), e/ou secundárias a processos oclusivos trombóticos.

O diagnóstico de varizes pélvicas pode ser realizado com ecodoppler venoso colorido abdominal/pélvico transparietal (com avaliação do eixo ilíaco, cava e renal), e endovaginal para avaliação periuterina e anexial.

A angiorressonância ou angiotomografia podem ser utilizadas para avaliação da anatomia venosa abdominal e pélvica, possibilitando a identificação de fatores causais passíveis de tratamento como a síndrome de quebra-nozes (compressão de veia renal esquerda por posição anômala retroaórtica ou redução do ângulo formado pela aorta e artéria mesentérica superior, causando dilatação e refluxo de veia gonadal esquerda), e a síndrome de Cockett ou May-Turner (compressão de veia ilíaca comum esquerda pela artéria ilíaca direita).

A realização de flebografia pélvica seletiva atualmente é reservada para casos de exceção ou mesmo para tratamento endovascular.

BIBLIOGRAFIA

Brito CJ, Murilo R, Loureiro E. Cirurgia vascular: cirurgia endovascular – Angiologia. 4. ed. Rio de Janeiro. Thieme Revinter, 2020.

Maffei FH et al. Diagnóstico clínico das doenças venosas periféricas. In: Maffei FH et al. Doenças vasculares periféricas. 5. ed. v. 1. Rio de Janeiro: Guanabara Koogan, 2016.

Oliveira F, Amorelli C, Campedelli F et al. Tratamento da congestão pélvica associada a varizes dos membros inferiores: relato de uma pequena série de casos. J Vasc Bras. 2012;11(1):62-6.

Sidawy AN, Perler BA. Rutherford's Vascular Surgery and Endovascular Therapy. 10. ed. Philadelphia: Elsevier/Society for Vascular Surgery, 2023.

CAPÍTULO 58

Fundamentos de Anatomia e Fisiologia

Alexandre Roberti, Maria do Rosário Ferraz Roberti

O sistema linfático é constituído dos vasos linfáticos e do tecido linfoide (linfonodos, tonsilas, baço, intestinos e timo). Representa uma via auxiliar de drenagem do sistema venoso, os líquidos provenientes do interstício são devolvidos ao sangue através da circulação linfática, que está ligada à circulação sanguínea e aos líquidos teciduais.

Os vasos linfáticos se iniciam no espaço intersticial, em formações lacunares, drenando parte do produto oriundo da atividade celular para estruturas vasculares, denominadas "capilares linfáticos", os quais formam extensa rede entre os capilares arteriais e venosos. Esses capilares se anastomosam, tornando-se progressivamente mais calibrosos, até constituírem os vasos linfáticos aferentes dos linfonodos.

Os vasos linfáticos acompanham o trajeto das veias superficiais ou feixes vasculonervosos profundos.

Não há comunicação entre a rede linfática superficial e a profunda, a não ser nas regiões poplíteas, inguinais e axilares.

Os linfáticos desembocam em linfonodos que se agrupam na nuca, no pescoço, nas axilas, nas regiões inguinais, nos hilos pulmonares e ao longo dos vasos ilíacos, da aorta e da veia cava inferior (Figuras 58.1 e 58.2).

Dos linfonodos nascem os vasos linfáticos eferentes em menor número que os aferentes, porém mais calibrosos. Os vasos linfáticos eferentes podem desembocar em outros linfonodos ou, juntando-se a outros vasos, formar coletores mais calibrosos.

Os linfonodos são formações dispostas ao longo dos vasos linfáticos, em número de 600 a 700 em todo o organismo, estando a maior parte localizada na região cervical. São envoltos em uma cápsula fibrosa, e em seu interior encontram-se septos convolutos que os dividem em lobos.

Os linfonodos se organizam em grupos superficiais e profundos. Os superficiais localizam-se no tecido celular subcutâneo, e os profundos situam-se abaixo da fáscia dos músculos e dentro das cavidades do corpo (ver Figura 58.2).

Os vasos linfáticos dos membros inferiores unem-se, no nível do abdome, aos viscerais, formando o ducto torácico, o qual caminha ao longo da coluna vertebral, para ele se dirigindo os vasos do mediastino. Desemboca na junção da veia jugular interna esquerda com a subclávia esquerda.

Na altura de sua crossa, recebe os vasos oriundos do membro superior esquerdo e da metade esquerda da cabeça e do pescoço (Figura 58.3).

Os vasos linfáticos da parede abdominal, abaixo do umbigo, em geral drenam para os linfonodos inguinais; os localizados acima do umbigo juntam-se aos da metade esquerda do tórax e desembocam nos linfonodos da axila esquerda. Os vasos linfáticos do hemitórax direito drenam para a axila e para os linfonodos que acompanham a artéria mamária interna no mediastino anterior.

Os vasos linfáticos do membro superior direito juntam-se aos da metade direita da cabeça e do pescoço, formando o ducto linfático direito, que desemboca na junção da veia jugular interna direita com a subclávia direita.

Existem vasos linfáticos em quase todos os tecidos, com exceção das cartilagens, ossos e sistema nervoso central. Nos músculos estriados, praticamente não há vasos linfáticos; no entanto, eles estão presentes no tecido conjuntivo intermuscular e nos tendões e são abundantes nas bainhas tendinosas, no periósteo, no tecido subcutâneo e na derme. Os vasos linfáticos superficiais alojam-se no tecido subcutâneo.

LINFA. O sistema linfático transporta um líquido claro denominado "linfa", que desempenha importantes funções: remoção de proteínas do líquido intersticial; remoção de bactérias e sua destruição; formação de anticorpos e absorção de nutrientes provenientes do intestino. Participa também no retorno do líquido intersticial para a corrente sanguínea, através dos capilares que estão envolvidos com a coleta do plasma dos espaços tissulares e seu transporte para o sistema venoso.

Os fatores que determinam o fluxo linfático são: pressão do líquido intersticial, válvulas dos vasos linfáticos, bomba linfática, contração dos músculos e movimentação do corpo.

A pressão do líquido intersticial varia de acordo com a quantidade de líquido e de proteínas no interstício e com a compressão dos tecidos adjacentes.

Aumento da pressão intersticial incrementa a absorção de líquido pelos linfáticos, juntamente com o qual são absorvidas proteínas. A absorção de proteínas diminui a pressão coloidosmótica do líquido intersticial, o que propicia maior absorção de líquidos pelo capilar venoso.

Os capilares e os vasos linfáticos apresentam válvulas que se dispõem a intervalos de poucos milímetros. Os capilares não têm fibras musculares lisas; contudo, as células endoteliais são providas de fibras mioendoteliais que, em determinadas condições, se contraem várias vezes por minuto.

As células endoteliais são organizadas em escamas, tendo filamentos de proteção fixados aos tecidos adjacentes com capacidade de contração, o que aumenta o diâmetro do capilar linfático, criando um pequeno gradiente de pressão negativa no lúmen do capilar e levando o líquido intersticial a ser sugado para seu interior.

Com a contração das fibras mioendoteliais, o capilar linfático se contrai, aumentando a pressão intracapilar. Isso faz com que as células se justaponham, funcionando como válvulas e impedindo que o líquido volte para o espaço intersticial, forçando-o a fluir para os coletores linfáticos.

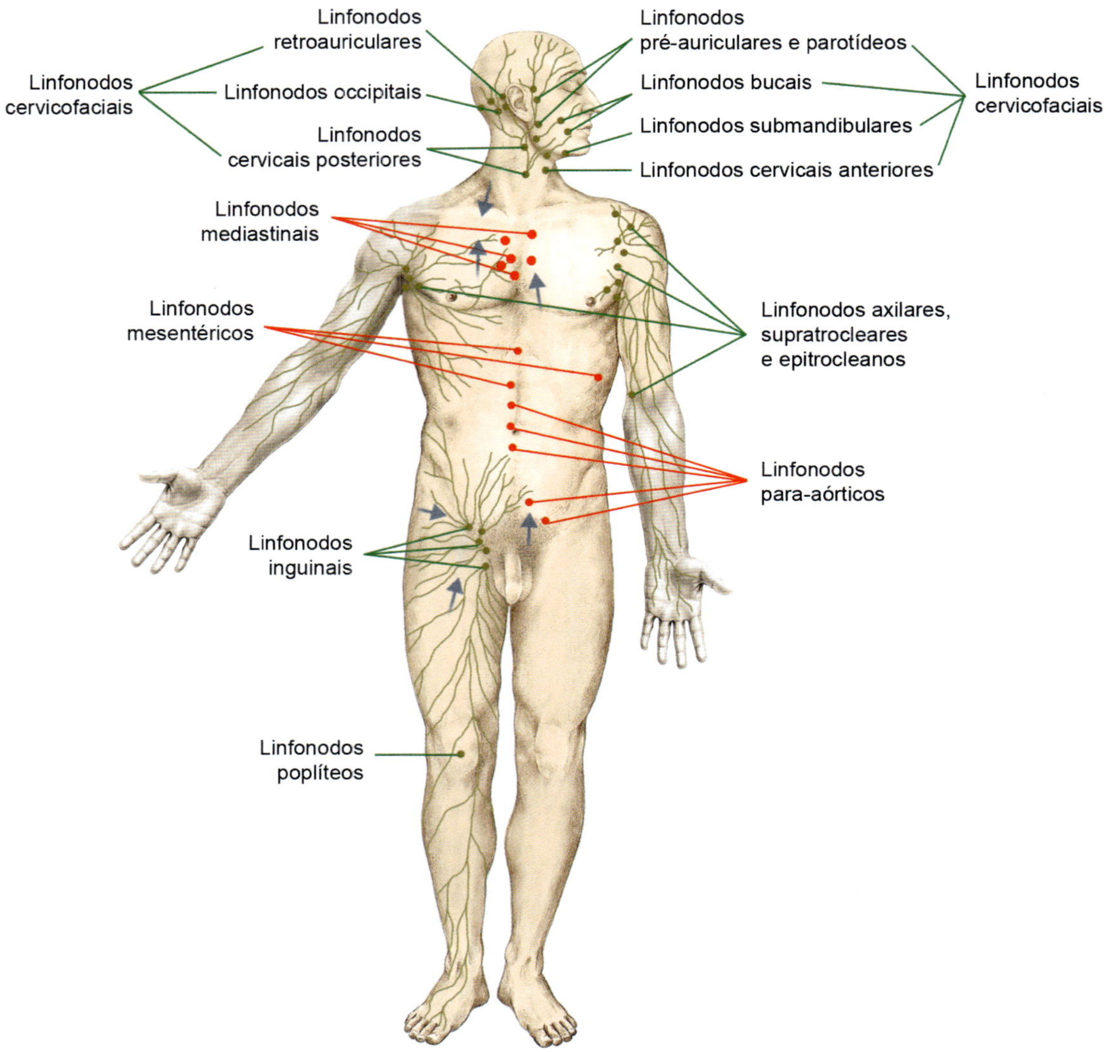

Figura 58.1 Sistema linfático superficial (*verde*) e profundo (*vermelho*). (Adaptada de Köpf-Meier, 2006.)

Esses coletores dispõem de fibras musculares lisas que se contraem conforme o volume de linfa no seu interior aumenta, funcionando como uma bomba linfática. Como os coletores são providos de válvulas, a contração das fibras musculares provoca aumento da pressão intraluminal e força a linfa a fluir centripetamente. Quando há relaxamento da musculatura lisa, o vaso se dilata, aspirando o líquido do compartimento distal.

Outros fatores que influem no fluxo linfático são a contração dos músculos esqueléticos e os movimentos do corpo que comprimem os coletores linfáticos. Isso porque qualquer movimento faz com que haja estiramento da pele, de músculos e de tendões, provocando compressão nos coletores linfáticos.

A contração das artérias também provoca compressão dos linfáticos.

Por fim, outro fator é a compressão extrínseca ocasionada por roupas, calçados e ligas.

Diminuição da remoção de proteínas e de líquido pelo sistema linfático ocasiona o edema de origem linfática. Inicialmente, tal como o edema da insuficiência venosa e de outras causas, é mole e depressível, regredindo com o repouso. Com o passar do tempo, a presença de proteínas no interstício estimula a proliferação fibroblástica no tecido subcutâneo, ocasionando fibrose e alteração nas características do edema, o qual se torna duro, pouco depressível, não desaparecendo com o repouso, chamando-se, então, "linfedema".

Timo

O timo é um órgão situado atrás do esterno, na altura dos grandes vasos, fazendo parte do sistema imunológico. Tal como os linfonodos e as tonsilas, é considerado um órgão linfoide onde ocorrem diferenciação, maturação e seleção dos linfócitos T.

Além dos linfócitos T, o timo contém células reticulares, células dendríticas, macrófagos e fibroblastos (ver Parte 16, *Sistema Imunológico*).

Ao contrário dos outros órgãos linfáticos, o timo não possui folículos linfoides.

Embora diferente, do ponto de vista embriológico e anatômico, tal como os linfonodos, as tonsilas e o baço, o timo participa ativamente dos mecanismos de defesa do organismo – os linfonodos como órgãos de barreira ("filtros") e o timo como órgão imunitário.

Por fim, deve-se assinalar as estreitas relações funcionais entre os linfáticos, o timo, as tonsilas, o baço e inúmeros outros órgãos que vão constituir o sistema de defesa do organismo (ver Parte 16, *Sistema Imunológico*).

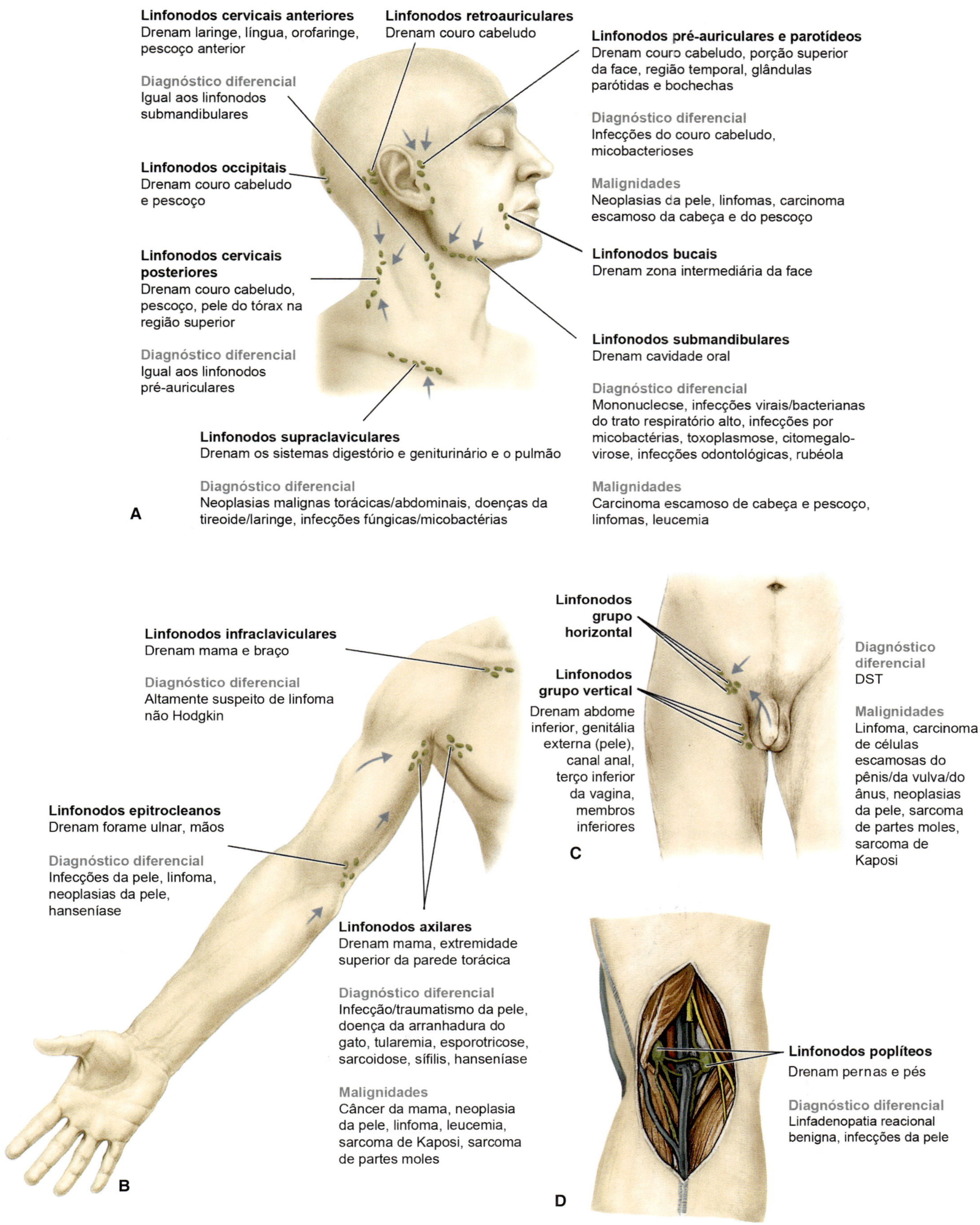

Figura 58.2 Localização e drenagem dos linfonodos cervicais (A), axilares (B), inguinais (C) e poplíteos (D). (*continua*)

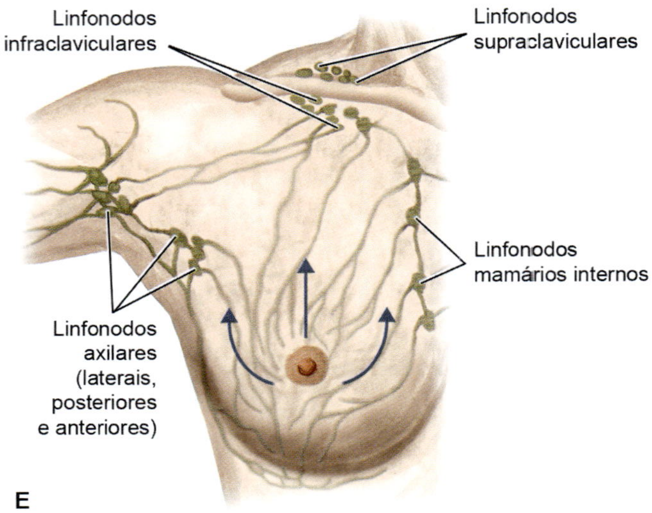

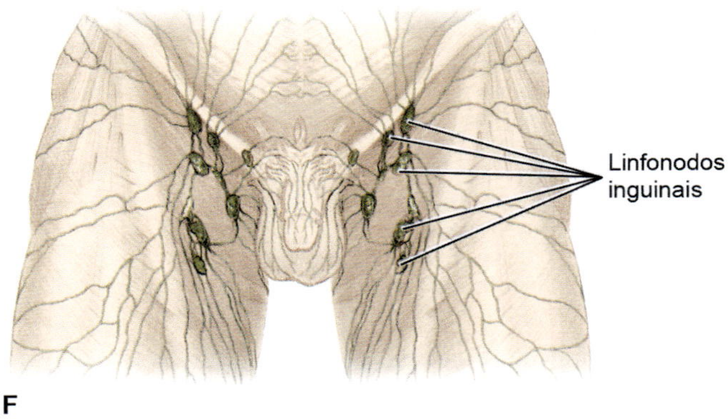

Figura 58.2 (*Continuação*) **E.** Linfonodos axilares, infraclaviculares e mamários internos. **F.** Linfonodos inguinais (crurais). DST: doenças sexualmente transmissíveis. (Adaptada de Köpf-Meier, 2006.)

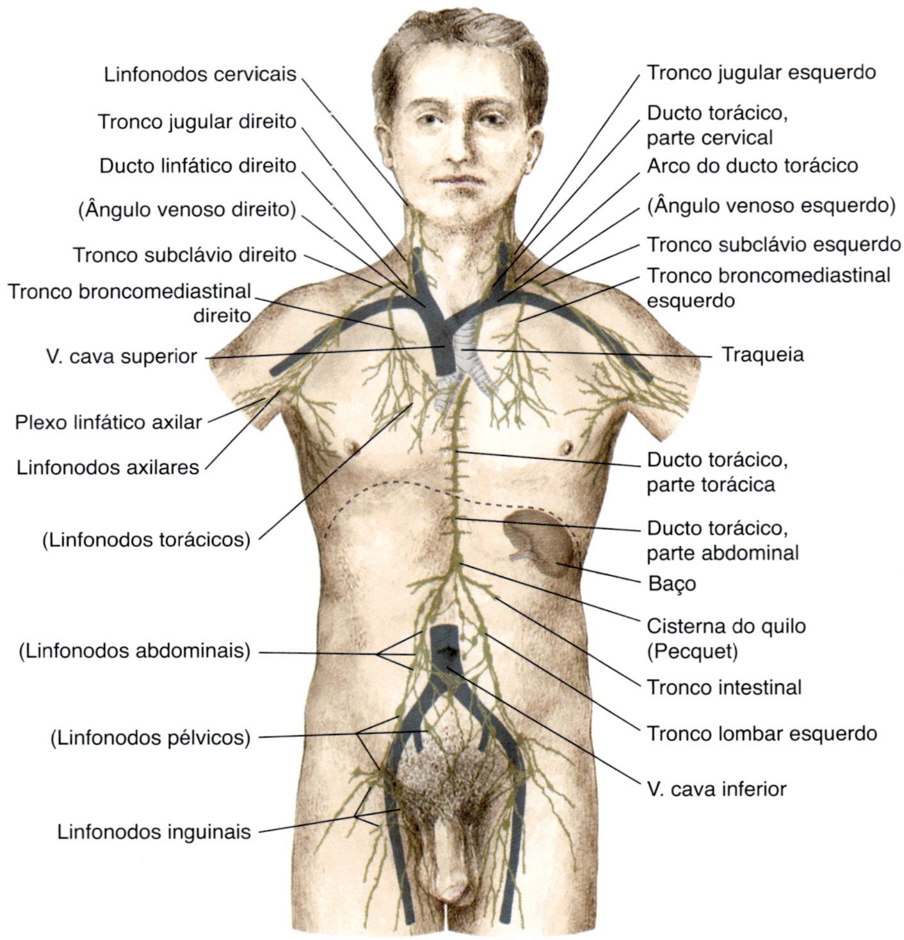

Figura 58.3 Sistema linfático. (Adaptada de Köpf-Meier, 2006.)

BIBLIOGRAFIA

Guyton AC, Hall JE. O transporte de substâncias através das membranas celulares. In: Guyton AC, Hall JE. Tratado de fisiologia humana. 14. ed. Rio de Janeiro: Guanabara Koogan, 2021.

Köpf-Meier P. Wolf-Heidegger Atlas de anatomia humana. 6. ed. Rio de Janeiro: Guanabara Koogan, 2006.

Moore KL, Dalley AF, Agur AMR. Sistema linfático. In: Moore KL, Dalley AF, Agur AMR. Anatomia orientada para a clínica. 8. ed. Rio de Janeiro: Guanabara Koogan, 2019.

CAPÍTULO 59

Exame Clínico

Alexandre Roberti, Maria do Rosário Ferraz Roberti

ANAMNESE

Nos antecedentes pessoais, é importante pesquisar a ocorrência de infecções da pele e do tecido subcutâneo (erisipela), de cirurgia ou traumatismo no trajeto dos principais coletores linfáticos e nas regiões de agrupamento dos linfonodos (ver Parte 15, *Sistema Hematopoiético*, Capítulo 148, *Exame Clínico*).

É necessário esclarecer, também, sobre a possibilidade de contato com portadores de tuberculose, blastomicose, cromomicose e radioterapia.

Deve-se indagar sobre episódios que possam sugerir trombose venosa profunda e conhecer a procedência do paciente (zona endêmica de filariose), condições de moradia e de trabalho.

Nos antecedentes familiares, é importante referência a afecção semelhante, pois a doença de Milroy (linfedema congênito) tem incidência familiar.

Os hábitos higiênicos do paciente são essenciais, já que as infecções por fungos e a contaminação por bactérias são mais frequentes em pessoas de condições higiênicas precárias.

SINAIS E SINTOMAS

Os principais sinais e sintomas das afecções dos linfáticos são edema, linfadenomegalias e linfangite.

Edema

O edema linfático pode ser ocasionado por bloqueio no linfonodo ou nos coletores linfáticos como consequência de processo neoplásico, inflamatório (linfangite), parasitário (filariose) e após cirurgia de esvaziamento de cadeia de linfonodos.

O bloqueio ocorre com frequência nas metástases neoplásicas, acompanhando-se de edema unilateral, de evolução rápida, acometendo todo o membro. A princípio, o edema é mole, depressível, tornando-se endurecido com o passar dos dias. A pele é fria e o edema não regride significativamente com o repouso, mesmo com a elevação do membro comprometido.

O edema resultante do comprometimento de coletores linfáticos é de instalação insidiosa, iniciando-se pela extremidade do membro afetado, ascendendo lentamente com o passar de meses ou anos. É duro, não depressível, frio, leva à deformidade do membro e não diminui substancialmente com o repouso, mesmo com a elevação do membro.

Devido à consistência do edema, a pele dos pododáctilos fica difícil de ser pinçada entre os dedos, e o não pregueamento da pele do segundo pododáctilo constitui o sinal de Stemmer. Quando ocorre, é patognomônico do linfedema.

Em geral, o edema de longa duração produz hiperqueratose da pele e lesões verrucosas que caracterizam o quadro denominado "elefantíase".

Linfadenomegalia

Linfadenomegalia significa "aumento de volume de um linfonodo".

As linfadenomegalias superficiais, denominadas "ínguas" pelos pacientes, aparecem nas regiões inguinais, axilares, cervicais e supraclaviculares.

Nos processos infecciosos pode haver supuração do linfonodo com formação de abscesso local, condição que sugere tuberculose.

Causas de linfadenomegalia

- Infecções bacterianas: estreptococcias, estafilococcias, sífilis, tuberculose
- Infecções virais: rubéola, mononucleose
- Neoplasias dos linfonodos, como a doença de Hodgkin
- Invasão de linfonodo por metástases de neoplasias de outros órgãos do sistema digestório, rins, próstata, útero, ovários, pele, ossos
- Invasão por fungos: blastomicose, cromomicose
- Invasão por parasitos: estrongiloidíase.

Linfangite

Linfangite é a inflamação de um vaso linfático, caracterizando-se por eritema, dor e edema no seu trajeto. Como os principais coletores linfáticos acompanham as veias superficiais, a linfangite pode ser confundida com flebite.

Em pacientes com erisipela (infecção bacteriana aguda causada por *Streptococcus pyogenes*), podem ser observados "cordões eritematosos" – faixas avermelhadas e dolorosas – indicativos de linfangite.

SEMIOTÉCNICA

O exame dos linfonodos se faz por meio da inspeção e da palpação, um método completando o outro.

O lado contralateral deve ser sempre comparado. A palpação é realizada com as polpas digitais e a face ventral dos dedos médio, indicador e polegar; no caso da extremidade cervical, ajusta-se a cabeça em uma posição que relaxe os músculos do pescoço, inclinando levemente a cabeça para o lado que se deseja examinar.

Exame dos linfonodos da cabeça e do pescoço

O pescoço divide-se em seis regiões ou níveis, assim denominados: IA e IB, IIA e IIB, III, IV, VA e VB e nível VI (Figura 59.1).

Os linfonodos cervicais são mais facilmente palpáveis com o examinador posicionado atrás do paciente. Para o exame dos linfonodos dos níveis IA e IB, utilizam-se as polpas digitais da mão direita tracionando a pele contra o osso mandibular. Na mão esquerda, repete-se o processo com a mão esquerda. Os linfonodos dos níveis IIA e IIB, III e IV – antiga cadeia jugular – são examinados posicionando-se as polpas digitais da mão direita por baixo do músculo esternocleidomastóideo direito. Nesse momento, deve-se sentir a pulsação das carótidas (comum, bulbo, interna ou externa) dependendo do nível palpado. Após sentir o pulso carotídeo com as polpas

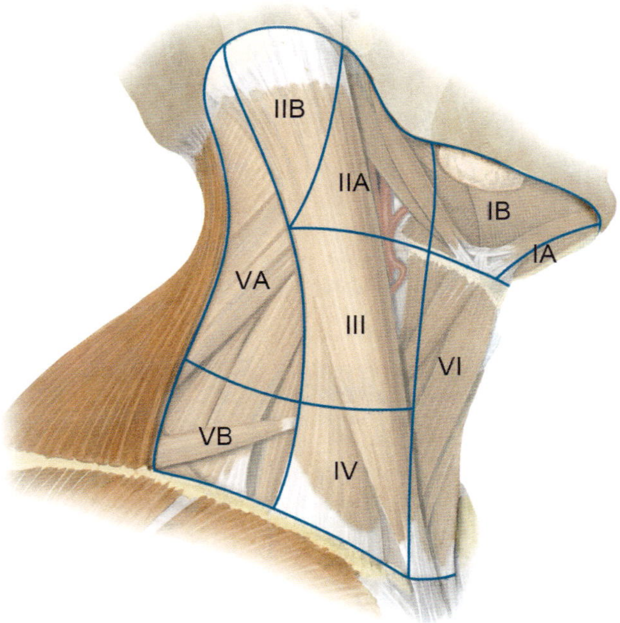

Figura 59.1 Níveis anatômicos dos linfonodos do pescoço. (Adaptada de Köpf-Meier, 2006.)

digitais, desliza-se a mão sobre a bainha jugulocarotídea, na qual se encontram os linfonodos da posição medial para lateral. No lado esquerdo, a palpação vale-se do mesmo princípio, porém utilizando-se a mão esquerda. Para o exame dos grupos de linfonodos dos níveis VA e VB à direita, com a mão esquerda segura-se a cabeça do paciente, em ligeira rotação para a esquerda, utilizam-se as polpas digitais da mão direita e executam-se movimentos circulares e suaves na região correspondente aos linfonodos, e, para o exame das regiões VA e VB à esquerda, troca-se a posição das mãos: a direita segura a cabeça e a esquerda realiza a palpação (Figura 59.2 A a D).

A palpação dos linfonodos das cadeias bucal, parotídea, pré-auricular, retroauricular e occipital deve ser feita utilizando-se a polpa dos dedos indicador e médio, executando-se movimentos giratórios (Figura 59.2 E e F).

Exame dos linfonodos axilares, retropeitorais e epitrocleanos. o examinador deve se colocar à frente do paciente. Com o paciente sentado ou de pé, o examinador segura gentilmente o membro superior do lado a ser examinado, ligeiramente fletido, com a mão heteróloga. Deve-se executar deslizamento suave com a pele contra o gradil costal da região axilar e infra-axilar, na região anterior, medial e posterior da fossa axilar (Figura 59.3 A) (ver Parte 14, *Sistemas Urinário e Genital*, Seção 4, *Mamas*, Capítulo 144, *Exame Clínico*). A palpação dos linfonodos retropeitorais é realizada com o examinador em frente ao paciente. Com a mão em pinça, procede-se à compressão e ao deslizamento em toda a face posterior acessível do músculo grande peitoral (Figura 59.3 B). A palpação dos linfonodos epitrocleanos se faz em continuação à palpação dos linfonodos axilares e retropeitorais. Para isso, mantém-se o membro superior do paciente em flexão, segurando o antebraço com a mão heteróloga. Com a mão contrária, em posição de "pinça", procede-se à compressão e ao deslizamento da goteira epitrocleana. Geralmente, apenas um linfonodo é palpável neste local (Figura 59.3 C).

Exame dos linfonodos inguinais

O paciente deve estar deitado, com a região a ser examinada despida (Figura 59.4), sendo a palpação dos linfonodos inguinais ou crurais feita com os dedos do examinador em extensão, deslizando suavemente, em movimentos circulares ou lineares.

Exame dos linfonodos poplíteos

Para a palpação dos linfonodos poplíteos o paciente deve estar em decúbito ventral, com a perna semifletida. O examinador mantém os dedos estendidos ou em garra. Cumpre ressaltar que os linfonodos desta região não são fáceis de serem palpados (Figura 59.5).

Completa-se a investigação examinando o trajeto dos linfáticos. Havendo linfangite, surgem na pele finas estrias vermelhas. Os linfonodos profundos raramente são palpáveis, exceto quando hipertrofiados, formando blocos, mas podem ser avaliados pelos exames de imagem (Figura 59.6).

CARACTERÍSTICAS SEMIOLÓGICAS

Em condições normais, os linfonodos são individualizados, móveis, indolores e têm consistência borrachosa.

Avaliar as seguintes características semiológicas:

- Localização: é necessário saber não apenas a localização com referência às cadeias linfonodais, mas na própria cadeia quais linfonodos estão comprometidos, pois este conhecimento permite ao médico deduzir as áreas drenadas ou órgãos afetados (ver Figura 58.2 A e B, no Capítulo 58, *Fundamentos de Anatomia e Fisiologia*)
- Tamanho ou volume: descreve-se esta característica estimando seu diâmetro em centímetros. Normalmente, os linfonodos variam de 0,5 a 2,5 cm de diâmetro. Linfonodos palpáveis podem ser normais em adultos. Nestes casos são bem individualizados, móveis e indolores
- Coalescência: é a junção de dois ou mais linfonodos, formando massa de limites imprecisos. A coalescência é determinada por processo inflamatório ou neoplásico da cápsula dos linfonodos acometidos, que os une firmemente, indicando maior tempo de evolução da doença
- Consistência: o linfonodo pode estar endurecido ou amolecido, com flutuação ou não. A primeira é própria dos processos neoplásicos ou inflamatórios com fibrose. Quando mole e/ou com flutuação, indica, em geral, processo inflamatório e/ou infeccioso com formação purulenta
- Mobilidade: com palpação deslizante ou, se possível, fixando-o entre o polegar e o indicador, procura-se deslocar o linfonodo, o qual pode ser móvel ou estar aderido aos planos profundos, o que indica comprometimento capsular com participação das estruturas adjacentes
- Sensibilidade: o linfonodo pode estar doloroso ou não. Geralmente, as adenopatias infecciosas, bacterianas agudas, são dolorosas, podendo acompanhar-se de outras características inflamatórias. São pouco dolorosos nos processos infecciosos crônicos e, em geral, indolores nas infecções virais e nos processos parasitários. Os linfonodos metastáticos, além de terem consistência pétrea, são indolores. Os linfonodos leucêmicos ou linfomatosos são indolores ou levemente doloridos
- Alteração da pele: observar a presença de sinais flogísticos (edema, calor, rubor e dor) e de fistulização, descrevendo-se o tipo de secreção que flui pela fístula.

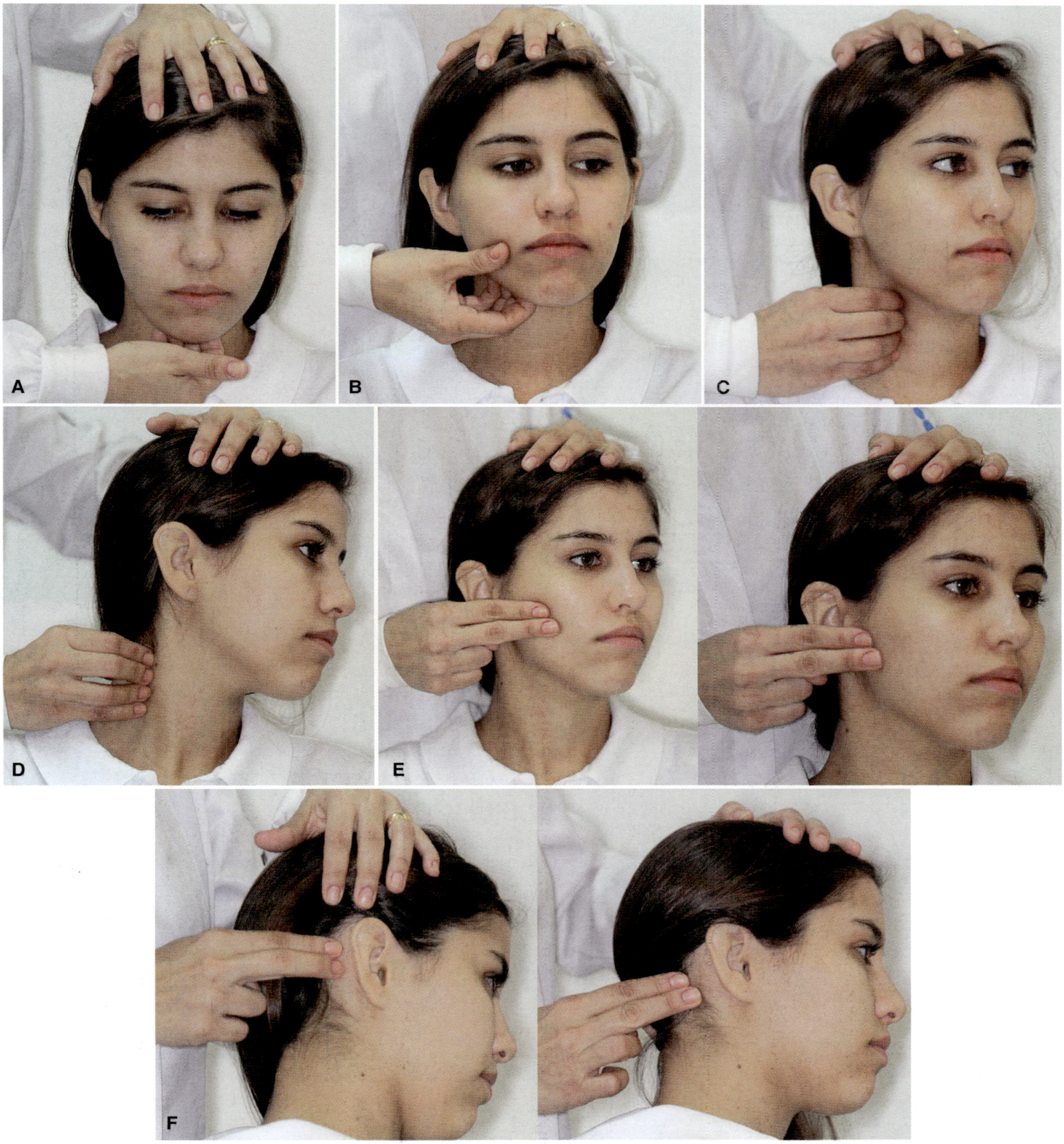

Figura 59.2 Palpação dos linfonodos cervicofaciais: nível I (A e B), níveis II, III e IV (C), nível V (D), bucal, pré-auriculares e parotídeos (E), e retroauriculares (F).

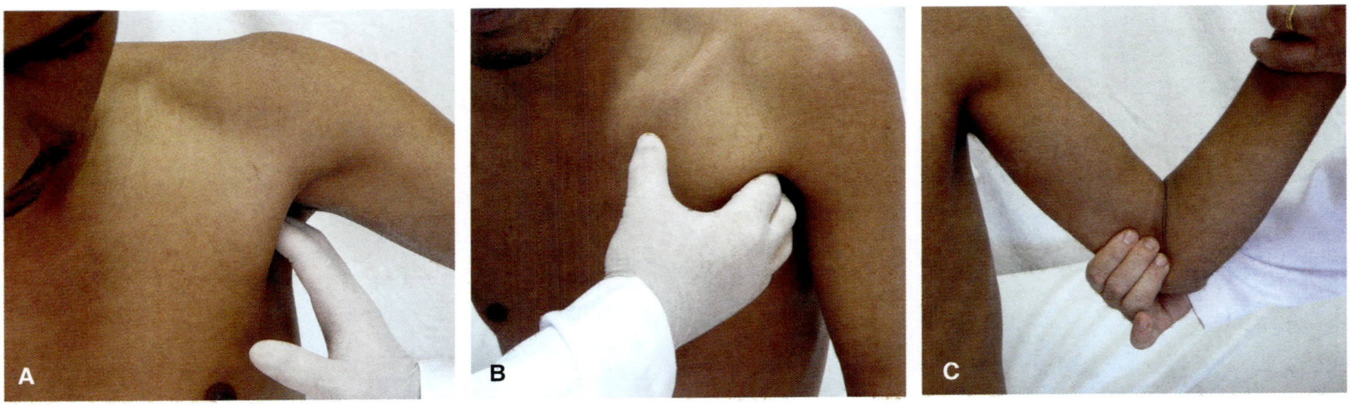

Figura 59.3 Palpação dos linfonodos axilares (A), retropeitorais (B) e epitrocleanos (C).

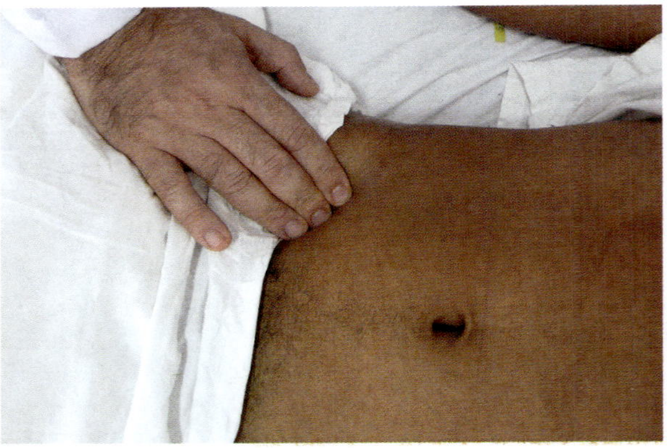

Figura 59.4 Palpação dos linfonodos inguinais.

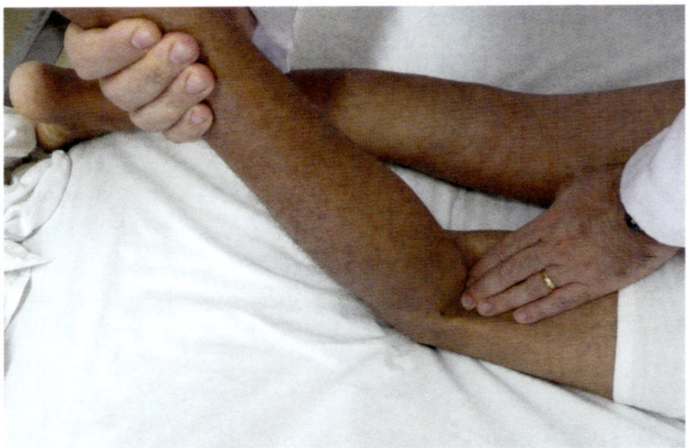

Figura 59.5 Palpação dos linfonodos poplíteos.

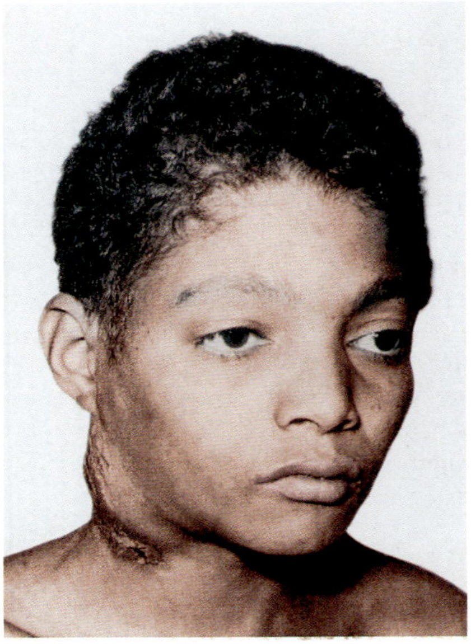

Figura 59.6 Linfonodos cervicais hipertrofiados com fistulização em paciente com blastomicose sul-americana.

BIBLIOGRAFIA

Gomes SCN. Diagnóstico do linfedema. In: Neto HJG, Belczak CEQ. Linfologia, diagnóstico, clínica e tratamento. São Caetano do Sul: Yendis, 2009.

Köpf-Meier P. Wolf-Heidegger Atlas de anatomia humana. 6. ed. Rio de Janeiro: Guanabara Koogan, 2006.

Moore KL, Dalley AF, Agur AMR. Sistema linfático. In: Anatomia orientada para a clínica. Tradução Cláudia Lucia Caetano de Araujo. 8. ed. Rio de Janeiro: Guanabara Koogan, 2018.

Porto CC, Porto AL. Exame clínico. 8. ed. Rio de Janeiro: Guanabara Koogan, 2017.

CAPÍTULO 60

Exames Complementares

Bruno Galafassi Ghini, Maria do Rosário Ferraz Roberti, Rubens Carneiro dos Santos Junior

INTRODUÇÃO

Os exames complementares utilizados para avaliação do sistema linfático são a linfografia, a linfocintilografia, a ultrassonografia, a tomografia computadorizada (TC) e a ressonância magnética (RM), que oferecem informações anatômicas detalhadas dos linfonodos e dos ductos linfáticos. Os dados anatômicos (TC e RM) podem estar acoplados aos funcionais (tomografia por emissão de pósitrons [PET] ou tomografia por emissão de fóton único [SPECT]), o que permite uma avaliação anatomofuncional.

Os exames de imagem podem ser utilizados para guiar uma biopsia percutânea de linfonodo aumentado de volume quando o diagnóstico não foi possível pelos exames não invasivos e laboratoriais.

LINFOGRAFIA

A linfografia consiste na opacificação dos canais e ductos linfáticos por meio de contraste iodado oleoso. Ela foi substituída, em parte, pelos exames de ultrassonografia (US), TC e RM para avaliação dos linfonodos comprometidos. É indicada na avaliação dos ductos linfáticos nos casos de linfedema em que os exames de imagem para a avaliação dos linfonodos foram negativos.

LINFOGRAFIA RADIOISOTÓPICA OU LINFOCINTILOGRAFIA

A linfocintilografia é realizada como parte da avaliação de edema, uma vez que pode indicar a fisiopatologia. Embora o diagnóstico de linfedema seja feito clinicamente, esse estudo complementar permite, particularmente nas fases iniciais, o diagnóstico diferencial entre essa entidade e outras causas de edema, como insuficiência venosa, trombose venosa profunda, insuficiência cardíaca, mixedema e condições de perda proteica.

O método consiste na aplicação da injeção intradérmica, geralmente em espaços interdigitais, de um nanocoloide radioativo. Depois, são feitas imagens em tempos predeterminados para avaliar a progressão desse coloide através do sistema linfático. Isso possibilita avaliar o tempo para a drenagem do material até uma cadeia linfática, além do número de linfonodos, da intensidade e da simetria da drenagem (Figura 60.1). Em casos de linfedema secundário, é possível também diagnosticar a integridade dos vasos linfáticos por meio da presença de extravasamento dérmico do traçador.

Assim, a linfocintilografia se firmou como um exame simples, bem tolerado e capaz de diagnosticar e quantificar a gravidade do linfedema.

Além da avaliação de linfedema, a linfocintilografia é utilizada para pesquisa de linfonodo sentinela. Em cirurgias oncológicas, principalmente no câncer de mama e no melanoma, é importante identificar aquele que seria o primeiro linfonodo a ser comprometido em caso de disseminação.

ULTRASSONOGRAFIA (DOPPLER)

Como a ultrassonografia não utiliza radiação ionizante, pode ser utilizada em qualquer paciente, incluindo crianças e gestantes. É não invasiva e muito sensível para detecção de linfonodos superficiais nos membros e pescoço, bem como profundos no retroperitônio e na cavidade abdominal. A presença fisiológica do ar nos pulmões impossibilita a avaliação de linfonodos mediastinais, exceto quando o ultrassom for utilizado acoplado ao aparelho de endoscopia (US endoscópica ou ecoendoscopia). A TC e a RM são métodos já bem definidos para a avaliação dos linfonodos em todas as localizações, incluindo os mediastinais.

A US permite determinar tamanho, forma, textura, vascularização (Doppler), contornos, presença de calcificações e infiltração extralinfonodal.

Características de doença maligna incluem tamanho (quanto maior o tamanho, maior a probabilidade de ser maligno), forma arredondada, textura heterogênea e hipoecoica, perda da gordura central no hilo do linfonodo, presença de microcalcificações, necrose e margens indefinidas. Microcalcificações linfonodais são detectadas em 50 a 69% dos casos de carcinomas papilares da tireoide ao ultrassom. Microcalcificações em linfonodos axilares são raras, mas se presentes são altamente sugestivas de câncer de mama. Linfonodos confluentes e com calcificações grosseiras ao ultrassom são sugestivos de tuberculose.

Linfonodos reativos têm vascularização hilar normal ou aumentada, enquanto os linfonodos metastáticos demonstram perfusão periférica aumentada e estrutura hilar anormal.

TOMOGRAFIA COMPUTADORIZADA E RESSONÂNCIA MAGNÉTICA PARA AVALIAÇÃO DO LINFEDEMA

A TC utiliza radiação ionizante e apresenta maior sensibilidade para detectar e avaliar linfonodos patológicos quando se utiliza contraste iodado por via venosa.

Além da detecção dos linfonodos anormais, a TC permite mapear com precisão a cadeia linfonodal comprometida.

A densidade dos linfonodos pode ser avaliada pela TC e serve para agrupar as doenças mais comuns que cursam com determinada densidade. Linfonodos hipodensos, sugerindo necrose interna, são mais comuns em carcinomas metastáticos, linfomas, tuberculose e doença fúngica. Os linfonodos hiperdensos são mais frequentemente vistos em sarcoma de Kaposi, doença de Castleman, tumor carcinoide, linfadenopatia angioimunoblástica, doença de Kimura e metástases de adenocarcinoma de rim. Linfonodos calcificados são vistos nos casos de tuberculose, histoplasmose, sarcoidose, doença de Rosai-Dorfman, linfoma tratado com radioterapia,

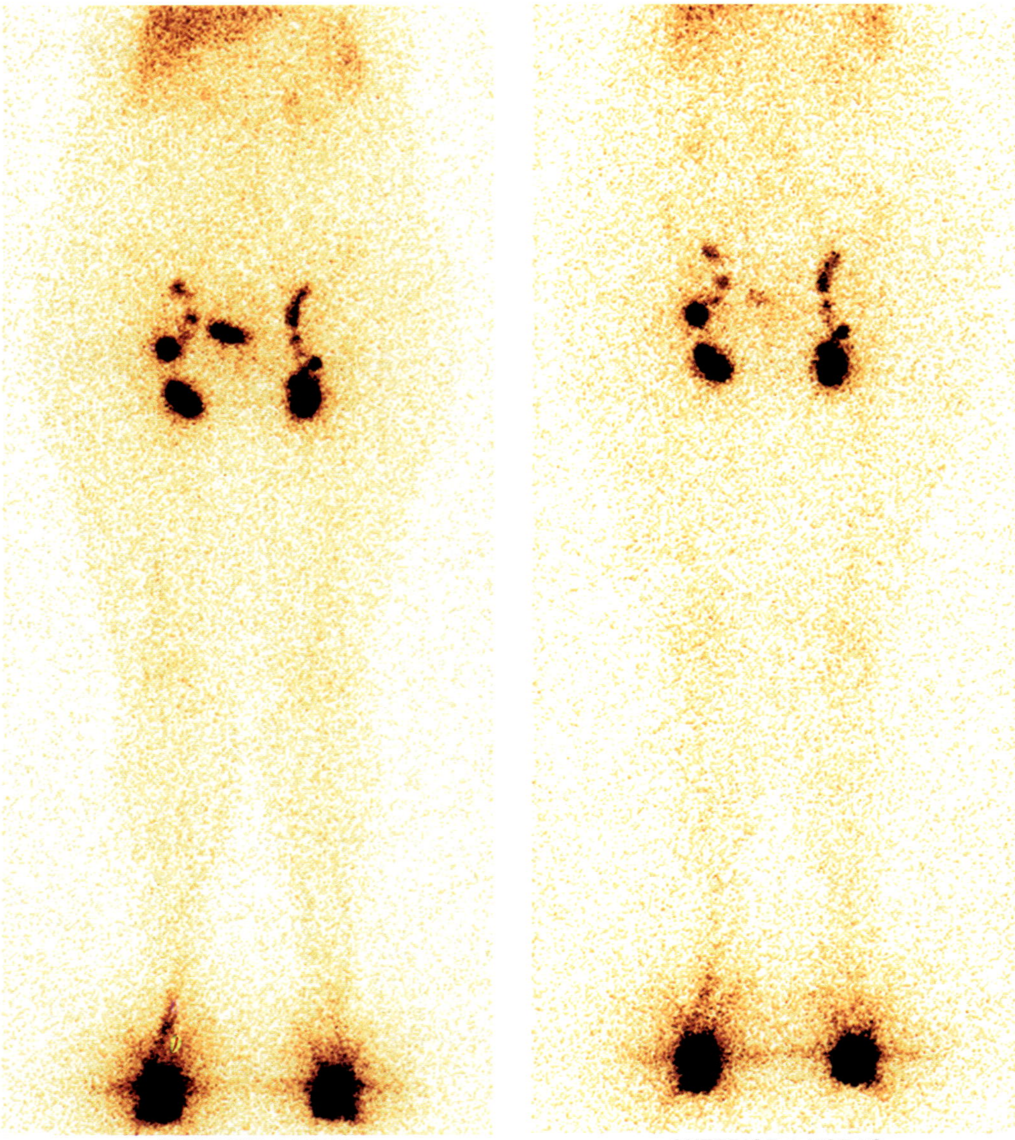

Figura 60.1 Linfocintilografia dos membros inferiores. As imagens de varredura feitas após 1 e 6 horas da injeção do traçador na projeção anterior mostram o local de injeção do traçador nos espaços interdigitais dos pés e sua progressão para linfonodos inguinais, ilíacos e, de forma tênue, em linfonodos paraórticos. O coloide injetado progride na circulação até se concentrar no fígado e no baço.

carcinomas medular e papilar da tireoide, metástases de adenocarcinomas mucinosos do cólon e cistoadenocarcinomas de ovário, câncer de mama, silicose e terapia com sal de ouro para artrite reumatoide.

A RM tem alta sensibilidade para detectar linfonodomegalias superficiais e profundas. Da mesma forma que a US e a TC, permite avaliar tamanho, forma e características internas dos linfonodos.

A RM de corpo inteiro utilizando a sequência de difusão tem sido indicada para a pesquisa de neoplasias, bem como para o controle pós-tratamento, principalmente em oncologia pediátrica, em que a utilização de radiação ionizante é um fator limitante (Figura 60.2).

BIOPSIA

A avaliação histopatológica é o padrão-ouro para o diagnóstico etiológico das linfadenopatias. O material pode ser obtido por cirurgia, biopsia percutânea com agulha fina (aspirativa) ou agulha mais calibrosa com retirada de fragmento (*core biopsy*). A biopsia com coleta de fragmento é mais acurada (76 a 100%) quando guiada por método de imagem, podendo inclusive evitar a biopsia cirúrgica. Idade maior que 40 anos, linfonodomegalias múltiplas, linfonodomegalia supraclavicular, diâmetro maior que 2 cm, textura firme, endurecida, fixa e sem dor são características que indicam lesão maligna, devendo ser biopsiadas o mais precocemente possível.

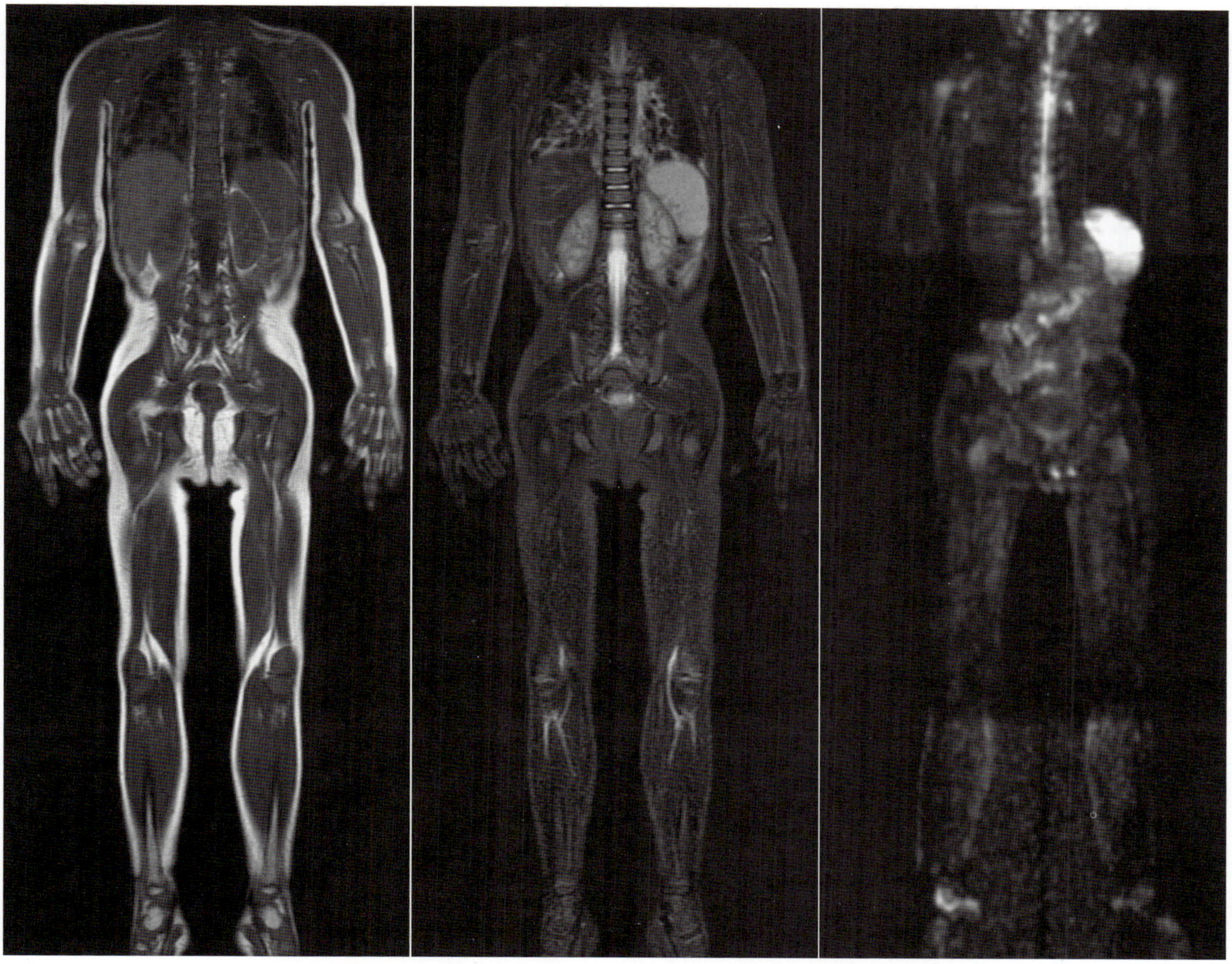

Figura 60.2 Ressonância magnética de corpo inteiro. Sequências T1, STIR e difusão.

BIBLIOGRAFIA

Agid R, Sklair-Levy M, Bloom AI et al. CT-guided biopsy with cutting-edge needle for the diagnosis of malignant lymphoma: experience of 267 biopsies. Clin Radiol. 2003;58:143-7.

Ahuja A, Ying M. Sonography of neck lymph nodes. Part II: Abnormal lymph nodes. Clin Radiol. 2003;58:359-66.

Ahuja A, Ying M, Yuen YH, Metreweli C. Power Doppler sonography to differentiate tuberculous cervical lymphadenopathy from nasopharyngeal carcinoma. AJNR Am J Neuroradiol. 2001;22:735-40.

Ciliberto M, Maggi F, Treglia G et al. Comparison between whole-body MRI and Fluorine-18-Fluorodeoxyglucose PET or PET/CT in oncology: a systematic review. Radiol Oncol. 2013;47(3):206-18.

Demharter J, Müller P, Wagner T et al. Percutaneous core-needle biopsy of enlarged lymph nodes in the diagnosis and subclassification of malignant lymphomas. Eur Radiol. 2001;11:276-83.

Huang PC, Liu CY, Chuang WY et al. Ultrasound-guided core needle biopsy of cervical lymphadenopathy in patients with lymphoma: the clinical efficacy and factors associated with unsuccessful diagnosis. Ultrasound Med Biol. 2010;36:1431-6.

Kerviler E, de Bazelaire C, Mounier N et al. Image-guided core-needle biopsy of peripheral lymph nodes allows the diagnosis of lymphomas. Eur Radiol. 2007;17:843-9.

Khanna R, Sharma AD, Khanna S et al. Usefulness of ultrasonography for the evaluation of cervical lymphadenopathy. World J Surg Oncol. 2011;9-29.

Kramer H, Harry JM. Groen. Current concepts in the mediastinal lymph node staging of nonsmall cell lung cancer. Annals of Surgery. 2003;238(2):180-8.

Larrinoa AF, del Cura J, Zabala R et al. Value of ultrasound guided core biopsy in the diagnosis of malignant lymphoma. J Clin Ultrasound. 2007;35:295-301.

Localzno J, Fauci AS, Kasper DL et al. Harrison's Principles of Internal Medicine. 21. ed. New York: McGrall Hill, 2022.

Mohseni Sh, Shojaiefard A, Khorgami Z et al. Peripheral lymphadenopathy: approach and diagnostic tools. Iran J Med Sci. 2014;39(2):158-70.

Nganga EC, Gitau S, Makhdomi K et al. Lower limb lymphoscintigraphy patterns among patients with lower lymphedema: a pictorial essay. CTIS. 2018;6:135-43.

Punwani S, Taylor SA, Bainbridge A et al. Pediatric and adolescent lymphoma: comparison of whole-body STIR half-fourier RARE MR imaging with an enhanced PET/CTreference for initial staging. Radiology. 2010;255(1):182-90.

Screaton NJ, Berman LH, Grant JW. Head and neck lymphadenopathy: evaluation with us-guided cutting-needle biopsy. Radiology. 2002;224:75-81.

Sklair-Levy M, Amir G, Spectre G et al. Image-guided cutting-edge-needle biopsy of peripheral lymph nodes and superficial masses for the diagnosis of lymphoma. J Comput Assist Tomogr. 2005;29:369-72.

Ying M, Ahuja A, Brook F. Accuracy of sonographic vascular features in differentiating different causes of cervical lymphadenopathy. Ultrasound Med Biol. 2004;30:441-7.

CAPÍTULO 61

Doenças dos Linfáticos

Frederico Araújo Oliveira, Maria do Rosário Ferraz Roberti

INTRODUÇÃO

Linfadenopatia é um termo genérico para descrever linfonodos com tamanho e consistência anormais. No entanto, linfonodos de tamanho normal podem estar comprometidos, pois as metástases se iniciam de forma microscópica.

A identificação de cadeia linfonodal comprometida é de suma importância clínica. Embora, na maioria das vezes, seja benigno, o acometimento da cadeia supraclavicular sugere a existência de doença maligna em mais de 90% dos pacientes com mais de 40 anos.

A cadeia supraclavicular esquerda (nódulo de Virchow) indica malignidade abdominal (carcinoma gástrico), enquanto a direita sugere doença maligna intratorácica.

Aumento de linfonodos pode ocorrer por várias causas, tais como hiperplasia reativa, doença autoimune (lúpus eritematoso sistêmico, artrite reumatoide, síndrome de Sjögren), induzida por medicamentos (ciclosporina, fenitoína, metotrexato, alopurinol, atenolol), doenças de depósito de lipídios (doenças de Gaucher e Niemann-Pick), relacionadas a IgG4, doenças infecciosas e neoplásicas.

O tamanho dos linfonodos normais varia com sua topografia, sendo assim considerados quando têm no máximo 10 mm do eixo axial, na maioria das cadeias linfonodais, podendo normalmente alcançar 15 mm em regiões submentoniana e submandibular e até 8 mm na região retrofaríngea.

Outra maneira de avaliar o tamanho dos linfonodos é pelos eixos longo e axial. Os linfonodos alongados (variação > 2) têm 95% de probabilidade de serem benignos, enquanto os mais redondos (variação < 2) têm possibilidade semelhante de serem malignos.

Alterações da textura linfonodal, independentes do tamanho, como perda da gordura hilar, sinais de necrose e degeneração cística internas, reforçam a possibilidade de doença maligna.

As doenças primárias do sistema linfático, em geral, estão relacionadas com malformações congênitas, como os higromas císticos e os linfedemas primários, ou com neoplasias próprias do sistema linfático, como a doença de Hodgkin.

As lesões secundárias podem ser resultantes do acometimento linfonodal por células neoplásicas das mais diversas origens, por bactérias ou fungos, radioterapia ou cirurgia de esvaziamento de cadeias linfonodais. Podem decorrer também do comprometimento dos coletores linfáticos por bactérias (estreptococos), nematoides (filária), de complicações de cirurgia de varizes e retirada de veias safenas para enxertos arteriais e cardíacos.

ERISIPELA

A **erisipela** é uma doença infecciosa produzida por estreptococo (*Streptococcus pyogenes*) do grupo A e raramente do grupo C.

Caracteriza-se clinicamente por febre elevada, cefaleia, náuseas e vômito, concomitantemente com sinais inflamatórios na área afetada (calor, rubor, edema e dor) (Figura 61.1).

Pode comprometer a pele e o tecido celular subcutâneo de qualquer parte do corpo, porém é mais frequente nos membros inferiores. Quase sempre se observam lesões de vasos linfáticos (linfangite) e de linfonodos (adenites).

A porta de entrada das bactérias são pequenas escoriações ou ferimentos da pele. No caso dos membros inferiores, costumam ser lesões produzidas por micoses interdigitais.

Na maioria dos casos, ocorre processo inflamatório difuso da pele e do tecido subcutâneo, caracterizando uma celulite extensa. Podem aparecer lesões bolhosas, semelhantes às produzidas por queimaduras, e áreas de necrose.

Como os principais coletores superficiais dos membros inferiores acompanham a veia safena interna, é necessário o diagnóstico diferencial entre trombose da safena interna e linfangite. Na trombose, palpa-se um cordão duro no trajeto da veia; raramente há febre ou, se existe, é baixa; e não há enfartamento de linfonodos da cadeia inguinal. Na linfangite, observam-se uma faixa avermelhada e dolorosa no trajeto linfático, adenomegalia inguinal dolorosa, acompanhada quase sempre de febre elevada.

LINFEDEMA

Linfedema é o edema resultante do comprometimento do sistema linfático. Suas características dependem da etiologia, do tempo de evolução e das complicações (Quadro 61.1).

Em sua fase inicial, o linfedema é mole, depressível, frio, indolor e regride com o repouso. O linfedema de longa duração costuma ser duro, não depressível, frio, indolor e não regride com o repouso.

O congênito é o que se observa desde o nascimento. Nesse grupo se enquadram o linfedema primário congênito propriamente dito, o linfedema por brida amniótica e o linfedema familiar ou doença de Milroy.

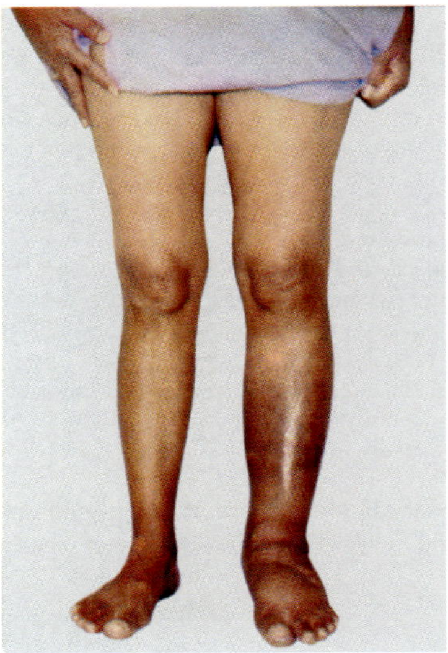

Figura 61.1 Erisipela na perna esquerda.

Quadro 61.1 Classificação do linfedema.

Primário
- Congênito (brida amniótica, doença de Milroy)
- Precoce
- Tardio

Secundário
A. Alteração dos vasos linfáticos
- Pós-surtos de erisipela
- Pós-estase venosa crônica
- Pós-traumatismo
- Filariose
- Iatrogênico
    - Pós-cirurgia de varizes
    - Pós-safenectomia para revascularização arterial
    - Pós-dissecção inguinal para circulação extracorpórea

B. Alteração dos linfonodos
- Neoplasia
- Fibrose pós-radioterapia
- Esvaziamento de cadeia linfonodal
- Tuberculose
- Medicamentos

O linfedema congênito acomete qualquer parte do organismo, toda a extensão ou parte de um membro, podendo estar associado a outras malformações vasculares como hemangiomas capilares ou hemangiomas cavernosos. Sua consistência é elástica e depressível. O repouso não reduz significativamente o edema (Figura 61.2).

O linfedema primário congênito é consequência de uma malformação linfática regional que leva à estase da linfa.

O linfedema por brida amniótica é resultante da compressão circunferencial de um membro durante o desenvolvimento intrauterino.

Ao exame físico, o paciente apresenta uma área de constrição com hipotrofia e edema elástico da parte distal.

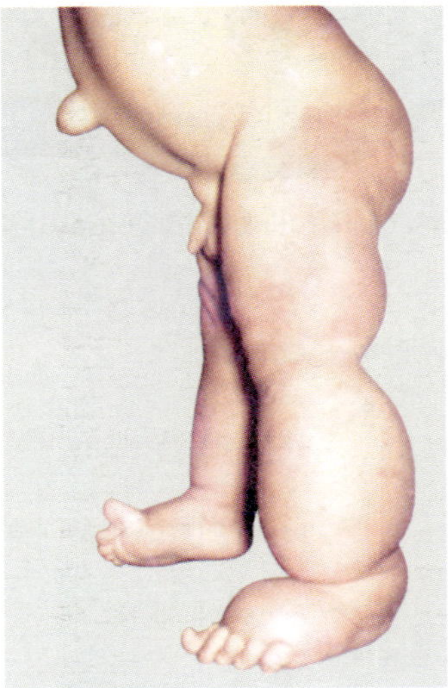

Figura 61.2 Linfedema congênito.

A doença de Milroy ou linfedema primário familiar é uma enfermidade familiar que acomete, em especial, o sexo feminino e ocorre em razão de hipoplasia ou aplasia da rede linfática superficial, em geral bilateralmente.

A doença de Milroy evolui mais rapidamente que os outros linfedemas congênitos. O membro afetado é sede de frequentes surtos de erisipela e fica totalmente deformado, tomando o aspecto de elefantíase ou paquidermia.

O linfedema primário precoce costuma aparecer entre o nascimento e a puberdade, tendo início entre 9 e 15 anos. Predomina no sexo feminino, em proporção de 10/1. É decorrente de hipoplasia ou aplasia do sistema linfático superficial.

O linfedema primário precoce evolui lentamente durante anos, mas complicações infecciosas, principalmente a erisipela, provocam deformidade do membro, resultando no quadro de elefantíase, tal como nos outros tipos de linfedema.

O linfedema secundário à alteração dos vasos linfáticos está relacionado a ligadura, secção, ressecção ou trombose dos vasos coletores linfáticos.

Dos processos infecciosos, o que mais frequentemente provoca oclusão dos vasos linfáticos é a erisipela. Outra doença que pode ter a mesma evolução é a filariose, parasitose endêmica em algumas regiões do Brasil.

O linfedema secundário à safenectomia interna, realizada para tratamento de varizes ou para ser usada como "ponte" em cirurgia de revascularização arterial, geralmente decorre de lesão dos vasos coletores linfáticos que acompanham a veia. O edema não aparece imediatamente após a cirurgia, mas meses depois. Se ocorrer regeneração dos linfáticos, o edema regride; caso contrário, ele progredirá lentamente, causando deformidade e incapacidade funcional do membro.

O linfedema secundário à alteração dos linfonodos é mais frequente nos casos de acometimento por neoplasia primária ou metastática.

Nos membros superiores, ocorre após mastectomia, com esvaziamento da cadeia axilar.

Alguns medicamentos, como a anfotericina B, podem causar fibrose dos linfonodos e, consequentemente, linfedema.

LINFADENOPATIAS REACIONAIS E INFLAMATÓRIAS

Ver Capítulo 150, *Doenças do Sangue*.

BIBLIOGRAFIA

Garrido M. Linfangites necrotizantes. In: Garrido M, Pinto-Ribeiro. Linfangites e erisipelas. 2. ed. Revinter, 2000.

Leung AK, Davies HD. Cervical lymphadenitis: etiology, diagnosis, and management. Curr Infect Dis Rep. 2009;11(3):183-9.

Sternick M. Linfangites: etiologia. In: Garrido M, Pinto-Ribeiro A. Linfangites e erisipelas. 2. ed. Revinter, 2000.

Twist CJ, Link MP. Assessment of lymphadenopathy in children. Pediatr Clin North Am. 2002;49(5):1009-25.

CAPÍTULO 62

Fundamentos de Anatomia e Fisiologia

Carlos Eduardo Amorelli, Fabio Augusto Cypreste Oliveira, Fábio Lemos Campedelli, Paulo Ernanne Reis

Microcirculação é o conjunto de pequenos vasos com diâmetro de até 100 μm, incluindo arteríolas, metarteríolas, vênulas, capilares e linfáticos. É circundada pelo tecido intersticial, que a integra anatômica e fisiologicamente.

Além de estabelecer a comunicação entre a rede arterial e a venosa, por meio da microcirculação realizam-se a troca de nutrientes e a remoção de catabólitos entre o plasma e o líquido intersticial (Figuras 62.1 e 62.2).

A arteríola terminal reduz gradativamente o diâmetro até o mínimo de 20 micra, ao emitir ramos, metarteríolas, as quais dão origem aos capilares (cerca de 8 a 10). Ao todo, uma arteríola origina cerca de 500 capilares.

A metarteríola, também denominada "canal de junção" ou "canal preferencial", desemboca diretamente em uma vênula por meio dos capilares. Estes podem desembocar em vênulas da mesma unidade funcional ou de outras unidades, formando uma rede.

A transição dos capilares para vênulas ocorre gradualmente, e o diâmetro das vênulas pós-capilares varia de 0,1 a 0,5 mm.

Estruturalmente, a arteríola terminal é constituída de três camadas: íntima, média e adventícia.

A camada íntima é formada por endotélio, espaço epiendotelial e membrana elástica interna; a média, por camada simples ou dupla de miócitos, embebidos por substância rica em proteoglicanas e glicoproteínas, fibras colágenas e elásticas; e a adventícia, por tecido conjuntivo frouxo, poucas fibras elásticas, fibroblastos e histiócitos.

A metarteríola apresenta fibras musculares esparsas.

Na emergência dos capilares há uma fibra muscular que o envolve, atuando como esfíncter – o esfíncter pré-capilar.

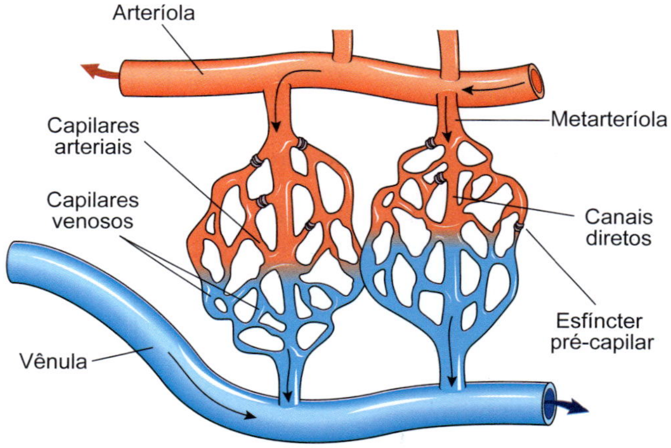

Figura 62.1 Anatomia da microcirculação. (Cortesia de Tafner et al., 2017.)

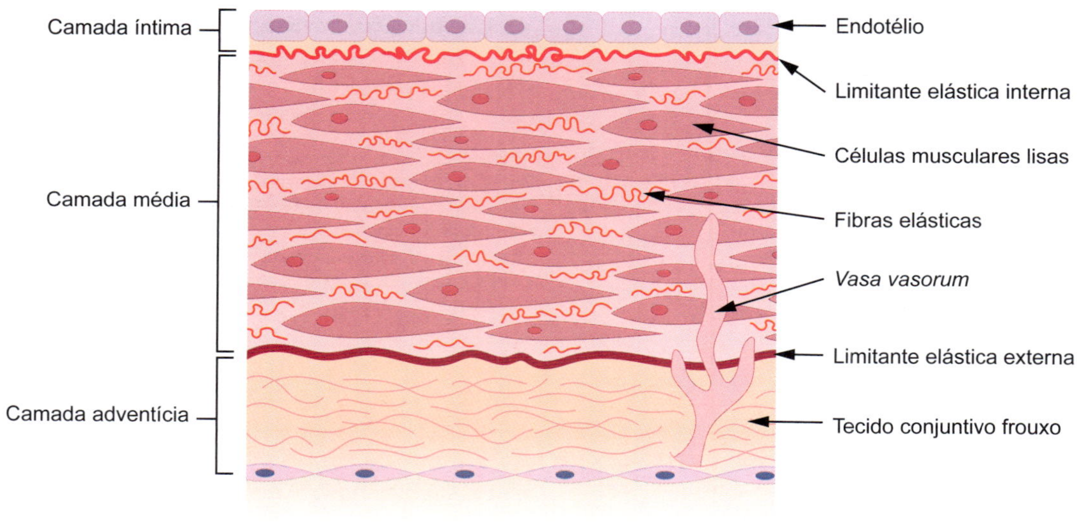

Figura 62.2 Estrutura da parede vascular. (Cortesia de Brito et al., 2020.)

Os capilares apresentam somente uma camada endotelial sobre uma membrana basal. Entre elas – o espaço subendotelial –, há uma película composta de proteoglicanas e glicoproteínas.

Na membrana basal, encontram-se as células de Rouget ou pericitos, que são ricas em mitocôndrias. Os pericitos estão relacionados com a liberação de mediadores químicos como heparina, serotonina, bradicinina, prostaglandinas e tromboxano, substâncias que regulam o fluxo sanguíneo local.

Os capilares apresentam inúmeros "poros", estabelecendo comunicação entre o lúmen capilar com o espaço intersticial.

As vênulas têm calibre maior que o das arteríolas, são tortuosas, apresentam fibras musculares e estão recobertas por tecido conjuntivo mais denso que o das arteríolas.

Os capilares linfáticos, espaços intersticiais recobertos de endotélio, se unem, formando os coletores linfáticos.

O espaço intersticial é constituído de tecido conjuntivo frouxo, fibras colágenas reticulares e grande quantidade de mucopolissacarídios, destacando-se o ácido hialurônico, que se dispõe em cadeias espiraladas, além do líquido intersticial, em sua maior parte como gel.

A microcirculação recebe inervação apenas simpática e as estruturas inervadas são principalmente as arteríolas. Metarteríolas, os esfíncteres pré-capilares e as vênulas têm inervação escassa, e os capilares são desprovidos de inervação.

Função da microcirculação

Primariamente, é a nutrição dos tecidos e a remoção de catabólitos. Além disso, as arteríolas e as vênulas apresentam importante papel nos mecanismos do controle da dinâmica circulatória.

O sistema nervoso simpático opera na constrição das arteríolas e das pequenas artérias, aumentando a resistência periférica. As vênulas e as pequenas veias também sofrem contração, diminuindo a sua complacência, determina a saída do sangue do seu interior para as veias centrais. Esses mecanismos determinam aumento da pressão arterial. O inverso determina diminuição.

Além do sistema simpático, pelo menos três mecanismos hormonais atuam no nível das arteríolas e vênulas, todos relacionados à regulação da pressão arterial. São os sistemas epinefrina-norepinefrina, renina-angiotensina e vasopressina.

Nas meta-arteríolas e nas comunicações arteriovenosas diretas, o fluxo sanguíneo é controlado, em parte, pela contratilidade das paredes desses vasos e pelas almofadas das anastomoses arteriovenosas, que podem abrir ou ocluir seu lúmen.

O fluxo de sangue dos capilares é controlado pelo esfíncter pré-capilar, o qual é caracteristicamente descontínuo, sendo controlado principalmente pela concentração de oxigênio nos tecidos. Quando a concentração é baixa, os capilares se dilatam e permanecem assim por maior período.

Além do oxigênio, algumas outras substâncias podem alterar a tonicidade e a permeabilidade dos capilares, aumentando ou diminuindo o fluxo de sangue e as trocas metabólicas, destacando-se histamina, bradicinina, serotonina, prostaglandinas e íons (CO_2^+, K^+, Ca^+, H^+, Mg^+, Na^+, acetatos e citratos).

As hemácias têm um diâmetro maior que o da maioria dos capilares. Sua passagem só é possível por sua capacidade de deformação, conjugada ao poder de complacência do capilar. Essa passagem é, em geral, descontínua, às vezes em "bolos" separados por "áreas" de plasma livre de hemácias;

As trocas entre o sangue e o líquido intersticial ocorrem por difusão, pinocitose e filtração.

A difusão é o mecanismo mais importante, fazendo-se de modo diferente se a substância for lipo ou hidrossolúvel. As hidrossolúveis ocorrem principalmente pelos poros ou fendas intercelulares e, em menor grau, por poros da membrana celular. Já as lipossolúveis, como o oxigênio, o CO_2 e alguns gases anestésicos, ocorrem livremente pelas membranas celulares.

As substâncias cujas moléculas são maiores que o calibre dos poros são pouco difusíveis. É o caso da albumina, cuja concentração, por esse motivo, é maior no plasma que no líquido intersticial.

No transporte por pinocitose, a substância é "fagocitada" pela célula endotelial, formando uma vesícula que será levada até a outra parede da célula e, depois, liberada. Por esse mecanismo, transportam-se água, ureia, glicose, além de outras substâncias, mas preferencialmente as macromoléculas.

O equilíbrio das trocas entre o plasma e o líquido intersticial é determinado pela concentração das suas substâncias, pela pressão hidrostática nos capilares e no líquido intersticial e pela pressão coloidosmótica do plasma e do líquido intersticial. A resultante dessas forças estabelece um acréscimo pequeno e contínuo de líquido e de proteínas no líquido intersticial. Esse líquido em "excesso" e as proteínas não reabsorvidas pelo capilar venoso são drenados pelos capilares linfáticos, mantendo-se o equilíbrio.

Fatores que alteram o equilíbrio no nível da microcirculação

- Aumento da pressão hidrostática no capilar – estase venosa ou vasodilatação arteriolar. Causas de estase venosa: insuficiência venosa crônica, trombose venosa e insuficiência cardíaca. A dilatação arteriolar se deve geralmente à liberação de histamina nos casos de processos alérgicos
- Redução da pressão coloidosmótica – diminuição da concentração de proteínas plasmáticas implicando extravasamento de líquido para os tecidos. Ocorre por deficiência dietética, impossibilidade de formação ou excesso de eliminação de substâncias proteicas, como ocorre na síndrome nefrótica
- Obstrução linfática – acúmulo de líquido e proteínas no espaço intersticial
- Aumento da permeabilidade capilar – lesão do endotélio, como ocorre nas queimaduras, processos inflamatórios e nas intoxicações bacterianas.

Macroscopicamente, as paredes das artérias e arteríolas são nitidamente diferentes das paredes das veias e vênulas, sendo as primeiras mais espessas e as segundas mais delgadas. Microscopicamente, essas características também são nítidas e justificam essa diferença morfológica. Observe na Figura 62.3 os aspectos microscópicos de feixe vasculonervoso, com atenção às diferenças histológicas entre as paredes de uma artéria, as das vênulas e as das arteríolas.

A camada mais interna dos vasos é chamada "endotélio". Ele tem uma variedade de formas, que variam de acordo com o sistema que essa camada compõe. Os capilares pulmonares, por exemplo, têm endotélio diferente do dos capilares hepáticos. Observe na Figura 62.4 os diversos tipos de endotélios capilares, sobretudo os "poros" ou "fenestras", que estabelecem comunicação entre o lúmen capilar e o espaço intersticial, possibilitando a troca de nutrientes e a remoção dos catabólitos.

É por meio do transporte celular que ocorre a nutrição das células, bem como a remoção dos produtos do metabolismo celular (catabólitos). Na Figura 62.5, perceba como é realizado o transporte de substâncias apolares e hidrofóbicas por meio da pinocitose.

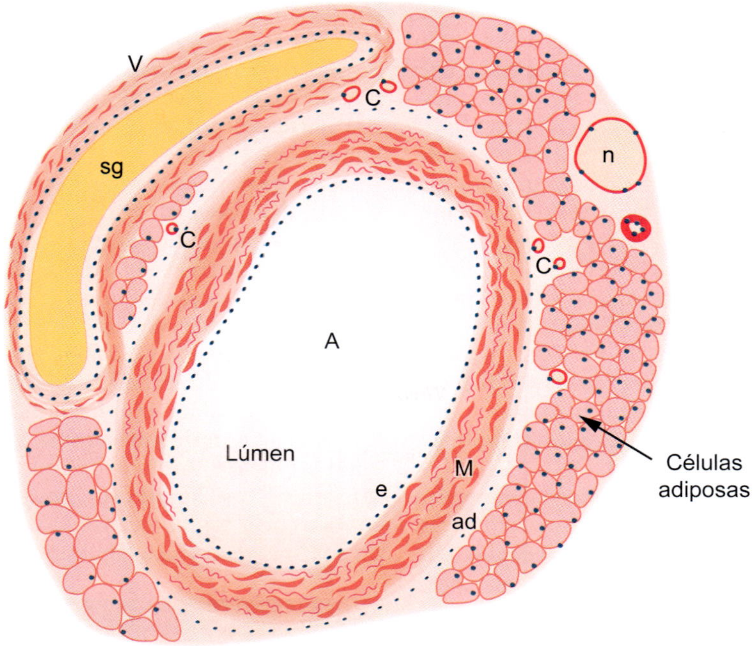

Figura 62.3 Desenho de lâmina com corte transversal de feixe vasculonervoso com coloração de hematoxilina-eosina. Note a diferença de espessura das paredes da artéria e veia. Aumento de 50 vezes. A: artéria elástica; ad: camada adventícia; c: capilar; e: camada íntima com destaque para endotélio; M: camada média; n: fibra nervosa; sg: sangue hemolisado no interior do lúmen venoso; V: veia. (Cortesia de Brito et al., 2020.)

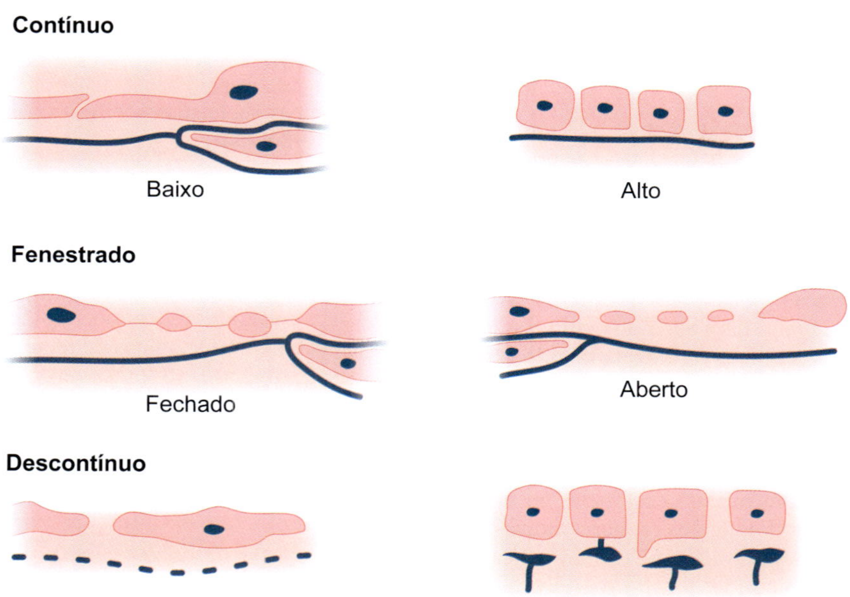

Figura 62.4 Tipos de endotélio. (Cortesia de Brito et al., 2020.)

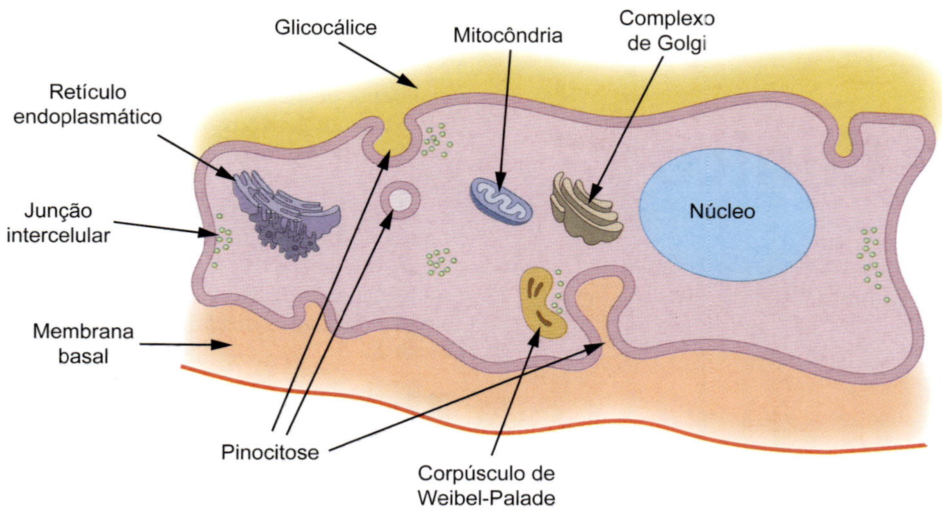

Figura 62.5 Transporte celular de moléculas hidrofóbicas e apolares. (Cortesia de Brito et al., 2020.)

BIBLIOGRAFIA

Abularrage CJ, Arora S. Takayasu's disease. In: Cronenwett J, Johnston KW. Rutherford's Vascular Surgery. 7. ed. London: Saunders Elsevier, 2010.

Bonamigo TP, Ristow AV et al. Aneurismas. São Paulo: Di Livros, 2000.

Brito CJ, Murilo R, Loureiro E. Cirurgia vascular: cirurgia endovascular – Angiologia. 4. ed. Rio de Janeiro: Thomas Revinter, 2020.

Cronenwett J. Rutherford. Cirurgia vascular. 8. ed. São Paulo: Saraiva, 2016.

Dake MD et al. Dissect: a new mnemonic-based approach to the categorization of aortic dissection. Eur J Vasc Endovasc Surg. 2013;46(2):175-90.

Junqueira LC, Carneiro J. Histologia básica. 13. ed. Rio de Janeiro: Guanabara Koogan, 2017.

Kauffman P, Sitrângulo Jr CJ. Arterite de células gigantes. In: Maffei FHA, Lastória S, Yoshida WB et al. Doenças vasculares periféricas. 3. ed. v. 2. Belo Horizonte: Medsi, 2002.

Kauffman P, Sitrângulo Jr CJ. Tromboangeíte obliterante. In: Maffei FHA, Lastória S, Yoshida WB et al. Doenças vasculares periféricas. 3. ed. v. 2. Belo Horizonte: Medsi, 2002.

Maffei FH et al. Diagnóstico clínico das doenças arteriais periféricas. In: Maffei FH et al. Doenças vasculares periféricas. 5. ed. v. 1. Rio de Janeiro: Guanabara Koogan, 2016.

Porto CC, Porto AL. Clínica médica na prática diária. Rio de Janeiro: Guanabara Koogan, 2016.

Tafner PFA, Chen FK, Rabello Filho R, Corrêa TD, Chaves RCF, Serpa Neto A. Recent advances in bedside microcirculation assessment in critically ill patients. Revista Brasileira de Terapia Intensiva. 2017;29(2):238-47.

Wilson SE et al. Arterial infection. Curr Probl Surg. 1978;15:1-89.

CAPÍTULO 63

Exame Clínico

Carlos Eduardo Amorelli, Fabio Augusto Cypreste Oliveira, Fábio Lemos Campedelli, Paulo Ernanne Reis

O exame clínico inicia-se com inspeção e palpação, atentando às alterações da cor e da temperatura da pele e à presença de edema.

A cor da pele se deve, em grande parte, à cor do sangue no interior dos capilares e vênulas e altera-se com as mudanças de temperatura.

Quando o meio ambiente está quente, os capilares dilatam-se e aumenta o fluxo sanguíneo, o que dá à pele cor avermelhada. Quando está frio, os capilares e vênulas contraem-se e o fluxo sanguíneo torna-se mais lento, o que favorece a extração do oxigênio com aumento da hemoglobina reduzida, conferindo à pele uma cor azulada.

No fenômeno de Raynaud, as alterações da cor da pele ocorrem na seguinte sequência: primeiramente, palidez por constrição das arteríolas e vênulas; em seguida, dilatação desses vasos, que assumem coloração violácea; por fim, cessa o espasmo vascular e o fluxo sanguíneo aumenta, com consequente coloração avermelhada da pele.

Na acrocianose, chama a atenção uma cianose persistente, acompanhada de frialdade, dor e hiperidrose.

Tanto no fenômeno de Raynaud como na acrocianose, o frio é um importante fator desencadeante.

No livedo reticular, as modificações da cor da pele ocorrem em placas, entremeando manchas pálidas, vermelhas e violáceas.

Na eritromelalgia, além da vermelhidão da pele, o paciente apresenta hipertermia e dor em queimação nas áreas comprometidas.

Comumente, há alterações da sensibilidade nos distúrbios da microcirculação. São elas: hipoestesia (p. ex., sensação de dedo morto), hiperestesia (acrocianose) ou parestesias (dormências e formigamento).

A combinação de palidez e hipotermia é um dado importante no diagnóstico de oclusão arterial, sendo indispensável comparar áreas homólogas.

Deve-se ressaltar que sempre é necessária a avaliação dos pulsos periféricos, pois os distúrbios da microcirculação são decorrentes, em grande parte, de afecções das artérias tronculares, notadamente aterosclerose e tromboangiite obliterante, cujo mecanismo fisiopatológico fundamental é a isquemia por obstrução luminal. A ausência ou diminuição de pulsos periféricos, sempre comparando segmentos homólogos, é elemento semiótico de grande utilidade no raciocínio diagnóstico (ver Parte 10, *Sistema Cardiovascular*, Seção 2, *Artérias*, Capítulo 51, *Exame Clínico*).

A oximetria de pulso afere indiretamente a saturação de oxigênio no sangue e, concomitantemente, determina a frequência cardíaca de modo não invasivo. É realizada pelo oxímetro de pulso, aparelho que utiliza feixes de luz vermelha e infravermelha. A luz atravessa os tecidos e é absorvida parcialmente pela hemoglobina e desoxi-hemoglobina.

A diferença de absorção dos comprimentos de onda possibilita a determinação da faixa de saturação de oxigênio no sangue.

Os dados fornecidos pela oximetria de pulso são importantes no monitoramento dos pacientes críticos (diagnóstico de insuficiência respiratória, estado de choque), bem como na tomada de decisões, notadamente no processo de suspensão de ventilação mecânica, em fisioterapia e na medicina do esporte.

Palidez e rubor

Nas condições em que há vasoconstrição intensa, como no choque hipovolêmico, a pele torna-se pálida devido à diminuição do fluxo de sangue nos capilares (palidez cutânea).

Ao contrário, na vasodilatação, assim como nos processos inflamatórios, a pele adquire cor avermelhada (rubor).

Um método prático para medir o fluxo sanguíneo capilar consiste em fazer uma leve compressão sobre o leito ungueal. Após a compressão, observa-se palidez, que rapidamente desaparece à descompressão. Havendo vasoconstrição, há aumento significativo desse tempo.

CASOS CLÍNICOS: EXAME CLÍNICO APLICADO

Ao entrar em contato com uma substância irritante, a pele desenvolve uma resposta inflamatória, liberando diversas citocinas. Entre as várias citocinas, muitas têm capacidade vasodilatadora, levando ao aumento do calibre dos capilares e das vênulas. Ingurgitados, dão à pele coloração avermelhada (Figuras 63.1 e 63.2).

EDEMA DE MEMBRO INFERIOR. Edema é o extravasamento de líquido do interior de um vaso para o espaço extracelular, levando a um aumento do líquido intersticial. Também pode decorrer do menor movimento de água do interstício para os capilares ou vasos linfáticos. Em geral, resulta do aumento da pressão hidrostática capilar, da diminuição da pressão oncótica plasmática, do aumento da permeabilidade capilar ou da obstrução do sistema linfático/venoso (Figura 63.3).

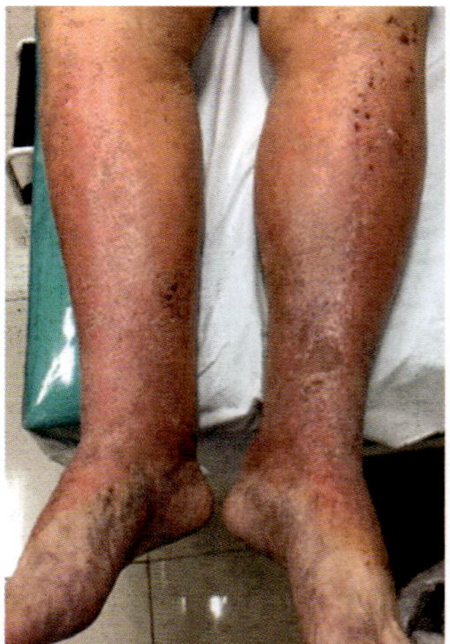

Figura 63.1 Rubor provocado por vasodilatação capilar decorrente de dermatite de contato. (Cortesia de Brito et al., 2020.)

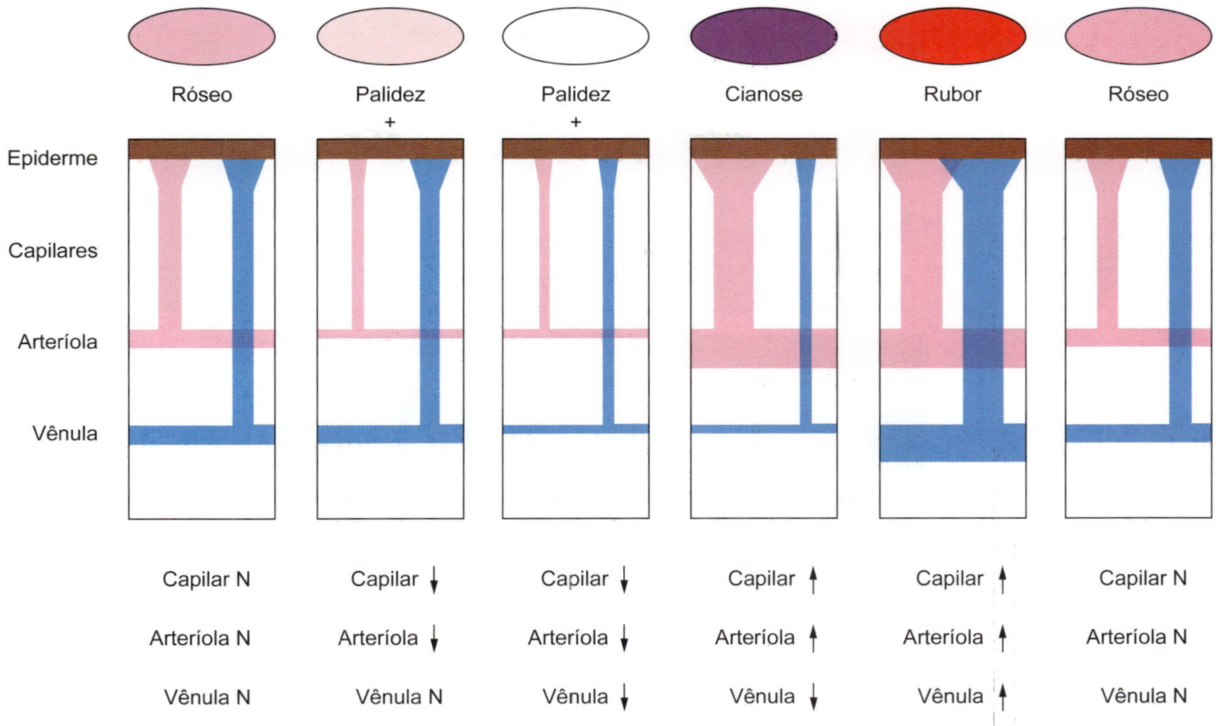

Figura 63.2 Esquematização da disposição dos capilares e das vênulas e sua correlação com a coloração da pele.

PALIDEZ E CIANOSE. São padrões de coloração da pele decorrentes de vasoconstrição dos capilares e das vênulas (ambos constritos na palidez e somente as vênulas na cianose). São muito comuns em casos de obstruções arteriais (Figura 63.4), favorecendo sobremaneira o diagnóstico dessa patologia.

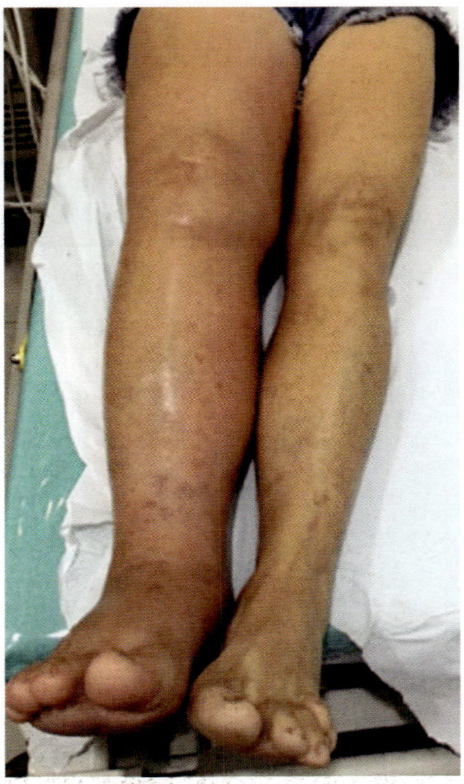

Figura 63.3 Edema de membro inferior direito decorrente da compressão venosa extrínseca proximal, resultando de um tumor de pelve. (Cortesia de Brito et al., 2020.)

O fenômeno de Raynaud é um sinal que pode estar associado a diversas patologias. Nesse contexto, é dito de etiologia secundária. Porém, pode não estar relacionado a nenhuma patologia de base, recebendo as definições essencial, idiopático ou primário. Portanto, saber identificar esse sinal de forma correta tem significativa importância clínica, uma vez que sua presença sempre deve remeter a diagnósticos de vasculopatias, com destaque para as vasculites.

Nas Figuras 63.5 e 63.6 a seguir, observa-se o fenômeno de Raynaud clássico ou trifásico (ver Figura 63.5). Contudo, esse sinal também pode ocorrer apenas em duas fases (palidez e cianose), sendo denominado “bifásico” (ver Figura 63.6).

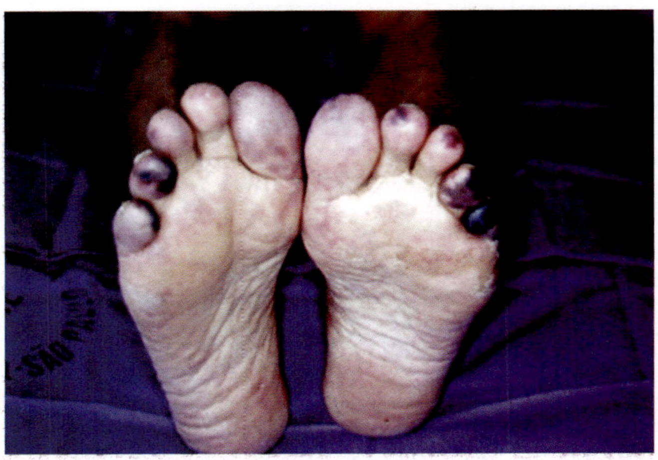

Figura 63.4 Palidez plantar e cianose de hálux determinadas por microêmbolos em um caso de oclusão arterial aguda. (Cortesia de Brito et al., 2020.)

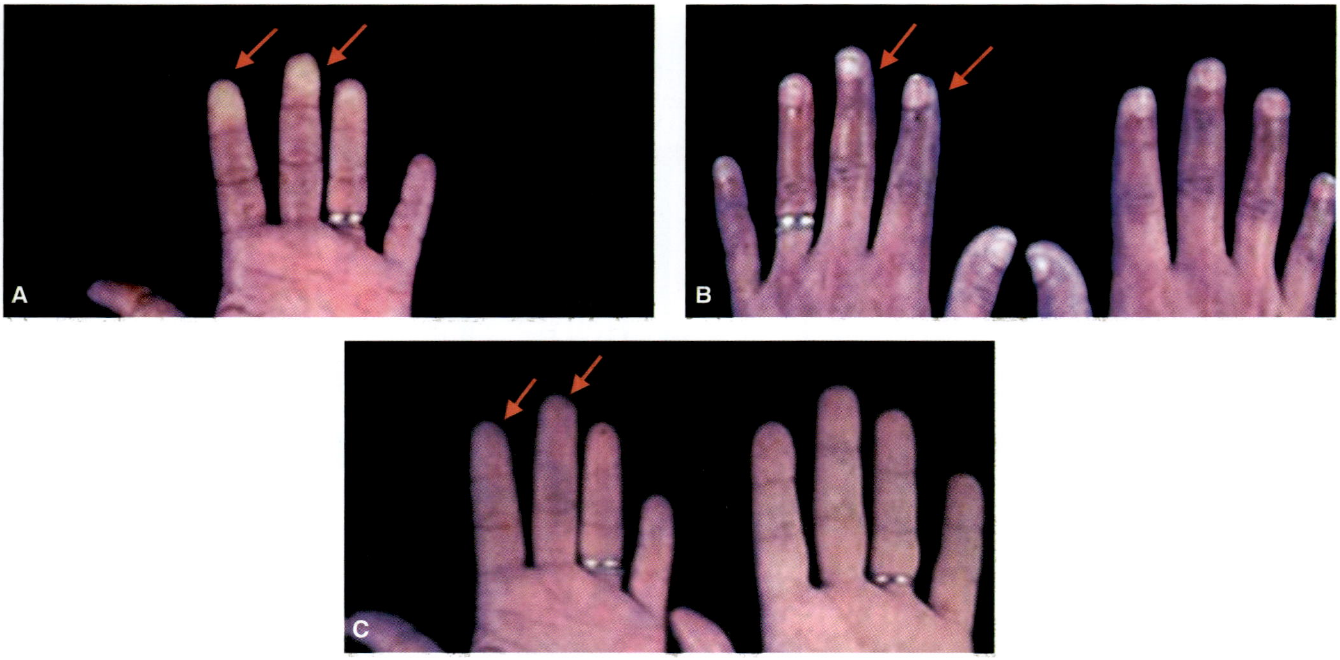

Figura 63.5 Fenômeno de Raynaud trifásico. A a C. Alteração sequencial de cores: palidez, cianose e rubor, respectivamente. B. A cianose ficou mais evidente no bordo dorsolateral dos dedos (*setas*). C. À direita, uma das mãos de cor normal para comparação do rubor das pontas dos dedos do paciente. (Cortesia de Brito et al., 2020.)

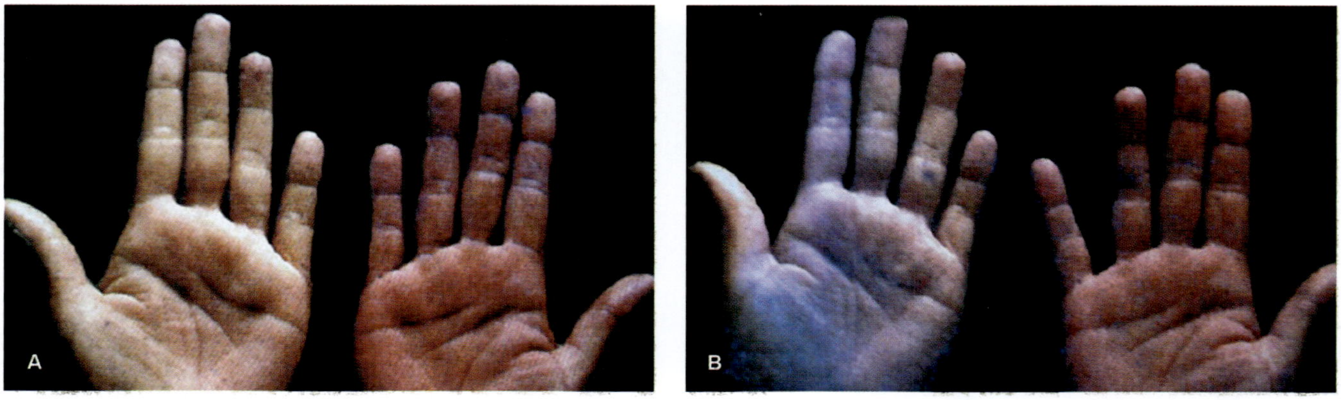

Figura 63.6 Fenômeno de Raynaud bifásico após imersão das mãos em água fria. A. Fase de palidez. B. Fase cianótica. (Cortesia de Brito et al., 2020.)

BIBLIOGRAFIA

Abularrage CJ, Arora S. Takayasu's disease. In: Cronenwett J, Johnston KW. Rutherford's – Vascular Surgery. 7. ed. London: Saunders Elsevier, 2010.

Bonamigo TP, Ristow AV et al. Aneurismas. São Paulo: Di Livros, 2000.

Brito CJ, Murilo R, Loureiro E. In: Cirurgia vascular: cirurgia endovascular – Angiologia. 4. ed. Rio de Janeiro: Thomas Revinter, 2020.

Cronenwett J. Rutherford Cirurgia vascular. 8. ed. São Paulo: Saraiva; 2016.

Wilson SE et al. Arterial infection. Curr Probl Surg. 1978;15:1-189.

Dake MD et al. Dissect: a new mnemonic-based approach to the categorization of aortic dissection. Eu J Vasc Endovasc Surgery. 2013;46(2):175-90.

Kauffman P, Sitrângulo Jr CJ. Arterite de células gigantes. In: Maffei FHA, Lastória S, Yoshida WB et al. Doenças vasculares periféricas. 3. ed. v. 2. Belo Horizonte: Medsi, 2002.

Kauffman P, Sitrângulo Jr CJ. Tromboangeíte obliterante. In: Maffei FHA, Lastória S, Yoshida WB et al. Doenças vasculares periféricas. 3. ed. v. 2. Belo Horizonte: Medsi, 2002.

Maffei FH et al. Diagnóstico clínico das doenças arteriais periféricas. In: Maffei FH et al. Doenças vasculares periféricas. 5. ed. v. 1. Rio de Janeiro: Guanabara Koogan, 2016.

Porto CC, Porto AL. Clínica médica na prática diária. 2. ed. Rio de Janeiro: Guanabara Koogan, 2022.

CAPÍTULO 64

Exames Complementares

Carlos Eduardo Amorelli, Fabio Augusto Cypreste Oliveira, Fábio Lemos Campedelli, Paulo Ernanne Reis

INTRODUÇÃO

Os exames complementares que tornam possível analisar distúrbios da microcirculação incluem teste da fragilidade capilar, dopplerfluxometria, pletismografia, capilaroscopia, videocapilaroscopia e *laser Doppler imaging*.

A dopplerfluxometria foi abordada no estudo da semiologia das artérias (ver Parte 10, *Sistema Cardiovascular*, Seção 2, *Artérias*, Capítulo 52, *Exames Complementares*). A oximetria de pulso foi abordada no Capítulo 63, *Exame Clínico*.

EXAMES LABORATORIAIS

Alguns exames podem auxiliar no diagnóstico das alterações da microcirculação, principalmente os que mostram aumento ou diminuição da viscosidade sanguínea, como o hematócrito, a agregação plaquetária e a dosagem de fibrinogênio.

TESTES DE FRAGILIDADE CAPILAR

Semiotécnica – Teste do laço ou fenômeno de Rumpel-Leede

Afere-se a pressão arterial. Em seguida, posiciona-se o manguito na porção mais alta do braço, insufla-se o manguito a um nível pouco abaixo da pressão sistólica, mantendo-se assim por 5 minutos. Após a desinsuflação do manguito, são contadas as petéquias que aparecem distalmente.

Poucas petéquias ou moderado número delas na dobra do cotovelo (+), muitas petéquias na porção mediana do membro superior (++), alcançando o pulso (+++), inúmeras petéquias incluindo o dorso da mão (++++).

Do ponto de vista das doenças hemolinfopoéticas – em especial, afecções hemorrágicas – o teste do laço é desprovido de valor clínico (ver Parte 15, *Sistema Hematopoético*, Capítulo 150, *Doenças do Sangue*).

CAPILAROSCOPIA E VIDEOCAPILAROSCOPIA

A capilaroscopia consiste no exame direto dos capilares por meio do capilaroscópio, utilizando-se um microscópio acoplado a um sistema computadorizado que permite obter imagens com aumento de até 1.000 vezes, possibilitando a visualização dos elementos figurados do sangue.

Isso possibilita o registro das imagens e da velocidade do fluxo. Trata-se da videocapilaroscopia.

Aspectos da capilaroscopia normal: leito com tom branco-rosado, capilares vermelhos, delicados, dispostos em paliçada (forma de U invertido), em paralelo ao eixo longitudinal do dedo, com as duas alças de tamanho igual, sendo uma aferente (arteríola) e a outra, mais calibrosa (vênula), eferente.

O número de capilares é, em média, 7 a 17 por mm^2; o fluxo sanguíneo é contínuo e não há exsudato ou hemorragias.

Tortuosidade, dilatação, afilamento e diminuição dos capilares, áreas avasculares, exsudação, hemorragia, alentecimento e inversão de fluxo, neoangiogênese, aglomerados de capilares semelhantes aos glomérulos renais são características de um exame alterado.

Tem utilidade no estudo da síndrome de Raynaud primária e secundária, da microangiopatia diabética, das doenças do colágeno (lúpus eritematoso, esclerodermia, dermatomiosite, artrite reumatoide), síndrome de Sjögren, psoríase e no seguimento do tratamento dos pacientes.

LASER DOPPLER IMAGING

O *laser Doppler imaging* é um método de captação de imagem capaz de avaliar o fluxo capilar de maneira não invasiva, podendo explorar extensas áreas de até 1.000 cm^2.

Determina áreas de maior ou menor irrigação, sendo que áreas mais irrigadas são mais avermelhadas e as menos irrigadas, azuladas. Auxilia nos estudos de diversas patologias, tais como: doenças vasculares funcionais, doenças do colágeno, diabetes melito, arteriopatias, queimaduras. Tem aplicabilidade no processo de cicatrização de úlceras, cirurgia plástica (no estudo da viabilidade de enxertos livres de pele e de retalhos pediculados ou transplantados).

BIBLIOGRAFIA

Brito CJ, Murilo R, Loureiro E. Cirurgia vascular: cirurgia endovascular – Angiologia. 4. ed. Rio de Janeiro: Thomas Revinter, 2020.

Cardoso MCAF, Silva AMP. Oximetria de pulso: alternativa instrumental na avaliação clínica junto ao leito para disfagia. Arq Int Otorrinolaringol. 2010;14(2):231-8.

Coelho SCS, Guimarães MN, Fernandes TJ. Endotelium in Turner syndrome with capillaroscopy. J Vasc Bras Porto Alegre. 2011;10(2).

Coelho SCS, Ramos AD, Pinheiro VS et al. Nailfold videocapilaroscopy in Turner syndrome: a descriptive study. J Vasc Bras Porto Alegre. 2007;6(4).

Corrêa MJU, Perazzio SF, Andrade LEC et al. Laser Doppler imaging para quantificação do fluxo sanguíneo de polpa digital em condições basais e após estímulo frio em pacientes com esclerose sistêmica. Rev Bras Reumatol. 2010;50(2):128-40.

Halfoun VLRC, Fernandes TJF, Pires MLE et al. Estudos morfológicos e funcionais da microcirculação da pele no diabetes mellitus. Arq Bras Endocrinol Metab. 2003;47(n3):271-9.

Leroux MB, Lashak C, Berbotto G et al. Acrosindromes primárias. Arch Argent Dermatol. 2011;65:109-14.

Leutenegger M, Martin-Williams E, Harbi P et al. Real-time full field laser Doppler imaging. Biomed Opt Express. 2011;2(6):1470-7.

CAPÍTULO 65

Doenças da Microcirculação

Carlos Eduardo Amorelli, Fabio Augusto Cypreste Oliveira, Fábio Lemos Campedelli, Paulo Ernanne Reis

INTRODUÇÃO

Os principais distúrbios da microcirculação são a síndrome/doença de Raynaud, a acrocianose, o livedo reticular e a eritromelalgia.

DOENÇA OU SÍNDROME DE RAYNAUD E FENÔMENO DE RAYNAUD

Na doença de Raynaud, a alteração de coloração da pele ocorre de modo sequencial, iniciando-se com palidez, seguida de cianose e terminando com rubor.

À alteração sequencial da cor da pele dá-se o nome de "fenômeno de Raynaud".

A doença, cuja etiologia é desconhecida, evolui em crises, que podem não ser completas, ou seja, ora aparecendo apenas cianose e rubor, ora palidez e rubor, ou somente cianose ou unicamente palidez.

Durante as crises, ocorrem parestesias (formigamento, agulhadas, queimação, dormência ou sensação de aumento de volume dos dedos) e pode surgir dor.

Em casos intensos e recorrentes, podem surgir pontos de necrose na pele das polpas digitais. Predominam nas mãos, podendo comprometer os pés.

O fenômeno de Raynaud pode ser desencadeado pela exposição ao frio e por impactos emocionais.

Mais prevalente no sexo feminino, na proporção de 5:1, manifesta-se sobretudo nas primeiras décadas de vida.

Critérios para diagnóstico da doença de Raynaud

- Episódios de fenômeno de Raynaud desencadeados por frio ou emoção
- Bilateralidade do fenômeno
- Ausência de gangrena ou, se presente, limitada a pequenas áreas nas polpas digitais
- Ausência de outro diagnóstico que justifique o fenômeno de Raynaud
- Duração dos sintomas de, pelo menos, 2 anos.

O diagnóstico da doença de Raynaud é de exclusão, devendo-se afastar patologias tais como doenças vasculares orgânicas, colagenoses, compressões da cintura escapular, síndrome do túnel carpiano, ergotismo, causalgia, crioglobulinemias e distrofia simpático-reflexa.

O registro gráfico obtido pelo dopplerímetro ou pelo pletismógrafo mostra curvas típicas de distúrbio vascular funcional.

Correlação clínica

Pacientes entre a segunda e a terceira década de vida com episódios de fenômeno de Raynaud bifásicos ou trifásicos desencadeados pelo frio. Ausência de gangrena e microúlceras nas polpas digitais, exames de capilaroscopia periungueal normais e ausência de anticorpos de fator antinuclear. Os pacientes contemplam critérios diagnósticos para doença de Raynaud primária. Nota-se nas sequências de imagens fenômeno de Raynaud típico em paciente com doença de Raynaud primária (Figura 65.1; ver também Figuras 63.5 e 63.6 no Capítulo 63, *Exame Clínico*).

ACROCIANOSE

A acrocianose é caracterizada por cianose persistente nas partes distais dos membros até, no máximo, o nível dos punhos ou dos tornozelos, acompanhada de hipotermia e hiperidrose dos dedos e mãos. Raramente observa-se comprometimento do nariz e das orelhas. Tem maior prevalência em mulheres jovens e de meia-idade.

A etiologia é desconhecida, admitindo-se, porém, que seja decorrente de uma disfunção do sistema nervoso autônomo ou hipersensibilidade local ao frio com aumento do tônus arteriolar.

Inicialmente, surge nas épocas frias, mas, com a evolução, ocorre também em períodos quentes.

O sintoma mais incômodo costuma ser a hiperidrose persistente das mãos, que pode transformar-se em um problema social com graves repercussões psicológicas.

A acrocianose tem evolução benigna e pode desaparecer na fase adulta.

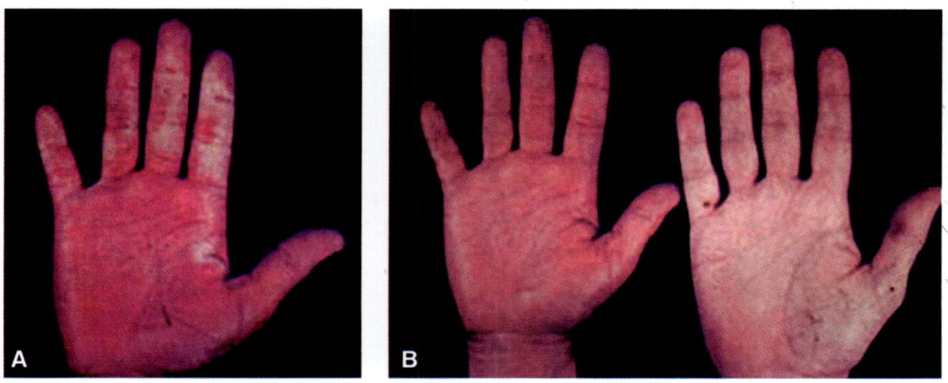

Figura 65.1 Fenômeno de Raynaud bifásico em ambiente refrigerado. **A.** Fase de palidez. **B.** Fase de rubor. (Cortesia de Brito et al., 2020.)

O diagnóstico é feito pela história clínica e exame físico, prova da alternância de temperatura e capilaroscopia.

Prova da alternância de temperatura: consiste em imergir alternadamente a mão do paciente em água quente por 5 minutos e, em seguida, em água fria a 12°C também por 5 minutos. Em pessoas normais, observa-se retorno à temperatura normal em cerca de 20 minutos. No paciente com acrocianose, o retorno é demorado, levando mais de 30 minutos.

Capilaroscopia na acrocianose: capilares do leito ungueal bem dilatados, com redução da velocidade do fluxo sanguíneo. À observação por tempo prolongado, pode-se identificar inversão de fluxo momentaneamente.

Pulsos periféricos presentes e normais.

Correlação clínica

Paciente com cianose persistente em regiões distais dos membros, acompanhada de hipotermia e hiperidrose, com sintomas mais intensos nas épocas de clima frio ou desencadeados frente a situações de estresse (necessário lembrar de acrocianose).

No exame físico, verificam-se mãos cianóticas, tumefeitas e sudoréticas (Figura 65.2); além disso, nota-se melhora da cianose com elevação do membro e piora após declive.

Na capilaroscopia, notam-se capilares dilatados, com redução da velocidade do fluxo (ver Figura 63.2 no Capítulo 63, *Exame Clínico*).

LIVEDO RETICULAR

O livedo reticular é caracterizado pelo aparecimento de manchas vermelhas (eritrocianose) ou cianóticas, circundando áreas de pele normal, como malhas de rede que lhe conferem aspecto de mármore, localizadas nas extremidades e no tronco.

Sua etiologia é indeterminada e resulta de espasmo arteriolar, seguido de dilatação dos capilares e vênulas.

Na maioria dos casos, os vasos não têm alterações orgânicas. Em alguns pacientes, contudo, há hiperplasia da íntima e infiltração linfocitária perivascular.

Reconhecem-se duas formas clínicas: *cutis marmorata* – sintomas leves, comprometimento dos membros somente se expostos ao frio; alterações da pele desaparecem nas épocas quentes e sem alterações tróficas; o quadro permanece inalterado durante anos. A incidência é semelhante em ambos os sexos e ocorre geralmente por volta da segunda ou terceira década de vida.

A segunda é constituída de pacientes com sintomas mais intensos, incluindo comprometimento do tronco, sendo que as alterações cutâneas não desaparecem nos períodos quentes. Conforme a doença evolui, surgem dor, parestesias, gangrenas cutâneas e úlceras muito dolorosas.

O livedo reticular pode ser secundário, acompanhando doenças autoimunes, tromboangiite obliterante, policitemia, trombocitemia, crioglobulinemia, criofibrinogenemia, intoxicação por chumbo, arsênio e hidrocloreto de amantadina.

O diagnóstico é feito por história clínica e exame físico.

A pletismografia e a dopplerimetria mostram alterações sugestivas de doença vascular funcional.

Correlação clínica

O livedo reticular é caracterizado pelo aspecto mosqueado da pele dos membros com um reticulado de tons azulados de poucos centímetros de diâmetro, alternando com pele de cor normal ou pálida (lívida) (Figura 65.3). Classifica-se em dois tipos: a forma benigna, ou *cutis marmorata*, e o livedo reticular fixo, que pode evoluir com ulcerações. Esse segundo tipo está associado a uma doença de base, como as doenças do tecido conjuntivo (sobretudo o lúpus eritematoso sistêmico), doenças endócrinas, doenças neurológicas, hipertensão, estados de hiperviscosidade, reação a fármacos e linfomas. A *cutis marmorata*, mais frequente em adolescentes, é desencadeada pelo frio e regride nas temperaturas mais elevadas, diferindo do livedo reticular fixo.

Na *cutis marmorata*, não há alterações estruturais dos vasos nem alterações tróficas da pele. Acredita-se que o fenômeno se deve a uma instabilidade neurossimpática constitucional.

Fisiologicamente, os segmentos pálidos da pele correspondem à constrição arteriolar, e os cianosados, às vênulas em espasmo, que se distribuem em forma de malhas, alternando com segmentos de pele rósea dos vasos dérmicos com motricidade e fluxo normais. O esquema a seguir ilustra as alterações vasculares (Figura 65.4).

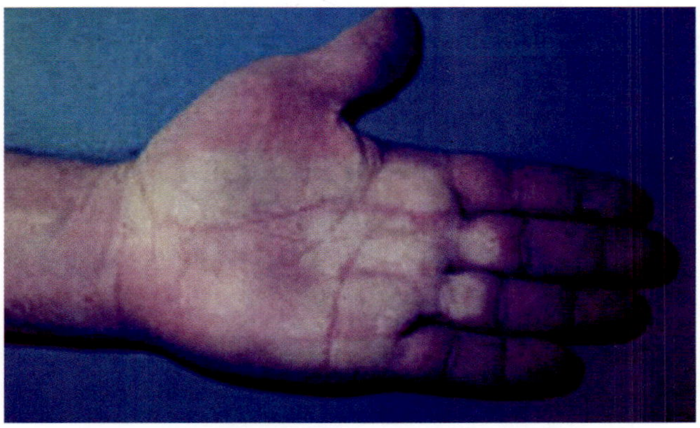

Figura 65.2 Cianose de mão de paciente do sexo masculino. Nota-se ausência de lesões ulcerosas nas polpas digitais. (Cortesia de Brito et al., 2020.)

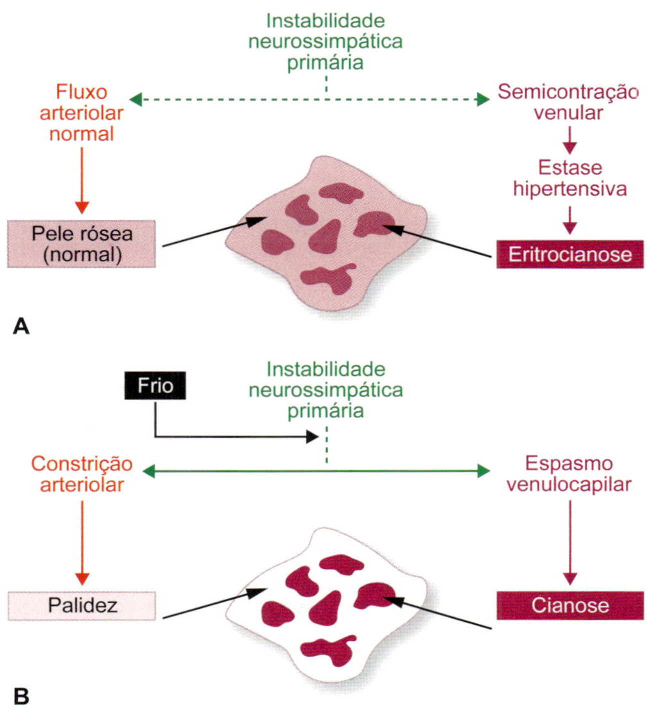

Figura 65.3 Representação esquemática das alterações vasculares na *cutis marmorata*. **A.** Espontânea. **B.** Provocada pelo frio. (Cortesia de Brito et al., 2020.)

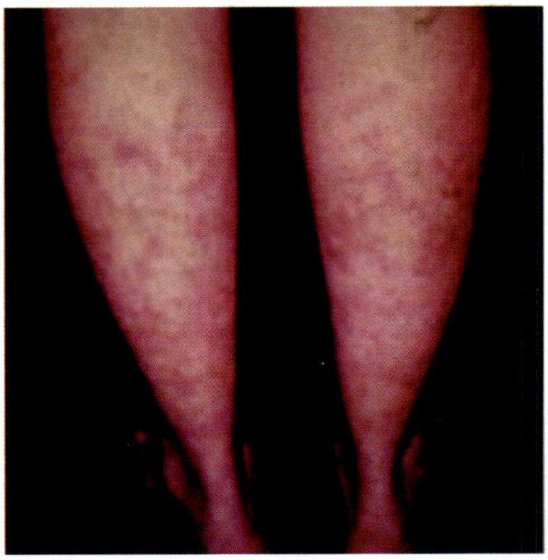

Figura 65.4 Paciente com livedo reticular em ambos os membros inferiores. Nota-se o arranjo reticular adotado pelas áreas pálidas e cianosadas. (Cortesia de Brito et al., 2020.)

ERITROMELALGIA

A eritromelalgia é um distúrbio vasomotor decorrente de vasodilatação arteriolar anormal dos pés e das mãos. A causa é desconhecida e ocorre em crises paroxísticas. Afeta principalmente adultos e pessoas idosas.

As crises são desencadeadas por exposição ao calor, banhos quentes e exercícios físicos.

A eritromelalgia pode ser primária ou secundária.

A forma primária é rara e o diagnóstico é feito por exclusão, devendo afastar-se todas as causas de eritromelalgia secundária. As crises são bilaterais, comprometendo mais os pés que as mãos.

A fase inicial da doença se dá por crises esporádicas e de curta duração, que se tornam mais frequentes e prolongadas.

O paciente apresenta eritema, hipertermia e dor em queimação nas áreas comprometidas. Em alguns, há manifestação de hiperestesia cutânea ao toque, que pode causar grande sofrimento.

Os fatores de melhora são: elevação dos membros e imersão em água fria.

Não há comprometimento orgânico dos vasos, mas apenas alteração funcional com dilatação arteriolar exacerbada durante as crises.

O ecodoppler, durante a crise, evidencia aumento da onda sistólica e diminuição da resistência periférica, com aumento da velocidade do fluxo nas arteríolas da região, sugestivo de fístulas arteriovenosas. Após a crise observa-se traçado normal, indicando que não há comprometimento orgânico das arteríolas.

Disfunção da microcirculação na sepse

O comprometimento da microcirculação na sepse é heterogêneo, apresentando fluxo lentificado em algumas áreas, enquanto em outras a perfusão capilar é inteiramente preservada. Maiores conhecimentos das alterações da microcirculação no choque séptico poderão contribuir para o entendimento da fisiopatologia desta grave condição clínica, ainda com alta morbimortalidade.

Na eritromelalgia secundária, as crises são menos pronunciadas e restritas apenas a um membro. Entre as causas, destacam-se insuficiência venosa, policitemia, gota, diabetes melito, hipertensão arterial, alcoolismo crônico, lúpus eritematoso, artrite reumatoide, aterosclerose, tromboangiite obliterante, hipertireoidismo, neuropatia periférica, medicamentos, metaplasia mieloide.

O prognóstico da eritromelalgia secundária depende da evolução da doença de base, podendo, em alguns casos, evoluir com necrose da extremidade.

Correlação clínica

A eritromelalgia, também denominada "eritermalgia", "eritralgia", "eritromelia" ou "síndrome de Weir-Mitchell", é um distúrbio vasomotor dos microvasos da pele. Manifesta-se por rubor, calor e dor nos pés; é menos frequente nas mãos e, mais raramente, na face e nas orelhas. Geralmente, é bilateral e simétrica, podendo ser idiopática ou secundária a doenças locorregionais ou gerais. Os sintomas são de caráter intermitente, insidioso e progressivo, e, em alguns casos, são permanentes desde o início. As principais queixas são ardor e dor intensa, geralmente nas regiões plantares e pododáctilos. Os pés ficam quentes e vermelhos (com tonalidade cianosada) durante algumas horas ou durante todo o dia. O ardor piora com o declive dos membros e o calor, sintomas atenuados com a elevação e, muito caracteristicamente, com o frio. O diagnóstico da síndrome eritromelálgica é basicamente clínico, com base nos dados da anamnese e do exame físico do membro que apresenta dor ardente, calor e rubor cutâneos, turgor venoso, pulsatilidade arterial e venosa (Figura 65.5).

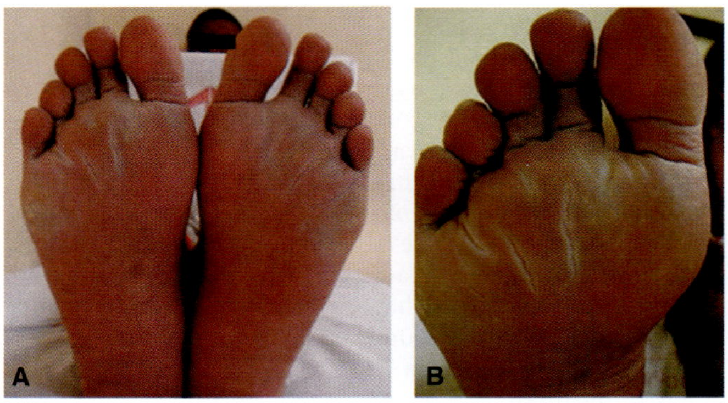

Figura 65.5 Eritromelalgia de pés de paciente sexo masculino. **A.** Hiperemia plantar. **B.** Lacerações plantares por imersão constante em água fria para alívio dos sintomas. (Cortesia de Brito et al., 2020.)

BIBLIOGRAFIA

Brito CJ, Murilo R, Loureiro E. Cirurgia vascular: cirurgia endovascular – Angiologia. 4. ed. Rio de Janeiro: Thomas Revinter, 2020.

De Backer D et al. Microvascular blood flow is altered in patients with sepsis. Am J Respir Crit Care Med. 2002;166(1):98-104.

Junqueira LC, Carneiro J, Abrahamsohn P. Histologia básica. 13. ed. Rio de Janeiro: Guanabara Koogan, 2017.

Lima A. Current status of tissue monitoring in the management of shock. Curr Opin Crit Care. 2016;22(3):274-8.

Massey MJ, Shapiro N. A guide to human in vivo microcirculatory flow image analysis. Crit Care. 2016;20(35).

Rivers E et al. Early goal-directed therapy in the treatment of severe sepsis and septic schock. N Engl J Med. 2001;345(19):1368-77.

PARTE

11

Sistema Digestório

Américo de Oliveira Silvério
Heitor Rosa
José Paulo T. Moreira
Rejane Faria Ribeiro-Rotta

Colaboradores

Alessandra M. de Almeida Maciel
Átilla Freitas Silva
Bianca Rosa Rodrigues Rebelo
Carlos Eduardo Brandão-Mello
Cibele Franz
Diego Antônio Costa Arantes
Filipe Moreira Biokino
Helio Moreira
Helio Moreira Júnior
Joffre Rezende Filho
José Abel Alcanfor Ximenes
Marcia Maria Amendola Pires
Nara Rúbia Pereira de Siqueira
Pedro Costa Moreira
Rafael Oliveira Ximenes
Renato Miranda de Melo
Roberta Celles Cordeiro Soares
Rodrigo Oliveira Ximenes

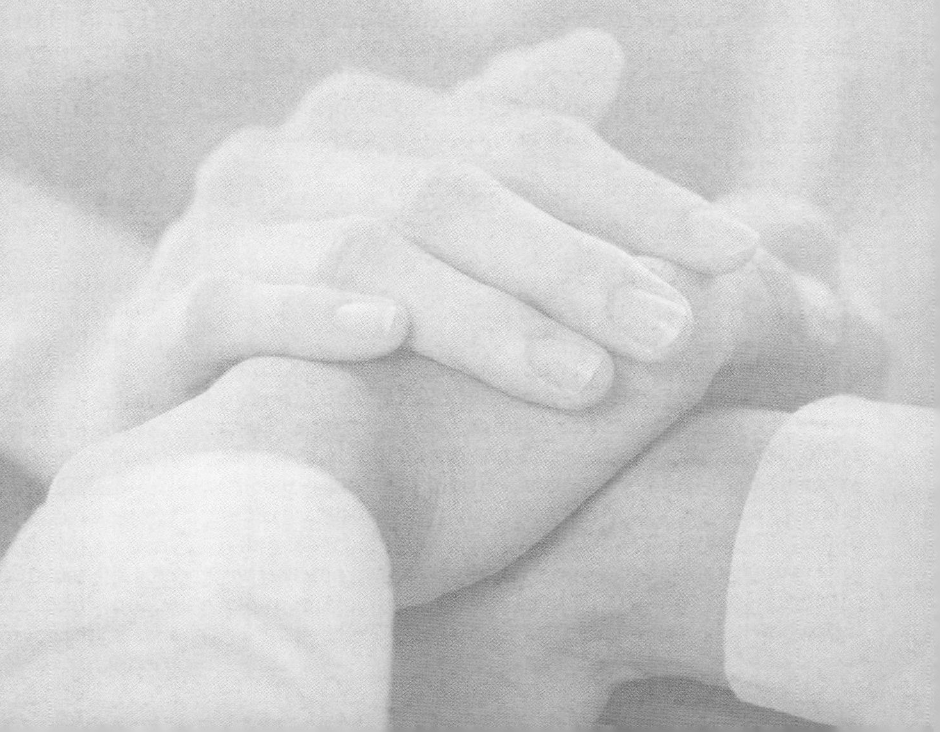

CAPÍTULO 66

Fundamentos de Anatomia e Fisiologia

Diego Antônio Costa Arantes, Filipe Moreira Biokino, Nara Rúbia Pereira de Siqueira, Rejane Faria Ribeiro-Rotta

INTRODUÇÃO

Do ponto de vista do exame clínico completo, base insubstituível de uma medicina de excelência, a boca não pode ser dissociada da complexa região bucomaxilofacial (BMF), assim como das demais estruturas componentes da cabeça e do pescoço (ver Parte 8, *Orelhas, Nariz, Seios Paranasais, Faringe e Laringe*, Seção 3, *Boca e Faringe*, Capítulo 27, *Fundamentos de Anatomia e Fisiologia*).

A região BMF compreende: maxila, mandíbula, cavidade bucal, complexo dentoalveolar, articulação temporomandibular (ATM), músculos da mastigação, cavidades paranasais e glândulas salivares (Figura 66.1).

A cavidade bucal, região inicial do sistema digestório, é uma das portas de entradas do organismo e uma via de acesso ao sistema respiratório. Além disso, desempenha importantes funções na mastigação dos alimentos e na fonação.

A mastigação é realizada pelos dentes, com auxílio da língua e dos movimentos mandibulares realizados pelos músculos da mastigação e da ATM, bem como da ação química da saliva.

Para a fonação concorrem a língua, os dentes e os lábios, além das cavidades ressonadoras (nasais, paranasais e bucofaríngea).

CAVIDADE BUCAL

A cavidade bucal localiza-se no terço inferior da face, comunicando-se com o exterior pela abertura bucal e posteriormente com a parte oral da faringe – a orofaringe. Possui como limites: anterior e lateral os lábios e bochechas, posteriormente o istmo da garganta, superiormente o palato e inferiormente o soalho da boca, onde se encontra fixada a língua (Figura 66.2 A). Quando totalmente fechada, é dividida pelos arcos dentais em duas porções: anterolateral (denominada "vestíbulo da boca"); e posterior aos arcos dentários (cavidade bucal).

LÁBIOS

Os lábios apresentam-se estratificados, entre as quais se encontram músculos, vasos e nervos. A camada muscular dos lábios é formada pelo músculo orbicular da boca e por fibras musculares que convergem para as bordas livres dos lábios.

Cada lábio, o superior e o inferior, apresenta uma zona vermelha, que a diferencia da pele circunjacente. Em boca fechada (ver Figura 66.2 B), quando estão em contato, delimitam a rima da boca (fenda entre os lábios). Nas extremidades da rima, onde lábios superior e inferior se encontram, forma-se uma depressão, denominada "comissura labial". O lábio superior é limitado superiormente pelo nariz, ao qual se une, na linha mediana, por meio de um sulco denominado "filtro". É separado das bochechas pelo sulco nasolabial.

O lábio inferior tem um sulco que o separa do mento – o sulco labiomentoniano – e outro que vai do ângulo da boca à base da mandíbula – o sulco labiomarginal.

MUCOSA BUCAL

Membrana que reveste internamente a cavidade bucal, que recebe o nome do local anatômico que recobre: labial, jugal (região de bochecha), palatina, gengival, alveolar (região óssea de sustentação dos dentes), lingual, mucosa do soalho da boca. Seus aspectos estão relacionados às funções desempenhadas e seus componentes (músculos, glândulas salivares menores, frênulos, pregas) facilitam a integração biomecânica da mastigação e da fonação (ver Figura 66.1).

Na mucosa jugal, na altura do segundo molar superior, abre-se o ducto parotídeo, que é protegido por uma saliência, a papila parotídea.

PALATO DURO, PALATO MOLE E OROFARINGE

O palato ou teto da cavidade bucal é dividido em uma porção anterior ou palato duro e outra posterior ou palato mole (véu palatino).

A mucosa que reveste o palato duro é espessa e unida ao periósteo (mucoperiósteo).

A rafe palatina é uma saliência linear encontrada na porção mediana do palato, vestígio da união embriológica das duas maxilas. Na linha mediana e atrás dos dentes incisivos centrais superiores, encontra-se a papila incisiva. Partindo lateralmente da papila incisiva, situam-se as pregas palatinas transversas (rugas palatinas), que têm por função auxiliar na mastigação ao prender o alimento contra a língua (Figura 66.3).

Glândulas salivares menores (glândulas palatinas) encontram-se distribuídas na mucosa palatina.

O limite entre o palato duro e o palato mole é reconhecido devido à diferença de coloração. Na borda livre do palato mole (véu palatino), na sua porção mediana, existe uma projeção cônica de comprimento variável chamada "úvula". Essa borda livre se divide, lateralmente, em duas pregas: arcos palatoglosso e palatofaríngeo (ver Figura 66.2). Entre os arcos situa-se uma fossa triangular – as fossas amigdalianas, nas quais se localizam as amígdalas palatinas. O palato mole é formado

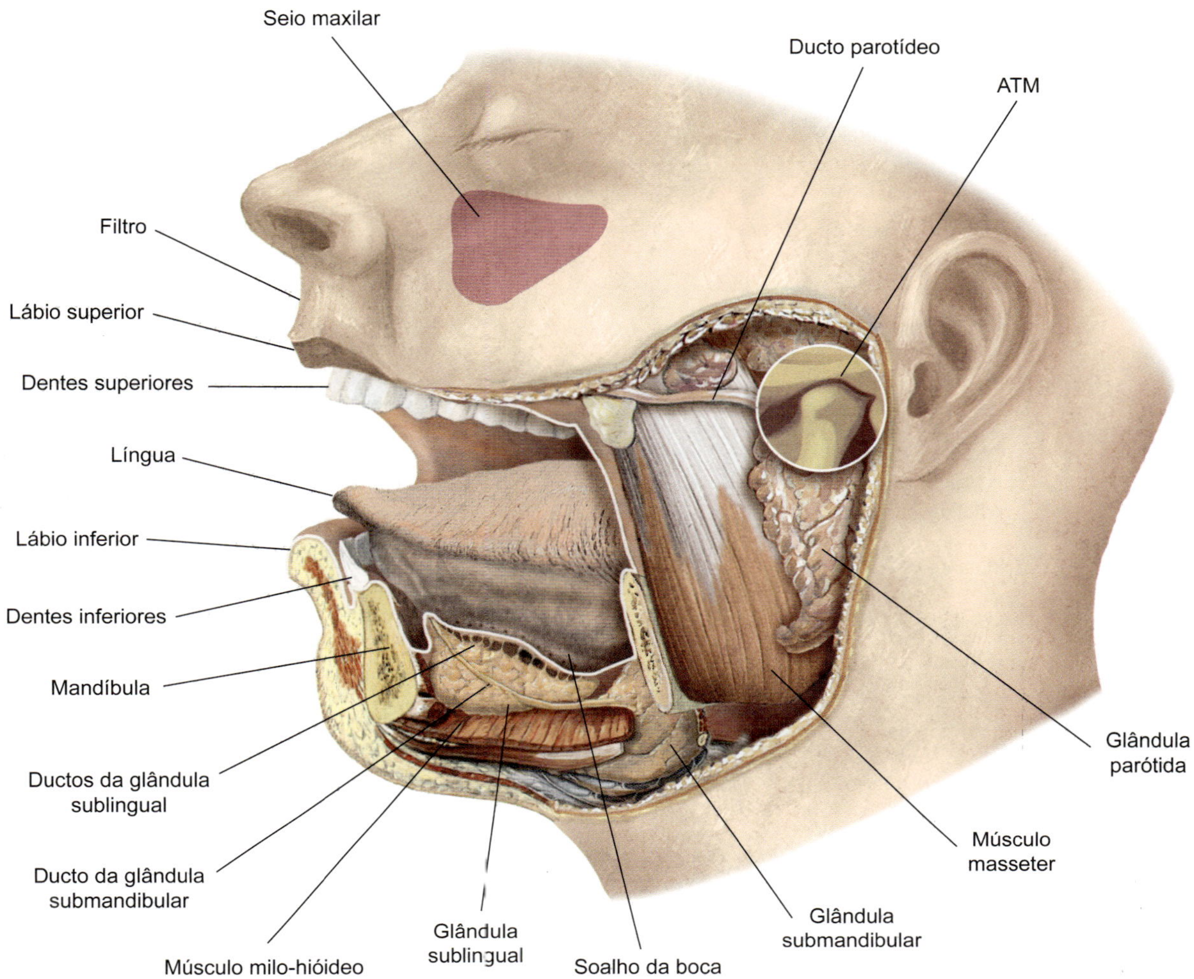

Figura 66.1 Região bucomaxilofacial com seus principais componentes. ATM: articulação temporomandibular.

pelos músculos elevador e tensor do véu palatino, palatoglosso, palatofaríngeo e pela úvula (ver Parte 8, *Orelhas, Nariz, Seios Paranasais, Faringe e Laringe*, Seção 3, *Boca e Faringe*, Capítulo 27, *Fundamentos de Anatomia e Fisiologia*).

LÍNGUA

A língua é um órgão formado por musculatura estriada esquelética, essencial para o início da digestão, moldando e guiando o alimento, além da percepção dos sabores (paladar) e a fala.

É constituída por músculos extrínsecos e intrínsecos. Quando os músculos extrínsecos se contraem, movimentam a língua em todas as direções. Os músculos intrínsecos formam a própria língua e são responsáveis pela alteração de sua forma. Os diferentes sítios anatômicos da língua são revestidos por uma mucosa com características diferentes.

A língua é dividida em corpo e raiz:

- Corpo (dois terços anteriores)
  - Dorso: face de superfície irregular, dividida em duas partes – os dois terços anteriores, localizados na cavidade bucal propriamente dita, e o terço posterior, na faringe, as quais estão separadas pelo sulco terminal
  - Margens: contorno lingual
  - Ventre: face lisa, em contato com o soalho da boca, com mucosa aderida à musculatura lingual. Na sua linha mediana existe uma prega mucosa, o frênulo lingual (ver Figura 66.2). Podem ser visualizados os vasos, principalmente a veia lingual, e varicosidades
  - Ápice: ponta da língua
- Raiz da língua (terço posterior). O terço posterior da língua está voltado para a parte oral da faringe (orofaringe). Sua mucosa possui saliências ou pequenas massas de tecido linfoide que recebem o nome de "tonsila lingual". A raiz da língua limita-se com a epiglote por meio das pregas medianas e laterais.

Espalhadas por todo o dorso e margens da língua, encontram-se as células gustativas – as papilas linguais ou papilas gustativas, que, com exceção das filiformes, possibilitam distinguir sabores doces, salgados, amargos, azedos e umami. São de quatro tipos e assumem funções diferentes:

- Filiformes: longas e estreitas, estão distribuídas por todo o dorso da língua, dando um aspecto piloso à língua. Não têm corpúsculos gustativos, somente relacionados ao tato
- Fungiformes: apresentam forma semelhante a cogumelos, de base estreita, dispersas no dorso da mucosa lingual, de permeio às filiformes, lisas e avermelhadas, possuindo alguns corpúsculos gustativos
- Foliadas: são pouco desenvolvidas e consistem em duas ou mais rugas paralelas divididas por um sulco na superfície dorsolateral da língua, possuindo muitos botões gustativos

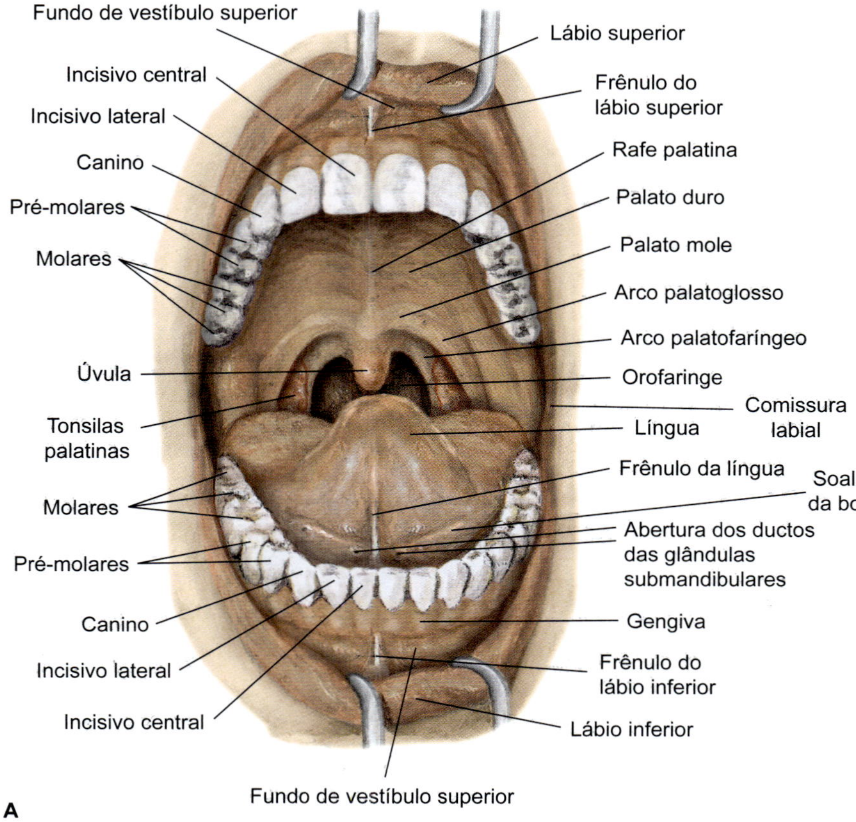

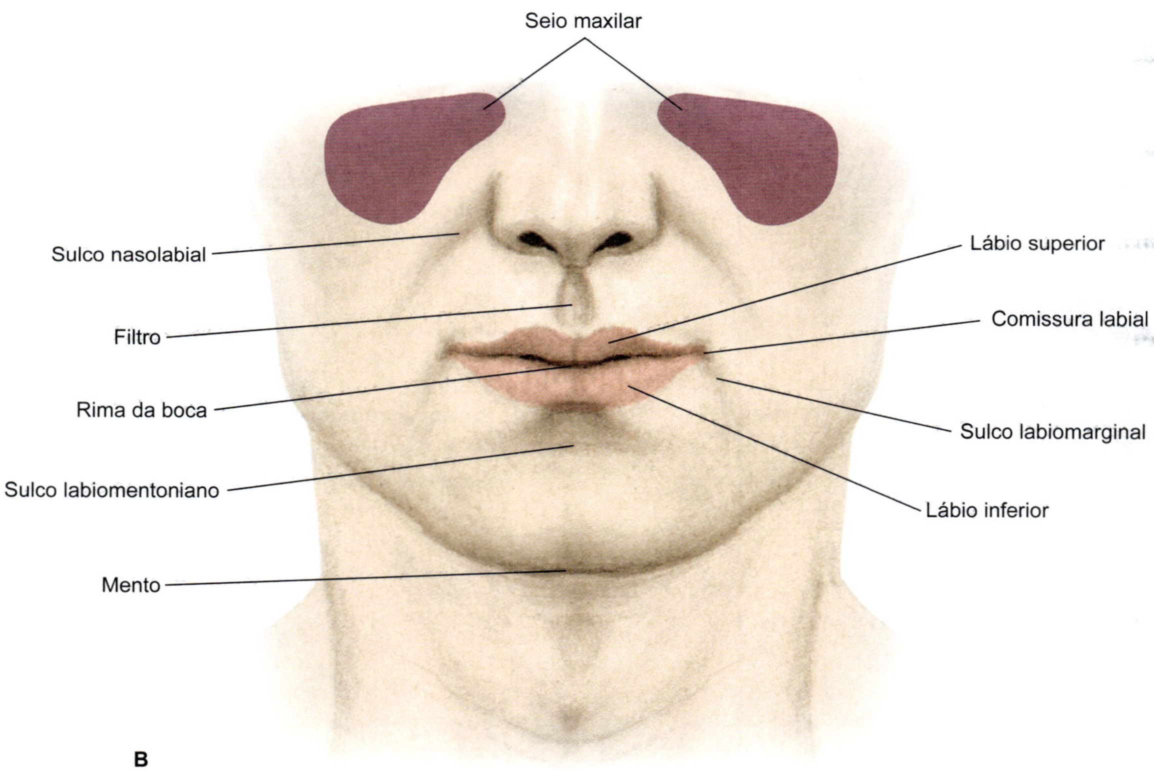

Figura 66.2 A. Boca na posição aberta. **B.** Terço inferior da face, em boca fechada, com estruturas que compõem a região bucomaxilofacial.

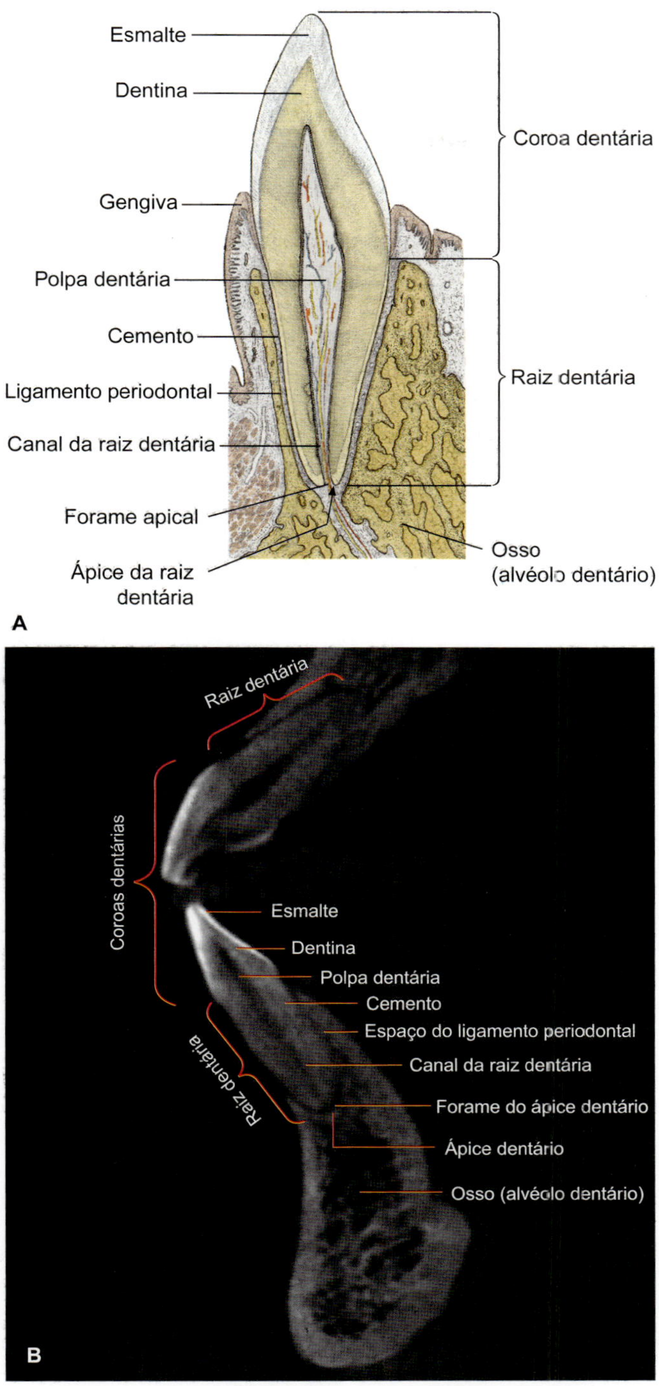

Figura 66.3 A. Complexo dentoalveolar **B.** Tomografia computadorizada de feixe cônico (*cone beam*), reconstrução transversal da região de incisivo central superior e inferior. (**A.** Adaptada de Köpf-Meier, 2006.)

- Circunvaladas: são as mais volumosas e encontram-se enfileiradas à frente do sulco terminal, paralelas a ele. Nesta região abrem-se os ductos de glândulas linguais, cuja secreção mantém limpo este valo para a ação dos corpúsculos gustativos.

SOALHO DA BOCA

O soalho da boca é formado exclusivamente por tecidos moles, sendo totalmente recoberto por uma mucosa delgada, frouxamente fixada aos planos profundos. Próximo da extremidade anterior, encontram-se as carúnculas sublinguais, onde se abrem os ductos das glândulas submandibulares. Em direção lateroposterior, encontra-se a prega sublingual, formada pelo relevo da glândula sublingual e pelo ducto da glândula submandibular. Abaixo da mucosa do soalho da boca estão os músculos milo-hióideos, que formam um diafragma incompleto, permitindo a comunicação entre as regiões sublingual e supra-hióidea. No espaço entre o músculo milo-hióideo e a mucosa, encontram-se a glândula sublingual, o ducto da glândula submandibular, o músculo gênio-hióideo, os nervos lingual e hipoglosso e os vasos sublinguais (ver Figura 66.1).

REBORDO ALVEOLAR, DENTES E PERIODONTO

O termo rebordo alveolar refere-se à porção da maxila e da mandíbula que contém os alvéolos dentários e dá sustentação óssea aos dentes.

Os dentes estão dispostos na cavidade bucal em duas arcadas – a superior, na maxila, e a inferior, na mandíbula.

O dente é formado pela coroa e uma ou mais raízes dentro de cavidades ósseas, chamadas "alvéolos" (ver Figura 66.3).

O ser humano tem duas dentições: a primeira, chamada "decídua", inicia-se com 5 meses e termina com 2 anos e meio, com um total de 10 dentes em cada arcada dentária; a segunda, denominada "dentição permanente", inicia-se aos 5 anos e termina dos 18 aos 21 anos, com um total de 16 dentes em cada arcada dentária.

Distinguem-se quatro tipos de dentes (ver Figura 66.2): incisivos, com função de cortar os alimentos; caninos, pontiagudos, que rasgam os alimentos; pré-molares que amassam os alimentos; e molares que trituram e moem. A relação entre os dentes superiores e inferiores no fechamento máximo denomina-se "oclusão".

Composição dentária:

- Tecidos duros mineralizados: esmalte (somente na coroa), dentina (em coroa e raiz) e cemento (apenas na raiz)
- Tecido não mineralizado: polpa dentária, preenchendo a cavidade dentária (câmara pulpar, em nível de coroa, e canal radicular, em nível de raiz dentária)
- Tecidos de sustentação dentária (periodonto) (ver Figura 66.3)
- Osso alveolar: parte do periodonto de sustentação que está em contato imediato com o ligamento periodontal, sendo formado por um tecido ósseo do tipo imaturo. O cemento, osso alveolar e ligamento periodontal constituem o chamado "periodonto de sustentação ou inserção"
- Ligamento periodontal: tecido conjuntivo denso com características especiais, que une o cemento dentário ao osso alveolar, formando uma articulação dentoalveolar (gonfose), possibilitando pequenos movimentos dos dentes dentro dos alvéolos
- Gengiva: mucosa que se mantém firmemente ligada aos dentes, variando de coloração rósea nas pessoas de cor branca a parcialmente marrom ou pigmentada (escura) nas pessoas pardas ou negras, devido à maior quantidade de melanina.

GLÂNDULAS SALIVARES E SALIVA

As glândulas salivares são divididas em menores e maiores e, em relação à função, em serosas, mucosas e mistas.

As glândulas salivares menores, em número de 450 a 750, estão espalhadas na cavidade bucal e recebem as denominações de "labiais", "palatinas", da mucosa "jugal" e "linguais". Quanto ao tipo de secreção, as glândulas menores variam, sendo nos lábios a maioria mucosa, e na bochecha, mista.

As glândulas salivares maiores são compostas de três pares – parótidas, submandibulares e sublinguais –, as quais apresentam condutos excretores que se abrem na cavidade bucal (ver Figura 66.1).

A glândula parótida é a mais desenvolvida das glândulas salivares, localizada abaixo e à frente da orelha externa, tem aspecto lobulado e consistência fibrosa, podendo ser percebida pela palpação ao exame extrabucal. A parótida liga-se à cavidade bucal pelo ducto parotídeo, que se abre na carúncula parotídea, na mucosa jugal, na altura dos dentes molares superiores. A secreção da glândula parótida, do tipo seroso, é controlada por reflexos nervosos. É a única glândula salivar que tem linfonodos intraglandulares.

A glândula submandibular, localizada no triângulo submandibular, tem um corpo arredondado, cuja convexidade superior encontra-se na face medial da mandíbula (fossa mandibular) e, também, pode ser apalpada no exame extrabucal. A secreção é mucosserosa e chega à cavidade bucal pelo ducto submandibular, que se abre no vértice da papila sublingual, de cada lado do frênulo lingual.

A glândula sublingual é um órgão longo e achatado, situado no soalho da boca, sendo constituída pela reunião de pequenas glândulas, apresentando cada uma o seu ducto excretor ou ducto sublingual, em número de 20 a 30, desembocam em papilas situadas no assoalho bucal, ao longo do ducto da glândula submandibular (ver Figura 66.1). Sua palpação é possível, de forma intrabucal, e sua secreção é mista (mucosserosa).

Importante

Os ductos das glândulas submandibulares frequentemente são confundidos como sendo das glândulas sublinguais, pelo fato de desembocarem na região sublingual (papilas sublinguais).

Lembre-se: os ductos das glândulas sublinguais são múltiplos e se abrem no assoalho bucal.

Saliva

Funções: lubrificação, proteção física, limpeza mecânica dos dentes e mucosa bucal, ação antibacteriana, higiene e manutenção da saúde bucal.

Fluxo salivar:

- Estimulação do parassimpático: saliva abundante e fluida
- Estimulação do simpático: saliva espessa e em menor quantidade.

A quantidade de saliva secretada em repouso é de 15 mℓ por hora, que ocorre pela ação de diversos estímulos físicos, químicos, nervosos e psíquicos.

Alimentos secos, arenosos, frios, quentes e ácidos aumentam o fluxo salivar, fenômeno que depende de um aprendizado registrado no córtex cerebral. O sentido do sabor e do contato da mucosa bucal condiciona informações de fatos externos e se relaciona com efeitos internos, sobretudo por meio da visão, do olfato ou da lembrança do tipo de comida, levando ao aumento do fluxo salivar.

Aspecto clínico: em condições normais, a saliva apresenta-se translúcida.

Composição:

- Água
- Componentes orgânicos: proteínas (mucina e ptialina ou alfa-amilase – enzimas digestivas), albumina, amilase, lisozima, gamaglobulinas e ureia, vitaminas, aminoácidos, amônia, glicose, lactose, citratos, fatores intrínsecos da coagulação, enzimas, imunoglobulinas (IgA, IgG, IgM, IgD e IgE)
- Componentes inorgânicos: sódio, potássio, cálcio, cloro, bicarbonato, fosfato inorgânico e tiocianato, flúor, compostos isolados e magnésio.

SEIOS MAXILARES

O seio maxilar faz parte dos seios paranasais e está localizado bilateralmente no corpo da maxila. Apresenta um formato piramidal quadrangular, com base voltada para a parede lateral da cavidade nasal (ver Parte 8, *Orelhas, Nariz, Seios Paranasais, Faringe e Laringe*, Seção 2, *Nariz e Seios Paranasais*, Capítulo 23, *Nariz e Seios Paranasais*).

Os dentes posteriores (molares e pré-molares) são os que mais se aproximam do seio maxilar. O canino pouco se aproxima, a não ser nos pacientes parcialmente desdentados, nos quais há grande pneumatização do seio maxilar, e o canino também pode estabelecer uma interface mais próxima com o seio maxilar (Figura 66.4 e e-Figura 66.1).

ARTICULAÇÃO TEMPOROMANDIBULAR E MÚSCULOS DA MASTIGAÇÃO

A articulação temporomandibular (ATM) é uma articulação sinovial entre a cabeça da mandíbula e a porção escamosa do osso temporal, que realiza movimentos rotatórios e de translação, possibilitando os complexos movimentos mandibulares (Figura 66.5 e e-Figura 66.2).

O disco articular, estrutura fibrocartilaginosa bicôncava e biconvexa, separa a cavidade articular em dois compartimentos que geralmente não se comunicam – os espaços articulares superior e inferior. O disco está inserido anteriormente no feixe superior do músculo pterigóideo lateral e, posteriormente, por meio do ligamento posterior do disco, na placa timpânica e no colo mandibular, sendo um elemento ativo nos movimentos mandibulares.

Uma cápsula articular envolve toda a articulação, sendo que sua porção mais externa é fibrosa e é continuada

Acesse todo o conteúdo *online* citado nesta página:

http://uqr.to/20wen

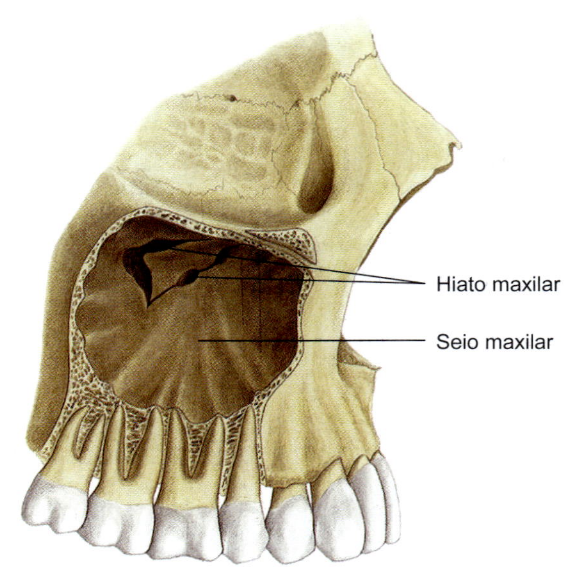

Figura 66.4 Visão lateral da maxila, revelando a interface das raízes dentárias e o seio maxilar.

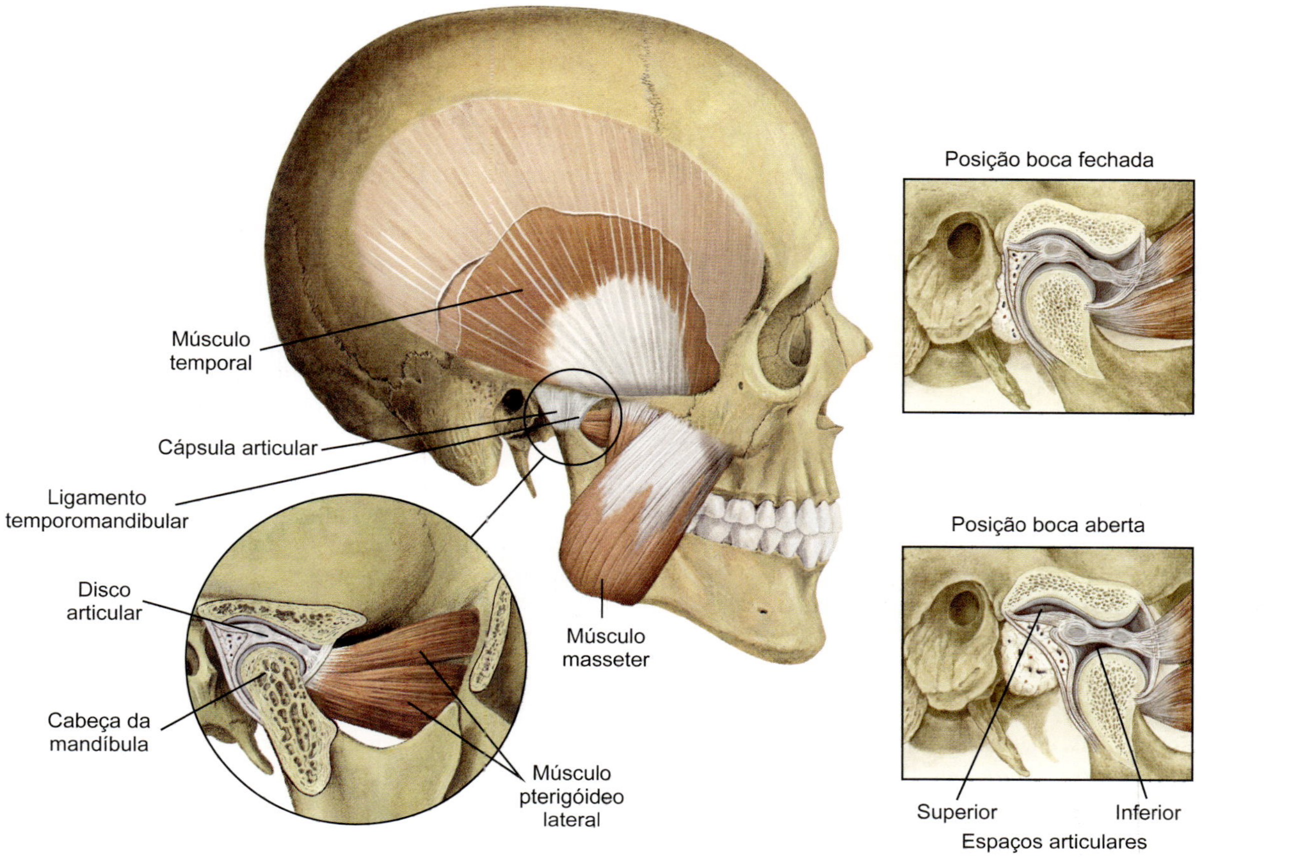

Figura 66.5 Articulação temporomandibular (ATM) e músculos da mastigação.

por ligamentos articulares (p. ex., ligamento lateral ou temporomandibular), e sua porção interna é formada por tecido conjuntivo frouxo, a membrana sinovial, que produz o líquido sinovial.

O líquido sinovial ocupa os espaços articulares superior e inferior, e sua principal finalidade é nutrir e lubrificar a articulação (e-Figura 66.3).

Acesse o conteúdo *online*:
http://uqr.to/20weo

Durante os movimentos da mandíbula, a coordenação entre a cabeça da mandíbula, o disco, o tecido conjuntivo e os músculos da mastigação é necessária para o funcionamento adequado da ATM. Um disco articular danificado ou incorretamente posicionado pode levar a uma disfunção ou incoordenação mecânica da ATM.

Os músculos da mastigação compreendem os levantadores da mandíbula (masseter, temporal, pterigoide medial) e o abaixador da mandíbula (digástrico), que realizam a protrusão (pterigoide lateral) e a retrusão da mandíbula (temporal [fibras posteriores]), bem como sua lateralidade (pterigóideos [lateral e medial]).

O conhecimento da anatomia da ATM e dos músculos da mastigação é de grande importância, uma vez que sinais e sintomas em cada uma destas estruturas ou em ambas pode caracterizar as disfunções temporomandibulares (DTM).

BIBLIOGRAFIA

Köpf-Meier P. Wolf-Heidegger Atlas de anatomia humana. 6. ed. Rio de Janeiro: Guanabara Koogan, 2006.

Madeira MC. Anatomia da face: bases anatomofuncionais para a prática odontológica. 8. ed. São Paulo: Sarvier, 2013.

Marcucci G. Fundamentos de odontologia: estomatologia. 3. ed. São Paulo: Santos, 2020.

Porto CC, Porto AL. Clínica médica na prática diária. 2. ed. Rio de Janeiro: Guanabara Koogan, 2022.

Porto CC, Porto AL. Exame clínico. 8. ed. Rio de Janeiro: Guanabara Koogan, 2017.

Regezi JÁ, Sciubba JJ. Patologia bucal. Correlações clinicopatológicas. 7. ed. Rio de Janeiro: Elsevier, 2017.

CAPÍTULO 67

Exame Clínico

Átilla Freitas Silva, Diego Antônio Costa Arantes,
Nara Rúbia Pereira de Siqueira, Rejane Faria Ribeiro-Rotta

INTRODUÇÃO

As manifestações clínicas das doenças da região bucomaxilofacial são muito variadas, em função da complexidade estrutural e funcional desta região.

A idade, o sexo, os antecedentes pessoais e familiares, os hábitos de vida, as condições socioeconômicas e culturais são itens importantes e devem ser investigados na anamnese.

ANAMNESE

Os principais sinais e sintomas relatados pelos pacientes são: dor, limitação da abertura bucal, disfunção da articulação temporomandibular (ATM), halitose, xerostomia, sangramento gengival, ulcerações aftosas recorrentes, úlceras que não cicatrizam, nódulos, vesículas, bolhas, manchas e placas.

Dor

A dor mais comum na cavidade bucal é a de origem dentária (odontalgia). As causas geralmente estão relacionadas com cárie dentária, alterações pulpares e dos tecidos de suporte dos dentes, o periodonto.

A **perda do esmalte do dente**, provocada por lesões cariosas, lesões não cariosas ou traumatismo, expõe a dentina, que é muito sensível ao frio, calor, ácidos e doces. A dor pode ser aguda, bem localizada e de curta duração, que desaparece somente quando se elimina o estímulo.

Quando há **grande perda de esmalte dentário**, desencadeia-se um processo inflamatório da polpa, chamado "pulpite". Nesse caso, a dor é aguda, contínua e localizada, mas pode evoluir e irradiar para regiões próximas ao dente comprometido, podendo ser difícil definir o local exato. A intensidade da dor aumenta com substâncias frias, quentes, doces e ácidas e persiste após a interrupção do contato. Exacerba-se quando o paciente se deita pelo aumento da circulação intrapulpar.

Em relação aos **tecidos de suporte do dente** (osso alveolar, ligamento periodontal), as dores mais comuns estão relacionadas ao abscesso periapical e periodontal, à alveolite e à osteomielite.

Os **abscessos** são processos inflamatórios, caracterizados pela formação de pus. Afetam a porção periapical e periodontal do dente e osso adjacente. Nesses casos, a dor é aguda, intensa, pulsátil e contínua. No início é localizada, mas geralmente evolui para dor referida a distância. Observam-se tumefação localizada e extrema sensibilidade à percussão dentária e à palpação dos tecidos moles.

A **alveolite** é a complicação mais comum após uma extração dentária difícil e traumática. É conhecida como "alvéolo seco", mas, na verdade é uma osteomielite focal na qual o coágulo sanguíneo se desintegrou ou foi deslocado, resultando em odor desagradável e dor intensa, mas sem supuração.

A **osteomielite** é um processo inflamatório bacteriano, agudo ou crônico, localizado nos espaços medulares ou nas superfícies corticais que se estendem além do local do comprometimento inicial. A maioria dos casos é uma infecção dentária (abscesso agudo), que se dissemina provocando necrose. Fratura dentária e traumatismo da maxila e da mandíbula também podem causar osteomielite. Os fatores que podem predispor à osteomielite abrangem doenças crônicas, imunodepressão, doenças associadas à redução de vascularização do osso (displasias ósseas) e uso de bisfosfonatos.

Os sintomas dos **casos agudos** são dor intensa, febre, linfadenopatia regional, mobilidade e sensibilidade dolorosa dos dentes acometidos, presença de fragmentos ósseos com esfoliação espontânea (sequestros).

Parestesia do lábio inferior pode ocorrer, quando o canal mandibular está envolvido. Quando evolui para a **forma crônica**, os sinais comuns são tumefação, dor, fístula, secreção purulenta e sequestro ósseo.

Além disso, a dor pode surgir como sensação de queimação e ardência, sobretudo na língua e na mucosa labial. É necessário investigar causas locais, como xerostomia e infecção fúngica (candidose), e sistêmicas, como doenças autoimunes, alterações nervosas periféricas e deficiência nutricional. Quando essas causas são descartadas e os sintomas permanecem crônicos, deve-se investigar a possibilidade de síndrome de ardência bucal (SAB).

A dor de dente pode ainda ser secundária, tendo sua origem primária em afecções dos seios paranasais (sinusite), musculatura da mastigação ou ATM.

Limitação da abertura bucal

Trismo é a dificuldade ou impossibilidade, temporária ou permanente, de abertura da boca. Pode ter causa intra ou extra-articular (ATM), como: desarranjo interno ou luxação da ATM, fratura da cabeça da mandíbula, sinovite traumática, artrite inflamatória, osteoartrite, anquilose, traumas ou fraturas de ossos da face, edema pós-cirúrgico ou póstratamento dentário com bloqueio nervoso-mandibular,

Disfunção temporomandibular

A disfunção temporomandibular (DTM) refere-se ao conjunto de sintomas dos músculos da mastigação (masseter, temporal, pterigóideos lateral e medial, digástrico) e ATMs, de etiologia multifatorial. Podem ser relacionados a sobrecargas exercidas durante a mastigação, como hábitos parafuncionais – por exemplo, o apertamento e ranger dos dentes (bruxismo); alterações nas relações entre maxila e mandíbula, decorrentes de perda dentária; maloclusão (encaixe dos dentes); subluxação; e alterações degenerativas ou inflamatórias.

O sintoma mais frequente é a dor, que pode estar associada à limitação da abertura bucal e a ruídos articulares. Frequentemente, a dor articular e a muscular ocorrem simultaneamente, sendo importante fazer o diagnóstico diferencial, uma vez que os tratamentos podem ser distintos.

- Dor articular: localizada na área da articulação, piora com os movimentos mastigatórios e pode irradiar ou ser referida na orelha, cabeça e região cervical
- Dor muscular: associada a processos inflamatórios, pode apresentar pontos "gatilhos", os quais, se acionados, desencadeiam dor local ou a distância em outros músculos e estruturas (p. ex., dentes ou orelhas).

hematomas, infecções agudas dos tecidos orais (abscessos dentoalveolares), parotidite aguda, tétano, neoplasias malignas na região da ATM e contrações espasmódicas dos músculos da mastigação.

Halitose

Em condições normais, o hálito é neutro, mas, com a idade, torna-se mais intenso. A queixa de halitose requer exame da cavidade bucal, bem como dos sistemas respiratório e digestório, da pele e das mucosas.

Causas locais representam cerca de 90% dos casos, destacando-se higiene dental e da língua (saburra lingual) deficiente, que possibilita a fermentação ou putrefação de substâncias orgânicas; higiene deficiente de aparelhos protéticos; doenças gengivais e periodontais; lesões abertas de cáries dentárias; lesões de tecido mole, como ulcerações, hemorragia ou necrose, e em áreas submetidas a cirurgia ou extração dentária; consumo de bebidas alcoólicas; tabagismo em qualquer forma; ingestão de alimentos e bebidas fortemente aromatizadas (alho, cebola).

Causas gerais ou não bucais são: respiratórias (rinite crônica, gotejamento pós-nasal, pólipos, adenoidite crônica, corpo estranho, amigdalite, ozena, sinusite, laringite, bronquite, bronquiectasia, abscesso do pulmão e câncer); digestórias (divertículo faringoesofágico, alterações funcionais, dispepsia, obstrução intestinal, insuficiência hepática), metabólicas (diabetes, uremia), psicogênicas (principalmente ansiedade), bem como jejum prolongado.

Xerostomia

Conhecida como "boca seca", pode estar relacionada à falta de saliva; contudo, nem sempre indica falta ou diminuição na produção de saliva. As causas mais frequentes são a desidratação da boca e o ressecamento da mucosa, como respiração bucal e ronco, uso excessivo da fala ou desidratação de qualquer causa. Pode ocorrer em doenças das glândulas salivares, como a síndrome de Sjögren; diabetes melito; radiação da cabeça e pescoço; quimioterapia e uso de alguns medicamentos, como atropina e antidepressivos, inibidores da enzima conversora de angiotensina (IECA).

Sangramento gengival

Sintoma comum e cuja causa mais frequente é o ato de escovar os dentes. Quando ocorre, é necessário investigar a presença de gengivite (ver Capítulo 69, *Doenças da Região Bucomaxilofacial*). No sangramento gengival espontâneo, devem ser investigadas anemia ou leucemia, bem como dengue do tipo hemorrágico.

Úlceras aftosas recorrentes

Estomatites são lesões comuns em diferentes locais da mucosa bucal, sem causa definida. Não há um único agente etiológico, mas essas lesões parecem representar uma reação imunológica mediada pelas células T (linfócitos).

Entre as causas, incluem-se alergias, predisposição genética, deficiências nutricionais, anormalidades hematológicas, influências hormonais, agentes infecciosos, trauma e estresse. As lesões podem apresentar-se como ulceração aftosa menor, maior e herpetiforme (ver Capítulo 69, *Doenças da Região Bucomaxilofacial*).

Úlceras que não cicatrizam

Se perdurarem por um período superior a 4 semanas, devem ser investigadas a fim de se descartar a possibilidade de uma neoplasia maligna.

Tipos de úlceras

- Benignas: representam a maioria dos casos, são dolorosas, com 0,2 a 1 cm de diâmetro, cobertas por exsudato esbranquiçado e circunscritas por aréola vermelha (e-Figura 67.1 A) Geralmente ocorrem por causa inflamatória, como trauma mastigatório, ou de corpos estranhos. A má higiene pode favorecer infecções recorrentes e a formação de trajetos fistulosos e abscessos. Doenças sistêmicas ou metabólicas subjacentes (diabetes melito ou comprometimento do sistema imunológico) também podem contribuir para a formação de úlceras na cavidade oral
- Suspeitas de neoplasia maligna: não cicatrizam, são assintomáticas, apresentam áreas de necrose central, endurecidas, padrão invasivo, bordas elevadas e de limites indefinidos (e-Figura 67.1 B). Alguns microrganismos, como o *Paracoccidioides brasiliensis, Histoplasma capsulatum* e *Leishmania*, podem provocar úlceras clinicamente semelhantes a lesões malignas (ver Capítulo 69, *Doenças da Região Bucomaxilofacial*).

Nódulos

Os crescimentos teciduais benignos geralmente são nódulos delimitados, de superfície lisa e coloração semelhante à mucosa, e podem apresentar sinais inflamatórios por trauma. Os tipos mais frequentes são: processos proliferativos não neoplásicos, neoplasias benignas e alterações do desenvolvimento (ver Capítulo 69, *Doenças da Região Bucomaxilofacial*).

Vesículas e bolhas

Vesículas e bolhas podem ser manifestações de doenças de natureza infecciosa (viral) e autoimune. Ao se romperem, formam úlceras dolorosas. Regiões com glândulas salivares menores, quando traumatizadas, podem formar bolhas com saliva no interior, denominadas "mucoceles" (ver Capítulo 69, *Doenças da Região Bucomaxilofacial*).

Manchas e placas

Manchas na região bucomaxilofacial podem ser resultantes de fatores endógenos ou exógenos. De modo geral, alterações bilaterais e simétricas indicam comportamento benigno (ver Capítulo 69, *Doenças da Região Bucomaxilofacial*).

- Manchas acastanhadas: produção excessiva de melanina, focal ou difusa, sobretudo no rebordo alveolar e mucosa jugal, geralmente de maneira simétrica
- Manchas brancas ou leucoplásicas: se relacionadas a trauma, podem ter produção de queratina formando placas brancas, as hiperqueratoses. Em pacientes fumantes, é necessário o diagnóstico diferencial de leucoplasias, distúrbio bucal potencialmente maligno, ou seja, capaz de se transformar em carcinoma de células escamosas
- Manchas vermelhas ou eritematosas: geralmente estão associadas a alterações vasculares (malformação vascular), traumáticas (durante alimentação e escovação dentária), infecciosas (candidíase associada ao uso de próteses) e a distúrbios bucais potencialmente malignos (eritroplasia)
- Manchas mistas ou eritroleucoplásicas: mais associadas a distúrbios bucais potencialmente malignos (eritroleucoplasia, líquen plano e queilite actínica).

Acesse todo o conteúdo *online* citado nesta página:
http://uqr.to/20wep

EXAME FÍSICO

O exame físico deve incluir a região extrabucal e a região intrabucal.

Exame extrabucal

O exame extrabucal inclui a investigação da forma e da simetria das estruturas da região bucomaxilofacial (Figura 67.1).

Os **linfonodos** superficiais da cabeça e do pescoço, aproximadamente 300, têm importante participação nas manifestações clínicas das doenças na região. Devem ser cuidadosamente examinados em todos os pacientes para descartar linfonodos metastáticos (ver Parte 10, *Sistema Cardiovascular*, Seção 4, *Linfáticos*, Capítulo 59, *Exame Clínico*).

A palpação da **musculatura da mastigação** é indispensável para o diagnóstico diferencial da dor originada em outras estruturas na mesma topografia. Os músculos (masseter, temporal e occipital) devem ser palpados bidigitalmente na origem, extensão e inserção de cada um deles.

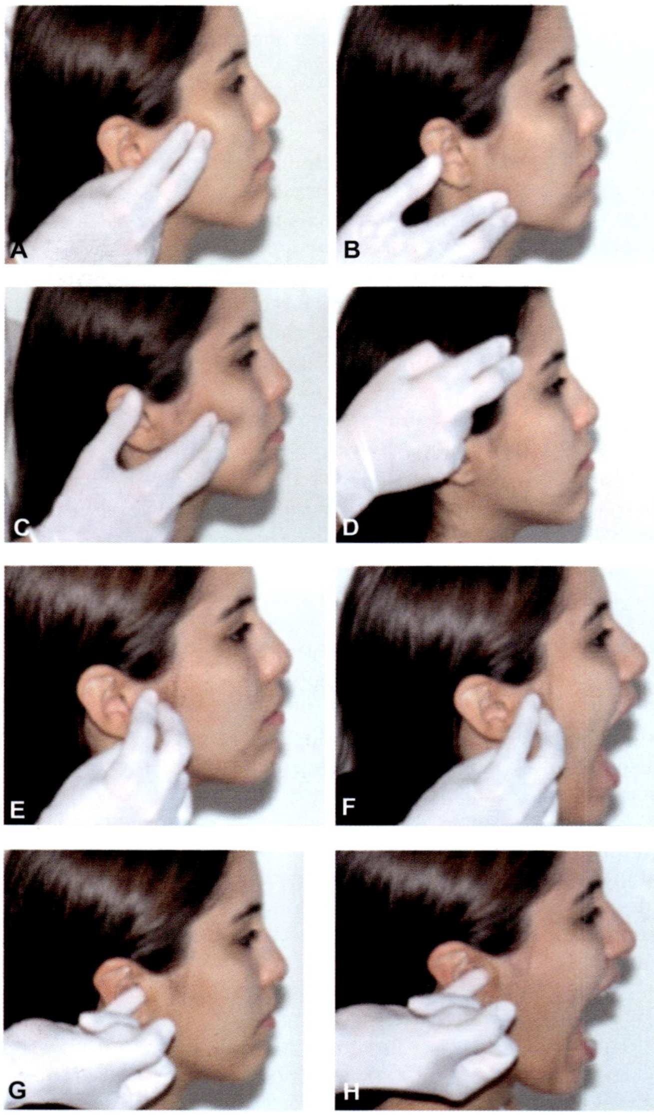

Figura 67.1 Semiotécnica e sequência do exame extrabucal: músculos da mastigação (A a D) e articulação temporomandibular (ATM) (E a H). Região de origem (A), inserção (B) e corpo de músculo masseter (C); e feixe anterior do músculo temporal (D). Região lateral da ATM em boca fechada (E) e aberta (F), e região posterior da ATM em boca fechada (G) e aberta (H).

A palpação da **ATM** também pode contribuir para o diagnóstico das dores associadas às capsulites, tendinites (palpação na sua porção lateral) e retrodiscites (palpação posterior). A palpação lateral deve ser bidigital ou digital, 1 cm à frente do trago, e a palpação posterior com a polpa do dedo mínimo posicionada no interior da entrada do conduto auditivo. Ambas devem ser realizadas nas posições de boca fechada e aberta. A percepção tátil do movimento pode indicar assimetrias da cabeça da mandíbula, estalidos e crepitações articulares, que podem originar alterações intra-articulares. Avalia-se, também, o grau de abertura da boca, desvios, sinais de tumefação e dor.

As regiões correspondentes às **glândulas parótidas e submandibulares** são avaliadas quanto à simetria e à coloração da pele, alterações que podem indicar sialadenites agudas ou crônicas e neoplasias.

Exame intrabucal

Para o exame intrabucal, devem-se utilizar o olfato, a inspeção, a palpação e a percussão. Condição essencial é uma boa iluminação direta, podendo ser a própria luz solar ou uma fonte artificial. Os materiais são básicos, como espátula de madeira e gaze. Além disso, se o paciente estiver usando prótese dentária removível, ela deverá ser retirada antes do exame.

A **sequência** sugerida é a seguinte: examinar a semimucosa labial superior e inferior (zona vermelha dos lábios), a mucosa labial superior e inferior, a mucosa jugal (bochecha) direita e esquerda, o palato duro, o palato mole, a orofaringe, a língua, o soalho da boca, o rebordo alveolar (dentes e gengivas) e as glândulas salivares. (Figura 67.2)

Os **lábios** (superior e inferior) devem ser inspecionados e palpados bidigitalmente para se averiguarem coloração, forma, textura, flexibilidade, assim como presença de lesões. A cor, a largura e o formato variam de acordo com a etnia e as características genéticas. A zona vermelha dos lábios, que corresponde à parte da boca exposta diretamente ao meio externo, apresenta-se simétrica, de coloração rosada, superfície lisa e hidratada. As afecções mais comuns são úlceras aftosas, queilite actínica e queilite angular (ver Capítulo 69, *Doenças da Região Bucomaxilofacial*).

A **mucosa labial** normal apresenta-se úmida, brilhante, de coloração rósea mais intensa que a zona vermelha. Além da palpação bidigital, é importante realizar a distensão do lábio para observação do fundo de vestíbulo, onde lesões podem se instalar. Quanto à cor, investigar se há palidez ou cianose. As alterações mais encontradas são úlceras aftosas e, na mucosa inferior, as mucoceles (bolhas de saliva) (ver Capítulo 69, *Doenças da Região Bucomaxilofacial*).

A **mucosa jugal** (bochecha), em condições normais, tem uma coloração róseo-avermelhada homogênea. É necessário inspecionar toda a extensão; para isso, utiliza-se uma espátula de madeira para se ter uma visão direta. A palpação é feita com o dedo polegar de fora e o dedo indicador na cavidade oral. É comum a presença da linha alba, na linha de oclusão dos dentes, bem como glândulas sebáceas ectópicas (grânulos de Fordyce) e pigmentações melânicas. Assim como na mucosa labial, as afecções mais encontradas são estomatite aftosa e lesões traumáticas (ver Capítulo 69, *Doenças da Região Bucomaxilofacial*).

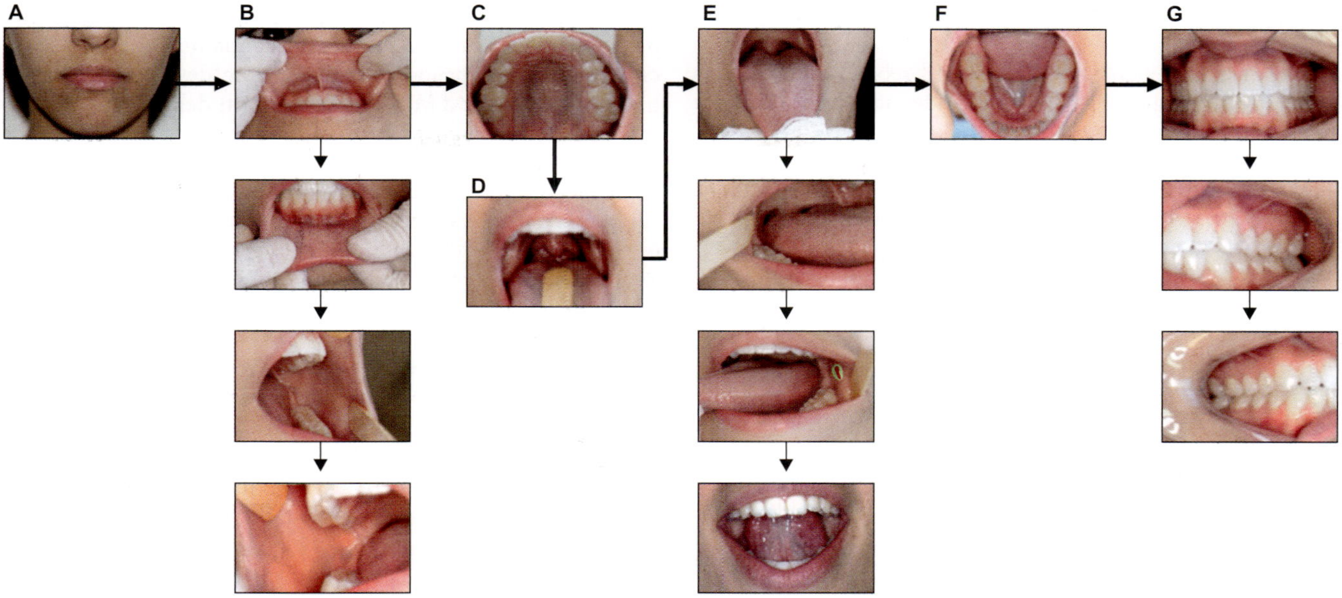

Figura 67.2 Semiotécnica e sequência do exame intrabucal. A. Lábios. B. Mucosa bucal (labial e jugal). C. Palato duro e palato mole. D. Orofaringe. E. Língua (dorso, bordas e ventre). F. Soalho bucal. G. Rebordo alveolar (dentes, gengiva).

Para a inspeção do **palato** o paciente deve inclinar sua cabeça para trás e abrir a boca, sob iluminação em toda a sua extensão. Em condições normais, o **palato duro** apresenta-se com coloração rosa-pálida, esbranquiçada, com uma textura firme. As lesões mais frequentes no palato duro são: ulcerações traumáticas (trauma químico, mecânico e térmico), candidíase, estomatite nicotínica (ver Capítulo 69, *Doenças da Região Bucomaxilofacial*).

O **palato mole** apresenta coloração rósea mais intensa. Mudanças na coloração do palato mole frequentemente refletem hábitos do indivíduo (p. ex., cor amarelada pela alta ingesta de alimentos com caroteno; vermelho-escura, associada a tabagismo). As lesões aftosas também são comuns no palato mole, sobretudo as aftas maiores, podendo dificultar até o ato de beber água.

Para a avaliação da orofaringe, é necessário que o paciente coloque a língua para fora e a abaixe, utilizando uma espátula de madeira. É preciso iluminar bem a região para que as estruturas da porção oral sejam visualizadas (ver Parte 8, *Orelhas, Nariz, Seios Paranasais, Faringe e Laringe*, Seção 3, *Boca e Faringe*, Capítulo 27, *Fundamentos de Anatomia e Fisiologia*). Esse é o sítio mais comum do carcinoma de células escamosas (ver Capítulo 69, *Doenças da Região Bucomaxilofacial*).

A **língua** tem coloração róseo-avermelhada, é levemente úmida, tem superfície discretamente rugosa no dorso e margem lateral, lisa e brilhante no ventre. Sulcos ou depressões são comuns.

Com a abertura bucal máxima, utiliza-se uma gaze para segurar a ponta da língua, que deve ser observada em três posições: dorso – tracionando-a para fora da cavidade bucal; bordas ou margens laterais – tracionando-a para cada um dos lados e afastando-se a bochecha com uma espátula, até que seja possível visualizar seu terço mais posterior; e ventre – solicitando ao paciente que eleve a ponta da língua procurando tocar o palato, mas mantendo a boca aberta.

Varicosidades são condições comuns na face ventral de pessoas idosas. As afecções mais frequentes da língua são candidíase atrófica no dorso e úlceras aftosas nas bordas. É necessário sempre fazer o diagnóstico diferencial dos distúrbios bucais potencialmente malignos, pois acometem muito esse órgão. De acordo com a alteração, a língua pode receber denominações específicas (e-Figura 67.2):

Acesse o conteúdo *online*:
http://uqr.to/20wer

- **Língua saburrosa**: apresenta acúmulo de resíduo branco-acinzentado ou amarelado na superfície lingual
- **Língua seca**: aparece em condições em que há alterações do fluxo salivar (p. ex., desidratação, respiração pela boca, efeitos colaterais de medicamentos)
- **Língua lisa ou "careca"**: apresenta perda da rugosidade própria da superfície lingual, decorrente da atrofia das papilas fungiformes e filiformes dorsais, podendo ser sinal de anemia
- **Língua pilosa**: os "pelos" correspondem às papilas filiformes alongadas; a cor no dorso varia de amarelada a preta
- **Língua geográfica**: apresenta áreas avermelhadas irregulares, delimitadas por bordas esbranquiçadas e circinadas, lembrando um mapa geográfico, as quais mudam de localização periodicamente
- **Língua fissurada**: apresenta sulcos irregulares no dorso da língua
- **Língua crenada**: apresenta margens marcadas pelo contorno dos dentes, caracterizando pressão exercida pelo(s) limite(s) dentário(s).

O **soalho bucal** é examinado pela inspeção, seguido por palpação bimanual. Deve-se solicitar ao paciente que levante a língua, para permitir a visualização direta dos tecidos na linha média do soalho. A espátula de madeira deve ser utilizada para afastar a língua e examinar as áreas próximas ao rebordo alveolar da mandíbula. Os tecidos devem apresentar-se hidratados e bem vascularizados. As principais lesões incluem as traumáticas (úlceras) e as das glândulas salivares (mucoceles/rânulas, sialólitos, neoplasias). Por ser um sítio comum para o carcinoma de células escamosas (ver Capítulo 69, *Doenças da Região Bucomaxilofacial*), também é necessário fazer o diagnóstico diferencial dos distúrbios bucais potencialmente malignos. Em pacientes edêntulos inferiores, com extensa reabsorção do rebordo alveolar, as glândulas sublinguais podem elevar-se no soalho bucal e serem confundidas com neoplasias.

O rebordo alveolar abrange a porção óssea da maxila e mandíbula que contém os dentes e seus tecidos de suporte (alvéolo, ligamento periodontal). Sua avaliação deve ser feita por inspeção visual direta e indireta, bem como pela palpação, nas suas superfícies vestibular e lingual. As exostoses ósseas são muito comuns na porção lingual (ver Capítulo 69, *Doenças da Região Bucomaxilofacial*). A perda precoce dos dentes leva à reabsorção do rebordo, o que dificulta a reabilitação protética.

Para o exame das **gengivas**, utilizam-se a inspeção e a palpação. Na avaliação das superfícies vestibular das gengivas e lingual/palatina, é necessário afastar as mucosas com o auxílio de uma espátula de madeira e fazer a iluminação em toda a extensão, devendo-se analisar cor, consistência, forma e presença de lesões. As gengivas normais têm coloração róseo-avermelhada e são firmes. Cor esbranquiçada acentuada pode ser sinal de anemia, e cianose pode revelar alteração da hemoglobina. Na icterícia, as gengivas tornam-se amareladas. As gengivites são as doenças mais comuns e podem ter causas locais, como a placa bacteriana, ou serem associadas a doenças sistêmicas, como pelagra, escorbuto, leucoses e linfomas. Hiperplasia fibroepitelial inflamatória associada a trauma crônico é bem comum em usuários de próteses dentárias (ver Capítulo 69, *Doenças da Região Bucomaxilofacial*).

Nos **dentes**, devem-se observar a quantidade e suas condições, como tamanho, forma e estrutura, para avaliar se há alterações relacionadas a lesões cariosas ou não cariosas (traumas ou congênitas). Em crianças, é fundamental a análise da cronologia de erupção dos dentes. Além dessas condições, é importante avaliar a maloclusão, quando dentes superiores e inferiores não se articulam adequadamente.

As **glândulas salivares** menores, espalhadas em toda mucosa bucal, e as maiores (parótidas, submandibulares e sublinguais), em condições normais, não são visíveis e a saliva é límpida. Nos processos inflamatórios e na obstrução dos ductos salivares, apresentam-se intumescidas e dolorosas.

A estimulação manual dessas glândulas, conhecida como "ordenha", permite uma avaliação quali e quantitativa da saliva, observando os seus pontos de drenagem (papila dos ductos linguais e parotídeos). A drenagem de saliva com grumos mucoides, redução ou ausência de gota translúcida de saliva, pode revelar doença obstrutiva (sialólitos) e/ou infecciosas (sialadenites). Neoplasias benignas e malignas das glândulas salivares têm comportamento biológico semelhante – crescimento lento e insidioso.

BIBLIOGRAFIA

Marcucci G. Fundamentos de odontologia – estomatologia. 3. ed. São Paulo: Santos, 2020.

Porto CC, Roberti A, Ribeiro-Rotta RF et al. Exame de cabeça e pescoço. In: Porto CC, Porto AL. Exame clínico. 8. ed. Rio de Janeiro: Guanabara Koogan, 2017.

Regezi JA, Sciubba JJ, Jordan RCK. Patologia oral: correlações clinicopatológicas. 7. ed. Rio de Janeiro: Elsevier, 2017.

Tommasi AF, Tommasi MHM. Diagnóstico em patologia bucal. 4. ed. Rio de Janeiro: Elsevier, 2013.

CAPÍTULO 68

Exames Complementares

Filipe Moreira Biokino, Nara Rúbia Pereira de Siqueira, Rejane Faria Ribeiro-Rotta

INTRODUÇÃO

Os exames complementares serão indicados sempre que o exame clínico não for suficiente para a elaboração do diagnóstico, o planejamento do tratamento e o monitoramento do paciente. Na região bucomaxilofacial, os exames mais utilizados são os de imagem, o histopatológico, a citologia esfoliativa, os microbiológicos e os biomodelos por meio da impressão 3-D.

EXAMES POR IMAGEM

Exames radiográficos intrabucais

RADIOGRAFIA PERIAPICAL. Indicações: estudo da estrutura dentária (porção coronária e radicular) e osso alveolar. É possível identificar cáries dentárias, comprometimento da polpa dentária e ápice radicular, reabsorção da crista óssea alveolar, relação entre a dentição decídua e permanente (Figura 68.1).

RADIOGRAFIA INTERPROXIMAL (*BITE-WING*). Indicações: estudo mais detalhado da cárie em estágio inicial e avançado, se comparado com a radiografia periapical, bem como de lesões recorrentes e adaptação de restaurações. É indicada também para avaliação da reabsorção da crista óssea alveolar e identificação de cálculos dentários (Figura 68.2).

RADIOGRAFIA OCLUSAL (DE MAXILA E DE MANDÍBULA). Indicações: identificar dentes não irrompidos e/ou supranumerários; raízes residuais; localização de cálculos nos ductos das glândulas salivares; localização de corpos estranhos; anomalias maxilomandibulares (fissura palatina, toro maxilar e mandibular); lesões císticas e tumorais; integridade do seio maxilar; pacientes com trismo (Figura 68.3).

Exames por imagem extrabucais

Nesses exames, quando radiográficos, o receptor de imagem é posicionado fora da boca do paciente, englobando áreas mais amplas das estruturas craniofaciais. Com a combinação de mudanças nas posições do paciente, do feixe de raios X e do receptor de imagens, várias são as técnicas de avaliação dessas estruturas ósseas, que produzem imagens bidimensionais de estruturas tridimensionais: laterais da mandíbula para ângulo e ramo, lateral oblíqua da mandíbula, posteroanterior de mandíbula, posteroanterior para seios maxilares, axial invertida (axial de Hirtz).

As técnicas tomográficas trouxeram grande contribuição para os exames radiográficos, eliminando as sobreposições. Outras fontes de energia também são utilizadas para a obtenção de imagens da região bucomaxilofacial, como a

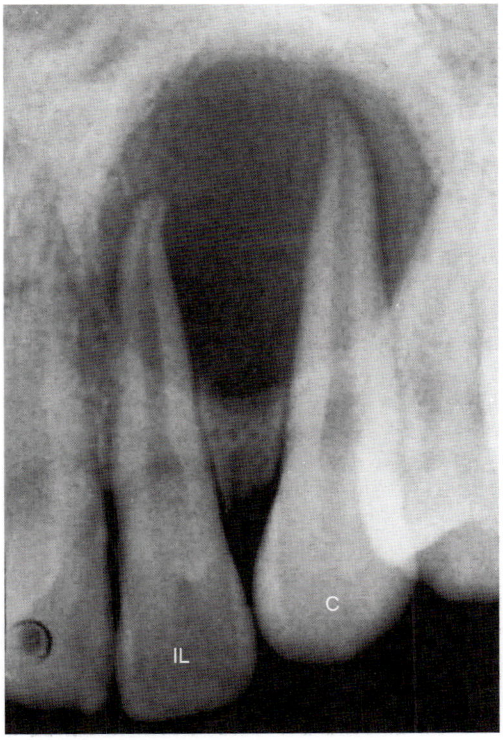

Figura 68.1 Radiografia periapical da região de incisivo lateral (IL) e canino (C) superiores esquerdos, com presença de lesão cística periapical.

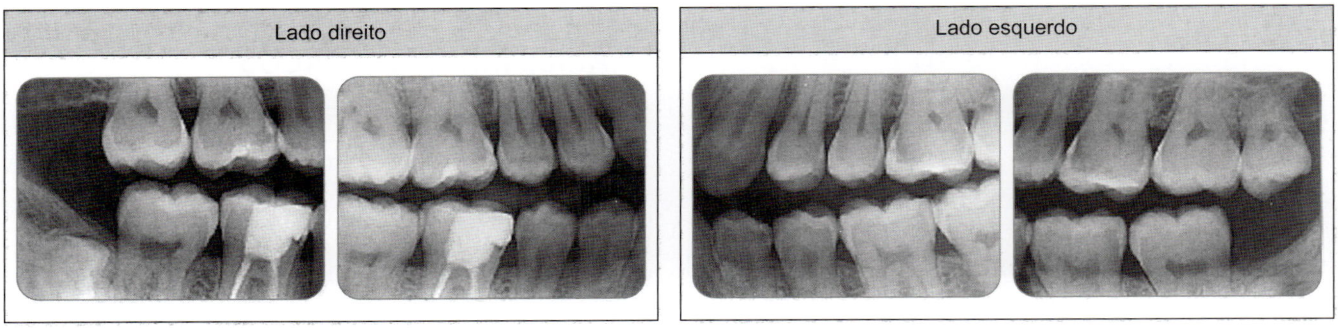

Figura 68.2 Radiografias interproximais (*bite-wings*) dos dentes posteriores direitos e esquerdos.

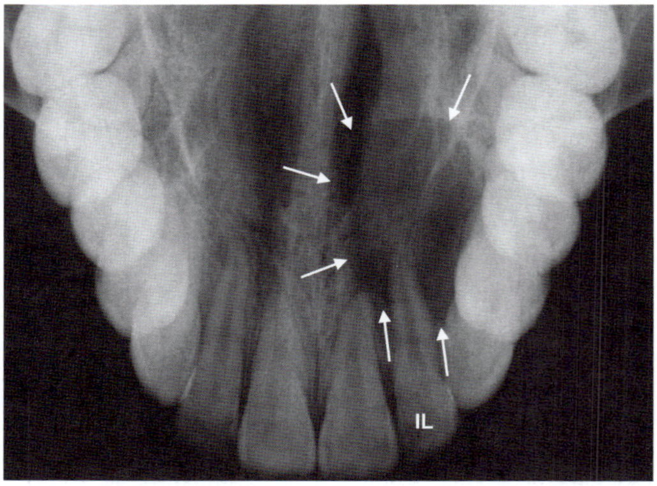

Figura 68.3 Radiografia oclusal de maxila, revelando extensão anteroposterior e laterolateral de uma lesão osteolítica (*setas*) na região de incisivo lateral (IL) esquerdo.

ultrassonografia e a ressonância magnética, sendo esta uma técnica que também obtém imagens em cortes seccionais (tomográfica). Essas técnicas possibilitaram grandes avanços na visualização não somente de tecidos duros, mas também dos tecidos moles (ultrassom e ressonância magnética), bem como de informações fisiológicas (ressonância magnética).

RADIOGRAFIA PANORÂMICA. É uma das técnicas de imagem mais utilizadas pelos dentistas, devido à ampla visibilidade dos ossos faciais e dentes, associada a baixa dose de radiação ao paciente. Trata-se de uma versão da técnica tomográfica convencional, cujas indicações são: estudos de patologias em região maxilofacial, bem como para uma visão de todas as estruturas do complexo maxilomandibular, dos padrões de erupção dentária, visualização de seios maxilares e da articulação temporomandibular, verificação de fraturas maxilomandibulares, localização de terceiros molares, anomalias de desenvolvimento e localização de dentes inclusos (Figura 68.4 e e-Figura 68.1).

TOMOGRAFIA COMPUTADORIZADA FEIXE CÔNICO (TCFC). Imagens da região de interesse são obtidas de maneira volumétrica, e o *software* possibilita reconstruções nos diferentes planos. Indicações: avaliação de lesões intraósseas ou lesões calcificadas de tecido mole, estudo de fraturas, cistos e neoplasias, anquilose, remodelações ósseas, hiperplasia da cabeça da mandíbula, processos coronoide e estiloide, e calcificações intra-articulares. Tem sido o principal exame para planejamento e acompanhamento do tratamento com implantes dentários. Não fornece imagens de tecidos moles (Figura 68.5).

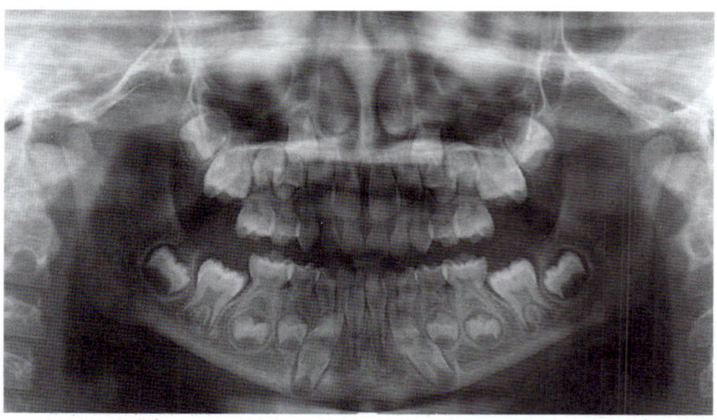

Figura 68.4 Radiografia panorâmica de paciente criança, com presença da dentição mista (decídua, ou "de leite", e permanente) para avaliação da cronologia do desenvolvimento dentário.

TOMOGRAFIA COMPUTADORIZADA FEIXE EM LEQUE (*MULTISLICE*). As imagens seccionais são obtidas diretamente nos diferentes planos, possibilitando variações de espessura e do espaço entre os cortes, reconstruções tridimensionais com isolamento de tecidos específicos (estudo ósseo, angiográfico etc.). Indicações: as mesmas da TCFC, em particular em áreas mais extensas; avaliação da relação de lesões com tecidos moles (o que requer o uso de injeção de contraste), densidade dos tecidos, detalhes da vascularização local (Figura 68.6).

RESSONÂNCIA MAGNÉTICA. Indicações: é o exame de escolha para avaliação de tecidos moles: neoplasias, cadeias de linfonodos para estadiamento do câncer (comprometimento metastático), distúrbios intra-articulares da ATM (p. ex., desposicionamento do disco articular; efusão); sialografia das glândulas parótida e submandibular; angiografia para avaliação de aneurismas, malformações e obstruções vasculares; detecção de necrose e edema (Figura 68.7)

ULTRASSONOGRAFIA (USG). Esse exame é indicado para a diferenciação entre massas sólidas e císticas, a avaliação das glândulas salivares maiores (visualização de lesões focais, cistos, neoplasias e sialólitos); lesões nas glândulas tireoide, paratireoides e linfonodos; extravasamento mucoso na região de soalho bucal (rânulas ou cistos de retenção); e avaliação de procedimentos estéticos (e-Figuras 68.2 e 68.3).

CINTILOGRAFIA. Exame com a utilização de radiofármacos intravenosos (medicina nuclear) para identificação de alterações fisiológicas dos tecidos orgânicos. Trata-se de um exame inespecífico, mas que pode ser complementar para o diagnóstico de neoplasias, sobretudo para a identificação de metástases. Identifica processos inflamatórios dos vários sítios anatômicos da região de cabeça e pescoço, e do corpo como um todo (alterações do metabolismo de glândulas salivares maiores; sinovite, inflamações da articulação temporomandibular).

BIOMODELOS OU IMPRESSÃO 3-D. Biomodelos ou prototipagem rápida 3-D são modelos anatômicos construídos a partir de dados obtidos por exames de imagens, geralmente pela tomografia computadorizada e/ou pelo *scanner*, reconstruídos com sistema computacional (CAD-CAM) e impressos tridimensionalmente utilizando-se diferentes tipos de materiais (p. ex., resinas). Na região maxilofacial, podem ser utilizados como recurso didático, pois possibilitam a visualização de deformidades faciais para a simulação de osteotomias. Esses modelos facilitam a visualização da extensão da lesão e dos tecidos, o planejamento da cirurgia em todas as etapas, inclusive com utilização dos materiais cirúrgicos no modelo, reduzindo o tempo de intervenção cirúrgica.

EXAMES MICROSCÓPICOS

Exame histopatológico

É o exame que investiga microscopicamente um espécime biológico, em geral obtido por remoção cirúrgica (biopsia). É indicado para uma grande parte dos casos de alterações teciduais, incluindo processos proliferativos não neoplásicos, tumores benignos ou malignos e lesões com suspeita de malignidade. É

Acesse todo o conteúdo *online* citado nesta página:
http://uqr.to/20wes

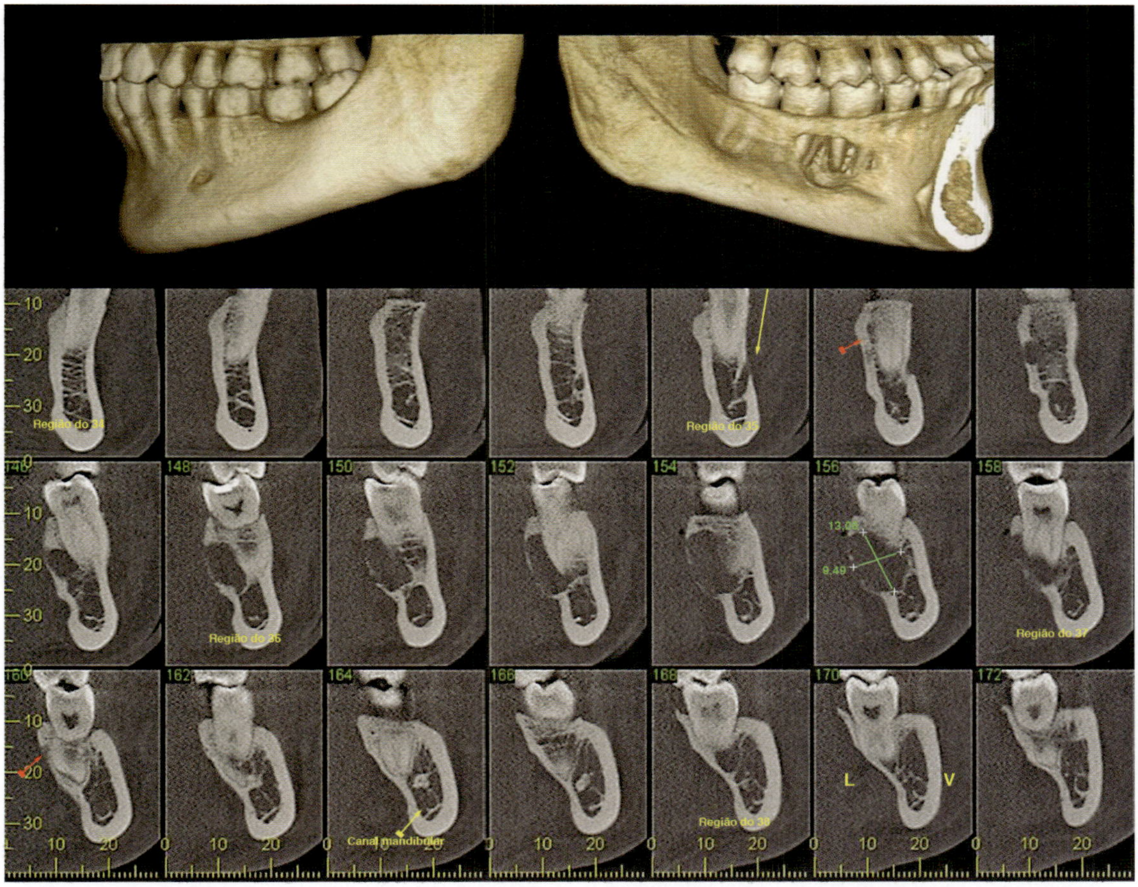

Figura 68.5 Tomografia computadorizada de feixe cônico: reconstruções tridimensionais do corpo da mandíbula revelam a extensão da lesão osteolítica à direita, comparado com o lado esquerdo hígido. Os cortes seccionais transversais revelam detalhes tridimensionais do tamanho da lesão, relação com estruturas anatômicas adjacentes e comprometimento cortical.

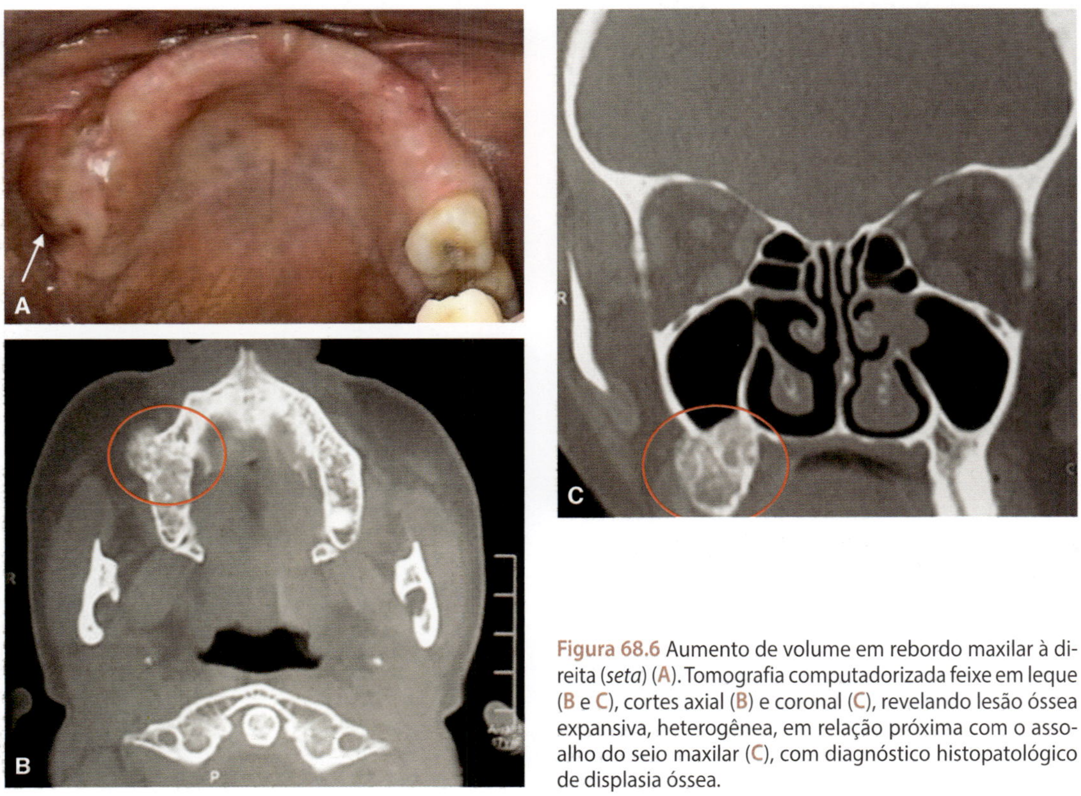

Figura 68.6 Aumento de volume em rebordo maxilar à direita (*seta*) (A). Tomografia computadorizada feixe em leque (B e C), cortes axial (B) e coronal (C), revelando lesão óssea expansiva, heterogênea, em relação próxima com o assoalho do seio maxilar (C), com diagnóstico histopatológico de displasia óssea.

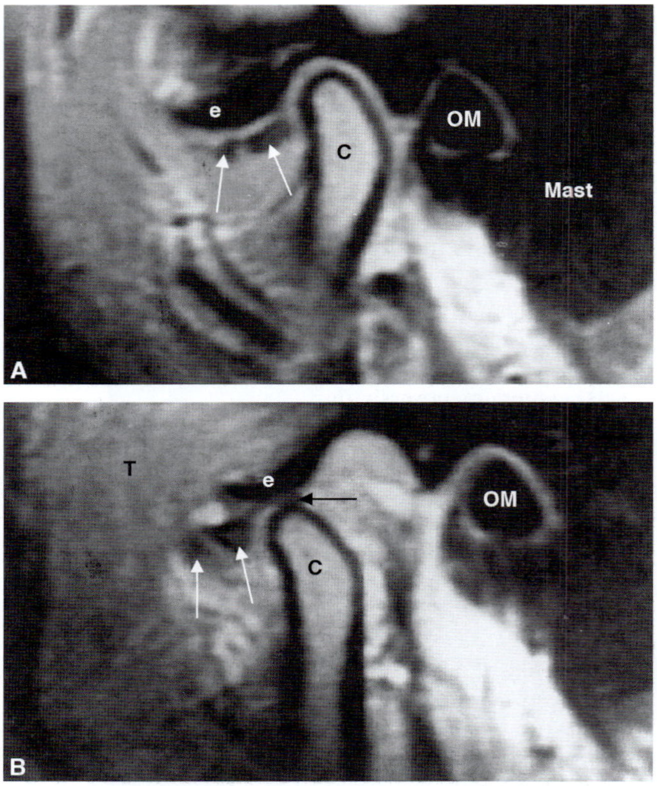

Figura 68.7 Ressonância magnética da ATM. Cortes sagitais oblíquos: deslocamento anterior do disco articular (*setas*) sem redução na posição de boca aberta (*seta preta*: fibrose do ligamento retrodiscal). C: cabeça da mandíbula; e: eminência articular; Mast: mastoide; OM: ouvido médio; T: músculo temporal.

considerado o padrão ouro para o diagnóstico e diferenciação das lesões na região maxilomandibular (leia o caso clínico *Lesão Cística em Mandíbula*). Em alguns casos são necessárias colorações especiais para identificar células específicas, denominadas "técnicas de imuno-histoquímica" e "imunofluorescência".

Acesse o conteúdo *online*:

http://uqr.to/20wet

CITOLOGIA ESFOLIATIVA. É um exame baseado na análise de células descamadas da mucosa, utilizando técnica específica (p. ex., esfregaço; punção aspirativa). Esse exame é capaz de revelar atipias celulares antes do aparecimento clínico. Pode ser utilizado também como auxiliar diagnóstico em doenças virais, fúngicas, bacterianas ou mesmo em mudanças hormonais que provoquem alteração celular no epitélio. Também é indicado quando as condições clínicas do paciente impossibilitam a biopsia ou quando esta não é aceita pelo paciente.

Exames microbiológicos

CULTURA E SENSIBILIDADE A ANTIBIÓTICOS. Indicações: detecção de microrganismos, em particular nos casos de osteomielite e infecção aguda de tecidos moles, incluindo glândulas salivares.

ESFREGAÇO. Indicações: corado por Gram, pode confirmar o diagnóstico de lesões como aftas ou gengivite ulcerativa aguda. Corado por hematoxilina e eosina (HE), pode mostrar células epiteliais infectadas por vírus, como nas infecções herpéticas, e por fungos, na candidíase.

CULTURA DE VÍRUS OU PESQUISA DE ANTÍGENOS. Indicações: identificação dos diferentes vírus.

BIBLIOGRAFIA

Anderl H et al. CT – Guided stereolithography as a new tool in craniofacial surgery. Br J Plast Surg. 1994;47(1):60-4.

Benson BW, Flint DJ, Liang H et al. Advances in diagnostic imaging for pathologic conditions of the Jaws. Head and Neck Pathol. 2014;8:383-91.

Cawson RA, Odell EW. Fundamentos básicos de patologia e medicina oral. 8. ed. São Paulo: Santos, 2013.

Crook JM (ed.). 3D bioprinting. Methods in molecular biology. New Jersey: Humana Press, 2020.

Frare RA, Salum FG, Cherunini K et al. Uso da ultrassonografia como exame complementar durante o processo diagnóstico do cirurgião-dentista em lesões bucomaxilofaciais. Rev Odontol Bras Central. 2014;23(65):104-7.

Porto CC. Semiologia médica. 6. ed. Rio de Janeiro: Guanabara Koogan, 2009.

Rodrigues MGS, Alarcón OM, Carraro E et al. Tomografia computadorizada por feixe cônico: formação da imagem, indicações e critérios para prescrição. Odontol Clín Cient. 2010;9(2):115-8.

Sailer HF et al. The value of stereolithographic models for preoperative diagnosis of craniofacial deformities and planning of surgical corrections. Int J Oral Maxillofac Surg. 1998;27(5):327-33.

Taft RM, Kondor S, Grant, GT. Accuracy of rapid prototype models for head and neck reconstruction. J Prosthet Dent. 2011;106(6):399-408.

Whaites E. Princípios de radiologia odontológica. 4. ed. Rio de Janeiro: Elsevier, 2009.

White SC, Pharoah MJ. Radiologia oral: fundamentos e interpretação. 5. ed. Rio de Janeiro: Elsevier, 2007.

CAPÍTULO 69

Doenças da Região Bucomaxilofacial

Átilla Freitas Silva, Diego Antônio Costa Arantes, Nara Rúbia Pereira de Siqueira, Rejane Faria Ribeiro-Rotta

INTRODUÇÃO

Em consequência de sua complexa estrutura, a região bucomaxilofacial pode ser sede de inúmeras doenças, incluindo anomalias do desenvolvimento, processos proliferativos, doenças infecciosas e parasitárias, neoplasias benignas e malignas, doenças autoimunes e de etiologia desconhecida. Além disso, existem alterações que são variações da normalidade e não são consideradas patologias.

VARIAÇÕES DA NORMALIDADE

GRÂNULOS DE FORDYCE. São glândulas sebáceas ectópicas, frequentemente localizadas na mucosa jugal, na região retromolar e pilar amigdaliano anterior. Apresentam-se como pápulas amareladas ou branco-amareladas, assintomáticas.

EXOSTOSE ÓSSEA/TORO PALATINO. Crescimentos ósseos de natureza benigna que surgem da cortical óssea, recobertos por mucosa normal. Os mais comuns são os toros palatinos, localizados na linha média do palato duro, e da mandíbula, em geral bilaterais na cortical óssea lingual (Figura 69.1 A). O toro é assintomático, mas, em alguns indivíduos, o trauma na mucosa pode causar úlceras. O aspecto clínico é suficiente para o diagnóstico.

VARIZES OU VARICOSIDADES. São veias dilatadas e tortuosas, localizadas no ventre lingual (Figura 69.1 B). Apresentam-se como múltiplas vesículas papulares ou áreas elevadas azul-purpúreas, geralmente assintomáticas.

LEUCOEDEMA. É uma condição clínica comum da mucosa jugal, de causa desconhecida. Caracteriza-se pela aparência opalescente branco-acinzentada difusa da mucosa, de superfície rugosa, localizada bilateralmente. O diagnóstico é fácil porque o aspecto esbranquiçado diminui ou desaparece quando a mucosa jugal é evertida e distendida (Figura 69.1 C e D).

HIPERQUERATOSE FRICCIONAL. São lesões reacionais produzidas por trauma crônico de pequena intensidade, mas que estimula a produção de queratina. Os principais agentes irritantes são má oclusão que provoca mordida crônica sobre a mucosa jugal, uso de próteses mal-adaptadas e aparelho ortodôntico, arestas dentárias, ausências de dentes antagonistas, com impactação alimentar sobre o rebordo alveolar (Figura 69.1 E). Manifestam-se clinicamente como manchas ou placas brancas ou branco-acinzentadas, de forma, tamanho e localização variadas.

MORSICATIO BUCCARUM. Significa mastigação habitual da bochecha. As lesões são frequentemente bilaterais e localizadas na porção média da mucosa jugal. Apresentam-se como placas brancas espessas de superfície irregular.

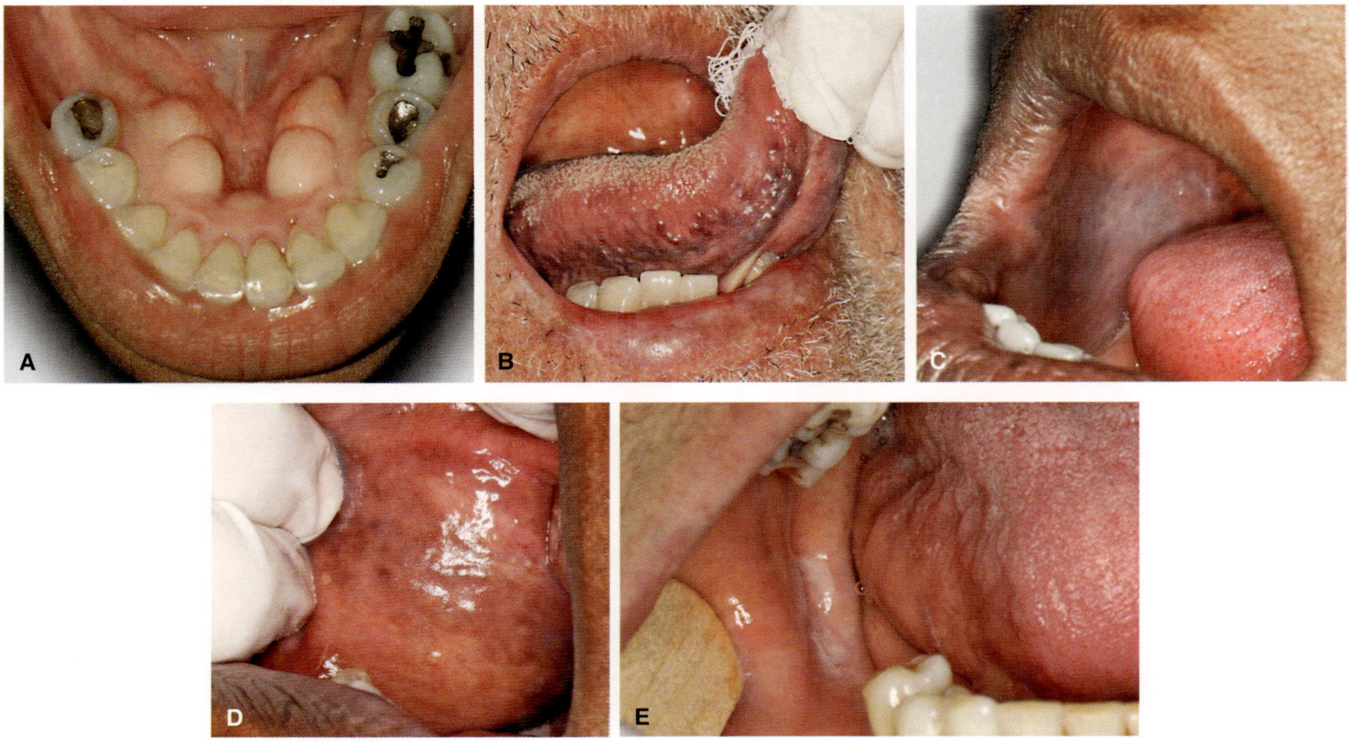

Figura 69.1 Variações da normalidade. Toro mandibular (A); varicosidades em ventre lingual direito (B); hiperqueratose friccional em rebordo alveolar inferior direito (C); leucoedema em mucosa jugal direita (D), com desaparecimento após a distensão da mucosa (E).

Ocasionalmente acompanham-se de áreas eritematosas, erosão ou ulceração.

ALTERAÇÕES DENTAIS CONGÊNITAS

As principais alterações dentárias são:

- Lesões cariosas: inicialmente, apresentam-se na superfície do esmalte como manchas brancas foscas, que progridem para acastanhadas e, depois, cavidades marrons ou pretas
- Lesões não cariosas: podem ser classificadas em atrição, abrasão, abfração e erosão
- Alterações do desenvolvimento: incluem número (anodontia, supranumerários), tamanho (macro e microdontia), forma (geminação, fusão, raízes supranumerárias) e estrutura (fluorose, amelogênese imperfeita, dentinogênese imperfeita)
- Hipoplasia do esmalte: aparecem como estrias horizontais (defeitos) na dentição permanente e, quando presente em vários dentes, é indicativo de distúrbio metabólico, sendo o raquitismo o mais frequente
- Dentes de Hutchinson: caracterizam-se por incisivos laterais superiores, sobretudo com perda dos ângulos, que adquirem a forma de "chave de fenda", e molares com as faces oclusais em forma de "amoras". São observados na sífilis congênita.

PROCESSOS PROLIFERATIVOS NÃO NEOPLÁSICOS

GRANULOMA PIOGÊNICO. Trata-se do crescimento tecidual decorrente de resposta a um irritante crônico local, como placa bacteriana, cálculo dentário, restaurações mal-adaptadas e dentes fraturados. Apresenta-se como uma lesão isolada, de superfície lisa ou lobulada, ulcerada, geralmente pediculada, de coloração variando do rosa-avermelhado ao roxo. Quanto mais recente a lesão, mais avermelhada (Figura 69.2 A e e-Figura 69.1 A e B). A lesão pode ter poucos milímetros ou vários centímetros de diâmetro; é indolor, mas de sangramento fácil. Pode ser localizada em gengiva, lábio, língua e mucosa jugal, sendo mais frequente no sexo feminino, em crianças e adultos jovens. Quando ocorre em mulheres grávidas é denominado "granuloma gravídico". A regressão pode ser total, com a remoção do agente irritante, mas, em casos persistentes, a remoção cirúrgica é o tratamento de escolha. O exame histopatológico é fundamental, uma vez que algumas lesões malignas podem ter aspecto semelhante ao granuloma piogênico.

Acesse o conteúdo *online*:

http://uqr.to/20weu

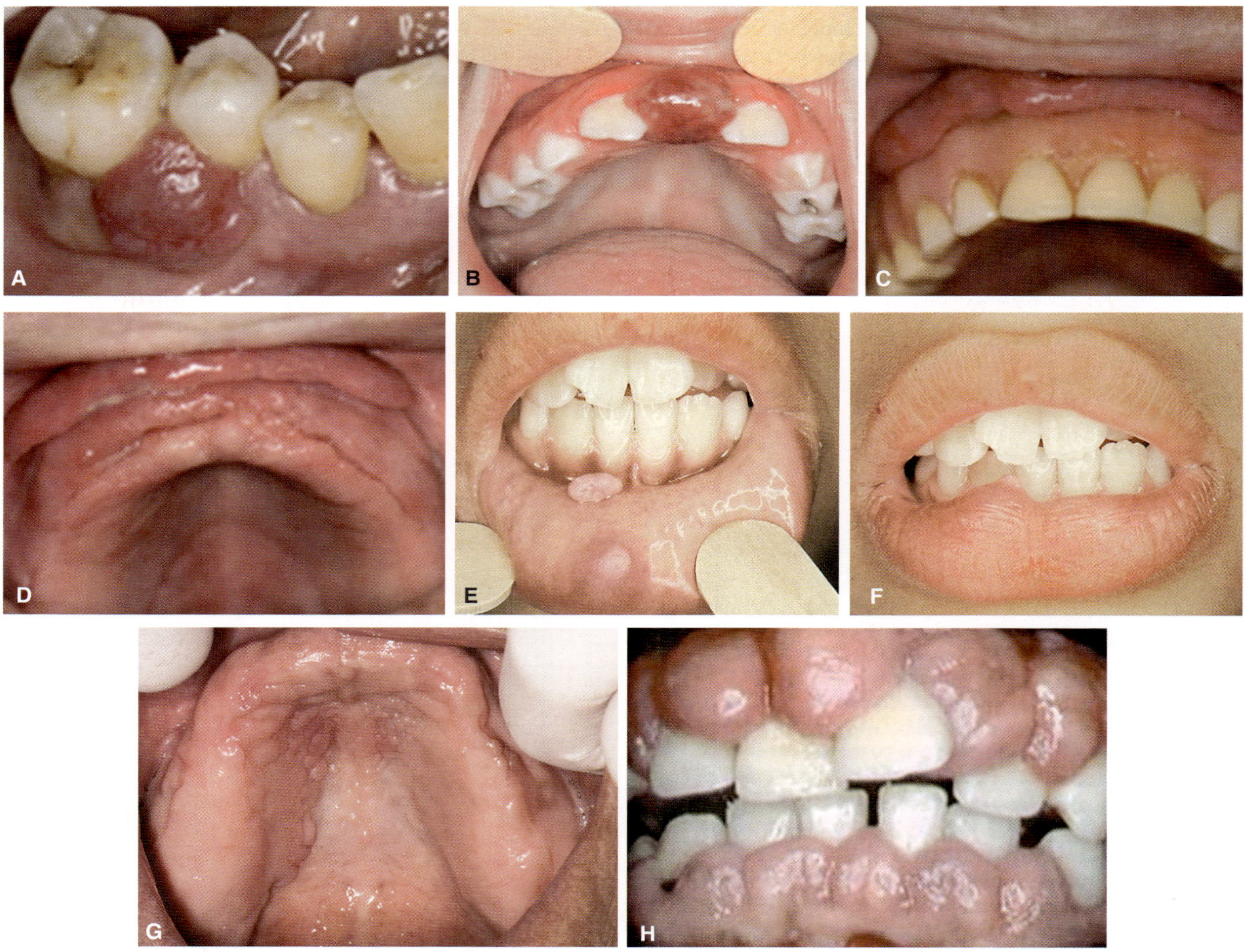

Figura 69.2 Processos proliferativos não neoplásicos. Granuloma piogênico (A); lesão periférica de células gigantes (B); hiperplasia fibroepitelial inflamatória associada a trauma por próteses mal-adaptadas (C e D); hiperplasia fibroepitelial inflamatória associada a trauma por mau posicionamento dentário (E e F); hiperplasia papilar inflamatória no palato duro (G); hiperplasia gengival medicamentosa (H).

LESÃO PERIFÉRICA DE CÉLULAS GIGANTES. Apresenta-se com aspecto nodular, de coloração vermelha a vermelha-azulada, com menos de 2 cm de diâmetro, situada na gengiva ou no rebordo alveolar desdentado. Pode ser séssil ou pediculada, com ou sem ulceração (Figura 69.2 B e e-Figura 69.1 C e D). O tratamento consiste na remoção dos agentes irritantes e na excisão cirúrgica da lesão.

HIPERPLASIA FIBROEPITELIAL INFLAMATÓRIA. Crescimento tecidual, em geral de aspecto cordoniforme. Frequentemente está associado ao uso de próteses dentárias mal-adaptadas (Figura 69.2 C e D e e-Figura 69.1 E e F). Podem-se observar pregas única ou múltiplas de tecido hiperplásico no vestíbulo alveolar. Tem consistência firme e fibrosa, coloração semelhante à da mucosa. Em alguns casos, podem estar presentes eritema e úlcera. A lesão pode variar de menos de 1 centímetro a grandes lesões, envolvendo o fundo de vestíbulo. São frequentes em adultos e pessoas idosas. A hiperplasia fibroepitelal inflamatória também pode se apresentar como nódulos pedunculados, róseo-esbranquiçados, em outras localizações anatômicas, como lábio e mucosa jugal. Nesses casos, geralmente estão associados a traumas crônicos de mordida, em regiões de mau posicionamento, ou fraturas dentárias (Figura 69.2 E e F e e-Figura 69.1 G e H).

HIPERPLASIA PAPILAR INFLAMATÓRIA. Trata-se de um crescimento tecidual reacional que se origina no palato duro sob uma prótese total removível, geralmente mal-adaptada, com má higienização e sendo usada constantemente. Essa prótese também pode favorecer infecção por cândida, sendo mais um estímulo para o crescimento reacional inflamatório irregular. A mucosa apresenta-se eritematosa e com aspecto papular (Figura 69.2 E e e-Figura 69.1 I e J).

Hiperplasia gengival medicamentosa. Pacientes que fazem uso de fenitoína, nifedipino ou ciclosporina podem desenvolver hiperplasia gengival (Figura 69.2 F e e-Figura 69.1 K e L). O crescimento gengival pode acometer todos os segmentos dentários, especialmente o terço anterior. O aspecto varia de leve edemaciamento a intenso crescimento gengival que recobre toda a superfície dentária. A gengiva hiperplásica é levemente avermelhada e sangra facilmente. Hiperplasia das gengivas significa crescimento exagerado desses tecidos, podendo adquirir aspecto rugoso e passar a cobrir parte dos dentes, podendo sangrar com facilidade. As hiperplasias gengivais, sobretudo aquelas que se estendem a vários dentes, podem ser observadas nas leucemias e após uso prolongado de alguns medicamentos, como a hidantoína.

NEOPLASIAS BENIGNAS

PAPILOMA. Neoplasia benigna de origem epitelial, frequente na mucosa bucal e nos lábios. Tem aspecto de um crescimento exofítico, mais pediculado que séssil, com superfície rugosa e projeções digitiformes ou verrucoides, muitas vezes parecidas com uma couve-flor. A superfície pode apresentar-se de cor branca, em razão da intensa queratinização, decorrente de trauma secundário (Figura 69.3 A e e-Figura 69.2 A e B). Essa proliferação do tecido epitelial é assintomática e frequentemente está associada à infecção pelo papilomavírus humano (HPV).

Acesse todo o conteúdo *online* citado nesta página:
http://uqr.to/20wev

LIPOMA. Neoplasia benigna de tecido adiposo, com localizações mais frequentes na mucosa jugal, na língua e no soalho bucal. Apresenta-se como

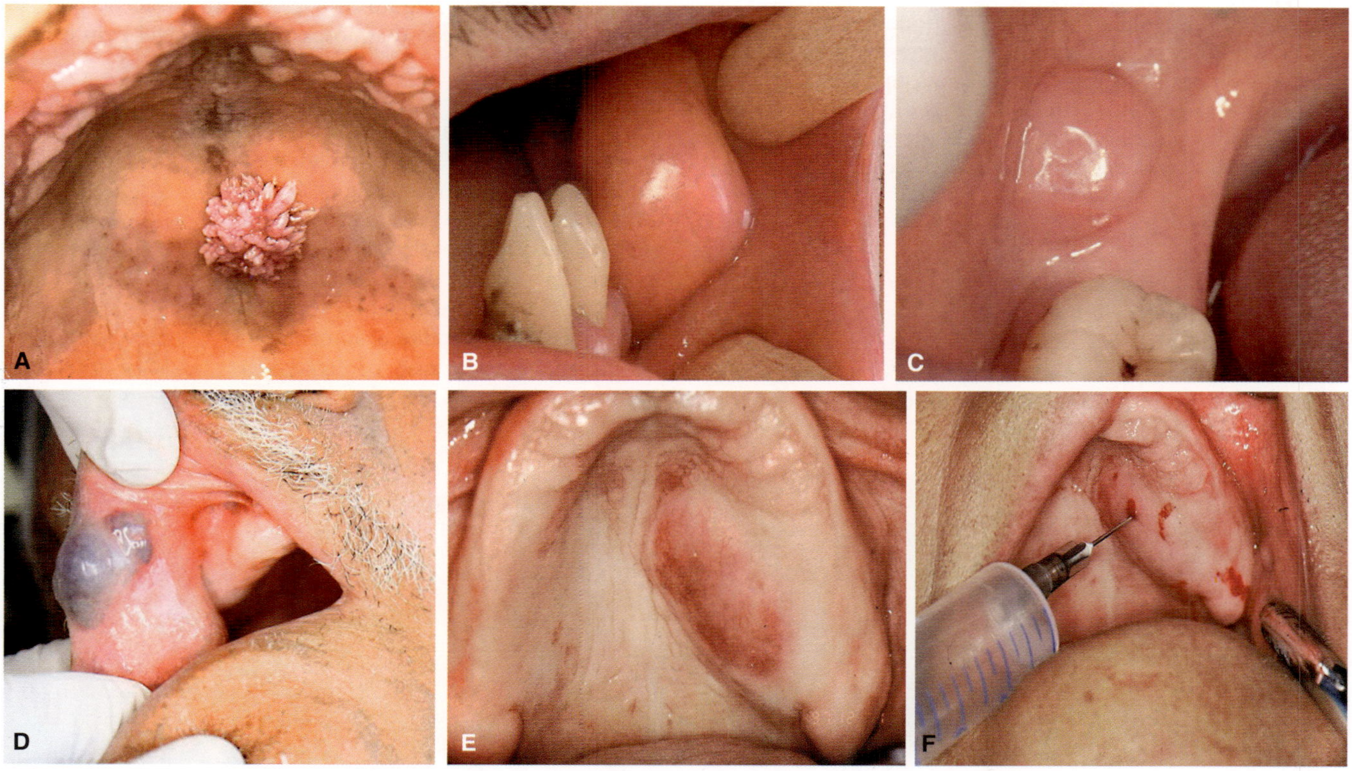

Figura 69.3 Neoplasias benignas em cavidade bucal. Papiloma escamoso em palato duro (A); lipoma em mucosa jugal (B); fibroma em região retromolar (C); hemangioma em mucosa jugal (D); adenoma pleomórfico em palato duro (E) e sua punção aspirativa negativa para líquido, revelando ser uma lesão sólida (F).

lesões nodulares, encapsuladas, com superfície lisa, coloração levemente amarelada e consistência mole à palpação. Ocorre sobretudo em pacientes adultos (Figura 69.3 B e e-Figura 69.2 C e D).

FIBROMA. Neoplasia benigna, de etiologia desconhecida, que pode acometer qualquer região da mucosa bucal. Pode, eventualmente, estar associada a traumatismos mecânicos. Apresenta-se como um crescimento exofítico, séssil ou pediculado, consistente à palpação, recoberto por mucosa de cor normal ou mais clara, em razão da menor vascularização (Figura 69.3 C e e-Figura 69.2 E e F).

HEMANGIOMA. Neoplasia benigna de vasos sanguíneos, com dilatação de artérias e veias. O aumento de volume de dimensões variadas ocorre, preferencialmente, na língua, nos lábios e na mucosa jugal (Figura 69.3 D e e-Figura 69.2 G e H). A coloração varia do vermelho vivo ao azulado, e a consistência é mole à palpação, sendo assintomático ao toque. O diagnóstico é clínico, utilizando-se a manobra de pressão digital quando ocorre leve isquemia da região. Quando ocorre nas primeiras semanas de vida, recebe a denominação "hemangioma congênito". Tem rápido crescimento e localiza-se sobretudo na face. Na maioria dos casos ocorre regressão espontânea na primeira infância. Exames de imagem, como arteriografia e ressonância magnética, são importantes na avaliação da relação com grandes vasos, para orientação do tratamento.

ADENOMA PLEOMÓRFICO. Neoplasia benigna mais comum das glândulas salivares. Acomete, sobretudo, a glândula parótida e as glândulas menores situadas no palato, nos lábios e na mucosa bucal. Predomina na faixa etária de 40 a 70 anos, embora possa ocorrer em todas as idades. Apresenta consistência firme à palpação e, geralmente, é assintomático. Pode sofrer transformação maligna, quando passa a ter crescimento rápido, alcançando grandes proporções, com fixação nas estruturas subjacentes. Nesses casos, pode apresentar sintomatologia dolorosa. Dos tumores benignos de glândulas salivares, o adenoma pleomórfico é o mais comum, com maior prevalência na glândula parótida. Dos malignos, o carcinoma mucoepidermoide está entre os mais prevalentes, sobretudo nas glândulas menores (Figura 69.3 E e F e e-Figura 69.2 I e J).

LESÕES VESICOBOLHOSAS E ULCERADAS

ESTOMATITE AFTOSA RECORRENTE. As úlceras aftosas recorrentes são muito comuns em diferentes locais da mucosa bucal. A ulceração apresenta uma membrana fibrinopurulenta branco-amarelada, facilmente removível, circundada por um halo eritematoso (Figura 69.4 A). A destruição da mucosa é decorrente de reação imunológica, mediada pelas células T (linfócitos). Entre as causas, incluem-se predisposição genética, alergias, deficiências nutricionais, distúrbios hematológicos, influências hormonais, agentes infecciosos, trauma e estresse. As aftas menores são as que menos recidivam e que apresentam duração mais curta. Medem entre 3 e 10 mm em diâmetro e desaparecem em 7 a 14 dias sem deixar cicatriz. As aftas maiores medem de 1 a 3 cm de diâmetro, cicatrizam em 2 a 6 semanas e podem deixar cicatrizes. As ulcerações aftosas herpetiformes apresentam-se como múltiplas lesões pequenas, de 1 mm a 3 mm em diâmetro, distribuídas de forma ampla na mucosa bucal. A cicatrização ocorre em torno de 7 a 10 dias.

PÊNFIGO VULGAR. Doença de natureza autoimune, na qual vesículas ou bolhas de diversos tamanhos surgem na mucosa ou na pele. A identificação dessas vesículas e bolhas não é fácil ao exame clínico, pois se rompem com facilidade, deixando ulcerações superficiais e irregulares distribuídas aleatoriamente na mucosa bucal, as quais, geralmente, são dolorosas. Podem afetar qualquer local da mucosa bucal, mas o palato, a mucosa labial e jugal, o ventre de língua e a gengiva são os mais frequentes. Uma das características clínicas do pênfigo vulgar é o surgimento de uma bolha ao se fazer uma pressão lateral firme em uma área aparentemente normal (sinal de Nikolsky positivo). A biopsia e o exame histopatológico são fundamentais para a comprovação diagnóstica.

PENFIGOIDE DAS MEMBRANAS MUCOSAS. Constitui-se, também, como parte das doenças vesicobolhosas crônicas de origem autoimune, na qual autoanticorpos são direcionados contra um ou mais componentes da membrana basal do epitélio. As lesões iniciam como vesículas ou bolhas que se rompem, formando extensas úlceras superficiais e difusas. Em geral, são dolorosas e persistentes, podendo se restringir à gengiva (gengivite descamativa) (Figura 69.4 B). Assim como no pênfigo vulgar, a comprovação diagnóstica só é possível pelo exame histopatológico.

MUCOCELE. Lesão de glândula salivar, de aspecto vesicobolhoso, comum na região da mucosa labial inferior. A superfície pode apresentar coloração normal ou levemente azulada. Em geral, a patogênese dos mucoceles está associada a traumas locais, que podem promover a ruptura ductal ou a obstrução ductal por tampão da mucosa ou mineralizações. Pode apresentar crescimento intermitente, sobretudo durante a alimentação do paciente (leia o caso clínico *Lesão Bolhosa em Lábio Inferior*).

Acesse todo o conteúdo *online* citado nesta página:

http://uqr.to/20wew

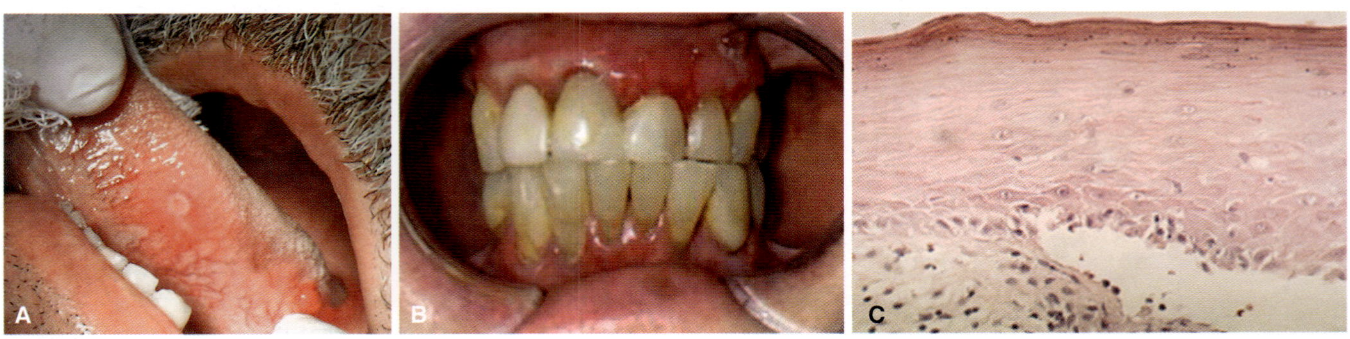

Figura 69.4 Lesões vesicobolhosas e ulceradas. Afta recorrente isolada em borda lateral de língua esquerda (A). Penfigoide das membranas mucosas (B) e seu aspecto histopatológico (C).

LESÕES PIGMENTADAS

TATUAGEM POR AMÁLGAMA. Manchas azuladas, cinza ou pretas, em qualquer superfície da cavidade oral, predominantemente na gengiva, mucosa alveolar e jugal. Decorrem da incorporação de amálgama na mucosa bucal, durante a realização ou trocas de restaurações dentárias. A confirmação diagnóstica é feita por radiografias intrabucais que demonstram a presença de fragmentos metálicos e/ou por biopsias e exame anatomopatológico.

PIGMENTAÇÃO RACIAL. Resultante da deposição de melanina na camada basal do epitélio. Apresentam-se como manchas multifocais, difusas, de coloração acastanhada ou enegrecida, localizadas em gengiva inserida. Pode ocorrer também em mucosa jugal, lábio, língua e palato. Em geral, o diagnóstico é clínico, mas a biopsia pode ser necessária quando as características das manchas não forem típicas, levantando a suspeita de lesões malignas (Figura 69.5).

MELANOSE DO FUMANTE. Condição comum em pacientes tabagistas, decorrente da estimulação da produção de melanina pelo tabaco. As manchas acastanhadas localizam-se nas gengivas e na mucosa jugal do indivíduo tabagista. A biopsia deve ser considerada quando as lesões se situam em locais atípicos ou adquiram características clínicas suspeitas, como elevação da superfície ou crescimento rápido.

MANCHA MELANÓTICA. Mancha única de coloração acastanhada ou enegrecida, superfície lisa, limites bem definidos e diâmetro de até 0,5 cm, decorrente da deposição focal de melanina. As lesões são mais frequentes em lábio e gengiva, mas podem ocorrer em qualquer região da mucosa bucal. São assintomáticas e não apresentam potencial de malignização, mas a biopsia é indicada quando ocorrem modificações do aspecto de lesão, como elevação da superfície e crescimento rápido.

NEVO MELANOCÍTICO. Lesões congênitas que se apresentam como manchas ou pápulas elevadas, pigmentadas, localizadas principalmente em palato. Toda lesão com este aspecto deve ser biopsiada, para diagnóstico diferencial com melanoma.

MELANOMA. Neoplasia maligna que se origina da transformação de melanócitos ou de células névicas, sendo extremamente raro em cavidade bucal. Na maioria dos casos as lesões começam como uma mancha cuja coloração pode variar entre castanho, negro, azul, a qual progride rapidamente. As características clínicas que devem ser consideradas para o diagnóstico do melanoma são representadas pela sigla "ABCDE": A de assimetria; B de (borda) contorno irregular; C de coloração marrom, preta, azul, vermelha e branca; D de diâmetro maior que 0,6 cm; e E de evolução acentuada.

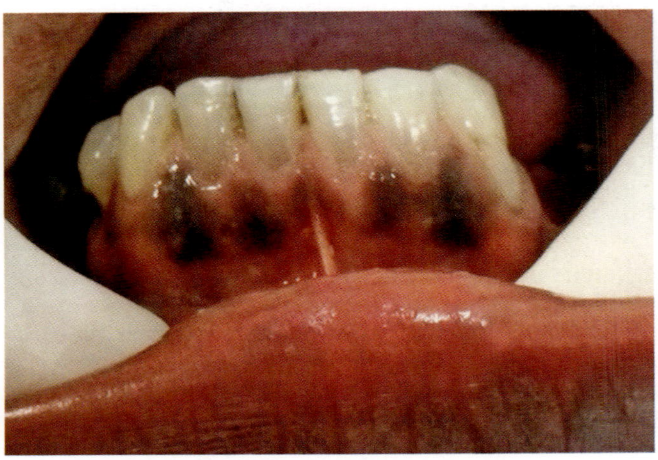

Figura 69.5 Pigmentação racial em gengiva inserida, na região vestibular inferior.

DOENÇAS INFECCIOSAS

CANDIDÍASE OU CANDIDOSE BUCAL. Popularmente denominada "sapinho" quando ocorre na criança, trata-se da infecção fúngica causada pela *Candida albicans*. Na fase de levedura saprofítica, esse fungo faz parte da microbiota normal da boca. Em função da baixa virulência na fase de levedura, é preciso que ocorra desequilíbrio da microbiota bucal para produzir condições favoráveis ao seu crescimento e invasão dos tecidos. Ocorre com mais frequência nos dois extremos da vida: infância e velhice. Porém, pode aparecer em qualquer idade, principalmente em pacientes com debilidade imunológica. Causas predisponentes: etilismo; leucemia; diabetes; uso de antibióticos; sulfas ou corticosteroides em altas doses por via oral; hipovitaminose B; pastas dentais e bochechos com antibióticos; gravidez; anemia; desnutrição e AIDS. A forma pseudomembranosa é a mais comum, apresentando-se como placas brancas (pseudomembranas necróticas) múltiplas, ligeiramente elevadas, semelhantes a "leite coalhado", situadas em qualquer área da boca. As placas constituídas por massa de hifas, leveduras, células epiteliais descamadas e fragmentos de tecido necrótico desprendem-se facilmente por raspagem, deixando um fundo vermelho e dolorido. Os sintomas, quando presentes, são relativamente leves, sendo mais comuns a sensação de ardência ou gosto desagradável na boca. O diagnóstico é feito pelo exame clínico, citologia esfoliativa e biopsia. Outras formas clínicas da candidíase são a atrófica (língua careca ou, quando localizada, glossite romboidal mediana); queilite angular (na comissura labial); estomatite por dentadura (eritema ou petéquias no palato) (Figura 69.6 A). A candidose hiperplásica, localizada em mucosa jugal, é de difícil distinção com a leucoplasia.

PARACOCCIDIOIDOMICOSE. Micose crônica, cujo agente etiológico é o *Paracoccidioides brasiliensis*, que acomete principalmente os pulmões, mas pode provocar lesões ulcerativas nas mucosas (bucal, nasal, retal) e na pele. Na forma generalizada, todas as vísceras podem ser afetadas, principalmente glândulas adrenais, intestinos, fígado e baço. Maior incidência em homens da zona rural, na faixa etária de 20 a 60 anos. As lesões bucais têm início na gengiva e na mucosa alveolar, estendendo-se para lábio, língua, palato e orofaringe. Clinicamente, apresentam-se como úlceras vegetantes, de bordas irregulares, indolores, de fundo avermelhado, com granulações finas e pontilhados hemorrágicos que correspondem à estomatite moriforme, por se assemelhar à superfície do morango (Figura 69.6 B). Observam-se também linfadenopatias cervicais, salivação abundante, gengiva inflamada e hemorrágica, reabsorções das cristas ósseas alveolares, com odontalgia, mobilidade e perda dentária. O diagnóstico é feito pelos dados clínicos, citologia esfoliativa, exame histopatológico, radiografia dos pulmões e reação intradérmica (e-Figura 69.3).

ESTOMATITE HERPÉTICA PRIMÁRIA E HERPES SIMPLES RECIDIVANTE. São doenças causadas pelo **herpes-vírus simples**. A fase primária raramente acontece antes dos primeiros 6 meses de vida, em virtude de os

Acesse o conteúdo *online*:

http://uqr.to/20wex

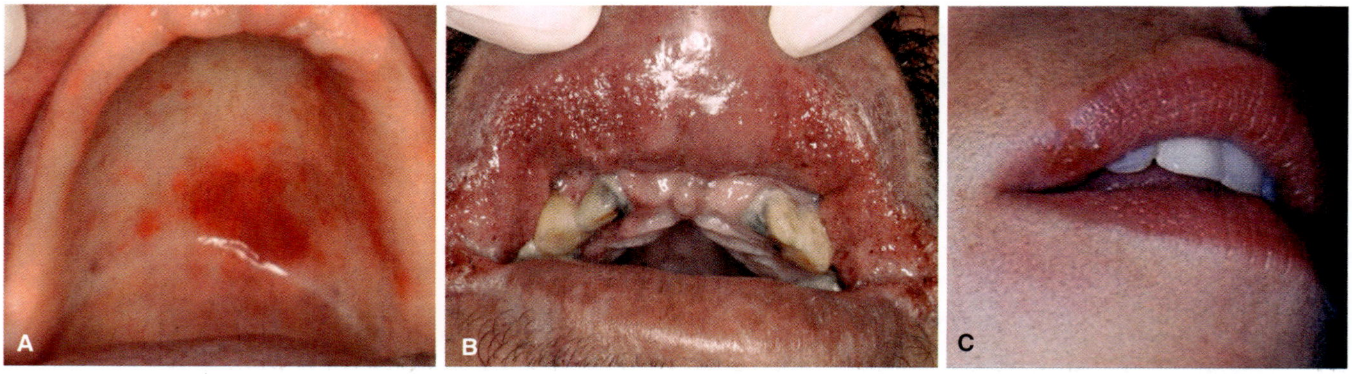

Figura 69.6 Doenças infecciosas. A. Candidose eritematosa em palato duro. B. Paracoccidioidomicose. C. Herpes simples em lábio superior.

recém-nascidos manterem elevados títulos de anticorpos, provenientes da mãe. Após um período de incubação de 3 a 7 dias, com mal-estar geral, febre, irritabilidade, cefaleia, anorexia e linfadenopatia, surgem as manifestações bucais, quase sempre precedidas de inflamação gengival, constituídas por vesículas claras com halo eritematoso, localizadas especialmente em gengivas, língua, face interna dos lábios e palato. As formações vesiculares se rompem, formando ulcerações rasas, com halo eritematoso e edema. São extremamente dolorosas. A salivação é abundante e a halitose, acentuada. Na evolução da infecção, podem aparecer lesões nos lábios e ao redor da boca, narinas e região perinasal. Após o rompimento das vesículas, formam-se crostas e escaras. As lesões da mucosa bucal persistem de 7 a 16 dias e desaparecem sem deixar cicatriz. O herpes simples recidivante costuma manifestar-se quando há diminuição da resistência orgânica, distúrbio digestivo, febre, tensão emocional, traumatismo, exposição excessiva aos raios solares, fadiga, ansiedade, menstruação, gravidez ou viroses (gripe, resfriado comum). Em geral, as lesões localizam-se na zona vermelha dos lábios e pele adjacente, mas podem acometer a pele do nariz, mento e outras regiões intrabucais (Figura 69.6 C). Dor, ardência, prurido, sensação de calor localizado e eritema são sintomas prodrômicos frequentes, que aparecem 6 a 24 horas antes do surgimento das lesões. Posteriormente, aparecem múltiplas vesículas que se rompem e formam crostas. A cicatrização ocorre em 7 a 10 dias. O diagnóstico é realizado pelo exame clínico, citologia esfoliativa e exame histopatológico.

SÍFILIS. Sífilis ou lues é uma infecção causada pelo *Treponema pallidum*. O contágio quase sempre é venéreo, mas pode ser extragenital, como, por exemplo, pela boca, na qual aparecem lesões extremamente contagiosas, que podem se apresentar nos seguintes estágios:

- Cancro sifilítico: a lesão primária é mais frequente em lábios, gengivas e região amigdaliana, começando com máculas eritematosas que se transformam em pápulas ou pequenos nódulos que ulceram e formam o cancro sifilítico. A lesão tem coloração vermelha, recoberta por uma membrana branco-acinzentada, de borda elevada e circunscrita. De início indolor, mas torna-se dolorosa quando da presença de infecção secundária. O linfonodo mais próximo se apresenta aumentado. Nesta fase é muito contagiosa
- Sífilis secundária: na sífilis secundária as lesões bucais podem ser manchas roxas ou branco-acinzentadas, circundadas por zonas eritematosas, despapilações linguais por atrofia das papilas filiformes, erosões e ulcerações, pápulas agrupadas, fissuras, sulcos e vegetações
- Sífilis terciária: na sífilis terciária, podem aparecer na boca as gomas, com mais frequência na língua e no palato. Iniciam como lesão nodular, firme, indolor, que ulcera, produzindo uma área de necrose com consistência de borracha. Por vezes, a necrose dos tecidos afetados resulta em perfuração do palato duro e formação de fístula oronasal.

Sífilis congênita

Na sífilis congênita, a criança pode nascer aparentemente normal, mas, antes dos 2 anos, surgem as lesões da sífilis secundária e, a partir dos 12 anos, da terciária. As alterações características na cavidade bucal são incisivos permanentes de forma semilunar, molares em formato de amora e, para completar a tríade de Hutchinson, ocorrência de surdez labiríntica, além de queratite parenquimatosa.

CÁRIE DENTÁRIA. A cárie dentária consiste na desmineralização das substâncias inorgânicas (esmalte, dentina, cemento) do dente, com destruição das substâncias orgânicas (canalículos dentinários e polpa), evolução progressiva, sem tendência a cura espontânea ou reparação dos tecidos destruídos (Figura 69.7 A). As causas da cárie dentária são constituídas por três elementos: presença de bactérias criogênicas (*Streptococcus mutans*, *salivarius*, *sanguis*, *Lactobacillus* e *Odontomices viscosus*), suscetibilidade do hospedeiro e uso de alimentos ricos em carboidratos.

Classificação das cáries

- Cárie primária (incipiente): ocorre descalcificação do esmalte, que amolece e adquire cor branca e opaca. É assintomática
- Cárie secundária (cavidade média): ocorre no início da cavidade, que adquire cor marrom-clara ou cinzenta. O esmalte torna-se opaco, ocorrendo dor em contato com alimentos frios, doces, salgados e ácidos
- Cárie profunda (cavidade profunda): a cavidade adquire cor marrom-escura ou preta, o esmalte do dente torna-se opaco e a dor é espontânea, agravando-se quando em contato com alimentos ácidos, frios, quentes, salgados e doces.

GENGIVITE ULCERATIVA NECROSANTE (GUN). Inflamação acompanhada de ulceração e necrose da gengiva livre, cristas e papilas interdentárias. A etiologia está associada a um bacilo fusiforme e um espiroqueta (*Borrelia vincentii*), juntamente a fatores locais (má higiene bucal, tártaro, irritações físicas e químicas, traumas de oclusão) e/ou fatores gerais (estresse, afecções respiratórias, diabetes, desnutrição, discrasias sanguíneas e alcoolismo). As lesões são representadas por pseudomembranas de cor branco-acinzentada que se desprendem

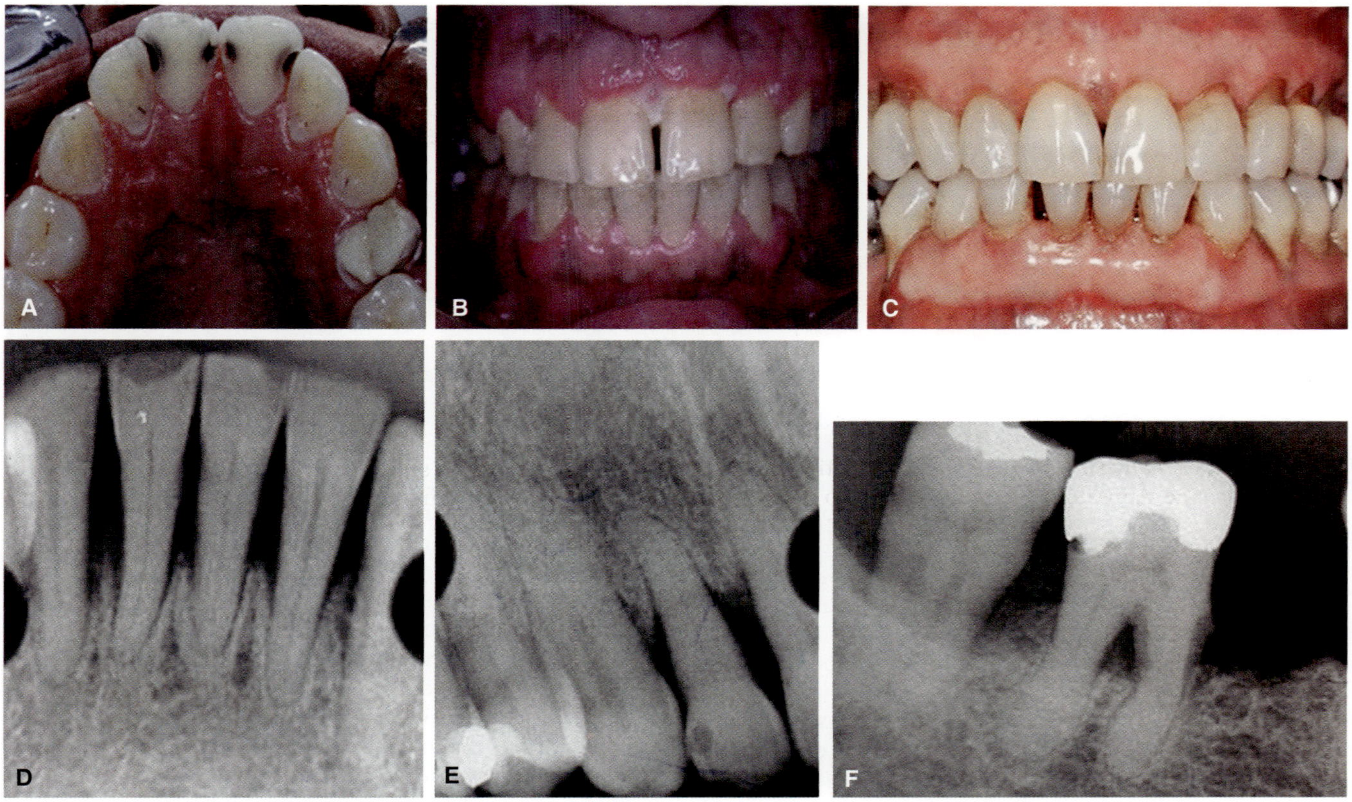

Figura 69.7 Doenças infecciosas. Cáries dentárias interproximais de dentes anterossuperiores (A); gengivite ulcerativa necrosante (GUN) (B). Aspecto clínico (C) e radiográfico (perda óssea) (D a F) da periodontite: em dentes anteroinferiores (D), canino superior (E) e molares inferiores (F).

facilmente, formando úlceras na gengiva marginal e papilas interdentárias (Figura 69.7 B). As lesões são dolorosas e se caracterizam por hiperemia gengival, necrose tecidual, gosto metálico, halitose fétida, sialorreia, sensação de compressão ou de cunha entre os dentes, glossite, linfadenopatia, febre, vômito, insônia, cefaleia e taquicardia.

GENGIVITE INFLAMATÓRIA MARGINAL. É a inflamação gengival causada pela presença de placa bacteriana e cálculo dentário (depósitos de massas amolecidas e mineralizadas sobre as coroas dos dentes), decorrente da falta de higiene. A gengiva livre (marginal) e as papilas interdentárias apresentam-se dolorosas, hiperemiadas, edemaciadas e sangrantes ao toque. As gengivites podem ter causas locais, como a placa bacteriana, ou ser associadas a doenças sistêmicas, como pelagra, escorbuto, leucoses e linfomas.

PERIODONTITE. É o tipo mais comum de doença dos tecidos de suporte dos dentes – o periodonto. Ela está associada à irritação local (placa dentária), iniciando-se como uma gengivite inflamatória marginal que, se não for tratada, pode progredir, com destruição da crista óssea e do osso alveolar. As manifestações clínicas são gengiva marginal e interdental edemaciadas, hiperemiada e dolorida. Desloca-se facilmente do colo dos dentes, sangra com facilidade, presença de pus, halitose acentuada e salivação abundante. O diagnóstico é clínico e radiográfico (Figura 69.7 C a F).

DISTÚRBIOS BUCAIS POTENCIALMENTE MALIGNOS

LÍQUEN PLANO ORAL. Doença autoimune mucocutânea crônica, que afeta a mucosa bucal. Outros locais, como a glande peniana, a mucosa vulvar e as unhas podem ser acometidos. A maioria dos pacientes são mulheres de meia-idade. As principais formas clínicas do líquen plano oral são a reticular e a erosiva. Na forma reticular, as lesões, em geral, são localizadas na mucosa jugal, bilateralmente, apresentando-se como linhas brancas entrelaçadas (estrias de Wickham), formando uma rede. As lesões podem ocorrer no dorso e na borda lateral da língua, nas gengivas e no palato (Figura 69.8 A e e-Figura 69.4 A e B). No líquen plano erosivo, as lesões apresentam-se como áreas atróficas e eritematosas, com diferentes graus de ulceração central. A periferia das lesões é cercada por estrias delgadas. Ambas as formas podem apresentar-se assintomáticas ou acompanhadas de ardência ou queimação. As atrofias e ulcerações nas gengivas produzem um padrão chamado "gengivite descamativa", semelhante ao pênfigo vulgar, sendo dolorosas.

LEUCOPLASIA. É definida como "uma placa ou mancha branca, não raspável e que não pode ser caracterizada clinicamente ou patologicamente como qualquer outra doença" Organização Mundial da Saúde [OMS]. As lesões apresentam-se como placas brancas ou branco-acinzentadas levemente elevadas, bem delimitadas e com superfície irregular. Podem progredir, tornando-se mais espessas e esbranquiçadas ou, em casos mais avançados, com aparência nodular (Figura 69.8 B e e-Figura 69.4 C e D). Após a detecção clínica de uma leucoplasia, a biopsia e o exame histopatológico estão indicados para descartar uma malignidade ou detectar displasia epitelial, em particular quando presentes em indivíduos do grupo de risco para câncer de boca (acima de 40 anos, tabagistas e/ou etilistas). A displasia epitelial consiste em

Acesse todo o conteúdo *online* citado nesta página:

http://uqr.to/20wey

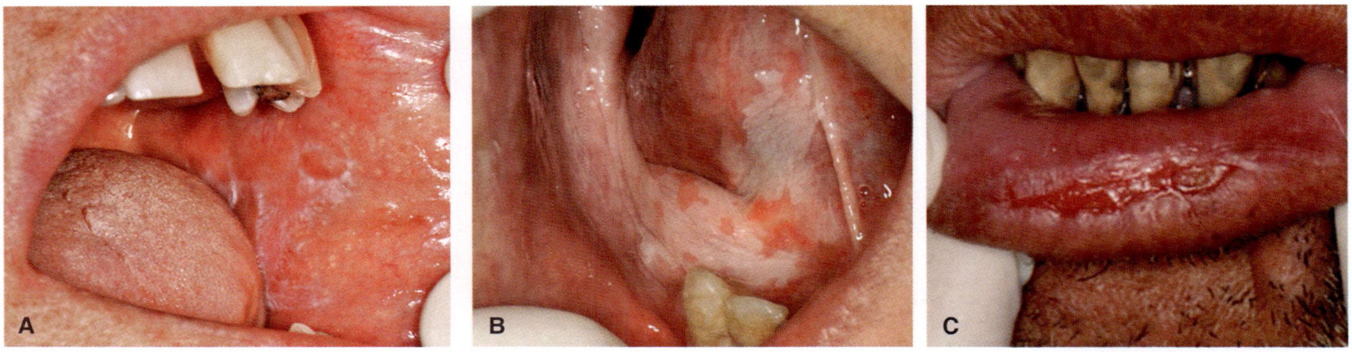

Figura 69.8 Distúrbios bucais potencialmente malignos. **A.** Líquen plano em mucosa jugal. **B.** Leucoplasia em ventre de língua direito, estendendo-se para o soalho bucal. **C.** Queilite actínica em lábio inferior.

alterações celulares e morfológicas que podem representar o estágio inicial de um carcinoma de células escamosas. Trata-se de uma lesão potencialmente maligna.

ERITROPLASIA. É definida "como uma mancha vermelha que não pode ser clinicamente diagnosticada como qualquer outra condição" (OMS). A lesão apresenta-se como uma mácula ou placa avermelhada, bem delimitada, com superfície lisa e macia. O soalho bucal, língua e palato mole são os locais mais comprometidos. Toda a eritroplasia deve ser biopsiada, pois muitos casos apresentam displasia epitelial grave ou representam a fase inicial do carcinoma de células escamosas. Esta também é reconhecida como uma lesão potencialmente maligna.

QUEILITE ACTÍNICA. Lesão localizada no lábio, principalmente no inferior, resultado de exposição excessiva ao espectro ultravioleta da luz solar. As características clínicas incluem atrofia do vermelhão do lábio; áreas pigmentadas, eritematosas ou leucoplásicas; perda da junção mucocutânea do lábio, fissuras e erosões com possível sangramento (Figura 69.8 C e e-Figura 69.4 E e F). A progressão da queilite actínica para câncer de lábio deve ser suspeitada a partir de aspectos clínicos, como ulceração, nodosidade e sangramento. Recomenda-se realizar uma biopsia para o diagnóstico histopatológico, uma vez que se trata de lesão potencialmente maligna.

NEOPLASIAS MALIGNAS

CARCINOMA DE CÉLULAS ESCAMOSAS. Também denominado "epidermoide" ou "espinocelular", é a lesão maligna bucal mais comum, representando aproximadamente 95% das neoplasias malignas da região bucomaxilofacial. Fatores etiológicos envolvidos no seu aparecimento: tabagismo, etilismo, radiação ionizante e actínica. Atuando isoladamente ou em conjunto, estes fatores podem desencadear alteração maligna em mucosa geneticamente condicionada. É mais prevalente no homem, nas faixas etárias acima de 40 anos, em particular entre 50 e 70 anos, apesar de poder afetar qualquer grupo etário. Formas clínicas: ulcerativa, exofítica e verrucosa. A lesão inicial consiste em uma úlcera rasa, indolor, com base vermelho-aveludada e bordas firmes à palpação. À medida que a lesão cresce, pode produzir um tecido proliferativo, exofítico, de sangramento fácil, determinando bordas evertidas para a úlcera. As metástases surgem principalmente nos linfonodos submandibulares, cervicais superficiais e profundos, pré e pós-auriculares e supraclaviculares (Figura 69.9 A e e-Figura 69.5 A e B).

CARCINOMA MUCOEPIDERMOIDE. Uma das neoplasias malignas de glândulas salivares mais comuns. A radiação ionizante é um fator de risco comprovado. Clinicamente, pode manifestar-se com aumento de volume da glândula de evolução lenta, em geral assintomático. Pode estar associado a ulceração superficial e parestesia. A coloração azul é atribuída, em parte, aos espaços císticos que contêm produtos de degradação sanguínea ou estase vascular. Neoplasias de glândulas salivares menores em geral apresentam-se

Acesse todo o conteúdo *online* citado nesta página:
http://uqr.to/20wez

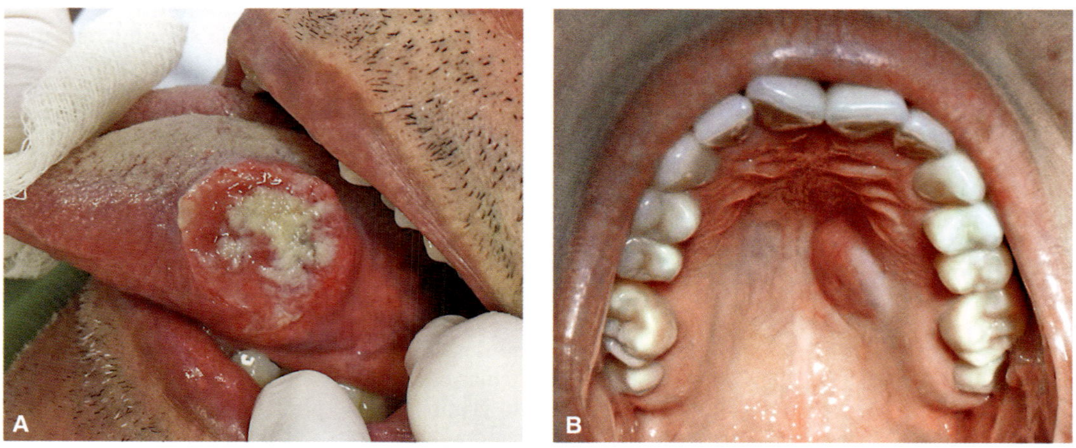

Figura 69.9 Neoplasias malignas. **A.** Carcinoma de células escamosas em borda lateral posterior de língua. **B.** Carcinoma mucoepidermoide em palato duro.

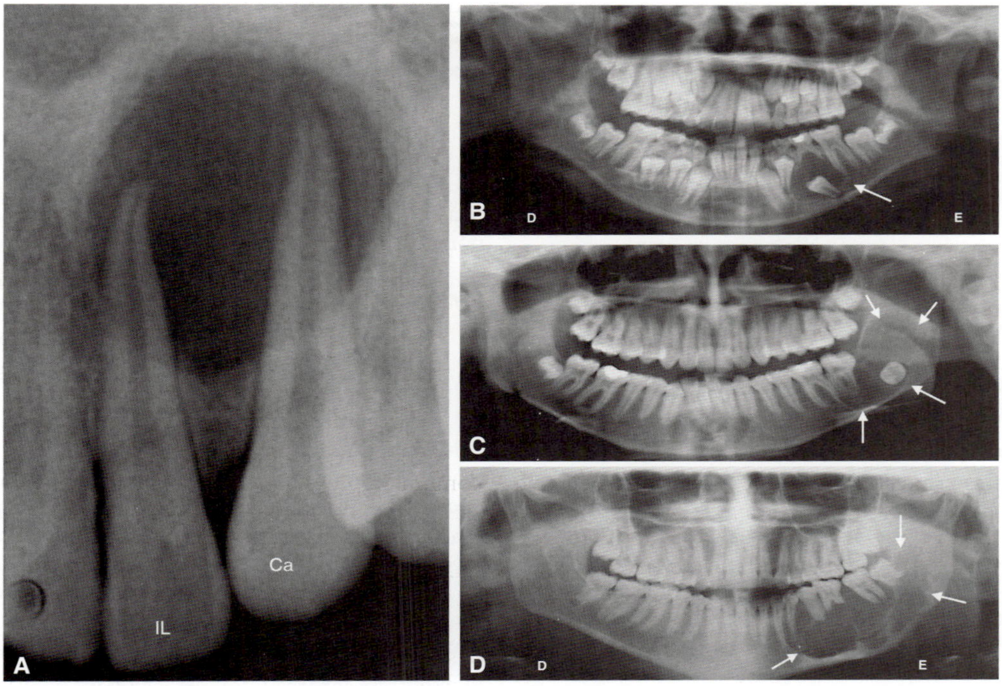

Figura 69.10 Aspectos radiográficos das principais lesões ósseas odontogênicas e não odontogênicas bucais. A. Cisto radicular em imagem periapical da região de incisivo lateral (IL) e canino superiores (Ca). B. Cisto dentígero em região de pré-molares inferiores esquerdos (*seta*), em radiografia panorâmica de criança com dentição mista. C. Queratocisto odontogênico em região de corpo e ramo esquerdo de mandíbula (*setas*), rejeitando germe do terceiro molar para a base da mandíbula, em radiografia panorâmica. D. Ameloblastoma estendendo-se da região de pré-molares a molares inferiores esquerdos (*setas*), com reabsorção das raízes dos dentes envolvidos.

com edema, algumas vezes com flutuação e de coloração azul ou vermelha, podendo ser confundidas com mucoceles. Dor e paralisia facial em geral estão associadas a neoplasias de parótida (Figura 69.9 B e e-Figura 69.5 C e D).

CISTOS E TUMORES ODONTOGÊNICOS

CISTO RADICULAR. O cisto periodontal apical, periapical ou radicular é o cisto odontogênico mais comum da boca. É uma lesão de origem inflamatória, que se associa a necrose pulpar. A maior parte dos cistos radiculares é descoberta em exames radiográficos, apresentando-se como uma rarefação óssea bem delimitada, circundada por um halo radiopaco e associada à raiz de um dente (Figura 69.10 A e e-Figura 69.6 A e B).

CISTO DENTÍGERO. É o que envolve a coroa do dente não irrompido, expandindo seu capuz pericoronário. É uma alteração do desenvolvimento do dente, ou seja, de origem não inflamatória. Os dentes mais acometidos são os terceiros molares inferiores e os caninos superiores (Figura 69.10 B e-Figura 69.6 C e D). Em geral, são descobertos em exames de rotina, pois têm evolução lenta e silenciosa. O aspecto radiográfico é de uma imagem radiolúcida ou hipodensa, envolvendo a coroa do dente. Delimitando esta área, há um halo radiopaco/hiperdenso, aderido à junção amelocementária (limite coroa-raiz dentária).

QUERATOCISTO ODONTOGÊNICO. É uma forma distinta de cisto odontogênico do desenvolvimento, que necessita de considerações especiais devido a seu comportamento clínico, aspectos histopatológicos específicos e sua alta taxa de recidiva. Recentemente foi reclassificado pela OMS (2017), pertencendo anteriormente ao grupo das neoplasias odontogênicas. Pode ser encontrado em pacientes de diferentes faixas etárias, com predileção pelo sexo masculino. A mandíbula é afetada em 60 a 80% dos casos, em particular na região posterior e ramo da mandíbula (Figura 69.10 C e-Figura 69.6 E e F).

AMELOBLASTOMA. Neoplasia odontogênica benigna que apresenta comportamento agressivo localmente. Afeta a mandíbula (80%) e, menos frequentemente, a maxila. Representa 10% dos tumores odontogênicos. Manifesta-se, em geral, entre a terceira e a quinta década da vida. A maioria dos ameloblastomas acomete o ramo e o corpo posterior da mandíbula. Por ter evolução assintomática, pode atingir grandes dimensões. O aspecto radiográfico é variável, podendo ser lesões radiolúcidas uniloculares, associadas ou não a um dente incluso; aspecto multilocular, com septos internos e padrão em "favos de mel" ou "bolhas de sabão" (Figura 69.10 D e-Figura 69.6 G e H).

Acesse todo o conteúdo *online* citado nesta página:
http://uqr.to/20wf0

BIBLIOGRAFIA

Cawson RA, Odell EW. Fundamentos básicos de patologia e medicina oral. 8. ed. São Paulo: Santos, 2013.

Khadilkar AS, Goyal A, Gauba K. The enigma of "traumatic pseudolipoma" and "traumatic herniation of buccal fat pad": a systematic review and new classification system of post-traumatic craniofacial fatty masses. J Oral Maxillofac Surg. 2018;76(6):1267-78.

Naudeau C, Kerr AR. Evaluation and management of oral potentially malignant disorders. Dent Clin N Am. 2018;62(1):1-27.

Neville BW, Dam DD, Allen CM. Patologia oral e maxilofacial. 4. ed. Rio de Janeiro: Elsevier, 2016.

Regezi JA, Sciubba JJ, Jordan RCK. Patologia oral: correlações clinicopatológicas. 7. ed. Rio de Janeiro: Elsevier, 2017.

Sapp JP, George PW, Lewis RE. Patologia bucomaxilofacial contemporânea. 2. ed. São Paulo: Santos, 2013.

Tommasi AF, Tommasi MHM. Diagnóstico em patologia bucal. 4. ed. Rio de Janeiro: Elsevier, 2013.

Van der Wall I. Potentially malignant disorders of the oral and oropharyngeal mucosa; present concepts of management. Oral Oncol. 2010;46:423-5.

CAPÍTULO 70

Fundamentos de Anatomia e Fisiologia

Joffre Rezende Filho, José Abel Alcanfor Ximenes, Rafael Oliveira Ximenes, Rodrigo Oliveira Ximenes

INTRODUÇÃO

O esôfago é o segmento do tubo digestivo que liga a faringe ao estômago, cruza toda a extensão do mediastino, entre a coluna vertebral e a traqueia e atravessa o diafragma, cuja principal função é a deglutição.

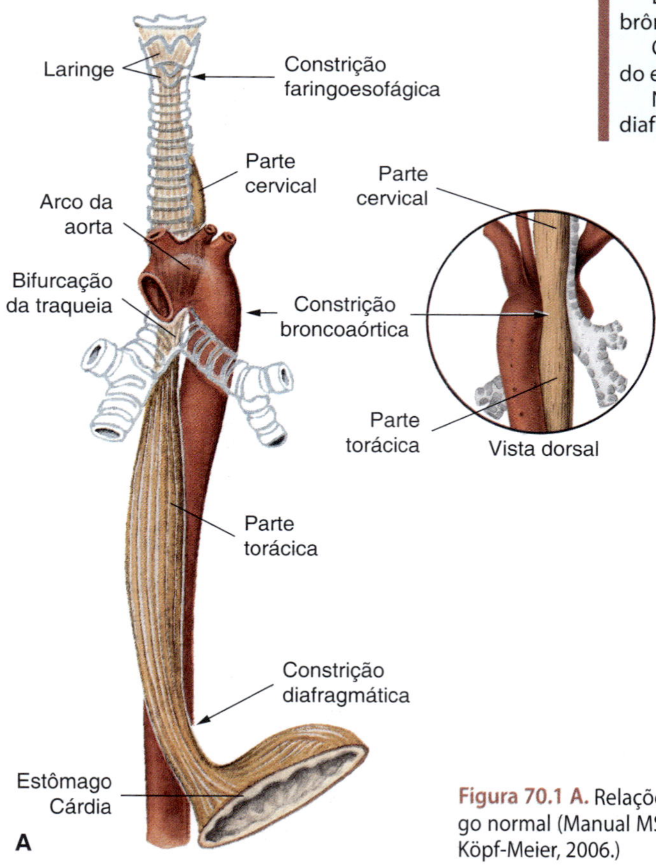

O esôfago proximal do adulto encontra-se em íntima relação com a margem inferior da 6ª vértebra cervical, uma característica sem variação significativa de indivíduo para indivíduo. A porção distal situa-se no nível da 10ª ou 11ª vértebra torácica nos estudos feitos em necropsias. Durante a vida, o segmento distal desloca-se com os movimentos diafragmáticos.

CURVAS DO ESÔFAGO. O trajeto do esôfago está marcado por três curvas, as quais podem modificar-se pelos movimentos da coluna vertebral e do diafragma.

A curvatura anteroposterior acompanha a curvatura da coluna vertebral torácica.

Na região inferior do pescoço e tórax superior, o órgão encurva-se ligeiramente para a esquerda, projetando-se 4 a 6 mm atrás da borda da traqueia. Volta a alcançar a linha média no nível da 4ª vértebra torácica, atrás do arco aórtico.

Na altura da 7ª vértebra torácica, posteriormente ao pericárdio, encurva-se novamente para a esquerda e para frente, para cruzar o hiato diafragmático e continuar o seu curso até o estômago (Figura 70.1; ver também Figura 72.1, no Capítulo 72, *Exames Complementares*).

Constrições do esôfago

As constrições do esôfago são de origem funcional. A primeira constrição consiste no esfíncter superior do esôfago, localizado à frente da 5ª ou da 6ª vértebra cervical (constrição faringoesofágica).

A segunda é produzida pelo arco da aorta, que passa sobre a face posterior esquerda do esôfago, na região da 4ª vértebra torácica (constrição broncoaórtica).

Logo abaixo encontra-se a constrição anterior causada pelo brônquio esquerdo.

O átrio esquerdo relaciona-se com a parede anterior esquerda do esôfago em uma extensão relativamente longa.

No segmento entre o cruzamento do brônquio esquerdo e o diafragma, o esôfago está em relação direta com o pericárdio.

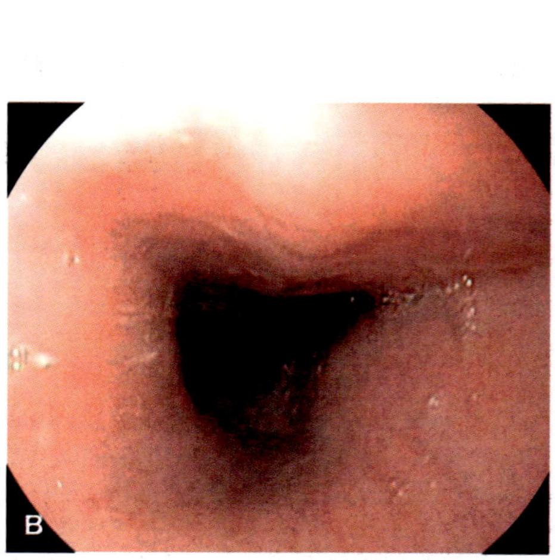

Figura 70.1 A. Relações anatômicas do esôfago e suas constrições. **B.** Esôfago normal (Manual MSD Versão para profissionais de saúde) (**A.** Adaptada de Köpf-Meier, 2006.)

O hiato diafragmático tem formato elíptico e o seu tamanho depende de variações anatômicas, assim como do tônus da musculatura diafragmática mais próxima. O segmento infra-hiatal do esôfago encontra-se frouxamente fixado ao diafragma pela membrana frenoesofágica e não corresponde a nenhum estreitamento, mas está sujeito a certa influência exercida pela contração muscular do diafragma (constrição diafragmática). A porção infra-hiatal do esôfago sofre ocasionalmente compressão pelo fígado e baço normais.

Linha zeta ou linha Z

Na cárdia, a transição do epitélio estratificado pavimentoso para epitélio cilíndrico gástrico é abrupta. A transição é facilmente reconhecida à endoscopia, recebendo a denominação "linha zeta" ou "linha Z".

No nível do hiato, a mucosa esofágica assume o formato de uma roseta, em consequência do enrugamento produzido pela ação do esfíncter esofágico inferior.

A mucosa é constituída de três camadas: epitélio, lâmina própria da mucosa e muscular da mucosa, mais proeminente no esôfago do que em qualquer outra parte do trato gastrintestinal.

O epitélio é constituído de células estratificadas pavimentosas. As células superficiais do esôfago contêm um pequeno número de grânulos querato-hialinos.

O esôfago é provido de dois tipos de glândulas: as produtoras de muco, que se localizam mais profundamente, e as glândulas cárdicas, que são superficiais. As glândulas estão distribuídas linearmente, dispostas ao longo do eixo do órgão, podendo ser reconhecidas ao exame endoscópico como granulações brancas, alongadas, na superfície da mucosa.

A submucosa é constituída de tecido conjuntivo frouxo, amplamente vascularizado e paucicelular. Poucas células adiposas são encontradas. As fibras elásticas dispõem-se longitudinalmente e há tendência de se formar infiltrado linfocitário abaixo das glândulas.

Irrigação arterial e drenagem venosa

A irrigação arterial do esôfago provém de quatro grupos arteriais, assim distribuídos:

- No esôfago cervical de ramos das artérias tireoidianas inferiores e das artérias subclávias
- Na metade do esôfago torácico, sendo suprida por ramos das artérias brônquicas e por quatro a cinco artérias esofágicas originadas diretamente da aorta descendente
- No esôfago torácico inferior de um número variável de pequenos vasos, dispostos aos pares, oriundos diretamente da aorta ou, mais raramente, da emergência das intercostais direitas
- No esôfago abdominal, em que recebe suprimento sanguíneo das artérias frênicas inferiores, direita e esquerda, da gástrica esquerda e da esplênica. Há grande variação no padrão de conexões arteriais na transição esofagogástrica.

A drenagem venosa ocorre do seguinte modo: na hipofaringe, há dois plexos venosos, anterior e posterior, que desembocam no sistema jugular. O esôfago dispõe de dois plexos intrínsecos, um subepitelial e outro submucoso, e de um plexo extrínseco, periesofágico. O plexo submucoso comunica-se com o periesofágico por ramos que atravessam a camada muscular. Entre as túnicas musculares, interna e externa, há uma extensa rede venosa interligada a ambos os plexos.

O sangue do segmento proximal do esôfago é conduzido pela veia tireoidiana inferior até a veia cava superior, enquanto o sangue procedente do esôfago inferior drena diretamente no sistema ázigo e, eventualmente, em ramos das veias intercostais (Figura 70.3).

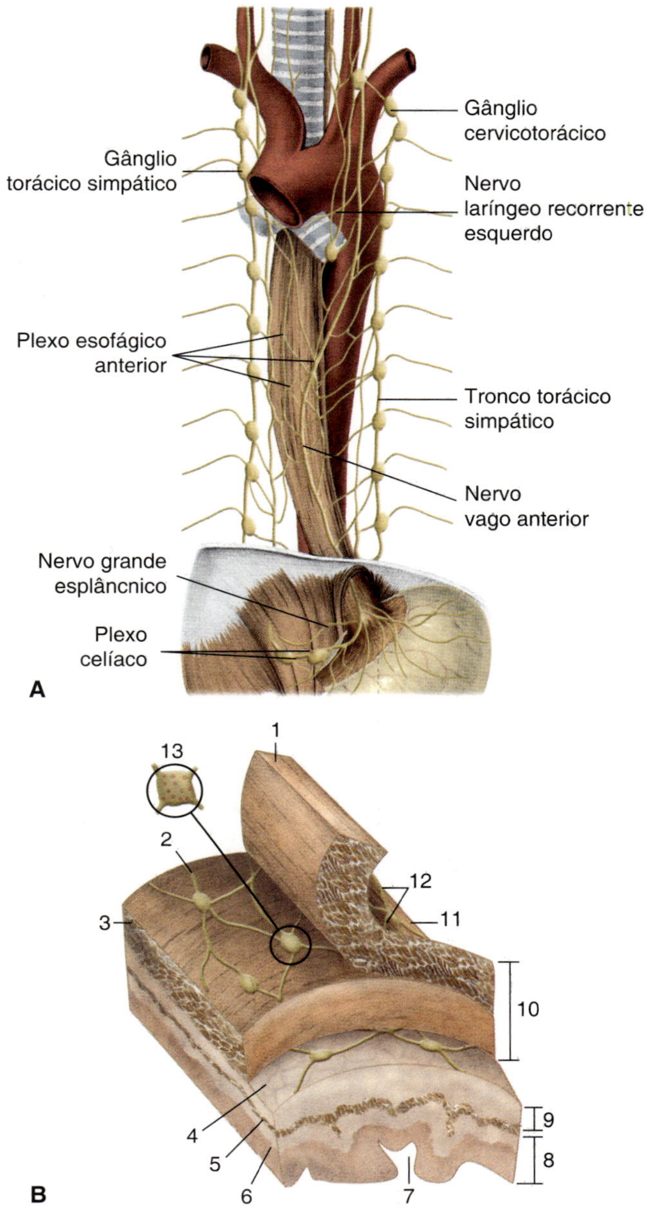

Figura 70.2 A. Inervação do esôfago. **B.** Inervação intrínseca do esôfago, responsável por sua coordenação motora: (*1*) camada muscular longitudinal externa; (*2*) plexo mioentérico de Auerbach; (*3*) camada muscular circular interna; (*4*) plexo submucoso ou de Meissner; (*5*) muscular da mucosa; (*6*) epitélio estratificado escamoso; (*7*) lúmen; (*8*) mucosa; (*9*) submucosa; (*10*) muscular própria; (*11*) adventícia; (*12*) plexo esofágico; (*13*) gânglio do plexo mioentérico com neurônios pós-ganglionares. (**A.** Adaptada de Köpf-Meier, 2006.)

MUSCULATURA. A camada muscular é formada por duas túnicas: a longitudinal externa e a circular interna. Os primeiros 5 a 6 cm da face posterior não são recobertos pela musculatura longitudinal, ficando um espaço triangular recoberto somente pela túnica circular.

A camada circular interna estende-se, de maneira contínua, desde a faringe até o estômago.

A camada muscular externa mede de 0,5 a 2,2 mm de espessura, aproximadamente a metade da espessura da camada circular interna. As duas camadas são separadas por uma bainha de tecido conjuntivo que contém o plexo mioentérico de Auerbach e uma rede de vasos sanguíneos (Figura 70.2 B).

A musculatura do esôfago é composta predominantemente de músculos lisos. Músculos estriados são encontrados apenas no segmento proximal, estendendo-se até 4 a 6 cm da faringe.

A transição de músculo estriado para músculo liso é feita de maneira gradual, havendo um segmento de cerca de 2 cm em que se encontram fibras musculares estriadas entremeadas de fibras musculares lisas.

CAMADA EXTERNA. A adventícia é a camada mais externa do esôfago e consiste em uma condensação do tecido conjuntivo mediastinal sobre o órgão e seu plexo venoso externo, sendo formada predominantemente de tecido conjuntivo frouxo, embora contenha fibras elásticas.

> **Varizes esofágicas**
>
> A porção distal do esôfago drena para o sistema porta pela veia gástrica esquerda e gastroepiploica direita. Na transição esofagogástrica, existem finas anastomoses entre o sistema porta e o sistema cava.
>
> Quando ocorre hipertensão portal, essas anastomoses se dilatam e a drenagem é feita em direção ascendente para o território da cava superior; as veias do plexo submucoso se dilatam, dando origem às varizes esofágicas.

DRENAGEM LINFÁTICA. A drenagem linfática se faz da mucosa para a submucosa, em que os vasos coletores linfáticos percorrem

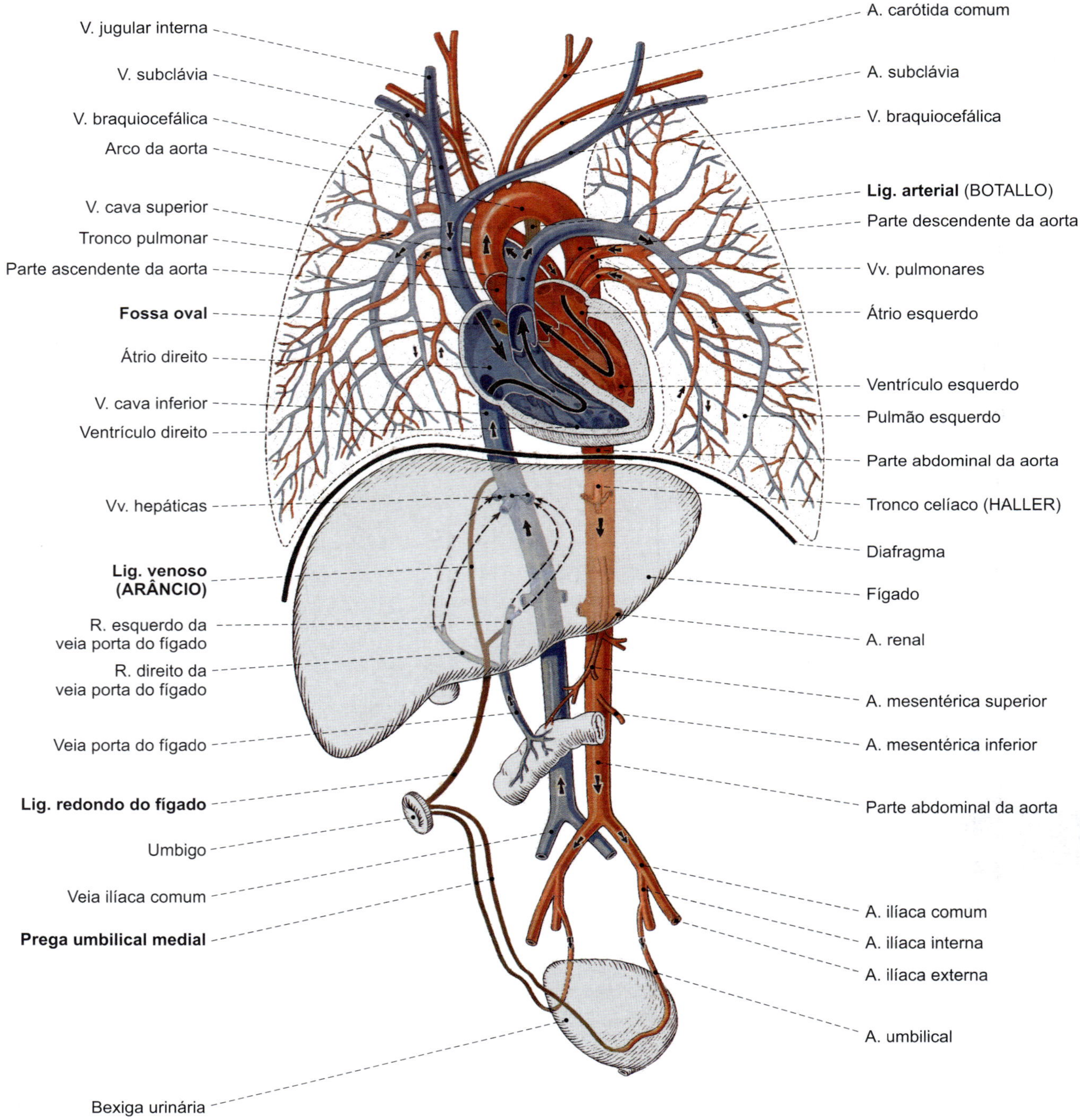

Figura 70.3 Irrigação arterial e drenagem venosa. Sangue arterial (oxigenado) *em vermelho*; sangue venoso (desoxigenado) *em azul*; vasos embrionários obliterados *em marrom*.

longas distâncias antes de atravessarem a parede em direção aos gânglios linfáticos regionais. Os linfáticos da camada muscular drenam diretamente nos gânglios mais próximos.

Os linfonodos são sede de metástases precoces no câncer do esôfago e distribuem-se em grupos. Palmer considera sete grupos: (1) cervicais profundos superiores; (2) cervicais profundos inferiores; (3) paratraqueais; (4) parabrônquicos; (5) paraesofágicos; (6) mediastinais posteriores e (7) paracárdicos.

INERVAÇÃO. O esôfago tem inervação extrínseca e intrínseca (ver Figura 70.2).

A inervação extrínseca compreende os sistemas simpático e parassimpático, que regulam a secreção glandular, o calibre dos vasos sanguíneos e a atividade dos músculos estriados e lisos.

A inervação intrínseca é representada pelos plexos nervosos intramurais. Como em todo o trato digestivo, encontram-se na parede do esôfago células nervosas que fazem sinapse com as fibras pré-ganglionares extrínsecas e emitem terminações nervosas para as células efetoras. O conjunto se dispõe como uma intrincada rede, constituindo os plexos mioentérico de Auerbach e submucoso de Meissner (ver Figura 70.2 B).

FISIOLOGIA

A função do esôfago é transportar o bolo alimentar da boca para o estômago e, ao mesmo tempo, impedir o refluxo do conteúdo gástrico.

O esôfago é provido de um esfíncter superior formado de fibras musculares estriadas, que é o próprio músculo cricofaríngeo, e de um esfíncter inferior, constituído de fibras musculares lisas, cuja individualidade só pode ser demonstrada por métodos fisiológicos. Anatomicamente, o esfíncter inferior é indistinguível da camada muscular circular do corpo do esôfago.

Os dois esfíncteres permanecem normalmente contraídos, mantendo o esôfago com suas extremidades ocluídas, e só relaxam quando sob estímulo neurogênico, como ocorre no ato da deglutição.

A deglutição compreende três fases: voluntária, faríngea e esofágica. As duas últimas são inteiramente reflexas e deflagradas pela estimulação de receptores localizados na bucofaringe e áreas adjacentes.

Os impulsos aferentes oriundos da mucosa dessas áreas se dirigem ao centro da deglutição, situado no bulbo, de onde partem os impulsos eferentes pelos nervos trigêmeo, glossofaríngeo e vago, determinando uma série coordenada de contrações musculares e relaxamento simultâneo do músculo cricofaríngeo. O bolo alimentar é impelido para dentro do esôfago, e o esfíncter superior, ou seja, o músculo cricofaríngeo volta a se contrair. Tem início, neste momento, a fase esofágica da deglutição.

O estímulo natural que ativa a sua musculatura é primariamente a deglutição e, secundariamente, a distensão de suas paredes.

A contração ordenada dos músculos da faringe se transmite ao segmento proximal do esôfago, composto de fibras estriadas, e tem início a onda peristáltica primária, que continua ao longo do esôfago a uma velocidade de 2 a 5 cm/segundo, desenvolvendo uma pressão positiva de 20 a 90 mmHg.

O tempo de trânsito esofágico do bolo alimentar varia de 5 a 9 segundos.

Quando a onda peristáltica primária é insuficiente para promover o completo esvaziamento do esôfago, uma nova onda peristáltica, chamada "secundária", tem início em qualquer ponto do esôfago, impelindo o remanescente de seu conteúdo em direção ao estômago.

O segmento distal do esôfago, em uma extensão de 2 a 4 cm, comporta-se como um verdadeiro esfíncter, o qual permanece normalmente contraído, desenvolvendo pressão basal de 10 a 30 mmHg acima da pressão do fundo gástrico. Suas fibras têm propriedades que as distinguem do restante da camada circular do corpo do esôfago. Quando estudadas *in vitro*, desenvolvem um máximo de tensão com um mínimo de alongamento; são hipersensíveis aos estímulos e apresentam resposta inibidora neurogênica.

No momento da deglutição, por um reflexo de arco longo iniciado na faringe e transmitido por via vagal, este segmento esfincteriano relaxa. O relaxamento antecede a chegada da onda peristáltica, ocorrendo entre 1,5 e 2,5 segundos após a primeira fase de deglutição. O esfíncter volta a contrair-se após a passagem do bolo alimentar, alcançando uma pressão ligeiramente superior à inicial, para logo retornar à pressão basal. A abertura esfincteriana se verifica do mesmo modo com a onda peristáltica secundária.

MOTILIDADE ESOFÁGICA. A fisiologia motora do esôfago tem sido estudada por diferentes métodos, especialmente por manometria. Os estudos farmacológicos realizados *in vitro* e *in vivo* vieram demonstrar a grande complexidade da regulação neuro-humoral da motilidade esofágica, particularmente do esfíncter inferior do esôfago.

Mostrou-se inadequado o conceito simplista de que a inervação vagal contrai o esôfago e relaxa os esfíncteres e que a inervação simpática tem ação oposta.

O esfíncter superior recebe apenas fibras colinérgicas vagais e tem potenciais de ação que são inibidos durante a deglutição. Assim, seu estado de contração tônica parece depender de uma excitação contínua neurogênica, que cessa transitoriamente por inibição central durante a deglutição.

Com relação ao peristaltismo, sabe-se que a onda primária é programada no centro da deglutição e transmite-se ao plexo mioentérico por via vagal. (A vagotomia abdominal ou torácica até o nível dos átrios não impede o peristaltismo nem o relaxamento do esfíncter inferior, o que demonstra a importância da inervação intrínseca na coordenação motora.)

A contração ordenada, sequencial, de cima para baixo, é explicada por um período de latência que aumenta progressivamente no sentido aboral. O gradiente do período de latência, por sua vez, depende da concentração do íon K^+.

A onda peristáltica secundária forma-se por estímulo de mecanorreceptores existentes na parede do esôfago, localizados nos dois terços inferiores do órgão.

Nos distúrbios motores do esôfago, surgem contrações incoordenadas, não peristálticas, chamadas "ondas terciárias". Excepcionalmente as ondas terciárias podem ser registradas em indivíduos normais. A ausência de contrações coordenadas, primárias e secundárias, constitui a aperistalse.

BIBLIOGRAFIA

Dani R, Passos MCF. Gastrenterologia essencial. 4. ed. Rio de Janeiro: Guanabara Koogan, 2011.

Eisg JN, Zaterka S. Tratado de gastroenterologia da graduação à pós-graduação. São Paulo: Atheneu, 2016.

Köpf-Meier P. Wolf-Heidegger Atlas de anatomia humana. Rio de Janeiro: Guanabara Koogan, 2006. 873 p.

Kuo B, Urma D. Esophagus – anatomy and development. GI Motility Online. 2006;10(1038).

Nasi A, Michelsohn N (eds.). Avaliação funcional do esôfago: manometria e pHmetria esofágicas. São Paulo: Roca, 2001.

Porto CC, Porto AL. Exame clínico. 8. ed. Rio de Janeiro: Guanabara Koogan, 2017.

Skandalakis JE et al. Surgical anatomy. New York: McGraw-Hill, 2004.

Townsend JR, Courtney M. Sabiston textbook of surgery. Premium edition. Philadelphia: Saunders Elsevier, 2007.

CAPÍTULO 71

Exame Clínico

Joffre Rezende Filho, José Abel Alcanfor Ximenes, Rafael Oliveira Ximenes, Rodrigo Oliveira Ximenes

ANAMNESE

A história clínica e a análise dos sintomas são tão importantes no reconhecimento das doenças do esôfago que é possível estabelecer o diagnóstico provável em cerca de 80% dos casos somente pela anamnese.

SINAIS E SINTOMAS

As principais queixas dos doentes do esôfago são disfagia, odinofagia, pirose, dor torácica e regurgitação.

Outros sintomas que podem estar relacionados com a patologia esofágica são eructação, soluço, sialose, afagia, fagofobia e hematêmese.

DISFAGIA. Define-se disfagia como dificuldade à deglutição. A disfagia que ocorre nas duas primeiras fases da deglutição é chamada "bucofaríngea", "alta" ou "de transferência", e a disfagia da terceira fase da deglutição, "disfagia esofágica", "baixa" ou "de transporte".

A disfagia bucofaríngea caracteriza-se pela permanência do alimento (todo ou em parte) na cavidade bucal após a tentativa de deglutição. Pode haver aspiração para a árvore traqueobrônquica, levando a tosse, ou regurgitação nasal.

As principais causas de disfagia bucofaríngea encontram-se no Quadro 71.1.

Na disfagia esofágica, o paciente tem a sensação de parada do bolo alimentar no esôfago, embora não possa localizar precisamente o nível da obstrução. Ela pode ocorrer devido a uma obstrução de natureza mecânica ou a alterações motoras As principais causas estão relacionadas no Quadro 71.2.

Diagnóstico diferencial da disfagia

A análise das características da disfagia conduz o médico a uma aproximação diagnóstica na maioria dos casos. De modo geral, a disfagia que se manifesta somente para sólidos é sugestiva de obstáculo mecânico, ao passo que a disfagia que ocorre tanto com alimentos sólidos como líquidos indica alteração da motilidade esofágica.

É importante considerar a evolução da disfagia. Nas obstruções de natureza orgânica, a disfagia é intermitente nas membranas e anéis, e progressiva nas neoplasias e nas estenoses pépticas. Nos distúrbios motores do esôfago, a disfagia é intermitente no espasmo difuso e progressiva no megaesôfago ou acalasia. Disfagia transitória pode ser provocada por processos inflamatórios.

Quando a disfagia tem longa duração, de anos, com pouco comprometimento do estado geral do paciente, trata-se, provavelmente, de doença benigna. Quando, ao contrário, a história clínica registra início recente, com acentuada perda de peso, o diagnóstico que se impõe é o de doença maligna, sobretudo se o paciente tiver mais de 40 anos de idade.

Quadro 71.1 Causas de disfagia bucofaríngea.

Mecânicas	▪ Processos inflamatórios da boca e da faringe • Infecciosos (viral, fúngico, bacteriano) • Doenças mucocutâneas bolhosas • Lesões cáusticas, químicas e térmicas ▪ Compressões extrínsecas • Bócio • Adenomegalias • Hiperostose vertebral • Abscessos retrofaríngeos • Massas tumorais ▪ Divertículo faríngeo ou de Zenker ▪ Defeitos congênitos e adquiridos • Congênito: fenda labial ou palatina, fendas laríngeas • Pós-cirúrgico ▪ Estenoses • Anel esofágico superior • Pós-irradiação • Péptica (?) (teria que ser muito intensa para levar à disfagia de transferência)
Miopatias	▪ Distrofia muscular ▪ Dermatomiosite, polimiosite ▪ Tireotoxicose ▪ Mixedema ▪ Miastenia grave
Doenças do sistema nervoso central	▪ Acidente vascular cerebral ▪ Parkinsonismo ▪ Esclerose múltipla ▪ Neoplasias cerebrais ▪ Doença do neurônio motor ▪ Poliomielite bulbar ▪ Doenças degenerativas
Distúrbio funcional	▪ Incoordenação faringoesofágica ▪ Relaxamento incompleto do esfíncter superior do esôfago
Disfagia psicogênica	▪ Transtorno de ansiedade ▪ Transtorno dissociativo (globo histérico)

Quadro 71.2 Causas de disfagia esofágica.

Mecânicas	▪ Neoplasias ▪ Estenoses ▪ Compressões ▪ Anel esofágico inferior ou de Schatzki ▪ Corpo estranho
Motoras	▪ Esofagopatia chagásica (megaesôfago chagásico) ▪ Acalasia idiopática ▪ Espasmo difuso do esôfago ▪ Doenças do tecido conjuntivo • Esclerose sistêmica progressiva • Lúpus eritematoso disseminado ▪ Distrofia muscular ▪ Neuropatia do sistema nervoso autônomo • Diabetes • Alcoolismo • Síndrome de pseudo-oclusão intestinal ▪ Doenças do sistema nervoso central • Paralisia pseudobulbar • Esclerose lateral amiotrófica • Parkinsonismo ▪ Outras • Amiloidose primária • Esofagites • Estenose cáustica

ODINOFAGIA. A odinofagia, dor que surge com a ingestão de alimentos, pode ocorrer como sintoma isolado, porém comumente está associada à disfagia. O caráter da dor é variável, sendo referida como dor urente, em punhalada, constritiva

Sintomas associados à disfagia

Os sintomas associados à disfagia contribuem para o diagnóstico. A pirose é um sintoma prevalente na doença do refluxo gastresofágico, enquanto a dor torácica acompanha com frequência os distúrbios motores, especialmente o espasmo difuso. A rouquidão pode ser indício diagnóstico importante; quando antecede a disfagia, em geral a lesão primária é na faringe, e quando acontece após, pode sugerir acometimento do nervo laríngeo recorrente por extensão de carcinoma.

ou espasmódica. A dor urente representa grau mais intenso da pirose e é frequente na doença do refluxo gastresofágico (DRGE), sendo exacerbada pela ingestão de alimentos ácidos ou condimentados. Na esofagite aguda produzida por substâncias cáusticas, como o hidróxido de sódio, a deglutição é extremamente dolorosa.

Constitui sintoma predominante na monilíase do esôfago, na esofagite actínica, na esofagite herpética e nas ulcerações agudas produzidas por medicamentos. A classe dos bifosfonados, representada principalmente pelo alendronato, e os anti-inflamatórios não esteroides (AINEs), como ácido acetilsalicílico, naproxeno, indometacina e ibuprofeno, são causas comuns de esofagite induzida por medicação. Dentre os antimicrobianos, vale ressaltar doxiciclina, tetraciclina, zidovudina, nelfinavir e zalcitabina. Outros medicamentos incluem cloreto de potássio, contraceptivos orais e até mesmo polivitamínicos.

Nos distúrbios motores esofágicos, a odinofagia se deve a contrações musculares de maior intensidade no esôfago distal ou a lesões associadas da mucosa.

PIROSE. Comumente referida pelo paciente como azia ou queimação, é o principal sintoma da DRGE. Na maioria das vezes, é de localização retroesternal, sendo percebida no nível do apêndice xifoide, podendo propagar-se para a região epigástrica, para ambos os lados do tórax ou, mais comumente, em direção ascendente, até o nível do manúbrio esternal. Ocorre, quase sempre, após as refeições e pode ser desencadeada por determinados alimentos como frituras, bebidas alcoólicas, café, frutas cítricas e chocolate, ou pela posição de decúbito. Acompanha-se, às vezes, de regurgitação de pequenas quantidades de líquido de sabor azedo ou amargo.

Além da DRGE, outras possíveis causas são hipersecreção ácida, estase gástrica e alterações motoras acompanhadas de hipoperistaltismo, como ocorre na esclerose sistêmica progressiva.

DOR. A dor esofágica "espontânea" distingue-se da odinofagia por não depender do ato de ingerir alimento, podendo, todavia, com ela coexistir. A dor espontânea pode ser causada por mudanças do pH intraluminal, atividade motora anormal ou processos inflamatórios ou neoplásicos da parede esofágica.

O caráter da dor varia em função da doença-base. Na DRGE, é comum a dor urente, que representa acentuação da pirose. Nos distúrbios motores do esôfago, especialmente no espasmo difuso e nas manifestações hipercinéticas da esofagopatia chagásica e da acalasia idiopática, é referida como dor em cólica, constritiva ou dilacerante. No câncer do esôfago, a dor, quando ocorre, é surda, contínua, indicando quase sempre extensão da neoplasia às estruturas mediastinais.

Uma causa relativamente comum de dor esofágica, não necessariamente patológica, é representada pelo chamado "esôfago hipercontrátil", caracterizado na manometria de alta resolução por 20% ou mais de deglutições com hipercontratilidade (condução com degradação isoperistáltica [CDI] > 8.000 mmHg.s.cm) com latência distal normal.

Síndrome de Boerhaave

Na ruptura espontânea do esôfago (síndrome de Boerhaave), assim como nas perfurações ou rupturas acidentais, a dor é excruciante, de grande intensidade, e acompanha-se de sintomas gerais que prenunciam a gravidade do quadro clínico.

Diagnóstico diferencial da dor esofágica

A dor esofágica pode ser confundida com dor cardíaca da insuficiência coronariana. Nem sempre é fácil o diagnóstico diferencial, visto que ambas podem causar sensação de opressão torácica e irradiar-se para o pescoço, os ombros e membros superiores. Os vasodilatadores empregados no tratamento da dor anginosa também podem aliviar certos tipos de dor esofágica.

Se há referência na história clínica a outros sintomas esofágicos ou cardíacos, torna-se mais fácil a distinção. Outros dados clínicos também podem auxiliar no diagnóstico diferencial. A dor de origem coronariana manifesta-se após o exercício e atenua-se com o repouso, enquanto a dor esofágica ocorre comumente com o paciente deitado, em repouso, melhorando quando o paciente se põe a caminhar.

O uso de antiácidos pode produzir alívio da dor esofágica, mas não da dor cardíaca.

A avaliação clínica pode necessitar de exames como a endoscopia digestiva alta e a manometria, bem como uma completa investigação cardiológica, tendo em vista que ambas as condições podem coexistir, sobretudo em pessoas idosas.

REGURGITAÇÃO. Entende-se por regurgitação a volta do alimento ou de secreções contidas no esôfago ou estômago à cavidade bucal, sem náuseas e sem a participação dos músculos abdominais. A regurgitação de pequena quantidade de líquido, pela manhã, é chamada "pituíta".

As causas da regurgitação esofágica podem ser mecânicas ou motoras. As causas mecânicas mais comuns são as estenoses, neoplasias, divertículo faringoesofágico (divertículo de Zenker) e obstrução do lúmen esofágico por impactação do bolo alimentar.

Os distúrbios motores mais frequentes que produzem regurgitação são o megaesôfago chagásico, a acalasia idiopática e, mais raramente, o espasmo difuso do esôfago.

A regurgitação de conteúdo gástrico refluído para o esôfago é frequente na hérnia hiatal por deslizamento e na doença péptica ulcerosa. Os seguintes fatores favorecem a regurgitação do conteúdo gástrico: relaxamento transitório ou hipotonia do esfíncter inferior do esôfago, aumento da pressão intragástrica ou intra-abdominal e mudanças posturais, como inclinação do tronco para frente, decúbito dorsal e decúbito lateral direito.

A regurgitação ocorre quase sempre após as refeições. No megaesôfago, há dois tipos de regurgitação: ativa, dinâmica ou ortostática, que surge durante ou imediatamente após as refeições, decorrente da incoordenação motora do esôfago, e a passiva, de decúbito ou clinostática, que se manifesta tardiamente, com o paciente deitado, quase sempre à noite.

Regurgitação esofágica noturna

A regurgitação noturna representa um grande risco, pela aspiração do material regurgitado para a árvore respiratória, podendo ser causa de broncopneumonia.

ERUCTAÇÃO. A eructação não constitui sintoma próprio das doenças do esôfago e ocorre, na maioria das vezes, em consequência da ingestão de maior quantidade de ar durante as refeições, ou em situações de ansiedade. A deglutição de grande quantidade de ar com o objetivo de eructar constitui a aerofagia, comum em pacientes ansiosos.

No megaesôfago chagásico, pode ocorrer a deglutição proposital de grande quantidade de ar nas refeições com a finalidade de auxiliar a passagem do alimento para o estômago, seguida por eructação.

HEMATÊMESE. A hematêmese ou vômito com sangue caracteriza a hemorragia digestiva alta, assim entendida aquela em que a sede do sangramento se localiza desde a boca até o ângulo de Treitz (transição duodenojejunal) (ver Capítulo 75, *Exame Clínico*).

A causa mais comum de sangramento são as varizes do esôfago. Na maioria das vezes é volumosa e contém sangue, ainda não alterado por ação do suco gástrico.

Hematêmese de menor volume, de origem esofágica, pode ocorrer no câncer do esôfago e nas úlceras esofágicas.

Outros sintomas esofágicos menos comuns podem ser vistos no Quadro 71.3.

Quadro 71.3 Outros sintomas esofágicos.

Afagia	Obstrução esofágica completa, que, em geral, deve-se à impactação do bolo alimentar e representa uma emergência médica
Fagofobia	Trata-se do medo de deglutir, que pode ocorrer em casos de transtorno dissociativo, tétano, raiva e paralisia faríngea. Geralmente, desencadeia-se pelo medo de aspiração de alimentos ou comprimidos
Mericismo	Tipo especial de regurgitação. Consiste na volta à boca de pequenas quantidades de alimento, que, na maioria das vezes, é novamente deglutido pelo paciente, à maneira dos ruminantes. Não há outra razão patológica, a não ser o embaraço que pode causar ao paciente em determinadas situações de convívio social
Soluço	Também denominado "singulto", não constitui sintoma próprio das doenças do esôfago nem mesmo do sistema digestório. Trata-se um distúrbio da coordenação da respiração, que ocorre por um espasmo diafragmático no momento da inspiração com o concomitante fechamento glótico, acompanhado de ruído característico. Pode ter diversas causas, como doenças do sistema nervoso central, irritação do nervo frênico ou do diafragma, estimulação reflexa, bem como doenças que comprometem o mediastino, pleura e órgãos intra-abdominais. Em relação às doenças esofágicas, pode apresentar-se em decorrência de hérnia hiatal, DRGE e megaesôfago, por provável irritação diafragmática direta
Sialose	Também denominada "sialorreia" ou "ptialismo", caracteriza-se pela produção excessiva de secreção salivar, sendo observada, de modo geral, nas esofagopatias obstrutivas e, em particular, no megaesôfago chagásico. Nesses casos, a hipersalivação se deve ao chamado "reflexo esofagossalivar de Roger", por meio do qual as glândulas salivares são estimuladas reflexamente, a partir de receptores situados na parede esofágica. No megaesôfago chagásico, parecem atuar também outros fatores diretamente relacionados à doença de Chagas, uma vez que a hipersalivação persiste mesmo após a remoção cirúrgica do esôfago. A hipersalivação ocorre com frequência também em pacientes hipersecretores com doença péptica ulcerosa

EXAME FÍSICO

Em condições normais, o esôfago é inacessível ao exame físico direto. Excepcionalmente, a parede de um divertículo faríngeo de grande magnitude pode tornar-se palpável na face lateral esquerda do pescoço enquanto o paciente se alimenta.

No entanto, o exame físico geral do paciente pode fornecer subsídios úteis ao diagnóstico das doenças do esôfago. Assim, o estado nutricional está frequentemente comprometido nas doenças que cursam com disfagia e regurgitação, como o megaesôfago e as estenoses do esôfago. O câncer do esôfago acompanha-se de rápido e acentuado emagrecimento, desproporcional aos sintomas esofágicos.

Pseudodisfagia e *globus hystericus*

A pseudodisfagia é a sensação de desconforto que algumas pessoas relatam no momento da descida do bolo alimentar quando ingerem alimentos mal fragmentados ou comem apressadamente.

O *globus hystericus* ou globo faríngeo é a sensação de corpo estranho localizado no nível da fúrcula esternal e que se movimenta de cima para baixo e de baixo para cima, desaparecendo completamente durante a alimentação, para reaparecer em seguida.

Como o próprio nome indica, é considerado manifestação de origem psicogênica ou psicossomática. Contudo, é possível uma relação com a presença de mucosa gástrica ectópica em esôfago proximal.

EXAME DO PESCOÇO, DA CAVIDADE BUCAL E DA FARINGE. O exame da cavidade bucal e da faringe deve ser feito em todos os casos.

Monilíase da mucosa bucofaríngea acompanha-se, frequentemente, de monilíase esofágica, que pode ser causa de odinofagia e dor retroesternal (ver Parte 8, *Orelhas, Nariz, Seios Paranasais, Faringe e Laringe*, Seção 3, *Boca e Faringe*, Capítulo 28, e Parte 11, *Sistema Digestório*, Seção 1, *Região Bucomaxilofacial*, Capítulo 67).

O pescoço deve ser examinado em busca de tireomegalia ou anormalidades da coluna vertebral (ver Parte 12, *Sistema Endócrino*, Seção 2, *Tireoide*, Capítulo 103, *Exame Clínico*).

Doenças esofágicas e sintomas extradigestivos

A anemia crônica pode estar associada a pequenas, porém repetidas perdas sanguíneas na hérnia hiatal com esofagite de refluxo, ou ocorrer por carência de ferro na disfagia sideropênica ou síndrome de Plummer-Vinson.

Alterações da pele, principalmente na face e nas mãos, mais frequentes em pacientes do sexo feminino entre a terceira e quinta décadas de vida, próprias da esclerose sistêmica, ou a simples menção ao fenômeno de Raynaud nos conduzem ao diagnóstico etiológico de sintomas esofágicos, como a disfagia e a pirose.

Doenças mucocutâneas, como penfigoide ou epidermólise bolhosa, podem comprometer o esôfago.

A hipertrofia das glândulas salivares, especialmente das parótidas, constitui um achado frequente no megaesôfago chagásico e em outras esofagopatias obstrutivas.

Voz rouca ou bitonal pode ser um sinal denunciador da compressão do nervo recorrente por neoplasia metastática. Do mesmo modo, o encontro de linfonodo palpável na fossa supraclavicular esquerda (gânglio de Troisier) em paciente disfágico sugere carcinoma do esôfago ou gástrico, invadindo o esôfago.

Alterações do sistema nervoso central constituem a causa mais comum da disfagia orofaríngea. Devem ser procurados sinais de paralisia bulbar como disartria, disfonia, ptose, atrofia da língua, além de evidências de doença neuromuscular generalizada.

BIBLIOGRAFIA

Averbach M. Atlas de endoscopia digestiva da SOBED. Rio de Janeiro: Revinter Thieme, 2020.

Gyawali CP, Yadlapati R, Fass R et al. Updates to the modern diagnosis of GERD: Lyon consensus 2.0. Gut 2024;73(2):361-71.

Yadlapati R, Kahrilas PJ, Fox MR et al. Esophageal motility disorders on high-resolution manometry: Chicago classification version 4.0. Neurogastroenterol Motil. 2021;33(1):e14058.

Zaterka S, Passos MCF, Chizon D. Tratado de gastroenterologia: da graduação à pós-graduação. 3. ed. São Paulo: Atheneu, 2023.

CAPÍTULO 72

Exames Complementares

Joffre Rezende Filho, José Abel Alcanfor Ximenes, Rafael Oliveira Ximenes, Rodrigo Oliveira Ximenes

INTRODUÇÃO

Os exames complementares para investigação diagnóstica das doenças do esôfago incluem exame radiológico, endoscopia digestiva alta, manometria esofágica, pH-metria esofágica de 24 horas, impedâncio-pH-metria, cintilografia e ecoendoscopia.

EXAME RADIOLÓGICO

O exame radiológico contrastado do esôfago é um método que possibilita, por meio do uso de contraste e fluoroscopia, o estudo do pregueado mucoso, do contorno, da elasticidade, do calibre e da motilidade do órgão. Desse modo, é capaz de avaliar o corpo esofágico, a junção esofagogástrica (JEG) e as fases da deglutição. Apesar do advento dos métodos endoscópicos, ainda apresenta papel importante em afecções da motilidade esofágica e em pacientes de alto risco para realização de exames invasivos.

Como meio de contraste, usa-se uma suspensão de sulfato de bário ou contraste iodado hidrossolúvel, reabsorvível, nos casos em que pode ocorrer aspiração, como nas malformações congênitas em recém-nascidos, na disfagia bucofaríngea do adulto, ou quando há suspeita de perfuração ou fístula do esôfago. Para estudo do relevo mucoso, é indispensável o duplo contraste com gás.

O paciente em jejum é examinado de pé e em decúbito. As posições mais empregadas são a oblíqua anterior direita e a oblíqua posterior esquerda, por dissociarem o esôfago da coluna vertebral e da sombra cardíaca.

Como se observa na Figura 72.1, os seguintes segmentos podem ser identificados: paratraqueal, aórtico, brônquico, interaorticobrônquico, interbrônquico, retrocardíaco, epifrênico, intra-hiatal e abdominal.

ENDOSCOPIA DIGESTIVA ALTA

A endoscopia digestiva alta (EDA) constitui exame essencial no diagnóstico das doenças do esôfago. Utiliza-se um endoscópio flexível, que possibilita estender o exame ao estômago e ao duodeno (Figuras 72.2 e 72.3), bem como realizar biopsias da mucosa, se necessário.

É o exame ideal para o diagnóstico de lesões da mucosa, incluindo câncer, esofagite de refluxo, monilíase e varizes esofágicas. É também o exame de eleição nos casos de hemorragia digestiva alta, possibilitando determinar a etiologia e a abordagem terapêutica, em especial ligadura elástica, no caso de varizes.

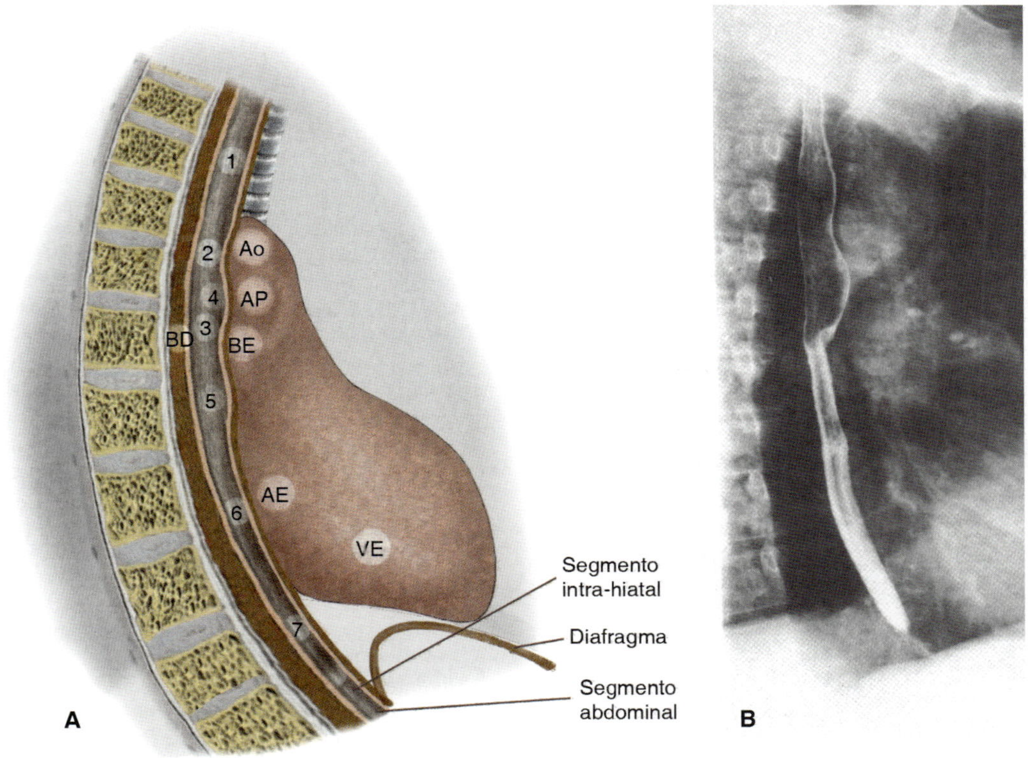

Figura 72.1 A. Esquema das relações anatômicas e dos segmentos do esôfago: (*1*) paratraqueal; (*2*) aórtico; (*3*) brônquico; (*4*) interaorticobrônquico; (*5*) interbrônquico; (*6*) retrocardíaco; (*7*) epifrênico. AE: átrio esquerdo; Ao: aorta; AP: artéria pulmonar; BD: brônquio direito; BE: brônquio esquerdo; VE: ventrículo esquerdo. **B.** Radiografia contrastada de esôfago com as relações anatômicas correspondentes em **A.**

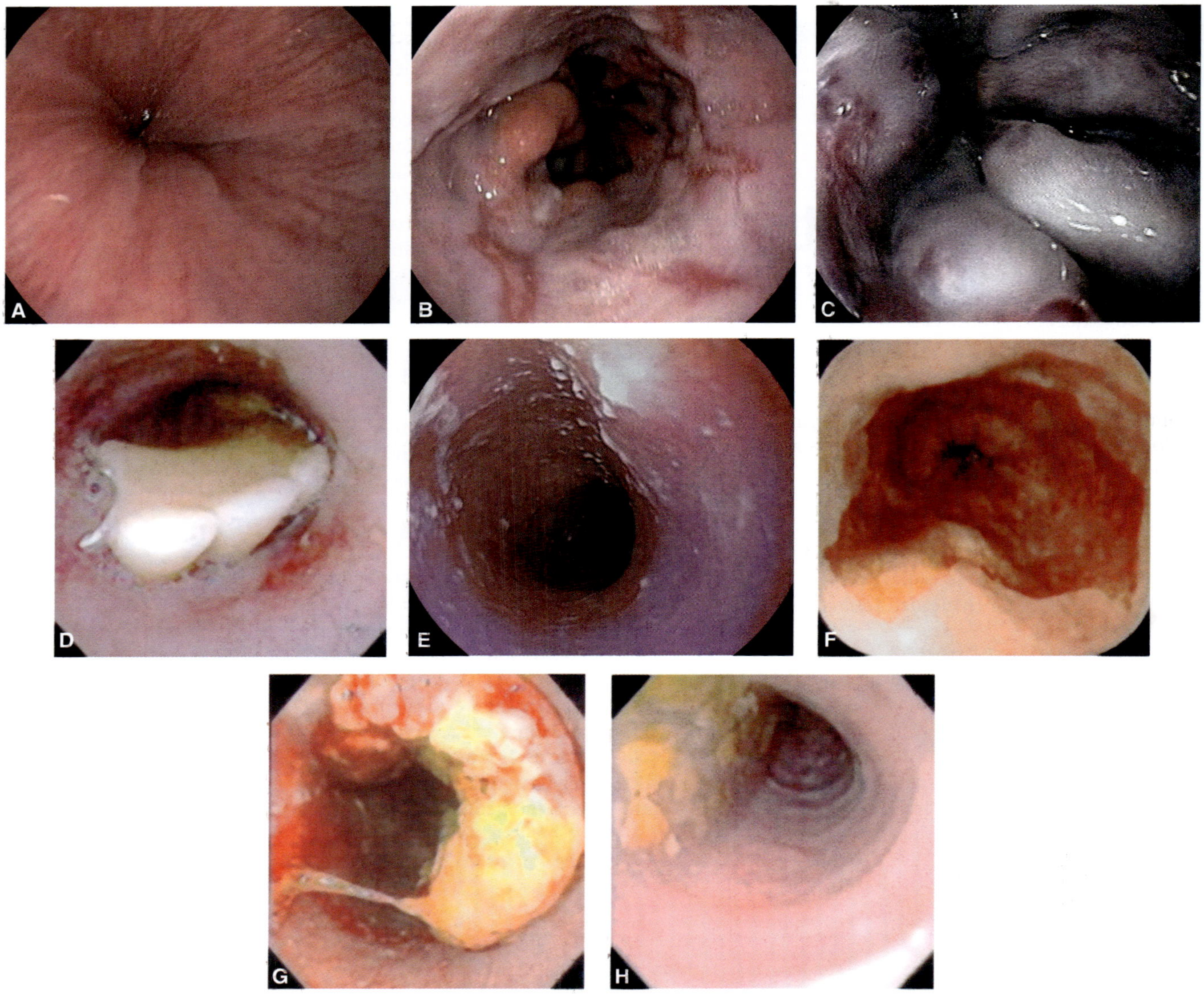

Figura 72.2 A. Esôfago normal. Observa-se a mucosa do esôfago distal, próximo à cárdia, de coloração rósea clara, superfície lisa, ligeiramente brilhante, com rede vascular submucosa visível. **B.** Esofagite erosiva. Mucosa do esôfago distal, apresentando erosões lineares da mucosa convergindo para a cárdia, com edema e enantema circunjacente. **C.** Varizes esofágicas. Cordões varicosos, fazendo proeminência na mucosa do esôfago, de coloração azulada e de calibres variados, decorrentes de hipertensão portal. **D.** Corpo estranho do esôfago. Prótese dentária impactada no lúmen do esôfago. **E.** Candidíase do esôfago. Placas esbranquiçadas e confluentes aderidas à superfície mucosa do órgão. **F.** Mucosa de Barrett. Mucosa de coloração vermelho-salmão substituindo a mucosa esofágica normal. **G.** Câncer de esôfago. Lesão vegetante com resíduos alimentares aderidos à sua superfície em caso de carcinoma espinocelular do esôfago. **H.** Megaesôfago chagásico. Esôfago com aumento de calibre apresentando líquido de estase e resíduos alimentares em seu lúmen.

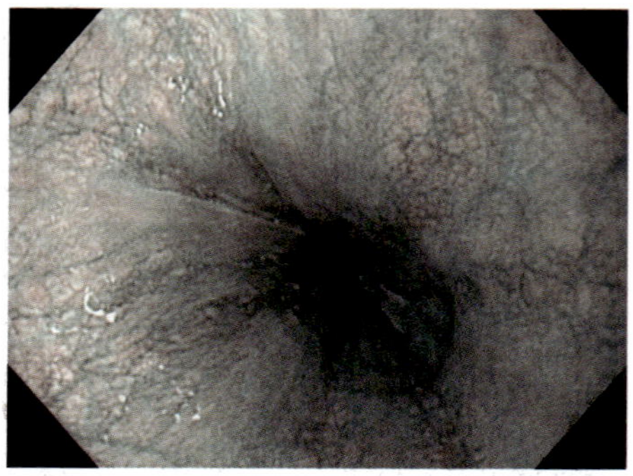

Figura 72.3 Esôfago normal visto com cromoscopia virtual (NBI, do inglês *narrow band imaging*). Os vasos capilares superficiais e as veias subepiteliais são ressaltados pela cromoscopia.

A EDA deve ser feita com o paciente em jejum, em decúbito lateral esquerdo, sendo possível a sua realização sem nenhuma sedação prévia, apenas com preparo psicológico do paciente e anestesia tópica da faringe com solução de xilocaína a 10%, ou com a sedação, consciente ou profunda.

Uso de corantes e cromoscopia virtual

Durante a endoscopia, é possível a utilização de corantes como lugol, ácido acético e índigo-carmim para destacar lesões ou áreas suspeitas de neoplasia precoce. Os aparelhos mais modernos são capazes ainda de realizar a chamada "cromoscopia virtual", por meio de filtros ópticos ou do processamento da imagem adquirida, podendo substituir o uso de corantes convencionais em alguns casos (ver Figura 72.3).

MANOMETRIA ESOFÁGICA

A manometria é indicada para confirmação diagnóstica de doenças funcionais ou motoras do esôfago.

O estudo manométrico deve ser utilizado após exclusão de doenças orgânicas pela EDA e/ou pelo estudo radiológico. Este método possibilita uma avaliação precisa da motilidade esofágica quanto à força das contrações, sua velocidade de propagação, coordenação, pressão basal e funcionamento dos esfíncteres superior e inferior do esôfago, sendo útil na investigação de pacientes com disfagia e doença do refluxo gastresofágico (DRGE), sendo essencial no pré-operatório de cirurgia antirrefluxo.

Há dois tipos básicos de equipamentos de esofagomanometria: manometria convencional e manometria de alta resolução (MAR), as quais podem ser realizadas através de cateter com transdutor em estado sólido (transdutores de pressão são montados dentro do cateter) ou com sistema de perfusão por meio de bomba capilar-hidráulica, ambos aceitáveis para aplicação na prática clínica na investigação de distúrbios motores do esôfago.

Na manometria convencional, o conjunto de cateteres é introduzido até o estômago e lentamente retirado, registrando-se, sequencialmente, em diferentes pontos do esôfago as pressões intraluminais produzidas pela contração muscular.

Como o esôfago normal não apresenta atividade motora espontânea, o estudo de seu peristaltismo é feito por meio de sucessivas deglutições de líquido.

A MAR, que utiliza um cateter com 24 a 36 sensores radiais de pressão espalhados a cada 1 cm, possibilita observar toda a atividade contrátil do esôfago simultaneamente na mesma tela, por meio de um topograma pressórico colorido (Figura 72.4).

Cada cor corresponde a um valor pressórico e não necessita de reposicionamento do cateter durante o estudo, o que oferece vantagens em relação à manometria convencional, como maior conforto ao paciente, tempo reduzido de exame, maior sensibilidade e localização mais fácil dos marcos anatômicos. Além disso, a MAR não sofre influência de artefatos de movimento e identifica fenótipos clinicamente relevantes em subtipos de acalasia, com respostas terapêuticas e prognósticos distintos.

Contraindicações para ambos os métodos incluem suspeita de obstrução parcial ou total do lúmen esofágico (absoluta), coagulopatias e cardiopatias em que a estimulação vagal é pouco tolerada ou pode causar arritmias (relativas).

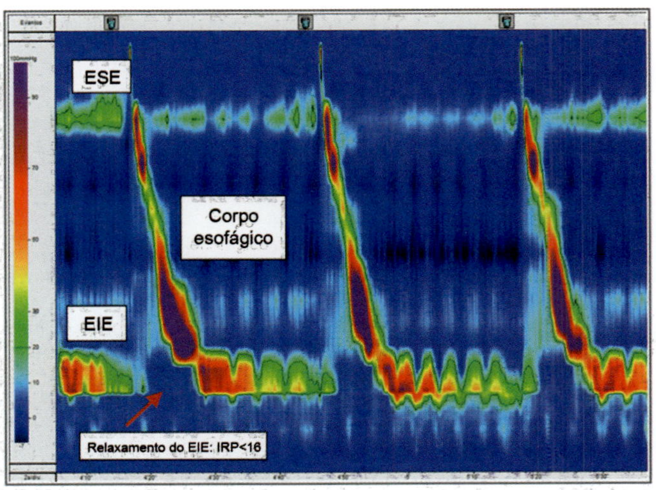

Figura 72.4 Refluxo gastresofágico em uma criança de 2 anos demonstrado pelo estudo com alimento marcado com tecnécio. EIE: esfíncter inferior do esôfago; ESE: esfíncter superior do esôfago.

É possível ainda a combinação do sistema com canais de impedância, que avaliam o transporte do bolo esofágico, permitindo a medida simultânea das pressões e impedância intraesofágicas.

pH-METRIA ESOFÁGICA DE 24 HORAS

Constitui um dos principais métodos para diagnosticar a DRGE e avaliar sua importância clínica em pacientes sintomáticos, visto que possibilita correlacionar os episódios de refluxo ácido ao aparecimento dos sintomas e quantificar sua frequência e duração.

Entre as indicações mais importantes, estão pacientes com sintomas de sugestivos de DRGE e sem evidência de esofagite erosiva à EDA, sobretudo aqueles que não respondem aos inibidores da bomba de prótons (IBP), documentação de DRGE em pré-operatório de cirurgia antirrefluxo e avaliação da eficiência do tratamento clínico ou cirúrgico.

O exame pode ser feito em regime ambulatorial, com o paciente desempenhando suas atividades habituais e alimentando-se normalmente no decorrer do dia e à noite, durante o sono. A análise do registro é feita por computador, que reproduz com exatidão todos os episódios de refluxo ocorridos durante o tempo de gravação.

Considera-se como episódio de refluxo o período em que o pH permanece abaixo de 4.

Na análise dos resultados, o principal parâmetro a ser avaliado é o percentual de tempo em que o pH permanece abaixo de 4 (valores abaixo de 4% são considerados normais e valores acima de 6%, compatíveis com DRGE). Outros parâmetros que podem ser considerados em casos limítrofes são o número total de episódios de refluxo em 24 horas (> 40 a 80 são sugestivos de DRGE) e a associação dos episódios de refluxo com sintomas (que também ocorre em casos de pacientes com esôfago hipersensível).

Uma das principais limitações do método é a incapacidade de detecção de refluxos fracamente ácidos (pH entre 4 e 7) e fracamente alcalinos, o que pode ser obtido com impedâncio-pH-metria.

IMPEDÂNCIO-pH-METRIA ESOFÁGICA

A impedanciometria esofágica é um exame que permite o acompanhamento do movimento anterógrado e retrógrado do conteúdo intraluminar.

Quando realizado simultaneamente com a pH-metria (impedâncio-pH-metria), registra o refluxo gastresofágico independentemente do pH e possibilita diagnosticar a um só tempo o refluxo "ácido" e "não ácido" (ou fracamente ácido) e identificar o nível de ascensão do refluxo no esôfago.

Atualmente, a impedâncio-pH-metria passou a ser considerada o exame padrão-ouro para a avaliação do refluxo gastresofágico. Nele, o cateter permanece no esôfago por 24 horas, conectado a um gravador que registra os episódios de refluxo; a gravação é analisada por um programa de computador.

O uso indiscriminado dos IBP leva frequentemente a refluxos fracamente ácidos (pH entre 4 e 7), que podem justificar a persistência de sintomas como tosse crônica, pigarro persistente e rouquidão. Outra condição em que se verifica refluxo com pH acima de 4 é em lactentes de 1 a 6 meses nos quais se observam sintomas como apneia recorrente, aspiração pulmonar, broncospasmo e déficit de crescimento.

As indicações para realização desse exame são pacientes com DRGE que permanecem sintomáticos apesar do uso de

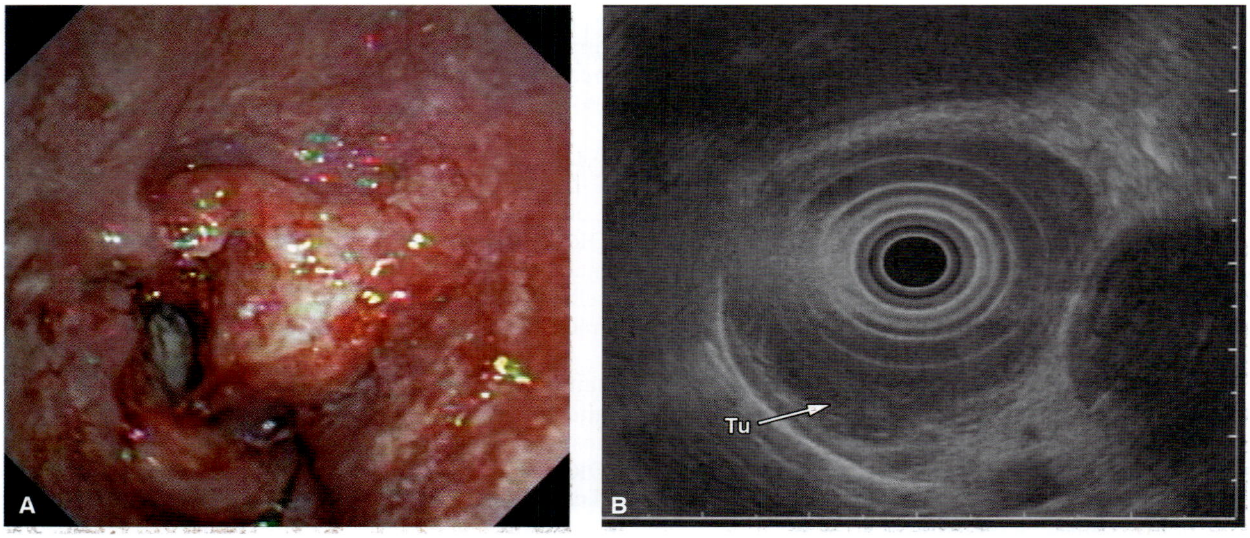

Figura 72.5 Tumor avançado de esôfago. A. Imagem endoscópica de neoplasia vegetante e infiltrativa de esôfago. B. Imagem ecoendoscópica da ocorrência de fusão das camadas da parede esofágica pelo tumor (*Tu*), com irregularidade da adventícia, demonstrando invasão da mesma. (Cortesia do Dr. Dalton Chaves.)

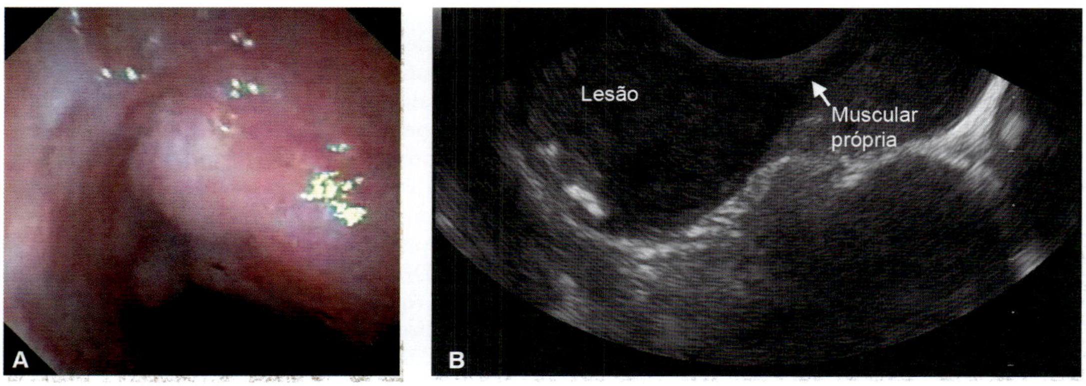

Figura 72.6 Leiomioma de esôfago. A. Imagem endoscópica da lesão de aspecto subepitelial. B. Imagem ecoendoscópica de lesão hipoecogênica da muscular própria do esôfago. (Cortesia do Dr. Dalton Chaves.)

IBP, sintomas de DRGE sem evidência endoscópica de esofagite e pH-metria normal, sintomas atípicos e supraesofágicos não explicados por outras causas e auxílio na indicação do tratamento cirúrgico.

ECOENDOSCOPIA OU ULTRASSONOGRAFIA ENDOSCÓPICA

A ecoendoscopia ou ultrassonografia endoscópica consiste em exame endoscópico realizado com aparelho que apresenta, em sua extremidade, um transdutor de ultrassom, colocado em contato com pontos e regiões do sistema digestório pouco acessíveis ou inacessíveis a outros métodos de imagem. Possibilita um exame mais detalhado, por exemplo, das camadas da parede do esôfago, bem como a realização de punção aspirativa ou biopsia de lesões de camadas mais profundas quando indicado.

A parede do tubo digestório apresenta, de dentro para fora, cinco camadas ecográficas concêntricas (mucosa superficial, muscular da mucosa, submucosa, muscular própria e adventícia ou serosa).

As principais indicações da ecoendoscopia de esôfago são:

- Diagnóstico e estadiamento das lesões neoplásicas (Figura 72.5)
- Diagnóstico de lesões subepiteliais e diferenciação destas com compressão extrínseca (Figura 72.6).

BIBLIOGRAFIA

Averbach M. Atlas de endoscopia digestiva da SOBED. Rio de Janeiro: Thieme Revinter, 2020.

Yadlapati R, Kahrilas PJ, Fox MR et al. Esophageal motility disorders on high-resolution manometry: Chicago classification version 4.0. Neurogastroenterol Motil. 2021;33(1):e14058.

Zaterka S, Passos MCF, Chizon D. Tratado de gastroenterologia: da graduação à pós-graduação. 3. ed. São Paulo: Atheneu, 2023.

CAPÍTULO 73

Doenças do Esôfago

Joffre Rezende Filho, José Abel Alcanfor Ximenes, Rafael Oliveira Ximenes, Rodrigo Oliveira Ximenes

INTRODUÇÃO

As principais doenças do esôfago são: doença do refluxo gastresofágico, hérnia hiatal, câncer do esôfago, esofagite eosinofílica, megaesôfago chagásico e acalasia.

DOENÇA DO REFLUXO GASTRESOFÁGICO E HÉRNIA HIATAL

O conteúdo gástrico contém agentes agressores, como ácido clorídrico, pepsina, sais biliares e enzimas pancreáticas. O refluxo desse conteúdo para o esôfago ocorre eventualmente em todos os indivíduos, sem nenhuma consequência na maioria dos casos. Quando, entretanto, esse refluxo traz sintomas ou complicações e pode ser comprovado pela endoscopia digestiva alta (EDA) ou pH-metria, o diagnóstico é de doença do refluxo gastresofágico (DRGE).

A esofagite ocorre quando o refluxo excessivo promove necrose de camadas superficiais da mucosa esofágica, causando soluções de continuidade (erosões e/ou úlceras), que podem evoluir para complicações como sangramento, estenoses e esôfago de Barrett. A gravidade da esofagite é relacionada com duração, tempo de exposição ácida e pH do conteúdo gástrico refluído.

A primeira mudança morfológica em pacientes com DRGE é a diminuição da resistência do epitélio mucoso do esôfago com dilatação do espaço intercelular. Já a presença de soluções de continuidade ocorre em apenas 25 a 50% dos casos, caracterizando a DRGE erosiva.

As causas da DRGE são múltiplas. A principal é o relaxamento transitório do esfíncter inferior do esôfago não associado à deglutição. Outros fatores patogênicos incluem redução na capacidade de depuração esofágica, agressividade do material refluído (ácido, álcalis, pepsina), hipotonia do esfíncter inferior do esôfago e a presença de hérnia hiatal por deslizamento. Outras situações associadas a DRGE podem ser vistas no Quadro 73.1.

O diagnóstico de DRGE se faz inicialmente com uma anamnese detalhada, com identificação dos sintomas, sua intensidade, duração e frequência. É importante observar os fatores desencadeantes e de alívio e o impacto dos sintomas na qualidade de vida dos pacientes.

Deve-se também considerar a idade e a presença ou ausência de manifestações de alarme, que incluem: disfagia, odinofagia, perda de peso, hemorragia digestiva, náuseas ou vômitos e história familiar de câncer.

Quadro 73.1 Outras situações associadas à doença do refluxo gastresofágico.

- Esclerose sistêmica progressiva
- Aumento da pressão intra-abdominal (obesidade, gravidez, ascite e uso de cintas ortopédicas)
- Hipersecreção e estase gástrica
- Intubação nasogástrica prolongada
- Intervenções sobre a transição esofagogástrica
- Hiperêmese

Hérnia hiatal por deslizamento e paraesofágica

Denomina-se "hérnia hiatal" a passagem de parte do estômago para o tórax, por meio do hiato diafragmático. As hérnias hiatais podem ser de três tipos: por deslizamento, paraesofágica e mista.

- A hérnia por deslizamento é o tipo mais comum, representando 95% de todos os casos. Neste tipo, a junção esofagogástrica se desloca para cima do hiato, situando-se mais de 2 cm acima do pinçamento diafragmático. A herniação pode ser permanente, com fixação da parede gástrica herniada em sua nova topografia, ou intermitente, dependendo do decúbito ou do aumento da pressão intra-abdominal (Figura 73.1)
- Na hérnia paraesofágica, a junção esofagogástrica não ascende para o tórax. A bolsa herniária é formada pelo fundo do estômago, que se insinua entre o esôfago abdominal e a borda esquerda do hiato
- Na hérnia mista, coexistem elementos dos dois tipos citados. A junção esofagogástrica se desloca para o tórax e observa-se, ao mesmo tempo, uma bolsa gástrica paraesofágica.

As hérnias podem ser evidenciadas na EDA ou no exame radiológico.

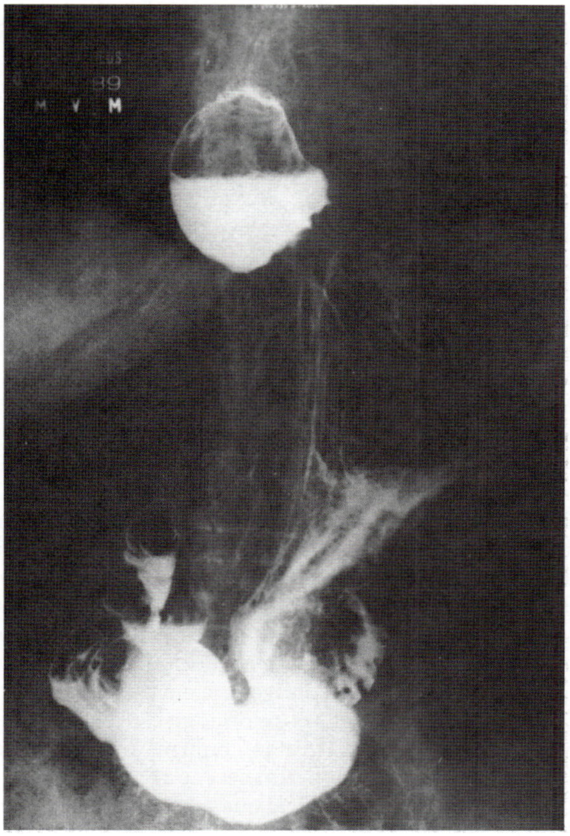

Figura 73.1 Hérnia hiatal por deslizamento com nível líquido na bolsa herniária.

Os principais sintomas de DRGE são pirose, dor torácica e regurgitação, além de, eventualmente, eructações, disfagia e odinofagia. Manifestações extraesofágicas têm menor probabilidade de associação com DRGE e incluem asma, tosse crônica, fibrose pulmonar idiopática, apneia do sono, otite média, rouquidão e desgaste do esmalte dentário. Portanto, é essencial uma investigação adequada antes de se atribuírem essas manifestações à DRGE.

Tanto a pirose como a dor são mais frequentes após as refeições e à noite, com o paciente deitado. A pirose pode ocorrer em outras situações, como na acalasia e na esofagite eosinofílica. Quando atípica, a dor pode confundir-se com a dor da insuficiência coronária, exigindo uma investigação cuidadosa do ponto de vista cardiológico.

Outros diagnósticos diferenciais incluem câncer esofágico, distúrbios da motilidade esofágica e esofagite eosinofílica, infecciosa ou por medicamentos.

Entende-se como pirose a sensação de queimação retroesternal que se irradia para epigástrio e para base do pescoço.

Regurgitação é definida como a percepção do conteúdo gástrico refluído para boca ou hipofaringe.

A disfagia ocorre principalmente com alimentos sólidos e, na maioria das vezes, resulta de alterações motoras do esôfago distal; apenas em pequeno número de casos se deve à estenose secundária à esofagite. Em geral, é episódica e de leve intensidade, não impedindo o paciente de alimentar-se normalmente.

A odinofagia resulta de hipersensibilidade da mucosa esofágica inflamada ou de contrações espasmódicas da musculatura e manifesta-se principalmente após a ingestão de alimentos irritantes da mucosa.

A eructação pode acompanhar-se de refluxo com agravamento da pirose. A regurgitação ocorre quase sempre após as refeições ou com mudanças posturais que facilitem o refluxo gravitacional.

Em pacientes com sintomas típicos de DRGE e sem sinais de alarme, pode-se tentar um teste terapêutico com inibidores de bomba de prótons (IBPs). Em caso de boa resposta clínica, não é possível confirmar o diagnóstico de DRGE, uma vez que pode haver melhora dos sintomas de outras doenças (como esofagite eosinofílica e esôfago hipersensível) com o uso de IBPs.

Em pacientes com sinais de alarme, bem como naqueles com sintomas atípicos e/ou ausência de resposta aos IBPs, é imprescindível a investigação por meio de exames complementares.

A EDA é o método de escolha para o diagnóstico das lesões causadas pelo refluxo gastresofágico, incluindo a esofagite erosiva e as complicações da DRGE. A classificação aceita globalmente para a avaliação da esofagite causada pela DRGE é a classificação de Los Angeles (Quadro 73.2). É considerada evidência de DRGE a presença de esofagite graus B, C ou D, uma vez que muitos indivíduos normais podem apresentar esofagite grau A de Los Angeles (Figura 73.2). As complicações incluem anel esofágico inferior, estenose, úlcera, metaplasia colunar (esôfago de Barrett) e adenocarcinoma.

A biopsia endoscópica é obrigatória em caso de suspeita de esôfago de Barrett, esofagite eosinofílica e câncer de esôfago.

Nos casos em que a EDA não confirma o diagnóstico de DRGE e a suspeita clínica permanece, é recomendada a realização da pH-metria esofágica, que é considerado o melhor método de comprovação de DRGE. Trata-se de um exame que monitora a acidez no esôfago distal por meio de uma sonda com sensores, habitualmente durante o período de 24 horas e, para confirmação diagnóstica, sem o uso de IBPs. O diagnóstico de DRGE é feito quando o tempo de exposição ácida é superior a 6% do período avaliado. Outro dado que favorece o diagnóstico de DRGE é a quantidade mínima de 80 episódios de refluxo em 24 horas. São considerados resultados limítrofes tempo de exposição ácida de 4 a 6% e 40 a 80 episódios de refluxo em 24 horas.

A pH-metria será considerada obrigatória quando for considerado tratamento cirúrgico para DRGE. Nos casos de DRGE confirmada, mas com sintomas refratários ao tratamento com IBPs, é recomendada a realização de impedâncio-pH-metria, que é capaz de detectar, além do refluxo ácido, o refluxo fracamente ácido e mesmo não ácido (ou fracamente alcalino).

A manometria esofágica tem pouco valor na investigação de DRGE, mas está indicada antes da realização da pH-metria, com o objetivo de localizar o esfíncter esofágico inferior, no pré-operatório da DRGE para afastar distúrbios de motilidade esofágica e na investigação complementar de disfagia.

Quadro 73.2 Classificação endoscópica de Los Angeles da esofagite erosiva.

- Grau A: ocorrência de erosões não confluentes e menores que 5 mm
- Grau B: ocorrência de erosões não confluentes e maiores que 5 mm
- Grau C: ocorrência de erosões confluentes, acometendo menos de 75% da circunferência do órgão
- Grau D: ocorrência de erosões confluentes acometendo mais de 75%
- da circunferência do órgão

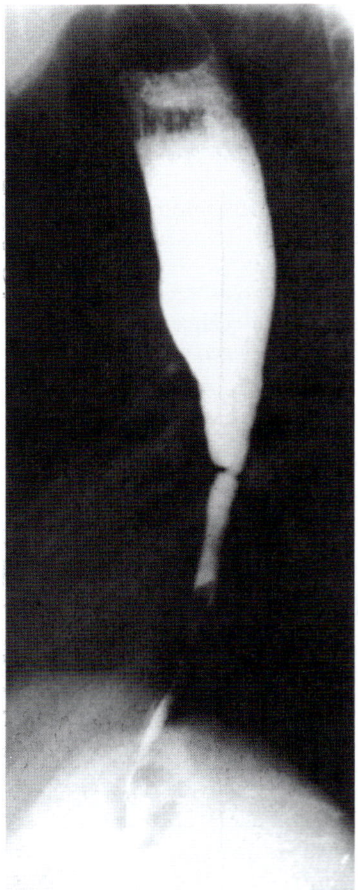

Figura 73.2 Estenose do esôfago secundária à esofagite de refluxo, observando-se redução de calibre no terço inferior com estenose anular.

CÂNCER DO ESÔFAGO

O câncer de esôfago é o 6º mais frequente entre homens e o 15º entre mulheres no Brasil. Sua incidência em homens é duas vezes maior que em mulheres, com aumento do risco com o avançar da idade.

O carcinoma espinocelular (CEC) acomete, sobretudo, os terços superior e médio do esôfago. São fatores de risco importantes o tabagismo e o etilismo. Trata-se do tipo mais comum (90% dos casos), seguido pelo adenocarcinoma, que caracteristicamente acomete o terço distal na presença de DRGE, em especial quando houve evolução para metaplasia intestinal (esôfago de Barrett).

A incidência de adenocarcinoma vem aumentando em países ocidentais em parte devido ao aumento na prevalência de alguns fatores de risco, principalmente mudança dos hábitos alimentares e obesidade.

Em contrapartida, o carcinoma de células escamosas está em declínio nesses mesmos países, em função da redução do consumo de tabaco.

Outros tipos de tumores, como os não epiteliais, leiomiossarcoma, carcinossarcoma e pseudossarcoma e o melanoma, são raros e representam menos de 10% dos casos.

O diagnóstico precoce é difícil em virtude da ausência de sintomatologia na fase inicial.

Na fase avançada, o sintoma mais comum é a disfagia para sólidos, que se manifesta quando há acentuada redução do lúmen esofágico. Também podem ocorrer odinofagia, desconforto retroesternal, sensação de corpo estranho no esôfago proximal, hemorragia digestiva, anorexia e perda ponderal.

Sintomas como tosse, rouquidão, dor óssea, convulsão, cefaleias, insuficiência respiratória e icterícia podem ocorrer em virtude da invasão mediastinal pelo tumor ou devido a metástases para outros órgãos.

Considerando a importância e a dificuldade de fazer o diagnóstico precoce do câncer do esôfago, muitos autores recomendam a realização periódica da EDA em pacientes com fatores de risco, incluindo: tabagismo, etilismo, consumo frequente de bebidas muito quentes, obesidade, esôfago de Barrett, megaesôfago e estenose cáustica.

A EDA com biopsia constitui o melhor método diagnóstico do câncer do esôfago. Ao exame endoscópico, a neoplasia pode apresentar-se de aspecto vegetante, ulcerado ou infiltrante (Figura 73.3). Os tumores superficiais são identificados como pequenas lesões planas, erosivas ou elevadas. Qualquer irregularidade da mucosa no tocante a coloração, brilho ou relevo deve ser considerada suspeita.

Um recurso adicional para identificação do CEC consiste no uso de solução de Lugol a 3%, que cora em marrom as células normais, por seu conteúdo em glicogênio, enquanto as células neoplásicas permanecem claras, orientando com maior precisão o local da biopsia. Outro corante utilizado para aumentar a detecção do adenocarcinoma é o ácido acético, que causa o clareamento da mucosa (áreas acetobrancas), que é perdido mais precocemente na região neoplásica, que se torna avermelhada (áreas acetobrancas negativas). Alternativamente, tem sido utilizada a cromoscopia virtual como substituta ou complementar aos corantes convencionais, bem como a magnificação de imagem.

A ultrassonografia endoscópica possibilita avaliar a invasão da parede do esôfago. A tomografia computadorizada (TC) e a ressonância magnética (RM) são utilizadas para o estadiamento.

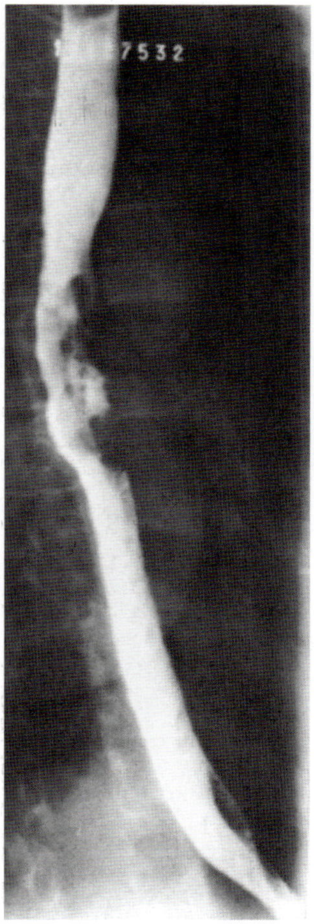

Figura 73.3 Câncer vegetante e ulcerado no terço médio do esôfago.

Em razão da evolução da EDA e de outros métodos de imagem, o exame radiológico está em desuso.

O estadiamento do CEC e do adenocarcinoma e a classificação deste último são apresentados nos Quadros 73.3 e 73.4 e na Figura 73.4.

Quadro 73.3 Estadiamento TNM do carcinoma espinocelular (CEC) e adenocarcinoma esofágico.

Estádio	Tumor (penetração máxima)	Metástase linfonodal regional	Metástase a distância
0	Tis	N0	M0
I	T1	N0	M0
II	T2 ou T3	N0	M0
III	T3 ou T4	N1	M0
IV	Qualquer T	Qualquer N	M1

M0: nenhuma; M1: presente; N0: nenhum; N1: presente; Tis: carcinoma *in situ*; T1: lâmina própria ou submucosa; T2: muscular própria; T3: adventícia; T4: estruturas adjacentes.

Quadro 73.4 Classificação de Siewert do adenocarcinoma esofágico quanto à posição em relação à transição esofagogástrica (TEG).

- Tipo I: epicentro situado de 1 cm a 5 cm acima da TEG
- Tipo II: epicentro situado de 1 cm acima a 2 cm abaixo da TEG
- Tipo III: epicentro situado de 2 cm a 5 cm abaixo da TEG

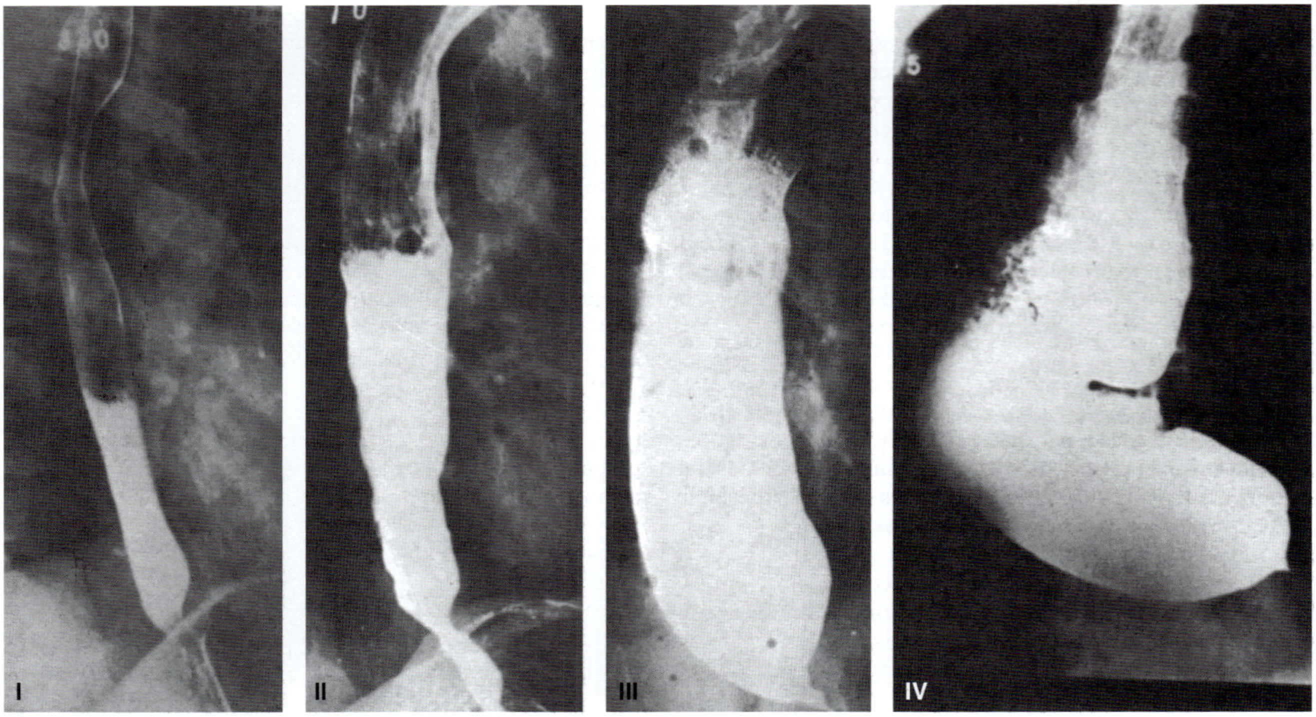

Figura 73.4 Estadiamento do megaesôfago chagásico ao exame radiológico; grupos I, II, III e IV.

ESOFAGITE EOSINOFÍLICA

A esofagite eosinofílica (EEo) é uma doença que foi inicialmente descrita em 1993. Acomete crianças e adultos com crescente prevalência mundial nas últimas décadas, sendo caracterizada por infiltrado eosinofílico esofágico (> 15 eosinófilos/campo de grande aumento nas biopsias esofágicas), levando a alterações de motilidade. Pode ser desencadeada por alérgenos alimentares ou respiratórios e frequentemente está associada a outras doenças atópicas, como asma, rinite alérgica e dermatite atópica.

O principal sintoma no adulto é a disfagia, em especial para sólidos, podendo ocorrer, ainda, azia, sensação de corpo estranho no esôfago e mesmo episódios de impactação alimentar. Em crianças menores, as manifestações incluem regurgitação, vômitos e recusa alimentar.

A EDA é o principal exame diagnóstico e pode revelar edema da mucosa esofágica, diminuição da vascularização da superfície mucosa, sulcos longitudinais, placas brancas, anéis concêntricos (traqueização do esôfago) e, em casos mais graves, estenose esofágica (Figura 73.5). A biopsia é essencial para o diagnóstico, devendo ser feita mesmo na ausência de alterações endoscópicas identificáveis em casos suspeitos.

A DRGE pode levar ao aumento de eosinófilos esofágicos, sendo, portanto, um importante diagnóstico diferencial. Ademais, alguns pacientes com EEo podem apresentar melhora sintomática e histológica com o uso de IBPs.

O tratamento recomendado pode envolver recomendações dietéticas, como identificação e exclusão de alérgenos ou exclusão empírica dos alimentos mais associados a EEo (leite, ovo, trigo, soja, peixe/frutos do mar e amêndoas), uso de corticosteroides tópicos (budesonida ou fluticasona) e, em casos refratários, terapia biológica com anticorpos monoclonais. Em caso de estenose esofágica, pode ser necessária dilatação endoscópica.

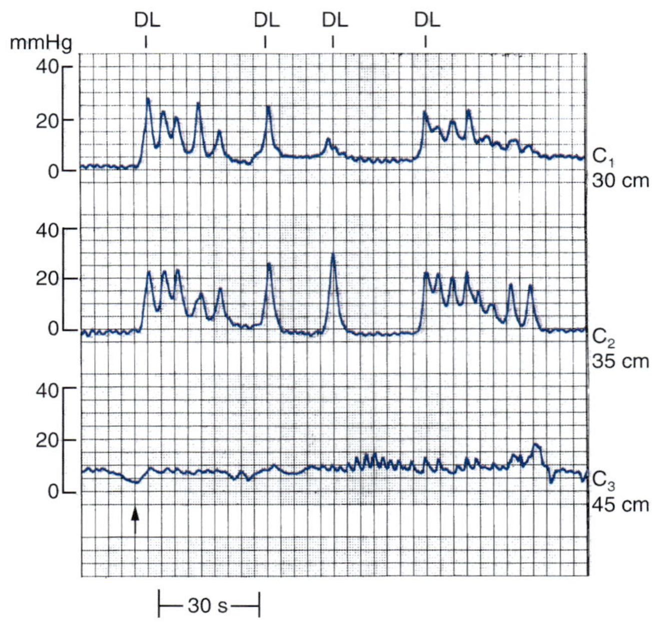

Figura 73.5 Registro manométrico esofágico em um caso de megaesôfago chagásico do grupo II. Observam-se contrações sincrônicas e iterativas em C_1 e C_2 (aperistalse) e ausência de relaxamento do esfíncter inferior em C_3 (acalasia), com apenas um esboço de abertura na primeira deglutição (*seta*). DL: deglutição líquida.

MEGAESÔFAGO CHAGÁSICO E ACALASIA

Acalasia é uma doença motora do esôfago, caracterizada por relaxamento parcial ou ausente do esfíncter inferior do esôfago (EIE) e contrações não peristálticas no corpo esofágico. Tem como fisiopatologia a perda de neurônios dos plexos mioentéricos.

No Brasil, a principal causa de acalasia é a doença de Chagas, que decorre da infecção pelo protozoário *Trypanosoma cruzi*. Outras possibilidades são acalasia associada a doenças autoimunes, doenças de depósito (amiloidose, sarcoidose) ou mesmo síndrome paraneoplásica. Porém, em muitos casos, a etiologia não pode ser determinada (acalasia idiopática).

O diagnóstico de doença de Chagas pode ser obtido de forma direta e indireta. Os métodos diretos são utilizados na fase aguda, pois a quantidade de parasitas no sangue é maior. Já na fase crônica são utilizados os testes indiretos (pesquisa de anticorpos da classe IgG), pois nesta fase a parasitemia é baixa e irregular. No entanto, há possibilidade de reações sorológicas para tripanossomíase americana falsamente negativas. Nesses casos, a associação do megaesôfago ao megacólon e/ou à cardiopatia chagásica pode indicar tal diagnóstico.

O exame físico dos pacientes com acalasia quase sempre não demonstra alterações, não existindo sinais específicos que sugiram o diagnóstico. Alguns pacientes podem apresentar sinais de desnutrição em função da gravidade da disfagia ou halitose secundária ao alimento retido no esôfago.

No exame físico de alguns pacientes com doença de Chagas observa-se hipertrofia das glândulas salivares, em especial, das parótidas.

O sintoma predominante em ambas as afecções é a disfagia, encontrada na quase totalidade dos casos. Deixa de ser referida apenas por alguns pacientes em fase inicial, ou nas grandes dilatações, quando o esôfago passa a funcionar como um depósito de alimentos.

A disfagia na acalasia é do tipo esofágico e ocorre devido à dificuldade da condução do alimento após a deglutição. O paciente geralmente refere sensação de entalo na região retroesternal ou próximo ao apêndice xifoide. Em geral, a disfagia é para sólidos e líquidos, de longa duração, com estado geral geralmente conservado. Pode ainda ser acompanhada de regurgitação, principalmente à noite, provocando tosse, engasgos e sensação de sufocamento.

Os outros sintomas são odinofagia, dor torácica, pirose, soluço, eructações, sialose e perda de peso.

A odinofagia e a dor espontânea ocorrem principalmente nos tipos hipercinéticos e traduzem a exagerada contratilidade da musculatura esofágica. Nos pacientes operados, a odinofagia pode ocorrer em razão da esofagite de refluxo. A dor que se manifesta independentemente da deglutição tem o caráter urente ou em cólica e propaga-se em direção à base do pescoço, mandíbula, irradiando-se para a região interescapulovertebral. Apresenta a singularidade de atenuar-se ou desaparecer completamente com a ingestão de água ou outro líquido.

A regurgitação pode ser ativa, durante ou logo após as refeições, ou passiva, conforme o decúbito. Esta, quase sempre noturna, indica um estágio evolutivo mais avançado do megaesôfago. Produz com frequência aspiração do material regurgitado com episódios de tosse por irritação traqueobrônquica e surtos de broncopneumonia.

A pirose é pouco frequente nos pacientes não tratados. Nos casos submetidos anteriormente a tratamento cirúrgico, sugere esofagite de refluxo, constituindo indicação para EDA.

O soluço e as eructações são sintomas frequentes durante ou imediatamente após as refeições. A salivação excessiva é comum e acompanha-se, por vezes, de hipertrofia das glândulas salivares, notadamente das parótidas.

O estudo radiológico deve iniciar-se pela radiografia do tórax, em busca dos seguintes elementos: (1) sombra paracardíaca direita nos casos de dolicomegaesôfago; (2) ocorrência de ar na parte superior do esôfago; (3) doença pulmonar; (4) aumento da área cardíaca, que é importante no caso do megaesôfago chagásico.

O exame radiológico contrastado deve ser feito com o esôfago limpo. Nos casos de estase alimentar, é imprescindível a lavagem prévia do esôfago por sifonagem. O paciente deve ser examinado de pé, em posição oblíqua anterior direita, por ser esta a posição que melhor possibilita avaliar o alongamento do esôfago. A suspensão de sulfato de bário deve ser dada em quantidade suficiente para obter a sua passagem para o estômago. Pela altura da coluna baritada no esôfago, é possível avaliar a resistência oferecida pelo esfíncter inferior. O exame deve ser feito por observação fluoroscópica para estudo da motilidade esofágica.

A acalasia pode se apresentar em diferentes aspectos morfológicos, desde os tipos anectásicos, com alterações mínimas do peristaltismo, até os dolicomegaesôfagos, com grande dilatação e alongamento do órgão (Quadro 73.5 e Figura 73.6).

As caraterísticas radiológicas da acalasia incluem variados tipos de dilatação do esôfago, acompanhados de retardo do esvaziamento com formação de nível hidroaéreo e afilamento simétrico e gradual no nível da junção esofagogástrica com aspecto em "bico de pássaro" ou "ponta de lápis".

Exame endoscópico em pacientes com acalasia

O exame endoscópico deve ser feito em todos os casos, com os seguintes objetivos:

- Diagnóstico diferencial com as estenoses esofágicas (neoplásica, péptica ou por compressões extrínsecas, por exemplo) que podem mimetizar a acalasia
- Avaliação do estado da mucosa esofágica
- Detecção do câncer e de outras doenças do esôfago associadas ao megaesôfago.

A manometria esofágica é o método padrão, com altas sensibilidade e especificidade no diagnóstico de distúrbios motores do esôfago, dentre os quais a acalasia. Com o advento da manometria de alta resolução, foi possível o avanço no conhecimento sobre a doença e sua classificação em três subtipos distintos, cujas características podem ser encontradas no Quadro 73.6 e na Figura 73.7.

O tratamento clínico da acalasia com medicamentos que visam ao relaxamento do EIE (nitratos, bloqueadores dos canais de cálcio e inibidores de fosfodiesterase) e a injeção de toxina botulínica têm eficácia limitada, e as opções terapêuticas mais utilizadas são aquelas que levam à ruptura das fibras musculares do EIE, como a dilatação pneumática (melhor indicada em casos menos avançados), a miotomia cirúrgica ou, mais recentemente, a endoscópica (miotomia endoscópica perioral [POEM]).

ESPASMO ESOFÁGICO DISTAL

Espasmo esofágico distal (EED) é um distúrbio motor do esôfago, que ocorre mais comumente a partir dos 50 anos de

Quadro 73.5 Classificação radiológica da acalasia e da esofagopatia chagásica.

- Grupo I: sem dilatação evidente ao exame radiológico
- Grupos II e III: são intermediários e se diferenciam pela maior atividade motora e menor dilatação no grupo II com relação ao grupo III
- Grupo IV: dolicomegaesôfago (esôfago alongado, atônico, com grande capacidade de retenção)

Fonte: Olsen et al., 1953; Rezende, 1982.

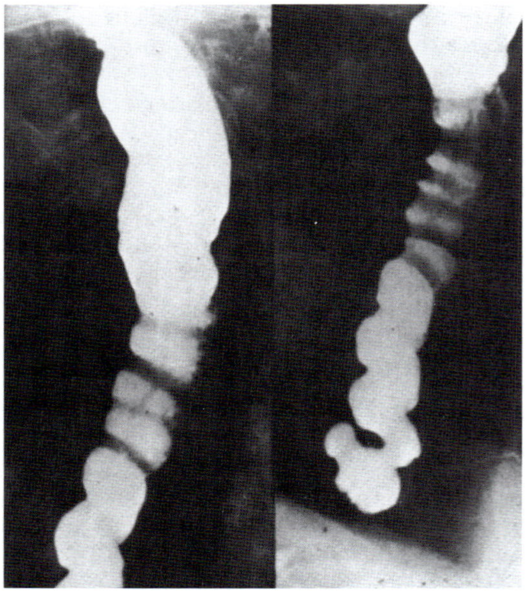

Figura 73.6 Espasmo difuso do esôfago (esôfago em saca-rolhas).

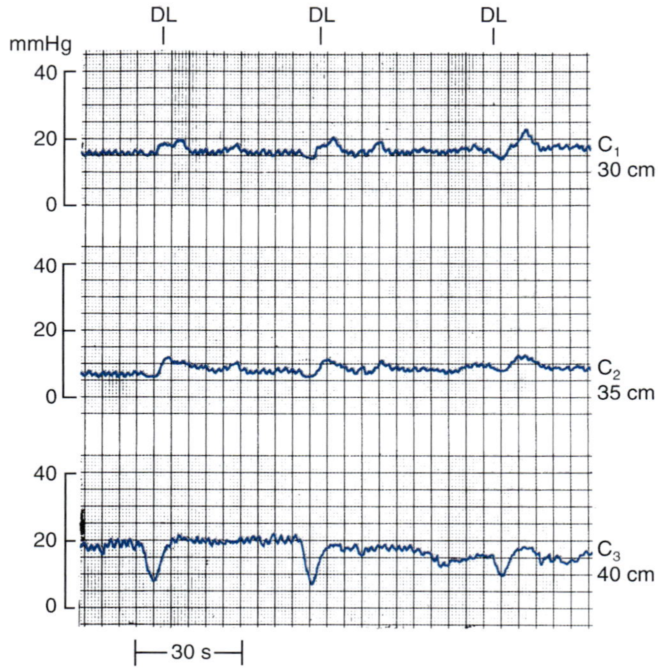

Figura 73.7 Registro manométrico esofágico na esclerose sistêmica progressiva. Os cateteres C_1 e C_2 registram débeis contrações sincrônicas produzidas pela deglutição, enquanto o cateter C_3 registra a abertura do esfíncter a cada deglutição. DL: deglutição líquida.

Quadro 73.6 Classificação pela manometria esofágica de alta resolução da acalasia.

Tipo 1	É considerado a apresentação clássica e corresponde a quadros mais avançados da doença. É caracterizado por pressão de relaxamento integrada média do esfíncter inferior do esôfago (EIE) elevada, contratilidade ausente (100% de falha de peristalse) nas deglutições de líquido e menos de 20% das deglutições com pressurização pan-esofágica
Tipo 2	É considerado um estágio mais precoce da doença e tem melhor resposta aos tratamentos. É caracterizado por pressão de relaxamento integrada média do EIE elevada, contratilidade ausente (100% de falha de peristalse) nas deglutições de líquido e no mínimo 20% das deglutições com pressurização pan-esofágica
Tipo 3	Também denominado "acalasia espástica", pode refletir um mecanismo fisiopatológico diferente dos outros tipos. É caracterizado por pressão de relaxamento integrada média do EIE elevada e, no mínimo, 20% das deglutições prematuras ou espásticas (latência distal < 4,5 s com integral da contratilidade distal ≥ 450 mmHg.s.cm), com falha em todas as demais deglutições

idade, de incidência maior no sexo feminino. Os principais sintomas são disfagia e dor torácica, decorrentes de contrações esofágicas anormais.

A fisiopatologia parece decorrer de alteração da regulação do óxido nítrico, levando a um espessamento da mucosa esofágica, secundário a hiperplasia das fibras musculares. Pode ser primário ou secundário a outra doença, em especial DRGE e EEo.

A disfagia tem como característica ser intermitente, não progressiva, manifestando-se principalmente com alimentos sólidos, bebidas geladas ou gasosas, e em situações de estresse emocional. A dor é de intensidade variável e ocorre durante as refeições ou à noite, durante o sono, despertando o paciente. Localiza-se na região esternal, irradiando-se para o pescoço, mandíbula e membros superiores.

A dor pode mimetizar a doença coronariana isquêmica, sobretudo nos pacientes cuja dor se irradia para o membro superior esquerdo.

Para realizar a progressão do bolo alimentar e aliviar os sintomas, alguns pacientes tentam ingerir líquidos e outros regurgitam ou induzem o vômito.

Manifestações clínicas menos comuns são síncope, impactação alimentar e emagrecimento.

A radiografia do esôfago demonstra a presença de contrações irregulares na metade inferior do esôfago, que adquire a aparência de saca-rolhas, daí as denominações em língua inglesa de *curling* e *corkscrew esophagus*. Esses achados não são exclusivos de EED, podendo ocorrer também na acalasia (Figura 73.8).

No estudo dinâmico, à fluoroscopia, observa-se a onda peristáltica caminhar até a altura do arco aórtico, em que se interrompe, sendo substituída por contrações segmentares anormais, que se tornam mais evidentes no esôfago distal.

Na maioria das vezes, não há dilatação e o esôfago esvazia-se normalmente.

É frequente a associação com hérnia hiatal, causada pelo encurtamento do esôfago, em consequência das contrações da camada muscular longitudinal. Eventualmente, pode haver um divertículo epifrênico verdadeiro. Não existe correlação entre o grau da alteração radiológica e a intensidade dos sintomas.

Embora não contribua para o diagnóstico do EED, a endoscopia deve ser feita com o objetivo de afastar qualquer lesão estrutural ou inflamatória que cause dor torácica.

O exame manométrico de alta resolução é o mais adequado para o diagnóstico. O EED é caracterizado por, no mínimo, 20% das deglutições prematuras ou espásticas (latência distal < 4,5 s, com integral da contratilidade distal ≥ 450 mmHg.s.cm). Vale ressaltar que para esse diagnóstico faz-se necessário averiguar sintomatologia compatível, não apenas as alterações manométricas, além de descartar a hipótese de acalasia e obstrução esofágica mecânica.

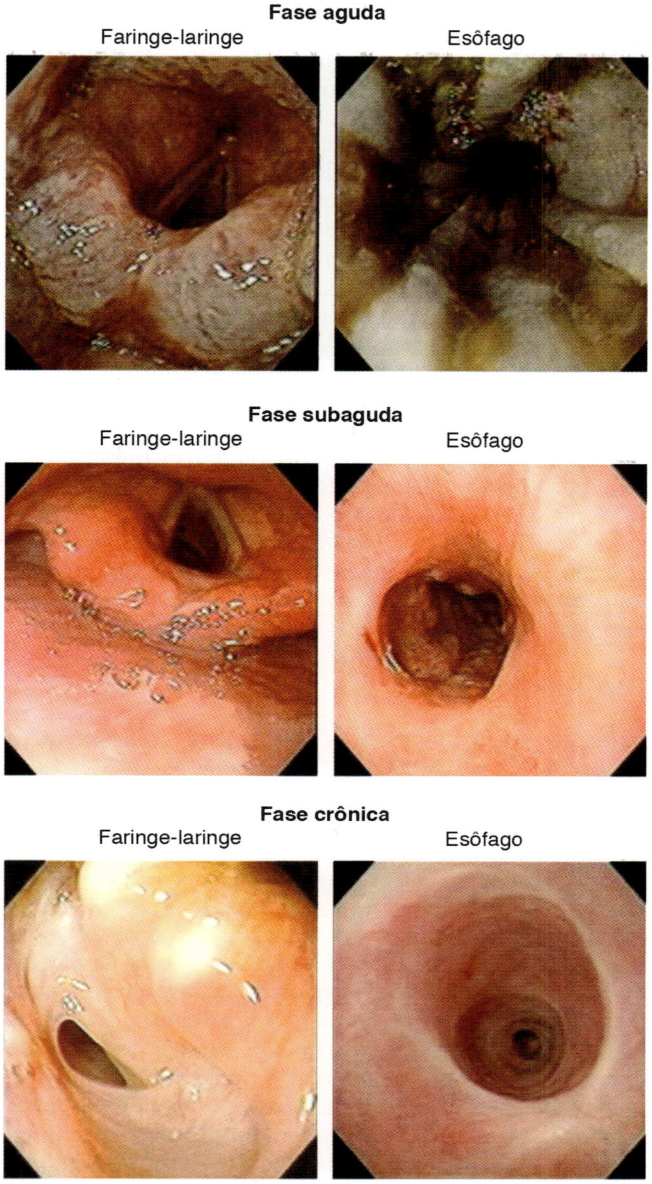

Figura 73.8 Esofagite cáustica. Exame endoscópico nas fases aguda, subaguda e crônica.

ESCLEROSE SISTÊMICA PROGRESSIVA

A esclerose sistêmica progressiva (ESP) é uma doença de etiologia desconhecida que afeta o sistema conjuntivo, comprometendo a pele e órgãos internos. O esôfago é o órgão do tubo digestório mais comprometido, ocorrendo em cerca de 50 a 90% dos pacientes.

Esclerose sistêmica progressiva

No esôfago, a deposição de colágeno manifesta-se apenas nas fibras musculares lisas. Assim, a lesão esofágica na esclerose sistêmica progressiva está limitada aos dois terços distais, poupando o terço proximal, ocasionando dismotilidade no EIE.

De modo geral, as lesões cutâneas na esclerose sistêmica precedem as lesões viscerais. Em 20% dos casos, entretanto, o comprometimento esofágico antecede a dermopatia ou ocorre simultaneamente.

Os principais sintomas esofágicos são a pirose e a disfagia. O paciente pode apresentar perda de peso, dor retroesternal e regurgitação.

A doença pulmonar intersticial pode ser uma manifestação simultânea de ESP e/ou consequência de DRGE grave causada pela hipotonia do EIE e dismotilidade esofágica. A DRGE pode levar a complicações pulmonares por microaspiração enquanto a doença pulmonar pode piorar a DRGE, aumentando a pressão intra-abdominal por esforço inspiratório.

Ao exame radiológico, o esôfago mostra-se hipocinético, com debilidade ou perda do peristaltismo na sua metade inferior, esvaziando-se por gravidade. Eventualmente, são observadas ondas terciárias. A transição esofagogástrica na fase expiratória demonstra ampla passagem por hipotonia do esfíncter. O esôfago pode apresentar-se ligeiramente dilatado, com um anel de constrição no segmento distal.

A endoscopia permite avaliar a gravidade e a extensão da esofagite, identificar ulcerações, grau de estenose, assim como a existência de complicações como estenose, esôfago de Barrett e adenocarcinoma.

A manometria esofágica demonstra hipotonia do EIE e presença de ondas síncronas e de baixa amplitude nos dois terços inferiores do esôfago. No entanto, não se observa correlação entre as alterações manométricas e a sintomatologia.

Estadiamento da esclerose sistêmica progressiva pela manometria

Padrão normal, com preservação do peristaltismo e da função do esfíncter inferior.

Contrações sincrônicas de amplitude normal e aberturas esfincterianas normais.

Contrações sincrônicas de baixa amplitude e manutenção da pressão basal esfincteriana (Figura 73.9).

Perda total da força de contração muscular e hipotonia do esfíncter.

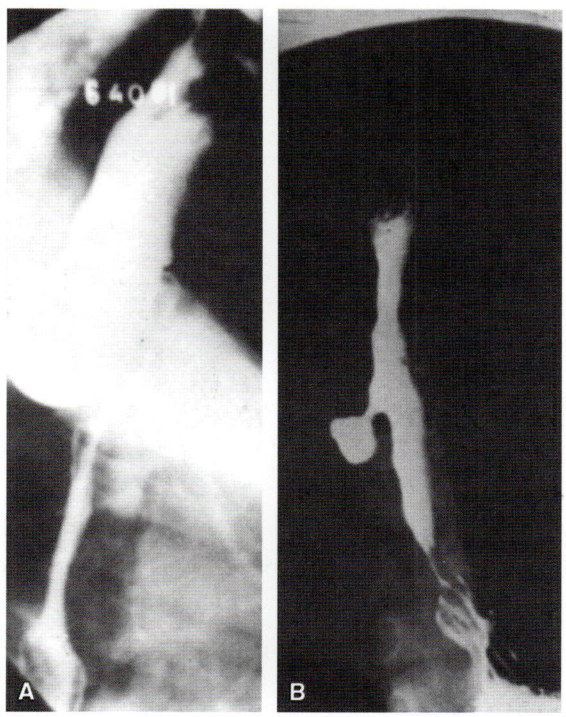

Figura 73.9 Divertículos do esôfago. A. Faríngeo (divertículo de Zenker). B. Divertículo de tração do esôfago torácico.

A avaliação manométrica tem implicação prognóstica, porquanto as complicações do refluxo aumentam com a progressão das alterações motoras, sendo particularmente graves no quarto estágio.

ESOFAGITE CÁUSTICA

Várias substâncias, especialmente álcalis e ácidos fortes, quando ingeridas acidental ou voluntariamente (tentativa de autoextermínio), produzem lesões de intensidade variável na região bucofaringolaríngea e no esôfago, podendo alcançar o estômago e as porções iniciais do duodeno (Figura 73.10).

Dentre os álcalis, os mais comuns são o hidróxido de sódio e o hidróxido de potássio, que são encontrados em produtos de limpeza caseiros ou industrializados. Essas substâncias formam proteinatos básicos, ocasionando necrose por liquefação do tecido, de progressão rápida em extensão e profundidade.

Já as substâncias ácidas produzem necrose por coagulação das proteínas, formando uma barreira protetora que limita a penetração do agente.

A extensão e a intensidade das lesões definem o quadro clínico dos pacientes e se correlacionam com o volume de substância ingerido (que frequentemente é maior nos casos de tentativa de autoextermínio).

Evolução clínica da esofagite cáustica

São descritos três períodos ou fases:

- A fase aguda com 7 a 10 dias de evolução
- A fase subaguda, intermediária, de cura aparente, que dura de 1 a 2 meses
- A fase crônica de estenose cicatricial.

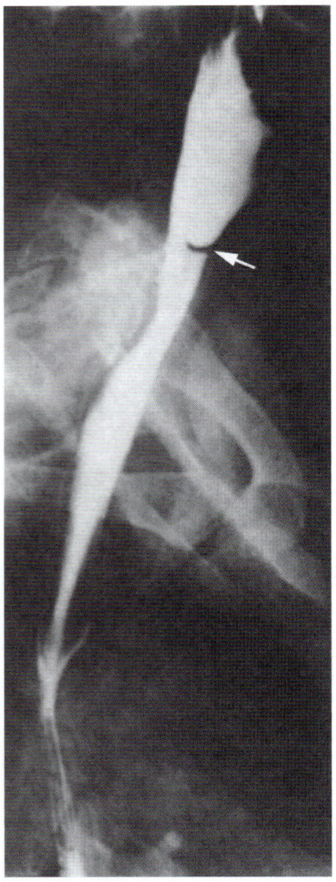

Figura 73.10 Membrana esofágica cervical em paciente do sexo feminino com síndrome de Plummer-Vinson.

Na fase aguda, os sintomas são exuberantes com disfagia e odinofagia intensas, dor retroesternal urente, hipersalivação, hálito fétido, regurgitação sanguinolenta, além de febre, desidratação e sintomas respiratórios.

Na fase aguda, o esôfago pode ficar totalmente obstruído pelo edema e material necrótico, tornando impossível a deglutição de líquidos e impossibilitando o exame radiológico. Nessa fase, está indicado o exame endoscópico, nas primeiras 48 horas após a ingestão da substância corrosiva, na dependência do estado clínico do paciente, que possibilitará avaliação mais precisa da extensão e gravidade das lesões, não apenas do esôfago como também do estômago – com atenção especial para a região antropilórica – e duodeno, orientando a conduta terapêutica e o prognóstico dos pacientes (Quadro 73.7).

O exame radiológico pode e deve ser realizado a partir da segunda semana, quando o paciente já está deglutindo melhor em virtude da regressão do processo inflamatório agudo. Além do esôfago, também devem ser examinados o estômago e o duodeno, a exemplo do que se faz no exame endoscópico.

A ecoendoscopia pode ser realizada na fase inicial para aumentar a acurácia na determinação do risco de estenose, sendo este mínimo quando não ocorre lesão da camada muscular.

DIVERTÍCULOS

São formações saculares externas contendo uma ou mais camadas da parede esofágica. Os verdadeiros são formados por todas as camadas da parede esofágica (mucosa, submucosa e região muscular) e os divertículos falsos por mucosa e submucosa.

Há três tipos de divertículo esofágico: faríngeo ou de Zenker, torácico ou do esôfago médio (mesoesofágico) e inferior ou epifrênico.

O divertículo faríngeo é um típico divertículo de pulsão, que se forma na parede posterior da faringe, mais comumente entre as fibras oblíquas do constritor inferior da faringe e o músculo cricofaríngeo, no espaço denominado "triângulo de Killian". É uma região de menor resistência à pressão que se desenvolve no ato da deglutição, a qual chega a alcançar 400 mmHg. É mais comum no sexo masculino, depois dos 50 anos de idade. Isto ocorre devido a perda do tônus muscular e diminuição da resistência da parede posterior no envelhecimento.

À medida que o divertículo evolui, surge a disfagia, que é progressiva, manifestando-se inicialmente para sólidos e, posteriormente, para líquidos. Cerca de 80 a 90% dos pacientes com divertículo de Zenker se queixam de disfagia.

Existem dois mecanismos pelos quais o divertículo pode causar disfagia: abertura incompleta do esfíncter superior do esôfago e compressão extrínseca do esôfago cervical pelo próprio divertículo.

Quadro 73.7 Classificação endoscópica da esofagite cáustica.

- Grau 0: mucosa normal
- Grau I: enantema superficial com edema da mucosa
- Grau II:
  - IIa – Hemorragia, exsudato, erosões lineares e úlceras rasas envolvendo a mucosa e a submucosa (não circunferenciais)
  - IIb – Ocorrência de lesões circunferenciais
- Grau III: úlceras profundas, necrose e lesão de todas as camadas do órgão, com ou sem perfuração
- Quanto maior for a gravidade das lesões esofágicas, maior a possibilidade de haver estenoses

Fonte: Zagar et al., 1989.

A deglutição se acompanha de um ruído que é percebido na base do pescoço. O alimento retido no divertículo pode ser regurgitado espontaneamente ou por compressão manual da parede lateral do pescoço.

Regurgitação de alimentos não digeridos e halitose podem ser decorrentes da estase de comida na bolsa. Em alguns pacientes, pílulas podem se alojar no divertículo, levando a diminuição da eficácia dos medicamentos, além de ulceração e sangramento.

Também ocorre dificuldade progressiva para deglutição, ocasionando emagrecimento e desnutrição crônica. Devido aos episódios de regurgitação, pode ocorrer aspiração que resulta em bronquite, bronquiectasia e até abscesso pulmonar.

O diagnóstico pode ser realizado através de investigação clínica minuciosa, complementado pela realização de exames radiográficos contrastados da faringe e esôfago, pela visualização do esôfago pela EDA e, se necessário, pela manometria.

O exame radiológico contrastado do esôfago evidencia a localização, a quantidade, o tamanho do divertículo e se existe retenção de contraste.

A videofluoroscopia é o exame preferido, isto porque imagens estáticas podem ser insuficientes em pacientes com divertículos pequenos. Este exame também pode evidenciar episódios de broncoaspiração.

A demonstração radiológica do divertículo exige posicionamento adequado do paciente. Em 50% dos casos, a bolsa diverticular situa-se à esquerda da linha mediana; em 32%, na linha mediana; e em 18%, à direita da linha mediana (Figura 73.11 A).

A EDA deve ser feita com cautela desde a introdução do endoscópio, a fim de que se possa distinguir o lúmen esofágico verdadeiro e evitar a entrada do aparelho no divertículo, com risco de perfuração deste.

Os divertículos do esôfago torácico podem ser de pulsão, tração ou mistos (Figura 73.11 B). Em geral, o divertículo de pulsão localiza-se no triângulo interaorticobrônquico. O de tração ocorre mais comumente no segmento interbrônquico como resultado de processo inflamatório específico de linfonodos mediastinais. O tipo misto é inicialmente de tração, mas se desenvolve em consequência de pressões intraluminais anormalmente elevadas, como se verifica no espasmo difuso do esôfago.

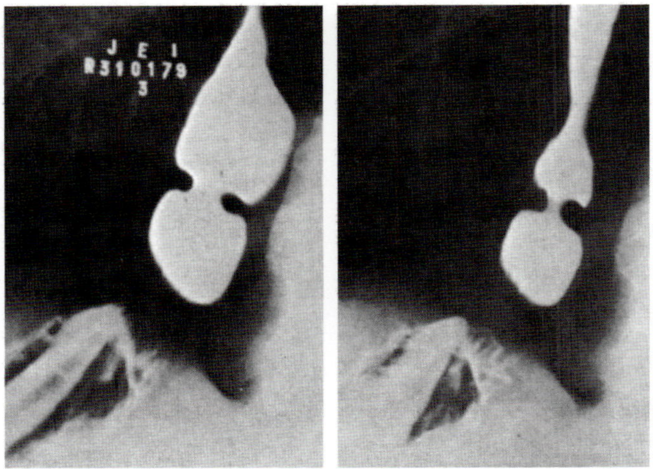

Figura 73.11 Anel esofágico inferior (anel de Schatzki) em duas diferentes fases de enchimento da ampola epifrênica.

Os divertículos do esôfago torácico têm geralmente base alargada, esvaziam-se facilmente e são, em geral, assintomáticos, exceto quando surgem complicações, que são raras, como diverticulite, ulceração, perfuração ou fistulização. Na maioria das vezes, são meros achados radiológicos.

O divertículo epifrênico ocorre no segmento distal do esôfago, 4 a 8 cm acima do hiato. É mais frequente no sexo masculino, depois dos 50 anos de idade. Encontra-se associado a hérnia hiatal em 20 a 30% dos casos e a alterações motoras do esôfago, como o espasmo difuso ou a acalasia. Pode ser assintomático ou causar disfagia, regurgitação ou dor.

O diagnóstico é radiológico, mas a esofagoscopia deve ser realizada, tendo em vista a possibilidade de esofagite em 20% dos casos.

MEMBRANAS E ANÉIS

Dentre as membranas e anéis, merecem referência a membrana esofágica cervical e o anel esofágico inferior (anel de Schatzki).

MEMBRANA ESOFÁGICA CERVICAL. Decorre da formação de uma membrana que é uma estrutura fina, formada de pregas da mucosa que se projetam parcial ou totalmente no lúmen esofágico. Acomete preferencialmente mulheres acima de 40 anos de idade. Geralmente, localiza-se de 2 a 4 cm abaixo do esfíncter superior do esôfago, que pode ser causa de disfagia.

A membrana é recoberta de epitélio escamoso com alguma irregularidade das células mononucleares e discreta fibrose.

A associação da membrana esofágica cervical com anemia sideropênica constitui a síndrome de Plummer-Vinson. Neste caso, além da anemia podem ocorrer queilite angular, pele seca, glossite, onicodistrofia e perda de ponderal.

O diagnóstico deve ser suspeitado em pacientes do sexo feminino com disfagia no nível do esôfago cervical.

Ao exame radiológico, a membrana aparece como uma fina reentrância na coluna baritada em direção anteroposterior, entre as 5ª e 7ª vértebras cervicais. O videodeglutograma pode apresentar melhor sensibilidade que a radiografia contrastada, por ser um estudo dinâmico.

As membranas do esôfago superior ocorrem em cerca de 5 a 15% dos pacientes com disfagia e podem ser um achado endoscópico em até 1,3% de pacientes assintomáticos.

À endoscopia, a membrana é excêntrica, ocluindo parcialmente o lúmen do esôfago. A introdução do endoscópio deve ser feita cuidadosamente, sob visão direta, porquanto a membrana rompe-se facilmente, podendo passar despercebida.

ANEL ESOFÁGICO INFERIOR. Também chamado "anel escamosocolunar" ou "anel de Schatzki", consiste em uma subestenose localizada na transição esofagogástrica no ponto de união do epitélio escamocolunar. Na maioria das vezes, a superfície superior é revestida de epitélio escamoso e a superfície inferior, de epitélio colunar; tem, em média, 2 mm de espessura e diâmetro variável. Com um diâmetro entre 13 e 20 mm, pode ser sintomático ou causar disfagia ou odinofagia apenas esporadicamente para alimentos sólidos.

Admite-se que o anel seja uma resposta do epitélio de transição ao refluxo gastresofágico, sendo necessário interpretá-lo como uma das manifestações da esofagite crônica.

O diagnóstico é principalmente radiológico. Para sua melhor demonstração, o esôfago deve ser completamente distendido, estando o paciente em apneia, ao final de uma inspiração profunda. O exame radiológico deve ser complementado pela esofagoscopia endoscópica com biopsia.

A manometria esofágica também auxilia no diagnóstico, evidenciando contrações com amplitude alta, longa duração e múltiplos picos de contração, com esfíncter esofágico inferior normal.

MALFORMAÇÕES CONGÊNITAS

A anomalia mais frequente é a atresia associada à fístula esofagotraqueal, que se caracteriza pela formação incompleta do esôfago tubular ou por uma comunicação anormal entre o esôfago e a traqueia. Em 25% dos casos, essa anomalia está associada a outras malformações gastrintestinais, tais como ânus imperfurado, estenose pilórica, atresia duodenal, pâncreas anular e, menos frequentemente, alterações cardíacas, geniturinárias.

No tipo mais comum, responsável por 85% dos casos de atresia, o segmento proximal do esôfago termina em fundo cego e o segmento distal comunica-se com a traqueia.

A atresia deve ser suspeitada sempre que o recém-nascido apresentar sialorreia ou crises de tosse, sufocação e cianose após a deglutição.

O diagnóstico deve ser confirmado pela intubação nasogástrica e exame radiológico.

O exame radiológico consiste inicialmente em uma radiografia simples abrangendo tórax e abdome. A seguir, introduz-se pelo cateter pequena quantidade (0,5 mℓ) de contraste iodado, hidrossolúvel. Havendo atresia, o segmento proximal termina em fundo cego. O contraste deve ser imediatamente aspirado.

A presença de gás no tubo digestório, na radiografia simples, combinada com a obliteração total do esôfago proximal, na radiografia contrastada, caracteriza a atresia do tipo C de Gross.

Outra malformação relativamente frequente é a estenose congênita. Pode ser segmentar, com 0,5 a 2,0 cm de extensão, ou apresentar-se sob a forma de uma membrana com orifício central (estenose em diafragma). A estenose se manifesta por disfagia quando a criança passa a ingerir alimentos sólidos.

Presbiesôfago

Alteração esofágica que ocorre em pessoas idosas, provavelmente por degeneração das células ganglionares dos plexos intramurais com repercussão na motilidade, podendo acompanhar-se de espasmo difuso provocado pela retenção de alimentos.

A principal manifestação é dificuldade para deglutir alimentos secos ou mal mastigados, principalmente pedaços de carne. Pode ocorrer odinofagia.

O exame endoscópico é o mais indicado para evidenciar a obstrução, podendo ser realizado o tratamento imediato.

BIBLIOGRAFIA

Averbach M. Atlas de endoscopia digestiva da SOBED. Rio de Janeiro: Thieme Revinter, 2020.

Gyawali CP, Yadlapati R, Fass R et al. Updates to the modern diagnosis of GERD: Lyon consensus 2.0. Gut 2024;73(2):361-71.

Instituto Nacional do Câncer (INCA). Câncer de esôfago. Disponível em: www.gov.br/inca/pt-br/assuntos/cancer/tipos/esofago. Acesso em: 28 out. 2024.

Olsen AM, Holman CB, Andersen HA. The diagnosis of cardiospasm. Dis Chest. 1953;23(5):477-98.

Rezende JM. Classificação radiológica do megaesôfago. Rev Goiana Med. 1982;28:187-97.

Yadlapati R. Esophageal motility disorders on high-resolution manometry: Chicago classification version 4.0. Neurogastroenterol Motil. 2021;33(1):e14058.

Zagar SA, Kochhar R, Nagi B et al. Ingestion of corrosive acids. Gastroenterol. 1989;97:702-7.

Zaterka S, Passos MCF, Chizon D. Tratado de gastroenterologia: da graduação à pós-graduação. 3. ed. São Paulo: Atheneu, 2023.

CAPÍTULO 74

Fundamentos de Anatomia e Fisiologia

José Abel Alcanfor Ximenes, Rafael Oliveira Ximenes, Rodrigo Oliveira Ximenes

INTRODUÇÃO

O estômago é uma dilatação sacular do tubo digestório, interposta entre o esôfago e o duodeno, situada na cavidade abdominal, abaixo do diafragma. Suas paredes podem se distender, possibilitando que a sua capacidade varie amplamente de acordo com o volume ingerido e o tempo decorrido da refeição.

A forma do estômago se aproxima da de um saco piriforme com a base voltada para baixo e curvado ao longo do seu eixo, com a concavidade para a direita. Quando vazio, sua forma se assemelha à de um cilindro. Examinado por fora, reconhecem-se duas paredes, a anterior e a posterior, que se unem ao longo das bordas direita (pequena curvatura) e esquerda (grande curvatura). A pequena curvatura descreve um arco aberto para a direita e para cima. A grande curvatura é mais longa e forma com o eixo do esôfago um ângulo tanto mais agudo quanto mais repleto o estômago e tem uma concavidade para a direita, cujo raio de curvatura é tanto maior quanto mais caudal o ponto considerado.

A cavidade gástrica é dotada de dois orifícios: a cárdia, que corresponde à desembocadura do esôfago, e o piloro, que corresponde à comunicação com o duodeno.

O estômago é classicamente dividido em três partes: o fundo, que é a parte situada cranialmente ao plano horizontal que passa pela cárdia; o corpo, que é a parte imediatamente distal ao fundo, com forma aproximada à de um cone truncado com a base para cima e o eixo ligeiramente oblíquo da esquerda para a direita; e o antro, um canal aproximadamente cilíndrico cujo eixo se orienta para a direita, para trás e para o alto, terminando no piloro (Figura 74.1).

O estômago ocupa o epigástrio e o hipocôndrio esquerdo. Oito nonos do seu volume ficam à esquerda da linha mediana; à direita, situa-se apenas a parte distal do antro. O fundo está relacionado com o diafragma, que o separa do pericárdio e da pleura, a qual reveste a base do pulmão esquerdo. O ponto mais alto do fundo se encontra no nível do 4º espaço intercostal esquerdo. A cárdia situa-se anteriormente ao pilar esquerdo do diafragma e é recoberta pelo lobo esquerdo do fígado, o qual recobre, ainda, pequena parte da superfície anterior do estômago. A maior parte da superfície anterior do estômago tem como projeção anterior a área compreendida entre os 4º e 8º arcos costais esquerdos. A parte distal do corpo e o antro têm como projeção anterior o epigástrio, estando o piloro situado no nível da 1ª vértebra lombar à direita da linha mediana (Figura 74.2).

O estômago tem sua posição determinada por fixação no nível da cárdia e do piloro. Além disso, as membranas peritoneais que recobrem as suas superfícies anterior e posterior se unem ao longo da pequena e da grande curvatura, dando origem aos ligamentos hepatogástrico, gastresplênico e gastrocólico, que o fixam, respectivamente, ao lobo esquerdo do fígado, ao baço e à flexura esplênica do cólon transverso.

INERVAÇÃO. O estômago recebe a sua inervação simpática de ramos do plexo celíaco, cujas fibras pré-ganglionares têm origem no 6º, 7º e 8º segmentos torácicos. A inervação parassimpática é fornecida pelos nervos vagos direito e esquerdo. As fibras simpáticas e parassimpáticas fazem sinapses com neurônios intramurais que estão distribuídos ao longo do tubo digestório, em dois plexos: o mioentérico e o submucoso, também chamados "Auerbach" e de "Meissner", respectivamente. Estes plexos contêm os neurônios efetores, cujas terminações estão em contato com as fibras musculares e as células epiteliais do estômago, os neurônios sensoriais e grande número de interneurônios.

COMPOSIÇÃO DA PAREDE DO ESTÔMAGO. A parede do estômago é composta de quatro camadas de tecido: serosa, muscular, submucosa e mucosa.

A muscular é composta de outras três camadas: a longitudinal externa, mais espessa ao longo da grande e da pequena curvatura; a circular média, que é mais espessa no estômago distal, formando o piloro; e a oblíqua interna, que envolve o fundo e se estende pelas superfícies anterior e posterior do estômago (Figura 74.3).

A mucosa gástrica é composta de epitélio colunar simples e é pontuada por criptas, cada uma das quais serve de abertura para três a cinco glândulas tubulares (Figura 74.4). O epitélio superficial é uniforme, mas as diferenças entre células das glândulas possibilitam dividir a mucosa gástrica em três regiões principais. A região cárdica, que compreende uns poucos centímetros quadrados em torno da cárdia e tem glândulas de células mucosas, que contêm grânulos de muco ácido. A região do fundo e do corpo, que tem glândulas com quatro tipos distintos de células: (1) células mucosas, semelhantes às da região cárdica, localizadas nas criptas; (2) células parietais, que secretam ácido e fator intrínseco; (3) células principais, que secretam pepsinogênios; (4) células endócrinas, que contêm grânulos nos quais se identificam serotonina e outros peptídios. A região pilórica tem glândulas com células mucosas semelhantes às da região cárdica e células endócrinas, entre as quais se distinguem as células G, produtoras de gastrina. As células superficiais produzem muco neutro e, provavelmente, bicarbonato (ver Figura 74.1 B).

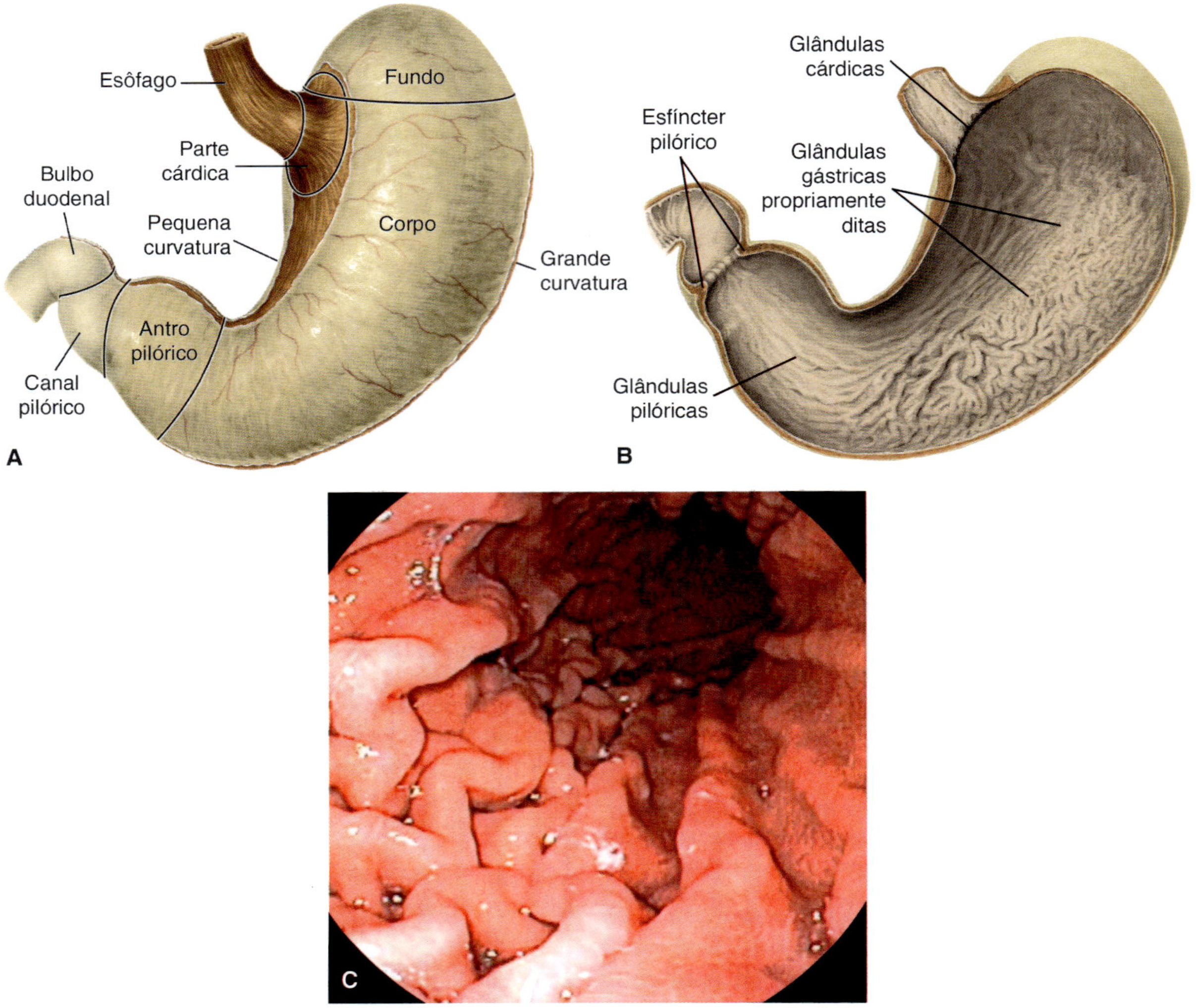

Figura 74.1 Divisão anatômica do estômago (**A**) e localização das glândulas (**B**). **C.** Imagem de estômago normal (manual MSD, versão para profissionais de saúde). A foto mostra uma visualização endoscópica do fundo do estômago normal com pregas gástricas características. (**A** e **B.** Adaptadas de Köpf-Meier, 2006.)

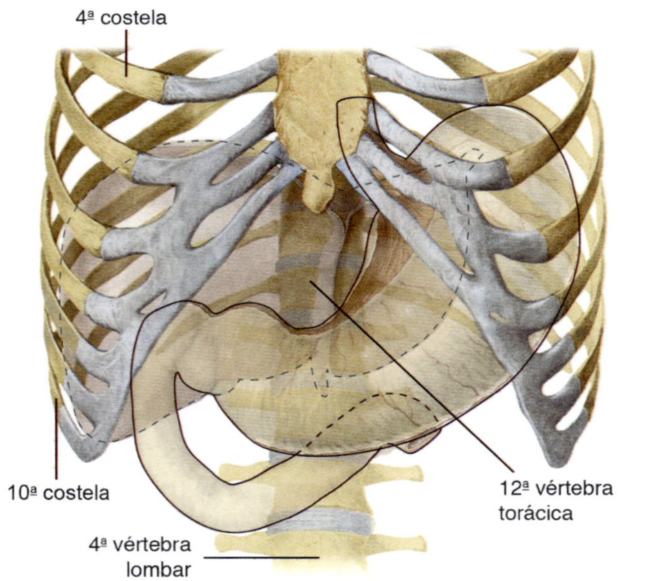

Figura 74.2 Relações anatômicas do estômago e do duodeno, cujos limites estão delineados em traço contínuo forte.

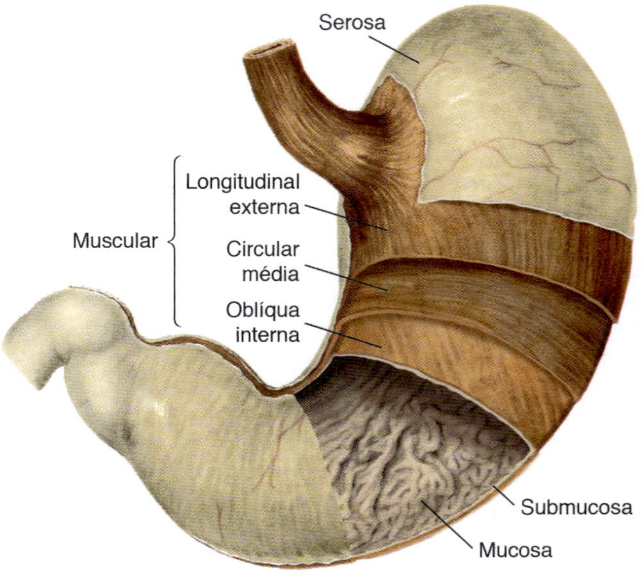

Figura 74.3 Camadas da parede gástrica.

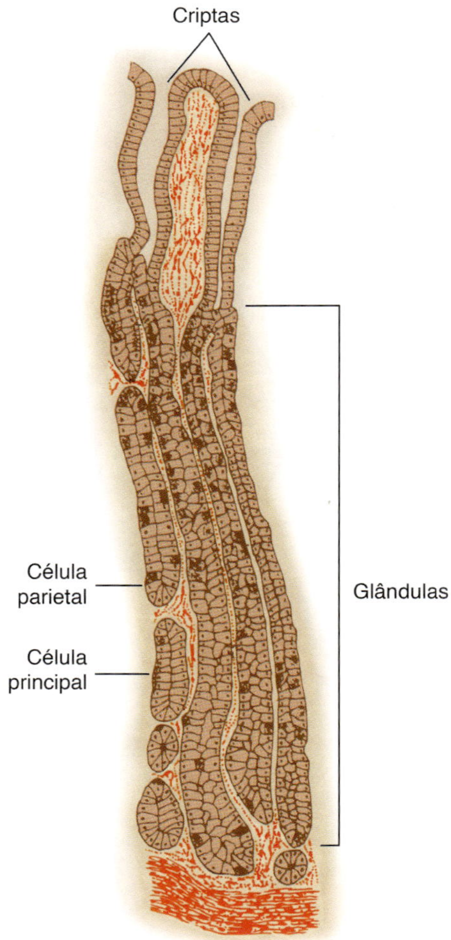

Figura 74.4 Glândulas gástricas.

Irrigação arterial e drenagem venosa

A irrigação arterial do estômago é fornecida por ramos do tronco celíaco. A artéria gástrica esquerda origina-se do tronco celíaco e irriga a porção superior direita do estômago. Já a artéria gástrica direita origina-se da artéria hepática e irriga a porção inferior direita do estômago. O suprimento sanguíneo do fundo gástrico é fornecido pelas artérias gástricas curtas, que se originam da artéria esplênica no nível do hilo do baço. A irrigação da parte superior da grande curvatura é fornecida pela artéria gastrepiploica esquerda, que se origina da artéria esplênica, e a parte inferior da grande curvatura é irrigada pela artéria gastrepiploica direita, que se origina da artéria hepática.

As veias gástricas direita e esquerda drenam a pequena curvatura do estômago diretamente para a veia porta. As veias gástricas curtas drenam o fundo gástrico, e a veia gastrepiploica esquerda, a parte superior da grande curvatura, desembocando na veia esplênica. A veia gastrepiploica direita drena a parte inferior da grande curvatura para a veia mesentérica superior.

A drenagem linfática do estômago é paralela ao suprimento arterial (Figura 74.5).

FISIOLOGIA

O estômago armazena os alimentos ingeridos, promove a fragmentação dos componentes sólidos destes alimentos e transfere para o duodeno, sob um fluxo intermitente, a suspensão resultante, cujas maiores partículas têm dimensões inferiores a 0,5 mm. Durante o processo digestivo, o esvaziamento gástrico é regulado precisamente, de maneira que as capacidades de digestão biliopancreática e de absorção intestinal nunca sejam superadas por excesso de substrato. Assim, o conteúdo de uma refeição comum, ingerido em poucos minutos, é levado ao duodeno ao longo de algumas horas. A atividade funcional do estômago é, primordialmente, dependente de sua motilidade. A secreção gástrica contribui para a fragmentação das partículas ingeridas e para eliminar as bactérias ingeridas com os alimentos.

A função de armazenamento dos alimentos ingeridos é cumprida pelo estômago proximal (corpo e fundo). À medida que os alimentos são deglutidos, a musculatura lisa do estômago vai relaxando e sua capacidade vai se adequando ao conteúdo, sem que ocorram variações significativas da pressão interna. Este fenômeno, a adaptação gástrica, não é passivo, mas envolve mecanismos reflexos que dependem da integridade dos nervos e dos plexos intramurais. Inicialmente armazenados no estômago proximal, onde começam a sofrer ação da secreção gástrica, os alimentos são transferidos para o estômago distal devido às contrações tônicas lentas do corpo e fundo.

O estômago distal, durante a fase digestiva, é percorrido intermitentemente por ondas peristálticas de pressão elevada, que, geradas no nível do corpo, se deslocam caudalmente. A amplitude e a velocidade das ondas crescem à medida que elas se aproximam do piloro. Quando uma contração se aproxima do piloro, o volume situado proximalmente a ela é, em parte, propelido para o duodeno e, em parte, retropelido para a cavidade gástrica. As magnitudes dessas duas frações dependem, em cada momento, das pressões reinantes no estômago proximal e no duodeno, da força de contração do antro e da resistência oferecida pelo piloro. Esta atividade motora cíclica do estômago distal, que se repete a cada 20 segundos, promove a fragmentação das partículas e a mistura do conteúdo gástrico. A separação das partículas de dimensões reduzidas, que são esvaziadas, das de maior tamanho, que são retidas no estômago, dá-se por mecanismo não completamente conhecido.

O esvaziamento gástrico é uma atividade sujeita a uma regulação complexa. Sua velocidade é proporcional ao aumento do volume e da pressão intragástricos (via receptores mecânicos situados na parede do estômago) e inibida por vários componentes do efluente gástrico (via receptores situados na mucosa do intestino delgado, especialmente do duodeno). Estes fatores inibitórios, na ordem decrescente de potência nas suas concentrações fisiológicas, são: triglicerídios, ácidos graxos, peptonas, aminoácidos, açúcares e outros solutos osmoticamente ativos, e íons hidrogênio.

Secreção gástrica

O suco gástrico é uma mistura dos produtos das diferentes células secretoras da mucosa gástrica.

SECREÇÃO DE ÁCIDO CLORÍDRICO. As células parietais do estômago têm a capacidade de secretar íons hidrogênio e cloreto por um processo ativo e dependente de energia, que é eficiente a ponto de criar uma concentração de prótons na cavidade gástrica um milhão de vezes superior à do plasma. A magnitude da secreção de ácido é amplamente variável; na ausência de estímulos fisiológicos ou farmacológicos, ela é, na maioria dos indivíduos, inferior a 5 mmol/hora, o que corresponde a cerca de 10% da capacidade máxima de produção de ácido pelo estômago. Em resposta à ingestão de alimentos, ocorre

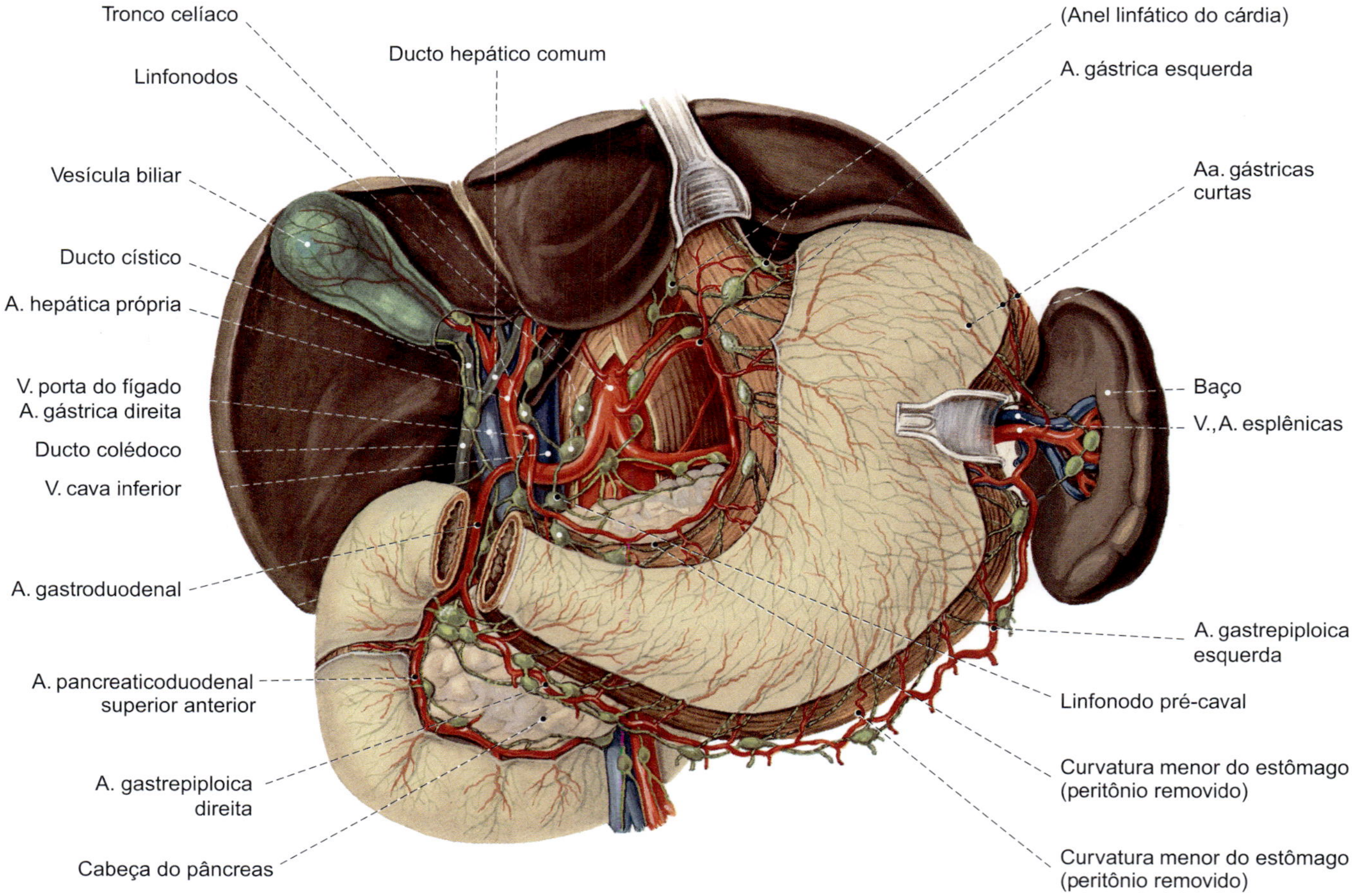

Figura 74.5 Irrigação arterial e drenagem venosa.

aumento da secreção ácida, que se torna, por vários minutos ou algumas horas, próxima da capacidade máxima de secreção. A ativação das células parietais que resulta nesse efeito se dá por três mecanismos principais:

- Estimulação cefalicovagal: na iminência de ou durante uma refeição, sinais aferentes do córtex cerebral ou dos órgãos dos sentidos chegam ao núcleo dorsal dos nervos vagos. A partir destes, sinais eferentes ativam neurônios excitatórios colinérgicos, cujas terminações estimulam as células parietais
- Distensão gástrica: a distensão das paredes do estômago durante uma refeição desencadeia reflexos vagovagais longos e reflexos intragástricos que estimulam os neurônios pós-ganglionares colinérgicos. Adicionalmente, a distensão do antro promove a liberação de gastrina
- Efeitos dos alimentos sobre a mucosa gástrica: proteínas e os produtos de sua digestão interagem com receptores da mucosa antral, determinando a liberação de gastrina pelas células G. A gastrina alcança as células parietais pela via circulatória e interage com receptores específicos de suas membranas, determinando a sua estimulação. Há evidências de que alguns aminoácidos estimulam diretamente as células parietais.

SECREÇÃO DE PEPSINOGÊNIOS. Pepsinogênios são proenzimas secretadas pelas células principais das glândulas fúndicas e, em menor escala, pelas células produtoras do muco do estômago. Em meio ácido, transformam-se na enzima proteolítica pepsina. As variações de secreção de pepsinogênio são semelhantes às de secreção do ácido clorídrico e dependem dos mesmos fatores.

SECREÇÃO DE MUCO. O muco do estômago é um gel viscoso produzido pelas células superficiais da mucosa gástrica e por células produtoras de muco das glândulas do estômago. Está, em grande parte, aderido à mucosa gástrica, protegendo-a de agravos químicos e mecânicos. A camada de muco constitui uma barreira à difusão de pepsina e de íons hidrogênio do lúmen do estômago para a superfície das células da mucosa gástrica.

SECREÇÃO DE BICARBONATO. As células superficiais da mucosa do estômago secretam íons bicarbonato em quantidade 10 vezes menor do que a secreção de ácido. Os íons bicarbonato secretados são retidos na camada de muco aderente à mucosa e neutralizam a fração de íons hidrogênio que se difunde através da barreira de muco. Como esta fração de íons hidrogênio é pequena, a quantidade de íons bicarbonato secretada é suficiente para impedir que o pH na adjacência das células da mucosa gástrica seja suficientemente baixo para lesá-las.

SECREÇÃO DE FATOR INTRÍNSECO. As células parietais das glândulas fúndicas secretam uma proteína, o fator intrínseco, que se liga às moléculas de vitamina B_{12} da dieta, carreando-as até a mucosa do íleo, onde são absorvidas.

BIBLIOGRAFIA

Castro LP, Coelho LVG. Gastroenterologia. Rio de Janeiro: Medsi, 2004.

Dani R. Gastroenterologia essencial. 4. ed. Rio de Janeiro: Guanabara Koogan, 2011.

Forones NF, Sender JM. Manual de gastroenterologia. 2. ed. São Paulo: Projetos Médicos, 2004.

Köpf-Meier P. Wolf-Heidegger Atlas de anatomia humana. Rio de Janeiro: Guanabara Koogan, 2006. 873 p.

Porto CC, Porto AL. Exame clínico. 8. ed. Rio de Janeiro: Guanabara Koogan, 2017.

CAPÍTULO 75

Exame Clínico

José Abel Alcanfor Ximenes, Rafael Oliveira Ximenes, Rodrigo Oliveira Ximenes

ANAMNESE

A anamnese fornece, mais frequentemente que o exame físico, os elementos decisivos para o diagnóstico das doenças do estômago e duodeno.

A história clínica deve ser iniciada por um relato por parte do paciente, mas quando ele já tem muitas informações, a anamnese pode tomar a forma de diálogo.

Em seguida, devem ser feitas perguntas específicas para que sejam esclarecidas as manifestações iniciais da doença, sua duração, intensidade, frequência, fatores desencadeantes e agravantes, fatores atenuantes, presença de outros sintomas associados, evolução dos sintomas ao longo do tempo, sua relação com a alimentação e as repercussões sobre a disposição e a capacidade laborativa.

As relações dos sintomas com fatores emocionais, psicológicos e psiquiátricos têm grande importância na avaliação de quadros de origem gástrica.

Deve-se ainda interrogar os pacientes sobre comorbidades como transtornos de humor, de ansiedade, distúrbios alimentares, diabetes (que pode estar relacionado ao retardo do esvaziamento gástrico – gastroparesia), etilismo e tabagismo e uso de medicamentos que podem provocar dispepsia como antibióticos, suplementos de ferro e potássio, alendronato, xantinas e, em especial, ácido acetilsalicílico e outros anti-inflamatórios não esteroides, que podem, inclusive, causar lesão da mucosa gastroduodenal e úlcera péptica.

DOR. É o sintoma mais frequente das doenças do estômago e duodeno. A dor visceral do estômago e do bulbo duodenal é percebida na linha mediana do epigástrio, poucos centímetros abaixo do apêndice xifoide. Esta é a localização indicada pela maioria dos pacientes com úlcera péptica. Também a exibem, menos frequentemente, pacientes com gastrite e câncer gástrico.

> **Dispepsia**
>
> Trata-se de um grupo heterogêneo de sintomas localizados no andar superior do abdome, na maior parte das vezes na região epigástrica, atribuídos a alterações gastroduodenais.
>
> Pode ser definida pela presença de um ou mais dos seguintes sintomas: plenitude pós-prandial, saciedade precoce, epigastralgia e queimação epigástrica. Tais manifestações podem ou não vir acompanhadas de outros sintomas gastrintestinais, como eructações, náuseas e vômito.
>
> Podem ser causados por doenças estruturais (gastrite, úlcera péptica, neoplasias), metabólicas (gastroparesia) e funcionais (quando nenhuma causa orgânica reconhecível justifica a sintomatologia).

> **Diagnóstico diferencial da dor**
>
> O diagnóstico diferencial deve ser feito com dor de origem não dispéptica, como litíase biliar, pancreatite, tumor de pâncreas, parasitoses, isquemia mesentérica e afecções de órgãos torácicos, como infarto agudo do miocárdio e pneumonia.

> **Plenitude pós-prandial e saciedade precoce**
>
> Plenitude pós-prandial é a sensação de persistência prolongada de alimentos no estômago após uma refeição, gerando desconforto.
>
> A saciedade precoce é definida como a sensação de que o estômago está cheio logo após o início de uma refeição, impedindo que seja terminada. Podem estar presentes de forma isolada ou acompanhando a dor epigástrica.

> **Náuseas e vômitos: manifestações comuns das doenças do estômago e do duodeno**
>
> As náuseas são definidas como uma sensação desagradável relacionada à necessidade iminente de vomitar, localizada no epigástrio ou na garganta. O vômito é caracterizado pela expulsão forçada do conteúdo gástrico ou intestinal pela boca, associado à contração dos músculos abdominais e torácicos.
>
> A ocorrência de vômitos acompanhando as crises dolorosas não significa necessariamente obstrução do trato de saída do estômago. Vômitos com grande quantidade de alimentos ingeridos horas antes são sugestivos de estase gástrica, obstrução pilórica ou duodenal. Quantidades elevadas de bile no vômito sugerem alta obstrução intestinal. A presença de sangue (hematêmese) indica sangramento a montante do ângulo de Treitz e pode corresponder a hemorragia proveniente de úlcera péptica ou câncer gástrico.
>
> É importante enfatizar que náuseas e vômito frequentemente têm origem extradigestiva. De fato, podem ser causados por doenças sistêmicas tão diversas como intoxicações exógenas, afecções do sistema nervoso central, infarto do miocárdio, litíase e insuficiência renal, infecções de diferentes naturezas e hipertireoidismo, uso de medicamentos.

> **Pirose**
>
> Dor ou sensação de queimação na região retroesternal. A causa mais frequente é a doença do refluxo gastresofágico, nas suas formas erosiva e não erosiva, queixa comumente relatada por portadores de úlcera péptica e outras doenças do estômago. Um contingente numeroso é constituído por pacientes com pirose que não apresentam refluxo gastresofágico anormal nem lesões de mucosa esofágica ou gástrica (ver Capítulo 73, *Doenças do Esôfago*).

Doenças inflamatórias ou neoplásicas que afetam a face serosa do estômago causam dor contínua e intensa na parte superior do abdome, principalmente epigástrio. Quando uma lesão gastroduodenal se estende a estruturas retroperitoneais, é comum que ela seja percebida na região dorsal do tronco.

EXAME FÍSICO

A contribuição do exame físico do abdome no diagnóstico das doenças do estômago e duodeno é pequena. No entanto, em alguns casos pode ser crucial para o diagnóstico.

A inspeção pode revelar a existência de tumores localizados no epigástrio, que na maioria dos casos correspondem a neoplasias gástricas.

Obstrução do trato de saída do estômago é denunciada pelo peristaltismo gástrico visível, que se caracteriza por elevações da parede abdominal que se desenham sob a reborda costal esquerda, deslocam-se para a direita e se desfazem ao ultrapassar a linha mediana. As elevações correspondem a vigorosas contrações do antro gástrico, que aparecem uma a uma, em sucessão, na frequência máxima de três contrações por minuto, correspondente ao ritmo do marca-passo da atividade peristáltica do estômago distal. O achado de peristaltismo visível é mais comum quando a obstrução do trato de saída do estômago é crônica, tendo já ocorrido hipertrofia da musculatura lisa do antro e diminuição da espessura da parede abdominal pelo emagrecimento que inevitavelmente sobrevém nesta situação. Eventualmente, o peristaltismo gástrico normal é visível em pacientes caquéticos, com paredes abdominais finas e hipotônicas, mas sem qualquer lesão obstrutiva do sistema digestório.

Quando se suspeita de obstrução do trato de saída do estômago, mas não há peristaltismo visível, pode-se tentar provocar o seu aparecimento pedindo-se ao paciente para ingerir certo volume de líquido e percutindo o epigástrio.

Ainda na inspeção abdominal, deve-se procurar cicatrizes (cirúrgicas ou não).

A percussão tem pouco valor para o diagnóstico das afecções do estômago. Quando há suspeita de estase gástrica, pode-se tentar provocar o ruído de vascolejo, útil no diagnóstico se o paciente estiver em jejum prolongado. Para isso, imprimem-se na região epigástrica abalos com as pontas reunidas do indicador médio e do polegar; na eventualidade de o estômago conter volume líquido, ouve-se, a cada abalo, um ruído semelhante ao causado pela agitação de água em uma bolsa de borracha.

Devem ser praticadas duas modalidades de palpação do epigástrio: a superficial e a profunda. Antes de iniciá-las, o médico deve se certificar de que a posição do paciente é aquela em que há o máximo relaxamento da parede abdominal: decúbito dorsal, a cabeça apoiada em plano ligeiramente superior àquele em que se apoiam os ombros, que devem estar ligeiramente elevados com relação ao restante do tronco, braços estirados ao longo do corpo e joelhos levemente fletidos.

Na palpação superficial, deve-se exercer suave pressão sobre o epigástrio com as polpas digitais de uma das mãos em movimentos circulares ou digitiformes. Indivíduos normais podem sentir ligeiro desconforto. Dor intensa ocorre quando há lesões das camadas muscular e serosa do estômago.

Pode-se perceber ainda a presença de contratura muscular durante a palpação ("defesa abdominal") voluntária ou involuntária. Nessa última, deve-se suspeitar de dor de origem parietal e irritação peritoneal.

Dor à descompressão brusca do abdome também sinaliza irritação peritoneal e pode ser causada por perfuração de úlcera péptica ou neoplasia gástrica. Se houver detecção de tumoração, pode-se variar o modo de palpar a área correspondente, a fim de encontrar a melhor maneira de sentir a anormalidade.

Já na palpação profunda, as mãos devem estar juntas e repousando sobre a superfície abdominal com os seus eixos paralelos à linha mediana. O toque é realizado pelas polpas digitais dos maiores dedos de cada mão. No início da expiração, fase de máximo relaxamento da parede abdominal, a palpação deve ser aprofundada até que seja percebida a resistência oferecida pelas estruturas retroperitoneais, deslizando as polpas digitais no sentido craniocaudal. Com isso, procura-se passar as polpas digitais sobre as vísceras e eventuais estruturas anormais enquanto estas são comprimidas sobre um plano resistente. Quando uma estrutura é percebida, procura-se palpar a região de outras maneiras, de modo a caracterizá-la da melhor maneira possível.

A palpação profunda e deslizante do epigástrio, por vezes, possibilita, quando realizada cuidadosamente, a percepção de um degrau correspondente ao escorregamento das polpas digitais pela parte inferior da grande curvatura, localizada acima da cicatriz umbilical. Enseja, em algumas instâncias, a percepção de tumorações pequenas do estômago, não reveladas pela palpação superficial. Torna-se possível, também, a melhor caracterização das tumorações quanto a forma, dimensões, consistência, mobilidade e aderência aos planos profundos. A pequena curvatura do órgão não é acessível à palpação.

É importante lembrar que o cólon transverso passa muito próximo do estômago e pode causar confusão ao examinador. A diferença é que o cólon transverso é percebido como um cilindro, enquanto o estômago proporciona mais a impressão de um degrau, como descrito anteriormente.

Sinais de alarme de doença gástrica orgânica

São sinais e sintomas que devem levantar a possibilidade da presença de doença gástrica orgânica como causa da dispepsia, em especial úlcera péptica e neoplasia gástrica. Portanto, devem ser pesquisados em todos os pacientes com sintomas dispépticos e, caso presentes, devem desencadear investigação complementar, incluindo realização de endoscopia digestiva alta.

Os sinais de alarme são:

- Idade > 55 anos
- História familiar de câncer gástrico
- Perda de peso não intencional
- Hematêmese ou melena
- Disfagia progressiva
- Odinofagia
- Anemia ferropriva inexplicada
- Vômitos persistentes
- Massa abdominal palpável ou linfonodomegalia
- Icterícia
- Uso de anti-inflamatórios não esteroides.

BIBLIOGRAFIA

Castro LP, Coelho LVG. Gastroenterologia. Rio de Janeiro: Medsi, 2004.

Dani R. Gastroenterologia essencial. 4. ed. Rio de Janeiro: Guanabara Koogan, 2011.

Forones NF, Sender JM. Manual de gastroenterologia. 2. ed. São Paulo: Projetos Médicos, 2004.

Porto CC, Porto AL. Clínica médica na prática diária. 2. ed. Rio de Janeiro: Guanabara Koogan, 2022.

Porto CC, Porto AL. Exame clínico. 8. ed. Rio de Janeiro: Guanabara Koogan, 2017.

Prado J. Tratado das enfermidades gastrintestinais e pancreáticas. São Paulo: Roca, 2008.

Sociedade Brasileira de Endoscopia Digestiva. Endoscopia digestiva: diagnóstico e tratamento. Rio de Janeiro: Thieme Revinter, 2013.

Tack J, Carbone F. Functional dyspepsia and gastroparesis. Curr Opin Gastroenterol. 2017;33(6):446-54. Disponível em: http://journals.lww.com/co-gastroenterology/Abstract/publishahead/Functional_dyspepsia_and_gastroparesis_.99314.aspx. Acesso em: 29 out. 2024.

Zaterka S, Eisig J. Tratado de gastroenterologia: da graduação à pós-graduação. 2. ed. São Paulo: Atheneu, 2016.

CAPÍTULO 76

Exames Complementares

José Abel Alcanfor Ximenes, Rafael Oliveira Ximenes, Rodrigo Oliveira Ximenes

INTRODUÇÃO

Os principais exames utilizados para o diagnóstico das doenças do estômago e duodeno são a endoscopia digestiva alta (EDA) e os testes para detecção do *Helicobacter pylori*. Porém, outros exames como ecoendoscopia, fluoroscopia e cintilografia de esvaziamento gástrico podem ter utilidades em condições especiais.

ENDOSCOPIA DIGESTIVA ALTA

A EDA é um procedimento que permite a visualização de toda a superfície mucosa do esôfago, estômago e duodeno proximal. As imagens são captadas por uma câmera acoplada na ponta de um tubo flexível introduzido pela via oral. Esta técnica permite o estudo das características da mucosa de todo o trajeto referido, observando-se desde lesões grosseiras como úlceras e neoplasias, até alterações mais discretas como pólipos diminutos, enantemas e lesões neoplásicas precoces ainda restritas à mucosa e à submucosa.

A sensibilidade do exame ainda pode ser aumentada quando se usam a cromoendoscopia e a magnificação. Na primeira o uso de corantes específicos e filtros de luz, no caso da cromoendoscopia virtual, podem aumentar o contraste em lesões, facilitando a sua visualização e demarcação. Já no último temos a possibilidade de ampliar a imagem sem prejuízos da resolução para realçar uma área suspeita.

A EDA, além das biopsias e polipectomias simples, possibilita outros diversos procedimentos terapêuticos, como tratamento de varizes esofagogástricas, ressecção de lesões neoplásicas precoces, dilatações endoscópicas, tratamento de hemorragias secundárias a úlceras e alguns procedimentos para tratamento da obesidade, como implantação de balão gástrico e gastroplastia endoscópica (Figura 76.1).

TESTES PARA DIAGNÓSTICO DO *HELICOBACTER PYLORI*

A infecção pelo *H. pylori* pode causar gastrite, úlcera e neoplasias.

Os testes mais utilizados são:

- Teste histopatológico com análise de material de biopsia coletado durante endoscopia
- Teste respiratório que consiste na ingestão de ureia com carbono marcado, que, ao entrar em contato com o *H. pylori*, vai produzir HCO_3 com carbono marcado, que no pulmão será transformado em CO_2. Durante a expiração, a coleta deste CO_2 com carbono marcado confirma a presença da bactéria
- Antígeno fecal: teste não invasivo baseado na reação por ELISA ou imunocromatografia em amostra de fezes possivelmente contaminadas com antígenos do *H. pylori*
- Sorologia: a pesquisa de anticorpos IgG anti-*H. pylori* também pode ser utilizada, exceto em casos de confirmação de erradicação.

ECOENDOSCOPIA

A ecoendoscopia é um exame que combina avaliação endoscópica e ultrassonográfica.

É realizada através de um aparelho semelhante ao endoscópio comum, porém com um *probe* de ultrassom na sua ponta que permite a realização de ultrassonografia diretamente da luz gástrica, esofágica ou duodenal. É uma opção para avaliação de lesões subepiteliais e complementação do estadiamento de neoplasias gástricas (Figura 76.2).

FLUOROSCOPIA

Por meio da fluoroscopia, examina-se estômago após o paciente ingerir contraste, mudando o paciente de posição e executando manobras de compressão do abdome de modo a possibilitar a observação de todas as partes do órgão. Era utilizada para detecção de úlceras e neoplasias, mas foi substituída pela EDA, permanecendo com indicação na avaliação de estase, obstruções e compressões extrínsecas.

CINTILOGRAFIA DE ESVAZIAMENTO GÁSTRICO

O estudo do esvaziamento gástrico pela cintilografia é um método que utiliza, geralmente, refeição com ovo com albumina marcada com tecnécio.

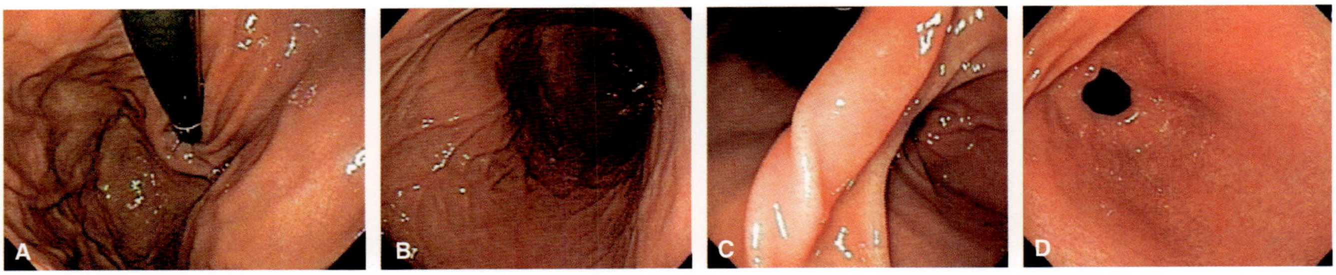

Figura 76.1 A. Fundo gástrico. Observa-se o tubo de videoendoscopia (*escuro*) através da retrovisão do fundo gástrico, com a cárdia bem ajustada ao aparelho, além de parte do corpo gástrico. **B.** Corpo gástrico. Presença de algumas pregas gástricas, após insuflação gasosa pela endoscopia. **C.** Incisura *angularis*. Nota-se o antro gástrico à direita com parte do piloro ao fundo e corpo gástrico à esquerda. **D.** Antro gástrico. Mucosa antral e piloro.

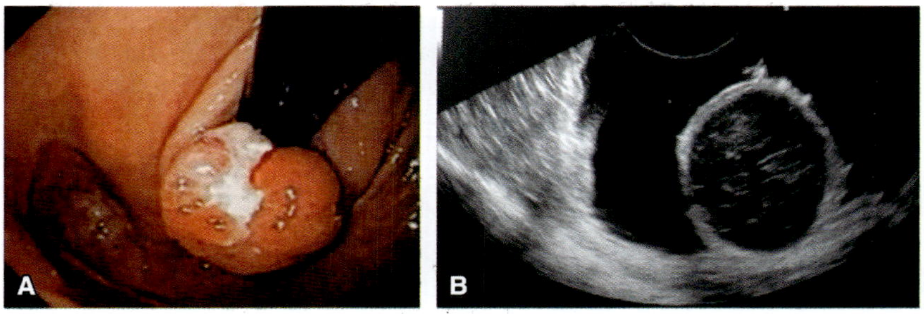

Figura 76.2 A. Lesão elevada em estômago (cárdia) com características subepiteliais e com ulceração em sua superfície à retrovisão EDA. B. Imagem ultrassonográfica da lesão vista à ecoendoscopia revelando lesão hipoecogênica heterogênea sugestiva de tumor estromal gastrintestinal (GIST).

As imagens são processadas e as curvas de conteúdo gástrico em função do tempo, extraídas. É usada no diagnóstico da gastroparesia (retardo do esvaziamento gástrico).

CÁPSULA ENDOSCÓPICA

A cápsula endoscópica é utilizada em um procedimento não invasivo que visa examinar o trato gastrintestinal, sobretudo áreas de difícil acesso, como o intestino delgado. O paciente ingere uma pequena cápsula equipada com uma câmera, que captura imagens enquanto passa naturalmente pelo sistema digestório. Antes do procedimento, é necessário um jejum de cerca de 12 horas para garantir que o trato digestivo esteja limpo. Durante o trânsito da cápsula, que pode levar de 8 a 12 horas, as imagens são transmitidas para um dispositivo de gravação externo. Após passar completamente pelo trato digestivo, a cápsula é eliminada naturalmente pelo corpo sem a necessidade de remoção cirúrgica.

BIBLIOGRAFIA

Castro LP, Coelho LVG. Gastroenterologia. Rio de Janeiro: Medsi, 2004.
Dani R. Gastroenterologia essencial. 4. ed. Rio de Janeiro: Guanabara Koogan, 2011.
Forones NF, Sender JM. Manual de gastroenterologia. 2. ed. São Paulo: Projetos Médicos, 2004.
Malfertheiner P, Megraud F, O'Morain AC et al. Management of Helicobacter pylori infection – The Maastricht V/Florence Consensus Report. Gut. 2017;66(1):6-30.
Porto CC, Porto AL. Clínica médica na prática diária. 2. ed. Rio de Janeiro: Guanabara Koogan, 2022.
Porto CC, Porto AL. Exame clínico. 8. ed. Rio de Janeiro: Guanabara Koogan, 2017.
Santos CEO, Lopes CV, Alves AV et al. SOBED RS. Endoscopia Digestiva – Diagnóstico e Tratamento. Rio de Janeiro: Thieme Revinter, 2013.
Sociedade Brasileira de Endoscopia Digestiva (SOBED). Intestino delgado: cápsula endoscópica e enteroscopia. Rio de Janeiro: Thieme Revinter, 2015.

CAPÍTULO 77

Doenças do Estômago e do Duodeno

José Abel Alcanfor Ximenes, Rafael Oliveira Ximenes, Rodrigo Oliveira Ximenes

INTRODUÇÃO

As doenças mais comuns do estômago são gastrites/gastropatias, dispepsia funcional, úlcera péptica e câncer.

GASTRITES E GASTROPATIAS

Gastrite significa "inflamação da mucosa gástrica". No entanto, tal termo é usado com frequência por endoscopistas para descrever alterações da mucosa gástrica sem confirmação de sua origem inflamatória e por pacientes para se referir a sintomas dispépticos, especialmente dor epigástrica e plenitude pós-prandial. Contudo, não há uma boa correlação entre tais conceitos (aparência endoscópica, sintomas e presença de inflamação da mucosa gástrica na avaliação histológica). Deve-se ter cuidado, portanto, na interpretação do termo "gastrite".

O termo adequado para se referir a alterações da mucosa gástrica com pouca ou nenhuma inflamação é "gastropatia".

A maior parte dos pacientes com gastrite são assintomáticos e a minoria apresenta sintomas dispépticos. De fato, a importância dessa entidade é que ela pode estar associada a maior risco de complicações como úlcera péptica e câncer gástrico.

A principal causa de gastrite é infecção pelo *Helicobacter pylori*.

> ***Helicobacter pylori*** **e doença gastroduodenal**
>
> *Helicobacter pylori* é uma bactéria gram-negativa, espiralada, flagelada, capaz de colonizar de forma persistente o estômago do homem. Não é invasiva, vive no muco gástrico, no qual se move graças à forma espiralada e à ação dos seus flagelos.
>
> Uma pequena proporção de microrganismos adere à superfície das células epiteliais, causando infiltração de células inflamatórias na mucosa e, consequentemente, dano ao próprio epitélio. Essas alterações aumentam o risco de úlcera péptica, gastrite atrófica de corpo e antro, metaplasia intestinal, carcinoma gástrico e linfoma MALT nos portadores de *H. pylori*.
>
> O papel da infecção pela bactéria na etiopatogenia da dispepsia funcional não está completamente esclarecido.
>
> A transmissão é predominantemente fecal-oral e sua prevalência é maior em populações em condições socioeconômicas desfavoráveis.
>
> O diagnóstico da infecção pelo *H. pylori* pode ser firmado por vários métodos (ver Capítulo 76, *Exames Complementares*).

Outro tipo de gastrite é a gastrite atrófica autoimune, caracterizada pela destruição autoimune das glândulas corporais e fúndicas do estômago. Representa menos de 5% das gastrites e é caracterizada pela diminuição de pregas gástricas e adelgaçamento da mucosa de corpo e fundo à endoscopia.

Tem como consequências hipo ou acloridria, hipergastrinemia, diminuição da absorção de vitamina B_{12} por deficiência de fator intrínseco com anemia perniciosa e aumento do risco de câncer gástrico (controverso). Está associada à presença de anticorpos anticélulas parietais e antifator intrínseco. Em 50 a 75% dos casos pode haver participação da infecção pelo *H. pylori*.

Causas mais raras de gastrite incluem vírus, fungos, parasitas, micobactérias, sífilis, doença de Crohn e gastrite eosinofílica.

A causa mais comum de gastropatia é a ingestão de medicamentos, em especial ácido acetilsalicílico e anti-inflamatórios não esteroides (AINEs), além de bisfosfonatos e suplementos de potássio.

Outras causas incluem a ingestão de bebidas alcoólicas, estresse (trauma, sepse, choque) e refluxo biliar.

Endoscopicamente, tais gastropatias são caracterizadas por erosões, úlceras e/ou hemorragia, sem componente inflamatório significativo à biopsia.

> **Hemorragia digestiva alta**
>
> A hemorragia digestiva alta (HDA) é definida por sangramento originado do esôfago ao ângulo de Treitz e é causada frequentemente por lesões do estômago e duodeno. Pode ocorrer de forma aguda, manifestando-se por hematêmese, melena e, nas formas mais graves, enterorragia e sinais de hipovolemia; ou de forma crônica, causando sinais de anemia ferropriva.
>
> As causas mais comuns são: úlcera péptica, varizes esofágicas, lesões superficiais da mucosa (gastrite/gastropatias, esofagite ou duodenite) e lacerações da junção esofagogástrica provocadas por esforço do vômito. O câncer do estômago é causa pouco comum da HDA aguda, mas determina, frequentemente, anemia e episódios transitórios de melena.
>
> A endoscopia digestiva alta é o exame complementar de escolha para o esclarecimento da causa da HDA e deve ser realizada de forma precoce nos quadros agudos (em 12 a 24 horas), após a estabilização clínica do paciente com administração de cristaloides e transfusão de hemocomponentes se necessário. Além do diagnóstico etiológico, a endoscopia permite a realização de procedimentos terapêuticos (injeção de epinefrina, eletrocoagulação e colocação de clipes em úlceras, bem como ligadura elástica de varizes esofágicas).

DISPEPSIA FUNCIONAL

Um contingente expressivo de pacientes com sintomas dispépticos apresenta estômago normal ou com alterações inespecíficas à endoscopia e nenhuma evidência objetiva de qualquer outra doença orgânica. Admite-se que, nesses casos, os sintomas resultem de anormalidades funcionais do estômago. Em certo número de pacientes, tais anormalidades funcionais estão relacionadas a alterações como dismotilidade, hipersensibilidade visceral, alterações pós-infecciosas, inflamação gastroduodenal não detectável nos exames tradicionais e distúrbios psicossociais. Há critérios para o diagnóstico das doenças funcionais gastroduodenais baseados na anamnese e na exclusão de outras causas que justifiquem os sintomas do paciente (Quadro 77.1).

Quadro 79.1 Manifestações clínicas associadas à diarreia que podem sugerir a etiologia das doenças do intestino delgado.

Manifestações	Etiologia sugerida
Artralgia ou artrite	Doença de Crohn, doença de Whipple
Lesões anais e perianais	Doença de Crohn
Adenomegalia	Linfomas, doença de Whipple, tuberculose, paracoccidioidomicose, AIDS
Neuropatia autonômica	Diabetes melito
Crises de rubor facial	Síndrome carcinoide
Infecções respiratórias frequentes	Hipogamaglobulinemia, AIDS
Doença cardíaca ou pleuropulmonar	Linfangiectasias secundárias
Tuberculose pulmonar	Tuberculose intestinal
Obesidade	Uso abusivo de laxativo
Diarreia matinal, com muco	Distúrbio funcional
Diarreia noturna, incontinência fecal, hipotensão postural	Neuropatia visceral (diabetes, neuroamiloidose)
Homossexualidade, promiscuidade sexual, toxicomania	AIDS

Essa condição pode ser decorrente de vários mecanismos (Quadro 79.2), os quais se relacionam com má-absorção exclusiva do componente lipídico da alimentação ou de todos os macronutrientes: hidratos de carbono, proteínas e gorduras. Pode ser completamente inaparente, o que é mais provável de acontecer quando o aumento da excreção fecal de gorduras é de pouca monta. Entretanto, na grande maioria das vezes, ela associa-se à diarreia com aumento do volume das fezes. É também comum haver manifestações indicativas do aumento do conteúdo gasoso do intestino grosso, proveniente da digestão bacteriana de substratos não absorvidos, traduzido por cólicas periumbilicais, distensão abdominal e flatulência.

A diarreia associada à esteatorreia, tendo como mecanismo o aumento da pressão osmótica intraluminal, costuma cessar ou diminuir após um período de jejum completo.

Quadro 79.2 Mecanismos etiopatogênicos da esteatorreia.

Lipólise defeituosa	▪ Insuficiência pancreática (pancreatite crônica) ▪ Deficiência na mistura da lipase com o quimo (gastrectomia, vagotomia) ▪ pH impróprio (síndrome de Zollinger-Ellison)
Solubilização intraluminal defeituosa	▪ Insuficiência hepatocelular (cirrose hepática) ▪ Obstrução biliar (colestase intra ou extra-hepática) ▪ Desconjugação de sais biliares (hiperproliferação bacteriana) ▪ Deficiência absoluta de sais biliares (doença ou ressecção ileal)
Absorção intestinal defeituosa	▪ Doença da mucosa intestinal (doença celíaca) ▪ Ressecções intestinais extensas ▪ Abetalipoproteinemia
Transporte defeituoso	▪ Doenças dos linfáticos intestinais (linfangiectasia intestinal primária ou secundária, doenças sistêmicas e afecções torácicas)
Mecanismos mistos ou de natureza desconhecida	▪ Ação de medicamentos (neomicina, colchicina) ▪ Infecções e parasitoses intestinais (estrongiloidíase) ▪ Neuropatia visceral (diabetes melito) ▪ Hipogamaglobulinemia

Aspectos das fezes na esteatorreia

O aumento do teor de gorduras pode induzir modificações nas fezes mesmo quando não há diarreia franca. As dejeções passam a ser volumosas, brilhantes ou lustrosas, com tendência a certo clareamento das fezes, as quais, não raro, ficam flutuando na água do vaso sanitário. Esta modificação da densidade deve-se ao aumento do seu conteúdo gasoso. Contudo, deve ser lembrado que fezes normais, contendo grande quantidade de gases, flutuam na água. A esteatorreia pode ser reconhecida, também, pela emissão de uma substância oleosa, esbranquiçada, que se mistura ou se adiciona às fezes; ou pela formação, na água do vaso sanitário, de gotas ou placas de gordura. Quando há perda acentuada de lipídios, pode haver relato de evacuações contendo exclusivamente gorduras.

Considerando que as gorduras constituem importante fonte de calorias, estados de má-absorção que resultam em esteatorreia frequentemente se manifestam por astenia, fadiga e perda de peso. Podem ocorrer também alterações dos hábitos alimentares, os quais, dependendo da natureza do processo patológico subjacente e da fase evolutiva, podem expressar-se tanto por hiperfagia como por anorexia. A hiperfagia constitui importante mecanismo de compensação. Por isso, quando a esteatorreia não é muito pronunciada, este aumento da ingestão impede o aparecimento das alterações nutricionais durante vários anos.

Como a absorção das vitaminas lipossolúveis (vitaminas A, D, E e K) depende da eficiência dos processos de digestão e absorção das gorduras, na esteatorreia de longa duração costumam surgir sinais e sintomas indicativos dessas carências, ou seja, hiperqueratose cutânea e cegueira noturna (vitamina A), doença óssea (vitamina D) e distúrbios hemorrágicos (vitamina K) (ver Parte 13, *Metabolismo*, Capítulo 126, *Vitaminas*).

Dor abdominal

A dor abdominal é sintoma comum das doenças do intestino delgado. Decorre dos vários mecanismos enumerados no Quadro 79.3.

Na caracterização semiológica da dor abdominal, é importante considerar o caráter da dor, a localização, a irradiação, a intensidade, o modo de início, as variações cronológicas, os fatores de melhora e de piora e as manifestações associadas.

Algumas particularidades de localização e irradiação da dor oriunda do intestino delgado são apresentadas na Figura 79.1.

Quando a dor tem origem exclusiva no intestino, sem que haja participação peritoneal, a sua localização é, em geral, imprecisa, sendo indicada pelo paciente em algum ponto próximo da região umbilical. Quando há comprometimento dos segmentos mais distais do íleo, ela se localiza um pouco abaixo

Quadro 79.3 Mecanismos da dor abdominal nas afecções do intestino delgado.

- Distensão da parede intestinal
- Aumento de tensão da musculatura intestinal
- Alterações vasculares: congestão e isquemia
- Inflamação intestinal
- Inflamação peritoneal

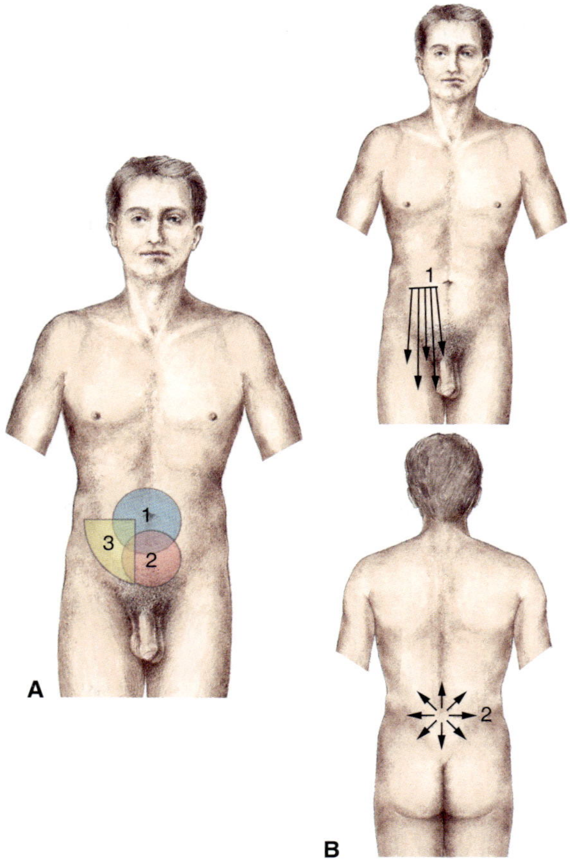

Figura 79.1 Localização e irradiação da dor originada no intestino delgado. O comprometimento do jejuno proximal provoca dor periumbilical (**A-1**). Quando há comprometimento de segmentos mais distais, ela pode ser sentida mais abaixo, entre a cicatriz umbilical e o hipogástrio (**A-2**). O comprometimento do íleo terminal pode provocar dor localizada no quadrante inferior direito (**A-3**). Quando se deve à inflamação do peritônio adjacente ao íleo terminal, a dor pode irradiar-se para a fossa ilíaca e para a raiz da coxa direita (**B-1**). A distensão do intestino delgado pode provocar dor irradiada para o dorso (**B-2**). (Adaptada de Köpf-Meier, 2006.)

da cicatriz umbilical, entre o mesogástrio e o hipogástrio. Se sua origem for no íleo terminal, é percebida no quadrante inferior direito. Quando decorre de uma peritonite restrita, sua localização corresponde ao local da sede do processo inflamatório. Aliás, com grande frequência, as doenças intestinais cursam com peritonite focal, sendo exemplo disso a doença de Crohn, que afeta preferencialmente o íleo terminal. Nesses casos, a sede mais comum da dor é o quadrante inferior direito do abdome. Por fim, quando há peritonite generalizada, ela é sentida difusamente por todo este local.

A irradiação da dor para outros locais depende do mecanismo etiopatogênico e da intensidade da estimulação dolorosa. Quando é motivada por distensão das paredes do intestino ou por contração vigorosa da sua musculatura, a dor é irradiada para o dorso somente se o estímulo for muito intenso. Quando há peritonite restrita, produzindo dor que se localiza em um ou outro quadrante inferior do abdome, pode haver irradiação para a base da coxa, independentemente da intensidade do estímulo doloroso (ver Figura 79.1).

A avaliação da intensidade da dor nem sempre é fácil, dado o seu caráter subjetivo. Depende da sensibilidade de cada pessoa e da natureza e da intensidade do processo patológico. Influem também os estados físico e emocional do paciente, se há outros sintomas e o efeito de medicamentos usados. Alguns indicadores da intensidade da dor são: mudanças importantes na vida do paciente, diminuição da capacidade de exercer as atividades usuais, interesse em procurar tratamento sintomático ou atendimento médico e necessidade de uso de analgésicos injetáveis.

A ocorrência de manifestações autonômicas, como náuseas, vômito, sudorese, palidez cutânea e inquietude, indica dor abdominal intensa.

É preciso se lembrar de obter dados sobre a natureza ou caráter da dor. A dor visceral, originada da distensão ou da contração das paredes musculares do intestino, costuma ser descrita como tendo caráter de "distensão" ou "torção". Quando há alterações inflamatórias, congestivas ou isquêmicas, é possível que se apliquem as designações "constrição" ou "peso". Sensações semelhantes a "queimação" ou "pontada" podem ser empregadas quando há participação do peritônio perivisceral no processo inflamatório.

O modo de início, abrupto ou vagaroso, pode auxiliar na descoberta da natureza do processo patológico. A duração de todo o quadro, permitindo sua caracterização como agudo, subagudo, crônico, redicivante, guarda relação direta com a evolução das várias doenças do intestino delgado.

Por fim, a duração dos episódios de dor e a descrição de modificações havidas em seu período de estado podem tornar possível a caracterização da verdadeira cólica intestinal. Esta se caracteriza por uma dor de início relativamente abrupto, com agravamento rápido e progressivo da sua intensidade que, no seu ápice, acompanha-se de manifestações autonômicas. Em seguida, a dor diminui gradualmente até tornar-se pouco intensa, ou mesmo desaparecer completamente. A cólica intestinal indica distensão das paredes do intestino ou contração de sua musculatura, contra uma obstrução, por exemplo.

Contribuem, também, para o reconhecimento das causas de dor abdominal as modificações deste sintoma em função das mudanças de posição do paciente. Quando a dor é gerada exclusiva ou predominantemente em segmentos do intestino, sem que haja comprometimento do peritônio, o paciente tende a movimentar-se intensamente, à procura de posições mais confortáveis, fletindo o tronco ou comprimindo o abdome com as mãos. De modo diferente, quando a dor provém de inflamação do peritônio, o paciente tende a ficar imóvel e quieto, pois os movimentos de flexão do tronco ou a compressão do abdome com as mãos costumam piorar a dor. O mesmo acontece com a tosse ou a movimentação brusca para sentar-se ou mudar de posição.

Quando a irritação peritoneal se localiza na fossa ilíaca direita, a dor pode piorar com a extensão completa do membro inferior deste lado, fazendo com que o paciente adote uma posição com semiflexão da coxa sobre o abdome, mesmo ao deambular. A relação da dor em fossa ilíaca/região inguinal com movimentos em que ocorre aumento da pressão intra-abdominal como durante tosse, defecação ou durante ato de pegar peso, sugere a presença de hérnias inguinais.

Outros dados de interesse são os efeitos da alimentação sobre a dor e a ocorrência concomitante de vômitos, distensão abdominal, meteorismo e modificações na eliminação de gases e fezes.

Quanto à alimentação, deve-se ficar atento para o fato de que, na maioria das vezes, há diminuição significativa da vontade de comer durante os episódios de dor, independentemente da causa que os origine. Quando está diretamente relacionada com o comprometimento do tubo digestório, a alimentação pode desencadear ou agravar a dor, o que nem sempre ocorre quando ela advém de inflamação peritoneal ou de uma afecção não ligada ao tubo digestório.

Conforme já salientado, o vômito pode fazer parte das manifestações autonômicas reflexas que acompanham qualquer dor abdominal intensa, constituindo, portanto, sintoma inespecífico. Entretanto, quando surge alguns minutos após o pico de intensidade máxima de uma cólica intestinal, com eliminação de material volumoso ou de cor escura e odor fecaloide, é quase certo tratar-se de obstrução intestinal. Nestes casos, costuma haver distensão abdominal e diminuição ou franca parada da eliminação de gases e fezes. Do mesmo modo, cólicas intestinais acompanhadas de meteorismo intenso, seguidas de eliminação abundante de gases e fezes com melhora importante ou completa do quadro doloroso, sugerem obstrução mecânica parcial transitória. Nestes casos, particularmente nos de evolução crônica, os pacientes podem relatar a percepção de "caroços móveis" no abdome, que correspondem ao peristaltismo visível.

Distensão abdominal, flatulência e dispepsia

Em grande número de doenças do intestino delgado, em especial nas associadas à má-absorção, pode ocorrer um conjunto de sintomas indicativos de repleção abdominal, provocados por aumento do conteúdo gasoso do tubo digestório. Estes sintomas, em geral, apresentam-se junto com diarreia, esteatorreia ou dor abdominal, mas também podem ocorrer isoladamente.

Sintomas dispépticos

Sintomas dispépticos são sensações desagradáveis, de natureza variada, atribuíveis às porções proximais do tubo digestório (estômago e duodeno). Frequentemente, ocorrem em associações diversas que incluem eructações, desconforto ou dor localizados no epigástrio, saciedade precoce, plenitude ou empachamento pós-prandial e náuseas, acompanhadas ou não de vômito.

Estes sintomas são produzidos por vários mecanismos etiopatogênicos, destacando-se o aumento do conteúdo líquido do intestino delgado, má-absorção ou deficiência de propulsão, e excesso de gases pela fermentação bacteriana de açúcares não absorvidos.

Deve ficar claro, na anamnese, se a distensão abdominal, a flatulência e outros sintomas dispépticos apresentam-se isoladamente ou não. Isto porque a associação com diarreia e, em particular, com esteatorreia sugere sempre a ocorrência de processo patológico causando má-absorção global dos nutrientes. Por outro lado, a concomitância deles com dor abdominal intensa, contínua, e exacerbações periódicas, pode indicar obstrução mecânica de algum segmento do tubo digestório. Neste caso, é possível observar períodos de diminuição ou de parada da eliminação de gases e de fezes. Cumpre ressaltar, contudo, que o feijão e outros vegetais que contêm certos açúcares complexos não digeríveis, passíveis de fermentação pelas bactérias do cólon, podem causar distensão abdominal e flatulência (ver Seção 3, *Estômago e Duodeno*, Capítulo 75, *Exame Clínico*).

Hemorragia digestiva

A hemorragia digestiva, embora não seja manifestação comum das doenças do intestino delgado, tem importância no diagnóstico etiológico e no prognóstico do paciente.

Conforme se vê no Quadro 79.4, ela pode ocorrer em várias afecções e por diversos mecanismos.

Quadro 79.4 Principais causas de hemorragia digestiva originada no intestino delgado.

Afecções de natureza inflamatória	▪ Doença de Crohn ▪ Tuberculose intestinal ▪ Paracoccidioidomicose ▪ Estrongiloidíase ▪ Enteropatia actínica
Tumores e condições associadas	▪ Pólipos (simples ou múltiplos) ▪ Neoplasias benignas (adenoma, liomioma, lipoma) ▪ Neoplasias malignas (linfomas, adenocarcinoma, carcinoide)
Afecções de natureza vascular	▪ Hemangiomas ▪ Angiodisplasias ▪ Telangiectasias ▪ Fístulas arteriovenosas ▪ Oclusões arteriais agudas ▪ Vasculites
Anomalias congênitas não vasculares	▪ Divertículo
Condições sistêmicas	▪ Púrpuras ▪ Leucemias ▪ Uremia ▪ Síndrome de má-absorção (deficiência de vitamina K)
Ação de medicamentos e de outras substâncias	▪ Ação local (álcool, salicilatos, sais de potássio) ▪ Ação sistêmica (corticosteroides, anticoncepcionais, anticoagulantes)

As manifestações clínicas dependem de vários fatores, entre os quais destacam-se a localização do sangramento e sua relevância, determinada pelo volume, velocidade e duração da perda sanguínea. Em geral, o sangramento de intestino delgado exterioriza-se como melena, pois há tempo para a digestão do sangue se o local do sangramento estiver entre o ângulo de Treitz e a válvula ileocecal. As fezes tornam-se enegrecidas, podendo ou não guardar uma leve tonalidade avermelhada. Quase sempre o sangramento no intestino delgado provoca aumento do teor líquido das fezes. Daí ser comum a associação de melena com amolecimento das fezes e aumento do número de evacuações ou com diarreia exuberante. Junto com a mudança da cor e da consistência, costuma haver modificação do aspecto das fezes, que ficam mais viscosas e aderentes. Nesse caso, os pacientes se referem à eliminação de "graxa" ou "cola" pretas. Quase invariavelmente, a melena apresenta outra característica peculiar: o odor pútrido.

Menos comumente, a hemorragia no intestino delgado expressa-se por enterorragia, isto é, eliminação de sangue vivo pelo ânus. Para que tal fato ocorra, é necessário haver uma das seguintes condições: local de sangramento próximo à válvula ileocecal, perda sanguínea rápida e volumosa e existência de fatores que acelerem a velocidade do trânsito intestinal. Mesmo quando o sangramento no intestino delgado se expressa por enterorragia, é provável que apareça também melena ou que o aspecto do sangue eliminado sugira algum grau de digestão.

Muito mais rara é a possibilidade de uma hemorragia no intestino delgado resultar em hematêmese. Isto só ocorre quando o sítio do sangramento é próximo ao ângulo de Treitz, ou está no duodeno, e se a hemorragia for maciça.

A origem, no intestino delgado, de hemorragia digestiva é sugerida quando coexistem os sintomas próprios das doenças intestinais.

> **Repercussões hemodinâmicas e hematológicas do sangramento**
>
> Sintomas relacionados com as repercussões hemodinâmicas e hematológicas do sangramento podem dominar o quadro clínico, de acordo com a quantidade de sangue perdido. Quando o sangramento é intenso e rápido, predominam as manifestações do colapso circulatório. Quando é menos rápido e menos intenso, os sintomas podem ser pouco expressivos. O paciente pode estar relativamente bem em repouso, mas, quando fica de pé ou faz algum tipo de exercício físico, aparecem tonturas, escurecimento da visão, sensação de vertigem, palpitações e hipotensão postural. As hemorragias pouco intensas e de baixo fluxo podem ser completamente inaparentes do ponto de vista clínico, sem mudança das características das fezes. Às vezes só se exteriorizam por anemia de instalação lenta, detectável somente à exploração laboratorial.

A ocorrência de diarreia e dor abdominal acompanhando o sangramento remete à doença de Crohn, aos linfomas, à tuberculose e à estrongiloidíase.

Problema clínico difícil é representado por hemorragia no intestino delgado, sem outras evidências de doença neste segmento do tubo digestório. Divertículo é responsável por cerca da metade desses casos, enquanto as neoplasias e as afecções de natureza vascular constituem as causas restantes.

Febre

A febre é manifestação comum nas doenças infecciosas, inflamatórias e neoplásicas do intestino delgado. Na maioria das vezes, apresenta-se junto com diarreia ou dor abdominal, mas, em certos casos, constitui manifestação isolada, precedendo em semanas ou meses o surgimento destas. Isto pode ser observado na doença de Crohn, nos linfomas, na tuberculose intestinal e na doença de Whipple.

Nas doenças de Crohn e de Whipple, a febre pode surgir junto com artralgia ou artrite. Nos linfomas generalizados com comprometimento intestinal ou na doença de Whipple, mesmo sem manifestações digestivas, a febre se acompanha de adenomegalias.

A febre pode se associar ao quadro de hemorragia digestiva alta, e nesse contexto é frequentemente ignorada ou mal interpretada. Ela resulta, provavelmente, da absorção de substâncias pirogênicas produzidas pela digestão de sangue extravasado para o lúmen do tubo digestório.

Febre alta, de início súbito, associada a mal-estar pode acompanhar a diarreia aguda, de curso benigno e autolimitado, cuja causa são as infecções bacterianas ou virais. Nas salmoneloses, a febre inicia-se vários dias após o aparecimento da diarreia, ou mesmo após esta ter cessado.

Febre alta, junto com dor abdominal aguda e intensa, é quase constante na inflamação peritoneal própria da diverticulite ou dos períodos de reagudização da doença de Crohn.

Febre baixa, episódica, coincidindo ou não com piora de outras manifestações, como a diarreia, pode ocorrer nas doenças celíaca, de Whipple, de Crohn e nos linfomas. Nestas neoplasias, em particular, a febre pode aparecer somente à noite e ser acompanhada de sudorese profusa.

Perda de peso

A perda de peso é uma alteração comum nas doenças do intestino delgado, estando relacionada com alimentação deficiente, má-absorção ou aumento do consumo metabólico.

São essenciais informações corretas e detalhadas sobre a alimentação do paciente em relação à evolução do emagrecimento. A anamnese deve enfocar o apetite, a disposição para comer e as características da alimentação, incluindo quantidade e qualidade dos alimentos, número, tipo e horário das refeições. Quando as informações sugerem redução da ingestão, convém verificar se existem razões aparentes, tais como alterações do estado emocional, sintomas que se agravem pela alimentação, uso concomitante de medicamentos e falta de alimentos.

Os sintomas que diminuem a tolerância aos alimentos são de vários tipos. Pacientes com dispepsia costumam apresentar piora das eructações e do desconforto epigástrico quando comem. Saciedade precoce e plenitude epigástrica são desencadeadas pelas refeições, mesmo quando de pequena quantidade. Em algumas circunstâncias, os pacientes apresentam vômito pós-prandial, o qual constitui forte motivo para reduzir a ingestão de alimentos. É interessante mencionar a situação dos pacientes com insuficiência da irrigação arterial dos intestinos que apresentam dor abdominal intensa de ocorrência exclusiva no período pós-prandial ("angina abdominal"). A descoberta pelo paciente de uma relação entre a dor abdominal e a alimentação gera um estado de verdadeiro pavor à comida (sitiofobia).

É relevante clinicamente observar se há emagrecimento, mesmo com aumento da ingestão de alimentos. Nesta circunstância, a redução do peso corporal adquire maior especificidade, como indicador de má-absorção ou de doença consumptiva.

> **Emagrecimento associado a outros sintomas**
>
> Em muitos pacientes, o emagrecimento aparece associado a evidências clínicas de doença do intestino delgado, tais como diarreia, esteatorreia, dor abdominal, melena e distensão abdominal. A esteatorreia, em particular, é um indicativo seguro de que a perda de peso resulta de má-absorção.
>
> Eventualmente, o emagrecimento pode ser a única manifestação de uma afecção do intestino delgado. Outras vezes, o emagrecimento precede, em algumas semanas ou meses, o aparecimento de manifestações clínicas indicativas do comprometimento intestinal, como se vê em alguns casos de linfoma.

Por fim, convém salientar que, independentemente da afecção subjacente e dos mecanismos etiopatogênicos responsáveis pelo emagrecimento, a evolução da curva ponderal pode ser tomada como bom indicador do estado geral de um paciente acometido por uma doença do intestino delgado.

Anemia

As doenças do intestino delgado podem provocar anemia, manifestada por palidez da pele, astenia, fraqueza muscular, fadiga ou cansaço, sonolência, irritabilidade, vertigens, zumbidos e percepção visual de "moscas volantes". Contudo, as queixas mais frequentes são as relacionadas com os sistemas cardiovascular e respiratório, destacando-se as palpitações, a dispneia de esforço e, em casos mais graves, as lipotimias.

A anemia pode decorrer de deficiência de ferro, vitamina B_{12} e/ou folatos, desnutrição proteica, depressão "tóxica" da eritropoese e hemorragia digestiva.

Em algumas condições é a única alteração clínica. Nestes casos, o diagnóstico da má-absorção só pode ser feito com o uso de exames complementares. Às vezes, a deficiência de ferro ou vitaminas pode ser sugerida por outros sintomas indicativos de carências nutricionais específicas. Quando estes sintomas ocorrem junto com diarreia, esteatorreia, distensão abdominal e perda de peso, o diagnóstico da má-absorção torna-se, então, mais fácil.

Quando a anemia se instala juntamente com melena, a causa mais provável é uma hemorragia digestiva.

Edema

Pode ser visto em várias afecções do intestino delgado, sendo quase sempre a expressão clínica da redução da pressão coloidosmótica do plasma acarretada por hipoalbuminemia. Redução da ingestão proteica, alteração da síntese de albumina pelo fígado ou sua perda excessiva são as causas da hipoalbuminemia. A redução do volume sanguíneo ativa o sistema renina-angiotensina-aldosterona, com perpetuação do mecanismo de retenção hidrossalina.

O edema manifesta-se, em geral, associado à diarreia, à esteatorreia, à dor abdominal ou aos sintomas indicativos de hemorragia digestiva. Contudo, o edema constitui, não raro, a única manifestação da perda gastrintestinal de proteínas (Quadro 79.5). O edema pode ser intenso, generalizado e acompanhado de derrame peritoneal e pleural, caracterizando o quadro de anasarca. Nos casos em que o mecanismo responsável é a obstrução linfática, a ascite costuma ser do tipo quiloso.

Na linfangiectasia intestinal pode haver concomitância de linfedema, ou seja, edema duro, inelástico, associado a espessamento e endurecimento da pele.

Manifestações de carências nutricionais específicas

As doenças do intestino delgado podem provocar má-absorção de um ou mais nutrientes, acarretando carências de vários tipos, muitas vezes agravadas pela insuficiente ingestão alimentar (Quadro 79.6).

A deficiência de hidratos de carbono, lipídios e proteínas pode ocasionar perda de peso, edema, alterações da pele e dos anexos.

A carência das vitaminas D e B_{12} é um indicativo indireto de duração prolongada do processo patológico subjacente, uma vez que o organismo tem, no fígado, um amplo depósito destas substâncias.

Apesar da existência de importantes mecanismos de compensação, em particular o que envolve as paratireoides, a deficiência de cálcio pode ser acentuada, em função de existirem várias possibilidades de distúrbio do seu aproveitamento, destacando-se: (1) defeito de absorção propriamente dito; (2) defeito de absorção de vitamina D com retenção renal deste cátion; (3) perda fecal aumentada do cálcio, na forma de sabões formados pela ligação do cálcio com ácidos graxos não absorvidos. A curto prazo, a depleção de cálcio pode resultar em sintomas neuromusculares, tipo câibras e parestesias. Ao longo dos anos, a reabsorção óssea que se processa como compensação da hipocalcemia pode gerar osteoporose, que se manifesta por dores ósseas e lombalgia (ver Parte 17, *Sistema Locomotor*, Seção 1, *Ossos*, Capítulo 158, *Doenças dos Ossos*).

Algumas condições associadas à má-absorção estão resumidas no Quadro 79.7.

A deficiência de um nutriente pode ainda ser causada pelas modificações da dieta do paciente em decorrência dos sintomas da doença, como acontece na hipolactasemia primária do adulto, em que a dieta sem leite e derivados, cronicamente, pode desencadear uma deficiência de cálcio.

Insuficiência endócrina

Quando se compromete a absorção de nutrientes, pode se instalar insuficiência de glândulas endócrinas. Os mecanismos

Quadro 79.5 Mecanismos etiopatogênicos e condições clínicas que provocam perda gastrintestinal excessiva de proteínas plasmáticas.

Obstrução da drenagem linfática gastrintestinal	▪ Linfangiectasia intestinal primária ▪ Linfangiectasia intestinal secundária a: • Paracoccidioidomicose ganglionar • Tuberculose • Linfomas • Insuficiência cardíaca congestiva
Inflamação ou exulceração da mucosa	▪ Neoplasias ▪ Doenças inflamatórias ▪ Doenças granulomatosas
Aumento da descamação epitelial	▪ Doença celíaca ▪ Doença de Ménétrier ▪ Gastroenteropatia eosinofílica ▪ Enteroparasitoses
Mecanismos mistos ou obscuros	▪ Enteropatias associadas à hipogamaglobulinemia ▪ Desnutrição ▪ Enteroparasitoses ▪ Síndrome pós-gastrectomia ▪ Paracoccidioidomicose ▪ Cirrose hepática ▪ Hipertensão portal esquistossomótica

Quadro 79.6 Principais manifestações clínicas de carências nutricionais específicas em doenças do intestino delgado.

Nutrientes	Manifestações
Vitamina A	Xeroftalmia, cegueira noturna, hiperqueratose cutânea
Vitamina D	Raquitismo e deficiência de crescimento na criança
Vitamina K	Púrpura, equimoses, sangramento gengival, genital e digestivo
Vitaminas do complexo B	Queilite, glossite, pelagra, parestesias e paresias; alterações do sistema nervoso central e periférico
Ácidos graxos essenciais	Lesões eczematoides na pele e nas extremidades
Eletrólitos (Ca, Mg, P, K)	Fraqueza muscular, cãibras, parestesias, paresias, tremores, dores ósseas

Quadro 79.7 Condições associadas à má-absorção isolada dos nutrientes.

Carboidratos	▪ Deficiência de lactase ▪ Deficiência de invertase-isomaltase ▪ Deficiência de trealase ▪ Má-absorção de glicose-galactose
Lipídios	▪ Abetalipoproteinemia
Aminoácidos	▪ Cistinúria ▪ Doença de Hartnup
Outros nutrientes	▪ Vitamina B_{12} ▪ Ácido fólico ▪ Magnésio

ainda não são bem entendidos, mas há uma tendência a atribuir tais alterações a desnutrição proteica, anemia crônica e carência de vitaminas e oligoelementos.

Em mulheres, a doença celíaca pode cursar com alterações menstruais e infertilidade. Nos homens, com disfunção sexual, perda da libido ou da potência. Em casos graves, pode haver sintomas de hipopituitarismo, com alterações de várias funções, podendo surgir um verdadeiro estado de hipogonadismo, com perda das características sexuais secundárias, amenorreia e, no homem, atrofia testicular.

Menos frequentemente, ocorrem manifestações de hipotireoidismo, tais como letargia, sonolência, intolerância ao frio, alterações da pele e mixedema.

EXAME FÍSICO GERAL

O exame físico geral e dos diferentes sistemas frequentemente revela alterações mais importantes do que o próprio exame do abdome.

A determinação da estatura e do peso corporal permite comprovar a deficiência do desenvolvimento somático provocada por doença de longa duração, evoluindo, em geral, desde a infância ou adolescência.

A desnutrição grave repercute claramente no aspecto geral do paciente, que se torna emagrecido, com redução do tecido subcutâneo e da massa muscular.

A pele apresenta-se fina, seca, áspera e descamativa; os pelos, escassos, finos, quebradiços e facilmente destacáveis.

Nos cabelos, costumam ser evidentes a descoloração e a queda localizada em áreas de atrito. As unhas ficam quebradiças, esbranquiçadas e com alterações da curvatura, acentuação da sua convexidade, alargamento da base ou de toda a falange distal, podendo adquirir o clássico aspecto do hipocratismo digital.

Quando há desnutrição proteica crônica e anemia intensa, pode haver inversão da curvatura das unhas, que passam a ser planas ou côncavas, recebendo a denominação "unha em colher" ou coiloníquia (ver Fâneros na Parte 6, *Sistema Tegumentar*, Capítulo 12, *Exame Clínico*).

A redução da massa muscular pode ser tão intensa que configura o quadro de caquexia, frequente nos casos graves da doença celíaca, da doença de Crohn, nas ressecções intestinais e nos linfomas do intestino delgado. Mais comum, contudo, é a diminuição do trofismo muscular com conservação da tonicidade. Na hipocalcemia grave, ou quando há hipomagnesemia ou hipopotassemia com depleção do cálcio, ocorrem contraturas musculares espontâneas, em geral induzidas pela movimentação de segmentos corporais. Nestes casos, manobras adequadas provocam o aparecimento dos sinais de Chvostek e de Trousseau (ver Parte 13, *Metabolismo*, Capítulo 127, *Metabolismo dos Mineras e dos Oligoelementos*, e Capítulo 128, *Desnutrição*).

O edema pode ser aparente na inspeção da face ou dos membros inferiores. Quando o extravasamento de líquido para o interstício é de pequena intensidade e os pacientes ficam longo tempo em decúbito dorsal, o edema só é detectado na região sacral.

O exame da pele pode evidenciar, também, lesões hemorrágicas tipo petéquias ou equimoses, indicativas de deficiência de vitamina K; hiperqueratose folicular, sugestiva de deficiência de vitamina A; ou lesões eczematoides, causadas por carência de ácidos graxos essenciais.

Eritema nodoso, pioderma gangrenoso e acrodermatite enteropática são encontrados em alguns pacientes com doença de Crohn. A presença de hiperpigmentação das palmas das mãos sugere espru tropical, e o baqueteamento digital pode estar presente nas doenças imunoproliferativas. O escurecimento da pele pode ser observado na doença celíaca.

Se houver anemia, as mucosas tornam-se descoradas e seu grau de umidade pode refletir a perda de água provocada por diarreia. Na cavidade bucal, queilose, queilite angular, atrofia das papilas linguais e glossite são indícios de deficiência de ferro, ácido fólico e/ou de vitaminas do complexo B. A pigmentação da mucosa da face interna dos lábios, formando áreas escurecidas bem delimitadas, sugere o diagnóstico da síndrome de Peutz-Jeghers, uma polipose familiar que acomete o intestino delgado.

O crescimento dos linfonodos pode ter excepcional valor diagnóstico. Nos linfomas com comprometimento intestinal, podem ser encontradas adenomegalias em várias cadeias. Nestes casos, os linfonodos são grandes, endurecidos, indolores e sem sinais inflamatórios. Na doença de Whipple há, em geral, crescimento moderado dos linfonodos em praticamente todas as cadeias periféricas. Na paracoccidioidomicose, o comprometimento intestinal ocorre com maior frequência na forma linfática da doença, na qual, ao lado do acometimento das cadeias abdominais profundas, há também crescimento de linfonodos periféricos.

Na doença de Crohn pode haver artralgia espontânea ou provocada, bem como artrite migratória, as quais, em geral, afetam grandes articulações. Na doença de Whipple, as mesmas alterações podem estar presentes, mas geralmente são poliarticulares, assumindo, em muitos casos, caráter deformante.

Hiperemia ocular pode também ser manifestação extraintestinal da doença de Crohn, no quadro de uveíte.

Alterações pulmonares, compatíveis com tuberculose ativa ou residual, são quase constantes nos pacientes com tuberculose intestinal. Também são encontradas em pacientes com linfangiectasia intestinal secundária.

A existência de insuficiência cardíaca descompensada de longa duração pode ser responsável pela linfangiectasia intestinal secundária, acarretando perda gastrintestinal de proteínas. Mas a causa mais importante desta condição clínica é a pericardite constritiva.

Na síndrome carcinoide, pode haver grave comprometimento das valvas cardíacas, em especial da tricúspide, o que provoca o característico sopro de insuficiência tricúspide.

O exame neurológico pode detectar alterações da consciência e das funções intelectuais em pacientes com desnutrição grave, em geral associada à deficiência de vitaminas do complexo B ou anemia importante. É possível o encontro de tremores, bem como o relato de convulsões e alucinações. O retardo do desenvolvimento mental é uma das manifestações da abetalipoproteinemia. As alterações mais encontradas ao exame neurológico, entretanto, são as decorrentes de carência de vitamina B_{12} ou de ácido fólico e que repercutem sobre os cordões posteriores da medula e nervos periféricos. As manifestações da neuropatia periférica são a diminuição da sensibilidade superficial, tátil, térmica e dolorosa, bem como discreta redução da atividade dos reflexos osteotendinosos. Estas anormalidades são, em geral, de grau leve ou moderado, exceto quando, além da doença intestinal, o paciente é etilista ou sofre de diabetes melito. Em casos mais graves, pode haver lesão medular com intensas alterações sensoriais superficiais, redução da sensibilidade profunda, proprioceptiva e vibratória, abolição dos reflexos profundos, bem como distúrbios da marcha (ver Parte 18, *Sistema Nervoso*, Capítulo 174, *Doenças do Sistema Nervoso*).

O exame da região perineal e do ânus é importante nos pacientes com doença de Crohn, nos quais pode haver fissuras, fístulas e abscessos perirretais. Em muitos casos, estes achados constituem a principal manifestação da doença, precedendo por muito tempo o aparecimento de outros sintomas e sinais. Fissuras anais, bem como escoriações anais e vaginais, podem também ser encontradas em pacientes com deficiência de vitaminas do complexo B ou com anemia ferropriva.

EXAME DO ABDOME

À inspeção, o abdome pode apresentar-se escavado, quando houver acentuada desnutrição, como pode ser visto na doença celíaca, nos linfomas e na doença de Crohn. Mais frequentemente, contudo, o abdome apresenta-se com volume aumentado, adquirindo a forma globosa. Tal aumento pode se dever ao maior conteúdo líquido e gasoso das alças intestinais, como ocorre nos pacientes com má-absorção. Globosidade acentuada pode ser devido a ascite ou neoplasia. Na ascite, ou quando há distensão das alças intestinais, o aumento do volume é, em geral, simétrico. Havendo massas abdominais, pode haver assimetria notável, causada por abaulamentos localizados. Retrações quase sempre são consequências tardias de intervenções cirúrgicas ou de traumas abdominais.

A palpação superficial do abdome permite a constatação de hipotrofia da parede nos casos de desnutrição ou o aumento da tensão nas distensões hidroaéreas das alças intestinais e nas ascites de grande volume. Pode, ainda, revelar hipertonia associada a inflamações peritoneais localizadas ou generalizadas. A palpação superficial bimanual, feita cuidadosamente, pode detectar regiões de maior resistência (defesa abdominal), o que contribui para a identificação do local mais comprometido. O encontro concomitante de hiperestesia cutânea e de dor à descompressão brusca (sinal de Blumberg) compõe o quadro da irritação peritoneal (ver Parte 11, *Sistema Digestório*, Seção 8, *Parede e Cavidade Abdominais*, Capítulo 97, *Doenças da Parede e da Cavidade Abdominal*).

Em condições normais, os segmentos do intestino delgado não são acessíveis à palpação profunda do abdome. Entretanto, quando existem alças dilatadas ou distendidas por aumento do seu conteúdo hidroaéreo, é possível perceber estruturas de forma cilíndrica com características semelhantes às do ceco de pessoas normais.

Entre as afecções do intestino delgado, a doença de Crohn, a de Whipple, a tuberculose, a paracoccidioidomicose e as neoplasias são as que podem manifestar-se por massas abdominais. No grupo das neoplasias, há que ressaltar os linfomas, o carcinoide e as de origem muscular, como os tumores estromais gastrintestinais (GIST), leiomiomas e leiomiossarcomas. Na doença de Crohn, as massas abdominais podem decorrer de infiltração inflamatória do intestino ou de verdadeiros "plastrões" formados pela aderência de alças ao peritônio, havendo ou não fistulização entre os componentes destas estruturas. Formação de abscessos não é incomum. Quase sempre há dor à palpação profunda no local das massas e, não raramente, ocorre dor à descompressão dos planos que as recobrem. Nos casos de tuberculose, paracoccidioidomicose, linfomas e doença de Whipple, as massas podem corresponder a linfonodos hipertrofiados. Nestes casos, elas costumam ser duras, fixas, indolores, de tamanho e localização muito variáveis. Massas abdominais móveis sugerem a origem do processo no próprio tubo digestório, como se observa nas neoplasias benignas.

Quando há aumento do volume abdominal por distensão gasosa das alças intestinais, é comum o encontro de hipertimpanismo generalizado. Entretanto, quando ao acúmulo de gases se junta o aumento do conteúdo líquido, como se vê nos estados de má-absorção acentuada ou em segmentos proximais à obstrução, a distensão abdominal pode acompanhar-se de submacicez ou macicez. Nestas condições, impõe-se o diagnóstico diferencial com ascite.

O fígado pode estar moderadamente aumentado na desnutrição grave, o que se atribui à infiltração gordurosa do órgão. Quando há proliferação do sistema reticuloendotelial, como nas infecções, doenças inflamatórias e neoplásicas, pode haver aumento moderado do fígado, cujas características palpatórias são conservadas. Na síndrome carcinoide, é frequente o encontro de uma grande hepatomegalia. Nesta condição, a

Peristaltismo visível

Um dos achados mais importantes da inspeção do abdome é o peristaltismo visível. Em pessoas desnutridas, com abdome plano ou escavado e paredes abdominais hipotrofiadas, é possível observar os movimentos peristálticos do tubo digestório, não assumindo caráter patológico. Adquire valor especial quando, independentemente das condições da parede abdominal, os movimentos peristálticos são bem visíveis, ocorrendo com periodicidade constante. Quando há concomitantemente dor abdominal em cólica e ruídos hidroaéreos, isso confere grande significado aos movimentos peristálticos visíveis, pois levanta a possibilidade de oclusão ou suboclusão intestinal.

A localização dos movimentos peristálticos, a determinação do seu sentido e a frequência das ondas de contração são dados úteis para a identificação do segmento do tubo digestório que se encontra ocluído.

Quando a oclusão se situa no intestino delgado, os movimentos peristálticos são perceptíveis em pontos próximos à cicatriz umbilical e não têm propagação preferencial, podendo dirigir-se tanto de cima para baixo como ao contrário. Já o peristaltismo visível do estômago, provocado por obstrução pilórica, situa-se no epigástrio ou mesogástrio e tem a sua frequência de contrações fixada, praticamente, em 3 ondas peristálticas por minuto. Os movimentos peristálticos das alças cólicas localizam-se na sua área de projeção na parede abdominal e propagam-se no sentido do peristaltismo que o segmento em questão apresenta em condições normais.

Ausculta do abdome

A ausculta do abdome pode fornecer informações úteis e deve ser realizada entre a inspeção e a palpação/percussão.

O aumento da frequência e da intensidade dos borborigmos, que chegam a ser audíveis a distância, indica movimentação anormal do conteúdo hidroaéreo intraluminal. Isto costuma ocorrer nas doenças associadas à má-absorção, nos transtornos da motilidade e, em particular, se houver oclusão intestinal. Neste caso, pode haver aumento da duração do período de ocorrência dos ruídos, bem como modificação do timbre, que adquire tonalidade metálica ou musical. Por outro lado, os ruídos hidroaéreos podem estar diminuídos, ou mesmo abolidos, quando a motilidade gastrintestinal cessa, em resposta reflexa à inflamação peritoneal ou à isquemia da parede intestinal.

superfície torna-se nodular e a palpação pode despertar dor, conjunto este indicativo de infiltração metastática do parênquima hepático.

A esplenomegalia é achado incomum, mas um discreto aumento do baço pode acompanhar a hepatomegalia originada da proliferação do sistema reticuloendotelial. Um baço muito aumentado, associado a hepatomegalia, em pacientes com diarreia, dor abdominal, anemia e febre, deve levantar a suspeita de linfoma comprometendo o intestino.

Ver e-Figura 79.1 e Vídeo 79.1 para complementar o conteúdo.

Acesse o conteúdo *online*:

http://uqr.to/20wf2

BIBLIOGRAFIA

Castro LP, Coelho LGV. Gastroenterologia. Rio de Janeiro: Medsi, 2004.

Dani R. Gastroenterologia essencial. 4. ed. Rio de Janeiro: Guanabara Koogan, 2011.

Feldman M, Friedman LS, Brandt LJ (eds.). Sleiseger and Fordtran's gastrintestinal and liver disease. 10. ed. Philadelphia: Saunders Elsevier, 2016.

Köpf-Meier P. Wolf-Heidegger Atlas de anatomia humana. Rio de Janeiro: Guanabara Koogan, 2006. 873 p.

Porto CC. Exame clínico. 8. ed. Rio de Janeiro: Guanabara Koogan, 2017.

Porto CC, Porto AL. Clínica Médica na prática diária. 2. ed. Rio de Janeiro: Guanabara Koogan, 2022.

Prado J. Tratado das enfermidades gastrintestinais e pancreáticas. São Paulo: Roca, 2008.

Zaterka S, Eisig JN (eds.). Tratado de gastroenterologia: da graduação à pós-graduação. São Paulo: Atheneu, 2011.

CAPÍTULO 80

Exames Complementares

Américo de Oliveira Silvério,
Bianca Rosa Rodrigues Rebelo

INTRODUÇÃO

Os exames complementares incluem avaliação bioquímica, hematológica e sorológica, avaliação funcional, exames de imagem, endoscopia ou enteroscopia endoscópica, cápsula endoscópica, biopsia intestinal, cintilografia, exames parasitológico e bacteriológico das fezes.

AVALIAÇÃO BIOQUÍMICA, HEMATOLÓGICA E SOROLÓGICA

Os níveis séricos de albumina estão frequentemente diminuídos nas doenças do intestino delgado. Tal redução não é, em geral, muito intensa, exceto nas afecções nas quais há perda intestinal de proteínas. Nesse caso, costuma haver queda de todas as frações proteicas, em particular da gamaglobulina. Diminuição muito acentuada dessa fração, junto com redução modesta dos níveis de albumina, sem anormalidades nas outras frações, sugere o diagnóstico de hipogamaglobulinemia primária (ver Parte 16, *Sistema Imunológico*, Capítulo 154, *Doenças Imunológicas*).

A investigação de desnutrição proteico-calórica pode ser mais bem avaliada pela dosagem da pré-albumina ou transferrina que têm meia-vida menor e assim refletem melhor a carência proteica.

Hipergamaglobulinemia pode ocorrer em todas as doenças crônicas, seja de natureza infecciosa, inflamatória ou neoplásica. A doença de Crohn, a blastomicose, a tuberculose e os linfomas podem causar grande aumento dos níveis de gamaglobulina.

Nas diarreias profusas, com perda de grande quantidade de água e eletrólitos, pode haver importante redução dos níveis séricos de sódio, cloro e potássio, bem como alterações do pH do sangue e das concentrações de CO_2 e bicarbonato, definidoras da acidose metabólica (ver Parte 12, *Sistema Endócrino*, e Parte 13, *Metabolismo*).

Na síndrome de má-absorção, há, frequentemente, redução das taxas de eletrólitos, bem como cálcio, ferro, magnésio e fósforo. Também sofrem queda os níveis de colesterol, caroteno, vitamina A e vitamina B_{12}.

A deficiência de vitamina D, na ausência de hipocalcemia importante, pode ser indicada por hipofosfatemia juntamente com elevação das taxas da fosfatase alcalina, além de alteração da excreção urinária de cálcio e fósforo. Já a deficiência de vitamina K é sugerida pela diminuição da atividade da protrombina. Sua carência é comprovada pela normalização do tempo de protrombina após administração parenteral dessa vitamina.

Exame hematológico

A diminuição da hemoglobina e do hematócrito, bem como dos glóbulos vermelhos, indica anemia, mas a intensidade e o tipo desta dependem dos mecanismos subjacentes (ver Parte 15, *Sistema Hematopoético*, Capítulo 150, *Doenças do Sangue*).

> **Raciocínio diagnóstico**
>
> O encontro de anemia hipocrômica microcítica sugere carência de ferro, enquanto a anemia macrocítica indica deficiência de vitamina B_{12}, de ácido fólico ou de ambos. Na síndrome de má-absorção, há carência de todos estes nutrientes, produzindo padrões variados de anemia.
>
> Dependendo da etiologia do processo, pode haver predomínio da carência de alguns dos elementos necessários à eritropoese. Assim, na doença celíaca encontra-se mais frequentemente anemia hipocrômica microcítica, própria da deficiência de ferro, enquanto a proliferação bacteriana no intestino delgado resulta em anemia macrocítica. Lesões ileais, que prejudicam a absorção de vitamina B_{12}, provocam macrocitose.
>
> Nas hemorragias agudas, a anemia (normocítica e normocrômica) pode ser intensa. Já nas hemorragias continuadas, instala-se a carência de ferro, que provoca microcitose e hipocromia.

O número total de glóbulos brancos pode estar moderadamente aumentado em todas as condições nas quais há uma "reação geral de alerta", como nos períodos de agudização das doenças inflamatórias, nas afecções de natureza infectoparasitária ou na hemorragia digestiva aguda. Leucocitose acentuada é incomum, exceto em algumas complicações da doença de Crohn, como a perfuração de alças intestinais. O predomínio de formas jovens de neutrófilos pode ocorrer, acompanhando a leucocitose. Eosinofilia é observada nos processos de natureza parasitária e nas afecções de base alérgica. Nestas últimas, o número absoluto de eosinófilos pode atingir cifras muito altas, compondo o quadro da gastroenteropatia eosinofílica.

O número absoluto de linfócitos encontra-se diminuído na linfangiectasia intestinal, o que se deve à perda gastrintestinal destes elementos celulares. A linfopenia ocorre também na infecção pelo HIV.

Exames imunológicos

Incluem as provas sorológicas específicas para paracoccidioidomicose, criptosporidiose, giardíase e amebíase, e o teste tuberculínico e ensaios de liberação de interferona-gama na tuberculose. Testes sorológicos podem ser feitos na amostra de fezes para pesquisa de toxinas A e B do *Clostridioides difficile*.

Marcadores sorológicos podem também ser úteis no diagnóstico da doença de Crohn e, sobretudo, no diagnóstico diferencial com a retocolite ulcerativa, quando há comprometimento exclusivo do intestino grosso. Na doença de Crohn, ocorre alta taxa de positividade para o anticorpo contra a levedura *Saccharomyces cerevisiae* (ASCA) e, diferentemente da retocolite ulcerativa, menor taxa de positividade do anticorpo contra o citoplasma de neutrófilos, do tipo perinuclear (pANCA). Em casos nos quais se suspeita do diagnóstico da doença celíaca, é útil a determinação de anticorpos antiendomísio, antigliadina e antitransglutaminase, que apresentam altos níveis de sensibilidade e de especificidade, especialmente anticorpos da classe IgA.

A dosagem de imunoglobulinas, além de mostrar redução importante e generalizada na hipogamaglobulinemia primária, pode ser feita de forma específica para IgE (aumenta nas alergias alimentares e pode ou não aumentar nas enteropatias eosinofílicas), IgA (deficiência de IgA tem associação com doença celíaca e influencia diretamente o diagnóstico desta).

Testes genéticos incluem a pesquisa de HLA-DQ2 ou DQ8 (fortemente associados à doença celíaca) e a pesquisa do polimorfismo LCT-13910C>T para o diagnóstico da hipolactasia primária do adulto. Essa variante apresenta associação bem estabelecida com a não persistência da lactase, estando o genótipo CC vinculado com a predisposição à intolerância à lactose, enquanto os genótipos TT e CT sugerem manutenção da habilidade de digerir o carboidrato ao longo da vida.

AVALIAÇÃO FUNCIONAL

A determinação do pH (baixo nas situações de má-absorção de carboidratos) e a inspeção visando caracterizar volume, consistência e se há restos alimentares digeríveis ou de gordura podem fornecer dados indicativos do comprometimento do delgado.

A dosagem de sódio e potássio é importante para o cálculo do *gap* osmótico fecal (alto nas diarreias osmóticas e baixo nas secretoras). A pesquisa de leucócitos nas fezes permite a identificação de diarreias inflamatórias. Pode ser feita ainda a dosagem de lactoferrina ou calprotectina fecal, produtos de neutrófilos com melhores sensibilidade e especificidade em relação à microscopia.

A pesquisa de sangue oculto também auxilia na suspeição de doenças inflamatórias ou neoplásicas, utilizando-se dois métodos diferentes, com sensibilidade e especificidade distintas. Pode ser feito com cromógenos (método guáiaco), que se baseia na conversão oxidativa na presença da hemoglobina (que tem atividade de pseudoperoxidase) e apresenta alta interferência com alimentos, coleta e dessecação da amostra. Com menor índice de falso-positivo, são os testes imunoquímicos fecais, em que anticorpos detectam a hemoglobina humana, sem interferência de fatores alimentares ou medicamentos.

A pesquisa qualitativa de gordura fecal consiste no estudo, ao microscópio, de amostra aleatória de uma suspensão em solução salina, após hidrólise ácida ou térmica e adição de um corante específico para gorduras, como o Sudan III. O encontro de gotas coradas em amarelo-alaranjado torna possível a comprovação da esteatorreia. Apesar da possibilidade de ocorrência de falsos resultados, principalmente, falso-negativos, trata-se de exame útil, sobretudo quando é fortemente positivo, em casos com alto grau de suspeição da ocorrência de esteatorreia.

A determinação química do teor de gordura fecal é o método mais preciso para a comprovação e quantificação da esteatorreia. Para isso são colhidas fezes durante 72 horas, tomando-se o cuidado de manter o paciente em dieta com 80 a 100 g de gorduras por dia. As pessoas normais excretam, no máximo, 7 g/24 horas. Valores acima deste limite indicam esteatorreia, a qual pode atingir taxas iguais ou superiores a 50 g/24 horas na insuficiência pancreática e nas enteropatias difusas crônicas, como a doença celíaca ou de Whipple. Em outras condições causadoras de má-absorção, como síndrome pós-gastrectomia e proliferação bacteriana, os valores, em geral, não excedem 20 g/24 horas. No entanto, por sua complexidade, é realizada apenas em laboratórios especializados.

A calprotectina fecal é um biomarcador fecal útil para diferenciar pacientes com doença funcional daqueles com doença orgânica, especialmente a doença intestinal inflamatória, com elevada sensibilidade e razoável especificidade. Pode ser utilizada tanto para a seleção de pacientes para serem submetidos aos exames endoscópicos, quanto no acompanhamento da resposta terapêutica e na predição da recidiva.

Teste da d-xilose

A medida da excreção urinária da d-xilose após a administração oral deste açúcar constitui um método para estudar a absorção intestinal de modo independente da digestão.

Após a ingestão de 25 g de d-xilose, observa-se, nas pessoas normais, excreção de 4 g ou mais na urina emitida nas primeiras 5 horas após sua administração. Valores inferiores indicam distúrbio da absorção. Nos processos globais de má-absorção com esteatorreia, o encontro de valores normais na prova de d-xilose sugere, fortemente, distúrbio da digestão, como ocorre na insuficiência pancreática. Falsos resultados normais podem aparecer em doenças intestinais proximais de leve ou moderada intensidade e em doenças do delgado distal.

Nas condições nas quais há acentuada proliferação bacteriana no intestino delgado, o teste da d-xilose pode ser anormal devido ao consumo do açúcar pelas bactérias, antes da sua absorção.

O teste da d-xilose sofre interferência de vários fatores, entre os quais o trânsito gastrintestinal e a filtração glomerular. Desidratação ou ascite pode determinar redução da excreção renal da d-xilose. Por estas razões, o teste da d-xilose é de limitado valor clínico e tem sido substituído pela biopsia intestinal.

A má-absorção pode ser secundária a uma má digestão (e não necessariamente por doenças da mucosa intestinal); logo, a avaliação da função pancreática exócrina pode fazer parte da investigação de quadros disabsortivos para diagnóstico diferencial, com a realização da pesquisa/quantificação de elastase e quimiotripsina fecais.

Teste do hidrogênio

O estudo funcional da digestão e da absorção dos hidratos de carbono pode ser feito com o teste do hidrogênio (H_2) no ar expirado, medido por cromatografia gasosa.

Em condições normais, os açúcares sofrem digestão e absorção quase completa no intestino delgado; apenas uma fração irrelevante atinge o cólon. Mas, havendo má digestão ou má-absorção, uma quantidade considerável dos açúcares chega ao cólon, no qual sofrem fermentação bacteriana, produzindo grande quantidade de H_2, que é absorvido e excretado pelos pulmões. Deste modo, um grande aumento das concentrações de hidrogênio no ar expirado, 60 a 90 minutos após a ingestão de um açúcar, é indicativo sensível e específico de má-absorção dos hidratos de carbono ingeridos.

O teste do hidrogênio é usado para o estudo da absorção de açúcares como a lactose, a sacarose, a maltose, o amido e a frutose. É indicado, também, para o diagnóstico de sobrecrescimento bacteriano do intestino delgado. Para esse fim, usa-se como substrato a glicose, que em condições normais, é rapidamente absorvida e metabolizada, sem produção de H_2. Se houver contaminação bacteriana no jejuno, observam-se uma ou mais elevações em "pico" na concentração de H_2, precocemente, antes dos 60 minutos após a ingestão do substrato. A proliferação bacteriana no intestino delgado pode ser, também, determinada com o uso de lactulose, um dissacarídeo não absorvível, como substrato. Níveis elevados da concentração de H_2 no ar expirado de um paciente em jejum (sem a ingesta de qualquer substrato) representam, por si sós, forte indicação de aumento da população bacteriana no intestino delgado ou no estômago. A correta limpeza da cavidade oral, com boa escovação e enxágue com antissépticos bucais, é essencial para que a colonização de bactérias da boca não interfira nos resultados avaliados.

Tempo de trânsito orocecal

A lactulose é usada, também, para a medida do tempo de trânsito orocecal, parâmetro que se altera em vários transtornos da motilidade digestiva. A chegada ao ceco da lactulose é seguida de grande aumento dos níveis de H_2 no ar expirado, em decorrência da digestão deste açúcar pelas bactérias da flora normal do intestino grosso. Desse modo, o tempo decorrido entre a ingestão da lactulose e o início da elevação da concentração de H_2 equivale ao tempo de trânsito da boca ao ceco. A interpretação de um tempo de trânsito orocecal alterado deve ser feita com cautela, pois não se refere apenas ao trânsito do intestino delgado, mas também à motilidade gástrica, não podendo descartar um quadro de gastroparesia, por exemplo.

TESTE DA EXCREÇÃO FECAL DE MACROMOLÉCULAS MARCADAS. A perda gastrintestinal de proteínas pode ser detectada e medida pelo teste da excreção fecal de macromoléculas marcadas. A mais utilizada é a albumina-^{51}Cr, a qual, uma vez injetada na circulação, não extravasa do meio interno para o lúmen gastrintestinal, em condições normais. Assim sendo, o encontro de níveis elevados de radioatividade nas fezes, após a injeção venosa da albumina-^{51}Cr, pode comprovar a perda anormal de proteínas pelo tubo digestório. A determinação concomitante da radioatividade plasmática e fecal em períodos de 24 horas possibilita estimar o *clearance* das proteínas plasmáticas para o lúmen gastrintestinal, o que assegura maior precisão ao teste.

Síndrome carcinoide

O diagnóstico laboratorial da síndrome carcinoide baseia-se no encontro de níveis elevados do ácido 5-hidroxi-indolacético (5-HIAA) na urina, metabólito da serotonina, produzido em grande quantidade pelos tecidos neoplásicos. Excreção urinária superior a 50 mg/24 horas é considerada indicativa da síndrome carcinoide. Níveis mais baixos, menores que 20 mg/24 horas, podem ser encontrados nas enteropatias difusas crônicas e quando há proliferação bacteriana.

Marcadores menos específicos como a cromogranina podem ser dosados, que ao contrário do 5-HIAA pode ser usada tanto na detecção de tumores neuroendócrinos funcionantes como não funcionantes. É usada também para seguimento pós-ressecção.

EXAMES DE IMAGEM

Os exames de imagem incluem radiografia simples do abdome, exame radiológico contrastado, arteriografia, ultrassonografia, tomografia computadorizada e ressonância magnética.

Radiografia simples de abdome

A radiografia simples do abdome tem indicação no diagnóstico das síndromes obstrutivas e na perfuração de alças (Figura 80.1).

Nas obstruções por obstáculo mecânico, as alças delgadas apresentam-se dilatadas e com níveis líquidos. Na síndrome pseudo-obstrutiva, as dilatações de outros segmentos do tubo digestório associam-se às do delgado. As perfurações são demonstradas pelo ar livre na cavidade peritoneal na região subdiafragmática. Alça rígida, cheia de ar, com irregularidades na superfície, sugere doença isquêmica. Dilatações aneurismáticas das alças ocorrem nos linfomas.

A radiografia simples pode mostrar imagens de calcificações de linfonodos mesentéricos, o que pode auxiliar no diagnóstico de tuberculose intestinal, bem como de calcificações pancreáticas, evidência de comprometimento do órgão. As calcificações pancreáticas são achados comuns da pancreatite crônica, sendo diagnóstico diferencial de má-absorção.

Exame radiológico contrastado

O exame radiológico contrastado do intestino delgado tem por finalidade caracterizar a existência de lesão nas paredes do órgão, sua possível natureza, posição e extensão, além das alterações funcionais. A opacificação é obtida pela ingestão de contraste. Após a ingestão, sempre feita com o paciente em jejum de 10 a 12 horas, estudam-se o estômago e o duodeno, e, em seguida, acompanha-se o trânsito do contraste ao longo do delgado com sucessivas radiografias, até o íleo terminal (Figura 80.2).

Um achado característico de tuberculose ileocecal é a conificação do ceco. O íleo terminal acometido pela tuberculose

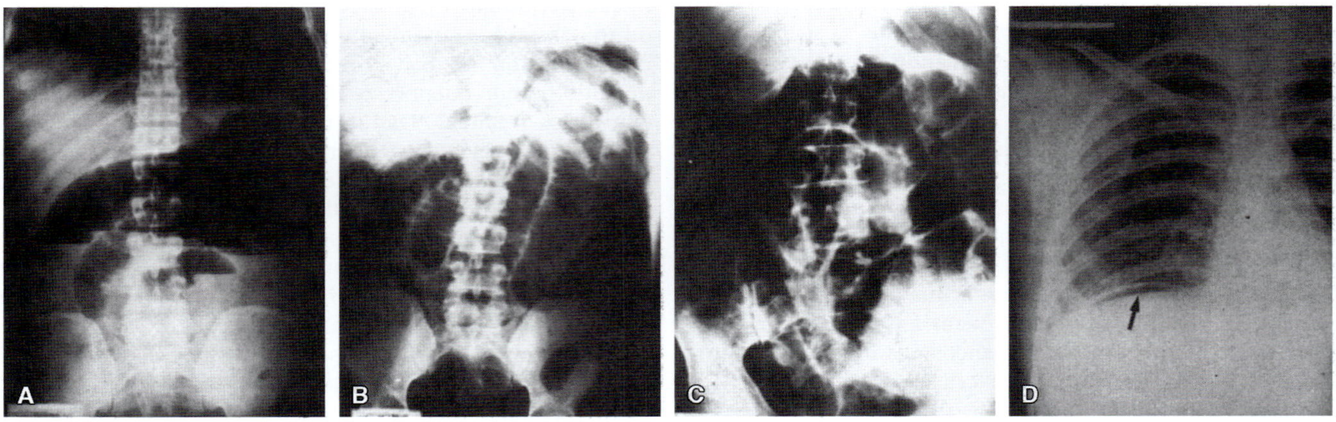

Figura 80.1 Radiografias simples do abdome. **A.** Níveis hidroaéreos observados em pacientes com obstrução do íleo por bridas pós-operatórias. **B.** Distensão de alças delgadas reconhecidas pela imagem característica que lhes dão as válvulas de Kerckring. **C.** Distensão e irregularidade em alças intestinais em pacientes com isquemia mesentérica. **D.** Coleção aérea subdiafragmática direita em caso de perfuração do íleo.

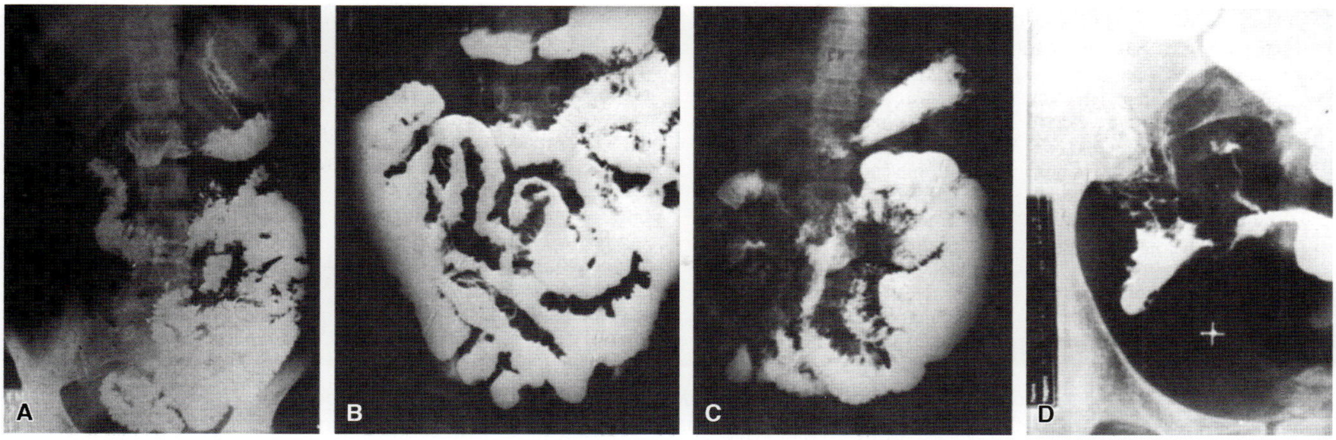

Figura 80.2 Radiografias contrastadas do intestino delgado. A. Alterações do relevo mucoso determinadas por espessamento edematoso da mucosa do intestino delgado proximal, incluindo duodeno, em paciente com estrongiloidíase. B. Irregularidades de contornos das alças com espículos (úlceras), áreas de estreitamento e aumento da espessura das paredes (alças afastadas umas das outras) em caso de blastomicose. C. Irregularidades nos contornos e imagens de nódulos em paciente com linfoma primário do intestino delgado. D. Região do íleo terminal onde pode ser notada a imagem em pedra de calçamento (*cobblestones*) e de uma fístula em caso de doença de Crohn.

esvazia-se diretamente no cólon ascendente estenótico, sem opacificação do ceco contraído e fibrótico, caracterizando o sinal de Stierlin.

O exame radiológico contrastado do intestino delgado pode revelar alteração do calibre das alças (estenoses ou dilatações), excesso de secreção (pela diluição do contraste), alteração das pregas mucosas (espessamento, irregularidade), presença de nódulos e ulcerações.

FÍSTULAS. São identificadas como trajetos que vão além dos limites anatômicos das alças, atingindo órgãos situados nas imediações (bexiga, vagina, cólon ou outras alças delgadas) ou a parede abdominal. São observadas na doença de Crohn, blastomicose e linfomas.

DIVERTÍCULOS. Apresentam-se como formações arredondadas e lisas anexas às alças, podendo apresentar nível líquido. São mais comuns no duodeno.

ALTERAÇÕES NO MESENTÉRIO. O desenvolvimento de processos infiltrativos, inflamatórios ou neoplásicos no mesentério faz com que as alças se mostrem rígidas e afastadas entre si. Aderências mesentéricas retráteis podem provocar angulações das alças que podem chegar até a obstrução.

Arteriografia

A arteriografia torna possível a visualização do sistema arterial que supre o intestino delgado. Um cateter introduzido em uma artéria, frequentemente a femoral, é levado até a artéria emergente da aorta que se quer estudar. O método possibilita identificar o local de uma hemorragia aguda, bem como doenças vasculares (aterosclerose, arterites), aneurismas e tumores.

Ultrassonografia

A ultrassonografia pode identificar espessamento de alças, estreitamento do lúmen, trajetos fistulosos, tumores, intussuscepção intestinal, cistos e ascite. Pelo processo do ecodoppler pode-se estudar a irrigação do intestino delgado. A ultrassonografia no contexto das doenças de intestino delgado não tem uma aplicação muito abrangente, porém pode ser útil em situações específicas como em um quadro de obstrução em recém-nascidos, em que pode ser definida a má rotação intestinal (a veia mesentérica superior é vista localizada à esquerda da artéria mesentérica superior) e também fazer diagnóstico diferencial com estenose hipertrófica de piloro.

Tomografia computadorizada

A tomografia computadorizada (TC) do intestino delgado é feita após a ingestão de solução de contraste baritado ou iodado. Possibilita a identificação de anomalias congênitas (divertículo, má rotação etc.), o estudo de processos inflamatórios das alças (p. ex., doença de Crohn), a detecção de linfonodos anormais e é útil no diagnóstico da obstrução intestinal aguda ou crônica e da oclusão das artérias e veias mesentéricas.

Ressonância magnética

A ressonância magnética (RM) do intestino delgado exige que ele esteja quiescente, o que é obtido com o uso de agente antiperistáltico ou com jejum de pelo menos 5 horas. Utiliza-se também a RM com supressão de gordura e contraste de gadolínio, obtendo-se resultados comparáveis aos da TC. Ela se revela particularmente útil na avaliação de doença de Crohn e no estudo das afecções vasculares (angiorressonância).

ENDOSCOPIA

O intestino delgado é acessível ao exame com gastroduodenoscópios (Figuras 80.3 e 80.4), colonoscópios (íleo terminal) e, mais recentemente, com enteroscópios e a cápsula endoscópica.

Edema e enantema caracterizam as duodenites. Podem ser também observadas erosões da mucosa, em geral múltiplas, provocadas pela ação cloridropéptica ou por substâncias exógenas agressivas (p. ex., álcool). Formações polipoides constituídas de adenomas, hamartomas (síndrome de Peutz-Jeghers), adenocarcinomas e linfomas são raras no duodeno. Elevações múltiplas e de pequeno tamanho caracterizam a hiperplasia nodular linfoide, quase invariavelmente associada a giardíase e deficiência de IgA e IgG. A hiperplasia das glândulas de Brünner pode determinar a formação de adenoma isolado ou hiperplasia nodular ou difusa. Na doença celíaca, nota-se atrofia da mucosa, bem como, ocasionalmente, o aspecto em mosaico característico. Divertículos são

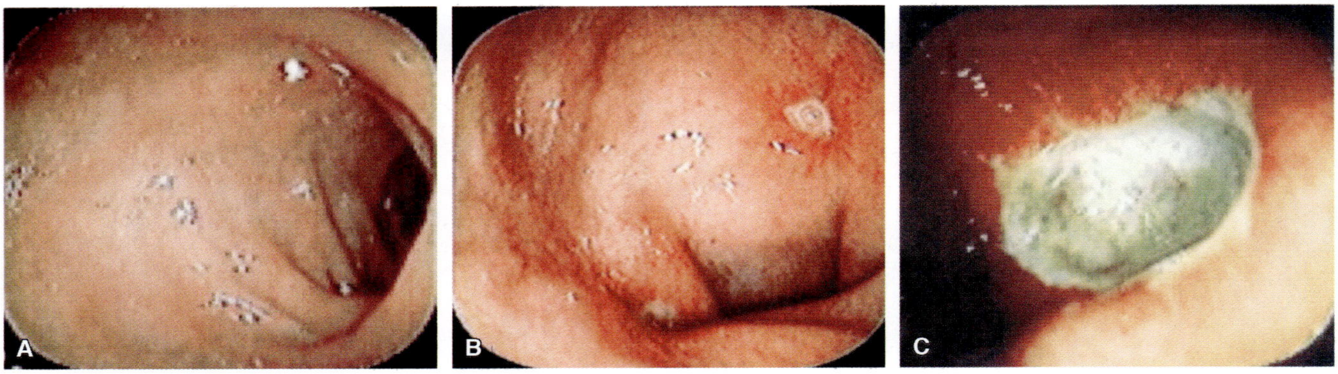

Figura 80.3 Endoscopia do duodeno. A. Bulbo distendido com mucosa de coloração róseo-clara, aveludada, superfície lisa sem pregas. B. Pequenas úlceras duodenais rasas, com fundo fibrinoso, com discreto halo de edema e hiperemia, localizadas em paredes anterior e posterior, com imagens em espelho (*kissing ulcers*). C. Úlcera profunda, ovalada, fundo recoberto por fibrina espessa, com bordas edemaciadas e hiperemiadas.

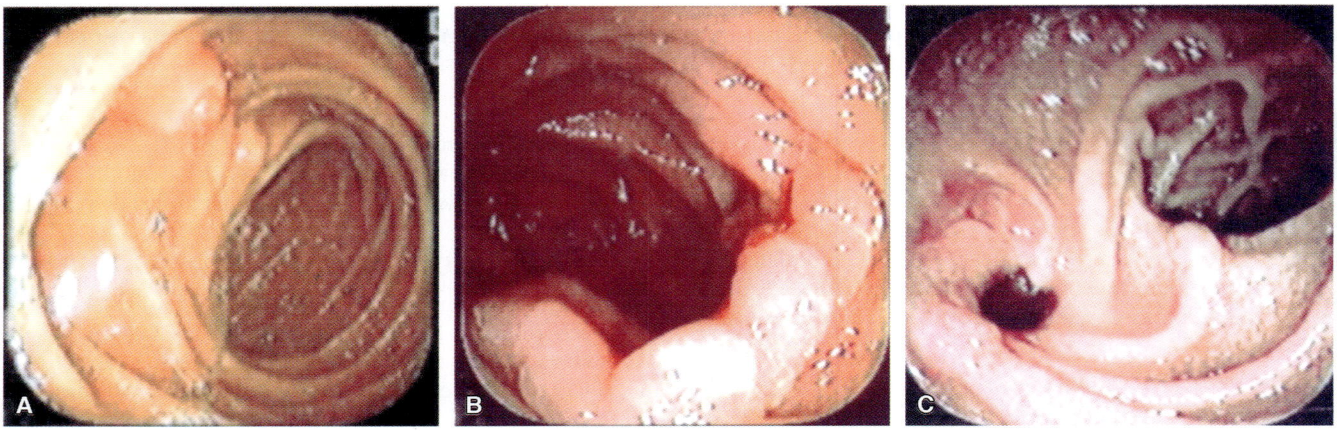

Figura 80.4 Endoscopia do duodeno. A. Segunda porção apresentando a papila duodenal, bile e pregas transversais habituais. B. Lesão vegetante ocupando cerca de 50% da circunferência do órgão (adenoma viloso). C. Óstio de divertículo da segunda porção duodenal.

diagnosticados pela observação de seus orifícios de comunicação com o duodeno. Lesões tipo aftas, isoladas ou múltiplas, úlceras de várias formas, tamanhos e profundidades, e espessamentos e nodulações nas paredes duodenais são altamente sugestivos de doença de Crohn no duodeno. Lesões brancacentas, puntiformes, pequenas e difusas podem representar achados de linfangiectasia, primária ou secundária.

O diagnóstico de uma doença de íleo terminal, suspeitada por alterações radiológicas, pode ser feito por endoscopia, pois o colonoscópio, ultrapassando a válvula ileocecal, possibilita a visualização das lesões situadas nos últimos 30 ou 40 cm do íleo terminal e a realização de biopsias. Essa avaliação é importante na suspeita de doença de Crohn, micoses e tuberculose.

Os principais achados patológicos são úlceras aftosas e edema de mucosa. Achados comuns também são as elevações múltiplas e de pequeno tamanho da hiperplasia nodular linfoide (como ocorre no duodeno).

O exame endoscópico de todo o jejuno e da porção proximal do íleo pode ser feito, atualmente, com o emprego de enteroscópios. A enteroscopia torna possível a visualização de todo o intestino delgado, podendo o enteroscópio ser introduzido por via anterógrada ou retrógrada. É de utilidade no esclarecimento de sangramentos que ocorrem no intestino delgado em locais não alcançáveis pela tradicional endoscopia digestiva alta ou pela colonoscopia. Pode ser útil também no esclarecimento do diagnóstico de lesões identificadas pelo exame radiológico ou pela cápsula endoscópica, ou suspeitadas pelo quadro clínico e não confirmadas por exames de imagem (doença celíaca, doença de Crohn, neoplasias).

A cápsula endoscópica é um minidispositivo que contém uma microcâmera que é deglutida pelo paciente, sendo possível a gravação de imagens durante várias horas. Tem como principal indicação esclarecer sangramentos digestivos de origem obscura, como os determinados por angiodisplasia do intestino delgado; nessa situação, oferece vantagem em relação à enteroscopia pela não insuflação de ar e não colabamento dos vasos displásicos. Trata-se do exame inicial na investigação do sangramento de origem obscura, pois, além de possibilitar a realização do diagnóstico, orienta se há necessidade de procedimento terapêutico e permite determinar qual é a melhor via da enteroscopia (anterógrada ou retrógrada). Pode ser útil também no diagnóstico de doença de Crohn e doença celíaca.

A enteroscopia tem como vantagem sobre a cápsula endoscópica possibilitar a realização de biopsias e de procedimentos terapêuticos.

BIOPSIA INTESTINAL

A biopsia da mucosa intestinal, obtida pela enteroscopia ou por meio de dispositivos especiais, traz elementos fundamentais para o diagnóstico anatomopatológico de várias enteropatias difusas crônicas, como doença celíaca, de Whipple, amiloidose, linfomas difusos, acantocitose (abetalipoproteinemia), enterites parasitárias, linfangiectasia intestinal e espru hipogamaglobulinêmico (e-Figura 80.1). É importante também para o diagnóstico etiológico de protozooses como giardíase, criptosporidiose, isosporíase e microsporíase.

O líquido intestinal que vem junto com o fragmento de mucosa ou aspirado antes da realização da biopsia pode ser submetido a exame parasitológico, o qual, frequentemente, é positivo, mesmo quando o exame das fezes é negativo.

O fragmento obtido na biopsia é observado com uma lupa ou no microscópio estereoscópico (e-Figura 80.2), em fundo negro, o que possibilita o estudo da morfologia das vilosidades. Pode-se fazer com facilidade o reconhecimento da atrofia vilositária, como acontece na doença celíaca, porém não exclusiva da mesma (até mesmo a giardíase pode causar atrofia vilositária).

Podem ser observadas outras anormalidades, como vilosidades em ponte ou vilosidades convolutas, encontradas na doença celíaca em remissão. Vilosidades túrgidas com espessamentos em suas extremidades (lembrando o baqueteamento digital) são vistas nas linfangiectasias intestinais.

Colorações especiais podem ser necessárias a depender da hipótese diagnóstica, como o vermelho Congo nas suspeitas de amiloidose, o ácido periódico de Schiff (PAS) nos casos de doença de Whipple e a coloração de Ziehl-Neelsen para as micobacterioses. Exames de imuno-histoquímica na peça também devem ser feitos na doença celíaca refratária, linfomas de intestino delgado e nos tumores carcinoides (úteis na confirmação diagnóstica com positividade para cromogranina e sinaptofisina, e na determinação da diferenciação com um marcador de multiplicação celular chamado "Ki-67%").

Biopsia da segunda porção do duodeno

Em decorrência da possibilidade de complicações e, em especial, pela dificuldade técnica inerente à sua realização, a biopsia da mucosa do intestino delgado com o uso de dispositivos ou cápsulas especiais vem sendo substituída pela endoscópica da segunda porção do duodeno, com resultados favoráveis especialmente nas doenças que acometem difusa e globalmente a mucosa do intestino delgado, como a doença celíaca.

CINTILOGRAFIA

A cintilografia tem utilidade na pesquisa de divertículo de Meckel e de sangramento digestivo. Consiste na injeção venosa do sal sódico do tecnécio 99m, seguida da obtenção de imagens cintilográficas do abdome. As células parietais da mucosa gástrica têm grande avidez pelo tecnécio, o que torna possível o seu "mapeamento" externo após injeção venosa do isótopo.

Considerando que cerca de 50% dos divertículos de Meckel apresentam mucosa gástrica heterotópica em seu interior, o encontro de uma região hipercaptante no abdome, abaixo e, em geral, à direita da área gástrica sugere a existência desta anormalidade anatômica.

A cintilografia com hemácias ou enxofre coloidal tem alta sensibilidade na detecção de focos de sangramento, sendo capaz de detectar sangramento a partir de 0,3 mℓ/minuto.

A cintilografia pode ser empregada para o estudo do trânsito gastrintestinal. O paciente em jejum ingere refeição de prova padronizada marcada com tecnécio 99m ligado a um carregador não absorvível. Em seguida, posiciona-se junto ao colimador de gamacâmera, que possibilita a visualização do estômago e dos vários segmentos do intestino delgado à medida que vão sendo preenchidos com o radiotraçador. A definição de regiões de interesse correspondendo ao estômago, ao jejuno, às porções mais distais do intestino delgado e ao ceco, nas imagens armazenadas após sua aquisição, e a subsequente determinação da radioatividade presente nestas regiões, ao longo do tempo, fornece medidas acuradas da taxa de esvaziamento gástrico e do tempo de chegada do radiotraçador aos vários segmentos intestinais.

A cintilografia também pode ser ainda um exame útil na detecção de tumores neuroendócrinos. O exame é realizado com análogo de somatostatina marcada, possui boas sensibilidade e especificidade, tem valor prognóstico e é útil ainda na detecção de metástases.

TESTES RESPIRATÓRIOS

Os testes respiratórios são procedimentos não invasivos que utilizam a respiração para avaliar a função do intestino delgado. São utilizados para diagnosticar o supercrescimento bacteriano do intestino delgado, a intolerância à lactose, a intolerância à frutose e a doença celíaca.

Em geral, são realizados em jejum. O paciente ingere uma solução contendo a substância que será avaliada. Essa solução será metabolizada por bactérias ou enzimas, e os produtos do metabolismo serão liberados na corrente sanguínea e, depois, expirados. Então, mede-se a concentração dos produtos no ar expirado.

Os testes respiratórios podem ser afetados por alguns fatores, como o uso de antibióticos ou outros medicamentos, o tabagismo e a ingestão de alimentos ou bebidas que contenham a substância que está sendo avaliada.

EXAMES PARASITOLÓGICO E BACTERIOLÓGICO DAS FEZES

Nos pacientes com diarreia aguda ou crônica ou com outros sintomas nos quais a etiologia infectoparasitária é considerada, são indispensáveis os exames parasitológico e bacteriológico das fezes.

EXAME PARASITOLÓGICO. No exame parasitológico das fezes, procura-se identificar protozoários e helmintos patogênicos para o intestino delgado, como *Strongyloides stercoralis*, *Giardia lamblia*, ancilostomídeos, *Ascaris*, *Isospora*, *Cryptosporidium*. A *Isospora* é mais facilmente encontrada se a pesquisa for efetuada após a amostra de fezes ter sido deixada à temperatura ambiente por 1 ou 2 dias. Para todos os outros parasitos, é mais conveniente o exame de material recentemente emitido.

EXAME BACTERIOLÓGICO. O material coletado deve ser submetido a bacterioscopia e cultura a fim de se pesquisarem cepas patogênicas de *Escherichia coli* (produtoras de enterotoxinas ou enteropatogênicas não invasivas), de bactérias pertencentes aos gêneros *Shigella* (as mais encontradas são a *S. flexneri* e a *S. sonnei*), *Salmonella* (a mais frequente é a *S. typhimurium*), *Yersinia* (*Y. enterocolitica*) e *Campylobacter* (*C. jejuni*).

Na identificação do agente etiológico nas diarreias agudas, é interessante efetuar, sempre que possível, a pesquisa dos vírus enteropatogênicos, como o rotavírus.

A quantificação bacteriológica do intestino delgado pode ser útil para a confirmação do diagnóstico de supercrescimento bacteriano (alças cegas, doença diverticular do delgado, pseudo-obstrução intestinal). Para isso, é indispensável a contagem da flora anaeróbia.

Acesse todo o conteúdo *online* citado nesta página:

http://uqr.to/20wf3

O líquido jejunal deve ser aspirado em seringa estéril descartável, com todo o ar sendo expelido e o bico da seringa, selado. Sob estas condições de anaerobiose, o material deve ser imediatamente processado pelo laboratório. O valor normal deve ser estabelecido para cada laboratório, mas uma contagem bacteriana total superior a 10^6 organismos/mℓ ou a simples demonstração de anaeróbios estritos no jejuno tem significado diagnóstico. A demonstração de ácidos acético e succínico (produzidos por bacteroides) no líquido intestinal por meio de cromatografia líquido-gasosa é prova de contaminação bacteriana no delgado.

A e-Figura 80.3 mostra dois momentos de uma enteroscopia realizada no jejuno.

Acesse o conteúdo *online*:
http://uqr.to/20wf4

BIBLIOGRAFIA

Castro LP, Coelho LGV. Gastroenterologia. Rio de Janeiro: Medsi, 2004.

Dani R. Gastroenterologia essencial. 4. ed. Rio de Janeiro; Guanabara Koogan, 2011.

Feldman M, Friedman LS, Brandt LJ (eds.). Sleiseger and Fordtran's gastrointestinal and liver disease. 10. ed. Philadelphia: Saunders Elsevier, 2016.

Meneghelli UG, Oliveira RB. Controle da motilidade gastrointestinal. In: Castro LP, Savassi-Rocha PR, Cunha Melo JR. (eds.). Tópicos em gastroenterologia. v. 5. Rio de Janeiro: Medsi, 1993. p. 19-34.

Porto CC. Exame clínico. 8. ed. Rio de Janeiro: Guanabara Koogan, 2017.

Porto CC, Porto AL. Clínica médica na prática diária. 2. ed. Rio de Janeiro: Guanabara Koogan, 2022.

Prado J. Tratado das enfermidades gastrointestinais e pancreáticas. São Paulo: Roca, 2008.

Zaterka S, Eisig JN (eds.). Tratado de gastroenterologia: da graduação à pós-graduação. São Paulo: Atheneu, 2011.

CAPÍTULO 81

Doenças do Intestino Delgado

Américo de Oliveira Silvério,
Bianca Rosa Rodrigues Rebelo

INTRODUÇÃO

As doenças do intestino delgado podem ser subdivididas em sete grupos: anormalidades do desenvolvimento, obstrução intestinal, enterites, síndrome de má-absorção, afecções de origem vascular e neoplasias.

ANORMALIDADES DO DESENVOLVIMENTO

A maioria dos defeitos congênitos revela-se no recém-nascido ou nos primeiros meses de vida. Frequentemente são acompanhados de anomalias em outros sistemas. Os principais são descritos a seguir.

ATRESIA E ESTENOSE. A atresia é mais comum que a estenose, e ambas podem ocorrer em um ou mais pontos do duodeno, jejuno ou íleo. Clinicamente, apresentam-se com o quadro de obstrução intestinal no período neonatal. O diagnóstico diferencial deve ser feito com o íleo meconial.

ÍLEO MECONIAL. O intestino do recém-nascido contém detritos epiteliais, secreções digestivas e líquido amniótico deglutido, incluindo o vérnix caseoso. Essa mistura, conhecida como "mecônio", normalmente é eliminada com as fezes. O mecônio espesso adere à parede intestinal, resistindo à ação motora propulsiva, e é a causa da obstrução intestinal neonatal em cerca de 15% dos casos.

Uma das causas de íleo meconial é a mucoviscidose, uma doença que acomete múltiplas glândulas de secreção exócrina, incluindo pâncreas e glândulas intestinais.

DIVERTÍCULO DE MECKEL. É um remanescente do ducto onfalomesentérico, presente em 1 a 3% dos indivíduos, localizado na borda antimesentérica do íleo, 30 a 60 cm da válvula ileocecal. Em sua mucosa, encontra-se frequentemente o epitélio gástrico heterotópico, cuja secreção pode determinar úlcera péptica e suas complicações (hemorragia e perfuração). Os tecidos do divertículo são suscetíveis à transformação neoplásica. O ducto obliterado, sob a forma de um cordão, ligando o divertículo ao umbigo, pode comprimir extrinsecamente uma alça e ocluí-la. O divertículo pode também ser sede de infecção e inflamação (diverticulite).

HAMARTOMAS. Incluem-se entre os hamartomas os pólipos da síndrome de Peutz-Jeghers (polipose intestinal e pigmentação melânica cutaneomucosa com transmissão mendeliana dominante) e outros pólipos intestinais.

OBSTRUÇÃO INTESTINAL

As principais causas de obstrução do intestino delgado são: na criança – anomalias congênitas, íleo meconial, intussuscepção, divertículo de Meckel, "bolo" de *Ascaris* e corpos estranhos; no adulto – aderências por cirurgias prévias, hérnias encarceradas, doenças inflamatórias crônicas, neoplasias benignas e malignas.

O jejuno e o íleo têm relativa mobilidade, graças ao largo mesentério que prende as alças à parede posterior. Essa particularidade anatômica faz com que muitas oclusões ocorram por herniação ou torção das alças. Quando o mesentério é incluído no processo de obstrução, pode haver sofrimento vascular com isquemia e necrose. Por outro lado, aderências decorrentes de cirurgias prévias, particularmente se houver peritonite, podem determinar perda de mobilidade, retrações e angulações fixas que podem levar à oclusão.

O obstáculo ao trânsito pode ser representado por conteúdo sólido ("bolo" de *Ascaris*, alimentos, corpos estranhos, cálculos biliares) ou semissólido (mecônio espesso na mucoviscidose), o qual, impossibilitado de progredir, determina a oclusão intestinal.

A oclusão pode ocorrer também em doenças inflamatórias como tuberculose, blastomicose, doença de Crohn e em neoplasias, ou como complicações do uso de anti-inflamatórios não esteroidais (AINEs).

"Intussuscepção" é a denominação que se dá à invaginação de uma alça intestinal no interior da alça imediatamente seguinte. Costuma ocorrer em crianças de 3 meses a 2 anos, sem causa aparente, mas têm sido incriminados a hiperplasia linfoide do íleo, os pólipos e o divertículo de Meckel. No adulto ocorre raramente, sendo causada por corpos estranhos deglutidos ou tumores polipoides.

Pseudo-obstrução intestinal

A pseudo-obstrução é uma síndrome caracterizada pela ausência de uma barreira física que bloqueie o lúmen intestinal. Ao contrário da obstrução, cujo tratamento é cirúrgico, na pseudo-obstrução o tratamento é clínico, daí a importância do diagnóstico diferencial.

A forma aguda, mais conhecida como "íleo adinâmico" ou "íleo paralítico", ocorre no pós-operatório, principalmente de cirurgias abdominais, em pancreatite aguda, peritonite aguda, colecistite aguda, septicemia e hipopotassemia.

A forma crônica pode ser dividida em primária e secundária, sendo a primária relacionada a doenças raras como a miopatia visceral, familiar ou não, e neuropatias autonômicas ou viscerais familiares. Pseudo-obstrução secundária ocorre em doenças endócrinas (diabetes melito, mixedema), colagenoses (esclerose sistêmica progressiva, dermatomiosite), doenças neurológicas (distrofia miotônica, parkinsonismo), na amiloidose e na porfiria intermitente aguda.

A forma digestiva da doença de Chagas é um perfeito exemplo de pseudo-obstrução, mas, na grande maioria dos casos, o sigmoide e o cólon são os órgãos comprometidos, sendo bem menos frequentes as dilatações do duodeno e jejuno e raras as do íleo.

ENTERITES

As afecções de natureza inflamatória compõem um amplo espectro de doenças causadas por agentes biológicos (vírus, bactérias, parasitos e fungos), agentes físicos (radiações) e de causa não conhecida (doença de Crohn). Alguns incluem nesse grupo as doenças provocadas por toxinas bacterianas, mesmo que não haja um processo inflamatório da mucosa, como é o caso do cólera.

Com frequência, os processos de caráter inflamatório que atingem o intestino delgado acometem também o estômago ou o cólon, provocando sintomas desses dois órgãos e o agravamento dos efeitos da doença sobre o organismo.

ENTERITES POR BACTÉRIAS E VÍRUS. Toxinas bacterianas elaboradas pelo *V. cholerae* (agente etiológico do cólera) ou cepas patogênicas da *E. coli* (ETEC: *Escherichia coli* enterotoxigênica) provocam diarreia, atuando sobre os enterócitos, induzindo secreção de água e eletrólitos e bloqueando a absorção. As toxinas do *Staphylococcus aureus* presentes em alimentos deteriorados são ingeridas já formadas e também podem provocar diarreia.

O quadro clínico da intoxicação alimentar inclui náuseas, vômito, dor abdominal, diarreia (muitas vezes intensa) e desidratação, que se instalam 2 a 3 horas após a ingestão do alimento contaminado. Surge, em geral, em surtos.

Bactérias dos gêneros *Salmonella*, *Shigella*, *Campylobacter* e *Yersinia* agridem a mucosa, causando diarreia e outros sintomas gastrintestinais. O comprometimento sistêmico ocorre particularmente na febre tifoide (*S. typhi*) e na paratifoide (*S. paratyphi*), cursando com febre alta com pulso desproporcionalmente baixo/normal (sinal de Faget), cefaleia, confusão mental, toxemia grave.

Diarreias de aparecimento isolado ou epidêmico comumente são causadas por rotavírus ou outros vírus enteropatogênicos atingindo, preferencialmente, crianças.

ENTERITES PARASITÁRIAS. Dada a alta frequência de parasitoses e a possibilidade de infestações leves ou assintomáticas, a positividade de um exame das fezes pode simplesmente acompanhar outras doenças do tubo digestório; por isso, é necessário verificar se os sintomas apresentados pelo paciente ajustam-se ao diagnóstico da parasitose. Muitas vezes, este só deve ser feito de forma definitiva após a cura parasitológica e a remissão do quadro clínico com o tratamento específico.

Os casos mais graves e mesmo fatais ocorrem em condições de imunodeficiência congênita (hipogamaglobulinemia), adquirida (AIDS) ou iatrogênica (imunossupressores).

Infecções por *Cryptosporidium*, *Isospora* e *Microsporidium* ocorrem somente em condições de imunodeficiência.

No quadro clínico observam-se sintomas dispépticos, dor abdominal e diarreia de características variáveis, além de repercussão sistêmica de acordo com a intensidade do comprometimento do delgado.

TUBERCULOSE ENTÉRICA. Na maioria dos casos, a tuberculose entérica é consequência do processo pulmonar, por deglutição de escarro contaminado. O segmento mais comprometido é o íleo, seguido do jejuno e, muito raramente, do duodeno. É frequente o comprometimento do ceco.

A doença pode se manifestar macroscopicamente com lesões ulcerativas (60%, quadro mais grave e de alta mortalidade), hipertróficas (10%, com cicatrizações, fibrose e lesões empilhadas de massa que podem imitar um carcinoma) ou úlcero-hipertróficas (30%). Nota-se presença de múltiplos tubérculos na serosa e linfonodos mesentéricos aumentados. Deve ser suspeitada em pacientes que desenvolvem quadro de dor contínua ou em cólica no quadrante inferior direito do abdome, ao lado de distensão e aumento dos ruídos hidroaéreos (sugerindo oclusão), além de diarreia crônica e comprometimento do estado geral (emagrecimento, astenia) e febre.

PARACOCCIDIOIDOMICOSE OU BLASTOMICOSE SUL-AMERICANA (BSA). O comprometimento intestinal ocorre em consequência da disseminação da doença localizada no sistema linfático mesentérico. Em decorrência da adenite mesentérica, há bloqueio do fluxo linfático, provocando linfangiectasias até do linfático central da vilosidade, edema e hipersecreção da mucosa. A enterite específica ocorre pela presença do *P. brasiliensis*, levado por macrófagos dos linfáticos dilatados para a parede intestinal. Nos doentes com paracoccidioidomicose dos pulmões ou das mucosas da boca e vias respiratórias, próprias de grupos etários mais idosos, é pequena a incidência de lesões intestinais.

DOENÇA DE CROHN. É uma doença granulomatosa crônica, de etiologia desconhecida, que pode acometer todo o sistema gastrintestinal, sendo o segmento mais comprometido o íleo distal ("ileíte regional" era a designação primitiva da doença). O início ocorre com mais frequência em adultos jovens. O dado anatomopatológico mais característico é a inflamação transmural com granuloma não caseoso. Fístulas vão da mucosa ulcerada até a serosa e órgãos vizinhos. Fístulas perianais, vesicais, vaginais e entre as alças intestinais são comuns.

As principais manifestações são: diarreia, dor abdominal e emagrecimento.

DOENÇA DE WHIPPLE. Doença rara causada por uma bactéria gram-positiva, *Tropheryma whipplei*, que afeta homens de meia-idade, acompanha-se de artralgias, edema, poliadenopatia, esteatorreia e perda intestinal de proteínas. A doença é marcada ainda pela presença de sintomas neurológicos, em 10 a 43% dos casos, como demência, oftalmoplegia supranuclear e sintomas psiquiátricos. Podem ainda notar-se hiperpigmentação da pele e acometimento cardíaco, como endocardite. Na lâmina própria da mucosa, observam-se depósitos lipídicos (linfangiectasias) e infiltração de macrófagos repletos de corpúsculos PAS-positivos (correspondentes a fagolisossomos preenchidos pela bactéria cuja parede celular é rica em glicoproteínas e marcadamente corada pelo corante ácido periódico de Schiff [PAS]). A microscopia eletrônica revela minúsculos corpúsculos baciliformes extracelulares na lâmina própria.

ENTERITE POR IRRADIAÇÃO IONIZANTE (ENTERITE ACTÍNICA). O tratamento radioterápico de neoplasias malignas abdominais, pélvicas ou retroperitoneais pode provocar lesões intestinais que vão de edema e inflamação até necrose. Pode haver formação de aderências, estenoses, perfurações e fístulas.

SÍNDROME DE MÁ-ABSORÇÃO

Um grande número de condições que afetam o intestino delgado provoca alterações nos processos de digestão e de absorção de todos os nutrientes, de alguns ou de um elemento específico.

Três condições que constituem modelos de má-absorção: a doença celíaca, o sobrecrescimento bacteriano do intestino delgado (SBID) e as linfangiectasias intestinais.

As afecções que provocam má-absorção isolada de algum nutriente são entidades raras, à exceção da deficiência primária de lactase do adulto. A intolerância à frutose é uma entidade também a ser considerada isoladamente, como veremos a seguir.

DOENÇA CELÍACA. É uma afecção difusa e crônica da mucosa do intestino delgado proximal, constituindo o exemplo mais representativo de comprometimento global do epitélio de absorção, pois provoca má-absorção de todos os nutrientes. A etiopatogenia não é perfeitamente conhecida, mas admite-se que existam fatores genéticos que predisponham a uma reação inflamatória da mucosa intestinal ao glúten presente em vários cereais, principalmente no trigo.

As alterações histopatológicas são características, ainda que não patognomônicas: (1) atrofia difusa e intensa das vilosidades intestinais, as quais, em alguns casos, desaparecem completamente; (2) hiperplasia das criptas em grau suficiente para compensar a atrofia vilositária, de modo que a espessura total da mucosa fique pouco diminuída; (3) invasão da lâmina própria por um infiltrado inflamatório no qual predominam as células mononucleares.

As manifestações clínicas são muito variáveis. Muitos pacientes as apresentam desde a infância, coincidindo com a introdução de derivados do trigo na alimentação. Os sintomas podem diminuir na adolescência para voltarem a incomodar os pacientes após os 30 ou 40 anos de idade. Quase sempre existe deficiência do desenvolvimento somático. Em alguns casos, a doença só se manifesta na quinta ou na sexta década da vida, sem que haja antecedentes de doença intestinal ou indícios de hipodesenvolvimento.

Pode ser observada a presença de pápulas eritematosas, vesículas e bolhas, agrupadas em placas ou faixas, em geral pruriginosas e podendo ser dolorosas. São mais comumente encontradas nos cotovelos, joelhos, nádegas e couro cabeludo (dermatite herpetiforme).

O diagnóstico definitivo repousa na positividade de testes sorológicos, particularmente a determinação do anticorpo antitransglutaminase tecidual, no achado das alterações morfológicas do epitélio intestinal (ver e-Figura 80.1, no Capítulo 80, *Exames Complementares*) e na constatação da melhora rápida que se segue à retirada completa do glúten da dieta.

SOBRECRESCIMENTO BACTERIANO DE INTESTINO DELGADO. A síndrome de proliferação bacteriana excessiva consiste em um conjunto de manifestações clínicas e laboratoriais decorrentes do aumento do número de bactérias presentes no intestino delgado, quase sempre resultado da estagnação do conteúdo intestinal, provocada por vários mecanismos (Quadro 81.1).

Situação especial e cada vez mais comum são pacientes pós-cirurgia bariátrica, cuja anatomia do intestino delgado fica modificada profundamente. A ressecção gástrica leva a uma hipocloridria que também favorece o sobrecrescimento bacteriano.

As bactérias em número anormalmente alto do intestino delgado promovem desconjugação dos sais biliares, seguida pela sua precipitação intraluminal. Como consequência, fica prejudicada a solubilização das gorduras, levando à esteatorreia. Além disso, a flora bacteriana excessiva consome nutrientes como açúcares, aminoácidos e vitaminas. Observam-se, também, alterações tróficas e inflamatórias da mucosa jejunal associadas ao número excessivo de bactérias. O teste respiratório pode confirmar o diagnóstico.

Estes vários mecanismos resultam em deficiência global da absorção intestinal.

Quadro 81.1 Principais condições clínicas associadas à proliferação bacteriana excessiva no intestino delgado.

Anormalidades estruturais	▪ Doença diverticular do intestino delgado ▪ Doença de Crohn ▪ Linfomas ▪ Tuberculose intestinal ▪ Enteropatia actínica (enterite por irradiação)
Anormalidades motoras	▪ Esclerose sistêmica progressiva ▪ Neuropatia diabética ▪ Pseudo-obstrução intestinal ▪ Enteropatia chagásica
Sequelas de operações abdominais	▪ Alças cegas ▪ Fístulas enterocólicas ▪ Suboclusão por aderências ▪ Ressecção da válvula ileocecal

LINFANGIECTASIAS INTESTINAIS. Constituem um conjunto de afecções que têm como substrato comum a dilatação dos linfáticos intestinais, secundária à estagnação da linfa. A anormalidade dos ductos linfáticos pode ser congênita ou adquirida, em função de doenças que afetam a estrutura dos linfonodos ou o fluxo da linfa. Integram este grupo os linfomas, a tuberculose, a paracoccidioidomicose, as doenças fibrosantes do mediastino e a insuficiência cardíaca congestiva crônica.

DEFICIÊNCIA PRIMÁRIA DE LACTASE DO ADULTO. Esta é a forma mais frequente de má-absorção isolada, relacionada com um único nutriente. É importante diferenciá-la da deficiência congênita de lactase, que é mais rara e encontrada quase exclusivamente em crianças, e das deficiências secundárias da lactase, provocadas por doenças que afetam o intestino delgado, como as infecções e inflamações difusas crônicas.

O ponto em comum é a intolerância à lactose, ou seja, a ocorrência de manifestações clínicas associadas à ingestão de leite ou derivados. A confusão entre intolerância à lactose e alergia à proteína do leite de vaca é relativamente comum entre os pacientes e leigos, porém é necessário diferenciar os dois quadros (leia o caso clínico *Doenças do Intestino Delgado*).

Acesse o conteúdo *online*:

http://uqr.to/20wf5

A deficiência primária de lactase no adulto pode ser vista como um traço constitucional, ligado à origem racial. Nos negros, nos asiáticos e em certos nativos americanos, a prevalência da deficiência da lactase chega a quase 100%, enquanto, entre os árabes, nas populações do Mediterrâneo e em comunidades de origem racial mista, sua frequência varia de 50 a 70%.

INTOLERÂNCIA À FRUTOSE. Sabe-se que a frutose pode ser ingerida em sua forma livre ou na forma de um dissacarídeo com a glicose (a sacarose). O dissacarídeo sofre hidrólise pela sacarase integrado à transferência pela membrana apical da célula epitelial. Mas a forma livre apresenta capacidade absortiva relativamente pequena. A capacidade de tolerância à frutose é pobremente entendida, mas sabe-se que a ingesta de alimentos que contêm frutose em excesso pode resultar em diarreia, dor e distensão abdominal. O que se sabe é que não há deficiência verdadeira de absorção de frutose pelo intestino; os sintomas provavelmente são resultado da ingestão de quantidades de frutose não fisiológica e não a consequência de deficiência de absorção.

AFECÇÕES DE ORIGEM VASCULAR

As anormalidades de origem vascular englobam as malformações congênitas, as neoplasias originárias dos vasos sanguíneos, as vasculites e a isquemia provocada por oclusão ou por queda do débito sanguíneo no território da artéria mesentérica superior.

As malformações congênitas incluem as telangiectasias (dilatação da porção terminal do vaso, presente também na pele, frequentemente de caráter hereditário), e as angiodisplasias (dilatação complexa que inclui arteríolas, capilares e vênulas, comum com o envelhecimento e sem associação com lesões de pele e raras no intestino delgado). As neoplasias de origem vascular, os hemangiomas, são importantes pela alta frequência com que provocam sangramento. As vasculites surgem em um elenco numeroso de afecções, como o lúpus eritematoso, a poliarterite nodosa e a dermatomiosite, as quais podem produzir quadros com dor abdominal ou hemorragia digestiva.

NEOPLASIAS

As neoplasias do intestino delgado são relativamente raras. Mais da metade é benigna, compreende adenomas, papilomas, fibromas, lipomas, miomas e angiomas.

As neoplasias malignas incluem os carcinomas, liomiossarcomas, linfomas e tumores carcinoides.

As neoplasias benignas representam menos de 1% de todas as lesões neoplásicas do tubo digestório e são, em sua maioria, assintomáticas. Sua localização preferencial é o íleo. Os leiomiomas e os fibromas podem crescer no sentido do lúmen do intestino delgado e ser pedunculados, condições que propiciam a intussuscepção e o quadro de oclusão intestinal. Estas neoplasias podem, ainda, apresentar crescimento extraluminal, ocasionando torções do intestino delgado. Entretanto, na maioria das vezes, as neoplasias benignas do intestino delgado constituem um achado casual durante procedimento cirúrgico ou exame radiológico.

Das neoplasias malignas do intestino delgado, merecem menção os linfomas e os tumores carcinoides, não só pela variedade das suas manifestações clínicas, mas também porque comportam medidas terapêuticas capazes de prolongar a vida por tempo considerável.

Os linfomas são originados das células dos folículos linfáticos, presentes difusa e abundantemente em toda a lâmina própria da parede do intestino delgado. Podem ter três tipos, de acordo com a sua origem e a sua expressão anatomopatológica: linfoma primário intestinal focal, linfoma primário intestinal difuso e linfoma secundário (ver Parte 15, *Sistema Hematopoético*, Capítulo 150, *Doenças do Sangue*).

O linfoma primário focal localiza-se em pequeno segmento do intestino delgado, muito embora possa estender-se ao mesentério e a linfonodos subjacentes. Eventualmente aparecem múltiplos focos de tecido neoplásico. Acomete predominantemente pessoas jovens e, em particular, as crianças.

O linfoma primário difuso compromete, em geral, extensos segmentos do jejuno ou do íleo, mas pode atingir todo o intestino delgado, do duodeno ao íleo terminal. Afeta preferencialmente adultos jovens. Suas manifestações clínicas são constituídas por sinais e sintomas de má-absorção associados à dor abdominal.

O linfoma secundário do intestino delgado representa o comprometimento deste órgão pela doença linfomatosa disseminada. Incide em pacientes que já apresentam manifestações conhecidas ou sugestivas da doença, como adenomegalias, febre, anemia e hepatoesplenomegalia (ver Parte 15, *Sistema Hematopoético*, Capítulo 150, *Doenças do Sangue*).

Os tumores carcinoides são neoplasias originárias das células argentafins, responsáveis pela produção de uma grande variedade de substâncias, incluindo prostaglandinas, cininas, peptídios com ação endócrina e aminas vasoativas, em especial a serotonina. Sua localização mais frequente é o íleo terminal. Embora estes tumores possam ser responsabilizados por quadros de hemorragia digestiva ou de oclusão intestinal, as manifestações clínicas que mais comumente levam ao diagnóstico são as da síndrome carcinoide, um conjunto de alterações provocadas pelo excesso de peptídios ativos em circulação, liberados principalmente pelas extensas metástases hepáticas.

A síndrome carcinoide consiste em episódios de palpitações, rubor facial intenso, tosse, dispneia com sibilos, diarreia com cólicas, meteorismo e flatulência. Estes sintomas podem aparecer espontaneamente ou ocorrer após a ingestão de bebida alcoólica, após exercício físico ou durante períodos de tensão emocional.

Oclusão arterial aguda e isquemia mesentérica crônica

A isquemia provocada por oclusão da artéria mesentérica superior, geralmente associada à aterosclerose.

A oclusão arterial aguda resulta da oclusão da artéria por trombo no nível de uma placa ateromatosa. Pode, ainda, decorrer do alojamento de êmbolo proveniente de uma cavidade cardíaca. Invariavelmente ocorre infarto agudo do intestino delgado.

A isquemia crônica do intestino delgado incide em pacientes de idade avançada com outras evidências de aterosclerose, principalmente cardiopatia isquêmica. O quadro clínico tem como sintoma predominante a dor abdominal, a qual, por suas características, é denominada "angina abdominal ou intestinal". A associação do aparecimento da dor com o ato de alimentar-se provoca o temor de comer ou leva o paciente, inconscientemente, a reduzir o número das refeições, bem como o volume ingerido em cada uma delas. Essas modificações dos hábitos alimentares levam a emagrecimento acentuado. O quadro pode durar semanas ou meses e, não raro, evoluir para isquemia aguda com necrose de alça.

OUTRAS AFECÇÕES

Outras lesões do intestino delgado incluem pneumatose cistoide intestinal, amiloidose, distrofia muscular e endometriose. Integram também este grupo a doença diverticular do intestino delgado e o comprometimento deste órgão na hipogamaglobulinemia e no diabetes melito.

Os divertículos são herniações da mucosa através de pontos da parede muscular que oferecem menor resistência, como sítios de entrada dos vasos sanguíneos. Em consequência, formam-se verdadeiros sáculos que podem atingir tamanho comparável ao de uma maçã. A localização preferencial é o duodeno. São mais encontrados em homens idosos. A grande maioria dos divertículos do intestino delgado não provoca manifestações clínicas, representando achados casuais em estudos radiológicos. Uma minoria dos portadores de divertículos apresenta complicações como diverticulite aguda, perfuração, hemorragia digestiva e obstrução intestinal mecânica.

Na hipogamaglobulinemia congênita ou adquirida, podem ocorrer manifestações de doença intestinal, como diarreia, esteatorreia e anemia provocadas por mecanismos pouco conhecidos. Em alguns casos nos quais há deficiência predominante ou exclusiva de IgA, pode haver giardíase associada, de difícil controle.

O diabetes melito, em particular o insulinodependente, associa-se frequentemente à diarreia e, menos comumente, à esteatorreia. Na grande maioria de casos nos quais estes sintomas estão presentes, há evidências de neuropatia autonômica. A neuropatia visceral pode ocasionar tanto retardo no trânsito intestinal, como aceleração da progressão do conteúdo do intestino. No primeiro caso, pode haver condições para proliferação bacteriana excessiva. No caso de aceleração do trânsito, a diarreia é clinicamente mais importante que a esteatorreia e pode ser mais intensa após as refeições. Um terceiro mecanismo é a maior prevalência de outras afecções, como infecções, infestações e a doença celíaca, que parecem ser mais comuns em diabéticos do que na população em geral.

BIBLIOGRAFIA

Castro LP, Coelho LGV. Gastroenterologia. Rio de Janeiro: Medsi, 2004.

Dani R. Gastroenterologia essencial. 4. ed. Rio de Janeiro; Guanabara Koogan, 2011.

Feldman M, Friedman LS, Brandt LJ (eds.). Sleiseger and Fordtran's gastrointestinal and liver disease. 10. ed. Philadelphia: Saunders Elsevier, 2016.

Meneghelli UG, Oliveira RB. Controle da motilidade gastrointestinal. In: Castro LP, Savassi-Rocha PR, Cunha Melo JR (eds.). Tópicos em gastroenterologia. v. 5. Rio de Janeiro: Medsi, 1993. p. 19-34.

Porto CC. Exame clínico. 8. ed. Rio de Janeiro: Guanabara Koogan, 2017.

Porto CC, Porto AL. Clínica médica na prática diária. 2. ed. Rio de Janeiro: Guanabara Koogan, 2022.

Prado J. Tratado das enfermidades gastrointestinais e pancreáticas. São Paulo: Roca, 2008.

Zaterka S, Eisig JN. (eds.). Tratado de gastroenterologia: da graduação à pós-graduação. São Paulo: Atheneu, 2011.

CAPÍTULO 82

Fundamentos de Anatomia e Fisiologia

Helio Moreira, Helio Moreira Júnior,
José Paulo T. Moreira, Pedro Costa Moreira

O cólon, com comprimento médio de 110 cm, divide-se em cinco partes: ceco, cólon ascendente, cólon transverso, cólon descendente e cólon sigmoide (Figura 82.1). O ceco, localizado na fossa ilíaca direita e apoiado pelo assoalho osteomuscular da região, é revestido pelo peritônio e varia em direção e posição. Pode estar próximo ao fígado ou na cavidade pélvica, e, em casos de *situs inversus*, situa-se na fossa ilíaca esquerda. O diâmetro varia de 6 a 7 cm, diminuindo em pessoas idosas. Um aspecto crucial do ceco é a válvula ileocecal de Bauhin, na junção com o íleo terminal, que aparece como uma proeminência com uma borda cortante no interior do ceco, o que indica a transição do intestino delgado para o grosso.

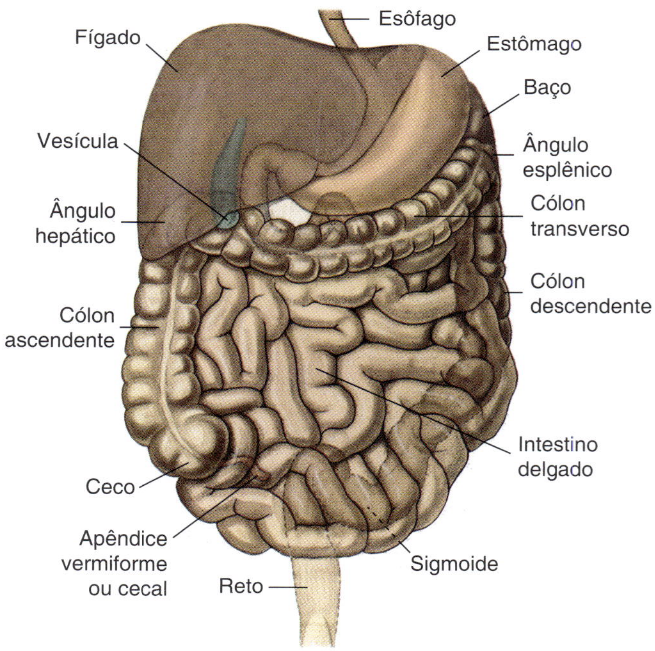

Figura 82.1 Representação esquemática do intestino grosso e reto.

A válvula ileocecal desempenha duas funções principais: possibilita a passagem do material fecal do intestino delgado para o grosso e impede o refluxo. Essa válvula, que funciona como esfíncter devido às fibras musculares, é regulada pelo sistema nervoso autônomo, semelhante ao piloro. Estudos radiológicos indicam que aproximadamente 50% das pessoas têm uma válvula ileocecal continente, que não permite a passagem de contraste do cólon para o íleo terminal. Essa característica é relevante em casos de obstrução intestinal acima da região cecal, como no cólon transverso, no qual se forma uma zona de hiperpressão entre os dois segmentos. O aumento da pressão intracolônica, somado à continência da válvula ileocecal, pode levar ao rompimento do ceco em situações de obstrução prolongada.

O apêndice vermiforme ou cecal – uma estrutura rudimentar – localiza-se na extremidade distal do ceco, perto da válvula ileocecal, e situa-se topograficamente no quadrante inferior direito do abdome. O cólon ascendente estende-se do ceco até a face inferior do fígado, formando o ângulo hepático com o cólon transverso, enquanto o cólon descendente vai do ângulo esplênico, fixado ao baço pelo ligamento esplenocólico, até o cólon sigmoide. Esses segmentos, situados nos flancos direito e esquerdo do abdome, apresentam mobilidade limitada e são difíceis de acessar pelas manobras palpatórias.

O cólon transverso, com média de 40 cm de comprimento e calibre menor que o dos cólons ascendente e descendente, forma um arco de concavidade superior e varia em posição, estendendo-se do hipocôndrio direito ao esquerdo e, por vezes, até a região hipogástrica. Os ângulos hepático e esplênico do cólon são importantes pontos de referência nos exames de imagem, com o ângulo hepático relacionado à face inferior do fígado e o esplênico fixado pelo ligamento frenocólico.

O cólon sigmoide, localizado quase na cavidade pélvica, estende-se do cólon descendente ao reto. Tem comprimento variável (média de 25 a 30 cm) e mobilidade devido ao seu meso longo. Pode deslocar-se para o lado direito do abdome em condições como dolicomegassigmoide. Por fim, o reto e o ânus, que se estendem do cólon sigmoide ao orifício anal externo, têm características anatômicas únicas que os distinguem dos outros segmentos do intestino grosso.

O reto é caracterizado internamente por três válvulas de Houston, dispostas em diferentes níveis. Essas válvulas dividem o órgão em partes inferior, média e superior, e contribuem para a continência fecal. Essa estrutura, com capacidade reservatória de 400 a 500 mℓ, tem uma válvula média (prega de Kohlrausch), que demarca o limite entre o reto extra e intraperitoneal; essa distinção é importante para o planejamento cirúrgico do câncer do reto. O canal anal, que mede cerca de 3 a 4 cm, é essencial para a continência fecal e é amparado por um complexo muscular esfincteriano, que inclui os músculos esfincterianos externo e interno, e o músculo elevador do ânus (Figura 82.2). Lesões nesse complexo, seja por cirurgia, trauma ou infecção, podem levar a variados graus de incontinência fecal. Contudo, a presença de defeitos anatômicos ou respostas inadequadas aos estímulos motores nem sempre se traduz em incontinência, refletindo a complexidade do mecanismo da continência fecal.

O estojo esfincteriano é um mecanismo complexo e admirável, responsável pela regulação precisa da eliminação de

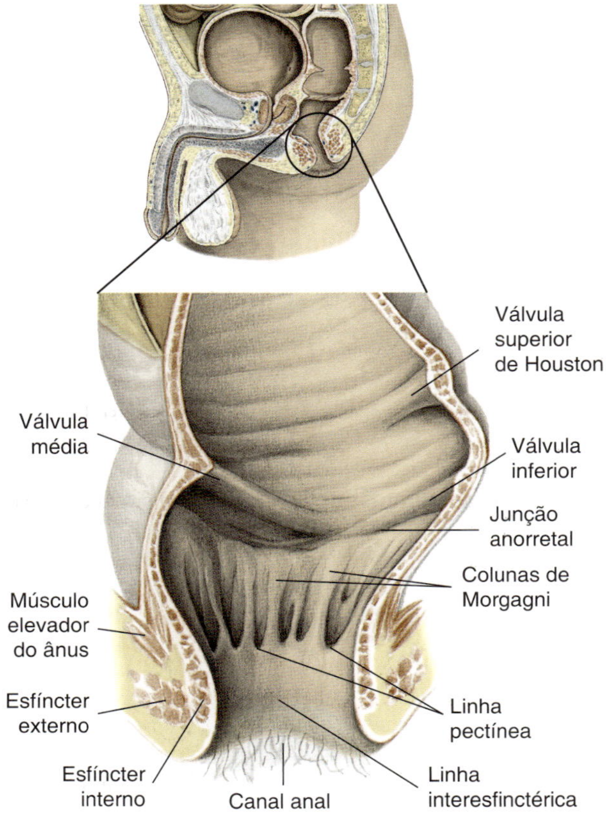

Figura 82.2 Representação esquemática do reto e ânus.

sólidos, gases e líquidos do corpo. Constituído pelos músculos puborretal e pelos esfíncteres interno e externo, esse sistema possibilita, por exemplo, a eliminação de flatos sem a saída concomitante de fezes. Essa habilidade notável de separar e controlar diferentes elementos é mantida mesmo durante o sono, ilustrando a eficácia da interação entre os componentes voluntários e involuntários desse sistema.

Diariamente, cerca de 1.000 a 1.200 mℓ de suco entérico passam do intestino delgado para o ceco, com fluxo aumentado após as refeições em razão de reflexos que coordenam os movimentos peristálticos. Ao longo do intestino grosso, esse suco é transformado em fezes, pesando em torno de 150 a 200 g, dos quais 70% são água. A massa fecal enrijece progressivamente, tornando-se mais sólida à medida que se aproxima do reto, devido à diminuição da água e à ação bacteriana sobre os nutrientes. O suco entérico, que inicialmente contém água, sódio e potássio, sofre alterações na composição ao longo do cólon.

A motilidade colônica, refletida por ondas peristálticas de intensidade variada e movimentos haustrais, promove a mistura do conteúdo intestinal, fazendo-o avançar. Após as refeições, ondas mais vigorosas, denominadas "ondas em massa", propulsam o conteúdo no sentido ceco-ânus. No intestino grosso, encontra-se uma rica microbiota, composta majoritariamente de anaeróbios e gram-negativos, com predominância dos bacteroides. Essa flora tem papel essencial na síntese de vitaminas, como a vitamina K e o complexo B, e potencialmente a vitamina B_{12}, tendo um papel importante na saúde intestinal (ver Parte 11, *Sistema Digestório*, Seção 4, *Intestino delgado*).

A irrigação sanguínea do cólon, reto e canal anal é complexa. O cólon direito ou proximal, incluindo ceco, cólon ascendente, flexura hepática e metade proximal do transverso, recebe sangue da artéria mesentérica superior e de seus ramos tributários: ileocecocólica, cólica direita e cólica média. O cólon esquerdo ou distal, que compreende flexura esplênica, cólon descendente e sigmoide, é irrigado pela artéria mesentérica inferior e pelos seus ramos cólicos esquerdos e sigmoideanos. O reto e o canal anal são supridos pelas artérias retais superior, média e inferiores, e a drenagem venosa acompanha as artérias correspondentes.

O processo de evacuação é regulado por uma combinação de inervações simpáticas e parassimpáticas. A inervação parassimpática estimula os movimentos peristálticos, enquanto a inervação simpática tem efeito contrário. A distensão da parede retal pelo bolo fecal desencadeia o reflexo inibitório retoanal, diminuindo o tônus do esfíncter interno, enquanto o esfíncter externo se contrai voluntariamente para prevenir a incontinência. A contração do esfíncter externo pode ser mantida por, em média, até 50 segundos, possibilitando a acomodação do bolo fecal. Em casos de diarreia, a acomodação do conteúdo fecal é apenas parcial, levando à sensação de urgência e, em casos extremos, à incontinência fecal.

Para realizar a evacuação, o indivíduo adota posições que retificam o ângulo anorretal, com aumento da pressão intra-abdominal e relaxamento do assoalho pélvico. Esse mecanismo, somado à ação do conjunto de músculos do estojo esfincteriano, permite a continência fecal, mantendo o bolo fecal na ampola retal sem que este seja eliminado.

O mecanismo da continência fecal é uma operação complexa que envolve a consciência e depende da interação de vários fatores, que incluem a consistência das fezes e a coordenação motora entre os músculos lisos e estriados da região anorretal e os do assoalho pélvico, além da integridade anatômica dessas estruturas.

Complementando esse mecanismo, os sensorreceptores submucosos próximos da linha pectínea desempenham um significativo papel coadjuvante, uma vez que não apenas discernem a consistência do bolo fecal, mas também identificam outras características, como a temperatura, e diferenciam gases e fezes. Essa capacidade sensorial é essencial para o funcionamento efetivo do mecanismo de continência fecal.

BIBLIOGRAFIA

Azzouz LL, Sharma S. Physiology, large intestine. In: StatPearls. Treasure Islands (FL): StatPearls Publishing, 2023. Disponível em: https://pubmed.ncbi.nlm.nih.gov/29939634. Acesso em: 31 out. 2024.

Cardozo WS, Sobrado CW. Doença inflamatória intestinal. Barueri: Manole, 2012.

Cruz GMG. Coloproctologia: terapêutica. Rio de Janeiro: Thieme Revinter, 2000.

Moreira H. Coloproctologia: conceitos. Goiânia: Escaleno, 1993.

Nakashima J, Zulfiqar H. Embryology, Rectum and Anal Canal. In: StatPearls. Treasure Islands (FL): StatPearls Publishing, 2023. Disponível em: https://www.ncbi.nlm.nih.gov/books/NBK551682. Acesso em: 31 out. 2024.

Porto CC. Exame clínico. 8. ed. Rio de Janeiro: Guanabara Koogan, 2012.

Porto CC, Porto AL. Clínica médica na prática diária. 2. ed. Rio de Janeiro: Guanabara Koogan, 2022.

Quilici FA, Reis Neto JA. Doença hemorroidária. In: Quilici FA, Reis Neto JA. Atlas de proctologia: do diagnóstico tratamento. Rio de Janeiro: Lemos Editorial, 2000.

Regadas FSP, Regadas SMM. Distúrbios funcionais do assoalho pélvico: atlas de ultrassonografia anorretal bi e tridimensional. Rio de Janeiro: Thieme Revinter, 2007.

Reis Neto JA. New trends in coloproctology. Rio de Janeiro: Thieme Revinter, 2000.

Rocha JJR. Coloproctologia: princípios e práticas. São Paulo: Atheneu, 2005.

Silva LC. Diagnóstico por imagem no carcinoma colorretal: uma visão atual. In: Castro LP, Savassi-Rocha PR, Lacerda Filho A, Conceição SA. Tópicos em Gastroenterologia. 11. ed. São Paulo: Medsi, 2001.

Wang YHW, Wiseman J. Anatomy, Abdomen and Pelvis, Rectum. In: StatPearls. Treasure Islands (FL): StatPearls Publishing, 2023. Disponível em: https://pubmed.ncbi.nlm.nih.gov/30725930. Acesso em: 31 out. 2024.

CAPÍTULO 83

Exame Clínico

Helio Moreira, Helio Moreira Junior,
José Paulo T. Moreira

ANAMNESE

A anamnese é crucial no diagnóstico de patologias do cólon, reto e ânus, possibilitando hipóteses diagnósticas consistentes, quando bem feita. Fatores como idade, sexo, profissão e origem do paciente são essenciais no raciocínio diagnóstico. Por exemplo, a obstipação intestinal em crianças pode indicar megacólon congênito, enquanto em adultos que vivem em áreas endêmicas da doença de Chagas sugere megacólon chagásico. Sangramento anal varia em significado de acordo com a idade: pólipos em crianças, doença hemorroidária em adultos jovens e possível câncer em pessoas com mais de 50 anos. Profissões que exigem longos períodos sentados ou em pé podem aumentar o risco de doença hemorroidária, e um estilo de vida sedentário, com dieta pobre em fibras, pode predispor à doença diverticular do cólon. Além disso, a genética tem ganhado relevância; portanto, histórico familiar de câncer intestinal e polipose deve ser investigado.

SINAIS E SINTOMAS

Os principais sintomas das doenças do cólon, reto e ânus incluem diarreia, obstipação, sangramento anal, prurido anal, dor, distensão abdominal, náuseas, vômitos, anemia e emagrecimento. A dor é o sintoma mais frequente, mas sua avaliação pode ser complexa. Por ser subjetiva, é influenciada pelas condições psicológicas e culturais do paciente. Por esse motivo, é fundamental determinar a localização da dor, que pode ser abdominal ou perineal.

A dor abdominal, devido à presença de muitas vísceras e órgãos, é complexa na interpretação e requer uma anamnese detalhada, espírito crítico e amplo conhecimento das condições que podem causá-la (ver Dor abdominal, na Seção 4, *Intestino Delgado*, Capítulo 79, *Exame Clínico*). Um exemplo da complexidade é a dor abdominal reflexa em crianças com pneumonia, que exige que o exame clínico seja abrangente, não se limitando apenas ao abdome. A dor associada a doenças do cólon, reto e ânus pode ser aguda, com início súbito e duração breve, ou crônica, persistindo por dias, semanas ou meses, muitas vezes com períodos intermitentes de alívio.

A dor difusa abdominal pode começar em uma área específica e, eventualmente, espalhar-se por todo o abdome, como acontece com a dor da peritonite. Uma perfuração do sigmoide devido à diverticulite, por exemplo, inicialmente causa dor no quadrante inferior esquerdo, que se torna difusa à medida que a condição clínica piora. Manobras palpatórias podem ajudar a determinar a origem exata da dor e do processo inflamatório. Em casos de peritonite, a parede abdominal torna-se endurecida, recebendo a denominação "abdome em tábua" (ver Seção 8, *Parede e Cavidade Abdominais*, Capítulo 97, *Doenças da Parede e da Cavidade Abdominal*).

Além da peritonite, a colite, a obstrução intestinal e a impactação fecal são outras condições que podem causar dor abdominal difusa. Quanto à dor no quadrante superior direito, é raro que seja originada do cólon devido à sua localização profunda. Quando essa dor ocorre, deve-se pensar em impactação fecal alta ou obstipação intestinal grave, frequentemente com características de cólica. É importante considerar também a vesícula biliar, localizada nessa região, e suas afecções, como colecistite, no diagnóstico diferencial (ver Seção 7, *Fígado e Vias Biliares*, Capítulo 91, *Exame Clínico*).

No quadrante inferior direito, a proximidade do cólon (ceco e início do cólon ascendente) com a parede abdominal facilita a avaliação da dor, possibilitando identificar, em geral, a causa por meio do uso de manobras semióticas. Nessa região, as causas mais comuns de dor incluem apendicite, câncer do ceco, processos inflamatórios, como doença de Crohn, tuberculose intestinal, invaginação intestinal e doenças do ovário e anexos. Já a dor no quadrante superior esquerdo, devido à localização profunda do cólon e à proteção pelos arcos costais, é mais desafiadora para a palpação, exceto em casos de câncer avançado. As causas típicas de dor nessa área incluem diverticulite, impactação fecal alta e obstipação intestinal crônica.

A interpretação correta da dor no quadrante superior esquerdo é complexa em razão da presença de múltiplos órgãos, como estômago, pâncreas, baço e rins, que também podem ser fontes de dor (ver Seção 6, *Pâncreas*, Capítulo 87, *Exame Clínico*). No quadrante inferior esquerdo, região em que o cólon sigmoide geralmente é palpável, manobras palpatórias possibilitam identificar a origem da dor com maior precisão.

A doença diverticular do cólon é a causa mais comum de dor no quadrante inferior esquerdo, que pode inflamar e levar a diverticulite, abscesso e, em alguns casos, perfuração com peritonite. Inicialmente, a dor é localizada, mas pode tornar-se difusa com a progressão da doença. Outras causas de dor nessa região incluem obstipação intestinal, processos inflamatórios e hipersensibilidade visceral, resultando em espasmos, como na síndrome do intestino irritável, e neoplasias. A diarreia é caracterizada por aumento no número de evacuações (mais de três por dia), fezes menos consistentes e, por vezes, com restos alimentares.

Diferenciar a diarreia originada no intestino delgado (diarreia alta) daquela no cólon (diarreia baixa) pode ser desafiador, requerendo uma análise criteriosa das características semiológicas, incluindo a evolução diária do quadro (ver Seção 4, *Intestino Delgado*, Capítulo 81, *Doenças do Intestino Delgado*). Uma diarreia contínua, que persiste dia e noite, pode indicar uma origem não exclusivamente colônica. A diarreia baixa divide-se em aguda e crônica, e ambas podem ter causas infecciosas ou não. A diarreia aguda inclui retocolite ulcerativa inespecífica, frequentemente com fezes amolecidas e sangue, colites e retites actínicas, doença de Crohn do reto e cólon, e câncer do intestino grosso. Essas condições também podem causar diarreia crônica, devido à falta de resposta ao tratamento na fase aguda ou pela evolução da doença. Algumas doenças, como a síndrome do intestino irritável, caracterizam-se por diarreia crônica desde o início, frequentemente alternando-se com períodos de obstipação.

A obstipação intestinal, conhecida como "prisão de ventre" ou "intestino preso", é caracterizada pela retenção fecal por mais de 48 horas, embora o ritmo intestinal varie entre os indivíduos, sendo normal de três evacuações por dia até uma a cada 2 dias. Na avaliação clínica, é importante considerar a consistência das fezes, que podem variar de ligeiramente duras a ressecadas ou em cíbalos. A progressão fecal adequada é influenciada por vários fatores, incluindo a composição do bolo fecal, sobretudo a quantidade de fibras, a regulação neurovegetativa, a integridade dos plexos intramurais, a ação de hormônios digestórios e extraintestinais, como os da tireoide, e substâncias como serotonina e prostaglandinas. Além disso, as condições psicológicas do paciente desempenham papel crucial no ritmo intestinal, pois os arcos reflexos envolvidos na evacuação mantêm conexões com o diencéfalo e o córtex cerebral, fazendo com que o reflexo de evacuação seja um processo "assistido" por mecanismos inibitórios e motores complexos.

Para determinar a origem da obstipação intestinal, é essencial um exame clínico completo, incluindo exames proctológico e de imagem ou endoscópicos do intestino grosso. A procedência geográfica do paciente é relevante, sobretudo em áreas endêmicas da doença de Chagas, que pode causar megacólon, causa frequente de obstipação. Quanto ao sangramento anal, apesar de, em geral, ser causado por hemorroidas, que é uma condição benigna, é fundamental não encerrar a investigação prematuramente. Isso pode levar à omissão de outras possíveis fontes de sangramento, como câncer do reto ou do cólon. Em indivíduos com mais de 60 anos, a doença diverticular também é causa comum de sangramento anal. Pólipos, que sangram com facilidade, são uma preocupação particular em adultos devido ao risco de malignização para adenocarcinomas.

Processos inflamatórios, como retocolite ulcerativa, doença de Crohn, retites e colites actínicas, podem causar sangramento devido a lesões na mucosa. Além disso, todo sangramento anal deve levar em consideração hemorragias de partes mais altas do tubo digestório, como úlceras gástricas. Nesses casos, o sangue, em geral, é escuro, semelhante a borra de café (melena), e frequentemente está misturado às fezes. No entanto, em situações com atividade motora mais rápida do tubo digestório, pode ocorrer perda de sangue vermelho vivo (enterorragia) em doenças das partes superiores do sistema digestório. O prurido anal é outro sintoma que pode surgir em diversas condições, sendo, muitas vezes, bastante incômodo para o paciente.

As causas do prurido são variadas, incluindo má higiene anal, enterobíase (comum em crianças), doenças cutâneas anorretais, como eczema e dermatite, e doenças sistêmicas, como diabetes e hepatopatias crônicas. Em alguns casos, a causa pode permanecer indefinida. A distensão abdominal, por sua vez, caracteriza-se pelo aumento do volume abdominal e pode ser causada por condições como ascite, meteorismo, fecaloma e neoplasias. Quanto ao intestino grosso, a distensão resulta, em geral, de obstruções ao trânsito de gases e fezes. Causas importantes incluem vólvulo do sigmoide, complicação do megacólon chagásico, e câncer intestinal, que pode obstruir o lúmen do órgão e levar ao acúmulo de fezes e gases.

Além das causas já mencionadas de distensão abdominal, devem ser consideradas estenose do cólon e do reto (por diferentes causas), bridas pós-cirúrgicas abdominais e na dilatação tóxica aguda do cólon, como visto no megacólon tóxico, uma complicação grave da retocolite ulcerativa. No megacólon chagásico, a incoordenação da atividade motora do cólon frequentemente resulta em distensão abdominal grave, sendo possível visualizar o relevo do cólon sigmoide na parede abdominal. Náuseas e vômitos são menos comuns nas doenças do intestino grosso, mas podem ocorrer em pacientes com síndrome do intestino irritável durante crises dolorosas. Na oclusão intestinal, vômitos surgem conforme a condição progride, podendo tornar-se fecaloides com o tempo.

As doenças consuntivas, como o câncer do cólon, frequentemente levam a anemia e emagrecimento, podendo evoluir para caquexia. As lesões do cólon direito, em que há reabsorção de ferro, são particularmente associadas à anemia. Pacientes com megacólon chagásico, que, em geral, apresentam alterações no esôfago (megaesôfago chagásico), podem ter dificuldade para deglutir, resultando em emagrecimento e mesmo caquexia. A doença diverticular difusa dos cólons pode causar hemorragias significativas, levando à anemia aguda, mas é mais comum a perda crônica de pequenas quantidades de sangue, também resultando em anemia. Do mesmo modo, pode ocorrer anemia em pacientes com doença hemorroidária ou prolapso retal devido às repetidas perdas de sangue.

EXAME FÍSICO

O exame físico dos cólons e do segmento anorretal compreende o exame do abdome e o exame proctológico.

Exame do abdome

Para examinar o abdome, utilizam-se inspeção, palpação, percussão e ausculta. Durante a inspeção, com o paciente deitado em decúbito dorsal, sem travesseiro e com as mãos ao longo do corpo, o examinador observa a forma, o volume e os movimentos peristálticos visíveis do abdome. Pacientes com carcinoma avançado do cólon podem apresentar abdome escavado, com os ossos pélvicos ressaltados. No megacólon chagásico e fecaloma, observa-se distensão abdominal, sobretudo no flanco esquerdo, por comprometimento do cólon sigmoide. O fecaloma pode causar suboclusão intestinal, visível pelas contrações colônicas. Em casos de carcinomatose peritoneal decorrente de câncer intestinal, a ascite pode ser evidente, resultando em um abdome volumoso e globoso.

Na palpação abdominal, o examinador, posicionado ao lado direito do paciente, usa ambas as mãos, com a direita sobre a esquerda, para palpitar delicadamente a parede abdominal, começando superficialmente e progredindo para uma palpação mais profunda. Os dedos indicador e médio são, em geral, usados para guiar o movimento, que vai de fora para dentro e de cima para baixo em toda a parede abdominal. A palpação pode ser dificultada por processos agudos, dor ou contratura abdominal. Inicia-se na fossa ilíaca direita, região em que geralmente se pode palpar o ceco, sobretudo em indivíduos magros. Sob condições normais, o ceco apresenta consistência ligeiramente elástica e formato cilíndrico. Pedir ao paciente que flexione levemente a coxa direita pode ajudar a diminuir a contratura muscular e facilitar a palpação. O "sinal do gargarejo", ruído provocado pela compressão e descompressão do ceco, indica a presença de líquido e é comum em casos de diarreia, embora tenha pouca relevância clínica.

A palpação do cólon ascendente é dificultada pela posição anatômica, sendo mais viável em indivíduos magros com abdome flácido e mais difícil em pacientes obesos, mesmo com neoplasias. O cólon descendente, de disposição topográfica semelhante no lado oposto do abdome, segue a mesma lógica. O cólon transverso, de posição variável e não fixa, pode ser encontrado em várias regiões do abdome, dependendo do biotipo do paciente. A palpação é mais fácil em pessoas idosas, emagrecidas ou com abdome flácido, e em casos de neoplasias. Os ângulos hepático e esplênico do cólon transverso em geral não são acessíveis à palpação. O cólon sigmoide, localizado na fossa ilíaca esquerda, é o segmento mais acessível para análise, sobretudo em indivíduos magros e com abdome flácido, apresentando consistência mais firme. Em pacientes com cólon irritável, o sigmoide pode ter consistência mais dura, assemelhando-se a um cordão fibroso.

Na doença diverticular espástica ou hipertônica com peridiverticulite, o cólon sigmoide pode parecer uma tumoração ou massa globosa, geralmente móvel e sensível à palpação. Nos casos de megacólon chagásico com fecaloma, pode-se palpar uma massa firme e, em geral, móvel, que às vezes se desloca da fossa ilíaca esquerda para a direita. Um sinal específico do fecaloma, descrito por Gersuny, é detectado ao se comprimir profundamente a massa com a mão espalmada e, após retirar a mão suavemente, comprimir mais uma vez, de forma rítmica, resultando em um crepitar característico causado pelo ar passando entre a parede do cólon e a massa fecal.

Na percussão abdominal, o examinador, ao lado direito do paciente, usa a mão esquerda espalmada sobre a parede abdominal para percutir com os dedos da mão direita, começando pela fossa ilíaca direita. O ceco, geralmente percutível, emite um ruído timpânico em casos de distensão gasosa, como em oclusões intestinais e megacólon chagásico. Deve-se ter especial atenção ao percutir a fossa ilíaca direita em casos de dolicomegacólon chagásico, uma vez que o sigmoide deslocado pode ser confundido com o ceco. O cólon transverso distendido pode ser percutido no epigástrio, mas, em geral, é difícil distinguir entre o som do estômago e o do cólon. O cólon sigmoide é mais acessível à percussão, sobretudo em pacientes com megacólon chagásico. Em casos de fecaloma retal, nota-se som timpânico no nível do sigmoide, mas, com fecaloma presente, o som torna-se submaciço. Em megacólons grandes, o som timpânico pode ser ouvido até os ângulos esplênico ou hepático. A percussão pode ajudar a definir a extensão do fecaloma, observando-se a transição entre os sons maciço e timpânico, indicativos, respectivamente, de impactação fecal e distensão colônica por gases.

A ausculta do abdome tem valor diagnóstico limitado, sendo útil sobretudo em duas situações: na diarreia, em que se observa aumento dos ruídos hidroaéreos nos cólons e no intestino delgado; e no íleo paralítico, tipicamente causado por peritonite ou no pós-operatório, caracterizado pelo silêncio abdominal. A ausculta é importante, também, para monitorar a recuperação de pacientes com íleo paralítico, uma vez que a substituição do silêncio abdominal por ruídos hidroaéreos sinaliza o retorno da atividade peristáltica intestinal.

Exame proctológico

O exame proctológico inclui quatro etapas principais: inspeção da região anossacrococcígea, toque retal, anuscopia e retossigmoidoscopia, sendo esta um exame complementar que requer equipamento e preparo específicos. Para um exame eficaz, o paciente deve adotar uma posição que facilite a visualização da área e o uso de instrumentos endoscópicos. As posições mais comuns no exame proctológico são a lateral de Sims e a genupeitoral.

Na posição lateral de Sims, o paciente deita-se de lado com as pernas fletidas sobre o abdome, enquanto o examinador senta-se ao lado da mesa proctológica ou do leito. Na posição genupeitoral, também conhecida como "posição de prece maometana", o paciente ajoelha-se na extremidade da mesa de exame, apoia nela o tórax e estende os braços, podendo modificar ligeiramente a posição para maior conforto. Cada posição tem vantagens e desvantagens: a lateral de Sims é mais confortável, mas pode dificultar o exame endoscópico, enquanto a genupeitoral, embora menos confortável e potencialmente constrangedora, sobretudo para pacientes do sexo feminino, oferece excelente visualização da região e facilita o exame endoscópico ao estirar os órgãos da cavidade pélvica. Para pessoas idosas, pacientes cardíacos descompensados ou com problemas articulares, a posição de Sims, em geral, é preferida.

Durante a inspeção no exame proctológico, um foco de luz adequado, como um fotóforo, facilita a visualização da região anossacrococcígea. Utilizando as mãos para separar delicadamente as nádegas, o início do canal anal é exposto, permitindo a identificação direta de lesões. Aspectos importantes a serem observados incluem tumorações (como a trombose hemorroidária externa), abscessos perianais, lesões tumorais prolapsadas, fissuras anais, plicomas, condilomas, orifícios externos de fístulas e prolapso retal. O uso de uma lupa pode ser útil para visualizar alterações menores. O canal anal normalmente permanece fechado pela força dos esfíncteres, fechando-se por completo após uma leve pressão. A presença de inversão do reflexo anal, caracterizada pela abertura do canal anal em vez do fechamento após a pressão, sugere condições como prolapso retal e inflamação do canal anal.

O toque retal é um exame essencial na coloproctologia, recomendado para todos os adultos, sobretudo aqueles com mais de 40 anos. Na semiotécnica, o dedo indicador da mão direita é protegido com luva e lubrificado. O exame começa com uma massagem suave no introito anal para relaxar o estojo esfincteriano; depois, é feita a introdução cuidadosa do dedo no canal anal, guiada pelo eixo anteroposterior, para maior conforto do paciente. Durante a inserção, o médico comunica cada passo ao paciente para tranquilizá-lo. Uma vez ultrapassado o esfíncter, o dedo é rotacionado para examinar todo o canal anal, incluindo a loja prostática em homens e o relevo vaginal em mulheres. Alterações no relevo do canal, como o aumento da próstata, podem ser detectadas por meio dos movimentos rotatórios.

Em condições normais, as paredes do canal anal e do reto inicial são lisas. A detecção de qualquer massa durante o toque retal exige uma investigação mais aprofundada, em geral com anuscopia, a terceira etapa do exame proctológico. Mamilos hemorroidários internos, que podem ter aparência de neoplasia quando prolapsados, são identificados pelo toque, dada sua consistência aveludada, distinta de massas tumorais, que são mais endurecidas. Sangramento no canal anal é identificado pela presença de sangue na luva após o toque retal. Dada a alta incidência de neoplasias malignas no reto, muitas vezes ao alcance do toque retal, esse exame tem valor inestimável. Na anuscopia, utiliza-se um anuscópio, disponível em diversos modelos, com comprimento de 6 a 10 cm e diâmetro variável. A maioria conta com um mandril removível e uma alça para manuseio, e alguns modelos têm uma chanfradura que facilita o exame das estruturas laterais do canal anal.

Durante a anuscopia, a iluminação é fornecida por uma luz fixada na testa do examinador (fotóforo). O paciente assume uma posição de acordo com sua preferência e suas condições clínicas. O anuscópio é lubrificado com vaselina ou xilocaína antes de ser suavemente introduzido no canal anal. Após passar pelo esfíncter, o mandril é removido, permitindo uma visão direta e clara do canal anal. Lesões comuns, como doença hemorroidária, além de papilas hipertróficas, criptites e pólipos, são facilmente observáveis. Em caso de lesões suspeitas, recomenda-se a realização de biopsias com uma pinça especial para análise histopatológica.

BIBLIOGRAFIA

Cardozo WS, Sobrado CW. Doença inflamatória intestinal. Barueri: Manole, 2012.

Corman ML (Ed.) Cirurgia colorretal. Rio de Janeiro: Thieme Revinter, 2013.

Cruz GMG. Coloproctologia: terapêutica. Rio de Janeiro: Thieme Revinter, 2000.

Porto CC. Exame clínico. 8. ed. Rio de Janeiro: Guanabara Koogan, 2017.

Porto CC, Porto AL. Clínica médica na prática diária. 2. ed. Rio de Janeiro: Guanabara Koogan, 2022.

Quilici FA, Reis Neto JA. Doença hemorroidária. In: Quilici FA, Reis Neto JA. Atlas de proctologia: do diagnóstico tratamento. Rio de Janeiro: Lemos Editorial, 2000.

Regadas FSP, Regadas SMM. Distúrbios funcionais do assoalho pélvico: atlas de ultrassonografia anorretal bi e tridimensional. Rio de Janeiro: Thieme Revinter, 2007.

Reis Neto JA. New trends in coloproctology. Rio de Janeiro: Thieme Revinter, 2000.

Rocha JJR. Coloproctologia: princípios e práticas. São Paulo: Atheneu, 2005.

Steele SR, Hull TR, Hyman N et al. (Eds.) Manual ASCRS de cirurgia do cólon, reto e ânus. 3. ed. São Paulo: Di Livros, 2023.

CAPÍTULO 84

Exames Complementares

Helio Moreira, Helio Moreira Júnior,
José Paulo T. Moreira, Pedro Costa Moreira

INTRODUÇÃO

Os exames complementares incluem exame das fezes, hemograma e outros exames laboratoriais, exames de imagem, estudo clínico da fisiologia colorretal e biopsia.

EXAME DAS FEZES

A identificação de alterações nas fezes começa com a história clínica do paciente. Fezes consideradas normais são cilíndricas, com diâmetro de pelo menos 2 cm, frequentemente fragmentadas, e pesam entre 200 e 250 g por dia. Alterações na consistência das fezes, influenciadas pela dieta, sobretudo alimentos ricos em fibras que podem acelerar o trânsito intestinal e afetar a consistência, não são necessariamente patológicas. Fezes líquidas são comuns em diarreias e podem indicar doenças intestinais variadas. Fezes em cíbalos são observadas em condições como megacólon, doença diverticular ou estenoses do cólon. Fezes em fita, por sua vez, podem indicar estreitamento no cólon ou anorretal, comum em casos de câncer colorretal ou pós-procedimentos cirúrgicos, como nas hemorroidectomias e anastomoses colorretais/coloanais.

Ao avaliar as fezes, é fundamental verificar a presença de secreções como muco e pus, indicativos de mucosa patológica em condições como retocolite ulcerativa ou amebiana, doença de Crohn, câncer colorretal, neoplasia vilosa e doenças sexualmente transmissíveis. Sangue nas fezes é um achado anormal importante e pode ser visível ou detectado por testes laboratoriais, como a pesquisa de sangue oculto. Melena, caracterizada por fezes enegrecidas, sugere hemorragia digestiva alta ou lesões neoplásicas no intestino delgado, mas também pode ser causada por sangramento no cólon direito. Coágulos sanguíneos nas fezes podem indicar hemorragia intensa, comumente associada à doença diverticular difusa dos cólons.

O sangramento vivo após a evacuação é frequentemente causado por hemorroidas. Sangramento em gotas antes da defecação, sobretudo quando é doloroso, geralmente indica fissura anal. Estrias de sangue ou sangue ao redor das fezes normalmente indicam lesões no canal anal ou em segmentos distais do reto.

No exame parasitológico das fezes, busca-se por vermes ou protozoários, com interpretação dos resultados em conjunto com a história clínica do paciente. Prurido anal requer investigação específica para oxiúros. Em casos de diarreia prolongada, a cultura de fezes com antibiograma é indicada para identificar possíveis infecções bacterianas.

EXAMES LABORATORIAIS

O hemograma é essencial no diagnóstico de doenças intestinais, uma vez que a anemia indica perda de sangue em condições como hemorroidas, doença diverticular ou câncer intestinal. A leucocitose com desvio para a esquerda, somada a sintomas como febre e dor abdominal, pode indicar inflamações agudas, a exemplo de apendicite ou diverticulite. Provas de função hepática são essenciais no pós-operatório de câncer colorretal, sobretudo para monitorar metástases hepáticas. O antígeno carcinoembrionário (CEA) é usado no acompanhamento de pacientes com câncer colorretal, indicando possíveis metástases, principalmente hepáticas. A hemocultura é indicada em suspeitas de bacteriemia ou septicemia após procedimentos coloproctológicos.

As reações sorológicas são essenciais no diagnóstico de várias doenças. Na tripanossomíase americana (doença de Chagas), as reações sorológicas mostram alta positividade (90 a 96%) nos casos de megacólon. Reações como VDRL para sífilis, sorologia para vírus da imunodeficiência humana (HIV), reação de Widal para febre tifoide e testes para calazar, mononucleose e leptospirose são relevantes quando alinhadas com o quadro clínico. O exame simples de urina é útil para identificar fístulas colovesicais em doenças diverticulares do sigmoide, podendo revelar a presença de fezes na urina.

EXAMES DE IMAGEM

Diversos exames radiológicos são utilizados no diagnóstico de doenças do intestino grosso, incluindo radiografia simples do abdome, tomografia computadorizada, ressonância nuclear magnética, entre outros. A radiografia simples é essencial em casos de suspeita de obstrução aguda, como câncer oclusivo do cólon, vólvulo do sigmoide e fecaloma, evidenciada por níveis hidroaéreos e distensão das alças intestinais. Na suspeita de perfuração colônica por diverticulite, câncer ou causas iatrogênicas (como durante colonoscopia), observa-se ar abaixo da cúpula diafragmática, sobretudo acima do fígado, o que sinaliza a presença do sinal de Joubert.

A radiografia simples do abdome também é indicada em caso de suspeita de corpos estranhos, como próteses dentárias, agulhas ou objetos inseridos no ânus em práticas sexuais ou acidentes. Esse exame é essencial em casos de ferimentos por arma de fogo e pode revelar a localização de projéteis. Além disso, é útil no diagnóstico de peritonite, identificando o apagamento das linhas dos músculos psoas e da gordura pré-peritoneal, o que pode indicar inflamação.

A tomografia computadorizada (TC) ou a ressonância nuclear magnética (RNM) do abdome são indicadas na avaliação de neoplasias de cólon, ajudando a localizar a lesão. Além disso, são essenciais no estadiamento e planejamento terapêutico de neoplasias colorretais, incluindo a identificação de metástases hepáticas ou o envolvimento linfonodal. São também utilizadas em casos de diverticulite aguda, fornecendo informações sobre a gravidade e influenciando as decisões de tratamento. A RNM é um método de imagem muito utilizado para avaliação de doenças pélvicas e anorretais, como no estadiamento de tumores retais e na avaliação das fístulas perianais.

A fistulografia é um exame radiológico que pode ser utilizado na coloproctologia, com duas variantes principais: abdominal e anal. A abdominal é usada para investigar deiscências em suturas de anastomoses intestinais ou perfurações de alças por lesões neoplásicas ou inflamatórias. Nesses casos, secreções ou fezes podem extravasar para fora da cavidade abdominal. Através dos orifícios na parede abdominal, injeta-se um contraste radiopaco para delinear o trajeto da fístula, desde a pele até o local do extravasamento, que pode ser uma alça intestinal ou um abscesso.

A arteriografia é uma técnica diagnóstica fundamental na investigação de hemorragias digestivas de origem desconhecida, sobretudo quando os métodos semiológicos convencionais, como anuscopia, colonoscopia e tomografia do abdome, não forneceram resultados conclusivos. Essa modalidade de diagnóstico é reservada para casos de hemorragias volumosas, uma vez que requer uma perda de sangue substancial, pelo menos 0,5 mℓ por segundo, para que o local de sangramento possa ser visualizado com precisão.

O procedimento de arteriografia envolve a introdução de um cateter na artéria, de preferência a femoral, com acompanhamento em circuito fechado de televisão até alcançar as artérias mesentéricas, tanto a inferior quanto a superior, em suas emergências da aorta. Nesse ponto, um contraste é injetado, possibilitando a visualização da rede arterial dos cólons. Caso haja sangramento durante o exame, é observado o extravasamento do contraste para o lúmen intestinal, o que proporciona uma localização precisa do sangramento. Isso, por sua vez, facilita a escolha da técnica cirúrgica mais apropriada, se necessário.

Vale ressaltar que a arteriografia não se limita apenas à avaliação diagnóstica, pois também oferece a possibilidade de intervenções terapêuticas, como administrar substâncias vasoconstritoras através do cateter e embolizar o local do sangramento, proporcionando uma abordagem mais direcionada e eficaz no tratamento de situações clínicas complexas.

O exame de enema opaco com duplo contraste, conhecido como "clister opaco", é um exame radiológico que ainda tem valor para a avaliação do intestino grosso, abrangendo desde o reto até o ceco. Esse procedimento envolve a introdução de uma substância radiopaca, geralmente sulfato de bário, via anal, de forma semelhante a uma lavagem intestinal. À medida que o contraste avança, de modo retrógrado, do ânus até o ceco, é acompanhado por fluoroscopia, possibilitando a visualização do deslocamento da coluna de contraste pelos segmentos do intestino.

Após a introdução do contraste, insufla-se ar no canal anal, que, ao progredir no interior do intestino, comprime a coluna de bário contra a parede intestinal, transformando-a em uma película fina. Essa técnica possibilita a identificação de alterações no relevo da mucosa, como pólipos, neoplasias e divertículos, bem como alterações no calibre, como neoplasias estenosantes, que podem ser claramente observadas nas radiografias. Essa abordagem é conhecida como "enema opaco com duplo contraste" ou "técnica de Velin".

A ultrassonografia do reto e do canal anal é uma técnica restrita a lesões maciças ou císticas, sendo útil para detecção de massas neoplásicas intra-abdominais, na região perineal e na pelve. Suas indicações incluem avaliação de linfonodos invadidos por metástases, lesões císticas e neoplasias do períneo ou perirretais. Além disso, a ultrassonografia endorretal é valiosa no estadiamento pré-operatório de pacientes com câncer de reto, pois possibilita a avaliação da penetração da lesão na parede retal.

A ultrassonografia também desempenha um papel importante na investigação de pacientes com incontinência anal, sobretudo mulheres, nas quais lesões esfincterianas na porção anterior do canal anal são relativamente comuns. Outras situações clínicas nas quais a ultrassonografia retal ou do canal anal pode ser útil incluem fístulas anorretais complexas ou recorrentes, abscessos perianais, endometriose de septo retovaginal e avaliação de tumores pélvicos extrarretais.

A cintilografia com hemácias marcadas é um exame útil para o diagnóstico de sangramento digestivo em geral, especialmente em casos de hemorragia difusa associada à doença diverticular do cólon. O sangramento digestivo baixo pode ser intermitente, dificultando o mapeamento durante um exame específico, e a cintilografia permite a monitorização ao longo de 24 horas, o que é uma vantagem significativa.

EXAMES ENDOSCÓPICOS

Retossigmoidoscopia rígida

O retossigmoidoscópio rígido é um instrumento médico que possibilita a visualização completa do segmento intestinal acessível por meio dele. Esse exame pode ser realizado em regime ambulatorial, sem a necessidade de administrar sedativos ao paciente.

Do ponto de vista do examinador, a posição mais adequada para a realização da retossigmoidoscopia é a genupeitoral, na qual os órgãos pélvicos são estirados para frente, resultando na retificação do reto, o que proporciona melhor visualização.

As indicações para a realização da retossigmoidoscopia são diversas, destacando-se, sobretudo, o diagnóstico de lesões neoplásicas, incluindo pólipos e câncer. Além disso, outras condições que podem ser identificadas por meio desse exame incluem retites (de origem actínica ou inflamatória), retocolite (como a retocolite ulcerativa), doença de Crohn (colites inespecíficas), colites parasitárias (como amebíase) e processos estenosantes, como os linfogranulomas. Além disso, a retossigmoidoscopia possibilita a realização de biopsias sob visão direta, valiosa na obtenção de amostras de tecido histopatológico.

É importante ressaltar que é possível a remoção de pólipos durante a retossigmoidoscopia, utilizando-se, para isso, as alças de polipectomia, abordagem terapêutica adequada para algumas condições.

Nos últimos anos, a tendência é cada vez mais substituir o retossigmoidoscópio rígido pelo flexível, uma vez que este permite uma qualidade superior de visão/imagem, além de oferecer mais conforto ao paciente.

Colonoscopia

A colonoscopia é um procedimento médico que oferece significativa vantagem sobre os métodos convencionais, como a retossigmoidoscopia e o enema opaco, pois possibilita a avaliação, a biopsia e a polipectomia de qualquer segmento do cólon, desde o ânus até o ceco, e até alguns centímetros do íleo terminal. No entanto, é importante destacar que a colonoscopia é um procedimento mais complexo e requer cuidados específicos.

Para realizar uma colonoscopia eficaz, é fundamental que o intestino do paciente esteja adequadamente limpo. Isso é alcançado por meio da administração de lavagem intestinal e da ingestão de laxantes e/ou manitol. Além disso, é necessária a sedação do paciente para tornar o exame mais bem tolerado. A administração de sedativos requer um ambiente hospitalar ou local com monitorização adequada, para garantir a segurança do paciente durante o procedimento e lidar com possíveis efeitos colaterais, como depressão respiratória.

As principais indicações para a realização de uma colonoscopia incluem:

1. Investigação de sintomas relacionados ao cólon e reto, como sangramento retal intermitente e alterações no hábito intestinal.
2. Prevenção do câncer colorretal por meio da detecção e da remoção de pólipos.
3. Eliminação de dúvidas diagnósticas originadas do enema opaco.
4. Localização da origem de hemorragias anais.
5. Diagnóstico e acompanhamento de doenças inflamatórias do intestino grosso, como a doença de Crohn e a retocolite ulcerativa.
6. Realização de procedimentos terapêuticos, como polipectomias (remoção de pólipos), fulguração ou injeção de substâncias esclerosantes em pontos sangrantes, remoção de corpos estranhos e descompressão de volvo, sobretudo no cólon sigmoide, em casos selecionados.
7. Acompanhamento de pacientes submetidos a polipectomias por colonoscopia ou cirurgias de câncer colorretal.

A colonoscopia desempenha papel fundamental no diagnóstico e no tratamento, possibilitando identificação precoce de problemas gastrintestinais, prevenção do câncer colorretal e realização de intervenções terapêuticas.

Laparoscopia

Baseia-se na introdução na cavidade peritoneal, através de pequena incisão feita na parede abdominal, de um aparelho denominado "laparoscópio". Por meio de um visor existente na extremidade distal do aparelho, pode-se ter uma visão direta dos órgãos localizados na cavidade abdominal, sendo possível detectar lesões extraluminais, como lesões do fígado e do mesentério, implante de neoplasias no peritônio, além de outras (ver Seção 8, *Parede e Cavidade Abdominais*, Capítulo 96, *Exames Complementares*).

ESTUDO CLÍNICO DA FISIOLOGIA COLORRETAL

O estudo clínico da fisiologia colorretal fornece informações sobre o funcionamento do cólon e do reto. Essas técnicas incluem:

- Tempo de trânsito dos cólons: esse método envolve a utilização de marcadores colônicos para avaliar o tempo necessário para que os resíduos alimentares percorram todo o comprimento dos cólons. Os resultados podem direcionar para dois diagnósticos distintos, frequentemente associados: inércia dos cólons (falta de movimento adequado) e/ou obstrução da saída do bolo fecal
- Avaliação do tempo de trânsito orocecal: esse procedimento permite o estudo radiológico contrastado de todo o tubo digestório, fornecendo informações adicionais para o diagnóstico de distúrbios funcionais relacionados ao trânsito intestinal
- Cinedefecografia: a cinedefecografia é uma técnica dinâmica que permite avaliar a fisiologia da ampola retal e o mecanismo da evacuação. É particularmente útil para identificar condições anatômicas e funcionais que podem dificultar o esvaziamento da ampola retal, como retocele, sigmoidocele, descida do períneo, contração paradoxal do músculo puborretal e intussuscepção retoanal
- Eletromanometria anorretal: a eletromanometria registra a atividade motora do cólon, reto e canal anal, incluindo os níveis pressóricos do canal anal, capacidade retal, complacência retal e o reflexo inibitório retoanal. Essa técnica é essencial para avaliar os fenômenos motores durante o ato de evacuação e a integridade da inervação da musculatura esfincteriana interna (involuntária). A ausência do reflexo inibitório retoanal é própria do megacólon congênito e de pacientes com colonopatia chagásica
- Eletromiografia do assoalho pélvico e tempo de latência do nervo pudendo: esses exames são relevantes no estudo da incontinência anal, uma condição multifatorial. Pacientes com lesões esfincterianas podem apresentar silêncio completo da atividade elétrica e padrões de denervação, que variam em gravidade. O tempo de latência do nervo pudendo, avaliado pela eletromiografia, fornece informações sobre a integridade neuromuscular do assoalho pélvico, pela análise da velocidade de condução do impulso nervoso.

BIOPSIA

Ao se fazer um exame endoscópico, pode ser indicada a retirada de fragmentos de tecido para se concluir a avaliação diagnóstica pelo exame histopatológico. Quando a lesão está ao alcance do anuscópio utilizam-se pinças comuns, que são introduzidas pelo orifício anal, realizando-se a biopsia sob visão direta. Se a lesão estiver localizada somente ao alcance do videocolonoscópio, são utilizados modelos especiais de pinças de biopsias.

A biopsia está indicada nas neoplasias, nos processos inflamatórios da mucosa colorretal e na pesquisa de ovos de *Schistosoma mansoni* (biopsia das válvulas de Houston).

BIBLIOGRAFIA

Beck DE, Wexner SD. Fundamentals of anorrectal surgery. 2. ed. London: W.B. Saunders, 1998.

Campos FGCM, Regadas FSP, Pinho M. Tratado de coloproctologia. Rio de Janeiro: Sociedade Brasileira de Coloproctologia, 2012.

Cardozo WS, Sobrado CW. Doença inflamatória intestinal. Barueri: Manole, 2012.

Cruz GMG. Coloproctologia: terapêutica. Rio de Janeiro: Thieme Revinter, 2000.

Koneru S, Builth-Snoad L, NG KS. Major low anterior resection syndrome has equivalent health-related quality of life implications as having a permanent colostomy. Tech Coloproctol. 2023;28(1):17.

Moreira H. Coloproctologia: conceitos. Goiânia: Escaleno, 1993.

Porto CC. Exame clínico. 8. ed. Rio de Janeiro: Guanabara Koogan, 2017.

Porto CC, Porto AL. Clínica médica na prática diária. 2. ed. Guanabara Koogan, 2022.

Quilici FA, Reis Neto JA. Doença hemorroidária. In: Quilici FA, Reis Neto JA. Atlas de proctologia: do diagnóstico tratamento. São Paulo: Lemos Editorial, 2000.

Regadas FSP, Regadas SMM. Distúrbios funcionais do assoalho pélvico: atlas de ultrassonografia anorretal bi e tridimensional. Rio de Janeiro: Thieme Revinter, 2007.

Reis Neto JA. New trends in coloproctology. Rio de Janeiro: Thieme Revinter, 2000.

Rocha JJR. Coloproctologia: princípios e práticas. Atheneu, 2005.

Silva LC. Diagnóstico por imagem no carcinoma colorretal: uma visão atual. In: Castro LP, Savassi-Rocha PR, Lacerda Filho A, Conceição SA. Tópicos em Gastroenterologia. 11. ed. São Paulo: Medsi, 2001.

Singhartinger F, Gantschnigg A, Presl J. Safety, feasibility, and short-term-outcome of anal endoscopic submucosal dissection for anal intraepithelial neoplasia: an option for focal lesions? Tech Coloproctol. 2023;28(1):18.

CAPÍTULO 85

Doenças do Cólon, Reto e Ânus

Helio Moreira, Helio Moreira Júnior,
José Paulo T. Moreira, Pedro Costa Moreira

INTRODUÇÃO

As principais doenças do cólon, reto e ânus são: síndrome do intestino irritável, colites, doença diverticular, megacólon chagásico, neoplasias, doença hemorroidária, fissuras anais, abscessos e fístulas anorretais e prolapso retal.

Complementarmente foi incluída a apendicite.

SÍNDROME DO INTESTINO IRRITÁVEL

A síndrome do intestino irritável (SII) é uma condição médica caracterizada por uma ampla gama de sintomas, que nem sempre são distintos, muitos dos quais podem ser indicativos de alterações emocionais. Para diagnosticá-la, é fundamental descartar qualquer doença orgânica que possa estar associada aos sintomas relatados pelo paciente. A SII tende a predominar no sexo feminino e em grupos etários mais jovens.

O principal sintoma da SII é a dor abdominal, frequentemente em formato de cólica, que varia em intensidade de acordo com o estado emocional do paciente. Essa dor costuma vir acompanhada de distúrbios do ritmo intestinal, manifestando-se com episódios alternados de diarreia e obstipação.

Estudos de eletromanometria realizados em pacientes com SII têm confirmado a presença de alterações motoras significativas no cólon, com destaque para a hipersensibilidade visceral.

O diagnóstico da SII, na maioria dos casos, é estabelecido por exclusão de outras afecções, após uma minuciosa avaliação clínica, endoscópica e radiológica. É importante destacar que a SII é uma síndrome de diagnóstico de exclusão.

Alguns autores sugerem que o cólon espástico pode ser considerado um precursor da doença diverticular hipertônica do sigmoide, o que ressalta a importância de uma abordagem cuidadosa e holística na compreensão e no tratamento dessas condições gastrintestinais.

COLITE

O termo "colite" descreve um processo inflamatório que pode afetar qualquer segmento do intestino grosso e inclui várias formas, como a colite amebiana, a colite actinomicótica, a colite tuberculosa, a colite granulomatosa (como na doença de Crohn), a colite isquêmica e a retocolite ulcerativa inespecífica.

A colite amebiana é causada pelo protozoário *Entamoeba histolytica*. A infecção ocorre, em geral, por meio da ingestão de alimentos, sobretudo vegetais, contaminados com fezes ou por transmissão fecal-oral, muitas vezes devido à falta de higiene adequada das mãos.

Essa condição se manifesta com diarreia crônica, frequentemente acompanhada de muco e, ocasionalmente, com presença de sangue e pus nas fezes. O diagnóstico é estabelecido com base na análise do quadro clínico do paciente, complementado por exames de fezes, retossigmoidoscopia e/ou colonoscopia (sobretudo em casos de suspeita de localização ileocecal ou para descartar outras possíveis causas).

Além disso, é relevante mencionar que a amebíase intestinal pode levar a complicações mais sérias, como a amebíase hepática e cerebral, o que exige atenção médica adequada para o tratamento e o manejo apropriado dessas condições intestinais (ver Seção 7, *Fígado e Vias Biliares*, Capítulo 93, *Doenças do Fígado e das Vias Biliares*, e Parte 18, *Sistema Nervoso*, Capítulo 174, *Doenças do Sistema Nervoso*).

A colite actinomicótica, embora seja uma condição pouco comum, pode afetar todo o trato intestinal, desde o ceco até o ânus. Assim como na tuberculose, um dos sintomas mais significativos é a alteração do hábito intestinal, incluindo obstipação e diarreia. Essa condição pode levar, com relativa frequência, à oclusão intestinal devido ao crescimento endoluminal da lesão.

O diagnóstico diferencial da colite actinomicótica deve ser feito em relação ao adenocarcinoma do cólon, em geral por meio de colonoscopia, que possibilita a realização de biopsias da lesão. Alternativamente, o diagnóstico pode ser confirmado no exame da peça cirúrgica, caso seja necessário realizar uma ressecção, na qual pode ser demonstrada a presença de *Actinomyces* ou lesões histológicas compatíveis com essa infecção fúngica.

A colite tuberculosa, em geral, é encontrada na região ileocecal e pode ser confundida com a doença de Crohn devido a características clínicas e radiológicas semelhantes. Essa forma de colite caracteriza-se por um processo hiperplásico, e, em alguns casos, é possível demonstrar a presença de bacilos de Koch em fragmentos da lesão.

É importante destacar que, na maioria dos casos de colite tuberculosa, não existe lesão pulmonar concomitante. A lesão intestinal, muitas vezes, é primária e resulta da contaminação por via oral, frequentemente devido à ingestão de alimentos contaminados, sobretudo leite de vaca não pasteurizado.

A doença de Crohn, ou colite granulomatosa, pode afetar indivíduos de ambos os sexos, com incidência maior em pessoas jovens. Surpreendentemente, a diarreia não é o sintoma principal dessa condição; em vez disso, a obstipação intestinal é a queixa mais comum, acompanhada de distensão abdominal, cólicas e sintomas sistêmicos, como perda de peso e anemia.

Em alguns pacientes, é possível palpar uma massa abdominal, geralmente localizada na fossa ilíaca direita. A tomografia computadorizada ou a ressonância nuclear magnética podem revelar uma zona de estreitamento no intestino delgado, e a colonoscopia possibilita a realização de biopsias para confirmar o diagnóstico.

A doença de Crohn, ou colite granulomatosa, originalmente descrita como afetando somente o íleo terminal, pode ocorrer em qualquer parte do sistema digestório, incluindo o duodeno e o estômago. Manifesta-se como uma condição crônica, com períodos de exacerbação dos sintomas. Os sintomas predominantes incluem diarreia, dor abdominal, presença de sangue, muco e pus nas fezes, em geral acompanhados de perda de peso.

Essa condição é mais comumente observada entre 40 e 60 anos, com predominância na quinta década, sem diferença significativa de gênero.

Os sintomas estão relacionados à estagnação das fezes e à retenção de gases, sendo a obstipação intestinal o principal problema. No início, o paciente pode aliviar os sintomas com o uso de laxantes comuns, mas, à medida que a doença progride, torna-se necessária a administração de doses progressivamente maiores de medicamentos até que estes não tenham mais efeito. A retenção de fezes e gases leva ao desenvolvimento de meteorismo, causando distensão, plenitude e timpanismo abdominal.

É frequente a associação do megacólon com alterações em outros órgãos, sendo o megaesôfago e a cardiopatia as mais comuns.

O diagnóstico baseia-se em história clínica, exame físico e exames complementares. As reações sorológicas para tripanossomíase americana são positivas em cerca de 90 a 96% dos casos. O enema opaco revela a dilatação das alças colônicas (Figura 85.4).

No diagnóstico diferencial, devem-se considerar todas as dilatações do intestino causadas por obstáculos mecânicos, como lesões anorretais malignas ou benignas. O megacólon congênito é uma patologia incomum e que raramente deve ser considerada no diagnóstico diferencial. Dados epidemiológicos, como a faixa etária e a positividade das reações sorológicas, ajudam a confirmar o diagnóstico etiológico.

Duas das principais complicações associadas ao megacólon são o fecaloma e o vólvulo do sigmoide (Figura 85.5). O fecaloma se desenvolve devido à retenção prolongada de fezes e pode requerer intervenção médica para seu esvaziamento, às vezes até com anestesia para remoção manual. O vólvulo do sigmoide, entretanto, envolve a torção do cólon sobre seu próprio eixo, levando a uma obstrução intestinal aguda. É importante ressaltar a alta incidência dessa complicação em pacientes com megacólon ao longo da vida.

NEOPLASIAS

As neoplasias do intestino grosso podem ser classificadas em benignas ou malignas.

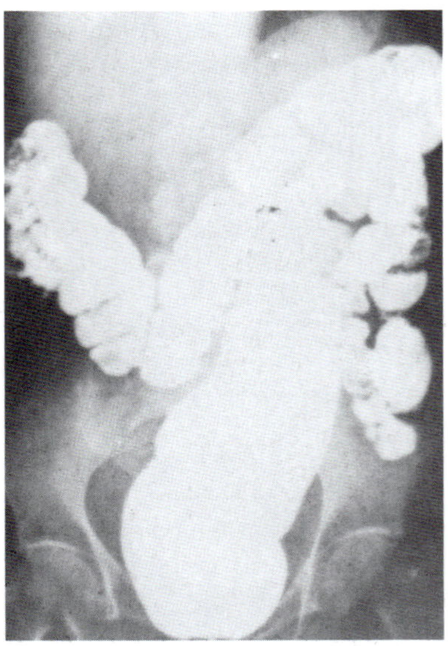

Figura 85.4 Megacólon chagásico. Aspecto radiológico (enema opaco), observando-se ectasia e dilatação do sigmoide e do reto.

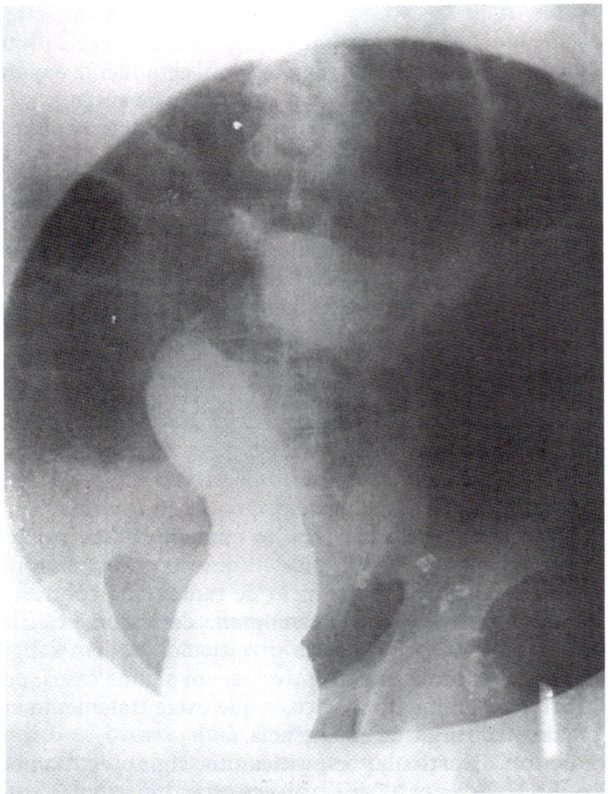

Figura 85.5 Megacólon chagásico. Vólvulo do sigmoide. Ao exame radiológico vê-se a imagem característica de torção "em bico de flauta" e grande distensão gasosa a montante.

Neoplasias benignas

As mais comuns são os pólipos (Figura 85.6). É importante ressaltar que, principalmente no caso dos pólipos adenomatosos, há a possibilidade de degeneração maligna, levando ao desenvolvimento de adenocarcinomas.

Os pólipos podem ser classificados em neoplásicos e não neoplásicos. Os pólipos adenomatosos, que são neoplásicos, representam cerca de 90% das neoplasias benignas. Podem ser múltiplos em mais de um terço dos pacientes.

Além disso, esses pólipos podem ocorrer em ambos os sexos e têm distribuição topográfica semelhante à dos cânceres intestinais, com maior incidência no reto, seguido pelo cólon sigmoide (Figura 85.7). A maioria dos pacientes com pólipos não apresenta sintomas significativos, e essas lesões são, com frequência, diagnosticadas por exames endoscópicos ou radiológicos realizados para esclarecer outros sintomas.

Embora os pólipos possam causar sangramento, geralmente não é em volume preocupante. Em crianças, pode ocorrer prolapso da lesão na região anal, conhecido como "pólipo juvenil". É importante mencionar que o risco de degeneração maligna está relacionado ao tamanho e ao tipo histológico do pólipo, e pólipos adenomatosos com componentes vilosos têm maior probabilidade de se tornar cancerosos. A polipose adenomatosa familiar múltipla é uma condição que apresenta alto risco de degeneração maligna, chegando a aproximadamente 100% em pacientes com 50 anos.

Câncer do cólon e do reto

A incidência de câncer do cólon e do reto tem aumentado nos últimos anos, e o adenocarcinoma é o tipo histológico mais

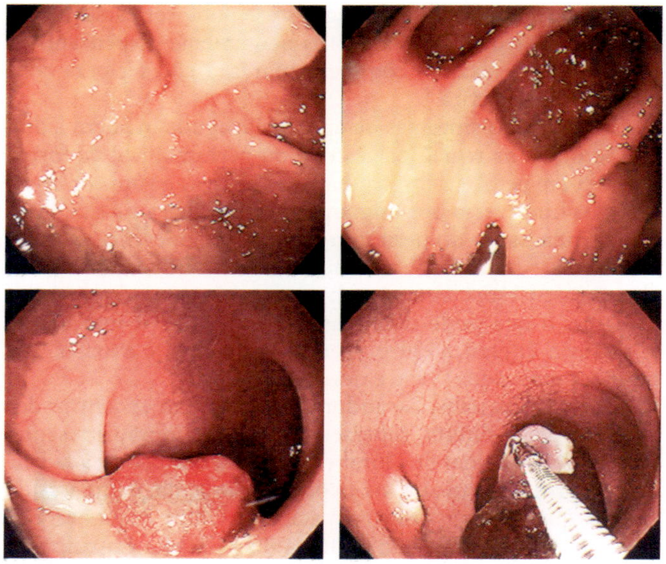

Figura 85.6 Pólipo pediculado no cólon sigmoide, medindo aproximadamente 1 cm de diâmetro. Sequência de fotos de uma polipectomia endoscópica.

comum. Esses cânceres podem se apresentar de várias maneiras, como massas ulceradas ou lesões polipoides, infiltrativas ou estenosantes.

A distribuição das lesões malignas mostra incidência predominante no reto (cerca de 45%), seguida do cólon sigmoide (aproximadamente 20 a 25%) e ceco (8 a 10%). A maioria dos casos ocorre entre a quinta e a sexta década de vida.

Os sintomas variam dependendo da localização e do estágio da neoplasia. Os principais sintomas incluem perda de sangue pelo ânus, variação brusca no ritmo intestinal (diarreia e/ou obstipação, presença de muco nas fezes e mudança na

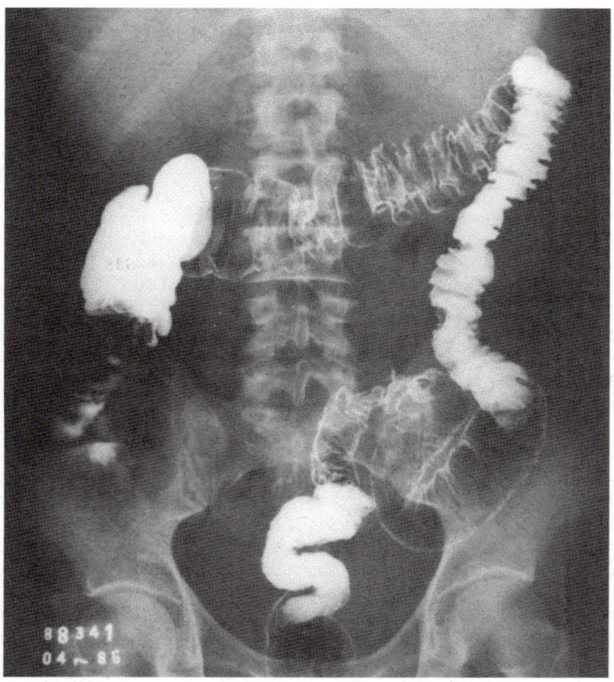

Figura 85.7 Câncer do intestino grosso em duas localizações simultâneas: cólon ascendente e sigmoide.

coloração das fezes), além de emagrecimento e anemia. Em alguns casos, a neoplasia pode se tornar palpável na região abdominal, principalmente quando localizada no cólon direito.

O diagnóstico é estabelecido com base em história clínica, exame físico (incluindo o exame proctológico) e exames endoscópicos, como a retossigmoidoscopia e/ou colonoscopia, frequentemente acompanhados de biopsias.

O prognóstico do câncer do cólon e do reto depende do estágio da doença, que é dividido em três categorias: (1) neoplasia limitada à mucosa e submucosa; (2) comprometimento da serosa, mas sem linfonodos afetados; (3) linfonodos comprometidos.

DOENÇA HEMORROIDÁRIA

É uma doença de alta prevalência na população em geral, atingindo ambos os sexos, algumas vezes evoluindo com pouco ou nenhum sintoma. Aproximadamente 50% da população acima de 50 anos apresenta algum tipo de hemorroida. Raramente, aparece em crianças.

A doença hemorroidária é classificada em três grupos: hemorroidas internas, externas e mistas.

As hemorroidas internas são formadas por varizes do plexo hemorroidário interno, subsidiário do sistema porta, e as externas, pelo plexo hemorroidário externo, subsidiário das veias hipogástricas. Já as mistas são uma associação das duas (Figura 85.8).

O sintoma mais importante e mais frequente é o sangramento.

Eventualmente surgem complicações (trombose e fissuras), que se manifestam por dor e prolapso perineal.

FISSURAS

As fissuras são soluções de continuidade no revestimento cutâneo do canal anal.

A causa mais frequente são os microtraumatismos provocados pela eliminação de fezes endurecidas.

A dor é o sintoma mais importante, costuma ser intensa, exacerbando-se durante a defecação. Com frequência, há perda de sangue.

O quadro clínico é característico: o paciente refere dor anal aguda e muitas vezes lancinante após o ato evacuatório, seguida, normalmente, por perda de pequena quantidade de

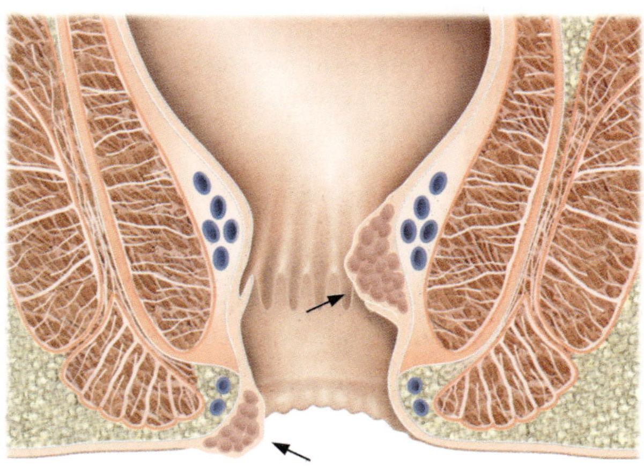

Figura 85.8 Hemorroidas internas e externas.

sangue; paulatinamente a dor vai diminuindo com o passar do tempo, até desaparecer completamente, voltando a aparecer apenas por ocasião da próxima evacuação e com as mesmas características.

ABSCESSOS

Os abscessos anorretais são infecções agudas localizadas nos espaços teciduais ao redor do ânus e da porção terminal do reto.

O principal sintoma é dor de localização perineal ou anorretal, exacerbada durante a defecação. Conforme a evolução clínica, podem ser facilmente identificados e palpados ao se realizar o exame proctológico (muitas vezes o toque não é possível em decorrência do quadro doloroso). Quando estão mais profundos, isso se torna mais difícil.

Febre irregular, muitas vezes com calafrios, é quase constante, exceto nos pacientes debilitados, imunodeprimidos ou muito idosos.

Os abscessos anorretais podem ter origem em infecções da cripta anal (criptite) ou ser causados por complicação de proctites de diferentes naturezas (amebiana, doença de Crohn, neoplasias).

FÍSTULAS ANORRETAIS

As fístulas anorretais são trajetos que põem em comunicação o canal anal ou o reto com a pele do períneo. Na maioria das vezes, são secundárias a abscessos ou aparecem em diferentes afecções (neoplasias, doenças inflamatórias intestinais como a doença de Crohn, traumas anorretais). Pelo pertuito cutâneo podem drenar muco, pus e fezes, com odor muito desagradável.

O diagnóstico é dado pela história clínica do abscesso que foi drenado e pela inspeção da região perianal, na qual é possível observar um pequeno orifício nas imediações da abertura anal (denominado "orifício externo"), drenando, frequentemente, uma secreção purulenta intermitentemente; levantada esta hipótese, estarão indicados exames complementares para melhor estudo do seu trajeto e avaliação da gravidade do caso (ultrassonografia do canal anal, manometria anorretal e até mesmo ressonância nuclear magnética da pelve).

PROLAPSO RETAL

O prolapso retal é a saída ou deslizamento das camadas que o compõem através do orifício anal.

Pode haver prolapso apenas de mucosa do reto (prolapso parcial) ou de todas as suas camadas (prolapso total ou procidência retal).

Acomete normalmente os grupos etários extremos (crianças e pessoas idosas). O diagnóstico é dado pela história clínica e pela inspeção da região anal.

APENDICITE

A apendicite aguda é um processo inflamatório agudo e purulento que ocorre, na maioria das vezes, devido a dificuldades na drenagem do conteúdo apendicular, resultando no aumento do volume do apêndice e desencadeando alterações circulatórias, como isquemia, e inflamatórias. Em alguns casos, a apendicite aguda pode levar à perfuração ou à formação de abscesso.

Essa condição é mais comum em adolescentes e adultos jovens de ambos os sexos, embora também possa afetar pessoas idosas. O quadro clínico da apendicite aguda é característico, e, na maioria dos casos, o diagnóstico pode ser estabelecido com base nos dados clínicos, frequentemente dispensando a necessidade de exames complementares, a não ser para confirmação diagnóstica.

Os principais sintomas da apendicite aguda incluem a dor, que se inicia na região epigástrica ou periumbilical de forma súbita e, em geral, é acompanhada de náuseas e vômitos. Após algumas horas, essa dor migra para a fossa ilíaca direita, indicando inflamação do peritônio ao redor do apêndice. A febre costuma ser moderada, variando de 37,5 a 38°C; porém, em alguns casos, especialmente em pessoas idosas, pode não estar presente, o que pode dificultar o diagnóstico. É importante observar a diferença entre a temperatura retal e a axilar, que pode ser maior que 0,5°C e deve ser avaliada.

Ao realizar a palpação abdominal, é comum encontrar dor na fossa ilíaca direita, hipersensibilidade e tensão muscular nesta região. O sinal de Blumberg, que é a dor provocada pela descompressão brusca após a compressão lenta, é um achado clínico que pode assustar o paciente. Outra manobra que pode causar dor na região da fossa ilíaca direita é a palpação profunda e ascendente do hemicólon esquerdo, conhecida como "sinal de Rowsing". Em geral, os movimentos peristálticos ficam inibidos, levando ao desaparecimento dos ruídos hidroaéreos, o que resulta em abdome silencioso.

Em casos de peritonite grave, os sintomas e sinais associados a essa complicação tornam-se dominantes no quadro clínico. Os exames laboratoriais geralmente mostram leucocitose com neutrofilia e desvio para a esquerda, o que é relevante para o diagnóstico. A radiografia simples do abdome apresenta achados significativos somente após o desenvolvimento da peritonite. A tomografia computadorizada pode fornecer informações importantes em casos de diagnóstico difícil.

É essencial considerar o diagnóstico diferencial da apendicite aguda, lembrando-se de outras condições que podem apresentar sintomas semelhantes, como diverticulite perfurada, cólica ureteral e, em mulheres, condições como ruptura do folículo de Graaf, salpingite, anexite aguda e gravidez ectópica. Em crianças, também se deve considerar a possibilidade de quadros pulmonares, como pneumonia, que podem apresentar manifestações abdominais confundíveis com os sintomas da apendicite.

BIBLIOGRAFIA

Cardozo WS, Sobrado CW. Doença inflamatória intestinal. Barueri: Manole, 2012.

Corman ML. Cirurgia Colorretal. Rio de Janeiro: Thieme Revinter, 2013.

Karlović D, Kršul D, Jerković A et al. Anal fistula: contemporary view of complex problem. In: Vannelli A, Cornelia Lazar D, editors. Benign anorectal disorders - an update [Internet]. IntechOpen; 2023. Available from: http://dx.doi.org/10.5772/intechopen.98069.

Mantilla N, Jorge JM. The management of chronic anal fissures. In: Vannelli A, editor. Anorectal disorders - from diagnosis to treatment [Internet]. IntechOpen; 2023. Available from: http://dx.doi.org/10.5772/intechopen.111137.

Porto CC. Exame clínico. 8. ed. Rio de Janeiro: Guanabara Koogan, 2017.

Porto CC, Porto AL. Clínica médica na prática diária. 2. ed. Rio de Janeiro: Guanabara Koogan, 2022.

Quilici FA, Reis Neto JA. Doença hemorroidária. In: Quilici FA, Reis Neto JA. Atlas de proctologia: do diagnóstico tratamento. Rio de Janeiro: Lemos Editorial, 2000.

Regadas FSP, Regadas SMM. Distúrbios funcionais do assoalho pélvico: atlas de ultrassonografia anorretal bi e tridimensional. Rio de Janeiro: Revinter, 2007.

Reis Neto JA. New trends in coloproctology. Rio de Janeiro: Revinter, 2000.

Rocha JJR da. Coloproctologia: princípios e práticas. São Paulo: Atheneu, 2005.

Silva LC. Diagnóstico por imagem no carcinoma colorretal: uma visão atual. In: Castro LP, Savassi-Rocha PR, Lacerda Filho A, Conceição SA. Tópicos em gastroenterologia 11. ed. São Paulo: Medsi, 2001.

Steele SR, Hull TR, Hyman N et al. (Eds.) Manual ASCRS de cirurgia do cólon, reto e ânus. 3. ed. São Paulo: Di Livros, 2023.

CAPÍTULO 86

Fundamentos de Anatomia e Fisiologia

Américo de Oliveira Silvério,
Bianca Rosa Rodrigues Rebelo

INTRODUÇÃO

O pâncreas é um órgão glandular do tipo misto, ou seja, é endócrino e exócrino, que mede entre 15 e 23 cm, pesa entre 70 e 150 g, tem localização retroperitoneal, intimamente associado à porção superior do tubo digestivo.

Divide-se em cabeça, istmo, corpo e cauda.

A cabeça está alojada na concavidade do arco duodenal, em estreita relação com várias estruturas vasculares, tais como veia mesentérica superior e veia esplênica, cuja união se dá por trás do istmo, formando a veia porta.

O corpo, que é separado da cabeça por um pequeno segmento denominado "istmo", localiza-se logo abaixo do tronco celíaco e acima do ângulo de Treitz. Sua posição em relação à coluna vertebral explica a elevada frequência das lesões pancreáticas nos traumatismos do abdome superior.

Finalmente, a parte mais afilada do órgão, sua porção distal, denominada "cauda", termina na concavidade esplênica (Figuras 86.1 e 86.2).

Existe ainda o processo uncinado, que é um prolongamento de tecido pancreático que se projeta da parte inferior da cabeça, estendendo-se para cima e para esquerda, anteriormente à aorta e à veia cava inferior.

O ducto pancreático principal (ducto de Wirsung) é uma estrutura importante, que atravessa praticamente todo o órgão. É formado a partir de dúctulos anastomosados que saem dos lóbulos da glândula e, à medida que vai da cauda para a cabeça, é ampliado por ductos adicionais, até que, ao se nivelar à papila maior (ampola de Vater), une-se ao ducto biliar comum (colédoco). Existe ainda a papila menor, que recebe o suco pancreático drenado pelo ducto pancreático acessório (ducto de Santorini).

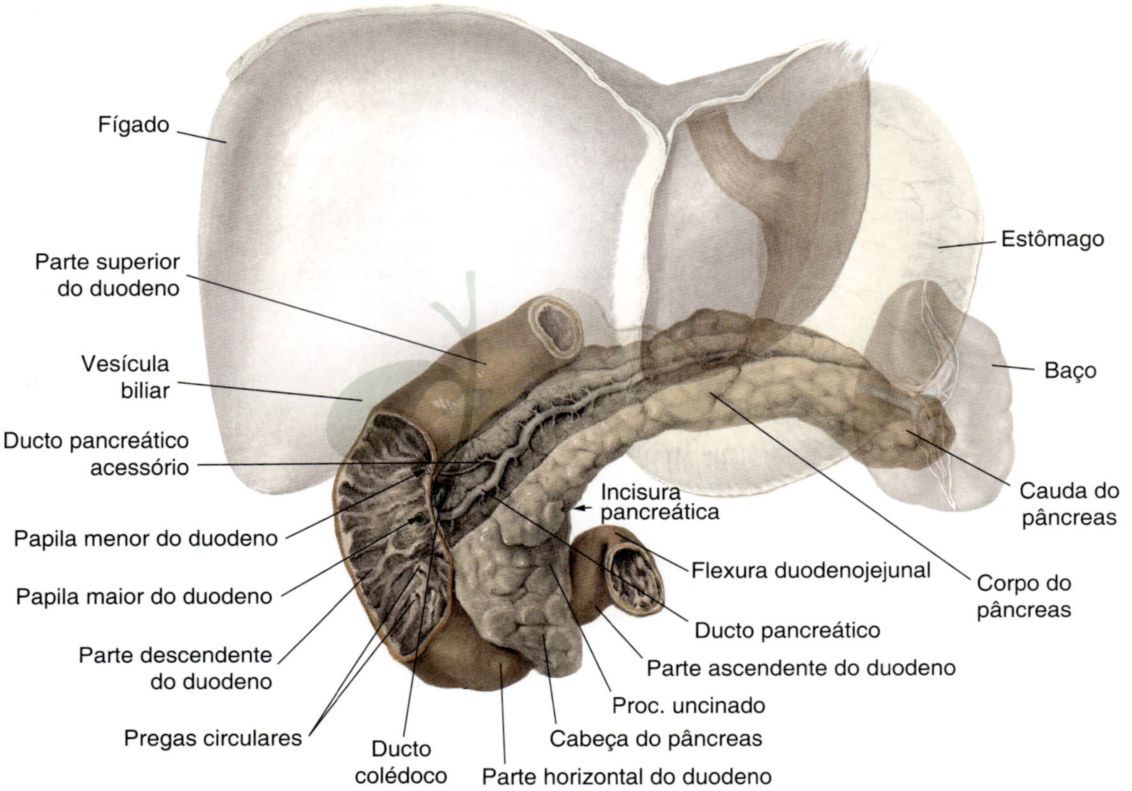

Figura 86.1 Representação esquemática do pâncreas mostrando suas relações com estômago, duodeno, fígado, vias biliares e baço. (Adaptada de Köpf-Meier, 2006.)

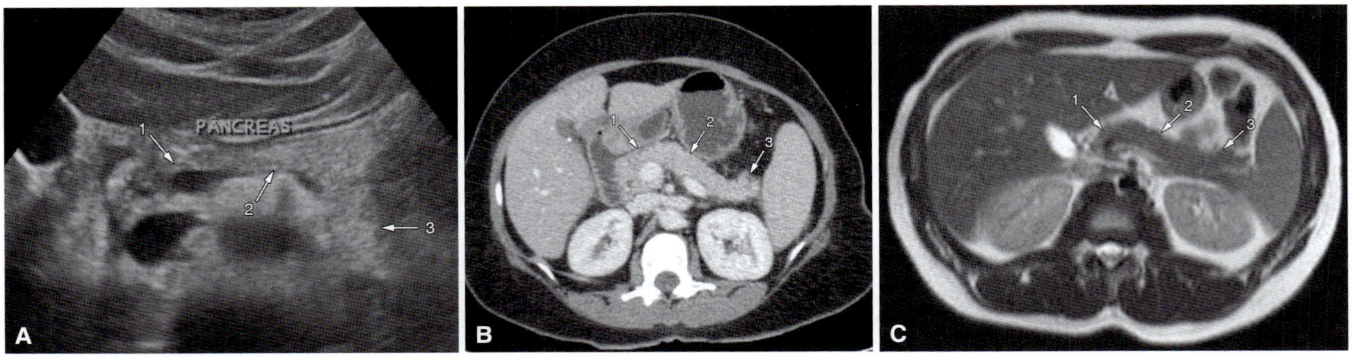

Figura 86.2 Pâncreas normal. A. Ultrassonografia – imagem transversal mostrando cabeça (1), corpo (2) e cauda (3) do pâncreas. B. Tomografia computadorizada com contraste intravenoso – imagem axial mostrando cabeça (1), corpo (2) e cauda (3) do pâncreas. C. Ressonância magnética – imagem axial ponderada em T2 mostrando cabeça (1), corpo (2) e cauda (3) do pâncreas.

O suprimento sanguíneo pancreático é dado pela artéria esplênica e seus ramos, pela artéria mesentérica superior, pela artéria gastroduodenal e pelas artérias pancreaticoduodenais superior e inferior. A drenagem venosa é feita, principalmente pela veia esplênica, que drena para o sistema porta e também pelas veias pancreaticoduodenais.

O pâncreas é inervado tanto pelo simpático quanto pelo parassimpático. As fibras pós-ganglionares simpáticas emanam dos plexos celíaco e mesentérico superior. Já as pré-ganglionares parassimpáticas originam-se dos ramos do vago que inervam a região antral e duodenal. De modo geral, o simpático inibe e o parassimpático estimula a secreção pancreática exócrina.

FUNÇÕES

O pâncreas é uma glândula mista. A função endócrina é responsável pela produção de hormônios que regulam o metabolismo, os quais são produzidos pelas células das ilhotas de Langerhans – pequenos grupos de células que se encontram espalhados pelo pâncreas.

As células das ilhotas de Langerhans são divididas em quatro tipos principais: células alfa (produzem glucagon), células beta (produzem insulina), células delta (produzem somatostatina) e células PP (produzem polipeptídeo pancreático).

A insulina e o glucagon ajudam a regular o nível de glicose no sangue. A somatostatina regula a liberação de insulina, glucagon, outros hormônios e enzimas digestivas. Já o polipeptídeo pancreático estimula a liberação de enzimas digestivas do pâncreas.

A função exócrina é exercida pelas células acinares, que se agrupam para a formação dos ácinos, onde as enzimas são produzidas e armazenadas e que vão atuar nos processos digestivos no lúmen intestinal.

Os ácinos se comunicam com os canais pancreáticos secundários pelos ductos intercalares que, por sua vez, esvaziam-se no ducto intralobular. As células dos ductos intercalares são responsáveis pela secreção hidreletrolítica e bicarbonatada. Os canais secundários comunicam-se com o ducto principal (ducto de Wirsung) ou com o ducto acessório (ducto de Santorini) (ver Figura 86.1).

As enzimas são classificadas de acordo com os substratos sobre os quais agem: amilolíticas, nas substâncias amiloides; proteolíticas, que desdobram as proteínas; lipolíticas, que atuam sobre os lipídios; e as nucleolíticas, sobre os ácidos nucleicos e desoxirribonucleicos.

Além destas enzimas, outras proteínas são secretadas pelas células acinares, como a albumina, a lactoferrina, a litostina ("proteína do cálculo") e, possivelmente, outras (Quadro 86.1).

A secreção exócrina do pâncreas ocorre, de formas diferentes, durante o estado em jejum (interdigestivo) e no período pós-prandial. A secreção interdigestiva segue o padrão do complexo mioentérico migratório (CMM), que se repete a cada 60 a 120 minutos, estimulado por motilina, polipeptídeo pancreático e sistema nervoso colinérgico. A secreção exócrina compreende três fases: cefálica, gástrica e intestinal. A fase cefálica, eminentemente excitatória, corresponde aos estímulos psíquicos, visuais, olfatórios e gustativos, que vão até o tronco cerebral através do primeiro, segundo, sétimo, nono e décimo nervos cranianos.

A via eferente para os reflexos condicionados e não condicionados é conduzida pelo nervo vago, que atua diretamente nas células acinares, estimulando a sua secreção, e indiretamente, por meio da liberação de gastrina.

A fase gástrica se dá por dois mecanismos: reflexo vago-vagal e liberação de gastrina pela distensão do antro e pela expulsão de produtos da digestão. Tem ação excitatória.

A fase intestinal, representada pela porção alta do duodeno e jejuno, com efeito excitatório, é causada pela ação hormonal da secretina e da colecistoquinina liberadas pela

Quadro 86.1 Enzimas do suco pancreático.

		Enzimas	
Grupo	Substrato	Forma inativa	Forma ativa
Amilolíticas	Substâncias amiloides	–	Amilase
Proteolíticas	Proteínas	Quimotripsinogênio Tripsinogênio Proelastase Procarboxipeptidase A Procarboxipeptidase B	Quimotripsina Tripsina Elastase Carboxipeptidase A Carboxipeptidase B
Lipolíticas	Lipídios	– Profosfolipase	Lipase Fosfolipase
Nucleolíticas	Ácidos ribonucleico e desoxirribonucleico	–	Ribonuclease Desoxirribonuclease

chegada de ácidos e produtos da digestão, aminoácidos e lipídios, ao duodeno e jejuno e, em menor escala, pelo reflexo vago-vagal. O efeito inibitório ocorre pela chegada ao íleo terminal e cólon de produtos como lipídios e soluções hipertônicas, o que faz com que haja liberação de um hormônio inibidor da secreção pancreática, denominado "pancreatone", e pela estimulação das fibras aferentes dos nervos esplâncnicos. Estes impulsos sobem pelo cordão espinal até o centro integrador localizado no tronco cerebral, e daí partem todas as fibras eferentes, conduzindo os estímulos inibitórios para o pâncreas.

A regulação da secreção resulta do somatório dos estímulos excitatórios e inibitórios, com predomínio dos primeiros durante os períodos digestivos e dos segundos nos períodos interdigestivos e noturno.

BIBLIOGRAFIA

Köpf-Maier P. Wolf-Heidegger. Atlas de anatomia humana. 6. ed. Rio de Janeiro: Guanabara Koogan, 2006.

Lee JKT et al. Tomografia computadorizada do corpo. 4. ed. Rio de Janeiro: Guanabara Koogan, 2001.

Middleton WD. Requisitos em ultrassonografia. 2. ed. Rio de Janeiro: Elsevier, 2005.

Pietri H, Sahel J. Ultrasonography of the pancreas. In: Howat HT, Sarles H (ed.). The exocrine pancreas. Eastbourne: Saunders, 1979.

Porto CC, Porto AL. Exame clínico. 8. ed. Rio de Janeiro: Guanabara Koogan, 2017.

Sarles H. Epidemiology and physiology of chronic pancreatitis and role of the pancreatic stone protein. Clin Gastroenterol. 1984;13(3):895-912.

Sarles H. Pancréatites chroniques. In: Laffont A, Durieux F. (ed.). Encyclopédie médico-chirurgicale. Paris: Editions Techniques, 1988.

Spanier BWM, Dijkgraaf MGW, Bruno MJ. Epidemiology, etiology and outcome of acute and chronic pancreatitis: un update best practice and research. Clin Gastroenterol. 2008;22(1):45-63.

CAPÍTULO 87

Exame Clínico

Américo de Oliveira Silvério,
Bianca Rosa Rodrigues Rebelo

ANAMNESE

O pâncreas é um órgão de difícil acesso ao exame físico; por isso, a realização de uma boa anamnese é de extrema importância, visto que pode sugerir o diagnóstico e os exames complementares para comprová-lo em grande porcentagem de pacientes.

A pancreatite aguda é mais frequente no sexo feminino, enquanto a crônica predomina no sexo masculino.

A idade tem importância, pois determinadas doenças pancreáticas, sobretudo a insuficiência pancreática, na infância e na adolescência, sugerem mucoviscidose ou doença fibrocística do pâncreas, síndrome de Shwachman ou mesmo pancreatite hereditária.

O relato do uso de bebidas alcoólicas deve chamar a atenção por sua ligação com a pancreatite crônica.

História familiar ou pessoal de doença autoimune desperta a atenção para a pancreatite autoimune.

SINAIS E SINTOMAS

DOR. É o sintoma mais frequente, sobretudo nos processos inflamatórios da glândula (pancreatites). Na forma aguda, está presente em quase todos os casos, branda ou muito intensa, aumentando gradualmente ou se agravando em curto espaço de tempo. Costuma ser contínua e durar horas.

A localização mais comum é nas regiões epigástrica e do hipocôndrio esquerdo. Eventualmente é retroesternal, o que levanta a suspeita de isquemia miocárdica aguda. Em geral, irradia para o dorso. Piora com alimentação e pode diminuir quando o paciente se inclina para a frente ou comprime o tórax com os joelhos, adotando a posição genupeitoral.

Na pancreatite crônica, pode não ocorrer dor ou ser substituída por leve mal-estar epigástrico, em 50% dos pacientes. Apresenta estreita relação com a ingestão de bebidas alcoólicas. Nos pacientes que bebem apenas nos fins de semana, a dor é intermitente, ocorrendo 12 a 48 horas após o último drinque, durando de poucas horas a vários dias.

No câncer do pâncreas, a dor não costuma ser intensa na fase inicial, mas cerca de 80% relatam dor abdominal.

NÁUSEAS E VÔMITOS. Ocorrem em aproximadamente 75% dos casos dos processos inflamatórios do pâncreas. O vômito geralmente é de difícil controle, podendo levar, rapidamente, a desequilíbrio hidreletrolítico.

> **Dor em faixa na pancreatite**
>
> A descrição clássica de dor em faixa ou cinturão só é observada em pequena porcentagem de pacientes com pancreatite. Portanto, não se deve esperar encontrar dor com essas características para aventar a hipótese de pancreatite.

EMAGRECIMENTO. Costuma estar presente na evolução da pancreatite crônica, decorrente da insuficiência exócrina e da endócrina. A dor pós-prandial nos quadros crônicos pode resultar em diminuição da ingesta alimentar. Na pancreatite aguda, o emagrecimento é devido ao jejum prolongado e ao acentuado catabolismo ao se instalar o processo inflamatório.

ANOREXIA. Pode ocorrer em quaisquer das doenças do pâncreas, sendo mais frequente nos processos neoplásicos.

ASTENIA. É um sintoma presente em praticamente todas as doenças crônicas, inclusive as do pâncreas.

A associação de anorexia, astenia e emagrecimento sugere neoplasia maligna.

ICTERÍCIA. É um sinal muito comum nas diversas doenças pancreáticas. A dosagem da bilirrubinemia mostra predomínio da fração direta, indicando colestase extra-hepática.

Pode ser discreta e fugaz na pancreatite aguda, principalmente na forma edematosa, por uma das seguintes razões: (1) obstrução do colédoco terminal, determinando a icterícia e a própria pancreatite; (2) edema do tecido pancreático, comprimindo o colédoco intrapancreático e causando a icterícia ou contribuindo para o aumento da obstrução.

Pode ser de grande intensidade, acompanhada de prurido, colúria e, às vezes, acolia fecal. Nesta eventualidade, a causa, quase sempre, é uma obstrução do colédoco terminal provocada por cistos ou neoplasias localizadas na porção cefálica do pâncreas, ou ocasionada por fibrose desta área, como na pancreatite crônica.

DIARREIA. Na vigência de insuficiência pancreática, as fezes são volumosas, pastosas, brilhantes, de odor rançoso, coloração pálida, deixando traços ou camada oleosa sobre a água do vaso sanitário (esteatorreia).

SÍNDROME DE MÁ-ABSORÇÃO. Representada por esteatorreia e creatorreia.

A esteatorreia ocorre quando aproximadamente 70% da glândula estão destruídos. Na sua fase inicial é necessário insistir no interrogatório para se certificar se há ou não esteatorreia, a qual geralmente não é referida espontaneamente pelo paciente.

Em uma fase posterior, a esteatorreia pode ocorrer até passivamente, sujando as peças íntimas, fato, às vezes, muito constrangedor para o paciente.

A perda de gordura pelas fezes deve-se à deficiência da lipase responsável por sua digestão.

A creatorreia corresponde à perda de proteínas nas fezes, devido à deficiência das enzimas proteolíticas, especialmente da tripsina e quimotripsina.

A má-absorção de gorduras e proteínas leva a uma deficiência da absorção das vitaminas lipossolúveis, oligoelementos e hipoalbuminemia, responsáveis por alterações sistêmicas, tais como osteoporose, lesões dermatológicas tipo pelagra, manifestações neurológicas (neuropatias periféricas, demência e encefalopatias), discrasias sanguíneas e edema localizado ou generalizado (anasarca).

DIABETES. Pode variar desde a forma branda, revelada apenas por intolerância à glicose (30% dos casos de pancreatite crônica), até a forma franca. Pode surgir desde o início, porém é rara nesta fase da doença, sendo mais frequente após 12 anos, em média, de evolução. É instável, alternando-se hiper e hipoglicemias, pois há diminuição na produção tanto de insulina quanto de glucagon.

As complicações que ocorrem no diabetes de outra etiologia são raras no diabetes secundário à pancreatite crônica.

HEMORRAGIAS. Na pancreatite aguda e na agudização da forma crônica ocorrem hemorragias por ruptura de vasos sanguíneos devido à digestão das paredes pelas enzimas pancreáticas ativadas, sobretudo a elastase. O sangue extravasado fica restrito à glândula ou às cavidades retroperitoneal e peritoneal. Em algumas situações, contudo, o sangramento pode exteriorizar-se sob a forma de hemorragia digestiva, quando houver comunicação do vaso com o canal pancreático ou com uma fístula pancreatodigestiva.

Outros sintomas e sinais que podem surgir em decorrência do acometimento pancreático agudo são: íleo adinâmico, distensão abdominal, sinais de insuficiência pulmonar e insuficiência renal.

Antecedentes pessoais

As doenças pancreáticas podem estar associadas ou manifestarem-se como complicação de afecções primitivas de outros órgãos, destacando-se:

- Afecções biliares: a litíase biliar foi responsável por 46,5% de 376 casos de pancreatite aguda, segundo Camatte e Sarles; 12,5% foram secundárias à coledocolitíase. Nessa mesma série, 0,5% correspondia à colecistite alitiásica
- Traumatismos abdominais: podem ser abertos, causados por arma de fogo ou arma branca, ou fechados, ocasionados por contusões, como nos acidentes automobilísticos, de bicicleta ou de motocicleta, nos quais os condutores são lançados contra o volante ou o guidom desses veículos
- Afecções respiratórias crônicas: quando associadas à pancreatite crônica em crianças, sugerem o diagnóstico de mucoviscidose
- Hiperparatireoidismo: responsável por 1% das pancreatites crônicas
- Úlcera péptica: sobretudo quando penetrante no pâncreas, pode levar a uma pancreatite aguda, quase sempre localizada
- Desnutrição: a associação de desnutrição e pancreatite crônica é encontrada principalmente no sul da Índia. A desnutrição proteica acarreta atrofia pancreática, tal como ocorre no kwashiorkor
- Medicamentos: utilizados no tratamento de doenças cardíacas e renais, podem ser causa de pancreatite aguda, como os diuréticos (furosemida), além de outros (azatioprina, sulfassalazina, ácido valproico)
- Hipertrigliceridemia: corresponde a até 3 a 5% dos casos de pancreatite aguda. A prevalência é maior durante a gestação e quando os níveis séricos estão acima de 1.000 mg/dℓ.

Antecedentes familiares

É importante investigar certas afecções de base genética, como mucoviscidose, síndrome de Shwachman e mesmo pancreatite crônica, principalmente em se tratando de crianças, adolescentes ou adultos jovens.

Acredita-se que exista um fator familiar, possivelmente hereditário, nas pancreatites crônicas calcificantes, representado pela baixa concentração de "proteína do cálculo" no suco pancreático dos portadores desta afecção.

EXAME FÍSICO

O pâncreas, por sua posição anatômica, é um órgão de difícil "acesso" ao exame físico, principalmente quando está normal.

As neoplasias e os cistos, quando atingem determinado tamanho, podem ser palpados no andar superior do abdome, localizados à direita ou à esquerda da linha mediana, dependendo da porção pancreática acometida. A dor à palpação é outro sinal que pode ocorrer. Devem-se evitar manobras bruscas, com exagerada força, pois, além de exacerbarem a dor, podem traumatizar o pâncreas que já se encontra friável. Apesar da sensação dolorosa, às vezes muito intensa, o abdome fica flácido, a não ser que haja comprometimento peritoneal pelo processo inflamatório.

As doenças crônicas do pâncreas, quando na sua fase inicial, na qual predomina a dor, podem não se acompanhar de alterações detectáveis ao exame físico.

Nas formas avançadas, com déficit funcional acompanhado por má-absorção, as alterações que se observam são aquelas próprias da desnutrição, como emagrecimento, alterações tegumentares tipo pelagra, cabelos secos e quebradiços, glossite e queilite e, finalmente, edema de membros inferiores e até mesmo anasarca.

Sinais de Cullen e de Grey-Turner

Nas formas agudas graves, dois sinais devem ser procurados: o de Cullen e o de Grey-Turner, que correspondem a manchas azuladas (equimoses) nas regiões periumbilical e flancos, respectivamente.

Estes são raros, mas quando presentes apontam para a forma necro-hemorrágica da afecção.

HEPATOMEGALIA. Frente a uma afecção crônica do pâncreas associada ao alcoolismo, o achado de fígado aumentado sugere a concomitância de hepatopatia alcoólica.

A hepatomegalia pode, também, ocorrer nas neoplasias do pâncreas com metástase para o fígado.

ESPLENOMEGALIA. Pode haver aumento do baço na pancreatite crônica e, neste caso, duas possibilidades deverão ser pesquisadas: trombose da veia esplênica ou da veia porta e associação à doença crônica do fígado, ambas levando à hipertensão portal. No primeiro caso, trata-se de hipertensão portal segmentar e, portanto, passível de correção cirúrgica.

ASCITE. A ascite de causa pancreática é caracterizada por sua alta concentração em amilase e, às vezes, por seu aspecto serossanguinolento, observável na vigência de ruptura de cisto necro-hemorrágico para o interior da cavidade peritoneal, no decorrer de uma pancreatite aguda ou crônica agudizada. O líquido é claro ou citrino quando se tratar de ruptura de cisto de retenção das pancreatites crônicas.

DERRAME PLEURAL. É uma ocorrência relativamente comum nas pancreatites agudas, sendo mais frequente à esquerda. O líquido pleural caracteriza-se pelo seu alto teor em amilase, semelhante ao que ocorre na ascite.

SINAL DE COURVOISIER. Denomina-se "sinal de Courvoisier" a presença de vesícula biliar palpável em paciente ictérico. Caracteriza a obstrução prolongada do colédoco terminal, sendo sua principal causa a neoplasia da cabeça do pâncreas.

BIBLIOGRAFIA

Dani R. Gastroenterologia essencial. 4. ed. Rio de Janeiro: Guanabara Koogan, 2011.

Lee JKT. Tomografia computadorizada do corpo. 3. ed. Rio de Janeiro: Guanabara Koogan, 2001.

Sarles H. Pancréatites chroniques. In: Laffont A, Durieux F (ed.). Encyclopédie Médico-Chirurgicale. Paris: Editions Techniques, 1988.

Zarteka S, Passos MCF, Chinzon D. Tratado de gastroenterologia: da graduação à pós-graduação. 3. ed. Rio de Janeiro: Atheneu, 2023.

CAPÍTULO 88

Exames Complementares

Américo de Oliveira Silvério,
Bianca Rosa Rodrigues Rebelo

INTRODUÇÃO

Os exames complementares compreendem dosagens bioquímicas e exames de imagem.

DOSAGENS DE EXAMES LABORATORIAIS

Para a investigação bioquímica nas pancreatopatias, deve-se considerar separadamente:

- Pancreatopatias agudas (Quadro 88.1)
- Pancreatopatias crônicas.

Alterações laboratoriais nas pancreopatias agudas

Amilase

O principal exame na pancreopatia aguda é a dosagem da amilase no soro e na urina. Esta enzima é produzida no pâncreas, nas glândulas salivares e no fígado.

A separação entre as amilases pancreática e saliva, por eletroforese, é importante, pois hiperamilasemia ou hiperamilasúria pode corresponder à fração S, ou seja, à fração salivar, e não à fração P, ou pancreática, como ocorre nas parotidites sem comprometimento pancreático.

A amilasemia eleva-se rapidamente na pancreatite aguda, atingindo um pico máximo, geralmente acima de 3 vezes o valor normal, entre 24 e 48 horas, decrescendo rapidamente, de tal maneira que no quarto dia de doença, atinge valores normais. Mas pode permanecer acima das taxas normais até o sétimo dia. A persistência de hiperamilasemia faz pensar em evolução desfavorável para cisto, abscesso ou necrose infectada.

A hiperamilasemia não é um dado patognomônico das pancreopatias, podendo ocorrer em diversas outras situações, tais como insuficiência renal, traumatismo cerebral, choques traumáticos, pós-operatório, acidose diabética, transplantes renais, pneumonia, gravidez, doenças da próstata, trombose mesentérica e macroamilasemia (Quadro 88.2).

Quadro 88.1 Alterações bioquímicas na pancreatite aguda.

	Sangue	Urina	Derrames cavitários
Amilase	+	+	+
Lipase	+	0	0
Tripsina	+	0	0
Cálcio	+	0	0
Meta-hemalbumina	+	0	0
Clearance amilase/creatinina	+	+	0

+: comumente dosado; 0: não dosado.

Nas pancreatopatias crônicas, a dosagem de amilase não tem tanto valor, exceto nos períodos de exacerbação/agudização da doença, momento em que o exame se comporta como na pancreatite aguda.

A amilasúria aumenta paralelamente à amilasemia, porém, permanece elevada por mais tempo, voltando ao normal, de modo geral, entre o 7º e o 10º dia. Tal como a amilasemia, ela se eleva em todas as situações apresentadas no Quadro 88.2, exceto na macroamilasemia, que corresponde à amilase ligada a proteínas presentes no soro, formando um complexo macromolecular que não é filtrado pelos glomérulos renais.

O *clearance* da amilase pela creatinina é um método mais sensível, pois, além de levar em consideração a amilasemia e a amilasúria, fornece dados para avaliação da função renal.

Lipase

Normalmente existe pequena quantidade de lipase em circulação. O limite superior da normalidade varia com as condições da reação.

A lipasemia é mais específica a alterações agudas do pâncreas do que a amilasemia e a amilasúria. Ela aumenta a partir do segundo dia, podendo manter-se elevada por mais dias do que a amilasemia, geralmente voltando ao normal entre o 7º e o 14º dia.

Cálcio

A dosagem do cálcio na pancreatite aguda tem mais importância prognóstica do que diagnóstica, pois se diminui para níveis abaixo de 8 mg/100 mℓ, indica maior gravidade da doença, e, quando fica abaixo de 7 mg, a evolução é quase sempre para o óbito. No entanto, uma dosagem de cálcio muito elevada desde o início do quadro de pancreatite aguda deve levantar a hipótese de um quadro de hipercalcemia e hiperparatireoidismo como etiologia.

A queda do cálcio tem sido atribuída à redução da concentração da albumina devido à grande perda de proteína no processo exsudativo.

Meta-hemalbuminemia

A elevação sugere o caráter hemorrágico da pancreatite aguda. Cumpre ressaltar que pode estar aumentada em outras condições associadas a hemorragia, como prenhez ectópica rota, hemorragia e infarto intestinais, e hematoma retroperitoneal.

Triglicerídeos

A dosagem é importante como investigação etiológica da pancreatite aguda, uma vez que a hipertrigliceridemia

Quadro 88.2 Causas de hiperamilasemia.

▪ Pancreatites ▪ Parotidites ▪ Insuficiência renal ▪ Traumatismo cerebral ▪ Pneumonia ▪ Peritonite ▪ Aneurisma dissecante da aorta ▪ Acidose diabética	▪ Gravidez ▪ Gravidez tubária rota ▪ Trombose da artéria mesentérica ▪ Afecções das vias biliares ▪ Apendicite aguda ▪ Úlcera perfurada ▪ Macroamilasemia

corresponde a 3 a 5% dos casos, com maior prevalência durante a gestação. O risco é maior quando os níveis séricos estão acima de 1.000 mg/dℓ.

Hemograma

A série vermelha na pancreatite necro-hemorrágica pode mostrar uma queda de seus valores. Não se deve esquecer de que, nas primeiras horas, esses valores poderão estar normais devido à hemoconcentração provocada pelo extravasamento de líquido para o espaço intersticial do pâncreas. A série branca pode indicar o caráter infeccioso do processo, quando se observa – se for bacteriano – leucocitose, com desvio para a esquerda, cuja persistência, além da primeira semana, tende a confirmar formação de abscesso pancreático ou necrose infectada. Diante de uma leucopenia, principalmente em crianças, deve-se cogitar etiologia viral e, sobretudo, o vírus da parotidite.

Teste do suor

É considerado como exame padrão-ouro para o diagnóstico da fibrose cística. Consiste na quantificação do cloreto por iontoforese em amostra de suor coletada após estímulo com pilocarpina, devendo ser feitas sempre duas medidas. Valores acima de 60 mmol/ℓ são consistentes com o diagnóstico de fibrose cística.

Alterações laboratoriais nas pancreopatias crônicas

Durante os períodos de exacerbação ou de agudização da pancreatite crônica, as alterações bioquímicas superpõem-se às da pancreatite aguda.

Nas pancreatites com diminuição da atividade acinar, a capacidade secretória do pâncreas diminui progressivamente, apresentando baixos valores de amilase e lipase no soro e na urina. Nessa situação, sobretudo se associada a esteatorreia, a dosagem da tripsina imunorreativa estará diminuída tanto no soro como na urina.

Na obstrução do ducto por neoplasia da ampola ou da cabeça do pâncreas, observa-se, na fase inicial, elevação sorológica das enzimas, porém, este fato poderá não ser observado se a neoplasia estiver em um pâncreas cronicamente doente.

Alguns testes são utilizados para triagem na suspeita de pancreopatias crônicas. A determinação quantitativa dos componentes do suco pancreático (secreção hidroeletrolítica e enzimática), do suco duodenal ou do suco pancreático obtidos, respectivamente, pela tubagem duodenal ou por cateterismo transpapilar, após estímulo hormonal com secretina ou colecistocinina, é o melhor método para avaliar a função exócrina do pâncreas. Todavia, esse método não é usado em rotina, seja pelas dificuldades técnicas, seja pelo custo.

Nas fezes, pode ser pesquisada qualitativamente a gordura fecal, que pode sugerir síndrome de má-absorção relacionada à insuficiência pancreática. A dosagem quantitativa é mais específica; todavia, é mais difícil de ser realizada, pois a dosagem da gordura é feita em amostra de todo conteúdo fecal coletado por 72 horas, enquanto o paciente segue uma dieta rica em gordura. Outro teste é a dosagem fecal da elastase pancreática, refletindo a reserva funcional do pâncreas exócrino. No entanto, trata-se de um método pouco sensível, que não identifica pacientes com função pancreática minimamente reduzida. Quanto menores forem os níveis dessa enzima, mais grave será a insuficiência exócrina.

Diagnóstico da insuficiência pancreática

A insuficiência pancreática pode ser confirmada por métodos indiretos e diretos.

Métodos indiretos

INSPEÇÃO E MICROSCOPIA DAS FEZES. Nesse caso, mostram-se volumosas, brilhantes, de coloração amarelo-pálida e com odor rançoso (esteatorreia). Ao exame microscópico, feito em uma suspensão de fezes coradas pelo Sudan III, observam-se grumos de gordura neutra, cristais de ácido graxo e grânulos de amido não digeridos.

DOSAGEM DA GORDURA FECAL. Realizada pelo método de Van de Kamer, com modificações sugeridas por Castro, consiste em dieta normal e coleta das fezes por 72 horas.

Um indivíduo normal elimina até 6 g de gorduras por dia. Valores acima de 7 g/dia são considerados anormais e significam que a secreção da lipase está reduzida em 10% ou mais. Somente quando ultrapassa 20 g/dia, a excreção de gorduras fecais é detectada clinicamente.

DOSAGEM DA QUIMOTRIPSINA FECAL. Sua atividade em substrato específico em fezes deve ser determinada em 24 horas. Valores abaixo de 5,6 U/g sugerem insuficiência pancreática exócrina. Valores baixos podem ser encontrados, também, na esteatorreia de origem não pancreática. Trata-se de um exame muito útil na triagem dos pacientes e no diagnóstico da mucoviscidose.

TESTE DO PABA. Uma substância constituída de um aminoácido aromático ligado ao ácido paraminobenzoico (PABA), ao se desdobrar no intestino delgado pela ação da quimotripsina, libera ácido paraminobenzoico, o qual é facilmente absorvido pelo enterócito e eliminado pela urina. A quantidade do PABA na urina indica a atividade da quimotripsina. Trata-se de um teste simples e de custo baixo; no entanto, sua sensibilidade é baixa nas fases iniciais das pancreatites crônicas.

Métodos diretos

Os métodos diretos são representados pela dosagem das enzimas no suco duodenal, coletado por tubagem duodenal com sondas apropriadas, ou diretamente no suco pancreático puro, obtido por meio do cateterismo endoscópico do canal pancreático.

A secreção pancreática deve ser estimulada previamente com hormônios exógenos ou substâncias com as mesmas propriedades – habitualmente, a colecistocinina-pancreozimina (CCK-PZ), capaz de provocar a secreção enzimática, e a secretina, que estimula a secreção hidreletrolítica. A primeira atua na célula acinar, e a segunda, nas células dos ductos.

A CCK-PZ pode ser substituída por seu análogo estrutural, a ceruleína, substância extraída da pele de um anfíbio. Esses hormônios são aplicados em uma dose que causa estimulação máxima ou submáxima. Utiliza-se a combinação de injeção única de 1 unidade de secretina e 3 unidades de CCK-PZ por kg de peso corporal.

A secreção duodenal é recolhida ao longo de 30 minutos, separada em duas amostras de 15 minutos cada e colocadas em tubos envolvidos por gelo. Em cada amostra, são analisados volume, pH, concentração de bicarbonato, lipase, fosfolipase, amilase, quimotripsina e tripsina.

Na pancreatite aguda, o teste pode revelar diminuição das substâncias anteriormente relacionadas, as quais voltam ao normal dentro de poucas semanas, a não ser que haja uma complicação; se os valores baixos se mantiverem após algumas semanas sem complicações, deve-se considerar a possibilidade de reagudização de pancreatite crônica.

Na insuficiência pancreática associada à esteatorreia, em paciente portador de pancreatite crônica, há sempre deficiência do volume, bem como da concentração de bicarbonato e enzimas. Valores baixos também são encontrados na insuficiência pancreática de outra etiologia, como na mucoviscidose e nas hipoplasias pancreáticas.

CAPÍTULO 89

Doenças do Pâncreas

Américo de Oliveira Silvério,
Bianca Rosa Rodrigues Rebelo

INTRODUÇÃO

As principais afecções do pâncreas são a pancreatite aguda, a pancreatite crônica, a pancreatite autoimune, as neoplasias, a fibrose cística e as anomalias de desenvolvimento.

Antes de abordá-las, será descrita a insuficiência pancreática, a qual pode aparecer na evolução de qualquer dessas enfermidades.

SÍNDROME DE INSUFICIÊNCIA PANCREÁTICA

Essa síndrome é o resultado de qualquer das afecções pancreáticas que cursam de forma crônica. Sua instalação se dá de modo gradual, desde a forma frustra, detectada apenas por anormalidades bioquímicas, até insuficiência pancreática total, tanto exócrina quanto endócrina.

Os pacientes apresentam dor, perda de peso, diabetes e, finalmente, má-absorção.

A dor tem as características observadas nos quadros de pancreatite crônica.

A perda de peso, nos casos de pancreatite crônica, acompanha as crises dolorosas. Nas outras causas, ou mesmo na evolução da pancreatite crônica, ela aparece em consequência da diarreia disabsortiva e do diabetes secundário à insuficiência pancreática.

A má-absorção manifesta-se principalmente para os protídios, os lipídios de cadeias longas, as vitaminas lipossolúveis (A, D, E e K), os oligoelementos e, mais raramente, para a vitamina B_{12}.

Nas formas graves, a má-absorção pode levar ao edema carencial, à osteoporose e às lesões cutâneas, tipo pelagra. A diarreia é característica, com fezes volumosas, pastosas, de odor pútrido, coloração pálida e aumento do conteúdo lipídico (esteatorreia).

O diabetes ocorre em uma forma franca em 30% dos casos ou apenas com diminuição da tolerância à glicose em outros 30%. Pode surgir desde o início, porém é raro neste período da doença, sendo mais frequente após 12 anos de evolução. É instável, alternando-se períodos de hiper e hipoglicemia, pois também ocorre diminuição da produção de glucagon.

PANCREATITE AGUDA

A pancreatite aguda é um processo inflamatório agudo de etiologia variada, cuja principal causa é a litíase biliar, caracterizada pela regressão do quadro clínico, das lesões e da disfunção pancreática, desde que a causa seja removida (Figura 89.1).

Manifesta-se clinicamente por dor abdominal de intensidade variável, desde um desconforto até uma dor muito intensa, a qual pode levar à instalação de quadro de choque, localizada na região epigástrica e no hipocôndrio esquerdo, com irradiação para o dorso no mesmo nível, nas pancreatites segmentares, ou em faixa (todo o andar superior e região posterior) quando há comprometimento difuso da glândula. A dor é contínua e pode durar horas e até dias.

Os sintomas que mais comumente acompanham a dor são náuseas e vômito, alimentares no início e posteriormente aquosos, que rapidamente levam a uma grave desidratação, e diminuição do volume urinário. Observa-se também parada de eliminação de gases com distensão abdominal, pela instalação de íleo paralítico ou adinâmico.

Ao exame físico, podem-se encontrar fácies de sofrimento, hipotensão, taquicardia, taquipneia, sudorese e palidez cutaneomucosa, sobretudo nas formas hemorrágicas. Podem-se observar ecmoses nas regiões periumbilical (sinal de Cullen) e nos flancos (sinal de Grey-Turner).

O abdome, apesar da intensa dor, encontra-se flácido, sem sinais de comprometimento peritoneal. Se há este comprometimento, aparecem os sinais de abdome agudo.

Chamamos a atenção para um cuidadoso seguimento destes pacientes com o objetivo de detectar as complicações tardias da pancreatite aguda (cistos e necrose infectada), as quais podem se revelar por massas palpáveis na topografia

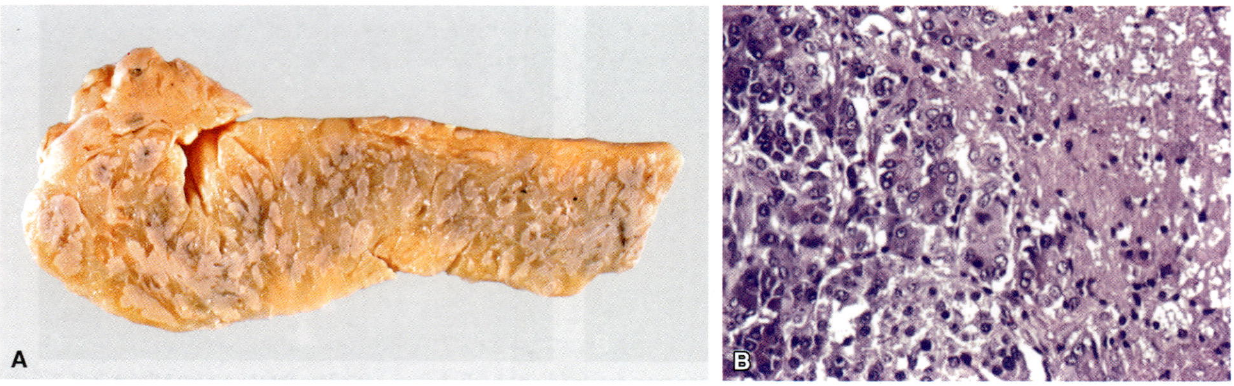

Figura 89.1 Pancreatite aguda. A. Observam-se lesões multifocais difusas, de coloração esbranquiçada, padrão pingo de vela. B. Em corte histológico, pode-se ver zona de necrose enzimática, isenta de células inflamatórias.

pancreática, e geralmente surgem após a primeira semana de evolução da doença.

O diagnóstico da pancreatite aguda deve ser feito quando dois dos três critérios a seguir estiverem presentes: 1. dor abdominal típica; 2. aumento do nível sérico de amilase ou lipase (acima de três vezes o limite superior da normalidade); 3. alterações características nos exames de imagem (ver Capítulo 88, *Exames Complementares*).

Diagnóstico diferencial da pancreatite aguda

O diagnóstico diferencial de pancreatite aguda com outras afecções abdominais, às vezes cirúrgicas, se impõe. É fundamental confirmar com segurança e rapidez o diagnóstico, primeiro para não levar o paciente a uma cirurgia inútil; segundo para não retardar a intervenção no caso das afecções que dela necessitem. Para isso, devem ser solicitados os exames descritos a seguir.

PANCREATITE CRÔNICA

A pancreatite crônica é um processo inflamatório crônico caracterizado pela persistência e evolução das lesões, culminando com a insuficiência endócrina do órgão, mesmo que o agente etiológico tenha sido afastado.

Sua principal causa é o etanol, base de todas as bebidas alcoólicas.

Há duas formas clínicas: pancreatite crônica calcificante, cujo estágio final é a calcificação da glândula, apresentando como possível marcador imunológico a diminuição da concentração da proteína do cálculo no suco pancreático. Esta diminuição está presente em todos os casos, independentemente da etiologia, seja alcoólica, hereditária, tropical ou idiopática; e a pancreatite crônica obstrutiva, causada pela obstrução dos canais pancreáticos primários ou secundários, seguida de processo inflamatório desenvolvido a montante da obstrução. A obstrução pode se dever a neoplasia, estenose (sequela de pancreatite aguda) ou traumatismo abdominal. Nesse tipo, além de não se observar calcificação, a proteína do cálculo quase sempre está dentro dos limites normais.

Os sintomas principais da fase inicial são dor, emagrecimento e icterícia.

A dor, presente em 90% dos casos, pode apresentar-se em crises que coincidem com episódios de pancreatite aguda, ou ser discreta, como um simples desconforto, às vezes pós-prandial. Localiza-se na região epigástrica com irradiação para o hipocôndrio direito e/ou esquerdo, para o flanco esquerdo, região lombar no nível de T X-T XII e, às vezes, interescapular. É do tipo transfixante, com duração variável, geralmente de 1 a 3 horas após as refeições ou ingestão de bebida alcoólica. Por essa razão, o paciente evita se alimentar, o que agrava a perda de peso, e pode assumir uma posição antálgica característica (posição genupeitoral).

O desenvolvimento de diabetes e/ou diarreia do tipo má-absorção (esteatorreia) contribui para a perda de peso, a qual poderá evoluir para um grave estado de desnutrição.

A icterícia, que surge geralmente após as crises dolorosas, tem duração fugaz. Seu aparecimento decorre de edema da porção cefálica do pâncreas ou do surgimento de pseudocisto nesta região, comprimindo o colédoco intrapancreático, quando então pode ser mais prolongada. Nas formas avançadas, ela pode surgir em consequência de estenose permanente do colédoco por fibrose do tecido pancreático envolvendo o ducto.

Os sintomas predominantes da fase tardia da doença são causados pela insuficiência pancreática exócrina – diarreia disabsortiva – ou insuficiência endócrina – diabetes melito.

O diagnóstico da pancreatite crônica é eminentemente clínico. Uma boa anamnese e um cuidadoso exame físico sugerem o diagnóstico em mais de 90% dos casos, principalmente se levarmos em conta que, em 95% dos casos, o álcool é o agente etiológico.

A confirmação diagnóstica no início, quando predominam as crises de agudização, é feita da mesma maneira que na pancreatite aguda, ou seja, elevação da amilase ou lipase e alterações nos exames de imagem (ver Capítulo 88, *Exames Complementares*).

A forma avançada da pancreatite crônica pode ser confirmada pelo estudo funcional da glândula – descrito na síndrome de insuficiência pancreática – ou pela análise morfológica do órgão, feita por exames de imagem.

Os pseudocistos da pancreatite crônica têm como localização preferencial a cabeça do pâncreas e são significativamente menos volumosos do que os da pancreatite aguda.

PANCREATITE AUTOIMUNE

As pancreatites autoimunes correspondem a dois subtipos com perfil clínico e histológico distintos:

PANCREATITE AUTOIMUNE TIPO 1, OU PANCREATITE RELACIONADA A IgG4, OU PANCREATITE ESCLEROSANTES LINFOPLASMÁTICA. É considerada manifestação pancreática de uma doença sistêmica autoimune relacionada a IgG4. Observa-se elevação nos níveis de IgG total em função da subclasse 4 e há infiltração dos tecidos por células plasmáticas IgG4, ocasionando inflamação e fibrose.

A manifestação clínica mais comum é a icterícia indolor, decorrente da compressão do colédoco na porção intrapancreática.

Em geral, acomete homens de meia-idade, que podem apresentar comprometimento de outros órgãos e estruturas (fígado, vias biliares, mediastino, retroperitônio, mesentério, próstata, testículos, glândulas salivares e lacrimais e tireoide). A histologia tipicamente evidencia um infiltrado linfoplasmocitário ao redor dos ductos interrogares, flebite obliterante, fibrose e abundante infiltração por células IgG4 (mais que dez células/campo de grande aumento).

PANCREATITE AUTOIMUNE TIPO 2 OU PANCREATITE DUCTOPÊNICA IDIOPÁTICA. Trata-se de uma manifestação específica do pâncreas, sem envolvimento sistêmico, caracterizada por lesões epiteliais granulocíticas do ducto pancreático, na ausência de células IgG4.

Esse subtipo é menos frequente, correspondendo a 20 a 40% dos casos de pancreatite autoimune, e, em geral, acomete pacientes mais jovens. Comumente apresenta fator antinuclear (FAN) positivo. É restrita ao pâncreas, e a manifestação inicial mais frequente é a dor abdominal, tipicamente leve, localizada no epigástrio e/ou mesogastro, que pode ser acompanhada ou não de elevação nos níveis séricos da amilase. É comum a concomitância com as doenças intestinais inflamatórias crônicas, sobretudo a retocolite ulcerativa.

A análise histológica revela infiltração neutrofílica do lume e do epitélio dos ductos pancreáticos, originando lesão granulocítica epitelial.

NEOPLASIAS DO PÂNCREAS

Neoplasias do pâncreas, benignas ou malignas, surgem tanto nos tecidos ductais quanto no parênquima propriamente dito, originadas das células acinares ou do tecido conjuntivo.

As neoplasias endócrinas provêm, como o próprio nome indica, das células produtoras dos hormônios cujos principais representantes são o insulinoma, o gastrinoma, o vipoma, o glucagonoma, cada um com sintomatologia própria das funções exacerbadas de seus produtos hormonais.

As neoplasias benignas são representadas por adenomas que não têm grandes repercussões clínicas, a não ser pelas compressões que podem causar.

Já as malignas não endócrinas podem ser primárias ou secundárias (metastáticas). Das primeiras, as mais frequentes são as originadas nos ductos, e, dentre estas, os adenocarcinomas de células ductais representam mais de 75% dos cânceres não endócrinos do pâncreas.

A localização mais frequente dos adenocarcinomas é a cabeça da glândula (cerca de 60%). As faixas etárias predominantes são a sexta e a sétima década. Quanto ao sexo, há nítida predominância do sexo masculino, com exceção do cistadenocarcinoma, que ocorre com mais frequência no sexo feminino.

Os tumores císticos são outro grupo importante, não pela frequência (uma vez que é responsável por menos de 10% das neoplasias pancreáticas), mas pela variedade de diagnóstico diferencial e, consequentemente, prognóstico. Enquanto o cistadenoma seroso, responsável por um terço de todas as neoplasias císticas, é quase universalmente benigno, a neoplasia cística mucinosa (NCM) e a neoplasia mucinosa papilar intraductal (NMPI) têm considerável potencial maligno.

Além de diferenciar qual é o tipo de tumor cístico, é importante, ainda, descartar a possibilidade de se tratar de um cisto ou pseudocisto pancreático. Deve-se levar em consideração alguns parâmetros clínicos (como a presença de doença policística, antecedente de pancreatite aguda ou crônica), laboratoriais (avaliação do aspirado do conteúdo do cisto, com dosagem de amilase, viscosidade, citologia, antígeno carcinoembrionário e CA72-4) e de imagem (comunicação ou não do cisto com o ducto pancreático principal, presença de separações, loculações, componentes sólidos e calcificações na parede do cisto).

Alguns achados sugerem fortemente o tipo de neoplasia. A aparência ultrassonográfica ou tomográfica em favo de mel com cicatriz estrelada central sugere a presença de cistadenoma seroso; já uma visão endoscópica da papila com a saída de mucina (sinal do olho de peixe) sugere a neoplasia mucinosa papilar intraductal.

Os principais sintomas das neoplasias do pâncreas são a dor, a icterícia, a anorexia, a astenia e a perda de peso.

A dor é manifestação precoce, decorrendo provavelmente do acometimento dos ramos sensoriais dos nervos ou da invasão de órgãos vizinhos. Raramente corresponde a crises de pancreatite aguda causada por compressão de canais pancreáticos. Pode ser tipo cólica biliar quando há compressão do colédoco.

A icterícia é o sinal mais característico da doença. Tem caráter progressivo, observando-se altas taxas de bilirrubina no soro. A colestase provoca intenso prurido. Em alguns casos, pode haver diarreia com esteatorreia. Outro achado que aparece em consequência da compressão do colédoco é o aumento da vesícula biliar, que se torna palpável ao exame físico (sinal de Courvoisier-Terrier).

Dispepsia pode preceder em meses a dor e a icterícia. Algumas vezes, esses pacientes são considerados portadores de distúrbio funcional, atrasando o diagnóstico.

Outros sintomas relacionados com a neoplasia são distúrbios como tromboflebite, tromboembolismo e necrose gordurosa, esta atribuída a excessiva produção de lipase.

As metástases se dão pelas vias linfática e hematogênica e se assestam principalmente nos linfonodos, fígado e pulmões.

Muitas vezes, o diagnóstico é feito tardiamente, pois os sintomas costumam surgir quando a neoplasia já atingiu um tamanho capaz de comprimir diferentes estruturas, em particular, o colédoco.

A tomografia computadorizada tem propiciado o diagnóstico de lesões neoplásicas menores que 1 cm e, em algumas ocasiões, de 0,5 cm. A ressonância magnética possibilita identificar lesões cada vez menores, além de possibilitar a avaliação dos ductos.

A ecoendoscopia permite demonstrar o tamanho e a localização da neoplasia, podem orientar a biopsia por punção, a qual vai selar definitivamente o diagnóstico.

Sinais indiretos das neoplasias, como dilatação do Wirsung e das vias biliares, podem ser demonstrados por estes métodos.

A colangiopancreatografia endoscópica se presta para localizar a neoplasia pela parada da progressão do contraste ou estenose do canal ou canais.

Além desses exames por imagem, existem marcadores como os antígenos carcinoembriogênicos e o CA 19-9, que são úteis tanto para o diagnóstico quanto para o acompanhamento.

A dosagem da fosfatase alcalina e bilirrubinas apresenta valores elevados nas neoplasias da cabeça do pâncreas, mas pode estar normal quando localizadas no corpo ou na cauda da glândula. A dosagem das enzimas pancreáticas tem pouco valor, e, em geral, suas elevações são pequenas.

FIBROSE CÍSTICA OU MUCOVISCIDOSE

A mucoviscidose, também denominada "fibrose cística" ou "doença fibrocística do pâncreas", é uma doença hereditária, tipo autossômico recessivo, caracterizada pela disfunção generalizada das glândulas exócrinas, comprometendo principalmente o pâncreas, os pulmões, as glândulas sudoríparas e a parótida. A alteração básica é a produção de uma secreção espessa das glândulas exócrinas, com precipitação nos ductos secretores e consequente obstrução destes.

A doença pode manifestar-se ao nascimento com obstrução intestinal (íleo meconial), edema generalizado e, em alguns casos, icterícia neonatal prolongada. Em 85% das crianças, os sintomas surgem no primeiro ano de vida.

Na infância, as principais alterações são diarreia com fezes esteatorreicas, bronquites e infecções pulmonares de repetição, déficit pôndero-estatural, a despeito de um bom apetite, e desidratação. Crianças com esta afecção desidratam facilmente nos períodos mais quentes do ano, em razão da grande perda de eletrólitos no suor, principalmente cloro e sódio.

Nos pacientes que atingem a adolescência ou a idade adulta, o que se observa é tosse persistente com expectoração purulenta, esteatorreia, dor abdominal recorrente, retardo da puberdade, infertilidade masculina e diabetes melito, consequente à progressiva fibrose do pâncreas. Esta é também a explicação para a diarreia disabsortiva, observável em todos os estágios da doença.

No que diz respeito ao pâncreas, as alterações tipo obstrução dos ductos e fibrose levam à insuficiência pancreática exócrina e endócrina.

Os achados do exame físico nos estágios iniciais são: pouco crescimento, fezes com odor rançoso, distensão abdominal, tórax enfisematoso, baqueteamento dos dedos da mão.

Os sinais tardios são representados por desnutrição, síndrome pulmonar obstrutiva crônica, com instalação do quadro de insuficiência cardíaca (*cor pulmonale*), hepatomegalia de consistência aumentada e superfície irregular, acompanhada ou não de sinais de hipertensão portal.

Retardo no aparecimento dos caracteres sexuais secundários é visto principalmente no sexo masculino.

A confirmação diagnóstica é feita pela dosagem dos eletrólitos no suor, encontrando-se níveis de sódio e cloro acima de 60 mEq/ℓ; pela dosagem de gordura fecal, com valores acima de 7 g por 24 horas; e pela determinação da quimotripsina fecal, que mostra valor abaixo de 5,6 U/g.

A insuficiência pancreática é confirmada pela tubagem duodenal, com dosagem das enzimas pancreáticas e do bicarbonato, após estímulos hormonais, encontrando-se valores abaixo dos limites inferiores da normalidade.

Nos pulmões, a secreção espessa e viscosa produzida pela árvore brônquica leva à obstrução e, como consequência, surgem áreas de atelectasia e enfisema pulmonar. Esta secreção serve como "meio de cultura" para bactérias, principalmente dos gêneros *Pseudomonas* e *Staphylococcus*, levando a repetidas infecções. O estágio final é a doença pulmonar obstrutiva crônica (DPOC) e o *cor pulmonale*.

O acometimento do fígado é raro, com cirrose biliar ocorrendo em menos de 5% dos casos. Quando presente, ela se deve à obstrução dos ductos pela bile espessa e por surtos de pericolangites. A hipertensão portal é uma evolução natural da cirrose.

No sistema digestório, as alterações se devem à grande quantidade de muco produzido pelas células caliciformes e glândulas mucosas, responsáveis pelos episódios de semioclusão intestinal apresentados pelos pacientes na evolução da doença, inclusive pela manifestação mais precoce, que é o íleo meconial.

Não se observam mudanças histológicas das glândulas sudoríparas, porém, sua função está alterada, sendo representada pela alta concentração de sódio no suor. Este achado, inclusive, é indispensável para o diagnóstico, podendo mesmo ser afastada a mucoviscidose quando duas ou mais dosagens, pelo método da iontoforese com pilocarpina, derem valores abaixo de 60 mEq/ℓ para o sódio e 50 mEq/ℓ para o cloro.

ANOMALIAS DE DESENVOLVIMENTO

No pâncreas anular, uma porção do órgão forma uma fina faixa ao redor da porção pré-amputar do duodeno. Está associado a outras anomalias, como trissomia do cromossomo 21, defeitos cardíacos, má rotação e fístula traqueoesofágica. Além disso, pode ser detectado durante ultrassonografia pré-natal, após o nascimento, durante a avaliação de vômitos não biliares e intolerância alimentar ou mesmo na vida adulta, com segundo pico de diagnóstico durante a quarta à sétima década de vida, durante a investigação de quadro de dor abdominal, pancreatite, obstrução biliar, náuseas e vômitos. Tem relação, também, com aumento do risco de neoplasia pancreatobiliar na vida adulta.

O pâncreas *divisum* resulta de uma falha na fusão dos ductos pancreáticos dorsal e ventral durante a embriogênese, o que leva à drenagem do maior volume de secreção pancreática pelo relativamente pequeno ducto acessório de Santorini. Ocorre em 5 a 10% da população e está associado a pancreatite aguda de repetição. Pode ser detectado em exames de imagem, como a tomografia e a ressonância magnética.

O tecido pancreático ectópico resulta de uma falha na migração das células pancreáticas durante o desenvolvimento embrionário. Pode estar presente no estômago, no duodeno, no jejuno e no íleo. A maioria dos casos é assintomática e encontrada incidentalmente durante exames de imagem, como a endoscopia digestiva; entretanto, pode causar ulcerações, sangramento, intussuscepção e mesmo adenocarcinoma. Ver e-Figuras 89.1 e 89.2.

Acesse o conteúdo *online*:

http://uqr.to/20wf6

BIBLIOGRAFIA

Duggan SN, Chonchubhair HM, Lawal O et al. Chronic pancreatitis: a diagnostic dilemma. World J Gastroenterol. 2016;22(7):2304-13.

Lee JKT. Tomografia computadorizada do corpo. 3. ed. Rio de Janeiro: Guanabara Koogan, 2001.

Middleton WD. Requisitos em ultra-sonografia. 2. ed. Rio de Janeiro: Elsevier, 2005.

Oliveira JPM, Vieira JNM, Dani R, Guien C. Pâncreas: estudo do paciente. In: Dani R, Castro LP (ed.). Gastroenterologia clínica. Rio de Janeiro: Guanabara Koogan, 1981.

Pietri H, Sahel J. Ultrasonography of the pancreas. In: Howat HT, Sarles H (ed.). The exocrine pancreas. London: Saunders, 1979.

Porto CC, Porto AL. Clínica na prática diária. 2. ed. Guanabara Koogan, 2022.

Porto CC, Porto AL. Exame clínico. 8. ed. Rio de Janeiro: Guanabara Koogan, 2016.

Ranson JHC. Necrosis and abscess. In: Bradley EL (ed.). Complications of pancreatitis (medical and surgical management). Philadelphia-London-Toronto: W.B. Saunders Company, 1982.

Sarles H. Epidemiology and physiology of chronic pancreatitis and role of the pancreatic stone protein. Clin Gastroenterol. 1984;13(3):895-912.

Sarles H. Pancréatites chroniques. In: Laffont A; Durieux F (ed.). Encyclopédie Médico-Chirurgicale. Paris: Editions Techniques, 1988.

Stevens T, Conwel DL, Zuccaro G. Pathogenesis of chronic pancreatitis: an evidence-based review of past theories and recent developments. Am J Gastroenterol. 2004;99:2256-70.

Teixeira RP, Matos JR, Melo ELA et al. Qual o seu diagnóstico? Fibrose cística com síndrome do íleo meconial equivalente. Radiol Bras. 2006;39(1):v-vi.

Zarteka S, Passos MCF, Chinzon D. Tratado de Gastroenterologia: da graduação à pós-graduação. 3. ed. Rio de Janeiro: Atheneu, 2023.

CAPÍTULO 90

Fundamentos de Anatomia e Fisiologia

Carlos Eduardo Brandão-Mello, Heitor Rosa

INTRODUÇÃO

A origem da palavra "fígado" remonta a milhares de anos. Em hebraico, era conhecida como *kãbed*, que significava "órgão pesado". Em latim, a palavra *jecur* (fígado) frequentemente se associava a *ficatum* (figo), devido ao costume da época de se comer o fígado "gorduroso" de aves alimentadas com figos ou prepará-lo com eles. Com o tempo, *jecur* e *ficatum* tornaram-se sinônimos. Em português, da palavra fígado derivaram figadal e jecoral. Do anglo-saxão originaram-se as palavras *liver* e *leber*. Entretanto, em medicina, a terminologia mais usada é a de origem grega.

Ao lado do coração, o fígado era o órgão mais importante para as antigas civilizações, estando associado à sede da vida, à emoção, como um elemento sacrificial ou órgão profético. Em Provérbios 7:23, temos um exemplo do fígado como elemento vital, ao comparar o homem seduzido pela mulher do próximo como o cervo que se prende no laço "até que uma seta lhe trespasse o fígado". Esta relação de fígado e vida pode ser observada nas línguas anglo-saxônicas, em que *life* e *leben* (vida) têm a mesma raiz de *liver* e *leber*, respectivamente.

O fígado associado à emoção pode expressar um sentimento de dor, como se lê em Lamentações 2:11: "...o meu fígado está derramado por terra, por causa da queda da filha do meu povo"; além disso, pode expressar intimidade, profundidade, por meio da palavra figadal. Como elemento sacrificial, é bastante citado nos livros do Êxodo e Levítico. Entre os acádios (2.500 a.C.), a inspeção do fígado tinha grande significado; no culto babilônico, a inspeção do fígado de animais sacrificados era usada para indagar a vontade dos deuses ou o futuro, como se lê em Êxodo 21.26: "O rei se deteve na encruzilhada para recorrer à sorte; agitou as flechas e observou o fígado." Os etruscos, gregos e romanos herdaram essa prática adivinhatória (*hepatoskopia* = hepatoscopia), e, a fim de facilitarem sua utilização, confeccionaram modelos de argila ou bronze, como os encontrados nas escavações de Mári, às margens do rio Eufrates.

A seguir são citados cinco eventos histórico-científicos que marcaram fases importantes para o desenvolvimento da hepatologia em diversos setores:

- Anatomia: Kiernan (1833) descreve os lóbulos hepáticos como uma das consequências do avanço da recém-nascida microscopia óptica; sua descrição permanece válida até os dias atuais
- Bioquímica: Van den Bergh (1913) pratica a dosagem das bilirrubinas, e Karmen e Wroblewski (1955) iniciam a determinação das transaminases séricas para o diagnóstico da hepatite aguda
- Patologia: Silverman (1938) e Menghini (1958) estabelecem a técnica e a prática da biopsia hepática percutânea
- Imunologia: Blumberg (1965) descobre o antígeno Austrália, hoje denominado "antígeno de superfície do vírus B (HBsAg)"
- Transplante: Starzl et al. (1963) iniciam a era dos transplantes de fígado.

Mitos e crenças

Apesar de todo o avanço da hepatologia, o homem ainda não conseguiu livrar-se dos mitos e das crenças que fazem parte da história desse órgão, que ainda continua sendo venerado com respeito e temor, como o rei do abdome e o ditador da vida; a ele prestam-se homenagens, como faz Pablo Neruda em sua Ode, ou são atribuídos todos os achaques do dia a dia, como cefaleia, obstipação, acne, dispepsia. Com frequência, o médico pouco familiarizado com a fisiologia hepática e as suas síndromes torna-se escravo de suas raízes culturais e acumplicia-se com o leigo em suas falsas interpretações.

ANATOMIA

O fígado é o maior órgão do organismo, e seu peso, no adulto, varia de 1.400 a 1.600 g. Estende-se do hipocôndrio direito ao esquerdo. Seu limite superior situa-se no 5º espaço intercostal direito; seu lobo direito é recoberto pelo pulmão, pleura e diafragma até a 8ª costela. As faces anterior e inferior e posterior são apresentadas na Figura 90.1.

As áreas em contato com o diafragma, veia cava inferior e vesícula constituem a chamada "área nua"; o restante da superfície é recoberto pela cápsula de Glisson. O fígado é mantido na sua posição por ligamentos, pedículos vasculares e pela pressão negativa supradiafragmática.

A vascularização hepática é muito abundante. O sangue venoso provém da veia porta, formada pelas veias mesentérica e esplênica, as quais contribuem com 70% do suprimento de oxigênio para o órgão. O sangue arterial é suprido pela artéria hepática, que contribui com 30% do fornecimento de oxigênio. A drenagem sanguínea é feita pelas veias hepáticas, direita e esquerda, que deságuam na veia cava inferior. Já a drenagem linfática é feita em direção aos linfonodos da região do tronco celíaco, e, para o tórax, através dos vasos linfáticos que alcançam o mediastino.

A inervação é realizada por fibras simpáticas originadas entre os segmentos T7 e T10.

Vias biliares extra-hepáticas e vesícula

Da emergência hepática e da confluência dos ductos hepáticos direito e esquerdo origina-se o ducto hepático comum, com comprimento em torno de 3 cm. Este canal comum une-se ao

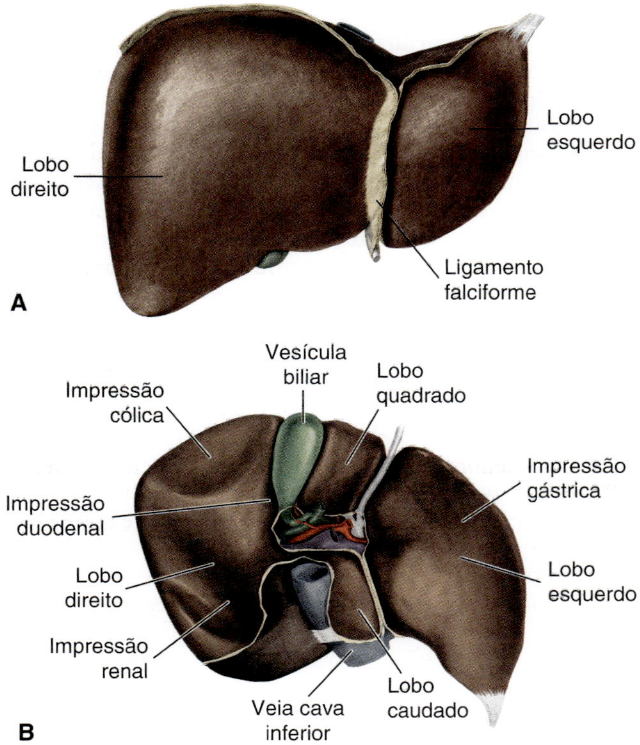

Figura 90.1 Representação esquemática do fígado. **A.** Face anterior. **B.** Face inferior. (Adaptada de Köpf-Meier, 2006.)

ducto cístico proveniente da vesícula para formar o colédoco ou ducto biliar comum, o qual mede aproximadamente 7 cm.

A junção do colédoco com o ducto pancreático dá origem à ampola de Vater, cuja emergência no duodeno tem uma membrana mucosa denominada "papila duodenal". A junção colédoco-pancreática é revestida de uma camada muscular própria, espessa, com atividade contrátil, denominada "esfíncter de Oddi" (Figura 90.2).

A vesícula biliar localiza-se sob o lobo direito do fígado, mede cerca de 8 a 9 cm de comprimento e seu volume varia de 30 a 50 mℓ. É vascularizada pela artéria cística, originada da artéria hepática direita.

Microanatomia e ultraestrutura

A unidade anatômica do fígado não é o hepatócito, mas o lóbulo hepático (Figura 90.3), o qual apresenta uma configuração

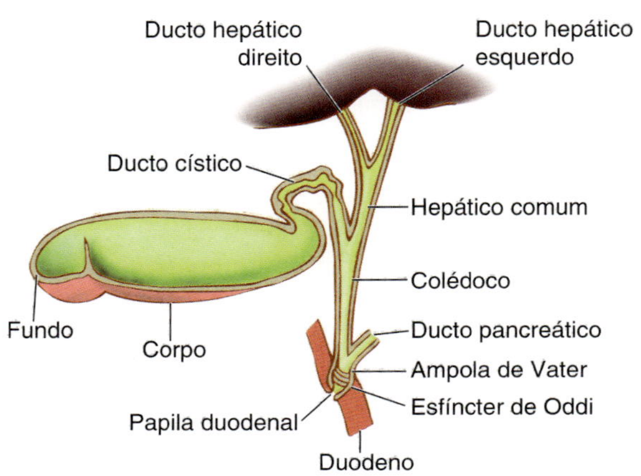

Figura 90.2 Vesícula e vias biliares extra-hepáticas.

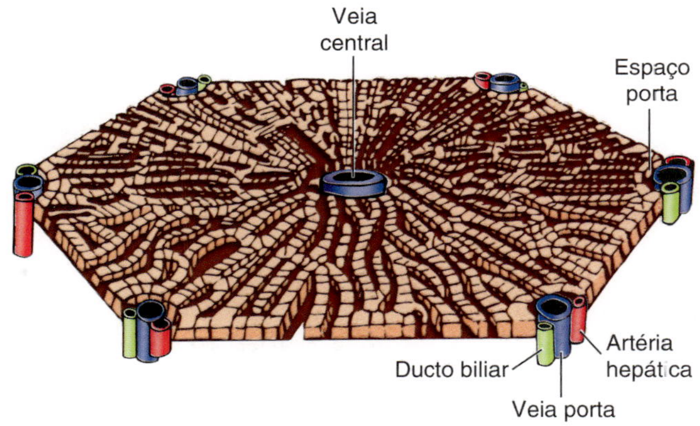

Figura 90.3 Lóbulo hepático é a unidade anatômica do fígado, constituída por massa de trabéculas de hepatócitos, limitados pelos espaços porta, em cujo centro encontra-se a veia central.

geométrica, constituída de um centro ocupado pela veia central (ou veia centrolobular ou veia hepática), circundado pelas trabéculas ou colunas de hepatócitos, cujos limites são os espaços porta.

Há 4 a 6 espaços porta, situados nos "ângulos" dos lóbulos, dando-lhes o aspecto de um hexágono. Estes espaços contêm ductos biliares, um ramo da veia porta, um ramo da artéria hepática e canais linfáticos.

As colunas de hepatócitos são circundadas pelos sinusoides. Todas as estruturas do lóbulo mantêm-se unidas pelas tramas de reticulina.

A unidade funcional do fígado é o ácino, que representa a verdadeira unidade microcirculatória, identificada graças aos magistrais estudos de Rappaport (Figura 90.4). Um ácino é a massa hepatocitária localizada ao redor de uma veia hepática central, de uma arteríola hepática e de um dúctulo biliar. O sangue destes vasos perfunde os hepatócitos e dirige-se para a veia central. Assim, entre o espaço porta e a veia central são identificadas três áreas ou zonas, de acordo com a quantidade de nutrientes e oxigênio que recebem: zonas 1, 2 e 3, sendo a 1 a mais rica e a 3, a mais pobre nutricionalmente.

Os hepatócitos são células epiteliais poligonais, que medem cerca de 30 mm, e têm três superfícies: sinusoidal, canalicular e intercelular. São reconhecidos dois tipos de membrana: basolateral e canalicular.

A basolateral é formada pelas superfícies sinusoidal – voltada para o espaço de Disse (membrana sinusoidal) – e intercelular, que aproxima dois hepatócitos (membrana lateral). Em sua superfície localiza-se a Na^+-K^+-ATPase associada à bomba de sódio.

A membrana sinusoidal está relacionada com o transporte bidirecional de vários elementos, como bilirrubina, bromossulftaleína (BSP), albumina e lipoproteínas, realizado pelas vesículas resultantes da invaginação da membrana. A canalicular é responsável pelo transporte da secreção de bile e de solutos.

O complexo juncional provém da diferenciação da membrana celular, tendo a função altamente especializada de manter as células hepáticas unidas. Constitui-se de três componentes ou zonas: zona de união máxima (uma estrutura que se interpõe entre o canalículo biliar e o espaço intercelular e o sangue, regulando o fluxo de água e solutos para dentro e para fora do canalículo); zona intermediária (localizada ao lado da zona de união máxima, ao longo do canalículo, onde se inserem os microfilamentos); zona de comunicação intercelular

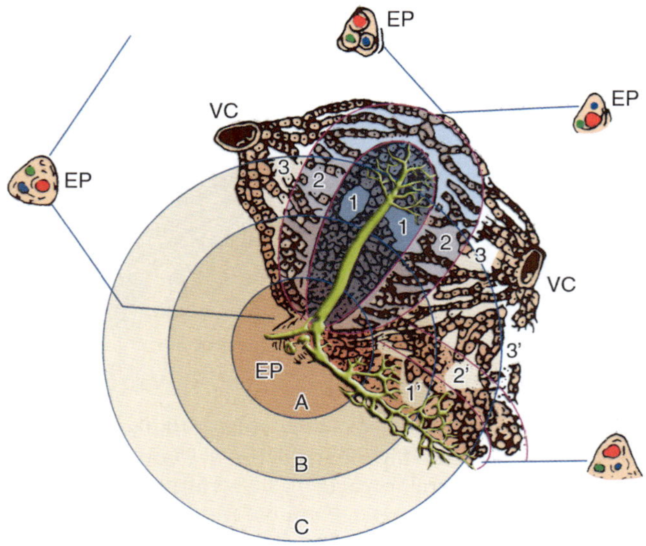

Figura 90.4 Ácino hepático é a unidade funcional do fígado. Os hepatócitos mais próximos do espaço porta têm maior suprimento nutricional e de oxigênio (zona 1) do que os mais afastados (zonas 2 e 3). A região A é chamada "periporta", e a B e a C são periféricas em relação ao espaço porta. EP: espaço porta; VC: veia central.

(controla a passagem de pequenos grupos celulares entre os hepatócitos).

Existem várias inclusões dentro dos hepatócitos, que são mostradas na Figura 90.5.

As mitocôndrias estão relacionadas com processos de produção de energia, principalmente por meio das reações de fosforilação oxidativa. O retículo endoplasmático rugoso (RER) está ligado à síntese proteica, como a da albumina. Já o endoplasmático liso (REL) tem um papel importante na conjugação da bilirrubina, síntese de colesterol, triglicerídios, ácidos biliares e destoxificação de substâncias. O complexo de Golgi está envolvido nas atividades de transporte e secreção.

As células de Kupffer pertencem ao sistema mononuclear fagocítico (SMF), também chamado "reticuloendotelial".

Os sinusoides têm um diâmetro de 20 a 30 mm e são constituídos por células endoteliais.

O citoesqueleto é composto de microfilamentos e microtúbulos. Os microfilamentos são constituídos de actina e envolvem o canalículo biliar, aparentemente coordenando contrações do "tipo peristáltico", mantendo o tônus e a integridade das microvilosidades canaliculares. Então, parecem impedir a flacidez ou a dilatação do canalículo, com a consequente estagnação biliar. Já os microtúbulos são formados de proteínas polimerizadas, denominadas "tubulinas", que parecem ter alguma função na secreção de albumina e lipoproteínas. O fígado participa do processo digestório por meio da produção da bile e dos sais biliares, envolvidos na absorção de gorduras e de algumas vitaminas lipossolúveis, incluindo as vitaminas A, D, E e K. Além disso, participa na absorção de nutrientes e na regulação do metabolismo da glicose, na síntese de proteínas plasmáticas e hormônios, dentre os quais se destacam a albumina, os fatores de coagulação, o colesterol e o angiotensinogênio hepático. O fígado também participa na hematopoiese por meio da produção de eritropoietina e trombopoietina, responsáveis pela estimulação e pela produção de plaquetas e glóbulos vermelhos, respectivamente. O fígado também atua na defesa imunológica, pela presença das células de PIT (*natural killer cells*). Cabe a esse órgão, também, a responsabilidade pela captação, pela conjugação e pela excreção da bilirrubina, bem como pela metabolização de medicamentos, toxinas e amônia. É local de armazenamento de ferro, gordura, cobre, entre outros elementos. Em resumo, o fígado é um importante reservatório sanguíneo, participando da manutenção do equilíbrio hidreletrolítico e da defesa imunológica.

BIBLIOGRAFIA

Eisenberg RL. Diagnóstico diferencial por imagens. 3. ed. Rio de Janeiro: Guanabara Koogan, 1999.
Feldman M et al. Sleisenger and Fordtran's gastrintestinal and liver disease. v. 2. 10. ed. New York: Elsevier, 2012.
Feldman M, Friedman LS, Sleisenger MH. Sleisenger & Fordtran's gastrintestinal and liver disease. 7. ed. New York: Saunders, 2002.
Ginès P et al. Ascites and renal dysfunction in liver disease: pathogenesis, diagnosis, and treatment. 2. ed. London. Willey-Blackwell, 2005.
Köpf-Meier P. Wolf-Heidegger Atlas de anatomia humana. Rio de Janeiro: Guanabara Koogan, 2006. 873 p.
Porto CC, Porto AL. Exame clínico. 8. ed. Rio de Janeiro: Guanabara Koogan, 2017.
Porto CC, Porto ALP. Clínica médica na prática diária 2. Ed. Rio de Janeiro: Guanabara Koogan, 2022.
Sherlock S. Diseases of the liver and biliary system. 12. ed. London: Willey-Blackwell, 2016.

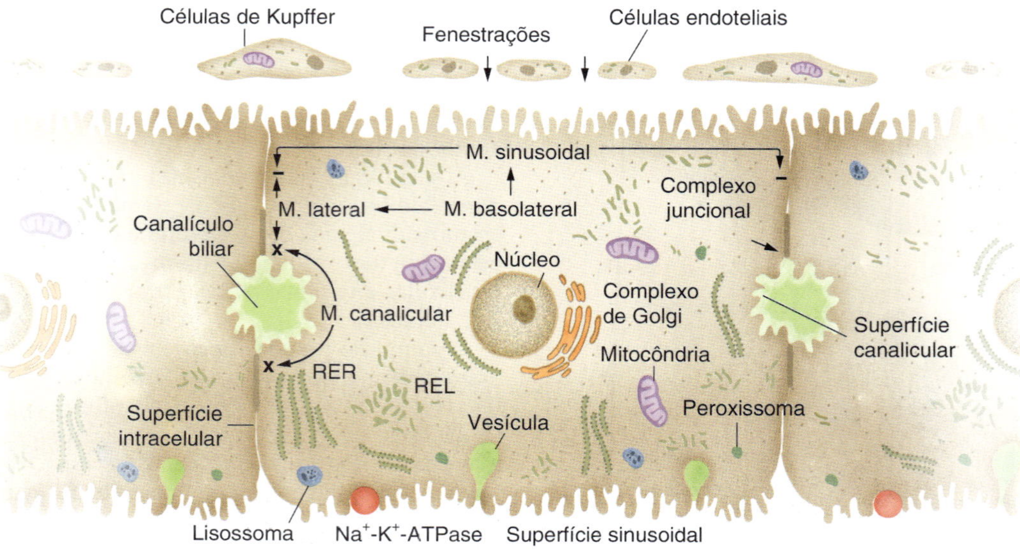

Figura 90.5 Representação da ultraestrutura do hepatócito. REL: retículo endoplasmático liso; RER: retículo endoplasmático rugoso.

CAPÍTULO 91

Exame Clínico

Alessandra M. de Almeida Maciel,
Carlos Eduardo Brandão-Mello, Cibele Franz

INTRODUÇÃO

Uma série de sinais e sintomas costuma ser inadequadamente associada, pela população em geral, a doenças do fígado e da vesícula biliar (Quadro 91.1). Por esse motivo, devem ser cuidadosamente decodificados pelo médico.

Um exemplo é o diagnóstico equivocado de icterícia (coloração amarelada da pele e mucosas) pelos próprios pacientes ou familiares a partir da observação da palidez nesses sítios, associada, na verdade, às síndromes anêmicas. Além disso, a icterícia também poderá receber denominações populares, como "tiriça" ou "amarelão", que devem ser reconhecidas pelo médico.

Por vezes, a queixa principal pode revelar um autodiagnóstico, como "meu problema é fígado", tão frequente quanto "tenho gastrite" ou "sofro de colite". Essa afirmativa baseia-se em experiências e/ou diagnósticos de doença hepática em terceiros ou na própria família, ou, ainda, em um rótulo diagnóstico incorreto prévio, que gera estigma iatrogênico por toda vida, como é o caso do termo "vesícula preguiçosa".

ANAMNESE

Dor

A dor originária do fígado e das vias biliares localiza-se no quadrante superior direito do abdome e apresenta diferentes características conforme a afecção que a provoca:

Hepatomegalia dolorosa

O parênquima hepático não tem sensibilidade, mas a distensão abrupta da cápsula de Glisson ocasiona dor contínua localizada no hipocôndrio direito e epigástrio, sem irradiação e que piora com a palpação da região. A causa mais comum é a congestão do fígado, que ocorre em função de insuficiência cardíaca, mas também pode estar presente na hepatite aguda viral, na hepatite alcoólica e no câncer avançado, quando acompanhados de rápido crescimento do fígado.

Quadro 91.1 Manifestações clínicas popularmente interpretadas como de origem hepática ou biliar.

1. Cefaleia: comumente atribuída a "alimento que fez mal" ou à "intoxicação do fígado", mas, em geral, associada à enxaqueca.
2. Dispepsia: sensação de "má digestão" ou plenitude pós-prandial.
3. Vômito: quando do tipo bilioso, assusta o paciente e dá-lhe a certeza de estar com uma doença do fígado ou da vesícula.
4. Boca amarga: em geral, tem etiologia indefinida ou associada a refluxo gastresofágico.
5. Acne.
6. Discromia ou hiperpigmentação da pele, como cloasma gravídico.

Essas convicções etiológicas podem confundir o paciente, induzindo-o a solicitar exames complementares desnecessários ou a adotar terapêutica inadequada.

Abscesso hepático

A dor pode ser muito intensa, com localização mais restrita, correspondente à área de projeção do abscesso, a qual se torna hipersensível, dificultando sobremodo a palpação da víscera.

Dor originada nas vias biliares

Apresenta-se de duas maneiras:

- Cólica biliar: outrora denominada "cólica hepática", tem característica de cólica, de início súbito, de grande intensidade, localizada no hipocôndrio direito, com várias horas de duração. Em geral, o paciente apresenta-se inquieto, nauseado, podendo apresentar vômitos. A causa mais frequente é a colelitíase. O aparecimento de icterícia após episódio de cólica biliar sugere a passagem do cálculo para o colédoco (coledocolitíase)
- Colecistite aguda: caracteriza-se por dor contínua, localizada no hipocôndrio direito, podendo irradiar-se para o ângulo da escápula ou para o ombro direito, via nervo frênico. Acompanha-se de hiperestesia e contratura muscular. A palpação da região desperta dor (sinal de Murphy) e pode surpreender uma vesícula distendida.

Os principais diagnósticos diferenciais da dor originada no fígado e nas vias biliares estão descritos no Quadro 91.2.

Icterícia

Consiste na coloração amarelada da pele e das mucosas, devida à impregnação dos tecidos por pigmentos biliares. Só é detectada quando os níveis de bilirrubina são maiores que 2 mg/dℓ (normal até 1 mg/dℓ).

Algumas pessoas hígidas podem apresentar a tonalidade da pele amarelada, seja por características intrínsecas, pela ingestão frequente de alimentos ricos em betacaroteno (cenoura e mamão) ou pelo uso de certos medicamentos, como os antimaláricos, que podem conferir coloração amarelada à pele. Contudo, nessas três situações, a esclerótica não se apresenta pigmentada, o que descarta a hipótese de icterícia.

Além disso, em pessoas negras, pode-se perceber tonalidade amarela na parte exposta da esclerótica, devido ao acúmulo de camada de gordura na conjuntiva. No entanto, como esse depósito não é homogêneo, o exame mais detalhado dos olhos é suficiente para descartar a possibilidade de icterícia.

A investigação diagnóstica de paciente com icterícia deve incluir:

- Tempo de duração
- Intensidade

Quadro 91.2 Diagnóstico diferencial da dor originada no fígado e nas vias biliares.

1. Pancreatite aguda.
2. Úlcera péptica perfurada.
3. Cólica nefrética.
4. Pleurite.
5. Isquemia miocárdica.

O caráter da dor e a análise dos sintomas acompanhantes quase sempre oferecem elementos para esta diferenciação. Contudo, não é raro que só se consiga definir a causa da dor com a ajuda de exames complementares.

recoberto pelo diafragma e pela parede costal esquerda, entre a 9ª e a 11ª costela, e sua extremidade inferior dista 5 cm da borda costal. A principal característica semiológica é a distância entre a borda costal e a extremidade inferior do baço, medida em centímetros, tomando-se como referência a linha hemiclavicular esquerda. Com esse dado, torna-se possível avaliar o volume dessa víscera. Além do registro do tamanho do baço em prontuário, em casos de esplenomegalia, é importante agregar a informação de que a palpação ser dolorosa. Desconforto ou dor durante a palpação esplênica (esplenalgia) são mais um indício de provável causa aguda para essa alteração anatômica (p. ex., infarto esplênico).

Maiores informações sobre as esplenomegalias estão descritas no Boxe a seguir.

POCUS

A ultrassonografia à beira do leito (POCUS) tem se consolidado como uma ferramenta essencial no exame clínico do fígado, vesícula biliar e baço, permitindo uma avaliação rápida e precisa que complementa o exame físico tradicional. No fígado, auxilia na identificação de hepatomegalia, esteatose e sinais de hipertensão portal, enquanto na vesícula biliar facilita a detecção de cálculos, espessamento da parede e sinais de colecistite, como o sinal de Murphy ultrassonográfico. No baço, é útil para avaliar esplenomegalia, especialmente em pacientes com hipertensão portal. A integração da POCUS ao exame clínico melhora a identificação precoce de doenças hepáticas e biliares, otimizando a tomada de decisões terapêuticas.

Esplenomegalia

Em grande número de condições, o aumento do baço encontra-se associado ao crescimento do fígado, constituindo as hepatoesplenomegalias (ver Parte 15, *Sistema Hematopoético*, Capítulo 150, *Doenças do Sangue*).

Deve distinguir-se a esplenomegalia de outras massas palpáveis da região, notadamente neoplasias renais, rim policístico e neoplasia do ângulo esplênico do cólon.

Nos casos que se acompanham de periesplenite, a palpação do baço desperta sensação dolorosa, denominada "esplenalgia". Uma causa comum é o infarto esplênico.

Conforme o tamanho alcançado pelo baço, as esplenomegalias são classificadas em três graus:

- Grau I: baço apenas palpável sob a borda costal esquerda
- Grau II: baço palpável entre a borda costal esquerda e uma linha transversal passando pela cicatriz umbilical
- Grau III: baço palpável abaixo da cicatriz umbilical.

Qualquer que seja a etiologia determinante da esplenomegalia, o baço hipertrofiado pode interferir na função hemopoiética da medula óssea, causando alterações no hemograma caracterizadas por anemia, leucopenia e trombocitopenia.

Esta ação do baço sobre a medula óssea constitui o hiperesplenismo, que pode ser seletivo, quando apenas um dos elementos figurados do sangue é atingido, ou global, quando existe pancitopenia no sangue periférico.

O hiperesplenismo é diagnosticado pelo mielograma, que evidencia hiperplasia celular (ver Parte 15, *Sistema hematopoético*, Capítulo 150, *Doenças do Sangue*).

As grandes esplenomegalias causam abaulamento do flanco esquerdo, podendo ser reconhecidas à inspeção, especialmente por sua mobilidade durante os movimentos respiratórios.

A esplenomegalia pode resultar de estase venosa (esplenomegalia congestiva) ou de hiperplasia dos tecidos linfoide e retículo-histiocitário.

As esplenomegalias de grau III, encontradas em nosso meio, se devem à forma hepatoesplênica da esquistossomose mansônica, cirrose hepática, malária crônica, calazar e leucemia mieloide crônica.

As principais causas de esplenomegalia são:

- Doenças infecciosas e inflamatórias: (1) agudas e subagudas (febre tifoide, septicemia, abscesso do baço, mononucleose infecciosa, endocardite bacteriana); (2) crônicas (tuberculose, sífilis congênita, malária, calazar, tripanossomíase, histoplasmose, sarcoidose, síndrome de Felty, lúpus eritematoso sistêmico)
- Esplenomegalias congestivas (hipertensão portal): cirrose do fígado; trombose da veia porta; obstrução da veia esplênica; transformação cavernosa da veia porta
- Esplenomegalias reativas ou hiperplásicas (reação dos elementos linforretículo-histiomacrofágicos): (1) anemias hemolíticas de vários tipos – anemia esferocítica constitucional e adquirida; anemias crônicas com componente de destruição eritrocitária; anemias megaloblásticas; talassemias; anemias de hemoglobinopatias diversas; (2) púrpura trombocitopênica crônica; (3) lúpus eritematoso sistêmico (geralmente com anemia hemolítica e/ou trombocitopenia); (4) neutropenia esplênica primária; (5) hiperplasias linfocitárias benignas – linfocitose benigna da criança, linfadenite angioimunoblástica
- Esplenomegalias por metaplasia mieloide do baço: metaplasia mieloide agnogênica ou mielofibrose primária; policitemia vera; doença hemolítica do recém-nascido
- Esplenomegalias das doenças metabólicas ou de depósitos: (1) tesaurismoses (doença de Gaucher; doença de Niemann-Pick; mucolipidoses); (2) mucopolissacaridoses (gargulismo); (3) amiloidose e lipemia diabética
- Esplenomegalias dos linfomas, leucemias e histiomonocitoses malignas: (1) linfomas tipo Hodgkin e não Hodgkin; (2) leucemias agudas e crônicas (linfoides, mieloides e monocíticas); (3) retículo-histiomonocitoses malignas (histiocitoses malignas; eritrofagocitose familial)
- Esplenomegalias dos cistos e neoplasias: (1) cistos verdadeiros e falsos; (2) metástases de carcinomas e sarcomas; (3) hamartomas.

BIBLIOGRAFIA

Feldman M, Friedman LS, Brandt LJ. Sleisenger & Fordtran's gastrointestinal and liver disease. 10. ed. New York: Elsevier, 2015.

Porto CC, Porto AL. Clínica médica na prática diária. 2. ed. Rio de Janeiro: Guanabara Koogan, 2022.

Porto CC, Porto AL. Exame clínico. 8. ed. Rio de Janeiro: Guanabara Koogan, 2017.

Rocco JR. Semiologia médica. Rio de Janeiro: Elsevier, 2010.

Sherlock S. Diseases of the liver and biliary system. 12. ed. London: Willey-Blackwell, 2016.

CAPÍTULO 92

Exames Complementares

Carlos Eduardo Brandão-Mello,
Roberta Celles Cordeiro Soares

Os exames que complementam a anamnese e o exame físico podem ser divididos em: exames laboratoriais e exames de imagem, os quais são métodos não invasivos de investigação. Há, ainda, métodos invasivos, assim chamados quando os instrumentos atingem ou penetram em um órgão ou tecido.

EXAMES LABORATORIAIS

Entre os muitos exames que podem, de alguma maneira, determinar atividade ou alteração hepática, alguns são mais utilizados que outros e, analisados em conjunto, possibilitam avaliar a função do órgão ou a agressão a alguns de seus componentes estruturais. São inicialmente dosados e possibilitam direcionar o raciocínio clínico para diferenciar entre lesão hepatocelular ou colestática, bem como avaliar se a agressão em estudo causou perda de determinadas funções do fígado.

AMINOTRANSFERASES. Aspartato aminotransferase (AST) e alanina aminotransferase (ALT) são enzimas hepatocelulares encontradas no citoplasma dos hepatócitos e liberadas em caso de injúria tecidual. A AST é também encontrada na mitocôndria do hepatócito e é distribuída por todo o corpo, como no músculo cardíaco, no músculo esquelético, nos rins e no cérebro. A ALT, embora também se distribua por vários órgãos, tem maior concentração no fígado e, portanto, é mais específica para lesões hepáticas.

A doença hepática esteatótica associada à disfunção metabólica é a causa mais comum de aumento de aminotransferase, em geral com aumentos discretos. Hepatites virais agudas (aumentos maiores) ou crônicas, consumo de álcool (geralmente AST maior que ALT), hepatotoxicidade induzida por medicamentos ou ervas são outras causas que merecem ser mencionadas.

ENZIMAS COLESTÁTICAS. Avaliam deficiências na excreção do conteúdo biliar (colestase) e injúria aos colangiócitos, células que dão origem aos ductos biliares. As colestases podem ou não estar acompanhadas de icterícia, que é o amarelamento da pele, esclera e mucosas em decorrência do aumento de bilirrubinas no sangue. Esse aumento pode se dar à custa da fração direta ou indireta da bilirrubina e pode ocorrer devido ao aumento de sua produção ou à menor depuração, ou, também, à colestase intra ou extra-hepática. O aumento das bilirrubinas pode, ainda, sinalizar lesão hepatocelular (como nas hepatites agudas) ou comprometimento da função de síntese do fígado.

A fosfatase alcalina (FA) é um grupo de enzimas localizadas na membrana celular e presentes em vários tecidos, com maior concentração no fígado e nos ossos, mas também nos rins, no intestino e na placenta. Dessa forma, além de se alterar em situações de dificuldade de fluxo da bile pelos canais biliares, eleva-se fisiologicamente em fases de crescimento ósseo e na gravidez.

A gamaglutamiltransferase (GGT) é uma enzima que catalisa a transferência de aminoácidos por meio da membrana celular. Embora a maior parte de sua concentração sérica seja de origem hepática, está presente em vários órgãos, e, portanto, elevações em seus níveis não são específicas. O aumento sérico, no entanto, tem bastante sensibilidade para injúria hepatobiliar, e geralmente a gamaglutamiltransferase é usada em conjunto com a FA para definir a origem colestática da lesão.

AVALIAÇÃO DA SÍNTESE HEPÁTICA. É classicamente avaliada por meio da dosagem de albumina e protrombina, duas proteínas produzidas no fígado. Outras causas de hipoalbuminemia, a depender do contexto clínico, devem entrar no diagnóstico diferencial, entre as quais a redução da ingesta e da absorção, além de perda intestinal ou renal da proteína. Em relação à protrombina, é importante lembrar que a dificuldade de absorção de vitamina K, como ocorre nas icterícias colestáticas, leva à redução de sua atividade, que responde à administração parenteral da vitamina. Nas colestases, a ausência de resposta do tempo e da atividade de protrombina à reposição de vitamina K demonstra comprometimento da função sintética do fígado. Existem, ainda, outros exames que, por serem sintetizados no fígado, podem ser utilizados para avaliar a capacidade de síntese, como colesterol, somatomedina C, entre outros.

ESTUDO DA ETIOLOGIA. Complementam a avaliação laboratorial a fim de determinar o agente causal da injúria hepática. Fazem parte dessa etapa, a depender do padrão de agressão e da suspeita clínica, a sorologia dos vírus hepatotrópicos, sobretudo os vírus das hepatites A (HAV), B (HBV), C (HCV), delta (HDV) e E (HEV); marcadores de autoimunidade (FAN, antimúsculo liso, antimitocôndria, anti-LKM1); pesquisa de sobrecarga de ferro, cobre, doenças de depósito; entre outros.

EXAMES DE IMAGEM

ULTRASSONOGRAFIA DE ABDOME. Na maioria das vezes, é o exame de imagem inicial na investigação das hepatopatias, por ser um exame não invasivo e amplamente disponível. Permite a avaliação do fígado, das vias biliares, da vesícula biliar, do baço e do sistema portal, bem como a identificação da presença de líquido livre na cavidade abdominal. No fígado, avalia o tamanho, o contorno, a textura do parênquima, a presença ou não de lesões focais e a dilatação das vias biliares.

A análise da vesícula biliar permite o diagnóstico de cálculos, pólipos, inflamação ou lesões expansivas.

A ultrassonografia é um exame fundamental na avaliação da presença de hipertensão portal, uma vez que permite avaliar o tamanho do baço e o calibre das veias do sistema portal, bem como identificar a presença de ascite e a circulação colateral. A aplicação do modo *Doppler* permite medir o fluxo e a velocidade dos vasos portais e avaliar a presença de trombos, além de ajudar a definir a natureza vascularizada ou não de uma lesão focal.

TOMOGRAFIA COMPUTADORIZADA. Amplamente utilizada para a caracterização anatômica do fígado, permite avaliar o tamanho, o contorno e a atenuação ou não dos feixes de raios X pelo depósito anômalo de substâncias, além da anatomia do sistema porta e das veias hepáticas. O uso de contraste venoso possibilita identificar trombos no sistema portal, bem como caracterizar a natureza de lesões focais que porventura ocorram no fígado cirrótico, por meio do contraste intravenoso injetado pela técnica chamada "estudo dinâmico ou trifásico".

RESSONÂNCIA MAGNÉTICA. Avalia o fígado e demais estruturas por meio do envio de ondas eletromagnéticas. Trata-se do método de imagem não invasivo de maior precisão, tanto na detecção quanto na caracterização de lesões focais hepáticas em pacientes cirróticos e não cirróticos, uma vez que conta com o melhor contraste de partes moles intrínseco a essa modalidade e com tecnologias próprias do método, como as imagens pesadas em difusão e o estudo dinâmico do fígado após a administração de meios de contraste baseados em gadolínio. Os meios de contraste podem ser categorizados em não específicos ou hepatoespecíficos. Os meios não específicos compõem a maioria dos contrastes rotineiramente utilizados e se distribuem pelos espaços extracelulares intra e extravascular, independentemente do tecido de interesse. O padrão de impregnação obedece à distribuição dos vasos e dos capilares sanguíneos. A aquisição dinâmica das imagens após a administração de contrastes permite a avaliação das fases arterial, venosa (ou portal) e tardia (ou equilíbrio), e oferece valiosas informações na caracterização da natureza de lesões hepáticas. Já os meios de contraste hepatoespecíficos são aqueles captados especificamente por células hepáticas, sejam os hepatócitos ou as células de Kupffer. Os meios de contraste específicos para as células do sistema reticuloendotelial são baseados em ferro superparamagnético. Os meios de contraste específicos para o hepatócito são compostos à base de gadolínio com propriedades lipossolúveis que são captados pelo hepatócito e excretados pelo sistema biliar após a fase dinâmica habitual extracelular. Dessa forma, diferencia lesões com hepatócito funcionante de lesões que não apresentam esse tipo celular, como metástases.

ELASTOGRAFIA HEPÁTICA ULTRASSÔNICA OU POR RESSONÂNCIA. Utilizam uma característica física do fígado – o grau de rigidez – para calcular o grau de fibrose. Na elastografia hepática, quanto mais veloz for a propagação da onda ultrassônica, maior será a rigidez elástica do parênquima hepático e, portanto, maior será o grau de fibrose. As elastografias podem ser realizadas por meio de ultrassom ou ressonância magnética, este último um método ainda caro, demorado e menos acessível, mas que permite avaliar o órgão na totalidade. As elastografias ultrassônicas avaliam as propriedades biomecânicas do tecido que atuam contra a deformação de cisalhamento, quando uma força direcional (pressão, no caso da elastografia hepática transitória, ou vibração, no caso das elastografias por impulso de força de radiação acústica – ARFI) é aplicada a um tecido, causando a deformação do cisalhamento. O princípio físico quantificado na elastografia, em geral, é a velocidade da onda de cisalhamento, gerando resultados que se correlacionam com a rigidez hepática.

EXAMES INVASIVOS

EXAMES ENDOSCÓPICOS. A endoscopia digestiva (alta ou baixa) é utilizada, no contexto da doença hepática, para avaliar hipertensão portal. É útil tanto para acompanhamento evolutivo de formações varicosas quanto para o eventual tratamento em caso de sangramento agudo ou crônico secundário à hipertensão portal. A colangiopancreatografia endoscópica retrógrada avalia a anatomia da via pancreatobiliar e permite intervenções terapêuticas. Por fim, a ecoendoscopia, ou ultrassonografia endoscópica, utiliza-se do acesso endoscópico para realizar a avaliação ultrassonográfica do fígado, das vias biliares e do pâncreas, e permite o acesso a essas estruturas através do estômago para a coleta de material, feita por punção por agulha fina.

BIOPSIA HEPÁTICA. A avaliação histopatológica do fígado fornece dados sobre a estrutura do tecido, evidencia o tipo e o grau de lesão a que o tecido analisado está submetido e define o grau de fibrose resultante da agressão. Além de dar informações sobre o diagnóstico da lesão hepática, a biopsia pode orientar o prognóstico e a resposta ao tratamento. Pode ser feita por via percutânea, laparoscópica, transjugular ou, ainda, por meio de ecoendoscopia. Embora fundamental em algumas situações, sobretudo para definir o diagnóstico, a realização de biopsia hepática apresenta algumas dificuldades: necessita de pessoal treinado para a realização e avaliação, o diagnóstico pode não ser conclusivo, uma vez que avalia apenas 1/50.000 da massa total do órgão, além de ser um teste invasivo, com potenciais complicações, como dor, sangramento, hipotensão, náuseas, pneumo ou hemotórax, hemobilia e lesão da árvore biliar.

BIBLIOGRAFIA

American Gastroenterological Association. American Gastroenterological Association medical position statement: evaluation of liver chemistry tests. Gastroenterology. 2002;123(4):1364-6.

Araújo ALE (ed.) Ressonância magnética do fígado. 1. ed. Rio de Janeiro: Guanabara Koogan, 2006.

De Franchis R, Bosch J, Garcia-Tsao G et al. Baveno VII – Renewing consensus in portal hypertension. J Hepatol. 2022;76(4):959-74.

European Association for Study of Liver; Asociación Latinoamericana para el Estudio del Hígado. EASL – ALEH Clinical Practice Guidelines: Non-invasive tests for evaluation of liver disease severity and prognosis. J Hepatol. 2015;63(1):237-64.

Green RM, Flamm S. AGA technical review on the evaluation of liver chemistry tests. Gastroenterology. 2002; 123(4):1367-84.

Seale MK, Catalano OA, Saini S, Hahn PF, Sahani DV. Hepatobiliary-specific MR contrast agents: role in imaging the liver and biliary tree. Radiographics. 2009;29(6):1725-48.

Semelka RC, Shoenut JP, Kroeker MA et al. Focal liver disease: comparison of dynamic contrast-enhanced CT and T2-weighted fat-suppressed, FLASH, and dynamic gadolinium-enhanced MR imaging at 1.5 T. Radiology. 1992;184(3):687-94.

CAPÍTULO 93

Doenças do Fígado e das Vias Biliares

Carlos Eduardo Brandão-Mello,
Marcia Maria Amendola Pires

INTRODUÇÃO

As doenças do fígado e das vias biliares podem ser estudadas tomando como referência a **síndrome ictérica**, a **colestase**, a **hipertensão portal** e a **ascite**.

SÍNDROME ICTÉRICA

Icterícia é a coloração amarelada observada na esclerótica, nas mucosas e na pele devido à impregnação de pigmentos biliares nos tecidos. Ocorre quando a elevação da bilirrubina sérica alcança níveis a partir de 2,5 a 3 mg/dℓ (Figura 93.1).

A bilirrubina é produto do metabolismo da heme, que, por sua vez, é liberado na degradação da hemoglobina. A icterícia, portanto, resulta de um ou mais erros no processo de metabolismo da bilirrubina, que pode se elevar em decorrência do aumento de sua fração direta (conjugada) ou indireta (não conjugada). O valor sérico habitual não ultrapassa 1 a 1,5 mg/dℓ, quase totalmente composto da fração não conjugada.

A distribuição das bilirrubinas nos tecidos depende do tipo de pigmento predominante e de sua concentração. A bilirrubina conjugada penetra mais facilmente no tecido conjuntivo por ser hidrossolúvel, por isso, a icterícia é mais acentuada do que a produzida pela bilirrubina não conjugada. Todos os líquidos orgânicos podem conter bilirrubina, tais como o pleural, ascítico, cerebrospinal, sinovial, lágrimas, urina, esperma e suor. Nos derrames cavitários, o grau da icterícia é proporcional à concentração proteica. A bilirrubina não conjugada, por ser lipossolúvel, tem afinidade com o tecido nervoso central e pode causar *kernicterus* em recém-nascidos por impregnação dos núcleos da base.

Classificação e causas

Aumento de bilirrubina não conjugada

Ocorre por um dos quatro mecanismos a seguir: (1) produção excessiva de bilirrubina em setores distantes do fígado, condição na qual a conjugação é incapaz de atender a oferta; (2) por competição, quando o pigmento de bilirrubina não é adequadamente transportado até a membrana celular do hepatócito, devido a deficiências na ligação com a albumina; (3) no nível do hepatócito, quando houver incapacidade de captar, internalizar e fixar a bilirrubina à proteína Y (ligandina), também por fatores competitivos; (4) por deficiência de conjugação, no nível microssomal, quando há defeito ou ausência de enzimas, como a glicuronil-transferase, que promovem a conjugação e a transformação de bilirrubina indireta em direta.

Em todas essas situações, se a bilirrubina não é completamente conjugada, ocorre, no plasma, um nítido predomínio da fração indireta ou não conjugada sobre a direta. Essa forma de hiperbilirrubinemia raramente ultrapassa 5 mg/100 mℓ, e a icterícia não é acentuada, sendo percebida, em geral, apenas nas escleróticas. Por ser uma fração insolúvel, a bilirrubina indireta não é filtrada pelos rins e, por isso, não há presença de colúria.

As causas pré-hepáticas são:

- **Aumento da produção de bilirrubina**, como na hemólise, reabsorção de grandes hematomas, eritropoiese ineficaz, transfusões
- **Redução da captação de bilirrubina** pelos hepatócitos com o uso de determinados fármacos ou contrastes.

A causa intra-hepática é a **redução da conjugação da bilirrubina** no hepatócito, como na síndrome de Gilbert, na síndrome de Crigler-Najjar, no uso de alguns fármacos, na icterícia neonatal ou na icterícia do leite materno.

Aumento de bilirrubina conjugada ou aumento misto

O segundo grupo constitui as causas mais frequentes de icterícia. O mecanismo básico é a excreção deficiente da bilirrubina

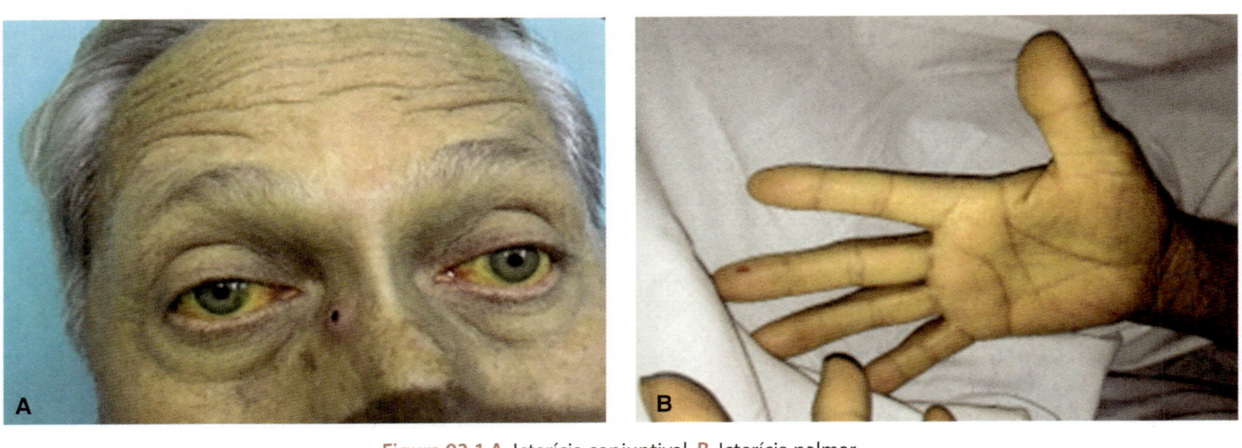

Figura 93.1 A. Icterícia conjuntival. B. Icterícia palmar.

direta, seja de origem intra ou extra-hepática. As alterações intra-hepáticas ocorrem nos níveis hepatocelular e canalicular. No primeiro caso, existem condições nas quais o defeito excretório é congênito e seletivo (síndromes de Dubin-Johnson e de Rotor), ou o defeito é adquirido (colestase intra-hepática). As condições extra-hepáticas caracterizam-se por obstáculo ao fluxo de bile, sejam intrínsecas ou extrínsecas à árvore biliar.

As causas intra-hepáticas são:

- **Redução da excreção da bile**, como nas síndromes de Rotor ou Dublin Johnson
- **Doenças hepatocelulares**, como as hepatopatias crônicas e as hepatites agudas ou subagudas
- **Colestases intra-hepáticas**, como a colestase intra-hepática benigna recorrente (BRIC) ou a colestase intra-hepática familiar progressiva (PFIC), o uso de fármacos hepatotóxicos, doenças crônicas colestáticas, como a colangite biliar primária (CBP) e a colangite esclerosante primária (CEP) e doenças infiltrativas que acometam o fígado, como amiloidose, sarcoidose, tuberculose ou linfoma.

As causas pós-hepáticas são:

- Obstrução dos ductos biliares por coledocolitíase
- **Doenças dos ductos biliares** como CEP ou colangiopatia associada ao HIV, estenoses pós-cirúrgicas, neoplasias
- **Compressão extrínseca da árvore biliar**, como a causada por pancreatites, tumores de papila, tumores hepáticos, linfonodomegalias ou, ainda, compressões vasculares. Qualquer que seja a causa, a icterícia por aumento da fração conjugada pode alcançar níveis bastante elevados, muitas vezes de evolução progressiva. A característica principal é o predomínio da bilirrubina direta. A bilirrubina indireta também se encontra elevada, mas sempre em níveis inferiores à conjugada. Alguns mecanismos estão envolvidos no aparecimento da bilirrubina direta no plasma, tais como a regurgitação do pigmento para os sinusoides, a alteração da permeabilidade canalicular e a ruptura de canalículos por necrose. Não há uma explicação satisfatória para o aumento paralelo da fração não conjugada, sendo admitida certa inibição da atividade da UDP-glicuronil-transferase. Independentemente dos mecanismos e das causas, a hiperbilirrubinemia conjugada tem como denominador comum a presença de colúria (a bilirrubina direta é hidrossolúvel) e a impregnação evidente dos tecidos, tornando fácil o reconhecimento da síndrome (Quadro 93.1).

Sinais e sintomas comumente associados à icterícia

- **Anorexia, prostração, mialgia**: comum em pródromos de doença infecciosa viral
- Epigastralgia ou dor no quadrante superior direito: associada ao aumento agudo do fígado
- **Prurido**: sugere colestase ou obstrução ao fluxo biliar
- **Febre com calafrios**: indicativa de colangite
- **Perda de peso e anemia**: sintomas constitucionais que podem indicar neoplasia
- Ascite, ginecomastia, telangiectasias, eritema palmar: comuns na cirrose avançada
- **Fezes descoradas** (hipo ou acolia fecal) e **urina escura** (colúria): sugerem obstrução das vias biliares extra-hepáticas
- **Xantelasmas**: comum na CBP
- **Esplenomegalia**: comum nas anemias hemolíticas ou na hepatopatia crônica com hipertensão portal
- **Vesícula biliar palpável** (sinal de Courvoisier-Terrier): sinal de obstrução de via viliar, geralmente maligna.

Quadro 93.1 Classificação das icterícias.

Hiperbilirrubinemias não conjugadas	▪ Produção excessiva de bilirrubina • Hemólise • Alteração da eritropoese ▪ Defeito de transporte • Recém-nascidos • Medicamentos (competição) ▪ Defeito de captação • Medicamentos (competição) • Recém-nascidos ▪ Defeito de conjugação • Icterícia fisiológica do recém-nascido • Síndrome de Gilbert • Síndrome de Crigler-Najjar • Síndrome de Lucey-Driscoll • Icterícia do leite materno
Hiperbilirrubinemias conjugadas	▪ Intra-hepática • Hepatocelular • Defeito de excreção (síndromes de Rotor, de Dubin-Johnson) • Adquirida (hepatites, álcool, cirrose etc.) • Canalicular • Medicamentos (esteroides, clorpromazina) • Cirrose biliar primária • Atresia de vias biliares • Colangite esclerosante • Colangiocarcinoma ▪ Extra-hepática • Benigna (colelitíase, coledocolitíase, atresias, ligadura do colédoco) • Maligna • Intrínseca (neoplasias da papila, colédoco, vesícula) • Extrínseca (neoplasias do pâncreas)

Exames complementares

Além da bilirrubina total e suas frações direta e indireta, inicialmente devem ser observados, também, o comportamento das enzimas canaliculares (fosfatase alcalina [FA] e gamaglutamil transferase [GGT]) e as enzimas hepatocelulares, transaminases pirúvica e oxalacética (alanina aminotransferase [ALT] e aspartato aminotransferase [AST]), além das provas de síntese hepática, como a dosagem da albumina e a medida do (ALT TAP/INR).

AUMENTO ISOLADO DAS BILIRRUBINAS. Deve-se investigar hemólise ou erro do metabolismo das bilirrubinas.

AUMENTO PREDOMINANTE DA ALT/AST SOBRE FA. Sugere doença hepatocelular.

AUMENTO PREDOMINANTE DE FA E GGT SOBRE TRANSAMINASES. Sugere obstrução do trato biliar ou colestase intra-hepática.

TAP/INR. Se alargados, sugerem síntese deficiente dos fatores de coagulação produzidos pelo fígado ou deficiência de vitamina K, cofator necessário para sua ação. Como a absorção da vitamina K depende da bile, sua administração parenteral geralmente normaliza o TAP/INR nos casos de obstrução biliar, e não nos casos de doença hepatocelular.

OUTROS EXAMES DE INVESTIGAÇÃO ETIOLÓGICA. Marcadores sorológicos para as hepatites virais A, B, C, dosagem de autoanticorpos, entre outros.

Diagnóstico por imagem

ULTRASSONOGRAFIA (USG) DE ABDOME. É o primeiro exame de imagem que deve ser solicitado em pacientes ictéricos, pois identifica a presença de vias biliares dilatadas, cálculos na vesícula biliar e a existência de possíveis massas que tenham efeito compressivo, além de hipertensão da veia porta.

TOMOGRAFIA COMPUTADORIZADA (TC). Identifica a presença de dilatação de vias biliares e lesões hepáticas de modo não operador-dependente, como a USG, porém, o custo e o uso do contraste são algumas desvantagens.

COLANGIORRESSONÂNCIA (COLANGIO-RM). Delimita as vias biliares intra e extra-hepáticas de maneira mais precisa que a USG ou a TC, porém é mais cara que a TC e menos disponível nos serviços de saúde.

COLANGIOPANCREATOGRAFIA RETRÓGRADA ENDOSCÓPICA (CPRE). Visualiza a via biliar de maneira direta e possibilita, também, uma intervenção diagnóstica e terapêutica, como realização de biopsia, desobstrução e colocação de próteses biliares. Cara e invasiva, é mais utilizada como procedimento terapêutico.

ULTRASSONOGRAFIA (ECO) ENDOSCÓPICA (USE). Permite a avaliação de imagens ou de lesões suspeitas e a realização de punção biopsia com agulha fina para a investigação de cistos, neoplasia e pancreatites (Figura 93.2).

Tratamento

Direcionado à causa da icterícia. Na icterícia neonatal, a fototerapia pode ser usada para prevenir o desenvolvimento de *kernicterus*, encefalopatia bilirrubínica que decorre de impregnação de bilirrubina lipossolúvel no cérebro e que ocorre quando os níveis de bilirrubina indireta são superiores a 20 mg/dℓ. Nas causas de icterícia obstrutivas, utilizam-se intervenção radiológica ou endoscópica (papilotomia, colocação de endopróteses), ou, ainda, intervenção cirúrgica. Nas doenças hepáticas colestáticas, é preciso atentar para a provável redução na absorção de vitaminas lipossolúveis e suplementá-las. Deve-se dar importante atenção ao manejo do prurido, com o uso de colestiramina (quelantes de sais biliares) e, nas formas mais severas, rifampicina e antagonistas de opiáceos.

COLESTASE

A **síndrome colestática** é uma alteração da secreção biliar hepatocelular, envolvendo todos os componentes da bile. Geralmente, representa o obstáculo ao fluxo biliar, dificultando ou impedindo a chegada da bile ao duodeno. Tal situação constitui a colestase mecânica, comprometendo a árvore biliar extra-hepática ou a intra-hepática. Entretanto, existem situações nas quais não há obstáculo ao fluxo biliar e, às vezes, nem icterícia, caracterizando a forma de colestase intra-hepática, cuja natureza é devida a alterações provavelmente metabólicas e/ou inflamatórias. Do ponto de vista laboratorial, as colestases podem cursar com hiperbilirrubinemia à custa da fração conjugada (pode haver colestase anictérica), elevação da FA e da GGT. O aumento dessas enzimas não possibilita o diagnóstico diferencial entre as colestases intra e extra-hepáticas. As colestases podem ser divididas em intra ou extra-hepática.

Colestase intra-hepática

Apresenta-se sob duas formas: metabólica e mecânica.

Metabólica

A colestase intra-hepática de causa metabólica apresenta-se com ou sem lesão hepatocelular, sendo a última mais frequente. Exemplos de colestase intra-hepática sem lesão hepatocitária são: (1) reação aos anticoncepcionais e esteroides anabolizantes; (2) colestase da gravidez, que pode apresentar-se somente com prurido (prurido da gravidez) ou com prurido e icterícia; (3) na criança, a colestase pode estar associada a uma série de situações, tais como infecções virais (hepatite de células gigantes, doença de inclusão citomegálica), metabólicas e atresias intra ou extra-hepáticas. As colestases com lesão hepatocitária ocorrem sobretudo nas hepatites e cirroses.

Mecânica

Compreende as colestases secundárias a obstáculo ao fluxo biliar intra-hepático. Os principais exemplos são: (1) **colangite biliar primária** (CBP), que é acompanhada de colestase nos estágios mais avançados, quando há evidente ductopenia e destruição dos ductos biliares, além de inflamação e fibrose periductal. O diagnóstico deve ser sugerido quando o paciente apresenta quadro de colestase crônica, depois da exclusão de outras causas de doenças hepáticas, sobretudo das colestases obstrutivas. O diagnóstico de CBP baseia-se na tríade composta de presença de autoanticorpo antimitocôndria (AMA), ductopenia e lesões dos ductos biliares, bem como de testes bioquímicos para definição de colestase (FA e GGT). O diagnóstico é provável quando dois desses três critérios estão presentes. Assim, a biopsia hepática pode não ser necessária para o diagnóstico, devendo ser realizada nos casos em que ainda há dúvida diagnóstica ou suspeita de sobreposição com outras doenças, como hepatite autoimune. O acometimento

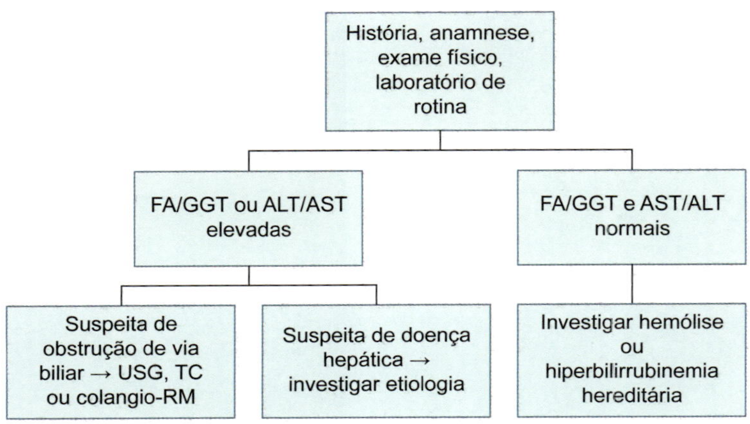

Figura 93.2 Algoritmo de investigação diagnóstica da icterícia. ALT: alanina aminotransferase (transaminase pirúvica); AST: aspartato aminotransferase (transaminase oxalacética); FA: fosfatase alcalina; GGT: gamaglutamil transferase; TC: tomografia computadorizada; RM: ressonância magnética; USG: ultrassonografia.

geralmente é detectado em mulheres, a partir da quinta década de vida. O marcador sorológico característico da CBP é o AMA, encontrado em 90 a 95% dos pacientes com CBP e em menos de 1% das pessoas sem a doença; (2) **metástases hepáticas**, nas quais a colestase só ocorre quando grande parte do parênquima está invadido e os nódulos tumorais comprimem os ductos biliares; (3) **doença de Hodgkin**, por lesão destrutiva dos ductos biliares, lesão centrolobular e formação de cicatrizes fibróticas; (4) **câncer da bifurcação do hepático comum**, a icterícia tem característica de extra-hepática, com dilatação ductal a montante; (5) **atresia dos ductos** (intra e/ou extra-hepática), assim como a dilatação congênita dos ductos intra-hepáticos (doença de Caroli), manifesta-se com icterícia desde os primeiros meses de nascimento e pode estar associada à cirrose; (6) **cálculos intra-hepáticos** provocam icterícia, quando numerosos e disseminados.

Colestase extra-hepática

Na obstrução extra-hepática, geralmente não há lesão hepatocitária e a icterícia é produzida por um obstáculo mecânico, situado entre a bifurcação do hepático comum e a papila de Vater, dentro ou fora do tronco biliar. Quando a obstrução é prolongada, as estruturas acima dela tornam-se dilatadas, e o colédoco e os ductos biliares podem aumentar até 10 vezes o seu diâmetro.

As causas mais comuns de obstrução extra-hepática são a coledocolitíase e o câncer da região periampular (papila de Vater e cabeça de pâncreas). A coledocolitíase é a causa mais frequente, e os cálculos que a geram são oriundos, em geral, da vesícula biliar (coledocolitíase secundária) e a maioria deles é de colesterol, mas podem ser formados também no próprio ducto biliar (coledocolitíase primária), sendo pigmentares marrons (Figuras 93.3 e 93.4). Os cálculos que se formam no ducto biliar principal ocorrem, em geral, em topografia proximal a uma estenose e frequentemente estão associados à colangite. A obstrução do ducto biliar aumenta a pressão a montante, ocasionando a dilatação. Em 75% dos casos, ocorre dilatação detectável à imagem pela USG ou TC. A dilatação ductal não ocorre nos casos em que a obstrução gera baixo gradiente pressórico ou é intermitente nem nos casos de ducto fibrótico devido a episódios recorrentes de colangite. Outras causas menos frequentes são: obstrução das vias biliares por penetração de áscaris no colédoco, carcinoma da vesícula e blastomicose sul-americana cuja adenomegalia parasitária comprime as estruturas do hilo hepático.

Manifestações clínicas e bioquímicas

A icterícia é o achado clínico dominante e a cor da pele vai de amarelo-pálido até verde intenso (icterícia verdínica). Em geral, há prurido e este pode ser de tal intensidade que possivelmente chega a provocar escarificações na pele. Não se conhece ainda seu mecanismo de produção. Provavelmente está relacionado à deposição de sais biliares nas camadas da derme ou à presença de fatores produzidos no fígado. Cumpre lembrar que nem sempre sua intensidade é proporcional à icterícia.

Os xantomas, pequenas elevações elásticas e amareladas na pele, aparecem nas colestases muito prolongadas. Localizam-se no pescoço, nas superfícies extensoras das mãos e na região das pálpebras, ocupando quase todas as superfícies extensoras na fase final. Estão relacionados com a hiperlipemia com mais de 3 meses de duração.

A febre ocorre em colangites, neoplasias e infecções secundárias. A ausência da chegada de sais biliares no intestino delgado leva à má-absorção secundária das vitaminas lipossolúveis (ADEK). O quadro clínico pode associar-se a hipoprotrombinemia, osteomalacia, osteoporose e desnutrição com grande perda de peso. A incidência de úlcera duodenal está aumentada nas colestases crônicas. As bilirrubinas conjugada e não conjugada ficam elevadas, com predomínio da primeira. A FA sempre se eleva, sendo um bom "marcador" de colestase, pois está aumentada mesmo nas formas anictéricas. A 5'-nucleotidase eleva-se da mesma maneira que a FA, sendo, entretanto, específica das afecções hepáticas, sem se relacionar com alterações ósseas ou gravídicas. As transaminases

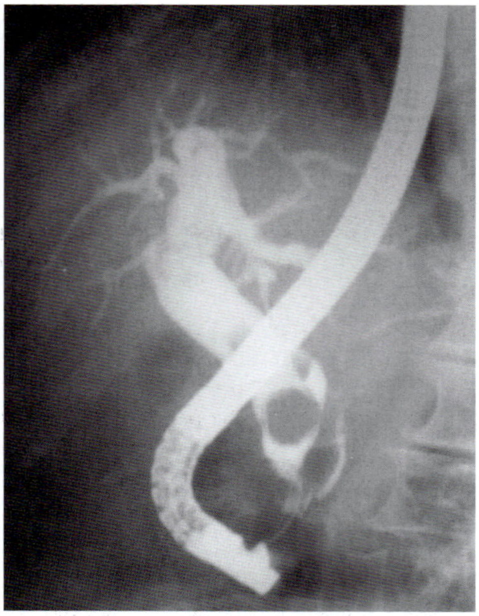

Figura 93.3 Colangiopancreatografia retrógrada endoscópica (CPRE) mostrando cálculo na papila de Vater.

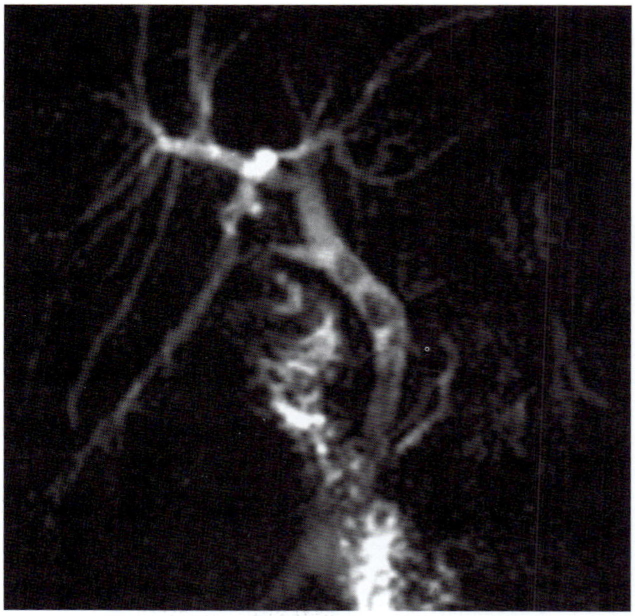

Figura 93.4 Colangiopancreatografia por ressonância magnética (CPRM) evidenciando múltiplos cálculos no interior do colédoco.

apresentam valores variáveis e grandes elevações podem ocorrer quando existem lesões hepatocitárias associadas.

A GGT mostra sua atividade elevada em todas as formas de colestase, com exceção das formas gravídicas e quando se utilizam anticoncepcionais. As frações lipídicas elevam-se paralelamente ao colesterol. As proteínas séricas não se alteram, mas a concentração de albumina diminui à medida que ocorre piora da função hepática. AMA estão presentes na CBP em até 98% dos casos.

A velocidade de desenvolvimento da obstrução, sua extensão e o grau de contaminação bacteriana da bile são fatores determinantes dos sinais e dos sintomas apresentados pelos pacientes. A coledocolitíase pode ser assintomática em até 10 a 25% dos casos. Em caso de obstrução intermitente da via biliar, o paciente pode ser assintomático ou apresentar icterícia flutuante. A obstrução aguda geralmente ocasiona cólica biliar, náuseas e vômitos, além de sinais clínicos de colestase (icterícia, colúria e acolia fecal). Todavia, a obstrução, que se desenvolve ao longo de meses, pode se manifestar inicialmente apenas com prurido ou icterícia. Quando ocorre proliferação bacteriana na via biliar obstruída, desenvolve-se a colangite. O quadro clássico de colangite, com a presença de febre, cólica abdominal e icterícia, é denominado "tríade de Charcot". A evolução para sepse grave pode levar à ocorrência da pêntade de Reynolds, com hipotensão e confusão mental acrescidas à tríade descrita previamente.

HIPERTENSÃO PORTAL

Síndrome clínica caracterizada pelo aumento do gradiente de pressão da veia porta acima de 5 mmHg *(*GPVH > 5 mmHg*)*, em decorrência de aumento da resistência vascular periférica e/ou da elevação do fluxo sanguíneo portal. Qualquer obstáculo ao livre fluxo do sangue pelo sistema porta produz elevação da pressão, causando a síndrome de hipertensão portal (Figura 93.5).

Classificação e causas

A hipertensão portal pode ser classificada em:

- **Pré-hepática** (trombose da veia porta)
- **Intra-hepática** (cirrose hepática)
  - **Pré-sinusoidal** (esquistossomose hepatoesplênica, fibrose hepática congênita)
  - **Sinusoidal** (cirrose hepática)
  - **Pós-sinusoidal** (cirrose hepática e doença veno-oclusiva)
- **Pós-hepática** (síndrome de Budd-Chiari, obstrução da veia supra-hepática, pericardite constritiva).

A hipertensão portal pode acarretar alterações circulatórias e hemodinâmicas importantes. O aumento da pressão inverte o sentido do fluxo sanguíneo em veias tributárias do sistema porta, fazendo com que haja circulação colateral por meio da qual o sangue passa diretamente do sistema porta para a circulação venosa, sem atravessar o fígado. As novas vias de comunicação estabelecidas distribuem-se nos três tipos descritos a seguir: circulação colateral tipo cava superior (p. ex., desenvolvimento de varizes de esôfago e gástricas; recanalização das veias paraumbilicais); circulação colateral tipo cava inferior (p. ex., varizes nos plexos hemorroidários, anastomoses com veias frênicas inferiores e adrenais) e circulação colateral tipo porta (p. ex., varizes nas regiões periumbilicais – sinal da cabeça de Medusa –, epigástricas e na face anterior do tórax) (Quadro 93.2).

Manifestações clínicas

Além da presença da circulação colateral e das varizes esofagogástricas, outras manifestações da síndrome de hipertensão portal incluem a esplenomegalia devido à estase venosa no território da veia esplênica, como no caso da esquistossomose hepatoesplênica, na forma de hipertensão portal pré-sinusoidal, mas pode não ocorrer no bloqueio intra-hepático provocado pela cirrose. A ascite é pouco frequente na hipertensão portal pré-hepática, mas é comum em casos de bloqueio intra-hepático por cirrose, em virtude dos outros fatores que concorrem para a sua formação. A circulação colateral superficial observada na parede abdominal tem disposição radiada a partir da cicatriz umbilical, sendo comparada à cabeça de Medusa.

Diagnóstico da hipertensão portal

O diagnóstico da hipertensão portal é clínico e pode ser definido pela presença de esplenomegalia, ascite, varizes do esôfago e circulação colateral abdominal (nem sempre presente). Pode haver ou não ascite de acordo com a fase clínica da doença. A comprovação de varizes esofágicas é feita por endoscopia digestiva alta, assim como a esplenomegalia e a presença de ascite podem ser bem caracterizados pelos exames de imagem, como USG abdominal, TC ou RM (Figura 93.6). O sistema porta pode ser estudado diretamente por angiotomografia (método mais preciso e não invasivo) e a pressão portal pode ser medida pelo GPVH (livre e ocluída), que, no paciente com cirrose hepática, indica a pressão da veia porta. O exame de determinação da pressão portal é feito por cateterismo da veia hepática (pressão da veia hepática ocluída). A endoscopia digestiva alta possibilita o diagnóstico e a confirmação da presença de varizes esofagogástricas, da gastropatia hipertensiva porta e de lesões ulceropépticas, bem como o manejo do sangramento digestivo pela realização de escleroterapia e ligadura elásticas das varizes de esôfago. O surgimento das varizes e da circulação colateral na hipertensão portal habitualmente ocorre quando o GPVH ultrapassa 10 a 12 mmHg e está presente em 40% dos cirróticos compensados e em 60% daqueles com cirrose descompensada. O risco de sangramento digestivo nos pacientes com hipertensão portal é de cerca de 25% ao final dos primeiros 2 anos. O sangramento digestivo por varizes de esôfago pode cessar espontaneamente em até 40% dos casos, secundária a hipovolemia e vasoconstrição esplâncnica. A morbimortalidade da hemorragia digestiva está diretamente relacionada ao grau de reserva funcional hepática (avaliada pela classificação de Child-Pugh) e pelo calibre das respectivas varizes – as de fino (pequeno) calibre apresentam 7% em 2 anos e as de grosso calibre, 30% em 2 anos.

ASCITE

Entende-se ascite como a presença de líquido na cavidade abdominal. As causas de aumento do volume abdominal devem ser sempre lembradas usando-se a "regra dos seis Fs": gordura (*fat*), líquido (*fluid*), flato, feto, fezes ou "crescimento fatal" (neoplasia).

É caracterizada pelo acúmulo de líquido seroso no peritônio e pode ser acompanhada ou não de edema e/ou derrame pleural. Em adultos, as causas mais comuns são cirrose hepática (84%), insuficiência cardíaca, síndrome nefrótica e doenças malignas. Nos pacientes com cirrose hepática, a ascite é

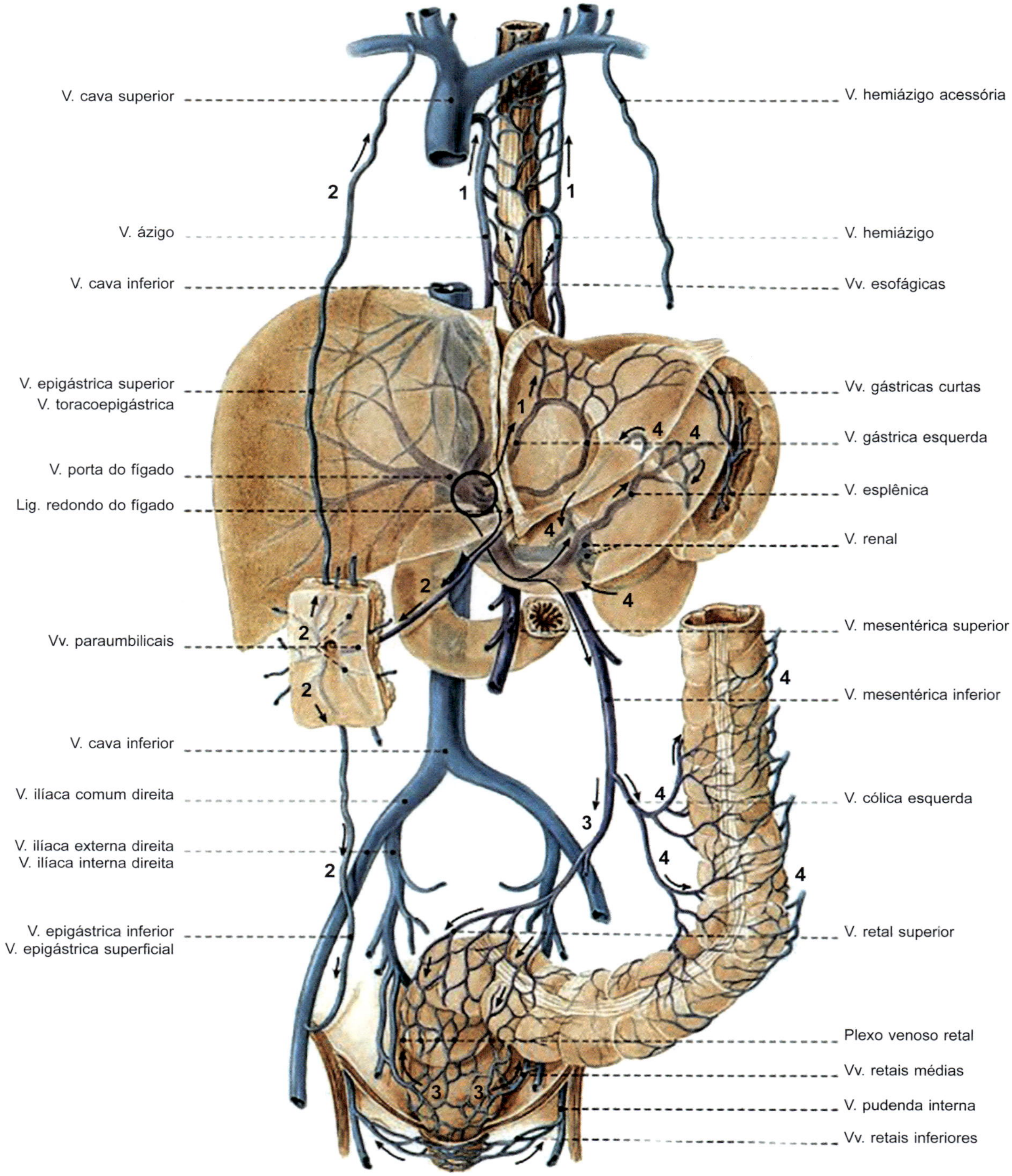

Figura 93.5 Anatomia do sistema porta.

Quadro 93.2 Causas de hipertensão portal.

Pré-sinusoidal	▪ Obstrução venosa (porto-esplênica) ▪ Esquistossomose ▪ Fibrose congênita
Pós-sinusoidal	▪ Cirrose ▪ Obstrução da veia hepática ▪ Doença veno-oclusiva

gerada por hipertensão portal e retenção de água e sal pelos rins. Quando é de origem hepática, vários fatores concorrem para seu desenvolvimento.

Os seguintes mecanismos fisiopatológicos podem ser implicados na gênese da ascite:

- **Diminuição da síntese de albumina**, devido à lesão do hepatócito, com consequente hipoalbuminemia e queda da pressão coloidosmótica

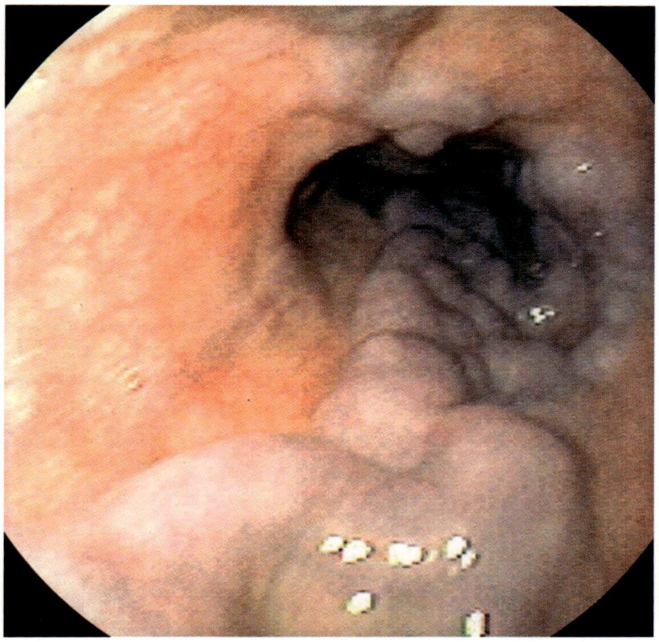

Figura 93.6 Varizes de esôfago (visão endoscópica).

- **Hipertensão portal com considerável aumento da pressão hidrostática**. Estes dois fatores levam à ruptura do equilíbrio entre as forças que comandam as trocas através das paredes capilares, provocando a transudação de líquido na cavidade abdominal. Mas cumpre assinalar que a hipoalbuminemia e a hipertensão portal isoladamente não são suficientes para formar a ascite, nem explicam todas as alterações sistêmicas da síndrome, destacando-se a retenção de sódio e água
- O **volume plasmático nos cirróticos**, apesar de aumentado, é ineficaz. Este fato talvez se deva à diminuição da pressão arterial com estímulo dos barorreceptores e diminuição do fluxo renal, levando ao aumento da produção de aldosterona, do hormônio antidiurético e à ativação do sistema nervoso simpático. Como consequência, há retenção de água e sódio
- A **retenção de sódio** é também considerada um fenômeno mais primário do que secundário, mas sua participação na formação da ascite é muito importante
- A **retenção de água** é estimulada pela diminuição da prostaglandina tipo PGE2, a qual é um antagonista do hormônio antidiurético
- Na **cirrose**, as compressões vasculares pelos nódulos de regeneração podem desviar a linfa para a superfície hepática, provocando seu extravasamento na cavidade abdominal.

As principais causas de ascite podem ser resumidas da seguinte maneira:

- **Hipertensão portal**: cirrose hepática, esquistossomose hepatoesplênica, trombose de veia porta e síndrome de Budd-Chiari (trombose das veias supra-hepáticas)
- **Neoplasia**: a carcinomatose peritoneal pode ser resultado de neoplasia primária do peritônio (p. ex., sarcoma ou mesotelioma) ou de neoplasia abdominal (gástrica ou colônica), de metástase de carcinoma mamário, pulmonar ou melanoma
- **Infecção peritoneal**: tuberculose peritoneal, micose, peritonite granulomatosa ou filariose
- **Doenças metabólicas**: hipotireoidismo, hipoalbuminemia
- **Doenças renais**: síndrome nefrótica
- **Doenças cardíacas**: insuficiência cardíaca congestiva, pericardite constritiva, estenose ou insuficiência tricúspide
- **Lesões traumáticas**: fístula pancreática, fístula biliar, fístula linfática (ascite quilosa), hemoperitônio (traumatismo, gravidez ectópica)
- Síndrome da obstrução sinusoidal.

Manifestações clínicas da ascite incluem aumento do volume abdominal (súbito ou insidioso), desconforto ou dor abdominal, dispneia, ortopneia, anorexia, náuseas, aumento do peso, protrusão ou herniação da cicatriz umbilical, edema de bolsa escrotal e pênis e hérnia inguinal. O diagnóstico diferencial deve ser feito considerando-se outras condições, como gravidez, pneumoperitônio, cisto ovariano, obesidade e massa abdominal.

Exames complementares

Todo paciente com ascite de instalação recente ou piora do quadro deve ser submetido à paracentese diagnóstica. Os seguintes exames devem ser solicitados:

- Análise do líquido ascítico com citometria total e diferencial, dosagem de proteína total e albumina, amilase, glicose, triglicerídios, cultura do líquido ascítico, bacterioscopia e citologia
- Determinação do gradiente albumina sérica/albumina (GASA) do líquido ascítico (interpretação conforme o algoritmo da Figura 93.8)
- Ultrassonografia, tomografia computadorizada ou ressonância magnética de abdome. Angio-TC ou angio-RM em casos especiais.

O **exame físico do paciente com ascite** compreende a **inspeção** e a **percussão**. Sempre que possível, ele deve ser examinado primeiramente de pé e, a seguir, deitado. Na primeira posição, o clínico procurará notar atitude lordótica do paciente. Nas ascites de grande volume, o doente vê-se obrigado a adotar uma postura lordótica (coluna reta) para contrabalançar o peso da coluna líquida que tende a incliná-lo para frente. O destaque do relevo venoso na parede abdominal e torácica, devendo-se determinar o tipo de circulação colateral. Avaliação da presença de hérnia umbilical, inguinal ou inguinoescrotal, que podem ocorrer associadas ou isoladas. Nas mulheres pode haver prolapso genital.

Podem ser considerados três tipos de volumes de ascite:

- **Grande volume**: também chamada "ascite tensa", corresponde ao abdome de forma globosa, que não se modifica com as várias posições, seja com o paciente deitado em diferentes decúbitos, seja de pé. Este tipo de ascite provoca desconforto ao paciente, geralmente levando à dispneia, por impedir a expansão diafragmática, podendo, inclusive, causar o aparecimento de atelectasia pulmonar
- **Médio volume**: quando de pé, o volume líquido se restringe a cerca de dois terços da altura abdominal, dando uma protrusão menor do que o anterior. Quando o paciente se deita, o líquido escoa para os flancos e goteiras parietocólicas, enquanto o centro do abdome se torna plano. Esta forma de abdome é conhecida como "abdome de batráquio"
- **Pequeno volume**: geralmente imperceptível com o paciente deitado, podendo ser detectado na posição de pé. A ascite de pequeno volume é mais bem identificada pela ultrassonografia.

Nas **ascites de grande volume**, o diagnóstico é quase óbvio à inspeção; uma simples manobra do "piparote" o confirma. Esta manobra deve ser realizada com o paciente deitado, solicitando-se a ele ou a um auxiliar que coloque a margem cubital da mão sobre o abdome, exercendo uma pequena pressão.

O examinador coloca sua mão esquerda, espalmada, sobre a parede lateral direita do abdome. Com a mão direita, o examinador dá um piparote, com o dedo médio, na parede lateral esquerda. As ondas líquidas transmitem-se para o lado oposto, sendo percebidas pela mão esquerda. Quando a ascite é muito tensa, pode-se dispensar o uso da mão do auxiliar.

Nas **ascites de médio volume**, não há sinal do piparote quando o paciente está deitado, pois o líquido se acumula nos flancos. Com o doente de pé, este sinal pode ser detectado no abdome inferior. Já, deitado, a ascite é identificada com uma manobra conhecida como "pesquisa de macicez móvel", assim realizada: com o paciente em decúbito dorsal, percute-se o centro do abdome, no qual se obtém um som timpânico, enquanto nos flancos percebe-se som maciço. Ao colocar o paciente em decúbito lateral, direito e esquerdo, o examinador poderá notar o deslocamento da massa líquida, de tal maneira que, na parede abdominal superior, a percussão é timpânica, enquanto na parede inferior, quase em contato com o leito, é maciça.

Na **ascite de pequeno volume**, as manobras semióticas geralmente falham na sua percepção. O paciente deve ser sempre examinado de pé, e o médico deve estar atento à mudança de som do abdome superior até o baixo-ventre; a percussão deve ser complementada pelo piparote. Em tal situação, a ultrassonografia é o método que estabelece o diagnóstico de certeza.

As **ascites septadas** ou **multiloculadas** podem apresentar-se com diferentes volumes abdominais. O sinal do piparote pode ser duvidoso ou ausente. O líquido na cavidade não se desloca com a mudança de decúbito, estando represado em diversos compartimentos ou lojas pseudomembranosas. O exemplo típico é a ascite tuberculosa. As neoplasias do ovário podem simular ascite. Um exame atento mostra que a massa líquida não apresenta macicez móvel, e seu continente tem limites bem precisos. O abdome pode ser bastante volumoso. A ultrassonografia tem excelente indicação nestes casos.

IMPORTANTES ANOTAÇÕES SOBRE O PACIENTE. No primeiro exame do doente, assim como na sua evolução diária, devem constar as seguintes observações:

- Medida da circunferência abdominal, feita com o paciente deitado, sendo tomada no nível da cicatriz umbilical
- Peso, sempre tomado na mesma balança
- Volume urinário de 24 horas.

Esses três elementos possibilitam avaliar a evolução diária da síndrome e sua resposta à terapêutica (Figura 93.7).

ESTUDO DO LÍQUIDO ASCÍTICO. A paracentese é a técnica pela qual se extrai o líquido da cavidade abdominal, puncionando o abdome com uma agulha apropriada. A técnica está indicada em duas situações: no estudo diagnóstico do líquido, que deve ser feito rotineiramente e pode ser tão importante quanto outros exames complementares para alívio da dispneia e do desconforto provocados pelo grande volume líquido.

TÉCNICA DE PARACENTESE. O abdome é puncionado no quadrante inferior esquerdo. Para isso, traça-se uma linha que une a crista ilíaca à cicatriz umbilical. O local da punção é no primeiro terço externo desta linha. Em razão da mobilidade das alças nesta topografia (meso longo), a chance de perfurá-las é mínima. Para fins de diagnóstico são suficientes cerca de 30 mℓ do líquido.

Pode haver sangramento de pequena intensidade. Repetidas paracenteses podem infectar a cavidade abdominal. A análise do líquido ascítico deve incluir os seguintes exames: análise do líquido ascítico (citometria total e diferencial, proteína total e albumina, amilase, glicose, triglicerídios, cultura do líquido ascítico, bacterioscopia e citologia); gradiente albumina sérica/albumina da ascite (interpretação conforme Boxe a seguir); bem como exames de imagem, como USG, TC ou RM de abdome e, eventualmente, angio-TC ou angio-RM, em casos especiais (ver Figura 93.8).

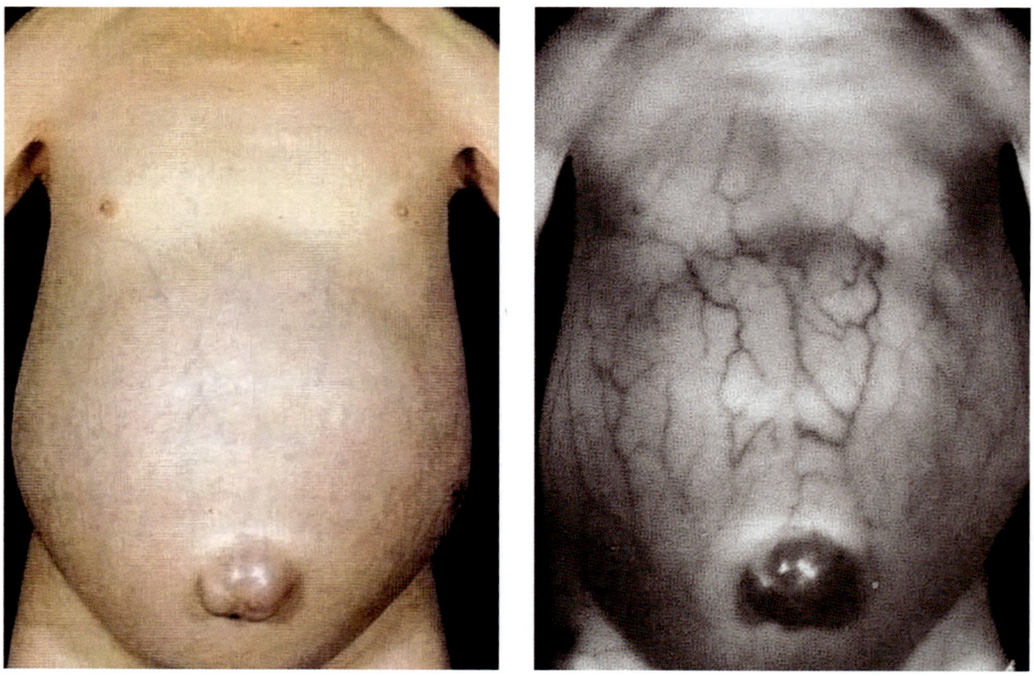

Figura 93.7 Abdome com ascite de grande volume e sinais de hipertensão portal (presença da circulação colateral).

Exame do líquido ascítico

Dados de grande valor para o diagnóstico são obtidos com o exame do líquido ascítico coletado por paracentese. Quanto ao aspecto, observado pelo próprio examinador que faz a paracentese, o líquido ascítico pode ter coloração límpida, amarelo-citrina ou turva. Quando há icterícia pronunciada, a coloração é amarelo-escura. O sangue (líquido ascítico hemorrágico) confere-lhe cor rósea ou francamente avermelhada e é fortemente indicativo de neoplasia maligna; nos casos de infecção bacteriana, o líquido torna-se turvo ou francamente purulento.

Os elementos mais importantes no estudo do líquido ascítico são: a citometria, a albumina, a glicose, a amilase, a colestase e os triglicerídios.

A citometria é utilizada no diagnóstico da ascite infectada, em uma situação especial denominada "peritonite bacteriana espontânea", que ocorre principalmente na cirrose alcoólica. Valores acima de 250 células/mm^3 sugerem ou confirmam a contaminação bacteriana do líquido.

A dosagem da albumina no líquido ascítico deve ser feita juntamente com a do soro, para que se possa estabelecer o chamado "gradiente de albumina". O gradiente de albumina corresponde à diferença entre os níveis de albumina sérica e do líquido ascítico (Galb = alb. sérica – alb. ascite). Valores de gradiente acima de 1,1 correspondem às ascites por hipertensão portal; quanto maior o gradiente, mais seguro será o diagnóstico da síndrome de hipertensão portal. Gradientes abaixo de 1,1 são encontrados nas situações decorrentes de neoplasias, carcinomatose, tuberculose, síndrome nefrótica e outras doenças não relacionadas com a hipertensão portal.

Os termos exsudato e transudato devem ser abandonados por não corresponderem às situações fisiopatológicas.

O nível de glicose é semelhante ao do soro. Nas ascites tuberculosa e secundária à perfuração intestinal, os valores de glicose são muito baixos, geralmente inferiores a 60 mg/100 mℓ.

Outros exames dependem da hipótese diagnóstica, tais como a amilase e a cultura. A amilase também apresenta o mesmo valor encontrado no soro, porém, nas ascites pancreáticas, seus valores estão bastante elevados. A cultura é solicitada para identificar o tipo de bactéria, no entanto, seu valor prático é secundário, tendo em vista o tempo gasto para ter o resultado; o tratamento clínico deve ser instituído antes do isolamento da bactéria.

Outros exames, como o pH e a citologia, são mais inespecíficos e pouco auxiliam nos diagnósticos diferenciais.

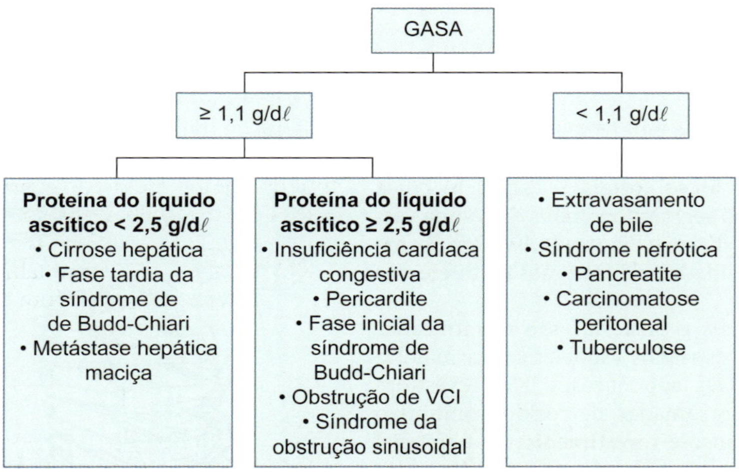

Figura 93.8 Diagnóstico da ascite. GASA: gradiente albumina sérica/albumina do líquido ascítico; VCI: veia cava inferior.

BIBLIOGRAFIA

Feldman M, Friedman LS, Sleisenger MH. Sleisenger & Fordtran's gastrointestinal and liver disease. 7. ed. New York: Saunders, 2002.

Ginès P et al. Ascites and renal dysfunction in liver disease: pathogenesis, diagnosis, and treatment. 2. ed. London: Willey-Blackwell, 2005.

Porto CC, Porto AL. Clínica médica na prática diária. 2. ed. Rio de Janeiro: Guanabara Koogan, 2022.

Porto CC, Porto AL. Exame clínico. 8. ed. Rio de Janeiro: Guanabara Koogan, 2017.

Sherlock S. Diseases of the liver and biliary system. 12. ed. London: Willey-Blackwell, 2016.

CAPÍTULO 94

Fundamentos de Anatomia e Fisiologia

Renato Miranda de Melo

INTRODUÇÃO

O abdome é considerado, basicamente, o segmento do tronco localizado entre o tórax e a pelve. Apesar de encoberto na extremidade superior pelos arcos costais, o esqueleto dessa região é formado apenas pelo segmento lombar da coluna vertebral e pela asa dos ossos ilíacos (Figura 94.1). Tem forma tubular ou oblonga, cuja cavidade abriga órgãos de diferentes sistemas.

Suas paredes anterolaterais e posterior são estratificadas e constituídas de músculos estriados esqueléticos, a maioria laminar, com suas respectivas aponeuroses. São revestidas interna e externamente por camadas de tecido conjuntivo frouxo (fáscias), tecido adiposo e revestimento, seja epitelial (pele) ou mesotelial (peritônio). Além disso, estão dispostos em três grupos homólogos:

- **Parede anterior**: retos do abdome e piramidais
- **Paredes laterais**: oblíquos externo e interno, e transverso do abdome (concêntricos)
- **Parede posterior**: psoas, quadrados lombares e eretores da espinha (paravertebrais).

A cada lado, junto à borda lateral do músculo reto, a aponeurose do oblíquo interno se divide em dois folhetos, anterior e posterior. Esses folhetos são sobrepostos, respectivamente, pela aponeurose do oblíquo externo e pela do transverso, compondo as lâminas (duplas) anterior e posterior da bainha que envolve os retos do abdome e piramidais. Esse arranjo perfaz desde as porções mais craniais até alguns centímetros abaixo da cicatriz umbilical, quando então mergulham e passam a ocupar posição posterior àquelas três aponeuroses (Figura 94.2). A demarcação dessa transição constitui a linha arqueada (semicircular). Removidas a pele e a tela subcutânea, todo o conjunto musculoaponeurótico da parede abdominal é revestido por uma fáscia superficial e, profundamente, pela fáscia endoabdominal[1] e pelo peritônio parietal. Abaixo da linha arqueada até a sínfise púbica, essas duas membranas passam a constituir o único revestimento posterior dos músculos retos.

As fibras aponeuróticas dos três músculos decussam (entrecruzam) no plano mediano, formando a linha alba, onde está a cicatriz umbilical (no nível da quarta vértebra lombar, L4). Depois desse entrecruzamento, elas se alinham com as contralaterais de tal maneira que três conjuntos digástricos são formados: as do oblíquo externo, de um lado, com as do oblíquo interno, do outro (e vice-versa), e entre ambos os transversos do abdome (Figura 94.3).

Os oblíquos são responsáveis, basicamente, pela inclinação lateral e pela rotação do tronco, enquanto os transversos constituem os principais constritores, restando aos dois retos executar a flexão do abdome e a retificar a linha alba (nesse caso, com o sinergismo dos piramidais). A contração conjunta,

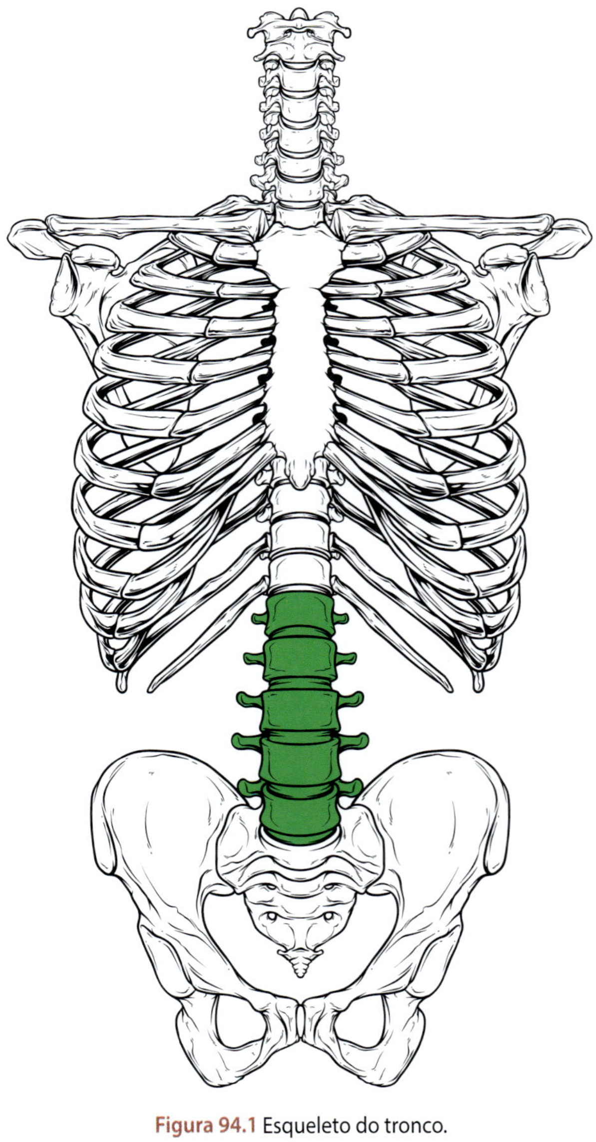

Figura 94.1 Esqueleto do tronco.

[1]De acordo com o grupo muscular coberto pela fáscia endoabdominal, ela recebe o nome dessa mesma musculatura, por exemplo, as fáscias diafragmática, lombar, transversal e endopélvica.

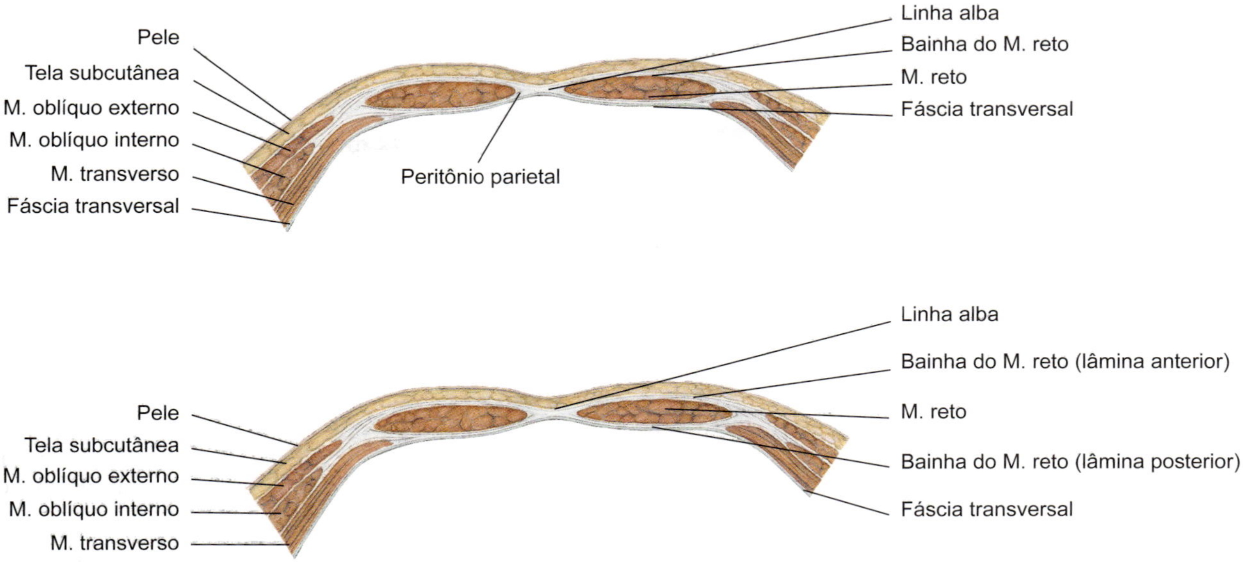

Figura 94.2 Secção transversal da parede do abdome, mostrando a formação da bainha dos músculos retos, acima e abaixo da linha arqueada (semicircular), com a fáscia endoabdominal ou transversal revestindo-a internamente (*cinza*) e, profundamente a ela, o peritônio parietal (*amarelo*).

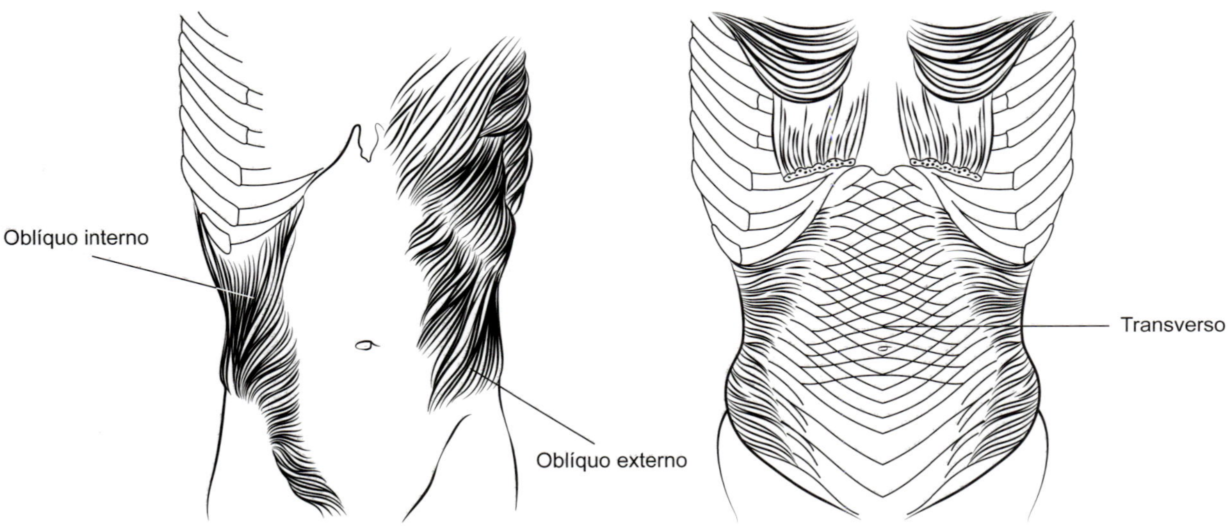

Figura 94.3 Desenho da musculatura lateral do abdome, mostrando os digástricos entre o oblíquo externo de um lado com o interno do outro, e entre os transversos.

isométrica, da musculatura parietal estabiliza o tronco, para o movimento livre e harmônico dos membros, além de proteger o conteúdo abdominal.

Alternando-se contração e relaxamento muscular – efeito prensa –, comprime-se o conteúdo, sobretudo das vísceras e das estruturas ocas (tubo digestivo, vias geniturinárias, vasos sanguíneos e linfáticos), otimizando o desempenho de todas elas. Como resultado dessa contração conjunta da musculatura, a **pressão intra-abdominal** (PIA) eleva-se por igual em toda a cavidade. Ela é medida por meio de cateterismo vesical (padrão ouro) e é expressa em milímetros de mercúrio (mmHg). Seu valor normal é de 7,0 ± 2,0 mmHg, mas pode alcançar níveis até 10 vezes maiores durante o esforço súbito.

Da mesma forma, participa da ventilação pulmonar e de ações como inspirar e expirar forçadamente, tossir e espirrar, vomitar e defecar, urinar e, durante o parto, expulsar o feto. Caminhar, correr, saltar e gesticular seriam bem menos eficazes sem a participação ativa, coadjuvante, da parede abdominal, daí a importância fundamental de se garantir a integridade neurovascular desse conjunto, a fim de preservar o elemento-chave que confere à parede abdominal seu dinamismo – a contratilidade. Entretanto, pode distender-se para acomodar grandes aumentos de volume em seu interior, normais ou patológicos, como o útero gravídico, a distensão gasosa, os fecalomas, a esplenomegalia, a ascite e também diversos tipos de tumor.

Sua anatomia, fisiologia e patologia próprias fazem dela um verdadeiro órgão e, por interagir com cada um dos diferentes sistemas orgânicos que encerra, caracteriza-se como **órgão multissistêmico**.

Costuma-se dividir a parede anterolateral em regiões, que correspondem à topografia das vísceras. Não existe uma localização exata ou constante dessas estruturas, pois apresentam certa mobilidade, na dependência da posição do corpo (ortostatismo × decúbitos), do conteúdo (órgãos ocos) e do grau de congestão (órgãos maciços). Entretanto, essas divisões são importantes na clínica, uma vez que uniformizam a linguagem médica na troca de informações. A mais simples destaca **quatro quadrantes** – classificados em superiores e inferiores, cada um com a subdivisão direita e esquerda –, demarcados por duas linhas ortogonais (uma vertical e outra horizontal), que cruzam a cicatriz umbilical.

Outra divisão destaca **nove regiões**, agora a partir de quatro linhas: duas verticais e duas horizontais, dispostas paralelamente em cada direção. As verticais coincidem com as hemiclaviculares. A horizontal superior tangencia os rebordos costais (plano subcostal) e a inferior, as tuberosidades ilíacas (plano transtubercular), dando lugar às seguintes regiões (de cranial para caudal): o epigástrio, no centro, ladeado pelos hipocôndrios (direito/esquerdo); abaixo deles, o mesogástrio e os flancos (direito/esquerdo); e, mais abaixo, o hipogástrio, com as fossas ilíacas (direita/esquerda). A Figura 94.4 ilustra essas regiões e o conteúdo presumível de cada uma delas.

ESTRUTURA

A parede abdominal está estruturada em camadas ou lâminas concêntricas, espelhadas a partir de um núcleo central, musculoaponeurótico, que, como vimos, constitui sua base funcional. A partir dele, voltados para a superfície, há a fáscia, constituída de tecido conjuntivo frouxo, gordura subcutânea (tecido adiposo) e revestimento cutâneo (pele). No sentido oposto, há também fáscia (endoabdominal) e gordura pré-peritonial, que se concentra mais nos espaços subdiafragmático, mediano e retropúbico, encerrado pelo revestimento mais interno (peritônio).

Os estratos são quase todos homólogos, dos pontos de vista embrionário e histológico, exceto por dois revestimentos, que provêm de folhetos germinativos distintos. O mais superficial deles, a pele, é de origem ectodérmica (epitélio), e o mais profundo, o peritônio, tem origem mesodérmica (mesotélio). Esse pormenor faz grande diferença quando se trata do potencial para diferenciação celular de cada um deles, visto que o epitélio reproduz somente epitélio (mitoses). A natureza mesodérmica e seu baixo grau de diferenciação conferem às células mesoteliais do peritônio **propriedades pluripotentes**, isto é, a capacidade de se transformarem, reversivelmente, em outros elementos da mesma linhagem embrionária. Isso significa que essas células podem se diferenciar em fibroblastos, osteoblastos, condroblastos ou em adipócitos, e de maneira reversível. Essa transformação é conhecida como **metaplasia**, desencadeada a partir de certos estímulos, sejam químicos (fármacos e soluções eletrolíticas), físicos (traumatismos) ou biológicos (bactérias, fungos e vírus). Esse fato explica, por exemplo, a origem da **ossificação heterotópica** pós-operatória, que pode ocorrer tanto na cavidade peritonial quanto em cicatrizes de laparotomia, bem como o fenômeno da **fibrose peritonial**, decorrente dos procedimentos dialíticos ambulatoriais, associados ou não a infecções intracavitárias.

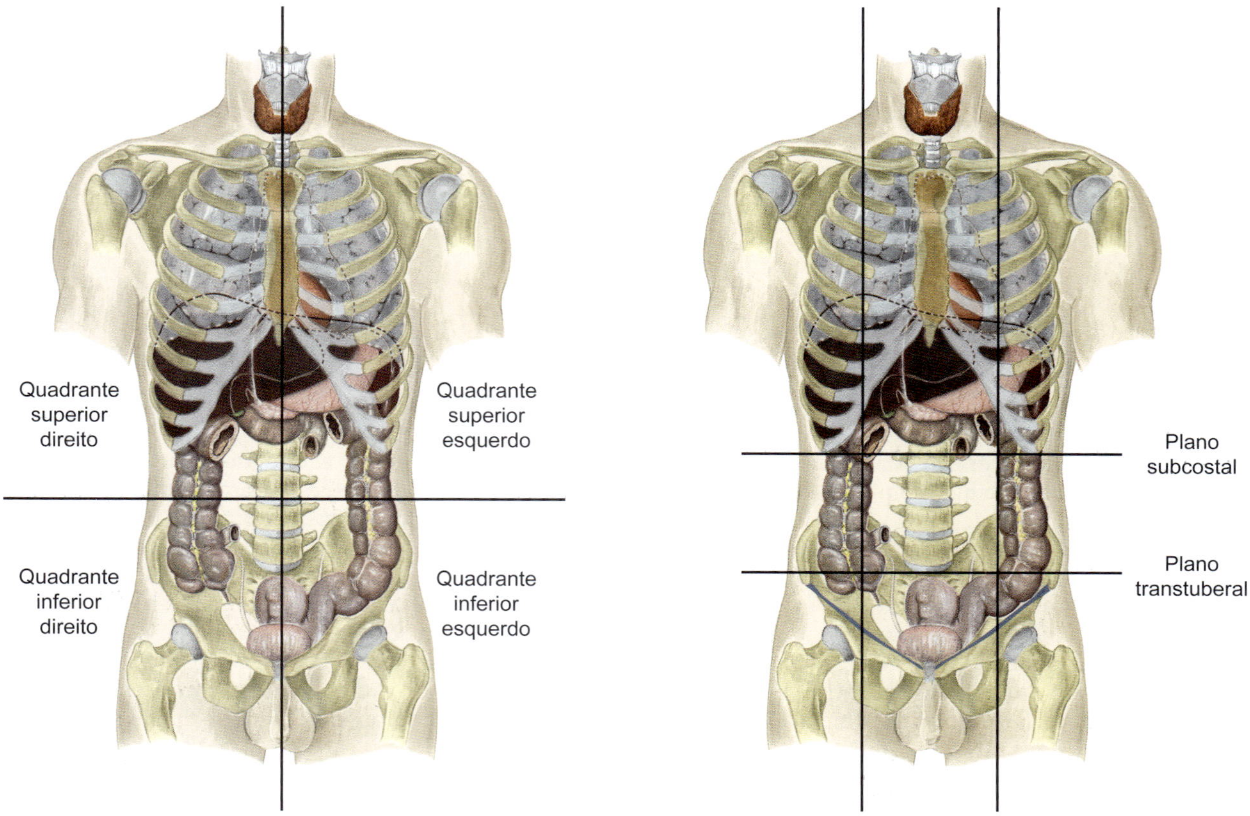

Figura 94.4 Vista frontal do tronco com as linhas demarcatórias dos quatro quadrantes, que se cruzam no nível do umbigo (*esquerda*), e das nove regiões do abdome (*direita*).

Tal complicação subtrai uma importante via de terapia renal substitutiva, restando aos pacientes com nefropatia terminal somente a hemodiálise ou o transplante renal.

Outra distinção importante é feita entre as **cavidades abdominal e peritonial**. Ambas são espaços comuns e praticamente contíguos, separados apenas pela serosa peritonial. Em outras palavras, a primeira encerra tudo que se localiza "por dentro" da fáscia endoabdominal, mas externamente ao peritônio, como os rins, os ureteres e a bexiga, o duodeno (exceto o bulbo), o pâncreas, a aorta e a veia cava inferior, ambas com seus ramos principais, os cólons ascendente e descendente, o plexo lombar e uma intricada rede linfática, além de quantidade variável de tecido adiposo. A segunda é um compartimento virtual, que contém escassa quantidade de líquido (lubrificante), e os únicos órgãos presentes são, de fato, os ovários. Essa cavidade é completamente fechada nos homens, mas se comunica com o meio externo nas mulheres, por meio das tubas uterinas, da cavidade do útero e da vagina. Portanto, a maioria dos órgãos considerados "intraperitoniais" – como o estômago, os intestinos, o cólon transverso, o baço e mesmo o fígado e a vesícula biliar – é, na verdade, apenas peritonizada e, mesmo assim, em graus variados. Alguns desses órgãos ficam apensos à parede posterior do abdome por meio dos mesos: uma camada peritonial dupla e de extensão variável, que abriga tecido adiposo, vasos e nervos. Outras vezes, após cobrir determinada víscera, o folheto peritonial dirige-se a outras, que também são envolvidas por ele. Nesse caso, formam-se dois omentos: o menor, que fica entre o fígado e a pequena curvatura do estômago, e o maior, que, após deixar a grande curvatura gástrica, faz uma dobra sobre si mesmo, formando uma espécie de "avental gorduroso", e, em seguida, reveste completamente o cólon transverso, unindo-o, por fim, à parede abdominal posterior (Figura 94.5).

Histologicamente, o peritônio é constituído de uma fina camada conjuntiva (membrana basal), em que se assentam células cuboides. Estas secretam uma pequena quantidade de líquido, que reduz o atrito entre as superfícies visceral e parietal dessa serosa, favorecendo o deslizamento entre a parede e seu conteúdo. O excesso desse líquido, seja na insuficiência cardíaca congestiva (ICC), descompensada, nas obstruções da veia porta (hipertensão portal), como ocorre na esquistossomose e na cirrose hepática, ou nas peritonites, seja por causa inflamatória, infecciosa ou neoplásica, recebe o nome **ascite**. Quando ocorre por acúmulo de sangue, como na gravidez tubária rota e em traumatismos externos, com ruptura de vísceras maciças (baço e fígado) ou mesmo ocas, por laceração do mesentério, denomina-se **hemoperitônio**. Se o aspecto for leitoso, tem-se a **ascite quilosa**, da obstrução linfática, e, se francamente purulenta, trata-se de um **empiema peritonial**. Nessas e em outras situações, é possível realizar a **paracentese** (punção abdominal por agulha, em geral feita logo abaixo do umbigo), a fim de aliviar o desconforto respiratório provocado pelos grandes acúmulos do líquido peritonial ou mesmo para estabelecer macroscopicamente a natureza da ascite. Em hepatopatas crônicos, nos casos de pancreatite ou de fístula pancreática e na suspeita de neoplasia maligna, primária ou metastática, é imperiosa a **análise laboratorial** de sua composição eletrolítica, proteica e celular (qualitativa e quantitativa) do líquido aspirado.

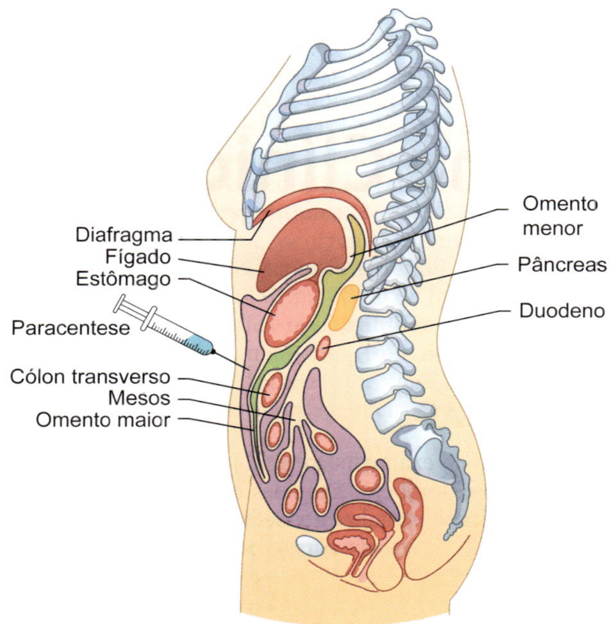

Figura 94.5 Corte esquemático sagital do abdome, mostrando a cavidade abdominal forrada internamente pelo peritônio parietal e suas reflexões (mesos e omentos). Esse comportamento define também um outro compartimento, a cavidade peritonial. Apesar de ser um espaço praticamente virtual, poderá haver acúmulo de líquido (ascite), passível de punção aspirativa (paracentese).

BIBLIOGRAFIA

Medeiros JL, Passos MCF. Doenças do peritônio. In: Dani R, Passos MCF. (eds). Gastroenterologia essencial. Rio de Janeiro: Guanabara Koogan, 2011.

Melo RM, Abdalla RZ. (eds.). Hérnias da parede abdominal: bases e técnicas. São Paulo: Iátria, 2007.

Meneghelli UG, Martinelli ALC. Princípios de semiotécnica e de interpretação do exame clínico do abdômen. Medicina. 2004;37(3/4):267-85.

Porto CC, Porto AL. Clínica médica na prática diária. 2. ed. Rio de Janeiro: Guanabara Koogan, 2022.

Wyers SG, Matthews JB. Surgical peritonitis and other diseases of the peritoneum, mesentery, omentum, and diaphragm. In: Feldman M, Friedman LS, Brandt LJ (eds). Sleisenger and Fordtran's gastrointestinal and liver disease. 9. ed. Philadelphia: Saunders Elsevier, 2010.

Yoo E, Kim JH, Kim MJ et al. Greater and lesser omenta: normal anatomy and pathologic processes. Radiographics. 2007;27(3):707-20.

como a hiperplasia uterina (miomatose) e os grandes cistos ovarianos ou mesmo o útero gravídico – todos maciços à percussão. Ascite volumosa também pode mascarar hérnia incisional, sobretudo na presença de cicatrizes laparotômicas; no entanto, se a percussão mostrar maciez móvel, o diagnóstico será favorável à primeira. Aneurismas da aorta e das artérias ilíacas, em pacientes magros, às vezes podem confundir o examinador. A pulsação e o sopro à ausculta são suficientes para sanar quaisquer dúvidas.

Na vigência de uma hérnia irredutível, ruídos hidroaéreos intensos indicam peristalse de luta, possivelmente de alça intestinal encarcerada, configurando quadro de abdome agudo obstrutivo. Nas fases mais tardias desse processo, o abdome se distende e torna-se difusamente timpânico, instalando-se o silêncio abdominal, por exaustão da musculatura lisa visceral. Portanto, é obrigatório examinar a virilha e a raiz das coxas na avaliação dos pacientes com dor abdominal, de início súbito, do tipo cólica, acompanhada de náuseas e vômitos, para confirmar ou descartar a presença de hérnia femoral (crural). Esta se exterioriza abaixo da prega inguinal e medialmente aos vasos de mesmo nome, é mais frequente em mulheres e do lado direito. Pelo fato de o anel herniário ser mais rígido (osteoligamentar), tem maior tendência ao encarceramento, que pode ser a primeira manifestação clínica.

PALPAÇÃO

A palpação deverá ser sempre realizada com delicadeza, pois visa tão somente constatar o grau de turgidez e de redutibilidade da hérnia, caso isso não ocorra espontaneamente com o decúbito. Forçar a redução da hérnia encarcerada ou estrangulada pressupõe risco de ruptura de uma víscera possivelmente já friável pela isquemia.

Em homens, sobretudo obesos, o abaulamento inguinal pode não ser perceptível à inspeção, mesmo sob manobra de Valsalva. Vale lembrar que, no frio, o músculo cremaster e a túnica dartos, ao se contraírem, retraem os testículos e também a pele escrotal, dificultando o exame. Ainda assim, é possível constatar a presença de hérnia: com o paciente em pé, inverte-se a pele escrotal com o dedo indicador, em direção lateral ascendente, tentando alcançar o ânulo inguinal superficial. A presença de nodulação, que se acentua pelo teste de esforço, é indicativa de hérnia. O exame é feito de ambos os lados, separadamente. A distinção entre hérnia inguinal direta e indireta é irrelevante, pois não modificará o tratamento. Salvo nos casos de irredutibilidade, não há razão para examinar um paciente com suspeita de hérnia da virilha em decúbito (e-Figura 95.4).

Quando se tratar de hérnias ventrais, sejam primárias (epigástricas, umbilicais e spigelianas) ou incisionais, isto é, em cicatrizes cirúrgicas ou mesmo acidentais na parede anterolateral do abdome, a palpação busca avaliar o volume do saco herniário, verificar se o conteúdo é redutível e delimitar as bordas do defeito musculoaponeurótico. Deverá ser realizada quando o paciente estiver o mais relaxado possível, tanto em pé quanto deitado – nesse caso, já é possível verificar a redutibilidade espontânea do conteúdo herniado. Mediante esforço físico, pela já mencionada flexão cervical e do quadril, a contração muscular conjunta eleva a PIA, o que acentua aquele volume (e-Figura 95.5 e Vídeo 95.3). Cessado o esforço, observa-se o retorno do conteúdo para a cavidade abdominal, aplainando novamente a parede anterolateral. Por vezes, após se exteriorizar, o saco herniário se dobra e adere ao plano musculoaponeurótico, adjacente ao defeito, fazendo com que este pareça maior do que realmente é. Tentar delimitá-lo, nessas circunstâncias, é uma manobra dolorosa e, portanto, desaconselhável, pois o conteúdo se interpõe entre a mão do examinador e a própria parede abdominal.

Em situações extremas, pode ocorrer a **"perda de domicílio"**, ou seja, grande parte do conteúdo visceral ocupa o saco herniário, cujo volume iguala ou ultrapassa 25% em relação ao da cavidade abdominal primitiva, segundo o índice de Tanaka. Isso pode se dar por meio de defeitos parietais relativamente pequenos, em qualquer sítio da parede (inclusive na virilha), que, por isso mesmo, costumam ser irredutíveis, mesmo sem sofrimento agudo das vísceras. Entretanto, não só anéis estreitos determinam a irredutibilidade, mas também aderências que se formam entre o conteúdo herniado e a superfície interna (peritonial) do saco. Portanto, a irredutibilidade não indica, necessariamente, sofrimento vascular do órgão ou da estrutura herniada (e-Figura 95.6).

Acesse todo o conteúdo *online* citado nesta página:

http://uqr.to/20wf8

BIBLIOGRAFIA

Melo RM, Abdalla RZ. Hérnias da parede abdominal: bases e técnicas. São Paulo: Iátria, 2007.

Silva AL. Hérnias. 2. ed. São Paulo: Roca, 2006.

CAPÍTULO 96

Exames Complementares

Renato Miranda de Melo

INTRODUÇÃO

Se a demarcação do anel herniário ou defeito musculoaponeurótico for difícil, por exemplo, na presença de encarceramento e, sobretudo, obesidade, os **exames de imagem** fornecerão dados com maior precisão para o médico e de modo muito mais confortável para o paciente. Além disso, mostrarão quais órgãos e/ou estruturas ocupam o saco herniário, em que quantidade (volume) e as condições nas quais se encontram (viabilidade, presença de edema ou aderências e grau de redutibilidade), e possibilitarão estimar o volume da cavidade abdominal primitiva e o estado da musculatura remanescente. Portanto, tais recursos estarão bem indicados, tanto na dúvida diagnóstica quanto no planejamento terapêutico; no entanto, é fundamental que o método escolhido seja compatível com as dimensões do defeito a ser investigado.

ULTRASSONOGRAFIA

A ultrassonografia (USG) é o exame complementar mais acessível para avaliação da parede abdominal, sobretudo por permitir o estudo dinâmico, isto é, em posições variadas e sob manobras de esforço alternadas com o relaxamento. Por esse método, são abordáveis defeitos parietais cujas dimensões sejam menores ou iguais às da sonda (transdutor), como os epigástricos, umbilicais (Figura 96.1) e da região inguinofemoral (Figura 96.2). Não somente as hérnias, mas nódulos e coleções gasosas, líquidas ou solidificadas são sensíveis ao método, o que possibilita a punção aspirativa e mesmo a biopsia guiada ou dirigida. Além disso, a USG constitui o melhor instrumento para verificar a presença de telas não absorvíveis, sua posição e seu aspecto – se plano, enrugado, dobrado ou deslocado do sítio de implantação (Figura 96.3).

O uso da USG tem sido cada vez mais rotineiro no pré-operatório de lipoaspiração, isolada ou associada a abdominoplastia, tendo em vista a possibilidade de lesão visceral pela cânula, por meio de pequenas falhas musculoaponeuróticas, imperceptíveis ao exame clínico. Outra informação importante, nesses casos, é a pesquisa de colecistopatia calculosa, assintomática, o que exigiria a remoção da vesícula biliar prévia ou concomitantemente à lipoaspiração. Em contrapartida, as informações obtidas dependem basicamente da experiência do examinador. Por ser um método dinâmico, com base no deslizamento entre o conteúdo e o continente parietal, as imagens congeladas e impressas são bem menos esclarecedoras que o laudo, descrito pelo radiologista no instante em que realiza o exame.

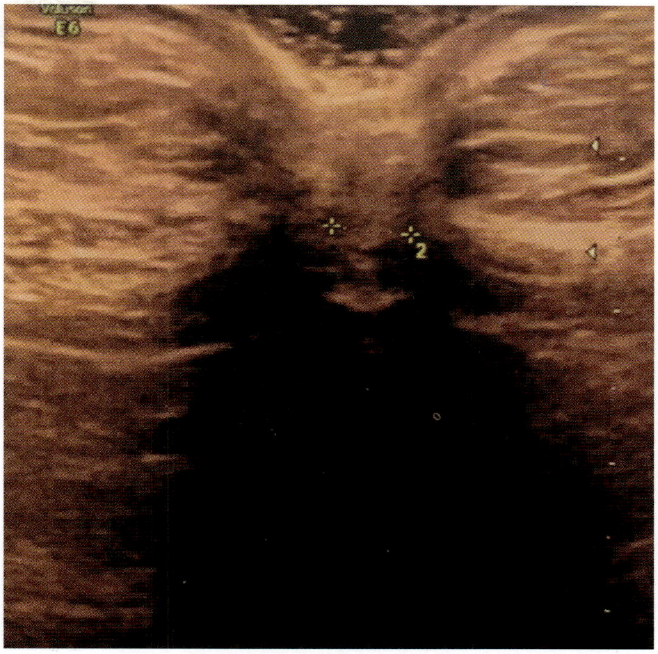

Figura 96.1 Ultrassonografia de hérnia umbilical.

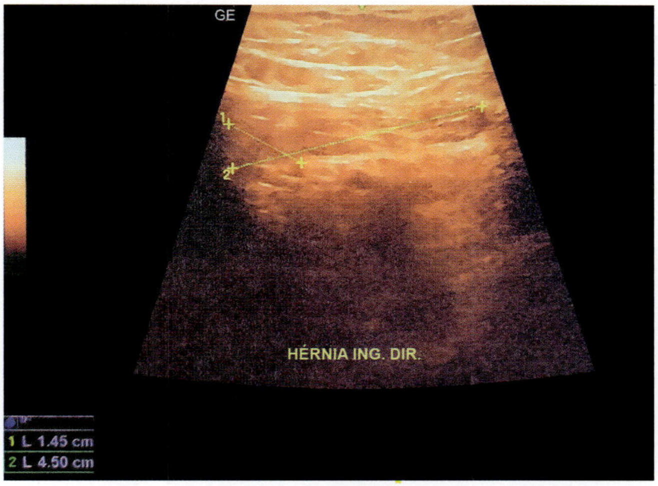

Figura 96.2 Ultrassonografia de hérnia inguinal.

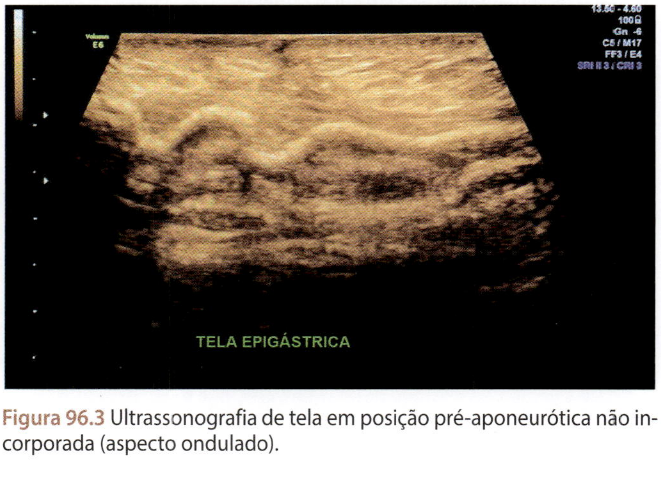

Figura 96.3 Ultrassonografia de tela em posição pré-aponeurótica não incorporada (aspecto ondulado).

TOMOGRAFIA AXIAL COMPUTADORIZADA

Por meio da tomografia axial computadorizada (TAC), a parede normal exibe sua estratigrafia anatômica com riqueza de detalhes. Invertendo-se a tonalidade das imagens, os elementos da parede tornam-se ainda mais bem definidos, facilitando sua interpretação (Figura 96.4). O detalhamento dos achados é enriquecido pelas reconstruções sagitais, coronais ou mesmo tridimensionais (Figura 96.5), obtidas a partir dos cortes axiais (transversais), graças aos programas para tratamento de imagens instalados nos tomógrafos.

Durante a análise dos cortes, a atenção deverá se concentrar no conteúdo visceral, e, também, nas paredes anterolaterais, por serem foco de defeitos primários, além de abrigarem as vias de acesso em geral empregadas nas intervenções cirúrgicas do abdome, sobretudo as que atravessam a linha alba (medianas). Quando resultam em hérnias incisionais, estas ficam evidentes tanto nos cortes axiais quanto nas reconstruções sagitais e mesmo nas coronais (Figura 96.6). As hérnias nos flancos, subsequentes às abordagens renais e das vias urinárias, são facilmente detectadas por esta última reconstrução (Figura 96.7). Qualquer cicatriz, mesmo acidental, deve ser considerada ponto vulnerável da parede, pois está permanentemente submetida às variações pressóricas intracavitárias com o relaxamento e a contração de sua musculatura. Embora raras, as hérnias da parede posterior ou dorsal podem ser surpreendidas, mesmo que o paciente não se dê conta da sua existência, uma vez que são pouco sintomáticas.

Quando se trata de defeitos maiores, como é o caso das hérnias incisionais e de algumas ventrais primárias (epigástricas e, sobretudo, umbilicais), é preferível utilizar esse método, em geral sem contraste. Como a obtenção das imagens é rápida, possibilita contemplar todo o conjunto abdominal a um só tempo – a cavidade e a parede, o saco herniário e seu conteúdo –, bem como realizar as manobras de Valsalva. De forma semelhante à USG, também é perfeitamente possível realizar punções guiadas pela TAC em tempo real (Figura 96.8).

Na elaboração do laudo, o radiologista poderá informar não somente as possíveis alterações viscerais, como aderências, obstruções e sofrimento vascular, mas também o grau de integridade da parede, as dimensões do defeito parietal (diâmetros), bem como o volume do saco herniário (SH) em relação ao da cavidade abdominal (CA). Assim, é possível calcular o **índice de Tanaka**, por exemplo, que permite estimar se

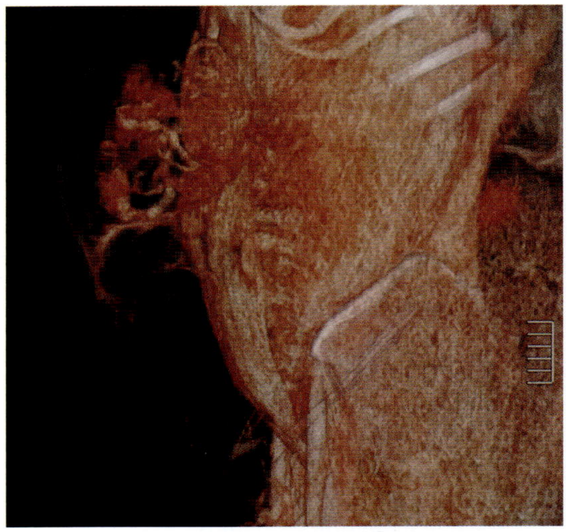

Figura 96.5 Tomografia axial computadorizada do abdome (reconstrução tridimensional). A vista de perfil mostra hérnia incisional mediana.

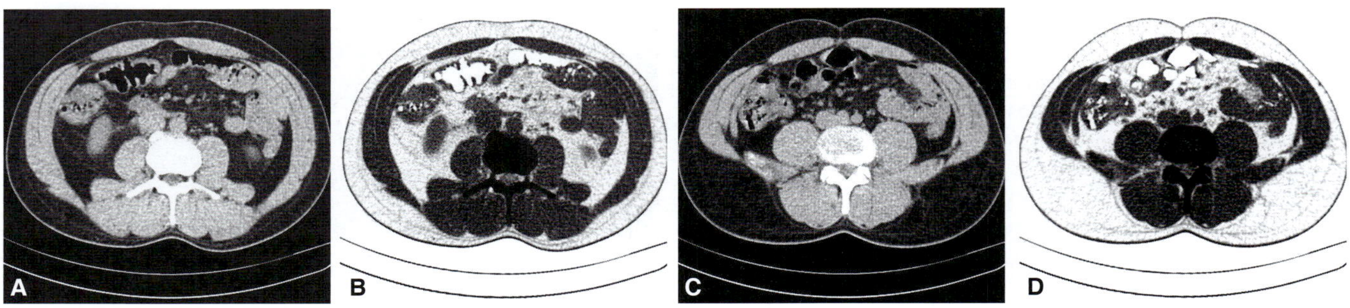

Figura 96.4 Tomografia axial computadorizada do abdome (corte axial) em dois níveis distintos (A e C), com a inversão das cores (B e D), o que pode facilitar o detalhamento das estruturas parietais.

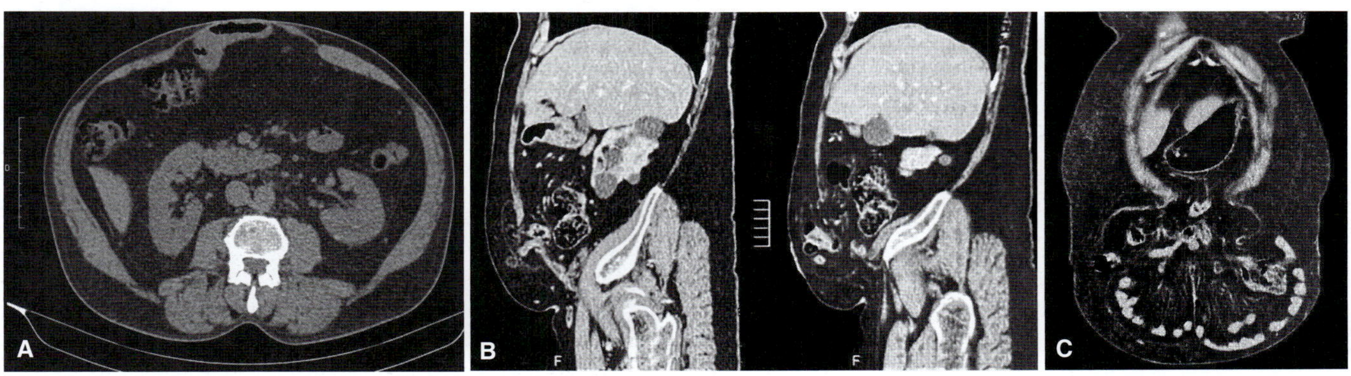

Figura 96.6 Tomografia axial computadorizada do abdome do abdome (cortes axial A, sagital B e coronal C) mostrando hérnia incisional mediana.

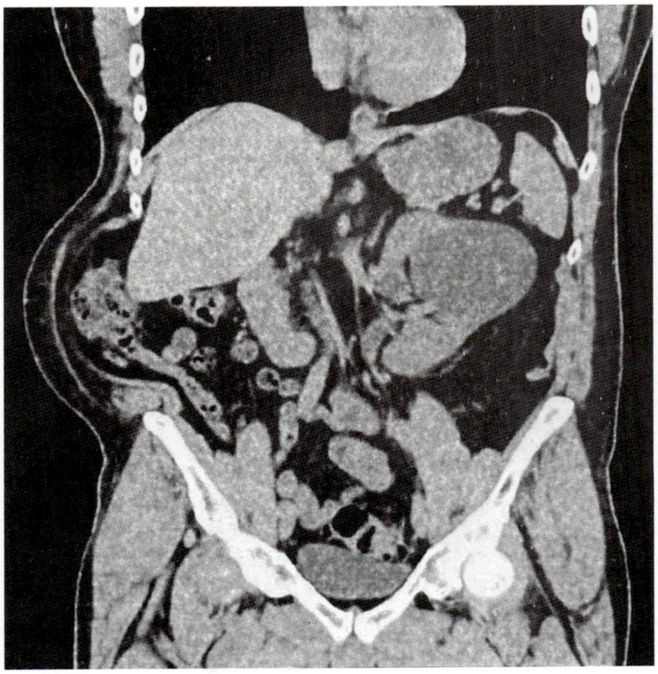

Figura 96.7 Tomografia axial computadorizada do abdome (corte coronal) mostrando hérnia incisional no flanco direito.

existe ou não perda de domicílio. Se o volume do SH exceder 25% ou mais o volume da CA, considera-se perda de domicílio do conteúdo herniado. O índice se baseia no cálculo de volume do elipsoide, figura geométrica cuja conformação oblonga representa bem essas cavidades. Os diâmetros que deverão ser medidos são três: o craniocaudal (r1), o laterolateral (r2) e o anteroposterior (r3). No abdome, o primeiro é a distância entre o topo da cúpula diafragmática e o cóccix; o segundo é a maior largura da cavidade a partir da sombra ou do contorno peritonial; e o terceiro é entre uma linha que tangencia posteriormente a musculatura de origem do defeito e o processo transverso da vértebra correspondente. No SH, tomam-se os maiores diâmetros internos. Para isso, devem ser observados os cortes tomográficos nos eixos axial e sagital. O cálculo é feito empregando-se a seguinte fórmula: $r1 \times r2 \times r3 \times 0{,}52$ (Figura 96.9).

Com base na delimitação exata do defeito parietal, das características do conteúdo, bem como do estado remanescente da

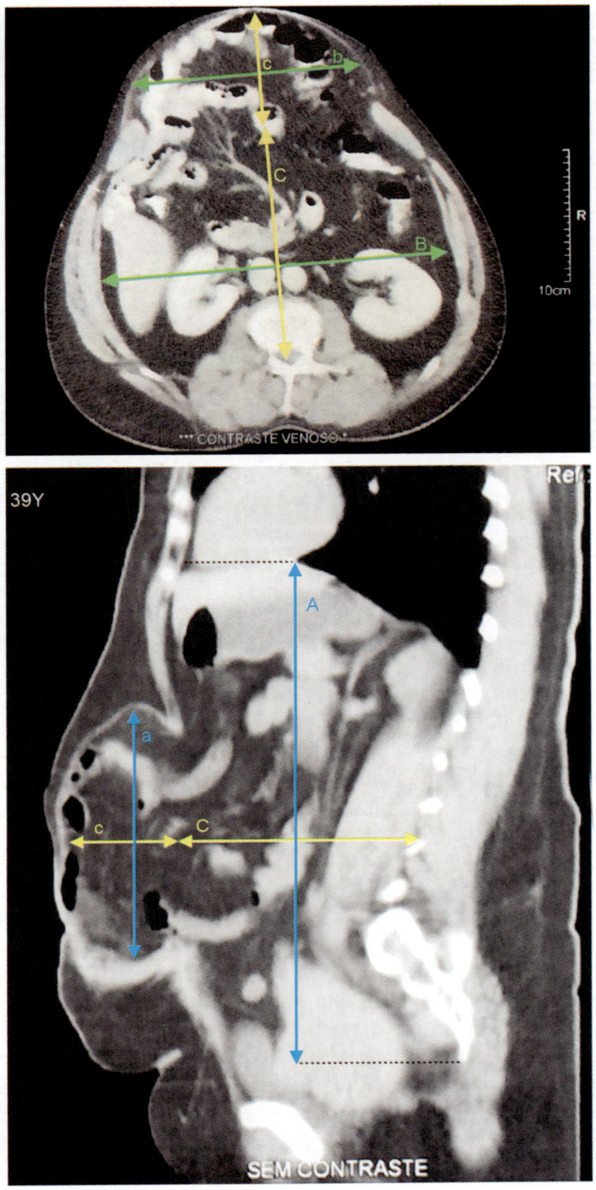

Figura 96.9 Tomografia axial computadorizada do abdome (cortes axial em cima e sagital embaixo) com medida das dimensões da cavidade abdominal (A, B, C) e do saco herniário (a, b, c), para estimativa do volume de cada um e cálculo do índice de Tanaka.

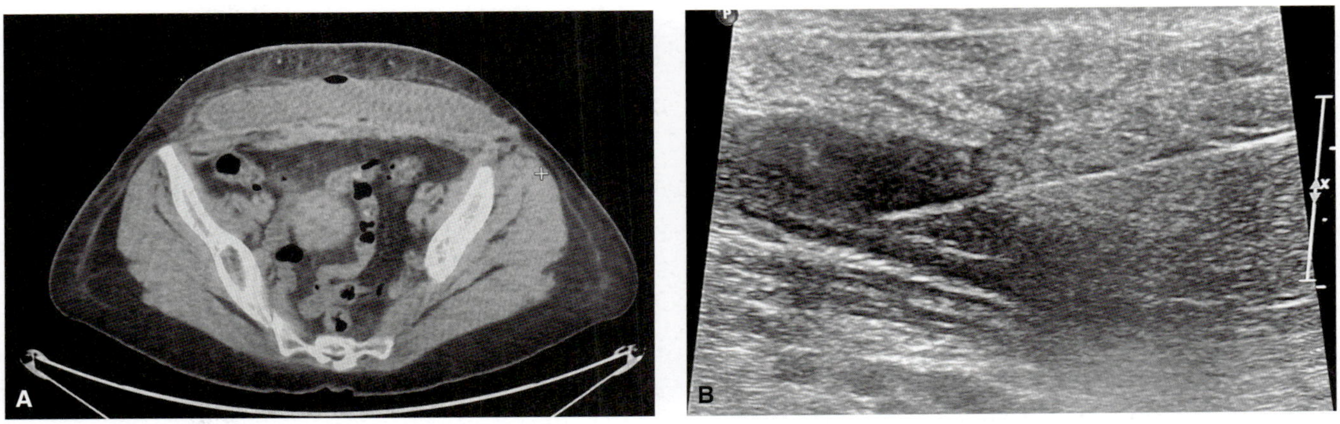

Figura 96.8 Tomografia axial computadorizada do abdome (corte axial) mostrando grande seroma subcutâneo ventral (A) e punção aspirativa guiada pela própria tomografia (B).

parede, é possível planejar melhor as estratégias para o tratamento. Isso inclui a adoção de medidas expansivas da cavidade abdominal, como o pneumoperitônio progressivo e/ou a toxina botulínica do tipo A, ainda no pré-operatório, as quais poderão ser empregadas de maneira isolada ou associada. O primeiro método é realizado pela infusão de ar ambiente ou CO_2, por intermédio de um cateter colocado no hipocôndrio direito ou esquerdo do paciente, em volumes diários de 500 mℓ a 1.000 mℓ em média, durante 15 a 30 dias, para se obter a distensão máxima de toda a parede abdominal. O segundo se baseia na paralisia flácida (reversível) da musculatura lateral do abdome, de ambos os lados, mediante injeção da toxina naquela musculatura, em sessão única com uma dose-padrão. Isso faz com que a musculatura alongue, ampliando a cavidade abdominal. O efeito máximo é obtido em cerca de 6 semanas, quando o paciente deverá ser operado. O objetivo é reduzir o conteúdo herniado sem provocar hipertensão intra-abdominal, em casos em que houve perda de domicílio visceral.

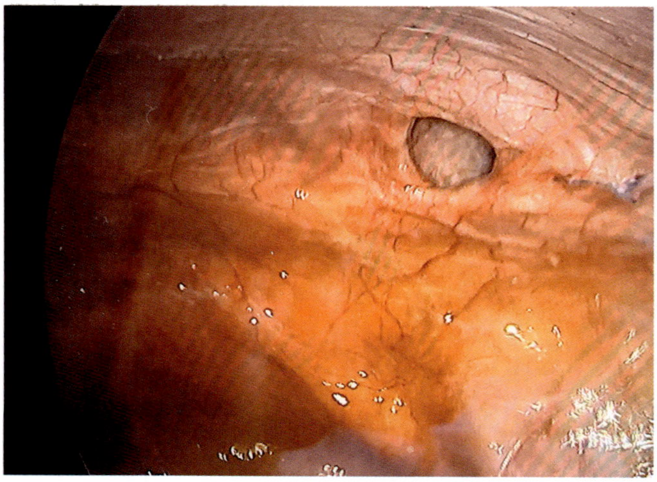

Figura 96.10 Vista interna (videolaparoscópica) da cavidade peritonial mostrando defeito herniário na parede ventral.

RESSONÂNCIA NUCLEAR MAGNÉTICA

Apesar do grande realismo anatômico, a ressonância nuclear magnética (RNM) é um método bastante demorado e não permite qualquer movimentação do paciente durante a aquisição das imagens. Muitas vezes, os exames são feitos sob sedação, o que inevitavelmente inviabiliza a realização das manobras de Valsalva. A RNM é mais indicada para avaliação de partes moles, mas ainda não substituiu a TC no exame complementar da parede abdominal.

VIDEOLAPAROSCOPIA

A videolaparoscopia (VL) é, sem dúvida, o exame mais completo e exato disponível, embora seja invasivo por natureza (trocartes, óptica e instrumental) (Figura 96.10). Seu valor semiológico, atualmente, está restrito aos casos de peritonites idiopáticas, endometriose e hepatopatias crônicas, em que a biopsia para estudo histopatológico se impõe, ou para aferir a operabilidade/ressecabilidade de algumas lesões, como neoplasias avançadas. Os traumatismos abdominais fechados (contusões) com estabilidade hemodinâmica também podem ser conduzidos por VL, além da tomografia e da ultrassonografia, o que possibilita a observação vigiada do paciente, sem os riscos adicionais de uma laparotomia exploradora. A principal vantagem da VL é permitir não apenas o inventário quase completo da cavidade peritonial, como também a realização de procedimentos terapêuticos (viscerais e parietais) cada vez mais complexos, preservando a integridade da parede abdominal sadia. Como desvantagens do método, além da invasividade inerente, podem-se citar a exigência de anestesia geral, condições clínicas favoráveis, *expertise* profissional e disponibilidade do equipamento em condições plenas de uso, por exemplo, abastecido com CO_2 suficiente para se fazer e manter o pneumoperitônio, bem como fonte de luz funcionante e, evidentemente, de energia elétrica, que nunca poderá faltar.

BIBLIOGRAFIA

Christy MR, Apostolides J, Rodriguez ED et al. The component separation index: a standardized biometric identity in abdominal wall reconstruction. Eplasty. 2012;12:e17.

Claus CMP, Cavalieri M, Malcher F et al. Relatório DECOMP: Respostas que os cirurgiões esperam de um exame de imagem da parede abdominal. Rev Col Bras Cir. 2022;49:e20223172.

Love MW, Warren JA, Davis S et al. Computed tomography imaging in ventral hernia repair: can we predict the need for myofascial release? Hernia. 25(2):471-7.

Parikh KR, Al-Hawary M, Millet JD et al. Incisional hernia repair: what the radiologist needs to know. Am J Roentgenol. 2017;209(6):1239-46.

Tanaka EY, Yoo JH, Rodrigues AJ Jr et al. A computerized tomography scan method for calculating the hernia sac and abdominal cavity volume in complex large incisional hernia with loss of domain. Hernia. 2010;14(1):63-9.

CAPÍTULO 97

Doenças da Parede e da Cavidade Abdominal

Joffre Rezende Filho, Renato Miranda de Melo

INTRODUÇÃO

Neste capítulo, serão mencionadas as principais doenças da parede abdominal, representadas pelas hérnias da parede abdominal e, na sequência, as do peritônio, do mesentério e do omento maior, como peritonite aguda, peritonite crônica, tuberculose mesentérica, neoplasias e cistos do peritônio e do mesentério, mesenterite retrátil, oclusão vascular mesentérica e torção do **omento**. Será feita também uma abordagem sobre **massas abdominais palpáveis**.

HÉRNIAS DA PAREDE ABDOMINAL

Denomina-se "hérnia" a saída de um conteúdo da cavidade que o contém, por meio de um ponto fraco da parede.

Em condições normais, as vísceras são contidas pela parede abdominal, cuja estrutura multiplanar suporta o aumento da pressão intra-abdominal (PIA), determinado por qualquer esforço muscular.

Das camadas que compõem a parede, a musculoaponeurótica é a única capaz de contrair e distender ativamente, o que possibilita acomodar a sua forma aos órgãos que encerra, em diferentes situações, mantendo a estabilidade do conjunto. Além disso, constitui-se no fator isolado mais importante na geração da PIA – seguido da distensão das vísceras ocas –, resultante da interação continente e conteúdo.

Seu valor médio, em repouso, é de aproximadamente 7 × 2 mmHg, sendo menor no andar superior do abdome em virtude dos movimentos do diafragma. Durante a contração muscular da parede abdominal, ela se eleva, podendo chegar, por exemplo, a 50 mmHg na defecação, 70 mmHg na manobra de Valsalva e 95 mmHg durante a tosse ou o vômito. Essa hipertensão momentânea é condição fundamental para o desempenho adequado dos órgãos e sistemas situados na cavidade abdominal (efeito de prensa).

Durante o esforço físico, a contração muscular protege alguns locais que, normalmente, não estão cobertos por musculatura, como na região inguinal, e estariam vulneráveis à insinuação de uma víscera ou estrutura.

A parede abdominal também participa na manutenção da postura, nos movimentos ventilatórios, no retorno venoso, na drenagem linfática, na micção, no período expulsivo do parto e, especialmente, na contenção e proteção do seu conteúdo, amortecendo e absorvendo impactos.

No entanto, é fundamental distinguir o aumento pressórico secundário à contração muscular daquele decorrente da elevação da pressão hidrostática, isto é, do acúmulo de líquido livre na cavidade peritonial.

Quando a PIA aumenta primariamente (pacientes com ascite ou em diálise peritonial), a pressão hidrostática elevada atua sobre uma parede relaxada e, portanto, desprotegida. Nesses casos, a elevação da PIA pode ultrapassar a resistência intrínseca da parede abdominal, sobretudo naqueles locais sem proteção muscular permanente.

O esforço físico que produz uma contração muscular generalizada, por si só, não acarreta obrigatoriamente uma hérnia, mesmo elevando a PIA, se a parede estiver íntegra e protegida por musculatura. Prova disso é que halterofilistas e trabalhadores braçais não apresentam maior incidência dessa contração, especialmente na região inguinal, se comparados a indivíduos sedentários. Entretanto, naqueles com zonas enfraquecidas na parede abdominal, qualquer esforço físico, por menor que seja, será suficiente para abaular a área comprometida.

Assim, a etiopatogenia das hérnias da parede abdominal pode ser equacionada da seguinte maneira:

$$\text{Hérnia} = \frac{\text{elevação da PIA}}{\text{resistência da parede}}$$

Na equação, o numerador representa os fatores desencadeantes (esforço físico), e o denominador, os fatores predisponentes, que determinam pontos fracos na parede. As causas desse enfraquecimento são multifatoriais e variam de acordo com a localização da hérnia. As principais são:

- Congênitas: não oclusão do anel umbilical; inserção alta dos músculos oblíquo interno e transverso; persistência do conduto peritoniovaginal; história familiar positiva para hérnias (maior produção de colágeno do tipo III, menos resistente do que do tipo I) e outras colagenoses (síndromes de Ehlers-Danlos e Marfan, *osteogenesis imperfecta*, *cutis laxa*, luxação congênita do quadril)
- Adquiridas: tabagismo e enfisema, em que há destruição aumentada e produção insuficiente das fibras do tecido conjuntivo, à semelhança do que ocorre no parênquima pulmonar), e senilidade, por diminuição da renovação do colágeno.

As manifestações clínicas das hérnias dependem da localização, do conteúdo herniado (omento, intestino delgado, cólon, apêndice cecal, tuba uterina, gordura pré-peritonial) e da sua redutibilidade (encarceramento). Variam desde a ausência completa de sintomas, passando pelo simples desconforto, até a dor do tipo queimação, ou mesmo em cólica, que sucede o encarceramento de uma víscera oca. Contudo, muitos pacientes buscam atendimento médico em virtude do efeito antiestético que produzem (ver infográfico sinóptico).

As hérnias inguinais são as mais frequentes e se projetam acima do ligamento inguinal, podendo alcançar o escroto ou os grandes lábios (Figura 97.1). A prevalência entre os homens é de 9:1, sendo igualmente distribuídas entre os lados direito e esquerdo.

Um tipo mais raro de hérnia da mesma região anatômica é a hérnia femoral ou crural, que se projeta abaixo do ligamento inguinal, medialmente aos vasos femorais na raiz da coxa. É mais frequente em mulheres idosas e do lado direito (Figura 97.2). São mais raras do que as inguinais, mas a chance de encarceramento é maior.

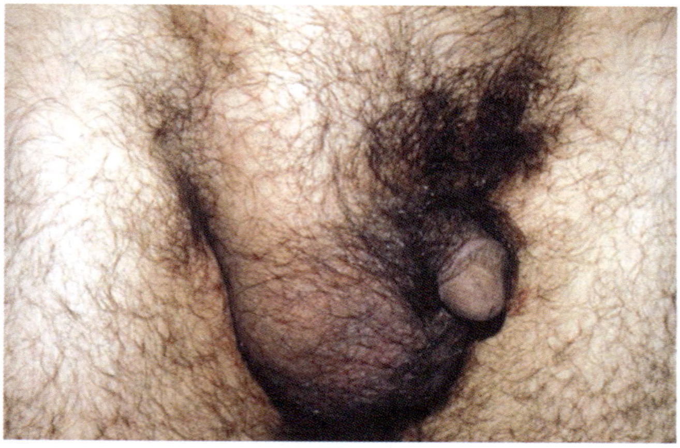

Figura 97.1 Hérnia inguinoescrotal.

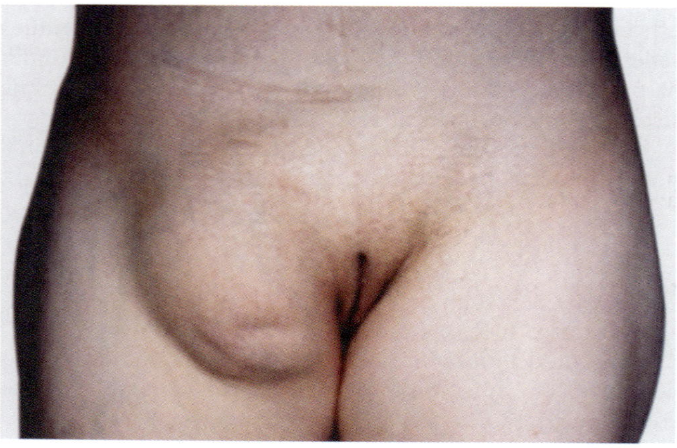

Figura 97.2 Hérnia femoral.

As hérnias umbilicais são congênitas ou adquiridas. Podem exteriorizar-se no polo superior, no inferior, ou abaular difusamente a cicatriz umbilical (Figura 97.3). Nas crianças, recomenda-se aguardar completarem 4 a 5 anos para indicar o tratamento, que é sempre cirúrgico. Qualquer tentativa de oclusão da cicatriz umbilical, utilizando moedas ou mesmo faixas e esparadrapo, deve ser desencorajada, pois, além de não ser útil, pode retardar o fechamento espontâneo do anel herniário. Nos adultos, a incidência é maior nos obesos, nos urêmicos e, sobretudo, nos cirróticos na vigência de ascite. Nesse grupo, embora rara, não é incomum a ruptura (deiscência), decorrente da trombose dos vasos cutâneos e da ulceração no ápice da herniação.

Uma localização menos frequente é na linha alba supraumbilical, onde incidem as hérnias epigástricas. Em geral, ocorrem pela transposição da gordura pré-peritonial pelos orifícios de passagem de vasos sanguíneos, ou mesmo por falhas na decussação das aponeuroses que formam a linha alba. Nesses casos, não há um saco herniário verdadeiro que se comunique com a cavidade peritonial, embora isso possa ocorrer. São bastante dolorosas e, muitas vezes, cursam com queixas dispépticas, seja pela alta prevalência destas, seja pela dificuldade em discernir os sintomas, o que justifica a investigação digestiva alta nos pacientes com esse tipo de hérnia. Outras formas mais raras são as hérnias lombar, ciática e perineal.

Em pacientes operados, especialmente por laparotomia mediana, é comum a formação, nas cicatrizes, das chamadas "hérnias incisionais" ou "eventrações". Sua frequência tem

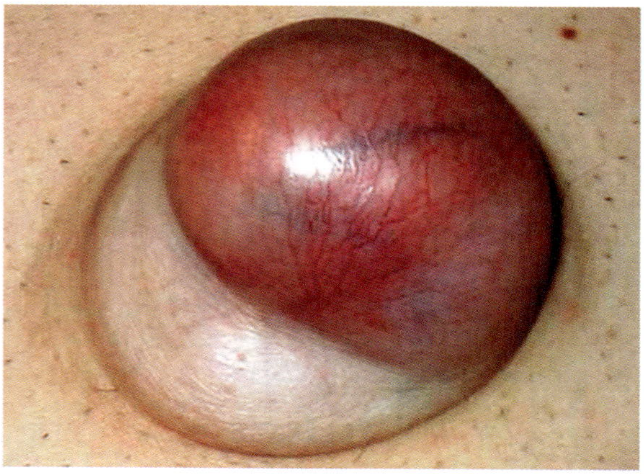

Figura 97.3 Hérnia umbilical.

aumentado, sobretudo em virtude do número crescente de cirurgias de grande porte realizadas, mesmo por videolaparoscopia, nos pacientes em idade avançada e/ou em condições clínicas adversas (comorbidades). A protrusão abrange parcial ou totalmente a extensão da cicatriz, podendo alcançar grandes proporções, causando a perda de domicílio das alças intestinais (Figura 97.4). Alterações graves da mecânica ventilatória, entre outras, dificultam o manejo desses pacientes, muitos deles obesos, tabagistas e diabéticos. A protrusão cicatricial manifesta-se tanto em ortostatismo quanto no decúbito dorsal sob manobras de Valsalva.

Uma condição bastante comum, principalmente em pessoas idosas, é a diástase dos músculos retos do abdome (Figura 97.5). Nela ocorre o afastamento lateral desses músculos, determinando um alargamento da linha alba além de 2,5 cm, em geral na sua porção epigástrica e umbilical, somente perceptível quando o paciente, estando em decúbito dorsal, flexiona o tronco. Essa condição, que não tem repercussões clínicas, a não ser de ordem estética, pode eventualmente favorecer o aparecimento de hérnias epigástricas e umbilicais.

O diagnóstico de uma hérnia depende apenas de um bom exame físico. O paciente deve ser examinado de pé e em decúbito. Certas hérnias inguinais se reduzem com o decúbito e só são percebidas com o paciente de pé. Por vezes, é necessário fazê-lo tossir ou soprar contra o dorso de sua própria mão,

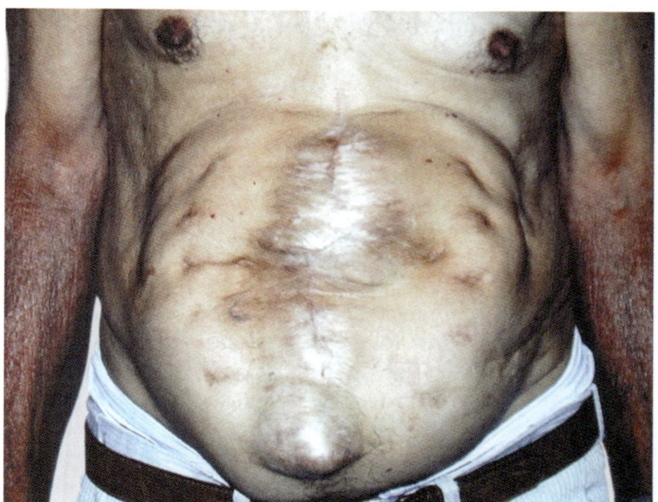

Figura 97.4 Hérnia incisional.

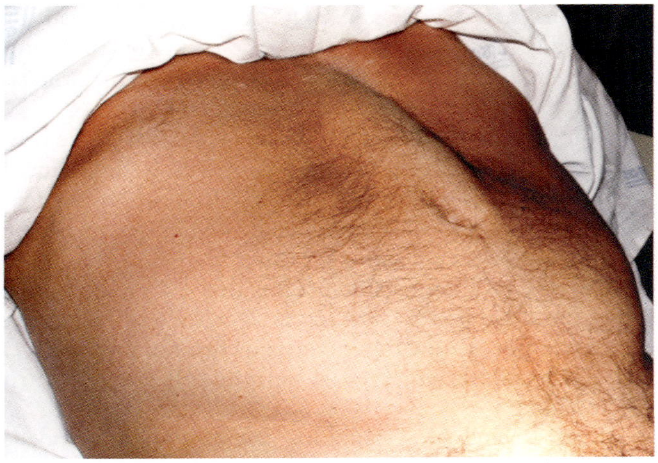

Figura 97.5 Diástase dos músculos retos do abdome.

para que se possa identificar a herniação. Nos casos típicos, forma-se uma saliência arredondada sob a pele em sítios específicos (Quadro 97.1).

Hérnia encarcerada

A principal complicação de uma hérnia é o encarceramento, ou seja, a irredutibilidade. Em geral, envolve uma alça intestinal, podendo associar-se à oclusão do trânsito e ao comprometimento vascular. Também é mais comum nas hérnias crurais, seguidas, em ordem de frequência, das inguinais. Para isso, contribuem o anel fibroso, por onde penetra o saco herniário, e seu trajeto. Se for mais longo, forma-se um grande volume, e o colo estreitado comprime o conteúdo e a vascularização. Em casos de encarceramento, o paciente apresenta dor intensa no local da hérnia. Surgem, a seguir, dor em cólica decorrente do peristaltismo de luta, náuseas e vômitos. Com o passar das horas, delineia-se o quadro clínico da oclusão intestinal. À palpação, o tumor herniário mostra-se túrgido e dolorido, com piora progressiva. A hérnia encarcerada constitui urgência cirúrgica, e o paciente deve ser imediatamente submetido à cirurgia, antes que ocorra necrose do conteúdo encarcerado.

PERITONITE

Pode ser aguda ou crônica.

Peritonite aguda

A inflamação aguda do peritônio pode ser difusa ou localizada. Será difusa quando toda a cavidade peritonial estiver comprometida, e localizada quando o processo inflamatório ficar limitado a determinada região. Nesse caso, a fibrina que se forma no peritônio inflamado provoca aderência das alças intestinais entre si ou com o peritônio parietal, além de fixar o grande epíploo no local da inflamação, circunscrevendo e bloqueando o foco infeccioso.

A penetração de bactérias patogênicas na cavidade peritonial pode decorrer de um processo inflamatório visceral, como na apendicite, colecistite, ou resultar de perfuração de uma víscera oca, como na úlcera péptica e na doença diverticular do sigmoide.

Outras causas são os traumatismos abdominais, os quais produzem lesão do peritônio parietal ou ruptura das vísceras ocas, e a via hematogênica, nas septicemias.

As bactérias mais comuns nos casos de peritonite aguda são as da flora intestinal, especialmente a *Escherichia coli*, e germes anaeróbios, além de estafilococos e estreptococos.

Descrevem-se duas formas clínicas de peritonite aguda difusa: a **peritonite aguda purulenta** e a **peritonite aguda tóxica** ou **séptica**, esta com grave comprometimento do estado geral do paciente, que contrasta com a escassez de sinais ao exame físico.

Na peritonite aguda difusa, o paciente apresenta dor abdominal, que é intensificada pela palpação. Embora seja generalizada a todo o abdome, a dor é mais acentuada na região correspondente ao foco inicial da infecção. É frequente a distensão abdominal por inibição do peristaltismo, podendo chegar ao íleo paralítico.

Acesse todo o conteúdo *online* citado nesta página:
http://uqr.to/20wf9

Quadro 97.1 Classificação das hérnias de parede abdominal.

Tipo	Características	Sinais e sintomas	Figuras
Ventrais			
Epigástrica	Mediana supraumbilical	Nódulo pequeno e indolor; dispepsia referida	e-Figura 97.1
Umbilical	Mediana periumbilical	Nódulo pequeno no polo superior ou inferior/central	Ver Figura 97.3
Mediana (incisional)	Mediana supra e/ou infraumbilical, ou de qualquer outra cicatriz	Abaulamento e desconforto progressivos no 1º ano pós-operatório (P.O.)	Ver Figura 97.4
Estomal (incisional)	Paramediana nos quadrantes inferiores (direito/esquerdo); associadas a colostomia, ileostomia e ureterostomia	Abaulamento parcial (paraestomal) ou total (periestomal); obstrução por encarceramento (compressão extrínseca)	e-Figura 97.2
Laterais			
Inguinal	Acima da prega inguinal	Abaulamento doloroso aos esforços	Ver Figura 97.1
Femoral ou crural	Abaixo da prega inguinal	Abaulamento doloroso aos esforços; encarceramento	Ver Figura 97.2
Subcostal (incisional)	Direita ou bilateral (Chevron)	Abaulamento e desconforto progressivos no 1º ano P.O.	e-Figura 97.3
Spigeliana	Junto à borda lateral do músculo reto do abdome (linha semilunar); infraumbilical	Desconforto e abaulamento discreto aos esforços	e-Figura 97.4
Flanco (incisional)	Anel definido ou distensão de todo o hemiabdome (atrofia por denervação)	Abaulamento e desconforto progressivos no 1º ano P.O.	e-Figura 97.5
Dorsais			
Lombar (trígono superior/inferior)	Lipomatosa	Nódulo médio e indolor; achado casual	e-Figura 97.6

À palpação, pode-se encontrar defesa resultante da contratura reflexa dos músculos abdominais. A contratura pode ser localizada em determinada região, ou generalizada a todo o abdome (**abdome em tábua**).

Outro sinal importante de reação peritonial é o **sinal de Blumberg**, assim pesquisado: comprime-se lenta e gradualmente a parede abdominal, e, ao se retirar bruscamente a mão, o paciente apresenta dor.

Os sinais gerais que compõem o quadro clínico variam com a gravidade da infecção. O paciente pode apresentar-se toxêmico, com expressão de sofrimento, palidez da face, nariz afilado e sinais de desidratação. Há hipotensão arterial e taquicardia, geralmente acima de 100 bpm.

Na peritonite localizada, há menor comprometimento do estado geral e melhor definição da sede do processo inflamatório. A peritonite localizada tende a evoluir para a formação de abscesso. Suas causas mais frequentes são apendicite supurada, colecistite e os processos inflamatórios pélvicos na mulher.

Os principais exames complementares para diagnóstico das peritonites agudas são o hemograma, a radiografia simples e a ultrassonografia do abdome.

O hemograma acusa leucocitose, com desvio à esquerda, granulações tóxicas dos neutrófilos e diminuição ou desaparecimento dos eosinófilos.

A radiografia simples do abdome, tomada em posição ortostática e em decúbito, pode fornecer elementos importantes para o diagnóstico. Assim, por exemplo, o apagamento da linha correspondente à borda do músculo psoas indica processo inflamatório peritonial; a presença de pneumoperitônio sob a cúpula diafragmática sugere perfuração de víscera oca; níveis líquidos em alças intestinais expressam sofrimento dessas alças; dilatação de alças, distribuição de gases, edema da parede intestinal são outros sinais que, aliados à história clínica, passam a ter significado especial para o diagnóstico.

A ultrassonografia é útil para detecção de líquido na cavidade abdominal, localização de cistos e abscessos, diagnóstico de colelitíase e do aumento de volume do pâncreas.

Peritonite crônica

A peritonite crônica, na maioria das vezes, é de etiologia tuberculosa e ocorre como complicação da tuberculose intestinal, tuberculose mesentérica ou das tubas uterinas.

É mais frequente em pacientes jovens e apresenta-se sob duas formas clínicas: **forma exsudativa** ou **ascítica** e **forma plástica** ou **fibroadesiva**.

Na peritonite exsudativa, há sempre líquido ascítico em quantidade variável, enquanto na peritonite plástica o exsudato é denso, rico em fibrina, provocando aderências entre as vísceras ou destas com a parede abdominal. As duas formas podem estar associadas, dando origem a formas encistadas ou encapsuladas.

A peritonite tuberculosa pode ter início súbito ou insidioso. O sintoma mais constante é a dor abdominal, de intensidade variável, generalizada a todo o abdome ou predominante no quadrante inferior direito. Seguem-se febre, náuseas e vômito. O ritmo intestinal é variável, podendo haver diarreia ou obstipação intestinal.

O exame físico pode revelar a presença de ascite na forma exsudativa ou de massa palpável na forma plástica. O líquido ascítico pode ser citrino-claro, turvo ou hemorrágico. Excepcionalmente, pode apresentar-se quiloso nos casos de necrose dos linfonodos. Sua densidade e seu conteúdo proteico variam dentro de amplos limites, porém, na maioria das vezes, pode ser caracterizado como exsudato.

A citologia do líquido ascítico mostra predomínio de neutrófilos nas fases iniciais e linfocitose nos casos de evolução protraída. Excepcionalmente, os bacilos álcool-ácido-resistentes podem ser isolados do centrifugado do líquido ascítico ou pela inoculação em cobaia.

O exame de maior valor diagnóstico é a laparoscopia. O peritônio apresenta aspecto característico, difusamente recoberto por pequenos tubérculos esbranquiçados. O material recolhido por biopsia permite o diagnóstico histopatológico.

Alguns exames de laboratório indicativos de atividade inflamatória mostram-se alterados, especialmente a hemossedimentação.

O teste intradérmico com PPD (derivado proteínico purificado da tuberculina) é positivo em quase todos os casos, indicando infecção tuberculosa.

Comprovada a peritonite tuberculosa, impõe-se a busca de focos primários da infecção, por meio de radiografia do tórax, exame de escarro, trânsito intestinal e exame ginecológico.

Além da tuberculose intestinal, outras doenças podem causar peritonite crônica granulomatosa, cabendo destacar, dentre elas, a blastomicose sul-americana.

A peritonite bacteriana espontânea é uma condição clínica caracterizada pela presença de ascite com líquido contaminado, que pode ocorrer em pacientes com cirrose ou síndrome nefrótica.

TUBERCULOSE MESENTÉRICA

A tuberculose dos linfonodos mesentéricos é causada principalmente pelo bacilo bovino. Incide com mais frequência em crianças e adolescentes, sendo transmitida pelo consumo de leite cru contaminado. Os casos produzidos pelo bacilo humano são secundários à tuberculose pulmonar avançada.

O sintoma mais frequente consiste em dor abdominal recorrente, localizada no mesogástrio ou no hemiabdome direito, de início súbito e curta duração, em média 15 minutos, que se repete 2 a 3 vezes/dia. Após certo período, os sintomas desaparecem, para retornarem em intervalos de tempo. Pode haver náuseas e vômito durante as crises.

O exame físico não proporciona dados característicos. O achado mais constante consiste em maior sensibilidade na fossa ilíaca direita. É excepcional a existência de massa palpável e raramente há febre.

A radiografia simples do abdome pode evidenciar imagens de linfonodos calcificados, os quais devem ser distinguidos dos cálculos biliares ou renais, bem como das calcificações de outras estruturas.

A radiografia contrastada do íleo é útil por possibilitar o diagnóstico de tuberculose intestinal concomitante.

A ultrassonografia e a tomografia computadorizada podem evidenciar os linfonodos mesentéricos hipertrofiados.

A ruptura de um linfonodo caseoso pode levar à tuberculose peritonial com modificação do quadro clínico. Outra complicação possível é a oclusão intestinal por bridas.

PARTE

12

Sistema Endócrino

Alexandre Roberti
Monike Lourenço Dias Rodrigues
Nelson Rassi

Colaboradores

Antônio César Pereira
Carlos Alberto Ximenes Filho
Cristiane Jeyce Gomes Lima
Daniela Espíndola Antunes
Daniela Pultrini Viggiano
Estela Muzkat Jatene
Haroldo S. de Souza
Luciana Ximenes Salustiano
Natalia Jatene
Raquel Andrade de Siqueira
Renata Machado Pinto
Silvia Lêda França Moura de Paula
Tatiana de Oliveira Rassi

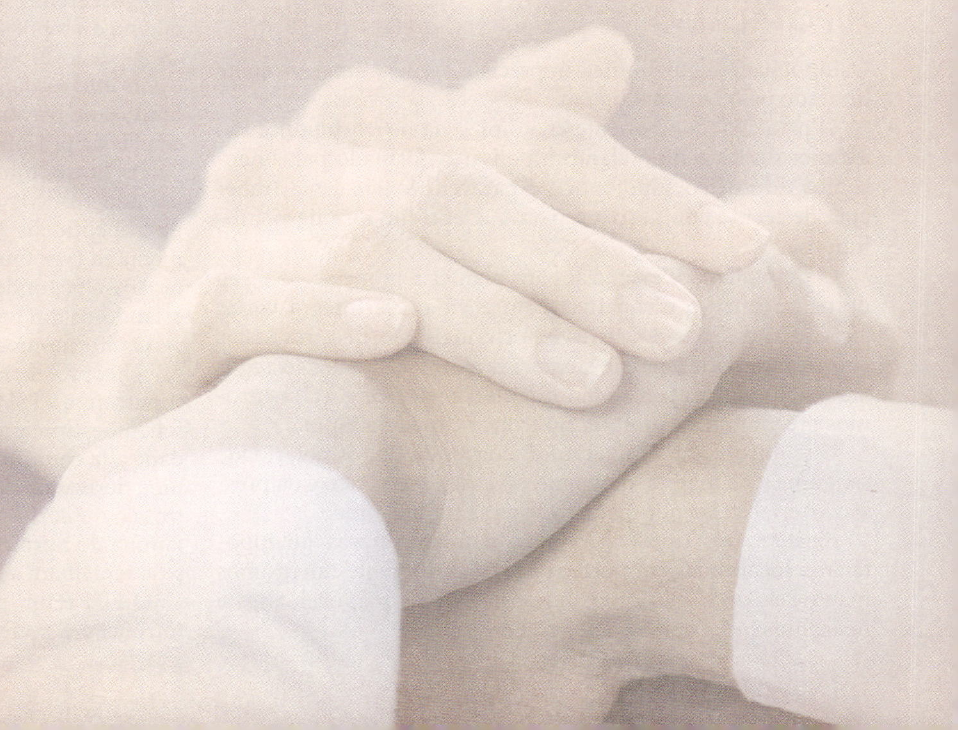

Estela Muzkat Jatene, Monike Lourenço Dias Rodrigues, Natalia Jatene, Silvia Lêda França Moura de Paula

CAPÍTULO 98

Fundamentos de Anatomia e Fisiologia

Estela Muzkat Jatene, Monike Lourenço Dias Rodrigues, Natalia Jatene

INTRODUÇÃO

As inter-relações do hipotálamo com a hipófise são tão estreitas que justificam a denominação "eixo hipotálamo-hipofisário", o qual exerce controle sobre a função de várias glândulas endócrinas.

Por meio de suas ações e interações, o sistema nervoso regula o sistema endócrino, e a atividade endócrina modula o sistema nervoso central (Figura 98.1).

HIPOTÁLAMO

O hipotálamo tem limites imprecisos, sendo anteriormente limitado pelo quiasma óptico.

O principal componente anatômico da neuro-hipófise são axônios do trato hipotálamo-hipofisário, formado pelos neurônios do núcleo supraóptico e paraventricular. Uma trabécula de tecido conjuntivo separa a adeno-hipófise da neuro-hipófise.

O hipotálamo é essencial para manter a homeostase e sua destruição não é compatível com a vida. Ele integra várias aferências das vias sensitivas e hormonais e fornece respostas coordenadas por meio de eferências motoras para locais reguladores fundamentais, como hipófise, córtex cerebral, neurônios pré-motores e motores no tronco e medula espinal.

O controle da temperatura corporal, da osmolaridade sanguínea, da ingesta alimentar, do gasto energético e da pressão arterial se faz por meio do sistema hipotalâmico.

Existem três tipos de células neurossecretoras no hipotálamo localizadas em núcleos e regiões diferentes: neurônios magnocelulares, neurônios hipofisiotróficos parvocelulares e neurônios hipotalâmicos de projeção.

Todos os neurotransmissores secretados por esses neurônios atuam como hormônios.

A importância da relação anatômica hipotálamo-hipófise se dá, por exemplo, pela secreção de hormônios como o antidiurético (vasopressina ou ADH) e a ocitocina, produzidos pelos neurônios secretores magnocelulares dos núcleos supraóptico (NSO) e paraventricular (PVH) e transportados pelas fibras do trato hipotálamo-hipofisário até a neuro-hipófise, onde são liberados.

Os hormônios liberadores de hormônios, também produzidos nas áreas hipotalâmicas, controlam a liberação dos hormônios da adeno-hipófise (hipófise anterior) (Quadro 98.1).

HIPÓFISE

A hipófise localiza-se na base do crânio, em uma estrutura óssea escavada no esfenoide (sela túrcica) e nos seres humanos é dividida em neuro-hipófise e adeno-hipófise, pois diferem quanto à origem embriológica, sendo essa um remanescente da bolsa de Rathke. A irrigação arterial provém de ramos da artéria hipofisária superior, originada da carótida interna. O sangue venoso circula pelo sistema porta-hipofisário, originário de vasos arteriolares terminais da eminência mediana, formando extensa malha capilar (ver Figura 98.1). O fato de parte da irrigação hipofisária ser realizada por um sistema venoso faz com que a regulação de fluxo sanguíneo em situações de hipotensão seja menos eficaz, principalmente em situações de hiperplasia hipofisária, como a gestação.

A neuro-hipófise é uma extensão do hipotálamo composta por *pars nervosa* (lobo posterior), pedículo infundibular e eminência mediana, sendo essa última composta por axônios neurossecretores que são a ligação funcional entre o hipotálamo e a hipófise anterior (adeno-hipófise) (ver Figura 98.1).

A adeno-hipófise é formada por *pars distalis*, *pars tuberalis* e *pars intermedia*, pouco desenvolvida nos seres humanos, restando com o avançar da idade apenas uma coleção residual de células da pró-opiomelanocortina (POMC).

Os hormônios produzidos e liberados pela adeno-hipófise são tróficos e regulados pelo hipotálamo por meio dos neuropeptídeos hipofisiotróficos liberados na eminência mediana (ver Quadro 98.1). Alcançam pela via sanguínea os órgãos-alvo, onde promovem a liberação de outro hormônio, criando-se um mecanismo de retroalimentação ou *feedback*.

Os hormônios da adeno-hipófise constituem três grupos: (a) glicoproteínas, que incluem o hormônio tireotrófico ou tireotrofina (TSH), hormônio luteinizante (LH) e hormônio foliculoestimulante (FSH), todos compostos por uma subunidade alfa comum e uma subunidade beta singular; (b) hormônios derivados da POMC, como o hormônio adrenocorticotrófico ou corticotrofina (ACTH) e a betaendorfina; (c) os da família do hormônio do crescimento (GH) e a prolactina, que se assemelham ao lactogênio placentário.

O GH é um polipeptídeo sintetizado pelas células somatotróficas e secretado de forma pulsátil, principalmente no

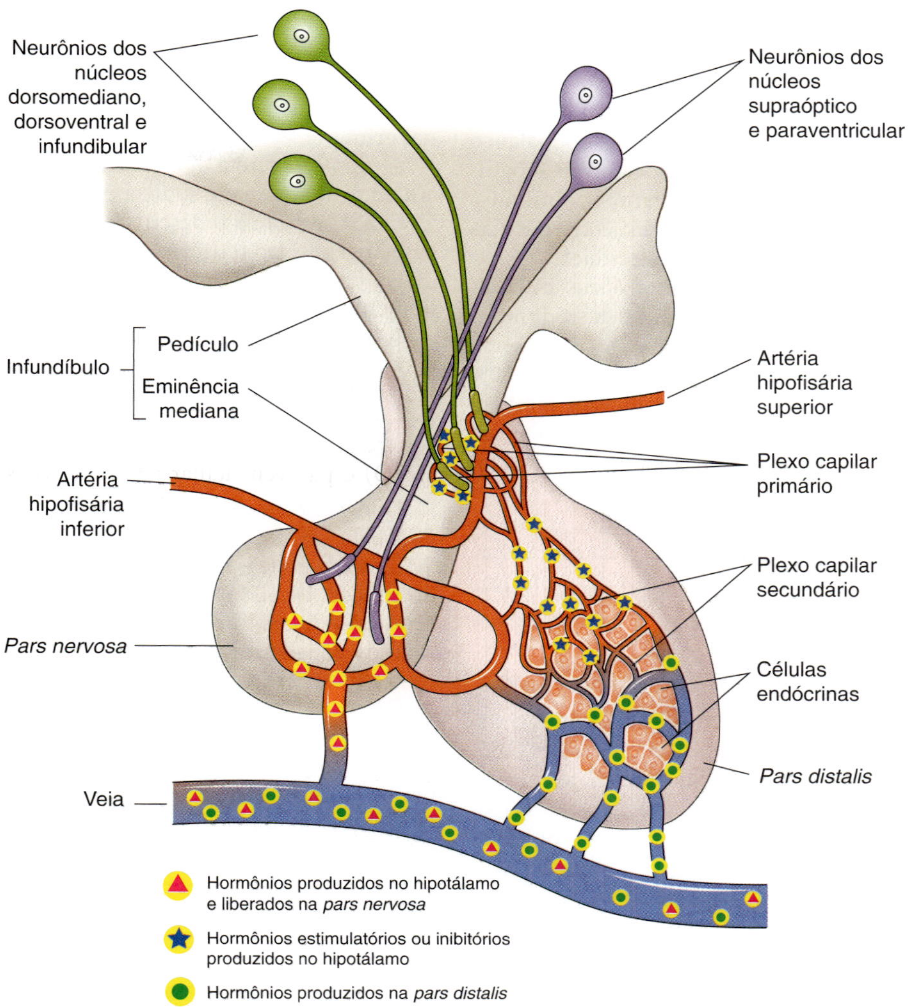

Figura 98.1 Relação entre hipotálamo e hipófise; sistema porta-hipofisário com sua vascularização e locais de produção e armazenamento dos hormônios. As artérias hipofisárias superior e inferior irrigam a eminência mediana e a hipófise.

Quadro 98.1 Hormônios hipotalâmicos e suas respectivas funções.

Hormônio	Função
Liberados na eminência mediana	
Hormônio liberador de TSH (TRH)	Estimula liberação de TSH e prolactina
GnRH (hormônio liberador de FSH/RH – LH/RH)	Estimula a liberação de LH e FSH
Somatostatina	Inibe a liberação de GH
Hormônio liberador de GH (GHRH)	Estimula a liberação de GH
Dopamina ou PIF (fator inibidor da prolactina)	Inibe a liberação de prolactina
Hormônio liberador de ACTH (CRH)	Estimula a liberação de corticotrofina (ACTH)
Liberados na *pars nervosa*	
Vasopressina ou ADH (hormônio antidiurético)	Reabsorção de água pelos túbulos renais e vasoconstrição arterial
Ocitocina	Contração do miométrio e das células mioepiteliais da glândula mamária

ACTH: hormônio adrenocorticotrófico ou corticotrofina; CRH: hormônio liberador de corticotrofina; FSH: hormônio foliculoestimulante; GH: hormônio do crescimento; LH: hormônio luteinizante; TRH: hormônio liberador de tireotrofina; TSH: hormônio tireotrófico ou tireotrofina. (Adaptado de Junqueira e Carneiro, 2017.)

período noturno. O GH é, primariamente, um hormônio metabólico, cujos efeitos clássicos são a lipólise e o aumento da resistência insulínica. Além disso, é fundamental para o crescimento, em função de seus efeitos sobre a proliferação das cartilagens; entretanto, grande parte desses efeitos é exercida pelas somatomedinas, denominadas "fatores de crescimento semelhantes à insulina" (IGF, do inglês *insulin-like growth factors*), as quais, por sua vez, são formadas principalmente no fígado sob a ação do GH e, em menor proporção, nas cartilagens e em outros sítios.

A ação do hormônio somatotrófico é bifásica, isto é, imediatamente após sua administração, seus efeitos assemelham-se aos da insulina, mas, logo depois, ocorre uma ação anti-insulina. A resposta inicial é constituída por queda dos níveis de glicose, aminoácidos, ácidos graxos livres e por aumento da captação de aminoácidos pelos músculos e de glicose pelo tecido adiposo, músculo cardíaco e esquelético. Tais atividades metabólicas são seguidas de mobilização de ácidos graxos não esterificados.

A ativação da lipase pelo GH é acompanhada por regulação da síntese de proteínas, as quais mantêm os mecanismos lipolíticos da célula adiposa em atividade, de modo que os agentes lipolíticos de ação rápida, como a epinefrina, produzem mobilização rápida e máxima de ácidos graxos livres, quando necessário.

O hormônio somatotrófico estimula a glicogenólise hepática e inibe a ação da insulina na captação da glicose pelos tecidos periféricos (músculos e tecido adiposo), sendo, portanto, diabetogênico. Tem atividade anabólica proteica que provoca a deposição de colágeno extracelular, produzindo balanço positivo de nitrogênio e fósforo, com queda dos níveis sanguíneos de ureia e aminoácidos. Ao mesmo tempo, diminui a excreção urinária de sódio, provavelmente em consequência da utilização desse elemento no crescimento tecidual.

A prolactina é sintetizada nas células lactotróficas, diferenciadas das somatotróficas somente pela imuno-histoquímica (grânulos contendo prolactina).

Durante a gravidez e a lactação, há aumento de até 300% desse hormônio. Seus níveis plasmáticos se elevam também na puberdade. Os estrogênios estimulam sua secreção, e sua produção parece estar estreitamente relacionada com a lactação e o estresse.

Excluindo-se causas fisiológicas como gestação, o uso de medicamentos é a principal causa de elevação da prolactina, seguida pelos tumores hipofisários produtores de prolactina (prolactinomas).

PRÓ-OPIOMELANOCORTINA

O ACTH (corticotrofina) e os peptídeos ACTH-símiles constituem um grupo de peptídeos derivados de um pró-hormônio, a pró-opiomelanocortina (POMC) que, por clivagem proteolítica, gera o ACTH, os hormônios lipoproteicos (LpH), os hormônios estimulantes dos melanócitos (MSH) e os opiáceos (endorfinas e encefalinas).

A corticotrofina liga-se a receptores específicos das células do córtex adrenal, induzindo-as a secretar os corticosteroides.

Sua função é essencial para a homeostase, principalmente nas situações de estresse.

O sistema hipotálamo-hipófise-adrenal compreende também vias neuronais ligadas à liberação de catecolaminas da medula adrenal (resposta de luta ou fuga).

A administração de glicocorticosteroides inibe a secreção do ACTH, enquanto a remoção das adrenais leva ao aumento do mesmo.

O ACTH tem algumas ações extra-adrenais, entre as quais se destacam: estimulação da lipólise nas células adiposas, captação de aminoácidos e glicose pelo músculo, produção de insulina pelas células beta do pâncreas e das células somatotróficas para a produção de hormônio do crescimento.

Além de uma discreta ação ACTH-símile na espécie humana, o papel dos hormônios estimulantes dos melanócitos ainda é pouco conhecido. Contudo, sabe-se que contribuem na hiperpigmentação da pele nos casos de insuficiência adrenal primária.

A hipófise secreta dois hormônios gonadotróficos, as quais atuam primariamente sobre as gônadas – o FSH e o LH.

O FSH estimula o desenvolvimento folicular no ovário e a gametogênese no testículo.

Na mulher, o LH promove a luteinização do folículo e, no homem, estimula a função das células de Leydig.

A secreção do FSH e do LH é estimulada por um decapeptídeo de origem hipotalâmica denominado "hormônio estimulador das gonadotrofinas" ou "gonadorrelina (GnRH)". Este corresponde à substância antes chamada "LH/RH", cuja secreção de maneira intermitente provoca alterações na produção gonadotrófica pela hipófise.

O mesmo fator (GnRH) estimula a liberação hipofisária do FSH e do LH.

Existem poucas ações extragonadais dos hormônios gonadotróficos. Por isso, o quadro clínico decorrente da falta de produção desses hormônios é expresso pela ausência de hormônios gonadais, representados pelos estrogênios, progesterona e testosterona.

Quando há falência das gônadas (testículos e ovários), denomina-se "hipogonadismo hipergonadotrófico", ou "hipogonadismo primário", caracterizado por estrogênio ou testosterona em níveis baixos e LH e FSH elevados.

O hipogonadismo hipogonadotrófico ou secundário ocorre por alterações hipofisárias e se apresenta com níveis baixos ou normais de LH e FSH, deficiência de estrogênio e testosterona. O TSH se acopla a receptores existentes na superfície das células tireoidianas, regulando a função dessa glândula. Sob sua influência, a tireoide aumenta de tamanho, torna-se mais vascularizada, intensificam-se a captação de iodo, a síntese de tireoglobulina e a liberação dos hormônios tireoidianos.

A regulação da secreção do hormônio tireotrófico é feita por um tripeptídeo hipotalâmico, denominado "hormônio liberador de TSH (TRH)" através de um *feedback* negativo pelos hormônios da tireoide (tri-iodotironina ou T3 e tiroxina ouT4), além desses mecanismos, outros fatores, como os níveis de estrogênio e glicocorticosteroides, podem influenciar sua síntese e secreção (ver Seção 2, *Tireoide*). Em síntese, o hipotálamo e a hipófise, sob a ação de diferentes estímulos, participam de inúmeras funções no nosso organismo (Figura 98.2).

A anatomia normal da hipófise, à ressonância magnética, é descrita na Figura 98.3.

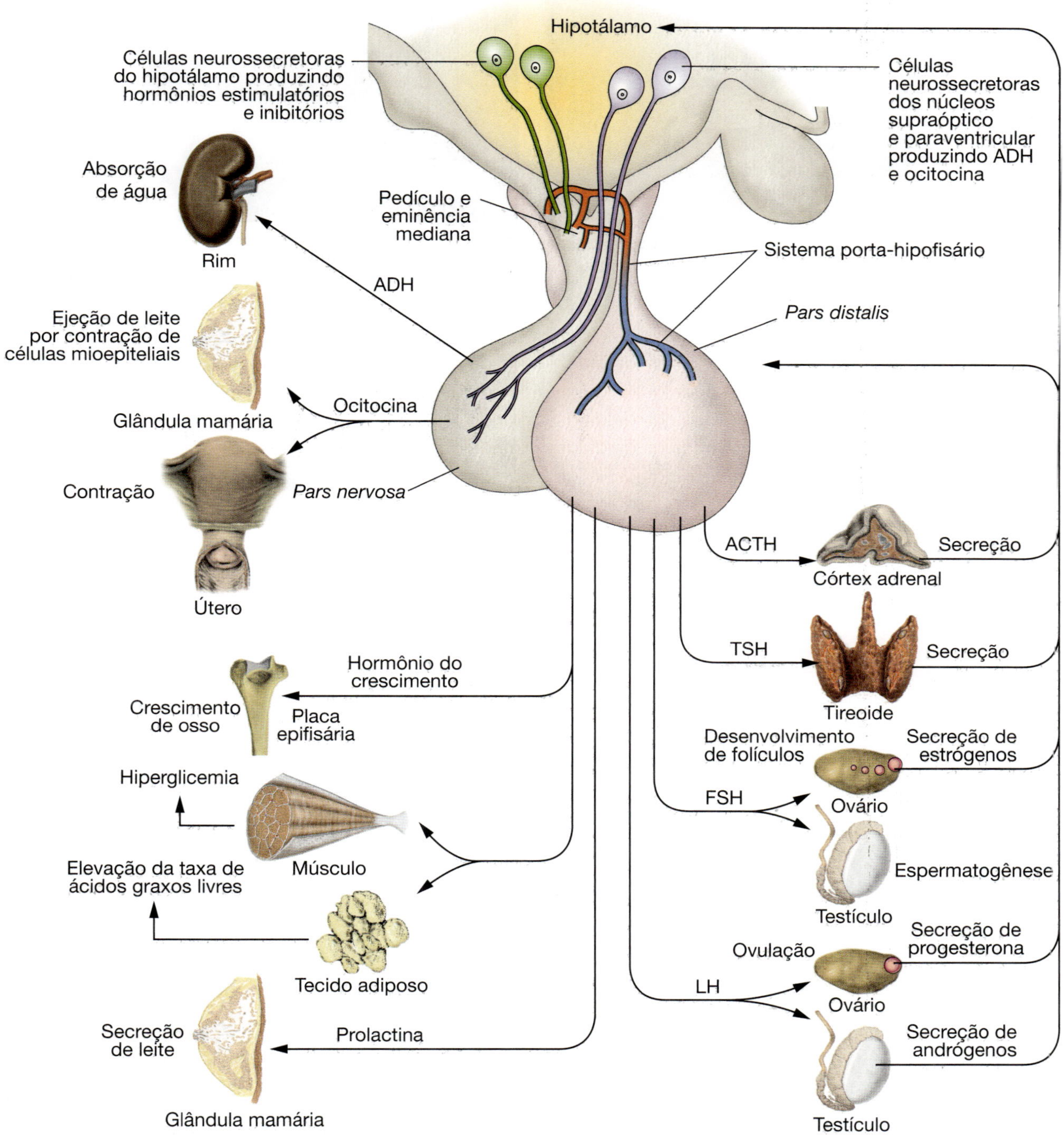

Figura 98.2 Sistema de *feedback* hipotálamo-hipófise e órgão-alvo, e mecanismos de retroalimentação que controlam as secreções hormonais hipofisárias. ACTH: hormônio adrenocorticotrófico; ADH: hormônio antidiurético; FSH: hormônio foliculoestimulante; LH: hormônio luteinizante; TSH: hormônio tireotrófico. (Adaptada de Junqueira e Carneiro, 2017.)

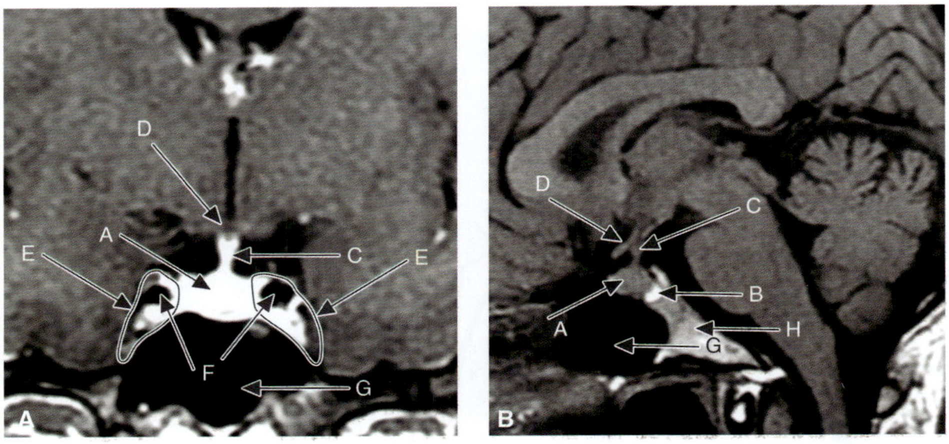

Figura 98.3 Ressonância magnética de sela turca. Imagens ponderadas em T1 nos planos coronal (A) e sagital (B). As seguintes estruturas selares e parasselares são sinalizadas: adeno-hipófise (A), neuro-hipófise (B), haste hipofisária (C), quiasma óptico (D), seios cavernosos (E), artérias carótidas internas (F), seio esfenoidal (G) e clivo (H). (Fonte: Vilar, 2025.)

BIBLIOGRAFIA

Hall JE, Guyton AC. Guyton e Hall: tratado de fisiologia médica 13. ed. Rio de Janeiro: Elsevier, 2017. 1176 p.

Junqueira LC, Carneiro J. Histologia básica: texto e atlas. 12. ed. Rio de Janeiro: Guanabara Koogan, 2017.

Larsen PR, Shlomo M, Polonsky KS, Kronenberg HM. Williams: tratado de endocrinologia. 13. ed. Rio de Janeiro: Elsevier, 2015.

Machado A. Neuroanotomia funcional. 2. ed. São Paulo: Atheneu, 2000.

Molina PE. Fisiologia endócrina. São Paulo: Mc Graw Hill, 2014.

Vilar L. Endocrinologia clínica. 8. ed. Rio de Janeiro: Guanabara Koogan, 2025.

Wajchenberg BL, Lerario AC, Betti RTB. Tratado de endocrinologia clínica. São Paulo: AC Farmacêutica, 2014.

CAPÍTULO 99

Exame Clínico

Monike Lourenço Dias Rodrigues, Natalia Jatene

INTRODUÇÃO

As síndromes hipotálamo-hipofisárias podem ser divididas em três: de hipossecreção, de hipersecreção e de efeito de massa.

SÍNDROMES DE HIPOSSECREÇÃO DE HORMÔNIOS HIPOFISÁRIOS

Em crianças, relato de baixa estatura, consanguinidade, apresentação pélvica, partos traumáticos, defeitos de linha média (p. ex., lábio leporino), micropênis, hipoglicemia e icterícia neonatal podem estar associados à hipossecreção de hormônios da hipófise anterior (hipopituitarismo), descritos como déficits de origem hipofisária ou central.

Em qualquer idade, história prévia de cirurgia de base de crânio ou hipófise, irradiação craniana, hemorragia puerperal, aneurismas de base de crânio, traumatismo cranioencefálico, neoplasias primárias ou metastáticas para a região selar ou doenças inflamatórias sistêmicas (p. ex., sarcoidose), depósitos de ferro (hemocromatose) e talassemias podem levar ao hipopituitarismo.

Hipocortisolismo

O hipocortisolismo secundário à deficiência de hormônio adrenocorticotrófico (ACTH; hipocortisolismo central ou secundário) apresenta-se com menos sintomas do que quando ocorre devido à insuficiência adrenal primária, por acometimento das adrenais. Isso se deve ao fato de que a secreção de mineralocorticoides ainda se mantém por algum tempo, estimulada pelo sistema renina-angiotensina-aldosterona.

Os sintomas mais frequentes são fadiga, adinamia, perda ponderal, anorexia, sonolência, hipotensão postural, hipoglicemia em jejum e perda de força muscular.

Queda de pelos axilares e pubianos é sugestiva de deficiência de androgênios adrenais, que acompanha tanto a forma primária como a secundária de hipocortisolismo.

Pacientes com hipocortisolismo crônico podem não ter hipotensão arterial a não ser que sofram de estresse, como infecções graves, hemorragias e traumatismos.

Hipotireoidismo

O hipotireoidismo secundário assemelha-se ao hipotireoidismo primário (ver Seção 2, *Tireoide*, Capítulo 105, *Doenças da Tireoide*), mas com menor riqueza de sintomas.

Fazem parte do quadro clínico astenia, sonolência, intolerância ao frio, pele seca e descamativa, voz arrastada, hiporreflexia profunda, edema facial, anemia e bradicardia.

Entretanto, muitos pacientes são assintomáticos ou oligossintomáticos, pois cerca de 10 a 15% da função tireoidiana é independente do hormônio tireotrófico (TSH).

Hipogonadismo

Na criança, observa-se diminuição da velocidade de crescimento e baixa estatura.

O hipogonadismo secundário leva ao atraso de aparecimento de características sexuais secundárias (retardo puberal), quando surge antes do início da puberdade.

> **Retardo puberal**
>
> Caracteriza-se pela ausência de desenvolvimento mamário após os 12 anos ou telarca após 13 anos, em meninas, e de aumento testicular após 14 anos, nos meninos. Os pelos pubianos não são considerados nessa avaliação, pois podem surgir por ação de androgênios adrenais.

Após a puberdade, as principais manifestações clínicas do hipogonadismo na mulher são amenorreia secundária, perda da libido, hipotrofia mamária, dispareunia, osteoporose e infertilidade.

No homem, o quadro clínico caracteriza-se por rarefação de pelos pubianos, redução da velocidade de crescimento dos pelos faciais, fraqueza, redução de massa muscular, redução da libido, hipotrofia testicular, ginecomastia, redução do líquido ejaculado, azoospermia e osteoporose.

A deficiência de prolactina é rara. Ocorre em destruições maciças da hipófise anterior. Nestes casos o principal sinal clínico é a agalactia puerperal.

Hipossomatropismo (deficiência de GH)

No adulto, a deficiência de hormônio de crescimento (GH) caracteriza-se por redução na massa magra e na capacidade para o exercício, além de aumento do tecido adiposo visceral, aumento de lipoproteínas de baixa densidade (LDL)-colesterol com maior risco de doença cardiovascular.

Sintomas menos específicos como fraqueza, labilidade emocional e diminuição da massa óssea também são referidos.

Na criança, a deficiência de GH manifesta-se por diminuição na velocidade de crescimento, baixa estatura proporcionada, implantação anômala dos dentes, micropênis, hipoglicemia, lipodistrofia abdominal, hipotrofia muscular.

Não há comprometimento intelectual.

Deficiência de vasopressina

A vasopressina (ou hormônio antidiurético), quando em deficiência, leva a uma síndrome antes denominada "diabetes insípido", caracterizada por poliúria, polidipsia e urina clara (por vezes transparente). O paciente queixa-se constantemente de sede, com despertares noturnos para ingesta hídrica e preferência por água gelada.

Baixa estatura

A baixa estatura é um motivo frequente de encaminhamento para o especialista, podendo ser evidenciada com simples medidas antropométricas (ver Parte 3, *Método Clínico*, Capítulo 8, *Exame Físico Geral*).

A altura é medida no paciente deitado (em régua) até os 2 anos de idade, e em pé após esta idade. É necessário precisão na medida da altura, usando-se uma escala fixa, com um dispositivo em ângulo reto apoiado na cabeça, ficando a parte posterior da cabeça, a coluna vertebral e os calcanhares mantidos encostados à parede ou a um dispositivo vertical, sem flexão das pernas. Contudo, o ideal é utilizar um estadiômetro rígido (Figura 99.1).

Recomenda-se que a criança seja medida 3 vezes no mesmo dia pelo mesmo avaliador, com variação menor que 0,3 cm entre cada medida, sendo anotada a altura média.

As alturas devem ser plotadas em gráficos de crescimento que trazem a referência da população da qual provém o paciente (ver Parte 20, *Semiologia da Infância, da Adolescência e da Pessoa Idosa*, Capítulo 179, *Semiologia da Infância*).

A altura-alvo do paciente deve ser calculada a partir das alturas dos pais com base na fórmula a seguir. As alturas dos pais preferencialmente devem ser aferidas, em vez de referidas.

$$\text{Meninos} = \frac{(\text{altura da mãe} + 13) + \text{altura do pai} \pm 1\ \text{DP}^*}{2}$$

$$\text{Meninas} = \frac{(\text{altura do pai} - 13) + \text{altura da mãe} \pm 1\ \text{DP}^*}{2}$$

Após a plotagem da altura, deve-se observar se o paciente está no canal de crescimento que leva à altura-alvo familiar.

Recomendação para investigação clínica

Recomenda-se a investigação clínica de crianças com estatura abaixo do percentil 3, com estatura abaixo do potencial familiar (2 *Z-scores* abaixo do percentil da estatura-alvo) ou baixa velocidade de crescimento.

Caso a criança seja classificada como de baixa estatura, deve-se definir se essa estatura é proporcionada ou desproporcionada, como na acondroplasia, em que os membros são desproporcionalmente curtos em relação à coluna vertebral (Figura 99.2).

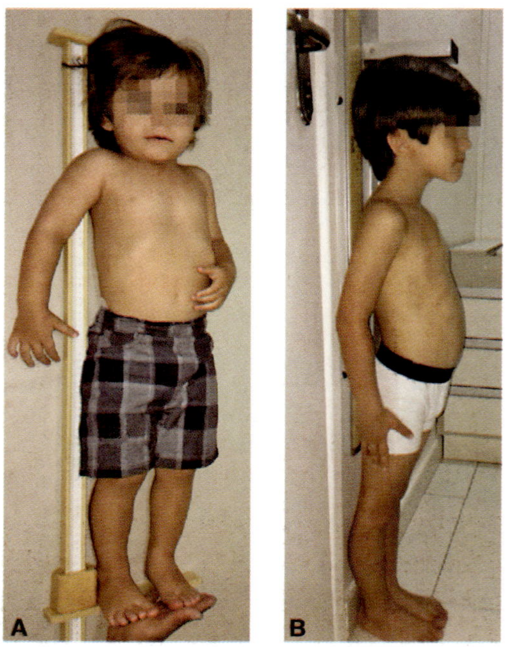

Figura 99.1 Avaliação estatural de criança de 1 ano e 8 meses (A, deitada, por régua) e de 4 anos (B, em pé).

*1 DP = 5 cm

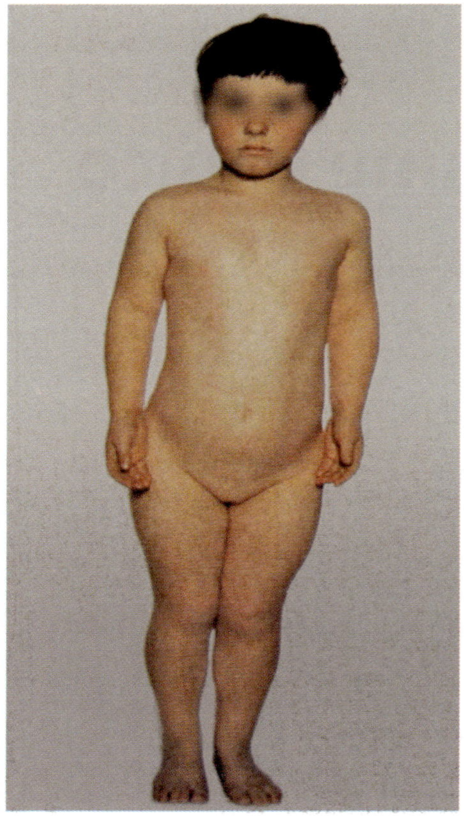

Figura 99.2 Hipotireoidismo congênito.

As proporções corporais são determinadas pela medida do perímetro cefálico, da envergadura, da altura sentada e dos segmentos inferior e superior (ver Parte 3, *Método Clínico*, Capítulo 8, *Exame Físico Geral*).

Cumpre ressaltar que as causas mais frequentes de baixa estatura não são relacionadas a deficiências hormonais. São uma variante do crescimento normal (retardo constitucional do crescimento e desenvolvimento).

Dados importantes para diferenciação entre causas patológicas e variantes da normalidade são alturas prévias, obtidas pelas curvas de crescimento anteriores, que mostram a velocidade de crescimento, que é mais próxima do normal nas variantes da fisiologia normal. Queda brusca na velocidade de crescimento geralmente é decorrente de agressão importante à saúde física ou emocional da criança.

Desnutrição, doenças renais, cardíacas, respiratórias, hematológicas, intestinais, hepáticas, síndrome de má-absorção, doenças do tecido conjuntivo, síndromes congênitas de baixa estatura (como as síndromes de Turner e Down), displasias esqueléticas, hipotireoidismo, síndrome de Cushing (principalmente com ganho de peso), pseudo-hipoparatireoidismo e retardo do crescimento intrauterino também devem ser descartados no diagnóstico diferencial da baixa estatura.

SÍNDROMES DE HIPERSECREÇÃO DE HORMÔNIOS HIPOFISÁRIOS

O hipercortisolismo crônico leva à síndrome de Cushing (ver Parte 12, *Sistema Endócrino*, Seção 1, *Hipotálamo e Hipófise*, Capítulo 101, *Doenças do Complexo Hipotálamo-Hipófise*).

O hipertireoidismo de origem hipofisária expressa-se pelo quadro de tireotoxicose com bócio difuso, por estímulo trófico do excesso de TSH sobre o tecido tireoidiano, devendo-se fazer diagnóstico diferencial com a doença de Graves (ver Capítulo 105, *Doenças da Tireoide*). Nesse caso, não se observam oftalmopatia ou dermopatia infiltrativa, e nos exames laboratoriais os níveis de TSH são altos ou normais.

O excesso de gonadotrofinas na criança leva a um quadro de puberdade precoce (início dos caracteres puberais secundários antes dos 8 anos na menina e antes dos 9 anos no menino).

Na menina, o primeiro sinal de puberdade é o aumento da velocidade de crescimento, quase concomitante com a telarca (aparecimento de mamas). A telarca deve ser diferenciada do acúmulo de tecido gorduroso (lipomastia). Para isso, com a paciente deitada, com as mãos colocadas na região occipital, o examinador deve fazer um movimento de pinça com o primeiro e segundo dedos na área da mama, na tentativa de encontrar um tecido mais endurecido, por vezes doloroso, na região retroareolar, que corresponde ao broto mamário. Em caso de lipomastia, não se encontra esse tecido.

Uma vez identificada a telarca verdadeira, deve-se relacioná-la ao estadiamento de Tanner (ver Parte 20, *Semiologia da Infância, da Adolescência e da Pessoa Idosa*, Capítulo 180, *Semiologia da Adolescência*).

Em caso de pubarca (aparecimento de pelos pubianos) os pelos devem ser avaliados com cuidado. O pelo puberal é mais grosso e pigmentado, enquanto pelos finos, não pigmentados, mesmo abundantes, não são considerados para diagnóstico de pubarca.

O grau de pubarca também deve ser descrito conforme os estágios de Tanner.

No menino, o primeiro sinal de puberdade é o aumento testicular. Acima de 2,5 mℓ ou 4 cm^3 é considerado início puberal. A aferição deve ser por orquidômetro.

A assimetria testicular é um dado importante, devendo ser descritos tamanhos e consistências, pois podem sugerir tumores testiculares (testículo maior) ou atrofias (menor).

Devem-se pesquisar outros sinais sugestivos de aumento de produção de esteroides sexuais, como acne, oleosidade excessiva da pele e cabelo, presença e época de desenvolvimento de pelos axilares, odor axilar e aumento do desenvolvimento muscular.

A presença de lesões cutâneas pode auxiliar no diagnóstico de condições como manchas "café com leite", no McCune Albright, e acrocórdons, na acromegalia (Figura 99.3).

A anamnese deve englobar uma detalhada história familiar de início puberal, para averiguação de quadros familiares autossômicos dominantes, consanguinidade (aumento de chance de heranças recessivas como a hiperplasia adrenal congênita) e estatura-alvo familiar. Antecedentes pessoais de convulsão, acometimento do sistema nervoso central (SNC; infeccioso, traumático cirúrgico, perda visual, auditiva, motora), exposição a esteroides exógenos, sintomas de hipotireoidismo e estigmas sindrômicos como manchas café com leite são relevantes para o diagnóstico diferencial das causas de puberdade precoce.

No adulto, o excesso de gonadotrofinas pode levar a quadros de irregularidade menstrual na mulher e elevação da produção de testosterona no homem, podendo haver aumento simétrico do volume testicular, em resposta ao aumento do hormônio foliculoestimulante.

O excesso de GH leva ao gigantismo (quando o quadro se inicia antes do fechamento das epífises púbicas) ou à acromegalia (quando o quadro se inicia na idade adulta) (ver Parte 12, *Sistema Endócrino,* Seção 1, *Hipotálamo e Hipófise*, Capítulo 101, *Doenças do Complexo Hipotálamo-Hipófise*).

A hiperprolactinemia pode determinar galactorreia, com sintomas de hipogonadismo e infertilidade em ambos os sexos (Figura 99.4). A galactorreia pode ser uni ou bilateral e progredir de intermitente, ou somente à expressão, para persistente e espontânea. O aspecto deve ser leitoso; qualquer outro aspecto de secreção mamária pode remeter a outros diagnósticos.

A hiperprolactinemia medicamentosa e o prolactinoma são as causas mais frequentes de hiperprolactinemia, mas qualquer lesão que envolva a haste hipofisária pode aumentar a secreção de prolactina, por interrupção do aporte de dopamina, o principal fator inibitório da secreção de prolactina (PRL) pelo lactotrofo.

Galactorreia no sexo masculino é altamente sugestiva de prolactinoma (ver Parte 12, *Sistema Endócrino,* Seção 1, *Hipotálamo e Hipófise*, Capítulo 101, *Doenças do Complexo Hipotálamo-Hipófise*).

EFEITO DE MASSA HIPOFISÁRIA

Pacientes com neoplasias hipofisárias podem ter seu diagnóstico suspeitado pelas síndromes de hipersecreção, hipossecreção de hormônios hipofisários ou pelos efeitos de massa em estruturas anatômicas vizinhas.

A cefaleia pode estar presente, mas não é obrigatória. Pode haver compressão do quiasma óptico, levando à perda de

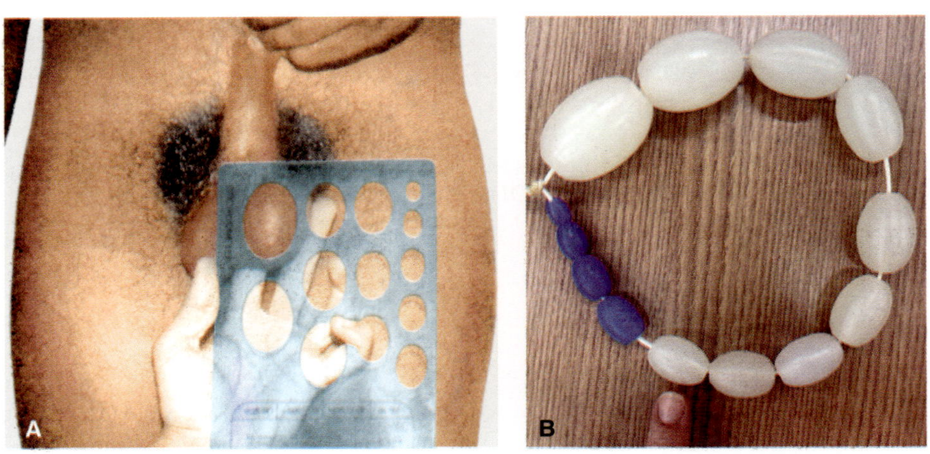

Figura 99.3 Aferição de volume testicular com orquidômetro de Takihara (A), e orquidômetro de Prader (B).

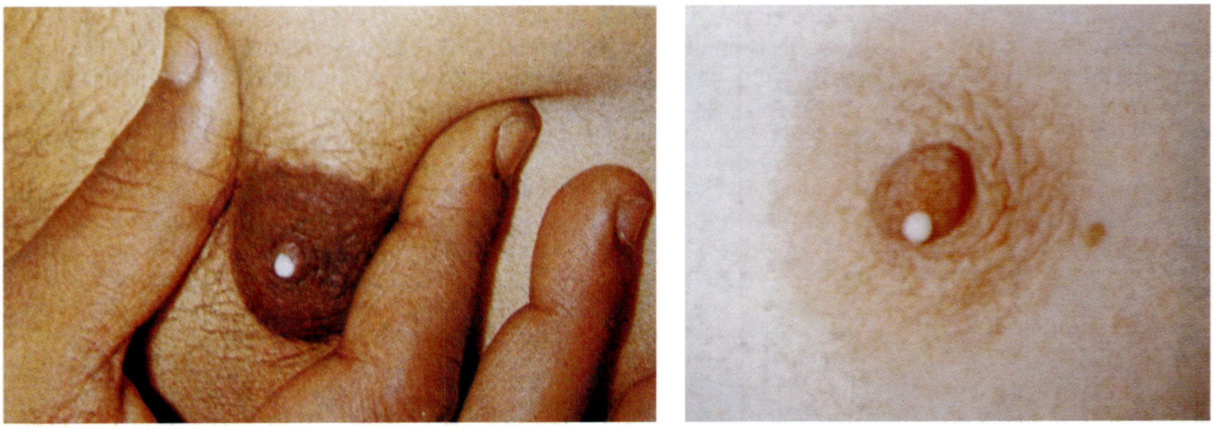

Figura 99.4 Galactorreia em paciente do sexo masculino. (Utilizada, com autorização, de Vilar et al., 2020.)

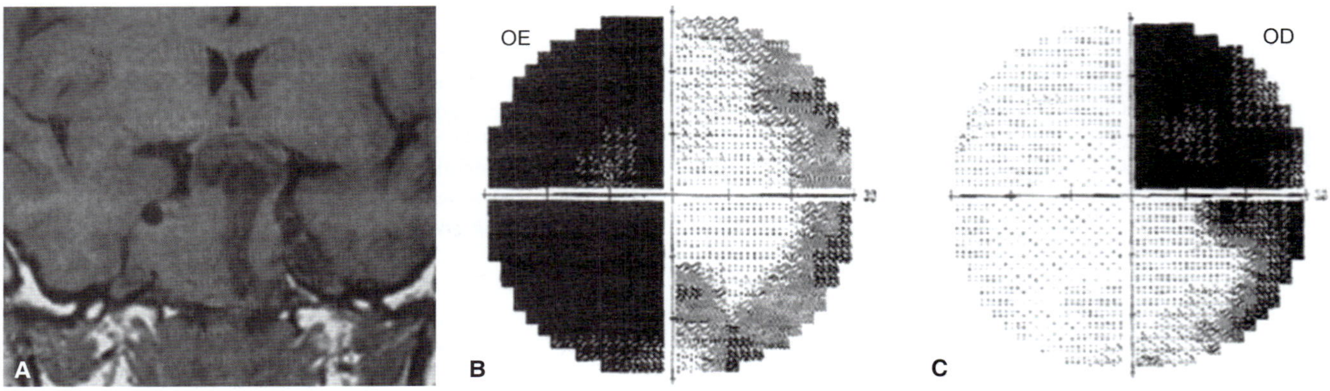

Figura 99.5 A. Ressonância magnética de sela turca, sem contraste, em corte coronal, mostrando massa intra e suprasselar, de aspecto heterogêneo, que provoca elevação e compressão do quiasma óptico. B. Campimetria computadorizada mostrando hemianopsia temporal no olho esquerdo (OE). C. Quadrantanopsia temporal superior em olho direito (OD). (Adaptada de Villar et al., 2020.)

campos visuais, mais especificamente hemianopsias bitemporais (Figura 99.5). A perda de campos visuais não é percebida pelo paciente como "visão escura", mas sim, "visão em túnel". O exame clínico é realizado pela campimetria de confrontação em consultório, que testa a integridade dos campos visuais. O examinador posiciona-se em frente ao paciente, ambos com o rosto na mesma altura e um dos olhos ocultado por uma das mãos. A seguir, posiciona os dedos a uma distância média entre ele e o paciente, projetando no espaço dos campos nasais e temporais do paciente e fazendo movimentos aleatórios. O examinador deve solicitar ao paciente que sinalize quando perceber essas movimentações.

Pode haver compressão dos III, IV e VI pares cranianos, determinando graus variados de estrabismo e ptose palpebral.

Adenomas da hipófise anterior, mesmo volumosos, raramente são acompanhados de diabetes insípido (DI), pois a produção hipotalâmica da vasopressina permanece intacta.

Em raros casos, o DI ocorre concomitante a tumores volumosos ou de hipotálamo, junto com sonolência, distermia (hipo ou hipertermia) e obesidade.

BIBLIOGRAFIA

Hall JE, Guyton AC. Guyton e Hall: tratado de fisiologia médica. 13. ed. Rio de Janeiro: Elsevier, 2017. 1176 p.

Junqueira LC, Carneiro J. Histologia básica: texto e atlas. 12. ed. Rio de Janeiro: Guanabara Koogan, 2013.

Larsen PR, Shlomo M, Polonsky KS, Kronenberg HM. Williams: tratado de endocrinologia. 13. ed. Rio de Janeiro: Elsevier, 2015.

Machado A. Neuroanatomia funcional. 2. ed. São Paulo: Atheneu, 2000. 345 p.

Molina PE. Fisiologia endócrina. São Paulo: McGraw Hill, 2014. 309 p.

Vilar L. (ed.). Endocrinologia clínica. 7. ed. Rio de Janeiro: Guanabara Koogan, 2020.

Wajchenberg BL, Lerario AC, Betti RTB. Tratado de endocrinologia clínica. São Paulo: AC Farmacêutica, 2014. 1547 p.

CAPÍTULO 100

Exames Complementares

Monike Lourenço Dias Rodrigues, Natalia Jatene

INTRODUÇÃO

Os exames complementares utilizados no diagnóstico dos distúrbios hipotalâmico-hipofisários compreendem **dosagens hormonais**, **provas funcionais** e **exames de imagem**.

ADENO-HIPÓFISE

Dosagens hormonais basais

Dosagens basais significam o nível sérico de um dado hormônio na ausência de estímulos farmacológicos, em geral, obtido em amostra de sangue com jejum matinal.

As principais dosagens para avaliação do eixo hipotálamo-hipofisário são: hormônio adrenocorticotrófico (**ACTH**) e **cortisol** (eixo corticotrófico), **hormônio de crescimento** (GH) e **fator de crescimento semelhante à insulina tipo 1** (*insulin-like growth factor* [IGF-I]; eixo somatotrófico), hormônio tireotrófico (**TSH**) e tiroxina livre (**T4 livre**) (eixo tireotrófico), hormônio foliculestimulante (**FSH**), hormônio luteinizante (**LH**), **estradiol** em mulheres, **testosterona total e/ou livre** em homens (eixo gonadotrófico) e **prolactina** (eixo lactotrófico).

As dosagens basais séricas refletem os níveis hormonais no momento da coleta da amostra de sangue, que representa adequadamente a secreção nas 24 horas de hormônios de meia-vida mais longa (p. ex., FSH, testosterona, T4 livre).

Na maior parte das hipóteses clínicas de doenças hipotálamo-hipofisárias, as dosagens basais são suficientes para confirmação do diagnóstico e devem ser solicitadas no início da investigação clínica (p. ex., GH e IGF-I aumentados na acromegalia, prolactina aumentada e FSH/LH diminuídos no prolactinoma).

Entretanto, as dosagens basais podem não ser representativas da secreção nas 24 horas no que se refere aos hormônios pulsáteis de meia-vida curta (p. ex., cortisol, que pode aumentar com o estresse da punção venosa, ou GH, o qual pode aumentar com o jejum prolongado), e nos casos de secreção intermitente (p. ex., LH, em casos de puberdade precoce central).

Nesses casos os níveis hormonais basais não são suficientes para o raciocínio diagnóstico, sendo necessário utilizar as provas funcionais.

Provas funcionais ou testes de estímulo e supressão

Os **testes de estímulo** são realizados, em geral, quando se deseja observar se há hipopituitarismo ou secreção intermitente não identificada pelas dosagens basais, sobretudo para avaliação dos eixos que têm secreções pulsáteis, como o somatotrófico e o corticotrófico. Os **testes de supressão** são indicados em casos de suspeita de secreção hormonal autônoma ou tumoral, com níveis basais dentro dos limites da normalidade, em pacientes com manifestações clínicas sugestivas de hipersecreção hormonal.

Avaliação do eixo corticotrófico

Em condições normais, a secreção basal de ACTH é suficiente para manter o nível de cortisol sérico dentro dos limites normais (entre 5 e 25 mcg/dℓ). Níveis basais acima de 25 mcg/dℓ podem representar apenas estresse transitório e devem ser interpretados em conjunto com o quadro clínico.

A secreção de ACTH aumenta 3 a 5 vezes por estresse e hipoglicemia.

Níveis de cortisol basais abaixo de 3 mcg/dℓ confirmam a deficiência corticotrófica na ausência do uso exógeno de glicocorticosteroides, e, acima de 18 mcg/dℓ, a suficiência do eixo corticotrófico. Níveis intermediários necessitam de comprovação por meio de testes de estímulo.

Testes de estímulo de cortisol (avaliação de deficiência corticotrófica)

Os mais utilizados são o teste de tolerância insulínica e o teste com ACTH sintético.

TESTE DE TOLERÂNCIA INSULÍNICA. A hipoglicemia estimula a produção de hormônio liberador de corticotropina hipotalâmica (CRH) e, por consequência, de ACTH e cortisol.

O teste é realizado administrando-se insulina regular por via intravenosa, fazendo-se dosagens seriadas de glicose e cortisol.

TESTE DE ESTÍMULO COM ACTH SINTÉTICO (CORTROSINA). As glândulas adrenais atrofiam quando não são estimuladas pelo ACTH por um período prolongado. Nesses casos não secretam cortisol adequadamente, mesmo sob estímulo de ACTH sintético (cortrosina).

Testes de supressão (avaliação de excesso de glicocorticosteroides)

Teste de supressão com dexametasona

Na fisiologia do eixo corticotrófico, os corticosteroides exógenos exercem *feedback* negativo sobre o CRH e o ACTH, levando à supressão do cortisol sérico.

Na síndrome de Cushing (suspeita de hipersecreção de ACTH hipofisário, extra-hipofisário ou de cortisol), administra-se dexametasona (1, 2 ou 8 mg) às 23 horas, na tentativa de reproduzir o *feedback* normal e obter a supressão do cortisol sérico < 1,8 mcg/dℓ às 8 horas do dia seguinte.

Se não houver supressão, admite-se que seja autônoma e patológica a secreção de ACTH ou cortisol.

Avaliação do eixo somatotrófico

Testes de estímulo de hormônio do crescimento (avaliação de deficiência de GH)

A dosagem basal do GH não distingue adequadamente entre deficiência e função normal do eixo somatotrófico.

Os testes de estímulos são necessários na suspeita de hipossecreção.

Indicadores laboratoriais de que o eixo esteja insuficiente são: múltiplas deficiências hipofisárias, níveis limítrofes ou baixos de IGF-I e doença hipotálamo-hipofisária. Entretanto,

O diagnóstico se baseia na detecção de hiponatremia com urina inapropriadamente concentrada (Posm < 275 mOsm/kg H_2O e Uosm > 100 mOsm/kg H_2O).

A dosagem de ADH pode estar aumentada ou normal, sendo útil apenas quando suprimida, sugerindo causas de hiponatremia hipervolêmica, como na insuficiência cardíaca.

SÍNDROMES DE HIPOFUNÇÃO HIPOFISÁRIA

As principais síndromes de hipofunção hipofisária (hipopituitarismo) são: hipossomatotropismo (adultos) ou nanismo (crianças) por deficiência de GH, insuficiência adrenal secundária por deficiência de ACTH, hipogonadismo (adultos) ou retardo puberal (adolescentes) por produção deficiente de FSH e LH, hipotireoidismo central por produção deficiente de TSH, diabetes insípido por produção deficiente de ADH.

O hipopituitarismo pode ser congênito ou, mais comumente, adquirido, causado por agressão do tecido hipotalâmico ou hipofisário por compressão tumoral, isquemia, inflamação ou hemorragia (Quadro 101.3).

As deficiências podem se apresentar de maneira isolada, porém frequentemente apresentam-se em associação.

A deficiência de GH está invariavelmente presente quando há duas ou mais deficiências concomitantes (pan-hipopituitarismo).

As causas adquiridas mais comuns são tumores hipofisários e as consequências do seu tratamento (76%), tumores extra-hipofisários (13%), causas idiopáticas (8%), doenças inflamatórias e infiltrativas (1%) e síndrome de Sheehan (0,5%).

O quadro clínico do hipopituitarismo é variável, dependente de qual(is) déficit(s) hormonais estejam presentes.

A síndrome de Sheehan, ou necrose hipofisária pós-parto, é decorrente de hipotensão ou choque por hemorragia maciça no período periparto. Hemorragias puerperais são situações especialmente associadas à necrose hipofisária, pois a hiperplasia dos lactotrofos estrogênio-induzida da gestação leva ao aumento da demanda circulatória e à concomitante suscetibilidade da hipófise à isquemia e/ou à hipotensão.

A síndrome de Sheehan pode levar a graus variados de hipopituitarismo. Comumente, as pacientes referem parto traumático, transfusões no puerpério imediato ou precoce, hipotensão arterial ou choque. Evoluem com agalactia após o parto (incapacidade para amamentar), enquanto os outros sintomas aparecem lentamente, anos depois, com atraso diagnóstico de até 30 anos. Gradualmente, instala-se um quadro com anorexia, adinamia, oligo ou amenorreia, sonolência, pele seca, queda de cabelos e de pelos corporais (principalmente pubianos e axilares), diminuição da memória, intolerância ao frio, edema, rouquidão, lentidão da fala, fraturas por fragilidade óssea. Em casos mais graves, náuseas e vômitos, emagrecimento, hipoglicemia em jejum, hipotensão postural e choque em situações de estresse, como infecções (Figura 101.6).

O diagnóstico laboratorial é dado por valores normais ou baixos de TSH, ACTH, LH, FSH, GH, IGF-1 com níveis diminuídos de T_4 livre, cortisol, PRL e estradiol.

O diabetes insípido é raro, mas é relatado na fase aguda e em formas parciais na fase crônica.

A RM de sela túrcica mostra redução do parênquima hipofisário (sela vazia ou parcialmente vazia).

Apoplexia hipofisária

Pacientes portadores de tumores hipofisários podem sofrer apoplexia hipofisária, manifestada por expansão súbita do conteúdo selar decorrente de hemorragia. O quadro de apoplexia é grave, acarretando cefaleia, perda visual, alteração da motilidade ocular por paresia dos 3º, 4º ou 6º pares cranianos, hipopituitarismo agudo e, raramente, diabetes insípido.

O quadro clínico assemelha-se ao da hemorragia subaracnóidea aguda, podendo haver rigidez de nuca e presença de sangue no liquor.

Quadro 101.3 Causas mais comuns de hipopituitarismo adquirido.

Traumáticas Cirurgia, traumatismo craniano, radioterapia
Infiltrativas ou inflamatórias Histiocitose X, sarcoidose, granulomatose de Wegener, hemocromatose
Tumorais Adenoma hipofisário, tumores hipotalâmicos (germinoma, ependimoma, glioma, gangliocitoma, craniofaringioma etc.), metástases hipofisárias ou hipotalâmicas, neoplasias hematológicas (leucemia, linfoma)
Infecciosas Tuberculose, toxoplasmose, infecções virais (p. ex., citomegalovírus) ou fúngicas (p. ex., histoplasmose), abscesso hipofisário, meningite aguda (viral ou bacteriana)
Vasculares Necrose hipofisária pós-parto (síndrome de Sheehan), apoplexia hipofisária, hipotensão, arterite, aneurismas, anemia falciforme etc.
Funcionais Nutricional (restrição calórica, desnutrição, anorexia nervosa), atividade física excessiva, doenças críticas, AIDS, insuficiência renal ou hepática), distúrbios endócrinos (hipotireoidismo, hiperprolactinemia), induzido por fármacos (esteroides anabolizantes, glicocorticosteroides, estrogenoterapia, agonistas do GnRH, análogos da somatostatina, excesso de hormônios tireoidianos, ipilimumabe etc.)
Hipopituitarismo idiopático

Adaptado de Vilar, 2016.

POLIÚRIAS HIPOTÔNICAS E DIABETES INSÍPIDO

O ADH é um peptídeo produzido no hipotálamo e secretado pela neuro-hipófise. É o principal regulador da água corporal. Atua em receptores V2 nos túbulos contorcidos distais e coletores do rim, abrindo canais de água, pelos quais é reabsorvida, livre de solutos. O ADH é responsável pela concentração de cerca de 18 ℓ de ultrafiltrado em aproximadamente 1 ℓ de urina em um indivíduo adulto. A secreção de ADH é regulada pela Posm, predominantemente determinada pela concentração do sódio plasmático. O aumento da Posm acima do limiar osmótico (275 mOsm/kg H_2O) provoca aumento linear da secreção de ADH, aumentando a Uosm e reduzindo o volume da urina. Quando a Posm cai abaixo desse limiar, a secreção de ADH é suprimida, o que provoca excreção máxima de água livre, com diluição máxima da urina (densidade urinária < 1.006 e Uosm < 100 mOsm/kg H_2O), bem como elevação proporcional do volume urinário.

A secreção controlada de ADH é responsável pela manutenção da osmolaridade do líquido extracelular relativamente constante, protegendo o organismo tanto da desidratação quanto da intoxicação hídrica. A secreção do ADH também é estimulada por mecanismos não osmóticos, como náuseas, variações negativas de volume e pressão intra e extravascular.

A excreção de quantidades excessivas de urina com densidade baixa ocorre em quatro condições: diabetes insípido

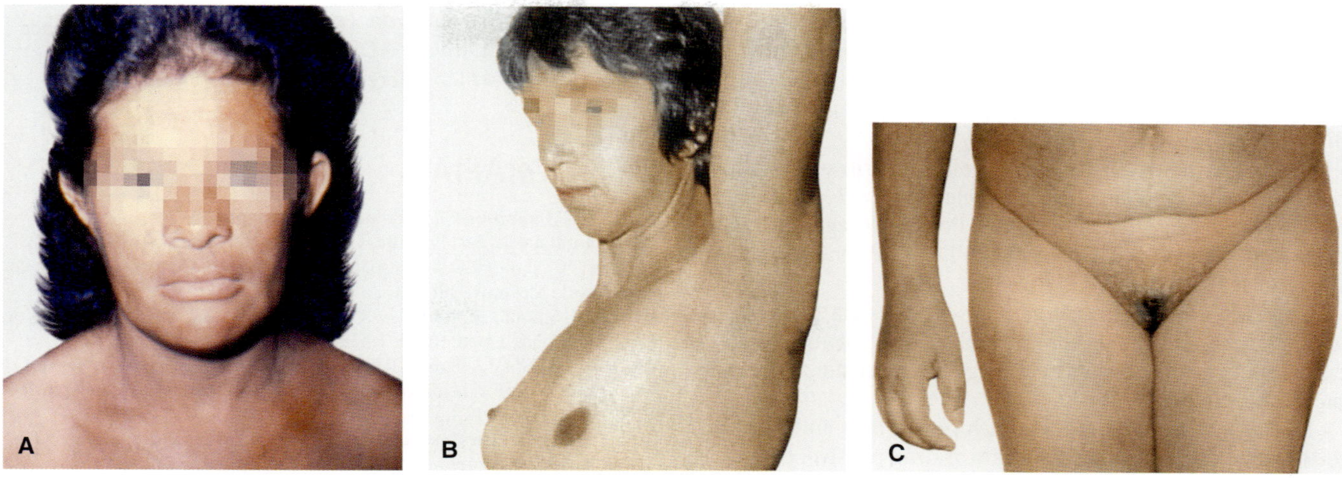

Figura 101.6 Síndrome de Sheehan. A. Fácies típica, descorada, assemelhando-se a um palhaço. B. Queda dos pelos axilares. C. Queda dos pelos pubianos.

central ou neurogênico (DIC); diabetes insípido nefrogênico (DIN); diabetes insípido gestacional (DIG); e polidipsia primária (PP).

Diabetes insípido central

O DIC é um distúrbio raro, caracterizado pela formação de grande quantidade de urina hipotônica em virtude da deficiência parcial ou total da secreção de ADH.

As causas mais frequentes são lesões hipotalâmicas e/ou neuro-hipofisárias (trauma cranioencefálico, neurocirurgia, infecções, granulomas, inflamações, hipofisites, isquemias e tumores primários e metastáticos da região suprasselar).

A causa é desconhecida em cerca de 50% dos casos.

A forma familiar, muito rara, tem herança autossômica dominante e, em geral, é causada por mutações do gene AVP-NPII, que codifica a neurofisina II e o ADH.

O DIC pode ser parte da síndrome de Wolfram, em associação com diabetes melito, atrofia óptica e surdez, causada por mutação no gene *WFS1* (4 p16).

A deficiência de ADH impede a concentração urinária frente ao estímulo osmótico, acarretando poliúria hipotônica e polidipsia. Em condições de livre acesso à água, a osmolaridade plasmática tende a ficar dentro ou levemente acima dos valores normais. No entanto, em condições de restrição hídrica circunstancial ou involuntária, por coma, iatrogenia ou lesão do centro da sede (adipsia), a desidratação hipertônica desenvolve-se rapidamente.

Poliúria e polidipsia, com ou sem desidratação hipertônica, são os principais sintomas e sinais do DIC. Os sintomas não melhoram no período noturno, perturbando o sono. Os pacientes relatam preferência por água gelada.

Ao exame físico, observam-se apenas sinais de desidratação no paciente descompensado. O paciente com poliúria secundária à ingesta hídrica exagerada (polidipsia primária), em geral, não apresenta noctúria ou preferência por líquidos gelados.

O volume urinário de 24 horas encontra-se elevado (geralmente > 45 mℓ/kg peso ou 3.000 mℓ/24 horas em adultos) e a Uosm abaixo da Posm (ou densidade urinária < 1.006).

É comum o relato de polaciúria (aumento da frequência de micção), mas sem o aumento do volume urinário. A confirmação do volume urinário de 24 horas é imprescindível.

Diagnóstico diferencial do diabetes insípido

O diagnóstico diferencial inclui: (a) diabetes melito com glicosúria; (b) polidipsia primária, sobretudo em pacientes com distúrbios psiquiátricos e xerostomia; (c) diabetes insípido nefrogênico, ou seja, resistência renal à ação do ADH, que pode ser hereditária (ligada ao X ou autossômica recessiva), induzida por medicamentos (lítio, demeclociclina, anfotericina, antivirais, antineoplásicos), por obstrução urinária, transplantes, doença renal policística ou por distúrbios eletrolíticos, como hipopotassemia e hipercalcemia. Nesses casos, a suspensão do medicamento ou a correção eletrolítica revertem o distúrbio (Figura 101.7).

A osmolaridade e o sódio plasmático podem estar aumentados no DIC e DIN e reduzidos na PP, mas frequentemente estão normais se o paciente consegue compensar a poliúria com ingestão hídrica aumentada.

O teste da restrição hídrica, seguido da administração intranasal ou intravenosa de desmopressina (DDAVP), um análogo sintético do ADH, pode ser útil no diagnóstico diferencial. Após restrição hídrica, que provoca estímulo osmótico máximo para a secreção de ADH (Posm > 300 mOsm/kg

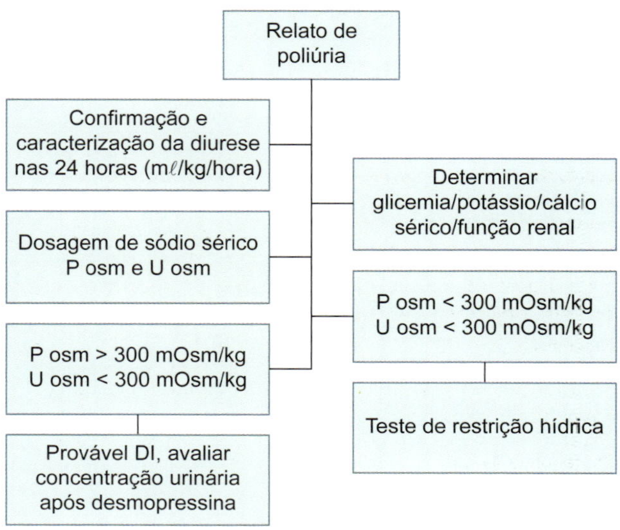

Figura 101.7 Investigação inicial de poliúria hipotônica.

H_2O ou Na+ > 145 mEq/ℓ), a Uosm permanece abaixo da plasmática e o volume urinário se mantém elevado no DIC e no DIN, mas não na PP. Após o DDAVP, observam-se aumento da Uosm e redução do fluxo urinário no DIC, mas não no DIN ou na PP.

O teste da restrição hídrica é desnecessário e contraindicado em pacientes com Posm já elevada (> 300 mOsm/kg H_2O), Na+ > 145 mEq/ℓ e Uosm < Posm, por agravar a desidratação. Nesses casos, a resposta ao DDAVP é suficiente para diferenciar DIC e DIN

O quadro de DIC pode ser mascarado pela presença de insuficiência adrenal e hipotireoidismo e, contrariamente, exacerbado pelo tratamento com glicocorticosteroide e hormônio tireoidiano.

A RM da região hipotálamo-hipofisária é indicada em todos os casos de DIC para identificar uma possível causa.

O diabetes insípido gestacional caracteriza-se por diminuição do ADH durante a gestação, em virtude de produção excessiva pela placenta da enzima vasopressinase, que inativa o ADH circulante.

Leia o caso clínico referente a este capítulo.

Acesse o conteúdo *online*:

http://uqr.to/20wfa

BIBLIOGRAFIA

Cuesta MC, Thompson CJ. The syndrome of inappropriate antidiuresis. Best Pract Res Clin Endocrinol Metab. 2016;30(2):175-87.

Gardner DG, Shoback D. Greenspan's Basic & Clinical Endocrinology. 10. ed. Nova York: McGraw-Hill, 2017.

Larsen PR, Shlomo M, Polonsky KS, Kronenberg HM. Williams: tratado de endocrinologia. 13. ed. Rio de Janeiro: Elsevier, 2015.

Ospina NS, Al Nofal A, Bancos I, Javed A, Benkhadra K, Kapoor E *et al.* ACTH stimulation tests for the diagnosis of adrenal insufficiency: systematic review and meta-analysis. J Clin Endocrinol Metab. 2016;101(2):427-34.

Robertson GL. Diabetes insipidus: differential diagnosis and management. Best Pract Res Clin Endocrinol Metab. 2016;30(2):205-18.

Vilar L. (ed.) Endocrinologia clínica. 7. ed. Rio de Janeiro: Guanabara Koogan, 2021.

CAPÍTULO 102

Fundamentos de Anatomia e Fisiologia

Alexandre Roberti, Carlos Alberto Ximenes Filho

INTRODUÇÃO

A glândula tireoide é uma estrutura única, mediana, revestida por uma cápsula, situada na porção anterior do pescoço, na altura da quinta à sétima vértebra cervical (e-Figura 102.1). Apresenta peso médio de 20 a 30 g e é mais pesada nas mulheres (Figura 102.1).

Tem forma semelhante à da letra "H" e é formada por dois lobos laterais que se unem na linha média pelo istmo. Cada lobo, na glândula normal, mede aproximadamente 4 cm de altura, 2 cm de largura e 3 cm de espessura (e-Figura 102.2).

A glândula tiroide apresenta um ápice ou polo superior e uma base ou polo inferior. O istmo é uma faixa de tecido glandular que une os polos inferiores dos lobos.

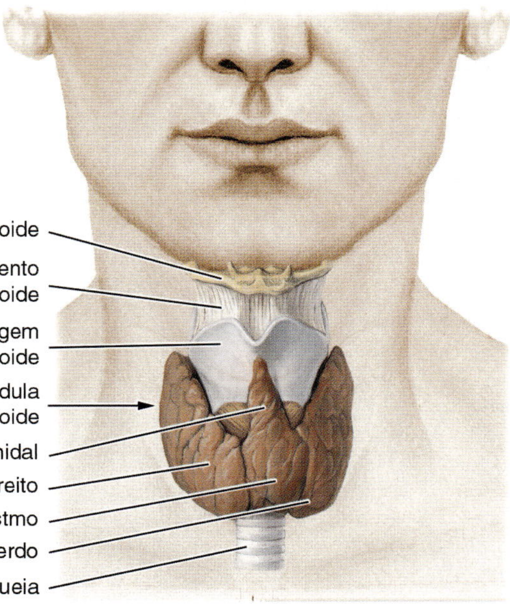

Figura 102.1 Anatomia da tireoide. (Adaptada de Köpf-Maier, 2006.)

O lobo piramidal é uma porção da glândula que se estende para cima a partir da margem superior do istmo, à esquerda da linha média, podendo estar ausente (ver Figura 102.1).

A glândula tireoide é ricamente vascularizada, suprida pelas artérias tireóideas superior, inferior e média (e-Figuras 102.3 e 102.4). A drenagem venosa é realizada pelas veias tireoidianas superiores, médias e inferiores.

A drenagem linfática se inicia no estroma folicular junto aos capilares, formando uma rede rica em anastomoses, inclusive cruzadas de lobo a lobo. Essa rede caminha para os linfáticos subcapsulares na superfície da glândula e para os coletores externos.

A primeira estação de drenagem no pescoço são os linfonodos do compartimento central, ou nível VI. As estações subsequentes são os níveis IV, III do pescoço e os linfonodos mediastinais superiores (ver Parte 10, *Sistema Cardiovascular*, Seção 4, *Linfáticos*).

A inervação da tireoide provém do sistema simpático, cujos filetes nervosos nascem do gânglio cervical e do sistema parassimpático, por meio do nervo vago. Existe uma relação de importância clínica e cirúrgica com o nervo laríngeo inferior ou recorrente, que se situam entre a traqueia e os lobos tireoidianos. Sua lesão no ato operatório ou sua infiltração por neoplasias pode levar à disfonia por paresia ou paralisia da prega vocal homolateral (e-Figuras 102.4 a 102.6).

- Recomendação 1: após a leitura da introdução, procure usar os conhecimentos de anatomia adquiridos e compare a Figura 102.1 com as imagens de ultrassonografia (ver e-Figuras 102.1 a 102.4) e ressonância magnética (ver e-Figuras 102.5 e 102.6)
- Recomendação 2: compare as figuras de ultrassonografia (ver e-Figuras 102.1 a 102.4) e ressonância magnética (ver e-Figuras 102.5 e 102.6) entre si.

FUNÇÕES DA TIREOIDE

A função da glândula tireoide é regulada pelo eixo hipotálamo-hipófise-tireoide e por outros fatores, como o nível de iodo. A principal regulação ocorre pela tireotrofina (TRH) e pelo hormônio estimulador da tireoide (TSH). O TSH aumenta a produção de hormônios tireoidianos e apresenta, ainda, um efeito trófico. Há incremento na produção de TSH com a liberação de TRH. Com o aumento de liberação de hormônios tireoidianos, ocorre diminuição da liberação de TSH e TRH. Outros fatores locais, humorais ou neuroendócrinos podem interferir no eixo hipotálamo-hipófise-tireoide (Figura 102.2).

Os fatores capazes de regular a função e a proliferação dos tireócitos são o iodo intracelular e o TSH, pela ação de seu receptor específico (TSH-R). O TSH estimula e mantém os processos de síntese e secreção dos hormônios tireoidianos, e ainda controla a diferenciação e proliferação dos tireócitos, aumentando, inclusive, a vascularização da tireoide. Além do TSH, outros hormônios influenciam as células tireoidianas, como o hormônio luteinizante (LH),

Acesse todo o conteúdo *online* citado nesta página:
http://uqr.to/20wfb

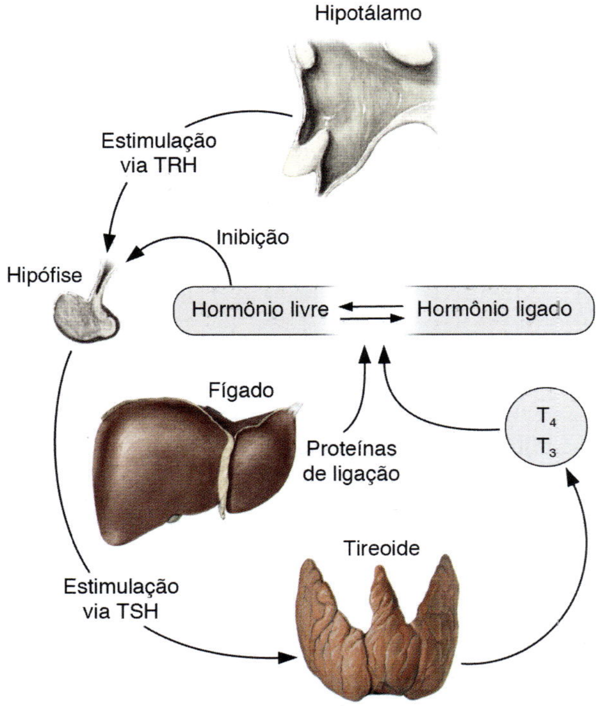

Figura 102.2 Eixo hipotálamo-hipófise-tireoide. TRH: tireotrofina; TSH: hormônio estimulador da tireoide. (Adaptada de Köpf-Maier, 2006.)

a gonadotrofina coriônica, os estrógenos, a insulina e o hormônio de crescimento (GH).

O TSH atua no tireócito mediante a ativação do TSH-R, o qual está localizado na membrana basolateral do tireócito e pertence a uma família de receptores acoplados a proteínas ligadoras de GTP. Essas proteínas ativam a adenilciclase e aumentam o cAMP no citoplasma dos tireócitos. O cAMP liga-se à subunidade reguladora da proteinoquinase dependente de cAMP (PKA), liberando a subunidade catalítica, a qual passa a fosforilar vários substratos intracelulares, que são os efetores do TSH. Este estimula todas as etapas da biossíntese e secreção hormonal.

A unidade funcional da glândula tireoide é o folículo, no qual uma camada de células foliculares circunda o lúmen folicular que contém material coloide; seus principais componentes são a tireoglobulina e os hormônios tireoidianos. A célula folicular apresenta dois polos: a membrana apical, que está em contato com o coloide, e a membrana basal, em contato com os capilares sanguíneos.

A biossíntese dos hormônios tireoidianos apresenta três etapas. A primeira é o transporte de iodo do capilar até o interior da célula folicular, via membrana basal. A segunda é a organificação do iodo, o qual é incorporado à tirosina da tireoglobulina. A terceira é o acoplamento que compreende a união de iodotirosinas que formarão T_3 e T_4. A segunda e a terceira etapas ocorrem no nível da membrana apical, no transcurso da fusão das vesículas exofíticas de tireoglobulina com a membrana apical (Figura 102.3).

O iodo é incorporado à célula folicular contra um gradiente químico por um sistema de transporte de iodo. O transportador é o cotransportador sódio/iodo ou *symporter* (NIS), que é uma proteína de 618 aminoácidos. No interior da célula, o iodo é transportado até o coloide via membrana apical, mediante a ação de uma proteína de 780 aminoácidos: a pendrina (ver Figura 102.3).

> **Hormônios tireoidianos**
>
> Os hormônios secretados pela glândula tireoide são a tiroxina (T_4), a tri-iodotironina (T_3) e pequenas quantidades de precursores hormonais monoiodotirosina (MIT) e di-iodotirosina (DIT). A tireoide secreta 80% de T_4 e 20% de T_3. Nos tecidos periféricos, T_4 é convertido em T_3 com atividade biológica superior.

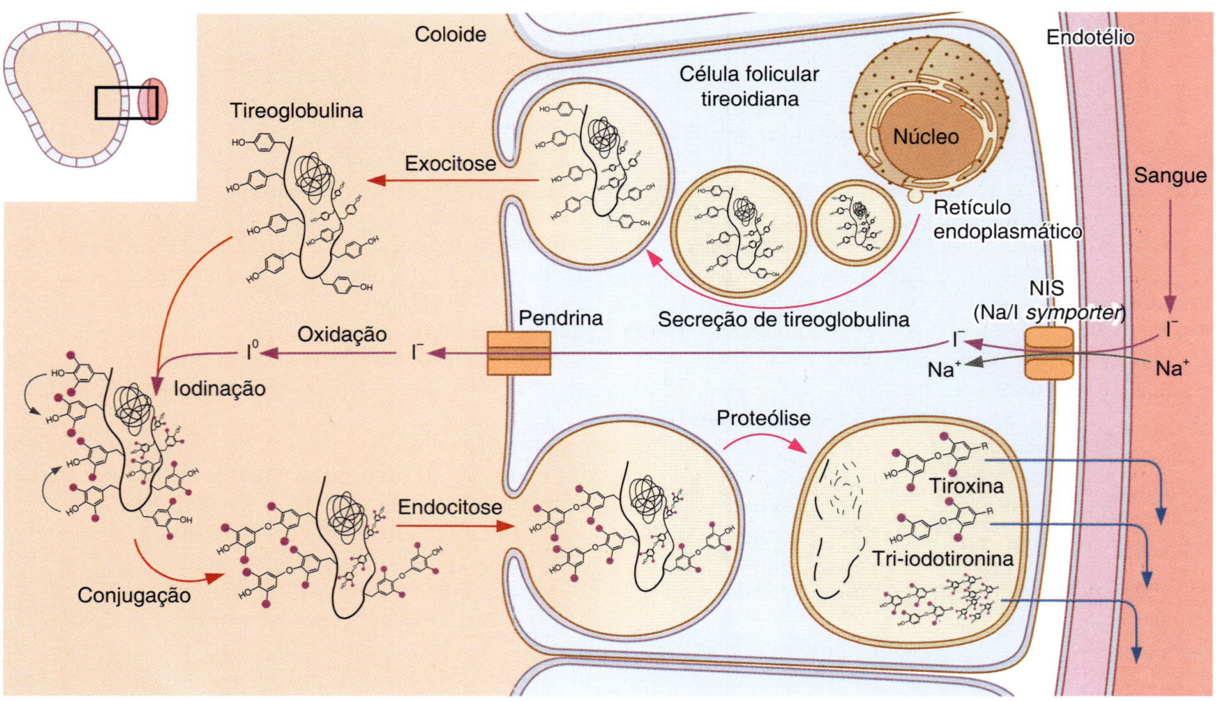

Figura 102.3 Biossíntese de hormônios tireoidianos. (Adaptada de Köpf-Maier, 2006.)

No indivíduo normal, a formação de quantidades ideais de hormônios tireoidianos depende da oferta de iodo exógeno. O iodo é obtido pela dieta; a quantidade mínima é de 100 a 150 mg/dia. O maior depósito de iodo no organismo se encontra na tireoide, e quantidade de iodo semelhante à ingerida é eliminada pela urina.

O iodo, ao ingressar na célula folicular, é oxidado e unido aos resíduos tirosina da tireoglobulina, formando monoiodotirosina (MIT) e di-iodotirosina (DIT). Essa reação é catalisada por uma glicoproteína, a enzima peroxidase tireóidea (TPO), na presença de peróxido de hidrogênio (H_2O_2). A tireoglobulina é uma glicoproteína de 660 kDa; é o principal componente do coloide. Depois de sintetizada, a tireoglobulina é incorporada a vesículas exofíticas, que se fundem à membrana apical folicular.

O processo de secreção de T_3 e T_4 demanda a recaptação de tireoglobulina pela célula folicular e sua hidrólise enzimática. A tireoglobulina é incorporada por pinocitose no nível da membrana apical.

Uma vez internalizada, a tireoglobulina pode ter três caminhos. O primeiro passo na liberação dos hormônios tireoidianos é a fusão das vesículas com a tireoglobulina iodada com lisossomos. Tais partículas migram até a zona basal da célula. Em seu interior, por ação de enzimas proteolíticas, a tireoglobulina é partida com a liberação de T_3, T_4, DIT e MIT. T_3 e T_4 são liberados da célula e se difundem para o sangue. O segundo é a reciclagem da tireoglobulina imatura devolvendo-a ao lúmen folicular. O terceiro é o transporte da tireoglobulina da membrana apical até a basal e sua exocitose, sem ser hidrolisada para compor a tireoglobulina circulante.

As iodotirosinas MIT e DIT liberadas da tireoglobulina no interior da célula tireoidiana são deiodadas por uma deiodase específica. O iodo produzido dessa maneira é reutilizado para a formação de novos hormônios tireoidianos.

Os hormônios tireoidianos, circulantes em sua maioria (95%), encontram-se unidos a proteínas transportadoras. As afinidades diferentes dessas proteínas pelo T_3 e T_4 explicam as diferenças de liberação desses hormônios nos tecidos.

A fração de hormônio circulante livre é a única com capacidade de ingressar nas células e exercer seus efeitos. A concentração da fração livre é o melhor parâmetro para indicar o nível de atividade dos processos metabólicos dependentes de hormônios tireoidianos. Em condições normais, 0,03% do T_4 e 0,3% do T_3 estão nas formas livres.

As principais proteínas transportadoras de hormônios tireoidianos são a globulina transportadora de tiroxina (TBG), a transtirretina (TTR) e a albumina. Essas proteínas são responsáveis pela manutenção da concentração sérica de hormônios tireoidianos. Na ausência das proteínas, os hormônios seriam reduzidos significativamente em poucas horas. Outra função seria a de evitar a perda renal de iodo.

A entrada de hormônios tireoidianos na célula é fundamental para sua ação; para isso, há necessidade de um transportador. O T_4 sofre uma série de modificações intracelulares envolvendo processos de ativação e inativação, com a participação de diversos sistemas enzimáticos que resultam em deiodação, conjugação, desaminação e descarboxilação. A deiodação de T_4 em posição 59 leva à formação de T_3, composto com maior afinidade pelos receptores dos hormônios da tireoide.

Ações dos hormônios da tireoide

Os hormônios da tireoide atuam nos processos de diferenciação, crescimento e metabolismo, bem como no funcionamento de quase todos os tecidos. O T_3, no núcleo celular, interage com moléculas proteicas associadas a cromatinas, os receptores nucleares de hormônios da tireoide (RT_3).

No mecanismo de ação, há o controle da expressão de genes transcricionais, levando a mudança na síntese de determinados mRNA que, por sua vez, provocam mudanças na expressão celular de proteínas e originam uma resposta funcional nos tecidos-alvo.

Os hormônios tireoidianos regulam o metabolismo de hidratos de carbono, lipídios e proteínas, promovem aumento da utilização celular de glicose nos tecidos extra-hepáticos, estimulam a neoglicogênese hepática, bem como a síntese, mobilização e a degradação lipídica. Além disso, participam da síntese de proteínas estruturais, enzimas e hormônios.

No coração, aumentam a contratilidade e a frequência cardíaca. No cérebro, durante a gestação, a falta de hormônio tireoidiano, que está associada a perda de memória e sonolência, provoca danos estruturais. A termogênese, principal responsável pelo metabolismo basal, é regulada por esse hormônio. No osso, T_3 é um determinante primário do crescimento somático pós-natal e do desenvolvimento do esqueleto, além de ser um regulador do metabolismo ósseo e mineral no adulto.

Na tireoide, há ainda a produção de calcitonina pelas células parafoliculares ou células C, peptídeo de 32 aminoácidos. O principal efeito da calcitonina é a inibição da reabsorção osteoclástica.

BIBLIOGRAFIA

Barra GB, Velasco LFR, Pessanha RP, Campos AM, Moura FN, Dias SMG *et al.* Mecanismo molecular da ação do hormônio tireoideano. Arq Bras Endocrinol Metab. 2004;48:25-39.

Bianco AC, Anderson G, Forrest D, Galton VA, Gereben B, Kim BW *et al.* American Thyroid Association Guide to investigating thyroid hormone economy and action in rodent and cell models. Thyroid. 2014;24:88-168.

Carvalho MB. Tratado de tireoide e paratireoides. Rio de Janeiro: Rubio, 2007.

Hashimoto K. Update on subclinical thyroid dysfunction. Endocr J. 2022;69(7):725-38.

Haugen BR, Alexander EK, Bible KC, Doherty GM, Mandel SJ, Nikiforov YE *et al.* 2015 American Thyroid Association Management Guidelines for Adult Patients with Thyroid Nodules and Differentiated Thyroid Cancer: The American Thyroid Association Guidelines Task Force on Thyroid Nodules and Differentiated Thyroid Cancer. Thyroid. 2016;26:1-133.

Jonklaas J, Bianco AC, Bauer AJ, Burman KD, Cappola AR, Celi FS *et al.* Guidelines for the treatment of hypothyroidism: prepared by the american thyroid association task force on thyroid hormone replacement. Thyroid. 2014;24(12):1670-751.

Jonklass J. Optimal Thyroid Hormone Replacement. Endocr Rev. 2022;43(2):366-404.

Kronenberg H, Williams RH. Williams textbook of endocrinology. 14. ed. Nova York: Saunders/Elsevier, 2019.

Mohebati A, Shaha AR. Anatomy of thyroid and parathyroid glands and neurovascular relations. Clin Anat. 2012;25:19-31.

Ross DS, Burch HB, Cooper DS, Greenlee MC, Laurberg P, Maia AL *et al.* 2016 American Thyroid Association guidelines for diagnosis and management of hyperthyroidism and other causes of thyrotoxicosis. Thyroid. 2016;26(10):1343-421.

Stack Jr BC, Ferris RL, Goldenberg D, Haymart M, Shaha A, Sheth S *et al.* American Thyroid Association consensus review and statement regarding the anatomy, terminology, and rationale for lateral neck dissection in differentiated thyroid cancer. Thyroid. 2012;22(5):501-8.

Vaisman M, Rosenthal D, Carvalho DP. Enzimas envolvidas na organificação tireoidiana do iodo. Arq Bras Endocrinol Metab. 2004;48:9-15.

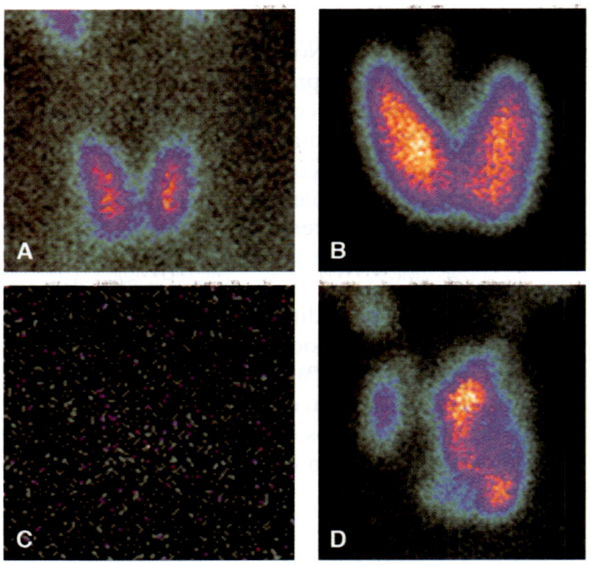

Figura 104.1 Cintilografias tireoidianas. A. Tireoide normal. B. Bócio difuso tóxico (doença de Basedow-Graves). C. Tireoidite subaguda (doença de De Quervain). D. Bócio multinodular tóxico com nódulos quentes e frios (doença de Plummer). (Cortesia do Centro de Diagnóstico por Imagem [CDI].)

ULTRASSONOGRAFIA

A ultrassonografia é o método de imagem mais importante na semiótica das doenças da tireoide e da região cervical, tendo a maior acurácia diagnóstica. Na atualidade, esse método por ser realizado com transdutores portáteis sem fio à beira do leito do paciente ou em consultório. Sua limitação principal consiste em ser um exame dependente de operador e de equipamento. No entanto, possibilita determinar as características morfológicas da glândula tireoide, como: suas dimensões (aumentadas/normais/reduzidas), a ecotextura e ecogenicidade do parênquima, bem como a presença de nódulos, suas características (ecogenicidade, composição, margens, forma, focos ecogênicos/calcificações) e classificação de risco (ACR TI-RADS 2017), padrão de vascularização ao estudo Doppler e a avaliação dos linfonodos do compartimento central e lateral quando necessário (Figuras 104.2 e 104.3).

PUNÇÃO ASPIRATIVA POR AGULHA FINA

A PAAF é considerada um método eficiente para determinar o risco de malignidade dos nódulos tireoidianos. Trata-se de procedimento com baixo risco de complicações e bom

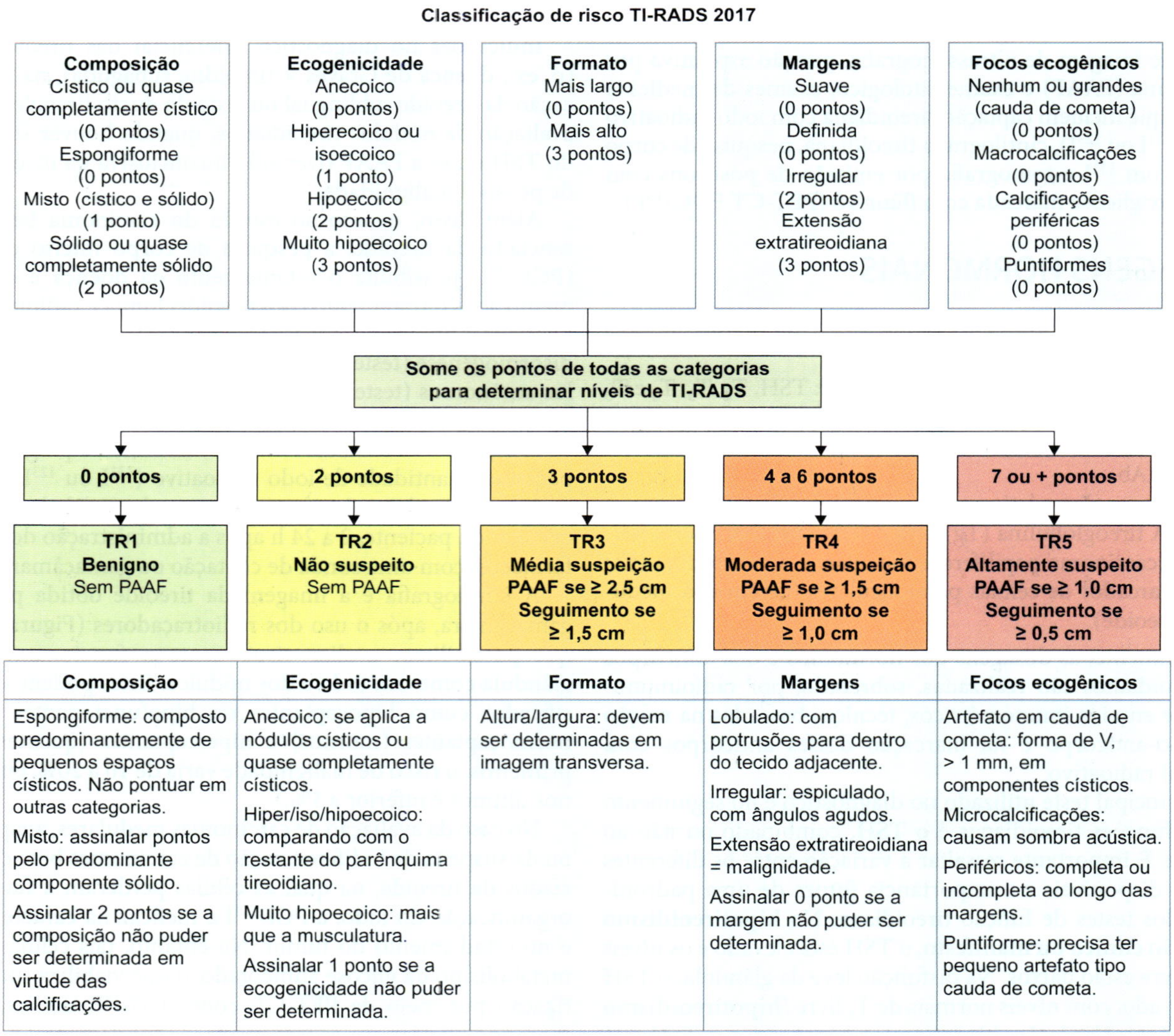

Figura 104.2 Classificação ultrassonográfica de nódulos tireoidianos ACR TI-RADS. (Adaptada de Tessler et al., 2017.)

Estratificação de risco ultrassonográfico de nódulos tireoidianos

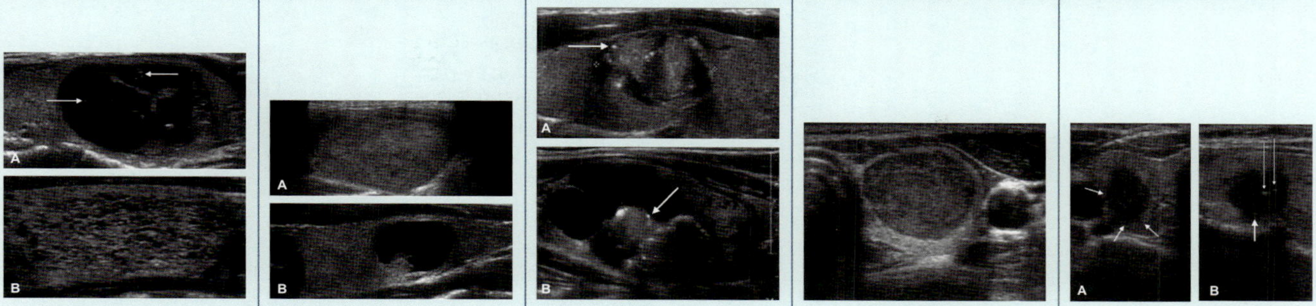

TI-RADS 1	TI-RADS 2	TI-RADS 3	TI-RADS 4	TI-RADS 5
A – Nódulo predominatemente cístico e isoecoico com artefato em cauda de cometa. **B** – Nódulo espongiforme com isoecogenicidade e alteração difusa microcística.	**A** – Nódulo sólido isoecogênico, com formato oval, margens suaves e sem microcalcificação. **B** – Nódulo isoecoico parcialmente cístico com uma formação excêntrica sólida.	**A** – Nódulo sólido isoecogênico com múltiplas calcificações. **B** – Nódulo isoecogênico e parcialmente cístico com uma formação excêntrica sólida e múltiplas calcificações dentro dela.	Nódulo sólido hipoecogênico com margens suaves, formato ovoide e sem microcalcificações.	**A** – Nódulo sólido hipoecogênico, mais alto do que largo. Margens microlobuladas e espiculadas. **B** – Margens microlobuladas e espiculadas com microcalcificações.

Figura 104.3 Sistema de classificação do risco de câncer em imagens de nódulos da tireoide. Categorização baseada em solidez e ecogenicidade. (Adaptada de Na et al., 2016.)

custo-benefício; contudo, o realizador necessita da colaboração do paciente. O procedimento pode ser realizado no próprio consultório, com ou sem anestesia local, e guiado pela ultrassonografia. Consiste na coleta de material celular do interior do nódulo tireoidiano por agulha fina e leve aspiração ou capilaridade, utilizando-se seringas de 10 mλ acopladas a agulhas finas de 23 a 27 *gauge*. O material coletado é preparado em lâminas, fixado e enviado para estudo citológico. A técnica possibilita também o esvaziamento do cisto e o tratamento de ablação por etanol (álcool a 99%).

A PAAF é indicada na avaliação de nódulos tireoidianos de acordo com as características ecográficas e as dimensões do nódulo. Atualmente, dispõem-se de inúmeras classificações ultrassonográficas de risco; a mais utilizada no momento é o ACR TI-RADS (publicado por Tessler et al. em 2017), dada sua maior especificidade e considerando-se o fato de reduzir o número de biopsias desnecessárias (ver Figura 104.1). As características ultrassonográficas que sugerem maior suspeição são: nódulo sólido, (marcadamente) hipoecoico, contornos irregulares, formato mais alto que largo (diâmetro anteroposterior maior que transverso), presença de microcalcificações, vascularização ao Doppler (quanto maior o fluxo central, maior o risco).

Os nódulos que, à PET-TC, são ávidos por FDG-^{18}F também são candidatos à PAAF por terem alto risco de malignidade.

EXAME CITOLÓGICO

A PAAF de tireoide é um dos exames mais relevantes na investigação de nódulos tireoidianos. No passado, os nódulos eram quase sempre abordados cirurgicamente; porém, com o uso regular da PAAF, o número de cirurgias diminuiu drasticamente (ver Figura 104.3).

A realização da PAAF guiada por ultrassonografia é recomendada por aumentar a acurácia do método em virtude da diminuição de falso-negativos e também do número de espécimes inadequados. É um método simples que não requer anestesia local, feito em nível ambulatorial ou de consultório, que possibilita o diagnóstico de várias afecções tireoidianas.

Recentemente, o National Cancer Institute (NCI) recomendou a utilização de categorias padronizadas, as quais são preditoras de malignidade (Figura 104.4).

Classe	Significado	Risco de malignidade (%)	Descrição citológica	Imagem
I	Amostra insatisfatória ou não diagnóstica	1-4	Conteúdo de cisto; espécimes acelulares ou hipocelulares; ou esfregaços hemorrágicos	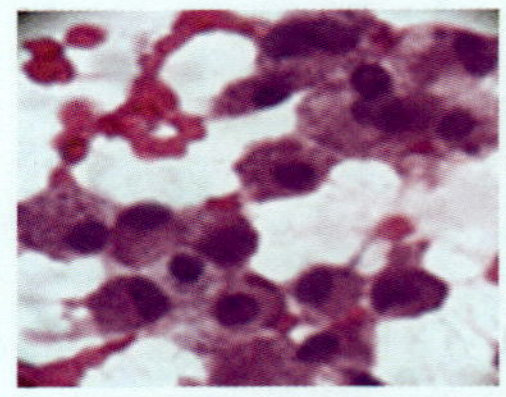
II	Nódulo benigno	0-3	Bócio nodular, bócio adenomatoso, nódulo coloide, tireoidites	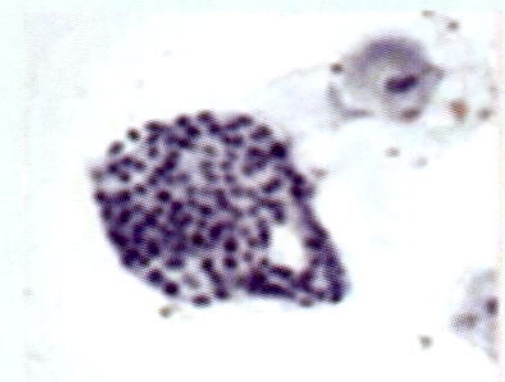
III	Atipia de significado indeterminado ou lesão folicular de significado indeterminado	5-15	Lesão folicular de significado indeterminado	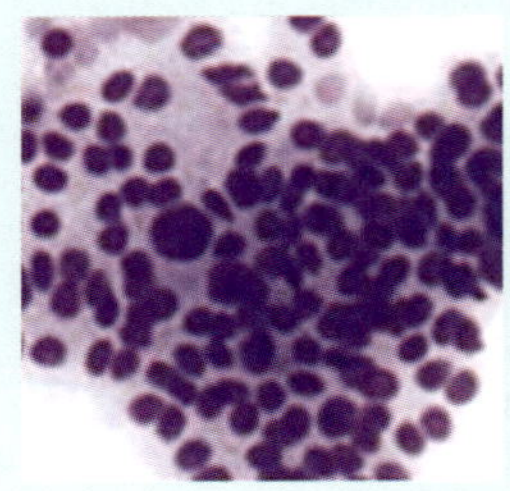
IV	Neoplasia folicular ou nódulo suspeito de neoplasia folicular	15-30	Suspeito para neoplasia de células de Hurthle, adenoma ou carcinoma folicular	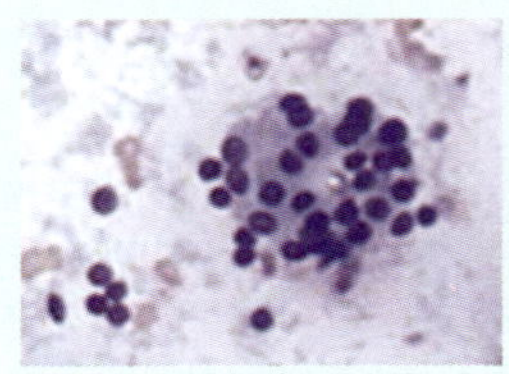
V	Lesão suspeita de malignidade	60-75	Suspeito de carcinoma papilar, medular, metastático ou linfoma	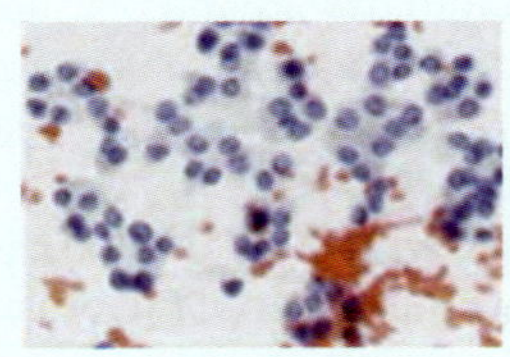
VI	Nódulo maligno	97-99	Carcinoma papilar, medular, anaplásico, metastático ou linfoma	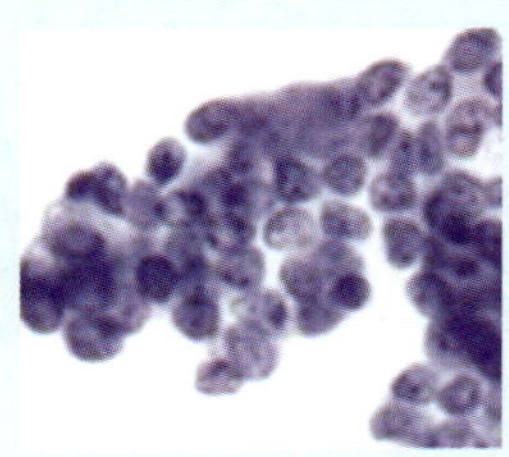

Figura 104.4 Classificação de Bethesda para exames citológicos de tireoide. (Adaptada de Keutgen et al., 2013.)

BIBLIOGRAFIA

Haugen BR, Alexander EK, Bible KC et al. 2015 American Thyroid Association Management Guidelines for Adult Patients with Thyroid Nodules and Diferentiated Thyroid Cancer: The American Thyroid Association Guidelines Task Force on Thyroid Nodules and Differentiated Thyroid Cancer. Thyroid. 2016;26:1-133.

Jonklaas J, Bianco AC, Bauer AJ et al. Guidelines for the treatment of hypothyroidism: prepared by the American Thyroid Association Task Force on Thyroid Hormone Replacement. Thyroid. 2014;24(12):1670-751.

Mesa Júnior CO, Scheffel R, Teixeira PFS. Guia prático em doenças da tireoide. São Paulo: Clannad, 2022.

Na DG, Baek JH, Sung JY et al. Thyroid Imaging Reporting and Data System Risk Stratification of Thyroid Nodules: Categorization Based on Solidity and Echogenicity. Thyroid. 2016;26(4):562-73.

Ross DS, Burch HB, Cooper DS et al. 2016 American Thyroid Association Guidelines for Diagnosis and Management of Hyperthyroidism and Other Causes of Thyrotoxicosis. Thyroid. 2016;26(10):1343-421.

Tessler FN, Middleton WD, Grant EG et al. ACR Thyroid Imaging, Reporting and Data System (TI-RADS): White Paper of the ACR TI-RADS Committee. J Am Coll Radiol. 2017;14(5):587-95.

CAPÍTULO 105

Doenças da Tireoide

Alexandre Roberti, Haroldo S. de Souza

INTRODUÇÃO

As principais afecções da tireoide são as disfunções tireoidianas (hipotireoidismo e hipertireoidismo), as tireoidites, os bócios (uni ou multinodulares) e o câncer de tireoide.

HIPOTIREOIDISMO

Hipotireoidismo é uma síndrome clínica e bioquímica causada pela diminuição da secreção dos hormônios tireoidianos, em consequência de afecção da tireoide (primário), da hipófise e/ou do hipotálamo (central).

No adulto, a causa mais importante de hipotireoidismo é a tireoidite de Hashimoto, por meio de mecanismo autoimune, com presença dos anticorpos antitireoidianos. No hipotireoidismo primário ocorre elevação de hormônio tireoestimulante (TSH) associado a nível baixo de T_4 livre. O tratamento é feito com reposição de levotiroxina (L-T_4), e a maior preocupação é evitar o supertratamento, que pode levar à disfunção cardiovascular e a osteoporose. Na pessoa idosa, a reposição de hormônio tireoidiano deve ser iniciada com baixas doses, titulada lentamente; um alvo mais alto do TSH sérico pode ser apropriado.

O hipotireoidismo congênito é causado, principalmente, por disgenesias tireoidianas. O diagnóstico precoce tem grande importância, por ser uma das causas mais frequentes de retardo mental evitável, motivo pelo qual deve ser diagnosticado e tratado precocemente, no máximo nos 20 a 30 dias de vida – daí a importância do teste de triagem do recém-nascido, conhecido como "teste do pezinho".

O Quadro 105.1 traz as principais causas do hipotireoidismo, classificados em primário, central e periférico.

Quadro 105.1 Etiologia do hipotireoidismo.

Hipotireoidismo primário	▪ Tireoidites, doenças infiltrativas, deficiência de iodo etc. ▪ Fármacos (amiodarona, tionamidas etc.) ▪ Iatrogênica: tireoidectomia, radioterapia ▪ Disgenesias tireoidianas, distúrbios genéticos
Hipotireoidismo central	▪ Tumores hipofisários/hipotalâmicos e seu tratamento (cirurgia, radioterapia), hipofisites ▪ Necrose hipofisária pós-parto, apoplexia hipofisária, traumatismos cranioencefálicos ▪ Distúrbios genéticos ▪ Fármacos (dopamina, análogos de somatostatina, glicorticosteroides etc.)
Hipotireoidismo periférico (extratireoidiano)	▪ Hipotireoidismo consumptivo ▪ Hipotireoidismo tecido-específico decorrente de sensibilidade diminuída aos hormônios tireoidianos

HIPERTIREOIDISMO

O hipertireoidismo é uma síndrome clínica que surge quando os tecidos ficam expostos a quantidades excessivas de hormônios tireoidianos. A maioria dos pacientes apresenta doença de Graves, caracterizada por bócio difuso, tireotoxicose, orbitopatia e mixedema pré-tibial, de etiologia autoimune, com produção de imunoglobulinas estimuladoras da tireoide.

O bócio nodular (único ou múltiplo) constitui outra causa de hipertireoidismo, com ausência de orbitopatia e dermopatia.

A tireotoxicose, que surge em consequência da tireoidite subaguda e crônica (Hashimoto), tem caráter transitório e decorre do processo inflamatório, com lesão dos folículos tireoidianos e consequente liberação de hormônios ali estocados.

Outras causas de hipertireoidismo são o iodo, contrastes iodados e uso de amiodarona, quando administrados a pacientes com bócio prévio com áreas hiperplásicas autônomas. Além disso, os achados laboratoriais consistem em altos níveis de T_4 e/ou T_3 e baixos níveis de TSH (suprimido)

O tratamento pode ser clínico (betabloqueadores e tionamidas), radioterápico (iodo radioativo) ou cirúrgico, de acordo com a etiologia e o quadro clínico do paciente. O uso de tionamidas, tapazol e propiltiouracil pode acarretar efeitos adversos importantes, manifestados, principalmente, por agranulocitose e hepatite fulminante.

Essas e outras causas do hipertireoidismo estão descritas no Quadro 105.2.

TIREOIDITES

Tireoidite é a inflamação da tireoide, caracterizada por quatro variantes: tireoidite aguda, crônica (Hashimoto), granulomatosa subaguda e tireoidite de Riedel.

A tireoidite aguda é uma doença rara, de origem bacteriana ou fúngica, e provoca dor, calor e rubor local.

A tireoidite crônica ou de Hashimoto é um distúrbio inflamatório crônico de etiologia autoimune, cuja principal consequência funcional é o hipotireoidismo, por vezes precedido de uma fase transitória de tireotoxicose, em geral com bócio difuso, de consistência aumentada e indolor.

A tireoidite granulomatosa subaguda (tireoidite viral ou de De Quervain) é causada direta ou indiretamente por infecção

Quadro 105.2 Etiologia do hipertireoidismo.

Estímulo excessivo do receptor de TSH	▪ Doença de Graves ▪ Tireotoxicose relacionada ao hCG (tireotoxicose transitória gestacional) ▪ Adenoma hipofisário produtor de TSH
Secreção autônoma de hormônio tireoidiano	▪ Bócio multinodular tóxico ▪ Adenoma tóxico solitário
Tireoidite destrutiva	▪ Tireoidite subaguda de De Quervain ▪ Tireoidite silenciosa, tireoidite pós-parto ▪ Tireoidite aguda supurativa ▪ Tireoidite induzida por fármacos (amiodarona, tireotoxicose induzida pelo iodo etc.)
Fonte extratireoidiana de hormônio tireoidiano	▪ Tireotoxicose factícia ▪ *Struma ovarii* ▪ Metástase de câncer diferenciado

hCG: gonadotrofina coriônica humana; TSH: hormônio tireoestimulante.

viral, frequentemente após infecção aguda do trato respiratório superior, mas o mecanismo fisiopatológico não é bem conhecido. As manifestações clínicas são, sobretudo, dor local intensa associada ou não a sintomas e sinais de tireotoxicose, com baixa captação de ^{131}Iodo na cintilografia, e velocidade de hemossedimentação elevada.

A tireoidite de Riedel, rara e com fisiopatologia desconhecida, é caracterizada por fibrose (tireoidite fibrosa) em áreas localizadas ou se estendendo por toda a tireoide, chegando a invadir tecidos vizinhos. Assintomática no início, pode ser confundida com câncer ao longo da evolução.

BÓCIO

O aumento de volume da tireoide é chamado de bócio. Muitas vezes, está associado a hipotireoidismo ou hipertireoidismo, mas essa associação não é obrigatória.

Os bócios podem ser difusos ou nodulares; estes, por sua vez, podem ter apenas um nódulo (uninodulares) ou mais de um nódulo (multinodulares).

O bócio difuso atóxico caracteriza-se pelo aumento global da tireoide, sem tireotoxicose. As principais causas são deficiências de iodo (bócio endêmico), ingestão exagerada de substâncias bociogênicas (presente em alimentos como couve, nabo, repolho, soja), medicamentos (lítio), gravidez, puberdade ou traço hereditário.

O bócio difuso tóxico caracteriza-se por aumento global da tireoide acompanhado de hipertireoidismo, como ocorre na doença de Graves. Ao exame físico, a tireoide apresenta consistência firme, elástica, com superfície lisa. Frêmito e sopro sistólico sobre a glândula podem ser observados, os quais decorrem de hipervascularização e hipercinesia cardiovascular.

O bócio uninodular atóxico caracteriza-se por um nódulo único, sem disfunção tireoidiana, com consistência variável, podendo ser cístico, firme, duro ou pétreo, móvel à deglutição ou aderido aos planos superficiais e profundos.

O bócio uninodular tóxico ou doença de Plummer é um nódulo único acompanhado de sintomas e sinais de hipertireoidismo. Em geral, o restante da glândula é impalpável. A cintilografia da tireoide, exame reservado especialmente na investigação de patologia nodular associada à tireotoxicose, revela a presença de um nódulo hipercaptante (quente) sem captação do restante da tireoide, em virtude da supressão do TSH hipofisário pelos níveis aumentados de hormônios tireoidianos produzidos pelo nódulo autônomo.

No bócio multinodular (BMN), atóxico ou tóxico, encontram-se na tireoide dois ou mais nódulos. Em geral, são bócios de longa evolução, com consistência variável – firme, elástica ou endurecida. Os limites dos nódulos podem ser imprecisos e, não raramente, mergulham atrás da fúrcula esternal em direção ao mediastino (bócio mergulhante).

A incidência de câncer parece não diferir em glândulas com nódulos solitários ou múltiplos.

Sinais e sintomas de hipertireoidismo caracterizam o BMN tóxico.

A ultrassonografia e a tomografia computadorizada em bócios mergulhantes fornecem detalhes anatômicos que completam os dados obtidos pela palpação da glândula.

A terapia supressiva com levotiroxina em nódulos benignos à punção aspirativa com agulha fina (PAAF), com o intuito de inibir o crescimento pela supressão de TSH, mostrou-se pouco eficaz e associada a riscos cardiovasculares e osteoporose.

Nódulos tireoidianos (NT), únicos ou múltiplos, são achado clínico comum, mais prevalentes em pessoas idosas, mulheres, indivíduos com deficiência de iodo e naqueles com histórico de exposição à radiação.

A grande importância no manejo dos nódulos tireoidianos é descartar a possibilidade de câncer de tireoide, que, em adultos, ocorre em 5 a 10% dos casos. As causas mais frequentes de NT são cistos coloides e tireoidites (80% dos casos), além de neoplasias foliculares benignas (10 a 15%) e carcinoma (5 a 10%).

Em geral, os NT têm evolução insidiosa e assintomática, e são frequentemente descobertos em exames clínicos de rotina ou acidentalmente, em avaliações por imagens da região cervical anterior.

Quando se detecta um nódulo na tireoide, é fundamental descartar a possibilidade de neoplasia maligna e caracterizar o *status* funcional e anatômico da glândula. Essa investigação inclui história clínica completa, cuidadoso exame físico, testes de função tireoidiana, exames de imagem e, se necessário, PAAF.

A ultrassonografia de tireoide é o principal exame de imagem na investigação inicial e no acompanhamento de nódulo de tireoide. Atualmente, a classificação ultrassonográfica dos nódulos é feita principalmente pelo sistema ACR TI-RADS, que classifica o nódulo de acordo com a composição, a ecogenicidade, o formato, as margens e a presença ou não de focos ecogênicos (calcificações). A soma dos pontos associados ao tamanho do nódulo determina se há indicação de continuar a investigação com PAAF, em geral guiada por ultrassonografia (Figura 105.1).

No Quadro 105.3 é apresentada a relação entre as classes dos NT e o respectivo risco de malignidade, bem como a conduta a ser seguida em cada caso.

CÂNCER DE TIREOIDE

O carcinoma diferenciado da tireoide (CDT), papilífero e/ou folicular, é a neoplasia endócrina mais comum, com incidência crescente, relacionada principalmente com o aumento da detecção pelo uso amplo e indiscriminado da ultrassonografia da tireoide e de outros exames de imagem.

Em geral, o carcinoma tireoidiano tem evolução lenta, com exceção dos tumores indiferenciados, com prognóstico favorável e elevada sobrevida livre de doença.

Na anamnese, devem chamar a atenção referência a irradiação prévia na região cervical, presença de nódulo que cresce rapidamente, rouquidão e, ao exame físico, a presença de nódulo duro, aderido ou não aos planos profundos e superficiais, podendo haver comprometimento da cadeia linfonodal cervical.

Na maioria dos casos, são nódulos com características ecográficas sugestivas de malignidade, como a presença de margens irregulares, microcalcificações, aspecto hipoecoico e vascularização aumentada.

O tratamento cirúrgico clássico é a tireoidectomia total e, em casos selecionados, a lobectomia, seguida ou não de terapia com iodo radioativo, de acordo com a estratificação de risco.

Atualmente, o seguimento do CDT é muito individualizado, fundamentado na dosagem de tireoglobulina e do anticorpo antitireoglobulina associado ao exame ultrassonográfico da região cervical, com estratificação dinâmica de risco, feita periodicamente, com base na resposta ao tratamento.

Os tumores tireoidianos malignos são categorizados como mostra o Quadro 105.4.

Síndromes	Doenças da tireoide		
Eutireoidismo Fisiologia normal do organismo	**Bócio uninodular não tóxico** Bócio coloide, bócio adenomatoso e carcinomas da tireoide	Eutireoidismo	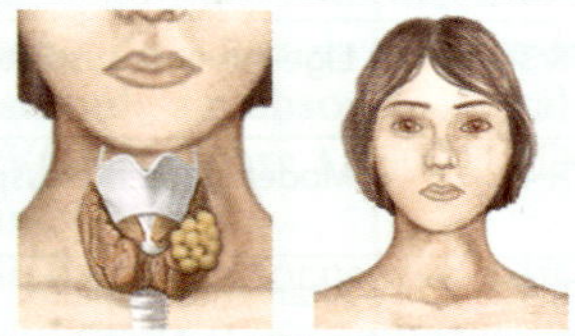
	Câncer da tireoide Papilífero, folicular, medular, anaplásico, linfomas e metastático	Eutireoidismo indolor	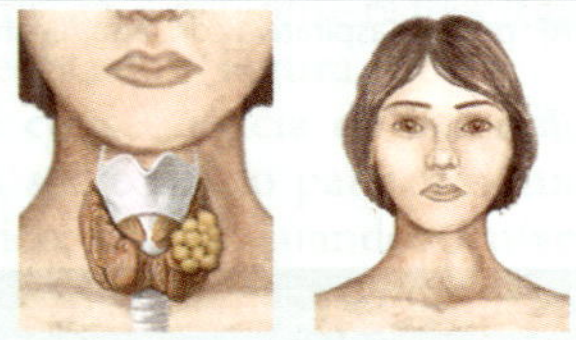
Hipertireoidismo Sensibilidade ao calor, aumento da sudorese, perda ponderal, aumento do apetite, nervosismo, irritabilidade, ansiedade, insônia, tremores, labilidade emocional, taquicardia, dispneia aos esforços, arritmia cardíaca, diarreia, alterações menstruais, fraqueza muscular, hiper-reflexia, cabelos finos, pele fina, quente e úmida	**Bócio difuso tóxico** Doença de Basedow-Graves (anticorpo antirreceptor de TSH)	Hipertireoidismo + exoftalmopatia	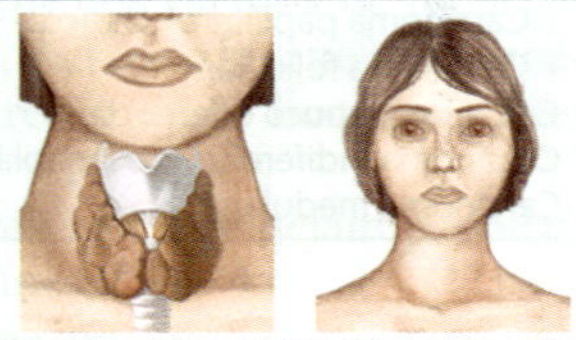
	Bócio multinodular tóxico Bócio adenomatoso e carcinomas da tireoide	Hipertireoidismo	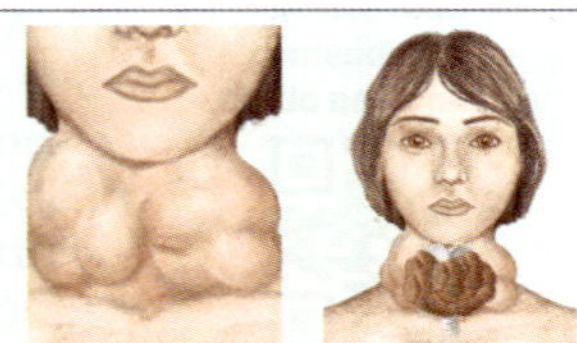
	Bócio uninodular tóxico Doença de Plummer	Hipertireoidismo	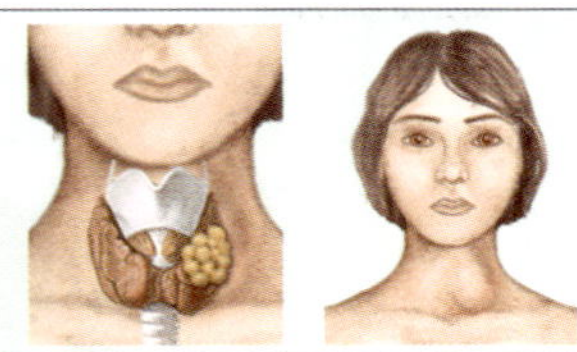
Hipotireoidismo Cansaço, sensibilidade ao frio, aumento de peso, desânimo, dificuldade de raciocínio, apatia, lentidão de movimentos, lentidão de fala, letargia, coma, hipercolesterolemia, bradicardia, constipação intestinal, alterações menstruais, diminuição da libido, parestesias, dor muscular, dor articular, osteoporose, diminuição da sudorese, pele seca, descamação, unhas fracas, cabelos ressecados e quebradiços, edema de membros inferiores e edema periorbital, macroglossia, enoftalmia, rarefação das sobrancehas e palidez cutânea	**Tireoidites** Aguda (bacteriana ou fúngica), Hashimoto (autoimune), granulomatosa subaguda (viral) e de Riedel (desconhecida)	Dor (na aguda e granulomatosa subaguda) e indolor (Hashimoto e Riedel). Podem cursar com hipertireoidismo, eutireoidismo e hipotireoidismo	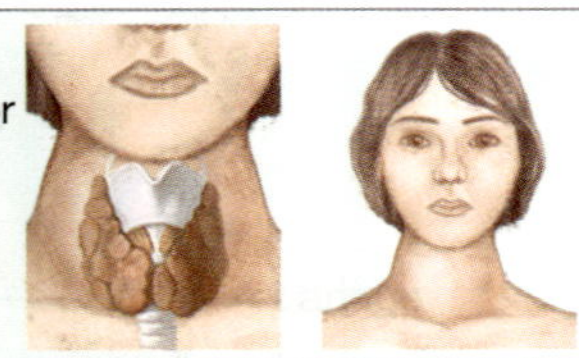
	Bócio multinodular não tóxico Bócio coloide, bócio adenomatoso e carcinomas da tireoide	Eutireoidismo ou hipotireoidismo	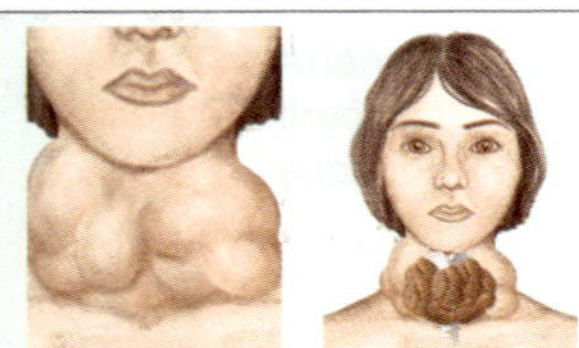
	Bócio difuso não tóxico Deficiência de iodo, gravidez, puberdade, alimentação e multifatorial	Eutireoidismo ou hipotireoidismo	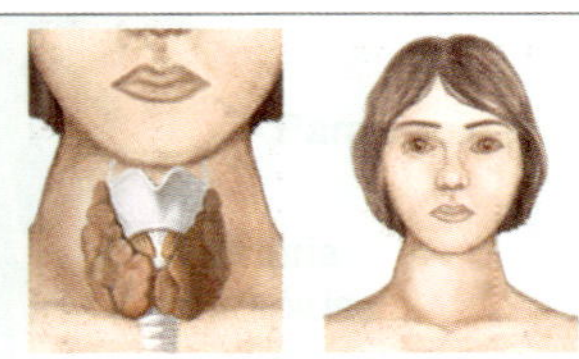

Figura 105.1 Síndromes e doenças tireoidianas e as manifestações clínicas.

CAPÍTULO 108

Exames Complementares

Alexandre Roberti, Antônio César Pereira, Raquel Andrade de Siqueira

INTRODUÇÃO

Os exames mais importantes no diagnóstico das afecções das paratireoides são a dosagem de cálcio e fósforo, do hormônio paratireoidiano (PTH), da vitamina D e os exames de imagens.

AVALIAÇÃO LABORATORIAL DAS PARATIREOIDES

Hormônio paratireoidiano e perfil do cálcio

A avaliação laboratorial recomendada nos casos de suspeita de doenças nas paratireoides são: cálcio sérico total corrigido pela albumina ou cálcio ionizável, PTH, fósforo, magnésio, creatinina, 25-hidroxi vitamina D e calciúria de 24 horas.

No **hiperparatireoidismo primário**, encontra-se PTH elevado (± 90% dos casos), cálcio sérico elevado (± 90% dos casos) ou normal, hipercalciúria (35 a 40%), fósforo sérico baixo (25 a 50%) ou normal, fosfatase alcalina, osteocalcina e AMPc urinário elevados, eventualmente acidose metabólica hiperclorêmica e hipomagnesemia, anemia (± 50%) e velocidade de hemossedimentação (VHS) aumentada. Na urina de 24 horas, o cálcio está aumentado (> 4 mg/kg/dia), assim como o *clearance* de fósforo.

Quando o PTH estiver elevado, mas o cálcio sérico total corrigido se mantiver normal (**hiperparatireoidismo normocalcêmico**), recomenda-se antes descartar causas secundárias de hiperparatireoidismo, como medicamentos (diuréticos, lítio, anticonvulsivantes, bisfosfonatos, denosumabe, iSGLT2, inibidores da bomba de prótons), dieta pobre em cálcio, hipovitaminose D, doença que leve à má absorção intestinal, insuficiência renal, entre outras.

No **hipoparatireoidismo**, encontram-se hipocalcemia, PTH inapropriadamente baixa ou normal (< 20 ng/mℓ), fósforo elevado, magnésio normal, vitamina D e creatinina normais.

O diagnóstico diferencial de hipoparatireoidismo deve considerar outras causas de hipocalcemia, como hipoalbuminemia, hipomagnesemia, deficiência de cálcio e vitamina D, hiperfosfatemia aguda, doença renal crônica (ClCr < 30), pancreatite aguda e alguns medicamentos (antirreabsortivos, quelantes de cálcio, fenitoína, corticosteroides, diuréticos e laxativos) que podem ocasionar níveis séricos baixos de cálcio.

Dosagem da vitamina D

O PTH é responsável pela ativação da 25(OH) vitamina D em 1,25$(OH)_2$, vitamina D ou calcitriol (sua forma ativa) nos rins. A principal ação da 1,25 $(OH)_2$ vitamina D é contribuir para manter níveis séricos e extracelulares de cálcio constantes. Além disso, estimula o transporte ativo do cálcio do lúmen do duodeno para o sangue (absorção intestinal de cálcio), possibilita a mineralização óssea normal (aumenta a reabsorção e formação ósseas), estimula a reabsorção renal de cálcio, viabiliza a maturação do colágeno e da matriz celular e reduz a síntese de PTH pelas paratireoides.

A 1,25 $(OH)_2$ vitamina D (forma ativa) aumenta a reabsorção e formação ósseas, a absorção intestinal de cálcio e a reabsorção renal de cálcio, reduzindo a síntese de PTH pelas paratireoides.

A insuficiência de vitamina D pode ser uma causa de hiperparatireoidismo secundário reversível com a reposição de 25 (OH) vitamina D.

Classificação de Lips: deficiência leve, 25(OH)D entre 25 nmol/ℓ e 50 nmol/ℓ (10 a 20 ng/mℓ); deficiência moderada, entre 12,5 nmol/ℓ e 25 nmol/ℓ (5 a 10 ng/mℓ); e deficiência grave, menor que 12,5 nmol/ℓ (menor que 5 ng/mℓ).

EXAMES DE IMAGEM

Compreendem a radiografia simples dos ossos, a ultrassonografia, a tomografia computadorizada, a ressonância magnética e a cintilografia.

Radiografia simples dos ossos

As manifestações radiográficas das afecções das paratireoides compreendem três tipos: descalcificação generalizada, cistos ósseos e "tumores marrons".

Reconhece-se a descalcificação pela diminuição da densidade dos ossos, ausência de lâmina dura entre os dentes e reabsorção óssea subperiostal.

No crânio, o aspecto "mosqueado" é característico.

Nas falanges e no metacarpo, na articulação acromioclavicular e sínfise púbica, a reabsorção subperiostal é mais evidente.

Os cistos ósseos e os "tumores marrons" são encontrados nos ossos longos. Essas alterações, aliadas à reabsorção subperiostal, constituem a osteíte fibrosa cística.

No estudo radiológico podem-se encontrar, ainda, fraturas patológicas e condrocalcinose dos rins, cálculos ou nefrocalcinose.

Ultrassonografia, tomografia computadorizada e ressonância magnética

Os exames de imagem têm sido utilizados para localizar adenomas das paratireoides. Os adenomas ectópicos da paratireoide podem ser evidenciados no pescoço pela ultrassonografia e no tórax por tomografia computadorizada.

A ultrassonografia é o exame de imagem mais simples e de menor custo, muito útil na localização de alterações paratireoidianas; contudo, trata-se de um exame que depende de um operador. Se a imagem indicar suspeita de paratireoide na ultrassonografia, poderá ser realizada punção aspirativa por agulha fina com dosagem de PTH no lavado da punção para confirmação diagnóstica.

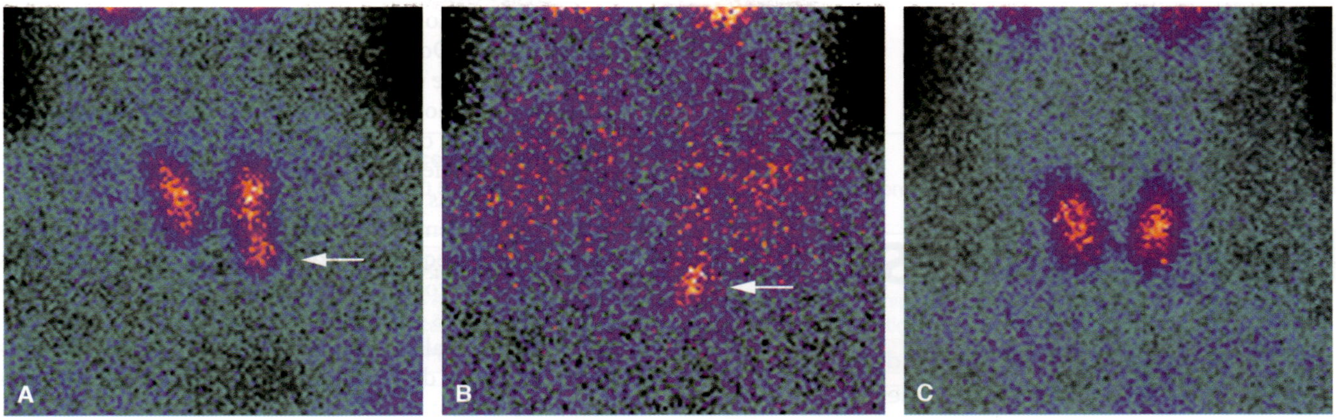

Figura 108.1 Cintilografia das paratireoides em paciente com hiperparatireoidismo primário, demonstrando adenoma imediatamente abaixo do polo inferior do lobo tireoidiano esquerdo (*setas*). A. Sestamibi-^{99m}Tc: imagem cervical precoce (15 min). B. Sestamibi-^{99m}Tc: imagem cervical tardia (3 h). C. Cintilografia da tireoide com pertecnetato-^{99m}Tc (para reparo anatômico e técnica de subtração). (Cortesia do Centro de Diagnóstico por Imagem [CDI].)

Cintilografia

Em geral, não só os adenomas de paratireoides > 500 mg são detectados pela cintilografia das paratireoides (Figura 108.1), mas também as hiperplasias, estas com sensibilidade menor que a encontrada nos adenomas.

Várias técnicas têm sido propostas, mas a de melhores resultados é a de dupla fase com o sestamibi-^{99m}Tc, que consiste na injeção intravenosa do radiotraçador, seguido da aquisição de imagens anteriores da região cervical e do tórax – precoces (10 a 15 minutos) e tardias (2 a 4 horas).

Além disso, é realizada uma cintilografia da tireoide com pertecnetato-^{99m}Tc – um radiotraçador que não se concentra nas paratireoides e é útil como reparo anatômico e para a subtração de imagens, pois permite acréscimo na sensibilidade da detecção.

As aquisições de imagens tomográficas do tórax, também chamadas de SPECT, tendem a aumentar a sensibilidade na detecção de glândulas ectópicas.

A principal vantagem da cintilografia é que, associada à cirurgia radioguiada, a qual utiliza o *gamma probe*, possibilita cirurgia minimamente invasiva.

A cintilografia das paratireoides pode também ser indicada para a localização de tecido paratireoidiano hiperfuncionante em pacientes com doença recorrente ou persistente.

Recomendações para a melhor compreensão da paratireoides.

- **Recomendação 1**: atualmente, pode-se dispor de aparelhos de ultrassonografia portáteis. Seu uso, chamado ultrassonografia à beira do leito, tem se mostrado muito útil na detecção das paratireoides doentes no caso do hiperparatireoidismo
- **Recomendação 2**: estudar atentamente as e-Figuras 106.1 a 106.4 do Capítulo 106, *Fundamentos de Anatomia e Fisiologia*.

BIBLIOGRAFIA

Bilezikian JP, Brandi ML, Eastell R, Silverberg SJ, Udelsman R, Marcocci C *et al*. Guidelines for the management of asymptomatic primary hyperparathyroidism: summary statement from the Fourth International Workshop. J Clin Endocrinol Metab. 2014;99(10):3561-9.

Bollerslev J, Rejnmarket L, Zahn A, Heck A, Appelman-Dijkstra NM, Cardoso L *et al*. European Expert Consensus on Practical Management of Specific Aspects of Parathyroid Disorders in Adults and in Pregnancy: Recommendations of the ESE Educational Program of Parathyroid Disorders. Eur J Endocrinol. 2022;186(2):R33-R63.

Maeda SS, Moreira CA, Cochenski VZ, Bandeira F, Farias MLF, Borges JLC *et al*. Diagnosis and treatment of hypoparathyroidism: a position statement from the Brazilian Society of Endocrinology and Metabolism. Arch Endocrinol Metab. 2018;62:106-24.

Wilhelm SM, Wang TS, Ruan DT, Lee JA, Asa SL, Duh QY *et al*. The American Association of Endocrine Surgeons Guidelines for Definitive Management of Primary Hyperparathyroidism. JAMA Surg. 2016;151(10):959-68.

Zhu CY, Sturgeon C, Yeh MW. Diagnosis and management of primary hyperparathyroidism. JAMA. 2020;323(12):1186-7.

HIPOPARATIREOIDISMO

Condição clínica decorrente da secreção e/ou ação deficiente do PTH (resistência), com consequente redução na concentração de cálcio sérico, o qual é responsável pelas manifestações clínicas da doença.

O primeiro passo na avaliação de um paciente com hipocalcemia é a dosagem da albumina sérica. Cada redução de 1 g/dℓ na albumina reduz o cálcio total em 0,8 mg/dℓ sem afetar a concentração de cálcio ionizado; desse modo, não produz sintomas nem sinais de hipocalcemia. Portanto, na presença de hipoalbuminemia, deve-se corrigir o cálcio sérico ou solicitar o cálcio ionizado.

Quando a função renal é normal, os marcadores bioquímicos do hipoparatireoidismo são hipocalcemia e hiperfosfatemia.

Independentemente da causa, a sintomatologia está relacionada com o tempo de evolução e os níveis séricos de cálcio, e deve-se ao aumento da excitabilidade neuromuscular, esquelética e miocárdica, clinicamente caracterizada por câibras, parestesias e, nos casos mais graves, tetania, espasmo carpopodal, laringospasmo, convulsões e arritmias cardíacas, que podem eventualmente resultar em morte.

É mais frequente em decorrência de cirurgias na região cervical, pela remoção acidental das paratireoides ou pelo comprometimento de sua vascularização, com consequente deficiência de PTH, transitória ou definitiva, ou mais raramente, após tratamento radioativo, em particular terapia ablativa da tireoide com I-131 (leia o caso clínico *Doenças das Paratireoides*).

Outras causas são os distúrbios infiltrativos, como hemocromatose e doença de Wilson, doenças autoimunes, fazendo parte, inclusive, da síndrome poliglandular autoimune tipo 1, associadas a candidíase mucocutânea e/ou doença de Addison.

Doenças granulomatosas e neoplasias envolvendo a paratireoide são outros possíveis agentes etiológicos. Quando não se encontra nenhuma causa aparente, é rotulado como idiopático. Agenesia, ou hipoplasia congênita das paratireoides, tende a se manifestar como fenômeno isolado ou parte da síndrome de DiGeorge ou síndrome de Barakat.

A hipomagnesemia pode prejudicar tanto a secreção quanto a ação do PTH. Já a deficiência ou resistência à vitamina D é causa de hipocalcemia sem hipoparatireoidismo.

Calcificação dos núcleos da base e do cerebelo é mais comum nos tipos idiopático ou autoimunes.

O tratamento clínico convencional do hipoparatireoidismo crônico é reposição de análogos ativos da vitamina D (calcitriol) e suplementos orais de cálcio, visando manter o cálcio sérico total no limite inferior da normalidade.

Pseudo-hipoparatireoidismo

Pseudo-hipoparatireoidismo é uma doença hereditária, caracterizada por resistência dos órgãos-alvo à ação do PTH.

Essa condição é causada por defeitos genéticos na sinalização do PTH pós-receptor e detectada em exames laboratoriais para averiguar hipocalcemia e hiperfosfatemia na presença de níveis de PTH elevados em pacientes com função renal normal.

Os principais defeitos genéticos que causam pseudo-hipoparatireoidismo são mutações inativadoras da subunidade alfa da proteína G estimuladora, codificada pelo gene *GNAS*, que, em condições fisiológicas, atua acoplando-se ao receptor de PTH e propagando a estimulação decorrente da ligação do hormônio ao receptor.

Apresenta subdivisões de acordo com suas principais características clínicas e distúrbios associados: tipos 1A, 1B, 1C, tipo 2 e pseudo-hipoparatireoidismo. O pseudo-hipoparatireoidismo tipo 1A apresenta características fenotípicas singulares, denominadas osteodistrofia hereditária de Albright, expressadas clinicamente por face arredondada, pescoço curto, baixa estatura, calcificações ou ossificações subcutâneas e braquidactilia (dedos curtos das mãos, sobretudo o quarto e o quinto).

Recomendações para a melhor compreensão das doenças das paratireoides.

▪ Recomendação: após o estudo deste capítulo, observe o caso clínico *Doenças das Paratireoides*, os quais são apresentações bastante comuns das doenças aqui estudadas.

BIBLIOGRAFIA

Bilezikian JP, Brandi ML, Eastell R, Silverberg SJ, Udelsman R, Macocci C *et al*. Guidelines for the management of asymptomatic primary hyperparathyroidism: summary statement from the Fourth International Workshop. J Clin Endocrinol Metab. 2014;99(10):3561-9.

Bollerslev J, Rejnmarket L, Zahn A, Heck A, Appelman-Dijkstra NM, Cardoso L *et al*. European expert consensus on practical management of specific aspects of parathyroid disorders in adults and in pregnancy: recommendations of the ESE educational program of parathyroid disorders. Eur J Endocrinol. 2022;186(2):R33-R63.

Maeda SS, Moreira CA, Cochenski VZ, Bandeira F, Farias MLF, Borges JLC *et al*. Diagnosis and treatment of hypoparathyroidism: a position statement from the Brazilian Society of Endocrinology and Metabolism. Arch Endocrinol Metab. 2018;62:106-24.

Mantovani G, Bastepe M, Monk D, Sanctis L, Thiele S, Usardi A *et al*. Diagnosis and management of pseudohypoparathyroidism and related disorders: first international Consensus Statement. Nat Rev Endocrinol. 2018;14(8):476-500.

Wilhelm SM, Wang TS, Ruan DT, Lee JA, Asa SL, Duh QY *et al*. The American Association of Endocrine Surgeons Guidelines for Definitive Management of Primary Hyperparathyroidism. JAMA Surg. 2016;151(10):959-68.

Zhu CY, Sturgeon C, Yeh MW. Diagnosis and Management of Primary Hyperparathyroidism. JAMA 2020;323(12):1186-7.

CAPÍTULO 110

Fundamentos de Anatomia e Fisiologia

Daniela Espíndola Antunes

INTRODUÇÃO

As glândulas adrenais ou suprarrenais são assim chamadas em virtude de sua localização. Situam-se no polo superior de cada rim, retroperitonealmente, entre a 11ª vértebra torácica e a 1ª vértebra lombar. Pesam em média 4 g, com 2 a 3 cm de largura e 4 a 6 cm de comprimento. A glândula direita tem forma piramidal ou triangular; a esquerda, semilunar ou alongada (Figura 110.1).

O suprimento sanguíneo deriva de diversas pequenas artérias, ramos terminais das artérias frênica e adrenal.

A veia adrenal direita é curta e drena diretamente para a veia cava inferior, enquanto a veia adrenal esquerda drena para a veia renal do mesmo lado.

A inervação é autonômica; as fibras parassimpáticas se originam na cadeia celíaca e no tronco vagal.

As adrenais são compostas de dois tecidos embriologicamente distintos, o córtex e a medula, que derivam respectivamente do mesoderma e do neuroectoderma.

CÓRTEX

Corresponde a 90% da glândula e constitui-se de três zonas anatomicamente distintas nos adultos: glomerulosa, fasciculada e reticulada (Figura 110.2).

A zona glomerulosa é a mais externa, localizada abaixo da cápsula, e constitui 15% do córtex. Suas células têm pouco citoplasma e pequena quantidade de lipídios. Nessa camada, são produzidos os mineralocorticosteroides, cujo principal representante é a aldosterona.

A zona fasciculada é central e compreende 75% do córtex. Células grandes, contendo grande quantidade de lipídios, formam cordões radiais e são responsáveis pela síntese de glicocorticosteroides (cortisol e corticosterona).

A zona reticulada, a mais profunda, apresenta células praticamente sem lipídios. É o local de produção dos esteroides sexuais (desidroepiandrostenediona [DHEA], DHEA-sulfato e androstenediona) e pequena quantidade de glicocorticosteroides.

A produção de hormônios esteroidais tem início pela conversão enzimática da molécula precursora de colesterol em pregnenolona, que passa por diversas etapas intermediárias, zona-específicas, até a produção do esteroide final.

Dois circuitos endócrinos regem a esteroidogênese: o sistema hipotálamo-hipófise-adrenal (HHA), responsável pela produção de glicocorticosteroides e esteroides sexuais, e o sistema renina-angiotensina-aldosterona (SRA), responsável pela produção de aldosterona.

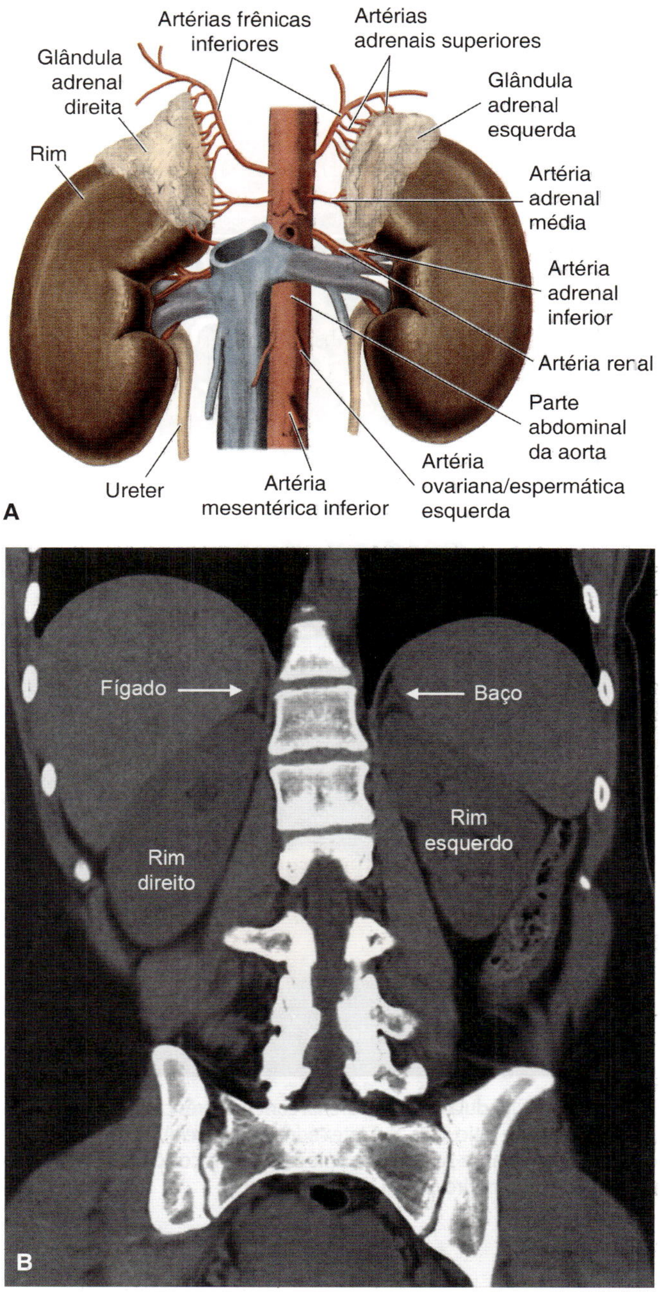

Figura 110.1 A. Representação esquemática das glândulas adrenais. **B.** Tomografia computadorizada mostrando glândulas adrenais normais. Estão localizadas acima de cada rim e têm forma triangular ou em "Y" invertido. (**A.** Adaptada de Köpf-Maier, 2006.)

CAPÍTULO 111

Exame Clínico

Daniela Espíndola Antunes

INTRODUÇÃO

As manifestações clínicas das doenças adrenais resultam de distúrbios causados pelo aumento ou diminuição da produção hormonal e dependem do tipo de esteroide em questão. Raramente, neoplasias excessivamente grandes ocasionam sintomas locais por compressão, podendo ser palpadas como massas abdominais ao exame físico.

SINAIS E SINTOMAS

Alterações causadas por excesso de glicocorticosteroides

A síndrome de Cushing (SC) consiste em sinais e sintomas associados à exposição prolongada a níveis elevados de glicocorticosteroides. Esse termo é usado para definir todas as etiologias de hipercortisolismo, incluindo o exógeno ou iatrogênico, com finalidade terapêutica – a causa mais comum de SC –, além das etiologias endógenas. O microadenoma hipofisário produtor de hormônio adrenocorticotrófico (ACTH) é a causa endógenas mais prevalente, embora a produção de ACTH também possa ter origem em uma diversidade de tumores de linhagem neuroendócrina. Além disso, tumores e outras lesões adrenais podem causar SC, mais frequentemente adenomas adrenais. O termo doença de Cushing é reservado para os casos de etiologia hipofisária.

As manifestações clínicas da SC são variáveis e diferem amplamente na gravidade. A apresentação clássica inclui: obesidade centrípeta (face e tronco); membros finos; giba dorsal; fácies pletórica e em "lua cheia"; estrias violáceas e largas no abdome e em outras regiões do corpo; hirsutismo/hipertricose e acne (Figura 111.1); formação de hematomas e equimoses com pequenos traumas; oligo ou amenorreia (sexo feminino); infertilidade; disfunção erétil (sexo masculino); hipotrofia muscular e fraqueza muscular proximal.

Ganho ponderal com distribuição centralizada de gordura no abdome, tórax, região supraclavicular, face (fácies em "lua cheia"), região dorsocervical ("giba de búfalo") pode ser útil para o diagnóstico da SC, e é o sintoma mais frequente. Contudo, é pouco discriminatório, tal como o hirsutismo, uma vez que pode estar presente em várias outras doenças, como síndrome dos ovários policísticos, obesidade, depressão e alcoolismo. Alterações do psiquismo, como labilidade emocional e psicose, podem estar presentes.

A presença de estrias violáceas > 1 cm de largura é praticamente patognomônica e discriminatória da SC. Os glicocorticosteroides inibem a divisão dos queratinócitos e fibroblastos, diminuindo a matriz extracelular da pele e a síntese de colágeno. A fraqueza muscular é secundária à miopatia esteroide, caracteristicamente é proximal e decorre de alterações catabólicas no tecido muscular. Predomina na cintura pélvica, mas também pode ser observada na cintura escapular, dificultando a realização de atividades, tais como subir escadas, levantar-se da cadeira sem apoio e pentear-se. À inspeção, observa-se hipotrofia muscular (ver Parte 17, *Sistema Locomotor*, Seção 4, *Músculos*, Capítulo 170, *Doenças dos Músculos e da Junção Neuromuscular*); é também um sinal discriminatório de SC.

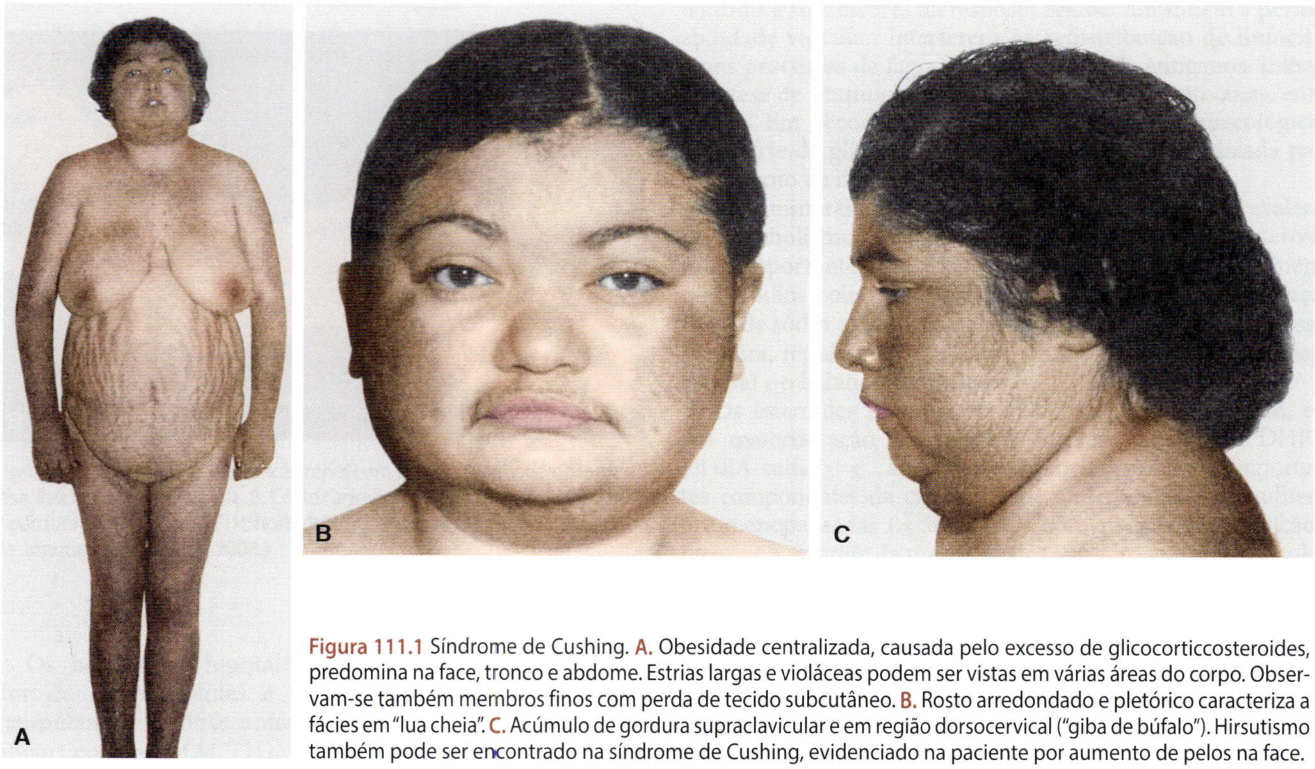

Figura 111.1 Síndrome de Cushing. A. Obesidade centralizada, causada pelo excesso de glicocorticcosteroides, predomina na face, tronco e abdome. Estrias largas e violáceas podem ser vistas em várias áreas do corpo. Observam-se também membros finos com perda de tecido subcutâneo. B. Rosto arredondado e pletórico caracteriza a fácies em "lua cheia". C. Acúmulo de gordura supraclavicular e em região dorsocervical ("giba de búfalo"). Hirsutismo também pode ser encontrado na síndrome de Cushing, evidenciado na paciente por aumento de pelos na face.

Complicações metabólicas são comuns no hipercortisolismo crônico e incluem hipertensão arterial, intolerância à glicose ou diabetes melito (presente em até 1/3 dos pacientes), dislipidemia, osteopenia ou osteoporose (em mais de 50% dos pacientes).

É importante observar que algumas condições clínicas podem apresentar sinais e sintomas sugestivos de SC decorrente de um hipercortisolismo fisiológico. Essas alterações costumam ser reversíveis após o tratamento da doença de base (obesidade centralizada, diabetes mal controlado, depressão, alcoolismo etc.) e, por isso, são conhecidas como pseudocushing. Nesses casos, há necessidade de se identificar os sinais/sintomas que melhor discriminam a verdadeira SC, como a presença de miopatia proximal, pele fina com formação espontânea de equimoses ou aos mínimos traumas, estrias violáceas > 1 cm de largura e pletora facial (mais detalhes no Capítulo 113, *Doenças das Adrenais*).

Hiperpigmentação cutaneomucosa, surgimento rápido de fraqueza muscular intensa, hipopotassemia, ausência de ganho de peso ou pequeno ganho, sem fenótipo cushingoide evidente, têm como causa provável a SC por produção ectópica de ACTH, na qual grandes quantidades de ACTH e cortisol são produzidas em curto intervalo de tempo. Cumpre ressaltar, contudo, que na maioria das vezes a síndrome do ACTH ectópico pode ser indistinguível das outras formas de hipercortisolismo.

Hirsutismo acentuado e virilização sugerem fortemente carcinoma adrenal.

Em crianças, ganho de peso e interrupção do crescimento linear são comuns. A diminuição da velocidade de crescimento deve-se à supressão do hormônio de crescimento (GH) e às interferências no eixo GH-IGF-1 (Figura 111.2).

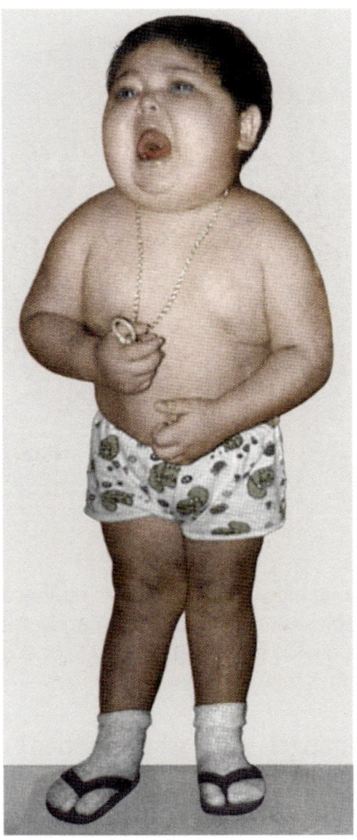

Figura 111.2 Síndrome de Cushing em criança. Além da obesidade e da fácies de "lua cheia", destaca-se o déficit estatural.

Alterações causadas por diminuição de glicocorticosteroides e mineralocorticosteroides

A diminuição da produção de glico e mineralocorticosteroides ocorre na entidade clínica conhecida como insuficiência adrenal (IA). Depende da extensão de perda da função das glândulas e se há ou não preservação da produção de mineralocorticosteroide. A produção de aldosterona está preservada quando a IA ocorre por alterações na hipófise ou no hipotálamo, uma vez que sua produção depende, pincipalmente do sistema renina-angiotensina (ver Capítulo 110, *Fundamentos de Anatomia e Fisiologia*).

Insuficiência adrenal crônica

Entre as principais manifestações clínicas da IA crônica estão astenia, fraqueza, anorexia e perda de peso. Distúrbios gastrintestinais, como náuseas e vômitos, podem levar à perda significativa de líquidos e eletrólitos, resultando em desidratação e hipotensão postural (queda da pressão arterial ao se levantar).Hiperpigmentação da pele e das mucosas é um sinal importante e exclusivo da IA primária, que ocorre por excesso de produção de ACTH e fragmentos de pró-opiomelanocortina que estimulam os melanócitos e pode preceder as outras manifestações, sendo mais evidente em regiões expostas ao sol, em áreas de atrito e cicatrizes (Figura 111.3).

Em mulheres, pode haver diminuição da libido e da pilificação pubiana e axilar, uma vez que as adrenais são uma importante fonte de andrógenos para o sexo feminino. Hipoglicemia exteriorizada por taquicardia, sudorese abundante e tremores pode ser grave, principalmente em crianças. Nos adultos, tende a se manifestar após jejum prolongado, febre, infecção, náuseas e vômito.

Insuficiência adrenal aguda

Trata-se de uma emergência endócrina potencialmente fatal. A apresentação clínica da IA aguda inclui início rápido de hipotensão arterial e taquicardia, podendo evoluir para choque refratário a expansão de volume e medicamentos vasoativos, e para falência de múltiplos órgãos. Sintomas inespecíficos, como anorexia, náuseas, vômitos, dor e distensão abdominal, fraqueza, apatia, cianose e palidez, estão presentes com frequência. A dor abdominal pode ser intensa, mimetizando quadro de abdome agudo. Febre pode estar presente em decorrência de infecção ou do próprio hipocortisolismo.

Alterações causadas por excesso de mineralocorticosteroides

Sinais e sintomas de excesso de mineralocorticosteroides decorrem de aumento da produção de aldosterona ou, mais raramente, de 11-desoxicorticosterona.

Hipertensão arterial moderada ou grave é a manifestação mais comum. A hipopotassemia, considerada historicamente como característica de tumores produtores de aldosterona, ocorre apenas em estágios mais tardios da doença. Quando acentuada, pode ser traduzida por cansaço, fraqueza, cefaleia, palpitações, cãibras, polidipsia, poliúria e noctúria (defeito na concentração renal induzido pela hipopotassemia). Paralisia flácida é apresentação incomum, e edema periférico raramente é visto. Alcalose metabólica pode estar presente em consequência de perda renal de hidrogênio.

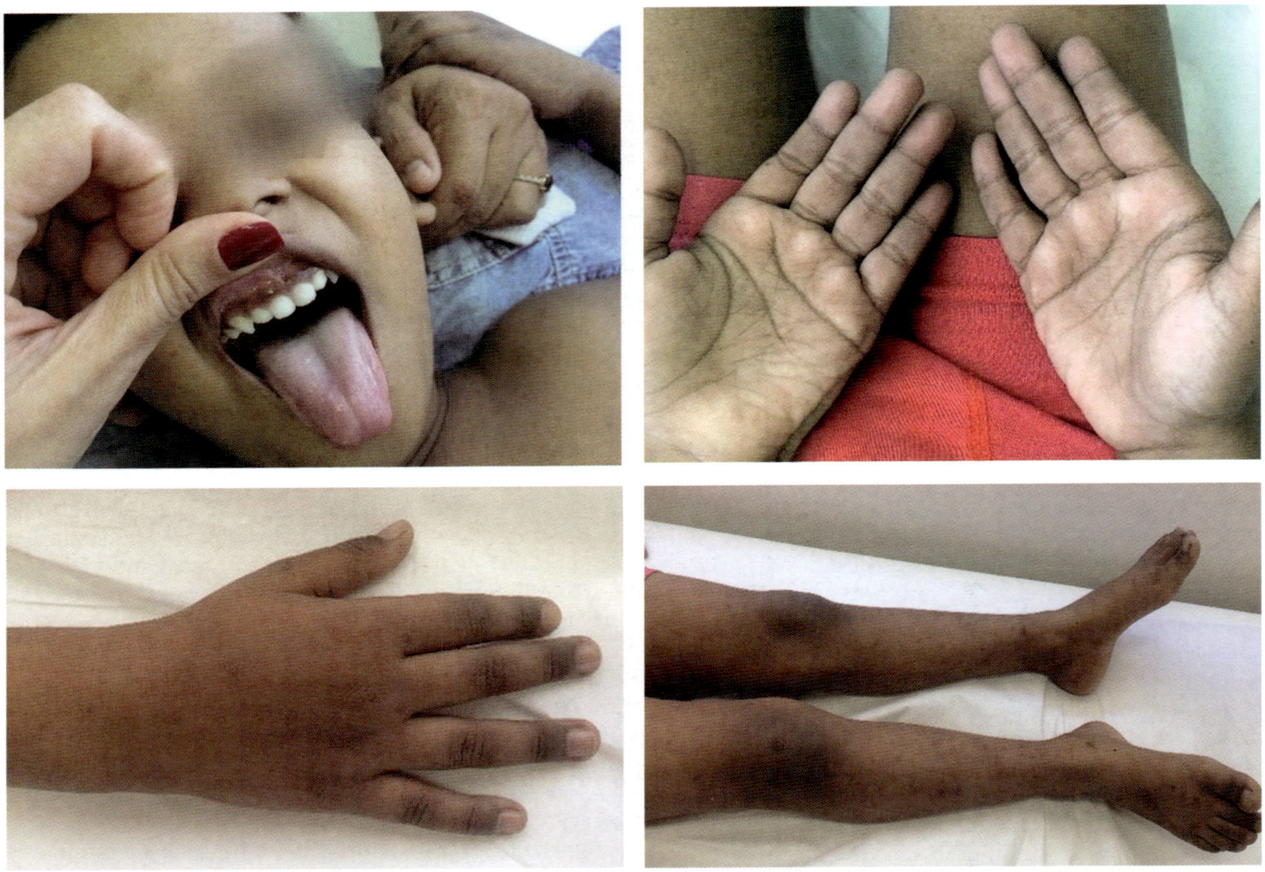

Figura 111.3 A hiperpigmentação da pele e das mucosas é o achado mais característico da insuficiência adrenal primária (doença de Addison). É mais facilmente percebida em áreas expostas ao sol, como face, pescoço e dorso de mãos e em regiões de dobras. Na cavidade oral, pode ser encontrada na superfície interna dos lábios, mucosa bucal e lingual e borda gengival.

Alterações causadas por excesso de esteroides sexuais de origem adrenal

Os esteroides sexuais, produzidos pelas adrenais, têm, na sua maioria, ação androgênica. A desidroepiandrosterona (DHEA), o DHEA-sulfato e a androstenediona são considerados pré-hormônios e precisam sofrer conversão enzimática nos tecidos-alvo para ter efeito biológico androgênico, efeito principal, ou estrogênico.

Em quantidades excessivas, trazem consequências para crianças e mulheres adultas, uma vez que, nos homens adultos, a contribuição das adrenais para a produção de testosterona é pouco expressiva (ver Capítulo 110, *Fundamentos de Anatomia e Fisiologia*). Dentre as principais causas estão a hiperplasia adrenal congênita e os carcinomas adrenais.

Na mulher adulta, acarreta síndrome hiperandrogênica, caracterizada por hirsutismo, acne, alopecia androgenética (perda de cabelos com padrão masculino) (Figura 111.4), irregularidade menstrual e infertilidade. O hirsutismo evidencia-se pela presença de pelos escuros, grossos e crespos em locais de implantação masculinas: face, tronco, abdome, região posterior dos braços e coxas. Estímulo androgênico intenso, geralmente causado por carcinomas, determina a síndrome virilizante com hirsutismo grave e outras alterações, como alopecia acentuada e calvície, hipertrofia do clitóris, engrossamento da voz, hipertrofia muscular e amenorreia.

Nas crianças, o excesso de androgênio causa puberdade precoce periférica com características isossexuais no sexo masculino (compatíveis com sexo genético) e heterossexuais no feminino (compatíveis com o sexo masculino). Surgem pelos pubianos (pubarca), axilares e acne precocemente. Nos meninos, ocorre aumento do pênis e preservação do volume testicular (Figura 111.5), indicando a origem extragonádica da produção do hormônio androgênico. Nas meninas, há

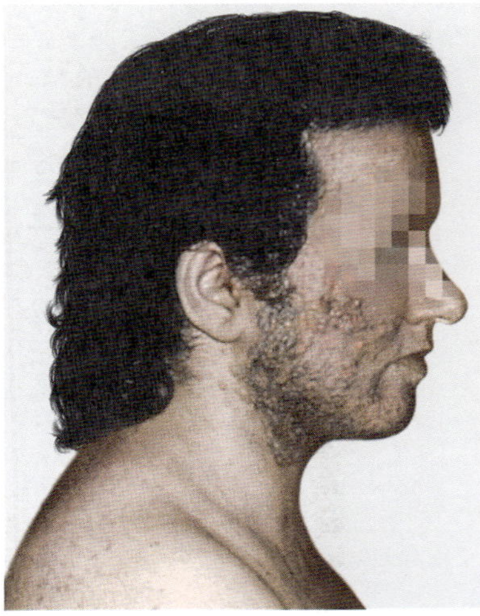

Figura 111.4 Síndrome hiperandrogênica em mulher adulta, evidenciada pelo aumento de pelos na face (grossos, hiperpigmentados e crespos), acne, rarefação de cabelos em região frontal (alopecia androgenética) e aumento da massa muscular.

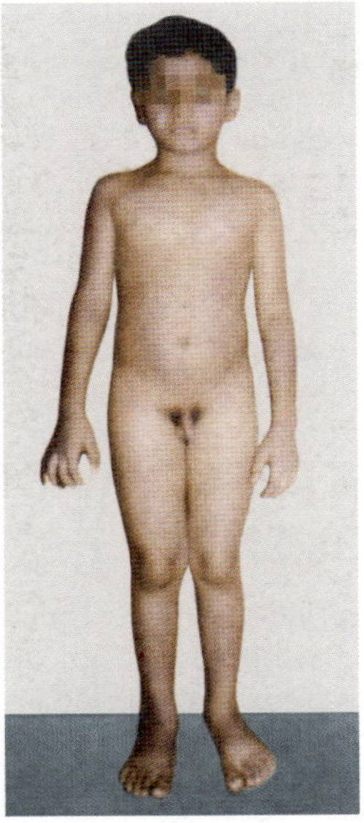

Figura 111.5 Puberdade precoce periférica, causada pelo excesso de androgênios em criança do sexo masculino. Surgimento de pelos pubianos e aumento peniano ocorrem precocemente; o volume testicular é preservado. Observa-se também baixa estatura por fechamento epifisário antecipado.

aumento do clitóris (clitoromegalia), geralmente sem desenvolvimento mamário. O hiperandrogenismo leva ainda ao aumento da velocidade de crescimento em ambos os sexos; contudo, a maturação esquelética prematura provoca o fechamento epifisário, que resulta em baixa estatura.

Alterações causadas por hipersecreção de catecolaminas

Produção excessiva de catecolaminas é causada por tumores de linhagem neuroendócrina, como os feocromocitomas e paragangliomas.

Hipertensão arterial é o achado mais frequente, podendo ser sustentada ou paroxística, a última mais frequente, com antecedente de normotensão ou hipertensão sustentada. Contudo, pode ocorrer também hipotensão, sobretudo quando há mudança da posição deitada para a sentada ou em pé (hipotensão postural).

As manifestações da hipersecreção de catecolaminas geralmente surgem em crises, com sintomas abruptos e de curta duração, conhecidos como paroxismos, embora seja assintomática em muitos casos. Podem ser espontâneas ou desencadeadas por mudança postural, medicamentos, ansiedade, exercícios e aumento da pressão intra-abdominal. A tríade clássica de sintomas dos paroxismos inclui cefaleia, sudorese e palpitações, acompanhados ou não de picos hipertensivos; quando presentes, levam a alto grau de suspeição de hipersecreção de catecolaminas. Com menos frequência, ocorre palidez, ansiedade, náuseas, diarreia, fraqueza, distúrbios visuais, dor torácica e abdominal.

As complicações crônicas incluem cardiomiopatia, a qual se manifesta por insuficiência cardíaca congestiva e arritmias cardíacas, retinopatia, nefrosclerose, infarto agudo do miocárdio e acidente vascular cerebral.

BIBLIOGRAFIA

Antunes DE, Costa-Barbosa FA, Kater CE. Incidentalomas de adrenal. In: Saas MJA, Maciel RMB, Mendonça MB (eds.). Endocrinologia: princípios e prática. 2. ed. São Paulo: Atheneu, 2017.

Antunes DE, Kater CE. Síndrome de Cushing. In: Chacra AR (org.), Schor N (ed.). Guia de endocrinologia ambulatorial e hospitalar da UNIFESP-EPM. Barueri: Manole, 2008.

Antunes DE, Kater CE. Síndrome de Cushing. In: Lopes AC, José FF, Lopes RD (eds.). Guias de medicina ambulatorial e hospitalar da UNIFESP-EPM – Clínica Médica. 2. ed. Barueri: Manole, 2013.

Feingold KR, Anawalt B, Blackman MR *et al.* (eds.). Endotext [Internet]. South Dartmouth (MA): MDText.com, Inc.; 2000. Disponível em: www.endotext.org. Acesso em: 14 nov. 2024.

Newell-Price JDC, Auchus RJ. The adrenal cortex. In: Melmed S, Auchus, RJ, Goldfine AB *et al.* (eds.). Williams textbook of endocrinology. 14. ed. Philadelphia: Elsevier, 2020.

Nieman LK, Biller BMK, Findling JW, Newell-Price J, Savage MO, Stewart PM *et al.* The diagnosis of Cushing's syndrome: an Endocrine Society Clinical Practice Guideline. J Clin Endocrinol Metab. 2008;93(5):1526-40.

Silva RC, Castro M, Kater CE, Cunha AA, Moraes AM, Alvarenga DB *et al.* Insuficiência adrenal primária no adulto: 150 anos depois de Addison. Arq Bras Endocrinol Metab. 2004;48:724-38.

Vilar L. Doenças das adrenais. In: Vilar L (ed.). Endocrinologia clínica. 7. ed. Rio de Janeiro: Guanabara Koogan, 2021.

CAPÍTULO 112

Exames Complementares

Daniela Espíndola Antunes

INTRODUÇÃO

Os exames laboratoriais empregados para o diagnóstico das doenças das adrenais visam detectar os estados de hipo ou hiperfunção glandular. Destacam-se as dosagens basais dos esteroides e os testes de estímulo ou supressão, empregados quando os valores basais não são capazes de confirmar ou descartar alterações na produção hormonal.

DOSAGEM BASAL DE CORTISOL

O cortisol circula no plasma ligado a proteínas (transcortina e albumina); contudo, é a fração livre desse hormônio que tem ação biológica. Dessa maneira, podemos medir o cortisol total (plasmático), associado a proteínas carreadoras, ou sua fração livre (urinária e salivar), não ligada a proteínas. Em algumas situações, como o uso de medicamentos e doenças concomitantes, pode ocorrer alteração da produção das proteínas carreadoras, quando é mais acurado medir sua porção livre.

A secreção do cortisol varia de acordo com o ritmo circadiano: alcança níveis mais elevados pela manhã, com queda progressiva com o passar do dia, chegando a valores mais baixos por volta da meia-noite (nadir). Vários fatores podem interferir na dosagem do cortisol plasmático, como estresse, dor e inversão do ciclo sono-vigília. A dosagem não deve ser solicitada em exames de rotina, e sim quando há suspeita de excesso de produção (síndrome de Cushing) ou deficiência (insuficiência adrenal).

EXAMES PARA DETECÇÃO DE HIPERCORTISOLISMO

Três tipos de exames têm alta sensibilidade para detecção de hipercortisolismo: cortisol livre urinário, cortisol salivar e teste de supressão com baixas doses de dexametasona.

A determinação do cortisol livre urinário é um dos parâmetros mais amplamente utilizados, evitando as variações durante o dia. Contudo, são necessárias duas a três dosagens consecutivas em urina de 24 horas, o que favorece erros de coleta. Valores que excedem em quatro vezes o limite superior são vistos quase que exclusivamente na síndrome de Cushing. Todavia, a dosagem do cortisol salivar, que também mede a forma livre do cortisol, oferece vantagens, uma vez que é coletado apenas uma vez, em casa, entre as 23 horas e 0 hora.

A prova de supressão do cortisol com baixas doses de dexametasona avalia a integridade do mecanismo de *feedback*, perdida nos estados de hipercortisolismo. Consiste na administração de 1 mg de dexametasona às 23 horas, determinando-se o cortisol no dia seguinte às 8 horas da manhã. A administração do glicocorticosteroide inibe a secreção noturna do hormônio adrenocorticotrófico (ACTH), havendo, então, redução matinal do cortisol nos indivíduos normais para níveis < 1,8 mg/dℓ.

Para diagnóstico da síndrome de Cushing, é recomendada a dosagem de uma das formas livres, associada ao teste de supressão com 1 mg de dexametasona.

EXAMES PARA DETECÇÃO DE HIPOCORTISOLISMO

Valores de cortisol sérico plasmático, medido às 8 horas, servem para confirmar a hipótese diagnóstica de insuficiência adrenal (IA) se estiverem inapropriadamente baixos (≤ 3 a 5 mg/dℓ). Entretanto, a hipótese pode ser descartada se estiverem elevados (≥ 13 a 14 mg/dℓ), quando realizada a dosagem com ensaios mais modernos, em vez dos antigos valores (≥ 18 a 20 mg/dℓ).

Após confirmação de IA com a dosagem plasmática de cortisol, o próximo passo é classificar entre IA primária (IAP), causada por doenças adrenais, ou secundária (IAS), causada por doenças hipotálamo-hipofisárias. ACTH ≥ 100 pg/mℓ indica IAP, e ACTH ≤ 20 pg/mℓ, IAS. Entretanto, muitas vezes, valores intermediários de cortisol e ACTH são observados em indivíduos com deficiência parcial e exigem realização de testes de estímulo.

O teste de estímulo do cortisol pode ser realizado com ACTH sintético, de preferência se houver suspeita de IAP, ou induzido por hipoglicemia, considerado padrão-ouro na investigação de insuficiência secundária.

O teste de estímulo rápido com ACTH consiste na administração de 250 mg de ACTH sintético intravenoso ou intramuscular, com coleta de sangue para a dosagem de cortisol antes (0 minuto) e após 60 minutos da administração do ACTH sintético. A resposta é considerada normal quando ocorre pico de cortisol ≥ 14 a 18 mg/dℓ; resposta inferior a esse valor indica diminuição da reserva adrenocortical.

O teste de tolerância à insulina, ou estímulo hipoglicêmico, avalia todo o eixo, uma vez que a hipoglicemia estimula a liberação de hormônio liberador de corticotropina e ACTH. Após administração de insulina, são realizadas dosagens seriadas do cortisol plasmático (30, 60, 90 e 120 minutos) e glicemia (15, 30, 60, 90 e 120 minutos). Para validar o teste, é essencial que haja queda da glicemia para valores ≤ 40 mg/dℓ. A resposta é considerada normal se ocorrer pico de cortisol ≥ 14 a 18 mg/dℓ.

AVALIAÇÃO DA HIPERSECREÇÃO DE MINERALOCORTICOSTEROIDES

Para se avaliar essa condição, são feitas dosagens da aldosterona e a atividade plasmática de renina. Se houver hiperaldosteronismo primário (excesso de produção de aldosterona pelas adrenais), ocorre supressão da atividade plasmática de renina, via sistema renina-angiotensina-aldosterona (ver Capítulo 110, *Fundamentos de Anatomia e Fisiologia*).

A relação aldosterona/atividade plasmática de renina (RAR) é, atualmente, o teste mais apropriado e conveniente para rastreamento de hiperaldosteronismo (aldosterona ≥ 12). O valor de corte de 27 (ng/dℓ: ng/mℓ/h) para a RAR e de 12 ng/mℓ para a aldosterona sérica tem alta sensibilidade e especificidade.

Vários medicamentos podem interferir na avaliação da atividade plasmática de renina e da aldosterona: betabloqueadores, diuréticos e antagonistas do receptor da aldosterona são os principais. Recomenda-se que este último seja suspenso por, pelo menos, 4 a 6 semanas antes da avaliação.

A hipopotassemia ocorre apenas em estágios avançados de hiperaldosteronismo primário. Apenas 9 a 37% dos pacientes apresentam hipopotassemia ao diagnóstico. Assim, a dosagem de potássio sérico, embora bastante específica para o hiperaldosteronismo primário, não é um bom exame para rastreamento.

Testes dinâmicos, como infusão intravenosa de solução salina 0,9% (2 ℓ em 4 horas), administração oral de fludrocortisona (potente mineralocorticosteroide sintético) ou sobrecarga oral de sódio (6 g/dia durante 3 dias), devem ser realizados para a confirmação da autonomia da secreção de aldosterona no hiperaldosteronismo primário. A ausência de supressão dos níveis da aldosterona urinária no primeiro teste ou plasmática nos dois últimos confirma o diagnóstico.

Após demonstração da secreção autônoma de aldosterona, recomenda-se a diferenciação entre os dois principais subtipos de hiperaldosteronismo primário: adenoma ou hiperplasia adrenal bilateral – este último, o mais frequente. A importância dessa avaliação está na indicação do tratamento: a adrenalectomia é preferencial no caso de adenoma, e o tratamento clínico, com antagonista do receptor mineralocorticosteroide, é preferencial no caso de hiperplasia.

O cateterismo bilateral de veias adrenais, considerado padrão-ouro, possibilita, com alta acurácia, distinguir entre doença uni (adenoma) ou bilateral (hiperplasia). Contudo, trata-se de um procedimento invasivo e disponível somente em grandes centros, necessitando de um radiologista experiente para a canulação. Como alternativa, podem ser realizados testes dinâmicos com sensibilidade e especificidade inferiores, como o da postura, dieta hipossódica e administração de diuréticos. No adenoma, há resistência aos procedimentos que estimulam o sistema renina-angiotensina; todavia, há hipersensibilidade na hiperplasia adrenal bilateral, com elevação dos níveis plasmáticos de aldosterona.

Por fim, após avaliação bioquímica, deve ser solicitada tomografia computadorizada (TC) das adrenais, visando auxiliar na identificação do subtipo de hiperaldosteronismo primário e na exclusão da hipótese de carcinoma adrenocortical. Adenoma pode ser visualizado como uma pequena lesão hipodensa, geralmente < 2 cm. Hiperplasia adrenal bilateral pode exibir imagem normal ou nodular, e os carcinomas costumam ser heterogêneos e > 4 cm.

AVALIAÇÃO DA HIPERSECREÇÃO DE CATECOLAMINAS

No diagnóstico da hiperfunção da medula adrenal, o objetivo é demonstrar excesso de produção de catecolaminas, em especial epinefrina e norepinefrina.

A dosagem de metanefrinas livres plasmáticas determinada por cromatografia de alto desempenho (HPLC) tem sido recomendada como método de escolha para diagnóstico, em virtude de maior sensibilidade (96 a 100%) e facilidade de coleta, apesar de não estar amplamente disponível. É um excelente exame para descartar feocromocitoma quando há alto índice de suspeição, uma vez que tem baixa especificidade.

Na maioria dos serviços brasileiros, como na Universidade Federal de Goiás, há disponibilidade da dosagem de metanefrinas (metabólitos das catecolaminas) e catecolaminas (norepinefrina + epinefrina + dopamina) em urina de 24 horas. Costuma-se solicitar a combinação desses dois exames, cujas sensibilidade e especificidade são excelentes (98% para ambas), quando combinados. A dosagem do ácido vanilmandélico e de catecolaminas plasmáticas não é mais recomendada, dada a baixa acurácia.

Testes dinâmicos provocativos também não são mais usados em virtude do grande risco de crise adrenérgica. O teste de supressão com clonidina é indicado quando as metanefrinas livres plasmáticas estão discreta a moderadamente elevadas (< 3 a 4 vezes além do limite superior da normalidade).

Embora não específica para feocromocitomas e paragangliomas, a dosagem de cromogranina A, um marcador de tumores neuroendócrinos, pode ser útil no diagnóstico; seus níveis se correlacionam com o volume da massa.

TOMOGRAFIA COMPUTADORIZADA E RESSONÂNCIA MAGNÉTICA

Em virtude de suas dimensões e localização retroperitoneal, as glândulas adrenais são pouco acessíveis à radiologia convencional, inclusive ao método ultrassonográfico.

O advento da TC representou grande avanço na investigação das doenças adrenais. É a modalidade primária preferida para avaliação anatômica por ser um procedimento rápido, além de oferecer alta resolução espacial. Ao se utilizar técnica de varredura apropriada, as glândulas adrenais podem ser visualizadas em 100% dos casos (Figura 112.1). Para a maioria dos pacientes, a técnica de estudo mais apropriada consiste em cortes de 2,5 a 3 mm de espessura, com intervalos de 1,5 a 3 mm na região adrenal, com determinação da densidade pré-contraste, seguindo contraste oral. Quando apropriado, imagens pós-contraste são obtidas nas fases venosa portal e tardia, 60 a 90 segundos e 15 minutos após injeção do contraste, e fornecem o valor de *washout* ou índice de clareamento (Figura 112.2).

A ressonância magnética (RM) representa um meio adicional na avaliação das lesões adrenais, com a vantagem de não necessitar de contraste e expor à radiação. Sua resolução espacial, inferior à da TC, é adequada para lesões muito pequenas, entre 0,5 e 1 cm. É a modalidade de escolha diante de suspeita de feocromocitoma (hipersinal em T2).

Com a maior disponibilidade de técnicas de imagem acuradas, como a TC e RM, tem havido uma epidemia de detecção incidental de lesões adrenais > 1 cm, denominadas incidentalomas.

O resultado de qualquer exame de imagem deve ser interpretado paralelamente às dosagens hormonais, às provas funcionais e aos exames bioquímicos.

CINTILOGRAFIA

A cintilografia pode ser útil quando é observado quadro clínico e laboratorial sugestivo de hiperfunção adrenal, mas não se consegue identificar a lesão pela TC ou RM, em geral, no caso de tumores ectópicos.

Análogos radiomarcados da somatostatina podem ser úteis na detecção de tumores de linhagem neuroendócrina, como na síndrome de Cushing. O metaiodobenzilguanidina (MIBG) apresenta afinidade por tecido simpatoadrenérgico, principalmente células cromafins da medula adrenal, podendo ser vantajoso para a localização de paragangliomas e feocromocitomas.

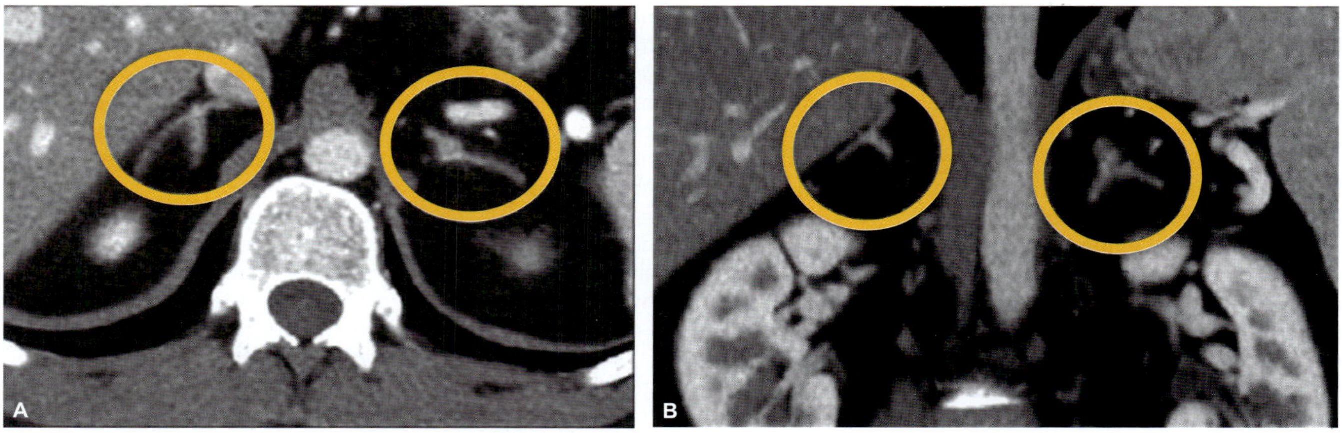

Figura 112.1 Tomografia computadorizada mostrando glândulas adrenais normais, corte axial (A) e coronal (B). Estão localizadas acima de cada rim e têm formato triangular ou em "Y" invertido. A glândula direita tem formato triangular, e a esquerda, semilunar.

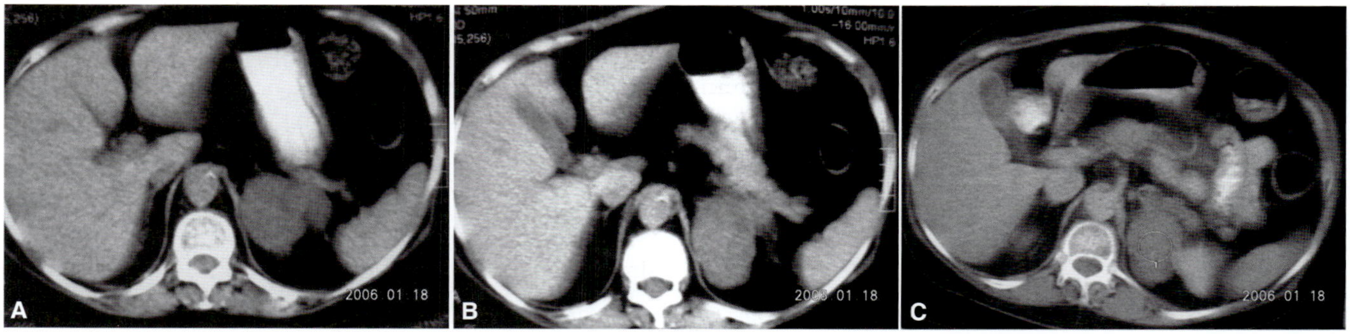

Figura 112.2 Tomografia computadorizada de carcinoma de adrenal esquerda mostrando massa sólida de 5 cm de diâmetro e contornos irregulares. Densidade pré-contraste de 32 UH (A), fase portal de 85 UH (B) e tardia de 65 UH (C), com índice de clareamento de 37%.

BIBLIOGRAFIA

Antunes DE. Insuficiência adrenal. In: Vêncio SC, Rosita F, Scharf M (eds.). Manual de exames Laboratoriais na Prática do Endocrinologista. Rio de Janeiro: AC Farmacêutica, 2013. p. 176-84.

Antunes DE, Costa-Barbosa FA, Kater CE. Incidentalomas de adrenal. In: Saad MJA, Maciel RMB, Mendonça BB (eds). Endocrinologia. Princípios e Prática. 2. ed. São Paulo: Atheneu, 2017. p. 751-69.

Antunes DE, Kater CE. Síndrome de Cushing. In: Chacra AR (org.), Schor N (ed.). Guia de endocrinologia ambulatorial e hospitalar da UNIFESP-EPM. Barueri: Manole, 2008.

Antunes DE, Kater CE. Síndrome de Cushing. In: Lopes AC, José FF, Lopes RD (eds.). Guias de medicina ambulatorial e hospitalar da UNIFESP-EPM – Clínica Médica. 2. ed. Barueri: Manole, 2013. p. 185-202.

Chrousos GP. Adrenal physiology and diseases. Disponível em: www.endotext.org. Acesso em: 14 nov. 2024.

Fragoso Perozo AFD, Fontes R, Lopes FP, Araújo PB, Scrank Y, Gomes DMV *et al.* Morning serum cortisol role in the adrenal insufficiency diagnosis with modern cortisol assays. J Endocrinol Invest. 2023;46(10):2115-24.

Silva RC, Castro M, Kater CE, Cunha AA, Moraes AM, Alvarenga DB *et al.* Insuficiência adrenal primária no adulto: 150 anos depois de Addison. Arq Bras Endocrinol Metab. 2004;48:724-38.

Stewart PM. The adrenal cortex and endocrine hypertension. In: Kronenberg HM, Melmed S, Polonsky KS et al. (eds.). Williams textbook of endocrinology. 13. ed. Philadelphia: Saunders/Elsevier, 2015.

Vilar L. Doenças das adrenais. In: Vilar L, Kater CE, Naves LA *et al.* (eds.). Endocrinologia clínica. 6. ed. Rio de Janeiro: Guanabara Koogan, 2016. p. 620-850.

CAPÍTULO 113

Doenças das Adrenais

Daniela Espíndola Antunes,
Silvia Lêda França Moura de Paula

INTRODUÇÃO

As principais afecções do córtex adrenais são a síndrome de Cushing (SC), a insuficiência adrenal, o hiperaldosteronismo primário e os incidentalomas. Já o feocromocitoma é a principal doença que acomete a medula adrenal.

SÍNDROME DE CUSHING

A exposição crônica a níveis excessivos de glicocorticosteroides leva a um amplo espectro clínico de sinais e sintomas conhecidos como SC (ver Capítulo 111, *Exame Clínico*).

O termo é usado para definir todos os casos de hipercortisolismo, incluindo as causas exógenas e endógenas. A causa mais comum de SC é a iatrogênica (exógena), que resulta do uso prolongado de glicocorticosteroide por via oral, parenteral, intranasal ou cutânea, ocasionando a supressão do hormônio adrenocorticotrófico (ACTH) e atrofia adrenocortical bilateral.

- Síndrome de Cushing iatrogênica: o uso crônico de glicocorticosteroides com finalidade terapêutica (hipercortisolismo exógeno), com ou sem prescrição médica, é a causa mais frequente de SC.

A SC endógena é mais rara e leva à perda do mecanismo de retroalimentação normal do eixo hipotálamo-hipófise-adrenal e do ritmo circadiano de secreção do cortisol (ver Capítulo 110, *Fundamentos de Anatomia e Fisiologia*). Dois tipos de SC de natureza endógena podem ocorrer: as ACTH-dependentes e as ACTH-independentes, conforme descrito a seguir:

- Síndrome de Cushing ACTH-dependente: decorre da estimulação do córtex adrenal por excesso de ACTH, levando à hiperplasia adrenal bilateral. O termo "doença de Cushing" é usado para descrever a causa mais frequente, ou seja, a hipersecreção hipofisária de ACTH, que abrange cerca de 80% dos casos, em decorrência de microadenoma hipofisário (tumor < 10 mm), na maioria dos casos. Todavia, pode haver a produção ectópica de ACTH por neoplasias não hipofisárias de diversas origens (10 a 15% dos casos), como carcinoma pulmonar de pequenas células (mais comum) e tumores carcinoides (pulmão, timo e pâncreas)
- Síndrome de Cushing ACTH-independente: advém de lesões próprias do córtex adrenal (adenomas na maioria dos casos). Os carcinomas perfazem 15 a 20% dos casos em adultos e 65% dos casos em crianças pré-púberes, nas quais são três vezes mais comuns. Raramente decorre de lesões adrenais bilaterais (cerca de 5% dos casos), como a hiperplasia macro e micronodular.

Sinais e sintomas

As manifestações clínicas da SC são variáveis e diferem amplamente na gravidade. A apresentação clássica inclui obesidade centrípeta (face e tronco); membros finos; giba dorsal; fácies pletórica e em "lua cheia"; estrias violáceas e largas no abdome e em outras regiões do corpo; hirsutismo/hipertricose e acne (ver Figura 111.1, no Capítulo 111, *Exame Clínico*); formação de hematomas e equimoses decorrentes de pequenos traumas; oligo ou amenorreia (sexo feminino); infertilidade; disfunção erétil (sexo masculino); hipotrofia muscular e fraqueza muscular proximal.

Muitos desses sinais podem também ocorrer em uma condição conhecida como pseudocushing, na qual há hipercortisolismo fisiológico leve a moderado, mais recentemente chamado de hipercortisolismo não neoplásico. Doenças como obesidade centralizada, diabetes mal controlado, síndrome de ovários policísticos, alcoolismo crônico, depressão maior, entre outras, podem levar ao hipercortisolismo não neoplásico. Essas condições devem ser descartadas para o diagnóstico da verdadeira SC, evitando, assim, investigações e intervenções desnecessárias.

Recomenda-se investigar SC em pacientes que apresentem sinais e sintomas mais específicos e discriminatórios da síndrome (Figura 113.1), sobretudo quando há desenvolvimento simultâneo e progressivo destes.

Diagnóstico

A investigação diagnóstica da SC endógena deve focar em afastar, pela anamnese, o uso de glicocorticosteroides exógenos. Após a exclusão da SC exógena, a primeira etapa consiste em documentar o hipercortisolismo com a realização de, pelo menos, dois testes com alta sensibilidade, como cortisol salivar, cortisol urinário livre e teste de supressão com baixas doses de dexametasona (ver Capítulo 112, *Exames Complementares*).

O passo seguinte é determinar se a etiologia da SC é ACTH-dependente ou ACTH-independente, por meio da medida do ACTH às 8 horas.

Na sequência, pode ser necessário o emprego de testes de estímulo do ACTH ou cateterismo do seio petroso, para diferenciação entre adenoma hipofisário e síndrome do ACTH ectópico, caso seja SC ACTH-dependente.

A obtenção de imagem deve ser determinada pelos níveis de ACTH. Se a SC é ACTH-independente, solicita-se tomografia computadorizada (TC) de adrenais (ver Capítulo 112, *Exames Complementares* e Figura 113.1). No caso de SC ACTH-dependente, está indicada ressonância de hipófise; se há indícios de síndrome do ACTH ectópico, TC de tórax e abdome.

INSUFICIÊNCIA ADRENAL

A insuficiência adrenal (IA) foi a primeira doença associada a um órgão endócrino. O reconhecimento da doença por Addison é aceito como o início da endocrinologia clínica.

A IA pode ser dividida em três categorias, dependendo do local de acometimento: insuficiência adrenal primária (IAP) ou doença de Addison, quando há destruição do córtex adrenal (mais prevalente); insuficiência adrenal secundária (IAS), decorrente de alteração na produção/secreção hipofisária de

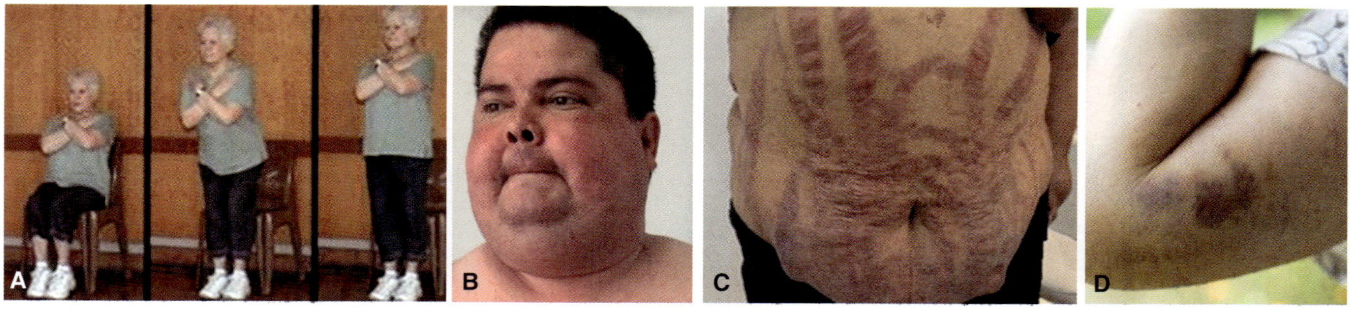

Figura 113.1 Sinais e sintomas que melhor discriminam a síndrome de Cushing. A. Fraqueza muscular proximal (paciente apresenta dificuldade para se levantar da cadeira sem apoio, subir escadas, pentear os cabelos, estender roupas no varal). B. Pletora facial. C. Estrias largas e violáceas. D. Formação de equimoses sem trauma evidente.

ACTH; e insuficiência adrenal terciária, por deficiência de hormônio liberador de corticotrofina (CRH). Na IAP, além de deficiência de cortisol, costuma haver também deficiência de aldosterona.

INSUFICIÊNCIA ADRENAL CRÔNICA. Entre as principais manifestações clínicas estão astenia, fraqueza, anorexia e perda de peso. Distúrbios gastrintestinais, como náuseas e vômitos, determinam depleção de líquidos e sais, com desidratação e hipotensão postural. Hiperpigmentação da pele (áreas expostas ao sol, áreas de atrito e cicatrizes) e das mucosas é um sinal importante e exclusivo da IAP, ocorrendo por excesso de produção de ACTH e fragmentos de pró-opiomelanocortina que estimulam melanócitos (ver Figura 111.3, no Capítulo 111, *Exame Clínico*). Em mulheres, pode haver diminuição da libido e da pilificação pubiana e axilar. Hipoglicemia é mais frequente em crianças.

INSUFICIÊNCIA ADRENAL AGUDA OU CRISE ADRENAL. É uma emergência endócrina potencialmente fatal se não tratada adequadamente. A apresentação clínica inclui início rápido de hipotensão arterial e taquicardia, podendo evoluir para choque refratário a expansão de volume e medicamentos vasoativos, e para falência de múltiplos órgãos. Sintomas inespecíficos, como anorexia, náuseas, vômitos, dor e distensão abdominal, fraqueza, apatia, cianose e palidez, estão presentes com frequência. A dor abdominal pode ser intensa, mimetizando quadro de abdome agudo. Febre pode estar presente decorrente de infecção ou do próprio hipocortisolismo.

Causas

INSUFICIÊNCIA ADRENAL PRIMÁRIA OU DOENÇA DE ADDISON. A causa mais prevalente é a adrenalite autoimune, que pode estar associada a outras endocrinopatias, como tireoidite autoimune, diabetes melito tipo 1 e hipoparatireoidismo, caracterizando as síndromes poliglandulares. Contudo, na América do Sul, a adrenalite de causa granulomatosa (pós-tuberculose e paracoccidioidomicose) ainda é frequente.

INSUFICIÊNCIA ADRENAL SECUNDÁRIA. Ocorre mais frequentemente após suspensão abrupta de uso crônico de glicocorticosteroides, os quais inibem diretamente a secreção de ACTH e CRH; é a causa mais comum de IA. Pode também ser consequente a doenças tumorais e infecciosas hipotálamo-hipofisárias, traumatismo craniano, necrose hipofisária pós-parto (síndrome de Sheehan), radioterapia e apoplexia hipofisária.

CRISE ADRENAL. Pode ocorrer por suspensão abrupta do glicocorticosteroide em usuários crônicos (IAS) e em portadores de IA crônica, tanto primária quanto secundária, expostos a estresse, seja por falta de diagnóstico prévio, seja por falta de ajuste adequado da dose do glicocorticosteroide necessário nessas ocasiões. Ocorre também nos processos hemorrágicos e septicêmicos pela destruição rápida do córtex adrenal (síndrome de Waterhouse-Friederichsen).

Diagnóstico

Deve ser estabelecido pela dosagem do cortisol e ACTH plasmáticos basais matinais e por meio de testes de estímulo (ver Capítulo 112, *Exames Complementares*). Na avaliação bioquímica, podem ser encontrados: hiponatremia/hiperpotassemia, acidose metabólica, hipoglicemia, anemia normocítica leve, linfocitose e eosinofilia.

Para diagnóstico etiológico na suspeita de IAP, deve-se solicitar anticorpos anticórtex adrenal/anti-21-hidroxilase; pesquisa de doenças granulomatosas, AIDS e carcinomas metastáticos, quando apropriado, e TC de adrenais. Em indivíduos jovens do sexo masculino, a dosagem de ácidos graxos de cadeia longa e ressonância magnética (RM) de crânio é necessária para investigação de adrenoleucodistrofia. Na suspeita de IAS, RM hipotálamo-hipofisária poderá fornecer importantes informações.

HIPERALDOSTERONISMO PRIMÁRIO

O hiperaldosteronismo primário (HAP) é um grupo de condições clínicas que se caracterizam por produção excessiva e relativamente autônoma de aldosterona, não supressível por sobrecarga de sódio. Mais de 10% dos pacientes diagnosticados como hipertensos essenciais apresentam, na verdade, hipertensão secundária ao HAP.

A produção inapropriada de aldosterona causa supressão da renina, hipertensão arterial sistêmica moderada a grave, retenção de sódio e excreção aumentada de potássio, que, se prolongada, leva à hipopotassemia (ver Capítulo 111, *Exame Clínico*).

Edema periférico raramente é visto, e alcalose metabólica pode estar presente em consequência das perdas renais de hidrogênio. Devem ser investigados os pacientes com hipertensão estágio 2 (PA ≥ 160 a 179 × 100 a 109 mmHg) ou 3 (PA ≥ 180 × 110 mmHg), hipertensão resistente, hipertensão com hipopotassemia espontânea ou induzida por diurético, incidentaloma adrenal associado à hipertensão e hipertensão com história familiar de acidente vascular cerebral precoce (antes dos 40 anos).

O HAP nas séries atuais resulta mais frequentemente de hiperplasia adrenal bilateral, previamente chamado de hiperaldosteronismo idiopático (50 a 60% dos casos). O adenoma adrenal produtor de aldosterona (síndrome de Conn) é a segunda causa mais comum, respondendo por cerca de um terço dos casos. Mais raramente, pode decorrer de hiperplasia primária da adrenal (patologia que se comporta funcionalmente como aldosteronoma), carcinomas e outras formas familiares.

Diagnóstico

A relação aldosterona/atividade plasmática de renina (RAR) é o teste mais apropriado para rastreamento de hiperaldosteronismo (aldosterona ≥ 12 ng/mℓ). O valor de corte de 27 ng/dℓ para a RAR e de 12 ng/dℓ para a aldosterona sérica tem alta sensibilidade e especificidade. As alterações bioquímicas são mais evidentes no aldosteronoma. Vários medicamentos podem interferir na avaliação da atividade plasmática de renina e da aldosterona; contudo, atualmente é recomendada a suspensão somente dos antagonistas do receptor da aldosterona (espironolactona) 4 a 6 semanas antes da avaliação. Além disso, deve-se prescrever dieta normossódica, devendo ser corrigida caso haja hipopotassemia.

Testes dinâmicos são indicados para a confirmação da autonomia da secreção de aldosterona no hiperaldosteronismo primário; a ausência de supressão confirma o diagnóstico. Após demonstração da secreção autônoma de aldosterona, recomenda-se a diferenciação entre os dois principais subtipos de hiperaldosteronismo primário: adenoma ou hiperplasia adrenal bilateral, este último o mais frequente. O cateterismo bilateral de veias adrenais é considerado padrão; contudo, trata-se de um procedimento invasivo e disponível somente em grandes centros. Como alternativa, podem ser realizados testes dinâmicos, como o da postura, dieta hipossódica e administração de diuréticos. No adenoma, há resistência aos procedimentos que estimulam o sistema renina-angiotensina, bem como hipersensibilidade na hiperplasia bilateral com elevação dos níveis plasmáticos de aldosterona (ver Capítulo 112, *Exames Complementares*).

Por fim, após avaliação bioquímica, deve-se solicitar TC das adrenais, visando auxiliar na identificação do subtipo de hiperaldosteronismo primário e exclusão de carcinoma adrenocortical. Adenoma pode ser visualizado como pequena lesão hipodensa, geralmente < 2 cm; hiperplasia adrenal bilateral pode exibir imagem normal ou nodular; os carcinomas normalmente são lesões heterogêneas e maiores que 4 cm.

INCIDENTALOMAS ADRENAIS

A descoberta incidental de lesão adrenal tem sido um evento comum em virtude da realização frequente de exames de imagem para avaliação abdominal. O incidentaloma adrenal (InA) é definido como lesão anatômica > 1 cm de diâmetro, descoberta casualmente por exames de imagem, na ausência de sintomas ou achados clínicos sugestivos de doença adrenal. A prevalência dos InA varia de acordo com a técnica de imagem utilizada e com a idade; acometem cerca de 3% da população de meia-idade, mas, em pessoas idosas, sua prevalência eleva-se expressivamente para 10%.

O adenoma cortical clinicamente silencioso é o tumor mais frequente entre os InA. Contudo, feocromocitoma, adenoma produtor de aldosterona, adenoma com produção discretamente suprafisiológica de cortisol e carcinomas podem ser causas subjacentes.

Entre as hipersecreções hormonais, destacam-se hipercortisolismo subclínico ou SC subclínica, na qual não há manifestações clínicas evidentes da SC. No entanto, é frequente o encontro de hipertensão arterial e distúrbios metabólicos, como intolerância à glicose/diabetes, dislipidemia e ganho de peso. Osteopenia e osteoporose costumam ser também manifestações associadas. A avaliação de hipercortisolismo subclínico deve ser feita em todos os pacientes com InA, de preferência utilizando o teste de supressão do cortisol pós-1 mg de dexametasona (ver Capítulo 112, *Exames Complementares*).

O hiperaldosteronismo primário deve ser investigado sobretudo em pacientes com hipertensão ou hipocalemia. Adicionalmente, testes bioquímicos para investigação de feocromocitoma são indicados em pacientes cuja lesão não tenha aspecto típico de adenoma, ainda que normotensos, em razão da sua alta morbimortalidade.

A principal preocupação da investigação de InA está na distinção entre adenomas e carcinomas. Carcinomas, apesar de raros, têm mau prognóstico. Geralmente são volumosos e funcionantes, levando a síndromes mistas (produção de cortisol e androgênios) no adulto e virilização isolada em crianças (ver Capítulo 111, *Exame Clínico*).

Exames de imagem para avaliação do fenótipo da lesão têm grande importância. Podem-se utilizar TC ou RM. O tamanho da massa é essencial – o limite de 4 cm para definir provável lesão benigna ou maligna é empregado rotineiramente. Outros aspectos, como densidade e homogeneidade da lesão, são importantes para caracterização. Adenomas costumam ser ricos em gordura e apresentar baixa densidade pré-contraste na TC (ver Capítulo 112, *Exames Complementares*).

FEOCROMOCITOMA E PARAGANGLIOMA

Os feocromocitomas e paragangliomas são neoplasias produtoras de catecolaminas originadas das células cromafins da medula adrenal ou gânglios simpáticos (extra-adrenais), respectivamente.

Tumores secretores de catecolaminas são raros, com prevalência de 0,1 a 0,6% entre pacientes rastreados para hipertensão arterial secundária. No entanto, é importante a suspeição, uma vez que representam uma causa curável de hipertensão secundária (tratamento cirúrgico), são potencialmente letais, podem ser malignos (10 a 15%) e estar associados a anomalia genética (10 a 20% dos casos).

A presença de feocromocitoma pode ser a primeira pista para descobertas de outros tumores, como o carcinoma medular de tireoide na neoplasia endócrina múltipla tipo 2 ou tumores cerebrais e renais na síndrome de von Hippel-Lindau.

Em geral, as manifestações da hipersecreção de catecolaminas surgem em crises, com sintomas abruptos e de curta duração, conhecidos como paroxismos, embora seja assintomática em muitas ocasiões.

Hipertensão arterial é o achado mais frequente e pode ser sustentada ou paroxística, esta mais comum, por ter antecedente de normotensão ou hipertensão sustentada. Contudo, hipotensão também pode estar presente, principalmente com a mudança da posição deitada para sentada ou em pé (hipotensão postural).

Paroxismos com a tríade clássica de sintomas (cefaleia, sudorese e palpitações), acompanhados ou não de picos hipertensivos, levam a alto grau de suspeição de hipersecreção de

Ao contrário das mulheres, cuja função ovariana entra em forte declínio de maneira quase abrupta, nos homens a função testicular, tanto hormonal quanto germinativa, tem declínio gradual e nem sempre contínuo.

Vários estudos procuram correlacionar os sintomas e sinais com os níveis de testosterona, principalmente nos homens com valores de testosterona abaixo dos esperados para a idade. Contudo, permanece sem consenso e com fortes controvérsias a relação risco-benefício do tratamento com testosterona no homem idoso.

PUBERDADE PRECOCE

Considera-se puberdade precoce em meninos quando esta se inicia antes dos 9 anos. É de 10 a 20 vezes menos prevalente do que em meninas, porém cerca de dois terços dos casos podem se relacionar com patologias do sistema nervoso central, e tumores abrangem em torno de 50% dos casos (ver Capítulo 180, *Semiologia da Adolescência*).

BIBLIOGRAFIA

Alves CAD. Endocrinologia Pediátrica. Santana de Parnaíba: Manole, 2019.

Araujo AB, Wittert GA. Endocrinology of the aging male. Best Pract Res Clin Endocrinol Metab. 2011;25(2):303-19.

Groth KA, Skakkebæk A, Høst C et al. Clinical review: Klinefelter syndrome-a clinical update. J Clin Endocrinol Metab. 2013;98(1)20-30.

Davies JH, Cheetham T. Recognition and assessment of atypical and ambiguous genitalia in the newborn. Arch Dis Child. 2017;102(10):968-74.

Maciel-Guerra AT, Guerra-Júnior G. Menino ou menina? Os distúrbios da diferenciação do sexo. 3. ed. Curitiba: Appris, 2019.

Rey RA, Grinspon RP. Normal male sexual differentiation and aetiology of disorders of sex development. Best Pract Res Clin Endocrinol Metab. 2011;25(2):221-38.

Sociedade Brasileira de Pediatria. Departamento de Endocrinologia. Uso de esteroides anabolizantes androgênicos por adolescentes: uma realidade. Rio de Janeiro: SBP, 2021.

Vilar L (ed.). Endocrinologia clínica. 7. ed. Rio de Janeiro: Guanabara Koogan, 2021.

Virtanen HE, Toppari J. Embryology and physiology of testicular development and descent. Pediatr Endocrinol Rev. 2014;(Suppl 2):206-11.

World Health Organization. Department of Reproductive Health and Research. WHO laboratory manual for the examination and processing of human semen. 6. ed. Genebra: WHO, 2021.

CAPÍTULO 118

Ovários: Fundamentos de Anatomia e Fisiologia

Nelson Rassi, Renata Machado Pinto, Tatiana de Oliveira Rassi

ANATOMIA

Os ovários, ou gônadas femininas, são estruturas pares, de forma ovoide, sólidas, acinzentadas, com aproximadamente 5 × 2 × 2 cm nos seus maiores diâmetros, pesando cerca de 4 a 8 g.

Suas dimensões e formas variam de acordo com a idade e a fase do ciclo menstrual (ver Parte 14, *Sistemas Urinário e Genital*, Seção 3, *Sistema Genital Feminino*). Cada ovário é suspenso por uma prega peritoneal formada pelo ligamento largo do útero, chamada mesovário.

Morfologicamente, os ovários podem ser divididos em três regiões: parte externa ou córtex, que contém os folículos ovarianos; medula, formada pelo estroma, cujas células se diferenciam em tecas interna e externa; e hilo, porção que liga a gônada ao mesovário, por onde passam vasos e nervos.

Os folículos são formados pela célula germinativa feminina (oócito), circundada por células da granulosa e, mais exteriormente, pelas células da teca. Apresentam-se em vários graus de desenvolvimento: o folículo primordial com o ovócito e uma camada de células foliculares planas, o folículo primário com o ovócito e uma camada de células foliculares cúbicas, os folículos secundários com os ovócitos e várias camadas foliculares ou granulosas (folículos de Graaf) e folículos atrésicos.

FISIOLOGIA

Os ovários têm duas funções interligadas: produção cíclica do gameta feminino (óvulo), diretamente relacionada com a reprodução, e secreção de estrogênio e progesterona, responsáveis por maturação sexual, crescimento das mamas e do útero, estimulação do endométrio a fim de prepará-lo para a nidação de um possível óvulo fecundado e efeitos anabólicos nos ossos, músculos, pele, sistema nervoso e sistema cardiovascular. Além dos hormônios sexuais, os ovários secretam os peptídeos inibina, folistatina e ativina, os dois primeiros com função inibitória sobre o hormônio foliculoestimulante (FSH), enquanto a ativina aumenta a secreção de FSH.

Ciclo menstrual

O ciclo menstrual tem três fases: **folicular**, **ovulatória** e **lútea**.

O primeiro dia do sangramento vaginal, dia 1 do ciclo menstrual, marca o início da fase folicular. Nessa etapa, sob a influência do estrogênio, o endométrio inicia a própria reconstrução, com formação e proliferação glandular e de vasos sanguíneos. A fase folicular termina em torno do 14º dia do ciclo menstrual, momento em que ocorre a ovulação. Logo após a ovulação, o endométrio passa a receber não somente o efeito do estrogênio, mas também da progesterona, oriunda do corpo lúteo; assim, além da continuidade do desenvolvimento glandular e vascular há decidualização das células do estroma. Caso não ocorra a gravidez, o corpo lúteo não se sustenta, os níveis hormonais declinam e o endométrio descama, dando início a um novo ciclo menstrual.

Fase folicular

Na primeira fase do ciclo menstrual (fase folicular), o folículo passa por três estágios: pré-antral, antral e pré-ovulatório (Figura 118.1).

A fase pré-antral tem sua origem no folículo primordial que, sob a ação do FSH, evolui para o folículo pré-antral pelo crescimento das células granulosas que produzem estrogênios. Desenvolve-se, então, o folículo antral responsável pela produção do fluido folicular, rico em estrogênio, que irá promover o amadurecimento e a nutrição das células granulosas. No folículo antral ocorre o "sistema das duas células, duas gonadotrofinas" (e-Figura 118.1) –, ou seja, células da granulosa nas quais predominam receptores para FSH e células da teca, ricas em receptores para hormônio luteinizante (LH). Em resposta ao LH, o tecido tecal produz androgênios, que são transportados para as células da granulosa, nas quais, sob o estímulo do FSH, serão convertidos em estrogênios, por intermédio da enzima aromatase.

Acesse o conteúdo *online*:
http://uqr.to/217cw

Fase ovulatória

Em geral, apenas um folículo ovula a cada ciclo, processo denominado seleção do folículo dominante. Em condições normais, o que tiver maior número de receptores para FSH é o selecionado para ovular. O folículo dominante transforma-se em folículo pré-ovulatório a partir do momento em que altos níveis de estrogênios inibem a produção de FSH e estimulam a de LH.

O folículo ovulatório tem início pela ação do LH nas células granulosas, com luteinização da granulosa, que passa a produzir progesterona, a qual estimula as enzimas proteolíticas, resultando na digestão do colágeno da parede do folículo, cujo resultado é o fenômeno da ovulação ou liberação do óvulo para possível fertilização.

Fase lútea

Na fase lútea, as células da granulosa do folículo pós-ovulatório apresentam-se de cor amarelada e aumentadas de tamanho, denominado de corpo lúteo, estrutura que apresenta um número substancial de receptores de LH, responsáveis pela sua capacidade funcional. Por volta do 8º ou 9º dia pós-ovulação, o corpo lúteo alcança seu pico de vascularização com máxima produção de estrogênios e progesterona.

Não havendo gravidez, essa vascularização não se mantém e o corpo lúteo progressivamente regride, advindo a menstruação.

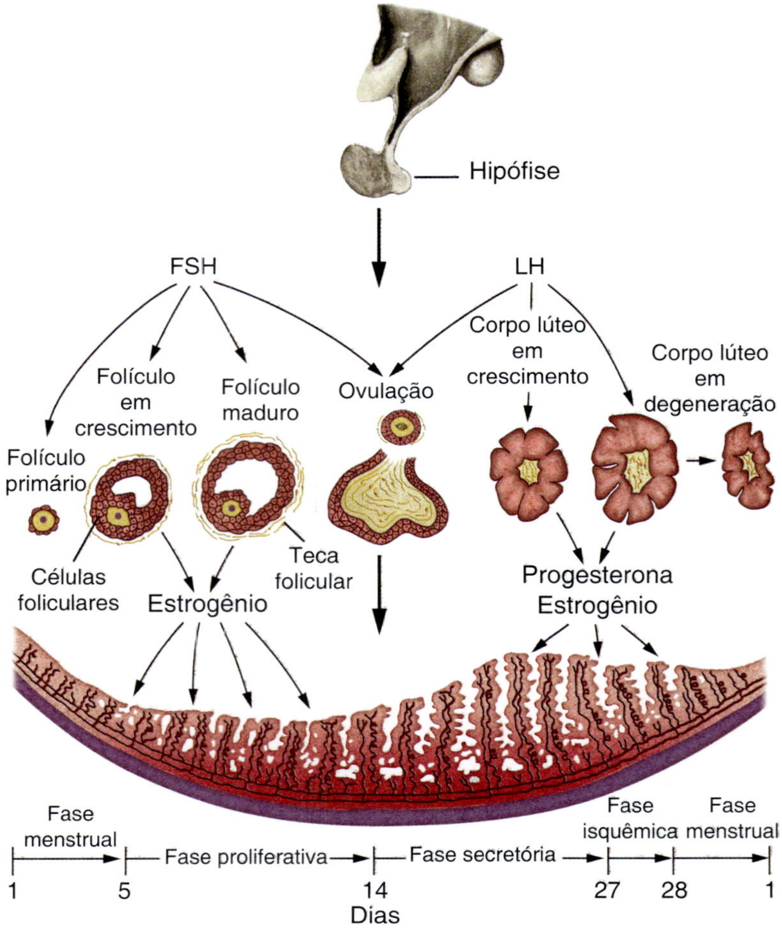

Figura 118.1 Esquema que mostra as relações entre o hipotálamo, a hipófise, o ovário e o endométrio com os ciclos ovariano e menstrual. FSH: hormônio foliculestimulante; LH: hormônio luteinizante.

Quando ocorre gravidez, as células do sincício trofoblasto secretam a gonadotrofina coriônica humana (hCG), que tem ação semelhante ao LH, impedindo a involução do corpo lúteo. O hCG sustenta a produção hormonal lútea até a 9ª ou 10ª semana da gestação, quando a esteroidogênese placentária já está bem estabelecida.

> **Puberdade**
>
> A puberdade evolui em estágios descritos por Tanner: inicia-se em M2, caracterizado pelo surgimento do broto mamário e começo do pico de velocidade de crescimento, e progride até M5 (fase adulta). A menarca geralmente ocorre no estágio M4, cerca de 2 anos após a telarca, e marca a fase de desaceleração do crescimento (ver Parte 20, *Semiologia da Infância, da Adolescência e da Pessoa Idosa*, Capítulo 180, *Semiologia da Adolescência*).

BIBLIOGRAFIA

Baerwald AR, Adams GP, Pierson RA. Ovarian antral folliculogenesis during the human menstrual cycle: a review. Hum Reprod Update. 2012;18(1):73-91.

Bulun SE. Physiology and pathology of the reproductive axis. In: Melmed S, Auchus RJ, Goldfine AB et al. Willians textbook of endocrinology. 14. ed. Philadelphia: Elsevier, 2020. p. 574-641.

Dewailly D, Lujan ME, Carmina E et al. Definition and significance of polycystic ovarian morphology: a task force report from the androgen excess and polycystic ovary Syndrome Society. Hum Reprod Update. 2014;20(3):334-52.

Hohl A, Ronsoni MF, Meirelles MR. Guia prático em endocrinologia feminina, andrologia e transgeneridade. São Paulo: Clannad, 2022.

Maclaran K, Panay N. Current concepts in premature ovarian insufficiency. Womens Health (Lond). 2015;11(2):169-82.

Ortega HH, Díaz PU, Salvetti NR et al. Follicular cysts: a single sign and different diseases. A view from comparative medicine. Curr Pharm Des. 2016;22(36):5634-45.

Vilar L (ed.). Endocrinologia clínica. 7. ed. Rio de Janeiro: Guanabara Koogan, 2021.

CAPÍTULO 119

Ovários: Exame Clínico

Nelson Rassi, Renata Machado Pinto, Tatiana de Oliveira Rassi

A investigação clínica de uma afecção endócrina de origem ovariana depende de diversas circunstâncias; além do motivo da consulta, é fundamental levar em conta a idade da paciente e o período de vida (recém-nascida, infância, puberdade, menacme, período reprodutivo e menopausa).

No exame clínico de recém-nascidas ou de crianças em seus primeiros meses de vida, além das informações diretamente relacionadas à paciente, devem-se obter, também, dados referentes à saúde materna antes, durante e após a gestação.

Na **anamnese**, deve-se averiguar consanguinidade entre os pais, uso pela mãe de medicamentos ou drogas, lícitas ou ilícitas, antes, durante e após a gravidez, uso de bebidas alcoólicas, tabagismo, exposição a desreguladores endócrinos (DE), enfermidades antes e durante a gestação, características do parto e condições do recém-nascido durante o parto.

DESREGULADORES ENDÓCRINOS

DE é toda substância química exógena, natural ou sintética, presente no meio ambiente e capaz de mimetizar ou interferir na regulação do sistema endócrino. Essa interferência pode ocorrer na síntese, secreção, transporte, ligação, ação ou eliminação dos hormônios. O Quadro 119.1 mostra o efeito dos principais DE nos ovários.

No **exame físico** deve-se avaliar grau de hidratação, pressão arterial e exame da genitália à procura de sinais de virilização, amadurecimento sexual precoce e genitália ambígua. Em uma genitália de aparente aspecto feminino, consideram-se critérios de ambiguidade genital: diâmetro clitoriano > 6 mm; gônada palpável em saliência labioescrotal; fusão labial posterior; e presença de massa inguinal que possa corresponder a testículos.

Quadro 119.1 Principais desreguladores endócrinos e seus efeitos nos ovários.

Desregulador endócrino	Efeito nos ovários
Bisfenol A	SOP, FOP, irregularidade menstrual, infertilidade
Androgênios	SOP
Parabenos	Avanço puberal, FOP
Ftalatos	Avanço puberal
Pesticidas	Avanço puberal, irregularidade menstrual, infertilidade
Fitoestrógenos	Avanço puberal, irregularidade menstrual, infertilidade
Poluentes orgânicos persistentes: dioxinas e furanos	Irregularidade menstrual, infertilidade

FOP: falência ovariana prematura; SOP: síndrome dos ovários policísticos.

Em meninas na fase pré-puberal com patologia ovariana encontram-se, com frequência, manifestações clínicas de puberdade precoce ou hiperandrogenismo.

No exame de crianças, além da análise do principal motivo da consulta, devem ser incluídos todos os aspectos da saúde da paciente.

Apesar de a maioria das perguntas serem respondidas pelo acompanhante, geralmente pais, devemos fazer com que a criança participe ativamente da consulta, sentindo que é a pessoa mais importante naquele momento, criando um vínculo de união e confiança que irá propiciar maior credibilidade nas informações e permissão para realização do exame físico, que é sempre acompanhado de certo constrangimento (ver Parte 20, *Semiologia da Infância, da Adolescência e da Pessoa Idosa*, Capítulo 179, *Semiologia da Infância*).

A adolescente com endocrinopatia ovariana apresenta, entre as manifestações clínicas, ausência ou hipodesenvolvimento sexual, alterações do ciclo menstrual, alterações da genitália externa, sinais e/ou sintomas de virilização.

É sempre importante enfatizar para o acompanhante que a paciente deve ser a principal figura da consulta e cabe a ela decidir se o exame deve ser feito com ou sem a sua presença (ver Parte 20, *Semiologia da Infância, da Adolescência e da Pessoa Idosa*, Capítulo 180, *Semiologia da Adolescência*).

Os principais aspectos a esclarecer são: idade da menarca, telarca e pubarca, ritmo do ciclo menstrual, duração e quantidade do fluxo menstrual, presença de cólicas menstruais, acne, hirsutismo, corrimento vaginal e alterações mamárias.

Para se obterem informações sobre atividade sexual, métodos contraceptivos e doenças sexualmente transmissíveis, é necessário ter um relacionamento confiável e aberto, deixando clara a confidencialidade das informações.

O exame físico deve ser acompanhado por uma assistente do médico ou pela acompanhante, mas, se a paciente desejar, os pais deverão ficar fora da visão do exame, nas proximidades da sala.

O exame físico deve ser completo; é obrigatório o exame das mamas e da genitália externa. A parte interna dos órgãos genitais é avaliada por ultrassonografia ou outros exames de imagem. Se for necessário, deve-se solicitar consulta com ginecologista.

EXAME CLÍNICO DA MULHER ADULTA. Os exames clínicos da mulher adulta na fase reprodutiva ou na pós-menopausa são semelhantes. Além da história sobre as condições de saúde, outras indagações relacionadas com a queixa principal devem ser feitas com detalhes. Antecedentes pessoais e familiares, hábitos de vida e história menstrual e obstétrica são relevantes.

Quanto à história pregressa, deve-se verificar a existência de doenças da tireoide, das adrenais e diabetes, as quais podem se associar a patologias ovarianas.

Na história familiar investiga-se a ocorrência de câncer, dislipidemias, idade da menarca e da menopausa materna.

Quanto aos hábitos de vida, são relevantes as informações sobre alimentação, anorexia ou compulsão alimentar, ganho ou perda ponderal excessiva, sedentarismo, atividade física, tabagismo, alcoolismo e dependência química.

A história gineco-obstétrica deve ser iniciada pela idade da menarca, intervalo entre as menstruações, duração, quantidade, cor e características do sangramento menstrual, presença de sintomas e sinais da síndrome de tensão pré-menstrual.

Em relação às mamas, indagar sobre dor, secreção papilar, nódulos ou abaulamentos (ver Seção 4, *Mamas*, Capítulo 144, *Exame Clínico*).

Mulheres no período pós-menopausa devem informar se há sangramentos vaginais, sintomas vasomotores, como sudorese excessiva e ondas de calor, alterações do humor, indicativos de menopausa.

Ao exame físico, além dos dados gerais, deve-se avaliar a presença de bócio, galactorreia, recesso temporal na implantação dos cabelos, oleosidade e acne facial, hirsutismo (localização e tipo dos pelos e intensidade da pilificação), distribuição da gordura corporal, acantose *nigricans*.

O escore é definido pela soma dos pontos de nove áreas do corpo (de 0 a 4 pontos cada uma, de acordo com a intensidade do aumento de pelos no local). Considera-se hirsutismo a partir de 8 pontos (e-Figura 119.1).

Acesse o conteúdo *online*:

http://uqr.to/217cx

BIBLIOGRAFIA

Baerwald AR, Adams GP, Pierson RA. Ovarian Antral folliculogenesis during the human menstrual cycle: a review. Hum Reprod Update. 2012;18:73-91.

Hohl A, Ronsoni MF, Meirelles RMR. Guia prático em endocrinologia feminina, andrologia e transgeneridade. São Paulo: Clannad, 2022.

Maciel-Guerra AT, Guerra-Júnior G. Menino ou menina? Os distúrbios da diferenciação do sexo. 3. ed. Curitiba: Appris, 2019.

Ortega HH, Díaz PU, Salvetti NR, Hein GJ, Marelli BE, Rodríguez FM *et al.* Follicular cysts: A single sign and different diseases. A view from comparative medicine. Curr Pharm Des. 2016;22(36):5634-45.

Sociedade Brasileira de Pediatria. Documento científico. Desreguladores endócrinos: informações para o pediatra. Rio de Janeiro: SBP, 2021.

Vilar L (ed.). Endocrinologia clínica. 7. ed. Rio de Janeiro: Guanabara Koogan, 2021.

Observa-se nessa síndrome tendência familiar com padrão de origem poligênica.

As alterações hormonais são múltiplas, com interações e interdependências complexas, tornando difícil determinar o que é causa e o que é consequência.

Alguns autores acreditam que, além da anomalia genética, dois fatores são essenciais na cascata que culmina no quadro clínico da SOP. O primeiro são alterações nos mecanismos reguladores da secreção de hormônio foliculestimulante (FSH) e luteinizante (LH) pelo eixo hipotálamo-hipófise-ovários, e o segundo é a resistência insulínica.

Pacientes com SOP têm níveis altos de LH, em virtude da maior sensibilidade hipofisária ao hormônio liberador de gonadotrofinas (GnRH) que, atuando nas células da teca ovariana, aumentam a produção de androgênios.

A sensibilidade ovariana das células granulosas está diminuída, determinando crescimento e amadurecimento incompleto dos folículos ovarianos com formação de pequenos cistos, de 2 a 10 mm de diâmetro, com aumento na produção de estrona e androgênios.

A resistência insulínica e a hiperinsulinemia diminuem a produção das proteínas transportadoras dos hormônios sexuais (SHBG) e do fator de crescimento semelhante à insulina tipo 1 (IGFBP-1). Em consequência, há maior disponibilidade das frações livres bioativas de IGF-1, insulina, testosterona e estradiol.

As manifestações clínicas compreendem dois grupos: metabólicas, relacionadas com a resistência insulínica, e hormonais, ligadas ao hiperandrogenismo.

As alterações metabólicas resultam em obesidade ou sobrepeso, com acúmulo de tecido adiposo predominantemente na região abdominal, aumento da gordura visceral, incluindo esteatose hepática, além de hipertensão arterial e acantose *nigricans*.

As alterações laboratoriais são representadas por níveis elevados de triglicerídios e colesterol e níveis reduzidos de HDL, associados a valores anormais da glicemia (pré-diabetes ou diabetes).

As alterações hormonais incluem ausência de ovulação e excesso de androgênios que se manifestam com oligomenorreia ou amenorreia, hirsutismo, acne e alopecia androgênica.

Critérios diagnósticos de SOP pelo consenso de Rotterdam

Presença de dois dos seguintes achados: (1) ausência de ovulação; (2) ovários policísticos na ultrassonografia; (3) sinais clínicos e/ou laboratoriais de hiperandrogenismo.

Algoritmo para guiar o diagnóstico de SOP de acordo com o Guideline Internacional de avaliação e manejo da SOP, 2023

- Passo 1: ciclos irregulares + hiperandrogenismo clínico
  - Excluídas outras causas* = SOP
- Passo 2: ausência de clínica de hiperandrogenismo
  - Dosagens bioquímicas de hiperandrogenismo. Excluídas outras causas** = SOP
- Passo 3: se *somente* ciclos irregulares *ou* hiperandrogenismo
  - Adolescentes: USG não é indicada = considerar risco de SOP e reavaliar posteriormente
  - Adultas: realizar USG; se excluídas outras causas = SOP.

*Dosar: TSH, prolactina, 17 alfa OH progesterona e FSH. **Se houver indicação clínica, descartar síndrome de Cushing e tumores adrenais. FHS: hormônio foliculoestimulante; TSH: hormônio tireoestimulante; USG: ultrassonografia.

HIPERTECOSE

A hipertecose é uma condição clínica não neoplásica caracterizada pela hiperplasia das células tecais do estroma ovariano.

É mais frequente em mulheres na perimenopausa.

Diagnóstico diferencial entre hipertecose e SOP

Na hipertecose, os valores de testosterona sérica costumam ser muito elevados (geralmente > 200 ng/dℓ), associados a valores baixos de LH e FSH (suprimidos pelos valores altos de testosterona); na ultrassonografia, os ovários estão aumentados e têm consistência sólida. Ao contrário do que se observa na SOP, em geral não há cistos ovarianos.

A virilização é mais intensa que na SOP, e instala-se de maneira lenta, ao contrário das neoplasias ovarianas funcionantes, em que os sinais de hiperandrogenismo aparecem de maneira rápida.

TUMORES OVARIANOS FUNCIONANTES

As neoplasias ovarianas secretoras de androgênios são raras e compreendem arrenoblastomas, androblastomas (tumor de células Sertoli-Leydig), tumores de células da teca-granulosa, tumores de células hilares, disgerminomas, teratomas, gonadoblastomas, tecomas luteinizados e luteomas.

A manifestação clínica principal é o hirsutismo de progressão rápida com importante virilização.

MENOPAUSA PREMATURA

A menopausa prematura, também denominada insuficiência ovariana prematura, é assim considerada quando as menstruações cessam antes dos 40 anos.

Os sintomas e sinais costumam ser semelhantes aos da menopausa clássica. No entanto, as mudanças do humor, como depressão e irritabilidade, são mais intensas, em parte relacionado ao conceito leigo de que menopausa é sinônimo de envelhecimento, redução do vigor, da vitalidade, da libido e da vida sexual, além da incerteza em relação à aceitação do cônjuge ou companheiro.

Na maioria das pacientes, a menopausa precoce é de etiologia desconhecida. Frequentemente há um padrão familiar de desaparecimento mais cedo dos ciclos menstruais.

Causas secundárias de insuficiência ovariana prematura incluem traumas, processos infecciosos, doenças autoimunes, geralmente associadas com tireoidite de Hashimoto e/ou doença de Addison, quimioterapia, radioterapia, doenças infiltrativas, como hemocromatose, amiloidose, uso abusivo de bebidas alcoólicas, contato com pesticidas.

CISTOS E NEOPLASIAS

São alterações, frequentemente assintomáticas, identificadas durante avaliação ginecológica ou em exames de imagem.

Podem estar associadas a irregularidades menstruais, dor ou desconforto na região pélvica.

Pela ultrassonografia, as imagens são classificadas em císticas, complexas (cístico-sólidas) e sólidas.

Compreendem os cistos foliculares, cistos do corpo lúteo e ovários policísticos.

CISTO FOLICULAR. É uma formação decorrente da não ruptura de um folículo, com diâmetro de 5 a 10 cm, geralmente único, contornos lisos e regulares, cápsula fina, sem septos, com conteúdo límpido.

Em geral, são assintomáticos, mas podem causar dor em caso de torção ou ruptura. Tendem a regredir espontaneamente.

CISTO DE CORPO LÚTEO. Decorrem do sangramento excessivo para dentro do corpo lúteo, geralmente uniloculado e unilateral. O sangramento intermitente pode fazer com que o cisto tenha semelhança com massa complexa localizada nos anexos. Se ocorrer ruptura, aparece líquido livre no fundo de saco.

O aspecto ultrassonográfico pode, às vezes, confundir com gravidez ectópica rota, mas a dosagem de fração beta da gonadotrofina coriônica humana (beta-hCG) esclarece o diagnóstico.

OVÁRIOS POLICÍSTICOS. Os ovários apresentam-se com volume aumentado, parênquima heterogêneo com vários pequenos cistos foliculares subcapsulares, em um mesmo estádio de desenvolvimento, com aproximadamente 6 a 7 mm de diâmetro.

NEOPLASIAS OVARIANAS. São estruturas sólidas ou complexas de natureza não funcional e que não desaparecem de maneira espontânea no período de 4 a 6 semanas, como ocorre com a maioria dos cistos ovarianos.

Para diagnóstico de certeza, há necessidade de exames de imagem.

BIBLIOGRAFIA

Lee PA, Nordenström A, Houk CP, Ahmed SF, Auchus R, Baratz A *et al.* Global Disorders of Sex Development Update since 2006: Perceptions, Approach and Care. Horm Res Paediatr. 2016;85(3):158-80.

Maciel-Guerra AT, Guerra-Júnior G. Menino ou menina? Os distúrbios da diferenciação do sexo. 3. ed. Curitiba: Appris, 2019.

Maclaran K, Panay N. Current concepts in premature ovarian insufficiency. Womens Health (Lond). 2015;11(2):169-82.

Ortega HH, Díaz PU, Salvetti NR, Hein GJ, Marelli BE, Rodríguez FM *et al.* Follicular cysts: a single sign and different diseases. A view from Comparative Medicine. Curr Pharm Des. 2016;22(36):5634-45.

Pinto RM, Cheuiche AV, Paula LCP. Análogos de hormônio estimulador das gonadotrofinas no tratamento da puberdade precoce. In: Sociedade Brasileira de Endocrinologia e Metabologia; Carvalho GA, Czepielewski MA, Meirelles R (org.) PROENDÓCRINO Programa de Atualização em Endocrinologia e Metabologia: Ciclo 14. Porto Alegre: Artmed Panamericana, 2022. p. 9-56.

Teed HJ, Tay CT, Laven JJE, Dokras A, Moran LJ, Piltonen TT *et al.* Recommendations From the 2023 International Evidence-based Guideline for the Assessment and Management of Polycystic Ovary Syndrome. J Clin Endocrinol Metab. 2023;108(10):2447-69.

Vilar L (ed.). Endocrinologia clínica. 7. ed. Rio de Janeiro: Guanabara Koogan, 2021.

PARTE

13

Metabolismo

Arnaldo Lemos Porto
Érika Aparecida da Silveira
Marianne de Oliveira Falco
Nelson Rassi

Colaboradores

Abrahão Afiune Neto (*in memoriam*)
Ana Paula dos Santos Rodrigues
Camila Cardoso
Jaqueline Rodrigues de Souza Gentil
Marta Isabel Valente Augusto Moraes Campos Nunes Andrade
Maxley Alves Martins
Tatiana de Oliveira Rassi

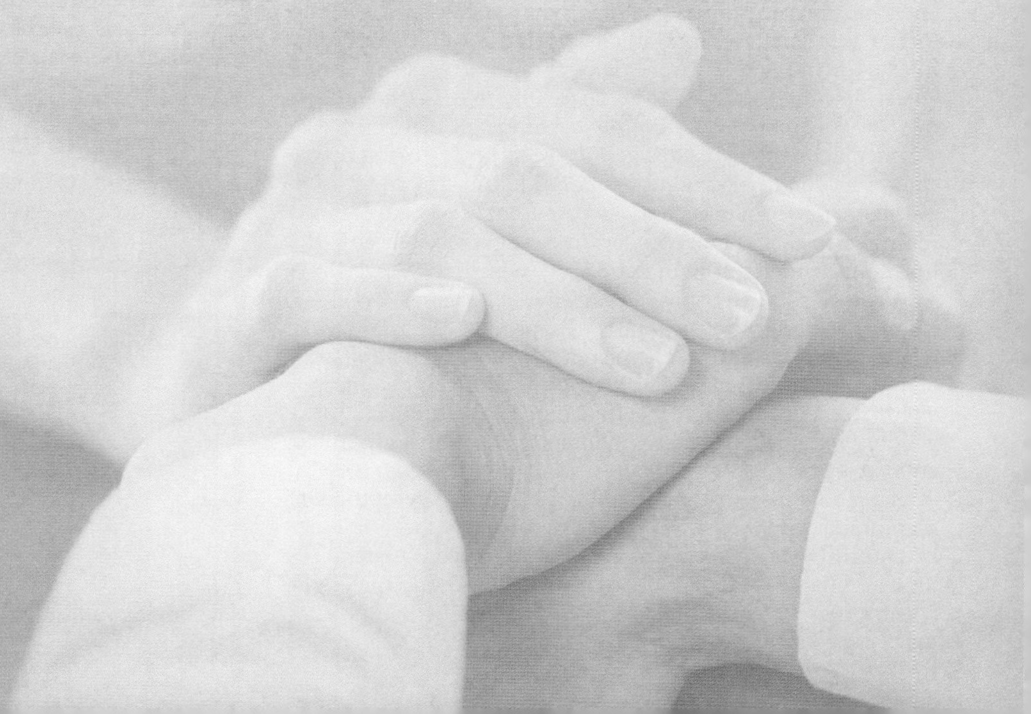

CAPÍTULO 122

Metabolismo dos Carboidratos

Nelson Rassi, Tatiana de Oliveira Rassi,
Tiago Nelson de Oliveira Rassi

INTRODUÇÃO

Carboidratos são compostos orgânicos formados principalmente por carbono, hidrogênio, oxigênio, além de nitrogênio, fósforo e enxofre, em menor percentual.

Os carboidratos são divididos em três classes: monossacarídeos, oligossacarídeos e polissacarídeos.

Os monossacarídeos, com apenas uma unidade dessas moléculas, são representados por frutose, galactose e glicose. Os oligossacarídeos são formados por duas a dez moléculas de monossacarídeos. Os dissacarídeos são formados pela união de duas moléculas, representados pela sacarose (açúcar da cana), compostos por uma molécula de glicose e outra de frutose; a lactose (açúcar do leite), por uma molécula de glicose e outra de galactose; e a maltose, com duas moléculas de glicose; e os polissacarídeos glicose. Os polissacarídeos são formados pela união de mais dez monossacarídeos, dos quais a celulose, o amido e os glicogênios são os de maior importância biológica.

Carboidratos são as principais substâncias a serem convertidas em energia, na forma de trifosfato de adenosina (ATP), no interior das células. O metabolismo inicia na boca, com a mastigação e a liberação da enzima amilase pelas glândulas salivares, com hidrólise dos carboidratos em oligossacarídeos e glicose.

O bolo alimentar, em sua trajetória até o intestino delgado, entra em contato com as enzimas pancreáticas, amilase e dissacaridases (maltase, sacarase, lactase), chegando ao produto final, a glicose, que é absorvida por transporte na membrana apical dos enterócitos (ver Seção 4, *Intestino Delgado*, Capítulo 78, *Fundamentos de Anatomia e Fisiologia*).

Imediatamente após a ingestão de carboidratos há liberação de insulina pelas células beta e inibição da produção de glucagon pelas células alfa. Esse fenômeno acontece antes mesmo de a glicose atingir a corrente sanguínea, pela ação dos hormônios entéricos ou incretinas.

As principais incretinas são *glucagon-like peptide*-1 (GLP-1) e *gastric inhibitory polypeptide* (GIP), produzidas pelas células jejunais L e K, ao entrarem em contato com o bolo alimentar.

No período interprandial, elevam-se os níveis de glucagon e reduz-se a produção de insulina, o que vai estimular a glicogenólise e a gliconeogênese, mantendo os valores glicêmicos em níveis normais.

A ação da insulina tem início ao se ligar aos receptores na membrana celular.

O transporte de glicose para o interior da célula é feito por uma família de proteínas, denominadas GLUT (do inglês *glucose transporter*).

Dentro da célula, a metabolização da glicose inicia-se, por ação da insulina, pela ativação da enzima glicoquinase, que promove a fosforilação da sua molécula, podendo seguir duas vias: armazenamento na forma de glicogênio pela ação da glicogênio-sintetase ou pelo desencadeamento de uma cascata de reações químicas que transforma a glicose em ácido pirúvico e, posteriormente, em acetilcoenzima-A (acetil-CoA).

Na via de Krebs, a acetil-CoA combina-se com o oxalacetato, oriundo do metabolismo proteico, que vai formar citrato, o qual, por outras reações, origina ATP, CO_2 e H_2O.

A acetil-CoA tem uma via alternativa para se transformar em acetoacetilcoenzima-A, originando os ácidos graxos de cadeia longa.

DISTÚRBIOS DO METABOLISMO DOS CARBOIDRATOS

Diabetes

A denominação diabetes compreende um grupo de doenças caracterizadas por hiperglicemia, decorrente do déficit de secreção de insulina pelas células beta pancreáticas (insulinopenia), frequentemente associado à redução do seu efeito biológico em diferentes células do organismo (resistência insulínica).

Os valores normais da glicemia e em diferentes situações estão no Quadro 122.1.

> **Resistência insulínica**
>
> É uma condição fisiopatológica caracterizada pela redução do efeito biológico da insulina, que participa da patogenia das enfermidades que fazem parte da síndrome metabólica: obesidade visceral, hipertensão arterial, dislipidemias e hiperglicemia, além da síndrome dos ovários policísticos, esteatose hepática não alcoólica e acantose *nigricans*.

Há vários tipos de diabetes, os quais diferem entre si por características etiopatogênicas, epidemiológicas, clínicas e laboratoriais: (1) diabetes melito tipo 1 (DM1); (2) diabetes melito tipo 2 (DM2); (3) diabetes melito gestacional (DMG); (4) diabetes melito por outras causas; diabetes monogênico ou MODY (do inglês *maturity-onset diabetes of the young*); diabetes pâncreas exócrino (fibrose cística, pancreatite crônica, pós-pancreatectomia); diabetes induzido por fármacos (corticosteroides).

Diabetes melito tipo 1

Essa enfermidade heterogênea decorre da destruição total ou quase total das células beta do pâncreas, por agressão

Quadro 122.1 Valores laboratoriais da glicemia.

Valores normais	Glicemia de jejum ≤ 99 mg/dℓ Glicemia na 2ª hora no teste de tolerância à glicose oral (TTGO) < 140 mg/dℓ Hemoglobina glicada (HbA1c) < 5,7%
Pré-diabetes	Glicemia de jejum, entre 100 e 125 mg/dℓ Glicemia na 2ª hora do TTGO, entre 140 e 199 mg/dℓ HbA1c, entre 5,7 a 6,4%
Diabetes	Glicemia de jejum ≥ 125 mg/dℓ (em duas diferentes ocasiões) Glicemia na 2ª hora do TTGO ≥ 200 mg/dℓ Glicemia aleatória ≥ 200 mg/dℓ com sintomas e sinais típicos de diabetes

autoimune (DM tipo 1-A) ou não autoimune (DM tipo 1-B), que causa insulinopenia absoluta ou quase absoluta e hiperglicemia.

Trata-se de uma doença crônica com longo período assintomático (vários anos), no qual ocorre a destruição das células beta pancreáticas, produtoras de insulina, por processo autoimune celular (linfócitos T). Nessa fase, o diagnóstico só é possível pela dosagem de autoanticorpos (anti-GAD, anti-insulina, anti-IA-2 e antiproteína transportadora do zinco). A fase sintomática tem início quando mais de 90% das células beta pancreáticas estão destruídas.

A enfermidade acomete indivíduos de todas as faixas etárias. Nas crianças, apresenta, na maioria das vezes, os sinas clássicos da enfermidade: poliuria, polidipsia, astenia, emagrecimento e, em até metade dos casos, cetoacidose diabética. Alguns adultos manifestam a doença com quadro clínico-laboratorial atípico, denominado diabetes latente autoimune em adultos (LADA, do inglês *latent autoimmune diabetes of adulthood*), assintomáticos ou oligossintomáticos por meses ou anos, frequentemente diagnosticados no início como DM2 e tratados com antidiabéticos orais. Com a piora do quadro clínico e laboratorial, o uso de insulina torna-se imperativo. O diagnóstico é confirmado pela presença no soro do anticorpo anti-GAD (do inglês *glutamic acid decarboxilase*) e baixos níveis séricos de peptídeo-C (< 0,6 ng/dℓ).

Frequentemente, pacientes com DM1 têm outras doenças autoimunes, sobretudo tireoidite de Hashimoto e doença celíaca.

Antecedentes familiares são frequentemente negativos; no entanto, nas famílias em que já existe um membro de primeiro grau com DM1, a chance de outro familiar, filho ou irmão, vir a desenvolvê-la é relativamente alta (10 a 20%).

SINAIS E SINTOMAS. As manifestações clínicas cardinais são poliúria, polidipsia, perda de peso, astenia, fadiga de evolução rápida (dias ou semanas).

Quando não reconhecidos ou tratados adequadamente, os pacientes podem desenvolver cetoacidose diabética.

Cetoacidose diabética

Condição clínica decorrente de graves alterações metabólicas que envolvem todo o organismo. Manifesta-se por náuseas, vômitos, alterações da consciência, de leve sonolência a profunda letargia. Coma é infrequente.

Ao exame físico observam-se desidratação intensa, hipovolemia, hipotensão arterial, taquicardia com pulso filiforme, respiração de Kussmaul, hálito com odor de fruta por aumento da acetona plasmática, pele com turgor diminuído, mucosas secas, febre que nem sempre traduz processo infeccioso, eventualmente dor abdominal simulando abdome agudo.

O principal diagnóstico diferencial deve ser com hipoglicemia, principalmente em pacientes diabéticos em uso de insulina.

Diabetes melito tipo 2

O DM2 representa 90 a 95% dos pacientes. A enfermidade origina-se da incapacidade das células beta em produzir níveis apropriados de insulina, decorrente de contínua apoptose.

Os pacientes com DM2 podem ter um período assintomático ou oligossintomático de até 10 anos, durante os quais os níveis de glicemia não estão suficientemente elevados para provocar manifestações clínicas, tais como poliúria, polidipsia, perda ponderal, astenia e adinamia.

Nessa fase, não raramente o diagnóstico é feito pelo oftalmologista ou nefrologista, ao identificar complicações nos olhos ou rins, ou pelo cardiologista durante avaliação de um evento cardiovascular.

Fato relevante é que cerca de 90% dos pacientes com DM 2 têm excesso de peso, o que favorece a expressão da hiperglicemia pela resistência insulínica, condição frequente nesses pacientes.

Hipertensão arterial, hipertrigliceridemia e diminuição do colesterol HDL (lipoproteína de alta densidade) coexistem comumente nos pacientes com diabetes (ver Capítulo 129, *Obesidade*).

DIAGNÓSTICO. Erros alimentares por consumo excessivo de carboidratos e gorduras, frequentemente associados à inatividade física, estresse emocional ou físico e obesidade.

Criteriosa mensuração de peso, altura, cálculo do índice de massa corporal (IMC) e circunferência (ver Capítulo 8, *Exame Físico Geral*, e Capítulo 129, *Obesidade*).

A maioria dos pacientes com diabetes apresenta excesso de peso ou obesidade (IMC] ≥ 25 kg/m^2) e idade acima dos 40 anos. Porém, em virtude do aumento da obesidade na população, vem crescendo o número de indivíduos com DM2 na segunda e terceira décadas de vida.

Inicialmente, os sintomas podem ser vagos ou inespecíficos (indisposição, cansaço, adinamia, prurido cutâneo), o que atrasa o diagnóstico da doença.

A tríade sintomática – poliúria, polidipsia e perda ponderal – ocorre em uma fase mais tardia, quando os níveis de glicemia superam 200 mg/dℓ.

No sexo feminino, atenção deve ser dirigida para a possibilidade da síndrome dos ovários policísticos associada, assim como história de complicações obstétricas e fetais, como abortos de repetição, polidrâmnio, oligoidrâmnio, placenta prévia e macrossomia fetal.

Cerca de 30 a 50% dos pacientes com DM2, no momento do diagnóstico, já apresentam algum tipo de complicação, micro ou macrovascular.

Acantose *nigricans*, obesidade central ou visceral e hipertensão arterial são frequentes, os dois últimos associados a dislipidemia (hipertrigliceridemia e HDL-c baixo), condições integrantes da síndrome metabólica.

Sintomas e sinais de complicações micro (retinopatia, nefropatia, neuropatia periférica) e macrovasculares (cerebral, coronariana e periférica) devem ser investigados (ver Capítulo 18, *Doenças dos Olhos*, Capítulo 133, *Doenças dos Rins e das Vias Urinárias*, e Capítulo 174, *Doenças do Sistema Nervoso*).

Diabetes na gravidez – diabetes melito gestacional e diabetes melito manifesto na gravidez

Por muitos anos, o DMG foi conceituado como qualquer grau de hiperglicemia diagnosticada durante a gravidez. Em virtude do crescente número de mulheres obesas em idade reprodutiva, tem aumentado o número de mulheres jovens com DM2, cujo diagnóstico é realizado somente durante a gravidez.

Frente a essa situação, é necessário diferenciar duas entidades: diabetes melito surgido durante a gravidez ou DMG e diabetes preexistente, diagnosticado durante a gravidez ou diabetes melito manifesto na gravidez (DMMG).

Diabetes monogênico

O diabetes monogênico (MODY) compreende dois tipos: diabetes neonatal e diabetes da maturidade no jovem.

Critérios para o diagnóstico de diabetes em mulheres grávidas

São utilizados dois critérios:

- DMMG: glicemia ≥ 126 mg/dℓ ou glicemia aleatória ≥ 200 mg/dℓ ou HbA1c ≥ 6,5% antes da 13ª semana da gravidez
- Sinais e sintomas do DM1 e DM2, antes da 24ª semana de gravidez
- DMG: o diagnóstico é realizado, em geral, após a 24ª semana de gravidez, momento em que as gestantes são solicitadas a realizar o TTGO. Estabelece-se o diagnóstico quando um ou mais dos seguintes valores é encontrado: glicemia de jejum ≥ 92 mg/dℓ; após 1 hora ≥ 180 mg/dℓ; 2 horas, 153 mg/dℓ

A maioria das mulheres com diabetes gestacional é assintomática e reconhecida apenas pelo exame laboratorial. A maior parte está acima dos 40 anos, tem excesso de peso, hipertensão arterial e dislipidemia.

Diabetes neonatal compreende todos os pacientes diagnosticados antes dos 6 meses de vida; 80 a 85% dos casos são de origem genética monogênica, podendo se expressar de maneira transitória ou definitiva. A forma transitória ocorre com mais frequência pela expressão de genes existentes no cromossoma 6q24, enquanto a forma permanente, na maioria das vezes, depende de mutações nos genes que codificam as subunidades SUR1 (ABCC8) e Kir6.2 (KCNJ11) dos canais de potássio ATP-dependente das células beta.

Diabetes da maturidade diagnosticado em pessoa jovem ou MODY tem como denominador comum a determinação gênica mendeliana dominante.

Dosagem de peptídeo C, autoanticorpos e pesquisa de mutações gênicas são necessários para comprovar o diagnóstico.

Diabetes monogênico (MODY)

Compreende um grupo heterogêneo de pacientes diabéticos que têm em comum a herança autossômica dominante e início da hiperglicemia em idade inferior a 25 anos.

Chama a atenção nesses pacientes a total ou quase total ausência de sintomas relacionados ao diabetes, além da inexistência de complicações crônicas.

O diagnóstico no início da vida adulta é feito pelo encontro de hiperglicemia e história familiar de vários parentes de primeiro grau com esse transtorno do metabolismo dos carboidratos.

Diabetes secundários

As principais condições clínicas associadas ao diabetes secundário são fibrose cística e após transplante de órgãos.

DIABETES ASSOCIADO A FIBROSE CÍSTICA. Diabetes melito ocorre em 20% dos adolescentes e 40 a 50% dos adultos com fibrose cística.

A hiperglicemia decorre da reduzida produção de insulina; entretanto, os frequentes processos infecciosos e o aumento da resistência insulínica podem deteriorar o controle glicêmico.

DIABETES MELITO PÓS-TRANSPLANTE. Diabetes diagnosticado no período pós-transplante e que persiste após alta hospitalar; exclui pacientes com diabetes melito preexistente ou hiperglicemia secundária ao estresse cirúrgico ou à terapia com corticosteroides.

Nesses pacientes, predominam as manifestações relacionadas com as enfermidades dos órgãos que necessitaram de transplante, enquanto as do diabetes não se diferenciam dos sintomas e sinais do diabetes na forma compensada ou descompensada.

Diabetes e lipodistrofias

Lipodistrofias são condições clínicas em que há redução do tecido adiposo subcutâneo associada a alterações metabólicas (hiperglicemia e hipertrigliceridemia), em virtude de importante resistência insulínica.

Compreendem vários subtipos: lipodistrofia generalizada congênita ou síndrome de Berardinelli-Seip, lipodistrofia familiar parcial e lipodistrofias adquiridas.

COMPLICAÇÕES DO DIABETES

As complicações crônicas microvasculares do diabetes compreendem a retinopatia diabética (ver Capítulo 18, *Doenças dos Olhos*), a nefropatia diabética (ver Capítulo 133, *Doenças dos Rins e das Vias Urinárias*), a neuropatia diabética periférica e neuropatia diabética autonômica (ver Capítulo 174, *Doenças do Sistema Nervoso*).

HIPOGLICEMIA

Hipoglicemia é uma síndrome clínica decorrente da liberação de mecanismos hormonais e neurológicos, cujo objetivo é o retorno da glicemia aos valores normais.

A faixa de normalidade da glicemia é mantida por um complexo mecanismo hormonal que envolve agentes que atuam nos períodos pós-prandiais (incretinas e insulina), reduzindo a glicemia (glucagon, epinefrina, cortisol e hormônio do crescimento) e substâncias que elevam a glicemia.

A maioria dos casos de hipoglicemia ocorre em pacientes com diabetes pelo uso inapropriado de medicamentos (insulina ou hipoglicemiantes orais), omissão ou atraso de refeições ou excesso de atividade física.

Também são causas de hipoglicemia o consumo de bebidas alcoólicas, mudanças no esquema terapêutico sem adequado monitoramento glicêmico, insuficiência renal crônica e doenças hepáticas.

O diagnóstico de hipoglicemia em pacientes não diabéticos compreende duas fases: (1) dosagem da glicemia plasmática no momento do evento; (2) investigação para determinação da causa da hipoglicemia.

As hipoglicemias podem ser classificadas em dois grupos: hipoglicemia hiperinsulinêmica e hipoglicemia hipoinsulinêmica.

Lesões das células beta (insulinoma e neosidioblastose), uso de insulina exógena ou de sulfonilureia são as principais causas de hipoglicemia hiperinsulinêmica, enquanto etilismo, desnutrição crônica, insuficiência hepática e cirurgia bariátrica são os principais responsáveis por episódios de hipoglicemia com níveis baixos de insulina.

DIAGNÓSTICO. A história clínica deve ser investigada com ênfase nos fatores precipitantes ou atenuantes, procurando-se relação com horários da alimentação (pós-prandial ou jejum prolongado) e com os alimentos ingeridos, além de ingestão de bebidas alcoólicas, uso ou acesso a medicamentos com efeito hipoglicemiante, história de cirurgia gastrintestinal, em particular as bariátricas, manifestações clínicas de doenças crônicas, como insuficiência hepática ou adrenal e neoplasias.

SINAIS E SINTOMAS. Podem ser divididos em dois grupos: neuroglicopênicos e autonômicos. Os do primeiro grupo são provocados pela ativação de neurônios do núcleo ventromedial do hipotálamo, responsáveis por astenia, adinamia, vista turva, dificuldade de concentração e de comunicação, confusão mental, crise convulsiva e coma.

Os sintomas autonômicos resultam da ativação do sistema simpático e se expressam por sudorese fria, tremor, taquicardia, ansiedade e nervosismo.

Tríade de Whipple

A mais forte evidência clínica da hipoglicemia é a tríade de Whipple, que consiste em sintomas e sinais sugestivos de hipoglicemia associados a baixo nível de glicose plasmática e desaparecimento das manifestações clínicas após administração de glicose por via oral ou intravenosa.

A caracterização da hipoglicemia em relação ao período alimentar – pós-prandial ou jejum – é relevante, pois a primeira, que é denominada hipoglicemia reativa, geralmente é de origem funcional, a qual não requer outros procedimentos diagnósticos, sendo controlada e prevenida apenas com recomendações alimentares.

A confirmação diagnóstica e a provável etiologia são possíveis, na maioria das vezes, por meio da dosagem de insulina, peptídeo C, proinsulina, beta-hidroxibutirato, anticorpos anti-insulina e, eventualmente, sulfonilureias durante o evento hipoglicêmico espontâneo ou em testes provocativos solicitados nos casos em que a coleta sanguínea não foi realizada durante o episódio espontâneo. Há dois testes provocativos: o da refeição mista e o de jejum prolongado (72 horas).

No teste da refeição mista, solicitado nos casos em que há suspeita de hipoglicemia pós-prandial, é oferecida ao paciente uma refeição semelhante àquela que supostamente provoque a hipoglicemia; a dosagem de insulina deve ser realizada somente se o evento hipoglicêmico ocorrer durante a realização do teste.

O teste de tolerância à glicose oral de 5 horas tem baixa acurácia diagnóstica; portanto, é de pouca utilidade clínica.

O teste de jejum de 72 horas, solicitado aos pacientes com possível hipoglicemia de jejum, deve ser realizado em regime de internação hospitalar, permitindo a ingestão apenas de líquidos não calóricos e não cafeinados. Durante o período de jejum, colhe-se a cada 6 horas amostra de sangue para dosagem de glicose plasmática (amostras devem ser estocadas para dosagem de insulina, peptídeo C, proinsulina, beta-hidroxibutirato, sulfonilureias e anti-insulina, caso a hipoglicemia seja confirmada).

O teste é interrompido após 72 horas, ou antes, se o paciente apresentar glicemia abaixo de 45 mg/dℓ sem sintomas ou abaixo de 55 mg/dℓ com sintomas sugestivos de hipoglicemia, fazendo-se a coleta de sangue e urina (dosagem de cetonas).

Em suma, grande parte dos episódios de hipoglicemia pode ser facilmente caracterizada pelos dados clínicos, mas, em alguns pacientes, a investigação diagnóstica necessita de dosagens ou testes laboratoriais especiais.

Leia os casos clínicos sobre diabetes melito.

Acesse o conteúdo *online*:

http://uqr.to/217cy

BIBLIOGRAFIA

American Diabetes Association. 2. Classification and diagnosis of diabetes: standards of medical care in diabetes-2022. Diabetes Care. 2022;45(Suppl 1):S17-S38.

de Boer IH, Bangalore S, Benetos A et al. Diabetes and hypertension: a position statement by the American Diabetes Association. Diabetes Care. 2017;40(9):1273-884.

Quinn K, Purcell SM. Lipodystrophies. StatPearls [Internet]. Treasure Island (FL): StatPearls Publishing, 2018.

Solomon SD, Chew E, Duh EJ et al. Diabetic retinipathy: a position statement by the American Diabetes Association. Diabetes Care. 2017;40(3):412-8.

Umanath K, Lewis JB. Update on diabetic nephropathy: core curriculum 2018. Am J Kidney Dis. 2018;71(6):884-95.

Vilar L (ed.). Endocrinologia clínica. 4. ed. Rio de Janeiro: Guanabara Koogan, 2016.

CAPÍTULO 123

Metabolismo dos Lipídios

Arnaldo Lemos Porto

INTRODUÇÃO

Os lipídios são compostos orgânicos, representados pelos fosfolipídios, colesterol, triglicerídios e ácidos graxos.

Os fosfolipídios fazem parte da estrutura básica das membranas celulares e participam das reações de fosforilação, além de atuar como reserva de energia, quando os carboidratos não estiverem disponíveis para as atividades metabólicas do organismo.

O colesterol (COL) apresenta-se livre ou esterificado, sendo precursor dos hormônios esteroides, dos ácidos biliares e da vitamina D.

Pode ser sintetizado pelas células hepáticas ou ser originário da ingestão de alimentos que contêm gorduras.

Ao serem metabolizados, são produzidos os ácidos biliares (cólico e desidrocólico), importantes para absorção de alguns alimentos.

Os triglicerídios (TG) são formados pela união de três ácidos graxos e uma molécula de glicerol, constituindo uma importante forma de armazenamento energético, que fica depositada nos tecidos adiposo e muscular.

Os triglicerídios, após absorção pelo intestino e pela ação das lipases pancreáticas, são desdobrados em glicerol, sais de ácidos graxos (oleico, esteárico e palmítico) e ácidos graxos livres. A emulsificação pela bile completa o processo de digestão.

Os ácidos graxos são classificados em saturados, mono e poli-insaturados, de acordo com as ligações entre seus átomos de carbono.

Os ácidos graxos saturados mais presentes em nossa alimentação são o láurico, o palmítico, o esteárico e o mirístico. O mais frequente dos monoinsaturados é o oleico. Entre os poli-insaturados encontram-se o ômega-3 (eicosapentaenoico [EPA], docosaexaenoico [DHA]) e o linolênico ou ômega-6 (linoleico).

Em algumas situações, os ácidos graxos podem ser utilizados para produção de energia, como ocorre, por exemplo, na falta absoluta de insulina, condição que torna impossível a metabolização dos carboidratos.

LIPOPROTEÍNAS

As lipoproteínas têm a função de solubilização e transporte dos lipídios, substâncias geralmente hidrofóbicas no meio aquoso plasmático.

São compostas por lipídios e proteínas, denominadas "apolipoproteínas (Apo)", que têm diversas funções no metabolismo, como a formação intracelular de partículas lipoproteicas e como ligantes a receptores de membrana.

Existem quatro grandes classes de lipoproteínas, subdivididas em dois grupos:

- As ricas em triglicerídios, maiores e menos densas, representadas pelos quilomícrons de origem intestinal e compostas principalmente por triglicerídios (85%) e pelas lipoproteínas de densidade muito baixa (VLDL, do inglês *very low density lipoprotein*), compostas principalmente por triglicerídios endógenos, chamadas "pré-betalipoproteínas de origem hepática"
- As ricas em colesterol, que incluem as betalipoproteínas de baixa densidade (LDL, do inglês *low density lipoprotein*), compostas principalmente de colesterol, e as HDL (do inglês *high density lipoprotein*), denominadas "alfalipoproteínas de alta densidade", compostas principalmente de proteínas.

Existe ainda uma classe de lipoproteínas de densidade intermediária (IDL, do inglês *intermediary density lipoprotein)* e a lipoproteína (a) – Lp(a) –, que resulta da ligação de uma partícula de LDL à Apo(a), não se conhecendo ainda todas as suas funções. Contudo, tem sido associada à formação e à progressão da placa aterosclerótica.

Metabolismo das lipoproteínas

A LDL é composta de um pequeno conteúdo de TG, tendo em sua estrutura principalmente colesterol e uma única Apo B100.

As partículas de LDL são capturadas pelos receptores de LDL (LDL-R), o que ocorre no interior das células por ação da enzima acetiltransferase (ACAT).

O colesterol livre pode ser esterificado para depósito.

O nível de colesterol no sangue depende da atividade da enzima hidroximetilglutaril coenzima A redutase (HMG-CoA), enzima-chave na síntese intracelular do colesterol hepático.

A inibição desta enzima provoca diminuição da síntese intracelular do colesterol, aumentando a expressão de LDL-R nos hepatócitos, com consequente aumento na captura de LDL, IDL e VLDL circulantes.

O metabolismo da HDL é complexo, com a participação de múltiplos fatores.

As partículas de HDL são produzidas no fígado, no intestino e na circulação, apresentando na sua formação a Apo AI e AII.

O nível plasmático do colesterol HDL está relacionado com um grande número de polimorfismos genéticos e é influenciado por vários fatores de risco cardiovascular. O colesterol livre da HDL, proveniente das membranas celulares, é esterificado por ação da lecitina-colesterol aciltransferase (LCAT). O processo de esterificação ocorre principalmente nas HDL e é fundamental para sua estabilização e transporte até o fígado.

O circuito do transporte do colesterol dos tecidos periféricos para o fígado é chamado "transporte reverso do colesterol" (Figura 123.1).

A HDL contribui para a proteção do leito vascular com prevenção da aterogênese, pela remoção de lipídios oxidados da LDL, inibição da fixação de moléculas de adesão e de monócitos ao endotélio, além de estimular a liberação de óxido nítrico que tem ação anti-inflamatória na parede vascular e no endotélio.

A identificação e a caracterização da pró-proteína convertase subtilisina-kexina tipo 9 (PCSK9) trouxe novos conhecimentos ao metabolismo do colesterol. Trata-se de uma protease expressa pelo fígado, intestino e rins, que tem a capacidade

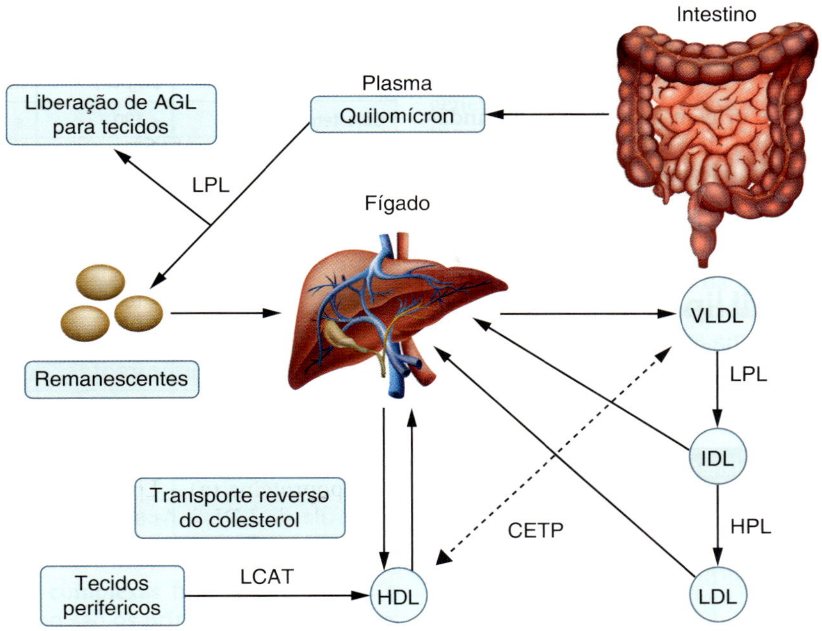

Figura 123.1 Ciclos de transporte de lipídios no plasma. As lipoproteínas participam de três ciclos básicos de transporte de lipídios no plasma: (1) ciclo exógeno, no qual as gorduras são absorvidas no intestino e chegam ao plasma, sob a forma de quilomícrons; após degradação pela lipase lipoproteica (LPL), chegam ao fígado ou a tecidos periféricos; (2) ciclo endógeno, em que as gorduras do fígado se direcionam aos tecidos periféricos; a lipoproteína de densidade muito baixa (VLDL) é secretada pelo fígado e, por ação da LPL, transforma se em lipoproteína de densidade intermediária (IDL) e, posteriormente, em lipoproteína de baixa densidade (LDL), a qual carrega os lipídios, principalmente o colesterol, para os tecidos periféricos; (3) transporte reverso do colesterol, em que as gorduras, principalmente o colesterol dos tecidos, retornam para o fígado; as lipoproteínas de alta densidade (HDL) nascentes captam colesterol não esterificado dos tecidos periféricos pela ação da lecitina colesterol aciltransferase (LCAT), formando as HDL maduras; por meio da proteína de transferência de colesterol esterificado (CETP), ocorre também a transferência de ésteres de colesterol da HDL para outras lipoproteínas, como as VLDL. AGL: ácidos graxos livres; HPL: lipase hepática.

de inibir a reciclagem da LDL, diminuindo o número de receptores com aumento dos níveis plasmáticos de LDL. A inibição da PCSK9 leva à diminuição da LDL no plasma.

DISLIPIDEMIAS

Dislipidemias são alterações qualitativas e quantitativas do metabolismo lipídico, sendo um dos mais importantes fatores de risco da aterosclerose, principal causa de morte por doenças cardiovasculares e cerebrovasculares (ver Parte 10, *Sistema Cardiovascular*, Capítulo 53, *Doenças das Artérias*).

O diagnóstico das dislipidemias é baseado na determinação do perfil lipídico, compreendendo a dosagem do colesterol total (CT), do colesterol HDL (HDL-c), dos triglicerídios (TG) e do cálculo do colesterol LDL (LDL-c) pela fórmula de Friedewald, que é inadequada na presença de triglicerídios muito elevados. Contudo, já existem métodos de avaliação direta de mais precisão.

Em alguns pacientes o diagnóstico pode ser suspeitado por sinais clínicos, mais frequentes nas dislipidemias graves, destacando-se o arco corneano, mais significativo quando se manifesta na infância e adolescência ou antes dos 50 anos; xantomas e xantelasmas, que são depósitos de lipídios na pele ou tendões, em geral, relacionados com hiperlipidemia de longa duração, os quais incluem várias formas clínicas: xantomas nas pálpebras (xantelasma), eruptivos, tuberosos, tendinosos e palmares.

> **Diagnóstico das dislipidemias**
>
> O diagnóstico das dislipidemias é fundamentalmente laboratorial, mas a interpretação dos valores encontrados deve sempre considerar dados clínicos, incluindo idade, sexo, história familiar, presença de morbidades e uso de medicamentos.

Pancreatite pode ocorrer quando os níveis de triglicerídios estão acima de 500 mg/dℓ.

> **Aterosclerose e mutações genéticas**
>
> Estudos genéticos em famílias com alterações lipídicas graves identificaram genes que interferem no metabolismo lipídico.
>
> Quando sofrem mutações, os pacientes apresentam dislipidemias desde o nascimento, o que aumenta significativamente o risco cardiovascular, pelo aparecimento precoce de aterosclerose.
>
> Mais de 20 síndromes genéticas monogênicas já foram descritas, com padrão dominante ou recessivo. No entanto, as poligênicas são mais frequentes e não têm padrão definido de hereditariedade.
>
> Dentre as dislipidemias monogênicas as principais são: hipercolesterolemia familiar homozigótica, hipercolesterolemia heterozigótica, hipertrigliceridemia grave, hipoalfalipoproteinemia, doença de Tangier, doença familiar da lecitina colesterol acetiltransferase, deficiência da lipase ácida lisossomal.

Classificação das dislipidemias

As dislipidemias podem ser classificadas em dois grandes grupos: hiperlipidemias (níveis altos de lipoproteínas) e hipolipidemias (níveis plasmáticos baixos de lipoproteínas), devendo-se levar em consideração os valores dos componentes do perfil lipídico e as características fenotípicas.

uma purina ou uma pirimidina; um fosfato; e uma pentose, ribose ou desoxirribose.

A ribose é formada no metabolismo oxidativo da glicose na via das pentoses-fosfato, a partir da glicose-6-fosfato ou da frutose-6-fosfato.

O produto final do metabolismo das purinas é o ácido úrico, e sua principal manifestação clínica é a gota.

GOTA. A superprodução ou a excreção reduzida de uratos, e, consequentemente, sua deposição em tecidos, principalmente articulações, ossos e tecido subcutâneo, vai resultar na doença denominada gota.

O acúmulo de urato em tecidos manifesta-se, inicialmente, por artrite aguda, tipicamente monoarticular, e, posteriormente, artrite crônica acompanhada de deformidades.

A gota primária tem componente hereditário, enquanto a secundária, além desse elemento hereditário, está relacionada com o uso de medicamentos (diuréticos, ácido acetilsalicílico, ciclosporina e niacina), doenças mieloproliferativas, mieloma múltiplo, hemoglobinopatias, doença renal crônica, hipotireoidismo, psoríase, sarcoidose e envenenamento por chumbo.

A gota é mais prevalente em homens. Raramente ocorre na infância e juventude.

Consumo excessivo de bebidas alcoólicas e excessos alimentares podem desencadear crises de gota.

As lesões características da gota são os "tofos".

A articulação metatarsofalangiana é a mais suscetível ao acúmulo de cristais de urato (podagra), porém tal fato pode ocorrer em outras articulações, inclusive nas mãos e em locais em que não há articulação, como o lobo da orelha.

A dosagem do ácido úrico detecta hiperuricemia em cerca de 95% dos indivíduos. Leucocitose é observada nas crises agudas.

O diagnóstico pode ser realizado pela demonstração de cristais de urato em líquido articular ou material aspirado de tofos.

Exames radiológicos não são incapazes de identificar alterações iniciais, mas nos casos de longa duração são observadas erosões ósseas com margens escleróticas ou adjacentes a tofos em tecidos moles (ver Capítulo 162, *Doenças das Articulações*). A tomografia computadorizada evidencia alterações iniciais.

> **Pseudogota**
>
> Caracteriza-se pelo acúmulo de cristais de pirofosfato de cálcio em fluidos articulares, geralmente na presença de concentrações normais de ácido úrico.
>
> Tem aparência radiográfica de condrocalcinose e está relacionada ao envelhecimento, permanência prolongada no leito e traumatismo articular.

Alterações no metabolismo das porfirinas (porfirias)

As porfirinas são moléculas derivadas do aminoácido glicina, tetrapirrólicas, ligadas entre si por pontes de meteno (-CH=), que apresentam no seu centro um espaço apropriado para acomodar um íon metálico.

A porfirina ligada ao íon ferro forma o grupamento heme.

As proteínas que contêm o grupo heme, denominadas hemoproteínas, têm importantes funções: transporte de oxigênio (hemoglobina) e elétrons (citocromo), armazenamento de oxigênio no músculo (mioglobina), ativação (peroxidase) e dismutação (catalase) do peróxido de oxigênio e ativação do oxigênio (citocromo-oxidase).

As porfirinas são excretadas pela urina, fezes e vias biliares.

As uro e coproporfirinas, compostos intermediários na biossíntese da protoporfirina que origina o grupamento heme, têm excreção aumentada em urina e fezes nos casos de porfirias.

PORFIRIAS. As porfirias são distúrbios metabólicos hereditários relacionados com deficiências na atividade de enzimas da via de biossíntese do grupo heme. O acúmulo de precursores do grupamento heme está associado a sintomas como ataques agudos neuroviscerais e lesões na pele, ou ambos. Embora as porfirias sejam classificadas em eritropoéticas ou hepáticas, conforme o local de acúmulo de metabólitos, a classificação baseada na apresentação clínica representa estratégia mais prática para o diagnóstico, dividindo-as em porfiria aguda, cutânea e recessiva (Quadro 124.1).

Entre os tipos de porfirias, as cutâneas são as mais frequentes (Figura 124.1).

Outras alterações no metabolismo das proteínas (amiloidose e doença de Wilson)

AMILOIDOSE. Compreende um grupo de doenças causadas pela deposição extracelular de proteínas fibrilares anormais, denominadas amiloide, em diversos órgãos e tecidos.

Pode ser primária ou secundária.

A forma primária está associada a doenças crônicas inflamatórias, tais como artrite reumatoide, síndrome de Reiter e sífilis.

As características clínicas variam e podem ser sistêmicas, afetando mais de um órgão ou tecido; a localização em apenas um órgão é menos comum.

Quadro 124.1 Sinais e sintomas dos principais tipos de porfirias.

Tipo	Forma mais prevalente	Sinais e sintomas
Agudas autossômicas dominantes	Aguda intermitente	Crises agudas de dor abdominal grave, náuseas, vômito, constipação intestinal, taquicardia, sudorese excessiva e hipertensão Hiponatremia (≈ 40% dos casos), que pode levar a convulsões Em alguns casos ansiedade, depressão, desorientação, alucinações, paranoia e confusão mental Neuropatia motora – dores em braços e pernas e fraqueza –, quando substâncias porfirinogênicas são administradas em crises agudas Ausência de lesões cutâneas
Cutâneas	Cutânea tardia	Fotossensibilidade crônica, com lesões restritas a áreas expostas ao sol (dorso das mãos, face e pescoço) Bolhas e vesículas que podem formar crostas ou úlceras superficiais de difícil cicatrização Hirsutismo, hiperpigmentação da pele e esplenomegalia
Formas recessivas raras	Doença de Günter ou porfiria eritropoética congênita	Hemólise crônica em variados graus de intensidade Fotossensibilidade cutânea intensa Presença de bolhas, cicatrizes e, eventualmente, desfiguração em mãos, orelhas, nariz e pálpebras

São comuns hepatomegalia, esplenomegalia e síndrome nefrótica.

DOENÇA DE WILSON. Doença rara, autossômica recessiva, causada por mutações no gene *ATP7B* localizado no cromossomo 13. Essa anomalia genética causa redução na excreção biliar do cobre, levando ao acúmulo e deposição desse metal em diversos órgãos, como fígado, cérebro, córnea e rins.

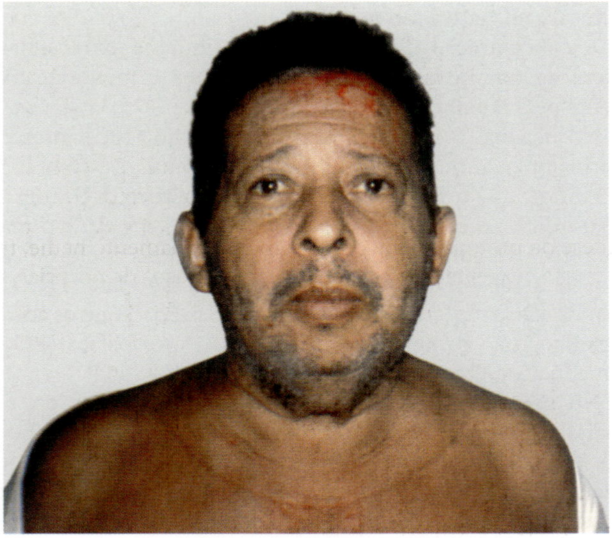

Figura 124.1 Porfiria. Lesões cutâneas.

As principais manifestações clínicas são a presença do anel de Kayser-Fleischer (K-F) na córnea, alterações neurológicas e cirrose hepática.

Os anéis de K-F são alterações pigmentares, principalmente na região perlímbica na córnea, contudo não são todos os pacientes que apresentam essa alteração.

Em geral, as manifestações neurológicas surgem após a doença hepática, mais frequentemente na terceira década de vida, quando são observados tremores, falta de coordenação motora, excesso de saliva, distonia, espasticidade, dores de cabeça e insônia.

Em mulheres podem ocorrer ciclo menstrual irregular, infertilidade e abortos múltiplos.

BIBLIOGRAFIA

Blau N, Shen N, Carducci C. Molecular genetics and diagnosis of phenylketonuria: state of the art. Expert Rev Mol Diagn. 2014; 14(6):655-71.

Choi HK, Mount DB, Reginato AM; American College of Physicians; American Physiological Society. Pathogenesis of gout. Ann Intern Med. 2005; 143(7):499-516.

European Association for the Study of the Liver. EASL clinical practice guidelines: Wilson's disease. J Hepatol. 2012; 56(3):671-85.

Fernandes EA *et al.* Aspectos relavantes do diagnóstico e seguimento por imagem na gota. Rev Bras Reumatol. 2017; 57(1):64-72.

Puy H, Gouya L, Deybach JC. Porphyrias. Lancet. 2010; 375(9718):924-37.

Ranganath LR, Jarvis JC, Gallagher JA. Recent advances in management of alkaptonuria (invited review; best practice article). J Clin Pathol. 2013; 66(5):367-73.

CAPÍTULO 125

Metabolismo da Água e dos Eletrólitos

Marianne de Oliveira Falco, Marta Isabel Valente Augusto Moraes Campos Nunes Andrade

INTRODUÇÃO

A água é responsável por 50 a 70% do peso corporal; essa proporção é menor em obesos, pela pouca afinidade do tecido adiposo por essa substância.

As mulheres têm menor quantidade de água corporal em relação aos homens, pois apresentam maior acúmulo de tecido adiposo subcutâneo.

A água orgânica está dividida em dois compartimentos: intracelular (plasma sanguíneo, linfa, líquido cefalorraquidiano e líquidos intersticiais dos tecidos) e extracelular, representando 20% do peso corporal (Figura 125.1).

A água corporal total corresponde a cerca de 50 a 70% do peso corpóreo (variando conforme sexo, idade e composição corporal). Ela se distribui em dois grandes compartimentos: intracelular – aproximadamente 40% do peso corporal – e extracelular – aproximadamente 20% do peso corporal, que inclui o plasma (5% do peso corporal), o líquido intersticial (cerca de 15%) e os líquidos transcelulares (volume menor, mas importante fisiologicamente) (ver Figura 125.1).

Na água corporal encontram-se dissolvidos os eletrólitos, que são átomos ou grupos de átomos com carga elétrica, denominados íons. Os íons com carga positiva são os cátions; os com carga negativa são os ânions.

A concentração de eletrólitos nos líquidos extracelulares difere da dos intracelulares. Tal diferença é mantida ativamente pela membrana celular.

No plasma, o principal cátion é o sódio (Na^+), presente em maior quantidade nos líquidos extracelulares, com 135 a 145 mEq/ℓ 142 mEq/ℓ. Os demais são o potássio (K^+), com 3,5 a 5,0 mEq/ℓ; o cálcio (Ca^{+2}), com 8,5 a 10,5 mg/dℓ; e o magnésio (Mg^{+2}), com 1,7 a 2,2 mg/dℓ. Dos ânions, o cloro (Cl^-), com 98 a 106 mEq/ℓ, os demais são o bicarbonato (HCO_3^-), com 22 a 26 mEq/ℓ; as proteínas, com 16 mEq/ℓ; outros ânions orgânicos não proteicos, com 6 mEq/ℓ; e o fosfato (PO_4^{3-}) somado ao sulfato (SO_4^-), com 3 mEq/ℓ.

No compartimento intracelular, o principal cátion é o potássio (150 mEq/ℓ). Os outros são o magnésio (40 mEq/ℓ) e o sódio (10 mEq/ℓ). Dos ânions, o fosfato e o sulfato equivalem a 150 mEq/ℓ, seguidos das proteínas (40 mEq/ℓ) e do bicarbonato (10 mEq/ℓ).

Dentre os íons presentes nos líquidos intra e extracelulares, o sódio, o potássio e o cloro exercem importante atividade na manutenção da pressão osmótica e respondem pela manutenção do equilíbrio acidobásico.

Os demais componentes são classificados em macronutrientes ou minerais e micronutrientes ou oligoelementos (ver Capítulo 127, *Metabolismo dos Minerais e dos Oligoelementos*).

Outro conceito importante que envolve a água é a osmolaridade, que se refere à concentração de um soluto e um

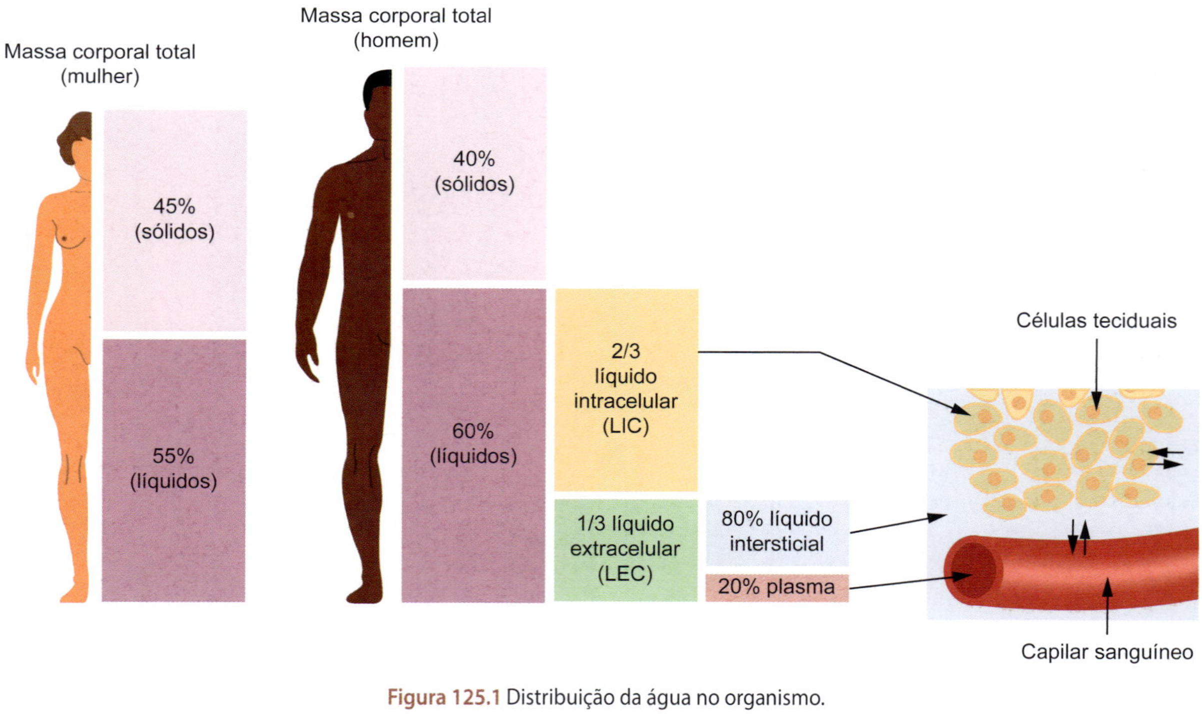

Figura 125.1 Distribuição da água no organismo.

solvente. No corpo, o solvente é a água e o soluto é composto principalmente de sódio, ureia e glicose.

A osmolaridade do plasma varia de 280 a 295 mOsm/ℓ. A das células é um pouco mais alta (290 a 310 mOsm/ℓ), porém existe um equilíbrio osmótico entre os compartimentos intra e extracelulares pelo movimento constante de água através da membrana celular.

Além do equilíbrio osmótico, os líquidos extracelulares, notadamente o plasma, mantêm-se em equilíbrio acidobásico.

Existem, dissolvidas nos líquidos extracelulares, substâncias "ácidas", que podem liberar íons hidrogênio, e substâncias "bases", receptoras de hidrogênio.

A concentração de íons H^+ existentes no líquido orgânico é expressa em pH, que representa o logaritmo negativo da concentração de H^+ em moles por litro de solução. O pH da água é 7 (dissocia-se em igual número de H^+ e OH).

O pH normal do sangue oscila entre 7,36 e 7,44, ou seja, é fracamente básico ou alcalino.

Desvios do pH trazem graves repercussões na homeostase.

O pH do sangue é mantido pelos seguintes mecanismos: (a) "tampões" químicos, dos quais o mais importante é o sistema ácido carbônico-bicarbonato; (b) mecanismos respiratórios que eliminam ácido carbônico, produto ácido final do metabolismo; (c) funções renais, as quais eliminam excessos de ácidos e de bases.

A manutenção da quantidade de água no organismo é dependente do equilíbrio entre o que foi ingerido e o que foi excretado.

Habitualmente são ingeridos diariamente 1.200 mℓ da água existente nos líquidos naturais e 1.000 mℓ nos alimentos sólidos, havendo ainda a água fornecida pelo metabolismo endógeno, que é de aproximadamente 300 mℓ, totalizando, portanto, um aporte de 2.500 mℓ de água por dia.

É excretada, a cada 24 horas, a mesma quantidade de água, ou seja, 2.500 mℓ: 1.500 mℓ de urina, 900 mℓ pela perspiração insensível (eliminação de água pela pele e pelos pulmões) e 100 mℓ pelas fezes (Figura 125.2).

Centro hipotalâmico da sede

Para a manutenção do equilíbrio entre o ingerido e o excretado, intervém o centro hipotalâmico da sede, o qual regula a ingestão voluntária de água e a produção do hormônio antidiurético (ADH) e da aldosterona. O ADH é secretado pela neuro-hipófise, e promove reabsorção de água sempre que a pressão osmótica do compartimento extracelular excede a do intracelular, enquanto a androsterona aldosterona, produzida na zona glomerulosa da adrenal, promove a reabsorção de sódio com consequente retenção de água e aumento da excreção de potássio.

DISTÚRBIOS DO METABOLISMO DA ÁGUA E DOS ELETRÓLITOS

Os distúrbios do metabolismo da água e dos eletrólitos compreendem deficiência e excesso de água, hiponatremia e hipernatremia, hipopotassemia e hiperpotassemia, acidose e alcalose.

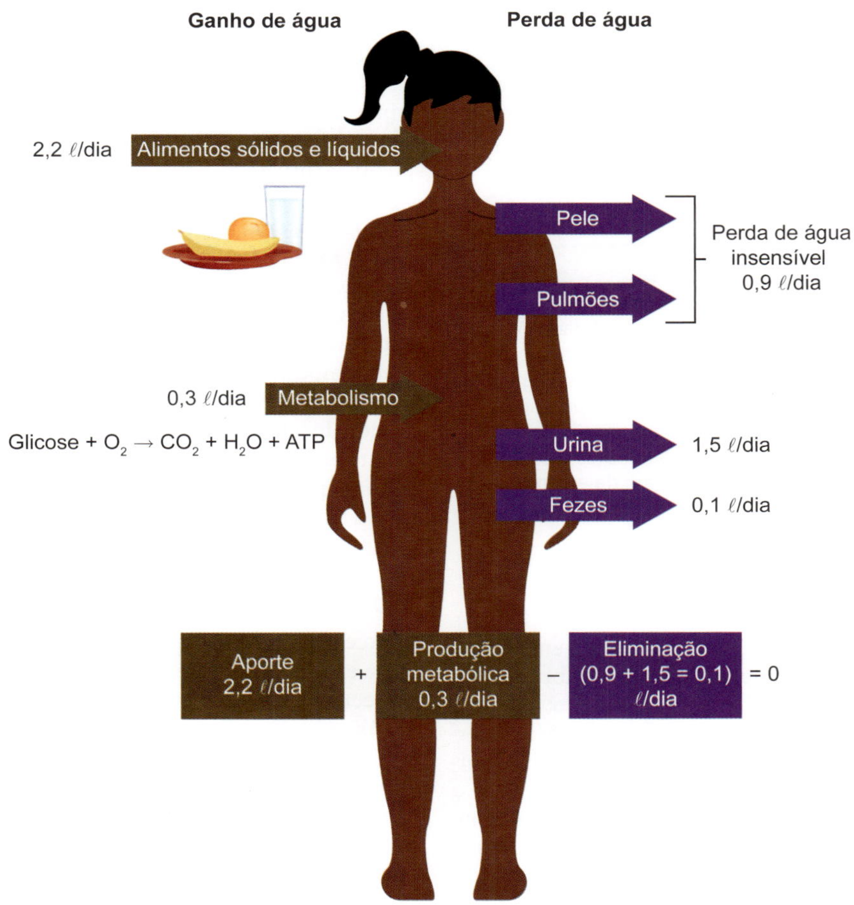

Figura 125.2 Balanço hídrico: ingestão, produção endógena e eliminação.

Água

A deficiência de água pode ser decorrente da privação de líquidos por inexistência de água, impossibilidade de deglutição, ausência da sensação de sede ou excesso de eliminação por falta de produção de ADH (diabetes insípido), cetoacidose diabética, diarreia, vômitos, sudorese intensa, queimaduras.

Do ponto de vista prático, pode-se estimar o grau de desidratação por dados clínicos, relacionando-o com a perda de peso corporal, dado que serve, inclusive, para orientar a reidratação (ver Parte 3, *Método Clínico*, Capítulo 8, *Exame Físico Geral*).

Os sinais e sintomas de desidratação são fraqueza, apatia, aumento da sede (exceto nos casos de lesão do centro da sede), perda ponderal, pele seca, diminuição da sudorese com axilas e virilhas secas, língua seca com fissuras, saliva escassa, diminuição do turgor da pele.

Nos casos graves podem ocorrer febre, alucinações e delírio.

Os dados laboratoriais variam de acordo com a causa da deficiência, porém na maioria dos casos há hemoconcentração com hematócrito acima de 50%, ureia e creatinina elevados e sódio urinário baixo (exceto se houver doença renal).

Excesso de água ou intoxicação aquosa

A intoxicação aquosa pode ocorrer por excesso de secreção do ADH, perda da capacidade renal de excreção da água (insuficiência renal aguda, insuficiência cardíaca congestiva) e excesso de administração de água, principalmente por via parenteral ou retal.

Os sinais e sintomas são fraqueza, apatia, alterações do comportamento, convulsões, pele úmida e quente, congesta e edemaciada.

Os exames laboratoriais constatam diminuição do hematócrito e da hemoglobina, decorrente da diluição, porém o volume globular médio está aumentado, em virtude de a pressão osmótica da célula ser maior do que a do plasma.

Balanço hídrico

O balanço hídrico é uma estimativa das alterações da água total no organismo. Tem por finalidade comparar a quantidade de água que entrou com a quantidade que saiu. Sua aplicabilidade clínica é limitada, pela dificuldade em estimar a quantidade de água nos alimentos sólidos e nas fezes, além da água perdida pelo suor.

Sua maior utilidade é em pacientes hospitalizados – os cardiopatas, os renais crônicos ou agudos, os hepatopatas e os criticamente enfermos são os que mais se beneficiam da estimativa do balanço hídrico.

Sódio

O sódio exerce controle na distribuição de água em todo o organismo. Ele participa na manutenção do equilíbrio hidreletrolítico, na regulação do equilíbrio acidobásico, atuando associado ao cloreto e ao bicarbonato. O sódio também interfere na contração muscular, na transmissão dos impulsos nervosos e na regulação do equilíbrio acidobásico.

A regulação da concentração de sódio no organismo é controlada pelo sistema renina-angiotensina-aldosterona, hormônio secretado pelo córtex das adrenais.

O sódio é distribuído no plasma e, em menor quantidade, em compartimentos intracelulares, como nas células musculares, e é mantido fora da célula via bomba Na^+/K^+-ATPase.

As principais fontes alimentares de sódio são: cloreto de sódio (sal de cozinha), bicarbonato de sódio e vários alimentos processados e em conserva, incluindo pães, biscoitos, leite, carnes, frutos do mar e ovos.

O consumo excessivo do cloreto de sódio, principalmente na alimentação, está associado à hipertensão arterial.

Hiponatremia

A perda de sódio, associada ou não à de água, quando se perde Na^+, aumenta a excreção de água na tentativa de manter os níveis osmolares dentro dos limites normais.

Se a perda de água for rápida, o quadro clínico será de choque. Se for gradativa, ocorre fraqueza, especialmente quando o paciente se põe de pé (muitas vezes com hipotensão postural), apatia, cefaleia e tonturas. Confusão mental e delírio aparecem nos casos graves.

A hiponatremia pode ser hipervolêmica, normovolêmica e hipovolêmica.

É importante diferenciar hiponatremia por deficiência de sódio ou por hiper-hidratação.

Os pacientes com edema (insuficiência cardíaca congestiva, cirrose, síndrome nefrótica, insuficiência renal) apresentam com frequência hiponatremia hipervolêmica.

A hiponatremia normovolêmica é provocada por diuréticos, principalmente os tiazídicos, mas outros medicamentos, como antipsicóticos, antidepressivos, anticonvulsivantes, lítio, opioides, clorpropramida, clofibrato, ciclofosfamida e vincristina, devem ser investigados na presença de hiponatremia normovolêmica.

Outras causas são estresse (traumatismo, cirurgia), secreção inapropriada de ADH ou nefrites e acidose diabética.

A hiponatremia hipovolêmica é decorrente de perda gastrintestinal (vômitos, diarreia, fístulas, peritonite) e renal (doses excessivas de diuréticos, diurese osmótica, diurese pós-obstrutiva).

A pele pode ser um meio de perda de líquidos e eletrólitos, como se observa nos casos de sudorese profusa e queimaduras.

Ao exame físico verificam-se perda do turgor e diminuição da elasticidade da pele, globos oculares deprimidos, reflexos profundos diminuídos ou abolidos e hipotensão ortostática.

Na hiponatremia, os dados laboratoriais são elevação do hematócrito e do volume globular médio, diminuição do sódio, do cloro ou do bicarbonato. O potássio está geralmente elevado.

Na hiponatremia, a concentração de sódio no soro é menor que 135 mEq/ℓ, a alteração eletrolítica mais comum em pacientes hospitalizados.

Hipernatremia

O excesso de sódio, em geral, está associado ao excesso de água e sua expressão clínica é o edema, quase sempre com aumento da secreção de aldosterona.

As causas mais comuns de edema com retenção de sódio são insuficiência cardíaca congestiva, redução da concentração da albumina sérica (cirrose hepática, síndrome nefrótica), hiperaldosteronismo primário, síndrome de Cushing, uso de anti-inflamatórios e de corticosteroides e infusão excessiva de soluções contendo sódio.

Os sinais e sintomas da hipernatremia são turgor cutâneo normal e sede contínua presente, mas pode ser mascarada por náuseas e vômitos, fraqueza muscular e câibras. Em casos extremos, provoca comprometimento cerebral traduzido por confusão mental, apatia e coma, nos casos graves.

Os exames laboratoriais mostram elevação do sódio (acima de 145 mEq/ℓ), com potássio normal ou ligeiramente diminuído.

Potássio

O potássio regula a contração muscular e a excitabilidade neuromuscular, é necessário para a síntese proteica, a formação do glicogênio e a correção do equilíbrio acidobásico.

Cerca de 80 a 95% do potássio ingerido são excretados pela urina e 5 a 20% pelas fezes.

A regulação do metabolismo do potássio está a cargo principalmente dos rins, mas a insulina, as catecolaminas, o estado acidobásico e a osmolalidade sérica são também reguladores do metabolismo do potássio.

A atividade da bomba Na^+/K^+-ATPase é quem determina a distribuição do potássio entre os compartimentos do corpo. Esse mecanismo é regulado por hormônios tireoidianos, insulina (promove o transporte de potássio para o interior da célula muscular e hepática) e catecolaminas (afetam a distribuição interna de potássio por meio do estímulo dos receptores B2, estimulando a bomba de Na^+/K^+-ATPase).

As principais fontes alimentares de potássio são: frutas (banana, frutas secas, laranja, mamão), vegetais, melado de cana de açúcar, carne, leite, leguminosas.

Hipopotassemia

A hipopotassemia causa alcalose metabólica e decorre de diminuição da ingestão, absorção reduzida (esteatorreia, doença de Crohn), perda urinária aumentada (hiperaldosteronismo, síndrome de Cushing, pielonefrite crônica, acidose tubular renal, síndrome de Fanconi, uso de diuréticos), transferência intra e extracelular (cetoacidose diabética, após tratamento insulínico).

Os sinais e sintomas incluem anorexia, vômitos, fraqueza muscular, distensão abdominal, desaparecimento do peristaltismo intestinal (silêncio abdominal à ausculta) e abolição de reflexos.

Laboratorialmente, os níveis de potássio plasmático estão diminuídos, mas o ECG é o melhor avaliador da hipopotassemia, encontrando-se achatamento da onda T, com espaço QT aumentado e onda U. Nos casos avançados observa-se onda T negativa com onda U muito ampla, acompanhada de depressão do segmento ST.

Hiperpotassemia

A hiperpotassemia instala-se juntamente com acidose e pode decorrer da administração exagerada de potássio, necrose tecidual, hemólise e excreção diminuída em pacientes com insuficiência renal.

Alguns medicamentos, como antineoplásicos, heparina e diuréticos poupadores de potássio (espironolactona, triantereno), podem causar aumento da concentração sérica de potássio.

Os sinais e sintomas de hiperpotassemia são fraqueza muscular, paralisia flácida, bradicardia, parestesias em face, língua, pés e mãos, extrassístoles e parada cardíaca em diástole, que pode ser o resultado final dessa alteração.

Dos exames complementares, além de potássio sérico > 5 mEq/ℓ, o eletrocardiograma mostra ondas T pontiagudas, aumento do espaço PR e ausência de onda P.

Cloro

O cloro é o principal ânion do fluido extracelular. É essencial na manutenção do equilíbrio hídrico e acidobásico e na regulação da pressão osmótica. Apresenta importante função na digestão, pois atua na produção do ácido clorídrico, secretado pelo suco gástrico.

O cloro é absorvido principalmente na forma de cloreto de sódio no intestino. Assim como o sódio, a regulação desse ânion é feita pelo sistema renina-angiotensina-aldosterona.

As principais fontes alimentares de cloro são: sal de cozinha, frutos do mar, leite, carnes, ovos.

Hipocloremia

A deficiência de cloro acompanha a de sódio; assim, as causas de perda de cloro são as citadas no tópico "Sódio", mas pode ser ocasionada também pelo mecanismo de compensação da acidose respiratória crônica.

Os sinais e sintomas são dores nos membros, hipertonia muscular, tetania e respiração superficial.

Hipercloremia

O cloro pode estar aumentado na insuficiência renal aguda, intoxicação alcoólica, acidose tubular renal, alcalose respiratória, hiperventilação, doença cardíaca descompensada, síndrome de Cushing, desidratação e diabetes insípido.

O excesso de cloro causa cefaleia, confusão mental, arritmia cardíaca, hiperventilação e acidose metabólica.

Acidose e alcalose

Acidose e alcalose são modificações do pH sanguíneo decorrentes do aumento ou da diminuição da concentração sanguínea de íons H^+.

Na manutenção do equilíbrio hidreletrolítico, os íons K^+ competem com os íons H^+.

Na acidose metabólica, ocorre eliminação de um H^+ para cada K^+ retido, o que acontece de maneira contrária em situação de alcalose.

O pH normal do sangue oscila entre 7,36 e 7,44. Ocorrendo aumento da concentração de íons H^+, o pH ficará abaixo de 7,36, configurando a acidose. Se houver diminuição de íons H^+, o pH ficará acima de 7,44, o que configura a alcalose.

A manutenção do pH normal depende de substâncias tampões, que são responsáveis pela adição ou subtração de íons H^+. Em situações de queda do pH, essas substâncias aceitam os íons H^+ para disponibilizá-los. Desse modo, quando aumenta o pH, agem contra as modificações abruptas da reação.

Tanto a acidose quanto a alcalose podem ter causa respiratória ou metabólica.

Na acidose respiratória há aumento de CO_2 e ácido carbônico, o que pode decorrer de excesso de inalação de CO_2 (anestesia).

Pode ser consequência de lesões que, ao interferir com a respiração, diminuem a eliminação do CO_2 (edema agudo do pulmão, fibrose pulmonar, enfisema, bronquite crônica, pneumotórax, hemotórax, intoxicação por ópio, morfina ou barbitúricos) (ver Parte 9, *Sistema Respiratório*, Seção 1, *Tórax, Traqueia, Brônquios, Pulmões e Pleuras*, Capítulo 38, *Doenças dos Pulmões*).

A sintomatologia é a da doença básica associada a astenia, cefaleia, arritmias cardíacas, sonolência e torpor, além de cianose.

MANIFESTAÇÕES CLÍNICAS. Náuseas, prurido, urticária, irritabilidade, taquicardia, fraqueza, hemorragia digestiva.

Fontes alimentares

Carne de porco, presunto cozido, fígado, espinafre, amendoim, castanha-de-caju e castanha-do-pará, aveia em flocos, arroz integral, leveduras.

VITAMINA B_2/RIBOFLAVINA

A vitamina B_2 atua no metabolismo energético, principalmente nas reações oxidantes; é essencial para a formação de eritrócitos, neoglicogênese e regulação das enzimas tireoidianas.

Deficiência

CAUSAS E FATORES DE RISCO. Ingestão reduzida de alimentos fontes de vitamina B_2 por tempo prolongado, má absorção e aumento das necessidades desse micronutriente, como na gravidez, na lactação, em infecções crônicas, no hipertireoidismo e no diabetes melito; uso de medicamentos como clorpromazina, imipramina, amitriptilina; ingestão de zinco, cobre, ferro, cafeína, teofilina, nicotiamida, sódio, triptofano, ureia e ácido ascórbico em virtude da formação de complexos como a vitamina B_2 no intestino, provocando alteração em sua solubilidade e reduzindo sua utilização.

MANIFESTAÇÕES CLÍNICAS. Na boca, ocorre estomatite angular; nos lábios, queilose; na língua, descamação e inflamação da língua, deixando-a vermelha, seca e atrófica (glossite); nos olhos, ardência ocular, fotofobia, perda da acuidade visual; na pele ocorre dermatite seborreica, principalmente nas partes nasolabiais, no escroto, na vulva ou no ânus. Presença de anemia normocítica e normocrômica e neuropatia.

Toxicidade

CAUSAS E FATORES DE RISCO. Doses acima das recomendadas para a ingestão diária (1,3 a 1,6 mg/dia).

MANIFESTAÇÕES CLÍNICAS. Cristalização da riboflavina nos rins.

Fontes alimentares

Ovos, leite, vísceras (fígado, rim), peixe, frutas, vegetais, levedura. A vitamina B_2 pode ser sintetizada por bactérias presentes na microbiota do intestino grosso.

VITAMINA B_3/ÁCIDO NICOTÍNICO/NIACINA

O ácido nicotínico, ou niacina, tem importância no metabolismo dos carboidratos, lipídios e proteínas. É muito importante no sistema enzimático que participa da respiração celular mitocondrial.

Deficiência

CAUSAS E FATORES DE RISCO. Ingestão reduzida de alimentos fontes de vitamina B_3 por tempo prolongado, má absorção, etilismo, erros inatos do metabolismo, aumento da ingestão de leucina, deficiência de zinco, ferro, riboflavina e vitamina B_6, pelo fato de esses micronutrientes participarem do metabolismo do triptofano.

MANIFESTAÇÕES CLÍNICAS. Pelagra, a síndrome dos três "D":

- Dermatite: lesões cutâneas simétricas, pele seca, áspera e descamativa nas áreas corporais expostas à luz solar. As lesões são mais intensas nas regiões onde há atrito (dorso da mão, punho, cotovelo e períneo)
- Diarreia: encontram-se astenia, inapetência, perda ponderal e fraqueza muscular
- Demência: irritabilidade, perda da memória, fobias e confusão mental.

Toxicidade

CAUSAS E FATORES DE RISCO. Doses parenterais administradas acima das recomendações diárias (35 mg/dia).

MANIFESTAÇÕES CLÍNICAS. Náuseas, vômitos, arritmias, hiperbilirrubinemia e elevação das transaminases.

Fontes alimentares

Carne, fígado, peixe, leite e derivados, ovos, cereais, leveduras, cogumelos, amêndoa, castanha-do-pará.

VITAMINA B_5/ÁCIDO PANTOTÊNICO

A vitamina B_5 é um componente da coenzima A. Tem importante papel no metabolismo dos carboidratos, proteínas e gorduras, principalmente dos ácidos graxos e esteroides.

Deficiência

CAUSAS E FATORES DE RISCO. Desnutrição grave.

MANIFESTAÇÕES CLÍNICAS. Anorexia, irritabilidade, dormência e formigamento nas mãos e pés, insônia, astenia, hipotensão postural, cefaleia.

Toxicidade

CAUSAS E FATORES DE RISCO. Dose > 10 g/dia.

MANIFESTAÇÕES CLÍNICAS. Diarreia e dores musculares.

Fontes alimentares

Carne de frango, fígado, ovo, amendoim, semente de girassol, cogumelos, lentilha. Pode ser sintetizado pela microbiota intestinal.

VITAMINA B_6/PIRIDOXINA

A vitamina B_6 é um termo comum para piridoxina (um álcool), piridoxal (um aldeído) e piridoxamina (uma amina).

Atua principalmente no metabolismo dos carboidratos, lipídios e proteínas.

A vitamina B_6 exerce atividade de coenzima nas reações de transaminação, glicogenólise, biossíntese de serotoninas, norepinefrina e histamina. É um precursor do grupo heme.

Deficiência

CAUSAS E FATORES DE RISCO. Ingestão reduzida de alimentos fontes de vitamina B_6 por tempo prolongado, má absorção, etilismo crônico, hemodiálise, doença crítica, gestantes e lactentes, uso de medicamentos como hidrazida, penicilamina, cicloserina, isoniazida, hidralazina, corticosteroides, anticonvulsivantes e anticoncepcionais orais com excesso de estrogênio.

MANIFESTAÇÕES CLÍNICAS. Depressão, convulsões, insônia, neuropatia periférica, anemia microcítica. Na pele, manifesta-se por eritema pruriginoso de face e couro cabeludo, lesões descamativas nos cotovelos, braços e pescoço, semelhantes às da pelagra. No sistema digestório podem ocorrer glossite e estomatite. Anorexia e perda ponderal fazem parte do quadro clínico.

Toxicidade

CAUSAS E FATORES DE RISCO. Doses > 500 mg/dia ou ingesta prolongada de 300 mg/dia.

MANIFESTAÇÕES CLÍNICAS. Sinais de Lhermitte, perda da mielina nas raízes e degeneração de fibras sensoriais dos nervos periféricos da coluna dorsal, ataxia, fraqueza muscular e falta de equilíbrio.

Fontes alimentares

Carne, fígado, leite, frutas, cereais, castanha-do-pará. A vitamina B_6 é sintetizada por bactérias presentes na microbiota do intestino grosso.

VITAMINA B_7/BIOTINA

A vitamina B_7 é essencial no metabolismo dos carboidratos e das purinas. Atua como cofator metabólico de ácidos graxos, no catabolismo de aminoácidos e na gliconeogênese.

Sua importância metabólica destaca-se na queratinização de pele, unhas, pelos e cabelos.

Deficiência

CAUSAS E FATORES DE RISCO. Erros inatos do metabolismo, desnutrição proteico-calórica, uso prolongado de anticonvulsivantes, consumo excessivo de bebidas alcoólicas, uso de nutrição parenteral por tempo prolongado. Pode acometer gestantes e pacientes com ressecção intestinal proximal e cirurgias digestivas.

MANIFESTAÇÕES CLÍNICAS. Depressão, alucinações, parestesias, ataxia, hipotonia, anorexia, náuseas, erupção cutânea eritematosa seborreica nas extremidades e ao redor dos olhos, nariz e boca, dermatite esfoliativa, alopecia, conjuntivite, cetoacidose, hipercolesterolemia, alterações no eletrocardiograma. Em crianças, os sintomas são retardo no desenvolvimento, letargia e apatia e erupções cutâneas nas orelhas.

Toxicidade

Não há relatos.

Fontes alimentares

Carne, fígado, ovo, grãos, cereais, leveduras, nozes, amêndoas, avelã, arroz integral. A microbiota intestinal sintetiza vitamina B_7.

VITAMINA B_9/FOLATOS

A vitamina B_9 desempenha papel importante no metabolismo dos grupos de carbono.

Ela atua principalmente nas células em processo de divisões rápidas, para formação de ácido nucleicos (RNA e DNA). Está presente na formação do grupo de proteínas ligadas ao ferro heme, envolvida no processo de hematopoiese.

A vitamina B_9 é importante na gravidez para o desenvolvimento do tubo neural do feto, na amamentação e no tratamento de anemias, para a renovação da medula óssea.

Deficiência

CAUSAS E FATORES DE RISCO. Ingestão reduzida de alimentos fontes de vitamina B_9 por tempo prolongado, etilistas crônicos, doença celíaca, doença inflamatória intestinal, pós cirurgia bariátrica ou gastrectomia, aumento das necessidades em virtude de neoplasias malignas, gestação e lactação, hemodiálise, anemia hemolítica, doenças cutâneas esfoliativas. Uso de medicamentos como sulfasalazina, metotrexato, trimetropim, pirimetamina, cicloserina, contraceptivos orais, antiácidos, metformina, medicamentos quimioterápicos.

MANIFESTAÇÕES CLÍNICAS. Anorexia, náuseas e vômito, diarreia, ulcerações orais, alopecia e hiper-homocisteinemia, irritabilidade, perda ponderal, cefaleia, dispneia, acne, eczema, neuropatia periférica, anemia megaloblástica (ver Parte 15, *Sistema Hematopoético*, Capítulo 150, *Doenças do Sangue*), leucopenia. Em pessoas idosas, podem gerar déficits cognitivos, depressão, alteração da memória e atenção. Na gestação, a deficiência de folato pode estar associada a abortos espontâneos, sangramentos e pré-eclâmpsia.

Toxicidade

Não há relatos; entretanto, há evidências de que suplementação de folato > 350 mg/dia possa reduzir a absorção de zinco.

Fontes alimentares

Fígado, gema de ovo, tofu, folhas verde-escuras, grãos, laranja, abacate, mamão. O folato é sintetizado pela microbiota do intestino grosso.

VITAMINA B_{12}/CIANOCOBALAMINA

A vitamina B_{12} ou cianocobalamina apresenta estrutura complexa associada a uma molécula de cobalto. É essencial na síntese de ácidos nucleicos (RNA e DNA), na eritropoiese, nas funções do sistema nervoso e no metabolismo de carboidratos, gorduras e proteínas.

Juntamente com o ácido fólico, atua na eritropoiese; sua deficiência ocasiona anemia perniciosa (ver Parte 15, *Sistema Hematopoético*, Capítulo 150, *Doenças do Sangue*).

Deficiência

CAUSAS E FATORES DE RISCO. Erros inatos do metabolismo da cobalamina, diabetes melito tipos 1 e 2, etilismo crônico, doença inflamatória intestinal ou ressecção ileal, doença celíaca, derivação biliopancreática, pancreatoduodenectomia, ileostomia ou fístula entérica de alto débito, gastrectomias parciais ou totais, gastrite atrófica, infecção por *Helicobacter pylori*, cirurgia bariátrica/metabólica com a técnica de *bypass* gástrico ou gastrectomia vertical, insuficiência pancreática, contaminação pelo vírus HIV, além de uso de colchicina, neomicina, contraceptivos orais, metformina, suplementação com ácido fólico, alimentação vegana.

MANIFESTAÇÕES CLÍNICAS. No sistema hematopoiético ocorrem macrocitose, reticulocitose, anemia perniciosa, anemia macrocítica, trombocitopenia, leucopenia e pancitopenia.

Associado ao sistema nervoso, há neuropatia periférica, parestesia, perda sensorial das extremidades, formigamento, dormência, vertigem, desmielinização do trato corticoespinal e dorsal, ataxia, além de irritabilidade psiquiátrica, distúrbios e/ou alterações de humor, psicose, depressão, confusão mental, comprometimento da memória, declínio cognitivo e demência.

Toxicidade

Não há relatos.

Fontes alimentares

Carne, fígado, peixe, ovos, leite e derivados.

VITAMINA C/ÁCIDO ASCÓRBICO

O ácido ascórbico atua como cofator para diversas enzimas. É importante como substância antioxidante para o organismo, essencial para a manutenção da normalidade do tecido conjuntivo intercelular, ossos e dentes e na absorção e no metabolismo do ferro.

Atua na formação e na manutenção do colágeno, na síntese de carnitina e de catecolaminas e no metabolismo da tirosina.

Deficiência

CAUSAS E FATORES DE RISCO. Ingestão reduzida de alimentos fontes de vitamina C por tempo prolongado, etilismo crônico, hemodiálise, estresse oxidativo, como sepse, aumento do consumo metabólico, como em traumas, queimaduras e transplantes, diabetes melito, doença pulmonar obstrutiva crônica (DPOC) grave, gestação e lactação, cirurgia bariátrica/metabólica com a técnica de *bypass* gástrico ou gastrectomia vertical, doença de Crohn.

MANIFESTAÇÕES CLÍNICAS. Escorbuto, cujos sinais e sintomas são lesões das gengivas, as quais se tornam congestas, de cor vermelho-escura, friáveis e sangrantes; petéquias e equimoses disseminadas em toda a pele, com predomínio nas extremidades inferiores; hemorragias, como epistaxes, hematêmese e melena, mais frequentes em crianças do que em adultos; dores ósseas e musculares; comprometimento do estado geral; taquicardia, dispneia, palpitações e dilatação do coração. Anemia macrocítica (deficiência de folato) ou hipocrômica (deficiência de ferro) está associada à presença de escorbuto.

Toxicidade

CAUSAS E FATORES DE RISCO. Administração por via intramuscular de sais de cálcio do ácido ascórbico, administração intravenosa de 1 a 1,5 g de ácido ascórbico.

MANIFESTAÇÕES CLÍNICAS

- Administração por via intramuscular de sais de cálcio do ácido ascórbico: necrose tumoral
- Administração intravenosa de 1 a 1,5 g de ácido ascórbico: hiperoxalúria, diarreia osmótica, irritação gástrica, flatulência
- Doses > 3 g de vitamina C podem causar diarreia osmótica, irritação gástrica, flatulência e aumento na produção de oxalatos, levando à formação de cálculos renais.

Fontes alimentares

Frutas cítricas, mamão, goiaba, tomate.

VITAMINA D/CALCIFEROL

A vitamina D (calciferol), reconhecida como um hormônio esteroide, apresenta-se sob duas formas bioequivalentes: o ergocalciferol (vitamina D_2) e o colecalciferol (vitamina D_3). Para desempenhar suas funções, a vitamina D é transformada em seu princípio ativo $1,25(OH)_2D_3$ ou calcitriol.

A principal função da vitamina D é no metabolismo do cálcio e fósforo. Ela atua diretamente na absorção do cálcio pelo intestino, o que indiretamente favorece a absorção do fósforo.

A vitamina D é responsável por regular a perda renal de cálcio e fósforo, seja por ação direta nos rins ou por intermédio do hormônio paratireoidiano, mobilizado pelos níveis sanguíneos de cálcio.

Nos ossos e nas cartilagens, sua ação favorece a incorporação do cálcio e do fosfato, promovendo a mineralização desses tecidos.

Pode desempenhar outras funções em mecanismos celulares, como estimular ou inibir a proliferação celular no cérebro, rins, próstata, mama, cólon, coração, pâncreas, células mononucleares, linfócitos e pele e modular o sistema imune.

A vitamina D está relacionada com a secreção de insulina pelas células B pancreáticas, síntese e secreção dos hormônios das paratireoides e tireoide.

Deficiência

CAUSAS E FATORES DE RISCO. Ingestão reduzida de alimentos fontes de vitamina D por tempo prolongado, má absorção, doença inflamatória intestinal, doença renal crônica com ou sem diálise, doenças hepatobiliares e pancreáticas, idade avançada, aumento do consumo metabólico, como em traumas e queimaduras, pouca exposição à luz solar, pele escura, obesidade, síndrome da má absorção, deficiência de metabolização renal.

MANIFESTAÇÕES CLÍNICAS. Raquitismo, osteomalácia, osteoporose (ver Parte 17, *Sistema Locomotor*, Seção 1, *Ossos*, Capítulo 158, *Doenças dos Ossos*), baixas concentrações séricas de fosfato e elevadas concentrações de fosfatase alcalina e de paratormônio no soro.

Toxicidade

CAUSAS E FATORES DE RISCO. Doses diárias > 10.000 UI, mutações funcionais, hipercalcemia infantil idiopática.

MANIFESTAÇÕES CLÍNICAS. Perda de apetite, náuseas, sede, diarreia e estupor, tremores, cefaleia, hipercalcemia, hipercalciúria, litíase urinária, falência renal, hipertensão arterial, arritmias cardíacas, câibras. Deve-se ter atenção na suplementação de vitamina D, pois é uma das vitaminas que mais se acumula no organismo e apresenta metabolismo lento.

Fontes alimentares

Fígado e óleos de peixe (destaque para salmão, sardinha, arenque e bacalhau), e em pequenas quantidades em ovos, leite e manteiga. Já o ergocalciferol é obtido pela ingestão de vegetais, principalmente cogumelos.

VITAMINA E/ALFATOCOFEROL

A vitamina E é importante como antioxidante. Primariamente protege os ácidos graxos da membrana celular, desativa radicais livres e participa do processo de *turnover* celular.

Atua na regulação da agregação plaquetária e na ativação da proteinoquinase C.

A vitamina E está relacionada com a melhora da resposta imunológica e cicatrização, atuando como fator estabilizador dos hepatócitos na esteatose hepática não alcóolica.

Deficiência

CAUSAS E FATORES DE RISCO. Ingestão reduzida de alimentos fontes de vitamina E por tempo prolongado, má absorção, doença inflamatória intestinal, fibrose cística, deficiência genética na apolipoproteína B, atresia biliar.

MANIFESTAÇÕES CLÍNICAS. Alterações do sistema nervoso, incluindo redução dos reflexos tendinosos, ataxia cerebelar, disartria e retardo mental, alterações hepáticas (esteatose), alteração do epitélio seminífero, afetando a espermatogênese. Em prematuros, anemia hemolítica.

Toxicidade

CAUSAS E FATORES DE RISCO. Doses muito maiores que a recomendação de ingestão diária de 1.000 mg/dia em uso prolongado.

MANIFESTAÇÕES CLÍNICAS. Náuseas, vômitos, cefaleia, hipoglicemia, aumento do tempo de coagulação.

Fontes alimentares

Fígado, ovo, óleos vegetais, cereais integrais, frutas, vegetais, nozes, semente de abóbora, castanha-do-pará, cenoura.

VITAMINA K

A vitamina K apresenta três diferentes formas químicas: vitamina K_1 (fenaquinona), vitamina K_2 (menaquinona) e K_3 (manadiona). Está relacionada a fatores da coagulação sanguínea e atua como coenzima; é essencial na formação óssea, por ser substrato para a osteocalcina.

Deficiência

CAUSAS E FATORES DE RISCO. Ingestão reduzida de alimentos fontes de vitamina K por tempo prolongado, desnutrição, má absorção, doença inflamatória intestinal, doença celíaca, fibrose cística, síndrome do intestino curto, diarreia crônica, etilismo crônico, fístula biliar e icterícia obstrutiva, além do uso de medicamentos como anticoagulantes orais, antibióticos de amplo espectro (alteram a microbiota intestinal e podem interferir na absorção da vitamina K), uma vez que uma das fontes de vitamina K é a produção endógena pelas bactérias intestinais.

MANIFESTAÇÕES CLÍNICAS. Reduz a formação de protrombina pelo fígado, aumenta as chances de hemorragias, doença hemorrágica do recém-nascido, equimose, epistaxe, hipoprotrombinemia, hematúria, sangramento gastrintestinal, hemorragia no pós-operatório, hemorragia intracraniana e hemoptise.

Toxicidade

CAUSAS E FATORES DE RISCO. As vitaminas K_1 e K_2 não são associadas à toxicidade. A vitamina K_3 sintética é muito tóxica por ser solúvel em água, o que aumenta a captação pelo fígado e leva ao aumento da peroxidação lipídica e, consequentemente, a danos e morte celular.

MANIFESTAÇÕES CLÍNICAS. Vitamina K_3: icterícia, hiperbilirrubinemia, anemia hemolítica.

Fontes alimentares

Folhas, principalmente as verde-escuras, como espinafre, brócolis e couve-de-bruxelas, mas também couve-flor, óleos e gorduras, leite e derivados, ovo. O metabolismo hepático e bactérias intestinais também são fontes de vitamina K.

BIBLIOGRAFIA

Berger MM, Shenkin A, Schweinlin A, Amrein K, Augsburger M, Biesalski HK *et al.* ESPEN micronutrients guideline. Clin Nutr. 2022;41(6):1357-424.

Cozzolinno SMF. Biodisponibilidade de nutrientes. 5. ed. Barueri: Manole, 2016.

Damodaran S, Parkin KL, Fennema OR. Química de alimentos de Fennema. 4. ed. Porto Alegre: Artmed, 2010.

FAO/WHO. Human Vitamin and Mineral Requirements. In: Report 7th Joint FAO/WHO Expert Consultation. Bangkok, Thailand: FAO/WHO, 2001.

Jeffrey MI, Youdim A, Jones DB et al. Clinical Practice Guidelines for Perioperative Nutritional, Metabolic, and Nonsurgical Support of the bariatric surgery Patient. Surgery for Obesity and Related Diseases. Nova York: Elsevier, 2013.

Parrott J, Frank L, Rabena R, Craggs-Dino L, Isom KA, Greiman L *et al.* American Society for Metabolic and Bariatric Surgery Integrated Health Nutritional Guidelines for Surgical Weight Loss Patient, Update Micronutrients. Surgery for Obesity and Related Diseases. Nova York: Elsevier, 2017.

Porto CC, Porto AL. Clínica médica na prática clínica. 2. ed. Rio de Janeiro: Guanabara Koogan, 2022.

U.S. Department of Health and Human Services/U.S. Department of Agriculture. 2015-2020 Dietary Guidelines for Americans. 8. ed. USA; 2015. Disponível em: https://odphp.health.gov/sites/default/files/2019-10/DGA_Recommendations-At-A-Glance.pdf. Acesso em: 19 nov. 2024.

CAPÍTULO 127

Metabolismo dos Minerais e dos Oligoelementos

Marianne de Oliveira Falco, Maxley Alves Martins

INTRODUÇÃO

Os minerais são compostos inorgânicos não sintetizados pelo organismo e adquiridos na alimentação diária. Podem ser classificados conforme a função orgânica que desempenham em:

- Eletrólitos (sódio, potássio e cloro): são importantes na manutenção do balanço hidreletrolítico, equilíbrio acidobásico e pressão osmótica (ver Capítulo 125, *Metabolismo da Água e dos Eletrólitos*)
- Minerais ou macronutrientes (cálcio, fósforo e magnésio): suas principais ações são a transmissão do impulso nervoso, a contração muscular e a formação de tecidos
- Oligoelementos ou micronutrientes (ferro, zinco, cobre, selênio, iodo, manganês, cromo, molibdênio, flúor): atuam no metabolismo enzimático, hormonal e em proteínas teciduais
- Elementos ultratraços (cobalto, silício, vanádio, estanho, chumbo, mercúrio, lítio, estrôncio, cádmio, arsênio, níquel): estão presentes em quantidades muito pequenas e sem evidências claras de suas funções metabólicas.

A deficiência desses compostos, de maneira geral, decorre de déficit na ingestão ou alimentação inadequada, aumento da necessidade, disfunção na absorção, doenças agudas ou crônicas, condições fisiológicas, como lactação e gestação, ou uso prolongado de nutrição parenteral.

Em relação à toxicidade, a maioria das ocorrências resulta de suplementação inadvertida.

MINERAIS OU MACRONUTRIENTES

Cálcio

O cálcio é o mineral mais abundante no organismo (1,4 g/kg), aproximadamente 99% nos ossos e nos dentes, o restante no sangue, fluido extracelular, músculos e outros tecidos.

O cálcio tem como principal função a formação óssea, mas também é indispensável no funcionamento das sinapses neuromusculares e do músculo cardíaco e na coagulação do sangue.

Hipocalcemia

CAUSAS E FATORES DE RISCO. Ingestão reduzida de alimentos fontes de vitamina D por tempo prolongado, excesso de cloreto de sódio na dieta, má absorção (cirurgias metabólica e bariátrica, esteatorreia), transfusão de sangue citratado, tratamento prolongado de neoplasias, aumento das necessidades diárias (doença crítica, gestantes e lactantes) perda excessiva (insuficiência renal, síndrome nefrótica, uso de diuréticos), doenças endócrinas (hipoparatireoidismo), hipocalcemia familiar, diminuição da albumina, diminuição de resposta à vitamina D, hiperfosfatemia induzida por antibióticos ou diuréticos de alça, alterações na produção de estrogênio em mulheres, como amenorreia oriunda da anorexia nervosa, menopausa ou excesso de atividade física. O consumo de cafeína reduz a retenção de cálcio.

MANIFESTAÇÕES CLÍNICAS. Raquitismo, osteomalácia (falta de vitamina D), osteoporose, alteração da mineralização dentária (ver Capítulo 158, *Doenças dos Ossos*), câibras, e tetania, espasmos da laringe e estridor, convulsões, parestesias nas extremidades, sinal de Trousseau (espasmo carpal – "mão de parteira"), sinal de Chvostek (contração dos músculos faciais). O eletrocardiograma mostra alongamento do QT e depressão do segmento ST.

Hipercalcemia

CAUSAS E FATORES DE RISCO. Aumento da ingestão (síndrome láctea alcalina), excesso de reposição de vitaminas A e D, doenças endócrinas (hiperparatireoidismo primário, hiperparatireoidismo secundário à insuficiência renal crônica, acromegalia e insuficiência adrenal), uso de diuréticos (tiazídicos), intoxicação por alumínio, nutrição parenteral total por longo período, destruição óssea (hiperparatireoidismo primário, metástases osteolíticas de carcinoma de mama, próstata ou pulmão), mieloma múltiplo induzido por diuréticos, sarcoidose, doença de Paget dos ossos, mobilização prolongada, hipercalemia familiar

MANIFESTAÇÕES CLÍNICAS. Formação de cálculos nos rins, sinais de hiperpotassemia, insuficiência renal, poliúria, diminuição da excitabilidade neuromuscular (estupor e coma), incoordenação muscular, náuseas, obstipação intestinal, dores abdominais, extrassístoles ventriculares ou ritmo idioventricular.

Fontes alimentares

Leite e derivados, castanhas, melaço de cana, feijão, frutas e verduras.

Magnésio

O total de magnésio do corpo humano é de cerca de 25 g, cerca de 60 a 65% nos ossos, 27%, no tecido muscular e 6% em outros tecidos.

O magnésio é importante no metabolismo energético, por ser cofator de atividades mitocondriais. Ele atua na estrutura óssea e no transporte ativo de íons (Ca e K) através de membranas. Além disso, participa do controle da transmissão neuromuscular, do ritmo cardíaco, do tônus vasomotor e da pressão sanguínea.

Deficiência

CAUSAS E FATORES DE RISCO. Ingestão reduzida de alimentos fontes de magnésio por tempo prolongado, má absorção, desnutrição, uremia, acidose metabólica, perda renal excessiva por defeitos tubulares renais, pode ser secundária a tratamento com antibióticos (gentamicina, anfotericina) e diuréticos (tiazídicos), diabetes melito, pancreatite grave, queimadura.

MANIFESTAÇÕES CLÍNICAS. Sinais gastrintestinais (anorexia, náuseas, vômitos, íleo paralítico), sinais neuromusculares (astenia, cãibras, irritabilidade muscular, letargia), sinais cardiovasculares (taquicardia, sensibilidade aumentada aos digitálicos) e sinais metabólicos (hipopotassemia e hipocalcemia).

Toxicidade

CAUSAS E FATORES DE RISCO. Insuficiência renal, cetoacidose diabética, hipotireoidismo, uso prolongado de antiácidos.

MANIFESTAÇÕES CLÍNICAS. Fraqueza muscular, visão dupla, paralisia flácida, depressão respiratória, náuseas, vômitos, sonolência.

Fontes alimentares

Vegetais folhosos, castanha-do-pará, nozes, amendoim, cereais, leite e derivados.

Fósforo

O fosforo é encontrado em todas as células do organismo, com maior concentração nos ossos e dentes. No plasma, é detectado principalmente como fósforo inorgânico, e seu metabolismo é controlado principalmente pelas paratireoides e pelos rins.

O fósforo desempenha função estrutural na composição química dos fosfolipídios, fosfoglicídios, fosfoproteínas, ácidos nucleicos, nucleotídios e trifosfato de adenosina (ATP). Atua como cofator em várias atividades enzimáticas do metabolismo dos carboidratos, lipídios e proteínas.

O grupo fosfato é importante para a agregação plaquetária e ativação da cascata de coagulação.

Apresenta função de tamponamento no sistema acidobásico, auxiliando na manutenção do pH.

Deficiência

CAUSAS E FATORES DE RISCO. Jejum prolongado, aporte inadequado de fósforo em pacientes com nutrição parenteral exclusiva, má absorção, uso prolongado de antiácidos à base de alumínio, perda digestiva (diarreia, vômito), perda pelos rins (fármacos fosfatúricos, teofilinas, diuréticos, corticosteroides, hiperparatireoidismo, alterações tubulares renais, alcoolismo, osteomalácia neoplásica), troca intracelular do fósforo (administração de glicose, frutose, corticosteroides anabólicos e estrogênios, alcalose respiratória, intoxicação por salicilato), desequilíbrio hidreletrolítico (hipercalemia, hipomagnesemia, acidose metabólica), perda anormal seguida de reposição inadequada (diabetes, pós-jejum, alcoolismo crônico, alcalose respiratória, pós-queimadura grave).

MANIFESTAÇÕES CLÍNICAS. Delírio, perda de memória, desorientação, coma, convulsões, disfagia, anorexia, piora da função hepática em pacientes com hepatopatia crônica e síndrome de realimentação. Podem ocorrer aumento do tempo de ventilação mecânica, hipoxia tecidual, menor contratilidade do miocárdio, fraqueza, parestesia, encefalopatia.

Toxicidade

CAUSAS E FATORES DE RISCO. Aumento da oferta externa, uso de laxantes ou enemas com fosfato, suplementação de fosfato via intravenosa, rabdomiólise (destruição celular, acidose metabólica ou respiratória), diminuição da excreção renal (insuficiência renal aguda ou crônica, hipoparatireoidismo, pseudo-hiperparatireoidismo, acromegalia, pseudo-hiperfosfatemia, mieloma múltiplo, hipertrigliceridemia).

MANIFESTAÇÕES CLÍNICAS. Cãibras musculares, tetania, fadiga, falta de ar, anorexia, náuseas, vômitos, distúrbio do sono. Na forma aguda, perante administração intravenosa, pode causar hipotensão arterial ou sinais de hipocalemia.

Fontes alimentares

Carne, peixe, ovos, leite e derivados, chocolate, castanhas.

Síndrome de realimentação

A síndrome de realimentação ocorre pela introdução de alimentação em pacientes desnutridos graves e/ou com jejum superior a 7 dias.

Caracteriza-se por alterações respiratórias, arritmias e falência cardíacas.

Pode ser fatal.

Essas anormalidades são ocasionadas por desequilíbrio de minerais e eletrólitos, dentre eles o fósforo, mas também potássio e magnésio.

MICRONUTRIENTES OU OLIGOELEMENTOS

Ferro

O ferro é essencial na homeostase celular. Dentre suas funções, a mais importante é na formação do pigmento heme (por meio de sua união com a protoporfirina), o qual combina-se com proteínas para formar hemocompostos (hemoglobina e mioglobina) que transportam oxigênio e hemoenzimas (citocromo, catalase, peroxidase) que atuam na oxidação intracelular.

Cerca de dois terços do ferro são encontrados sob a forma de hemoglobina, 15% na mioglobina e enzimas e o restante na forma de reserva de ferro (ver Capítulo 150, *Doenças do Sangue*).

Deficiência

CAUSAS E FATORES DE RISCO. Síndromes de má absorção, hemorragias, alta ingestão de fitatos, uso prolongado de antiácidos, sepse e estresse cirúrgico.

MANIFESTAÇÕES CLÍNICAS. Alteração das funções cognitivas, cefaleia, parestesias, glossite, sensação de queimação na língua, cáries, redução da função leucocitária, fadiga, anemia (ver Capítulo 150, *Doenças do Sangue*).

Disponibilidade de ferro em indivíduos vegetarianos

Em indivíduos vegetarianos, é necessário monitorar as concentrações de ferro. Eles devem ser orientados a ingerir alimentos fontes de vitamina C junto às principais refeições, para minimizar a ação da alta ingestão de fitatos e aumentar a biodisponibilidade de ferro não heme.

Fontes alimentares

Carnes e vísceras, feijão, ervilha, lentilha, vegetais verde-escuros.

Zinco

Componente essencial das enzimas responsáveis pela manutenção da integridade estrutural de proteínas e essencial para a síntese de proteínas, do DNA e do RNA.

Quadro 128.4 Critérios fenotípicos e etiológicos para diagnóstico e gravidade da desnutrição.

Critérios fenotípicos				Critérios etiológicos	
Perda de peso (kg/%)		Baixo IMC (kg/m^2)	Redução da massa muscular	Redução da ingesta alimentar	Gravidade da doença/inflamação
Adultos[1]					
Leve	> 5% em 3 meses	> 20,5	Avaliada conforme o Quadro 128.4	50 a 75% na última semana	Doença aguda ou crônica
Moderada	> 5% em 2 meses	18,5 e 20,5		25 a 50% na última semana	Doença aguda ou crônica
Grave	> 5% em 1 mês	< 18,5		0 a 25% na última semana	Doença aguda ou crônica
Pessoas idosas[2]					
Leve	Sem perda de peso	21 e 23	Avaliada conforme Quadro 128.3 e/ou circunferência da panturrilha (≤ 33 cm em mulheres; ≤ 34 cm em homens) e/ou força de preensão manual (homens < 27 kg; mulheres < 16 kg)	80 a 75% nos últimos 3 meses	Doença aguda ou crônica
Moderada	1 a 3 kg nos últimos meses	19 e 21		60 a 75% nos últimos 3 meses	Doença aguda ou crônica
Grave	> 3 kg nos últimos 3 meses	< 19		< 60% nos últimos 3 meses	Doença aguda ou crônica

[1]Adaptado de Nutritional Risk Screening, 2002. [2]Adaptado de Miniavaliação Nutricional. Circunferência da panturrilha e força de preensão manual não apresentam ponto de corte para a avaliação de perda de massa muscular para a população com mais de 60 anos. (Adaptado de Cederholm et al., 2019.)

Desnutrição e obesidade

Paradoxalmente, a desnutrição também ocorre em pessoas obesas, quando há "má nutrição", em geral, resultante da ingestão aumentada de alimentos ricos em carboidratos e gorduras e pobres em proteínas, vitaminas e minerais (ver Capítulo 126, *Vitaminas*, e Capítulo 127, *Metabolismo dos Minerais e dos Oligoelementos*).

Nesses indivíduos, ocorre a obesidade sarcopênica, definida pela combinação de alto percentual de gordura corporal e redução do tecido musculoesquelético.

Leia o caso clínico referente a este capítulo.

Acesse o conteúdo *online*:

http://uqr.to/217cz

DESNUTRIÇÃO NA CRIANÇA

Para caracterizar desnutrição na criança, devem-se utilizar os critérios socioambientais e clínicos, tal como para pessoas adultas, com algumas adaptações.

PERDA DE PESO. Determinada por medidas que relacionam estatura e altura. Em geral, indica desnutrição aguda (ver Capítulo 8, *Exame Físico Geral*).

COMPROMETIMENTO DO CRESCIMENTO. Caracterizado por medidas de estatura e altura para idade e sexo, reflete desnutrição crônica (ver Capítulo 179, *Semiologia da Infância*).

BAIXO PESO. Medidas de peso para a idade, podendo ser agudo ou crônico.

DEFICIÊNCIA DE VITAMINAS E MINERAIS, A PARTIR DE SINAIS E SINTOMAS.

Os indicadores de crescimento devem ser analisados em conjunto, especialmente se um parâmetro identificar problema nutricional isoladamente. Em tais situações, maior atenção deve ser dada para interpretação das curvas de peso para estatura/altura e de estatura/altura para idade (ver Capítulo 179, *Semiologia da Infância*).

A desnutrição infantil, aguda ou crônica, associa-se a complicações clínicas, pior prognóstico e aumento do tempo de internação para problemas de qualquer natureza. Por isso, independentemente do estado nutricional inicial, o risco de desenvolvimento de desnutrição deve ser avaliado em todas as crianças internadas em até 48 horas após sua admissão. No decorrer da hospitalização, deve-se reavaliar o estado nutricional pelo menos a cada 7 dias.

A Associação Brasileira de Nutrição indica o instrumento *Strong Kids* para triagem nutricional de crianças. Esse questionário, desenvolvido em pacientes clínicos e cirúrgicos com idade de 1 mês a 18 anos, avalia o estado nutricional atual, o histórico de perda de peso ou nenhum ganho ponderal, a ingestão alimentar, os sintomas gastrintestinais (vômito e diarreia) e a gravidade da doença, para identificar a necessidade de intervenção nutricional ou predizer as consequências clínicas caso ela não seja feita.

BIBLIOGRAFIA

Associação Brasileira de Cuidados Paliativos. Consenso Brasileiro de Caquexia e Anorexia em Cuidados Paliativos. Rev Bras Cuidados Paliativos. 2011;3(3 Supl 1):3-42.

Associação Brasileira de Nutrição. Manual orientativo: sistematização do cuidado de nutrição. São Paulo: ASBRAN; 2014. 68 p.

Cederholm T, Jensen GL, Correia MITD, González MC, Fukushima R, Higashiguchi T *et al.* GLIM criteria for the diagnosis of malnutrition – A consensus report from the global clinical nutrition community. Clin Nutr. 2019;38:1-9.

Cruz-Jentoft AJ, Bahat G, Bauer J, Boirie Y, Bruyère O, Cederholm T *et al.* Sarcopenia: revised European consensus on definition and diagnosis. Age Ageing. 2019;48:16-31.

Kamimura MA, Baxman A, Sampaio LR *et al.* Avaliação nutricional. In: Cuppari L. Guia de nutrição clínica no Adulto. 3. ed. Barueri: Manole, 2014. p. 111-49.

Vannucchi H, Unamuno MRDL, Marchini JS. Avaliação do estado nutricional. Medicina (Ribeirão Preto). 1996;29:5-18.

White JV, Guenter P, Jensen G, Malone A, Schofield M. Consensus statement: Academy of Nutrition and Dietetics and American Society for Parenteral and Enteral Nutrition: characteristics recommended for the identification and documentation of adult malnutrition (under nutrition). JPEN J Parenter Enteral Nutr. 2012;36(3):275-83.

WHO (World Health Organization). Training course on child growth assessment: WHO child growth standards. Interpreting growth indicators. Genebra: World Health Organization; 2008. 116 p.

CAPÍTULO 129

Obesidade

Érika Aparecida da Silveira, Camila Cardoso, Arnaldo Lemos Porto

INTRODUÇÃO

A obesidade é caracterizada pelo excesso de tecido adiposo corporal com distribuição localizada ou generalizada, normalmente associada a alterações genéticas e endócrinas. Trata-se de uma doença multifatorial, envolvendo fatores biológicos, nutricionais, socioambientais, culturais, econômicos e políticos, os quais afetam todos os ciclos da vida. A **obesidade pode ser classificada como "pré-clínica" ou "clínica"**, a depender da presença de disfunções orgânicas ou limitações funcionais associadas ao excesso de adiposidade.

As medidas corporais utilizadas para o diagnóstico são: peso, altura, circunferência da cintura (CC), circunferência abdominal (CA) e índice de massa corporal (IMC) (Quadro 129.1), devendo-se utilizar valores diferentes para pessoas idosas (ver Parte 3, *Método Clínico*, Capítulo 8, *Exame Físico Geral*).

Dependendo do grupo populacional, o IMC pode gerar falso-positivos (magros diagnosticados como obesos) ou falso-negativos (obesos diagnosticados como magros) em virtude do percentual de gordura corporal. Assim, nota-se a importância de outras medidas antropométricas e da composição corporal.

Obesidade pré-clínica e obesidade clínica

- Obesidade pré-clínica: ocorre quando há **excesso de adiposidade** comprovado, mas **sem disfunção evidente de órgãos ou limitação significativa das atividades diárias**. Apesar disso, o indivíduo apresenta risco aumentado de desenvolver doenças crônicas ou progredir para a forma clínica
- Obesidade clínica: considera-se que há obesidade clínica quando o excesso de tecido adiposo **já se associa a alterações funcionais** (p. ex., intolerância ao esforço, pressão arterial persistentemente elevada, hipoventilação, alterações laboratoriais ou de imagem que indiquem disfunção de órgãos) ou **limitações importantes** das atividades cotidianas (mobilidade, autocuidado etc.). Nesse caso, a obesidade passa a ser entendida como **uma condição crônica sistêmica**, muitas vezes com necessidade de intervenções específicas (mudança de estilo de vida, uso de fármacos ou cirurgia).

Quadro 129.1 Classificação da obesidade para adultos de acordo com o índice de massa corporal (IMC) e risco de doença.

IMC (kg/m^2)	Classificação	Obesidade grau/classe	Risco de doença
> 18,5	Magro ou baixo peso	–	Normal
18,5 a 24,9	Normal ou eutrófico	–	Normal
25 a 29,9	Excesso de peso ou pré-obeso	–	Pouco elevado
30 a 34,9	Obesidade	I	Elevado
35 a 39,9	Obesidade	II	Muito elevado
≥ 40,0	Obesidade grave	III	Muitíssimo elevado

Fonte: WHO, 2000.

A CC fornece um dado importante, pois possibilita a identificação de obesidade central, que reflete a gordura visceral, ou seja, aquela aderida aos órgãos internos, como intestinos, peritônio e fígado. Esse tipo de obesidade está mais comumente associado a doenças cardiovasculares, endocrinometabólicas e cerebrais, relacionando-se com risco de morbimortalidade (Quadro 129.2).

Como entender a diferença entre circunferência da cintura e circunferência abdominal

Não se deve confundir a CC com a CA (ver Parte 3, *Método Clínico*, Capítulo 8, *Exame Físico Geral*). Em indivíduos com obesidade de grau mais elevado (IMC > 35 kg/m^2, por exemplo), é praticamente impossível realizar a medida da CC em virtude do excesso de tecido adiposo, o que dificulta a localização da crista ilíaca e da última costela. Nesses casos, pode ser utilizada a medida da CA, que é o maior diâmetro do abdome. A CA não tem ponto de corte, mas vale ser mensurada para acompanhamento da redução ou do aumento dessa medida em cada paciente. Em obesos com abdome pendular ou em avental, a medida da CC ou CA não representa de maneira fidedigna a adiposidade abdominal, pois grande parte da gordura está acumulada na parte infraumbilical, e não propriamente sobre os órgãos internos.

A relação cintura-estatura é mais uma medida adequada para avaliar obesidade abdominal, mais sensível que o IMC para predizer mortalidade e risco cardiovascular. O ponto de corte utilizado é 0,5 para adultos e pessoas idosas de ambos os sexos – ou seja, a cintura ou o abdome devem ser menores que a metade da medida da estatura.

Quanto à distribuição da gordura, a obesidade pode ser central ou periférica. A obesidade abdominal ou central, também denominada androide, configura a forma de maçã ao corpo, com gordura concentrada na região do tórax e do abdome, mais comum em homens. A deposição de gordura predominantemente visceral, nesses casos, está associada ao aumento do risco de doenças cardiovasculares. Na obesidade periférica ou ginecoide, mais frequente em mulheres, o acúmulo de gordura predomina nos quadris e nas coxas. O corpo lembra o formato de uma pera. A deposição de gordura predominante é subcutânea (Figura 129.1 e Quadro 129.3).

COMPLICAÇÕES E IMPLICAÇÕES CLÍNICAS

A obesidade, sobretudo em sua forma **clínica**, associa-se a **efeitos metabólicos adversos** que podem se agravar com o tempo. Dentre as principais repercussões, destacam-se:

Quadro 129.2 Classificação do risco de morbidades cardiovasculares para adultos de acordo com a circunferência da cintura.

Sexo	Risco aumentado	Risco muito aumentado
Homens	94 a 102 cm	> 102 cm
Mulheres	80 a 88 cm	> 88 cm

Fonte: WHO, 1998.

Quadro 129.4 Critérios diagnósticos da síndrome metabólica.

Componentes	ATP III (2001) Três componentes ou mais	ATP III Rev (2005) Três componentes ou mais
Homens	≥ 102	≥ 102
Mulheres	≥ 88	≥ 88
Pressão arterial (mmHg)	≥ 130 × 85	≥ 130 × 85 (ou em uso de anti-hipertensivo ou com história familiar de hipertensão)
Glicemia de jejum (mg/dℓ)	≥ 110 (incluindo diabetes)	≥ 100 (ou em uso de medicamento para reduzir glicemia elevada)
Triglicerídios (mg/dℓ)	≥ 150	≥ 150 (ou em uso de medicamento para reduzir triglicerídios)
HDL-C	Homens < 40	< 40 (ou em uso de medicamento para aumentar HDL)
	Mulheres < 50	< 50 (ou em uso de medicamento para aumentar HDL)

Para índice de massa corporal (IMC) ≥ 35 kg/m², não é necessário medir a circunferência da cintura; neste caso pode-se assumir a presença de adiposidade abdominal. ATP III: critério diagnóstico do *Adult Treatment Panel III*; ATP III Rev: critério diagnóstico do *Adult Treatment Panel III* revisado pela American Heart Association e pelo National Heart, Lung, and Blood Institute; HDL: lipoproteína de alta densidade.

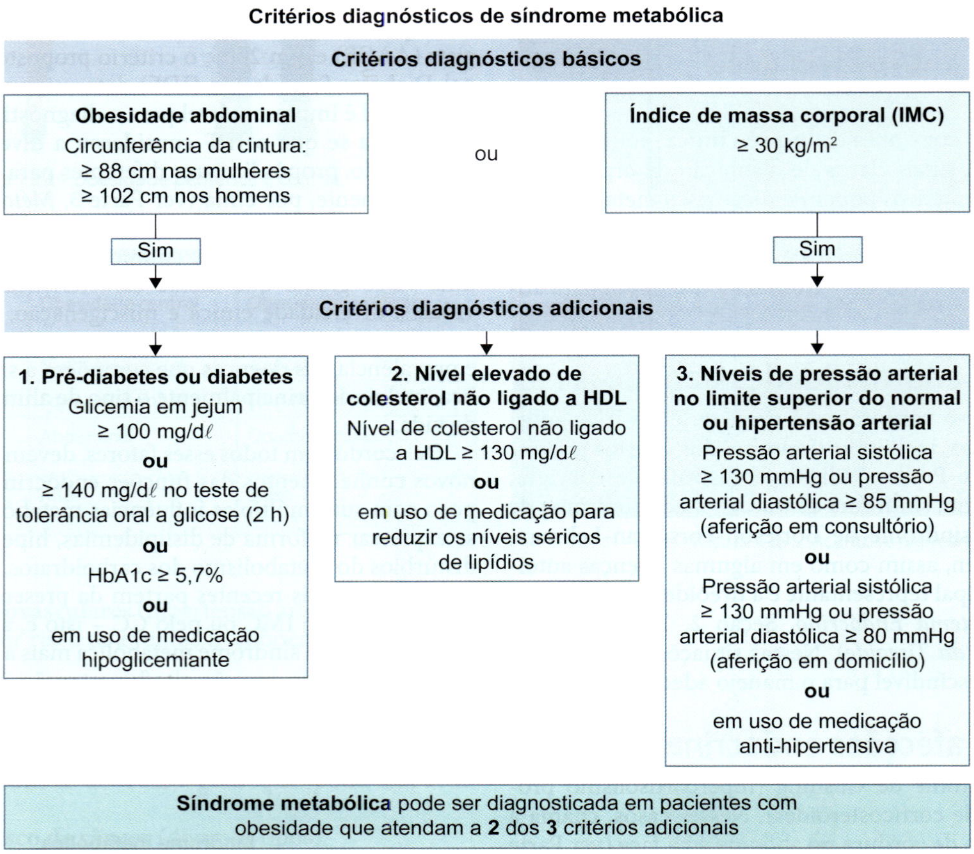

Figura 129.6 Critérios diagnósticos da síndrome metabólica. (Fonte: Dobrowolski et al., 2022.)

FISIOPATOLOGIA: TECIDO ADIPOSO COMO ÓRGÃO ENDÓCRINO

O **tecido adiposo**, especialmente o visceral, desempenha funções endócrinas importantes, secretando **adipocinas** (leptina, adiponectina, resistina, entre outras) que atuam na regulação de:

- Apetite e balanço energético
- Sensibilidade à insulina
- Respostas inflamatórias e imunes
- Pressão arterial e metabolismo dos lipídios.

Na **obesidade**, sobretudo na forma clínica, observa-se aumento na secreção de citocinas pró-inflamatórias, levando a um estado inflamatório crônico de baixo grau que contribui para alterações metabólicas, cardiovasculares e funcionais (Figura 129.7).

CONSIDERAÇÕES FINAIS E PERSPECTIVAS

A compreensão contemporânea da obesidade envolve **avaliar não apenas o IMC**, mas também confirmar o **excesso de adiposidade** por medidas adicionais ou exames de composição

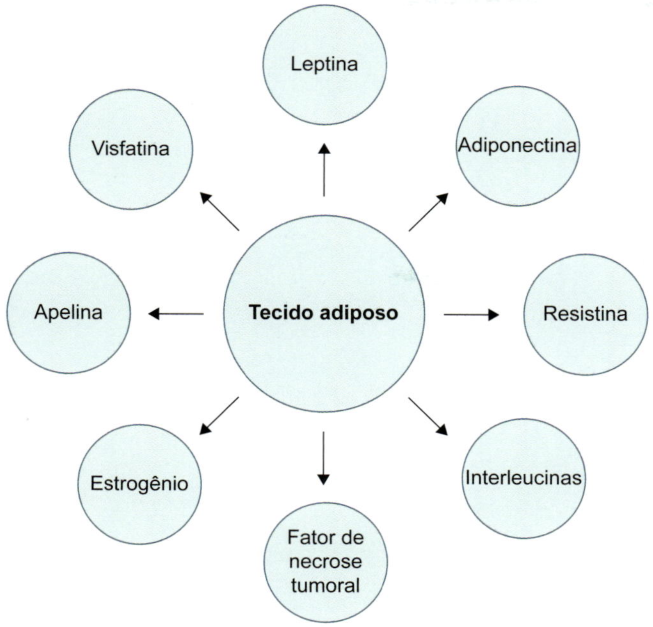

Figura 129.7 Tecido adiposo como órgão endócrino.

corporal, diferenciando **obesidade pré-clínica** (excesso de gordura, porém sem disfunção significativa) de **obesidade clínica** (associada a disfunção orgânica ou limitação de atividades). Esse conceito **aprimora o diagnóstico** e auxilia na definição de intervenções apropriadas, seja **preventiva** (na fase pré-clínica) ou **terapêutica** (na fase clínica).

Além disso, reforça-se a necessidade de **abordagem multidisciplinar** (nutricional, psicológica, farmacológica e/ou cirúrgica) e **combate ao estigma** relacionado com o peso, respeitando a **complexidade sociobiológica** e a **dimensão crônica** da obesidade.

BIBLIOGRAFIA

Associação Brasileira para o Estudo da Obesidade e da Síndrome Metabólica. Diretrizes brasileiras de obesidade 2016. 4. ed. São Paulo: Abeso, 2016.

Dobrowolski P, Prejbisz A, Kuryłowicz A et al. Metabolic syndrome – a new definition and management guidelines. A joint position paper by the Polish Society of Hypertension, Polish Society for the Treatment of Obesity, Polish Lipid Association, Polish Association for Study of Liver, Polish Society of Family Medicine, Polish Society of Lifestyle Medicine, Division of Prevention and Epidemiology Polish Cardiac Society, "Club 30" Polish Cardiac Society, and Division of Metabolic and Bariatric Surgery Society of Polish Surgeons. Arch Med Sci. 2022;18(5):1133-56.

Grundy SM, Cleeman JI, Daniels SR et al. Diagnosis and management of the metabolic syndrome. An American Heart Association/National Heart, Lung, and Blood Institute Scientific Statement. Circulation. 2005;112(17):2735-52.

NCEP-ATPIII. The Third Report of the National Cholesterol Education Program (NECP) Expert Panel on Detection. Evaluation, and treatment of high blood cholesterol in adults (Adult Treatment Panel III). JAMA. 2001;285(19):2486-97.

Silveira EA, Kliemann N, Noll M et al. Visceral obesity and incident cancer and cardiovascular disease: An integrative review of the epidemiological evidence. Obes Rev. 2021;22:e13088.

Rubino F, Cummings DE, Eckel RH, Cohen RV, Wilding JPH, Brown WA *et al.* Definition and diagnostic criteria of clinical obesity. Lancet Diabetes Endocrinol. 2025;13(3):221-62.

World Health Organization. Obesity: preventing and managing the global epidemic. Report of a WHO Consultation. Genebra: World Health Organization; 2000. p. 256.

Yumuk V, Tsigos C, Fried M et al. European Guidelines for Obesity Management in Adults. Obes Facts. 2015;8(6):402-24.

PARTE

14

Sistemas Urinário e Genital

Edna Regina Silva Pereira
Juarez Antonio de Sousa
Roberto Luciano Coimbra
Valéria Soares Pigozzi Veloso
Waldemar Naves do Amaral

Colaboradores

Bruno Galafassi Ghini
Camille Pereira Caetano
Larissa Louise Cândida Takaoka
Mauri Félix de Sousa
Pedro José de Santana Júnior
Stanley de Almeida Araujo

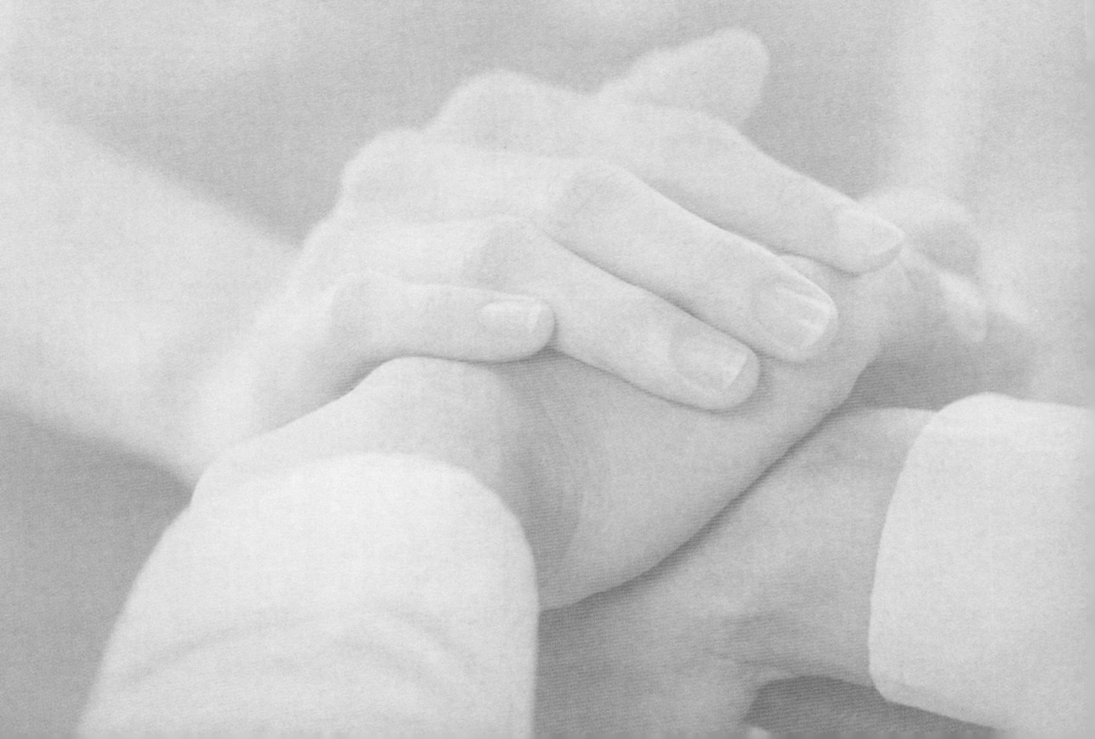

CAPÍTULO 130

Fundamentos de Anatomia e Fisiologia

Edna Regina Silva Pereira, Mariana Pigozzi Veloso, Valéria Soares Pigozzi Veloso

INTRODUÇÃO

A principal função dos rins é manter o volume e a composição química dos líquidos do organismo dentro de limites adequados ao funcionamento das células. Por isso, pode-se dizer que a função dos rins é manter a homeostasia, a constância do meio interno.

Os rins conseguem manter esse equilíbrio por meio de um eficiente sistema que poupa água e sais minerais nas quantidades adequadas e, ao mesmo tempo, excreta resíduos tóxicos do metabolismo normal, cuja acúmulo é prejudicial à célula, tais como ureia, ácido úrico, creatinina, que são eliminados com a urina. Os rins também participam da excreção de fármacos e seus metabólitos, secretam hormônios que participam na regulação da hemodinâmica renal e sistêmica na produção de glóbulos vermelhos, na regulação de cálcio, fósforo e no metabolismo ósseo.

Os ureteres são condutos que levam a urina dos rins à bexiga.

A bexiga é um órgão muscular arredondado, localizado na pelve, servindo de depósito temporário para a urina, continuamente formada pelos rins.

Quando a urina ultrapassa os limites fisiológicos da capacidade de armazenamento da bexiga, é eliminada pela uretra (Figura 130.1).

RINS

Os rins, em número de dois, são órgãos simétricos, com a forma de feijão, com a parte convexa voltada para fora e a côncava, chamada hilo renal, para a linha mediana. Localizam-se de cada lado da coluna vertebral, no espaço retroperitoneal (justapostos à fáscia que reveste a parede abdominal posterior).

Cada rim está situado posteriormente ao peritônio, em contato com os músculos psoas maiores.

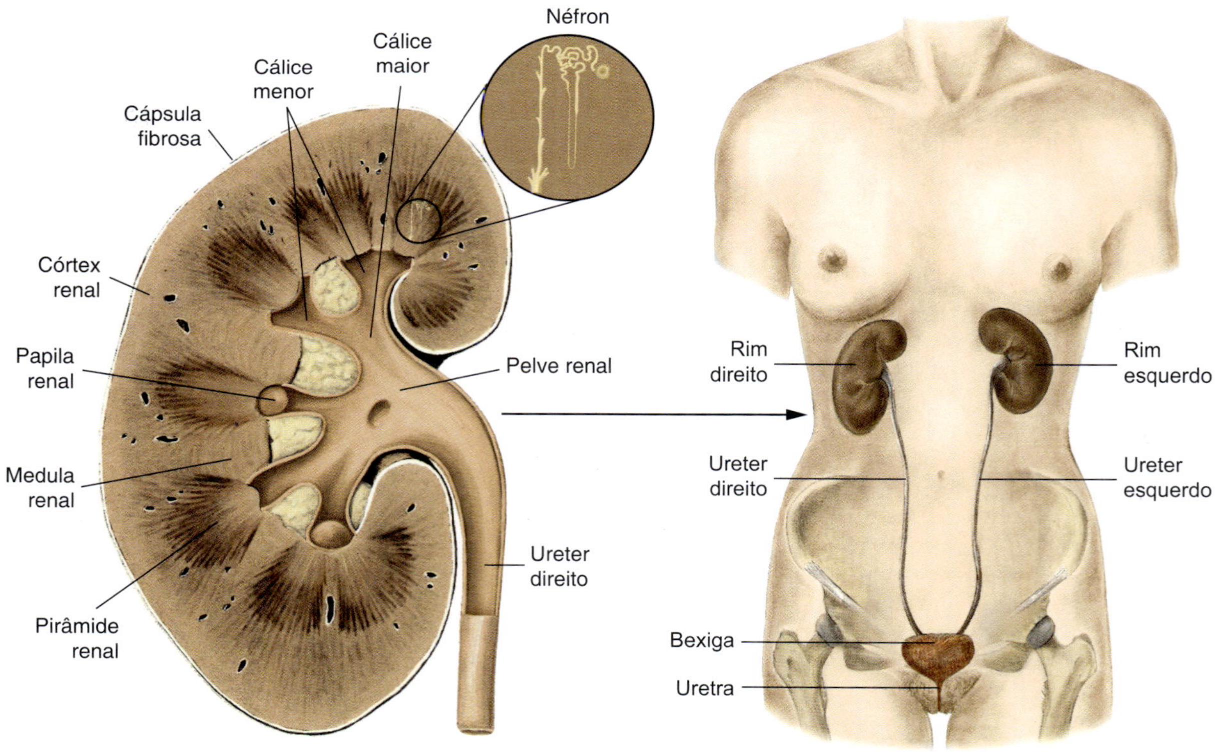

Figura 130.1 Representação esquemática do sistema urinário.

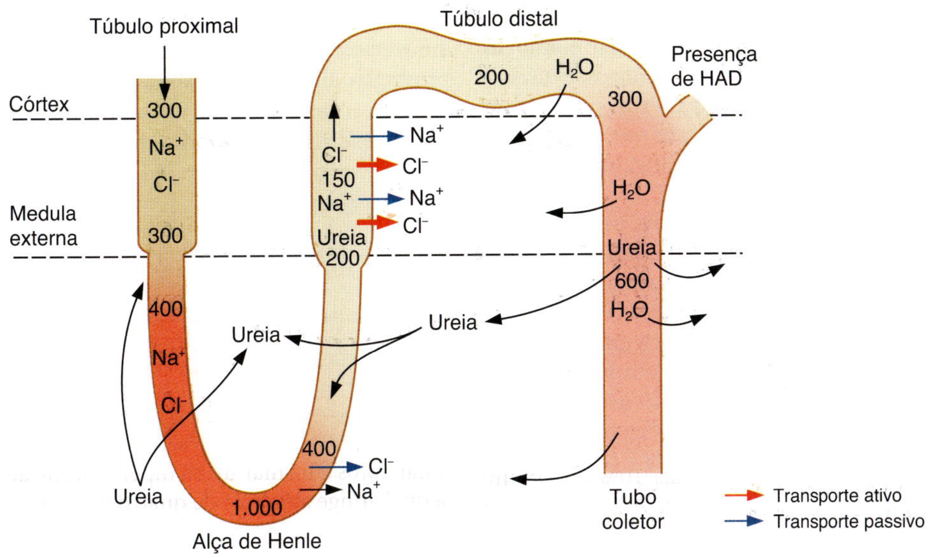

Figura 130.5 Diagrama representando os mecanismos de concentração urinária.

sua osmolaridade máxima, cerca de 1.200 mOsm. A ureia também é importante no mecanismo de concentração, pois, ao ser reabsorvida, acumula-se no interstício medular, onde atua osmoticamente, promovendo a saída de água da alça descendente de Henle para o interstício.

Quando os níveis de HAD são muito baixos, o túbulo distal e o tubo coletor tornam-se impermeáveis à água, fazendo com que o líquido tubular não se concentre. Nesse caso, o indivíduo pode eliminar até 10 a 20% do volume do filtrado glomerular, sob a forma de urina hipo-osmótica.

REGULAÇÃO DO EQUILÍBRIO ÁCIDO-BÁSICO. Os rins exercem um importante papel na manutenção do equilíbrio ácido-básico do organismo.

Como o metabolismo normal do indivíduo resulta na produção de ácidos, o organismo impede seu acúmulo pela eliminação desses ácidos pelos pulmões (ácido volátil – H_2CO_3) e pelos rins (ácidos fixos, não voláteis). Estes últimos são representados principalmente pelos ácidos fosfórico e sulfúrico, os quais são tamponados intracelularmente pela formação de seus respectivos sais e pela produção de ácido carbônico.

Outro processo fundamental na regulação do pH é a reabsorção tubular da quase totalidade do bicarbonato filtrado pelos glomérulos (cerca de 4.500 mEq por dia).

Os rins possibilitam a manutenção do pH do organismo pelos seguintes mecanismos: (a) reabsorção do HCO_3^+ filtrado e formação de HCO_3^+ adicional, que é transportado para o plasma; (b) excreção de H^+; cerca de 25% do H^+ excretado na urina correspondem à chamada acidez titulável, ou seja, a fração que é mensurável, *in vivo*, pela adição de base forte para elevar o pH urinário para 7,4; e (c) o restante do H^+ excretado, cerca de 75%, é tamponado graças à capacidade das células tubulares renais de formarem amônia utilizando glutamina como substrato. A amônia (NH_3) formada passivamente difunde-se para o lúmen tubular, onde se combina com H^+ para formar amônio (NH_4), eliminado com a urina.

SECREÇÃO DE HORMÔNIOS. Os rins secretam substâncias hormonais com atividade metabólica ou que são precursores de agentes hormonais, com atuação local e sistêmica, incluindo a renina, a eritropoetina, as prostaglandinas e a vitamina D_3.

A renina é um componente do sistema renina-angiotensina-aldosterona que exerce vários efeitos sobre o volume do líquido extracelular, pressão arterial, além de outras ações. Os rins são a principal fonte de renina ativa, embora não a única, e o principal sítio de produção e armazenamento da renina são as células granulosas, que fazem parte do complexo justaglomerular (ver Figura 130.3). A renina atua sobre as alfaglobulinas que lhe servem de substrato, e produz a angiotensina I. Subsequentemente, uma enzima conversora da angiotensina transforma a angiotensina I em angiotensina II, um potente agente vasoconstritor, o qual tem capacidade de estimular diretamente a produção de aldosterona pelo córtex da adrenal e atua como hormônio intrarrenal, regulando o fluxo sanguíneo renal e a taxa de filtração glomerular, além de participar do equilíbrio glomerulotubular (Figura 130.6).

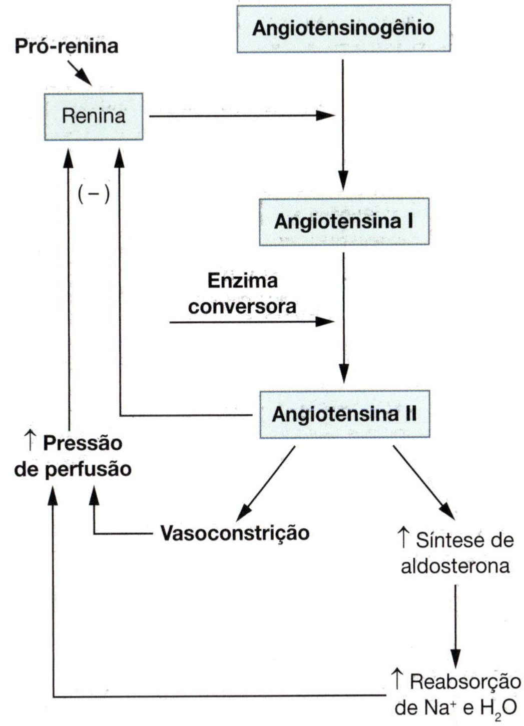

Figura 130.6 Representação esquemática do sistema renina-angiotensina-aldosterona.

A eritropoetina é uma glicoproteína secretada predominantemente pelos fibroblastos no interstício renal e atua na regulação da produção de eritrócitos pela medula óssea. A eritropoetina não é armazenada no interior do rim e é liberada como é formada. Sua produção é estimulada por um fator de hipoxia induzível, que é produzido constitutivamente, mas é destruído pela presença de oxigênio. O calcitriol ou o hormônio 1,25-di-hidroxicolecalciferol é o principal regulador do metabolismo do cálcio e do fósforo. A diminuição da síntese desse hormônio na doença renal crônica está associada ao desenvolvimento de distúrbio mineral e ósseo.

As prostaglandinas renais PGE2 e prostaciclinas são derivadas do ácido araquidônico e produzidas em vários locais no interior do rim, incluindo glomérulo, endotélio vascular e medula. Suas ações são predominantemente vasodilatadoras e parecem desempenhar papel na regulação da perfusão renal no estado basal quando sua taxa de secreção é relativamente baixa. No entanto, a síntese de prostaglandina está aumentada em situações de hipovolemia. Enquanto o uso de inibidores de prostaglandinas (anti-inflamatórios não hormonais) não compromete a perfusão renal em indivíduos normais, pode levar à insuficiência renal em várias doenças que incluem depleção de volume verdadeira, estados edematosos, cirrose e insuficiência cardíaca congestiva.

BIBLIOGRAFIA

Guyton AC, Hall ME, Hall JE. Tratado de fisiologia médica. 14. ed. Rio de Janeiro: Guanabara Koogan, 2021.

Johnson RJ, Floege J, Tonelli M. Comprehensive clinical nephrology. 7. ed. Philadelphia: Elsevier, 2023.

Yu A, Chertow G, Luyckx V, Marsden P, Skorecki K, Taal M. Brenner and Rector's The Kidney. v. 2. 11. ed. Philadelphia: Elsevier, 2019.

Zats R, Seguro AC, Gerhard M. Bases fisiológicas da nefrologia. São Paulo: Atheneu, 2011.

CAPÍTULO 131

Exame Clínico

Larissa Louise Cândida Takaoka, Mariana Pigozzi Veloso, Valéria Soares Pigozzi Veloso

ANAMNESE

Uma boa história clínica é a principal chave para o diagnóstico das doenças do sistema urinário.

Importante ressaltar que uma parte dos pacientes com lesão renal apresenta queixas que não guardam relação direta com os rins ou com o trato urinário. É o que acontece nas afecções sistêmicas, nas quais este órgão vai sendo lesado insidiosamente até atingir grave deterioração da função renal. Podem surgir as mais variadas manifestações, incluindo astenia, anorexia e perda ponderal.

Em contrapartida, os pacientes costumam atribuir aos rins sintomas que não decorrem de lesões do sistema urinário, estando nessa situação a dor lombar por alterações da coluna vertebral, a poliúria por hiperglicemia e a hematúria por distúrbio na coagulação do sangue.

SINAIS E SINTOMAS

As manifestações das doenças do sistema urinário incluem alterações da micção e do volume, alterações da cor da urina, dor, edema, febre e calafrios.

Alterações da micção e do volume urinário

As alterações do volume compreendem a oligúria, a anúria e a poliúria, enquanto a disúria, a urgência, a polaciúria, a hesitação, a noctúria, a retenção urinária, a incontinência e a piúria compreendem as alterações da micção.

OLIGÚRIA. Clinicamente, convencionou-se chamar de oligúria uma diurese < 400 mℓ/dia ou < 20 mℓ/hora; geralmente decorre de redução do fluxo sanguíneo renal (desidratação, hemorragia, insuficiência cardíaca) ou por lesões renais (glomerulonefrite aguda, necrose tubular aguda).

ANÚRIA. Caracteriza-se por volume urinário < 100 mℓ/24 horas; geralmente ocorre na obstrução bilateral das artérias renais ou dos ureteres, na necrose cortical bilateral e na injúria renal aguda grave.

POLIÚRIA. Tem sido definida como débito urinário > 3.000 mℓ/dia em adultos. Como o volume de cada micção está limitado pela capacidade vesical, verifica-se maior número de micções, inclusive à noite. A medida do volume urinário de 24 horas é importante para confirmar a presença de poliúria. Causas comuns de poliúria são a deficiência de arginina vasopressina, anteriormente chamada de diabetes insípido central, a resistência à arginina vasopressina, anteriormente chamada de diabetes insípido nefrogênico, e a diurese osmótica decorrente da excreção de um volume aumentado de solutos, como no diabetes melito descompensado.

DISÚRIA. Nomenclatura dada à micção associada à sensação de dor, queimor ou desconforto. Ocorre em cistite, prostatite, uretrite, traumatismo geniturinário.

URGÊNCIA. Corresponde à necessidade súbita e imperiosa de urinar.

POLACIÚRIA. Caracteriza-se pelo aumento da frequência miccional, com intervalo entre as micções inferior a 2 horas e sem que haja concomitante aumento do volume urinário, traduz irritação vesical.

Esses sintomas são provocados por redução da capacidade da bexiga, dor à distensão vesical ou por comprometimento da uretra posterior. Decorrem de várias causas, tais como infecção, cálculo, alterações neurológicas e em várias condições psicológicas como a ansiedade.

HESITAÇÃO. Ocorre quando há um intervalo maior para que apareça o jato urinário. Indica geralmente obstrução do trato de saída da bexiga. Para conseguir urinar, o paciente faz um esforço maior que em condições normais.

NICTÚRIA OU NOCTÚRIA. Caracteriza-se quando o ritmo de diurese se altera, havendo necessidade de esvaziar a bexiga durante a noite. Considera-se que normalmente o indivíduo não acorda à noite para urinar ou o faz no máximo uma vez, porque o ritmo de formação de urina decresce acentuadamente

Retenção urinária

Incapacidade de esvaziar a bexiga, apesar de os rins estarem produzindo urina normalmente e o indivíduo apresentar desejo de esvaziá-la.

A retenção urinária pode ser aguda ou crônica. No primeiro caso, o indivíduo, que até então urinava satisfatoriamente, passa a sentir a bexiga distendida, tensa e dolorosa. Na retenção crônica existe uma dilatação gradual da bexiga, a dor pode estar ausente e o paciente queixa-se de polaciúria, hesitação, gotejamento e não tem consciência da distensão vesical.

Na retenção urinária, a bexiga distendida é palpável na região suprapúbica (globo vesical). A passagem de um cateter para drenagem da urina seguida de desaparecimento do globo vesical sela o diagnóstico de retenção urinária.

As causas principais de retenção urinária são obstrução ao nível da uretra ou do colo vesical, como ocorre na estenose uretral, na hipertrofia e nas neoplasias da próstata e na bexiga neurogênica. Nesta última, a retenção decorre da incapacidade da musculatura vesical de contrair-se com força adequada, em consequência de lesões do neurônio motor superior que interferem no reflexo da micção ou lesões de nervos sacrais que suprem a bexiga. Nessa situação fica retida na bexiga uma quantidade variável de urina residual que contribui para o desenvolvimento de infecção urinária, formação de litíase e mesmo de hidronefrose.

Incontinência urinária

Eliminação involuntária de urina, ocorrendo também na bexiga neurogênica, nas cistites e aos esforços quando há alteração dos mecanismos de contenção da urina (lesões tocoginecológicas, principalmente em mulheres multíparas). Nas pessoas idosas, a hipertrofia prostática grave pode provocar incontinência paradoxal. Nessa situação, a próstata aumentada de volume impede a passagem de urina até que o acúmulo de líquido aumente a pressão intravesical o suficiente para vencer a resistência interposta pela uretra prostática. A incontinência por transbordamento acontece em pacientes com lesão do neurônio motor aferente da bexiga, como no diabetes, causando grande resíduo urinário.

no período noturno. Pode refletir a perda da capacidade de concentrar a urina, como ocorre na fase inicial da insuficiência renal crônica, podendo-se observar nos pacientes com insuficiência cardíaca ou hepática que retêm líquido durante o dia, principalmente nos membros inferiores. Quando eles se deitam à noite, o excesso de líquido retido retorna à circulação, resultando em aumento da diurese.

Alterações da cor e do aspecto da urina

A urina normal é transparente e tem uma tonalidade que varia do amarelo-claro ao amarelo-escuro, conforme esteja diluída ou concentrada.

As principais alterações da cor e do aspecto da urina são a ocorrência de urina avermelhada (hematúria, hemoglobinúria, mioglobinúria e porfirinúria) e urina turva, outra condição em que a cor da urina se altera.

Urina avermelhada

Hematúria significa presença de sangue na urina, podendo ser macro ou microscópica.

Um centímetro cúbico de sangue total em 1,5 ℓ de urina confere-lhe cor avermelhada, ou seja, de hematúria macroscópica, facilmente identificável pelo paciente a olho nu. Quantidade de sangue um pouco maior traduz-se por "franca hematúria". A hematúria pode ser "maciça", inclusive com o aparecimento de coágulos, denotando sangramento de maior porte.

Pequena quantidade de sangue tinge a urina de marrom-escuro (cor de "Coca-Cola") quando o pH é ácido. Hematúria microscópica só é detectada microscopicamente e por meio de tiras reagentes.

Alguns corantes e pigmentos tingem a urina de vermelho ou de marrom-avermelhado, tornando necessário fazer a diferenciação com a hematúria. Vários medicamentos, tais como rifampicina e fenazopiridina (Pyridium®), imprimem cor vermelho-alaranjada na urina. Nesse caso, o exame microscópico é que permite a identificação das hemácias, se de fato for hematúria. Importante ressaltar que a contaminação com sangue é uma possibilidade em mulheres menstruadas e no pós-parto. Nesses casos, uma nova coleta de urina para análise deve ser obtida quando a causa de sangramento tiver cessado, ou um tampão vaginal pode ser inserido e o exame de urina pode ser obtido após a limpeza perineal.

A Figura 131.1 indica as causas mais frequentes de hematúria, bem como a localização do sangramento.

HEMOGLOBINÚRIA. Presença de hemoglobina livre na urina, condição que acompanha as crises de hemólise intravascular (malária, leptospirose, transfusão incompatível, icterícia hemolítica).

MIOGLOBINÚRIA. Decorre da destruição muscular maciça por traumatismos e queimaduras, e após exercícios intensos e demorados como maratonas e nas crises convulsivas (rabdomiólise).

PORFIRINÚRIA. Consequência da eliminação de porfirinas ou de seus precursores, os quais produzem coloração vermelho-vinhosa da urina, algumas horas depois da micção. Convém lembrar que a beterraba e alguns medicamentos podem tingir a urina de vermelho.

Urina turva

Relato de urina turva ocorre com frequência por causas diversas. Por ser uma solução supersaturada, algumas horas após emitida e guardada em um vaso, a urina pode apresentar precipitação de diversos tipos de cristais (cristalúria); os mais frequentes são os de ácido úrico, oxalato de cálcio e uratos amorfos, quando a urina é ácida, e carbonatos e fosfatos de cálcio quando a urina for alcalina. Esse tipo de urina turva pode predispor a urolitíase.

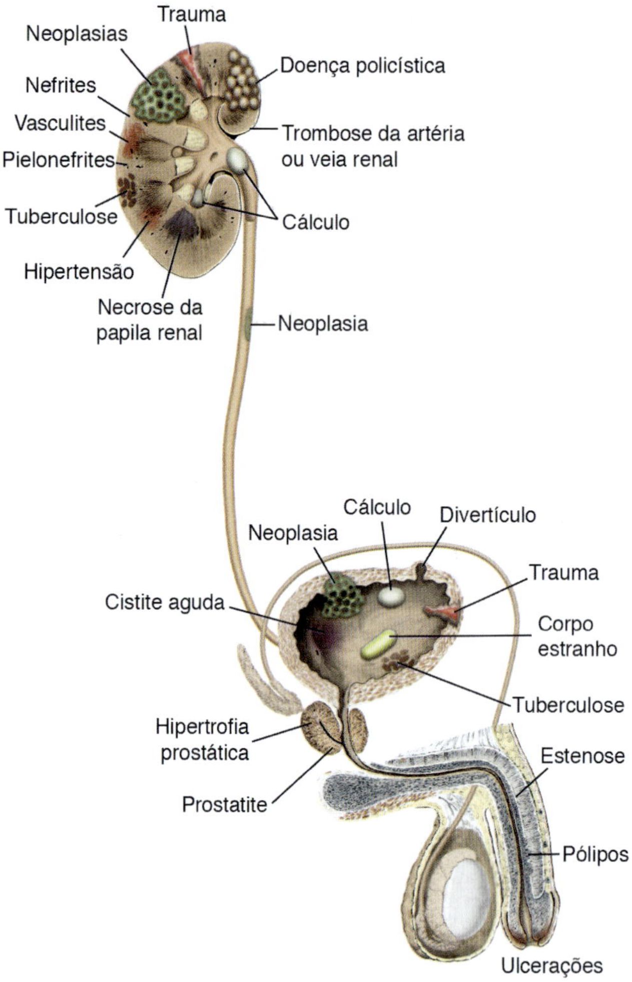

Figura 131.1 Causas de hematúria.

> **Hematúria total, inicial ou terminal**
>
> É importante determinar se a hematúria é total, inicial ou terminal. Urina uniformemente tingida de sangue (hematúria total) indica que a origem do sangramento é renal ou ureteral, ou, então, das paredes da bexiga, acima do colo vesical. Sangramento originário do colo vesical, próstata ou uretra posterior ocasiona hematúria inicial ou terminal. Hematúria inicial, entretanto, é mais comumente associada a lesões situadas entre a uretra distal e o colo vesical. Já a hematúria terminal está associada mais comumente a lesões do trígono vesical. Cumpre ressaltar que essas distinções indicam apenas de modo presuntivo o local de origem do sangramento.
>
> Hematúria total ocorre em um grande número de afecções locais ou sistêmicas que comprometem os rins, incluindo glomerulonefrite aguda, hipertensão arterial maligna, necrose tubular aguda, rins policísticos, infarto renal, leptospirose, malária, anemia falciforme, síndrome de coagulação intravascular disseminada, neoplasias, cálculos, uso de anticoagulantes.
>
> Os sintomas que acompanham a hematúria são de importância para o diagnóstico de sua causa. Exemplos: hematúria com febre, calafrios e disúria sugerem infecção urinária, enquanto a ocorrência de cólica renal sugere litíase urinária.

Urina turva, formando depósito esbranquiçado e quase sempre com odor desagradável, está associada a infecção urinária, seja cistite, pielonefrite, abscesso renal, perirrenal, uretral ou prostático.

PIÚRIA. Ocorre quando há presença de quantidade anormal de leucócitos na urina, que pode conferir-lhe aspecto turvo. As infecções urinárias são as causas mais comuns de piúria, mas também pode ser encontrada em pacientes com glomerulopatias. A presença de cilindros leucocitários no sedimento urinário sugere infecção dos rins e vias urinárias altas (pielonefrite).

Uma causa rara de urina turva é a obstrução de ductos linfáticos. Nesse caso, a linfa, ao ser drenada para a pelve renal, origina quilúria, assumindo a urina uma coloração esbranquiçada e opalescente.

Entre as causas de quilúria encontram-se a filariose, a tuberculose e as neoplasias.

Urina com aumento da espuma

Decorre da eliminação aumentada de proteínas na urina, presente em glomerulopatias, nefropatia diabética, nefrites intersticiais. A hiperfosfatúria também pode determinar essa alteração.

Mau cheiro

O odor característico de urina decorre da liberação de amônia.

Um simples aumento da concentração de solutos na urina pode determinar cheiro desagradável. Porém, fetidez propriamente dita surge nos processos infecciosos, pela presença de pus ou por degradação de substâncias orgânicas.

Alguns medicamentos (vitaminas, antibióticos) também alteram o odor da urina.

Um odor pungente anormal da urina é mais frequentemente causado pela produção de amônia por bactérias. A presença de cetonas na urina pode fazer com que ela tenha odor doce ou frutado. Certas doenças raras estão associadas a odores específicos na urina:

- Doença da urina do xarope de bordo, que pode conferir à urina um odor de xarope de bordo
- Fenilcetonúria, que pode conferir um odor de mofo ou de rato à urina
- Acidemia isovalérica, que pode conferir à urina um odor de suor nos pés
- Hipermetioninemia, que pode conferir à urina um odor de manteiga rançosa ou de peixe.

Dor

A dor originada no sistema urinário pode assumir características diversas. Os tipos principais são: dor lombar e no flanco, cólica renal, dor vesical, estrangúria e dor perineal.

DOR LOMBAR E NO FLANCO. A dor renal característica situa-se no flanco ou na região lombar, entre a 12ª costela e a crista ilíaca, e às vezes ocorre irradiação anterior. O parênquima renal é insensível, não ocasionando dor. Contudo, a distensão da cápsula renal dá origem a esta dor que é percebida na região lombar e no flanco, por ser comum a inervação com esta parte do tronco (Figura 131.2). A dor é descrita como uma sensação profunda, pesada, de intensidade variável, fixa e persistente. Geralmente não se associa a náuseas e/ou vômitos.

Esse tipo de dor pode estar presente na síndrome nefrótica, glomerulonefrite aguda, nefrite intersticial, pielonefrite aguda, obstrução urinária aguda decorrente de cálculo renal em pelve renal ou na obstrução ureteropélvica.

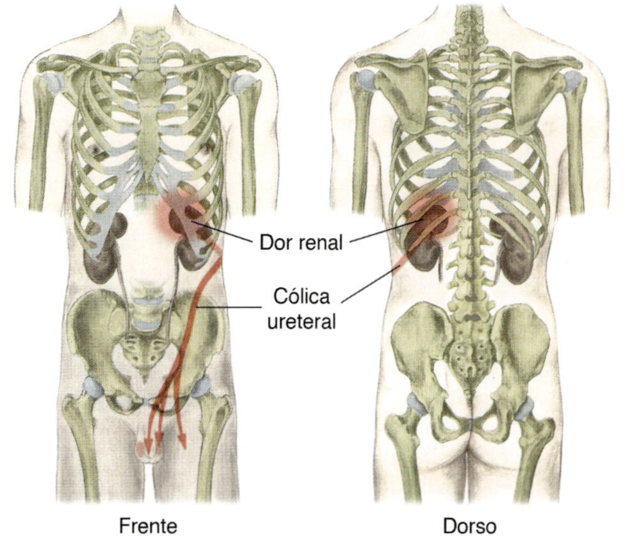

Figura 131.2 Dor renal localizada e cólica renal e ureteral.

Rins policísticos podem atingir grande volume sem causar dor, exceto quando algum cisto se rompe, torna-se infectado ou hemorrágico. Neste último caso, a dor localiza-se no ângulo costovertebral.

A ocorrência de nítido aumento da dor à movimentação, obrigando o paciente a manter-se imóvel, indica inflamação perinefrética. A inflamação perinefrética é acompanhada de irritação capsular, séptica ou asséptica, ocorrendo em infarto renal, ruptura de cisto renal, quando ocorre hemorragia ou necrose tumoral e no extravasamento de urina.

> **"Dor nos rins"**
>
> Cumpre ressaltar que toda dor lombar ou no flanco, ou mesmo nas costas, costuma ser interpretada pelos pacientes como originária dos rins. No entanto, com muita frequência, ela é de natureza extrarrenal, provocada por espasmo da musculatura lombar, alterações degenerativas das vértebras (espondiloartrose) ou comprometimento de disco intervertebral. Por isso, diante da queixa "dor nos rins", deve-se estar atento tanto para as doenças renais quanto para as enfermidades da coluna vertebral.

CÓLICA RENAL OU NEFRÉTICA. Aplica-se essa denominação a um tipo especial de dor decorrente de obstrução do trato urinário, com dilatação súbita da pelve renal ou do ureter, que é acompanhada de contrações da musculatura lisa dessas estruturas (ver Figura 131.2).

Em seu início, pode haver apenas uma sensação de desconforto na região lombar ou no flanco, irradiando-se vagamente para o quadrante inferior do abdome do mesmo lado. Rapidamente essa sensação de desconforto evolui para dor lancinante, de grande intensidade, acompanhada de mal-estar geral, inquietude, sudorese, náuseas e vômito. O paciente fica inquieto no leito ou levanta-se à procura de uma posição que lhe traga algum alívio.

A dor da cólica renal costuma começar no ângulo costovertebral, atingir a região lombar e o flanco, irradiando-se para a fossa ilíaca e região inguinal, alcançando o testículo e o pênis, no homem, e o grande lábio, na mulher. A dor é tipicamente em cólica, com fases de espasmos dolorosos que podem durar vários minutos, seguindo-se de alívio, geralmente incompleto. O desaparecimento súbito da dor, ocasionado pela resolução natural da obstrução, é importante no diagnóstico diferencial.

Existem algumas variantes clínicas da cólica renal, conforme a altura da obstrução. Assim, se a obstrução for na junção ureteropélvica, a dor costuma situar-se no flanco e irradiar-se para o quadrante superior do abdome ou mesmo para a região inguinal homolateral; já a obstrução ureterovesical ocasiona sintomas de irritação do trígono vesical, representados por disúria, urgência e frequência, podendo sugerir cistite. Cálculo obstruindo o final do ureter pode causar dor persistente no testículo e pênis, ou no grande lábio vaginal, do mesmo lado, sem, entretanto, dar sintomas de irritação vesical.

DOR HIPOGÁSTRICA OU DOR VESICAL. Dor originada no corpo da bexiga, geralmente percebida na região suprapúbica. Quando decorre de irritação envolvendo a região do trígono e do colo vesical, a dor irradia-se para a uretra e o meato externo, podendo ser relatada como sensação de queimor.

A retenção urinária completa aguda é acompanhada de dor intensa na região suprapúbica e intenso desejo de urinar.

ESTRANGÚRIA OU TENESMO VESICAL. Percebido quando há inflamação vesical intensa, podendo provocar a emissão lenta e dolorosa de urina, chamada estrangúria, decorrente de espasmo da musculatura do trígono e do colo vesical.

DOR PERINEAL. Decorrente normalmente de infecção aguda da próstata; causa dor perineal intensa, referida no sacro ou no reto. Pode causar também estrangúria.

Edema

O edema é definido como um aumento do volume do líquido intersticial. Quando maciço e generalizado, o excesso de fluidos é chamado anasarca (presença de ascite, edema periorbitário e edema de membros inferiores). Quando leve a moderado, apresenta-se mais comumente como edema de membros inferiores, identificado pelo sinal de Godet (ou sinal do cacifo). Realiza-se uma pressão digital sobre a pele por 5 segundos. Se o edema estiver presente, haverá a formação de uma pequena depressão na região pressionada que não se desfaz imediatamente após a descompressão. Uma variedade de condições clínicas está associada ao desenvolvimento de edema, incluindo insuficiência cardíaca, cirrose, síndrome nefrítica e nefrótica, doenças venosas e linfáticas.

O edema é manifestação comum em pacientes portadores de doença renal, especialmente nos portadores de glomerulopatias como síndrome nefrítica (glomerulonefrite difusa aguda), síndrome nefrótica, lesão renal aguda e doença renal crônica. Na doença renal crônica, a presença e a intensidade do edema são muito variáveis, podendo estar ausente ou manifestar-se apenas como edema periorbitário pela manhã. O paciente relata que acorda com os "olhos empapuçados".

Febre e calafrios

Nas infecções agudas acometendo o trato urinário, a febre costuma ser elevada e acompanhada de calafrios, dor lombar ou suprapúbica. As principais causas são pielonefrite e prostatite.

Nas infecções crônicas, a temperatura está discretamente aumentada ou com elevações intermitentes, às vezes acompanhadas de calafrios.

EXAME FÍSICO

O exame físico dos vários segmentos do sistema urinário tem peculiaridades marcantes, cabendo ao médico explorá-las adequadamente para obter elementos confiáveis para o raciocínio diagnóstico, mas, frequentemente, nenhuma anormalidade é detectada.

Exame dos rins

O exame físico do sistema urinário deve começar pela inspeção do abdome, dos flancos e das costas, com o paciente sentado. Em seguida, deve-se fazer a palpação e a compressão dos ângulos costovertebrais. Posteriormente, efetua-se a percussão com a face interna da mão fechada, chamada "punho-percussão". Por fim, deve ser realizada ausculta abdominal que será útil na verificação de sopros abdominais, como ocorre na estenose de artérias renais. Utiliza-se o diafragma do estetoscópio para a ausculta de mesogástrio e hipocôndrios.

A palpação dos rins é feita com o paciente em decúbito dorsal, da seguinte maneira: enquanto uma das mãos procura explorar os quadrantes superiores do abdome, a outra mão, espalmada, "empurra" o flanco correspondente de baixo para cima, na tentativa de trazer o rim para uma posição mais anterior (palpação bimanual). Em pessoas magras, o polo inferior do rim direito (normal) pode ser palpado na inspiração, o que, geralmente, não acontece com o rim esquerdo.

Tendo em conta suas características anatômicas, especialmente sua localização retroperitoneal, é fácil compreender que os rins normais são praticamente inacessíveis à palpação. Entretanto, o polo inferior pode ser palpável em crianças e em adultos magros com musculatura abdominal delgada.

Quando os rins estão aumentados, torna-se possível palpá-los e, até mesmo, percebê-los à inspeção, se o aumento for muito grande, principalmente em crianças ou no caso de rins policísticos em adultos. Nesses casos, percebe-se abaulamento do flanco.

Rins facilmente palpáveis denotam, em geral, aumento de volume (hidronefrose, neoplasia ou cistos) ou porque são anormalmente móveis (ptose renal), ou, ainda, por estarem deslocados por neoplasias retroperitoneais.

Aumento de ambos os rins, decorre geralmente de doença policística ou de hidronefrose bilateral.

Durante a palpação dos rins deve-se avaliar a sensibilidade renal. Muitas vezes a compressão com as pontas dos dedos pode ser suficiente para despertar dor.

Sinal de Giordano

Sensação dolorosa aguda ou em pontada, desencadeada pela punho-percussão (ver Figura 7.18 no Capítulo 7, *Técnicas Básicas do Exame Físico*) ou com a borda da mão (ver Figura 7.19 no Capítulo 7, *Técnicas Básicas do Exame Físico*) na região lombar, mais especificamente na altura da loja renal, entre a 12ª vértebra e a 3ª lombar. Sugere pielonefrite ou litíase urinária, mas pode ser de origem musculoesquelética.

Exame dos ureteres

Pela palpação profunda da parede abdominal anterior podem-se determinar dois pontos dolorosos quando existe infecção ou obstrução dos ureteres. O superior fica na parte média dos quadrantes superiores direito e esquerdo, e o inferior, nas fossas ilíacas direita e esquerda, próximos à região suprapúbica. A reação dolorosa à palpação profunda desses chamados "pontos ureterais" tem significado diagnóstico, especialmente quando estão presentes outros dados sugestivos de comprometimento do trato urinário alto.

Exame da bexiga

A bexiga vazia não é palpável, porém pode haver hipersensibilidade na área suprapúbica ao se fazer a palpação. Retenção urinária aguda ou crônica levando à distensão vesical pode ser percebida pela inspeção, palpação e percussão da região suprapúbica. Se houver retenção urinária, observam-se reação dolorosa intensa e presença de um abaulamento no hipogástrio. À palpação, observa-se massa lisa e firme na linha média (globo vesical). Em mulheres, o esvaziamento vesical por cateterismo poderá ser necessário para o diagnóstico diferencial com cisto do ovário.

Exame da próstata

O exame da próstata é feito pelo toque retal, cuja técnica está descrita na parte que trata do sistema genital masculino (ver Seção 2, *Sistema Genital Masculino*, Capítulo 135, *Exame Clínico*).

Ultrassonografia à beira do leito na avaliação do trato urinário

A ultrassonografia à beira do leito tornou-se primordial para melhor avaliação clínica. Ela é realizada pelo médico que assiste o paciente e, juntamente com anamnese e exame físico tradicional, é capaz de melhorar a acurácia diagnóstica, auxiliando na condução de casos agudos ou crônicos em todos os ambientes de atendimento. Para a avaliação dos rins e das vias urinárias deve-se utilizar um transdutor de baixa frequência – seja o transdutor convexo (o mais comum, também conhecido como abdominal) ou o transdutor setorial (também conhecido como cardíaco); ambos trabalham com frequências entre 1 e 5 mHz, entregando imagens bem semelhantes (Figura 131.3).

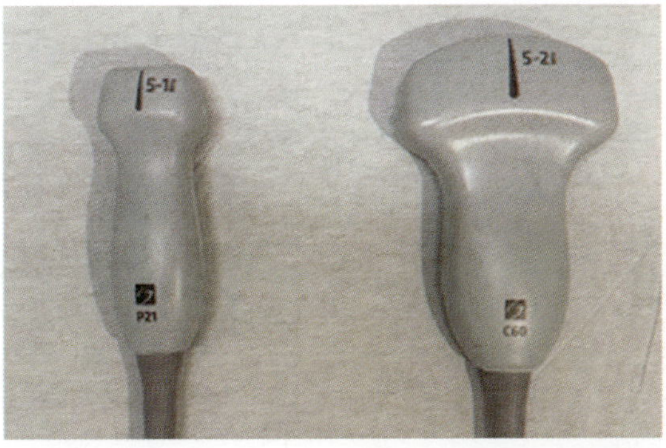

Figura 131.3 Transdutores setorial (cardíaco) e convexo (abdominal).

A avaliação se inicia pelo modo 2D, também conhecido como modo B, e em alguns cenários podemos utilizar os diferentes modos *Doppler* para complementação do exame. O paciente deve ser posicionado em decúbito dorsal e a avaliação deve ser realizada com cortes no plano coronal e transverso, mobilizando o transdutor no sentido craniocaudal e anteroposterior a fim de avaliar toda a extensão renal. Para a avaliação do rim direito, deve-se posicionar o transdutor no hipocôndrio direito, na linha axilar posterior, com o marcador do transdutor apontando para a região cefálica do paciente. O rim esquerdo é ligeiramente mais posterior que o rim direito; sua avaliação começa pelo hipocôndrio esquerdo, também na linha axilar posterior. Uma leve rotação posterior do transdutor deve ser feita para encontrar o maior eixo longitudinal. Após a avaliação longitudinal, o transdutor deve ser rotacionado a 90° para avaliação transversal (Figura 131.4).

Os rins são órgãos retroperitoneais dispostos longitudinalmente em plano coronal. Quando normais, apresentam-se à ultrassonografia em formato de grão de feijão (Figura 131.5). Em adultos, seu tamanho pode variar de 10 a 12 cm e têm forte correlação com o tamanho corporal (Figura 131.6). Suas estruturas apresentam ecogenicidades diferentes: envolvendo todo o rim, a cápsula renal se apresenta hiperecogênica (branca) em relação ao parênquima renal; no centro também

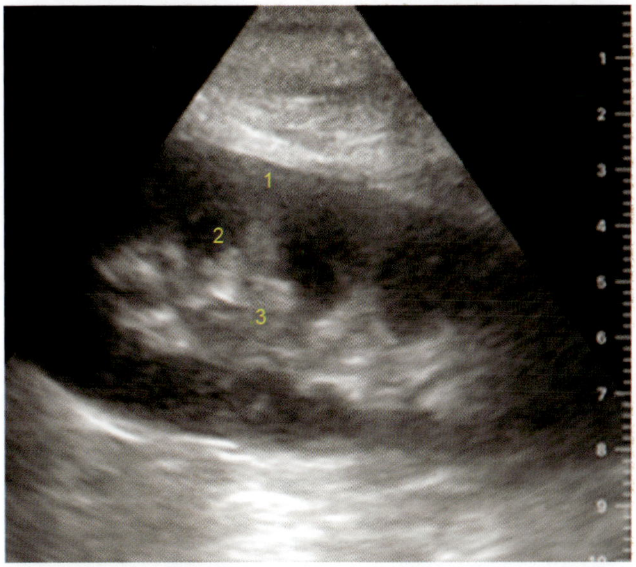

Figura 131.5 O rim normal apresenta boa diferenciação corticomedular. 1. Córtex. 2. Medula renal. 3. Complexo de ecos centrais.

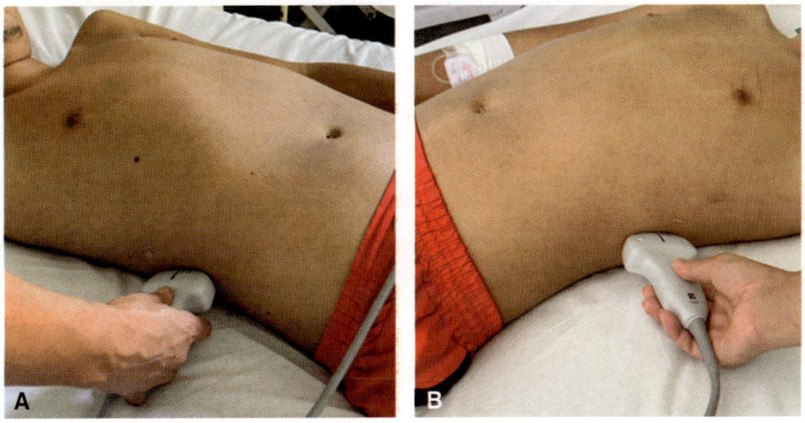

Figura 131.4 Avaliação do rim direito (A) e do rim esquerdo (B).

podemos observar uma região hiperecogênica, conhecida por complexo de ecos centrais – essa região agrega gordura, pelve renal com o sistema coletor, artéria e veia renais. O parênquima renal é composto por medulas renais e o córtex. As medulas ou pirâmides renais são ligeiramente hipoecoicas em relação ao córtex renal. O parênquima normalmente tem entre 1,5 e 2 cm, enquanto a região cortical mede entre 0,7 e 1 cm (Figura 131.7). A ecogenicidade cortical deve ser sempre comparada com o fígado à direita e o baço à esquerda. Em geral, o córtex é hipoecoico em relação a esses órgãos (Figura 131.8). Quando há aumento da ecogenicidade juntamente com redução do córtex e do tamanho renal, esses achados têm especificidade de 96% para nefropatia parenquimatosa dentro do contexto clínico favorável, mas a ecogenicidade também pode estar aumentada em quadros agudos – história clínica e exames complementares são muito importantes para a correta diferenciação. Outras alterações morfológicas também são facilmente identificáveis, como ectopia renal, rim em ferradura, doenças císticas ou massas renais.

Diante de quadros obstrutivos urinários, podemos encontrar dilatação pielocalicial (Figura 131.9). Nesses casos, o complexo de ecos centrais torna-se anecoico (preto) com aspecto ramificado e interconectado pelo represamento de urina naquela região. A dilatação dos vasos sanguíneos da pelve renal pode simular hidronefrose, e essa diferenciação deve ser feita utilizando o modo Doppler colorido. Nos casos de hidronefrose, é necessário estudo dos ureteres, que normalmente não são visíveis, na tentativa de encontrar a fonte da obstrução como cálculos, que se apresentam hiperecogênicos com formação de sombra acústica posterior, massas ou áreas de estreitamento (Figura 131.10).

Para a avaliação da bexiga, o transdutor deve ser posicionado transversalmente na região suprapúbica com inclinação para dentro da pelve; o marcador deve estar direcionado para a direita do paciente ou para a região cranial, quando for realizado o corte longitudinal (Figura 131.11). Durante

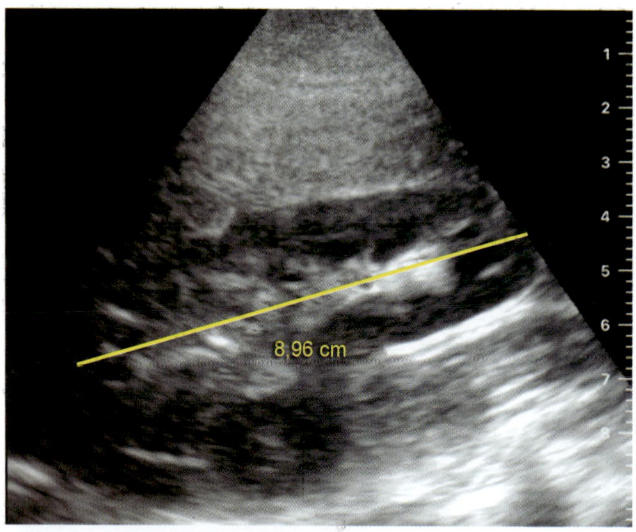

Figura 131.6 Medida renal longitudinal.

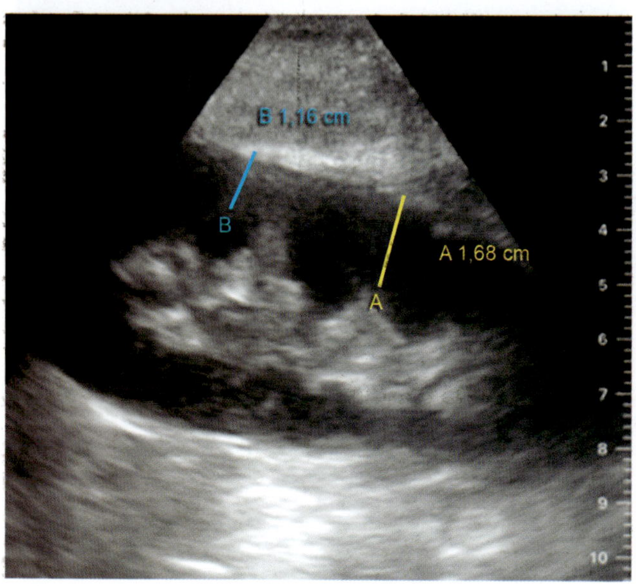

Figura 131.7 Medidas renais. A. Parênquima renal. B. Córtex renal.

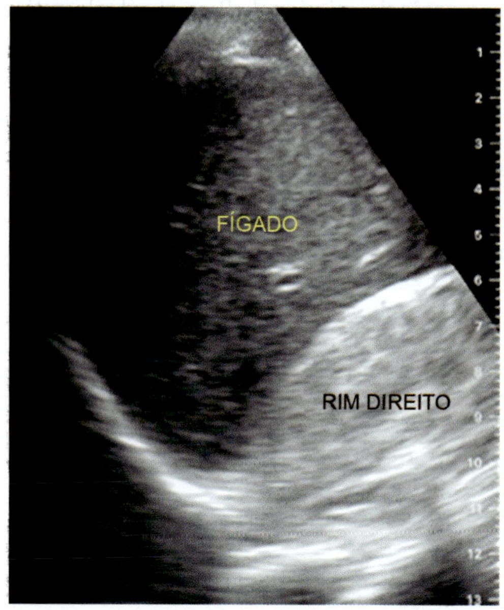

Figura 131.8 Rim na doença renal crônica avançada – hiperecogênico em relação ao fígado e com perda total de diferenciação corticomedular.

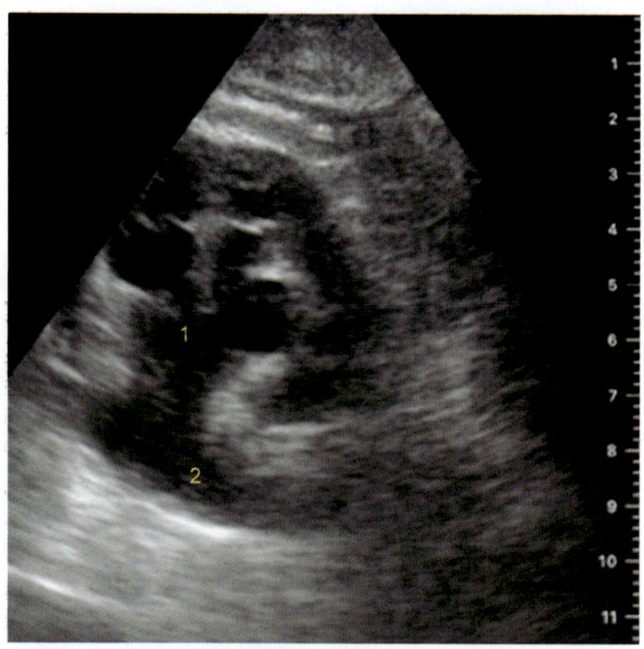

Figura 131.9 Uretero-hidronefrose. 1. Dilatação pielocalicial. 2. Dilatação do ureter proximal.

a insonação, devem ser observados presença de cálculos (Figura 131.12), aumento de volume prostático (Figura 131.13), massas, trabeculações, divertículos, bexigoma sugerindo quadros obstrutivos baixos, obstrução funcional como nos casos de bexiga neurogênica ou obstrução de sondas vesicais, além da pesquisa de jatos ureterais (Figura 131.14), usando o modo *Doppler color*, especialmente em casos de suspeita de cólica nefrética. Essa avaliação pode ser útil na diferenciação da obstrução ureteral total ou parcial.

Na maioria dos casos, basta que respondamos a perguntas binárias como "existe ou não bexigoma?" ou "esse paciente está anúrico ou sua sonda está obstruída?". No entanto, em alguns cenários a avaliação do volume urinário pré e pós-miccional torna-se bastante útil, especialmente quando queixas obstrutivas estão presentes, como esforço miccional, sensação de esvaziamento incompleto da bexiga, estrangúria, incontinência e urgência miccional. Para o cálculo estimado do volume urinário são necessárias três medidas: no corte transversal, mede-se em centímetros a distância laterolateral (LL); no corte longitudinal, as mensurações são craniocaudal (CC) e anteroposterior (AP). Basta multiplicar as três medidas por 0,52 e encontra-se o volume estimado em mililitros. Volume estimado = (LL) × (CC) × (AP) × 0,52 (Figura 131.15).

Nos últimos anos, o investimento em tecnologias reduziu consideravelmente o tamanho dos aparelhos de ultrassonografia, tornando-os cada vez mais portáteis, o que tornou possível

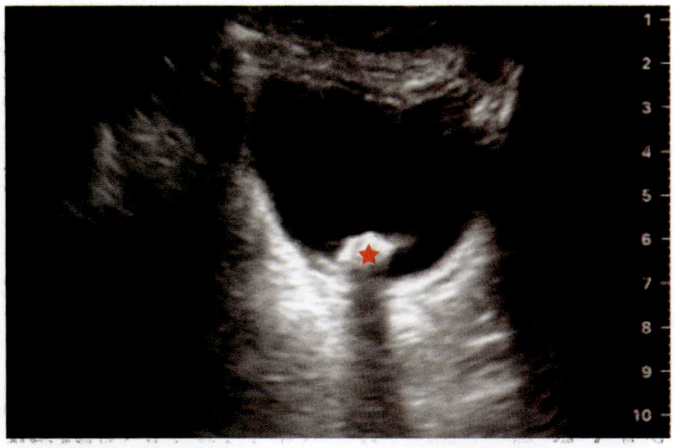

Figura 131.12 Asterisco marcando cálculo intravesical com sombra acústica posterior.

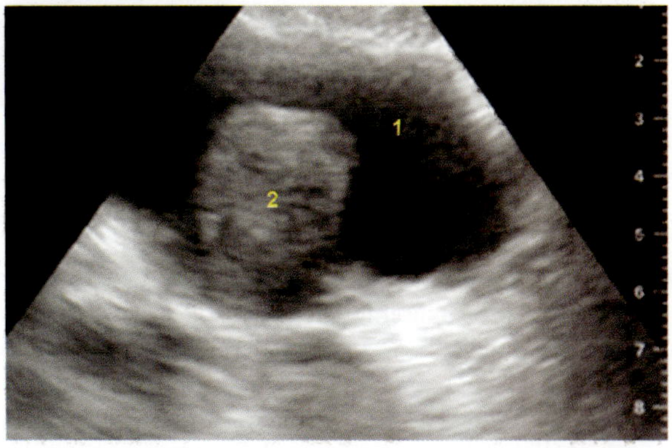

Figura 131.13 1. Conteúdo anecoico dentro da bexiga (urina). 2. Aumento do volume prostático com insinuação para dentro da bexiga.

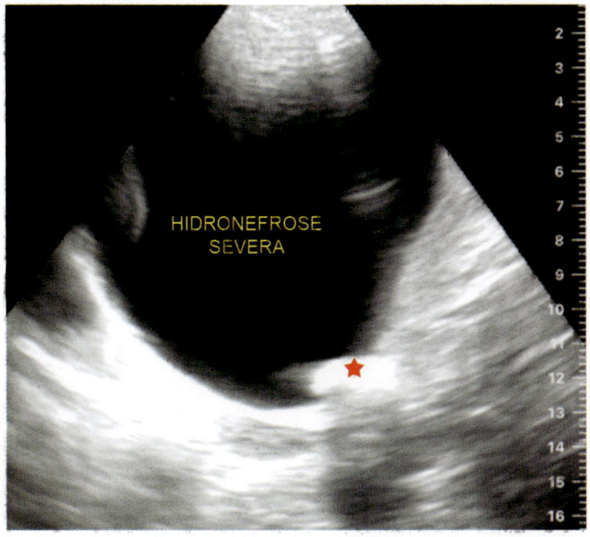

Figura 131.10 Hidronefrose severa. Asterisco marcando cálculo hiperecogênico com formação de sombra acústica posterior.

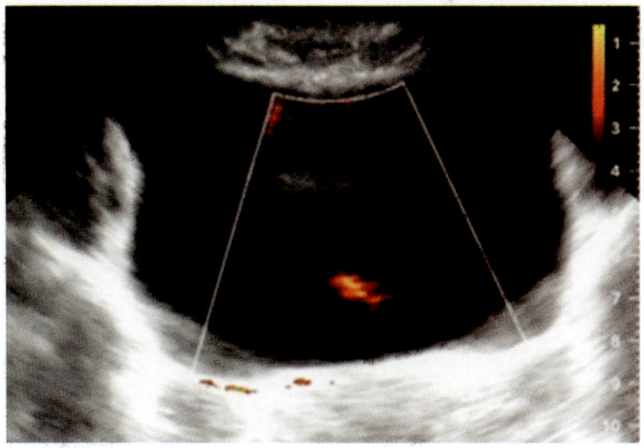

Figura 131.14 Avaliação do jato ureteral esquerdo com Doppler de potência.

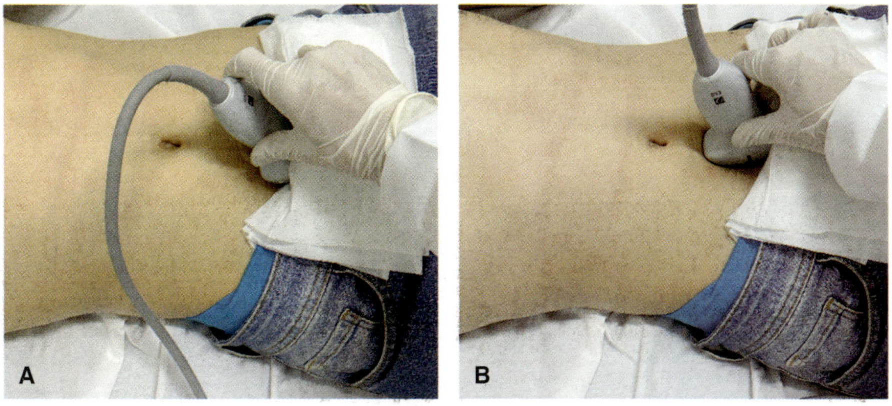

Figura 131.11 Avaliação transversal (A) e longitudinal da bexiga (B).

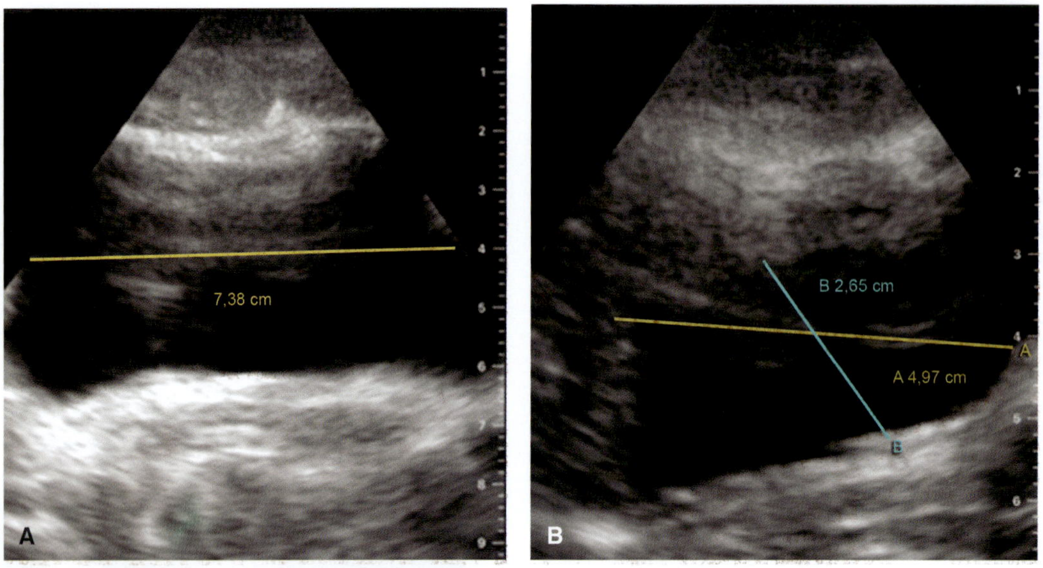

Figura 131.15 Avaliação transversal: medida laterolateral 7,38 cm. Avaliação longitudinal: A. Craniocaudal 4,97 cm e B. Anteroposterior 2,65 cm. Volume estimado: (7,38 × 4,97 × 2,65) × 0,52 = 50,54 mℓ.

a disseminação rápida dessa ferramenta como o quinto pilar do exame físico. Os aparelhos de ultrassonografia estão cada dia mais disponíveis e são extremamente úteis na avaliação do trato urinário, no manejo das doenças renais agudas ou crônicas, podendo identificar casos reversíveis ou de doenças avançadas, otimizando a condução dos casos e auxiliando em tempo real a execução de procedimentos médicos com maior segurança, como é o caso de implantes de acessos vasculares para hemodiálise, avaliação de fístulas arteriovenosas e realização de biopsia renal percutânea.

BIBLIOGRAFIA

Gilbert SJ, Weiner DF. Primer on kidney diseases. 8. ed. National Kidney Foundation. Philadelphia: Elsevier Saunders, 2022.

Johnson RJ, Feehally J, Floege J. Comprehensive clinical nephrology. 7. ed. Philadelphia: Elsevier Saunders, 2023.

Niyyar VD, Ross DW, O'Neill WC. Performance and Interpretation of Sonography in the Practice of Nephrology: Core Curriculum, 2024.

O'Neill WC. Renal relevant radiology: use of ultrasound in kidney disease and nephrology procedures. Clin J Am Soc Nephrol. 2014;9:373-81.

Porto CC, Porto AL. Clínica médica na prática diária. 2. ed. Rio de Janeiro: Guanabara Koogan, 2022.

Porto CC, Porto AL. Exame clínico. 8. ed. Rio de Janeiro: Guanabara Koogan, 2017.

Riella MC. Princípios de nefrologia e distúrbios hidroeletrolíticos. 6. ed. Rio de Janeiro: Guanabara Koogan, 2018.

Rumack CM, Levine D. Diagnostic ultrasound. 5. ed. Philadelphia: Elsevier; 2018.

Veronese FV, Manfro RC, Thomé FS, Barros E. Nefrologia na prática clínica. São Paulo: Balieiro, 2019.

Yu ASL, Chertow GM, Luyckx V, Marsden PA, Skorecki K, Taal MW. Brenner & Rector's The Kidney. 11. ed. Philadelphia: Elsevier Saunders, 2019.

CAPÍTULO 132

Exames Complementares

Bruno Galafassi Ghini, Mauri Félix de Sousa, Pedro José de Santana Júnior, Valéria Soares Pigozzi Veloso

INTRODUÇÃO

Os exames complementares compreendem: exame simples de urina, exame quantitativo da urina, proteinúria quantitativa, as provas de função renal, exame bacteriológico da urina, a ultrassonografia (US) e Doppler, exames radiológicos, ressonância magnetica (RM), cintilografia renal, biopsia renal, endoscopia e angiografia.

EXAME SIMPLES DE URINA

O exame simples de urina, exame sumário de urina ou urina tipo I é um dos métodos mais práticos para o diagnóstico e o acompanhamento de pacientes com alterações do trato urinário. O exame deve ser feito em urina recém-colhida, no meio do jato urinário, em frasco limpo. No homem incircunciso, o prepúcio deve ser retraído e o meato, limpo. Se for realizado durante o período menstrual, tem valor limitado, mesmo quando se tenta prevenir eventual contaminação da urina com tampão vaginal. A melhor amostra é a primeira urina da manhã, por ser mais concentrada e ter pH mais baixo, permitindo melhor preservação dos elementos figurados e de cilindros, além de facilitar a determinação semiquantitativa da proteinúria.

O exame tem início pela avaliação da cor, turvação e cheiro da urina. Presença de espuma em abundância indica proteinúria. Vários medicamentos podem alterar a cor da urina.

DENSIDADE URINÁRIA. Densidade urinária e osmolalidade são medidas que refletem a concentração urinária de solutos. A capacidade dos rins de concentrar é um dos principais indicadores de eficiência da função renal. A densidade urinária pode ser medida com um urodensímetro (requer cerca de 200 mℓ de urina) ou com um refractômetro (requer uma gota de urina) ou com uma fita de imersão.

Em condições normais, a densidade específica da urina varia de 1,001 a 1,040, o que corresponde a uma osmolalidade de 50 a 1.100 mOsm/kg H_2O.

> **Necrose tubular aguda e injúria renal aguda pré-renal**
>
> A determinação da densidade urinária e, mais preciso ainda, da osmolalidade urinária é muito útil no diagnóstico diferencial entre necrose tubular aguda, na qual a densidade e a osmolalidade são baixas, e injúria renal aguda pré-renal, quando a densidade e a osmolalidade estão acima de 1.020 e 450 mOsm/ℓ, respectivamente.
>
> Importante também na investigação de causas de hiponatremia e de outros distúrbios da concentração urinária.

PH. O pH varia entre 4,5 e 8,0. Um pH urinário abaixo de 6,0 pode ser considerado normal. Na primeira urina da manhã, o valor normal está entre 5,0 e 6,0. Se estiver acima de 8,0, sugere a presença de infecção, alcalose sistêmica, acidose tubular renal ou uso de acetazolamida.

PROTEÍNAS. A presença de proteína na urina – proteinúria – em quantidade superior a 30 mg/dℓ está acima dos valores normais.

Proteinúria é comum nas doenças renais e das vias urinárias. Pode ser um achado isolado ou estar associada a outros elementos, porém o exame simples de urina não é capaz de detectar microalbuminúria, necessitando para isso de exame específico.

GLICOSE. A presença de glicose na urina – glicosúria – é determinada por agentes redutores não específicos (reação de Benedict e Clinitest) ou com tiras com reagentes específicos para glicose. Os primeiros, além de menos sensíveis, produzem reação falso-positiva em presença de vários açúcares, ácidos e alguns medicamentos. A tira reagente é sensível a concentrações de até 100 mg/dℓ de glicose.

Concentrações elevadas de glicose na urina estão associadas a diabetes melito, glicosúria renal, síndrome de Fanconi e uso de glifozinas.

A glicosúria deve ser diferenciada de outras condições em que se observa a presença de carboidratos na urina, como lactosúria e galactosúria.

CETONAS. Quando o organismo metaboliza glicídios de modo incompleto, ocorre formação de corpos cetônicos facilmente detectáveis na urina. Presença de cetonúria em pacientes com diabetes melito indica descompensação metabólica grave.

Pacientes em uso de levodopa costumam obter resultados falso-positivos.

Podem também estar presentes no jejum prolongado e na cetoacidose alcoólica.

UROBILINOGÊNIO. É um derivado incolor da bilirrubina que é, em parte, excretado com as fezes, e em parte reabsorvido e excretado com a urina. Está aumentado em anemias hemolíticas, hepatites, cirroses, doenças hepáticas parenquimatosas e negativo em icterícia obstrutiva extra-hepática e doenças hepáticas com colestase importante.

TESTE DO NITRITO. A positividade do teste baseia-se na capacidade de bactérias gram-negativas transformarem nitratos em nitritos.

Resultados falso-negativos ocorrem em presença de enterococos e de outros microrganismos que não formam nitritos ou quando a urina não permanece tempo suficiente na bexiga (2 a 4 horas) para que ocorra a transformação.

SEDIMENTO URINÁRIO. O sedimento urinário é examinado para identificar células, cilindros e bactérias. Sedimento rico sugere doença glomerular.

HEMÁCIAS. Considera-se normal a presença de até 2 hemácias por campo de grande aumento (400×), até 8.000/mℓ de urina ou até 5/μℓ em citometria de fluxo. Quando em quantidade superior, tem-se hematúria microscópica, dado muito importante na detecção de doenças renais ou das vias urinárias (quando > 10^6 hemácias/mℓ, temos a hematúria macroscópica).

Estados febris, esforço físico, frio intenso e distúrbios da coagulação podem ocasionar hematúria microscópica, sem que haja necessariamente lesão renal.

Menos de 1 mℓ de sangue diluído em 500 mℓ de urina confere ao líquido coloração similar à de urina hematúrica (macroscópica).

O exame do sedimento urinário por microscopia de fase ou após secar o sedimento sobre lâmina, corado apropriadamente, permite distinguir: (a) hemácias eumórficas ou isomórficas – caracterizadas pelo tamanho uniforme e formato semelhante ao dos eritrócitos circulantes normais, são de origem extraglomerular; (b) hemácias dismórficas – caracterizadas por contorno irregular, citoplasma heterogêneo e variações de tamanho (células G1, acantócitos, codócitos).

Quando o percentual de hemácias dismórficas supera 70% do total, a causa da hematúria está geralmente associada a doenças glomerulares.

LEUCÓCITOS. Os leucócitos podem ser observados em número de até 3 por campo de grande aumento, até 10.000/mℓ de urina ou até 7/μℓ em citometria de fluxo. Podem ter origem em qualquer parte do sistema urinário. Em caso de infecção, seu número está aumentado, chegando a ser incontáveis. Por vezes estão agrupados.

A elevação anormal do número de leucócitos na urina é chamada leucocitúria ou piúria.

CÉLULAS EPITELIAIS. Células epiteliais de descamação são encontradas ocasionalmente. Em mulheres, podem ser numerosas e pode significar contaminação na coleta por células da pelve, infeções do trato urinário, inflamações e neoplasias.

BACTÉRIAS E FUNGOS. Em condições normais, a urina não contém bactérias ou fungos.

A presença de bactérias pode indicar apenas contaminação, quando a urina não foi colhida com os cuidados de assepsia e examinada imediatamente após a emissão.

CRISTAIS. Uma vez que a urina é normalmente supersaturada de sais, é natural a formação de cristais, ocasionando cristalúria. Os cristais de ácido úrico são os mais comuns, assumindo diversos formatos e cores, variando de amarelo a amarronzado. Os de oxalato de cálcio são transparentes e assumem a forma de quadrados intersectados por duas diagonais. Os cristais contendo fosfato são muito frequentes e se formam em urinas alcalinas. Os de cistina são raros e indicam a existência de uma doença genética, chamada cistinúria. Os cristais de estruvita (fosfato amoníaco magnesiano) podem ser encontrados em litíase associada a infecções urinárias por bactérias produtoras de urease como *Proteus* e *Klebsiella*.

CILINDROS. São corpos proteicos que assumem a forma do segmento do néfron onde são formados. Têm grande importância diagnóstica justamente porque têm origem no parênquima renal.

Os tipos de cilindros são:

- Cilindros hialinos: são transparentes e homogêneos. Podem ser encontrados em ausência de doença renal. São formados pela precipitação proteica (proteína de Tamm-Horsfall) no lúmen tubular
- Cilindros granulosos: têm a forma e a constituição dos hialinos, porém incluem restos celulares que sofreram degeneração, conferindo a eles o aspecto que lhes dá o nome. São indicativos de doença tubular ou glomerular
- Cilindros céreos: são mais largos e mais refrativos do que os hialinos e têm extremidades irregulares. Ocorrem na doença renal crônica, na necrose tubular aguda e na glomerulonefrite aguda acompanhada de oligúria. Não estão presentes em rins sadios
- Cilindros leucocitários: são cilindros hialinos contendo leucócitos. São encontrados nas pielonefrites e na nefrite intersticial
- Cilindros de células epiteliais: são prevalentes na fase poliúrica da injúria renal aguda
- Cilindros hemáticos: são compostos de hemácias compactadas ou dispersas em material proteico e têm coloração laranja-amarelada. Sua presença apresenta grande significado diagnóstico, indicando glomerulonefrite em atividade.

PROTEINÚRIA QUANTITATIVA

Esse exame apresenta alta sensibilidade na detecção das afecções renais em seus estágios iniciais.

A dosagem de proteína é indicada quando se observa proteinúria persistente ou intermitente no exame de urina de indivíduos aparentemente sadios, pois pode-se evidenciar lesões incipientes dos glomérulos renais (nefrites). Permite avaliar a extensão e a evolução do comprometimento renal e controle do tratamento da síndrome nefrótica.

Em condições habituais, um adulto normal excreta menos de 100 mg de proteínas na urina eliminada em 24 horas. Excreção urinária superior a 150 mg/dia é considerada anormal.

A medida da excreção de proteínas em 24 horas permanece como método padrão para determinação da proteinúria. Entretanto, pela elevada possibilidade de erros e pouca praticidade na coleta de urina por esse período de tempo, pode-se medir em uma amostra de urina isolada o índice proteína/creatinina urinária. Nesse caso, a concentração de proteína em mg% dividida pela concentração de creatinina em mg% produz um índice confiável da excreção de proteínas, e quando apresenta resultado superior a 30 mg/ℓ corresponde a proteinúria importante.

Do ponto de vista fisiopatológico, a proteinúria decorre de quatro principais mecanismos:

- Glomerular: decorre do aumento patológico da permeabilidade glomerular, que ocasiona filtração e excreção de macromoléculas, normalmente não filtráveis, tais como albumina e gamaglobulinas. É a causa mais comum de proteinúria (glomerulonefrites, síndrome nefrótica)
- Tubular: decorre de doenças tubulointersticiais que ocasionam incapacidade do túbulo proximal de reabsorver proteínas que são normalmente filtradas, como beta-2-microglobulina e inulina. É o que ocorre na síndrome de Fanconi. Geralmente não excede 1 a 2 g/dia
- Hiperproteinemia: algumas doenças ocasionam produção excessiva de proteínas de baixo peso molecular, que podem atravessar a membrana glomerular. Quando a concentração plasmática dessas proteínas está elevada, certa quantidade

Proteinúria transitória

Quando se observa a presença de proteinúria ao exame semiquantitativo até 1+ a 2+ ou até 300 mg/dℓ, é importante afastar a possibilidade de proteinúria transitória que ocorre nas doenças febris, na insuficiência cardíaca ou hepática, após exercícios físicos extenuantes e mesmo em estados emocionais intensos.

Microalbuminúria

A microalbuminúria é de grande importância no seguimento de pacientes com diabetes melito e hipertensão arterial, configurando-se um indicador precoce de doença renal diabética e de nefrosclerose, assim como prognóstico renal e cardiovascular.

A microalbuminúria é normal < 30 mcg/mg de creatinina em urina simples (ou 30 mg/24 horas). Considera-se microalbuminúria entre 30 e 300 mcg/mg de creatinina (ou 30 a 300 mg/24 horas), e proteinúria franca > 300 mcg/mg de creatinina (ou acima de 300 mg/24 horas).

delas é filtrada pelos glomérulos e eliminada com a urina. É o que ocorre, por exemplo, com as imunoglobulinas de cadeias leves do mieloma múltiplo.

A proteína de Bence-Jones pode ser detectada graças à propriedade que ela tem de se precipitar quando a urina é aquecida em uma proveta entre 45° e 60°C, para depois se redissolver à temperatura de fervura da urina. Sua presença é indicadora de gamopatia monoclonal, notadamente mieloma múltiplo, mas com sensibilidade baixa.

A "proteinúria ortostática" ou "postural" é um tipo de proteinúria de evolução benigna que ocorre em cerca de 3 a 5% dos adolescentes e desaparece antes dos 30 anos. Pode estar associada à síndrome de quebra-nozes.

PROVAS DE FUNÇÃO RENAL

A taxa de filtração glomerular (TFG) é considerada o melhor índice de função renal, com amplo uso clínico para detectar deficiência da função e acompanhar sua evolução.

Os principais parâmetros para avaliar TFG são: dosagem da creatinina sérica (CrS), *clearance* da creatinina endógena (ClCr) e a estimativa por meio das equações, como a *Chronic Kidney Disease Epidemiology Collaboration 2021* (CKD-EPI 2021).

O método padrão-ouro para determinação da TFG é o *clearance* de inulina, mas é de alto custo e invasivo, pois necessita de sondagem vesical do paciente e acesso venoso contínuo, com administração da inulina com bomba de infusão.

As provas de função renal podem ser divididas em testes clínicos e testes especiais.

Os testes clínicos são de larga utilização na prática médica pela simplicidade de execução laboratorial, enquanto os testes especiais são de uso restrito, como a dosagem de inulina, ^{51}Cr-EDTA e cistatina C, em trabalhos de investigação científica ou em situações clínicas incomuns, quando se torna necessária uma avaliação exata de componentes específicos da função renal.

Dosagem de creatinina e ureia

A dosagem de CrS é o principal teste para determinar a função renal porque é um método de baixo custo, de acurácia satisfatória e amplamente disponível. Entretanto, os laboratórios devem ter calibração rastreável em relação a padrões de referência internacionais a partir de metodologia IMS (espectrometria de massa de diluição isotópica) na dosagem da creatinina.

O nível normal de CrS está entre 0,6 e 1,3 mg/dℓ, e o de ureia, entre 18 e 45 mg/dℓ.

Sua fonte de produção é o tecido muscular; a CrS é um produto final do metabolismo da creatina. A creatinina é livremente filtrada pelo glomérulo e secretada pelo túbulo proximal. Desse modo, a creatinina excretada na urina origina-se da filtração glomerular (85%) e da secreção tubular (15%). Quanto mais elevado o nível sérico de creatinina, menor deverá ser a TFG e maior a proporção de creatinina originada de secreção tubular.

A secreção de creatinina é inibida por diversos medicamentos: ácido acetilsalicílico, cimetidina, trimetoprima, espironolactona e amilorida. Cefoxitina, cefalotina e níveis elevados de acetoacetato na cetoacidose diabética podem provocar aumento da CrS por interferirem na reação de coloração. O uso de suplementos contendo creatina pode aumentar falsamente os níveis de creatinina nas dosagens laboratoriais, devendo esta ser suspensa pelo menos 3 dias antes do exame.

A concentração de ureia no sangue depende de sua produção no organismo, da ingesta de proteínas, do índice de filtração glomerular e do estado de hidratação do paciente. A ureia é filtrada, secretada e reabsorvida, e por isso não é um bom índice de avaliação da filtração glomerular, mas pode ajudar em diagnósticos de desidratação e hipercatabolismo, quando ela se eleva no sangue mais que a CrS, ou de desnutrição e hepatopatias, quando ela está reduzida.

Clearance de creatinina

O índice de filtração glomerular pode ser medido diretamente pela depuração ou *clearance* de determinadas substâncias filtradas pelos rins. O *clearance* de creatinina, ou depuração da creatinina, baseia-se na dosagem da CrS e da urinária. A urina geralmente é coletada em um período de 24 horas. Atualmente, esse exame está sendo pouco utilizado pelas dificuldades de coleta de urina de 24 horas e erros na aferição da creatinina na urina. Por outro lado, a TFG pode ser estimada por fórmulas. A fórmula CKD-EPI 2021 é a mais recomendada no mundo todo. A mais precisa é a que associa valores de creatinina e cistatina C, a CKD-EPI cis-cr 2021.

A fórmula de Schwartz é a adequada para indivíduos entre 1 e 16 anos e necessita da altura e da creatinina do paciente.

Equações de estimativa da taxa de filtração glomerular[1]

Para adultos

- Equação com base na creatinina:

$$\text{TFGe} = 142 \times \min(\text{CrS}/\kappa, 1)\alpha \times \max(\text{CrS}/\kappa, 1)^{-1,200} \times 0,9938 \times \text{Idade} \times 1,012 \text{ [se mulher]}$$

- Equação com base na cistatina C:

$$\text{TFGe} = 133 \times \min(\text{CisCS}/0,8, 1)^{-0,499} \times \max(\text{CisCS}/0,8, 1)^{-1,328} \times 0,996 \times \text{Idade} \times 0,932 \text{ [se mulher]}$$

- Equação com base na cistatina C e creatinina:

$$\text{TFGeCr-CisCS} = 135 \times \min(\text{CrS}/\kappa, 1)\alpha \times \max(\text{CrS}/\kappa, 1)^{-0,544} \times \min(\text{CisCS}/0,8, 1)^{-0,323} \times \max(\text{CisCS}/0,8, 1)^{-0.778} \times 0,9961 \times \text{idade} \times 0,963 \text{ [se mulher]}$$

Para crianças

- Equação com base na creatinina:

$$\text{Schwartz: } 41,3 \times (\text{altura em metros}/\text{CrS})$$

$$40,7 \times (\text{altura em metros}/\text{CrS})^{0,64} \times (30/(\text{Ureia}/2,14))^{0,202}$$

- Equação com base na cistatina C:

$$70,69 \times (\text{CisCS})^{0,931}$$

[1]National Kidney Foundation. GFR Calculator [Internet]. National Kidney Foundation. 2009 [cited 2024 Dec 10]. Disponível em: https://www.kidney.org/professionals/KDOQI/gfr_calculator.

CisCS: cistatina C sérica (em mg/ℓ); CrS: creatinina sérica (em mg/dℓ); k: 0,7 para mulheres/0,9 para homens; a: 0,329 para mulheres/0,411 para homens; min: indica o mínimo de CrS/κ ou 1; max: indica o máximo de CrS/κ ou 1; TFGe: taxa de filtração glomerular estimada.

Marcadores radioativos

São fundamentados na administração intravenosa de substâncias com marcadores radioativos que obedecem aos princípios necessários para a estimativa da TFG, que incluem: (1) a substância deve ser livremente filtrada pela membrana glomerular;

(2) não deve ser secretada ou reabsorvida no túbulo; (3) não pode se ligar a proteínas plasmáticas; (4) não pode interferir na função renal; (5) não pode ser excretada por outra via que não seja a renal; e (6) deve ser metabolicamente inerte, não sendo metabolizada ou ligada a outros tecidos.

Podem ser coletados na urina em determinado período. A TFG é estimada a partir da radiação inicial e daquela contida na urina, mas aí temos problemas referentes à coleta exata da urina de 24 horas.

A TFG pode ser calculada pela curva de decaimento da radiação no sangue, que não necessita da coleta da urina, apesar de ser necessária a coleta de pelo menos duas amostras sequenciais de sangue venoso. São substâncias utilizadas nesse método: ^{51}Cr-EDTA (ácido etilenodiaminotetracético marcado com cromo 51), ^{99m}Tc-DTPA(ácido dietilenotriaminopentacético marcado com tecnécio 99m), ^{113m}In-EDTA (marcado com índio 113m). Outros métodos com substâncias exógenas incluem o uso de Iohexol e, experimentalmente, marcadores conjugados à fluoresceína.

EXAME BACTERIOLÓGICO DA URINA

O exame bacteriológico da urina compreende a microscopia direta e a cultura.

Em ambas é indispensável tomar precauções para evitar contaminação da urina. Além disso, a urina deve ser examinada ou preparada para cultura em tempo inferior a 30 minutos. Se isso não for viável, deve-se refrigerá-la, para impedir crescimento bacteriano.

EXAME MICROSCÓPICO. A grande vantagem do exame microscópico é sua simplicidade e baixo custo.

O encontro de mais de três leucócitos em grande aumento ou a presença de bactérias indicam provável infecção urinária ativa.

Quando o sedimento urinário é processado e centrifugado, a presença de bactérias e de mais de 10 leucócitos por campo é indicativa de infecção urinária, admitindo-se que equivale a uma bacteriúria de 10^5 bactérias/mℓ de urina em cultura quantitativa. Importante dizer que esses achados sem sintomatologia urinária ou de infecção sistêmica podem significar colonização do trato urinário, quando a utilização de antibióticos não é necessária.

A presença de um número elevado de leucócitos sem bacteriúria evidente tem reduzido valor para o diagnóstico de infecção urinária.

CULTURA. Uma boa higiene dos órgãos genitais é indispensável. As mulheres devem ser instruídas a afastar os lábios vulvares. A coleta em recipiente estéril é obrigatória. A cultura é realizada inoculando-se urina em meio de cultura apropriado. A intensidade da bacteriúria é determinada pela contagem das colônias.

Número ≥ 100.000 colônias/mℓ indica, seguramente, a presença de infecção. Quando o número de colônias é < 10.000, raramente trata-se de infecção urinária. Valores intermediários (mais de 10.000 e menos de 100.000) geralmente traduzem contaminação, principalmente em presença de flora bacteriana mista; mas havendo dados clínicos suspeitos, é necessário repetir o exame.

Outros valores de número de colônias são considerados quando a coleta de urina é obtida em pacientes com sonda vesical ou por punção suprapúbica.

ULTRASSONOGRAFIA E DOPPLER

A US pode ser utilizada para avaliação renal, vesical e prostática.

As principais indicações da US são: identificação de obstrução, diagnóstico diferencial entre lesões sólidas e císticas, avaliação da injúria renal aguda e doença renal crônica, seguimento de pacientes com rins transplantados e como guia para procedimentos invasivos (p. ex., biopsia renal e aspiração de cistos).

Mais recentemente, tem sido utilizada a US renal com contraste intravenoso por microbolhas, o qual aumenta a refletividade do ultrassom, acentuando significativamente o contraste vascular, semelhante ao contraste da tomografia computadorizada (TC) e de RM. É útil na avaliação de massas renais.

Cistos renais que não preenchem os critérios de benignidade (anecoico, reforço acústico posterior, parede bem fina, imperceptível e lisa, formato arredondado ou ovoide) e lesões sólidas devem ser avaliados por TC ou RM.

A US é um exame muito utilizado na prática diária para diagnóstico de litíase renal. Ao ultrassom, os cálculos renais são visibilizados como focos hiperecoicos produtores de sombra acústica com boa definição. Para os pacientes que se apresentam com cólica renal aguda, o papel do radiologista é confirmar o diagnóstico, definir o tamanho do cálculo, sua localização, número e avaliar complicações associadas. A busca por ureterolitíase, especialmente no ureter médio, é difícil em virtude da interposição gasosa e da localização retroperitoneal profunda do ureter.

É necessário salientar a limitação do método ultrassonográfico na detecção de cálculos calicinais com diâmetro < 0,5 cm.

Na insuficiência renal, a US é importante na determinação do tamanho e visualização da arquitetura externa e interna renal, o que possibilita a diferenciação das causas renais e pós-renais. Redução do diâmetro longitudinal < 9,0 cm e espessura cortical renal < 1,5 cm são parâmetros importantes que auxiliam na caracterização de cronicidade (Figura 132.1). A US é utilizada também para guiar a agulha na biopsia renal, implante de cateteres, drenagens e avaliações de vasos sanguíneos.

O Doppler de artérias renais pode mostrar a presença de estenose de artéria renal, se significativa ou não. Além disso, pode mostrar o fluxo sanguíneo no parênquima renal, por meio do índice de resistência de artérias arqueadas, que quando está acima de 0,70 sugere alta resistência nesses vasos, presente na rejeição do rim transplantado, obstrução de pequenos vasos, com prognóstico ruim para a doença renal.

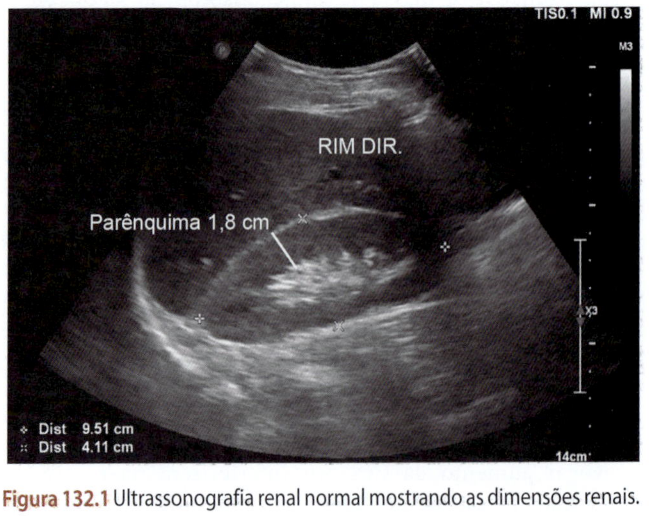

Figura 132.1 Ultrassonografia renal normal mostrando as dimensões renais.

ULTRASSONOGRAFIA À BEIRA DO LEITO (*POINT OF CARE ULTRASONOGRAPHY* [POCUS])

A US é também utilizada para determinar o estado volêmico (congestão), principalmente à beira do leito, por meio da avaliação do diâmetro e movimentação das paredes da veia cava inferior, *Doppler* com valores de resistência venosa hepática, intestinal e renal, além de sinais do tecido pulmonar. (Figura 132.2)

RADIOGRAFIA SIMPLES

As radiografias simples para avaliação do sistema urinário têm baixa acurácia. Entretanto, eventualmente, ainda são utilizadas no contexto de litíase do sistema urinário, quando são o único exame de imagem disponível, ou para guiar procedimentos urológicos, como litotripsia extracorpórea ou controle do posicionamento de cateteres (Figura 132.3).

URETROCISTOGRAFIA MICCIONAL

A uretrocistografia miccional (UCM) compreende radiografias sequenciais após a administração intravesical de contraste iodado. A UCM é importante no diagnóstico e na classificação do refluxo vesicoureteral, alterações anatômicas da bexiga (divertículos, massas, atrofia, fístulas) e da uretra (estenoses e fístulas).

A urografia excretora, outro exame com radiografia e contraste, deixou de ser usada.

TOMOGRAFIA COMPUTADORIZADA

A TC com contraste iodado intravenoso tornou-se o exame de escolha na avaliação da grande maioria das lesões focais renais. Além de possibilitar melhor caracterização de lesões detectadas à US, também permite um acurado estadiamento pré-terapêutico.

O exame de imagem multiplanar renal proporciona excelente detalhamento anatômico. As densidades da medula renal e do córtex renal na TC sem contraste são muito semelhantes, variando o parênquima renal de 27 a 47 UH. O seio renal é anterior e medial ao tecido parenquimatoso, facilmente diferenciado do parênquima por sua atenuação gordurosa. O

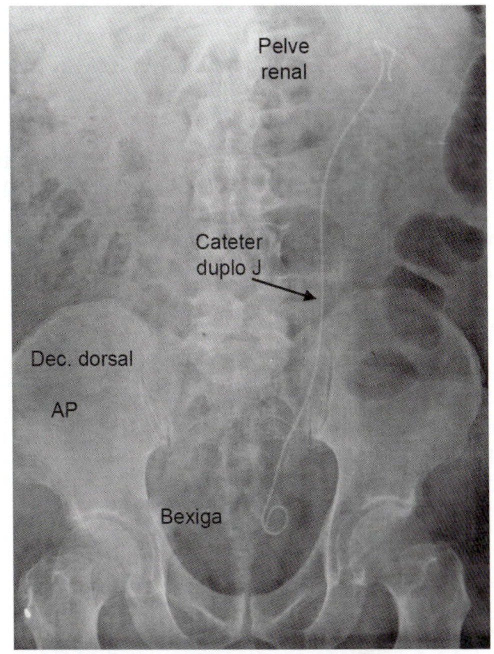

Figura 132.3 Radiografia simples de abdome mostrando cateter duplo J bem-posicionado entra a pelve renal e a bexiga.

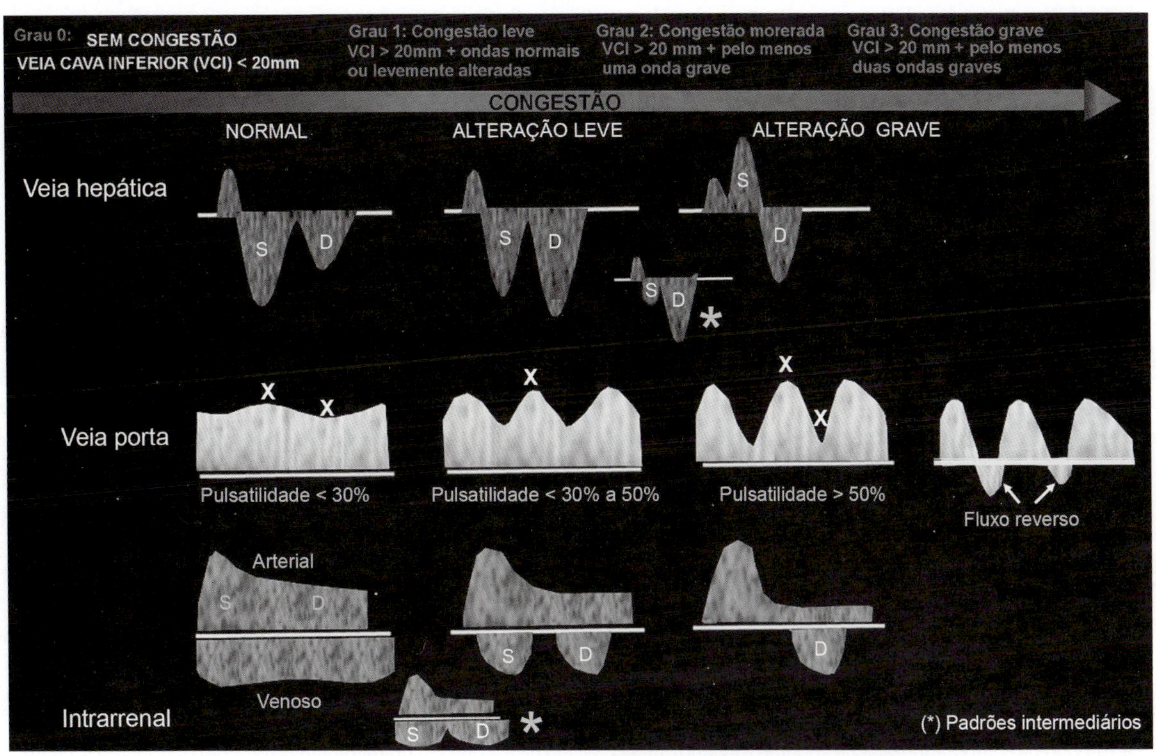

Figura 132.2 Avaliação da volemia pela ultrassonografia à beira do leito (POCUS).

sistema urotelial origina-se nessa região, incluindo nesse local os cálices e a pelve renal. O sistema coletor está geralmente colapsado, porém pode haver um pequeno volume de líquido calicinal.

A aparência dos rins varia com o momento da aquisição das imagens pós-injeção do contraste intravenoso. Na fase sem contraste, permite melhor visualização dos cálculos urinários. Durante a fase arterial de realce, o córtex e a medula impregnam-se em diferentes velocidades com a cortical brilhante justaposta à medula, menos realçada, o que permite a identificação das lesões hipervasculares, destacando-se o diagnóstico dos carcinomas de células renais. Na fase nefrográfica, após 90 a 120 segundos da administração do contraste, o realce do córtex e da medula equilibra-se, com nítido delineamento da gordura do seio renal central, identificando lesões focais parenquimatosas renais. Durante a fase excretora, o contraste denso enche os sistemas coletores, ureteres e a bexiga urinária; é a melhor fase para a avaliação das lesões uroteliais (Figura 132.4).

As principais indicações da TC são:

- Avaliar a presença de massa neoplásica e estabelecer o diagnóstico diferencial entre lesões sólidas, císticas e abscesso ou hematoma
- Detectar invasão neoplásica no espaço perirrenal e de linfonodos comprometidos, bem como de recidivas/remanescentes tumorais
- Identificar urolitíase
- Guiar biopsia percutânea
- Analisar traumas renais.

RESSONÂNCIA MAGNÉTICA

Um exame de imagem do rim por RM inclui imagens ponderadas em T1 e T2. Pode ser escolhido um plano de imagem axial ou coronal. Quando se identifica uma lesão focal, um segundo plano de imagem pode ser valioso para caracterização e localização adicionais. As imagens pré e pós-contraste ponderadas em T1 são realizadas para avaliar o realce do rim e quantificar a impregnação de qualquer lesão focal detectada. Alguns benefícios das imagens ponderadas em T2 são a capacidade de detectar as lesões ósseas e metástases hepáticas.

Após a administração do gadolínio, o córtex e a medula podem ser nitidamente diferenciados caso exista um *delay* de aquisição de imagens de menos de 70 segundos. A fase nefrográfica, aproximadamente 100 segundos após a injeção, criará um realce homogêneo do parênquima renal, semelhante à TC. A gordura perinéfrica será semelhante a outras áreas de gordura em todas as sequências. Nas imagens mais tardias, durante a fase excretora, pelo menos 3 a 5 minutos após a injeção do agente paramagnético, o contraste será concentrado no sistema coletor, com melhor definição das unidades pielocalicinais e ureteres.

Determinadas técnicas podem ser úteis na avaliação de doenças urológicas específicas. No estadiamento do carcinoma de células renais, as imagens coronais ponderadas em T2 e pós-contraste em T1 no plano do coração podem ser valiosas para detecção e caracterização do acometimento da veia cava inferior. A urografia por RM, com imagens coronais intensamente ponderadas em T2 do sistema urotelial, pode fornecer informações em relação a tumores, estenoses ou obstrução ureteral com base no sinal obtido da urina sem administração do contraste intravenoso.

A RM é melhor que a TC na avaliação das dimensões renais e lesões expansivas, mas não visualiza urolitíase. A RM é útil na avaliação de fibrose renal (Figura 132.5).

CINTILOGRAFIA RENAL

A cintilografia renal utiliza compostos químicos marcados com radioisótopos, os radiofármacos, que se acumulam nos tecidos renais e são captados por um detector de radiação denominado câmera de cintilação, ou gamacâmera.

As imagens obtidas fornecem informações anatômicas e funcionais dos rins. O radioisótopo ideal para a obtenção da cintilografia é o tecnécio 99metaestável (^{99m}Tc).

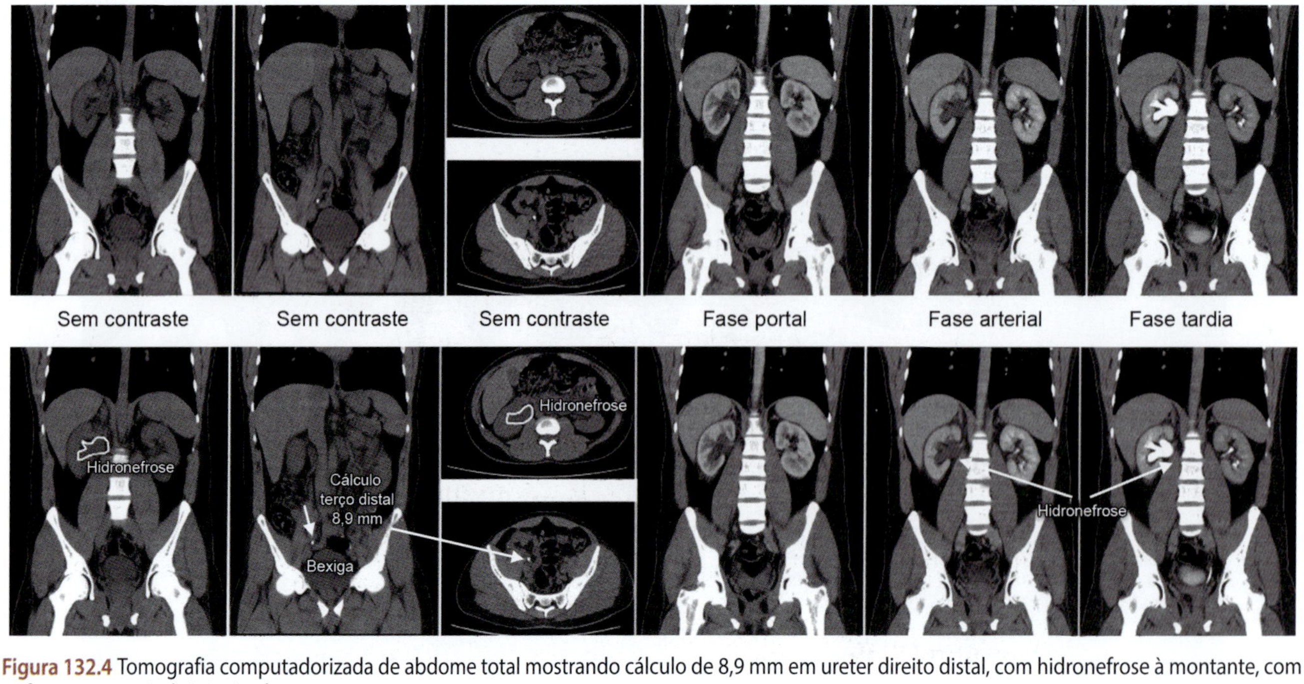

Figura 132.4 Tomografia computadorizada de abdome total mostrando cálculo de 8,9 mm em ureter direito distal, com hidronefrose à montante, com as fases temporais da injeção do contraste.

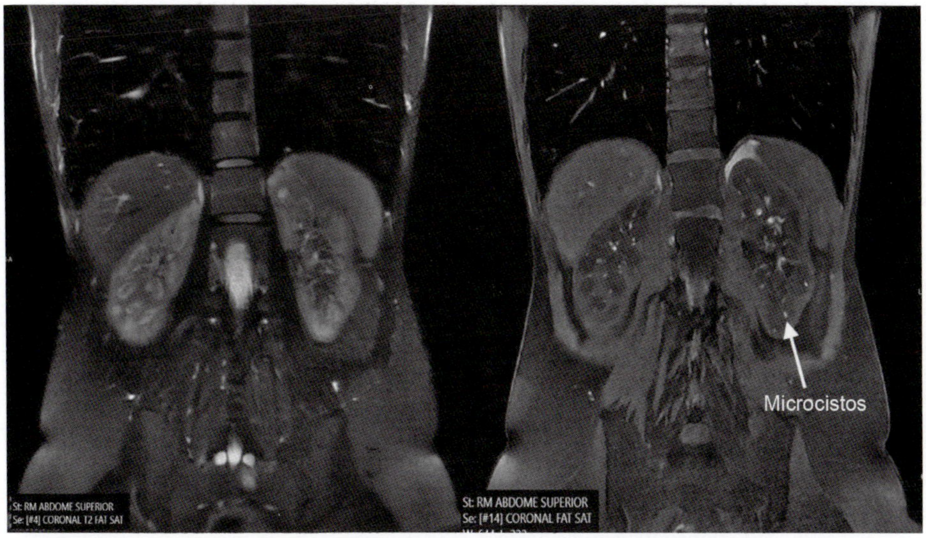

Figura 132.5 Ressonância magnética de abdome superior mostrando microcistos renais.

Cintilografia renal estática

Depois de administração intravenosa, o ácido dimercaptossuccínico marcado com tecnécio (^{99m}Tc-DMSA) é captado pelas células tubulares da *pars recta*, proporcionando excelentes imagens do córtex renal.

A principal indicação é a detecção de anormalidades corticais relacionadas com infecção do sistema urinário, por apresentar alta sensibilidade tanto na pielonefrite aguda quanto na crônica.

Considera-se sequela permanente um defeito cortical que persista 6 meses após a infecção aguda. Além da detecção de anormalidades focais do parênquima renal, a quantificação da função renal relativa por esse método tem alta acurácia, reprodutividade e é de fácil execução. Em virtude do grande contraste entre a concentração do radiofármaco nos rins e nos demais tecidos, a função renal relativa calculada por esse método é mais precisa que a obtida pela cintilografia renal dinâmica.

Outras indicações: detecção de rins ectópicos, confirmação de exclusão funcional de rins multicísticos e detecção de outras anormalidades associadas a infecção, como rim em ferradura, rins hipoplásicos ou outras malformações.

São realizadas imagens estáticas nas projeções anterior, posterior e quatro oblíquas do abdome, e imagens SPECT (Figura 132.6).

Cintilografia renal dinâmica

O ^{99m}Tc-TDPA é o radiofármaco mais utilizado para a realização da cintilografia renal dinâmica. Ele é eliminado exclusivamente por filtração glomerular. Após sua administração, as imagens captadas no primeiro minuto permitem a avaliação do fluxo sanguíneo dos rins, e nas seguintes obtém-se uma curva de radioatividade em cada rim no decorrer do período avaliado. A essa curva dá-se o nome de renograma. A utilização de furosemida possibilita classificar as vias urinárias em normais, hidronefrose sem padrão obstrutivo (estase

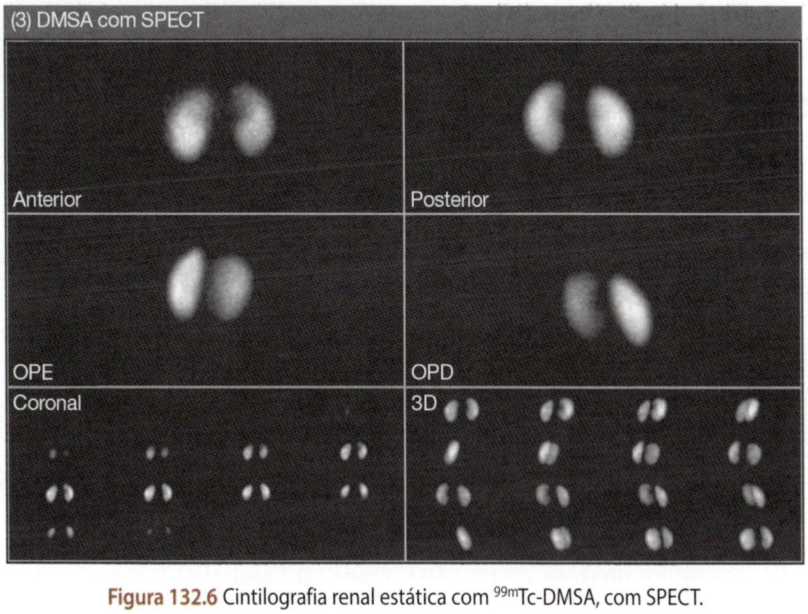

Figura 132.6 Cintilografia renal estática com ^{99m}Tc-DMSA, com SPECT.

urinária), hidronefrose com padrão obstrutivo (retenção de urina radiomarcada) e hidronefrose com padrão intermediário.

Além da aplicação em todas as uropatias obstrutivas, a cintilografia renal dinâmica também é usada nos transplantes renais e na hipertensão renovascular. Obtendo-se imagens antes e após o uso de captopril, a queda da filtração glomerular em um rim indica a presença de doença renovascular.

Cistocintilografia

A cistocintilografia é utilizada na avaliação do refluxo vesicoureteral. Sua utilização se justifica nos casos de alta suspeita, mas com UCM normal, pois é mais sensível que aquele método. É mais empregado no acompanhamento da evolução da doença, pois submete o paciente a menor grau de radiação que a UCM. No entanto, a UCM é o método padrão, pois fornece dados anatômicos importantes não obtidos na cistocintilografia.

Quando o radiofármaco é colocado por sondagem na bexiga, temos a cintilografia direta. Quando as imagens são obtidas após o término de um estudo renal dinâmico, em que o paciente reteve a urina, no momento em que ele urina temos a cistocintilografia indireta. Esta é menos sensível e requer que o paciente tenha controle completo da micção.

BIOPSIA RENAL

A biopsia renal é utilizada sempre que se faz necessário elucidar a natureza e a magnitude de lesões renais, assim como na orientação da terapêutica e avaliação do prognóstico da doença renal.

Diagnóstico histopatológico

O diagnóstico histopatológico de uma lesão renal é importante para orientação terapêutica na síndrome nefrótica do adulto, síndrome nefrótica da criança resistente a corticosteroides, glomerulonefrites em adultos (não sugestiva de doença pós-estreptocócica) e na insuficiência renal aguda de causa desconhecida ou acompanhada de oligúria ou anúria > 3 semanas, no diagnóstico diferencial entre rejeição do enxerto no pós-transplante renal e necrose tubular aguda.

As contraindicações para biopsia renal percutânea incluem rim solitário (exceto no caso de transplante), diátese hemorrágica, hipertensão arterial não controlada, doença policística, hidronefrose, neoplasias e rins contraídos por insuficiência renal crônica.

A biopsia percutânea deve ser realizada com acompanhamento ultrassonográfico. Em pacientes obesos, a TC pode ser usada como alternativa para guiar a biopsia. US feita após o procedimento pode revelar hematoma perirrenal.

Hematúria macroscópica ocorre em menos de 10% dos pacientes.

ENDOSCOPIA

A utilização de endoscópios (cistoscópio e ureteroscópio) permite a visualização da superfície interna da uretra e da bexiga, possibilitando a identificação de neoplasias, cálculos, fatores de manutenção de infecção, corpos estranhos, origem de hematúria, malformações e orifícios ureterais.

Também é possível a utilização da endoscopia para a realização de biopsias, extração de cálculos ureterais e ressecção de neoplasias.

Através do cistoscópio, pode-se introduzir um cateter até o bacinete, visando à coleta de urina unilateral para exame bacteriológico, citológico, determinação em separado da função renal ou, então, para a introdução de contraste radiológico para a feitura de pielografia ascendente. Podem-se também introduzir dispositivos especiais para retirada e fragmentação de cálculos.

Em situações especiais, a cistoscopia é indicada para confirmar a presença de refluxo vesicoureteral. Nesse caso instila-se na bexiga solução contendo corante (azul de metileno, por exemplo). Após o paciente urinar, observa-se com o endoscópio se o ureter drena líquido azul. Caso positivo, fica comprovada a presença de refluxo.

A endoscopia está contraindicada na infecção urinária aguda, pois o traumatismo da mucosa pode exacerbar a infecção.

Quando existem manifestações claras de hipertrofia prostática, o exame endoscópico pode provocar edema do colo vesical ou da uretra posterior, causando obstrução urinária completa.

Entre as complicações frequentes do exame endoscópico encontram-se sangramento, hematúria, disúria, retenção urinária e infecção com surtos de bacteriemia.

ANGIOGRAFIA RENAL

A angiografia renal é utilizada para fins de diagnóstico ou de intervenção terapêutica. O exame fornece informações sobre a vasculatura renal (Figura 132.7).

Outros métodos têm sido empregados por serem menos invasivos, como o Doppler de artérias renais, angiorressonância e angiotomografia.

A angiotomografia (Figura 132.8) vem sendo utilizada em substituição à angiografia convencional na avaliação do sistema arterial de doador de rim para transplante, bem como em outras situações, incluindo hematúria não explicada, poliarterite nodosa, tumores renais, embolia renal e doença policística.

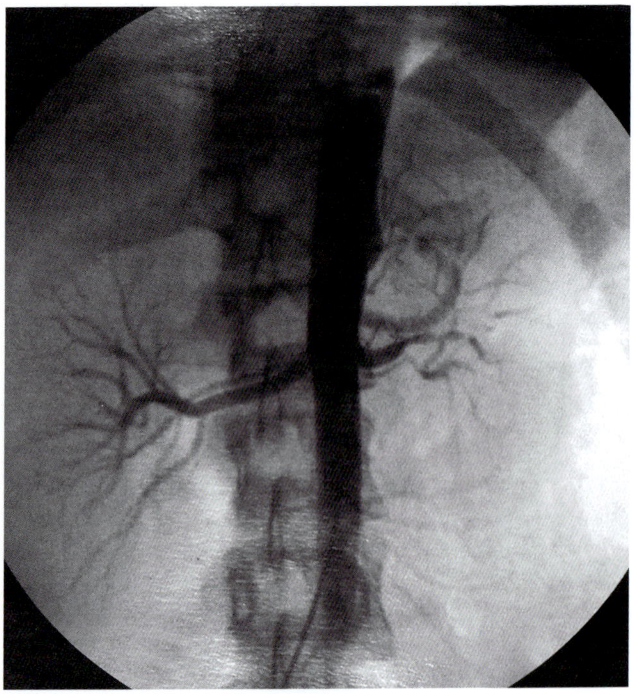

Figura 132.7 Angiografia renal mostrando espasmo arterial em vasos inferiores do rim esquerdo.

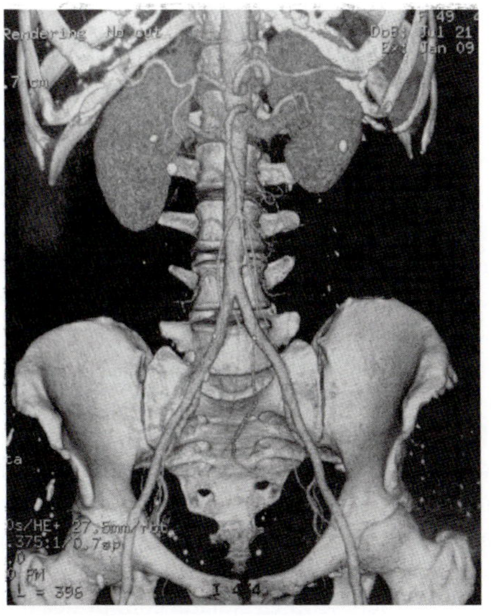

Figura 132.8 Angiotomografia de artérias renais.

BIBLIOGRAFIA

Daneman A, Navarro OM, Somers GR, Mohanta A, Jarrín JR, Traubici J. Renal pyramids: focused sonography of normal and pathologic processes. RadioGraphics. 2010;30(5):1287-307.

Dooley RE, Pietrow PK. Ureteroscopy for benign hematuria. Urol Clin North Am. 2004;31:137-43.

Durand E, Chaumet-Riffaud P, Grenier N. Functional renal imaging: new trends in radiology and nuclear medicine. Semin Nucl Med. 2011;41:61-72.

Dyer RB, Chen MYM, Zagoria R. Intravenous urography: technique and interpretation. RadioGraphics 2001;21(4):799-824.

Ebrahimi BL, Textor SC, Lerman LO. Renal relevant radiology: renal functional magnetic resonance imaging. Clin J Am Soc Nephrol. 2014;9(2):395-405.

Inker LA, Eneanya ND, Coresh J, Tighiouart H et al. Chronic Kidney Disease Epidemiology Collaboration. New Creatinine and Cystatin C-Based Equations to Estimate GFR without Race. N Engl J Med. 2021;385(19):1737-49.

Jinzaki M, Matsumoto K, Kikuchi E et al. Comparison of CT urography and excretory urography in the detection and localization of urothelial carcinoma of the upper urinary tract. AJR. 2011;196(5):1102-9.

Kazmierski B, Deurdulian C, Tchelepi H et al. Applications of contrast-enhanced ultrasound in the kidney. Abdom Radiol (NY). 2018;43(4):880-98.

KDIGO. 2012 Clinical Practice Guideline for the Evaluation and Management of Chronic Kidney Disease. Kidney Int Suppl. 2013;3:1-150.

Lee G, Andrew I. Schafer Goldman Cecil medicina: doenças renais e geniturinárias. 24. ed. Elsevier, 2014.

Morrell GR, Zhang JL, Lee VS. Magnetic resonance imaging of the fibrotic kidney. J Am Soc Nephrol. 2017;28(9):2564-70.

René PC, Oliva VL, Bui BT et al. Renal artery stenosis: evaluation of Doppler US after inhibition of angiotensin-converting enzyme with captopril. Radiology. 1995;196(3):675-9.

Skorecki K, Chertow G, Morsden P et al. Brenner & Hector's. The kidney. 10. ed. Elsevier, 2016.

Romero-González G, Manrique J, Slon-Roblero MF et al. PoCUS in nephrology: a new tool to improve our diagnostic skills. Clin Kidney J. 2022;16(2):218-29.

Tsili AC, Varkarakis I, Pasoglou V, Anagnostou N, Argyropoulou MI. CT of the urinary tract revisited. Eur J Radiol. 2023;160:110717.

CAPÍTULO 133

Doenças dos Rins e das Vias Urinárias

Edna Regina Silva Pereira, Camille Pereira Caetano, Mauri Félix de Sousa, Pedro José de Santana Júnior, Stanley de Almeida Araujo, Valéria Soares Pigozzi Veloso

INTRODUÇÃO

As doenças dos rins e das vias urinárias podem ser agrupadas em algumas síndromes, que são importantes tanto pela frequência quanto pelo nível de complexidade, e também pela necessidade de serem avaliadas e acompanhadas pelo nefrologista.

As principais síndromes aqui destacadas são as glomerulares (hematúria e proteinúria assintomáticas, síndrome nefrótica, síndrome nefrítica e glomerulonefrite rapidamente progressiva [GNRP]), as síndromes com alteração da função renal (injúria renal aguda [IRA], doença renal aguda e doença renal crônica [DRC]) e as infecções do trato urinário baixo e alto.

Além dessas síndromes, serão estudadas a tuberculose urinária, a litíase e a obstrução urinária, as doenças císticas e as neoplasias renais.

SÍNDROMES GLOMERULARES

Hematúria e proteinúria assintomáticas

A hematúria é definida pela presença de sangue na urina e é um sintoma comum na prática clínica, podendo estar presente em até 18% da população em exame de rastreio aleatório. É considerada microscópica quando há a presença de 3 ou mais hemácias por campo de grande aumento; nesses casos, a urina está normal a olho nu, mas na hematúria macroscópica terá coloração avermelhada ou marrom e será acompanhada da presença de hemácias no exame de urina. A alteração da coloração da urina sem a presença de hemácias é definida como pseudo-hematúria e entra como diagnóstico diferencial, podendo ser secundária a algum pigmento presente nos alimentos, medicação ou presença de mioglobina ou hemoglobinúria (Figura 133.1).

A hematúria microscópica pode ser isolada, intermitente ou persistente. A isolada pode ser decorrente de exercícios físicos, febre ou infecções do trato urinário; já a intermitente ou persistente, em geral, cursa com lesões patológicas do rim ou do trato urinário.

No contexto da hematúria sintomática, ou seja, quando está presente outro sintoma ou sinal clínico, a história clínica, a história familiar e alterações no exame físico já podem sugerir o diagnóstico etiológico. No caso da hematúria assintomática, ela deve ser confirmada em dois ou mais exames de urina. Para seguir com a investigação, é necessário definir a origem anatômica do sangramento, podendo este ser de origem glomerular e não glomerular.

Em geral, as hemácias que se originam do trato urinário serão isomórficas, ou seja, manterão a forma biconvexa e a membrana preservada. Quando essas hemácias atravessam a membrana glomerular ou os túbulos, sua morfologia pode ser alterada, o que é chamado de dismorfismo eritrocitário. Não há uma forma única dessas hemácias dismórficas, e elas podem assumir forma anelar e com bolhas na membrana (acantócitos) ou aspecto de alvo (codócitos). No entanto, os acantócitos são a forma que melhor identifica a hematúria de origem glomerular. O teste de dismorfismo é considerado positivo na presença de mais de 5% de acantócitos e é específico para doença glomerular.

A hematúria microscópica isolada com pouca ou nenhuma proteinúria é a forma mais comum. Em geral, tem evolução benigna e costuma estar associada a nefropatia da membrana basal fina, nefropatia por IgA ou glomerulonefrite mesangioproliferativa. Na maioria dos casos, a biopsia renal não é indicada, pois, em geral, os achados não modificam a conduta. Entretanto, quando vem associada a história familiar, proteinúria > 500 mg/dℓ, hipertensão ou algum grau de alteração da função renal, pode se manifestar como síndrome nefrítica, nefrótica ou rapidamente progressiva; torna-se necessário acompanhamento com o nefrologista e biopsia renal para prosseguir com a investigação do diagnóstico e o tratamento específico.

A proteinúria pode ser fisiológica ou patológica, ou seja, relacionada com lesão glomerular. As proteinúrias fisiológicas são compostas de proteína tubular e do endotélio urológico, e a albumina pode estar presente na urina, mas sempre em concentrações < 15 a 30 mg/24 horas. Existem situações bem identificadas em que a proteinúria é transitória e sem relação com lesão estrutural do glomérulo. São elas:

- **Proteinúria intermitente**: aparece transitoriamente, associada a exercícios físicos, febre ou insuficiência cardíaca
- **Proteinúria ortostática**: é uma condição benigna que pode ocorrer quando o paciente fica em pé. É mais comum em jovens e costuma desaparecer até os 20 anos.

A proteinúria é considerada patológica quando a relação albumina/creatinina é > 30 mg/g em 24 horas ou a relação proteinúria/creatinina é > 150 mg/g em 24 horas. A proteinúria persistente pode indicar fases iniciais da nefropatia diabética, hipertensão arterial e doenças tubulares ou glomerulares.

Se a proteinúria alcançar níveis > 1 g/24 horas ou ocorrer alteração da função renal, a biopsia renal é indicada, visando à identificação precisa das lesões histológicas do rim.

Síndrome nefrótica

A síndrome nefrótica consiste na associação das seguintes manifestações: proteinúria (> 3,5 g/24 horas), hipoalbuminemia (albumina sérica < 3,5 g/dℓ) e edema. A presença dessas três características é indispensável para o diagnóstico, mas a síndrome nefrótica frequentemente pode estar acompanhada também de dislipidemia, suscetibilidade às infecções e hipercoagulabilidade, levando a eventos trombóticos.

A lesão de um ou mais componentes do glomérulo (membrana basal, endotélio ou célula podocitária) leva à alteração na

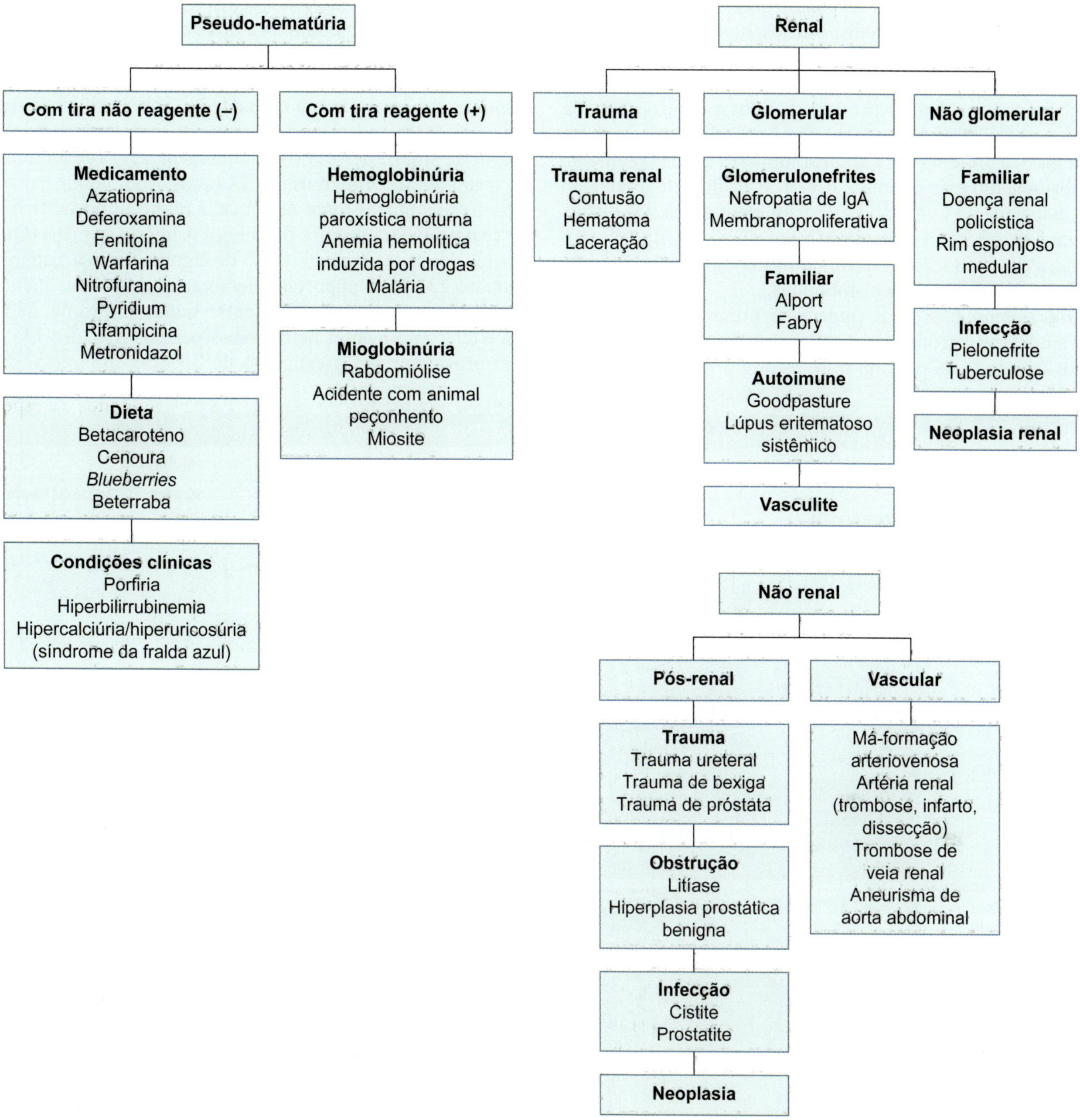

Figura 133.1 Causas de hematúria.

barreira de filtração glomerular e, consequentemente, à perda de proteína na urina. Habitualmente, quando a proteinúria é > 3,5 g/24 horas, ocorre hipoalbuminemia, mesmo com o fígado aumentando a capacidade de sintetizar essa proteína.

Em relação ao edema da síndrome nefrótica, os seguintes mecanismos são propostos: (a) hipoalbuminemia com redução da pressão oncótica do plasma, com passagem do líquido para o interstício e edema; (b) redução do fluxo plasmático renal efetivo, ativando o sistema renina-angiotensina-aldosterona e ocasionando retenção de sódio e de água e persistência do edema; (c) diminuição da pressão oncótica do plasma e do interstício ocorrendo de forma paralela, com pouca mudança no gradiente de pressão oncótica transcapilar. Existem evidências de que a resistência à ação do fator atrial natriurético seria responsável pela retenção de sal e água. Pode-se inferir que alterações no transporte do ducto coletor tornam esse segmento do túbulo não responsivo à ação natriurética do fator atrial natriurético.

As anormalidades do metabolismo lipídico na síndrome nefrótica são complexas e envolvem vários mecanismos, entre os quais os níveis elevados de colesterol e triglicerídios e redução no catabolismo da apolipoproteínas B contendo lipoproteínas. Essas alterações decorrem principalmente da redução da sua depuração e, em menor grau, do aumento da sua biossíntese. A redução da depuração é resultado direto da diminuição da atividade da lipase hepática e da atividade da lipase lipoproteica no endotélio e tecidos periféricos, como músculo e tecido adiposo. Além disso, há um aumento nos níveis plasmáticos de partículas de HDL imaturo e redução do efluxo de colesterol. Essas alterações da dislipidemia tanto aumentam o risco de complicações cardiovasculares quanto podem piorar a função renal.

Uma das complicações de maior gravidade na síndrome nefrótica é justamente a predisposição a hipercoagulabilidade, manifestada por fenômenos trombóticos. Esse estado de hipercoagulabilidade é multifatorial, ocorrendo um desequilíbrio entre os fatores pró-trombóticos e antitrombóticos. Ocorre perda de proteínas semelhantes à albumina, como a proteína S, a proteína C e a antitrombina III, além do aumento de fibrinogênio e de fatores V e VIII. A dislipidemia também está associada ao aumento da função plaquetária. Os distúrbios pró-trombóticos estão diretamente ligados à hipoalbuminemia; a concentração sérica de albumina é um marcador para avaliar o risco de eventos trombóticos.

Outra complicação que pode estar presente em pacientes com síndrome nefrótica são as infecções por germes encapsulados, sobretudo na pele, no trato respiratório e no peritônio, em pacientes com ascite. Essa predisposição ocorre em virtude da perda de imunoglobulinas e dos fatores do complemento pela urina, além do tratamento com imunossupressores.

Deve-se suspeitar de síndrome nefrótica em todo paciente que se apresenta com edema, sobretudo se já tiverem sido descartadas causas hepáticas e cardíacas. A confirmação da síndrome vem com a dosagem sérica de albumina e o resultado da proteinúria de 24 horas. Após confirmar que o paciente tem síndrome nefrótica, é muito importante definir se o problema decorre de doença primária dos rins (Quadro 133.1) ou se é manifestação de alguma doença sistêmica (Quadro 133.2). É importante lembrar que algumas doenças glomerulares podem se apresentar como síndrome nefrótica e ter componentes nefríticos associados (Quadro 133.3). Para prosseguir na investigação de doenças sistêmicas, será

Quadro 133.1 Causas de síndrome nefrótica idiopática ou primária (dados nacionais e internacionais).

		Crianças (%)	Adultos (%)		
Glomerulopatias	Histopatologia	Mundo	< 60 anos mundo	> 60 anos mundo	Todas as idades Brasil
Doença de lesões mínimas	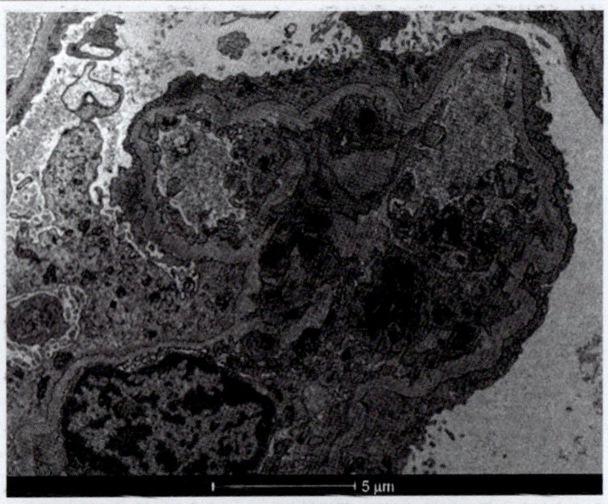	76	20	20	21
Glomeruloesclerose segmentar e focal	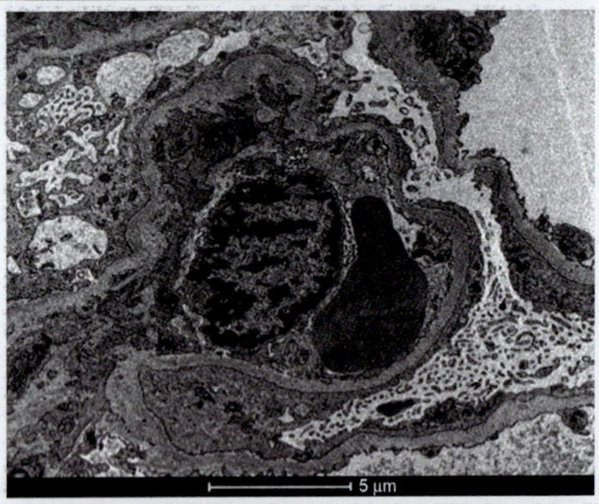	7	15	2	27
Glomerulonefrite membranosa	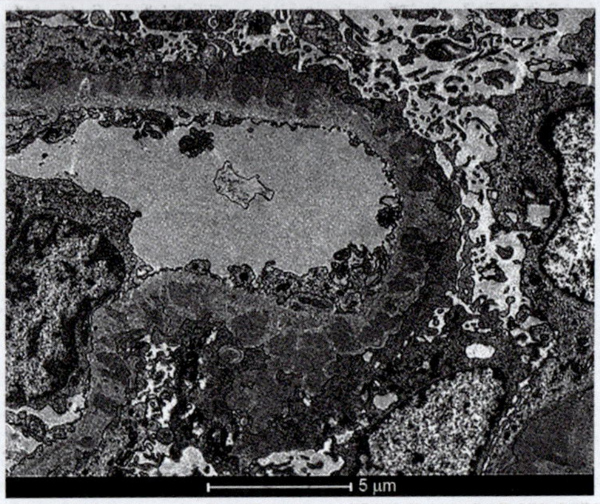	7	40	39	19

(continua)

Quadro 133.1 Causas de síndrome nefrótica idiopática ou primária (dados nacionais e internacionais). (*Continuação*)

Glomerulopatias	Histopatologia	Crianças (%) Mundo	Adultos (%) < 60 anos mundo	Adultos (%) > 60 anos mundo	Adultos (%) Todas as idades Brasil
Glomerulonefrite membranoproliferativa	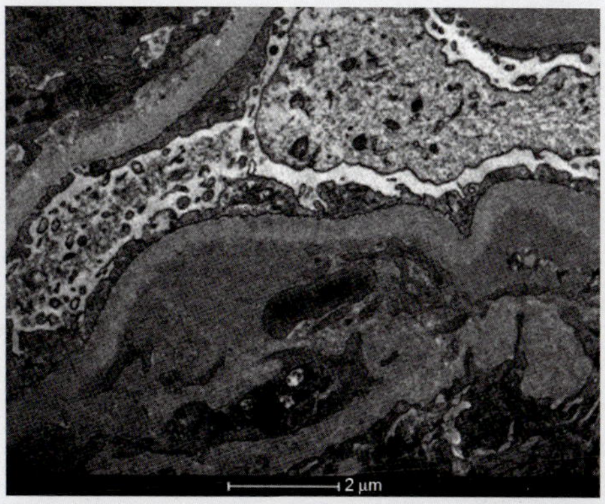	7	7	0	2
Outras causas		3	18	39	31

Dados do Estudo Internacional de Doenças Renais em Crianças (ISKDC), 1981; Orth e Ritz, 1998; Polito et al., 2010.

Quadro 133.2 Causas de síndrome nefrótica secundária.

- Diabetes melito
- Lúpus eritematoso sistêmico
- Amiloidose
- Pré-eclâmpsia
- Síndrome da imunodeficiência humana adquirida
- Hepatite viral (B e C)
- Doenças parasitárias: malária, sífilis
- Neoplasias malignas
- Drogas/medicamentos (heroína, anti-inflamatório não esteroide, penicilamina, interferona, pamidronato, antibióticos)
- Obesidade
- Nefropatia crônica do enxerto
- Anomalias genéticas: síndrome unha-patela, síndrome de Alport, síndrome nefrótica congênita

Quadro 133.3 Manifestações nefróticas e nefríticas nas glomerulonefrites.

Glomerulopatia	Histopatologia	Síndrome nefrótica	Síndrome nefrítica
Doença de lesões mínimas	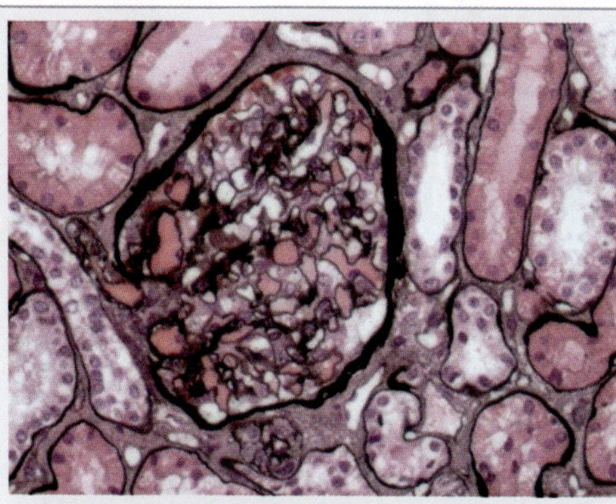 Imagem de rim normal à microscopia óptica	++++	–
Glomerulonefrite membranosa	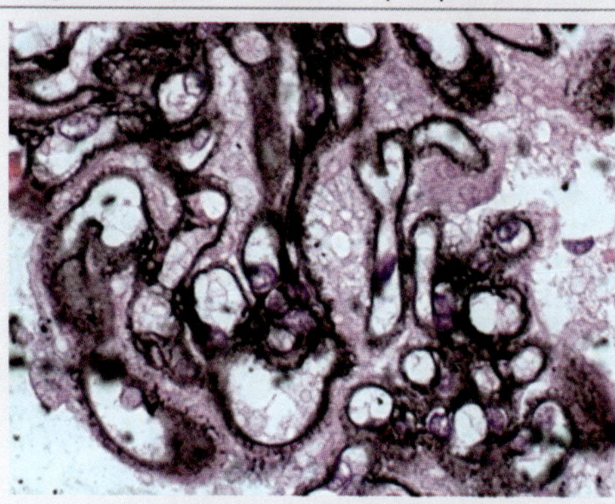 Imagem de uma espícula à coloração pela prata	++++	+

(continua)

Quadro 133.3 Manifestações nefróticas e nefríticas nas glomerulonefrites. (*Continuação*)

Glomerulopatia	Histopatologia	Síndrome nefrótica	Síndrome nefrítica
Glomeruloesclerose segmentar e focal	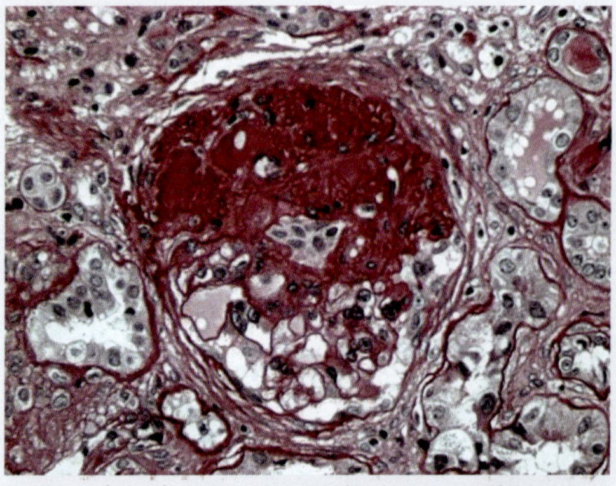 Imagem de esclerose segmentar à microscopia óptica	+++	++
GN fibrilar	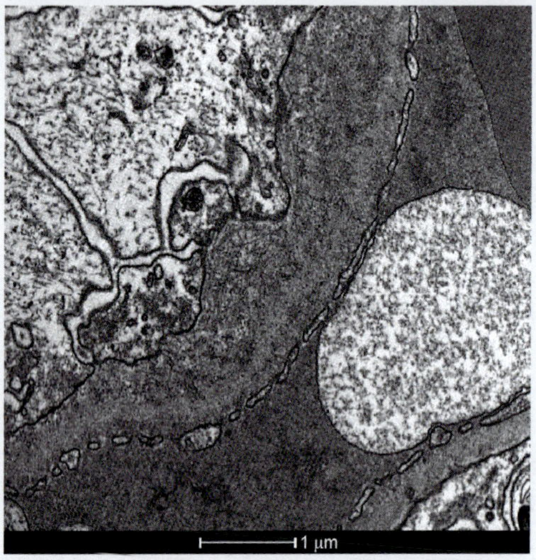 Imagem de deposição de fibrila à microscopia eletrônica	+++	++
GN membranoproliferativa	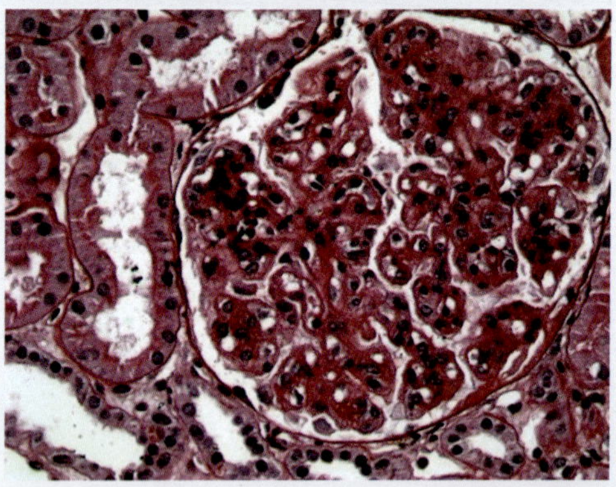 Imagem de padrão membrano proliferativo à microscopia óptica	++	+++
GNA	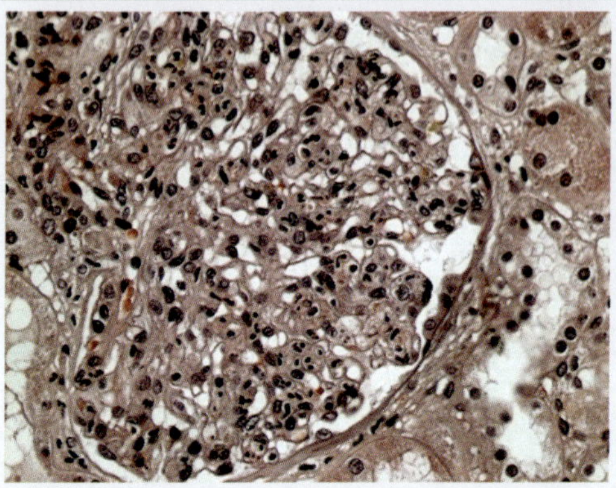 Imagem de glomerulonefrite aguda pós-infecciosa à microscopia óptica	+	++++

(*continua*)

Quadro 133.3 Manifestações nefróticas e nefríticas nas glomerulonefrites. *(Continuação)*

Glomerulopatia	Histopatologia	Síndrome nefrótica	Síndrome nefrítica
GNRP	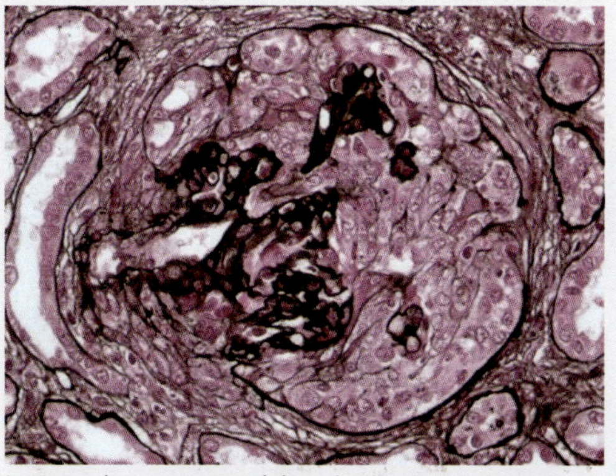 Imagem de crescentes celulares à microscopia óptica	+	++++

GN, glomerulonefrite; GNA, glomerulonefrite aguda; GNRP, glomerulonefrite rapidamente progressiva. (Adaptado de Brenner e Rector, 2020)

necessário solicitar exames secundários (Quadro 133.4), e a biopsia renal frequentemente é necessária. Nos adultos, a biopsia renal é mandatória, exceto em casos em que haja uma causa clara da doença em pessoas com diagnóstico de doença sistêmica que pode evoluir com síndrome nefrótica, como é o caso da doença renal do diabetes.

Síndrome nefrítica

A síndrome nefrítica decorre de processo inflamatório agudo do capilar glomerular, que pode ser focal (envolvendo menos que 50% dos glomérulos) ou difusa (quando acomete mais que 50%). A apresentação clínica depende do grau de inflamação e acometimento glomerular; assim, pode se restringir à síndrome nefrítica ou o paciente poderá evoluir para GNRP. Clinicamente, é caracterizada por disfunção renal de início abrupto, por graus variáveis de hematúria e proteinúria, cilindros hemáticos, edema, hipertensão arterial e oligúria.

O protótipo da síndrome nefrítica é a glomerulonefrite pós-estreptocócica, em que, em poucos dias, o paciente evolui com oligúria, urina cor de cola, hipertensão e edema.

O sedimento urinário costuma revelar a presença de hemácias dismórficas, cilindros hemáticos e leucocitúria. Em geral, ocorre proteinúria em quantidade variável, desde menos de 500 mg/dia até níveis mais elevados de proteinúria em 24 horas, dependendo do grau de comprometimento da taxa de filtração glomerular (TFG). Com a piora da função renal, a proteinúria pode diminuir de intensidade.

A inflamação glomerular causa redução da TFG, com consequente redução da capacidade renal em excretar o sódio, expansão da volemia e redução da atividade do sistema renina-angiotensina-aldosterona. Assim, o mecanismo da formação do edema decorre da reabsorção primária de sódio e água, e, consequentemente, está associado à hipertensão decorrente da hipervolemia.

Ao realizar a avaliação de um paciente com síndrome nefrítica aguda, a anamnese e o exame físico podem nortear quanto à etiologia. Em geral, são solicitados os exames sorológicos especiais para ajudar a definir quanto à etiologia da doença e ao tratamento. As possíveis etiologias podem ser agrupadas de acordo com o comportamento da atividade das vias do complemento. Assim, as glomerulonefrites podem estar associadas à queda dos complementos ou ter níveis de complementos normais (Quadro 133.5).

Em geral, a biopsia renal auxilia na caracterização do tipo de glomerulonefrite, e a gravidade da evolução pode correlacionar-se com os danos estruturais. A Figura 133.2 mostra as principais categorias e os mecanismos fisiopatológicos envolvidos nas glomerulonefrites.

Quadro 133.4 Propedêutica sugerida para síndrome nefrótica.

- Urina tipo 1
- *Spot* (amostra) urina: proteína/creatinina
- Pesquisa de proteína em urina de 24 h
- Hemograma completo
- Investigação metabólica (perfil lipídico, glicemia de jejum, hemoglobina glicada)
- Avaliação da via dos complementos
- Sorologias (hepatites, HIV, sífilis)
- Anticorpo antinuclear
- Eletroforese de proteína sérica e urinária
- Dosagem de anti-PlA2R
- Pesquisa de cadeias leves no soro

Quadro 133.5 Etiologia de acordo com a atividade do complemento.

Complemento total	Via do complemento	Etiologia
Diminuído (CH50 baixo)	▪ Via clássica (C3 e C4 baixos)	▪ Lúpus eritematoso sistêmico ▪ Endocardite bacteriana ▪ Crioglobulinemia ▪ Abscessos viscerais ▪ Nefrite do *shunt* ▪ Glomerulonefrite membrano proliferativa tipo I
	▪ Via alternativa (C3 baixo)	▪ Glomerulonefrite difusamente aguda pós-infecciosa ▪ Doença de depósito denso
Normal (CH50 normal)		▪ Poliangiite microscópica ▪ Granulomatose de Wegener ▪ Doença de Churg-Staruss ▪ Púrpura de Henoch-Schönlein ▪ Nefropatia por IgA

Adaptado de Tratado de Nefrologia, 2018.

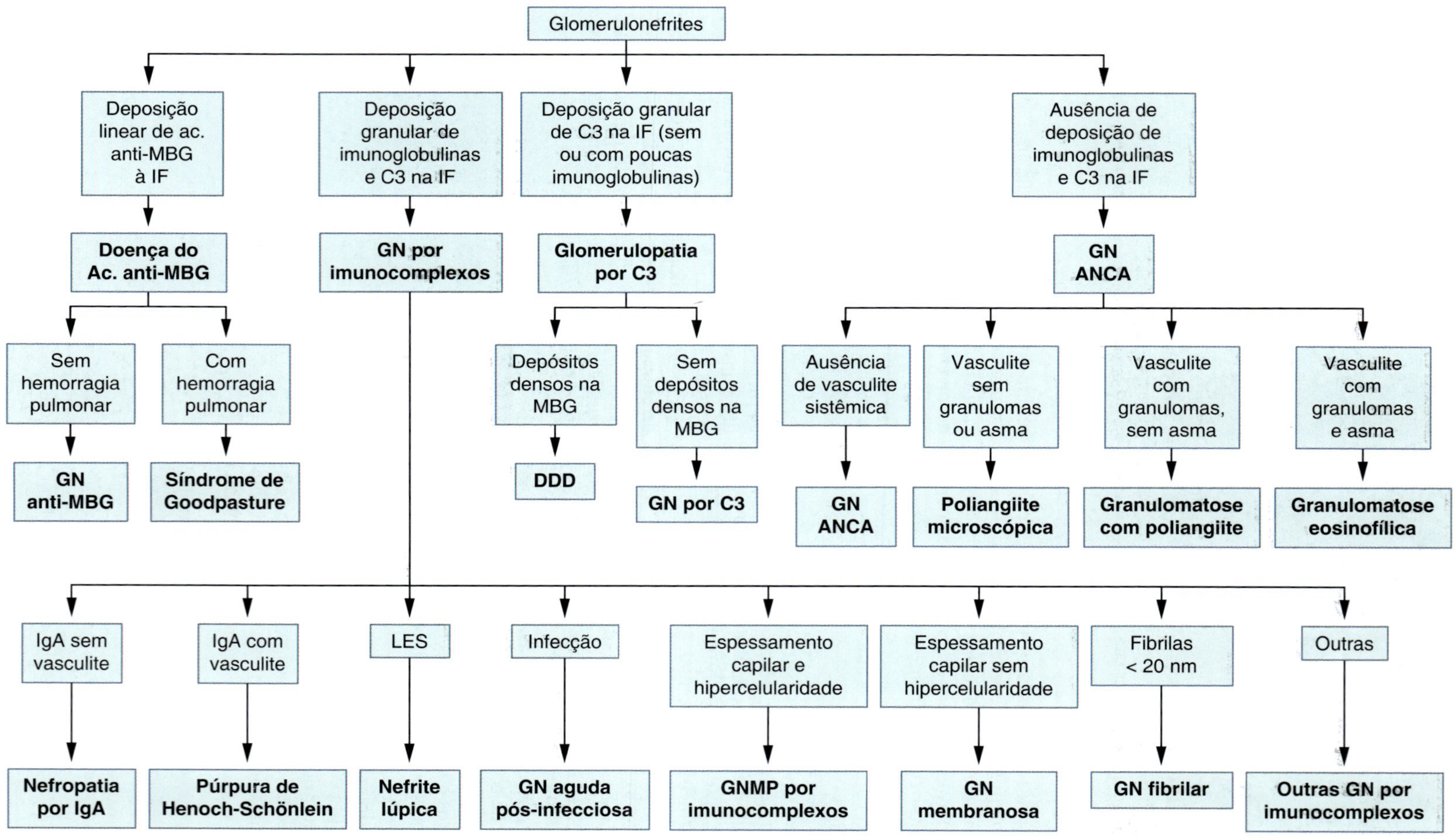

Figura 133.2 Categorias e mecanismos fisiopatológicos das glomerulonefrites. ac: anticorpo; GN: glomerulonefrite; GNMP: glomerulonefrite membranoproliferativa; LES: lúpus eritematoso sistêmico; MBG: membrana basal glomerular.

Glomerulonefrite rapidamente progressiva

A GNRP é uma síndrome clínica caracterizada por rápida perda da função renal, que ocorre em dias ou semanas, geralmente acompanhada de oligúria ou anúria e alterações urinárias características de glomerulonefrite (hematúria, cilindros hemáticos e proteinúria). É a forma de apresentação em 2 a 5% de todas as glomerulopatias, considerada emergência clínica dentro da nefrologia. O diagnóstico precoce e o tratamento melhoram o prognóstico da doença. A creatinina é o principal marcador prognóstico no início da terapia.

A principal característica histopatológica da GNRP é a presença de crescentes em mais de 50% dos glomérulos renais. Chama-se de crescente a proliferação de células do epitélio parietal da cápsula de Bowman e, por definição, deve haver, no mínimo, duas camadas de células, afetando 10% ou mais da circunferência glomerular. É acompanhada da deposição de fibrina, polimorfonucleares e monócitos no espaço urinário, assumindo forma de meia-lua. A gravidade da doença é, em parte, relacionada com o grau de formação de crescentes. Pacientes com crescentes circunferenciais em mais de 80% dos glomérulos tendem a apresentar-se com doença renal avançada que pode não responder à terapia.

A GNRP pode ser manifestação renal de doenças sistêmicas, como lúpus eritematoso sistêmico, infecções ou vasculites. Assim, pode haver diferentes manifestações clínicas – em alguns casos, mais manifestações renais; em outros, sintomas sistêmicos, como astenia, febre, artralgia, sintomas gastrintestinais. No caso das síndromes pulmão-rim, ocorre também o envolvimento pulmonar, com presença de dispneia, hemoptise, hemorragia alveolar ou mesmo insuficiência respiratória.

A investigação diagnóstica deve ser ampla. Os diagnósticos diferenciais são feitos com outras causas de insuficiência renal aguda, uma vez que um achado comum é a rápida perda da função renal com o aumento da creatinina. Após a anamnese completa e o exame físico em busca de sinais e sintomas sistêmicos que possam nortear as hipóteses diagnósticas, são necessários a avaliação do sedimento urinário, um hemograma para avaliar a presença de anemia, e, na suspeita de GNRP, deve-se incluir a pesquisa de ANCA, FAN, anti-DNA, complementos (C3 e C4), anti-MBG e sorologias. A biopsia renal, em geral, é necessária e irá mostrar o grau de acometimento glomerular e o tipo de crescente, e o padrão da imunofluorescência irá ajudar na definição etiológica.

De maneira didática, a GNRP é classificada pelo padrão encontrado na imunofluorescência, que, por sua vez, revela o mecanismo de lesão glomerular. Os três tipos são (Quadro 133.6):

- I: padrão linear, devido à presença de anticorpo contra a membrana basal glomerular
- II: padrão granular difuso, com depósitos de imunocomplexos
- III: imunofluorescência negativa, em que há pouco ou nenhum depósito imune. É conhecida também como pauci-imune.

SÍNDROMES COM ALTERAÇÃO DA FUNÇÃO RENAL

Injúria renal aguda

IRA, também denominada insuficiência renal aguda ou lesão renal aguda, caracteriza-se pelo rápido declínio da TFG,

Quadro 133.6 Categorias imunopatológicas e frequência relativa das glomerulonefrites rapidamente progressivas (GNRP) (crescênticas).

Imunopatologia	Imunofluorescência	GNRP	Frequência (%)
Presença de anticorpos anti-MBG	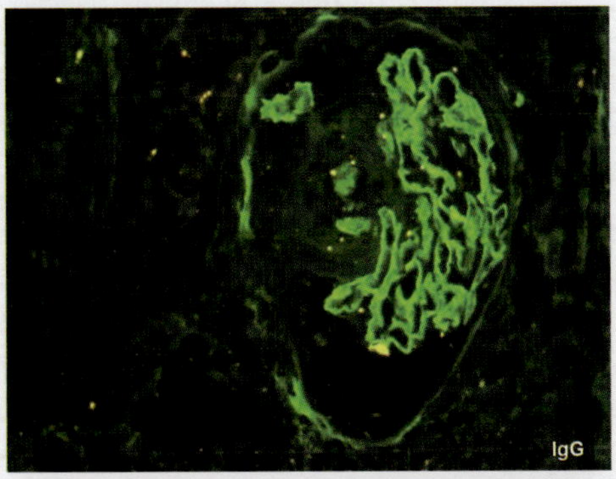	Doença de Goodpasture GN anti-MBG	15
Deposição de imunocomplexos	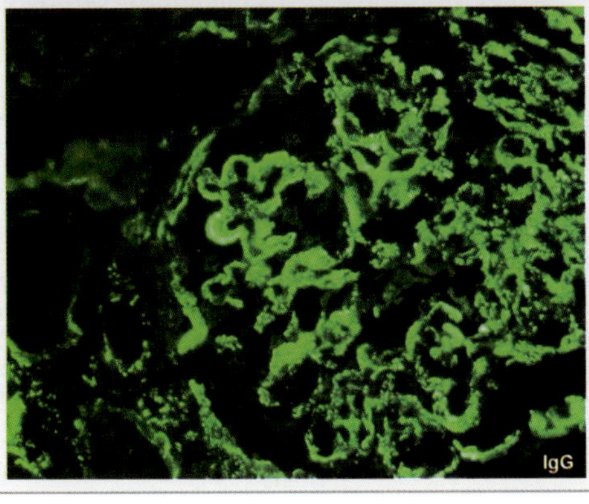	GN pós-infecciosa, nefropatia por IgA, nefrite lúpica ou secundária a outras doenças sistêmicas	24

(continua)

Quadro 133.6 Categorias imunopatológicas e frequência relativa das glomerulonefrites rapidamente progressivas (GNRP) (crescênticas). *(Continuação)*

Imunopatologia	Imunofluorescência	GNRP	Frequência (%)
Pauci-imune*	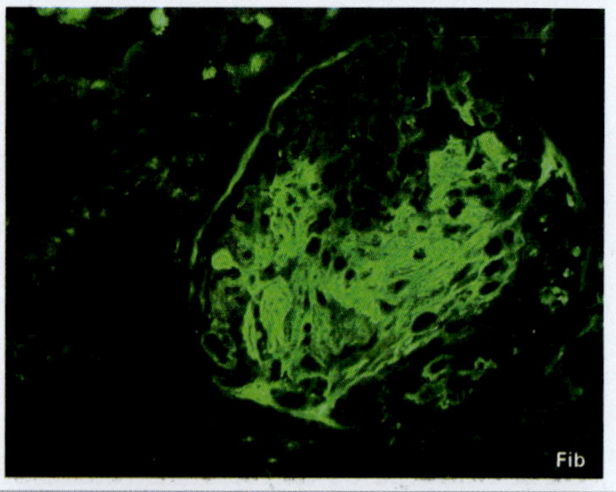	GN ANCA, poliangeíte microscópica, granulomatose com poliangeíte, granulomatose eosinofílica	60
Outras condições clínicas	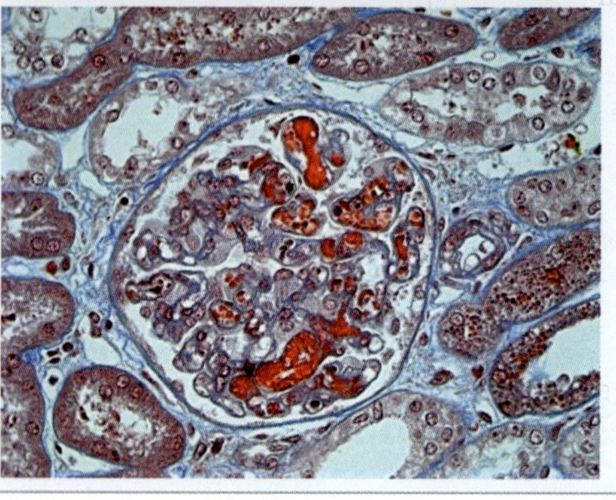	Microangiopatia trombótica aguda, doença renal ateroembólica	1

*Associada a anticorpos anticitoplasma de neutrófilos (ANCA). anti-MBG: antimembrana basal glomerular; GN: glomerulonefrite.

resultando em acúmulo no sangue de produtos do metabolismo nitrogenado, como a ureia e a creatinina, e incapacidade de manter o equilíbrio hidreletrolítico e acidobásico, acompanhada ou não de redução da diurese.

O grupo de trabalho, conhecido pela sigla KDIGO (*Kidney Disease: Improvement Global Outcomes*), baseando-se no aumento da creatinina ou na queda do débito urinário, propôs, em 2012, os seguintes critérios para definir IRA:

- Aumento da creatinina sérica ≥ 0,3 mg/dℓ em 48 horas
- Aumento da creatinina sérica em 50% em 7 dias
- Débito urinário < 0,5 mℓ/kg/h por mais de 6 horas.

Esses critérios permitem reconhecer a IRA e classificá-la, de modo que quanto maior o estágio, maior a gravidade e pior o prognóstico, com risco elevado da necessidade de suporte renal agudo e de óbito (Quadro 133.7).

A incidência dessa síndrome vem aumentando nas últimas décadas, estando associada ao aumento da expectativa de vida e múltiplas comorbidades da população. Aproximadamente 3 a 7% dos pacientes hospitalizados e de 25 a 30% dos pacientes na unidade de terapia intensiva (UTI) desenvolvem IRA, dos quais 5 a 6% vão necessitar de suporte renal agudo. A importância da IRA está em sua relação com a morbidade e a mortalidade desses pacientes. Sabe-se que a mortalidade dos pacientes com IRA que necessitam de suporte renal agudo está entre 66 e 81%.

Quadro 133.7 Classificação da injúria renal aguda de acordo com os critérios do *Kidney Disease: Improvement Global Outcomes.*

Estágio	Creatinina sérica	Débito urinário
1	Aumento da creatinina sérica ≥ 0,3 mg/dℓ ou ≥ 1,5 vez	Menor que 0,5 mℓ/kg/h por 6 a 12 h
2	Aumento de 2 a 2,9 vezes o valor basal	Menor que 0,5 mℓ/kg/h por mais que 12 h
3	Aumento de 3 vezes o valor basal ou aumento da creatinina para 4 mg/dℓ ou início de terapia renal substitutiva	Menor que 0,3 mℓ/kg/h por 24 h ou anúria por 12 h

Os principais fatores de risco para o desenvolvimento de IRA em pacientes hospitalizados são: idade avançada, presença de DRC, sepse e cirurgia cardíaca.

A ocorrência de IRA é crescente entre pessoas idosas. Os fatores que afetam a hemodinâmica renal são: o próprio envelhecimento renal, a maior frequência de múltiplas morbidades nessa faixa etária, uso excessivo de medicamentos, procedimentos intervencionistas e cirúrgicos nesse grupo de pacientes.

A mortalidade dos pacientes com IRA permanece em torno de 40 a 50%, apesar dos avanços diagnósticos, das técnicas dialíticas e das práticas de terapia intensiva; podem alcançar mais de 70%, quando são considerados os pacientes em UTI com sepse.

Novos biomarcadores de IRA, incluindo cistatina C, NGAL, KIM-1, IL-18 entre outros, estão em avaliação a fim de realizar a identificação precoce da IRA e seu diagnóstico diferencial. Apesar de nenhum deles estar validado para o uso na rotina clínica, têm potencial de facilitar o manejo clínico da IRA, bem como fornecer informações prognósticas.

A IRA frequentemente é resultado de mais de um insulto; porém, do ponto de vista didático e da fisiopatologia, a IRA pode ser classificada em: pré-renal, renal e pós-renal (obstrutiva).

Injúria renal aguda pré-renal

É a etiologia mais comum de IRA (55 a 60%). Por definição, não há alteração estrutural nos rins. Glomérulos, túbulos e interstício estão intactos, e a filtração glomerular é rapidamente restabelecida após correção da perfusão renal.

Em situações de hipoperfusão renal discreta (pressão sanguínea média > 80 mmHg), a filtração glomerular é mantida por mecanismos compensatórios, pela dilatação da arteríola aferente e constrição da arteríola eferente mantendo a perfusão glomerular e a pressão de filtração. Na azotemia pré-renal, essa autorregulação está comprometida, levando à retenção de toxinas urêmicas.

A diminuição da função renal na IRA pré-renal ocorre em duas situações: quando há redução generalizada do volume sanguíneo circulante (traumas, sangramentos, queimaduras, grandes cirurgias, desidratação) ou uma hipoperfusão renal seletiva, como ocorre na insuficiência cardíaca e hepática.

História e exame físico cuidadosos identificam eventos e/ou processos patológicos como causa da IRA pré-renal, sugerindo o diagnóstico de base: (1) história de vômito, diarreia, hemorragia, sepse e/ou diminuição da ingestão oral, resultando em hipovolemia, associada à oliguria; (2) dados do exame físico que incluem taquicardia, mucosas secas, olhos encovados, diminuição da pressão arterial ortostática e do turgor da pele também sugerem hipovolemia; (3) presença de insuficiência cardíaca ou insuficiência hepática, que pode resultar em edema e outros sinais de disfunção orgânica específica; (4) exame clínico atento pode ajudar a direcionar a causa subjacente da IRA, como hipotensão (decorrente de sepse ou de eventos intraoperatórios) ou a partir da administração de medicamentos (leitura cuidadosa do prontuário pode identificar o evento precipitante).

Exames complementares podem auxiliar no diagnóstico diferencial da etiologia da IRA (Quadro 133.8).

Injúria renal aguda renal

Incluem-se todas as condições em que há lesões recentes do parênquima renal (glomérulos, túbulos, interstício ou vasos). A IRA renal mais frequente é a necrose tubular aguda (NTA), responsável por 70% dos casos, seguida de 10 a 20% de nefrites intersticiais agudas e de 1 a 10% de causas vasculares.

A NTA, termo utilizado para designar IRA desencadeada por isquemia ou nefrotoxinas (meios de contrastes, antibióticos, ciclosporina, quimioterápicos, paracetamol, rabdomiólise), difere da IRA pré-renal por não ocorrer reversão imediata após a remoção da causa inicial.

As manifestações clínicas iniciais são as da afecção que causou a lesão renal; com o passar do tempo, são acrescidos os sinais e sintomas decorrentes da alteração aguda da função renal. Algumas vezes, inicialmente podem ser assintomáticas ou oligossintomática e, com a progressão da lesão renal e o acúmulo de escórias nitrogenadas, surgem os sinais e sintomas urêmicos, como náuseas, vômitos, apatia, tremores, fasciculações musculares e confusão mental, que pode evoluir para o estado de coma.

Quadro 133.8 Exame simples de urina no diagnóstico diferencial da injúria renal aguda.

Categoria	Causas	Exame simples de urina	Tipos de cilindros
Pré-renal	Redução do volume circulante efetivo; uso de medicações (AINEs, IECA, BRA)	Normal ou cilindros hialinos	Hialino 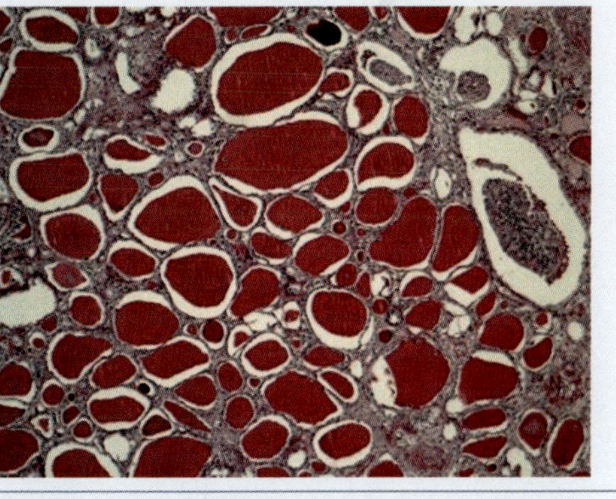
Renal			
Necrose tubular aguda	Isquemia e/ou nefrotoxinas exógenas	Urina escura (colúria); cilindros granulares castanhos	Granular 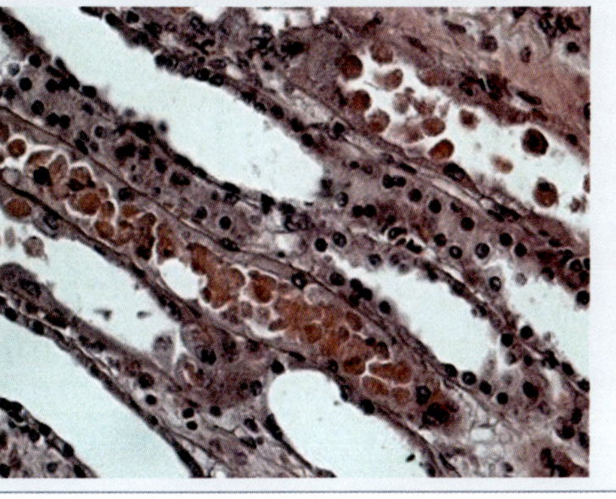

(continua)

Quadro 133.8 Exame simples de urina no diagnóstico diferencial da injúria renal aguda. (*Continuação*)

Categoria	Causas	Exame simples de urina	Tipos de cilindros
	Nefrotoxinas endógenas (rabdomiólise, hemólise, lise tumoral)	Urina rósea; teste positivo para o heme em ausência de hemácias; cristais de urato, cristais de oxalato	Mioglobinúria 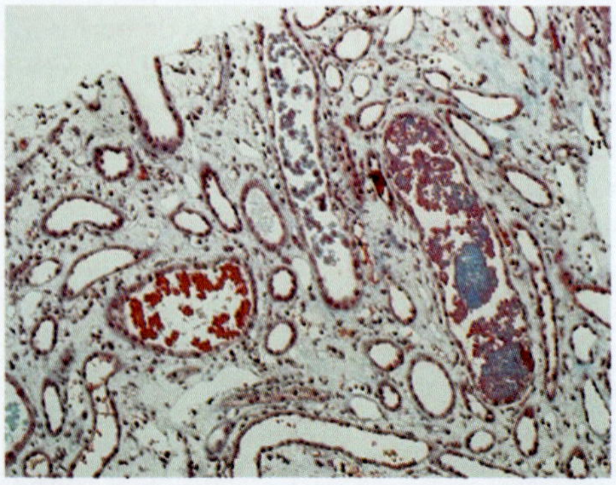
Distúrbios vasculares (grandes vasos)	Trombose da artéria renal, ateroembolismo, trombose da veia renal	Proteinúria leve, ocasionalmente hematúria; frequentemente normal, eosinofilúria; proteinúria, hematúria	Hematúria 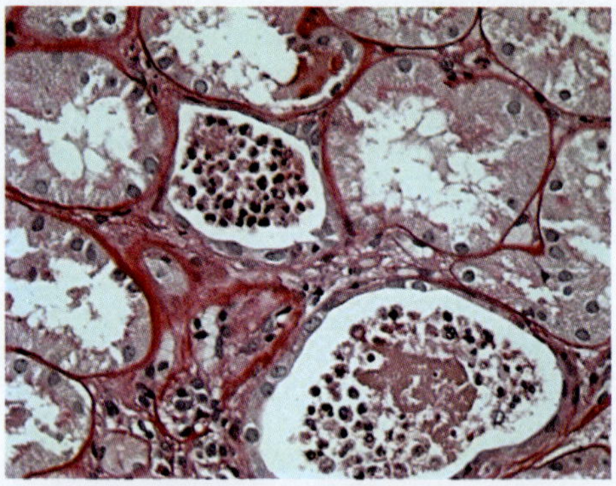
Distúrbios vasculares (microvasculatura renal)	Glomerulonefrite/vasculite	Hematúria, proteinúria, cilindros hemáticos e granulares	Cilindros hemáticos 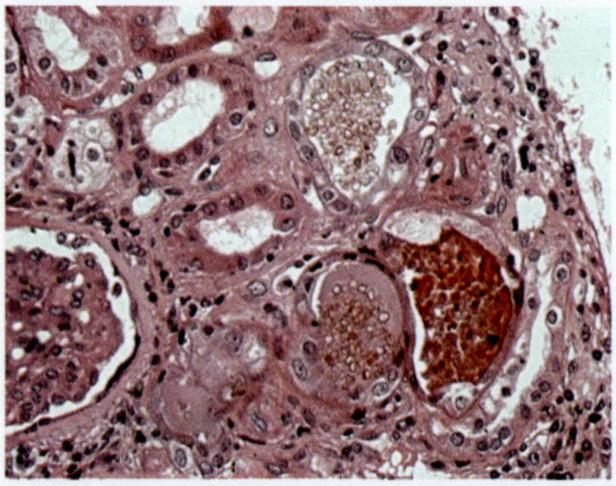
	Hipertensão maligna	Normal, hematúria, proteinúria leve, raramente cilindros hemáticos	Hematúria 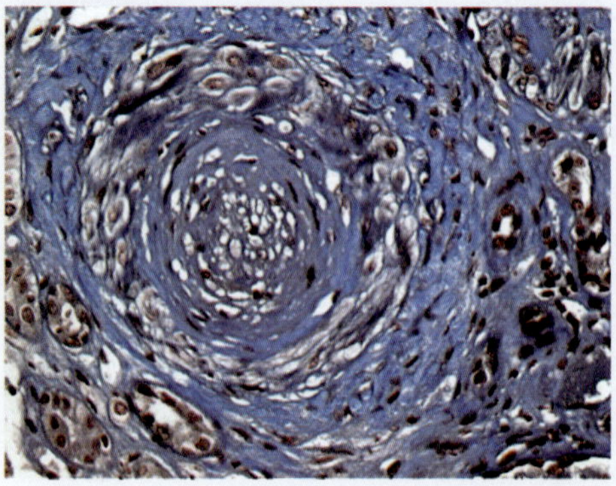

(*continua*)

Quadro 133.8 Exame simples de urina no diagnóstico diferencial da injúria renal aguda. *(Continuação)*

Categoria	Causas	Exame simples de urina	Tipos de cilindros
	SHU/PTT	Normal, hematúria, proteinúria leve, raramente cilindros hemáticos ou granulares	Cilindro hemático 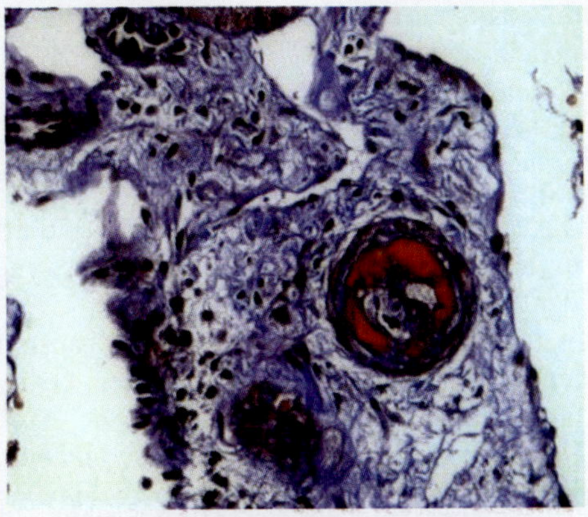
Nefrite intersiticial	Exposição a medicamentos	Leucocitúria (eosinofilúria), cilindros granulares, proteinúria moderada	Eosinofilúria 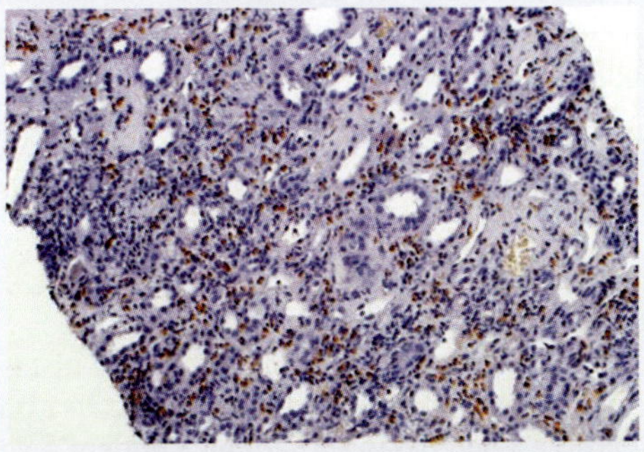
Pós-renal	Obstrução prostática, litíase renal, tumores etc.	Normal, piúria, hematúria	Leucocitúria 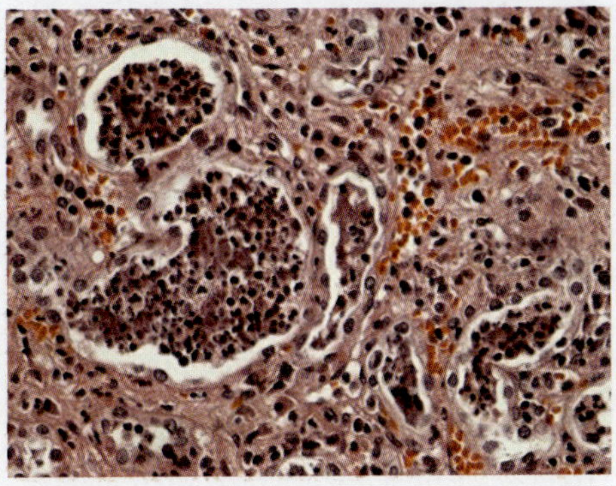

AINEs: anti-inflamatórios não esteroides; BRA: bloqueadores dos receptores da angiotensina; FE: fração de excreção; IECA: inibidores da enzima de conversão da angiotensina; Na: sódio; PTT: púrpura trombocitopênica trombótica; SHU: síndrome hemolítico-urêmica.

A sobrecarga volêmica é uma complicação comum, manifestando-se com hipertensão arterial, edema periférico, aumento de peso, edema pulmonar e derrame pleural. Alterações da coagulação sanguínea, levando a episódios de sangramento, ocorrem à medida que as alterações metabólicas se agravam.

Nesse período, vão se acumulando no organismo os produtos residuais do catabolismo proteico, entre os quais se destacam a ureia, a creatinina, o fósforo e o ácido úrico. O potássio eleva-se, podendo atingir níveis tóxicos, especialmente para o músculo cardíaco; o bicarbonato e o pH do sangue reduzem-se em decorrência da acidose metabólica proveniente do acúmulo de radicais ácidos.

Apesar da gravidade do quadro clínico, a doença tem possibilidade de reverter, com recuperação total da função renal. Entretanto, cerca de 30% dos pacientes permanecem com diminuição da filtração glomerular e alterações tubulares.

Embora a IRA renal nefrotóxica e isquêmica corresponda à maioria dos casos, outras causas de IRA devem ser investigadas, incluindo as doenças glomerulares, em especial as glomerulonefrites agudas de comportamento rapidamente progressiva, a nefrite intersticial aguda, as doenças vasculares, como a síndrome hemolítico-urêmica, as vasculites e a doença ateroembólica que levam à IRA renal

Por meio da história, do exame físico e da revisão de prontuário, em geral se diagnostica a IRA e se identifica sua causa. É importante buscar informações que sugiram outros diagnósticos para a IRA. Nos casos de dor no flanco associada a fibrilação atrial ou infarto agudo do miocárdio recente, considerar a possibilidade de oclusão de veia ou artéria renal. A presença de nódulos subcutâneos, placas retinianas, livedo reticulares, isquemia digital e de manipulação recente da aorta pode ser indício de ateroembolização. Sedimento urinário ativo, edema, hipertensão arterial e oligúria indicam a possibilidade de glomerulonefrite. Níveis muito elevados da pressão arterial acompanhados de cefaleia, retinopatia e papiledema sugerem hipertensão maligna. Uso recente de medicamentos, febre, exantema ou artralgias levantam a hipótese de nefrite intersticial aguda.

Injúria renal aguda pós-renal

Ocorre quando há obstrução das vias urinárias entre o meato uretral externo e o colo vesical ou obstrução ureteral bilateral ou unilateral em um único rim. Apresenta a menor prevalência dentre os três tipos de IRA pós-renal (< 5%).

A obstrução do colo vesical é a causa mais comum, podendo decorrer de doença prostática, bexiga neurogênica ou tratamento com anticolinérgicos.

Dentre as causas de obstrução alta, bilateral, ou unilateral em rim único, encontram-se os abscessos e as neoplasias, a fibrose retroperitoneal, os acidentes cirúrgicos (ligadura ou secção ureteral) e obstrução ureteral por coágulos ou cálculos.

Causas menos comuns são a estenose do meato uretral, coágulos, cálculos e uretrite com espasmo.

O diagnóstico precoce da IRA por obstrução do sistema urinário é fundamental, pois somente a remoção da causa possibilita o restabelecimento da função do órgão.

A IRA obstrutiva costuma apresentar-se com anúria, dor suprapúbica ou no flanco, nictúria, polaciúria e hesitação urinária na obstrução prostática.

O exame clínico é fundamental, pois a história do paciente dá indicações para a identificação da causa da obstrução. A palpação e a percussão suprapúbica podem revelar bexiga distendida e dolorosa. À palpação abdominal, é possível identificar aumento dos rins decorrente de hidronefrose.

O diagnóstico da obstrução é comprovado pela ultrassonografia, com sensibilidade de 98% e especificidade de 78%.

DOENÇA RENAL CRÔNICA

A DRC caracteriza-se pela presença de lesão estrutural e/ou funcional dos rins que persista por período > 3 meses. A **lesão do parênquima renal**, com ou sem diminuição da filtração glomerular, pode ser evidenciada por alteração histológica ou nos exames de imagem, sangue ou urina. Já a **redução isolada da TFG** é definida como < 60 mℓ/min/1,73 m² de área corporal. Trata-se de uma doença progressiva, grave e irreversível.

Preconiza-se o estadiamento da DRC com base em marcadores de lesão renal (Quadro 133.9). Na prática, destacam-se proteinúria (albuminúria) persistente e TFG, estimada por meio de equações validadas, utilizando a creatinina sérica ou outros marcadores, como a cistatina C, tendo em conta as variáveis demográficas, idade, sexo e peso corporal.

A DRC é dividida em cinco estágios, de acordo com a filtração glomerular, ou em três de acordo com a albuminúria (ver Quadro 133.9). Essa classificação tem poder preditivo para o risco de progressão da doença renal.

Além de classificar a DRC de acordo com o estágio da TFG e albuminúria, deve-se classificar a doença de acordo com a etiologia. Inúmeras condições patológicas levam à destruição de néfrons com perda progressiva da função renal. Algumas doenças podem levar à DRCT em poucos meses, como é o caso das GNRP. A maioria, entretanto, tende a evoluir durante anos, e mesmo décadas, até atingir o estágio terminal da função renal. As causas mais frequentes são: diabetes melito, hipertensão arterial, glomerulonefrite crônica, nefrite intersticial, doença cística dos rins e uropatia obstrutiva.

A história atual e pregressa do paciente, bem como dados do exame físico e de exames complementares, pode oferecer indicações muito importantes para o diagnóstico etiológico da DRC. É o caso, por exemplo, da catarata precoce no diabético, surdez no portador da síndrome de Alport ou lesões cutâneas e articulares nos pacientes com colagenose, bem como córnea verticilata, angioqueratoma e neuropatia na doença de Fabry (Figura 133.3).

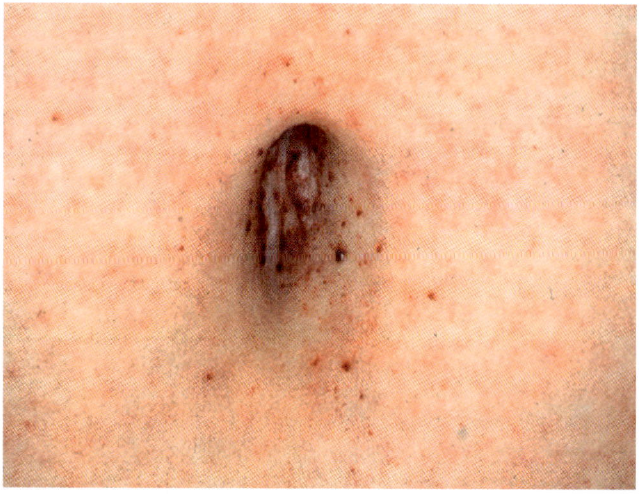

Figura 133.3 Córnea verticilata e angioqueratoma na doença de Fabry.

Quadro 133.9 Classificação e risco de progressão da doença renal crônica (DRC).

	Albuminúria e risco de progressão de DRC		
	A1 Normal ou levemente aumentada	A2 Moderadamente aumentada	A3 Severamente aumentada
Estágios DRC TFG (mℓ/min/1,73 m²)	< 30 mg/g	30 a 300 mg/g	> 300 mg/g
G1 > 90	Risco baixo	Risco moderadamente aumentado	Risco alto
G2 60 a 89			
G3A 59 a 45	Risco moderadamente aumentado	Risco alto	
G3B 44 a 30	Risco alto		
G4 29 a 15	Risco muito alto		
G5 < 15			

Representação esquemática da classificação da doença renal crônica (DRC). As categorias G1 a G5 baseiam-se na taxa de filtração glomerular (TFG), e A1 a A3, na albuminuria. As cores refletem risco de terapia renal substitutiva e cardiovascular em pacientes com DRC comparados a indivíduos sem DRC. (Adaptado de KDIGO, 2012.)

A hipertensão arterial ocorre com muita frequência nas doenças renais. Aliás, a própria hipertensão arterial é importante causa de DRC. Em consequência, as manifestações da doença hipertensiva aparecem em grande número de portadores de uremia.

A perda progressiva da função renal ocasiona o aparecimento de um conjunto de sinais e sintomas decorrentes do acúmulo de toxinas urêmicas, que recebem a denominação de uremia. Nas fases iniciais da DRC, estágios 1 e 2, os pacientes são assintomáticos e os níveis de ureia e creatinina são normais. No estágio 3 (3A e 3B), os pacientes ainda são assintomáticos, mas já é possível observar elevação de ureia e creatinina, aparecimento de anemia e alterações do cálcio, fósforo e paratormônio, além de hipertensão arterial. No estágio 4, as manifestações clínicas são mais evidentes, com anemia, acidose metabólica, hipocalcemia, hiperfosfatemia e hiperpotassemia. Na fase final, estágio 5 (TFG < 15 mℓ/min), os pacientes apresentam sinais e sintomas evidentes de síndrome urêmica (Figura 133.4).

Na avaliação dos exames laboratoriais, encontram-se níveis de ureia, creatinina e ácido úrico elevados. O sódio sérico tende a estar baixo, enquanto os níveis de potássio se elevam. Observam-se hipocalcemia, hiperfosfatemia e elevação do hormônio paratireoidiano. O nível de bicarbonato costuma estar diminuído e o pH, baixo, denotando acidose metabólica, importante característica da DRC.

Em relação aos exames de imagem, na ultrassonografia, em geral, os rins medem menos de 9,0 cm longitudinalmente, indicando redução de parênquima renal funcionante. Entretanto, nos pacientes com diabetes melito, mieloma múltiplo e amiloidose, os rins podem ter tamanho normal ou aumentado.

Radiografia do tórax e ecocardiograma são úteis na avaliação da área cardíaca, função ventricular, ocorrência de derrame pericárdico e/ou pleural. Radiografia das mãos pode evidenciar, no hiperparatireoidismo avançado, reabsorção subperiosteal da face radial das falanges; no crânio, a reabsorção óssea apresenta uma aparência de "sal e pimenta".

Radiografia de quadril pode evidenciar calcificações em tecidos moles e vasculares.

INFECÇÃO DO TRATO URINÁRIO

A infecção do trato urinário (ITU) resulta da presença de bactérias ou outros microrganismos na urina ou nos tecidos geniturinários. As ITU estão entre as infecções bacterianas mais comuns do mundo. Apresentam elevada prevalência em mulheres de todas as idades e, no homem, nos extremos da vida. Cerca

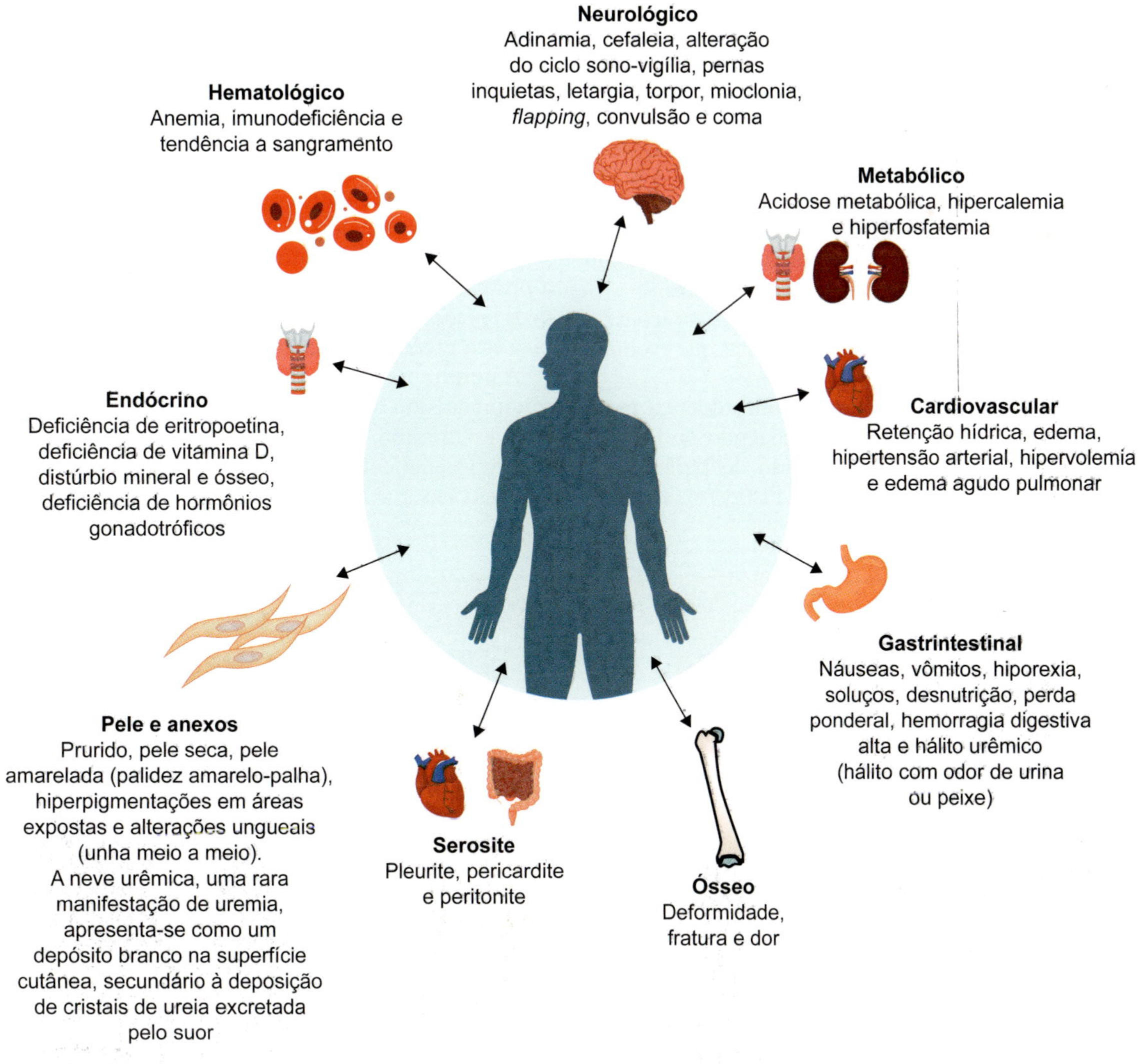

Figura 133.4 Sinais e sintomas da síndrome urêmica.

de 10% das mulheres jovens, sexualmente ativas e mulheres na pré-menopausa apresentam ITU a cada ano, e 60% de todas as mulheres têm uma ou mais dessas infecções durante a vida.

A ITU pode apresentar-se sob diversas formas, localizações e modos de evolução.

A infecção é assintomática quando o resultado da urocultura é positiva, porém sem sinais e sintomas, designada bacteriúria assintomática. Polimorfismos genéticos do hospedeiro afetam a resposta imune inata e predispõem à pielonefrite aguda ou bacteriúria assintomática

A infecção sintomática pode se manifestar como infecção da bexiga (cistite ou infecção do trato inferior), infecção renal (pielonefrite ou infecção do trato superior) ou infecção da próstata (aguda ou crônica, prostatite bacteriana). As infecções do trato urinário baixo (cistite, uretrite, prostatite) caracterizam-se por disúria, polaciúria e urgência. Cistite e pielonefrite aguda podem ocorrer conjuntamente. O termo "pielonefrite aguda" indica infecção bacteriana do trato urinário alto (rins e pelve renal), ocasionando uma síndrome clínica caracterizada por febre alta de aparecimento súbito, calafrios e dor no flanco.

ITU não complicada geralmente ocorre em mulheres com trato geniturinário normal, manifesta-se como cistite ou, com menos frequência, "pielonefrite aguda não obstrutiva" ou "pielonefrite aguda não complicada". Também pode se manifestar em indivíduos saudáveis, mulheres na pós-menopausa sem anomalias geniturinárias e mulheres diabéticas sem nefropatia ou comprometimento neurológico da bexiga.

A ITU complicada ocorre em indivíduos com anormalidades funcionais ou estruturais do trato geniturinário.

Pode ser recorrente por recidiva ou reinfecção. A ITU é considerada recorrente quando ocorrem dois ou mais eventos em 6 meses ou três ou mais eventos em 1 ano. A infecção por recidiva refere-se à recorrência de bacteriúria ocasionada pelo mesmo microrganismo, a despeito do tratamento, nas 3 semanas após o tratamento. Afirma-se que há reinfecção quando esta ocorre após a cura aparente, com cepas diferentes.

O termo "pielonefrite crônica" é utilizado para caracterizar as consequências tardias de infecções recorrentes que evoluem com hipertensão arterial e DRC.

A pielonefrite xantogranulomatosa é uma doença incomum, grave, com processo supurativo subagudo ou crônico caracterizado por destruição e substituição do parênquima renal por tecido granulomatoso contendo histiócitos e células espumosas (Figura 133.5). Os sintomas de apresentação são febre, dor no flanco ou abdominal, perda ponderal, sintomas do trato urinário inferior e hematúria. A maioria dos pacientes apresenta cálculos renais.

Pielonefrite aguda

Refere-se à infeção aguda do trato urinário alto, ou seja, do rim e da pelve renal. O aparecimento da infecção pode estar associado à ocorrência de algum tipo de obstrução do sistema urinário, como hipertrofia prostática em homens e obstrução ureteral pelo útero gravídico em mulheres. Cálculos, neoplasias, bexiga neurogênica e malformações anatômicas também predispõem a infecção (Figura 133.6).

No sexo feminino, a pielonefrite não complicada é comum na primeira infância ou no início da fase de atividade sexual, porque a uretra, mais curta e sujeita a traumas, torna-se mais vulnerável a infecções.

O germe mais frequentemente encontrado é *Escherichia coli*, presente em 75% dos casos.

A pielonefrite caracteriza-se pelo aparecimento súbito de febre (39 a 40°C), calafrios, náuseas e vômito; mal-estar, taquicardia e hipotensão arterial podem ocorrer. Muitos pacientes apresentam dor lombar uni ou bilateral, podendo irradiar para a fossa ilíaca e a região suprapúbica. No exame físico Giordano positivo, costuma ocorrer dor à palpação de região lombar.

Pode haver disúria, polaciúria, urgência e eliminação de urina turva, denotando a presença de cistite associada.

Na infância, a pielonefrite pode apresentar quadro febril, muitas vezes sem sinais de localização. Em adultos, pode evoluir com pouco ou nenhum sintoma urinário. Em pessoas idosas, pode se manifestar com dor abdominal difusa ou distúrbio do comportamento. Na gravidez, situação em que a bacteriúria assintomática ocorre com maior frequência, pode evoluir para um quadro de pielonefrite aguda.

Entre os dados laboratoriais, destaca-se, ao exame de urina, a presença de nitritos, esterase leucocitária, leucócitos, cilindros leucocitários e bactérias. Em geral, hematúria microscópica está presente. Leucocitose é comum.

A cultura da urina geralmente permite a identificação do microrganismo infectante. Urocultura é considerada positiva com, no mínimo, 100 mil colônias.

Com tratamento adequado, as manifestações clínicas desaparecem em 1 a 2 dias, e a urina torna-se estéril em pouco

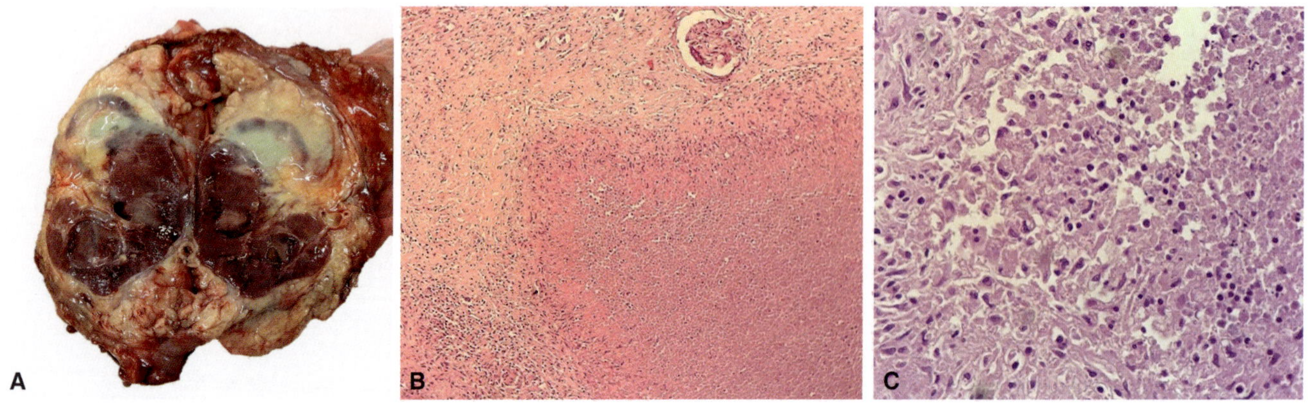

Figura 133.5 Pielonefrite xantogranulomatosa. A. Peça de necropsia não fixada mostrando, aos cortes, parênquima renal extensamente envolvido por secreção purulenta. B. Cortes histológicos corados em HE 10 vezes mostrando extensas áreas de necrose do parênquima renal. C. Detalhe em maior aumento mostrando numerosos histiócitos espumosos. A pielonefrite xantogranulomatosa é uma doença renal caracterizada pela destruição do parênquima renal, fibrose e sua substituição por macrófagos carregados de lipídios.

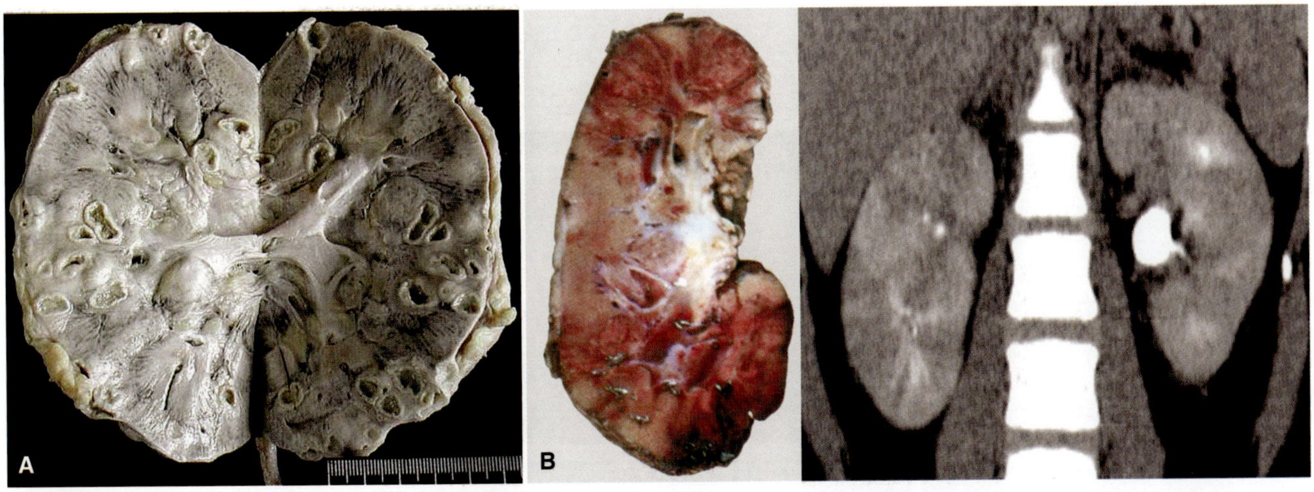

Figura 133.6 A. Pielonefrite aguda com múltiplos abscessos no parênquima renal envolvendo porção subcapsular, córtex e medula renal. B. Pielonefrite aguda em tomografia computadorizada de abdome evidenciando nefrograma estriado bilateral, mais evidente à direita.

tempo. Recuperação completa é comum em pacientes sem afecções subjacentes que facilitem a manutenção ou o reaparecimento da infecção, principalmente litíase e obstrução urinária. Em algumas condições, contudo, os sintomas desaparecem, mas a bacteriúria persiste, transformando-se em infecção crônica.

Em pacientes diabéticos, a infecção aguda pode ser suficientemente grave para causar necrose de papila renal.

Cistite

Infecção urinária restrita à bexiga, caracterizada por polaciúria, disúria, urgência e piúria. A síndrome uretral não é mais incluída entre as ITU.

A cistite provoca desconforto e sensação dolorosa na região suprapúbica. A irritação da parede vesical causa contração espasmódica da bexiga, fazendo com que o paciente apresente desejo de urinar acompanhado de dor, mesmo quando o órgão está vazio ou imediatamente após a micção (estrangúria).

A urina pode apresentar-se turva e com odor desagradável. Leucócitos, hemácias, células epiteliais e bactérias são encontrados no exame do sedimento urinário.

Tuberculose renal

A tuberculose renal é a terceira forma mais frequente de tuberculose extrapulmonar e deve ser considerada em todos os casos de piúria sem bacteriúria e em casos de ITU que não respondem ao tratamento.

A tuberculose renal é secundária à tuberculose pulmonar, a partir de onde o bacilo alcança o rim por via hematogênica. Implanta-se no córtex renal, avança para a medula, local de preferência para a colonização, e provoca inflamação granulomatosa e necrose caseosa, formando, às vezes, grandes cavidades caseosas. O processo patológico avança pelas pirâmides até alcançar o sistema coletor, comprometendo cálices, pelve, ureteres e bexiga (Figura 133.7).

Pode ser assintomática, apresentar alterações somente no exame de urina, como leucocitúria e hematúria, ou se manifestar com sintomas urinários de duração mais longa (semanas ou meses), incluindo disúria, polaciúria e urgência miccional.

DOENÇA CÍSTICA DOS RINS

Nesse grupo, inclui-se um conjunto de doenças hereditárias, do desenvolvimento e adquiridas que apresentam em comum os cistos renais.

O termo "doença renal policística" é aplicado a "doença renal policística autossômica dominante", doença monogênica com desenvolvimento bilateral de cistos, aumento progressivo de volume, distorção da arquitetura renal e declínio da função renal. Associa-se a manifestações extrarrenais com cistos no fígado, pâncreas e aneurisma cerebral.

Distinguem-se dois tipos de doenças renais policísticas. O mais comum ocorre em adultos, por herança autossômica dominante, causada por mutação dos genes *PKD1*(74 a 85%), PKD2 (15 a 26%) e, mais raramente, o gene *GANAB*.

Na doença renal policística autossômica dominante, ambos os rins estão afetados, ocorrendo grande aumento do volume em virtude das massas císticas, predominantemente corticais, dispersas no tecido parenquimatoso e áreas de fibrose (Figura 133.8).

As manifestações clínicas tendem a aparecer em pacientes com antecedentes familiares da doença, incidindo igualmente em homens e mulheres. Frequentemente, os rins são palpáveis, apresentando superfície nodular. O paciente pode apresentar sensação de dor ou desconforto nos flancos, ou apresentar hematúria maciça que pode, inclusive, ocasionar cólica renal decorrente da passagem de coágulos.

À medida que a doença evolui e os néfrons são comprimidos pelos cistos, ocorre deterioração da função renal. As manifestações de DRC passam a dominar o quadro clínico.

O diagnóstico é feito por ultrassonografia, tomografia computadorizada e ressonância magnética (Figuras 133.8 e 133.9).

A doença policística da infância, de herança autossômica recessiva, é mais rara (1:20.000 neonatos) (ver Figura 133.9). Sua variabilidade de acometimento e gravidade é grande, incluindo quadro perinatal grave; 30% falecem no período perinatal sobretudo por insuficiência respiratória decorrente de hipoplasia pulmonar (a insuficiência renal já está presente). Os sobreviventes, após o período neonatal, evoluem para DRC; manifestações de falência hepática são comuns.

Um exemplo de doença renal cística do desenvolvimento é o rim esponjoso medular. A incidência é 5:10.000 a cada 100 mil habitantes; é rara a progressão para DRC. O paciente pode permanecer assintomático ao longo da vida ou ser

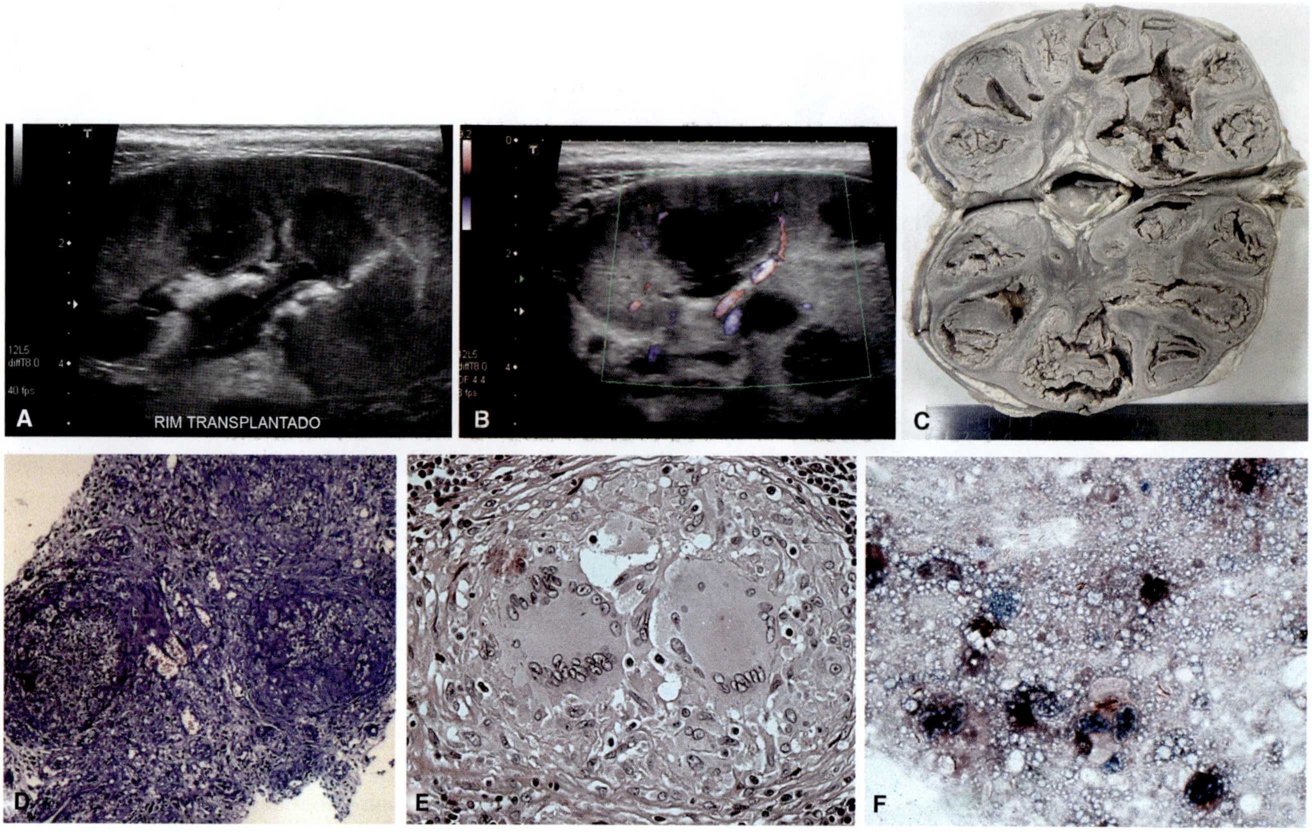

Figura 133.7 Tuberculose renal em paciente com transplante de rim. **A.** Ultrassonografia do rim demonstrando áreas focais heterogêneas, predominantemente hipoecogênicas, e áreas anecoides, compatíveis com áreas de necrose do parênquima renal. **B.** Ultrassonografia com Doppler mostrando fluxo vascular periférico, o que reforça o caráter necrótico da lesão central. **C.** Explante renal fixado em formol a 10% tamponado mostrando múltiplas lesões pseudocíticas no parênquima renal, com necrose caseosa central. **D.** Biopsia por agulha mostrando vários granulomas no parênquima renal. **E.** Várias células gigantes multinucleadas. **F.** Coloração de WADE em material puncionado por agulha fina evidenciando, em vermelho, vários bacilos álcool-ácido resistentes, compatíveis com *Mycobacterium tuberculosis*.

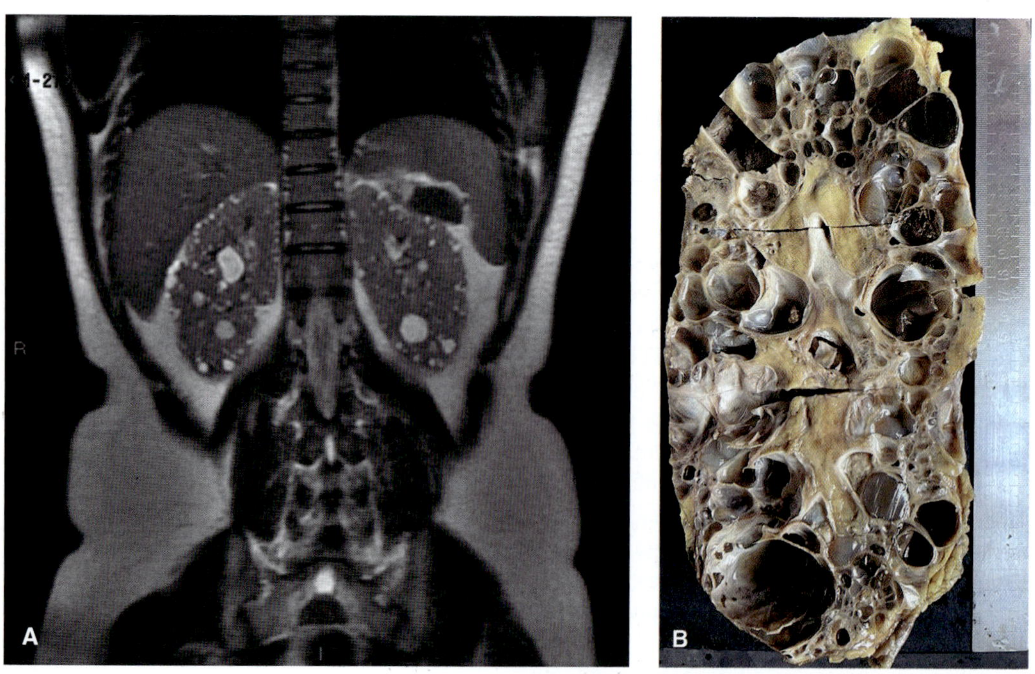

Figura 133.8 Doença renal policística do adulto. **A.** Tomografia computadorizada de abdome, corte coronal. Identificam-se rins volumosos contendo numerosos cistos de tamanhos variados. **B.** Peça cirúrgica fixada em formol de rim policístico, em que se notam vários cistos que quase completamente substituem o parênquima renal.

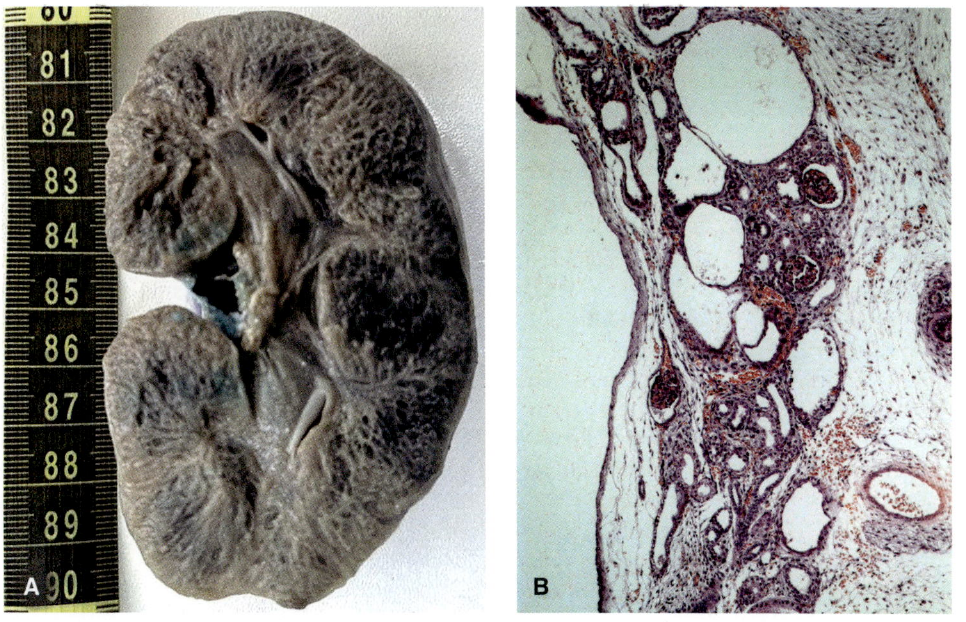

Figura 133.9 Doença policística da infância. A. Rim fixado em formol a 10% e seccionado ao meio. Identificam-se no parênquima múltiplos cistos decorrentes da dilatação dos ductos coletores. B. Aspecto microscópico corado em Hematoxilina & eosina 40× mostrando dilatação cística dos ductos coletores. A maioria dos cistos localiza-se na medula renal. Pode-se também identificar a ectasia de outros túbulos, sobretudo os proximais.

diagnosticado tardiamente. A doença caracteriza-se por ectasias e dilatações císticas dos ductos coletores. O diagnóstico é feito pela urotomografia computadorizada, que mostra estrias lineares radiais na papila ou coleções císticas nos ductos coletores dilatados (Figura 133.10). As manifestações mais comuns são decorrentes de cálculo renal e infecções urinárias por estase urinária. Nefrolitíase com cólica renal, dor lombar e excreção de pequenos cálculos podem estar associadas a distúrbios de função tubular, como hipercalciúria, hipocitratúria, dificuldade de concentrar a urina e acidose tubular renal distal. Podem ocorrer hematúria macro e microscópica.

Cistos simples e lesões benignas são as anormalidades císticas mais comuns encontradas nos rins humanos. Os cistos podem ser solitários ou múltiplos e são preenchidos por um fluido semelhante a um ultrafiltrado de plasma. São muito raros em crianças, mas a frequência aumenta com a idade, ocorrendo em cerca de 25% da população. O diagnóstico geralmente é feito pela ultrassonografia e tomografia computadorizada, e, eventualmente, por ressonância magnética.

UROPATIA OBSTRUTIVA

Corresponde ao impedimento do fluxo de urina em qualquer nível do trato urinário, do meato uretral à pelve real. Pode ser mecânica ou funcional, unilateral ou bilateral, completa ou parcial, aguda ou crônica. É ocasionada por afecções do próprio sistema urinário, como litíase, neoplasias e anomalias congênitas, mas pode decorrer também de causas extrínsecas, como neoplasias e fibroses (intra ou retroperitoneais). Pode ser decorrente de distúrbios funcionais, como a bexiga neurogênica, em virtude de traumas com lesões neurológicas, e diabetes melito.

A obstrução do fluxo urinário provoca alterações na hemodinâmica glomerular e na função tubular. No início, ocorre aumento da pressão hidrostática que é transmitida aos túbulos renais, resultando na redução da TFG. Posteriormente,

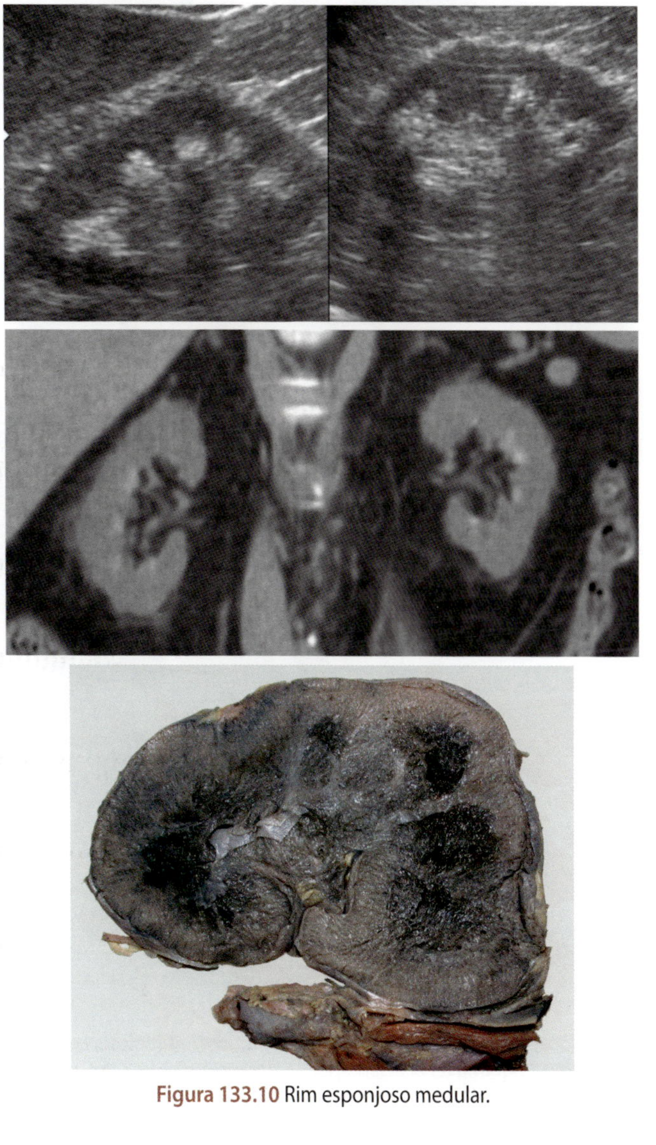

Figura 133.10 Rim esponjoso medular.

a redução da TFG decorre de vasoconstrição mediada por angiotensina II, tromboxane A2 e hormônio antidiurético. Ocorre também infiltrado de macrófagos e linfócitos T com liberação de proteases e radicais livres de oxigênio. Paralelamente, o paciente pode desenvolver perda da capacidade de concentração urinária (resultando em diabetes insípido nefrogênico), redução da excreção de H^+ e K^+ e aumento das perdas urinárias de bicarbonato (acidose tubular renal).

A uropatia obstrutiva pode ser causa de IRA. Dependendo do tempo e da gravidade da obstrução, podem ocorrer lesão tubular irreversível e fibrose intersticial, ocasionando DRC. Complicações da própria obstrução, como a formação de cálculos e infecção urinária, agravam ainda mais os danos renais.

São diversas as causas de uropatia obstrutiva. Nas crianças predominam as malformações congênitas e, nos adultos, as neoplasias pélvicas ou abdominais, a litíase e a estenose ureteral.

Quando a lesão está acima da bexiga, geralmente é unilateral, produzindo hidroureter (dilatação limitada ao ureter) e/ou hidronefrose (quando a dilatação atinge os cálices renais) (Figura 133.11). Se a obstrução estiver localizada no colo vesical ou na uretra, a dilatação é bilateral. A obstrução urinária aguda apresenta-se clinicamente com sintomas marcantes de dor, enquanto na crônica, que se instala lentamente, as manifestações podem ser insidiosas e passarem despercebidas pelo paciente.

A dor lombar decorente da distensão da cápsula e da pelve é um sintoma comum. A obstrução ureteral aguda determina dor tipo "cólica renal", isto é, dor em hipogástrio na distensão vesical.

Na obstrução crônica que causa hidronefrose, o paciente relata dor contínua ou peso no flanco. Manifestações de infecção urinária, retenção vesical, além de poliúria, polidipsia, nictúria e sinais de acidose, como náuseas e vômitos, também podem ocorrer.

Hipertensão arterial pode ser manifestação de obstrução urinária em decorrência da elevação de angiotensina II na obstrução bilateral por retenção de sódio e água.

O exame físico pode revelar rins palpáveis ou distensão vesical, presença de hipertrofia prostática e estenose do meato urinário.

No exame do sedimento urinário observam-se hematúria, leucocitúria e bacteriúria.

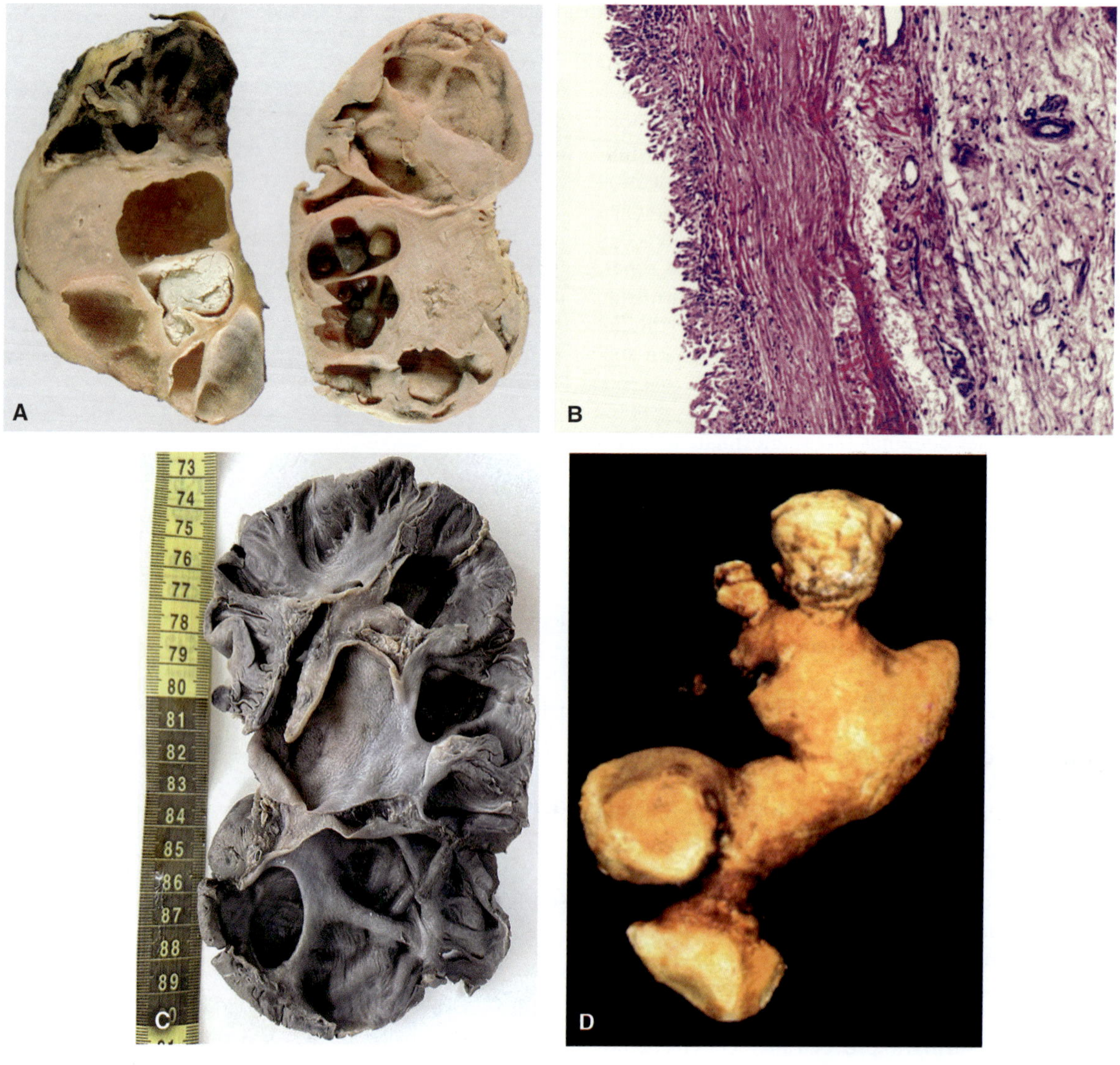

Figura 133.11 A e **B.** Hidronefrose e cálculos únicos, múltiplos e coraliforme. **C.** Peça de nefrectomia fixada em formalina a 10% tamponada mostrando rim com parênquima renal afilado por compressão e hidronefrose relacionada à deposição de cálculo coraliforme. **D.** Cálculo coraliforme extraído da pelve renal.

A radiografia simples do abdome pode comprovar a presença de cálculos radiopacos e coraliformes. A ultrassonografia é um excelente exame de triagem, uma vez que fornece informações importantes, como retenção vesical ou hidronefrose.

A escolha do melhor exame de imagem depende da suspeita clínica. Obstrução se localiza no nível da bexiga e uretra; se houver suspeita de refluxo vesicoureteral, a uretrocistografia miccional é indicada. Tomografia computadorizada de abdome e ressonância magnética identificam a causa da obstrução. Nas lesões obstrutivas do sistema urinário baixo e na bexiga neurogênica, podem ser realizadas cistoscopia e uretrocistografia miccional.

Litíase urinária

Litíase ou calculose urinária referem-se à formação anormal de concreções orgânicas nos rins e nas vias urinárias. Em cerca de 70 a 80% dos casos, são de sais de cálcio (oxalato, fosfato), e, nos restantes, de ácido úrico (10 a 15%), estruvita (5 a 10%) e cistina (1%).

Condição de alta prevalência e recorrência na população, a litíase atinge 10 a 15% da população, com maior frequência em homens entre a terceira e a quinta década de vida. Estima-se que o aumento global da temperatura tem favorecido novos casos.

Na investigação clínica do paciente com litíase urinária é necessária anamnese detalhada sobre episódios prévios de cólica renal, hematúria, eliminação espontânea de cálculos, procedimentos urológicos, ingestão de líquidos, hábitos alimentares, uso de medicamentos e vitaminas e história familiar.

Exame de urina (hematuria e cristaluria), exames de imagem (ultrassonografia e/ou tomografia computadorizada) e avaliação de alterações metabólicas e da composição química do cálculo possibilitam identificar a etiologia e a adoção de medidas de prevenção ou de tratamento.

A investigação metabólica inclui: determinação (na urina de 24 horas) de cálcio, oxalato, fósforo, ácido úrico, sódio, creatinina, citrato e cistina; pH urinário; no sangue: bicarbonato, PH, creatinina, sódio, cálcio, fósforo, ácido úrico, potássio e PTH.

A ultrassonografia permite a comprovação da litíase urinária, indica a posição e o tamanho do cálculo e esclarece se está ocorrendo obstrução das vias urinárias, porém não visualiza cálculos ureterais.

A tomografia computadorizada é o exame de escolha por apresentar alta sensibilidade e especificidade para o diagnóstico de litíase urinária. Na maioria das vezes, não é necessário o uso de contraste intravenoso, podendo detectar não apenas o cálculo como o ponto e o grau da obstrução (Figura 133.12).

As manifestações clínicas da litíase dependem predominantemente de sua localização no sistema urinário, tamanho, formato e número dos cálculos. Podem ser únicos ou múltiplos (ver Figuras 133.11 e 133.12). São formados nos rins, desenvolvendo-se nos cálices ou pelve renal, nos quais podem ficar encravados e crescer, adotando inclusive o formato dos cálices e da pelve (cálculo coraliforme).

Muitas vezes, há apenas uma discreta sensação de dor ou peso no flanco correspondente. Dor localizada na região lombar ou no flanco somente ocorre se houver obstrução da junção ureteropélvica ou de um cálice renal. Hematúria microscópica pode ocorrer. Em crianças, o quadro clínico é inespecífico, com hematúria macro e microscópica, dor abdominal e sintomas gerais, como náuseas, vômitos e hiporexia.

A litíase, muitas vezes, é identificada quando se procura a causa de uma hematúria ou se faz exame radiológico simples do abdome por outro motivo.

A litíase da bexiga quase sempre resulta de cálculos formados nos rins e que não foram eliminados pela micção. Obstrução e infecção urinária são fatores importantes no aparecimento dos cálculos vesicais. Corpos estranhos e divertículos são também causas de litíase vesical.

As manifestações clínicas principais são disúria, urgência e interrupção brusca do jato urinário quando o cálculo obstrui a uretra; obstrução e estase urinária crônicas são manifestações recorrentes de cistite.

Quando o cálculo tem superfície irregular, as manifestações vesicais são mais intensas, especialmente com relação à dor e à hematúria.

A comprovação diagnóstica pode ser radiológica, endoscópica ou ultrassonográfica.

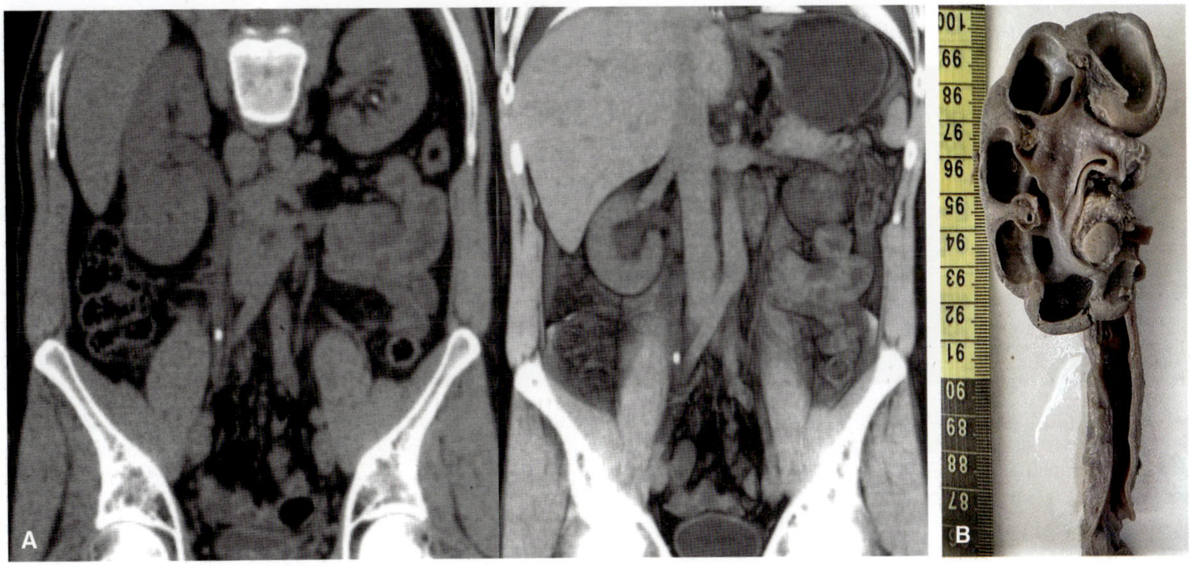

Figura 133.12 Litíase urinária e hidronefrose. **A.** Litíase urinária. Tomografia computadorizada evidenciando cálculo em ureter direito e em cálices do rim esquerdo. **B.** Peça de nefrectomia fixada em formalina a 10% e tamponada mostrando rim com parênquima renal afilado por compressão e hidronefrose relacionada à deposição de cálculo em ureter distal.

NEFROCALCINOSE. É outra manifestação clínica de deposição difusa de cálcio no parênquima renal, sobretudo na medula. A nefrocalcinose é ocasionada por hiperparatireoidismo, hipervitaminose D e acidose tubular renal distal. Os sinais e sintomas são geralmente os da doença primária (Figura 133.13).

NEOPLASIAS DOS RINS E DO SISTEMA URINÁRIO

Tumores do rim e sistema urinário podem ser benignos ou malignos e ter origem no parênquima, na pelve renal, nos ureteres e na bexiga.

Adenoma renal é a neoplasia benigna mais comum. Em geral, é assintomática. Pode ser detectado pela ultrassonografia ou tomografia computadorizada; o diagnóstico diferencial com neoplasia maligna é necessário em tumores > 1 cm.

Outras neoplasias benignas podem ter origem no tecido conjuntivo do parênquima renal, incluindo hemangiomas e angiomiolipomas (ou hamartomas), oncocitomas, leiomioma, entre outros. São predominantemente assintomáticos e não requerem tratamento. A manifestação clínica mais comum é a hematúria e, em alguns casos, hematoma retroperitoneal. Tumores > 4 cm e sintomáticos devem ser monitorados; nesses casos, recomenda-se cirurgia.

As principais neoplasias malignas dos rins são o adenocarcinoma (Figura 133.14), que ocorre quase que exclusivamente em adultos, e o nefroblastoma (Figura 133.15), que ocorre em crianças.

O adenocarcinoma renal ou o carcinoma de células renais corresponde a cerca de 80% das neoplasias malignas dos rins em adultos. Ocorre geralmente após os 50 anos e predomina em homens. São encontrados de maneira incidental em exames de imagens em 25 a 40% dos casos.

As manifestações clínicas iniciais podem ser muito vagas; é possível detectar metástases a distância (pulmões, fígado e ossos) como achado inicial em 25 a 30% dos casos. Em 7% dos casos, detectam-se síndrome de Stauffer e níveis anormais de enzimas hepáticas não metastática.

Hematúria microscópica e macroscópica ocorre em cerca de 60% dos pacientes, às vezes dando origem a cólica renal e IRA obstrutiva por coágulo.

A tríade clássica (hematúria, dor no flanco e massa palpável) ocorre apenas em 10% dos casos.

O adenocarcinoma renal pode ser responsável por febre de longa duração, acompanhada de sudorese noturna e varicocele. Fadiga intensa e emagrecimento ocorrem com frequência. Hipertensão arterial é comum. Eventualmente, pode ocorrer policitemia, decorrente da produção excessiva

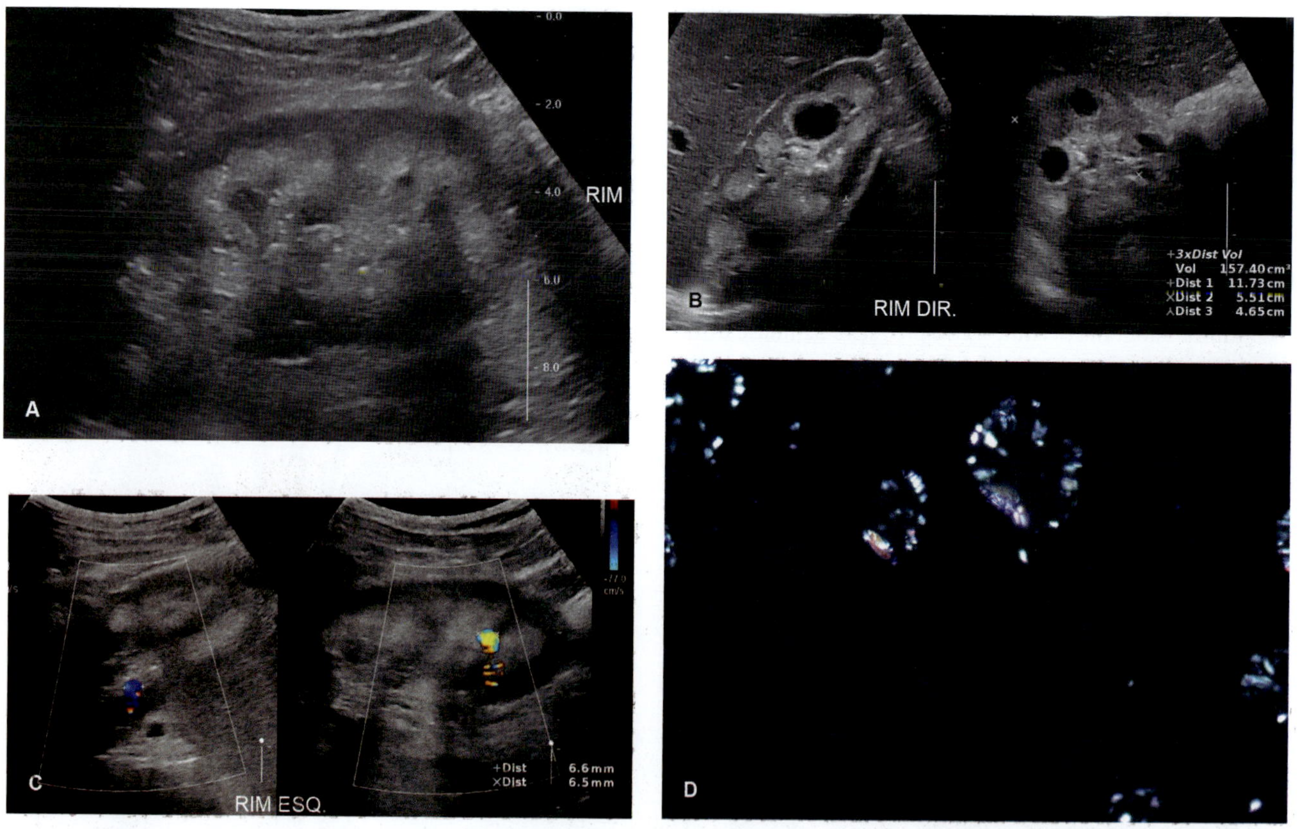

Figura 133.13 Nefrocalcinose. **A.** Ultrassonografia renal exibida em corte longitudinal. Nota-se parênquima renal com camada medular demonstrando faixa hiperecogênica regular (ver setas) margeando o sistema coletor, característico de nefrocalcinose. **B.** Ultrassonografia exibindo aumento da ecogenicidade na região medular associada a numerosas imagens císticas, possivelmente decorrentes de ductos e túbulos entupidos/ectásicos decorrente da nefrocalcinose. **C.** A imagem colorida é um artefato cintilante (*twinkling artifac*), decorrente do estudo do *Doppler*. Quando a onda sonora encontra superfície muito refletora, como cálcio, acaba "mostrando" onde há cálculo ou calcificação. **D.** Biopsia renal com cristal de oxalato de cálcio brilhante sob a luz polarizada.

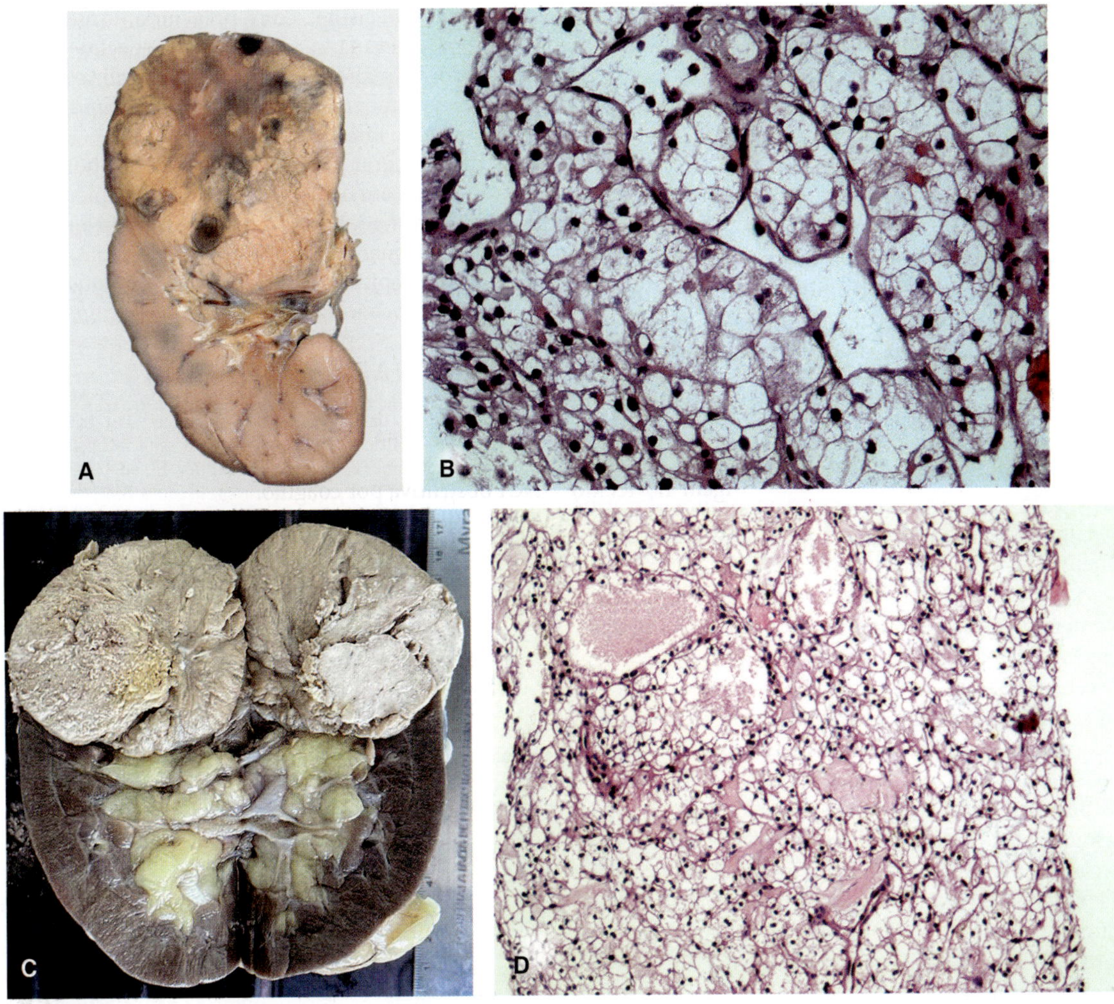

Figura 133.14 Carcinoma renal tipo células claras. A. Nefroctomia esquerda de rim seccionado ao meio (corte coronal) mostrando massa renal polar, pardo-amarelada. B. Aos cortes identifica-se neoplasia epitelial, caracterizada por proliferação de células colunares/cuboidais, de citoplasma claro, contendo núcleos redondos com cromatina densa e nucléolos inconspícuos (Furhman 1) arranjando-se em torno de finos feixes conjuntivos vasculares. C e D. Detalhe das células exibindo citoplasma amplo e claro.

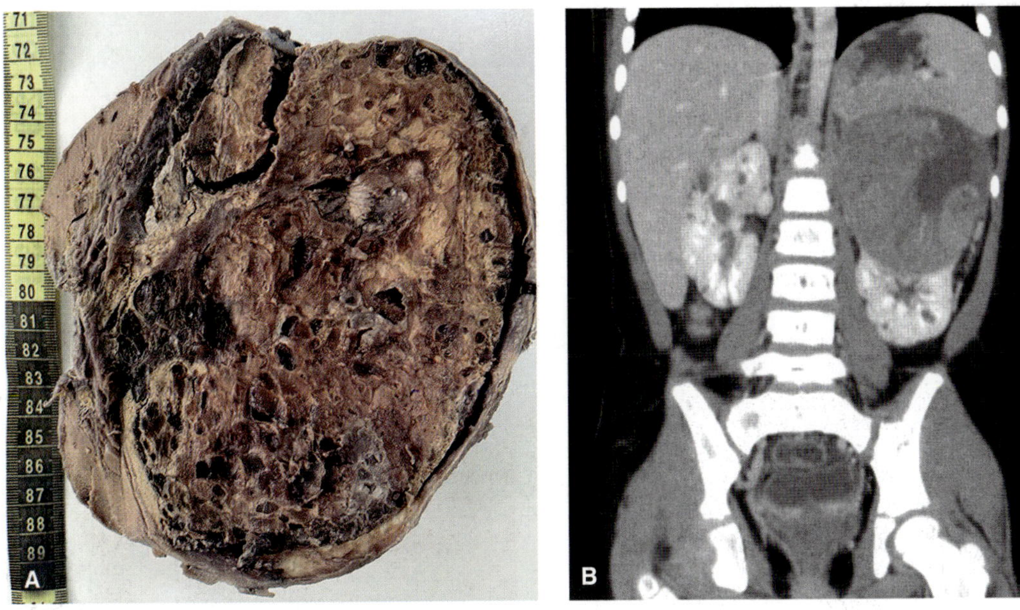

Figura 133.15 A. Tumor de Wilms fixado em formalina a 10%. Nota-se massa renal central, heterogênea, com áreas sólidas e císticas (necrose) subvertendo a arquitetura do parênquima renal (as setas mostram polos renais). B. Tomografia computadorizada de abdome, lesão sólida em polo superior de rim esquerdo. Notam-se múltiplos cistos corticais bilaterais.

de eritropoetina. Hipercalcemia ocorre em 15% dos casos. As manifestações extrarrenais são as mais variadas e podem simular outras doenças.

A tomografia computadorizada de abdome é o método de escolha para o diagnóstico e o estadiamento. A ressonância magnética não mostrou ser superior à tomografia computadorizada. Sua importância consiste na avaliação de invasão neoplásica da veia renal e cava inferior.

Tumor de Wilms, nefroblastoma ou embrioma renal são nomes para a neoplasia maligna geniturinária mais comum na infância. A maioria dos casos surge antes dos 3 anos. Apresenta-se como uma grande massa abdominal facilmente palpável que não ultrapassa a linha média.

Perda ponderal, anorexia, hematúria, anemia, febre e hipertensão arterial são manifestações frequentes. Metástases para o fígado e pulmões ocorrem precocemente.

A visualização tomográfica e ultrassonográfica dos rins permite o diagnóstico diferencial com rins policísticos, hidronefrose e neuroblastoma (ver Figura 133.15).

Neoplasias da pelve renal, dos ureteres e da bexiga correspondem a menos de 2% dos tumores urogenitais, na maioria em homens na sexta década de vida. Histologicamente, o carcinoma de células de transicionais representa 90% dos tumores. Dissemina-se pela via excretora e por todo o urotélio, ocorrendo lesões concomitantes na pelve, no ureter e na bexiga.

Neoplasias localizadas nos cálices, na pelve e nos ureteres produzem poucos sintomas, quando são pequenas. Quando localizadas no ureter, podem produzir dor, decorrente da obstrução parcial. Hematúria microscópica ou maciça ocorre com frequência. Quando a neoplasia se situa na bexiga, a hematúria é o sintoma mais comum. Outros sintomas dependem, em grande parte, da localização, especialmente quando comprometem os orifícios ureterais ou o colo vesical.

Quadro de cistite, com polaciúria, urgência e disúria, ocorre com elevada incidência. Enfraquecimento do jato urinário ocorre quando a neoplasia se localiza no colo vesical. Observa-se também dor ou desconforto suprapúbico. A neoplasia vesical é raramente palpável.

A urotomografia computadorizada de abdome e pelve é o padrão-ouro para o diagnóstico e o estadiamento. Ureteroscopia para investigação do trato urinário alto e cistoscopia com biopsia confirmam o diagnóstico (ver Seção 2, *Sistema Genital Masculino*, Capítulo 136, *Exames Complementares*, e Capítulo 137, *Doenças do Sistema Genital Masculino*).

BIBLIOGRAFIA

Brasil. Ministério da Saúde. Protocolo Clínico e Diretrizes Terapêuticas da Síndrome Nefrótica Primária em Adulto. Brasília: Ministério da Saúde, 2021.

Brenner BM. Brenner & Rector's. The kidney. 11. ed. USA: Elsevier, 2020.

Hull RP, Goldsmith DJ. Nephrotic syndrome in adults. BMJ. 2008;336(7654):1185-9.

Kellum JA, Romagnani P, Ashuntantang G, Ronco C, Zarbock A, Anders HJ. Acute kidney injury. Nat Rev Dis Primers. 2021;7:52.

KDIGO Clinical Practice Guideline for Acute Kidney Injury. Kidney Disease: Improving Global Outcomes (KDIGO). Acute Kidney Injury Work Group. Kidney Int Suppl. 2012;2:1-138.

KDIGO 2012 Clinical Practice Guideline for the Evaluation and Management of Chronic Kidney Disease. Kidney Int Suppl. 2013;3(1):viii.

KDIGO 2021 Clinical Practice Guideline for the Management of Glomerular Diseases. Kidney Int Suppl. 2021;100(4S):S1-S276.

Moura RL, Alves RMA, Santo DR, Pecoits Filho R. Tratado de nefrologia. São Paulo: Atheneu, 2018.

Orth SR, Ritz E. The nephrotic syndrome. N Engl J Med. 1998;338(17):1202-11.

Polito MG, De Moura LA, Kirsztajn GM. An overview on frequency of renal biopsy diagnosis in Brazil: clinical and pathological patterns based on 9,617 native kidney biopsies. Nephrol Dial Transplant. 2010;25(2):490-6.

Riella CM. Princípios de nefrologia e distúrbios hidroeletrolíticos. 6. ed. Rio de Janeiro: Guanabara Koogan, 2018.

The primary nephrotic syndrome in children. Identification of patients with minimal change nephrotic syndrome from initial response to prednisone. A report of the International Study of Kidney Disease in Children. J Pediatr. 1981;98(4):561-4.

CAPÍTULO 134

Fundamentos de Anatomia e Fisiologia

Roberto Luciano Coimbra

ÓRGÃOS GENITAIS EXTERNOS

Os órgãos genitais externos são compostos pelo pênis, bolsa escrotal, testículos, epidídimos, cordões espermáticos e canais deferentes. A uretra mantém estreitas relações, tanto anatômicas quanto funcionais, com os órgãos genitais internos e externos.

Pênis

O pênis é formado por uma parte fixa, a raiz do pênis, localizada no períneo e constituída por três massas de tecido erétil no triângulo urogenital e uma parte livre, o corpo do pênis, também composto de estruturas alongadas de tecido erétil que podem aumentar significativamente ao se encherem de sangue durante a ereção (Figura 134.1). Os corpos cavernosos são envoltos por uma membrana fibrosa e separados por um septo, enquanto o corpo esponjoso, localizado na parte inferior, é atravessado pela uretra. Na extremidade do pênis, o corpo esponjoso forma um alargamento cônico, a glande peniana, com uma borda proeminente na face dorsal chamada coroa. A pele do pênis forma o prepúcio e o sulco balanoprepucial entre a coroa e o corpo do pênis. O freio localiza-se na superfície uretral. O prepúcio é separado da glande pelo saco prepucial. A glande contém várias glândulas pequenas, as glândulas de Tyson, que produzem o esmegma. As artérias que levam sangue aos espaços cavernosos são ramos da artéria profunda e das artérias dorsais do pênis, com as veias convergindo para o dorso do pênis e formando a veia dorsal. Os nervos penianos se originam dos 2º, 3º e 4º nervos sacros, por meio dos nervos pudendos e do plexo pélvico. A ereção do pênis é um fenômeno essencialmente vascular, desencadeado por estímulos locais ou psíquicos.

Bolsa escrotal

O escroto é uma bolsa cutânea que aloja os testículos, os epidídimos e a parte mais proximal dos cordões espermáticos (Figura 134.2). Um septo de tecido conjuntivo, a rafe mediana, divide o escroto em dois sacos. A inervação e a irrigação vascular do escroto não ultrapassam a rafe mediana, impedindo que ocorram processos infecciosos contralaterais por contiguidade, como as orquiepididimites. O escroto é composto, de fora para dentro, por pele, tecido subcutâneo, fáscia cremastérica externa, músculo cremaster, fáscia cremastérica interna e túnica vaginal própria. A pele escrotal é fina, elástica, pigmentada e contém pelos grossos e esparsos, glândulas sebáceas e músculo liso. O dartos, localizado logo atrás da pele, é formado por fibras elásticas e musculares lisas e ajusta a distância dos testículos em relação ao corpo para regular a temperatura testicular.

Testículos

Os testículos são estruturas ovais e pares localizadas nas bolsas escrotais (ver Figura 134.1). Cada testículo tem aproximadamente 4 a 5 cm de comprimento, 3 cm de largura e 2 cm de espessura, volume médio de 15 a 25 mℓ, com superfícies externas achatadas e uma borda anterior arredondada. O epidídimo repousa em sua borda posterior. Os testículos são cobertos pela túnica albugínea e contêm túbulos seminíferos, fundamentais para a produção de espermatozoides (células de Sertoli), e células que secretarem hormônios esteroides (células de Leydig). Os testículos são vascularizados por três artérias principais: a artéria testicular, ramo da aorta, e as artérias deferencial e cremastérica, que são ramos da artéria ilíaca interna. A drenagem venosa ocorre pelo plexo pampiniforme, que se une na veia testicular no anel inguinal profundo. A veia testicular esquerda drena na veia renal esquerda, enquanto a direita se conecta diretamente à veia cava inferior.

Epidídimos

O epidídimo, localizado na face posterolateral dos testículos, desempenha papel crucial na maturação e no transporte dos espermatozoides. Estruturalmente, ele é dividido em três partes: a cabeça, o corpo e a cauda (ver Figura 134.1). Os ductos seminíferos do testículo entram na cabeça do epidídimo, formando um longo enovelado até se convergirem na cauda do epidídimo, formando o ducto deferente. A irrigação do epidídimo é fornecida pela artéria epididimária deferencial, enquanto sua drenagem venosa se une ao plexo pampiniforme.

Cordões espermáticos

Esses cordões contêm veias, artérias, linfáticos, músculos, tecido conjuntivo e o canal deferente, suspendendo o testículo na bolsa escrotal e permitindo movimentos protetores involuntários.

ÓRGÃOS GENITAIS INTERNOS

Os órgãos genitais internos são formados principalmente pela próstata, pelas vesículas seminais, pela bexiga e uretra, mantendo estreita relação anatômica e funcional entre si (ver Figura 134.1).

Próstata

Essa glândula se desenvolve a partir da uretra prostática na 12ª semana de vida embrionária. Durante a pré-puberdade,

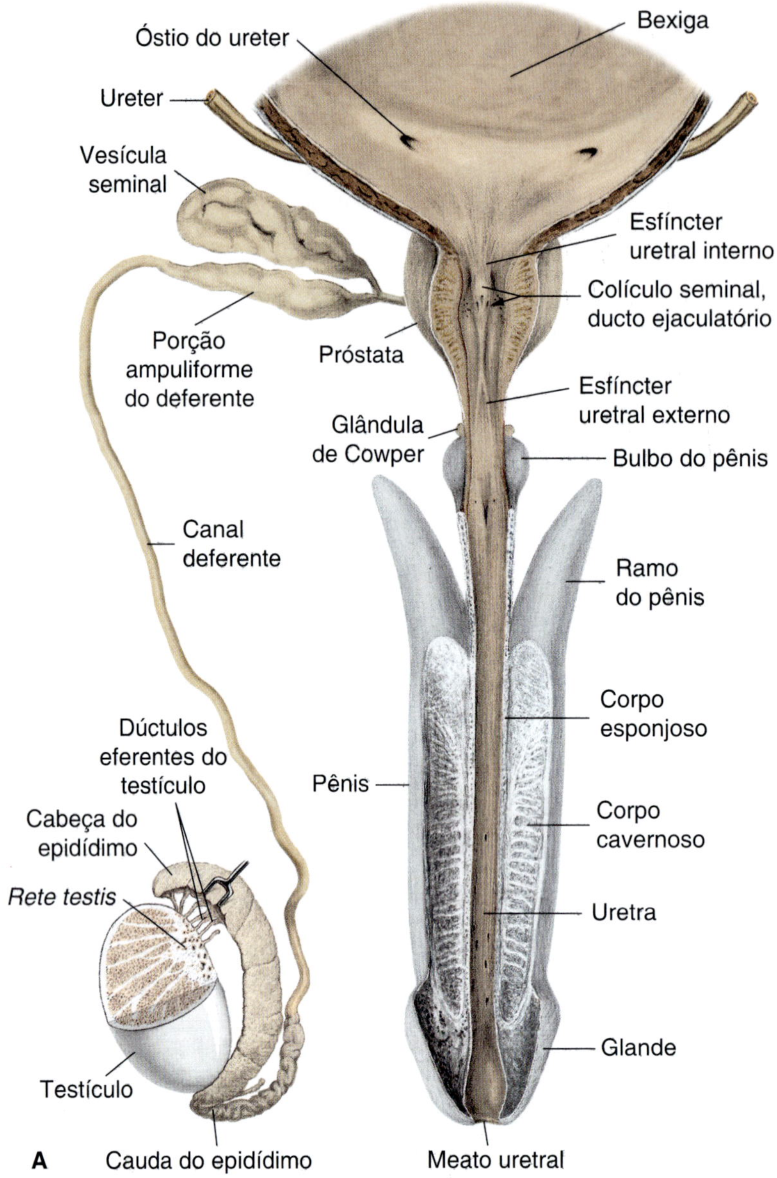

Figura 134.1 Representação esquemática dos órgãos genitais masculinos. **A.** Corte transversal. (*continua*)

a próstata permanece pequena e inativa, mas cresce sob a influência de hormônios na puberdade. No homem adulto, seu peso varia entre 20 e 30 g. Sua principal função é a produção de líquido alcalino rico em nutrientes, que ajuda a manter a mobilidade e a vitalidade dos espermatozoides, exercendo papel crucial na reprodução. A próstata é atravessada pela uretra e está localizada abaixo da bexiga, à frente do reto e atrás da sínfise pubiana. A próstata é suprida por ramos da artéria pudenda interna, da artéria vesical inferior e das artérias retais médias.

Vesículas seminais

Esses órgãos lobulados, de aproximadamente 2 a 4 cm, estão situados atrás da bexiga e acima da próstata. Eles secretam um líquido alcalino rico em frutose que ativa os espermatozoides, responsáveis pela maior parte do volume do ejaculado, além de produzirem prostaglandinas. Suas funções são reguladas pela testosterona.

Glândulas de Cowper

Localizadas na uretra membranosa, essas pequenas glândulas produzem uma secreção mucosa que lubrifica a uretra distal (ver Figura 134.1).

Bexiga

A bexiga é um órgão muscular oco situado no assoalho pélvico, formando o trato urinário inferior junto com a uretra e a próstata no sexo masculino. A bexiga tem função de armazenar a urina e eliminá-la quando apresentar desejo miccional, sem que haja resíduo pós-miccional importante.

A parede da bexiga é formada por quatro camadas: mucosa, lâmina própria, músculo detrusor e adventícia. Anatomicamente, podemos subdividi-la em corpo e base vesical (trígono).

A musculatura detrusora é responsável pela contração da bexiga. Ela é disposta em forma de feixes entrelaçados cobertos pela mucosa, podendo favorecer a formação dos divertículos vesicais em caso de obstrução intravesical.

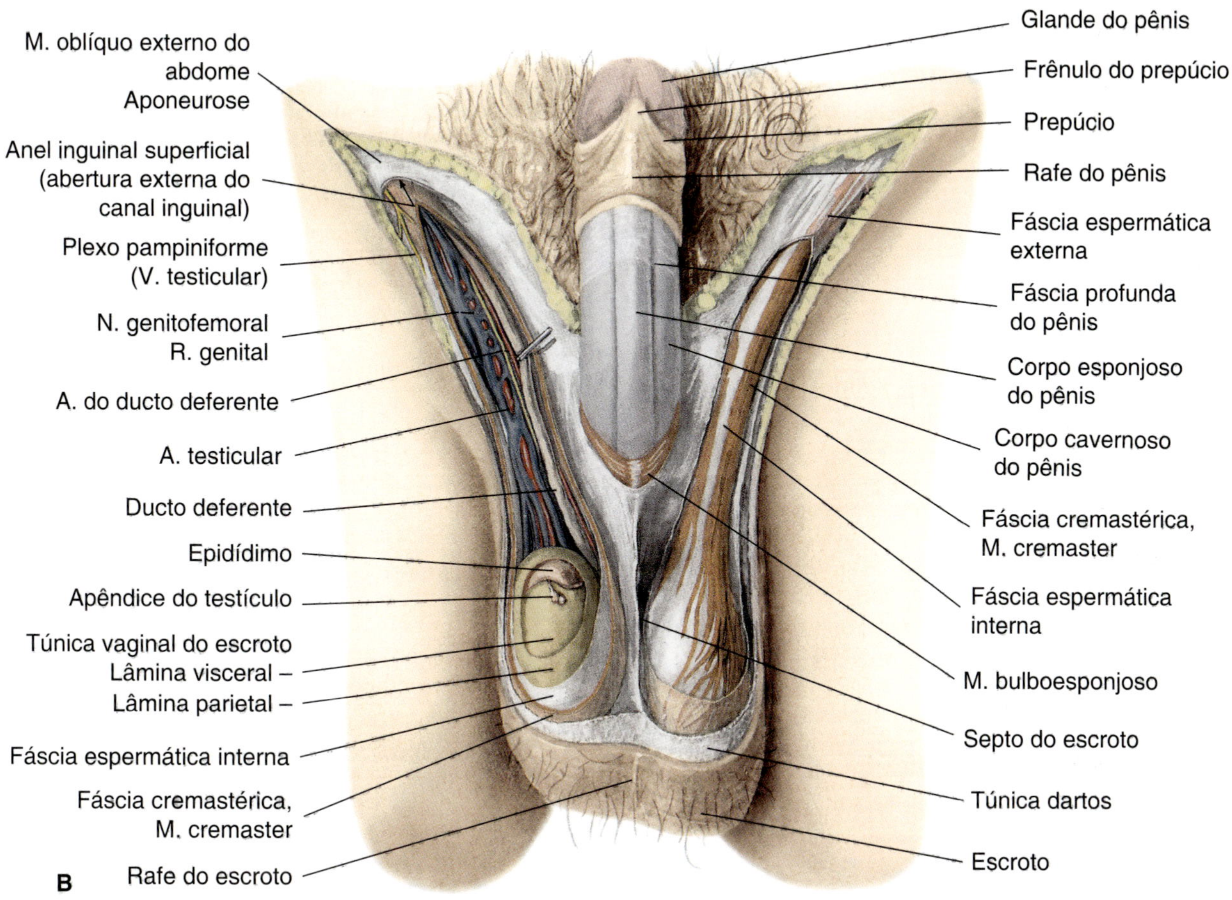

Figura 134.1 (*Continuação*) **B.** Vista posterior. (Adaptada de Wolf Heidegger, 2006.)

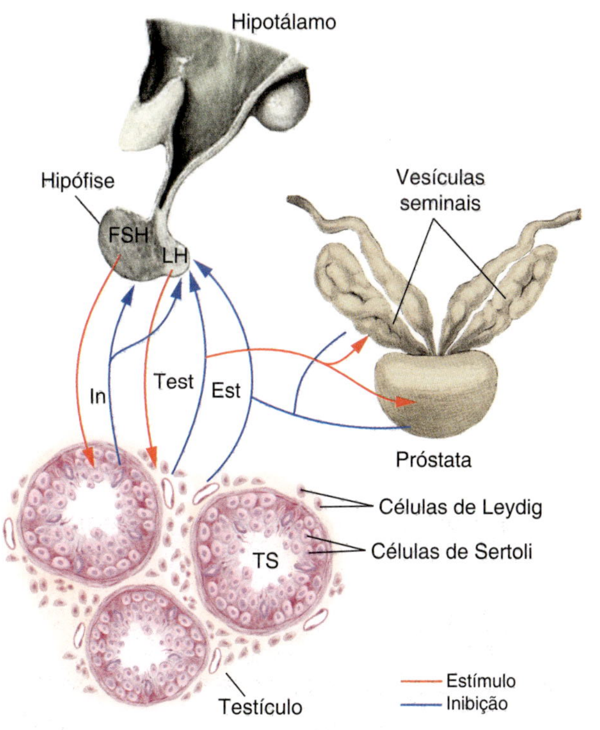

Figura 134.2 Mecanismos de controle da secreção de hormônios pelos testículos (eixo hipotálamo-hipofisário-gonádico). Est: estrogênio; FSH: hormônio foliculoestimulante; In: inibina; LH: hormônio luteinizante; Test: testosterona; TS: túbulo seminífero.

O detrusor é responsável pela contração da bexiga. Essa musculatura é ativada por estímulo colinérgico sobre receptores muscarínicos (M3 e M2); também recebe inervação adrenérgica por meio de receptores beta-3, que promovem o relaxamento e inibem contrações durante o enchimento vesical.

Uretra

A uretra é dividida em três partes: prostática, membranosa e esponjosa. Serve para a eliminação da urina e desempenha papel importante na função sexual; é o canal por onde ocorre a ejaculação do esperma (ver Figura 134.1).

Linfáticos

Os linfáticos do pênis e do escroto drenam para os linfonodos inguinais, enquanto os linfáticos testiculares drenam para o abdome.

ALTERAÇÕES DA GENITÁLIA COM A IDADE

As alterações anatômicas importantes acompanham a puberdade e a velhice. Durante a puberdade, o crescimento dos testículos é o primeiro sinal, seguido pelo surgimento de pelos pubianos e pelo aumento do tamanho do pênis. Em pessoas idosas, observa-se diminuição dos pelos pubianos, redução do tamanho do pênis e posição mais baixa dos testículos na bolsa escrotal.

BIBLIOGRAFIA

McAninch JW, Lue TF. Urologia geral de Smith e Tanagho. 18. ed. New York: AMGH, 2014.

Morais R, Suartz C. Urologia para acadêmicos de medicina. Sociedade Brasileira de Urologia, 2023.

Nardozza Jr. AN, Zerati Filho M, Reis RB. Urologia fundamental. São Paulo: Planmark, 2010.

Porto CC, Porto AL. Clínica médica na prática diária. 2. ed. Rio de Janeiro: Guanabara Koogan, 2022.

Richie JP, Steele G. Neoplasm of the testis. In: Walsh PC. Campbell's Urology. 8. ed. Philadelphia: Saunders, 2002.

Wein AJ, Kavoussi LR, Partin AW, Peters CA. Campbell-Walsh Urologia. Rio de Janeiro: Guanabara Koogan, 2018.

Wolf-Heidegger. Atlas de anatomia humana. 6. ed. Rio de Janeiro: Guanabara Koogan, 2006.

CAPÍTULO 135

Exame Clínico

Roberto Luciano Coimbra

ANAMNESE

No diagnóstico das doenças do sistema genital masculino, dentre os elementos de identificação, sobressaem a idade e a profissão.

Existem doenças que incidem preferencial ou exclusivamente em determinadas faixas etárias. Assim, nos recém-nascidos, são importantes os problemas de ambiguidade sexual, a hidrocele, o edema escrotal (hérnias), as criptorquias e as dismorfias penianas.

Na infância, os quadros clínicos infecciosos da genitália ocorrem com pouca frequência – exceto as balanopostites, não raro associadas às fimoses. As afecções que interferem com o fluxo sanguíneo testicular (p. ex., torção do cordão espermático) são mais comuns.

Na puberdade e no adulto jovem, predominam os processos infecciosos, de modo particular as infecções sexualmente transmissíveis (IST) e tumores testiculares.

Mais tarde, passados os 40 anos de idade, a incidência de câncer testicular começa a diminuir, o que deixa espaço para o aparecimento de priapismo, hidrocele secundária, prostatovesiculite, câncer peniano e doença de Peyronie. Após os 60 anos, os homens se deparam com as obstruções urinárias de origem prostática, principalmente a hiperplasia nodular benigna. Nos septuagenários e octogenários, é alta a incidência do carcinoma da próstata e da bexiga.

Identificar a profissão do paciente pode ajudar no raciocínio diagnóstico. O carcinoma escrotal, por exemplo, ocorre com mais frequência nos indivíduos que lidam com piche e alcatrão ("câncer dos limpadores de chaminés"). As pessoas que trabalham em ambientes de temperatura elevada (forneiros, padeiros) e as que se expõem a radiações ionizantes (técnicos de raios X, radiologistas) são mais propensas aos distúrbios espermatogênicos.

SINAIS E SINTOMAS

Convém ressaltar que o fato de os órgãos genitais masculinos terem dupla função – sexual e urinária – possibilita o surgimento de distúrbios miccionais e sexuais, isoladamente ou de maneira associada.

Os principais sintomas das afecções do sistema genital masculino são: dor, hematúria, alterações miccionais, retenção urinária, priapismo, hemospermia, corrimento uretral, ejaculação precoce, impotência sexual e infertilidade.

Dor

A dor pode ter origem no próprio órgão genital ou em suas adjacências. A dor referida nasce em outro órgão, mas é sentida na genitália. A dor à micção, chamada disúria, frequentemente descrita como "ardência" ou "queimação", é indicativa de inflamação do trato urinário inferior, de estenose uretral ou do meato externo. A dor testicular de origem local ocorre na orquite traumática ou infecciosa; a dor referida, na litíase ureteral, é provocada por cálculo localizado em seu terço superior. Nesse caso, a dor sentida no testículo deve-se à inervação comum dessas duas estruturas. Um cálculo localizado no terço inferior do ureter pode acompanhar-se de dor na bolsa escrotal. As neoplasias malignas do testículo podem ser indolores ou provocar dor discreta com sensação de peso. Se ocorrer hemorragia espontânea no interior da neoplasia, a dor torna-se intensa e pode causar confusão diagnóstica com epididimite aguda ou com torção do cordão espermático. Na prostatite aguda, pode haver dor na região perineal ou na região sacral. Na epididimite aguda, a dor é, em geral, localizada. Na fase inicial, ela pode ser sentida na virilha ou no quadrante abdominal inferior. Ocasionalmente, a dor epididimária pode transmitir-se ao ângulo costovertebral do mesmo lado, simulando migração de um cálculo ureteral. Dor lombossacra, com irradiação para os quadris e para as pernas, é encontrada no câncer da próstata com disseminação metastática e prostatites.

Hematúria

A hematúria é uma condição caracterizada pela presença de sangue na urina. É classificada em micro-hematúria, identificada apenas por meio de exames laboratoriais específicos, como o exame microscópico da urina, e em macro-hematúria, na qual o sangue é visível a olho nu, conferindo à urina uma coloração avermelhada, rosada ou marrom.

Existem várias causas possíveis para a hematúria, categorizadas pela origem do sangramento, que pode ocorrer nos rins, ureteres, bexiga ou uretra. Entre as causas mais comuns estão as infecções do trato urinário, cálculos renais, traumatismos, inflamações e condições mais graves, como tumores no trato urinário.

A presença de sangue na urina pode ser sintoma de uma condição subjacente grave, como câncer de bexiga ou doença renal. Por isso, é importante fazer uma avaliação completa em caso de suspeita de hematúria.

O diagnóstico da causa da hematúria pode envolver uma variedade de exames, incluindo exames de urina, exames de imagem (ultrassonografia, tomografia computadorizada ou ressonância magnética) e, em alguns casos, procedimentos mais invasivos, como cistoscopia, em que um tubo fino com uma câmera é inserido na bexiga para avaliar o trato urinário inferior.

Além de ser classificada em macroscópica e microscópica, a hematúria pode se apresentar de diferentes formas:

- Hematúria inicial: associada a doenças inflamatórias ou infecciosas da uretra
- Hematúria final: em geral, causada por processos inflamatórios ou infecciosos da bexiga, cálculos na bexiga ou hiperplasia prostática benigna (HPB) com inflamação na uretra prostática
- Hematúria total durante toda a micção: indica patologias já estabelecidas no trato urinário superior ou inferior, como câncer ou cálculos renais
- Hematúria franca: caracterizada pela presença de coágulos sanguíneos na urina, que podem ser recentes ou indicar sangramento de longa data.

Existem situações em que não se chega a uma conclusão quanto à etiologia do sangramento. Nesses casos, dá-se a denominação de "hematúria idiopática".

Alterações miccionais

A micção normal resulta de um mecanismo sincronizado dos músculos lisos da bexiga e da musculatura estriada que circunda a uretra posterior. Quando a bexiga começa a se contrair, ocorre relaxamento do músculo estriado periuretral, reflexa ou voluntariamente, que produz diminuição do comprimento da uretra e aumento em seu calibre, possibilitando a saída da urina. Ardência miccional é comum na prostatite, geralmente sentida na uretra distal, na glande ou em suas proximidades.

Urina residual

Urina residual é a quantidade de urina que permanece na bexiga após a micção normal. Em geral, uma pequena quantidade de urina, em torno de 3 a 4 mm, pode ser detectada após esvaziar a bexiga. No entanto, em certas condições, como na presença de HPB, essa quantidade pode aumentar significativamente, levando a complicações urinárias.

A HPB é um problema comum em homens mais velhos, caracterizado pelo crescimento benigno da próstata. À medida que a próstata aumenta de tamanho, ela pode comprimir a uretra, obstruindo o fluxo urinário. Isso pode levar a uma série de sintomas, incluindo dificuldade para iniciar a micção, jato urinário fraco, micção frequente, sensação de esvaziamento incompleto da bexiga e, em casos mais graves, retenção urinária.

A obstrução causada pela HPB pode resultar em quantidade significativa de urina residual na bexiga após a micção. Isso ocorre porque a próstata aumentada dificulta o esvaziamento completo da bexiga, deixando uma quantidade substancial de urina. Essa urina residual pode ser terreno fértil para o crescimento bacteriano, aumentando o risco de infecções urinárias.

Além disso, se não for tratada adequadamente, a presença de urina residual pode levar a complicações adicionais, como formação de cálculos na bexiga, infecções recorrentes do trato urinário e danos nos rins. Portanto, o manejo eficaz da HPB inclui não apenas o tratamento dos sintomas urinários, mas também a avaliação e o gerenciamento da urina residual para evitar complicações a longo prazo. Isso pode envolver terapias medicamentosas, procedimentos minimamente invasivos ou, em casos graves, cirurgia para aliviar a obstrução e restaurar o fluxo urinário adequado.

Na **incontinência urinária** verdadeira, o paciente elimina urina de maneira involuntária e praticamente contínua, o que pode ser observado em condições como manifestações completas de epispadia, lesões na medula espinal e no esfíncter. Um jato urinário fraco, lento e fino em bebês do sexo masculino pode indicar fimose cerrada, estenose do meato uretral ou válvula da uretra posterior. Os sintomas mais comuns das obstruções do trato urinário inferior incluem hesitação, esforço para urinar e diminuição da força e do calibre do jato urinário.

É importante ressaltar o conhecimento das disfunções vesico-esfincterianas, frequentemente agrupadas sob o termo "bexiga neurogênica", em que os distúrbios urinários resultam de alterações na função motora do sistema nervoso. Lesões traumáticas (da medula espinal, cranianas ou periféricas), lesões inflamatórias (neurites, polineurites, mielites e encefalites), neoplasias e efeitos colaterais de medicamentos são causas comuns de disfunção vesico-esfincteriana. Os sintomas podem variar desde discreta disúria até incontinência ou retenção urinária grave.

Retenção urinária

A retenção urinária é caracterizada pela incapacidade de esvaziar parcial ou completamente a bexiga. É crucial diferenciá-la da anúria, em que a ausência de micção resulta da disfunção renal. Na retenção urinária, a bexiga distendida pode ser palpada na região suprapúbica, e o uso de um cateter vesical geralmente leva ao desaparecimento do "globo vesical". Por outro lado, na anúria, a bexiga está vazia e o cateterismo confirma a ausência de urina em seu interior.

As retenções urinárias podem ser classificadas como completas ou incompletas. Na retenção urinária completa, o indivíduo é incapaz de eliminar até mesmo pequenas quantidades de urina. As retenções urinárias podem ocorrer de maneira aguda ou crônica; a retenção completa aguda geralmente é acompanhada de dor – o paciente apresenta ansiedade, impaciência, palidez e sudorese, além de relatar forte desejo de urinar que aumenta a cada contração da bexiga. No exame físico, é possível detectar massa suprapúbica, infraumbilical, mediana, regular, arredondada e tensa, que produz um som maciço à percussão, em contraste com o som timpânico ao redor do globo vesical. A palpação dessa massa hipogástrica pode intensificar ainda mais o desejo de urinar.

O diagnóstico de retenção urinária baseia-se principalmente na história clínica e no exame físico. É crucial identificar o tipo de retenção e sua causa subjacente. A idade do paciente tem papel relevante na avaliação diagnóstica. Em crianças, a retenção de urina pode ser causada por diferentes condições, como cálculos vesicais impactados no colo ou na uretra, estenose do meato uretral externo, fimose associada a balanopostite, estenose uretral, válvula da uretra posterior ou disfunção neurogênica. Em adolescentes, as causas frequentes incluem condições infecciosas, como inflamação das glândulas bulbouretrais, uretrites, prostatite, abscesso prostático, polirradiculoneurite e traumas na uretra ou medula espinal. Já em indivíduos mais idosos, é necessário considerar o crescimento prostático benigno ou maligno (HPB), esclerose múltipla, *tabes dorsalis*, pós-operatório ou uso de medicamentos anticolinérgicos, anti-histamínicos, tranquilizantes ou relaxantes musculares.

Hipertrofia prostática benigna

A HPB é condição frequente em homens após os 40 anos, caracterizada pelo aumento do tamanho da próstata em decorrência do crescimento benigno do tecido glandular. Embora não seja condição grave, pode causar sintomas do trato urinário inferior que afetam significativamente a qualidade de vida dos pacientes. O aumento do volume prostático e a intensidade dos sintomas nem sempre são proporcionais; alguns homens podem apresentar próstata bastante grande, mas sem sintomas importantes, e outros podem ter próstatas relativamente pequenas e ser bastante sintomáticos.

A HPB é condição comum, e tem como fatores de risco idade avançada, história familiar da doença e obesidade, associados à presença de determinadas condições médicas, como diabetes e doenças cardíacas.

A HPB envolve o crescimento benigno do tecido glandular na zona de transição da próstata. Esse crescimento pode levar à compressão da uretra, causando obstrução parcial ou completa do fluxo urinário. Os sintomas mais comuns da HPB incluem aumento da frequência urinária, urgência miccional, hesitação ao urinar, jato urinário fraco e sensação de esvaziamento incompleto da bexiga. Alguns pacientes também podem experimentar noctúria (necessidade de urinar à noite) e incontinência urinária. Se não houver acompanhamento adequado da HPB, complicações graves, como infecções urinárias recorrentes, cálculos vesicais e falência detrusora progressiva, podem levar à insuficiência renal crônica.

O diagnóstico da HPB é feito com base na história clínica, exame físico e exames complementares, como o exame de toque retal e testes de função renal. Exames de imagem, como ultrassonografia e ressonância magnética, podem ser usados para avaliar o tamanho da próstata e a presença de obstrução do trato urinário.

O tratamento da HPB pode incluir medidas conservadoras, como mudanças no estilo de vida e medicamentos para aliviar os sintomas. Em casos mais graves ou quando os sintomas não respondem ao tratamento medicamentoso, a cirurgia pode ser necessária para remover parte ou toda a próstata. Recentemente, novas opções de tratamento menos invasivas têm sido desenvolvidas para pacientes com HPB, incluindo terapias a *laser* e procedimentos minimamente invasivos. O diagnóstico precoce e o tratamento adequado são essenciais para melhorar a qualidade de vida dos pacientes e prevenir complicações associadas à obstrução do trato urinário.

Priapismo

O priapismo é caracterizado por ereção persistente, dolorosa e prolongada do pênis, que ocorre sem estímulo sexual. O termo "priapismo" deriva de Príapo, uma figura da mitologia grega associada a um pênis permanentemente ereto. Nessa condição, o pênis fica ereto mesmo na ausência de excitação sexual e pode permanecer assim por várias horas ou até mesmo dias.

Existem dois tipos principais de priapismo: isquêmico e não isquêmico. O priapismo isquêmico, também conhecido como priapismo de baixo fluxo, é o tipo mais comum e ocorre quando há obstrução do fluxo sanguíneo para os corpos cavernosos do pênis, resultando em ereção dolorosa e persistente. Já o priapismo não isquêmico, ou priapismo de alto fluxo, ocorre quando há excesso de fluxo sanguíneo para o pênis, geralmente em virtude de lesões arteriais, e costuma ser menos doloroso.

As causas do priapismo podem ser diversas e incluem condições hematológicas, como anemia falciforme e leucemia, distúrbios neurológicos, lesões na medula espinal, uso de certos medicamentos, como antidepressivos e drogas recreativas (orais e injetáveis) e trauma genital. Em alguns casos, a causa do priapismo pode não ser identificada. Seu diagnóstico geralmente é feito com base no histórico médico do paciente, exame físico e, em alguns casos, exames complementares, como ultrassonografia Doppler peniana.

O tratamento do priapismo depende do tipo e da causa subjacente, mas pode envolver medidas conservadoras, como aplicação de gelo e administração de medicamentos vasoconstritores, ou procedimentos mais invasivos, como aspiração do sangue acumulado nos corpos cavernosos ou irrigação com solução salina. O tratamento precoce é fundamental para evitar essas complicações e preservar a função sexual do paciente.

Hemospermia

A hemospermia é definida como a presença de sangue no esperma, podendo ser causada por uma variedade de condições médicas. Possíveis causas são:

- Infecções bacterianas ou virais, como prostatite (inflamação da próstata) e epididimite (inflamação do epidídimo)
- IST, como gonorreia e clamídia, que podem causar inflamação e sangramento no trato genital masculino, levando à hemospermia
- Trauma na região genital, como lesões durante atividade sexual, cirurgia urogenital ou lesões externas
- Câncer de próstata, das vesículas seminais ou dos testículos pode causar hemospermia, especialmente se houver metástase para essas áreas
- Distúrbios de coagulação, como hemofilia ou uso de anticoagulantes
- Outras condições: cistos no ducto ejaculatório, pedras nos ductos ejaculatórios ou mesmo atividade sexual intensa.

O sangramento associado à hemospermia pode variar de discreto, deixando apenas manchas avermelhadas na roupa íntima, até mais intenso, o que pode causar preocupação e levar o paciente a procurar assistência médica imediata. É importante ressaltar que a hemospermia pode ocorrer em homens com aparelho geniturinário normal, especialmente após coito prolongado, e nem sempre indica condição patológica grave.

No entanto, em virtude da possibilidade de causas subjacentes mais graves, é essencial que qualquer episódio de hemospermia seja avaliado por um médico. O diagnóstico envolve história clínica detalhada, exame físico e, em alguns casos, exames complementares, como exames de imagem e análise laboratorial do esperma. O tratamento dependerá da causa subjacente identificada e pode variar desde medidas conservadoras até intervenções médicas ou cirúrgicas específicas.

Corrimento uretral

Corrimento uretral é a secreção que sai pelo meato da uretra, queixa frequente nos pacientes adultos do sexo masculino, associada a IST. As principais causas são uretrite e prostatite.

O primeiro sintoma de uretrite gonocócica (blenorragia) é corrimento purulento, profuso, amarelo ou pardo, e costuma aparecer 3 a 5 dias após o contágio. Corrimento uretral esbranquiçado que ocorre somente pela manhã ("gota matinal") é encontrado na prostatite, na uretrite não gonocócica (principalmente por *Chlamydia trachomatis*), na uretrite traumática – indivíduos ansiosos que comprimem a uretra em busca de secreção – e nos primeiros dias ou semanas que se seguem ao tratamento das uretrites agudas. Isso porque as glândulas de Littré ficam hipersensíveis e secretam substâncias mucoides em excesso. Corrimento uretral serossanguinolento sugere a possibilidade de estreitamento uretral, câncer da uretra ou corpo estranho na uretra.

A prática de sexo seguro é fundamental para reduzir o risco de contrair IST que possam levar ao corrimento uretral. Isso inclui o uso correto de preservativos em todas as relações sexuais e a realização regular de testes de IST, especialmente para indivíduos sexualmente ativos ou que tenham múltiplos parceiros sexuais.

Distúrbios sexuais

Os distúrbios sexuais masculinos (Quadro 135.1) são condições que afetam a função sexual e a capacidade de desempenhar atividades sexuais de modo satisfatório.

DISFUNÇÃO ERÉTIL (DE). Também conhecida como impotência sexual, a DE é caracterizada pela dificuldade em alcançar ou manter ereção suficiente para uma relação sexual satisfatória. A DE pode ter causas físicas, como doenças cardiovasculares, diabetes, hipertensão arterial, obesidade, tabagismo, bem como fatores psicológicos, como estresse, ansiedade, depressão ou problemas de relacionamento.

cabeça ou no corpo do epidídimo é comum nas lesões císticas. Na cauda, quase sempre é consequência de epididimite inespecífica.

A sensibilidade epididimária é maior nos processos inflamatórios agudos e nas lesões microcísticas, causas frequentes das chamadas neuralgias testiculares essenciais.

Exame dos canais deferentes

Os canais deferentes intraescrotais são palpados com facilidade em condições normais, desde seu ponto de junção na cauda epididimária até o orifício externo do anel inguinal. Esse segmento do canal deferente pode ser identificado pela sensação toda especial que se tem de "corda de chicote" (ver Figura 135.1).

Agenesia deferencial, lesões císticas ou granulomatosas podem ser detectadas por simples manobras palpatórias, que devem ser simultâneas e comparativas.

Quando acometido de processo tuberculoso, o deferente pode tomar a forma característica de "contas de rosário".

Exame dos cordões espermáticos

Lesões dos cordões espermáticos são percebidas por palpação. Na funiculite, o cordão se encontra espessado e doloroso. A hidrocele do cordão e as lesões císticas são diagnosticadas por palpação e transiluminação.

Uma causa comum da funiculite recidivante nas regiões endêmicas é a filariose, quando se palpam tumefação difusa e certo grau de espessamento do cordão espermático.

Toque retal

O toque retal é essencial no diagnóstico de diversas afecções anorretais, além de ser importante na avaliação de órgãos pélvicos, como a próstata. A técnica inclui inspeção cuidadosa. Posicionamento correto do paciente, uso de lubrificação e introdução digital suave são fundamentais para um exame eficaz e confortável para o paciente.

O exame digital do reto possibilita identificar diversas condições, incluindo fissuras anais, fístulas, hemorroidas, estenoses retais, abscessos, pólipos, neoplasias e problemas prostáticos. Inspeção cuidadosa da região anal e perineal também é essencial para identificar quaisquer anormalidades externas. A observação do tônus esfincteriano anal pode fornecer informações adicionais sobre a função neurológica do paciente.

A escolha da posição deve levar em consideração o conforto do paciente e a facilidade de acesso para o médico. Expõe-se o ânus com os dedos indicador e polegar da mão esquerda, coloca-se a polpa do indicador direito sobre a margem anal e faz-se uma compressão continuada e firme para baixo, com o intuito de relaxar o esfíncter externo. Em seguida, introduz-se o dedo, lenta e suavemente, por meio de movimentos rotatórios. A introdução digital tem que ser feita com delicadeza e suavidade para que não haja dor. Recomenda-se esvaziar a bexiga para facilitar a palpação retal.

- Posição de Sims ou lateral esquerda, mantendo-se o membro inferior em semiextensão e o membro superior flexionado
- Posição genupeitoral, a preferida pela maioria dos examinadores
- Posição de decúbito supino, na qual o paciente fica deitado com as pernas flexionadas.

Exame da próstata

A próstata tem o tamanho aproximado de uma noz grande, mas variações são comuns. Aumentos no tamanho podem indicar hiperplasia benigna ou patologias mais graves, como câncer. A próstata é geralmente palpável na parede anterior do reto e tem a forma de um coração (pirâmide invertida, maçã ou pera), com a base voltada para cima e o vértice para baixo.

Uma próstata saudável tem consistência firme, mas elástica, semelhante a borracha. Áreas muito duras ou irregulares podem sugerir patologias, incluindo câncer. A superfície normal da próstata é lisa. Nódulos, irregularidades ou áreas endurecidas podem ser indicativos de condições patológicas. A próstata normal tem contornos precisos e bem definidos. Borda irregulares ou mal definidas podem ser sinal de problemas. O sulco mediano separa os lobos laterais da próstata e é normalmente palpável. Se o sulco estiver ausente ou difícil de perceber, pode indicar aumento especialmente do lobo médio da próstata. Em geral, a próstata é discretamente móvel. Imobilidade pode ser sinal de patologia local, como a invasão do câncer nos tecidos adjacentes.

As vesículas seminais não são tipicamente acessíveis pelo exame palpatório em virtude de sua localização mais profunda. Quando a avaliação das vesículas seminais é necessária, utiliza-se o método palpatório de Picker ou exames de imagem, como ultrassonografia transretal (Quadro 135.3).

Quadro 135.3 Características semiológicas das principais afecções prostáticas.

Parâmetros semiológicos	Normal	Prostatite	Hipertrofia	Câncer
Volume	Tamanho de uma castanha	Aumentado	Aumentado	Aumentado
Forma	Triangular	Globosa	Globosa	Disforme
Limites	Nítidos	Nítidos	Nítidos	Imprecisos
Superfície	Lisa	Lisa	Lisa	Nodular
Consistência	Muscular	Amolecida	Elástica	Dura ou pétrea
Sensibilidade	Dolorosa	Extremamente dolorosa	Sensibilidade diminuída	Dolorosa ao toque

BIBLIOGRAFIA

Brasil. Ministério da Saúde. Secretaria de Vigilância em Saúde. Programa Nacional de DST e AIDS. Manual de controle das doenças sexualmente transmissíveis. 4. ed. Brasília: Ministério da Saúde, 2005.

Moore KL, Dalley AF, Agur AMR. Anatomia orientada para a clínica. 7. ed. Rio de Janeiro: Guanabara Koogan, 2014.

Morais R, Suartz C. Urologia para acadêmicos de medicina. Sociedade Brasileira de Urologia, 2023.

Porto CC, Porto AL. Clínica médica na prática diária. 2. ed. Rio de Janeiro: Guanabara Koogan, 2022.

Porto CC, Porto AL. Exame clínico. 8. ed. Rio de Janeiro: Guanabara Koogan, 2024.

Richie JP, Steele GS. Neoplasms of the testis. In: Walsh PC, Retik AB, Vaughan Jr ED, Wein AJ (eds.). Campbell's Urology. 8. ed. Philadelphia: Saunders, 2002. p. 2876-919.

Sociedade Brasileira de Urologia (SBU). Consenso sobre disfunção erétil e sexualidade. SBU, 2003.

Wein AJ, Kavoussi LR, Partin AW, Peters CA. Campbell-Walsh Urologia. 11. ed. Rio de Janeiro: Guanabara Koogan, 2018.

CAPÍTULO 136

Exames Complementares

Roberto Luciano Coimbra

INTRODUÇÃO

Dispõe-se, atualmente, de um grande número de exames complementares para o diagnóstico das enfermidades do sistema genital masculino, incluindo: o exame simples de urina, a cultura de urina, o exame bacteriológico da secreção uretral, a dosagem de fosfatase ácida, do antígeno prostático específico, os marcadores tumorais, o espermograma, os exames de imagem (linfografia), radiografia simples do abdome, urografia excretora, uretrocistografia, ultrassonografia, tomografia computadorizada, ressonância magnética, biopsia do testículo e da próstata, punção aspirativa e a uretrocistoscopia.

EXAMES SIMPLES DE URINA

A correta orientação ao paciente sobre a técnica adequada de coleta de urina é crucial para evitar contaminação da amostra. Recomenda-se higienização adequada antes da micção.

A sedimentoscopia da urina fornece informações valiosas, especialmente em afecções dos órgãos genitais masculinos.

Leucocitúria é diagnosticada quando há 5 ou mais leucócitos por campo microscópico de grande aumento. Piúria inflamatória, não infecciosa, pode ser observada em casos de litíase vesical e no pós-operatório da prostatectomia.

A presença de bactérias na urina (bacteriúria) é clinicamente relevante. Um teste de nitrito positivo na urina geralmente coincide com uma contagem bacteriana ≥ 100.000 colônias/mℓ.

Nas infecções urinárias e suas complicações, como prostatites, vasites, vesiculites, epididimites e orquites, é comum encontrar bactérias e leucócitos no centrifugado.

Persistência de densidade urinária baixa com pH ácido e piúria, sem bacteriúria, pode ser indicativa de tuberculose geniturinária.

CULTURA DE URINA

A cultura de urina é essencial para identificar e quantificar o microrganismo infectante. Em geral, consideram-se 100.000 colônias/mℓ o ponto crítico entre contaminação e infecção urinária verdadeira.

Em amostras coletadas durante a micção, há 80% de probabilidade de infecção verdadeira, especialmente quando a densidade da amostra é considerada.

EXAME DA SECREÇÃO URETRAL

O exame da secreção uretral envolve a pesquisa de leucócitos, tricômonas e fungos.

A coloração de Gram é útil na identificação de morfologia bacteriana, incluindo o gonococo (diplococo gram-negativo intracelular).

Imunofluorescência para *Chlamydia trachomatis* é opção válida, especialmente considerando que essa bactéria é responsável pela maioria das uretrites agudas em homens.

FOSFATASE ÁCIDA

A fosfatase ácida prostática é uma enzima produzida pelo epitélio da próstata e é normalmente eliminada com o líquido seminal. Seus níveis séricos são geralmente baixos. No entanto, em casos de adenocarcinoma de próstata, os níveis séricos dessa enzima podem aumentar. À medida que o câncer prostático avança, a integridade do epitélio prostático é comprometida, resultando na liberação significativa de fosfatase ácida na circulação. Conforme o tumor progride e se torna mais anaplásico, a produção de fosfatase ácida pelo epitélio glandular prostático diminui, e o aumento da enzima no sangue é associado à presença de massa tumoral extracapsular. Além do câncer de próstata, a fosfatase ácida prostática pode estar elevada em algumas condições metabólicas, ósseas, hepáticas e neoplásicas, bem como após intervenções cirúrgicas ou procedimentos prostáticos.

MARCADORES TUMORAIS

Os marcadores tumorais em urologia são substâncias produzidas pelo corpo em resposta à presença de um câncer ou diretamente por células tumorais. Eles são utilizados para auxiliar no diagnóstico, monitoramento da resposta ao tratamento e detecção de recorrência de vários cânceres urológicos. Aqui listamos alguns dos marcadores tumorais mais relevantes:

- Antígeno prostático específico (PSA): talvez o mais conhecido na urologia, o PSA é utilizado principalmente no diagnóstico e monitoramento do câncer de próstata. Níveis elevados de PSA podem indicar a presença de câncer de próstata, embora também possam estar elevados em condições benignas como hiperplasia prostática benigna e prostatite
- Alfafetoproteína (AFP): esse marcador é particularmente importante no diagnóstico de tumores de células germinativas do testículo. Elevações significativas de AFP são comumente observadas em certos tipos de câncer testicular, como teratocarcinomas e tumores do saco vitelínico
- Gonadotrofina coriônica humana (hCG): assim como a AFP, a hCG é outro marcador utilizado no diagnóstico de câncer de células germinativas testiculares. Níveis elevados podem ser encontrados em coriocarcinomas e alguns seminomas
- Desidrogenase láctica (LDH): embora não seja específica, a LDH pode ser útil no monitoramento de tumores testiculares avançados, especialmente em conjunto com AFP e hCG
- CA-125: esse marcador é mais comumente associado ao câncer de ovário, mas pesquisas recentes sugerem que também tenha utilidade no monitoramento de alguns tipos de câncer de rim
- Marcadores urinários: alguns marcadores são detectáveis na urina e podem ser considerados no diagnóstico e monitoramento de câncer de bexiga. Exemplos incluem o NMP22 (*nuclear matrix protein 22*) e o BTA (*bladder tumor antigen*).

É importante notar que nenhum marcador tumoral é completamente específico ou sensível para um tipo de câncer, e são geralmente usados em combinação com outros exames e procedimentos diagnósticos.

ANTÍGENO PROSTÁTICO ESPECÍFICO

O PSA é uma ferramenta diagnóstica fundamental na avaliação da saúde prostática; trata-se de uma glicoproteína produzida pelas células acinares e no epitélio ductal da próstata. Embora sua função primária seja liquefazer o sêmen para facilitar a motilidade dos espermatozoides, pequenas quantidades são normalmente liberadas na corrente sanguínea.

O PSA é usado para rastreamento com o objetivo de detectar precocemente o câncer de próstata, principalmente em homens > 50 anos ou em grupos de risco elevado (como aqueles com histórico familiar da doença). Após diagnóstico de câncer de próstata, o PSA é utilizado para monitorar a eficácia do tratamento e verificar recidivas. Além do câncer, elevações no PSA podem indicar outras condições prostáticas, como hiperplasia benigna da próstata (HPB) ou prostatites.

Os níveis considerados normais podem variar conforme a idade e o volume da próstata. De modo geral, níveis < 4 ng/mℓ são considerados normais, mas esse valor não é absoluto. Níveis elevados de PSA não são diagnósticos de câncer, mas podem indicar a necessidade de exames adicionais, como biopsia da próstata. O PSA pode estar elevado em condições benignas, como a HPB e prostatites; em contrapartida, homens com câncer de próstata podem ter níveis normais de PSA. O exame pode diferenciar entre PSA livre (não ligado a proteínas no sangue) e PSA total. Uma proporção menor de PSA livre em relação ao total pode sugerir câncer.

ESPERMOGRAMA

O espermograma continua sendo um exame fundamental na avaliação diagnóstica da infertilidade masculina, fornecendo informações cruciais sobre qualidade e quantidade de espermatozoides presentes no ejaculado. A seguir, listamos as atualizações mais relevantes sobre os parâmetros avaliados nesse exame.

- Volume seminal: o volume normal de ejaculado varia de 2 a 6 mℓ. Valores < 2 mℓ caracterizam hipospermia, enquanto volumes > 6 mℓ são indicativos de hiperespermia. A ausência total de ejaculado é denominada aspermia
- Coagulação e liquefação: após a ejaculação, o esperma se gelifica para proteger os espermatozoides no meio vaginal. A liquefação subsequente, geralmente ocorrendo entre 15 e 30 minutos, é crucial para a mobilidade dos espermatozoides. Alterações nesse processo podem afetar a qualidade dos espermatozoides
- pH seminal: o pH normal do sêmen varia entre 7,2 e 7,6. Mudanças no pH podem indicar disfunção das vesículas seminais ou da próstata
- Concentração de espermatozoides: a concentração normal de espermatozoides é crucial para a fertilidade masculina. Oligospermia é diagnosticada quando a concentração é < 20 milhões/mℓ, enquanto hiperzoospermia é observada quando a concentração excede 250 milhões/mℓ. A ausência completa de espermatozoides no ejaculado é chamada de azoospermia
- Motilidade dos espermatozoides: a capacidade de movimento dos espermatozoides, especialmente sua motilidade direcional e rápida, é essencial para a fertilização do óvulo. Mais de 70% de espermatozoides móveis, com 70% deles exibindo movimentos direcionais e rápidos, são considerados ótimos
- Vitalidade espermática: a técnica da eosina/negrosina é utilizada para distinguir entre espermatozoides vivos e mortos. A presença de alto percentual de espermatozoides imóveis, mas vivos, pode indicar problemas imunológicos
- Morfologia dos espermatozoides: avalia a forma dos espermatozoides; alto percentual de formas anormais (teratospermia) pode afetar a fertilidade masculina.

Essas atualizações refletem a importância do espermograma como ferramenta essencial na avaliação da fertilidade masculina, propiciando a identificação de potenciais problemas e orientando o tratamento adequado para casais com dificuldades de concepção.

EXAMES DE IMAGEM

Radiografia simples do abdome

Além de visualizar calcificações em topografia do aparelho urinário que podem ser caracterizadas como litíase urinária, a radiografia simples do abdome também identifica lesões metastáticas em estruturas ósseas. Lesões osteoplásticas na coluna lombossacra e na bacia não são exclusivas do carcinoma de próstata; elas também podem ocorrer em condições como metástases ósseas de outras neoplasias.

A radiografia do abdome pode auxiliar na detecção de outras condições. Por exemplo, a presença de vasos deferentes calcificados pode sugerir não apenas enfermidade diabética avançada, mas também condições como esclerose sistêmica.

Calcificações na bifurcação das artérias hipogástricas e ilíacas podem não apenas refletir aterosclerose, mas também ser indicativas de outras doenças vasculares, como arterite (Figura 136.1).

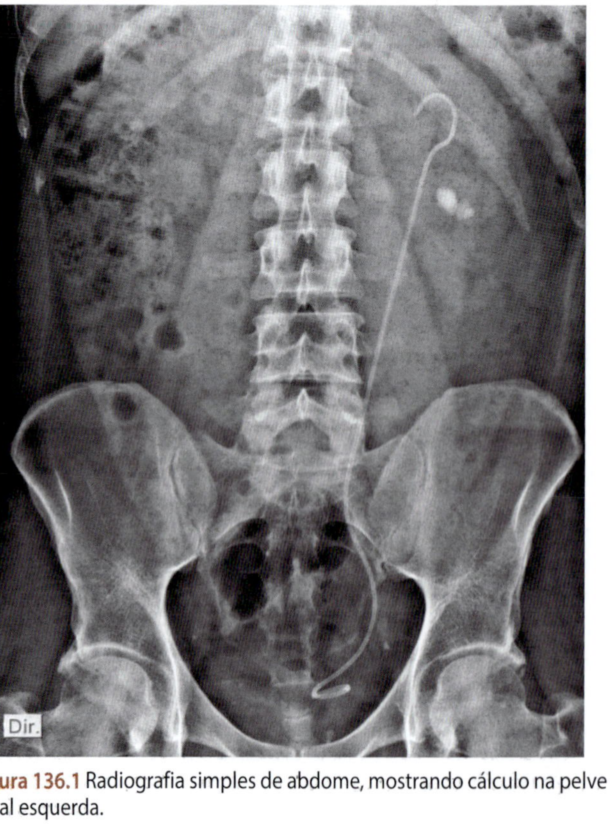

Figura 136.1 Radiografia simples de abdome, mostrando cálculo na pelve renal esquerda.

Urografia excretora

A urografia excretora continua sendo ferramenta valiosa na avaliação do trato urinário superior, mas seu uso tem diminuído com a introdução de métodos mais avançados de imagem, como a tomografia computadorizada (TC).

Além de indicada nas condições mencionadas, como neoplasias testiculares e hiperplasia prostática, a urografia excretora pode ser útil em pacientes com suspeita de obstrução ureteral ou anormalidades congênitas do trato urinário (Figura 136.2).

Uretrocistografia

A uretrocistografia é útil na avaliação de lesões uretrais e vesicais, mas métodos mais avançados, como a ressonância magnética (RM), podem fornecer informações mais detalhadas em certos casos.

Além de indicada em traumas do trato urinário inferior, a uretrocistografia pode ser útil na avaliação pré-operatória de pacientes com suspeita de estenose uretral (Figura 136.3).

Ultrassonografia

A ultrassonografia (US) é um método diagnóstico versátil e fundamental para diagnóstico, tratamento e acompanhamento das afecções urológicas por ter acesso fácil das estruturas urológicas. A US frequentemente complementa outros métodos diagnósticos, como exames de sangue, TC, RM e exames endoscópicos.

AVALIAÇÃO RENAL. Utilizada para identificar anomalias renais como cistos, tumores, cálculos e hidronefrose. Também é útil na avaliação de doenças renais agudas ou crônicas.

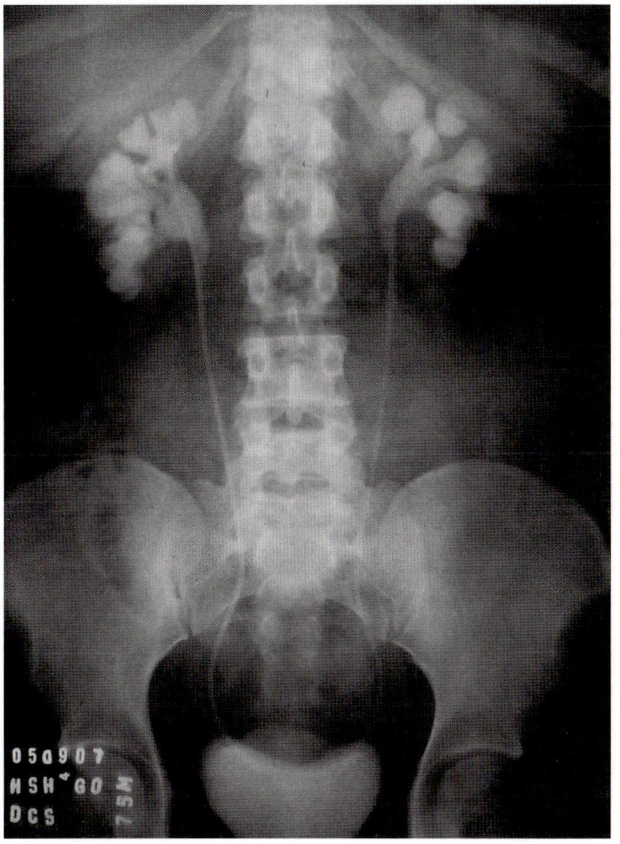

Figura 136.2 Urografia excretora. Hidronefrose bilateral por obstrução ureteral bilateral por litíase.

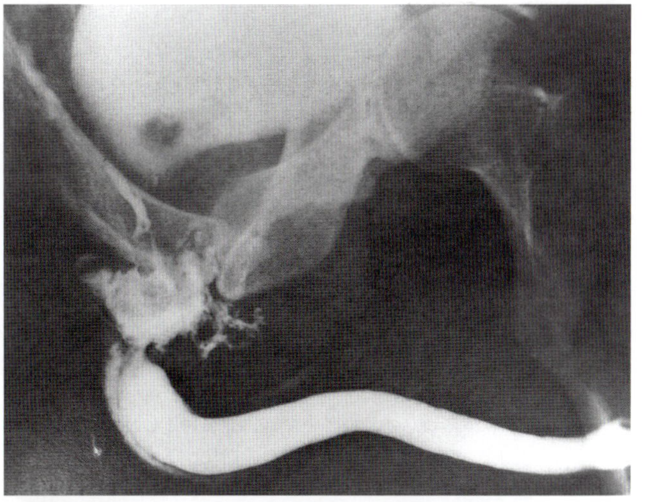

Figura 136.3 Uretrocistografia retrógrada mostrando estreitamento cicatricial da uretra.

ESTUDO DO TRATO URINÁRIO INFERIOR. Auxilia na avaliação da bexiga e da uretra, podendo identificar cálculos vesicais, alterações na parede da bexiga e anormalidades uretrais.

AVALIAÇÃO PROSTÁTICA. Usada frequentemente para avaliar o tamanho da próstata, presença de nódulos ou cistos e para auxiliar no diagnóstico de HPB ou câncer de próstata.

AVALIAÇÃO ESCROTAL. Importante no diagnóstico de condições como hidrocele, varicocele, torção testicular, tumores testiculares e epididimite.

ULTRASSONOGRAFIA TRANSRETAL (USTR). Especialmente útil para exames da próstata. A USTR oferece imagens detalhadas, possibilitando a identificação de nódulos suspeitos e auxiliando na realização de biopsias prostáticas.

ULTRASSONOGRAFIA DOPPLER. Melhora a detecção de lesões e pode ser usada para avaliar a vascularização em órgãos como o testículo, o que é crucial na avaliação de condições como torção testicular.

SEGURANÇA E CONFORTO DO PACIENTE. A US é um procedimento seguro que não utiliza radiação ionizante, tornando-se uma opção adequada para o monitoramento contínuo de condições crônicas ou durante a gravidez.

LIMITAÇÕES. Embora seja uma ferramenta valiosa, a US tem limitações. A qualidade das imagens pode ser afetada pela obesidade do paciente ou pela presença de gases intestinais. Além disso, não é tão eficaz na penetração de estruturas ósseas ou na avaliação de tecidos profundos.

PREPARO PARA O EXAME. Dependendo da área a ser examinada, pode ser necessário preparo específico, como o enchimento da bexiga para melhor visualização (Figuras 136.4 e 136.5).

Tomografia computadorizada

A TC oferece imagens de alta resolução, propiciando a visualização detalhada dos órgãos do trato urinário, como rins, ureteres, bexiga e próstata, identificando anormalidades estruturais como lesões, tumores, cálculos e outras patologias.

A TC é fundamental na avaliação de massas renais suspeitas. Ela ajuda a diferenciar entre cistos renais simples e complexos, além de identificar características sugestivas de malignidade em tumores renais.

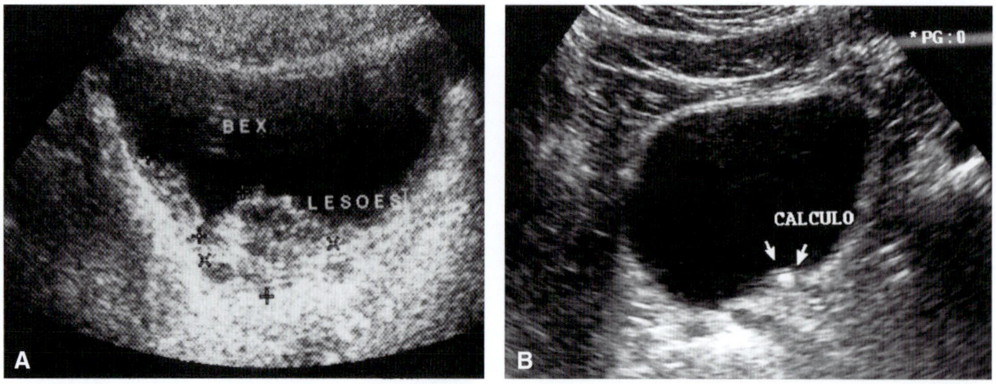

Figura 136.4 Ultrassonografia pélvica. A. Lesão polipoide da bexiga. B. Cálculo na junção ureterovesical.

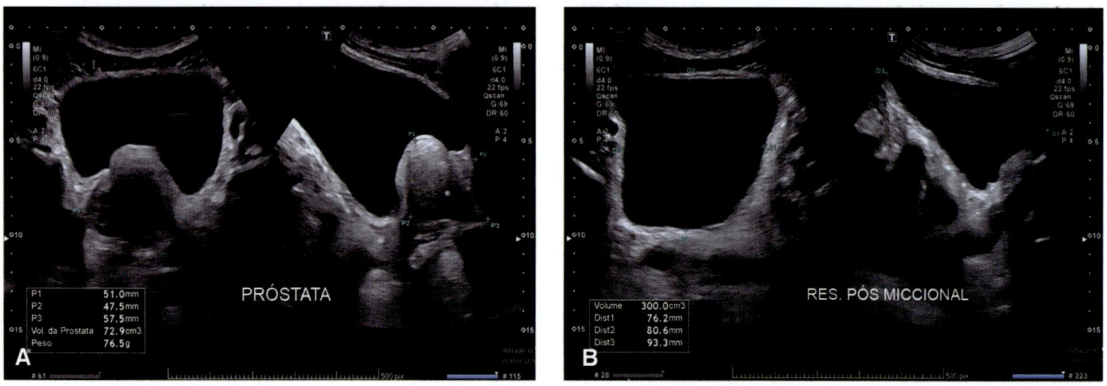

Figura 136.5 Ultrassonografia da próstata. A. Hiperplasia prostática volumosa com projeção do lobo médio. B. Hiperplasia benigna da próstata com grande volume residual pós-miccional.

A TC sem contraste é o padrão-ouro para a detecção de cálculos urinários. Ela permite identificar localização, tamanho e densidade dos cálculos, o que é crucial para o planejamento do tratamento.

Em casos de trauma, a TC pode rapidamente evidenciar lesões nos rins, bexiga e outras estruturas urológicas, e é essencial para o manejo de emergências. A TC é utilizada no diagnóstico e estadiamento de vários cânceres urológicos, como câncer de bexiga, rim e próstata. O exame ajuda a determinar a extensão da doença e a presença de metástases.

Muitas vezes, a TC é realizada com meio de contraste intravenoso para melhorar a visualização das estruturas urológicas. Isso pode ser particularmente útil no estudo do fluxo sanguíneo e na identificação de anormalidades vasculares.

A TC auxilia na preparação para intervenções cirúrgicas, fornecendo informações detalhadas sobre a anatomia do paciente, que podem ser usadas para planejar procedimentos complexos.

Após tratamentos para condições urológicas, especialmente câncer, a TC pode ser usada para monitorar a resposta ao tratamento e detectar recorrências.

A exposição à radiação ionizante é uma preocupação com esse exame; portanto, sua utilização deve ser criteriosa. Além disso, o meio de contraste pode causar reações alérgicas em alguns pacientes e requer cautela naqueles com função renal comprometida.

A TC muitas vezes complementa outros exames de imagem, como US, RM e cistoscopia, fornecendo visão mais completa das condições urológicas.

Avanços recentes na TC incluem técnicas de imagem funcional, como a TC por emissão de pósitrons, que combinam informações metabólicas e anatômicas, proporcionando dados adicionais especialmente úteis na avaliação de cânceres.

A TC pode identificar sinais de infecções e inflamações nos rins e outros órgãos urológicos, como pielonefrite ou abscessos.

A angiografia por TC é ferramenta importante na avaliação de anormalidades vasculares, incluindo aneurismas ou tromboses que afetam os rins ou outros órgãos do sistema urinário.

Para pacientes com câncer urológico submetidos à radioterapia, a TC pode ajudar a planejar a terapia com precisão, garantindo que a dose máxima de radiação seja entregue ao tumor, minimizando a exposição dos tecidos saudáveis adjacentes.

A TC pode ser utilizada para avaliar anomalias congênitas urológicas, como rins em ferradura ou duplicações ureterais.

Dependendo do exame, pode ser necessário jejum de algumas horas antes do procedimento. Em alguns casos, os pacientes precisam beber uma solução de contraste oral antes da TC abdominal ou pélvica.

A TC é um exame relativamente rápido, que pode ser concluído em poucos minutos, o que é particularmente vantajoso em situações de emergência (Figuras 136.6 e 136.7).

Ressonância magnética

A RM desempenha papel crucial na avaliação de tumores sólidos do trato urinário, como rim, adrenal e testículo, bem como tumores das vias excretoras.

No contexto do câncer de próstata, avanços tecnológicos, como aparelhos mais potentes (3 tesla), o uso de contrastes paramagnéticos e a avaliação multiparamétrica, aumentaram significativamente a sensibilidade e especificidade da RM.

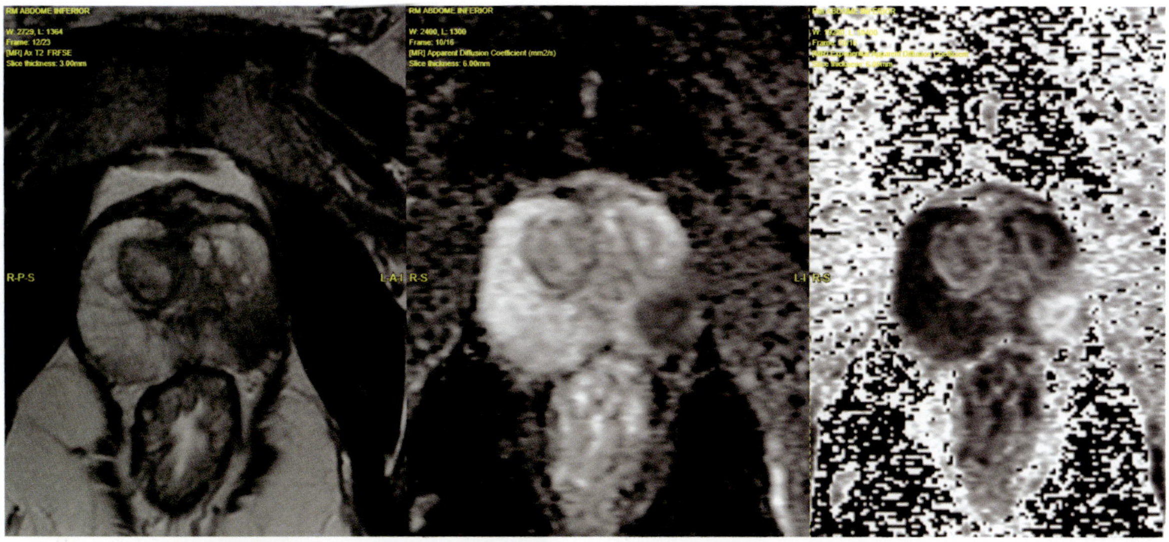

Figura 136.6 Ressonância magnética (3 tesla) evidenciando nódulo na zona periférica esquerda.

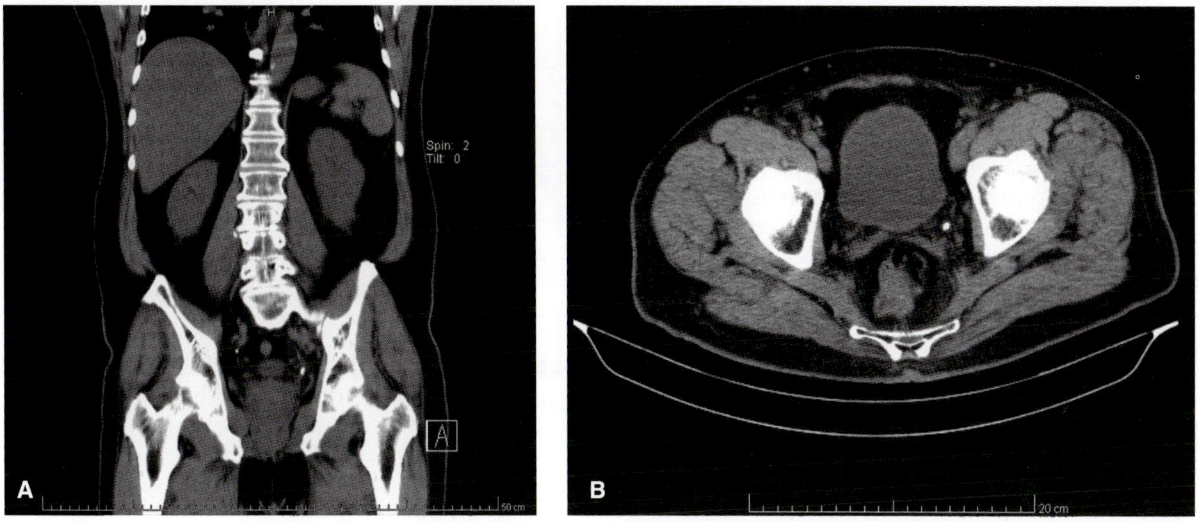

Figura 136.7 Tomografia do abdome total sem contraste identificando cálculo ureteral distal esquerdo.

A RM multiparamétrica da próstata é capaz de fornecer informações detalhadas sobre morfologia, perfusão e difusão das células de água, auxiliando na detecção, no estadiamento e no acompanhamento do câncer de próstata.

Além disso, a RM é útil na identificação de complicações pós-operatórias, como fístulas urinárias, e na avaliação de outras condições urológicas, como estenoses uretrais e malformações congênitas. Essas atualizações refletem os avanços tecnológicos recentes e a crescente importância da imagem diagnóstica na prática urológica moderna (Figuras 136.8 e 136.9).

Biopsia do testículo

A biopsia do testículo desempenha papel crucial na investigação da infertilidade conjugal, fornecendo informações diagnósticas, terapêuticas e prognósticas.

É indicada principalmente em casos de azoospermia, para distinguir entre causas obstrutivas e testiculares, e em suspeitas de lesões neoplásicas da gônada.

Marcadores monoclonais conjugados a substâncias fluorescentes ou enzimas são utilizados para estudos histopatológicos e citopatológicos, auxiliando na determinação da origem de metástases e no diagnóstico diferencial de neoplasias.

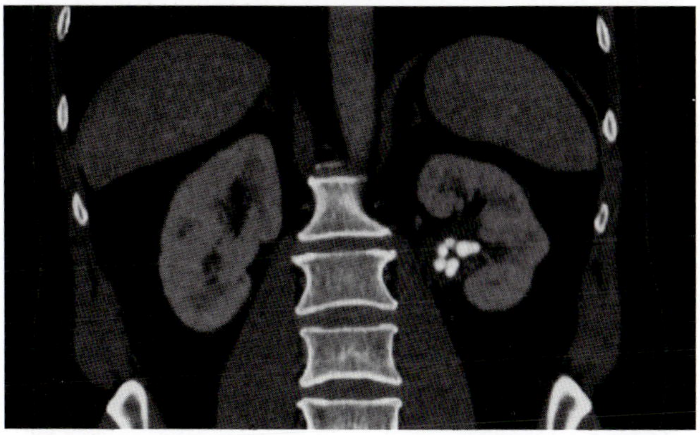

Figura 136.8 Tomografia computadorizada. Múltiplos cálculos na pelve renal esquerda.

Esses marcadores são especialmente importantes no estudo das neoplasias testiculares, como o seminoma, nas quais podem revelar componentes extraembrionários que modificam a abordagem terapêutica e o prognóstico.

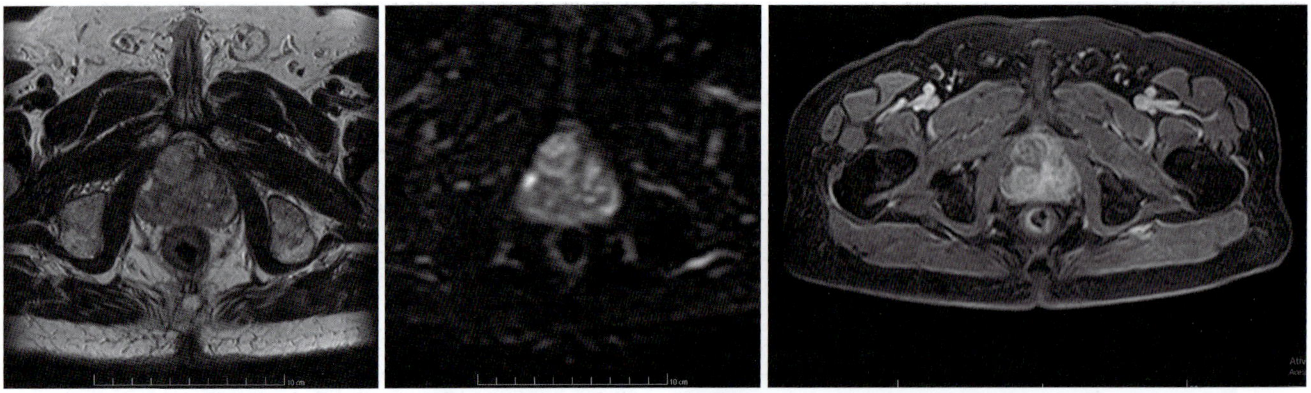

Figura 136.9 Ressonância magnética da pelve. Imagem em zona periférica evidenciando lesão nodular com baixo sinal em T2 e restrição à difusão, em situação posterolateral à direita do terço médio, medindo 0,9 × 0,9 cm, sem sinais de extensão extra prostática, PIRADS 4.

Biopsia da próstata

A biopsia da próstata é indicada quando há suspeita clínica de neoplasia maligna, especialmente em casos de elevação do PSA, achados suspeitos ao exame de toque retal ou lesões detectadas na RM multiparamétrica.

Geralmente realizada sob sedação anestésica intravenosa, a biopsia é orientada por USTR ou transperineal, possibilitando a coleta de amostras em áreas específicas da próstata especialmente com fusão de imagem da RM à USTR.

Complicações possíveis incluem prostatite, septicemia, hematúria maciça, sangramento retal, febre e retenção aguda de urina.

A análise histopatológica das amostras obtidas por ressecção trans-uretral pode ser realizada em casos de lesões extensas que obstruem a uretra prostática.

Uretrocistoscopia

A uretrocistoscopia é um procedimento que propicia a visualização direta do canal da uretra e do interior da bexiga.

Antes do exame, é comum a instilação de gel de lidocaína 2% na uretra para anestesia local.

Indicações incluem investigação de hematúria de causa não definida, suspeita de afecções da bexiga como cálculos, neoplasias e úlceras, e avaliação de lesões estenosantes ou traumáticas do trato urinário inferior.

Contraindicações incluem processos infecciosos agudos do trato urinário e lesões estenosantes ou traumáticas recentes.

Durante o exame, observam-se as características anatômicas da uretra e da bexiga, procurando por anormalidades como pólipos, cálculos, neoplasias, lesões traumáticas e pontos de hemorragia.

A uretrocistoscopia é ferramenta valiosa no diagnóstico e acompanhamento de diversas condições urológicas, pois fornece informações detalhadas sobre a mucosa vesical, o colo vesical e a uretra (Figura 136.10).

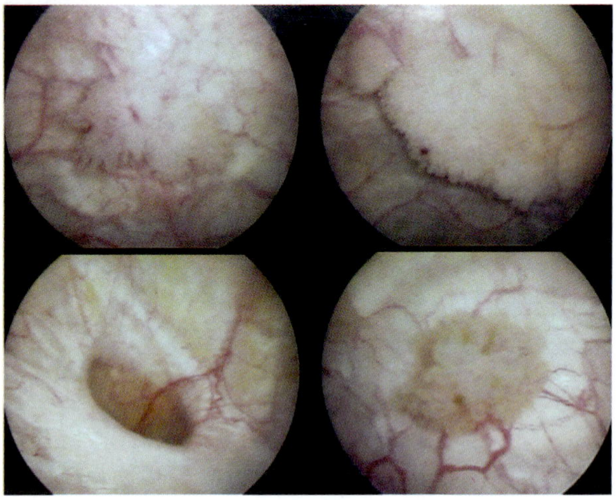

Figura 136.10 Cistoscopia mostrando divertículo *(à esquerda)* e lesão vegetante *(à direita)*.

BIBLIOGRAFIA

Brasil. Ministério da Saúde. Secretaria de Vigilância em Saúde. Programa Nacional de DST e AIDS. Manual de controle das doenças sexualmente transmissíveis. 4. ed. Brasília: Ministério da Saúde, 2005.

Moore KL, Dalley AF, Agur AMR. Anatomia orientada para a clínica. 7. ed. Rio de Janeiro: Guanabara Koogan, 2014.

Morais R, Suartz C. Urologia para acadêmicos de medicina. Sociedade Brasileira de Urologia, 2023.

Porto CC, Porto AL. Clínica médica na prática diária. 2. ed. Rio de Janeiro: Guanabara Koogan, 2022.

Porto CC, Porto AL. Exame clínico. 8. ed. Rio de Janeiro: Guanabara Koogan, 2024.

Richie JP, Steele G. Neoplasms of the testis. In: Walsh PC, Retik AB, Vaughan Jr ED, Wein AJ (eds.). Campbell's Urology. 8. ed. Philadelphia: Saunders, 2002. p. 2876-919.

Sociedade Brasileira de Urologia (SBU). Consenso sobre disfunção erétil e sexualidade. SBU, 2003.

Wein AJ, Kavoussi LR, Partin AW, Peters CA. Campbell-Walsh Urologia. 11. ed. Rio de Janeiro: Guanabara Koogan, 2018.

CAPÍTULO 137

Doenças do Sistema Genital Masculino

Flávio Marques dos Santos, Roberto Luciano Coimbra

INTRODUÇÃO

Neste capítulo serão descritas as principais afecções de cada um dos órgãos genitais masculinos e, ao final, o estudo da infertilidade masculina, da impotência sexual e das infecções sexualmente transmissíveis (ISTs).

DOENÇAS DO PÊNIS

O pênis, além de sua função reprodutiva e urinária, tem implicações psicológicas significativas. As doenças penianas abrangem anomalias congênitas e condições adquiridas, afetando homens de todas as idades (Quadro 137.1).

Considerações sobre as anomalias congênitas

A **agenesia peniana** ocorre em virtude da falha no desenvolvimento do tubérculo genital. O diagnóstico é confirmado pela ausência dos corpos cavernosos e esponjosos.

Na **hipospadia**, o meato situa-se na face ventral do pênis, variando de balânica a perineal (Figura 137.1).

Alterações de tamanho e estrutura

Incluem **macropênis**, **micropênis**, **fimose** (congênita ou adquirida, inflamatória), **curvatura congênita** e **estenose de meato uretral** (congênita ou adquirida, inflamatória).

Inflamações e infecções

Incluem **estenose do meato uretral** (Figura 137.2), **doença de Peyronie**, **fimose**, **parafimose**, **balanite e postite** (Figura 137.3).

Tumores

Lesões benignas incluem os **cistos penianos** (congênitos ou adquiridos, geralmente benignos) e os **tumores benignos** (angiomas, nevos e condilomas acuminados, relacionados ao papiloma vírus humano [HPV], e papilomas hirsutos [glândulas de Tyson]) (Figura 137.4).

LESÕES PRÉ-CANCEROSAS. Eritroplasia de Queyrat e doença de Bowen. Importantes por seu potencial de malignidade.

Quadro 137.1 Doenças do pênis.

Anomalias congênitas	
Agenesia do pênis	Raríssima, ocorre quando o pênis não se desenvolve durante a gestação
Pênis duplo (difalia)	Também muito rara, caracteriza-se pela presença de dois pênis
Macropenissomia (megalopênis)	Aumento anormal do tamanho; pode ocorrer por condições hormonais como hiperplasia adrenal congênita
Micropenissomia (micropênis)	Redução anormal do tamanho, observada em certos distúrbios intersexuais e no hipogonadismo
Curvatura congênita	Não relacionada a trauma ou inflamação
Hipospadia	O meato uretral se abre na face inferior do pênis (ventral)
Epispadia	O meato uretral se abre na face superior do pênis (dorsal)
Doenças inflamatórias	
Estenose do meato uretral externo	Estreitamento da abertura da uretra; pode ser congênita (malformação da placa uretral) ou adquirida (trauma, inflamação)
Fimose	Impossibilidade de retrair o prepúcio para expor a glande; pode ser congênita (fisiológica) ou adquirida (trauma, inflamação)
Parafimose	O prepúcio retraído fica preso atrás da glande, causando edema, não retornando à posição normal
Balanite e postite	Inflamação da glande (balanite) e do prepúcio (postite), muitas vezes ocorrendo juntas como balanopostite; pode ser causada por infecções, reações alérgicas ou problemas de higiene
Doença de Peyronie	Caracterizada por fibrose e curvatura anormal do pênis, geralmente acompanhada de dor durante a ereção; o tratamento varia de medicamentos a cirurgia
Tumores	
Lesões benignas	Cistos, angiomas, nevos, condilomas acuminados, papilomas
Lesões pré-cancerosas	Eritroplasia de Queyrat, doença de Bowen
Carcinoma do pênis	O mais comum é o carcinoma escamoso, frequentemente relacionado à fimose e má higiene

CARCINOMA DE CÉLULAS ESCAMOSAS. Mais comum em homens não circuncidados e associado à má higiene e HPV. Pode apresentar-se como lesão ulcerativa ou verrucosa no pênis.

Diagnóstico

O diagnóstico dessas condições envolve exame físico detalhado, histórico médico e, quando necessário, exames complementares como ultrassonografia, biopsias e testes para IST. O tratamento varia conforme a condição, abrangendo desde medicamentos orais e tópicos até intervenções cirúrgicas. O Ministério da Saúde e a Sociedade Brasileira de Urologia têm enfatizado a importância da higiene do pênis, do autoexame, do uso de preservativo e da vacinação contra HPV para pessoas de 9 a 14 anos. Outra recomendação é a cirurgia de circuncisão em casos nos quais a higiene adequada não é possível em virtude da fimose. São realizadas ações de conscientização e educação sobre IST, incluindo as formas de prevenção, os sinais de alerta e a importância do diagnóstico precoce e tratamento.

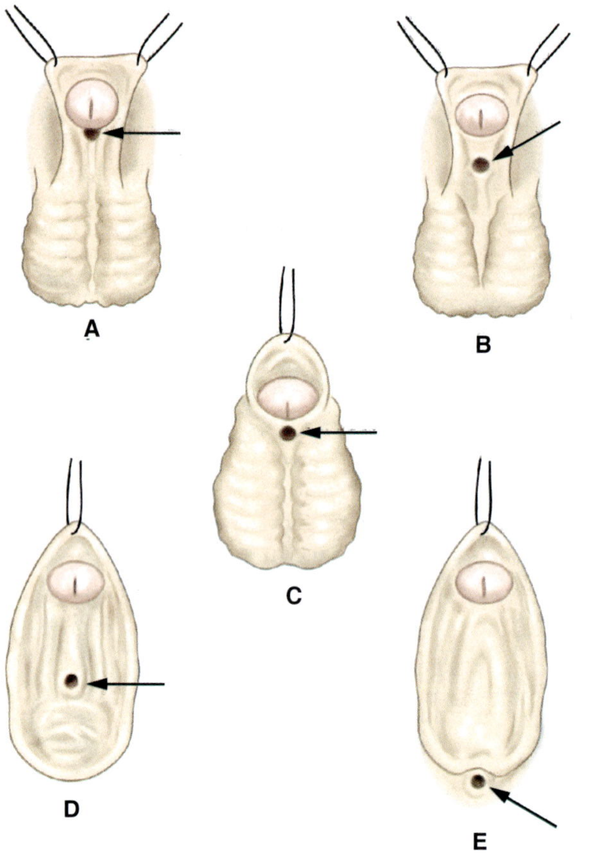

Figura 137.1 Tipos de hipospadia. A. Balânica. B. Peniana. C. Penoescrotal. D. Escrotal. E. Perineal.

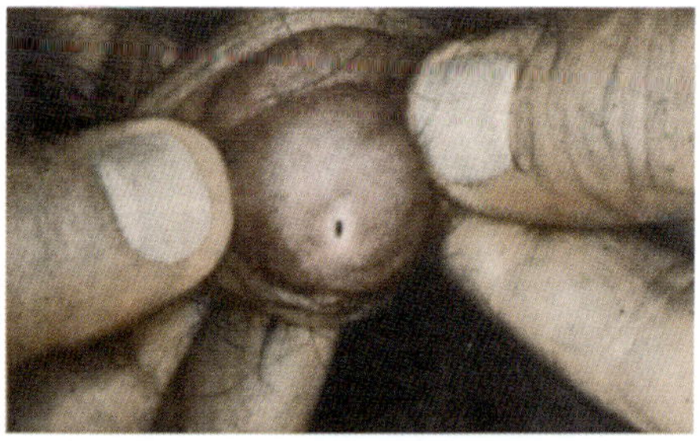

Figura 137.2 Estenose do meato uretral externo.

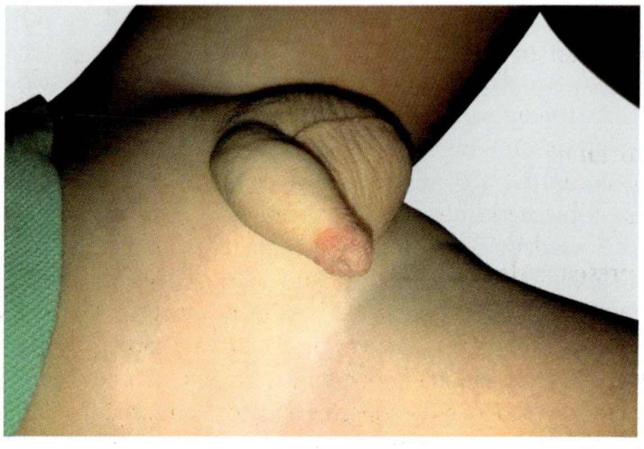

Figura 137.3 Balanite em criança.

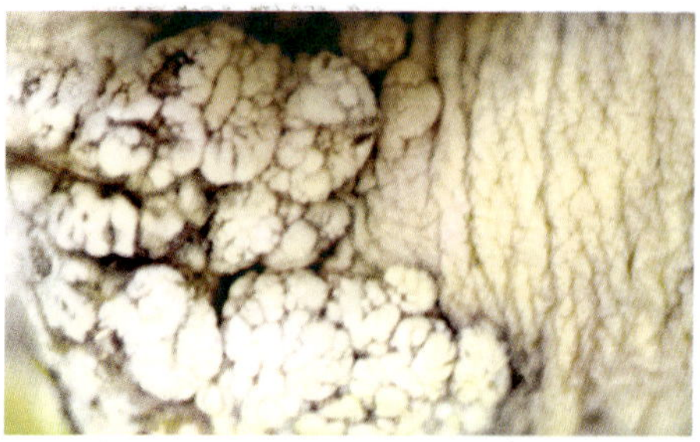

Figura 137.4 Condiloma do pênis.

DOENÇAS DA BOLSA ESCROTAL

A bolsa escrotal, que abriga os testículos e parte do sistema reprodutivo masculino, pode ser acometida por várias afecções. Essas doenças podem variar desde condições benignas e autolimitadas até graves emergências médicas e neoplasias (Quadros 137.2 e 137.3).

Edema escrotal

EDEMA NEONATAL. Comum em recém-nascidos, especialmente após partos complicados. Tende a se resolver espontaneamente.

EDEMA CONGÊNITO. Observado em prematuros, possivelmente por influência dos estrogênios maternos.

EDEMA ALÉRGICO. Relativamente comum em crianças, pode ser causado por reações alérgicas.

EDEMA ASSOCIADO A CONDIÇÕES SISTÊMICAS. Em geral, ocorre em consequência do edema generalizado (anasarca), como nos casos de glomerulonefrite crônica, síndrome nefrótica, insuficiência cardíaca congestiva, cirrose hepática e desnutrição.

Quadro 137.2 Doenças mais comuns da bolsa escrotal.

Edema escrotal	Frequentemente visto em recém-nascidos, especialmente após partos pélvicos. Pode desaparecer espontaneamente em poucos dias. Em prematuros, o edema escrotal pode ocorrer nos primeiros meses de vida, possivelmente pela influência dos estrogênios maternos
Gangrena escrotal	Pode ser causada por uma variedade de fatores, incluindo traumatismos e condições médicas como diabetes e alcoolismo. A gangrena de Fournier é uma forma especial de gangrena escrotal, aguda e potencialmente grave
Elefantíase escrotal	Caracterizada pelo aumento significativo do escroto em virtude da obstrução linfática. Pode ser de origem parasitária ou não parasitária
Abscessos e fístulas escrotais	Podem se desenvolver como complicações de infecções na região, com sintomas como dor, calor e vermelhidão
Neoplasias	Incluem cistos sebáceos, frequentemente pequenos e múltiplos, angioceratomas e hemangiomas. A doença de Paget é uma lesão pré-cancerosa rara, enquanto o carcinoma escamocelular é a neoplasia maligna mais comum, associada em alguns casos a exposições ocupacionais

Quadro 137.3 Roteiro com as cinco indagações que devem ser feitas para o diagnóstico das principais afecções escrotais.

Processo agudo ou crônico?	
Agudo	Orquite aguda, epididimite aguda, orquiepididimite aguda, torção testicular, hidrocele e hematocele
Crônico	Neoplasia testicular, hérnia escrotal, orquite crônica, epididimite crônica, orquiepididimite crônica, espermatocele, hematocele e hidrocele
Tumefação dolorosa ou indolor?	
Dolorosa à palpação	Orquite aguda, epididimite aguda, epidídimo-orquite aguda, torção testicular
Indolor à palpação	Neoplasia testicular, hérnia escrotal, varicocele, epididimite tuberculosa, cisto do epidídimo, hidrocele e hematocele
Tumefação confinada ou não confinada ao escroto?	
Não confinada ao escroto	Hérnia inguinal, hidrocele infantil
Confinada ao escroto	Cisto do epidídimo, epididimite, orquiepididimite, hidrocele, hematocele, torção testicular, varicocele e neoplasias
Tumefação translúcida?	
Transilumina	Hidrocele vaginal e cisto do epidídimo
Não transilumina	Neoplasias, epididimite, orquite, orquiepididimite, torção testicular e hematocele
Tumefação redutível ou irredutível?	
Redutível	Hérnia inguino-escrotal e varicocele
Irredutível	Neoplasias, epididimite, orquite, hematocele, espermatocele e torção testicular

Gangrena escrotal

GANGRENA FOURNIER. Uma forma grave de gangrena do escroto, de início súbito e evolução rápida, associada a uma fasciite necrosante. Requer tratamento de emergência, geralmente cirúrgico.

Elefantíase escrotal

ELEFANTÍASE PARASITÁRIA. Causada por obstrução linfática em decorrência de filariose.

ELEFANTÍASE NOSTRA. Resultante de obstruções linfáticas por linfadenectomias, fibroses pós-inflamatórias ou lesões metastáticas.

Abscessos e fístulas escrotais

ABSCESSOS ESCROTAIS. Podem ser primários ou secundários, frequentemente resultantes de infecções uretrais, epididimite ou condições anorretais.

FÍSTULAS ESCROTAIS. Podem ter origem em várias doenças, incluindo tuberculose, sífilis e actinomicose.

Neoplasias

CISTOS SEBÁCEOS E ANGIOCERATOMAS. Benignos e geralmente assintomáticos.

DOENÇA DE PAGET ESCROTAL. Rara e potencialmente pré-cancerosa, manifesta-se como lesão vermelha, úmida e pruriginosa.

CARCINOMA ESCAMOCELULAR. Principal neoplasia maligna do escroto, historicamente associada à exposição a substâncias carcinogênicas, como alcatrão e óleos minerais.

Diagnóstico e tratamento

O diagnóstico das doenças escrotais baseia-se na avaliação clínica, incluindo histórico médico detalhado e exame físico. Testes diagnósticos adicionais podem incluir ultrassonografia, biopsia (em casos de suspeita de neoplasias ou outras doenças de pele) e exames laboratoriais para condições sistêmicas.

O tratamento depende da causa específica:

- Edema: gerenciamento da condição subjacente
- Gangrena: desbridamento cirúrgico e antibióticos
- Elefantíase: tratamento do problema linfático subjacente, cirurgia em casos avançados
- Abscessos e fístulas: drenagem cirúrgica e antibióticos
- Neoplasias: excisão cirúrgica, terapia tópica ou sistêmica para lesões pré-cancerosas.

Prevenção e educação

A prevenção de doenças escrotais passa por boa higiene, atenção à saúde geral e, em alguns casos, prevenção de exposição a carcinógenos. A educação sobre a saúde escrotal e a autoinspeção regular são fundamentais para a detecção precoce de anomalias.

DOENÇAS DOS TESTÍCULOS

As afecções testiculares compreendem anorquia, poliorquia, distopias (criptorquidia e ectopia), hidrocele, hematocele, quilocele, torção do testículo, orquite e neoplasias.

Anorquia

É a ausência congênita dos testículos. Pode ser bilateral (ausência de ambos os testículos) ou unilateral.

Como os testículos são essenciais para a produção de hormônios sexuais masculinos, principalmente a testosterona, a anorquia resulta em várias alterações no desenvolvimento. Isso inclui a falta de desenvolvimento dos caracteres sexuais secundários e leva a traços eunucoides, que são características associadas à deficiência de andrógenos, como aumento da estatura, braços e pernas longos em relação ao tronco e ausência de crescimento da barba ou engrossamento da voz.

O diagnóstico inclui exame físico, ultrassonografia para confirmar a ausência dos testículos e exames laboratoriais que mostram elevação das gonadotrofinas (hormônios que estimulam as gônadas) e baixos níveis de testosterona.

O tratamento geralmente envolve terapia de reposição hormonal para induzir e manter os caracteres sexuais secundários masculinos. Acompanhamento psicológico também pode ser importante.

Poliorquia

É a presença de mais de dois testículos, uma condição muito rara. Em geral, a poliorquia não apresenta alterações funcionais significativas, pois a presença de testículos adicionais não afeta necessariamente a produção normal de espermatozoides ou hormônios. O diagnóstico pode ser feito por meio de exame físico ou de imagem, como ultrassonografia. Em geral, não é necessário tratamento específico, a menos que surjam complicações ou desconforto associado aos testículos extras.

Testículos ectópicos

Testículos ectópicos são uma condição rara, na qual os testículos não se desenvolvem em sua posição anatômica normal dentro do escroto. Em vez disso, eles se encontram em uma localização anormal, o que pode afetar o desenvolvimento e a função testicular. A temperatura intraescrotal é de 1 a 2°C abaixo da temperatura corporal. As células espermatogênicas são extremamente sensíveis às elevações térmicas. Alterações histológicas expressivas – redução dos túbulos seminíferos, diminuição do número de espermatogônias e acentuada fibrose intersticial – foram identificadas em pacientes com distopias testiculares, principalmente após os 5 anos (Figuras 137.5 e 137.6).

Os testículos ectópicos são encontrados em cerca de 4% dos recém-nascidos. A condição é mais comum entre bebês prematuros e aqueles com baixo peso ao nascer. Além disso, testículos ectópicos podem ocorrer em associação com outras anomalias genitais, como criptorquidia (testículo não descido), hipospadia (abertura uretral anormal) e epispadia (abertura uretral na parte superior do pênis).

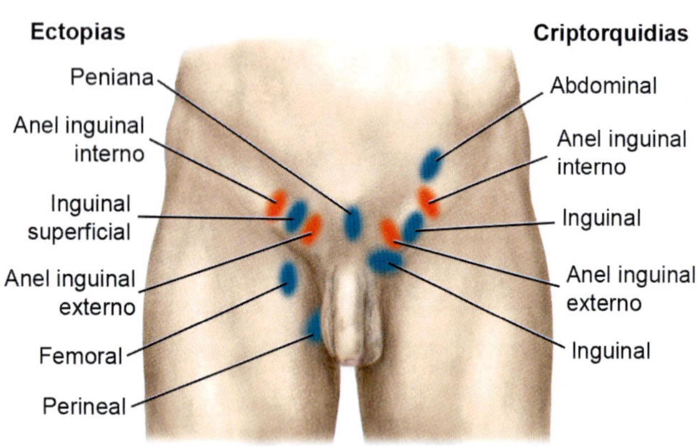

Figura 137.5 Principais localizações das ectopias testiculares e das criptorquidias.

As causas exatas dos testículos ectópicos não são completamente compreendidas. No entanto, acredita-se que fatores genéticos e hormonais desempenhem papel importante no desenvolvimento anormal dos testículos durante a vida fetal. Anormalidades no processo de migração testicular durante o desenvolvimento embrionário também podem contribuir para a ocorrência de testículos ectópicos.

O diagnóstico de testículos ectópicos geralmente é feito durante o exame físico de rotina de recém-nascidos ou durante a avaliação de crianças com suspeita de anomalias genitais. A ultrassonografia pode ser realizada para confirmar a localização anormal do testículo e avaliar sua viabilidade. Em alguns casos, a ressonância magnética pode ser necessária para uma avaliação de criptorquidia intra-abdominal. Testículos retráteis ou migratórios (pseudocriptorquidia ou criptorquidia fisiológica) ascendem ao conduto inguinal pela contração intermitente do músculo cremaster.

O tratamento dos testículos ectópicos depende da localização específica e da viabilidade do testículo. Em alguns casos, nenhum tratamento é necessário se o testículo ectópico estiver funcionando adequadamente e não causar desconforto ao paciente. No entanto, se houver risco de complicações, como torção testicular ou infertilidade futura, a cirurgia pode ser recomendada para reposicionar o testículo na posição anatômica correta. A cirurgia para correção de testículos ectópicos geralmente envolve a mobilização do testículo e sua fixação na bolsa escrotal. Em alguns casos mais complexos, pode ser necessária abordagem laparoscópica ou aberta para

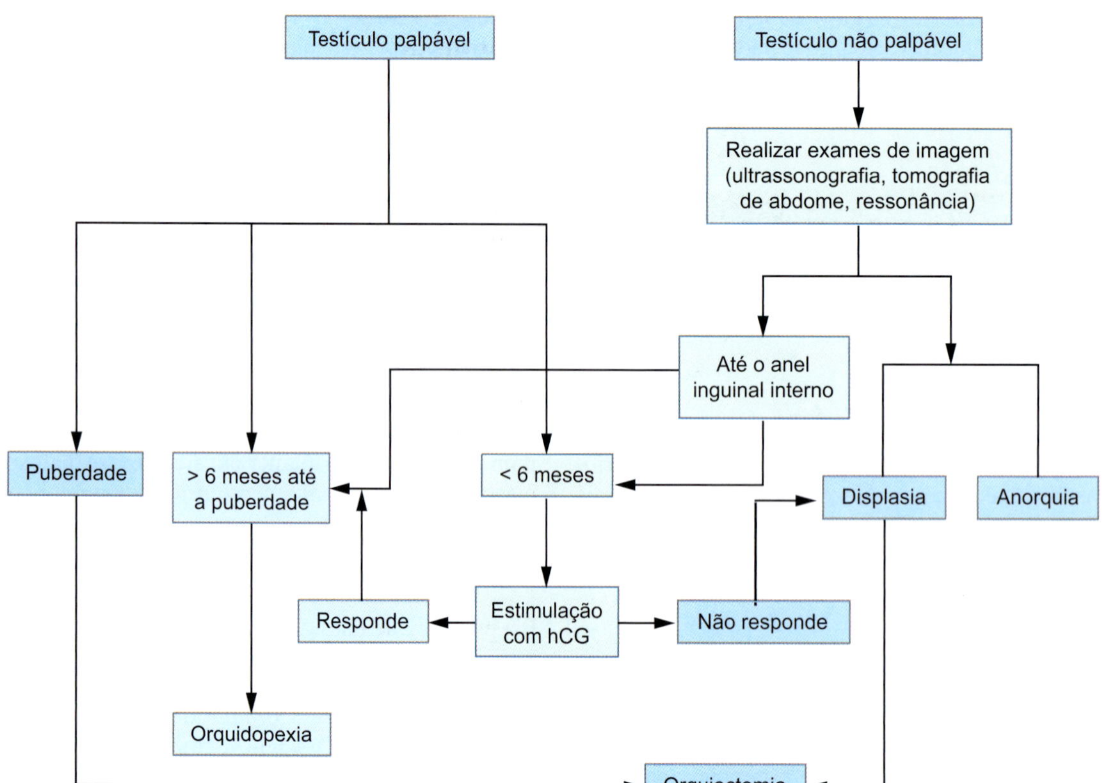

Figura 137.6 Fluxograma para diagnóstico e tratamento do criptorquidismo. hCG: gonadotrofina coriônica humana.

reposicionar o testículo de maneira segura. O objetivo do tratamento é preservar a função testicular e prevenir complicações relacionadas à localização anormal do testículo.

O prognóstico dos testículos ectópicos depende da precocidade do diagnóstico e do tratamento adequado. Em geral, a correção cirúrgica bem-sucedida pode preservar a função testicular e prevenir complicações futuras, como infertilidade e maior risco de desenvolver tumores testiculares.

Hidrocele

É o acúmulo de líquido seroso no saco em torno do testículo. A hidrocele pode ser classificada como primária ou secundária, dependendo da etiologia subjacente. As hidroceles primárias são mais comuns em homens com mais de 40 anos e tendem a se desenvolver gradualmente ao longo do tempo. Por outro lado, as hidroceles secundárias, mais frequentes em homens entre 20 e 40 anos, geralmente ocorrem de maneira súbita e estão associadas a causas como trauma, infecção ou neoplasia. No caso da hidrocele infantil, observada em recém-nascidos, ela é frequentemente causada pelo fechamento incompleto dos processos vaginais. Essa forma de hidrocele geralmente se manifesta como tumefação translúcida e flutuante na região escrotal. Em geral, o diagnóstico de hidrocele é feito por meio de exame físico e pode ser confirmado por ultrassonografia. O tratamento pode variar desde observação vigilante até procedimentos cirúrgicos, dependendo do tamanho, sintomas e complicações associadas (Figuras 137.7 e 137.8).

Hematocele

A hematocele é caracterizada pelo acúmulo de sangue na túnica vaginal do testículo, frequentemente como resultado de lesão nos vasos espermáticos. Pode ocorrer de maneira transitória em recém-nascidos em decorrência de traumas durante o parto. A hematocele aguda pode se apresentar clinicamente de modo semelhante à hidrocele, porém não é translúcida à transiluminação e pode ser dolorosa. O diagnóstico é geralmente confirmado por ultrassonografia, e o tratamento é determinado pela gravidade e causa subjacente.

Quilocele

A quilocele é caracterizada pelo acúmulo de líquido linfático na túnica vaginal do testículo, frequentemente causada por obstrução dos vasos linfáticos, especialmente em regiões tropicais onde a filariose é endêmica. Clinicamente, a quilocele se assemelha à hidrocele, porém o líquido é leitoso em vez de translúcido. O diagnóstico pode ser confirmado por punção

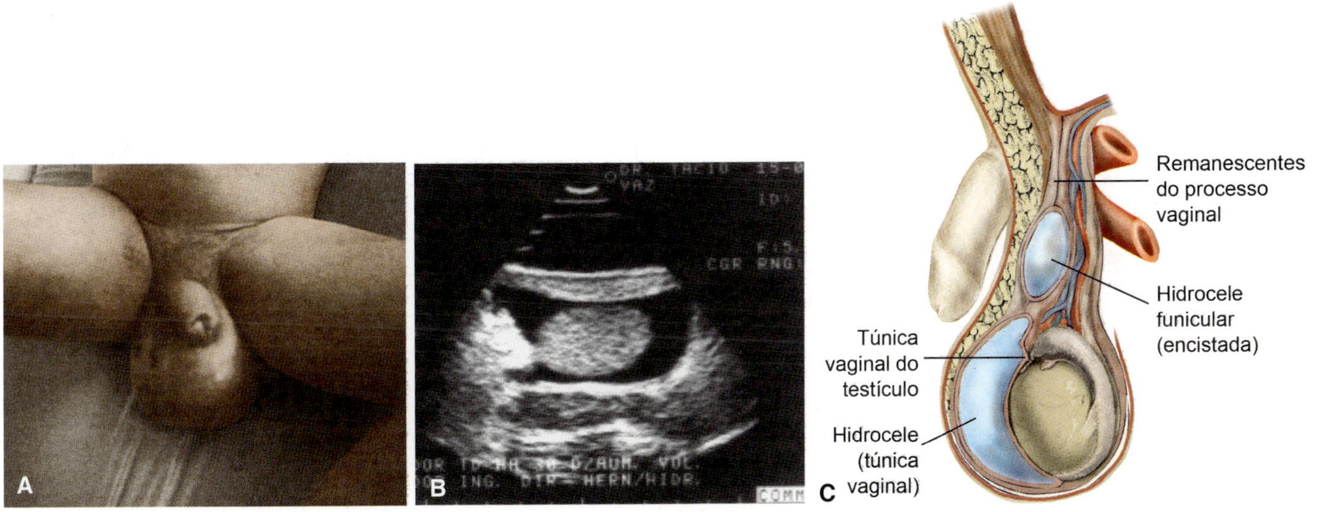

Figura 137.7 A. Hidrocele aguda traumática. B. Imagem ultrassonográfica de hidrocele volumosa. C. Representação esquemática de dois tipos de hidrocele (encistada no cordão espermático e na túnica vaginal).

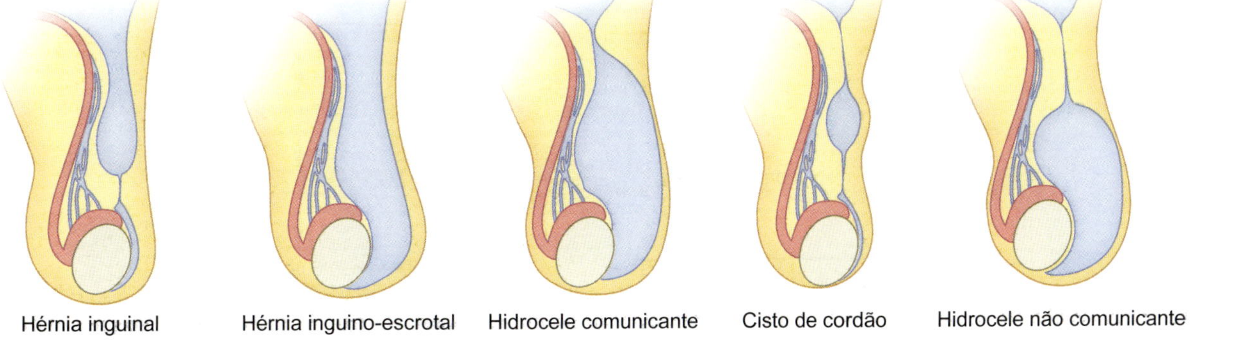

Figura 137.8 Anomalias do canal inguinal. Conforme a anomalia no processo de fechamento do conduto peritoneovaginal, podem ocorrer diferentes alterações na região inguino-escrotal.

escrotal, com a obtenção de um líquido rico em gotículas gordurosas. O Quadro 137.4 compara hidrocele, hematocele e quilocele.

Torção testicular

A torção testicular é uma emergência urológica grave que ocorre quando o cordão espermático é torcido, interrompendo o fluxo sanguíneo para o testículo. Essa condição afeta predominantemente adolescentes e adultos jovens, e é uma das principais causas de dor escrotal aguda nessa faixa etária.

A torção testicular é condição relativamente rara, que afeta aproximadamente 1 em cada 4.000 homens/ano com menos de 25 anos. A maioria dos casos ocorre em adolescentes entre 12 e 18 anos, com pico de incidência durante a adolescência tardia. Também pode ocorrer em lactentes e adultos mais velhos.

A torção testicular pode ocorrer em virtude da anatomia inadequada do cordão espermático, permitindo que o testículo se mova livremente dentro do escroto. Trauma ou atividades físicas intensas também podem desencadear a torção testicular em alguns casos. A rotação do cordão espermático pode levar à obstrução do fluxo sanguíneo para o testículo, resultando em isquemia, necrose e eventual perda do órgão se não tratada rapidamente.

O diagnóstico precoce da torção testicular é crucial para evitar complicações graves. Os pacientes geralmente apresentam dor súbita e intensa no escroto, acompanhada de inchaço, vermelhidão e sensibilidade aumentada do testículo afetado. O exame físico pode revelar posição transversa anormal do testículo, conhecido como sinal de alta montanha, e uma elevação do testículo afetado em virtude da torção do cordão espermático (sinal de Brunzel). A ultrassonografia Doppler testicular é frequentemente utilizada para confirmar o diagnóstico, avaliando o fluxo sanguíneo para o testículo comprometido (Figuras 137.9 e 137.10).

O tratamento definitivo para a torção testicular é a correção cirúrgica imediata, geralmente por meio de uma orquiopexia (fixação do testículo) para prevenir futuras torções. Durante a cirurgia, o testículo é avaliado quanto à viabilidade e, se necessário, a distorção manual pode ser realizada para restaurar o fluxo sanguíneo antes da fixação. Em casos de torção testicular tardia ou quando há suspeita de necrose testicular, a orquiectomia (remoção do testículo) pode ser necessária.

O prognóstico da torção testicular depende da rapidez com que o tratamento é iniciado. Se tratada dentro de 6 horas do início dos sintomas, a maioria dos testículos pode ser salva, com taxa de sucesso de até 90%. No entanto, o atraso no tratamento pode resultar em necrose testicular e perda permanente do órgão afetado. Portanto, a educação sobre os sintomas da torção testicular e a busca de atendimento médico imediato é essencial para garantir resultados favoráveis.

A torção testicular é uma emergência urológica que requer diagnóstico e tratamento rápidos para evitar complicações graves, incluindo a perda do testículo. Com o reconhecimento precoce dos sintomas e a intervenção adequada, muitos casos

Quadro 137.4 Quadro comparativo entre hidrocele, hematocele e quilocele, com base em suas características, diagnóstico e exame físico.

	Hidrocele	Hematocele	Quilocele
Doença	Acúmulo de líquido seroso na bolsa escrotal em torno do testículo	Acúmulo de sangue na bolsa escrotal em torno do testículo	Acúmulo de linfa, frequentemente leitosa, na bolsa escrotal em torno do testículo
Características	▪ Geralmente indolor ▪ Sensação de peso no escroto ▪ Translúcida (transiluminação positiva)	▪ Geralmente associada a trauma ▪ Dor e inchaço ▪ Não translúcida	▪ Rara ▪ Pode ser associada a linfedema ▪ Não translúcida
Diagnóstico	▪ História clínica ▪ Exame físico ▪ Ultrassonografia	▪ História de trauma ▪ Exame físico ▪ Ultrassonografia	▪ História clínica ▪ Exame físico ▪ Ultrassonografia ▪ Análise do fluido
Exame físico	▪ Massa escrotal suave e elástica ▪ Não redutível ▪ Indolor à palpação	▪ Massa escrotal firme ▪ Sensível à palpação ▪ Pode apresentar sinais de trauma local	▪ Massa escrotal que pode variar em consistência ▪ Geralmente indolor ▪ Pode alterar a cor com mudanças na posição

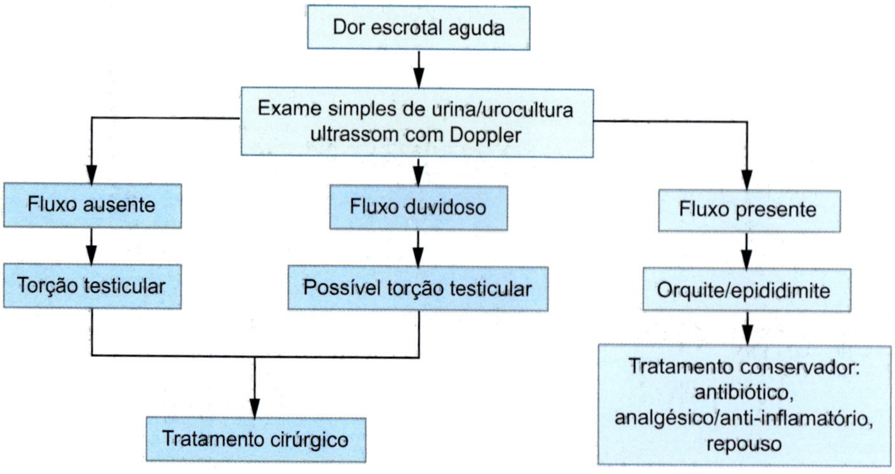

Figura 137.9 Fluxograma para diagnóstico e tratamento da torção testicular.

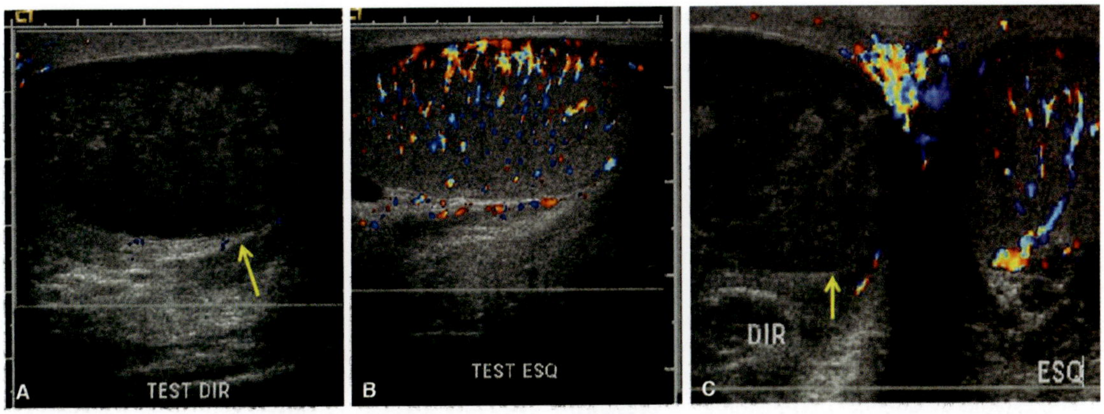

Figura 137.10 Torção do testículo. Ultrassonografia de bolsa escrotal com Doppler. O testículo direito (A e C) apresenta-se com ecotextura heterogênea, aumentado de volume e sem fluxo ao Doppler. O testículo esquerdo (B e C) apresenta ecogenicidade e padrão de vascularização normal.

podem ser tratados com sucesso, preservando a função testicular e a fertilidade masculina. A conscientização sobre essa condição entre profissionais de saúde e na comunidade em geral é fundamental para garantir que os pacientes recebam o tratamento necessário o mais rápido possível.

Orquites

Orquite é uma inflamação aguda ou crônica do testículo que pode ser desencadeada por uma variedade de causas, desde processos infecciosos até traumas e complicações de outras condições médicas.

A orquite aguda geralmente se manifesta de maneira súbita e frequentemente associada à extensão de um processo inflamatório do epidídimo, caracterizando a orquiepididimite. Os sintomas comuns incluem dor testicular, que pode se irradiar para a virilha, e frequentemente se encontra associada a alterações da micção (diúria, urina turva e hematúria) ou corrimento uretral (nos casos associados a IST). Nos casos mais graves, podem ocorrer náuseas, vômitos e febre. A pele escrotal frequentemente aparece avermelhada e edemaciada. O testículo afetado geralmente aumenta de volume e torna-se doloroso à palpação; a elevação manual do testículo pode reduzir a dor (sinal de Prehn ausente). Distinguir a orquiepididimite aguda da torção testicular pode ser desafiador em alguns casos. A orquite traumática, que pode ocorrer após traumatismo, procedimentos como vasectomia ou outras manipulações cirúrgicas, pode resultar em uma reação granulomatosa testicular em virtude do extravasamento de proteínas e espermatozoides. É importante estar ciente de que o surgimento de um nódulo no testículo após trauma, mesmo mínimo, pode indicar uma neoplasia maligna preexistente.

A orquite associada à caxumba é particularmente relevante em virtude dos potenciais efeitos irreversíveis que pode causar. Cerca de 15 a 20% dos pacientes com caxumba após a puberdade desenvolvem orquite, enquanto isso é mais raro durante a infância. A orquite relacionada à caxumba geralmente ocorre de 4 a 6 dias após o início da doença, e é unilateral em cerca de 70% dos casos. Durante a fase aguda, o testículo afetado pode aumentar de tamanho e tornar-se hipersensível pelo edema intersticial. Em casos de orquite por sífilis, as manifestações clínicas podem variar. Distinguir uma orquite por tuberculose ulcerada da neoplasia testicular, que também pode ulcerar a pele do escroto, pode ser desafiador, e nesses casos a biopsia é frequentemente necessária para um diagnóstico definitivo.

Neoplasias testiculares

O câncer de testículo é considerado uma neoplasia rara, e é mais comum em homens jovens, geralmente entre 20 e 40 anos, com incidência crescente nas últimas décadas. Os fatores de risco para o câncer de testículo estão relacionados com a síndrome de disgenesia testicular, que engloba a criptorquidia (risco seis vezes maior de desenvolver), hipospadia, hipoespermetogênese e infertilidade, além dos distúrbios do desenvolvimento sexual e antecedentes pessoais (lesão contralateral) e familiares de câncer de testículo.

A principal histologia é o tumor de células germinativas, que se origina da neoplasia de células germinativas *in situ* (GCNIS), que compõe 95% dos tumores testiculares. As neoplasias testiculares são divididas em seminomas (com pico de incidência na 4ª década de vida) e não seminomas (com pico de incidência na 5ª década de vida) – estas últimas englobam elementos somáticos e extraembrionários do carcinoma embrionário, saco vitelínico, coriocarcinoma e teratoma. Os tumores não germinativos, com origem nas células de suporte do testículo, são menos comuns e incluem tumores de células de Leydig, tumores de células de Sertoli e tumores estromais.

O quadro clássico apresenta-se com massa testicular identificada no exame físico ou relatada pelo paciente. Dor local pode estar presente em cerca de 27% dos pacientes, e 11% podem apresentar dor lombar ou em flanco causada pela hidronefrose secundária à compressão ureteral por linfonodos hiperplásicos. Podem manifestar-se também com dor abdominal (decorrente da obstrução intestinal), sintomas respiratórios (decorrentes de metástases pulmonares) e edema em membros inferiores (em virtude da obstrução de vasos linfáticos ou venosos). Além disso, 1% dos pacientes com ginecomastia pode apresentar-se como portador de tumores testiculares.

O diagnóstico precoce é fundamental para o tratamento bem-sucedido dos tumores testiculares. A avaliação inicial geralmente envolve exame físico, ultrassonografia testicular e determinação de marcadores tumorais, como alfafetoproteína, gonadotrofina coriônica humana e desidrogenase láctica. Tomografia de abdome total com contraste intravenoso e tomografia de tórax devem ser realizadas para estadiamento inicial dos tumores de testículo. Ressonância magnética também pode ser utilizada, quando o uso de contraste iodado é contraindicado. A biopsia testicular é geralmente evitada em virtude do risco de disseminação tumoral.

O tratamento dos tumores testiculares depende do tipo histológico, estágio da doença e fatores de risco individuais. A abordagem padrão envolve geralmente a orquiectomia radical inguinal para confirmar o diagnóstico e permitir a análise patológica completa do tecido testicular. Após a cirurgia, o tratamento adicional pode incluir vigilância ativa, quimioterapia ou radioterapia, dependendo do estádio e do tipo histológico do tumor.

O prognóstico dos tumores testiculares costuma ser excelente, especialmente quando diagnosticados precocemente e tratados de modo adequado. Taxas de sobrevida superiores a 95% são comuns em casos de tumores testiculares localizados. No entanto, o prognóstico pode variar significativamente dependendo do estádio da doença, tipo histológico, presença de metástases e resposta ao tratamento. Os tumores testiculares continuam sendo uma preocupação importante em saúde masculina, exigindo abordagem multidisciplinar para diagnóstico, tratamento e acompanhamento adequados. Avanços recentes na compreensão da biologia tumoral, desenvolvimento de novas terapias e estratégias de detecção precoce têm melhorado significativamente os resultados para os pacientes com essa condição.

DOENÇAS DO EPIDÍDIMO

As doenças do epidídimo, incluindo epididimite, espermatoceles e neoplasias epididimárias, representam uma variedade de condições que podem afetar homens de diferentes faixas etárias.

Epididimite

A epididimite é uma afecção inflamatória do epidídimo que se manifesta por sinais flogísticos na bolsa escrotal e comprometimento do testículo adjacente (orquiepididimites). Pode ser aguda ou crônica, e é mais frequente em jovens sexualmente ativos. As causas incluem infecções urinárias, uretrais, prostáticas ou vesiculares. Assim, podem surgir concomitantemente a condições como estenose uretral, cistite, uretrite, prostatite e vesiculite. Além disso, existem formas específicas de epididimite causadas por agentes como *Neisseria gonorrhoeae*, *Mycobacterium tuberculosis* e outros patógenos. Na forma aguda, os pacientes apresentam dor intensa, início súbito em um ou ambos os testículos, acompanhada ou não de febre. Sintomas de infecção urinária também são comuns. O exame físico revela pele escrotal avermelhada, quente e brilhante, com o epidídimo doloroso e aumentado de volume.

Espermatocele

As espermatoceles são formações císticas intraescrotais resultantes da obstrução dos túbulos epididimários. Em geral, ocorrem em homens na fase pós-puberal, com maior incidência entre os 40 e 50 anos. Essas lesões são indolores, irredutíveis, de consistência mole, translúcidas e localizadas na topografia do epidídimo.

Neoplasias epididimárias

As neoplasias primárias do epidídimo são extremamente raras. Uma das formas encontradas é a neoplasia adenomatoide, caracterizada por massa intraescrotal quase sempre indolor, de tamanho diminuto e opaca à transiluminação.

Diagnóstico

O diagnóstico preciso das doenças do epidídimo é essencial para seu manejo adequado. Além da história clínica detalhada e do exame físico, a ultrassonografia é uma ferramenta importante para diferenciar entre essas condições e guiar o tratamento adequado.

DOENÇAS DO CORDÃO ESPERMÁTICO

As doenças do cordão espermático incluem condições como vasites, funiculites e varicocele, que afetam as estruturas anatômicas adjacentes aos testículos.

Vasite e funiculite

Vasite é a infecção do ducto deferente, enquanto funiculite envolve uma infecção que afeta várias estruturas do cordão espermático. Esses processos infecciosos geralmente resultam de complicações de outras infecções, como prostatite, vesiculite ou epididimite. A vasite tuberculosa, por exemplo, é caracterizada pelo espessamento do ducto deferente, muitas vezes descrito como um "colar de pérolas". Já a vasite nodosa pode ocorrer após a vasectomia, resultando na formação de granulomas em resposta aos espermatozoides.

Varicocele

A varicocele é uma condição caracterizada pela dilatação e tortuosidade das veias do plexo pampiniforme no cordão espermático. Em geral, ocorre durante a puberdade e é mais comum à esquerda. Existem varicoceles primárias e secundárias. As primárias desenvolvem-se de maneira gradual, geralmente em indivíduos mais jovens, e podem desaparecer quando o paciente está deitado. Já as varicoceles secundárias surgem abruptamente, frequentemente em indivíduos mais velhos, e costumam estar associadas a condições como neoplasias renais ou compressão venosa.

Tipicamente, a varicocele é assintomática, embora alguns pacientes possam queixar-se de dor e edema escrotal. A maior parte dos adolescentes é diagnosticada durante o exame físico de rotina. Para examinar um paciente com varicocele é necessário posição ortostática e sala aquecida. O escroto deve ser inspecionado em posição estática e com manobra de Valsalva. A seguir, deve ser adequadamente palpado novamente em posição estática e em Valsalva. A confirmação diagnóstica é feita por meio do ultrassom com Doppler da região escrotal (Figura 137.11).

A varicocele pode ser classificada em subclínica (não visível e não palpável, detectada por ultrassonografia), grau 1 (não visível, palpável apenas com manobra de Valsalva), grau 2 (visível apenas com manobra de Valsalva e palpável) e grau 3 (visível sem manobra de Valsalva; aparência patognomônica de "saco de minhocas").

Cisto do cordão espermático

É frequente no recém-nascido, com a presença de tumoração indolor e de consistência cística. É causada por uma anomalia no processo de fechamento do conduto peritôneo-vaginal, na qual persiste uma permeabilidade em sua porção média. O tratamento é cirúrgico.

DOENÇAS DA PRÓSTATA

As doenças da próstata compreendem hiperplasia benigna, câncer, sarcoma, prostatite, abscessos e litíase. Os exames

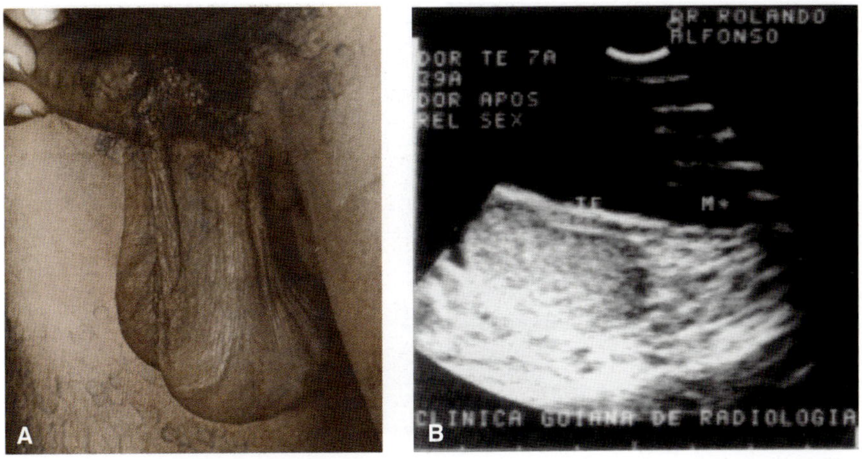

Figura 137.11 Varicocele. A. Aspecto externo. B. Ultrassonografia da bolsa escrotal mostrando dilatação do plexo pampiniforme.

complementares compreendem uma variedade de testes laboratoriais, exames de imagem e procedimentos específicos para cada condição, como cistoscopia, mapeamento ósseo e biopsia prostática, dependendo da suspeita clínica e da necessidade de confirmação diagnóstica (Quadro 137.5).

Hiperplasia benigna da próstata

A partir dos 40 anos, o epitélio prostático periuretral inicia um crescimento lento e gradativo. Ele cresce rapidamente em alguns indivíduos e mais lentamente em outros. A maioria dos homens em torno dos 60 anos apresenta evidências palpáveis de hiperplasia benigna da próstata (HBP); no entanto, nem todos apresentam manifestações obstrutivas. Os sintomas irritativos característicos são: polaciúria, noctúria, urgência urinária, incontinência ou urgência ocasional. À medida que os lobos prostáticos crescem, estreita-se a luz da uretra, implicando aumento do resíduo urinário, proporcional à obstrução. Para vencer o obstáculo, o músculo detrusor contrai-se cada vez com mais força, acarretando hipertrofia de suas fibras. Com o agravamento da obstrução, o músculo detrusor entra em exaustão, tornando-se incapaz de esvaziar adequadamente a bexiga. O resíduo urinário aumenta e surgem manifestações clínicas multiformes, incluindo sensação de incompleto esvaziamento da bexiga, gotejamento terminal, incontinência urinária paradoxal ou de transbordamento. O tratamento pode envolver medicamentos para relaxar os músculos da próstata ou reduzir seu tamanho, terapias minimamente invasivas, como a ressecção transuretral da próstata (RTUP), ou cirurgia aberta em casos graves (Figura 137.12).

Quadro 137.5 Doenças da próstata.

Hiperplasia benigna da próstata	▪ Crescimento do tecido glandular, musculatura lisa e tecido conjuntivo da zona de transição da próstata ▪ Ocorre a partir dos 40 anos, variando de velocidade entre indivíduos ▪ Sintomas incluem aumento da frequência urinária, especialmente à noite, urgência, incontinência ocasional e jato urinário fraco ▪ Compensação pelo músculo detrusor, podendo levar a sintomas de bexiga irritável ▪ Avanço da condição pode resultar em obstrução urinária e aumento do resíduo urinário ▪ Exames incluem avaliação ultrassonográfica e testes laboratoriais
Câncer da próstata	▪ Adenocarcinoma é a forma mais comum ▪ Incidência aumenta com a idade ▪ Sintomas podem ser similares à HBP ou assintomáticos em estágios iniciais ▪ Disseminação para linfonodos e ossos é comum ▪ Teste laboratorial relevante: PSA ▪ Diagnóstico inclui toque retal, exames de imagem (ressonância magnética) e biopsia
Sarcoma da próstata	▪ Raro, ocorre principalmente em crianças ▪ Crescimento rápido e alto grau de malignidade ▪ Diagnóstico feito por meio de tomografia, ressonância magnética e biopsia
Prostatite	▪ Inflamação da próstata, aguda ou crônica, causada por vários tipos de microrganismos ▪ Sintomas incluem febre, dor perineal, sintomas urinários irritativos e desconforto ▪ Diagnóstico baseia-se em sintomas clínicos, exames laboratoriais (dentre eles, a análise de secreção prostática)
Abscessos e litíase	▪ Acúmulos de pus (abscessos) ou formação de cálculos (litíase) na próstata

HBP: hiperplasia benigna da próstata; PSA: antígeno prostático específico.

Câncer da próstata

A neoplasia maligna da próstata mais frequente é o adenocarcinoma, representando 95% das neoplasias prostáticas. Quanto mais idoso o paciente, maior a probabilidade de apresentar adenocarcinoma prostático. Estima-se que cerca de 60% dos homens com mais de 80 anos tenham neoplasia primária da próstata, embora apenas 5% desses casos se manifestem clinicamente. O câncer de próstata é a segunda neoplasia maligna mais comum no sexo masculino e responsável por aproximadamente 60% das metástases ósseas. A disseminação linfática é responsável pelo acometimento precoce dos linfonodos ilíacos internos e obturadores, enquanto as metástases ósseas disseminam-se através das veias periprostáticas ou do sistema venoso vertebral. O quadro clínico do adenocarcinoma da próstata pode variar conforme o estádio da neoplasia e incluir sintomas como dificuldade de eliminação da urina, hematúria, sintomas de insuficiência renal e dores ósseas. O tratamento depende do estádio da doença e pode incluir vigilância ativa, cirurgia, radioterapia, terapia hormonal ou quimioterapia, conforme indicado pelo médico (Figura 137.13).

Sarcoma da próstata

O rabdomiossarcoma da próstata é uma entidade rara, encontrada principalmente em crianças, bastante rara na vida

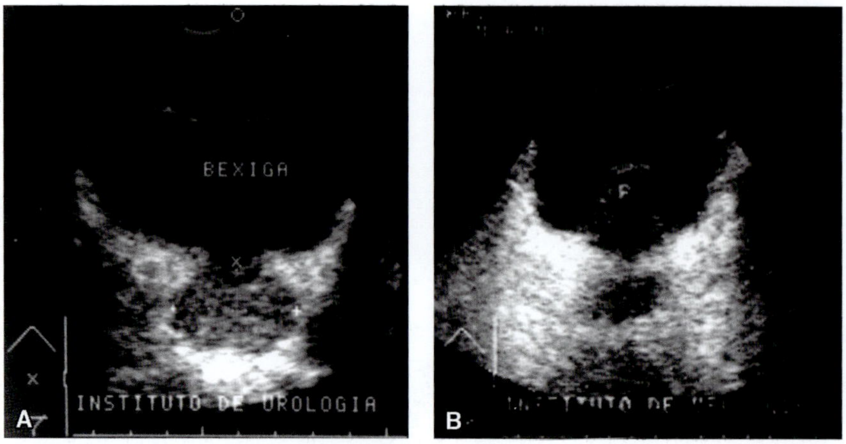

Figura 137.12 Hiperplasia prostática. Aspecto ultrassonográfico normal (A) e crescimento do lobo mediano (B).

adulta. Apresenta crescimento rápido e alto grau de malignidade. O tratamento geralmente envolve cirurgia para remover o tumor, seguida de radioterapia e quimioterapia.

Prostatite

A prostatite é um processo inflamatório ou infeccioso, agudo ou crônico da próstata, de múltiplas etiologias (ver "Infecções dos órgãos genitais masculinos" neste capítulo).

DOENÇAS DAS VESÍCULAS SEMINAIS

As doenças da vesícula seminal, que são estruturas do sistema reprodutivo masculino responsáveis pela produção de parte do líquido seminal, podem variar em tipo e gravidade. O diagnóstico de doenças da vesícula seminal geralmente envolve exame físico, análise de histórico médico, exames de urina e sêmen, ultrassonografia e, em alguns casos, ressonância magnética. O tratamento depende da condição específica e pode incluir medicamentos, como antibióticos, ou procedimentos cirúrgicos nos casos de obstruções ou tumores. A seguir são abordadas as condições mais comuns.

Cistos da vesícula seminal

São formações saculares preenchidas com líquido. Na maioria dos casos, são assintomáticos e descobertos incidentalmente durante exames de imagem. Em alguns casos, podem causar desconforto ou problemas com a fertilidade.

Inflamação ou infecção (vesiculite)

Essa condição, também conhecida como vesiculite seminal, pode ser causada por bactérias e geralmente está associada a infecções do trato urinário ou prostatite. Os sintomas incluem dor, febre e problemas urinários (Figura 137.14).

Tumores

São raros, mas podem ocorrer na vesícula seminal. Podem ser benignos ou malignos (derivado de resíduos do corpo de Wolff). Em geral, são detectados por meio de exames de imagem.

Obstrução

A obstrução das vesículas seminais pode levar a problemas com a fertilidade, pois afeta a ejaculação normal.

Calcificações

Pequenas calcificações nas vesículas seminais são comuns e geralmente não causam sintomas. Em alguns casos, podem estar associadas a condições inflamatórias ou a distúrbios da ejaculação.

INFERTILIDADE MASCULINA

A infertilidade masculina é a incapacidade de engravidar a parceira depois de 1 ano de relações sexuais regulares sem

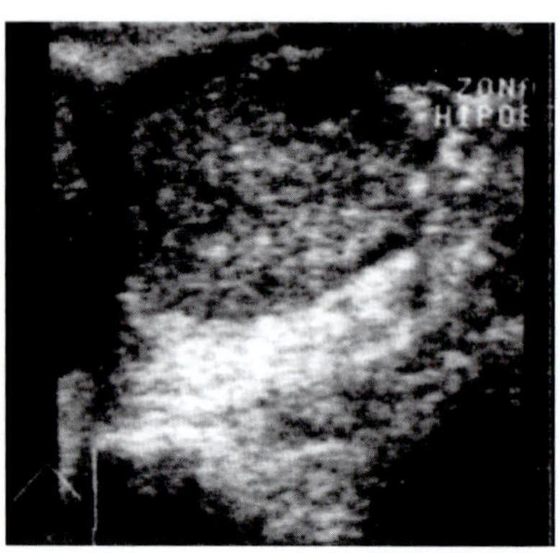

Figura 137.13 Câncer da próstata. Ultrassonografia transretal, vendo-se imagem hipoecogênica no lobo esquerdo (zona periférica).

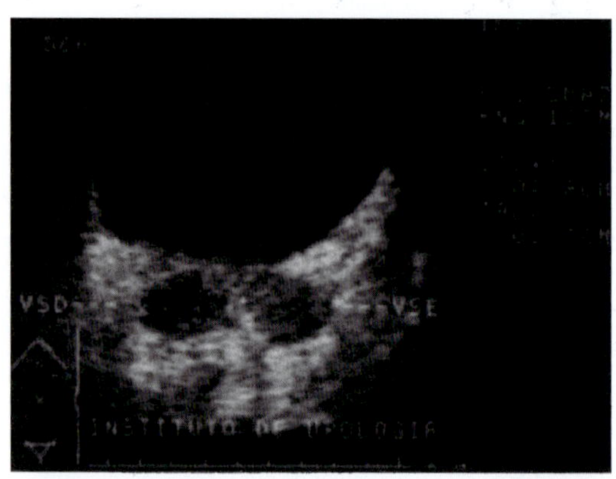

Figura 137.14 Aspecto ultrassonográfico de processo inflamatório das vesículas seminais.

contracepção. A infertilidade masculina é uma condição complexa com várias causas potenciais, abrangendo aspectos hormonais, testiculares, fatores obstrutivos e imunológicos (Quadro 137.6).

Causas hormonais ou pré-testiculares

HIPOGONADISMO SECUNDÁRIO. Decorrente de falhas no eixo hipotálamo-hipófise-gonadal, que afetam a produção das gonadotrofinas hipofisárias.

CONDIÇÕES ENDÓCRINAS. Doenças da tireoide, adrenais ou outras condições sistêmicas podem afetar a secreção hormonal.

FATORES EXTERNOS. Intoxicações graves, infecções e estresse podem influenciar a função hipofisária.

Causas testiculares

SÍNDROME DE KLINEFELTER. Caracteriza-se por hialinização dos túbulos seminíferos e hiperplasia das células de Leydig.

SÍNDROME DE DEL CASTILLO (APLASIA GERMINATIVA). Presença apenas de células de Sertoli e Leydig.

SÍNDROME DE KALLMANN. Hipogonadismo hipogonadotrófico com anosmia.

CRIPTORQUIDIA BILATERAL. Pode levar a fibrose testicular e azoospermia.

EXPOSIÇÃO A RADIAÇÕES. Pode interferir na espermatogênese.

VARICOCELE. Afeta o epitélio germinativo em virtude do aumento da temperatura intraescrotal.

Causas obstrutivas

PROCESSOS OBSTRUTIVOS. Congênitos ou adquiridos, impedem a progressão dos espermatozoides.

Quadro 137.6 Causas de infertilidade masculina.

Pré-testiculares ou hormonais ▪ Doenças hipofisárias (infecção, neoplasia, hemorragia) ▪ Afecções adrenais (doença de Addison, doença de Cushing) ▪ Doenças tireoidianas (mixedema, tireotoxicose) ▪ Intoxicações ▪ Estresse
Testiculares ou primárias ▪ Congênitas • Síndrome de Klinefelter • Síndrome de Del Castillo • Síndrome de Kallmann • Criptorquidia bilateral ▪ Adquiridas • Orquites • Varicoceles • Radiações ionizantes • Medicamentos e outras substâncias (vincristina, vimblastina, alquilantes, nitrofurantoínas, estreptomicina), álcool, maconha, cimetidina, cafeína, nicotina, pesticidas
Pós-testiculares ▪ Processos obstrutivos do sistema canalicular ▪ Obstrução mecânica • Congênita • Adquirida: infecções (bacteriana, viral, fúngica), cirúrgica (vasectomia, iatrogênica) ▪ Obstrução funcional ▪ Inervação simpática deficiente ▪ Distúrbios ejaculatórios ▪ Disfunção erétil
Imunológicas

EPIDIDIMITES. Podem deixar sequelas que afetam a maturação e movimentação dos espermatozoides.

AGENESIA DOS CANAIS DEFERENTES. Pode causar azoospermia.

Causas imunológicas

INFERTILIDADE IMUNITÁRIA. Produção de anticorpos contra os próprios espermatozoides.

Outros fatores

MEDICAMENTOS E SUBSTÂNCIAS TÓXICAS. Alguns antibióticos, quimioterápicos e substâncias como tabaco e álcool podem afetar negativamente a espermatogênese.

PROBLEMAS COM AS GLÂNDULAS SEXUAIS ACESSÓRIAS. Vesículas seminais, próstata e epidídimo desempenham papéis cruciais na maturação e nutrição dos espermatozoides.

Diagnóstico e tratamento

O diagnóstico da infertilidade masculina pode ser feito por meio de história clínica e exame físico, com avaliação de antecedentes familiares, pessoais, sexuais e exame físico detalhado.

ESPERMOGRAMA. Exame-chave na avaliação da função espermática.

DOSAGENS HORMONAIS. Incluem os hormônios folículo-estimulante (FSH), luteinizante (LH), testosterona, prolactina e estradiol.

EXAMES DE IMAGEM. Ultrassonografia escrotal ou transretal e ressonância nuclear magnética da pelve são auxiliares no diagnóstico.

BIOPSIA TESTICULAR. Indicada em casos de azoospermia ou oligozoospermia severa, para investigar possíveis fatores obstrutivos ou alterações na espermatogênese.

O tratamento depende da causa subjacente e pode incluir:

- Alteração de estilo de vida: reduzir exposição a toxinas, melhorar a dieta e o manejo do estresse
- Terapia hormonal: para condições como hipogonadismo
- Cirurgias: em casos de varicocele ou obstruções
- Assistência reprodutiva: inseminação artificial ou fertilização *in vitro*, especialmente em casos nos quais o tratamento direto não é viável ou eficaz.

DISFUNÇÃO ERÉTIL

A disfunção erétil (DE), comumente conhecida como impotência sexual, é definida como a incapacidade persistente de obter ou manter ereção suficiente para uma relação sexual satisfatória. Esse distúrbio sexual afeta homens de várias idades, embora sua prevalência aumente com o envelhecimento. A DE não é apenas uma questão física, mas também tem implicações psicológicas e sociais significativas, afetando a qualidade de vida tanto dos indivíduos quanto de seus parceiros (Quadro 137.7).

Fisiologia da ereção

A ereção é um processo complexo que envolve a integração de sistemas vascular, neurológico, hormonal e psicológico. Ela começa com estímulos eróticos ou sensoriais que levam à liberação de neurotransmissores no pênis. Os principais mediadores químicos envolvidos são a norepinefrina (via adrenérgica), a acetilcolina (via colinérgica) e outros mediadores, como o óxido nítrico (via não adrenérgica e não colinérgica). O óxido nítrico desempenha papel crucial na vasodilatação dos vasos

Quadro 137.7 Causas de disfunção erétil.

Categoria	Causas
Psicológicas	▪ Dominação materna ▪ Dominação paterna ▪ Homossexualidade
Orgânicas	▪ **Endócrinas**: adrenal (doença de Addison, neoplasia), gonádica (castração cirúrgica ou uso de medicamentos, eunucoidismo, infantilismo), hiperprolactinemia, hipofisária (acromegalia, craniofaringioma, adenoma cromófobo), pancreática (diabetes melito), tireoidiana (mixedema, tireotoxicose ▪ **Cardiovasculares**: aterosclerose, síndrome de Lériche ▪ **Geniturinárias**: balanopostite, doença de Peyronie, epispadia, fimose, hidrocele, hipospadia, micropênis, uretrite, vesiculite seminal ▪ **Hemopoéticas**: anemias, leucemias
Medicamentosas	▪ **Cardiologia**: metildopa, betabloqueadores, guanetidina, tiazídicos, clonidina ▪ **Psiquiatria**: fenotiazinas, inibidores da monoamina oxidase, antidepressivos tricíclicos ▪ **Neurologia**: anticonvulsivantes, agentes antiparkinsonianos ▪ **Outros**: cimetidinas, imunossupressores, anticolinérgicos ▪ **Substâncias que provocam dependência**: opiáceos, barbitúricos, anfetaminas, brometos
Neurológicas	▪ Esclerose lateral amiotrófica ▪ Esclerose múltipla ▪ Enfermidades neoplásicas ou traumáticas da coluna ▪ Hérnia de disco ▪ Parkinsonismo ▪ *Tabes dorsalis* ▪ Terapia por eletrochoque
Respiratória	▪ Enfisema pulmonar grave ▪ Insuficiência pulmonar
Sistêmicas	▪ Infecções ▪ Distúrbios imunológicos ▪ Deficiência nutricional
Pós-cirúrgicas	▪ Cordotomia ▪ Esfincterectomia externa ▪ Hipofisectomia ▪ Neurectomia pudenda ▪ Orquidectomia bilateral ▪ Penectomia ▪ Prostatectomia perineal ▪ Ressecção abdominoperineal ▪ Rizotomia sacral ▪ Simpatectomia lombar bilateral
Traumáticas	▪ Penectomia ▪ Ruptura da uretra posterior
Álcool e drogas ilícitas	▪ Maconha ▪ Cocaína ▪ Heroína

sanguíneos penianos, propiciando o aumento do fluxo sanguíneo para os corpos cavernosos e, consequentemente, a ereção (Quadro 137.8).

Quadro 137.8 Estados penianos, vias e mediadores químicos.

	Flacidez	Ereção	Detumescência
Vias predominantes	Adrenérgica	Colinérgica e NANC	Adrenérgica
Mediadores predominantes	Norepinefrina	Acetilcolina Prostaglandina Óxido nítrico Outros	Norepinefrina

NANC: não adrenérgica e não colinérgica.

Causas

As causas da DE são muitas e podem ser divididas em psicogênicas e orgânicas. Entre as causas psicogênicas, inclui-se o estresse, a ansiedade de desempenho e a depressão. As causas orgânicas são mais prevalentes e incluem:

- Distúrbios vasculares: aterosclerose, hipertensão arterial e doenças cardíacas
- Distúrbios neurológicos: neuropatia diabética, lesões na medula espinal e esclerose múltipla
- Distúrbios hormonais: hipogonadismo, hiperprolactinemia e distúrbios da tireoide
- Fatores de estilo de vida: tabagismo, alcoolismo e obesidade
- Medicamentos: especialmente anti-hipertensivos, antidepressivos, antipsicóticos, antiandrogênicos e drogas recreativas, que podem causar ou agravar a DE.

Diagnóstico

O diagnóstico da DE envolve abordagem detalhada que inclui:

- História clínica e sexual: essencial para entender o contexto e os fatores relacionados à DE
- Exame físico: avaliação dos genitais, pulsos periféricos e exame neurológico
- Exames laboratoriais: hemograma, dosagem de testosterona, prolactina, globulina ligadora de hormônios sexuais, FSH, LH, estradiol, glicose, lipídios e hormônios tireoidianos
- Testes especializados: ultrassom Doppler peniano com ou sem o teste de ereção fármaco-induzida, monitoramento da tumescência peniana noturna e arteriografia peniana em casos selecionados.

Tratamento

O tratamento da DE deve ser personalizado de acordo com a causa subjacente e as necessidades do paciente. As opções de tratamento incluem:

- Modificações no estilo de vida: perda ponderal, cessação do tabagismo e diminuição do consumo de álcool
- Terapia psicológica: para casos de origem psicogênica, incluindo terapia cognitivo-comportamental e terapia de casal
- Medicação oral: inibidores da fosfodiesterase tipo 5 (como sildenafila, tadalafila) são a primeira linha de tratamento para DE orgânica
- Terapias hormonais: em casos de deficiência de testosterona
- Dispositivos de vácuo: induzem a ereção por meio de um vácuo ao redor do pênis
- Terapias injetáveis e supositórios uretrais: alprostadil
- Cirurgia: implantes penianos e cirurgia vascular são considerados em casos refratários.

A DE é uma condição que exige abordagem multifatorial para seu diagnóstico e tratamento. É fundamental que os homens com DE busquem ajuda médica, pois esse distúrbio pode ser um indicador precoce de doenças sistêmicas graves, como doenças cardíacas e metabólicas. Além disso, a abordagem terapêutica deve considerar não apenas o aspecto físico, mas também o impacto psicológico e social da DE no paciente e seu relacionamento. Com o tratamento adequado e apoio, a maioria dos homens com DE pode retomar uma vida sexual satisfatória.

INFECÇÕES DOS ÓRGÃOS SEXUAIS MASCULINOS

As infecções dos órgãos sexuais masculinos representam um grupo comum e diversificado de condições que podem afetar diferentes partes do sistema geniturinário. Essas infecções, que variam em severidade, apresentam manifestações clínicas específicas, dependendo da estrutura envolvida.

Uretrite

A uretrite é a inflamação da uretra. Pode ser classificada como gonocócica (causada pela bactéria *Neisseria gonorrhoeae*) ou não gonocócica, frequentemente causada por *Chlamydia trachomatis*, *Mycoplasma genitalium*, *Ureaplasma urealiticum*, *Trichomonas vaginalis*, vírus, fungos do gênero *Candida* ou reações locais de hipersensibilidade. Os sintomas incluem ardor ao urinar, disúria e corrimento uretral. A uretrite gonocócica é tipicamente caracterizada por corrimento purulento, enquanto a não gonocócica apresenta corrimento mais esbranquiçado.

Cistite

É a inflamação da bexiga, que pode ser aguda ou crônica, geralmente causada por uma infecção bacteriana. Embora menos comum em homens do que em mulheres, a cistite masculina pode estar associada a obstruções no trato urinário. Os sintomas incluem disúria, polaciúria, urgência miccional e dor suprapúbica. Febre pode indicar condição mais grave, como pielonefrite.

Prostatites

Prostatite é a inflamação da próstata, que pode ser aguda ou crônica, bacteriana ou não bacteriana (inflamatória). As formas bacterianas podem ser causadas por vários patógenos, presentes nas infecções urinárias ou IST. Os sintomas são dor ou desconforto perineal, disúria, estrangúria, dor ao ejacular e febre. Nos casos crônicos, os sintomas podem ser sutis ou até mesmo ausentes.

Orquite

Orquite é a inflamação dos testículos, que pode ser causada por infecções bacterianas (presentes nas infecções urinárias ou IST) ou virais, como o vírus da caxumba. Os sintomas incluem dor e inchaço testicular, febre e mal-estar geral.

Fatores de risco

ANORMALIDADES ESTRUTURAIS. Fimose, estenose uretral, refluxo vesicoureteral e HBP podem aumentar o risco de infecções.

ESVAZIAMENTO INCOMPLETO DA BEXIGA. Obstruções mecânicas ou distúrbios neurológicos podem facilitar o crescimento bacteriano.

PROCEDIMENTOS INVASIVOS. Cateterismo vesical e cistoscopia podem introduzir bactérias no trato urinário.

Diagnóstico e tratamento

O diagnóstico é estabelecido com base nos sintomas e confirmado por exames de urina, culturas e testes para IST. O tratamento varia conforme a causa específica da infecção e geralmente inclui o uso de antibióticos. Tratamentos de suporte para alívio dos sintomas também podem ser necessários.

INFECÇÕES SEXUALMENTE TRANSMISSÍVEIS

IST são uma preocupação global de saúde pública, afetando indivíduos de todas as idades, gêneros e orientações sexuais. Além das condições mencionadas anteriormente, como blenorragia, sífilis, linfogranuloma venéreo, granuloma inguinal, cancro mole e condiloma acuminado, outras IST têm emergido ou ganhado destaque nos últimos anos, ampliando o espectro dessas enfermidades. Tricomoníase, candidíase, herpes genital, uretrite não gonocócica (causada por *Chlamydia e Ureaplasma urealyticum*), AIDS e hepatite B são exemplos disso (Quadro 137.9).

Blenorragia ou gonorreia

Causada pela bactéria *Neisseria gonorrhoeae*, continua sendo uma IST prevalente, com período de incubação de 1 a 3 dias. Os sintomas incluem dor e ardência durante a micção e corrimento uretral purulento. Se não tratada, pode levar a complicações como proctite gonocócica e epididimite.

Uretrite não gonocócica

A uretrite não gonocócica tem se tornado mais comum que a gonorreia, e *Chlamydia trachomatis* é responsável por metade dos casos. Os sintomas podem incluir corrimento uretral moderado, muitas vezes semelhantes aos da gonorreia, em

Quadro 137.9 Infecções sexualmente transmissíveis.
Blenorragia ou gonorreia **Agente causal:** *Neisseria gonorrhoeae*, um diplococo gram-negativo **Sintomas:** dor e ardência durante a micção, corrimento uretral purulento. Sem tratamento, pode afetar a uretra posterior, próstata, vesículas seminais e epidídimo **Diagnóstico:** identificação do agente causal em esfregaços da uretra ou ânus
Uretrite não gonocócica **Agentes causais:** *Chlamydia trachomatis*, *Ureaplasma urealyticum*, *Trichomonas vaginalis*, entre outros **Sintomas:** corrimento uretral mucoide ou mucopurulento, com ou sem disúria **Diagnóstico:** análise da secreção uretral, exame de urina e testes específicos para *Chlamydia* e outros patógenos
Sífilis **Agente causal:** *Treponema pallidum* **Estágios:** primário (cancro duro), secundário (lesões cutâneas e sistêmicas), latente e terciário (gomas, comprometimento cardiovascular e neurológico) **Diagnóstico:** microscopia em campo escuro, testes sorológicos (VDRL, FTA-ABS)
Linfogranuloma venéreo **Agente causal:** *Chlamydia trachomatis* **Sintomas:** úlcera genital seguida de linfadenite inguinal **Diagnóstico:** cultura, testes de DNA ou imunofluorescência
Granuloma inguinal **Agente causal:** *Calymmatobacterium granulomatis* **Sintomas:** úlceras genitais progressivas **Diagnóstico:** citopatologia do material raspado da lesão
Cancro mole **Agente causal:** *Haemophilus ducreyi* **Sintomas:** úlceras genitais dolorosas, linfadenite regional **Diagnóstico:** cultura ou reação em cadeia da polimerase
Condiloma acuminado **Agente causal:** *Papillomavirus humanus* **Sintomas:** lesões verrucosas na genitália **Diagnóstico:** inspeção visual e biopsia em casos duvidosos

geral com período de incubação maior, mas também podem se manifestar de maneira assintomática, o que aumenta o risco de complicações como prostatite e infertilidade.

Sífilis

Causada pela bactéria *Treponema pallidum*. É uma IST grave, com várias fases clínicas. Na fase primária, caracteriza-se pela presença de cancro duro, uma úlcera indolor. Na fase secundária, podem ocorrer lesões na pele, mucosas e linfonodos. A sífilis não tratada pode progredir para a fase latente e, eventualmente, para a fase terciária, na qual podem ocorrer complicações graves em vários órgãos, como o sistema nervoso central e o sistema cardiovascular.

Linfogranuloma venéreo

Causado pela bactéria *Chlamydia trachomatis*, é uma infecção crônica que afeta principalmente os linfonodos inguinais. Pode levar a complicações como elefantíase genital e estenose anorretal.

Granuloma inguinal

Causado pela bactéria *Calymmatobacterium granulomatis*, é uma doença ulcerativa crônica, encontrada principalmente em regiões tropicais. As lesões são frequentemente confundidas com sífilis em virtude das semelhanças clínicas.

Cancro mole

Causado pela bactéria *Haemophilus ducreyi*, é caracterizado por úlceras dolorosas na genitália, podendo levar a linfadenite regional.

Condiloma acuminado

Causado pelo *Papillomavirus humanus* (HPV), é caracterizado por lesões verrucosas na genitália, que podem ser assintomáticas ou causar prurido e sangramento. A infecção por HPV tem sido associada ao desenvolvimento de lesões precursoras do câncer cervical e de pênis, tornando sua detecção e tratamento fundamentais para a saúde pública.

O controle e a prevenção das IST continuam sendo desafios importantes de saúde pública em todo o mundo, destacando a necessidade de educação, acesso a serviços de saúde e medidas preventivas, como vacinação, uso de preservativos e a realização de exames regulares para detecção precoce e tratamento adequado dessas infecções (Quadro 137.10).

Quadro 137.10 Prevenção de complicações e a transmissão das infecções sexualmente transmissíveis (ISTs).

Uso de preservativos	O uso consistente e correto de preservativos durante todas as relações sexuais é uma das formas mais eficazes de prevenir a transmissão de ISTs, incluindo HIV, gonorreia, sífilis e HPV. Isso se aplica à relação vaginal, anal e oral
Vacinação	A vacinação é uma estratégia crucial para prevenir algumas ISTs, como o HPV e a hepatite B. A vacina contra o HPV é recomendada para meninas e meninos antes do início da atividade sexual, proporcionando proteção contra certas cepas do vírus que estão associadas ao câncer cervical e outras doenças. Da mesma maneira, a vacina contra hepatite B é importante para prevenir a infecção pelo vírus da hepatite B, que pode ser transmitida por contato sexual
Higiene adequada	Manter uma boa higiene íntima, incluindo a lavagem regular da área genital com água e sabão suave, pode ajudar a reduzir o risco de infecções bacterianas e fúngicas. É importante evitar o uso de produtos perfumados ou irritantes na região genital, pois isso pode alterar o equilíbrio natural da flora bacteriana e aumentar o risco de infecções
Testagem regular	Realizar testes regulares para ISTs, especialmente se você for sexualmente ativo ou tiver múltiplos parceiros sexuais, é fundamental para o diagnóstico precoce e o tratamento eficaz. Isso inclui exames de sangue para HIV, sífilis e hepatite B, bem como exames de urina e *swabs* genitais para detectar infecções como gonorreia, clamídia e tricomoníase
Comunicação aberta	Ter conversas honestas e abertas com parceiros sexuais sobre o histórico de saúde sexual e o uso de proteção pode ajudar a reduzir o risco de transmissão de ISTs. Além disso, estar ciente dos próprios sintomas e procurar atendimento médico imediato em caso de qualquer sintoma de infecção é crucial para o diagnóstico e tratamento precoce
Parceiros tratados	Caso seja diagnosticado com uma IST, é importante informar todos os parceiros sexuais recentes para que eles também possam ser testados e tratados, se necessário. Isso ajuda a interromper a cadeia de transmissão da infecção e reduzir o risco de complicações para todos os envolvidos

HIV: vírus da imunodeficiência humana; HPV: papilomavírus humano.

BIBLIOGRAFIA

American Urological Association (AUA). Evaluation and Treatment of Cryptorchidism (2018). AUA; 2018. Acesso em mar. 2024. Disponível em: <https://www.auanet.org/guidelines-and-quality/guidelines/cryptorchidism-guideline>.

Brasil. Ministério da Saúde, Secretaria de Vigilância em Saúde, Departamento de Doenças de Condições Crônicas e Infecções Sexualmente Transmissíveis. Protocolo clínico e diretrizes terapêuticas para atenção integral às pessoas com infecções sexualmente transmissíveis (IST). Brasília: Ministério da Saúde; 2022. Disponível em: <https://www.gov.br/aids/pt-br/central-de-conteudo/pcdts/2022/ist/pcdt-ist-2022_isbn-1.pdf/view>.

Dubin L, Amelar RD. Varicocele size and results of varicocelectomy in selected subfertile men with varicocele. Fertil Steril. 1970;21:606-9.

John T. Hansen Netter Anatomia Clínica. 4. ed. Rio de Janeiro: Guanabara Koogan, 2019.

Kharazmi E, Hemminki K, Pukkala E et al. Cancer risk in relatives of testicular cancer patients by histology type and age at diagnosis: a joint study from five nordic countries. Eur Urol. 2015;68:283-9.

Morais RS. Urologia para acadêmicos de medicina. Sociedade Brasileira de Urologia, 2023.

Nardi AC. Urologia. Editora Planeta, 2013.

Nigro KG, MacLennan GT. Rhabdomyosarcoma of the bladder and prostate. J Urol. 2005;173:1365.

Peng X, Zeng X, Peng S, Deng D, Zhang J. The association risk of male subfertility and testicular cancer: a systematic review. PLoS One. 2009;4:e5591.

Porto CC, Porto AL. Clínica médica na prática diária. 2. ed. Rio de Janeiro: Guanabara Koogan, 2022.

Porto CC, Porto AL. Exame clínico. 8. ed. Rio de Janeiro: Guanabara Koogan, 2017.

Rao LV, Snyder LM. Wallach Interpretação de Exames Laboratoriais. 11. ed. Rio de Janeiro: Guanabara Koogan, 2022.

Sakamoto H, Saito K, Oohta M, Inoue K, Ogawa Y, Yoshida H. Testicular volume measurement: comparison of ultrasonography, orchidometry, and water displacement. Urology. 2007;69:152-7.

Soetandar A, Noegroho BS, Siregar S, Adriansjah R, Mustafa A. Microsurgical varicocelectomy effects on sperm DNA fragmentation and sperm parameters in infertile male patients: A systematic review and meta-analysis of more recent evidence. Arch Ital Urol Androl. 2022;94:(3)360-5.

Wein AJ, Kavoussi LR, Partin AW, Peters CA. Campbell-Walsh Urologia. 11. ed. Rio de Janeiro: Guanabara Koogan, 2018.

European Association of Urology. Guidelines 2023. Disponível em: <www.uroweb.org/guidelines>.

CAPÍTULO 138

Fundamentos de Anatomia e Fisiologia

Júlia Costa Alves Simões, Lorena Tassara Quirino Vieira, Waldemar Naves do Amaral, Weder Silva Borges Junior

INTRODUÇÃO

O sistema genital feminino é constituído da genitália externa, interna, períneo e assoalho pélvico. A região externa é representada pelo monte de Vênus e vulva (Figura 138.1). A genitália interna compreende a vagina, o útero, as tubas uterinas e os ovários (Figura 138.2).

EMBRIOLOGIA

A origem embriológica do sistema genital feminino se dá a partir de gônadas indiferenciadas e dos ductos de Wolff (mesonéfricos) e Müller (paramesonéfricos), na ausência de testosterona.

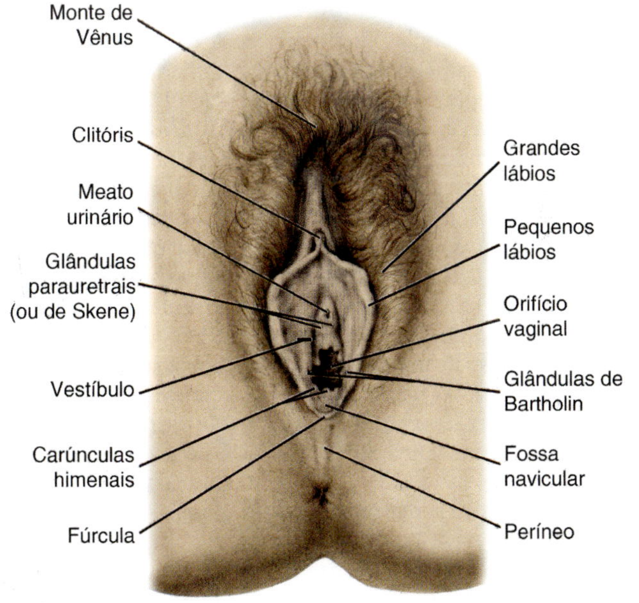

Figura 138.1 Genitália feminina externa. (Adaptada de Köpf-Maier, 2006.)

O desenvolvimento do ovário inicia-se por volta da 5ª semana, com a migração de células germinativas primordiais até a crista genital, onde interagem com as células somáticas do mesonefro e epitélio celômico e proliferam-se. A foliculogênese acontece a partir da 15ª semana. Paralelamente, ocorre a formação das vias genitais. Os ductos de Wolff involuem; já os ductos müllerianos crescem caudalmente e fundem-se medialmente. A porção inferior dos ductos de Müller forma o canal útero-vaginal (posteriormente forma o epitélio e glândulas uterinas, e a porção superior da vagina), enquanto o estroma endometrial e o miométrio diferenciam-se do mesênquima adjacente. A porção superior não fundida dos ductos müllerianos formam as tubas uterinas. Fisiologicamente, por volta da 11ª semana de embriogênese ocorre a reabsorção progressiva do septo intermülleriano. O terço inferior da vagina é formado a partir do bulbo sinovaginal na parede posterior do seio urogenital.

O desenvolvimento da genitália externa inicia-se na embriogênese por volta da 5ª semana. São formadas dobras de tecido em cada lado da cloaca, as quais encontram-se anteriormente na linha média e formam o tubérculo genital. Na mulher, o tubérculo genital origina o clitóris, as pregas urogenitais formam os pequenos lábios, as eminências labiais formam os grandes lábios e o seio urogenital definitivo origina o vestíbulo vaginal.

GENITÁLIA EXTERNA

A **vulva** constitui a entrada da vagina, protegendo-a e o meato uretral. Externamente, é recoberta por uma semimucosa na junção dos grandes e pequenos lábios, rica em glândulas sebáceas e sudoríparas. Os **grandes lábios** projetam-se do monte de Vênus em direção ao períneo para formar a comissura posterior ou fúrcula. Os **pequenos lábios** (ninfas) localizam-se entre os grandes lábios e separam-se anteriormente para abraçar o clitóris, formando o freio e o prepúcio, e posteriormente, fundem-se com os grandes lábios.

O **clitóris** é constituído de dois corpos cavernosos, inseridos nos ramos isquiopúbicos, e pela glande, sua porção visível. O clitóris atua como "órgão sensorial do coito". Consideram-se também como órgãos eréteis, embora invisíveis à ectoscopia, as estruturas bulbovestibulares, correspondentes ao corpo esponjoso masculino, situadas em cada lado do orifício vaginal.

O **vestíbulo**, espaço limitado entre os pequenos lábios, estende-se do clitóris à borda posterior do hímen. Nele estão situados os orifícios da uretra, da vagina, das glândulas de Skene e das glândulas de Bartholin. O **hímen** é uma membrana de tecido conjuntivo que pode estar presente ocluindo parcialmente o orifício vaginal, principalmente nas mulheres virgens. Após o coito, rompe-se, deixando vestígios denominados carúnculas mirtiformes ou himenais. Abaixo do hímen em cada lado do introito vaginal encontram-se as **glândulas de Bartholin**, cujos orifícios de saída são situados na parte posterior do vestíbulo. Apresentam função secretora e de lubrificação, liberando muco, especialmente no ato sexual. As **glândulas de Skene**, homólogas da próstata masculina, têm seus orifícios externos localizados lateroposteriormente ao meato uretral.

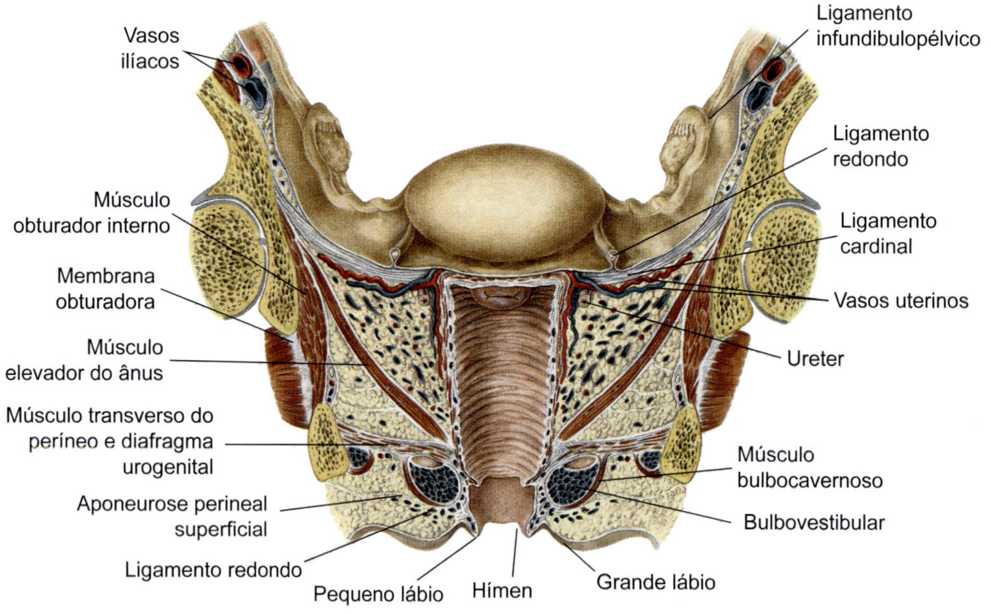

Figura 138.2 Genitália feminina interna. (Adaptada de Köpf-Maier, 2006.)

PERÍNEO E ASSOALHO PÉLVICO

Denomina-se **períneo** o conjunto de músculos e de fáscias que "fecham" a pelve. É atravessado pelo reto, pela vagina e pela uretra. Para fins clínicos, é dividido em trígonos urogenital (anterior) e anal (posterior) por uma linha traçada entre os ísquios e pelos músculos transversos do períneo, separados pelo centro tendíneo, com relevância na estática pélvica. O suporte dos órgãos da pelve está associado à estrutura óssea e ao diafragma pélvico.

Os músculos do períneo constituem os diafragmas pélvico e urogenital e as estruturas esfincterianas. O diafragma pélvico é representado pelo músculo elevador do ânus com seus três feixes (puborretal, pubococcígeo e isquiococcígeo), responsável pela contenção e sustentação dos órgãos pélvicos. O diafragma urogenital é constituído pelos músculos transverso superficial do períneo, transverso profundo do períneo, bulbocavernoso e isquiocavernoso. As estruturas esfincterianas são o esfíncter externo do ânus e o esfíncter externo da uretra.

GENITÁLIA INTERNA

A **vagina** é o órgão da cópula, marcado por sua distensibilidade. Trata-se do canal que se interpõe entre a vulva e o útero. Sua abertura inferior pode ser provida de hímen (na mulher virgem) (leia o caso clínico *Amenorreia Primária – Hímen Imperfurado*). Em torno dela estão os músculos bulbocavernosos, também chamados de "constritores da vagina".

Acesse o conteúdo *online*:

http://uqr.to/217d0

O **útero** tem como função reter o óvulo fecundado, propiciando-lhe condições para seu desenvolvimento e seu crescimento. É formado pelo colo, pelo istmo e pelo corpo. O **colo** é a porção caudal do útero. Superiormente, continua-se com o corpo; o ponto de junção é denominado **istmo**. A vagina fixa-se em torno do colo, dividindo-o em uma porção supravaginal e uma porção vaginal. Na porção supravaginal, lateralmente, inserem-se os paramétrios e os ligamentos cardinais ou de Mackenrodt. O orifício externo pode limitar o epitélio pavimentoso estratificado do colo (ectocérvice), o qual encontra ao epitélio cilíndrico glandular, revestimento do canal cervical ou a endocérvice. O ponto de intersecção desses dois tipos de epitélio, chamado de junção escamocolunar, tem localização variável a depender do estímulo hormonal. A endocérvice estende-se do orifício externo ao orifício interno histológico, local em que começa o istmo. O **corpo uterino** compreende o "fundo" e os ângulos, denominados "cornos", nos quais penetram as tubas.

O útero tem três camadas: a serosa (peritônio), o miométrio (espessa porção de músculo liso) e o endométrio (reveste a cavidade uterina). O **endométrio** tem duas camadas: a basal e a funcional. Na camada basal são encontradas as principais estruturas vasculares, as quais não se destacam na menstruação. A camada funcional se desprende na menstruação e após o parto, e é subdividida em compacta e esponjosa. A camada funcional compacta é fina e superficial, formada principalmente por células do estroma, densamente arrumadas em torno das glândulas endometriais. A camada esponjosa é espessa e contém praticamente somente glândulas.

As **tubas** captam o óvulo na superfície do ovário e transportam os espermatozoides que migram do útero; é o local habitual da fecundação. As tubas são estruturas ocas, que dirigem-se de sua inserção nos cornos uterinos até os ovários. Elas se dividem em infundíbulo, ampola, istmo e parte uterina.

Situados entre a parede lateral da pelve e o útero, os **ovários** produzem os óvulos e os hormônios sexuais. Estão ligados anteriormente à face posterior do ligamento largo pelo mesovário. A região do ligamento largo, que prende os ovários à pelve, chama-se ligamento suspensor do ovário ou ligamento infundibulopélvico, onde transitam os principais elementos neurovasculares ovarianos. Medialmente, está o ligamento útero-ovárico. Seu tamanho é variável, a depender da influência hormonal, que varia de acordo com a idade e a fase do ciclo menstrual, uso de contraceptivos orais ou medicamentos indutores da ovulação.

A irrigação arterial é realizada por meio das artérias ovarianas (ramos da artéria aorta) e pelos ramos ovarianos provenientes da artéria uterina. Ambos são drenados pelas veias ovarianas; à direita, essas veias desembocam na veia cava inferior; à esquerda, desembocam na veia renal esquerda. Os vasos linfáticos acompanham os vasos sanguíneos dos ovários e se juntam aos vasos provenientes das tubas uterinas e do fundo do útero, seguindo em direção aos linfonodos lombares.

Destacam-se três regiões distintas nos ovários: a cortical, formada pela túnica albugínea (externa) e origem das células granulosas, além do estroma, onde os folículos estão localizados; a medular, composta por tecido intersticial que origina as células da teca do folículo; e o hilo, que contém nervos, vasos e células hilares.

Fisiologicamente, os ovários podem ser divididos em três compartimentos distintos: o folicular, responsável pela maturação dos folículos; o produtor de estrogênio; e o corpo lúteo, que produz progesterona. Além disso, o estroma ovariano é fonte de androgênios.

CICLO MENSTRUAL

Compreende-se por ciclo menstrual as modificações hormonais que culminam em alterações na camada endometrial (ciclo uterino), relacionadas de maneira dependente com o ciclo ovariano e o ciclo de regulação do eixo hipotálamo-hipofisário.

Eixo hipotálamo-hipófise-ovário

O sistema porta-hipofisário é responsável pela comunicação vascular entre hipotálamo e adeno-hipófise (hipófise anterior). Esses vasos sanguíneos conduzem os neuro-hormônios produzidos nos centros hipotalâmicos, chamados de fatores de liberação das gonadotrofinas (GnRH), responsáveis pela regulação da produção de gonadotrofinas hipofisárias, hormônio foliculoestimulante (FSH) e hormônio luteinizante (LH). Uma vez liberados, FSH e LH atuam sobre o ovário, produzindo alterações cíclicas que passam pelo desenvolvimento folicular, ovulação e formação do corpo lúteo. O controle da liberação de GnRH é feito com base em mecanismos de *feedback* pelos esteroides ovarianos (estrogênio e progesterona).

Foliculogênese

O desenvolvimento folicular é caracterizado pelo crescimento e diferenciação do oócito I, pela proliferação das células foliculares ou da granulosa e pelo desenvolvimento de tecido conjuntivo, a teca folicular, proveniente do estroma ovariano. Essas características definem os folículos como primordial, primário, secundário, pré-antral e antral. Esse processo é estimulado basicamente pelo FSH, enquanto os folículos em crescimento produzem os estrogênios. Em cada ciclo, diversos folículos são mobilizados e desenvolvem-se; no entanto, apenas o folículo dominante amadurece o suficiente para passar pelo fenômeno da ovulação. Chamada de fase folicular do ciclo ovariano, pode ter duração variável.

Ovulação

Diante do aumento dos níveis estrogênicos, o hipotálamo faz um pico de liberação de LH, responsável por induzir a ovulação em até cerca de 24 horas, 14 dias antes do início da menstruação.

Formação do corpo amarelo ou lúteo

Após a expulsão do oócito, as células foliculares que permanecem no ovário, sob influência contínua do LH, iniciam um processo de luteinização. O corpo lúteo é uma estrutura glandular direcionada para a produção de progesterona, principalmente, e de estrogênio. A fase lútea do ciclo menstrual tem duração fixa de 14 dias. A vida útil do corpo lúteo é mantida por determinação biológica intrínseca e persiste em média 12 dias, regredindo na ausência de fecundação e transformando-se no corpo albicans. A gravidez modifica a duração do corpo amarelo, aumentando-a, pela presença do hormônio placentário LH-símile, a gonadotrofina coriônica humana (hCG).

Ciclo endometrial

As modificações endometriais estão relacionadas com as variações na produção hormonal ao longo do ciclo ovariano, tendo como objetivo a preparação do útero para a implantação de um embrião. Em resposta ao estímulo estrogênico na fase folicular, ocorre proliferação do endométrio (fase proliferativa). Durante a fase lútea, sob estímulo da progesterona, inicia-se a fase secretora do ciclo endometrial, com diferenciação glandular para melhor nutrição de um embrião, caso esse seja implantado (e-Figuras 138.1 a 138.3).

Acesse o conteúdo *online*:
http://uqr.to/217d1

Menstruação

Se não ocorre a fecundação, o endométrio sofre processo de descamação da decídua funcional, conhecido como menstruação, em resposta à queda dos níveis circulantes de esteroides sexuais em virtude da regressão do corpo lúteo. A menstruação, durante 3 a 5 dias, corresponde à perda de 50 a 150 mλ de muco e de sangue. Quando o fluxo menstrual é intenso, podem ser observados coágulos nos primeiros dias.

Depois dos 40 anos, os ciclos menstruais ainda se sucedem, apesar de alguns anovulatórios, por esgotamento ovariano. Por volta dos 50 anos, encerra-se a fase reprodutiva da mulher, fato caracterizado pela parada da menstruação, iniciando-se o período conhecido como climatério.

BIBLIOGRAFIA

Berek JS. Berek & Novak's gynecology. 16. ed. Filadélfia: Wolter Kluwer, 2020.

Callahan TL. Ginecologia e obstetrícia. 4. ed. Rio de Janeiro: Revinter, 2010.

Fernandes CE, Silva de Sá MF (eds.). Tratado de ginecologia Febrasgo. Rio de Janeiro: Elsevier, 2019.

Girão MJ, Baracat EC, Lima GR. Tratado de ginecologia. Rio de Janeiro: Atheneu, 2017.

Moore KL, Dalley AF, Agur MRA. Anatomia orientada para a clínica. 8. ed. Rio de Janeiro: Koogan, 2018.

Silveira GPG. Ginecologia baseada em evidências. 3. ed. Rio de Janeiro: Atheneu, 2008.

CAPÍTULO 139

Exame Clínico

João Paulo Rodrigues Adorno, Júlia Costa Alves Simões, Lara Juliana Henrique Fernandes, Waldemar Naves do Amaral

INTRODUÇÃO

Frequentemente, a consulta ginecológica é o único contato da mulher com o médico de modo rotineiro. Por isso, é essencial que o exame clínico das pacientes com afecções do sistema genital feminino seja feito de maneira global. Além da anamnese e do exame físico geral, que seguem a mesma sistematização usada para o exame de qualquer sistema, o exame ginecológico tem características especiais.

ANAMNESE

A anamnese constitui o passo inicial e básico do relacionamento médico-paciente. Como o médico atenderá a mulher abordando seus aspectos mais íntimos, é importante manter o respeito e exercer boa comunicação. A paciente deve sentir a disponibilidade afetiva do médico como ser humano que pretende e que pode ajudá-la, a fim de vencer barreiras como o constrangimento, que diversas vezes surgem na consulta ginecológica. Não deve existir uma rotina rígida ou um roteiro inflexível durante o interrogatório. A sequência e a profundidade das perguntas variam de acordo com a sensibilidade do médico e a compreensão da paciente. Se necessário, durante e após o exame físico, pode-se complementar informações que não foram relatadas ou bem exploradas na anamnese.

Deve ser feita a identificação completa da paciente e a coleta da queixa principal. Segue-se com a realização da história da doença atual e o interrogatório tal como no exame clínico de outros sistemas. É indispensável o conhecimento dos antecedentes pessoais fisiológicos, principalmente no que diz respeito ao ciclo menstrual.

Nos antecedentes menstruais, deve-se registrar a idade da menarca (primeira menstruação), o ritmo e a duração das menstruações subsequentes. Com esses dados, define-se o padrão menstrual da paciente: idade da menarca, duração do fluxo e periodicidade ou intervalo entre as menstruações, o que possibilita avaliação da regularidade. A idade do aparecimento da pubarca (pelos) e da telarca (mamas) deve ser registrada. Anotam-se a data da última menstruação e os sintomas associados ao ciclo menstrual. É necessário inquirir sobre o início da atividade sexual e o número prévio de parceiros, bem como o uso de métodos contraceptivos.

Da atividade reprodutiva, importa conhecer o número de gestações, anotando-se o número de partos e de abortamentos, seus tipos, idades e complicações. Se for o caso, as épocas do último parto ou aborto devem ser registradas, bem como a evolução do puerpério e da lactação.

Nos antecedentes pessoais patológicos, devem ser valorizadas doenças infectocontagiosas, doenças crônicas, infecções sexualmente transmissíveis, doenças ginecológicas anteriores, radioterapia, hormonioterapia, cauterizações, curetagens e antibioticoterapia.

Na história familiar, é importante averiguar doenças hereditárias ou de ocorrência familiar. Valoriza-se a ocorrência de doenças crônicas, neoplasias, endocrinopatias e anomalias genéticas, principalmente câncer de mama, endométrio, ovário e cólon.

SINAIS E SINTOMAS

Durante a consulta ginecológica, os principais sinais e sintomas que aparecem são distúrbios menstruais, sangramentos, corrimento ou leucorreia, dor, prurido, alteração dos pelos, aparecimento de tumorações, distúrbios sexuais e dificuldade de engravidar. Além disso, menopausa e climatério também são queixas importantes abordadas neste item.

Distúrbios menstruais

A menstruação é um fenômeno de sangramento cíclico que ocorre com padrão de 24 a 38 dias, durando entre 3 e 8 dias, com eliminação de aproximadamente 50 a 80 mℓ de sangue. No entanto, o ciclo menstrual pode manifestar variações anormais em relação ao espaçamento entre os fluxos, a duração desses episódios e a intensidade do sangramento. Essas anormalidades do ciclo menstrual abrangem várias condições abordadas no Quadro 139.1.

Os sangramentos que não têm as características da menstruação normal são chamados de sangramento uterino anormal (SUA), podendo ser classificados em agudo, crônico ou intermenstrual. O SUA agudo ocorre quando o sangramento uterino exige uma intervenção imediata; o crônico é definido

Quadro 139.1 Nomenclaturas das anormalidades do ciclo menstrual.

Nomenclaturas novas	Nomenclaturas tradicionais	Significados
Menstruações frequentes	Polimenorreia	Ciclos muito curtos e intervalo muito pequeno entre uma menstruação e outra (menos de 24 dias)
Menstruações infrequentes	Oligomenorreia	Ciclos muito longos e intervalo muito longo entre uma menstruação e outra (mais de 38 dias)
Duração prolongada	Hipermenorreia	Aumento da duração (mais de 8 dias)
Duração curta	Hipomenorreia	Diminuição da duração (menos de 4 dias e meio)
Fluxo intenso	Menorragia	Aumento da quantidade (volume) menstrual (acima de 80 mℓ)
Amenorreia		Ausência de menstruação por período mais extenso do que três ciclos prévios
Metrorragia ou sangramento uterino intermenstrual		Cenário de sangramento uterino intermenstrual que não segue o ritmo do ciclo menstrual
Dismenorreia		Engloba a dificuldade ou dor relacionada à menstruação

após 6 meses de alterações. Podem ocorrer em várias enfermidades, e uma forma de classificá-los é o sistema PALM-COEIN, sigla formada pelas principais causas de hemorragias, que os divide em "anomalias estruturais uterinas" e "anomalias não estruturais uterinas". A causa do SUA pode variar de acordo com a faixa etária, como demonstra o Quadro 139.2.

O sistema PALM-COEIN é organizado da seguinte maneira:

- Causas estruturais (PALM)
  - **P** – pólipo endometrial
  - **A** – adenomiose
  - **L** – leiomiomas
  - **M** – malignidade/hiperplasia
- Causas não estruturais (COEIN)
  - **C** – coagulopatia
  - **O** – ovulatória (disfunção ovulatória)
  - **E** – endometrial (fatores locais no endométrio)
  - **I** – iatrogênico
  - **N** – não classificados.

Outros sangramentos de origem vaginal ou vulvar decorrentes de traumatismos, de ulcerações ou de neoplasias podem confundir-se com a metrorragia. A caracterização semiológica da hemorragia, juntamente com a análise do tipo e do padrão menstrual da paciente, assume importância fundamental, considerando que a associação do sangramento com outros problemas menstruais pode ter origem comum em uma única condição médica. Os sangramentos que ocorrem na mulher grávida serão estudados no Capítulo 142, *Aspectos da Gravidez na Clínica Médica*.

Corrimento

A genitália feminina durante a menacme apresenta estado de umidade natural. A vagina tem pH ácido, variando entre 4 e 4,5, em virtude da conversão do glicogênio presente no epitélio vaginal em ácido láctico, sob a ação dos bacilos de Döderlein, na presença de estrogênio.

Quadro 139.2 Etiopatogenias frequentes do sangramento uterino anormal (SUA) conforme a faixa etária.

Faixa etária	Possíveis etiologias
Infância	SUA anterior à menarca é anormal ▪ Vulvovaginites (mais frequentes) ▪ Condições dermatológicas ▪ Trauma ▪ Abuso sexual ▪ Crescimento neoplásico ▪ Corpo estranho
Adolescência	▪ Anovulação (mais comum) ▪ Defeitos na coagulação sanguínea ▪ Gestações ▪ Infecções sexualmente transmissíveis ▪ Abuso sexual
Idade reprodutiva	São mais frequentes: ▪ Gravidez ▪ Leiomiomatose ▪ Adenomiose ▪ Pólipos endometriais
Perimenopausa	▪ Ciclos anovulatórios ▪ Neoplasias
Pós-menopausa	▪ Atrofia do endométrio e vagina por ausência de estrogênio ▪ Pólipos endometriais ▪ Carcinoma endometrial ▪ Tumores ovarianos produtores de estrogênio ▪ Neoplasias ulcerativas

Essas condições constituem o mecanismo de autolimpeza e defesa da vagina. Essa secreção aumenta em resposta à ação dos estrogênios, durante o pico ovulatório e com terapia hormonal. Além disso, a secreção das glândulas vestibulares maiores (Bartholin) durante a excitação sexual é um processo fisiológico.

Qualquer alteração nas características da secreção normal, que em geral se assemelha a um "catarro fluido" ou à "clara de ovo", é considerada corrimento ou leucorreia. Prurido, ardência e odor fétido tendem a acompanhar o corrimento patológico (leia o caso clínico referente a este capítulo). Em corrimentos de natureza patológica, suas propriedades apresentam variações de acordo com sua etiologia, conforme o Quadro 139.3. Para estabelecimento do diagnóstico etiológico no corrimento vaginal, pode ser realizado o exame microscópico do conteúdo vaginal, com achados que variam a depender da patologia associada ao quadro clínico (e-Figuras 139.1 a 139.4).

Acesse o conteúdo *online*:
http://uqr.to/217d2

Dor

A dor é uma das queixas mais comuns, e é essencial fazer um interrogatório apropriado para realizar um diagnóstico diferencial. Em geral, essa dor é localizada na região pélvica, mas às vezes pode afetar a região abdominopélvica ou lombossacral. A dor pode ser desencadeada por atividade sexual, caminhada, ortostatismo ou pressão à palpação; pode, ainda, ser contínua, em episódios intermitentes ou estar relacionada ao ciclo menstrual. Na avaliação da dor, é importante considerar também causas psicológicas que possam resultar em sintomas somáticos no sistema genital.

Deve-se levar em conta que causas não ginecológicas podem contribuir para os quadros dolorosos da região pélvica, lombar e perineal. Isso inclui problemas nos órgãos do sistema urinário e digestivo, uma vez que as vias sensoriais do reto e da bexiga são as mesmas do útero e da vagina, e no sistema osteoarticular.

Infecções e litíase do sistema urinário, neoplasias e traumatismos anorretais podem ser caracterizados como dor pélvica ou em região genital. Condições como apendicite e diverticulite também podem causar dor no baixo ventre, mesma localização do sintoma doloroso das doenças dos ovários e das trompas. As dores de origem osteotendineomusculares são frequentes, incluindo artrite coxofemoral, hérnias de disco, lordose, espondiloartrose, sequelas de traumatismo e ciatalgia.

Quadro 139.3 Correlação entre o aspecto do corrimento e suas possíveis etiologias.

Aspecto do corrimento	Possíveis etiologias
Aquoso, abundante, como se fosse o descrito como normal, porém em grande volume (hidrorreia)	Varicocele pélvica Retroversão uterina fixa Uso de pílulas anticoncepcionais
Amarelo, espesso, fétido e espumoso	Tricomoníase e/ou blenorragia
Branco, em grumos, como "nata de leite" ou "coco ralado"	Candidíase vulvovaginal
Aspecto de "água de carne"	Neoplasias Infecções graves
Corrimento vaginal fino, odor fétido como o de "peixe podre", aspecto branco-acinzentado	Vaginose bacteriana

As principais causas de dor pélvica são os processos inflamatórios, as neoplasias anexiais, a gravidez ectópica e a endometriose.

Nos processos inflamatórios agudos, a dor é de localização pélvica, aguda, contínua, espontânea, podendo, com a expansão do processo, alcançar outras regiões. A dispareunia (dor durante o ato sexual) é a regra, tanto nas infecções pélvicas quanto nas da vulva e da vagina.

As neoplasias anexiais habitualmente não se acompanham de dor. No entanto, aderências, compressões de órgãos vizinhos e a torção dos pedículos tumorais podem desencadear sintomatologia dolorosa, geralmente pélvica, contínua, crônica, espontânea ou provocada, podendo irradiar-se para o abdome superior e/ou para os membros inferiores. Nos traumatismos que acompanham torção de pedículo surge dor intensa, espontânea e aguda.

A gravidez ectópica deve ser lembrada em pacientes em idade fértil. Enquanto está íntegra, determina dor pélvica sem irradiação. Diante de uma ruptura, surge dor aguda, espontânea, acompanhada de sinais de irritação peritoneal, lembrando o quadro de apendicite ou de diverticulite aguda.

Na endometriose, quando as lesões são mínimas, não há dor. A extensão do processo provoca a sintomatologia clássica: dor periódica (dismenorreia), paroxística e progressiva. A localização geralmente é pélvica, mas pode ser também lombar ou perineal (retal), com agravamento durante a evacuação.

As distopias genitais raramente causam dor, exceto em circunstâncias incomuns, como dor em região lombossacra por estiramento dos ligamentos cardinais e uterossacros, ou retroversão uterina fixa, a qual pode resultar em dor descontínua e crônica na região pélvica e lombar, com piora durante esforço físico e coito.

Dismenorreia

Termo indicativo de menstruação dolorosa. A dor na região hipogástrica, como cólica, durante a menstruação, é denominada algomenorreia. Quando acompanhada de lombalgia com irradiação para o baixo ventre e para as pernas, náuseas e cefaleia, constitui a síndrome da dismenorreia, a qual pode ter intensidade variável de sintomas.

A dismenorreia pode ser primária ou secundária. É primária quando ocorre em pacientes sem nenhuma causa orgânica, muito comum na adolescência, acompanhado os primeiros ciclos menstruais da paciente. Teorias de fundo psicológico e anatomofisiológicas, com implicação do desequilíbrio hormonal do estrogênio e progesterona influenciando na síntese de prostaglandinas no endométrio, tentam explicar a dismenorreia primária. Considera-se dismenorreia secundária quando relacionada a qualquer doença pélvica orgânica, como endometriose (sua principal causa), mioma submucoso, doença inflamatória ou presença de dispositivo intrauterino (DIU). Quando secundária, instala-se o quadro doloroso após vários ciclos menstruais indolores.

Síndrome pré-menstrual

É a denominação dada a um conjunto de sintomas que surgem na segunda metade do ciclo menstrual e desaparecem com a ocorrência da menstruação. Os principais são: cefaleia, mastalgia, peso no baixo ventre e nas pernas, irritação, nervosismo e insônia. O mecanismo fisiopatológico básico é a retenção de sódio e de água, sugeridos como etiopatogenia:

- Hiperatividade do sistema renina-angiotensina-aldosterona, sob influência estrogênica, associada a uma deficiência da ação contrabalanceadora natriurética da progesterona
- Hipoglicemia, comum na segunda metade do ciclo
- Aumento do hormônio antidiurético, que também estimula a retenção de água
- Hiperprolactinemia, que provoca desequilíbrio na secreção de hormônio luteinizante e hormônio folículo-estimulante (FSH), redundando em um corpo lúteo que produz menor quantidade de progesterona
- Aumento da produção de vasopressina, a qual, juntamente com a prolactina, produz retenção de líquido.

Prurido

O prurido como sintoma isolado é pouco frequente. Pode, entretanto, ser muito intenso e penoso para a paciente. Costuma surgir nas lesões distróficas da vulva (principalmente em pacientes idosas) e nas vulvites micóticas e alérgicas. O prurido vulvar é frequente em pacientes diabéticas. Além disso, o câncer da vulva está quase sempre associado a prurido.

Alteração dos pelos

Alterações na distribuição dos pelos podem acompanhar certos desequilíbrios hormonais. A produção aumentada de andrógenos pelas adrenais ou pelos ovários, como na síndrome dos ovários policísticos, pode provocar crescimento excessivo de pelos no buço, face, lobos das orelhas, triângulo púbico superior, tronco ou membros. Ademais, alguns medicamentos podem causar hirsutismo, incluindo ciclosporina, minoxidil, diazóxido, corticosteroides e penicilamina. A avaliação do hirsutismo é feita com o escore de Ferriman-Gallwey (Figura 139.1).

Aparecimento de tumorações

O relato do aparecimento de uma "tumoração" merece sempre a atenção do médico, devendo-se esclarecer a época do aparecimento, localização, velocidade de crescimento, bem como a presença de outros sintomas originados de eventual compressão de órgãos vizinhos.

As "tumorações" dos órgãos genitais femininos podem ser abdominopélvicas, vaginais e vulvares. Podem ser classificadas em falsas (distensão vesical ou intestinal e pseudociese) e verdadeiras (miomas, neoplasias ovarianas e tubárias), firmes (miomas), císticas e sólido-císticas (neoplasias do ovário), malignas (carcinomas), benignas (miomas, cistos ovarianos) e inflamatórias (piossalpinge).

Distúrbios sexuais

Os principais distúrbios sexuais na mulher são a dispareunia e os transtornos do desejo sexual.

DISPAREUNIA. Compreende os distúrbios dolorosos do coito, que incluem o vaginismo e a contratura dolorosa da musculatura vaginal, podendo impossibilitar a penetração do pênis (dispareunia de penetração ou externa, relatada pela paciente como "dor por fora"). Outro tipo de dispareunia é a de profundidade ou interna (dor "por dentro" na linguagem das pacientes). Ambas podem ser relativas ou absolutas, conforme impossibilitem ou apenas dificultem o coito. A dispareunia pode ser orgânica, decorrente de lesões do canal vaginal, ou ser a somatização de problemas emocionais.

O vaginismo costuma ser um espasmo reflexo de lesões dolorosas de localização vulvar, tais como ulcerações, vulvites micóticas e herpéticas, estenoses, malformações, distrofias e

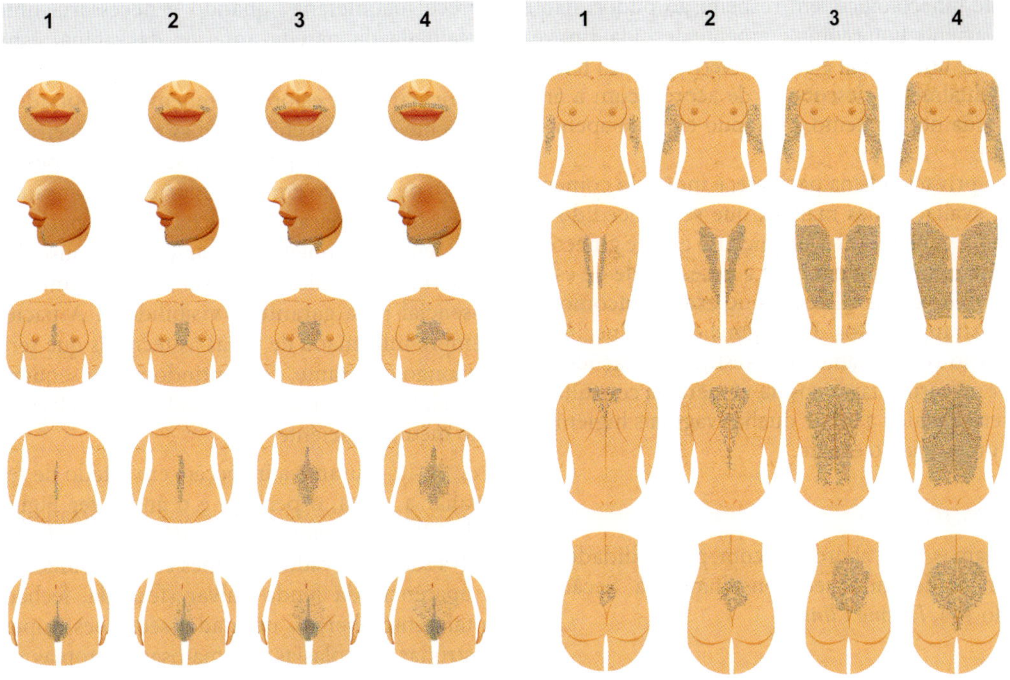

Figura 139.1 Escore de hirsutismo de Ferriman-Gallwey. (Adaptada de Spritzer, 2009.)

cicatrizes dolorosas, ou vaginais, incluindo colpites intensas, atrofias e cicatrizes.

A dispareunia de profundidade ou interna tem como causas principais as lesões traumáticas (coito abrupto, lacerações da vagina), as afecções inflamatórias (colpites, parametrites) e as lesões tróficas (atrofia vaginal).

DISFUNÇÃO SEXUAL. Consiste em alterações ou perturbações na resposta à estimulação sexual. Pode ser de origem orgânica, psicológica ou mista. São denominadas primárias, se coincidem com o início da atividade sexual, e secundárias, se foram adquiridas ao longo do tempo. Pode ser generalizada, se está presente em qualquer circunstância, ou situacional, se ocorre apenas em determinadas ocasiões. Os sinais e sintomas estão relacionados com a capacidade ou não de ter orgasmo, excitação, desejo, aversão e dor durante um ato sexual.

Dificuldade de engravidar

Durante a anamnese, é importante considerar a idade da paciente. Mulheres com mais de 35 anos terão, progressivamente, menor chance de engravidar, o que se agrava mais após os 40 anos. Além disso, outros fatores como hábitos de vida, incluindo tabagismo, etilismo, sedentarismo, hábitos alimentares inadequados e uso de drogas ilícitas influenciam a fertilidade.

As disfunções sexuais, infecções sexualmente transmissíveis, doenças da tireoide, da adrenal, distúrbios de peso e ovulatórios, endometriose e alterações orgânicas no útero também podem ter essa influência, devendo ser investigados.

Menopausa e climatério

Climatério é a fase de transição entre a menacme (período reprodutivo) e a senectude (período não reprodutivo). Inicia-se com a queda da capacidade reprodutiva, próxima dos 40 anos. A menopausa é a data do último fluxo menstrual; ela só pode ser datada com segurança após 1 ano sem menstruações, e representa a ausência de ovulação e falência ovariana. O período climatérico é subdividido em pré, peri e pós-menopausa. Em geral, a menopausa ocorre entre 48 e 52 anos. A menopausa antes dos 40 anos é chamada de precoce, e após os 52 anos, tardia.

A falência ovariana está associada à queda na produção de estrogênio e de androgênio, acarretando principalmente a elevação do FSH e sintomas climatéricos, indicando o diagnóstico do hipoestrogenismo hipogonadotrófico ocorrido nessa fase.

Os sintomas do climatério podem ser divididos em precoces e tardios. Dentre os precoces, tem-se instabilidade vasomotora (fogachos e suores noturnos), que incide em torno de 75% dos casos; atrofia urogenital, associada à dispareunia e à síndrome uretral (urgência e incontinência urinária); e sangramento uterino anormal, considerado um dos primeiros sintomas relacionados com o hipoestrogenismo (apresenta-se como metrorragia e menorragia). A consequência tardia do hipoestrogenismo é a osteoporose.

Na abordagem da paciente na pós-menopausa, devem-se reforçar as orientações para uma vida saudável, como reeducação alimentar e atividade física, em virtude dos efeitos do declínio do estrogênio sobre o metabolismo da mulher, provocando aumento de peso e alterações no perfil lipídico.

EXAME FÍSICO

O exame físico ginecológico consiste na avaliação dos órgãos genitais femininos. Ele é imprescindível para um bom acompanhamento em meio à consulta ginecológica. Inicialmente, é essencial que o médico demonstre paciência e delicadeza, reconhecendo a ansiedade física e emocional que a paciente que se propõe ao exame poderá sentir, especialmente quando realizado pela primeira vez. Associado a isso, o medo da possível dor durante o procedimento, a vergonha em vista da exposição dos órgãos genitais e apreensão em relação a um diagnóstico são aspectos emocionais que se juntam a essa experiência.

Durante o exame ginecológico, em respeito ao pudor, não é indicado que a paciente fique completamente despida. Em vez disso, ela deve usar um avental e estar coberta por um lençol, devendo ser gradualmente descoberta de acordo com a área que será examinada no momento, deixando exposta apenas a área em inspeção.

Por respeito à privacidade da paciente, é indicado começar o exame com a avaliação das mamas, que será sucedido do exame abdominal e genital. Antes de iniciar o exame ginecológico, é importante informar à paciente a necessidade de esvaziar a bexiga, a fim de evitar falseações no exame, incômodos ou eventuais constrangimentos. Em alguns casos específicos, pode ser necessário o esvaziamento intestinal, situações nas quais podem ser prescritos laxativos na véspera da consulta. A paciente deve ser instruída a evitar duchas vaginais higiênicas no dia anterior ou no dia do exame.

Exame das mamas

O exame das mamas será abordado com profundidade em capítulo específico, devendo ser consultado na Seção 4, *Mamas*, Capítulo 144, *Exame Clínico*.

Exame do abdome

O exame abdominal deverá ser realizado com a paciente deitada. Os dados clínicos são identificados e registrados conforme a divisão em quadrantes. Nesse processo, a avaliação inclui proteção, palpação, percussão e, em alguns casos, ausculta, seguindo as normas técnicas delineadas no estudo semiológico específico do sistema digestório (ver Parte 11, *Sistema Digestório*).

INSPEÇÃO. Passo inicial do exame do abdome, consiste na observação e avaliação dos parâmetros como forma, presença de abaulamentos, umbigo, pilosidade, marcas e manchas, presença de circulação colateral, movimentos e pulsações e demais lesões cutâneas.

PALPAÇÃO. Recomenda-se começar a palpação pelas áreas distantes da região dolorosa. O exame abrange tanto a palpação superficial quanto a profunda, com avaliação da espessura da parede abdominal, hiperestesia (sensibilidade aumentada), dor espontânea ou induzida, tensão muscular, presença de contraturas, defesa, tumorações (formato, volume, consistência, mobilidade, pulsações e sensibilidade), tensão da parede abdominal, identificação de aberturas herniárias, diástase e atenção a ruídos hidroaéreos (borbulhamento, ocorrências e sons semelhantes a gargarejos).

PERCUSSÃO E AUSCULTA. Seguido da inspeção, a percussão deve visar a pesquisa de áreas de macicez e timpanismo, além de possíveis sinais de ascite na parede abdominal. Em sequência, a ausculta busca identificar a existência de ruídos hidroaéreos, fisiológicos ou alterados, além de eventuais sopros da parede abdominal.

Exame da genitália

A avaliação da genitália compõe a parte central do exame ginecológico. Independentemente da posição adotada, é primordial que a paciente fique o mais confortável possível, com um bom apoio, para evitar qualquer tensão muscular indesejada. De rotina, a paciente é posicionada deitada, na posição ginecológica, facilitando a exposição adequada da genitália externa. Em geral, essa posição é suficiente. Todavia, poderá ser adotada a posição genupeitoral, também conhecida como "prece maometana", quando é necessária uma análise mais detalhada da parede anterior da vagina, especialmente em seu terço superior. Nas situações de prolapso ou incontinência urinária por esforço, também é apropriado o exame com a paciente de pé no chão, com as pernas ligeiramente afastadas.

O examinador posiciona-se entre as pernas da paciente, com o pé apoiado em um suporte e descansando o cotovelo da mão utilizada para o exame na coxa da paciente. Essa abordagem tem como objetivo evitar a tensão muscular e a fadiga que poderiam prejudicar a sensibilidade. Iluminação adequada é essencial para garantir a visibilidade. A paciente deverá ser sempre informada de todas as técnicas que serão empregadas ao longo do exame, consentindo-as em sequência, de modo a respeitar o pudor da examinada e estabelecer adequada relação médico-paciente.

INSPEÇÃO. Durante a inspeção, em estado de repouso, deve-se avaliar a vulva, o períneo e o ânus (ver Figura 138.1, Capítulo 138, *Fundamentos de Anatomia e Fisiologia*). Na região da vulva são observados detalhes como a pilificação e sua forma, a aparência da fenda vulvar (fechada, fechada entreaberta, totalmente aberta), umidade, secreções, hiperemia, úlceras, distrofias, neoplasias, dermatoses, distopias e malformações anatômicas. Na avaliação do períneo, verifica-se a integridade ou a presença de ruptura de grau I, II ou III. Caso haja envolvimento do esfíncter e do canal anal, bem como cicatrizes de episiorrafias ou perineoplastias, esses aspectos também são observados. Na região anal, procuram-se indicativos de hemorroidas, fissuras, prolapso da mucosa e malformações.

Na sequência, procede-se à abertura dos grandes lábios para a observação do clitóris, óstio uretral, hímen e introito vaginal. A seguir, a paciente é instruída a realizar um esforço semelhante ao de evacuar ou urinar, a fim de verificar a existência de protrusão das paredes vaginais ou do colo, que pode indicar eventuais distopias.

EXAME ESPECULAR. Inicialmente, visa à coleta de material para exame citológico (indicado em todas as pacientes entre 25 e 64 anos, após a sexarca), bacteriológico, cristalização e análise do muco cervical (leia o texto complementar *Coleta de material para exame citológico do colo de útero*). Após a coleta, os seguintes itens são analisados: presença e aparência de secreções, cores, estado do epitélio e da superfície do colo uterino, forma do orifício externo, presença de lacerações, neoplasias, ulcerações e pólipos. Durante a lenta remoção do espéculo, as características do muco cervical e das paredes vaginais também são observadas com detalhe e atenção. Além disso, o exame especular não deve ser realizado em mulheres virgens. O chamado "espéculo de virgem" não é indicado, uma vez que, apesar de seu tamanho reduzido, sua inserção na vagina pode causar trauma ou ruptura do hímen. Nesse contexto, é recomendado o uso do colpovirgoscópio, um dispositivo cilíndrico equipado com fonte de luz para melhor visualização, tornando possível, também, a coleta de amostra para exame laboratorial da vagina e do colo uterino sem causar danos ao hímen.

Acesse o conteúdo *online*:
http://uqr.to/217d3

TOQUE VAGINAL. O toque vaginal pode ser realizado de maneira unidigital, bidigital ou combinada. Em pacientes com hímen íntegro, a realização do toque vaginal não é indicada. As informações relativas à genitália interna devem ser obtidas por meio do toque retal.

- Toque unidigital: é o primeiro toque a ser realizado, pois é mais bem tolerado e propicia a indispensável colaboração da paciente. Nessa etapa, são executadas manobras como a expressão da uretra, a palpação das glândulas vestibulares e das paredes vaginais. Durante essa palpação, são observadas a elasticidade, a capacidade, a extensão, a superfície, as irregularidades, a sensibilidade e a temperatura da região. Além disso, uma primeira impressão sobre os fundos de saco e o colo do útero também é atendida
- Toque bidigital: analisam-se o colo do útero e os fundos de saco vaginal. Quanto ao colo do útero, são observados orientação, forma, volume, consistência, comprimento, sensibilidade, mobilidade e estado do externo. Esse orifício pode ser puntiforme, entreaberto ou permeável à inserção da polpa digital. Possíveis lacerações também são verificadas. Nas áreas conhecidas como fundos de saco ou fórnices, são avaliados aspectos como distensibilidade, profundidade, sensibilidade e presença de acomodação. Esses espaços podem estar livres ou ocupados, e sua profundidade pode variar de raso a mais pronunciado. Quando há ocupação, é importante determinar se é massa sólida ou cística, identificando também se ela causa dor ou não e se está fixada no local ou não
- Toque combinado: enquanto uma das mãos realiza a palpação do hipogástrio e das fossas ilíacas, a outra executa o toque vaginal, retal ou a combinação de ambos (retovaginal). O toque combinado proporciona uma compreensão tridimensional mais completa da pelve da paciente, corroborando e aprimorando as informações adquiridas por meio das técnicas anteriores.

CORPO DO ÚTERO. São examinados posição, situação, forma, tamanho, consistência, superfície, mobilidade e sensibilidade. O tamanho do corpo uterino é registrado em centímetros, em relação à cicatrização umbilical ou em comparação com as semanas de gestação, no caso de mulheres no período gravídico. A consistência pode variar entre normal, amolecida, dura, lenhosa ou pétrea. A superfície do útero pode apresentar características lisas, regulares, nodulares ou lobuladas. As retroversões podem ser classificadas em primeiro, segundo ou terceiro graus, podendo ser fixas ou móveis (apenas as fixas têm repercussões clínicas).

ANEXOS. O primeiro aspecto observado é a palpabilidade, quando se determina se são dolorosos ou indolores, de tamanho normal ou aumentado e se há presença de qualquer evidência de tumoração. Quando há aparência de tumoração, são analisados a forma, o volume, a consistência, a superfície, a mobilidade e a sensibilidade. Nesse contexto, realiza-se o diagnóstico diferencial com as neoplasias do corpo uterino, especialmente as pediculadas, e com as neoplasias extragenitais. As manobras de mobilização do corpo uterino, sejam elas instrumentais ou não, demonstram ser de grande utilidade nesse contexto.

TOQUE RETAL. Não deve ser realizado de rotina durante a avaliação dos órgãos genitais femininos. Todavia, torna-se essencial quando há necessidade de avaliar os parâmetros. Cabe ao examinador considerar se há ou não a necessidade de realização desse procedimento, sob instrução e permissão da paciente.

BIBLIOGRAFIA

Berek JS. Berek & Novak's gynecology. 16. ed. Philadelphia: Wolter Kluwer, 2020.

Callahan TL. Ginecologia e obstetrícia. 4. ed. Rio de Janeiro: Revinter, 2010.

de Deus JM, Amaral WN. Manual de ginecologia com fluxograma. 3. ed. Goiânia: Conexão e Soluções Corporativas, 2021.

Fernandes CE, Silva de Sá MF (eds.). Tratado de ginecologia Febrasgo. Rio de Janeiro: Elsevier, 2019.

Girão MJ, Baracat EC, Lima GR. Tratado de ginecologia. Rio de Janeiro: Atheneu, 2017.

Montenegro CAB, Rezende Filho J. Obstetrícia fundamental. 13. ed. Rio de Janeiro: Guanabara Koogan, 2014.

Silveira GPG. Ginecologia baseada em evidências. 2. ed. Rio de Janeiro: Atheneu, 2008.

Spritzer PM. Diagnóstico etiológico do hirsutismo e implicações para o tratamento. Rev Bras Ginecol Obstetr. 2009;31:41-7.

CAPÍTULO 140

Exames Complementares

Geovana Almeida Spies, Giovana Guedes Mendonça, Waldemar Naves do Amaral, Weder Silva Borges Junior

INTRODUÇÃO

Há uma grande variedade de exames ginecológicos que devem ser considerados e realizados após um exame clínico detalhado. Para complementação do diagnóstico, podemos contar desde coleta de material, biopsia e cultura, bem como exames de imagem (colposcopia, histeroscopia, laparoscopia, ecografia, ressonância magnética [RM] e tomografia computadorizada) e dosagens hormonais.

HISTEROMETRIA

A histerometria tem por objetivo medir o comprimento do canal cervical e a profundidade da cavidade uterina. É realizada principalmente antes da inserção do dispositivo intrauterino (DIU).

COLPOCITOLOGIA

A colpocitologia compreende a citologia oncoparasitária, a citologia a fresco e a citologia hormonal.

Citologia oncoparasitária

A citologia oncótica deve ser feita em média uma vez por ano, exceto nos casos em que houver motivo de observação mais frequente. A coleta deve ser dupla, ou seja, colhe-se o material em dois locais separados, ectocervical (ecto) e endocervical (endo). O esfregaço é colocado de imediato no fixador para evitar o ressecamento das células. Em geral, o fixador usado é o álcool a 96% (álcool comum) e a coloração é a de Papanicolaou (Figura 140.1). Nas virgens, o material é colhido no introito vaginal.

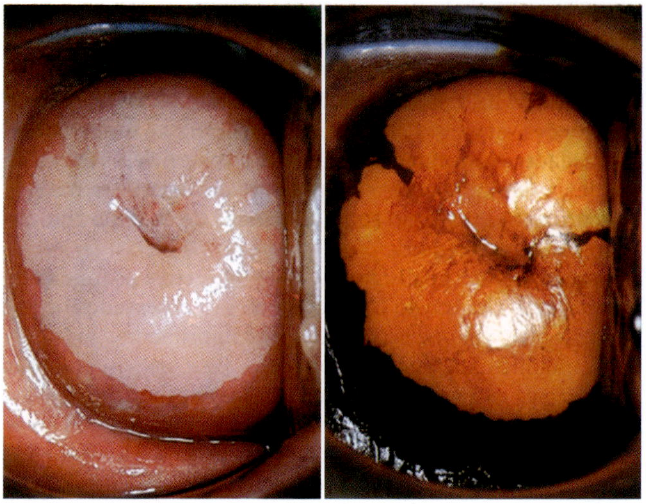

Figura 140.1 Teste de Schiller na colposcopia.

Citologia a fresco

Quando houver secreção patológica, faz-se a coleta de material para análise imediata. Nesse exame, tricômonas, protozoários flagelados que apresentam movimentos ativos, esporos de cogumelos ou hifas, presentes na candidíase, são de fácil identificação. Sobre uma lâmina limpa e desengordurada, adiciona-se em um de seus extremos uma gota de soro fisiológico e, no outro, uma gota de hidróxido de sódio. O material colhido é espalhado nos dois extremos da lâmina, recoberto com duas lamínulas e levado ao microscópio para análise.

Citologia hormonal

Baseia-se no fato de o epitélio estratificado pavimentoso não queratinizado ser provido de receptores hormonais que controlam a maturação e a diferenciação celular. O epitélio sofre alterações que dependem da secreção de hormônios ovarianos produzidos nas diferentes fases da vida.

COLPOSCOPIA

É um exame realizado no colo do útero com o uso do colposcópio (Figura 140.2). É utilizado para a detecção de lesões pré-cancerosas e malignas do colo do útero e de biopsia guiada em uma visão ampliada e iluminada. O exame inicia-se com a introdução do espéculo vaginal; após esse passo, limpam-se a vagina e o colo do útero para realizar os testes a seguir.

TESTE DO ÁCIDO ACÉTICO. Consiste na embrocação do colo do útero, da vagina e da vulva com solução de ácido acético a 5%. A solução ácida desidrata as células, de modo que as células escamosas com núcleos relativamente grandes ou densos reflitam a luz e apareçam brancas (p. ex., células metastáticas). Isso é conhecido como "mudança acetobranca".

TESTE DE SCHILLER. Consiste na embrocação do colo do útero e da vagina com solução de lugol (iodo-iodetada), que cora de marrom o tecido normal, deixando em evidência as regiões iodo-negativas onde serão realizadas as biopsias

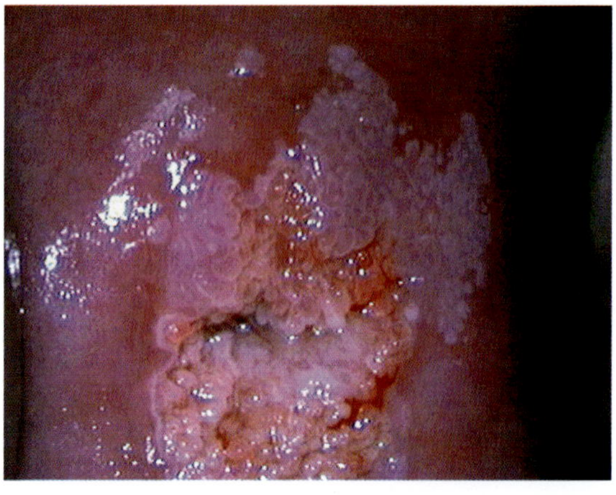

Figura 140.2 Lesão por HPV identificada em colo de útero pela colposcopia.

(Figura 140.3). O tecido iodo-negativo corresponde às áreas de menor concentração de glicogênio, ou seja, de alta divisão celular.

TESTE DE COLLINS (VULVOSCOPIA). Esse exame pode ser realizado com o auxílio do colposcópio. Compreende a aplicação do azul de toluidina na vulva. As lesões que ficarem coradas de azul são consideradas para a biopsia dirigida.

Pode-se sistematizar os aspectos colposcópicos da seguinte maneira:

- Aspectos normais
  - Epitélio escamoso normal
  - Epitélio colunar
  - Transformação atípica
- Aspectos anormais
  - Epitélio branco
  - Mosaico
  - Pontilhado
  - Leucoplasia
  - Vasos atípicos
- Suspeita de invasão carcinomatosa
- Miscelânea
  - Processo inflamatório
  - Erosão
  - Epitélio atrófico
  - Pólipos, papilomas, condilomas.

BIOPSIA (EXAME HISTOPATOLÓGICO)

A biopsia é utilizada para o diagnóstico histopatológico de lesões suspeitas de malignidade, mas podem-se obter também informações úteis dos processos inflamatórios e distróficos.

BIOPSIA DA VULVA. Deve ser feita de toda a área lesionada. Na distrofia vulvar crônica, realiza-se o mapeamento dessa região com biopsias múltiplas, feitas em locais indicados pelo teste de Collins.

BIOPSIA DA VAGINA. Toda lesão suspeita de malignidade na vagina deve ser biopsiada.

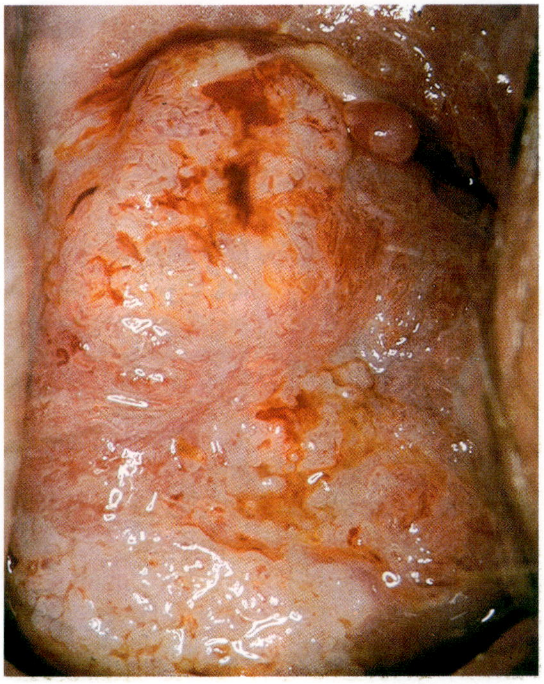

Figura 140.3 Aspecto colposcópico do câncer de colo de útero.

BIOPSIA DO COLO DO ÚTERO. Para realizá-la, utiliza-se a broca de Baliú ou uma pinça do tipo saca-bocado. O exame colposcópico é de grande valia na indicação do local mais conveniente para a biopsia.

BIOPSIA DO ENDOMÉTRIO. Consiste na retirada de fragmentos do endométrio por meio de uma cureta de Novak, de Randal ou de Baliú. A biopsia do endométrio tem sua principal indicação nas afecções endometriais como pólipos, miomas submucosos, hiperplasia e câncer endometrial.

EXAME BACTERIOLÓGICO DAS SECREÇÕES VAGINAIS

A bacterioscopia das secreções vaginais é de grande utilidade para o diagnóstico das vulvovaginites. Podem ser detectadas candidíase, blenorragia, tricomoníases e outras doenças, por microscopia direta após coloração de Gram.

A coleta da secreção vaginal é realizada com um *swab* vaginal, posteriormente transferida para uma lâmina estéril. Esta é deixada em temperatura ambiente para secagem. A paciente é orientada a não realizar a higiene vaginal 2 horas e evitar relação sexual por 24 horas antes do exame. O material também pode ser coletado da uretra, das glândulas periuretrais, das glândulas vestibulares maiores (Bartholin), da endocérvice e, às vezes, do reto. É encaminhado para exame bacterioscópico, cultura e antibiograma.

A presença de uma flora gram-positiva indica boa quantidade de bacilos de Döderlein, que são lactobacilos produtores de ácido láctico. O pH vaginal ideal de 3,8 e 4,5 é controlado por esses lactobacilos. Entretanto, os diplococos gram-negativos, intra ou extracelulares, indicam infecção por *Neisseria gonorrhoeae*, e os bacilos gram-variáveis, presença de *Gardnerella vaginalis*.

CULDOCENTESE

A culdocentese é utilizada para avaliar mulheres com dor na parte inferior do abdome ou pelve. Consiste na punção do fundo de saco posterior (Douglas) com uma agulha fina para analisar se há ou não a presença de líquido intra-abdominal e sua natureza. Quando se realiza a punção e coleta-se pus, o diagnóstico mais provável é doença inflamatória pélvica; se o líquido puncionado for sangue, pensa-se em gravidez ectópica, cisto de ovário roto ou outra patologia de abdome hemorrágico. Porém, se o sangue coletado coagular na seringa, é provável que seja sangue da própria punção e não da cavidade pélvica, pois o sangue livre no peritônio demora para formar coágulos.

ULTRASSONOGRAFIA

A ultrassonografia é o método de imagem mais utilizado na ginecologia, dada sua popularização e comodidade (Figura 140.4). Entretanto, a imagem ultrassonográfica de tempo real depende de vários aspectos, em que se destaca a habilidade do operador. O ultrassom pélvico pode ser via abdominal ou transvaginal – este último apresenta maior detalhamento em virtude da aproximação do transdutor às estruturas avaliadas.

Entre suas indicações, podem ser citadas avaliações de dor e massas pélvicas, dismenorreia, além de ser útil para acompanhar a localização do DIU.

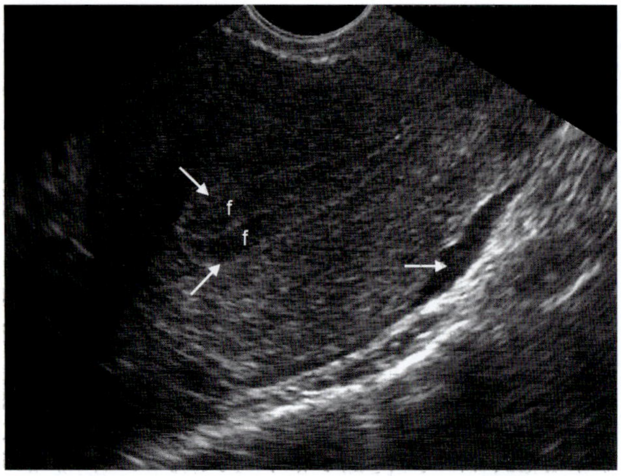

Figura 140.4 Útero visualizado na ultrassonografia.

Os componentes desse exame ginecológico incluem:

- Avaliação do útero e anexos para massas, fluidos e mobilidade
- Avaliação da forma, tamanho e orientação uterina
- Avaliação da aparência do endométrio, miométrio e colo uterino
- Avaliação do fundo de saco para líquidos e massas.

As recomendações para a ultrassonografia obstétrica e Doppler são mais extensas e abordadas em capítulos posteriores (ver Parte 14, *Sistemas Urinário e Genital*, Seção 3, *Sistema Genital Feminino*, Capítulo 142, *Aspectos da Gravidez na Clínica Médica*).

LAPAROSCOPIA

A laparoscopia é um procedimento minimamente invasivo que permite avaliação detalhada das estruturas pélvicas e abdominais (Figura 140.5). É realizada pela observação dos órgãos intracavitários por meio de uma câmera ligada a uma óptica introduzida através da parede do abdome, previamente insuflada por gás carbônico. São utilizadas técnicas tradicionais, conhecidas como "bastão reto", e robóticas (Figura 140.6).

A abordagem laparoscópica é empregada em muitos procedimentos realizados anteriormente pela laparotomia, com vantagens em relação à laparotomia por proporcionar menos dor operatória, recuperação mais rápida e cicatrizes menores.

Estima-se que 40% das laparoscopias são realizadas para o tratamento de dor pélvica. Entre as principais indicações estão suspeita de endometriose, suspeita de gravidez ectópica, malformação, dor pélvica ou infertilidade sem causas aparentes.

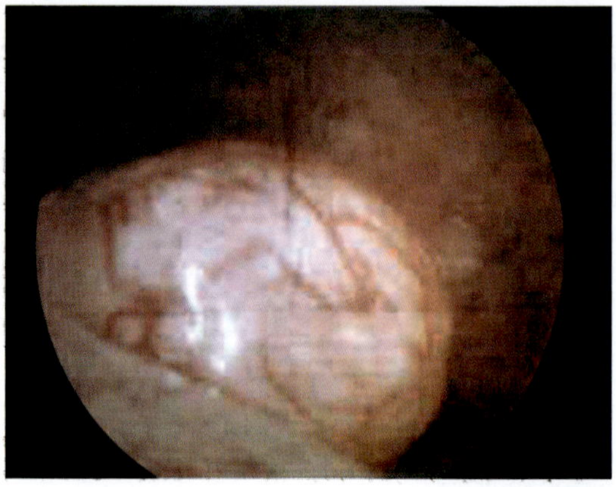

Figura 140.5 Mioma submucoso visualizado na laparoscopia.

HISTEROSCOPIA

A histeroscopia se configura como uma inspeção endoscópica da cavidade uterina, essencial para a avaliação de patologias (Figura 140.7). Esse procedimento possibilita a visualização do canal endocervical, cavidade endometrial e óstios das trompas (Figura 140.8). Também é considerado padrão-ouro para patologias endometriais, pois apresenta maior sensibilidade que a ultrassonografia (Figura 140.9).

A histeroscopia é indicada para pacientes de qualquer faixa etária, quando há indícios de modificações cervicais e cavitárias sem definição clara da natureza dessas alterações e suas relações topográficas. Esse procedimento pode ser utilizado para a confirmação da ausência de doença na persistência de sintomas e testes iniciais normais, ou ainda para avaliar ou tratar lesões identificadas em exames de imagem.

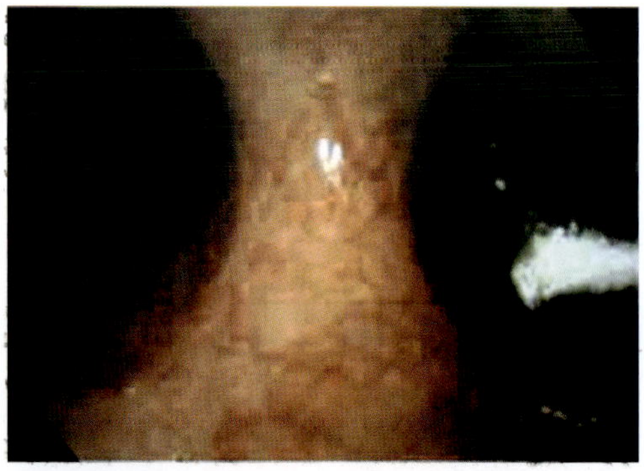

Figura 140.7 Septo uterino identificado pela histeroscopia.

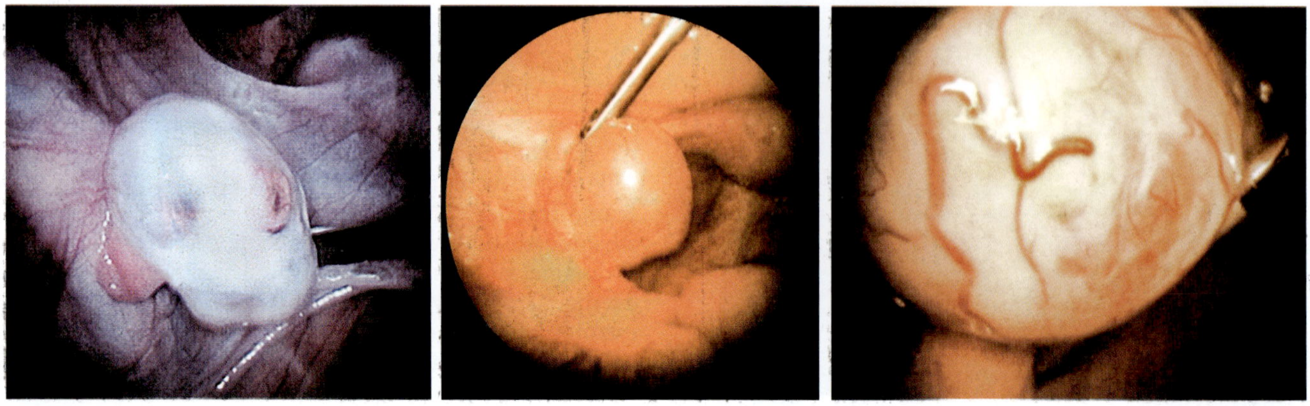

Figura 140.6 Patologias ovarianas identificadas pela videolaparoscopia.

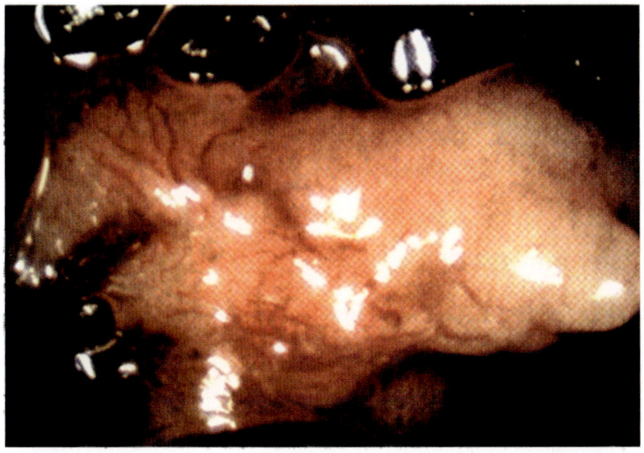

Figura 140.8 Identificação de pólipo endometrial na histeroscopia.

Entre as indicações de histeroscopia estão a presença de sangramento uterino, pólipos, espessamento do tecido endometrial, aderências intrauterinas, miomas submucosos e intramurais, adenomiose superficial, lesões endocervicais, bem como em achados de imagem inconclusivos. Ademais, esse procedimento também apresenta relevância no planejamento pré-operatório ou no acompanhamento pós-procedimento.

A histeroscopia não é indicada em casos de gravidez intrauterina viável, infecção pélvica ativa ou, ainda, câncer cervical conhecido.

HISTEROSSALPINGOGRAFIA

A histerossalpingografia é um procedimento de fluoroscopia ambulatorial no qual é avaliada a permeabilidade uterina e das tubas por meio de radiografia após introdução de contraste. As indicações desse exame estão relacionadas com:

- Avaliação da infertilidade: obstrução de trompas, aderências, sinéquias e lesões intracavitárias
- Anomalias congênitas suspeitas: útero septado, unicorno ou bicorno
- Planejamento pré-operatório: procedimentos histeroscópicos, como a miomectomia ou a ressecção de septo ou adesão.

As contraindicações da histerossalpingografia estão relacionadas com gestação, infecção prévia ativa mesmo em tratamento, história de reação ao contraste iodado ou, ainda, sangramento vaginal presente não diagnosticado.

RESSONÂNCIA MAGNÉTICA

A RM é um exame complementar importante no diagnóstico e avaliação de doenças uterinas. É indicada principalmente quando a ultrassonografia não apresenta resultados suficientemente conclusivos, já que a RM propicia uma visão panorâmica da pelve com boa resolução tecidual. As limitações da RM estão frequentemente relacionadas com alto custo, baixa disponibilidade e necessidade de operador capacitado para padrão de qualidade requerido.

A RM pode ser utilizada para diferentes casos na ginecologia:

- Malformações obstrutivas: aparece como padrão-ouro, a exemplo de septo vaginal oblíquo
- Tumores ovarianos: na suspeita de malignidade ou na presença de massas complexas, a RM pode esclarecer a natureza e a extensão do tumor a partir das imagens encontradas
- Doença inflamatória pélvica: a RM pode mostrar líquido intratubário, piossalpinge, aparência de policistose ovariana

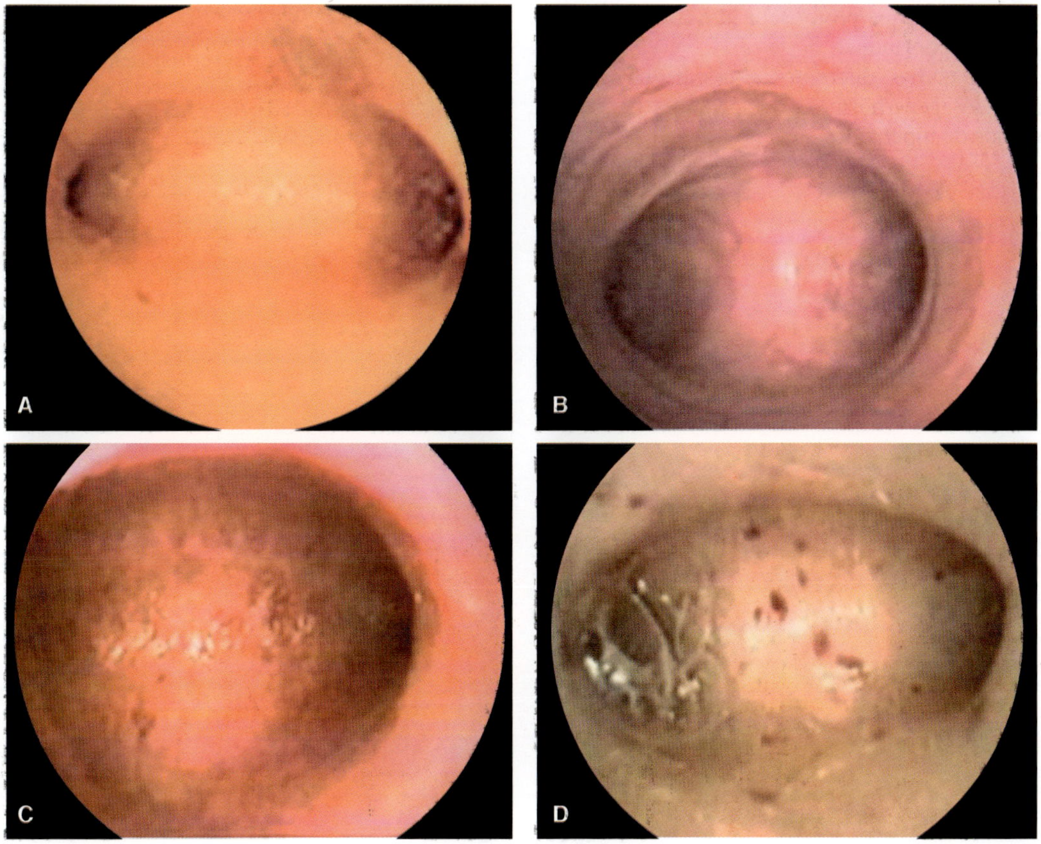

Figura 140.9 Aspectos do endométrio na histeroscopia. A. Endométrio normal. B. Endométrio atrófico. C. Endométrio proliferativo. D. Endométrio secretor.

com líquido livre. Nessas circunstâncias, a RM apresenta maior acurácia do que a ultrassonografia

- Miomas: atualmente, a RM é o método que se destaca pela maior resolução e a mais precisa discriminação anatômica da pelve feminina. Útil na avaliação pré-miomectomia, também possibilita a diferenciação do mioma e outras condições como adenomiose e endometriose; é possível avaliar tamanho, forma e localização das lesões
- Massas anexiais: conveniente principalmente em gestantes e mulheres virgens. Pode ser utilizado na avaliação de teratomas e coágulos com imagens atípicas na ultrassonográfica, além de massas sólidas como fibrotecomas e fibromas ovarianos.

Embora seja o método mais indicado para anomalias uterinas e miomas, a RM não permite a avaliação do estado das tubas uterinas.

DOSAGENS HORMONAIS

As dosagens hormonais configuram exames complementares de grande relevância em determinados casos clínicos. Elas são importantes para o acompanhamento e o diagnóstico de condições ginecológicas e obstétricas.

Entre os principais hormônios que costumam ser dosados estão os peptídeos, prolactina e hormônio lactogênico placentário; as glicoproteínas, hormônio foliculoestimulante, hormônio luteinizante, hormônio tireoestimulante e gonadotrofina coriônica humana; os esteroides (progesterona, testosterona, estradiol, estriol, cortisol e 17-cetosteroides); e os derivados proteicos, T_3 e T_4.

A solicitação de exames laboratoriais exige conhecimento do profissional que irá interpretar os resultados para que haja interpretação correta e avaliação conclusiva. Nesse sentido, é importante o conhecimento de aspectos fisiológicos sãos, como a fisiologia do eixo hipotalâmico-hipofisário-ovariano, da tireoide e da adrenal, que promove a junção clínica adequada à determinação hormonal.

Ademais, faixas etárias diferentes e condições clínicas distintas exigem dosagens hormonais específicas para cada paciente. Em casos de hiperandrogenismo ou virilização, por exemplo, recomenda-se a dosagem de testosterona. Quando há galactorreia, no entanto, é indicada a dosagem de prolactina. As dosagens hormonais também têm relevância na monitoração do ciclo fisiológico feminino, seja por meio do estradiol, que possibilita o acompanhamento do crescimento folicular, seja por meio da progesterona, que possibilita a monitoração da ovulação.

BIBLIOGRAFIA

Bradley DL. Hysteroscopy: instruments and procedure. [Acesso em 21 ago. 2023.] Disponível em: https://www.uptodate.com/contents/overview-of-hysteroscopy/print?search=histeroscopia&source=search_result&selectedTitle=1~98&usage_type=default&display_rank=1.

Committee on Practice Bulletins—Obstetrics and the American Institute of Ultrasound in Medicine. Practice bulletin no. 175. Ultrasound in pregnancy. Obstet Gynecol. 2016;128(6):e241-56.

Feltmate CM, Feldman S. Colposcopy. [Acesso em 21 ago. 2023.] Disponível em: https://www.uptodate.com/contents/colposcopy?search=COLPOSCOPY&source=search_result&selectedTitle=1~69&usage_type=default&display_rank=1.

Fernandes CE, Silva de Sá MF (eds.) Febrasgo tratado de ginecologia. Rio de Janeiro: Elsevier, 2019.

Fowler JR. Culdocentesis. [Acesso em 21 ago. 2023.] Disponível em: https://www.uptodate.com/contents/culdocentesis/print?search=CULDOCENTESIS&source=search_result&selectedTitle=1~6&usage_type=default&display_rank=1.

Salazar CA, Isaacson KB. Office operative hysteroscopy: an update. J Minim Invasive Gynecol. 2018;25(2):199-208.

Sharp HT. Overview of gynecologic laparoscopic surgery and non-umbilical entry sites. [Acesso em: 21 ago. 2023.] Disponível em: https://www.uptodate.com/contents/overview-of-gynecologic-laparoscopic-surgery-and-non-umbilical-entry-sites/print?search=laparoscopia%20ginecologia&source=search_result&selectedTitle=1~150&usage_type=default&display_rank=1.

Shipp TD. Overview of ultrasound examination in obstetrics and gynecology. [Acesso em 21 ago. 2023.] Disponível em: https://www.uptodate.com/contents/overview-of-ultrasound-examination-in-obstetrics-and-gynecology?search=ginecoly%20exams&source=search_result&selectedTitle=1~150&usage_type=default&display_rank=1.

Soares JM, Baracat EC, Sorpreso ICE, Simões RS, Baracat MCP, Urbanetz LAML. Análise crítica das dosagens hormonais no menacme e climatério. SECAD. Artmed Panamericana. 2021;2.

CAPÍTULO 141

Doenças do Sistema Genital Feminino

Déborah Alvim Monteiro Batista Alves,
Júlia Costa Alves Simões, Ludmila Chuva Marques,
Waldemar Naves do Amaral

INTRODUÇÃO

As doenças dos órgãos genitais femininos podem ser agrupadas em infecções, neoplasias, malformações congênitas, endometriose e prolapsos genitais.

INFECÇÕES

No grupo das infecções estão incluídas as skenites, as bartholinites, as vulvovaginites ou colpites, as cervicites, as endometrites e as anexites. Adotando como limite o orifício interno do colo uterino, as infecções ginecológicas são divididas em baixas (incluindo as vulvovaginites e cervicites) ou altas (configurando a doença inflamatória pélvica, que inclui endometrites e anexites).

Existem mecanismos fisiológicos no organismo feminino que reduzem a frequência de propagação ascendente dos processos infecciosos. Trata-se de barreiras mecânicas (os pelos vulvares, o introito vaginal obliterado pelos pequenos lábios, o muco cervical que age como tampão) e barreiras químicas (os bacilos de Döderlein, as lisozimas e o ácido undecilênico), que proporcionam o ambiente ácido vaginal necessário para autodepuração.

Na avaliação clínica de infecções dos órgãos genitais, principalmente as "inespecíficas", são levados em conta a localização do processo infeccioso (alto ou baixo), o tipo de germe (diagnóstico etiológico), o quadro clínico e a repercussão sistêmica.

Vulvites

Nas vulvites, aparecem na pele dessa região eritema, bolhas, pústulas, flictenas, furúnculos e abscessos sebáceos. São comumente denominadas foliculites e furunculoses, causadas pela penetração de microrganismos nos folículos pilosos e nas glândulas sudoríparas. Os sintomas principais são dor, sangramento, odor desagradável e prurido. Entre as vulvites, destacam-se as micoses superficiais, que se caracterizam principalmente pelo prurido.

Outro grupo de infecções da vulva faz parte das infecções sexualmente transmissíveis, compreendendo cancro mole, cancro duro, herpes genital, condiloma acuminado, o linfogranuloma venéreo e granuloma inguinal ou donovanose. Para fins didáticos, essas enfermidades podem ser agrupadas em lesões papulares, lesões planas e lesões granulomatosas.

LESÕES PAPULARES. A esse grupo pertencem o cancro mole e o cancro duro. O cancro duro é geralmente único, com bordas endurecidas, por vezes ulcerado discretamente na superfície e indolor (Figura 141.1). Representa o ponto de inoculação da sífilis (protossifiloma). Pode localizar-se na vulva, na vagina, no colo do útero e na boca. Associa-se à adenopatia satélite bilateral, indolor e não inflamatória. A pesquisa direta de *Treponema pallidum*, seu agente etiológico, e os testes sorológicos (VDRL, RPR [*rapid plasma reagin*], FTA-ABS) selam o diagnóstico. O cancro mole, causado pelo bacilo *Haemophilus ducreyi*, é doloroso, com base mole, bordas irregulares e lesões que se disseminam, associado a adenopatia inguinal dolorosa, que podem formar um abscesso na virilha (Figura 141.2). O diagnóstico é confirmado pelo encontro do agente etiológico no exame bacteriológico.

LESÕES PLANAS. As lesões planas incluem a sífilis e o herpes genital. Pápulas planas, com extensão em superfície, podem aparecer na fase tardia da sífilis ou na infecção viral do tipo *Herpes hominis*. As lesões herpéticas consistem em vesículas

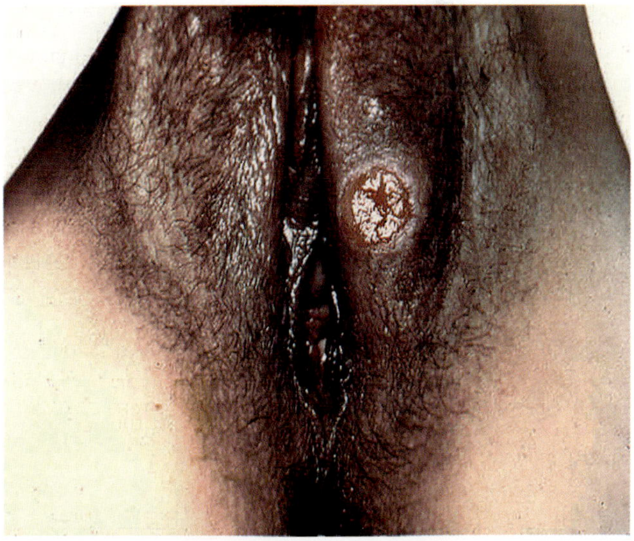

Figura 141.1 Cancro duro (sífilis).

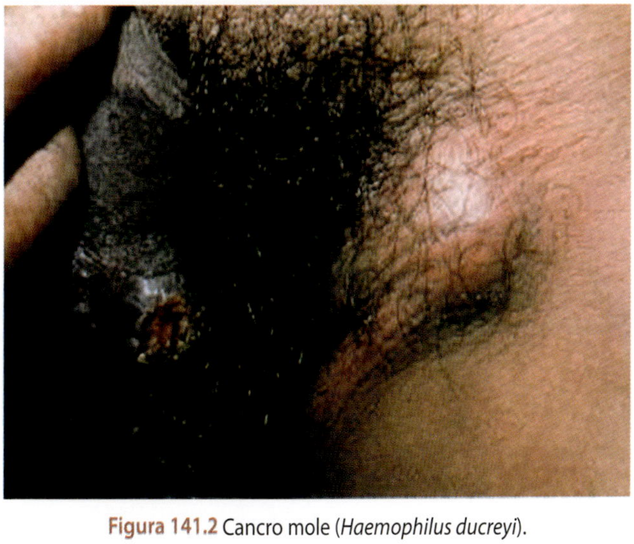

Figura 141.2 Cancro mole (*Haemophilus ducreyi*).

agrupadas, sobre base eritematosa, que se rompem e formam uma exulceração dolorosa, seguida de cicatrização. São acompanhadas de prurido, ardor e linfoadenomegalia. Quando as lesões planas se associam a lesões verrucosas, deve-se pensar no condiloma acuminado (Figura 141.3), causado pelo papilomavírus humano (HPV), que pode ser doloroso, causar prurido ou sangrar.

LESÕES GRANULOMATOSAS. As lesões granulomatosas compreendem o linfogranuloma venéreo e o granuloma inguinal (donovanose) (Figura 141.4). O linfogranuloma venéreo surge como lesão genital tipo úlcera ou pápula que dura poucos dias, cujo agente etiológico é *Chlamydia trachomatis* (Figura 141.5). Após 2 a 6 semanas, surge adenite inguinal unilateral e dolorosa, que pode evoluir para a síndrome linfoganglionar (elefantíase) ou, mais tardiamente, para a síndrome genitorretal (estiomene), causando dor, sangramento e sintomas de obstrução intestinal. O diagnóstico é comprovado pela pesquisa de *Chlamydia* por cultura, imunofluorescência direta ou detecção de ácidos nucleicos (PCR, captura híbrida). O granuloma inguinal ou donovanose se apresenta como pápula que ulcera, mas não ocasiona dor, causada pela bactéria *Klebsiella granulomatis*. O envolvimento linfático e linfonodal não se associa à fistulização, diferente do linfogranuloma venéreo. Observam-se sangramento, dor e secreção fétida. O exame histopatológico com o encontro dos corpúsculos de Donovan confirma o diagnóstico.

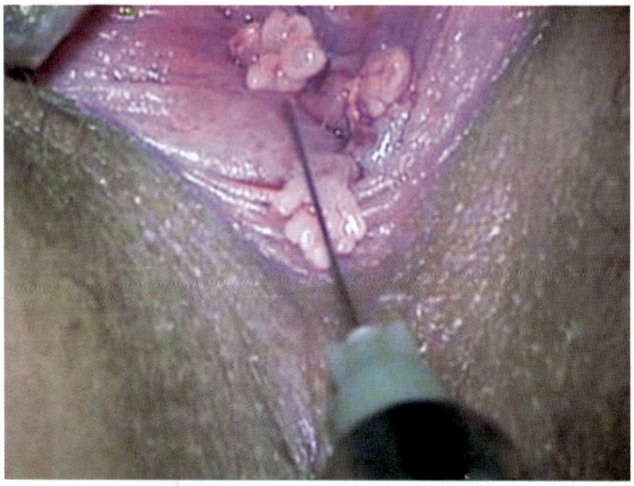

Figura 141.3 Condiloma acuminado (HPV).

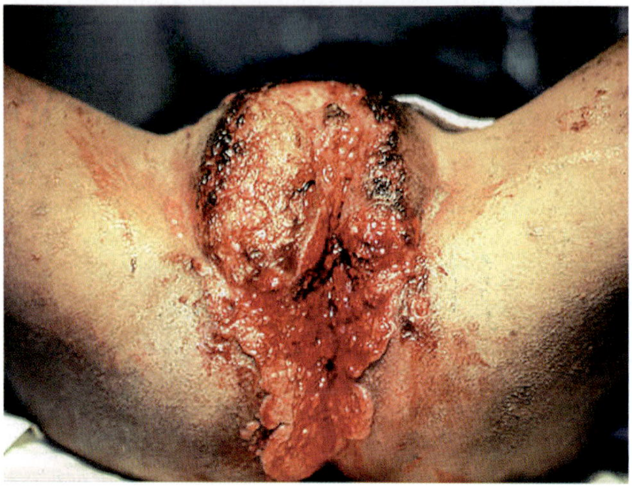

Figura 141.4 Donovanose.

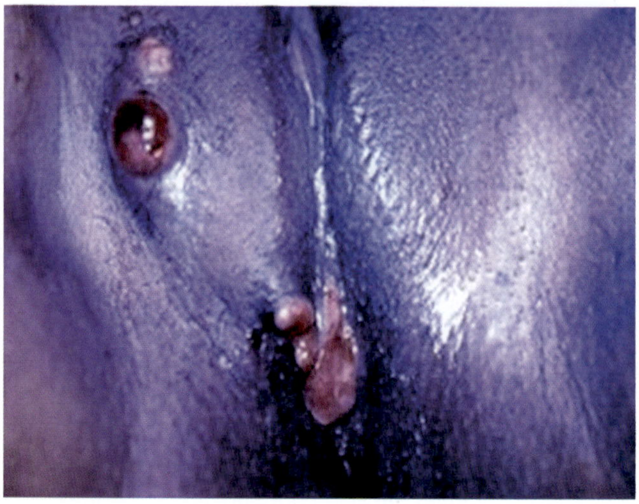

Figura 141.5 Linfogranuloma venéreo.

Skenites e bartholinites

No vestíbulo, orifícios excretores das glândulas de Skene e de Bartholin podem ser bloqueados, impedindo a saída de muco e favorecendo a proliferação de microrganismos. Em sua forma aguda, causam dor e febre, podendo formar abscessos. Na forma crônica, surgem "pseudocistos" assintomáticos.

Vaginites e cervicites

Entre os germes causadores de infecção da vagina e do colo uterino, os mais comuns são os gonococos. Contudo, muitas infecções são causadas por outros agentes infecciosos (estreptococos, estafilococos, *H. influenzae*, *Shigella*, tricomonas). Os gonococos atingem o trato genital superior por via ascendente, da vagina para endocérvice, endométrio e, por fim, endossalpinge, caracterizando a doença inflamatória pélvica (leia o texto complementar 1, *Correlação clínica/patologia/exame: Doença Inflamatória Pélvica*). Em caso de propagação por via linfática ou sanguínea, ocorre repercussão sistêmica de intensidade variável.

Acesse o conteúdo *online*:
http://uqr.to/217d4

O principal sintoma das vulvovaginites e das cervicites é o corrimento, ou leucorreia, cuja interpretação clínica depende do conhecimento de suas características semiológicas. As principais vulvovaginites são: candidíase, vaginose bacteriana e tricomoníase.

Na candidíase vaginal, a secreção é branca, grumosa e aderente às paredes vaginais, acompanhada de ardor, prurido intenso e hiperemia (Figura 141.6). Ocorre a acidificação do pH. O agente etiológico mais comum é *Candida albicans*.

A vaginose bacteriana está ligada ao desequilíbrio da microbiota vaginal, com proliferação principalmente de *Gardnerella vaginalis*, caracterizada por corrimento vaginal amarelado, não aderente, de odor fétido que piora após a menstruação e o coito. Não está associada a sinais inflamatórios na parede vaginal. O pH é alcalino.

A tricomoníase vaginal é uma infecção sexualmente transmissível causada pelo protozoário *Trichomonas vaginalis*. O corrimento é esverdeado ou amarelado, abundante, associado a intensa hiperemia na vagina e no colo uterino e dispareunia. No teste de Schiller, observa-se lesão de aspecto tigroide ou em framboesa, indicando colpite (Figura 141.7).

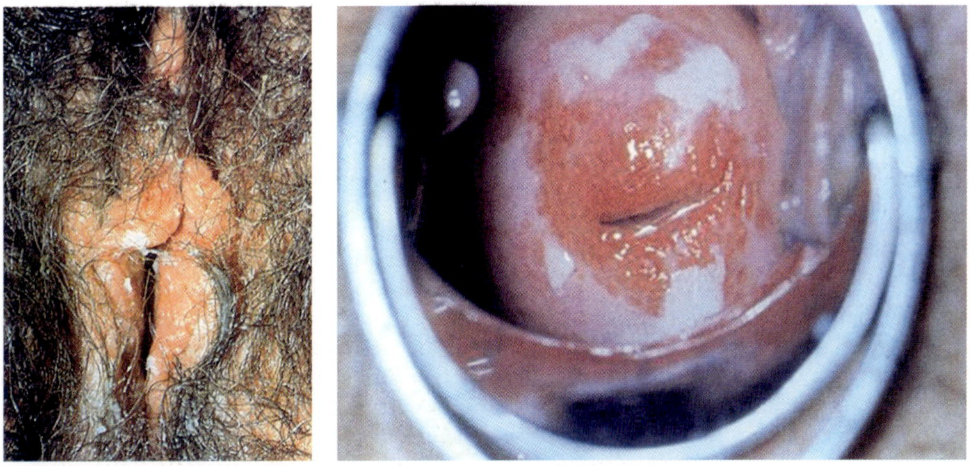

Figura 141.6 Corrimento na candidíase vaginal.

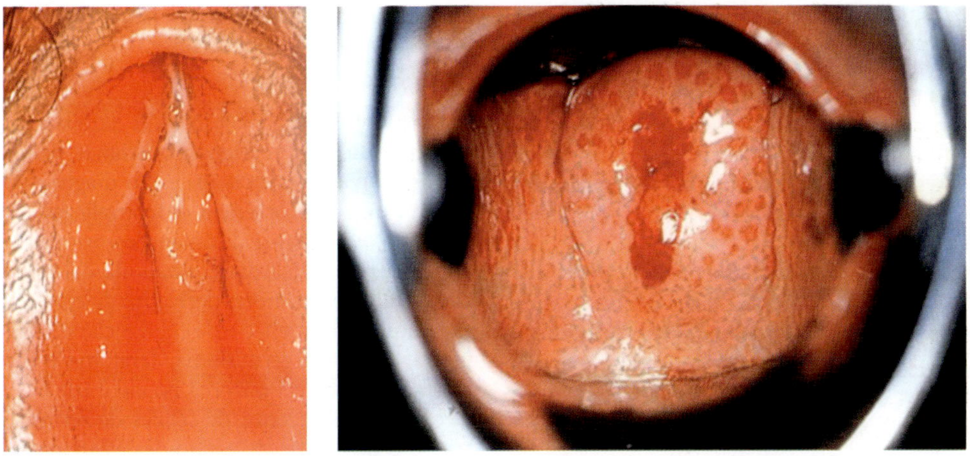

Figura 141.7 Hiperemia vaginal e colo "em framboesa" na tricomoníase.

A vaginite atrófica associa-se à deficiência de estrogênio na fase da menopausa (natural ou cirúrgica), após ovariectomia ou irradiação da pelve. Os principais sintomas são ressecamento vaginal, diminuição das secreções vaginais, dispareunia e prurido.

NEOPLASIAS

As neoplasias do sistema genital feminino podem ser benignas ou malignas, originando-se na vulva, na vagina, no útero e nos anexos (tubas e ovários).

Neoplasias de vulva

A vulva pode ser acometida pela neoplasia intraepitelial vulvar (NIV), classificada atualmente como: lesão intraepitelial escamosa de baixo grau (LSIL vulvar, condiloma ou efeito HPV), lesão intraepitelial escamosa de alto grau (HSIL vulvar, NIV tipo usual) e NIV diferenciada – anteriormente denominadas, respectivamente, NIV 1, NIV 2 e 3 e NIV 3 diferenciada ou simplex. Essas patologias normalmente cursam com prurido ou são assintomáticas. A NIV induzida por HPV tem envolvimento cervical e perineal e é multicêntrica, o que dificulta sítio adequado para a biopsia, uma vez que se apresenta com lesões distróficas extensas. Tabagistas são mais frequentemente acometidas. Caso seja condilomatosa, a NIV induzida por HPV apresenta células altamente polimórficas, com hiperqueratinização e multinucleação. Se basaloide, apresenta células uniformes, indiferenciadas e semelhantes às basais. Já a NIV não induzida por HPV tende a estar associada a líquen escleroso e hiperplasia de células escamosas. Mulheres com mais de 55 anos são mais acometidas.

As afecções malignas são pouco frequentes. Os carcinomas invasivos queratinizante, convencional, condilomatoso, basaloide, não queratinizante e verrucoso são os principais representantes. Melanomas, linfomas e sarcomas são achados raros. O sítio primário das metástases dos carcinomas vulvares é o colo do útero, seguido do endométrio, rim e uretra. Na fase avançada da doença, o prurido é o sintoma principal, acompanhado de dor e de sangramento.

Os achados benignos mais frequentes são os originados de oclusão dos ductos das glândulas dérmicas, incluindo cistos sebáceos, cistos de Skene e cistos de Bartholin (origem infecciosa). Menos frequentes são os hidroadenomas (neoplasias de glândulas sudoríparas apócrinas), localizados nos grandes lábios e geralmente assintomáticos. Os fibromas, que são raros, podem alcançar grandes dimensões, e são conhecidos como "molusco pêndulo" em virtude de seu aspecto. Os lipomas, os hemangiomas e os linfangiomas também são infrequentes e, em regra, assintomáticos.

Neoplasias de vagina

As neoplasias intraepiteliais da vagina (NIVA) são divididas em: NIVA I, II e III. NIVA I são alterações induzidas pelo HPV sem progredir para câncer de vagina, considerada de baixo grau. NIVA II e III não são induzidas pelo HPV e caracterizam lesões intraepiteliais escamosas de alto grau; são definidas a partir da colpocitologia e colposcopia.

A malignização na vagina tem como principais representantes os carcinomas epidermoides, com prevalência em pacientes acima de 50 anos, acometendo os dois terços superiores na parede posterior da região. São seguidos dos adenocarcinomas de células claras, mucinoso, mesonéfrico e endometrioide. O carcinoma de células claras sucede a adenose vaginal e acomete a parede anterior e superior da vagina em mulheres mais jovens.

As neoplasias benignas mais frequentes são os cistos de inclusão, mesonéfricos e paramesonéfricos (embrionários). Os cistos de inclusão aparecem geralmente na parede posterior da vagina e são consequência da inclusão de porções da mucosa vaginal durante a correção cirúrgica de lacerações perineais ou de episiotomias; são pequenos e assintomáticos. Os cistos mesonéfricos e paramesonéfricos originam-se de restos do ducto de Wolff, localizando-se, em geral, nas paredes laterais da vagina. Os sintomas são obstrução parcial do conduto vaginal com dor ao coito ou dispareunia. No entanto, no geral também são assintomáticos.

Outras afecções benignas menos frequentes são a endometriose e a adenose. O encontro de uma lesão pequena, dura, avermelhada, às vezes polipoide, faz pensar em adenose. É assintomática. O aspecto microscópico da endometriose é semelhante, mas ela é dolorosa, principalmente durante o período menstrual.

Neoplasias de útero

Os miomas uterinos (leiomiomas) são tumores benignos comuns entre as mulheres, formados de tecido muscular liso e tecido conjuntivo (leia o texto complementar 2, *Correlação Clínica/Patologia/Exame: Classificação dos Miomas Uterinos Segundo a Federação Internacional de Ginecologia e Obstetrícia* [FIGO]). A maioria corre assintomática, mas quando sintomáticos podem apresentar-se em espectro que engloba sangramento uterino anormal (SUA), dor pélvica, dismenorreia secundária e disfunções urinárias.

Acesse o conteúdo *online*:

http://uqr.to/217d5

Os pólipos endometriais são outra causa de SUA, tratando-se de projeção pediculada ou de base alargada desse tecido. Em sua grande maioria, são benignos, também podendo ser assintomáticos, de achado acidental durante exame de rotina.

O colo uterino pode apresentar em sua quase totalidade carcinomas originados de junção escamocolunar, com células do epitélio escamoso e/ou glandular. As lesões pré-malignas intraepiteliais cervicais são classificadas como NIC 1, de baixo grau, e NIC 2 e 3, de alto grau, ambos com o HPV como principal agente causador. Já entre os carcinomas, o escamoso é o mais comum de ser encontrado na região.

A porção endometrial uterina apresenta mazelas hiperplásicas e cancerígenas. A hiperplasia endometrial (HE) cursa com proliferação glandular anormal, com modificações de tamanho, forma, arquitetura e atipias nucleares. Normalmente, há a estimulação prolongada do estrogênio, na ausência da progestina, levando à proliferação simples, complexa ou atípica simples e complexa do endométrio. Essas alterações podem progredir e tornar-se adenocarcinomas e carcinomas. São classificados em tumores tipo I aqueles que são estrógenos-dependentes, associados ao quadro evolutivo da HE, e tipo II aqueles independentes de estrogênio, associados à atrofia do endométrio.

Ambas as enfermidades podem manifestar-se de maneira assintomática ou com sangramento anormal e corrimento vaginal, em casos graves dor, exigindo investigação mais detalhada com colpocitologia, exame de imagem e/ou biopsia para excluir outras causas e definir diagnóstico.

Os fatores de risco são distintos. Quanto ao colo do útero, prevalecem mulheres de nível socioeconômico baixo, vida sexual precoce, múltiplos parceiros, baixa imunidade, carências nutricionais, multíparas e fumantes. No corpo do útero, os fatores de risco são mulheres em pós-menopausa em uso de reposição estrogênica, obesidade, síndrome dos ovários policísticos, idade precoce de menarca ou tardia de menopausa, nuliparidade e história familiar.

Neoplasia de ovários e tubas uterinas

As enfermidades malignas ovarianas normalmente cursam com sintomas inespecíficos e são diagnosticadas em estádios avançados. Na ocorrência de complicações, como torção do pedículo, pode haver dor, náuseas, vômito, rigidez da parede abdominal, taquicardia e sinais de colapso circulatório. São classificadas em tumores derivados do epitélio celômico (seroso, mucinoso, endométrio e de células claras), derivados de células germinativas (disgerminoma, teratoma e tumores embrionários), derivados do estroma gonadal (de células da granulosa, tecoma, fibrossarcoma, de células de Sertoli-Leydig, de cordão sexual e de células de esteroides), carcinossarcomas, tumores potencialmente malignos e neoplasias metastáticas. Grande parte dos tumores se relaciona com as mutações dos genes *BRCA1*, *BRCA2* e *p53*. Assim, têm-se como fatores de risco história familiar de câncer de mama, ovário e próstata, além de idade avançada, gestação após os 35 anos e nuliparidade.

Os ovários também apresentam achados benignos, como os cistos funcionais foliculares ou do corpo lúteo, teratomas maduros, miomas e cistoadenomas. Em geral, têm início assintomático, mas podem causar dor abdominal a depender do desenvolvimento de cada achado na região. Desse modo, precisam ser diferenciados de malignidades e de alterações com comportamento semelhante, como ascite, fecaloma, gravidez, globo vesical e malformações do sistema urinário.

Os cânceres tubário e peritoneal primário estão inseridos na designação de câncer epitelial de ovário, haja vista as muitas evidências que apontam para uma derivação comum do epitélio mülleriano e carcinogênese semelhante dessas três neoplasias. Especificamente, as afecções tubárias são muito raras.

MALFORMAÇÕES CONGÊNITAS

As **malformações genitais** femininas compreendem um conjunto de entidades complexas que incluem: anomalias das tubas, do útero, do colo uterino, da vagina/vulva e dos ovários, as quais poderão estar ou não associadas a anormalidades no aparelho urinário, bem como sistêmicas ou esqueléticas.

As **anomalias uterinas**, também chamadas müllerianas, são as mais frequentes, com prevalência aumentada entre mulheres inférteis e/ou com abortamentos de repetição. Acredita-se que as anomalias uterinas ocorram em virtude de uma falha do desenvolvimento e fechamento dos ductos paramesonéfricos (ductos de Müller). Em sua maioria, são assintomáticas e, portanto, costumam ser um achado incidental nos exames de rotina das pacientes (Figuras 141.8 e 141.9). O Quadro 141.1 resume a classificação das anomalias uterinas segundo a American Society of Reproductive Medicine.

A falha no desenvolvimento do trato mülleriano também pode resultar na canalização ausente ou incompleta da placa vaginal, gerando uma bolsa vaginal de fundo cego sem útero e tubas uterinas, o que se denomina **agenesia mülleriana**. Os ovários não são de origem mülleriana, e a puberdade avança normalmente; a amenorreia primária é a queixa presente.

Outra alteração congênita decorrente do desenvolvimento anômalo do sistema genital feminino é o **hímen imperfurado**, decorrente da ausência de fenestração da membrana urogenital. O hímen imperfurado pode manifestar-se como uma massa abaulada, translúcida, visível no introito do recém-nascido, ou como massa abdominal dolorida, hematocolpo e/ou abaulamento perineal azulado após a menarca. Em geral, é diagnosticado na puberdade e o sintoma que mais chama atenção do médico é a dor, que se intensifica ciclicamente. O hímen imperfurado pode regredir à medida que a menina entra na infância. No entanto, em casos em que não há regressão, a intervenção cirúrgica é requerida para incisar o hímen.

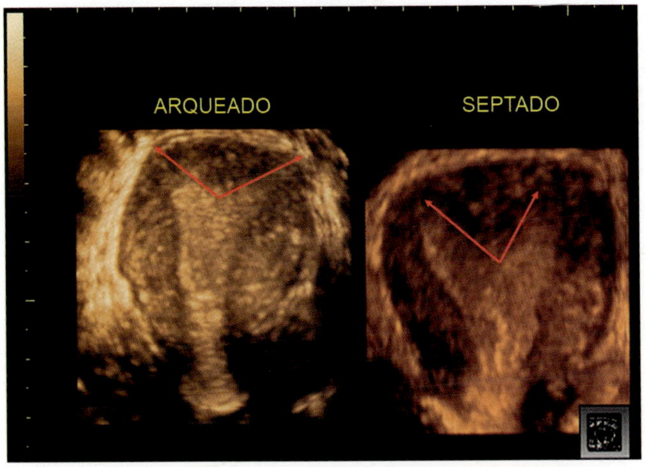

Figura 141.8 Malformações müllerianas na ultrassonografia tridimensional (3D): útero septado (*à esquerda*) e útero arqueado (*à direita*).

PROLAPSOS GENITAIS

Define-se **prolapso genital** o descenso da parede vaginal anterior e/ou posterior, ou do ápice da vagina (útero ou cúpula vaginal em pacientes histerectomizadas), correlacionado com sintomas, assistido por qualquer imagem relevante. É uma enfermidade decorrente do desequilíbrio entre as forças encarregadas de manter os órgãos pélvicos em sua posição normal e aquelas que tendem a expeli-los para fora da pelve, relacionada a lesões e/ou disfunção neuromuscular.

O prolapso pode envolver três compartimentos diferentes: parede vaginal anterior, parede vaginal posterior e o compartimento apical (útero ou ápice vaginal). As desordens pélvicas mais comuns que se correlacionam com essa doença incluem retocele, cistocele, incontinência urinária de esforço (IUE), enterocele, alongamento hipertrófico do colo uterino e prolapso uterino.

Clinicamente, as pacientes podem ser assintomáticas ou apresentar sintomas como abaulamento vaginal ou sensação de pressão pélvica. Em geral, o prolapso se torna sintomático quando ultrapassa a carúncula himenal. Sintomas urinários, intestinais e sexuais podem estar associados, a depender da etiologia. É comum a paciente queixar-se de peso ou sensação de "bola na vagina".

Paridade, idade avançada e obesidade são os principais fatores de risco para disfunções do assoalho pélvico. Alterações na composição do colágeno (síndrome de Marfan e Ehlers-Danlos) ou relacionadas ao hipoestrogenismo estão associadas à presença de disfunções do assoalho pélvico. Situações nas

Quadro 141.1 Classificação das anomalias uterinas segundo a American Society of Reproductive Medicine.

Classe 1	Agenesias e hipoplasias: tubas-útero-cérvice-vagina Associadas: útero e vagina
Classe 2	Útero unicorno ou com um corno rudimentar, seja ele cavitado ou não (sólido)
Classe 3	Útero didelfo. Septo vaginal longitudinal ou oblíquo
Classe 4	Útero bicorno parcial ou completo
Classe 5	Útero septado parcial ou completo
Classe 6	Útero arqueado
Classe 7	Útero em T ou hipotrófico. Induzido por dietilestilbestrol

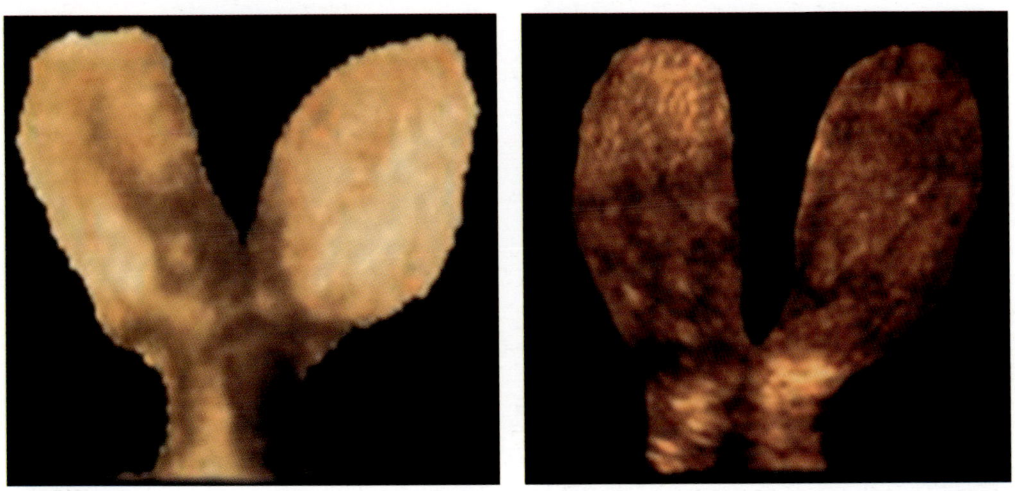

Figura 141.9 Malformações müllerianas na ultrassonografia tridimensional (3D): útero bicorno (*à esquerda*) e útero didelfo (*à direita*).

quais a mulher é submetida a aumento da pressão intra-abdominal cronicamente, como obesidade, constipação intestinal crônica, pneumopatia crônica e levantamento repetitivo de peso, além de exercícios de alto impacto, também podem ser fatores de risco, acarretando em IUE e/ou prolapso genital.

No exame físico, é essencial avaliar o peso e calcular o índice de massa corporal, já que estão diretamente ligados à incidência, gravidade e recorrência do prolapso. É preciso realizar o exame abdominal completo. Para investigação do prolapso, deve-se examinar a paciente ao repouso e ao esforço e, para isso, utiliza-se a manobra de Valsalva para avaliar cada compartimento, de modo que a extensão total do prolapso possa ser verificada (Figura 141.10).

É de extrema importância que se classifique o prolapso genital. A avaliação mais utilizada é a recomendada pela International Continence Society, o *Pelvic Organ Prolapse Quantification* (POP-Q). Esse sistema de avaliação do POP avalia separadamente os compartimentos vaginais anterior, apical e posterior de acordo com sua posição em relação ao anel himenal, que é um ponto anatômico fixo de fácil identificação (leia o texto complementar 3, Correlação Clínica/Patologia/Exame: *Classificação Pelvic Organ Prolapse Quantification [POP-Q] dos Prolapsos Genitais*).

Acesse o conteúdo *online*:

http://uqr.to/217d6

Quanto aos diagnósticos diferenciais, é necessário identificar o tipo de prolapso. A distinção do prolapso de parede anterior, posterior, apical ou ruptura perineal, bem como a classificação quanto ao grau do prolapso, são fundamentais para a proposição terapêutica. O sintoma "bola na vagina" pode estar relacionado a outros diagnósticos, como cisto de Bartholin, cisto de Skeene, cistos müllerianos, neoplasias vulvares, entre outros.

Apesar de ser condição ginecológica que não ameaça a vida, o prolapso é causa importante de morbidade, cada vez mais comum e que pode afetar intensamente a qualidade de vida das pacientes, causando impacto psicológico, social e financeiro.

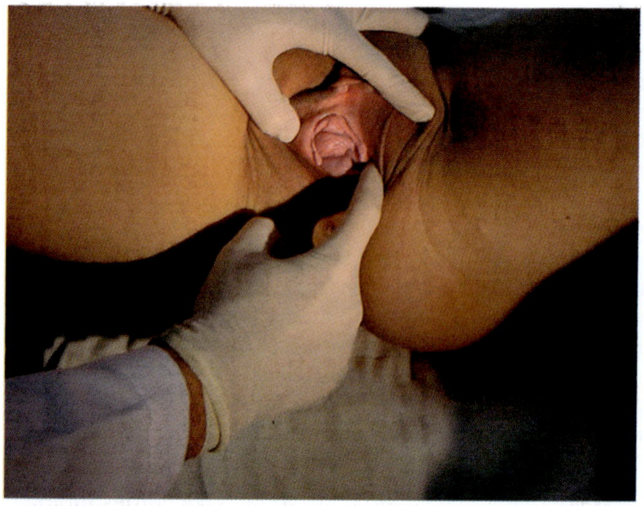

Figura 141.10 Prolapso genital evidente durante a manobra de Valsalva.

BIBLIOGRAFIA

Berek JS. Berek & Novak's Gynecology. 16. ed. Philadelphia: Wolter Kluwer, 2020.

Callahan TL. Ginecologia e obstetrícia. 4. ed. Rio de Janeiro: Revinter, 2010.

Fernandes CE, Silva de Sá MF (eds.). Febrasgo tratado de ginecologia. Rio de Janeiro: Elsevier, 2019.

Girão MJ, Baracat EC, Lima GR. Tratado de ginecologia. Rio de Janeiro: Atheneu, 2017.

Hoff PMG (ed.). Tratado de oncologia. Rio de Janeiro: Atheneu, 2013.

Montenegro CAB, Rezende Filho J. Obstetrícia fundamental. 13. ed. Rio de Janeiro: Guanabara Koogan, 2014.

Silveira GPG. Ginecologia baseada em evidências. 2. ed. Rio de Janeiro: Atheneu, 2008.

CAPÍTULO 142

Aspectos da Gravidez na Clínica Médica

Giovana Carvalho de Resende, Júlia Costa Alves Simões, Waldemar Naves do Amaral, Weder Silva Borges Junior

INTRODUÇÃO

Considerando o objetivo global e social de redução de taxas de morbidades e mortalidades perinatal e materna, o conhecimento de aspectos gestacionais e de condutas básicas de assistência pré-natal deve ser amplamente reforçado na formação médica. Desse modo, fatores de risco maternos e fetais podem ser mitigados e taxas de complicações podem ser reduzidas, garantindo melhoria de níveis assistenciais em saúde da mulher.

DIAGNÓSTICO DE GRAVIDEZ

O diagnóstico da gravidez deve ser ancorado no exame clínico associado a exames laboratoriais e ultrassonografia (leia o caso clínico referente a este capítulo). A avaliação da paciente compreende sinais e sintomas que podem ser de presunção, de probabilidade ou de certeza de gravidez.

Sinais e sintomas de presunção são apresentados pela grávida em decorrência de modificações fisiológicas do organismo materno, mas também podem estar associados a diversas outras condições clínicas, não sendo suficientes para reconhecimento da gravidez. Os principais sinais e sintomas estão identificados no Quadro 142.1.

Sinais e sintomas de probabilidade incluem manifestações clínicas mais evidentes de gravidez, que costumam surgir a partir da 8ª semana de gestação; no entanto, não são capazes de oferecer certeza diagnóstica. O atraso menstrual (amenorreia secundária) é um sintoma importante de gravidez na mulher em idade reprodutiva. Também se incluem nessa categoria os sinais obstétricos, indicados no Quadro 142.2.

Os sinais clínicos de certeza incluem a presença de batimentos cardiofetais no abdome materno (via sonar ou estetoscópio de Pinard), a palpação de partes fetais no abdome materno e a presença do sinal de Puzos (rechaço fetal intrauterino ao toque vaginal).

A identificação do hormônio coriogonadotrófico (hCG) na urina ou sangue materno e/ou a identificação da gestação pela ultrassonografia são exames complementares que confirmam a gestação.

Quadro 142.1 Correlação entre sinais e sintomas identificados na gestação e alterações fisiológicas do organismo materno.

Sinais e sintomas	Alterações fisiológicas
Náuseas e vômitos	Maior prevalência no primeiro trimestre. Altos níveis de hCG circulante, estradiol e alterações de hormônios tireoidianos
Sialorreia	Dificuldade de deglutição (não há comprovação do aumento de produção de saliva)
"Desejos"	Aspectos emocionais e psíquicos
Pirose	Relaxamento do esfíncter esofágico inferior e diminuição da motilidade esofágica, com maior incidência de refluxo gastresofágico
Constipação intestinal	Redução da contratilidade dos músculos lisos do intestino por ação progestogênica
Melasma Linha *nigra*	Hiperpigmentação por aumento da produção de hormônio melanotrófico hipofisário
Taquicardia	Estado hiperdinâmico, com aumento da frequência cardíaca
Edema	Aumento da pressão intra-abdominal
Lipotimia	Vasodilatação periférica, hipotensão postural por redução do retorno venoso, hipoglicemia
Dispneia	Elevação do diafragma diante do crescimento uterino; aumento do volume corrente, hiperventilação e queda fisiológica da P_{CO_2}; conscientização da respiração
Obstrução nasal	Ingurgitamento e edema da mucosa nasal, por aumento do fluxo sanguíneo
Polaciúria	Compressão uterina da bexiga, com diminuição da capacidade vesical
Nictúria	Aumento do fluxo renal e do retorno venoso diante do decúbito lateral
Dor suprapúbica	Crescimento uterino e distensão ligamentar
Lombalgia	Aumento da lordose lombar
Alterações de marcha e postura	Deslocamento anterior do centro gravitacional do corpo, associada a lordose lombar, marcha anserina com ampliação da base de sustentação, andar oscilante, passos curtos e lentos
Sinal de Hunter	Aumento da pigmentação dos mamilos
Rede de Haller	Aumento da vascularização venosa superficial mamária

Quadro 142.2 Sinais de probabilidade de gestação.

- Aumento do volume uterino
- Sinal de Piskacek – abaulamento assimétrico uterino decorrente da implantação ovular
- Sinal de Hegar – diminuição da consistência do istmo uterino
- Sinal de Kluge – coloração violácea da vagina por congestão venosa
- Sinal de Goodell – amolecimento do colo uterino por ação do estrogênio e da progesterona
- Sinal de Nobile-Budin – preenchimento do fundo de saco vaginal por crescimento embrionário que torna o útero globoso
- Sinal de Jacquemier ou Chadwick – congestão venosa vulvar
- Sinal de Osiander – percepção do pulso da artéria vaginal ao toque vaginal no fundo de saco anterior

A ocorrência de sangramentos durante a gestação pode ser de causa patológica, com etiologias variáveis a depender da idade gestacional, devendo ser investigado de acordo com a história clínica e exame físico realizados (leia o texto complementar 1, *Correlação Clínica/Patologia/Imagem: Diagnóstico Diferencial dos Sangramentos na Gestação*).

Acesse todo o conteúdo *online* citado nesta página:

http://uqr.to/217d7

DETERMINAÇÃO DA IDADE GESTACIONAL

A partir da idade gestacional das pacientes é que são definidas as condutas durante a gestação. Por isso, é essencial que se obtenha uma estimativa precoce e acurada. Pode ser determinada se houver o conhecimento da data da última menstruação, pela combinação da altura uterina/toque vaginal ou pela ultrassonografia obstétrica.

DATA DA ÚLTIMA MENSTRUAÇÃO (DUM). Calculada por meio da soma do número de dias entre a DUM e a data da consulta, dividindo o resultado por sete para obtenção da idade gestacional em semanas. Fatores como incerteza da DUM, ciclos menstruais irregulares e gravidez em uso de anticoncepcionais podem contribuir para erro de datação. A associação com métodos mais confiáveis é importante.

ALTURA DO FUNDO UTERINO (AFU) E TOQUE VAGINAL. A partir de parâmetros preestabelecidos é determinado o diagnóstico da idade gestacional por aproximação, conforme indicado no Quadro 142.3. Condições clínicas da gestação podem contribuir para erro de data, como fetos pequenos ou grandes para idade gestacional, polidrâmnio/oligoidrâmnio e gestação múltipla.

ULTRASSONOGRAFIA OBSTÉTRICA. A realização da ultrassonografia precoce é a forma ideal de determinação da idade gestacional, e a mais precisa. A presença do saco gestacional caracteriza a gestação de 5 semanas, medido para estimativa da idade gestacional quando ainda não há presença de embrião. A partir da identificação do embrião, a idade gestacional é determinada por sua medida, por intermédio da medida do comprimento cabeça-nádega, até 13 semanas e 6 dias; esse é o método mais fidedigno de datação. No segundo e terceiro trimestre da gestação, a determinação da idade gestacional é feita utilizando-se vários parâmetros. Os mais empregados são o de diâmetro biparietal da circunferência abdominal, do comprimento do fêmur e o de comprimento do úmero (leia o texto complementar 2, *Correlação Clínica/Patologia/Imagem: Ultrassonografia na Obstetrícia*)

Acesse o conteúdo *online*:
http://uqr.to/217d8

EXAME FÍSICO

A avaliação da paciente gestante no exame físico deve ser completa e minuciosa, a fim de identificar possíveis alterações que alterem condutas de assistência pré-natal e parto. Deve incluir inspeção, palpação, medida de altura uterina, ausculta de batimentos cardíacos fetais e, se necessário, toque vaginal.

Quadro 142.3 Parâmetros para determinação de idade gestacional a partir da altura de fundo uterino (AFU) e toque vaginal.

8 semanas	Útero corresponde ao dobro do tamanho normal
10 semanas	Útero corresponde ao triplo do tamanho normal
12 semanas	Útero palpável na borda superior da sínfise púbica
16 semanas	Fundo uterino entre sínfise púbica e a cicatriz umbilical
20 semanas	Fundo uterino na altura na cicatriz umbilical
A partir de 20 semanas	Correspondência entre medição da AFU com idade gestacional. Pode-se usar a seguinte regra: idade gestacional em semanas = (altura uterina × 8) ÷ 7

INSPEÇÃO. Observar presença de alterações de pele, como melasma, linha *nigra* e estrias; avaliar presença e grau de edema; identificar volume abdominal, que pode sugerir polidrâmnio, oligodrâmnio, obesidade ou gemelaridade.

PALPAÇÃO. Avaliação de estática fetal por meio das manobras de Leopold, explicitadas em material complementar. O primeiro tempo das manobras busca delimitar o fundo uterino, avaliando a situação fetal. O segundo tempo avalia o dorso fetal em relação ao abdome materno, identificando a posição fetal. O terceiro tempo identifica o polo fetal que se insinua no estreito superior da pelve materna e a mobilidade fetal, identificando a apresentação fetal. O quarto e último tempo busca avaliar o grau de apresentação fetal na pelve materna, evidenciando a altura da apresentação do feto.

MEDIDA DE ALTURA UTERINA. Posicionar uma das extremidades da fita métrica em borda superior da sínfise púbica e a outra extremidade em fundo uterino. Alterações em altura uterina, quando relacionada com idade gestacional da paciente, podem indicar oligodrâmnio ou polidrâmnio.

AUSCULTA DE BATIMENTOS CARDÍACOS FETAIS. Pode ser realizada com uso de sonar-Doppler a partir da 12ª semana de gestação, sendo mais audível em região de dorso fetal.

TOQUE VAGINAL. Quando realizado, permite identificar apagamento e dilatação cervical, presença e integridade de bolsa amniótica, altura de apresentação fetal, confirmação de apresentação fetal, determinação de diâmetros conjugados da pelve óssea materna e diagnóstico de variedade de posição fetal.

Manobra de Leopold

Consiste em uma forma sistematizada de palpação abdominal em gestantes para avaliação de pontos de estática fetal, realizada em quatro tempos (Figuras 142.1 a 142.4)

ESTÁTICA FETAL

A estática fetal determina as relações materno-fetais durante a gestação, e é subdividida em situação fetal, posição fetal, atitude fetal e apresentação fetal.

SITUAÇÃO FETAL. Relação do maior eixo fetal (cabeça-nádegas) com maior eixo uterino (canal cervical-corpo uterino). Considerando ser o eixo longitudinal o maior eixo tanto fetal quanto uterino, a coincidência de ambos determina situação fetal longitudinal, enquanto a discordância entre eles determina situação fetal transversa. A situação fetal oblíqua é a intermediária entre as situações longitudinal e transversa, geralmente constituindo situação de transição, que evolui, em algum momento da gestação, para situação longitudinal ou transversa.

POSIÇÃO FETAL. Relação do dorso fetal com pontos de referência do abdome materno. A determinação da posição fetal adquire relevância clínica em avaliações rotineiras de assistência pré-natal, uma vez que indica foco de ausculta de batimentos cardíacos fetais. Se o feto está em situação longitudinal, a posição fetal pode ser direita ou esquerda. Se o feto está em situação transversa, a posição fetal pode ser anterior ou posterior.

ATITUDE FETAL. Relação de partes fetais entre si. Frequentemente, o feto assume atitude de flexão generalizada durante todo o período gestacional.

APRESENTAÇÃO FETAL. Relação entre polo fetal e abertura superior da pelve feminina. A avaliação do polo que primeiro se

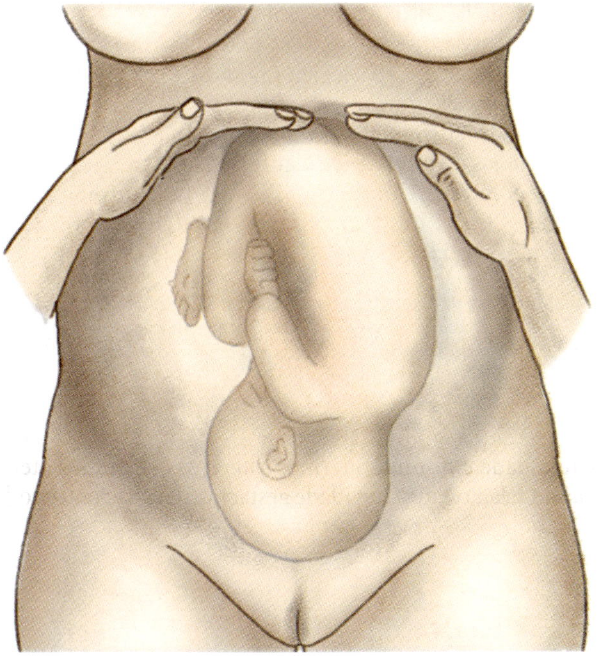

Figura 142.1 Primeiro tempo: posicionar as mãos encurvadas no abdome da gestante, comprimindo a parede abdominal com a face palmar para delimitar o fundo uterino e identificar o polo fetal ocupando tal posição. (Fonte: Brasil, 2006.)

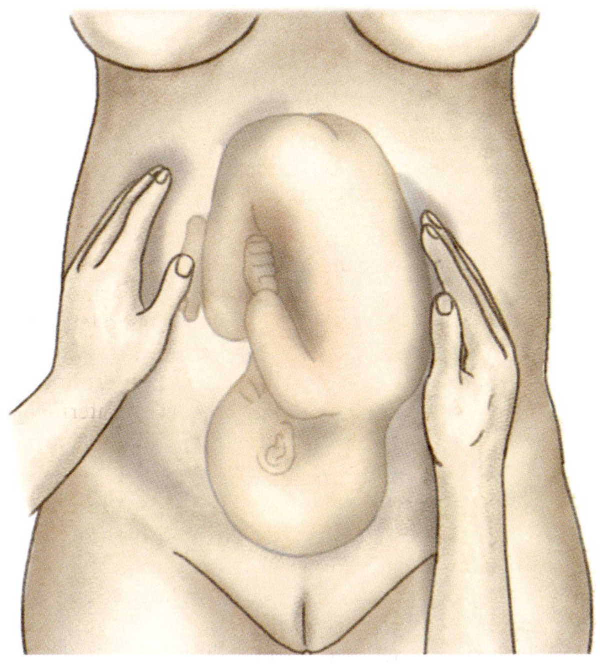

Figura 142.2 Segundo tempo: deslizar as mãos do fundo uterino em direção ao polo inferior do útero, identificando em qual região lateral do abdome materno encontra-se o dorso fetal. O dorso do feto apresenta-se como região mais resistente e contínua e indica local de ausculta de batimentos cardíacos fetais. (Fonte: Brasil, 2006.)

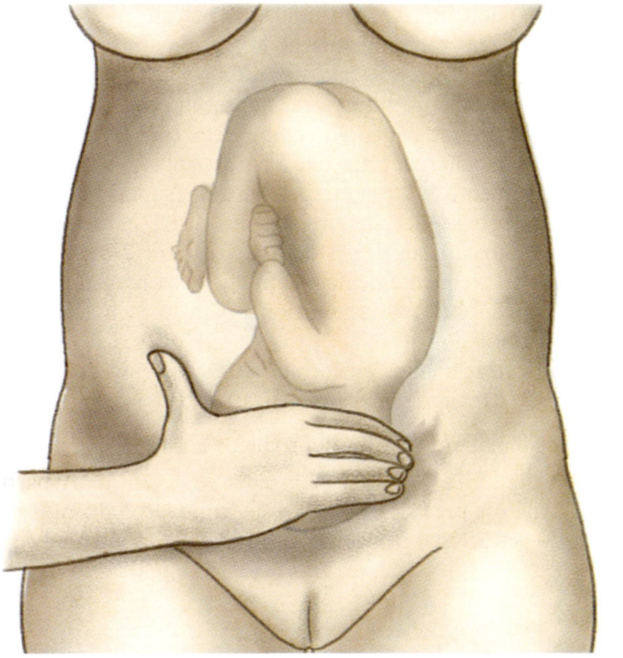

Figura 142.3 Terceiro tempo: apreender a apresentação fetal entre o polegar e os dedos, realizando movimentos laterais para avaliar grau de mobilidade da apresentação, indicando grau de penetração na pelve materna. Se o polo fetal estiver com alta mobilidade, indica apresentação alta e móvel. Se o polo fetal apresentar baixa mobilidade, indica insinuação na pelve feminina (feto está "encaixado"). (Fonte: Brasil, 2006.)

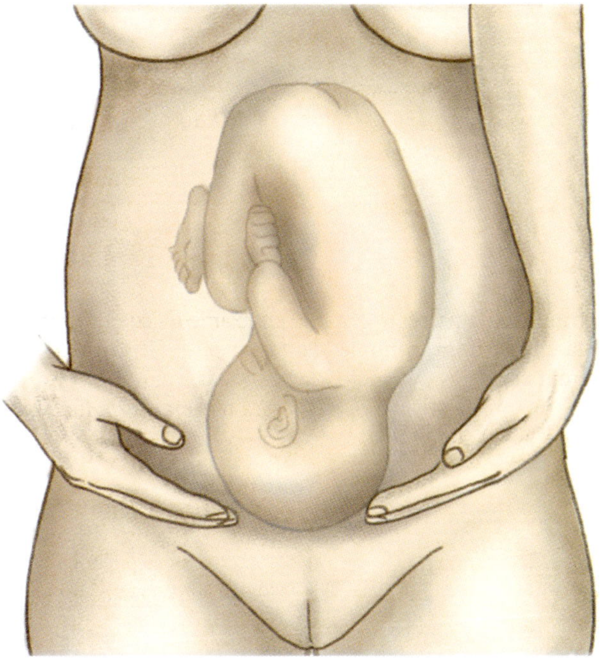

Figura 142.4 Quarto tempo: posicionar-se de frente para os pés da paciente, com as costas voltadas para a cabeça da gestante. Colocar aos mãos sobre as fossas ilíacas da paciente, aprofundando-as na pelve e exercendo pressão em direção ao eixo da entrada pélvica, a fim de avaliar o grau de penetração da apresentação fetal e sua altura. (Fonte: Brasil, 2006.)

insinua na pelve materna apresenta grande relevância na assistência pré-natal, uma vez que influencia mecanismos de parto. Se o feto se encontra em situação longitudinal, pode ocorrer apresentação cefálica ou apresentação pélvica. Se o feto se encontra em situação transversa, a apresentação será sempre córmica, indicando contato do ombro fetal com estreito superior da pelve materna. Caso outra parte fetal seja identificada como o segmento em contato com o estreito superior da pelve, denomina-se existência de "procidência" de tal segmento fetal. Em momentos iniciais da gestação, até cerca de 29 a 32 semanas, os fetos frequentemente assumem apresentação pélvica, com versão após tal idade gestacional para apresentação cefálica na maioria dos casos.

Fatores relacionados à ocorrência de apresentação pélvica sem versão para apresentação cefálica:

- Hidrocefalia e malformações fetais (p. ex., anencefalia)
- Vícios pélvicos
- Gemelaridade
- Inserção placentária cornual
- Brevidade de cordão umbilical
- Malformações uterinas (p. ex., útero bicorno)
- Tumores uterinos (p. ex., leiomiomas)
- Multiparidade
- Prematuridade
- Anomalias de tônus muscular fetal
- Oligodrâmnio.

BIBLIOGRAFIA

Brasil. Ministério da Saúde. Secretaria de Atenção à Saúde. Departamento de Ações Programáticas Estratégicas. Área Técnica de Saúde da Mulher. Pré-natal e Puerpério: atenção qualificada e humanizada. Brasília: Ministério da Saúde, 2006.

Fernandes CE, Silva de Sá MF (eds.). Febrasgo tratado de obstetrícia. Rio de Janeiro: Guanabara Koogan, 2019.

Montenegro CAB, Rezende-Filho J. Rezende Obstetrícia. 13. ed. Rio de Janeiro: Guanabara Koogan, 2017.

Zugaib M, Francisco RPV. Zugaib obstetrícia. 4. ed. Barueri: Manole, 2020.

CAPÍTULO 143

Fundamentos de Anatomia e Fisiologia

André Maroccolo de Sousa, Gilson Batista Sousa Junior, Juarez Antonio de Sousa, Laysa Moreira Campos Costa, Rui Gilberto Ferreira

ANATOMIA

As mamas situam-se na parede torácica anterior, na altura do 2º e 6º arcos costais. Seus limites anatômicos são: superiormente, a segunda costela, o sulco inframamário inferiormente, a borda esternal medialmente e a linha axilar anterior lateralmente, estendendo-se até o andar inferior da axila, onde se situa o prolongamento axilar da mama ou cauda de *Spence*.

A mama assemelha-se a uma glândula sudorípara especializada. O sistema ductal tem origem ectodérmica, e o estroma (conjuntivo e adiposo), origem mesodérmica.

As mamas são constituídas de pele, tecido adiposo e glandular. Frequentemente são assimétricas.

Na pele identificam-se a aréola e a papila. A aréola tem de 10 a 15 diminutos nódulos subcutâneos, denominados tubérculos de Morgagni, que correspondem às glândulas sebáceas. Esses nódulos tornam-se salientes durante a gravidez e o aleitamento, e são designados, então, de tubérculos de Montgomery. Nas papilas, abrem-se de 15 a 20 ductos lactíferos (Quadro 143.1).

As mamas são estruturas tuberoacinosas que apresentam de 15 a 20 lobos distribuídos radialmente e separados entre si por tecido conjuntivo denso. De cada lobo emerge um ducto lactífero que se abre no ápice da papila. Sob a aréola, o ducto lactífero apresenta uma dilatação saciforme denominada seio lactífero. Os ductos lactíferos subdividem-se dicotomicamente, a partir da papila, com progressiva diminuição do calibre canalicular (dúctulos), até terminarem em formações acinares (os ácinos mamários). O conjunto de ácinos, células secretoras de leite, denomina-se lóbulos. O conjunto de lóbulos chama-se lobo.

As glândulas mamárias fixam-se à pele sobrejacente e à fáscia do peitoral subjacente por meio de septos fibrosos, denominados ligamentos de Cooper. A fáscia superficial do peitoral é contínua com a fáscia superficial abdominal de Camper.

Há o espaço retromamário que consiste em tecido conjuntivo frouxo entremeado por gordura, situado entre a mama e a fáscia do músculo grande peitoral, que é denominada de Lâmina de Chassaignac, onde são inseridos os implantes mamários de silicone. Esse espaço permite o movimento da mama sobre a fáscia peitoral.

Drenagem linfática

Os linfáticos da mama drenam para os linfonodos mamários internos (3%) e axilares (97%). Os linfonodos axilares podem ser divididos em níveis, segundo a classificação de Berg (1955): nível 1, os linfonodos encontram-se lateralmente à borda do músculo peitoral menor; nível 2, atrás do músculo peitoral menor; nível 3, medialmente à borda do músculo peitoral menor.

Os linfonodos interpeitorais também são conhecidos como linfonodos de Rotter. O plexo subareolar de Sappey recebe os vasos linfáticos do mamilo e da aréola e se comunica com os demais linfáticos da mama (ver Parte 10, *Sistema Cardiovascular*, Seção 4, *Linfáticos*, Capítulo 58, *Fundamentos de Anatomia e Fisiologia*).

Vascularização arterial e drenagem venosa

O suprimento sanguíneo da mama é proveniente das artérias subclávia (torácica interna ou mamária interna), axilar (torácica lateral ou mamária externa) e intercostais. A vascularização arterial da mama advém das artérias torácica superior, torácica lateral, toracoacromial, interna e intercostais posteriores. As três primeiras são ramos colaterais da artéria axilar e pelo bordo superior à mama é abordada pela torácica superior e o ramo torácico da toracoacromial. A artéria torácica interna advém da colateral da subclávia e desce atrás das cartilagens costais. Durante o trajeto, esses ramos atravessam de trás para frente o segundo, terceiro e quarto espaços intercostais e o grande peitoral, originando as artérias mamárias mediais que irrigam a glândula pelo bordo medial. As artérias intercostais posteriores emitem ramos cutâneos laterais que dão origem às artérias mamárias laterais, que alcançam o bordo lateral da glândula mamária.

As veias axilares, torácica interna, cefálica e superficiais do abdome acompanham o trajeto arterial. As veias intercostais originam da região profunda da mama atravessando o músculo peitoral maior.

Inervação

A inervação da mama em sua parte superior é dependente do plexo cervical, enquanto na parte inferior é proveniente dos nervos intercostais. O nervo torácico longo (nervo de Bell), responsável pela inervação do músculo serrátil anterior, quando lesado cirurgicamente, resulta no surgimento da escápula alada. O nervo toracodorsal, que inerva o músculo grande dorsal, deve ser preservado durante o ato operatório, principalmente quando se considera a reconstrução com retalho do grande dorsal. O nervo intercostobraquial (nervo cutâneo do braço) também deve ser preservado durante as cirurgias, uma

Quadro 143.1 Mama feminina. Representação esquemática da glândula mamária e correlações clínicas e imaginológicas e histopatológica.

Anatomia mamária	A mama é formada pelo tecido glandular epitelial, tecido celuloadiposo e tecido fibroso que são interligados e rodeados ao tecido glandular. As mamas são estruturas tuberoacinosas compostas de tecido glândular constituído por 15 a 20 lobos, formados por um conjunto de lóbulos e estes por um conjunto de ácinos que são células secretoras de leite e são distribuídos radialmente e separados entre si por tecido conjuntivo denso.	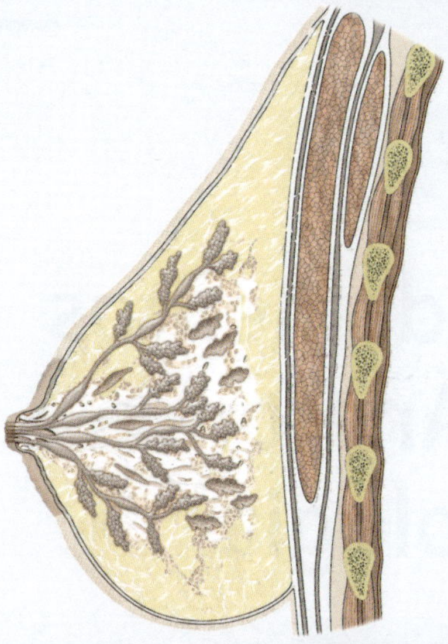
Vascularização mamária	O suprimento sanguíneo da mama é proveniente das artérias subclávia (torácica interna ou mamária interna), axilar (torácica lateral ou mamária externa) e intercostais. A vascularização arterial da mama advém das artérias torácica superior, torácica lateral, toracoacromial, interna e intercostais posteriores.	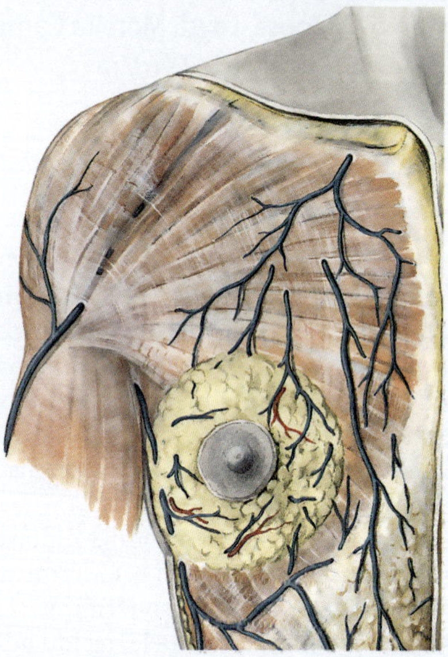
Drenagem linfática	Os linfáticos da mama drenam para os linfonodos mamários internos (3%) e axilares (97%). Podem ser divididos em níveis segundo Berg. Nível I, os linfonodos encontram-se lateralmente à borda do músculo peitoral menor; nível II, encontram-se atrás do músculo peitoral menor; e nível III, medialmente à borda do músculo peitoral menor. Os linfonodos interpeitorais também são conhecidos como linfonodos de *Rotter*.	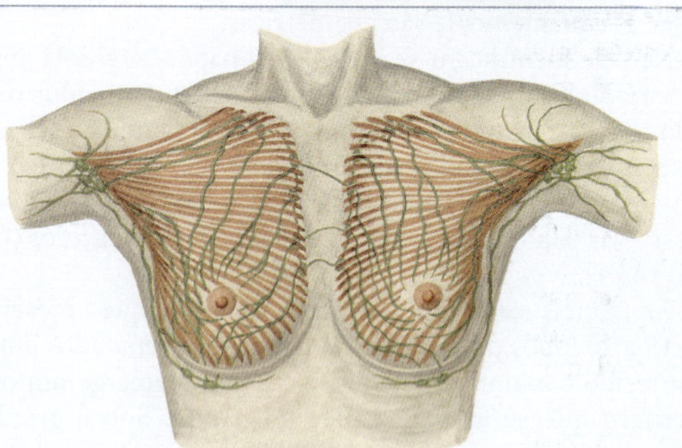

(continua)

Quadro 143.1 Mama feminina. Representação esquemática da glândula mamária e correlações clínicas e imaginológicas e histopatológica. (*Continuação*)

Mamografia	Mamografia em incidência médio-lateral-oblíqua onde se observa o tecido fibroglandular e gorduroso, músculo peitoral maior e vasos calcificados.	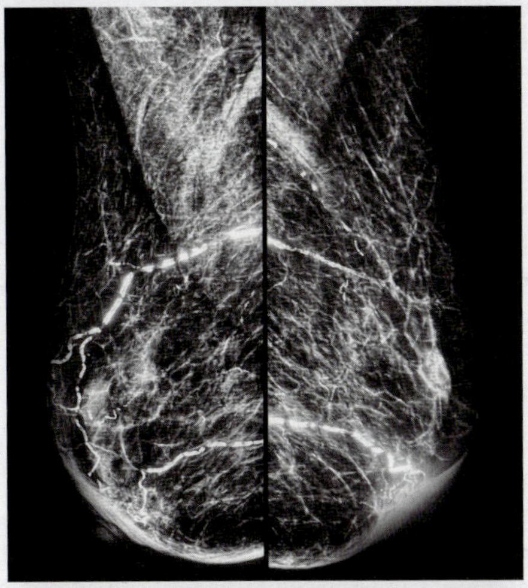
Ultrassonografia	Ducto lactífero, que apresenta uma dilatação saciforme denominada de seio lactífero com 12 a 15 mm de comprimento. Observa-se a pele, subcutâneo, tecido glandular e musculatura.	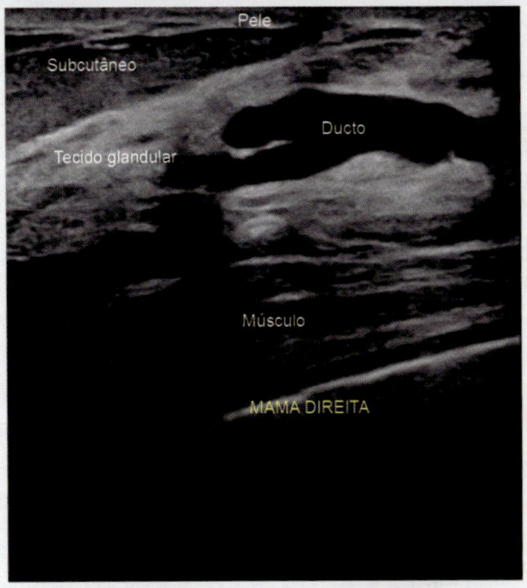
Histologia	Os canais lactíferos são independentes, sinuosos e dirigem-se todos para a base da papila. Sob a aréola, o ducto lactífero apresenta uma dilatação saciforme denominada seio lactífero com 12 a 15 mm de comprimento. Após a dilatação, os canais lactíferos convergem para a papila de modo retilíneo e independente, culminando em orifícios arredondados.	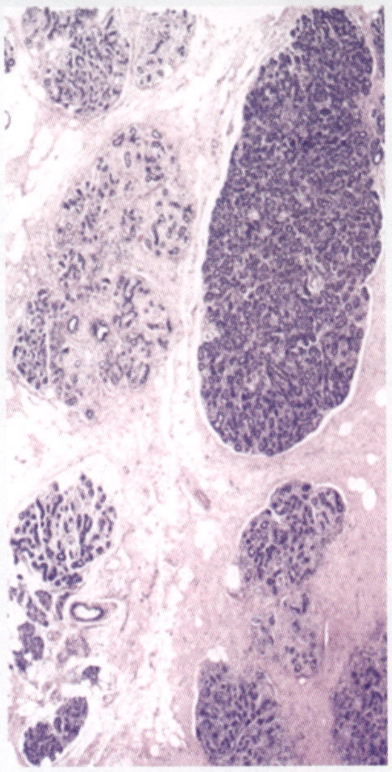

vez que sua lesão pode levar à parestesia na região medial do braço e base da axila. O mamilo contém abundantes terminações nervosas sensoriais, incluindo os corpos de Ruffini e os corpúsculos de Krause.

Mama masculina

A mama masculina consiste, basicamente, em um pequeno mamilo e em uma aréola. O tecido mamário é rudimentar e constitui-se de ductos. Em 30% dos homens adultos é possível identificar uma estrutura firme que corresponde ao tecido glandular, que se torna mais evidente nos casos de ginecomastia.

Evolução da mama

A estrutura das glândulas mamárias varia com a idade, gravidez e lactação. Ao nascer, consiste apenas em ductos lactíferos, não havendo ácinos. Na puberdade, sob a influência dos estrogênios, os ductos ramificam-se, aparecendo em suas extremidades pequenas massas celulares que são ácinos potenciais (ver Parte 20, *Semiologia da Infância, da Adolescência e da Pessoa Idosa*, Capítulo 180, *Semiologia da Adolescência*).

FISIOLOGIA

As mudanças cíclicas dos níveis de hormônios esteroides sexuais durante o ciclo menstrual influenciam a morfologia e as funções da mama feminina. Sob a influência das gonadotrofinas hipofisárias (hormônios foliculoestimulante e luteinizante) durante a fase folicular do ciclo menstrual e níveis crescentes de estrogênio secretado pelos folículos de Graaf ovarianos, inicia-se a proliferação do epitélio da mama. Após a ovulação, a progesterona, sintetizada na fase lútea, induz a dilatação ductal e as células alveolares se diferenciam em células secretoras, levando a um edema interlobular. Com a menstruação e o declínio dos níveis de esteroides sexuais, a atividade secretora epitelial é reduzida, amenizando a mastalgia.

Gestação e lactação

Durante a gravidez, há aumento ductular, lobular e alveolar em virtude da influência do estrogênio, progesterona, hormônio lactogênio placentário produzido pela placenta, prolactina e gonadotrofina coriônica humana. Após o parto, com a redução do estrogênio, da progestrona e do hormônio lactogênio placentário, a prolactina, que estava sendo inibida, é liberada, iniciando a lactação. A prolactina, na presença do hormônio de crescimento, da insulina e do cortisol, converte as células epiteliais mamárias de um estado pré-secretório para um estado secretório (e-Quadro 143.1).

A prolactina tem papel relevante nas modificações das mamas. Na puberdade, a elevação dos níveis de estrogênio, causada pelo maior estímulo gonadotrófico, é responsável pelo crescimento dos órgãos genitais.

Outros hormônios, como os corticosteroides, a tiroxina (T_4) e a ocitocina, favorecem a biossíntese e a liberação da prolactina. Durante a gravidez e a lactação, o nível de prolactina no sangue é três a cinco vezes maior que o normal. Seus níveis plasmáticos elevam-se também na puberdade.

O leite humano é uma mistura homogênea composta por três frações: fração solução (água), fração suspensão (proteína) e fração emulsão (gordura). No início da mamada, o lactente recebe um leite predominantemente composto por constituintes hidrossolúveis da fração de solução, que vão sendo progressivamente substituídos pelas micelas de caseína da fração de suspensão, culminando com os elementos lipossolúveis da fração de emulsão (e-Figura 143.1).

Desse modo, o volume de leite passa a depender da demanda e é proporcional ao número de mamadas. Caso a mama não seja esvaziada por alguma patologia, como mastite, ingurgitamento, fissuras e sequela de cirurgias, haverá acúmulo desses peptídeos do leite, consequentemente levando a uma redução da produção ou interrupção da lactação.

Menopausa

Após a menopausa, ocorre a involução do epitélio e estroma mamários, gradativamente substituídos por tecido adiposo. As mulheres na pré-menopausa tendem a apresentar mamas mais densas quando comparadas a mulheres na pós-menopausa. A diferença de densidade mamária existe em função de alterações no tecido mamário, que se iniciam antes da menopausa, acentuando-se na pós-menopausa com a redução progressiva da função ovariana. Assim, a redução da densidade mamária ou densidade mamográfica que ocorre com o aumento da idade e na pós-menopausa reflete a involução do tecido mamário.

A involução, também denominada regressão do tecido mamário, é representada pela diminuição dos elementos epitelial, estromal e fibroso e aumento do elemento adiposo, conferindo à mama um padrão menos denso radiograficamente. A diminuição desses elementos não significa que eles não respondam a estímulos hormonais. Isso pode ser observado no seguimento de mulheres climatéricas em uso de terapia hormonal. Ao se comparar a mamografia prévia à terapia hormonal com aquela realizada após uso de hormônios, verifica-se claramente o aumento da densidade, que pode ser maior ou menor, dependendo do esquema terapêutico utilizado.

Divisão da mama

Para fins clínicos, as mamas são divididas em quadrantes, por meio de duas linhas que se cruzam no nível da papila, uma na direção horizontal e outra na vertical. Essas linhas dividem as mamas nos quadrantes superiores e inferiores e nos laterais e mediais (Figura 143.1).

A aréola é usada como ponto de referência, o que possibilita uma localização mais precisa (distância em centímetros do "achado semiológico" em relação à aréola). Na ultrassonografia, a aréola é referenciada como um relógio de 0 a 12 horas, seguindo o sentido horário.

Acesse todo o conteúdo *online* citado nesta página:

http://uqr.to/217d9

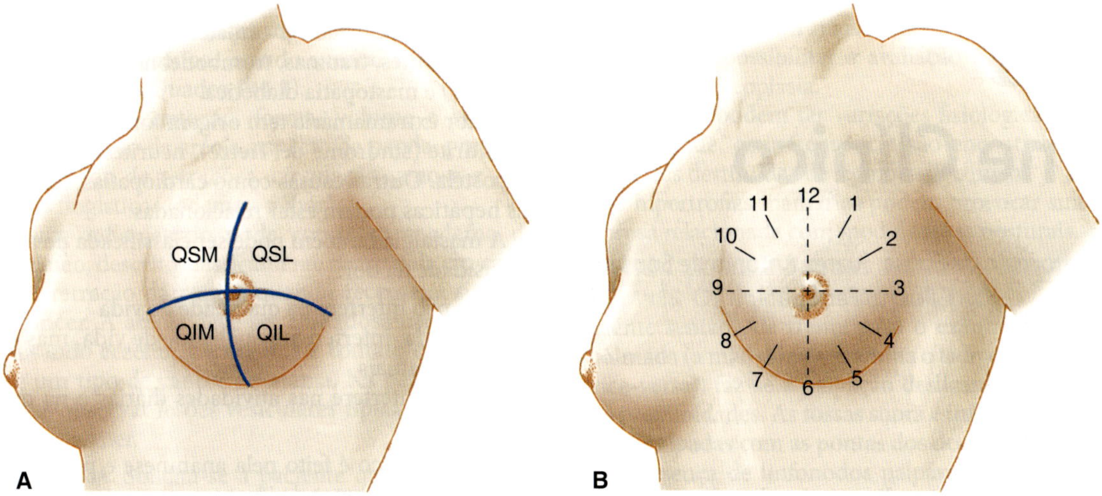

Figura 143.1 A. Divisão da mama esquerda em quadrantes. B. Representação esquemática da aréola. Na ultrassonografia, a aréola é referenciada como um relógio de 0 a 12 horas, seguindo o sentido horário. QIL: quadrante inferior lateral; QIM: quadrante inferior medial; QSL: quadrante superior lateral; QSM: quadrante superior medial.

BIBLIOGRAFIA

Berg JW. The significance of axillary node level in the study of breast carcinoma. Cancer. 1955;8(4):776-8.

Boff RA, Carli AC, Brenelli H, Brenelli FP, Carli LS, Reiriz AB *et al.* Compêndio de mastologia. Abordagem multidisciplinar. Caxias do Sul: Lorigraf, 2015.

Chagas CR, Menke CH, Vieira RJS, Boff RA. Tratado de mastologia da SBM. Rio de Janeiro: Revinter, 2011.

de Deus JM, Amaral WN. Manual de ginecologia com fluxograma. 3. ed. Goiânia: Editora Conexão Soluções Corporativas, 2021.

Gebrim LH. Mastologia de consultório. São Paulo: Atheneu, 2012.

Girão MJBC, Baracat EC, Rodrigues de Lima G. Tratado de ginecologia. Rio de Janeiro: Atheneu, 2017.

Porto CC, Porto AL. Clínica médica na prática diária. 2. ed. Rio de Janeiro: Guanabara Koogan, 2022.

Teixeira SRC. Ultrassonografia mamária. Dos conceitos de mastologia e oncologia à prática clínica intervencionista. Goiânia: Editora Conexão Soluções Corporativas, 2022.

Quadro 144.3 Ultrassonografia (USG) mamária. Anatomia ultrassonográfica normal das mamas.

USG	Descrição	Imagem
USG Mama de ecotextura de fundo heterogêneo fibroglandular	Ductos lactíferos que se subdividem dicotomicamente, a partir da papila, com progressiva diminuição do calibre canalicular (dúctulos), até terminarem em formações acinares (os ácinos mamários)	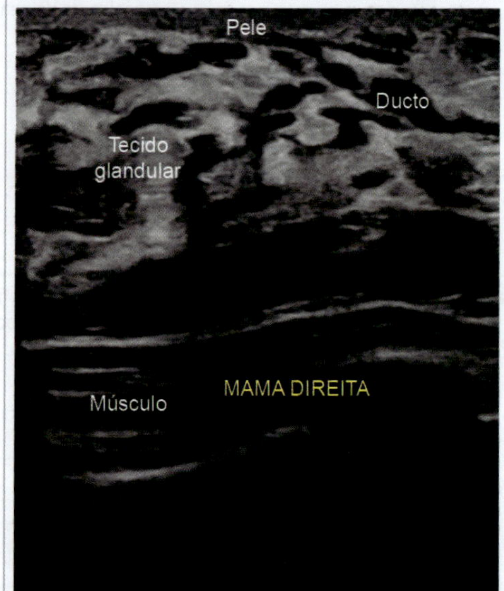
USG Mama com ecotextura de fundo homogêneo adiposo	Glândulas mamárias fixadas à pele sobrejacente e à fáscia do peitoral subjacente por meio de septos fibrosos conhecidos como ligamentos de *Cooper*	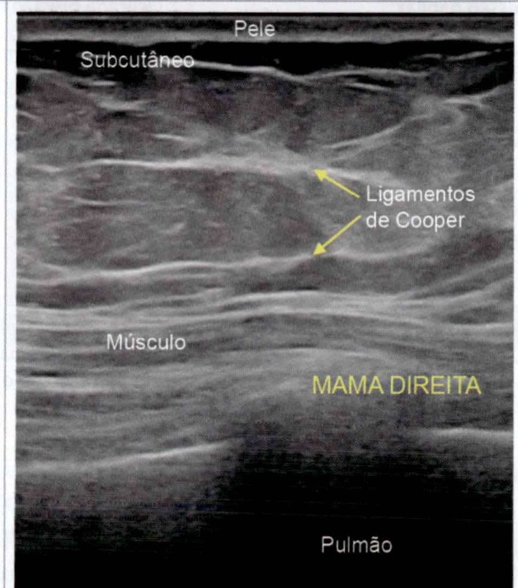
Drenagem linfática da mama	Níveis de Berg Nível I, os linfonodos encontram-se lateralmente à borda do músculo peitoral menor; nível II, encontram-se atrás do músculo peitoral menor; e nível III, medialmente à borda do músculo peitoral menor. Os linfonodos interpeitorais também são conhecidos como linfonodos de *Rotter*	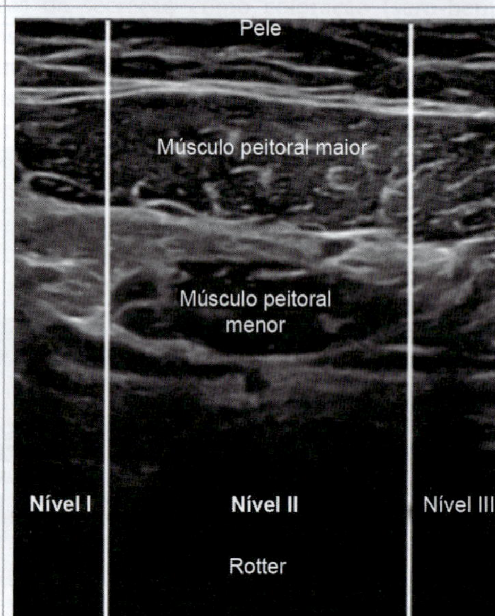

(continua)

Quadro 144.3 Ultrassonografia (USG) mamária. Anatomia ultrassonográfica normal das mamas. (*Continuação*)

USG	Descrição	Imagem
Linfonodo axilar típico	Linfonodo axilar típico. Apresenta cortical fina e hilo centralizado	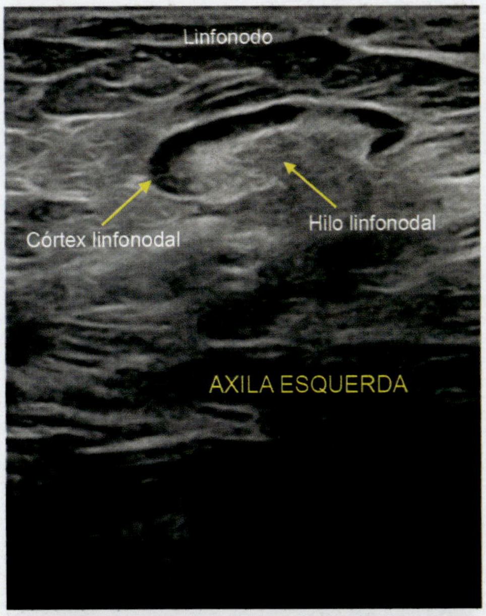
Vascularização arterial e drenagem venosa da mama e da axila	Veia axilar e seus limites anatômicos. Músculo peitoral maior e menor	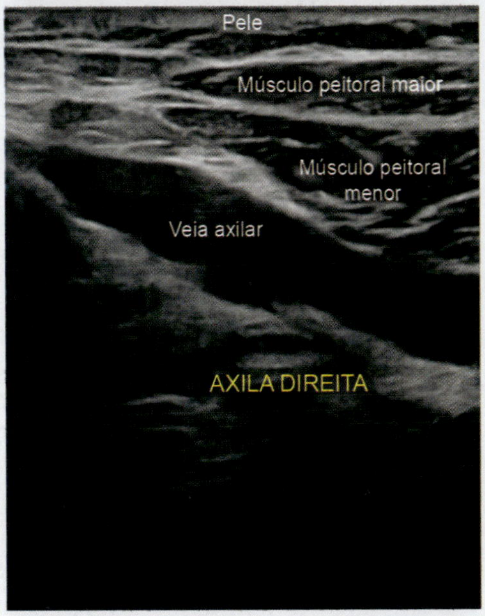

orientação do nódulo em relação ao eixo da pele, característica acústica posterior, bordas das lesões e tecido circunvizinho.

Quanto à forma das lesões, elas podem ser ovais, comum em nódulos benignos; redondas, característica presente nas lesões com suspeita baixa ou intermediária; e irregulares, presentes nas lesões altamente sugestivas de malignidade.

As margens podem ser circunscritas (benignas) ou não circunscritas (indistintas, angulares, microlobuladas e espiculadas), que são achados suspeitos.

O padrão de eco interno pode ser anecoico (cisto), isoecoico (lesões benignas fibrosas e adiposas) ou hiperecoico (lipoma e hamartoma). Os nódulos malignos tendem a ser hipoecoicos, complexos ou heterogêneos.

A orientação em relação ao eixo da pele pode ser paralela (lesões benignas) ou não paralela (lesões suspeitas).

A característica acústica posterior pode estar ausente ou presente com reforço (cisto e fibroadenoma), sombra ou combinado (lesões suspeitas ou calcificadas). É importante lembrar que as lesões que apresentam calcificações grandes e grosseiras e as cicatrizes cirúrgicas podem apresentar sombra acústica posterior simulando o câncer. A interpretação ultrassonográfica em conjunto com a mamografia é fundamental para esclarecimento desses casos.

Os limites ou as bordas das lesões podem apresentar halo ecogênico, que está presente nas lesões benignas, ou interface abrupta, comum nos nódulos com achados suspeitos.

BIBLIOGRAFIA

Berg JW. The significance of axillary node level in the study of breast carcinoma. Cancer. 1955;8(4):776-8.

Boff RA, Carli AC, Brenelli H et al. Compêndio de mastologia. Abordagem multidisciplinar. Caxias do Sul: Lorigraf, 2015.

Chagas CR, Menke CH, Vieira RJS et al. Tratado de mastologia da SBM. Rio de Janeiro: Revinter, 2011.

de Deus JM, Amaral WN. Manual de ginecologia com fluxograma. 3. ed. Goiânia: Editora Conexão Soluções Corporativas, 2021.

Gebrim LH. Mastologia de consultório. São Paulo: Atheneu, 2012.

Girão MJBC, Baracat EC, Rodrigues de Lima G. Tratado de ginecologia. Rio de Janeiro: Atheneu, 2017.

Porto CC, Porto AL. Clínica médica na prática diária. 2. ed. Rio de Janeiro: Guanabara Koogan, 2022.

Teixeira SRC. Ultrassonografia mamária. Dos conceitos de mastologia e oncologia à prática clínica intervencionista. Goiânia: Editora Conexão Soluções Corporativas, 2022.

CAPÍTULO 145

Exames Complementares

André Maroccolo de Sousa, Juarez Antonio de Sousa, Rui Gilberto Ferreira

INTRODUÇÃO

Os exames complementares das mamas compreendem mamografia, ultrassonografia, punção aspirativa por agulha fina (PAAF), biopsia por agulha grossa, mamotomia ou biopsia vácuo-assistida, biopsia por *punch*, ressonância magnética, mamografia tridimensional 3D ou tomossíntese, mamografia espectral com contraste (MEC), cintilografia, mamografia por emissão de pósitrons (PEM).

MAMOGRAFIA

É o exame radiológico mais eficiente para diagnosticar carcinomas mamários pequenos em fase pré-sintomática, reduzindo de modo significativo a mortalidade.

A mamografia tem sensibilidade próxima de 80%. Na população de baixo risco, é indicada anualmente, a partir dos 40 anos; nas mulheres de alto risco, a partir dos 30 anos.

Os principais achados são **nódulos**, **calcificações** e **assimetrias**. Podem-se detectar corpo estranho (projétil de arma de fogo, agulhas, clipes metálicos, fios de sutura, fios fraturados de agulhamento e cateteres) e implantes de silicone.

Os laudos padronizados pelo *Breast Imaging Reporting and Data System* (BIRADS®), em 1992, de acordo com o American College of Radiology, compreendem sete categorias, que vão de 0 a 6, a saber:

- Categoria 0: estudo incompleto
- Categoria 1: negativo
- Categoria 2: achados benignos
- Categoria 3: achados provavelmente benignos
- Categoria 4: achados suspeitos (4A, baixa suspeição; 4B, suspeição intermediária; 4C, alta suspeição)
- Categoria 5: altamente sugestivo de malignidade
- Categoria 6: biopsia prévia positiva.

Os **nódulos** devem ser descritos quanto à forma (ovalada, redonda e irregular) e margens (circunscritas, obscurecidas, microlobuladas, indistintas e espiculadas).

As **calcificações** devem ser classificadas em tipicamente benignas (cutâneas, vasculares, grosseiras em pipoca, bastonetes, redondas, distróficas, leite de cálcio e sutura), suspeitas (amorfas, grosseiras heterogêneas, pequenas pleomórficas, lineares e ramificadas) e sua distribuição (difusa, regional, agrupada, linear e segmentar) (Quadro 145.1).

ULTRASSONOGRAFIA

A ultrassonografia é o método de imagem não invasivo mais utilizado como adjuvante na avaliação das doenças mamárias. Tem baixo custo, ampla disponibilidade e permite orientação dos procedimentos percutâneos; contudo, é operador-dependente e necessita de um médico experiente e conhecedor de anatomia e patologia mamárias. Tem menor sensibilidade nas mamas adiposas, e é limitado na avaliação de microcalcificações.

A ultrassonografia é indicada para avaliação de pacientes sintomáticas; é o exame de escolha para mulheres com menos de 35 anos. É fundamental na elucidação de achados inconclusivos detectados durante o rastreamento mamográfico, avaliação de implantes de silicone, mamas densas, pacientes de alto risco, acompanhamento de pacientes operadas e orientação de procedimentos percutâneos (Quadro 145.2).

Os achados principais são os nódulos sólidos, cistos, calcificações grandes, alterações ductais, distorção arquitetural, alterações da pele, linfonodos intramamários e axilares, corpo estranho (clipes metálicos, fios de sutura e cateteres), implantes de silicone, coleções líquidas e alterações pós-cirúrgicas.

Os **nódulos** são descritos de acordo com forma, margem, orientação, padrão de ecogenicidade, aspecto acústico posterior e relações sobre o tecido adjacente.

Um dado adicional na avaliação ecográfica é a elastografia, que analisa o endurecimento de nódulos e tecidos circunjacentes, obtido por meio de tensão por compressão ou aplicação de energia ultrassônica.

A dopplerfluxometria apresenta resultados de estudos de acurácia ainda divergentes, dificultando sua incorporação na prática clínica.

PUNÇÃO ASPIRATIVA POR AGULHA FINA

A PAAF possibilita o diagnóstico citológico da lesão. É um método simples, de baixo custo e realizado em ambiente ambulatorial. Pode ser realizada sem auxílio de métodos de imagem (à mão livre), quando a lesão for palpável, ou ser guiada por ultrassonografia, mamografia (estereotaxia) ou ressonância magnética, quando a lesão não for palpável. A ultrassonografia é o método de primeira escolha.

O material aspirado é preparado em lâminas por esfregaço fino, fixado em álcool absoluto (96°) ou citofixadores, quando a coloração for pelo método de Papanicolaou (e-Quadro 145.1) ou hematoxilina & eosina (HE), ou esfregaços secos ao ar, sem nenhuma fixação, quando empregada uma coloração especial, como Giemsa, Panótico Rápido® ou DiffQuik®. Outra opção é a citologia em base líquida, processada e homogeneizada em sistemas específicos, com enriquecimento celular, que melhora a visualização em fundo limpo.

Acesse o conteúdo *online*:
http://uqr.to/217da

A PAAF é indicada em cistos, nódulos sólidos benignos e suspeitos, lesões complexas sólido-císticas, linfonodos axilares e seromas pós-cirúrgicos.

BIOPSIA POR AGULHA GROSSA

A biopsia por agulha grossa permite o estudo histológico da lesão. É simples, amplamente disponível e ambulatorial. Pode ser orientada por ultrassonografia (método de escolha), mamografia ou ressonância magnética ou à mão livre, quando

Quadro 145.1 Mamografia – achados principais.

Achados mamográficos	Descrição	Imagem
Fibroadenoma	Nódulos regulares, redondos e ovalados com margens circunscritas	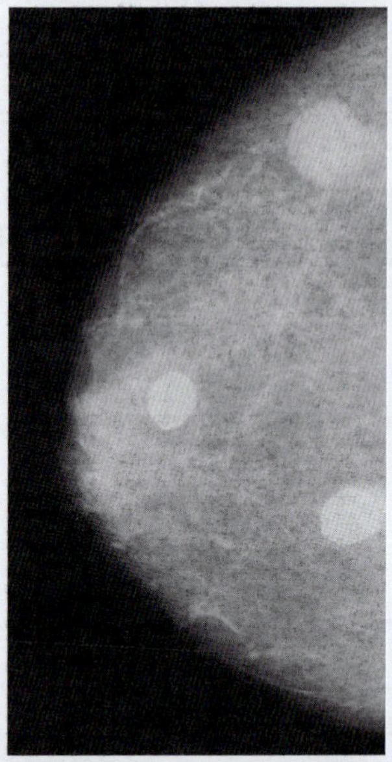
Cisto	Mamografia com incidência craniocaudal, evidencia nódulos de forma redonda ou oval, margens circunscritas e bem delimitados	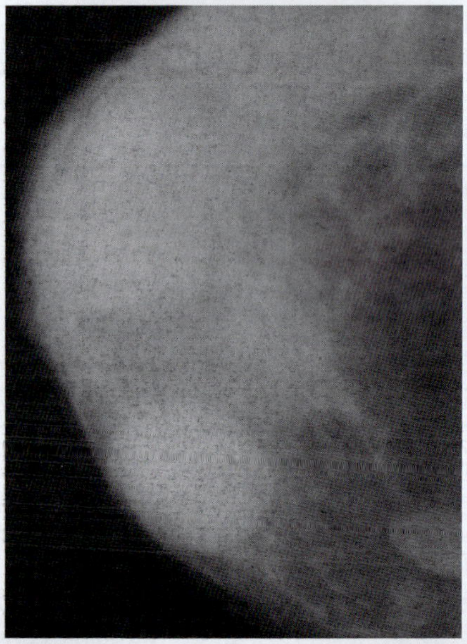
Nódulo maligno – carcinoma ductal infiltrante	Mamografia com incidência mediolateral oblíqua mostrando nódulo em quadrante superior lateral de mama direita, de forma irregular, margens espiculadas e hiperdenso	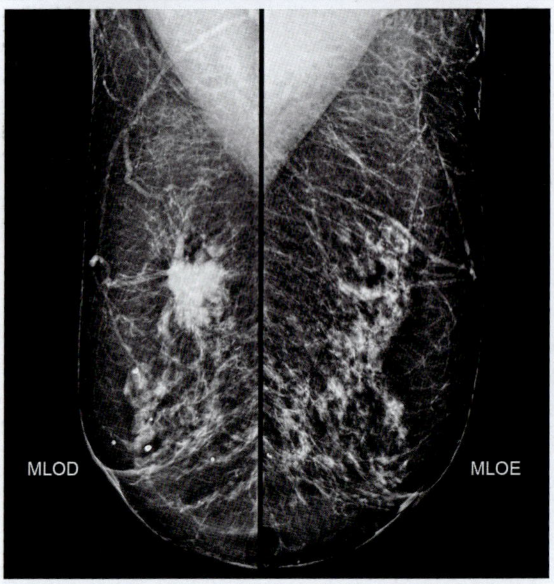

(continua)

Quadro 145.1 Mamografia – achados principais. (*Continuação*)

Achados mamográficos	Descrição	Imagem
Microcalcificações	Mamografia com incidência mediolateral oblíqua Microcalcificações irregulares em quadrante inferior da mama esquerda, pleomórficas e suspeitas de malignidade	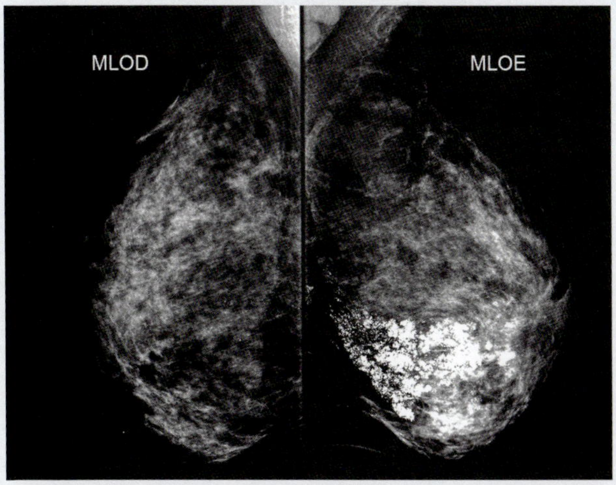

Quadro 145.2 Ultrassonografia mamária. Principais achados encontrados.

Patologia	Descrição	Ultrassonografia
Fibroadenoma	Nódulo de forma ovalada, orientação paralela à pele, margens circunscritas, limites bem definidos, padrão de eco hipoecogênico, lobulados e com reforço acústico posterior	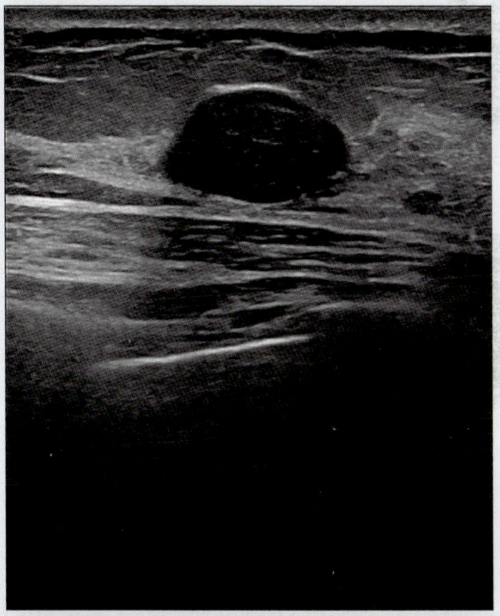
Cisto	Cisto simples apresentando padrão acecoico, reforço acústico posterior, paredes finas e conteúdo puramente líquido no seu interior	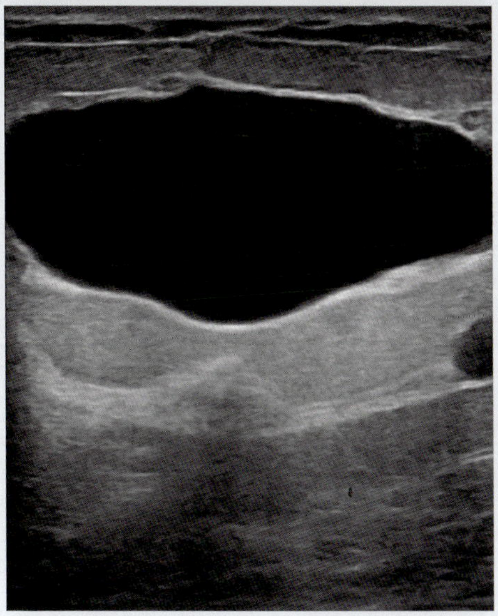

(*continua*)

Quadro 145.2 Ultrassonografia mamária. Principais achados encontrados. (*Continuação*)

Patologia	Descrição	Ultrassonografia
Lipoma	Nódulo homogêneo localizado no subcutâneo e de ecogenicidade hiperecoica	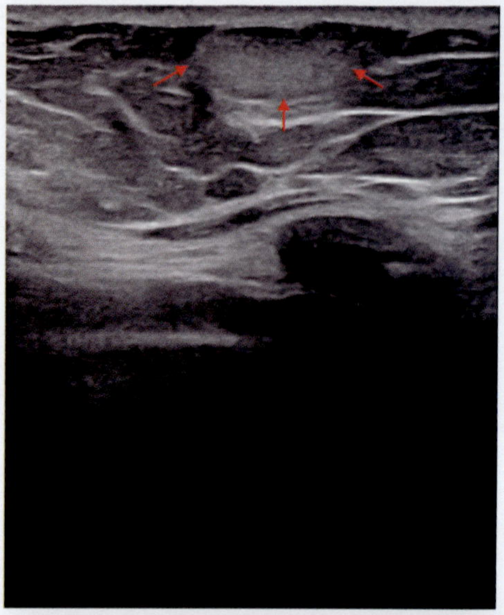
Hamartoma	Estrutura arredondada ou ovalada e circunscrita, contorno com aspecto de fina cápsula. Apresenta padrões heterogêneos de ecogenicidade que variam mediante a porcentagem dos diferentes componentes do parênquima e gordura	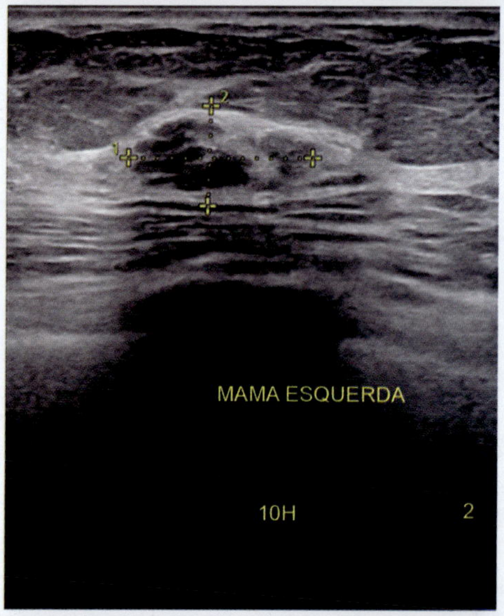
Papiloma	Papilomas intraductais. Típicos nódulos hipoecoicos, lobulados ou microlobulados, bem circunscritos e dentro de um ducto	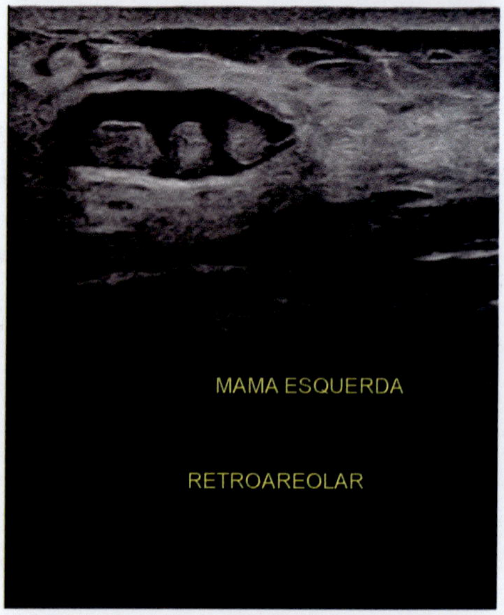

(*continua*)

Quadro 145.2 Ultrassonografia mamária. Principais achados encontrados. (*Continuação*)

Patologia	Descrição	Ultrassonografia
Tumor filodes	Nódulo de forma redonda, lobulado, com padrão de eco hipoecoico e heterogêneo, com margens circunscritas parcialmente definidas	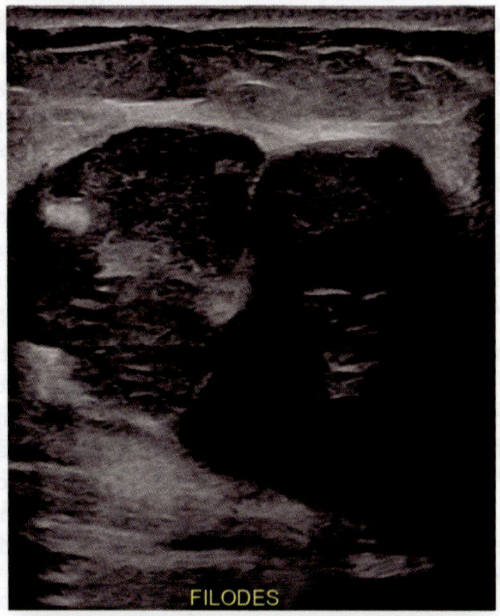
Câncer de mama carcinoma ductal infiltrante	Nódulo de forma irregular, margens espiculadas e indistintas, hipoecoico, orientação não paralela e sombra acústica posterior	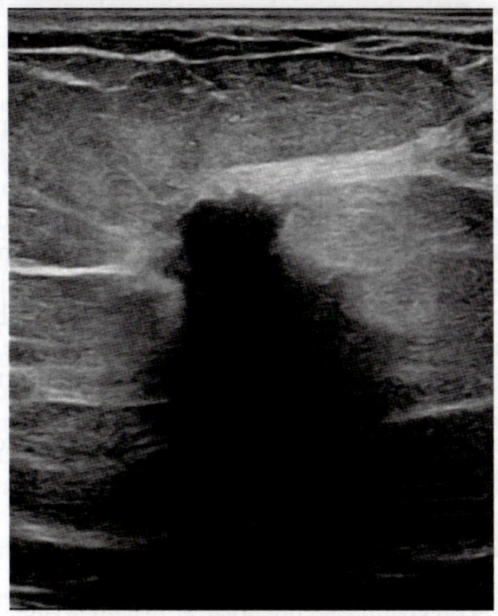

a lesão for palpável. Também conhecida como biopsia de fragmento, *trucut* ou *core biopsy*, é de baixo custo em relação à mamotomia e à cirurgia. Utiliza-se um dispositivo ou pistola acionado com molas que propulsionam a agulha para alcançar a lesão (e-Quadro145.2).

MAMOTOMIA OU BIOPSIA VÁCUO-ASSISTIDA

A mamotomia, ou biopsia vácuo-assistida, pode ser realizada guiada por ultrassonografia, mamografia e ressonância magnética. Deve ser realizada em mesa adequada, e tem a vantagem de retirar fragmentos maiores em tamanho e em quantidade. No entanto, exige equipamento apropriado e custo operacional maior que a biopsia por agulha grossa.

Sua principal indicação são as microcalcificações suspeitas.

BIOPSIA POR *PUNCH*

A biopsia da pele da mama por *punch* é um procedimento realizado sob anestesia local, utilizando um cilindro cortante de 4 ou 5 mm (*punch*) que, ao ser girado em movimento rotatório, permite a remoção de um cone com as várias camadas da pele, incluindo epiderme, derme e tecido celular subcutâneo. O fragmento é fixado em formol, processado e corado por HE para diagnóstico histológico. O *punch* é indicado na suspeita de acometimento da pele por doenças da mama, tais como eczema de aréola e mamilo, câncer de Paget e carcinoma inflamatório (e-Quadro 145.3).

Acesse todo o conteúdo *online* citado nesta página:

http://uqr.to/217db

RESSONÂNCIA MAGNÉTICA

A ressonância magnética das mamas é realizada com aquisição paralela de imagem, calibragem dupla simultânea, estudo dinâmico com injeção

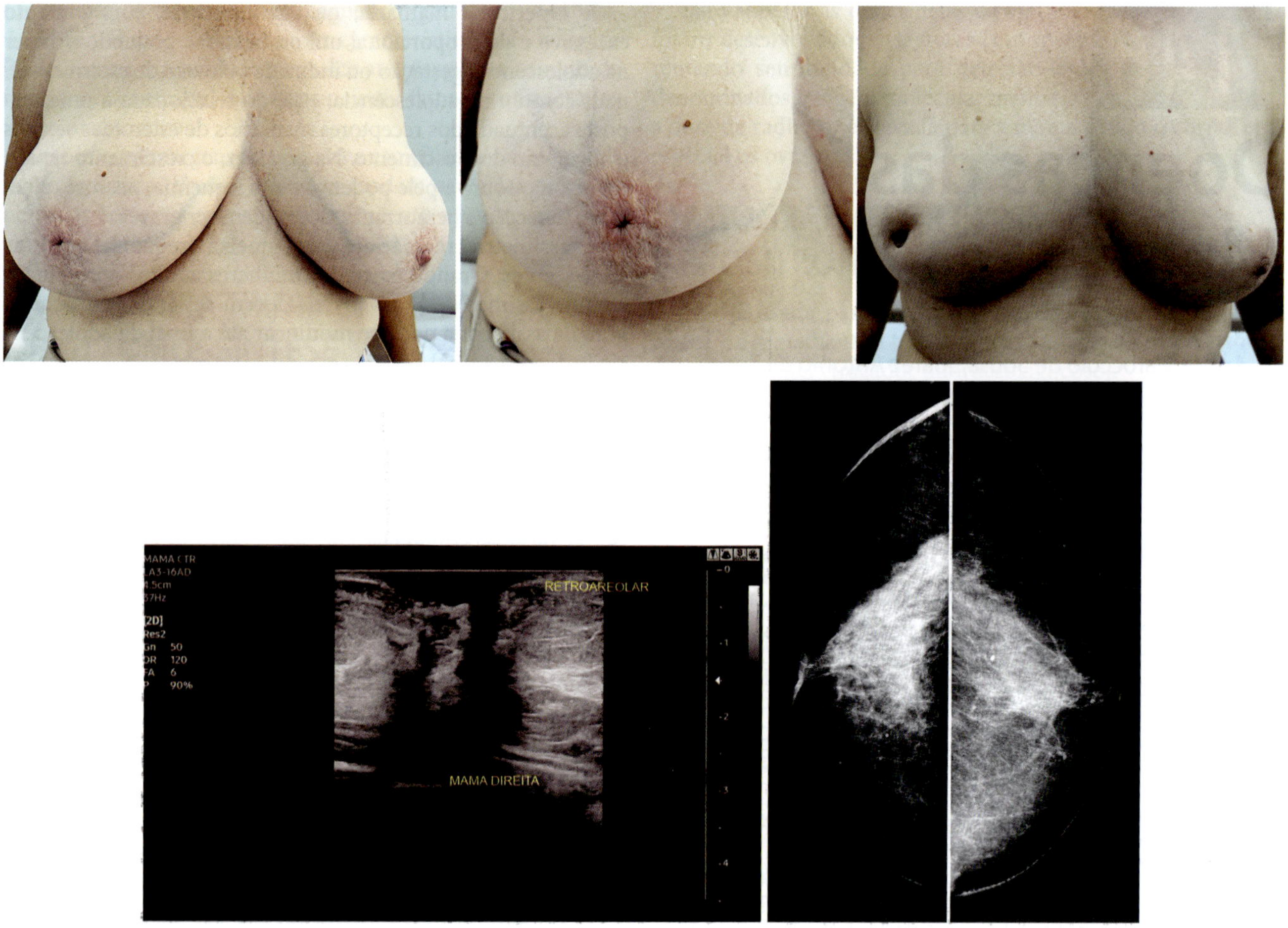

Figura 146.1 Correlação clínica, mamográfica e ultrassonográfica de inversão mamilar e o risco de neoplasia maligna.

consistência fibroelástica, formato arredondado, ovoide ou bocelado. Os fibroadenomas podem ser classificados em juvenil, gigante, complexo e mixoide (Quadro 146.1).

O diagnóstico do fibroadenoma pode ser feito por exame clínico e imagem. Apresenta-se como nódulos hipoecogênicos na ultrassonografia, com contornos regulares, forma ovalada ou lobulada. A mamografia pode ser utilizada em mulheres com mais de 40 anos. Visualizam-se como nódulos regulares e circunscritos, podendo ser observadas calcificações grosseiras em "pipoca". A punção aspirativa por agulha fina (PAAF) mostra citologia com esfregaços celulares, com células epiteliais dispostas em camada única apresentando núcleos monocromáticos e células mioepiteliais bipolares. A biopsia por agulha grossa deve ser reservada quando houver dúvidas ou necessidade de obter maior quantidade de material para diagnóstico.

Tumor filodes

Os tumores filodes, também denominados cistossarcoma filodes, são lesões que, juntamente com os fibroadenomas, pertencem ao grupo das chamadas neoplasias fibroepiteliais, ou seja, epiteliais e parenquimatosas. As células estromais apresentam um padrão de crescimento foliáceo cístico (responsável pelo termo "filodes").

Representam aproximadamente 1% de todas as neoplasias mamárias. Os tumores filodes, apesar de terem majoritariamente natureza benigna em 80% os casos, podem ser *borderlines* ou malignos nos outros 20% restantes.

Sua etiopatogenia ainda apresenta alguns pontos a serem elucidados. É proposto que fatores genéticos tenham importante função em sua carcinogênese; além do papel de clássicos genes envolvidos no câncer de mama, como o *BRCA 1* e *2*, mutações nos genes da telomerase podem ser grandes responsáveis pela conversão de quadros benignos em sarcomas.

A apresentação clínica é de nódulos mamários palpáveis, de grandes dimensões e de rápido crescimento, podendo associar a retração, derrame papilar, invasão da parede torácica e dor (Quadro 146.2).

Na mamografia, o tumor filodes se apresenta como um nódulo de forma redonda ou irregular, margens circunscritas, obscurecidas, indistintas ou microlobuladas e de densidade aumentada.

Na ultrassonográfica, em geral, o tumor filodes se apresenta como massa de formato oval ou lobular, hipoecoica, homogênea, com margens circunscritas bem definidas, orientação paralela e sem a presença de halo ecogênico. Nos casos *borderline* ou maligno, pode-se observar ecotextura heterogênea com paredes irregulares, septada, contendo cistos e com nítido realce posterior.

A avaliação histopatológica é essencial para análise do comportamento clínico da lesão. Essa confirmação deve ser feita, idealmente, por amostra oriunda de excisão cirúrgica. A biopsia por aspirado com agulha não é uma boa indicação, em virtude de sua alta taxa de falso-negativos. O tumor filodes é uma tumoração bifásica, com um componente estromal e outro epitelial. Assim, a análise histológica de tumores filodes

Quadro 146.1 Fibroadenomas – anatomia e histologia.

Classificação	Características	Patologia
Juvenil	Apresentam estroma hipercelular, hiperplasia epitelial e leve pleomorfismo celular. É mais frequente abaixo dos 20 anos	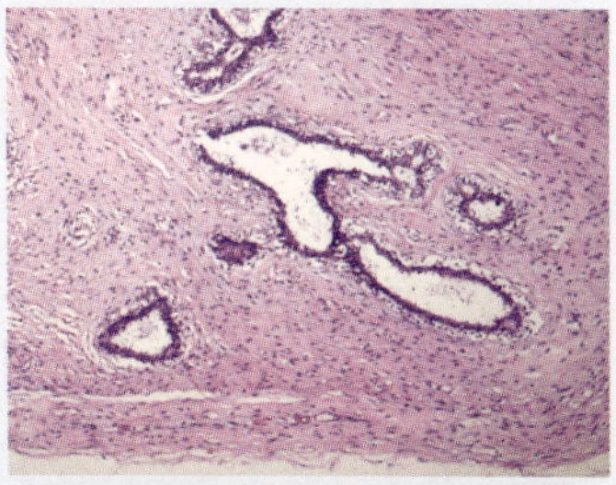
Gigante	Ocorrem em adolescentes e atingem grandes dimensões, acima de 20 cm. Podem ser únicos ou múltiplos	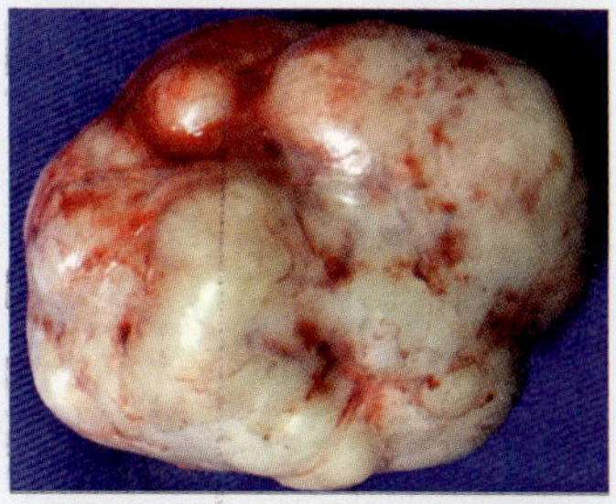
Complexo	São fibroadenomas com hiperplasia apócrina papilífera, cistos > 3 mm com metaplasia apócrina, adenose esclerosante e calcificações intraepiteliais. Têm risco relativo de 3,1 para desenvolvimento de carcinoma	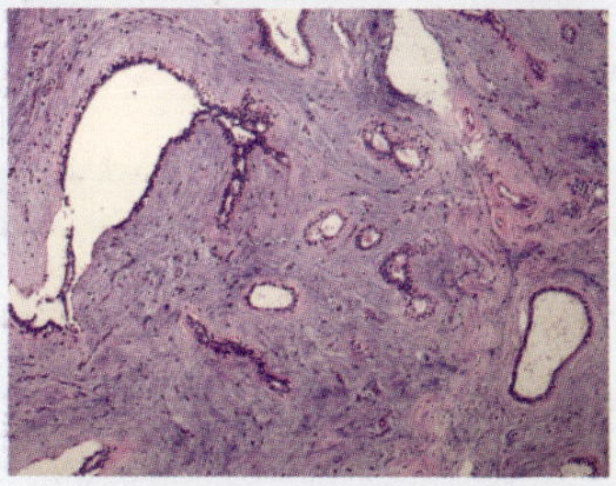
Mixoide	São lesões que exibem acentuada alteração mixoide do estroma, que é uma lesão rica em colágeno jovem edematoso. Alguns estudos sugerem que tendem a ser maiores e mais propensos a recidivas	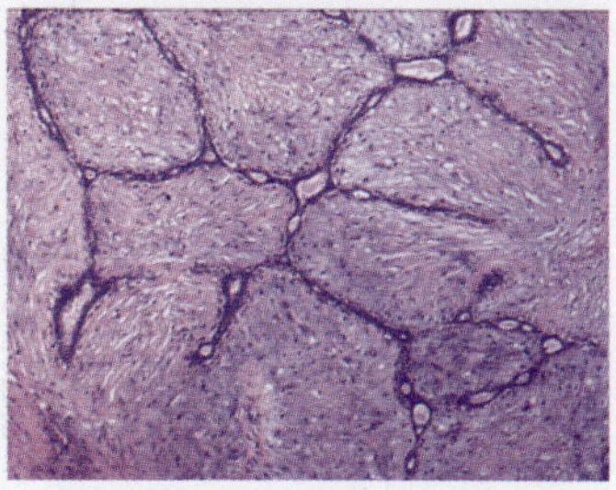

benignos deve mostrar baixa celularidade estromal, baixa contagem mitótica, além de não apresentar atipia celular, pleomorfismo nuclear ou necrose.

As lesões não infiltrativas, com atipia leve ou ausente e até com quatro figuras de mitoses por campo de maior aumento são classificadas como benignas.

O maior índice mitótico e o pleomorfismo celular são indicadores de malignidade. As tumorações que apresentam mais de dez figuras de mitoses por campo de maior aumento, margens infiltrativas e atipias do estroma são classificadas como malignas.

Os tumores intermediários, que não estiverem preenchendo os critérios de uma ou outra categoria, são denominados *borderline*.

Cisto

O cisto é uma involução lobular cística. Ácinos dentro de um lóbulo se distendem, transformando-se em microcistos (≤ 3 mm) que evoluem para macrocistos (> 3 mm). Incide, principalmente, entre os 35 e 55 anos, que coincide com a fase involutiva dos lóbulos mamários e, geralmente, desaparecem após a menopausa. Podem ser únicos ou múltiplos, uni ou bilaterais, palpáveis ou não palpáveis.

Manifestam-se clinicamente como nódulos de aparecimento súbito, de contornos regulares, móveis, dolorosos e amolecidos. Os cistos apresentam-se, na mamografia, como nódulos regulares e arredondados, e de conteúdo anecoico na ultrassonografia (Quadro 146.3).

Os cistos mamários podem ser classificados em simples, complicados (cistos apresentando conteúdo espesso ou "debris") ou complexos (cistos com vegetações intracísticas). Os cistos simples são revestidos por duas camadas de células epiteliais, rodeadas por tecido conjuntivo denso, de origem na unidade ductolobular terminal, preenchidos por líquido.

A punção aspirativa é diagnóstica e terapêutica, não havendo necessidade de estudo citológico do conteúdo aspirado, na

Quadro 146.2 Caso clínico de tumor benigno da mama.

Exame clínico	Fotografia de mulher com diagnóstico de tumor filodes benigno de mama esquerda. Presença de nódulo no quadrante superior lateral da mama, consistência fibroelástica, limites definidos e medindo 7 cm	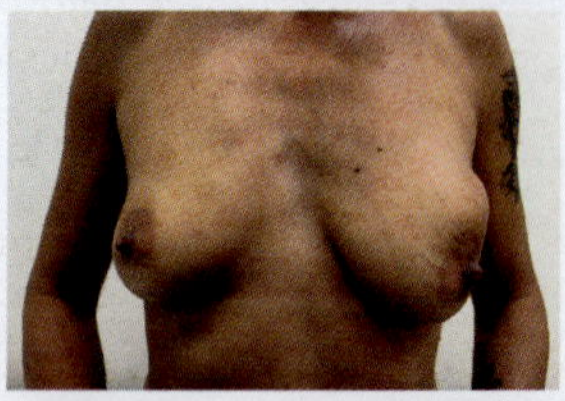
Mamografia com incidência mediolateral oblíqua	Tumor filodes benigno localizado no quadrante superior lateral da mama esquerda. Nódulo de forma redonda, margens microlobuladas e hiperdenso	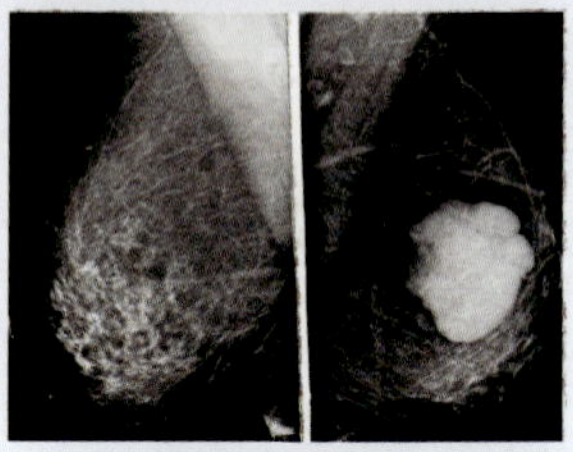
Ultrassonografia	Tumor filodes de mama esquerda. Nódulo de forma redonda, hipoecoica, padrão de eco heterogêneo, com margens circunscritas parcialmente definidas	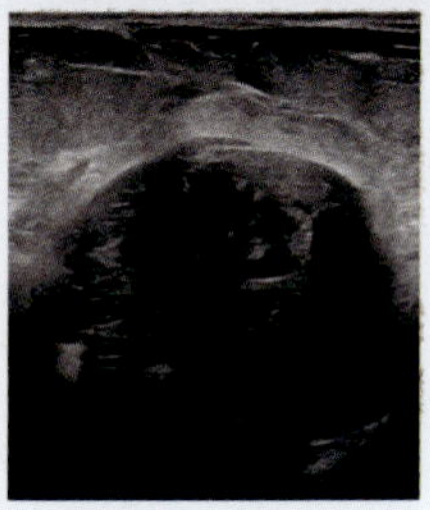

Quadro 146.3 Cistos mamários. Correlação mamográfica, ultrassonográfica e histopatológica.

Mamografia com incidência mediolateral oblíqua	Mamografia evidenciando cistos bilaterais, mais evidente à esquerda. Nódulos redondos e ovoides, limites definidos ou parcialmente obscurecidos	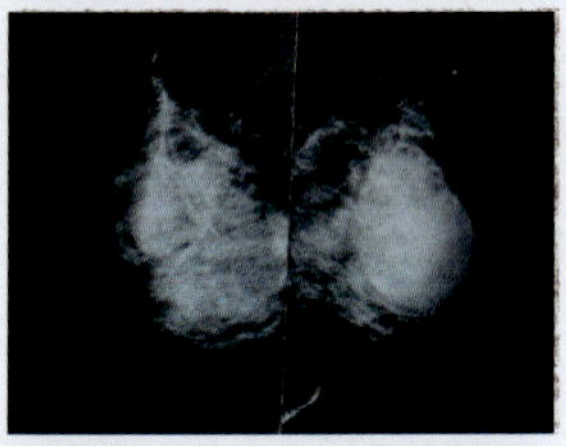
Ultrassonografia	Ultrassonografia evidenciando cisto em mama esquerda medindo 5,7 cm, conteúdo anecoico e reforço acústico posterior característico	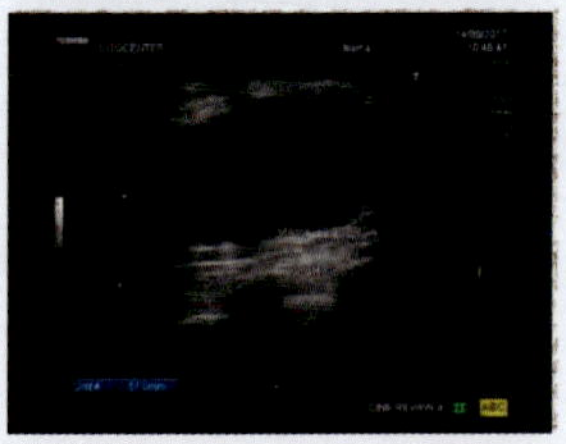
Histologia	Fibrose nos lóbulos mamários e ductos terminais, com espessamento epitelial. Ruptura do ducto comprometido, resultando em uma estrutura nodular de revestimento epitelial secretor isolada. Células acinares com forte atividade secretora, originando uma cavidade autocontida cheia de líquido	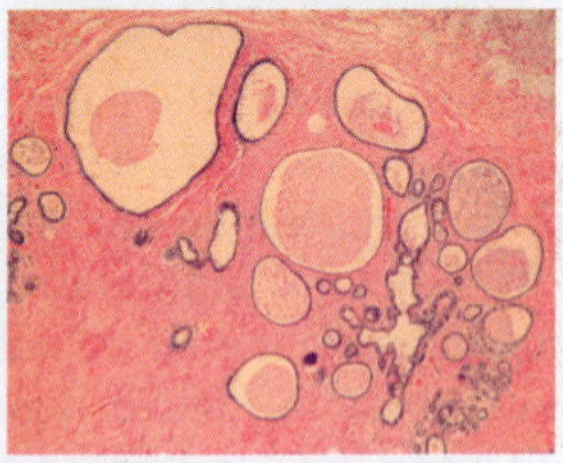

maioria das vezes, exceto nos cistos hemorrágicos ou com massa residual pós-punção.

Lipoma, hamartoma e adenoma

Os lipomas são nódulos compostos de gordura que, quando contêm estruturas ductais, são chamados de adenolipomas. Quando apresentam componentes vasculares, são denominados angiolipoma, e condrolipoma quando a composição é cartilagem. São clinicamente únicos ou múltiplos, uni ou bilaterais, de consistência macia e limites bem delimitados. Apresentam-se como nódulos hiperecoicos ao exame ultrassonográfico e podem passar despercebidos na mamografia. A punção por agulha é desnecessária.

O hamartoma ou fibroadenolipoma é uma lesão pseudotumoral bem circunscrita, formada por lóbulos e ductos normais, separados por tecido adiposo e fibroso. Geralmente é assintomático; no entanto, pode atingir grandes volumes. Na mamografia observa-se nódulo bem delimitado, de densidade mista, circundado por halo transparente. À ultrassonografia, pode ser hipoecogênico ou heterogêneo com áreas hiperecogênicas.

O adenoma pode ser classificado como tubular, da lactação e do mamilo. É, clinicamente, semelhante ao fibroadenoma, porém, microscopicamente, é um tumor epitelial, benigno, com estroma normal.

Papiloma

O papiloma é uma neoplasia epitelial benigna do ducto lactífero ou unidade ductolobular terminal, em região retroareolar, podendo ser único ou múltiplo, com maior prevalência na faixa etária de 40 a 50 anos e baixo potencial de malignidade.

Clinicamente, cursa com derrame papilar espontâneo, hemático ou sero-hemático, uniductal e unilateral.

A digitopressão dos pontos cardinais periareolares é importante para pesquisar o ponto do gatilho, identificando o ducto comprometido.

A citologia do derrame papilar tem baixo valor preditivo no diagnóstico pelo alto índice de falso-negativos. A mamografia apresenta baixa sensibilidade, mas é necessária para afastar o câncer. A ultrassonografia apresenta boa aplicabilidade com a localização da dilatação do ducto, possibilitando a visibilização do nódulo intraductal. A biopsia de fragmento com agulha grossa tem conseguido resultados promissores em mãos experientes.

A microductectomia, ou excisão dos ductos principais da mama, é o padrão-ouro no diagnóstico.

Os papilomas intraductais múltiplos apresentam risco elevado para câncer de mama. São raros, caracterizados por vários nódulos retroareolares à palpação.

ESTEATONECROSE

A esteatonecrose, ou granuloma lipofágico, também conhecida como necrose gordurosa, pode ser idiopática ou associada a trauma, cirurgia ou radioterapia. Caracteriza-se por nódulo de contornos irregulares, consistência endurecida e podendo simular o câncer. Macroscopicamente, são observadas áreas de hemorragia, calcificações e gordura endurecida pela proliferação fibroblástica e deposição de colágeno.

CICATRIZ RADIAL

A cicatriz radial, geralmente diagnosticada em mamografia, também denominada lesão esclerosante complexa, tem etiologia desconhecida. Apresenta focos de hiperplasia ductal sem atipias e adenose esclerosante.

MASTALGIA

Mastalgia, mastodínia ou dor mamária é o motivo de 50% das consultas em mastologia.

Caracterizada como qualquer quadro álgico na topografia da mama, é mais comum na menacme e tende a diminuir com a menopausa, mostrando estreita interação com o ciclo menstrual.

A mastalgia pode ser classificada em cíclica, acíclica e dor extramamária.

Na cíclica, a dor é difusa e bilateral, variando ao longo do ciclo menstrual, intensificando na última semana do ciclo e melhorando após a menstruação. Quanto à intensidade da dor, pode ser leve, moderada ou intensa.

Na mastalgia acíclica não há associação com o ciclo menstrual. A dor é frequentemente localizada e unilateral, em geral causada por cistos, mastites, traumas, tromboflebite superficial (doença de Mondor) e mastopatia diabética.

A dor extramamária tem origem fora da mama, como a costocondrite (síndrome de Tietze), neuropatia, traumas e fraturas de costelas. Outras causas como cardiopatias, gastrites e doenças hepáticas podem estar relacionadas com dor na região das mamas.

MASTITES

Mastite é a inflamação da mama, compreendendo diferentes condições clínicas.

Mastite aguda puerperal

Acomete de 1 a 5% das lactantes. Na maioria das vezes tem evolução favorável, é unilateral e mais frequentemente acomete primíparas. O pico de incidência ocorre entre a 2ª e a 5ª semana de lactação.

Staphylococcus aureus é o principal agente etiológico, responsável por 95% dos casos. Infecções por *Staphylococcus epidermidis* e *Streptococcus* do grupo beta-hemolítico, *Escherichia coli*, *Pseudomonas*, *Serratia* e anaeróbios são menos frequentes, no entanto mais graves e associados a acometimento bilateral.

Pode ser epidêmica (ocorre em surtos nos berçários de piodermites causadas por cepas altamente virulentas de *Staphylococcus aureus*) e endêmica (mais frequente, ocorrendo após a 5ª semana do puerpério).

A contaminação da mama ocorre por via hematogênica (rara, na sepse puerperal) ou transpapilar (mais frequente). Na mastite parenquimatosa, os germes adentram a papila mamária pelos orifícios dos ductos lactíferos. Na mastite intersticial há inoculação bacteriana a partir da orofaringe contaminada dos recém-nascidos, por soluções de continuidade que existem em mulheres com fatores predisponentes (fissuras, ingurgitamento mamário, má higienização, primiparidade e malformações papilares).

Os sinais e sintomas são: febre alta, calafrios e mal-estar, dor e eritema em uma região ou em toda a mama, evoluindo com áreas de flutuação, podendo drenar espontaneamente. Nos casos mais graves podem ocorrer extensas áreas de necrose. Linfadenomegalia reativa, dolorosa e móvel geralmente está presente. O hemograma mostra leucocitose com desvio à esquerda. Cultura e antibiograma da secreção mamária são importantes na escolha do antibiótico. A ultrassonografia é importante para o diagnóstico de abscessos profundos. A mamografia deve ser reservada para os casos de suspeita de câncer. A biopsia, quando indicada, visa ao diagnóstico diferencial com carcinoma inflamatório.

Na profilaxia, durante o pré-natal, é importante orientar sobre higiene, preparo mamilar, banho de sol, massagens com esponjas vegetais e exercícios de exteriorização do mamilo invertido (exercícios de Hoffman).

No puerpério, deve ser feita a suspensão das mamas com sutiã adequado e utilização da técnica correta de amamentação, além do tratamento das fissuras, quando presentes.

A lactação pode ser mantida nos casos de infecção leve, sem a presença de abscessos. A ordenha manual ou mecânica pode ser indicada para o completo esvaziamento das mamas, aliviando a sintomatologia e reduzindo a colonização bacteriana.

Mastite crônica

A mastite crônica pode ser infecciosa e não infecciosa.

ABSCESSO SUBAREOLAR CRÔNICO RECIDIVANTE. O abscesso subareolar crônico recidivante, também conhecido como doença de Zuskas, é um processo inflamatório da porção central da mama, fora do ciclo gravídico-puerperal, que apresenta evolução crônica e frequentemente evolui para a formação de fístulas.

Ocorre principalmente na faixa etária entre 30 e 40 anos; o tabagismo parece ter importante papel em sua etiopatogenia, aumentando o risco em duas a quatro vezes.

O processo se inicia com metaplasia escamosa do epitélio ductal colunar em epitélio pavimentoso estratificado, a qual promove o acúmulo de detritos de queratina dentro do ducto, levando à obstrução e consequente dilatação, com reação inflamatória do tipo corpo estranho, podendo haver contaminação bacteriana secundária principalmente por anaeróbios.

A inflamação pode exteriorizar-se na pele adjacente à aréola, por ser o local de menor resistência, formando assim um trajeto fistuloso.

MASTITES CRÔNICAS ESPECÍFICAS. A mama pode sediar várias infecções específicas, tais como tuberculose, hanseníase, sífilis, gonocócica, micobacterioses atípicas, infecção por micobactérias em próteses, actinomicose, nocardiose, doença da arranhadura do gato, candidíase, criptococose, aspergilose, cromomicose, blastomicose e esporotricose (e-Figura 146.4).

Infecões virais por herpes simples e herpes-zóster também podem ser observadas, assim como as parasitárias, como helmintíase, filariose e esquistossomose mansônica.

MASTITE DA ECTASIA DUCTAL. A mastite da ectasia ductal, também conhecida como mastite obliterante, comedomastite ou mastite de células plasmáticas, acomete os ductos lactíferos subareolares, caracteriza-se pela dilatação ductal com acúmulo de detritos celulares e material lipídico, inflamação periductal, derrame papilar e fibrose. Com a evolução do processo, em virtude da dilatação ductal, ocorre destruição da camada elástica e ruptura da parede do ducto. Há extravasamento de conteúdo ductal irritante para o tecido conjuntivo, levando a inflamação e fibrose.

Clinicamente, caracteriza-se por derrame papilar seroso ou hemorrágico e tumor retroareolar. Muitas pacientes podem apresentar episódios de infecção aguda com edema, hiperemia e febre.

A mamografia e a ultrassonografia são necessárias para diagnóstico diferencial de outras lesões.

MASTITE GRANULOMATOSA. A mastite granulomatosa é uma inflamação de causa desconhecida, caracterizada por reação granulomatosa crônica composta por células epitelioides, células gigantes multinucleadas do tipo corpo estranho e de Langhans. Apresenta-se como tumor, simulando carcinoma.

A mamografia e a ultrassonografia são importantes para o diagnóstico diferencial. As punções por agulhas são inconclusivas, e o diagnóstico definitivo se dá pela histologia da peça cirúrgica.

DOENÇA DE MONDOR. A doença de Mondor, ou flebite superficial, é doença autolimitada, benigna, caracterizada por cordão doloroso que acompanha o trajeto venoso cutâneo da mama. Pode surgir espontaneamente ou decorrer de trauma ou cirurgia; é mais comum em mulheres de meia-idade. O diagnóstico é clínico.

OUTRAS DOENÇAS

SARCOIDOSE. A sarcoidose é uma doença sistêmica de etiologia imune que se caracteriza pela presença de granulomas não caseosos em linfonodos, pulmões, baço, fígado, olhos, medula óssea e parótidas; o comprometimento da mama é raro. Na mama, quando acometida, manifesta-se como nódulo móvel de consistência endurecida, semelhante ao câncer. A mamografia e a ultrassonografia são inespecíficas.

A radiografia de tórax pode evidenciar adenopatia hilar bilateral e nódulos pulmonares.

MASTITE DIABÉTICA. A mastite diabética é uma doença autolimitada, autoimune e caracterizada por proliferação estromal formando nódulos fibróticos, mais comum na menacme e em pacientes com controle glicêmico precário. Apresenta-se clinicamente como tumor palpável, de consistência endurecida, indolor e mimetizando o carcinoma (e-Figura 146.5).

A mamografia e a ultrassonografia são importantes para o diagnóstico diferencial. O controle glicêmico é fundamental na profilaxia e no tratamento da mastite diabética.

MASTITE OLEOGRANULOMATOSA. A mastite oleogranulomatosa ou por óleo orgânico decorre da injeção, nas mamas, de parafina liquefeita, silicone industrial ou gel. Foi procedimento comum no passado, com o intuito de aumentar o volume das mamas. Há intensa reação tipo corpo estranho, com dor, hiperemia, edema e turgência mamária, podendo ocorrer infecção e necrose mamária.

Os achados histopatológicos característicos são granulomas de células gigantes contendo vacúolos de lipídios, histiócitos e infiltrado linfocitário. A mamografia, a ultrassonografia e a ressonância evidenciam cistos oleosos característicos.

MASTITE ACTÍNICA. A mastite actínica é decorrente de radioterapia mamária, em virtude de esclerose progressiva da íntima vascular. Caracteriza-se por hiperemia, dor e aumento da temperatura.

MASTITE POR LÚPUS ERITEMATOSO. O lúpus eritematoso sistêmico é uma doença inflamatória crônica, autoimune, que afeta pele, articulações, rins e outros órgãos por depósitos de complexos antígeno-anticorpos nos tecidos. Nas mamas, podem ocorrer lesões escleróticas, atróficas e paniculite. O diagnóstico é clínico e laboratorial; a mamografia e a ultrassonografia são inespecíficas.

GINECOMASTIA

Ginecomastia é o crescimento da glândula mamária masculina decorrente de ramificação secundária dos ductos e proliferação do estroma fibroelástico. Na maioria dos casos, parece resultar do desequilíbrio entre estrogênios e androgênios.

O aspecto macroscópico do tecido glandular é semelhante ao da mama feminina. Deve ser diferenciada do aumento de volume causado por acúmulo de gordura, que se denomina lipomastia (Quadro 146.4).

Além do desequilíbrio entre o estímulo estrogênico e dos efeitos inibitórios de androgênio, gonadotrofinas hipofisárias e coriônicas, corticosteroides, hormônios da tireoide, prolactina e hormônio do crescimento podem desempenhar papel na etiologia da ginecomastia.

Acesse todo o conteúdo *online* citado nesta página:
http://uqr.to/217dd

Quadro 146.4 Ginecomastia. Aspectos clínicos, mamográficos, ultrassonográficos e macroscópicos.

	Descrição	Ginecomastia
Exame clínico	Ginecomastia bilateral em adolescente de 14 anos	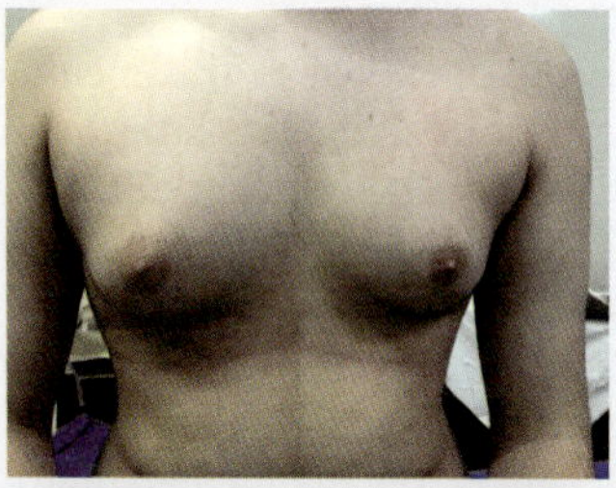
Mamografia	Mamografia com incidência mediolateral oblíqua evidencia presença de tecido fibroglandular de aspecto normal em mamas	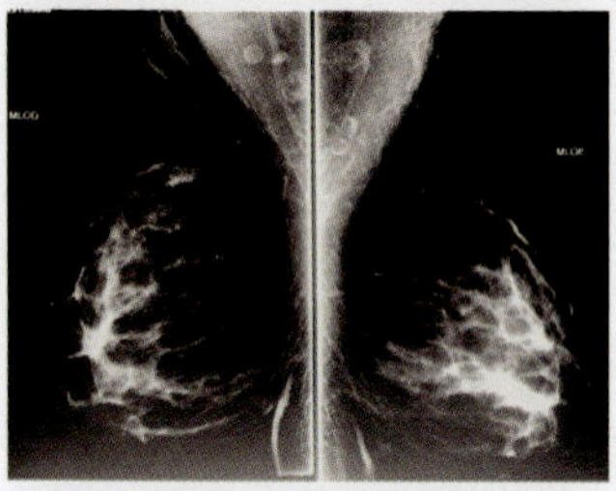
Ultrassonografia	Ultrassonografia. Ginecomastia bilateral. Broto parenquimatoso hipoecoico, irregular, com espessamento ductal e sombra acústica, simulando as lesões malignas	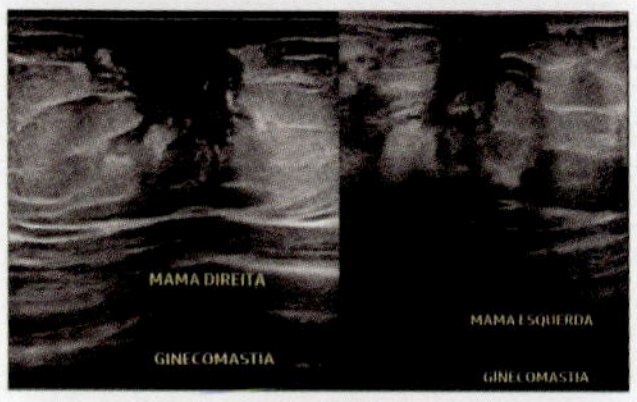
Pós-operatório	Resultado após 2 anos de tratamento cirúrgico de ginecomastia com incisão pariareolar inferior	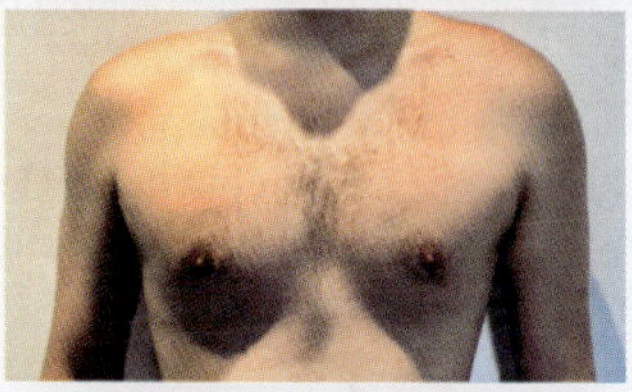
Macroscopia	Aspecto macroscópico da peça cirúrgica de adenomastoctomia bilateral por ginecomastia	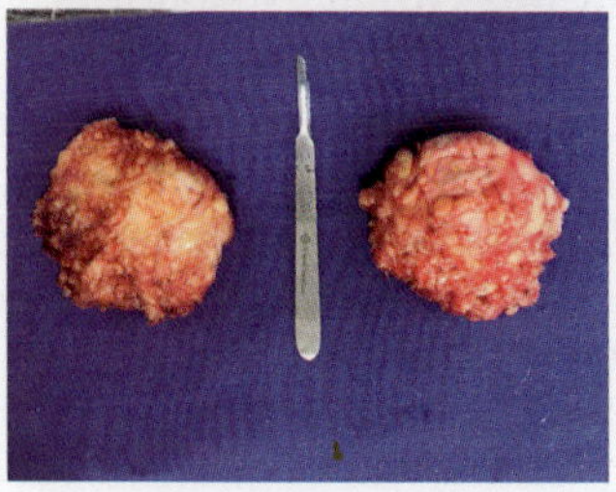

A ginecomastia pode ser fisiológica no período neonatal, na puberdade, adolescência e na senilidade.

Pode ser decorrente de alterações hormonais primárias, como a síndrome de Klinefelter, em que há alteração cromossômica (47, XXY) ou a ginecomastia pré-puberal familiar, que é uma doença autossômica dominante, rara, decorrente do aumento da atividade da aromatase.

A ginecomastia pode ser decorrente de alterações no desenvolvimento sexual, como pseudo-hermafroditismo masculino, que se caracteriza por indivíduos com hipospadia, atrofia pós-puberal dos túbulos seminíferos, azoospermia, infertilidade e ginecomastia.

Alterações não hormonais, como cirrose, hipertireoidismo, desnutrição, traumatismo, tumores, insuficiência hepática e renal, podem cursar com ginecomastia.

A ginecomastia pode ser induzida por medicamentos, incluindo anabolizantes, estrogênios, digitálicos, espironolactona, cimetidina, cetoconazol, anfetamina, anti-hipertensivos, antidepressivos, agentes citotóxicos, pelo uso de bebidas alcoólicas e drogas ilícitas (heroína e maconha).

O diagnóstico é complementado por exames de imagem (mamografia e ultrassonografia).

CÂNCER DE MAMA

No Brasil, aproximadamente 73 mil mulheres são acometidas por câncer de mama anualmente, com taxa de mortalidade ao redor de 20%.

Os fatores de risco são: idade avançada, antecedentes familiares, mutações genéticas, nuliparidade, gestação tardia, menarca precoce, menopausa tardia, uso de anticoncepcionais orais, terapia de reposição hormonal, etilismo, radiação ionizante, obesidade, dieta rica em gordura, mamas com densidade mamográfica aumentada e alterações proliferativas da mama.

Na pós-menopausa, o aumento do índice de massa corpórea contribui significativamente para o aumento do risco de câncer de mama. O uso de bebidas alcoólicas (três doses ou mais por dia) eleva o risco para 1,38, e a terapia hormonal por mais de 10 anos aumenta o risco de câncer. Uma primeira gravidez a termo após os 35 anos aumenta o risco relativo para câncer de mama.

O câncer de mama hereditário é aquele decorrente de mutações genéticas específicas. Correspondem a 5% dos casos de câncer de mama. Foram identificadas três síndromes genéticas: síndrome de câncer de mama e ovário hereditário (mutação do gene *BRCA1-17q* ou *BRCA2-13q*), síndrome de Cowden (mutação do gene *PTEN-10q*) e síndrome de Li-Fraumeni (mutação do gene *TP53-17q*). Todas as três são autossômicas dominantes de penetrância alta (ver Parte 5, *Anomalias Genéticas*, Capítulo 10, *Investigação Diagnóstica das Anomalias Genéticas*).

A manifestação clínica mais comum é o aparecimento de um nódulo indolor na mama.

No Quadro 146.5 estão resumidas as características clínicas dos cistos, do fibroadenoma e do câncer, condições que mais frequentemente manifestam-se pelo aparecimento de um nódulo na mama.

Outros sinais que devem ser pesquisados são: edema, eritema, retração da pele, alteração da aréola, ulceração, derrame papilar e retração mamilar.

O carcinoma de mama pode ser *in situ*, quando não invade a membrana basal do epitélio; invasivo ou infiltrante, quando há invasão da membrana, infiltrando o estroma do parênquima mamário. O carcinoma pode ser classificado em lesões graus 1, 2 ou 3, de acordo com a formação tubular, características nucleares e índice mitótico, denominado sistema de Bloom e Richardson.

As lesões grau 1 são bem diferenciadas e de melhor prognóstico. As de grau 2 são intermediárias, e as de grau 3 são indiferenciadas e de pior prognóstico.

A maioria dos carcinomas mamários é do tipo ductal (80%), seguido pelo lobular (8 a 15%). Outros tipos menos frequentes são: doença de Paget, carcinoma inflamatório, adenoide cístico, ductal metaplásico, neuroendócrino, tubular, secretor, cribriforme apócrino, mucinoso ou coloide, medular, papilífero metastático, sarcoma e tumor filodes maligno.

O câncer oculto da mama representa o adenocarcinoma que se manifesta em linfonodos axilares, sem tumor primário identificável na mama. Incluem, além da mama, tumores de outros locais, como tireoide, pulmão, rim, pâncreas, ovários, sistema gastrintestinal, linfoma e melanoma.

O câncer de mama é uma doença extremamente heterogênea. A classificação molecular influencia diretamente o tratamento e o prognóstico. Por meio da imuno-histoquímica podem-se avaliar a expressão dos receptores de estrogênio, progesterona, HER-2 e Ki-67 (Quadro 146.6).

Cerca de 80% dos carcinomas invasores expressam receptores de estrogênio, e 60 a 70% são positivos para receptores de progesterona, que são marcadores nucleares prognósticos, indicando que a neoplasia se assemelha ao tecido mamário normal, ou seja, bem diferenciada e de evolução favorável.

A proteína HER-2 localiza-se na membrana celular e ativa a cascata de multiplicação celular. É um marcador preditivo para resposta terapêutica. HER-2 está expressa em 15% dos carcinomas de mama. Ki-67 é um marcador nuclear de proliferação celular, e sua alta expressão indica tumores de mau prognóstico.

Os principais fatores prognósticos são: idade, tamanho do tumor, comprometimento axilar, grau histológico, tipo histológico, classificação molecular e estádio clínico.

O diagnóstico precoce é fundamental para êxito do tratamento. Para isso, a mamografia deve ser feita anualmente em mulheres acima dos 40 anos, em conjunto com ultrassonografia e ressonância magnética, quando necessário (Quadro 146.7).

Mulheres de alto risco devem iniciar o rastreamento aos 30 anos.

O diagnóstico citológico da neoplasia pode ser feito por PAAF e biopsia por agulha grossa ou *core biopsy* para confirmação histológica.

A mamotomia (biopsia vácuo-assistida) pode ser feita guiada por ultrassonografia, mamografia e ressonância magnética, e sua indicação são as microcalcificações suspeitas. A biopsia por congelação intraoperatória é importante na avaliação do tumor, das margens cirúrgicas e do linfonodo sentinela.

O câncer de mama no ciclo gravídico-puerperal é definido quando a neoplasia é diagnosticada durante a gravidez, no primeiro ano pós-parto, pós-aborto ou em qualquer tempo durante a lactação. De maneira geral, as mulheres grávidas com câncer devem ser tratadas conforme os protocolos estabelecidos para não grávidas.

Não existe contraindicação em amamentar na mama não afetada. Não há evidência de que a amamentação aumente

Quadro 146.5 Diagnóstico diferencial dos nódulos mamários.

Características clínicas	Cisto	Fibroadenoma	Câncer
Idade	35 a 55 anos Regridem após a menopausa	Adolescentes e adultas jovens	Mais frequente em mulheres com mais de 55 anos
Número de nódulos	Único ou múltiplos	Único ou múltiplos	Em geral, único
Forma	Arredondada	Arredondada, ovoide ou lobulada	Irregular
Consistência	Cística	Fibroelástica	Endurecida
Limites	Bem delimitados	Bem delimitados	Indefinidos
Mobilidade	Móvel	Móvel	Fixo à pele ou a tecidos adjacentes
Sensibilidade à palpação	Sensível	Indolor	Indolor
Sinais de retração e ulceração	Ausentes	Ausentes	Podem estar presentes

Quadro 146.6 Classificação molecular do carcinoma de mama pela imuno-histoquímica.

Classificação	Características	Imuno-histoquímica
Luminal A	Expressa receptores de estrogênio (RE) e progesterona (RP), não tem amplificação de HER-2 e apresenta Ki-67 < 15%. Apresenta melhor prognóstico.	RE positivo 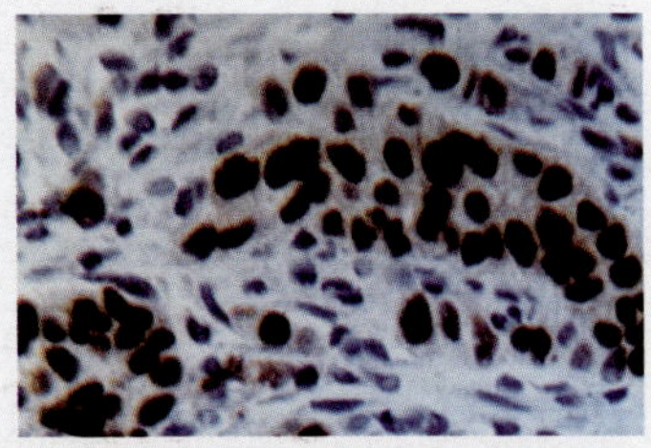
Luminal B	Expressa RE e RP, não tem amplificação de HER-2 e apresenta Ki-67 > 15%. Apresenta agressividade um pouco maior que o luminal A.	Ki-67 > 15% 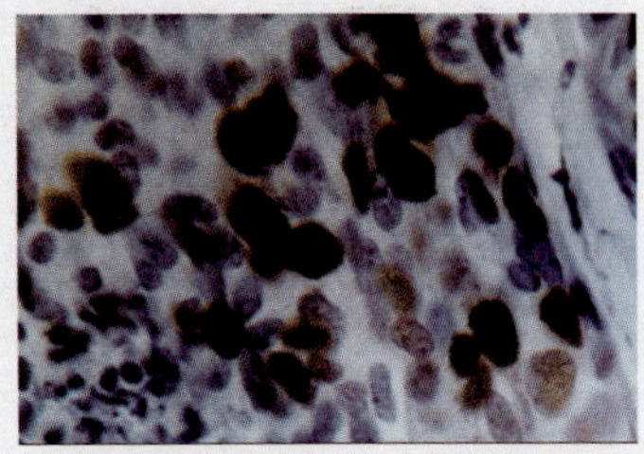
HER-2	Apresenta amplificação do gene *c-erbB-2*. Normalmente é negativo para receptores hormonais e apresenta Ki-67 > 15%. Apresenta alto grau de agressividade biológica, porém responde à terapia com anticorpo anti-HER-2. O prognóstico é ruim.	HER-2 3+ 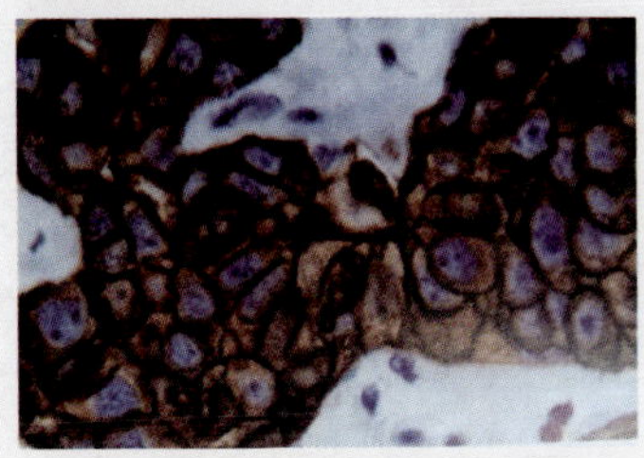
Basal-símile	É originário das células basais, negativo para os receptores hormonais e HER-2. É positivo para CK 5/6, EGFR e apresenta Ki-67 > 15%. Tem mau prognóstico.	RE negativo 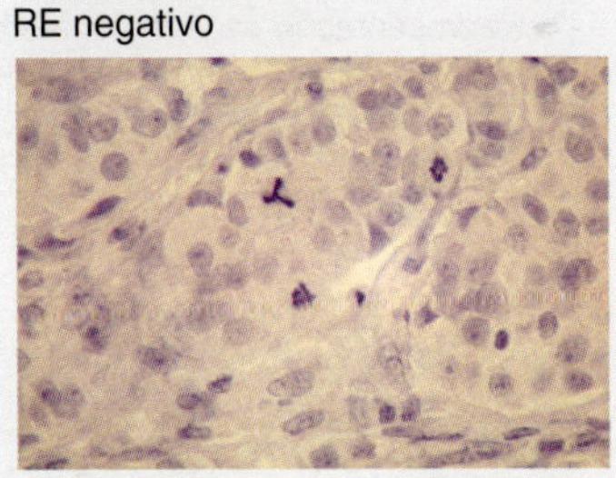
Triplo-negativo	Também é originário das células basais e é negativo para os receptores hormonais e HER-2. É negativo para CK 5/6, EGFR e apresenta Ki-67 > 15%. O prognóstico é ruim.	RP negativo 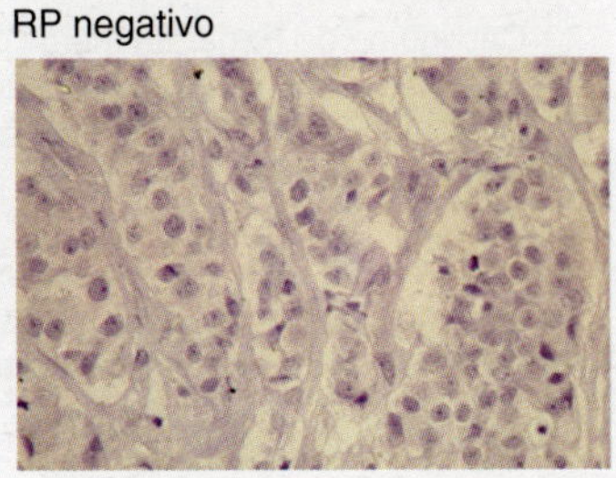

o risco de recidiva, e em vista dos benefícios do aleitamento para o desenvolvimento da criança, a amamentação deve ser sempre estimulada. O intervalo entre o diagnóstico do câncer de mama e uma futura gestação deve ser de no mínimo 2 anos.

O câncer de mama em homens é raro e representa 1% de todos os casos de câncer de mama. O prognóstico e o tratamento são similares aos do câncer em mulheres com o mesmo estadiamento. Apresenta-se em idade mais avançada que nas mulheres, com média etária entre 59 e 64 anos.

Quadro 146.7 Câncer de mama. Descrição dos achados clínicos, mamográficos, ultrassonográficos, biopsia, sítio de metástases e histopatológico.

	Descrição	Câncer de mama
Exame clínico	Fotografia de mulher com câncer de mama em quadrante superior lateral direito. Nódulo indolor acompanhado de edema, retração da pele, ulceração e retração mamilar **A.** Inspeção estática **B.** Inspeção dinâmica	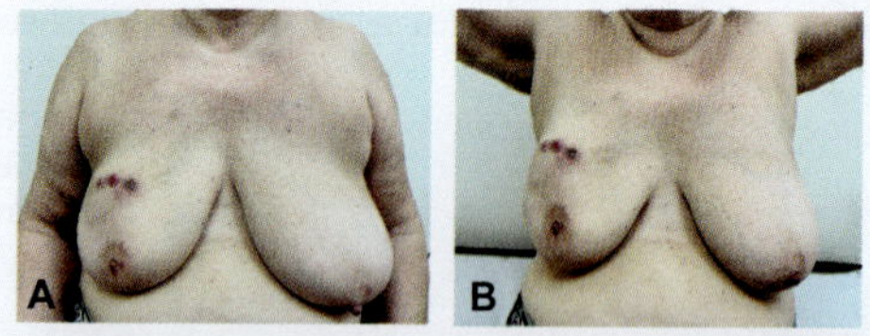
Mamografia	Mamografia nas incidências mediolateral oblíquoa e craniocaudal. Nódulo localizado em quadrante superior lateral de mama direita, de forma irregular, espiculado hiperdenso e espessamento cutâneo	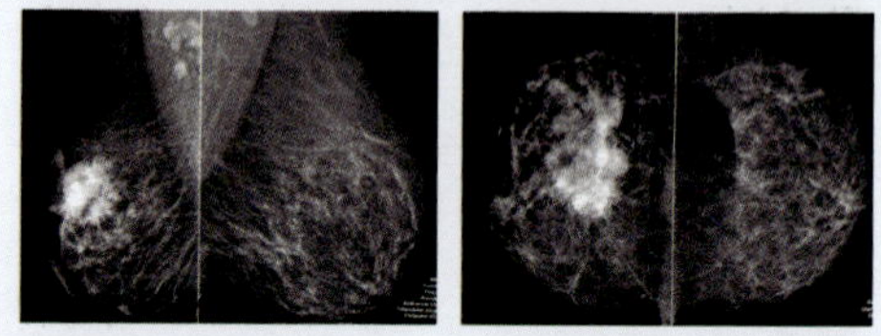
Ultrassonografia	Carcinomas mamários. Nódulos de forma irregular, margens espiculadas e indistintas, hipoecoico, orientação não paralela e sombra acústica posterior	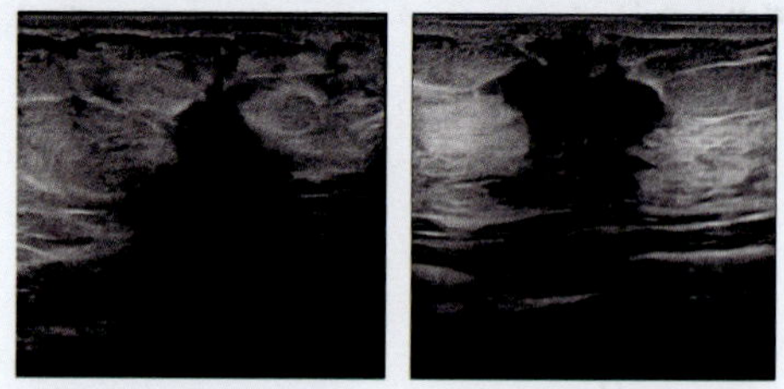
Core biopsy guiada por ultrassonografia	Nódulo de forma irregular, margens angulares e microlobuladas, hipoecoico, e orientação não paralela **A.** Pré-disparo da agulha de *core biopsy* **B.** Pós-disparo	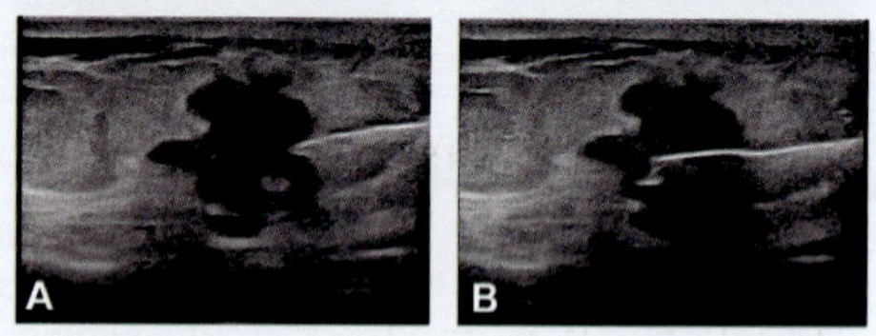
Principais sítios de metástases	Representação esquemática dos principais sítios de metástases a distancia do câncer de mama. Os principais sítios, por ordem de frequência, são ossos (67%), linfonodos axilares (30 a 40%), pulmão (36,9%), fígado (35,8%) e cérebro (12,6%)	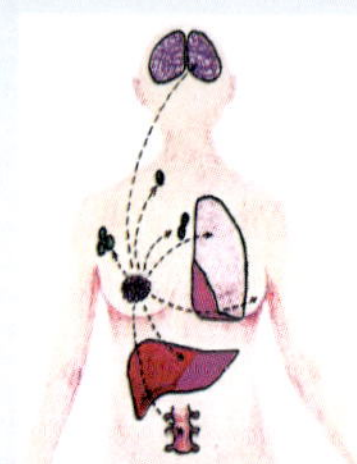
Histologia	Carcinoma de Paget da mama que evidencia células malignas glandulares, de grandes dimensões, com citoplasma granular de coloração pálida, com um grande núcleo central redondo ou oval e nucléolos proeminentes. As células se localizam entre os ceratinócitos normais da epiderme do mamilo, com ocorrência isolada nas camadas superficiais e em agrupamentos quando em direção mais próxima à membrana basal do tecido epitelial	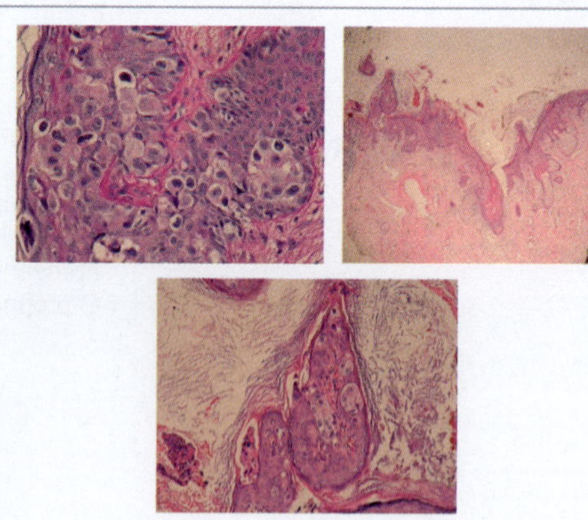

BIBLIOGRAFIA

Berg JW. The significance of axillary node level in the study of breast carcinoma. Cancer. 1955;8(4):776-8.

Boff RA, Carli AC, Brenelli H, Brenelli FP, Carli LS, Sauer FZ *et al.* Compêndio de mastologia. Abordagem multidisciplinar. Caxias do Sul: Lorigraf, 2015.

Chagas CR, Menke CH, Vieira RJS, Boff RA. Tratado de mastologia da SBM. Rio de Janeiro: Revinter, 2011.

de Deus JM, Amaral WN. Manual de ginecologia com fluxograma. 3. ed. Goiânia: Editora Conexão Soluções Corporativas, 2021.

Gebrim LH. Mastologia de consultório. São Paulo: Atheneu, 2012.

Girão MJBC, Baracat EC, Rodrigues de Lima G. Tratado de ginecologia. Rio de Janeiro: Atheneu, 2017.

Porto CC, Porto AL. Clínica médica na prática diária. 2. ed. Rio de Janeiro: Guanabara Koogan, 2022.

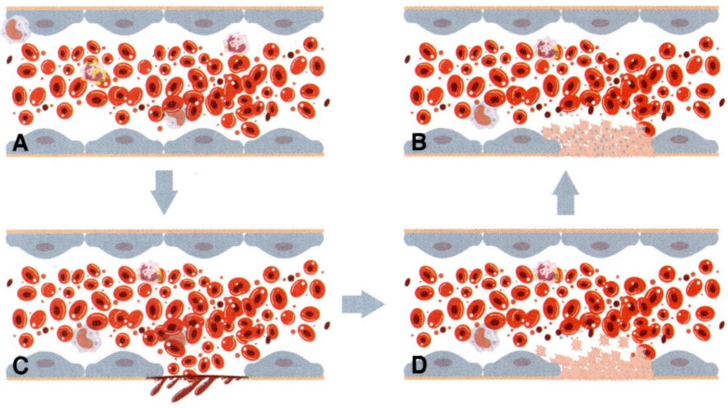

Figura 147.2 Processos hemostáticos. A. Fluxo sanguíneo íntegro. B. Lesão endotelial com extravasamento de sangue. C. Início da formação do tampão plaquetário. D. Formação do coágulo estável.

O mecanismo hemostático inclui três processos: (1) **hemostasia primária** (ver Figura 147.1), (2) **hemostasia secundária** (coagulação) (ver Figura 147.2) e (3) **fibrinólise**. A hemostasia primária acontece por meio de dois processos conjuntos: vasoconstrição e formação do tampão plaquetário (ver Figuras 147.1 e 147.2). Logo após a lesão do endotélio vascular ocorre a liberação de mediadores que estimulam a musculatura lisa perilesional, promovendo uma constrição local e a redução do fluxo sanguíneo. Esses mediadores também promovem a produção de edema e a vasodilatação dos vasos tributários, tornando preferencial o fluxo pelos ramos colaterais. A redução do fluxo aumenta a quantidade de plaquetas (inicialmente inativas) e de fatores de coagulação (inicialmente inativos ou zimogênio), dentre eles a associação de fator (F) de von Willebrand (FvW) e FVIII. Pequenas quantidades de trombina são capazes tanto de ativar plaquetas quanto de separar o FvW do FVIII e ativar o FVIII. Outras substâncias liberadas nessa região (p. ex., algumas citocinas e tromboxano A2) também promovem a ativação plaquetária.

A plaqueta ativada tem superfície maior, expressando grande quantidade de receptores, além de ser capaz de liberar outros mediadores que variam de substâncias pró-inflamatórias a fatores de coagulação. Por fim, o FvW promove a união das plaquetas ativadas às superfícies das regiões lesionadas (adesão), principalmente por ligação ao colágeno, e entre si (agregação). A fibrina formada na hemostasia secundária também se liga às plaquetas, resultando na retração do coágulo. Assim, a hemostasia primária, ao acumular grande quantidade de plaquetas ativadas em um local lesionado (tampão plaquetário), além de reduzir o fluxo sanguíneo nesse vaso também aumenta a superfície onde as reações da hemostasia secundária acontecerão.

A hemostasia secundária é um processo realizado em dois momentos: o primeiro, caracterizado pela formação do coágulo (ou tampão hemostático), seguido quase imediatamente pelo processo que interrompe a coagulação, ou anticoagulação. Na primeira parte ocorrem três conjuntos de reações catalisadas por diferentes complexos enzimáticos sobre diferentes células, todas para formar trombina a partir da protrombina: ***iniciação*** (superfície da região lesionada, como o endotélio, catalisada pelo complexo tenase fator tissular [FT] + FVII ativado [a] + FX), ***amplificação*** (superfície da plaqueta ativada, catalisada pelo complexo tenase FVIIIa+FIXa+FX) e ***propagação*** (superfície da plaqueta ativada, catalisada pelo complexo protrombinase ou FVa+FXa+protrombina) (e-Figura 147.2). O FXa gerado pelos complexos tenase é capaz de ativar protrombina em trombina isoladamente, ou seja, sem a necessidade de cofatores. No entanto, a quantidade de trombina oriunda desse processo é pequena, apesar de ser suficiente para ativar plaquetas e fatores pró e anticoagulantes. Com a formação do complexo protrombinase, porém, a quantidade de trombina aumenta significativamente. Nesse momento, as reações de ativação de fatores pró-coagulantes são mais rápidas do que as reações que ativam anticoagulantes. Por esse motivo, a (pró-) coagulação acontece antes da anticoagulação.

Acesse o conteúdo *online*:

http://uqr.to/217df

A fibrina, entre os pró-coagulantes, atua ativando os fatores V, VIII, XI e XIII, por exemplo. Ao ativar o fibrinogênio, a fibrina resultante é capaz de se ligar ao subendotélio (p. ex., colágeno), às plaquetas e a outras fibrinas, formando uma rede de fibras. O FXIIIa promove ligações adicionais entre as fibras de fibrina, estabilizando o coágulo. A trombina também ativa o inibidor da fibrinólise ativável por trombina (TAFI), uma enzima que reduz a atividade fibrinolítica (ver detalhes na fibrinólise). Dentre os anticoagulantes, a trombina inativa o ADAMTS13 (do inglês *a disintegrin and metalloproteinase with a thrombospondin type 1 motif, member 13*) na hemostasia primária, promovendo a coagulação, e se liga à trombomodulina e ativa a proteína C (PC), promovendo a anticoagulação.

ADAMTS13 cliva o FvW na parede do vaso ao qual o FvW está ligado e onde as tensões de cisalhamento são suficientemente altas para expor a sequência peptídica alvo do ADAMTS13 no FvW. ADAMTS13 é relativamente incapaz de clivar o FvW em situações com baixa tensão de cisalhamento, o que protege o FvW circulante da degradação indiscriminada pelo ADAMTS13. Assim, a inativação do FVW ocorre em locais de lesão vascular onde existe um tampão plaquetário.

A anticoagulação na hemostasia secundária ocorre por meio de três vias: ***inibidor da via do fator tissular*** (TFPI), que inativa os complexos tenase FT+FVIIa+FX e protrombinase, ***PCa***, que inativa os complexos tenase FVIIIa+FIXa+FX e protrombinase e as ***serpinas*** (inibidores de serina-protease), que inativam todos os complexos. A proteína S (PS) serve de cofator tanto para a ativação do TFPI quanto para a ativação da PC (junto com o complexo trombina-trombomodulina). As serpinas anticoagulantes incluem antitrombina (AT), cofator II de heparina (HCII), inibidor de protease dependente de proteína Z (PZPI), nexina 1 de protease (PN1) e inibidor de C1 (C1INH). A atividade inibitória das serpinas é complementada por vários anticoagulantes não serpina, como TFPI e PCa-PS. Assim, a ação dos anticoagulantes endógenos é aditiva e complementar, reduzindo o processo pró-coagulante.

A última fase (fibrinólise) visa garantir o fluxo sanguíneo normal dentro do vaso onde anteriormente se formou um coágulo (e-Figuras 147.3 e 147.4). A plasmina é a proteína central nesse processo, capaz de lisar a rede de fibrina. Ela é derivada do plasminogênio circulante que, ao se ligar à superfície de várias células, incluindo endotélio e plaquetas, é hidrolisada por ativadores em plasmina e α_2-antiplasmina (ou inibidor da plasmina). O ativador tecidual do plasminogênio (TPA), liberado pelo endotélio que circunda a área da lesão, é o principal ativador responsável pela formação da plasmina. Outros ativadores são FXIa, FXIIa, calicreína e uroquinase.

Acesse o conteúdo *online*:

http://uqr.to/217dg

A alta concentração de trombina inibe diretamente a fibrinólise endógena por meio da ativação do TAFI. O TAFI se liga à fibrina, impedindo a ligação e a ativação do plasminogênio em plasmina. A trombina também inibe indiretamente a fibrinólise endógena por meio da liberação do inibidor do ativador do plasminogênio-1 (PAI-1) das plaquetas, que é um potente inibidor do TPA. Por fim, a antiplasmina, presente no plasma, combina-se com o excesso de plasmina liberada, impedindo o aparecimento de fibrinólise generalizada.

BIBLIOGRAFIA

Alan HB (ed.). Tietz clinical guide to laboratory tests. 4. ed. St Louis, Missouri: W.B. Saunders Company, 2008.

Al-Amer OM. The role of thrombin in haemostasis. Blood Coagul Fibrinolysis. 2022;33(3):145-8.

Bain JB, Bates I, Laffan MA et al. (eds.). Dacie and Lewis practical haematology. 11. ed. London: Elsevier Churchill Livingstone, 2011.

DeYoung V, Singh K, Kretz CA. Mechanisms of ADAMTS13 regulation. J Thromb Haemost. 2022;20(12):2722-32.

Gale AJ. Continuing education course #2: current understanding of hemostasis. Toxicologic Pathology. 2011;39:273-80.

Greer JP, Arber D, Glader B et al. (eds.). Wintrobe's clinical hematology. 13. ed. Philadelphia: Lippincott Williams & Wilkins, 2014.

Grover SP, Mackman N. Anticoagulant SERPINs: Endogenous regulators of hemostasis and thrombosis. Front Cardiovasc Med. 2022;9:878199.

Kanji R, Gue YX, Memtsas V, Gorog DA. Fibrinolysis in platelet thrombi. Int J Mol Sci. 2021;22(10):5135.

Miles LA, Ny L, Wilczynska M, Shen Y, Ny T, Parmer RJ. Plasminogen receptors and fibrinolysis. Int J Mol Sci. 2021;22(4):1712.

Orkin SH, Zon LI. Hematopoiesis: an evolving paradigm for stem-cell biology. Cell. 2008;132(4):631-44.

Rieger MA, Schroeder T. Hematopoiesis. Cold Spring Harb Perspect Biol. 2012;4(12):a008250.

Risman RA, Kirby NC, Bannish BE, Hudson NE, Tutwiler V. Fibrinolysis: an illustrated review. Res Pract Thromb Haemost. 2023;7(2):100081.

Sillen M, Declerck PJ. Thrombin activatable fibrinolysis inhibitor (TAFI): an updated narrative review. Int J Mol Sci. 2021;22(7):3670.

van der Meijden PEJ, Heemskerk JWM. Platelet biology and functions: new concepts and clinical perspectives. Nat Rev Cardiol. 2019;16(3):166-79.

Williams A. Clinical hematology. In: Young NS, Gerson SL, High KA (eds.). St Louis: Elsevier-Mosby, 2006.

CAPÍTULO 148

Exame Clínico

Maria do Rosário Ferraz Roberti, Nelcivone Soares de Melo, Neusa Batista de Melo

INTRODUÇÃO

As hemopatias caracterizam-se por comprometer de maneira global os doentes, podendo ocorrer sinais e sintomas em todos os órgãos e sistemas.

Algumas hemopatias manifestam-se desde a tenra idade, caracterizando-se por astenia, palidez, icterícia, pouca disposição para as brincadeiras da infância ou por hemorragias em mucosas, na pele ou nas articulações. Esse início precoce sugere tratar-se de doenças de caráter hereditário.

Há quadros nitidamente neoplásicos, com adenomegalia, hepatomegalia, esplenomegalia, ou neoplasias extranodais (ossos, mamas, ovários, testículos, glândulas de secreção externa e tecido subcutâneo).

Em contrapartida, em certas condições hematológicas, as manifestações clínicas são muito pouco evidentes ou ausentes. Há situações em que a medula óssea está comprometida sem que existam sintomas ou sinais indicativos de hemopatia, podendo ser identificada em achados de exames de rotina (p. ex., certas leucemias crônicas).

ANAMNESE

A anamnese é de suma importância nas hemopatias. Informações sobre alimentação, febre, emagrecimento, dores ósseas, possíveis locais de sangramento e tempo de instalação da doença fornecem dados para o raciocínio clínico.

Da mesma maneira, a exposição a agentes tóxicos para a medula, tais como organofosforados e benzeno, também deve ser investigada, bem como o uso de medicamentos.

O interrogatório sintomatológico minucioso complementa as informações necessárias para firmar o diagnóstico da hemopatia.

Assim como em qualquer doença, a anamnese bem-feita é capaz de firmar o diagnóstico clínico em cerca de 80% dos casos.

ANTECEDENTES PESSOAIS E FAMILIARES. Algumas hemopatias são de natureza hereditária. Assim, as anemias hemolíticas constitucionais, tais como a microesferocitose e as hemoglobinopatias, costumam incidir em mais de um membro da família, incluindo irmãos, pais, avós, tios ou primos.

Certas púrpuras com defeito intrínseco das plaquetas e um grande número de coagulopatias, como a hemofilia, presente nos indivíduos do sexo masculino, e a doença de von Willebrand, também têm caráter familial.

Algumas doenças dos leucócitos, denominadas "anomalias leucocitárias", que determinam quadros clínicos que chamam a atenção por maior suscetibilidade às infecções, também podem ter caráter hereditário.

É útil, portanto, o interrogatório minucioso sobre a idade em que tiveram início as manifestações clínicas, pois, em muitos casos, os sintomas têm início na infância e há referência a familiares que tenham apresentado doença semelhante.

Convém lembrar também que o conhecimento das condições socioeconômicas do paciente e do meio em que ele vive e trabalha pode ter grande importância no diagnóstico das doenças. Assim, pacientes com menor poder aquisitivo têm mais chances de desenvolver anemias carenciais. Os hábitos alimentares, especialmente naqueles vegetarianos/veganos, têm maior chance de desenvolver anemia carencial. Pessoas que trabalham em contato com defensivos agrícolas (agrotóxicos), em fábricas em que há substâncias químicas tóxicas (p. ex., benzeno) ou em contato com cosméticos podem desenvolver anemia aplásica por intoxicação da medula óssea.

Relação entre o uso de medicamentos e as anemias e púrpuras

O uso indiscriminado de medicamentos antitérmicos, analgésicos, anti-inflamatórios e antibióticos tem aumentado a incidência de vários tipos de anemias e de púrpuras de origem iatrogênica.

SINAIS E SINTOMAS

Os sinais e sintomas mais frequentes das hemopatias são: astenia ou fraqueza, fadiga, perversão do apetite (geofagia, pagofagia), hemorragias, febre, linfadenomegalias, esplenomegalia, hepatomegalia, dor, icterícia e manifestações cutâneas (palidez, prurido, lesões herpéticas, equimoses ou petéquias). Pode ocorrer sudorese noturna e emagrecimento involuntário (Figuras 148.1 a 148.3).

Sintomas osteoarticulares (dor, edema, deformidades), cardiorrespiratórios (dispneia, taquicardia, tosse), gastrintestinais, geniturinários e neurológicos (formigamento, parestesias, alteração do psiquismo) estão presentes em grande número de casos.

No Quadro 148.1 estão resumidos os sintomas e os sinais mais frequentes nas hemopatias, podendo-se muitas vezes caracterizar quatro síndromes: (1) síndrome anêmica (associada aos sintomas a ela decorrentes), (2) síndrome hemorrágica, (3) síndrome proliferativa e (4) síndrome de falência medular.

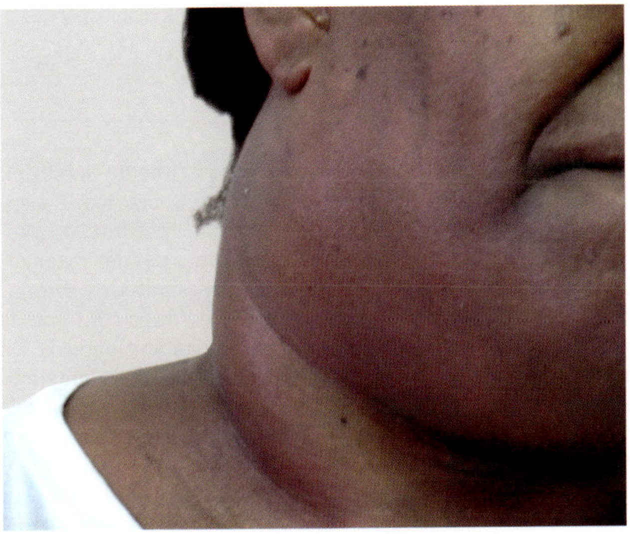

Figura 148.1 Volumosa linfadenomegalia cervical direita.

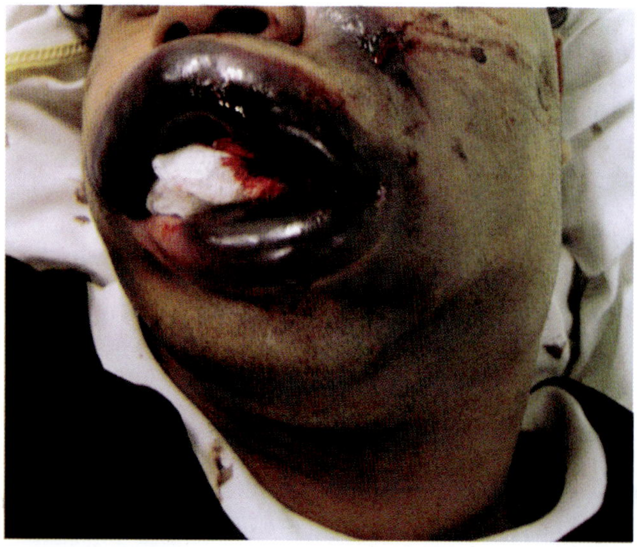

Figura 148.2 Extensa equimose perilabial em paciente hemofílico após trauma.

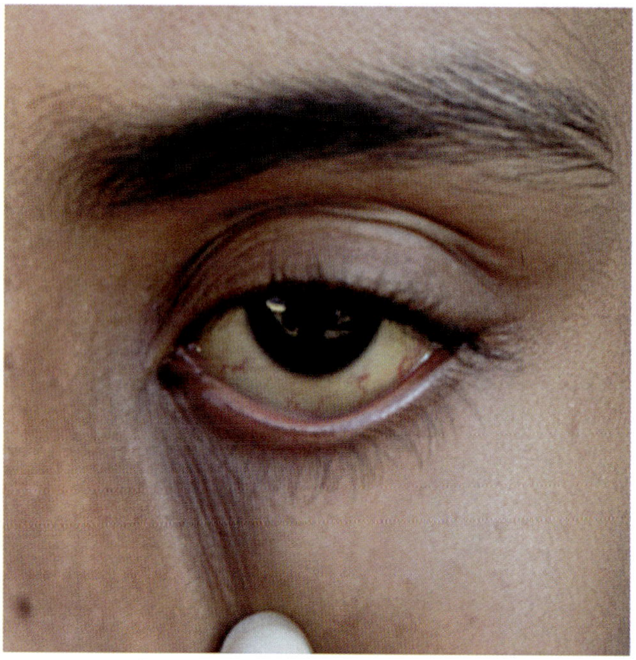

Figura 148.3 Icterícia observada em portador de hemoglobinopatia S homozigótica.

Quadro 148.1 Sinais e sintomas frequentes nas hemopatias.

Gerais	■ Fraqueza (astenia) ■ Febre ■ Emagrecimento involuntário
Localizados	■ Cutâneos: palidez; hemorragias (equimoses e petéquias), icterícia, prurido, úlceras, infiltrações (máculas, pápulas, tumores e pústulas), cianose, descamação, herpes ■ Hemorrágicos: cutâneas, gengivorragias, epistaxe, hematúria, hematêmese, melena ■ Cardiorrespiratórios: taquicardia, dispneia, tosse, dor precordial, edema ■ Gastrintestinais: anorexia, náuseas, vômito, plenitude abdominal, dor abdominal, icterícia, melena, hepatoesplenomegalia, obstipação intestinal ■ Geniturinários: hematúria, oligúria, edema (insuficiência renal), colúria, meno e metrorragia, priapismo, edema escrotal ■ Neurológicos: cefaleia, tonturas, vômito (hipertensão intracraniana), torpor, convulsões, deficiência sensorimotora (nervos cranianos e periféricos) ■ Osteoarticulares: dor, derrames, tumores, hemartroses, hematomas ■ Tumorais: linfadenomegalia, hepatoesplenomegalia, tumor ósseo e/ou de tecidos moles (gengiva, subcutâneo)
Síndromes mais frequentes	■ Síndrome anêmica: palidez cutaneomucosa, astenia, palpitações, dispneia, tonturas, icterícia, hepatoesplenomegalia, dores abdominais e/ou musculares, edema, úlcera de perna, amenorreia, colúria ■ Síndrome hemorrágica: púrpuras (petéquias e equimoses), sangramento mucoso (nariz e gengivas), hematomas, hemorragias digestivas e geniturinárias (hematêmese, hematúria, meno e metrorragia), cólicas abdominais, sangramento no sistema nervoso central (cefaleia, vômito, torpor, coma) ■ Síndrome proliferativa: fraqueza (astenia), febre, anorexia, palidez cutaneomucosa, emagrecimento, hemorragias cutaneomucosas, prurido cutâneo, adeno, hepato e esplenomegalias, dores ósseas, tumores ósseos e/ou subcutâneos (gengiva), tosse, dispneia, sinais de hipertensão intracraniana, deficiências neurológicas sensorimotoras, priapismo ■ Síndrome de falência medular: fraqueza (astenia), palidez cutaneomucosa, palpitações, dispneia, tonturas, febre, anorexia, hemorragias cutaneomucosas, púrpuras (petéquias e equimoses), sangramento mucoso (nariz e gengivas), hematomas, hemorragias digestivas e geniturinárias (hematêmese, hematúria, meno e metrorragia), sangramento no sistema nervoso central (cefaleia, vômito, torpor, coma)

Astenia

A astenia, ou fraqueza, pode ser de aparecimento súbito ou ter instalação lenta e progressiva. Astenia, cansaço e dispneia podem ocorrer em graus variados; a lipotimia, ou pré-síncope, costuma ocorrer juntamente com a palidez cutaneomucosa. Caracterizam, clinicamente, um estado de "anemia". Nas crianças, nos adolescentes e nos indivíduos com grande atividade física, esses sintomas podem ser menos intensos. Da mesma maneira, observamos indivíduos oligossintomáticos com anemias crônicas quando comparados com pacientes de mesma faixa etária, de mesmos valores de hemoglobina e portadores de anemia aguda.

Quando a astenia e a palidez estão associadas à perda progressiva de peso, deve-se suspeitar de hemopatia maligna. Nesses casos, pode ocorrer o relato de sintomatologia febril.

Hemorragias

As hemorragias manifestam-se por perdas sanguíneas pelas mucosas ou pelo aparecimento de manchas cutâneas do tipo petéquias ou equimoses. Em outros casos, há referência ao aparecimento de coleções sanguíneas em cavidades articulares (hemartroses) ou nos tecidos subcutâneo e intramuscular (hematoma) (Figuras 148.4 e 148.5).

As hemorragias podem ser espontâneas ou surgir após traumas ou pequenos traumatismos. As hemorragias que acompanham as hemopatias decorrem de alterações dos pequenos vasos, das plaquetas ou por deficiência dos fatores da coagulação sanguínea.

Quando as paredes dos capilares estão alteradas, o sangue pode atravessá-las, causando hemorragia que fica mais ou menos

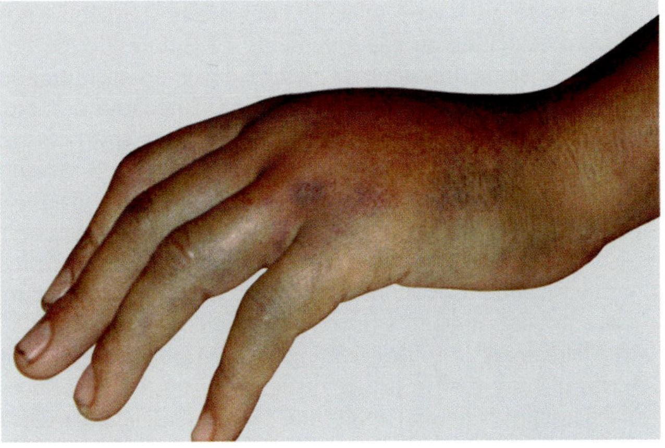

Figura 148.4 Hemartrose em artelhos da mão esquerda após trauma.

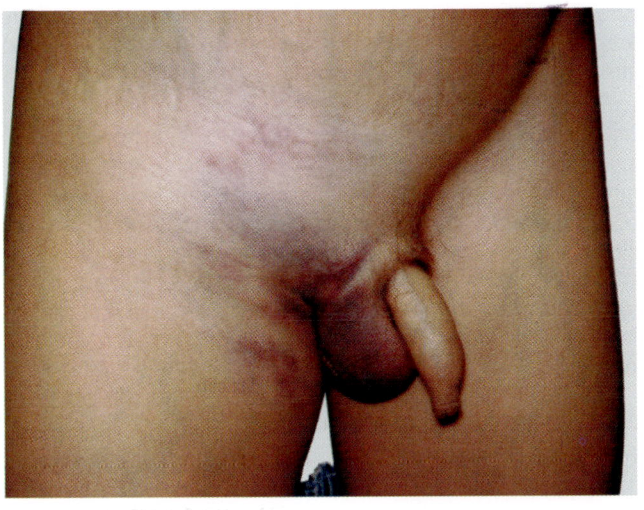

Figura 148.5 Hematoma em região inguinal e bolsa escrotal em portador de coagulopatia congênita.

restrita à região perivascular. Diz-se, então, que há uma capilaropatia.

Quando as plaquetas estão em número reduzido (plaquetopenia ou trombocitopenia) ou têm sua função alterada, embora numericamente normais (plaquetopatia), pode ocorrer hemorragia através das mucosas (gengivorragia, metrorragia, enterorragia, hematúria, epistaxes) ou da pele (petéquias, equimoses ou hematomas). Frequentemente, quando a hemorragia é secundária à plaquetopatia ou à plaquetopenia, a manifestação hemorrágica mais comum é o sangramento cutaneomucoso.

Quando o sangramento ocorre em virtude da deficiência de fatores de coagulação, a manifestação hemorrágica mais comum é a equimose (ver Figura 148.4).

Os hematomas aparecem nas chamadas coagulopatias, e são comuns na hemofilia congênita.

> **Púrpuras**
>
> Dá-se o nome de púrpura às doenças em que há alteração do número ou da função das plaquetas – púrpuras plaquetárias – ou dos vasos – púrpuras vasculares.

Febre

A febre é referida com frequência pelos pacientes com hemopatias, principalmente naqueles em que o número dos neutrófilos está muito reduzido (neutropenia). Como essas células são elementos de defesa do organismo, entende-se que, na vigência de neutropenia, há ocorrência de infecções, principalmente bacterianas. Nas neutropenias acentuadas, agudas ou crônicas, em geral, surge uma síndrome febril. Pode haver febre decorrente de infecções nas leucemias agudas e nas anemias aplásicas. Entretanto, em pacientes cujas defesas estejam extremamente deprimidas ou nos que estão em uso de corticosteroides, a febre pode não existir mesmo na vigência de processo infeccioso.

Nas hemopatias com crises hemolíticas ou hemorragias, nos linfomas e nas leucemias, a febre nem sempre está relacionada com a infecção. Acredita-se que, nos linfomas e nas leucemias, as células malignas em proliferação sejam responsáveis pela produção e pela liberação de pirogênio endógeno, que produziria a elevação da temperatura. Na presença de febre persistente (febre de origem indeterminada) e sem infecção localizada aparente, com ou sem manifestação de anemia ou de hemorragia, há de se pensar em hemopatia maligna.

> **Febre e linfomas tipo Hodgkin**
>
> Nos linfomas tipo Hodgkin, com certa frequência, há uma curva térmica característica, denominada "febre de Pel-Ebstein". Trata-se de febre elevada, constante, que responde mal aos antitérmicos e que persiste por 5 a 10 dias, retornando a níveis normais durante os dias seguintes, voltando depois a se elevar.

Dor

A dor pode ser localizada na orofaringe, no tórax, no abdome ou nos membros, secundária à presença de infecções, ao crescimento tumoral com distensão de tecidos ou à compressão de raízes nervosas. Pode ser de localização óssea, articular ou muscular, como em portadores de anemias crônicas, especialmente naquelas de caráter hemolítico (doença falciforme). As dores ósseas também são frequentes no mieloma múltiplo, neoplasia de células plasmáticas.

Os distúrbios de coagulação podem dar origem a grandes hematomas que causam dor intensa quando a coleção de sangue comprime nervos ou distende cápsulas articulares ou serosas.

O crescimento tumoral de alguns órgãos, embora lento, pode causar desconforto muito grande, acompanhado de dor local.

As linfadenomegalias secundárias à infiltração de células hematopoéticas malignas não costumam acompanhar dor local nem fenômenos flogísticos.

ICTERÍCIA. A icterícia acompanha quase sempre as crises hemolíticas. Nas anemias hemolíticas constitucionais, a icterícia é permanente, com crises de recrudescimento, quando há, então, intensificação da palidez, da astenia, da lipotimia, das dores osteomusculares e acentuação da colúria ou da cor das fezes, em virtude do aumento da bilirrubina indireta no sangue, com excreção aumentada do urobilinogênio urinário e fecal. A dosagem das bilirrubinas no soro orienta o diagnóstico diferencial entre as icterícias hemolíticas e as icterícias de origem parenquimatosa.

Deve-se lembrar, contudo, que nas hemopatias a icterícia pode ser do tipo hemolítico (quando há aumento da destruição das hemácias) ou hepático (quando há lesão parenquimatosa causada por infiltração de células leucêmicas ou linfomatosas no fígado).

A icterícia pode ser ainda secundária à lesão tóxica das células hepáticas, causada por agentes químicos, como os quimioterápicos empregados no tratamento das doenças neoplásicas.

Linfadenomegalias, esplenomegalia e hepatomegalia

O crescimento dos linfonodos (linfadenomegalia), do baço (esplenomegalia) e do fígado (hepatomegalia) é frequente nos processos linfoproliferativos. Esses sintomas podem ocorrer de maneira isolada ou em associação. Nas leucemias, também ocorrem essas organomegalias, cuja causa é a proliferação de células anômalas.

Os crescimentos "tumorais" em casos de linfomas causam desconforto por si só, mas podem, também, ser acompanhados de fenômenos secundários de tipo compressão, com dor, dispneia e dificuldade motora, conforme sua localização. A esplenomegalia é comum nas hemoglobinopatias. Nesse caso, não encontramos linfadenomegalia associada.

Alterações da pele e fâneros

Além do aparecimento de petéquias e de equimoses, o revestimento cutâneo altera-se com frequência nas hemopatias.

A pele pode estar pálida, traduzindo a presença de anemia (Figura 148.6).

De modo geral, a anemia está relacionada com a diminuição da massa eritrocitária (oligocitemia) e da hemoglobina do sangue.

Além da palidez cutânea, portadores de anemia carencial podem referir queda de cabelo e unhas quebradiças. Queilite angular pode ser observada na carência da cobalamina. A coiloníquia pode ser observada na anemia ferropriva.

Outras manifestações cutâneas que podem ocorrer nas hemopatias são edema, eritemas, máculas, pápulas, bolhas e pústulas.

Pode ocorrer impregnação da derme por pigmento bilirrubínico (icterícia), ferro (hemocromatose) ou infiltração por células neoplásicas (leucêmides), além da formação de verdadeiros tumores subcutâneos (infiltrações linfomatosas e das reticuloendotelioses malignas).

A pele pode apresentar também coloração avermelhada (eritrodermia) ou cianótica nas poliglobulias e na policitemia, além de prurido e descamação (micose fungoide e síndrome de Sézary).

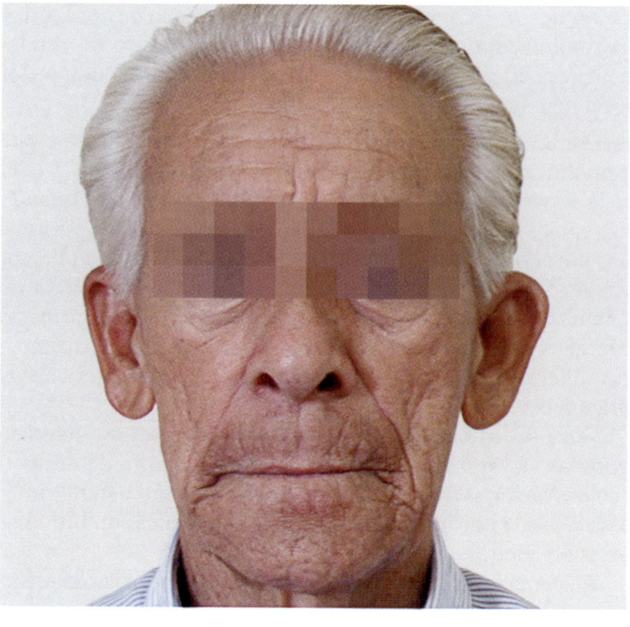

Figura 148.6 Palidez cutânea intensa em portador de anemia perniciosa.

O prurido cutâneo é relatado com muita frequência nos linfomas, associado ou não a aumento da sudorese. Esse sintoma pode ser extremamente desagradável, só melhorando após o tratamento específico do linfoma. Sua causa não está totalmente esclarecida, parecendo coincidir, em certos casos, com aumento da imunoglobulina tipo IgE no soro. O prurido é generalizado, geralmente sem evidência de lesão cutânea, exceto aquelas provocadas pelo ato de coçar (sinais de coçadura). Outras neoplasias derivadas da proliferação de linfócitos T também podem ocasionar prurido cutâneo como sintoma inicia; a micose fungoide é um exemplo típico.

As leucemias linfoides, embora mais raramente, podem determinar um quadro pruriginoso. As leucemias basofílicas e as mastocitoses podem apresentar período inicial cuja única queixa é o prurido. Nesses casos, o prurido está relacionado com a liberação de histamina, presente nas granulações citoplasmáticas daquelas células.

Em certos pacientes, o prurido pode permanecer durante longo período como único sintoma, com nenhuma ou pequena alteração da pele.

Nos linfomas e nas leucemias crônicas, especialmente as linfocitárias, como consequência da imunodepressão, podem aparecer infecções virais tipo herpes simples ou herpes-zóster, que adquirem gravidade muito grande com rápida disseminação. Pelo mesmo motivo, quando há lesões das mucosas da boca e da vagina por infecção micótica, especialmente do gênero *Candida*, há que se pensar em imunodepressão, especialmente em se tratando de pessoas mais idosas.

Sintomas osteoarticulares e musculoesqueléticos

São comumente referidos nas anemias crônicas constitucionais e nas coagulopatias.

A doença falciforme caracteriza-se por dores ósseas e articulares intensas. Como essa sintomatologia comumente é acompanhada de febre e de leucocitose no sangue periférico, podendo incidir em crianças de baixa idade, não é raro que esse quadro seja confundido com febre reumática. No entanto, a presença de icterícia, episódios de colúria, anemia crônica e história familiar, ao lado dos exames laboratoriais, possibilitam fazer o diagnóstico diferencial. A eletroforese de hemoglobina, com o encontro da hemoglobina S, é fundamental para essa diferenciação.

Os sintomas dolorosos (crise vasoclusiva) devem-se à presença de microêmbolos e de infartos causados pela aglutinação das hemácias falcizadas – que aparecem em decorrência da isquemia e do fluxo sanguíneo lento nos pequenos vasos sanguíneos. Além da dor, pode haver edema articular. Com o aparecimento dos infartos e a substituição de tecido ósseo por tecido conjuntivo, podem advir deformidades ósseas.

A hiperplasia dos eritroblastos ou de células antecessoras das hemácias, no interior dos ossos chatos do crânio e da face, pode levar a deformidades como as que se observam em crianças e em adultos jovens portadores de talassemia quando não tratados adequadamente. A hiperplasia dos eritroblastos na medula dos ossos ocasiona adelgaçamento das tábuas ósseas externas. A radiografia dos ossos mostra, então, alterações nos ossos chatos e nos ossos longos, especialmente na apresentação mais grave da talassemia na criança.

Nas hemofilias A ou B graves, o comprometimento musculoesquelético ocorre em virtude do sangramento intra-articular e muscular espontâneo. A dor articular ocorre pela distensão e inflamação sinovial. Nos casos de sangramento articular repetido, pode-se observar deformidade articular e limitação ao movimento da articulação (síndrome da imobilidade) comprometida (artropatia hemofílica). A artralgia é mais comum nos casos agudos de sangramento do que nos casos crônicos, nos quais a deformidade articular já está instalada (Figura 148.7). As principais articulações acometidas são: joelhos, tornozelos, quadril e cotovelos.

A síndrome das pernas inquietas, caracterizada por espasmos musculares involuntários noturnos acompanhados de distúrbios do sono, pode ser exacerbada ou aparecer na carência de ferro (estado em que há depleção dos estoques de ferro).

Nas leucemias e nos linfomas não Hodgkin, a proliferação de células malignas na região subperiostal dos ossos e junto às articulações acarreta, em certos pacientes jovens ou em crianças, o aparecimento de dor óssea e/ou articular, simulando, às vezes, um quadro reumático.

O déficit do desenvolvimento pôndero-estatural pode ser significativo em portadores de anemias crônicas, em especial nas anemias constitucionais (anemias hemolíticas e hemoglobinopatias, sem tratamento adequado) ou nas anemias carenciais graves quando ocorrem na infância.

Sintomas cardiorrespiratórios

Quando presentes, os sintomas cardiorrespiratórios estão sempre relacionados com um grau maior de anemia. A anemia grave determina redução da capacidade laborativa e da atividade física. Os sintomas referidos são dispneia e taquicardia. Se a anemia é aguda, decorrente de hemorragia volumosa, há diminuição do volume de sangue circulante, causando tonturas e lipotimia.

Tosse, dispneia e dor torácica podem ser referidas por portadores de linfomas nos quais haja massas neoplásicas mediastinais e derrame pleural. Quando ocorre a síndrome da compressão da veia cava superior, ocasionada pelo aparecimento de massa linfonodal localizada no mediastino, o paciente refere frequentemente edema cervicofacial, pletora facial e dispneia. Menos frequentemente, podem ocorrer tosse seca, edema dos membros superiores, dor torácica e disfagia associados ao quadro.

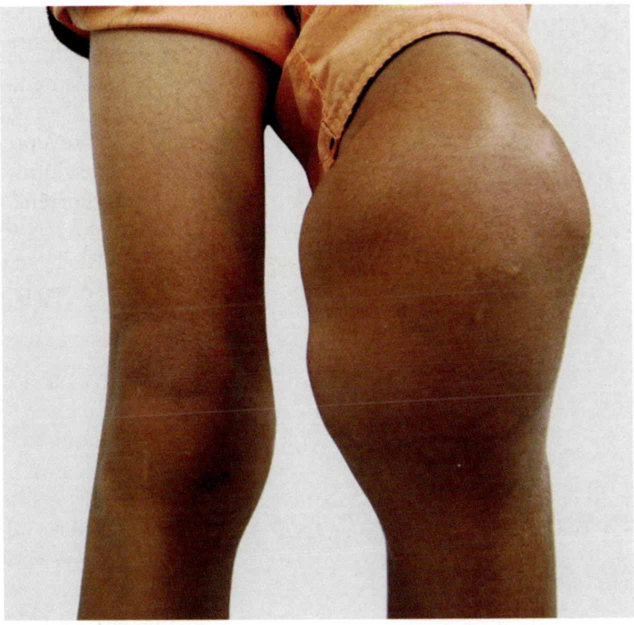

Figura 148.7 Joelho em portador de hemofilia, com sinovite crônica e deformidade articular.

Sintomas gastrintestinais

Dizem respeito, principalmente, a hemorragias na mucosa do trato gastrintestinal, desde a boca até o reto. São frequentes nas leucemias agudas, nas púrpuras plaquetopênicas e nas plaquetopatias. Podem ser relatadas como pequenos sangramentos aos traumatismos, como o ato de escovar os dentes, ou podem ser espontâneos. Perdas sanguíneas maiores pelas fezes são referidas em associação a cólicas abdominais na púrpura vascular de Henoch-Schönlein.

As fezes escurecidas por melena (presença de sangue digerido nas fezes) podem corresponder a hemorragias gastrintestinais altas ou a excesso de urobilinogênio fecal, como ocorre nas anemias hemolíticas.

Em casos de esplenomegalia congestiva, como na esquistossomose mansônica, pode ocorrer hematêmese (vômitos sanguíneos) por ruptura de varizes esofágicas, as quais costumam estar associadas à plaquetopenia decorrente de hiperesplenismo, mas principalmente em decorrência da síndrome de hipertensão portal. Nas púrpuras plaquetopênicas, nas leucemias ou na anemia aplásica, podem ocorrer sangramentos no tubo digestório, manifestados por hematêmese, melena e enterorragia. O sangue pode ser proveniente do nariz e, se deglutido, é eliminado com o vômito por irritação da mucosa gástrica.

Dores abdominais de tipo contínuo ou em cólicas podem estar presentes quando há crescimento tumoral intra-abdominal. A dor abdominal pode ser um dos sintomas da hemoglobinúria paroxística noturna, que também pode apresentar disfagia. O baço aumentado de volume nas síndromes mieloproliferativas costuma comprimir o estômago e ocasionar desconforto pós-prandial.

Na doença falciforme, quando ocorre infarto do baço por aglutinação das hemácias, aparece dor, especialmente se o local infartado estiver junto à serosa peritoneal. Abdome agudo pode ocorrer em pacientes portadores de hemólise crônica após trauma, ainda que pequeno, sobre a região abdominal. A coleção de sangue que se forma pode ser tamponada pela cápsula de revestimento da víscera comprometida ou ser intraperitoneal, causando dor.

Nas anemias hemolíticas constitucionais, entre elas a microesferocitose hereditária e a doença falciforme, podemos observar litíase biliar, que pode determinar crises de cólicas e de icterícia obstrutiva (cálculos de sais de bilirrubina).

Sintomas geniturinários

As hemorragias são também os sintomas geniturinários mais importantes: menometrorragia e hematúria, causadas quase sempre por plaquetopenia. Deve-se lembrar que a menorragia é a causa mais frequente de anemia ferropriva da mulher em idade fértil. Importante lembrar também da doença de von Willebrand, cujo sintoma na mulher em idade fértil pode ser a menorragia.

A amenorreia pode ocorrer em portadoras de anemia crônica acentuada e também em mulheres que estão em tratamento com quimioterápicos.

O relato de colúria é frequente nos episódios de hiper-hemólise das anemias hemolíticas ligados à excreção aumentada de urobilinogênio urinário.

Certos pacientes referem urina escura (cor de chá-mate ou de Coca-Cola) pela manhã, na primeira micção. Outros eliminam urina escura após períodos longos em posição ortostática ou após exposição ao frio. Nesses casos, há eliminação de hemoglobina pela urina, ou seja, hemoglobinúria. A hemoglobinúria aparece como sintoma associado à hemoglobinúria paroxística noturna, doença associada à hemólise pela lise do complemento.

Sintomas ligados à insuficiência renal (edema, oligúria) podem estar presentes em portadores de mieloma múltiplo, doença proliferativa das células plasmocitárias que se caracteriza por apresentar lesões osteolíticas responsáveis por dores ósseas e por fraturas.

Sintomas neurológicos

A deficiência de ferro pode estar associada a alterações da cognição em adultos e crianças. Na infância, o déficit sensorial e cognitivo pode levar ao déficit de aprendizagem.

A queixa de parestesia é o sintoma neurológico mais comum na carência da cobalamina (vitamina B_{12}), mas os sintomas neurológicos podem ser variados, envolvendo alterações cerebrais, sintomas psiquiátricos, mielopatia, neuropatia ou desordens do sistema nervoso autônomo e perda ponderal.

A plaquetopenia pode ocasionar hemorragia no sistema nervoso central (SNC) e pode ser fatal. Embora não frequente, sangramento no SNC pode ocorrer de maneira espontânea na hemofilia grave, A ou B.

Quadros de infiltração do SNC por células clonais (em leucemias e linfomas) ou de compressão da medula espinal são muito graves. Os primeiros caracterizam-se por cefaleia e vômito (hipertensão intracraniana), enquanto nos últimos os pacientes referem diminuição da força muscular (paresia, paralisia ou mesmo tetraplegia) de instalação lenta ou subaguda. Este último pode ser observado em portadores de mieloma de células plasmáticas.

Na leucemia mieloide aguda ocorrem, embora raramente, quadros de proliferação celular levando à infiltração da cavidade orbitária, com lesão do nervo óptico e protrusão dos globos oculares (cloroma), decorrendo a partir daí a diminuição progressiva da acuidade visual.

Em portadores de policitemia vera, o aumento da massa eritrocitária e do volume sanguíneo total leva a um quadro de hiperviscosidade sanguínea e à consequente dificuldade de circulação do sangue nos pequenos vasos. Sintomas de hipertensão arterial, como cefaleia, vertigens, escotomas, perturbações sensoriais e motoras nas extremidades e alteração na esfera psíquica, podem ser observados nesses pacientes.

EXAME FÍSICO

No exame físico, avaliam-se o estado geral, a pele, as mucosas, o sistema osteomuscular, os linfonodos, e os sistemas cardiorrespiratório, digestório, geniturinário e nervoso.

No exame físico geral, deve-se observar se o paciente está em condições gerais e nutricionais boas ou regulares ou se há grande comprometimento de seu estado físico. Isso pode orientar acerca da duração e da gravidade da doença. Pacientes com hemopatia maligna de certa duração podem estar emagrecidos ou quase caquéticos já na primeira consulta.

Há leucemias e linfomas que passam despercebidos durante um tempo longo, pois são de evolução lenta. Outras vezes, essas afecções instalam-se de modo abrupto, determinando quadros dramáticos de hemorragia, de crescimento neoplásico rápido, de anemia intensa, de febre ou de infecções de difícil controle, podendo levar o paciente, em pouco tempo, à caquexia, ao torpor e, se não for atendido com presteza, à morte.

As anemias carenciais, de modo geral, são de instalação lenta, seja qual for a carência em questão (ferro ou vitaminas), e pouco comprometem o estado geral dos pacientes no início.

Pele e mucosas

A palidez cutaneomucosa varia em função do grau de redução dos glóbulos vermelhos e da taxa de hemoglobina.

A pele pode apresentar pequenos pontos avermelhados ou discretamente arroxeados que correspondem a petéquias ou a manchas hemorrágicas maiores (equimoses ou sufusões hemorrágicas), cujo aparecimento pode ser espontâneo ou após pequenos traumatismos. Essas manifestações hemorrágicas, observadas melhor na pele do que nas mucosas, denominam-se, genericamente, púrpuras, as quais podem ocorrer em virtude de alterações de pequenos vasos ou do número das plaquetas circulantes. Mais raramente são observadas nas coagulopatias.

As anemias crônicas, especialmente as hemolíticas constitucionais, e as hemoglobinopatias modificam profundamente o desenvolvimento físico dos pacientes, resultando em hipodesenvolvimento, em estatura baixa e em caracteres sexuais secundários pouco marcados, quando não tratadas adequadamente. Condicionam ainda o aparecimento de certas lesões cutâneas, como as úlceras maleolares dos indivíduos com doença falciforme. O hipodesenvolvimento corporal é manifesto nas hemoglobinopatias, cujo melhor exemplo é a talassemia, forma *major*. Os pacientes com talassemia são de baixa estatura, têm deformidades do crânio e da face e apresentam coloração branco-pardacenta da pele, que tende a se tornar escura com o passar dos anos, pela hemocromatose secundária decorrente do uso frequente de transfusões de sangue, quando não houver a quelação do excesso de ferro secundário ao regime transfusional. O hipodesenvolvimento sexual é acentuado em muitos pacientes.

Infiltrações da pele e do tecido subcutâneo por células leucêmicas ou linfomatosas podem ocorrer sob a forma de máculas e de pápulas de extensão variável.

Nas anemias hemolíticas, há impregnação cutânea por pigmento bilirrubínico produzindo icterícia. A anemia hemolítica autoimune e a púrpura trombocitopênica imune (apresentação com petéquias e equimoses) podem ocorrer no lúpus eritematoso sistêmico isoladamente ou em associação.

Lesões herpéticas e outras manifestações infecciosas na pele e nas mucosas são relativamente comuns nas hemopatias malignas por deficiência imunológica, associadas ou não à redução das células granulocíticas, especialmente dos neutrófilos circulantes.

Em algumas hemopatias, há lesões de pequenos vasos (vasculites), além de plaquetopenia e de anemia hemolítica. Lesões tróficas secundárias a vasculites, como, necrose das pontas dos dedos, podem ser encontradas na pele.

Nas neoplasias hematológicas que cursam com grande crescimento tumoral, como em linfomas, pode ocorrer compressão de feixes vasculonervosos, cianose, edema a montante da compressão e ingurgitamento nervoso.

Sistema locomotor

Hipotrofia muscular é frequente nas hemopatias malignas de evolução lenta. Os pacientes com linfoma podem vir à primeira consulta em grau avançado de caquexia.

Nas doenças hemorrágicas pode haver sangramento que disseca as fibras musculares, formando hematomas e provocando contraturas musculares. As hemorragias intra-articulares repetidas, frequentes na hemofilia, levam à artropatia crônica anquilosante (ver Figura 148.7).

Na doença falciforme e na talassemia, as lesões dos ossos, acompanhadas de artralgias, não são raras. Na infância dos portadores de doença falciforme pode ocorrer crise vasoclusiva nos pés e nas mãos (síndrome pé-mão), quadro extremamente doloroso decorrente de falcização das hemácias.

A necrose óssea, asséptica, como a da cabeça do fêmur, conduz à deformação do esqueleto, mais encontrada em crianças e jovens na apresentação grave dessa doença.

Na talassemia há alterações características da face, com crescimento da região do maxilar superior, dentes incisivos de grande tamanho, resultando no aspecto denominado "face de roedor".

Em certos doentes talassêmicos e falcêmicos, o crânio pode apresentar-se aumentado no sentido vertical, aspecto conhecido como turricefalia ou crânio em torre.

Tumores ósseos palpáveis e dolorosos localizados no crânio e/ou nas extremidades podem ser encontrados no mieloma de células plasmáticas. Esses tumores são formados pelo crescimento exagerado de células plasmocitárias malignas. Fraturas patológicas costumam ocorrer nesses pacientes e são decorrentes do adelgaçamento extraordinário do tecido ósseo provocado pela expansão do tecido neoplásico no interior da medula.

Linfonodos

O aumento de tamanho dos linfonodos das cadeias superficiais ocorre em diversas hemopatias.

As linfadenomegalias infecciosas e não infecciosas podem apresentar-se sob três aspectos: (1) linfadenomegalia isolada, quando apenas um linfonodo está acometido; (2) linfadenomegalia regional, quando vários linfonodos de uma mesma região estão alterados; e (3) linfadenomegalia generalizada, quando todo o sistema ganglionar está hiperplasiado.

Linfadenomegalias infecciosas e de natureza proliferativa

É importante o diagnóstico diferencial entre as linfadenomegalias infecciosas e as de natureza proliferativa, havendo alguns dados que possibilitam essa diferenciação.

De modo geral, as linfadenites aparecem agudamente, acompanhando-se de dor e de calor local. Algumas vezes, há edema junto aos linfonodos, tendência à flutuação e à fistulização- (p. ex., tuberculose ganglionar).

Nas hipertrofias linfonodais, em virtude da proliferação de células neoplásicas, não costuma haver dor local nem sinais flogísticos. Isso, entretanto, não tem valor absoluto, pois em alguns linfomas pode haver necrose do tecido tumoral, presença de flutuação e mesmo fistulização (ver Parte 10, *Sistema Cardiovascular*, Seção 4, *Linfáticos*.)

Às vezes é referida dor em linfonodos infartados, sede de linfoma tipo Hodgkin, após a ingestão de bebida alcoólica.

As leucemias agudas, mieloides ou linfoides, os linfomas tipo Hodgkin e não Hodgkin, as reticuloses e outras condições, tais como macroglobulinemias, doenças de acúmulo e estados de imunodeficiência, apresentam linfadenomegalias quase sempre de tipo generalizado, dependendo tal disseminação do estado evolutivo dessas doenças.

Sistemas circulatório e respiratório

As alterações cardiorrespiratórias podem depender de infecções, de infiltrações parenquimatosas, de adenopatia mediastinal, de anemia grave ou de presença de derrames.

Em muitos pacientes, especialmente em pessoas mais idosas, são encontradas alterações não relacionadas com a hemopatia, como tosse, dispneia, edema, sinais de insuficiência cardíaca e hipertensão arterial. Entretanto, em algumas doenças esses sintomas estão diretamente relacionados com a hemopatia, como é o caso da policitemia vera. Nesta, há aumento da massa de hemácias em circulação, tornando o sangue mais viscoso, levando à pletora sanguínea generalizada com ingurgitamento dos pequenos vasos venosos e tonalidade cianótica da pele, em especial do segmento cefálico e eritromealgia (em extremidades). Pode haver hipertensão arterial, tonturas, cefaleia e palpitações.

Em alguns casos de mieloma de células plasmáticas e na macroglobulinemia, por aumento da viscosidade sanguínea consequente à hiperproteinemia, podem ocorrer alterações semelhantes.

Nas anemias de evolução crônica, o coração procura compensar a hipoxia dos tecidos pelo aumento da frequência cardíaca. Quando a hemoglobina cai abaixo de certo nível (4 g/100 mℓ de sangue), o coração pode entrar em insuficiência (cor anêmico). Podem ocorrer também infartos, sobretudo nas crises de falcização, determinando então cardiomegalia e outras alterações que podem resultar em arritmias e em aparecimento de sinais de insuficiência cardíaca. Ainda na doença falciforme, podemos observar hipertensão pulmonar, seja em decorrência de infarto pulmonar por crise vasoclusiva ou mesmo em virtude de hemossiderose transfusional.

Sistema digestório

Nas anemias carenciais megaloblásticas há atrofia das papilas linguais, dando origem à glossite atrófica, em que a língua é lisa e brilhante. A queilite angular ou comissurite é caracterizada por processo inflamatório localizado no ângulo da boca, uni ou bilateral, em que se observam discreto edema, descamação, erosão e fissura. Essa afecção pode ser observada na anemia ferropriva ou megaloblástica.

As infecções bucais e da orofaringe são frequentes nos casos de diminuição dos granulócitos e nos pacientes imunossuprimidos, podendo haver lesões típicas de candidíase, de inflamação gengival e até de abscesso amigdaliano. O paciente neutropênico pode apresentar aftas na mucosa oral. O paciente em quimioterapia pode apresentar ulcerações da mucosa oral em decorrência do tratamento quimioterápico (mucosite).

Na leucemia aguda monocítica, ou mielomonocítica, pode ocorrer o crescimento da gengiva por hiperplasia de células desse local, a qual pode ser acentuada, chegando a encobrir os dentes.

Nos linfomas também pode ocorrer infiltração de células malignas na mucosa gengival, com seu crescimento e expulsão dos dentes. Exemplo disso é o crescimento gengival presente em alguns casos de linfoma de Burkitt.

Crescimento tumoral, geralmente unilateral, da amígdala palatina também pode ser encontrado no exame da cavidade bucal em casos de linfoma. A amígdala pode alcançar volume tão grande que quase fecha a orofaringe, causando dificuldade respiratória e de deglutição.

As hemorragias da mucosa oral são frequentes nos distúrbios da hemostasia, nas púrpuras e nas anemias aplásicas.

na série granulocítica (as células podem ser também de maior tamanho, com núcleos grandes e cromatina frouxa) e diminuição das granulações características da série granulocítica, ficando o citoplasma às vezes desprovido delas. Esse aspecto é nítido em esfregaços de material medular, mas também é encontrado no sangue periférico. Tais células granulocíticas anormais recebem o nome de células de Tempka-Braun (e-Figura 149.3).

RETICULÓCITOS. São eritrócitos jovens que aparecem no sangue em pequena proporção (1 a 1,5%). Têm um retículo fino que é corado pelo corante supravital (azul de cresil). O aumento dessas células está ligado à emissão de maior número delas pela medula óssea, geralmente por perda aguda de sangue ou por hemólise (destruição aumentada). Esse aumento é denominado reticulocitose (e-Figura 149.4).

O estudo da linhagem vermelha ou eritrocitária completa-se com a determinação dos índices hematimétricos, que estão demonstrados no Quadro 149.2.

DOSAGEM DE HEMOGLOBINA (HB) REALIZADA PELO MÉTODO DA CIANOMETEMOGLOBINA OU DOSADA ELETRONICAMENTE EM CONTADORES AUTOMATIZADOS. É expressa em gramas por decilitro de sangue.

Os valores normais são: em homens, entre 14 e 18 g/dℓ; nas mulheres, entre 12 e 16 g/dℓ.

HEMATÓCRITO (HT). Indica o volume total de eritrócitos em relação a certo volume de sangue total. É expresso em fração dos glóbulos por litro de sangue. Pode-se também expressar em porcentagem (%).

Os valores médios são: homens: 41 a 51%; mulheres: 37 a 47%.

VOLUME CORPUSCULAR MÉDIO (VCM). Refere-se ao volume médio de um único eritrócito. O resultado é expresso em fentolitros. Calcula-se dividindo o valor do hematócrito (%) pelo número de eritrócitos em milhões.

Valor normal: 80 a 100 fℓ.

Quando o hemograma é realizado em contadores automatizados, o índice hematimétrico é determinado automaticamente pelo contador.

HEMOGLOBINA CORPUSCULAR MÉDIA (HCM). Expressa a quantidade média (peso) de hemoglobina contida em um único eritrócito. Obtém-se pela divisão do peso da hemoglobina (g/dℓ) pela cifra de eritrócitos em milhões por mm^3.

O valor normal oscila entre 26 e 35 pg (picogramas). Tal como o VCM, é calculado automaticamente pelo contador.

CONCENTRAÇÃO HEMOGLOBÍNICA CORPUSCULAR MÉDIA (CHCM). Expressa a quantidade (concentração) média de hemoglobina por eritrócito, independentemente de seu tamanho. Calcula-se dividindo a hemoglobina (g/dℓ) pelo valor do hematócrito (%). É expressa em g/dℓ.

O valor normal oscila entre 32 e 36 g/dℓ. Igualmente ao VCM, é calculado automaticamente pelo contador.

Quadro 149.2 Índices hematimétricos.

Índice hematimétrico	O que avalia	Valor normal (adultos)
VCM	O tamanho (volume) médio dos eritrócitos	80 a 100 fℓ
CHCM	O grau de saturação de hemoglobina no eritrócito	31 a 36 g/dℓ
HCM	A média de hemoglobina por eritrócito	26 a 35 pg

CHCM: concentração hemoglobínica corpuscular média; HCM: hemoglobina corpuscular média; VCM: volume corpuscular médio.

Dois outros índices foram acrescentados para o estudo dos eritrócitos: o RDW (*red cell distribution width*) e o HDW (*hemoglobin distribution width*), que servem para indicar, respectivamente, a variação de volume eritrocitário e de concentração de hemoglobina de determinada amostra de eritrócitos sanguíneos. Quando se observa aumento do RDW, é indicação de anisocitose no esfregaço.

Hemossedimentação

A hemossedimentação (ou velocidade de sedimentação dos eritrócitos) é avaliada em função de um período de tempo de 1 hora e de 2 horas.

O sangue com anticoagulante é colocado em um tubo capilar (Wintrobe ou Westergreen) para sedimentação em posição vertical durante esse tempo.

A sedimentação mais ou menos rápida da coluna de células vermelhas do sangue depende do volume dessas células e da composição química do plasma, especialmente das proteínas.

Nas anemias, em geral, o volume dos eritrócitos ou hematócritos é menor do que o normal, em torno de 45%. Essas células sedimentam-se com maior facilidade e mais rapidamente; portanto, a hemossedimentação será aumentada. Quando o hematócrito está aumentado, isto é, havendo poliglobulia, a sedimentação dos eritrócitos será mais difícil.

A hemossedimentação normal vai de 0 a 10 mm/h (teste de Wintrobe) no sexo feminino, e é menor no sexo masculino, na ausência de anemia.

Esse teste não é específico de quaisquer condições, nem de hemopatias, e altera-se em algumas doenças crônicas, como tuberculose pulmonar, artrite reumatoide, neoplasias malignas (p. ex., linfoma de Hodgkin) ou doença reumática.

Valores normais da hemossedimentação não excluem um estado mórbido; inversamente, valores aumentados em geral traduzem uma doença que pode estar em evolução, embora de maneira latente.

Série leucocitária

Os leucócitos são produzidos na medula óssea e entram na corrente circulatória quando alcançam certo grau de amadurecimento. Essas células podem ser estudadas no sangue periférico ou em material de medula óssea.

A parte do hemograma relativa aos leucócitos é denominada fórmula leucocitária, ou leucograma.

As variações da fórmula leucocitária refletem as alterações quantitativas, enquanto o exame citológico das células, após coloração pelos corantes chamados panópticos, evidencia as alterações qualitativas.

As cifras normais dos leucócitos no sangue periférico variam dentro de amplos limites, indo, em condições normais, de 4 a 10 × 109/ℓ (4.000 a 10.000 por mm^3).

O aumento do número de leucócitos denomina-se leucocitose, e a diminuição denomina-se leucopenia.

De modo geral, a leucocitose ocorre como uma resposta do organismo a agentes estimulantes da produção de leucócitos (p. ex., infecções) ou nos processos de proliferação maligna (ver Parte 15, *Sistema Hematopoético*, Capítulo 150, *Doenças do Sangue*). Situações fisiológicas também podem cursar com leucocitose. Podemos citar como exemplo a gestação.

As leucopenias, em geral, evidenciam diminuição da produção dos leucócitos pela medula óssea.

Acesse todo o conteúdo *online* citado nesta página:
http://uqr.to/217di

Faz-se a contagem global em amostra de sangue venoso colhido com anticoagulante ou por picada da polpa digital. A contagem diferencial ou relativa dos leucócitos é obtida pela análise do esfregaço de sangue periférico colocando-se uma gota de sangue sem anticoagulante sobre uma das extremidades de uma lâmina de vidro desengordurada, usando-se a borda polida de outra lâmina, colocada em uma inclinação de 45° para espalhar o sangue, formando uma delgada película.

O esfregaço assim obtido será corado por método panóptico, de Leishman ou Giemsa.

Os núcleos adquirem tonalidade azul-acastanhada, podendo-se reconhecer a malha cromatínica e os nucléolos, geralmente presentes em células jovens ou imaturas. Os nucléolos adquirem tonalidade azulada.

O citoplasma das várias linhagens leucocitárias é diferenciado pelo aspecto, pelo tamanho e pelo número de granulações (e-Figura 149.5). As células eritrocitárias e os leucócitos desprovidos de granulações citoplasmáticas podem ser reconhecidos pela coloração do citoplasma, aliada às características dos núcleos. As plaquetas têm características próprias que também possibilitam sua identificação.

A fórmula normal apresenta os tipos celulares listados no Quadro 149.3.

A leucocitose, com maior frequência, está na dependência do aumento dos neutrófilos (neutrofilia ou neutrocitose) ou dos linfócitos (linfocitose), uma vez que essas células são as que aparecem em maior proporção. Entretanto, pode haver leucocitose por aumento de eosinófilos (eosinofilia ou eosinocitose), de basófilos (basofilia ou basocitose), de monócitos (monocitose) e, mesmo, de plasmócitos (plasmocitose).

As leucopenias são causadas, geralmente, por queda dos neutrófilos (neutropenia ou neutrocitopenia) (ver Parte 15, *Sistema Hematopoético*, Capítulo 150, *Doenças do Sangue*), associada ou não à diminuição dos outros granulócitos (eosinopenia e monocitopenia). Mais raramente têm como causa a redução de linfócitos (linfocitopenia ou linfopenia). As diminuições dos basófilos e dos plasmócitos, isoladamente, não têm significado clínico.

As infecções bacterianas agudas costumam provocar leucocitose no sangue periférico à custa dos neutrófilos. Nesses casos, é comum o encontro de células da linhagem neutrofílica mais jovens do que os bastonetes, como metamielócitos, mielócitos e até promielócitos. Essas células, em condições normais, ficam retidas na medula óssea. Fala-se, então, em desvio à esquerda quando tais células surgem na circulação. Nessas condições, há diminuição relativa dos linfócitos (linfocitopenia relativa) e os eosinófilos desaparecem da circulação (eosinopenia da fase aguda das infecções).

Acompanhando esse desvio à esquerda, observam-se, nos granulócitos maduros, bastonetes e segmentados neutrófilos e aumento de granulações citoplasmáticas, denominadas granulações tóxicas.

Elas correspondem às granulações normais de tais células, também chamadas de granulações primárias, ricas em conteúdo enzimático, importantes para a defesa do organismo contra partículas estranhas (p. ex., bactérias).

REAÇÃO LEUCEMOIDE. Quando a reação granulocítica neutrofílica é acentuada, pode haver leucocitose e intenso desvio à esquerda, encontrando-se células imaturas na circulação (podendo ser encontrados mieloblastos). A presença de células granulocíticas precursoras na circulação pode simular um processo proliferativo leucêmico e recebe a denominação "reação leucemoide". As células que participam da reação leucemoide são morfológica e funcionalmente normais, enquanto na leucemia as células são anômalas, embora possam ter aspecto morfológico próximo ao normal.

REAÇÃO LEUCOERITROBLÁSTICA. Ocorre leucocitose com desvio à esquerda e presença de eritroblastos circulantes. Em geral, está associada à fibrose medular, podendo ser encontrada também em casos de hemólise crônica com diseritropoiese, como na talassemia maior.

Quadro 149.3 Distribuição normal em números relativos (percentuais) dos leucócitos em sangue periférico.

Leucócitos	Percentual observado na diferencial ou contagem relativa
Neutrófilos	São os mais numerosos (60 a 65%); a quase totalidade corresponde às formas segmentadas Apenas 2 a 5% aparecem sob a forma de bastonete
Eosinófilos	Correspondem a 2 a 4% dos leucócitos do esfregaço
Basófilos	São raros no sangue circulante, aparecendo na proporção de 0 a 1%
Linfócitos	Totalizam 20 a 30%. Há células de diferentes aspectos, denominadas linfócitos típicos (a maioria), atípicos e linfócitos granulares
Plasmócitos	De 0 a 1%
Monócitos	Presentes no percentual de 4 a 8%

Série plaquetária

As plaquetas são células especiais, derivadas dos megacariócitos da medula óssea, que aparecem nos esfregaços de sangue isoladas ou em grupos.

As plaquetas são estruturas anucleadas, medindo de 2 a 4 micra, desprovidas de material nuclear e são coradas, também, por Leishman ou Giemsa.

O número de plaquetas pode ser obtido por método indireto, isto é, em lâmina corada, fazendo-se a relação do número das plaquetas encontradas com o número de eritrócitos por mm^3 (método de Fonio); pela contagem direta em câmara de Neubauer, diluindo certo volume de sangue em oxalato de amônio a 1%. Com esse método, obtêm-se valores mais próximos do real. O método mais utilizado, atualmente, é pelo contador automático de células.

Em condições normais, há de 200.000 a 400.000 plaquetas/mm^3.

Quando esse número cai para menos de 140.000/mm^3, fala-se em plaquetopenia, ou trombocitopenia, e quando está acima de 500.000/mm^3, denomina-se plaquetose ou trombocitose. A variação do número normal das plaquetas ocorre isolada ou concomitantemente com alterações da hemostasia. O aumento acentuado de plaquetas costuma ocorrer nas chamadas síndromes mieloproliferativas, das quais a leucemia mieloide crônica é a mais frequente. A plaquetose e a leucocitose, nesses casos, fazem parte do processo proliferativo, portanto, maligno.

As alterações numéricas das plaquetas nem sempre estão associadas aos processos malignos (e-Figura 149.6).

As plaquetas também são coradas nos esfregaços; é fácil reconhecê-las

Acesse todo o conteúdo *online* citado nesta página:

http://uqr.to/217dj

como os menores elementos do sangue. Não têm material nuclear, mas apresentam pequenos grãos (cromômeros) corados em uma tonalidade mais escura do que a do citoplasma (hialômero) que serve de fundo.

Em certas condições, como nas síndromes mieloproliferativas, o tamanho das plaquetas é muito maior, chegando a 5 a 7 micra ou mais. Fala-se, então, em plaquetas gigantes. Elas podem estar isoladas umas das outras ou agrupadas.

Há uma doença em que há discreta plaquetopenia com plaquetas grandes e anormalmente formadas. É a síndrome de Bernard-Soulier, doença provocada por defeito congênito das plaquetas, em que a função está alterada (ver Parte 15, *Sistema Hematopoético*, Capítulo 150, *Doenças do Sangue*).

Existem doenças hemorrágicas nas quais observa-se distúrbio funcional das plaquetas (plaquetopatias), permanecendo normais em número e na morfologia.

Os contadores automáticos de leucócitos e de plaquetas são capazes de distinguir vários tipos de células.

A citometria de fluxo com aplicação de raios *laser* possibilitou a análise do tamanho e da estrutura interna dos leucócitos, podendo-se determinar a fórmula leucocitária. As plaquetas também podem ser estudadas por esses métodos.

MIELOGRAMA

A função hematopoética da medula é pesquisada no mielograma, obtido por aspirado de medula óssea e pelo estudo anatomopatológico ou pelo exame histológico de um fragmento de medula óssea obtido por biopsia. Esses exames são complementares.

Pode-se obter o material para o mielograma por meio do aspirado do osso esterno (na região do manúbrio ou na parte superior do corpo esternal), apófise espinhosa anterior ou posterior do osso ilíaco, ou ainda na apófise de uma vértebra dorsolombar. Em crianças com poucos meses de idade, pode-se obter material de boa qualidade pela punção do terço superior da tíbia ou da crista ilíaca anterior. Para ser representativo, o material puncionado deve perfazer duas a três gotas de sangue e conter grumos.

Do material obtido realiza-se o esfregaço (três a quatro lâminas), que deve ser corado pelos corantes Leishman ou Giemsa, podendo ser feitas colorações citoquímicas (e-Figura 149.7).

Faz-se a contagem de 500 células, dando-se o resultado em valores percentuais. Realiza-se também, de maneira sistemática e sem diferencial, a avaliação da celularidade e uma busca rigorosa por células não hematopoéticas (e-Figura 149.8) e por parasitos.

A composição do mielograma normal está apresentada no Quadro 149.4.

Quadro 149.4 Distribuição normal das células encontradas em mielograma.

Setores ou séries avaliados	Percentual observado nas contagens diferencial ou relativa
Células eritroblásticas	Células nucleadas da série vermelha: 20 a 30%
Blastos	Menos de 5%
Células granulocíticas	Neutrófilos e seus precursores, eosinófilos e basófilos: 55 a 65%
Células monocíticas	Correspondem a 2 a 4%
Linfócitos	Totalizam 5 a 10%
Plasmócitos	De 0 a 1,2%
Células do estroma medular	Até 2%
Série megacariocítica	Avaliação sem diferencial. Os megacariócitos estão sempre presentes, localizados preferencialmente nas bordas e nas extremidades dos esfregaços, mas raramente aparecem na contagem diferencial
Celularidade	A avaliação é realizada de acordo com a idade, sem diferencial e com estimativa graduada em normal, aumentada ou diminuída. A estimativa da celularidade leva em consideração a presença de grumos, a quantidade de células no esfregaço e a existência de certa quantidade de gordura

Fonte: Bain, 2011.

Em condições normais, a relação entre o número total de células granulocíticas (G) e eritroblásticas (E) é de 3:1. Nas anemias, essa relação diminui e até se inverte por hiperplasia dos eritroblastos.

As células jovens medulares, capazes de se diferenciar em direção às linhagens granulocítica, eritrocitária e plaquetária, são genericamente denominadas precursores medulares (ver Parte 15, *Sistema Hematopoético*, Capítulo 147, *Fundamentos de Anatomia e Fisiologia*). Há, pois, um mecanismo regulador da hematopoese que pode se alterar em diversas condições.

A medula óssea é capaz de responder a modificações que ocorrem no sangue periférico de modo rápido desde que esteja funcionando normalmente. Assim, perdas hemorrágicas e infecções agudas refletem-se na pronta reação do parênquima medular, daí resultando o estímulo para a proliferação acelerada dos precursores das várias linhagens celulares.

A medula mostra-se hipercelular por aumento do número de divisões celulares e por encurtamento do tempo de mitose. Se houver um estímulo para maior produção de células eritrocitárias, o número de precursores eritroblásticos aumenta. A relação G/E será menor, chegando até a se inverter (G/E = 1:1, 1:3 etc.). Se há estímulo para a proliferação dos precursores granulocíticos, a relação G/E aumenta (4:1, 5:1 etc.).

Quando há hemorragias agudas ou crônicas de grande monta, os megacariócitos são estimulados a proliferar.

Em todas essas situações, a medula óssea vai se apresentar hipercelular e a morfologia das várias linhagens poderá estar mais ou menos alterada.

Se o parênquima medular não estiver íntegro, como, por exemplo, na fibrose medular (mielofibrose) ou na intoxicação medular por radiação ou por substância química, não haverá resposta apropriada do órgão aos estímulos. Então, pode ocorrer citopenia seletiva ou pancitopenia (diminuição das três linhagens) e ser detectada no sangue periférico.

Nos processos proliferativos das células sanguíneas (leucemias e linfomas), a infiltração da medula óssea por células malignas pode ser maior ou menor, podendo resultar também em queda de todas as células normais.

Essas doenças proliferativas são de natureza clonal, isto é, todas as células malignas provêm de uma só célula jovem que sofreu profunda alteração na sua capacidade de proliferar e de amadurecer (ou de diferenciar-se) normalmente. Isso faz com que tais células fujam ao controle dos fatores que regulam a hematopoese normal.

Acesse todo o conteúdo *online* citado nesta página:

http://uqr.to/217dk

Com a evolução do processo leucêmico ou linfomatoso, há prejuízo na diferenciação das demais células precursoras normais, que são suplantadas em número pelas células malignas, resultando em citopenia ou em pancitopenia.

Isso pode também acontecer, em grau sempre menor, nas infiltrações medulares por células malignas de origens epitelial e mesenquimal (carcinoma e sarcomas).

A invasão medular por células metastáticas pode levar ao aparecimento de uma reação conhecida como reação leucoeritroblástica, na qual observam-se leucocitose com desvio à esquerda e presença de eritroblastos circulantes.

BIOPSIA DA MEDULA ÓSSEA

Para completar o estudo da medula óssea hematopoética, retiramos um fragmento de osso na crista ilíaca posterior.

Deve-se retirar um fragmento ósseo com cerca de 1 a 1,5 cm de comprimento por 2 a 3 mm de diâmetro. Com esse material, faz-se um imprint sobre uma lâmina destinada à coloração imediata (Leishman).

O fragmento ósseo é colocado em um fixador (Bouin ou Lennert), incluído em parafina; os cortes são corados pela Hematoxilina & eosina (HE) e submetidos também a colorações próprias para reticulina (impregnação pela prata), a estudo do colágeno e a colorações mais específicas (enzimas, hemossiderina, pesquisa de fungos e de micobactérias).

Após o preparo do fragmento e as colorações, é realizado o exame anatomopatológico ou histológico (e-Figura 149.9).

A avaliação histológica da medula óssea (anatomopatológico corado por HE) é indispensável nas doenças linfoproliferativas crônicas para detectar a presença de infiltração medular. Quando presente, deve ser descrito o padrão de infiltração (se intersticial, nodular, difuso ou maciço), importante para diagnóstico diferencial e com valor prognóstico.

Enquanto o mielograma fornece dados sobre as várias linhagens celulares hematopoéticas, referentes mais especificamente à morfologia normal ou alterada de cada uma delas, a biopsia dá elementos sobre as condições do estroma ou do microambiente em que tais células proliferam.

Por meio da biopsia, tem-se noção global do tecido, e pelo estudo citológico (mielograma) pode-se avaliar as modificações celulares mais delicadas que escapam ao exame histopatológico.

ADENOGRAMA

O exame citológico do material obtido pela punção de linfonodos não substitui o exame histológico (histopatológico do fragmento de linfonodo), mas pode orientá-lo.

O exame citológico possibilita avaliar com nitidez e detalhes a morfologia das células linfoides; entretanto, perdem-se nesse exame os dados de inter-relação e a visão de conjunto, importante em algumas hemopatias.

A facilidade para puncionar um linfonodo infartado a curtos intervalos de tempo e a possibilidade de eliminar *a priori* uma doença de tipo proliferativo maligno ou de demonstrar a existência de parasitos como o *Paracoccidioides brasiliensis*, por exemplo, tornam esse exame muito útil. Cumpre ressaltar, contudo, que o exame histopatológico deve ser feito em seguida, sempre que possível.

REAÇÕES CITOQUÍMICAS E ULTRAESTRUTURAIS

Os esfregaços de sangue e de medula óssea podem ser estudados após colorações citoquímicas, especialmente nos casos de leucemia e linfoma.

As reações citoquímicas mais usadas são as seguintes:

- Reação da peroxidase e do Sudan black B, as quais revelam as granulações específicas da série granulocítica. A enzima peroxidase é específica da linhagem mieloide, enquanto o Sudan black B, por identificar lipídios, é menos específico. Nas leucemias agudas, a peroxidase e o Sudan black B servem para diferenciar as formas mieloides das linfoides
- Reação da fosfatase alcalina, que revela as granulações específicas neutrófilas. A reação da fosfatase alcalina é positiva em segmentados neutrófilos normais. Ela aumenta de intensidade nas neutrofilias reacionais e infecciosas e torna-se negativa nos segmentados neutrófilos leucêmicos da leucemia mieloide crônica. Desse modo, essa reação citoquímica presta-se ao diagnóstico diferencial entre a chamada reação leucemoide e a leucemia mieloide crônica
- Reação da fosfatase ácida, que mostra de modo característico os linfócitos T e os monócitos-macrófagos. A fosfatase ácida tem um tipo de distribuição característica nos linfócitos T normais e leucêmicos
- Reação do ácido periódico de Schiff (PAS), que torna possível identificar os mucopolissacarídios. A reação do PAS é intensamente positiva nas células atípicas da linhagem eritroblástica, caracterizando a chamada eritroleucemia (leucemia mieloide aguda tipo M6), que é definida por estudo imunológico, denominado imunofenotipagem
- Reação de Perls, que demonstra a presença de grãos de ferro nas células da linhagem vermelha, assim como a hemossiderina presente em células macrofágicas (e-Figura 149.10); é indispensável para a identificação de sideroblastos anelados, utilizados na classificação morfológica das síndromes mielodisplásicas
- Reação da cloroacetatoesterase, que comprova a existência de granulações específicas neutrófilas
- Reação da alfanaftilacetatoesterase (ANAE), que demonstra granulações monocíticas características. A reação da ANAE é positiva nas células da linhagem monocítica, e útil no diagnóstico da leucemia da linhagem monocítica.

Um melhor conhecimento da ultraestrutura das células hematopoéticas é possível pela microscopia eletrônica. Com essa técnica, tem-se noção mais precisa das organelas celulares (núcleo, nucléolos, mitocôndrias, aparelho de Golgi, vacúolos citoplasmáticos e membranas) e da constituição química das células.

ESTUDOS IMUNOLÓGICOS

Imunocitoquímica

A citoquímica pode ser complementada pela imunocitoquímica. Este é um dos métodos de estudo imunológico em que as células são previamente fixadas em lâminas por citocentrifugação.

A pesquisa pode ser realizada pelas técnicas de imunofluorescência (IF), de imunoperoxidase (IP) e de fosfatase alcalina antifosfatase alcalina (APAAP).

Acesse todo o conteúdo *online* citado nesta página:
http://uqr.to/217dl

As estruturas citoplasmáticas e/ou das membranas celulares podem ser identificadas graças à conjugação de um corante com anticorpos específicos que reconheçam antígenos presentes naqueles locais. Como esses antígenos variam de acordo com a linhagem celular em questão (mieloide, linfoides T e B e *natural killer* – NK), as reações antígeno-anticorpo servem como marcadores celulares. A leitura das reações é feita ao microscópio óptico (para as reações de IP e APAAP), de imunofluorescência (para as reações de IF) ou pela citometria de fluxo.

Imunofenotipagem

É um estudo imunológico em amostra de tecido, estando as células viáveis (*living cells*) e em suspensão. Essas células em suspensão são identificadas por uma reação de imunofluorescência direta (mais frequente); a leitura é realizada por citometria de fluxo.

A citometria de fluxo é um método quantitativo e qualitativo em que são analisadas, de modo individual e por vários parâmetros (tamanho, granularidade ou complexidade interna e constituintes celulares marcados), milhares de células por segundo. O aparelho desenvolvido para essa função é o citômetro de fluxo, criado em 1972 por Herzenberg e denominado FACS (*fluorescence activated cell sorting*) com *laser* argônio.

A imunofenotipagem identifica: (1) o fenótipo das diferentes linhagens celulares de origem hematopoética; (2) o estádio de diferenciação celular intralinhagem (se precursoras, diferenciadas ou maduras).

Esse exame tornou-se indispensável para diagnóstico e classificação das doenças hematológicas, principalmente leucemias agudas, doenças linfoproliferativas crônicas, hemoglobinúria paroxística noturna e, ainda, na pesquisa de doença residual mínima como monitoramento de tratamento, principalmente em leucemias agudas da linhagem linfoide.

Pode ser realizado em qualquer tecido no qual seja necessária a pesquisa de células malignas. Em hematologia, a imunofenotipagem é rotineiramente realizada em sangue periférico, aspirado de medula óssea, LCR e/ou líquido pleural, e/ou qualquer tecido do qual possamos obter células em suspensão. Em casos em que a suspeita de doença de origem hematopoética ocorre em outros órgãos, nos quais não é possível obter de modo direto as células em suspensão (p. ex., fragmentos de estômago, linfonodo, baço após esplenectomia), coloca-se um fragmento do material obtido por biopsia em um meio líquido (tampões como PBS® ou RPMI®) para obter as células em suspensão. Nessas condições, o material deve ser enviado imediatamente ao laboratório para melhor obtenção de células viáveis.

Imuno-histoquímica

Esse exame compreende o estudo imunológico em amostra de tecido fixada em parafina. A imuno-histoquímica é realizada após avaliação anatomopatológica pelas colorações adequadas e tem indicação em casos de doenças hematológicas, principalmente as doenças linfoproliferativas crônicas, e em casos de suspeita de infiltração neoplásica da medula óssea.

As infiltrações medulares podem ser por doença de origem hematopoética ou metástase; a imuno-histoquímica é indispensável para a determinação da origem (hematopoética *versus* não hematopoética) e da linhagem celular (mieloide, linfoide T, B e NK).

Nas doenças hematopoéticas malignas, os estudos imunológicos de imunofenotipagem (com leitura por citometria de fluxo) e de imuno-histoquímica são complementares. Isso porque alguns dos antígenos são pesquisados exclusivamente por uma ou por outra das duas metodologias. Por exemplo, a pesquisa da proteína ciclina D1 (no caso, o antígeno a ser estudado) e outros marcadores de linhagem não hematopoética (identificação de células malignas de origem epitelial e mesenquimal) são realizados apenas por imuno-histoquímica. Ao contrário, estudos de doença residual mínima (DRM) em leucemias agudas e em linfomas são efetuados, com maior precisão, por citometria de fluxo.

EXAMES NECESSÁRIOS PARA ESTUDO DAS CÉLULAS HEMATOPOÉTICAS CLONAIS

Quanto às hemopatias relacionadas mais especificamente com a série leucocitária, outros exames, como o do LCR, os testes bioquímicos e os testes imunológicos, podem ser necessários para o esclarecimento da doença.

Os exames descritos a seguir são importantes nessas condições.

Exame do líquido cefalorraquidiano

Nas leucemias agudas e em linfomas leucemizados (em fase circulante), pode haver infiltração do sistema nervoso central (neuroleucemia). O LCR deve ser retirado para exame logo de início, ocasião em que pode ser detectada a presença de células blásticas (leucêmicas) mesmo em pacientes nos quais não estejam presentes sintomas de infiltração meníngea.

Faz-se a pesquisa de células anômalas no LCR que, frequentemente, apresenta aumento da pressão e da taxa de proteínas e diminuição da glicose (ver Parte 18, *Sistema Nervoso*, Capítulo 173, *Exames Complementares*).

Imunofenotipagem

As várias linhagens celulares podem ser identificadas pelo aspecto morfológico após coloração de rotina e de citoquímica, ao microscópio óptico. Entretanto, faz-se necessária a realização da imunofenotipagem por citometria de fluxo, pois ela: i) define a linhagem celular (linfoide ou mieloide) no tecido em análise; ii) identifica a etapa da diferenciação das células (se precursoras ou diferenciadas); e iii) identifica o imunofenótipo (se normal ou aberrante). Assim, as células podem ser caracterizadas em:

- Precursoras/blásticas: nas leucemias agudas, são da linhagem linfoide (linfoide T ou linfoide B) ou da linhagem mieloide (bem como identifica as sublinhagens monocítica, megacarioblástica e eritroblástica)
- Diferenciadas/maduras: em linfomas não Hodgkin, a fase circulante ou não (tipos T, B ou NK).

As células das linhagens eritrocítica, granulocítica, monocítica, megacariocítica, plasmocítica, os linfócitos T, B e NK podem ser marcadas com anticorpos monoclonais dirigidos para os respectivos antígenos de diferenciação, definidos pela designação CD (*cluster of differentiation*), seguidos de um algarismo. Por exemplo, o anticorpo monoclonal CD19 é dirigido contra o antígeno (proteína de membrana) CD19 que existe nas células da linhagem linfoide B.

Dentre esses antígenos CD (marcadores), citamos alguns exemplos:

- Linfócitos T: CD2, CD3, CD5, CD4 (linfócitos auxiliares), CD7 (linfócitos T precursores e diferenciados) e CD8 (linfócitos supressores)

- Linfócitos B: CD19, CD20, CD22, CD24, CD70a, cadeias pesadas g (IgG), a (IgA), d (IgD), m (IgM) e leves (kappa e lambda) das imunoglobulinas
- Células NK (não apresentam o receptor de células T; são, portanto, CD3 negativas): CD56, CD57, CD7, CD2, CD16
- Plasmócitos: CD19, CD38 e CD138
- Linhagem granulocítica: CD13, CD33, CD15, CD64, MPO; os CD117 e CD34 identificam as células precursoras
- Linhagem monocítica: CD14, CD15, CD33, CD64 e CD36
- Linhagem eritrocítica: CD71, CD235 (glicoforina A), CD36
- Linhagem megacariocítica e plaquetários: CD41, CD42, CD61 e CD9.

Citogenética

Mesmo após o estudo da morfologia do sangue, da medula óssea e do estudo imunológico (imunofenotipagem) nas doenças hematológicas malignas, torna-se ainda necessária a complementação diagnóstica com a citogenética convencional – cariograma ou cariótipo. Segundo orientações da Organização Mundial da Saúde, para a classificação de leucemias agudas, de síndromes mielodisplásicas e de doenças linfoproliferativas torna-se necessária a complementação diagnóstica com a pesquisa de algumas das translocações pelos métodos de hibridação *in situ* por fluorescência – FISH (imunofluorescência) e/ou reação em cadeia da polimerase – PCR (molecular).

Testes cutâneos de imunidade celular

As doenças linfoproliferativas malignas conduzem a um estado de imunodeficiência maior ou menor, segundo o tipo de doença e seu estado evolutivo. Os linfomas, em particular o linfoma de Hodgkin, caracterizam-se pela queda da imunidade de tipo celular que pode ser analisada por meio de testes cutâneos de sensibilidade de tipo tardio: reações intradérmicas negativas à tuberculina, à candidina e ao dinitroclorobenzeno. No presente, a imunidade celular também pode ser avaliada pela determinação dos números relativo e absoluto das células T auxiliares (CD4) por citometria de fluxo (monitoramento imune).

Teste de Coombs ou teste da antiglobulina humana (TAD)

Utilizado para o diagnóstico das anemias hemolíticas, deve ser recomendado, também, no esclarecimento das anemias que acompanham as linfoproliferações malignas (leucemia linfoide crônica, linfoma tipo Hodgkin e linfoma não Hodgkin), pois essas hemopatias podem cursar com quadro autoimune (anemia hemolítica autoimune). Essa técnica também é utilizada no preparo do sangue a ser transfundido.

Dosagem de imunoglobulinas no soro e na urina

As imunoglobulinas são secretadas pelas células linfocitárias B e pelos plasmócitos. Nas linfoproliferações malignas dessas células, é comum o aumento monoclonal de um tipo de imunoglobulina bem definido produzido por determinado clone de células B. Esses processos linfoproliferativos são, por isso, denominados monoclonais. A eletroforese do soro e/ou da urina costuma colocar em evidência o aumento acentuado dessas proteínas, que são identificadas na imunoeletroforese pelos antissoros específicos. Exemplos típicos de doenças linfoproliferativas monoclonais são o mieloma de células plasmáticas e a macroglobulinemia de Waldenström. As proteínas anômalas são detectadas no soro e na urina dos pacientes. A leucemia linfocítica crônica também é doença de tipo monoclonal de linfócitos B. Entretanto, raramente é encontrado pico de imunoglobulina monoclonal no sangue e na urina, como ocorre nas duas outras condições já referidas (ver Parte 16, *Sistema Imunológico*, Capítulo 153, *Exames Complementares*).

Provas de função hepática e dosagem de enzimas (transaminases)

São úteis no acompanhamento das hemopatias, pois a lesão do fígado pode estar presente no início ou durante sua evolução. Sobretudo nas leucemias e nos linfomas, há interesse em saber as condições hepáticas do paciente, uma vez que os quimioterápicos são, geralmente, metabolizados pelo fígado.

A maioria dos quimioterápicos é hepatotóxica. É sempre importante avaliar a possibilidade ou o risco do uso de quimioterápicos em pacientes que apresentem a função hepática alterada, pois lesões hepáticas prévias podem ocasionar hiperdosagem de medicamentos por deficiência de metabolização.

Dosagem no soro de alfa-1 glicoproteína ácida, mucoproteínas, lactatodesidrogenase ou desidrogenase láctica, cobre, ácido úrico, cálcio, glicose, ureia e creatinina

A alfa-1 glicoproteína ácida, as mucoproteínas, desidrogenase láctica (DHL) e o cobre costumam elevar-se nos linfomas. A glicose deve ser sempre dosada, pois, nos esquemas de quimioterapia, há uso de corticosteroides, os quais podem elevar a taxa de glicose do paciente diabético. O cálcio e a fosfatase alcalina podem estar elevados no mieloma de células plasmáticas e nos linfomas que causam lesões osteolíticas e/ou renais.

EXAMES NECESSÁRIOS PARA ESTUDO DAS ANEMIAS

Os requerimentos necessários para a eritropoese fisiológica incluem as células progenitoras da linhagem eritroide e microambiente medular normais, além do suporte adequado de eritropoetina, ferro, cianocobalamina, folato, hormônios tireoidianos e outros hormônios. A falência, a ausência ou o suporte inadequado de qualquer um desses fatores levará à ocorrência de anemia de graus variáveis. Portanto, para definir a etiologia da anemia, deve-se levar em consideração os fatores epidemiológicos, assim como a anamnese e os achados do exame físico. A investigação laboratorial é em geral necessária para definição da etiologia.

A ureia, a creatinina e o ácido úrico podem estar elevados nos casos em que exista lesão do parênquima renal.

Epidemiologia

A causa mais comum de anemia no mundo é a carência de ferro. Nos pacientes hospitalizados ou cronicamente enfermos, a causa mais comum é a anemia de doença crônica ou da inflamação.

CAPÍTULO 150

Doenças do Sangue

Maria do Rosário Ferraz Roberti, Nelcivone Soares de Melo, Neusa Batista de Melo, Ricardo Mesquita Camelo

INTRODUÇÃO

As doenças do sangue podem ser primárias, secundárias e associadas a outras afecções.

As hemopatias primárias compreendem os distúrbios relacionados com as séries hemopoéticas – eritrocitária, leucocitária ou plaquetária –, além dos defeitos da hemostasia e da coagulação sanguínea.

Denominam-se "hemopatias secundárias" as lesões não localizadas nos órgãos hematopoéticos ou nas células sanguíneas. Exemplo: a forma hepatoesplênica da esquistossomose, em que pode haver alteração da volemia e dos fatores de coagulação, além do número das células sanguíneas, decorrente da hiperfunção esplênica (hiperesplenismo).

As hemopatias associadas fazem parte do quadro clínico de outras doenças, cuja etiopatogenia pode ou não ser bem definida. Exemplo: doenças hereditárias nas quais há deficiência de enzimas que atuam no metabolismo dos polissacarídios ou dos lipídios, denominadas "reticuloendotelioses de acúmulo" ou "doenças de depósito lisossomal".

HEMOPATIAS PRIMÁRIAS

Doenças da linhagem eritrocitária

As afecções dessa linhagem compreendem as anemias e as poliglobulias, além de outras doenças raras (porfirias e metemoglobinemias).

Anemias

Constituem as doenças do sangue mais frequentes.

A anemia é definida pela Organização Mundial da Saúde (OMS) como a condição na qual os níveis de hemoglobina no sangue estão abaixo dos valores de referência (menor que 13 g/dℓ para um indivíduo ao nível do mar e com um volume sanguíneo normal). Contudo, esse valor varia com o sexo, podendo ser um pouco menor na mulher, especialmente na gestante.

A diminuição do número de eritrócitos ou hemácias (oligocitemia), por si só, não define o estado anêmico, embora com frequência seja observada em pacientes anêmicos.

Os principais sintomas das anemias estão relacionados com a má oxigenação dos tecidos, especialmente o cérebro e o coração.

A intensidade dos sintomas depende da idade, do sexo, do tempo de instalação, da causa, das altitudes, da associação com outras doenças e do uso de medicamentos.

Devido à incapacidade de suprir oxigênio para os tecidos (hipoxia) para uma determinada função metabólica, surgem as reações adaptativas, as quais dependem: (1) da rapidez da instalação da anemia; (2) da sua intensidade; (3) dos mecanismos de adaptação intraeritrocitários e sistêmicos.

As anemias são provocadas por vários fatores e classificam-se segundo dois critérios: morfológico e cinético ou fisiopatológico.

O critério morfológico não esclarece a causa da anemia, e sim o aspecto dos eritrócitos presentes na circulação.

As anemias podem ser normocíticas, microcíticas e macrocíticas (Quadro 150.1).

A classificação cinética fornece a base fisiopatológica para explicar os diferentes tipos de anemia (Quadro 150.2). A avaliação depende da produção de reticulócitos.

> **Anemias normocíticas, microcíticas e macrocíticas**
>
> **NORMOCÍTICAS.** Apresentam volume corpuscular normal e geralmente são normocrômicas. Incluem as anemias das doenças crônicas, as anemias hemolíticas, as aplasias medulares (anemia aplásica), embora estas últimas possam ser macrocíticas.
> **MICROCÍTICAS.** Predomínio de hemácias de pequeno volume e pobres em hemoglobina que resulta em hipocromia. Incluem as anemias ferroprivas e as síndromes talassêmicas.
> **MACROCÍTICAS.** Caracterizam-se pela presença de hemácias de grande volume e normocrômicas. Algumas dessas anemias podem ser megaloblásticas (resultantes da síntese inadequada de DNA nas três linhagens: eritrocítica, granulocítica e megacariocítica). As alterações observadas nos precursores eritroides os definem como "megaloblastos". Incluem a anemia por carência de folatos ou de vitamina B_{12} (cianocobalamina).

Anemias por deficiência na produção dos eritrócitos

A grande atividade proliferativa da linhagem eritrocítica torna a eritropoese muito sensível às deficiências de nutrientes essenciais, como o ferro, o ácido fólico e a vitamina B_{12}.

As anemias carenciais são as mais frequentes na prática clínica, sobretudo a anemia por deficiência de ferro (anemia ferropriva).

Quadro 150.1 Classificação morfológica das anemias.

Anemias macrocíticas e normocrômicas	▪ Sem megaloblastos na medula óssea • Anemia hemorrágica e hemolítica • Anemia secundária ao uso de antimetabólitos • Anemia das hepatopatias ▪ Com megaloblastos na medula óssea • Deficiência de vitamina B_{12} • Deficiência de ácido fólico • Defeito da síntese do DNA (congênito ou iatrogênico)
Anemias normocíticas e normocrômicas	▪ Anemia hemorrágica aguda ▪ Anemias por produção deficiente de hemácias • Aplasia medular • Insuficiência renal • Doenças crônicas • Endocrinopatias (hipotireoidismo) • Infiltração medular (leucemias, mieloma) ▪ Anemias hemolíticas (com discreta reticulocitose)
Anemias microcíticas e hipocrômicas	▪ Anemia ferropriva ▪ Anemia sideroblástica ▪ Talassemias

Quadro 150.2 Classificação cinética ou fisiopatológica das anemias.

Anemias por deficiência de produção de eritrócitos	▪ Deficiência de elementos essenciais • Ferro (anemia ferropriva) • Ácido fólico • Vitamina B_{12} (anemia perniciosa) • Proteínas • Outras vitaminas (ácido ascórbico, piridoxina, riboflavina) e sais minerais (cobre, cobalto) ▪ Deficiência de eritroblastos • Aplasia medular (anemia aplásica) • Eritroblastopenias puras (timoma, presença de anticorpos) • Hereditária • Anemias refratárias ▪ Infiltração medular • Leucemias agudas e crônicas • Mieloma múltiplo • Carcinomas e sarcomas • Mielofibrose • Linfomas ▪ Endocrinopatias • Hipotireoidismo • Insuficiência adrenal • Hipertireoidismo ▪ Insuficiência renal crônica ▪ Cirrose hepática, doenças inflamatórias crônicas
Anemias por excesso de destruição de eritrócitos	▪ Corpusculares • Defeitos da membrana • Déficit enzimático – enzimopatias • Hemoglobinopatias • Hemoglobinúria paroxística noturna, saturnismo • Porfirias ▪ Extracorpusculares • Anticorpos: iso e autoanticorpos. Medicamentos • Hipersequestração esplênica (hiperesplenismo) • Traumas mecânicos: microangiopatia, próteses valvares • Infecções: malária, *Clostridium*
Perdas de sangue	▪ Hemorragias agudas ▪ Hemorragias crônicas (úlceras e tumores intestinais, parasitos intestinais, menstruações)

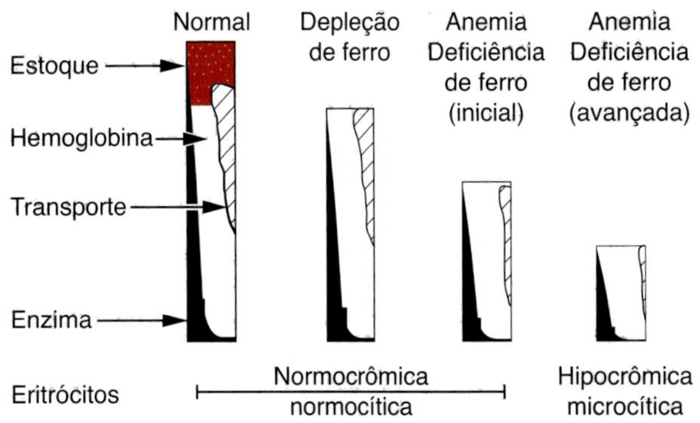

Figura 150.1 Desenvolvimento da anemia ferropriva.

Quadro 150.3 Causas de anemia ferropriva.

Sangramento	Uterino	Menorragia Parto Sangramento pós-menopausa
	Gastrintestinal	Varizes de esôfago Hérnia de hiato Doença péptica Ingestão de ácido acetilsalicílico Telangiectasia hereditária Carcinoma do trato gastrintestinal Retocolite ulcerativa Diverticulite Hemorroidas sangrantes
	Pulmonar	Hemoptise Hemossiderose pulmonar idiopática
	Renal	Hematúria Hemoglobinúria (hemoglobinúria paroxística noturna)
Má-absorção		Enteropatia induzida pelo glúten Gastrectomia Cirurgia bariátrica Gastrite atrófica Doença inflamatória crônica
Ingesta deficiente		Vegetariano estrito
Aumento da demanda		Estirão do crescimento na infância e adolescência, quando a oferta de ferro é menor Prematuridade Gestação

Anemia ferropriva

A anemia ferropriva é definida como o "estado mais avançado da deficiência de ferro". Na infância, os estoques de ferro acumulam-se gradualmente. No adulto, em condições normais, esse estoque permanece constante. Na mulher em idade fértil são discretamente reduzidos, em decorrência das perdas menstruais e de gestações.

A deficiência de ferro instala-se por aumento do consumo, excesso de perda (hemorragias) ou má-absorção. A depleção dos estoques de ferro devido somente à falta de ingesta (alimentação deficiente) ocorre em cerca de 4 anos (Figura 150.1).

Quando o organismo está em balanço negativo de ferro, o primeiro evento é a depleção dos estoques de ferro, que é mobilizado para a produção de hemoglobina.

A absorção de ferro pelo intestino aumenta quando os estoques de ferro estão reduzidos, antes mesmo de se desenvolver a anemia e de o ferro plasmático estar reduzido. A ferritina sérica já se encontra reduzida.

As causas mais frequentes relacionam-se com a perda sanguínea (Quadro 150.3).

Quando a carência de ferro é intensa e crônica, ocorrem mudanças teciduais. Comumente observam-se astenia, lipotimia, anorexia e alterações tróficas da pele e anexos.

Na ferropenia podem surgir glossite atrófica, que pode acompanhar-se de perversão do apetite (pica), manifestada por geofagia (vontade de comer terra, barro, tijolo), pagofagia (desejo de comer gelo), disfagia cervical pela presença de membrana esofágica (síndrome de Plummer-Vinson), coiloníquia, estomatite (ou queilite) angular, cabelos finos e enfraquecidos, amenorreia na mulher e diminuição da libido nos dois sexos.

O diagnóstico laboratorial baseia-se no estudo da série vermelha do sangue (ver Parte 15, *Sistema Hematopoético*, Capítulo 149, *Exames Complementares*; leia o caso clínico 1, *Anemia Ferropriva*).

A Figura 150.2 mostra um algoritmo para a avaliação laboratorial da anemia microcítica.

Acesse o conteúdo *online*:
http://uqr.to/217do

Anemias megaloblásticas

As anemias megaloblásticas constituem um grupo de doenças caracterizadas pela presença de alterações morfológicas dos eritroblastos em desenvolvimento na medula óssea.

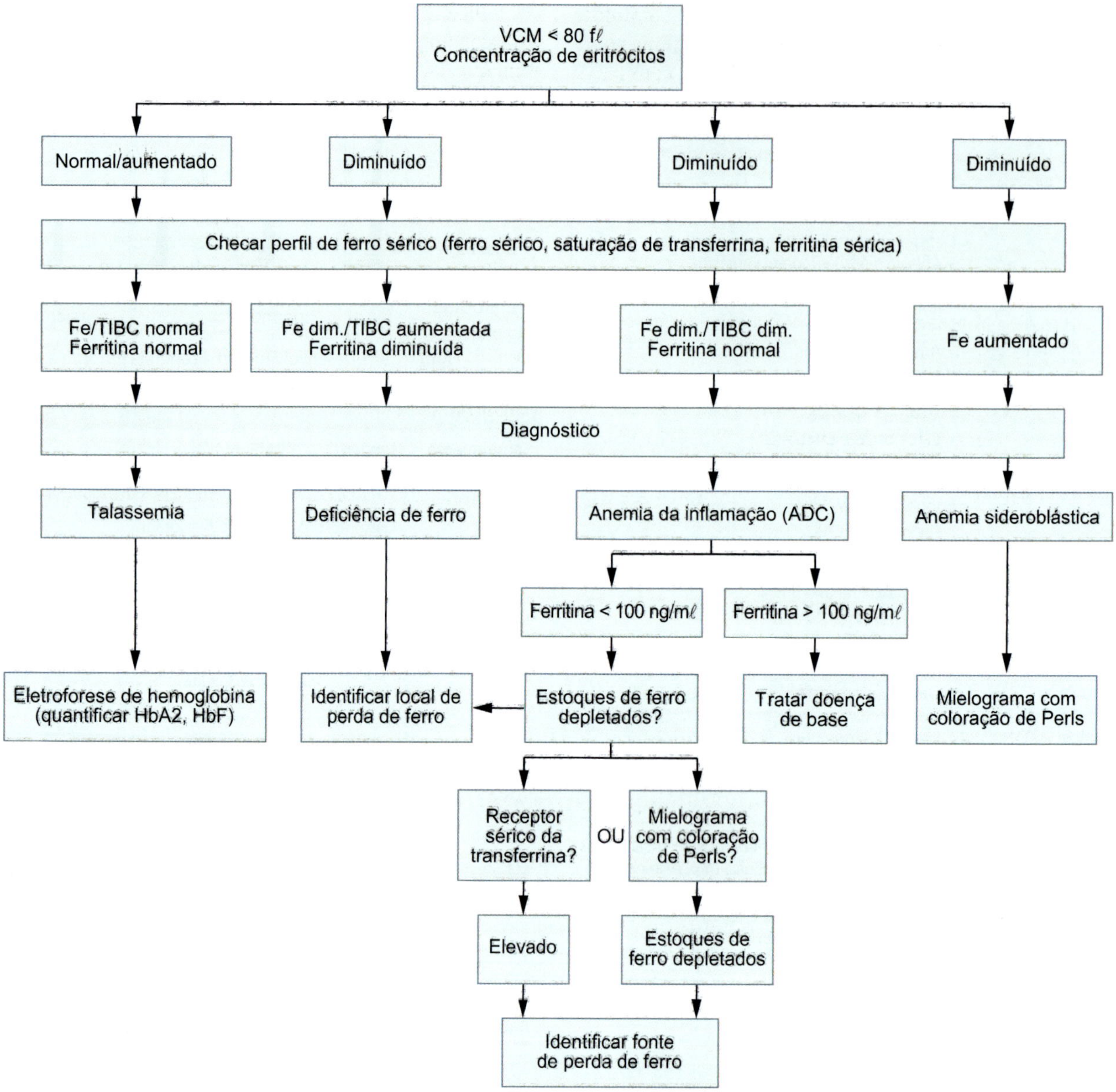

Figura 150.2 Algoritmo para avaliação da anemia microcítica. ADC: anemia de doença crônica; Fe: ferro; HbA2: hemoglobina A2; HbF: hemoglobina fetal; TIBC: capacidade total de ligação do ferro; VCM: volume corpuscular médio. (Adaptada de Schechter, 2006.)

A causa mais comum é a carência de folato e/ou cianocobalamina (vitamina B_{12}), que resulta em defeito na síntese do DNA das células em divisão da medula óssea e de outros tecidos.

A anemia megaloblástica pode ocorrer por defeito genético ou adquirido, afetando o metabolismo dessas vitaminas ou em virtude de defeitos na síntese do DNA, não relacionados com o folato ou a vitamina B_{12}.

As anemias megaloblásticas podem ter várias causas, sendo a mais frequente a má-absorção.

Os pacientes podem ser assintomáticos, e o diagnóstico é feito após um exame de rotina (hemograma com hemácias macrocíticas, ou seja, aumento do volume corpuscular médio [VCM]).

As manifestações clínicas são as de anemia, associadas a anorexia, emagrecimento e alterações da função intestinal (diarreia ou constipação intestinal).

Outros sintomas incluem glossite, queilite angular, icterícia e hiperpigmentação cutânea. Pode ser observado sangramento cutâneo quando ocorre plaquetopenia. Soma-se aos sintomas comuns da anemia megaloblástica a polineuropatia periférica ou a degeneração (desmielinização) dos cordões laterais e posteriores da medula espinal, representada por parestesia nos membros inferiores e das mãos, alteração da marcha,

Anemia perniciosa

É uma doença autoimune, caracterizada por deficiência de fator intrínseco associado à gastrite atrófica, que leva à não absorção da vitamina B_{12}. É uma doença da idade adulta (em geral, acima dos 50 anos), com prevalência semelhante em ambos os sexos. É mais frequente em pessoas de pele clara e de olhos azuis.

Na anemia perniciosa existe produção de anticorpos contra células parietais do estômago que impedem sua renovação, resultando em atrofia da mucosa. Podem ser encontrados anticorpos contra células da tireoide, assim como associação com vitiligo, doença de Addison e hipoparatireoidismo. Em pacientes gastrectomizados, a anemia surge por deficiência de fator intrínseco, anos após a cirurgia, mas não há anticorpos contra a mucosa gástrica nesses casos.

alterações esfincterianas, hipo ou hiper-reflexia. Sintomas do sistema nervoso central (SNC) podem ocorrer, tais como perturbação mental (alucinações), porém não são comuns. É clássica a presença do sinal de Babinski. Manifestações neurológicas não são observadas na deficiência de folato.

ANEMIA MEGALOBLÁSTICA POR DEFICIÊNCIA DE ÁCIDO FÓLICO. É frequente também em situações de má-absorção, dieta deficiente ou aumento da demanda de folatos.

DIAGNÓSTICO DA ANEMIA MEGALOBLÁSTICA. Os exames laboratoriais evidenciam a presença de anemia, oligocitemia e macrocitose (VCM aumentado). Leucopenia e plaquetopenia podem ocorrer em graus variados.

Na medula óssea há megaloblastose (precursores vermelhos de grande tamanho e cromatina frouxa). Os precursores granulocíticos exibem alterações displásicas. Portanto, encontram-se células grandes, com núcleos gigantes e com cromatina frouxa (células de Tempka-Braun) (Figura 150.3 A e B).

O diagnóstico baseia-se no estudo da série vermelha e na dosagem da vitamina B_{12} ou de folato no sangue. Ocorre aumento dos metabólitos da vitamina B_{12} e de folato. O ácido metilmalônico e a homocisteína sérica estão aumentados na deficiência da cobalamina (Figura 150.3 C). Para o algoritmo para diagnóstico da anemia macrocítica, ver Figura 150.4.

Anemia aplásica

A anemia aplásica (AA) é uma doença rara, caracterizada por pancitopenia com hipoplasia medular na ausência de infiltrado neoplásico e aumento da reticulina. Na maioria dos casos é idiopática, mas pode estar relacionada ao uso de medicamentos, agentes químicos ou infecção viral.

A distribuição etária é bifásica, havendo um pico entre 10 e 25 e outro acima dos 60 anos. Acomete ambos os sexos, igualmente.

É uma síndrome de falência medular, com superposição a outras doenças que cursam com a mesma sintomatologia.

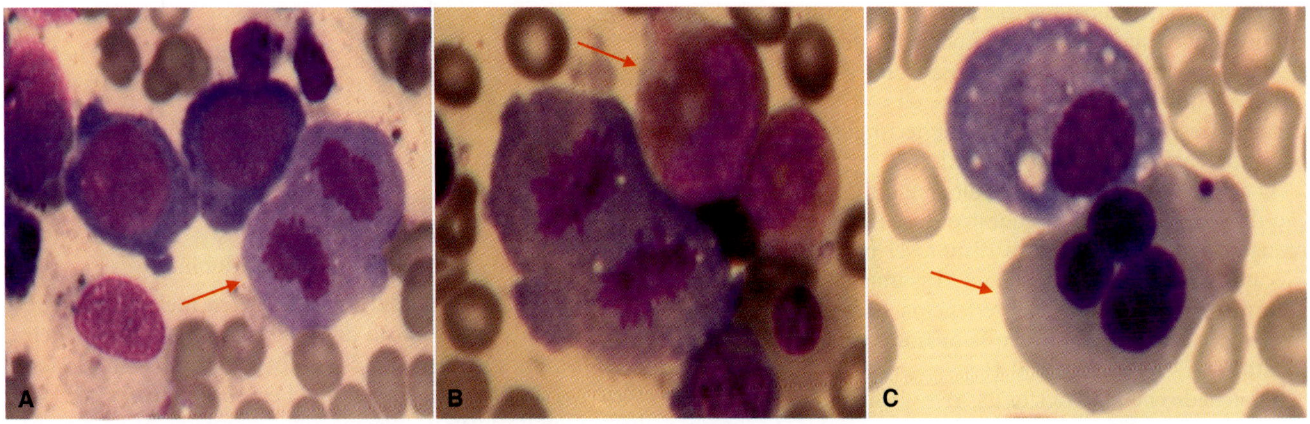

Figura 150.3 Esfregaços de medula óssea. A. Observa-se displasia secundária à deficiência de vitamina B_{12}, com figuras de mitoses (essas células morrem, pois não há DNA suficiente para a divisão celular para doar para as células-filhas, caracterizando a eritropoese ineficaz. B. Observam-se displasia celular e metamielócito gigante – célula de Tempka-Braun. C. Eritroblasto multinucleado.

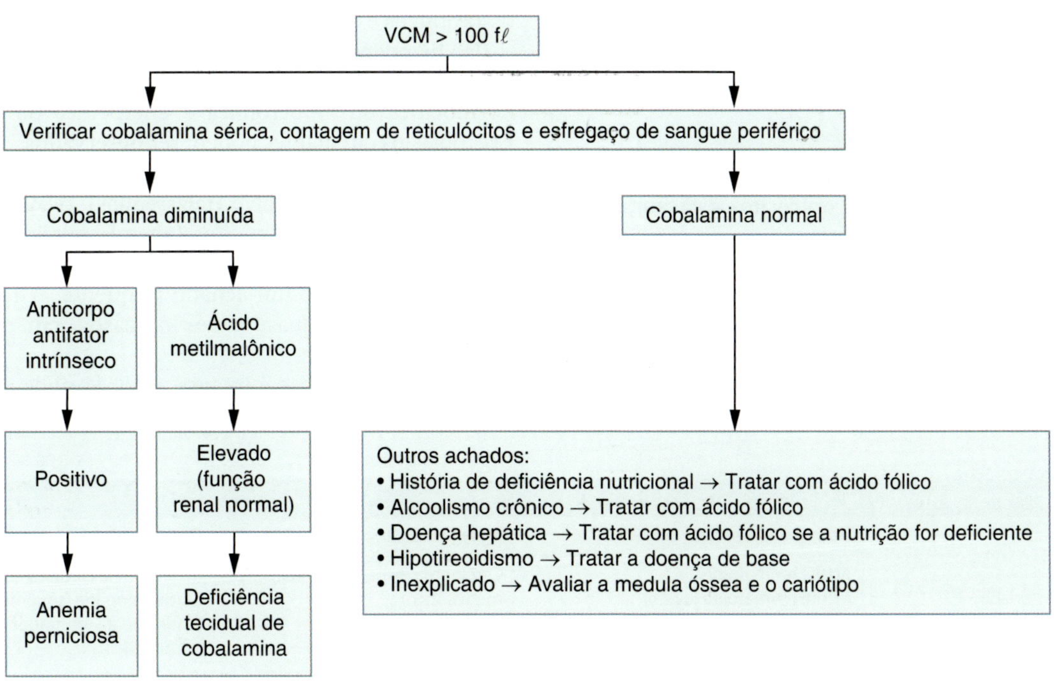

Figura 150.4 Algoritmo para avaliação da anemia macrocítica.

Na aplasia medular há formação deficiente das células precursoras medulares a partir da célula pluripotente ou célula-tronco (*stem cell*).

O diagnóstico da AA apoia-se em dados clínicos e laboratoriais:

- Clínicos: devido a anemia, neutropenia e plaquetopenia, os pacientes relatam astenia, palidez, hemorragias e tendência a infecções. Não ocorre adenomegalia, hepato ou esplenomegalia
- Laboratoriais: pancitopenia, com anemia normocítica e normocrômica, neutropenia e plaquetopenia de graus variáveis. Reticulócitos em número diminuído. A medula óssea é hipoplásica. O aumento do tecido gorduroso dá à medula um aspecto amarelado. O número de macrófagos costuma elevar-se na ausência de hematofagocitose.

Anemia da inflamação, ou anemia das doenças crônicas (ADC) é comumente normocítica e normocrômica e ocorre em doenças de evolução prolongada. É caracterizada pela redução do ferro sérico, da capacidade de ligação do ferro e pela ferritina sérica normal ou aumentada, em presença de estoques de ferro normal.

O fator-chave na patogênese da ADC é o aumento da hepcidina, o que está associado a processos infecciosos, neoplásicos ou inflamatórios. A hepcidina é um peptídeo rico em cisteína produzido no fígado e parece ser o principal mediador capaz de restringir o suprimento de ferro para a medula em pacientes com inflamação e com infecção.

O aumento da hepcidina resulta em diminuição da absorção do ferro intestinal e sequestro do ferro nos macrófagos, reduzindo o aporte de ferro disponível para os eritrócitos. Mecanismos adicionais resultam de aumento das citocinas inflamatórias, incluindo a interleucina (IL)-1, IL-6, o fator de necrose tumoral (TNF) e o fator transformador de crescimento (TGF-b) (Quadro 150.4).

Os achados hematológicos da ADC incluem: hemoglobina, em geral, não menor que 9,0 g/dℓ, VCM normal ou levemente diminuído, ferro sérico e capacidade total de ligação do ferro diminuídos, saturação da transferrina levemente reduzida e ferritina sérica normal ou aumentada.

A velocidade de hemossedimentação (VHS) e a proteína C reativa (PCR), em geral, estão aumentadas. A hepcidina sérica e urinária está aumentada.

A reação de Perls em medula óssea demonstra a presença de ferro nos macrófagos.

Anemias hemolíticas

Nesses casos, a destruição dos eritrócitos está aumentada, acima da capacidade compensatória.

Quando a hemólise é fisiológica, a vida média do eritrócito não está comprometida. Nos casos patológicos, o tempo de sobrevida das hemácias está diminuído (normal: de 80 a 120 dias), estimulando a medula óssea a aumentar o número de precursores eritroides, a fim de compensar a hemólise (hiperplasia do setor eritrocítico).

A anemia só ocorre quando a hiperprodução medular não consegue se igualar ao ritmo da destruição.

Nessa tentativa, a medula óssea pode entrar em falência, surgindo a crise aplásica da anemia hemolítica.

As anemias hemolíticas podem ser adquiridas ou congênitas, estas por defeito corpuscular ou extracorpuscular.

De modo geral, as corpusculares correspondem às anemias de natureza constitucional (as propriedades dos eritrócitos são as responsáveis pela hemólise). As extracorpusculares são as de tipo adquirido.

Observam-se anemia, icterícia, colúria, fezes mais escuras do que o habitual e, se o quadro for crônico, esplenomegalia.

O diagnóstico de anemia hemolítica é feito com os seguintes dados:

- História clínica e antecedentes: é importante saber se a icterícia aparece associada à palidez e se isso ocorre desde a infância. Outras informações são a presença do mesmo quadro em familiares, consanguinidade e uso de medicamentos antes de aparecerem os sintomas. O antecedente pessoal e familiar de hemotransfusão fala a favor de anemia hemolítica constitucional
- Exame físico: palidez em graus variados e icterícia geralmente leve. Esplenomegalia, adenomegalia (anemias hemolíticas secundárias e linfomas), lesões cutâneas (úlceras maleolares) e alteração da forma do crânio são os achados mais frequentes
- Diagnóstico laboratorial: é comum a todos os processos hemolíticos a presença de hiperbilirrubinemia indireta. Laboratorialmente, encontramos nos processos hemolíticos uma diminuição dos níveis séricos da haptoglobina.

A hemólise crônica leva à eritropoese ineficaz que cursa com aumento da absorção do ferro entérico. Dessa maneira, mesmo sem transfusão, podemos observar aumento do ferro sérico e da ferritina. Quando a hemólise é intravascular, a hemoglobina livre no plasma será excretada pelos rins por meio de hemoglobinúria e de hemossiderinúria, podendo culminar em carência de ferro.

A hiperplasia do setor eritrocítico culmina em alargamento do espaço medular, alterações ósseas na calota craniana, em ossos longos e corpos vertebrais.

No hemograma observamos níveis reduzidos de hemoglobina em graus variados. A anemia pode ser normocrômica, normocítica ou hipocrômica e microcítica ou macrocítica. Eritroblastos circulantes podem ser observados.

No esfregaço do sangue periférico, pode-se observar: esferocitose, hemácias em alvo (talassemias), ovalocitose, hemácias em foice ou drepanócitos (anemia falciforme) e outras alterações qualitativas, como ponteado basófilo.

A policromasia é um achado frequente. A reticulocitose está presente em quase todos os casos, em porcentagem variável.

Quando a hemólise é intensa, o VCM pode estar aumentado, refletindo o aumento de células jovens circulantes

Quadro 150.4 Causas de anemia de doenças crônicas.

Infecções crônicas	Doença inflamatória crônica	Neoplasias	Outras
Osteomielite Endocardite bacteriana Tuberculose Abscesso Bronquiectasia Infecção crônica do trato urinário	Artrite reumatoide Artrite reumatoide juvenil Lúpus eritematoso sistêmico Esclerodermia Doença inflamatória do intestino Tromboflebite	Carcinoma (especialmente o metastático) Linfoma Mieloma múltiplo	Insuficiência cardíaca congestiva Cardiomiopatia isquêmica Síndrome da imunodeficiência adquirida

(reticulocitose) ou mesmo células nucleadas (eritroblastos) (Quadro 150.5).

Fora das crises hemolíticas, a porcentagem dos reticulócitos oscila entre 3 e 5%, mas, durante as crises, podem estar substancialmente elevados. Nas crises ocorre também leucocitose.

Nas crises hemolíticas causadas por infestação por parasitos da malária, são encontradas hemácias contendo plasmódios no seu interior (Figura 150.5).

Anemia hemolítico-esferocítica constitucional ou esferocitose congênita (anemia de Minkowski-Chauffard)

É uma doença familial, transmitida como caráter dominante. Há defeito da membrana dos eritrócitos no nível do citoesqueleto (deficiência de espectrina e de anquirina, na maioria dos casos).

Quando as hemácias passam por um local pobre em glicose (o baço, por exemplo), elas modificam-se, tornam-se mais esféricas e são facilmente destruídas, no próprio baço ou em outros locais ricos em células macrofágicas.

O quadro clínico é variável, havendo desde hemólise grave no período neonatal com *kernicterus* (infrequente) até casos assintomáticos, o que é mais comum.

Cursa com anemia de grau variado, úlceras nas pernas, esplenomegalia, litíase biliar e icterícia quase permanente. A curva de fragilidade osmótica mostra aumento da fragilidade.

O teste de Coombs é negativo. O estado hemolítico desaparece após esplenectomia.

Quadro 150.5 Principais achados laboratoriais nas anemias hemolíticas.

Aumento da destruição dos eritrócitos	▪ Aumento de bilirrubina não conjugada (bilirrubina indireta) • Icterícia • Colelitíase ▪ Aumento do urobilinogênio urinário e fecal ▪ Diminuição da haptoglobina sérica ▪ Alterações extravasculares • Esplenomegalia • Aumento dos estoques de ferro ▪ Alterações intravasculares • Hemoglobinemia e hemoglobinúria • Hemossiderinúria • Diminuição de estoques de ferro
Hiperplasia do setor eritrocítico (compensatória)	▪ Expansão medular: alterações ósseas ▪ Aumento da eritropoese: inversão da relação mieloide/eritroide ▪ Reticulocitose/policromasia ▪ Aumento das necessidades de folato: macrocitose

Existem outras anemias hemolíticas constitucionais muito raras, tais como eliptocitose congênita, estomatocitose, que apresentam quadro clínico e laboratorial semelhante à esferocitose congênita.

Anemias por alterações da hemoglobina (hemoglobinopatias)

As hemoglobinopatias hereditárias são as doenças genéticas mais comuns, tendo apenas um único gene comprometido. Estima-se que cerca de 7% da população mundial seja portadora de uma hemoglobinopatia.

Ocorre em alta frequência nos países tropicais e subtropicais e consiste principalmente em síndromes talassêmicas (α e β-talassemias) e hemoglobinopatias S, C e E (e suas associações).

Diferentes cadeias de hemoglobina são sintetizadas no embrião, no feto e no adulto, cada uma adaptada às suas necessidades de oxigênio, no desenvolvimento embrionário até a vida adulta. Todas são formadas por uma estrutura tetramérica, organizadas em dois pares diferentes de cadeia globínica, cada uma delas acoplada a um grupo heme.

HbA e HbA2 são hemoglobinas encontradas normalmente em indivíduos adultos, variando de 96 a 98% para a HbA e 3,0% para a HbA2. A HbF é normal até 1,0%.

As mutações nos genes das cadeias globínicas causam redução quantitativa da síntese da hemoglobina (talassemias) ou alterações qualitativas na síntese da hemoglobina (hemoglobinas variantes).

Doença falciforme ou drepanocitose (hemoglobinopatia SS)

É uma anemia hemolítica crônica hereditária, cujas manifestações clínicas surgem em decorrência da HbS que polimeriza e promove a deformação do eritrócito que passa do formato bicôncavo para a forma de foice, em situações de baixa tensão de oxigênio. Essa alteração estrutural ocorre devido à substituição de um aminoácido, o ácido glutâmico, por valina, na posição 6 da cadeia β da globina.

É a mais frequente das hemoglobinopatias.

Nos países das Américas é encontrada em indivíduos negros e pardos, nos tipos homozigóticos e heterozigóticos.

O quadro clínico relaciona-se com o fenômeno da falcização, que é reversível quando ocorre a reoxigenação da hemoglobina. Episódios repetidos ou prolongados de falcização danificam a membrana eritrocitária progressivamente, com consequente desidratação intracelular. A alteração da membrana favorece a adesão do eritrócito ao endotélio vascular (Figura 150.6).

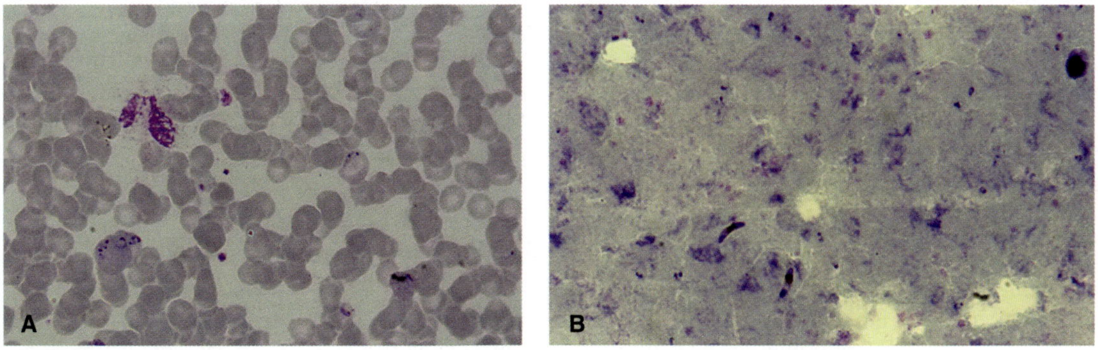

Figura 150.5 A. Esfregaço de sangue periférico exibindo parasita no interior da hemácia – *Plasmodium vivax*. **B.** Gota espessa exibindo a presença do parasita – *Plasmodium falciparum*.

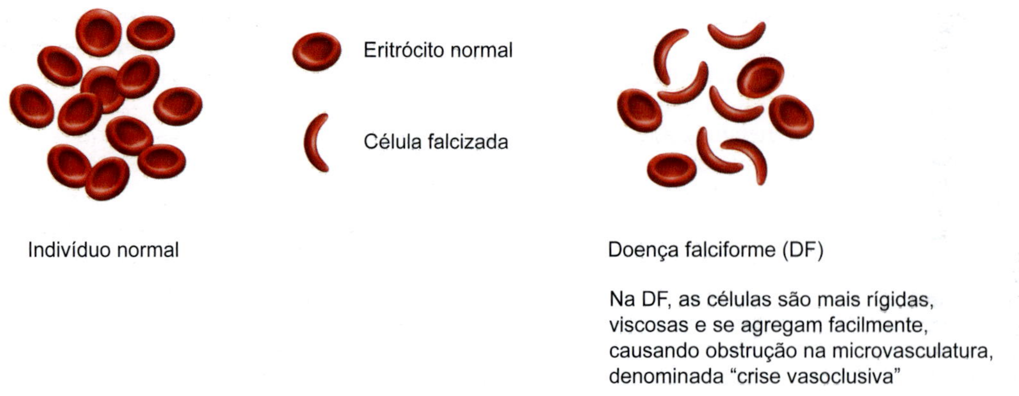

Figura 150.6 Fisiopatologia do fenômeno de falcização.

Muitos processos contribuem para os fenômenos vasoclusivos, responsáveis pela maioria das manifestações clínicas, que resultam em alentecimento do fluxo sanguíneo devido à redução de óxido nítrico e à consequente vasodilatação, além de aumento da viscosidade sanguínea.

A ocorrência do fenômeno vasoclusivo leva a infarto da área comprometida. Esses infartos são seguidos de fibrose e de calcificação. Isso ocorre particularmente no baço, no qual a rede sinusoidal tem fluxo lento.

Devido às oclusões vasculares, ocorrem quadros dolorosos muito intensos.

Outra característica clínica é a hemólise crônica, intra e extravascular.

As principais manifestações clínicas estão relacionadas no Quadro 150.6.

No tipo heterozigoto da anemia falciforme (HbAS), o sangue pode ser normal ou pouco alterado. Quando a HbA está presente em pelo menos 50%, o risco de falcização diminui e só ocorre quando o indivíduo fica submetido a ambientes com tensão de oxigênio muito baixa (despressurização no interior de um avião, por exemplo).

Quadro 150.6 Principais manifestações clínicas da anemia falciforme.

Anemia falciforme	Hemólise crônica ou complicada pela exacerbação do processo hemolítico
Fenômenos vasoclusivos	Manifestam-se por crises dolorosas (musculares, dores abdominais, priapismo)
Alteração no desenvolvimento pôndero-estatural	Devido à anemia crônica
Infecções recorrentes	Devido à asplenia funcional
Complicações neurológicas	Relacionadas com infarto ou com hemorragia cerebral devido aos fenômenos vasoclusivos
Complicação pulmonar aguda ou crônica	Síndrome torácica aguda (relacionada com os fenômenos vasoclusivos no parênquima pulmonar e/ou infecção e/ou embolia por gordura medular). As complicações crônicas relacionam-se com hipertensão pulmonar
Complicações hepatobiliares	Colelitíase, hemossiderose transfusional, hepatite viral (relacionada com as múltiplas transfusões)
Gestação	Perda fetal recorrente por trombose placentária, por retardo do crescimento intrauterino, por aumento da incidência de pré-eclâmpsia
Trombose	Geralmente desencadeada por infecções devido à falcização de grande número de eritrócitos. Podem causar necrose de ossos (dedos, cabeça do fêmur), amaurose (oclusão da artéria central da retina), hipoesplenismo (necroses repetidas no baço), infarto do pulmão e do mesentério
Úlceras cutâneas (principalmente maleolares)	Anemia crônica e fenômeno vasoclusivo na pele
Crise de sequestro esplênico	Em crianças, o baço armazena grande quantidade de hemácias, causando anemia acentuada e hipovolemia
Complicação renal	Insuficiência renal, hematúria por necrose de papila, proteinúria por lesão glomerular
Insuficiência gonadal	Decorrente da hemossiderose transfusional

Talassemias

São doenças hereditárias causadas por defeitos genéticos que se traduzem na diminuição ou ausência da síntese de cadeias globínicas (α ou β). Os dois tipos mais frequentes são a α-talassemia e a β-talassemia.

A maioria das talassemias tem herança mendeliana. Os indivíduos heterozigotos são em geral assintomáticos. Os homozigotos para α ou β-talassemia são sintomáticos. Pode haver associação a outra hemoglobina anômala.

Clinicamente são classificadas em *major*, intermediária ou *minor*.

A talassemia *major* é grave e necessita de transfusões. A intermediária apresenta anemia, com ou sem esplenomegalia, enquanto a *minor* (ou traço ou estigma talassêmico) é assintomática.

ALFATALASSEMIA. Nessa talassemia, um ou mais genes podem estar ausentes, resultando em apresentações diferentes da doença.

BETATALASSEMIA. Nesses casos, há desequilíbrio na formação das cadeias globínicas com diminuição de cadeias β e excesso de cadeias α. As cadeias de α-globina são instáveis e precipitam no interior dos eritroblastos, o que interfere na maturação.

A betatalassemia pode ser dividida em dois tipos: (1) β^0-talassemia: há ausência total de cadeias beta (ou totalmente não funcionantes); e (2) β^+-talassemia: há diminuição da síntese de cadeias beta.

BETATALASSEMIA *MAJOR* OU ANEMIA DE COOLEY. Geralmente são homozigotos ($\beta^0\beta^0$). Clinicamente, observam-se palidez acentuada, icterícia, hipodesenvolvimento ponderal e psíquico; hepato e esplenomegalia, alterações ósseas (crânio e face), alterações endócrinas (hipogonadismo), alterações cardíacas, lesão hepática, hemossiderose (por transfusões repetidas) e colúria.

Para o diagnóstico laboratorial das hemoglobinopatias, a eletroforese de hemoglobinas demonstra aumento da hemoglobina A2 ou fetal nas diferentes formas de talassemias.

Hemoglobinúria paroxística noturna

Hemoglobinúria paroxística noturna (HPN) é uma anemia hemolítica crônica adquirida, rara e de curso clínico extremamente variável.

Apresenta-se frequentemente com infecções recorrentes, com neutropenia e trombocitopenia; surge em associação com outras doenças hemopoéticas, especialmente com síndromes de falência medular, como anemia aplásica e síndrome mielodisplásica.

É considerada um tipo de trombofilia adquirida, apresentando-se com trombose venosa, com especial predileção pelas veias hepáticas e intra-abdominais.

A tríade anemia hemolítica não imune, pancitopenia e trombose faz da HPN uma síndrome clínica única, considerada um defeito mutacional clonal da célula-tronco hematopoética.

Na HPN, há aumento da suscetibilidade de lise dos eritrócitos ao complemento, causando hemólise.

O quadro clínico caracteriza-se por colúria, em geral pela manhã, associada a anemia hemolítica, icterícia, febre (se houver infecção) e esplenomegalia. Podem ocorrer fenômenos trombóticos, preferencialmente no cérebro e nas vísceras abdominais, responsáveis por cefaleia intensa, náuseas, vômito e cólicas abdominais.

No exame hematológico, destaca-se a anemia sem esferocitose. Reticulocitose pode estar presente ou não. Há tendência para leucopenia e para plaquetopenia.

Outros testes incluem:

- Ferro sérico diminuído pela perda quase permanente de hemoglobina e de hemossiderina pela urina
- Reação de Perls na medula óssea negativa pela ausência do ferro de depósito
- Reação de Perls positiva na urina pela hemoglobinúria
- O exame da medula óssea mostra diferentes achados, variando em hiperplasia, normocelularidade ou aplasia medular
- Pesquisa do clone HPN por citometria de fluxo é o exame padrão-ouro, pois avalia a expressão das proteínas ancoradas pela glicosilfosfatidilinositol (GPI) com altas sensibilidade e especificidade. A porcentagem de células com deficiência de proteínas GPI-ancoradas é reflexo direto do clone HPN.

Porfirias

São um grupo de doenças raras, adquiridas ou congênitas em que há perturbação na síntese do heme.

Há vários tipos de porfiria. A que se relaciona com o sistema hematopoético é chamada "porfiria eritropoética congênita".

Nessa doença há um erro metabólico com produção, pelos eritroblastos da medula óssea, de excesso de porfirina. Há anemia hemolítica, normocrômica e normocítica, esplenomegalia, hirsutismo e dentes avermelhados (eritrodontia). Os doentes têm tendência à fotossensibilização. Quando a pele recebe os raios solares diretamente, formam-se bolhas. Esse quadro pode ser muito grave, causando necrose das extremidades com mutilações.

Há formas homozigotas e heterozigotas.

Anemias hemolíticas adquiridas

São classificadas em imunológicas e não imunológicas. Nas anemias hemolíticas imunes, os autoanticorpos são os principais agentes de destruição (Quadro 150.7).

Anemias hemolíticas imunológicas

São causadas por anticorpos ou por medicamentos. Os anticorpos podem ser produzidos pelo próprio sistema imunológico e direcionados contra epítopos da membrana dos eritrócitos ou podem ser aloanticorpos. Estes são produzidos pelo paciente e dirigidos contra antígenos estranhos. Também podem ser produzidos após exposição a antígenos eritrocitários não próprios (aloimunização materna, transfusão sanguínea). As anemias hemolíticas imunes e não imunes são diferenciadas pelo achado do anticorpo na superfície eritrocitária.

As anemias hemolíticas imunológicas são definidas como afecções nas quais ocorre destruição precoce dos eritrócitos mediada por autoanticorpos fixados a antígenos da membrana eritrocitária, a qual desencadeia reações em cascata que

Quadro 150.7 Classificação das anemias hemolíticas adquiridas.

Tipo do antígeno	Anticorpo	Doença	Associações
Autoimune	Anticorpo quente	Primária	Idiopática
		Secundária	Colagenoses (LES etc.) Doença linfoproliferativa Infecções (EBV) Cisto de ovário Câncer Substâncias
	Anticorpo frio	Doença hemaglutinina fria	–
		Síndrome do anticorpo frio	Infecções, doenças linfoproliferativas
	Donath-Landsteiner	Hemoglobinúria paroxística ao frio	Sífilis, após doença viral
Aloimune	Induzido por antígenos eritrocitários	Reação hemolítica transfusional	–
		Doença hemolítica do recém-nascido	–
		Pós-transplante de medula óssea	
	Dependente de fármacos	Anticorpo mediado por macrófago	–
		Anticorpo mediado pelo complemento	–
		Modificação da membrana	–

EBV: vírus Epstein-Barr; LES: lúpus eritematoso sistêmico.

periféricos. A eosinocitose é a anormalidade hematológica predominante.

O diagnóstico requer (OMS, 2022) 4 semanas de eosinofilia sustentada, além de clonalidade e morfologia anormal em sangue e medula (displasia megacariocítica ou eritroide). Esses critérios melhoram a distinção entre LEC e entidades como a síndrome hipereosinofílica idiopática e a hipereosinofilia de significado desconhecido.

A síndrome hipereosinofílica idiopática é definida por um aumento persistente de eosinófilos em número igual ou maior que $1{,}5 \times 10^9/\ell$ por pelo menos 6 meses, para a qual nenhuma causa foi encontrada. É um diagnóstico de exclusão, sem evidência de clonalidade e com envolvimento e disfunção de órgãos.

A LEC é uma doença sistêmica. Ocorre agressão pela infiltração por eosinófilos ou liberação de citocinas, enzimas, fatores humorais ou outras proteínas pelos eosinófilos. Os órgãos mais comumente agredidos são coração, pulmões, SNC, pele e trato gastrintestinal, baço e fígado (estes, em 30 a 50% dos casos).

Em alguns pacientes, a eosinocitose é detectada acidentalmente, sendo eles assintomáticos. Em outros pacientes, observam-se fadiga, febre, tosse, angioedema, dores musculares, prurido e diarreia. Os quadros mais graves são os relacionados com a fibrose endomiocárdica. Outras manifestações clínicas são neuropatia periférica, sintomas pulmonares e articulares.

O diagnóstico começa por excluir a eosinocitose reativa, demonstrar a natureza clonal em eosinófilos, afastar outras NMP crônicas, sendo necessário descartar genes de fusão *BCR::ABL1* e outras fusões *ABL1*, *PDGFRA*, *PDGFRB*, *FGFR1*, *JAK2* ou *FLT3*.

Mastocitose

A mastocitose compreende neoplasias heterogêneas raras caracterizadas por um acúmulo de mastócitos anormais em vários órgãos ou tecidos (Figura 150.8), normalmente impulsionado pela ativação constitutiva do receptor KIT. A patologia da mastocitose é complexa e as características clínicas abrangem um amplo espectro que pode ser modulado pela presença de comorbidades. Comorbidades significativas incluem alergias dependentes de IgE, deficiência de vitamina D e problemas psiquiátricos, psicológicos ou mentais. A classificação da OMS (2022) reconhece três tipos de doença: mastocitose sistêmica (SM), mastocitose cutânea (CM) e sarcoma de mastócitos (SCM) (ver Quadro 150.11).

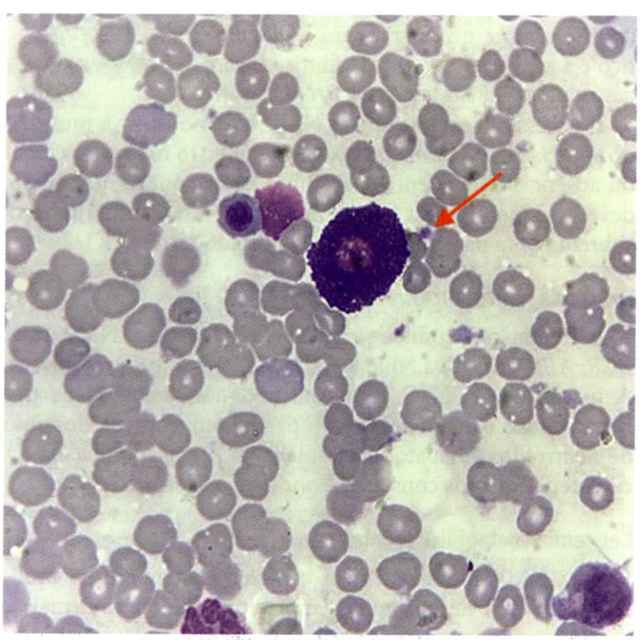

Figura 150.8 Esfregaço de sangue periférico evidenciando mastócito.

Ocorre em qualquer idade, mas geralmente é diagnosticada após a segunda década de vida.

É caracterizada pela infiltração de mastócitos clonais em diferentes tecidos, incluindo MO, pele, trato gastrintestinal, fígado e/ou baço e por curta sobrevida.

A mutação somática no gene *KIT*, códon 816, é detectada em mais de 90% dos pacientes com SM.

Os critérios diagnósticos para SM foram modificados: a expressão de CD30 e a presença de qualquer mutação do *KIT* que cause ativação foram aceitos como critérios diagnósticos menores. O nível sérico basal de triptase acima de 20 ng/mℓ é um critério SM menor.

Neoplasias mieloproliferativas inclassificáveis

A denominação de neoplasias mieloproliferativas inclassificáveis (NMP-U) deve ser aplicada somente para os casos que apresentem características clínicas, laboratoriais e morfológicas de uma NMP, mas que não preencham critérios para qualquer uma das neoplasias mieloproliferativas específicas. O diagnóstico requer todos estes três critérios:

- Características clínicas e hematológicas de uma NMP presentes
- Mutações *JAK2*, *CARLR* ou *MPL*, ou presença de outro marcador clonal
- Critérios diagnósticos para qualquer outra *NMP*, *SMD*, *SMD/NMP* ou *BCR::ABL1*-positivo sem critérios para LMC.

Neoplasias mielodisplásticas

O termo "neoplasias mielodisplásicas" foi introduzido para substituir "síndromes mielodisplásicas". Estas são neoplasias hematopoéticas clonais caracterizadas por hematopoese ineficaz e definidas por citopenias e displasia morfológica.

Os nomes "displasia medular" ou "dispoiese", embora sejam bastante abrangentes, indicam apenas que há uma alteração na hematopoese. A displasia pode manifestar-se nas linhagens eritrocítica, granulocítica e megacariocítica (Figura 150.9). É recomendado o achado de displasia em 10% para todas as linhagens.

Diseritropoese

Refere-se a alterações quantitativas e qualitativas das células eritroblásticas da medula óssea e dos eritrócitos do sangue periférico. Inclui anisocitose, poiquilocitose, macrocitose, megalocitose, policromasia e pontuação basófila dos eritrócitos circulantes.

Os eritroblastos encontrados no sangue e na medula óssea apresentam tamanhos diversos e anomalias nucleares e citoplasmáticas variadas. Sideroblastos em anel são frequentes em alguns casos.

Disgranulopoese

Engloba alterações nucleares em granulócitos do sangue e da medula óssea, como hipossegmentação (tipo Pelger-Hüet), hipersegmentação e formas bizarras.

As anomalias citoplasmáticas são representadas pela falta de grânulos ou por hipogranulação. Pode haver aumento da basofilia do citoplasma e de grãos anômalos tipo Auer.

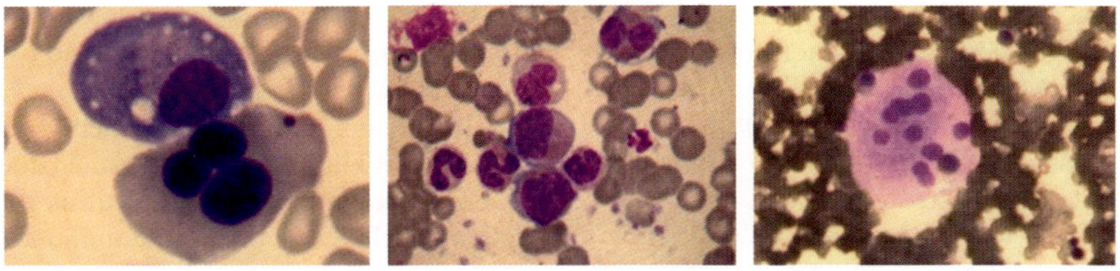

Figura 150.9 Alterações citológicas na displasia medular.

Dismegacariopoese

Caracteriza-se pelo encontro de plaquetas atípicas, grandes, quase homogêneas. Há megacariócitos muito pequenos ao lado de células grandes, com núcleo único, grande, e não lobulado. Outros têm vários núcleos pequenos, podendo ser encontrados em esfregaços de aspirado medular.

As definições de citopenia são adotadas para consistência entre CCUS, MDS e MDS/MNP. A citopenia é definida como hemoglobina inferior a 10 g/dℓ; plaquetas abaixo de 100.000/mℓ; e contagem absoluta de neutrófilos abaixo de 1.800/mℓ.

As MDS ocorrem sobretudo em adultos com idade média de 70 anos, sendo raras nas crianças. O Quadro 150.18 demonstra a classificação atual nas crianças.

Em alguns adultos ou em pessoas idosas, podem ocorrer alterações hematológicas mal definidas que se caracterizam por anemia crônica e refratária ao uso de folato e vitamina B_{12}.

A maioria dos indivíduos apresenta-se com sintomas relacionados à citopenia (anemia, plaquetopenia e neutropenia), isoladas ou em associação. Quando as três séries estão comprometidas, o quadro é denominado "pancitopenia". Nesses casos, o mielograma pode revelar alterações de celularidade (hipercelular, na maioria das vezes), numéricas (quanto ao número de blastos e alterações percentuais) e morfológicas (denominadas: diseritropoese, disgranulopoese, dismegacariopoese), das diversas linhagens celulares. Tais achados isolados sugerem, mas não confirmam, o diagnóstico de MDS.

O número de linhagens com displasias geralmente é dinâmico e, com frequência, representa as manifestações clínicas e fenotípicas da evolução clonal.

As MDS são agora agrupadas entre aquelas com anormalidades genéticas definidas e aquelas morfologicamente definidas (ver Quadro 150.12).

Leucemias agudas

As leucemias agudas originam-se de precursores hematopoéticos (blastos) que adquiriram as mutações somáticas de classes I e II. Por manter preservada sua capacidade de proliferação, os blastos acumulam-se na medula óssea, causando inibição da hematopoese normal e consequente redução das células das linhagens eritrocítica, granulocítica e megacariocítica (síndrome de falência medular).

Quadro 150.18 Neoplasias mielodisplásicas (MDS) em crianças (OMS, 2022).

Criança com MDS com baixa contagem de blastos ▪ **Hipocelular** ▪ **Não especificado**	Blastos < 5% medula óssea (MO); < 2% sangue periférico (SP)
Criança com MDS com aumento de blastos	5 a 19% MO; 2-19% SP

Podem ser divididas em leucemias agudas da linhagem linfoide (LLA) (Quadro 150.19) e leucemias agudas da linhagem mieloide (LMA).

As leucemias agudas incidem em todas as fases da vida: as LLA são mais frequentes na infância (leia o caso clínico 5, *Leucemia Linfoide Aguda*), entre 2 e 10 anos, e em adultos, acima de 40 anos; as LMA ocorrem em qualquer idade, e sua incidência aumenta ao longo dos anos, sendo incomuns em crianças.

Acesse o conteúdo *online*:
http://uqr.to/217ds

Os sintomas são decorrentes da anemia (astenia, palidez cutaneomucosa), neutropenia (febre, suscetibilidade a infecções), plaquetopenia (hemorragias) e do grau de infiltração medular e/ou de outros órgãos. São doenças graves, de início súbito e evoluem rapidamente para morte quando não tratadas.

Nas leucemias linfoides agudas, os órgãos linfoides, como linfonodos e baço, aumentam de volume com maior frequência do que nas leucemias mieloides agudas.

As leucemias linfoides agudas têm prognóstico melhor que as mieloides, sobretudo quando acometem crianças.

As leucemias mieloides agudas em adultos têm má evolução e respondem de maneira menos favorável ao tratamento.

Leucemias agudas da linhagem mieloide

A LMA é uma neoplasia maligna de células mieloides imaturas derivadas da medula óssea (MO), que exibem diferenciação variável. São um grupo de doenças biologicamente heterogêneo com curso clínico agressivo, que envolve mais frequentemente a MO e o sangue periférico (SP), mas também pode se manifestar no tecido extramedular.

A investigação diagnóstica de LMA envolve integração da história, apresentação clínica e resultados laboratoriais. Esses

Quadro 150.19 Leucemias agudas da linhagem linfoide (LLA)/linfoma linfoblástico.

Neoplasias de células B precursoras (LLA-B)	▪ LLA/linfoma linfoblástico B, SOE ▪ LLA/linfoma linfoblástico com anormalidades recorrentes: ▪ Com t(9;22)(q34;q11.2) – *BCR-ABL1* ▪ Com t(v;11q23) rearranjo *KTM2A* ▪ Com t(12;21)(p13;q22) – ETV6-RUNX1 ▪ Com hiperdiploidia ▪ Com hipodiploidia ▪ Com t(5;14)(q31;q32) – *IL3- IGH* ▪ Com t(1;19)(q23;p13.3) – *TCF3-PBX1* ▪ (TCF3-PBX1) ▪ Entidade provisória: LLA com *BCR-ABL-like* ▪ Entidade provisória: LLA com *iAMP21*
Neoplasias de células T precursoras (LLA-T)	▪ Leucemia/linfoma linfoblástico T ▪ Entidade provisória: leucemia de células T precursoras precoce (ETP ALL) ▪ Entidade provisória: leucemia/linfoma linfoblástico de células *natural killer* (NK)

estudos incluem avaliação morfológica de aspirado de medula óssea e esfregaço de sangue periférico, imunofenotipagem por citometria de fluxo, testes citogenéticos e análise de mutações moleculares. Os estudos devem ser usados rotineiramente para o diagnóstico inicial e realizados durante o acompanhamento da LMA.

A classificação da LMA foi reformulada (OMS, 2022) para enfatizar os principais avanços nos últimos anos na forma como essa doença é compreendida e tratada.

O mais importante é a separação da LMA com a **definição de anormalidades genéticas** da LMA **definida por diferenciação**.

Uma mudança importante foi a eliminação do critério de 20% de blastos para os tipos de LMA com anomalias genéticas definidoras. Entretanto, a LMA com fusão *BCR::ABL1* e LMA com mutação CEBPA são os únicos tipos de doença com anomalia genética definida que requerem ao menos 20% de blastos para o diagnóstico.

Para a remoção do ponto de corte de blastos, é essencial a correlação dos achados morfológicos e estudos de genética molecular para assegurar que a anormalidade é a responsável pela patologia da doença.

No grupo de LMA definida por diferenciação estão os casos em que faltam anormalidades citogenéticas e mutações somáticas.

O Quadro 150.15 mostra a classificação para as leucemias agudas da linhagem mieloide (LMA).

Linfadenopatias

Os linfonodos, juntamente com o baço, as tonsilas (amígdalas palatinas), as adenoides e as placas de Peyer compõem um tecido altamente organizado de células imunes que filtram os antígenos do tecido extracelular.

A linfa penetra pelos sinusoides, que são ricos em macrófagos e que removem 99% de todos os antígenos apresentados (ver Parte 10, *Sistema Cardiovascular*, Seção 4, *Linfáticos*, Capítulo 61, *Doenças dos Linfáticos*). O tamanho do linfonodo depende da idade, da cadeia analisada e dos eventos imunológicos antecedentes.

Nos neonatos, os linfonodos são praticamente imperceptíveis, porém, com o passar dos anos, ocorre aumento da massa total de linfonodos até o final da infância. Na adolescência, observa-se atrofia progressiva dos linfonodos, que continua até a vida adulta.

A adenomegalia é um sinal clínico pertencente a várias doenças. Em pacientes com menos de 50 anos, em cerca de 80% dos casos, é inespecífica ou benigna. Já nos indivíduos com mais de 50 anos, em 60% dos casos, pode ser de origem maligna.

Na criança, a adenomegalia, em sua maioria, é benigna e autolimitada, em geral secundária a doenças virais. Outros mecanismos menos comuns responsáveis por adenomegalia incluem acúmulo nodal de células inflamatórias em resposta a uma infecção no próprio linfonodo (linfadenite), a linfócitos neoplásicos ou doenças de depósito (doença de Gaucher).

As adenopatias estão associadas, em sua maioria, a infecções bacterianas e virais. São alterações de natureza hiperplásica ou inflamatória, próprias do tecido linfoide, causadas pela ação antigênica de vírus, bactérias, fungos e outros microrganismos, resultando nas linfadenopatias reacionais.

Quando as lesões decorrem da ação direta desses agentes, surgem as linfadenopatias inflamatórias ou linfadenites propriamente ditas.

Os vírus EBV e CMV, causadores da mononucleose e da citomegalovirose, respectivamente, são os agentes etiológicos mais importantes das adenomegalias.

A linfadenite localizada (linfadenite reacional) tem como agente causal mais frequente os estafilococos e os estreptococos do grupo beta-hemolítico. Outros patógenos, tais como o vírus da AIDS e as doenças autoimunes, são causas menos comuns de adenopatia. Em nosso meio, algumas infecções como a tuberculose, a febre tifoide, as micoses profundas e as leishmanioses também devem ser consideradas.

A adenopatia é mais comum em crianças, cujo sistema imune está atuando em resposta à exposição de novos antígenos, podendo ser vista em um terço dos neonatos e em crianças nas cadeias cervicais. Raramente é generalizada e, quando isso ocorre, deve-se pensar em infecção congênita, principalmente pelo citomegalovírus.

O diagnóstico diferencial é amplo.

A anamnese associada ao exame físico é de suma importância para o reconhecimento do padrão de drenagem e para a procura de focos infecciosos. As características do linfonodo, ou seja, o tamanho, a cadeia (se localizado ou generalizado), a consistência, a sensibilidade, o tempo de evolução e os sinais flogísticos associados à cadeia comprometida deverão ser observados de maneira sistemática.

A presença de adenomegalia dolorosa, com alteração da coloração da pele adjacente e calor local, sugere linfadenite. Ao contrário, linfonodos endurecidos, coalescidos e indolores sugerem neoplasias. O estado reacional é reversível. Cessado o estímulo imunogênico, o linfonodo readquire sua morfologia normal.

Linfadenopatias reacionais e inflamatórias

Como as linfadenopatias reativas podem simular linfomas, é necessário proceder ao diagnóstico diferencial.

As hiperplasias reativas podem adquirir os seguintes padrões morfológicos: folicular, sinusal, difuso e misto.

Linfadenopatias inflamatórias ou linfadenites

De maneira diferente dos tipos reativos, nesses casos os agentes infecciosos atuam diretamente sobre o tecido linfoide. Provocam reações inflamatórias agudas ou crônicas do tipo granulomatoso e não granulomatoso.

Quase sempre os agentes etiológicos são evidenciados pela histomorfologia, por exemplo, os fungos na paracoccidioidomicose e os bacilos de Koch na tuberculose.

Quanto à etiologia das linfadenopatias, podem ser classificadas da seguinte maneira:

- Virais: citomegalovírus, herpes-vírus
- Bacterianas: tuberculose, brucelose, hanseníase, donovanose e doença da arranhadura do gato, causada pela bactéria *Bartonella henselae*
- Fúngicas: paracoccidioidomicose, criptococose, histoplasmose, ficomicoses
- Protozoários: leishmaniose, toxoplasmose congênita, balantidíase, amebíase, *Chlamydia* (linfogranuloma venéreo)
- Metazoários: estrongiloidíase, ascaridíase, cisticercose, esquistossomose
- Agentes inanimados: sarcoidose, beriliose, doença de Crohn, doença de Whipple
- Outras: riquétsias e algas
- Idiopática: agente não determinado.

Neoplasias do tecido linfoide

Compreendem um grupo heterogêneo de doenças. As neoplasias das linhagens linfoides B, T e NK são classificadas de acordo com o seu correspondente normal e seu estádio de diferenciação das células comprometidas em precursoras e diferenciadas (maduras ou periféricas).

Compreendem as neoplasias das linhagens B, T e NK de células maduras (ou periféricas): leucemias e linfomas.

As fases sólida e circulante/leucêmica estão presentes em várias neoplasias linfoides, sendo artificial a distinção entre leucemias e linfomas. As categorias de neoplasias de células precursoras ou blastos (leucemias agudas das linhagens linfoides B, T e NK) foram descritas anteriormente.

Abordagem clínico-laboratorial das linfadenopatias

Na anamnese, deve-se questionar o uso de medicamentos (hidantoinatos, penicilina), antecedente recente de vacinação ("becegeíte"), contato com animais, picada de insetos e história de viroses.

Nas adenopatias cervicais, uma avaliação odontológica deve ser considerada.

Exérese do linfonodo mais comprometido (de maior volume) deve ser retirado por inteiro, se possível com tecido perilinfonodal. Esse procedimento deve ser realizado após avaliar as variáveis de risco (idade, localização e características do linfonodo).

Realizar os exames complementares que cada caso requer. Exemplo: reações sorológicas para afastar os agentes etiológicos mais frequentes.

Classificação das neoplasias linfoides

Em 2001, a OMS classificou as linfoproliferações malignas tipo B em três maneiras, de acordo com as características clínicas: (1) predominantemente leucêmicas (disseminadas), (2) linfomas primários extranodais e (3) predominantemente nodais.

Os linfomas tipos 1 e 2 têm evolução relativamente indolente.

Em 2022, a OMS realizou uma nova e esclarecedora classificação dos tumores hematolinfoides para as neoplasias linfoides, representada no Quadro 150.20.

As doenças e os subgrupos são classificados de acordo com a linhagem celular, se são oriundos de células precursoras ou maduras. Entretanto, aqui são apresentadas somente as doenças de células maduras (as doenças de células precursoras, leucemias agudas das linhagens linfoides B e T, foram agrupadas no tema "Leucemia agudas").

Linfomas e proliferações linfoides de células B

Um grupo heterogêneo de doenças neoplásicas do tecido linfoide com características distintas.

São definidos de acordo com o comportamento clínico, local de origem (linfonodal, 60% e extralinfonodal, 40%), características morfológicas, imunológicas e genéticas. Podem ser das linhagens linfoide B (80%) (leia o caso clínico 6, *Linfoma de Burkit*), linfoide T (10 a 15%) e *natural killer* (NK).

Acesse o conteúdo *online*:

http://uqr.to/217dt

Neoplasias de células B maduras

Neste grupo, foram incluídas proliferações pré-neoplásicas, que compreendem as linfocitoses de células B monoclonais (expansão de linfócitos clonais < $0,5 \times 10^9/\ell$, sem características de doença linfoproliferativa) e a leucemia linfocítica crônica.

Quadro 150.20 Classificação das neoplasias do tecido linfoide (OMS, 2022).

Neoplasias de células B maduras (periféricas)	Neoplasias de células T/NK maduras (periféricas)
LLC/linfoma linfocítico	Leucemia prolinfocítica T
Linfocitose monoclonal	Leucemia linfocítica do linfócito granular
Leucemia prolinfocítica B	*Doença linfoproliferativa crônica de células NK*
Linfoma de zona marginal esplênica	Leucemia agressiva de células NK
Tricoleucemia	Doença linfoproliferativa T da infância, EBV-positivo
Linfoma/leucemia esplênico, inclassificável	Leucemia/linfoma de células T do adulto
Tricoleucemia variante	Linfoma de células NK/T extranodal, tipo nasal
Linfoma linfoplasmocítico	Linfoma de células T associado a enteropatia
Macroglobulinemia de Waldenström	*Doença linfoproliferativa de células T do sistema digestório*
Gamopatia monoclonal de significado indeterminado (MGUS), IgM	Linfoma T hepatoesplênico
Neoplasias de células plasmáticas	Linfoma T tipo paniculite subcutânea
Linfoma MALT	Micose fungoide
Linfoma nodal de zona marginal	Síndrome de Sézary
Linfoma nodal de zona marginal pediátrico	Doenças linfoproliferativas cutâneas primárias de células T CD30+
Linfoma folicular	Papulose linfomatoide
Neoplasia folicular *in situ*	Linfoma cutâneo de grandes células anaplásico
Linfoma folicular tipo duodenal	Linfoma cutâneo primário de células T gama/delta
Linfoma folicular tipo pediátrico	Linfoma de células T, não especificado
Linfoma do manto (LCM)	Linfoma T angioimunoblástico
LCM não nodal leucêmico	*Linfoma folicular de células T*
Neoplasia células do manto *in situ*	*Linfoma de células T nodal periférico com fenótipo THF*
Linfoma difuso de grandes células (LDGCB) não especificado	Linfoma de grandes células anaplásico, ALK-positivo
Células B tipo centro germinativo	Linfoma de grandes células anaplásico, ALK-negativo
Células B ativadas	*Linfoma de grandes células anaplásico, associado a implante de mama*
LDGCB primário do sistema nervoso central	Doenças linfoproliferativas pós-transplantes (DLPT)
LDGCB cutâneo primário	Hiperplasia plasmocítica DLPT
LDGCB EBV-positivo, SOE	Mononucleose infecciosa DLPT
LDGCB associado a inflamação crônica	Hiperplasia folicular florida DLPT
Granulomatose linfomatoide	Polimórfico DLPT
Linfoma de grandes células mediastinal primário	Monomórfico DLPT (B e T/NK)
Linfoma de grandes células intravascular	Linfoma de Hodgkin clássico DLPT
Linfoma de grandes células ALK-positivo	
Linfoma plasmablástico	
Linfoma de grandes células multicêntrico associado a HHV8	
Linfoma de Burkitt	
Linfoma de Burkitt-like com aberração 11q	
Linfoma de efusões	
Linfoma de células B, inclassificável com características intermediárias entre LDGCB e linfoma de Burkitt	
Linfoma de células B, inclassificável com características intermediárias entre LDGCB e linfoma de Hodgkin clássico	

ALK: quinase de linfoma anaplásico; EBV: vírus Epstein-Barr; HHV8: herpes-vírus humano 8; LLC: leucemia linfoide crônica; MALT: tecido linfoide associado à mucosa; NK: *natural killer*; SOE: sem outra especificação.

Leucemia linfoide crônica/linfoma linfocítico

A leucemia linfoide crônica (LLC) e o linfoma linfocítico (linfoma linfocítico de pequenas células) são diferentes manifestações clínicas da mesma doença. Entre todas as leucemias, a LLC é a que tem maior incidência familiar, encontrada em 5 a 10% dos pacientes.

As trombocitopatias são doenças hereditárias, muito raras, em que a morfologia das plaquetas pode estar alterada ou em que apenas os testes da função plaquetária se alteram. Algumas vezes ocorre deficiência de função com discreta plaquetopenia do tipo adquirido, causada por medicamentos (anti-inflamatórios, antidepressivos) ou por algumas doenças (uremia, macroglobulinemia, mielofibrose, coagulação intravascular disseminada e púrpura trombocitopênica trombótica).

São vários e complexos os exames laboratoriais para determinar qual anomalia está presente. Somente o conjunto dos exames pode definir o diagnóstico final.

As púrpuras vasculares são aquelas em que a lesão vascular é considerada a principal causa das manifestações hemorrágicas. Incluem-se: (1) púrpura vascular autoimune: púrpura alérgica (Henoch-Schönlein) ou a púrpura produzida por medicamentos; (2) púrpura infecciosa: surge no sarampo e na meningococemia; (3) púrpuras vasculares hereditárias: incluem a telangiectasia, a púrpura de Ehlers-Danlos, em que há alteração do tecido conjuntivo; e (4) outros tipos, como o escorbuto, a púrpura senil e a púrpura das paraproteinemias.

Em algumas doenças, como na telangiectasia hereditária e nas púrpuras das paraproteinemias, concomitantemente à lesão vascular, há alterações qualitativas das plaquetas.

PÚRPURA TROMBOCITOPÊNICA IMUNE (PTI). É uma doença autoimune que afeta adultos e crianças, sendo a causa mais comum de plaquetopenia (< 100 × 10^9 plaquetas/ℓ). Trata-se de uma plaquetopenia adquirida, na qual anticorpos antiplaquetas atuam na gênese da doença. Os anticorpos atuam opsonizando as plaquetas, levando à remoção precoce pelo sistema reticuloendotelial, em associação a uma diminuição na produção das plaquetas pela medula óssea.

Plaquetopenia ocorre em graus variados, havendo pacientes assintomáticos ou que apresentam sangramento cutaneomucoso.

Em crianças, ocorre remissão espontânea na maioria dos casos. Entretanto, cerca de 15% dos pacientes desenvolverão a forma crônica da doença.

No adulto, a doença é insidiosa e muitas vezes oligossintomática, sendo frequente o encontro de plaquetopenia em exames de rotina.

As queixas incluem sangramento cutaneomucoso em graus variados. A mulher em idade fértil é mais acometida do que o homem.

O diagnóstico da PTI é sempre de exclusão, em que o encontro de plaquetopenia sem outras causas é o que confirma o diagnóstico. Quando não se identifica uma causa, há a denominação "primária" (idiopática). A púrpura trombocitopênica imune secundária (adquirida) está associada a infecções, vacinas, medicamentos, colagenoses e doenças linfoproliferativas.

Os elementos-chave para o diagnóstico incluem história familiar negativa para hemorragias e história de doença hemorrágica aguda. Pode estar associada à doença linfoproliferativa ou a colagenoses.

Nas crianças, pode ocorrer associação a vacinação ou virose, próximas ao evento hemorrágico. No exame físico, encontram-se sangramento cutaneomucoso, petéquias e equimoses e ausência de hepato ou esplenomegalia ou adenomegalia.

A presença de adenomegalia e/ou hepatoesplenomegalia levanta a suspeita de doença linfoproliferativa associada.

O hemograma é normal, exceto pela plaquetopenia, que pode ser acentuada.

A pesquisa de anticorpo antiplaquetas é inespecífica.

O mielograma evidencia hipercelularidade no setor megacariocítico, mas pode estar normal, sendo, portanto, de pouca utilidade diagnóstica.

DOENÇA DE VON WILLEBRAND. É o distúrbio hemorrágico hereditário mais comum, definido pela alteração na quantidade ou na função do fator de von Willebrand (FvW) no sangue. Assim, a alteração tem relação com a hemostasia primária. Caracteriza-se por sangramento mucocutâneo ou hemorragia no período perioperatório. No entanto, as mulheres são mais propensas a ter sangramento sintomático, dados os desafios hemostáticos adicionais da menstruação e do parto. Além disso, sangramento gastrintestinal deve levar à suspeita de angiodisplasia intestinal. A gravidade dos episódios hemorrágicos tem relação com a atividade residual do fator VIII. A presença de hemartroses, por exemplo, tem relação com baixa atividade de fator VIII. Várias mutações estão relacionadas com a doença de von Willebrand, sendo todas transmitidas de forma autossômica. Mais comumente, a transmissão é dominante, mas existe também transmissão recessiva.

Síndrome de von Willebrand (ou doença de von Willebrand adquirida). A síndrome de von Willebrand é mais comumente diagnosticada na população idosa, com sangramento mucocutâneo espontâneo (equimose, epistaxe, menorragia, sangramento do trato gastrintestinal ou hematúria) ou sangramento excessivo pós-trauma/pós-cirurgia. No entanto, sangramentos espontâneos são raros. Doenças linfoproliferativas (mieloma múltiplo, leucemia linfocítica crônica, gamopatia monoclonal de significado indeterminado e macroglobulinemia de Waldenström) por si sós foram descritas como causadoras da maioria dos casos, seguidas por doenças mieloproliferativas (trombocitemia essencial, policitemia vera e leucemia mieloide crônica) e tumores sólidos. Parece haver uma associação relativamente alta entre a síndrome de von Willebrand e doenças cardiovasculares, como doenças cardíacas congênitas, estenose aórtica, endocardite e aterosclerose grave, que causam degradação do FvW pelo aumento do estresse de cisalhamento (síndrome de Heyde).

SÍNDROME DE BERNARD-SOULIER. É um distúrbio constitucional, de herança autossômica e recessiva, sendo comum o relato de consanguinidade. Caracteriza-se por hemorragias cutaneomucosas. A plaquetopenia é de leve a moderada. As plaquetas são gigantes. Não há agregação plaquetária induzida pela ristocetina.

TROMBASTENIA DE GLANZMANN. Distúrbio constitucional, de herança autossômica e recessiva.

Hemorragias cutaneomucosas fazem parte do quadro clínico. A diátese hemorrágica é caracterizada por número de plaquetas normais e ausência de agregação plaquetária em resposta aos agonistas ADP, colágeno, ácido araquidônico e trombina. A contagem de plaquetas e a morfologia são normais.

VASCULITE POR IMUNOGLOBULINA A (ANTIGAMENTE CHAMADA "PÚRPURA DE HENOCH-SCHÖNLEIN"). Púrpura não trombocitopênica que surge associada a urticária, vasculite, comprometimento renal e sintomas gastrintestinais. É a vasculite mais comum em crianças, compreendendo predominantemente essa faixa etária, mas adultos também podem apresentar a doença. Os sinais e sintomas podem desenvolver-se ao longo de dias a semanas em qualquer sequência. A presença de púrpura não trombocitopênica palpável sobretudo na face extensora dos membros inferiores é essencial para o diagnóstico.

A etiologia é desconhecida. Ocorrem leucocitose e hemossedimentação acelerada, enquanto os testes de coagulação, a contagem de plaquetas e a dosagem de complemento são normais.

Coagulopatias

As coagulopatias se dividem em hereditárias e adquiridas. As coagulopatias hereditárias são bastante raras, sendo as hemofilias as menos incomuns. Hemofilias decorrem de deficiências do fator VIII (hemofilia A) ou IX (hemofilia B). As demais deficiências são menos frequentes e recebem a denominação de acordo com o fator que está diminuído ou ausente (Quadro 150.27). Em todos os casos, apresentam quadro clínico semelhante, caracterizado por sangramentos espontâneos ou após pequenos traumas, que serão mais frequentes quanto menor for a atividade residual do fator. No entanto, alguns padrões podem ser notados. Hemartroses espontâneas são manifestações comuns nas coagulopatias, sobretudo nas hemofilias e na deficiência de protrombina e do fator X. Sangramentos tardios podem ocorrer na deficiência de fator XIII. Todavia, algumas deficiências podem aumentar o risco de trombose, como as deficiências de proteína C, disprotrombinemia, deficiência de fator VII e deficiência de fator XI. A transmissão é feita por herança direta a partir de pais doentes ou portadores de defeitos genéticos, sendo que o comprometimento é de um único fator de coagulação. Apesar disso, deve-se sempre estar atento para a possibilidade de casos *de novo* na família.

As coagulopatias adquiridas formam um grupo heterogêneo, com alterações envolvendo vasos, plaquetas e deficiência de um ou mais fatores de coagulação. As coagulopatias adquiridas são divididas principalmente em (a) destruição ou consumo aumentados dos fatores de coagulação (CIVD e fibrinólise), (b) deficiência causada por hepatopatias e (c) presença de inibidores (autoanticorpos neutralizantes) dos fatores de coagulação (leia o caso clínico 7, *Hemofilia A Adquirida*). Elas podem, ainda, ter outras origens, como circulação extracorpórea, medicamentos e substâncias (efeitos terapêuticos, intoxicação e efeitos colaterais) e cânceres hematológicos.

Acesse o conteúdo *online*:

http://uqr.to/217du

HEMOFILIAS A E B. Resultam de mutações nos genes codificantes encontrados no braço longo do cromossomo X (herança ligada ao sexo). Por esse motivo, a maioria dos indivíduos afetados é do sexo masculino. No entanto, a hemofilia A é mais comum que a hemofilia B. Como ambas estão relacionadas à formação da tenase fator VIII + fator IX + fator X, a clínica é muito semelhante. No geral, quanto menor a atividade residual do fator circulante, maior o risco de sangramentos espontâneos (Quadro 150.28). Nos casos mais sintomáticos, as hemorragias podem acontecer muito precocemente, como no momento do parto ou após vacinação no recém-nascido. Nos casos mais leves, o diagnóstico pode ser suspeitado em idade mais avançada, quando a pessoa é submetida a uma cirurgia, por exemplo. As regiões mais acometidas por sangramentos espontâneos são articulações (sobretudo joelhos e tornozelos) e músculos (Figura 150.11). Isso gera uma lesão crônica do sistema osteomioarticular, com dor crônica e síndrome de imobilidade. Sangramentos menores, mas ainda importantes, podem ocorrer em pele e mucosas. Existe a possibilidade de sangramentos graves, como no SNC, trato gastrintestinal e síndrome do compartimento (ver algoritmo de investigação das coagulopatias hereditárias em Figura 150.12).

HEMOFILIA A ADQUIRIDA. Em teoria, pode-se desenvolver um autoanticorpo neutralizante (conhecido como "inibidor") contra qualquer fator da coagulação, o que resulta em uma coagulopatia adquirida. No entanto, essas condições são extremamente raras. O desenvolvimento do inibidor contra o fator VIII acontece mais comumente em adultos, sejam mulheres em idade fértil (associado à gravidez ou ao puerpério) ou pessoas idosas (associadas a doenças autoimunes, cânceres e alguns medicamentos). Apesar disso, metade dos indivíduos que desenvolvem inibidor contra o próprio fator VIII não tem doença associada identificável. Diferentemente da hemofilia A hereditária, a hemofilia A adquirida caracteriza-se por sangramentos em pele (subcutâneo) e mucosas. Entretanto, é comum encontrar pessoas que não têm sangramento.

Quadro 150.27 Coagulopatias hereditárias.

Fator I	Alteração do fibrinogênio (hipofibrinogenemia, afibrinogenemia e disfibrinogenemia)
Fator II	Deficiência de protrombina ou hipoprotrombinemia
Fator V	Deficiência da proacelerina
Fator VII	Deficiência da proconvertina
Fator VIII	Hemofilia A (deficiência do fator anti-hemofílico)
Fator IX	Hemofilia B (deficiência do componente tromboplástico do plasma, fator Christmas)
Fator X	Deficiência do fator Stuart-Prower
Fator XI	Deficiência do antecedente tromboplástico do plasma
Fator XII	Deficiência do fator Hageman, fator contato
Fator XIII	Deficiência do fator estabilizador da fibrina

Coagulação intravascular disseminada (CIVD)

É uma síndrome que tem como causa diversas doenças, cujo denominador comum é o desequilíbrio nos mecanismos de coagulação e fibrinólise.

Resulta da formação de quantidade anormal de trombina intravascular com a participação dos fatores das vias intrínseca e extrínseca da coagulação. Ocorre liberação do ativador tecidual de plasminogênio (t-PA) no endotélio.

A plasmina resultante ataca a fibrina recém-formada e o fibrinogênio circulante, estabelecendo-se fibrinólise e fibrinogenólise.

Na maior parte das vezes, o resultado final é um quadro hemorrágico muito grave. É denominada "coagulopatia de consumo", que ocorre como consequência da formação de microtrombos disseminados. Associam-se ainda anemia hemolítica microangiopática e púrpura plaquetopênica.

Quadro 150.28 Classificação das hemofilias.

Concentração do fator de coagulação deficiente	Tendência hemorrágica	Incidência relativa (%)
< 1%	**Grave:** hemartroses frequentes, hematomas musculares e sangramento nos órgãos internos	50
2 a 5%	**Moderada:** sangramentos espontâneos em menor frequência e a pequenos traumas, pós-cirúrgicos	30
> 5 a 45%	**Leve:** sangramento significante após grandes traumas, pós-cirúrgico	20

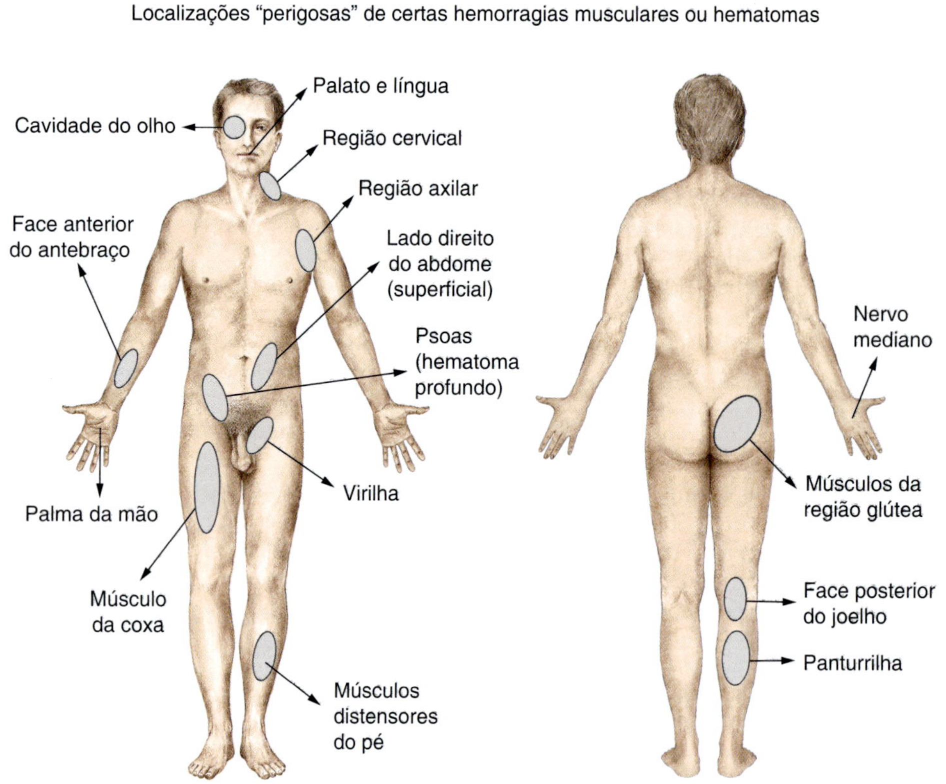

Figura 150.11 Hemorragias com localização em músculos ou em partes moles podem evoluir para complicações graves (síndrome compartimental) e/ou perda de função do membro acometido.

COAGULAÇÃO INTRAVASCULAR DISSEMINADA E DOENÇAS ASSOCIADAS. A coagulação intravascular disseminada é desencadeada por substâncias ou por manobras que propiciam o início da coagulação sanguínea. Uma vez iniciado o processo, o indivíduo manifesta quadro hemorrágico, com manchas purpúricas e equimóticas, hemorragias em órgãos vitais (cérebro) e no sistema digestório, que levam ao estado de hipovolemia e choque. Em alguns pacientes é subclínica.

O quadro hemorrágico está associado ao consumo dos fatores de coagulação e à plaquetopenia, embora inúmeros fatores estejam envolvidos, tais como função plaquetária anormal secundária à falência renal e diminuição da síntese dos fatores de coagulação secundária à falência hepática.

Sepse e neoplasias são responsáveis por mais da metade dos casos de CIVD. Laboratorialmente, observam-se tempos de protrombina e de tromboplastina alargados, plaquetopenia em graus variados, consumo de fibrinogênio e aumento da degradação da fibrina, observada pelo aumento de dímeros D.

As causas de CIVD são:

- Infecções: septicemia por meningococo, estafilococo, gram-negativos, malária, viroses (hepatite, HIV)
- Complicações obstétricas: descolamento prematuro da placenta, retenção de feto morto e de placenta, toxemia gravídica, septicemia pós-aborto ou parto, embolia por líquido amniótico
- Neoplasias: de próstata, pulmão, estômago, pâncreas, leucemia aguda promielocítica
- Imunocomplexos: reações transfusionais por incompatibilidade ABO, reação anafilática, vasculite
- Traumatismos: politraumatismos, embolia gordurosa, grande queimado.

Intervenções cirúrgicas

- Doenças hepáticas: cirrose, hepatite, hepatoma
- Outras causas: hipoxia, veneno de cobra, dissecção aórtica, hemangioma gigante (síndrome de Kasabach-Merritt), aneurisma de grandes vasos (aorta) hemólise, rejeição a transplante, uso de drogas ilícitas, pancreatite.

Os principais fatores desencadeantes são: produção de substâncias tromboplásticas (células neoplásicas, traumatismos); lesões endoteliais extensas; ativação plaquetária (septicemia, vasculites, imunocomplexos).

Os fatores favorecedores são: alterações dos inibidores da coagulação (p. ex., deficiência de antitrombina [AT]); bloqueio do sistema monocítico-macrofágico.

Os fatores agravantes são: insuficiência circulatória que favorece a trombose; diminuição da atividade fibrinolítica.

Formam-se trombos em pequenas artérias e/ou em veias periféricas ou órgãos, que provocam necroses em extremidades, rins ou tromboflebites.

A trombose da microcirculação pode ser precipitada por deficiência de proteínas anticoagulantes naturais, bem como perda de receptores vasculares, como a trombomodulina.

A disfunção endotelial pode também provocar a depleção de óxido nítrico, resultando em falta de inibição da ativação plaquetária.

FIBRINÓLISE PRIMÁRIA. Associa-se à doença hepática ou ao carcinoma de próstata. Há fibrinólise, com consumo de fibrinogênio, sem haver ativação da coagulação. Como consequência, há hemorragias graves que podem levar à confusão com o quadro de CIVD.

Na fibrinólise não há consumo dos fatores da coagulação; as plaquetas estão em número normal, o tempo de protrombina é normal, mas o fibrinogênio é muito baixo.

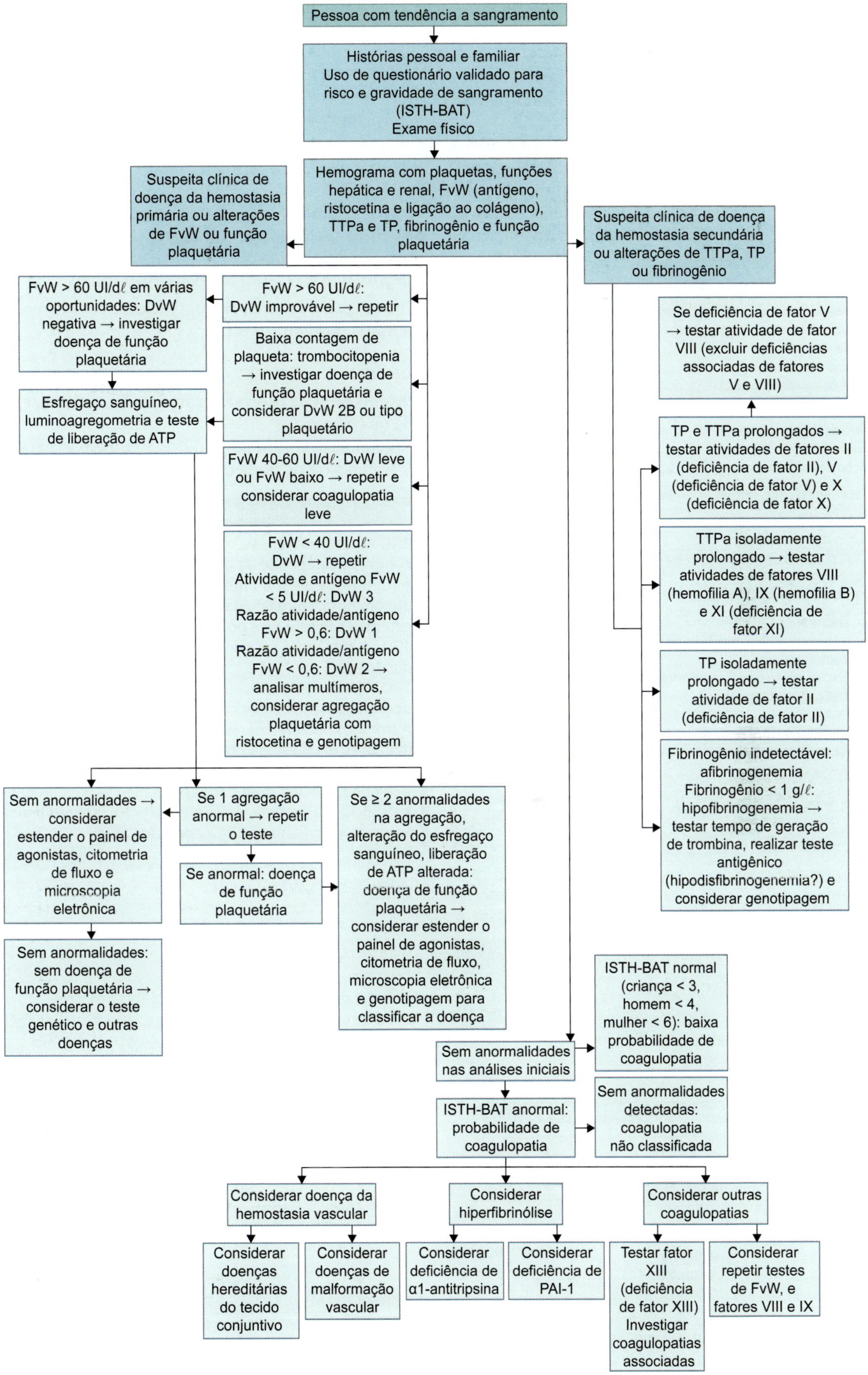

Figura 150.12 Propedêutica simplificada de coagulopatias hereditárias. ATP: adenosina trifosfato; DvW: doença de von Willebrand; FvW: fator de von Willebrand; TP: tempo de protrombina; ISTH-BAT: International Society on Thrombosis and Haemostasis Bleeding Assessment Tool; PAI-1: inibidor do ativador de plasminogênio tipo 1; TTPa: tempo de tromboplastina parcialmente ativada. (Adaptada de Broender et al., 2014.)

Os testes de coagulação, a contagem de plaquetas e a observação de esfregaços do sangue periférico permitem fazer o diagnóstico diferencial entre CIVD e fibrinólise.

HEPATOPATIAS. Grande parte dos fatores pró-coagulantes, as proteínas anticoagulantes naturais e os inibidores da coagulação são sintetizados no fígado.

O fígado também participa do processo de clareamento dos fatores de coagulação ativados, presentes na circulação sanguínea. A síntese dos fatores II, VII, IX e X (vitamina K-dependentes) e dos fatores I, V, XI, XII e XIII (não dependentes de vitamina K) pode estar muito prejudicada na insuficiência hepática (Quadro 150.29).

Quadro 150.29 Alterações encontradas na falência hepática.
▪ Diminuição da síntese dos fatores de coagulação • Deficiência de vitamina K • Aumento do *clearance* • Fatores de coagulação anormais devido à hipocarboxilação
▪ Plaquetopenia • Sequestro esplênico ou hepático • Deficiência da trombopoetina • Destruição devido a toxinas ou anticorpos antiplaquetas
▪ Disfibrinogenemia: conteúdo de ácido siálico anormal
▪ Hipofibrinogenemia • Diminuição da síntese • Perda para o espaço intravascular – ascite • Aumento do catabolismo • Perda devido a hemorragia maciça
▪ Fibrinólise anormal • Aumento da secreção e diminuição do clareamento do ativador tecidual do plasminogênio • Diminuição da síntese de α_2-antiplasmina, plasminogênio e inibidor da fibrinólise ativado pela trombina
▪ Infecções
▪ Heparinoides endógenos: atividade do anti-FXa
▪ Disfunção da célula sinusoidal
▪ Insuficiência renal
▪ Hipotermia

ANTICOAGULANTES CIRCULANTES. Atuam diretamente sobre os fatores da coagulação. São, portanto, inibidores adquiridos da coagulação. Exemplo: anticoagulante contra fator VIII:C.

Provocam quadro clínico semelhante ao da hemofilia. Incidem em portadores de distúrbios do sistema imune, como na doença reumatoide.

CIRCULAÇÃO EXTRACORPÓREA. A hemorragia pode ocorrer pela presença da heparina no sangue transfundido e por plaquetopenia.

Mais raramente, associa-se a uma coagulação intravascular disseminada e à hiperfibrinólise.

Diagnóstico das síndromes hemorrágicas

A investigação laboratorial do paciente com hemorragia está resumida na Figura 150.13.

Trombose

A trombose pode ocorrer em artérias ou em veias, e ser adquirida ou congênita.

A condição clínica na qual existe propensão para desenvolver trombose é definida como estado de hipercoagulabilidade

Trombose arterial e trombose venosa

TROMBOSE ARTERIAL. A patogênese da trombose arterial é complexa e depende da presença de aterosclerose, instabilidade e ruptura da placa e embolização do trombo associado à placa ateromatosa (aproximadamente 20% dos acidentes vasculares cerebrais são causados por êmbolos de origem cardíaca; ver Parte 10, *Sistema Cardiovascular*, Seção 2, *Artérias*, Capítulo 53, *Doenças das Artérias*.)

TROMBOSE VENOSA. O tromboembolismo venoso é uma doença comum, havendo aumento com a progressão da idade. A trombose ocorre com mais frequência nas veias dos membros inferiores, manifestada por dor e edema da perna e dilatação das veias superficiais colaterais.

Pode também causar danos permanentes nas paredes venosas e insuficiência venosa crônica (ver Parte 10, *Sistema Cardiovascular*, Seção 3, *Veias*, Capítulo 57, *Doenças das Veias*).

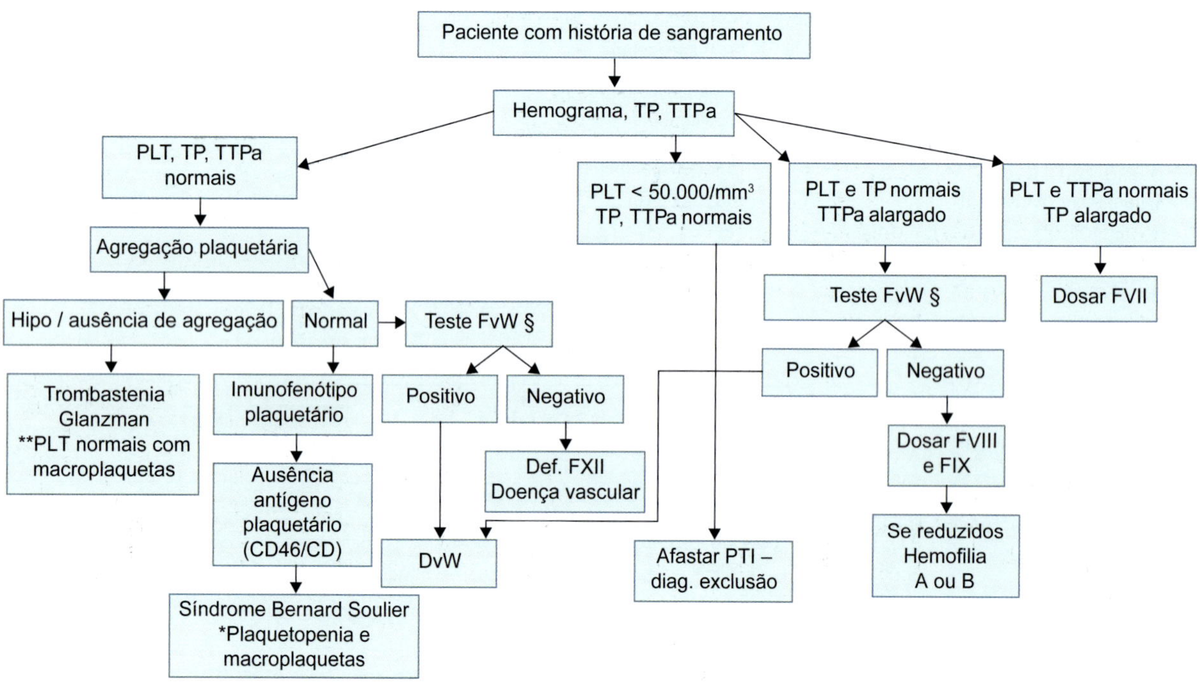

Figura 150.13 Algoritmo para investigação do paciente que sangra. PLT: plaquetas; PTI: púrpura trombocitopênica imune; teste FvW: fator VIII, cofator da ristocetina, antígeno von Willebrand; TP: tempo de protrombina; TTPa: tempo de tromboplastina parcialmente ativada.

ou trombofilia. Entretanto, não há consenso na definição de trombofilia.

Quando o trombo se forma em veia periférica ou nas cavidades cardíacas direitas, a consequência poderá ser tromboembolismo pulmonar (TEP). Quando se forma nas cavidades esquerdas, o êmbolo pode alojar-se na circulação cerebral, renal ou nos membros inferiores.

As causas de tromboembolismo estão listadas no Quadro 150.30.

Baço

O baço pode ser descrito como um lago venoso intercalado na circulação sanguínea de retorno. Suas dimensões são: 8 a 13 cm de comprimento × 7 cm de largura × 3 cm de espessura, e o peso é em média 50 a 80 g.

Exerce função de imunovigilância (clareamento de microrganismos e de antígenos provenientes da circulação sanguínea, síntese de imunoglobulinas, properdina) e hematopoese (remoção de eritrócitos envelhecidos, hematopoese embriológica).

É constituído por uma cápsula fibrosa externa revestida por células peritoneais da qual partem septos ou trabéculas fibrosas que se ramificam e formam guias para a entrada de vasos e nervos no parênquima esplênico.

No interior do baço reconhecem-se duas regiões funcionalmente distintas: polpa branca e polpa vermelha.

O contingente linfocitário do baço, presente nos linfonodos e no restante do parênquima, tem função ligada ao reconhecimento de substâncias antigênicas trazidas pela circulação. A interação de linfócitos T circulantes (células de memória), linfócitos B presentes no baço e macrófagos é importante para uma resposta imunológica normal do órgão.

Em condições normais, o baço não é palpável. Porém, em 2 a 3% de indivíduos hígidos, principalmente adolescentes e pessoas longilíneas, pode ser palpado.

A quantidade de sangue que circula por minuto no baço é da ordem de 300 mℓ. Os sinusoides apresentam um diâmetro de 3 micra, e os eritrócitos, de 7 micra. A recirculação dessas células em ambiente com anoxia relativa faz com que, ao final de 80 a 100 dias, elas estejam alteradas, sendo então fagocitadas por macrófagos da polpa vermelha. Em média, 0,4% dos eritrócitos são destruídos por dia.

CAUSAS DE ESPLENOMEGALIA. Hipertrofia por aumento da atividade imune (endocardite bacteriana subaguda, mononucleose infecciosa, LES, síndrome de Felty) ou destruição de eritrócitos (hemoglobinopatias). Congestão (trombose de veia esplênica, hipertensão portal). Doenças mielo ou linfoproliferativas. Infiltração (sarcoidose, doença de Gaucher). Outras causas são cistos, hemangiomas e trauma.

HIPERESPLENISMO, HIPOESPLENISMO E ANESPLENISMO. Esses termos são usados para indicar que o baço está com sua função aumentada, diminuída ou ausente. Hiperesplenismo é uma condição caracterizada por esplenomegalia associada a citopenia (isolada ou combinada), hipercelularidade da medula óssea e correção das citopenias após esplenectomia.

As causas podem ser infecciosas e inflamatórias, congestivas, reativas ou hiperplásicas, metaplasias, doenças metabólicas ou de depósito, linfomas e leucemias, cistos e neoplasias (Quadro 150.31).

Quadro 150.31 Causas de esplenomegalia.

Infecciosas e inflamatórias	▪ Agudas e subagudas: febre tifoide, septicemia, abscesso do baço, mononucleose infecciosa, endocardite bacteriana ▪ Crônicas: tuberculose, sífilis congênita, malária, calazar, tripanossomíase, histoplasmose, sarcoidose, síndrome de Felty, lúpus eritematoso sistêmico
Congestivas (hipertensão portal)	▪ Cirrose hepática ▪ Trombose da veia porta ▪ Obstrução da veia esplênica ▪ Transformação cavernosa da veia porta
Reativas ou hiperplásicas (reação dos elementos linforretículo-histiomacrofágicos)	▪ Anemias hemolíticas: anemia esferocítica constitucional e adquirida; anemias crônicas com componente de destruição eritrocitária; anemias megaloblásticas; talassemias; anemias de hemoglobinopatias diversas ▪ Púrpura trombocitopênica crônica ▪ Lúpus eritematoso sistêmico (geralmente com anemia hemolítica e/ou trombocitopenia) ▪ Neutropenia esplênica primária ▪ Hiperplasias linfocitárias benignas – linfocitose benigna da criança, linfadenite angioimunoblástica
Por metaplasia mieloide do baço	▪ Metaplasia mieloide agnogênica ou mielofibrose primária; policitemia vera; doença hemolítica do recém-nascido
Doenças metabólicas ou de depósito	▪ Tesaurismoses (doença de Gaucher; doença de Niemann-Pick; mucolipidoses) ▪ Mucopolissacaridoses (gargulismo) ▪ Amiloidose e lipemia diabética
Linfomas, leucemias e histiomonocitoses malignas	▪ Linfomas tipo Hodgkin e não Hodgkin ▪ Leucemias agudas e crônicas (linfoides, mieloides e monocíticas) ▪ Retículo-histiomonocitoses malignas (histiocitoses malignas; eritrofagocitose familial)
Cistos e neoplasias	▪ Cistos verdadeiros e falsos ▪ Metástases de carcinomas e sarcomas ▪ Hamartomas

Quadro 150.30 Causas de tromboembolismo venoso.

Inevitáveis/meio ambiente	Iatrogênica	Relacionadas com doenças
Envelhecimento Gestação e puerpério Imobilização prolongada em viagens longas Desidratação	Imobilização devido a pós-operatório Cateter venoso de demora Uso de medicamentos: estrogênios (contraceptivos, terapia de reposição hormonal, tamoxifeno), quimioterapia, heparina, tratamento pró-coagulante	Síndrome do anticorpo antifosfolipídio Tumor sólido, neoplasias hematológicas (síndrome mieloproliferativa, leucemia promielocítica aguda) Doenças inflamatórias Doenças hematológicas (hemoglobinúria paroxística noturna, doença falciforme, púrpura trombocitopênica trombótica) Uso de drogas injetáveis

Principais funções do baço em um indivíduo adulto

LINFOPOÉTICA E IMUNE. É um dos locais do tecido linfoide periférico (ou secundário), em que se observa a diferenciação antígeno-dependente da linhagem linfoide e onde ocorre síntese de anticorpos (resposta imune humoral e celular).

É importante para uma resposta a antígenos de bactérias, tais como *Streptococcus pneumoniae*, *Haemophilus influenzae* e *Neisseria meningitidis*.

HEMOCATÉRESE (OCORRE NA POLPA VERMELHA). Destruição de eritrócitos senescentes ou defeituosos, sensibilizados por qualquer tipo de anticorpos, por fixadores ou não de complemento e de bactérias, por restos celulares, ou por corpúsculos de Jolly e de Heinz.

HEMATOPOÉTICA. Desde o segundo até o sexto mês de vida intrauterina; após o que retorna à sua função em condições patológicas.

RESERVATÓRIO (ARMAZENAMENTO) DE CÉLULAS SANGUÍNEAS. Em condições normais, 20 a 40% são retidas no baço em equilíbrio dinâmico com as células que circulam.

Remodelagem de eritrócitos jovens e reaproveitamento do ferro liberado após sua destruição.

BIBLIOGRAFIA

Alaggio R, Amador C, Anagnostopoulos I et al. The 5th edition of the World Health Organization Classification of Haematolymphoid Tumors: Lymphoid Neoplasms. Leukemia. 2022;36(7):1720-48.

Arber DA Orazi A, Hasserjian R et al. The updated WHO classification of hematological malignances. The 2016 revision on the World Health Organization classification of myeloid neoplasms and acute leukemia. Blood. 2016;127:2391-405.

Aster JC, Freedman A (eds.). Pathophysiology of blood disorders. New York: McGraw Hill, 2011.

Berntorp E, Fischer K, Hart DP et al. Haemophilia. Nat Rev Dis Primers. 2021;7(1):45.

Boender J, Kruip MJ, Leebeek FW. A diagnostic approach to mild bleeding disorders. J Thromb Haemost. 2016;14(8):1507-16.

Bourguignon A, Tasneem S, Hayward CP. Screening and diagnosis of inherited platelet disorders. Crit Rev Clin Lab Sci. 2022;59(6):405-44.

Bussel J, Cooper N, Boccia R et al. Immune thrombocytopenia. Expert Rev Hematol. 2021;14(11):1013-25.

Camaschella C. Iron deficiency. Blood. 2019;133(1):30-9.

Cazzola M. Introduction to a review series: the 2016 revision of the WHO classification of tumors of hematopoietic and lymphoid tissues. Blood. 2016;127(20):2361-4.

Döhner H, Estey EH, Amadori S et al. Diagnosis and management of acute myeloid leukemia in adults: recommendations from an international expert panel, on behalf of the European LeukemiaNet. Blood. 2010;115(3): 453-74.

Elstrott B, Khan L, Olson S et al. The role of iron repletion in adult iron deficiency anemia and other diseases. Eur J Haematol. 2020;104(3):153-61.

Germing U, Gattermann N, Strupp C et al. Validation of the WHO proposals for a new classification of primary myelodisplastic sydromes: a retrospective analysis of 1600 patients. Leuk Res. 2000;24(12):983-92.

Hasle H, Niemeyer CM, Chessels JM et al. A pediatric approach to the WHO classification of myelodysplastic and myeloproliferative diseases. Leukemia. 2003;17(2):277-82.

Hillman RS, Ault KA, Leporrier M et al. (eds.) Hematology in clinical practice. 5. ed. New York: McGraw Hill, 2011.

Hoffman R, Benz EJ, Furie B et al. Hematology: basic principles and practice. Philadelphia: Churchill Livingstone, 2009.

Kavanagh PL, Fasipe TA, Wun T. Sickle cell disease: a review. JAMA. 2022;328(1):57-68.

Khoury JD, Solary E, Abla O et al. The 5th edition of the World Health Organization Classification of Haematolymphoid Tumors: Myeloid and Histiocytic/Dendritic Neoplasms. Leukemia. 2022;36(7):1703-19.

Kruse-Jarres R, Singleton TC, Leissinger CA. Identification and basic management of bleeding disorders in adults. J Am Board Fam Med. 2014;27(4):549-64.

Lorenzi TF. Atlas de hematologia. Clínica hematológica ilustrada. Rio de Janeiro: Guanabara Koogan, 2006.

Malfait F, Castori M, Francomano CA et al. The Ehlers-Danlos syndromes. Nat Rev Dis Primers. 2020;6(1):64.

Menegatti M, Biguzzi E, Peyvandi F. Management of rare acquired bleeding disorders. Hematology Am Soc Hematol Educ Program. 2019;2019(1):80-7.

Murphy K, Travers P, Walport M (eds.) Imunobiologia de Janeway. 7. ed. Porto Alegre: Artmed, 2010.

Narayanan D, Weinberg OK. How I investigate acute myeloid leukemia. Int J Lab Hematol. 2020;42(1):3-15.

Neunert C, Terrell DR, Arnold DM et al. American Society of Hematology 2019 guidelines for immune thrombocytopenia. Blood Adv. 2019;3(23):3829-66.

Nurden P, Stritt S, Favier R et al. Inherited platelet diseases with normal platelet count: phenotypes, genotypes and diagnostic strategy. Haematologica. 2021;106(2):337-50.

Palla R, Peyvandi F, Shapiro AD. Rare bleeding disorders: diagnosis and treatment. Blood. 2015;125(13):2052-61.

Parker CJ. Bone marrow failure syndromes: paroxysmal nocturnal hemoglobinuria. Hematol Oncol Clin North Am. 2009;23(2):333-46.

Provan D, Arnold DM, Bussel JB et al. Updated international consensus report on the investigation and management of primary immune thrombocytopenia. Blood Adv. 2019;3(22):3780-817.

Rai KR, Sawitsky A, Cronkite EP et al. Clinical staging of chronic lymphocytic leukemia. Blood. 1975;46:219-34.

Schechter GP. Differencial diagnosis of anemia. In: Young NS, Gerson SL, High KA (eds.) Clinical Hematology. Philadelphia: Elsevier/Mosby, 2006.

Srivastava A, Santagostino E, Dougall A et al. WFH Guidelines for the Management of Hemophilia, 3rd edition. Haemophilia. 2020;26(Suppl 6):1-158.

Swerdlow SH, Campo E, Harris NL et al. WHO classifications of tumors of haematopoietic and lymphoid tissues. 4. ed. Lyon: IARC Press, 2008.

Swerdlow SH, Campo E, Pileri SA et al. The 2016 revision of the World Health Organization classification of lymphoid neoplasms. Blood. 2016;127:2375-90.

Taher AT, Musallam KM, Cappellini MD. β-Thalassemias. N Engl J Med. 2021;384(8):727-43.

University of Chicago Hematopoietic Malignances Cancer Risk Team. How I diagnose and manage individuals at risk for inherited myeloid malignancies. Blood. 2016;128:1800-13.

Weiss G, Ganz T, Goodnough LT. Anemia of inflammation. Blood. 2019;133(1):40-50.

Weyand AC, Flood VH. Von Willebrand disease: current status of diagnosis and management. Hematol Oncol Clin North Am. 2021;35(6):1085-101.

Witt DM, Nieuwlaat R, Clark NP et al. American Society of Hematology 2018 guidelines for management of venous thromboembolism: optimal management of anticoagulation therapy. Blood Adv. 2018;2(22):3257-91.

Wolffenbuttel BHR, Wouters HJCM, Heiner-Fokkema MR et al. The many faces of cobalamin (vitamin B12) defiency. Mayo Clin Proc Innov Qual Outcomes. 2019;3(2):200-14.

Zago MA, Falcão RP, Pasquini R. Tratado de hematologia. São Paulo: Atheneu, 2013.

PARTE

16

Sistema Imunológico

Alejandro O. Luquetti
Arnaldo Lemos Porto

Colaboradores
Glauco Baiocchi Jr.
Renata Parrode Bittar

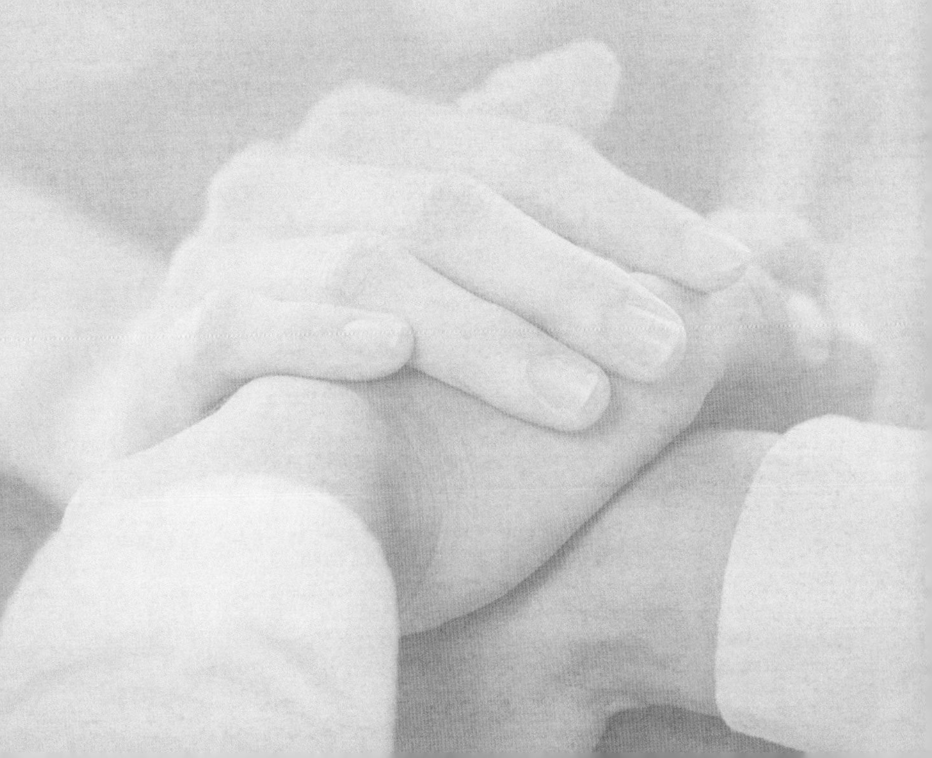

CAPÍTULO 151

Fundamentos de Anatomia e Fisiologia

Alejandro O. Luquetti, Renata Parrode Bittar, Arnaldo Lemos Porto

INTRODUÇÃO

A imunidade está relacionada com o reconhecimento de moléculas estranhas que penetrem no organismo. Após o reconhecimento, o sistema imunológico tentará eliminá-las. Em último termo, é mecanismo essencial para a manutenção da vida, protegendo o indivíduo de agentes externos, como os agentes infecciosos.

Em outras circunstâncias ocorrem alterações no próprio indivíduo (p. ex., câncer), das quais também o sistema imune deve defender-se a fim de preservar a integridade do indivíduo.

O sistema imune está presente desde os primeiros momentos do crescimento fetal e ao longo da vida, sobretudo após o nascimento. O microbioma (particularmente da flora intestinal, mas também de outros sítios) será fundamental no seu desenvolvimento e na sua maturação.

Esse sistema também analisa e eventualmente rejeita tecidos estranhos, introduzidos por meio de transfusões de sangue e transplantes.

Diferentes mecanismos encarregam-se de manter os microrganismos a distância, assim como de proteger o organismo de neoplasias e enxertos. Estes podem ser divididos em dois grupos: **mecanismos de resistência natural**, também chamada imunidade inata; e **mecanismos de imunidade específica.**

Uma característica desses mecanismos é o fato de agirem por meio de células como os macrófagos, linfócitos e células *natural killer* (NK). A resposta imunológica executada por essas células conta com a produção de diversas substâncias químicas, em especial os anticorpos (Quadro 151.1).

IMUNIDADE INATA (RESISTÊNCIA NATURAL)

A **imunidade inata** é a primeira linha de defesa, agindo já na fase de invasão dos antígenos, eliminando a maioria dos agressores. Quando essa barreira falha, é acionada a segunda linha de defesa, mais complexa, lenta, porém muito efetiva, que é a resposta imune adaptativa do sistema imunológico.

A imunidade natural é composta de células e de substâncias químicas, assim como de barreiras naturais. Dentre estas, encontram-se a pele e as enzimas das mucosas (p. ex., lisozimas das lágrimas).

A célula principal é o **macrófago**. Esse compartimento é representado pelos monócitos, macrófagos, histiócitos, células de Kupffer, osteoclastos, micróglia, células mesangiais glomerulares e macrófagos alveolares. Outras células de origem mieloide têm as mesmas funções na imunidade natural, quais sejam, os neutrófilos, os basófilos, os mastócitos e os eosinófilos. Também existem as células NK, similares a linfócitos que

Quadro 151.1 Divisão funcional dos mecanismos de defesa do organismo.

Mecanismo e características	Imunidade inata (resistência natural)	Imunidade adquirida (resposta imune)
Especificidade	Não	Sim
Memória	Não	Sim
Barreiras mecânicas e químicas	Pele (camada córnea + ácidos graxos + pH) Mucosas (muco + cílios + tosse + espirros) Ação de lavagem (urina, saliva lágrimas) Suco gástrico (HCl)	–
Flora normal	Tubo digestório Sistema genital	–
Células	Macrófagos-monócitos (fagocitose e citocinas) Leucócitos-neutrófilos (fagocitose) Basófilos-mastócitos (citocinas) Eosinófilos Células NK (citotoxicidade)	Linfócitos T (citotoxicidade e linfocinas) Linfócitos B (anticorpos)
Síntese de substâncias químicas	Sistema do complemento Lisozima (muramidase) Proteína C reativa Monocina: IL-1 Fator de necrose tumoral alfa Fator quimiotático neutrófilo Leucotrieno B4 Prostaglandina E2 Proteína amiloide A sérica Alfa-1-antitripsina Interferona-alfa e beta Alfa-2-macroglobulina	Linfocinas IL-2, IL-3, IL-4, IL-5, IL-6, IL-7, IL-8, IL-9, IL-10, IL-33 Interferona-gama Anticorpos IgG, IgM, IgA, IgE

IL: interleucina; NK: *natural killer.*

agem por citotoxicidade, destruindo especialmente células infectadas por vírus. O mecanismo dessa última é pelo contato direto da célula NK por intermédio de receptores KIR (*killer-cell immunoglobulin-like receptor*), com produção de perforinas. Estas abrem orifícios na superfície da célula-alvo, provocando sua morte.

Um dos mecanismos inespecíficos que possibilitam identificar agentes externos (microrganismos) é a família de receptores *Toll*, que se encontram na superfície dos fagócitos. Uma vez que estes identificam um patógeno, induzem a produção de fatores de transcrição que promovem a síntese de moléculas efetoras, tais como **citocinas** e **interferona**. Essas estimulam a resposta inflamatória.

Dentre os fatores séricos, é muito importante o sistema enzimático do complemento. A simples exposição de bactérias às proteínas do sangue estimula a atividade desse sistema, que procura destruir pela lise o agente invasor, assim como atrai macrófagos para sua destruição (ver Quadro 151.1).

IMUNIDADE ADQUIRIDA (RESPOSTA IMUNE)

A **imunidade adquirida** entra em funcionamento a partir do momento em que a imunidade natural for insuficiente para impedir a infecção. Essa resposta imune é feita por intermédio da imunidade humoral e da celular. Os **linfócitos B** produzem os anticorpos (imunoglobulinas) em resposta à invasão bacteriana, assim como mantêm memória imunológica. Esta será responsável pela resposta rápida humoral na reinfecção pelo mesmo agente. A resposta imune adquirida pode também usar em sua defesa a imunidade celular. Esta depende dos linfócitos T e de suas linfocinas, que podem lisar agentes bacterianos e estimular sua fagocitose.

CÉLULAS QUE PARTICIPAM DA RESPOSTA IMUNE

As principais células envolvidas são os macrófagos e os linfócitos T e B. Elas comunicam-se entre si e reconhecem antígenos por receptores de superfície. Agem em cooperação, eliminando o que é estranho ao organismo.

Os macrófagos fazem o papel de apresentação dos antígenos e são fundamentais tanto na iniciação da resposta imune quanto na fase efetora, assim como na regulação do sistema imunológico. Outras células com características de apresentadoras de antígenos são as células endoteliais, as células de Langerhans da pele e as células dendríticas. Todas elas são capazes de processar antígenos e apresentá-los à célula T auxiliar CD4, iniciando assim a ativação celular que poderá estimular a produção de anticorpos ou de interferona. Do ponto de vista fenotípico, apresentam em sua superfície antígenos de histocompatibilidade HLA (antígenos leucocitários humanos), que são moléculas de glicoproteínas do complexo principal de histocompatibilidade de classe II (HLA-DR).

Dentre as proteínas que auxiliam a resposta imune humoral, encontra-se o sistema do complemento, que pode ser ativado pela via clássica, como consequência da união de um antígeno e de um anticorpo da classe IgG ou IgM. Esse conjunto de enzimas do complemento tem atividade lítica e é responsável pela destruição de células que apresentem antígenos em sua superfície, participando também da resposta inflamatória por atraírem os macrófagos.

Outras células, após a sua ativação, podem tornar-se citotóxicas, ou seja, adquirir a capacidade de eliminar células-alvo, reconhecidas como tais pela presença de determinados antígenos na sua superfície.

Existem antígenos de superfície comuns em todas as células nucleadas de uma determinada pessoa e que dão uma "identidade" com significados tais como apresentação de antígenos e estímulo ou supressão da função de outras células. Os genes responsáveis pela síntese dessas proteínas de superfície encontram-se localizados no cromossoma 6 e podem ser divididos em três grupos ou classes: genes HLA das classes I, II e III.

Os antígenos HLA de classe I podem estar nos *loci* A, B e C. Expressam-se na membrana das células nucleadas do organismo, são responsáveis pela rejeição de transplantes e pela apresentação de antígenos (especialmente virais, micobactérias e fungos) às células T citotóxicas CD8. O sistema HLA é fundamental na resposta anti-infecciosa, pois após a apresentação de peptídeos virais às células CD8, inicia-se uma reação citotóxica contra a célula-alvo infectada.

Os genes de classe II dos *loci* HLA-DR, DQ e DP estão presentes nas células apresentadoras, linfócitos B e linfócitos T ativados. Esses antígenos de classe II têm potencialmente maior importância que os da classe I com relação à rejeição de transplantes, assim como apresentam epítopos bacterianos às células CD4 com posterior produção de anticorpos pelos linfócitos B (Figuras 151.1 e 151.2).

A resposta imune provocada pela ativação de linfócitos T é conhecida como imunidade celular.

Os linfócitos T são capazes de controlar infecções virais e fúngicas, rejeitar enxertos de tecidos estranhos e causar reações de hipersensibilidade tardia, mesmo na ausência de linfócitos B e seus anticorpos.

A **imunidade humoral** é mediada pelas células B ativadas, as quais dão origem aos plasmócitos que secretam anticorpos (imunoglobulinas). Exemplos desse tipo de imunidade incluem a eliminação de bactérias invasoras, a neutralização de toxinas, a prevenção de reinfecção viral e reações alérgicas imediatas.

Embora a resposta imune possa ser celular ou humoral, ambos os tipos agem simultaneamente, com frequência.

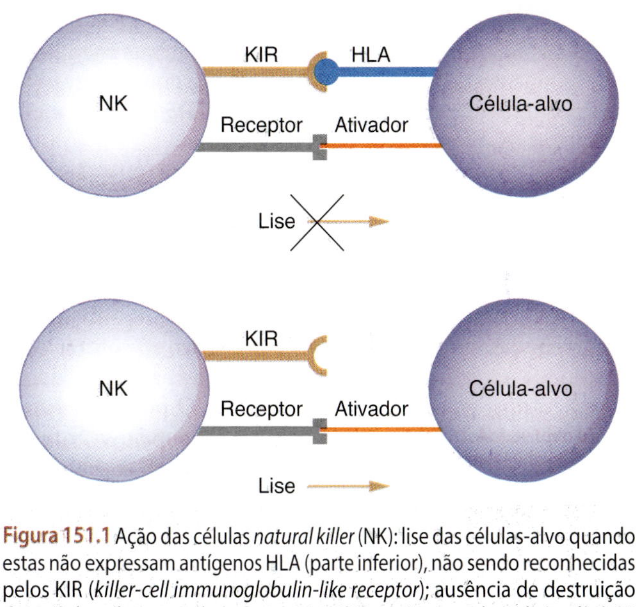

Figura 151.1 Ação das células *natural killer* (NK): lise das células-alvo quando estas não expressam antígenos HLA (parte inferior), não sendo reconhecidas pelos KIR (*killer-cell immunoglobulin-like receptor*); ausência de destruição das células-alvo quando expressam o HLA e são reconhecidas pelos KIR como células do próprio organismo (*self*) (parte superior).

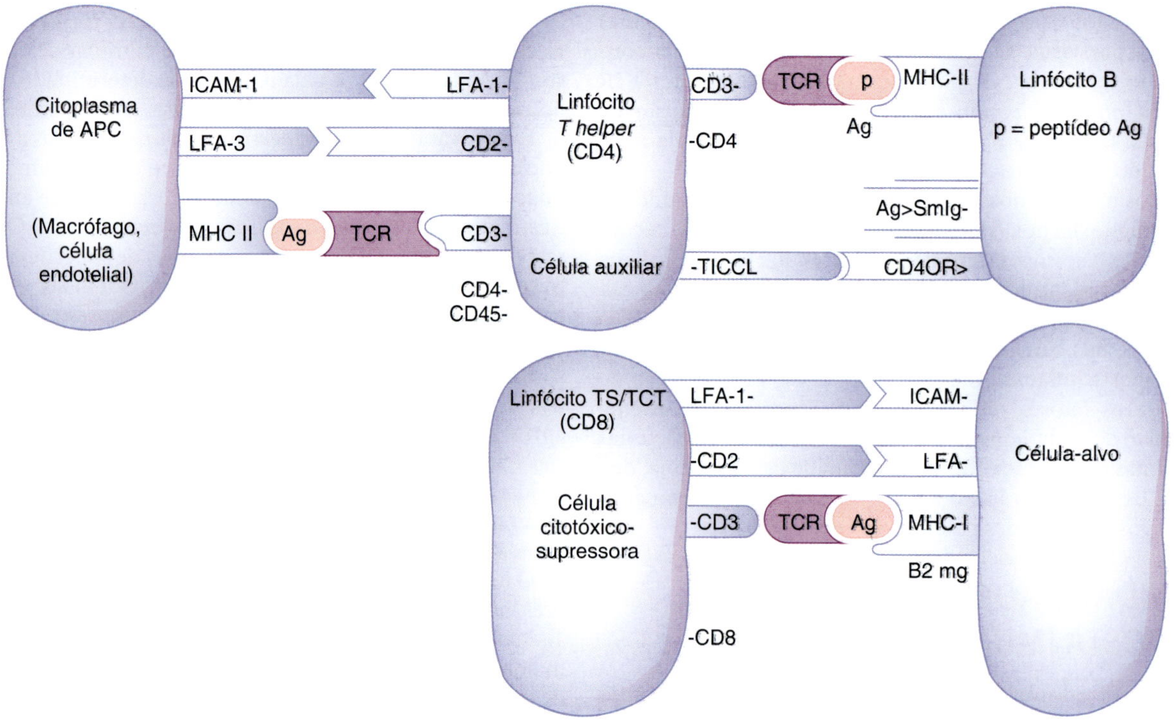

Figura 151.2 Inter-relação das superfícies celulares de células apresentadoras de antígenos (APC), linfócitos T *helper* (LTH), linfócitos T supressores (LTS) e linfócitos B (LTB) (apresentação do antígeno [Ag] ao LTH e auxílio do LTH ao LB para síntese de anticorpos, assim como citotoxicidade do linfócito T citotóxico [LTCT]/LTS perante célula-alvo).

Em geral, a imunidade celular é mais evidente quando participam células do próprio indivíduo, sejam elas macrófagos invadidos por agressor intracelular, células infectadas por vírus ou transformadas por uma neoplasia. Os principais mecanismos acionados são as células NK e as células T CD8, que reconhecem a célula pela presença de antígenos de classe I na superfície. Quando o agressor se mantém fora das células, são acionados predominantemente mecanismos humorais, com ativação de células T CD4 e linfócitos B, com posterior síntese de anticorpos.

CÉLULAS NK

As células NK apresentam receptores KIR em sua membrana e são importantes na vigilância imunológica contra agressores externos. Elas apresentam um marcador CD56 em sua membrana, que as diferencia de outros linfócitos.

A célula-alvo está protegida de destruição quando apresenta as moléculas HLA íntegras; no entanto, quando são infectadas e expressam menos HLA, podem ser destruídas por esses receptores que ativam a NK para destruir por citotoxicidade (Figura 151.3).

As NK fazem parte da imunidade inata e agem rapidamente em uma invasão por vírus e bactérias, ao contrário da imunidade adquirida, que necessita de dias para a produção de anticorpos ou de linfócitos T ativados. O potencial agressivo das NK pode aumentar de 20 a 100 vezes pela secreção de citocinas como a interferona e a interleucina 12 (IL-12).

LINFÓCITOS T

A origem dos linfócitos T é a célula-tronco (*stem cell*) pluripotencial, origem de todas as células da medula óssea. Esses linfócitos penetram no timo e sofrem uma "educação" a que poucos resistem; posteriormente, então, adquirem antígenos de superfície, que imprimem a sua identidade de linfócito T (Figura 151.4) (ver Parte 15, *Sistema Hematopoiético*).

Já no microambiente do timo, existe diferenciação em duas subpopulações: os linfócitos T *helper* (CD4) e os citotóxicos (CD8). Após a saída do timo, esses linfócitos circulam e ocupam as áreas chamadas "timo-dependentes" nos órgãos linfoides periféricos, que são os linfonodos e o baço.

Os linfócitos T, além dos antígenos citados, exibem o receptor de linfócitos T que possibilita a interação com o antígeno já processado pelos macrófagos, assim como a interação com o linfócito B (ver Figura 151.3).

As funções da subpopulação CD4 são: o reconhecimento de antígenos apresentados pelos macrófagos ao nível das moléculas HLA de classe II; a síntese de linfocinas com ativação de outros linfócitos T e macrófagos; ativação dos linfócitos B para sintetizar anticorpos, especialmente contra antígenos bacterianos.

LINFÓCITOS B

Os linfócitos B, ou células B, originam-se de células primitivas do tecido hematopoético. Esse processo inicia-se no fígado durante a 8ª e a 9ª semana de gestação, continuando posteriormente na medula óssea (ver Figura 151.4).

As células precursoras da linhagem B (pré-B) exibem imunoglobulinas M (IgM) na membrana citoplasmática, porém estas não são secretadas. Além dessa característica, apresentam em sua superfície moléculas de antígenos de histocompatibilidade da classe II.

A diversidade clonal, ou seja, a capacidade de cada grupo ou clone de células para produzir um tipo de anticorpo com especificidade para determinado antígeno, é estabelecida durante o estágio celular pré-B. Tal diferenciação, responsável

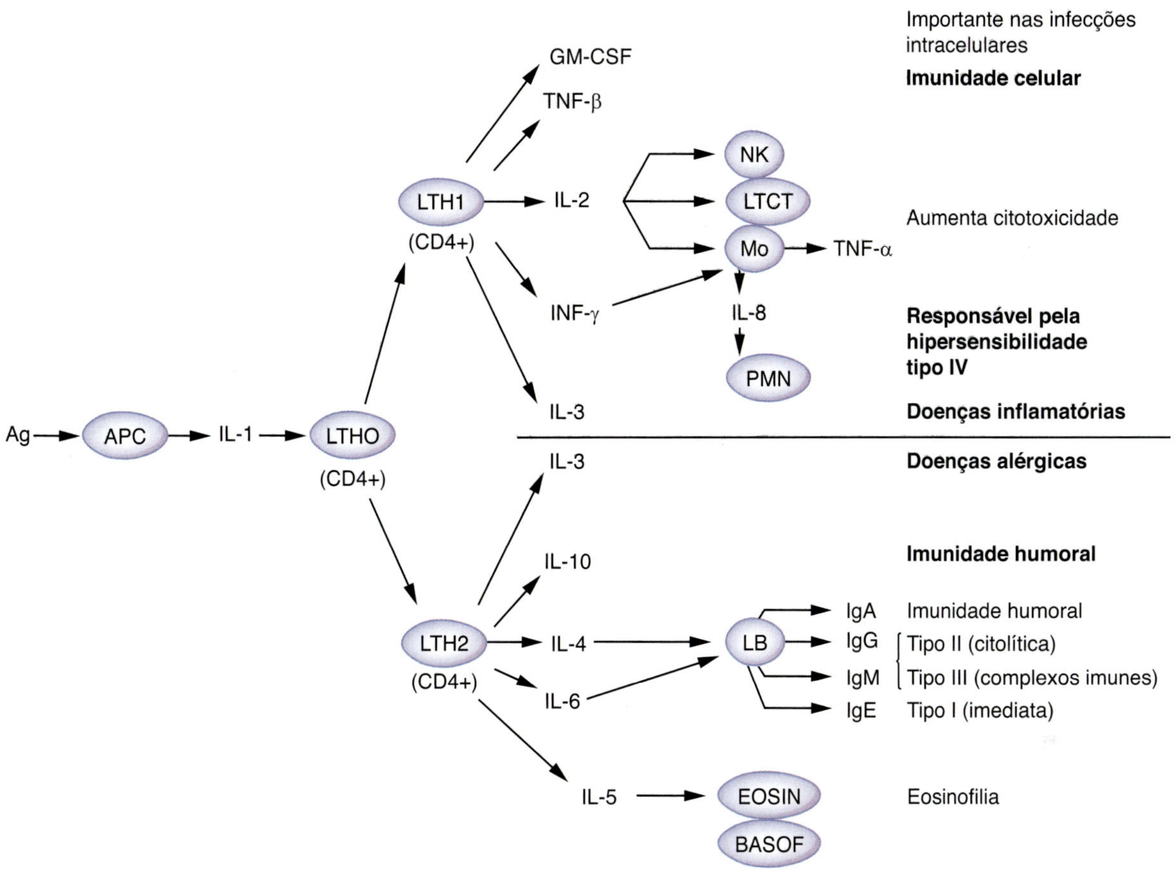

Figura 151.3 Divisão funcional dos linfócitos T auxiliares (CD4) e as linfocinas por eles produzidas.

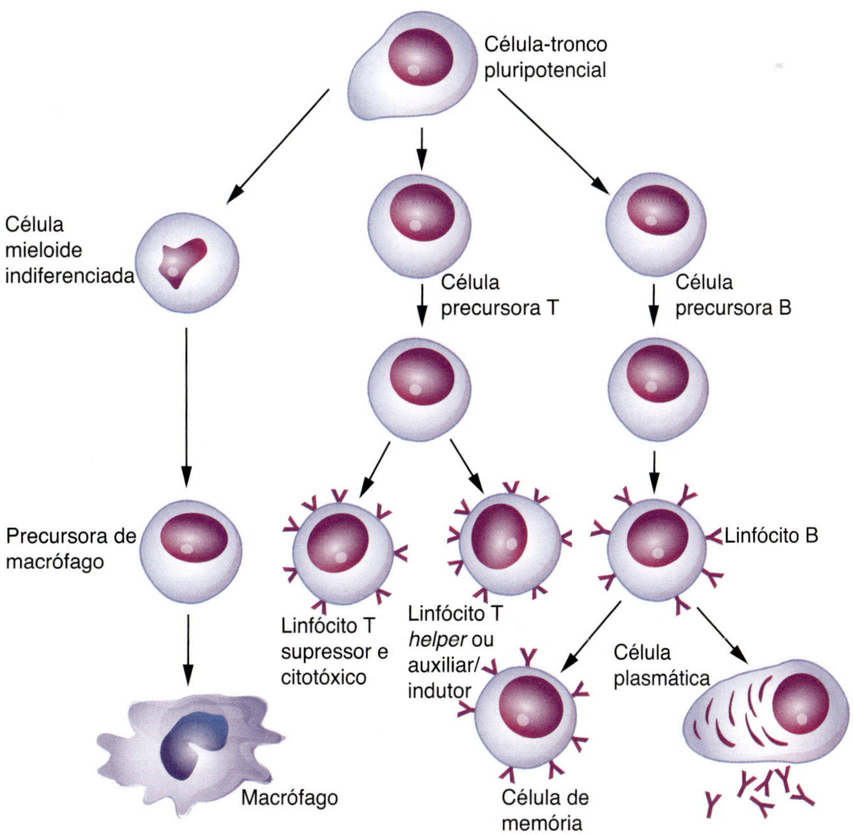

Figura 151.4 Elementos do sistema imunológico. As células imunocompetentes (linfócitos) surgem das células precursoras na medula óssea. Os linfócitos B passam pelos vários estágios de seu desenvolvimento dentro da medula óssea antes de serem liberados para o sangue e linfa, enquanto os protimócitos, precursores de células T, migram para o timo, no qual amadurecem.

por essa diversidade de anticorpos, envolve uma sequência de arranjos nos genes responsáveis pelas imunoglobulinas. Por isso, as pessoas saudáveis são capazes de produzir milhões de clones diferentes de células B, cada qual com determinado tipo de anticorpo com diferenciação específica.

As células B humanas, produzidas no fígado fetal e na medula óssea, entram na circulação, formando os folículos linfoides em áreas especiais do baço, linfonodos, placas de Peyer e outros tecidos linfoides secundários. Elas acompanham as células T na recirculação pelos canais linfáticos e vasculares.

O organismo produz diariamente milhões de células B, viáveis por poucos dias após sua migração para o baço.

No sangue periférico, aproximadamente 5 a 15% dos linfócitos são células B, enquanto correspondem a mais de 50% no baço e nas amígdalas.

Quando um antígeno penetra no organismo, dependendo de suas características, pode estimular os linfócitos T e B ou somente uma destas subpopulações.

Em geral, os antígenos, especialmente os particulados, são fagocitados pelos macrófagos e só então entram em contato com os linfócitos T e B. Determinado clone da linhagem B os reconhece por intermédio das imunoglobulinas de superfície, estimulado ou não por linfócitos T auxiliadores. A partir daí, um clone de células prolifera e se diferencia em plasmócitos. Contudo, algumas dessas células não completam a diferenciação, permanecendo como linfócitos B de memória.

Os linfócitos de memória existem tanto na linhagem B quanto na T, e são importantes para a resposta imune secundária. As células B de memória iniciam imediata produção de anticorpos quando um estímulo antigênico semelhante ao que as originou entra em contato com o organismo; essa é a razão de muitas doenças infecciosas não se repetirem a cada vez que a pessoa tem contato com seus agentes etiológicos, capazes de causar doença no primeiro contágio, mas que são prontamente dominados em uma segunda ocasião.

Várias doenças se manifestam na primeira exposição, pois o sistema imune não teve contato prévio com esse patógeno; são necessários pelo menos 14 dias para que haja produção adequada de anticorpos a partir de um clone inicial de linfócitos B. O mesmo acontece com a imunidade celular, que também necessita de certo tempo para colocar em ação elementos de defesa em número adequado para exercer atividades citotóxicas, ativadoras e auxiliadoras.

O estágio final da ativação dos linfócitos B é a produção de anticorpos por intermédio dos plasmócitos. A capacidade de produzir milhares de moléculas idênticas de anticorpo é inversamente proporcional ao tempo de vida dessas células. Os plasmócitos raramente se dividem e, em geral, vivem poucos dias.

IMUNOGLOBULINAS

As imunoglobulinas são proteínas plasmáticas que desempenham importante papel protetor do organismo, mas, em algumas ocasiões, podem determinar doenças, como as de autoagressão (autoimunidade) e as alérgicas. Compreendem um grupo heterogêneo de glicoproteínas, as quais correspondem a 20% das proteínas plasmáticas e são encontradas também em líquidos extravasculares, em secreções e na membrana dos linfócitos B.

A falta de anticorpos é a causa das imunodeficiências primárias (atualmente denominadas erros inatos da imunidade) e que favorecem o aparecimento de infecções de repetição.

Algumas das funções protetoras são exercidas diretamente pelos anticorpos, como a neutralização de vírus e de toxinas bacterianas, enquanto outras dependem de uma ação integrada com fatores séricos (complemento) e células fagocitárias.

Anticorpos contra os antígenos da membrana de bactérias gram-positivas atuam principalmente como opsoninas, auxiliando a fagocitose, enquanto os dirigidos contra bactérias gram-negativas provocam bacteriólise na presença de complemento.

Na eletroforese do soro, a maioria das imunoglobulinas migra para a zona da gamaglobulina, mas existem anticorpos com mobilidade na betaglobulina e na alfa-2-globulina.

Os conhecimentos atuais da estrutura das imunoglobulinas se originaram principalmente do estudo das proteínas monoclonais existentes no soro de pacientes com mieloma múltiplo. Nessa neoplasia, há proliferação de um clone celular capaz de produzir grande quantidade de imunoglobulinas.

A unidade básica das moléculas de imunoglobulina é constituída de quatro cadeias polipeptídicas: duas leves (L, de *light*) e duas pesadas (H, de *heavy*), unidas por pontes dissulfídicas.

A utilização da técnica de digestão enzimática proporcionou grande avanço no conhecimento dos anticorpos.

A papaína cliva a molécula de IgG em três fragmentos biologicamente ativos. Dois deles, idênticos, são formados por uma cadeia L e uma cadeia H. Por preservarem a propriedade de ligação com o antígeno, foram denominados Fab (*fragment antigen binding*). O terceiro fragmento, chamado Fc, é formado apenas por cadeias H, não se liga ao antígeno e uma de suas funções é a ativação do sistema do complemento quando houver reação antígeno-anticorpo.

Esses estudos possibilitaram a Porter e Edelman idealizar o modelo básico da molécula de IgG, no qual duas cadeias H estão ligadas entre si por pontes S-S na região Fc, enquanto cada cadeia H se liga a uma cadeia L na região Fab (Figura 151.5).

Cada cadeia exibe uma extremidade aminoterminal oposta à outra, que é carboxiterminal (Fc).

A sequência dos primeiros 100 a 110 aminoácidos da porção aminoterminal é variável de anticorpo para anticorpo (ela é idêntica apenas nas imunoglobulinas produzidas pelo mesmo clone celular), por isso é denominada região variável.

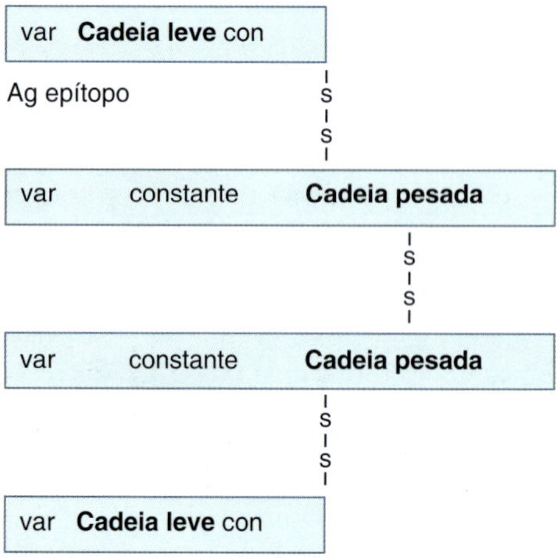

Figura 151.5 Estrutura da imunoglobulina IgG. Ag: antígeno; con: constante; var: variável.

O local de combinação com o antígeno é constituído de regiões variáveis de uma cadeia L e uma H. Os demais aminoácidos são praticamente constantes para cada tipo de cadeia.

Existem dois tipos de cadeias L, denominadas kappa (κ) e lambda (λ), que ocorrem nas cinco classes de imunoglobulinas, em uma proporção de 70% de cadeia κ para 30% de cadeias λ; cada molécula de imunoglobulina é absolutamente simétrica, com duas cadeias iguais de cada tipo.

As cadeias H, ao contrário das L, são diferentes para cada classe de imunoglobulinas e designadas pelas letras gregas α, γ, μ, δ, ε, correspondendo, respectivamente, às imunoglobulinas A (IgA), G (IgG), M (IgM), D (IgD) e E (IgE).

Cada cadeia H apresenta determinada sequência de aminoácidos que indica as propriedades biológicas de cada classe.

Imunoglobulina G

A imunoglobulina G ou IgG constitui o anticorpo encontrado em maior concentração no soro. Essa imunoglobulina exerce sua ação na corrente sanguínea e nos espaços intersticiais.

Em razão da estrutura química de seu fragmento Fc, é a única imunoglobulina capaz de atravessar a barreira placentária e conferir proteção ao recém-nascido.

É produzida em grande quantidade, especialmente nas respostas secundárias, exercendo seu efeito protetor por neutralização, precipitação e, dependendo da estrutura do antígeno, fixação do complemento.

A IgG tem maior afinidade pelo antígeno e difunde-se rapidamente para os compartimentos vascular e extravascular; é a principal imunoglobulina na resposta imune secundária e é a única com propriedades de antitoxina.

Dentre as IgG, existem quatro subclasses (isótipos) com concentrações, propriedades e estruturas diferentes, que dependem de diferenças na região constante das cadeias pesadas. A mais importante pela sua concentração, e que de certo modo imprime as características a toda a classe, é a IgG1, responsável por aproximadamente 65% do total de IgG. A IgG3, que constitui 8% do total de IgG, tem propriedades similares com relação a sua passagem transplacentária, fixação de complemento e união citofílica aos macrófagos. Já a IgG2 (23% do total) difere das anteriores por não atravessar a placenta, assim como por não se unir ao receptor de Fc dos macrófagos. A IgG4 é a mais diferenciada; constitui apenas 4% do total de IgG, não ativa complemento nem se une a macrófagos.

Imunoglobulina M

A imunoglobulina M ou IgM é a primeira classe de imunoglobulina a ser produzida na imunização primária; é o primeiro anticorpo a surgir quando um agente infeccioso penetra pela primeira vez no organismo.

A IgM é o anticorpo predominante no fator reumatoide (IgM anti-IgG), encontrado na artrite reumatoide, bem como na resposta a antígenos de grupos sanguíneos (iso-hemaglutininas).

Essa imunoglobulina não abandona a circulação, exercendo importante função protetora, especialmente nos casos de bacteriemia.

Por sua forma pentamérica, ou seja, com cinco locais de fixação aos antígenos, é o anticorpo mais eficiente nas reações de aglutinação e de fixação de complemento, favorecendo a fagocitose e a lise celular.

Na fase intrauterina, a criança não produz anticorpos. Ao nascer, ela apresenta os mesmos níveis de IgG da mãe, em decorrência da passagem transplacentária dessa imunoglobulina. No entanto, se ocorrer uma infecção intrauterina, haverá produção de anticorpos da classe IgM por parte do feto, que procura defender-se do agente infectante. Pode-se concluir, então, que níveis elevados de IgM, quando a criança nasce, indicam infecção intrauterina.

A pesquisa de anticorpos IgM contra antígenos provenientes de agentes infecciosos possibilita demonstrar a atividade ou não de uma infecção, uma vez que são produzidos precocemente em relação às demais imunoglobulinas. Na toxoplasmose, por exemplo, o encontro de IgM antitoxoplasma no sangue periférico indica a possibilidade de toxoplasmose-doença (aguda), enquanto sua ausência, ao lado da presença de IgG, favorece o diagnóstico de toxoplasmose-infecção (crônica).

Imunoglobulina A

A imunoglobulina A ou IgA ocorre predominantemente como monômeros, podendo, no entanto, polimerizar-se. Não atravessa a placenta, precipita e aglutina o antígeno, mas não fixa complemento pela via clássica, podendo fazê-lo pela via alternativa.

A IgA predomina nas secreções externas, como a saliva, o colostro, as lágrimas, e nas mucosas dos sistemas digestório, respiratório e geniturinário.

A IgA das secreções é produzida localmente por plasmócitos adjacentes às glândulas e às mucosas. Ela é secretada como dímeros, constituídos de duas unidades básicas, ligadas pela cadeia J. O conjunto penetra nas células do epitélio glandular, no interior das quais é feita a ligação com a peça secretora que parece ser indispensável para transportar o antígeno para o lúmen glandular e protegê-lo da ação proteolítica das enzimas presentes nas secreções.

A IgA age como importante barreira de defesa, estrategicamente localizada nas mucosas em contato com o exterior, impedindo a penetração de microrganismos e substâncias estranhas.

A ingestão do colostro protege passivamente o recém-nascido, que só passa a produzir IgA a partir do segundo ou do terceiro mês de vida.

Não há correlação direta entre os valores de IgA sérica e das secreções.

A deficiência de IgA é um dos tipos mais frequentes de imunodeficiência, possibilitando o aparecimento de infecções ao nível das mucosas, por exemplo giardíase crônica.

Imunoglobulina D

A IgD encontra-se na superfície dos linfócitos B circulantes, junto à IgM, com provável função de receptor de antígeno. A função da IgD como anticorpo ainda não está bem esclarecida.

Imunoglobulina E

A identificação da IgE como anticorpo reagínico marcou a primeira conquista no estudo do mecanismo das doenças alérgicas.

A IgE produzida em resposta a alergênios (antígenos que induzem produção de IgE) adere pelo fragmento Fc na membrana dos mastócitos dos tecidos e dos basófilos do sangue, deixando expostas as porções Fab. Quando o antígeno penetra pela segunda vez no organismo, sua ligação à IgE desencadeia liberação pelo mastócito de substâncias farmacologicamente ativas (histamina), responsáveis pela reação alérgica imediata (anafilaxia).

A IgE corresponde a apenas 0,003% das imunoglobulinas séricas dos indivíduos normais. Em contrapartida, nos pacientes alérgicos, especialmente naqueles com dermatite atópica, esse nível pode ser 10 vezes mais elevado.

A produção de IgE também aumenta nos pacientes com parasitoses, especialmente na helmintíase, parecendo desempenhar um papel protetor do organismo, auxiliando na expulsão dos parasitos.

A dosagem das imunoglobulinas pode ser realizada pelo método de imunodifusão radial, mas a IgE é mais bem quantificada por métodos imunoenzimáticos.

CÉLULAS APRESENTADORAS DE ANTÍGENOS

As células apresentadoras de antígeno (APC, do inglês *antigen presenting cell*) têm papel fundamental na resposta imune, visto que elas são capazes de incorporar o antígeno, processá-lo e apresentar a parte mais antigênica (epítopo) ao linfócito T auxiliar (CD4). Após essa apresentação, ocorre a ativação da célula CD4, com a proliferação correspondente, e ativação dos linfócitos B, que produzem as imunoglobulinas.

Dentre essas células, as mais conhecidas são o macrófago e seus representantes. Além dessas propriedades, elas podem fagocitar partículas de tamanhos diversos (micropinocitose) de locais e tecidos. Pelo fato de exibirem grande variedade de enzimas nos lisossomos, podem liberar o seu conteúdo no fagossomo singular, provocando a lise do elemento fagocitado (vírus, bactéria etc.). Dentre essas enzimas, a peroxidase é de grande importância no mecanismo da destruição por liberação de água oxigenada e oxigênio nascente, responsável pela lise de microrganismos. Defeitos nesse mecanismo podem ser vistos em algumas imunodeficiências. Outro mecanismo importante é a produção de óxido nítrico.

Além dessas propriedades, os elementos do sistema mononuclear-fagocítico são capazes de sintetizar, após estímulos adequados, uma variedade de substâncias, dentre as quais se inclui a IL-1 ou monocina, que age na ativação das células T CD4, assim como algumas enzimas do sistema do complemento, prostaglandinas e interferona.

OUTRAS CÉLULAS

Além dos linfócitos T e B, das APC e das células NK, existem outras células que participam da resposta imune que podem ser divididas em linfoides e mieloides.

Na série mieloide, os granulócitos polimorfonucleares também podem participar na resposta imune, principalmente na inflamação desencadeada por essa resposta. Assim, os polimorfonucleares neutrófilos são chamados ao foco por fatores quimiotáticos liberados por componentes do sistema do complemento ativado. A função dos neutrófilos é fagocitar partículas, "limpando" o foco inflamatório. Os neutrófilos são células terminais, de vida curta (até 3 dias).

Outros granulócitos têm ainda maior importância, pois, além de fagocitarem, podem lisar e produzir substâncias diversas. Assim, o eosinófilo pode degranular, despejando seu conteúdo enzimático em organismos pluricelulares, como alguns helmintos, levando à sua destruição. A união com o helminto é facilitada pela opsonização, isto é, pelo recobrimento do helminto com anticorpos reconhecidos pelo eosinófilo por meio de seus receptores para Fc.

SISTEMAS E FATORES QUE PARTICIPAM DA RESPOSTA IMUNE

Sistema do complemento

O sistema do complemento é um amplificador da resposta imunológica, em particular das reações que envolvem a produção de anticorpos. Assemelha-se ao sistema de coagulação sanguínea por sua característica de ativação em cascata, após a reação inicial do anticorpo com o antígeno.

Certos tipos de anticorpos são capazes de ativar o sistema, possibilitando a destruição e a eliminação de células antigênicas, assim como a eliminação de antígenos solúveis.

Existem dois modos de ativação do complemento, chamados via clássica e via alternativa.

A **via clássica** é ativada logo após a reação antígeno-anticorpo, quando a porção Fc da molécula das imunoglobulinas possibilita que o primeiro componente do sistema entre em ação.

Participam do processo 20 proteínas séricas, algumas com propriedades enzimáticas, mas que permanecem inativas no plasma.

O primeiro componente do sistema é o C1, representado por um complexo trimolecular (C1q, C1r, C1s). Existe um inibidor sérico desse complexo, conhecido como inibidor de C1 esterase.

A ausência desse inibidor é a causa de uma doença conhecida por angioedema hereditário, caracterizada por edema importante de partes moles. Pode ser fatal quando ocorre na glote.

Ativado o C1, ele age sobre o C4 e este sobre o C2, formando um complexo conhecido como C3-convertase – que é uma nova enzima – que vai agir na molécula proteica de C3, clivando-a em quatro subprodutos (C3a, C3b, C3c, C3d). É necessário notar que essa ativação se realiza junto ao antígeno, e, se este for celular, isso ocorrerá na membrana da célula antigênica. A seguir, é ativado o C5 com dois subprodutos (C5a e C5b) e, após o C6, o C7, o C8 e o C9. Alguns desses componentes ou suas frações apresentam atividade biológica importante. Assim, o C3a e o C5a têm **atividade quimiotática** para polimorfonucleares e monócitos, atraindo-os para o lado da reação antígeno-anticorpo. Além disso, esses dois subprodutos têm atividade de **anafilatoxina**, ou seja, liberam histamina dos mastócitos.

A imunoaderência provocada pelo C3b facilita a fagocitose do antígeno, em função da existência de receptores para C3b na membrana dos macrófagos, dos neutrófilos e dos eosinófilos. A presença de C3b na membrana de uma célula antigênica possibilita que esta fique aderida aos macrófagos, facilitando a fagocitose.

A destruição dos antígenos celulares é auxiliada pelos componentes C8 e C9, os quais, após ativação, penetram na membrana celular, ocasionando nela pequenos orifícios pelos quais será feita a passagem de água para seu interior, o que provoca lise coloidosmótica e morte da célula.

Em suma, o sistema do complemento amplifica a ação dos anticorpos, promovendo o aumento da permeabilidade vascular pela ação da histamina (anafilatoxinas), a atração dos polimorfonucleares e monócitos pela ação quimiotática de C3 e C5a, a fagocitose pelo estímulo da imunoaderência e a lise pela penetração de C8 e C9, que perfuram a membrana celular, tornando possível a entrada de água e a destruição celular (hemólise, bacteriólise).

Os antígenos não celulares são também neutralizados e retirados da circulação pela ação dos anticorpos e do complemento. Complexos antígeno-anticorpo de peso molecular elevado são facilmente retirados pela ação da fagocitose. Quando esses complexos são solúveis, ganham a corrente sanguínea e ativam o sistema do complemento, tornando-se patogênicos. Dentre as doenças assim determinadas, destacam-se as glomerulonefrites. Entretanto, quando em pequena concentração, são retirados da circulação pelos rins, auxiliados por receptores para C3b existentes nos glomérulos.

Como se vê, o sistema imunológico apresenta múltiplas relações com o restante do organismo, sendo regulado e regulando em diferentes níveis. A resposta imune é extremamente complexa, e apenas uma parte dos seus mistérios está sendo revelada atualmente. Cabe ao médico utilizar de maneira criteriosa tais conhecimentos, para melhor interpretação dos fenômenos que ocorrem nas doenças humanas.

Infecção viral

Quando um vírus entra em nosso organismo, ele é fagocitado e poderá causar a morte da célula-alvo com diminuição da expressão HLA de sua superfície.

Poderá ser eliminado por dois mecanismos:

- Imunidade natural: Quando uma célula NK identificar uma célula-alvo que não expresse adequadamente o HLA por estar infectada, seus receptores ativadores podem lisar essa célula alterada por intermédio de perforinas
- Imunidade adaptativa: as células T CD4 reconhecem peptídeos virais entre a estrutura das moléculas HLA de classe II na superfície de macrófagos infectados. Eles são então ativados, podendo estimular a produção de anticorpos pelos linfócitos B e também ativar as células T CD8 (citotóxicas) a destruírem as células infectadas por citotoxicidade.

BIBLIOGRAFIA

Abbas AK, Lichtman AH, Pillai S. Basic immunology e-book: functions and disorders of the immune system. 6. ed. Philadelphia: Elsevier Health Sciences, 2019.

Chang C. Basic immunology. In: Chang C (ed.). Allergic and immunologic diseases. Academic Press; 2022. p. 43-88.

Delves PJ, Martin SJ, Burton DR, Roitt IV. Roitt's essential immunology. 11. ed. Oxford: Blackwell Publishing, 2006.

Helbert M. Imunologia. Rio de Janeiro: Elsevier, 2007.

Mota I, Silva WD. Imunologia básica e aplicada. 5. ed. Rio de Janeiro: Guanabara Koogan, 2003.

Paul WE. Fundamental Immunology. 6. ed. Philadelphia: Lippincott Williams & Wilkins, 2012.

Pelz BJ, Wechsler JB. Overview of basic immunology. In: Fishbein A, Sheldon SH (eds.). Allergy and Sleep. Basic Principles and Clinical Practice. Switzerland: Springer; 2019. p. 17-30.

CAPÍTULO 152

Exame Clínico

Alejandro O. Luquetti, Glauco Baiocchi Jr.,
Renata Parrode Bittar

INTRODUÇÃO

O exame clínico de um paciente com distúrbios imunológicos deve ser intimamente ligado à avaliação laboratorial.

Embora doenças alérgicas como rinite alérgica, asma, dermatite atópica, urticária e dermatite de contato dispensem avaliação imunológica detalhada, em outras doenças caracterizadas por imunodeficiência, como a AIDS e as imunodeficiências primárias, cada vez mais frequentes, é imprescindível recorrer à avaliação laboratorial.

ANAMNESE

Nas doenças autoimunes, as queixas mais frequentes são articulares (ver Parte 17, *Sistema Locomotor*, Seção 2, *Articulações, Bursas e Tendões*, Capítulo 162, *Doenças das Articulações, das Bursas e dos Tendões*).

Quanto a leucemias e linfomas, a anamnese encontra-se descrita na Parte 15, *Sistema Hematopoético*, Capítulo 150, *Doenças do Sangue*.

Sistema respiratório

O paciente pode relatar espirros, prurido nasal, coriza, obstrução e manifestações de rinite, que pode ser alérgica ou não.

Espirros em salva matinais sugerem a etiologia alérgica.

Quanto ao prurido nasal, sua intensidade e frequência devem ser verificadas. Indagar sobre a existência de prurido ocular, auditivo, faríngeo e palatino simultâneos. Com relação à coriza, interessa saber se é serosa, mucosa, purulenta ou hemorrágica.

A obstrução nasal pode ocorrer em diferentes doenças, devendo-se esclarecer se uni ou bilateral. Os pacientes alérgicos apresentam maior obstrução dentro de casas e nos ambientes de trabalho, melhorando deste e dos outros sintomas ao ar livre. A obstrução pode acompanhar-se de cefaleia e outras manifestações, tais como lacrimejamento e tosse ao deitar e ao acordar.

A respiração bucal durante o sono frequentemente está relacionada com hipertrofia de adenoides.

A ocorrência de febre durante os episódios de rinite deve ser investigada, assim como antecedentes de tonsilite e faringite, o que pode indicar a existência de infecção rinossinusal associada. A periodicidade dessas manifestações deve ser registrada, podendo ser ocasional, frequente ou permanente (ver Parte 8, *Orelhas, Nariz, Seios Paranasais, Faringe e Laringe*, Seção 2, *Nariz e Seios Paranasais*, Capítulo 26, *Doenças do Nariz e dos Seios Paranasais*).

É importante assinalar a idade em que os sintomas tiveram início, assim como a época do ano em que as manifestações predominam. No Sul do país, pacientes com rinite e conjuntivite nos meses de setembro a janeiro são quase sempre portadores de hipersensibilidade a pólens, enquanto os pacientes com alergia nasal, especialmente no inverno e esporadicamente no verão, podem apresentar hipersensibilidade aos ácaros (*Dermatophagoides*) existentes na poeira domiciliar e aos fungos do ar.

Com frequência, o paciente refere utilização de medicamentos, devendo ser registrado com quais obtém melhora: se for com anti-histamínico, será mais um elemento a favor de rinite alérgica.

Sintomas que começam no ambiente de trabalho ou na residência, ou mesmo em determinado cômodo, podem auxiliar na investigação do possível alérgeno responsável pelo quadro clínico.

Antecedentes familiares são frequentes em pacientes com alergia respiratória. Também é importante conhecer o ambiente familiar.

> **Raciocínio diagnóstico**
>
> A maioria dos indivíduos atópicos já apresenta manifestações clínicas da doença desde a infância e a adolescência; é raro encontrar pacientes com os primeiros episódios de alergia na idade avançada.
>
> Assim, se uma pessoa tiver a primeira crise de asma aos 50 anos, sem antecedentes de rinite alérgica ou de broncoespasmo, é provável que a enfermidade não seja em razão de fatores alérgicos.
>
> Do mesmo modo, em um adulto que apresenta coriza e espirros em salva, sem prurido nasal, na faixa etária referida, o diagnóstico de rinite não alérgica é o mais provável, comumente confundida com a rinite alérgica, a qual, além de iniciar-se em idade precoce, costuma ser acompanhada de característico prurido nasal.

Frequentemente existe relação entre as manifestações nasais e asma e/ou exacerbação de dermatite atópica. A causa desses episódios é com frequência a exposição ao mofo, à poeira doméstica e a utilização de livros ou roupas guardados por muito tempo.

A relação entre a exposição e o início dos sintomas deve ser registrada, podendo ser de minutos ou várias horas.

Alguns medicamentos podem ocasionar rinite (rinite medicamentosa).

Para os sintomas da asma, ver Parte 9, *Sistema Respiratório*, Seção 1, *Tórax, Traqueia, Brônquios, Pulmões e Pleuras*, Capítulo 38, *Doenças dos Pulmões e das Pleuras*.

Manifestações cutâneas

Os principais tipos de lesões cutâneas são:

- Lesões urticariformes: caracterizadas por pápulas eritematosas disseminadas ou localizadas, com bordas geográficas e prurido intenso, de início brusco, com mudança na sua localização, desaparecendo sem deixar cicatriz. Em geral, essas lesões, localizadas no tronco e membros, em regiões cobertas e descobertas, são indicativas de urticária
- O dermografismo é frequente, em particular em regiões em que há atrito, como o provocado pelo cinto (Figura 152.1)
- Em alguns casos mais graves, há edema de lábios e pálpebras, que pode evoluir para anafilaxia. Essa reação alérgica grave é frequente nos serviços de emergência e pode requerer tratamento imediato com epinefrina intramuscular como tratamento de primeira linha, além de anti-histamínicos e corticosteroides

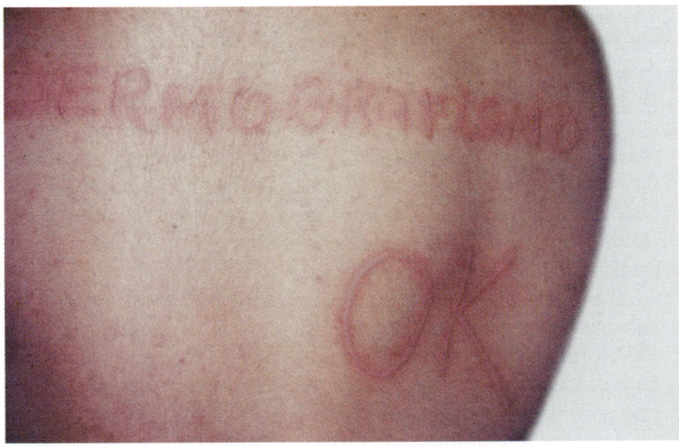

Figura 152.1 Dermografismo.

- É necessário interrogar se houve ingestão de alimentos ou uso de medicamentos antes do início do quadro, assim como ferroada de insetos (himenópteros: vespa, abelha e formiga)
- Lesões eczematosas localizadas nas dobras de cotovelo e joelho, pruriginosas, bilaterais e simétricas, com maior frequência em crianças, sugerem dermatite atópica
- Lesões com pápulas, vesículas, crostas com intenso prurido, localizadas em membros ou na face, com frequência unilaterais, relacionadas com o uso de vestimentas, bijuterias ou cosméticos, podem ser consequentes a dermatite de contato
- Os principais locais e as causas mais frequentes são: orelha (metal de brincos), lábios (dentifrício, batom), pálpebras (cosméticos como esmaltes), punho (pulseira de relógio), dedos (anéis), abdome (zíper), dorso do pé (sandália de borracha)
- Interessa saber a profissão, como acontece na dermatite de contato dos pedreiros, causada por contato com cimento (alergia ocupacional)
- Pápulas ulceradas, por vezes com infecção secundária, em crianças de 1 a 7 anos, em geral com orifício central, levantam a possibilidade de picada de inseto. Nesses casos, aventa-se a hipótese de prurigo estrófulo (ver Parte 16, *Sistema Imunológico*, Capítulo 154, *Doenças Imunológicas*)
- Lesões multiformes em diferentes estágios de evolução – máculas, pápulas ou vesículas –, em geral disseminadas, são sugestivas de farmacodermias, mas deve-se fazer o diagnóstico diferencial com outras doenças cutâneas ou sistêmicas
- A exposição ao sol pode piorar as manifestações clínicas (fotodermatose) (Figura 152.2).

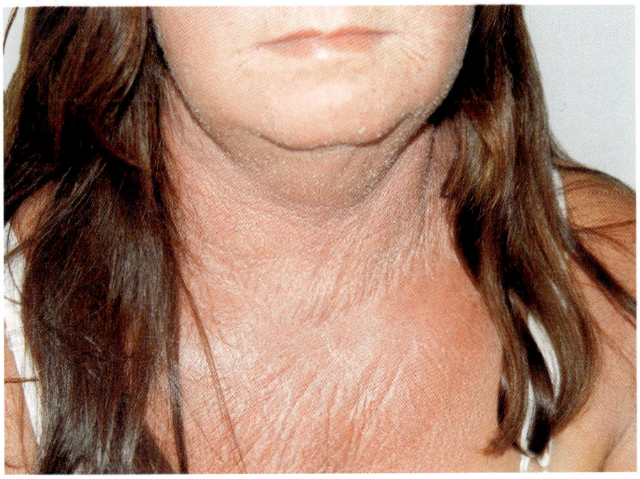

Figura 152.2 Eczema e fotossensibilidade por medicamento.

> **Diagnóstico diferencial**
>
> O diagnóstico diferencial deve ser realizado com doenças não imunológicas, porém muito frequentes, tais como hanseníase, sífilis, escabiose e micoses superficiais.
>
> A maioria das alergias cutâneas é pruriginosa; daí a razão da máxima dos alergistas: cuidado com lesões alérgicas que não coçam.

Manifestações digestivas

Diarreia, principalmente em lactentes, pode estar relacionada com intolerância alimentar ou alergia, em especial por ocasião do desmame e introdução do leite de vaca.

MANIFESTAÇÕES OCULARES. Eritema ocular e prurido podem ser ocasionados por alérgenos. Em geral, esses sintomas estão associados a manifestações de rinite alérgica.

A queixa principal, em certas ocasiões, está relacionada com infecções repetidas, com frequência no mesmo órgão, por exemplo, infecções cutâneas ou sinopulmonares. Nesses casos, a idade é fundamental: em lactentes ou crianças de primeira infância, deve ser afastada a possibilidade de imunodeficiência (ver Parte 16, *Sistema Imunológico*, Capítulo 154, *Doenças Imunológicas*).

Nas imunodeficiências primárias, é necessário pesquisar a existência de antecedentes familiares, assim como verificar se o peso e a estatura são desproporcionais para a idade.

EXAME FÍSICO

O exame físico deve ser o mais detalhado possível, em especial o exame da pele, das mucosas e do sistema respiratório.

A observação de respiração bucal pode indicar obstrução das vias respiratórias superiores, por hipertrofia de corneto ou adenoide.

Eritema conjuntival pode estar relacionado com prurido ocular.

A existência de eczema na face, dependendo da faixa etária, sugere dermatite atópica. Pode-se observar hipertelorismo em algumas imunodeficiências congênitas.

O edema dos lábios ou pálpebras pode ser encontrado na alergia a medicamentos e na urticária (especialmente por anti-inflamatórios não hormonais).

O exame da pele deve ser minucioso. Além do tipo de lesão, sua localização pode ser importante para o diagnóstico. Assim, a existência de pápulas com ponto hemorrágico central em regiões habitualmente descobertas pode ser indicativa de estrófulo em crianças; eritema e edema na face e pescoço podem ser indicativos de fotodermatose. A presença de lesões nas dobras (cotovelo e joelho) é característica de dermatite atópica; pápulas disseminadas de contorno irregular acompanhadas de prurido são características da urticária. Lesões localizadas, principalmente em extremidades, pruriginosas, eritematosas e papulovesiculares, podem corresponder a uma dermatite de contato.

As lesões cutâneas provocadas por medicamentos costumam ser polimórficas ou multiformes.

> **Diagnóstico diferencial das lesões cutâneas**
>
> O diagnóstico diferencial deve ser sempre estabelecido com três afecções muito frequentes e que requerem tratamento específico: escabiose, sífilis e hanseníase.

A existência de lesões hiperpigmentadas deve chamar a atenção para a possibilidade de sarcoma de Kaposi (AIDS) ou melanoma.

Os dados de peso e estatura são úteis para avaliar o grau de desnutrição. Quando presente, deve-se suspeitar de imunodeficiência, como no caso de AIDS.

O sistema respiratório deve ser cuidadosamente examinado, em especial nos casos de imunodeficiência e de alergia respiratória.

O exame das vias respiratórias superiores deve começar pela rinoscopia anterior, que permite evidenciar a coloração da mucosa nasal, a presença de pólipos, edema de cornetos e secreções (ver Parte 8, *Orelhas, Nariz, Seios Paranasais, Faringe e Laringe*, Seção 2, *Nariz e Seios Paranasais*).

A mucosa nasal é pálida, nos casos de alergia, e vermelha quando há infecção rinossinusal primária ou associada.

O exame da cavidade bucal auxilia a evidenciar hipertrofia das tonsilas, frequente nos casos de infecções respiratórias recidivantes.

Deve ser destacado que, nos casos de imunodeficiência humoral importante, as tonsilas podem ser de menor tamanho ou ausentes. É necessário examinar cuidadosamente as vias respiratórias inferiores nos casos de asma brônquica, anotando-se frequência respiratória, quadros de dispneia (de predomínio expiratório), expansibilidade, roncos, sibilos e tiragem.

Em casos de imunodeficiência, é frequente a existência de bronquiectasias, assim como, na AIDS, deve-se valorizar a ocorrência de pneumonia intersticial (por *Pneumocystis jiroveci*).

No sistema locomotor, interessa em especial o exame das articulações, comprometidas em diversas doenças autoimunes. A presença de baqueteamento digital indica insuficiência respiratória crônica, frequente em pacientes imunodeficientes, pelas infecções sinopulmonares recidivantes.

Algumas imunodeficiências associam-se a alterações em outros sistemas, como na ataxia-telangiectasia (comprometimento do sistema nervoso central) e doença de Di George (associação a hipoparatireoidismo).

BIBLIOGRAFIA

Rich RR, Fleisher TA, Shearer WT, Schroeder H, Frew AJ, Weyand CM. Clinical immunology principles and practice. 5. ed. Elsevier, 2018.

Solé D, Mello JF Jr, Weckx LLM, Rosário N et al. IV Consenso Brasileiro sobre Rinites. Braz J Otorhinolaryngol. 2018;84(1 Supl. 1):3-72.

Exame clínico e avaliação laboratorial

A avaliação laboratorial que se segue ao exame clínico está relacionada com o defeito imunológico suspeito ou existente.

Os pacientes atópicos com asma e/ou rinite alérgica devem realizar testes cutâneos de leitura imediata (15 minutos), citologia das secreções e dosagem de IgE total e específica a depender da história clínica. Quando apresentam infecções respiratórias de repetição, é necessário dosar as demais imunoglobulinas, para esclarecer uma associação entre a alergia e a imunodeficiência.

O estudo radiológico dos seios da face tem como finalidade agregar ao diagnóstico de rinosinusite.

A tomografia computadorizada e a ressonância magnética tornam possível melhor definição das alterações que podem ocorrer nos seios da face.

A avaliação imunológica de pacientes com infecções de repetição é orientada de acordo com o quadro clínico. Entretanto, de modo geral, é fundamental analisar a imunidade humoral, a celular e a fagocitose.

A imunidade humoral é analisada pela dosagem das imunoglobulinas e a titulação de isoaglutininas; a imunidade celular, com testes cutâneos tardios, utilizando-se antígenos comuns como tuberculina, candidina, tricofitina, estreptoquinase, vírus da caxumba ou agentes sensibilizantes como o dinitroclorobenzeno.

Testes mais complexos, como cultura de linfócitos com mitógenos, podem ser necessários para completar a investigação.

A quantificação de células CD3, CD4, CD8, CD56 e linfócitos B por citometria de fluxo pode ser solicitada para melhor apreciação.

A avaliação da fagocitose costuma incluir o teste da quimiotaxia, ou seja, a migração de neutrófilos ou de monócitos em câmaras de Boyden, assim como o teste de *nitroblue tetrazolium* (NBT) ou a quantificação de granulócitos estimulados que reagem com corantes fluorescentes, como a di-hidrodamina. Os dois últimos podem ser utilizados para detecção de pacientes com defeitos, como na doença granulomatosa crônica.

Os pacientes com neoplasias podem ser avaliados imunologicamente de acordo com o tipo de tumor. De modo geral, é necessário analisar a imunidade celular, observando-se o grau de reatividade imunológica, importante na avaliação prognóstica.

Os pacientes com carcinomas de tubo digestório, da mama e do pulmão podem ser acompanhados com dosagens seriadas do antígeno carcinoembriônico, tornando possível a detecção precoce de recidivas ou a comprovação da eficácia da terapêutica.

CAPÍTULO 153

Exames Complementares

Alejandro O. Luquetti, Glauco Baiocchi Jr, Renata Parrode Bittar

INTRODUÇÃO

Os exames complementares compreendem dois grandes grupos: **métodos para detecção de antígenos e anticorpos** e **métodos para avaliar imunidade celular**.

Além dessas duas vertentes, também se utilizam, em menor escala, **métodos moleculares**, como reação em cadeia da polimerase em tempo real e testes de **imunocromatografia**, que podem complementar ou substituir as técnicas clássicas em diversas situações clínicas.

DETECÇÃO DE ANTÍGENOS E ANTICORPOS

Dentre os métodos para detecção de antígenos e anticorpos, destacam-se: **imunodifusão**, **eletroforese**, **radioimunoensaio**, **imunofluorescência**, **testes imunoenzimáticos (ELISA)**, **reações de aglutinação**, **fixação do complemento** e **testes cutâneos de leitura imediata**.

A **imunodifusão** ou **imunoprecipitação** é o teste mais simples para demonstrar a ocorrência de uma reação antígeno-anticorpo.

A imunodifusão é mais utilizada para determinação quantitativa das proteínas séricas. Qualquer proteína circulante cuja concentração seja compatível com a sensibilidade do teste pode ser quantificada.

Dupla difusão em ágar

A técnica da dupla difusão em ágar baseia-se no princípio de que o antígeno e o anticorpo se difundem por um meio semissólido – como o ágar –, formando complexos imunes estáveis e que podem ser visualizados.

Com esse método, é possível identificar a presença de anticorpos séricos contra várias bactérias, vírus e fungos. Assim, o diagnóstico de alveolite por hipersensibilidade pode ser feito utilizando-se como antígenos: *Aspergillus fumigatus*, *Aspergillus terreus*, *Aspergillus flavus*, *Thermoactinomyces vulgaris*, *Micropolyspora faeni*, soro de pássaros, além de outros.

A **eletroforese** possibilita a análise das proteínas séricas em decorrência de suas diferentes cargas elétricas e pesos moleculares.

As concentrações das proteínas que migram para as regiões conhecidas por albumina, alfa-1-globulina (α1), alfa-2-globulina (α2), betaglobulina (β) e gamaglobulina (γ) são determinadas por um densitômetro e um integrador (Figura 153.1).

Os dados da eletroforese em acetato de celulose, analisados junto com os valores das proteínas totais do soro, são muito úteis no reconhecimento de hipergamaglobulinemias, hipogamaglobulinemias, variações na concentração de albumina, nas deficiências graves de alfa-1-antitripsina, assim como na diferenciação de gamopatias policlonais ou monoclonais (ver Figura 153.1).

Os picos monoclonais característicos dos mielomas múltiplos podem surgir desde a zona de α2 até o final de gama, devendo-se salientar que as imunoglobulinas se localizam entre essas regiões; é um erro considerá-las exclusivas da região da gamaglobulina.

A eletroforese tem sido utilizada também no estudo de outros líquidos orgânicos, como a urina e o liquor.

O **radioimunoensaio** é empregado na análise de substâncias que se encontram em quantidades muito pequenas no soro.

As doenças alérgicas passaram a ser mais bem estudadas, pois o radioimunoensaio e o enzimaimunoensaio tornam possível conhecer a concentração de IgE específica contra a maioria dos alergênicos identificando a sensibilidade aos mesmos.

A oncologia também pode ser beneficiada pelo reconhecimento precoce de antígenos tumorais; é possível fazer a determinação do antígeno carcinoembriônico (CEA) e da alfafetoproteína (AFP), dados que auxiliam no acompanhamento de pacientes com alguns tipos de carcinoma e de neoplasias de tecidos embrionários.

A **imunofluorescência** possibilita detectar e localizar antígenos, empregando-se anticorpos específicos marcados com fluoresceína ou rodamina.

A imunofluorescência é um dos métodos mais empregados nos laboratórios de imunologia clínica, pois possibilita detectar antígenos localizados em tecido e anticorpos circulantes.

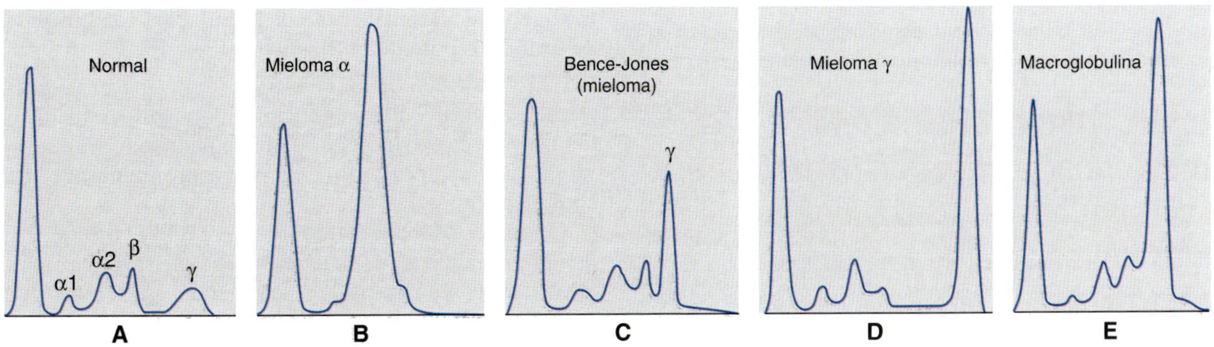

Figura 153.1 Eletroforese das proteínas do soro. A. Normal. B. Mieloma alfa. C. Mieloma lambda (proteína de Bence-Jones). D. Mieloma gama. E. Macroglobulina (IgM).

Essa técnica pode ser direta quando o antígeno está em tecidos (Ig conjugada é dirigida contra o antígeno objeto do teste), ou indireta, quando se procura no soro a presença de anticorpos do paciente contra determinado agente infeccioso.

A imunofluorescência direta utiliza anticorpos marcados com fluoresceína com o objetivo de detectar antígenos em tecidos. Identifica bactérias, fungos e vírus, assim como caracteriza linfócitos B, os quais apresentam imunoglobulinas na membrana.

A maioria dos estudos imunológicos feitos em biopsias tem como base o método direto; é possível utilizar conjugados anti-IgG, anti-IgA, anti-IgM, anti-C3, os quais tornam possível demonstrar a deposição dessas proteínas nos tecidos comprometidos.

A imunofluorescência indireta utiliza conjugados anti-imunoglobulina humana, soro de pacientes e antígenos.

As reações sorológicas por imunofluorescência indireta possibilitam observar a presença e o título de anticorpos contra os mais diversos antígenos, destacando-se os da sífilis, da toxoplasmose, da doença de Chagas, da malária e da brucelose.

A importância da titulação se deve à estimativa da concentração de anticorpos. Quanto maior o título, maior a quantidade de anticorpos e menor a possibilidade de reação cruzada com outros agentes; portanto, maior segurança no diagnóstico.

As doenças de autoimunidade são reconhecidas pela presença de autoanticorpos antinucleares, antinucleolares, anti-DNA, antitireoglobulina, anticélula parietal do estômago, antimitocôndria, antimúsculo liso, antimúsculo estriado, antiepitélio, além de outros.

Testes imunoenzimáticos (ELISA, do inglês *enzyme-linked immunosorbent assay*)

Consistem na combinação de um teste imunológico com um teste enzimático. À semelhança da imunofluorescência, possibilita identificar anticorpos e antígenos com grande sensibilidade e especificidade.

Esse teste é utilizado no diagnóstico sorológico de AIDS, leishmaniose, doença de Chagas, e é usado em grande escala em bancos de sangue, para triagem de doadores.

Também existem plataformas **multiplex** (microesferas), que possibilitam a detecção simultânea de múltiplos anticorpos ou antígenos, e **testes rápidos imunocromatográficos** para diagnóstico de infecções em campo ou na triagem inicial.

As **reações de aglutinação** compreendem os **testes de aglutinação direta**, os **testes de aglutinação indireta** (teste de Waaler-Rose e látex e teste de Coombs) e os **testes de inibição da hemaglutinação**.

As infecções bacterianas e fúngicas podem ser reconhecidas por testes de aglutinação direta, utilizando-se antígeno e o soro do paciente, no qual existam anticorpos específicos. Várias enfermidades são estudadas por essa técnica, destacando-se a listeriose, a toxoplasmose, a salmonelose e a brucelose.

Testes de aglutinação indireta (hemaglutinação) quando os antígenos solúveis podem ser adsorvidos ou ligados quimicamente a eritrócitos ou a partículas de látex

Os testes por aglutinação indireta costumam ser muito sensíveis e específicos, estando a especificidade diretamente relacionada com a preparação do antígeno.

Esses testes são empregados no diagnóstico da toxoplasmose, da doença de Chagas, da sífilis, da hepatite B, da meningite meningocócica e na determinação da tireoglobulina, das gonadotrofinas coriônicas e do fator reumatoide.

A identificação de autoanticorpos IgM anti-IgG (fator reumatoide) tem grande utilidade no diagnóstico da artrite reumatoide. O **teste do látex** baseia-se na adsorção da imunoglobulina G por partículas de látex. Essa técnica é mais sensível, embora menos específica, que o teste de Waaler-Rose para identificar o fator reumatoide.

O **teste de Coombs** ou de antiglobulina tem como finalidade detectar concentrações subaglutinantes de anticorpos antieritrócitos. Atua como reagente no método direto a antigamaglobulina humana; ela é capaz de aglutinar os eritrócitos sensibilizados do paciente, fenômeno que evidencia a presença de anticorpos aderidos aos eritrócitos.

O teste de Coombs tem aplicação no estudo das anemias hemolíticas autoimunes, na doença hemolítica do recém-nascido e nas tipagens sanguíneas em bancos de sangue.

Os testes de inibição da hemaglutinação são utilizados principalmente no diagnóstico imunológico da hepatite B, da rubéola e da hemofilia (fator VIII). Baseiam-se na reação cruzada entre os anticorpos do paciente e um antígeno homólogo, cuja presença precisa ser determinada.

Avaliação imunológica das alergias

A avaliação das alergias mediadas por IgE pode ser fácil e rapidamente realizada pelos testes cutâneos intradérmicos, de escarificação ou de puntura da pele. Baseiam-se no fato de que o paciente que dispuser de imunoglobulina E (IgE) específica para um determinado alérgeno está sensibilizado, e é capaz de desenvolver uma reação cutânea imediata constituída de eritema, prurido e pápula no local em que for aplicado o antígeno, no prazo de 15 minutos.

O antígeno liga-se à IgE específica que estiver aderida à membrana dos mastócitos, ocasionando degranulação dessas células com liberação de aminas vasoativas, como a histamina.

Utilizam-se testes cutâneos imediatos na avaliação dos pacientes com asma e rinite alérgica, contudo, não sendo adequados nos casos de urticária e angioedema.

Os alérgenos mais utilizados são os inaláveis, destacando-se os ácaros da poeira domiciliar (*Dermatophagoides pteronyssinus* ou *farinae*), polens de gramíneas, fungos do ar (*Aspergillus*, *Cladosporium alternaria* e *Penicillium*) e epitélios de animais domésticos.

Testes de puntura com alimentos podem ser indicados na investigação de alergia alimentar mediada por IgE.

AVALIAÇÃO DA IMUNIDADE CELULAR

Os métodos utilizados *in vivo* e *in vitro* para o estudo da imunidade mediada por células compreendem, dentre outros, os **testes cutâneos de leitura tardia**, **a cultura de linfócitos com mitógenos** e a **identificação de populações e subpopulações de linfócitos** por citometria de fluxo.

TESTES CUTÂNEOS DE LEITURA TARDIA. A aplicação intradérmica de antígenos que estimulam a imunidade celular (linfócitos T) provoca nos indivíduos previamente sensibilizados uma reação cutânea local, com endurecimento (pápula) e eritema, após 48 horas.

O teste de Mantoux (tuberculina) e o PPD (do inglês *purified protein derivate of tuberculin*) são exemplos típicos desse tipo de teste. A ausência de reação denota que o indivíduo não reage imunologicamente a esse antígeno.

É possível utilizar como antígenos a histoplasmina, a toxoplasmina, a estreptoquinase, o vírus da caxumba, a candidina, a tricofitina, além de outros.

Na avaliação da resposta imune de um adulto normal que já deve estar sensibilizado a antígenos tão comuns, o que se encontra normalmente é a positividade a alguns desses testes. Ausência total de reação pode denotar diminuição da imunidade celular; por isso, utilizam-se tais testes na avaliação de pacientes com suspeita de deficiência imunológica celular (neoplasias de mau prognóstico, imunodeficiências). Os testes de **liberação de interferona-gama (IGRA)**, como o *Quantiferon-TB Gold*, também são usados para triagem de tuberculose latente, podendo complementar ou substituir o PPD em muitos casos.

A cultura de linfócitos com mitógenos é importante na avaliação de imunodeficiências primárias. Os linfócitos T (LT) e B (LB) são estimulados pela ação de mitógenos, como a fito-hemaglutinina, a concanavalina A e o *pokeweed*. Os dois primeiros estimulam principalmente os linfócitos T, enquanto o último ativa as populações B e T.

A avaliação do número de linfócitos no hemograma é o primeiro passo para o estudo das populações linfocitárias. Alterações no número total de linfócitos circulantes são vistas apenas em imunodeficiências graves, assim como em algumas doenças linfoproliferativas. Em indivíduos submetidos a tratamentos imunossupressores ou em fase terminal de câncer também, é possível observar linfopenias extremas.

Com exceção dessas situações, é raro observar linfopenia acentuada. Assim, para detectar alterações específicas das linhagens de linfócitos T e B, deve-se proceder à identificação dessas populações. A técnica mais utilizada é a citometria de fluxo. Esses testes são indispensáveis na avaliação de pacientes portadores de imunodeficiências, doenças linfoproliferativas, imunossupressão, neoplasias, algumas doenças autoimunes e infecciosas, assim como no acompanhamento de transplantados.

Os linfócitos T representam 50 a 70% dos linfócitos totais; os linfócitos B, em torno de 10 a 15%; e as células NK, 10 a 15%.

Citometria de fluxo

A palavra citometria é originada de cito (célula) e metria (tamanho); fluxo denota movimento. Logo, trata-se de método que analisa células pelo tamanho em um fluxo de tampão por intermédio de anticorpos monoclonais específicos para elementos da superfície celular. Esses são marcados com fluorocromos que tornam as células coradas. Durante a passagem em fluxo no citômetro, um ou mais *lasers* identificam as cores e, portanto, as células ou marcadores existentes em sua superfície.

Utiliza-se a citometria para diversas finalidades em um laboratório de imunologia. Por exemplo, para a identificação de subpopulações de linfócitos CD3, CD4 e CD8 em pacientes com HIV. Os resultados são fornecidos qualitativa e quantitativamente.

A citometria de fluxo é importante na avaliação de subpopulações de linfócitos.

Na prova cruzada pré-transplante renal, analisa-se o soro do paciente (receptor) contra células do doador, mais anticorpo monoclonal anti-CD3 marcado junto com anticorpos anti-IgG, marcados com outro fluorocromo. Logo, é possível detectar anticorpos anti-CD3 no soro do paciente contra os linfócitos T do doador. Na presença de anticorpos anti-CD3 do doador, o transplante está contraindicado.

Anticorpos monoclonais marcados com fluorocromos reagem com o sangue total em tubo de ensaio, que é posteriormente analisado no citômetro.

São utilizados anticorpos anti-CD3 (LT), anti-CD4 (LT *helper*), anti-CD8 (LT citotóxico) e anticorpos anti-CD19 ou CD20 (LB). A simples contagem de CD3, CD4 e CD8 tem importância na avaliação de pacientes com HIV, pois a diminuição ou a inversão da relação CD4/CD8 pode refletir a intensidade da infecção; em um indivíduo normal, encontra-se essa relação na proporção 2:1. Nos casos de AIDS, os linfócitos CD4 são destruídos e pode ser invertida essa relação. Quanto menos CD4, mais profunda é a deficiência imunológica.

Outras doenças, como as leucemias e os linfomas, são avaliadas por testes como o anterior, até mais completos com diversos monoclonais.

Um método especial pode ser realizado com estímulo por mitógenos como fito-hemaglutinina (PHA), concanavalina (CON-A) ou *pokeweed* (PWM) em cultura de 4 horas. Durante esse período, as células são ativadas e expressam uma molécula de ativação na superfície, o CD69. Após as 4 horas, introduzem-se os anticorpos anti-CD3, CD4, CD8, CD19 e anti-CD69 marcado e verifica-se a ativação linfocitária (*in vitro*).

Esse teste mostra somente ativação imunológica e não a proliferação, que deve ser realizada pela cultura com mitógenos (Quadro 153.1).

OUTROS EXAMES

Aqui se incluem o teste do ***nitroblue tetrazolium*** ou NBT e a **dosagem de componentes do complemento**.

Teste do *nitroblue tetrazolium*

Desde que uma das funções dos fagócitos é a de ingerir partículas e degradá-las, pode-se investigar *in vitro* se essa capacidade está alterada, fato que ocorre em certas deficiências de fagócitos, como na doença granulomatosa crônica, um tipo de imunodeficiência primária.

Quadro 153.1 Avaliação de ativação de linfócitos por citometria.

	Sem ativação (%)		PHA (%)		PWM (%)	
	Paciente	Controle	Paciente	Controle	Paciente	Controle
CD4	59,9	72,06	60,73	70,83	–	–
CD4/CD69	0,14	0,35	57,81	66,63	–	–
CD8	29,37	23,2	28,35	25,73	–	–
CD8/CD69	0,39	0,09	25,8	22,66	–	–
CD3/CD69	1,36	0,66	91,44	95,02	–	–
CD19	0,16	17,9	–	–	0,19	21,02
CD19/CD69	0	0,78	–	–	0	6,57

No teste sem mitógenos, o paciente apresentou menos CD4 que o controle. Isso também acontece após ativação com PHA. Paciente com discreto aumento de CD8/CD69 que o controle. Ausência de CD19 no teste sem ativação e com ativação com PWM (CD19/CD69). Conclusão: paciente não apresenta células CD19+ ou ausência de linfócitos B. Clinicamente, é uma agamaglobulinemia de Bruton (IgG: 0; IgA: 0; IgM: 0). PHA: fito-hemaglutinina; PWM: pokeweed.

O teste do *nitroblue tetrazolium* possibilita avaliar a capacidade dessas células em degradar o corante e, eventualmente, comprovar a existência de defeitos nesse nível.

DOSAGEM DE COMPONENTES DO COMPLEMENTO. Pode ser realizada com diferentes componentes; a mais utilizada é a dosagem de C3 e C4. Em geral, deve ser feita também a dosagem de complemento hemolítico total (CH50). A falha em algum dos componentes do complemento pode levar à ausência de sua ativação, encontrando-se, portanto, valores abaixo dos normais para complemento hemolítico. A determinação dos níveis de C3 e C4 torna possível, além de conhecer os valores individuais de cada enzima, verificar se existe ativação e consumo do complemento pela via clássica (diminuição de C3 e C4) ou pela via alternativa (apenas diminuição de C3). Esses valores são facilmente encontrados por meio de técnicas de imunodifusão radial ou nefelometria.

Em casos de **deficiências hereditárias** ou quadros autoimunes complexos, avaliam-se frações adicionais (C1q, C2, fatores da via das lectinas etc.), e podem ser realizados testes funcionais específicos, como o AH50, para a via alternativa.

BIBLIOGRAFIA

Delves PJ, Martin SJ, Burton DR et al. Roitt's Essential Immunology. 11. ed. Oxford: Blackwell Publishing, 2006.

Dykewicz MS, Wallace DV, Amrol DJ et al. Rhinitis 2020: A practice parameter update. J Allergy Clin Immunol. 2020;146(4):721-67.

Garcia J, Torgerson T. Molecular advances in diagnosing primary immunodeficiencies. Clin Rev Allergy Immunol. 2022;63(2):253-62.

Giavina-Bianchi P, França AT, Grumach AS et al. Diretrizes do diagnóstico e tratamento do angiodedema hereditário. Rev Bras Alerg Imunopatol. 2010;33(6):241-52.

Grumach AS. Alergia e imunologia na infância e na adolescência. 2. ed. São Paulo: Atheneu, 2009.

Mota I, Silva WD. Imunologia básica e aplicada. 5. ed. Rio de Janeiro: Guanabara Koogan, 2003.

Rich RR, Fleisher TA, Shearer WT et al. Clinical immunology principles and practice. 5. ed. Elsevier, 2018.

Simon D. Recent advances in clinical allergy and immunology 2019. Int Arch Allergy Immunol. 2019;180(4):291-305.

CAPÍTULO 154

Doenças Imunológicas

Alejandro O. Luquetti, Glauco Baiocchi Jr., Renata Parrode Bittar

INTRODUÇÃO

As doenças imunológicas podem ser divididas em dois grandes grupos: **doenças provocadas pelo sistema imune** (hipersensibilidade) **e doenças do próprio sistema imune** (imunodeficiências, doenças linfoproliferativas e autoimunes).

DOENÇAS POR HIPERSENSIBILIDADE

As doenças por hipersensibilidade compreendem as **enfermidades por hipersensibilidade** ou **"alergias"**, as quais podem ser classificadas em quatro tipos (Quadro 154.1).

Quadro 154.1 Tipos de hipersensibilidade (Gell e Coombs).

Tipo I ou imediata	Mediada por anticorpos representados pelas imunoglobulinas E (IgE) unidas a mastócitos e basófilos Formas clínicas: ▪ Anafilaxia ▪ Asma ▪ Rinite alérgica ▪ Dermatite atópica ▪ Urticária e/ou angioedema ▪ Alergia a picada de insetos
Tipo II ou citotóxico-citolítica	O anticorpo, neste caso, é fixador de complemento. A hipersensibilidade está relacionada com os anticorpos (IgG e IgM) dirigidos contra antígenos existentes na membrana celular. As células *natural killer* (NK) e fagocíticas podem estar envolvidas Formas clínicas: ▪ Reações transfusionais por sangue incompatível ▪ Anemia hemolítica autoimune ▪ Eritroblastose fetal ▪ Alergia a medicamentos ▪ Glomerulonefrite da síndrome de Goodpasture ▪ Tireoidite de Hashimoto ▪ Síndrome pós-infarto do miocárdio e pós-cardiotomia ▪ Infertilidade masculina e feminina ▪ Miastenia *gravis*
Tipo III ou por complexos imunes	É constituída por reações nas quais nem o antígeno nem o anticorpo estão fixados a células. Antígenos solúveis e anticorpos fixadores de complemento formam imunocomplexos que podem depositar-se na parede de vasos Formas clínicas: ▪ Glomerulonefrites ▪ Colagenoses ▪ Arterites ▪ Alveolites pulmonares ▪ Doença do soro
Tipo IV ou tuberculínica	Resulta da interação entre antígenos e linfócitos T sensibilizados com liberação de linfocinas que atraem macrófagos e eosinófilos. Formas clínicas: ▪ Dermatite de contato ▪ Alergia a medicamentos ▪ Rejeição de transplantes ▪ Granulomas (hanseníase tuberculoide, tuberculose, blastomicose, sarcoidose e granuloma de corpo estranho)

Hipersensibilidade tipo I ou imediata

As mais representativas deste grupo são a **asma**, **a rinite alérgica**, a **urticária**, o **angioedema**, a **alergia a ferroada de insetos** e a **anafilaxia** (ver "Rinites" na Parte 8, *Orelhas, Nariz, Seios Paranasais, Faringe e Laringe*, Seção 2, *Nariz e Seios Paranasais*, Capítulo 26, *Doenças do Nariz e dos Seios Paranasais*, e "Asma brônquica" na Parte 9, *Sistema Respiratório*, Seção 1, *Tórax, Traqueia, Brônquios, Pulmões e Pleuras*, Capítulo 38, *Doenças dos Pulmões e das Pleuras*).

ASMA E RINITE ALÉRGICA. Na asma, a liberação de histamina, leucotrienos e prostaglandinas nos tecidos pulmonares é a causa do broncospasmo, do edema da parede brônquica e da hipersecreção de muco, alterações que se exteriorizam por dispneia, broncospasmo e tosse com expectoração mucosa.

As alterações que ocorrem a seguir dependem das complicações que surgem nos tecidos imunologicamente lesados. O aparecimento de outros fatores (p. ex., infecção secundária) modifica a evolução das crises de asma, criando condições para que se acentue a insuficiência respiratória.

Atualmente, admite-se que, além das alterações reversíveis, clássicas da asma, exista inflamação crônica da mucosa brônquica, principalmente se o estímulo alergênico for contínuo, como acontece com a poeira doméstica, em asmáticos de longa evolução.

Remodelamento brônquico e depósito de colágeno na membrana basal foram demonstrados, assim como alterações das fibras elásticas. Esses conceitos têm implicações terapêuticas quando as substâncias anti-inflamatórias (corticosteroides e outros) passam a ter indicação formal.

Do ponto de vista imunológico, esta inflamação crônica se deve à ação de citocinas como a interferona gama, as interleucinas-2, 4, 5 e 13, além da participação dos eosinófilos.

Os alergênios que sensibilizam os pacientes e desencadeiam as crises de asma e de rinite costumam ser poeira domiciliar, fungos do ar e polens (aeroalergênios).

No Brasil, encontram-se na poeira domiciliar os ácaros *Dermatophagoides farinae*, *D. pteronyssinus* e *Blomia tropicalis*, os fungos *Cladosporium*, *Penicillium*, *Alternaria* e *Aspergillus*, baratas e epitélios de animais (cão, gato), todos eles importantes agentes desencadeadores de crises asmáticas e rinite alérgica.

Outros fatores podem influir na eclosão de uma crise de asma ou rinite como, por exemplo, exercício físico, diminuição da temperatura do ambiente, ansiedade e exposição a irritantes da mucosa respiratória (tabaco e poluição ambiental).

A **rinite alérgica** é caracterizada por prurido e obstrução nasal, espirros em salva e coriza desencadeados por aeroalergênios. Entretanto, de outubro a dezembro, na região Sul do

Brasil, as crises podem ser desencadeadas por polens de gramíneas (*Lolium multiflorum*). Tais pacientes, além da rinite, podem apresentar conjuntivite alérgica e, eventualmente, broncospasmo.

> **Rinite alérgica e rinite idiopática**
>
> O diagnóstico diferencial com rinite idiopática, que é um diagnóstico de exclusão, é fundamental para o tratamento. A rinite idiopática parece ser um distúrbio do sistema nervoso autônomo. Na rinite idiopática, não há prurido nasal, característico da rinite alérgica, e as crises de espirros e coriza surgem com mudanças de decúbito (ao levantar-se pela manhã) ou com modificações da temperatura ambiental e odores fortes.

A avaliação imunológica dos pacientes com suspeita de asma e rinite alérgicas inicia-se pelos testes cutâneos, procurando-se definir os alergênios de maior importância. Os mais utilizados são os de puntura, pela rapidez e elevada sensibilidade.

A dosagem de IgE específica pode contribuir nos casos em que o componente alérgico seja duvidoso, especialmente em crianças antes dos 3 anos, nas quais os testes cutâneos podem ser negativos.

O exame de imagem dos seios paranasais e do tórax é obrigatório, especialmente em crianças com tosse noturna seguida de broncospasmo. Frequentemente encontra-se inflamação dos seios paranasais, de onde se originam as secreções que escorrem para a faringe posterior, ocasionando a tosse e o broncospasmo.

A influência do ambiente com relação aos alergênios pode ser comprovada nos testes cutâneos e tem valor prático.

> **Alergia respiratória e infecções repetidas**
>
> Em pacientes com alergia respiratória e infecções repetidas, é fundamental investigar a presença de imunodeficiência que possa explicar o componente infecção.

URTICÁRIA E ANGIOEDEMA. A urticária e o angioedema, quando são de origem alérgica, costumam apresentar algumas semelhanças (Figura 154.1).

A urticária compromete as camadas superficiais da pele, enquanto o angioedema, as mais profundas, chegando à submucosa. Em grande número de pacientes, há associação destas manifestações alérgicas.

> **Urticária**
>
> A urticária apresenta-se clinicamente como lesões papulares circundadas por um halo eritematoso. É extremamente pruriginosa. Histopatologicamente, caracteriza-se por edema, dilatação dos vasos superficiais e presença de escasso infiltrado celular perivascular, no qual podem ser encontrados eosinófilos, linfócitos e neutrófilos (ver Parte 6, *Sistema Tegumentar*).

Classificam-se as urticárias em agudas e crônicas, tendo as últimas duração acima de 6 semanas.

A histamina e o fator quimiotático para eosinófilos, liberados no local, são provenientes dos mastócitos sensibilizados com IgE específica e reexpostos ao antígeno.

A reação antígeno-anticorpo ocorre de maneira semelhante à da asma e da rinite alérgica. Contudo, o antígeno não costuma ser inalado, penetrando no organismo, em geral, por via oral, como medicamentos, alimentos, corantes ou conservantes.

Potencialmente, qualquer medicamento pode induzir um quadro de urticária e angioedema, mas os mais importantes são: ácido acetilsalicílico (AAS), pirazolona, dipirona, penicilinas, sulfas e outros anti-inflamatórios não esteroides (AINEs), além de barbitúricos.

Dentre os alimentos, destacam-se: leite, ovos, trigo, soja, amendoim, castanhas, frutos do mar (camarão, lagosta, siri, caranguejo, polvo, lula, marisco), além dos conservantes e corantes muito usados na indústria de alimentos. Recentemente, o gergelim foi adicionado a essa lista.

As picadas de insetos e os parasitos intestinais podem desencadear quadros semelhantes. São mais graves as reações por picadas de inseto, pois podem ocasionar inclusive choque anafilático com desfecho fatal.

Nas urticárias crônicas com persistência do quadro por mais de 6 semanas, a causa pode não ser identificada.

Além das reações tipicamente alérgicas, mediadas pela IgE, existem urticárias decorrentes de substâncias que liberam histamina por mecanismo não imunológico. Neste caso, inclui-se a urticária causada pela morfina, codeína e compostos iodados, utilizados em exames radiológicos e AINEs.

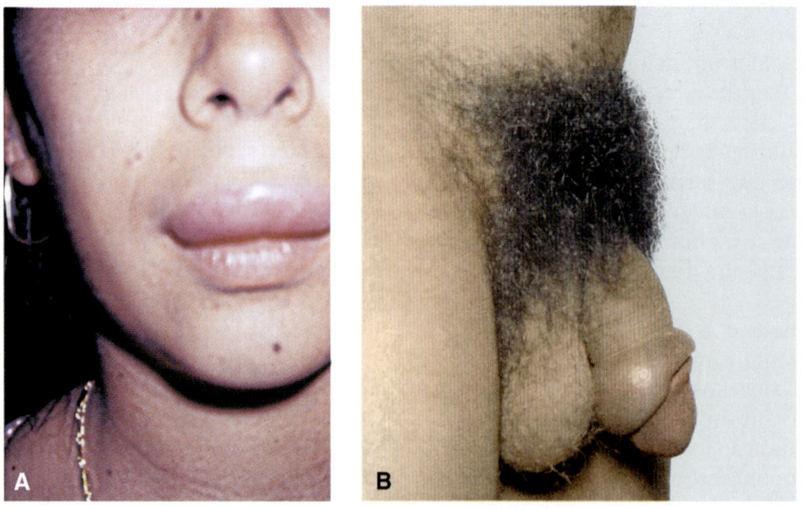

Figura 154.1 Angioedema. A. Facial. B. Peniano.

As urticárias provocadas por agentes físicos, estímulo mecânico (dermatografismo), térmico (calor ou frio) e solar parecem não depender de fatores imunoalérgicos.

ALERGIA À PICADA DE INSETOS. Pode-se dividir a hipersensibilidade à picada de insetos em dois tipos: **alergias a insetos sugadores (estrófulo)** e **a insetos que ferroam**.

O **estrófulo** é provocado por picada de insetos, principalmente das ordens Diptera (pernilongos, borrachudos, mosquito-pólvora ou maruim, palha e mutuca) e Syphonaptera (pulgas).

As manifestações cutâneas são caracterizadas por lesões eritematopapulares pruriginosas, inicialmente com ponto hemorrágico central, que se transformam em microvesículas com o clássico aspecto de gota chamada "seropápula de Tommazoli", a qual se rompe espontaneamente, ou pelo ato de coçar, formando crostas, às vezes com infecção secundária. Podem deixar como sequela manchas hipo ou hipercrômicas, até cicatrizes, caso atinjam a derme (Figura 154.2).

O estrófulo ocorre em qualquer idade, sendo mais comum nas crianças, na faixa etária dos 2 meses aos 7 anos.

Localiza-se em áreas expostas (superfícies de extensão dos braços e pernas, regiões abdominais, glútea e dorsal), sendo menos frequente em face, couro cabeludo, órgãos genitais e região palmoplantar, em que se apresenta, geralmente, na forma de bolhas. Não são observadas lesões nas axilas.

O diagnóstico é feito pela história e exame das lesões. São fundamentais o prurido intenso, a localização característica, a evolução por surtos e a presença de lesões em diversas fases evolutivas (pápulas urticariformes com ou sem vesícula central, lesões papulocrostosas, máculas e cicatrizes residuais).

Diagnóstico diferencial do estrófulo

- Urticária (fugacidade da pápula urticariana, o que não se dá com o estrófulo)
- Eczema papulovesiculoso (as lesões são menores e confluem, formando placas com exsudação)
- Escabiose, cuja localização é típica, as lesões são bem menores, com túneis característicos, não apresentando seropápula de Tommazoli
- Varicela (presença de febre, polimorfismo das lesões, com rápida evolução das máculas para pápulas, vesículas e crostas, acometendo couro cabeludo e mucosas).

A **alergia a insetos que ferroam** ocorre com insetos da ordem Hymenoptera (abelha, marimbondo, vespa, formiga "queima-queima" ou "lava-pés" ou "de-fogo"), que podem provocar apenas dor e edema no local da picada (reação não alérgica), o que é normal. Reações muito extensas podem ou não ser alérgicas, e os pacientes com esses tipos de reações devem ser avaliados.

Prurido generalizado e urticária são as manifestações mais comuns das reações sistêmicas à ferroada, seguidas por dispneia, hipotensão, sensação de ansiedade, náuseas, dores abdominais e perda de consciência (choque anafilático).

Os sintomas ocorrem poucos minutos ou até horas após a ferroada do inseto.

Raramente, o indivíduo acometido apresenta artralgia, febre, urticária, angioedema e linfadenopatia, compatíveis com doença do soro. Os sintomas aparecem 1 a 2 semanas após a picada e podem persistir por vários dias.

Outras respostas imunológicas mais raras e tardias são a síndrome nefrótica e a púrpura de Henoch-Schönlein.

Algumas pessoas que recebem múltiplas ferroadas podem sofrer choque anafilático, devido à atividade de aminas vasomotoras, principalmente histamina. Isso justifica o fato de alguns pacientes apresentarem reações sistêmicas com testes cutâneos negativos ou ação tóxica dos componentes do veneno.

Hipersensibilidade tipo II ou citotóxico-citolítica

O tipo II de hipersensibilidade relaciona-se com os anticorpos (IgG e IgM) dirigidos contra antígenos existentes na membrana celular ou em outras estruturas, como a membrana basal glomerular ou alveolar. Tais anticorpos estimulam o sistema do complemento, culminando com lise celular e inflamação, dependendo do tipo de reação. Além disso, os anticorpos podem ativar células *natural killer* (NK) e fagocíticas.

A doença hemolítica do recém-nascido é causada pela passagem transplacentária de IgG materna anti-Rh, consequente da sensibilização da mãe, provocada por um filho Rh-positivo anterior, nos casos de mãe Rh-negativa.

Anemia hemolítica, leucopenia e trombocitopenia autoimunes podem ocorrer por conta de anticorpos dirigidos

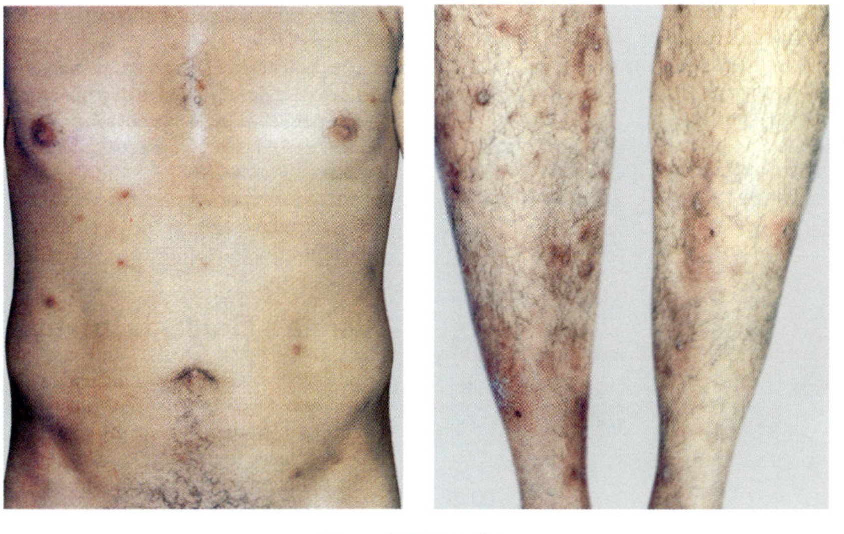

Figura 154.2 Estrófulo.

contra antígenos celulares, inclusive substâncias medicamentosas aderidas a estas células.

A glomerulonefrite da síndrome de Goodpasture é determinada por anticorpos antimembrana basal glomerular.

As hemoptises que aparecem nestes pacientes originam-se nas lesões causadas por anticorpos antimembrana basal alveolar.

Anticorpos citotóxicos contra antígenos das células da tireoide podem ser observados na tireoidite de Hashimoto.

Anticorpos antimúsculo cardíaco aparecem na síndrome pós-infarto agudo do miocárdio e pós-cardiotomia.

Anticorpos antiespermatozoides podem ser a causa da infertilidade masculina ou feminina.

Anticorpos contra o receptor da acetilcolina podem provocar a miastenia grave.

Hipersensibilidade tipo III ou por complexos imunes

As doenças por imunocomplexos dependem da deposição de complexos antígeno-anticorpo (AgAc) em tecidos, especialmente nos endotélios dos vasos.

A ativação do sistema do complemento por estes complexos torna-os intensamente patogênicos, originando inflamação aguda ou crônica nos locais em que se depositam.

As doenças que têm origem nos imunocomplexos acompanham-se de inflamação em diversos órgãos. Dentre estas, destacam-se: lúpus eritematoso sistêmico, doença do soro, glomerulonefrites, doença reumatoide, arterites, vasculites e lesões teciduais de origem infecciosa (Figura 154.3) (ver "Doenças difusas do tecido conjuntivo" na Parte 17, *Sistema Locomotor*, Seção 2, *Articulações, Bursas e Tendões*, Capítulo 162, *Doenças das Articulações, das Bursas e dos Tendões*).

As doenças ocasionadas por imunocomplexos podem ser divididas em dois grandes grupos: **com excesso de antígeno** (p. ex., doença do soro) e **com excesso de anticorpo** (p. ex., reação de Arthus).

No primeiro grupo, há contato inicial com antígeno, em geral introduzido no organismo em quantidades consideráveis, como o que ocorria frequentemente no passado ao injetar-se soro heterólogo para tratamento da difteria.

A ativação do complemento ocasiona fenômenos inflamatórios nesses órgãos, traduzidos por febre, artralgia, lesões renais com hematúria e manifestações cutâneas. Esta enfermidade, chamada "**doença do soro**", pode ser provocada também pela administração de medicamentos ou por microrganismos.

No segundo grupo, existe formação de imunocomplexos em um indivíduo previamente imunizado, ou seja, com grande quantidade de imunoglobulinas contra o antígeno. No local em que penetra, formam-se imunocomplexos insolúveis que aí permanecem, ativando o sistema do complemento, que vai causar inflamação com suas manifestações clínicas. Como exemplos clássicos, citam-se o pulmão do lavrador (alveolite alérgica extrínseca) e o eritema nodoso (frequente na evolução de algumas doenças granulomatosas crônicas, infecciosas ou não, como a tuberculose, a hanseníase e a sarcoidose).

Os agentes causais são variados, desde autoantígenos, de natureza desconhecida, até medicamentos. Vírus e antígenos parasitários ou microbianos também podem induzir a formação de imunocomplexos, como acontece em glomerulonefrite pós-estreptocócica, malária, hepatite e sífilis. A ativação do complemento pode ser tanto pela via alternativa como pela via clássica, constatando-se tal fato pelo consumo de seus componentes (diminuição de C3 e C4).

A detecção de imunocomplexos circulantes constitui valioso auxílio no diagnóstico de algumas enfermidades. No entanto, tal achado nem sempre pode ser considerado como o mecanismo patogênico, pois imunocomplexos de diversas naturezas podem existir em pessoas clinicamente normais.

Hipersensibilidade tipo IV ou tuberculínica

Neste tipo de hipersensibilidade, as células diretamente responsáveis pelas lesões são linfócitos T sensibilizados, em especial a subpopulação de linfócitos T secretores de linfocinas. Estes linfócitos, junto a macrófagos, são também os responsáveis pela formação de granulomas.

As dermatites de contato são tidas como protótipo de reações tipo IV. Além disso, reações a medicamentos, traduzidas por este tipo de hipersensibilidade, apresentam-se com manifestações cutâneas, por vezes bizarras.

A dermatite atópica apresenta algumas características de hipersensibilidade tipo IV. Vários agentes infecciosos, principalmente intracelulares, produzem doenças cujo substrato é uma reação de hipersensibilidade do tipo IV. Como exemplos clássicos, mencionam-se a tuberculose, a hanseníase, a leishmaniose, a blastomicose e a sarcoidose.

DERMATITE ATÓPICA. Trata-se de uma dermatose inflamatória crônica, às vezes recorrente, caracterizada por lesões eczematosas, intensamente pruriginosas, podendo estar associada a outras manifestações de atopia, tais como asma e rinite alérgica. Em 85% dos casos, inicia-se até os 5 anos de idade (Figura 154.4). Observa-se uma resposta predominantemente do tipo TH2.

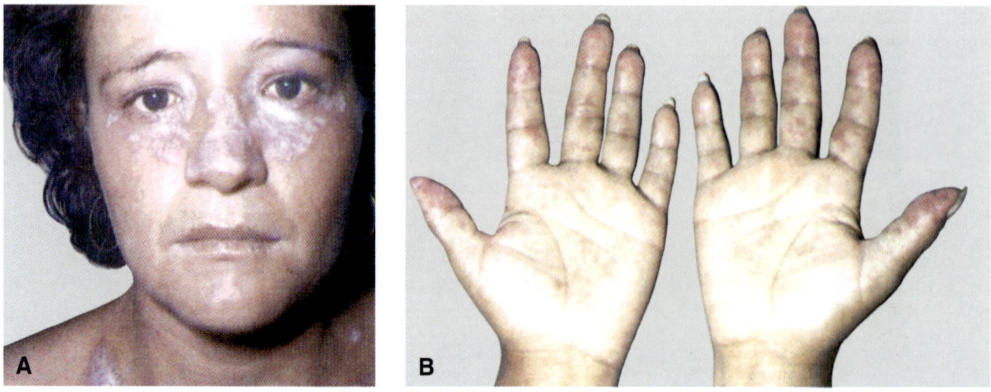

Figura 154.3 Lúpus eritematoso disseminado. **A.** Lesões faciais em asa de borboleta. **B.** Vasculite nas mãos.

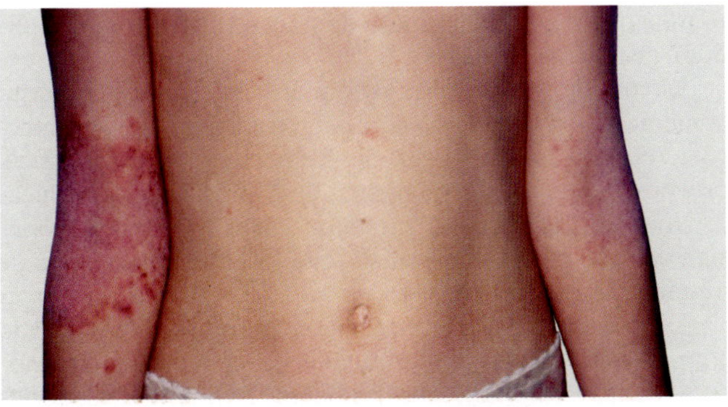

Figura 154.4 Dermatite atópica.

DERMATITE DE CONTATO. A dermatite de contato é uma reação inflamatória da pele mediada por linfócitos T (reação do tipo IV na classificação de Gell e Coombs) e caracterizada por uma resposta eczematosa retardada (48 a 72 horas), resultante da sensibilização da pele, como regra, pelo contato com substância não proteica de baixo peso molecular ou por simples produtos químicos (Figuras 154.5 e 154.6).

Os elementos sensibilizantes incluem diferentes substâncias químicas, tintas, óleo, resina de plantas, substâncias preservativas e metais.

As mais comuns são:

- Bicromato de potássio (substância que entra como impureza na composição do cimento [ver Figura 154.6], curtimento do couro, colas, adesivos [esparadrapo], tintas de impressão, tinturas e estampados de tecidos, detergentes)
- Hidroquinona (na composição da borracha)
- Mercaptobenzotiazol (presente em artigos de borracha, napa e adesivos)
- Tetrametildiurandissulfito (artigos de borracha)
- Parafenilenodiamino (tônicos e tinturas para cabelo, tinturas de tecidos e couro [preto, azul e marrom], tintas de impressão, revelador fotográfico, vulcanização da borracha)
- Sulfato de níquel (bijuterias, moedas, chaveiros, gilete, botões e zíperes de metal).

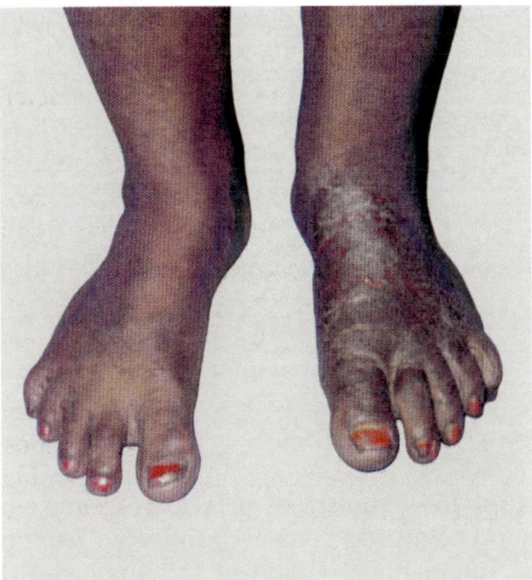

Figura 154.5 Dermatite de contato (nos pés) provocada por bicromato usado no tratamento do couro de sapato.

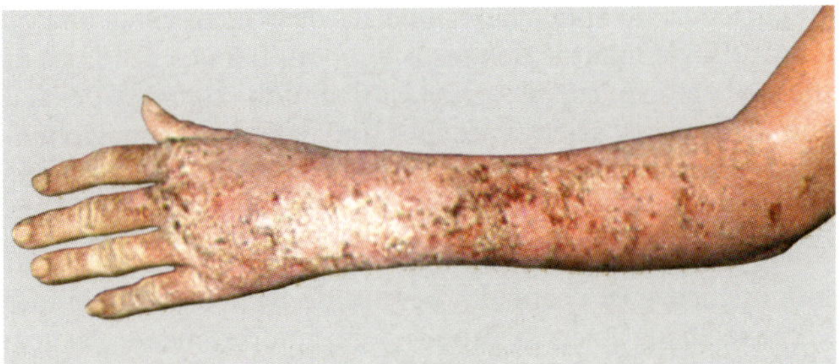

Figura 154.6 Dermatite de contato (na mão) causada por cimento.

São ainda sensibilizantes alguns medicamentos de uso tópico, como penicilina, neomicina, sulfa, timerosal, mercurocromo, prometazina e outros.

As substâncias constituídas de moléculas não proteicas de baixo peso molecular (hapteno) não são capazes, por si sós, de funcionar como antígenos. Contudo, ao se ligarem a proteínas da pele, forma-se o conjunto hapteno-proteína, que tem capacidade imunogênica.

É necessária uma primoexposição e um período de latência, variável de indivíduo para indivíduo, de vários anos. O processo alérgico é desencadeado após um novo contato com a substância sensibilizante.

A lesão eczematosa não é patognomônica da dermatite de contato. Reações cutâneas semelhantes ocorrem na aplicação tópica de substâncias químicas alcalinas, cáusticas, solventes, adstringentes (dermatite por irritante primário), nas quais não há substrato imunológico, não havendo, portanto, necessidade de sensibilização.

Diagnóstico diferencial da dermatite de contato

O diagnóstico diferencial inclui dermatite atópica, dermatite seborreica, micoses superficiais, herpes simples, herpes-zóster e psoríase.

A fase aguda é caracterizada por eritema, edema, vesiculação e exsudação. Na fase crônica, predominam descamação, crosta e liquenificação.

O prurido é intenso nas duas fases, em especial na fase aguda.

A localização das lesões da dermatite de contato é variável, sendo mais frequente em mãos, face, pescoço e pés. A localização do eczema é de grande importância no diagnóstico, principalmente no início da erupção, quando a lesão é autolimitada à área de contato. Assim, as lesões das mãos, geralmente, estão relacionadas com fatores ocupacionais; na face, com cosméticos; e nos pés, com produtos usados na confecção de calçados.

O diagnóstico é confirmado pelo teste de contato (*patch-test*), que consiste na aplicação da substância suspeita, em baixa concentração, na pele do paciente, cobrindo-se com esparadrapo e retirando-se 48 a 72 horas depois. Uma reação eczematosa no local do teste constitui uma resposta positiva (Figura 154.7).

A interpretação dos testes de contato (*patch-test*) de leitura tardia possibilita avaliar a etiologia da dermatose:

- (–): não houve reação
- (?): eritema pálido – reação duvidosa
- (+): eritema – reação fraca
- (++): pápula com eritema, edema ou vesículas – reação forte
- (+++): pápula com edema mais vesículas grandes ou agrupadas – reação muito forte
- (IR): reação irritante.

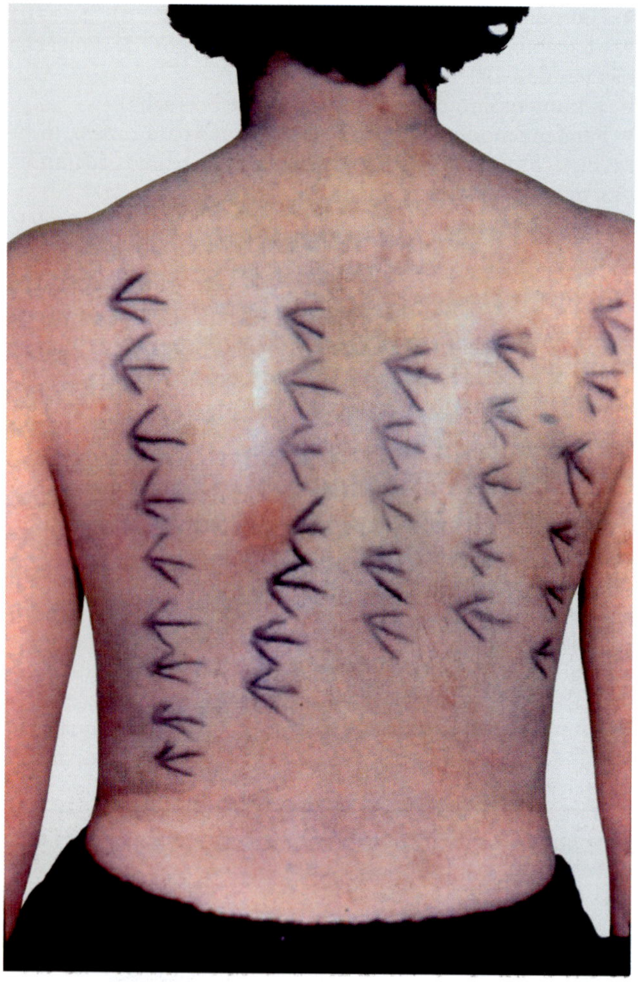

Figura 154.7 Teste de contato.

A positividade do teste de contato no momento da leitura nos dá a ideia da precisão ou acurácia do teste. Por exemplo:

- (+) testes fracos: 5 a 50% de precisão
- (++) testes fortes: 80 a 90% de precisão
- (+++) testes muito fortes: 95 a 100% de precisão.

Um teste de contato positivo forte ou muito forte, com história clínica sugestiva, pode indicar, com precisão de 90 a 100%, a etiologia da dermatose.

DOENÇAS POR IMUNODEFICIÊNCIA

As imunodeficiências (ID) podem ser divididas em primárias e secundárias.

Nas primárias, grupo de doenças dos erros inatos da imunidade, existem anomalias intrínsecas, de origem genética, as quais traduzem-se por defeitos das células imunocompetentes, levando a alterações que surgem principalmente em crianças.

Nas imunodeficiências secundárias, ocorrem alterações imunológicas decorrentes de outras enfermidades ou de medicamentos.

A doença de base pode ser consequência de um microrganismo (HIV), neoplasia (doença linfoproliferativa), imunossupressão (transplante de órgãos), entre outras causas.

As imunodeficiências primárias são doenças raras. Estima-se que a incidência esteja em torno de 1 caso/10.000 habitantes. As imunodeficiências secundárias são mais frequentes, principalmente se levarmos em conta a incidência de casos de AIDS e o aumento do número de transplantes de órgãos sólidos e de medula óssea.

As consequências, tanto das imunodeficiências primárias como das secundárias, são similares, traduzindo-se por infecções repetidas, persistentes, de tratamento por vezes difícil, provocadas, em geral, por agentes oportunistas.

No boxe *Dez sinais de alerta de imunodeficiências primárias na criança* estão os sinais que levantam a suspeita de imunodeficiência.

As imunodeficiências podem ser classificadas de acordo com o defeito celular predominante: dos linfócitos T (imunodeficiências celulares), dos linfócitos B (imunodeficiências humorais), dos fagócitos e de fatores do complemento.

Dez sinais de alerta de imunodeficiências primárias na criança

1. Duas ou mais pneumonias no último ano
2. Quatro ou mais episódios novos de otite no último ano
3. Estomatites de repetição ou monilíase por mais de 2 meses
4. Abscessos de repetição ou ectima
5. Um episódio de infecção sistêmica grave (meningite, osteoartrite, septicemia)
6. Infecções intestinais de repetição/diarreia crônica
7. Asma grave, doença do colágeno ou doença autoimune
8. Efeito adverso à vacina do BCG e/ou infecção por micobactérias
9. Manifestações clínicas sugestivas de síndrome associada à imunodeficiência
10. História familiar de imunodeficiência

Os padrões podem ser típicos de certas imunodeficiências. Assim, os defeitos nos linfócitos B e nos anticorpos resultam em infecções por microrganismos piogênicos.

A deficiência de linfócitos T associa-se a infecções por fungos, protozoários e microrganismos intracelulares, como vírus e micobactérias, enquanto infecções cutâneas profundas, abscessos e osteomielite são frequentemente observados em pacientes com defeitos dos fagócitos.

Embora o número de células comprometidas possa estar diminuído, é frequente a ocorrência de imunodeficiência com número normal de populações celulares, porém com função alterada.

Imunodeficiências primárias

Os defeitos podem ocorrer em diferentes níveis da diferenciação das células imunes, desde as células primitivas linfoides (disgenesia reticular) até defeitos na síntese de IgA que podem ser assintomáticos.

O Quadro 154.2 mostra os principais exemplos clínicos, estratificados de acordo com a classificação fenotípica proposta pela International Union of Immunological Societies (IUIS) em 2019.

Deficiências da imunidade humoral

A deficiência de anticorpos pode ser de origem congênita ou adquirida. Na maioria dos casos, predominam os sintomas de infecções piogênicas recorrentes. Contudo, algumas pessoas com deficiência seletiva de IgA ou com hipogamaglobulinemia transitória da infância podem ter pouca ou nenhuma manifestação infecciosa.

AGAMAGLOBULINEMIA CONGÊNITA LIGADA AO X. Esse tipo de imunodeficiência, chamada "doença de Bruton", tem herança recessiva ligada ao cromossomo X, afetando somente crianças do sexo masculino. O gene responsável chama-se *BTK* (*Bruton tyrosine kinase*). As manifestações clínicas aparecem em

Quadro 154.2 Erros inatos da imunidade: classificação fenotípica e principais protótipos clínicos.

Categoria		Exemplo de possíveis diagnósticos
I	Imunodeficiências que afetam a imunidade celular e humoral	Ia) Imunodeficiência combinada grave (SCID, do inglês *severe combined immunodeficiency*) Ib) Outras imunodeficiências combinadas: deficiência do CD40-ligante e síndrome de Omenn, entre outras
II	Imunodeficiências combinadas associadas a características sindrômicas	Síndrome de DiGeorge, síndrome de Wiskott-Aldrich, ataxia telangiectasia, síndromes hiper-IgE, ectodermodisplasia anidrótica com imunodeficiência
III	Deficiências predominantemente de anticorpos	IIIa) Hipogamaglobulinemias: agamaglobulinemias, imunodeficiência comum variável IIIb) Outras deficiências de anticorpos: síndromes hiper-IgM, hipogamaglobulinemia transitória da infância, deficiência seletiva de IgA
IV	Doenças com imunodesregulação	IVa) Linfo-histiocitose hemofagocítica e suscetibilidade ao vírus Epstein-Barr IVb) Síndromes com autoimunidade e outras doenças: síndrome linfoproliferativa autoimune (ALPS, do inglês *autoimmune lymphoproliferative syndrome*), imunodesregulação, poliendocrinopatia, enteropatia ligada ao X (Ipex)
V	Defeitos congênitos de número ou função dos fagócitos	Va) Neutropenias congênitas Vb) Defeitos funcionais de fagócitos: doença granulomatosa crônica, deficiência da adesão leucocitária, fibrose cística
VI	Defeitos da imunidade inata	VIa) Predisposição à infecção por bactérias e parasitas: deficiência de IRAK4, deficiência de MYD88, candidíase mucocutânea crônica VIb) Suscetibilidade mendeliana a infecções por micobactérias e suscetibilidade a infecções virais
VII	Doenças autoinflamatórias	Febre familiar do Mediterrâneo, criopirinopatias, deficiência de mevalonatoquinase, interferonopatias, síndromes com inflamação estéril
VIII	Deficiências do complemento	Deficiência de componentes do sistema complemento: C1-C9, inibidor de C1-esterase, fator D, fator B, properdina
IX	Falência da medula óssea	Anemia de Fanconi, disqueratose congênita

Adaptado de Bousfiha et al., 2020.

torno dos 6 meses de idade, quando diminuem os níveis de IgG materna transferidos por meio da placenta.

As crianças começam a apresentar repetidas infecções por bactérias piogênicas, como *Streptococcus pyogenes* e *S. pneumoniae*, *Staphylococcus aureus*, *Neisseria meningitidis*, *Haemophilus influenzae*, que se traduzem por pneumonia, otite, sinusite, furunculose, meningite e septicemia. A pneumonia por *Pneumocystis jiroveci* não é frequente, bem como as infecções por fungos. As infecções virais, assim como a vacinação com vírus vivos, são bem toleradas.

O crescimento costuma ser normal, mas podem ocorrer complicações em alguns casos, como artrite (joelho e tornozelo), diarreia por giardíase ou por *Cryptosporidium* e linfomas.

A morbidade e a mortalidade relacionam-se principalmente com a doença pulmonar obstrutiva crônica.

Os níveis de IgG geralmente ficam abaixo de 100 mg/dℓ, com ausência de IgM, IgA e IgE. Os títulos de iso-hemaglutininas (anti-A e B), assim como de anticorpos contra antígenos de vacina (difteria, tétano), encontram-se ausentes, o que torna possível diferenciar esta entidade da hipogamaglobulinemia transitória da infância. O número de linfócitos B circulantes é extremamente baixo ou ausente, contrastando com o número normal de linfócitos absolutos e de linfócitos T. Existe hipoplasia de tecido linfoide, em particular das amígdalas e adenoides. Nas biopsias de linfonodos, não há plasmócitos nem centros germinativos.

O prognóstico depende do diagnóstico precoce e do início da administração de gamaglobulina como terapia de substituição.

HIPOGAMAGLOBULINEMIA COMUM VARIÁVEL. Como seu nome indica, é a mais frequente e heterogênea. Seu início é tardio na infância ou aparece apenas na idade adulta, em ambos os sexos, com alterações na imunidade humoral.

As manifestações clínicas consistem em infecções recorrentes das vias respiratórias superiores e inferiores por microrganismos piogênicos, doença pulmonar crônica com bronquiectasias, má-absorção intestinal e diarreia secundárias a giardíase. Verifica-se uma elevada incidência de neoplasias malignas e doenças autoimunes. Ao contrário do tipo ligado ao X, os pacientes costumam apresentar esplenomegalia e linfadenomegalias. As infecções por *Pneumocystis jiroveci* são mais frequentes.

Os níveis de imunoglobulinas costumam estar abaixo de 300 mg/dℓ, com IgG abaixo de 250 mg/dℓ. A IgM é detectável, embora em níveis baixos. O número de linfócitos B geralmente é normal, assim como a distribuição nos folículos linfoides, porém não há diferenciação para plasmócitos, defeito que pode ser investigado *in vitro* pela ativação com mitógenos B, como o *pokeweed*. Uma terça parte destes casos tem diminuição das respostas a mitógenos T como a fito-hemaglutinina (PHA). Em alguns casos, ocorre aumento de linfócitos T supressores (CD8+), o que pode explicar a diminuição da função dos linfócitos B.

HIPOGAMAGLOBULINEMIA TRANSITÓRIA DA INFÂNCIA. Clinicamente similar à doença de Bruton, apresenta, porém, número normal de linfócitos B e regride espontaneamente ao redor dos 2 anos. Trata-se de um retardo na maturação dos linfócitos B que, em geral, não requer reposição de gamaglobulina, a não ser durante as infecções, se prolongadas.

HIPOGAMAGLOBULINEMIA COM HIPER-IgM. Os linfócitos B apresentam IgM em sua membrana, sendo a primeira imunoglobulina a ser produzida quando o sistema imunológico é estimulado por uma infecção. Para que essa célula sintetize IgG, ela precisa interagir com o linfócito T *helper* (CD4), que passa a mensagem para que o linfócitos B faça a mudança na produção de IgM para IgG.

A hipogamaglobulinemia com hiper-IgM resulta da deficiência na expressão da molécula CD40L no linfócitos T

CD4 ativado. Essa molécula deveria reagir com o CD40 no linfócito B, induzindo a troca na produção de IgM para IgG. Como isso não ocorre, os pacientes nascem sem imunoglobulina IgG em circulação e propensos a infecções graves.

O tipo ligado ao X caracteriza-se por crianças com suscetibilidade ao *Pneumocystis jiroveci*. Os centros germinativos são precários, denotando falta de linfócitos B. A produção de células de memória está prejudicada, possibilitando que o paciente apresente as mesmas infecções de modo repetido.

DEFICIÊNCIA SELETIVA DE IgA. É a imunodeficiência mais comum (1 caso por 1.000 habitantes), caracterizando-se por níveis séricos de IgA inferiores a 5 mg/dℓ, com níveis normais de IgG e IgM.

A deficiência de IgA pode ser assintomática ou estar associada a infecções recorrentes por microrganismos piogênicos que afetam as mucosas, predominantemente nas vias respiratórias superiores (sinusite e otite) e no sistema digestório (diarreia e giardíase). Os sintomas podem aparecer em qualquer idade e costumam estar associados a doenças autoimunes e alergia. Nesses casos, não devemos utilizar imunoglobulina intravenosa para reposição, pois, além de ser desnecessária, os pacientes podem reagir com choque anafilático, tendo em vista o fato de não conhecerem a proteína IgA, sendo que o resto de seu sistema imunológico é normal e reativo contra proteínas estranhas.

DEFICIÊNCIA SELETIVA DE SUBCLASSES DE IgG. A resposta de anticorpos a certos antígenos bacterianos pode pertencer a uma determinada subclasse de IgG, devido a suas funções efetoras peculiares. Por conseguinte, a incapacidade de responder mediante a produção dessa proteína pode resultar em imunodeficiência.

A deficiência mais frequente é de IgG2, cuja atividade normal é contra antígenos de polissacarídios bacterianos, como os de *Haemophilus influenzae* e *Streptococcus pneumoniae*. As manifestações clínicas são infecções recorrentes das vias respiratórias superiores e inferiores. Os níveis de IgG costumam ser normais. É necessário avaliar os níveis de subclasses de IgG e as respostas dos anticorpos a uma variedade de patógenos potenciais (toxoide tetânico e diftérico, assim como polissacarídios capsulares pneumocócicos e de *Haemophilus influenzae* tipo B).

Deficiências da imunidade celular

As deficiências da imunidade celular costumam ser mais graves que as de anticorpos (imunidade humoral) e a maioria dos pacientes não ultrapassam os primeiros anos de vida.

Defeitos parciais ou totais dos linfócitos T propiciam infecções repetidas, inclusive por agentes infecciosos pouco patogênicos e germes oportunistas, como alguns fungos, vírus e *Pneumocystis jiroveci*.

Deficiências exclusivas de imunidade celular com resposta humoral intacta são raras, dada a interação dos linfócitos T com B e pela importância do linfócito T auxiliar na síntese de anticorpos. Assim, os defeitos dos linfócitos T geralmente são acompanhados de deficiência de anticorpos.

Existe anergia cutânea aos diversos antígenos usados para testar a imunidade celular (reação de Mantoux), assim como atraso do crescimento, emagrecimento, diarreia e elevada incidência de neoplasias. Reação enxerto contra hospedeiro pode ocorrer em casos de transfusão de sangue. Podem surgir reações fatais ao se aplicarem vacinas com vírus vivos ou BCG.

HIPOPLASIA TÍMICA. A hipoplasia tímica ou síndrome de DiGeorge decorre de defeito na formação da 3ª e 4ª bolsas faríngeas, ocasionando hipoplasia ou aplasia do timo e das paratireoides. Outras estruturas formadas na mesma época podem estar afetadas, aparecendo, então, anormalidades dos grandes vasos (arco aórtico à direita), atresia esofágica, úvula bífida, lesão cardíaca congênita (defeito de formação nos septos atriais e ventriculares), hipertelorismo, hipoplasia mandibular e orelhas com implantação baixa que determinam fácies característica (ver Parte 5, *Anomalias Genéticas*, Capítulo 10, *Investigação Diagnóstica das Anomalias Genéticas*).

É comum que a anomalia se manifeste no período neonatal em consequência de tetania hipocalcêmica ou de defeitos cardíacos, mais do que em decorrência de episódios de infecção. Em geral, ocorrem infecções virais, fúngicas, bacterianas e por protozoários. Os lactentes apresentam retardo do crescimento.

Hipoplasia de graus variáveis é mais frequente que a aplasia total do timo e das paratireoides.

Os três achados que podem ser úteis para o estabelecimento do diagnóstico consistem em redução de linfócitos T (geralmente inferior a 400 mℓ), diminuição da resposta proliferativa à PHA e aumento na contagem de linfócitos B. Os níveis de imunoglobulinas podem estar normais, apesar do comprometimento das respostas dos anticorpos específicos.

SÍNDROME DE WISKOTT-ALDRICH. Esta síndrome tem herança recessiva ligada ao X e se caracteriza por eczema, trombocitopenia com plaquetas anormalmente pequenas e infecções por germes oportunistas recorrentes, causadas por uma combinação da deficiência imunológica das linfócitos T e B.

A doença geralmente se manifesta precocemente com infecções e sangramento intestinal. O eczema aparece em torno de 1 ano de idade, e verifica-se risco aumentado de neoplasia linforreticular.

Imunologicamente, ocorre deficiência na produção de anticorpos contra antígenos de polissacarídios, advindo daí o aparecimento de otites, pneumonias, septicemias e meningites. Posteriormente, aparece defeito na imunidade celular, assim como diminuição na concentração de IgM e aumento de IgA e IgE.

Evidencia-se falha na produção de anticorpos antipolissacarídios pela ausência ou diminuição das isoaglutininas sanguíneas.

É uma enfermidade grave, e poucos pacientes chegam aos 15 anos. As causas de óbito são infecções e hemorragias incontroláveis. O gene responsável pela doença é conhecido como *WASP*.

ATAXIA-TELANGIECTASIA. Trata-se de uma síndrome complexa, com anormalidades imunológicas, neurológicas, endócrinas, hepáticas e cutâneas, tendo como manifestações clínicas ataxia cerebelar progressiva, telangiectasias, doença sinopulmonar crônica, elevada incidência de neoplasias e imunodeficiências humoral e celular.

A ataxia inicia-se na época em que a criança começa a caminhar e progride a ponto de confiná-la a uma cadeira de rodas, quase sempre por volta dos 12 anos (Figura 154.8).

Infecções bacterianas, sinusais e pulmonares ocorrem em 80% dos pacientes. As viroses não costumam adquirir gravidade, embora haja casos de óbito por varicela.

As neoplasias mais comuns são as do tipo linforreticular.

A anormalidade imunológica mais frequente é a ausência seletiva de IgA, observada em 50 a 80% dos pacientes. Os níveis de anticorpos contra polissacarídios de pneumococos podem estar reduzidos; a imunidade celular pode estar deficiente. A contagem de linfócitos T demonstra redução da

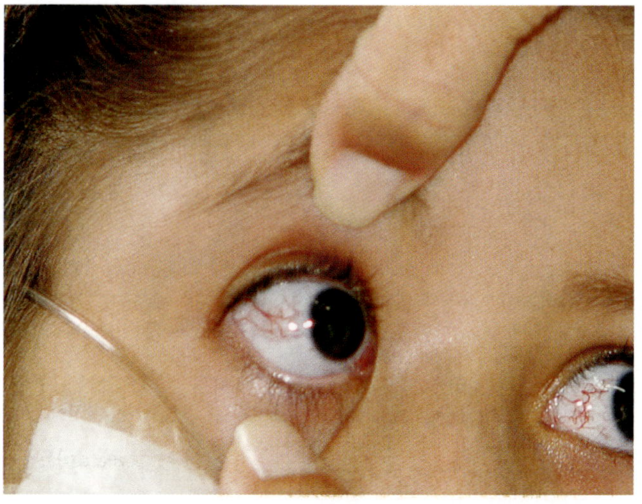

Figura 154.8 Paciente com telangiectasias oculares e ataxia cerebelar.

população total de linfócitos T e dos linfócitos T auxiliares (CD4), registrando-se níveis normais ou elevados de linfócitos T supressores (CD8).

Nestes casos, um defeito constante é a alteração dos mecanismos de reparo de DNA, após dano por radiação, o que também explica o aumento da incidência de câncer em tais casos.

CANDIDÍASE MUCOCUTÂNEA CRÔNICA. Caracteriza-se pela infecção crônica de pele e mucosas pela *Candida albicans*. O distúrbio está associado, em grau variável, a insuficiência dos órgãos endócrinos, afetando as glândulas paratireoides e adrenais.

As infecções sistêmicas são frequentes, mas não tão graves como as encontradas nas deficiências da imunidade celular.

Em geral, as imunoglobulinas estão em níveis normais ou aumentados. Em raros casos, há deficiência de IgA. O defeito básico é a ausência de resposta imunocelular à *Candida*. Não há resposta de hipersensibilidade tardia *in vivo*, nem em testes laboratoriais.

IMUNODEFICIÊNCIA E TIMOMA. Nesta síndrome, os pacientes, geralmente adultos, desenvolvem imunodeficiência e timoma benigno. A deficiência imunológica costuma ser celular e humoral e se caracteriza por infecções sinusais e pulmonares recorrentes e, ocasionalmente, por candidíase mucocutânea crônica e infecção por citomegalovírus. Também pode estar associada à miastenia grave.

O nível das imunoglobulinas geralmente é baixo e a produção de anticorpos encontra-se prejudicada; no entanto, o número de linfócitos B quase sempre é normal. O funcionamento dos linfócitos T também está comprometido, com inversão da relação CD4/CD8.

IMUNODEFICIÊNCIA COM NANISMO E MEMBROS CURTOS. Estes pacientes apresentam nanismo com membros curtos e cabeça de tamanho normal, sendo comum a associação com hipoplasia de cartilagens e dos cabelos.

Ao nanismo, associam-se mãos e pés curtos e gordos, com dobras redundantes da pele em volta do pescoço. Os cabelos são claros, finos e escassos.

As alterações imunológicas podem variar da deficiência grave no número e função dos linfócitos T e B (semelhante à imunodeficiência combinada grave), imunodeficiência moderada de linfócitos T ou, ocasionalmente, defeitos isolados dos linfócitos B com hipogamaglobulinemia.

Imunodeficiências combinadas graves

As imunodeficiências combinadas graves (SCID, do inglês *severe combined immunodeficiencies*) referem-se a um grupo heterogêneo de anomalias genéticas, consideradas emergência pediátrica, que resultam da deterioração da imunidade dos linfócitos T e B. A deficiência combinada de linfócitos T e B relaciona-se com a suscetibilidade de início precoce a infecções por praticamente todos os tipos de microrganismo.

Existem vários tipos de SCID. Um deles é ligado ao sexo e os demais são autossômicos recessivos. Cerca de 50% dos casos de SCID resultam de um distúrbio de linfopenia ligado ao X, com baixos números de linfócitos T, porém com número normal de linfócitos B.

Em 25% dos pacientes, há deficiência da enzima adenosina deaminase (ADA), necessária tanto para os linfócitos B como para os linfócitos T. Há necessidade de herdar o defeito em dose dupla (ambos os cromossomos), para que a doença seja clinicamente aparente.

Ainda no grupo das SCID, existe uma síndrome caracterizada pela ausência de antígenos leucocitários humanos (HLA) de classe II (DR, DP e DQ). Nesta deficiência, o número de linfócitos é normal, assim como a resposta a mitógenos, porém não há resposta a antígenos nem produção de anticorpos.

Em todos os tipos de SCID, observa-se o desenvolvimento de infecções persistentes em torno de 3 meses de idade. As manifestações iniciais típicas consistem em infecções da boca e da pele por cândida, diarreia prolongada e retardo de crescimento. É frequente a pneumonia por *Pneumocystis jiroveci*. O único tratamento eficaz é o transplante de células-tronco.

DISGENESIA RETICULAR. A disgenesia reticular é uma imunodeficiência combinada grave causada pela agenesia dos precursores das células mieloides, resultando em leucopenia grave e imunodeficiência de linfócitos T e B. É uma doença rara, com infecções graves, manifestando-se nos primeiros dias de vida.

Deficiência de fagócitos

A disfunção dos neutrófilos costuma causar infecções recorrentes da pele e infecções sistêmicas graves, geralmente causadas por bactérias piogênicas e fungos, como ocorre na doença granulomatosa crônica (DGC).

Doença granulomatosa crônica

O defeito básico está na produção de peróxido de hidrogênio, comprometendo a capacidade bactericida dos neutrófilos e determinando um quadro de infecções piogênicas recorrentes e abscessos múltiplos com supuração crônica, em particular osteomielite. Em 2/3 dos casos, a herança é ligada ao cromossomo X, com sintomas que surgem a partir dos 2 anos. A contagem de neutrófilos mostra-se normal ou aumentada em resposta a infecções recorrentes. O teste do NBT mostra que os neutrófilos são incapazes de reduzir o *nitroblue tetrazolium* (Figura 154.9).

Síndrome de Job ou síndrome de hiper-IgE

Caracteriza-se pela ocorrência de infecções estafilocócicas recorrentes, eosinofilia e aumento da IgE. Abscessos cutâneos por estafilococo são frequentes, podendo ocorrer também infecções mais graves, como pneumonia com pneumatoceles, mastoidite, osteomielite e artrite séptica.

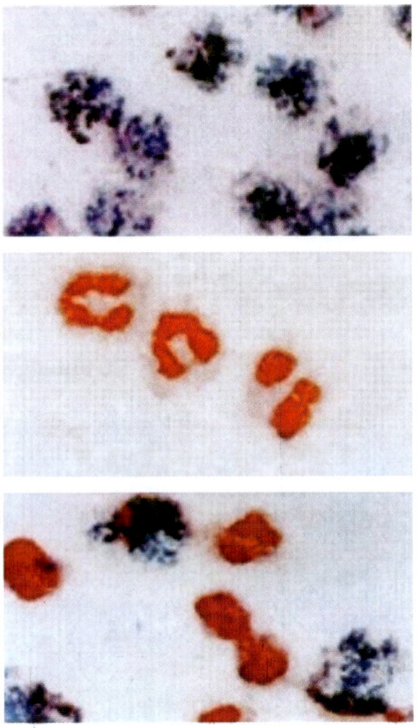

Figura 154.9 Teste do NBT, podendo-se identificar na foto superior os fagócitos que foram estimulados *in vitro* por lipopolissacarídios com posterior fagocitose do corante *nitroblue tetrazolium* reduzido durante a fagocitose (partículas de formazan). Na figura central, identifica-se o contrário, ou seja, os leucócitos de um paciente com doença granulomatosa crônica (DGC) que não conseguem realizar a ativação leucocitária e a produção de oxigênio tóxico necessário para a queima intracelular de antígenos. Finalmente, um caso parcial de DGC.

Dermatite pruriginosa aparece em alguns casos, assemelhando-se ao eczema atópico. Alergia respiratória não é comum.

Os achados laboratoriais incluem hiper-IgE, níveis normais de IgG, de IgA e de IgM, eosinofilia, defeito na imunidade celular, quantidade normal de linfócitos T, cultura normal de linfócitos com mitógenos e ausência de estimulação adequada com antígenos e células alogênicas.

Há acúmulo de eosinófilos nos cortes histológicos de linfonodos, baço e cistos pulmonares.

Os mecanismos de fagocitose com ingestão celular, metabolismo e morte intracelular estão normais, mas há distúrbio da quimiotaxia para monócitos e polimorfonucleares em alguns pacientes.

Deficiência de adesão leucocitária

A deficiência de adesão leucocitária (LAD 1), com herança autossômica recessiva, ocorre por falta da expressão de proteínas de adesão leucocitária. Dessa maneira, os leucócitos ficam impedidos de realizar a diapedese para alcançar locais com infecção. A diapedese inicia-se por estímulos provenientes da infecção com marginalização dos leucócitos, adesão no endotélio vascular e passagem para os tecidos. Dessa maneira, encontramos crianças com leucocitose considerável e infecções graves já nas primeiras semanas de vida.

O diagnóstico é simples, pois a leucocitose é fruto da impossibilidade de migração dos leucócitos dos vasos para os tecidos, ficando sequestrados no seu interior e não protegendo o paciente das infecções. A maioria dos casos ocorre pela falta de moléculas de adesão como as beta-2-integrinas (CD18 e seus heterodímeros CD11a, CD11b e CD11c) nos leucócitos.

O diagnóstico laboratorial é realizado por citometria de fluxo com anticorpos que identificam as moléculas de adesão.

Deficiência de componentes do complemento

Deficiências isoladas de praticamente todos os componentes enzimáticos têm sido descritas, porém a mais frequente é a **deficiência do componente C3**, que é o eixo do sistema. Acompanha-se de infecções graves, principalmente por bactérias, como o pneumococo e o meningococo, que frequentemente levam à morte.

Deficiências de outros componentes do complemento têm sido associadas a síndromes lúpicas, assim como alterações articulares e infecções disseminadas por *Neisseria*.

Assim como há deficiência dos fatores do complemento, podem existir deficiências das proteínas reguladoras destes fatores. A deficiência quantitativa ou qualitativa de C1-esterase ocasiona o angioedema hereditário, caracterizado por episódios de edema progressivo dos tecidos subcutâneo e submucoso, afetando a face, o tronco, as vísceras e as vias respiratórias (Figura 154.10). O edema de laringe pode ser fatal. A herança é autossômica dominante, sendo comum a existência de vários casos na mesma família.

Imunodeficiências secundárias

Várias doenças podem secundariamente provocar imunodeficiência. Dentre as mais frequentes, estão: AIDS, neoplasias, calazar, síndrome nefrótica, enteropatia perdedora de proteínas e distrofia miotônica.

Dentre as doenças iatrogênicas, deve-se lembrar o emprego de radioterapia, tratamento com imunossupressores, tanto citostáticos como corticosteroides.

Síndrome da imunodeficiência adquirida

A síndrome da imunodeficiência adquirida (AIDS) é uma afecção de etiologia viral, que causa progressiva supressão do sistema imunológico em indivíduos previamente sadios. O vírus da imunodeficiência humana (HIV) é um retrovírus que infecta e destrói os linfócitos T auxiliares (CD4), ocasionando defeitos na imunidade celular.

A maneira mais comum de transmissão é por contato sexual, a segunda por via parenteral, em consequência do uso compartilhado de agulhas, transfusão de sangue e hemoderivados contaminados. Outros modos de transmissão são a materno-fetal e a transmissão da mãe para a criança durante a amamentação.

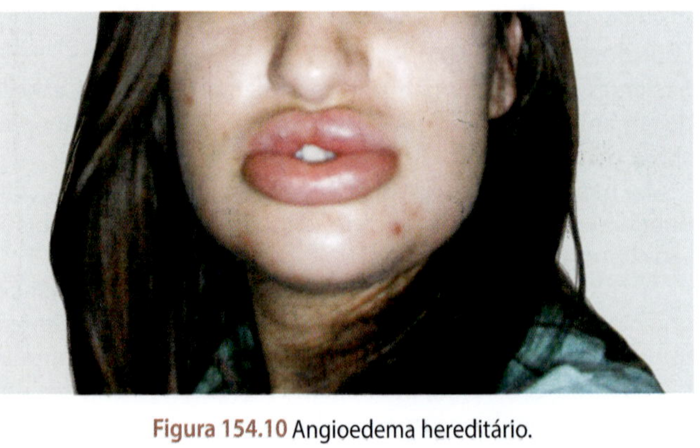

Figura 154.10 Angioedema hereditário.

O HIV se une especificamente aos linfócitos T auxiliares por meio da ligação entre a gp120 do envelope viral e os receptores CD4 da superfície desses linfócitos. Assim que penetra no linfócito, o RNA viral é integrado ao genoma pela enzima transcriptase reversa. As células infectadas permanecem em estado latente por período variável de tempo. Estas células podem ser ativadas por respostas imunes normais ou por fatores estimuladores como proteínas de estresse (HSP – proteínas de choque térmico) ou fator de necrose tumoral alfa (TNF-alfa). Na célula ativa, o vírus pode replicar e destruir o linfócito infectado, assim como infectar outros linfócitos T auxiliares.

A principal característica imunológica da infecção pelo HIV é a progressiva redução dos linfócitos T auxiliares (CD4), invertendo a relação CD4/CD8 e causando imunodeficiência.

Na maioria dos indivíduos, a resposta imune humoral aparece entre 2 e 6 meses após a infecção. Os anticorpos são dirigidos contra o envoltório do vírus (gp41 e gp120) e o núcleo (p24 e p17), estando presentes em níveis elevados na maioria dos indivíduos infectados.

Aproximadamente 15% dos indivíduos, ao serem infectados pelo HIV, apresentam sintomatologia transitória caracterizada por febre, linfadenopatia, exantema e inflamação meníngea. Um certo número de pacientes permanece assintomático, após a infecção inicial. Com o passar do tempo, o indivíduo pode desenvolver linfadenopatia generalizada.

A progressão da infecção pode ocorrer com febre, sudorese noturna, perda de peso e infecções oportunísticas, principalmente por *Candida albicans*.

Após um período variável de tempo, o paciente desenvolve infecções oportunísticas graves, causadas por *Pneumocystis jiroveci*, *Mycobacterium tuberculosis* e *Mycobacterium avium-intracellulare*, *Toxoplasma gondii*, citomegalovírus, vírus Epstein-Barr, herpes simples, *Aspergillus*, *Cryptococcus*.

As infecções vão se tornando prolongadas e de difícil tratamento, recidivantes, caracterizando a imunodeficiência de tipo celular. Diarreias rebeldes ao tratamento, consequentes a protozoários (giardíase ou criptosporidiose), também são frequentes. Alguns pacientes apresentam manifestações neurológicas, por vezes com encefalopatia e atrofia cerebral.

As manifestações clínicas mais frequentes incluem pneumonia por *Pneumocystis jiroveci*, presente em cerca de metade dos casos, que pode ser abrupta e fulminante ou insidiosa, com dispneia e hipoxemia. São frequentes as infecções por citomegalovírus, causando rinite, esofagite, colite, pneumonia e encefalite.

Infecções por herpes simples e varicela-zóster costumam ser graves e muitas vezes fatais.

A infecção por *Toxoplasma gondii* pode provocar lesões cerebrais ou coriorretinite.

O *Cryptococcus neoformans* pode causar quadros de pneumonia e meningite. Infecções disseminadas por *Mycobacterium tuberculosis* e micobactérias atípicas também costumam ocorrer.

As neoplasias mais frequentemente encontradas em pacientes com AIDS são o sarcoma de Kaposi e o linfoma de linfócitos B.

O sarcoma de Kaposi observado nos pacientes com AIDS apresenta características diferentes das dos pacientes sem imunodeficiência. Nestes, a doença surge em idade avançada, localizada na pele, enquanto, nos portadores de HIV, o sarcoma pode acometer outros órgãos, incluindo linfonodos, sistema digestório e pulmões.

O linfoma de linfócitos B ocorre em aproximadamente 5% dos pacientes com AIDS, e sua principal característica é a localização extranodal. Os pontos mais acometidos são medula óssea (25%), sistema nervoso central (32%) e sistema digestório (26%).

TRANSPLANTE DE ÓRGÃOS

Os transplantes envolvem desde as clássicas transfusões sanguíneas até a substituição de órgãos como rins, fígado, coração, córneas, pâncreas, intestino, pulmão e medula óssea (TMO).

O grande empecilho aos transplantes é o sistema imunológico do paciente que não reconhece os tecidos transplantados do doador, especialmente as moléculas HLA da superfície celular. Assim, obtêm-se melhores resultados quando se transplantam órgãos com identidade HLA entre doador e receptor.

De maneira geral, os órgãos sólidos podem ser transplantados sem uma perfeita compatibilidade HLA, devido à melhor qualidade da imunossupressão; entretanto, o TMO exige essa compatibilidade, caso contrário, ocorre a doença enxerto contra hospedeiro, que é a rejeição do paciente pelas células do doador. Nesse caso, deseja-se uma compatibilidade total ou, apenas, duas incompatibilidades no sistema HLA, analisados todos os *loci*.

Os transplantes com células-tronco hematopoéticas do sangue proveniente de cordões umbilicais têm se mostrado efetivos em restabelecer a medula óssea dos pacientes.

Nos transplantes de rim, também é desejada a histocompatibilidade e, para tanto, procuram-se doadores entre os familiares dos pacientes.

No transplante renal, a presença de anticorpos anti-HLA pré-formados no sangue do paciente contra o HLA do doador é contraindicação para o transplante, pois a rejeição hiperaguda irá acontecer com perda do órgão transplantado. Esses anticorpos existem quase sempre como resultado de reatividade contra transfusões sanguíneas ou por gestações prévias. O último caso acontece quando a mãe produz anticorpos contra o HLA paterno existente nas células do feto.

Os testes imunológicos que se realizam para o transplante renal são a tipagem HLA de doador e receptor e a pesquisa de anticorpos antidoador no sangue do receptor no pré-transplante e também ao longo do tempo que permanece em lista de espera. Portanto, é necessário conhecer a presença desses anticorpos prejudiciais, especialmente os de classe IgG antidoador, sua especificidade ou contra quais antígenos HLA são específicos.

Os métodos usados na histocompatibilidade são as provas cruzadas pré-transplante, sorológicas, entre o soro do paciente e os linfócitos do doador (linfocitotoxicidade e citometria de fluxo); as provas de identificação de anticorpos específicos, assim como os testes de análise HLA por amplificação do DNA (reação em cadeia da polimerase com análise em gel de agarose, citômetro Luminex ou por sequenciamento).

Em todos os casos, a imunossupressão é necessária para não permitir a produção de anticorpos IgG e de linfócitos T antidoador.

BIBLIOGRAFIA

Abbas AK, Lichtman AH, Pillai S. Imunologia celular e molecular. 7. ed. Rio de Janeiro: Elsevier-Artmed, 2012.

Bousfiha A, Jeddane L, Picard C et al. Human inborn errors of immunity: 2019 update of the IUIS phenotypical classification. J Clin Immunol. 2020;40:66-81.

Delves PJ, Martin SJ, Burton DR et al. Roitt's essential immunology. 11. ed. Oxford: Blackwell Publishing, 2006.

Devonshire AL, Makhija M. Approach to primary immunodeficiency. Allergy Asthma Proc. 2019;40:465-9.

Giavina-Bianchi P, França AT, Grumach AS et al. Diretrizes do diagnóstico e tratamento do angioedema hereditário. Rev Bras Alerg Imunopatol. 2010;33:241-52.

Green AR. Peptide regulatory factors: multifunctional mediators of cellular growth and differentiation. Lancet. 1989;1:705-7.

Grumach AS. Alergia e imunologia na infância e na adolescência. 2. ed. São Paulo: Atheneu, 2009.

Jansen K, Cevhertas L, Ma S, Satitsuksanoa P, Akdis M, van de Veen W. Regulatory B cells, A to Z. Allergy. 2021;76:2699-715.

Kaufmann SHE. Immunology's coming of age. Front Immunol. 2019;10:684. Erratum in: Front Immunol. 2019;10:1214.

Mota I, Silva WD. Imunologia básica e aplicada. 5. ed. Rio de Janeiro: Guanabara Koogan, 2003.

Porto CC, Porto AL. Clínica médica na prática diária. 2. ed. Rio de Janeiro: Guanabara Koogan, 2022.

Siddiqui ZA, Walker A, Pirwani MM, Tahiri M, Syed I. Allergic rhinitis: diagnosis and management. Br J Hosp Med (Lond). 2022;83:1-9.

Simon D. Recent advances in clinical allergy and immunology 2019. Int Arch Allergy Immunol. 2019;180:291-305.

Solé D, Mello Jr JM, Weckx LLM et al. (coords.). II Consenso Brasileiro sobre Rinites. Rev Bras Alerg Imunopatol. 2006;29:32-58.

Yang L, Fu J, Zhou Y. Research progress in atopic March. Front Immunol. 2020;11:1907.

PARTE

17

Sistema Locomotor

Frederico Barra de Moraes
Nilzio Antonio da Silva

Colaboradores

Antonio Carlos Ximenes
Cristiano Montandon
Ígor Teixeira da Matta
Lindomar Guimarães de Oliveira (*in memoriam*)
Maria Cristina Del Negro
Maurício Sérgio Brasil Leite

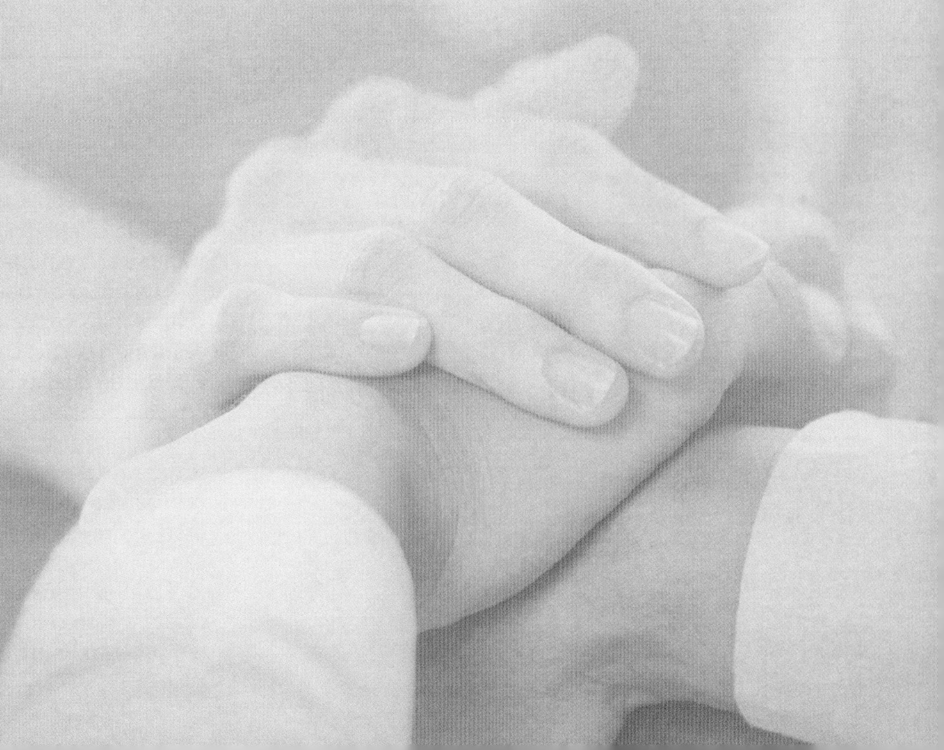

CAPÍTULO 155

Fundamentos de Anatomia e Fisiologia

Frederico Barra de Moraes, Gerson Augusto Veloso, Lindomar Guimarães de Oliveira (*in memoriam*)

INTRODUÇÃO

Graças às estruturas rígidas representadas pelos ossos, intercaladas com articulações, é possível realizar movimentos para a locomoção, atividades da vida diária, práticas esportivas e trabalho (Figura 155.1).

Os ossos são os principais responsáveis pelo crescimento do indivíduo.

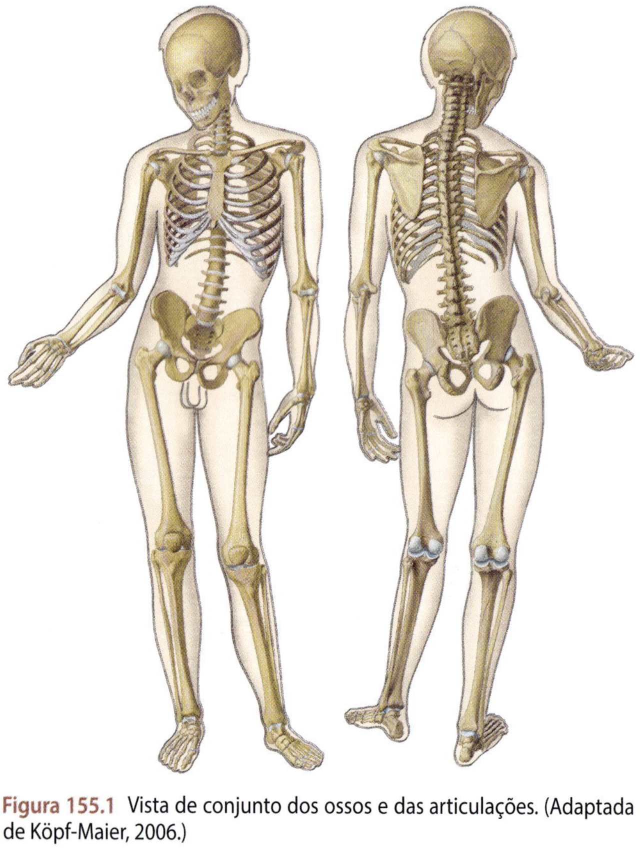

Figura 155.1 Vista de conjunto dos ossos e das articulações. (Adaptada de Köpf-Maier, 2006.)

REMODELAMENTO ÓSSEO

O remodelamento ósseo depende de três células (osteócitos, osteoblastos e osteoclastos) que interagem pela liberação de proteínas, citocinas e outros fatores teciduais.

O processo tem início quando os canalículos dos osteócitos percebem microfraturas, aumentando ou diminuindo a produção de substâncias que vão estimular ou inibir a formação de uma nova matriz óssea.

O veículo de nutrição de todos os tecidos do organismo – o sangue – é produzido na medula óssea, assim como a maioria dos elementos de defesa. Contudo, é no metabolismo que se encontra a função mais diferenciada do osso. O osso responde imediatamente aos estímulos controladores da calcemia, elemento fundamental da homeostase.

Os ossos relacionam-se funcionalmente com os músculos, sistema nervoso, vasos, intestino, fígado, rins e glândulas endócrinas. Bom exemplo é a relação entre o osso e o hormônio paratireoidiano (PTH). O PTH atua basicamente na remoção de cálcio do osso para o sangue como resposta à hipocalcemia e à hipovitaminose D.

Os ossos relacionam-se também com a tireoide, por intermédio do hormônio produzido pelas células C dessa glândula – a calcitonina –, que atua impedindo a remoção de cálcio do osso em resposta à hipercalcemia.

ESTRUTURA DOS OSSOS

Na intimidade do mesoderma, elementos celulares diferenciam-se para formar modelos de natureza cartilaginosa ou fibrosa. Esses modelos são as futuras peças ósseas.

No modelo cartilaginoso, o mecanismo de ossificação é endocondral e, no fibroso, é membranoso.

As células precursoras ósseas e cartilaginosas passam a secretar fosfatase alcalina, enzima que participa do mecanismo de calcificação dessas estruturas. Ao calcificar a cartilagem, as células morrem, deixando túneis com paredes calcificadas que são ocupados pelos brotos mesenquimovasculares, os quais proliferam desde a periferia até o núcleo de ossificação. Nesse momento, as células diferenciam-se em osteoblastos, os quais secretam uma matriz tecidual orgânica rica em colágeno – o osteoide –, que é depositada nas paredes dos túneis. Além disso, os osteoblastos secretam a fosfatase alcalina, que participa da calcificação do osteoide, formando a matriz tecidual mineral rica em hidroxiapatita.

O modelo cartilaginoso é envolvido por uma membrana de células mais condensadas, que é o pericôndrio. À medida que se forma a cortical, o pericôndrio transforma-se em periósteo, a partir do qual as células diferenciam-se em osteoblasto e não em condroblasto.

No ponto de conjugação de dois modelos cartilaginosos surge um espaço, que será a futura articulação. As mesmas células que antes se diferenciavam para formar cartilagem ou osso, agora se diferenciam para formar a membrana sinovial, a cápsula articular e os ligamentos.

Há dois tipos principais de ossos – **osso esponjoso** (trabecular) e **osso compacto ou cortical** (denso), mas não há limites precisos entre eles, porque as diferenças dependem da

Modelamento e remodelamento ósseo

Cada peça óssea tem um formato adaptado à sua função e depende de fatores não apenas genéticos mas também endócrinos, vasculares, bom desenvolvimento muscular, nutrição, além de outros fatores. A isso denomina-se **modelamento ósseo.** As variações do formato de uma peça óssea chamam-se **defeito de modelamento do osso,** cuja causa pode ser intrínseca ou extrínseca.

Pelo mecanismo de osteogênese, o osso está em constante reabsorção e formação, como retoques em uma viga de concreto. Esse processo prolonga-se durante toda a vida e chama-se **remodelamento ósseo,** necessário não apenas para manter o formato do osso, mas também para atender às necessidades metabólicas da homeostase mineral.

quantidade relativa de matéria sólida e do número e tamanho dos espaços de cada um.

Quanto ao formato, podem ser classificados em **longos** (ossos dos membros), **curtos** (ossos das mãos e pés), **chatos ou planos** (do crânio, esterno, escápula e ilíacos), **cuboides** (corpo vertebral, ossos do carpo e do tarso), **irregulares** (ossos da face) e **sesamoides,** que são nódulos arredondados ou ovais que se desenvolvem em certos tendões (p. ex., patela ou rótula).

Ossos acessórios ou supranumerários desenvolvem-se quando centros adicionais de ossificação aparecem, originando ossos extras. São comuns nos pés e não devem ser erroneamente interpretados nas radiografias como fragmentos ósseos.

Os ossos longos apresentam três porções: **epífise, metáfise** e **diáfise.**

No organismo em desenvolvimento, encontra-se também a **cartilagem de crescimento** ou **placa epifisária.**

No corte longitudinal de um osso longo é possível observar os elementos descritos a seguir (ver Figura 155.2).

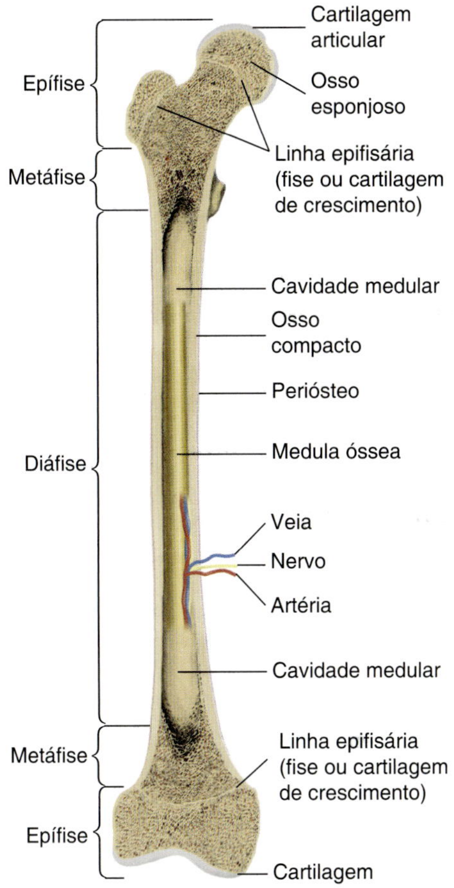

Figura 155.2 Corte longitudinal do fêmur mostrando os elementos de um osso longo.

PERIÓSTEO. O periósteo é uma membrana delgada que envolve os ossos, à exceção das superfícies articulares. Nos ossos longos, o periósteo prende-se à metáfise justafiseal, não alcançando a epífise, e à cortical por meio de vasos sanguíneos e das fibras de Sharpey. Dispõe de duas camadas, uma fibrosa – que lhe confere resistência – e outra celular, com capacidade osteogênica, que fica em contato com a cortical.

Reação periosteal

O periósteo é responsável pelo crescimento do osso em diâmetro e desempenha importante papel na consolidação das fraturas. Em condições normais, raramente é visto nas radiografias. Quando descolado da cortical, ossifica-se no prazo de 10 a 15 dias, tornando-se visível radiologicamente. A isso dá-se o nome de **reação periosteal.**

CORTICAL. A cortical, formada de osso compacto, envolve o canal medular na diáfise, contorna a metáfise e envolve a epífise (depois de fechada a placa epifisária) por baixo da cartilagem articular; é denominada osso subcondral.

A cortical é percorrida por ductos longitudinais – os canais de Havers – e transversais – os canais de Volkmann, por onde passam os vasos sanguíneos e filetes nervosos.

ESPONJOSA. A esponjosa é observada em corte no nível da epífise e da metáfise, formada por uma rede tridimensional de finas trabéculas que se anastomosam entre si, deixando espaços que são preenchidos pela medula óssea.

O osso cortical, a camada compacta, constitui 80% do esqueleto humano, enquanto o esponjoso, os 20% restantes.

CARTILAGEM ARTICULAR. É um tipo de cartilagem que não se calcifica e que recobre as superfícies articulares das peças ósseas, cuja função é reduzir o atrito e amortecer os choques. Repousa em uma fina camada de osso cortical chamada **osso subcondral.**

LIGAMENTOS E TENDÕES. Os ligamentos fixam osso a osso, e os tendões fixam músculo a osso. Ambos são tecidos conjuntivos densos que oferecem grande resistência a forças de tração.

Medula óssea

A medula óssea ocupa o canal medular da diáfise e os espaços intertrabeculares dos ossos de estrutura esponjosa. Sua principal função é a hematopoese e a produção de elementos de defesa.

Há dois tipos de medula: a **amarela,** assim chamada por seu conteúdo em gordura, que não tem função hematopoética, a não ser por estímulos patológicos (essa medula ocupa principalmente o canal medular dos ossos longos do adulto); e a **medula vermelha,** que é a medula ativa, situando-se principalmente na extremidade superior dos fêmures, úmeros, costelas, ilíacos, esterno e corpos vertebrais (ver Parte 15, *Sistema Hematopoético*).

VASCULARIZAÇÃO. A artéria nutridora do osso penetra através da cortical. No osso longo, isso ocorre na diáfise e, ao alcançar o canal medular, a artéria divide-se em dois ramos: um vasculariza a medula, e o outro, a parte interna da cortical.

A parte externa da cortical é nutrida pelos vasos periosteais.

Chegando à metáfise, os vasos não atravessam a cartilagem de crescimento, terminando como sinusoides. A epífise tem vascularização própria. Fechada a placa epifisária, esses vasos se anastomosam. Os vasos sanguíneos, paralelamente aos filetes nervosos, percorrem os espaços intertrabeculares, mas não penetram na trabécula óssea. As trabéculas ósseas não são vascularizadas e sua nutrição é feita à custa dos canalículos dos osteócitos que se abrem na superfície da trabécula.

PLACA EPIFISÁRIA. Também denominada cartilagem de crescimento ou de conjugação, é responsável pelo crescimento do osso em comprimento.

Nas epifisiólises, a ruptura ocorre na zona de calcificação provisória, que, reduzida adequadamente, não provoca alteração de crescimento do osso.

FISIOLOGIA DOS OSSOS

Compreende funções metabólica, mecânica e hematopoética.

FUNÇÃO METABÓLICA. O metabolismo ósseo tem por finalidade manter a homeostase mineral nos limites da normalidade e, para isso, vários mecanismos de controle entram em ação.

O equilíbrio entre a deposição osteoblástica do osso e a reabsorção osteoclástica ocorre continuamente no interior de numerosas cavidades diminutas. A resistência do osso depende das intensidades relativas desses dois mecanismos.

Nas pessoas idosas, esses processos de deposição e reabsorção tornam-se mais lentos, ficando os ossos progressivamente mais frágeis.

Os osteócitos consistem em um conjunto de células que se intercomunicam, constituindo o sistema da membrana osteocítica, responsável pela remoção rápida de cálcio e de fosfato dos ossos, mecanismo importante no metabolismo dessas substâncias, no qual intervêm a tireoide, as paratireoides e os rins.

Assim, quando o nível de cálcio no sangue está baixo (hipocalcemia), as paratireoides são estimuladas e liberam o PTH, que age nos rins estimulando a liberação de um dos metabólitos da vitamina D, o di-hidrocalciferol – $1,25(OH)_2D$ –, que mediará no intestino a reabsorção de cálcio e fósforo. O PTH estimula a atividade do osteócito (resposta imediata) e a proliferação de osteoclasto (resposta tardia), com a finalidade de retirar cálcio e fósforo, que são lançados na corrente sanguínea (Figura 155.3).

A vitamina D, tanto a da pele quanto a dos alimentos, é um pró-hormônio que sofre no fígado a primeira hidroxilação, transformando-se no mono-hidroxicolecalciferol – 25(OH)D. Esse produto sofre uma segunda hidroxilação no rim, formando-se o $1,25(OH)_2D$, metabólito ativo que vai atuar no intestino e no osso. Quando há deficiência dessa vitamina, o osso não calcifica adequadamente.

À medida que os níveis de cálcio e fósforo se elevam, são inibidas as paratireoides e estimuladas as células "C" da tireoide, que liberam a calcitonina atuante no osso, inibindo a reabsorção. Desse modo, os níveis sanguíneos de cálcio e fósforo mantêm-se normais. Nas doenças metabólicas, apenas se alteram os níveis sanguíneos de cálcio e fósforo se o metabolismo estiver descompensado (ver Figura 155.3).

A fosfatase alcalina, produzida pelos osteoblastos e condroblastos, desempenha função importante na calcificação, pois é essa enzima que "quebra" os ésteres do fósforo, liberando o íon fosfato, que se combina com o cálcio e se deposita nos ossos ou nas cartilagens, formando a hidroxiapatita (ver Capítulo 158, *Doenças dos Ossos*).

FUNÇÃO HEMATOPOÉTICA. Ver Parte 15, *Sistema Hematopoético*.

Veja as e-Figuras 155.1 a 155.14.

Acesse o conteúdo *online*:

http://uqr.to/217dv

> **Função mecânica dos ossos**
>
> A cortical do osso é destinada a resistir a pressões, enquanto a esponjosa, a distribuir o peso do corpo. As trabéculas dos ossos esponjosos orientam-se no sentido das linhas de força que atuam no osso.
>
> As propriedades fundamentais são: dureza e elasticidade. Vencida a resistência (dureza), o osso quebra; vencida a elasticidade, o osso se deforma.
>
> Algumas doenças, como raquitismo, osteomalácia e displasia fibrosa, aumentam a elasticidade do osso; por isso, nesses pacientes, os ossos que suportam peso ficam deformados.
>
> A osteoporose diminui a resistência do osso sem aumentar sua elasticidade. O resultado são fraturas frequentes.

> **Envelhecimento e ossos**
>
> No envelhecimento, os processos degenerativos dessa etapa da vida são mais acentuados nos ossos e nas articulações. Ao limitarem as atividades humanas, tornam-se um dos grandes problemas de saúde pública, e causa importante de invalidez e aposentadoria.

BIBLIOGRAFIA

Hebert S et al. Ortopedia e traumatologia. Princípios e práticas. Porto Alegre: Artmed, 2017.

Herring JA. Tachjian's Pediatric Orthopaedics. Philadelphia: Elsevier, 2016.

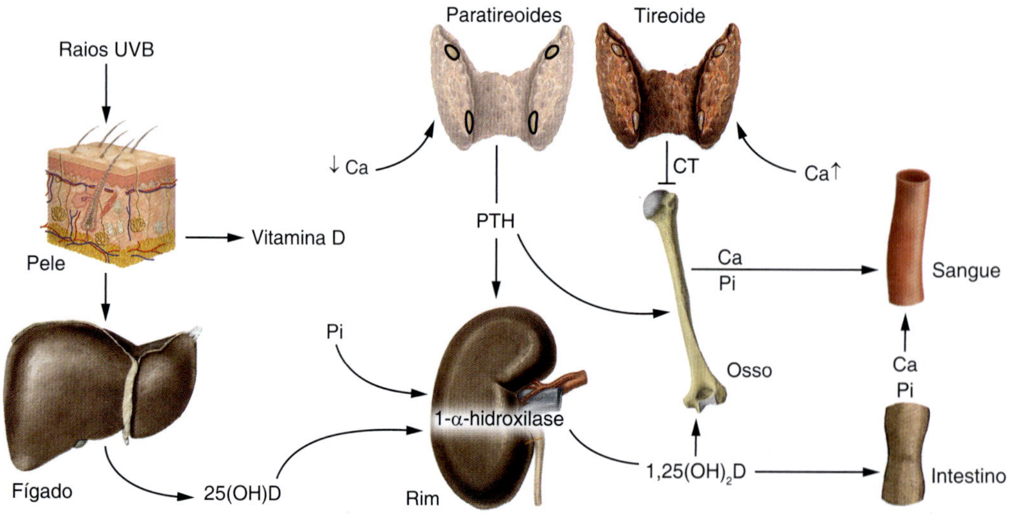

Figura 155.3 Esquema do metabolismo ósseo. $1,25(OH)_2D$: di-hidroxicolecalciferol; 25(OH)D: mono-hidroxicolecalciferol; Ca: cálcio iônico; CT: calcitonina; Pi: fósforo inorgânico; PTH: hormônio paratireoidiano.

CAPÍTULO 156

Exame Clínico

Frederico Barra de Moraes, Antonio Carlos Ximenes, Gerson Augusto Veloso

ANAMNESE

É importante valorizar os dados da identificação, principalmente a idade, o sexo, a raça, a profissão e a procedência do paciente.

A idade pode ajudar no reconhecimento das doenças mais comuns nas diferentes faixas etárias.

As displasias ósseas podem ser detectadas no período neonatal ou na fase em que a criança começa a andar. Contudo, muitas vezes são diagnosticadas apenas quando surgem deformidades ósseas (cifose, escoliose), deficiência de crescimento ou comprometimento de outros órgãos, como o sistema nervoso, o fígado e o baço.

Algumas doenças, como o raquitismo, surgem mais em crianças e jovens, enquanto outras, como a osteoporose, são mais frequentes acima da quinta e sexta décadas.

Algumas osteopatias ocorrem em qualquer idade, como é o caso das infecções e das neoplasias ósseas, embora a osteomielite seja mais frequente em crianças e jovens.

Quanto às neoplasias, algumas são mais comuns em crianças, como é o caso da histiocitose e do osteossarcoma, enquanto o condrossarcoma e as metástases ósseas predominam nos adultos.

As osteocondrites, como as doenças de Calvé-Legg-Perthes e de Osgood-Schlatter, apresentam suas primeiras manifestações quase sempre na primeira década da vida.

Quanto ao sexo, a osteocondrite do quadril, por exemplo, é mais frequente no sexo masculino (5:1), enquanto a osteoporose predomina no sexo feminino (4:1).

Exame clínico e exames de imagem

Os ossos e as partes moles aparecem tão bem nos métodos de imagem que, durante algum tempo, considerava-se que esses exames substituiriam o exame clínico. Essa ilusão já causou inúmeros erros diagnósticos e condutas terapêuticas equivocadas. As causas são várias. Exemplos:

- Alterações provocadas pelo envelhecimento são difíceis de serem diferenciadas de algumas alterações patológicas
- Articulações com artrite ou artrose podem apresentar aspectos radiológicos normais durante muitos anos
- A fase inicial de uma infecção óssea não é visível na radiografia simples
- A correlação entre dor e outros sintomas do sistema musculoesquelético e as imagens radiológicas não é boa. Isso pode causar dificuldades na decisão diagnóstica
- Não é raro o achado de alterações radiológicas sem manifestações clínicas.

Leia o caso clínico *Alterações do envelhecimento*

Acesse o conteúdo *online*:

http://uqr.to/217dw

A procedência do paciente, aliada a dados epidemiológicos, pode ser um elemento importante no diagnóstico. Assim, nas pessoas provenientes do Mediterrâneo que apresentem dores ósseas, deve-se considerar a possibilidade de talassemia.

Quem faz trabalhos que sobrecarregam o sistema locomotor pode apresentar quadros dolorosos e, às vezes, deformidades ósseas.

A solicitação dos exames complementares precisa apoiar-se nos dados clínicos, assim como a interpretação dos achados só pode ser corretamente feita no contexto clínico.

Um exemplo dessa interação clínica e exames complementares pode ser ilustrado quando se analisam as fraturas por estresse (por fadiga ou síndrome de *overuse*), que são o resultado de modificações contínuas em resposta a cargas anormais, aplicadas em um osso normal.

Fraturas por estresse

Para o diagnóstico, deve-se levar em consideração a anamnese, que fornece elementos para avaliar os fatores de risco, como idade (adultos), grupo étnico (brancos), sexo (feminino), dieta, tipo de atividade física (característica do treinamento, alterações da velocidade, distância, frequência dos dias, condicionamento físico, tempo de reabilitação, tipo de calçado ou piso), fatores epidemiológicos (70% ocorrem em corredores, 50% na tíbia), e os sinais e sintomas, como dor (insidiosa, progressiva, limitando a atividade esportiva, relacionada com o gesto esportivo), mudança nos hábitos esportivos, utilização de faixas elásticas, palmilhas e órteses para suportar o treinamento e amenorreia (hipoestrogenismo feminino).

O exame físico geral pode evidenciar dor à palpação do osso, encurtamento muscular, assimetria dos membros inferiores, diminuição da espessura da tíbia, valgismo excessivo do joelho, pronação dos pés aumentada, anteversão do colo femoral aumentada, fragilidade muscular e limitação dos movimentos. Assim, faz-se necessária a solicitação de exames complementares para avaliação geral (dosagens hormonais, dados hematológicas e bioquímicos, densitometria para osteoporose) e local (radiografias, tomografias, cintilografias, ressonância magnética – ver Seção 1, *Ossos*, Capítulo 157, *Exames Complementares*).

SINAIS E SINTOMAS

Nas doenças ósseas, destacam-se a **dor**, as **deformidades** e os **sintomas gerais**.

DOR. A dor óssea deve ser analisada em todas as suas características semiológicas: localização, duração, intensidade, caráter, presença de fatores agravantes ou atenuantes.

A exata localização da dor no segmento afetado é importante para o diagnóstico (epifisária, metafisária ou diafisária).

A dor que se localiza na epífise, geralmente no osso subcondral, é mais comum nas doenças inflamatórias e degenerativas, como artrites infecciosas, artrite reumatoide, dependendo do seu estágio, e na artrose em fase avançada.

As dores de localização metafisária são mais frequentes nas neoplasias e nas artrites infecciosas e traumáticas.

Na diáfise, localizam-se as dores decorrentes de fraturas, posturais e alterações mecânicas.

A dor pode restringir-se a um único segmento, como nas osteomielites, ou aparecer em múltiplos segmentos ósseos, como ocorre nas metástases, doenças metabólicas (osteoporose, doença de Paget) e neoplasias do tipo mieloma múltiplo.

A dor óssea costuma ser relatada como "profunda", "surda" e "intensa". Pode ser tão intensa que impeça o paciente de dormir. Temos que diferenciar a dor nociceptiva da neuropática ou mista; se é aguda ou crônica (ver Capítulo 9, *Dor | Definição, Fisiopatologia e Características Semiológicas*).

As dores ósseas de grande intensidade são características dos processos traumáticos e infecciosos. Nas doenças metabólicas, neoplasias benignas e alterações posturais quase sempre são de intensidade moderada.

Em geral, é contínua, sem irradiação, podendo ser intensificada pela palpação do local, em virtude do estiramento das estruturas circunjacentes ou do periósteo.

Em certas circunstâncias, pode ter como característica o fato de ser noturna e melhorar quando o paciente usa ácido acetilsalicílico ou anti-inflamatórios não esteroides. Isso é observado na neoplasia benigna denominada osteoma osteoide.

A dor óssea das fraturas aumenta com os movimentos, ao contrário da dor dos processos inflamatórios da coluna vertebral (espondilite anquilosante), que se atenua quando o paciente se movimenta.

As dores das doenças degenerativas pioram no início dos movimentos e melhoram com o decorrer deles.

Para a diferenciação entre "dor mecânica" e "dor inflamatória", é importante identificar quais fatores agravam e quais aliviam a dor.

Para analisar corretamente a dor óssea, é necessário saber as características semiológicas da dor articular e da dor muscular (ver Seção 2, *Articulações, Bursas e Tendões*, Capítulo 160, *Exame Clínico*, e Seção 4, *Músculos*, Capítulo 168, *Exame Clínico*).

DEFORMIDADES ÓSSEAS. As deformidades ósseas podem adquirir diferentes aspectos; as mais simples são constituídas de "caroços" ou "tumefações" localizadas. As menores deformidades são detectadas mais pela palpação, enquanto as com maior tamanho deformam o segmento ou área correspondente e ficam visíveis.

As deformidades podem ser o resultado de malformação congênita ou uma condição adquirida.

Em geral, as **deformidades ósseas** indicam doença de longa duração. Podem ser restritas a um único osso ou comprometer vários ossos. As deformidades únicas são decorrentes de doenças infecciosas ou sequelas de fratura mal consolidada, mas aparecem também na fase avançada das doenças degenerativas. Algumas vezes, apresentam características típicas, como a **tíbia em sabre**, secundária a sífilis, raquitismo ou doença de Paget, e o **rosário raquítico** (alargamento das extremidades anteriores das costelas), que surge nas crianças com raquitismo. Deformidades podem originar-se na junção osteoarticular quando há varismo ou valgismo de tornozelos ou joelhos, nos pacientes que apresentam alterações mecânicas, posturais, sequelas de fratura, infecções piogênicas, tuberculose, sífilis ou nos casos de artrite reumatoide em estágios avançados.

As principais deformidades da coluna vertebral são a cifose, a escoliose e a cifoescoliose (ver Capítulo 166, *Doenças da Coluna Vertebral*).

SINTOMAS GERAIS. As doenças ósseas também podem apresentar sintomas gerais. O exemplo mais frequente ocorre na osteomielite, quando a dor se associa a febre alta e anorexia.

A doença de Paget, muitas vezes, pode ser suspeitada por manifestações de insuficiência cardíaca.

EXAME FÍSICO

No exame físico dos ossos, utilizam-se os dados de inspeção e palpação, sempre complementados pelo estudo da mobilidade de cada segmento.

Esse exame inclui, obrigatoriamente, a avaliação das articulações e dos músculos (ver Seção 2, *Articulações, Bursas e Tendões*, Capítulo 160, *Exame Clínico*, e Seção 4, *Músculos*, Capítulo 168, *Exame Clínico*).

A avaliação clínica deve ser feita com o paciente nas posições de pé, sentada e deitada, com boa iluminação, e as áreas a serem examinadas devem estar descobertas.

É importante o exame de segmentos homólogos para efeito de comparação.

A marcha do paciente pode estar alterada quando há deformidades, como **varismo** ou **valgismo** dos joelhos, lesões dos tornozelos ou desvio lateral da coluna vertebral.

Às vezes, na inspeção, detecta-se o aumento de um segmento ósseo, como o alargamento da caixa craniana na doença de Paget, em algumas neoplasias – principalmente nos maxilares – ou em infecções, como a paracoccidioidomicose, em que há aumento de volume isolado da mandíbula.

A palpação, que deve incluir os tecidos adjacentes ao osso, complementa os dados obtidos na inspeção. O aumento de volume deve ser definido na palpação, quanto a consistência, formato, localização, tamanho e relação com os tecidos moles.

Sinais flogísticos (edema, calor, rubor) na área correspondente ao osso afetado podem sugerir osteomielite.

A presença de fístulas no segmento afetado indica um processo infeccioso crônico, como tuberculose, sífilis ou micose.

Aumento de volume de consistência dura, semelhante à dos próprios ossos, ocorre em cistos ósseos, neoplasias tipo células gigantes, osteossarcomas e osteocondromas.

A presença de crepitação é sugestiva de fratura, podendo ser traumática ou patológica. Quando a crepitação é percebida na palpação do osso subcondral, no nível de uma articulação, é indicativa de osteoartrose.

Em algumas ocasiões, a palpação de um osso é tão dolorosa que o paciente não permite o exame de maneira detalhada, principalmente em crianças. Esse fato é comum em osteomielite, neoplasias malignas de expansão rápida e fraturas.

Exame físico normal

Cumpre ressaltar, por fim, que um exame físico normal não exclui a possibilidade de uma doença óssea. Para adequada avaliação diagnóstica, deve-se levar em conta principalmente a anamnese e, quando necessário, os exames complementares.

BIBLIOGRAFIA

Barros Filho TEP, Lech O. Exame físico em ortopedia. São Paulo: Sarvier, 2016.

Hebert S, Barros Filho TEP, Xavier r, Pardini Jr. AG (eds.). Ortopedia e traumatologia. Princípios e práticas. São Paulo: Artmed, 2017.

Herring JA. Tachjian's Pediatric Orthopaedics. Elsevier, 2016.

Rockwwod CA, Green DP, Bucholz RW. Fraturas em adultos. Barueri: Manole, 2016.

MIELOGRAMA E CITOLOGIA

A análise de material obtido da medula óssea por punção com agulha é indicada no diagnóstico das doenças ósseas proliferativas com repercussão sistêmica, como no mieloma múltiplo ou nas condições linfomieloproliferativas do sangue (p. ex., leucoses), muitas vezes causadores de ostealgia com lesões líticas, evidenciadas ao exame radiológico (ver Capítulo 150, *Doenças do Sangue*).

BIOPSIA

A avaliação histopatológica é feita pela biopsia, retirando-se fragmentos ósseos e dos tecidos moles circunjacentes.

Ao enviar o material para o anatomopatologista, é fundamental anexar a indicação precisa do exame, dados de identificação do paciente e da história clínica.

O objetivo do exame histopatológico ósseo é não somente o de conseguir o diagnóstico, mas também conhecer a biologia celular do processo, seja infeccioso ou neoplásico, indispensável para planejamento terapêutico e avaliação prognóstica.

O estudo histológico pode ser complementado com a avaliação imuno-histoquímica da lesão, o que nos fornece mais dados sobre sua origem.

Veja as e-Figuras 157.1 e 157.2.

Acesse o conteúdo *online*:

http://uqr.to/217dx

BIBLIOGRAFIA

Barros Filho TEP, Lech O. Exame físico em ortopedia. São Paulo: Sarvier; 2016.

Hebert S et al. Ortopedia e traumatologia: princípios e práticas. Porto Alegre: Artmed; 2017.

Herring JA. Tachdjian's pediatric orthopaedics. Philadelphia: Elsevier; 2016.

Rockwood CA, Green DP, Bucholz RW. Fraturas em adultos. São Paulo: Manole; 2016.

CAPÍTULO 158

Doenças dos Ossos

Frederico Barra de Moraes, Maurício Sérgio Brasil Leite

INTRODUÇÃO

As doenças ósseas compreendem displasias ósseas, distrofias (osteomalacia e raquitismo), alterações metabólicas (hiperparatireoidismo, escorbuto, osteoporose), doença de Paget, infecções ósseas (osteomielite), neoplasias, lesões pseudoneoplásicas e osteocondrites.

As displasias ósseas e cartilaginosas constituem um grupo heterogêneo de doenças relacionadas a mutações genéticas. Exemplo: 98% dos pacientes com acondroplasia apresentam mutação no fator de crescimento fibroblástico (FGFR3) (Quadros 158.1 e 158.2).

Os pacientes podem ser assintomáticos logo após o nascimento ou já apresentarem sinais e sintomas da displasia.As manifestações clínicas podem surgir na infância, na adolescência ou no adulto (leia o caso clínico 1, *Doenças dos Ossos*).

Acesse o conteúdo *online*:

https://uqr.to/21i3w

> **Osteomalacia e raquitismo**
>
> As principais distrofias ósseas são representadas por osteomalacia e raquitismo, caracterizadas pela mineralização insuficiente de cartilagem, ou matriz óssea, recentemente formadas.
>
> O significado literal de osteomalacia é "osso mole", uma de suas principais características. A formação da matriz óssea é excessiva e a calcificação não se processa adequadamente. O defeito básico é a deficiência de vitamina D. Quando isso ocorre na criança, chama-se "raquitismo".
>
> Os sinais e sintomas do raquitismo são dor e deformidades dos ossos, incluindo protuberância frontal, curvamento progressivo dos membros inferiores, fraturas e anormalidades dentárias (Figura 158.1).
>
> A hipocalcemia causa tetania, espasmo laríngeo e convulsões. Pelo fato de o osteoide não se calcificar adequadamente, o osso tende a se encurvar com o peso do corpo. O alargamento das extremidades anteriores das costelas expressa-se clinicamente pelo chamado "rosário raquítico".
>
> Os sinais radiológicos do raquitismo e da osteomalacia são: alargamento da cartilagem de crescimento; diminuição da densidade óssea; encurvamento dos ossos longos; alargamento das metáfises; pseudofraturas (zonas de Looser).

ALTERAÇÕES METABÓLICAS

As alterações metabólicas que se acompanham de importantes lesões ósseas são: hiperparatireoidismo, escorbuto, osteoporose e doença de Paget.

HIPERPARATIREOIDISMO. O hiperparatireoidismo decorre da excessiva secreção de hormônio paratireoidiano (PTH) pelas paratireoides. Pode ser primário ou secundário (ver Parte 12, *Sistema Endócrino*, Seção 3, *Paratireoides*, Capítulo 107, *Exame Clínico*, e Parte 13, *Metabolismo*).

O PTH atua estimulando o osteócito a reabsorver tecido ósseo. O osteócito é capaz de reabsorver o osso em torno de si, participando ativamente do metabolismo ósseo. Nos casos de hipocalcemia acentuada, o PTH provoca o aumento do número de osteoclastos que reabsorvem osso mais efetivamente, causando porose óssea e formando lesões que podem ser preenchidas com líquido (osteíte fibrocística) ou com tecido (tumor pardo do hiperparatireoidismo). A proliferação osteoclástica no periósteo promove a reabsorção da superfície externa da cortical do osso, conhecida como "reabsorção subperiosteal", mais frequente nas falanges. É um sinal patognomônico do hiperparatireoidismo.

Os sinais radiológicos do hiperparatireoidismo são: porose óssea; reabsorção subperiosteal (principalmente em falanges); lesões ósseas líticas; calcificações periarticulares e da cartilagem articular (condrocalcinose).

Escorbuto

A vitamina C ou ácido ascórbico participa da hidroxilação na síntese proteica para formar a molécula de tropocolágeno (colágeno imaturo, intracelular), que é excretada pela célula posteriormente. A deficiência dessa vitamina causa o escorbuto, que é uma formação deficiente de colágeno, inclusive do osteoide. Ocorre quase exclusivamente em crianças até 2 anos de idade alimentadas com leite pasteurizado ou fervido, procedimentos que destroem a vitamina C.

O escorbuto tem início insidioso, com perda de apetite, indiferença ao meio e dificuldade de ganhar peso. A mais notável manifestação clínica são as hemorragias das mucosas oral, intestinal, periosteal, muscular, conjuntiva e, eventualmente, da pele.

Os dados laboratoriais são inespecíficos, estando presente quase sempre anemia. Por isso, os sinais radiológicos são importantes no reconhecimento desta doença. A fragilidade capilar é responsável pelas hemorragias, sendo o hematoma subperiosteal muito característico. Em virtude da deficiente formação de osteoide, a densidade do osso fica diminuída.

A zona de calcificação provisória costuma ser formada do lado epifisário e "destruída" do lado metafisário. No escorbuto, essa "destruição" é afetada, o que dá à zona de calcificação provisória uma imagem radiológica caracterizada por uma linha branca, mais nítida que o normal, chamada "linha branca do escorbuto ou de Frankel". Esse aspecto é ressaltado também pela redução das trabéculas ósseas da metáfise. A deficiente "destruição" da zona de calcificação provisória faz com que ela se projete lateralmente, formando um esporão característico (esporão de Pelkan). A escassa formação de trabéculas ósseas metafisárias facilita a ocorrência de fraturas adjacentes à zona de calcificação provisória.

As epífises têm um núcleo porótico envolvido por um anel de osso subcondral bem nítido (anel de Wimberger), cuja patogenia é a mesma da linha branca de Frankel.

Osteoporose

A osteoporose consiste em diminuição da massa óssea, alteração da qualidade do osso, resistência diminuída e aumento da fragilidade para fraturas. Na osteoporose ocorre reabsorção maior do que a formação.

Quadro 158.1 Displasias ósseas.

Displasias ósseas	Exemplos de doenças e outras condições	Características clínicas principais	Características clínicas complementares	Alterações histológicas básicas	Exames de laboratório	Exames de imagem
Diafisária	Engelman-Camurati	Dor óssea Deformidades dos ossos longos	Ossos com características de frascos de Erlemmeyer	Atividade osteoblástica aumentada na região diafisária com esclerose óssea	Fosfatase alcalina aumentada Biopsia óssea	RX simples RM Cintilografia
Metafisária	Rothmund-Thompson	Dor óssea Fragilidade óssea Malignização sarcomatosa	Envelhecimento precoce Cegueira Onicodistrofia	Mutações genéticas com disfunção dos osteoblastos	Fosfatase alcalina aumentada Biopsia óssea	RX simples RM Cintilografia Densitometria óssea
Epifisária	Múltipla Legg-Calvé-Perthes	Dor articular Deformidade articular Baixa estatura	Limitação da amplitude de movimentos do quadril Assimetria de membros inferiores	Necrose avascular da epífise femoral Malformação epifisária		RX simples
Hipermineralização	Osteopetrose Picnodisostose	Dor óssea Fragilidade óssea Baixa estatura	Osteomielite da mandíbula	Atividade osteoclástica diminuída por erros enzimáticos na amidrase carbônica e catepsina K	CTX1	RX simples Densitometria óssea
Hipomineralização	Raquitismo Osteomalacia (ver boxe *Osteomalacia e raquitismo*) Osteomegalia	Dor óssea Baixa estatura Deformidade dos ossos longos e das articulações	Varismo ou valgismo dos membros inferiores Rosário raquítico	Defeito de ossificação da matriz osteoide por deficiência de cálcio e vitamina D	Fosfatase alcalina aumentada Cálcio e vitamina D baixos PTH aumentado	RX simples Densitometria óssea
Matriz mineral (defeito da hidroxiapatita)	Hipofosfatasia Uso prolongado de bifosfonato	Dor óssea Fragilidade óssea Baixa estatura	Nefrocalcinose Condrocalcionose Queda precoce dos dentes	Deficiência de fosfatase alcalina com não formação de hidroxiapatita	Fosfatase alcalina diminuída	RX simples Densitometria óssea
Matriz orgânica (defeito do colágeno)	Osteogênese imperfeita Síndrome de Marfan	Fragilidade óssea Alterações na estatura Deformidade dos ossos longos	Esclera azulada Dentinogênese imperfeita Frouxidão dos ligamentos Surdez Cardiopatia	Alteração do colágeno	Biopsia da pele	RX simples RM Densitometria óssea
Fibrosa	Doença de McCune-Albright	Dor óssea Puberdade precoce Deformidade dos ossos longos e chatos	Manchas café com leite Malignização sarcomatosa	Substituição do tecido ósseo por fibrose Aumento da vascularização	Fosfatase alcalina aumentada Biopsia óssea	RX simples RM Cintilografia
Mosaico (ver boxe *Doença óssea de Paget*)	Doença de Paget	Dor óssea Deformidades dos ossos longos e chatos Osteoartrite	Aumento da temperatura nos locais acometidos Estenose do canal lombar Malignização sarcomatosa	Atividade osteoclástica e osteoblástica aumentada	CTX1 aumentado Fosfatase alcalina aumentada Biopsia óssea	RX simples RM Cintilografia Densitometria óssea

CTX1: fragmento telopeptídeo C-terminal; PTH: hormônio paratireoidiano; RM: ressonância magnética; RX: radiografia; TC: tomografia computadorizada.

O metabolismo ósseo é um mecanismo acionado por fatores locais, promovendo reabsorção de osso, pelo acoplamento de osteoblastos, que secretam tecido osteoide que se calcifica formando osso novo. Portanto, em condições normais a reabsorção é igual à formação.

A osteoporose tem incidência maior em pessoas de cor branca e em asiáticos. Pode ser classificada em primária e secundária.

A osteoporose primária ou tipo I ocorre por diminuição dos hormônios sexuais, mais comum em mulheres pela diminuição dos estrogênios no período da menopausa. No homem ocorre em uma fase mais tardia, a partir dos 60 anos, com evolução mais lenta do que nas mulheres, sendo denominada "tipo II ou senil". Contudo, na senilidade avançada, a perda óssea anual é a mesma em homens e mulheres.

Uma forma rara é a osteoporose idiopática juvenil.

As fraturas osteoporóticas, em geral, são mais comuns em mulheres, na proporção de 4 mulheres para 1 homem.

A osteoporose secundária é uma complicação de hábitos de vida e doenças que provocam perda óssea. Exemplos: doenças hepáticas e gastrintestinais, hipo e hiperparatireoidismo, pacientes transplantados que usam imunossupressores por tempo prolongado, etilistas, tabagistas, pessoas sedentárias.

Sinais e sintomas

A primeira manifestação clínica da osteoporose pode ser a ocorrência de fratura por trauma leve, o que é mais comum

Quadro 158.2 Displasias cartilaginosas.

Displasias cartilaginosas	Exemplos de doenças	Caraterísticas clínicas principais	Características clínicas complementares	Alterações histológicas básicas	Exames laboratoriais	Exames de imagem
Osteocartilaginosa intraóssea	Encondromatose (doença de Ollier)	Tumoração intraóssea com deformidade local Malignização sarcomatosa	Dor local Fratura patológica Síndrome de Maffucci Hemangioma	Hiperplasia cartilaginosa	Biopsia óssea	RX simples TC RM
Osteocartilaginosa	Osteocondromatose	Tumoração extraóssea com deformidade local Sarcomatose	Dor e tumoração	Hiperplasia	Biopsia óssea	RX simples TC RM
Doenças de depósito lisossômico	Mucopolissacaridoses por diferentes mutações genéticas	Baixa estatura Deformidades graves dos membros Platiespondilia	Pode afetar cérebro, olhos, orelhas, fígado e coração	Deficiência enzimática com acúmulo de glicosaminoglicanos	Teste em papel-filtro para dosar enzimas relacionadas a cada subtipo	RX simples TC RM
Nanismo rizomélico	Acondroplasia	Baixa estatura Deformidade dos membros Mão em tridente Fronte olímpica em tridente	Estenose do canal lombar Osteoartrite	Teste genético mostra mutações do fator de crescimento fibroblástico (FGFR3)	Testes genéticos	RX simples TC RM

RX: radiografia; TC: tomografia computadorizada; RM: ressonância magnética.

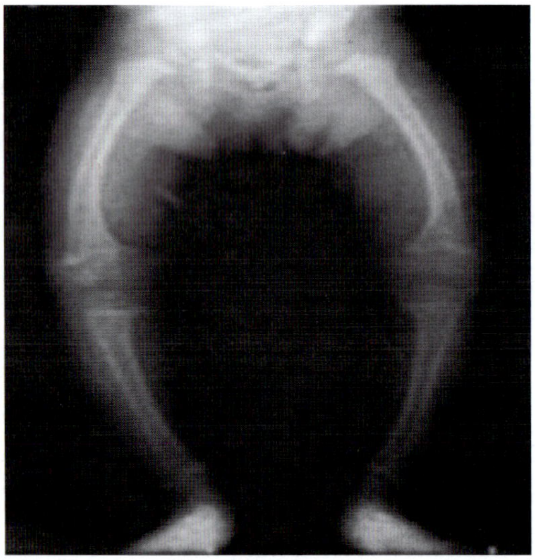

Figura 158.1 Raquitismo.

em mulheres. A fratura do punho em queda da própria altura é uma condição frequente. Fraturas de corpos vertebrais dorsais e lombares podem ocorrer com pouca dor ou ser indolores, mas com o passar do tempo determinam acentuada cifose dorsal (corcunda) e apagamento do talhe da cintura.

Suspeita clínica de osteoporose

Devem ser valorizados os fatores de risco: baixo peso na infância e/ou do adulto jovem, história familiar de osteoporose (mães e tias), tabagismo e etilismo, vida reclusa com pouca exposição ao sol, história familiar de fratura do fêmur, cirurgia para emagrecimento, dietas atípicas, uso prolongado de corticosteroides ou de inibidores de bombas de próton, de anticonvulsivantes em pessoas de cor branca ou asiáticas, menopausa precoce, intolerância à lactose. Quanto maior o número de fatores de risco encontrados, maior a possibilidade de osteoporose. O diagnóstico precoce de osteoporose permite a indicação de medidas terapêuticas adequadas, antes que ocorram complicações e, principalmente, fraturas.

Em mulheres na menopausa com dor lombar sem causa aparente, deve-se suspeitar de osteoporose.

Diagnóstico da osteoporose por raios X só é possível quando existe perda óssea maior de 20%. Por isso, são úteis apenas para identificação de fraturas no punho, em vértebras, costelas, colo do fêmur e em outros ossos.

Diagnóstico diferencial

Ressonância magnética, cintilografia e tomografia computadorizada são utilizadas para descartar diagnóstico diferencial com alguns tipos de câncer, como mieloma múltiplo e metástases, e para diagnóstico de fraturas de estresse.

A dosagem de cálcio em osteoporose é sempre normal. Só estará alterada quando houver desnutrição, doenças renais, hiperparatireoidismo e neoplasias. Eletroforese de proteínas séricas é útil para diagnóstico de mieloma, ocorrendo quando se observa aumento de globulina.

A dosagem de hidroxivitamina D e creatinina é utilizada para auxiliar a função renal. Hemograma normal. Atenção: a maioria dos resultados dos exames laboratoriais é normal, sendo útil para diagnóstico diferencial e busca de osteoporose secundária.

Densitometria óssea

A densitometria óssea é o exame padrão-ouro para o diagnóstico precoce da osteoporose e o acompanhamento do tratamento. As regiões adequadas para avaliação da densidade mineral são o fêmur proximal e a coluna lombar. Em caráter excepcional podem ser utilizados outros ossos.

As principais indicações são: mulheres em pós-menopausa, portadores de fraturas por fragilidade ou trauma leve, uso prolongado de corticosteroides, tabagismo e etilismo em pessoas com idade superior a 50 anos.

O diagnóstico deve ser a somatória de dados clínicos, presença de fatores de risco, reconhecimento de três doenças concomitantes e dados fornecidos por exames complementares. Ou seja, o diagnóstico de osteoporose é o resultado da avaliação do paciente como um todo.

INFECÇÕES ÓSSEAS

As principais infecções ósseas são a osteomielite bacteriana, a osteomielite sifilítica e a blastomicose.

Osteomielite bacteriana

A infecção compromete o canal medular, o componente esponjoso e a cortical. A osteomielite hematogênica é a manifestação mais frequente. Na maioria dos casos, o agente etiológico é o *Staphylococcus aureus*; a seguir, estão os estreptococos. Nos últimos anos, têm sido encontrados com frequência germes gram-negativos, sobretudo nos casos de osteomielite pós-traumática.

Em geral, as bactérias chegam ao osso por via sanguínea, a partir de um foco na pele ou nos pulmões. No osso, as bactérias alojam-se na metáfise, local de maior vascularização e com circulação do tipo terminal. A osteomielite hematogênica é mais frequente em crianças.

Além da via hematogênica, os germes podem alcançar o osso por inoculação direta (no local de um traumatismo ou fratura) – osteomielite pós-traumática – ou por extensão por contiguidade (em pacientes diabéticos com infecção nos pés ou naqueles com úlcera de decúbito).

Os ossos mais frequentemente comprometidos são o fêmur, a tíbia e o úmero.

Fase aguda e fase crônica da osteomielite

Na fase aguda, o paciente apresenta febre, dor, aumento de volume e da temperatura do membro afetado. Nesta fase, o exame radiológico costuma ser normal ou pouco expressivo. Alterações ósseas somente aparecem 2 a 3 semanas após. É necessário que o médico tenha consciência da limitação do exame radiológico, examinando o paciente atentamente, a fim de não protelar o tratamento, pois o diagnóstico é clínico. Muitas vezes, ocorre abscesso subperiosteal, que pode ser diagnosticado por punção. Mesmo nestes casos, não se deve esperar o resultado do exame do material colhido pela punção para iniciar o tratamento, pois se pode admitir que o agente causal provável é o *Staphylococcus aureus*.

Na fase crônica, o paciente relata uma história de semanas ou meses de duração.

O membro acometido é doloroso, a pele é infiltrada, aparecem alterações vasculares, edema, aumento da temperatura e, em alguns casos, trajetos fistulosos.

Dentre os exames laboratoriais, os mais importantes são a velocidade de hemossedimentação (VHS), sempre aumentada. Bacterioscopia e cultura (positiva apenas em 50% dos casos) devem ser realizadas no material obtido por punção ou em amostra de biopsia obtida sob visão direta à cirurgia. Cumpre ressaltar que a cultura só tem valor diagnóstico quando as amostras são obtidas antes do início da antibioticoterapia.

Os sinais radiológicos da osteomielite crônica são: aumento de partes moles; reação periosteal sólida ou em camadas; lesão óssea permeativa; sequestro; lesões osteolíticas; esclerose óssea; deformidades ósseas.

A tomografia computadorizada possibilita diagnosticar mais precocemente a proliferação periosteal.

A ressonância magnética é altamente sensível para detectar e avaliar a extensão de uma infecção no sistema musculoesquelético, mas fica reservada para os casos em que o estudo radiológico não foi suficiente.

A cintilografia óssea tem excelente sensibilidade no diagnóstico da osteomielite, especialmente nas duas primeiras semanas, quando a radiografia nada revela. Em contrapartida, a cintilografia óssea permanece positiva por 6 semanas ou mais, até 6 meses, após uma lesão não infecciosa ou cirurgia óssea. Além disso, resultados falso-positivos podem ocorrer nos pacientes com traumatismo ósseo comprometendo o periósteo.

A osteomielite é uma doença essencialmente vascular, pois a trombose vascular e a necrose respondem pelas alterações verificadas no osso, sendo a principal delas a desvitalização. Ao osso desvitalizado denomina-se "sequestro ósseo", que pode ser representado por apenas um grupo de trabéculas ou pelo osso inteiro, dependendo do grau de disseminação da infecção e do periósteo. Inicialmente, a disseminação do pus pelos espaços intertrabeculares confere à radiografia uma imagem de lise muito fina, denominada "lesão permeativa". A disseminação do pus pelos canais de Havers e de Volkmann promove a destruição segmentar da cortical, um dado radiológico muito relevante no diagnóstico. Dessa maneira, o pus acumula-se entre a cortical e o periósteo. O periósteo descolado contribui para a desvitalização do osso e se ossifica no tempo médio de 12 dias, constituindo a reação periosteal. Por outro lado, enzimas osteolíticas do pus destroem o osso, formando-se verdadeiros buracos preenchidos com pus e tecido de granulação. É notável a reação de esclerose do osso, com espessamento da cortical e em torno das lesões líticas.

OSTEOMIELITE SIFILÍTICA. A osteomielite sifilítica pode ser congênita ou adquirida. O agente causal é o *Treponema pallidum*, que chega ao osso por via sanguínea. Na forma congênita, o feto é infectado em torno do quarto mês de gestação, podendo a criança nascer aparentemente sadia e manifestar os sinais clínicos e radiológicos da doença somente mais tarde. O habitual, no entanto, é a criança nascer com lesões ósseas e outras manifestações como hepatoesplenomegalia, rinite com corrimento sanguinolento, lesões cutâneas e pseudoparalisia de Parrot.

Os sinais radiológicos da osteomielite luética são: metafisite; periostite; diafisite.

Na osteomielite sifilítica congênita, estes sinais costumam ser simétricos e bilaterais, manifestando-se mais nitidamente nos joelhos e ombros. São lesões destrutivas causadas pelo granuloma que se forma na metáfise, adjacente à zona de calcificação provisória. O sinal de Wimberger, representado pela destruição da parte interna da metáfise superior das tíbias, é patognóstico. A periostite sifilítica provavelmente se deve à proliferação de espiroquetas subperiostealmente. A lesão diafisária pode depender dos focos existentes nessa região ou da disseminação do granuloma metafisário.

Em crianças com mais de 1 ano, a lesão luética é diferente da encontrada no recém-nascido. Nesses casos, a alteração radiológica aparece mais frequentemente nas tíbias e caracteriza-se por considerável espessamento da cortical. Em geral, as crianças apresentam sorologia positiva e respondem bem ao tratamento adequado.

Blastomicose óssea

A blastomicose sul-americana, ou paracoccidioidomicose, causada pelo fungo *Paracoccidioides brasiliensis*, compromete vários órgãos e sistemas do organismo, e o comprometimento do esqueleto não é raro. O fungo se dissemina para as diferentes partes do corpo por via sanguínea e linfática. O fungo chega por via sanguínea, a partir de um foco primário. A infecção é do tipo granulomatoso, diferente da osteomielite bacteriana.

O exame mais importante é a pesquisa direta do fungo em material coletado da lesão.

Os sinais radiológicos são: lesões osteolíticas do tipo numular; lesões osteolíticas com má definição e lesões de aspecto moteado.

Os ossos mais afetados são as extremidades laterais das clavículas, os acrômios, as costelas, os ossos dos membros e os ilíacos.

São muito raras lesões blastomicóticas na coluna vertebral e no crânio. Apesar de a blastomicose óssea ser secundária, não é infrequente encontrar a lesão óssea como única manifestação da doença (leia o caso clínico 2, *Infecções Ósseas*).

NEOPLASIAS ÓSSEAS

As neoplasias ósseas podem ser agrupadas da seguinte maneira: neoplasias formadoras de osso; neoplasias formadoras de cartilagem; neoplasias da medula óssea; neoplasias de células gigantes; neoplasias dos maxilares.

Neoplasias formadoras de osso

As neoplasias formadoras de osso compreendem tanto neoplasias benignas (osteoma, osteoblastoma e osteoma osteoide) como neoplasias malignas (osteossarcoma ou sarcoma osteogênico).

OSTEOMA. O osteoma ocorre quase exclusivamente no crânio e na face. É assintomático, mas pode obstruir o ducto de drenagem de algum seio paranasal, ou quando comprime alguma estrutura.

OSTEOBLASTOMA. O osteoblastoma, também chamado "osteoma osteoide gigante", é raro e ocorre, geralmente, na coluna vertebral de pessoas jovens.

OSTEOSSARCOMA. A principal neoplasia maligna é o osteossarcoma. A idade de preferência é a segunda década da vida.

O início da neoplasia geralmente pode estar relacionado com um traumatismo. A dor pode ser discreta ou intensa; aumento de volume na região correspondente quase sempre está presente. É de consistência endurecida, tem limites imprecisos e acompanha-se de aumento da temperatura da pele circunjacente.

O tumor pode alcançar grandes proporções, quando então a dor se torna muito acentuada. As metástases pulmonares são frequentes e relativamente precoces, manifestando-se como nódulos múltiplos.

Os ossos mais acometidos são o fêmur e a tíbia, mas qualquer osso pode ser afetado (Figura 158.3). A lesão localiza-se de preferência na região metafisária.

A imagem radiológica tem todas as características de malignidade, isto é, infiltra o osso, rompe a cortical, produz reação periosteal do tipo espiculado ou em raios de sol, aparece o triângulo de Codman e invade as partes moles (leia os casos clínicos 3 e 4, *Neoplasias Formadoras de Osso* e *Osteoma Osteoide*, e o e-Quadro 158.1).

Osteoma osteoide

O osteoma osteoide é a mais frequente das neoplasias benignas. Sua principal manifestação clínica é a dor, mais intensa à noite e que cede com analgésicos comuns. Localiza-se na região da neoplasia. Não há aumento de volume ou de temperatura. Esta neoplasia é mais frequente em crianças e adolescentes. Os ossos mais comprometidos são o fêmur e a tíbia (Figura 158.2).

Em geral, a lesão é diafisária, localizada na cortical, na qual produz esclerose bem marcada, de aspecto fusiforme, contendo em seu centro uma área lítica (*nidus*) que não ultrapassa 2 cm de diâmetro (ver Figura 158.2).

Em alguns pacientes, a dor aparece antes da imagem radiológica da neoplasia. Quando a lesão ocorre na medular do osso, a esclerose é mínima ou ausente.

Neoplasias formadoras de cartilagem

São classificadas em neoplasias benignas (osteocondroma, condroma, condroma fibromixoide e condroblastoma) e neoplasias malignas (condrossarcoma).

OSTEOCONDROMA. É a neoplasia benigna mais frequente do esqueleto, podendo ser solitária ou múltipla. Quando há múltiplos osteocondromas, considera-se a afecção como uma displasia, conhecida por "osteocondromatose".

A manifestação clínica é apenas aumento de volume localizado, duro e indolor, às vezes de superfície lobulada.

Acesse todo o conteúdo *online* citado nesta página:

http://uqr.to/217dy

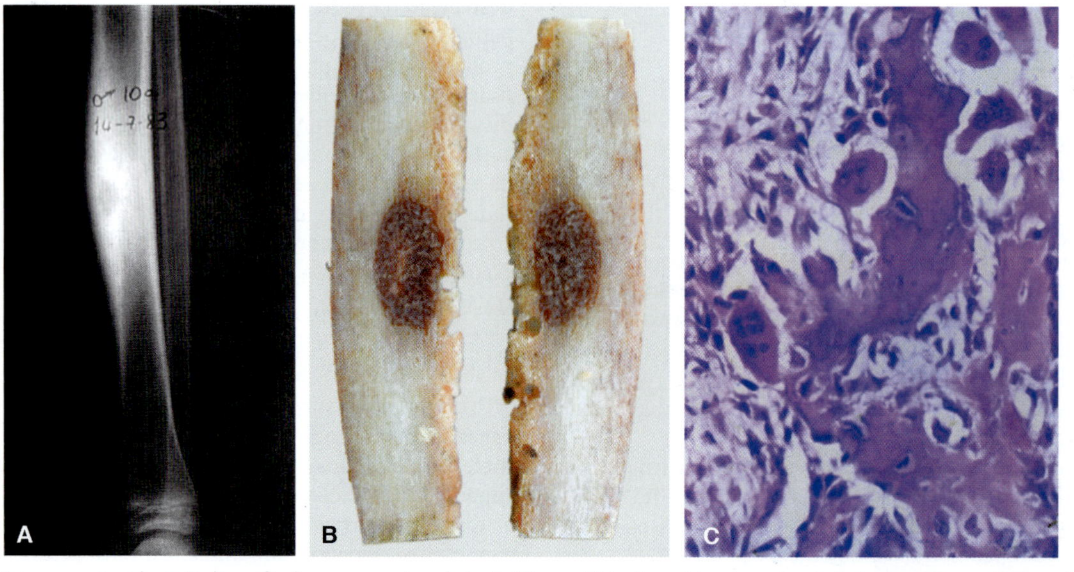

Figura 158.2 Osteoma osteoide. A. Radiografia da perna mostrando lesão lítica na tíbia, tipo *nidus*, com grande halo de esclerose. B. Aspecto macroscópico da neoplasia. C. Corte histológico, vendo-se proliferação mesenquimal benigna com neoformação óssea e algumas células gigantes.

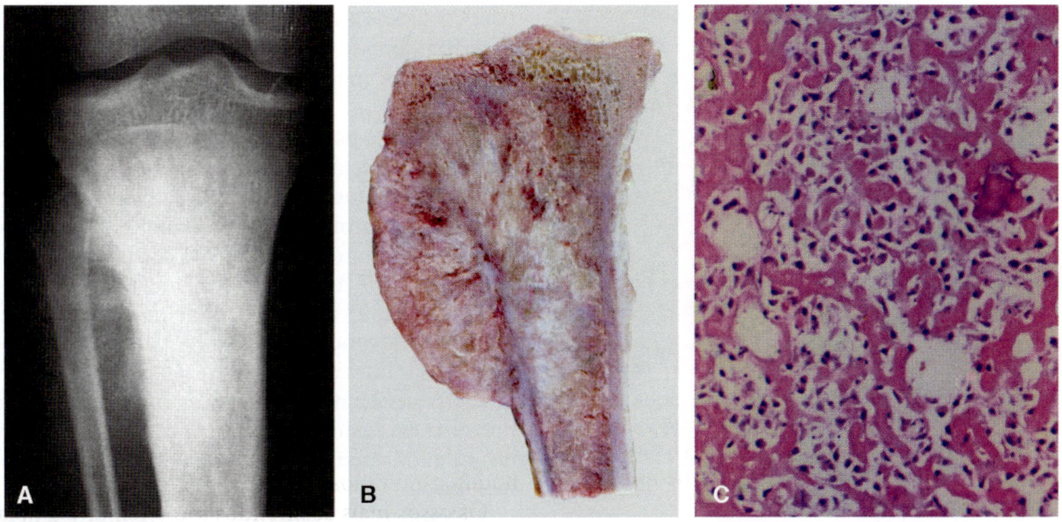

Figura 158.3 Osteossarcoma. A. Radiografia da perna, evidenciando lesão infiltrativa com neoformação óssea, comprometendo o terço superior da tíbia. B. Aspecto macroscópico da neoplasia. C. Corte histológico mostrando proliferação mesenquimal com neoformação óssea.

É muito frequente em adolescentes e desenvolve-se com o esqueleto, até a idade de 18 anos, quando cessa seu crescimento. Quando um osteocondroma estacionário por vários anos no adulto volta a crescer, isso sugere malignização.

A imagem radiológica caracteriza-se por exostose originada na metáfise e que cresce em direção oposta à articulação vizinha. A cortical do osso é contínua com a do osteocondroma, bem como a esponjosa. O envoltório cartilaginoso, que recobre a parte óssea, pode estar calcificado ou não. A lesão assume o aspecto de couve-flor ou de cogumelo. Pode ser pediculado ou séssil e o seu tamanho é muito variável, podendo ou não guardar relação com a idade (Figura 158.4).

É mais frequente na metáfise inferior do fêmur e na superior da tíbia. Outros locais em que ocorre com certa frequência são: fíbula, costela, ilíaco, escápula, rádio e úmero.

CONDROMA. Chama-se "condroma" uma neoplasia cartilaginosa benigna que ocorre no canal medular do osso (encondroma) ou na cortical (condroma cortical) ou no periósteo (condroma periosteal). É frequente nos dedos das mãos de mulheres na terceira e na quarta década da vida.

O condroma pode ser solitário ou múltiplo. Quando múltiplo, considera-se como uma displasia chamada "encondromatose". Se for solitário, não costuma produzir sintomas e constitui achado radiológico. Quando ocorre nos dedos das mãos, produz uma deformidade de consistência dura e indolor. A fratura no nível da lesão ocorre com certa frequência.

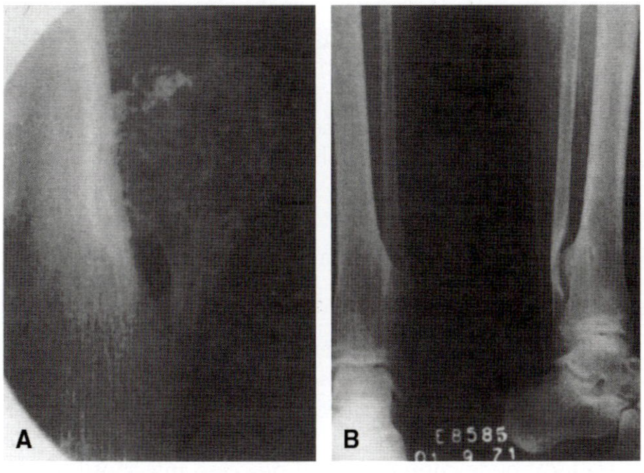

Figura 158.4 Osteocondroma. A. Tipo séssil. B. Tipo pediculado.

Degeneração maligna é rara, embora menos incomum do que nos osteocondromas.

A encondromatose das mãos é conhecida por "doença de Ollier".

A imagem radiológica apresenta-se como uma lesão osteolítica, podendo ser expansiva, sobretudo quando compromete ossos curtos. A calcificação da matriz da lesão é um dado importante no diagnóstico, podendo ser do tipo nodular, floculado ou algodonoso.

CONDROMA FIBROMIXOIDE. O condroma fibromixoide é a mais rara das neoplasias cartilaginosas. Tem preferência por pessoas jovens e manifesta-se com dor e, às vezes, por aumento de volume da região comprometida.

O osso mais acometido é a tíbia. A lesão, apesar de ser cartilaginosa, não se calcifica. Produz imagem radiológica lítica, de localização metafisária, lobulada e de contornos bastante nítidos.

CONDROBLASTOMA. O condroblastoma tem preferência por indivíduos na segunda década da vida.

Manifesta-se com dor na região afetada. Os ossos acometidos são o úmero, o fêmur e a tíbia (Figura 158.5).

A lesão ocorre na epífise do osso, podendo invadir a metáfise. A transformação maligna é rara. Pelo fato de acometer a epífise do osso, muitas vezes o sintoma mais importante é o derrame articular, sobretudo se a neoplasia estiver na extremidade dos ossos do joelho.

A imagem radiológica é muito sugestiva, pois poucas afecções acometem a epífise dos ossos, exceto o condroblastoma, a neoplasia de células gigantes, o pseudotumor (ou cisto) ósseo aneurismático e a tuberculose. Se a lesão ocorrer em paciente jovem, com a cartilagem de crescimento aberta, a neoplasia de células gigantes está praticamente afastada. O cisto ósseo aneurismático, quando acomete paciente em crescimento, geralmente é de localização metafisária. A lesão do condroblastoma produz imagem osteolítica na epífise, podendo chegar à metáfise, exibe contornos definidos e com matriz muitas vezes apresentando calcificação nodular. É frequente a ocorrência de reação periosteal sólida.

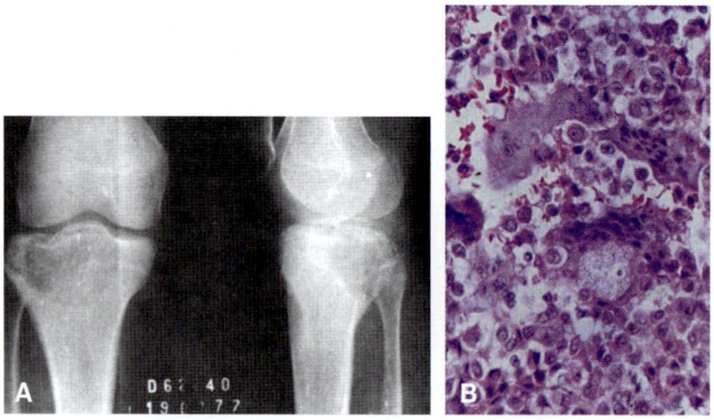

Figura 158.5 Condroblastoma. A. Radiografia do joelho, vendo-se lesão epifisometafisária da tíbia de contornos definidos, com calcificação puntiforme em sua matriz. B. No corte histológico, observa-se proliferação mesenquimal benigna constituída de condrócitos e células gigantes.

CONDROSSARCOMA. O condrossarcoma é relativamente frequente e tende a ocorrer em pessoas mais idosas.

É mais frequente em ossos longos, no ilíaco e na costela (Figura 158.6). Os ossos da base do crânio também podem ser sede de condrossarcoma, embora isso seja raro.

A neoplasia costuma ter evolução muito lenta, com 2 a 3 anos de duração. Evolui com pouca dor, mas geralmente produz aumento de volume. É de consistência endurecida e superfície lobulada; pode ter origem em um osteocondroma ou em um condroma. Apesar de ser uma neoplasia maligna, as metástases são raras e tardias.

A imagem radiológica do condrossarcoma é a de uma lesão agressiva com limites imprecisos, corrosão ou mesmo ruptura da cortical e invasão de partes moles (ver Figura 158.6).

Quando a neoplasia ocorre no canal medular de um osso longo, um sinal muito importante no diagnóstico é o espessamento da cortical que envolve a neoplasia (leia os casos clínicos 5 e 6, *Neoplasias Formadoras de Cartilagem* e *Lesões Pseudoneoplásicas*, e as e-Figuras 158.1 a 158.4).

Acesse o conteúdo *online*:

https://uqr.to/21i40

Neoplasias da medula óssea

As neoplasias da medula óssea são sempre malignas, sendo chamadas também "neoplasias de células redondas", compreendendo os seguintes tipos: mieloma múltiplo, sarcoma de Ewing, linfomas (reticulossarcoma).

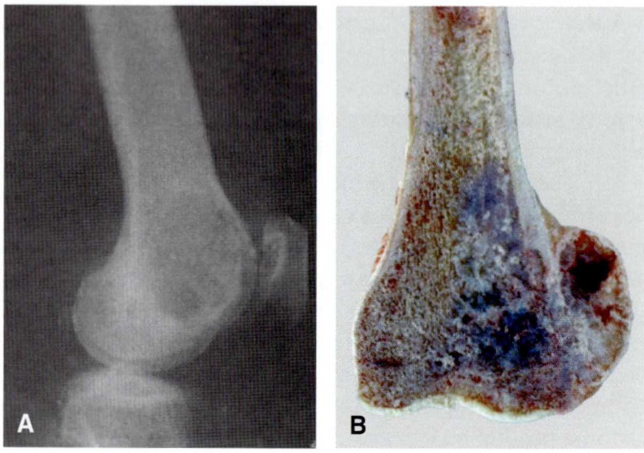

Figura 158.6 Condrossarcoma. A. Radiografia de joelho evidenciando lesão lítica, não delimitada, no terço inferior do fêmur. B. Aspecto macroscópico da neoplasia.

MIELOMA MÚLTIPLO. O mieloma é a mais frequente neoplasia primária do osso. Ocorre duas vezes mais no homem do que na mulher. A maior incidência verifica-se acima dos 40 anos de idade.

A neoplasia pode ser disseminada, quando, então, é conhecida como "mielomatose". Nesses casos, o paciente queixa-se de dor óssea difusa, fraturas patológicas ou alterações neurológicas por comprometimento da coluna vertebral. Muitas vezes, os primeiros sintomas advêm do colapso de um ou vários corpos vertebrais. A infiltração neoplásica da dura-máter e do canal medular determina dor intensa, distúrbios motores e da sensibilidade, podendo chegar à paraplegia. À medida que a neoplasia infiltra a medula óssea, o paciente apresenta anemia, que pode ser acentuada.Uma das complicações mais graves do mieloma é a insuficiência renal, causada pelo tamponamento dos túbulos renais por uma proteína anômala produzida pela neoplasia.

Chama-se "mieloma solitário ou plasmocitoma" a manifestação localizada da neoplasia com comprometimento de um único osso, com mielograma e eletroforese das proteínas normais.

Quando se suspeita de mieloma, é necessário radiografar os ossos que têm medula óssea ativa, ou seja, o crânio, as costelas, o esterno, a coluna vertebral, os ilíacos, a parte superior dos fêmures e dos úmeros.

As alterações comumente encontradas são:

- Porose difusa: decorrente de infiltração da medula óssea pelas células do mieloma. É frequente observar no exame radiológico diminuição da densidade do esqueleto (porose)
- Lesões líticas numulares: são muito sugestivas de mieloma e resultam da multiplicação nodular das células do mieloma na medular do osso
- Lesões líticas grandes do tipo geográfico: destroem grande extensão do osso e invadem partes moles
- Lesões líticas grandes, trabeculares, em bolhas de sabão: constituem o tipo mais comum no mieloma solitário
- Lesões esclerosantes: são muito raras.

Dentre os dados laboratoriais e anatomopatológicos, destacam-se:

- Hemossedimentação acelerada
- Pela eletroforese das proteínas séricas, demonstra-se grande elevação da gamaglobulina. Essa hipergamaglobulinemia é do tipo monoclonal. Nos casos de mieloma solitário, este exame é normal (ver Parte 16, *Sistema Imunológico*, Capítulo 153, *Exames Complementares*)
- Presença de proteína de Bence Jones, que é uma proteína anormal, encontrada na urina de pacientes com mielomatose. Ocorre em apenas 40% dos casos e não é exclusiva do mieloma. Outras enfermidades, como metástases disseminadas, podem acompanhar-se de proteína de Bence Jones
- Punção medular que pode ser feita no esterno ou na crista ilíaca. Do material aspirado, obtém-se o esfregaço em lâmina para exame microscópico
- Biopsia da lesão é importante para o diagnóstico.

SARCOMA DE EWING. O sarcoma de Ewing não é uma neoplasia muito frequente, tendo maior incidência na segunda década da vida.

Pode comprometer qualquer osso, mas a preferência recai sobre os ossos chatos ilíaco e escápula e os ossos longos tíbia e fêmur. A dor e o aumento de volume são as queixas mais frequentes, com poucos meses de duração. Aumento de temperatura local pode confundir com processo infeccioso (osteomielite).

Esta neoplasia é composta de células redondas, pequenas, uniformes, densamente agrupadas, constituindo ninhos e cordões celulares.

A imagem radiológica do sarcoma de Ewing se parece muito com a da osteomielite. A lesão básica é do tipo "roído de traça", com reação periosteal em camadas ou espiculada, além de massa neoplásica de partes moles. A neoplasia não forma osso, mas a necrose óssea que ela produz e o osso reacional que se forma podem ser confundidos com osso neoplásico, dificultando o diagnóstico diferencial com o osteossarcoma.

LINFOMAS. As enfermidades malignas dos linfonodos ou do tecido linfoide são conhecidas como "linfomas" (ver Parte 15, *Sistema Hematopoético*, Capítulo 150, *Doenças do Sangue*).

São classificadas em dois grupos: linfomas tipo Hodgkin e não Hodgkin. Do ponto de vista do sistema locomotor, o principal tipo é o reticulossarcoma, que acomete principalmente os ossos longos (fêmur e tíbia).

Os sintomas principais são dor e aumento de volume. Não é raro que o paciente procure o médico por uma fratura que ocorreu no local da lesão.

A imagem radiológica do reticulossarcoma pode ser:

- Lesão lítica grande, com má definição, com ruptura da cortical e invasão de partes moles
- Lesão semelhante à que ocorre na osteomielite ou no sarcoma de Ewing. Nesses casos, a destruição óssea é muito fina, com reação periosteal escassa e interrompida, havendo invasão das partes moles
- Lesão mista, com destruição óssea pela neoplasia e formação óssea reacional.

Neoplasia de células gigantes

A neoplasia de células gigantes costuma surgir entre os 20 e os 40 anos de idade.

A quase totalidade dos casos ocorre na extremidade inferior do fêmur, superior da tíbia, inferior do rádio e superior do úmero (Figura 158.7).

Dor surda ou intermitente é o principal sintoma, e, quando o paciente procura atendimento, quase sempre já há aumento do volume na área afetada.

Em consequência da destruição óssea, fraturas patológicas podem ocorrer.

A imagem radiológica da neoplasia de células gigantes é a de uma lesão lítica, epifisometafisária, excêntrica, expansiva, de contornos esmaecidos sem esclerose. A lesão pode ser trabeculada ou não. Reação periosteal, na maioria dos casos, está ausente.

Neoplasias dos maxilares

Os ossos da face são formados por mecanismos de osteogênese semelhantes ao restante do esqueleto. No entanto, o maxilar superior e a mandíbula têm a particularidade de apresentarem, em sua estrutura, tecidos mesodérmico e ectodérmico que vão formar os dentes. Nos maxilares, podem originar-se as mesmas neoplasias que aparecem nos outros ossos, bem como neoplasias próprias do tecido dentário. A estas, dá-se o nome "neoplasias odontogênicas"; às outras, "não odontogênicas".

AMELOBLASTOMA. O ameloblastoma é mais frequente na terceira e na quarta década da vida, mas pode ocorrer em qualquer idade. Sua manifestação clínica principal é o aumento de volume, relacionado ou não com traumatismo. Na maioria dos casos, a dor é discreta. Muitos pacientes relacionam o aparecimento da neoplasia com uma extração dentária.

À palpação, a neoplasia apresenta consistência dura, cística ou áreas endurecidas, ao lado de outras flutuantes. A ulceração para a cavidade bucal é um achado frequente.

É nítida a preferência da neoplasia pelo ângulo da mandíbula, nas regiões molar e pré-molar. A imagem radiológica é a de uma lesão lítica, expansiva, loculada ou trabeculada. O tipo cístico pode ser confundido com cisto dentígeno. Não há calcificação ou reação periosteal. Pequenas lesões císticas na periferia de loculações grandes são achados frequentes e importantes no diagnóstico.

CISTOS DOS MAXILARES. Os cistos dos maxilares podem ser odontogênicos e não odontogênicos. Dependendo do tecido que os constituem (ver Parte 11, *Sistema Digestório*, Seção 1, *Região Bucomaxilofacial*, Capítulo 69, *Doenças da Região Bucomaxilofacial*):

- Os cistos odontogênicos, por terem origem no tecido dentário, estão sempre em relação com um ou mais dentes. Os cistos não odontogênicos não têm origem no tecido dentário, mas sim nas fissuras dos maxilares ou no próprio osso da mandíbula. Não costumam ter relação com os dentes

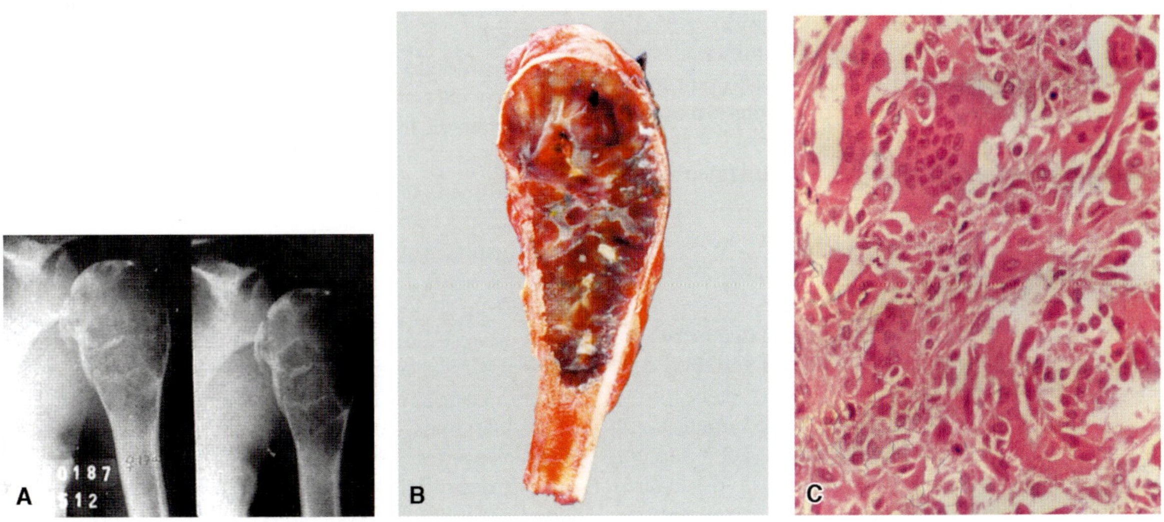

Figura 158.7 Neoplasia de células gigantes. A. Radiografia de ombro, vendo-se lesão lítica, expansiva e trabeculada, no terço superior do úmero. B. Aspecto macroscópico. C. Ao corte histológico, observa-se proliferação mesenquimal benigna, permeada de células gigantes.

- Os cistos odontogênicos são muito frequentes e dividem-se em radiculares e foliculares. Um cisto é dito "radicular" quando tem início no nível da raiz do dente e é o resultado de processos inflamatórios crônicos. Um cisto odontogênico é dito "folicular" quando tem origem no nível da coroa de um dente, cuja erupção foi prejudicada. É muito raro e ocorre em crianças e adolescentes
- Os cistos não odontogênicos não têm relação com os dentes, ou melhor, não têm origem no tecido dentário. Originam-se nas fissuras naturais dos maxilares, são epitelizados e recebem nomes conforme sua localização. Outros cistos não odontogênicos originam-se do próprio osso e, portanto, são não epitelizados.

Os cistos dos maxilares manifestam-se com dor e abaulamento da região afetada. À palpação, percebe-se massa endurecida, globosa, recoberta por mucosa e que pode ceder à pressão, semelhante a uma película de pergaminho. Em geral, o cisto está cheio de um líquido claro, hemorrágico ou purulento, se houver infecção associada.

Radiologicamente, é representado por uma lesão lítica, de formato arredondado, envolta por fina casca de osso cortical.

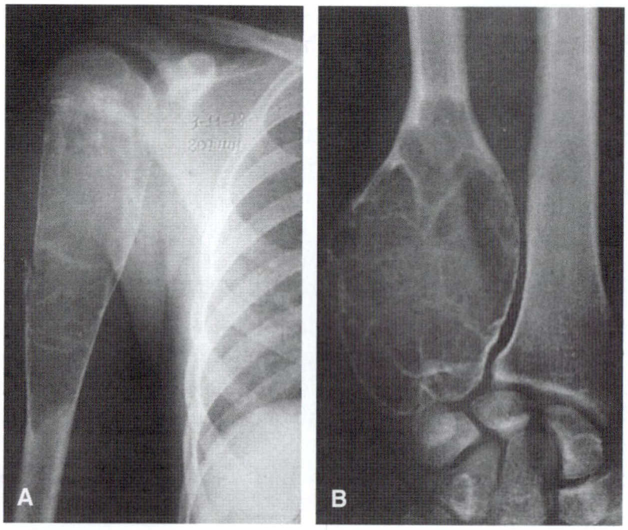

Figura 158.8 Cisto ósseo. **A.** Cisto ósseo simples. Na radiografia do braço, nota se extensa lesão lítica no úmero, com fratura patológica. **B.** Cisto ósseo aneurismático. Radiografia do punho evidenciando lesão cística, expansiva, no terço inferior da ulna.

LESÕES PSEUDONEOPLÁSICAS

Estas lesões são assim denominadas porque exibem proliferação tecidual, mas costumam ser estudadas conjuntamente com as neoplasias, pelo fato de se confundirem com as verdadeiras neoplasias, clínica e radiologicamente.

As mais frequentes são: cisto ósseo juvenil ou cisto ósseo simples; cisto ósseo aneurismático; displasia fibrosa; fibroma não ossificante; histiocitose; tumor pardo do hiperparatireoidismo.

Cisto ósseo simples

O cisto ósseo simples, cisto ósseo juvenil ou cisto ósseo unilocular é uma lesão muito frequente em crianças e adolescentes. A lesão evolui assintomaticamente, sendo descoberta quase sempre quando ocorre fratura após trauma leve.

Em virtude de o cisto insuflar o osso, algumas vezes causa deformidade. Os locais mais frequentemente comprometidos são os terços superiores do úmero e do fêmur, a fíbula e a tíbia. É muito rara a ocorrência em pessoas com mais de 20 anos de idade (Figura 158.8).

O cisto é uma cavidade no osso, cheia de líquido e revestida por finas paredes ósseas. Reação periosteal raramente é vista, a não ser 10 a 15 dias após uma fratura. O cisto tem matriz uniformemente radiotransparente e os contornos são precisos (ver Figura 158.8 A).

Ao ocorrer fratura, às vezes, destaca-se um fragmento ósseo da parede do cisto que cai dentro da cavidade, indo depositar-se no fundo.

Cisto ósseo aneurismático

Esta afecção tem preferência por crianças, adolescentes e adultos jovens. A lesão é mais frequente na coluna vertebral e nos ossos longos.

O sintoma principal é a dor, às vezes pouco intensa, com meses de duração. Dependendo do local da lesão, o aumento de volume é notado com muita nitidez. Um cisto ósseo aneurismático pode crescer rapidamente após um traumatismo. Como a lesão tende a ocorrer na extremidade do osso, próximo à articulação, os sintomas de dor espontânea e aos movimentos são localizados pelo paciente na articulação, fazendo pensar em artrite (ver Figura 158.8 B).

Uma das características principais do cisto ósseo aneurismático é sua capacidade de expansão e insuflação, apresentando um contorno quase sempre calcificado, tal como uma casca de ovo. A matriz é radiotransparente, às vezes trabeculada, porque a lesão apresenta várias cavidades separadas por septos que podem ossificar-se. Quando ocorre em um osso longo, tende a localizar-se excentricamente na região epifisometafisária, produzindo imagem semelhante à da neoplasia de células gigantes.

Displasia fibrosa

A displasia fibrosa é uma enfermidade que pode manifestar-se de três maneiras:

- Lesão monostótica, que compromete apenas um osso e produz imagem radiológica que pode ser confundida com tumor
- Lesões múltiplas, poliostóticas, isto é, que comprometem mais de um osso, podendo estar acompanhadas de manchas de coloração café com leite na pele, mas sem distúrbios endócrinos
- Enfermidade de Albright, que é a displasia fibrosa poliostótica associada a distúrbios endócrinos (ver Parte 12, *Sistema Endócrino*, e Parte 13, *Metabolismo*).

A displasia fibrosa monostótica é assintomática, sendo diagnosticada apenas quando há fratura. Raramente a dor é um sintoma importante.

A displasia fibrosa pode comprometer qualquer osso, mas é rara nos ossos das mãos, pés, coluna vertebral, ilíaco, escápula e clavícula (Figura 158.9).

A lesão é constituída de um tecido com formação óssea metaplásica e, eventualmente, com degeneração cística, formando cavidades cheias de líquido. A lesão costuma ocupar a medula do osso, afinando a cortical. As trabéculas são substituídas por um tecido fibroso com aspecto de massa de vidro ou vidro moído. Quando a formação óssea a partir do tecido fibroso da lesão é pequena, ela se torna radiotransparente. A degeneração cística produz imagem lítica, expansiva, sem reação periosteal.

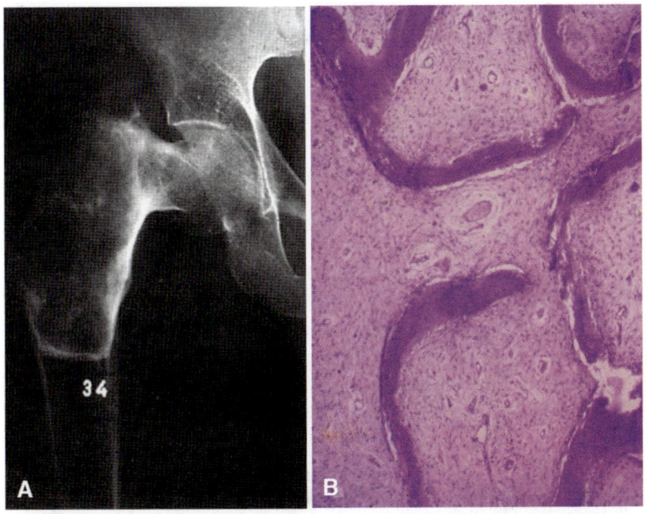

Figura 158.9 Displasia fibrosa. A. Radiografia do quadril, mostrando lesão deformante do terço superior do fêmur, com fratura. B. Observa-se, no corte histológico, osso imaturo em matriz fibrosa.

A imagem radiológica da displasia apresenta contornos esmaecidos que se confundem gradativamente com o osso normal com o qual se limita. Muitas vezes, a lesão assume um caráter expansivo e trabeculado. Quando ocorre em um osso longo, o encurvamento do osso no local da lesão e a fratura transversa chamam a atenção. Quando a lesão ocorre no frontal, produz uma deformidade indolor conhecida por "leontíase óssea", que se traduz pelo abaulamento da região supraorbitária.

O fibroma não ossificante é representado por um tecido fibroso com algumas células gigantes; contudo, diferentemente da displasia fibrosa, não forma osso, produzindo lesão lítica radiotransparente. A lesão é mais frequente em adolescentes e raramente é vista em indivíduos com mais de 20 anos de idade. O fibroma não ossificante pode eventualmente se tornar uma lesão grande, tomar todo o diâmetro do osso, causando dor e aumento de volume do osso.

Os locais mais comprometidos são o terço inferior do fêmur, o superior da tíbia, a fíbula e o terço inferior da tíbia.

A imagem radiológica é a de uma lesão lítica não calcificada, localizada excentricamente na metáfise ou próximo dela. Caracteriza-se por comprometer a cortical e projetar-se no canal medular, delineando um contorno preciso, convexo. Os limites da lesão são nítidos, com bordas finamente escleróticas, como se fossem desenhadas a lápis, boceladas, circinadas, semelhantes às bordas da tinha *corporis*.

Histiocitose X

Fazem parte deste grupo, denominado "reticuloendoteliose", a doença de Letterer-Siwe, a doença de Hand-Schüller-Christian e o granuloma eosinófilo. Todas essas manifestações têm em comum a proliferação histiocitária com quantidades variáveis de lipídios.

A doença de Letterer-Siwe acomete crianças de baixa idade (1 ano ou menos). Manifesta-se por lesões cutâneas, viscerais e ósseas. As lesões cutâneas são de aspecto maculopapular ou pequenos nódulos disseminados. As lesões ósseas são geralmente no crânio, mas outros ossos podem ser também lesados, como o ilíaco, as costelas e os ossos longos.

A doença de Hand-Schüller-Christian ocorre de preferência em crianças e adolescentes, mas pode acometer adultos. Caracteriza-se pela tríade: exoftalmia, diabetes insípido e lesões ósseas. A exoftalmia e o diabetes insípido são decorrentes de lesões da órbita com massa retro-ocular e na base do crânio, respectivamente. Lesões da pele e hepatoesplenomegalia podem aparecer. As lesões ósseas são mais frequentes no crânio.

O granuloma eosinófilo é uma afecção benigna, que apresenta apenas lesão em um único osso ou em mais de um.

O aspecto radiológico das lesões da histiocitose X é semelhante nas três manifestações clínicas. No granuloma eosinófilo, as lesões podem ser múltiplas, mas habitualmente são únicas. Qualquer osso pode ser acometido, mas é muito raro nos ossos curtos das mãos e nas epífises dos ossos longos. Crânio, costelas, ilíacos, coluna vertebral, clavículas e ossos longos são os mais afetados. O mecanismo básico de formação da lesão é a proliferação histiocitária, formando um granuloma que vai pouco a pouco destruindo o osso. No crânio e ilíaco, o granuloma formado na esponjosa termina por destruir as duas corticais, predominando em uma delas, de tal sorte que, quando a lesão é vista em axial, aparece um duplo contorno, dando o aspecto de buraco dentro de buraco; esta aparência é clássica no granuloma eosinófilo. Nos ossos longos, é frequente o aparecimento de uma lesão maior com pequenas lesões dentro dela. Às vezes, é confundida com o sarcoma de Ewing. Na coluna, a lesão clássica do granuloma eosinófilo é o achatamento do corpo vertebral, configurando o que se denomina "vértebra plana de Calvé", mantendo os espaços discais inalterados. A lesão do granuloma eosinófilo geralmente apresenta um contorno preciso, sem esclerose.

O tumor pardo do hiperparatireoidismo é decorrente de neoplasia secretante das paratireoides ou de estimulação exagerada dessas glândulas, tendo como causa a hipercalcemia. Na primeira condição, o hiperparatireoidismo é primário e é secundário na outra.

O resultado da elevação do PTH é a descalcificação do esqueleto. O paciente queixa-se de dores generalizadas. A denominação "tumor pardo" advém do aspecto radiológico que lembra neoplasia.

Ao exame radiológico observam-se descalcificação generalizada do esqueleto e reabsorção da lâmina dura dos alvéolos dentários.

O dado radiológico principal é representado pela reabsorção dos tofos das falanges distais e reabsorção subperiosteal, que ocorre com maior frequência na face lateral das falanges médias.

OSTEOCONDRITES

As osteocondrites são afecções de causa desconhecida, não inflamatórias, que se manifestam nos núcleos de ossificação epifisária e apofisária.

As principais são: osteocondrite do quadril, apofisite tibial anterior, cifose juvenil, osteonecrose idiopática do escafoide tarsiano, osteonecrose asséptica da cabeça do 2º metatarsiano, osteonecrose asséptica do semilunar, osteonecrose da epífise posterior do calcâneo e osteocondrite deformante da tíbia. A osteocondrite do quadril ou doença de Leggs-Calvé-Perthes ocorre entre os 3 e os 11 anos, sendo mais frequente no sexo masculino.

Manifesta-se por dor no joelho e no quadril e claudicação. Ao exame físico, é possível encontrar dor localizada na articulação coxofemoral comprometida e limitação dos movimentos de abdução e de rotação. Atrofia muscular e encurtamento do membro são manifestações tardias.

Doença óssea de Paget

É um distúrbio crônico no tecido ósseo, no qual se verifica, inicialmente, reabsorção excessiva mediada por osteoclastos, seguida de invasão da medula adjacente por tecido fibroso com intensa vascularização.

Pode comprometer vários ossos (tipo poliostótico) ou apenas um osso (tipo monostótico). A evolução, geralmente, é lenta, às vezes levando anos (Figura 158.10).

A etiologia é desconhecida, alguns admitindo uma possibilidade infecciosa viral lenta, devido ao achado de inclusões filamentares semelhantes a vírus no citoplasma e núcleos de osteoclastos anormais. Alguns pacientes apresentam condições patológicas prévias, incluindo processo inflamatório crônico, disfunção endócrina, neoplasias e alterações autoimunes. Na fase ativa, os osteoclastos reabsorvem o osso rapidamente, sendo possível verificar a seguir um aumento da atividade osteoblástica. Estabelece-se, portanto, um *pool* de cálcio, aumentando a necessidade pelo osso dos minerais cálcio e fósforo.

A deposição óssea anômala e desordenada forma um osso mais mole, menos eficiente e com tendência a deformidades, com maior índice de fraturas, inclusive patológicas. Em função do aumento de sua vascularização, pode haver maior fluxo sanguíneo para a região com consequente aumento da temperatura cutânea. Às vezes, há aumento da frequência e do débito cardíacos.

Os ossos mais acometidos são as vértebras lombares, o sacro, os ossos do crânio, a tíbia e o fêmur. Em 5% dos pacientes, verificam-se dores com fraturas, e, em casos mais exuberantes, aparece deformidade do osso envolvido. No caso dos membros inferiores, pode provocar dificuldade de deambulação, com claudicação à marcha. Outras manifestações clínicas são hipertermia cutânea, insuficiência cardíaca de alto débito e surdez, secundária à compressão do nervo auditivo.

As múltiplas alterações ósseas provocam dor cuja intensidade varia, dependendo da gravidade das lesões subjacentes. As fraturas vertebrais são geralmente indolores.

Antes de aparecerem manifestações clínicas, a doença pode ser identificada em exames radiológicos realizados para investigar afecções não relacionadas com a doença de Paget ou quando se constatam níveis plasmáticos elevados de fosfatase alcalina.

Laboratorialmente, os parâmetros mais importantes são o aumento da fosfatase alcalina no soro em até 10 vezes o normal, na fase ativa, e hidroxiprolinúria aumentada. Mais raramente, podem ocorrer calcemia e cálcio urinário elevados, acarretando riscos de litíase renal.

Os aspectos radiológicos são característicos, com alterações na arquitetura óssea. A matriz torna-se fibrosa com espessamento não estruturado, a medula fica esclerótica, e aparecem zonas líticas em V. Um dos sinais radiológicos mais precoces pode ser a "osteoporose circunscrita". O crânio revela uma aparência típica, denominada "aparência fofa" ou com aspecto de "bolas de algodão", com espessamento da abóbada (ver Figura 158.10).

A cintilografia óssea é importante para o diagnóstico, quando as alterações radiológicas ainda não são conclusivas (Figura 158.11).

O exame histopatológico também é característico, com alterações tanto em número quanto no tamanho dos osteoclastos com núcleos celulares variados e hipervascularização.

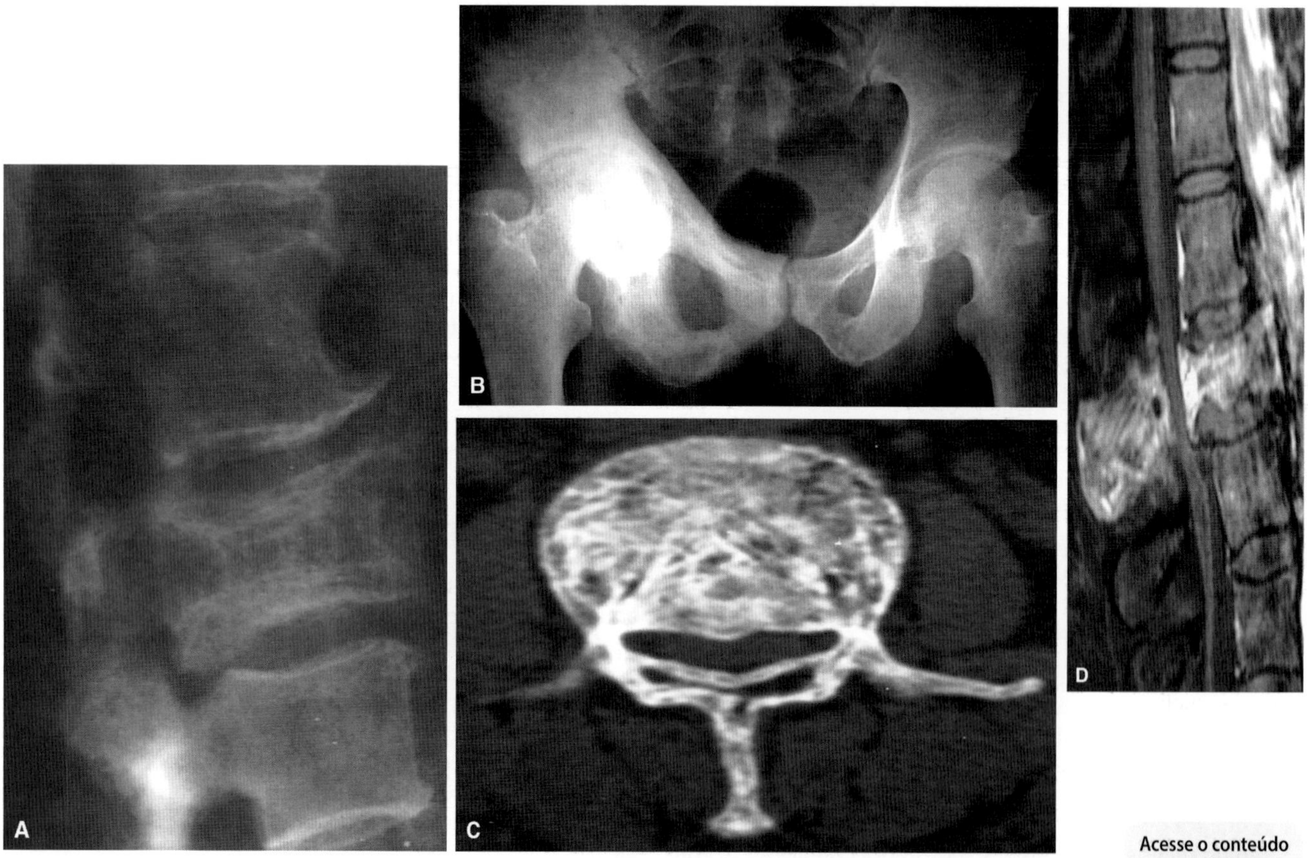

Figura 158.10 Doença de Paget. A. Radiografia em perfil da coluna lombar, evidenciando comprometimento da vértebra, com áreas osteoblásticas e osteolíticas, em mosaico, com espessamento do osso. B. Radiografia anteroposterior da pelve, evidenciando comprometimento do osso inominado (ilíaco, ísquio e púbis), com áreas osteoblásticas e osteolíticas, em mosaico, com espessamento do osso em relação ao lado contralateral. C. Tomografia computadorizada da coluna lombar, evidenciando comprometimento do corpo vertebral, com espessamento do osso e estenose do canal vertebral. D. Ressonância magnética da coluna lombar, evidenciando espessamento do osso e estenose do canal vertebral (e-Figuras 158.5 a 158.18).

Acesse o conteúdo *online*:

http://uqr.to/217dz

O exame radiológico é fundamental para o diagnóstico da osteocondrite do quadril. A apofisite tibial anterior, também denominada "doença de Osgood-Schlatter", surge entre os 10 e os 15 anos e apresenta nítida preferência pelo sexo masculino.

As principais manifestações clínicas são dor e aumento de volume no nível da extremidade da tíbia.

A cifose juvenil ou doença de Scheuermann aparece em jovens dos 12 aos 18 anos, sem predileção por sexo.

A manifestação clínica principal é a dor nas costas. A deformidade na coluna vertebral (cifose) aparece alguns meses após e acompanha-se de hiperlordose lombar e cervical como compensação.

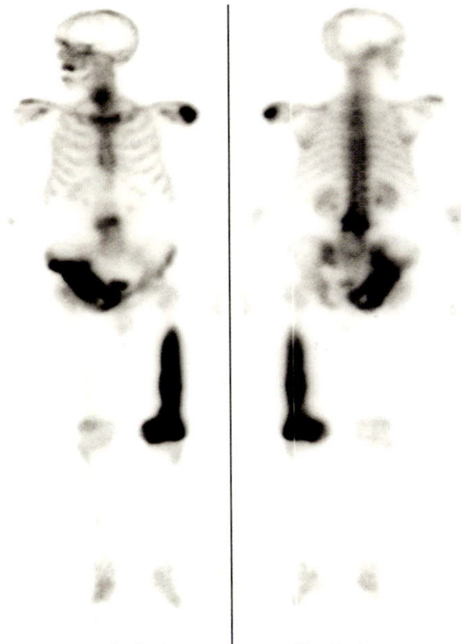

Figura 158.11 Doença de Paget. Cintilografia óssea do corpo todo com tecnécio, evidenciando hipercaptação em ossos da coluna lombar, pelve direita, fêmur e ombro esquerdos.

FRATURAS

As fraturas se devem a dois fatores: ao envelhecimento da população, estando as pessoas idosas expostas por mais tempo aos agentes externos, às quedas e à fragilidade óssea por osteoporose ou tumores (fraturas patológicas); e à violência crescente dos agentes externos, como lesões por armas de fogo, espancamentos, brigas e, principalmente, os acidentes automobilísticos, que levam a traumatismos de alta energia (Figura 158.12).

Na avaliação inicial do paciente com suspeita de fratura, deve-se primeiramente interrogar qual foi o mecanismo do trauma envolvido, fazendo perguntas simples acerca do que aconteceu, quando, como e onde. Devemos tentar esclarecer se foi um mecanismo direto ou indireto, de alta ou baixa energia, com repercussão apenas em uma região do corpo ou um politraumatismo, iniciando assim a primeira abordagem de suporte à vida (ABC do trauma). Devemos sempre estar atentos com a coluna vertebral e com a estabilidade da pelve nos pacientes politraumatizados (Figura 158.13).

No exame físico específico da extremidade acometida, serão avaliados alguns itens importantes, como:

- Características e localização precisa da dor
- Grau de limitação e amplitude dos movimentos
- Grau do edema envolvendo o membro (avalie risco de síndrome compartimental)
- Deformidades e desvios da função
- Grau de lesões neurológicas e vasculares
- Características das lesões de pele (fraturas fechadas ou expostas)
- Hematomas e equimoses
- Crepitações ósseas (Figuras 158.14 e 158.15).

Após o exame completo, é necessário solicitar radiografias simples em, pelo menos, 2 incidências (anteroposterior, perfil ou oblíquas), conforme o local acometido, com o intuito de diferenciar o diagnóstico em: contusão; entorse (lesão capsuloligamentar); luxação (perda de congruência na articulação);

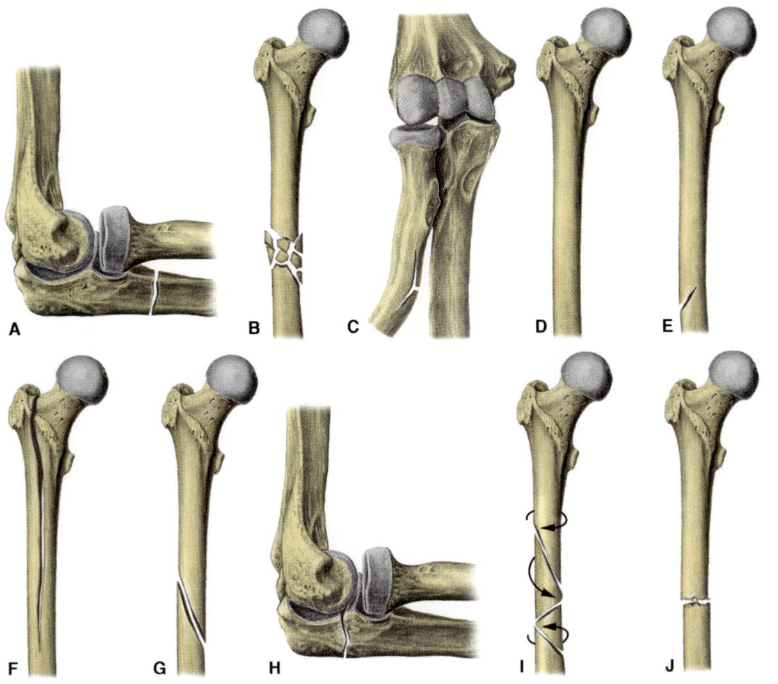

Figura 158.12 Tipos de fratura. A. Extra-articular. B. Cominutiva. C. Em galho verde. D. Impactada. E. Incompleta. F. Linear. G. Oblíqua. H. Intra-articular. I. Espiral. J. Transversa.

ou fratura (alteração da macro e/ou microarquitetura óssea). Deve-se estar atento às fraturas articulares, principalmente em crianças, pois a cartilagem pode estar desviada e não ser vista nas radiografias. Em caso de dúvidas, deve-se solicitar tomografia computadorizada ou ressonância magnética para elucidação do diagnóstico ou para melhor planejamento do tratamento.

A localização, o padrão dos traços e o número de fragmentos das fraturas dependem das direções e tipos de forças aplicadas no osso durante o mecanismo de trauma (ver Figura 158.12).

As fraturas podem ter complicações imediatas e tardias. As imediatas podem ser lesões neurovasculares, síndrome compartimental, perfurações de órgãos, lesões da medula espinal, tromboembolismo, embolia gordurosa, hemorragia retroperitoneal por instabilidade pélvica e até mesmo morte. Já as tardias compreendem deformidades como encurtamentos, rotações e consolidações viciosas, infecções, artrite pós-traumática, rigidez articular, ossificação heterotópica, retardo de consolidação, pseudoartrose, osteonecrose e distrofia simpático-reflexa. Devido a sua alta morbimortalidade e elevados gastos diretos e indiretos, as fraturas são consideradas um problema de saúde pública (e-Figura 158.19).

Acesse o conteúdo *online*:
http://uqr.to/217e0

BIBLIOGRAFIA

Barros Filho TEP, Lech O. Exame físico em ortopedia. São Paulo: Sarvier, 2016.
Court-Brown CM, Heckman JD, McQueen MM, Ricci WM, Torneta III P (eds.). Fraturas em adultos de Rockwwod e Green. 8. ed. Barueri: Manole, 2016.
Hebert S, Barros Filho TEP, Xavier R, Pardini Jr. AG. Ortopedia e traumatologia: princípios e práticas. Porto Alegre: Artmed, 2017.
Herring JA. Tachjian's Pediatric orthopaedics. Philadelphia: Elsevier, 2016.

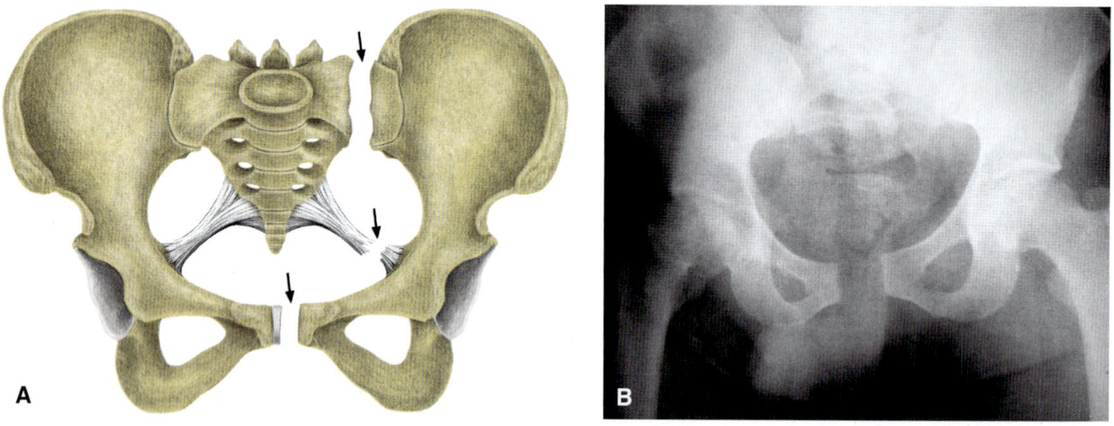

Figura 158.13 Traumatismo da pelve. A. Visão esquemática de lesão instável do anel pélvico com disjunção da sínfise púbica, ruptura dos ligamentos sacrotuberositários e fratura da asa do sacro. B. Radiografia em anteroposterior do anel pélvico, evidenciando disjunção da sínfise púbica.

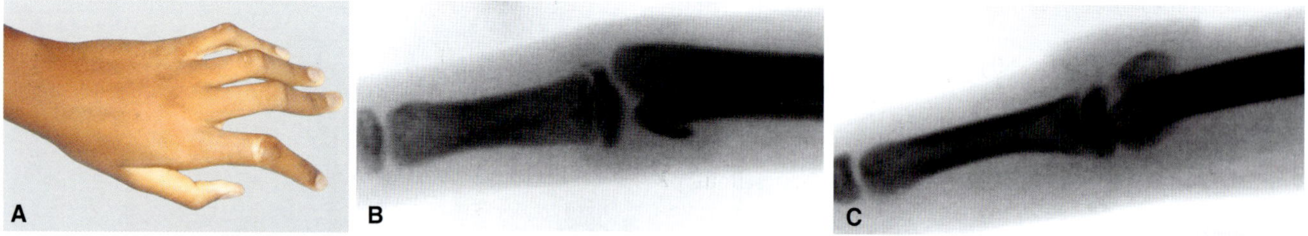

Figura 158.14 Fratura de 2º dedo da mão. A. Aspecto clínico de fratura do 2º dedo da mão com desvio rotacional em relação aos outros dedos. B. Radiografia em anteroposterior do 2º dedo da mão, evidenciando fratura no côndilo da falange proximal com deformidade articular. C. Radiografia em perfil do 2º dedo da mão, evidenciando fratura no côndilo da falange proximal com degrau articular.

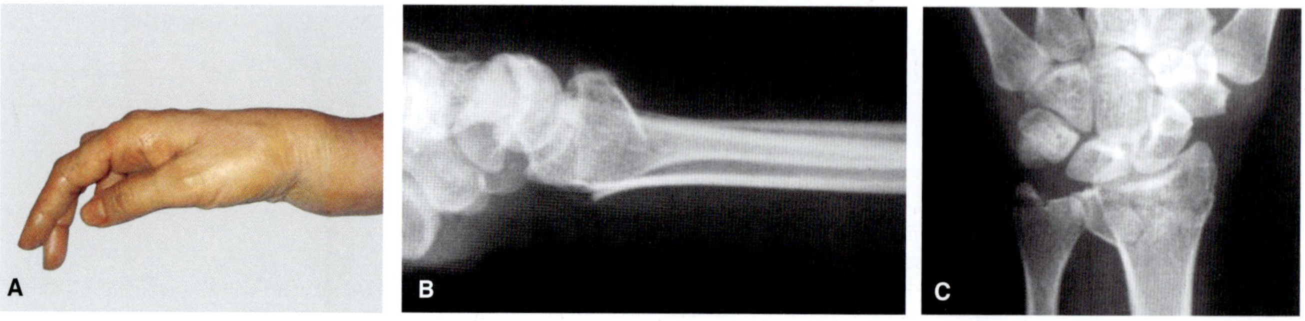

Figura 158.15 Fratura do punho. A. Aspecto clínico de fratura do punho no rádio distal com desvio dorsal do fragmento distal – fratura de Colles – em paciente idoso osteoporótico. B. Radiografia em perfil de fratura do punho no rádio distal com desvio dorsal do fragmento distal – fratura de Colles – em paciente idoso osteoporótico. C. Radiografia em AP de fratura do punho no rádio distal – fratura de Colles – em paciente idoso osteoporótico.

CAPÍTULO 159

Fundamentos de Anatomia e Fisiologia

Cristiano Montandon, Nilzio Antonio da Silva

INTRODUÇÃO

Articulação ou junta é uma região anatômica que estabelece a contiguidade entre ossos ou cartilagens, possibilitando que o movimento seja direcionado nesse segmento. As de natureza fibrosa (suturas do crânio) dificultam o movimento; as de natureza cartilaginosa (p. ex., sacroilíaca) e sinovial são as que têm maior interesse no estudo semiológico do sistema locomotor (Figura 159.1).

A articulação do tipo sinovial, também denominada **diartrodial**, é mais rica em elementos, sendo sede frequente de doenças. Seus componentes são a **cápsula**, a **membrana sinovial** e a **cartilagem de revestimento**, e esta protege a superfície óssea. Em algumas articulações, entre as cartilagens, existem meniscos fibrocartilaginosos, como, por exemplo, no joelho, no qual também há ligamentos cruzados que estabilizam a junta (ver Figura 159.1).

Externamente, reforçando a cápsula, encontram-se os ligamentos, tendões e músculos.

Preenchendo a cavidade articular, encontra-se o líquido sinovial, que nutre e lubrifica, diminuindo o atrito e o desgaste das superfícies cartilaginosas.

Tecido conjuntivo

O tecido conjuntivo difusamente distribuído no organismo tem múltiplas funções, servindo também para ligar os órgãos e sistemas. No entanto, esta não é sua principal função, pois é altamente dinâmico e participa das atividades metabólicas, especialmente das trocas hídricas e iônicas, que a todo instante se processam na sua intimidade.

Ele é o intermediário entre as células, as fibras e os elementos do sangue. Deste modo, se constitui em órgão de circulação lenta, sede de fenômenos inflamatórios provocados por diferentes estímulos.

O tecido conjuntivo é constituído de **fibras colágenas, elásticas** e **reticulares**. As fibras colágenas apresentam grande resistência, sendo encontradas principalmente nas estruturas em que se necessita de força de tração e elasticidade, como o tecido celular subcutâneo, os tendões e as submucosas. As fibras elásticas predominam nos ligamentos, na pele e nos vasos. As reticulares constituem o esqueleto fibrorreticular dos parênquimas.

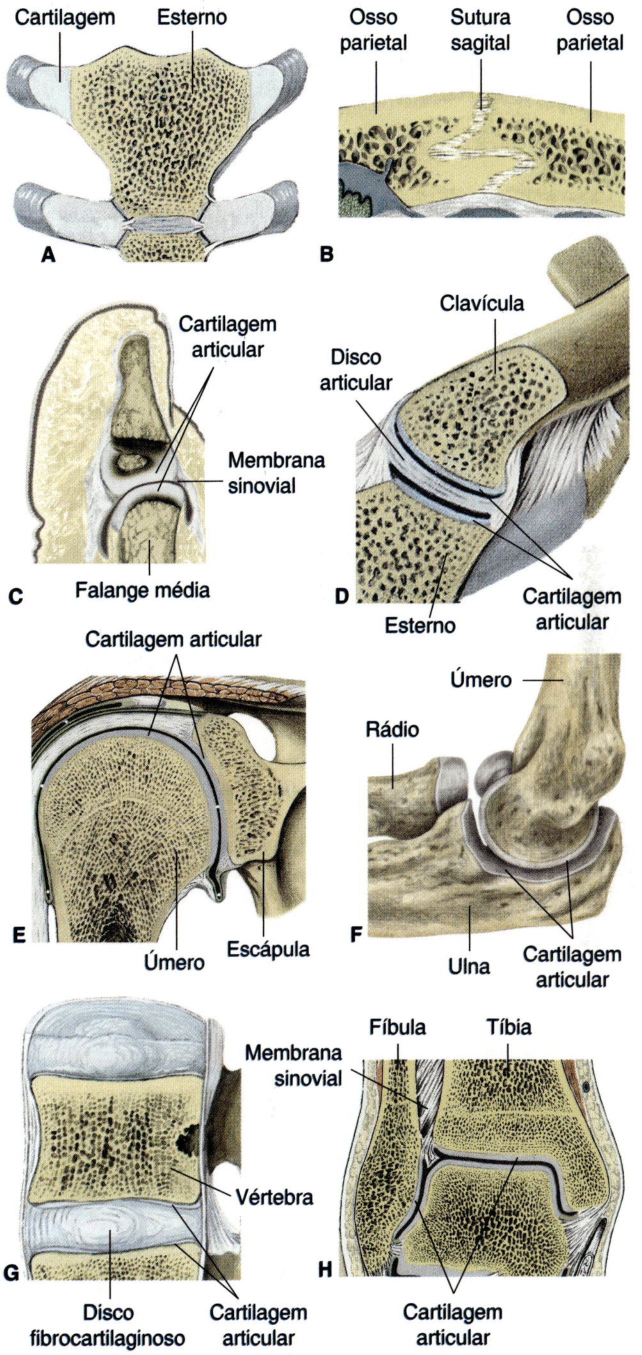

Figura 159.1 Representação esquemática dos tipos de articulação. A. Cartilaginosa, sincondrose. B. Fibrosa, sutura. C. Sinovial simples. D. Sinovial com disco articular. E. Sinovial, esferoidal. F. Sinovial, charneira. G. Cartilaginosa, sínfise. H. Fibrosa, sindesmose. (Adaptada de Köpf-Meier, 2006.)

Todos os componentes de uma articulação são formados de tecido conjuntivo, portanto, de origem mesenquimal.

A substância fundamental é amorfa, sendo elaborada pelas células conjuntivas, e nela estão imersas células e fibras. É sede de intensa atividade metabólica, estação intermediária que é das trocas entre a corrente sanguínea e as células. Na sua composição, destacam-se macromoléculas denominadas "proteoglicanas", que são formadas por cadeias de polissacarídios, ligadas às proteínas por uniões covalentes (Quadro 159.1 e Figura 159.2).

As proteoglicanas são poliânions que se ligam a vários cátions por eletrovalência. São muito hidrófilos e cada molécula liga-se a um grande número de moléculas de água. Portanto, têm papel preponderante no transporte de água e eletrólitos. Ligam-se também a moléculas de tropocolágeno, envolvendo-se assim na dinâmica de produção de fibras colágenas. Conhecidas essas funções, percebe-se que as variações de tamanho e composição das moléculas de proteoglicanas influem no transporte, na permeabilidade e nas propriedades osmóticas do líquido intersticial. Sua importância é consequente ainda às ações antilipêmica e anticoagulante do sulfato de heparana e do sulfato de dermatana, e à participação do ácido hialurônico na viscosidade do líquido intersticial. Essa viscosidade limita a propagação bacteriana.

ARTICULAÇÕES

Os componentes de uma articulação sinovial típica são: cartilagem, epífises ósseas, cápsula articular e membrana sinovial e bolsas serosas.

CARTILAGEM. A cartilagem articular é constituída principalmente de colágeno e proteoglicanas. Elasticidade, maleabilidade e plasticidade são propriedades que fazem da cartilagem um amortecedor por excelência. Sua vulnerabilidade reside na incapacidade de autorregenerar-se.

A superfície lisa e polida da cartilagem possibilita o deslizamento das extremidades articuladas com o mínimo de atrito. As pressões que suportam são variáveis, podendo ser muito elevadas, até 350 kg/cm^2, como ocorre nos joelhos.

Apresenta como características: cor branco-azulada, superfície luzidia, brilhante, polida externamente e é fortemente aderida ao tecido ósseo. Externamente, é protegida por uma membrana – o **pericôndrio** – que se continua com o periósteo.

Sua estrutura consiste em células, fibras e substância fundamental.

As células denominadas "condrócitos" apresentam núcleo volumoso e são dispostas isoladamente ou aos pares, em zonas de abundante substância fundamental e de poucas fibras colágenas. Sintetizam os componentes da matriz, tais como colágeno, proteoglicanas, glicoproteínas não colágenas, condronectina, pequenos polipeptídios catiônicos e enzimas (colagenase, proteinases). Em certas condições, podem dividir-se e multiplicar-se.

A substância fundamental da cartilagem é rica em proteoglicanas com algumas funções específicas. É um gel, condromucoide ácido, constituído de proteínas e ácido hialurônico, sulfato de condroitina A e B, lactatos, sais minerais, cálcio e água, que forma 70% do seu tecido (ver Figura 159.2).

As fibras formam um firme esqueleto; dispõem-se em verdadeira cadeia de arcos, proporcionando a elasticidade. A nutrição da cartilagem se dá por embebição do líquido sinovial, já que a vascularização é pobre.

O metabolismo do condrócito pode ser alterado por diferentes substâncias, como o hormônio do crescimento, que estimula a síntese e o catabolismo dos sinoviócitos, que ativam a matriz. Vários mensageiros célula-célula, como, por

Quadro 159.1 Tipos de proteoglicanas.

Proteoglicana	Composição de polissacarídios	Localização
Ácido hialurônico	N-acetilglicosamina + ácido D-glicurônico	Cartilagem, vasos, pele, cordão umbilical, líquido sinovial, humor vítreo
Sulfato de condroitina	Idem anterior + hexosamina sulfatada	Cartilagem, osso, vasos, valvas cardíacas, tendões, parênquima pulmonar
Sulfato de dermatana	N-acetilgalactosamina 4-sulfato + ácido L-idurônico	Pele, vasos, valvas cardíacas, tendões, parênquima pulmonar
Sulfato de queratana	N-acetilglicosamina 6-sulfato galactose	Cartilagem, córnea, núcleo pulposo
Sulfato de heparana	N-acetilglicosamina + ácido D-glicurônico glicosamina-N-sulfato + ácido L-idurônico	Aorta, fígado, pulmão

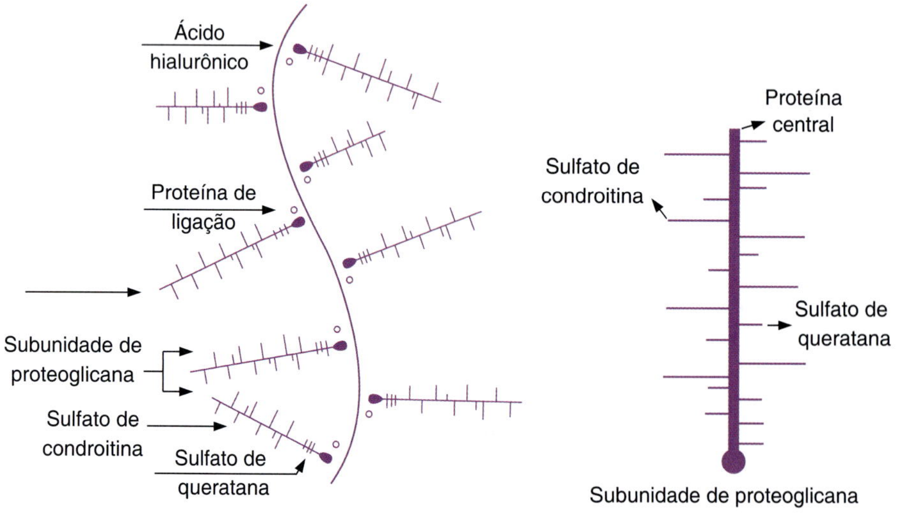

Figura 159.2 Representação esquemática da molécula das proteoglicanas.

exemplo, mediadores de monócitos, corticosteroides e agentes anti-inflamatórios não hormonais, também agem nesse nível.

EPÍFISES ÓSSEAS. As extremidades ósseas revestidas de cartilagem constituem os pontos de apoio das alavancas que põem em funcionamento as articulações ou juntas; têm estrutura de tecido ósseo esponjoso. A transição entre o osso e a cartilagem é uma lâmina calcificada de tecido cartilaginoso.

A medula óssea nessa região é muito vascularizada e inervada. Quando o fluxo sanguíneo aumenta, em decorrência de inflamação, há rarefação óssea; quando o fluxo diminui ou há isquemia, o osso se condensa.

CÁPSULA ARTICULAR E MEMBRANA SINOVIAL. A camada mais externa de uma articulação é constituída de fibras colágenas espessas. A cápsula está em continuidade com o periósteo; tem grande participação na estabilidade articular e os ligamentos que reforçam essa função são espessamentos da cápsula. Do lado interno da cápsula, há um revestimento especializado, a **membrana sinovial**. Nesta, histologicamente se diferenciam duas camadas: a **interna**, também denominada **íntima** ou **limitante**, tem estrutura conjuntiva, reveste e limita toda a cavidade articular, exceto a cartilagem; seu aspecto pode ser franjado ou liso, formando vilosidades de tamanho variável, que se projetam na cavidade articular. As células dessa camada, os sinoviócitos, são secretantes do líquido sinovial, responsável pela lubrificação e nutrição da cartilagem. Externamente, com limites imprecisos com a cápsula, encontra-se uma camada fibrosa denominada **subsinovial**.

Há três tipos de membrana sinovial: fibroso, adiposo e areolar.

O tipo fibroso reveste os ligamentos e tendões intra-articulares e nele a substância intercelular predomina sobre as células. O adiposo recobre os coxins de gordura de localização intra-articular. O areolar, o tipo predominante, está presente nos recessos marginais, vilosidades e outras áreas em que o tecido sinovial não esteja sujeito a pressões diretas.

A camada interna da membrana sinovial é formada por uma ou duas camadas de células e difere do mesotélio que recobre as cavidades serosas (pleura, pericárdio, peritônio), pela descontinuidade de suas células. Podem-se ver também as franjas sinoviais, especialmente nos recessos articulares.

Além dos sinoviócitos, existem outras células, incluindo fibroblastos, células endoteliais, macrófagos, mastócitos, linfócitos e monócitos. As células sinoviais têm grande poder de adaptação, atuando como células de revestimento ou exercendo ação fagocitária.

Na camada subíntima, além da rede vascular, encontram-se feixes de fibras colágenas. Como em qualquer tipo de tecido conjuntivo especializado, as substâncias intercelular e interfibrilar são ricas em glicosaminoglicanas.

Os sinoviócitos são de três tipos, denominados "A", "B" e "C" ou "intermediário".

Os do tipo A têm ação fagocitária, mas também são secretantes de ácido hialurônico, colagenases, fibrinogênio, lisinas, ativadores do plasminogênio e proteases. As células do tipo B exercem pequena atividade secretora, elaboram glicoproteína envolvida na lubrificação da cartilagem – a **fibronectina** –, além de enzimas lisossômicas.

Os sinoviócitos assemelham-se a macrófagos e têm receptores de membrana para componentes do complemento, participando assim do mecanismo inflamatório sinovial.

As funções da membrana sinovial são: manutenção da estabilidade articular; sede de receptores de sensibilidade; fagocitose e depuração; produção de líquido sinovial; produção de nutrientes; regulação da passagem de proteínas e lipídios para a cavidade articular; barreira de filtração e de trocas entre a cavidade articular e os tecidos; regeneração tecidual.

Por ser intensamente vascularizada, a membrana sinovial tem grande poder de dialisar o plasma, que então se transforma em líquido sinovial, cujo principal componente é a mucina, substância de fundamental importância para a lubrificação da cartilagem. A viscosidade é uma propriedade do líquido sinovial que depende do teor de mucina.

Líquido sinovial

O líquido sinovial se interpõe como uma película entre as superfícies articulares. Seu aspecto é de clara de ovo, amarelo-clara, límpido, alcalino, altamente viscoso e incoagulável. Sua quantidade normal varia de 0,5 a 2 mℓ em uma grande articulação como a do joelho. Nele, encontram-se proteínas, glicose, eletrólitos, células, ácido hialurônico. Esses elementos variam e sua análise nas enfermidades articulares pode ser de importância diagnóstica.

TIPOS DE ARTICULAÇÕES. As articulações podem ser: **imóveis**, **ligeiramente móveis** e **móveis** (ver Figura 159.1).

As articulações imóveis são fixadas por tecido fibroso (p. ex., suturas do crânio).

As articulações ligeiramente móveis são chamadas **sínfises**. Nestas, uma estrutura fibrocartilaginosa une os ossos (p. ex., sínfise púbica).

Nas articulações móveis ou sinoviais, as estruturas ósseas entram em contato umas com as outras por intermédio de uma cartilagem. Uma cápsula recobre a articulação fixando-se aos ossos em cada lado da articulação. Dentro da cápsula encontra-se o líquido sinovial, que lubrifica e nutre a cartilagem articular. É o tipo mais comum de articulação.

BURSAS OU BOLSAS SEROSAS

Quase todas as articulações têm bolsas periarticulares que servem para facilitar a movimentação, tornando os movimentos suaves e quase sem atrito. Do ponto de vista clínico, as mais importantes são ombros, cotovelos, coxofemorais e joelhos.

As **bursas** são estruturas orgânicas fechadas, como bolsas ou sacos, constituídas de células mesenquimais semelhantes aos sinoviócitos, localizadas próximo às articulações. Têm como função principal permitir o deslizamento de um tecido sobre o outro com um mínimo de fricção. São subcutâneas ou profundas, havendo aproximadamente 78 em cada lado do corpo.

A maioria das bursas surge na embriogênese; contudo, durante a vida, novas bursas podem aparecer em resposta a estresse, e as existentes podem hipertrofiar-se. Esse mesmo mecanismo pode ser responsável pelo desenvolvimento de comunicações de bursas profundas com as articulações. Como exemplos, temos a bursa iliopsoas-articulação coxofemoral, a bursa subacromial-articulação glenoumeral e a bursa do gastrocnêmio ou do semimembranoso com o joelho.

As bursas são pouco vascularizadas, o que explica a diferença entre as alterações do líquido articular patológico e as das bursites. Nestas, a resposta inflamatória é pouco expressiva.

Não há, virtualmente, líquido nas cavidades das bursas. Todavia, o suave deslizamento de suas superfícies faz-se à custa de uma película, constituída de ácido hialurônico. Quando inflamadas, acumulam líquido em seu interior.

TENDÕES

São as estruturas transmissoras da tensão muscular às partes móveis nas quais se inserem.

As suas principais características biomecânicas são elasticidade, flexibilidade e resistência à compressão. Tais propriedades resultam da composição altamente organizada do colágeno e da função combinada com outros tecidos conjuntivos, com fáscias e com ligamentos.

No adulto, 50 a 70% de seu conteúdo é água. Do restante, 75% é colágeno, principalmente do tipo I, e 2% elastina.

As fibras colágenas dispostas longitudinalmente são embebidas em matriz de água e de proteoglicanas.

O componente fibroso longitudinal é envolto por malha de tecido conjuntivo, denominada *epitenon*. Entre os vários fascículos longitudinais também existe essa malha, a qual é denominada *endotenon*.

Vasos sanguíneos e linfáticos e nervos correm nessas malhas.

O *endotenon* é contínuo com o endomísio fibrilar, que envolve cada fibra muscular.

No osso, as fibras tendinosas cruzam o periósteo no local da inserção e perfuram as lamelas ósseas externas.

O ponto de inserção de tendões, de ligamentos e de cápsulas nos ossos é denominado *entesis*. Tais pontos são fundamentais na regulação cibernética e coordenação das funções posturais e motoras do corpo. Ocupam um ponto-chave nas doenças do sistema locomotor.

Entesopatia, ou **entesite**, significa alterações nesses pontos, que ocorrem primária ou secundariamente, sendo a isquemia o denominador comum dos fatores causais.

Em áreas específicas, os tendões possuem uma bainha, que facilita o deslizamento e nutre a porção do tendão dentro da bainha. Formam túneis fibrosos para os tendões flexores dos dedos e para os tendões ao redor do punho e do tornozelo. Histologicamente, essas bainhas lembram a membrana sinovial. Na composição do seu lubrificante, o principal elemento é o ácido hialurônico, à semelhança do líquido sinovial.

A função do tendão pode ser prejudicada nas seguintes eventualidades: ruptura (parcial ou completa), aderência, estenose da bainha, isquemia e inflamação. Atrofia, degeneração ou calcificação são observadas naquelas condições e dependem de trauma, de doenças sistêmicas ou de distúrbios metabólicos.

BIBLIOGRAFIA

Andrade LEC, Von Mühlen CA, Santos FR et al. Os fundamentos do diagnóstico – medicina laboratorial. Os autoanticorpos nas doenças difusas do tecido conjuntivo. In; Cecin HA, Ximenes AC. Tratado brasileiro de reumatologia. São Paulo: Atheneu; 2015.

Lopes A, Bauer M. Cecin HA, Ximenes AC. Tratado brasileiro de reumatologia. São Paulo: Atheneu; 2015.

Queiroz MV, Rosa CM, Saraiva C et al. Semiologia reumatológica. In: Queiroz MV. Reumatologia. Lisboa: Lidel Edições Técnicas; 2002.

Robinson DB, El-Gabalaway. Evaluation of the patient/History and physical examination. In: Klippel JH. Primer on the rheumatic diseases. 13. ed. New York: Springer; 2008.

Seda H. Abordagem ao doente reumático. In: Yoshinari NH, Bonfá ESDO. Reumatologia para o clínico. 2. ed. Rio de Janeiro: Roca; 2011.

Viana VST, Bonfá ESDO. Análise laboratorial em reumatologia. In: Yoshinari NH, Bonfá ESDO. Reumatologia para o clínico. 2. ed. Rio de Janeiro: Roca; 2011.

Yazdany J, Dall'Era M. What is lupus? In: DJ, Hahn BH. Dubois' lupus erythematosus and related syndromes. 8. ed. Philadelphia: Elsevier Saunders; 2013.

CAPÍTULO 160

Exame Clínico

Nilzio Antonio da Silva

INTRODUÇÃO

O exame clínico fornece a principal contribuição para o diagnóstico das afecções das articulações, bursas e tendões.

Sexo, idade, cor, procedência, profissão, além dos outros elementos de identificação, sempre contribuem no raciocínio diagnóstico.

Exemplos: lúpus eritematoso disseminado, esclerodermia e osteoporose predominam no sexo feminino, enquanto a gota e a poliarterite nodosa, no sexo masculino.

Doença reumática e osteomielite são mais frequentes em crianças e adolescentes; a espondilite anquilosante incide da puberdade aos 40 anos; a gota, as doenças neoplásicas, a osteoporose e a artrose acometem mais a população acima de 45 anos.

Quanto a cor e etnia, temos, por exemplo, um tipo de amiloidose que ocorre em Portugal ("doença dos pezinhos") e a doença de Behçet em turcos.

Trabalhadores que carregam peso apresentam maior predisposição à lombociatalgia; esportistas, a desarranjos internos de joelhos e lesões musculares; fenômeno de Raynaud pode ser desencadeado por atividades que traumatizam os dedos ou nos trabalhadores que manuseiam instrumentos vibratórios.

Dentre outros aspectos que caracterizam as doenças do sistema locomotor, destacam-se: duração, que costuma ser inferior a 1 mês na doença reumática e na osteomielite, e mais longa – podendo durar anos – na artrite reumatoide e na artrose; o modo de início, insidioso na artrite reumatoide e abrupto na gota, na osteomielite hematogênica e na bursite; a presença de dor e/ou de sinais inflamatórios (calor, rubor e edema), sempre presente nos processos reumáticos em atividade.

Certas expressões usadas pelos pacientes são importantes, salientando-se a sensação de "dedo morto" e de formigamento nos dedos no fenômeno de Raynaud, em especial quando ocorrem modificações de temperatura e coloração da pele, que se torna arroxeada ou azulada em contato com o frio.

ANAMNESE

Os sintomas mais comuns das enfermidades articulares são **dor** (artralgia), **sinais inflamatórios** (artrite), **rigidez pós-repouso**, **crepitação articular** e **manifestações sistêmicas**, principalmente **febre**, **astenia**, **perda de peso** e **anorexia**.

> **Espasmo ou atrofia da musculatura**
>
> Por meio de arcos reflexos visceromotores, a dor articular pode determinar espasmo da musculatura circunvizinha ou atrofia. Neste caso, acredita-se que sejam envolvidas outras vias responsáveis pelos reflexos viscerotróficos.
>
> Distúrbios vasomotores periféricos também podem ser causados por alterações articulares, como a distrofia reflexo-simpática (síndrome ombro-mão).

DOR (ARTRALGIA). Devem-se investigar todas as características semiológicas de uma **dor** articular, porque este sintoma constitui a queixa principal na quase totalidade dos pacientes com afecções articulares e das estruturas a elas relacionadas.

A dor articular pode ser aguda (gota, bursite, artrite séptica) ou crônica (artrite reumatoide, artrose), em peso (artrose) ou muito intensa (gota, artrite séptica).

Por vezes, a dor vem acompanhada de outros sintomas, como parestesias (formigamentos) decorrentes da compressão de raízes nervosas na coluna cervical ou lombar.

A correta localização das parestesias torna possível diagnosticar o nível da compressão na coluna (ver Parte 17, *Sistema Locomotor*, Seção 3, *Coluna Vertebral*).

A influência dos movimentos sobre a dor é bastante informativa. Assim, quando os movimentos de abdução e rotação interna do braço agravam a dor no ombro, a primeira hipótese é de bursite ou tendinite do ombro.

Contratura da musculatura lombar, levando o paciente a se curvar para frente ou para um lado, é observada nos pacientes com hérnia discal lombar.

Dor urente, acompanhada de intumescimento da mão, é uma queixa frequente nos pacientes com distrofia reflexo-simpática das extremidades.

Dor latejante na região temporal é sugestiva de arterite temporal (ver Capítulo 53, *Doenças das Artérias*).

Hiperestesia cutânea ao longo do trajeto de um nervo é encontrada no herpes-zóster.

Dores musculares com atrofia, fraqueza, perda da força e da mobilidade indicam miosites (ver Capítulo 170, *Doenças dos Músculos e da Junção Neuromuscular*).

> **Síndrome do túnel do carpo**
>
> Uma condição frequente é a compressão do nervo mediano na região do punho, que, além da dor, tem como uma das manifestações clínicas parestesias na mão (ver Capítulo 174, *Doenças do Sistema Nervoso*).

RIGIDEZ PÓS-REPOUSO. A **rigidez pós-repouso**, também designada **rigidez matinal**, é um sintoma que, em geral, aparece em enfermidades inflamatórias. Resulta do acúmulo de substâncias produzidas pelo processo inflamatório nos locais acometidos. A duração é proporcional à intensidade da doença. Quando ocorre nas interfalangianas proximais na artrite reumatoide, costuma durar mais de 1 hora. Na artrose, ao contrário, é mais fugaz.

Na espondilite anquilosante, a rigidez ocorre nos segmentos da coluna vertebral.

CREPITAÇÃO ARTICULAR. Crepitação articular é sinal característico de comprometimento da cartilagem articular e está presente em todos os processos com degeneração daquele elemento, como ocorre nas artroses e nas artropatias neurogênicas.

MANIFESTAÇÕES SISTÊMICAS. As mais importantes são: febre, astenia, anorexia e perda de peso.

São frequentes nas mesenquimopatias ou doenças difusas do tecido conjuntivo – DDTC – ("colagenoses") e nos processos neoplásicos.

Entre as doenças sistêmicas de natureza inflamatória, devem ser citadas: artrite reumatoide, doença reumática, lúpus eritematoso sistêmico, esclerose sistêmica progressiva, dermatopolimiosite e vasculites.

As doenças articulares degenerativas e metabólicas raramente se acompanham de manifestações sistêmicas, pois são doenças localizadas nas próprias articulações sem comprometer o organismo como um todo.

> **Artralgia e artrite**
>
> **Artralgia** significa apenas dor na articulação, enquanto **artrite** indica que estão presentes sinais flogísticos (dor, edema, calor e rubor), aos quais se soma quase sempre a limitação dos movimentos.
>
> No que se refere à artrite, logo de início, deve-se procurar definir qual estrutura articular está comprometida e dolorida.
>
> Trauma também provoca hipersensibilidade da articulação.
>
> Rubor da pele na área da articulação constitui o sinal menos frequente de inflamação.
>
> O aumento da temperatura é mais bem evidenciado com o dorso dos dedos, sempre comparando com a articulação homóloga.
>
> O edema periarticular pode originar-se de infiltração da membrana sinovial, excesso de líquido no espaço articular ou de processo inflamatório de tecido mole, como bursas, tendões e suas bainhas.
>
> Artralgia e artrite são as manifestações fundamentais das enfermidades articulares, sejam traumáticas, infecciosas, autoimunes, metabólicas ou degenerativas. Daí a necessidade de caracterizá-las com segurança, por meio de anamnese e exame físico, registrando-se as articulações comprometidas, a época de instalação, a maneira de evoluir, a duração e a intensidade dos sinais e sintomas, a presença ou não de fatores desencadeantes, se houve comprometimento isolado de uma articulação ou se foram comprometidas várias articulações, simultânea e sucessivamente. Estes dados permitem fazer hipóteses diagnósticas consistentes.

EXAME FÍSICO

O exame físico das articulações é feito por inspeção, palpação e movimentação, técnicas que devem ser usadas de maneira associada – uma complementando as outras.

Ao examinar as articulações, o paciente deve ficar de pé, sentado ou deitado, descobrindo-se de modo suficiente a região em questão. Quando sentado, suas mãos devem repousar sobre as coxas ou sobre o leito, em estado de relaxamento.

Para a inspeção, é indispensável boa iluminação.

O examinador deve comparar articulações homólogas, procurando reconhecer **aumento de volume**, **rubor**, **atrofia**, **desalinhamento articular**, **deformidades**, **nódulos** e **fístulas**.

Pela análise da postura (com o paciente em posição ortostática), é possível reconhecer *genu varum*, *genu valgum*, pé plano ou cavo, cifose, escoliose e cifoescoliose.

Pode ocorrer, não raramente, concomitância destas alterações, às vezes associadas a varizes e hipodesenvolvimento muscular.

A determinação do peso do paciente com relação à idade e à altura é o indicador mais objetivo de sobrecarga do aparelho locomotor, indubitavelmente prejudicial à coluna lombar e às articulações coxofemorais, assim como aos joelhos, tornozelos e pés.

Observar a marcha do paciente, pois ela costuma modificar-se nas enfermidades vertebrais e osteoarticulares dos membros inferiores (traumáticas, metabólicas, congênitas, inflamatórias e degenerativas).

Pela palpação, é possível determinar a causa do aumento do volume articular, a presença de pontos hipersensíveis no nível da linha interarticular e em outras áreas, a presença de tumorações (nódulos, ossificações, neoplasias) e o aumento da temperatura local. A presença de calor local é sinal seguro de processo inflamatório.

Ainda pela palpação, é possível caracterizar crepitações que, quando grosseiras e no nível das articulações, denotam comprometimento da cartilagem articular, significando degeneração articular.

Crepitação de um osso significa fratura.

Utilizando-se a inspeção e a palpação de modo conjugado, são estudadas as seguintes estruturas: pele e anexos, tecido celular subcutâneo, musculatura, tendões e ligamentos, rede vascular, sistema nervoso, estruturas osteoarticulares, formato e tamanho dos vários segmentos ósseos e pontos dolorosos.

O **exame da pele e anexos** é fundamental, mormente nos casos com suspeita de DDTC ou de celulite (erisipela).

Os principais achados são: na esclerodermia, a pele torna-se dura, inelástica, com desaparecimento do pregueamento cutâneo nas articulações interfalangianas; na face, a presença de lesões eritematosas ou eritematoescamosas atróficas, principalmente nas regiões malares, é sugestiva de **lúpus eritematoso disseminado**; eritema e edema periorbitário configuram o heliótropo da **dermatomiosite**; síndrome de Raynaud (palidez, seguida de vermelhidão e cianose) pode aparecer na **esclerodermia**, no **lúpus eritematoso disseminado**, na **doença mista do tecido conjuntivo** e, mais raramente, na artrite reumatoide; eritema palmar pode ser observado no **lúpus eritematoso disseminado** e na **doença reumática**.

As lesões típicas da psoríase identificam a artropatia psoriásica, havendo predomínio do acometimento terminal das pequenas juntas das mãos.

Lesões descamativas ou esfoliativas, verdadeira descamação aguda e extensa da pele acompanhada de eritema, vesículas e bolhas periorificiais, caracterizam a síndrome de Stevens-Johnson.

Caracterizam as vasculites as pequenas lesões eritematosas vesiculares com pequenas soluções de continuidade, não raro necróticas, das polpas dos dedos e das asas do nariz.

> **Nódulos justarticulares**
>
> A presença de **nódulos justarticulares** tem grande importância diagnóstica.
>
> Nódulos subcutâneos, únicos ou múltiplos, indolores, localizados na face posterior dos cotovelos, ocorrem na artrite reumatoide, aparecendo também no lúpus eritematoso sistêmico e na doença reumática.
>
> Nódulos eritematosos ou eritematocianóticos, hipersensíveis, localizados na face anterior das pernas, são típicos do eritema nodoso.
>
> Depósitos de uratos, constituindo os tofos da gota úrica, podem ser encontrados na face posterior dos cotovelos, nos tendões de Aquiles e no pavilhão da orelha.

Calcificações de partes moles costumam ser encontradas na esclerodermia e na dermatomiosite; localizam-se principalmente nas extremidades digitais, acompanhando-se de grande sensibilidade destas regiões. Por vezes, formam fístulas por onde drena cálcio.

Queda de cabelo (alopecia) encontra-se principalmente no lúpus eritematoso disseminado e na síndrome de Sjögren.

Ainda com relação à pele, merecem ser lembradas as dermatites iatrogênicas provocadas por medicamentos antirreumáticos, como o eritema facial causado pelos corticosteroides, a erupção eritematopapulosa por hipersensibilidade a medicamentos.

Distúrbios das unhas podem ser verificados nas afecções reumáticas ou pararreumáticas: eritema periungueal no lúpus eritematoso sistêmico e na dermatomiosite; unhas quebradiças e em dedal no lúpus eritematoso disseminado; lesões ungueais típicas na artrite psoriásica. Na osteoartropatia hipertrófica pnêumica, observam-se unhas em vidro de relógio e baqueteamento digital (ver Parte 6, *Sistema Tegumentar*, Capítulo 12, *Exame Clínico*).

Com relação à **musculatura**, cumpre investigar o tônus e a troficidade, principalmente dos músculos adjacentes aos processos reumáticos de natureza inflamatória. A montante da articulação existe sempre, em maior ou menor grau, atrofia muscular. Tais alterações aparecem com mais frequência nos músculos interósseos das mãos e dos pés e no quadríceps. Atrofia do quadríceps acompanha o comprometimento dos joelhos e/ou das coxofemorais.

Quanto aos **vasos sanguíneos**, é necessário saber diferenciar as alterações vasculares das alterações reumáticas, principalmente nos membros inferiores (aterosclerose das artérias periféricas, tromboangiite obliterante, tromboflebite e flebotrombose).

Obstruções vasculares (tromboses), em consequência de arterites ou coagulopatia, são observadas na DDTC e na síndrome dos antifosfolipídios (SAF).

Telangiectasias são encontradas principalmente no lúpus eritematoso sistêmico, na esclerodermia e na dermatomiosite.

Hemiplegia e afasia nas angiites das DDTC, quadros de neuropatia periférica em lúpus eritematoso sistêmico, artrite reumatoide, síndrome do túnel do carpo e radiculites são manifestações neurológicas que podem ser encontradas nas doenças do aparelho locomotor.

Quando sintomas e sinais articulares são acompanhados simultaneamente de sintomas das vias urinárias inferiores – disúria, polaciúria, corrimento uretral –, a síndrome de Reiter deve ser considerada e, obviamente, também a artrite blenorrágica.

Diarreia, disenteria e poliartrite constituem os sintomas principais das enteroartropatias, como a da colite ulcerativa grave e da ileíte regional.

A secura das mucosas bucal, nasal, ocular e vaginal ocorre na síndrome de Sjögren.

Púrpura, equimoses e hemorragias coincidentes com artropatias lembram a hemofilia; lesões pulmonares, com sintomas catarrais e hemoptise, são encontradas na artrite tuberculosa e na granulomatose de Wegener.

Exame das articulações

O exame de uma articulação compreende os seguintes parâmetros: **formato e volume, posição das estruturas, alterações das massas musculares, presença de sinais inflamatórios, modificações das estruturas circunjacentes, crepitação e estalidos** e **movimentação.**

FORMATO E VOLUME. É necessário pesquisar irregularidades do contorno e modificações do tamanho das juntas. É conveniente medir a circunferência da articulação com fita métrica ou com o artrocitômetro, quando se trata de pequenas articulações, como as interfalangianas (proximais e distais).

O aumento de volume de uma articulação pode ser devido a várias causas, como edema de partes moles, derrames intra-articulares, espessamento da membrana sinovial e da cápsula articular, crescimento ósseo localizado (osteófitos, exostoses, periostite), depósitos de uratos (tofos) ou calcificações.

POSIÇÃO DAS ESTRUTURAS ARTICULARES. A posição das estruturas que compõem a articulação é um dado importante, podendo o desalinhamento articular ser causa ou consequência de artropatia degenerativa, como acontece nos casos de *genu valgum*, ou de comprometimento articular, como na artrite reumatoide.

MASSAS MUSCULARES. As massas musculares próximas das juntas devem ser avaliadas cuidadosamente. Pode haver atrofia dos interósseos das mãos e dos pés nos casos de artrite reumatoide, atrofia dos quadríceps na artrite dos joelhos, e assim por diante.

É correto dizer que a atrofia muscular é uma característica dos processos articulares periféricos em que exista bloqueio articular por tempo prolongado.

SINAIS INFLAMATÓRIOS. A ocorrência de sinais inflamatórios, edema, calor, rubor e impotência funcional indica a existência de artrite, sendo este achado de grande importância no diagnóstico das afecções reumáticas, pois, conforme foi assinalado, a presença de artrite tem mais valor diagnóstico que a artralgia (ver boxe *Artralgia e artrite*).

ESTRUTURAS CIRCUNJACENTES. A modificação das estruturas circunjacentes pode depender de neoplasias, irregularidades e fístulas, e seu estudo foi abordado no exame físico dos ossos.

CREPITAÇÃO E ESTALIDOS. A crepitação articular indica processo articular degenerativo, no qual há comprometimento da cartilagem hialina, enquanto a crepitação óssea denuncia a presença de fratura.

POCUS. A qualidade das imagens de partes moles obtidas por ultrassonografia é comparável à da ressonância magnética e superior à da tomografia computadorizada e das radiografias simples. Além disso, é um método inócuo, rápido e de baixo custo.

INDICAÇÕES. Ruptura parcial ou total dos tendões, presença de líquido (derrame), erosões discretas, peri e intra-articulares, sinovite e corpos estranhos nessas estruturas. Pode ser usada como orientação para intervenções, como punções e infiltrações peri e intra-articulares.

MOVIMENTAÇÃO. A avaliação dos movimentos das articulações torna possível a verificação de dor e do grau de impotência funcional. Para isso, é fundamental conhecer os movimentos normais de cada articulação para maior facilidade em detectar e avaliar a amplitude dos movimentos ou evidenciar movimentos anormais (Figuras 160.1 a 160.10).

A seguir, estão relacionadas as articulações com seus movimentos (ver Figuras 160.1 a 160.10).

Exame dos movimentos articulares

- A movimentação da articulação deve ser feita com máxima delicadeza
- É necessário pesquisar os movimentos ativo e passivo, comparando articulações homólogas
- O médico deve estar atento às reações do paciente, em especial à demonstração de dor
- Sempre que possível, a amplitude dos movimentos precisa ser medida em graus, partindo-se de uma posição neutra que seria o ponto zero
- Não sendo possível medir em graus, pode-se falar em limitação total, quando a articulação está impossibilitada de fazer a mínima movimentação, ou em limitação parcial, que pode ser mínima, moderada ou intensa (quase total).

Articulações temporomandibulares (ver Parte 11, Sistema Digestório, Seção 1, Região Bucomaxilofacial)

- Abertura e fechamento da boca
- Protrusão e retrocesso da mandíbula
- Movimentos de lateralidade.

Coluna vertebral (Figuras 160.1 e 160.2)

- Cervical (pescoço)
  - Flexão (o mento deve tocar a fúrcula esternal). A separação entre ambos deve ser medida com fita métrica

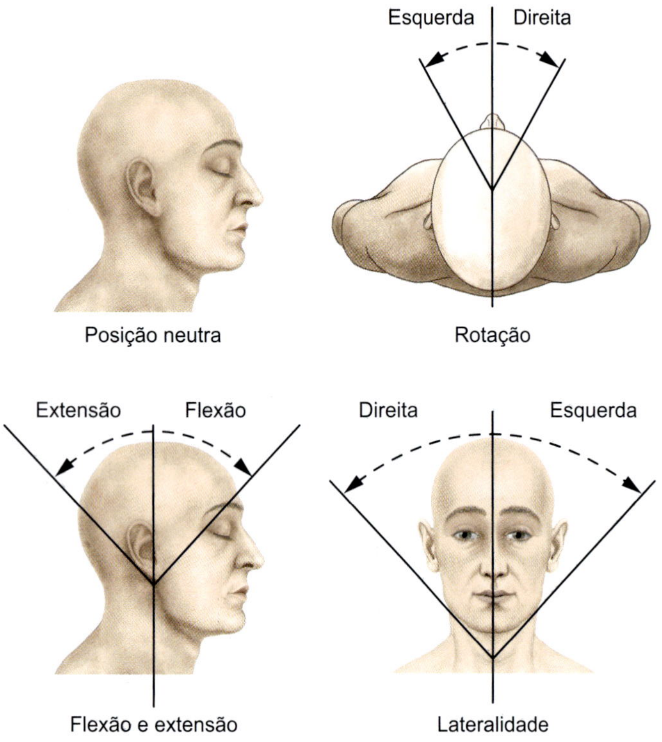

Figura 160.1 Movimentos da coluna cervical (pescoço).

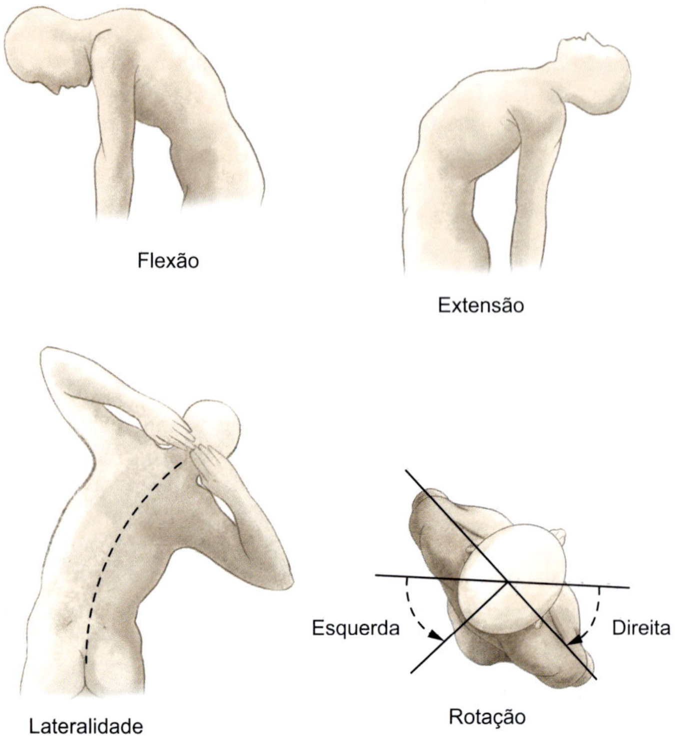

Figura 160.2 Movimentos da coluna torácica e lombar.

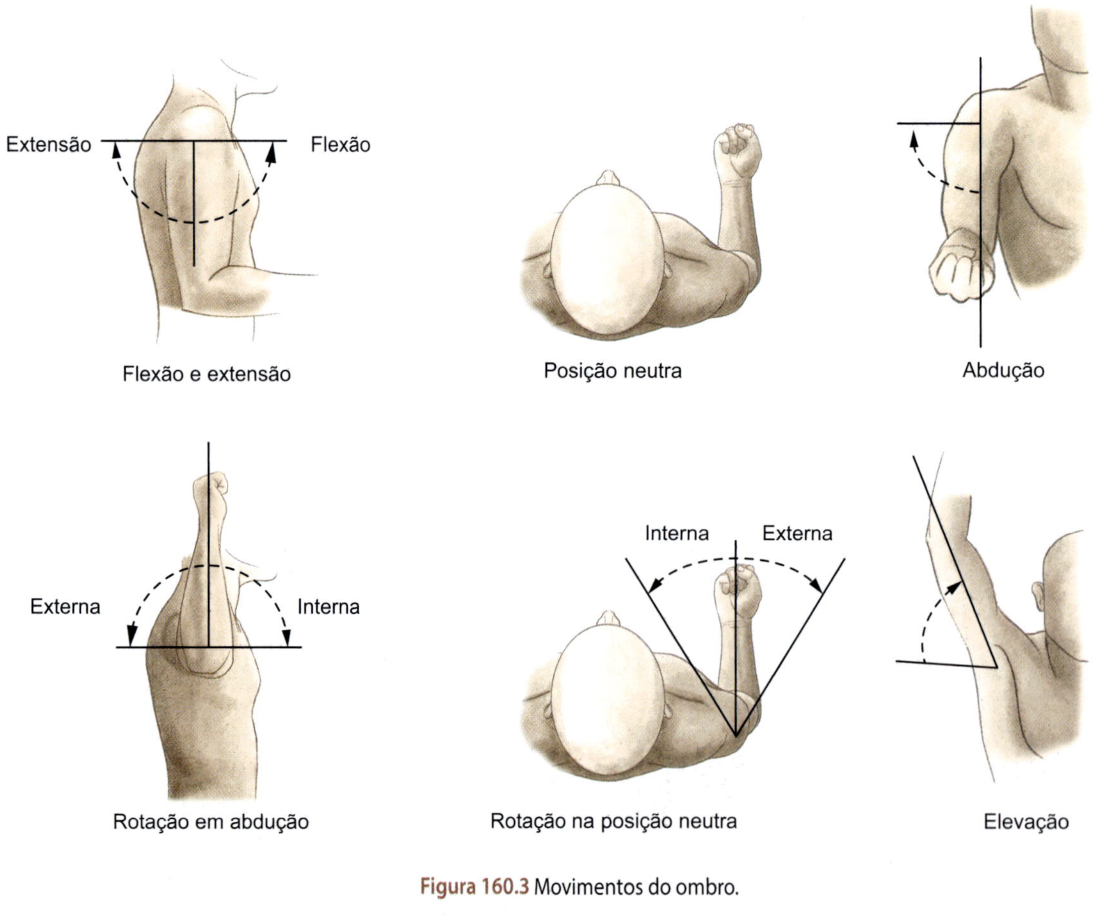

Figura 160.3 Movimentos do ombro.

- Extensão (o mento deve afastar-se em torno de 18 cm da fúrcula esternal)
- Rotação esquerda e direita (60°)
- Lateralidade esquerda e direita (30°)

▪ Torácica
- Rotação direita e esquerda (75°)
- Flexão e extensão
- Lateralidade esquerda e direita

▪ Lombar
- Flexão (meça a distância das polpas digitais-solo)
- Extensão (30°)
- Rotação esquerda e direita (90°)
- Lateralidade esquerda e direita (35°).

Ombros (Figura 160.3)

- Abdução (110° a 120°)
- Flexão ou elevação anterior (180°)
- Extensão ou movimentação para trás (60°)
- Rotação externa (90°)
- Rotação interna posterior (180°).

Cotovelos (Figura 160.4)

- Extensão (0° ou 180°)
- Flexão (45° ou 150° a 160°)
- Pronação (90°)
- Supinação (90°)
- Pronossupinação (90° a 180° para cada movimento).

Punhos (Figura 160.5)

- Flexão palmar (90°)
- Extensão dorsal ou dorsiflexão (70°)
- Desvio medial ou radial ou adução (20°)
- Desvio cubital ou lateral ou abdução (30°).

Articulações metacarpofalangianas e interfalangianas (proximais e distais) (Figura 160.6)

- Metacarpofalangianas – flexão (90°), extensão (30°)
- Interfalangiana proximal – flexão (90°)

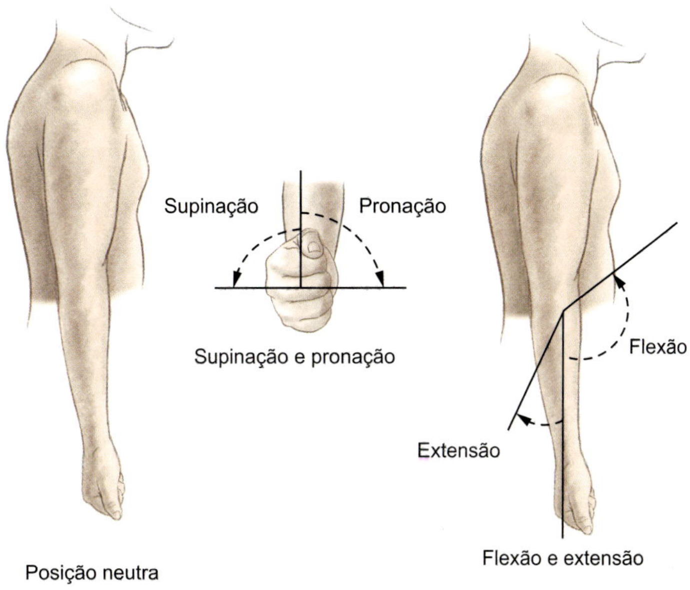

Figura 160.4 Movimentos do cotovelo.

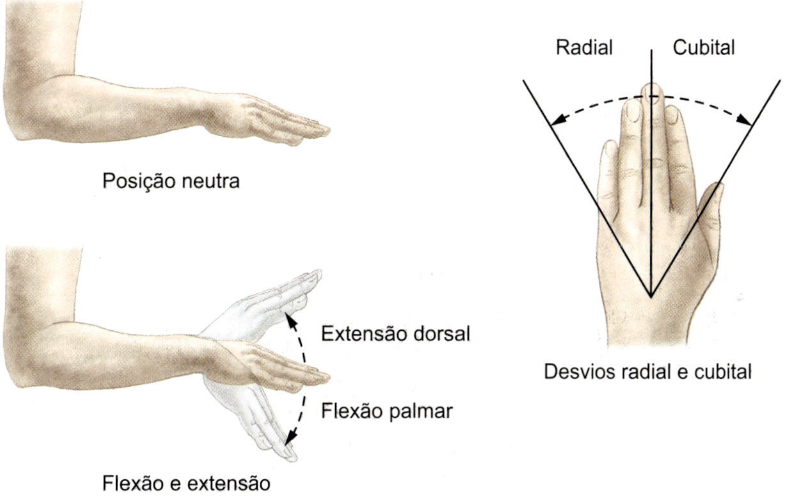

Figura 160.5 Movimentos do punho.

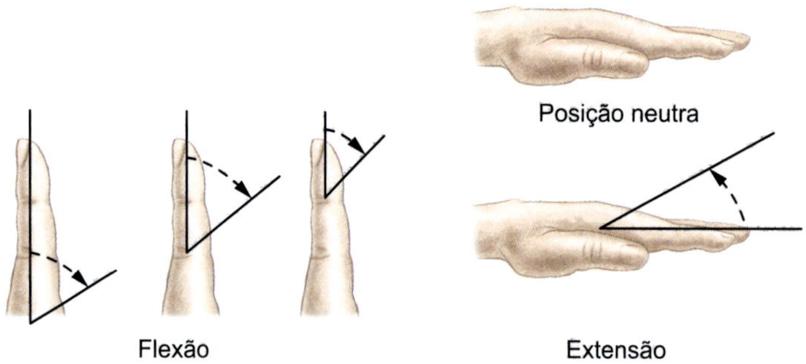

Figura 160.6 Movimentos das articulações metacarpofalangianas e interfalangianas.

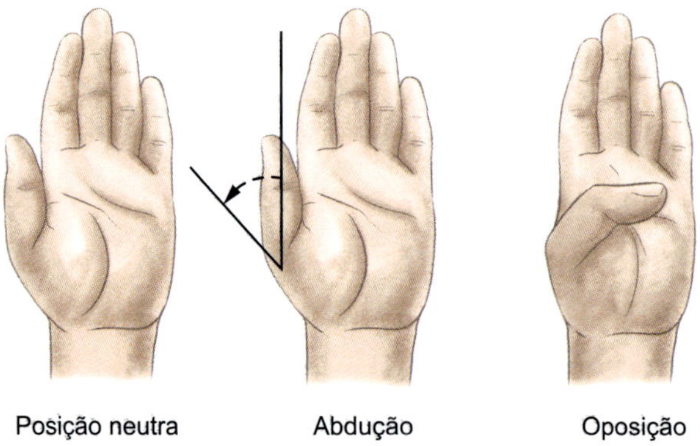

Figura 160.7 Movimentos do polegar.

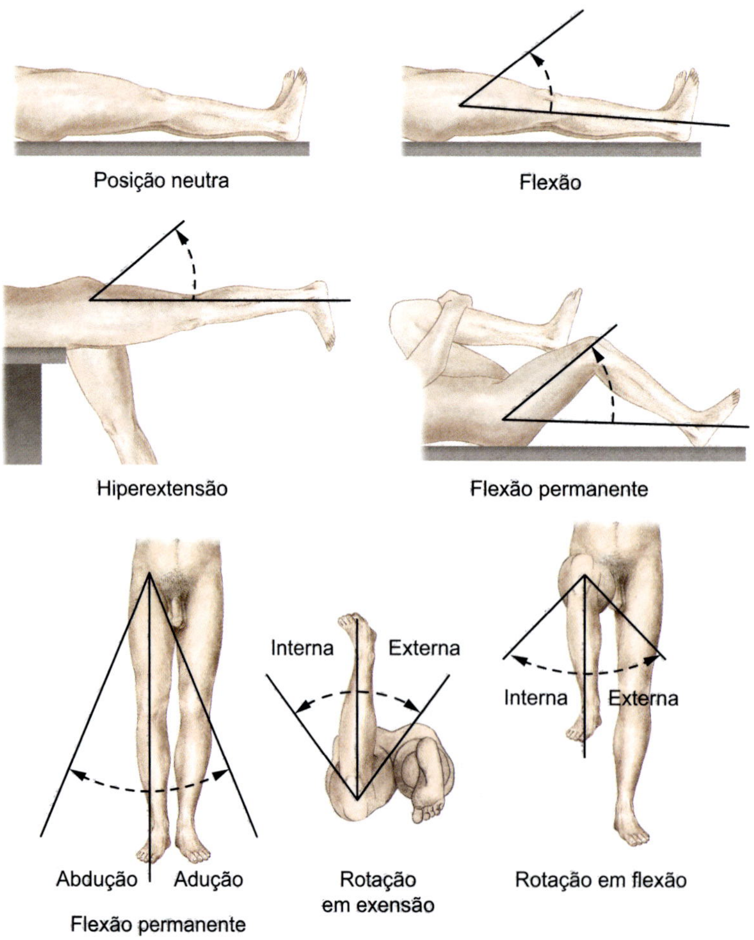

Figura 160.8 Movimentos do quadril.

- Interfalangiana – flexão (80°)
- Metacarpofalangiana do polegar – flexão (90°)
- Interfalangiana do polegar – flexão (90°)
- Abdução do polegar (110°) (Figura 160.7)
- Oposição do polegar (45°) (Figura 160.7).

Articulação do quadril (paciente em decúbito dorsal) (Figura 160.8)

- Posição neutra (180°)
- Flexão (110° a 120°)
- Rotação interna em extensão (90°)
- Rotação externa em extensão (90°)
- Rotação interna em flexão (45°)
- Rotação externa em flexão (45°)
- Abdução (45°)
- Adução (30°)
- Hiperextensão em decúbito ventral (30°).

Articulações dos joelhos (Figura 160.9)

- Flexão (30°)
- Extensão (180°).

Articulações dos tornozelos (Figura 160.10)

- Dorsiflexão ou flexão dorsal (20°)
- Flexão plantar (50°)
- Inversão
- Eversão.

Articulações metatarsofalangianas

- Flexão
- Extensão.

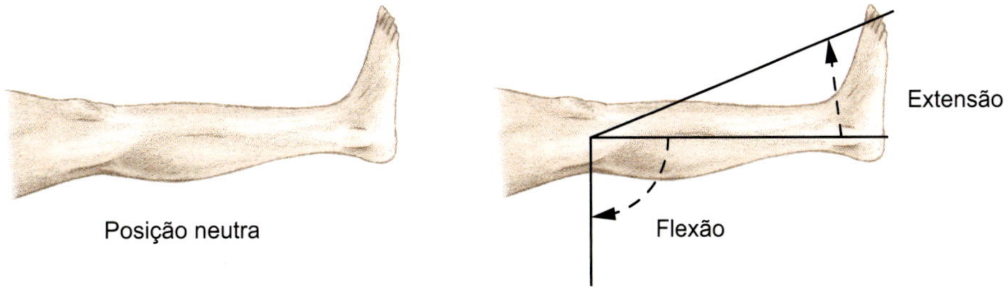

Figura 160.9 Movimentos do joelho.

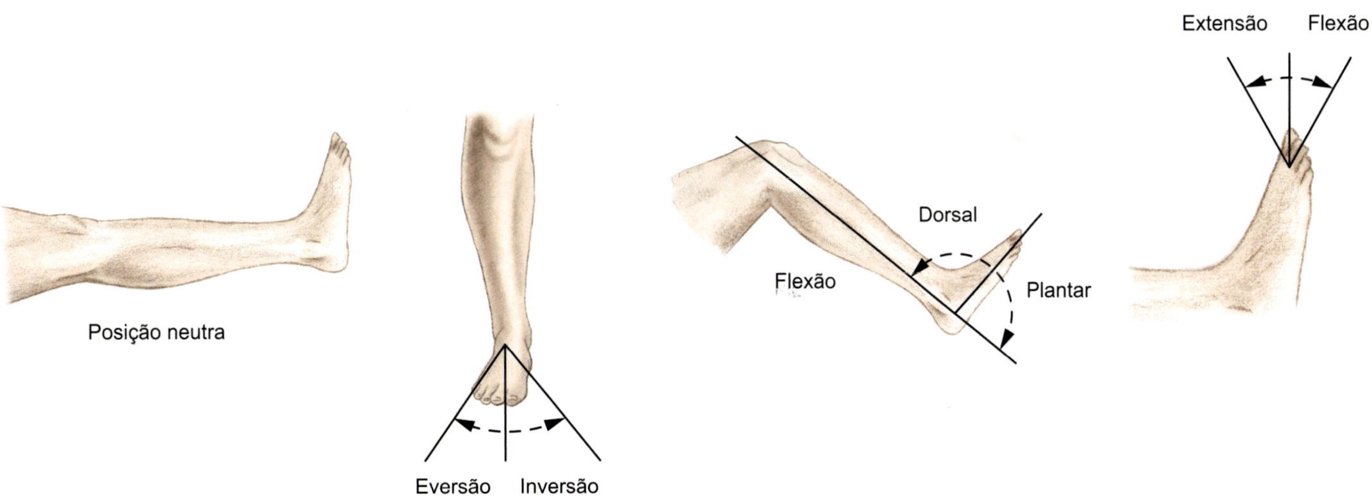

Figura 160.10 Movimentos do tornozelo e das articulações metatarsofalangianas.

BIBLIOGRAFIA

Andrade LEC, Von Mühlen CA, Santos FR *et al.* Os fundamentos do diagnóstico – medicina laboratorial. Os autoanticorpos nas doenças difusas do tecido conjuntivo. In: Cecin HA, Ximenes AC. Tratado brasileiro de reumatologia. São Paulo: Atheneu; 2015.

Queiroz MV, Rosa CM, Saraiva C *et al.* Semiologia reumatológica. In: Queiroz MV. Reumatologia. Lisboa: Lidel Edições Técnicas; 2002.

Robinson DB, El-Gabalaway. Evaluation of the patient/History and physical examination. In: Klippel JH. Primer on the rheumatic diseases. 13. ed. New York: Springer; 2008.

Seda H. Abordagem ao doente reumático. In: Yoshinari NH, Bonfá ESDO. Reumatologia para o clínico. 2. ed. Rio de Janeiro: Roca; 2011.

Viana VST, Bonfá ESDO. Análise laboratorial em reumatologia. In: Yoshinari NH, Bonfá ESDO. Reumatologia para o clínico. 2. ed. Rio de Janeiro: Roca; 2011.

Yazdany J, Dall'Era M. What is lupus? In: DJ, Hahn BH. Dubois' lupus erythematosus and related syndromes. 8. ed. Philadelphia: Elsevier Saunders; 2013.

CAPÍTULO 161

Exames Complementares

Ana Carolina de Oliveira e Silva Montandon,
Antonio Carlos Ximenes

INTRODUÇÃO

Os exames complementares para o diagnóstico das afecções articulares incluem **exames laboratoriais**, **exames de imagem**, **artroscopia** e **exames histopatológicos**.

EXAMES LABORATORIAIS

A investigação laboratorial das afecções do aparelho locomotor compreende os seguintes testes: **provas de atividade inflamatória, provas "específicas", sistema principal de histocompatibilidade (sistema do antígeno leucocitário humano [HLA])**, além de **outros exames laboratoriais** e **análise do líquido sinovial**.

Provas de atividade inflamatória

Também chamadas "**provas da fase aguda do soro**", são muito úteis para esclarecer se um processo é inflamatório e se está em atividade – informações fundamentais no planejamento terapêutico e no controle da evolução.

A base fisiopatológica dessas provas reside nas alterações proteicas causadas pelo processo inflamatório. É necessário ressaltar, contudo, que elas revelam apenas a presença de um processo inflamatório, sem indicar a etiologia.

Neste grupo, incluem-se: velocidade da hemossedimentação (VHS), dosagem das mucoproteínas séricas, pesquisa de proteína C reativa, eletroforese das proteínas, dosagens do complemento, do fibrinogênio e da ceruloplasmina.

Hemossedimentação

A VHS é o exame mais simples e mais utilizado para avaliar o grau de atividade inflamatória das enfermidades reumáticas, sendo útil como dado inicial e no acompanhamento do paciente.

Independentemente do processo inflamatório, encontra-se VHS alterada em várias condições, incluindo anemias, poliglobulias, hipoalbuminemias, icterícia, gravidez, insuficiência cardíaca e por influência de medicamentos.

Dosagem de mucoproteínas

As mucoproteínas séricas são glicoproteínas cujo componente proteico está ligado a um carboidrato. São constituintes normais do organismo, formando 1 a 2% da totalidade das proteínas plasmáticas. Estão contidas em todas as frações globulínicas em quantidades variáveis, em maiores proporções nas frações alfa-1 e alfa-2.

A **alfa-1** é uma glicoproteína ácida, derivada da substância fundamental dos tecidos, tendo como função ligar-se a uma série de enzimas proteolíticas, neutralizá-las e inativar a progesterona.

A concentração sérica normal é de 60 a 130 mg/100 mℓ.

A **alfa-2**, uma macroglobulina, compreende 80% das alfaglobulinas, sendo sua provável função a carreadora, elevando-se nos processos inflamatórios agudos, na síndrome nefrótica e nos processos em que há grande lise celular.

As mucoproteínas do soro normal migram com a globulina alfa-1, ao passo que as do soro patológico correm com a fração alfa-2.

No método de Winzler, o teor de mucoproteínas é dado em tirosina, por ser esta a fração mais estável desse agrupamento proteico.

Os valores normais em tirosina são de até 5 mg/100 mℓ.

A elevação das mucoproteínas séricas é um dado inespecífico, sendo encontrada nas infecções de modo geral, em algumas neoplasias e nas hepatopatias inflamatórias.

Proteína C reativa

É encontrada em pequena quantidade no sangue de pessoas normais. Quando ocorre uma inflamação, o seu nível aumenta sensivelmente. O valor normal é até 6 mg/dℓ.

Quando aumentada, indica necrose tissular, podendo elevar-se nos mínimos processos inflamatórios como um granuloma dentário apical, ou depois da aplicação de uma injeção de penicilina benzatina.

Eletroforese das proteínas

É um método que utiliza as diferenças na mobilidade das proteínas em um campo elétrico (eletroforético), o que torna possível separá-las em duas frações principais, de acordo com sua solubilidade – a **albumina** e as **globulinas**.

De modo geral, os processos inflamatórios agudos evoluem com diminuição da albumina e aumento predominante das alfaglobulinas (alfa-1 e alfa-2). A gamaglobulina mantém-se dentro dos limites normais ou aumenta discretamente. Já nos processos inflamatórios crônicos, além da diminuição da albumina, encontra-se aumento das gamaglobulinas (ver Parte 16, *Sistema Imunológico*).

Complemento

Complemento é o termo usado para descrever um conjunto de proteínas que desempenham importante papel na defesa do organismo. Estão presentes no sangue e nos líquidos orgânicos, sendo ativadas por meio de uma cadeia de reações que obedece a uma sequência característica (ver Parte 16, *Sistema Imunológico*).

A determinação do complemento total e de suas frações é um indicador laboratorial de atividade inflamatória, pois, para que os complexos antígeno-anticorpo possam desencadear uma inflamação, é indispensável a participação do sistema do complemento.

Os mais frequentemente dosados são o C_1q, o C_3, o C_4 e o complemento hemolítico total CH_{50}.

A imunodifusão radial é o método padrão, e os resultados são expressos em mg/100 mℓ:

- C_1q – 17 a 20 mg/100 mℓ
- C_3 – 80 a 140 mg/100 mℓ
- C_4 – 20 a 50 mg/100 mℓ
- CH_{50} – 150 a 300 unidades.

Os níveis de complemento sérico refletem a atividade imunológica, ou seja, que está ocorrendo uma interação antígeno-anticorpo.

Quando está diminuído, significa que ele está sendo consumido em uma determinada doença – por exemplo, no lúpus eritematoso sistêmico e na doença do soro – ou que há deficiência congênita.

Valores altos do complemento são encontrados nos processos inflamatórios em atividade.

Na artrite reumatoide e na febre reumática, o complemento total é normal no soro, e pode estar diminuído no líquido sinovial.

Outras provas de atividade inflamatória

Embora pouco utilizadas na prática, merecem ser mencionadas: a dosagem da alfa-1 antitripsina (valores normais de 20 a 40 mg/100 mℓ), da ceruloplasmina (valores normais de 60 a 200 mg/100 mℓ) e do fibrinogênio (valores normais de 200 a 450 mg/100 mℓ), a haptoglobulina e a proteína amilóidea sérica A.

Provas específicas

Estas provas, embora designadas "específicas", na sua maioria não o são, pois podem dar resultado positivo em várias enfermidades.

São úteis na avaliação etiopatogênica e evolutiva quando associadas aos dados clínicos e apresentam valor diagnóstico.

Incluem a determinação de anticorpos antiestreptocócicos, fatores reumatoides, antipeptídios cíclicos citrulinados (anti-CCP), fatores antinucleares, anticorpos anticitoplasma de neutrófilos (ANCA, do inglês *antineutrophil cytoplasmic antibodies*), ácido úrico, cristais de pirofosfato de cálcio e ácido homogentísico.

Anticorpos antiestreptocócicos

Estas provas têm como base a elevação dos títulos sorológicos dos anticorpos contra enzimas liberadas pelos estreptococos. Embora não indiquem obrigatoriamente a presença da doença reumática, demonstram ter havido naquele paciente uma infecção estreptocócica, o que, conjuntamente com os dados clínicos, contribui para o diagnóstico.

Vários anticorpos antiestreptocócicos podem ser titulados, incluindo a antiestreptolisina O (ASLO), a anti-hialuronidase e a antidesoxirribonuclease. Dentre esses, a antiestreptolisina O é a mais usada, por sua fácil titulação e homogeneidade dos resultados nos vários métodos, sendo mais utilizada a técnica de Todd.

Consideram-se como anormais taxas acima de 333 U/mℓ de soro até 5 anos, e de 500 U/mℓ de soro acima dessa idade.

Aproximadamente 80% dos pacientes com doença reumática em fase aguda apresentam títulos elevados de ASLO. Eles sobem no final da primeira semana e no início da segunda após a infecção estreptocócica, e alcançam seus valores máximos entre a 4ª e a 6ª semana.

Deve ser ressaltado que a ASLO não expressa a atividade da doença e não há relação direta entre a elevação e a normalização dos títulos e as provas de atividade inflamatória.

Fatores reumatoides

São imunoglobulinas dirigidas contra determinantes antigênicos do fragmento Fc da imunoglobulina G.

São autoanticorpos e, na maioria das vezes, pertencem à classe IgM. Sua detecção no soro é de importância para o diagnóstico da doença reumatoide; no entanto, a positividade deve ter interpretação cuidadosa, pois também ocorre em outras doenças, nas quais há ativação policlonal do linfócito B (Quadro 161.1).

Na pesquisa dos fatores reumatoides, são utilizadas técnicas de aglutinação, imunofluorescência, radioimunoensaio, ELISA e nefelometria.

As técnicas de aglutinação, o teste do látex e a reação de Waaler-Rose são as mais práticas e de menor custo.

O teste do látex emprega como substrato partículas de látex revestidas de IgG humana, e considera-se como positiva a reação aglutinante a partir da diluição de 1/20.

A reação de Waaler-Rose tem como substrato hemácias de carneiro revestidas de IgG de coelho. A reação é positiva em título superior a 1/32.

Essas técnicas detectam somente fatores reumatoides da classe IgM. Dentre os pacientes com doença reumatoide, 75% têm reação de aglutinação positiva, sendo denominados "soropositivos". Os casos restantes são chamados "soronegativos". Geralmente, os soropositivos apresentam pior prognóstico.

Anticorpos antinucleares

Hargraves foi o introdutor da pesquisa de anticorpos antinucleares, com a descoberta das células LE. Essa reação ocorre em razão da presença, no soro de pacientes portadores de lúpus eritematoso sistêmico, de anticorpos contra DNA-histona. Em contato com núcleos de leucócitos sensibilizados, atraem polimorfonucleares que fagocitam o material nuclear em que ocorre a reação antígeno-anticorpo.

A célula LE é o polimorfonuclear que englobou material nuclear de outra célula. Nos casos de lúpus eritematoso sistêmico ativo, 70 a 80% apresentam essa reação. Por ser mais difícil e menos sensível, a pesquisa de células LE praticamente está sendo substituída por outras técnicas. A mais difundida é a técnica de imunofluorescência indireta. Quase todos os pacientes (95 a 98%) com lúpus eritematoso sistêmico não tratados exibem a reação para um fator antinuclear (FAN), por imunofluorescência indireta, em títulos superiores a 1/10.

Atualmente, a pesquisa por imunofluorescência em células HEP-2 é a mais utilizada. Os padrões de fluorescência nuclear obtidos de maior interesse por essa técnica são: homogêneo, pontilhado (grosso e fino) e nucleolar.

São valorizados os títulos superiores ou iguais a 1/80.

O padrão homogêneo é encontrado em todas as doenças difusas do tecido conjuntivo, inclusive no lúpus eritematoso induzido por medicamentos; correlaciona-se com o fator LE e com anti-histona.

O padrão pontilhado grosso é encontrado no soro de diferentes doenças: lúpus eritematoso sistêmico, esclerodermia, doença reumatoide, síndrome de Sjögren e doença mista do tecido conjuntivo.

O padrão nucleolar é encontrado mais frequentemente na esclerodermia, mas também em alguns casos de lúpus eritematoso sistêmico, síndrome de Sjögren e artrite reumatoide.

Quadro 161.1 Doenças em que podem aparecer fatores reumatoides.

▪ Endocardite infecciosa	▪ Fibrose pulmonar idiopática
▪ Sífilis	▪ Sarcoidose
▪ Viroses	▪ Mieloma múltiplo
▪ Tuberculose	▪ Cirrose hepática
▪ Doença de Chagas	▪ Hepatite crônica ativa
▪ Hanseníase	▪ Colagenoses

No lúpus eritematoso sistêmico, pode-se encontrar FAN de vários padrões, já que há inúmeros anticorpos nessa enfermidade. Portanto, em diferentes diluições, é possível observar diversos padrões de FAN em um mesmo paciente.

Vários outros anticorpos têm sido descobertos, à medida que novas técnicas são descritas. No Quadro 161.2, encontram-se os mais utilizados na prática médica, com os respectivos padrões, ocorrência e métodos de pesquisa.

Os antígenos nucleares extraíveis (ENA) são vários: Sm, nRNP, Jo_1, Ku, Scl-70 etc. Na prática, quando se solicita anti-ENA, o resultado expressa a presença ou não de anti-nRNP e anti-Sm. O anti-nRNP é sensível ao tratamento enzimático (ribonuclease e tripsina) e ao calor, o que não ocorre com o anti-Sm. Fragmentos de RNA denominados "fragmentos U", por serem ricos em ácido urídico, são precipitados por soros que contêm tais anticorpos. Anti-nRNP precipita somente o fragmento U1, e anti-Sm precipita U1, U2, U4, U5 e U6.

O anti-Sm é altamente específico para lúpus eritematoso sistêmico e se correlaciona com a atividade clínica, sendo um dos critérios imunológicos para o diagnóstico dessa enfermidade.

Anti-nRNP em altos títulos (acima de 1/10.000) marca a síndrome de superposição de lúpus eritematoso sistêmico, esclerose sistêmica e polimiosite, denominada "doença mista do tecido conjuntivo".

Cerca de 30% dos pacientes com lúpus apresentam títulos mais baixos da anti-nRNP e, nesses casos, há menor incidência de nefropatia.

Os antígenos SS-A (ou Ro) e SS-B (ou La ou Ha) são conjugados proteínas-RNA, e, portanto, de acordo com o ciclo celular, são nucleares ou citoplasmáticos. Anticorpos anti-SS-A e anti-SS-B são encontrados nos soros de pacientes com lúpus eritematoso sistêmico (LES) e doença síndrome de Sjögren (SS). No lúpus, 25 a 40% dos casos têm anti-SS-A e 15% têm anti-SS-B. Tais pacientes apresentam maior incidência de fotossensibilidade cutânea, fator reumatoide, e coexistem com a doença de Sjögren. O anti-SS-A está presente em 2/3 dos pacientes com LES, cujo FAN é negativo pela técnica de imunofluorescência e no tipo de LES denominado "lúpus eritematoso cutâneo subagudo". Sua positividade se relaciona ainda com nefropatia; contudo, há menor incidência de nefropatia quando ambos, anti-SS-A e anti-SS-B, estão presentes no LES.

Anticorpo antipeptídio citrulinado (anti-CCP)

Anti-CCP são autoanticorpos contra aminoácidos formados pela modificação pós-translacional da arginina. Ocorre em frequência semelhante ao fator reumatoide na artrite reumatoide.

Ácido úrico

O ácido úrico é o produto final do metabolismo das purinas na espécie humana. A maior parte é endógena, não proveniente da dieta. Sua eliminação é renal (2/3) e intestinal. Seu aumento, no soro, depende de dois fatores: (1) diminuição da excreção; (2) aumento da produção, que ocorre pela maior oferta de metabólitos ou por defeito enzimático.

Sua dosagem é feita por método enzimático ou espectrofotométrico, tendo como valores normais no soro taxas de até 7 mg/100 mℓ no sexo masculino e de até 6 mg/100 mℓ no feminino. Na urina, a excreção em 24 horas varia de 300 a 600 mg, e sua determinação é importante para a escolha da medicação.

A hiperuricemia, na maioria das vezes, não é causada pela gota (Quadro 161.3).

Ácido homogentísico

No metabolismo normal da fenilalanina e da hidroxifenilalanina (tirosina), produz-se o ácido homogentísico, o qual é

Quadro 161.2 Autoanticorpos nas doenças difusas do tecido conjuntivo (DDTC).

Anticorpo	Padrão de fluorescência	Doença	Método de detecção
DNP	Homogêneo	LES, HCA, senilidade	IFI (núcleos de rim ou fígado de camundongo e célula HEp-2)
Histona	Homogêneo	LE fármaco induzido, DRe	IFI
nDNA (nativo)	Periférico	LES	IFI em fígado de camundongo
Sm	Pontilhado	LES	Hemaglutinação
nRNP (U1-RNP)	Pontilhado	DMTC, LES	Hemaglutinação
Ro (SS-A)	Pontilhado	LES, SS	IF-células HEp-2
La (SS-B)	Pontilhado	LES, SS	IF-células HEp-2
Scl-70	Pontilhado	ESP (forma difusa)	IF-células HEp-2
Anticentrômero	Pontilhado	ESP (CREST)	IF-células HEp-2
Jo_1	Pontilhado	Polimiosite	Imunodifusão
Ku	Pontilhado	Escleromiosite	Imunodifusão
Nucléolo	Nucleolar	ES	IF (fígado ou rim de camundongo) e células HEp-2
ssDNA (desativado)	Pontilhado periférico	LES, LE fármaco induzido, DRe, DReS, HCA	Hemaglutinação, ELISA, radioimunoensaio
Nucleossomo	Nucleolar	LES, LE fármaco induzido, DRe, HCA	Hemaglutinação, ELISA, RI
Anti-P-ribossômico	Pontilhado	LES, LE neuropsiquiátrico, anemia hemolítica	IF células HEp 2

Sm, Ro, La, Scl-70, Jo_1 e Ku são assim mesmo denominados, e o foram por diversas razões. Sm, por serem as primeiras letras de Smith, nome do paciente no qual se identificou pela primeira vez sua ocorrência. CREST: calcinose, síndrome de Raynaud, dismotilidade esofágica; esclerodactilia, telangiectasia; DMTC: doença mista do tecido conjuntivo; DNA: ácido desoxirribonucleico; DNP: desoxirribonucleoproteína; DRe: doença reumatoide; DReS: doença reumatoide sistêmica; ELISA: enzima imunoensaio; ES: esclerose sistêmica; ESP: esclerose sistêmica progressiva; HCA: hepatite crônica ativa; HEp-2: linhagem celular de um epitelioma; IF: imunofluorescência; IFI: imunofluorescência indireta; Ku: linhagem celular humana; LES: lúpus eritematoso sistêmico; RNP: ribonucleoproteína; SS: síndrome de Sjögren..

Quadro 161.3 Causas de hiperuricemia.

- Gota
- Doenças mieloproliferativas
- Doenças linfoproliferativas
- Anemia hemolítica crônica
- Anemia perniciosa
- Psoríase
- Sarcoidose
- Nefropatia
- Uso de diuréticos, pirazinamida, doses baixas de salicilatos
- Plumbismo
- Alcoolismo
- Cetoacidose diabética
- Acidose láctica
- Jejum prolongado
- Toxemia gravídica
- Doença de depósito do glicogênio tipo I
- Obesidade
- Insuficiência cardíaca
- Síndrome de Down
- Hiperparatireoidismo
- Hipoparatireoidismo
- Hipotireoidismo
- Acromegalia

degradado até os ácidos fumárico e acetoacético, por ação de uma oxidase. A deficiência congênita dessa enzima provoca acúmulo de ácido homogentísico no sangue, sendo eliminado em grande quantidade na urina.

A urina exposta ao ar atmosférico se torna escura e esta condição denomina-se **alcaptonúria**. Quando ocorre polimerização do ácido homogentísico no próprio organismo, ele se deposita em estruturas mesenquimais, como um pigmento escuro. Tal situação denomina-se **ocronose**. Os depósitos modificam a estrutura das cartilagens articulares, causando degeneração responsável pelos sintomas articulares.

Sistema HLA

As células nucleadas do organismo apresentam, em suas membranas, antígenos que são responsáveis pela tolerância a transplantes. Por conveniência, são investigados nos leucócitos, e daí o nome *human leukocyte antigens* (HLA). Sua expressão nas superfícies celulares obedece a códigos genéticos, segundo as leis mendelianas da hereditariedade. Os genes que determinam a ocorrência desses antígenos estão localizados no braço curto do 6º cromossomo, em quatro *loci*, denominados "A", "B", "C" e "D". Esses *loci* se constituem em quatro séries de alelos múltiplos, de segregação independente.

Os antígenos A, B e C podem ser determinados por meios sorológicos, e os antígenos D são detectados por técnicas de cultura de linfócitos. Atualmente, as técnicas moleculares, como a reação em cadeia da polimerase, são mais valorizadas para identificar esses marcadores genéticos.

Cada indivíduo tem, no máximo, dois antígenos de cada ***locus***. Os alelos de cada um dos pais se constituem em um haplótipo. Então, herdará o filho um haplótipo de até quatro antígenos do pai e um haplótipo de até quatro antígenos da mãe. Em caso de transplantes de órgão, receptor e doador deverão ter os antígenos idênticos.

Alguns alelos ocorrem somente em um grupo étnico, e certas combinações são mais habituais, como, por exemplo, A1-B8 e A3-B7. O interesse para as doenças reumáticas adveio da descoberta da frequente associação de HLA-B27 com a espondilite anquilosante. As pesquisas têm tornado possível relacionar outros HLA com várias enfermidades, além de constatar reações cruzadas de alguns HLA com estruturas bacterianas.

No Quadro 161.4 encontram-se as relações mais conhecidas entre doenças e HLA.

É preciso salientar que a presença de um antígeno marcador de uma doença, isoladamente, sem quadro clínico significativo, não estabelece diagnóstico.

Outros exames laboratoriais

Na abordagem ao paciente reumático, muitas vezes há necessidade de realizar testes que avaliem alterações provocadas por doenças de outros sistemas do organismo (como, por exemplo, o diabetes), ou que avaliem as funções de órgãos internos, lesados por uma doença primariamente articular (neste caso o lúpus eritematoso sistêmico). Sendo assim, as dosagens de glicose, lipídios, amilase, ureia e creatinina são indispensáveis na investigação diagnóstica.

Hemograma

Auxilia na avaliação da repercussão da enfermidade sobre a crase sanguínea do paciente e, por vezes, configura quadros que compõem um diagnóstico (p. ex., leucopenia). Outras vezes, esclarece o próprio diagnóstico (p. ex., leucemia).

Estados anêmicos são vistos nas síndromes reumáticas em atividade, nas neoplasias, em infecções e nas anemias hereditárias. Nesse grupo, é importante destacar a anemia falciforme, que costuma provocar manifestações articulares e deve sempre ser lembrada no diagnóstico diferencial da febre reumática e de outras causas de artrite em crianças.

Poliglobulia primária ou secundária pode cursar com dor no aparelho locomotor. É importante lembrar que a osteoartropatia hipertrófica relaciona-se com hipoxemia e esta, com poliglobulia.

Leucopenia observa-se no lúpus eritematoso sistêmico, na síndrome de Felty, nas artrites virais e como consequência, eventualmente, do uso de imunossupressores e anti-inflamatórios.

Quadro 161.4 Relação entre doenças e antígeno leucocitário humano (HLA).

Doença	HLA
Artrite reativa	B_{27}
Espondilite anquilosante	B_{27}
Síndrome de Reiter	B_{27}
Uveíte anterior aguda	B_{27}
Artrite psoriásica	B_{27}
Doença celíaca	B_8
Doença de Addison	B_8
Dermatite herpetiforme	B_8
Miastenia grave	B_8
Doença de Graves	B_8
Hepatite crônica ativa	B_8-DR_3
Diabetes melito tipo I	B_{15}-Dw_3
Psoríase vulgar	B_{17}-B_{13}
Esclerose múltipla	B_7-DW_2
Artrite reumatoide	DR_4
Doença reumatoide juvenil e Artrite idiopática juvenil	DR_5-SR_2
Lúpus eritematoso sistêmico	B_8
Doença de Sjögren	B_8-DR_3

Leucocitose ocorre nas infecções bacterianas, artrite reumatoide, vasculites, leucemias e pelo uso de corticosteroides podendo até simular um estado leucêmico. Observa-se intensa leucocitose na manifestação sistêmica de artrite idiopática juvenil.

Plaquetopenia é vista em lúpus eritematoso sistêmico, síndrome de Felty, hepatite crônica ativa, infecções por gram-negativos e como complicação do emprego de medicamentos supressores da medula óssea. Dentre estes, destacam-se os anti-inflamatórios não hormonais e os imunossupressores.

Observa-se plaquetose nas doenças inflamatórias, como febre reumática, artrite reumatoide e, de modo bem marcado, na doença de Kawasaki.

Neutropenia e neutrofilia, em geral, correlacionam-se com leucopenia e leucocitose, respectivamente.

Eosinopenia é achado comum nas infecções e em pacientes em uso de corticosteroides. Eosinofilia lembra as alergias, verminoses e vasculites por hipersensibilidade, principalmente a vasculite granulomatosa eosinofílica com poliangiite (doença de Churg-Strauss).

Linfopenia é observada em condições nas quais há produção de anticorpos antilinfócitos, como, por exemplo, no lúpus eritematoso sistêmico, e quando há destruição dos linfócitos, como na AIDS. É comum também em pacientes em uso de corticosteroides, devido à recirculação de linfócitos provocada por tais medicamentos.

Linfocitose ocorre em infecções virais, mononucleose infecciosa, infecções crônicas, como tuberculose e sífilis, tireotoxicose e na leucemia linfoide crônica.

Monocitose tem como causa algumas infecções bacterianas (tuberculose, endocardite infecciosa), infecções por protozoários (malária, calazar), doença de Hodgkin, doença de Gaucher e leucemia monocítica.

Mielograma

O mielograma pode elucidar o diagnóstico de infiltrações malignas ou de hipoplasia dos setores da medula óssea, provocada por intoxicação medicamentosa. Útil também para identificar síndrome de ativação macrofágica.

Teste de falcização

Em nosso meio, o teste de falcização das hemácias deve ser rotina na investigação de crianças que relatam dor no aparelho locomotor, sintoma frequente na anemia falciforme. A eletroforese da hemoglobina complementa o teste de falcização, além de possibilitar o diagnóstico de outras hemoglobinopatias hereditárias, as quais, como a talassemia, podem cursar com manifestações reumáticas (ver Parte 15, *Sistema Hematopoético*, Capítulo 150, *Doenças do Sangue*).

Coagulograma

Os **distúrbios de coagulação**, no lúpus eritematoso sistêmico e na síndrome dos antifosfolipídios, alteram algumas provas. Nessa doença, certos pacientes têm anticorpos antifator VIII e, portanto, terão o tempo de coagulação prolongado. Alguns exibem o anticoagulante lúpico, que pode ser revelado pelo prolongamento do tempo parcial de tromboplastina e/ou por falsas reações positivas para sífilis e anticardiolipina.

Dosagens enzimáticas

Nos casos de polimiosite e dermatomiosite, há rupturas de fibras musculares, causadas pelo processo inflamatório, com liberação de enzimas intracelulares para a corrente sanguínea. A mais importante é a creatinofosfoquinase (CPK), cuja dosagem torna possível o diagnóstico de afecção muscular em atividade. Sempre que possível, outras enzimas musculares devem ser verificadas, pois há caso em que ocorre elevação de uma isoladamente. Destacamos a aldolase, a desidrogenase láctica (DHL) e a aspartato-aminotransferase (ou transaminase glutâmico-oxalacética, TGO).

As aminotransferases ou transaminases elevam-se nas lesões celulares do fígado. A verificação desses danos tem interesse nas doenças reumáticas porque algumas hepatopatias acompanham-se de manifestações articulares, como, por exemplo, a hepatite crônica ativa e as hepatites por vírus A, B e C. Além disso, são indispensáveis para controle do uso de alguns medicamentos que podem causar lesão no hepatócito. Dentre esses, destacam-se o ácido acetilsalicílico, os imunossupressores e vários anti-inflamatórios não hormonais.

Exames bacteriológicos

Os microrganismos (vírus, clamídia, bactérias, fungos, vermes, protozoários) causam manifestações no aparelho locomotor, seja por lesão direta ou por mecanismos imunológicos ou reativos – por exemplo, artrite no joelho associada à uretrite gonocócica. O exame direto e a cultura de secreções, do tecido sinovial ou de osso possibilitam a identificação dos agentes patogênicos.

Os exames bacteriológicos mais usados nas afecções das articulações são:

- Cultura de secreção de amígdalas e fossas nasais para pesquisa de estreptococos, causadores da febre reumática
- Bacterioscopia e cultura de secreções vaginais, uretrais, anais e bucofaríngeas, para identificar infecções sexualmente transmissíveis responsáveis por artrites sépticas reativas. Destacam-se nesse grupo as infecções por *Neisseria gonorrhoeae* e por clamídia
- Coprocultura, para demonstrar os agentes causadores de síndromes diarreicas e artrites reativas, principalmente dos gêneros *Salmonella* e *Shigella*
- Hemocultura nos casos de endocardite, septicemia e artrite séptica
- Nos casos de artrite séptica, a cultura do líquido sinovial é sempre indicada nos casos de artrite monoarticular aguda, em todas as faixas etárias.

Sorologia específica

Algumas infecções têm diagnóstico firmado ou presumido por reações sorológicas. Dessas, despertam maior interesse: sífilis, brucelose, toxoplasmose, borreliose (doença de Lyme), rubéola e algumas viroses.

Por vezes, para a complementação da investigação, é necessário o estudo histopatológico, e só assim comprova-se o diagnóstico de tuberculose ou de micose, por exemplo.

Crioglobulinas

São imunoglobulinas que se precipitam quando o soro é armazenado a 4°C. Com o reaquecimento, o precipitado se desfaz. Sua presença relaciona-se com manifestações de hiperviscosidade sanguínea, as quais lembram as doenças difusas do tecido conjuntivo. De acordo com o número de imunoglobulinas, classificam-se em única e mista (Quadro 161.5). Nas mistas, pelo menos uma das imunoglobulinas presentes tem atividade de fator reumatoide. No Quadro 161.6 estão as condições em que aparece crioglobulinemia mista.

Fosfatase alcalina, cálcio e fósforo

Várias afecções que se traduzem por desmineralização óssea localizada, regional ou difusa têm manifestação dolorosa nas articulações de intensidade variável. É necessário realizar o estudo do cálcio e fósforo no sangue e na urina, da fosfatase alcalina, de cintilografia óssea e de histopatologia.

Quadro 161.5 Classificação das crioglobulinas.

Única (monoclonal)	Mistas (fator reumatoide + IgG)	
▪ Mieloma ▪ Linfoma ▪ Macroglobulinemia de Waldenström ▪ Essencial	▪ Com FRe policlonal (IgM, IgG e/ou IgA) • Doença inflamatória ou doença autoimune • Essencial	▪ Com FRe monoclonal (IgM, IgG ou IgA) • Doença linfomieloproliferativa • Essencial

FRe: fator reumatoide; IgA: imunoglobulina A; IgG: imunoglobulina G; IgM: imunoglobulina M.

Quadro 161.6 Doenças associadas à crioglobulinemia mista secundária.

Doenças do tecido conjuntivo	▪ Lúpus eritematoso sistêmico ▪ Artrite reumatoide ▪ Poliarterite nodosa ▪ Espondilite anquilosante ▪ Doença de Sjögren
Infecções	▪ Endocardite infecciosa ▪ Nefrite pós-estreptocócica ▪ Citomegalovírus ▪ Sífilis ▪ Toxoplasmose ▪ Mononucleose ▪ Equinococose ▪ Hanseníase ▪ Calazar ▪ Linfogranuloma venéreo ▪ Abscessos viscerais ▪ Hepatite crônica pelo vírus B ▪ Micoplasma
Doenças inflamatórias crônicas	▪ Sarcoidose ▪ Artrite pós-*bypass* intestinal ▪ Colite ulcerativa ▪ Doença celíaca ▪ Hepatopatia crônica ▪ Plasmocitose cutânea

Análise do líquido sinovial

O líquido sinovial é a combinação de um ultrafiltrado do plasma com substâncias elaboradas pelas células sinoviais, particularmente o ácido hialurônico. Tem como finalidade a lubrificação da articulação e a nutrição da cartilagem. Os vários constituintes do plasma podem ser detectados no líquido sinovial.

Em condições normais, sua quantidade varia de acordo com o tamanho da articulação, sendo de até 2 mℓ no joelho, por exemplo. Maior quantidade reflete a presença de processo patológico. Independentemente da causa, o mecanismo básico do aumento do líquido sinovial é a alteração da permeabilidade capilar.

A punção articular com retirada de líquido sinovial anormal é indicada para estudo laboratorial e para aliviar a pressão intra-articular (Quadros 161.7 e 161.8).

EXAMES DE IMAGEM

Os exames de imagem compreendem os exames radiológicos, a ressonância magnética, a ultrassonografia e a artroscopia.

Exames radiológicos

Além das radiografias simples, há outras técnicas que utilizam raios X, incluindo a artrografia contrastada, a pneumoartrografia e a tomografia computadorizada.

Para a interpretação radiológica, levam-se em conta os três componentes das articulações: **superfícies ósseas**, **partes moles que se interpõem entre as superfícies ósseas** e **partes moles que circundam a articulação**.

As partes ósseas, por apresentarem maior densidade, contrastam com mais nitidez.

Primeiramente, é necessário reconhecer os elementos anatômicos que constituem a articulação, passando-se a seguir à análise sistemática dos seguintes elementos:

- Avaliar o posicionamento das epífises e diáfises ósseas, procurando desvios, posições viciosas e deformidades
- Analisar a estrutura óssea, à procura de rarefações, escleroses e anomalias da trabeculização
- Estudar a fenda ou interlinha articular, procurando alargamento, estreitamento, irregularidades, calcificações, corpos livres, gás livre na articulação, assimetria e instabilidades
- Analisar o osso compacto e o esponjoso, tendo em mente as exostoses, osteófitos, rarefações, lesões em saca-bocado, condensação, rarefação (porose).

Quadro 161.7 Tipos de líquido sinovial.

	Normal	Tipo I (não inflamatório)	Tipo II (inflamatório)	Tipo III (inflamatório purulento)	Tipo IV (hemorrágico)
Aspecto	Transparente	Transparente	Turvo	Turvo ou purulento	Hemorrágico
Cor	Amarelo-palha	Xantocrômico	Xantocrômico ou esbranquiçado ou esverdeado	Esbranquiçado ou esverdeado	
Viscosidade	Normal	Normal	Diminuída	Diminuída	Variável
Coágulo	Ausente	Raro	+	+	Ausente
Mucina	++++	+++/++++	++	+	Variável ++
Nº de células por mm^3	< 200	< 3.000	3.000 a 50.000	> 50.000	200 a 10.000
PMN (%)	< 25	< 25	> 50 a 70	> 80	> 50
Glicose (diferencial com a taxa do soro)	0 –	< 10 mg –	< 30 mg –	> 30 mg + ou –	< 10 mg –

PMN: polimorfonucleares. (Adaptado de Ropes e Bauer.)

Quadro 161.8 Doenças e seus respectivos tipos de líquido sinovial.

Tipo I (não inflamatório)	Tipo II (inflamatório)	Tipo III (inflamatório purulento)	Tipo IV (hemorrágico)
Trauma Artrose Osteocondrite Osteocondromatose LES FR Amiloidose Sinovite vilonodular Neuroartropatia	AR Espondilite anquilosante Síndrome de Reiter Gota Pseudogota FR LES Vírus Neoplasia Tbc	Infecções bacterianas Gota Anemia falciforme AR	Neuroartropatia Hemofilia Hemangioma Sinovite vilonodular Discrasia sanguínea Anemia falciforme Condrocalcinose Trauma Pós-artroplastia

Como se vê no quadro, a mesma doença pode apresentar líquido sinovial de tipos diferentes. Um procedimento útil na diferenciação das enfermidades do tipo III é a dosagem do ácido láctico, que aumenta nas infecções. AR: artrite reumatoide; FR: febre reumática; LES: lúpus eritematoso sistêmico; Tbc: tuberculose.

Tipos de lesões articulares e aspectos radiográficos

▪ **ARTROPATIAS INFLAMATÓRIAS:** estreitamento uniforme do espaço articular e erosões tipo "mordida de rato" nos ossos da articulação.
▪ **ARTROPATIAS DEGENERATIVAS:** estreitamento não uniforme do espaço articular, osteófitos e eburnização do osso subcondral.
▪ **ARTROPATIAS METABÓLICAS:** espaço articular normal, erosões nas margens ósseas e "massas" de tecido mole.

Alterações radiográficas nas afecções articulares

Levando-se em conta as alterações básicas, podem-se agrupar as afecções articulares da seguinte maneira:

- Com aumento das partes moles e distensão capsular: hidrartrose; artrite aguda piogênica; capsulite; doença reumática; fase inicial das doenças inflamatórias crônicas (Figura 161.1); artrite traumática
- Com reação proliferativa: artrose (ver Figura 161.1); artrite hemofílica; artropatia neurogênica
- Com osteoporose, diminuição do espaço articular e reabsorção óssea: artrite reumatoide (Figura 161.2); artrite tuberculosa; artrite piogênica; artrite da psoríase; artrite da síndrome de Reiter; artrite das enterocolopatias inflamatórias; espondilite anquilosante (Figura 161.3)
- Com reabsorção de osso periarticular: artrite gotosa (Figura 161.4); osteocondrites; sarcoidose; xantomas; sinoviomas
- Com anquilose: espondilite anquilosante (ver Figura 161.3); artrite reumatoide; artrite piogênica em fase avançada; tuberculose osteoarticular em fase de reparação
- Com corpos livres intra-articulares: osteocondrite dissecante; osteocondromatose; artrite traumática; artropatia neurogênica
- Com calcificação da cartilagem articular e meniscos: condrocalcinose (Figura 161.5); ocronose
- Com calcificação das partes moles periarticulares: bursites; peritendinite; capsulofibrosite calcificada
- Com calcificação dos ligamentos longitudinais da coluna vertebral: espondilite anquilosante; hiperostose anquilosante.

Tomografia computadorizada

As vantagens da tomografia computadorizada (TC) sobre a radiografia convencional são: possibilidade de imagem tridimensional, medida precisa do coeficiente de atenuação tecidual (possibilitando distinguir entre estruturas diferentes), natureza não invasiva, e, quase sempre, diminuição da exposição à radiação.

A TC tridimensional pode ser utilizada para demonstrar relações espaciais em fraturas complexas, fraturas com depressão do platô tibial, e extensão subtalar e tibiotalar de fraturas do calcâneo.

A TC tridimensional pode ser útil na definição da anatomia da cabeça femoral e acetabular no deslocamento congênito do quadril e nos traumatismos desta articulação.

Ressonância magnética

A ressonância magnética (RM) pode ser usada para o diagnóstico de alterações osteoarticulares. Lesões mal definidas, como erosões e fendas, produzem alterações na morfologia da

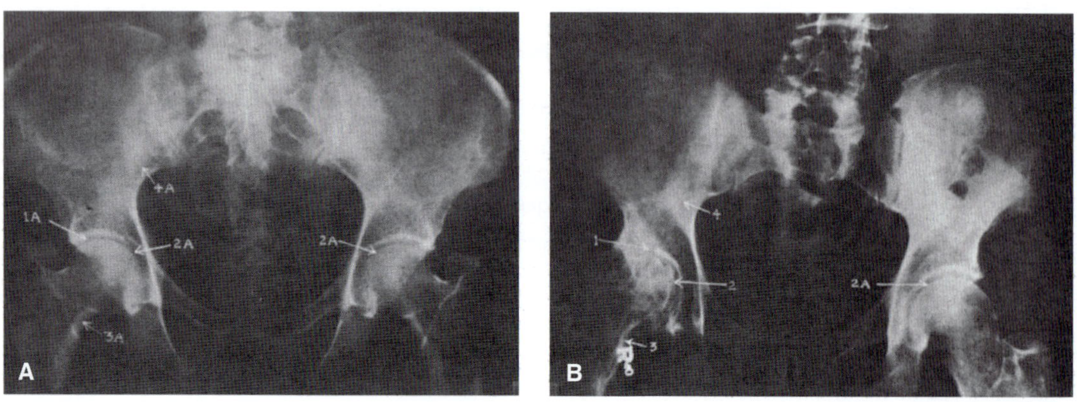

Figura 161.1 Osteoartrose coxofemoral direita. **A.** Radiografia normal. **B.** Observar: 1. fenda articular quase totalmente desaparecida na região superior e externa da articulação; 2. osteófito na cabeça do fêmur; deposição óssea na borda interna do colo do fêmur; 3. osteoporose. Notam-se, também, alterações degenerativas da coluna lombar.

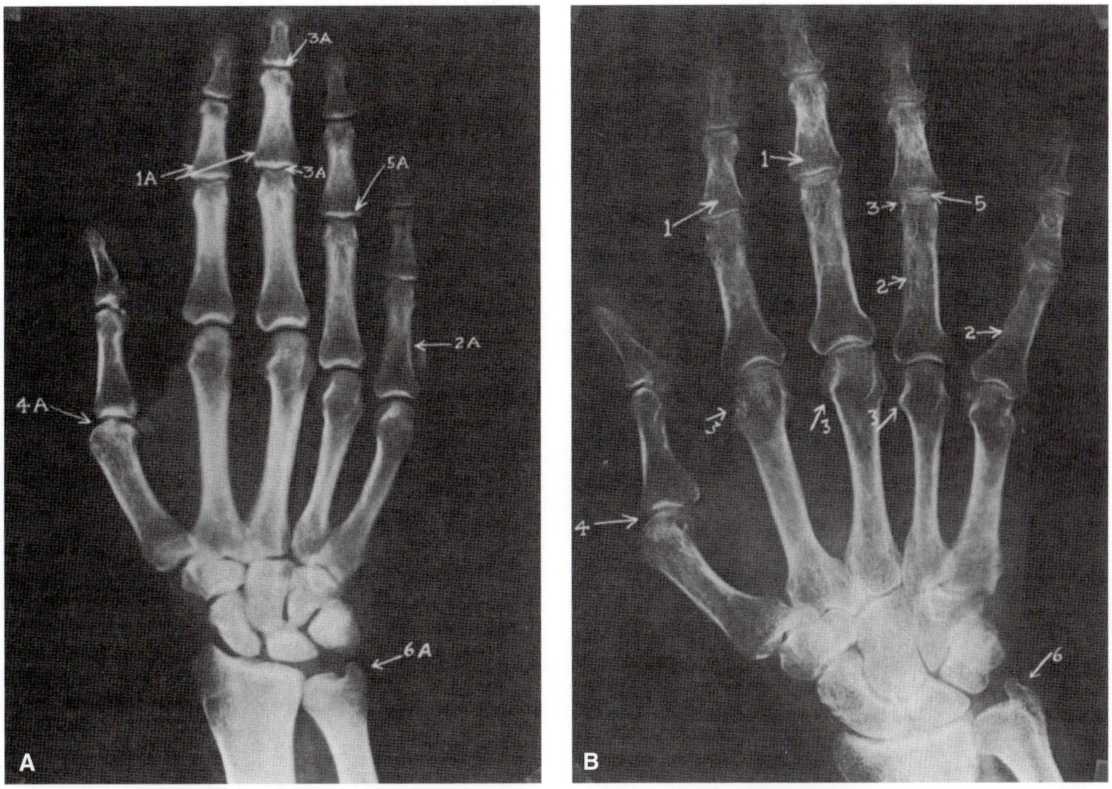

Figura 161.2 Artrite reumatoide. A. Radiografia normal da mão. B. Observar: 1 e 2. osteoporose; 3. desgastes artríticos marginais; 4. subluxação, diminuição da lamela limitante subcondral e pequenos cistos; 5. estreitamento da fenda articular; 6. desgaste da apófise estiloide pela tenossinovite concomitante.

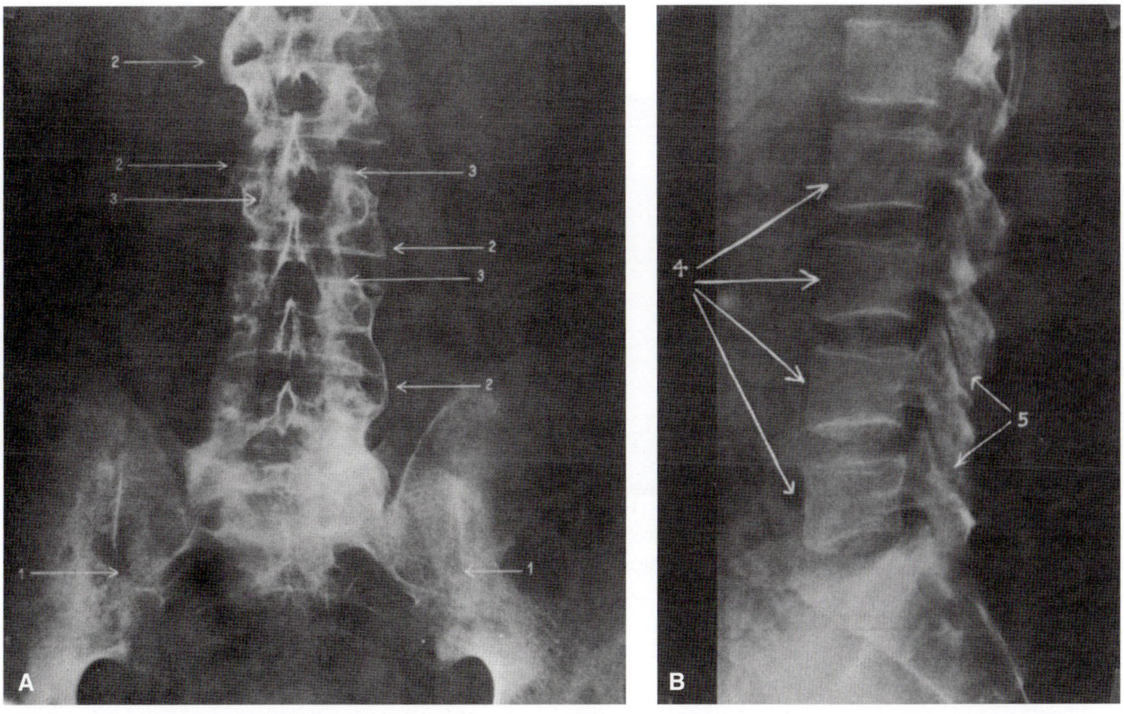

Figura 161.3 Espondilite anquilosante. Radiografia da coluna vertebral em PA (A) e perfil (B), observando-se: 1. anquilose das articulações sacroilíacas; 2. sindesmófitos; 3. anquilose dos arcos vertebrais; 4. retificação do contorno anterior da vértebra ("vértebra em formato de caixa"); 5. ossificação do arco vertebral.

cartilagem, que podem ser identificadas pela RM, observando-se irregularidades superficiais e defeitos focais ocupados pelo líquido sinovial (Figuras 161.6 e 161.7).

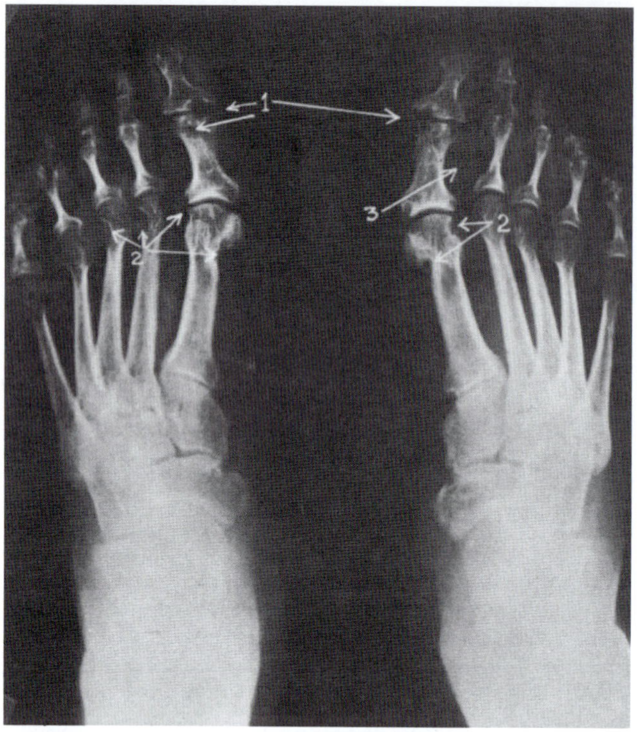

Figura 161.4 Gota. Radiografia do pé, observando-se: 1. lesões em saca-bocado na região subcondral; 2. erosão lateral; 3. aumento de partes moles.

ARTROSCOPIA E EXAMES HISTOPATOLÓGICOS

A artroscopia afirma-se cada vez mais como recurso no diagnóstico e tratamento de lesões traumáticas do joelho. Pode ser utilizada nas afecções monoarticulares dessa articulação, possibilitando biopsia dirigida.

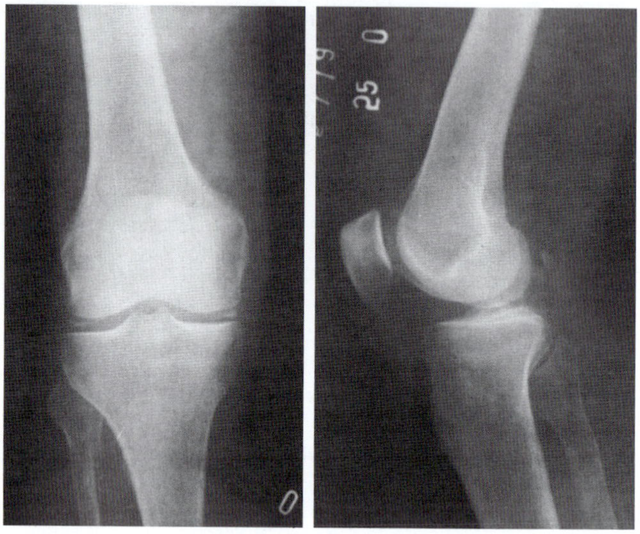

Figura 161.5 Condrocalcinose. Radiografia do joelho, evidenciando calcificação dos meniscos e da articulação tibiofibular proximal.

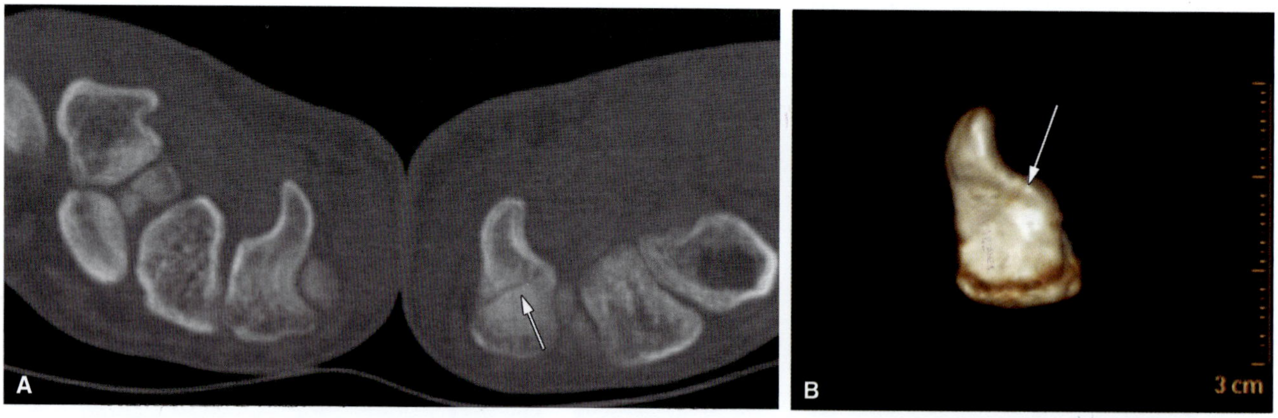

Figura 161.6 Paciente de 17 anos que sofreu trauma automobilístico, sendo normal a radiografia simples. A. Tomografia computadorizada em corte axial. B. Reconstrução 3D demonstrando traço de fratura do osso hamato (*setas*). (Imagens cedidas pelo Dr. Cristiano Montandon.)

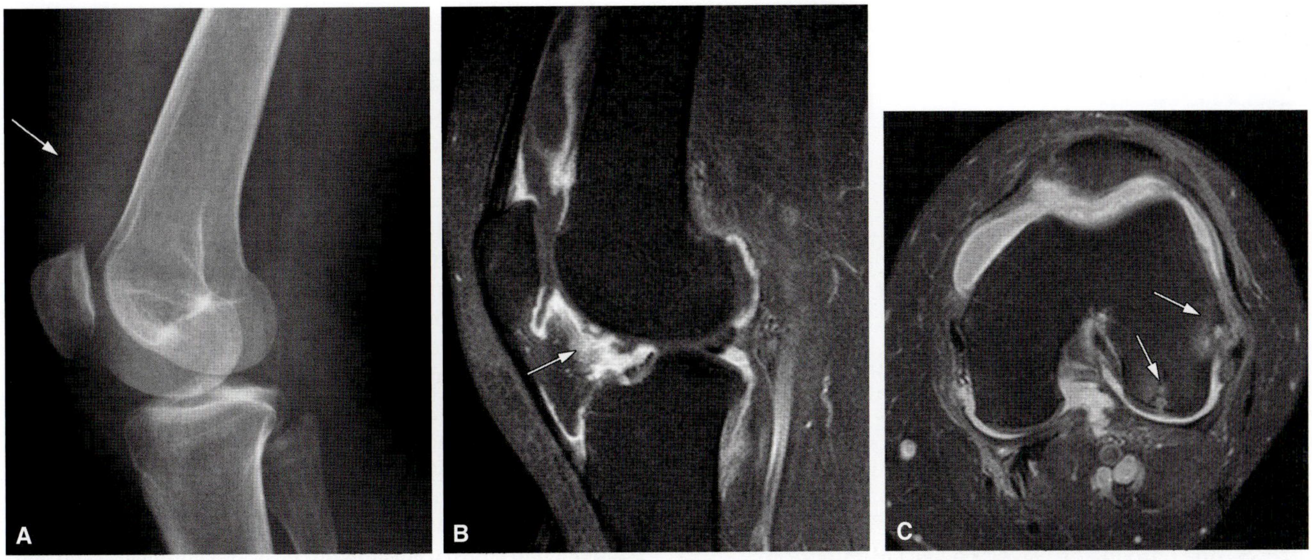

Figura 161.7 Paciente de 47 anos, com dor e derrame articular. A. Radiografia simples, mostrando osteoporose periarticular e densificação suprapatelar (*seta*). B e C. Tomografia computadorizada e ressonância magnética mostrando derrame articular, grande espessamento sinovial e erosões marginais (*setas*), compatíveis com artrite reumatoide. (Imagens cedidas pelo Dr. Cristiano Montandon.)

BIBLIOGRAFIA

Andrade LEC, Von Mühlen CA, Santos FR et al. Os fundamentos do diagnóstico – medicina laboratorial. Os autoanticorpos nas doenças difusas do tecido conjuntivo. In: Cecin HA, Ximenes AC. Tratado brasileiro de reumatologia. São Paulo: Atheneu, 2015.

Lopes A, Bauer M. In: Cecin HA, Ximenes AC. Tratado brasileiro de reumatologia. São Paulo: Atheneu, 2015.

Pasoto SG, Andrade LEC. In: Moreira C, Shinjo SK. Livro da Sociedade Brasileira de Reumatologia. 3. ed. Santana do Parnaíba: Manole, 2023.

Queiroz MV, Rosa CM, Saraiva C et al. Semiologia reumatológica. In: Queiroz MV. Reumatologia. Lisboa: Lidel Edições Técnicas, 2002.

Robinson DB, El-Gabalaway. Evaluation of the patient/History and physical examination. In: Klippel JH. Primer on the rheumatic diseases. 13. ed. New York: Springer, 2008.

Ropes MW, Bauer W. Synovial fluid changes in joint disease. Boston: Harvard University Press, 1953.

Seda H. Abordagem ao doente reumático. In: Yoshinari NH, Bonfá ESDO. Reumatologia para o clínico. 2. ed. Rio de Janeiro: Roca, 2011.

Viana VST, Bonfá ESDO. Análise laboratorial em reumatologia. In: Yoshinari NH, Bonfá ESDO. Reumatologia para o clínico. 2. ed. Rio de Janeiro: Roca, 2011.

Yazdany J, Dall'Era M. What is lupus? In: Wallace DJ, Hahn BH (eds). Dubois' lupus erythematosus and related syndromes. 8. ed. Philadelphia: Elsevier Saunders, 2013.

CAPÍTULO 162

Doenças das Articulações, das Bursas e dos Tendões

Ana Carolina de Oliveira e Silva Montandon, Antonio Carlos Ximenes, Nilzio Antonio da Silva

INTRODUÇÃO

As principais enfermidades das articulações, das bursas e dos tendões são: **doença reumática**, **artrite reumatoide**, **espondiloartrites**, **artrose**, **gota**, **bursites**, **tendinites**, **tenossinovites**, **entesopatias** e **doenças difusas do tecido conjuntivo**.

A espondilite anquilosante e a espondilartrose serão descritas no capítulo sobre as doenças da coluna vertebral (ver Seção 3, *Coluna Vertebral*, Capítulo 166, *Doenças da Coluna Vertebral*).

DOENÇA REUMÁTICA

A **doença reumática** ou **febre reumática** é uma complicação tardia, não supurativa, de uma estreptococcia que acomete indivíduos hipersensíveis aos estreptococos beta-hemolíticos do grupo A de Lancefield. Possivelmente, as lesões são determinadas por imunocomplexos relacionados com o estreptococo.

As manifestações clínicas costumam aparecer 15 a 20 dias após amigdalite estreptocócica ou escarlatina.

Na maioria das vezes, acomete pessoas jovens, na faixa dos 7 aos 15 anos, sem preferência por sexo ou cor.

A febre reumática manifesta-se por um quadro de poliartrite migratória e, em boa parte dos casos, evidencia-se comprometimento do coração (cardite).

Eventualmente, esta doença tem como expressão clínica a síndrome coreica (coreia de Sydenham).

Seu substrato anatomopatológico é constituído de um processo inflamatório do tecido conjuntivo, com exsudato e proliferação celular. **No miocárdio, encontram-se os nódulos de Aschoff, o achado mais característico da doença.** No endocárdio, ocorrem lesões vegetantes sobre as cúspides valvares, compostas de trombos plaquetários com fibrina superficial.

As lesões valvares podem regredir, permanecendo íntegro o aparelho valvar. Contudo, em determinado número de pacientes, ocorrem fibrose, retração e fusão das cordoalhas e folhetos valvares, redundando em estenose e/ou insuficiência valvar, com predomínio do comprometimento das valvas mitral e aórtica.

A cardite exterioriza-se por taquicardia, sopro de insuficiência mitral, aumento do volume cardíaco, bloqueio atrioventricular, atrito pericárdico e, nos casos mais graves, insuficiência cardíaca aguda (ver Parte 10, *Sistema Cardiovascular*, Seção 1, *Coração e Aorta*, Capítulo 49, *Doenças do Coração e da Aorta*).

A artrite tem caráter migratório, isto é, a artrite vai se deslocando de uma articulação para outra, sem deixar sequelas, ao contrário da artrite reumatoide, que provoca deformidades. Por isso, costuma-se dizer que a febre reumática "lambe as articulações e morde o coração".

A síndrome coreica caracteriza-se pelo aparecimento de movimentos involuntários amplos, desordenados, de ocorrência inesperada, e arrítmicos, multiformes e sem finalidade, localizados na face e nos membros, superiores e inferiores (ver Parte 18, *Sistema Nervoso*, Capítulo 174, *Doenças do Sistema Nervoso*).

Além de sintomas gerais (anorexia, febre, emagrecimento e palidez), não é raro o surgimento de lesões cutâneas, representadas por nódulos no nível do olécrano (nódulos de Meynet) e eritema marginado, mais frequente na face anterior do tórax e braços.

Diagnóstico da doença reumática (critérios de Jones)

Poliartrite, cardite, coreia, eritema marginado e nódulos subcutâneos são considerados "sinais maiores", enquanto febre, artralgias bloqueio atrioventricular (ECG), proteína C reativa ou hemossedimentação elevada são "sinais menores".

A ocorrência de dois sinais maiores ou um sinal maior e dois menores é sugestiva de doença reumática.

Cumpre assinalar que há grande interesse em estabelecer o diagnóstico o mais precocemente possível, pois a instituição de terapêutica adequada possibilita cura completa da enfermidade, sem deixar sequela cardíaca.

ARTRITE REUMATOIDE

A **artrite reumatoide** é uma afecção crônica, de etiologia desconhecida, que acomete aproximadamente 2 a 3% da população, ocorrendo com mais frequência em adultos jovens (20 a 40 anos), com nítido predomínio no sexo feminino (70% dos casos).

Acomete principalmente as articulações, nas quais surgem fenômenos inflamatórios, podendo comprometer, também, os pulmões, o coração e os nervos periféricos.

Considera-se esta enfermidade como uma alteração sistêmica do tecido conjuntivo, sendo que sua patogenia envolve uma complexa interação entre fatores genético e ambientais que resultam na perda da autotolerância e inflamação persistente nas articulações. A ativação de células do sistema imunológico, como linfócitos T e fibroblastos sinoviais, desempenha um papel crucial na progressão da doença (ver Parte 16, *Sistema Imunológico*, Capítulo 154, *Doenças Imunológicas*).

Ocorrem alterações em várias estruturas articulares (membrana sinovial, cartilagem articular, cápsula e osso) e justarticulares, representadas pelos nódulos subcutâneos, lesões musculares, nervosas e tendinosas, bem como em vários outros órgãos (Figuras 162.1 a 162.3).

O prognóstico quanto à vida é bom; no entanto, a AR ainda não tem cura, e a qualidade de vida dos pacientes tem sido melhorada com uso de novas terapias.

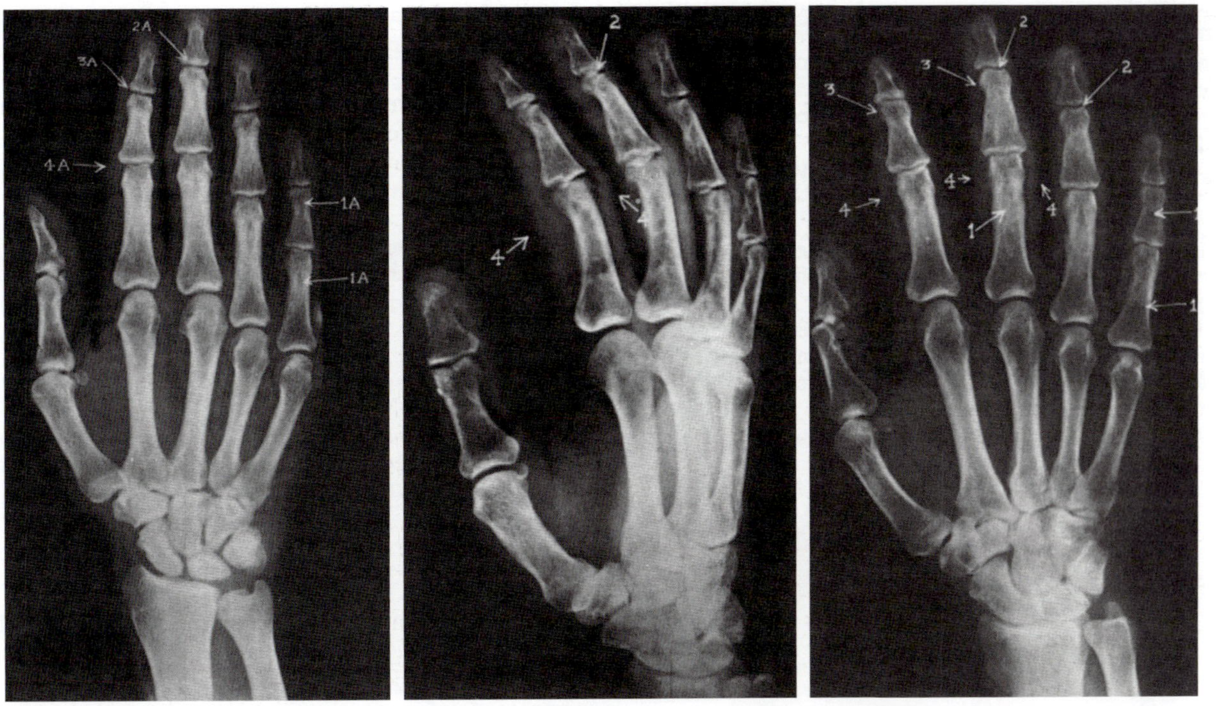

Figura 162.1 Artrite reumatoide em fase inicial, observando-se: 1. osteoporose discreta; 2. fenda articular normal; 3. cabeça das falanges com formato grosseiro; 4. aumento das partes moles.

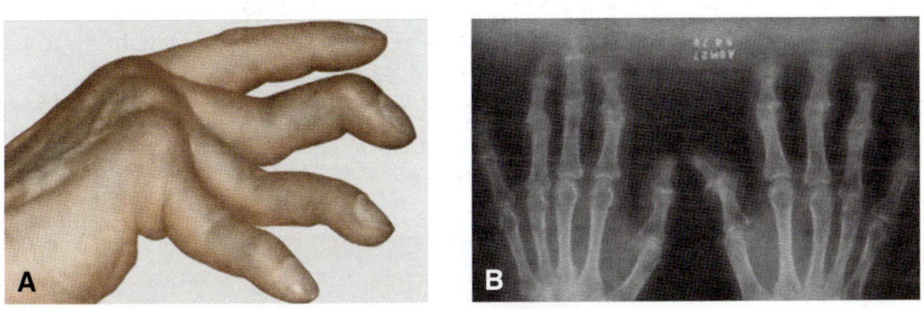

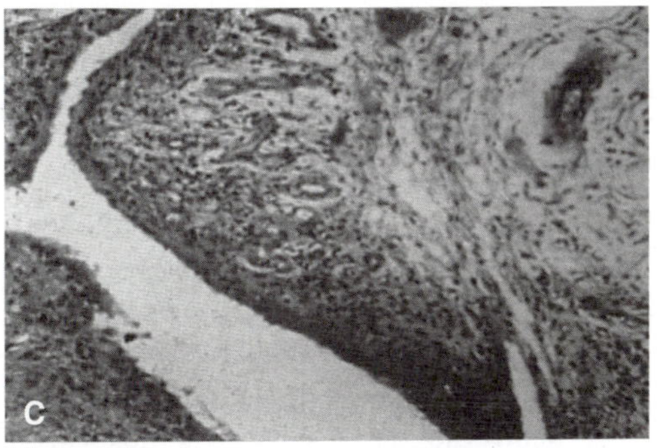

Figura 162.2 Artrite reumatoide grave. A. Mão reumatoide com dedos em pescoço de cisne. B. A radiografia mostra subluxação, reabsorção óssea e pinçamento articular. C. Corte histológico sinovial, evidenciando o processo inflamatório com infiltração linfocitária.

Diagnóstico da artrite reumatoide

Clinicamente, a artrite reumatoide manifesta-se por poliartrite evolutiva, de caráter crônico, não migratória, podendo evoluir com deformidades das articulações, em consequência da anquilose e da fusão das extremidades epifisárias.

O comprometimento articular costuma ser bilateral e simétrico. Além disso, aparecem rigidez pós-repouso, atrofias musculares, nódulos subcutâneos e sintomas gerais, como febre, perda de peso, anorexia e astenia (ver Figuras 162.2 e 162.3).

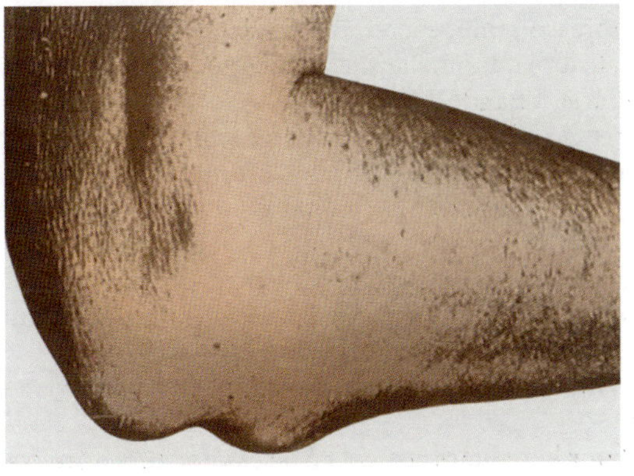

Figura 162.3 Artrite reumatoide. Nódulo subcutâneo no cotovelo.

ARTROSE

A artrose ou osteoartrose é uma doença articular degenerativa que acomete indivíduos de ambos os sexos, em geral após a quinta década da vida, não tendo preferência por raça ou cor.

É uma doença restrita à cartilagem articular, não ocorrendo fenômenos inflamatórios sistêmicos, nem comprometimento do estado geral.

Vários fatores são mencionados na patogenia da artrose, destacando-se a idade, a obesidade, o clima, a dieta, os traços genéticos e as alterações da mecânica articular.

As articulações mais comprometidas são as que suportam peso, seguindo-se as interfalangianas distais (nódulos de Heberden), as interfalangianas proximais (nódulos de Bouchard), a metatarsofalangiana do primeiro dedo dos pés, as primeiras articulações carpometacarpianas e, eventualmente, as temporomandibulares.

Diagnóstico da artrose

Clinicamente, a artrose manifesta-se por dor, que varia de leve a intensa, piorando com os movimentos e ao levantar peso; rigidez articular, que se agrava pelo repouso; limitação de movimentos e crepitação.

A presença de artrose nas articulações interfalangianas distais e proximais caracteriza os tipos hereditários da artrose, mais frequentes em mulheres.

A hipertrofia decorrente dessas estruturas configura os denominados "nódulos" de Heberden e de Bouchard, respectivamente (Figura 162.4).

O diagnóstico baseia-se nos dados clínicos, auxiliados pelos exames de imagem, que evidenciam diminuição do espaço articular (pinçamento articular), proliferação óssea marginal (osteofitose) e esclerose do osso subcondral.

Os exames laboratoriais mostram-se normais.

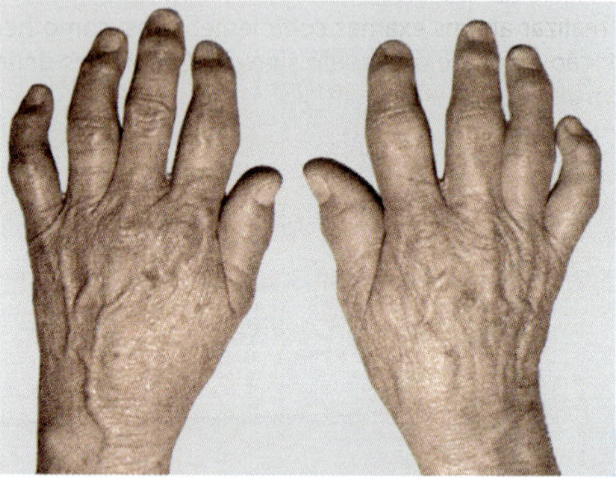

Figura 162.4 Artrose. Nódulos de Heberden e de Bouchard.

GOTA

A **gota** é um transtorno metabólico caracterizado por hiperuricemia e crises recidivantes de artrite aguda. Com o passar dos anos, a artrite torna-se crônica e surgem tofos, que são acúmulos de monourato de sódio.

A deposição desta substância nos rins pode provocar insuficiência renal.

A gota pode ser primária, quando os pacientes são hiperprodutores ou hipoexcretores de ácido úrico, tendo como substrato uma anomalia metabólica, de origem genética; ou secundária, quando há superprodução de ácido úrico como decorrência de uma enfermidade (leucemia, policitemia, mieloma múltiplo, insuficiência renal crônica) ou uso de medicamentos que interferem no metabolismo das purinas, entre os quais destacam-se os diuréticos tiazídicos.

A gota ocorre com maior frequência no sexo masculino, na proporção de 10 homens para 1 mulher, predominando em torno da quinta década da vida.

Nas mulheres este distúrbio metabólico surge após a menopausa.

O fator hereditário na gota é de caráter autossômico dominante e 25% dos familiares dos pacientes gotosos apresentam hiperuricemia.

De maneira cíclica, manifesta-se por episódios de artrite aguda que ocorrem, na maioria das vezes, de madrugada, localizando-se preferencialmente na articulação metatarsofalangiana do primeiro pododáctilo (podagra), mas pode localizar-se nos joelhos (gonagra) e, mais raramente, nos punhos (quiragra). Quando acomete as mãos, a articulação mais afetada é a interfalangiana do dedo mínimo.

Após a primeira crise (monoartrite aguda), passam a surgir crises poliarticulares com intervalos assintomáticos cada vez mais curtos.

Após algum tempo, instala-se uma artrite crônica com crises de agudização e aparecem os tofos em tecidos moles, principalmente nos pavilhões auriculares e primeiro dedo do pé (Figuras 162.5 e 162.6).

Diagnóstico de gota

O diagnóstico de gota é feito pelas crises típicas de artrite aguda, com antecedentes familiares da doença, aumento do ácido úrico e tofos.

Uma boa resposta ao tratamento pela colchicina constitui uma ajuda diagnóstica.

Os exames de imagem podem mostrar sinais de reabsorção osteocartilaginosa nas articulações comprometidas, denominadas "lesões em saca-bocado".

BURSITES

As bursas do organismo podem ser sede de um processo inflamatório, muitas vezes com deposição de cálcio. As mais acometidas são a subdeltoide e a subacromial no ombro, a olecraniana, a trocanteriana, a anserina, a da tuberosidade isquiática, a do iliopsoas, a do gastrocnêmio, a do semimembranoso, a do tendão do calcâneo, a pré-patelar e a da primeira articulação metatarsofalangiana.

Na maioria dos pacientes, a causa é traumática (principalmente microtraumatismos repetidos), mas a artrite reumatoide, a gota e as infecções bacterianas podem desencadear um quadro de bursite, principalmente na bursa do olécrano.

O quadro clínico é constituído de dor, aumento de volume e limitação dos movimentos.

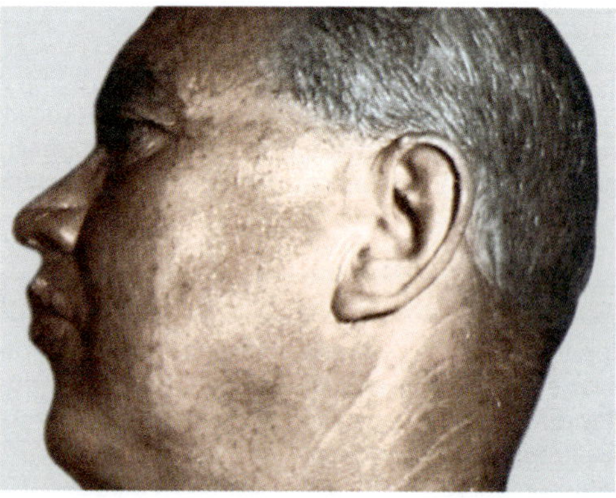

Figura 162.5 Tofo gotoso na orelha.

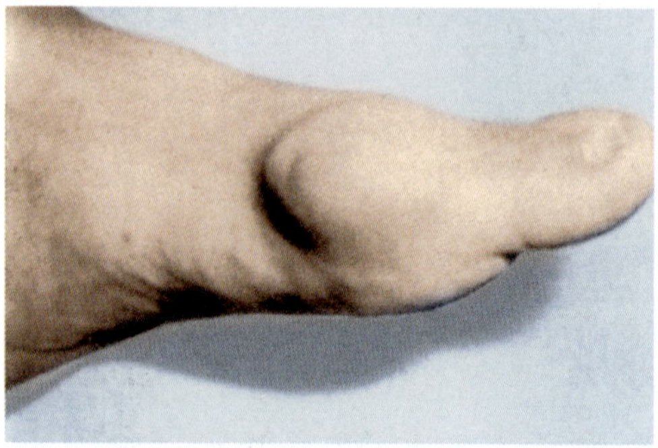

Figura 162.6 Tofo gotoso na articulação metatarsofalangiana do primeiro dedo (podagra).

A mais frequente é a **bursite subacromial**. O tendão do supraespinhoso inflama-se na sua passagem pela bursa subacromial. Calcificações podem ser observadas; contudo, nem sempre são acompanhadas de sintomas (Figura 162.7).

Nos casos agudos, a dor tem início súbito e é intensa. Rotação externa e abdução são os movimentos mais comprometidos. Aumento de volume, grande sensibilidade e, às vezes, rubor são percebidos lateralmente à cabeça do úmero, abaixo do acrômio.

Nas formas crônicas há dor intermitente, principalmente durante abdução e rotação externa do braço.

A **bursite do olécrano** geralmente é unilateral, com dor leve ou ausente, com derrame, mas sem limitação dos movimentos do cotovelo. Na maioria dos casos, a causa é traumática.

A gota, a artrite reumatoide e as infecções podem levar a esse quadro, acentuando as manifestações clínicas.

A **bursite trocanteriana** causa tumefação localizada e dor no grande trocanter do fêmur. A abdução contra resistência e a rotação do quadril agravam a dor, localizada na face lateral do terço proximal da coxa, podendo irradiar até próximo ao joelho.

O quadro pode ser confundido com **tendinite do glúteo**, que tem expressão dolorosa mais posterior.

A **bursite iliopectínea** é a inflamação da bursa do psoas ilíaco e manifesta-se por dor e aumento de volume no terço médio do ligamento inguinal, lateral ao pulso femoral. Piora com a extensão e melhora com a flexão do quadril.

A **bursite isquiática** ou **isquioglútea** causa dor e, às vezes, tumefação sobre a tuberosidade do ísquio. É conhecida como "nádega de tecelão", em virtude de ser desencadeada pela permanência na posição sentada, por tempo prolongado, em superfície dura, como permaneciam os antigos tecelões.

A **bursite pré-patelar** é ocupacional, surgindo em pessoas que têm o hábito de se ajoelhar. Religiosos e empregadas domésticas são os mais acometidos.

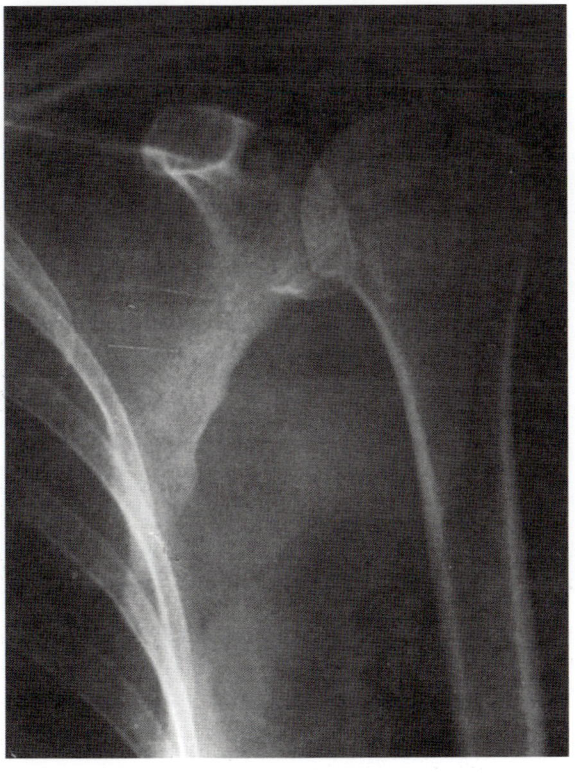

Figura 162.7 Bursite calcificada do ombro.

Quando a doença de base é a gota, o quadro doloroso pode ser mais intenso.

Descer ou subir escadas pode ser extremamente difícil para os pacientes com bursite anserina. Surge dor na face medial da tíbia e na inserção dos tendões dos músculos sartório, *gracilis* e semitendinoso.

No pé, as maiores bursas são adjacentes às primeiras e quintas articulações metatarsofalangianas e próximas ao calcanhar.

Bursites nessas regiões causam dor e aumento de volume. Podem-se reconhecer três bursas próximas ao calcanhar, sendo as duas primeiras vizinhas à inserção do tendão do calcâneo: (1) entre a pele e o tendão do calcâneo; (2) entre o tendão do calcâneo e o calcâneo; e (3) entre a pele na região plantar e o calcâneo, na inserção da fáscia plantar.

Diagnóstico das bursites

O diagnóstico das bursites é essencialmente clínico, mas é conveniente realizar alguns exames complementares, como hemossedimentação e análise do líquido sinovial. Os exames de imagem mostram alterações na fase inicial.

TENDINITES, TENOSSINOVITES E ENTESOPATIAS

A causa mais comum de inflamação da bainha dos tendões é o trauma direto, ou por pressão anormal, ou atividade que solicita excessivamente determinada região, como, por exemplo, sapato sobre o tendão do calcâneo, e a prática de voleibol, tênis ou natação, esportes que exigem movimentos que possam lesar o ombro.

As **tendinites** podem acompanhar processos infecciosos, tais como tuberculose, gonococcia, sífilis, artrite reumatoide, artrite psoriásica, síndrome de Reiter, gota, hipercolesterolemia familiar e amiloidose.

As localizações mais frequentes são os ombros, as mãos, os punhos, os cotovelos, os pés e os tornozelos.

As manifestações clínicas compreendem dor localizada ou com irradiação, aumento de volume local, eritema e calor na pele sobrejacente, sobretudo se for superficial, como no caso do tendão do calcâneo, sensibilidade às manobras de estiramento do tendão comprometido, deslizamento com atrito e bloqueio do tendão dentro de sua bainha.

Tendinites do ombro

A tendinite do bíceps é muito comum. Causa dor na topografia da corredeira bicipital, pela qual corre o tendão da longa porção do bíceps. A dor pode estender-se ao longo do músculo. Essa situação pode ser detectada pela palpação direta (Figuras 162.8 a 162.11).

O sinal de Yergason consiste no surgimento de dor quando se opõe resistência à flexão do antebraço do lado enfermo que está em posição supina e com o cotovelo fletido a 90°.

Outra manobra indicadora de inflamação no tendão do bíceps é opor resistência à flexão do ombro, com o cotovelo em extensão e o antebraço em posição supina.

Tendinites do cotovelo

O cotovelo é sede de alterações da inserção de tendões no epicôndilo e na epitróclea. São, portanto, entesopatias e estão relacionadas com profissões e práticas desportivas.

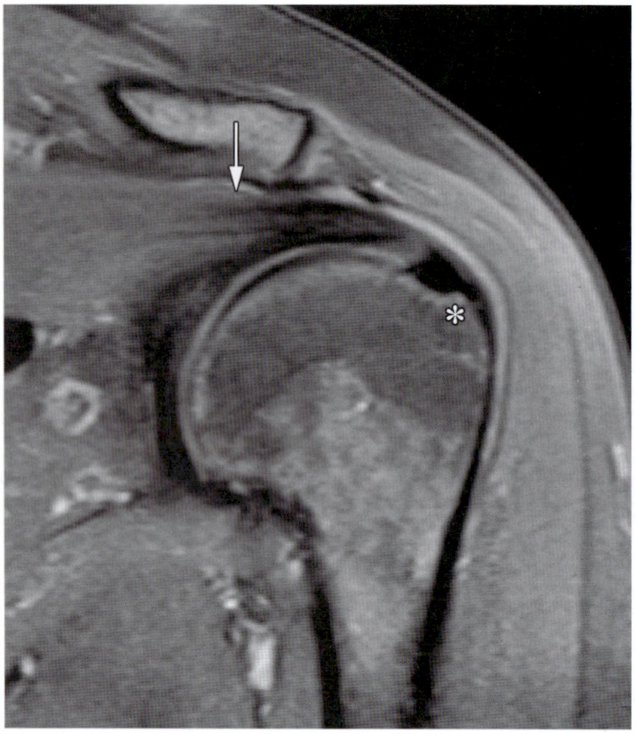

Figura 162.8 Corte coronal ponderado em DP com saturação de gordura. Tendão supraespinal. Tomografia computadorizada (TC) mostrando aspecto normal – junção miotendínea (*seta*) e inserção no tubérculo maior do úmero (*asterisco*).

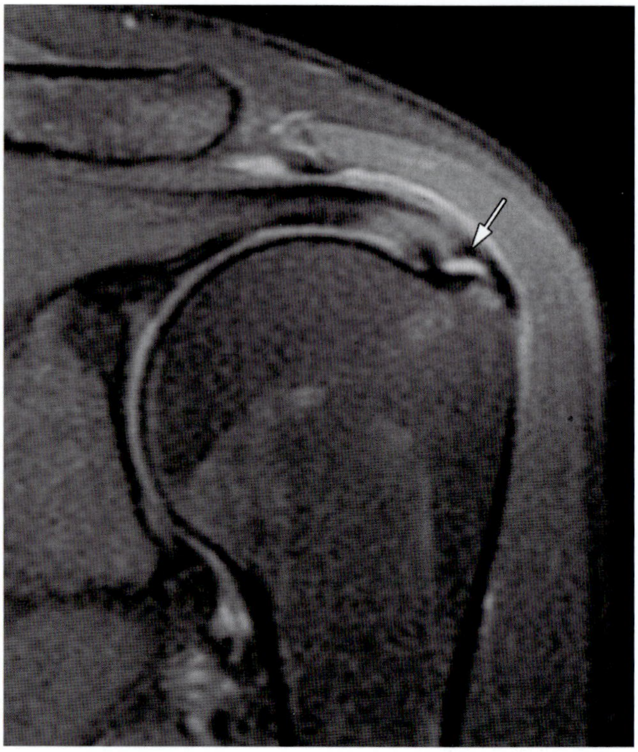

Figura 162.10 Tomografia computadorizada (TC) mostrando tendinopatia supraespinal com ruptura parcial, espessamento e hipersinal intrassubstancial difuso, além de descontinuidade parcial de suas fibras justainsercionais (*seta*).

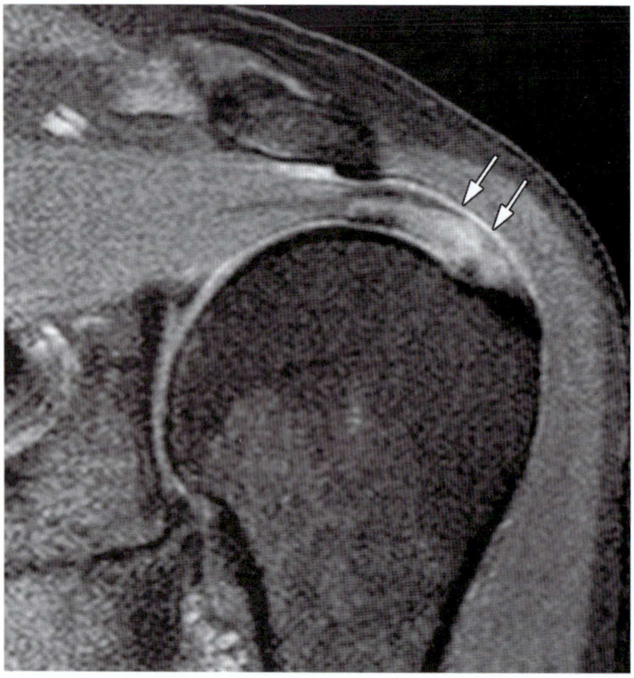

Figura 162.9 Tomografia computadorizada (TC) mostrando tendinopatia supraespinal com espessamento e hipersinal intrassubstancial difuso (*setas*).

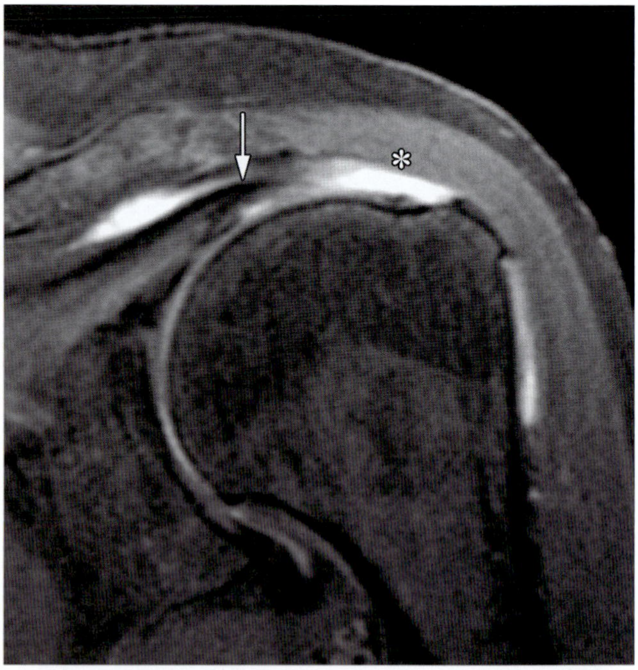

Figura 162.11 Tomografia computadorizada (TC) mostrando ruptura completa do tendão supraespinal e descontinuidade total do tendão (*asterisco*). Observar retração do tendão (*seta*).

Entesopatias

Entesopatia, ou entesite, significa alterações que ocorrem primária ou secundariamente nestas estruturas, sendo a isquemia o denominador comum dos fatores causais.

É comum a epicondilite, também chamada *tennis elbow*, em virtude da maior frequência em tenistas.

Os dentistas, os operadores de máquinas pneumáticas e os arremessadores de peso (dardo, disco) também podem ser acometidos.

O epicôndilo é o ponto de inserção comum dos tendões pronadores e o sintoma principal é dor de forte intensidade.

O diagnóstico é estabelecido pela palpação do local. A dor é exacerbada quando se exerce oposição à dorsiflexão do punho, com o cotovelo semifletido e em pronação.

A epitrocleíte é mais rara, sendo denominada, também, "mal dos golfistas". Ocorre pela tração frequente dos flexores do cotovelo, que têm inserção comum na epitróclea. Manifesta-se por dor nesse ponto.

Tendinites do punho e da mão

A mais frequente é a tenossinovite de De Quervain. Trata-se de inflamação das bainhas do longo abdutor e do curto extensor do polegar. É mais comum no sexo feminino e sua causa é uso excessivo. Os tendões são comprimidos pela apófise estiloide por dentro e pelo ligamento anular por fora.

Observa-se dor ao longo de 2 a 3 cm. A inspeção e a palpação no nível da apófise estiloide do rádio podem revelar edema e, mais raramente, calor e rubor.

O diagnóstico é definido pela manobra de Finkelstein, que consiste na piora da dor ao longo dos tendões envolvidos, quando se faz a adução forçada do polegar com a mão fechada envolvendo o polegar.

Tenossinovite estenosante

A estenose da bainha tendinosa ou a formação de nódulo no tendão impede o suave deslizamento do tendão.

A tenossinovite estenosante ocorre mais frequentemente nos tendões flexores das mãos, provocando um ressalto quando se faz a extensão do dedo acometido. Esse movimento é bloqueado, e só quando se dá o ressalto o tendão vence a resistência, conseguindo completar a extensão. É chamada "dedo em gatilho" e ocorre de modo espontâneo ou relacionado com a artrite reumatoide.

Reumatismos extra-articulares

Os reumatismos extra-articulares incluem as afecções nas quais ocorre comprometimento dos elementos que constituem a unidade anatomofuncional do aparelho locomotor – o cinésion –, incluindo os tendões, as bainhas tendinosas, as bursas, os músculos, as fáscias e os nervos.

Basicamente, todas essas afecções caracterizam-se pela presença de processo inflamatório, podendo evoluir para formação de fibrose e calcificação.

Fazem parte deste grupo: tendinites, tenossinovites, bursites, capsulites ou periartrites, miosites, fibrosites e paniculites.

Traduzem-se clinicamente pelo aparecimento de dor na região afetada, com ou sem fenômenos flogísticos (calor, rubor e edema) e quase sempre com limitação dos movimentos da articulação comprometida; às vezes, o quadro pode ser desencadeado por traumatismos repetidos (leia o caso clínico 1, *Reumatismos Extra-Articulares*).

Acesse o conteúdo *online*:

http://uqr.to/217e1

DOENÇAS DIFUSAS DO TECIDO CONJUNTIVO

Com a denominação "**doenças difusas do tecido conjuntivo (DDTC)**", mesenquimopatias difusas de natureza inflamatória ou simplesmente **colagenoses**, reúne-se um grupo de afecções que têm como substrato histopatológico comum uma modificação primária da substância fundamental do tecido conjuntivo, denominada "degeneração e necrose fibrinoide".

Encontra-se também infiltração celular de tipo e intensidade diferentes de conformidade com cada uma das afecções incluídas neste grupo de doenças, que inclui a doença reumática, a artrite reumatoide, o lúpus eritematoso disseminado, a esclerose sistêmica, as vasculites necrosantes (poliarterite nodosa, vasculites necrosantes por hipersensibilidade a medicamentos, poliangiite granulomatosa eosinofílica, arterite temporal, polimialgia reumática, poliangiite granulomatosa e poliangiite microscópica, polimiosite, dermatomiosite, doença do soro e síndrome de Sjögren.

A doença reumática e a doença do soro já exibiam características etiopatogênicas e clínicas bastante conhecidas antes mesmo da criação do grupo das DDTC, o que garantiu sua autonomia. Outras enfermidades foram sendo englobadas à medida que se desenvolveram as investigações, seja pelo reconhecimento da presença e da importância de determinados testes sorológicos, tais como pesquisa de autoanticorpos e fator reumatoide, seja pela identificação das características histoquímicas da substância "fibrinoide".

Aspecto característico das doenças difusas do tecido conjuntivo é o fato de haver comprometimento de todos os derivados do mesênquima (vasos, serosas, articulações, músculos, rins, pulmões, tubo digestório e tecido cutâneo), variando apenas a intensidade com que um ou outro compartimento é afetado.

Dada a monotonia reacional do tecido conjuntivo, pode-se compreender que há a possibilidade de causas diversas desencadearem respostas iguais (degeneração e necrose fibrinoide, proliferação celular, fibrose e calcificação) sem que este denominador comum confira unidade às doenças difusas do tecido conjuntivo.

O quadro humoral caracteriza-se por modificações do teor proteico do soro (disproteinemia), ao lado de outras alterações, entre as quais destacam-se:

- Provas de atividade inflamatória positivas (aumento da velocidade de hemossedimentação, presença de proteína C reativa, aumento das mucoproteínas séricas e das gamaglobulinas)
- Reações falso-positivas para sífilis
- Anormalidades relacionadas com a degeneração ou destruição muscular (aumento das transaminases, da creatinofosfoquinase e das aldolases séricas)
- Alguns aspectos podem ser considerados relativamente específicos de algumas destas afecções, tais como as antienzimas estreptocócicas na doença reumática, as diferentes imunoglobulinas que integram o fator reumatoide na artrite reumatoide, as precipitinas específicas da doença do soro, os vários fatores fixadores do complemento que reagem com os constituintes do núcleo (como é o caso dos autoanticorpos antinucleares no lúpus eritematoso disseminado).

Excluindo-se a doença do soro, a doença reumática e algumas angiites, não se conhecem os agentes etiológicos das doenças difusas do colágeno. Por outro lado, a presença de fenômenos alérgicos tipo reação antígeno-anticorpo, embora evidentes em algumas entidades e presuntivos em outras, não pode ser admitida em todas as situações.

De qualquer maneira, entretanto, fenômenos de hipersensibilidade imediata, citotóxica, por imunocomplexos e tardia parecem estar presentes na maior parte das doenças difusas do tecido conjuntivo (ver Parte 16, *Sistema Imunológico*, Capítulo 154, *Doenças Imunológicas*).

A poliomiosite e a dermatomiosite apresentam-se com grande frequência (25% dos casos) em associação a neoplasias malignas, particularmente das mamas, dos ovários, dos pulmões, do tubo digestório, à doença de Hodgkin e ao mieloma múltiplo.

Eventualmente, o papel de determinados medicamentos (sulfas, hidralazinas, fenil-hidantoinatos, anticoncepcionais) parece real na produção de algumas mesenquimopatias, em especial do grupo de angiites.

Lúpus eritematoso sistêmico

O **lúpus eritematoso sistêmico** (LES) é uma doença difusa do tecido conjuntivo, de natureza inflamatória, que ocorre com mais frequência em mulheres na faixa dos 18 aos 40 anos.

Trata-se de uma alteração primariamente imunológica, podendo ser considerada o protótipo das doenças difusas do tecido conjuntivo (ver Parte 16, *Sistema Imunológico*, Capítulo 154, *Doenças Imunológicas*).

Um componente genético é indicado pela presença de fatores antinucleares em familiares de pacientes com LES. O encontro de fatores precipitantes da enfermidade, como raios ultravioleta da luz solar, uso de determinados medicamentos, como procainamida, hidralazina, metildopa e anticoncepcionais, e a demonstração de fatores autoimunes evidenciados pela presença de imunocomplexos solúveis citotóxicos na membrana basal glomerular em casos de nefrite lúpica são os principais elementos considerados no mecanismo etiopatogênico do lúpus eritematoso sistêmico.

Constituem os principais achados histopatológicos a presença de corpúsculos hematoxilínicos (massas basófilas derivadas de núcleos celulares no coração, no baço e nos linfonodos), lesões em "bulbo de cebola", representadas por anéis concêntricos de colágeno dispostos ao redor das arteríolas esplênicas, lesões não verrugosas no endocárdio (endocardite de Liebman-Sacks), lesões "em alça de arame" nos rins e depósitos fibrinoides na membrana sinovial das articulações periféricas.

Clinicamente, o lúpus eritematoso sistêmico caracteriza-se pelo polimorfismo sintomatológico. Inicia-se quase sempre com febre, mal-estar, anorexia, emagrecimento e astenia, ao qual se juntam poliartralgia, manifestações cutâneas (eritema acompanhado ou não de lesões papulares em formato de "asa de borboleta" no dorso do nariz e nas regiões malares), e lesões purpúricas (mais frequentemente do tipo de petéquias), alopecia, úlceras nas pernas e vasculites (Figuras 162.12 e 162.13).

Grande número de pacientes apresenta manifestações cardiovasculares representadas por atrito pericárdico (pericardite) e, mais raramente, sopros indicativos de comprometimento de valvas cardíacas.

Lesão renal é muito frequente, indo desde glomerulonefrite focal, traduzida por hematúria, proteinúria e cilindrúria, até formas graves da síndrome nefrótica.

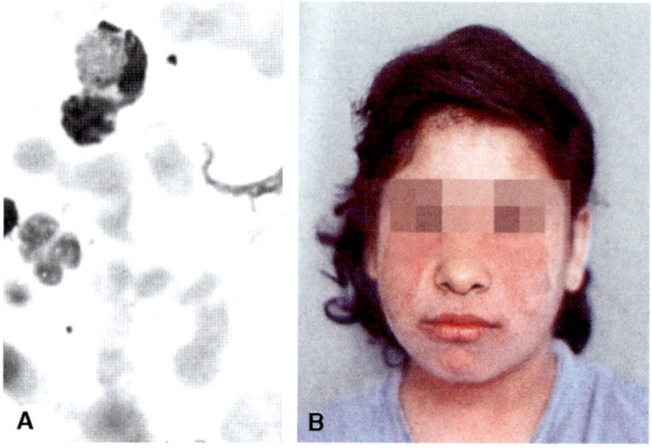

Figura 162.12 Lúpus eritematoso disseminado. **A.** Células LE. **B.** Lesão em "asa de borboleta".

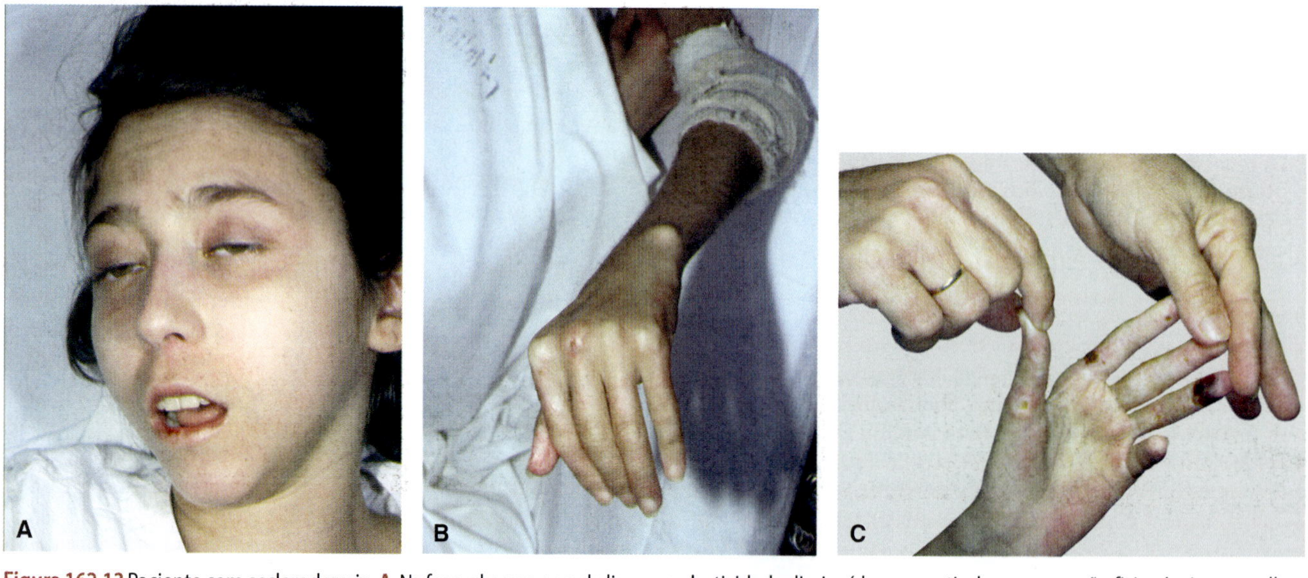

Figura 162.13 Paciente com esclerodermia. **A.** Na face, observa-se pele lisa com elasticidade diminuída repercutindo na expressão fisionômica, nos olhos e na comissura labial. **B.** Dedos afilados e alongados, discromia, e aumento de volume da articulação do cotovelo. **C.** Manchas eritematosas, atrofia da pele e necrose nos dedos indicador e anelar.

Hepatoesplenomegalia, corpúsculos citoides, com alterações visuais, convulsões, polineuropatia, derrame pleural e anemia hemolítica constituem outras manifestações do lúpus eritematoso sistêmico.

Diagnóstico de lúpus eritematoso sistêmico

O diagnóstico tem como base os achados clínicos, auxiliados por dados laboratoriais que incluem anemia moderada, leucopenia, trombocitopenia, aumento da velocidade de hemossedimentação, hipergamaglobulinemia, diminuição do complemento, sorologia falso-positiva para sífilis e de fator antinuclear em altos títulos, demonstrável em quase 100% dos casos, anti-Sm, anti-DNA nativo e antinucleossomo (leia o caso clínico 2, *Diagnóstico do Lúpus Eritematoso Sistêmico*).

Acesse o conteúdo *online*:

http://uqr.to/217e2

BIBLIOGRAFIA

Andrade LEC, Von Mühlen CA, Santos FR et al. Os fundamentos do diagnóstico – medicina laboratorial. Os autoanticorpos nas doenças difusas do tecido conjuntivo. In: Cecin HA, Ximenes AC. Tratado brasileiro de reumatologia. São Paulo: Atheneu, 2015.

Moreira C, Shinjo S, Pereira I. Livro da Sociedade Brasileira de Reumatologia 3 ed-Santana de Parnaíba (SP): Manole, 2023

Queiroz MV, Rosa CM, Saraiva C et al. Semiologia reumatológica. In: Queiroz MV. Reumatologia. Lisboa: Lidel Edições Técnicas, 2002.

Robinson DB, El-Gabalaway. Evaluation of the patient/History and physical examination. In: Klippel JH. Primer on the rheumatic diseases. 13. ed. New York: Springer, 2008.

Seda H. Abordagem ao doente reumático. In: Yoshinari NH, Bonfá ESDO. Reumatologia para o clínico. 2. ed. Rio de Janeiro: Roca, 2011.

Viana VST, Bonfá ESDO. Análise laboratorial em reumatologia. In: Yoshinari NH, Bonfá ESDO. Reumatologia para o clínico. 2. ed. Rio de Janeiro: Roca, 2011.

Yazdany J, Dall'Era M. What is lupus? In: DJ, Hahn BH. Dubois' lupus erythematosus and related syndromes. 8. ed. Philadelphia: Elsevier Saunders, 2013.

CAPÍTULO 163

Fundamentos de Anatomia e Fisiologia

Frederico Barra de Moraes, Antonio Carlos Ximenes, Lindomar Guimarães de Oliveira (*in memoriam*)

INTRODUÇÃO

A coluna vertebral consiste em 33 vértebras assim distribuídas: 7 cervicais, 12 torácicas, 5 lombares, 5 sacrais e 4 formando o cóccix.

A unidade anatômica da coluna é a vértebra e sua unidade funcional é o complexo formado por 2 vértebras, 1 disco, além de articulações, ligamentos e músculos.

As funções da coluna vertebral são: promover estabilidade; proporcionar mobilidade; proteger a medula espinal; coordenar os movimentos do esqueleto apendicular.

Divide-se em 4 regiões pela morfologia de seus componentes e pela sua função, tendo cada região uma curva própria. No plano frontal, a coluna é retilínea, mas, no plano sagital, ela pode ser em cifose, quando a convexidade é posterior, ou em lordose, quando a convexidade é anterior.

A partir da base, encontra-se, primeiro, a coluna sacrococcígea com sua cifose. O sacro, ao se articular com os 2 ossos ilíacos, forma a bacia, considerada o alicerce da coluna vertebral. A coluna lombar com sua lordose é a região que suporta maior carga, principalmente próximo ao sacro. A coluna torácica está em cifose e articula-se com as costelas, e estas com o osso esterno, protegendo os órgãos torácicos. Finalmente, a lordose da coluna cervical mantém o equilíbrio da cabeça (Figura 163.1). Essas curvas possibilitam a dissipação das forças verticais sobre a coluna como um todo.

Para entendermos o funcionamento da coluna vertebral, devemos imaginá-la como um guindaste, em que o centro de gravidade está à frente da torre (no caso, anterior aos corpos vertebrais e discos). Assim, as cargas axiais são distribuídas em compressão no eixo vertebral e em momentos de inclinação, torção e cisalhamento, suportando até 80% dessa carga. Os 20% restantes são distribuídos pelos elementos posteriores (articulações, ligamentos e músculos) em forças de tensão. Tanto a coluna anterior quanto a posterior são interdependentes nas suas funções biomecânicas (Figura 163.2).

A coluna vertebral, como eixo do corpo, apresenta 2 características biomecânicas contraditórias: **rigidez** e **plasticidade**. Pode-se compará-la ao mastro de um navio, que é mantido na posição vertical pela ação de cabos de aço, enquanto a coluna se sustenta pela ação de músculos e ligamentos. A cruzeta superior do mastro teria sua correspondência nas cinturas escapulares, e o corpo do navio, na pelve (Figura 163.3).

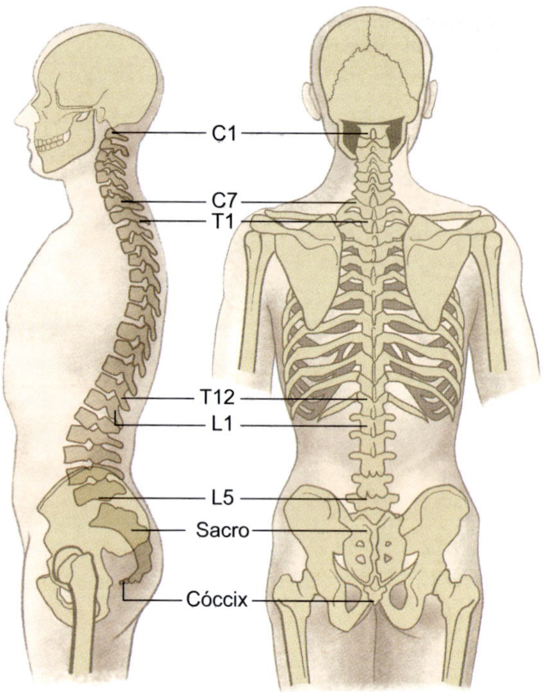

Figura 163.1 Segmentos e curvaturas da coluna vertebral.

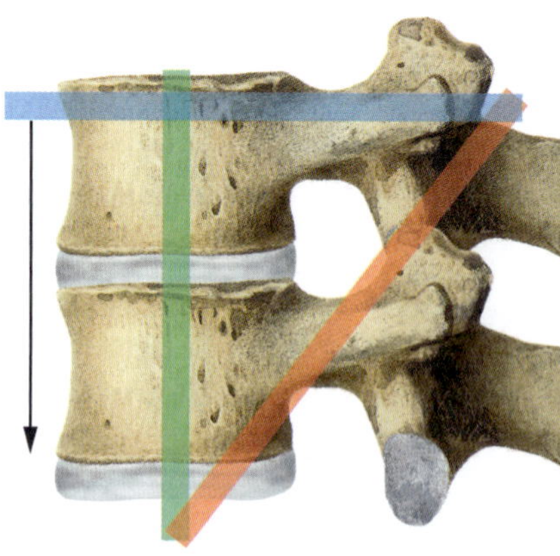

Figura 163.2 Biomecânica da coluna vertebral, funcionando como um guindaste. O centro de gravidade passa anteriormente aos corpos e discos, trazendo forças de compressão e inclinação (*seta cinza*); a *barra verde* longitudinal representa o eixo anterior; a *barra azul* horizontal, a ligação do eixo posterior (pelo pedículo vertebral) com o anterior; e a *barra vermelha* oblíqua demonstra a ação dos elementos posteriores (articulações, ligamentos e músculos) como força de tensão para manter o equilíbrio da unidade funcional da coluna.

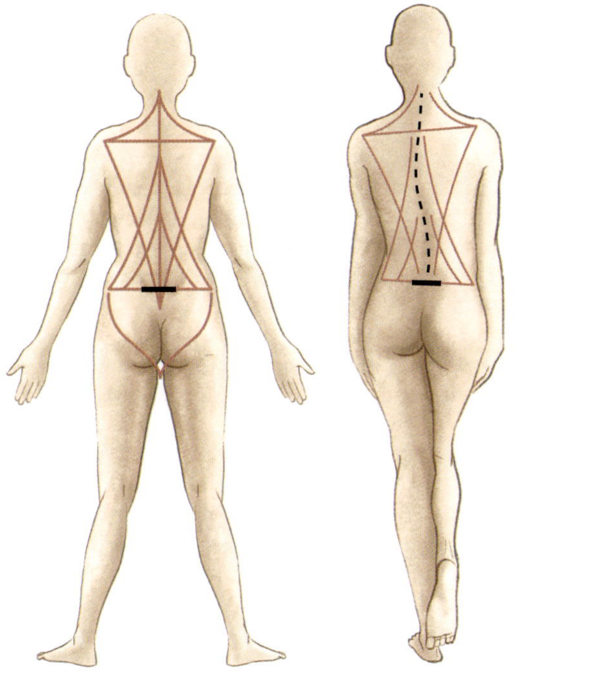

Figura 163.3 Representação esquemática do papel da coluna vertebral como estrutura de equilíbrio do corpo, comparável ao trabalho do mastro do navio.

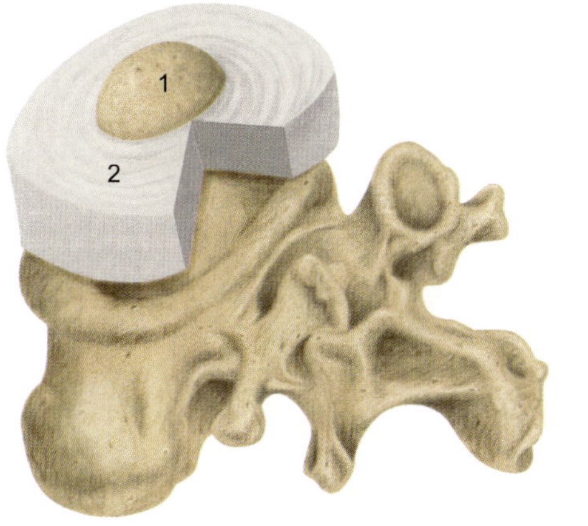

Figura 163.4 Vértebra e disco intervertebral. 1. Núcleo pulposo. 2. Anel fibroso com suas fibras que se entrecruzam obliquamente, aumentando a resistência do núcleo pulposo.

As ondas dão instabilidade ao navio, mas o mastro o mantém em equilíbrio. Da mesma maneira, a pelve, com a movimentação dos membros inferiores, altera sua posição. Consequentemente, a coluna, para garantir o equilíbrio do corpo, forma curvas de compensação. Quando o indivíduo fica em pé sobre um dos membros inferiores, a pelve inclina-se para o lado oposto ao membro de apoio. Graças à plasticidade da coluna, formam-se as curvas de compensação.

A vértebra é formada por 2 porções: uma anterior, o **corpo vertebral**, e uma posterior, o **arco vertebral**. O corpo tem um formato cilíndrico, com diâmetro maior que a altura. O arco tem formato de ferradura. De cada lado, encontra-se o processo articular, que o divide em 2 partes: a anterior, denominada **pedículo**, e a posterior, chamada **lâmina**. Posteriormente ao arco encontra-se o **processo transverso** (Figura 163.4).

As vértebras superpostas em correspondência anatômica formam 3 pilares. O anterior é constituído da superposição dos corpos vertebrais, e os 2 pilares posteriores, dos processos articulares.

Os corpos vertebrais articulam-se entre si por intermédio do disco intervertebral e dos processos articulares por uma articulação do tipo artrodial.

Em cada nível vertebral existe um canal, circundado na frente pelo corpo vertebral e posteriormente pelo arco vertebral – o canal vertebral. No seu conjunto, o canal vertebral é formado por uma estrutura óssea, representada pelas vértebras e pelos ligamentos que unem os corpos vertebrais e os arcos vertebrais posteriores.

A superposição de uma vértebra à outra vai formar a articulação intervertebral, que é a unidade mecânica da coluna.

A unidade mecânica compõe-se do pilar anterior, uma estrutura de suporte, e de 2 pilares posteriores, formados pela superposição dos arcos.

O pilar anterior tem função estática, e o posterior, função dinâmica.

No plano vertical, a alternância das estruturas ósseas e ligamentares possibilita dividir a articulação intervertebral em 2 segmentos: passivo, representado pelo corpo vertebral; e ativo, formado pelo disco intervertebral, forame intervertebral, processo articular, ligamento amarelo (*flavum*) e pelo ligamento interespinhoso.

O movimento dos segmentos ativos representa o movimento da coluna.

O segmento anterior interliga-se ao posterior pelo processo articular, constituindo, do ponto de vista mecânico, uma alavanca interfixa. Este sistema de alavancas torna possível a absorção das forças axiais aplicadas à coluna. A absorção direta é feita pelo disco intervertebral, enquanto a indireta e ativa, pelos músculos paravertebrais, funcionando como braço de alavanca o arco posterior. Assim, a absorção das forças de compressão é passiva e ativa ao mesmo tempo.

O ligamento amarelo ou *flavum*, espesso e forte, liga o arco posterior superior, na face anterior e profunda da lâmina, à margem superior da vértebra inferior. O ligamento interespinhoso mantém continuidade com o ligamento supraespinhoso; este último é pouco diferenciado na região lombar, mas bastante definido na região cervical. Os ligamentos intertransversos ligam os processos transversos de cada lado da coluna. Finalmente, relacionados com o processo articular, existem 2 potentes ligamentos, um anterior e outro posterior, que são reforçados pelos ligamentos capsulares de articulação interfacetária.

Os ligamentos, no seu todo, formam ligações sólidas entre as vértebras, transformando a coluna em uma estrutura mecanicamente resistente. Do ponto de vista mecânico, tem grande importância o disco intervertebral. A articulação entre os corpos vertebrais é uma sínfise formada por 2 platôs vertebrais unidos pelo disco intervertebral.

O disco tem aspecto característico e consiste em 2 partes: **núcleo pulposo** e **anel fibroso** (ver Figura 163.4).

O **núcleo pulposo** ocupa a parte central e é uma substância gelatinosa provinda embriologicamente do notocórdio. Trata-se de uma gelatina transparente contendo 88% de água, hidrófila por excelência, formada por mucopolissacarídios, cuja matriz contém substâncias ligadas a proteínas. Histologicamente, o núcleo é constituído de fibras colágenas, células semelhantes aos condrócitos, células do tecido conjuntivo e células cartilaginosas maduras.

O núcleo pulposo não recebe terminações nervosas nem vasos sanguíneos.

O **anel fibroso**, localizado na periferia, é formado por fibras concêntricas que se entrecruzam obliquamente, mais verticais na periferia e mais horizontais à medida que se aproximam do núcleo.

O núcleo encarcerado sob pressão entre os platôs e o anel fibroso transforma-se em quase uma esfera (Figura 163.5).

Grosseiramente, o núcleo pode ser comparado a uma articulação de uma esfera entre 2 estruturas planas com 3 tipos de movimento:

- Inclinação: no plano frontal, flexão lateral direita e esquerda; no plano sagital, flexão e extensão
- Rotação direita e esquerda no plano transverso
- Deslizamento de um platô sobre o outro.

Dessa maneira, trata-se de uma articulação bastante móvel no que se refere aos planos, mas com pouca amplitude de movimento (tipo anfiartrose). Os movimentos mais amplos são possíveis pela participação simultânea de várias articulações intervertebrais.

Mecanicamente, as forças aplicadas sobre o disco intervertebral são consideráveis e tanto maiores quanto mais próximas estiverem do sacro. Em termos de pressão axial, a pressão do platô vertebral sobre o disco é absorvida na proporção de 75% pelo núcleo pulposo e 25% pelo anel fibroso. Contudo, no plano horizontal, o núcleo transmite alguma força para o anel. Na posição de pé, por exemplo, no nível da articulação L5-S1, as forças de compressão que agem sobre o núcleo e são transmitidas ao anel fibroso apresentam magnitude igual a 28 kg/cm^2 e 16 kg/cm^2. Essas forças serão consideravelmente maiores quando o indivíduo levanta um peso.

A pressão dentro do núcleo nunca é igual a zero, mesmo que ele não esteja submetido a carga. Isso ocorre pelo seu conteúdo aquoso, que o torna edemaciado dentro de seu continente. Pode-se comparar este estado de tensão interna do núcleo a uma viga protendida. Se uma viga homogênea é submetida a uma carga, ela irá dobrar-se a certa distância. Entretanto, se for introduzido na viga um cabo de aço esticado na sua parte inferior, cria-se um estado de tensão interna, transformando-a em uma viga protendida. Neste caso, ao colocar a mesma carga do exemplo anterior, sua distorção será bem menor. O estado de tensão do disco intervertebral confere-lhe grande resistência, especialmente às forças de compressão e flexão lateral.

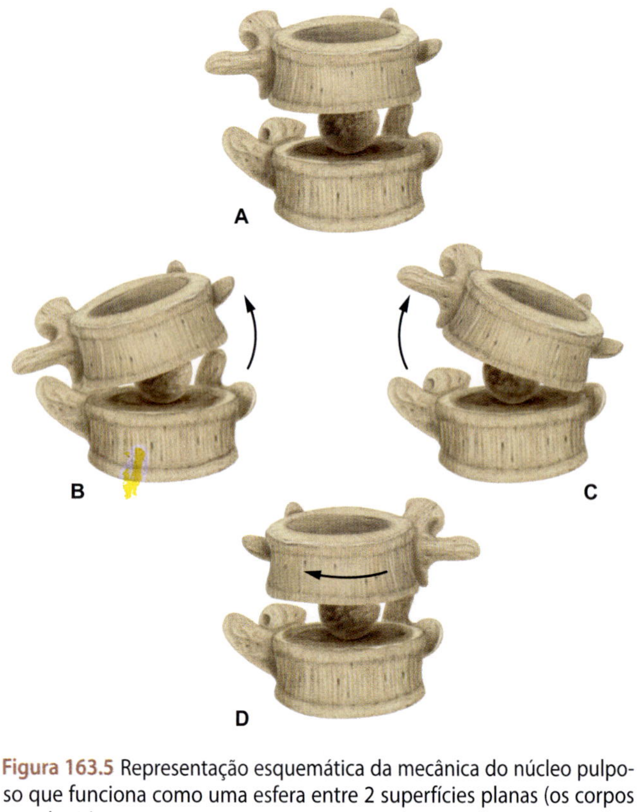

Figura 163.5 Representação esquemática da mecânica do núcleo pulposo que funciona como uma esfera entre 2 superfícies planas (os corpos vertebrais).

Com o aumento da idade, o núcleo diminui sua capacidade de absorver água, perdendo seu estado protendido ou de tensão interna, o que explica a perda da flexibilidade da coluna das pessoas idosas.

Quando uma carga assimétrica é aplicada no sentido axial sobre o disco, o platô da vértebra superior inclina-se para o lado da carga, fazendo um ângulo com a horizontal. Dessa maneira, as fibras serão alongadas para o lado da angulação; ao mesmo tempo, a pressão interna do núcleo fará pressão no sentido de trazer as fibras novamente à situação inicial. Este é o mecanismo de autoestabilização, ligado ao estado de protensão do disco. Assim, o anel fibroso e o núcleo pulposo formam um par funcional cuja atuação efetiva depende da integridade de cada um dos componentes.

Se a pressão dentro do núcleo diminuir ou se a capacidade de contenção do anel for insuficiente, a função amortecedora do disco fica perturbada ou anulada.

O núcleo está localizado próximo ao centro do platô vertebral, em uma área recoberta por cartilagem contendo numerosos poros microscópicos que ligam o núcleo ao osso esponjoso próximo.

Quando forças axiais são aplicadas à coluna, como na postura ereta, o conteúdo de água da matriz gelatinosa do núcleo passa para o corpo vertebral através dos poros. Se essa pressão for mantida durante o dia, o disco diminui de espessura. À noite, ao contrário, quando o indivíduo está repousando na posição horizontal, as forças axiais exercidas pela ação da gravidade deixam de existir e, neste momento, somente estão presentes as pressões exercidas pelo tônus muscular, que é bem reduzido. Nesta fase, o núcleo passa a absorver água do corpo vertebral, recuperando sua espessura normal. O estado de tensão e a flexibilidade da coluna são maiores pela manhã.

Quando uma carga é aplicada ao disco intervertebral, a diminuição de espessura não se faz em curva linear, mas em curva exponencial. Tal fato sugere que o processo de desidratação seja proporcional ao volume do disco. Quando a carga é retirada, o disco recupera-se também de maneira exponencial. Se as forças são aplicadas e retiradas em intervalos curtos, o disco não dispõe de tempo suficiente para recuperar sua espessura inicial, resultando em um estado análogo ao da pessoa idosa.

As forças de compressão sofridas pelo disco são mais importantes à medida que se aproximam do sacro. Se admitirmos que, no nível da articulação L5-S1, a coluna suporta somente 2/3 do peso corporal, o somatório desses valores vai resultar em mais da metade do peso corporal, sem adicionarmos as forças exercidas pelo tônus dos músculos paravertebrais, necessárias para manutenção da posição ereta ou da posição de repouso. Se cargas extras forem adicionadas, o disco poderá ficar submetido a pressões que ultrapassam sua resistência.

A perda de espessura do disco, quando submetido a forças axiais, está na dependência de sua integridade.

O progressivo achatamento do disco leva automaticamente a pressões indevidas sobre as articulações interapofisárias, cuja distorção ao longo do tempo provoca artrose.

O complexo de que é formada a articulação intervertebral não somente suporta carga, mas também possibilita mobilidade nos 3 planos do espaço. Constitui, portanto, uma articulação de 3º grau. No plano frontal, os movimentos de lateralidade; no plano sagital, flexão e extensão; e, no plano transverso, movimento de rotação, direita ou esquerda. Pode-se usar o termo "torção" no lugar de rotação (Figura 163.6).

Na região cervical, 2 vértebras (atlas e áxis), morfologicamente diferentes das demais, formam com o occipital 3 articulações importantes – as 2 atlanto-occipitais e a atlantoaxial. Estas 3 articulações formam a coluna suboccipital com 3 eixos e 3 tipos de movimentos, controlados por músculos próprios (os músculos suboccipitais), cuja ação sinérgica antagonista pode eliminar, no nível da articulação suboccipital, movimentos indesejáveis provindos da coluna cervical baixa (ver Figura 163.6).

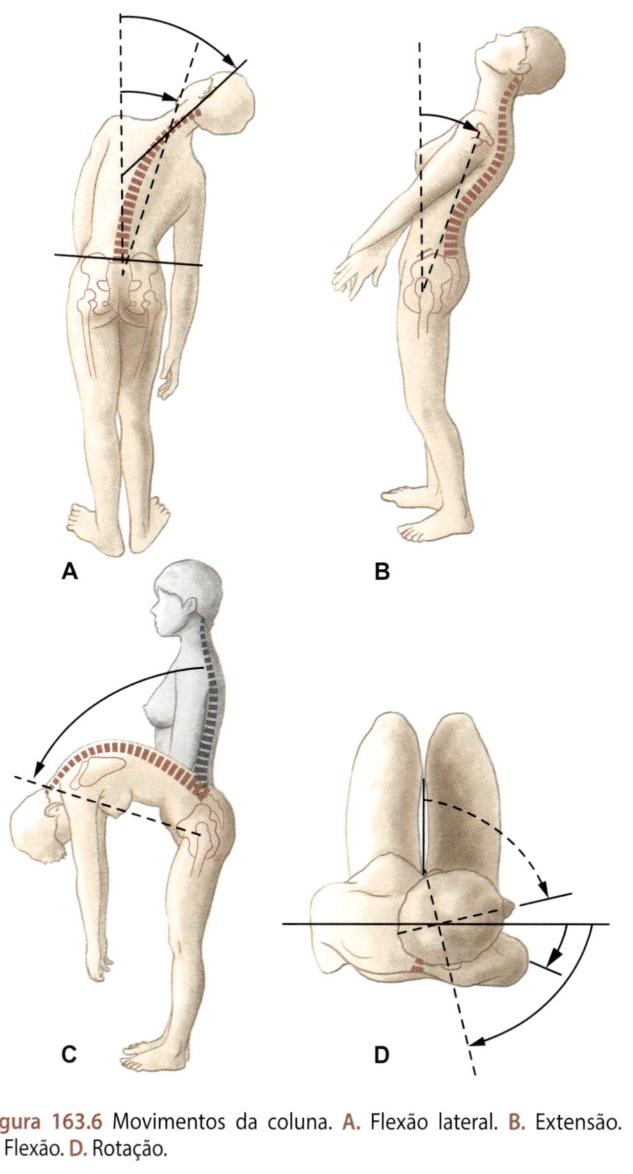

Figura 163.6 Movimentos da coluna. **A.** Flexão lateral. **B.** Extensão. **C.** Flexão. **D.** Rotação.

Referências anatômicas da coluna vertebral

- Uma pequena proeminência óssea abaixo do orifício occipital, que corresponde à apófise espinhosa da 2ª vértebra cervical, mais bem identificada com a cabeça semifletida para a frente
- Na base do pescoço, existe outra saliência óssea, facilmente palpável, que é a 7ª vértebra cervical, chamada por isso "vértebra proeminente"
- A linha de união das espinhas da omoplata coincide com a 3ª vértebra dorsal ou torácica
- A união da ponta das 2 omoplatas corresponde à 7ª vértebra dorsal ou torácica
- Uma linha que passa sobre as cristas ilíacas indica a 4ª vértebra lombar
- A linha que une as espinhas ilíacas passa à altura da 2ª vértebra sacra.

MEDULA, ENVOLTÓRIOS E CANAL MEDULAR

Apresenta importância clínica o conhecimento das diferenças entre os diversos segmentos da coluna vertebral. Elas dizem respeito, principalmente, às relações entre a coluna e as estruturas circunvizinhas. Assim, no nível da região cervical, o canal vertebral é bem maior que na coluna dorsal, devido à grande mobilidade daquele segmento da coluna. O continente deve ser bem maior que o conteúdo, para não ocasionar lesão medular.

Na coluna dorsal, como a movimentação é menor, o canal vertebral também é pequeno. A medula espinal se estende até o nível da primeira vértebra lombar e, a partir daí, o canal vertebral está preenchido pela cauda equina.

Envolvendo a medula estão a pia-máter com seu prolongamento, o ligamento denteado; a membrana aracnoide com os seus 2 folhetos e, mais externamente, a dura-máter.

A irrigação é feita pelos vasos que passam pela massa gordurosa do espaço epidural, entre a dura-máter e a vértebra.

Da medula saem prolongamentos, que são as raízes nervosas: a raiz anterior, que é motora, e a posterior sensorial, com seu gânglio correspondente. Ambas se unem na saída do buraco de conjugação.

POSTURA HUMANA

A postura humana depende da coluna vertebral e está ligada à evolução da espécie.

Conforme o tronco se elevava, as extremidades passavam a ter uma função definida: os membros inferiores para locomoção e os membros superiores para a preensão e a oponência. O tronco passou a ser instrumento de equilíbrio. Entretanto, nesta passagem para a vertical, a bacia, que é o alicerce da coluna vertebral, não conseguiu horizontalizar-se com o solo, mantendo uma obliquidade que obrigou à formação das curvas de compensação, vistas no plano sagital (lordose e cifose). No plano frontal, ela se manteve ereta. A menor ou maior obliquidade pélvica é responsável pelos diferentes tipos posturais observados no homem (ver tópico "Postura ou atitude na posição de pé", Capítulo 8, *Exame Físico Geral*).

POSTURA NORMAL. A postura sofre influência hereditária, profissional, e é diferente nas várias faixas etárias, além de depender do estado psicológico ou do humor (euforia ou depressão) (Figura 163.7).

O centro de gravidade do corpo está um pouco atrás e abaixo do umbigo. Portanto, a tendência do corpo é cair para frente, forçando o trabalho dos músculos posteriores, chamados "antigravitários". Os músculos anteriores, especialmente os abdominais, agem em favor da gravidade, daí sua menor

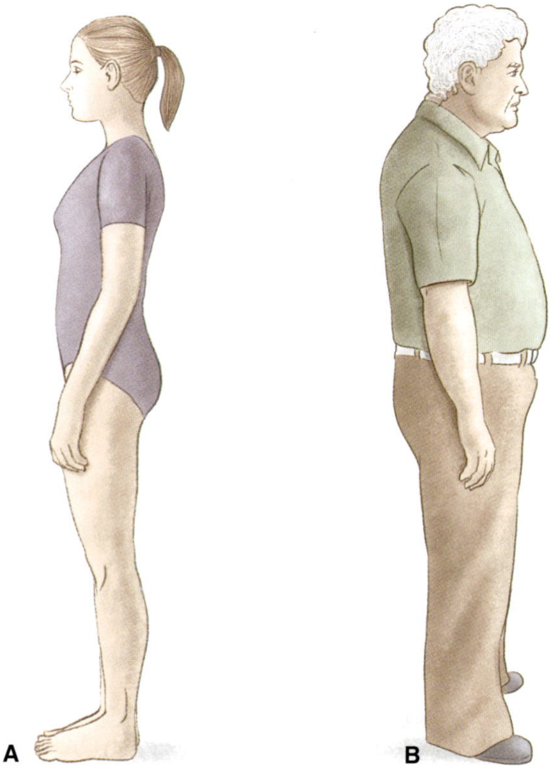

Figura 163.7 Postura humana. A. Pessoa jovem. B. Pessoa idosa com modificações nas curvaturas da coluna.

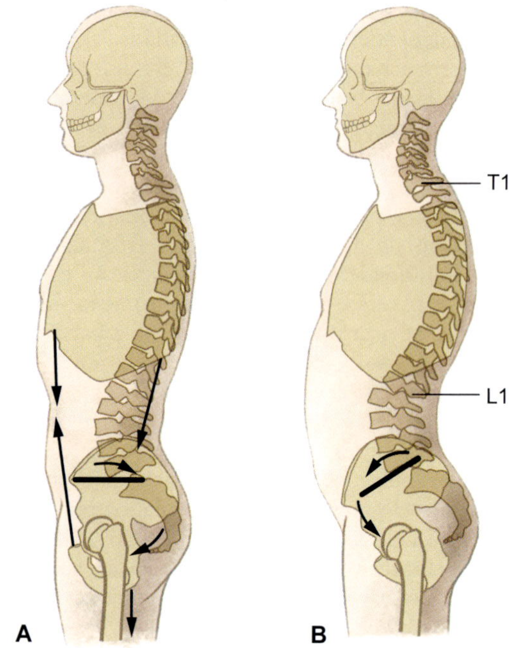

Figura 163.8 Músculos controladores da obliquidade pélvica. A. Domínio dos músculos que diminuem a obliquidade, reduzindo as curvaturas da coluna. B. Aumento da obliquidade pélvica com acentuação das curvaturas da coluna.

função e, consequentemente, maior flacidez, com facilidade em adquirir protrusão abdominal. Daí a razão de iniciar a correção postural com exercícios abdominais (Figura 163.8).

Outros músculos participam também deste controle. Os que aumentam a lordose lombar e, em consequência, as outras curvas são o psoas ilíaco e os flexores do quadril. Os músculos que reduzem a lordose lombar são os abdominais, os glúteos e o eretor da espinha. Os músculos que agem sobre o quadril têm também participação muito ativa na postura. Qualquer contratura muscular no nível das coxofemorais irá interferir automaticamente na postura. Assim, é importante conhecer os músculos posturais, com o objetivo de evitar contraturas e má posição pélvica. Portanto, é necessário analisar a postura correta, tanto a estática como a dinâmica, ambas com grande implicação da coluna vertebral e os músculos relacionados.

POSTURA ESTÁTICA. Postura militar ou atlética é aquela assumida pelos militares e atletas quando estão na posição de sentido ou alerta. O centro de gravidade é projetado para frente, com grande sobrecarga dos músculos posteriores dos membros inferiores, especialmente do tríceps sural. A sobrecarga pode ser tão grande, com exigência de maior volume sanguíneo, que poderá ocasionar lipotimia, comum nas paradas militares ou atléticas. Esta postura favorece a lordose; sapatos de salto alto comumente utilizados pelas mulheres, além de maléficos para a postura, também o são para os pés, pois projetam o centro de gravidade para frente e sobrecarregam o arco metatársico, com deformidades sérias na posição dos pés (Figura 163.9).

POSTURA SENTADA. A cadeira ideal é a que tem o espaldar adaptado às curvas da coluna e altura suficiente para deixar livre a região posterior da coxa e os pés totalmente apoiados no solo (Figura 163.10).

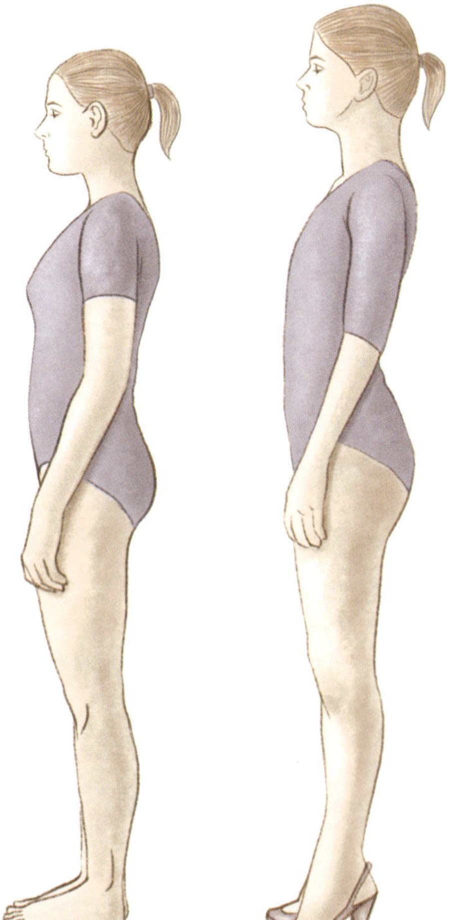

Figura 163.9 Postura atlética e postura com sapato de salto alto, verificando-se, em ambas, aumento da lordose lombar.

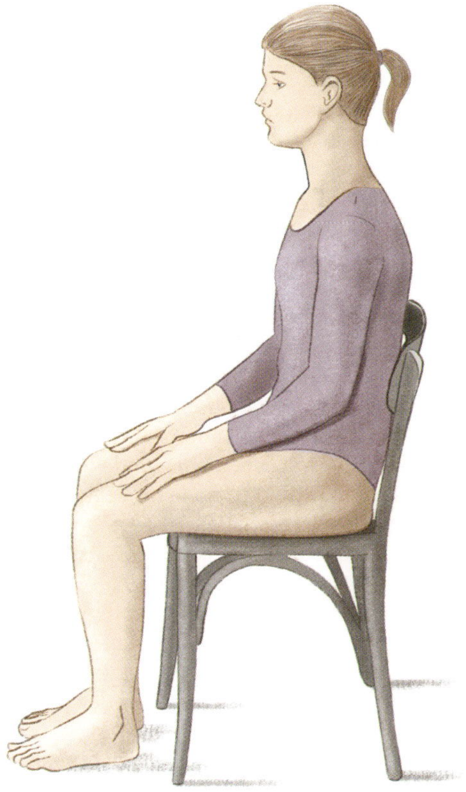

Figura 163.10 Postura sentada (a cadeira ideal mantém as curvaturas normais da coluna).

POSTURA DEITADA OU EM DECÚBITO. Dentre todas as posições deitadas, deve ser evitada apenas a de bruços, ou seja, decúbito ventral. Esta posição contribui para aumento da lordose lombar e o pescoço é mantido em rotação lateral. As posições deitadas corretas são: decúbito dorsal ou sobre o dorso e decúbito lateral, também chamada "posição fetal".

Postura dinâmica

É a postura assumida no trabalho e na vida cotidiana. A maior causa de incapacidade é consequência de má postura. A todo momento somos solicitados a carregar objetos e a levantá-los do solo. Devemos lembrar o papel da coluna vertebral e tomar cuidados para poupá-la.

Do ponto de vista mecânico e clínico, deve-se evitar a flexão do tronco sobre os joelhos em extensão, pois, nesta posição, o braço da resistência é 3 vezes maior que o da potência. Assim procedendo, a carga sobre os discos vertebrais inferiores pode provocar lesões, ocasionando, a curto prazo, hérnia discal e, a longo prazo, degeneração, causadora de artrose.

À coluna, devem-se dispensar os maiores cuidados quando se carregam objetos mais pesados. Nestes casos, a carga deve ser distribuída equilibradamente nas mãos. Nunca se deve elevar um peso acima da cintura e, ao carregar, é necessário colocá-lo sempre no nível do umbigo, pois próximo a ele está o centro de gravidade do corpo.

BIBLIOGRAFIA

Kapandji IA. The physiology of the joints. Vol. 3. Edinburgh, London and New York: Churchill Livingstone; 1974.

Kendall HO, Kendall FP, Wadsworth GE. Muscles testing and function. 13. ed. Baltimore: Williams and Wilkins Company; 1998.

Porto CC, Porto AL. Clínica médica na prática diária. 2. ed. Rio de Janeiro: Guanabara Koogan; 2022.

CAPÍTULO 164

Exame Clínico

Frederico Barra de Moraes, Antonio Carlos Ximenes

ANAMNESE

Alguns dados da identificação podem orientar no diagnóstico das doenças da coluna vertebral, destacando-se a idade, o sexo e a profissão.

No **recém-nascido**, as malformações congênitas, tais como hemivértebras e mielomeningocele, são enfermidades que devem ser sempre investigadas.

Na **infância**, predominam os defeitos posturais e os processos infecciosos, podendo ocorrer, mais raramente, escoliose, ou seja, desvio lateral da coluna vertebral.

Na **pré-adolescência** há predominância dos desvios posturais, especialmente entre as mulheres, sendo comuns nessa idade a escoliose idiopática e o dorso curvo (acentuação da cifose dorsal).

Da **segunda à quarta década da vida**, principalmente na quarta, e em trabalhadores braçais, corresponde ao período de maior ocorrência de hérnias discais e de processos degenerativos, denominados "espondiloartrose". Também nessa faixa etária observam-se, com grande frequência, os distúrbios posturais, não sendo rara, também, a espondilite anquilosante.

Na **idade avançada** são comuns a osteoporose senil e as metástases de neoplasias (na mulher, neoplasias de mama; no homem, de próstata).

O tempo de evolução da doença é outro dado fundamental. Algumas doenças ocorrem por surtos; outras, de maneira contínua. Na osteoporose e na espondiloartrose, o curso evolutivo é mantido de modo uniforme, a sintomatologia inicial persiste por toda a sua evolução, enquanto na **hérnia discal**, por exemplo, os sintomas surgem episodicamente, por surtos.

A avaliação dos antecedentes patológicos pessoais auxilia no diagnóstico das doenças infecciosas específicas (como a tuberculose) ou das inespecíficas, destacando-se as infecções piogênicas. A história relatada pelo paciente de dor na coluna, principalmente nas regiões dorsal e lombossacra, com a característica de piorar com o repouso e melhorar com movimentos, é sugestiva de espondilite anquilosante, em especial caso se trate de paciente do sexo masculino, entre 20 e 40 anos de idade. Deve-se pesquisar sempre a possibilidade de traumatismo antes do início do quadro clínico na eclosão de enfermidades como fratura e hérnia de disco.

SINAIS E SINTOMAS

Os principais sintomas são: **dor** e **rigidez muscular**, além de **manifestações sistêmicas**.

DOR. A dor na coluna vertebral pode estar localizada em um de seus segmentos (cervical, dorsal, lombossacral) ou em toda a sua extensão. A dor deve ser analisada nos seguintes aspectos: **intensidade, duração, localização, irradiação, fatores agravantes, precipitantes ou atenuantes** e dor referida.

Os processos degenerativos (osteoartrose) costumam acarretar dor de pequena a média intensidade, enquanto nas enfermidades compressivas (hérnia discal e neoplasias) e infecciosas costuma ser intensa.

Em geral, as dores agudas de curta duração caracterizam afecções compressivas ou infecciosas, ao passo que as degenerativas ou inflamatórias se caracterizam por dor de longa duração.

A localização da dor em um segmento da coluna pode ser característica. Na doença reumatoide juvenil localiza-se no segmento cervical; na espondilite anquilosante do jovem predomina nas regiões dorsolombar e sacroilíacas. Os processos degenerativos e metabólicos têm localização múltipla (cervical, dorsal e lombossacral).

A dor na coluna vertebral, principalmente nos segmentos cervical e lombossacral, quando irradia para os membros superiores ou inferiores, sugere a possibilidade de comprometimento radicular, cuja etiologia pode ser degenerativa (discoartrose) ou compressiva (hérnia discal ou neoplasia).

É clássica a dor que melhora com os movimentos e piora à noite das afecções inflamatórias (espondilite anquilosante).

Dor contínua, mesmo em repouso, e com grande piora aos movimentos ocorre na hérnia discal, enquanto na espondiloartrose a dor melhora com o repouso, piora no início dos movimentos, mas melhora com o decorrer deles.

DOR REFERIDA. Uma dor pode ser percebida na coluna vertebral, sem ser, contudo, nela originada. Exemplos são a dor da pancreatite aguda, que pode ser percebida na topografia da coluna toracolombar, a da úlcera duodenal na coluna torácica, a de origem renal na coluna lombar e as das afecções ginecológicas na coluna lombossacral.

RIGIDEZ. A rigidez pós-repouso, geralmente matinal, costuma ocorrer tanto em doenças inflamatórias quanto degenerativas. Há, contudo, uma diferença entre elas. A rigidez de origem inflamatória é mais persistente, ou seja, o paciente levanta-se com dor e rigidez na coluna, que persiste por tempo prolongado, enquanto nos processos degenerativos o paciente pode levantar-se com rigidez, mas ela é fugaz, passageira e logo desaparece.

MANIFESTAÇÕES SISTÊMICAS. Deve-se indagar sobre a presença ou não de manifestações sistêmicas acompanhando a sintomatologia vertebral, tais como febre, anorexia e perda de peso. A presença desses sintomas é comum na tuberculose, na espondilite anquilosante e nas neoplasias, enquanto na espondiloartrose e na osteoporose idiopática geralmente estão ausentes.

EXAME FÍSICO

O exame físico da coluna vertebral é realizado pela inspeção e pela palpação, tanto em repouso como em movimento.

Para o exame físico da coluna vertebral, o paciente deve estar com roupa adequada. Para os pacientes do sexo masculino, um calção de banho ou a própria cueca; pacientes do sexo feminino devem usar um avental que deixe o dorso descoberto. O exame pode ser feito também com a paciente de sutiã e calcinha ou com um maiô de duas peças.

A abordagem da coluna deve ser feita em três planos: frontal (anterior e posterior) e sagital.

Na frontal, seja anterior ou posterior, deve-se observar a simetria das cinturas escapular e pélvica, o ângulo toracolombar (talhe), o alinhamento dos membros inferiores, a orientação das patelas e, finalmente, o posicionamento dos pés. O desnivelamento das escápulas pode sugerir desvios de lateralidade (escoliose); o desnivelamento da cintura pélvica sugere uma discrepância no comprimento dos membros inferiores; as patelas, quando têm orientação interna ("olham para dentro"), sugerem alteração na anteroversão do colo femoral; os pés devem ser observados quanto ao alinhamento dos calcâneos (visão frontal posterior) e quanto à presença ou não dos arcos plantares.

No plano sagital, ou de perfil, deve-se observar o grau das lordoses lombar e cervical, assim como a cifose torácica. Nesse plano, o uso do fio de prumo é importante para que se possa observar a linha de gravidade. Além de observar as curvas, verifica-se também o posicionamento da pelve em relação à linha de gravidade, se há retroprojeção ou anteroprojeção da pelve. Nesse plano também deve ser observada, nos membros inferiores, a presença ou não do *genu recurvatum*, tão importante nos desvios posturais.

Finalmente, os movimentos deverão ser observados também nos três planos.

O primeiro elemento a ser investigado é a atitude ou posição do paciente. Na hérnia discal, por exemplo, é comum o paciente adotar uma **posição antálgica**, na tentativa de obter alívio da dor.

Em estágio avançado da espondilite anquilosante, o paciente pode assumir gradativamente a **posição de esquiador**, caracterizada por aumento da lordose cervical, por cifose dorsal, por lordose lombossacra e por flexão dos joelhos.

A **inspeção** deve ser feita com luz natural, procurando-se detectar a presença de curvaturas anormais (cifose, escoliose ou sua combinação, ou seja, cifoescoliose), de acentuação da lordose, de modificações da cor da pele, como manchas parecidas com café com leite que aparecem na neurofibromatose.

A perda da lordose fisiológica, com a retificação da coluna cervical ou lombar, também tem grande importância para o diagnóstico das doenças da coluna.

A **palpação** deve ser realizada com delicadeza, podendo despertar dor intensa, como nos casos de hérnia discal. Devem ser palpadas as massas musculares, principalmente as da goteira vertebral, procurando hipertrofias e retificação da coluna. A palpação das apófises espinhosas e dos espaços intervertebrais é também fundamental nas afecções inflamatórias e compressivas, pois acarreta dor.

MOVIMENTOS DA COLUNA VERTEBRAL. A movimentação da coluna vertebral (ver Figura 163.6) possibilita verificar suas limitações funcionais e, para isso, é necessário conhecer os movimentos de cada segmento (cervical, torácico e lombossacral) (ver Seção 2, *Articulações, Bursas e Tendões*, Capítulo 160, *Exame Clínico*):

- Coluna cervical
  - Flexão, quando a cabeça é projetada para frente, o mento tocando a fúrcula esternal
  - Extensão, quando a cabeça é projetada para trás
  - Rotação ou torção: deve ser avaliada com o paciente sentado
  - Lateralidade direita e esquerda também com o paciente sentado
  - Circundação é a soma dos movimentos anteriores
- Coluna torácica e lombossacral: existe reduzida mobilidade da coluna torácica. Esse fato, somado à inserção costopélvica dos músculos do tronco, faz com que os movimentos desses dois segmentos se associem
  - Flexão, quando o tronco é projetado para frente
  - Extensão, quando o tronco é projetado para trás
  - Rotação ou torção direita e esquerda: devem ser avaliadas com o paciente na posição sentada
  - Lateralidade, quando o tronco se aproxima da bacia no plano frontal.

O exame neurológico é indispensável nos pacientes com dor irradiada para os membros (cervicalgias, cervicobraquialgias, lombalgias e lombociatalgias).

Reflexos

Nos casos de compressão radicular, como ocorre nas hérnias discais, podem estar diminuídos ou abolidos os seguintes reflexos (ver Parte 18, Sistema Nervoso, Capítulo 172, *Exame Clínico*):

- Bicipital: integridade de C5
- Braquirradial: integridade de C6
- Tricipital: integridade de C7
- Patelar: integridade de L4
- Patelar e aquileu: integridade de L5 e S1.

Testes de compressão

A dor pode ser agravada basicamente por três mecanismos: estreitamento do forame de conjugação, alteração sensorimotora e pressão sobre as superfícies articulares.

ESTREITAMENTO DO FORAME DE CONJUGAÇÃO. No teste de Valsalva, o paciente prende a respiração e faz força como se quisesse evacuar. O teste acarreta aumento da pressão intratecal. Se houver afecção expansiva ou compressiva (neoplasias, hérnia discal), o paciente relata dor ao fazer a manobra.

O **sinal de Lasègue** consiste na elevação do membro inferior estendido sobre a bacia, manobra que acarreta estiramento do nervo ciático. Se houver compressão, ocorre dor no trajeto do referido nervo. O sinal de Lasègue é positivo quando surge dor até 60° (ângulo formado pelo membro elevado e pela mesa de exame). Bloqueio e dor até 30° sugerem hérnia discal.

Outra manobra para confirmar o sinal de Lasègue consiste na dorsiflexão do pé quando o membro estiver elevado, provocando exacerbação da dor (**sinal de Bragard**). A elevação do membro sadio pode também produzir dor no membro oposto afetado, sugerindo compressão mais central.

É necessário caracterizar se a dor provocada pela elevação do membro ocorre devido à real compressão do ciático ou à contratura dos músculos posteriores da coxa. A dor muscular ocorre somente na parte posterior da coxa, enquanto a ciatalgia pode acometer todo o membro.

ALTERAÇÃO SENSORIMOTORA. As afecções da coluna vertebral, tanto medular como na cauda equina, repercutem clinicamente nos membros superiores e inferiores, podendo levar a alterações da sensibilidade, da força muscular e dos reflexos. A pesquisa de alterações da sensibilidade pode indicar a localização da compressão, da mesma maneira que a perda da força muscular. A perda de força do bíceps pode traduzir compressão no nível da raiz de C5, enquanto a perda de potência dos dorsiflexores dos dedos e pés pode significar compressão no nível das raízes de L5 e S1.

PRESSÃO SOBRE AS SUPERFÍCIES ARTICULARES. Para sua avaliação, deve-se pressionar para baixo a cabeça do paciente, que deve, de preferência, permanecer sentado.

O exame físico da coluna deve ser complementado pelo exame da bacia (articulações sacroilíacas e coxofemorais), porque os sintomas das doenças dessas articulações são muito semelhantes aos das enfermidades da coluna vertebral.

BIBLIOGRAFIA

Kapandji IA. The physiology of the joints. Vol. 3. Edinburgh, London and New York: Churchill Livingstone; 1974.

Kendall HO, Kendall FP, Wadsworth GE. Muscles testing and function. 13. ed. Baltimore: Williams and Wilkins Company; 1998.

Porto CC, Porto AL. Clínica médica na prática diária. 2. ed. Rio de Janeiro: Guanabara Koogan; 2022.

CAPÍTULO 165

Exames Complementares

Frederico Barra de Moraes, Antonio Carlos Ximenes

Os exames complementares incluem exames de imagem (radiografias simples, tomografia computadorizada, ressonância magnética, cintilografia, densitometria óssea), e exames laboratoriais, neurofisiológicos e histopatológicos.

A investigação, por meio de exames complementares, para o diagnóstico das doenças que comprometem a coluna vertebral deve sempre ser feita após uma criteriosa avaliação clínica.

Entre os exames laboratoriais, incluem-se o hemograma completo, as provas de atividade inflamatória, os perfis metabólico e endócrino e os marcadores autoimunes e neoplásicos.

O **hemograma** tem por objetivo investigar a expressão celular da linhagem hematopoética que se altera nas doenças de caráter inflamatório, infeccioso e neoplásico, diferentemente do que ocorre nas de caráter degenerativo, mecânico e postural.

As **provas de atividade inflamatória** (principalmente velocidade de hemossedimentação e fração alfa-2 das globulinas) esclarecem o índice de agressão tecidual que se verifica nas doenças inflamatórias, infecciosas ou não, e neoplásicas, tanto primárias como metastáticas.

Entre esses exames, a **eletroforese de proteínas séricas** deve ser uma rotina nos pacientes idosos com queixas dolorosas associadas a sintomas gerais, nos quais a possibilidade de uma gamopatia monoclonal como o mieloma múltiplo deve sempre ser considerada.

Outro recurso diagnóstico nas afecções da coluna vertebral se baseia nos exames de imagens.

Deve-se obedecer à seguinte sequência: radiografias simples, tomografia computadorizada e ressonância magnética. A tomografia computadorizada e a ressonância magnética têm a vantagem de visualização em plano tridimensional, com melhor análise das estruturas ósseas e não ósseas não bem detectadas na radiologia convencional (Figura 165.1).

O diagnóstico das doenças da coluna vertebral pode exigir uma avaliação neurofisiológica que se faz pela eletroneuromiografia. Esse exame é indicado principalmente no diagnóstico diferencial entre sintomas compressivos e neuropáticos (ver Parte 18, *Sistema Nervoso*, Capítulo 173, *Exames Complementares*).

A densitometria óssea tem a possibilidade de quantificar a massa óssea do paciente, podendo fazer um diagnóstico mais precoce das osteopatias metabólicas.

A cintilografia serve como auxiliar no diagnóstico das doenças inflamatórias e neoplásicas, bem como serve para monitorar o tratamento, sendo mais sensível do que o exame radiológico convencional.

Finalmente, pode ser necessário exame histopatológico, principalmente se a investigação semiológica não definir as características da lesão.

BIBLIOGRAFIA

Kapandji IA. The physiology of the joints. Vol. 3. Edinburgh, London and New York: Churchill Livingstone; 1974.

Kendall HO, Kendall FP, Wadsworth GE. Muscles testing and function. 13. ed. Baltimore: Williams and Wilkins Company; 1998.

Porto CC, Porto AL. Clínica médica na prática diária. 2. ed. Rio de Janeiro: Guanabara Koogan; 2022.

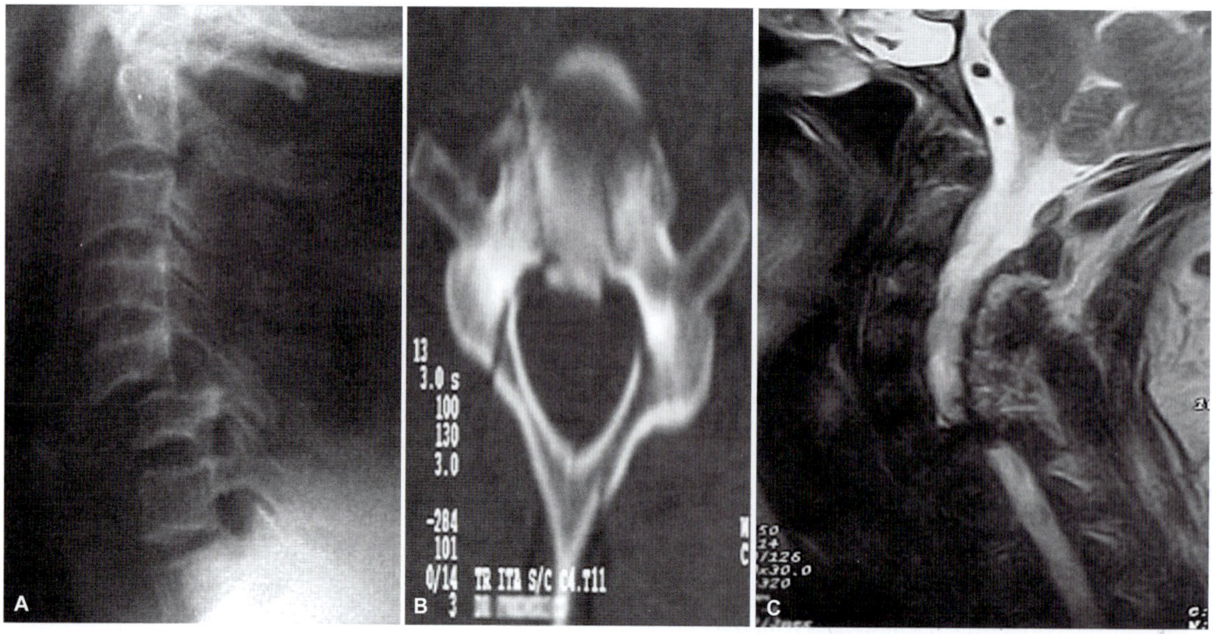

Figura 165.1 Traumatismo da coluna cervical. **A.** Radiografia em perfil da coluna cervical, evidenciando luxação facetária posterior e escorregamento C5-C6 com traumatismo raquimedular. **B.** Tomografia computadorizada da coluna cervical, evidenciando fraturas do corpo e dos elementos posteriores vertebrais com fragmento ósseo dentro do canal medular. **C.** Ressonância magnética, evidenciando compressão medular por hérnia discal traumática e por luxação.

CAPÍTULO 166

Doenças da Coluna Vertebral

Frederico Barra de Moraes, Antonio Carlos Ximenes

INTRODUÇÃO

As afecções da coluna podem ter como causas: degenerações discais, **espondiloartrose**, **hérnias**, deformidades (**escoliose**, **cifose** e **lordose**), traumáticas (**fratura**, **luxação**, **entorse** e **distensão muscular**), metabólicas (**osteoporose**, **doença de Paget**, **osteomalacia**, **raquitismo**, **displasia** e **hiperparatireoidismo**), tumorais (**metastáticas**, **malignas**, **benignas**, **pseudotumorais**), infecciosas (**espondilodiscite bacteriana** e **tuberculosa**), reumáticas (**artrite reumatoide**, **espondilite anquilosante**, **espondiloartropatias soronegativas**, **fibromialgia**), malformações congênitas (**hemivértebra**, **barra óssea**, **espinha bífida** e **vértebras de transição**).

As algias vertebrais compreendem a cervicalgia, a dorsalgia, a lombalgia e as ciatalgias.

ESPONDILOARTROSE

A **espondiloartrose** ou **artrose** da coluna vertebral caracteriza-se pela degradação do disco intervertebral, das facetas articulares e dos ligamentos, acometendo ambos os sexos, com maior frequência acima dos 30 anos.

À radiografia, observam-se degeneração do disco, proliferação óssea marginal, com formação dos osteófitos ("bicos de papagaio"), e esclerose óssea subcondral das vértebras.

Os segmentos mais comprometidos são os de maior mobilidade, ou seja, regiões cervical e lombossacra.

Os principais sintomas são dor e limitação dos movimentos.

A dor assume características especiais de conformidade com a região afetada. Muitas vezes, pode haver obstrução dos forames de conjugação, levando à compressão radicular com dor irradiada para os membros, tórax e cabeça (cervicalgia, dorsalgia e lombalgia).

Na espondiloartrose sacrolombar, além de lombalgia, costuma haver dor irradiada para membros inferiores (lombociatalgia).

Observam-se também parestesias (dormência, formigamento) e, nos casos mais avançados, podem surgir sintomas de compressão nervosa.

O diagnóstico baseia-se nos exames clínico e de imagem (Figura 166.1).

Os testes laboratoriais são normais (ver tópico "Cervicalgia, dorsalgia, lombalgia e lombociatalgia").

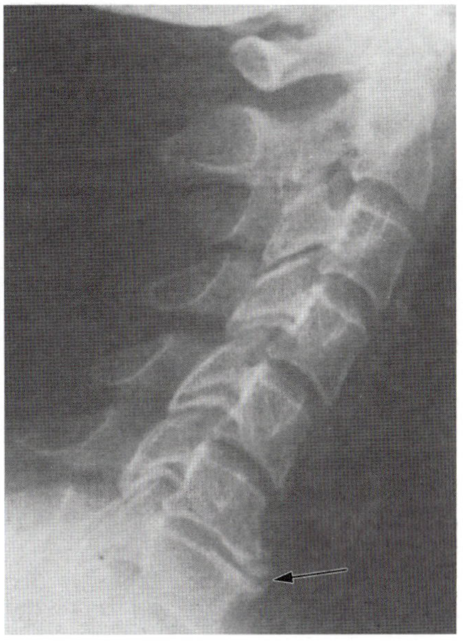

Figura 166.1 Espondiloartrose. Radiografia da coluna cervical, mostrando alterações degenerativas em C5, C6 e C7.

HÉRNIA DE DISCO INTERVERTEBRAL

Nos movimentos bruscos de flexão e de torção da coluna, o núcleo pode romper o anel fibroso, herniando-se. O seu contato com a raiz nervosa pode determinar compressão na emergência da raiz ou no seu trajeto no buraco de conjugação (Figura 166.2).

A hérnia de disco ocorre geralmente em indivíduos jovens, na faixa etária dos 30 aos 40 anos, quase sempre de modo súbito.

As principais causas são os esforços físicos com a coluna em má posição e os microtraumas repetidos.

Os locais mais frequentes são os espaços entre C4/C5 e C5/C6 na região cervical e L4/L5 e L5/S1 na região lombar, local em que a mobilidade é maior e, consequentemente, o desgaste é mais precoce.

Em geral, a compressão faz-se em uma única raiz nervosa, porém pode ocorrer em várias delas, dependendo do tamanho e da posição da hérnia.

O sintoma principal é dor intensa no local da hérnia com irradiação para os membros superiores ou inferiores, de acordo com a topografia da raiz comprimida, cervical ou lombossacra.

A dor pode ter o caráter de "choque elétrico" e imobiliza o paciente, impedindo-o de se locomover e, às vezes, não o deixando dormir. Em outras ocasiões, surge apenas dolorimento ou sensação de peso no pescoço, no braço (coluna cervical), na região lombar ou na perna (coluna lombossacra).

A dor é exacerbada pela tosse, pelo espirro, pela evacuação, pela micção e pela movimentação da coluna.

O exame físico possibilita reconhecer a contratura muscular, que muitas vezes determina uma posição antálgica, caracterizada pela inclinação do tronco lateralmente, ou do pescoço. A contratura manifesta-se por rigidez muscular e por perda da lordose fisiológica da coluna cervical ou lombar.

A palpação das linhas espondileia ou paraespondileia provoca dor na região próxima ao disco herniado e, por vezes, difusamente em toda a extensão do segmento afetado.

Observam-se, também, áreas de hipo ou hiperestesia nos membros, de distribuição de acordo com as raízes e os dermátomos envolvidos.

Os reflexos, na dependência da raiz lesada, também podem estar diminuídos ou ausentes.

O exame radiológico possibilita demonstrar a redução ou o desaparecimento da lordose fisiológica com retificação da

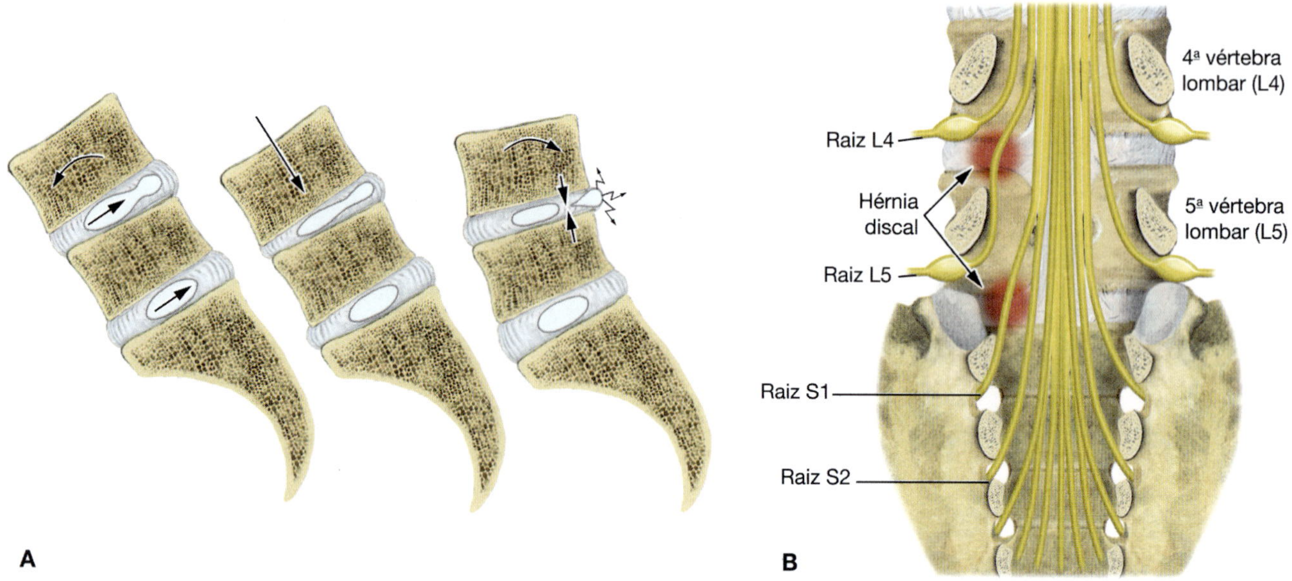

Figura 166.2 Hérnia discal. **A.** Mecanismo de formação, vendo-se flexão, compressão axial e torção provocando rompimento do anel fibroso pelo núcleo pulposo. **B.** Locais de compressão das raízes L5 e S1, responsáveis pela irradiação da dor pelo trajeto do ciático.

curvatura cervical ou lombar. A coluna torna-se quase vertical. A redução do espaço intervertebral com esclerose do osso subcondral sugere disco degenerado.

A tomografia computadorizada e a ressonância magnética, por apresentarem maior definição das partes moles, são decisivas para comprovação diagnóstica (Figuras 166.3 e 166.4).

DEFORMIDADES DA COLUNA VERTEBRAL

As deformidades da coluna vertebral são mais bem definidas como alterações das curvas da coluna vertebral, compreendendo, no plano frontal, a **escoliose**, e, no plano sagital, a **cifose** e a **lordose**.

ESCOLIOSE. Caracterizada pelo aparecimento de encurvamento lateral da coluna, vista no plano frontal. Distúrbio frequente e importante, é uma deformidade da mulher adolescente. Inicialmente, é observada pela mãe, pela costureira na hora de provar um vestido ou quando a jovem usa roupa de banho.

Dividem-se as escolioses em dois grandes grupos: as que apresentam curvas não estruturadas e as que têm curvas estruturadas.

As curvas não estruturadas compreendem os tipos **postural**, **de compensação**, **antálgica**, **inflamatória** e **histérica**.

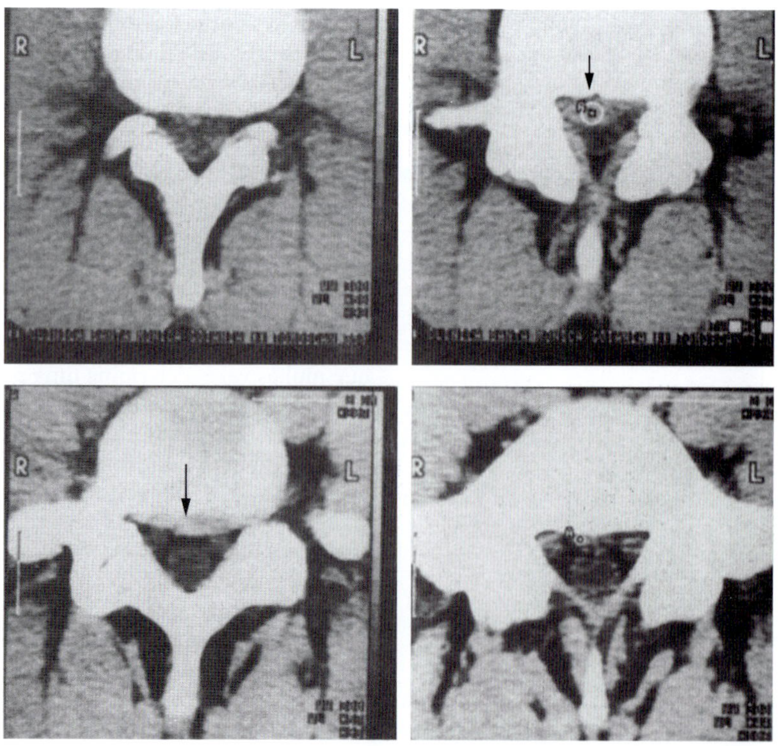

Figura 166.3 Hérnia discal. Tomografia computadorizada mostrando herniação do núcleo pulposo (*setas*).

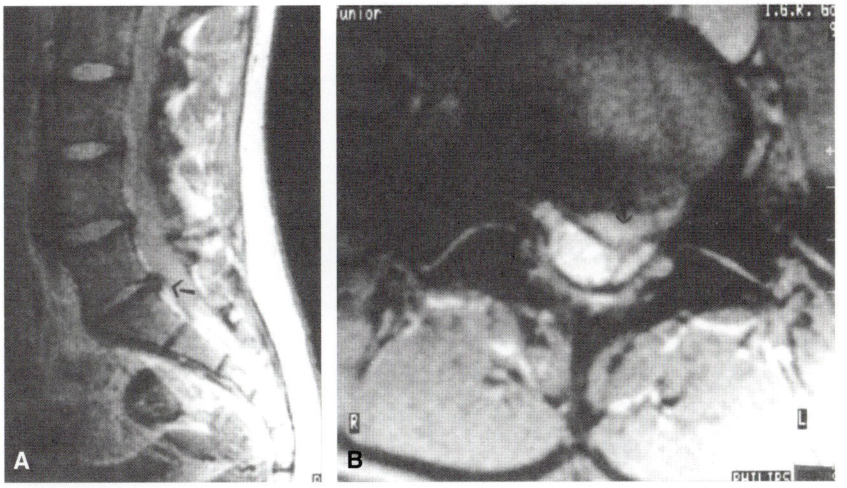

Figura 166.4 Hérnia discal. Ressonância magnética da coluna lombossacra, mostrando uma hérnia de disco em L5 e S1, nos planos sagital (A) e transverso (B).

A **escoliose postural** é a que se corrige pela flexão do tronco na posição de pé, em decúbito ou pela tração. Clinicamente não há rotação dos corpos vertebrais ou dos processos espinhosos.

A **escoliose de compensação** é a que aparece quando há discrepância de membros inferiores ou, mais raramente, nos casos de contraturas em adução ou em abdução do quadril.

Por não ser uma curva estruturada, desaparece com a compensação do membro mais curto (Figura 166.5).

A **escoliose estruturada** é identificada clinicamente quando o paciente faz a flexão do tronco, notando-se, então, a rotação dos corpos vertebrais e das costelas, fazendo aparecer a gibosidade (Figura 166.6).

A gibosidade está sempre na convexidade da curva.

Radiologicamente, os corpos vertebrais rodam para o lado da convexidade e os processos espinhosos para a concavidade da curva.

As curvaturas estruturadas podem ser:

- De causa desconhecida (escoliose idiopática)
- Neuropáticas: paralítica (poliomielite), neurofibromatose, neuropatia de Charcot-Marie-Tooth, ataxia de Friedreich, siringomielia, paralisia cerebral, mielomeningocele, ausência congênita de dor
- Osteopáticas: anomalias congênitas de vértebras (escoliose congênita), osteoporose senil, cifose do adolescente
- Toracogênicas
- Metabólicas: doença de Marfan, raquitismo
- Causas extrínsecas: *frame scoliosis*, irradiação
- Cifoescoliose: congênita, neurofibromatose.

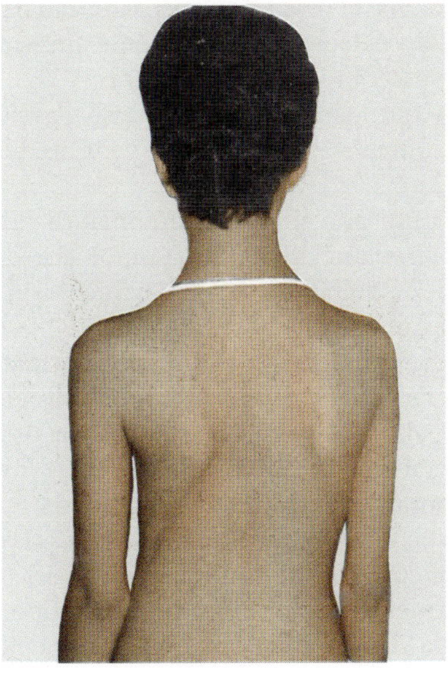

Figura 166.5 Escoliose estruturada. Assimetria do ângulo toracolombar (talhe) e das cinturas escapulares.

Escoliose idiopática. São as mais frequentes, juntamente com as paralíticas. O diagnóstico, em geral, é feito por exclusão.

Trata-se de escoliose idiopática quando há ausência de grupos musculares paralisados, outra causa neuropática e a radiografia mostra ausência de malformação congênita.

Localiza-se habitualmente no nível da região torácica ou lombar.

Pode aparecer em qualquer idade durante o período de crescimento, quase sempre em crianças hígidas.

A escoliose idiopática tem três picos de aparecimento: no recém-nascido, aos 5 e aos 6 anos e dos 11 anos até o final do crescimento, este o prevalente.

Quanto ao prognóstico, é importante observar a situação da curva: quanto mais alta, pior o prognóstico. Os mais jovens, com maior período de crescimento, têm prognóstico mais grave.

Escoliose paralítica. Essa deformidade, menos frequente do que a idiopática, situa-se em segundo lugar. Normalmente aparece em pacientes portadores de sequelas de poliomielite nos membros inferiores, a exemplo da contratura do quadril e dos joelhos. Há evidências de que, se a criança tiver os flexores laterais do abdome fortes de um lado, a pelve durante o crescimento eleva-se no lado mais forte e a criança desenvolve uma escoliose lombar, com a convexidade para o lado mais fraco.

A escoliose paralítica torácica é causada por paralisia dos músculos, da cintura escapular e do *erector spinae*.

Escoliose congênita. É a deformidade ocasionada por defeitos congênitos de uma ou de mais vértebras, ou mesmo de toda a coluna. É menos comum do que os outros tipos.

As anomalias da coluna lombar baixa estão geralmente associadas à espinha bífida ou à lesão da cauda equina. Quando isso ocorre, pode haver paralisia, perda de sensibilidade e do controle do esfíncter vesical. Na maioria dos casos, a paralisia está restrita à perna e ao pé. No entanto, pode haver desde parestesia dos músculos intrínsecos do pé até o pé torto equinovaro e o talo vertical.

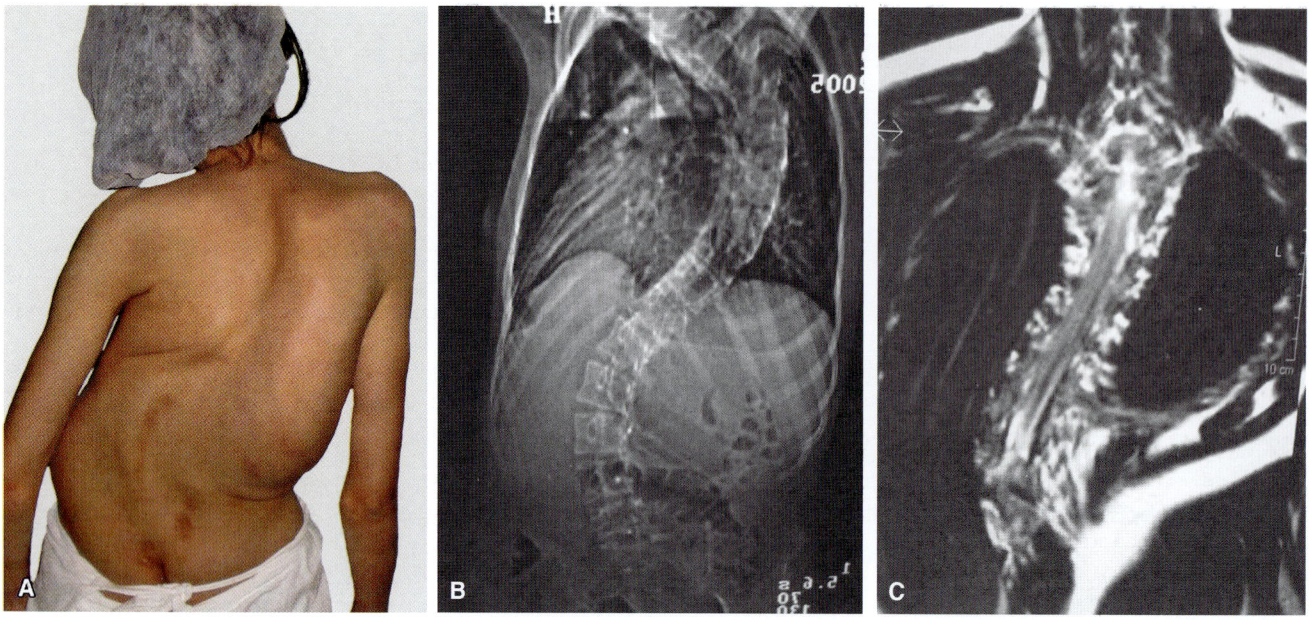

Figura 166.6 Escoliose. A. Aspecto clínico de escoliose grave, dupla-curva, visão posterior, com tronco desequilibrado e com bacia desnivelada. B. Radiografia anteroposterior da coluna total, evidenciando escoliose grave, curva torácica à direita de 110° e curva lombar à esquerda de 80°, com diminuição da área pulmonar. C. Ressonância magnética da coluna vertebral em paciente com escoliose grave e corte coronal em T2 para avaliar alterações da medula e do canal medular.

CIFOESCOLIOSE. Esse tipo, mais raro, é a combinação de cifose com escoliose. A causa mais comum é a congênita. As anomalias mais encontradas são a ausência de um corpo vertebral ou a fusão de dois ou mais corpos vertebrais.

A cifoescoliose pode ser observada também na neurofibromatose.

Trata-se de uma deformidade grave que pode levar à paraplegia.

Desenvolve-se lentamente até a idade de 10 anos para depois agravar-se subitamente. Na adolescência, quando o crescimento é rápido, a cifose pode alcançar 90°. A paraplegia raramente ocorre antes da adolescência.

A cifoescoliose pode ser observada também nos pacientes que tiveram tuberculose da coluna.

CIFOSE DO ADOLESCENTE (DORSO CURVO). A deformidade primária é o aumento da cifose torácica. É mais frequente na puberdade. As vértebras torácicas inferiores tornam-se achatadas quando vistas na radiografia lateral. Trata-se de uma provável interferência no crescimento do corpo da vértebra. A cifose pode ser bem acentuada em alguns pacientes; em outros, ela permanece discreta ou moderada.

Nos pacientes com cifose do adolescente, também denominada **osteocondrite de Scheuermann**, é comum a existência de pequena curva lateral. O reconhecimento dessa deformidade deve ser precoce, do contrário tornar-se-á definitiva após o término do crescimento.

LORDOSE. A lordose lombar pode estar aumentada nos processos degenerativos dos discos lombares inferiores, especialmente em L4 e L5 e no sacro (S1), na ausência de equilíbrio pélvico por fraqueza dos músculos abdominais e glúteos ou por encurtamento dos músculos iliopsoas e isquiossurais.

O aumento da lordose lombar projeta o centro de gravidade para frente, agravando a instabilidade lombossacra, a qual, por sua vez, piora as enfermidades que a produziram, formando um círculo vicioso.

DOENÇAS METABÓLICAS DA COLUNA VERTEBRAL

O tecido ósseo, por se encontrar em contínuo processo de absorção e de formação, não é uma estrutura estática. Por isso, as vértebras, como tecido ósseo, podem apresentar, em decorrência de distúrbios no seu metabolismo, várias afecções, sendo mais comuns a **osteoporose**, a **doença de Paget**, a **osteomalacia**, o **raquitismo**, o **hiperparatireoidismo** e a **ocronose**.

OSTEOPOROSE. Definida como uma doença esquelética caracterizada por força óssea comprometida predispondo a um aumento do risco de fratura. A força óssea primariamente reflete a integração entre a qualidade óssea e a densidade mineral óssea. É uma doença sistêmica esquelética caracterizada por baixa massa óssea e por deterioração da microarquitetura do tecido ósseo com consequente aumento na fragilidade óssea e suscetibilidade para fraturas.

À medida que ocorre o processo de envelhecimento, a osteoporose aumenta em frequência (ver Capítulo 158, *Doenças dos Ossos*).

A osteoporose por si só é assintomática. Entretanto, há casos que apresentam dor por fraturas e por deformidades, além de rigidez e dificuldade nos movimentos da coluna vertebral (Figura 166.7).

Pode ser considerada a causa mais importante de fraturas em mulheres na pós-menopausa e nas pessoas idosas.

As principais manifestações clínicas da osteoporose da coluna vertebral são dor nas costas e na região lombar e deformidades secundárias às fraturas.

O diagnóstico é feito por história, exames físico e radiológico, densitometria óssea e dados laboratoriais.

A história deve incluir a localização, o tipo, a gravidade e a cronologia da dor nas costas, os tratamentos prévios, a idade de início, o tipo da menopausa (natural ou cirúrgico), a história familiar de osteoporose, tabagismo e uso de bebidas

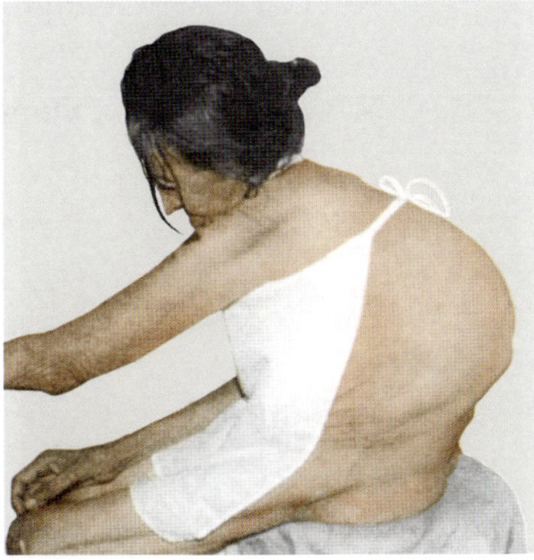

Figura 166.7 Osteoporose grave em paciente idosa, com achatamento de vértebras provocando acentuada cifose.

alcoólicas, a atividade física, a ingesta de cálcio habitual e a presença de condições clínicas e uso de medicamentos.

A primeira manifestação da doença pode ser uma fratura.

As fraturas das vértebras podem ocorrer com um traumatismo mínimo, como o ato de tossir ou de inclinar o tronco bruscamente. Podem resultar também de uma simples queda ou de levantar um objeto pesado. Tais fraturas afetam em geral as vértebras torácicas inferiores e as lombares.

A dor causada por fratura de uma vértebra osteoporótica é, em geral, intensa e bem localizada. O paciente obtém alívio em decúbito dorsal ou lateral com seus quadris e seus joelhos fletidos. Sentar ou ficar de pé agrava a dor, assim como a tosse e a evacuação.

A característica radiológica mais importante é a diminuição da densidade óssea. Cumpre ressaltar, contudo, que, quando a osteoporose é diagnosticada em radiografias, o paciente já perdeu de 30 a 40% de sua massa óssea.

Entre os achados radiológicos mais comuns estão as deformidades vertebrais representadas por colapso vertebral (redução da altura de posterior a anterior da vértebra), acunhamento anterior (geralmente na coluna torácica) e compressão bicôncava, em geral ocorrendo na coluna lombar.

Pode haver também hérnia do núcleo pulposo para dentro do corpo vertebral (nódulo ou hérnia de Schmorl).

O melhor meio de diagnosticar e avaliar a osteoporose é pela densitometria óssea, que possibilita a quantificação da massa óssea do esqueleto axial, apendicular e de outras áreas (coluna, punho e quadril são as principais) (Figura 166.8).

Os exames laboratoriais incluem hemograma, dosagem de hormônio tireoidiano (T_3 e T_4), fosfatase alcalina, cálcio e fósforo sérico, velocidade de hemossedimentação, análise do sedimento urinário, calciúria e fosfatúria de 24 horas.

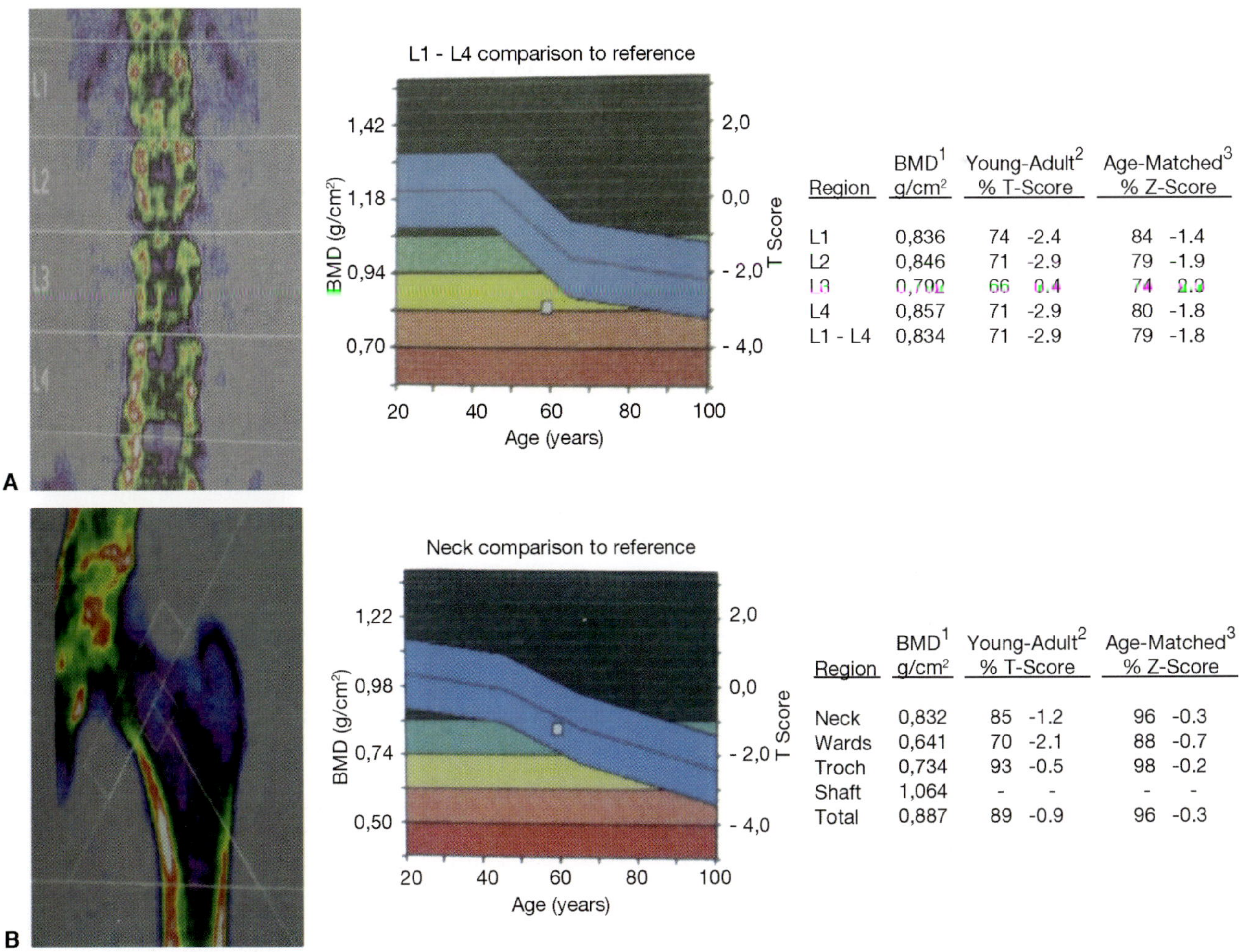

Figura 166.8 Osteoporose. Densitometria óssea da coluna (**A**) e do quadril (**B**), evidenciando osteoporose secundária.

A eletroforese de proteínas séricas deve ser realizada nos pacientes osteoporóticos idosos para excluir o mieloma múltiplo.

A biopsia óssea, embora de grande valor, raramente é usada na prática diária.

TUBERCULOSE DA COLUNA VERTEBRAL (MAL DE POTT)

Essa enfermidade foi descrita no século XVIII por Percival Pott e, em homenagem a esse autor, continua sendo denominada "mal de Pott".

O *Mycobacterium tuberculosis* propaga-se do foco primário geralmente por via hematogênica, fato que explica a maior frequência das lesões iniciais nas lâminas cartilaginosas superiores e inferiores dos corpos vertebrais, exatamente os locais em que há maior aporte sanguíneo.

O processo infeccioso estende-se por meio dos ligamentos longitudinais anterior e posterior até a parte periférica dos respectivos discos. A infecção quase nunca inicia no disco intervertebral, embora isso seja possível antes dos 25 anos de idade, quando o disco ainda é vascularizado.

Raramente há extensão do processo tuberculoso do corpo vertebral para a lâmina ou para o processo espinhoso ou transverso.

Por ter estrutura frouxa, o comprometimento do núcleo pulposo favorece a disseminação do processo infeccioso, com destruição e colapso dos corpos vertebrais, originando graves deformidades, tais como as projeções angulares posteriores (giba).

Algumas vezes, ocorre o colapso de um único corpo vertebral, enfraquecido por infiltração do tecido de granulação (colapso em concertina).

As manifestações clínicas podem ser pouco expressivas no início, com dor discreta, geralmente noturna, e com leve desconforto, sem, no entanto, alterar a mobilidade. Com a progressão da doença, a dor torna-se mais intensa e há acentuada redução dos movimentos da coluna. Nas fases mais avançadas aparecem as deformidades da coluna, com formação da **giba pótica**.

Os testes laboratoriais utilizados no diagnóstico são a velocidade da hemossedimentação, o teste cutâneo de tipo PPD e os exames de imagem.

O mais importante é o exame radiológico, que mostra a destruição de um ou de mais discos intervertebrais, ao que se somam lesões das vértebras adjacentes, acunhadas na sua porção anterior, dando formação à giba. A alteração mais importante de partes moles é o abscesso, que habitualmente só aparece no segmento dorsal.

O teste com PPD indica reator forte em 50% dos casos, servindo para avaliar a resistência do paciente (Figuras 166.9 e 166.10).

ESPONDILITE ANQUILOSANTE

É uma doença crônica, de natureza inflamatória, de etiologia desconhecida, que afeta adultos jovens (15 a 40 anos), predominante no sexo masculino.

Admite-se que, no seu aparecimento, haveria uma interação de fatores infecciosos, ambientais e genéticos (antígeno HLA-B27).

Caracteriza-se pelo comprometimento inicial das articulações sacroilíacas que evoluem para anquilose, para artrite

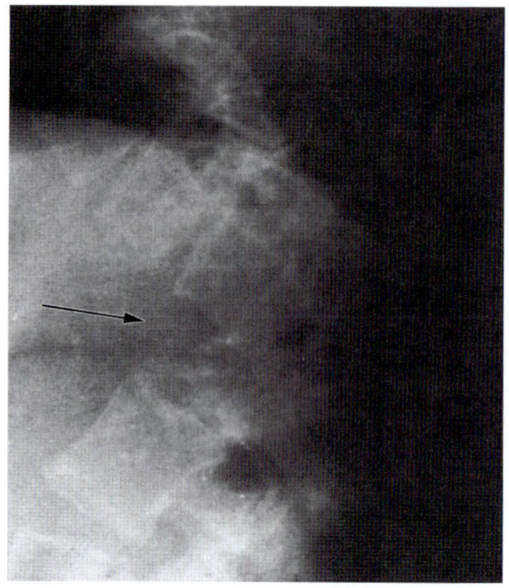

Figura 166.9 Tuberculose da coluna vertebral (mal de Pott). Radiografia mostrando comprometimento de vários corpos vertebrais da transição toracolombar com formação da giba pótica.

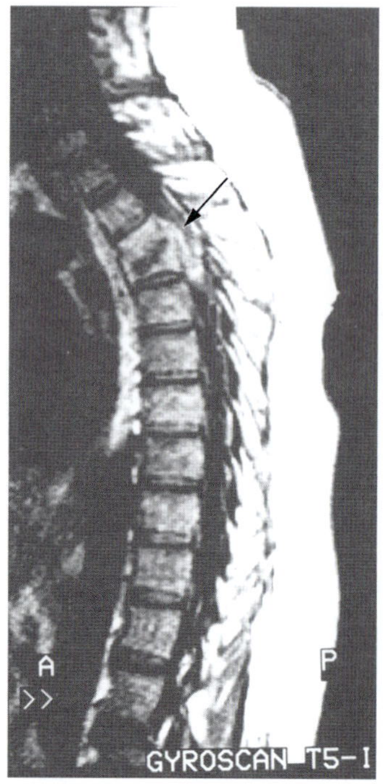

Figura 166.10 Tuberculose da coluna vertebral. Ressonância magnética mostrando colapso do corpo vertebral e abscesso de partes moles comprimindo o canal medular.

das articulações sinoviais da coluna vertebral e calcificação dos ligamentos vertebrais.

Entre as manifestações clínicas, destacam-se a rigidez matinal e a dor localizada, a princípio, nas articulações sacroilíacas, mas com tendência a comprometer toda a coluna vertebral, podendo levar o paciente à "posição de esquiador" (Figura 166.11).

O quadro clínico pode assemelhar-se ao da artrite reumatoide quando há comprometimento das articulações periféricas. Podem aparecer lesões extra-articulares, entre as quais se destacam insuficiência aórtica, uveíte e fibrose pulmonar.

O diagnóstico é baseado nos dados clínicos e confirmado pela radiografia da bacia (articulações sacroilíacas) e da coluna vertebral (Figura 166.12).

Durante a evolução da doença, a coluna vai tornando-se rígida, com diminuição da dor. A incapacitação do paciente advém da anquilose entre as vértebras.

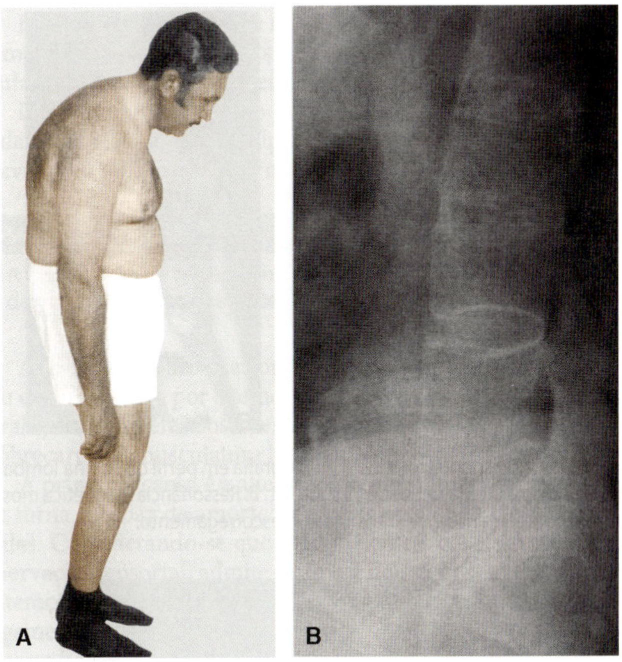

Figura 166.11 Espondilite anquilosante. A. Paciente na "posição de esquiador". B. Radiografia mostrando o aspecto em bambu com calcificação dos ligamentos anteriores e posteriores.

Afecções da transição lombossacra

As principais afecções da transição lombossacra são: **espondilólise, espondilolistese, vértebra de transição** e **espinha bífida.**

ESPONDILÓLISE. É a falta de continuidade na *pars interarticularis* (pedículo), perdendo, assim, o corpo vertebral sua conexão com os elementos posteriores da vértebra.

ESPONDILOLISTESE. É o escorregamento de uma vértebra sobre a outra. Pode ocorrer com ou sem defeito na *pars interarticularis* (pedículo). Sua etiologia pode ser traumática, congênita ou degenerativa (artrose).

Traumática. O escorregamento é devido às fraturas de estresse, ao nível da *pars interarticularis*. Ocorre com maior frequência nas crianças, em jovens e em adultos dos 20 aos 40 anos.

Artrose. O processo degenerativo das facetas articulares e do disco intervertebral, associado a fatores mecânicos, possibilita o escorregamento.

Esse tipo é mais comum nos indivíduos acima dos 40 anos de idade.

Na espondilolistese com grande escorregamento pode haver compressão da cauda equina com repercussão neurológica (Figura 166.13).

VÉRTEBRA DE TRANSIÇÃO. Chama-se "sacralização de L5" quando um ou os dois processos transversos estão se articulando com o sacro.

A **lombarização** da S1 é a falta de fusão dos processos transversos da primeira vértebra sacra com o sacro. São anomalias de origem congênita que não se acompanham de manifestações clínicas.

ESPINHA BÍFIDA. É a falta de soldadura do arco posterior da vértebra. É de origem congênita e não tem repercussão clínica (Figura 166.14).

CERVICALGIA, DORSALGIA, LOMBALGIA E LOMBOCIATALGIA

As síndromes dolorosas relacionadas com os vários segmentos da coluna vertebral constituem um dos problemas mais frequentes da prática médica (Quadro 166.1).

A abordagem diagnóstica apoia-se quase inteiramente no exame clínico com uma detalhada investigação das características semiológicas da dor, dando-se especial atenção à localização, à irradiação, aos sintomas acompanhantes e aos fatores que desencadeiam ou agravam a dor. Durante o exame físico, o comportamento da dor tem grande importância em função da movimentação do tronco e dos membros.

A primeira tarefa é excluir a possibilidade de tratar-se de uma dor referida, isto é, originada em órgãos intratorácicos (coração, pulmões, aorta, pleura) ou intra-abdominais (estômago, pâncreas, fígado, vias biliares, intestino, rins, órgãos genitais internos) que está sendo sentida a distância.

Outra questão a ser definida é se a dor está se originando nas estruturas que compõem o sistema locomotor, excluindo a coluna vertebral. Nesse grupo incluem-se as afecções articulares, as tendinites, as bursites e as miosites.

Desse modo, é possível caracterizar as síndromes dolorosas originadas na coluna vertebral, sendo conveniente abordar separadamente as **cervicalgias**, as **dorsalgias** e as **lombociatalgias**.

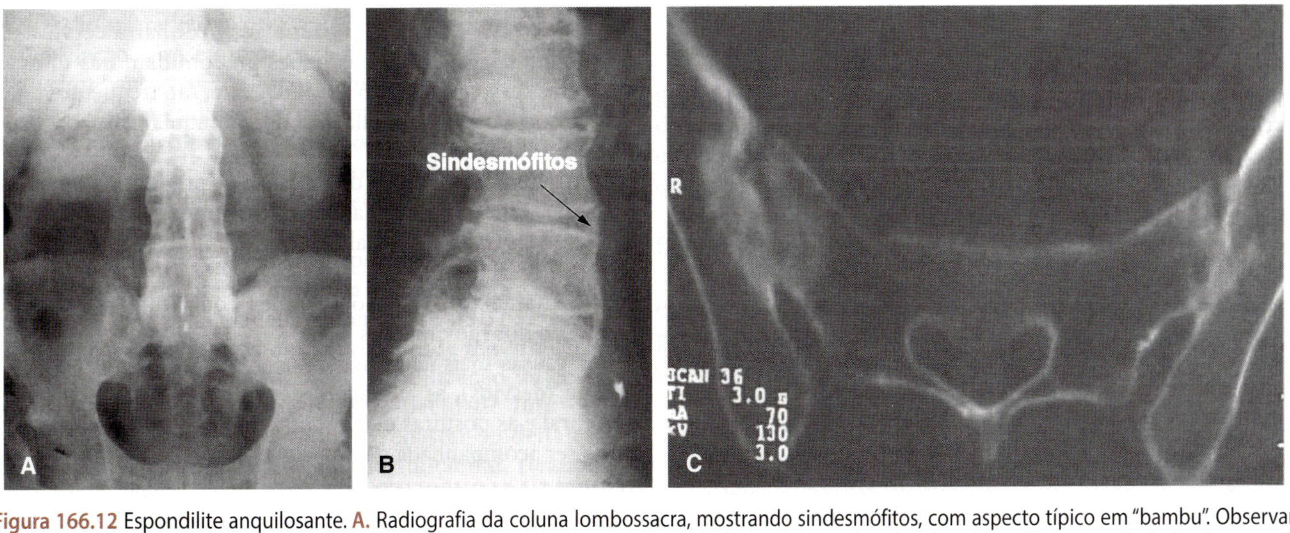

Figura 166.12 Espondilite anquilosante. A. Radiografia da coluna lombossacra, mostrando sindesmófitos, com aspecto típico em "bambu". Observar também a "anquilose" das articulações sacroilíacas. B. Espondilite anquilosante. Radiografia da coluna lombar de perfil mostrando fusão dos corpos vertebrais. C. Tomografia da articulação sacroilíaca evidenciando esclerose, degeneração e fusão do sacro com o ilíaco.

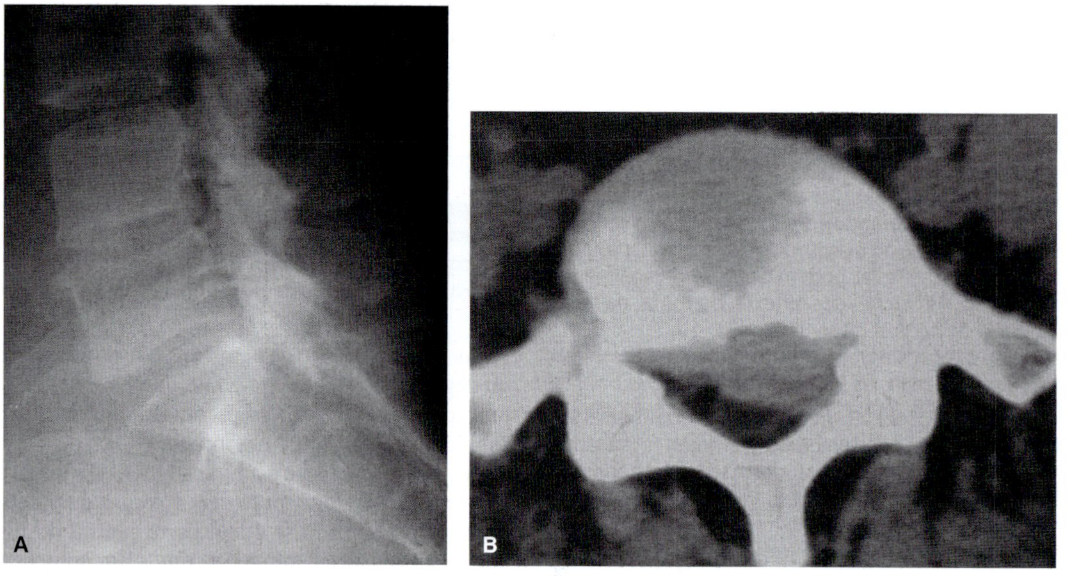

Figura 166.15 Síndrome da cauda equina. A. Radiografia em perfil da coluna lombar, evidenciando diminuição do espaço com discopatia lombar L4-L5 e L5-S1. B. Tomografia computadorizada da coluna lombar, corte axial em janela de partes moles, evidenciando compressão medular e radicular por massa volumosa intracanal, com densidade de disco vertebral.

avaliação eletromiográfica possibilita o estabelecimento de diagnósticos diferenciais ou concomitantes de neuropatias compressivas (*entrapments*), tanto no membro superior como no inferior.

Porém, a tomografia computadorizada e a ressonância magnética da coluna vertebral são os exames de imagem com maior sensibilidade diagnóstica.

BIBLIOGRAFIA

Kapandji IA. The physiology of the joints. Vol. 3. Edinburgh, London and New York: Churchill Livingstone; 1974.

Kendall HO, Kendall FP, Wadsworth GE. Muscles testing and function. 13. ed. Baltimore: Williams and Wilkins Company; 1998.

Porto CC, Porto AL. Clínica médica na prática diária. 2. ed. Rio de Janeiro: Guanabara Koogan; 2022.

CAPÍTULO 167

Fundamentos de Anatomia e Fisiologia

Helena Rezende Silva Mendonça

INTRODUÇÃO

Os músculos esqueléticos representam a parte final da via da motricidade voluntária, cujo sistema é composto pelo primeiro neurônio motor, segundo neurônio motor (alfamotoneurônio) e pelo músculo. A disfunção em qualquer um desses componentes leva a uma **síndrome deficitária motora** que terá características específicas a cada um de seus componentes – ou seja, síndrome de primeiro neurônio motor, síndrome de segundo neurônio motor, síndrome de junção neuromuscular e síndrome muscular. Este e os dois próximos capítulos tratarão da junção neuromuscular (região especializada para a comunicação da terminação axonal do alfamotoneurônio com o músculo) e do músculo.

Os músculos são fundamentais para a sustentação e movimentação do ser humano, podendo corresponder entre 40 e 45% do peso corporal de um adulto. Seu funcionamento adequado não depende apenas do comando do motoneurônio, mas depende fortemente da preservação de sua estrutura e demanda um alto metabolismo e consumo de energia. Os músculos são formados por células multinucleadas denominadas "fibras musculares". Essas células têm origem embrionária no mesoderma, em células chamadas "mioblastos", que se alongam e se fundem formando miotúbulos, os quais se desenvolvem em miofibrilas e posteriormente se diferenciam nas fibras musculares. Desse modo, a fibra muscular esquelética estriada assume um formato cilíndrico alongado, com vários núcleos dispostos na periferia.

MÚSCULO

O músculo é recoberto por tecido conjuntivo denominado "epimísio", do qual saem finos septos direcionados ao interior do músculo (perimísio) separando-o em feixes; o revestimento individual de cada fibra muscular é chamado "endomísio" (formado pela lâmina basal da célula associada a fibras reticulares). Essa trama de tecido conjuntivo, que une as fibras musculares, possibilita que a força gerada na contração de uma fibra atue em todo o conjunto, bem como possa ser transmitida para outras estruturas como tendões e ossos. No tecido conjuntivo também se encontram os vasos sanguíneos, linfáticos e nervos que contribuem para o funcionamento do músculo (Figura 167.1 A e B).

A fibra muscular apresenta grande variação no seu diâmetro, desde poucos milímetros a muitos centímetros. Sua membrana celular é chamada "sarcolema" e tem complexos glicoproteicos, como as distroglicanas, sarcoglicanas, laminina, integrina, sintrofina (que compõem o complexo de glicoproteína associado à distrofina), entre outras, que se conectam a estruturas intracelulares como distrofina e desmina (proteínas estruturais que contribuem para o citoesqueleto) e complexo de actina e miosina (proteínas que atuam na contração muscular) encontradas no citoplasma da célula (sarcoplasma). O sarcoplasma é rico em mitocôndrias, ribossomas e miofibrilas e contém proteínas nucleares (Figura 167.2 B).

O complexo de glicoproteína associado à distrofina forma uma ligação entre o citoesqueleto de actina e a matriz extracelular, fundamental para a integridade muscular (sua disfunção pode levar a distrofias musculares como a de Duchenne). Dentro desse complexo reside o subcomplexo **sarcoglicano**, que durante a sua montagem promove a ligação de componentes do complexo glicoproteico associado à distrofina, integrando-se na membrana, desempenhando papel fundamental na estabilização mecânica do sarcolema, bem como do complexo glicoproteico associado à distrofina. Além disso, o complexo sarcoglicano sofre modificações químicas em resposta a contrações musculares, participando da transdução dos fenômenos mecânicos para sinal elétrico.

As miofibrilas são compostas por filamentos de proteínas contráteis (actina e miosina), proteínas estruturais e proteínas regulatórias (tropomiosina e troponina). Cada miofibrila está envolta em uma rede de membranas – o retículo endoplasmático liso (retículo sarcoplasmático) e o sistema tubular transverso (túbulos T). Atracadas ao retículo sarcoplasmático, há formações proteicas denominadas "pés juncionais", onde estão os **receptores rianodina**, responsáveis pela liberação de íons cálcio, etapa importante na excitação muscular.

A organização simétrica, paralela e repetitiva dos miofilamentos assume uma disposição hexagonal na vista transversal, enquanto longitudinalmente aparecem como estrias, na visão microscópica, contendo faixas escuras, anisotrópicas (banda A) e faixas claras, isotrópicas (bandas I). No centro da banda I há uma linha escura, dita "linha Z". O conjunto entre duas linhas Z é denominado "sarcômero" e constitui a unidade contrátil do músculo. Os filamentos grossos (compostos de miosina) ocupam a região central do sarcômero e formam a banda H (apenas com a miosina que se liga pela linha M), enquanto a banda A tem ambos os filamentos (grossos e finos) e a banda I apresenta apenas os filamentos finos (compostos por actina, troponina e tropomiosina, ligados pela linha Z) (ver Figura 167.1 C). Com o deslizamento desses filamentos e o encurtamento do sarcômero, há diminuição do comprimento do músculo.

A composição molecular e a estrutura das fibras musculares modificam sua capacidade de contração, e é possível identificar dois tipos: as tipo I, vermelho-escuras e lentas (ricas em sarcoplasma contendo mioglobina, adaptadas a contrações

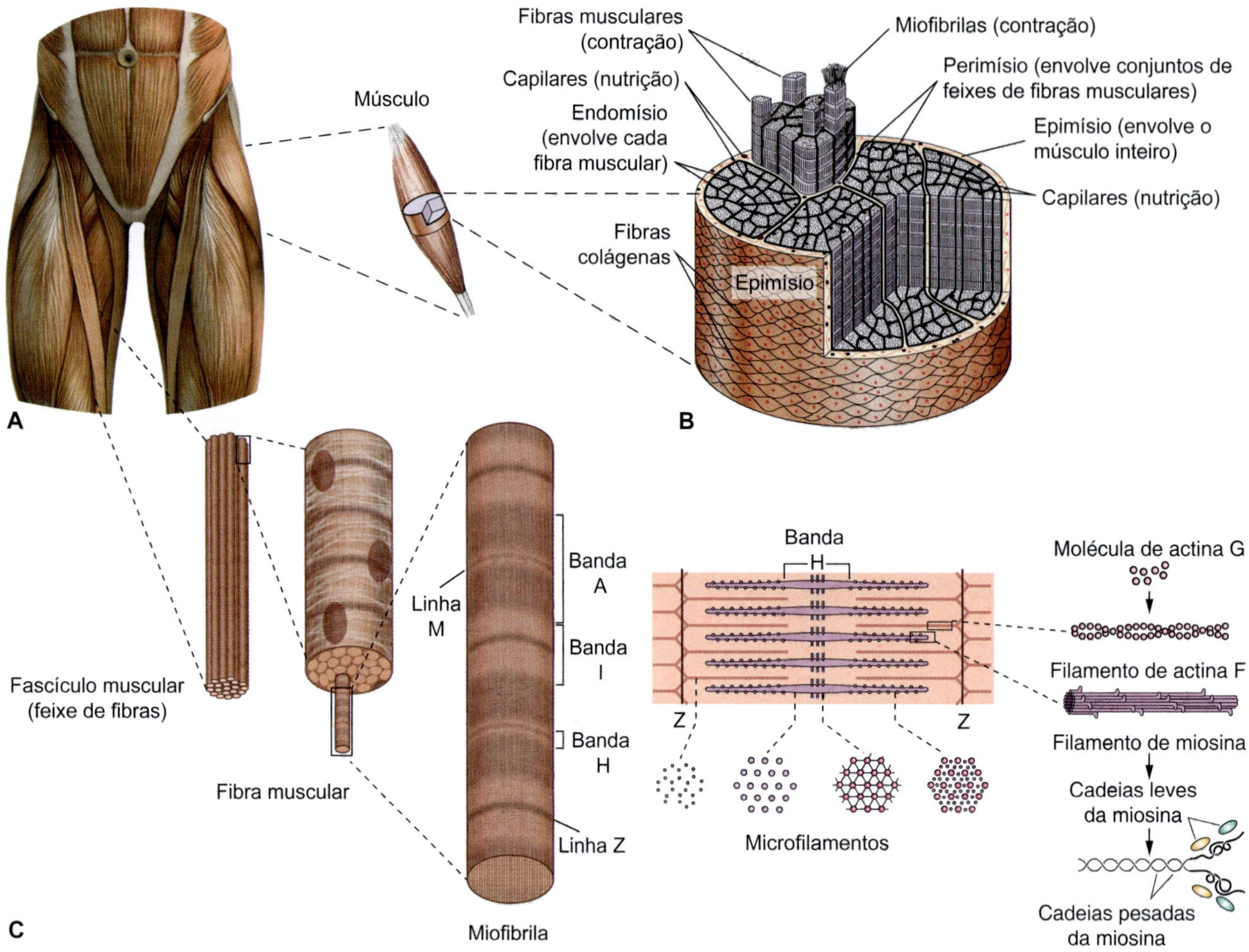

Figura 167.1 A. Representação da musculatura da cintura pélvica. **B.** Representação de corte transversal do músculo esquelético com a disposição do tecido conjuntivo, o epimísio, o perimísio e o endomísio. **C.** Representação esquemática do músculo e sua organização anatômica em fascículo muscular (feixe de fibras), fibra muscular, miofibrila, microfilamentos e filamentos de actina e miosina (com destaque aos filamentos leves e pesados da miosina).

continuadas, com energia obtida principalmente dos ácidos graxos, metabolizados nas mitocôndrias) e as tipo II, vermelho-claras e rápidas (adaptadas para contrações rápidas e descontínuas, com energia vinda principalmente do metabolismo anaeróbio, como glicólise). Essa diferenciação do músculo depende da inervação recebida e pode mudar conforme a plasticidade neuronal, podendo ser visualizadas por biopsia muscular em algumas doenças. Em condições normais, essas fibras se alternam nos humanos em proporções variadas e intercaladas que lembram um tabuleiro de xadrez.

Em meio ao músculo esquelético também se encontram estruturas musculares muito pequenas, que atuam como receptores captando as modificações musculares (proprioceptores), denominados "fusos musculares", que são compostos por dois tipos de fibras: as com bolsa nuclear (dilatadas em seu terço médio onde são cheias de núcleos) e as fibras com cadeia nuclear (afiladas e sem dilatações, com núcleos dispostos linearmente). Esses fusos são inervados por fibras do nervo motor gama (fibras eferentes gama) que são divididas em dinâmica (que inerva apenas as fibras intrafusais tipo bolsa nuclear) e estática (que inerva os dois tipos de fibras intrafusais). Esses fusos são abraçados por fibras sensitivas de dois tipos: aferente primária (grupo Ia), presente em ambos os fusos musculares, e aferente secundária (grupo II, mais finas – portanto, mais lentas) nos fusos de cadeia nuclear. A presença dos fusos musculares é muito importante na manutenção do tônus muscular, controlando a postura e a coordenação de músculos opostos durante a atividade motora (como na deambulação) e participam do reflexo miotático (o arco reflexo medular de estiramento muscular testado durante o exame neurológico).

A capacidade de regeneração do músculo maduro ocorre pela interação entre as células satélites (CS), que representam células-tronco derivadas de células progenitoras embrionárias, e seu microambiente (nicho). As células satélites se alocam entre a lâmina basal e o sarcolema.

Junção neuromuscular

A junção neuromuscular é o nome dado à sinapse especializada em transmitir os impulsos do alfamotoneurônio à fibra muscular. Sua estrutura é formada pela porção proximal, composta pela membrana celular da terminação do axônio do neurônio motor (dita "pré-juncional" ou "pré-sináptica"), pela fenda sináptica e pela membrana do músculo, a placa motora do sarcolema (pós-juncional ou pós-sináptica).

No terminal pré-juncional há canais de cálcio dependentes de voltagem (cuja abertura é promovida pelo potencial de ação que se propaga pelo nervo), vesículas de armazenando do neurotransmissor acetilcolina (Ach) e várias proteínas que auxiliam no processo de exocitose da Ach, também da recaptação de seu metabólito e na sua remetabolização.

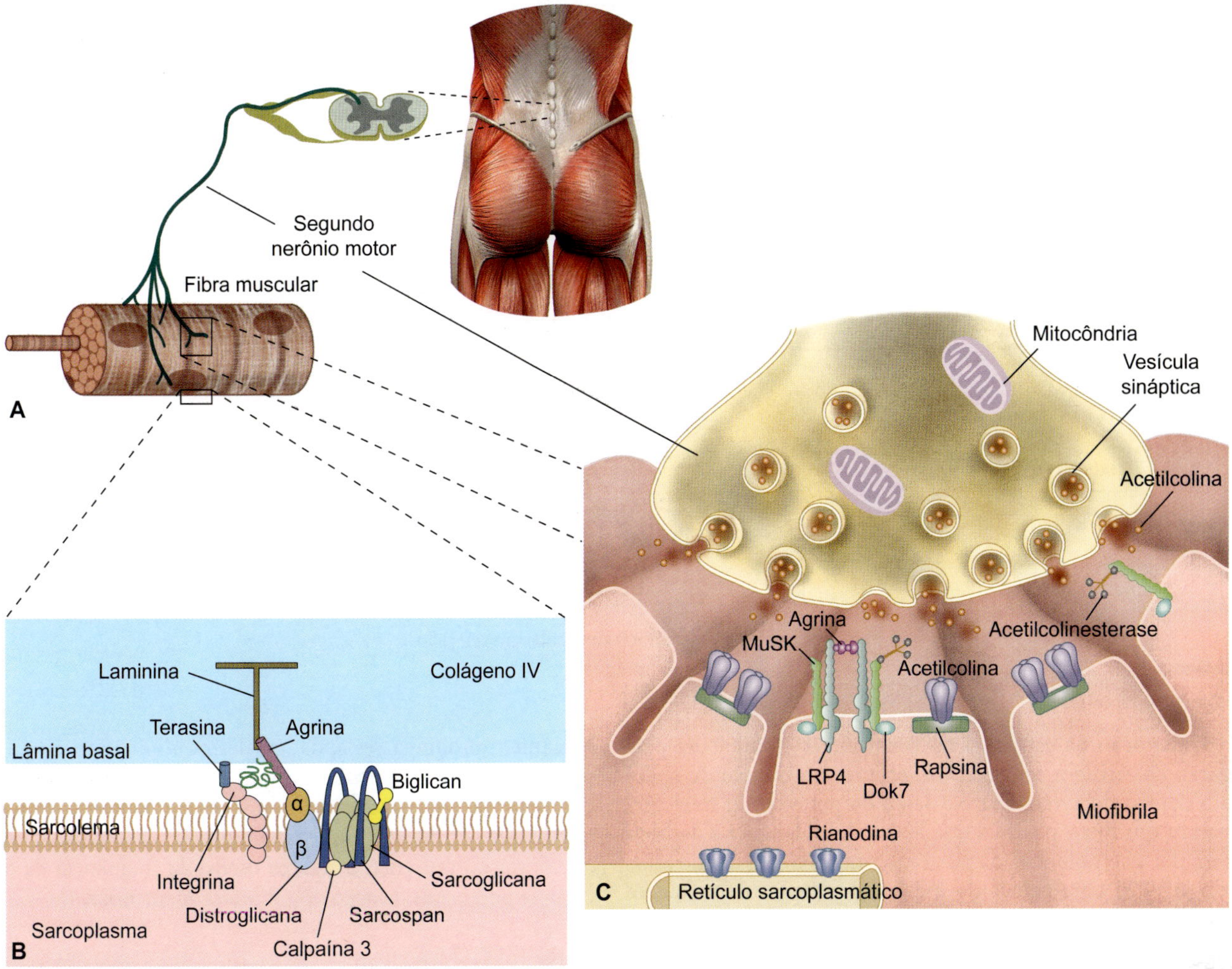

Figura 167.2 A. Unidade motora (alfamotoneurônio e as fibras musculares que ele inerva) em sua relação desde a medula. B. Estrutura esquemática do sarcolema e suas relações proteicas na matriz extracelular. C. Junção neuromuscular com seus componentes básicos.

É na fenda sináptica que se difunde o neurotransmissor Ach e onde ele é inativado pela enzima acetilcolinesterase (AchE), a qual está ancorada na lâmina basal da fenda por proteínas como COLQ e perlecan.

Na região pós-juncional estão localizadas várias estruturas, como: os receptores nicotínicos de Ach (RAch), que são canais de sódio dependentes de ligantes; o complexo agrina-Lrp4-MUSK [tirosinoquinase específica de músculo (MUSK) e peptídeo relacionado ao receptor de lipoproteínas 4 (LRP4)], o qual, associado a outras estruturas, formam e estabilizam a junção neuromuscular (ver Figura 167.2 C).

Unidade motora

Entende-se por unidade motora (UM) a unidade morfofuncional composta pelo **alfamotoneurônio** (cujo corpo está situado no corno anterior da medula espinal ou no tronco cerebral, para os nervos cranianos motores, e seu prolongamento periférico é denominado "axônio") **e o grupo de fibras musculares por ele inervadas**. Os axônios dos alfamotoneurônios deixam o sistema nervoso central formando as raízes anteriores da medula espinal e se organizam em nervos periféricos (comumente seguindo paralelamente às fibras sensitivas aferentes e fibras autonômicas) até alcançarem os músculos aos quais se destinam (ver Figura 167.2 A). Dentro do músculo, através dos vários nódulos de Ranvier, o axônio se ramifica e forma numerosos feixes nervosos que se separam para inervar individualmente cada fibra muscular.

As UMs têm diferentes tamanhos, conforme a função do músculo. Um neurônio motor pode inervar em média 100 a 1.000 fibras musculares.

Transmissão neuromuscular e contração muscular

O processo de contração muscular se inicia com a ativação do alfamotoneurônio, que envia um potencial de ação até suas terminações axonais na junção neuromuscular.

Na região pré-sináptica, a despolarização do nervo terminal ativa os canais de cálcio dependentes de voltagem, promovendo um influxo de cálcio para dentro do nervo. Isso leva à ativação das vesículas repletas de Ach que se encontram na zona ativa, promovendo a exocitose e a liberação da Ach na fenda sináptica. Desse modo, a Ach se difunde e se liga ao seu receptor na região pós-sináptica, ativando os canais de sódio. Parte da Ach é hidrolisada pela enzima AchE, promovendo uma rápida redução da disponibilidade do neurotransmissor e controlando a ativação dos canais de sódio.

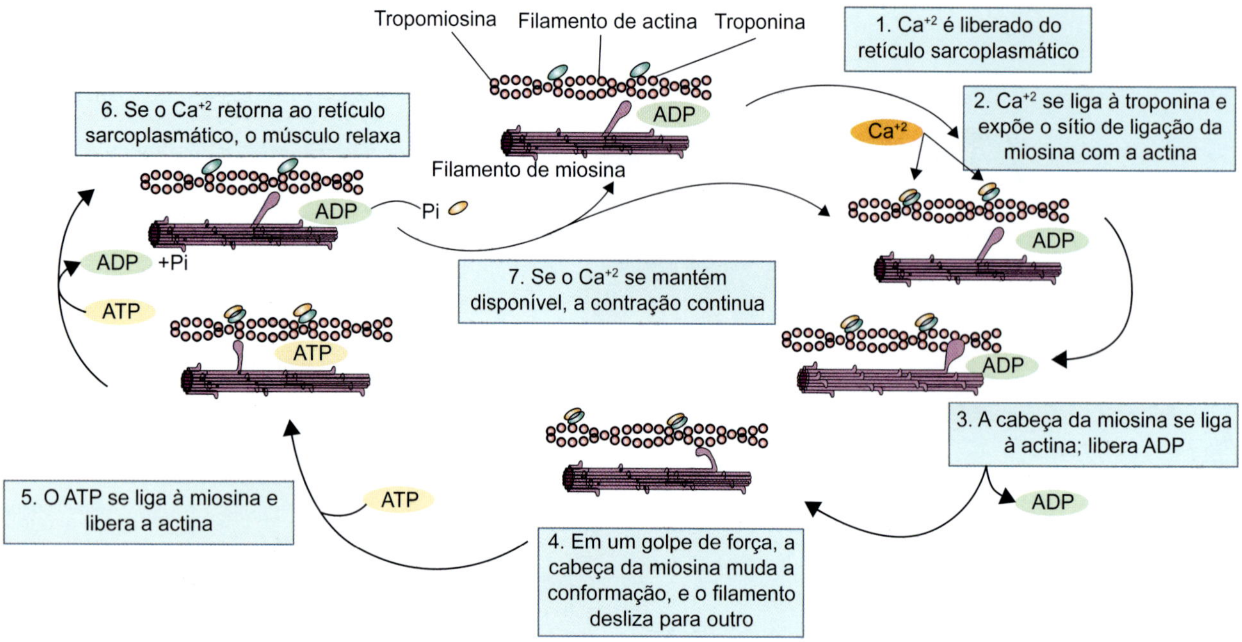

Figura 167.3 Contração muscular em seu ciclo.

A alteração na estrutura do canal iônico, fomentada pela ligação da Ach em seu receptor, promove o influxo de sódio para dentro do sarcolema e a saída de potássio do músculo, criando um fluxo positivo que leva à despolarização da fibra muscular e ao potencial da placa motora (PPM). Quando atingido, o PPM abre canais de sódio dependentes de voltagem nos túbulos T, que liberam o cálcio para iniciar a contração muscular.

No músculo, a miosina está desligada da actina e o sítio de afinidade entre elas está encoberto pela tropomiosina. Quando parte do cálcio difundido nos sarcômeros se liga à troponina promovendo um deslizamento da tropomiosina sobre a actina, habilita que duas cabeças de miosina se aproximem do sítio de afinidade que foi exposto. Na presença de energia liberada da quebra da adenosina trifosfato (ATP), há liberação de fosfato e adenosina difosfato (ADP) e ocorre a extensão do pescoço da miosina, promovendo a ligação da miosina à actina. Essa ligação é desfeita na ausência de cálcio, com a ligação de um ATP à miosina, retornando sua cabeça à posição de repouso (Figura 167.3).

A contração muscular deve ser compreendida tanto como um evento eletroquímico quanto mecânico. O evento mecânico prolonga-se após o eletroquímico, mesmo no período refratário, permitindo que se mantenha o estado de contração até a chegada de um novo estímulo elétrico, mecanismo que permite a contração voluntária sustentada. A força da contração muscular é reflexo direto da frequência de disparo de potenciais de ação dos alfa motoneurônios.

BIBLIOGRAFIA

Guyton AC. Tratado de fisiologia médica. 8. ed. Rio de Janeiro: Guanabara Koogan, 1992.

Junqueira LC, Carneiro J. Histologia básica. 10. ed. Rio de Janeiro: Guanabara Koogan, 2004.

Kandel ER, Schwartz JH, Jessell TM. Principles of neural science. 5. ed. New York: McGraw-Hill Medical, 2013.

Moore KL, Persaud TVN. Embriologia clínica. 5. ed. Rio de Janeiro: Guanabara Koogan, 1993.

Mukund K, Subramaniam S. Skeletal muscle: a review of molecular structure and function, in health and disease. WIREs Syst Biol Med. 2020;12:e1462.

Porto CC, Porto AL. Semiologia médica. 8. ed. Rio de Janeiro: Guanabara Koogan, 2019.

Walton J, Karpati G, Hilton-Jones D. Disorders of voluntary muscle. 6. ed. New York: Churchill Livingstone, 1994.

CAPÍTULO 168

Exame Clínico

Elza Dias-Tosta, Helena Rezende Silva Mendonça, Maria Cristina Del Negro

INTRODUÇÃO

Como o músculo esquelético pertence à via motora voluntária (primeiro neurônio motor/superior, segundo neurônio motor/inferior e o músculo), seu exame clínico se insere na avaliação global da motricidade. Como mencionado no Capítulo 167, *Fundamentos de Anatomia e Fisiologia*, a alteração de qualquer um desses componentes leva a uma **síndrome deficitária motora** (perda de força). A presença de fraqueza sem os sinais e sintomas característicos da síndrome piramidal (primeiro neurônio motor) e da síndrome do segundo neurônio motor sugere uma doença muscular ou da junção neuromuscular (JNM).

As alterações musculares e da JNM também podem ser classificadas em um grupo denominado "doenças neuromusculares", ou do sistema nervoso periférico, em que estão inseridas também as doenças do segundo neurônio motor (radiculopatias, plexopatias e neuropatias periféricas, como mononeuropatia, mononeuropatia múltipla e polineuropatia).

Para uma avaliação clínica e diagnóstico corretos, é importante uma abordagem sistematizada, com atenção ao início do quadro clínico, forma de instalação e progressão, manifestação clínica inicial, sinais e sintomas presentes, comprometimento de outros órgãos e sistemas, hábitos de vida e história familiar. É pela coleta da história que as hipóteses nosológicas são consideradas, enquanto o exame físico fornece os elementos para os diagnósticos sindrômico e anatômico, os quais guiarão a investigação e o cuidado adequados ao paciente.

ANAMNESE

Idade de início

Alguns distúrbios musculares e da JNM (miastenias congênitas e miastenia neonatal) podem se manifestar durante a vida intrauterina. Nesses casos, pode haver redução dos movimentos fetais, em geral não percebida por primíparas, bem como luxação congênita do quadril e maior frequência de apresentação pélvica. Hipotonia neonatal, choro fraco e sucção débil são manifestações desse grupo de miopatias do período pré ou perinatal.

Já as miopatias com início na infância precoce manifestam-se por atraso das atividades motoras, em particular da marcha, quedas frequentes desde o início da marcha e mau desempenho nas atividades físicas.

Pode ocorrer, ainda, manifestação da doença por prejuízo ou perda de habilidades prévias, após períodos variados de desenvolvimento normal e bom desempenho em atividades físicas. Essa é a característica das formas adquiridas nas doenças do músculo ou da JNM, embora muitas miopatias hereditárias, como a distrofia muscular miotônica, possam ter grande variabilidade na idade de início (desde formas congênitas até as da idade adulta) (Quadro 168.1).

Forma de instalação e progressão

Os distúrbios musculares de início agudo (em horas a dias) ou subagudo (em 4 a 8 semanas), em geral, são adquiridos (Quadro 168.2). Alguns apresentam rápida progressão para incapacidade, como os de causas inflamatórias ou infecciosas. Por outro lado, as miopatias degenerativas (distrofias musculares progressivas, miopatias distais) têm início insidioso e progressão lenta, enquanto as doenças da JNM podem apresentar surtos de agudização com falência respiratória, como a crise miastênica, na miastenia *gravis*.

Manifestações clínicas

A fraqueza muscular é a queixa principal do paciente com miopatia ou doença de JNM, que deve ser diferenciada de mal-estar, fadiga generalizada, limitações da movimentação por dor articular, mialgias, ou pela falta de condicionamento físico. É importante questionar sobre o impacto da fraqueza muscular nas atividades diárias (Quadro 168.3). Na maioria das doenças da JNM, a fraqueza se manifesta por fatigabilidade – ou seja, quanto mais o paciente se mantém em uma atividade motora, pior a fraqueza, que tende a melhorar após o repouso (sobretudo nas de etiologia autoimune, como a miastenia *gravis*).

Dor não é uma queixa frequente nas miopatias, mas pode ser o sintoma mais importante em algumas (Quadro 168.4).

Quadro 168.2 Miopatias de início agudo.

- Tóxicas (estatina, ingestão abusiva de bebida alcoólica)
- Distúrbio hidreletrolítico (hipopotassemia)
- Miopatias inflamatórias
- Miopatias metabólicas com rabdomiólise
- Miopatias infecciosas (*influenza*, micoplasma)
- Síndrome neuroléptica maligna
- Lesão muscular por estado de mal epiléptico, choque elétrico ou traumatismo

Quadro 168.1 Miopatias de acordo com a idade de início.

Pré ou perinatal	< 5 anos	6 a 25 anos	> 26 anos	> 50 anos
Miopatias congênitas (nemalínica, *central core*, miotubular) Distrofias musculares congênitas Miopatia associada ao colágeno 6 (variante Ullrich) Distrofia muscular de Duchenne Forma congênita da distrofia muscular miotônica do tipo 1	DM de Duchenne Doença de Pompe Miopatia de Bethlem Distroglicanopatias	DM de Becker DM tipo cinturas DM FSH Doença de Pompe Miopatia de Bethlem Distroglicanopatias	DM FSH DM tipo cinturas DM de Becker Doença de Pompe	Miopatia com corpos de inclusão DM oculofaríngea

DM: distrofia muscular; FSH: facioescapuloumeral.

Quadro 168.3 Queixas conforme a distribuição da fraqueza muscular.

Queixa	Fraqueza
Dificuldade para as mudanças de decúbito e para passar da posição deitada para sentada	Fraqueza axial (cervical/tronco)
Dificuldade para se levantar de assentos baixos e subir escadas, quedas da própria altura, dificuldade para chutar uma bola	Fraqueza crural proximal
Dificuldade para pisar em pedais, andar nas pontas dos pés e/ou nos calcanhares	Fraqueza crural distal
Dificuldade para pentear cabelos e pegar pesos	Fraqueza braquial proximal
Dificuldade para manipular objetos, abrir garrafas, abotoar roupas	Fraqueza braquial distal
Engasgo com líquidos e sólidos, mudança da fala e da voz	Fraqueza bulbar
Diplopia	Fraqueza da musculatura ocular extrínseca

Quadro 168.4 Distúrbios musculares dolorosos.

- Polimialgia reumática
- Miopatias tóxicas (estatina, álcool)
- Miopatias endócrinas (hipotireoidismo)
- Miopatias infecciosas (*influenza*)
- Miopatias metabólicas (com intolerância ao exercício)
- Miopatias inflamatórias (raramente)
- Distrofia muscular facioescapuloumeral

As miopatias metabólicas, secundárias a distúrbios do metabolismo do glicogênio, lipídios ou disfunção mitocondrial, podem manifestar-se com intolerância a exercícios, câibras e mialgia durante atividades físicas, sem fraqueza muscular fixa. O fenômeno do segundo fôlego pode ser caracterizado, com melhora do desempenho após curto intervalo de descanso.

Em casos graves, pode haver mioglobinúria (urina escura, avermelhada), decorrente de rabdomiólise.

Em algumas miopatias, há dificuldade de relaxamento após contração muscular intensa (p. ex., abrir a mão após fechá-la fortemente). Esse fenômeno, denominado **miotonia**, é encontrado na distrofia muscular miotônica e nas miotonias congênitas.

As doenças musculares podem estar associadas a comprometimento cardíaco e respiratório (Quadro 168.5); deve-se questionar a presença de outros sintomas sistêmicos, como alterações do ritmo intestinal e febre, que podem ajudar no diagnóstico das causas adquiridas, como as miopatias inflamatórias e o botulismo (doença infecciosa que afeta a JNM).

Deve-se questionar a qualidade do sono dos pacientes, a presença de roncos, sono não restaurador (fadiga matinal), sonolência excessiva diurna, cefaleia matinal e pesadelos, os quais podem representar manifestações de hipoventilação noturna.

A ortopneia sugere fraqueza diafragmática, e a síncope pode estar associada a comprometimento cardíaco.

Alguns distúrbios musculares podem estar associados à afecção do sistema nervoso central, com comprometimento cognitivo, crises epilépticas e ataxia (Quadro 168.6).

Quadro 168.5 Miopatias associadas a comprometimento cardíaco e respiratório.

Comprometimento cardíaco	Comprometimento respiratório
▪ Distrofia muscular de Duchenne e Becker ▪ Síndrome de Emery-Dreifuss ▪ Distrofia muscular miotônica do tipo 1 ▪ Algumas distrofias do tipo cinturas ▪ Miopatias inflamatórias (incomum)	▪ Doença de Pompe ▪ Distrofia muscular miotônica do tipo 1 ▪ Miopatia de Bethlem ▪ Miopatias inflamatórias ▪ Algumas distrofias do tipo cinturas

Quadro 168.6 Miopatias com comprometimento do sistema nervoso central.

- Miopatias mitocondriais (MELAS, MERRF, Kearns-Sayre)
- Distrofias musculares congênitas
- Distrofia muscular miotônica do tipo 1

Comorbidades e hábitos de vida

Algumas doenças sistêmicas e infecciosas podem estar associadas a miopatias e devem ser rotineiramente pesquisadas – importante avaliar a epidemiologia do paciente (incluindo o local de moradia e viagens recentes). Ingestão alcoólica abusiva e uso de alguns medicamentos, estatinas e fibratos, em particular, podem causar miopatias.

História familiar

A história familiar e a ascendência contribuem para o diagnóstico das causas hereditárias. É fundamental questionar sobre consanguinidade e origem dos genitores e esclarecer se há outras pessoas afetadas na família.

Diferentemente da herança autossômica recessiva, que precisa do comprometimento nos dois alelos do gene afetado e pode passar gerações sem se manifestar, a herança autossômica dominante é relatada com muito mais frequência. No entanto, em virtude da penetrância incompleta de alguns genes, pode-se ter manifestações clínicas parciais ou discretas que não são relatadas inicialmente pelos pacientes, dificultando o raciocínio do diagnóstico nosológico (Quadro 168.7).

Em algumas doenças, como na distrofia muscular miotônica, observa-se o fenômeno de antecipação, que consiste no início mais precoce e apresentação mais grave da doença nas novas gerações.

Na herança recessiva ligada ao X, os homens são acometidos com maior frequência e gravidade.

Alterações cromossômicas e lionização (inativação preferencial do cromossoma X não afetado) explicam a existência de portadoras sintomáticas.

EXAME FÍSICO

Para o raciocínio clínico, é preciso sistematizar o exame físico, que deve iniciar ao mesmo tempo que o paciente é visto, já com a observação da face, da postura ou da presença de movimentação anormal. Entretanto, os componentes fundamentais do exame físico da motricidade são a avaliação do tônus, do trofismo, da força muscular e dos reflexos (profundos e cutâneos).

INSPEÇÃO EM REPOUSO. O paciente deve ser avaliado preferencialmente vestindo um avental que possibilite a visualização das possíveis atrofias musculares (**avaliação do trofismo**). A presença de atrofia muscular proximal, escápulas aladas,

Quadro 168.7 Miopatias conforme o tipo de herança.

Herança autossômica dominante	Herança autossômica recessiva	Herança recessiva ligada ao X	Herança materna
DM de cinturas tipo 1 DM miotônica 1 e 2 DM oculofaríngea DM facioescapuloumeral Miopatia de Bethlem Algumas miopatias congênitas	DM de cinturas tipo 2 (mais frequente) Miopatias metabólicas Miopatias mitocondriais Algumas miopatias congênitas	DM de Duchenne e Becker DM de Emery-Dreifuss Miopatia congênita miotubular	Miopatias mitocondriais

DM: distrofia muscular.

hiperlordose lombar, abdome proeminente e hipertrofia de panturrilhas são sugestivos de doença muscular; é importante lembrar das características sugestivas de miopatias específicas, descritas ao longo deste capítulo.

A **escápula alada** é sinal de fraqueza da musculatura de fixação da escápula e é característica de alguns distúrbios musculares (Quadro 168.8). Na distrofia facioescapuloumeral, encontram-se, além de escápula alada, prega infra-axilar, padrão de atrofia muscular que lembra o braço do Popeye e imagem em terraço em cintura escapular (Figura 168.1).

Em algumas miopatias, encontra-se **hipertrofia muscular**, em particular das panturrilhas, contrastando com a atrofia da musculatura proximal (Quadro 168.9). A hipertrofia muscular também é encontrada nas miotonias congênitas, proporcionando aspecto hercúleo ao paciente.

Hiperlordose lombar, abdome proeminente, cifoescoliose traduzem fraqueza axial.

Quadro 168.8 Miopatias em que se encontra escápula alada.

Frequente	Ocasional
▪ Distrofia facioescapuloumeral ▪ Síndromes escapuloperoneais ▪ Distrofia muscular de cinturas (em particular tipo 2A)	▪ Síndrome de Emery-Dreifuss ▪ Polimiosite ▪ Miopatia com corpos de inclusão ▪ Doença de Pompe ▪ Miopatia mitocondrial ▪ Miopatias congênitas

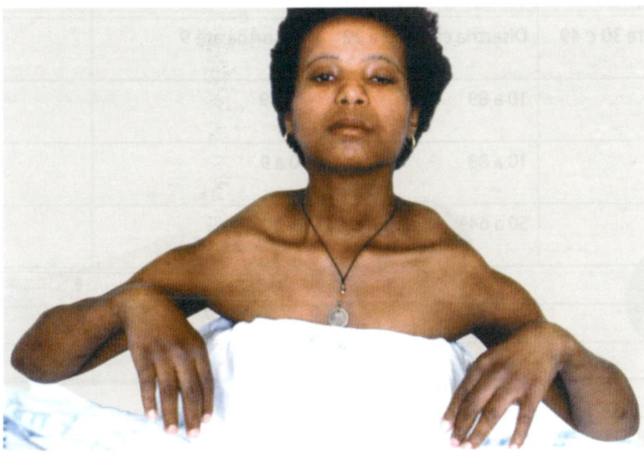

Figura 168.1 Paciente com distrofia muscular facioescapuloumeral.

Quadro 168.9 Miopatias com hipertrofia de panturrilhas.

- Distrofia muscular de Duchenne
- Distrofia muscular de Becker
- Algumas distrofias musculares do tipo cinturas
- Algumas miopatias congênitas (miopatia centronuclear)
- Miopatia de Bethlem
- Doença de Pompe

Lesões de pele, em particular queratose pilar, queloides e frouxidão ligamentar são características das miopatias associadas ao colágeno 6 (miopatia de Bethlem e Ullrich) (Figura 168.2).

Calvície frontal, catarata precoce, fraqueza da mímica facial, ptose palpebral bilateral (aparentando sonolência), atrofia e fraqueza de músculos cervicais são características da distrofia muscular miotônica (Figura 168.3).

Na doença de Pompe, pode-se encontrar macroglossia, que nos casos mais graves provoca disartria e disfonia.

Diferentemente das miopatias com comprometimento da musculatura ocular, na miastenia *gravis* a ptose palpebral é assimétrica. O paciente tende a elevar excessivamente as sobrancelhas para auxiliar na abertura palpebral.

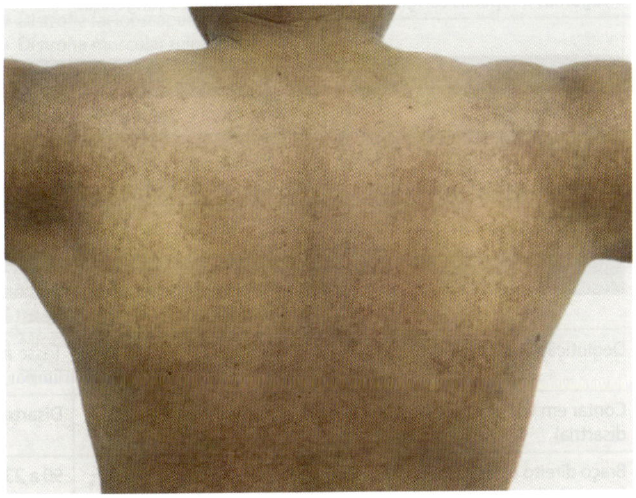

Figura 168.2 Paciente com miopatia de Bethlem – ceratose pilar.

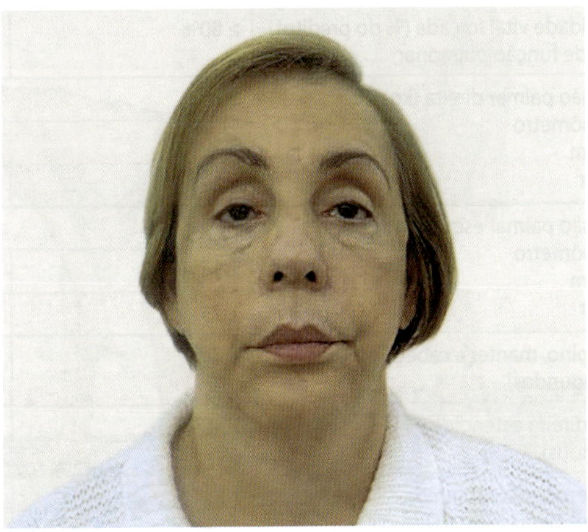

Figura 168.3 Paciente com distrofia muscular miotônica – atrofia temporal e jugal, ptose palpebral.

Testes neurofisiológicos, como estimulação repetitiva, estudos de eletromiografia de fibra única, bem como testes imunológicos, ajudam a estabelecer o diagnóstico.

É possível, em paciente com miastenia grave adquirida, detectar no sangue periférico anticorpos antirreceptor de acetilcolina (anti-AChR) – moduladores e bloqueadores –, com títulos mais elevados nas mulheres que desenvolvem sinais da doença entre os 20 e 30 anos, na forma generalizada. São anticorpos de diferentes classes que atuam bloqueando os receptores de acetilcolina na membrana pós-sináptica ou acelerando a velocidade de degradação destes receptores.

Outros anticorpos foram descritos, como o anti-MuSK (tirosinoquinase específica do músculo), com diferenças na apresentação clínica, com acometimento mais frequente de musculatura bulbar, atrofia de língua e insuficiência respiratória; e o anti-LRP4 (proteína 4 relacionada a lipoproteína) e a anticontactina.

Nos pacientes, em geral do sexo masculino, com início da doença após os 40 anos, nos quais além dos títulos elevados de anti-AChR encontram-se altos níveis de anticorpos antimúsculo estriado, antititina e anticanal de rianodina, há grande probabilidade de a miastenia estar associada a um timoma, ainda que possa existir sem ele, e apenas sinalizar maior gravidade da doença.

O tratamento consiste no controle sintomático com anticolinesterásico oral (piridostigmina). Nos casos que progridem para a forma generalizada, é necessário imunossupressão. O corticosteroide deve ser aumentado gradualmente, conforme o caso. O uso de poupadores de corticosteroide, como a azatioprina, pode ser necessário. O paciente deve ser orientado a não fazer uso de medicações que possam piorar seus sintomas.

A piora intensa dos sintomas com insuficiência respiratória é denominada "crise miastênica", e deve ser conduzida em unidade de cuidados intensivos com infusão de imunoglobulina humana ou com plasmaférese.

Síndrome miastênica (síndrome de Eaton e Lambert)

É caracterizada por fraqueza muscular, predominantemente nas cinturas, respeitando os músculos extraoculares, além de dores, parestesia em membros inferiores e sinais de disautonomia.

A fraqueza melhora com exercício. A estimulação repetitiva, no exame de EMG, provoca aumento das respostas musculares.

Mais comum em homens, quase sempre está associada a algum tipo de câncer, especialmente carcinoma de pequenas células do pulmão.

Há evidências de que a síndrome miastênica seja de fundo imunológico, como a miastenia grave, com autoanticorpos IgG anticanais de cálcio voltagem-dependentes, que bloqueados prejudicam a liberação de ACh. O tratamento se assemelha ao da miastenia grave, mas responde pouco aos anticolinesterásicos.

DIAGNÓSTICO CLÍNICO ENTRE AS MIOPATIAS E AS DOENÇAS DA JUNÇÃO NEUROMUSCULAR

O diagnóstico clínico das miopatias e das doenças da junção neuromuscular baseia-se em manifestações clínicas com aumento ou redução de função (Quadro 170.5).

Quadro 170.5 Diagnóstico clínico das miopatias e doenças da junção neuromuscular de acordo com a apresentação mais frequente.

Apresentação	Condições associadas
Manifestação clínica com redução de função muscular	
Fraqueza proximal	Distrofias musculares, miopatias inflamatórias, metabólicas, tóxicas e mitocondriais, paralisias periódicas
Fraqueza distal	Doença de Emery-Dreifuss, miosite por corpos de inclusão
Fraqueza bulbar	Distrofia oculofaríngea, distrofia de cinturas tipo 1, miopatias inflamatórias, miastenia grave
Fraqueza cervical	Miopatias inflamatórias, miosite por corpos de inclusão, distrofia facioescapuloumeral, distrofia miotônica, miastenia grave
Ptose palpebral sem oftalmoplegia	Distrofia miotônica, miopatia miofibrilar, miopatia nemalínica e do *core* central
Ptose palpebral com oftalmoplegia	Distrofia oculofaríngea, miopatia mitocondrial, miopatia centronuclear ou *multicore*, miastenia grave, botulismo e síndrome miastênica
Disfagia	Miopatias inflamatórias, distrofia miotônica, distrofia oculofaríngea
Insuficiência respiratória	Distrofia de Becker/Duchenne, distrofia de cinturas, distrofia miotônica, distrofia congênita (deficiência de merosina e Ullrich) e doença de Emery-Dreyfuss; miopatia miofibrilar; miopatias congênitas; miopatias inflamatórias; miopatias mitocondriais; miopatias metabólicas com deficiência de maltase ácida e de enzima desramificadora
Fadiga	Doenças da junção neuromuscular, miopatias metabólicas e mitocondriais
Intolerância ao exercício	Miopatias mitocondriais e metabólicas
Manifestação clínica com aumento de função muscular	
Mialgia	Miopatias inflamatórias, paralisia periódica, miopatias metabólicas
Câibras	Uso de álcool e medicamentos, doenças metabólicas associadas com distúrbios do glicogênio, lipídios, miopatia mitocondrial
Fenômeno miotônico	Distrofia miotônica, paralisia periódica, miotonia congênita de Thomsen e Becker
Contraturas musculares	Tétano, hipocalcemia, alcalose metabólica, doença de Emery-Dreifuss
Hipertrofia muscular	Distrofia de Becker/Duchenne, miotonia congênita
Mioglobinúria	Miopatias metabólicas (deficiência de miofosforilase e hipertermia maligna), algumas formas de distrofia muscular de cinturas, miopatias inflamatórias, exercício físico intenso, infecções por vírus e bactérias, uso de drogas lícitas/ilícitas e medicamentos, febre prolongada, estado pós-convulsivo, síndrome neuroléptica maligna

BIBLIOGRAFIA

Abenroth DC, Smith AG, Greenlee JE, Austin SD, Clardy SL. Lambert-Eaton myasthenic syndrome: epidemiology and therapeutic response in the national veterans affairs population. Muscle Nerve. 2017;56:421-6.

Dias-Tosta E, Lenzi HL, Fernandez RM. Miastenia grave adquirida e síndromes miastenicas autoimunes. In: Brasil-Neto J, Takayanagui O (eds.). Tratado de neurologia da Academia Brasileira de Neurologia. Rio de Janeiro: Elsevier, 2013. p. 238-49.

Engel AG, Hohlfeld R. Disturbances of neuromuscular transmission. In: Engel AG, Franzini-Armstrong C (eds). Myology Basic and Clinical. 3. ed. New York: McGraw-Hill, 2004. p. 1755-844.

Firulescu SC, Tudorașcu DR, Pârvănescu CD, Chisălău AB, Bastian AE, Efrem IC et al. The role of skin and muscle biopsy in the diagnosis of main connective tissue diseases. Rom J Morphol Embryol. 2018;59:55-64.

Kaminski HJ. Myasthenia gravis and related disorders. 2. ed. New York: Humana Press, 2009.

Sanders DB, Guptill JT. Myasthenia gravis and Lambert-Eaton myasthenic syndrome. Continuum (Minneap Minn). 2014;20:1413-25.

PARTE

18

Sistema Nervoso

Sebastião Eurico de Melo-Souza

Colaboradores

Acary Souza Bulle Oliveira
Adalberto Studart-Neto
Amauri Batista da Silva
Áurea Nogueira de Melo
Eli Faria Evaristo
Geraldo Rizzo
Hélio Rodrigues Gomes
Helio van der Linden
Hugo Pereira Pinto Gama
Jaime Olavo Marquez
Luiz Antônio Zanini
Luiz Augusto Franco de Andrade
Luiz Fernando Martins
Marcelo Masruha Rodrigues
Maria Ângela da S. Tolentino
Marianna Peres Tássara (*in memoriam*)
Maria Valeriana Leme de Moura Ribeiro
Maurice Borges Vincent
Maurício Sérgio Brasil Leite
Newra Tellechea Rotta
Orlando Barsottini
Osvaldo J. M. Nascimento
Osvaldo M. Takayanagui
Paulo Caramelli
Paulo Cesar Ragazzo
Paulo de Lima Serrano
Paulo Victor Sgobbi Souza
Rubens Carneiro dos Santos Junior
Sérgio Augusto Pereira Novis (*in memoriam*)
Tissiana Marques de Haes
Vicente Mamede de Arruda Filho

CAPÍTULO 171

Fundamentos de Anatomia e Fisiologia

Sebastião Eurico de Melo-Souza

INTRODUÇÃO

O funcionamento do sistema nervoso (SN) é realizado por meio da manipulação de informações sobre os ambientes externo e interno.

O sistema nervoso é dividido anatomicamente em sistema nervoso central (SNC) (encéfalo e medula espinal) e em sistema nervoso periférico (SNP) (raízes, nervos, gânglios, plexos e terminações nervosas).

Funcionalmente, o sistema nervoso é dividido em somático, ou da vida de relação, e em sistema nervoso visceral, também denominado "autônomo", o qual preside as funções autonômicas por intermédio dos sistemas simpático e parassimpático.

CÉLULA NERVOSA, ARCO REFLEXO E UNIDADE MOTORA

O neurônio, ou célula nervosa, além do corpo celular, apresenta prolongamentos denominados "axônio" e "dendritos", os quais são inúmeros, curtos, muito ramificados, verdadeiras expansões protoplasmáticas. O axônio é único, longo ou curto, com raras ramificações e termina em arborizações (Figuras 171.1 e 171.2).

O neurônio contém em seu corpo celular o núcleo, habitualmente esférico e central, com um ou dois nucléolos, e o citoplasma, com suas organelas constituídas por corpúsculos de Nissl, por retículo endoplasmático, por mitocôndrias, por aparelho de Golgi, por lisossomos, por neurofilamentos (microfilamentos) e por neurotúbulos (microtúbulos).

O axônio, formado por uma matriz (axoplasma) e envolvido por uma membrana (axolema), é recoberto, de dentro para fora, pela bainha de mielina, pelo neurolema e pelo endoneuro, constituindo a chamada "fibra nervosa".

O axoplasma é uma estrutura dinâmica, na qual pode ser observado um sistema de transporte axônico lento (anterógrado) e rápido (anterógrado e retrógrado).

A mielina do SNP é formada pelas células de Schwann e recobre o axônio a partir do curto trajeto de sua emergência no corpo celular. O neurolema, cuja formação está na dependência das células de Schwann, envolve a mielina dos axônios do SNP, ao mesmo tempo que se acha recoberto pelo endoneuro, ao passo que, no SNC, a bainha de mielina é formada pelo oligodendrócito.

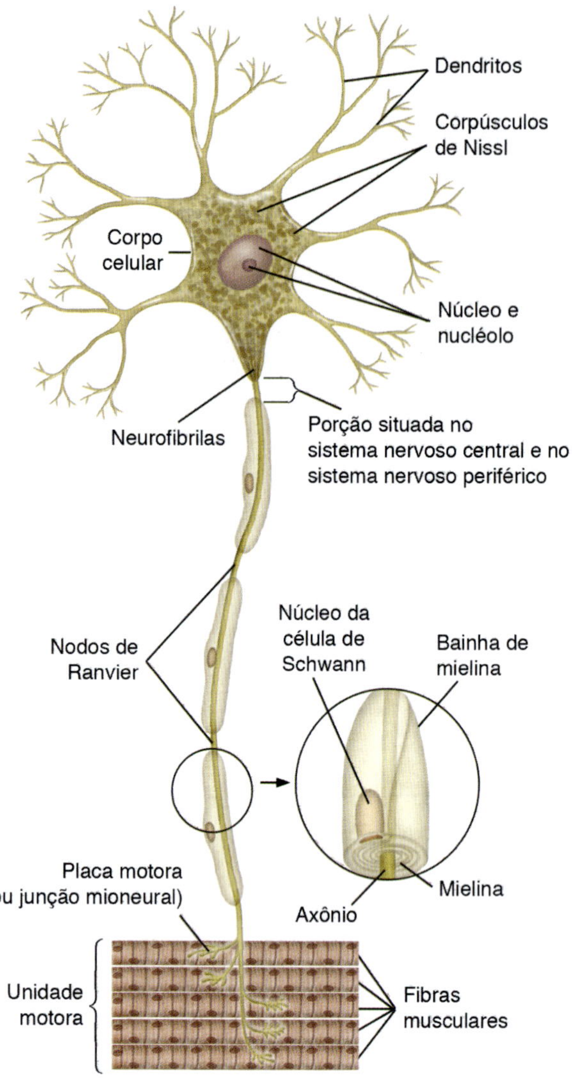

Figura 171.1 Representação esquemática da unidade motora. Uma fibra nervosa distribui-se para cinco fibras musculares na placa motora, ou junção mioneural.

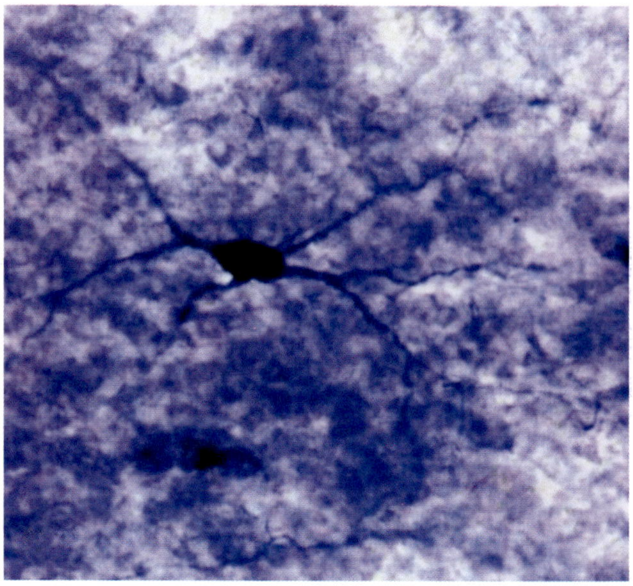

Figura 171.2 Neurônio do córtex cerebral com vários prolongamentos.

Os axônios envolvidos pela bainha de mielina são denominados "mielinizados" e os sem essa bainha são chamados "amielinizados" (Figura 171.3).

Ao longo da fibra nervosa, observam-se os chamados **nodos de Ranvier**, estrangulamentos regulares que interrompem a bainha de mielina. As fibras nervosas são envolvidas pelo endoneuro individualmente, ao passo que os feixes ou fascículos de fibras nervosas são revestidos pelo perineuro.

Por fim, os vários fascículos de fibras nervosas são envolvidos por tecido elástico e por colágeno, denominado "epineuro" (ver Figura 171.1).

Dispostos em cadeias celulares, os neurônios conduzem os impulsos nervosos, seja no sentido da periferia para os centros – via aferente, sensitiva ou centrípeta –, seja no sentido inverso – via eferente, motora ou centrífuga, e vias associativas, que integram diferentes áreas dentro do próprio SNC.

O estímulo periférico caminha pela via centrípeta até os centros nervosos do neuroeixo, interligados pelas vias de associação; em seguida, é conduzido pela via centrífuga, terminando nos órgãos efetores periféricos. Esse circuito constitui a base morfofuncional do sistema nervoso, denominado **arco reflexo**, o qual coordena, adapta e integra todas as atividades do organismo. Assim, quando se estimula mecanicamente (percussão) o tendão patelar, há um estiramento das fibras musculares unidas ao tendão, que estimulará o receptor anuloespiral do fuso neuromuscular, constituído por um conjunto de fibras musculares denominadas "intrafusais"; a partir desse receptor, o impulso é conduzido por via aferente (sensitiva) até o centro nervoso situado na substância cinzenta da medula espinal; daí, o estímulo retorna como resposta pela via eferente (motora), terminando nas fibras musculares extrafusais do quadríceps (órgão efetor), que se contrairá, promovendo a extensão da perna.

Os neurônios interligam-se, para efeito de transmissão dos impulsos, por meio de **sinapses**.

Do ponto de vista funcional, as sinapses são de duas ordens, **excitatórias** e **inibitórias**, as quais facilitam ou bloqueiam, respectivamente, a transmissão do impulso nervoso.

A transmissão é feita por intermédio dos chamados "mediadores químicos (neurotransmissores)", dos quais se destacam a acetilcolina, as catecolaminas, a serotonina e o ácido gama-aminobutírico (GABA).

Três categorias de transmissores e de moduladores atuam no SNC: os aminoácidos (moduladores excitatórios: ácidos glutâmico e aspártico, e moduladores inibitórios: GABA e glicina), as aminas biogênicas (acetilcolina, dopamina, norepinefrina e serotonina) e os peptídeos (somatostatina, colecistocinina [CCK], substância P, encefalinas e dinorfina). Além disso, um neurônio pode realizar sinapses influenciando vários outros (via divergente) ou um neurônio pode estar sob a influência de vários outros (via convergente) (Figura 171.4).

Os neurônios motores situados na coluna cinzenta da medula espinal lançam os seus axônios para a periferia que vão terminar nas fibras musculares. Cada uma delas recebe a ramificação habitual de uma única fibra nervosa. A este conjunto, ou seja, fibra nervosa motora e fibras musculares por ela inervadas, dá-se o nome de **unidade motora** (UM) (ver Figura 171.2).

Os impulsos nervosos oriundos do corpo celular, que caminham pelo axônio, transmitem-se às fibras musculares por meio das sinapses neuromusculares, também chamadas **junção mioneural** ou **placa motora**. A resposta das fibras musculares é a contração e ela se dá no exato momento em que, pela sinapse, ocorre a liberação de um mediador químico identificado como sendo a acetilcolina. A esse fenômeno denomina-se **transmissão neuromuscular**. Esses fatos também são observados no encéfalo, porém com muito maior complexidade, tanto em relação às sinapses quanto aos mediadores químicos (ver Parte 17, *Sistema Locomotor*, Seção 4, *Músculos*, Capítulo 167, *Fundamentos de Anatomia e Fisiologia*).

Os neurônios são células excitáveis que apresentam um sistema de comunicação por modificação do potencial de membrana em repouso. No meio intracelular do corpo neuronal predominam íons orgânicos com cargas negativas, além do potássio, ao passo que, no meio extracelular, predominam o

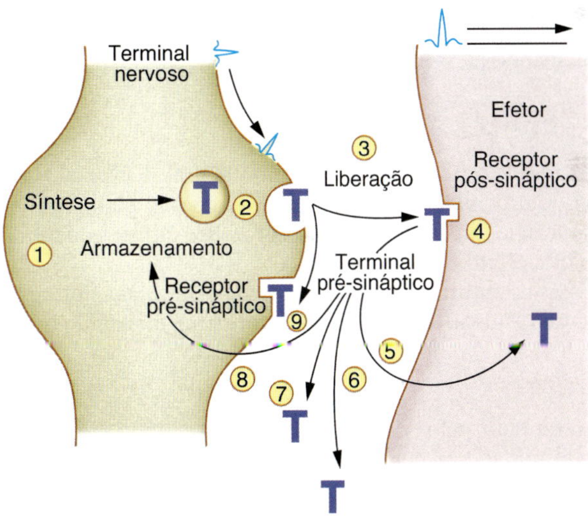

Figura 171.4 Esquema mostrando as várias etapas do mecanismo de ação dos neurotransmissores (T).

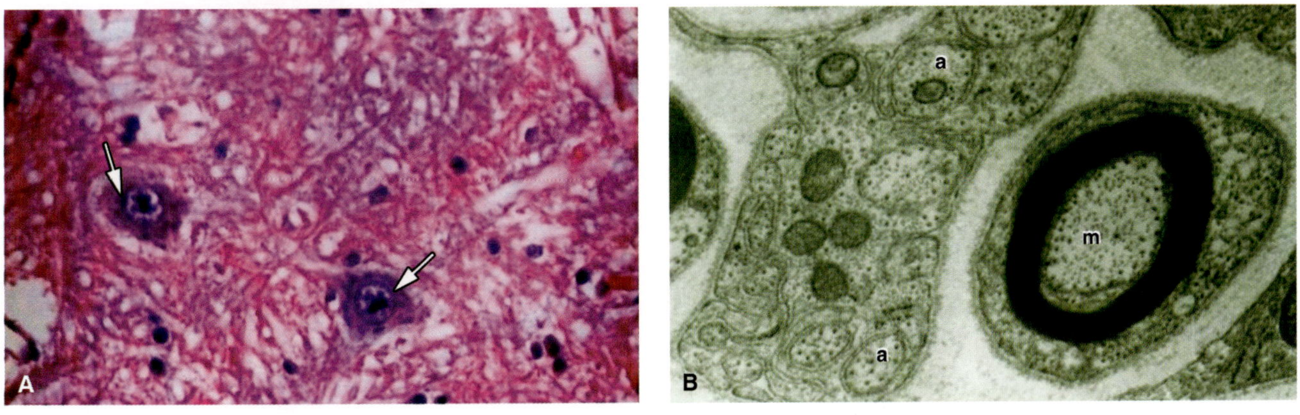

Figura 171.3 A. Corpos neuronais da medula espinal (*setas*). **B.** Micrografia eletrônica de transmissão de fibra nervosa mielinizada (m) e várias fibras nervosas amielinizadas (a).

sódio e o cloro. Essas cargas elétricas no interior do neurônio geram um potencial elétrico de membrana por volta de 265 mV, predominando cargas elétricas negativas no interior da célula. Esse potencial da membrana em repouso é alterado por movimentos de íons por meio da membrana. Se o potencial de membrana se eleva (move-se em direção a zero), diz-se que a membrana está despolarizada, ao passo que a hiperpolarização é caracterizada pelo aumento da negatividade no interior do corpo neuronal. O potencial de ação começa no segmento inicial do axônio e é propagado ao longo dele.

As células gliais são denominadas "astrócito", "oligodendrócito", "micróglia" e "célula ependimária". São células não neurais do SNC, sendo mais numerosas do que os próprios neurônios. Funcionalmente, os astrócitos estão relacionados com a proliferação e com o reparo após lesão, com o isolamento e o agrupamento de fibras nervosas e de terminais axônicos, com o suporte estrutural para neurônios, com a participação da via metabólica que modula os íons, com os neurotransmissores, com os metabólitos envolvidos no funcionamento dos neurônios e com a guia para a migração neural durante o desenvolvimento. O oligodendrócito é a célula glial responsável pela formação da bainha de mielina no SNC. A micróglia é a principal célula apresentadora de antígeno no SNC. Pode ser ativada em resposta à estimulação antigênica e, quando ativada, prolifera e migra para o local da lesão. A micróglia engolfa e fagocita neurônios lesionados, restos de neurônios, detritos celulares e fragmentos de mielina. As células ependimárias forram os ventrículos encefálicos, o aqueduto do mesencéfalo e o canal central da medula e revestem os plexos capilares dos ventrículos, participando na secreção do líquido cefalorraquidiano.

ENCÉFALO

Derivado da porção anterior do tubo neural, o encéfalo compreende o **tronco encefálico**, constituído por bulbo, ponte e mesencéfalo; o **cerebelo**; e o **cérebro**; este último constituído pelo diencéfalo e pelo telencéfalo.

Essas estruturas, contidas na cavidade craniana, juntam-se à medula espinal, contida no canal vertebral, formando o SNC.

Cérebro

Representado pelos dois hemisférios, o cérebro contém em sua intimidade os núcleos da base e o diencéfalo. Apresenta um manto de revestimento, de cor cinzenta, denominado **córtex cerebral**, que é formado por bilhões de células dispostas arquitetonicamente em camadas distintas. O córtex tem aspecto enrugado, constituindo os giros e os sulcos, disposição esta que possibilita o aumento considerável da camada cortical. Subjacente ao manto cortical está disposta a substância branca, constituída de fibras mielinizadas e de células.

O córtex cerebral, que apresenta no homem o seu maior desenvolvimento, tem inúmeras conexões formadas por fibras nervosas que irão promover a integração funcional entre diferentes segmentos neuronais. Essas conexões são divididas em: (1) fibras corticofugais ou fibras eferentes de projeção descendente, das quais as mais importantes são a via piramidal (corticospinal e corticonuclear), a corticorreticular, a corticotalâmica, a corticopontocerebelar e a corticoestriada; (2) fibras corticopetais, aferentes, ou fibras de projeção ascendente, entre as quais se sobressaem a via talamocortical e a cerebelotalamocortical; (3) fibras de associação corticossubcorticais intra-hemisféricas, destinadas a conectar várias áreas de um mesmo hemisfério, fazendo-o por meio de fibras curtas, na intimidade do córtex, ou por fibras longas que atravessam o centro oval (fascículos longitudinais superior e inferior, fascículo do cíngulo e fascículo uncinado); (4) fibras de associação corticocorticais inter-hemisféricas ou fibras comissurais, reservadas a ligar o córtex de ambos os hemisférios por intermédio do corpo caloso, comissura anterior e comissura do fórnice (Figuras 171.5 e 171.6).

Os hemisférios cerebrais compreendem os lobos frontais, temporais, parietais, occipitais e os lobos das ínsulas (ver Figura 171.5).

> **Dominância hemisférica**
>
> "Dominância hemisférica" significa o predomínio inato e funcional de um dos hemisférios cerebrais.
>
> Em cerca de 80% dos indivíduos, o hemisfério esquerdo é o dominante, especialmente para as funções práxicas, gnósicas e da linguagem.
>
> Não se pode afirmar, todavia, que seja o hemisfério direito "silencioso"; ao contrário, não só é ativo como auxilia o esquerdo em suas funções.
>
> Nos canhotos, entretanto, o mesmo raciocínio não é aplicado, pois não é incomum, nesses casos, a dominância do hemisfério direito no que diz respeito à linguagem e à habilidade manual.

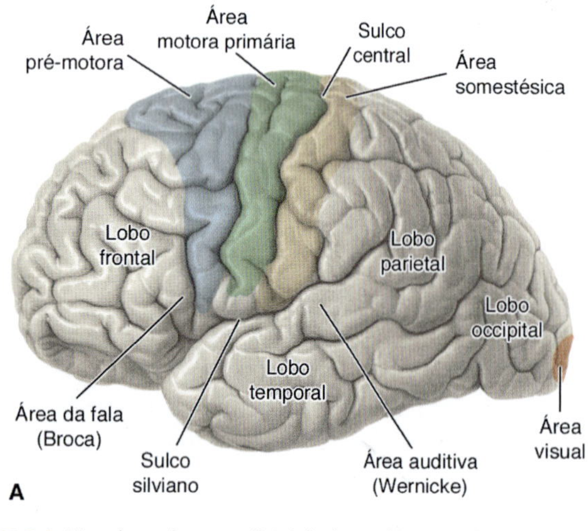

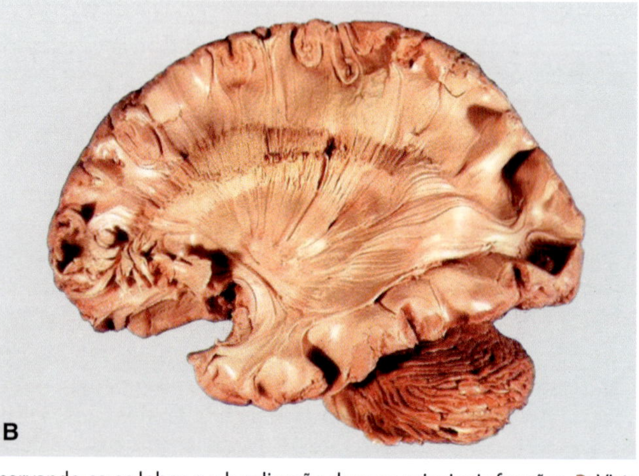

Figura 171.5 A. Vista lateral e superficial do hemisfério cerebral esquerdo, observando-se os lobos e a localização de suas principais funções. **B.** Vista lateral do hemisfério cerebral esquerdo, evidenciando feixes de fibras irradiando em várias direções no interior do cérebro.

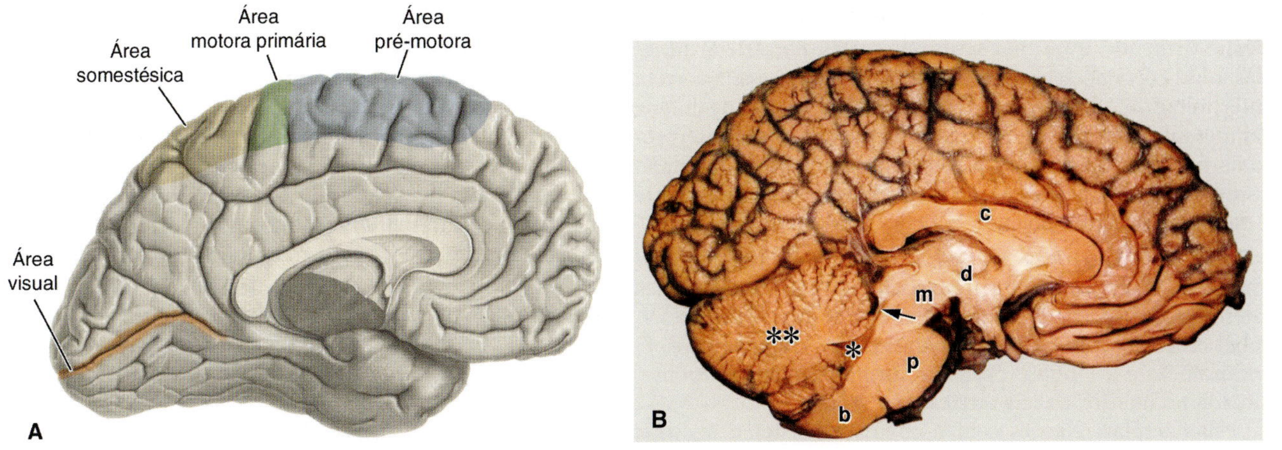

Figura 171.6 A. Vista medial do hemisfério. (Adaptada de Köpf-Maier, 2006.) B. Vista medial do hemisfério cerebral, evidenciando o corpo caloso (c), o diencéfalo (d), o aqueduto do mesencéfalo (*seta*), o IV ventrículo (*), o cerebelo (**) e o tronco encefálico: mesencéfalo (m), ponte (p) e bulbo (b).

Considerados isoladamente, cada um desses lobos exerce tarefas especiais, mas deve ser lembrado que o **sistema nervoso funciona de modo integrado**, ou seja, cada área envolvida em uma atividade recebe a colaboração das demais, em um perfeito entrosamento funcional decorrente das incontáveis conexões corticais, subcorticais, intra e inter-hemisféricas.

LOBO FRONTAL. As funções principais do lobo frontal relacionam-se com a atividade mental superior, com a motricidade e com a linguagem de expressão.

As lesões das áreas mais anteriores (pré-frontais) levam ao embotamento psíquico, especialmente das funções cognitivas e dos padrões éticos; nas lesões do giro pré-central, verifica-se a perda ou redução dos movimentos voluntários do lado oposto do corpo; quando lesado o opérculo frontal do giro frontal inferior esquerdo, observam-se distúrbios da linguagem de expressão.

LOBO PARIETAL. Relaciona-se com os tipos de sensibilidade elementar, ou protopática, e discriminativa ou epicrítica, além das gnosias sensitivas. Estas são de difícil correlação anatomofuncional, mas aquelas se mostram abolidas ou reduzidas nas lesões da área somestésica ou área sensitiva primária ou giro pós-central.

LOBO TEMPORAL. Entre complexas funções, o lobo temporal está relacionado com a audição e com a atividade psicossensorial. Sua lesão pode determinar o aparecimento de alucinações ou de perversões auditivas, de agnosias auditivas, de afasia de Wernicke e de perturbações psíquicas. Elas compreendem a dismnésia, as ilusões do "já visto" e do "nunca visto" e as crises focais perceptivas (com consciência) e disperceptivas (com comprometimento da consciência) associadas a automatismos mastigatórios, verbais ou locomotores. Também podem ser observadas alterações do campo visual, decorrentes de lesões das radiações ópticas que atravessam parte desse lobo, além de alucinações olfatórias por lesões do *uncus* do giro hipocampal, o qual constitui parte do complexo cortical da olfação.

LOBO OCCIPITAL. É responsável pela visão (integração das imagens recolhidas pelas retinas e conduzidas pelas vias ópticas) e sua lesão pode acarretar distúrbios ilusórios (macro e micropsias, deformação dos objetos) e alucinatórios, agnosia visual (alexia) e alteração do campo visual (hemianopsia). O comprometimento bilateral provoca a chamada "cegueira cortical", na qual se perde a visão, estando íntegros os olhos e as vias ópticas.

NÚCLEOS DA BASE. Relacionados com o sistema motor extrapiramidal, compreendem o corpo estriado (núcleo caudado e putame), o globo pálido e o complexo nuclear amigdaloide.

Na região mesencefálica existem outras estruturas: o núcleo subtalâmico (de Luys), o núcleo rubro, a substância negra, a substância reticular e o núcleo de Darkschewitsch, este sendo parte do importante circuito de ligação entre os núcleos motores de nervos cranianos e a medula cervical, responsável pela coordenação dos movimentos associados dos olhos e da cabeça.

As estreitas conexões entre os núcleos da base e o córtex cerebral, diretas ou por intermédio do tálamo, formam um verdadeiro circuito de *feedback*, por meio do qual se realiza a regulamentação da atividade motora descendente. Circuito semelhante é estabelecido entre os referidos núcleos e as estruturas do tronco encefálico (substância negra, sistema reticular, núcleo rubro, oliva inferior, entre outras), terminando por modular os neurônios motores situados na coluna anterior da medula.

Não obstante a complexidade funcional das formações basais, admite-se como certa sua interferência nos movimentos voluntários, no controle do tônus muscular e na integração das aferências proprioceptivas.

Nas lesões dos núcleos da base podem aparecer alterações do tônus muscular (hipotonia ou hipertonia) e movimentos involuntários diversos, tais como tremor, coreia, atetose e balismo.

DIENCÉFALO. Situado na parte mediana e profunda do cérebro, o diencéfalo está encoberto totalmente pelos hemisférios, sendo visível apenas pela sua face medial. Compreende o tálamo, o hipotálamo, o epitálamo e o metatálamo, todos dispostos em estreita vizinhança com o III ventrículo, e o subtálamo, situado profundamente à superfície do III ventrículo (ver Figura 171.5).

TÁLAMO. Constitui volumoso núcleo ovoide que se relaciona medialmente com o III ventrículo, lateralmente com a cápsula interna, cranialmente com os ventrículos laterais e caudalmente com o hipotálamo. As formações talâmicas mantêm conexões expressivas com o córtex cerebral, cujo maior contingente se destina às áreas somestésicas.

Entre suas funções, destacam-se as que se relacionam com a motricidade (núcleos que integram o sistema extrapiramidal), com o comportamento emocional (ligados ao sistema límbico), com a ativação do córtex cerebral (por intermédio do sistema reticular ativador intratalâmico) e com a sensibilidade. Em relação a esta última, o tálamo integra e modifica todas as sensações oriundas da periferia (exceto olfatórias); posteriormente, transmite essas sensações para determinadas áreas corticocerebrais, locais em que ocorre a sua correta interpretação. Admite-se, contudo, que as sensações de dor, de temperatura e de tato grosseiro (protopático) sejam interpretadas em nível talâmico, enquanto caberia ao córtex parietal o reconhecimento, pelo estímulo tátil, da forma, da consistência e das dimensões dos objetos.

HIPOTÁLAMO. Essa pequena porção diencefálica situa-se logo abaixo do tálamo, constituindo o soalho e a parte das paredes laterais do III ventrículo. Compreende os corpos mamilares, o túber cinéreo, o infundíbulo, o quiasma e os tratos ópticos. O infundíbulo e a hipófise posterior formam a neuro-hipófise, situada no interior da sela túrcica.

Pelas amplas relações com o chamado "sistema nervoso autônomo ou vegetativo" (simpático e parassimpático), o hipotálamo regula inúmeras funções vitais e a homeostase: (1) **regulação cardiovascular** – o aumento da pressão arterial e da frequência cardíaca ocorre por estimulação dos núcleos posterior e lateral, enquanto a estimulação dos núcleos anteriores propicia exatamente o inverso; (2) **regulação da temperatura** – o controle da temperatura corporal é feito pelos núcleos anteriores, mediante vasoconstrição e sudorese, entre outros mecanismos; (3) **regulação hídrica** – processa-se tanto pela sensação de sede quanto pelo controle da excreção renal. Assim, se houver concentração celular de eletrólitos, os grupos neuronais das áreas anteromediais desencadeiam a sede e secretam o hormônio autidiurético, levando à absorção de água nos túbulos distais e coletores dos rins; (4) **regulação gastrintestinal e alimentar** – a sensação de fome e de apetite e os respectivos bloqueios, a procura ou a indiferença pelo alimento e o peristaltismo intestinal são controlados pelos núcleos mediais e laterais, dependendo de sua estimulação ou destruição; (5) **regulação da contratilidade uterina e da secreção de leite pelas mamas** – por meio de estimulação, os núcleos paraventriculares produzem a ocitocina, que promove a contratilidade do útero e das células que envolvem os alvéolos das glândulas mamárias. Essa secreção acentua-se no final da gravidez, auxiliando a expulsão do feto e esvaziando os alvéolos lactíferos; (6) **comportamento** – embora seja função de todo o sistema nervoso, cabe ao hipotálamo, em associação com outras partes do chamado "cérebro primitivo", ou sistema límbico, os padrões especiais de comportamento ligados às emoções (raiva, medo, amor, tristeza, alegria, solidão etc.), às sensações de dor e de prazer (agradáveis e desagradáveis) e aos impulsos sensitivos e motores (sorrir, chorar, gritar etc.); (7) **eixo hipotálamo-hipofisário** – fibras eferentes do hipotálamo relacionam-se com a parte posterior da hipófise, por intermédio de conexões que formam os feixes supraóptico-hipofisário e túbero-hipofisário, os quais conduzem os hormônios vasopressina e ocitocina, secretados pelas células dos núcleos supraópticos e paraventriculares e liberados nas terminações hipofisárias. Estes hormônios são transportados pelo fluxo axoplasmático existente nos axônios. No que se refere ao lobo anterior da hipófise (adeno-hipófise), a influência hipotalâmica processa-se por intermédio de uma rede vascular, chamada "sistema porta-hipofisário", e não por meio de fibras nervosas. Os peptídeos secretados no hipotálamo alcançam o sistema porta e ativam as células da adeno-hipófise. Esses produtos neurossecretores são denominados "fatores de liberação" (as substâncias já quimicamente definidas são chamadas "hormônios"), acrescidas do nome da substância que influenciam (p. ex., hormônio de liberação da corticotrofina); por outro lado, são reconhecidos alguns "fatores de inibição", como o da somatotrofina.

EPITÁLAMO. Delimitando a parte posterior do teto do III ventrículo e os colículos mesencefálicos, o epitálamo é constituído pelos trígonos e pelas comissuras habenulares, que funcionam como estações intermediárias dos impulsos olfatórios que se ligam aos centros do sistema nervoso autônomo do tronco encefálico; pela comissura posterior ou epitalâmica, que integra o reflexo pupilar à luz; e pelo corpo pineal, que secreta a melatonina e apresenta função antigonadotrópica, sendo também importante na regulação do ritmo circadiano. A pineal calcifica-se em cerca de metade dos adultos, sendo, então, bem visualizada em imagens radiológicas.

METATÁLAMO. É formado pelos corpos geniculados medial e lateral, sendo este relacionado com as fibras ópticas provenientes das retinas, dirigindo-se ao córtex occipital; e o medial, recebendo fibras nervosas componentes das vias auditivas.

SUBTÁLAMO. O núcleo subtalâmico embriologicamente se desenvolve a partir da coluna de células hipotalâmicas laterais. É um núcleo da transição do diencéfalo com o mesencéfalo. Está situado rostral e lateralmente ao núcleo rubro e ventralmente ao tálamo. Recebe impulsos excitatórios a partir das áreas motoras do córtex cerebral, além de impulsos inibitórios da parte externa do globo pálido. Os impulsos de saída do núcleo subtalâmico são excitatórios e enviados para as porções interna e externa do globo pálido e para a parte reticulada da substância negra. Os neurônios do núcleo subtalâmico são ativados tonicamente, apresentam organização somatotópica e alteram sua atividade em relação aos movimentos dos membros e dos olhos.

A lesão do núcleo subtalâmico causa movimentos involuntários amplos dos membros contralaterais, denominados "hemibalismo".

Cerebelo

O cerebelo está situado na fossa posterior da cavidade craniana, atrás do tronco encefálico. Divide-se em: (1) **arquicerebelo**: sua parte mais primitiva, formada pelo lobo floculonodular; (2) **paleocerebelo**, constituído pelo paraflóculo, pela úvula, pela pirâmide e pela porção vermiana do lobo anterior; e (3) **neocerebelo** (hemisférios), sua parte mais desenvolvida, formado pelas porções laterais e vermianas da parte média do lobo posterior.

O paleo e o neocerebelo compõem o corpo cerebelar, separado em lobos anterior e posterior pela cissura primária (Figura 171.7).

Embora diverso na aparência, o cerebelo guarda algumas semelhanças com o cérebro. Assim, observa-se um manto cortical de cor cinzenta, denominado "córtex cerebelar", o qual envolve as substâncias brancas, constituídas pelas fibras aferentes que transitam pelos pedúnculos cerebelares inferior, médio e superior, em ambos os lados da linha média, formações essas que fixam o cerebelo ao tronco encefálico (Figuras 171.8 e 171.9).

Na substância branca estão situados os quatro pares de núcleos cerebelares: denteado, globoso, emboliforme e fastigial (Figuras 171.8 e 171.10).

Da superfície para a profundidade, são distinguidas três camadas no córtex: a molecular, com suas fibras amielínicas e com poucas células; a camada de células de Purkinje; e a granular, ricamente povoada por células.

Embora seja perfeitamente possível a vida sem o cerebelo, esse órgão funciona como um computador programado para interferir no controle dos movimentos. O simples ato, por exemplo, de pegar com a mão um objeto sobre a mesa

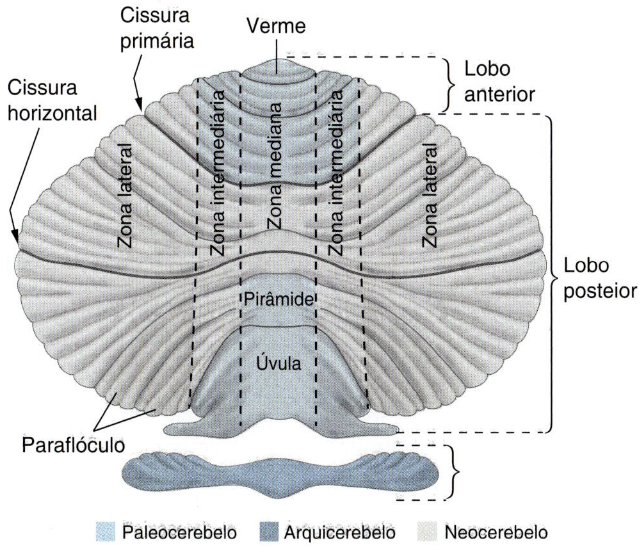

Figura 171.7 Esquema de divisão filogenética do cerebelo.

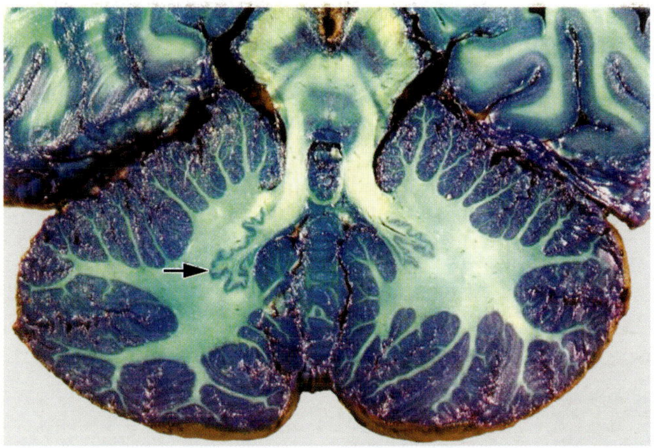

Figura 171.8 Cerebelo, mostrando o córtex cerebelar e a substância branca, a qual contém no seu interior o núcleo denteado (*seta*).

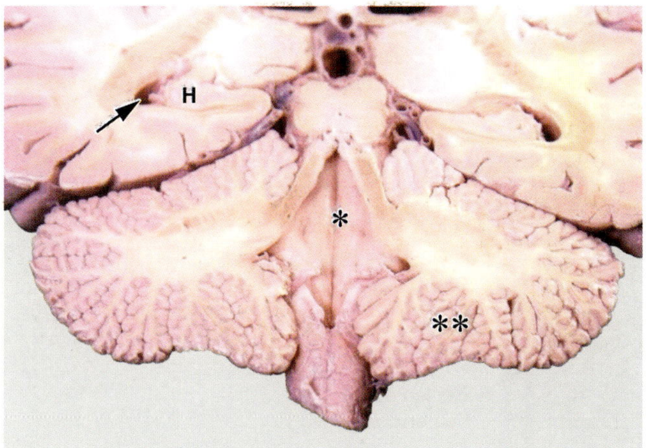

Figura 171.9 Secção frontal do encéfalo, observando-se o interior do IV ventrículo, no qual se encontram o assoalho do IV ventrículo (*) e o hemisfério cerebelar (**); notam-se, ainda, o hipocampo (H) e o corno inferior do ventrículo lateral (*seta*).

desencadeia uma série de impulsos nervosos, que se originam no córtex motor cerebral e terminam em sinapses nos motoneurônios da coluna cinzenta da medula. Esses impulsos

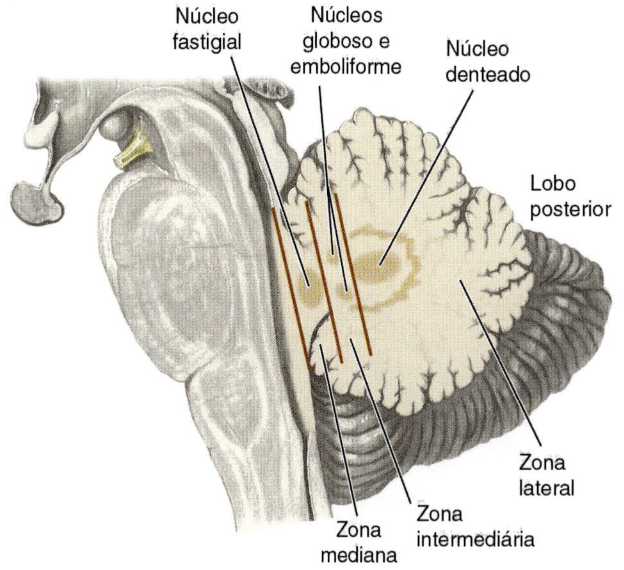

Figura 171.10 Representação esquemática do cerebelo e de seus núcleos principais. (Adaptada de Köpf-Maier, 2006.)

estimulam simultaneamente o córtex cerebelar, cuja resposta para a área cerebral (retroalimentação) e para a medula corrige, modula, harmoniza, regula, coordena e integra o referido ato motor.

Comprometimento das estruturas cerebelares

As manifestações decorrentes do comprometimento das estruturas cerebelares podem ser assim resumidas: (1) ataxia da marcha, nistagmo e vertigem nas lesões do arquicerebelo; (2) ataxia da marcha e dos membros inferiores nas lesões do paleocerebelo; e (3) hipotonia, disdiadococinesia, decomposição dos movimentos, dismetria, disartria, tremores postural e de ação, nistagmo e ataxia da marcha nas lesões do neocerebelo.

Vale lembrar que, ao contrário do cérebro, as lesões dos hemisférios cerebelares produzem manifestações homolaterais.

Tronco encefálico

Localiza-se, em sua quase totalidade, na fossa posterior da cavidade intracraniana, anteriormente ao cerebelo (Figuras 171.5, 171.9 e 171.11). É formado pela substância cinzenta, representada pelos núcleos dos nervos cranianos sensitivos e motores e pelos núcleos-estações de fibras aferentes e eferentes, distribuídos simetricamente na substância branca. Esta é constituída por feixes ascendentes, descendentes e de associação.

O tronco encefálico é semelhante a uma grande estação intermediária, pela qual transitam as informações (impulsos) oriundas da periferia para os múltiplos centros encefálicos e os respectivos impulsos-respostas desses centros para as várias partes do corpo.

É constituído craniocaudalmente das seguintes porções: mesencéfalo, ponte ou protuberância e bulbo (ver Figuras 171.5 e 171.11).

MESENCÉFALO. Formado anteriormente pelos pedúnculos cerebrais e posteriormente pelo teto mesencefálico, apresenta um estreito canal, denominado "aqueduto do mesencéfalo (aqueduto de Sylvius)", que liga o III e o IV ventrículos. Entre os pedúnculos, observa-se a origem aparente dos nervos oculomotores; os nervos trocleares, entretanto, emergem da face posterior, logo abaixo dos colículos inferiores (Figura 171.12).

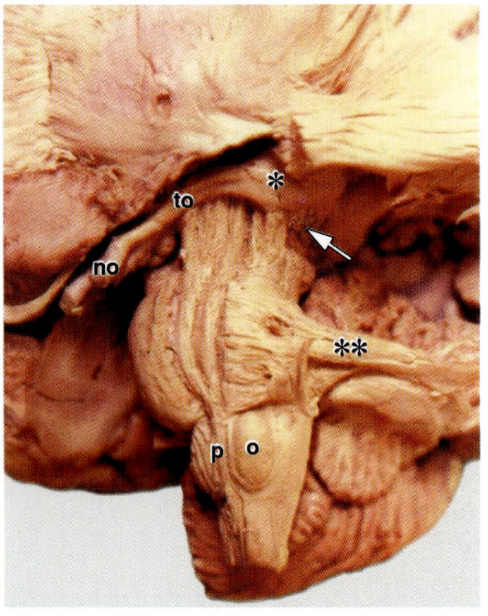

Figura 171.11 Dissecção da superfície lateral esquerda do tronco encefálico. Notam-se o mesencéfalo, a ponte e o bulbo, o nervo óptico (no), o trato óptico (to) e os corpos geniculados lateral (*) e medial (*seta*), oliva (o), pirâmide (p) e o pedúnculo cerebelar médio (**).

PONTE. É a porção intermediária do tronco encefálico. Em sua face ventral, observam-se: (1) formações transversais de fibras nervosas que configuram, a cada lado, os volumosos pedúnculos cerebelares médios; (2) entre esses pedúnculos e a ponte, emergem os nervos trigêmeos; e (3) o sulco basilar, disposto longitudinalmente, através do qual passa a artéria basilar. Na parte inferior e pela face ventrolateral, no sulco bulbopontino, têm origem aparente os nervos abducentes, faciais e vestibulococleares. Já na face dorsal, a ponte e o bulbo continuam sem limites precisos, formando o soalho do IV ventrículo (ver Figuras 171.11 e 171.12). Em seu interior existem inúmeras formações nervosas, dispostas simetricamente.

BULBO. É a porção mais inferior do tronco encefálico e continua com a medula sem limites nítidos. Une-se posteriormente ao cerebelo pelos pedúnculos cerebelares inferiores, e, em sua face anterior, fazem relevo na superfície duas formações denominadas "pirâmides", uma de cada lado da linha média. As pirâmides são constituídas pelas fibras oriundas das áreas motoras dos hemisférios cerebrais, cujo feixe, ou trato, é chamado "corticospinal" ou "piramidal". Cerca de 90% dessas fibras motoras cruzam-se na linha média, formando a decussação das pirâmides (ver Figuras 171.11 e 171.12).

MEDULA ESPINAL

A medula espinal compreende a parte do SNC contida no estojo ósseo formado pelo canal vertebral. Continua cranialmente

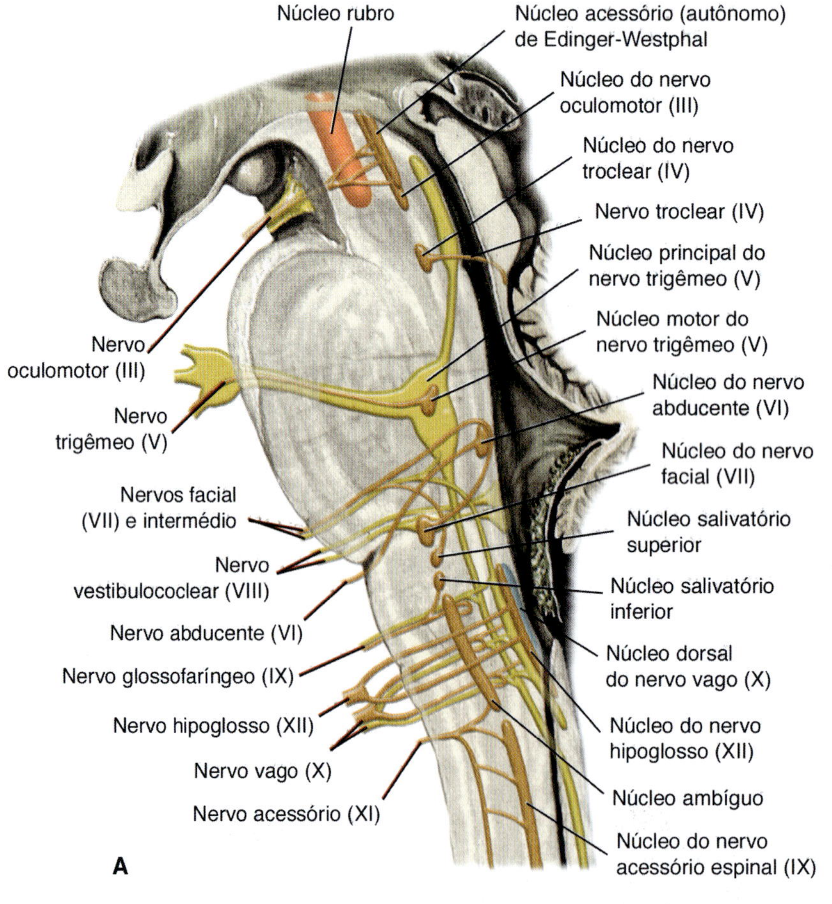

Figura 171.12 Representação esquemática do tronco encefálico. A. Em perfil, com todas as suas porções. (*Continua*)

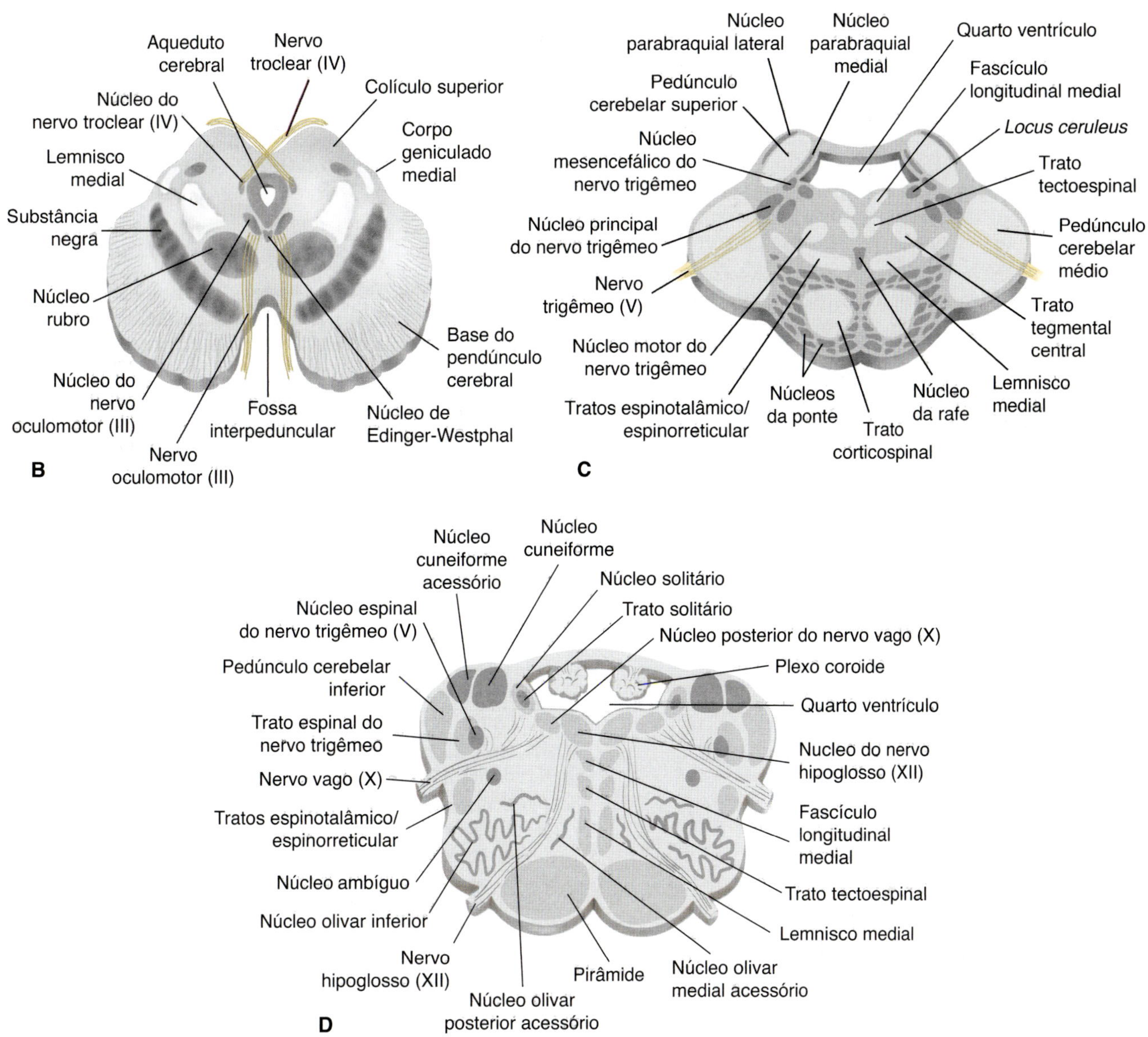

Figura 171.12 (*Continuação*) Representação esquemática do tronco encefálico. **B.** Mesencéfalo. **C.** Ponte. **D.** Bulbo.

com o bulbo, admitindo-se como limite o forame occipital, e caudalmente prende-se à coluna vertebral pelo chamado "filamento terminal". No sentido longitudinal, a medula compreende as seguintes porções: cervical, torácica (ou dorsal), lombar e sacrococcígea, terminando em forma de cone (cone medular).

Os segmentos cervical e lombar abrigam uma população maior de células, cujos axônios se destinam aos membros superiores e inferiores, respectivamente.

Tal como ocorre no encéfalo, a medula é envolvida pelas meninges pia-máter, aracnoide e dura-máter. Adotando curvatura de concavidade anterior na vida fetal, durante o nascimento e, mais evidentemente, na fase adulta, a medula mostra uma curvatura cervical anteroconvexa e outra maior, toracolombar anterocôncava. Nessas modificações, a medula nada mais faz senão acompanhar a curvatura da coluna vertebral que a contém (Figura 171.13).

Tal como ocorre com as demais partes do SNC, a medula é composta pela substância cinzenta, de localização interna, e pela substância branca, de localização marginal.

SUBSTÂNCIA CINZENTA. Sua forma assemelha-se a um "H", mais volumoso em sua metade anterior (Figura 171.14 B). É atravessada em toda a sua extensão longitudinal pelo canal central, o qual se mostra revestido por células ependimárias. O "H" cinzento medular deve sua coloração à abundância de células originadas dos neuroblastos. Macroscopicamente, observam-se, de cada lado da linha média, as colunas anterior e posterior, separadas pela substância intermédia lateral.

As colunas de cada hemimedula estão ligadas pela substância intermédia central, a qual envolve o canal central. Tendo o aspecto de pontas ou de cornos quando são feitos cortes transversais, as colunas cinzentas são formadas, em sua parte anterior, por células motoras multipolares, também conhecidas como "motoneurônios inferiores ou periféricos", em contraposição aos neurônios motores superiores ou centrais, situados no córtex motor cerebral, com os quais estão diretamente conectados.

Em razão de todos os impulsos nervosos originados no SNC terem de passar pelos motoneurônios inferiores em direção aos órgãos efetores, tais células são designadas **via motora**

final comum. Em sua parte posterior, as colunas são menos volumosas, porém mais ricas em células pequenas e médias, as quais constituem elos das vias aferentes, oriundas dos gânglios espinais (sensitivas), com as células motoras da coluna anterior, além de formar subestações das grandes vias ascendentes que se destinam ao encéfalo. As colunas intermediolaterais, entretanto, mais bem evidenciadas nas intumescências cervical e lombar, abrigam células autonômicas simpáticas, cujas fibras deixam a medula junto aos axônios das células motoras e terminam no tronco ou cadeia simpática paravertebral.

SUBSTÂNCIA BRANCA. Envolvendo o "H" cinzento, a substância branca é dividida em funículos ou cordões ventrais, dorsais e laterais. Cada funículo é formado por feixes de fibras ascendentes e descendentes denominados "tratos" e "fascículos", cujos limites entre si são imprecisos (ver Figura 171.14 B).

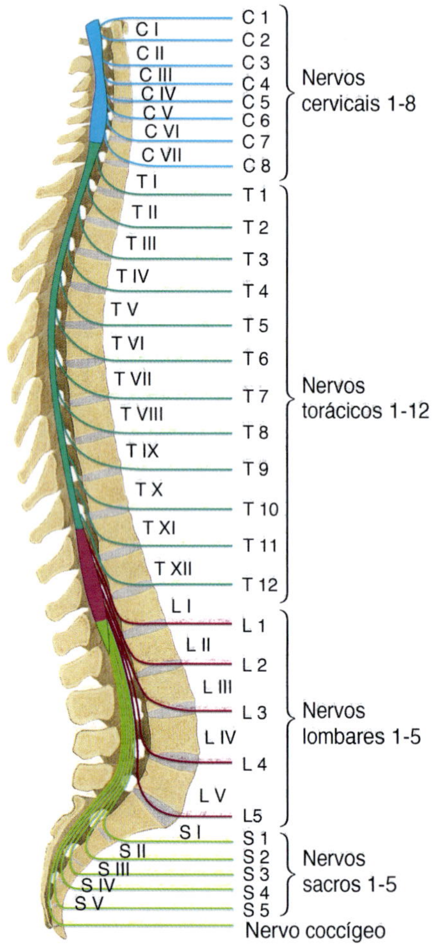

Figura 171.13 Medula e suas raízes nervosas relacionadas topograficamente com a coluna vertebral.

Os tratos e os fascículos são formados por fibras nervosas que têm origem nos receptores periféricos, os quais enviam seus impulsos para o SNC (vias ascendentes, aferentes ou sensoriais), e por fibras oriundas dos mais variados centros nervosos destinados aos motoneurônios, que constituem a via motora final comum.

MENINGES

O encéfalo e a medula estão protegidos, em toda a sua extensão, por membranas e por cavidades contendo líquido. As membranas são constituídas por três folhetos: dura-máter, aracnoide e pia-máter, os dois últimos também denominados "leptomeninge" (ver Figura 171.14 B).

DURA-MÁTER. A mais externa, muito resistente e espessa, também chamada "paquimeninge", subdivide-se em duas camadas na região craniana: a externa, aderida aos ossos cranianos, tais como o periósteo; e a interna, considerada a verdadeira meninge, sendo encontrada na região craniana e no canal vertebral. Entre a camada externa e a tábua óssea craniana e entre a camada interna e a aracnoide, existem espaços virtuais, local em que frequentemente se localizam os hematomas traumáticos extradural e subdural, respectivamente.

A dura-máter é bastante inervada e sua compressão ou tração (trauma, neoplasias) causam cefaleia.

ARACNOIDE. Também chamada "folheto médio", é muito delicada, com incontáveis trabéculas, o que lhe confere semelhança à teia de aranha. Carece de inervação e de vascularização. Entre a pia-máter e a aracnoide, existe o espaço subaracnóideo, pelo qual circula o líquido cefalorraquidiano ou liquor.

Nos processos inflamatórios (meningites ou leptomeningites), as raízes e os nervos participam do quadro clínico por atravessarem o referido espaço e banharem-se no liquor, alterado pela inflamação das meninges (ver Figura 171.14).

PIA-MÁTER. É o folheto mais interno e adere em toda a extensão do encéfalo e da medula, penetrando em seus sulcos. Mostra-se transparente e delicada, porém resistente. Recebe rica inervação, sobretudo na base e no terço inferior da convexidade encefálica.

LÍQUIDO CEFALORRAQUIDIANO

O líquido cefalorraquidiano (LCR), ou liquor, formado nos ventrículos laterais, dirige-se, mediante força propulsora gerada pela ação pulsátil dos plexos coroides, para o III ventrículo, através dos forames interventriculares (de Monro), passando após

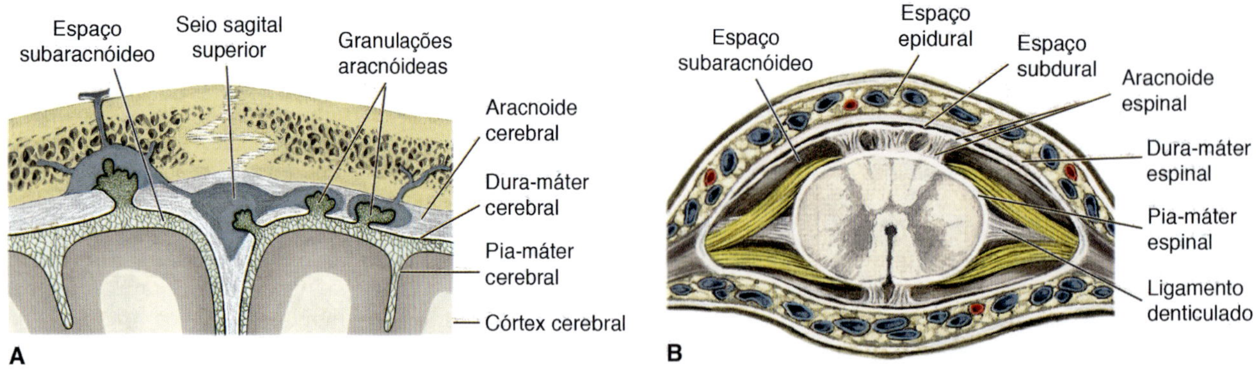

Figura 171.14 Meninges do cérebro (A) e da medula (B) com espaço subaracnóideo, no qual circula o líquido cefalorraquidiano.

para o IV ventrículo através do aqueduto do mesencéfalo (de Sylvius); finalmente, alcança o espaço subaracnóideo por intermédio das aberturas laterais (forames de Luschka) e da abertura mediana do IV ventrículo (forame de Magendie). Das cisternas basais, ganha a convexidade dos hemisférios cerebrais por meio das cisternas interpeduncular e pré-quiasmática, entrando em contato com as regiões anteriores, laterais e mediais do encéfalo. Para alcançar as regiões médias e laterais posteriores hemisféricas, o liquor utiliza a cisterna *ambiens*. No espaço subaracnóideo medular, o liquor circula até o filamento terminal, retornando à cavidade craniana, em que, por intermédio das granulações aracnóideas (vilosidades ou invaginações da aracnoide através da dura-máter, no lúmen dos seios venosos), ocorre sua reabsorção (ver Figura 171.14).

Fisiologia da circulação do líquido cefalorraquidiano

A circulação liquórica é ativa e permanente, sendo o liquor formado continuamente pelos plexos coroides dos ventrículos laterais, III e IV, além de outras estruturas destinadas a tal fim. A sua produção é de 0,35 mℓ/minuto, ou seja, de 500 mℓ/dia, sendo estimada a quantidade de liquor contida nos ventrículos, nas cisternas basais e no espaço subaracnóideo em aproximadamente 150 mℓ.

A formação de liquor implica transporte ativo de íons sódio e cloro, parecendo ser semelhante ao processo que ocorre com os líquidos nos rins, nos olhos e na vesícula biliar.

A estrutura histológica dos plexos coroides favorece rápida e contínua filtração do plasma através dos seus capilares, os quais se apresentam em justaposição e são do tipo fenestrado, possuindo um tecido epitelial constituído por epêndima especializado. Provavelmente, essas estruturas não são exclusivas para a formação do liquor.

IRRIGAÇÃO SANGUÍNEA DO SISTEMA NERVOSO CENTRAL

Sistema arterial

O encéfalo recebe suprimento sanguíneo de dois sistemas arteriais: o carotídeo, irrigando os dois terços anteriores, e o vertebrobasilar, que irriga o terço posterior (Figuras 171.15 e 171.16).

Sistema carotídeo

A artéria carótida comum direita, em 99% dos casos, nasce do tronco braquicefálico; a artéria carótida comum esquerda, em 80% dos casos, origina-se do arco aórtico. A artéria carótida comum no nível da 4ª vértebra cervical e da cartilagem tireoidiana bifurca-se, formando as carótidas interna e externa.

Logo após a bifurcação, a artéria carótida interna sofre pequena dilatação, denominada "seio carotídeo", local em que se encontram os corpúsculos carotídeos barorreceptor e quimiorreceptor.

A artéria carótida interna pode ser dividida em quatro segmentos: (1) cervical, que se estende da bifurcação da artéria carótida comum até o ponto de penetração no osso temporal; (2) segmento intrapetroso; (3) segmento intracavernoso. Nesse segmento a artéria hipofisária é emitida e formará o sistema porta-hipofisário. Atravessa, depois, a dura-máter para gerar o último segmento; (4) segmento supraclinóideo, emitindo os seguintes ramos: artéria timpânica, artéria oftálmica, artéria comunicante posterior, artéria coróidea anterior, artéria cerebral média e artéria cerebral anterior. Os dois últimos segmentos formam o chamado "sifão carotídeo".

A artéria carótida interna termina bifurcando-se na artéria cerebral anterior e na artéria cerebral média.

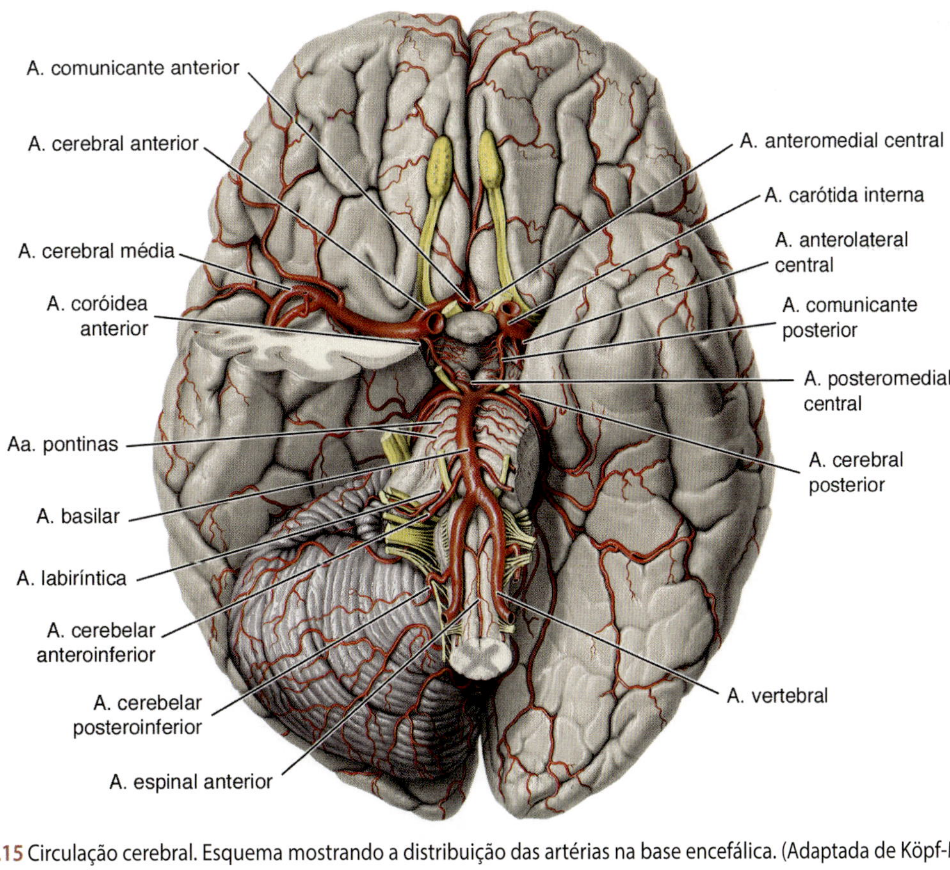

Figura 171.15 Circulação cerebral. Esquema mostrando a distribuição das artérias na base encefálica. (Adaptada de Köpf-Maier, 2006.)

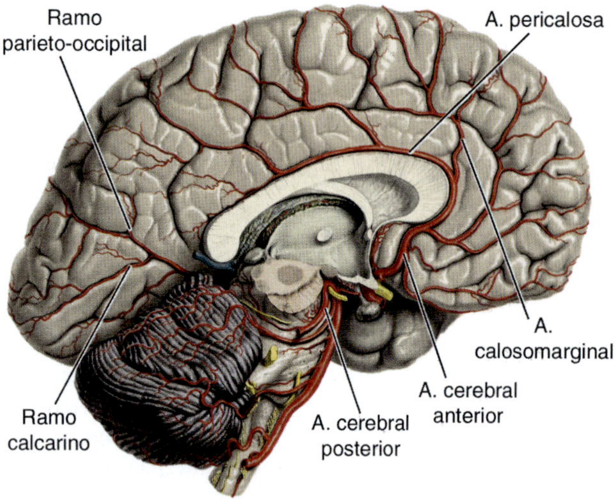

Figura 171.16 Circulação cerebral. Esquema da distribuição das artérias cerebrais anterior e posterior nas faces medial e inferior do hemisfério. (Adaptada de Köpf-Maier, 2006.)

A artéria cerebral anterior emite ramos perfurantes como a artéria estriada medial ou recorrente de Heubner, que irriga o estriado, as porções adjacentes da cápsula interna, o putame e os núcleos septais (ver Figura 171.16). Nessa altura, emite a artéria comunicante anterior, formando o segmento anterior do círculo arterial do cérebro (de Willis).

A artéria cerebral anterior divide-se em artéria calosomarginal e pericalosa (ver Figura 171.16). A primeira segue pelo sulco do cíngulo, anastomosando com ramos da artéria cerebral média. A artéria pericalosa segue sobre o corpo caloso em sua porção dorsal; seus ramos fazem anastomoses com ramos da artéria cerebral posterior. A artéria cerebral média é, na realidade, a porção terminal da artéria carótida interna (ver Figura 171.15); ela supre os hemisférios cerebrais em 80% de suas necessidades. Em sua trajetória, flete-se lateralmente penetrando no sulco lateral (sulco silviano), emitindo vários ramos perfurantes, que suprem o putame, a cabeça do núcleo caudado, o joelho e o braço posterior da cápsula interna; desses ramos, a artéria lenticuloestriada é a mais proeminente.

Na superfície lateral do sulco lateral, a artéria cerebral média emite inúmeros ramos – frontal ascendente ou orbitofrontal, temporal anterior, pré-rolândico, parietal posterior e parietal anterior – e termina como artéria angular.

Sistema vertebrobasilar

Apesar de seu aporte total de sangue ser menor do que o do sistema carotídeo, o sistema vertebrobasilar tem uma importância capital, pois supre centros vitais no tronco encefálico.

As artérias vertebrais nascem como primeiros ramos das artérias subclávias, ascendem pelos forames transversos das vértebras cervicais e penetram no crânio através do forame occipital. Dentro do crânio, as artérias vertebrais ascendem, emitindo as artérias espinais e cerebelares posteroinferiores, antes de se unirem para resultar na artéria basilar.

A artéria basilar emite três tipos de ramos: os paramedianos (que penetram no tronco encefálico assim que deixam sua origem), os circunflexos curtos e os circunflexos longos (são assim chamados dependendo das distâncias percorridas).

Apesar de a origem embriológica da artéria cerebral posterior ser do sistema carotídeo, 90% das pessoas têm o fluxo sanguíneo nessas artérias proveniente da artéria basilar; elas saem no ápice da fossa posterior sobre os nervos oculomotores, fazem anastomose com as artérias comunicantes posteriores, circundam os pedúnculos cerebrais passando pela borda livre da tenda do cerebelo (nesse ponto podem sofrer compressão pela herniação do lobo temporal contra a tenda do cerebelo), seguem um trajeto nas superfícies medial e inferior dos lobos temporais e occipitais e terminam nos polos occipitais respectivos (ver Figura 171.16).

As artérias parieto-occipital e calcarina, além das artérias temporais anterior e posterior, suprem a superfície dos lobos occipital e temporal e, nessa superfície, fazem anastomose com as artérias cerebrais média e anterior.

VIAS DE ANASTOMOSE

O círculo arterial do cérebro (**polígono de Willis**) (ver Figura 171.15) garante a comunicação entre os dois hemisférios cerebrais e entre o sistema carotídeo e o vertebrobasilar. Ele é formado pelas duas artérias cerebrais anteriores unidas pela artéria comunicante anterior e pelas duas cerebrais posteriores unidas pela artéria basilar e comunicantes posteriores, que ligam as artérias posteriores com as artérias carótidas internas, fechando assim o polígono.

Na superfície dos hemisférios, as artérias cerebrais anterior, média e posterior mantêm uma rede anastomótica leptomeníngea difusa; algumas vezes, dependendo de seus calibres, a artéria meníngea média e a artéria meníngea anterior tomam parte nessa rede anastomótica. Deve-se mencionar, finalmente, a anastomose entre a artéria oftálmica e a artéria carótida externa e as artérias occipitais com o sistema vertebrobasilar.

SISTEMA VENOSO. O sangue cerebral é drenado por dois sistemas venosos: o superficial e o profundo. Eles drenam para os seios durais que, por sua vez, drenam para o sistema jugular.

A veia jugular interna situa-se na bainha da carótida interna junto ao nervo vago, une-se com a veia subclávia para formar a veia braquicefálica, que, juntamente com sua homônima contralateral, constitui a veia cava superior.

O sistema venoso superficial drena o sangue do córtex e da substância branca adjacente por três grupos principais: o superior, o médio (ou silviano) e o inferior, por meio de suas tributárias piais.

O sistema venoso profundo drena a substância branca periventricular, os núcleos da base, a cápsula interna, o centro semioval e os plexos coroides. Suas veias de drenagem principais são as veias basilares, as veias cerebrais internas e as veias laterais dos ventrículos laterais, que confluem para formar a veia cerebral magna (veia de Galeno).

Particularidade da circulação cerebral

A premissa básica relativa ao funcionamento da circulação cerebral encontra-se no fato de estar essa rede contida no interior de uma caixa rígida, o crânio, juntamente com os demais conteúdos: parênquima cerebral e líquido cefalorraquidiano. Disso decorre que não pode haver variação no volume de qualquer elemento intracraniano sem redução dos volumes dos outros componentes.

Um adulto jovem de estatura média apresenta fluxo sanguíneo cerebral (FSC) de 50 a 55 mℓ/100 g de massa cerebral/minuto, aproximadamente 750 mℓ/minuto, representando com isso 14% do débito cardíaco.

Se o suprimento sanguíneo para o cérebro é interrompido, em 30 segundos o metabolismo neural entra em sofrimento; em 2 minuto, inicia-se um processo de necrose celular.

A veia cerebral magna drena para o seio sagital inferior, formando o seio reto. A reunião dos seios reto, sagital superior e occipital configura a confluência dos seios (tórcula de Herófilo), de onde emergem os seios transversos, lateralmente, continuando com os seios sigmoides que terminam nos forames jugulares, local de início das veias jugulares internas.

CONTROLE DA CIRCULAÇÃO CEREBRAL

O fluxo sanguíneo cerebral (FSC) é diretamente proporcional à diferença entre a pressão arterial média (PAM) e a pressão venosa cerebral (PVC) e inversamente proporcional à resistência vascular cerebral (RVC), expressa na seguinte fórmula:

$$FSC = \frac{PAM - PVC}{RVC}$$

A manutenção da pressão arterial sistêmica nos limites normais assegura um fluxo sanguíneo adequado ao SNC. Entretanto, variações amplas da pressão não alteram o FSC; a alteração só ocorre quando a pressão arterial cai abaixo de 60 mmHg. Esse fato, associado às pequenas variações da PVC em condições fisiológicas, possibilita deduzir que o controle da circulação cerebral é feito por meio da autorregulação da RVC. Em condições patológicas, como na insuficiência cardíaca congestiva e na trombose dos seios venosos, os valores de PVC são elevados, chegando a interferir com o fluxo sanguíneo cerebral.

O mais potente efeito dilatador é o aumento da pressão de CO_2 (hipercapnia); importantes também são a P_{O_2} e o pH sanguíneos, cujas elevações produzem, ao contrário, vasoconstrição cerebral. Esses três fatores, por estarem intimamente relacionados com o metabolismo tecidual, são conhecidos como "fatores humorais" que atuam na autorregulação vascular cerebral.

Em condições patológicas, os mecanismos de autorregulação do FSC podem ser ineficazes. A hipotensão arterial crônica é bem tolerada; já a hipotensão aguda é tolerada até um limite aproximado de 60 mmHg, abaixo do qual há diminuição do FSC.

A aterosclerose diminui o calibre das artérias e das arteríolas cerebrais, que se tornam rígidas, perdendo, assim, a capacidade de reação.

A hipertensão intracraniana causa diminuição do calibre dos vasos por redução da pressão transmural, aumentando, portanto, a RVC e diminuindo o FSC. Os centros vasomotores bulbares sofrem isquemia relativa e lançam mão de descarga vasoconstritora sistêmica, elevando, com isso, a pressão arterial sistêmica para restaurar o FSC. Essa compensação da hipertensão intracraniana com elevação da pressão arterial se faz até que a pressão intracraniana alcance 450 mmH_2O. Acima desse limite, quanto maior a pressão intracraniana, menor será o FSC, o qual poderá cessar quando a pressão intracraniana se igualar à pressão arterial.

IRRIGAÇÃO SANGUÍNEA DA MEDULA ESPINAL

SISTEMA ARTERIAL. A rede arterial medular é composta pelas artérias espinais (ramos das vertebrais) e pelas artérias radiculares, oriundas dos ramos espinais das artérias segmentares nascidas da aorta. As artérias vertebrais, ramos das subclávias, pouco antes de se juntarem para formar o tronco da artéria basilar, dão origem a dois curtos ramos descendentes, um de cada lado, que são as artérias espinais, que se unem para formar a artéria espinal anterior.

Entre todas as artérias radiculares, destaca-se, pela importância, a artéria radicular magna ou grande artéria radicular, também conhecida por "artéria de Adamkiewicz". É única e responde pela irrigação de segmentos medulares compreendidos entre T8 e o cone. Sua obstrução provoca o aparecimento de infarto medular e consequente paraplegia.

SISTEMA VENOSO. Os ramos venosos intramedulares, situados na intimidade do parênquima medular, drenam o sangue em sentido inverso ao das artérias para as veias espinais. Essas veias anastomosam-se entre si e são tributárias das veias radiculares anterior e posterior, as quais alcançam o plexo venoso vertebral interno e a veia intervertebral; o plexo venoso vertebral interno é formado por abundantes veias que se ligam à veia basivertebral a cada altura do corpo vertebral; essa rede anastomosa-se amplamente com o plexo venoso vertebral externo, fora do canal vertebral, e desemboca na veia ázigo, tributária das veias cavas inferior e superior; uma parte da drenagem faz-se pelas veias cerebrais e pelo seio petroso inferior.

SISTEMA NERVOSO PERIFÉRICO (RAÍZES, PLEXOS E NERVOS)

Embora denominado "periférico (SNP)", esse sistema contém fibras nervosas que ligam o SNC aos órgãos efetores e/ou receptores situados na periferia.

Conforme sua topografia, o SNP pode ser dividido em nervos **espinais** ou **raquidianos** (que se originam na medula espinal) e **cranianos** (nascem no tronco encefálico).

De acordo com o tipo de neurônio, são denominados "motores" e "sensitivos". Os **neurônios motores** (**efetores, eferentes**) dividem-se, conforme a sua função, em **neurônios motores somáticos** e em **neurônios motores viscerais** ou **autônomos**, ambos eferentes porque conduzem os estímulos centrais para a periferia.

Os neurônios sensitivos (aferentes) têm seus corpos em gânglios espinais ou raquidianos e prolongamentos periféricos ligados a receptores e a prolongamentos centrais que penetram no SNC.

Neurônios efetores

Neurônios motores somáticos

Os neurônios motores somáticos têm o seu corpo celular e seus dendritos situados na coluna anterior da medula; os seus axônios (fibras nervosas) abandonam a medula pelo sulco anterolateral, para formar a **raiz anterior** ou **ventral**, a qual se une à **raiz dorsal**, formando o **tronco do nervo espinal**, que vai dar origem aos **ramos dorsal** e **ventral do nervo espinal** (Figura 171.17 e Quadro 171.1). Os ramos podem seguir seus trajetos com ou sem comunicações entre si.

Na formação dos chamados **plexos nervosos**, os ramos comunicam-se com os oriundos de outros segmentos medulares, formando os **troncos nervosos dos plexos**, os quais se unem para dar lugar aos nervos. Estes são uni ou multissegmentares, segundo tenham origem em um ou em vários segmentos da medula, respectivamente.

Os nervos completam seus trajetos e suas fibras motoras terminam nos músculos estriados esqueléticos (órgãos efetores).

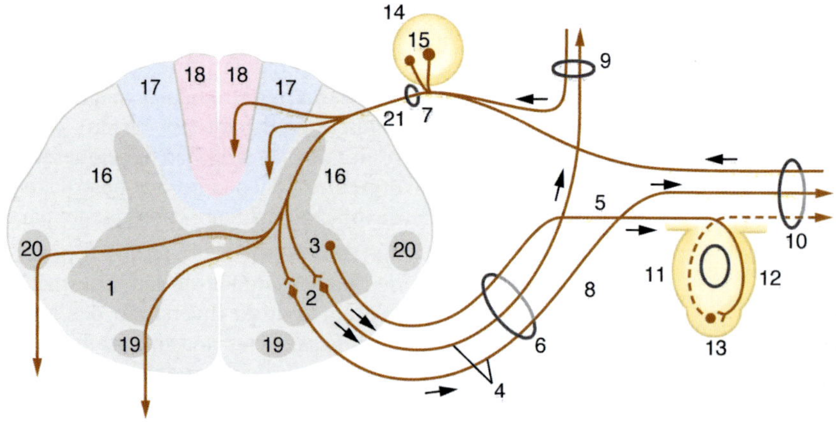

Figura 171.17 Representação esquemática das raízes, dos gânglios espinais e da formação de um nervo espinal. Observam-se: (1) ápice da coluna anterior, (2) neurônio motor, (3) neurônio autônomo (simpático), (4) axônios motores, (5) axônios autônomos, (6) raiz ventral, (7) raiz dorsal, (8) tronco do nervo espinal, (9) ramo dorsal, (10) ramo ventral, (11 e 12) ramo comunicante cinzento, (13) gânglio simpático, (14) gânglio espinal, (15) neurônios sensitivos (pseudounipolares), (16) ápice da coluna posterior, (17) fascículo grácil, (18) fascículo cuneiforme, (19) trato espinotalâmico anterior, (20) trato espinotalâmico lateral e (21) fibras sensitivas.

Quadro 171.1 Relação entre algumas raízes nervosas dorsais e a superfície corporal.

Raiz nervosa dorsal	Região corporal inervada (dermátomo)
C2	Região occipital
C4	Região cervical e face superior do ombro
T1	Região superior do tórax e face medial do braço
T4	Região da papila mamária
T10	Região umbilical
L1	Região inguinal
L5	Hálux, face lateral da perna
S3	Face medial da coxa
S5	Região do períneo

Os estímulos que se originam no neurônio motor da coluna anterior da medula alcançam as fibras musculares provocando sua contração; além disso, esses neurônios apresentam uma atividade trófica marcante sobre os músculos.

Todos os nervos espinais são mistos; além das fibras motoras, fazem parte deles, em maior ou em menor grau, fibras autonômicas e sensitivas. Poucos nervos são puramente sensitivos.

Neurônios sensitivos

Ao contrário dos neurônios efetores, os neurônios sensitivos situam-se na periferia, isto é, nos chamados **gânglios raquidianos**, **dorsais** ou **espinais**.

A célula é do tipo pseudounipolar, cujo axônio se divide em T, com um segmento periférico que recolhe os vários estímulos sensitivos por meio dos receptores espalhados pelas vísceras, pela pele, pelo tecido subcutâneo, pelos tendões, pelas articulações, pelos ligamentos e pelos músculos. Outro segmento, denominado "central", penetra na medula pelo ápice da coluna posterior (sensorial). Dentro da medula, as fibras sensitivas de vários tipos e calibres adotam trajetos diversos, dependendo de sua função ou do estímulo que conduzem: há fibras que entram em sinapses com os neurônios motores, compondo o arco reflexo; outras se dirigem para a substância branca posterior, formando os fascículos grácil e cuneiforme, os quais conduzem a sensibilidade proprioceptiva e tátil discriminativa; outro grupo de fibras ascende alguns segmentos e atravessa a medula, formando, do lado oposto, os feixes espinotalâmicos ventral e lateral, os quais conduzem os impulsos dos vários tipos de sensibilidade superficial (tátil, térmica e dolorosa) (ver Figura 171.17).

Plexos nervosos espinais

Cinco são os plexos: **cervical**, **braquial**, **lombar**, **sacro** e **coccígeo**, cada qual reunindo fibras sensorimotoras e simpáticas de vários segmentos medulares (ver Figura 171.17).

Nervos

Tendo ou não origem nos plexos, os nervos distribuem-se por todo o organismo, seja conduzindo os impulsos, seja recolhendo da periferia, por intermédio dos vários tipos de receptores, todos os tipos da sensibilidade.

NERVOS CRANIANOS. Em número de 12 pares, os dois primeiros (olfatório e óptico) não são considerados propriamente nervos.

O Quadro 171.2 mostra a relação dos nervos cranianos, sua origem e suas principais funções. O comprometimento dos nervos cranianos, isolados ou associados entre si, acarreta situações clínicas diversas, estudadas no Capítulo 172, *Exame Clínico*.

Quadro 171.2 Nervos cranianos: origens, tipos de estímulos e funções principais.

Nervos cranianos	Origem do nervo	Tipo de estímulo conduzido pelas fibras	Funções principais
I – Olfatório	Mucosa olfatória	Sensorial	Olfato
II – Óptico	Retina	Sensorial	Visão
III – Oculomotor	Mesencéfalo	Motor Parassimpático	Motilidade ocular (RM, OI, RS, RI) e músculo elevador da pálpebra Motilidade do esfíncter da pupila
IV – Troclear	Mesencéfalo	Motor	Motilidade ocular (OS)
V – Trigêmeo	Mesencéfalo Ponte Bulbo Medula superior	Motor Sensação superficial	Mastigação Sensibilidade da metade anterior da cabeça
VI – Abducente	Ponte	Motor	Motilidade ocular (RL)
VII – Facial	Ponte	Motor Parassimpático Sensorial	Atividade mímica facial Secreção salivar (glândulas submandibular e sublingual) Secreção lacrimal Gustação dos 2/3 anteriores da língua
VIII – Vestibulococlear	Orelha interna	Sensorial	Audição (ramo coclear) Equilíbrio (ramo vestibular)
IX – Glossofaríngeo	Bulbo	Motor Parassimpático Sensorial	Motilidade bucofaríngea Secreção salivar (glândula parótida) Gustação do 1/3 posterior da língua
X – Vago	Bulbo	Motor Sensorial Parassimpático	Motilidade do palato e da faringe Inervação dos órgãos viscerais toracoabdominais
XI – Acessório	Medula cervical Bulbo (ramo que se une ao vago)	Motor	Motilidade do trapézio e do esternocleidomastóideo
XII – Hipoglosso	Bulbo	Motor	Motilidade da língua

OI: músculo oblíquo inferior; OS: músculo oblíquo superior; RI: músculo reto inferior; RL: músculo reto lateral; RM: músculo reto medial; RS: músculo reto superior.

BIBLIOGRAFIA

Benarroch EE, Cutsforth-Gregory JK, Flemming KD. Mayo Clinic Medical Neurosciences. 6. ed. Mayo Clinic Scientific Press/Oxford University Press, 2018.

Köpf-Maier P. Wolf-Heidegger Atlas de anatomia humana. 6. ed. Rio de Janeiro: Guanabara Koogan, 2006.

Machado ABM. Neuroanatomia funcional. 4. ed. São Paulo: Atheneu, 2022.

CAPÍTULO 172

Exame Clínico

Sebastião Eurico de Melo-Souza, Mislene Silva Teixeira

ANAMNESE

Tal como ocorre nos demais sistemas do organismo, nas doenças neurológicas a anamnese representa uma etapa importante para o diagnóstico e, às vezes, por si só, é suficiente para se chegar a uma conclusão.

Data do início da doença

O objetivo é estabelecer a duração da doença, se muito recente, aguda (horas ou dias); recente, subaguda (semanas ou poucos meses); ou de longa duração, crônica (muitos meses ou anos).

Uma enfermidade como a hemorragia cerebral instala-se rapidamente; a meningite é subaguda e uma doença degenerativa, como a esclerose lateral amiotrófica, tem histórico de muitos dias ou até alguns meses ou anos.

> **Modo de instalação da doença**
>
> Quando o sistema nervoso é comprometido agudamente, **se não foi por traumatismo, terá sido por distúrbio vascular**. Ao contrário, uma enfermidade de instalação lenta levanta a suspeita de processo degenerativo ou neoplásico.

Evolução cronológica dos sintomas

Interessa saber quando e como os sintomas foram surgindo ou desaparecendo, pois isso reflete a história natural das doenças. Alguns exemplos ilustram bem essa afirmativa:

- Tumor cerebral: os sintomas surgem gradativamente, de modo rápido ou não, dependendo do local e da natureza do tumor
- Doença degenerativa do sistema nervoso: a evolução é progressiva, mas se processa muito lentamente
- Acidentes vasculares cerebrais e poliomielite: as manifestações são súbitas e, após um período variável, desde que não haja piora gradativa do quadro clínico, ocorre recuperação completa ou incompleta
- Esclerose múltipla (doença desmielinizante): nesse caso, a evolução é muito sugestiva do diagnóstico. Ou seja, após um surto agudo, verifica-se regressão parcial (ou total) dos sintomas; depois de um período variável, eclode novo surto com piora do quadro clínico e recuperação menos completa, e, assim, sucessivamente
- Epilepsia e enxaqueca: as manifestações aparecem de modo paroxístico e, entre as crises, o paciente nada apresenta de anormal.

Exames e tratamentos realizados com os resultados

Sempre é útil saber acerca disso, sobretudo quando se trata de epilepsia, cefaleia e acidentes vasculares cerebrais.

Estado atual do paciente

Apura-se a situação em que se encontra o paciente no momento do exame, a fim de conhecer o ciclo evolutivo que a enfermidade vem apresentando até aquele momento.

Antecedentes

Nos **antecedentes familiares**, especial ênfase deve ser dada às doenças musculares e heredodegenerativas do sistema nervoso, ocorridas em pessoas da família. Indaga-se sobre consanguinidade dos pais, doenças contagiosas e incompatibilidade sanguínea materno-fetal.

No que se refere aos **antecedentes pessoais**, alguns fatos devem ser esmiuçados com maior ou menor destaque, dependendo do que se apurou na história da doença atual, sendo possível esquematizar essas indagações da seguinte maneira:

- Condições pré-natais: anota-se a ocorrência de traumatismo, toxemia gravídica, infecções, uso de medicamentos teratogênicos, tentativas de abortamento, movimentos fetais
- Condições do nascimento: é preciso esclarecer se o parto foi normal e a termo; se cesáreo, qual o motivo; se houve demora no trabalho do parto; se foi usado fórceps; se existiu circular de cordão; se houve necessidade de manobra de reanimação ou de incubadora; o peso e a estatura do recém-nascido; se ocorreu icterícia, cianose ou palidez; se chorou ou não logo ao nascer
- Condições do desenvolvimento psicomotor: apura-se como ocorreu o aleitamento; se o bebê sugou os seios e a mamadeira de modo eficiente; em que época firmou a cabeça (normal até os 4 meses), sentou (normal até os 7 meses), andou e falou (normal até os 16 meses) (ver Parte 20, *Semiologia da Infância, da Adolescência e da Pessoa Idosa*, Capítulo 179, *Semiologia da Infância*)
- Vacinações: cumpre indagar sobre a vacinação antipoliomielite, antissarampo e outras
- Doenças anteriores: viroses, meningite, traumatismo cranioencefálico, teníase, tuberculose, doenças sexualmente transmissíveis, tripanossomíase, alcoolismo, carência alimentar, intoxicações acidentais ou profissionais, doenças iatrogênicas, intervenções cirúrgicas, convulsões, diabetes melito, hipertensão arterial, cardiopatias, alergia
- Hábitos de vida: registram-se dados sobre a alimentação, moradia, uso de bebidas alcoólicas e drogas ilícitas e hábitos sexuais.

> **Pontos-chave da anamnese**
>
> - Em cada período etário, há prevalência de determinadas doenças: infecções na infância, processos desmielinizantes no jovem e doenças vasculares na pessoa idosa
> - Ao ser feito o registro da anamnese, devem-se evitar palavras técnicas, como hemiplegia, quando o paciente menciona paralisia da metade do corpo
> - Há palavras ou afirmações que não devem ser aceitas sem o devido esclarecimento. Assim, tontura e vista escura podem ter significações diversas
> - Tem mais utilidade descrever a sensação percebida pelo paciente do que anotar a designação por ele dada ao sintoma
> - Às vezes, os dados negativos têm valor igual ou superior aos positivos
> - É necessário obter informações com os parentes ou amigos do paciente, ou mesmo com pessoas que o trazem, quando ele tiver nível intelectual reduzido, transtornos mentais, crises epilépticas, alterações de estado de consciência (coma, sonolência, torpor) ou quando se tratar de crianças.

SINAIS E SINTOMAS

Os principais sinais e sintomas das afecções do sistema nervoso são **distúrbios da consciência**, **cefaleia**, **dor na face**, **tonturas e vertigens**, **convulsões**, **ausências**, **automatismos**, **amnésia**, **transtorno do movimento**, **distúrbios visuais**, **distúrbios auditivos**, **náuseas e vômito**, **disfagia**, **distúrbios da marcha**, **paresias**, **paralisias**, **distúrbios da sensibilidade**, **dores radiculares**, **distúrbios esfincterianos**, **distúrbios do sono** e **distúrbios das funções cerebrais superiores**.

Distúrbios da consciência

A percepção consciente do mundo exterior de si mesmo caracteriza o **estado de vigília**, que é resultante da atividade de diversas áreas cerebrais coordenadas pelo sistema reticular ativador ascendente.

Entre o estado de vigília ou plena consciência e o estado comatoso, no qual o paciente perde completamente a capacidade de identificar seu mundo interior e os acontecimentos do meio que o circunda, é possível distinguir diversas fases intermediárias em uma graduação, cujo principal elemento indicativo é o nível da consciência.

Pode haver dificuldade para saber onde começa e onde termina o estado de coma, isto é, qual é o limite entre a vigília e o início do comprometimento da consciência e entre este e a morte encefálica.

A consciência pode ser perdida de modo agudo e ser breve, como nas síncopes, convulsões, na concussão cerebral por traumatismo de crânio.

Quando a consciência é comprometida de modo pouco intenso, mas seu estado de alerta é discreto a moderadamente comprometido, chama-se **obnubilação**.

Na **sonolência**, o paciente é facilmente despertado, responde mais ou menos apropriadamente e volta logo a dormir.

> **Confusão mental**
>
> A **confusão mental** configura-se por perda de atenção, o pensamento não é claro, as respostas são lentas e não há percepção normal temporoespacial, podendo surgir alucinações, ilusões e agitação.

Se a alteração de consciência é mais pronunciada, mas o paciente ainda é despertado por estímulos mais fortes, tem movimentos espontâneos e abre os olhos, caracteriza-se o **estupor** ou **torpor**. Se não há despertar com essa estimulação, e o paciente está sem movimentos espontâneos, ocorre o **estado de coma** (ver "Estado de coma" no Capítulo 174, *Doenças do Sistema Nervoso*).

Atualmente, tem-se evitado usar as expressões citadas anteriormente pelo fato de, eventualmente, vários observadores terem noções diferentes sobre cada uma delas. Desse modo, tem sido utilizada a escala de coma de Glasgow (EG), que foi empregada inicialmente para avaliação de traumatizados, porém, hoje, é usada em outras situações que se acompanham de alterações de nível de consciência.

Ressalte-se a importância da experiência do examinador na aplicação da EG, pela possibilidade de variações na pontuação entre vários observadores.

Tal avaliação consiste na análise de três parâmetros (**abertura ocular**, **resposta verbal** e **reação motora**), obtidos por vários estímulos, desde a atividade espontânea e estímulos verbais até estímulos dolorosos (de preferência, estímulos dolorosos provocados por lápis ou caneta que comprimem o leito ungueal; o estímulo doloroso supraorbital pode provocar fechamento dos olhos).

Cefaleia

Significa dor de cabeça e é uma das queixas mais frequentes na prática médica. Pode ser motivada por causas diversas e apresentar-se sob diferentes tipos, de intensidade variável, definidos a seguir.

CEFALEIA VASCULAR. Existe uma série de cefaleias denominadas "primárias" – sem lesões estruturais claras que as determinem. As principais são as chamadas "vasculares" e a "tensional" (veja "Cefaleia" no Capítulo 174, *Doenças do Sistema Nervoso*).

CEFALEIA DA HIPERTENSÃO INTRACRANIANA. Quando aumenta a pressão no interior da caixa craniana, o sintoma principal é uma cefaleia pulsátil, que toma a cabeça toda. Geralmente, perdura dias ou meses, tornando-se cada vez mais intensa e, com o passar do tempo, resistente aos analgésicos. Quase sempre se exacerba pela manhã, quando passa a ser acompanhada de vômitos.

Os sintomas associados mais comuns são náuseas e vômitos (estes podem ser abruptos, sem náuseas, projetados a distância e chamados **vômito em jato** ou **vômito cerebral**), diplopia, diminuição da acuidade visual, convulsões, alterações psíquicas que variam desde apatia e indiferença até excitação e agressividade (ver Parte 18, *Sistema Nervoso*, Capítulo 174, *Doenças do Sistema Nervoso*).

Dor na face

Podem ocorrer diversos tipos de dor facial, com variações de intensidade, caráter, irradiação e localização, conforme a etiologia (que podem ser afecções odontológicas, sinusais, oculares, distúrbios da articulação temporomandibular e do septo nasal).

> **Neuralgia do trigêmeo**
>
> É importante chamar a atenção para uma dor facial muito característica: a neuralgia ou nevralgia do trigêmeo.
>
> Trata-se de uma dor extremamente intensa, percebida como agulhada, choque ou faísca, no território de um dos três ramos periféricos do V nervo craniano. Além disso, é estritamente unilateral, podendo ser desencadeada por estimulação em uma determinada área (zona-gatilho), sendo a comissura labial o ponto mais comum. Este fato obriga o paciente a não sorrir, conversar ou mastigar, sempre com o intuito de não mover os lábios. A neuralgia do trigêmeo é uma afecção quase exclusiva de pessoas idosas (ver Capítulo 174, *Doenças do Sistema Nervoso*).

Tontura e vertigem

Tontura ("estonteamento", "tontura", "tontice", "zonzeira", "zonzura", "cabeça vazia") é uma queixa comum, observada em quase todas as faixas etárias.

Tontura e **vertigem** confundem-se frequentemente, em decorrência da dificuldade de rigorosa definição dos sintomas por parte dos pacientes, os quais não conseguem descrever com precisão as manifestações, ou, então, fornecem vagas informações sobre o sintoma (ver Parte 8, *Orelhas, Nariz, Seios Paranasais, Faringe e Laringe*, Seção 1, *Orelhas*, Capítulo 22, *Doenças das Orelhas*).

Os diferentes tipos de tontura são definidos a seguir.

TONTURA COM NÍTIDA SENSAÇÃO DE ROTAÇÃO. É representada pela **vertigem**, na qual o paciente tem a sensação de girar em torno do ambiente, ou vice-versa. Com frequência, a vertigem se instala agudamente e é acompanhada de náuseas, vômitos, desequilíbrio, palidez e sudorese. Se estiver na posição vertical, parado ou andando, o paciente pode cair.

A sensação vertiginosa independe da posição em que se encontra o paciente, persistindo, inclusive, quando este está com os olhos fechados, e é suficientemente incômoda a ponto de obrigá-lo a permanecer de repouso no leito.

A vertigem decorre predominantemente de lesão ou disfunção das vias vestibulares, em especial de sua porção periférica (canais semicirculares e ramo vestibular do VIII nervo craniano), constituindo a **síndrome vestibular periférica**. Suas causas principais são infecções, intoxicações, neoplasias e insuficiência vascular do labirinto.

Uma condição frequente é a vertigem posicional paroxística benigna (VPPB), que se caracteriza por vertigens breves desencadeadas por movimentos específicos de cabeça.

TONTURA COM SENSAÇÃO DE IMINENTE DESMAIO. Durante esse quadro, o paciente se torna pálido, apresenta escurecimento visual e transpiração profusa. Tais sintomas regridem quando o paciente assume a posição deitada. Na presença de doença cardiovascular subjacente, as manifestações surgem de súbito e têm curta duração. Ao contrário, e mais frequentemente, se os sintomas tiverem instalação gradual e forem persistentes, deve-se pensar em queda do fluxo sanguíneo cerebral por mecanismo reflexo de vasodilatação periférica (síncope reflexa ou vasovagal).

TONTURA MANIFESTADA COM A SENSAÇÃO DE DESEQUILÍBRIO. Condição própria de descontrole do sistema motor e só aparece quando o paciente se põe a andar e regride quando sentado.

TONTURA COM SENSAÇÃO DESAGRADÁVEL NA CABEÇA. É um tipo de difícil caracterização por ser mal definida e vagamente descrita pelos pacientes ("cabeça oca, leve ou grande"). Nessas circunstâncias, vale lembrar a possibilidade da presença de hiperventilação, depressão ou ansiedade.

Movimentos involuntários ou transtornos do movimento

Alguns movimentos involuntários são constantes, enquanto outros ocorrem periodicamente ou em crises (ver Capítulo 174, *Doenças do Sistema Nervoso*).

Os principais são definidos como **convulsões**, **tetania** e **fasciculações** (ver tópico Distúrbios do movimento, Parte 3, *Método Clínico*, Capítulo 8, *Exame Físico Geral*).

CONVULSÕES. São movimentos musculares súbitos e incoordenados, involuntários e paroxísticos, que ocorrem de maneira generalizada ou apenas em segmentos do corpo.

As **crises epilépticas** são manifestações decorrentes de descargas bioelétricas, originadas em alguma área cerebral. As crises epilépticas podem ser generalizadas ou focais.

As **crises generalizadas** ocorrem quando as descargas afetam a maior parte do córtex cerebral. Isso determina vários tipos de manifestações clínicas, sendo as convulsivas e não convulsivas as mais importantes.

As **crises convulsivas** são movimentos musculares súbitos e incoordenados, involuntários e paroxísticos, que ocorrem de maneira generalizada ou eventualmente em segmentos do corpo.

Há dois tipos fundamentais: as **tônicas** e as **clônicas**, além de um tipo que soma as características de ambas: as **tônico-clônicas**.

As convulsões são descritas pelos pacientes com as expressões **acesso** e **congestão**.

O quadro mais típico se constitui de perda abrupta da consciência com queda ao solo, seguido de uma fase de enrijecimento global (fase tônica), substituída, por sua vez, por contrações musculares sucessivas, generalizadas e intensas (fase clônica). Ao final de 2 a 5 minutos, a crise cessa, e o paciente entra em relaxamento total e sono profundo, do qual dificilmente é despertado. Acorda após algum tempo, confuso e atordoado, sem noção do que aconteceu (crises tônico-clônicas generalizadas).

Durante o episódio convulsivo, observam-se, em geral, cianose, sialorreia, incontinência de esfíncteres, mordedura da língua e ferimentos diversos (ver Capítulo 174, *Doenças do Sistema Nervoso*).

Já nas manifestações **não convulsivas**, há classicamente as chamadas **ausências**. São breves períodos de perda de consciência (de 5 a 30 segundos), que podem passar despercebidos pelo próprio paciente e pelos familiares. Ocorrem quase exclusivamente em crianças, sendo descritos como se o paciente estivesse parado como uma estátua. Às vezes, diz-se que a criança fica distraída ou "encantada". Durante esse curto período, ela nem chega a cair; apenas interrompe brevemente suas atividades. Pode também apresentar um leve tremor de pálpebras. A recuperação da consciência é rápida, e prossegue a atividade prévia como se nada tivesse ocorrido. Corresponde ao quadro clínico da epilepsia tipo **pequeno mal**.

Nas crises epilépticas **focais**, as manifestações clínicas, que dependem do ponto afetado, ocorrem devido a descargas bioelétricas em locais restritos do encéfalo (ver "Epilepsia" na Parte 18, *Sistema Nervoso*, Capítulo 174, *Doenças do Sistema Nervoso*).

TETANIA. É uma forma particular de movimento involuntário que se caracteriza por crises exclusivamente tônicas, quase sempre localizadas nas mãos e nos pés, por isso denominadas **espasmos carpopodais**.

A tetania pode ocorrer independentemente de qualquer manobra, contudo, às vezes, é necessário usar um artifício para desencadeá-la, o que é feito com uma compressão do braço com o manguito do esfigmomanômetro.

A compressão adequada corresponde a um nível pressórico intermediário entre a máxima e a mínima, isto é, se a pressão arterial do paciente for de 140/90 mmHg, insufla-se o manguito até 110 mmHg de 3 a 10 minutos, ao fim dos quais poderá aparecer um movimento involuntário naquela extremidade, o qual nada mais é do que um **espasmo carpal**. É chamado "mão de parteiro", e o fenômeno em sua totalidade recebe a designação de sinal de Trousseau.

A tetania ocorre nas hipocalcemias (hipoparatireoidismo, por exemplo) e na alcalose respiratória por hiperventilação.

FASCICULAÇÕES. São contrações breves, arrítmicas e limitadas a um feixe muscular. Não devem ser confundidas com as mioquimias.

Fasciculações acontecem em virtude da perda da inervação muscular, ocorrendo nas neuropatias periféricas e, principalmente, em doenças do corno anterior da medula.

Amnésia

Significa perda da memória, podendo ser não somente permanente, como nas pessoas idosas, mas também transitória, em crises, confundindo-se, às vezes, com alguns tipos de perda da consciência. Bastante característica é a amnésia pós-traumática, quando o paciente permanece por tempo indeterminado sem se lembrar de alguns fatos (amnésia parcial), ou mesmo de toda a sua vida pregressa (amnésia total). Ressalte-se que não há perda de consciência de forma global, mas, sim, perda seletiva de uma das funções superiores – a memória (ver Parte 19, *Exame Psiquiátrico*, Capítulo 176, *Exame Clínico*).

Distúrbios visuais (amaurose, ambliopia, hemianopsia, diplopia)

A redução da acuidade visual denomina-se **ambliopia**, e a perda total da visão, **amaurose**. Tanto a ambliopia como a amaurose podem ser uni ou bilaterais, definitivas ou transitórias, súbitas ou graduais, e estão habitualmente na dependência de lesões da retina (oclusão da artéria central, obstrução da carótida, coriorretinite macular), da papila ou do nervo óptico (papilite, neurite retrobulbar, neoplasia, hipertensão intracraniana). Podem também ocorrer por descolamento da retina, hemorragia e glaucoma. Vale lembrar que essas alterações podem estar presentes em pacientes neuróticos (transtorno de conversão ou histérico) e nos simuladores.

Hemianopsia corresponde a um defeito campimétrico, no qual o paciente perde a visão da metade do campo visual, podendo ser **homônima** ou **heterônima**. Nesta, o defeito é por lesão do quiasma óptico (neoplasia da região selar, aracnoidite), e naquela, a lesão situa-se na via óptica retroquiasmática (distúrbios vasculares, infecções, neoplasias, doenças desmielinizantes).

A **diplopia**, ou visão dupla, é um sintoma bastante incômodo, no qual a pessoa vê em dobro as imagens, levando-a a fechar um dos olhos na tentativa de corrigir o defeito. Ocorre nos casos de estrabismo convergente e divergente, uni ou bilateral, refletindo paresia ou paralisia de um ou mais músculos ligados aos nervos que movimentam os olhos (III, IV e VI nervos cranianos) (ver Parte 7, *Olhos*, Capítulo 16, *Exame Clínico*).

Distúrbios auditivos (hipoacusia, acusia, zumbidos)

Hipoacusia ou **acusia** são perturbações auditivo-deficitárias, respectivamente parcial e total, podendo situar-se em um ou em ambos os lados.

Na hipoacusia discreta, o paciente, muitas vezes, não se dá conta da deficiência; eventualmente, ao telefone, observa dificuldade para ouvir em uma das orelhas, quando compara com a acuidade auditiva do lado oposto. Há pacientes que têm dificuldade auditiva apenas para a voz cochichada. O paciente ouve, mas não entende (diminuição da discriminação auditiva).

As causas mais frequentes de hipoacusia e/ou acusia estão relacionadas com as várias partes do sistema auditivo: cerume, corpo estranho e atresia da orelha externa; otite, otosclerose e colesteatoma na orelha média; defeitos neurossensoriais (congênitos, presbiacusia, neoplasia do ângulo pontocerebelar, síndrome de Ménière, traumatismo, labirintite, medicamentos) referentes à orelha interna.

Conforme a sede da lesão, as deficiências auditivas são denominadas de **condução**, quando localizadas na orelha externa e média, e **neurossensoriais**, quando há comprometimento da cóclea e das demais partes do nervo auditivo.

O **zumbido** ou **tinido**, uni ou bilateral, constante ou não, deve ser encarado como um processo de estimulação anormal do ramo coclear do VIII nervo craniano, decorrente de múltiplas causas, mas, na maioria das vezes, não há causa determinada (ver Parte 8, *Orelhas, Nariz, Seios Paranasais*, Seção 1, *Orelhas*, Capítulo 20, *Exame Clínico*).

Náuseas e vômitos

As náuseas, ou enjoo, correspondem a uma sensação de mal-estar, tanto na região epigástrica como na faríngea. São acompanhadas de palidez cutânea, bradicardia, sudorese, repulsa à ingestão de alimento e quase sempre precedem os vômitos. Ambas as manifestações são frequentes em distúrbios do sistema digestório, nas labirintopatias e na enxaqueca, mas podem ser encontradas em doenças neurológicas, agudas ou crônicas, que aumentam a pressão intracraniana (meningite, neoplasia, hemorragia, traumatismo cranioencefálico). Contudo, é importante destacar que, nas encefalopatias, o vômito não é precedido de náuseas. É o chamado "vômito central ou cerebral" ou também, impropriamente, "vômito em jato".

Disfagia

Trata-se da alteração do transporte do alimento da boca ao estômago, a qual pode ou não culminar na entrada de alimento na via respiratória. Quando tem saída espontânea ou forçada, é representada pelo termo **penetração laríngea**. Se não houver saída do alimento, mas direcionamento para os pulmões, ultrapassando o nível das pregas vocais, denomina-se **aspiração**.

Existem várias causas de disfagia: neurológicas, mecânicas e, mais raramente, psicológicas. De forma geral, quando a disfagia tem causa neurológica, é mais intensa para sólidos e líquidos, notadamente para a ingestão destes sob a forma de goles contínuos. Ao ingerir líquidos, há tendência de refluxo pelo nariz e/ou penetração na árvore traqueobrônquica. Assim, o paciente diz que consegue engolir melhor alimentos pastosos e líquidos com colher. As principais alterações localizam-se nos nervos cranianos bulbares, isolados ou não, surgindo, então, paralisia da língua (XII nervo craniano) e do palato faríngeo (IX e X nervos cranianos). A dificuldade se exacerba quando as alterações são bilaterais (ver Parte 11, *Sistema Digestório*, Seção 2, *Esôfago*, Capítulo 71, *Exame Clínico*).

Distúrbios da marcha (disbasia), da motricidade voluntária (paresias ou paralisias) e da sensibilidade

Estão expostos adiante, neste mesmo capítulo.

Dores radiculares

As raízes nervosas, dentro do canal raquidiano ou nas suas emergências, são muito sensíveis e desencadeiam dores quando submetidas a quaisquer fatores nocivos, especialmente a compressão e a inflamação.

As dores radiculares mais frequentes são as cervicobraquialgias, as nevralgias intercostais e as lombocitalgias (ver Parte 17, *Sistema Locomotor*, Seção 3, *Coluna Vertebral*, Capítulo 166, *Doenças da Coluna Vertebral*).

Distúrbios esfincterianos

Embora exista mais de um esfíncter de interesse neurológico, será estudado apenas o esfíncter vesical, com a correspondente **bexiga neurogênica**.

BEXIGA NEUROGÊNICA. Formada por fibras musculares lisas, a bexiga é inervada pelo sistema nervoso autônomo (SNA) simpático (trígono), SNA parassimpático (músculo detrusor) e pelos plexos intramurais, os quais têm atividade bem menor nos casos em que a bexiga se desliga do sistema nervoso.

As fibras simpáticas, de menor importância prática, colocam em destaque o sistema parassimpático, formado por células situadas no centro medular sacro (S_2-S_3-S_4) e respectivas raízes. Do ponto de vista funcional, há que se considerar um centro encefálico, ao qual se subordina o centro medular, por meio de vias descendentes, que têm origem em vários centros superiores (facilitadores e inibidores).

A micção ocorre quando a parede da víscera se distende e estimula as raízes parassimpáticas aferentes, as quais, por sua vez, acionam o centro reflexógeno S_2-S_3-S_4, que envia impulsos para a contração do detrusor, por meio das fibras eferentes. Trata-se, portanto, de um reflexo automático, de nível medular. Acrescente-se que a pessoa toma conhecimento desses fatos fisiológicos em razão das informações que, constantemente, recebe por meio das aferências sensoriais oriundas da bexiga (Figura 172.1).

Os vários tipos de bexiga neurogênica dependem da topografia da lesão (central ou periférica) (Quadro 172.1).

As causas mais frequentes de bexiga neurogênica são a polirradiculoneurite, para as que envolvem as raízes sensitiva e motora; poliomielite, neoplasia, traumatismo raquimedular, para as lesões do centro sacral; traumatismo raquimedular, infecções, neoplasia e angioma, para o comprometimento das vias suprassegmentares (ascendente e descendente), acima do centro reflexógeno, em nível medular.

Distúrbios do sono

O sono pode ser definido como um estado complexo de aparente repouso normal e periódico, qualitativa e quantitativamente variável, caracterizado pela suspensão parcial da percepção dos fatores ambientais e da motricidade voluntária. Constitui-se em um estado peculiar de consciência, diverso do coma, por ser fisiológico e periódico, isto é, espontaneamente reversível e recorrente (ver Capítulo 174, *Doenças do Sistema Nervoso*).

Distúrbios das funções cerebrais superiores

Entre as funções cerebrais superiores (FCS) com vistas ao exame clínico, impõe-se o conhecimento dos distúrbios: (1) da comunicação por meio da linguagem, fala, escrita e leitura; (2) do estado mental; (3) das gnosias; (4) das praxias.

Essas condições clínicas dependem de mecanismos bastante complexos, incluindo-se a topografia da lesão. Em razão das dificuldades existentes, ainda hoje a terminologia causa confusões, destacando-se os vocábulos **palavra**, **fala** e **linguagem**.

Confere-se à linguagem um conteúdo simbólico interior, no qual o pensamento encontra-se elaborado. Esse conteúdo pode não ser exteriorizado, mas, quando ocorre, ele o faz habitualmente por meio da palavra **falada** e/ou **escrita**. A linguagem pode exteriorizar-se também por meio de sinais ou símbolos: gestos, mímica, olhar, dança, alfabeto dos cegos. A manifestação do conteúdo simbólico ocorre à medida que o sistema nervoso se modifica gradualmente no processo natural de amadurecimento. A partir de certo momento, inicia-se a palavra falada e, mais tarde, a escrita.

Distúrbios da comunicação

DISFONIA. Consiste principalmente na alteração do timbre da voz, que se torna rouca ou bitonal, e depende da disfunção

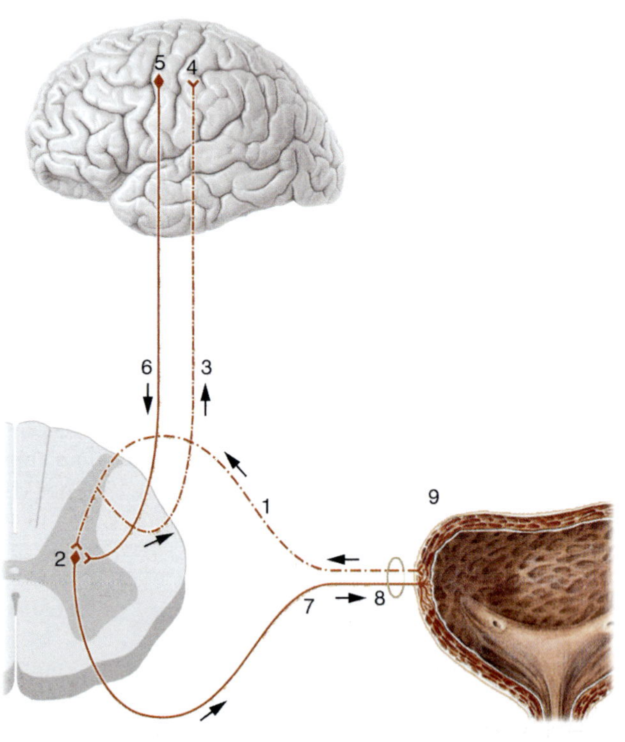

Figura 172.1 Representação esquemática da inervação da bexiga e de suas vias. A via aferente vagal (1), ativada pela distensão da bexiga, estimula diretamente o neurônio do centro medular (2) e, por meio da via ascendente (3), alcança o córtex sensorial (4). Do córtex motor, o neurônio (5) controla e inibe o centro medular, pela via corticovagal (6). Do centro medular o neurônio envia o seu axônio (7), o qual termina no músculo detrusor da bexiga (9), por meio do nervo periférico (8). (Adaptada de Köpf-Maier, 2006.)

Quadro 172.1 Tipos de bexiga neurogênica.

Topografia da lesão	Arco reflexo	Consciência da micção	Controle superior inibitório da bexiga	Tipo de alteração
Raízes aferentes	Interrompido	Não	Sim	Bexiga atônica
Raízes eferentes	Interrompido	Sim	Não	Bexiga paraliticomotora
Raízes sensitivas e motoras (aferentes/eferentes) ou centro medular	Interrompido	Não	Não	Bexiga autônoma
Vias sensorial ascendente e motora descendente	Normal	Não	Não	Bexiga reflexa
Via corticovagal	Normal	Interrompido	Interrompido	Bexiga não inibida

das cordas vocais por lesão do nervo acessório (XI nervo craniano). Quando a lesão for bilateral, o paciente torna-se afônico. A disfonia pode também ocorrer por lesões estruturais das cordas vocais.

DISARTRIA. Caracteriza-se por alteração da articulação da palavra falada ou fala, decorrente de algumas doenças neurológicas centrais e/ou periféricas. Dentre as primeiras, sobressaem: paralisia pseudobulbar (misto de anasalada e explosiva), parkinsonismo (arrastada, lenta), síndrome cerebelar (escandida, explosiva). Quanto à disartria por problemas periféricos, menciona-se a lesão dos nervos cranianos VII, IX, X e XII (voz fanhosa).

DISLALIA. É a perturbação da articulação da palavra falada, sem que as causas estejam localizadas no sistema nervoso. Existem tipos diversos de dislalia. A fisiológica observa-se na criança até 4 anos de idade e consiste na troca de sílabas ou letras ("papato" por sapato, "potão" por portão); a que é acompanhada de retardo psicomotor, prolongando-se, em geral, até os 10 anos de idade; a secundária a lesões do palato, língua, dentes, lábios e mandíbula, de interesse da fonoaudiologia.

DISRITMOLALIA. Trata-se da perturbação do ritmo da fala, destacando-se: (a) **taquilalia**, na qual se observa a alteração do ritmo da fala, muito rápida, tornando-a imprecisa, e (b) **gagueira**, em que há interrupção do ritmo da fala, observando-se a gagueira fisiológica ou evolutiva, até os 3 anos de idade, e a que se prolonga pela idade adulta. Nesse caso, existem nítido fator genético e envolvimento de fatores psíquicos que se agravam com o tempo, causando no paciente reações de ansiedade.

DISLEXIA. Condição de natureza genética, consiste na dificuldade de capacitar-se para a leitura convencionalmente ensinada. É comum a inexistência de alterações neurológicas e psíquicas, mas boa parcela das crianças disléxicas tem antecedentes de retardo na aprendizagem da fala. A alteração reflete desorganização temporoespacial, e a dificuldade se mostra mais na composição das palavras do que na identificação das letras isoladas. O grau máximo dessa condição denomina-se **alexia**.

DISGRAFIA. Como indica o próprio termo, a grafia é basicamente irregular, fragmentada, a ponto de, muitas vezes, tornar-se ilegível. Existem a disgrafia espacial ou de evolução, na qual não se observam distúrbios neurológicos, e a disgrafia secundária a problemas orgânicos, como o parkinsonismo (micrografia) e a cerebelopatia (macrografia).

AFASIA. Melhor seria a denominação **disfasia**, mas a força do uso torna difícil restringir o vocábulo afasia apenas aos casos de perda total da linguagem. Assim, deve ser entendida como disfasia a maior parte das alterações rotuladas de afasia.

A análise clínica da linguagem compreende: (a) os distúrbios da expressão verbal (fala e/ou escrita), em que se observa desintegração dos mecanismos que propiciam a palavra falada e/ou escrita; (b) da recepção verbal (áudio e/ou visual), nos quais é evidente a dificuldade de compreensão das ideias-símbolos; (c) da atividade gestual, também denominada "linguagem corporal", excluindo-se, todavia, os distúrbios mentais patentes.

As mais importantes formas clínicas de afasia são definidas a seguir:

- Afasia motora ou verbal: é conhecida como "afasia de Broca", em que há dificuldade de variável intensidade para expressar-se pela fala ou escrita e, habitualmente, associa-se a hemiparesia ou hemiplegia direita, por lesão do opérculo frontal e da área motora adjacente do hemisfério esquerdo
- Afasia receptiva ou sensorial: denominada "afasia de Wernicke", na qual o paciente apresenta de leve a extrema dificuldade para a compreensão da fala e da escrita desacompanhada de outro déficit motor, por comprometimento do giro superior e posterior do lobo temporal esquerdo. Nessa forma clínica, o paciente pode apresentar **parafasia**, na qual os vocábulos ou as frases estão erroneamente colocados; **perseveração**, que é a repetição de um mesmo vocábulo; **jargonofasia**, cuja manifestação é o uso de palavras novas e incompreensíveis
- Afasia global: decorrente de lesão das duas regiões anteriormente mencionadas, constitui-se na forma mais importante de afasia, em virtude de sua gravidade. A compreensão e a expressão da linguagem ficam amplamente reduzidas. A hemiparesia ou hemiplegia direita está presente
- Afasia de condução: trata-se de um tipo de afasia em que a maior dificuldade é a repetição de palavras. Embora consiga ler e falar razoavelmente, o paciente não é capaz de repetir frases que lhe são ditas. Há também componente amnéstico. Ocorre, geralmente, por comprometimento do giro supramarginal dominante
- Afasia amnéstica: admite-se que decorra de lesão de pequena área na junção dos lobos parietal, temporal e occipital esquerdos. O paciente apresenta incapacidade para designar ou nomear os vocábulos ou o nome de objetos, conservando, contudo, sua finalidade. Assim, o indivíduo sabe para que se destina o pente, por exemplo, mas não consegue lembrar-se da palavra pente nem expressá-la
- Afasia transcortical: nas afasias transcorticais, o achado mais relevante é uma **repetição conservada**, apesar de existirem outros sintomas de afasia.

As afasias transcorticais podem ser sensoriais, motoras ou mistas.

Na transcortical sensorial, existe transtorno importante da compreensão, com uma expressão verbal fluente, muitas vezes em forma de jargão semântico. A repetição, porém, está preservada.

Na transcortical motora, existe importante alteração da expressão verbal, com compreensão conservada e boa capacidade de repetição.

A transcortical mista é o transtorno grave da linguagem que se caracteriza por alteração tanto da compreensão como da expressão verbal, se bem que se conserva boa capacidade para a repetição. De fato, representa uma combinação da afasia transcortical motora com a afasia transcortical sensorial.

Distúrbios do estado mental

Ver adiante, neste capítulo, em Avaliação do estado mental.

Distúrbios das gnosias

Gnosia significa reconhecimento, função específica do córtex cerebral. À sua perda dá-se o nome de **agnosia**, cujas manifestações mais importantes são para o reconhecimento dos sons (**agnosia auditiva**), da visão de objetos (**cegueira cortical ou psíquica**), dos objetos colocados em sua mão ao ser suprimida a visão (**estereoagnosia**), do próprio corpo em relação ao espaço (**somatoagnosia**), da fisionomia alheia (**prosopoagnosia**) ou de sua própria (**autoprosopoagnosia**).

Vale ressaltar a possibilidade de associação de manifestações, configurando a clássica síndrome de Gerstmann: desorientação direita-esquerda, agnosia digital bilateral, acalculia e disgrafia. A lesão situa-se no lobo parietal dominante, na porção posterior e inferior.

As lesões causadoras dos distúrbios gnósticos localizam-se em pontos diversos do cérebro, mas predominam no córtex dos lobos parietal, temporal e occipital. Tais lesões costumam decorrer de acidentes vasculares cerebrais, traumatismo cranioencefálico e neoplasia.

Distúrbios das praxias

Praxia significa atividade gestual consciente e intencional, e a dificuldade ou incapacidade dessa atividade denomina-se **apraxia**, sem que haja paralisias, ataxias ou hipercinesias. As manifestações clínicas mais conhecidas são descritas a seguir.

APRAXIA CONSTRUTIVA. Corresponde à perda dos gestos normalmente organizados, tais como: desenhar, modelar ou copiar modelos.

APRAXIA IDEOMOTORA. Reflete a dificuldade ou a incapacidade para a execução de gestos simples, permanecendo inalteradas a atividade automática e a ideia do ato a ser realizado. Assim, quando se ordena que o paciente segure a sua orelha ou bata três vezes na porta ou sobre a mesa, ele, apesar do entendimento, não consegue realizar os atos determinados ou os faz com dificuldade variável.

APRAXIA IDEATÓRIA. Ocorre quando diferentes gestos simples, realizados isoladamente, ao serem constituídos em um ato mais complexo, perdem ou reduzem a sua sequência lógica e harmoniosa. Dê ao paciente, por exemplo, uma caixa de fósforos e um maço de cigarros, e ele terá dificuldade ou incapacidade para executar todos os atos que o levariam a fumar: retirar o palito da caixa de fósforos e o cigarro do maço, levar o cigarro à boca, riscar o palito, acender o cigarro e fumar.

APRAXIA DO VESTIR. É caracterizada pela dificuldade ou incapacidade para executar os atos habituais de despir-se ou vestir-se. O paciente apresenta dificuldade variável para abotoar a camisa, vestir a manga da camisa, dar o nó na gravata – ou a coloca antes da camisa. As lesões ocupam a topografia retrorrolândica direita.

Apraxia da marcha. Causada pela lesão frontal de ambos os hemisférios, que propicia o aparecimento de dificuldade da marcha, em especial o seu início.

APRAXIA BUCOLINGUOFACIAL. Consiste na alteração dos gestos da mímica facial, da boca e da língua, permanecendo inalterado o automatismo. Decorre de lesões frontais e do hemisfério esquerdo. O paciente não consegue realizar adequadamente atos simples, como mostrar a língua ou os dentes, colocar a língua em diversas posições, reproduzir a mímica de sorrir, chorar ou beijar.

De modo geral, admite-se que a topografia lesional das apraxias situa-se nos lobos frontal e parietal do hemisfério dominante, mas outras regiões, tais como o corpo caloso, lobos temporais do mesmo lado ou do lado não dominante, também podem produzir alguns tipos de apraxia.

As causas principais são as mesmas mencionadas no item sobre agnosias.

EXAME FÍSICO

O exame da fácies, do crânio, das várias posturas, dos movimentos involuntários, do tegumento cutâneo e da musculatura foi descrito na parte de semiologia geral (ver Parte 3, *Método Clínico*, Capítulo 8, *Exame Físico Geral*).

O exame neurológico compreende ainda vários outros itens, que serão estudados a seguir.

Pescoço e coluna cervical

Do ponto de vista neurológico, cumpre incluir os exames a seguir.

CARÓTIDAS. Procede-se à palpação e à ausculta de ambas as carótidas em separado, comparando-se a amplitude e averiguando se existe frêmito e/ou sopro. O exame é feito com suavidade, ao longo da borda interna do músculo esternocleidomastóideo, e tem por objetivo surpreender a existência de estenose ou oclusão da artéria, condições que determinam distúrbios vasculares encefálicos (ver Parte 10, *Sistema Cardiovascular*, Seção 2, *Artérias*, Capítulo 51, *Exame Clínico*).

REGIÃO SUPRACLAVICULAR. A ausculta dessa região tem a mesma importância que a das carótidas, porque é nesse ponto que a artéria vertebral tem origem na subclávia.

LIMITAÇÃO DOS MOVIMENTOS. Pede-se ao paciente que execute movimentos de extensão, flexão, rotação e lateralização da cabeça. Caso haja dificuldade ou limitação para a realização desses movimentos, isso deve ser assinalado com a respectiva graduação, de leve a grave. Eventual dificuldade ou limitação talvez esteja na dependência de doenças osteoarticulares, musculares, meningites, radiculopatias e hemorragia subaracnóidea (ver Parte 17, *Sistema Locomotor*, Seção 2, *Articulações, Bursas e Tendões*, Capítulo 160, *Exame Clínico*).

RIGIDEZ DA NUCA. Estando o paciente em decúbito dorsal, o examinador coloca uma das mãos na região occipital e, suavemente, tenta fletir a cabeça do paciente. Se o movimento for fácil e amplo, não há rigidez nucal, ou seja, a nuca é livre. Caso contrário, fala-se em resistência, defesa ou simplesmente **rigidez da nuca**. Esta última situação é frequentemente encontrada na meningite e na hemorragia subaracnóidea.

A prova é positiva quando o paciente flete os membros inferiores, mas há casos nos quais se observam flexão dos joelhos e expressão fisionômica de sensação dolorosa.

> **Prova de Brudzinski**
>
> Com o paciente em decúbito dorsal e membros estendidos, o examinador repousa uma das mãos sobre o tórax do paciente e, com a outra colocada na região occipital, executa uma flexão forçada da cabeça (Figura 172.2).

TRANSIÇÃO CRANIOVERTEBRAL. Trata-se de uma região que oferece grande importância clínica em certas situações. Observe especialmente se existe o chamado "pescoço curto", o qual pode denunciar deformidades ósseas, como redução numérica das vértebras cervicais, platibasia e impressão basilar, nitidamente visíveis ao exame radiológico. Essa deformidade existe, com alguma frequência, nos originários da região Nordeste do país, mas, nesses casos, nem sempre tem significado patológico.

Coluna lombossacra

Avaliam-se os seguintes parâmetros:

- Limitação dos movimentos: solicita-se ao paciente executar movimentos de flexão, extensão, rotação e lateralização da coluna e observa-se a eventual existência de limitação na amplitude dos movimentos e em que grau. As causas são as mesmas citadas para a coluna cervical
- Provas de estiramento da raiz nervosa:
  - Prova de Lasègue: com o paciente em decúbito dorsal e os membros inferiores estendidos, o examinador levanta um dos membros inferiores estendido. A prova é positiva

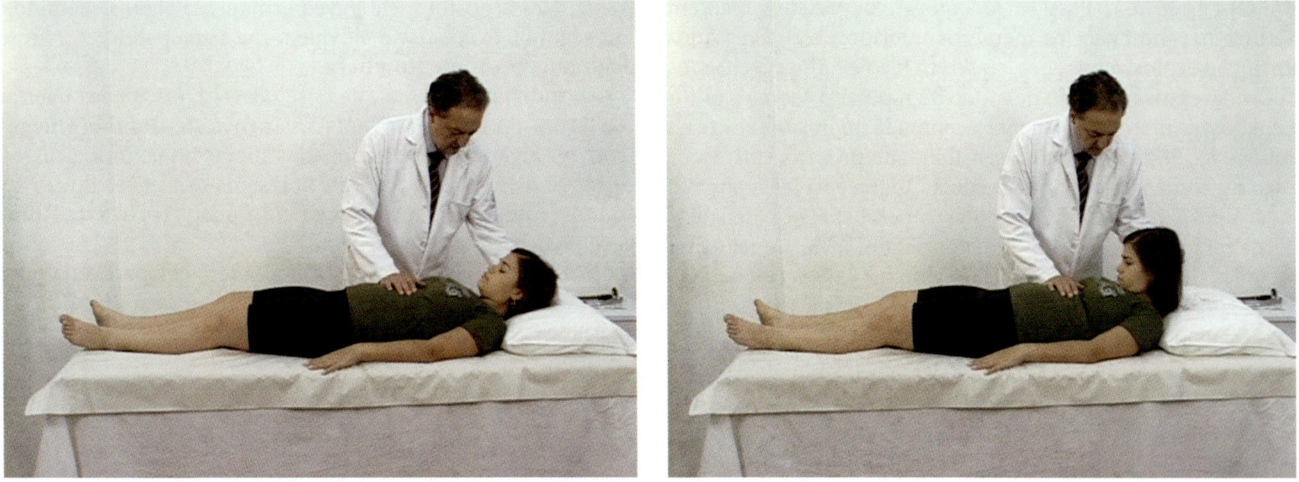

Figura 172.2 Pesquisa de rigidez da nuca.

quando o paciente reclama de dor na face posterior do membro examinado, logo no início da prova (cerca de 30° de elevação)

- Prova de Kernig: consiste na extensão da perna, estando a coxa fletida em ângulo reto sobre a bacia e a perna sobre a coxa (Figura 172.3). Considera-se a prova positiva quando o paciente sente dor ao longo do trajeto do nervo ciático e tenta impedir o movimento. Essas provas são utilizadas para o diagnóstico de meningite, hemorragia subaracnóidea e radiculopatia ciática

- Manobra de Patrik: trata-se de uma prova que não faz parte da semiologia da coluna lombossacra, mas é importante fazê-la nesse ponto, já que pode dar informações importantes sobre o estado da articulação coxofemoral: o tornozelo é colocado ao lado medial do joelho contralateral, e o joelho ipsilateral é levemente deslocado em direção à mesa de exame. Isso força a articulação do quadril e, geralmente, não exacerba a compressão verdadeira das raízes nervosas. Em geral, o resultado é positivo na presença de doença da articulação do quadril.

Nervos raquidianos

Pelo menos quatro nervos devem ser examinados em seus trajetos periféricos pelo método palpatório:

- Nervo cubital, no nível do cotovelo, na epitróclea
- Nervo radial, na goteira de torção no terço inferior da face externa do braço
- Nervo fibular, na parte posterior e inferior da cabeça da fíbula
- Nervo auricular, na face lateral da região cervical.

A importância prática desse exame reside no fato de que algumas doenças (hanseníase, neurite intersticial hipertrófica) acometem seletivamente os nervos periféricos, espessando-os.

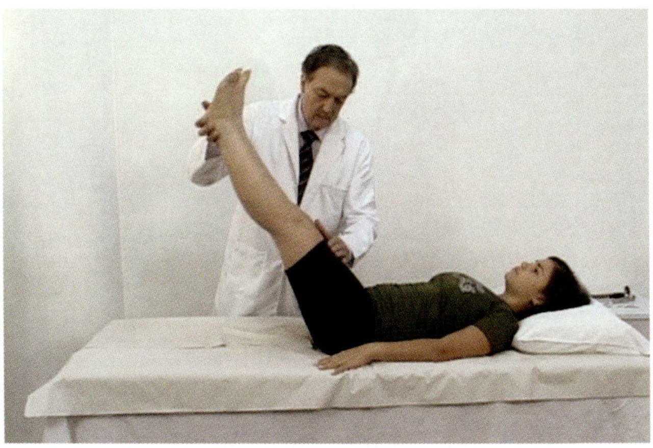

Figura 172.3 Pesquisa do sinal de Kernig.

Marcha ou equilíbrio dinâmico

Como foi visto anteriormente, cada pessoa tem um modo próprio de andar, extremamente variável, individualizado pelas suas características físicas e mentais.

Ao observar a maneira pela qual o paciente se locomove é possível, em algumas afecções neurológicas, suspeitar do ou fazer o diagnóstico sindrômico.

A todo e qualquer distúrbio da marcha, dá-se o nome de **disbasia**. A disbasia pode ser uni ou bilateral, e os tipos mais representativos são determinados a seguir.

MARCHA HELICÓPODE, CEIFANTE OU HEMIPLÉGICA. Ao andar, o paciente mantém o membro superior fletido em 90°C no cotovelo e em adução, e a mão fechada em leve pronação. O membro inferior do mesmo lado é espástico, e o joelho não flexiona. Devido a isso, a perna tem de se arrastar pelo chão, descrevendo um semicírculo quando o paciente troca o passo. Esse modo de caminhar lembra o movimento de uma foice em ação. Aparece nos pacientes que apresentam hemiplegia espástica, cuja causa mais comum é acidente vascular cerebral (ver Figura 172.9, mais adiante).

MARCHA ANSERINA OU DO PATO. O paciente para caminhar acentua a lordose lombar e vai inclinando o tronco ora para a direita, ora para a esquerda, alternadamente, lembrando o andar de um pato. É encontrada em doenças musculares e traduz diminuição da força dos músculos pélvicos e das coxas.

MARCHA PARKINSONIANA. O doente anda como um bloco, enrijecido, sem o movimento automático dos braços. A cabeça permanece inclinada para a frente, e os passos são miúdos e rápidos, dando a impressão de que o paciente "corre atrás do seu centro de gravidade" e vai cair para a frente. Ocorre nos portadores da doença de Parkinson.

MARCHA CEREBELAR OU MARCHA DO ÉBRIO. Ao caminhar, o doente ziguezagueia como um bêbado. Esse tipo de marcha traduz incoordenação de movimentos em decorrência de lesões do cerebelo.

MARCHA TABÉTICA. Para se locomover, o paciente mantém o olhar fixo no chão; os membros inferiores são levantados abrupta e explosivamente, e, ao serem recolocados no chão, os calcanhares tocam o solo de modo bem pesado. Com os olhos fechados, a marcha apresenta acentuada piora, ou se torna impossível. Indica perda da sensibilidade proprioceptiva por lesão do cordão posterior da medula. Aparece na *tabes dorsalis* (neurolues), na mielose funicular (mielopatia por deficiência de vitamina B_{12}, ácido fólico ou vitamina B_6), mielopatia vacuolar (ligada ao vírus HIV), mielopatia por deficiência de cobre após cirurgias bariátricas, nas compressões posteriores da medula (mielopatia cervical).

MARCHA DE PEQUENOS PASSOS. É caracterizada pelo fato de o paciente dar passos muito curtos e, ao caminhar, arrastar os pés como se estivesse dançando "marchinha". Aparece na paralisia pseudobulbar e na atrofia cortical degenerativa.

MARCHA VESTIBULAR. O paciente com lesão vestibular (labirinto) apresenta lateropulsão quando anda; é como se fosse empurrado para o lado ao tentar mover-se em linha reta. Se o paciente for colocado em um ambiente amplo e lhe for solicitado ir de frente e voltar de costas, com os olhos fechados, ele descreverá uma figura semelhante a uma estrela, daí ser denominada também **marcha em estrela**.

MARCHA ESCARVANTE. Quando o doente tem paralisia do movimento de flexão dorsal do pé, ao tentar caminhar, toca com a ponta do pé o solo e tropeça. Para evitar isso, levanta acentuadamente o membro inferior, o que lembra o "passo de ganso" dos soldados prussianos.

MARCHA CLAUDICANTE. Ao caminhar, o paciente manca em um dos lados. Ocorre na insuficiência arterial periférica, em lesões do aparelho locomotor e na estenose do canal vertebral lombar.

MARCHA EM TESOURA OU ESPÁSTICA. Os dois membros inferiores enrijecidos e espásticos permanecem semifletidos, os pés se arrastam e as pernas se cruzam uma na frente da outra quando o paciente tenta caminhar. O movimento das pernas lembra uma tesoura em funcionamento. Esse tipo de marcha é bastante frequente nas manifestações espásticas da paralisia cerebral.

Equilíbrio estático

Terminado o estudo da marcha, solicita-se ao paciente continuar na posição vertical, com os pés juntos, olhando para frente. Nessa postura, ele deve permanecer alguns segundos. Em seguida, ordena-se a ele que feche as pálpebras. A isso se denomina **prova de Romberg**.

No indivíduo normal, nada se observa, ou apenas ligeiras oscilações do corpo são notadas (**prova de Romberg negativa**). Na vigência de determinadas alterações neurológicas, ao cerrar as pálpebras, o paciente apresenta oscilações do corpo, com desequilíbrio e forte tendência à queda (**prova de Romberg positiva**).

A tendência para a queda pode ser: (1) para qualquer lado e imediatamente após interromper a visão, indicando lesão das vias de sensibilidade proprioceptiva consciente; (2) sempre para o mesmo lado, após transcorrer pequeno período de latência, traduzindo lesão do aparelho vestibular (Figura 172.4).

A **prova de Romberg** é positiva nas labirintopatias, na *tabes dorsalis*, na degeneração combinada subaguda e na polineuropatia periférica.

Em algumas ocasiões, sobretudo nas lesões cerebelares, o paciente não consegue permanecer de pé (astasia) ou o faz com dificuldade (distasia), alargando, então, sua base de sustentação pelo afastamento dos pés para compensar a falta de equilíbrio. Tais manifestações não se modificam quando se interrompe o controle visual (**prova de Romberg negativa**).

Motricidade voluntária

De três tipos são os atos motores: **voluntário**, **involuntário** e **reflexo**. O primeiro, mais recentemente adquirido na escala animal, em virtude de lei ontogenética, atua sobre os demais no sentido de inibição, controle e moderação.

O sistema motor voluntário que comanda os movimentos dos vários segmentos do corpo é representado pelos neurônios centrais ou superiores, situados no córtex frontal, precisamente na circunvolução pré-central, cujos axônios formam o fascículo corticospinal, também chamado "piramidal", indo terminar em sinapse nos vários níveis medulares com os segundos neurônios motores. Esses são chamados "periféricos ou inferiores" e se localizam nas colunas ventrais da medula. Seus axônios compõem os nervos periféricos, assim alcançam a periferia e terminam nos músculos.

Os neurônios motores – superior e inferior – e suas vias estão representados na Figura 172.5.

A motricidade voluntária é estudada por meio de duas técnicas, uma para a análise da motricidade espontânea e outra para a avaliação da força muscular.

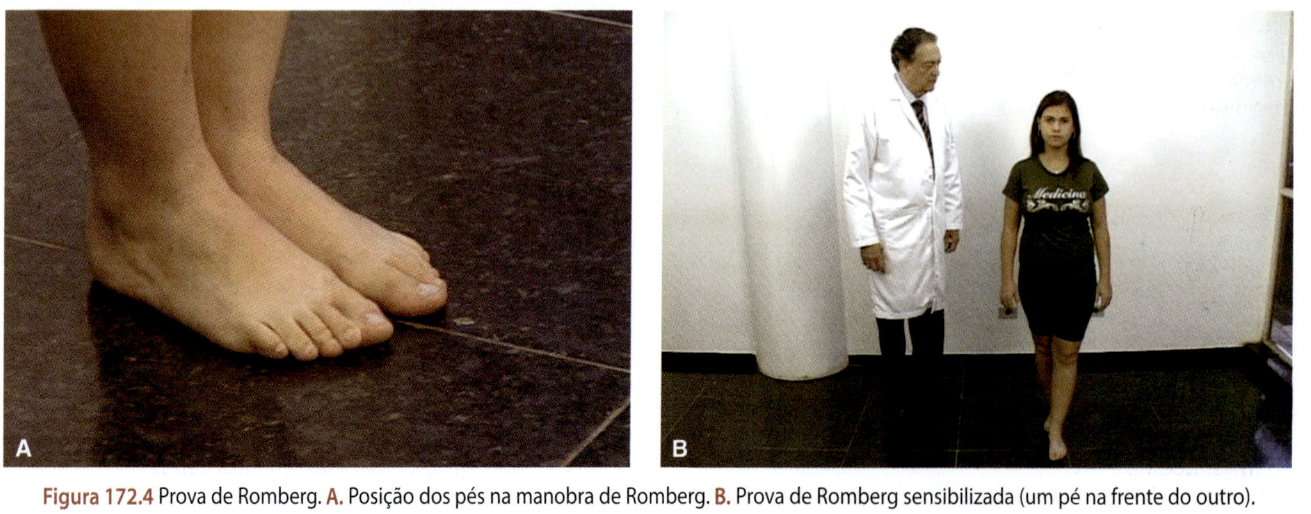

Figura 172.4 Prova de Romberg. A. Posição dos pés na manobra de Romberg. B. Prova de Romberg sensibilizada (um pé na frente do outro).

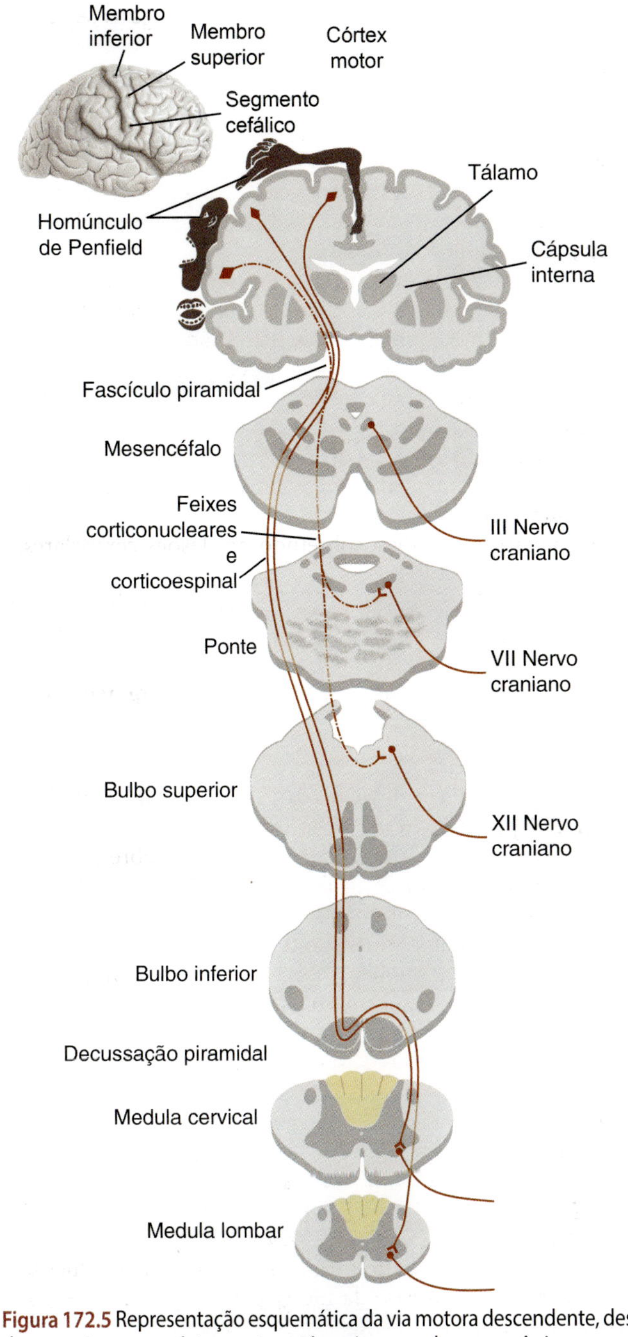

Figura 172.5 Representação esquemática da via motora descendente, desde sua origem no córtex motor até as sinapses de seus axônios com os neurônios da coluna cinzenta anterior da medula (feixe corticospinal) e os núcleos motores dos nervos cranianos no tronco encefálico (feixe corticonuclear). No córtex, pode-se ver também a representação topográfica dos movimentos do corpo, de acordo com sua importância no homem, que constitui a clássica figura do homúnculo de Penfield e Rasmussen.

Motricidade espontânea

Solicita-se ao paciente executar uma série de movimentos, especialmente dos membros, tais como: abrir e fechar a mão, estender e fletir o antebraço, abduzir e elevar o braço, fletir a coxa, fletir e estender a perna e o pé. Durante a execução desses movimentos, é importante observar se eles são realizados em toda a sua amplitude. Não o sendo, cumpre avaliar o grau e a sede da limitação. Exemplos: moderada limitação da amplitude do movimento de elevação do braço esquerdo, acentuada redução da amplitude do movimento de extensão do pé direito, e assim por diante. Um dado importante que pode ajudar nessa fase de avaliação da motricidade é a realização de movimentos repetitivos dos dedos, como, por exemplo, aproximar e afastar o indicador e o polegar.

Nas síndromes piramidais, existe diminuição da velocidade dos movimentos. Nas extrapiramidais, como a parkinsoniana, há também diminuição da velocidade dos movimentos; porém, observa-se progressiva diminuição da amplitude dos movimentos com a realização deles. O mesmo pode ser observado nos movimentos de flexão e extensão da coxa sobre o tronco, com o paciente sentado.

Força muscular

O paciente procura fazer os mesmos movimentos mencionados no exame da motricidade espontânea, só que, desta vez, com oposição aplicada pelo examinador. Tais manobras são mostradas nas Figuras 172.6 e 172.7. Não havendo indícios de doença que justifique exame particularizado de determinados segmentos, esse exame é realizado rotineiramente de modo global.

Nos casos de discreta ou duvidosa deficiência motora dos membros, realizam-se as denominadas "provas deficitárias", representadas pelas provas de Barré, Mingazzini e dos braços estendidos (Figura 172.8).

O resultado do exame da força pode ser registrado de duas maneiras:

- **Literalmente**, anotando-se a graduação e a sede, assim:
  - Força normal nos quatro membros
  - Força discretamente diminuída na extensão do antebraço direito
  - Força moderadamente diminuída na flexão da perna esquerda
  - Força muito reduzida na extensão do pé direito
  - Força abolida na flexão da coxa esquerda
- **Percentualmente**, anotando-se também a graduação e a sede, ou seja:
  - 100%: força normal
  - 75%: movimento completo contra a força da gravidade e contra certa resistência aplicada pelo examinador
  - 50%: movimento contra a força da gravidade
  - 25%: movimento completo sem a força da gravidade
  - 10%: discreta contração muscular
  - 0%: nenhum movimento observável.

Outra maneira de nomear os déficits de movimento é com o grau de força:

- Grau V: força normal
- Grau IV: movimento completo contra a força da gravidade e contra certa resistência aplicada pelo examinador
- Grau III: movimento contra a força da gravidade
- Grau II: movimento completo sem a força da gravidade
- Grau I: discreta contração muscular
- Grau 0: nenhum movimento.

As denominações técnicas de paralisia total ou parcial, com as diversas localizações, estão descritas no item sobre paralisia.

Tônus muscular

O tônus pode ser considerado como o estado de tensão constante a que estão submetidos os músculos, tanto em repouso (tônus de postura), como em movimento (tônus de ação).

O exame do tônus é realizado com o paciente deitado e em completo relaxamento muscular, obedecendo-se à seguinte técnica:

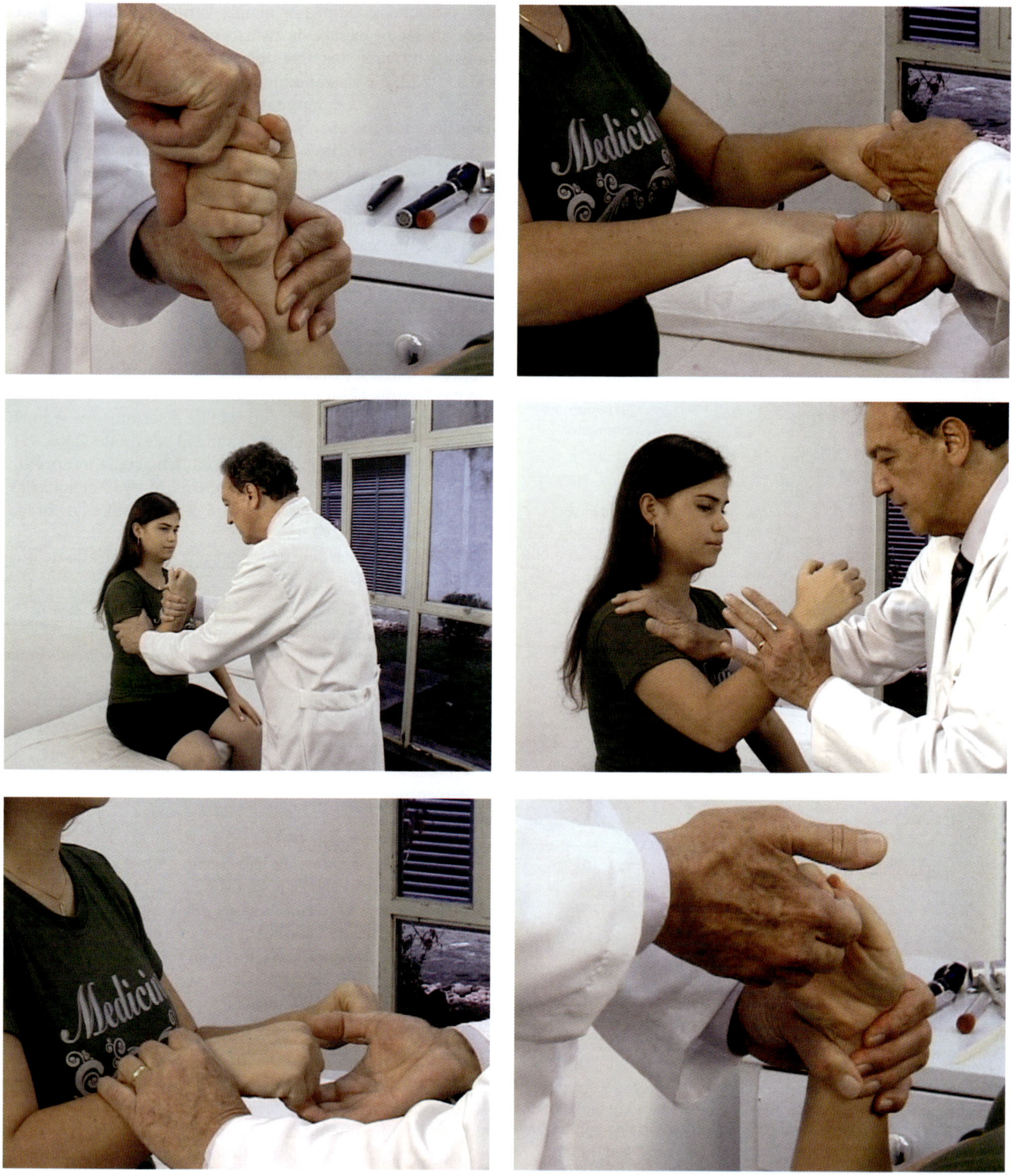

Figura 172.6 Exame da força muscular das mãos e do antebraço.

▪ Inspeção: verifica-se a existência ou não de achatamento das massas musculares de encontro ao plano do leito. É mais evidente nas coxas e só tem valor significativo na acentuada diminuição do tônus

▪ Palpação das massas musculares: averigua-se o grau de consistência muscular, a qual se mostra aumentada nas lesões motoras centrais e diminuída nas periféricas

▪ Movimentos passivos: imprimem-se movimentos naturais de flexão e extensão nos membros e observam-se:

• A **passividade**, ou seja, se há resistência (tônus aumentado) ou se a passividade está aquém do normal (tônus diminuído)

• A **extensibilidade**, isto é, se existe ou não exagero no grau de extensibilidade da fibra muscular. Assim, na flexão da perna sobre a coxa, fala-se em diminuição do tônus quando o calcanhar toca a região glútea de modo fácil

▪ Balanço passivo: o examinador, com as suas duas mãos, segura e balança o antebraço do paciente, observando se a mão

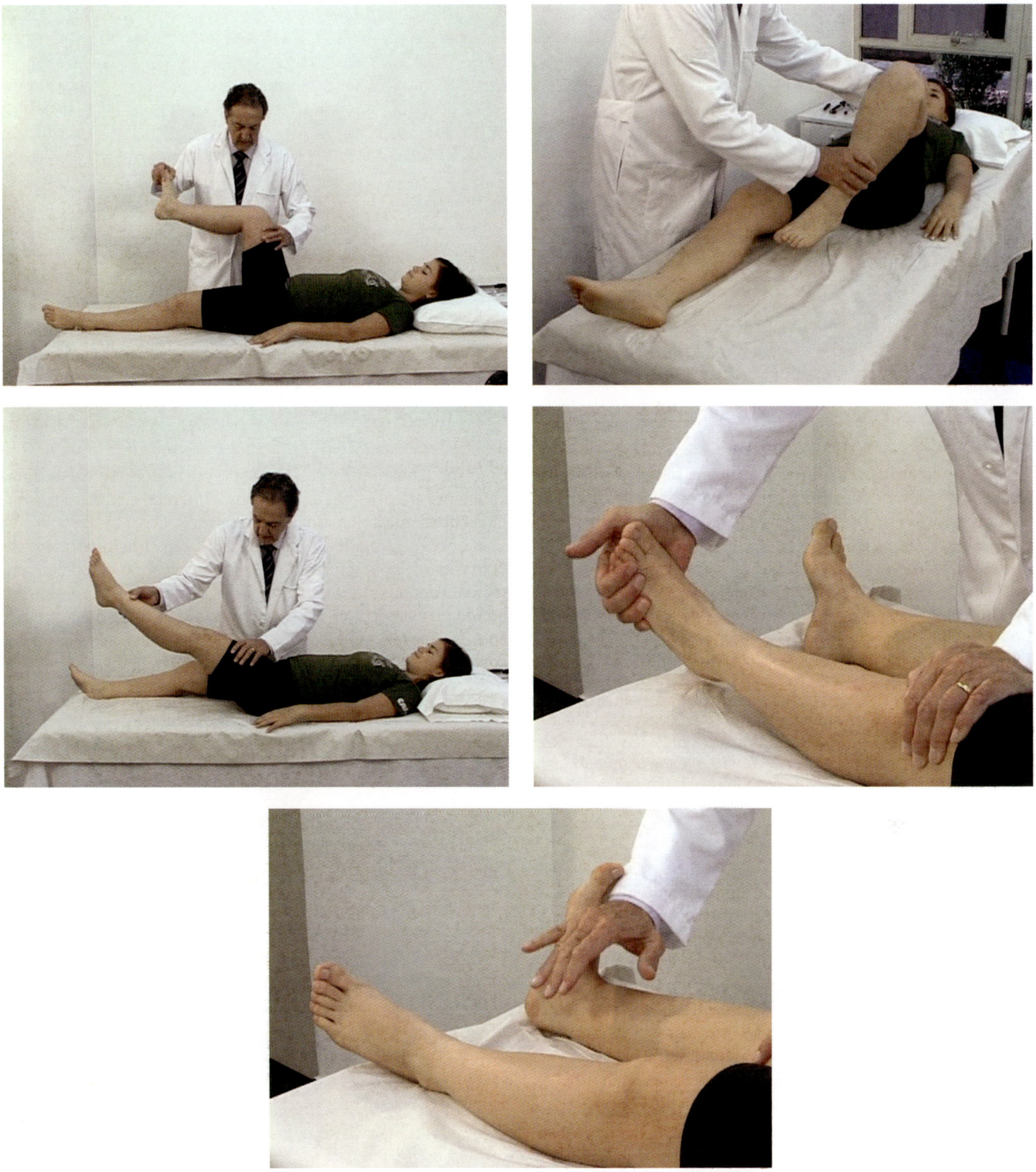

Figura 172.7 Exame da força muscular dos membros inferiores.

se movimenta de forma normal, exagerada (na hipotonia) ou diminuída (na hipertonia). O mesmo pode ser observado, aplicando-se a manobra nos membros inferiores, segurando a perna e observando o balanço dos pés.

A diminuição do tônus (hipotonia) ou o seu aumento (hipertonia) devem ser registrados com as respectivas graduação e sede. Exemplos: moderada hipotonia nos membros inferiores. Acentuada hipertonia dos membros direitos.

Considerando o interesse clínico no reconhecimento das alterações do tônus muscular, convém reunir as características semiológicas da hipotonia e da hipertonia, como segue definição.

Na **hipotonia**, observam-se achatamento das massas musculares no plano do leito, consistência muscular diminuída, passividade aumentada, extensibilidade aumentada. A hipotonia é encontrada nas lesões do cerebelo, no coma profundo, no estado de choque do sistema nervoso central, nas lesões das vias da sensibilidade proprioceptiva consciente, das pontas anteriores da medula, dos nervos, na coreia aguda e em algumas encefalopatias (mongolismo).

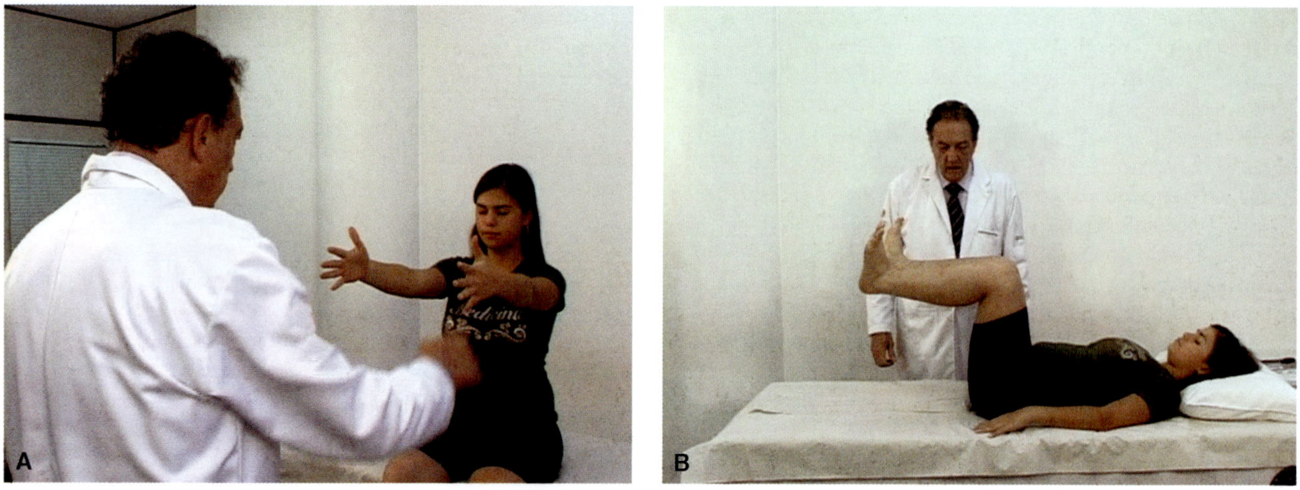

Figura 172.8 A. Prova dos braços estendidos. B. Prova de Mingazzini.

Na **hipertonia**, encontram-se consistência muscular aumentada, passividade diminuída e extensibilidade reduzida.

A hipertonia está presente nas lesões das vias motoras piramidal e extrapiramidal.

> **Causas de hipertonia piramidal**
>
> A hipertonia piramidal, denominada "espasticidade", é observada comumente na hemiplegia, na diplegia cerebral infantil, na esclerose lateral amiotrófica e na mielopatia compressiva. Apresenta, pelo menos, duas características: (1) é **eletiva**, pois alcança globalmente os músculos, com predomínio dos extensores dos membros inferiores e flexores dos membros superiores. Tais alterações determinam a clássica postura de Wernicke-Mann (Figura 172.9); (2) é **elástica**, com retorno à posição inicial de um segmento do corpo (antebraço, por exemplo), no qual se interrompeu o movimento passivo de extensão.

A hipertonia extrapiramidal, denominada "rigidez", é encontrada no parkinsonismo, na degeneração hepatolenticular e em outras doenças desse sistema. Tem duas características básicas que a diferenciam da hipertonia piramidal: (1) **não é eletiva**, porquanto acomete globalmente a musculatura agonista, sinergista e antagonista; (2) é **plástica**, com resistência constante à movimentação passiva, como se o segmento fosse de cera (flexibilidade cérea); está habitualmente associada ao **sinal da roda dentada**, que se caracteriza por interrupções sucessivas do movimento, lembrando os dentes de uma cremalheira em ação.

A hipertonia também pode ser transitória e/ou intermitente, como ocorre em certas condições clínicas (descerebração, síndrome meníngea, tétano, tetania e intoxicação estricnínica). Outras vezes, sob a forma de distonia (alternância entre hipo e hipertonia), é encontrada na atetose e na distonia de torção.

Por fim, não se pode esquecer de que, em certas condições locais (retração tendinosa), gerais (convalescença prolongada) ou fisiológicas (contorcionismo), o tônus muscular costuma sofrer modificações.

Coordenação

Na execução dos movimentos, por mais simples que sejam, entram em jogo mecanismos reguladores de sua direção, velocidade e medida adequadas, que os tornam econômicos, precisos e harmônicos. Não basta, portanto, que exista força suficiente para a execução do movimento; é necessário que haja coordenação na atividade motora.

Coordenação adequada traduz o bom funcionamento de, pelo menos, dois setores do sistema nervoso: o cerebelo (centro coordenador) e a sensibilidade proprioceptiva. À sensibilidade proprioceptiva cabe informar continuamente ao centro coordenador as modificações de posição dos vários segmentos corporais.

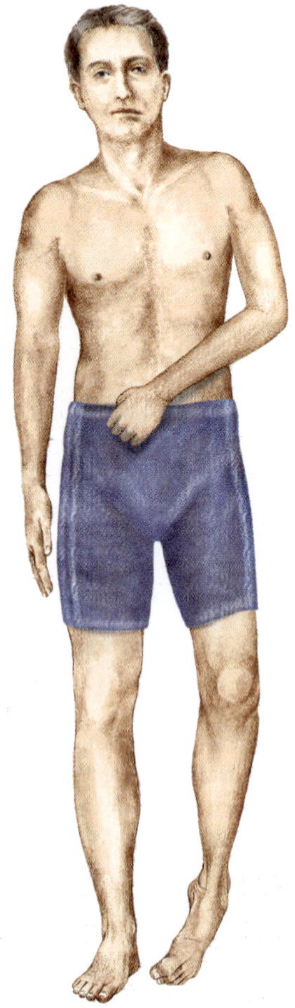

Figura 172.9 Postura de Wernicke-Mann, observada na fase de espasticidade da hemiplegia.

A perda de coordenação é denominada **ataxia**, a qual pode ser de três tipos: **cerebelar**, **sensorial** e **mista**.

Cumpre mencionar que, nas lesões da sensibilidade proprioceptiva, o paciente utiliza a visão para fiscalizar os movimentos incoordenados. Cerradas as pálpebras, acentua-se a ataxia. Tal fato não ocorre nas lesões cerebelares.

Faz-se o exame da coordenação por meio de inúmeras provas, mas bastam as que se seguem:

- Prova dedo-nariz: com o membro superior estendido lateralmente, o paciente é solicitado a tocar a ponta do nariz com o indicador. Repete-se a prova algumas vezes: primeiro, com os olhos abertos e, depois, fechados. O paciente deve estar de preferência de pé ou sentado (Figura 172.10 A e B)
- Prova calcanhar-joelho: na posição de decúbito dorsal, o paciente é solicitado a tocar o joelho oposto com o calcanhar do membro a ser examinado (Figura 172.10 C e D). A prova deve ser realizada várias vezes, de início com os olhos abertos; depois, fechados. Nos casos de discutível alteração, "sensibiliza-se" a prova mediante o deslizamento do calcanhar pela crista tibial, após tocar o joelho. Diz-se que há **dismetria** (distúrbio na medida do movimento) quando o paciente não consegue alcançar com precisão o alvo
- Prova dos movimentos alternados: determina-se ao paciente que realize movimentos rápidos e alternados, tais como: abrir e fechar a mão, movimento de supinação e pronação, extensão e flexão dos pés. Tais movimentos denominam-se **diadococinesia**, e a capacidade de realizá-los é chamada **eudiadococinesia**. Sua dificuldade é designada **disdiadococinesia** e a incapacidade de realizá-los recebe o nome de **adiadococinesia**.

O registro das alterações encontradas é feito anotando-se a sede e o grau de ataxia.

Reflexos

De modo genérico, pode-se afirmar que a toda ação corresponde uma reação. Assim é o reflexo: trata-se de uma resposta do organismo a um estímulo de qualquer natureza. A reação pode ser motora ou secretora, dependendo da modalidade do estímulo e do órgão estimulado.

Para nosso estudo, têm interesse os reflexos motores, cuja base anatomofuncional é o **arco reflexo**, representado esquematicamente na Figura 172.11 e constituído pelos seguintes elementos:

- Via aferente: receptor e fibras sensoriais do nervo
- Centro reflexógeno: substância cinzenta do sistema nervoso
- Via eferente: fibras motoras do nervo
- Órgão efetor: músculo.

Reflexos exteroceptivos ou superficiais

Nesses reflexos, o estímulo é feito na pele ou na mucosa externa, por meio de um estilete rombo. Alguns reflexos mucosos serão vistos quando os nervos cranianos forem estudados.

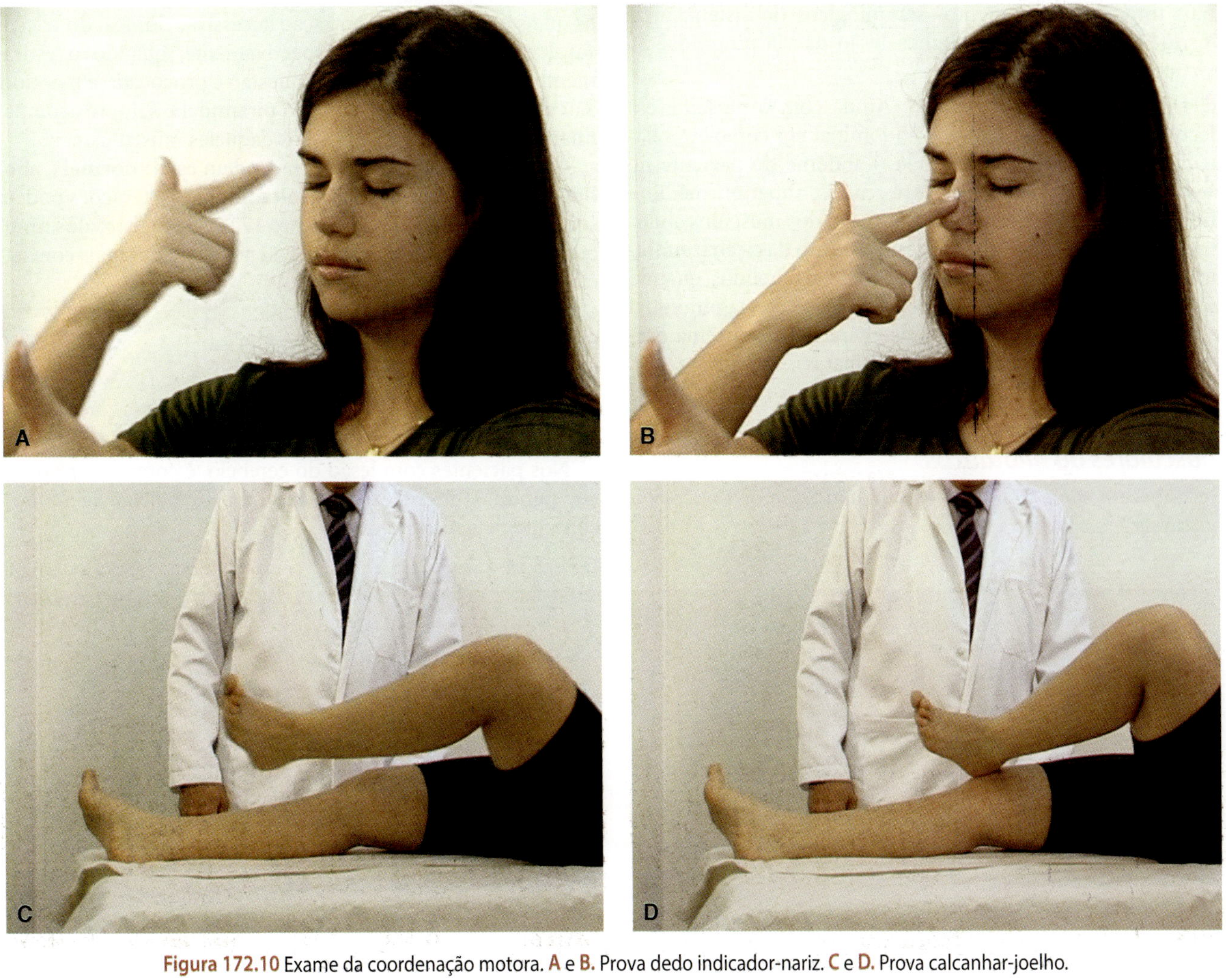

Figura 172.10 Exame da coordenação motora. A e B. Prova dedo indicador-nariz. C e D. Prova calcanhar-joelho.

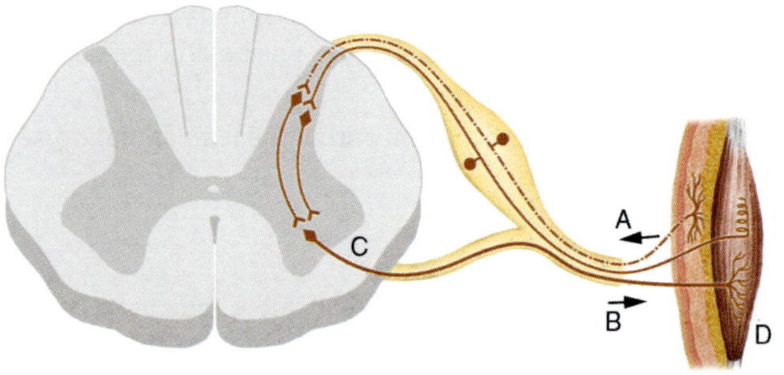

Figura 172.11 Representação esquemática do arco reflexo simples. A. Via aferente. B. Via eferente C. Centro reflexógeno D. Órgão efetor.

Os reflexos cutâneos habitualmente examinados são definidos a seguir.

REFLEXO CUTÂNEO-PLANTAR. Estando o paciente em decúbito dorsal, com os membros inferiores estendidos, o examinador estimula superficialmente a região plantar, próximo à borda lateral e desliza no sentido posteroanterior, fazendo um leve semicírculo na parte mais anterior (Figura 172.12).

A resposta normal é representada pela flexão dos dedos. A abolição desse reflexo ocorre quando há interrupção do arco reflexo e, algumas vezes, na fase inicial da lesão da via piramidal. A inversão da resposta normal, ou seja, a extensão do hálux (os demais podem ou não apresentar abertura em forma de leque), constitui o **sinal de Babinski**, um dos mais importantes elementos semiológicos do sistema nervoso (Figura 172.13) que indica lesão da via piramidal ou corticospinal.

REFLEXOS CUTÂNEO-ABDOMINAIS. Ainda com o paciente em decúbito dorsal, com a parede abdominal em completo relaxamento, o examinador estimula o abdome do paciente no sentido da linha mediana em três níveis: superior, médio e inferior. A resposta normal é a contração dos músculos abdominais que determina um leve deslocamento da cicatriz umbilical para o lado estimulado. Podem estar abolidos quando houver interrupção do arco reflexo, na lesão da via piramidal e, às vezes, mesmo na ausência de alterações do sistema nervoso (obesidade, pessoas idosas, multíparas).

Reflexos proprioceptivos, profundos, musculares ou miotáticos

Reconhecem-se os tipos fásicos ou clônicos, e os tônicos ou posturais.

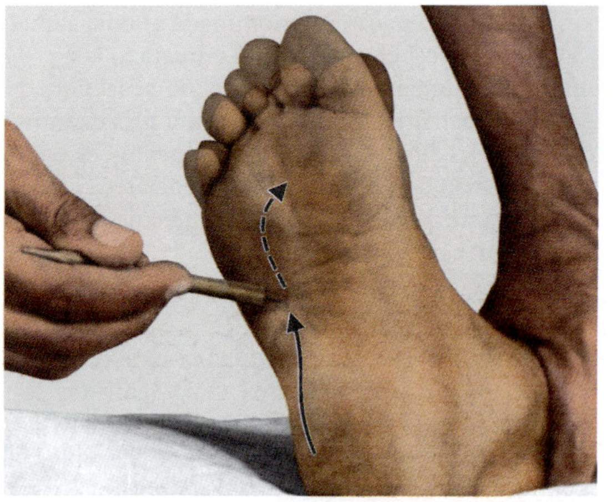

Figura 172.13 Sinal de Babinski.

Na pesquisa dos reflexos **miotáticos fásicos** ou **clônicos**, o estímulo é feito pela percussão com o martelo de reflexos do tendão do músculo a ser examinado (Figuras 172.14 e 172.15).

De rotina, são investigados os reflexos **aquileu**, **patelar**, **flexor dos dedos**, **supinador**, **pronador**, **bicipital** e **tricipital**. No Quadro 172.2 estão listados os elementos semiológicos fundamentais desses reflexos.

Pela maneira especial como é provocado, o **clônus do pé e da rótula** é colocado à parte do quadro geral dos reflexos, os quais consistem na contração sucessiva, clônica, do tríceps sural e dos quadríceps, respectivamente, quando o estiramento rápido do músculo em questão é provocado e mantido. São encontrados na lesão da via piramidal e sempre acompanhados de exaltação dos reflexos daqueles músculos.

Os reflexos miotáticos fásicos podem estar: **normais**, **abolidos**, **diminuídos**, **vivos** ou **exaltados**. Suas alterações podem ser simétricas ou não (ver Quadro 172.2). O registro dos resultados deve ser feito literalmente ou por meio de sinais convencionais, da seguinte maneira:

- Arreflexia ou reflexo abolido: 0
- Hiporreflexia ou reflexo diminuído: –
- Normorreflexia ou reflexo normal: +
- Reflexo vivo: ++
- Hiper-reflexia ou reflexo exaltado: +++.

Nos pacientes com lesão do cerebelo, é comum a resposta em pêndulo do reflexo patelar (reflexo patelar pendular), consequência da hipotonia.

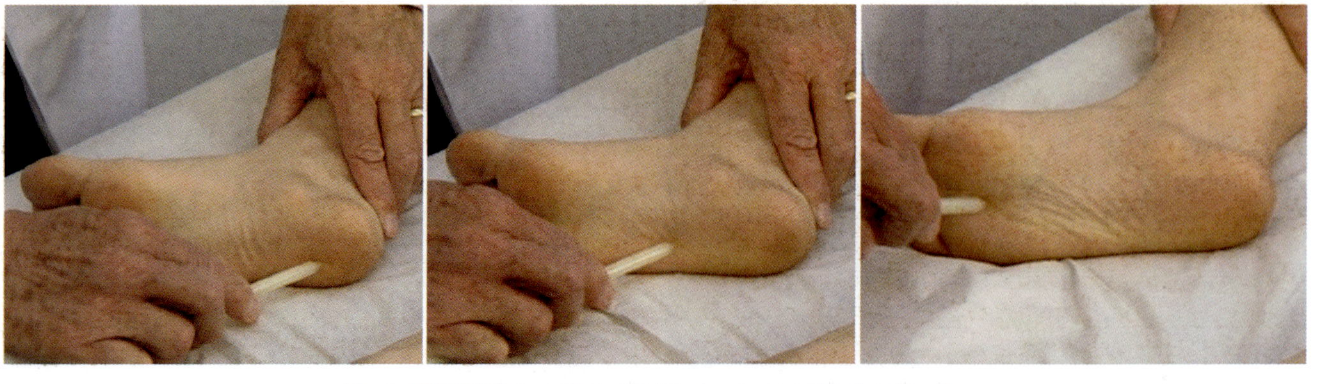

Figura 172.12 Reflexo cutâneo-plantar: observe o sentido do estímulo.

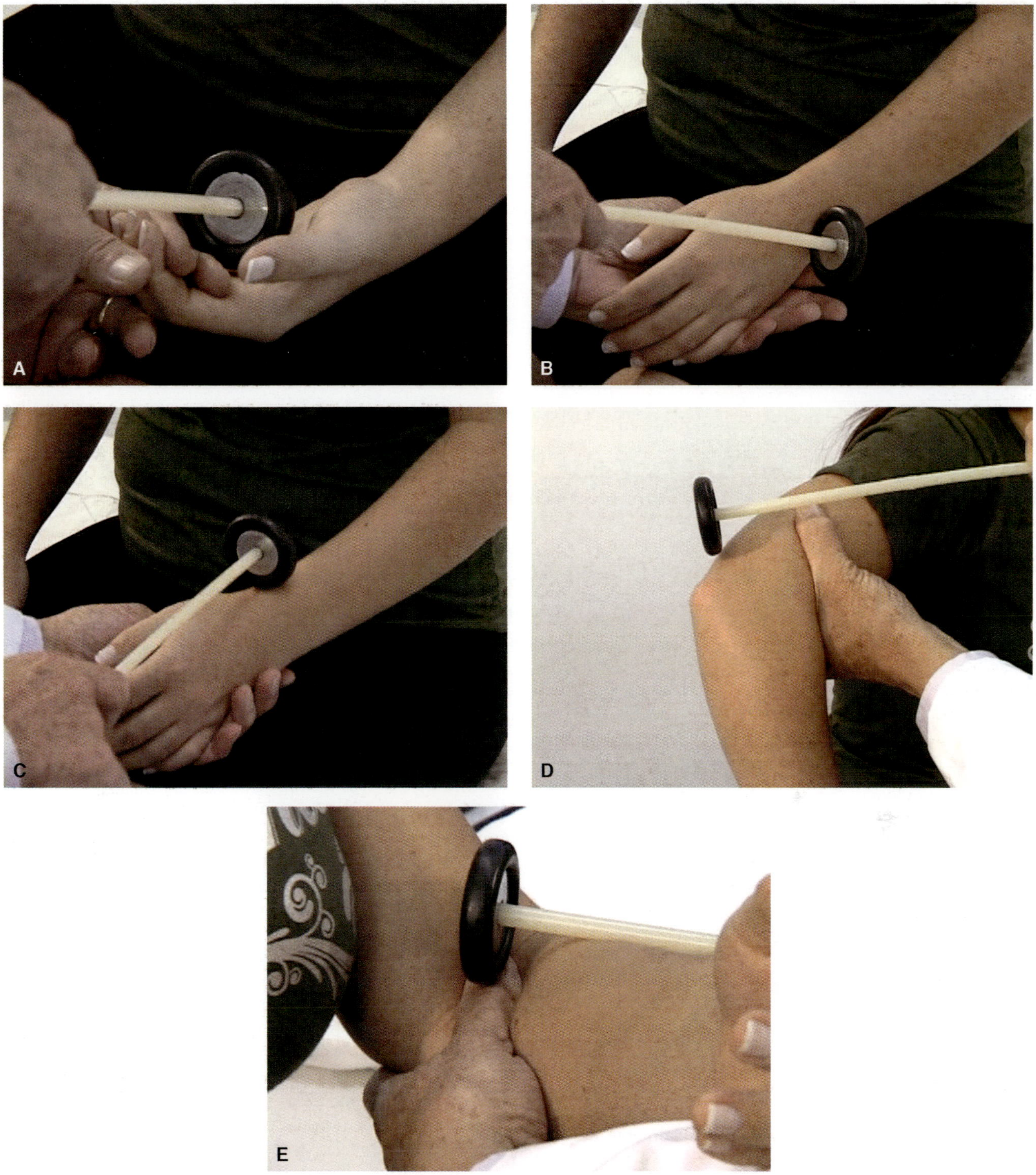

Figura 172.14 Exame dos reflexos profundos: flexor dos dedos (A), pronador (B), supinador (C), tricipital (D) e bicipital (E).

A assimetria nas respostas dos reflexos tem grande importância, porque evidencia anormalidade neurológica, sendo necessário ser bem analisada conjuntamente com os outros elementos semióticos.

Reflexo de automatismo ou de defesa

O reflexo de automatismo ou de defesa representa reação normal de retirada do membro a um estímulo nociceptivo, habitualmente aplicado no pé. Por ser um tipo especial

Causas de alterações dos reflexos

A arreflexia ou hiporreflexia são encontradas comumente nas lesões que interrompem o arco reflexo (poliomielite, polineuropatia periférica, miopatia), e a hiper-reflexia nas lesões da via piramidal (acidente vascular cerebral, neoplasia, doença desmielinizante, traumatismo). É possível, todavia, obter resposta diminuída ou aumentada, mesmo na ausência de doença. A experiência do examinador, somada aos outros dados semiológicos, possibilitará a correta interpretação dos achados.

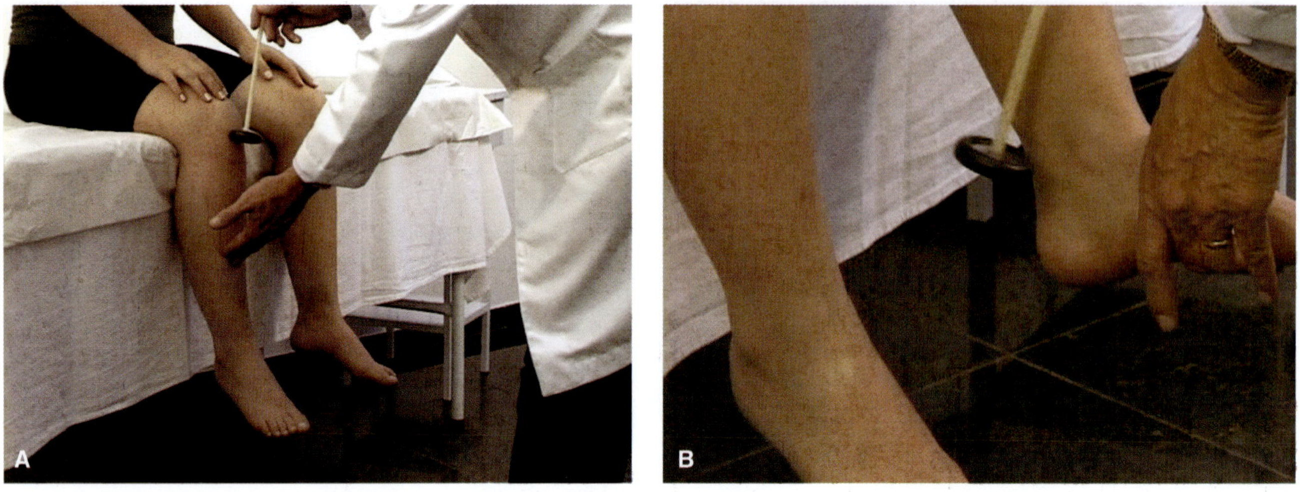

Figura 172.15 Exame dos reflexos profundos: patelar (A) e aquileu (B).

Quadro 172.2 Reflexos miotáticos fásicos ou clônicos.

Reflexo	Músculo	Centro medular	Sede do estímulo	Resposta
Aquileu	Tríceps sural	L5-S1	Tendão de Aquiles	Flexão do pé
Patelar	Quadríceps	L2-L4	Tendão rotuliano	Extensão da perna
Flexor dos dedos	Flexor dos dedos da mão	C7-C8-T1	Face anterior do punho	Flexão dos dedos da mão
Supinador	Supinadores	C5-C6	Apófise estiloide do rádio	Flexão do antebraço e, às vezes, ligeira supinação e flexão dos dedos
Pronador	Pronadores	C6-C7-C8-T1	Processo estiloide da ulna	Pronação da mão e antebraço
Bicipital	Bíceps	C5-C6	Tendão distal do bíceps	Flexão do antebraço
Tricipital	Tríceps	C6-C7-C8	Tendão distal do tríceps	Extensão do antebraço

de reflexo, é analisado separadamente, procedendo-se da seguinte maneira: com o paciente em decúbito dorsal e os membros inferiores estendidos, faz-se um beliscamento na região dorsal do pé, ou uma flexão forçada nos dedos do pé, ou ainda a percussão rápida e repetida na região plantar com o martelo de reflexo.

Em condições normais, o membro estimulado permanece na mesma posição ou apresenta discreta retirada, caso o estímulo seja muito forte. A resposta anormal é uma tríplice flexão, representada pela flexão do pé sobre a perna, desta sobre a coxa e da coxa sobre a bacia. Corresponde, na verdade, a um exagero da resposta normal.

É encontrada na lesão piramidal, especialmente de nível medular.

Sensibilidade

Os estímulos, de qualquer natureza, atuando sobre os órgãos receptores da superfície corporal ou na profundidade do corpo, são conduzidos por sistemas especiais (vias aferentes ou aferências sensitivas) até o sistema nervoso central. O estudo semiológico da sensibilidade diz respeito aos receptores, às vias condutoras e aos centros localizados no encéfalo.

Essas vias sensitivas estão em estreita e contínua ligação com as vias motoras, configurando, em seu conjunto, o arco reflexo que representa a unidade anatomofuncional do sistema nervoso.

Para melhor compreensão da propedêutica da sensibilidade e das alterações em seus vários níveis, ver Figura 172.16, na qual foram esquematizados os elementos anatômicos. A classificação mais utilizada das formas da sensibilidade é demonstrada na Figura 172.17.

A sensibilidade subjetiva compreende as queixas sensitivas que o paciente relata durante a anamnese, ou seja, a dor e as parestesias (dormência, formigamento).

A sensibilidade objetiva, a rigor, não deixa de ser subjetiva, já que depende da resposta do paciente aos estímulos percebidos. É dita "objetiva" apenas porque, nesse caso, está presente um estímulo aplicado pelo examinador.

A sensibilidade especial corresponde aos sensórios e será estudada na parte relativa aos nervos cranianos.

A investigação da sensibilidade demanda, antes de tudo, muita paciência, metodização e uso de material adequado.

Para ser feito o exame da sensibilidade com a máxima precisão, devem ser obedecidas as seguintes recomendações:

- Proporcione um ambiente adequado (silencioso e com temperatura agradável)
- O paciente precisa estar com roupas sumárias (se houver necessidade, deve ser despido)
- O paciente deve manter os olhos fechados durante o exame após explicações adequadas do que será realizado
- Tanto quanto possível, evite sugestão quanto à sede e à natureza do estímulo aplicado. Exemplo: não pergunte ao paciente se ele está sentindo ser tocado com algodão no pé direito enquanto isso estiver sendo feito

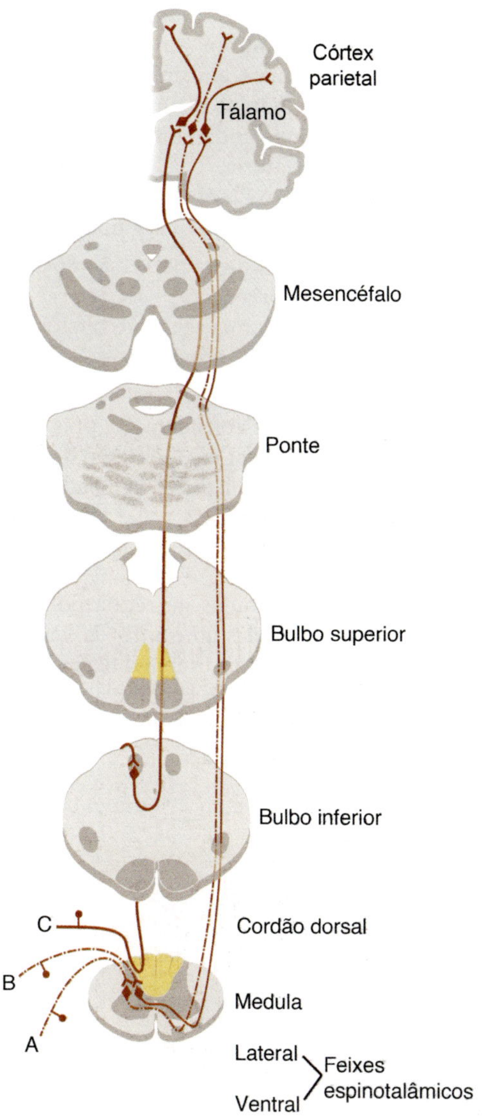

Figura 172.16 Representação esquemática das aferências sensitivas, exceto o segmento cefálico, mostrando: fibras que transmitem as impressões tátil grosseira ou protopática e de pressão (**A**); fibras para a dor e temperatura (**B**); fibras para as sensibilidades vibratória, cinético-postural e tátil epicrítica ou discriminativa (**C**).

▪ Ao aplicar o estímulo, indague: está sentindo alguma coisa? O quê? Em que parte do corpo? Em seguida, compare os estímulos em áreas homólogas e também em vários locais do mesmo segmento

▪ O tempo de exame não deve ser muito prolongado para não provocar desatenção e impaciência

▪ O seguinte material deve ser usado: pedaço de algodão ou um pincel pequeno e macio; estilete rombo que provoque dor sem ferir o paciente; dois tubos de ensaio ou vidrinhos, um com água gelada e outro com água quente (a cerca de 45°) e diapasão de 128 vibrações por segundo.

SEMIOTÉCNICA. O estudo da sensibilidade superficial e da sensibilidade profunda é feito do modo descrito a seguir.

Sensibilidade superficial. Para a sensibilidade tátil, utiliza-se o pedaço de algodão ou o pequeno pincel macio, os quais são roçados de leve em várias partes do corpo.

A sensibilidade térmica requer dois tubos de ensaio, um com água gelada e outro com água quente, com que se tocam pontos diversos do corpo, alternando-se os tubos.

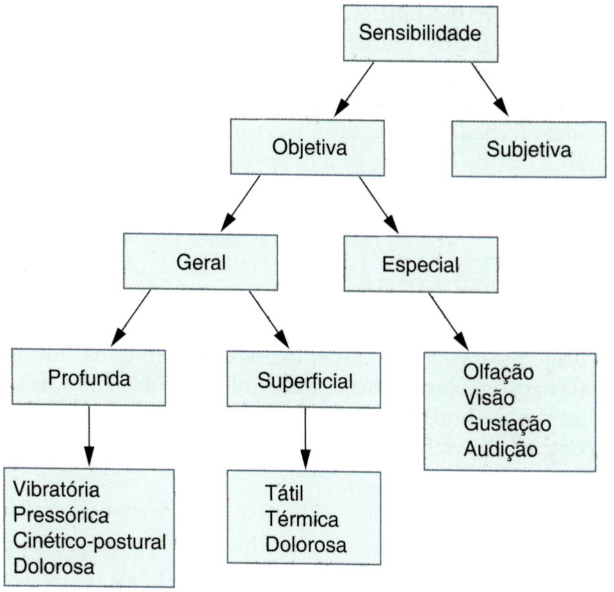

Figura 172.17 Classificação das formas de sensibilidade.

A sensibilidade dolorosa é pesquisada com o estilete rombo, capaz de provocar dor sem ferir o paciente. A **agulha hipodérmica é inadequada**, sobretudo em mãos inábeis.

A diminuição da sensibilidade tátil recebe o nome de **hipoestesia**; sua abolição, **anestesia**; e seu aumento, **hiperestesia**. Tais alterações estão na dependência da lesão das vias das várias modalidades sensitivas.

O resultado do exame, se for normal, deve ser registrado literalmente, discriminando-se cada tipo de sensibilidade. Se houver alterações, o registro será feito em esquemas que mostrem a distribuição sensitiva corporal ou, então, discriminativamente, como exemplificado a seguir:

- Diminuição da sensibilidade tátil
- Abolição da sensibilidade vibratória
- Aumento da sensibilidade superficial dolorosa.

É fundamental acrescentar a esses exemplos o grau e a localização das alterações.

Sensibilidade profunda. A sensibilidade vibratória (palestesia) é pesquisada com o diapasão de 128 vibrações por segundo, colocado em saliências ósseas.

A sensibilidade à pressão (barestesia) é verificada mediante compressão digital ou manual em qualquer parte do corpo, especialmente de massas musculares.

A cinético-postural ou artrocinética (batiestesia) é explorada deslocando-se suavemente qualquer segmento do corpo em várias direções (flexão, extensão). Em dado momento, fixa-se o segmento em uma determinada posição, que deverá ser reconhecida pelo paciente. Para facilitar o exame, elegem-se algumas partes do corpo, como o hálux, o polegar, o pé ou a mão.

A sensibilidade dolorosa profunda é avaliada mediante compressão moderada de massas musculares e tendões, o que, normalmente, não desperta dor. Se o paciente acusar dor, é sinal de que há neurites e miosites. De modo contrário, os pacientes com *tabes dorsalis* não sentem dor quando se faz compressão, mesmo forte, de órgãos habitualmente muito dolorosos, como é o caso dos testículos.

ESTEREOGNOSIA. Em seguida ao exame da sensibilidade, avalia-se o fenômeno estereognóstico, que significa a capacidade de reconhecer um objeto com a mão sem o auxílio da visão. É função tátil discriminativa ou epicrítica com componente proprioceptivo. Coloca-se um pequeno objeto comum (chave, botão, grampo de cabelo) na mão do paciente, o qual, com os olhos fechados, deve reconhecer o objeto apenas pela palpação. Quando se perde essa função, diz-se **astereognosia** ou **agnosia tátil**, indicativa de lesão do lobo parietal contralateral (Figura 172.18).

Nervos cranianos

Os 12 nervos cranianos têm origem no tronco encefálico ou se dirigem para ele, com exceção dos dois primeiros, que, por sinal, não têm características morfológicas de nervo, e sim de tecido cerebral, e do ramo externo do XI, cuja origem se encontra na medula cervical.

I nervo olfatório

As impressões olfatórias são recolhidas pelos receptores da mucosa nasal e conduzidas aos centros corticais da olfação, situados nos hipocampos, após atravessarem os dois lobos frontais.

No exame da olfação, empregam-se substâncias com odores conhecidos: café, canela, cravo, tabaco, álcool etc.

De olhos fechados, o paciente deve reconhecer o aroma que o examinador colocar diante de cada narina.

Afastadas as condições que impeçam o reconhecimento do odor (resfriado comum, atrofia de mucosa), as alterações deficitárias (hiposmia e anosmia) ganham maior significado clínico, pois dependem de distúrbios neurológicos, como sífilis nervosa, fratura do andar anterior da base do crânio e neoplasia da goteira olfatória.

De outra parte, existem alterações da olfação por lesões corticais que compreendem os seguintes tipos:

- Parosmia, que consiste na perversão do olfato
- Alucinações olfatórias
- Cacosmia, a qual é uma sensação olfatória desagradável na ausência de qualquer substância capaz de originar odor.

Essas manifestações, às vezes referidas durante a anamnese, têm de ser levadas em consideração, pois podem representar verdadeiras crises epilépticas, por lesão do úncus hipocampal. São chamadas "crises epilépticas uncinadas".

II nervo óptico

As imagens são recolhidas na retina por meio dos cones e bastonetes, e conduzidas ao centro da visão no lobo occipital, pelos axônios que constituem o nervo, o quiasma e o trato óptico, o corpo geniculado lateral e as radiações ópticas (ver tópico Exame neuroftalmológico, Parte 7, *Olhos*, Capítulo 16, *Exame Clínico*).

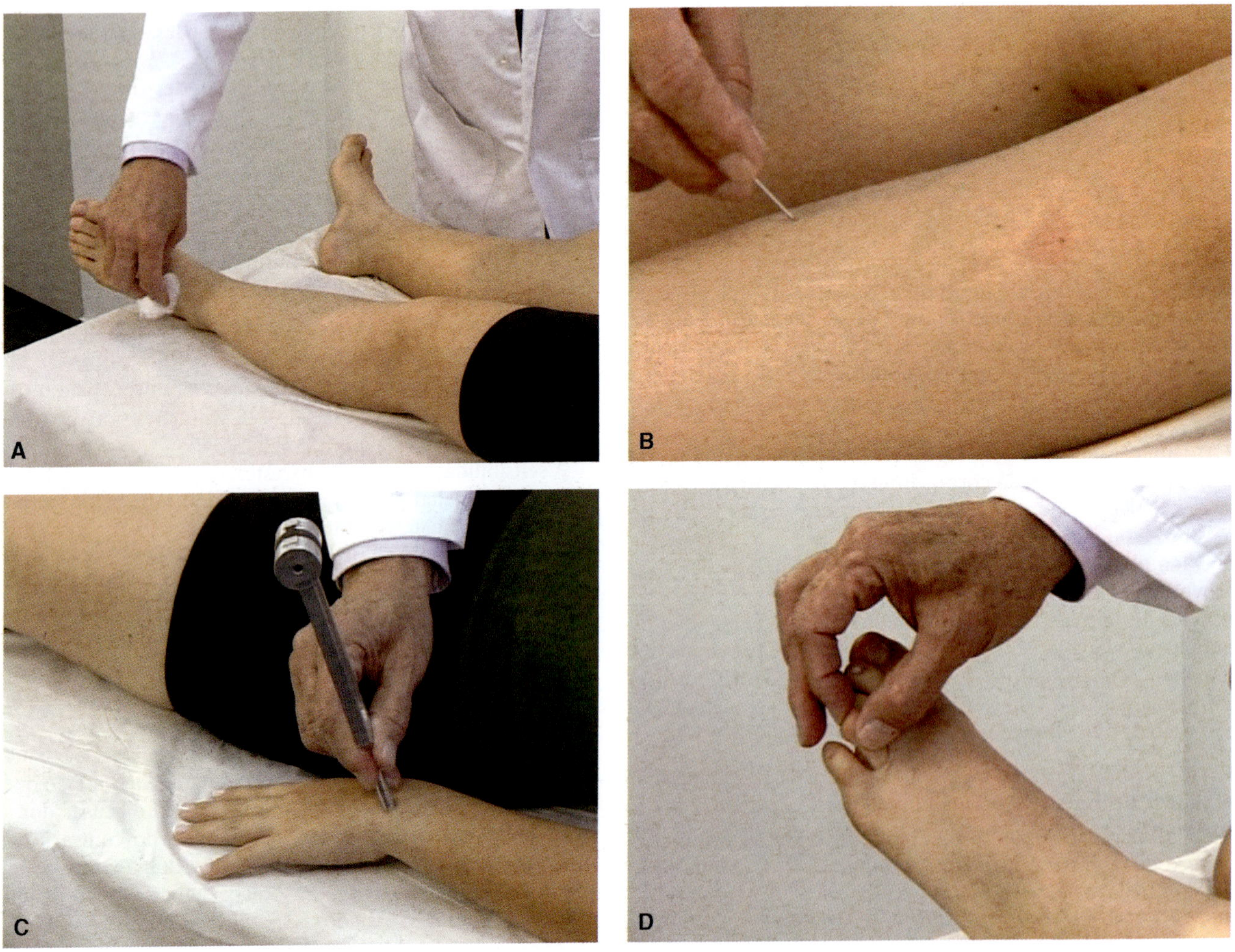

Figura 172.18 Exame de sensibilidade. A. Tátil. B. Dolorosa. C. Vibratória. D. Cinético-postural.

O nervo óptico é examinado da seguinte maneira:

- Acuidade visual: pede-se ao paciente que diga o que vê na sala de exame (na parede, na mesa) ou leia alguma coisa. Examina-se cada olho em separado. Havendo diminuição da acuidade, fala-se em ambliopia; quando abolida, constitui-se em amaurose. Ambas podem ser uni ou bilaterais e costumam ser causadas por neurite óptica, neoplasias e hipertensão intracraniana
- Campo visual: sentado, o paciente fixa um ponto na face do examinador, postado à sua frente. O examinador desloca um objeto nos sentidos horizontal e vertical, e o paciente dirá até que ponto está "percebendo" o objeto nas várias posições. Cada olho é examinado separadamente. A isso se denomina "avaliação do campo visual" ou "campimetria". As alterações campimétricas causadas por neoplasias, infecções e desmielinização são anotadas em relação ao campo visual, e não à retina. Assim, hemianopsia homônima direita significa perda da metade direita de ambos os campos visuais. Esta e outras alterações podem ser mais bem observadas na Figura 172.19
- Fundoscopia: com o oftalmoscópio, o fundo de olho torna-se perfeitamente visível. O neurologista não pode prescindir desse exame, que constitui verdadeira biopsia incruenta. Podem ser reconhecidos o tecido nervoso (retina e papila óptica) e os vasos (artérias, veias e capilares), que evidenciam fielmente o que se passa com as estruturas análogas na cavidade craniana. Entre as alterações que podem ser encontradas, destacam-se: a palidez da papila, a qual significa atrofia do nervo óptico; o edema de papila que traduz inflamação do nervo ou hipertensão intracraniana, e as modificações das arteríolas, que aparecem na hipertensão arterial.

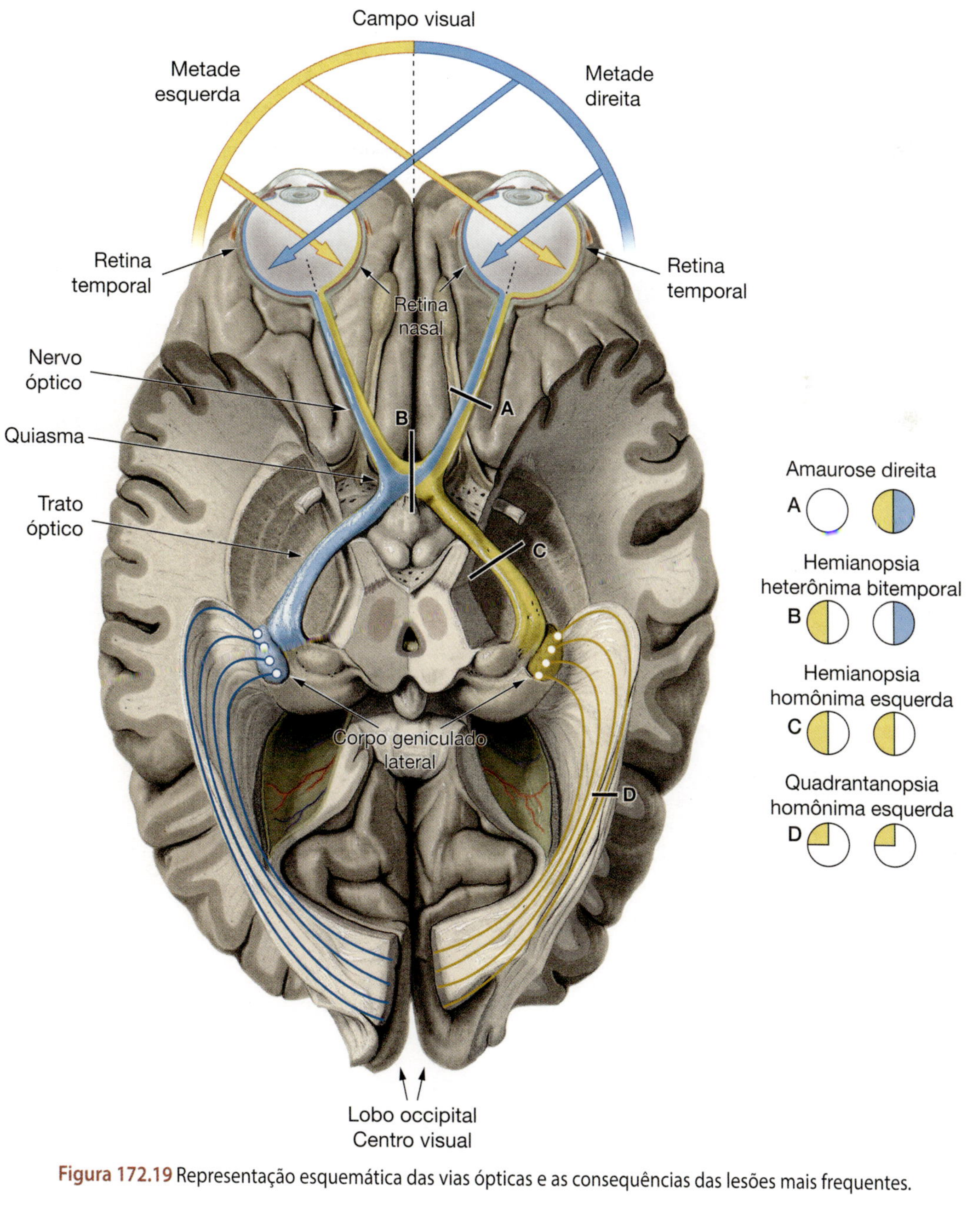

Figura 172.19 Representação esquemática das vias ópticas e as consequências das lesões mais frequentes.

III nervo oculomotor, IV nervo troclear e VI nervo abducente

Esses três nervos são examinados em conjunto, pois inervam os vários músculos que têm por função a motilidade dos globos oculares. Tais músculos são o reto medial, o reto superior, o reto inferior, o oblíquo inferior (inervados pelo oculomotor), o oblíquo superior (inervado pelo troclear) e o reto lateral (inervado pelo abducente).

O III nervo inerva também a musculatura elevadora da pálpebra.

A investigação semiológica desses nervos pode ser sistematizada da maneira descrita a seguir.

MOTILIDADE EXTRÍNSECA. A posição do globo ocular é dada pelo funcionamento harmônico dos vários músculos. Caso haja predomínio de um deles (por paresia ou paralisia de seu antagonista), ocorre o que se chama "estrabismo" (desvio do olho de seu eixo normal), que pode ser horizontal (convergente ou divergente) ou vertical (superior ou inferior), e isso vai depender se o desvio é em uma ou em outra direção. Na presença de estrabismo, pelo menos na fase inicial, o paciente reclama de visão dupla ou diplopia (Figuras 172.20 e 172.21).

O exame é feito em cada olho separadamente e, depois, simultaneamente, da seguinte maneira: estando o paciente com a cabeça imóvel, o examinador solicita a ele que desloque os olhos nos sentidos horizontal e vertical. No exame simultâneo, acrescenta-se a prova da convergência ocular, que é feita aproximando gradativamente um objeto dos olhos do paciente.

A Figura 172.22 mostra o esquema da paralisia da musculatura extrínseca dos olhos.

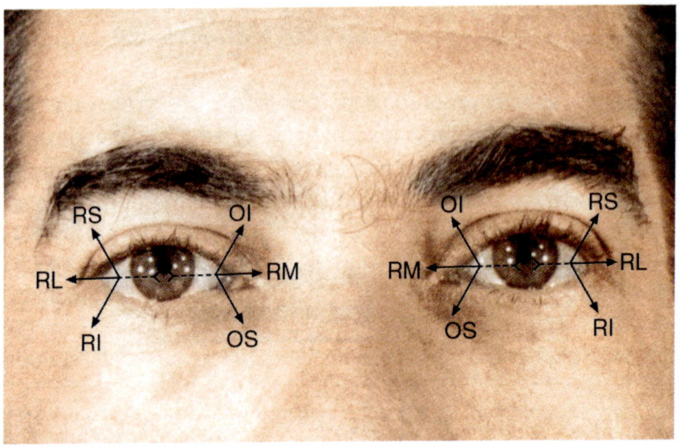

Figura 172.20 Posição primária dos olhos e representação esquemática da ação dos músculos oculares extrínsecos (RM: reto medial; RL: reto lateral; RS: reto superior; RI: reto inferior: OI: oblíquo inferior; e OS: oblíquo superior). Para a execução dos movimentos horizontais, entram em ação os retos medial e lateral (movimentação primária); para os movimentos verticais, inferiores ou superiores, acionam-se os retos superior e inferior e os oblíquos superior e inferior.

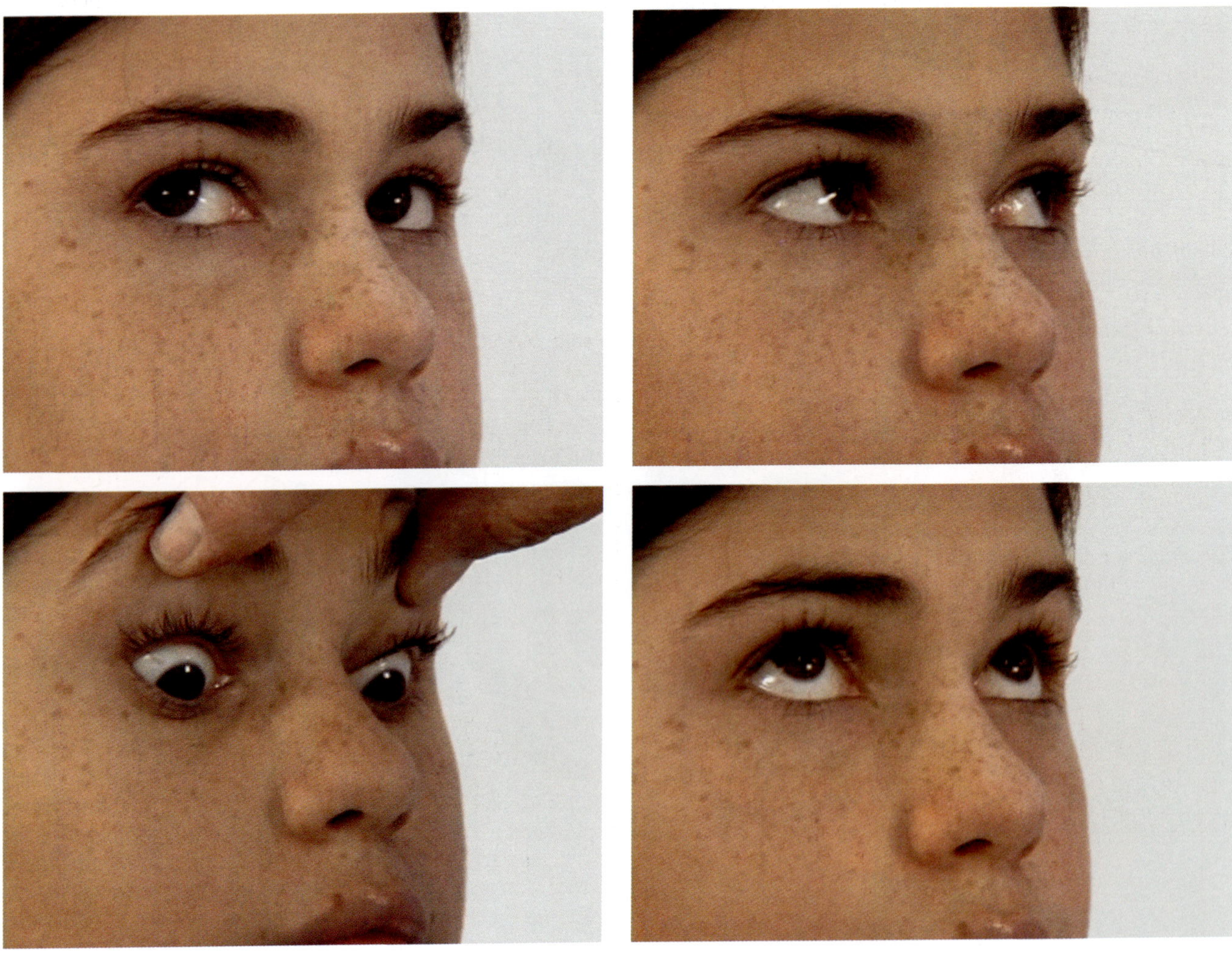

Figura 172.21 Exame da motilidade ocular.

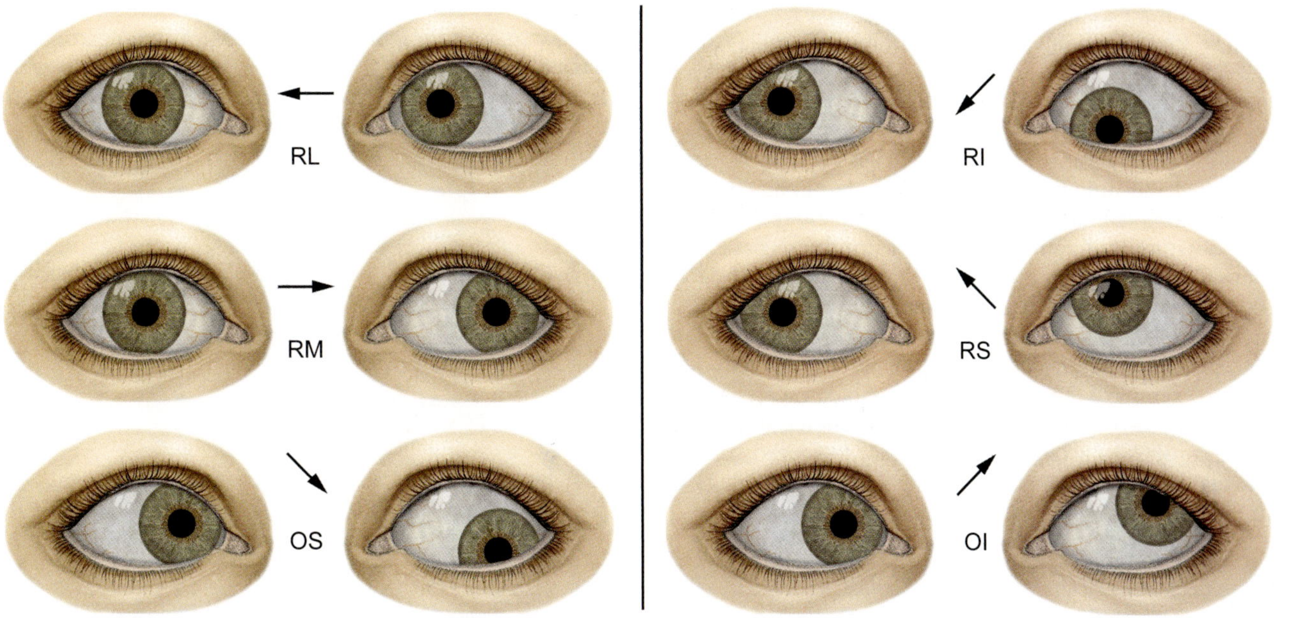

Figura 172.22 Representação esquemática da paralisia isolada dos músculos extrínsecos do olho direito. A *seta* indica o sentido do movimento ocular, partindo da posição primária dos olhos.

As causas mais frequentes de lesões dos nervos oculomotores são traumatismos, diabetes melito, aneurisma intracraniano, hipertensão intracraniana e neoplasias da região selar.

MOTILIDADE INTRÍNSECA. O exame da pupila é feito em seguida ao estudo da motilidade extrínseca dos globos oculares.

A íris é formada por fibras musculares lisas e apresenta uma camada externa, radiada, inervada pelo simpático cervical, e uma camada interna, circular, que recebe a inervação parassimpática. Esta tem origem no mesencéfalo, no núcleo de Edinger-Westphal, e suas raízes alcançam o olho por intermédio do III nervo, que constitui a sua via eferente. A via aferente corresponde às fibras pupilomotoras, as quais têm origem na retina e transitam pelo nervo óptico.

A pupila é normalmente circular, bem centrada e tem um diâmetro de 2 a 4 mm. Ressalte-se que o diâmetro pupilar é o resultado do funcionamento equilibrado entre os dois sistemas nervosos autônomos – simpático e parassimpático.

A irregularidade do contorno pupilar é chamada **discoria**; quando o diâmetro se acha aumentado, fala-se em **midríase**; o contrário, **miose**; à igualdade de diâmetros denomina-se **isocoria**; e à desigualdade, **anisocoria** (Figura 172.23).

Dinamicamente, a pupila é examinada por meio de um feixe luminoso e pela convergência ocular. Em ambiente de pouca luminosidade, o paciente deve olhar para um ponto mais distante. O examinador incide o feixe de luz em uma pupila e observa a resposta nos dois lados. Chama-se "reflexo

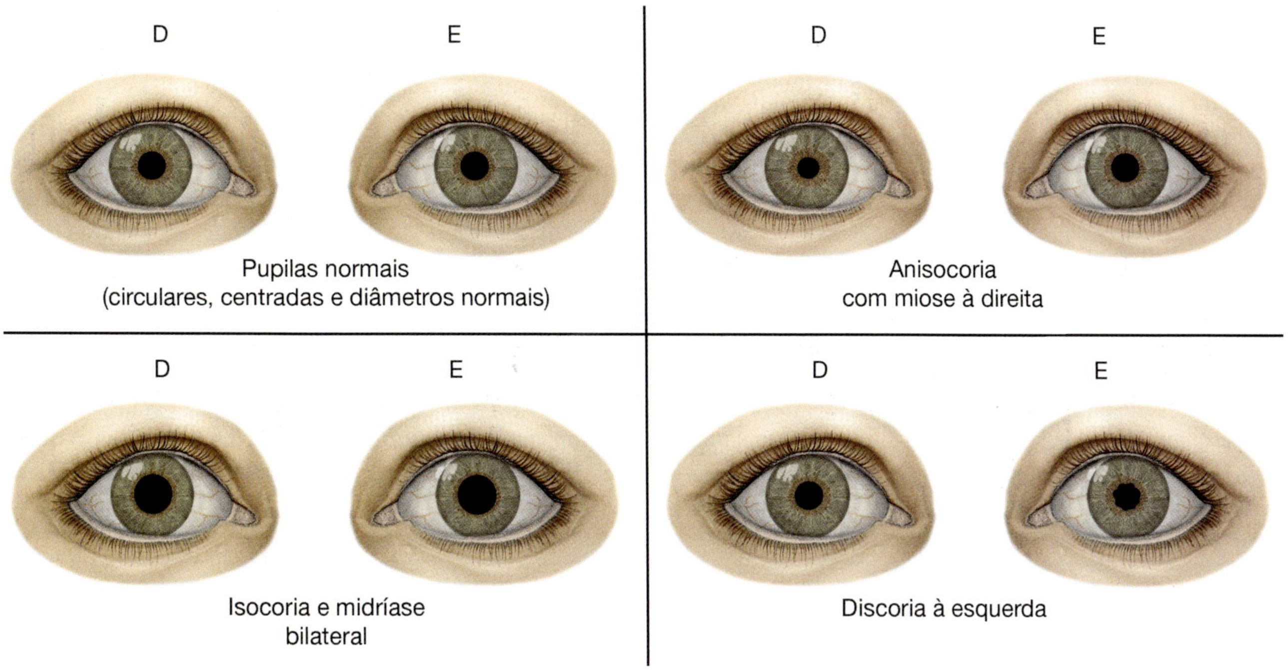

Figura 172.23 Forma das pupilas.

fotomotor direto" a contração da pupila na qual se fez o estímulo, e "reflexo fotomotor consensual" a contração da pupila oposta. Em seguida, aproxima-se dos olhos um objeto, e as pupilas se contrairão normalmente – é o reflexo da acomodação.

Os reflexos podem estar normais, diminuídos ou abolidos. A abolição pode abranger todos os reflexos ou ser dissociada. Assim, na lesão unilateral do oculomotor, a pupila entra em midríase homolateral (predomínio do simpático) e não responde a estímulo algum – é chamada "midríase paralítica". A pupila oposta permanece normal. Na lesão bilateral da via aferente (fibras pupilomotoras que estão juntas com o nervo óptico), os reflexos fotomotor direto ou consensual estão abolidos, enquanto o reflexo de acomodação está preservado.

Outro exemplo é representado pela lesão da via aferente do lado direito: se o estímulo for aplicado à direita, os reflexos direto e consensual estarão abolidos; se for à esquerda, ambos os reflexos estarão normais, o que significa que o reflexo de acomodação está preservado.

Alterações pupilares

Existem duas alterações pupilares, classicamente conhecidas, que são o sinal de Argyll-Robertson e a síndrome de Claude Bernard-Horner.

O **sinal de Argyll-Robertson** consiste basicamente em miose bilateral, abolição do reflexo fotomotor e presença do reflexo de acomodação. Foi tido por muito tempo como patognomônico da sífilis nervosa. Na verdade, sabe-se hoje que ele pode depender de várias outras causas. A lesão responsável pelo sinal de Argyll-Robertson situa-se na região periaquedutal, no mesencéfalo.

A **síndrome de Claude Bernard-Horner** é caracterizada por miose, enoftalmia e diminuição da fenda palpebral. Decorre de lesão do simpático cervical (traumatismo, neoplasia do ápice pulmonar, pós-cirurgia cervical).

V nervo trigêmeo

O trigêmeo é nervo misto, constituído de várias raízes:

- Raiz motora, representada pelo nervo mastigador, que inerva os músculos destinados à mastigação (temporal, masseter e pterigóideos). Avalia-se a lesão unilateral da raiz motora pela observação dos seguintes elementos:
  - Atrofia das regiões temporais e masseterinas
  - A abertura da boca promove desvio da mandíbula para o lado da lesão e, ao trincar os dentes, nota-se debilidade do lado paralisado
  - Há dificuldade do movimento de lateralização da mandíbula
- Raízes sensitivas que compreendem os nervos oftálmico, maxilar e mandibular, cuja distribuição na face se vê na Figura 172.24.

As raízes sensitivas responsabilizam-se pela sensibilidade geral da metade anterior do segmento cefálico.

O exame dessas raízes é semelhante ao da sensibilidade superficial, estudada anteriormente, cabendo apenas acrescentar a pesquisa da sensibilidade corneana, feita com uma mecha de algodão que toca suavemente entre a esclerótica e a córnea. O paciente deve estar com os olhos virados para o lado oposto, a fim de perceber o menos possível a prova. A resposta normal é a contração do orbicular das pálpebras, daí a denominação de **reflexo córneo-palpebral**.

As alterações do trigêmeo podem ser consequência de herpes-zóster, traumatismo e neoplasias.

Comprometida a raiz sensitiva, o paciente vai referir dor, limitada à área correspondente à sua distribuição. Em tais casos, usa-se a designação "neuralgia (ou nevralgia) do trigêmeo" ou "trigeminalgia". Cumpre diferenciar a trigeminalgia secundária da essencial ou idiopática. Entre as características que as diferenciam, sobressai o fato de que, na essencial, não se encontram alterações objetivas deficitárias de sensibilidade da face, enquanto, na secundária, tais alterações estão presentes.

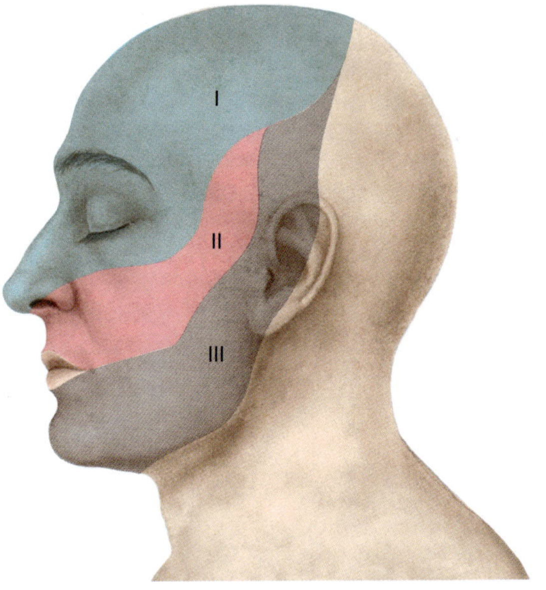

Figura 172.24 Representação esquemática da distribuição sensitiva do nervo trigêmeo. Ramos: (I) oftálmico; (II) maxilar; (III) mandibular.

VII nervo facial

Do ponto de vista semiológico, interessa a parte motora do nervo facial, a qual se divide anatomoclinicamente em dois ramos – temporofacial e cervicofacial –, os quais se distribuem para a musculatura da mímica facial.

Para fazer o exame do nervo facial, solicita-se ao paciente enrugar a testa, franzir os supercílios, fechar as pálpebras, mostrar os dentes, abrir a boca, assobiar, inflar a boca e contrair o platisma ou músculo cutilar do pescoço.

Na paralisia unilateral, observam-se lagoftalmia (o olho permanece sempre aberto); ausência do ato de piscar; epífora (lacrimejamento); desvio da boca para o lado normal, sobretudo quando se pede ao paciente que mostre os dentes ou abra amplamente a boca, e incapacidade para contrair o platisma, assobiar e manter a boca inflada.

A paralisia da face se chama "prosopoplegia" e, quando bilateral, fala-se em "diplegia facial".

Cerca de 80% dessas paralisias são chamadas *a frigore* e têm caráter benigno. Admite-se, atualmente, que essas paralisias sejam provocadas por infecções virais, acompanhadas de reação edematosa do nervo. Outras causas incluem o diabetes melito, as neoplasias, a otite média, os traumatismos, o herpes-zóster e a hanseníase. Na hanseníase, a paralisia pode ser incompleta do tipo ramuscular, isto é, apenas ramos terminais são lesados.

Tem importância prática a distinção entre a paralisia por lesão do nervo facial (paralisia infranuclear ou periférica) e aquela por lesão da via corticonuclear (piramidal) ou feixe geniculado (paralisia central ou supranuclear). No tipo periférico, toda a hemiface homolateral é comprometida, enquanto, na central, somente a metade inferior da face contralateral se mostra alterada. Este último tipo ocorre com frequência nos acidentes vasculares e nas neoplasias cerebrais.

A Figura 172.25 ilustra tipos de paralisia da face.

Resta fazer algumas considerações sobre o nervo intermédio ou nervo intermediário de Wrisberg, que tem curto trajeto junto ao nervo facial. Por um de seus ramos principais (corda do tímpano), o nervo intermédio recolhe as impressões gustativas dos dois terços anteriores da língua.

Às vezes, na vigência de paralisia facial periférica, é possível caracterizar alguma anormalidade da gustação, seja por informação do paciente, seja mediante exame desse sensório. Para isso, são empregadas soluções saturadas com os sabores doce, amargo, salgado e ácido, colocadas na língua para serem identificadas pelo paciente. Não se esqueça de que, entre uma e outra prova, a boca deve ser lavada convenientemente.

VIII nervo vestibulococlear

É constituído por duas raízes: a coclear, incumbida da audição, e a vestibular, responsável pelo equilíbrio. O VIII nervo é objeto da neuro-otologia, à qual compete seu exame por requerer aparelhagem especializada. No exame neurológico de rotina, faz-se apenas uma exploração mais ou menos grosseira das duas raízes, coclear e vestibular, desse nervo.

A **raiz coclear** é avaliada pelos seguintes dados e manobras:

- Diminuição gradativa da intensidade da voz natural
- Voz cochichada
- Atrito suave das polpas digitais próximo à orelha
- Prova de Rinne, que consiste em aplicar o diapasão na região mastoide. Quando o paciente deixar de ouvir a vibração, coloca-se o aparelho próximo ao conduto auditivo. Em condições normais, o paciente acusa a percepção do som (Rinne positivo). Transmissão óssea mais prolongada que a respiratória (Rinne negativo) significa deficiência auditiva de condução.

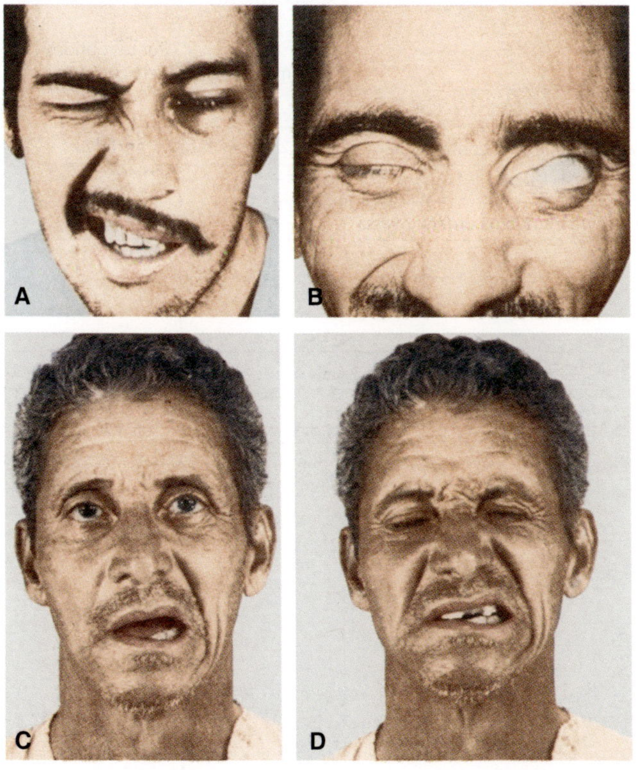

Figura 172.25 Paralisia facial. A. Paralisia facial periférica unilateral esquerda. B. Bilateral por lesão ramuscular assimétrica, podendo-se observar o desvio da comissura e lagoftalmia. C e D. Paralisia da hemiface direita, restrita à metade inferior, componente da hemiplegia desse lado; não há lagoftalmia, configurando a paralisia facial do tipo central ou supranuclear.

As alterações auditivas são representadas por sintomas deficitários (hipoacusia) ou de estimulação (zumbido, hiperacusia e alucinações). Afastadas as causas de diminuição ou a abolição da acuidade por transmissão respiratória (tamponamento por cerume, otosclerose), as causas mais comuns de lesão da raiz coclear são a rubéola, o neurinoma no nervo acústico, a fratura do rochedo, a intoxicação medicamentosa e a síndrome de Ménière.

Já os sintomas irritativos (zumbidos) podem estar ou não associados a déficit de audição, ou depender de focos corticais (alucinações), ou, ainda, acompanhar a paralisia facial periférica (hiperacusia).

O acometimento da **raiz vestibular** é reconhecível pela anamnese, quando as queixas do paciente incluem estado vertiginoso, náuseas, vômitos e desequilíbrio.

A investigação da raiz vestibular compreende a pesquisa de nistagmo, desvio lateral durante a marcha, desvio postural, sinal de Romberg e provas calórica e rotatória.

O nistagmo consiste em movimentos oculares ritmados, com dois componentes: um rápido e outro lento. O nistagmo pode ser espontâneo ou provocado e compreende os tipos horizontal, vertical, rotatório e misto.

Quando há desvio postural durante a marcha, observa-se lateropulsão para o lado da lesão. Se o paciente estiver de pé ou sentado com os olhos fechados e os membros superiores estendidos para frente e elevados em ângulo reto com o corpo, os braços irão desviar-se para o lado do labirinto lesado, e o corpo tenderá a cair para este mesmo lado.

Sinal de Romberg positivo, com desequilíbrio do corpo para o lado lesado.

PROVAS CALÓRICA E ROTATÓRIA. São realizadas em gabinete de neuro-otologia, pois requerem equipamento especializado. Pelo estímulo dos labirintos com água quente e fria (prova calórica) e uma cadeira giratória (prova rotatória), é possível diagnosticar comprometimento do nervo vestibular e de suas vias.

As causas de lesões da raiz vestibular são as mesmas que comprometem a coclear. Em algumas situações clínicas, ambos os ramos são comprometidos simultaneamente, como no caso da clássica síndrome de Ménière, a qual consiste em crises de zumbidos, vertigens, desequilíbrio, náuseas e vômitos, além de gradativa hipoacusia que se agrava a cada novo episódio.

IX nervo glossofaríngeo e X nervo vago

Pelas estreitas ligações quanto à origem, ao trajeto e à distribuição, esses nervos são examinados em conjunto. Algumas funções estão imbricadas entre si; outras, porém, correspondem a um ou a outro nervo especificamente. O exame do X nervo inclui o ramo interno do XI, que é motor, tem origem bulbar e se une em curto trajeto ao nervo vago.

A lesão unilateral do glossofaríngeo pode exteriorizar-se por distúrbios da gustação do terço posterior da língua (hipogeusia e ageusia); no entanto, esse exame não é habitualmente realizado. Pode aparecer disfagia. Mais raramente ocorre dor, em tudo semelhante à trigeminalgia, exceto quanto à sede, que é na fossa amigdaliana.

Na lesão unilateral dos IX e X nervos, observam-se: desvio do véu palatino para o lado normal, quando o paciente pronuncia as vogais *a* ou *e*; desvio da parede posterior da faringe para o lado normal (sinal da cortina) pela cuidadosa estimulação; disfagia com regurgitação de líquidos pelo nariz, e diminuição ou abolição do reflexo velopalatino.

A lesão isolada do X nervo, a qual envolve apenas o ramo laríngeo, determina considerável disfonia. A porção autonômica (nervo vago) não é examinada rotineiramente.

As causas mais frequentes de lesão dos nervos IX e X, ou de seus ramos, são: neuropatia diftérica, neoplasia do mediastino, esclerose lateral amiotrófica, siringobulbia e traumatismo.

XI nervo acessório

Essencialmente motor, interessa aqui o exame do ramo externo, de origem medular cervical, de trajeto ascendente, que penetra na cavidade craniana pelo forame occipital e dela sai pelo forame jugular, juntamente com os nervos IX e X. Inerva os músculos esternocleidomastóideo e a porção superior do trapézio.

A lesão do acessório por traumatismo, esclerose lateral amiotrófica ou siringomielia tem como consequência atrofia desses músculos, deficiência na elevação do ombro (trapézio) e na rotação da cabeça para o lado oposto (esternocleidomastóideo) do músculo comprometido.

XII nervo hipoglosso

Trata-se de um nervo exclusivamente motor, o qual se origina no bulbo e se dirige para os músculos da língua.

Investiga-se o hipoglosso pela inspeção da língua – no interior da boca ou exteriorizada –, movimentando-a para todos os lados, forçando-a de modo que vá de encontro à bochecha e, por fim, palpando-a, para avaliação de sua consistência.

Nas lesões unilaterais do hipoglosso, observam-se atrofia e fasciculação na metade comprometida. Ao ser exteriorizada, a ponta da língua se desvia para o lado da lesão. Às vezes, ocorre disartria para as consoantes linguais.

Nas lesões bilaterais, as manifestações compreendem atrofia, fasciculação, paralisia, acentuada disartria e dificuldade para mastigar e deglutir (a língua auxilia esses atos).

As causas da lesão do hipoglosso são praticamente as mesmas já assinaladas para os nervos IX, X e XI.

AVALIAÇÃO DO ESTADO MENTAL

A avaliação do estado mental é uma importante parte do exame neurológico. Não se trata de exame psiquiátrico, mas abrange apenas a **orientação temporoespacial**, **memória** e **linguagem**.

Utiliza-se uma tradução do *Minimental State* (MEEM), universalmente adotada e fácil de ser aplicada. Nas pessoas analfabetas, nas de reduzida capacidade intelectual ou nível cultural muito baixo, o teste precisa ser adaptado.

Como se pode ver no Quadro 172.3, essa avaliação é quantitativa, o que possibilita uma avaliação evolutiva mais precisa do paciente.

Orientação

Perguntam-se ao paciente o **ano**, o **mês**, o **dia** do mês e da semana e a **hora** aproximada do exame. A resposta certa de cada item vale 1 ponto, perfazendo um máximo de 5 pontos. A seguir, pergunta-se o nome do **país**, do **estado**, da **cidade**, do **bairro** e do **local da consulta**, perfazendo, também, se todas as respostas forem corretas, um total de 5 pontos.

Quadro 172.3 Miniexame do estado mental (MEEM).

Nome ______ Idade ______ Escolaridade (em anos) ______ Data ___/___/___		Máximo normal	Pontos obtidos pelo paciente
Orientação	Ano, mês, dia do mês e da semana, hora aproximada	5	
	Nome do país, do estado, da cidade, do andar/setor, local em que se encontra	5	
Retenção de dados	Repetir os nomes de três objetos	3	
Atenção e cálculo	Diminuir 7 de 100, cinco vezes seguidas, ou soletrar a palavra **mundo** na ordem inversa	5	
Memória	Repetir os nomes dos três objetos já referidos	3	
Linguagem	Nomear caneta e relógio	2	
	Repetir nem aqui, nem ali, nem lá	1	
	Prova dos três comandos	3	
	Ler e executar: Feche os olhos	1	
	Escrever uma frase	1	
Função visuoespacial	Copiar um desenho 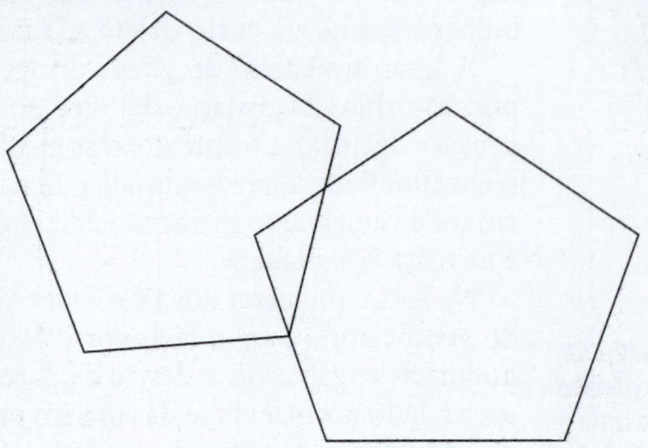	1	
Total		30	

Memória

Para avaliar a memória, são realizados três testes:

- Diga ao paciente três palavras, para que ele repita logo após, valendo um ponto cada uma, no total de 3 pontos
- Solicite ao paciente diminuir 7 de 100, por cinco vezes subsequentes (100 – 7 = 93, 93 – 7 = 86, e assim por diante). Cada resposta vale 1 ponto, totalizando 5
- Peça ao paciente que repita as três palavras do primeiro teste, valendo 1 ponto cada uma, podendo perfazer 3 pontos no máximo.

Linguagem

A linguagem é analisada em seis etapas:

1. Peça ao paciente que fale os nomes de dois objetos apresentados a ele (caneta e relógio, por exemplo), valendo 1 ponto cada resposta correta.
2. Solicite ao paciente que repita uma frase ou um conjunto de palavras (p. ex., aqui, ali e lá), valendo 1 ponto se repetir corretamente.
3. Prova dos três comandos: solicite ao paciente que pegue uma folha de papel, dobre-a em três partes e a coloque em determinado lugar, valendo 1 ponto cada etapa.
4. Apresente ao paciente um papel no qual esteja escrito: Feche os olhos. Ele terá de ler só para si e executar o que está escrito, valendo 1 ponto.
5. Peça ao paciente que escreva uma frase própria, valendo 2 pontos.
6. Solicite ao paciente que copie um desenho simples (geralmente 2 pentágonos), valendo 1 ponto.

Somando-se todos os itens, pode-se chegar a um total de 30 pontos. Consideram-se normais valores de 27 a 30 pontos; 24 a 27 pontos é um valor tolerado como normal; abaixo de 23 caracteriza o comprometimento do estado mental. Quanto mais baixo o valor obtido, maior o comprometimento do estado mental. Deve-se levar em conta o nível de escolaridade da pessoa examinada.

BIBLIOGRAFIA

Bear MF, Connors BW, Paradiso MA. Neuroscience: exploring the brain. 4. ed. Philadelphia: Wolters Kluwer, 2016.

Benarroch EE, Cutsforfth-Gregory JK, Flemming KD (eds.). Mayo Clinic Medical Neurosciences: organized by systems and levels. 6. ed. Rochester: Mayo Clinic Scientific Press; Ney York: Oxford University Press, 2018.

Brazis PN, Masdeu JC, Biller J. Localization in clinical neurology. 7. ed. Philadelphia: Wolters Kluwer, 2017.

Folstein M, Folstein S, McHugh P. The minimental state examination. J Psychiatr Res. 1975;12:189-98.

Köpf-Maier P. Wolf-Heidegger Atlas de anatomia humana. 6. ed. Rio de Janeiro: Guanabara Koogan, 2006.

Martins Jr CR, França Jr MC, Martinez ARM, Faber I, Nucci A. Semiologia Neurológica. Rio de Janeiro: Revinter, 2017.

Melo-Souza SE, Cendes F, Paglioli Neto E. Tratamento das doenças neurológicas. 3. ed. Rio de Janeiro: Guanabara Koogan, 2013.

Porto CC, Porto AL. O exame clínico. 8. ed. Rio de Janeiro: Guanabara Koogan, 2017.

Teasdale G, Jennett B. Assessment of coma and impaired consciousness: a practical scale. Lancet. 1974;2:81-4.

CAPÍTULO 173

Exames Complementares

Sebastião Eurico de Melo-Souza, Bruno Galafassi Ghini, Geraldo Rizzo, Hélio Rodrigues Gomes, Hugo Pereira Pinto Gama, Maria Ângela da S. Tolentino, Rubens Carneiro dos Santos Junior

INTRODUÇÃO

No diagnóstico das afecções do sistema nervoso, podem ser realizados os seguintes exames: exame do líquido cefalorraquidiano, neurofisiologia clínica e exames de imagem.

LÍQUIDO CEFALORRAQUIDIANO

Hélio Rodrigues Gomes

O líquido cefalorraquidiano (LCR) ou liquor é formado pelos plexos coroides, estruturas vasculares com atividade secretória situadas nos ventrículos cerebrais.

O LCR ventricular drena pelos orifícios do IV ventrículo para a cisterna magna. Da cisterna magna, a maior parte do LCR segue, em sentido cranial, para o espaço subaracnóideo periencefálico. Pequena parte do LCR segue, em sentido caudal, para o espaço subaracnóideo raquidiano.

A reabsorção do LCR ocorre nas vilosidades aracnóideas, estruturas que se projetam no interior do lúmen vascular do sistema venoso e são encontradas tanto no nível dos nervos raquidianos como dos seios venosos intracranianos.

É no seio sagital superior que se projetam as vilosidades mais diferenciadas. São designadas "granulações de Pacchioni".

Havendo equilíbrio entre formação e reabsorção, o volume de LCR no adulto costuma permanecer em torno de 150 $m\ell$.

A barreira hematencefálica atua dinamicamente para manter o ambiente metabólico do sistema nervoso central (SNC) e do LCR. A atividade da barreira hematoliquórica garante, em condições normais, as diferenças na composição do LCR em relação à do sangue, do qual depende a composição do LCR, no qual estão presentes os componentes do soro, mas em concentrações diferentes.

O LCR facilita a rápida difusão de substâncias para as diferentes estruturas com as quais está em contato e possibilita a homogeneização das respostas de defesa, quando o SNC é acometido por processos infecciosos (meningites, encefalites).

COLETA. Três são os locais para coleta de LCR: lombar, suboccipital e ventricular. A punção lombar é o local de eleição, ficando a suboccipital reservada para situações especiais.

As punções lombar e suboccipital estão contraindicadas na vigência de síndrome de hipertensão intracraniana com efeito de massa, tipo tumoral. Pode fazer exceção o esclarecimento de síndrome infecciosa, cuja etiologia não tenha sido estabelecida por outros métodos diagnósticos.

Em condições normais, a pressão inicial do LCR é inferior a 20 e superior a 5 cmH_2O, sendo o valor da pressão final cerca da metade da inicial.

Havendo hipertensão intracraniana por efeito de massa (tipo tumoral), a pressão final apresenta queda maior; na hipertensão por aumento de LCR (tipo meningítico), a pressão final apresenta queda menor.

Na suspeita de bloqueio do canal raquidiano, seja qual for sua natureza, é necessário verificar suas condições dinâmicas. Para isso, utiliza-se a prova de Queckenstedt-Stookey.

Prova de Queckenstedt-Stookey

A prova de Queckenstedt-Stookey é realizada da seguinte maneira: uma vez registrada a pressão inicial, sem desconectar o manômetro da agulha de punção, provoca-se hipertensão do LCR por compressão simultânea de ambas as veias jugulares por 10 segundos.

Em condições normais, registra-se aumento da pressão do LCR, que chega a cerca do dobro do valor da pressão inicial. Interrompida a compressão, verifica-se queda da pressão, que alcança o valor inicial em cerca de 10 a 20 segundos.

Caracteriza-se bloqueio completo do canal raquidiano quando a pressão do LCR não se modifica em função da compressão jugular.

Quando há bloqueio parcial, o aumento é pequeno, inicia-se após curta latência e persiste após certo período. Cessada a compressão jugular, diminui lentamente (tempo maior que 30 segundos), nem sempre retornando ao valor da pressão inicial.

ASPECTO E COR. O LCR normal é límpido e incolor. Torna-se levemente turvo, turvo, fortemente turvo e purulento em diferentes condições. Graduação semelhante pode ser adotada quando o LCR se apresenta hemorrágico.

Cumpre salientar que é necessário estabelecer, com segurança, se há hemorragia subaracnóidea de fato, ou se ela é decorrente do ato de puncionar.

No primeiro caso, a intensidade da hemorragia mantém-se homogênea à medida que se deixa gotejar o LCR (prova dos tubos sucessivos), não se observando a formação de coágulos; no segundo, estes tendem a formar-se e a intensidade de hemorragia, a diminuir de modo progressivo. Além disso, deve-se observar a cor do sobrenadante da amostra após centrifugação. No primeiro caso, é amarelado (xantocrômico) e, no segundo, incolor.

A xantocromia é a principal alteração da cor do liquor. É observada quando há bloqueio no canal raquidiano. Também é constatada no sobrenadante de centrifugação do LCR hemorrágico, que se observa na hemorragia subaracnóidea, no acidente vascular cerebral (AVC) hemorrágico e em traumas cranioencefálicos.

Quando a hemorragia é muito recente, em vez de xantocromia, observa-se cor avermelhada (eritrocromia).

Componentes do exame do líquido cefalorraquidiano

A citologia e a concentração de proteínas totais são essenciais.

Seguem-se as dosagens bioquímicas (glicose, cloro, frações proteicas e enzimas), exames imunológicos para lues, cisticercose e outras afecções. Quando necessário, exames microbiológicos devem ser realizados.

Os valores normais do LCR encontram-se no Quadro 173.1.

Quadro 173.1 Líquido cefalorraquidiano (LCR) normal.

Pressão* (mmH_2O)		Entre 5 e 20
Aspecto e cor		Límpido e incolor
Citologia (mm^3)		0 a 4 leucócitos
Citomorfologia (%)		Linfócitos (50 a 70)
		Monócitos (30 a 50)
Proteínas totais (mg/dℓ)		Até 40**
Glicose (mg/dℓ)		50 a 80
Cloro (mEq/dℓ)		118 a 130
Enzimas	**TGO (UI)**	Até 10
	DHL (UI)	Até 33
	ADA (UI)	Até 4,5
Frações proteicas	**Pré-albumina (%)**	3 a 8
	Albumina (%)	45 a 64
Globulinas	**Alfa 1 (%)**	3 a 7
	Alfa 2 (%)	5 a 11
	Beta (%)	13 a 20
	Gama (%)	7 a 14

*Pressão em decúbito lateral; **Proteínas totais: para LCR lombar no adulto; para LCR suboccipital até 30 mg/dℓ; para recém-nascidos e crianças, ver texto. ADA: adenosina deaminase; DHL: desidrogenase láctica; TGO: transaminase glutâmico-oxaloacética.

Número de células

No LCR normal, a partir do segundo mês de vida, não se encontram hemácias e há até quatro leucócitos por milímetro cúbico (ver Quadro 173.1). O aumento do número de leucócitos (células) é chamado "hipercitose" ou "pleocitose". Diz-se que a pleocitose é ligeira quando existem até 10 células/mm^3. Valores maiores caracterizam pleocitose discreta, moderada ou intensa (Quadro 173.2).

▪ **TIPO DE CÉLULAS (CITOMORFOLOGIA):** normalmente, encontram-se 50 a 75% de linfócitos e 25 a 50% de monócitos (Quadro 173.3).

Proteínas totais

Os limites superiores normais variam conforme o local: ventricular, até 25 mg/dℓ; da cisterna magna, até 30 mg/dℓ; da região lombar, até 40 mg/dℓ (ver Quadro 173.1).

Lactentes abaixo de 6 meses de idade apresentam concentrações maiores, por incompleto amadurecimento da barreira hematencefálica: na primeira semana de vida, até 120 mg/dℓ; 80 até o primeiro mês de vida, 60 até o segundo, 50 até o terceiro, 40 do terceiro ao sexto mês de vida.

Frações proteicas

O perfil proteico do LCR, estabelecido por eletroforese, é considerado normal quando as diferentes frações encontram-se dentro dos limites apresentados no Quadro 173.1.

Quadro 173.3 Citomorfologia do líquido cefalorraquidiano.

Classe I	Linfócitos e monócitos
Classe II	Células da classe anterior +, outras células que participam da reação inflamatória e/ou células do epêndima e da aracnoide
Classe III	Células da classe anterior +, células neoplásicas (suspeita)
Classe IV	Células da classe anterior +, células neoplásicas (provável)
Classe V	Células da classe anterior +, células neoplásicas (certeza)

As alterações do perfil proteico dividem-se em dois grupos: as relacionadas com comprometimento da barreira hematencefálica e com reação inflamatória local.

No primeiro grupo, dependendo da intensidade da alteração, caracterizam-se três tipos de perfil:

- Tipo albumínico: as alterações são discretas e observa-se aumento da albumina
- Tipo sérico: as alterações são intensas, reproduzem o perfil proteico do soro, e não são evidenciadas as frações pré-albumina e beta-2
- Tipo misto: lembra uma mistura do perfil normal e o do soro. As alterações relacionadas com a resposta inflamatória são caracterizadas por aumento do teor de gamaglobulinas. Quanto maior o teor de globulinas, maior a probabilidade de resultarem de imunoprodução local no sistema LCR.

A imunoprodução local determina aumento das relações e dos índices LCR/soro para imunoglobulinas, como a IgG. A distribuição oligoclonal das gamaglobulinas também indica imunoprodução local, particularmente quando não revelada no soro.

Glicose

A concentração de glicose no LCR (glicorraquia) costuma representar cerca de 2/3 da glicemia. Os aumentos costumam ser secundários aos da glicemia. Já a diminuição pode ser encontrada em processos inflamatórios do SNC. Hipoglicorraquia discreta ou moderada pode ser encontrada na meningoencefalite tuberculosa e por leveduras. Hipoglicorraquia intensa pode ocorrer em meningites bacterianas agudas, assim como meningopatias neoplásicas (p. ex., carcinomatose meníngea).

Cloro

A concentração de cloro (clororraquia) geralmente é aproximadamente 1,2 da do sangue. O aumento e a diminuição da clororraquia costumam ser secundários às variações no sangue. Em meningites e meningoencefalites, pode ser observada hipoclororraquia.

Quadro 173.2 Principais alterações do líquido cefalorraquidiano (LCR).

LCR	Alteração	Intensidade: Discreta	Moderada	Nítida	Intensa
Células* (nº)	Aumento	10 a 50	50 a 200	200 a 1.000	> 1.000
Proteínas totais (mg/dℓ)	Aumento	40 a 50	50 a 200	200 a 1.000	> 1.000
Glicose (mg/dℓ)	Diminuição	49 a 40	39 a 30	29 a 10	< 10
Gamaglobulinas (%)	Aumento	14 a 20	20 a 35	35 a 50	> 50

*Aumento ligeiro: > 4 até 10/mm^3.

Enzimas

Os níveis de transaminase glutâmico-oxaloacética (TGO) costumam aumentar quando há necrose do parênquima do SNC.

Imunologia/microbiologia

Reações imunológicas no LCR são solicitadas de acordo com a prevalência e incidência regional de doenças infecciosas e parasitárias.

Recomenda-se a pesquisa sistemática de anticorpos para sífilis e cisticercose. Dependendo da natureza do processo infeccioso, pode ser indicada pesquisa de anticorpos a micobactérias, leveduras, vírus e retrovírus.

Antígenos podem igualmente ser pesquisados, sendo úteis no diagnóstico precoce de meningites bacterianas, como as por *Neisseria meningitidis*, *Haemophilus influenzae* e *Streptococcus pneumoniae* ou por leveduras (*Cryptococcus neoformans*). Das infecções por retrovírus, tem destaque a pesquisa de antígenos HIV.

Pesquisa (direta, cultura, inoculação, reação em cadeia da polimerase [PCR]) de bactérias, de bacilos álcool-ácido-resistentes, de leveduras, de vírus, é indicada no LCR de pacientes com meningites e meningoencefalites agudas, subagudas e crônicas.

Interpretação do resultado do exame do líquido cefalorraquidiano

Podem ocorrer alterações isoladas, que refletem apenas alterações sistêmicas, como, por exemplo, hipoclororraquia secundária a hipocloremia, hiperglicorraquia secundária a hiperglicemia.

Quando hemácias estão presentes, caracteriza-se o LCR hemorrágico; quando há hipercitose (moderada a intensa), a amostra torna-se turva e caracteriza o LCR meningítico.

LÍQUIDO CEFALORRAQUIDIANO NAS DOENÇAS DO SISTEMA NERVOSO

Processos expansivos (tumorais)

Nas neoplasias intracranianas, observam-se hipertensão com pressão final abaixo do esperado, hiperproteinorraquia discreta, xantocromia, aumento da atividade de TGO e desidrogenase láctica (DHL), associada ou isoladamente. Células neoplásicas podem ser encontradas nos meduloblastomas, melanomas e carcinoma metastático (ver Quadro 173.3).

O exame do LCR é importante para investigação e diagnóstico de carcinomatose meníngea, pela possibilidade de identificar células neoplásicas.

Processos hemorrágicos

O LCR hemorrágico tem sobrenadante xantocrômico após centrifugação. O número de leucócitos é proporcional ao encontrado no sangue (1 leucócito para 500 a 1.000 hemácias); há aumento da concentração proteica (1 a 2 mg para cada 1.000 hemácias), alteração do perfil proteico (albumínico, misto ou sérico) e, eventualmente, aumento da atividade de DHL e de TGO.

A xantocromia decorre do metabolismo do heme. De início (seis primeiras horas), predomina a hemoglobina e, após esse período, a bilirrubina.

Um único episódio de sangramento pode ser seguido da presença de hemácias no LCR por cerca de 3 semanas, assim como de xantocromia (cerca de 3 a 6 semanas).

LCR hemorrágico pode ocorrer em traumatismo cranioencefálico ou em doença cerebrovascular tipo hemorrágico.

Processos infecciosos

Os principais tipos de resposta inflamatória são o sistêmico tipo agudo (meningite bacteriana) e os próprios ao SNC: agudo (meningite linfocitária), crônico (neurossífilis) e repetitivo (neurocisticercose). Padrões intermediários ocorrem em meningites subagudas (neurotuberculose e neuromicoses).

Meningite aguda linfocitária

O LCR apresenta-se levemente turvo. Constatam-se pleocitose discreta ou moderada, concentração proteica normal ou discretamente aumentada, glicorraquia normal ou discretamente diminuída, atividade de ADA normal.

Os linfócitos predominam no perfil citomorfológico. Os neutrófilos ocorrem em pequena proporção, assim como os eosinófilos. Só raramente são detectados anticorpos específicos ao vírus responsável pelo quadro infeccioso.

Meningite aguda neutrofílica ou bacteriana

O LCR apresenta aspecto turvo ou purulento, pleocitose intensa por polimorfonucleares neutrófilos, hiperproteinorraquia nítida, hipoglicorraquia nítida ou intensa, perfil proteico tipo sérico.

A bactéria responsável é evidenciada na amostra por exames bacteriológicos (direto, cultura, inoculação), por pesquisa de antígenos (aglutinação em látex) ou pela PCR (do inglês *polymerase chain reaction*).

O uso de antibióticos antes da coleta do LCR pode prejudicar a identificação do agente etiológico.

Meningites subagudas

O LCR apresenta aspecto levemente turvo ou turvo, pleocitose moderada, com participação de neutrófilos no perfil citomorfológico, hiperproteinorraquia moderada, hipoglicorraquia moderada, aumento da atividade de ADA, perfil proteico tipo misto com aumento de globulinas gama.

Incluem-se no tipo subagudo de meningite as meningites bacterianas insuficientemente tratadas na fase aguda e aquelas decorrentes de infecção focal do SNC (abscesso, empiema) ou de infecção parameníngea (focos infecciosos cranianos, como mastoidite).

A meningoencefalite tuberculosa e as meningites por leveduras constituem as principais causas de meningite subaguda.

Na meningite tuberculosa, o agente etiológico só raramente é encontrado no exame direto e leva tempo para desenvolver-se em culturas. Esses dois fatos fazem do reconhecimento do *Mycobacterium tuberculosis* por PCR o método de escolha.

Dentre as neuromicoses, a mais comum é a meningite criptocócica. Tanto o criptococo como o seu antígeno podem ser identificados no LCR, mesmo na ausência de resposta inflamatória patente.

Meningites crônicas

São aquelas em que fenômenos neuroimunológicos locais estão presentes no LCR.

O LCR costuma ser límpido, incolor e tende a apresentar pleocitose discreta. Há hiperproteinorraquia discreta, e a glicorraquia é normal.

O perfil citomorfológico é linfomonocitário, com pequeno contingente de plasmócitos.

Observa-se aumento de gamaglobulinas (moderado ou intenso). A distribuição das gamaglobulinas pode ser oligoclonal.

Há aumento de imunoglobulinas, particularmente de IgG, e anticorpos específicos ao agente etiológico são detectáveis.

A neurossífilis ou neurolues, a pan-encefalite esclerosante subaguda, a neurocisticercose e a neuroesquistossomose são exemplos desse grupo.

Na neurossífilis, são detectados no LCR anticorpos cardiolipínicos e ao *Treponema pallidum*. Após tratamento a primeira alteração a desaparecer é a pleocitose; depois, a hiperproteinorraquia; por fim, as alterações neuroimunológicas. Anticorpos específicos podem ser detectados anos após a remissão da neurossífilis.

Na neurocisticercose, há aumento do número de células do LCR, e o perfil citomorfológico apresenta células eosinófilas, ao lado das demais células encontradas no grupo das meningites crônicas. A glicorraquia é normal ou pode apresentar diminuição discreta. Os fenômenos neuroimunológicos evidenciados no LCR são igualmente patentes. Os anticorpos detectados são os anti-*Cysticercus*.

Durante sua evolução, a neurocisticercose costuma apresentar episódios de exacerbação da resposta inflamatória do LCR. Tais episódios são repetitivos e se sobrepõem ao quadro inflamatório presente, o qual é basicamente do tipo crônico. Em cada episódio, intensifica-se a pleocitose, e a eosinofilorraquia torna-se mais expressiva.

Afecções desmielinizantes do sistema nervoso central

Processos desmielinizantes do SNC determinam resposta inflamatória local, que se expressa no LCR. O quadro do LCR é do tipo encontrado em meningites crônicas.

Na esclerose múltipla, a resposta inflamatória crônica, detectada no LCR, é do tipo repetitivo. Em cada episódio, costuma haver pleocitose ou aumento desta. Há sinalização neuroimunológica, que também se agrava e se amplia de um episódio a outro. Além de aumento de gamaglobulinas, a distribuição delas tende a ser tipo oligoclonal, sendo a IgG o principal contingente. Relações e índices para caracterizar a imunoprodução local no SNC de IgG estão aumentados e são úteis no controle de evolução da doença. Para esse controle, pode contribuir também o comportamento da concentração de proteína básica de mielina no LCR.

Neuropatias periféricas

Dentro do extenso espectro das neuropatias periféricas, cumpre assinalar as alterações do LCR na polirradiculoneurite (síndrome de Guillain-Barré).

É uma das características da polirradiculoneurite haver dissociação proteíno-citológica, além de aumento moderado da proteinorraquia total. O número de células é normal.

NEUROFISIOLOGIA CLÍNICA

Maria Ângela Tolentino

A neurofisiologia clínica estuda as funções do SNC e periférico, utilizando eletroneuromiografia, eletroencefalografia, polissonografia e potenciais evocados.

Eletroneuromiografia

A eletroneuromiografia (ENMG ou eletromiografia [EMG]) analisa, fundamentalmente, as funções do sistema nervoso periférico (SNP), mas, utilizando-se técnicas especiais, pode-se avaliar o funcionamento de certas estruturas do SNC.

Para se entender a fisiologia do SNP, é preciso saber o que é a unidade motora (UM) (ver Capítulo 171, *Fundamentos de Anatomia e Fisiologia*).

Trata-se da unidade morfofuncional do SNP, que se constitui do neurônio motor (NM) do corno anterior da medula e das fibras musculares esqueléticas por ele inervadas por intermédio do axônio (ver Parte 17, *Sistema Locomotor*, Seção 4, *Músculos*, Capítulo 167, *Fundamentos de Anatomia e Fisiologia*).

A relação NM-fibras musculares é muito variável, indo de 1 NM para 4 a 5 fibras musculares ou miofibrilas (musculatura extrínseca do olho, na qual são necessários grande precisão e movimentos delicados) até 1 NM para 6 mil ou mais miofibrilas (grandes massas musculares dos membros inferiores, nas quais a necessidade é de potência).

Quando o NM é estimulado, todas as fibras musculares por ele inervadas contraem-se ao mesmo tempo. Assim, com o emprego de eletrodos de inserção (agulhas monopolares ou bipolares, também chamadas "coaxiais", dependendo se são de 1 ou de 2 polos), colocados na intimidade da fibra muscular, avaliam-se as funções do músculo, tanto em repouso como na contração voluntária.

É importante que os eletrodos estejam colocados no ventre muscular, pois, nele, situa-se a região de placa, onde as terminações axônicas chegam ao músculo (placa mioneural).

Os eletrodos de captação ou de registro estão conectados a amplificadores que, no eletromiógrafo, mostrarão os sinais bioelétricos dos potenciais de ação de unidades motoras (PAUM) musculares em um monitor, além de serem ouvidos em um alto-falante.

Assim, o estudo eletroneuromiográfico é feito pela visão e pela audição dos PAUM.

Na EMG, a observação do número, forma, duração e amplitude dos PAUM pode fazer o diagnóstico topográfico, determinar o grau de intensidade e fazer prognóstico da disfunção da UM.

A EMG é indissociável do estudo de neurocondução (ENC) que, além da forma, duração e amplitude do potencial sensorial ou motor, estuda as velocidades de condução, os tempos de latência e os bloqueios de condução.

Também pelo ENC, avaliam-se respostas tardias, reflexas ou não, possibilitando o estudo de algumas estruturas do SNC.

Eletromiografia

O paciente deve estar em posição o mais confortável possível – preferencialmente deitado –, e a temperatura ambiente precisa estar em torno de 25°C.

O eletrodo utilizado é o de agulha.

ELETROMIOGRAFIA NORMAL. Com o músculo em repouso, não se identifica nenhum PAUM. O que aparece no monitor é uma linha isoelétrica, a não ser que a ponta do eletrodo esteja em contato com a placa mioneural, quando podem ser observados os potenciais de placa, característicos pela sua forma monofásica negativa.

Com o músculo em contração voluntária débil, aparecerão os PAUM isolados, sob a forma bi ou trifásica, amplitude em torno de 2 a 5 mV e duração de 3 a 4 milissegundos. Aumentando a contração muscular – contra a resistência do examinador –, resultado de uma soma temporal e espacial de UM em funcionamento, maior número de miofibrilas contraem-se, aparecendo, no monitor, grande número de PAUM, tornando-se impossível identificar a linha de base e também onde se inicia e onde termina cada PAUM. Trata-se do traçado interferencial, normal na atividade muscular voluntária, na contração intensa. Seu ruído é semelhante a descargas de um radiorreceptor fora de sintonia.

ELETRONEUROMIOGRAFIA ANORMAL. Podem-se identificar os seguintes tipos de lesão: neurogênica ou denervatória, por disfunção do NM ou do axônio – quer a lesão esteja na raiz, no plexo ou no tronco do nervo – e miogênica, por disfunção primária na fibra muscular.

Alterações na placa mioneural e mistas (concomitância de lesão neurogênica e miogênica) têm parâmetros eletroneurofisiológicos próprios.

Quando ocorre denervação (lesão neurogênica), há interrupção funcional do contato do NM com a fibra muscular. Nessa situação, com o músculo em repouso, aparecem potenciais de denervação ou denervatórios. São os potenciais (forma bifásica, de 1 a 2 milissegundos de duração e amplitude de, no máximo, 150 mV), que, ocasionalmente, podem estar agrupados, quando são chamados "potenciais dúplex, tríplex ou multíplex"; os potenciais positivos lentos ou ondas positivas (semelhantes à letra V, de até 10 milissegundos de duração e 200 mV de amplitude), ambos com ruído semelhante ao da chuva em telhado de zinco, e os potenciais de fasciculação (sem parâmetros de forma, de magnitude e de ruído característicos), observados, principalmente, quando há envolvimento do neurônio motor do corno anterior da medula.

Para o aparecimento desses potenciais, é necessário decorrer certo tempo, em torno de 18 a 21 dias após o início da lesão (em menos tempo, em troncos nervosos mais curtos), período em que a degeneração axônica (degeneração walleriana) se completa.

A causa desses potenciais seria a liberação de proteínas na placa mioneural, que, normalmente, estariam inibidas na UM íntegra.

Indicativo de processo denervatório é também o aumento da atividade de inserção, que são descargas produzidas pela agressão mecânica na colocação da agulha na fibra muscular. Com o passar do tempo, que é variável, esses potenciais desaparecem pela reinervação ou pela fibrose muscular.

Outros potenciais denervatórios não tão frequentes, mas importantes no diagnóstico, são as descargas repetitivas de alta frequência, as quais indicam um processo denervatório crônico.

Os potenciais miotônicos aparecem com um ruído característico no músculo em repouso, mas não podem ser definidos como potenciais denervatórios, já que sua origem estaria na alteração dos canais iônicos na membrana muscular das doenças miotônicas.

Na contração muscular voluntária, em um processo denervatório, há perda de NM ou de axônio, levando à perda de PAUM e ao consequente empobrecimento do traçado. Este não é mais interferencial, mas, sim, intermediário, mais rico ou mais pobre, segundo a intensidade da lesão, podendo chegar a traçado simples, com a presença de somente um PAUM, ou mesmo a nenhuma atividade bioelétrica, se houver plegia, com lesão de maior grau.

Ao mesmo tempo, os PAUM alteram sua morfologia: tornam-se polifásicos, além de aumento da duração e amplitude. Outro tipo de alteração na forma do potencial é a fragmentação das fases ascendente ou descendente; trata-se do potencial fragmentado. Isso porque, com a denervação de fibras musculares, estas são reinervadas por UM remanescente, fazendo com que os estímulos levem um tempo maior do que era necessário na UM normal para chegar às miofibrilas pelos brotos axônicos neoformados, nos quais a condução é mais lenta.

Assim, quando o NM é estimulado, a despolarização das fibras musculares ocorre em tempos diferentes, fazendo com que o PAUM passe a ter a forma polifásica. Ao mesmo tempo, a área de ação da UM original aumenta, ampliando, por isso, a magnitude do PAUM.

No início da reinervação, aparecem os potenciais nascentes, polifásicos, de baixa amplitude, com ruído semelhante ao de um motor a gasolina falhando.

Quanto maior a reinervação, maior é o número de potenciais polifásicos de grande amplitude e duração. Quando a reinervação cessa, os potenciais polifásicos desaparecem. Os PAUM voltam a ter um número normal de fases, mas de duração aumentada e amplitude variável. O ruído nessas circunstâncias não é mais contínuo, mas com interrupções.

Em um processo miogênico, o número de UM não está alterado, ocorrendo lesão na fibra muscular de forma difusa, a qual pode ser degenerativa ou inflamatória.

Durante a contração muscular, nas miopatias em geral, a quantidade proteica do NM está normal, mas faltam receptores na fibra muscular pela disfunção da miofibrila. Assim, o PAUM é de baixa amplitude, de curta duração e polifásico, com som de intensidade mais elevada.

Nas distrofias miotônicas e nas paramiotonias, os potenciais miotônicos e os ruídos são observados no músculo em repouso, acompanhados ou não de potenciais de fibrilação e/ou positivos lentos.

Nas miopatias inflamatórias, a contração muscular mostra um traçado misto, isto é, são observados tanto potenciais miogênicos como neurogênicos.

Nas miosites, com o músculo em repouso, registram-se potenciais denervatórios, fibrilação, positivo lento e descargas repetitivas de alta frequência. Isso porque, na inflamação muscular primária, ocorrem lesões dos brotos axônicos terminais em contato com a fibra muscular inflamada. Outra explicação é o rompimento de fibras musculares, resultando em fibras sem aporte nervoso.

A EMG de fibra única (SFEMG, na sigla em inglês) é uma técnica para avaliar a transmissão neuromuscular. Usam-se eletrodos de agulhas com superfície de registro muito pequena, possibilitando verificar a atividade bioelétrica de somente duas fibras musculares pertencentes à mesma UM.

Durante uma pequena atividade contrátil muscular, mede-se o tempo de contração entre as duas fibras. Em um músculo normal, esse tempo é constante, porém, nas miotonias e nas neuropatias, as fibras se contraem em tempos diferentes (*jitter* aumentado), pois os estímulos chegam à primeira fibra, mas tardam a chegar à outra, ou podem até nem chegar – bloqueio de transmissão.

Estudo da neurocondução

O estudo eletromiográfico não basta para diagnosticar as enfermidades neuromusculares. São necessárias informações específicas e diretas do tronco do nervo periférico.

O ENC consiste na verificação da neurocondução motora e sensitiva, compreendendo: velocidade de condução; tempos de latência (períodos entre o estímulo e a resposta); amplitude do potencial, medida pico a pico ou da linha de base ao pico negativo; duração do potencial, medida desde o ponto em que o traço deixa a linha de base até o seu retorno; forma do potencial (mono, bi ou polifásica; e a forma dispersa, que é uma polifasia, mas de maior duração) e se há ou não bloqueio de condução.

Empregam-se também o estímulo em tronco nervoso para o estudo de respostas tardias (reflexas ou não) e técnicas especiais, como os testes de fibras autonômicas e a de colisão de estímulos.

Além disso, usam-se a estimulação repetitiva (no estudo de disfunção de placa mioneural) e a quantificação de unidades motoras (em neuronopatias).

No ENC, o registro é sempre feito com eletrodos de superfície.

NEUROCONDUÇÃO MOTORA E SENSORIAL. Estas técnicas avaliam a função dos troncos de nervos periféricos.

A gravidade da lesão, o prognóstico, a evolução, a extensão e, nos processos compressivos, o local da lesão podem ser perfeitamente identificados.

O reconhecimento dos parâmetros (velocidade de condução; tempos de latência residual e distal; amplitude e duração do potencial motor ou sensorial; forma do potencial; comparação entre as amplitudes dos potenciais com estímulo proximal e distal) permite demonstrar se há bloqueio de condução.

Os dados obtidos indicam se a neuropatia é desmielinizante, axonal ou mista.

A desmielinização segmentar é diagnosticada pelos seguintes elementos: velocidade de condução muito diminuída; e/ou tempos de latência muito aumentados; e/ou forma do potencial polifásico ou disperso; e/ou por bloqueio de condução.

A lesão axonal é mostrada por: diminuição pouco intensa de velocidades; e/ou tempos de latência aumentados em até 50% de seus valores normais; e/ou diminuição da amplitude do potencial.

Não se conhecem as causas de cerca de 30% das polineuropatias, mas, sabendo-se qual estrutura do nervo está comprometida – se a bainha de mielina, o axônio ou ambos –, o diagnóstico final da causa da polineuropatia fica facilitado.

Também pelo estudo da neurocondução, faz-se o diagnóstico diferencial entre neuronopatia e neuropatia; é possível diferenciar mononeuropatia, polineuropatia ou mononeuropatia múltipla; pode-se, também, saber se o predomínio é sensitivo ou motor, hereditário ou adquirido, simétrico ou não.

O exame da velocidade de condução nervosa motora é feito estimulando-se dois pontos diferentes de um tronco nervoso motor ou misto – latência proximal e latência distal em milissegundos – e registrando-se as respostas no músculo que o nervo inerva.

A diferença de latência das duas respostas é a latência residual.

Para a avaliação da velocidade de condução sensitiva, estimula-se o tronco do nervo sensitivo ou misto e faz-se o registro sobre o mesmo nervo, obtendo-se o tempo de latência. A técnica empregada pode ser a ortodrômica (no sentido do fluxo axônico, que é eferente no nervo motor e aferente no sensitivo) e a antidrômica (o contrário do impulso ortodrômico).

Para o cálculo da velocidade, divide-se a distância em milímetros pelo tempo em milissegundos.

Existe certo grau de dificuldade no estudo da neurocondução sensitiva em fibras sensitivas finas, com diâmetro menor do que 7 mm de diâmetro, as quais geram potenciais de ação de baixa amplitude, que podem ser encobertos pelo ruído do traçado. Nesses casos, usa-se a técnica de captação *near-nerve*, empregando eletrodos de agulha monopolar, com pequena área captante. O restante do eletrodo é isolado com Teflon®, sendo colocado junto ao nervo sensitivo.

Outra técnica para estudo de pequenas fibras cutâneas somáticas é o teste de quantificação sensitiva (QST, sigla em inglês).

Pode ser avaliada a sensibilidade térmica e dolorosa, a fim de mostrar assimetrias e anormalidades de fibras sensitivas muito finas e simpáticas das extremidades, comparando-se o lado afetado com o normal, com o objetivo de diagnóstico subjetivo. Essa subjetividade é um fator limitante do emprego da técnica, pois é necessária a informação do paciente no fornecimento de dados de positividade. Tal limitação pode ser diminuída ao se utilizar o registro de potenciais evocados sensitivos de contato com calor (CHEPS, sigla em inglês).

A técnica de estudo para a neurocondução autonômica é diferente: o estímulo é feito sobre um nervo – mediano ou fibular – e o registro (resposta simpática cutânea), nas terminações sudoríparas da palma da mão ou planta do pé, homo ou contralateral.

O estudo de velocidades de condução em diferentes fibras nervosas, pertencentes a um mesmo tronco de nervo, é feito com a técnica de colisão, obtida via impulsos ortodrômico e antidrômico, nos quais são usados estímulos supramáximos, em intervalos de tempos diferentes, em dois pontos de um mesmo nervo.

O estímulo pelas fibras lentas é bloqueado pela colisão mediante o estímulo das fibras mais rápidas, o que possibilita identificar fibras mais rápidas de fibras mais lentas de um nervo e, assim, determinar os vários graus de comprometimento de um tronco nervoso, mesmo em casos em que a velocidade de condução mostra-se normal por meio de métodos convencionais.

ESTIMULAÇÃO REPETITIVA. Estímulos de 3 a 10 ou 20 Hz são aplicados em nervo misto e potenciais evocados no músculo por ele inervado. São utilizados para avaliação da placa mioneural na miastenia grave (estímulos com frequências baixas) e síndromes miastênicas (estímulos com frequências mais altas).

CONTAGEM DE UNIDADES MOTORAS. A montagem de eletrodos é a mesma para o estudo da neurocondução motora ou para a estimulação repetitiva. Estima o número de UM e, consequentemente, o número de neurônios motores no corno anterior da medula em um determinado metâmero.

Estímulos elétricos de intensidade progressiva farão com que apareçam respostas com potenciais de amplitudes também de aumento progressivo para cada estímulo. Cada aumento da amplitude representa o recrutamento de uma UM.

A relação entre a onda M, resultante de estímulo supramáximo, e o aumento médio das diferentes respostas mostra um número estimado de unidades motoras inervando aquele músculo.

REFLEXO H. É facilmente obtido na musculatura tônica, embora, com mais dificuldade, possa ser estudado também em músculos fásicos. Por isso, o músculo solear é o mais estudado. Assim, seu emprego é limitado ao estudo da raiz S1, do plexo sacro e dos nervos ciático e tibial.

O estímulo é feito na fossa poplítea, e o registro, sobre o músculo solear. A via aferente é composta pelas fibras sensitivas Ia, provenientes do fuso muscular, e a via eferente consiste nas fibras motoras das estruturas citadas, com sinapse no metâmero S1. Como o limiar de resposta da fibra Ia é baixo, a intensidade do estímulo é pequena e, aos poucos, aumenta, fazendo com que, correspondendo a um recrutamento maior de fibras nervosas, haja mais fibras musculares contraindo-se com o consequente aumento da amplitude da resposta reflexa – onda H.

Com maior aumento na intensidade do estímulo, alcança-se o limiar de resposta das fibras motoras e, com isso, a resposta direta, fossa poplítea-músculo solear – onda M. Com a crescente intensidade do estímulo, a onda H diminui sua amplitude, podendo até desaparecer, e a onda M aumenta sua amplitude.

A explicação é a de que, quando o estímulo chega ao NM por via reflexa – fibras Ia – para evocar a onda H, o NM está em período refratário, excitado pelo estímulo ascendente, sem possibilidade de resposta, diminuindo a amplitude e até fazendo desaparecer a onda H.

Nos casos em que o período refratário está alterado, como em pacientes com lesão piramidal apresentando espasticidade, a onda H não diminui sua amplitude com o aumento da intensidade do estímulo, ou diminui muito pouco. Tanto é que os estudos da relação das amplitudes das ondas H e M – relação H/M – servem como parâmetro de diagnóstico e intensidade da espasticidade. Em recém-nascidos (e até o desenvolvimento normal da via piramidal) acontece o mesmo: a onda H não diminui com o aumento da intensidade do estímulo. Aqui, a ENMG estuda também as funções do SNC.

O reflexo H é também estudado no masseter, outro músculo tônico de fácil acesso, com estímulos no ramo motor do trigêmeo.

Usando-se a mesma montagem, também com o objetivo de estudar a neurofisiologia do SNC para avaliação de espasticidade, aplica-se um par de estímulos para evocar dois reflexos H. Com intervalo de pulsos de até 100 milissegundos, não se observa a segunda resposta porque o NM não está dentro do período refratário. Com intervalos maiores, aparece o segundo reflexo e comparam-se, em porcentagem, as amplitudes das duas ondas H.

Em lesões espásticas, o período refratário do NM está encurtado, alterando a relação das amplitudes dos reflexos H. Colocam-se esses dados em um sistema de ordenadas, no qual aparece, em porcentagem, a relação das amplitudes das ondas na ordenada e os intervalos dos estímulos na abscissa, a fim de se obter uma curva: a curva de recuperação da excitabilidade do reflexo H.

ONDA F. As principais diferenças entre o estudo do reflexo H e da onda F são: o músculo em que se registra a onda F é um músculo fásico, das mãos ou dos pés; a intensidade de estímulo é supramáxima; a onda F não é reflexa, pois a via é aferente e eferente pelas fibras motoras alfa; geralmente, para cada estímulo de mesma intensidade existe variabilidade das amplitudes, da forma e dos tempos de latência da onda F, ao contrário da onda do reflexo H, que tem a mesma amplitude, a mesma forma e o mesmo tempo de latência para cada estímulo de mesma intensidade.

Assim, para valorizar a onda F, deve-se tomar a média aritmética das amplitudes e latências de uma série de, no mínimo, 10 estímulos, ou dos valores mínimo e máximo desses parâmetros obtidos após a série de estímulos, com o seguinte cálculo: a latência e/ou amplitude mínima mais a latência e/ou amplitude máxima, dividindo-se por dois. Essa variação (cronodispersão de F) deve-se ao fato de que o estímulo aferente estimula quantidades diferentes de NM com o consequente tipo de axônio – mais rápido ou mais lento.

O reflexo H serve para estudo de segmentos proximais de nervos, enquanto o estudo do reflexo H é limitado ao metâmero S1 e às estruturas que ali chegam ou de lá saem. O estudo da onda F é mais abrangente, pois pode ser feito em segmentos tanto da cintura pélvica quanto da escapular, dependendo do nervo estimulado.

A resposta F também possibilita o estudo de estruturas do SNC. É o coeficiente de excitabilidade do neurônio motor de determinado metâmero, e seu cálculo é feito comparando-se a onda F obtida com o músculo em repouso à onda V, que se obtém estimulando-se o mesmo músculo em contração. A análise final é feita relacionando-se as amplitudes dessas duas ondas com a amplitude da onda M, para se obter o resultado em porcentagem de NM em funcionamento em um determinado metâmero, durante aquela contração ou esforço. Ficam assim estudadas as estruturas suprassegmentares tanto ativadoras como inibidoras. O cálculo final da onda V é igual ao da onda F, pois como esta, a V também tem cronodispersão.

PERÍODO SILENTE OU SILENCIOSO. Usa-se a mesma montagem para o estudo da onda V – também com o músculo em contração –, mas com uma abertura de janela maior no osciloscópio ou monitor, no qual aparecerá uma série de ondas e inibições.

As ondas são o resultado do estímulo de estruturas ativadores, e as linhas isoelétricas – o silente –, de estruturas inibidoras, estimuladas ao mesmo tempo em determinado tronco de nervo. São ativadoras: axônio alfa, fibra Ia do fuso e neurônio motor; e inibidoras: fibra Ib do órgão tendíneo de Golgi, célula de Renshaw e fibras cutâneas finas e cutâneas grossas. A duração total do fenômeno é de mais de 110 milissegundos e não tem emprego na clínica neurofisiológica diária.

INIBIÇÃO CUTÂNEA. Com estímulo nos ramos sensitivos cutâneos no III dedo e registro na região tenar, durante sua contração, estuda estruturas ativadoras e inibidoras do NM, tanto periféricas como centrais.

REFLEXO DO PISCAMENTO (*BLINK REFLEX*). É provocado por estímulo no nervo trigêmeo, geralmente sobre a sobrancelha, e registrado no músculo orbicular da pálpebra. Assim, a via aferente é o I ramo do nervo trigêmeo, e a eferente é o facial, com várias sinapses no tronco cerebral. Aparecem duas ondas quando o estímulo é homolateral ao registro e uma onda quando é contralateral. Além do estudo funcional dos nervos trigêmeo e facial, é mais um procedimento eletroneuromiográfico que avalia estruturas do SNC.

REFLEXO MENTONIANO. Com eletrodos de registro em ambos os músculos masseteres, o estímulo é aplicado com um martelo de reflexo, cuja superfície do impacto é trocada por um botão que, com a sua compressão, no momento da percussão, faz disparar o traço no osciloscópio. Tanto a via aferente como a eferente são o III ramo do nervo trigêmeo.

ONDA C. Por meio do estímulo no tronco do nervo mediano no punho e o registro na palma da mão, essa onda aparece em torno de 70 a 80 milissegundos nos casos de mioclonias de origem central.

Indicações clínicas do estudo funcional

- Neurônio motor do corno anterior da medula: esclerose lateral amiotrófica, atrofia espinal progressiva, poliomielite, compressões medulares
- Raízes nervosas: compressões radiculares (por hérnia discal, osteófitos, uncartroses), processos inflamatórios, traumatismos
- Plexos braquial, lombar e lombossacro: traumatismos, processos compressivos e inflamatórios
- Tronco de nervo: polineuropatias (tóxicas, metabólicas, inflamatórias, hereditárias, nutricionais, medicamentosas, radioativas); mononeuropatias múltiplas (por colagenose, síndromes paraneoplásicas, vasculares, traumáticas), mononeuropatias (compressivas, traumáticas)
- Placa mioneural: miastenia grave e síndromes miastênicas
- Músculo esquelético: miopatias degenerativas, hereditárias, endócrinas, tóxicas e inflamatórias.

RESPOSTA CUTANEORREFLEXA. Já comentada anteriormente quando se abordou a neurocondução autonômica.

REFLEXO BULBOCAVERNOSO. É obtido com estímulo na glande, ou no corpo do pênis, e registro na musculatura do períneo, geralmente o músculo elevador do ânus. Na mulher, o estímulo é feito no clitóris, e o registro, nos grandes lábios. A via aferente são o nervo pudendo e as raízes sensitivas S3-S4; a via eferente são as raízes motoras S3-S4, novamente nervo pudendo até o músculo.

ELETROENCEFALOGRAFIA

Geraldo Nunes Vieira Rizzo

O eletroencefalograma (EEG) registra a atividade elétrica espontânea do cérebro e a atividade obtida por procedimentos de ativação, que incluem o sono, a hiperventilação e a estimulação fótica e fotoestimulação.

Ritmos do eletroencefalograma

O eletroencefalograma é composto de vários tipos de atividade, cada uma com elementos característicos de frequência, amplitude, morfologia, reatividade, topografia e quantidade.

As bandas de frequência de atividade são:

- Atividade delta (< 4 Hz)
- Atividade teta (de 4 a 8 Hz)
- Atividade alfa (de 8 a 13 Hz)
- Atividade beta (com mais de 13 Hz).

As bandas alfa e beta predominam no indivíduo adulto normal, em vigília, ao passo que as bandas lentas, teta e delta, em crianças.

Durante a hiperventilação, espera-se o surgimento de bandas lentas no adulto, bem como o aumento delas na criança.

O EEG normal varia de indivíduo para indivíduo e em uma mesma pessoa, em função do estado de consciência, idade, repouso ou ativação.

Procedimentos de ativação são usados para provocar atividades anormais, as quais podem não ocorrer espontaneamente:

- A hiperventilação por 3 ou mais minutos desencadeia alcalose respiratória, com consequente vasoconstrição, sendo mais efetiva para desencadear atividades epileptiformes generalizadas
- A fotoestimulação consiste em repetitivos e breves *flashes* de luz, gerados por um aparato eletrônico e descarregados em frequências que variam de 1 a 30 Hz.

> **Indicações clínicas do EEG**
>
> É um método útil na avaliação dos distúrbios que acometem o SNC acima da medula cervical, sendo fundamental nas alterações de consciência, especialmente epilepsia, encefalites e encefalopatias metabólicas.
>
> Em geral, o dano neuronal, ou a disfunção, é sugerido pela presença de ondas lentas (atividades na faixa teta ou delta), com localização focal ou difusa, enquanto a presença de ondas agudas ou espículas (atividade epileptiforme), em padrão focal ou difuso, sugere tendência a crises convulsivas.
>
> Alentecimento localizado é altamente sensível para disfunção cerebral focal, mas não pode distinguir o tipo de lesão. Dessa maneira, infarto cerebral, neoplasia, abscesso e trauma podem causar alterações eletroencefalográficas similares.
>
> O alentecimento difuso também é inespecífico, porque pode ocorrer em qualquer processo tóxico, metabólico, degenerativo ou multifocal.

Esse procedimento desencadeia respostas das regiões occipitoparietais. A resposta anormal mais frequente é de paroxismos difusos de complexos ponta-onda (resposta fotoconvulsiva ou fotoparoxística), que, em geral, indicam propensão a crises convulsivas.

Os registros em sono são mais úteis para anormalidades paroxísticas em pacientes com epilepsia. O sono pode desencadear atividades epileptiformes focais ou generalizadas.

A privação do sono na noite anterior ao estudo pode facilitar o sono, e a privação em si tende a ativar descargas epileptiformes.

Padrões eletroencefalográficos

Alguns padrões do eletroencefalograma aumentam a probabilidade de corresponder a um distúrbio específico. Assim:

- Atividade rápida generalizada (beta) proeminente em um eletroencefalograma de um paciente obnubilado ou comatoso aumenta a suspeita de intoxicação por drogas (Figura 173.1)
- Ondas trifásicas, bilaterais, simétricas e sincrônicas, com predominância frontal, ocorrem durante o estágio intermediário de encefalopatia hepática, embora possam aparecer em outras doenças (Figura 173.2)
- Grave depressão generalizada de voltagem pode sugerir hipotireoidismo, desde que sejam excluídas hipotermia e anoxia
- Hipoxia cerebral tende a originar padrões de alfa coma, surtossupressão, padrão periódico ou silêncio eletrocerebral (Figura 173.3)
- Existem padrões quase específicos na encefalite por herpes, os quais são complexos agudos periódicos (Figura 173.4), na pan-encefalite esclerosante subaguda (Figura 173.5) e na doença de Creutzfeldt-Jakob (Figura 173.6).

Alguns tipos de padrão do EEG interictal são chamados "epileptiformes", porque têm morfologia distinta e podem ocorrer em grande número de pacientes com convulsões; e, raramente, nos registros de pacientes assintomáticos. Tais padrões incluem espículas esporádicas, ondas agudas e complexos ponta-onda lenta.

Um grupo significativo de pacientes com epilepsia tem eletroencefalograma normal. Cerca de 2% de pacientes não epilépticos exibem atividade epileptiforme no eletroencefalograma.

O eletroencefalograma ajuda a estabelecer se uma crise convulsiva se origina em uma área focal ou limitada do cérebro (crises focais) ou se envolve o cérebro como um todo desde o início (crises generalizadas).

Além disso, a análise do eletroencefalograma pode identificar várias síndromes eletroclínicas específicas: hipsarritmia, epilepsia tipo ausência, síndrome de Lennox-Gastaut, epilepsia rolândica benigna, descargas epileptiformes periódicas lateralizadas.

O eletroencefalograma é também útil no acompanhamento da evolução de pacientes com alteração de consciência e, em certas circunstâncias, fornece informação prognóstica.

Finalmente, esse exame é importante na determinação de morte cerebral.

Mapeamento cerebral

A mais significativa característica do mapeamento cerebral é a capacidade de sumarizar, em um mapa topográfico simples, a atividade elétrica registrada de um conjunto de eletrodos. Em uma única imagem, podem-se ver as diferenças de voltagem e/ou frequência entre posições de registro no couro cabeludo,

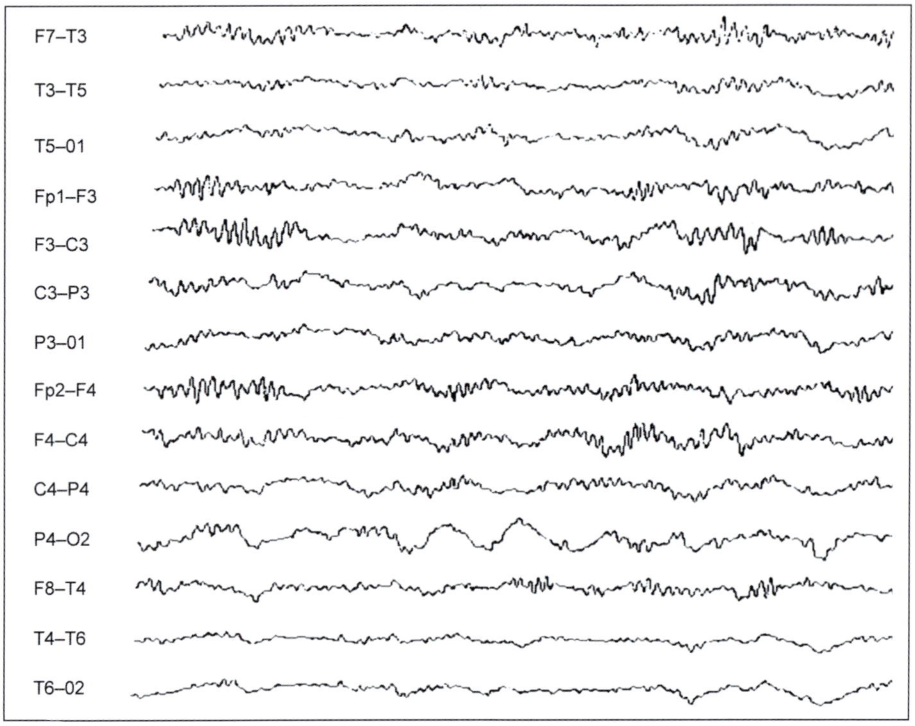

Figura 173.1 Atividade rápida generalizada (beta). Intoxicação por fármaco.

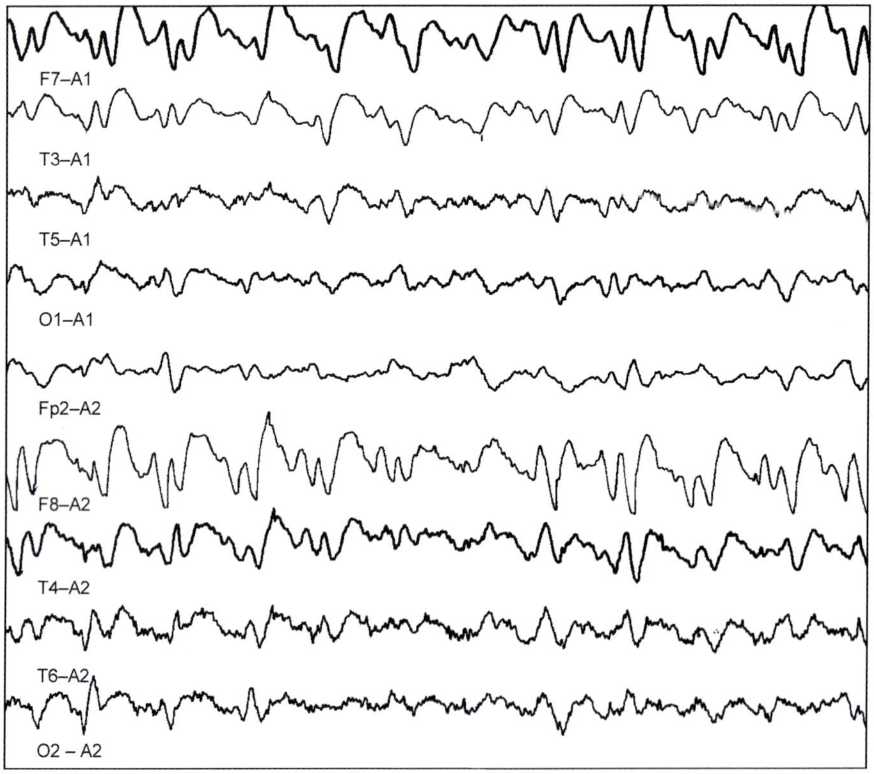

Figura 173.2 Ondas trifásicas em encefalopatia hepática.

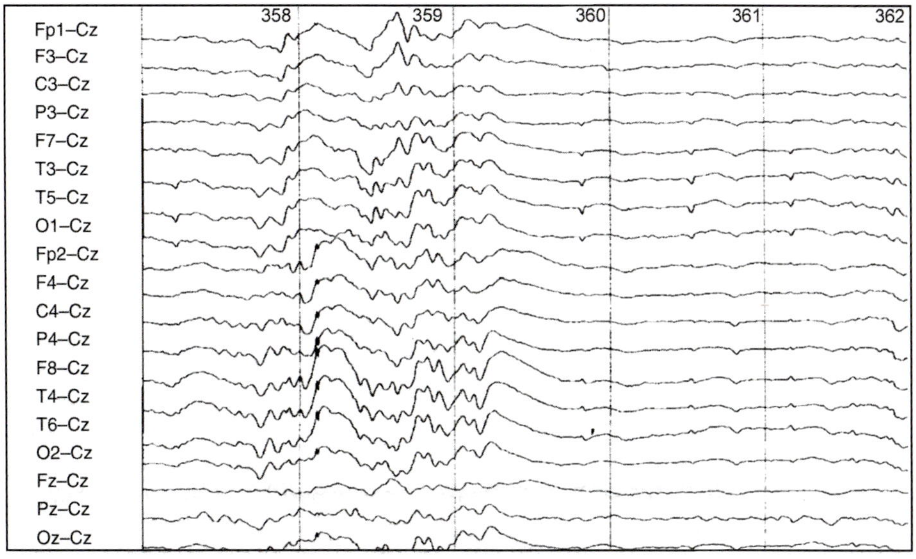

Figura 173.3 Padrões alfa. Hipoxia cerebral.

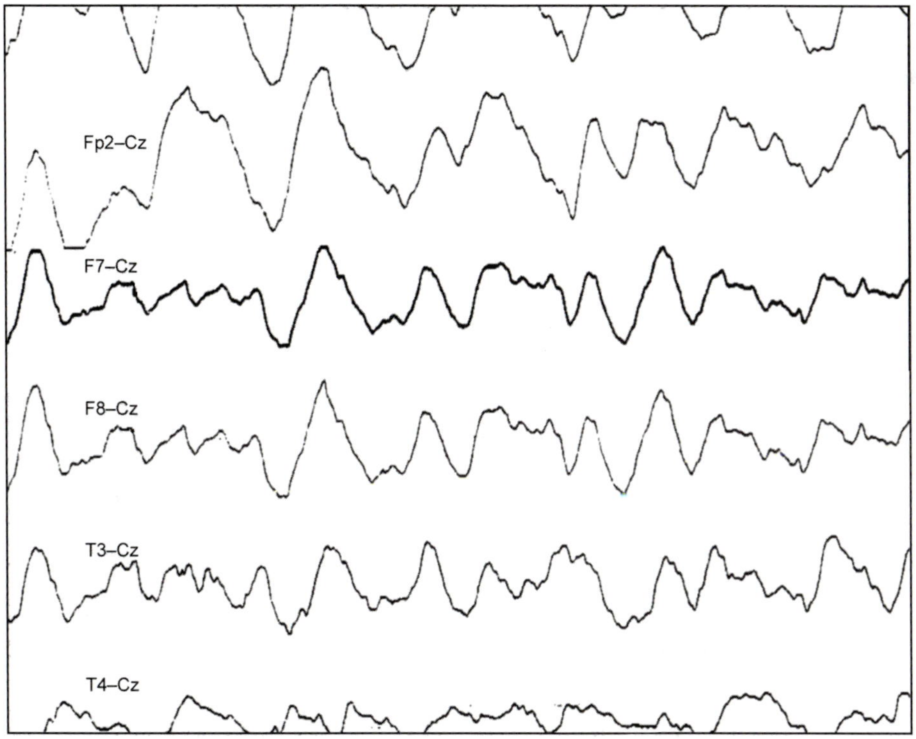

Figura 173.4 Complexos agudos periódicos. Encefalite herpética.

o que facilita a tarefa de identificar e interpretar anormalidades sutis ou outros achados clinicamente significativos da eletrogênese cerebral.

Polissonografia

A polissonografia consiste no monitoramento contínuo de variáveis biológicas durante o sono noturno.

Recomenda-se o registro de, pelo menos, 6 horas dos seguintes parâmetros:

- Eletroencefalograma: eletrodos F3, C3, O1 e com referência na mastoide contralateral
- Eletro-oculograma esquerdo e direito
- Eletromiograma da região mentoniana
- Eletromiograma de membros inferiores (músculo tibial anterior bilateralmente)
- Fluxo aéreo nasal e oral registrado por sensores do tipo termistor ou termopar
- Registro de pressão nasal obtido por transdutor de pressão
- Registro dos movimentos do tórax e do abdome com utilização de cintas de indutância e piezoelétricas
- Eletrocardiograma
- Oximetria digital
- Registro de roncos com microfone traqueal
- Registro de posição corporal.

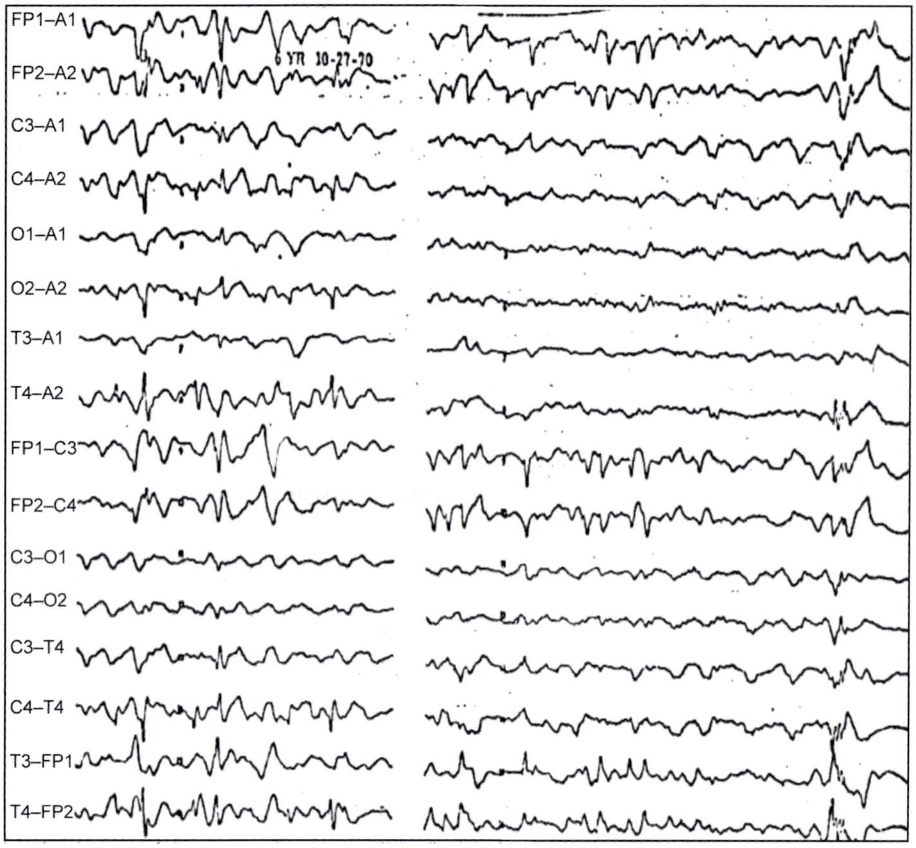

Figura 173.5 Complexos agudos periódicos. Pan-encefalite esclerosante subaguda.

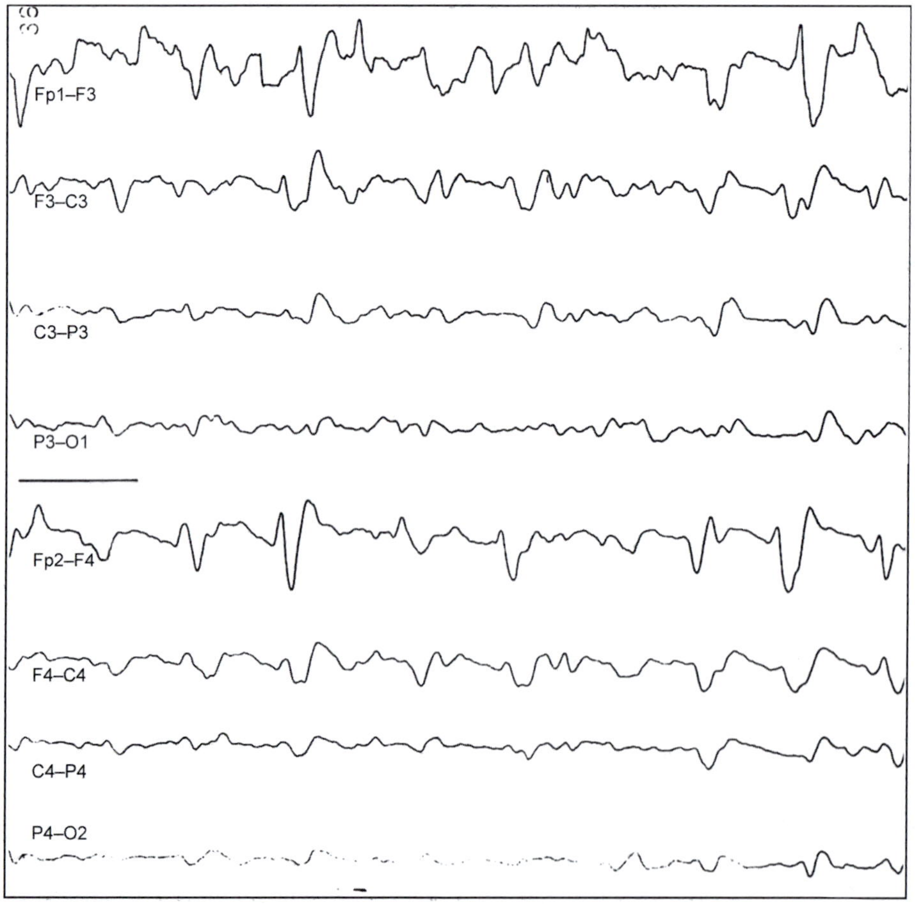

Figura 173.6 Complexos agudos periódicos. Doença de Creutzfeldt-Jakob.

Cada período de 30 segundos de um polissonograma é estagiado como vigília, estágios I a IV de sono NREM ou sono REM (movimentos oculares rápidos).

A polissonografia é usada para investigar vários distúrbios do sono, incluindo: insônia, síndrome da apneia do sono, narcolepsia, hipersonia idiopática, movimentos periódicos do sono e mioclonias, distúrbio comportamental do sono REM, distúrbio do ciclo sono-vigília, parassonias, tais como pesadelo, sonambulismo, terror noturno, distúrbio comportamental do sono REM, epilepsias.

O teste das latências múltiplas de sono consiste em tentativas de 5 episódios de 20 minutos, 1 a cada 2 horas, nas quais se aguarda o paciente adormecer.

O objetivo é determinar a latência do sono e se os episódios de sono REM aparecem ou não durante os cochilos. Esse teste é utilizado para avaliar sonolência excessiva diurna e confirmar ou excluir a possibilidade de narcolepsia.

Potenciais evocados

Classificação dos potenciais evocados (PE) (Luccas e Lopes, 2001):

- Quanto ao tipo de estímulo
  - PE visual (PEV)
  - PE auditivo (PE)
  - PE somatossensorial (PESS)
- Quanto ao tempo de análise
  - Curtos (menores que 10 ms): PEA-TC
  - Intermediários: entre 20 e 120 milissegundos
  - Longos: maiores que 120 milissegundos; são corticais
- Quanto à distância dos geradores
  - PE de campo próximo (*near-field*): gerado em áreas próximas à captação, como áreas de projeção sensorial primária
  - PE de campo distante (*far-field*): gerado em estruturas subcorticais e conduzido por volume
- Quanto ao local dos geradores
  - Situados em receptores sensoriais: cóclea (ECoG), retina (ERG)
  - Estruturas subcorticais
  - Áreas corticais
- Quanto à frequência dos estímulos
  - Potencial transiente
  - Potenciais estacionários (*steady state potentials*).

Potenciais evocados visuais

São respostas do córtex visual a estímulos apropriados, importantes para indicar se esta via está íntegra ou em que porção dela se situa o comprometimento.

Várias são as situações em que os PEV podem apresentar-se alterados: neurite óptica, esclerose múltipla, compressões nas vias ópticas, e para a avaliação da integridade das vias ópticas em casos de suspeita de amaurose.

Potenciais auditivos e de tronco cerebral

São sinais produzidos no nervo auditivo e tronco cerebral em resposta a estímulos acústicos.

O potencial auditivo e de tronco cerebral (BERA) normal consiste em uma série de 5 ou 6 ondas, que ocorrem no período de 10 ms, após o estímulo. A onda 1 representa o nervo auditivo; a 2 é produzida principalmente próximo ao VIII nervo craniano e inclui participação do núcleo coclear; a onda 3, no nível inferior da ponte; as ondas 4 e 5, no nível da ponte superior.

As ondas 2 e 4 podem não existir em indivíduos normais; portanto, a interpretação do BERA normal é baseada nas medidas de latência das ondas 1, 3 e 5.

As indicações dos BERA incluem: doenças neurológicas (esclerose múltipla), neoplasias (hemorragia e infartos), distúrbios metabólicos, lesões vasculares, acuidade auditiva, coma e morte encefálica.

Potenciais evocados somatossensoriais

Os estímulos somatossensoriais podem ser aplicados nas proximidades de qualquer tronco nervoso, utilizando-se estímulos elétricos ou mecânicos.

Quanto aos eletrodos de registro do PESS, podem ser colocados na periferia, próximo a troncos nervosos, na coluna vertebral, perto da medula espinal; e sobre o couro cabeludo, para a obtenção de respostas corticais e subcorticais.

Na prática clínica, os nervos mistos são os mais investigados, entre eles o mediano, o tibial e o peroneal. Em algumas situações, podem-se utilizar nervos sensitivos, como o sural, ramos digitais da mão, nervos safeno interno e peroneal superficial.

As indicações clínicas do PESS incluem: avaliação das lesões periféricas (raízes e nervos); avaliação do comprometimento medular cordonal posterior; doenças desmielinizantes do SNC, traumatismos e neoplasias raquimedulares; espondilose cervical.

Há doenças que comprometem o SNC difusamente; nesses casos, torna-se importante o estudo neurofisiológico por meio do grupo de potenciais (visual, auditivo e somatossensorial). À combinação desses potenciais dá-se o nome de "potenciais evocados multimodais".

EXAMES DE IMAGEM

Hugo Pereira Pinto Gama, Bruno Galafassi Ghini, Rubens Carneiro dos Santos Júnior

Os principais exames de imagem incluem radiografia simples, angiografia digital, mielografia, ultrassonografia (US), US com Doppler, tomografia computadorizada (TC), ressonância magnética (RM), tomografia por emissão de prótons (PET-CT) e tomografia por emissão de fóton único (SPECT).

Radiografia simples

Com o advento dos novos métodos de imagem, a radiografia passou a ter aplicação limitada. Em geral são realizadas, pelo menos, duas incidências ortogonais: anteroposterior (de frente) e lateral (perfil) (Figura 173.7).

A radiografia simples possibilita avaliar a morfologia do crânio, suturas cranianas, fontanelas, presença de fraturas, calcificações, gás, elementos radiopacos (projéteis de arma de fogo, objetos metálicos ou fragmentos ósseos).

Devido às limitações da radiografia simples, esse exame costuma ser seguido de TC e RM.

Angiografia digital

A angiografia digital tem por objetivo a avaliação dos vasos cerebrais e cervicais. Trata-se de um exame invasivo, feito mediante a introdução de um cateter diretamente no vaso a ser estudado ou na artéria femoral (técnica de Seldinger), percorrendo a aorta até chegar aos vasos cervicais e cerebrais de interesse. Em seguida, é injetado o contraste, que possibilita o estudo de morfologia, calibre e território de irrigação (Figura 173.8).

Vale salientar que a angiografia permite estudar não somente as artérias, mas também a drenagem venosa cerebral e cervical.

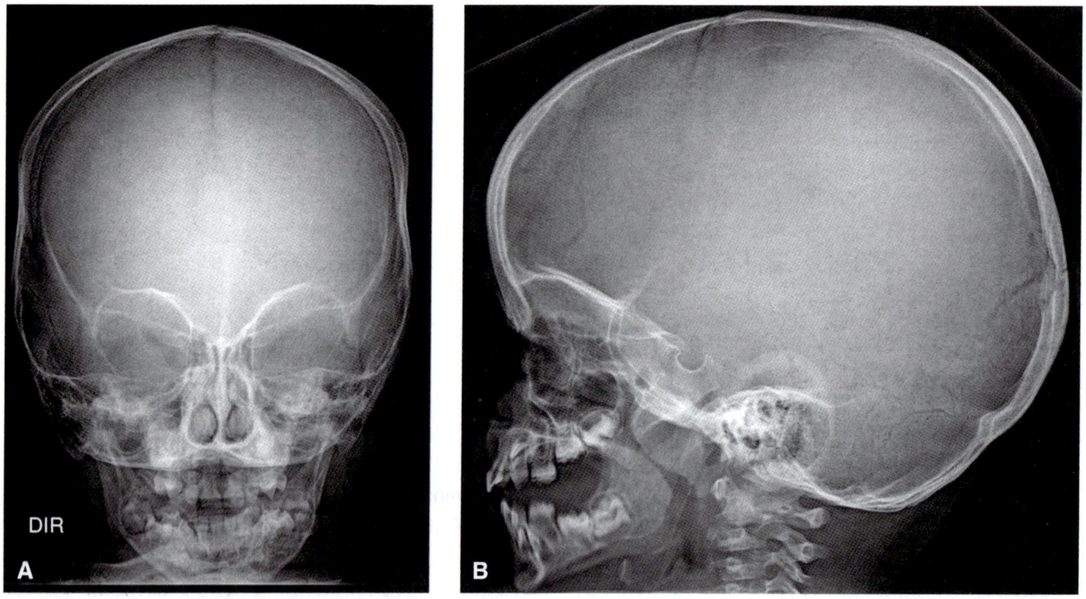

Figura 173.7 Radiografia simples do crânio nas incidências anteroposterior (**A**) e perfil (**B**).

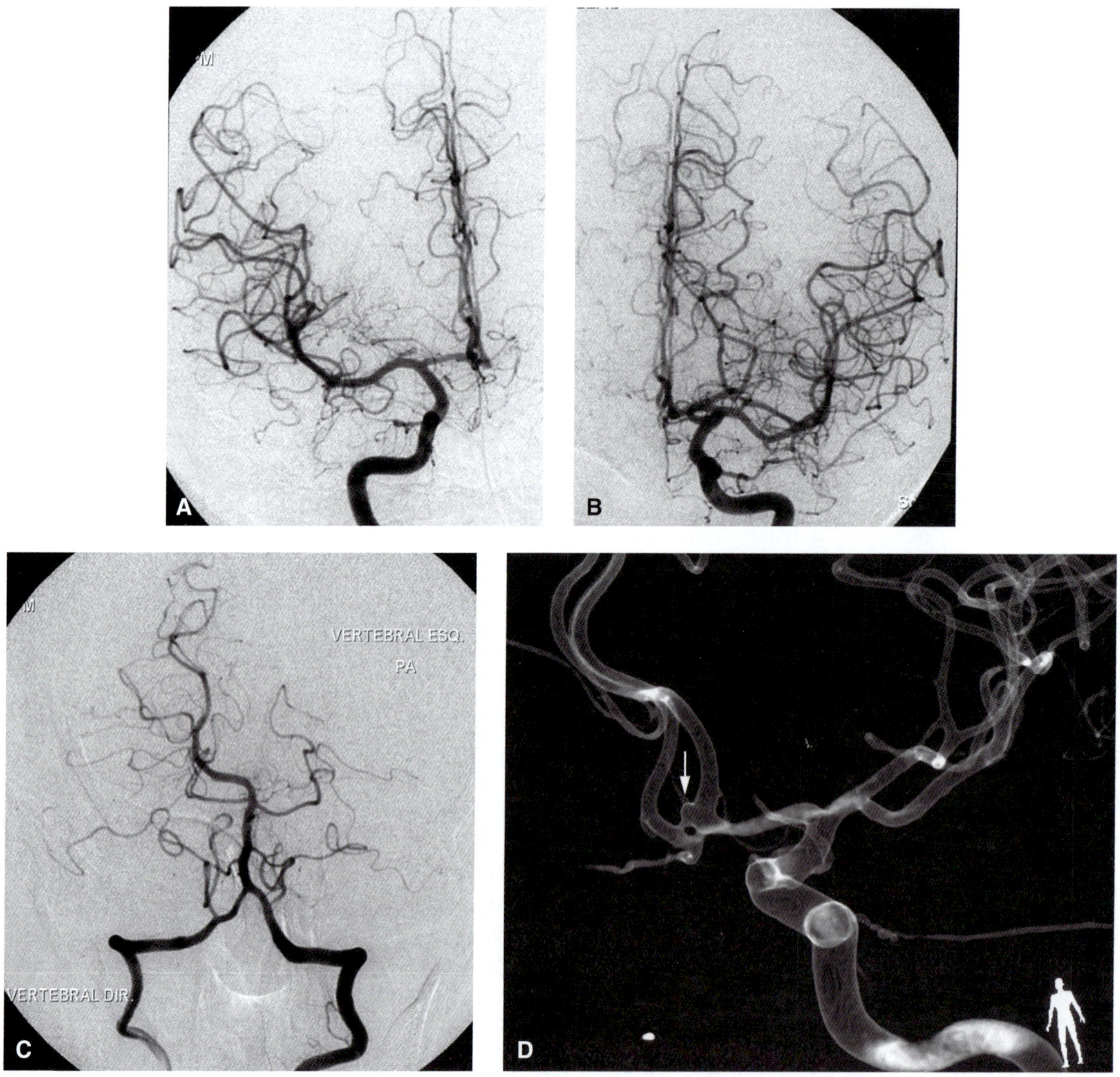

Figura 173.8 Angiografia digital das artérias intracranianas. Em **A** e **B**, observam-se as artérias cerebrais do sistema carotídeo no hemicrânio direito e esquerdo, respectivamente. Em **C**, veem-se as artérias do sistema vertebrobasilar. Angiografia digital com reconstrução 3-D de outro paciente (**D**) mostra pequeno aneurisma sacular da artéria comunicante anterior (*seta*).

É um exame que pode ser realizado com anestesia local, mas, quando necessário, com anestesia geral. A taxa de incidência de complicações é de cerca de 1% e resulta, sobretudo, de reações alérgicas ao contraste iodado.

A angiografia digital é o método padrão-ouro para estudar as patologias vasculares, incluindo aterosclerose, aneurismas, malformações vasculares, dissecções arteriais e tromboses venosas.

Mielografia

Trata-se de um exame radiográfico da coluna vertebral, realizado após a injeção de contraste iodado no espaço subaracnóideo, que torna possível a avaliação da medula pela opacificação das estruturas adjacentes (Figura 173.9).

A injeção do contraste é feita por punção lombar, cervical ou da cisterna magna.

Esse exame possibilita o estudo das lesões extradurais e intradurais (medulares ou extramedulares) no interior do canal vertebral.

Com o advento da RM, a utilização da mielografia tornou-se limitada, em decorrência de menor resolução anatômica e possíveis complicações. Mesmo naqueles casos de contraindicação à realização de RM, atualmente, prefere-se a mielotomografia, que consiste em cortes tomográficos da coluna após a injeção intratecal do contraste iodado.

Tomografia computadorizada

A tomografia computadorizada (TC) possibilita a avaliação direta dos tecidos de partes moles (cérebro, tronco cerebral e medula espinal), estruturas ósseas e liquor (Figura 173.10).

Vale lembrar que a TC utiliza radiação ionizante, em dose bem superior à da radiografia simples.

Um modo de aumentar a sensibilidade da TC para detectar anormalidades é lançar mão da injeção intravenosa (por uma veia periférica), de contraste iodado, assim como é feito na angiografia.

O meio de contraste opacifica os vasos arteriais e venosos, bem como realça aqueles locais com quebra de barreira hematencefálica, como ocorre em muitas lesões (Figura 173.11).

Vantagens e desvantagens da tomografia computadorizada

As vantagens da TC incluem razoável resolução anatômica, boa relação custo/benefício, tempo curto de exame e superioridade à RM para demonstrar calcificações e estruturas ósseas.

As desvantagens incluem utilização de radiação ionizante e uso de contraste iodado. A hipersensibilidade ao contraste varia desde uma reação urticariforme leve (forma mais comum) até reações graves (menos comuns), como choque anafilático e morte. Além disso, em algumas doenças o contraste iodado venoso é contraindicado, como em casos de hipertireoidismo, mieloma múltiplo e doença renal crônica.

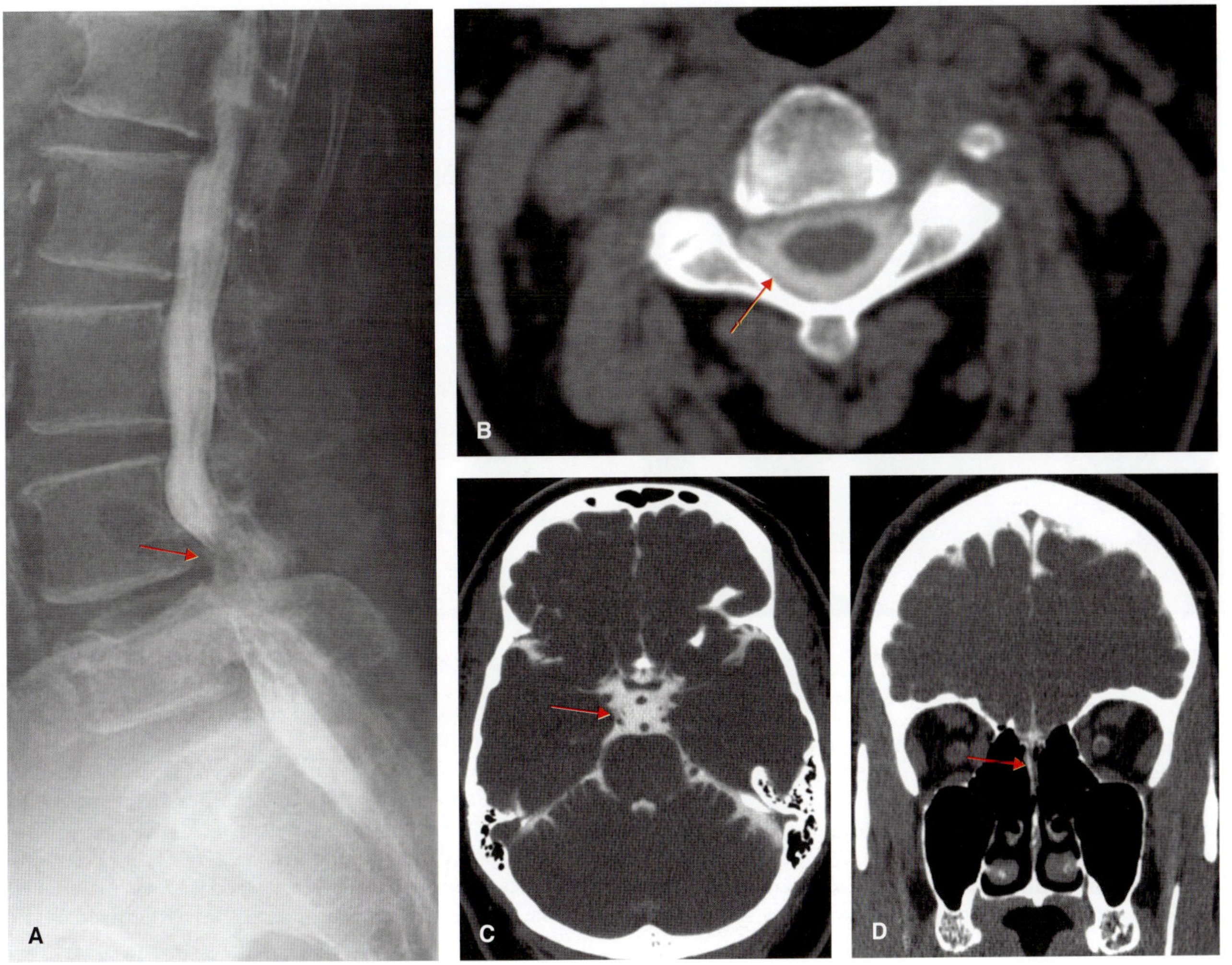

Figura 173.9 Mielografia de hérnia discal comprimindo o saco dural opacificado (**A**). Mielotomografia com opacificação do espaço subaracnóideo (**B**). Cisternografia por tomografia computadorizada demonstrando opacificação do espaço subaracnóideo e do trajeto da fístula liquórica na lâmina cribriforme do etmoide, à direita (**C** e **D**).

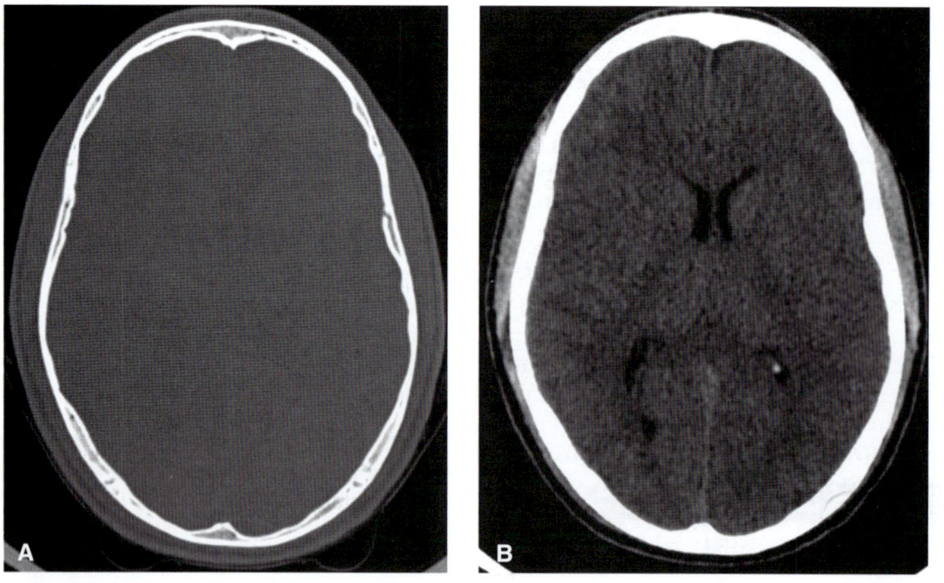

Figura 173.10 Tomografia computadorizada do crânio sem contraste intravenoso, com janela óssea (A) e janela de partes moles (B).

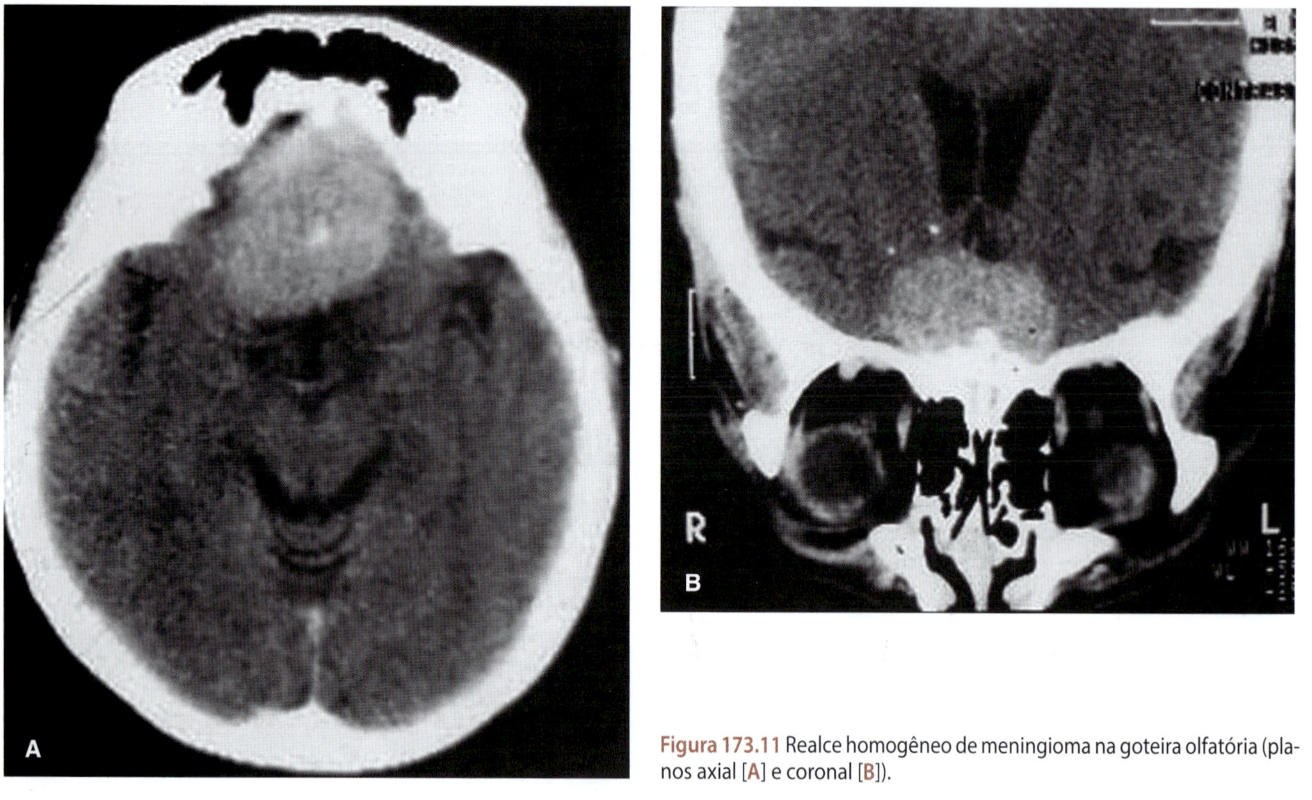

Figura 173.11 Realce homogêneo de meningioma na goteira olfatória (planos axial [A] e coronal [B]).

Ultrassonografia

A ultrassonografia (US) do encéfalo pode ser realizada por meio da fontanela ou de um orifício de craniotomia (peroperatória).

Com base na diferença de ecogenicidade das estruturas intracranianas, consegue-se distinguir o parênquima cerebral, os ventrículos e as lesões.

A US transfontanela só pode ser realizada até o fechamento da fontanela anterior; portanto, serve para avaliação encefálica de neonatos e lactentes.

Trata-se de um método importante no diagnóstico e no seguimento de hemorragias intracranianas e lesões hipóxico-isquêmicas, na identificação de malformações congênitas encefálicas, infecções congênitas e na avaliação e controle de hidrocefalia (Figura 173.12).

Outra indicação da US é na avaliação da medula espinal em neonatos, sendo possível detectar lesões medulares, como medula ancorada e disrafismos espinais.

Ao contrário da radiografia simples e da TC, a US não utiliza radiação ionizante, não requer sedação ou material de contraste, tem baixo custo e está disponível na maioria dos centros médicos.

A US peroperatória requer abertura na calota craniana para ser realizada. Trata-se de uma técnica importante para biopsia de neoplasias cerebrais profundas, definição dos limites

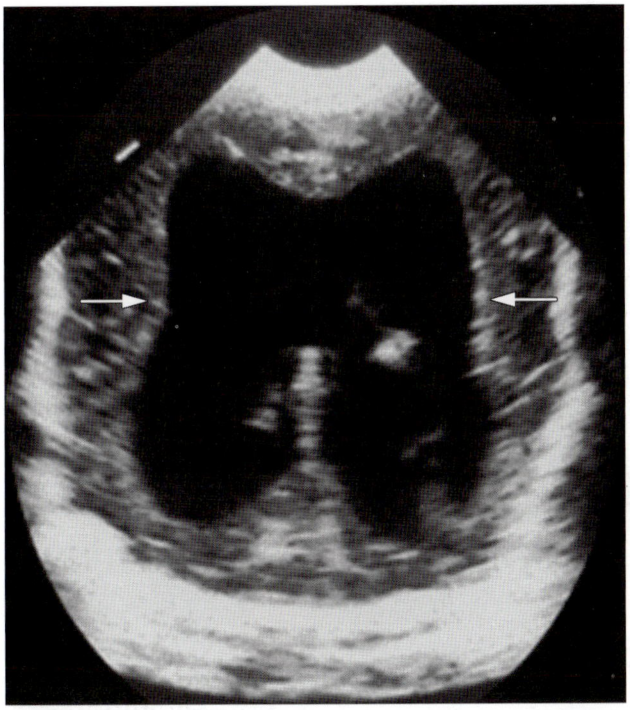

Figura 173.12 Ultrassonografia transfontanela no plano coronal demonstrando dilatação dos ventrículos laterais (*setas*) consistente com hidrocefalia.

dos tumores durante a ressecção cirúrgica e para monitoramento da posição de cateteres de derivação ventricular (Figura 173.13).

Ultrassonografia com Doppler transcraniano

O Doppler transcraniano é um método ultrassonográfico, com base no sistema de Doppler de emissão pulsada de ondas de baixa frequência, capazes de atravessar o crânio íntegro.

Trata-se de um exame não invasivo e indolor, cujo objetivo consiste na avaliação das doenças cerebrovasculares, a partir da mensuração da velocidade de fluxo das principais artérias intracranianas (ver Figura 173.13).

Indicações do Doppler transcraniano

As principais indicações são investigação diagnóstica de paciente com vertigem, doença cerebrovascular, estenose de artérias basais do cérebro, avaliação de circulação colateral intracraniana em pacientes com estenose crítica/oclusão de artérias cerebrais, seguimento de pacientes com traumatismo cranioencefálico, vasospasmo de qualquer etiologia, detecção de mecanismo de embolia encefálica paradoxal (conhecido como "*shunt* direita-esquerda", na pesquisa de forame oval patente e fístula arteriovenosa pulmonar), suspeita de hipertensão intracraniana e de morte encefálica. Na prática a indicação mais comum é para avaliação e seguimento de vasospasmo após hemorragia subaracnóidea por ruptura de aneurisma.

Outra situação na qual pode ser utilizado o Doppler transcraniano é na avaliação de paciente com enxaqueca, visto que alterações do fluxo sanguíneo podem ser detectadas em pacientes com esse distúrbio.

Ressonância magnética

A RM é o exame padrão-ouro na avaliação do SNC.

De maneira geral, a RM é superior à TC, pela sua capacidade de avaliar múltiplos planos (axial, sagital e coronal) e pela alta resolução anatômica (Figura 173.14). Além disso, não usa radiação ionizante.

A grande limitação da RM é na avaliação de calcificações, condição em que a TC é superior, embora possível nos aparelhos mais potentes e com técnicas especiais.

O uso de contraste venoso aumenta a sensibilidade do método. Utiliza-se o gadolínio, que é muito menos alergênico que o iodado.

Deve-se destacar a contraindicação do uso de gadolínio em pacientes renais crônicos, com taxa de filtração glomerular inferior a 30 mℓ/minuto (pelo risco de fibrose) e em gestantes.

Contraindicações da ressonância magnética

As mais importantes são a presença de marca-passo cardíaco, clipes metálicos de aneurisma, corpo estranho metálico (projétil de arma de fogo), implantes cocleares, neuroestimuladores, válvulas cardíacas artificiais e alguns fixadores externos de cirurgias ortopédicas.

Ressonância magnética (sequências não convencionais ou funcionais)

Refere-se ao estudo de fluxo liquórico, perfusão, espectroscopia, tratografia e a RM funcional (BOLD).

A sequência sensível estuda o fluxo do liquor nos compartimentos cerebrais, principalmente no aqueduto cerebral. Equações matemáticas possibilitam determinar a velocidade e o volume de fluxo (*stroke* volume).

A principal indicação é a avaliação de hidrocefalias, obstrução congênita ou adquirida do aqueduto cerebral e hidrocefalia de pressão normal.

A pesquisa de perfusão estuda a passagem do contraste pela microvasculatura cerebral, indicada principalmente para a avaliação da área de penumbra nos AVC e acompanhamento dos pacientes pós-tratamento das neoplasias do SNC.

A espectroscopia de prótons fornece informações metabólicas do tecido cerebral.

Os principais metabólitos estudados são: o N-acetil-aspartato, a colina, a creatina, o mioinositol, o lactato e o lipídio, e cada um deles tem um significado biológico.

A principal indicação da espectroscopia é a avaliação das lesões focais cerebrais, principalmente neoplasias e infecções.

A tratografia é uma sequência que possibilita avaliar fibras/tratos de substância branca do encéfalo. Tem sido utilizada para avaliação da integridade dos tratos e planejamento pré-cirúrgico.

Por fim, a RM funcional (BOLD) é um método que visa à localização da atividade cerebral durante determinadas tarefas.

Tomografia por emissão de prótons e tomografia por emissão de fóton único

A tomografia por emissão de próton combina as informações metabólicas da medicina nuclear (PET) com os dados anatômicos da tomografia.

Possibilita medir o nível de consumo de glicose no tecido.

A principal aplicação da PET-CT é na investigação do cérebro nos casos de demência.

O desenvolvimento de novos radiofármacos tem ampliado a indicação para outras enfermidades, sobretudo neoplasias cerebrais.

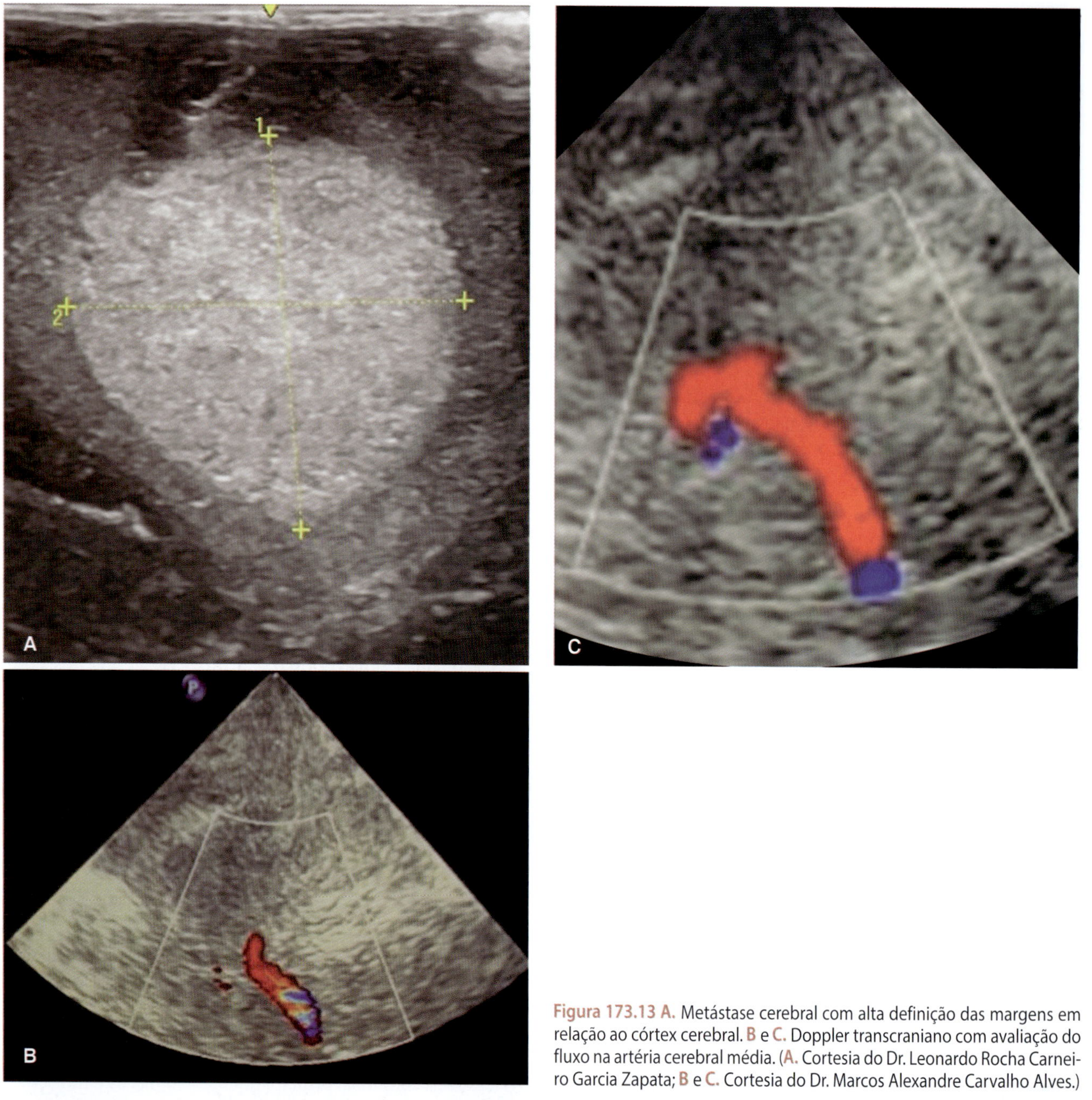

Figura 173.13 A. Metástase cerebral com alta definição das margens em relação ao córtex cerebral. B e C. Doppler transcraniano com avaliação do fluxo na artéria cerebral média. (A. Cortesia do Dr. Leonardo Rocha Carneiro Garcia Zapata; B e C. Cortesia do Dr. Marcos Alexandre Carvalho Alves.)

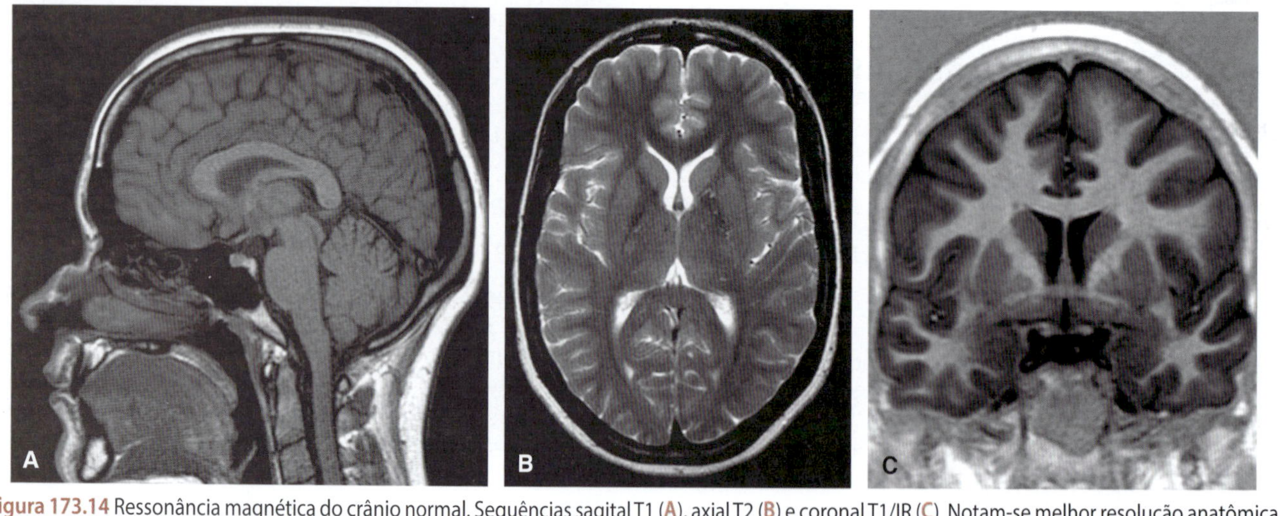

Figura 173.14 Ressonância magnética do crânio normal. Sequências sagital T1 (A), axial T2 (B) e coronal T1/IR (C). Notam-se melhor resolução anatômica que a TC e possibilidade de avaliação em múltiplos planos.

A SPECT (cintilografia de perfusão cerebral) visa estudar o fluxo sanguíneo e o metabolismo cerebral. O radiofármaco utilizado é o ECD-^{99m}Tc (etil-cisteinato, dímero marcado com tecnécio-99).

A principal indicação da SPECT é nos casos de demência, porém também tem aplicabilidade na avaliação da doença cerebrovascular.

EXAMES DE IMAGEM NAS DOENÇAS NEUROLÓGICAS

Malformações congênitas

A US é um método adequado para rastreamento dessas alterações no período pré e perinatal. Contudo, a RM é mais precisa na avaliação das malformações cerebrais. Além disso, a RM pode ser utilizada no período pré-natal (RM fetal) para o diagnóstico intraútero de malformações.

Síndromes neurocutâneas

Trata-se de um grupo de doenças que se caracterizam pelo desenvolvimento de lesões cutâneas e neoplasias do SNC e do SNP.

As síndromes mais comuns são a neurofibromatose tipo 1 (NF1) e tipo 2 (NF2), e o complexo esclerose tuberosa.

A RM é o método de escolha para investigação diagnóstica dessas enfermidades.

A NF1 apresenta alterações cutâneas, representadas por manchas café com leite, neurofibromas, sardas axilares ou inguinais e hamartomas de retina (nódulos de Lisch).

Os exames de imagem costumam demonstrar neoplasias dos nervos ópticos (gliomas) e lesões hamartomatosas encefálicas, principalmente nos globos pálidos (Figura 173.15).

Na NF2, as lesões cutâneas são raras. Os principais achados nos exames de imagem são neoplasias dos nervos cranianos (schwannomas) e, menos frequentemente, meningiomas e ependimomas.

Nos pacientes com o complexo esclerose tuberosa, os exames de imagem do SNC evidenciam túberes corticais (áreas de expansão e alteração arquitetural dos giros cerebrais), bandas radiais (distúrbios de migração neuronal), nódulos subependimários e astrocitomas subependimários de células gigantes (Figura 173.16).

Epilepsia

As indicações de investigação por imagem são principalmente crises com início focal. A esclerose mesial temporal (hipocampal) é a principal causa de crises epilépticas focais em adultos, adolescentes e crianças em idade escolar.

A RM é o exame mais adequado para estudo da esclerose mesial temporal, uma vez que demonstra redução volumétrica do hipocampo, alteração morfológica e hipersinal nas sequências T2 e FLAIR (Figura 173.17).

Vale lembrar que, embora a esclerose mesial temporal seja a principal causa de epilepsia do lobo temporal, outras condições, como neoplasias, distúrbios do desenvolvimento, malformações vasculares, lesões inflamatórias/infecciosas e lesões pós-traumáticas, podem comprometer essa região e determinar epilepsia.

Acidente vascular cerebral

A TC é o exame mais usado na avaliação inicial do paciente com AVC, por ser rápida e mais disponível. Além disso, é o único procedimento requerido para a utilização de trombolíticos.

A RM, por sua vez, possibilita o diagnóstico do AVC no estágio hiperagudo (muito precoce), com a sequência de difusão, além de proporcionar avaliação funcional cerebral mais elaborada que a TC.

A avaliação inicial dos pacientes com suspeita de AVC tem os seguintes objetivos: excluir lesão não vascular e hemorragia cerebral (Figura 173.18) definir os sinais precoces de isquemia e extensão da lesão (Figura 173.19); identificar a presença e o local da obstrução; estudar a viabilidade tecidual e detectar as complicações do AVC e os efeitos das terapias de reperfusão.

A TC é excelente método para excluir hemorragia que aparece como uma área hiperatenuante (branca) no parênquima cerebral. A lesão isquêmica na TC manifesta-se como uma área hipoatenuante (escura), acometendo o córtex ou os núcleos da base (Figura 173.20).

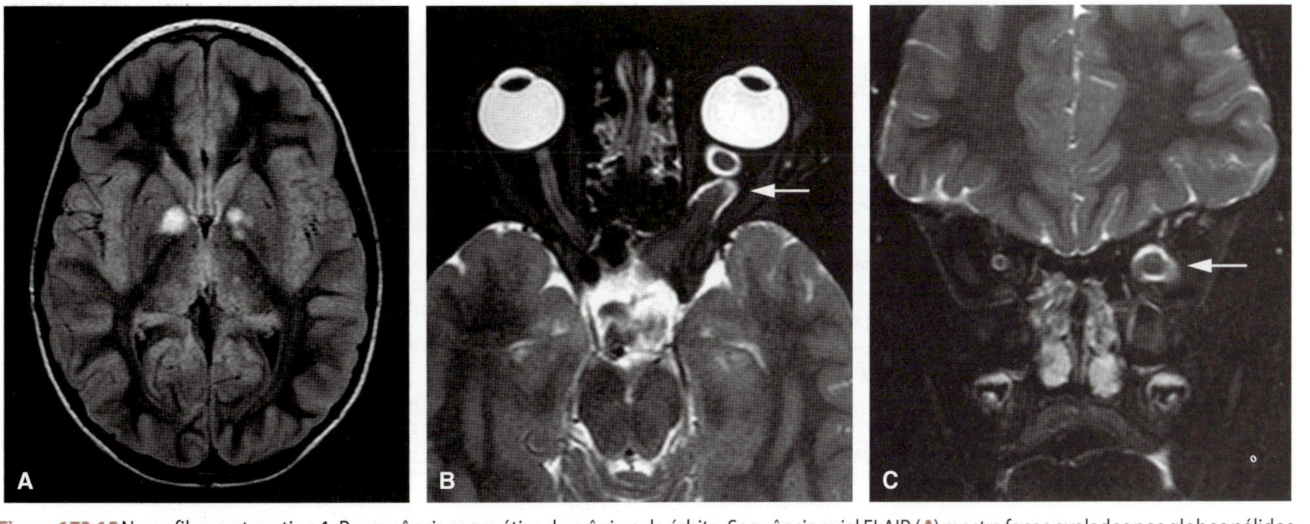

Figura 173.15 Neurofibromatose tipo 1. Ressonância magnética do crânio e da órbita. Sequência axial FLAIR (**A**) mostra focos ovalados nos globos pálidos, consistentes com lesões hamartomatosas – áreas de vacuolização da mielina. Sequência T2 nos planos axial (**B**) e coronal (**C**) demonstra espessamento do nervo óptico esquerdo compatível com glioma do nervo óptico (*setas*).

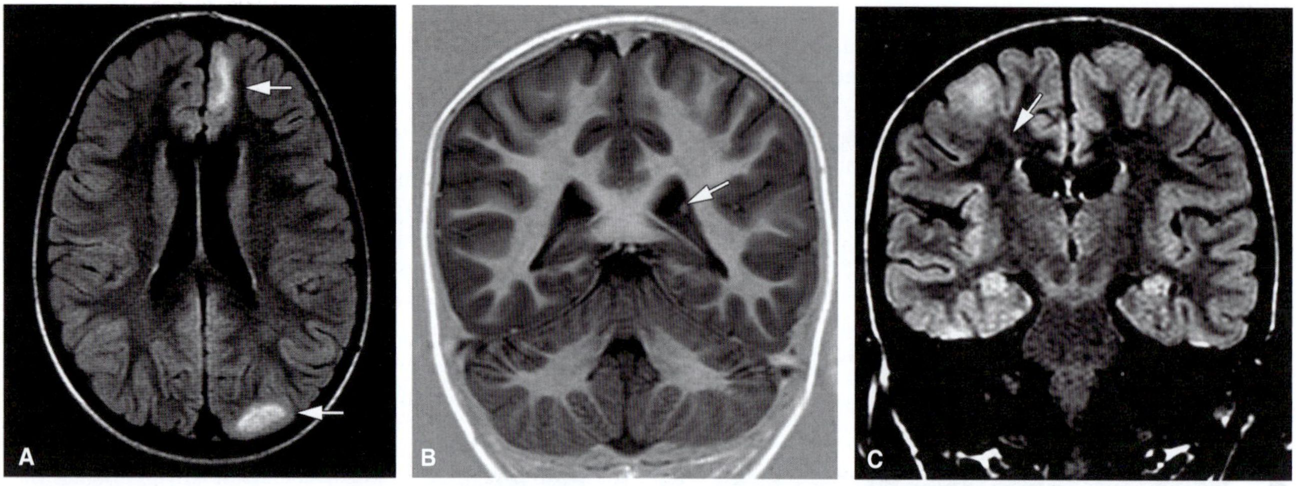

Figura 173.16 Complexo esclerose tuberosa. Ressonância magnética do crânio. Sequência axial FLAIR (A) evidencia túberes corticais (*setas*). Sequência coronal T1/IR (B) mostra nódulo subependimário no átrio do ventrículo lateral esquerdo (*seta*). Sequência coronal FLAIR (C) evidencia banda radial – distúrbio de migração neuronal (*seta*).

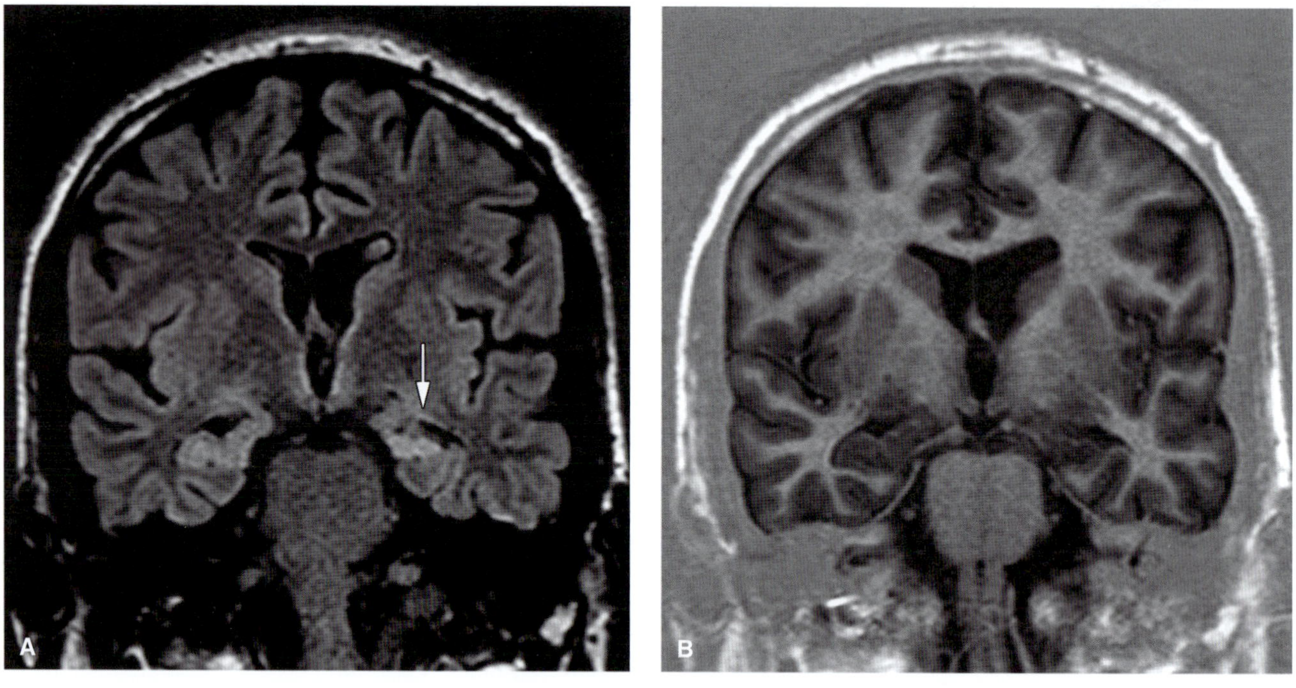

Figura 173.17 Esclerose hipocampal. Ressonância magnética do crânio. As sequências coronais FLAIR (A) e T1/IR (B) mostram redução e hipersinal do hipocampo esquerdo (*seta*).

Na RM, a isquemia aparece como uma área de restrição (branca) na sequência de difusão.

A presença e o local de obstrução vascular podem ser definidos pela angiotomografia ou angiorressonância. Já a viabilidade tecidual é analisada pelo estudo de perfusão, o qual pode ser feito pela TC ou RM após a injeção do contraste.

A perfusão possibilita caracterizar a presença de área de penumbra, isto é, o tecido que está em regime de hipoperfusão, mas ainda não necrosou. Esse é o alvo do tratamento trombolítico, pois, se persistir a hipoperfusão, esse tecido também evoluirá para o infarto.

A RM identifica a área de penumbra, que representa o gradiente entre a área de alteração da perfusão e a área de alteração da difusão. Na TC, a área de penumbra representa o gradiente da área de alteração de perfusão da área hipoatenuante (escura) do parênquima cerebral (Figura 173.21).

Malformações vasculares e aneurismas

As malformações vasculares intracranianas incluem malformações arteriovenosas (MAV), cavernomas, telangiectasias capilares e anomalias do sistema venoso.

Os aneurismas cerebrais não constituem malformações vasculares verdadeiras, mas decorrem de alterações na parede das artérias que cursam com dilatações saculares ou fusiformes.

A angiografia digital é o padrão-ouro para o estudo dessas enfermidades, porém os progressos da angiografia por TC e RM têm possibilitado uma avaliação mais adequada dessas condições (Figura 173.22).

A MAV caracteriza-se por uma comunicação direta entre artérias e veias, sem a interposição de uma rede capilar. Os exames de imagem demonstram a artéria nutridora, um *nidus*

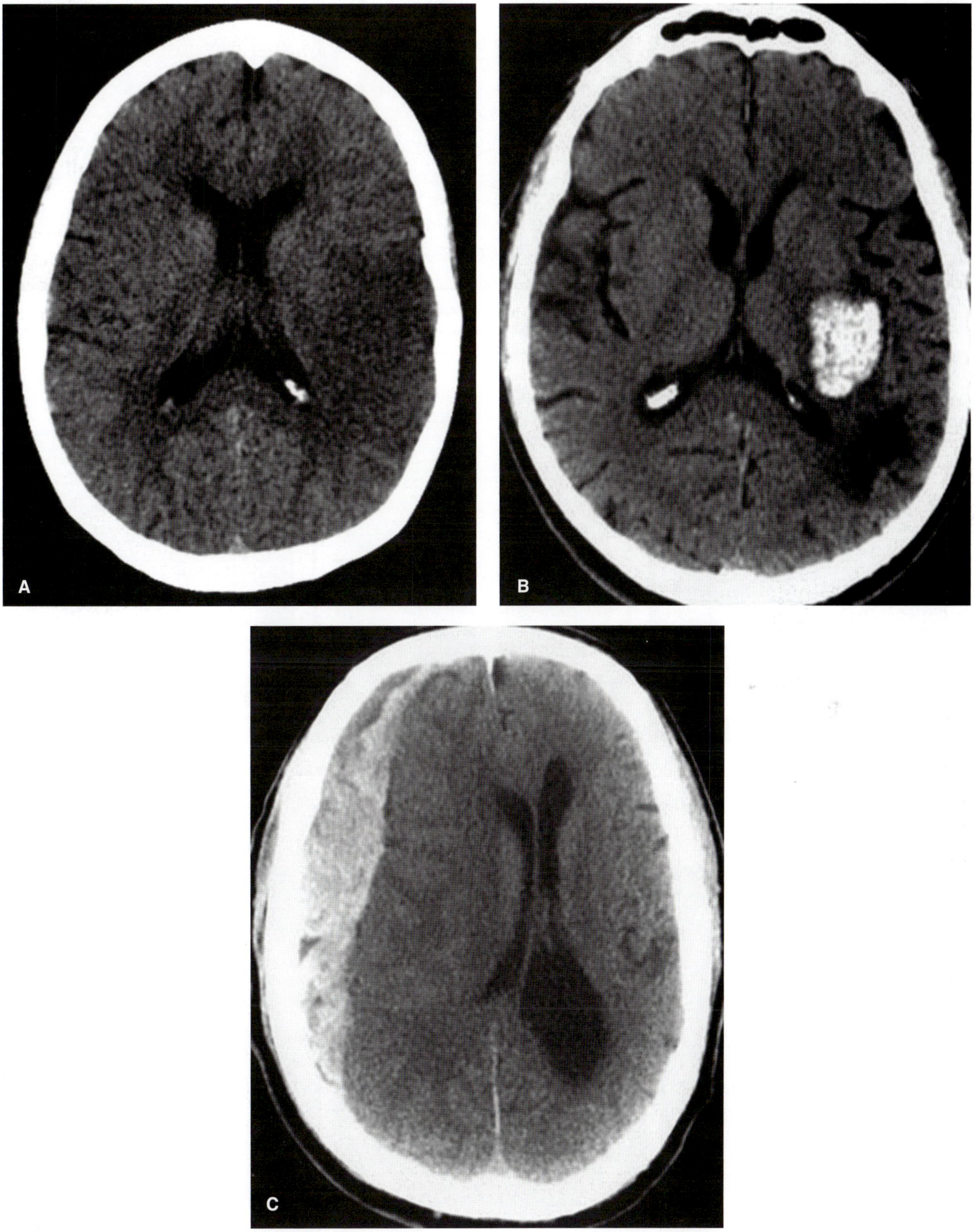

Figura 173.18 A. Acidente vascular cerebral isquêmico (AVCI) com hipodensidade frontoparietoinsular esquerda. B. Hematoma no núcleo putaminal esquerdo. C. Hematoma subdural na convexidade frontoparietal direita, simulando clinicamente um AVC.

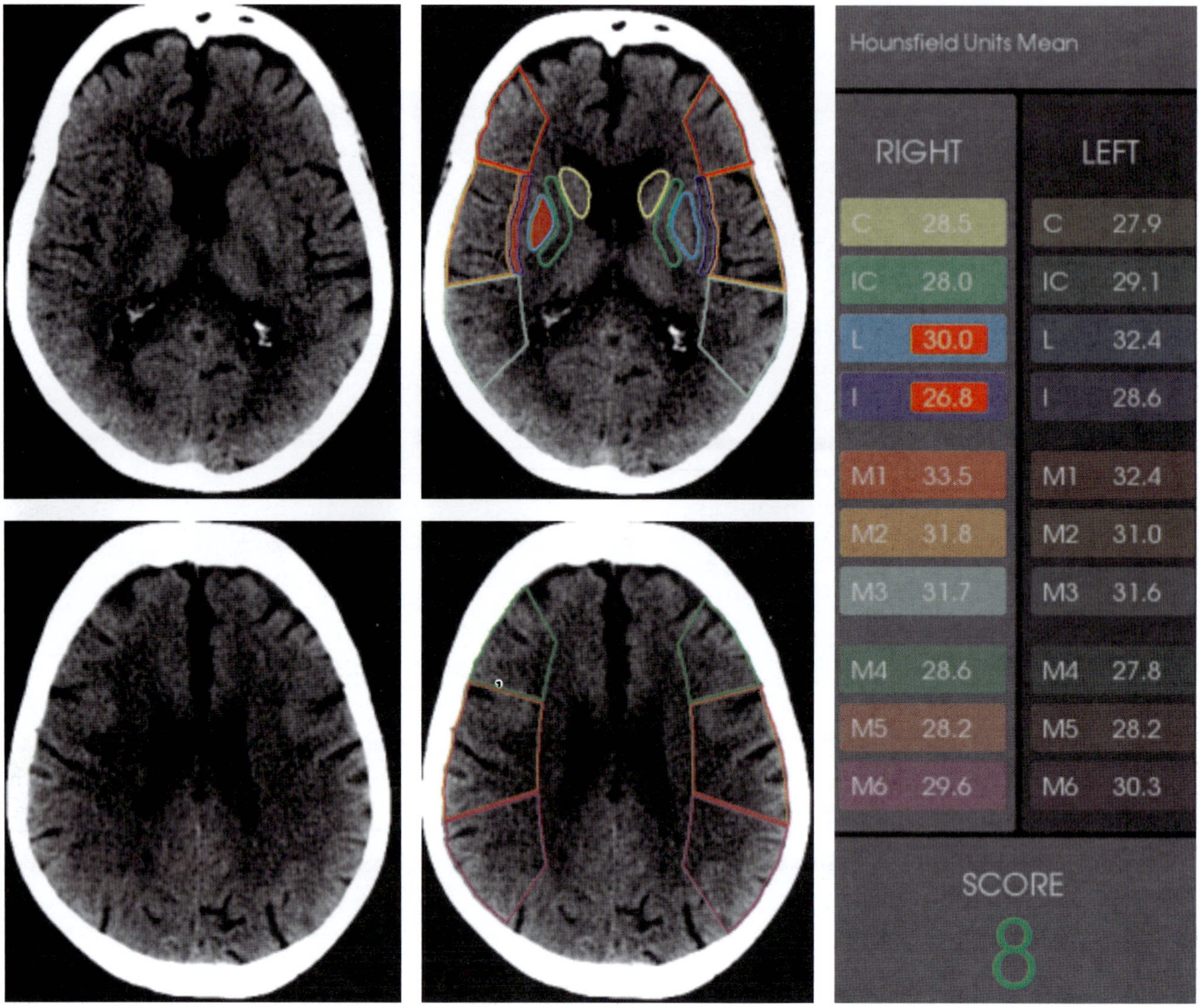

Figura 173.19 Avaliação por inteligência artificial da hipodensidade (*core* – infarto) no território da artéria cerebral média (diminuição da densidade de 5 a 12 UH), descrevendo e marcando o espaço acometido.

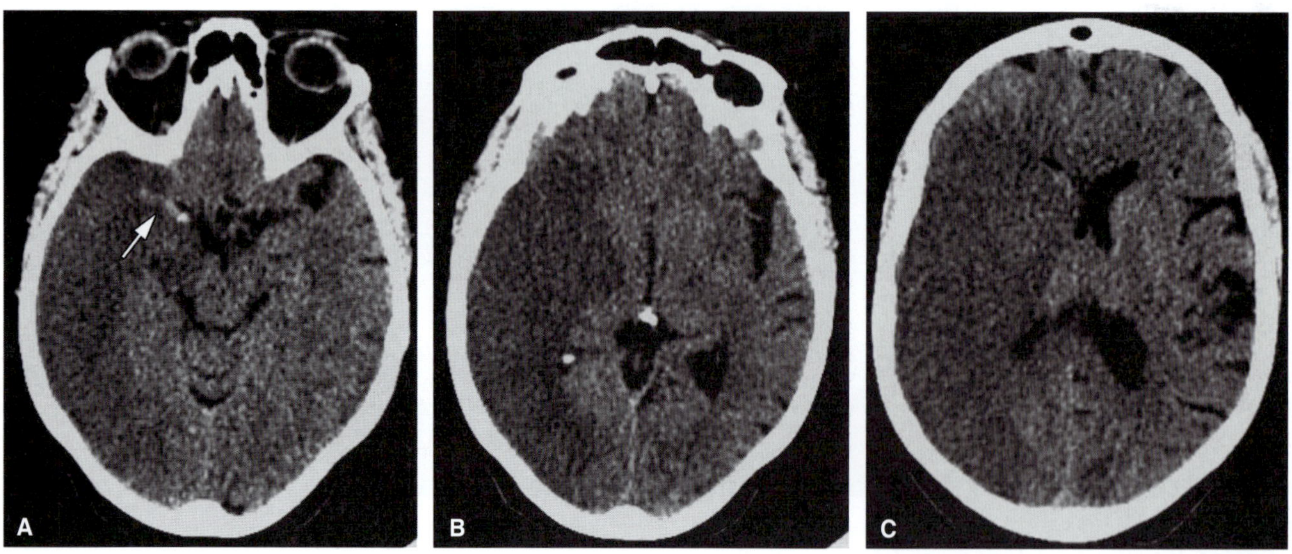

Figura 173.20 Acidente vascular cerebral isquêmico. Tomografia computadorizada do crânio sem contraste (**A** a **C**) evidenciando lesão corticossubcortical hipoatenuante (escura) na região frontotemporoparietoinsular e nucleocapsular, à direita. Observa-se hiperatenuação da artéria cerebral média direita (*seta* em **A**) consistente com trombo intraluminal.

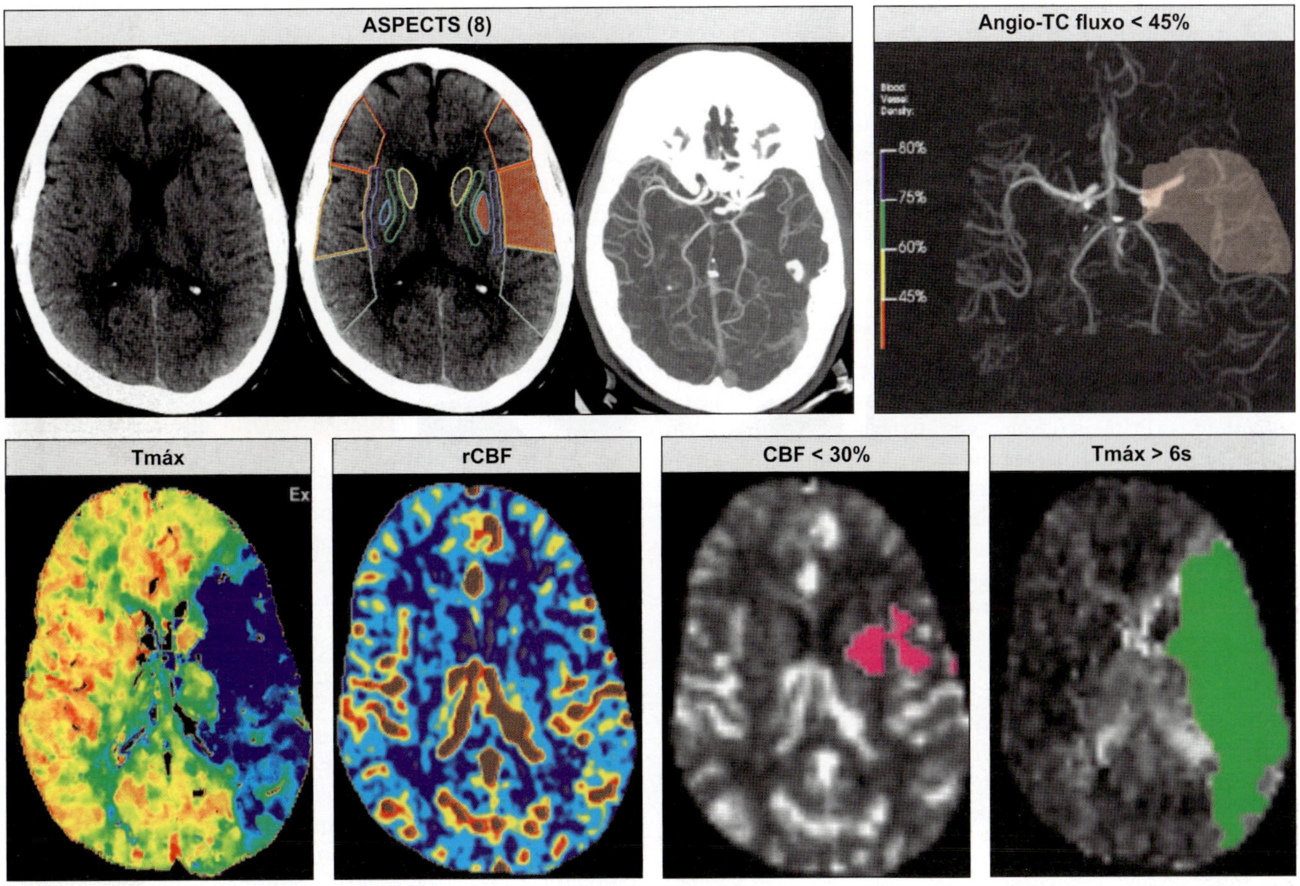

Figura 173.21 Acidente vascular cerebral isquêmico (AVCI) agudo avaliado pelo ASPECTS (*score* de 8), angio-TC (redução da densidade do contraste < 45%), perfusão (infarto com fluxo sanguíneo cerebral [CBF] < 30%/isquemia com Tmáx > 6 segundos). O *mismatch* é de 19,4 (147 mℓ de tecido a ser recuperado → área verde – área roxa).

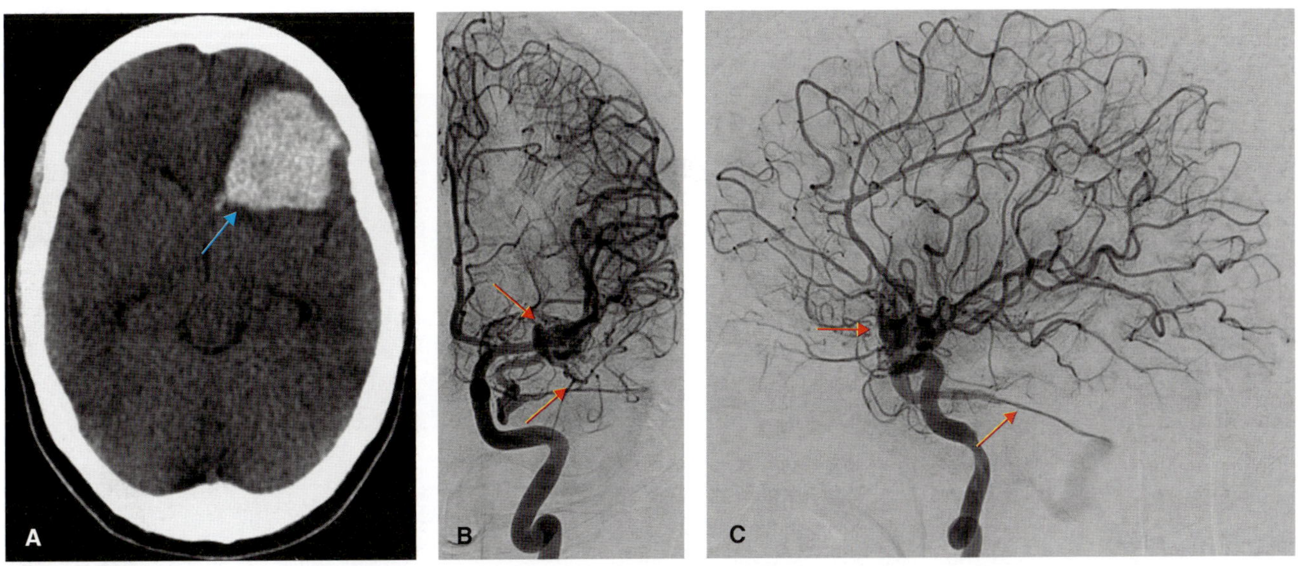

Figura 173.22 A. Tomografia computadorizada de hematoma cerebral secundário a malformação arteriovenosa (MAV) rota. B e C. Angiografia digital em anteroposterior (AP) e perfil confirmando a MAV com drenagem venosa precoce.

(rede vascular que representa a lesão) e a veia de drenagem (Figura 173.23).

O aneurisma caracteriza-se por dilatação focal de uma artéria. A maior parte ocorre na circulação anterior (85 a 95%), sendo os locais mais frequentes a carótida interna supraclinóidea, a bifurcação das artérias cerebrais médias, a artéria comunicante anterior e a origem da artéria comunicante posterior.

A apresentação clínica mais frequente é a hemorragia subaracnóidea, representada por material hiperatenuante/hiperintenso ao longo do espaço subaracnóideo na TC/RM.

O aneurisma apresenta-se como imagem sacular, em adição ao contorno das artérias (Figura 173.24).

Traumatismo cranioencefálico

Durante a avaliação inicial de um paciente com traumatismo cranioencefálico (TCE), é fundamental responder dois questionamentos. Primeiro, é necessário saber se há uma lesão traumática intracraniana; segundo, caso haja uma lesão, é preciso saber se é passível de tratamento clínico ou cirúrgico.

A avaliação por imagem ajuda a responder a essas perguntas.

O principal exame na avaliação do TCE é a TC. Embora superior à TC, a RM tem sido utilizada em uma avaliação secundária do SNC e traumas raquimedulares.

As lesões traumáticas cranioencefálicas dividem-se em lesões primárias e secundárias. As primárias consistem em fraturas do crânio, contusões parenquimatosas, lesões por cisalhamento, hematomas extra-axiais, lesões vasculares e hemorragias subaracnóideas (Figura 173.25).

Destacam-se entre as lesões secundárias as herniações encefálicas, a hipertensão intracraniana, a infecção pós-traumática e os infartos/isquemia.

Infecções

As infecções do SNC mais frequentes são a meningite, a neurocisticercose, o abscesso cerebral e a encefalite herpética.

Nas meningites bacterianas, mas principalmente nas virais, o mais frequente são exames de imagem normais. Quando há alterações, observam-se imagens hiperdensas/hiperintensas ao longo dos sulcos corticais, sobretudo da convexidade cerebral, além de realce leptomeníngeo pelo contraste.

A principal finalidade dos exames de imagem nas pacientes com meningite é detectar complicações, como abscesso ou empiema.

A neurocisticercose manifesta-se de quatro maneiras, conforme o estágio da doença. As lesões mais comuns são vesículas com escólex (vesicular), as quais aparecem com realce anelar pelo contraste (vesicular coloidal) ou calcificação nodular (nodular calcificada) (Figura 173.26).

Somente na fase vesicular a larva ainda é viável. Cumpre destacar que a presença de vesícula com escólex à RM é critério absoluto para diagnóstico de neurocisticercose.

O abscesso cerebral caracteriza-se por uma lesão ovalada, bem delimitada e com realce periférico pelo contraste (Figura 173.27).

A RM auxilia no diagnóstico, visto que a sequência em difusão evidencia importante restrição (hipersinal).

Na encefalite herpética os exames de imagem, principalmente a RM, demonstram comprometimento do lobo temporal, de forma assimétrica, que, por vezes, estende-se ao giro do cíngulo e da ínsula (Figura 173.28).

Neoplasias

A TC e a RM são métodos fundamentais no diagnóstico das neoplasias cerebrais.

De modo geral, a RM é superior à TC na demonstração da morfologia da neoplasia e da sua relação com os tecidos adjacentes.

A RM, pelas técnicas que incluem a difusão (avalia a celularidade tumoral), a perfusão (avalia o leito microvascular lesional), a espectroscopia de prótons (avalia a bioquímica tumoral), a tratografia (avalia os tratos de substância branca) e a ressonância funcional (avalia o comprometimento das funções corticais), auxilia a localizar e delimitar a extensão da lesão, a graduação, diferenciar radionecrose de lesão tumoral remanescente e/ou recidivada durante o tratamento (Figura 173.29).

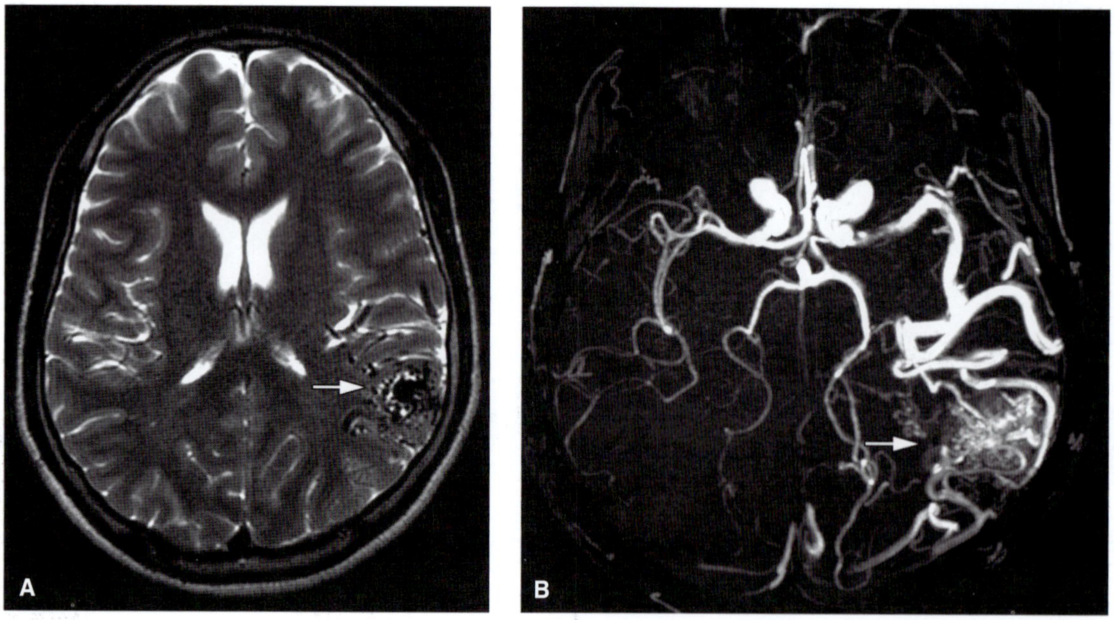

Figura 173.23 Malformação arteriovenosa. Ressonância magnética do crânio. A sequência T2 no plano axial (A) evidencia enovelado vascular no lobo parietal posterior esquerdo, compatível com o *nidus* da malformação arteriovenosa (*seta*). O estudo de angiorressonância arterial (B) confirma o *nidus* parietal esquerdo (*seta*) com nutrição por ramos da artéria cerebral média e, em menor grau, por ramos da artéria cerebral posterior à esquerda.

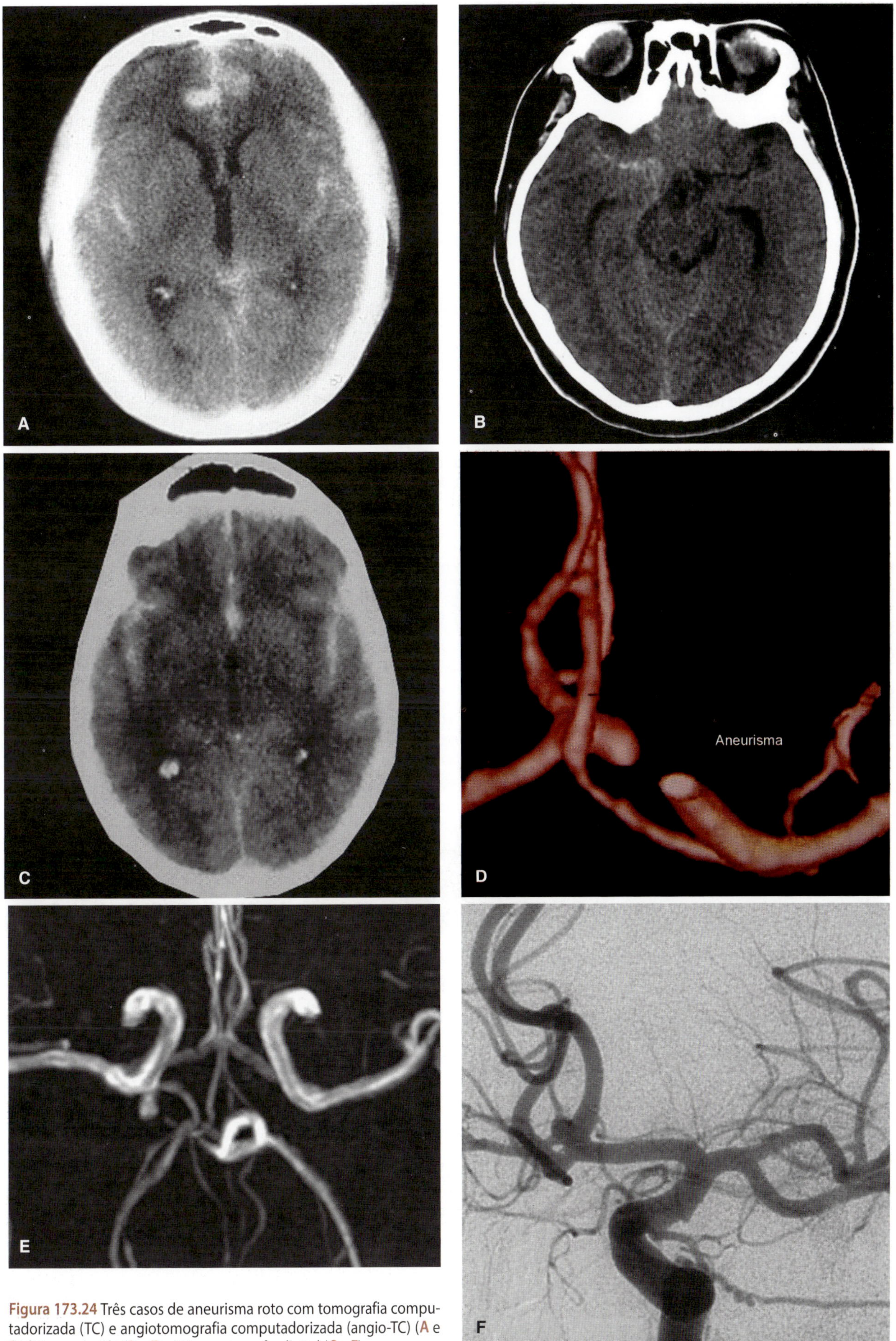

Figura 173.24 Três casos de aneurisma roto com tomografia computadorizada (TC) e angiotomografia computadorizada (angio-TC) (A e D), TC e angio-RM (B e E) e TC e angiografia digital (C e F).

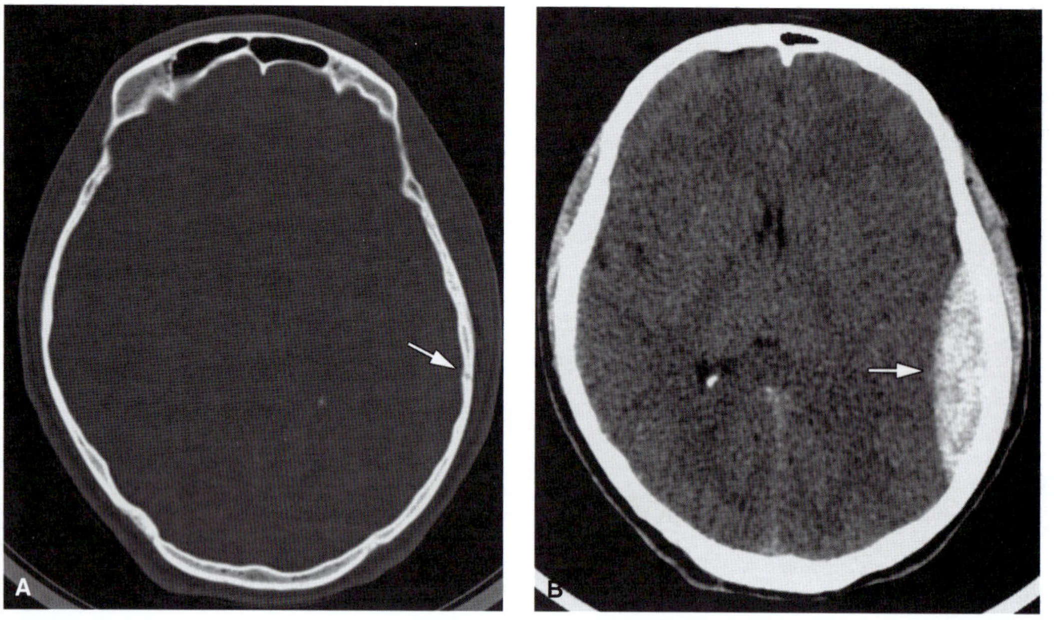

Figura 173.25 Traumatismo cranioencefálico. Tomografia computadorizada do crânio sem contraste. A imagem com janela óssea (A) evidencia fratura da escama parietal esquerda (*seta*). A imagem com janela de partes moles (B) mostra hematoma epidural, com aspecto em lente biconvexa, na região temporoparietal esquerda (*seta*).

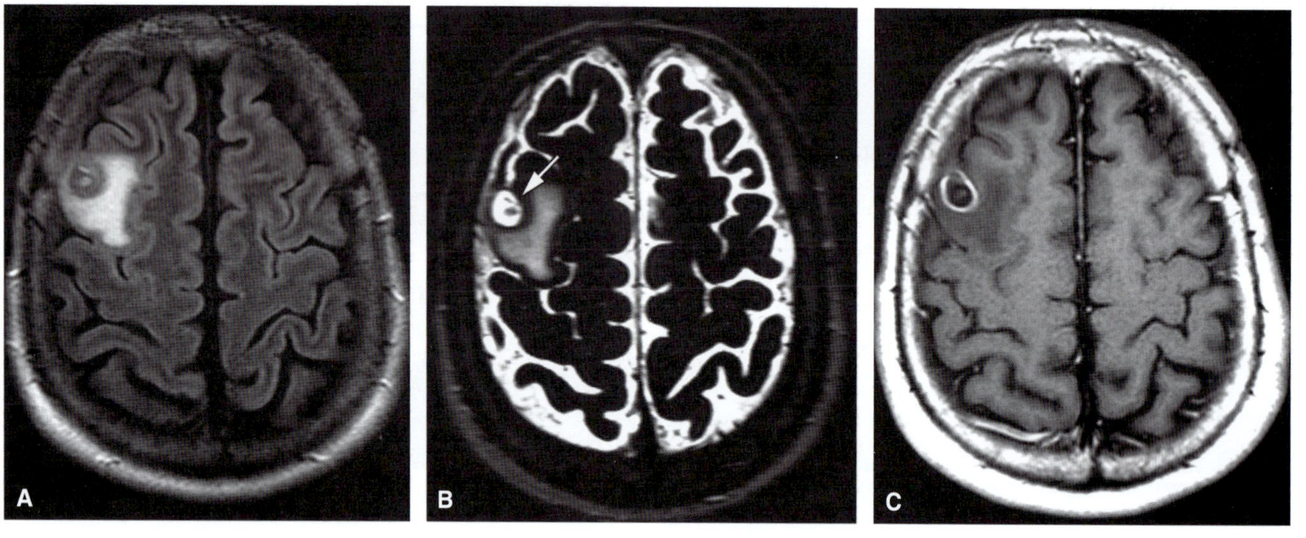

Figura 173.26 Neurocisticercose. Ressonância magnética do crânio. As sequências FLAIR (A), T2 (B) e T1 pós-contraste (C) no plano axial demonstram lesão cística no lobo frontal direito, com realce periférico pelo contraste e edema cerebral adjacente. A sequência T2 (B) evidencia escólex no interior da lesão (*seta*).

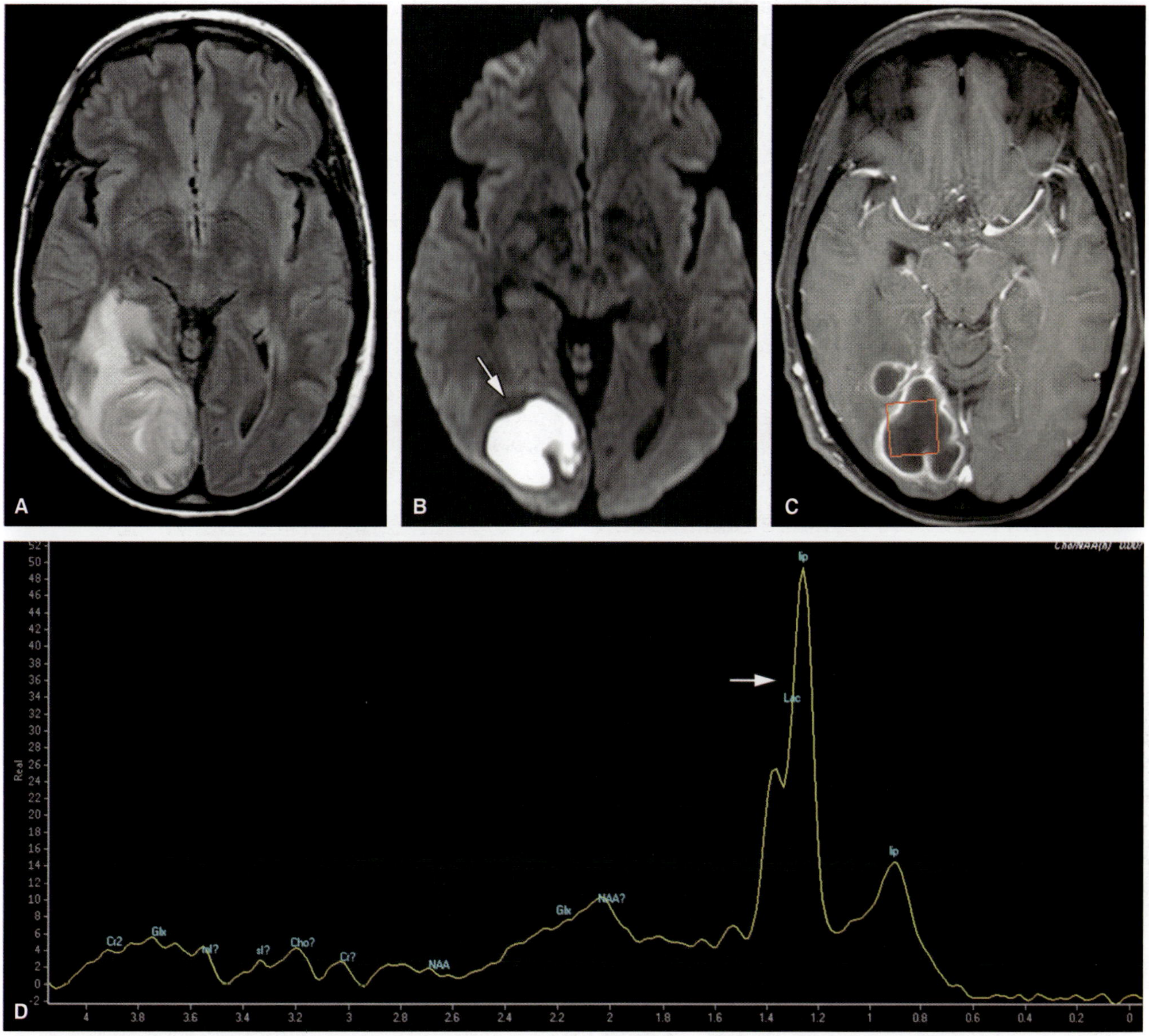

Figura 173.27 Abscesso cerebral. Ressonância magnética nas sequências FLAIR (A), difusão (B), pós-contraste (C) e espectroscopia (D) demonstrando área branca em (B) caracterizam restrição à difusão e o gráfico da espectroscopia (D) mostra picos de lipídios e lactato (*setas*).

Hidrocefalia

Os exames de imagem podem ser utilizados para diagnosticar as hidrocefalias, podendo identificar as possíveis causas e o efeito do tratamento. Destacam-se: as hidrocefalias congênitas, as hidrocefalias obstrutivas, as hidrocefalias comunicantes e a hidrocefalia crônica do adulto (hidrocefalia de pressão normal).

Doenças neurodegenerativas

A RM é o melhor método para avaliação das doenças neurodegenerativas, mas é importante ressaltar que o diagnóstico das síndromes demenciais é baseado nos dados clínicos e testes neuropsicológicos (ver Capítulo 174, *Doenças do Sistema Nervoso*).

O que se deve buscar nos exames de imagem é a identificação de causas secundárias de demência (hematomas subdurais, neoplasias intracranianas, distúrbios metabólicos, hidrocefalia, infecções do SNC).

Na doença de Alzheimer os exames de imagem demonstram atrofia encefálica com predomínio temporoparietal, envolvendo, sobretudo, as regiões mesiais temporais (Figura 173.30).

Doenças da substância branca

A RM é a técnica que melhor avalia estas enfermidades. Nesses casos, a TC tem aplicação limitada.

Dentre essas enfermidades, destaca-se a esclerose múltipla, uma doença inflamatória desmielinizante, provavelmente decorrente de mecanismos autoimunes, que ocorre em pacientes geneticamente suscetíveis.

A RM é método complementar mais importante na avaliação dessa doença, pois possibilita demonstrar a evolução no espaço (lesões em mais de um local do SNC) e no tempo (lesões em épocas distintas), que são considerados critérios para o diagnóstico da doença (Figura 173.31).

As sequências T2 e FLAIR apresentam focos ovoides de hipersinal na substância branca dos hemisférios cerebrais, com

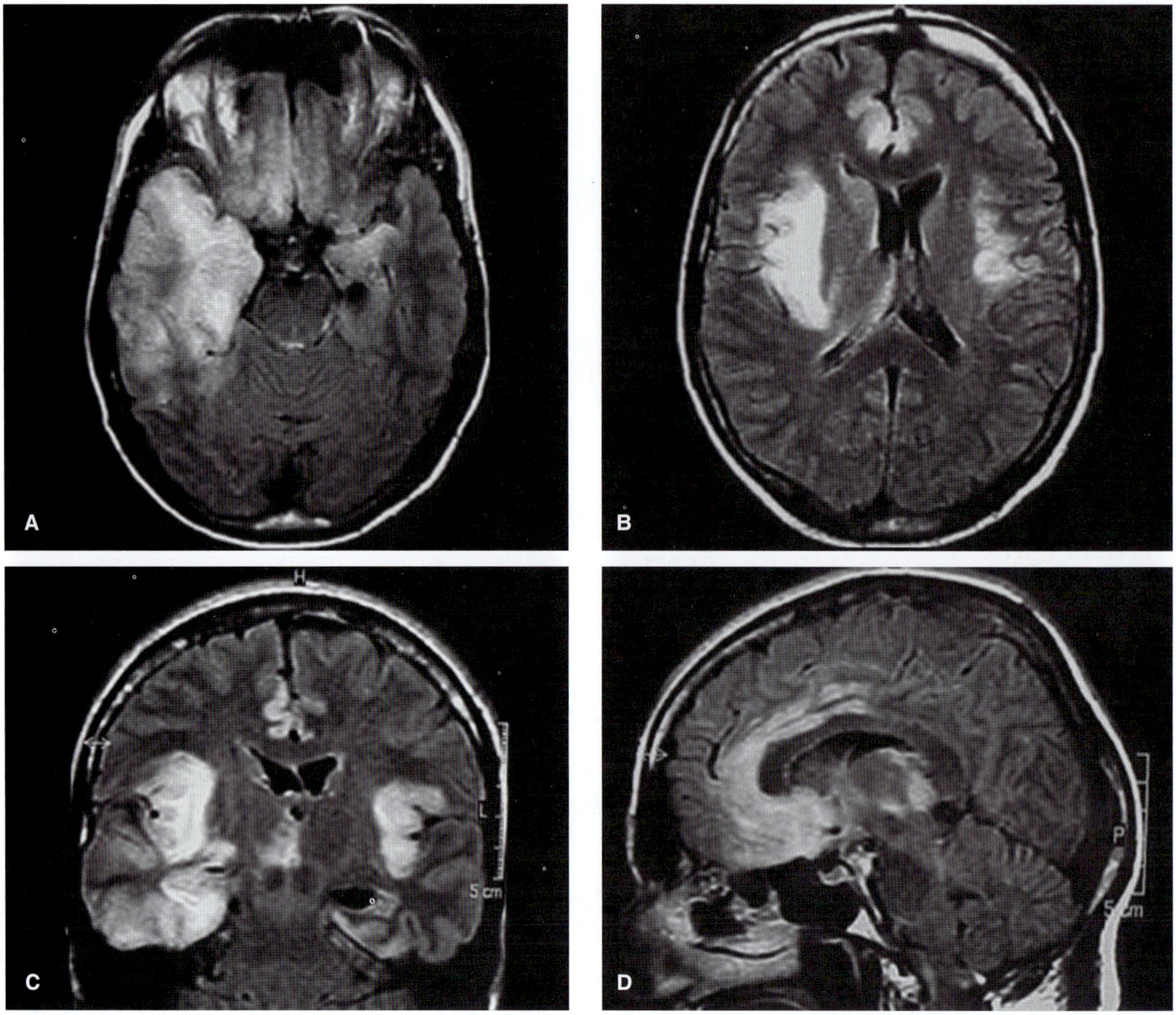

Figura 173.28 Encefalite herpética vista na RM nos planos axial (A e B), coronal (C) e sagital (D).

um padrão de disseminação perivenular. Além disso, é possível caracterizar a presença de atividade inflamatória devido à quebra da barreira hematencefálica (lesões com realce pelo contraste) (Figura 173.32).

EXAMES DE IMAGEM NAS DOENÇAS DA COLUNA VERTEBRAL

A avaliação inicial da coluna vertebral pode ser feita por radiografias simples, nos planos anteroposterior e perfil ou lateral. Se o objetivo for estudar a presença de instabilidade, pode-se complementar com incidências laterais em flexão, posição neutra e extensão.

A RM é o exame de escolha na investigação da coluna vertebral na maioria das situações.

Em condições especiais, a TC, a mielografia e a mielotomografia têm mais utilidade.

Para avaliação de neoplasias e infecções, utiliza-se contraste intravenoso.

Malformações congênitas

As malformações congênitas da coluna vertebral incluem defeitos de segmentação das vértebras (hemivértebras, vértebras em borboleta, fusão de vértebras), defeitos de fechamento posterior (mielomeningocele, lipomielomeningocele), diastematomielia, agenesia caudal e muitos outros.

Os exames de TC e RM são importantes para identificação da malformação.

Convém ressaltar que, no período neonatal/lactente, a US é o exame utilizado para avaliação diagnóstica.

Doenças degenerativas

O processo degenerativo da coluna vertebral inicia-se com a desidratação do núcleo pulposo e perda da altura do disco intervertebral. Essa alteração é representada na RM por hipossinal em T2 e redução da altura do disco intervertebral.

Essas alterações são observadas em uma série de condições de caráter degenerativo que incluem hérnias discais, osteófitos, alterações são observadas em vários platôs vertebrais, espessamento ligamentar, artrose de interapofisárias, espondilolistese e estenose do canal vertebral (Figura 173.33).

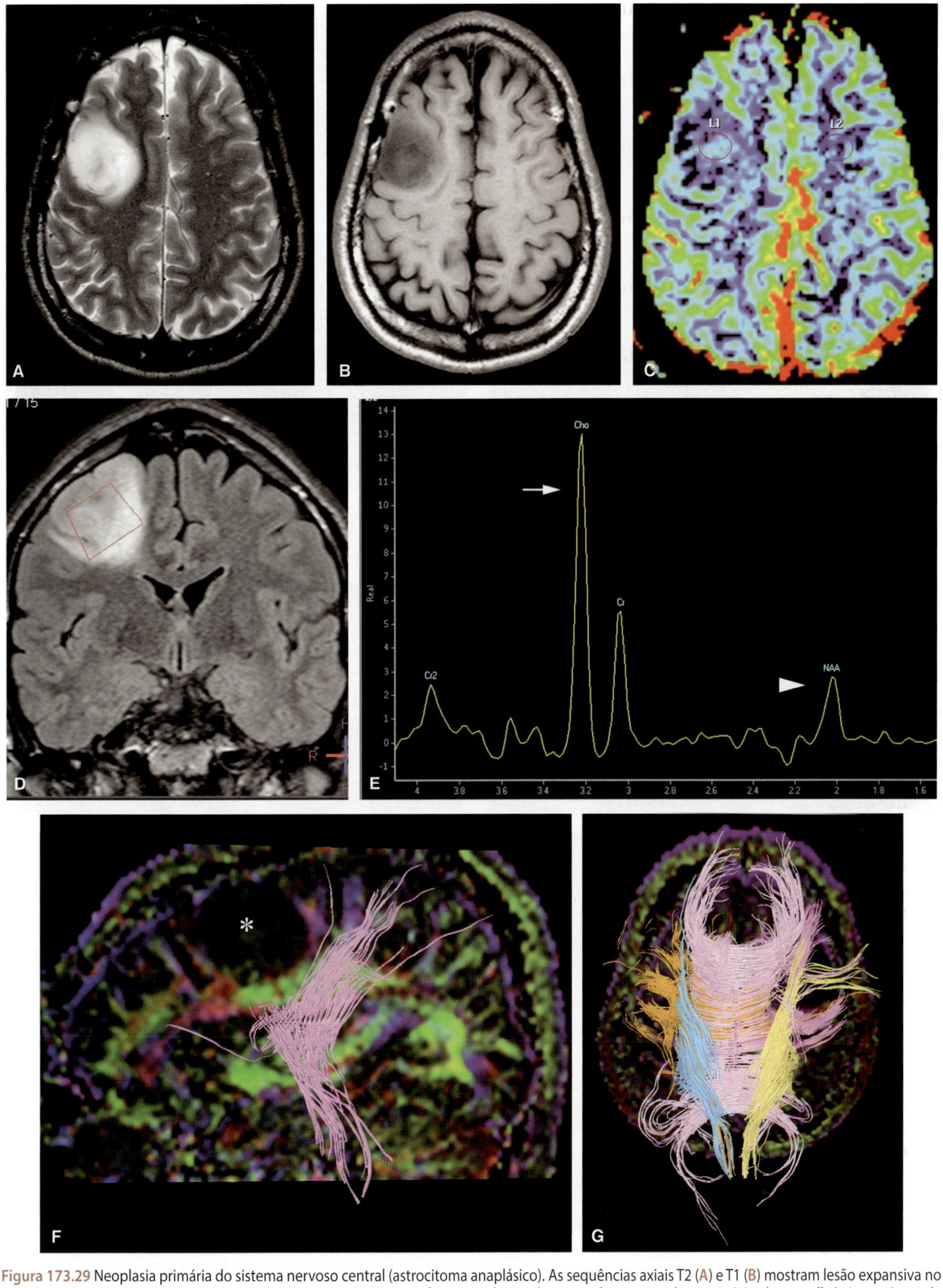

Figura 173.29 Neoplasia primária do sistema nervoso central (astrocitoma anaplásico). As sequências axiais T2 (A) e T1 (B) mostram lesão expansiva no lobo frontal direito. A sequência de perfusão (C) evidencia hiperperfusão intralesional, sugerindo neovascularização (*círculo vermelho*). A sequência de espectroscopia (D e E) demonstra aumento do pico de colina (*seta*) e redução do pico de N-acetil-aspartato (*ponta de seta*) consistente com neoplasia. A tratografia (F e G) demonstra os tratos de substância branca. A imagem F mostra a relação do trato piramidal (*fibras em rosa*) com a lesão (*asterisco*).

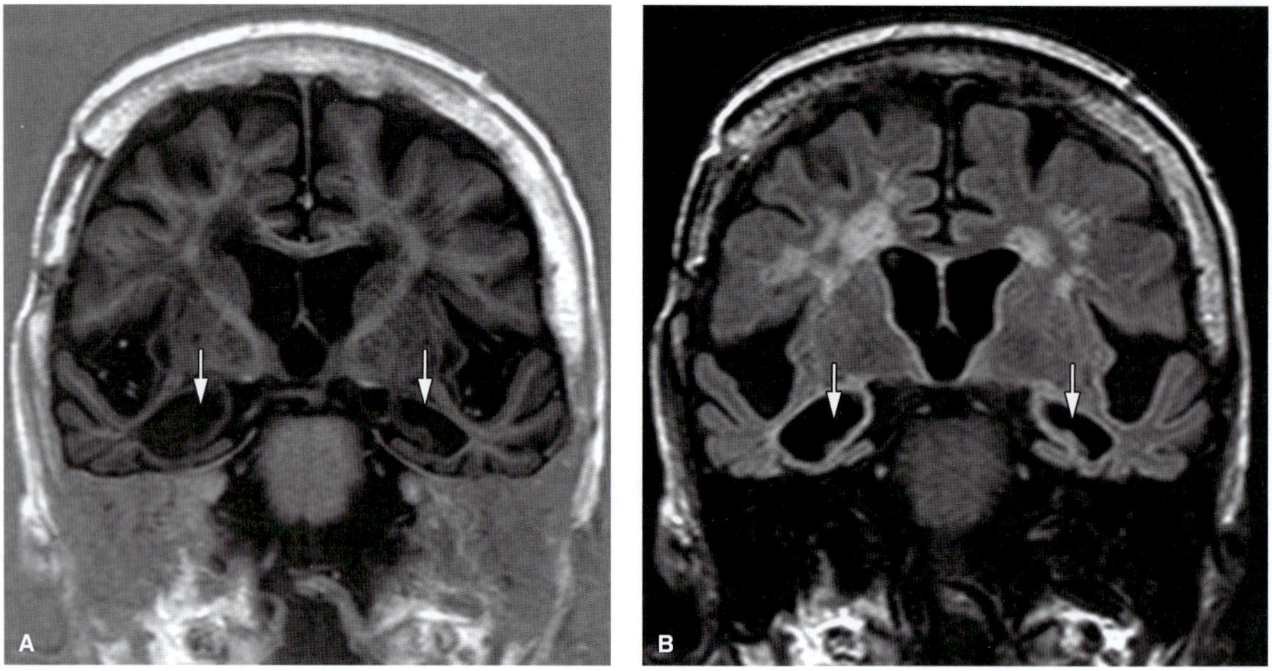

Figura 173.30 Doença de Alzheimer. Ressonância magnética do crânio. As sequências coronal T1/IR (A) e FLAIR (B) evidenciam atrofia hipocampal bilateral (*setas*).

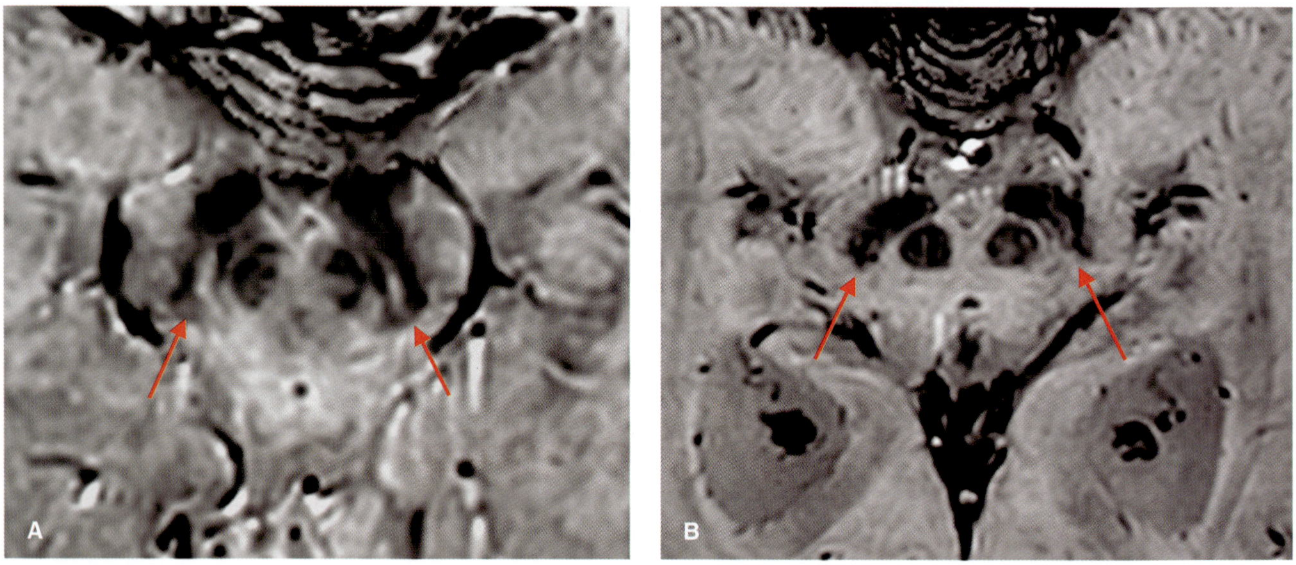

Figura 173.31 A. Nigrossomo-1 normal na substância negra bilateral, com aspecto da "cauda da andorinha" preservado e caracterizado pela presença de dupla linha com baixo sinal. B. Ausência dessa dupla linha em paciente com doença de Parkinson.

A TC apresenta maior sensibilidade para avaliação de estruturas ósseas.

Para a identificação de hérnias discais e compressão de raízes nervosas, a RM é o exame de preferência.

Infecções

Nos casos de espondilodiscite (infecção do espaço discal e das vértebras), a RM demonstra a presença de edema e realce pelo contraste do disco intervertebral acometido, dos platôs vertebrais contíguos e das partes moles paravertebrais adjacentes. Por vezes, nota-se a presença de abscesso epidural ou paravertebral associado (Figura 173.34).

Neoplasias

As neoplasias da coluna vertebral podem ser divididas em intramedulares, extramedulares intradurais e extradurais.

A RM possibilita classificar a lesão quanto a sua localização e fazer o diagnóstico diferencial (Figura 173.35).

A TC é mais indicada quando a neoplasia origina-se das estruturas ósseas.

As neoplasias intramedulares apresentam três características à RM: expansão focal ou difusa de medula, hiperintensidade de sinal em T2 e realce pelo contraste intravenoso (Figura 173.36).

As principais neoplasias da medula espinal são o astrocitoma, o ependimoma e as metástases. Nas lesões intradurais

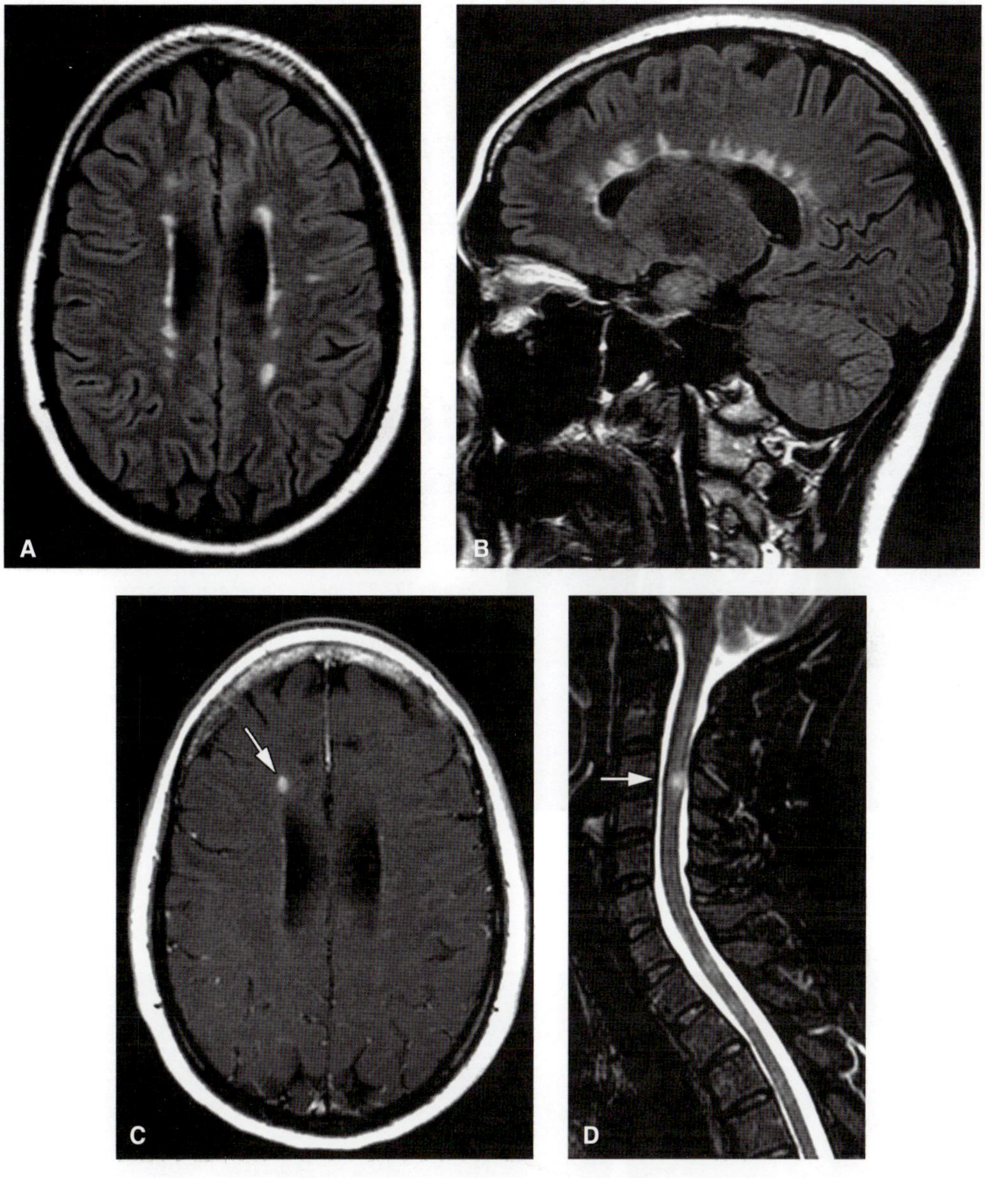

Figura 173.32 Esclerose múltipla. Ressonância magnética do crânio e da coluna cervical. A sequência FLAIR nos planos axial (A) e sagital (B) mostra lesões desmielinizantes ovoides na substância branca periventricular. A sequência axial T1 pós-contraste (C) evidencia lesão com realce pelo contraste na substância branca frontal direita, consistente com atividade inflamatória aguda da doença (*seta*). A sequência sagital T2 da coluna cervical (D) demonstra múltiplas lesões na medula espinal, a maior delas no nível de C3 (*seta*).

extramedulares, destacam-se o meningioma e as neoplasias de bainha neural (schwannomas e neurofibromas).

As lesões extradurais incluem principalmente as neoplasias ósseas.

Trauma

A TC é o melhor método de imagem para detecção de fraturas, fragmentos ósseos ou comprometimento do canal raquidiano, enquanto a RM é mais adequada para avaliação das lesões intrínsecas da medula espinal e dos ligamentos.

As alterações traumáticas agudas da medula espinal incluem hemorragia intramedular, petequial ou difusa, e edema (Figura 173.37).

Nos casos mais graves, podem-se evidenciar lacerações e transecções medulares.

As consequências do trauma medular grave consistem em atrofia, mielomalacia, siringomielia, cisto de aracnoide e aracnoidite.

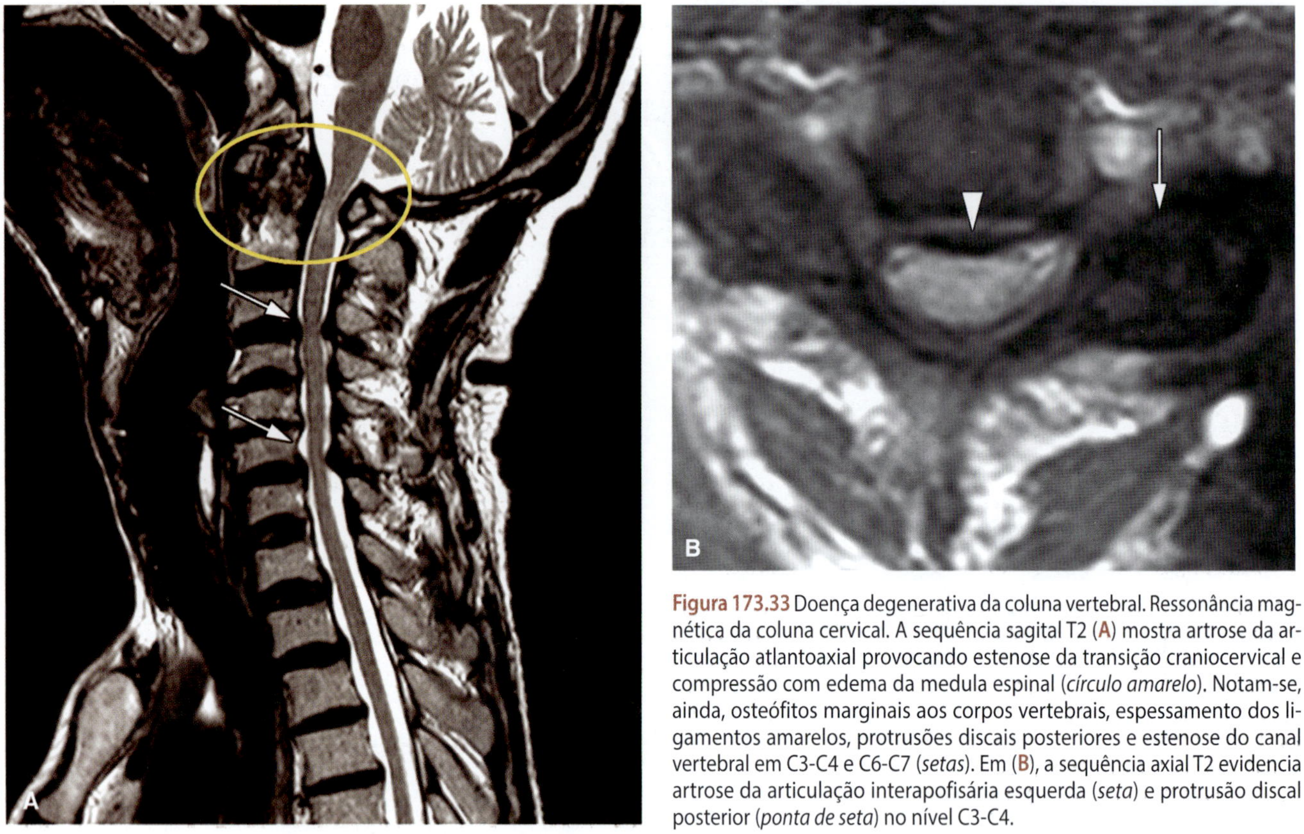

Figura 173.33 Doença degenerativa da coluna vertebral. Ressonância magnética da coluna cervical. A sequência sagital T2 (**A**) mostra artrose da articulação atlantoaxial provocando estenose da transição craniocervical e compressão com edema da medula espinal (*círculo amarelo*). Notam-se, ainda, osteófitos marginais aos corpos vertebrais, espessamento dos ligamentos amarelos, protrusões discais posteriores e estenose do canal vertebral em C3-C4 e C6-C7 (*setas*). Em (**B**), a sequência axial T2 evidencia artrose da articulação interapofisária esquerda (*seta*) e protrusão discal posterior (*ponta de seta*) no nível C3-C4.

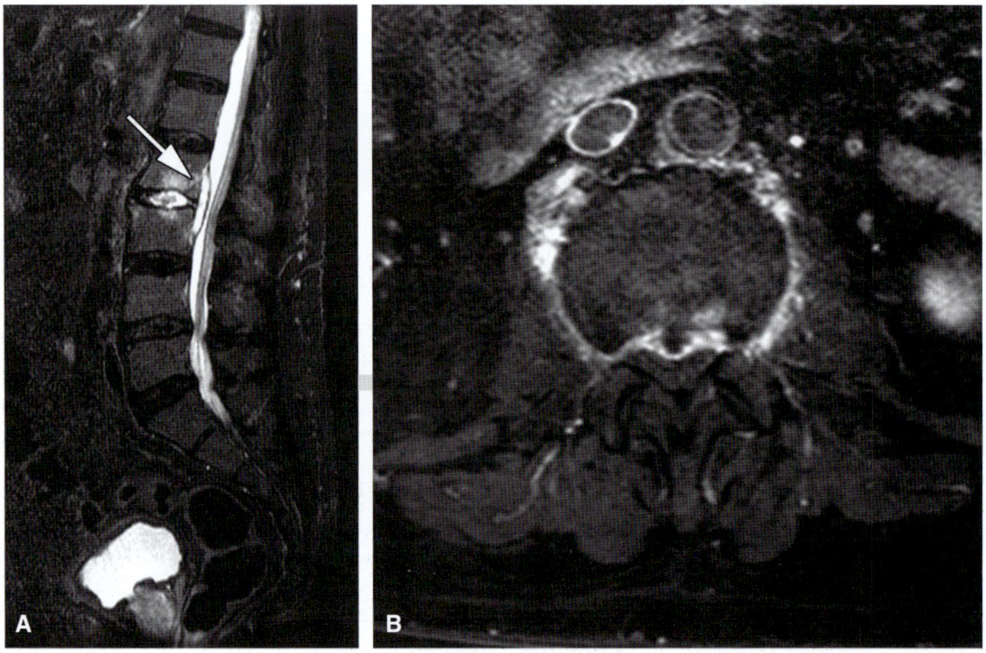

Figura 173.34 Espondilodiscite. Ressonância magnética da coluna lombar. A sequência STIR (**A**) no plano axial demonstra edema do disco intervertebral L2-L3 e dos platôs vertebrais adjacentes, bem com abscesso subligamentar posterior nesse nível (*seta*). A sequência axial T1 pós-contraste (**B**) evidencia realce pelo contraste ao redor do abscesso subligamentar e extensão do processo inflamatório para as partes moles paravertebrais.

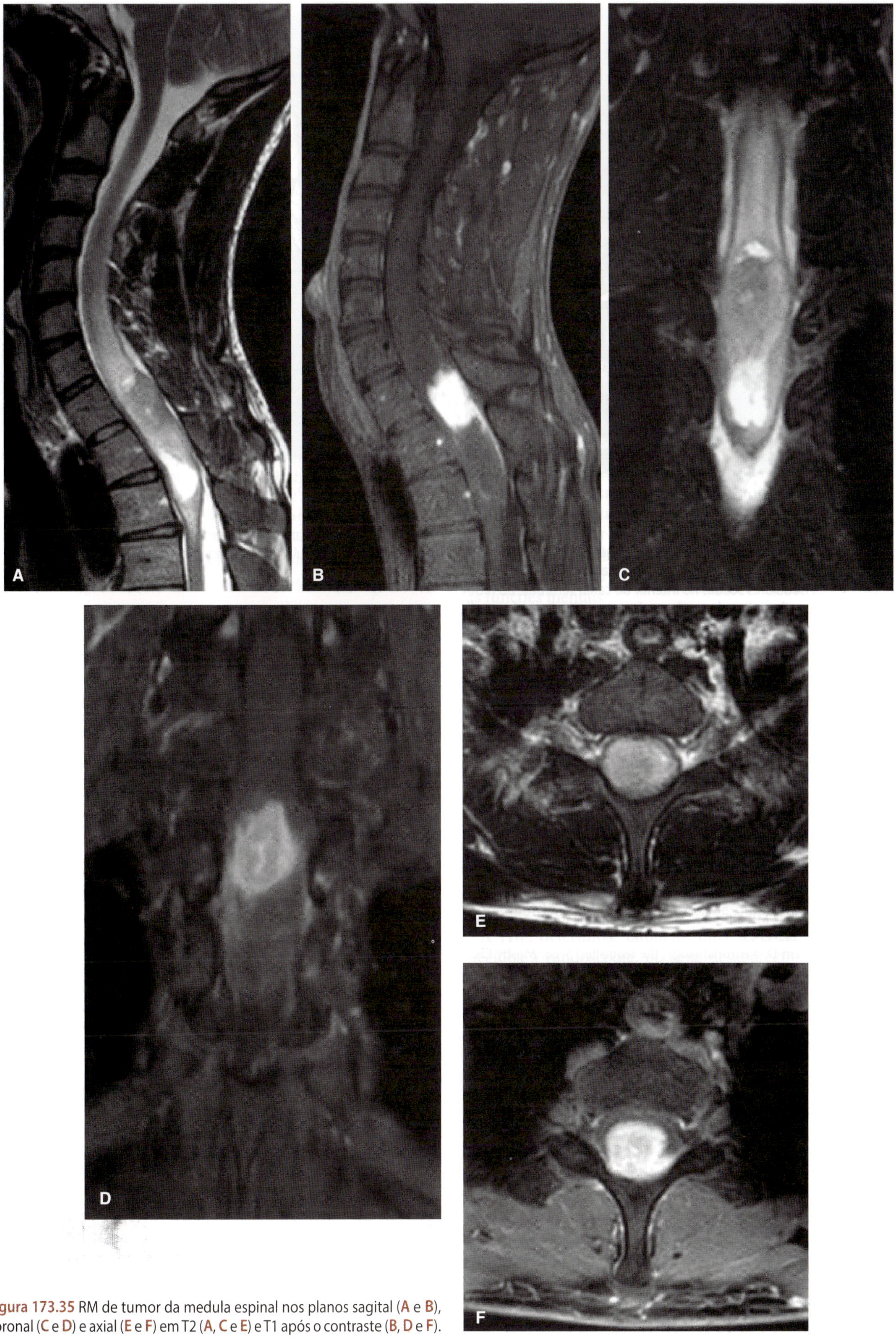

Figura 173.35 RM de tumor da medula espinal nos planos sagital (A e B), coronal (C e D) e axial (E e F) em T2 (A, C e E) e T1 após o contraste (B, D e F).

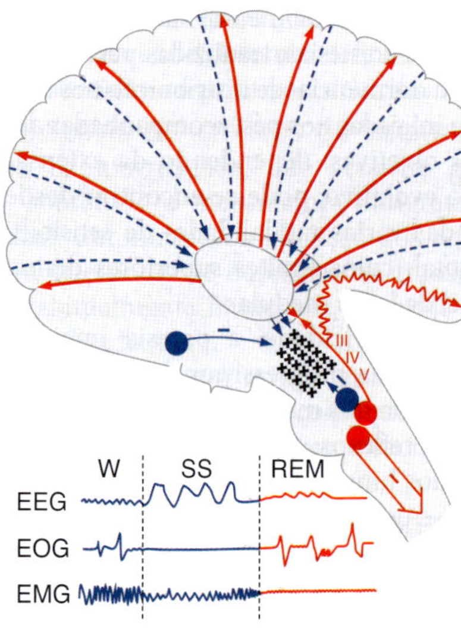

Figura 174.1 Representação esquemática dos mecanismos neurofisiológicos do sono REM e NREM e da vigília. EEG: eletroencefalograma; EMG: eletromiograma; EOG: eletro-oculograma; REM: sono com movimentos oculares rápidos; SS: sono de ondas lentas; W: vigília. (Adaptada de Broughton et al., 1985.)

Várias substâncias atuam na regulação do ciclo sono/vigília, como as aminas biogênicas que representam os sistemas serotoninérgico e catecolaminérgico, o qual subdivide-se em dopaminérgico e noradrenérgico (Figura 174.2).

Sono e neurotransmissores

A serotonina (5-HT) é sintetizada por neurônios que se aglomeram na rafe mediana do tronco encefálico, estendendo-se do bulbo ao mesencéfalo. Suas fibras ascendentes formam uma densa via localizada medialmente ao tronco, no nível da junção mesencefalodiencefálica, constituindo um fascículo medial do telencéfalo, que se projeta no neocórtex.

Parte desse sistema é responsável pelo sono de ondas lentas (NREM), e outra pelo sono paradoxal (REM). Há evidência de que o sono paradoxal esteja diretamente relacionado com a integridade dos neurônios do *locus coeruleus*, localizado na parte alta da ponte, constituído de neurônios adrenérgicos responsáveis pela inibição do tônus muscular e controle do sono REM.

A dopamina, por outro lado, distribui-se formando um sistema que inclui substância negra, área dorsal do núcleo independente e formação reticular. Da área dorsal do núcleo independente partem fibras que se dirigem ao hipotálamo e à área do córtex límbico. A dopamina influencia substancialmente na ativação da vigília.

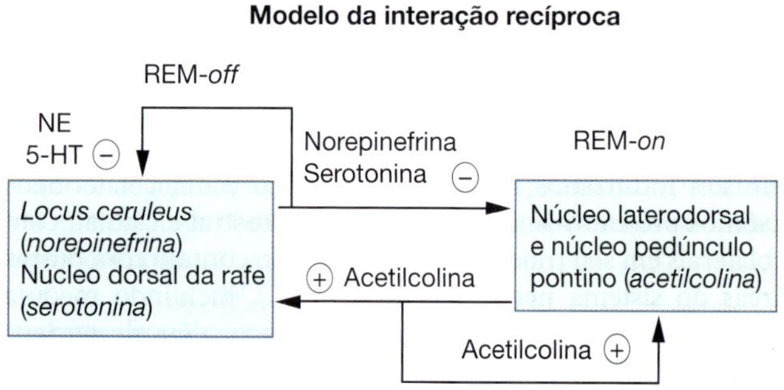

Figura 174.2 Interação esquemática dos neurotransmissores moduladores do mecanismo do sono com movimentos oculares rápidos (REM). 5-HT: 5-hidroxitriptamina (serotonina); NE: norepinefrina.

Além disso, merece referência a acetilcolina (Ach), que atua no controle do estado de alerta, agindo sobre o córtex, modulando o efeito das catecolaminas no mecanismo do despertar. A ativação colinérgica ocorre também durante o sono paradoxal (REM), durante o qual ocorre uma fase de deflagração serotoninérgica seguida de uma fase noradrenérgica, regulada pelo *locus coeruleus* e, finalmente, uma fase colinérgica com sede nos geradores pontinos.

Sono normal

A organização normal do sono apresenta-se em cinco estágios, ou ciclos do sono: sono NREM (1, 2, 3 e 4) e sono REM após os quatro estágios de NREM. Durante a noite, ocorre o aprofundamento do sono, que vai do estágio 1 para o 4 e só então, no adulto com arquitetura de sono normal, ocorre o primeiro período de sono REM. Este ciclo repete-se, aproximadamente, a cada 90 minutos. O estágio 2 do sono NREM é o mais frequente durante a noite (50% do tempo total); o estágio 1 representa 5%; o 3 e o 4, 20%; e o sono REM os outros 25% do tempo total do sono noturno. Os períodos de sono REM são mais longos no fim da noite, enquanto os estágios 3 e 4 de sono de ondas lentas predominam no início.

Esta organização do sono varia nas diferentes faixas etárias. No recém-nascido (RN), o sono tem início com o sono REM, precedendo o sono lento, e ocupa de 50 a 80% do tempo total. Apresenta-se com uma arquitetura de sono fragmentada, com vários curtos períodos nas 24 horas do dia, totalizando até 18 horas de sono. No primeiro ano, já se reduz para um período durante a manhã, um à tarde e outro, mais longo, durante a noite, para alcançar a sua completa organização por volta dos 3 anos de idade, com apenas um período de sono noturno. Em condições normais, uma pessoa adulta deve dormir entre 6 e 8 horas por noite.

Envelhecimento e sono

A arquitetura do sono na pessoa idosa apresenta alterações progressivas, com redução da eficiência e do tempo total de sono, manifestadas por despertares noturnos, aumento do tempo total do estágio 1 e prolongada latência inicial de sono (ver Capítulo 181, *Semiologia da Pessoa Idosa*).

A mudança mais bem definida é a redução dos estágios 3 e 4, chegando a desaparecer após os 90 anos de idade; nessa faixa etária, é alta a prevalência de enfermidades relacionadas com o sono, distúrbios respiratórios, movimentos periódicos das pernas e insônia.

Poligrafia

A poligrafia é um exame que analisa várias funções fisiológicas para avaliação da qualidade, quantidade e os distúrbios do sono (Figura 174.3).

A poligrafia inclui, além do eletroencefalograma (EEG), o registro da medida da movimentação abdominal e torácica, respiração nasal e oral, eletro-oculograma, eletromiograma (EMG) axial e submentoniano, eletrocardiograma (ECG) e oximetria.

Outros parâmetros são importantes no estudo e na avaliação da poligrafia, como latência do sono, tempo total de sono, latência de aparecimento do primeiro sono REM e percentual dos estágios de sono ao longo da noite.

Distúrbios do sono

Em virtude do acúmulo de novas informações sobre os distúrbios do sono, a Academia Americana de Medicina do Sono

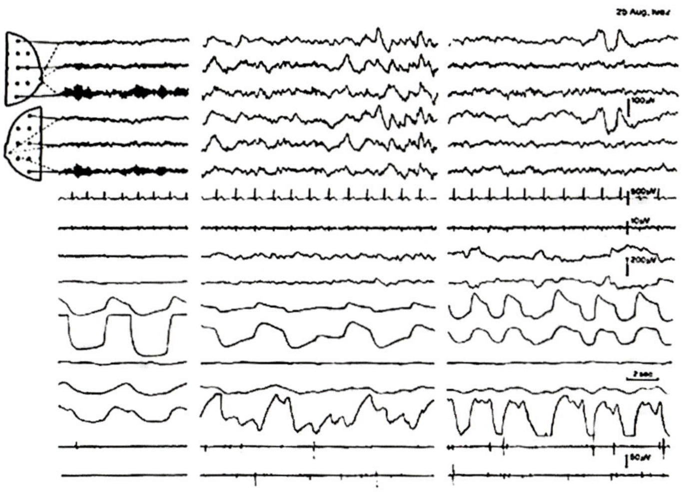

Figura 174.3 Poligrafia mostrando vigília, sono de ondas lentas (N-REM) e sono com movimentos oculares rápidos (REM), com as variáveis fisiológicas registradas: eletroencefalograma (EEG), eletrocardiograma (ECG), eletromiograma (EMG) axial e tibial, eletro-oculograma (EOG), sensores de respiração em narinas e boca e cintas para medidas da movimentação toracoabdominal.

se propôs a revisar a Classificação Internacional de Distúrbios do Sono (ICSD-3) de 2014. Foi então constituída uma força-tarefa objetivando acrescentar novos conhecimentos ao corpo da classificação já existente. Surge então a ICSD-3-TR, publicada em 2023.

A Classificação Internacional dos Distúrbios do Sono (2023) agrupou os distúrbios do sono em oito categorias definidas e outros distúrbios do sono.

Insônias

A insônia é a dificuldade para iniciar ou manter o sono; ou o despertar matinal precoce ou um sono não reparador, comprometendo o desempenho diurno.

A insônia pode afetar 1/3 da população e é considerada um problema de saúde pública, levando a consequências clínicas, psicológicas e sociais. Com maior prevalência no sexo feminino, estima-se que 10 a 15% dos adultos relatem, anualmente, insônia grave e crônica. Pode ser classificada como insônia crônica, insônia de curta duração e outras insônias (Figura 174.4).

Os critérios diagnósticos (CID-10) são:

- O paciente, pais ou cuidadores relatam um ou mais dos seguintes itens:
  - Dificuldade em iniciar o sono
  - Dificuldade em manter o sono
  - Despertar mais precoce que o desejado
  - Resistência em ir para a cama em momento adequado
  - Dificuldade de dormir sem a presença ou intervenção de pais ou cuidadores
- O paciente, pais ou cuidadores relatam um ou mais dos seguintes itens em consequência da noite mal dormida:
  - Fadiga ou indisposição
  - Piora em atenção, concentração ou memória
  - Piora no desempenho social, acadêmico e relacionamentos familiar e social
  - Distúrbio do humor, irritabilidade
  - Sonolência subjetiva diurna
  - Distúrbios de comportamento (hiperatividade, impulsividade, agressividade etc.)
  - Redução de motivação, energia e iniciativa

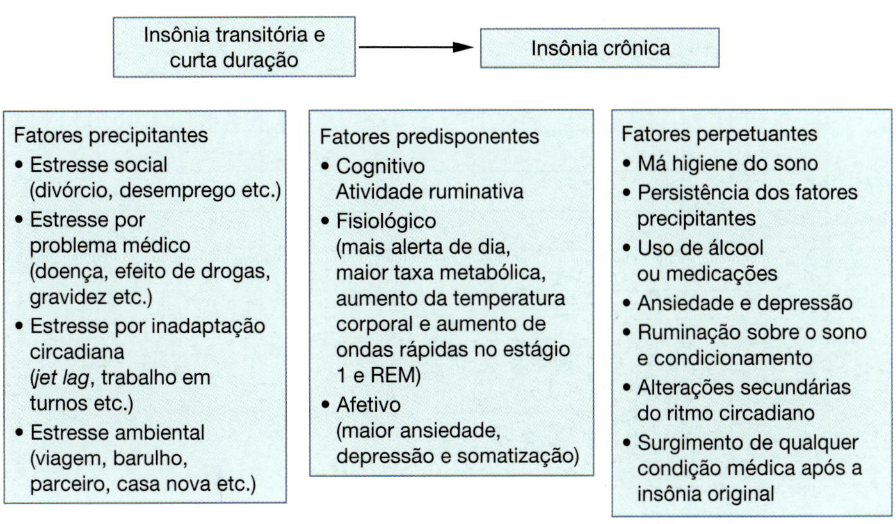

Figura 174.4 Fisiopatologia da insônia. (Adaptada de Poyares et al., 2006.)

- Predisposição para acidentes
- Relatos de sono não reparador

▪ As queixas das alterações do sono/vigília não são mais bem explicadas por situações inadequadas no ambiente

▪ O distúrbio do sono está associado a sintomas diurnos, ocorre pelo menos 3 vezes/semana (insônia crônica) e está presente em tempo menor que 3 meses (insônia de curta duração)

▪ O distúrbio do sono e os sintomas diurnos não estão relacionados com outros distúrbios de sono, doenças médicas, doenças mentais ou uso de medicações.

Distúrbios respiratórios

Na categoria dos distúrbios respiratórios relacionados com o sono estão incluídas as síndromes de apneia central do sono, síndromes de apneia obstrutiva do sono; síndromes de hipoventilação/hipoxemia e outros distúrbios respiratórios relacionados com o sono.

Os distúrbios respiratórios do sono estão associados a paradas respiratórias, roncos e redução da saturação da oxigenação que interrompem, fragmentam o sono e reduzem a sua qualidade. São provocados por obstrução das vias respiratórias superiores, redução dos estímulos neurais do SNC para os músculos ventilatórios, alterações anatômicas craniofaciais, obesidade e envelhecimento. Podem estar associados a hipertensão arterial, arritmia cardíaca, hipertensão pulmonar, falência cardíaca e outras complicações relacionadas com comprometimento vascular e cerebral. Acompanham-se de sonolência diurna, dificuldades de concentração e de memória, baixo rendimento no trabalho e na escola; alterações de humor e irritabilidade; diminuição da libido e sudorese noturna. Nos casos mais graves, podem desenvolver insuficiência respiratória ou cardíaca, policitemia, edema ou acidente vascular cerebral (AVC).

A síndrome da apneia do sono ocorre por distúrbio no controle respiratório durante o sono. Pode ser do tipo obstrutivo, apneia central ou apneia mista. No tipo obstrutivo, o fluxo respiratório cessa por obstrução das vias respiratórias, principalmente no nível da faringe, persistindo os movimentos toracoabdominais (Figura 174.5).

No tipo central, o fluxo respiratório na boca e nas narinas cessa por ausência dos movimentos toracoabdominais. A apneia mista origina-se de uma apneia central, tornando-se obstrutiva quando o indivíduo tenta retomar a ventilação.

Os episódios de obstrução respiratória chamam a atenção do companheiro de quarto, por se manifestarem com parada respiratória e roncos explosivos, de intensidade elevada, alternados com períodos de silêncio. A frequência e a duração dos períodos de apneia e a intensidade dos roncos podem ser exacerbados, principalmente pela ingestão de bebidas alcoólicas e aumento do peso corporal.

Pacientes com apneia grave podem ter episódios longos, acompanhados de cianose e, muitas vezes, roncos estridentes e vocalizações, que consistem em murmúrios e sons desconexos.

São frequentes os relatos de queda da cama. Raramente ocorre morte súbita. Alguns pacientes, principalmente pessoas idosas, despertam durante a apneia e passam a apresentar queixas de insônia e cansaço.

Com a evolução da doença, os pacientes podem queixar-se de cefaleia, tonturas, distúrbios de coordenação e das funções cognitivas ou sonolência excessiva no decorrer do dia. A apneia pode ocorrer em qualquer idade, desde a infância até a velhice, sendo mais frequente em homens entre 40 e 60 anos, e está relacionada com o aparecimento da hipertensão arterial. Os achados mais comuns ao exame físico são: obesidade, aumento do tamanho do colarinho, desproporção craniofacial, retrognatismo, micrognatismo, macroglossia, adenoide, hipertrofia de tonsilas, obstrução nasal e edema periférico. A comprovação diagnóstica pode ser feita pela poligrafia de noite inteira, que possibilita a categorização do índice de apneia ou hipopneia do sono ou índice de distúrbio respiratório; a detecção da dessaturação da oxi-hemoglobina, duração dos estágios de sono e redução da sua eficiência, muitas vezes associada à fragmentação da arquitetura do sono.

Consideram-se significativos os períodos de apneia superiores a 10 segundos de duração, e o diagnóstico é confirmado pela ocorrência de cinco episódios ou mais por hora de sono. Os mais típicos duram entre 20 e 40 segundos, podendo chegar

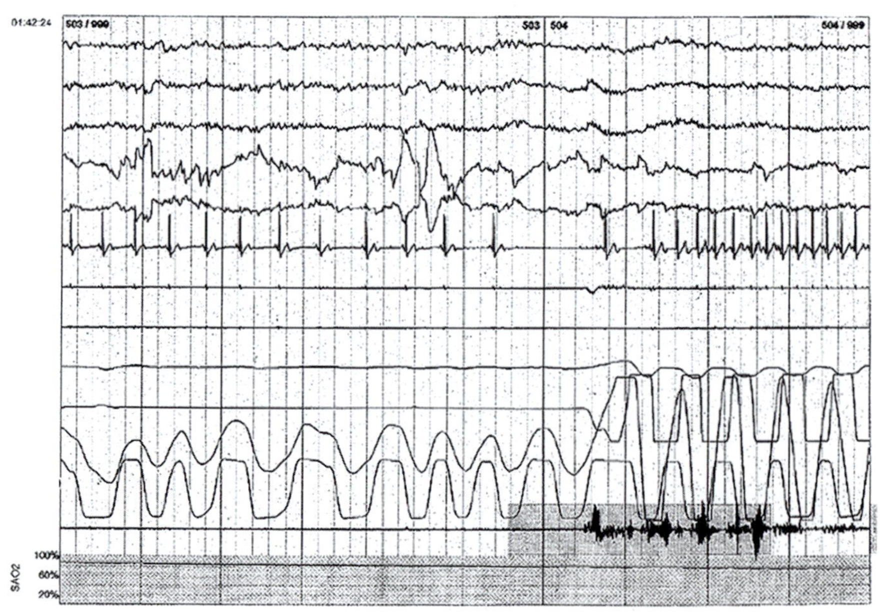

Figura 174.5 Poligrafia do sono na apneia obstrutiva, observando-se interrupção de passagem do ar pelas vias respiratórias superiores. As medidas de expansão toracoabdominal são normais.

a minutos. Ocorrem mais frequentemente durante os estágios 1 e 2; são mais raros durante os estágios 3 e 4 de sono NREM e, às vezes, manifestam-se apenas durante o período REM.

Hipersonias

Uma terceira categoria agrupa as hipersonias, dentre as quais estão as narcolepsias que se classificam como tipo 1 (com cataplexia) e tipo 2 (sem cataplexia). A cataplexia é clinicamente entendida como um ou mais episódios de perda súbita de tônus muscular, em geral bilateral e simétrica, geralmente com duração menor que 2 minutos, sem perda de consciência e precipitada por fortes emoções. Alucinações hipnagógicas, paralisia do sono, cataplexia e sonolência excessiva, compõem a tétrade da narcolepsia (tétrade de Galineau). De caráter familiar, não tem preferência por sexo.

Os critérios diagnósticos (CID-10) são:

- Durante o dia, o paciente apresenta irresistível necessidade de dormir, com ataques de sonolência ou sono
- Presença de um ou ambos os sinais
  - Cataplexia
    - Presença de sono REM precoce (SOREMPs) (menor ou igual a 8 minutos) e 2 ou mais inícios de períodos de sono REM (SOREMPs) no teste de latência múltipla do sono (MSLT) realizado no dia seguinte à poligrafia acompanhada por actigrafia
    - Um SOREMP (dentro de 15 minutos após o início no sono) na poligrafia noturna
  - Concentração de hipocretina no líquido cefalorraquidiano (LCR) menor ou igual a 110 pg/mℓ ou menos que um terço do valor obtido em paciente normal (usando a referência de Stanford)
- Os sintomas e sinais não são mais bem explicados por insuficiência crônica de sono, distúrbio do ritmo circadiano vigília/sono ou outros distúrbios de sono, distúrbio mental, uso ou retirada de medicações.

Distúrbios do ritmo circadiano vigília/sono

Ausência da sincronicidade entre horário vigília-sono e o horário apropriado para vigília-sono determinado pelo relógio biológico nas 24 horas do dia. Como consequências, surgem dificuldades para iniciar e manter o sono, sonolência excessiva diurna e graves prejuízos ocupacional, social e educacional, além de riscos de acidentes.

Entende-se por ritmo circadiano as oscilações (vigília-sono) que ocorrem nas 24 horas do dia e que são reguladas pelo relógio biológico.

Dentro desses distúrbios estão: distúrbio com atraso de fase vigília-sono; distúrbio com avanço na fase vigília-sono; distúrbio do ritmo vigília-sono irregular; distúrbio do ritmo vigília-sono não 24 horas; distúrbio do turno do trabalho; *jet lag* e outros distúrbios vigília-sono do ritmo circadiano.

Parassonias

São atividades físicas ou comportamentais indesejáveis que ocorrem durante o sono NREM, REM ou na transição vigília/sono, podendo apresentar manifestações verbais ou motoras (Quadro 174.1).

Quadro 174.1 Classificação das parassonias.

Sono NREM	Sono REM	Outras
Sonambulismo	Distúrbios do pesadelo	Enurese
Despertar confusional	Distúrbios comportamentais do sono REM	Alucinações
Terror noturno	Paralisia do sono isolada recorrente	Síndrome da explosão da cabeça
		Distúrbio do sono relacionado a outras doenças

Sonambulismo

O sonambulismo é uma das mais frequentes alterações do sono e consiste em comportamentos complexos iniciados durante o sono de ondas lentas e que se manifestam com o deambular durante o sono. Durante os episódios, o indivíduo senta-se na cama, age como se estivesse vistoriando o ambiente, com olhos abertos, apresentando pouca ou nenhuma reatividade. Pode levantar-se, deambular, vestir-se, abrir e transpor portas e janelas, chegando a cair e se machucar. Pode sair de casa, alimentar-se ou realizar ações de higiene corporal. Torna-se agressivo quando impedido de realizar tais atos. Mantém estática a expressão facial. A atividade motora pode terminar espontaneamente e, com frequência, o sonâmbulo volta a se deitar e continua a dormir sem despertar, apresentando amnésia total sobre o fato na manhã seguinte. Ocorre em qualquer idade, mais comumente entre 4 e 8 anos, em ambos os sexos, e, em sua maioria, tende a desaparecer na adolescência. Estudos evolutivos consideram o sonambulismo uma manifestação de imaturidade do SNC que desaparece com a maturação. Tem caráter hereditário, manifestando-se em 22% dos casos quando nenhum dos pais é afetado, em 45% quando um dos pais apresenta o problema e em 60% quando a condição se manifesta em ambos.

Terror noturno

É sinônimo de pavor noturno ou descargas autonômicas intensas. Caracteriza-se por episódios em que o paciente, adormecido, torna-se subitamente agitado, senta-se na cama, gritando ou chorando, com os olhos arregalados e expressão de terror.

Neste momento, o paciente desconhece as pessoas à sua volta, mostra-se desorientado e raramente desperta. Durante o episódio, que dura entre 10 e 20 segundos, há intensa atividade autonômica, com taquicardia, midríase, aumento do tônus muscular, sudorese profusa, taquipneia e piloereção. Em seguida, o paciente relaxa e volta a dormir calmamente. Na maioria das vezes, há amnésia total com relação ao episódio, embora, algumas vezes, ele se recorde de fragmentos ou curtos períodos de sonhos. É mais frequente em crianças de 4 a 12 anos, mas pode ocorrer em qualquer idade; surge nos estágios 3 e 4 do sono NREM, sendo mais comum no primeiro terço da noite. Esses episódios tendem a desaparecer espontaneamente por volta da adolescência e os pais devem ser informados de que tais distúrbios não constituem anormalidade orgânica ou mental.

Briquismo ou bruxismo

Distúrbio do movimento definido como atividade repetitiva, geralmente rítmica dos músculos da mastigação caracterizados por apertar, empurrar ou segurar a mandíbula, provocando com frequência sons pelo ranger dos dentes durante o sono, produzidos por contrações rítmicas dos masseteres e de outros músculos. Pode durar segundos ou períodos mais longos, com diversas ocorrências durante a noite, provocando um som desagradável que, frequentemente, desperta o companheiro de quarto. Está estreitamente relacionado com estresse e tensão emocional, mas pode ocorrer sem relação com esses fatores. É mais prevalente na infância (14%) e reduz com a idade, ocorrendo em 8% dos adultos e 3% das pessoas com mais de 65 anos. A etiologia é multifatorial. Pode surgir em qualquer estágio do sono, sendo mais frequente no estágio 2. O diagnóstico é feito pelo relato do companheiro de quarto ou, mais frequentemente, ao se fazer uma consulta odontológica que evidencia desgaste anormal das cúspides dentais. Pode ser confirmado pelo registro eletromiográfico da musculatura mastigatória e, mais precisamente, com a polissonografia de noite inteira.

Os critérios diagnósticos (CID-10) são:

- Critérios clínicos:
  - Presença de sons de ranger os dentes durante o sono
  - Presença de um ou mais dos seguintes sinais ou sintomas:
    - Desgaste dos dentes associado ao relato de ranger de dentes durante o sono
    - Dor ou fadiga transitória na musculatura mastigatória referida pela manhã. Dor de cabeça na região temporal e/ou dificuldade de abrir a boca ao amanhecer associada ao ranger de dentes no período de sono
- Critérios polissonográficos:
  - Os episódios de bruxismo mostram contrações rítmicas da musculatura mastigatória, pelo menos duas vezes
  - Os episódios fásicos se caracterizam pela apresentação de pelo menos três surtos de 0,25 a 2 segundos de duração com a condição de pelo menos três serem em sequência regular
  - Episódios tônicos registrando surtos mais duradouros que 2 segundos
  - Intervalos maiores ou iguais a 3 segundos de atividade basal estável entre os episódios ocorrendo antes do registro do novo evento
  - Obs.: recomenda-se o registro de bruxismo com áudio em combinação com a polissonografia.

Enurese noturna

A enurese noturna é a incapacidade de reter a urina durante o sono em faixas etárias que já deveriam tê-la adquirido, após aquisição de controle vesical voluntário. Ocorre no sono profundo, NREM. A micção involuntária durante o sono, após os 5 anos de idade, na ausência de afecções urológicas ou psiquiátricas é considerada distúrbio enurético primário. Enurese secundária ocorre quando, depois de 3 a 6 meses após o treinamento esfincteriano, voltam a apresentar episódios de micção involuntária, de 1 a 2 vezes por mês.

A enurese noturna primária responde por 70 a 90% dos casos e pode estar associada a fatores hereditários (77% das vezes quando ambos os pais foram enuréticos e 44% quando apenas um deles apresentou o problema).

Diagnóstico

- Anamnese detalhada
- Exame físico: incluindo inspeção criteriosa da genitália
- Exames laboratoriais
  - Urina tipo I
  - Cultura de urina
  - Glicemia de jejum (diabetes melito)
  - Ultrassonografia vesical: capacidade vesical.

Diagnóstico diferencial

- Bexiga neurogênica
- Apneia do sono
- Anemia falciforme
- Insuficiência renal
- Diabetes melito
- Hipotireoidismo.

Distúrbios do movimento relacionados ao sono

Caracterizam-se por movimentos simples, normalmente estereotipados, que perturbam o início ou a manutenção do sono.

Queixas de sonolência excessiva ou de distúrbio do sono noturno são fatores exigidos para o diagnóstico.

Os distúrbios do movimento incluem:

- Síndrome das pernas inquietas
- Distúrbios do movimento periódico dos membros inferiores
- Cãibras noturnas relacionadas com o sono
- Bruxismo relacionado com o sono
- Distúrbio dos movimentos rítmicos relacionado com o sono
- Mioclonia benigna do sono da infância
- Mioclônus proprioespinal do início do sono
- Distúrbio do movimento do sono relacionado com o uso de medicamentos
- Distúrbios não especificados.

Mioclonia fragmentar do sono

São movimentos involuntários constituídos de breves contrações musculares, envolvendo várias áreas de ambos os lados do corpo de maneira assíncrona e assimétrica. Ocorre predominantemente durante o sono NREM e pode estar associada a sonolência excessiva. Dura, em média, 10 segundos, mas pode se prolongar por horas. Raramente promove despertar. Os casos com períodos prolongados de mioclonia fragmentar podem levar a alterações de memória, concentração, fadiga e outros comprometimentos das funções cognitivas. Em geral, o curso é benigno e descrito em associação a outros distúrbios do sono, como apneia do sono, narcolepsia e movimentos periódicos do sono.

Síndrome das pernas inquietas

Caracteriza-se por movimentos periódicos dos membros, cãibras de pernas relacionadas com o sono e movimentos rítmicos que podem estar associados ao uso de medicamentos ou a condições médicas.

DISTÚRBIOS DA CONSCIÊNCIA

Adalberto Studart Neto

A consciência pode ser definida como um estado de pleno conhecimento e percepção de si próprio e do ambiente, e constitui-se de dois componentes: o nível e o conteúdo da consciência. O **nível de consciência** representa o grau de alerta comportamental que fisiologicamente segue um ciclo de alternância entre os estados de **vigília** (indivíduo de olhos abertos e alerta) e **sono** (uma diminuição não patológica do nível de consciência que se caracteriza por ser facilmente revertido por estímulos externos). Por sua vez, o **conteúdo da consciência** constitui-se em um somatório de todas as funções cognitivas e comportamentais, como a linguagem e a memória.

O coma é o estado grave de não responsividade, em que o indivíduo se encontra de olhos fechados, sem respostas verbais ou motoras apropriadas a estímulos, mesmo que vigorosos. Respostas reflexas ou estereotipadas podem estar presentes e não definem responsividade consciente. Outra característica marcante no paciente comatoso é a ausência de um ciclo sono-vigília. Torpor ou estupor é estado intermediário de diminuição do nível de consciência em que o indivíduo é despertado apenas com estímulos vigorosos e contínuos, sem os quais ele retorna ao estado de sonolência. O estado confusional agudo ou *delirium* é a alteração aguda do estado mental definida pela flutuação da atenção e do nível de consciência, tipicamente com inversões no ciclo sono-vigília, alterações na percepção (como ilusões e alucinações visuais) e pensamento desorganizado.

Neuroanatomia da consciência

O nível de consciência é determinado pela interação entre a formação reticular do tronco encefálico, o diencéfalo e os hemisférios cerebrais. Sistema ativador reticular ascendente (SARA) consiste em uma rede de neurônios situados na formação reticular paramediana no tegmento do mesencéfalo e porção superior da ponte, que se projeta para núcleos talâmicos e hipotalâmicos, e desses, difusamente para os hemisférios cerebrais. Esse sistema tem um papel central na regulação do estado de alerta e no ciclo sono-vigília.

Portanto, as alterações do nível de consciência resultam de lesões ou disfunções dessa complexa rede envolvendo o SARA no tronco encefálico e suas projeções aos núcleos talâmicos e hipotalâmicos e ao córtex difusamente (ou seja, hemisférios cerebrais bilateralmente). Como consequência, ao se examinar um paciente em coma o que se busca, em última análise, são sinais neurológicos que permitam em poucos minutos estabelecer um diagnóstico topográfico de "onde está a lesão" dentro dessa anatomia da consciência.

Abordagem inicial ao paciente em coma

O coma constitui-se em uma emergência médica, e como tal, enquanto se obtém uma história e se examina o paciente, condutas imediatas devem ser tomadas a fim de se tratar precocemente possíveis causas reversíveis e assim minimizar a injúria neurológica. Inicialmente, todo paciente com rebaixamento do nível de consciência deve ser avaliado em ambiente de emergência e ter seus sinais vitais monitorados e estabilizados (via respiratória, respiração, pressão arterial, frequência cardíaca e temperatura). Assegurar uma saturação arterial de oxigênio acima de 90% e uma pressão arterial média acima de 70 mmHg são medidas críticas para manter a viabilidade do tecido nervoso. Para permitir adequada oxigenação, pacientes em coma devem ter sua via respiratória assegurada por uma intubação orotraqueal.

Outra medida a ser tomada precocemente é a determinação da glicose capilar (dextro) e, em caso de hipoglicemia (< 70 mg/dℓ), proceder com a reversão imediata com infusão de solução glicosada hipertônica (50 mℓ de glicose a 50%). Todavia, deve-se atentar ao risco de precipitação de uma encefalopatia de Wernicke em pacientes com deficiência de tiamina. Lembrar que não apenas etilistas crônicos, mas também portadores de doenças esofágicas ou gástricas (como neoplasias malignas), pós-operatório de cirurgia bariátrica (mesmo que tardios), vômitos incoercíveis (incluindo hiperêmese gravídica) e transtornos alimentares de natureza psiquiátrica (p. ex., anorexia nervosa) são outras situações em que pode haver carência de vitamina B_1. Por isso, nessas situações (ou mesmo na dúvida), é mandatório administrar 100 mg de tiamina intravenosa antes da infusão de glicose.

Após as condutas imediatas de estabilização dos sinais vitais, correção de hipoglicemia e administração de tiamina, o passo seguinte é a coleta de uma breve história e a realização de um exame neurológico rápido e objetivo. Aqui, diferentemente de outros cenários, convém fazer primeiro a avaliação neurológica antes da anamnese. O exame neurológico do paciente em coma é diferente do paciente vígil e alerta. O principal objetivo ao final do exame neurológico é estabelecer se é um coma por encefalopatia tóxico-metabólica ou se é um coma de causa estrutural, e, no caso deste, se há sinais de herniação. A seguir, um breve roteiro do exame neurológico no coma, que será aprofundado nos tópicos subsequentes:

- Nível de consciência
- Motricidade:
  - Padrão de resposta motora
  - Tônus
  - Presença de movimentos involuntários
  - Reflexos miotáticos fásicos, cutâneo plantar e primitivos
- Nervos cranianos e reflexos de tronco:
  - Pupila e reflexo fotomotor (II e III)
  - Motricidade ocular extrínseca (MOE) (III, IV e VI)
  - Manobras vestibulares (III, IV e VI e VIII)
  - Reflexo córneo-palpebral (V e VII)
  - Reflexo de tosse (IX e X)
- Pesquisa de sinais de irritação meníngea
- Padrão respiratório.

Por fim, após uma rápida avaliação neurológica que permite definir o tipo de coma (metabólico ou estrutural), parte-se para a coleta da história clínica. Assim como toda situação de emergência, a anamnese inicial deve ser rápida e precisa. Algumas informações podem ser fundamentais para se estabelecerem hipóteses diagnósticas e instituir tratamentos mais urgentes: início dos sintomas (instalação súbita *versus* insidiosa), sintomas precedentes ao rebaixamento do nível de consciência (febre, cefaleia súbita, crises epilépticas, déficits neurológicos focais), história de trauma, antecedentes médicos e medicações em uso e história de abuso de drogas ilícitas. A partir dessa abordagem inicial (estabilização de sinais vitais, correção de hipoglicemia, administração de tiamina, exame neurológico e anamnese direcionados), algumas condutas podem ser tomadas no pronto-socorro visando tanto à investigação da etiologia como ao tratamento das condições potencialmente reversíveis.

Exame neurológico do paciente em coma

Nível de consciência

Na prática, define-se o nível de consciência de um sujeito a partir da sua capacidade de interagir ou estabelecer algum contato (verbal ou visual) com o examinador, bem como a partir da intensidade de estímulo necessário para se obter uma resposta verbal ou motora e a qualidade dessa resposta. Inicialmente, tentam-se estímulos verbais, incluindo vigorosos, e, na ausência de resposta, procede-se a um estímulo doloroso. Sempre com o cuidado de não provocar lesão, os locais mais frequentes a serem estimulados são leito ungueal, esterno, crista supraorbital e articulação temporomandibular. Além de estímulos em tronco e face, deve-se testar a resposta nos quatro membros, a fim de se avaliarem assimetrias em respostas, o que nos dá ideia, por exemplo, de uma hemiparesia.

Considera-se um **paciente sonolento** quando o despertar se dá após estímulos verbais, mas que volta ao estado de sono após cessado o estímulo. Quando se obtêm respostas verbais apenas após estímulos mais intensos, o indivíduo é dito estar **letárgico ou obnubilado.** Por sua vez, caracterizamos o sujeito como **torporoso,** quando só se obtêm respostas verbais, em geral inadequadas, apenas após um estímulo doloroso e a resposta motora é de localização. Já o **paciente em coma** não apresenta respostas verbais ou motoras apropriadas e conscientes a qualquer estímulo, mesmo dolorosos, exceto por respostas reflexas.

Entretanto, nem sempre é fácil definir o grau de alerta e esses termos nem sempre são claros ao examinador. Portanto, para diminuir a variabilidade interexaminadores na determinação do nível de consciência, várias escalas foram criadas (p. ex., o escore FOUR e escala de coma de Jouvet). Todavia, nenhuma escala é mais amplamente divulgada como a **escala de coma de Glasgow** (Quadro 174.2). Publicada em 1974, ela foi desenvolvida para quantificar a gravidade da injúria neurológica pós-traumatismo cranioencefálico e, a despeito de suas limitações, rapidamente ganhou espaço nas emergências pela sua facilidade de aplicação.

De fato, o uso da escala de coma de Glasgow facilita uma rápida comunicação no ambiente de pronto-socorro e permite ter uma noção de profundidade do coma (pontuação ≥ 13 indica uma injúria neurológica leve, 9 a 12 um comprometimento moderado e ≤ 8, um coma grave). A principal limitação da escala de Glasgow é que o nível de consciência é definido pelas respostas verbal e motora. Consequentemente, pode-se inferir um escore sobrestimado em indivíduos com afasia e/ou anartria com tetraplegia (como na síndrome de *locked-in*).

Quadro 174.2 Escala de coma de Glasgow.

Parâmetro	Resposta	Pontuação
Abertura ocular	Espontânea	4
	Estímulos verbais	3
	Estímulos dolorosos	2
	Ausente	1
Melhor resposta verbal	Orientado	5
	Confuso	4
	Palavras inapropriadas	3
	Sons incompreensíveis	2
	Ausente	1
Melhor resposta motora	Obedece a comandos	6
	Localização do estímulo doloroso	5
	Retirada em flexão ao estímulo doloroso	4
	Flexão patológica (decorticação)	3
	Extensão patológica (descerebração)	2
	Ausente	1

Ritmo respiratório

O controle neural da respiração é dado a partir da integração de diversas estruturas do tronco encefálico, do hipotálamo e do córtex pré-frontal (regulação comportamental da respiração). Assim, topografias distintas de lesão podem levar a diferentes padrões respiratórios patológicos. Entretanto, outros fatores podem interferir no ritmo respiratório, como patologias pulmonares ou cardíacas (p. ex., congestão pulmonar), alterações no equilíbrio ácido-base (p. ex., uma acidose metabólica) e medicamentos sedativos ou bloqueadores neuromusculares. Além disso, paciente que chega em coma na sala de emergência comumente é intubado para proteção de via respiratória no primeiro atendimento e a avaliação neurológica muitas vezes se dá após o procedimento. Daí a limitação do ritmo respiratório como valor topográfico neurológico. O Quadro 174.3 traz um resumo desses padrões respiratórios.

Motricidade

O exame do sistema motor em paciente comatoso consiste no padrão de resposta motora a estímulos, na avaliação da motricidade passiva (tônus), na observação de movimentos involuntários e, por fim, na pesquisa de reflexos (miotáticos fásicos, cutâneo plantar e reflexos primitivos).

Em geral, o padrão de resposta motora reflete a gravidade do coma. Lesões hemisféricas ou diencefálicas bilaterais ou mesencefálicas acima do núcleo rubro podem levar a um sinergismo postural flexor denominado "postura (ou rigidez) em decorticação". Nele, em provocação ao estímulo doloroso, há uma lenta flexão de dedos, punhos e cotovelos, com adução dos membros superiores e uma extensão e rotação interna dos membros inferiores, acompanhada por uma vigorosa flexão plantar.

Quando a lesão se situa entre os núcleos rubros e os vestibulares, tem-se um sinergismo postural extensor conhecido como "postura (ou rigidez) em descerebração" (extensão

Quadro 174.3 Padrões respiratórios em pacientes com alteração aguda da consciência.

Padrão respiratório	Topografia	Características
Apneia pós-hiperventilação	Encefalopatia difusa	Solicita-se ao paciente que realize cinco inspirações profundas Indivíduos normais têm uma apneia de até 10 s Pacientes com encefalopatia têm apneia de 20 a 30 s Não é possível testar em sujeitos em coma
Ritmo de Cheyne-Stokes	Encefalopatia difusa Diencéfalo	Respiração periódica com ciclos de apneia alternando regularmente com hiperpneia que se inicia com amplitudes crescentes e depois decrescentes até uma nova apneia Sinal de integridade dos reflexos respiratórios do tronco encefálico Pode ocorrer também em insuficiência cardíaca
Hiperventilação neurogênica central	Encefalopatia difusa Mesencéfalo	Inicialmente descrita em lesões mesencefálicas Hoje, acredita-se que um edema pulmonar de etiologia neurogênica conduza a uma hiperventilação compensatória
Respiração apnêustica	Ponte	Caraterizada por pausas prolongadas em inspiração
Respiração atáxica	Junção pontinobulbar	Ritmo respiratório irregular, com alternância entre apneia e respirações superficiais e profundas
Apneia neurogênica central	Bulbo ventrolateral	Indica falência do centro respiratório na formação reticular bulbar

tônica dos quatro membros, com adução e pronação dos membros superiores e flexão plantar). Isso se deve à perda da influência flexora dos tratos corticospinais e rubroespinais sob os motoneurônios medulares, com o predomínio dos reflexos posturais extensores dos tratos vestibuloespinais e reticuloespinais. Quando se tem uma lesão pontinobulbar, há abolição da influência de todas as vias motoras descendentes sob o neurônio motor inferior e, assim, não se obtém nenhuma resposta motora à dor, com flacidez dos quatro membros.

Embora essas respostas motoras patológicas estejam associadas a causas estruturais de coma, indivíduos em estado pós-convulsivo ou com encefalopatia tóxico-metabólica (p. ex., coma hepático, hipoglicemia e intoxicações) também podem apresentar decorticação ou descerebração.

No exame da motricidade, o examinador deve observar se há **movimentos involuntários**. Mioclonias e asterixes são muito frequentes em coma de etiologia tóxico-metabólica, mas esses e outros movimentos entram no diagnóstico diferencial de crises epilépticas. Estado de mal não convulsivo, por exemplo, pode se manifestar apenas com sutis movimentos involuntários em mãos ou na face.

Pupilas e reflexo fotomotor

O diâmetro pupilar resulta de um complexo balanço entre as ações simpática (pupilodilatador) e parassimpática (pupiloconstritor). As vias associadas a esse controle autonômico estão intimamente próximas a estruturas do SARA, daí as respostas pupilares ao estímulo luminoso terem um grande valor localizatório. O sistema pupilomotor é comumente resistente a insultos tóxico-metabólicos (com exceções da ação de algumas substâncias, bem como encefalopatia anóxica e hipotermia). Assim, alterações pupilares são um dos sinais mais sugestivos de coma de etiologia estrutural, permitindo diferenciar de encefalopatia difusa.

O primeiro passo é certificar-se de que o paciente não fez uso de nenhum colírio ou substância que influencie no tamanho das pupilas. Dentre as substâncias com ação pupilomotora, tem-se os opiáceos (miose, com pupilas puntiformes), atropina ou outros anticolinérgicos muscarínicos (pupilas midriáticas arreativas) e barbitúricos (pupilas médio-fixas). Em seguida, procede-se à inspeção do diâmetro pupilar no claro e no escuro. Lembrar que, em casos de anisocoria cuja assimetria é maior no claro, sugere um acometimento de III nervo craniano (NC) no olho em midríase. Por outro lado, se anisocoria for mais evidente no escuro, é inferida uma lesão simpática no lado do olho em miose. Nesse último caso, deve-se atentar aos outros achados de uma síndrome de Claude-Bernard-Horner (semiptose e anidrose facial). Já assimetria pupilar de até 1 mm e sem diferença claro e escuro sugere uma anisocoria fisiológica. Após a inspeção das pupilas, deve-se pesquisar o reflexo fotomotor direto e consensual (aferência II NC e eferência III NC).

Em geral, as pupilas "patológicas" são um resultado então de um desequilíbrio entre os sistemas simpático e parassimpático. Pupilas mióticas em pacientes com coma decorrem de lesões nas vias simpáticas. Comumente são pupilas com reflexo fotomotor presente:

- **Pupilas mióticas diencefálicas**: decorrem de lesões bilaterais do centro simpático hipotalâmico. No coma por encefalopatia tóxico-metabólica, as pupilas também costumam ser discretamente mióticas e reativas (salvo as exceções já mencionadas)
- **Pupilas pontinas**: extremamente mióticas, puntiformes. São secundárias ao acometimento de fibras simpáticas descendentes no tegmento pontino.

Por outro lado, pupilas midriáticas são decorrentes de lesões mesencefálicas ou das fibras infranucleares no III NC. Como há injúria do centro de integração do reflexo fotomotor no mesencéfalo, as pupilas são arreativas à luz:

- **Pupila tectal**: são pupilas em midríase (5 a 6 mm) decorrentes de lesões no tecto e porção dorsal do tegmento do mesencéfalo
- **Pupila uncal (ou III nervo craniano)**: são pupilas em extrema midríase devido ao acometimento de fibras do III NC. Em geral, a principal causa é a compressão do úncus do lobo temporal que se insinua sob o mesencéfalo e o III NC em uma herniação transtentorial lateral.

Já lesões na região ventral do tegmento mesencefálico podem levar a **pupilas médio-fixas**. Nesse caso, há injúria tanto de fibras parassimpáticas do segmento fascicular do III NC, como de vias simpáticas descendentes. Caracterizam-se por apresentarem um tamanho médio de 4 a 6 mm e serem arreativas ao estímulo luminoso.

Motricidade ocular extrínseca

Assim como o exame das pupilas, a avaliação da MOE também tem um grande valor no diagnóstico topográfico no coma. O exame da motricidade ocular pode ser sistematizado nos seguintes pontos:

- Inspeção dos olhos na posição primária
- Observação de desvios do olhar ou desalinhamentos
- Observação de movimentos oculares espontâneos
- Manobra oculocefálica
- Pesquisa do reflexo oculovestibular (prova calórica)
- Inspeção das pálpebras e pesquisa do reflexo córneo-palpebral.

Na inspeção dos olhos, deve-se ficar atento se há algum desvio do olhar conjugado ou desconjugado (estrabismo), desalinhamento vertical ou presença de movimentos oculares anômalos. Pacientes torporosos por encefalopatia difusa comumente apresentam movimentos oculares conjugados erráticos ("olhar de varredura"). Porém, com o aprofundamento do rebaixamento do nível de consciência, esses movimentos tendem a desaparecer. Outros movimentos oculares espontâneos são de natureza patológica e muitos podem ter um significado topográfico. Interessante ressaltar que não se espera encontrar nistagmo em um paciente em coma. Isso se dá porque, para haver nistagmo, faz-se necessária a ação dos campos oculares corticais.

Após a inspeção dos olhos, procede-se aos reflexos que integram os sistemas vestibulares (VIII NC) e motor ocular: **manobra oculocefálica** e **provas calóricas**.

A pesquisa do reflexo oculocefálico é chamada "manobra dos olhos de boneca", mas o seu uso é desencorajado por ser impreciso e confundidor. Antes de fazer a manobra oculocefálica, deve-se verificar se não há trauma cervical. Na dúvida, não se realiza o teste. A manobra consiste em realizar movimentos bruscos com a cabeça para os lados, para cima e para baixo. Em resposta a esses movimentos cefálicos, espera-se um movimento ocular conjugado na mesma velocidade em sentido oposto. O reflexo oculocefálico, entretanto, é facilmente diminuído ou abolido em encefalopatia difusa e, por isso, a sua ausência tem menor valor localizatório nessas situações.

Por outro lado, os **reflexos oculovestibulares** provocados por estímulos térmicos (**provas calóricas**) são mais resistentes

ou não de órgãos e tecidos, sendo necessária apenas a suspeita clínica para se iniciar o protocolo, conforme definido pela resolução do CFM. Na determinação da causa do coma, alguns pré-requisitos devem ser observados antes de se iniciar a prova de ME.

O primeiro passo é ter o diagnóstico bem definido de uma etiologia irreversível do coma. A resolução do CFM também exige um tempo mínimo de observação hospitalar de 6 horas, exceto, nos comas por encefalopatia anóxico-isquêmica, quando o tempo de observação deve ser de pelo menos 24 horas. Adicionalmente, situações que podem simular uma ME devem ser excluídas e, se presentes, revertidas quando possível: distúrbios hidroeletrolíticos, ácido-básicos/endócrinos e intoxicação exógena grave, hipotermia, fármacos depressores do sistema nervoso central e bloqueadores neuromusculares, choque hemodinâmico e traumatismo facial múltiplo.

Quanto ao teste clínico, ele deve ser executado por dois médicos em um intervalo de acordo com a faixa etária do paciente (quando maior ou igual a 2 anos de idade, esse intervalo é de 1 hora). A atual resolução determina alguns critérios para ser examinador: ser capacitado e ter experiência (ter acompanhado ou realizado pelo menos dez provas), um dos médicos ser especialista em neurologia, neurocirurgia, neurologia infantil, medicina intensiva ou medicina de emergência; nenhum deles pode fazer parte da equipe de transplante.

A avaliação clínica consiste em um exame de coma direcionado. Deve-se atentar para presença de reflexos espinais que podem estar presentes (inclusive o sinal de Lázaro). Posturas de decorticação e descerebração invalidam o diagnóstico, pois indicam integridade dos tratos descendentes do tronco encefálico (rubroespinal, reticuloespinal e vestibuloespinal). Após a constatação do coma aperceptivo, parte-se para a pesquisa dos reflexos de tronco encefálico.

O teste da apneia deve ser realizado em apenas um dos exames clínicos e consiste em determinar a ausência de movimentos respiratórios espontâneos sob hipercapnia ($Pa_{CO_2} \geq$ 55 mmHg), mas sem hipoxia. Diferentemente de algumas diretrizes de outros países, a resolução brasileira não determina a diferença de Pa_{CO_2} antes e depois do teste de apneia. Por fim, confirma-se a ausência de atividade elétrica cerebral ou de perfusão encefálica por meio de um método complementar, que poderá ser feito mesmo antes do exame clínico.

ENXAQUECA E OUTRAS CEFALEIAS

Maurice Borges Vincent e Sérgio Augusto Pereira Novis (*in memoriam*)

A cefaleia, sensação dolorosa percebida pelo paciente em uma região que vai dos supercílios até a base de implantação dos cabelos na nuca, constitui-se em uma das mais frequentes queixas da prática médica.

Deve-se primeiramente dividi-las em primárias, quando não há nenhuma outra doença subjacente, e secundárias, quando a dor existe como sintoma de outra condição.

O diagnóstico das cefaleias tem como base a anamnese. O exame físico apenas complementa os dados da história, sobretudo nas cefaleias secundárias. A fim de se obterem dados mais precisos, os pacientes podem ser estimulados a escrever um diário da cefaleia, registrando informações sobre o(s) episódio(s), como data, intensidade, localização, caráter e duração, além de possíveis sintomas associados.

Nos casos de cefaleia secundária, é importante identificar a causa que provoca a dor.

As estruturas cranianas sensíveis à dor são: pele e tecido celular subcutâneo; músculos extracranianos; artérias e veias extracranianas; periósteo exocraniano; artéria meníngea média; dura-máter (zonas adjacentes aos seios longitudinal, occipital e transverso e no soalho das fossas anterior e média); faces superior e inferior do tentório do cerebelo; seios venosos (longitudinal superior, transverso, prensa de Herófilo, veia de Labbé e seio occipital); recobrimento pia-aracnóideo das artérias da base; polígono de Willis e grandes artérias cerebrais (cerebrais anterior, média e posterior, tronco basilar e seus ramos principais); nervos cranianos sensitivos.

As estruturas localizadas anteriormente a um corte coronal imaginário passando pelo ápice são inervadas por estruturas trigeminais, e a região posterior, pelos nervos sensitivos das raízes cervicais mais altas. Em consequência, afecções supratentoriais tendem a provocar dor na região frontal e, quando situadas infratentorialmente, a dor predomina nas regiões posteriores. O Quadro 174.6 mostra a relação entre dados do exame físico e causas da cefaleia.

Características semiológicas das cefaleias

Os seguintes itens fazem parte essencial da anamnese nas cefaleias: localização; duração; frequência; irradiação; qualidade e caráter; sintomas associados; fatores predisponentes, agravantes e de alívio, incluindo medicamentos; história pregressa, pessoal e familiar.

Ao exame físico, além do exame neurológico: inspeção de cabeça e pescoço; palpação dos músculos cervicais e cranianos e das artérias carótidas, temporais e seus ramos; palpação dos nervos occipitais maiores, supra e infraorbitários e das raízes cervicais; exame das articulações temporomandibulares; pesquisa da mobilidade cervical; pesquisa de anormalidades da sudorese, das pupilas e outras alterações autonômicas na cabeça e no tronco.

Tipos de cefaleia

Os principais tipos de cefaleia primária são: enxaqueca, cefaleia tipo tensão ou tensional, cefaleia em salvas, hemicrania paroxística, cefaleia cervicogênica, hemicrania contínua, neuralgia do trigêmeo, *short-lasting unilateral neuralgiform headache with conjunctival injection, tearing and subclinical sweating* (SUNCT) (Quadro 174.7).

Quadro 174.6 Relação entre dados do exame físico e causas de cefaleia.

Exame físico	Hipótese diagnóstica
Atrofia óptica, papiledema	Neoplasia cerebral, hidrocefalia, pseudotumor cerebral
Sinal neurológico focal	Neoplasia cerebral, hematoma subdural
Rigidez da nuca	Hemorragia subaracnóidea, meningite, artrose cervical
Hemorragia retiniana	Ruptura de aneurisma, hipertensão arterial maligna
Sopro craniano	Malformação arteriovenosa
Artéria temporal dilatada e dolorosa	Arterite temporal
Zona alógena	Neuralgia do trigêmeo
Paralisia completa do III nervo craniano	Aneurisma intracraniano

Quadro 174.7 Diagnóstico diferencial das cefaleias primárias.

Cefaleia	Sexo	Localização	Intensidade	Padrão temporal	Observações
Enxaqueca	F	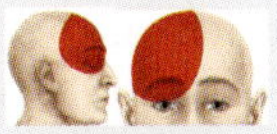 Unilateral, muda de lado	++/+++	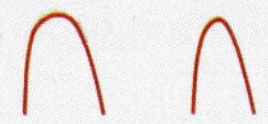	Pode ser precedida por aura Dor pulsátil Náuseas e vômito, fono e fotofobia
Cefaleia tipo tensão ou tensional	F	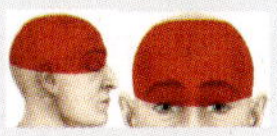 Bilateral	++ eventualmente +++	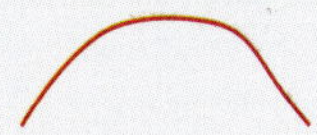	Dor em pressão ou aperto Sem náuseas e vômito Fono e fotofobia
Cefaleia em salvas	M	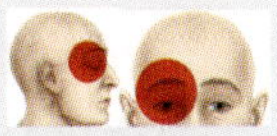 Unilateral, não muda de lado	++++	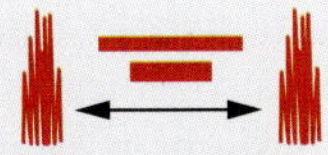 Meses sem crises	Dor intensa (insuportável) Distúrbios autônomos oculares Responde ao O_2
Hemicrania paroxística	F	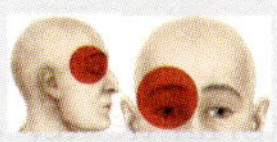 Unilateral, não muda de lado	++++		Dor semelhante à cefaleia em salvas Distúrbios autônomos oculares Responde à indometacina
Cefaleia cervicogênica	F	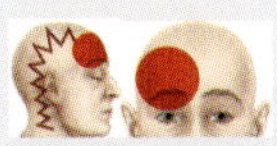 Unilateral, não muda de lado, irradia-se da nuca	++/+++	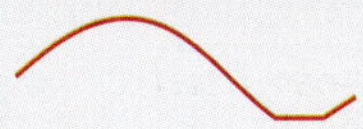	Dor moderada a intensa Desencadeada por movimentação ou pressão no pescoço
Hemicrania contínua	F	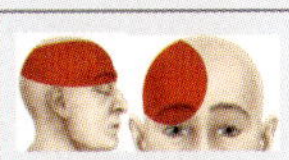 Unilateral, não muda de lado	+/+++ ?	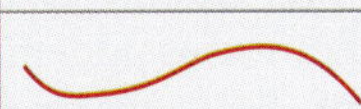	Dor de intensidade moderada Responde à indometacina
Neuralgia do trigêmeo	F	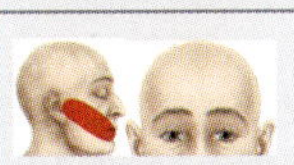 Unilateral, não muda de lado	+++/++++	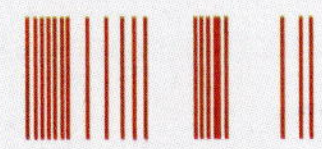	Dor em choque, provocada por toque em zonas-gatilho
SUNCT	M	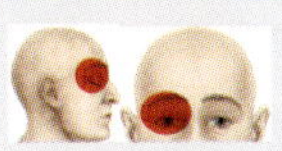 Unilateral, não muda de lado	++/+++ ?	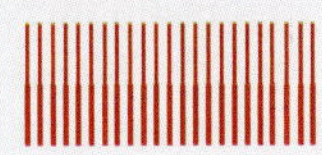	Intensos distúrbios autônomos oculares Sem tratamento conhecido

F: feminino; M: masculino; SUNCT: *short lasting unilateral neuralgiform headache attacks with conjunctival injection, tearing and subclinical sweating* (cefaleia neuralgiforme unilateral de curta duração com hiperemia conjuntival e lacrimejamento).

Enxaqueca

É uma doença comum, sendo a cefaleia um de seus principais sintomas, caracterizando-se por ser paroxística, com ataques durando de 4 a 72 horas, intercalados por períodos assintomáticos.

Acomete principalmente o sexo feminino, com ocorrência da primeira crise antes dos 30 anos de idade. Em aproximadamente 2/3 dos casos, a dor é unilateral, mas alternante, isto é, aparece ora de um lado da cabeça, ora do outro.

Cefaleias unilaterais que ocorrem sempre do mesmo lado não devem ser atribuídas à enxaqueca. Cefaleias diárias e contínuas têm poucas chances de ser unicamente enxaqueca.

A dor é pulsátil, de intensidade moderada a acentuada, piorando com exercícios físicos leves. Há também foto e fonofobia, náuseas e/ou, eventualmente, vômitos.

Por isso, durante as crises de enxaqueca, os pacientes procuram repouso em local tranquilo e pouco iluminado.

A história familiar tende a revelar outros casos, sobretudo em mulheres.

A enxaqueca mais frequente é chamada "enxaqueca sem aura" (antes denominada "enxaqueca comum").

Caso as crises sejam associadas de alguma maneira a distúrbios neurológicos focais, deve ser considerada a possibilidade de enxaqueca com aura (antigamente denominada "enxaqueca clássica, oftalmoplégica, hemiplégica, afásica, complicada").

De acordo com a Classificação Internacional das Cefaleias e Algias Craniofaciais (2018), quando o paciente sofre de enxaqueca e hemiplegia, há duas possibilidades: enxaqueca hemiplégica esporádica (anteriormente denominada "enxaqueca com aura hemiplégica") e enxaqueca hemiplégica familiar, quando há outros membros acometidos na família.

Esta última é autossômica dominante, provocada por diferentes mutações nos *loci* 19p13, 1q23 e 2q24 (respectivamente, enxaqueca hemiplégica familiar tipos 1, 2 e 3).

A aura da enxaqueca caracteriza-se por sintomas neurológicos focais indicativos de alterações no córtex ou tronco encefálico, que se desenvolvem durante 5 a 20 minutos e duram menos de 60 minutos.

A cefaleia, geralmente de duração mais curta que na enxaqueca sem aura e acompanhada de fono/fotofobia, náuseas e vômitos, costuma surgir até 1 hora após a aura.

Na maioria das vezes, a aura é de natureza visual, caracterizada por escotomas e/ou cintilações, formando zigue-zagues que surgem homonimamente no campo visual. Dentre outros tipos menos frequentes de aura, devem ser lembradas as parestesias e paresias dimidiadas e a afasia.

Na enxaqueca com aura prolongada (anteriormente denominada "enxaqueca complicada"), as alterações neurológicas focais duram mais de 60 minutos e menos de 1 semana.

Ataques de enxaqueca com ou sem aura em um mesmo paciente são frequentes.

Crises de enxaqueca podem ser desencadeadas em alguns pacientes por determinados alimentos, como queijo, chocolate, frutas cítricas e vinho. Em alguns casos, as crises podem acompanhar os ciclos menstruais, melhorando muito durante as gestações.

Em casos atípicos, exames de neuroimagem são indicados para o diagnóstico diferencial com outras afecções intracranianas.

Cefaleia do tipo tensão ou tensional

Assim como a enxaqueca, constitui afecção comum, sendo também conhecida como "tensão psicogênica", de contração muscular. Esses tipos de cefaleia costumam estar associados em um mesmo paciente. As mulheres são as mais acometidas, podendo surgir em qualquer idade.

A dor típica é bilateral, do tipo pressão ou aperto, não pulsátil, de intensidade leve a moderada, sem piorar com a atividade física rotineira. Não há náuseas nem vômitos; fono- ou fotofobia pode estar presente.

Diferentemente da enxaqueca, os pacientes desse grupo tendem a continuar suas tarefas na vigência do ataque, apesar do incômodo provocado pela dor (ver Quadro 174.7).

Os músculos do pescoço e pericranianos podem estar doloridos e contraídos, mas nem sempre essas anormalidades são detectadas. Tampouco existe necessariamente tensão emocional, mas o fator psicogênico às vezes é bem evidente, representado por ansiedade, depressão ou transtorno de conversão (transtorno dissociativo).

Na manifestação episódica infrequente, o paciente sofre menos de 1 dia de dor por mês, em média, ou menos de 12 dias por ano. Nesta manifestação, há menos de 180 dias por ano ou 15 dias por mês de dor, ao passo que, na crônica, a frequência é maior. Cada episódio pode durar de 30 minutos a 7 dias.

Um subtipo da cefaleia do tipo tensão é aquela decorrente de disfunção oromandibular, antigamente denominada "síndrome de Costen". Alterações dentárias do tipo má oclusão podem determinar distúrbios nas articulações temporomandibulares acompanhados de dor.

Cefaleia em salvas

É uma doença de causa ignorada que acomete principalmente os homens, também conhecida como "cefaleia histamínica", síndrome de Horton, neuralgia migranosa e eritroprosopalgia (ver Quadro 174.7).

A dor é muito intensa, caracterizada pelos pacientes como a mais forte já experimentada. Os pacientes, na tentativa de obter alívio, batem a cabeça na parede ou socam a própria cabeça, em constante agitação. Não permanecem deitados, nem mesmo sentados, durante os ataques.

A dor é unilateral fronto-orbitária, por vezes temporal, descrita como vinda detrás do olho. Dura de 15 a 180 minutos, em uma frequência de 1 ataque a cada 2 dias até 8 ataques por dia.

Distúrbios autonômicos no lado da dor acompanham as crises, tais como injeção conjuntival, lacrimejamento, obstrução nasal, rinorreia, sudorese na fronte e na face, miose, ptose palpebral e edema das pálpebras.

Os ataques ocorrem por um período que varia de semanas a poucos meses, após o qual desaparecem completamente para ressurgir após meses ou anos, com as mesmas características.

Embora seja mais comum em adultos de mais idade, pode ocorrer em jovens.

Os ataques tendem a ocorrer durante um período determinado da noite, desencadeados, nesses casos, pelo sono. Bebidas alcoólicas também podem provocá-los. A inalação de oxigênio puro por máscara, 7 ℓ/minuto, por 10 a 15 minutos, interrompe as crises, o que serve não apenas para tratamento, mas também como prova diagnóstica.

Na minoria dos casos, os ataques ocorrem sem períodos de remissão. Alguns casos podem ser secundários a neoplasias ou malformações vasculares, sendo necessária a realização de exames complementares para o diagnóstico.

Hemicrania paroxística (esporádica e crônica)

Embora semelhante, não é um subgrupo da cefaleia em salvas, e sim uma entidade à parte, sendo mais comum em mulheres.

Também conhecida como "síndrome de Sjaastad", cursa com ataques unilaterais de localização e intensidade semelhantes, mas que tendem a ser mais curtos (2 a 45 minutos) e mais frequentes (mais de cinco ataques por dia por mais da metade do tempo, podendo chegar a dezenas).

As manifestações autonômicas oculares são semelhantes.

Em 10 a 15% dos casos, os ataques podem ser provocados por movimentação cervical ou digitopressão em estruturas cervicais desencadeadoras, como ocorre na cefaleia cervicogênica.

A indometacina, um inibidor da síntese de prostaglandinas, em doses apropriadas, é eficaz nessa condição, eliminando totalmente a cefaleia. A indometacina deve ser usada como teste terapêutico em caso de suspeita de hemicrania paroxística ("Indotest") (ver Quadro 174.7).

Hemicrania contínua

Acomete principalmente mulheres, é unilateral e contínua, como indica o seu nome, e geralmente não muda de um lado para o outro.

A intensidade é moderada, sendo a dor desacompanhada de outras manifestações.

Há pacientes que experimentam períodos assintomáticos antes que a cefaleia passe ao tipo contínuo.

Eventualmente, cursa com uma sensação de corpo estranho no olho do lado da dor, mas nenhuma alteração ocular é encontrada (ver Quadro 174.7).

A principal característica da hemicrania contínua é sua responsividade à indometacina. Tal como na hemicrania paroxística, a cefaleia desaparece completamente com o uso desse medicamento, sendo a prova terapêutica fundamental para o diagnóstico.

Cefaleia cervicogênica

Acomete preferencialmente mulheres, que se queixam de dor que permanece em um único lado, ou bilateral, mas com clara predominância em um dos lados, sendo essa uma das principais diferenças entre a cefaleia cervicogênica e a enxaqueca sem aura, na qual as dores, também unilaterais, ocorrem ora à direita, ora à esquerda.

A intensidade é moderada a intensa; o caráter pode ser pulsátil.

Os ataques duram horas a semanas, tendendo à cronificação com o tempo. Frequentemente, a dor inicia-se na região occipital e cervical, irradiando-se para a frente do mesmo lado, tornando-se mais intensa, momento em que podem ocorrer náuseas e vômitos, fono e fotofobia.

Caracteristicamente, os ataques são provocados por movimentação do pescoço, ou ao apanhar algo em uma prateleira alta.

Travesseiros que impõem à cabeça uma posição inapropriada por longo período também podem induzir ou agravar ataques.

Em alguns pacientes, os ataques podem ser provocados por digitopressão de pontos no pescoço, tais como o nervo grande occipital e a raiz C2. Juntamente com a dor, alguns pacientes referem desconforto no ombro ou mesmo membro superior ipsilateral. Tal sensação, de caracterização imprecisa, não apresenta características radiculares.

Frequentemente, a cefaleia é precedida por um trauma cervical que, na maioria das vezes, é do tipo movimento em chicote. Os acidentes de automóvel são os principais responsáveis por esse tipo de trauma. As dores podem surgir imediatamente, com a vítima ainda dentro do veículo acidentado, ou dentro de um período variável de tempo, que pode ser de até vários meses.

O exame físico revela, em alguns casos, redução da amplitude dos movimentos cervicais (ver Quadro 174.7) (ver "Cervicalgias" na Parte 17, *Sistema Locomotor*, Seção 3, *Coluna Vertebral*, Capítulo 166, *Doenças da Coluna Vertebral*).

Não há exame complementar característico. A RM do pescoço é indicada, pois não raramente revela lesões tratáveis cirurgicamente, como hérnias de disco, em qualquer nível da coluna cervical.

Neuralgia do trigêmeo

Caracteriza-se por ataques breves do tipo choque elétrico na distribuição de um ou mais ramos desse nervo.

As dores são intensas e intercaladas por períodos assintomáticos. As mulheres são mais acometidas que os homens, sendo mais comum em pessoas idosas.

A dor pode ser desencadeada por estímulos superficiais em áreas sensíveis, tais como pentear-se, barbear-se, escovar os dentes ou mastigar, ou pelo simples toque. Ataques espontâneos também podem ocorrer.

Os ramos inferiores são mais acometidos que o primeiro ramo, e a dor, estereotipada em cada paciente, permanece sempre do mesmo lado.

Em alguns casos, as manifestações clínicas são provocadas por compressão do nervo trigêmeo por estruturas vasculares ou por lesões centrais, tais como na esclerose múltipla (EM) ou no infarto do tronco encefálico.

Esse diagnóstico sempre deve ser lembrado em pacientes que sofrem de dores faciais de curta duração, pois muitos são submetidos a tratamentos inadequados pela falta de diagnóstico dessa condição, que é de fácil reconhecimento (ver Dores neuropáticas [Neuralgias], mais adiante).

Cefaleia em pontada idiopática

É caracterizada por dor em pontada de duração curta (fração de segundos) que ocorre em frequência variada, na maioria das vezes em diversos pontos em ambos os lados da cabeça.

Surge isoladamente ou em associação com outras cefaleias, como a enxaqueca.

Deve-se fazer o diagnóstico diferencial com a neuralgia do trigêmeo, na qual os ataques são ainda mais curtos.

SUNCT (*short lasting, unilateral neuralgiform headache attacks with conjunctival injection, tearing, and subclinical sweating*). Essa síndrome, como indica sua denominação, caracteriza-se por ataques curtos de cefaleia periorbital e ocular unilateral, acompanhada de intensas manifestações autonômicas oculares, tais como lacrimejamento, edema palpebral e injeção conjuntival.

Os ataques são de curta duração e entremeados por períodos assintomáticos, ocorrendo a uma frequência de até dezenas por dia.

Todos os pacientes até agora identificados são do sexo masculino.

Outros tipos de cefaleia

Incluem cefaleia pós-traumática, cefaleia por ingestão de alimentos gelados, cefaleia benigna do exercício, cefaleia associada à atividade sexual, cefaleia por uso abusivo de analgésicos, arterite de células gigantes, sinusite, infecções dentárias, disfunção temporomandibular e alterações da pressão intracraniana.

CEFALEIA PÓS-TRAUMÁTICA. É frequente a influência de fatores psíquicos. Há uma variedade aguda, que surge em até 14 dias após o trauma e desaparece em até 8 semanas. Após esse prazo, as dores são classificadas como pós-traumáticas, tipo crônico.

Exames de neuroimagem são necessários para excluir anormalidades intra ou extracranianas potencialmente fatais e tratáveis, como hematomas.

CEFALEIA POR INGESTÃO DE ALIMENTOS GELADOS (*CEFALEIA DO SORVETE*). Em indivíduos suscetíveis, a passagem de alimentos gelados pelo palato e parede posterior da faringe pode determinar a ocorrência de cefaleia frontal, que costuma durar menos de 5 minutos.

CEFALEIA BENIGNA DO EXERCÍCIO. Bilateral, pulsátil, com duração de 5 minutos a 24 horas, é provocada pelo exercício físico. Nesses casos, é necessário pesquisar resposta pressórica anormal durante esforço físico, pelo teste ergométrico.

CEFALEIA ASSOCIADA À ATIVIDADE SEXUAL. Alguns pacientes apresentam cefaleia durante o orgasmo, podendo surgir antes do mesmo, durante excitação sexual, quando tem menor intensidade. Pode estar relacionada com um súbito aumento da pressão arterial.

CEFALEIA POR USO ABUSIVO DE ANALGÉSICOS. Pacientes com cefaleias primárias crônicas, tratados por tempo prolongado com analgésicos, podem apresentar piora a longo prazo.

O uso frequente e indiscriminado de analgésicos pode levar a dois fenômenos: (1) habituação com perda progressiva da eficácia analgésica e consequente elevação paulatina da dose de analgésicos; (2) diminuição progressiva dos intervalos assintomáticos entre as crises, produzindo cronificação da cefaleia originalmente intermitente.

Quando ocorre o hábito, o paciente pode apresentar nova cefaleia logo ao fim do efeito do analgésico (cefaleia de rebote), o que leva à tomada de mais analgésicos e à instalação do círculo vicioso dor-analgésico-dor.

ARTERITE DE CÉLULAS GIGANTES (ARTERITE TEMPORAL). Acomete pessoas de ambos os sexos com mais de 50 anos de idade, sendo potencialmente grave com repercussão na qualidade de vida.

A dor, em uma ou ambas as regiões temporais, é moderada a intensa, estando a artéria temporal superficial dilatada, edemaciada e sensível.

A velocidade de hemossedimentação está elevada.

A claudicação mandibular, embora incomum, é quase patognomônica.

É frequentemente associada à polimialgia reumática.

A falta de tratamento pode levar à cegueira por acometimento da artéria oftálmica e atrofia óptica. Quando tratada com corticosteroides, a dor desaparece em até 48 horas.

SINUSITE E INFECÇÕES DENTÁRIAS. Os seios paranasais são frequentemente e, muitas vezes, erradamente responsabilizados pela ocorrência de cefaleia (ver Parte 8, *Orelhas, Nariz, Seios Paranasais, Faringe e Laringe*, Seção 2, *Nariz e Seios Paranasais*, Capítulo 26, *Doenças do Nariz e dos Seios Paranasais*).

Dentes e gengivas inflamadas podem causar cefaleias crônicas.

Um exame odontológico é indicado em casos de difícil diagnóstico, sobretudo em cefaleias unilaterais que permaneçam restritas a uma única localização (ver Parte 11, *Sistema Digestório*, Seção 1, *Região Bucomaxilofacial*, Capítulo 69, *Doenças da Região Bucomaxilofacial*).

DISFUNÇÃO TEMPOROMANDIBULAR. A articulação temporomandibular pode ser fonte de dor quando há disfunção. A má oclusão não implica dor obrigatoriamente; dor ao falar, bocejar ou mastigar são importantes sintomas.

O exame pode revelar hipersensibilidade à palpação de estruturas ligadas à articulação temporomandibular, além de ruídos parafuncionais tais como cliques (ver Parte 11, *Sistema Digestório*, Seção 1, *Região Bucomaxilofacial*, Capítulo 69, *Doenças da Região Bucomaxilofacial*).

ALTERAÇÕES DA PRESSÃO INTRACRANIANA. A HIC benigna e a hidrocefalia com aumento da pressão intracraniana provocam cefaleia, que desaparece com a correção do distúrbio de base. A hipotensão intracraniana, decorrente, por exemplo, de fístula liquórica, provoca também cefaleia.

A cefaleia pós-punção lombar surge quando o paciente se levanta, melhorando quando se deita.

A HSA por ruptura de aneurisma intracraniano determina o surgimento de intensa e súbita cefaleia, eventualmente acompanhada por vômitos. Paralisia de nervos cranianos e sinais meníngeos, além das hemorragias retinianas sub-hialoides, auxiliam no diagnóstico (ver "Síndrome de hipertensão intracraniana", neste capítulo).

Recomendações práticas no diagnóstico das cefaleias

- Tente não considerar uma cefaleia como enxaqueca logo nos primeiros momentos. Doenças parecidas, mas de outra natureza, não respondem ao tratamento usual para enxaqueca
- Os pacientes podem apresentar mais de um tipo de cefaleia. Cada uma merece identificação e tem conduta própria
- Cuidado com cefaleias de curso flutuante, em cuja história natural existam períodos assintomáticos. Esse comportamento pode induzir o médico à falsa impressão de que o tratamento proposto é eficaz. Basta que ele tenha sido iniciado pouco antes de um período de remissão espontânea
- Tenha cautela com as cefaleias muito intensas, ou de início recente, ou que recentemente mudaram de padrão. Causas subjacentes devem ser sempre investigadas
- Analgésicos tomados exageradamente induzem cefaleia. Evite aumentar a dose dos remédios em quem já os usa crônica e abusivamente. Nestes casos menos remédio é o melhor remédio
- Enxaqueca não é sinônimo de dor de cabeça. A enxaqueca é uma doença neurológica caracterizada por um conjunto de sintomas, dentre os quais a dor de cabeça. Muitos pacientes dizem "estou com uma terrível enxaqueca", quando, na verdade, querem dizer apenas "estou com dor de cabeça"
- Pouco se sabe sobre as cefaleias e seus mecanismos. Mantenha a mente aberta para casos de classificação difícil, pois eles podem trazer informações adicionais ao conhecimento nesse campo
- Hipertensão arterial, erros de refração e alterações otorrinolaringológicas costumam ser referidos como origem de cefaleias. Contudo, essas causas são menos frequentes do que se imagina
- O diagnóstico das cefaleias depende da anamnese. É preciso ouvir os pacientes pelo tempo que for necessário em cada caso. Nenhum detalhe é desnecessário.

DEMÊNCIAS

Amauri Batista da Silva e Paulo Caramelli

Demência constitui síndrome caracterizada por comprometimento cognitivo ou comportamental de intensidade suficiente para causar prejuízo funcional (*i. e.*, capacidade de realização de atividades da vida diária). Há necessidade de haver comprometimento de dois ou mais domínios na esfera cognitiva (memória, funções executivas, linguagem, habilidades visuoespaciais) ou alteração de um domínio comportamental (p. ex., alterações do humor, apatia, perda de empatia, comportamentos obsessivos) e de pelo menos um domínio cognitivo. O quadro clínico não pode ser mais bem explicado por transtorno psiquiátrico primário, como transtorno depressivo maior ou esquizofrenia, por exemplo.

O comprometimento da memória é alteração bastante frequente nas demências e uma queixa muito comum no envelhecimento. É difícil definir quando isso deve ser considerado normal, ou fisiológico, pela idade, ou quando se trata do início de um processo demencial. Por outro lado, é fácil confirmar uma demência quando já bem-definida. Há, portanto, um hiato em que a suspeita fica em observação, com definição pela evolução clínica.

Comprometimento cognitivo leve

Situação clínica intermediária, em que o funcionamento cognitivo global se encontra preservado, mas há alteração de um ou mais domínios cognitivos, de intensidade leve, porém sem causar prejuízo funcional significativo. O comprometimento cognitivo leve pode evoluir para demência, sendo esse risco maior em indivíduos idosos, devendo-se, por esse motivo, acompanhá-los com mais rigor.

O diagnóstico sindrômico de demência é clínico e não dependendo de nenhum exame laboratorial ou de neuroimagem, que servem para determinar o diagnóstico etiológico.

A anamnese tem, mais uma vez, um papel fundamental para o diagnóstico, devendo ser realizada com o paciente e com um informante próximo, já que é muito comum não haver percepção ou crítica sobre os sintomas cognitivos ou comportamentais. Sugere-se que a anamnese seja realizada de forma separada com paciente e informante, para se evitarem situações constrangedoras ou mesmo discussões entre as duas partes em função dos sintomas relatados.

Testes cognitivos ou avaliação neuropsicológica (esta última, realizada por neuropsicólogos) são meios de buscar elementos capazes de definir a situação do grau e a extensão do comprometimento cognitivo, contribuindo para a confirmação do diagnóstico. Geralmente, são indicados apenas nos casos moderados, pois servem como referência inicial para os casos suspeitos, com confirmação, ou não, em exames sequenciais.

Um teste de fácil execução e muito difundido é o Miniexame do Estado Mental, constituído de questões simples sobre orientação temporal (p. ex., dia da semana, do mês), espacial (p. ex., local, cidade, estado) e outras tarefas, como atenção e cálculo, memória verbal, linguagem oral e escrita e praxia visuoconstrutiva. No Brasil, esse teste já foi adaptado e validado, analisando a pontuação conforme o grau de escolaridade (Brucki et al., 2003; ver Parte 18, *Sistema Nervoso*, Capítulo 172, *Exame Clínico*). A avaliação funcional é outro pilar diagnóstico fundamental e pode ser realizada por meio de questionários específicos respondidos pelo informante, como o Questionário de Atividades Funcionais, que tem versão traduzida e adaptada para uso no Brasil (Pfeffer et al., 1982).

Após o diagnóstico de síndrome demencial, o passo seguinte é a realização de exames complementares para excluir ou confirmar as possíveis causas, destacando-se os exames de sangue e os de neuroimagem.

Os exames de sangue incluem hemograma, glicemia, ureia, creatinina, tiroxina (T4), hormônio tireoestimulante (TSH), albumina, transaminase glutâmico-oxalacética, transaminase glutâmico-pirúvica, gamaglutamil transpeptidase (GGT), vitamina B_{12}, cálcio, sorologia para sífilis e testes para HIV.

Classificação das demências

O grupo mais importante é o das doenças degenerativas, pontificando a doença de Alzheimer, responsável por cerca de 60% dos casos de demência.

Nesse grupo, estão a demência frontotemporal (variante comportamental e variantes de linguagem) e a demência com corpos de Lewy.

Em seguida, vem o grupo das demências vasculares, muitas vezes associadas à doença de Alzheimer (demência mista).

Outro grupo, com características especiais, é o que associa deterioração mental a distúrbios motores, como a doença de Parkinson, a doença de Huntington, a paralisia supranuclear progressiva, a demência associada à doença do neurônio motor.

Em outro grupo, estão as doenças infecciosas ou transmissíveis, tais como a demência associada à infecção pelo HIV e as doenças priônicas, como a doença de Creutzfeldt-Jakob.

Os distúrbios metabólicos causam quadros demenciais em geral reversíveis, como hipopituitarismo, hipotireoidismo, síndrome de Cushing e hipercalcemias.

A carência da vitamina B_{12} pode causar demência. O alcoolismo e os tipos iatrogênicos também podem ser igualmente reversíveis, dependendo do grau de comprometimento cerebral.

Os tumores cerebrais, sobretudo os do lobo frontal, os hematomas subdurais crônicos e a hidrocefalia de pressão normal podem provocar demência.

Pelo menos uma tomografia computadorizada (TC) ou, preferencialmente, a ressonância magnética (RM) de crânio, deve ser realizada.

Exame do líquido cefalorraquidiano fica restrito a casos especiais, como aqueles mais precoces, de rápida evolução, os atípicos e com suspeita de doenças inflamatórias ou infecciosas.

EEG tem pouca especificidade, mas alterações nesse exame sugerem doença orgânica, tendo maior utilidade nas encefalopatias metabólicas, doença de Creutzfeldt-Jakob, e para demonstrar atividade epileptiforme.

Exames funcionais com cintilografia de perfusão cerebral (SPECT) e tomografia por emissão de pósitrons (PET) podem auxiliar no diagnóstico e sugerir o tipo de doença subjacente.

Doença de Alzheimer

O tipo pré-senil da doença de Alzheimer (DA) manifesta-se antes dos 65 anos, enquanto no tipo senil da DA os sintomas têm início tardiamente partir dos 65 anos (ver Parte 20, *Semiologia da Infância, da Adolescência e da Pessoa Idosa*, Capítulo 181, *Semiologia da Pessoa Idosa*).

A DA é, em geral, de ocorrência esporádica, sendo que formas genéticas autossômicas dominantes correspondem a 1% ou menos dos casos.

Os estudos genéticos de algumas famílias mostraram mutações no gene da proteína precursora amiloide, da qual se origina a substância amiloide que se encontra nas placas senis. Esse gene está situado no cromossomo 21.

Outras mutações genéticas já foram descritas, localizadas nos genes da pré-senilina 1 (cromossomo 14) e da pré-senilina 2 (cromossomo 1). O alelo ε4 do gene da *Apolipoproteína E* (cromossomo 19) é um fator de suscetibilidade importante para o desenvolvimento da enfermidade, tanto em heterozigose quanto – de forma ainda mais expressiva – em homozigose.

Admite-se a adição da predisposição genética à participação de fatores ambientais (ver Parte 20, *Semiologia da Infância, da Adolescência e da Pessoa Idosa*, Capítulo 181, *Semiologia da Pessoa Idosa*).

Os distúrbios de memória predominam desde o início em cerca de 85% dos casos, seguidos por alterações da linguagem, do cálculo, da orientação visuoespacial e da personalidade/comportamento. Aproximadamente 15% dos pacientes apresentam formas clínicas não amnésticas, em que a manifestação clínica predominante consiste em alteração de linguagem oral, habilidades visuoespaciais ou disfunção executiva/alterações de comportamento.

É sempre difícil determinar com precisão o início das manifestações clínicas.

As alterações da memória se caracterizam por amnésia anterógrada grave, com grande dificuldade de aprender e reter novas informações. Conserva-se durante algum tempo a memória para fatos remotos. Muitas vezes confundida com amnésia, a anomia, dificuldade para denominar objetos e pessoas, pode ser acompanhada de parafasias ao longo da evolução para as fases moderada e avançada, de distúrbio da compreensão oral, mantendo-se boa capacidade de repetição, o que caracteriza a afasia transcortical sensorial, típica da enfermidade. Dificuldades de orientação espacial são comuns já nas fases iniciais, acentuando-se ao longo no curso da doença, quando o paciente pode se perder na rua ou, posteriormente, dentro de sua própria casa.

Podem ocorrer dificuldades para ler e para escrever. Com o passar do tempo, o paciente mostra-se apático, desinteressado, negligente, com alterações cada vez mais intensas da memória e da comunicação verbal. O comprometimento funcional para realizar atividades instrumentais (p. ex., pequenas compras, organizar sua conta bancária, administrar sua casa) se acentua e passa a ser acompanhado de prejuízo em atividades básicas da vida diária, como higiene pessoal.

A apraxia pode complicar ainda mais a sua vida, pois não consegue usar adequadamente os talheres à mesa, ou desaprende a vestir-se. Curiosamente, a anosognosia faz com que ele não perceba todas essas dificuldades, mesmo na fase inicial do processo.

Aos poucos, o quadro acentua-se e surge incontinência esfincteriana. Podem ocorrer crises convulsivas.

A dependência de terceiros para atividades da vida diária amplia-se cada vez mais. Ao longo desse lento processo de deterioração, que em média dura 9 anos, também se manifestam alterações do comportamento e da personalidade, desde apatia e sintomas depressivos (que podem ocorrer já em estágios iniciais) até sintomas psicóticos. Delírios paranoides persecutórios, alucinações visuais, agitação psicomotora e agressividade podem dominar a cena, exigindo cuidados especializados.

O exame neurológico somático pode revelar alterações objetivas que se somam às mentais. Em fases mais avançadas, cerca de 60% dos pacientes apresentam sinais parkinsonianos, como hipomimia, perda do balanço dos braços e tremores nas mãos. Além disso, é possível notar exagero dos reflexos axiais da face e palmomentonianos, *grasping* (preensão forçada), leve ataxia de marcha, mioclonias e discinesia orofacial.

Na fase final, os pacientes não mais deambulam, apresentam mutismo, disfagia, imobilidade. O óbito em estágios avançados geralmente decorre de infecções pulmonares ou urinárias.

Exames complementares específicos (biomarcadores) vêm sendo utilizados de forma crescente na pesquisa e na clínica, permitindo diagnóstico mais precoce e seguro da DA.

O EEG pode evidenciar alterações do ritmo de base, que se torna lento, sobretudo em regiões temporoparietais.

O exame de rotina do líquido cefalorraquidiano é normal. A concentração do peptídeo beta-amiloide de 42 aminoácidos está diminuída e as concentrações das proteínas tau fosforilada e tau total, aumentadas.

A TC e a RM do crânio demonstram graus variáveis de atrofia cerebral, sobretudo no nível hipocampal, e dilatação ventricular secundária à atrofia, na dependência do estágio clinicopatológico.

A PET e a SPECT podem revelar, respectivamente, redução do metabolismo ou do fluxo sanguíneo cerebral em áreas posteriores (temporoparietais, com acometimento do pré-*cuneus* e do cíngulo posterior).

Os estudos de necropsia mostram atrofia corticossubcortical, de preferência frontotemporoparietal e dos hipocampos. Ao exame microscópico, observam-se rarefação neuronal cortical em áreas de associação, placas senis, degeneração neurofibrilar, degeneração granulovacuolar e diminuição das arborizações dendríticas, além de angiopatia amiloide das arteríolas corticais.

Há boa correlação entre o grau de demência e a gravidade e distribuição topográfica da degeneração neurofibrilar.

Há também lesão importante no hipocampo, núcleo amigdaloide e núcleo basal de Meynert. Isso justifica a redução cortical de acetilcolina, responsável maior pelos distúrbios de atenção, concentração e memória.

Demência frontotemporal

Como demência frontotemporal (DFT), agrupam-se três apresentações clínicas principais: a DFT variante comportamental, a afasia progressiva primária variante não fluente/agramática e a afasia progressiva primária variante semântica. Adicionalmente, alterações clínicas de DFT podem ocorrer em uma parcela de pacientes com doença do neurônio motor.

A DFT apresenta geralmente início mais precoce que a DA, a maior parte dos casos antes dos 65 anos; essa incidência não aumenta com a idade, como na DA, e a história familial e etiologia genética são mais frequentes.

A apresentação clínica também diverge, se comparada com a habitual na DA.

As manifestações comportamentais predominam desde o início na variante comportamental, salientando-se apatia, desinibição, perda de empatia, sintomas compulsivos/perseverativos e alterações de hábito alimentar. Nos estágios iniciais, as alterações de memória são habitualmente menos frequentes ou intensas do que na DA. Nas variantes de linguagem (não fluente/agramática e semântica), as alterações da comunicação oral e escrita dominam o quadro.

O diagnóstico, além de avaliação clínica detalhada, depende de exames de neuroimagem estrutural (TC ou RM) ou funcional (SPECT ou PET), que revelam, respectivamente, atrofia ou hipoperfusão/hipometabolismo de regiões pré-frontais e temporais anteriores, por vezes de forma assimétrica.

Demência vascular

Cerca de 20% dos casos de demência nas pessoas idosas são causados por patologia vascular. Outros 15 a 20% associam a DA a lesões vasculares (demência mista).

Do ponto de vista patológico, destacam-se os seguintes achados: (1) infartos cerebrais múltiplos que provocam perda de grandes áreas encefálicas; (2) múltiplas lacunas, comprometendo extensamente a substância branca cerebral e os núcleos da base; (3) hemorragia lobar e/ou dos núcleos da base; (4) infartos intermediários, porém destruindo feixes de associação, causando desconexão intra e inter-hemisférica.

O quadro clínico da demência vascular caracteriza-se pela ocorrência de episódios ictais de repetição, determinando sinais focais neurológicos, como hemiparesia, hemiataxia, afasia, apraxia, mesmo que transitoriamente. No entanto, na doença vascular subcortical geralmente não há história clínica de déficits ictais, e sim de evolução progressiva.

Os distúrbios de comportamento mais comuns são depressão, apatia, alterações da linguagem e da memória, labilidade emocional, distúrbios da atenção, indiferença. Episódios de confusão mental pioram o prognóstico.

Em alguns casos, não fica evidente a ocorrência de episódios ictais, e as alterações cognitivas e comportamentais associam-se a distúrbios da marcha, disartria, disfagia, crises involuntárias de choro ou de riso (incontinência emocional), espasticidade nos membros e reflexos arcaicos.

Para o diagnóstico, têm grande peso a presença de hipertensão arterial, diabetes melito, dislipidemias, tabagismo, alcoolismo, coronariopatia e arteriopatia de membros.

Os exames de neuroimagem estrutural (TC ou, preferencialmente, RM) demonstram alterações focais correspondentes aos distúrbios motores e/ou de funções corticais existentes em cada caso.

Demência com corpos de Lewy

A demência com corpos de Lewy é considerada uma causa frequente de demência degenerativa, logo após a DA, comparando-se, talvez, à demência de origem vascular.

Os corpos de Lewy são inclusões citoplasmáticas eosinofílicas nos neurônios. São achados patognomônicos de doença de Parkinson quando restritos aos neurônios dos núcleos envolvidos nessa doença, particularmente na substância negra. Entretanto, os corpos de Lewy podem apresentar-se em outras áreas, difusamente, causando um distúrbio muito mais amplo, determinando, então, uma síndrome demencial.

Para o diagnóstico de demência com corpos de Lewy difusos, a manifestação clínica fundamental é o declínio cognitivo progressivo. Comprometimento da memória pode não ocorrer nas fases iniciais, o que é um ponto que a diferencia da DA, mas sempre aparece no decorrer do processo. O déficit cognitivo pode ser flutuante, com variações da atenção e do estado de alerta. Alucinações visuais são marcantes nessa doença, muitas vezes já em estágios iniciais. O transtorno comportamental do sono REM (*i. e.*, ausência de atonia muscular durante a fase REM do sono, fazendo com que o paciente "atue em seus sonhos" é também manifestação frequente, que pode preceder os demais sintomas em vários anos.

Síndrome parkinsoniana costuma ocorrer durante a evolução. Outras manifestações que podem surgir são quedas, síncopes e delírios.

São dignas de nota a intolerância a neurolépticos e a resistência a medicamentos antiparkinsonianos.

Doença de Huntington

É uma doença neurodegenerativa, hereditária, autossômica dominante, resultante da expressão genética de uma alteração do cromossomo 4.

Em geral, manifesta-se na vida adulta, após os 30 anos de idade, porém pode ocorrer no início na puberdade.

O quadro clínico compreende movimentos anormais, coreicos, na face, no tronco e nos membros; distúrbios do comportamento, com depressão e tendência ao suicídio; e deterioração cognitiva progressiva. Habitualmente, não há afasia, apraxia ou agnosia.

O diagnóstico é confirmado pelo exame genético.

A TC ou a RM do crânio podem evidenciar dilatação dos cornos frontais dos ventrículos laterais em vista da atrofia da cabeça do núcleo caudado.

O exame de PET detecta hipometabolismo da glicose no estriado, muito antes de qualquer sinal de atrofia aos exames de imagem.

À necropsia, observam-se perda acentuada dos pequenos neurônios do núcleo caudado, gliose com astrocitose fibrilar. Lesões também podem ser vistas no tálamo, cerebelo e córtex cerebral.

Demência associada à doença de Parkinson

Pode haver alterações demenciais em cerca de 30 a 40% dos pacientes parkinsonianos.

O quadro demencial é, em geral, do tipo subcortical, com alterações de memória sem amnésia anterógrada, disfunção visuoespacial, apatia, bradifrenia, dificuldade de uso dos conhecimentos adquiridos. Outras vezes, elementos da série afaso-apraxo-agnósica podem ocorrer.

Os fatores predisponentes ao desenvolvimento da demência da doença de Parkinson são idade tardia de início da enfermidade, forma rígido-acinética, maior gravidade dos distúrbios motores e distúrbios psicóticos precoces associados à levodopa.

Demência associada à infecção pelo HIV

A demência associada à infecção pelo HIV ocorre em pacientes nas fases avançadas do processo, mas pode surgir em fases precoces da enfermidade.

O quadro tem início insidioso, caracterizando-se por distúrbios da memória, dificuldade de concentração, bradipsiquismo. Pode haver sinais focais neurológicos, desinibição frontal e, por vezes, crises convulsivas.

O exame do líquido cefalorraquidiano costuma evidenciar hiperproteinorraquia, discreta pleocitose e hipoglicorraquia.

O EEG mostra-se alentecido, de modo inespecífico.

Os exames de neuroimagem estrutural revelam sinais de atrofia encefálica.

A necropsia demonstra lesões predominantemente no nível da substância branca e dos núcleos da base. Nódulos microgliais, rarefação da substância branca e células gigantes multinucleadas são característicos da encefalopatia.

Doença de Creutzfeldt-Jakob

Essa rara enfermidade habitualmente acomete pessoas entre 45 e 75 anos, causando alterações da memória, de comportamento e da percepção visual, desorientação temporoespacial e tremores que evoluem para mioclonias.

As mioclonias são a marca da doença, envolvendo os músculos axiais e dos membros. Outras vezes, ataxia cerebelar torna-se proeminente.

A evolução é sempre rápida e, dentro de poucos meses, o paciente chega a um profundo grau de deterioração mental, coma e óbito.

O EEG pode evidenciar atividade de base lenta e atividade periódica com complexos de tipo ponta-onda, muitas vezes síncronos com as mioclonias.

A RM demonstra, em alguma fase da doença, hipersinal em FLAIR e principalmente na difusão, no córtex e/ou em núcleos dorsais.

O achado da proteína 14.3.3 no líquido cefalorraquidiano tem sensibilidade diagnóstica elevada (superior a 90%), mas com especificidade de 80%.

A doença é causada por partículas proteicas (**príons**) que não contêm RNA nem DNA, de estrutura amiloide, capazes de replicarem, em cérebro de ovelhas com *scrapie*, modelo natural das encefalopatias espongiformes, grupo ao qual pertence a doença de Creutzfeldt-Jakob.

Demência alcoólica

O alcoolismo crônico associado à carência de vitaminas do complexo B, sobretudo da tiamina, provoca inúmeras manifestações neurológicas, tanto periféricas como centrais. Em umas, como no *delirium tremens*, nenhuma lesão anatômica foi demonstrada; em outras, como na síndrome de Marchiafava-Bignami, na mielinólise pontina central, na encefalopatia de Wernicke-Korsakoff e na atrofia cortical cerebelar, as alterações histopatológicas são bem-definidas.

Após anos de uso abusivo de bebidas alcoólicas, podem surgir alterações da personalidade, do comportamento e da memória, caracterizando um quadro demencial.

Os achados histopatológicos são contraditórios, alguns secundários à insuficiência hepática associada, outros a traumatismos cranioencefálicos, outros ainda a fenômenos terminais de hipoxia.

Demência hepática

Em geral, a insuficiência hepática crônica causa alterações mentais, caracterizadas por alentecimento psicomotor, amnésia e confusão mental.

As alterações mentais sempre se acompanham de tremores, disartria, movimentos coreicos, ataxia cerebelar e hiper-reflexia generalizada.

A RM pode demonstrar hipersinal em T1 nos núcleos da base.

Os achados mais frequentes à necropsia de pacientes com *shunt* porto-cava são: necrose linear de camadas corticais profundas, rarefação neuronal cerebrocerebelar, degeneração espongiforme dos núcleos da base e hiperplasia com hipertrofia dos astrócitos protoplasmáticos (ver Parte 11, *Sistema Digestório*, Seção 7, *Fígado e Vias Biliares*, Capítulo 93, *Doenças do Fígado e das Vias Biliares*).

Demência mixematosa

O hipotireoidismo grave pode desencadear quadro neuropsiquiátrico crônico caracterizado por sonolência excessiva, apatia, grande irritabilidade, distúrbios de memória, bradifrenia, confusão mental e disartria.

O achado de valores muito baixos de tri-iodotironina (T3) e de T4, além de taxas elevadas de TSH, sela o diagnóstico de hipotireoidismo (ver Parte 12, *Sistema Endócrino*, Seção 2, *Tireoide*, Capítulo 105, *Doenças da Tireoide.*)

EPILEPSIAS E SÍNDROMES EPILÉPTICAS

Paulo Cesar Ragazzo

O termo **epilepsia** define uma doença cerebral caracterizada por uma predisposição de longa duração de apresentar "crises epilépticas" recorrentes, não provocadas, devidas a fatores genéticos ou a doenças cerebrais adquiridas. O termo agrega um conjunto de síndromes, a maioria das quais de natureza multifatorial, incluindo causas genéticas que alteram a excitabilidade neuronal ou a conectividade de redes neuronais, doenças metabólicas e do desenvolvimento, causas estruturais que podem ser determinadas por malformações do desenvolvimento cortical, lesões adquiridas como tumores, cicatrizes pós-traumáticas ou pós-acidentes vasculares cerebrais, por alterações da fenotipia de membrana, como nos quadros pós-encefalite autoimune. São sujeitas a fatores de provocação, influenciadas por fatores genéticos, idade e pelo desenvolvimento.

"Crises epilépticas" compreendem várias formas de alteração aguda do comportamento, desencadeadas por alteração da excitabilidade neuronal e suas consequências (alterações hipersíncronas da conectividade funcional entre grupos neuronais e desbalanço excitatório), gerando desde distúrbios discretos, focais, sutis do comportamento, com ou sem alteração da consciência, com parada comportamental e movimentos rítmicos da musculatura ou automatizados, até crises generalizadas, com postura tônica e movimentos clônicos bilaterais da musculatura, chamadas "crises convulsivas". A característica comum das crises epilépticas é uma tendência à estereotipia ao longo do tempo de duração da doença.

Classificação das crises e epilepsias

A ILAE (International League Against Epilepsy) publicou, em 2017 (Scheffer et al., 2017), um esquema revisado para a classificação das epilepsias, com a finalidade de funcionamento conjunto com a classificação dos tipos de crises epilépticas. Na nova classificação, os níveis de diagnóstico compreendem: tipos de crises, tipo de epilepsia (focal, generalizada, focal e generalizada combinados ou desconhecida), e finalmente em síndromes epilépticas. Um diagnóstico etiológico deve ser considerado desde o início da investigação do paciente e em cada passo ao longo da classificação; o paciente pode ser classificado em mais de uma categoria etiológica.

O termo "benigno" existente em classificações anteriores é substituído pelos termos "autolimitado" e "fármaco-responsivo", que deverão ser utilizados conforme julgado apropriados.

O termo "encefalopatias epilépticas e do desenvolvimento" pode ser aplicado como um todo ou em partes, conforme julgado apropriado (p. ex., encefalopatia epiléptica e encefalopatia epiléptica do desenvolvimento).

Segundo Scheffer et al. (2017), as crises classificam-se em (Figura 174.6):

- Crises focais (com consciência preservada/com consciência alterada)
  - Com início motor: automatismos, atônica, clônica, espasmos epilépticos, hipercinéticas, mioclônicas, tônicas
  - Com início não motor: autonômica, parada comportamental, cognitiva, emocional, sensorial
  - Início focal evoluindo para tônico-clônica bilateral
- Crises generalizadas
  - Motoras: tônico-clônicas, clônicas, tônicas, mioclônicas, mioclônico-atônicas, mioclônico tônico-clônicas atônicas, espasmos epilépticos
  - Não motoras (ausências): típicas, atípicas, mioclônicas, mioclonias oculares
- Crises de origem não conhecida
  - Motoras: tônico-clônicas, espasmos epilépticos
  - Não motoras: parada comportamental
  - Não classificadas.

Não são definidas como epilepsia:

1. Crises febris, acompanhadas de convulsões, em crianças até os 6 anos de idade.
2. Crises convulsivas precipitadas por abstinência de álcool e diazepínicos.
3. Crises convulsivas precipitadas por alterações metabólicas agudas.
4. Crises convulsivas agudas pós-trauma craniano.
5. Crises convulsivas na vigência de infecção ou acidente vascular cerebral.

Os **eventos comportamentais agudos não epilépticos** mais frequentemente confundidos com crises epilépticas são:

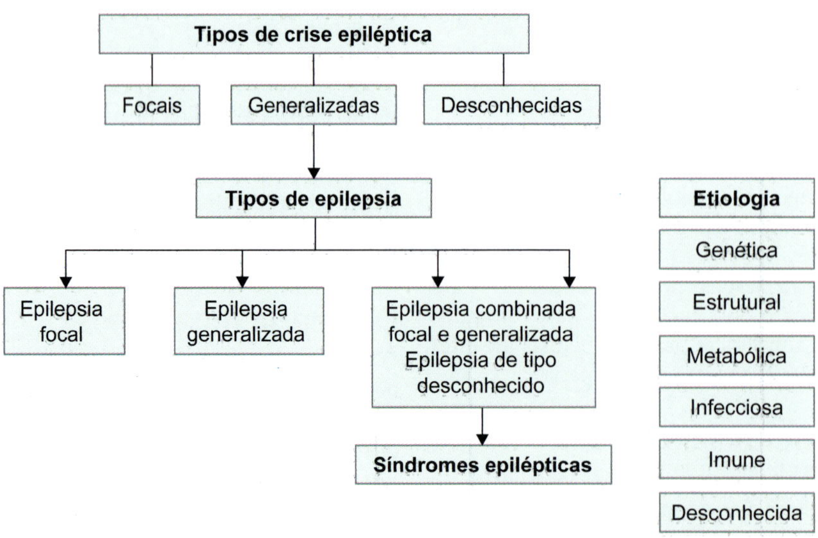

Figura 174.6 Estrutura para classificação das epilepsias (ILAE, 2017).

- Crises psicogênicas
- Síncope
- Crises hipoglicêmicas
- Ataques de pânico
- Transtornos hipercinéticos do movimento
- Ataques isquêmicos transitórios
- Amnésia global transitória
- Ataques de migrânea
- Ataques transitórios de vertigem
- Comportamentos desencadeados por alterações psiquiátricas.

Em **lactentes e crianças**, o diagnóstico diferencial apresenta causas diferentes:

- Transtorno factício *by proxy*
- Ataques de raiva
- Maneirismos e tiques
- Parassonias
- Refluxo gastroesofágico com laringospasmo e postura tônica
- Ataques de tremor (podem ocorrer durante despertar confusional)
- Apneia de sono.

Condições clínicas que podem dificultar o diagnóstico diferencial

Postura tônica breve e clonias, ocasionalmente dos quatro membros, podem ser observadas durante episódios sincopais; hipotensão postural em pacientes com disfunção autonômica (diabetes, doença de Parkinson); episódios distônicos agudos ocorrem com plena preservação da consciência e podem ser desencadeados por medicação antiemética ou antipsicótica, mesmo vários dias após o início do uso da medicação.

Crise convulsiva isolada

Uma crise isolada é 2 ou 3 vezes mais frequente que epilepsia. A determinação do risco de recorrência, após uma crise isolada, é diferente para pacientes de alto risco e pacientes de baixo risco. Pacientes em alto risco de recorrência após uma primeira crise são identificados por um ou mais dos fatores a seguir:

- História familiar significativa para epilepsia
- Anormalidades na ressonância magnética (RM) (algumas são mais específicas)
- Exame neurológico anormal (incluindo transtornos do aprendizado)
- Crises durante o sono
- Paralisia de Todd
- História de crise sintomática anterior.

Conectividade funcional cerebral e epilepsia

Epilepsias são alterações da excitabilidade neuronal (focal ou generalizada) e das decorrentes alterações de conectividade nas redes neuronais cerebrais. O conceito de redes neuronais epileptogênicas emergiu como resultado dos estudos de estéreo-EEG (implante de eletrodos de profundidade no estudo da semiologia das crises), realizados durante a VT-EEG (videoeletroencefalografia)

O conceito de zona epileptogênica é: a característica das regiões neuronais corticais que iniciam crises é um padrão de sincronização/dessincronização entre nodos corticais com conectividade funcional anormalmente aumentada, entre regiões cerebrais que participam na geração e na propagação das crises. A propagação das crises é associada a alterações na conectividade funcional entre áreas, envolvendo redes circuitárias corticossubcorticais, por exemplo, na conectividade funcional entre regiões do lobo temporal mesial e o tálamo, na epilepsia temporal. Nesse exemplo, a alta sincronização talamocortical decorrente age como um amplificador dos sinais. Os primeiros sintomas clínicos das crises ocorrem quando as regiões de propagação são inicialmente recrutadas. Sintomas clínicos podem decorrer de ativação excessiva de redes neuronais fisiológicas, ou da dessincronização de redes funcionais, desconectando transitoriamente regiões de controle afetivo no circuito frontolímbico. O período interictal demonstra alterações de conectividade funcional entre redes neuronais, tanto no EEG quanto na RM funcional.

O córtex cerebral é um sistema altamente distributivo em que numerosas áreas de grupamentos neuronais operam em paralelo, informam seus resultados por conexões reentrantes e criam uma dinâmica de sistemas organizada, que cria estados coerentes de função. Por um longo tempo, processos cerebrais de representação do mundo exterior e interior foram considerados de um ponto de vista anatomofuncional localizacionista. O advento das técnicas modernas de neuroimagem estrutural e funcional modificaram essa visão localizatória de funções corticais complexas para uma visão mais "modular" de funcionamento do SNC, apontando para uma versão conectiva do processamento neural entre grandes grupos neuronais. Neurotransmissores e neuromoduladores participam nos mecanismos de neuroplasticidade, na formação da conectividade estrutural e funcional e na função de grupos neuronais com conectividade privilegiada e função amplificada, dentro e entre as grandes redes neuronais conhecidas (regiões nodais ou *hubs* conectivos).

Redes neuronais conectivas são definidas por grandes grupos neuronais distribuídos em várias regiões do cérebro, que podem exibir alta sincronização no tempo durante a realização de tarefas específicas, ou mesmo durante repouso. As atividades sincronizadas são frequentemente sinalizadas por padrões específicos de frequência eletroencefalográfica. A organização da conectividade determina regiões particulares com conexões desproporcionalmente mais numerosas, implicando máxima convergência, denominadas "pontos nodais (*hubs*) de conectividade". *Hubs* conectivos são importantes para a função intrínseca da rede particular onde estão presentes. Outros podem ser importantes porque controlam a transferência de informação entre redes diferentes. Processamentos paralelos e também retroalimentados entre redes permitem que eventos significativos perdurem na "memória" das redes neuronais, como pontos nodais (*hubs*) de baixo limiar, que reproduzem fielmente a ativação de alta correlação temporal de grupos neuronais. A repetição frequente e a intensidade de ativação mantêm o limiar baixo para a reprodução dos comportamentos correlacionados e impedem sua extinção, como ocorre na ativação e na propagação das alterações de excitabilidade nas epilepsias.

Epilepsias e genética

A maioria das epilepsias classificadas anteriormente como "idiopáticas" são hoje relacionadas a fatores genéticos (variantes com expressão patogênica) associados ou não a anormalidades estruturais do SNC. Fatores genéticos estão presentes em pelo menos 40% dos pacientes com epilepsia. Suspeita-se da associação de alterações genéticas inicialmente pelo fenótipo clínico, presença de história familiar e, frequentemente, na presença de epilepsia refratária ao tratamento. Duas grandes classes de alteração, vistas nas epilepsias com base genética, são: variação no número de cópias, com duplicação ou deleção de parte do DNA, e alteração na posição de um único nucleotídeo. Idealmente, na suspeita de um quadro de epilepsia de difícil controle que possa apresentar uma forte base genética, o aconselhamento de um(a) geneticista deve fazer parte do atendimento do paciente. A investigação genética raramente é realizada no início dos sintomas, a não ser quando o fenótipo clínico esteja associado a atraso global do desenvolvimento ou a características morfológicas sindrômicas e/ou refratariedade no tratamento das crises, ou a um EEG que sugira alteração precoce de redes neuronais circuitárias.

A não ser em situações com uma alta suspeita de que um gene específico esteja envolvido, o sequenciamento de gene único pode mostrar-se frustrante. A sequência natural de investigação genética sugerida é *microarray*, painel genético para epilepsia e somente então sequenciamento total de exoma (que pode ser requerido primeiramente, na condição pré-natal). O estudo do cariótipo pode ser necessário no início da investigação e pode detectar aneuploidia e alterações cromossômicas, quando o *microarray* é negativo.

Suspeitar de erros inatos do metabolismo na epilepsia do recém-nato ou lactente em casos de:

- Crises *in utero*
- Epilepsia mioclônica nos primeiros meses de vida
- Espasmos infantis
- Presença de padrão hipsarrítmico no EEG nas primeiras semanas de vida
- RM com alterações sugestivas de padrão metabólico.

Síndromes epilépticas

Síndromes epilépticas são caracterizadas por sinais e sintomas que ocorrem comumente em associação e que geralmente correspondem a alterações detectadas nos exames complementares, como o EEG e a RM (Figura 174.7). São chamadas "síndromes eletroclínicas" e podem ser agrupadas pela idade de início, desencadeantes e prognóstico. Síndromes epilépticas nem sempre mostram correlação com um diagnóstico etiológico específico.

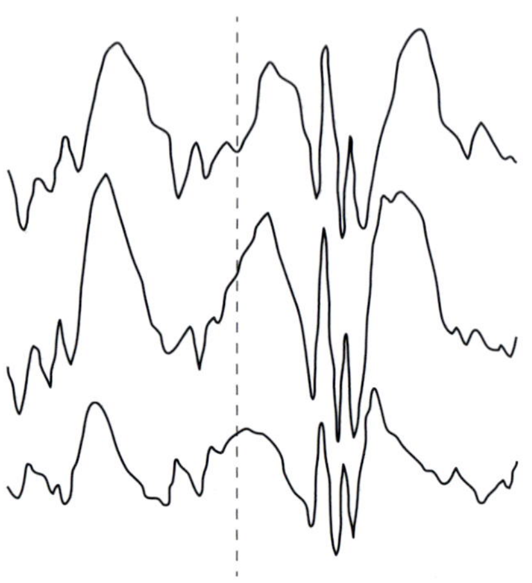

Figura 174.7 Complexos poliespícula-onda lenta ou poliponta-onda lenta ocorrem tanto nas epilepsias generalizadas geneticamente determinadas quanto nas epilepsias generalizadas sintomáticas.

Epilepsias idiopáticas, em sua maioria ou na sua totalidade, dependem de expressão proteica alterada por variantes genéticas de caráter patogênico, que modificam a excitabilidade neuronal ou a organização da conectividade de grandes redes neuronais. As principais síndromes epilépticas originalmente chamadas "idiopáticas" são:

- Epilepsia de ausência infantil: início entre os 3 e 10 anos de idade, com crises de ausência em torno de 10 segundos, intensificadas por hiperventilação (que pode ser testada clinicamente na consulta neurológica). São associadas a alterações no EEG, como: complexos ponta-onda lenta regular, síncronos e simétricos, a 3 Hz, com início e fim abruptos a partir de atividade cortical de base normal. Em torno de 3/4 dos pacientes apresentam remissão na idade adulta jovem, em torno dos 30 anos
- Mioclonias palpebrais com ausência: crises com mioclonia palpebral associada a ausência, convulsões tônico-clônicas generalizadas (TCG) com fotossensibilidade e alterações eletrográficas consistindo em paroxismos de complexos poliponta-onda lenta generalizados
- Ausências atípicas: iniciando em torno dos 5 anos ou antes, associadas a outras formas de crises generalizadas e atraso no desenvolvimento. As crises são mais longas que as ausências típicas, sem início e fim abruptos
- Epilepsia de ausência juvenil: iniciando entre os 7 e 15 anos, com crises TCG predominantes e ausência atípicas, ocasionalmente desencadeadas por fotoestimulação intermitente. Pacientes com estado de mal de ausência apresentam essa forma de epilepsia com mais frequência e normalmente requerem tratamento por toda a vida
- Epilepsia mioclônica juvenil: com início entre os 7 e 30 anos de idade, com mioclonias ao despertar e crises generalizadas, geralmente mioclônico-tônico-clônicas, às vezes apresentando crises de ausência. Pode requerer tratamento por toda a vida. O estudo eletrográfico mostra paroxismos de polipontas e poliponta-ondas lentas de predomínio bifrontal, com um terço dos pacientes apresentando fotossensibilidade
- Síndrome de Dravet: crises mioclônicas graves e TCG prolongadas, associadas à variação do gene *SCN1A*, de difícil controle medicamentoso e risco aumentado para morte súbita não esperada (SUDEP)
- Epilepsia benigna da infância com pontas centro-temporais ("epilepsia rolândica"; Figura 174.8) com início entre 6 e 16 anos, crises noturnas com clonias hemifaciais, salivação e bloqueio da fala, eventualmente evoluindo para crises TCG. Eletroencefalograma em sonolência e sono mostra paroxismos repetitivos de pontas focais com pós-descarga única de onda lenta, na região centrotemporal. É uma forma autolimitada, geralmente com duração de alguns anos
- Epilepsia da infância com paroxismos occipitais, cujas crises apresentam cefaleia, alucinações visuais e, eventualmente, anopsia ictal autolimitada, é associada com paroxismos de ponta-onda lenta occipital, desencadeada por fechamento ocular
- Síndrome de Panayiotopoulos: quadro epiléptico benigno da infância, com paroxismos bioccipitais e sintomas autonômicos predominantes (sobretudo vômito), podendo apresentar estado de mal autonômico, com vômitos incoercíveis
- Epilepsia noturna autossômica dominante do lobo frontal associada a variações patogênicas de vários genes, com crises hipercinéticas, tônicas ou distônicas, em salvas, com predominância noturna. Geralmente os pacientes estão conscientes durante as salvas de crises
- Epilepsia autossômica dominante com sintomas auditivos: forma rara de epilepsia com manifestações auditivas ictais

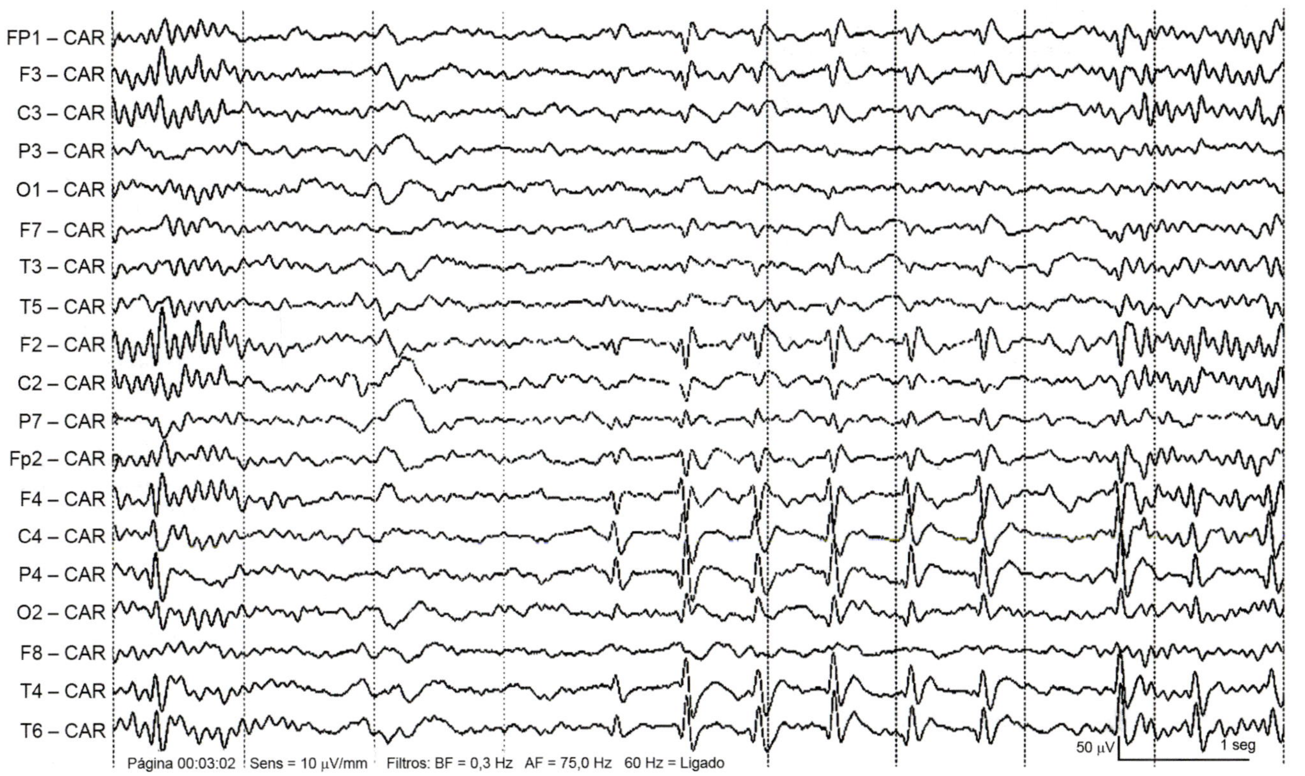

Figura 174.8 Sono induzido por hidrato de cloral. Pontas centrotemporais na epilepsia rolândica.

- Epilepsias sintomáticas: o conceito é muito utilizado na clínica para indicar epilepsias com alterações significativas na estrutura do SNC e por se tratar de síndromes que sugerem a associação frequente com alterações cognitivas e comportamentais e uma expectativa elevada de refratariedade ao tratamento.

Epilepsias sintomáticas são epilepsias de origem adquirida ou genética, associadas com alterações neuroanatômicas ou neuropatológicas indicativas de uma doença subjacente. Incluídas nessa categoria estão: epilepsias devidas a lesões cerebrais adquiridas; epilepsias associadas a causas genéticas que resultam em anormalidades cerebrais grosseiras (como na esclerose tuberosa ou na neurofibromatose) ou alterações significativas em nível molecular (p. ex., na síndrome de Rett ou na síndrome de Angelman); epilepsias devidas a anormalidades do desenvolvimento que resultam em alterações neuropatológicas.

Epilepsia nas encefalites autoimunes

Encefalites autoimunes são inflamações cerebrais causadas por direcionamento errôneo de parte da resposta imunológica, atingindo autoantígenos presentes no SNC. O termo "epilepsia autoimune" indica uma síndrome epiléptica, com evidência de inflamação imunomediada do SNC. Nos últimos 20 anos, o descobrimento de encefalopatias graves associadas a autoanticorpos dirigidos a proteínas da superfície neuronal e glial, e intracelulares, que se comportam como autoantígenos, levou ao reconhecimento das encefalites autoimunes. O quadro clínico, que se desenvolve de forma subaguda, apresenta sintomas associados a alteração flutuante da consciência, alteração do humor, da memória e comportamentos bizarros e eventualmente agressivos, e rápido desenvolvimento de quadros como psicoses, discinesias, crises convulsivas, crises distônicas orofaciais, estados de mal epiléptico e alterações do ciclo circadiano. Em alguns casos, ocorre estado de mal convulsivo, frequentemente refratário. Os pacientes que sobrevivem podem apresentar perdas cognitivas, alterações comportamentais e uma síndrome epiléptica sequelar. As formas mais comumente associadas a crises são a encefalite por anticorpos Antirreceptor de N-metil-D-aspartato (anti-NMDAR) (crises convulsivas e alterações comportamentais, psicose); antiglioma rico em leucina 1 (anti-LGI1), crises faciobraquiais características, antiproteína semelhante à associada à contactina tipo 2 (anti-CASPR2) com crises focais frequentes e antirreceptor do ácido gama-aminobutírico A (anti-GABAAR) e B (GABABR), com lesões corticais e subcorticais múltiplas na RM e estado de mal convulsivo.

O reconhecimento precoce de encefalites autoimunes e a instituição de terapêutica apropriada com pulsoterapia corticosteroide e imunoterapia melhora significativamente o prognóstico. A investigação e a resolução de tumores (p. ex., teratoma ovariano em mulheres jovens com encefalite anti-NMDAR também melhora o quadro neurológico.

Epilepsia e espectro autista

Os transtornos do espectro autista são frequentemente associados às encefalopatias epilépticas. Transtornos pervasivos do desenvolvimento podem apresentar formas mais brandas, em crianças com crises frequentes, porém sem encefalopatia evidente. Podem expressar-se como dificuldades com cognição complexa como teoria da mente, dificuldade de entender malícia, dificuldade na imitação de gestos tão somente. Recentemente, tem-se sugerido a existência de mecanismos biológicos comuns para as encefalopatias epilépticas e os transtornos do espectro autista, dada a sua prevalência similar. O conceito de encefalopatias epilépticas e do desenvolvimento propõe representar etiologias genéticas comuns entre as encefalopatias infantis e os transtornos comportamentais e cognitivos associados tão frequentemente.

Epilepsia em mulheres

Mulheres com epilepsia apresentam risco aumentado de:

- Síndrome do ovário policístico, caracterizado clinicamente por amenorreia e infertilidade
- Hiperandrogenismo secundário: hirsutismo, obesidade e acne.

O risco de desenvolvimento das duas síndromes aumenta 60% com o uso de ácido valproico e 30% com o uso de carbamazepina.

Os fármacos anticonvulsivantes que são indutores enzimáticos (fenitoína, carbamazepina, oxcarbazepina, fenobarbital, primidona, felbamato e topiramato) reduzem a eficácia dos hormônios contraceptivos em aproximadamente 6% (sejam administrados de forma oral, intramuscular ou subdérmica). Valproato, lamotrigina, levetiracetam não alteram significativamente os níveis de estradiol e SHBP.

Gravidez: valproato, carbamazepina, fenitoína e fenobarbital têm comprovação de produzir efeitos teratogênicos e devem ser evitados em pacientes com história familiar de defeitos do tubo neural. Ácido fólico na dose de 4 mg/dia deve ser administrado para mulheres em idade fértil, em uso de anticonvulsivantes, quando existe história familiar.

ACIDENTE VASCULAR CEREBRAL

Eli Faria Evaristo

O acidente vascular cerebral (AVC) é doença frequente com alto impacto na qualidade de vida do paciente e de seus familiares.

É uma das principais causas de incapacidade física e morte, respondendo por mais da metade de todas as hospitalizações por doença neurológica aguda.

É clinicamente definido como um déficit neurológico, geralmente focal, de instalação súbita ou com rápida evolução sem outra causa aparente que não vascular.

As causas vasculares incluem alterações estruturais dos vasos e funcionais, relacionadas com o fluxo sanguíneo e com o sistema de coagulação.

Os AVCs podem ser classificados em isquêmico (AVCI) e hemorrágico (AVCH).

As causas de AVCI mais comuns são a aterosclerose em grandes artérias, o cardioembolismo e a oclusão de pequenas artérias.

Vale destacar o ataque isquêmico transitório (AIT), em que os sinais e sintomas regridem totalmente em minutos a poucas horas.

O AVCH pode ser classificado com base na topografia do sangramento, como intraparenquimatoso (HIP) e subaracnoide (HSA).

Acidente vascular cerebral isquêmico

Uma das classificações de AVCI, com base no mecanismo fisiopatológico, é a usada no estudo TOAST (*Trial of Org 10172 in Acute Stroke Treatment*) (Quadro 174.8).

Quadro 174.8 Classificação dos mecanismos de acidente vascular cerebral isquêmico.

- Aterosclerose de grandes artérias
- Embolia de origem cardíaca (cardioembolia)
- Oclusão de pequenas artérias
- Outras etiologias
- Etiologia indeterminada

ATEROSCLEROSE DE GRANDES ARTÉRIAS. Trombose relacionada com aterosclerose de grandes artérias é um mecanismo frequente de AVCI, sendo a hipertensão arterial sistêmica (HAS) o fator de risco mais comum.

A HAS acelera o processo aterosclerótico e provoca alterações vasculares, como espessamento da camada íntima, formação de placas de ateroma, diminuição do lúmen vascular, alongamento e tortuosidade das artérias, dilatação pós-estenótica, rompimento da íntima, aderência de plaquetas e fibrina e consequente formação de trombo com potencial risco de oclusão vascular.

Idade, diabetes, tabagismo, uso de contraceptivos orais, dislipidemias, obesidade e inatividade física aumentam ainda mais o risco, que pode causar lesão isquêmica por trombose *in situ* e, consequentemente, hipofluxo distal à oclusão, ou embolia arterioarterial, com oclusão vascular a jusante.

A aterosclerose predomina nos locais de maior impacto circulatório, como o seio e o sifão caróticos, e no sistema vertebrobasilar, na origem da artéria vertebral a partir da artéria subclávia, no segmento intracraniano da artéria vertebral e na porção terminal da artéria basilar. O arco aórtico e a porção proximal das artérias cerebral média e cerebral anterior também podem ser acometidos.

A maneira de instalação do quadro neurológico nos infartos por mecanismo aterotrombótico pode variar. Nas situações de hipoperfusão secundária à trombose *in situ*, pode haver instalação súbita do déficit neurológico com posterior estabilidade ou ocorrer progressão, quando novos déficits vão, com o decorrer das horas, adicionando-se ao inicial.

Já nos casos de embolia arterioarterial, a instalação do quadro geralmente é abrupta, e a abrangência do déficit chega rapidamente a sua extensão máxima.

Os infartos cerebrais por mecanismo aterotrombótico são precedidos por ataques isquêmicos transitórios, em geral no mesmo território vascular, em até 50% dos casos.

As síndromes neurológicas relacionadas com a ocorrência de um AVCI dependem do território vascular acometido e de sua extensão.

Crises convulsivas são infrequentes na fase aguda. Cefaleia não é comum, contudo, quando ocorre, costuma se localizar do mesmo lado da lesão, não sendo tão intensa como nas hemorragias.

Outras manifestações da doença aterosclerótica, como insuficiência coronariana e insuficiência arterial periférica, podem coexistir.

EMBOLIA DE ORIGEM CARDÍACA (CARDIOEMBOLIA). A embolia cerebral é uma complicação de várias doenças, que têm em comum a possibilidade de chegar à circulação sistêmica coágulos sanguíneos ou, mais raramente, outro material. Ocorre predominantemente em associação com doenças cardíacas.

O estudo TOAST classificou os fatores de risco para embolia de origem cardíaca em dois grupos: alto e médio riscos. São considerados de alto risco: prótese valvar metálica, estenose mitral associada a fibrilação atrial, trombos em átrio esquerdo ou apêndice atrial esquerdo, doença do nó sinusal, infarto agudo do miocárdio há menos de 4 semanas, trombos em ventrículo esquerdo, cardiomiopatia dilatada, acinesia de parede ventricular esquerda, mixoma atrial e endocardite infecciosa.

Dentre os fatores de médio risco, estão: prolapso da valva mitral, calcificação do anel mitral, estenose mitral sem fibrilação atrial, contraste espontâneo no átrio esquerdo, forame oval patente (levando à embolia paradoxal, na qual um êmbolo proveniente do sistema venoso alcança as cavidades cardíacas esquerdas a partir das câmaras direitas, sem passar pelos capilares pulmonares), *flutter* atrial, fibrilação atrial isolada, prótese valvar biológica, endocardite não infecciosa trombótica (muitas vezes, secundária a neoplasias malignas), insuficiência cardíaca congestiva, hipocinesia de parede do ventrículo esquerdo e infarto agudo do miocárdio com tempo de evolução entre 4 semanas e 6 meses.

No Brasil, a doença de Chagas, por causar arritmia e insuficiência cardíaca, frequentemente associada à trombose intracavitária, é outra causa de embolia cerebral.

Na maioria dos casos o início dos sintomas na embolia cerebral é abrupto, com instalação de déficit neurológico em segundos. Por vezes, pode haver história de ataques isquêmicos transitórios em diferentes territórios vasculares.

Em muitos casos de oclusão vascular secundária à embolia, ocorrem lise e fragmentação do êmbolo, determinando recanalização que, se for completa e em tempo curto, resulta na regressão dos déficits neurológicos.

Em algumas situações, nas quais essa recanalização ocorre após instalação de lesão isquêmica, há extravasamento de sangue no tecido cerebral infartado (transformação hemorrágica), responsável por piora no quadro neurológico.

Cefaleia é relativamente comum e crise epiléptica focal pode ser o sintoma inicial, ocorrendo em 5 a 10% dos casos de embolia cerebral.

O quadro neurológico depende do território vascular acometido, sendo a artéria cerebral média a mais frequentemente acometida pelas embolias de origem cardíaca.

OCLUSÃO DE PEQUENAS ARTÉRIAS. Representa um mecanismo frequente de AVCI e seu principal fator de risco é a HAS.

Algumas síndromes neurológicas isquêmicas agudas, em pacientes sem alteração do nível de consciência ou evidências de disfunção cortical, são classicamente atribuídas a infartos cerebrais lacunares causados por oclusão de pequenas artérias.

As principais são: síndrome motora pura, síndrome sensorimotora, hemiparesia atáxica, síndrome sensitiva pura e síndrome disártrica com incoordenação da mão.

Em exames de neuroimagem, o AVCI causado por oclusão de pequena artéria apresenta-se como uma lesão arredondada ou ovalada, geralmente na profundidade dos hemisférios cerebrais ou no tronco encefálico. Sua extensão pode variar, sendo geralmente de até 1,5 cm de diâmetro (infarto lacunar).

OUTRAS ETIOLOGIAS. Nesse grupo estão causas menos frequentes, como as arterites inflamatórias e infecciosas; estados trombofílicos, como a síndrome de anticoagulante lúpico; dissecções arteriais cervicais traumáticas e espontâneas; e intoxicação por drogas, como cocaína e anfetaminas.

Síndromes neurovasculares

Os sinais e sintomas neurológicos resultantes da lesão isquêmica causada pela interrupção de fluxo de determinada artéria (síndrome neurovascular) são relativamente uniformes, apesar dos diferentes mecanismos causadores.

As principais síndromes neurovasculares são descritas a seguir.

ARTÉRIA CARÓTIDA INTERNA. Os sinais e sintomas de oclusão dessa artéria dependem do nível da obstrução e da eficiência das colaterais extra e intracranianas. Assim, por vezes sua obstrução pode ser inteiramente assintomática. Apesar de raro, pode ocorrer infarto maciço dos dois hemisférios cerebrais. Dentre esses dois extremos, o mais comum é o aparecimento de sintomas semelhantes aos de obstrução da artéria cerebral média: déficits motores de predomínio braquiofacial, déficits sensitivos e alterações de campo visual, todos contralaterais à lesão. Nos acometimentos do hemisfério dominante, podem ocorrer alterações de linguagem e, no hemisfério não dominante, dificuldade no reconhecimento do lado do corpo contralateral à lesão cerebral.

Eventualmente, é possível observar associação com a síndrome da artéria cerebral anterior e, mais raramente, com a da artéria cerebral posterior. Os territórios mais distais dessas artérias, denominados "zonas de fronteira vascular", geralmente são os mais acometidos.

ARTÉRIA CEREBRAL MÉDIA. Ao contrário da artéria carótida interna, em que o mecanismo mais frequente de obstrução é a trombose local secundária à aterosclerose, a artéria cerebral média é frequentemente ocluída por mecanismo embólico.

As síndromes relacionadas com a artéria cerebral média podem ser divididas em três tipos, conforme o local da obstrução.

Na obstrução de ramos perfurantes (artérias lenticuloestriadas), instala-se hemiplegia completa e, algumas vezes, hemianopsia homônima. Nas lesões do hemisfério dominante, pode-se observar afasia.

A obstrução de ramos superficiais corticais determina síndromes neurológicas variadas. A obstrução da artéria orbitofrontal ou frontal ascendente determina hemiparesia de predomínio braquiofacial com afasia de expressão. A obstrução da artéria rolândica causa déficit sensorimotor de predomínio braquiofacial com disartria, podendo, no acometimento do hemisfério dominante, ocorrer ou não afasia. A obstrução das artérias parietal e angular pode causar déficit sensitivo do tipo cortical e, eventualmente, movimentos coreoatetóticos que predominam na mão. Em lesões do hemisfério dominante, observam-se apraxia ideomotora e afasia de condução. Estereoagnosia pode ser vista no acometimento do hemisfério não dominante. A obstrução da artéria temporal causa hemianopsia ou quadrantoanopsia homônima contralateral.

Caso a obstrução seja em seu tronco principal, o quadro é mais grave pela extensão da lesão. O paciente pode apresentar-se em torpor ou coma, hemiplégico, com déficit sensitivo completo e proporcionado (pela lesão da cápsula interna), com hemianopsia ou quadrantoanopsia superior homônima contralateral e, dependendo do hemisfério acometido, afasia com predominância expressiva (hemisfério dominante) e anosognosia, somatoagnosia e negligência (não dominante).

ARTÉRIA CEREBRAL ANTERIOR. Os sinais e sintomas dependem do local da obstrução e das características da circulação colateral. Uma obstrução proximal à artéria comunicante anterior, com boa perviedade desta, pode ser assintomática. No outro extremo, pode ocorrer oclusão das duas artérias cerebrais anteriores por abordagem cirúrgica da artéria comunicante anterior ou porque o fluxo sanguíneo para ambas as artérias cerebrais anteriores provém da mesma artéria carótida interna. Nesse caso, podem ocorrer paraplegia crural, apatia, abulia, afasia e sinais de frontalização. Além disso, em lesões bilaterais, pode-se observar mutismo acinético, principalmente quando há lesão associada do giro do cíngulo e do sistema límbico.

Oclusão da artéria recorrente de Heubner pode determinar paresia contralateral à lesão, por predomínio braquiofacial e, quando no hemisfério dominante, afasia expressiva ou afasia transcortical.

Oclusões proximais à artéria recorrente de Heubner podem causar déficit sensorimotor contralateral, de predomínio crural, sinais de frontalização, incontinência urinária e fecal, certo grau de euforia e, ocasionalmente, apraxia ideomotora do membro superior esquerdo por acometimento do corpo caloso. Nas lesões do hemisfério dominante, observa-se afasia de expressão.

Oclusões mais distais, afetando a porção terminal da artéria calosomarginal, causam déficit sensorimotor de predomínio crural.

ARTÉRIA COROIDAL ANTERIOR. A obstrução dessa artéria por doenças vasculares cerebrais é relativamente rara, podendo causar hemiplegia, hemianestesia e hemianopsia homônima que poupa a mácula, todas contralaterais à lesão.

ARTÉRIA CEREBRAL POSTERIOR. A obstrução da artéria cerebral posterior pode ser proximal (talâmica, subtalâmica e peduncular), distal (cortical) ou uma combinação destas nas obstruções extensas.

A síndrome proximal ocorre por oclusão dos ramos talamoperfurantes, talamogeniculados e circunflexos, podendo causar hemianopsia homônima contralateral, hemiplegia contralateral passageira e hemianestesia global inicial, que se recupera parcialmente e se acompanha de hiperpatia no hemicorpo contralateral à lesão. Pode ocorrer também síndrome cerebelar, caracterizada por dismetria, disdiadococinesia e tremor de ação, que predomina no membro superior contralateral. O acometimento do núcleo subtalâmico causa balismo no hemicorpo contralateral.

As lesões distais ou corticais costumam causar hemianopsia homônima contralateral, que predomina no campo visual inferior, poupando ou não a mácula, na dependência do suprimento colateral pela artéria cerebral média. Nas lesões do hemisfério dominante, pode ocorrer agnosia visual principalmente para símbolos, determinando incapacidade para leitura, muitas vezes preservando a capacidade de escrever. Já as lesões do hemisfério não dominante classicamente causam prosopagnosia, ou seja, incapacidade de reconhecer as pessoas pela imagem visual, mas podendo fazê-lo por outras características, como o som da voz. Quando a obstrução é bilateral, ocorre cegueira cortical com preservação do reflexo fotomotor. Esses pacientes podem apresentar a síndrome de Anton, na qual sofrem a perda visual bilateral mas não têm consciência desse fato (anosognosia para cegueira).

ARTÉRIA VERTEBRAL. Sua oclusão pode ser assintomática, desde que sua homônima contralateral mantenha-se com bom fluxo. No caso de esta ser hipoplásica, pode ocorrer grande redução no fluxo sanguíneo com possível surgimento de síndrome da artéria basilar.

A obstrução da artéria vertebral pode causar, basicamente, dois tipos de síndrome: a bulbar medial e a bulbar lateral, sendo esta última mais frequente.

Em 80% dos casos, o infarto bulbar lateral é decorrente da obstrução da artéria vertebral e, nos 20% restantes, provocado pela obstrução da artéria cerebelar posterior inferior, causando a síndrome de Wallenberg, caracterizada por perda da sensibilidade térmica e dolorosa da hemiface ipsilateral e do hemicorpo contralateral, disfagia, disfonia, síndrome de Claude Bernard-Horner ipsilateral e, algumas vezes, ataxia cerebelar ipsilateral, nistagmo e vertigem.

ARTÉRIA BASILAR. Seus principais ramos são os perfurantes paramedianos, as circunflexas curtas, as artérias cerebelares anteriores inferiores, as artérias cerebelares superiores e as artérias cerebrais posteriores. A oclusão de cada um desses ramos causa, portanto, um quadro clínico diferente.

A oclusão da artéria cerebelar anterior inferior pode causar, do mesmo lado da lesão, surdez acompanhada de zumbido, ataxia cerebelar, síndrome de Claude Bernard-Horner, diminuição da sensibilidade térmica e dolorosa da face e, dependendo do nível da obstrução, paralisia facial periférica (PFP) e paralisia do nervo abducente com paralisia do olhar conjugado lateral. É possível observar hemiplegia e hemi-hipoestesia, poupando a face no lado contralateral à lesão.

A obstrução da artéria cerebelar superior pode causar perda da sensibilidade térmica e dolorosa do lado contralateral à lesão. Do mesmo lado da lesão, observam-se ataxia cerebelar, surdez, síndrome de Claude Bernard-Horner, nistagmo, náuseas e vômito, e movimentos involuntários.

A oclusão das artérias perfurantes paramedianas, no nível da ponte, pode causar hemiparesia contralateral, por vezes de predomínio crural. Na lesão do tegmento pontino, ocorre déficit do olhar conjugado para o lado da lesão. Nos casos de lesão bilateral, observa-se tetraparesia. Em alguns casos, há preservação da consciência e lesão piramidal completa, determinando a chamada "síndrome do cativeiro", na qual o paciente é capaz de despertar, está ciente do que está ocorrendo, mas não consegue movimentar os membros ou falar; mantém-se, geralmente, apenas a capacidade de piscamento palpebral e, em alguns casos, a motricidade ocular vertical.

Os ramos perfurantes paramedianos, no nível do mesencéfalo, podem ter origem na artéria basilar ou artéria cerebral posterior, e a oclusão desses ramos pode causar a síndrome de Weber, ou seja, acometimento do nervo oculomotor ipsilateral e hemiparesia contralateral. Algumas vezes, tremor intencional pode estar associado.

A oclusão dos ramos circunflexos curtos acomete a porção lateral da ponte, causando ataxia cerebelar, nistagmo horizontal, náuseas e vômitos, e síndrome de Claude Bernard-Horner ipsilateral, com diminuição da sensibilidade do hemicorpo contralateral.

A oclusão do tronco da artéria basilar frequentemente causa coma de instalação súbita, pupilas puntiformes, tetraplegia e anestesia completa, com alta letalidade. Em outras situações, é possível observar *drop attack*, ou queda súbita, com vertigem, náuseas e vômitos, distúrbio de consciência, alteração do movimento ocular conjugado, alteração da sensibilidade da face e do corpo, ou uma combinação dos sintomas descritos anteriormente.

O comprometimento do fluxo na artéria basilar pode ocorrer por estenose, frequentemente de causa aterosclerótica; embolia ou síndrome de roubo da artéria subclávia. Nessa síndrome, geralmente de origem aterosclerótica com a obstrução da artéria subclávia proximal à artéria vertebral, o sistema vertebral passa a funcionar como via anastomótica para o membro superior afetado. Isso acarreta inversão do fluxo vertebrobasilar em direção ao membro afetado, comprometendo a irrigação das estruturas cerebrais.

Diagnóstico

O exame complementar mais usado é a TC de crânio, na qual os infartos revelam-se como áreas hipoatenuantes que aparecem geralmente em 12 a 48 horas, conforme sua extensão. Por isso, a TC de crânio realizada na admissão do paciente com diagnóstico clínico de infarto cerebral é normal em aproximadamente 30% dos casos e, nos infartos de menor extensão, pode ser normal nas primeiras 24 horas em até 50% dos casos.

Nos exames tomográficos realizados em um curto período após o início dos sintomas de AVCI (primeiras horas), atenção deve ser dada à existência de alterações, como a perda de diferenciação de atenuação entre a substância branca e a cinzenta (Figura 174.9).

Um aspecto importante da RM é a sua utilidade no diagnóstico de outras doenças associadas ao AVC, como malformação arteriovenosa (MAV), cavernomas, neoplasias e doenças infecciosas (Figura 174.10).

A RM apresenta maior sensibilidade que a TC na detecção dos infartos cerebrais, sendo essa superioridade ainda maior na região da fossa posterior e nos infartos relacionados com a oclusão de pequenas artérias perfurantes (lacunas) e no tronco encefálico, em que as estruturas ósseas comprometem significativamente as imagens tomográficas.

O segundo objetivo da investigação é o diagnóstico da causa e de doenças associadas. Para isso, deve-se considerar, caso a caso, a história clínica e as características específicas do infarto cerebral.

Na investigação da causa do AVCI, em alguns pacientes, podem ser importantes exames laboratoriais para pesquisa de doenças metabólicas como diabetes e dislipidemias; doenças reumáticas como lúpus eritematoso sistêmico e vasculites; doenças hematológicas como anemia falciforme e estados de trombofilia; e algumas doenças infecciosas como sífilis e hepatite por vírus B e C.

Conforme a suspeita diagnóstica, outros exames complementares podem ser necessários, como ecocardiograma; ECG de 24 horas (Holter) e, eventualmente, por tempo mais extenso (dias ou semanas); e LCR.

A investigação de possíveis estenoses arteriais extracranianas e intracranianas deve ser iniciada com métodos não invasivos. O eco-Doppler de artérias carótidas e vertebrais possibilita a avaliação do segmento extracraniano (cervical) e deve ser usado na análise inicial dessas artérias.

O Doppler transcraniano pode complementar essas informações, avaliando o segmento intracraniano, além de tornar possível a avaliação de padrões e extensão de circulação colateral em pacientes com estenose ou oclusão distal. Contribui também para a detecção de êmbolos alojados na árvore arterial cerebral, para a pesquisa de embolização espontânea no monitoramento prolongado e para a avaliação de *shunt* direita-esquerda por meio da pesquisa de microbolhas. O *shunt* direita-esquerda deve ser avaliado também pelo ecocardiograma transtorácico e, se necessário, transesofágico, os quais adicionalmente fornecem informações sobre tamanho das câmaras cardíacas, desempenho cardíaco e presença de aneurismas de septo interatrial e ventriculares relacionados com a formação de trombos intracavitários.

A angiorressonância possibilita a avaliação dos segmentos extra e intracranianos (Figura 174.11).

A angiotomografia é um bom exame para a avaliação arterial, sobretudo da porção cervical, viabilizando também a avaliação do grau de calcificação da placa aterosclerótica.

A SPECT é um método relativamente não invasivo e pode ser útil.

Quando necessário, pode-se complementar o estudo vascular com angiografia digital (Figura 174.12).

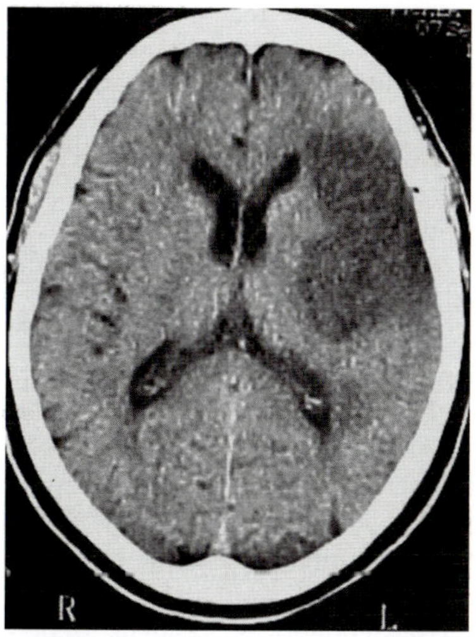

Figura 174.9 Acidente vascular cerebral isquêmico. Tomografia de crânio sem contraste, revelando área de acidente vascular cerebral isquêmico com 24 horas de evolução, acometendo parte do território de artéria cerebral média esquerda (*L*).

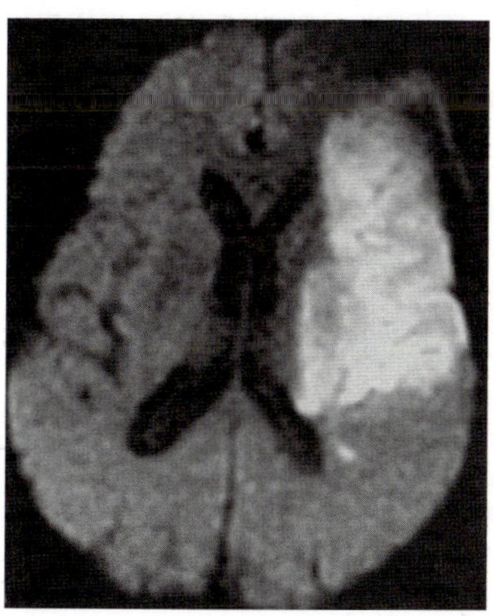

Figura 174.10 Acidente vascular cerebral isquêmico. Ressonância magnética de encéfalo, com técnica de difusão revelando área de acidente vascular cerebral isquêmico em território de artéria cerebral média esquerda.

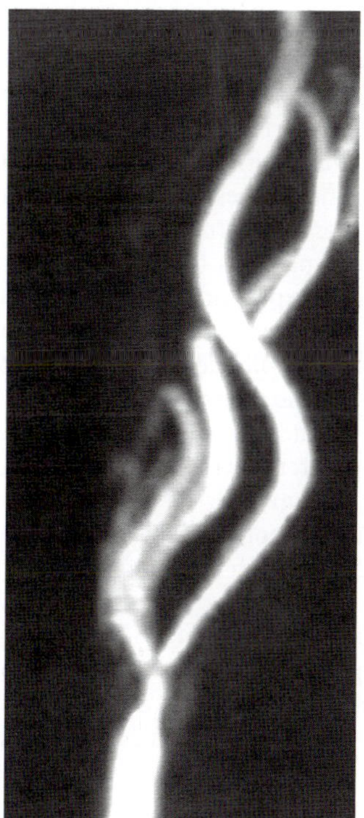

Figura 174.11 Angiorressonância revelando estenose em artéria carótida interna direita no nível do bulbo carótico.

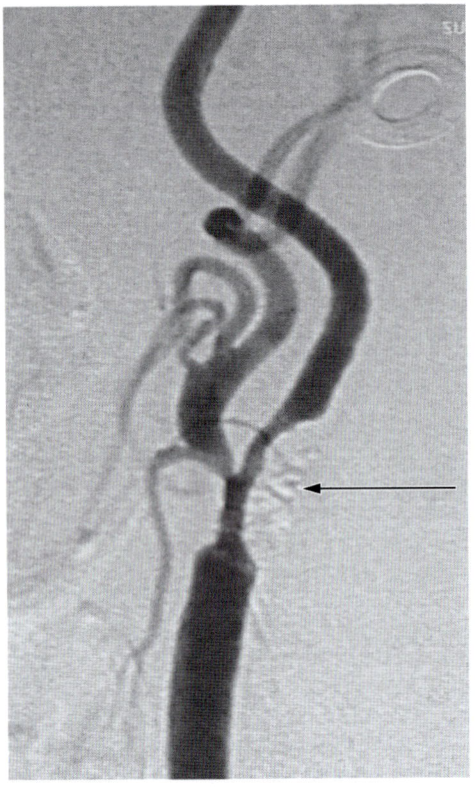

Figura 174.12 Estenose da carótida. Angiografia digital revelando estenose na região do bulbo carótico (*seta*).

Ataque isquêmico transitório

Constitui-se em um déficit funcional de características focais, no encéfalo ou na retina, causado por doença vascular, com início geralmente súbito e que regride completamente em minutos ou em poucas horas, associado à ausência de sinais de dano tecidual irreversível nos exames de neuroimagem.

Os sinais e sintomas neurológicos, assim como no AVCI, têm correlação com o território vascular envolvido.

Nos acometimentos que envolvem o território carótico (relacionados com as artérias carótida interna, oftálmica, cerebral média, coroidal anterior e cerebral anterior) podem ocorrer déficit motor (hemiparesia) provocado ou não; déficit sensitivo (hemi-hipoestesia) proporcionado ou não; dificuldade na articulação das palavras (disartria); déficit de linguagem (afasia) envolvendo expressão, compreensão ou ambas; outros distúrbios de função nervosa superior, como apraxias e agnosias e, eventualmente, alterações visuais, como hemianopsia homônima e amaurose monocular.

Nos acometimentos do território vertebrobasilar (relacionados com as artérias vertebral, basilar, cerebelar e cerebral posterior) podem ocorrer hemiparesia proporcionada; hemi-hipoestesia proporcionada; hemianopsia homônima, alterações de coordenação (ataxia da marcha, dismetria, disdiadococinesia) e alterações de nervos cranianos, como diplopia, ptose palpebral, anisocoria, PFP, nistagmo, vertigem, disartria e disfagia.

Após a ocorrência de um AIT, o risco de AVCI é de aproximadamente 30% em 5 anos e 10 a 20% em 90 dias, sendo 50% destes nas primeiras 48 horas após o AIT.

Por esse motivo, entende-se que a investigação diagnóstica é imprescindível para a definição do tratamento preventivo mais eficiente e deve ser realizada com urgência, sobretudo nos AIT recentes.

Diagnóstico

A investigação diagnóstica nos casos de ataque isquêmico transitório tem os mesmos objetivos referidos para o diagnóstico do acidente vascular cerebral isquêmico.

Em algumas situações, crises epilépticas focais e enxaqueca devem entrar no diagnóstico diferencial.

Em crises epilépticas focais, a instalação e a progressão dos sintomas e sinais neurológicos ocorrem em poucos minutos (2 a 3), geralmente com fenômenos positivos. Nessa suspeita, o eletroencefalograma pode ser um exame útil. Na enxaqueca, a instalação e a progressão dos sinais neurológicos ocorrem geralmente em alguns minutos (15 a 20), com fenômenos positivos ou negativos, com aparecimento posterior de cefaleia.

Após o diagnóstico diferencial, é preciso definir o mecanismo causador do ataque isquêmico transitório, pois a escolha da medicação para o tratamento preventivo depende do processo fisiopatológico que o causou.

Hemorragia intraparenquimatosa

A hipertensão arterial constitui a causa mais comum de HIP, estando presente em cerca de 70% dos casos devido a alterações como lipo-hialinose e necrose fibrinoide, na parede de pequenas artérias e arteríolas, que levam à formação dos microaneurismas de Charcot-Bouchard, os quais, por ruptura, determinam o aparecimento da hemorragia.

A HIP relacionada com HAS pode ocorrer em qualquer região, entretanto, é mais frequente na região dos núcleos da base, em especial putame (50%) e tálamo (20%), também ocorrendo na ponte (10%), no cerebelo (10%) e na substância branca subcortical dos lobos cerebrais, estes últimos chamados "hematomas lobares" (10%).

Outras causas de HIP são MAV decorrentes de uma anomalia no desenvolvimento do sistema vascular cerebral com tecido embriogênico e que consiste em um emaranhado de vasos dilatados, possibilitando uma comunicação direta entre artérias e veias, formando uma verdadeira fístula.

Na maioria dos casos, a ruptura de MAV determina HIP, mas pode também manifestar-se como HSA.

As apresentações clínicas mais comuns das MAV são: hemorragia, crises epilépticas, cefaleia, déficit neurológico progressivo, insuficiência cardíaca e hidrocefalia. As duas últimas ocorrem primariamente em neonatos e lactentes com malformações da veia de Galeno.

Em 15 a 20% dos pacientes, pode haver relato de cefaleia vascular, semelhante à enxaqueca, a qual, quando associada a crises epilépticas focais, deve levantar a suspeita de MAV.

Após a hemorragia, o hemisfério acometido torna-se edemaciado, há organização do coágulo e compressão dos tecidos adjacentes.

A hemorragia pode seguir a direção dos tratos nervosos, podendo estender-se até o tronco encefálico. As hemorragias próximas aos ventrículos cerebrais rompem-se para dentro deles, determinando dilatação ventricular. Mais raramente, rompem o córtex, chegando ao espaço subaracnoide.

Com o tempo, o coágulo organiza-se, sofre fibrinólise e liquefação, sendo fagocitado por macrófagos. O coágulo reabsorvido é substituído por uma cicatriz glial e, quando não absorvido, permanece como um líquido seroso amarelado.

Outras causas de HIP são: aneurismas, neoplasias, coagulopatias, uso de trombolíticos e anticoagulantes.

Manifestações clínicas

O quadro clínico clássico da HIP é o início súbito de um déficit neurológico focal, acompanhado de cefaleia, náuseas e vômitos, rebaixamento de nível de consciência e pressão arterial muito elevada. Esse quadro pode piorar em minutos a horas, e isso aparentemente ocorre devido à continuação do sangramento e à expansão da hemorragia durante as primeiras horas.

Crises convulsivas ocorrem em 6 a 7% dos casos, sendo mais comuns nas hemorragias lobares; ocasionalmente, surgem como manifestação inicial.

Em outros casos, observam-se rigidez da nuca e hemorragia retiniana.

Os sinais e sintomas neurológicos da HIP dependem de sua localização.

HEMORRAGIA PUTAMINAL. Caracteriza-se por hemiparesia ou hemiplegia contralateral à HIP, frequentemente acompanhada de cefaleia, vômitos e rebaixamento do nível de consciência. Pode ser observada a alternância de posturas patológicas, como decorticação e descerebração, em resposta a estímulos nociceptivos. Costumam ocorrer hemianestesia e hemianopsia homônima, contralaterais à lesão, e desvio do olhar conjugado horizontal para o lado da lesão. Nas lesões do hemisfério dominante, frequentemente ocorre afasia.

Pode também ocorrer alteração do padrão respiratório, surgindo a respiração de Cheyne-Stokes, além de pupilas mióticas (com reflexo fotomotor presente) e, ocasionalmente, anisocóricas.

HEMORRAGIA TALÂMICA. Geralmente, são observadas hemianestesia e hemiparesia em graus variáveis, ambas contralaterais à lesão.

Nas lesões do hemisfério dominante, pode ocorrer afasia e, nas do hemisfério não dominante, anosognosia e negligência. Nos acometimentos da porção mais superior e lateral do tálamo, pode ser observada hemianopsia homônima contralateral. Nas lesões de sua porção mais inferior, com extensão para o subtálamo e mesencéfalo dorsal, podem ocorrer desvio conjugado do olhar para baixo e pupilas mióticas com resposta alentecida à luz. Expansão medial da HIP pode levar à hemorragia intraventricular.

HEMORRAGIA LOBAR. Representa cerca de 10% dos casos de HIP, originando-se na substância branca supratentorial, próximo à transição corticossubcortical. Nesses casos, além da HAS, é muito importante considerar a possibilidade de outras causas, como MAV, neoplasias, coagulopatias e angiopatia amiloide em pessoas idosas.

O quadro neurológico varia com a localização e a extensão da hemorragia lobar.

Hemorragia frontal pode determinar abulia, letargia, hemiparesia contralateral à lesão e cefaleia frontal bilateral. Ocasionalmente, observam-se crises epilépticas focais, desvio conjugado do olhar para o lado lesado e sinais de frontalização, como os reflexos de sucção e de preensão.

Hemorragia parietal cursa com cefaleia hemicraniana ipsilateral à lesão, déficit sensitivo e hemiparesia contralateral à lesão. Nos acometimentos do hemisfério dominante, pode ocorrer a síndrome de Gerstmann, caracterizada por acalculia, agrafia, agnosia digital e dificuldade de nomeação esquerda-direita. Nas lesões do hemisfério não dominante, pode ser observada apraxia construtiva e do vestir, além do fenômeno de negligência (Figura 174.13).

Hemorragia occipital pode causar cefaleia na região temporal ipsilateral. Ocorre também hemianopsia homônima contralateral à lesão. Déficit motor está ausente ou é bastante discreto.

Hemorragia temporal pode provocar dor na região articular ipsilateral. Hemianopsia e quadrantoanopsia são vistas em alguns casos, bem como agitação psicomotora e confusão mental. Nas lesões do hemisfério dominante acometendo o giro temporal superior, observa-se afasia fluente, com distúrbios de compreensão.

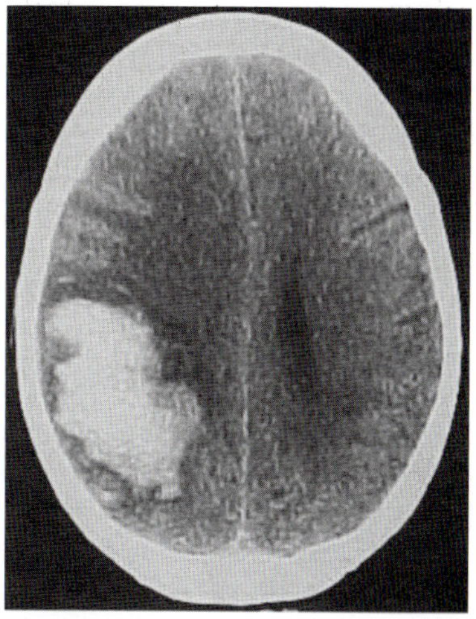

Figura 174.13 Hemorragia intraparenquimatosa. Tomografia computadorizada de crânio sem contraste, revelando hemorragia intraparenquimatosa lobar parietal direita.

HEMORRAGIA PONTINA. Origina-se na porção média da ponte, na junção da base com o tegmento. Geralmente determina coma de início súbito, tetraparesia, ausência de reflexos oculocefálicos, pupilas puntiformes, alteração do ritmo respiratório com hipoventilação. Postura patológica em descerebração é frequente.

Hipertermia pode ocorrer.

Em alguns casos de lesão pontina bilateral, é observado um movimento vertical involuntário denominado *bobbing*, espontâneo ou desencadeado por estimulação calórica.

HEMORRAGIA CEREBELAR. Nesses casos, costumam ocorrer cefaleia occipital, tonturas, vertigem, vômitos e incapacidade de ficar de pé ou andar. Por vezes, notam-se disartria, disfagia, espasmo hemifacial e anisocoria discreta, com reflexo fotomotor presente.

Diagnóstico

A TC revela área hiperatenuante, sendo possível avaliar seu tamanho, localização e eventuais complicações estruturais, como inundação ventricular, hidrocefalia, edema cerebral, desvios hemisféricos e herniação. Além disso, em alguns casos, pode revelar aneurismas, malformações arteriovenosas e tumores (ver Figura 174.13).

Após o diagnóstico de hemorragia intraparenquimatosa, outros exames podem auxiliar na investigação etiológica do sangramento.

Exames laboratoriais são úteis para avaliar a hemostasia.

A ressonância magnética é útil no diagnóstico de lesões tumorais, inflamatórias e infecciosas e malformações vasculares como os cavernomas; a angiorressonância no diagnóstico de doenças vasculares como alguns aneurismas e malformações arteriovenosas.

A angiografia cerebral digital geralmente é indicada para maior detalhamento das alterações vasculares causadoras da hemorragia intraparenquimatosa, as quais, muitas vezes, não são obtidas pelos métodos diagnósticos menos invasivos.

No caso de malformações arteriovenosas, o estudo angiográfico pode auxiliar na determinação mais precisa dos pedículos vasculares que a nutrem.

A tríade composta por ataxia cerebelar, paresia do olhar conjugado ipsilateral e paresia do VII nervo craniano ipsilateral, todas de início súbito, é classicamente associada à hemorragia cerebelar.

HEMORRAGIA VENTRICULAR. Ocorre geralmente por extensão de hemorragia talâmica ou putaminal e causa coma profundo, sinais piramidais bilaterais com postura em descerebração e hipertermia.

Hemorragia subaracnóidea

A hemorragia subaracnóidea (HSA) compreende o sangramento que se difunde pelo espaço subaracnoide, no qual se encontra o LCR. Os casos de HSA espontânea têm como causa principal a ruptura de aneurismas saculares intracranianos.

Esses aneurismas ocorrem em regiões de bifurcação arterial. As localizações mais frequentes são a junção entre a artéria cerebral anterior e a artéria comunicante anterior, a artéria carótida interna na origem da artéria comunicante posterior e no nível da trifurcação da artéria cerebral média. Os aneurismas saculares no território vertebrobasilar são mais raros.

A origem dos aneurismas saculares intracranianos é atribuída a condições congênitas, que se acompanham de enfraquecimento da parede arterial, associados a fatores agravantes, como idade, HAS, tabagismo e aterosclerose.

Várias doenças congênitas estão associadas a aneurismas cerebrais, como rins policísticos, coarctação da aorta, síndrome de Marfan e síndrome de Ehlers-Danlos.

Diferentemente dos aneurismas saculares, os quais costumam se localizar na proximidade do polígono de Willis, os aneurismas infecciosos secundários à embolia séptica (aneurismas micóticos) são mais distais e ocorrem principalmente no território da artéria cerebral média.

O quadro clínico dos aneurismas cerebrais costuma estar relacionado com a ruptura do aneurisma, em paciente assintomático até então. Em 20% dos casos, podem existir cefaleias atípicas, precedendo em até algumas semanas o quadro típico de HSA. Isso pode estar relacionado com a ocorrência de pequenos sangramentos denominados "hemorragia sentinela", que precedem os grandes sangramentos.

Sintomas relacionados com a expansão volumétrica do aneurisma e com sua localização podem ser observados, como algia craniofacial, paresia de nervos cranianos relacionados com a motricidade ocular (especialmente o nervo oculomotor), alterações de campo visual e dor ocular.

Com a ruptura e o extravasamento de sangue para o espaço subaracnoide, ocorrem cefaleia súbita, geralmente intensa, holocraniana, associada ou não à perda de consciência, e déficit motor. Manifestações frequentes incluem náuseas e vômitos, tonturas e sinais de irritação meníngea.

Crises convulsivas ocorrem em aproximadamente 15% dos pacientes.

Podem ocorrer distúrbios autônomos secundários à HSA, como bradicardia, taquicardia, alterações eletrocardiográficas (como intervalo QT prolongado e onda T alargada), sudorese profusa, hipertermia e alterações do ritmo respiratório. O exame de fundo de olho pode revelar hemorragia sub-hialóidea.

Piora do quadro neurológico inicial pode ocorrer devido a complicações da HSA por aneurisma cerebral. Ressangramento, vasospasmo e hidrocefalia são as mais frequentes do ponto de vista neurológico.

Diagnóstico

Os principais exames são tomografia computadorizada de crânio, exame do líquido cefalorraquidiano, ressonância magnética, angiorressonância, angiotomografia e angiografia cerebral digital.

O exame de escolha para confirmação da HSA é a tomografia de crânio. Contudo, após 1 semana do sangramento, a sensibilidade cai para cerca de 50%. A visualização do aneurisma à tomografia de crânio não é tão frequente, salvo quando de maiores proporções. O exame de angiotomografia pode revelar aneurismas saculares na proximidade do polígono de Willis.

A ressonância magnética pode evidenciar hemorragia subaracnóidea, especialmente na sequência FLAIR e gradiente *echo*.

A ressonância magnética também auxilia no diagnóstico de algumas malformações vasculares, especialmente os angiomas cavernosos. A angiorressonância pode detectar alguns aneurismas intracranianos, mas tem sensibilidade menor que a angiografia digital.

O exame de líquido cefalorraquidiano deve ser realizado nos casos de forte suspeita clínica de HSA sem confirmação por exames de neuroimagem.

O líquido cefalorraquidiano costuma ser fortemente hemorrágico e hipertenso.

O exame citológico evidencia cerca de 1 milhão de hemácias por 1 mm^3 com leucócitos na mesma proporção do sangue (1 a 2 leucócitos por 1.000 hemácias). Entretanto, 48 horas após a HSA, pode haver intensa resposta inflamatória com significativo aumento do número de leucócitos.

Depois de centrifugado, o líquido cefalorraquidiano torna-se xantocrômico e a taxa proteica tende a estar elevada. A glicorraquia costuma ser normal, raramente diminuída.

A angiografia cerebral digital é o padrão-ouro para se obterem informações quanto a localização, morfologia e tamanho do aneurisma (Figura 174.14).

TROMBOSE VENOSA CEREBRAL

Sebastião Eurico de Melo-Souza

Por trombose venosa cerebral (TVC), entende-se a obstrução de veias cerebrais e, principalmente, de seios venosos cerebrais. Essa afecção merece destaque dentre as doenças vasculares cerebrais porque costuma manifestar-se em jovens e está relacionada com o uso de hormônios. O que ocorre é a oclusão parcial ou total do vaso, com estase venosa suprajacente, dilatação venosa, edema do tecido cerebral circunvizinho e ruptura venosa com hemorragia cerebral. Dependendo da extensão, pode-se desenvolver HIC e o vaso trombosado pode ou não recanalizar posteriormente.

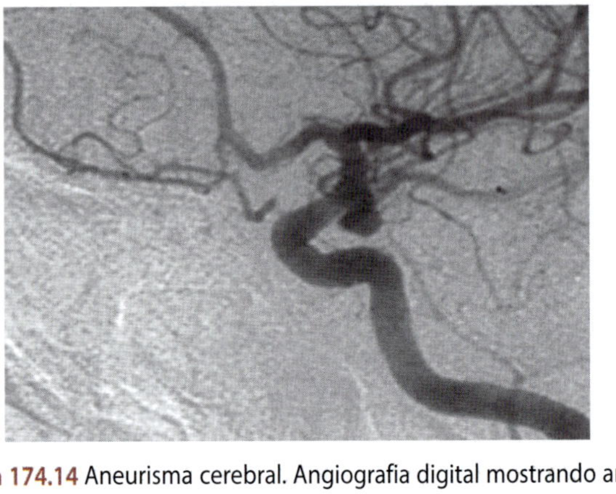

Figura 174.14 Aneurisma cerebral. Angiografia digital mostrando aneurisma cerebral.

Os seios mais frequentemente afetados são: seio sagital superior, seios laterais ou transversos, seios cavernosos, veias corticais e sistema venoso profundo.

As manifestações clínicas variam de acordo com a localização e a importância do vaso comprometido, mas, de modo geral, ocorre cefaleia (75 a 95%), que costuma anteceder outras manifestações neurológicas em dias ou até semanas; pode ser insidiosa ou até explosiva, semelhante à ruptura de aneurisma intracraniano. Convulsões vêm a seguir (30 a 50%), focais ou generalizadas.

São frequentes (40 a 60%) os sinais neurológicos focais, como hemiparesia, hemi-hipoestesia, afasia ou hemianopsia.

Outros sinais dependem da topografia da lesão, como oftalmoparesia na trombose de seio cavernoso.

HIC é comum, devido à ausência da drenagem venosa, e pode ser a única expressão da trombose de seio longitudinal ou transverso.

Uma síndrome neurológica conhecida como "HIC benigna ou idiopática", também chamada "pseudotumor cerebral", tem sido relacionada com estenose ou obstrução de seios venosos cerebrais.

Um quadro clínico de encefalopatia subaguda, sem sinais localizatórios, com alterações mentais e de consciência, com convulsões, é particularmente sugestivo de TVC.

Inúmeras causas são capazes de promover TVC, tornando extensa a investigação etiológica. A maioria pode ser definida pelos dados de história, como as TVC consequentes a traumas, infecções sistêmicas ou cranianas já conhecidas, pós-cirúrgicas.

A ocorrência de TVC durante a gravidez ou no pós-parto é comum.

Quando não há uma causa evidente, torna-se mais difícil sua busca mas, às vezes, esse objetivo não é conseguido (Quadro 174.9). Causas hematológicas são variadas e podem merecer uma investigação ampla (Quadro 174.10).

A suspeita clínica deve ser confirmada por achado radiológico de comprometimento do sistema venoso cerebral.

Quadro 174.9 Causas de trombose venosa cerebral.

Infecciosas	Localizadas: trauma séptico direto, infecção intracraniana (abscesso, empiema e meningite) ou infecções regionais (otites, tonsilites, sinusites, estomatites e infecções da pele)
	Sistêmicas: bacterianas (septicemia, endocardite bacteriana, febre tifoide e tuberculose), virais (sarampo, hepatites e encefalites virais), parasitárias (malária e triquinose) e fúngicas (aspergilose)
Não infecciosas	Localizadas: traumatismo craniano, neurocirurgias, infartos e hemorragias cerebrais, tumores (meningiomas, metástases e tumores do glômus jugular), cistos aracnóideos, malformação arteriovenosa dural e infusões em veias jugulares
	Sistêmicas: cirurgias, gravidez e puerpério, uso de contraceptivos orais, doenças cardíacas congênitas, insuficiência cardíaca, uso de marca-passo cardíaco, doenças malignas (carcinomas, linfomas, leucemias e carcinoide), doenças hematológicas (policitemia, anemia falciforme, anemia por deficiência de ferro, trombocitemias primárias e secundárias e os diversos distúrbios da coagulação), desidratação, cirroses, doenças do tecido conectivo (lúpus eritematoso sistêmico, arterite temporal e granulomatose de Wegener), doenças tromboembólicas venosas, doença de Behçet, sarcoidose, síndrome nefrótica e terapia androgênica
Idiopática	Causa desconhecida

Quadro 174.10 Protocolo de investigação laboratorial de trombose venosa cerebral.

- Hematócrito completo
- Antitrombina III
- Proteínas C e S
- Cofator II da heparina
- Fibrinogênio plasmático
- Anticoagulante lúpico
- Anticorpos anticardiolipina
- Homocisteína plasmática
- Eletroforese de hemoglobina
- Urina de rotina com determinação de proteína e hemossiderina
- Teste de Coombs
- Fator reumatoide
- Autoanticorpo citoplasmático antineutrófilo
- Anticorpo antinuclear
- Pesquisa de drogas
- Tomografia computadorizada do tórax e/ou abdome
- Opcionais: HIV, colonoscopia, biopsia de pele, hemoculturas e exame de medula óssea

HIV: vírus da imunodeficiência humana.

A TC pode demonstrar lesões parenquimatosas como edema, infarto, hemorragia, com localização e extensão, e, algumas vezes, o próprio seio obstruído (uma imagem de seio vazio, como se não contivesse sangue – sinal do delta vazio).

A RM é superior porque, além do que mostra a TC, visualiza o seio comprometido por meio da angiorressonância, tornando-se o exame de preferência. Dispensa, inclusive, a angiografia digital, que se reserva a casos mais complicados (Figura 174.15).

O diagnóstico precisa ser feito o mais precocemente possível a fim de que o tratamento seja eficaz, pois a doença pode complicar-se com sequelas e até óbito, se não realizado em tempo hábil.

NEOPLASIAS INTRACRANIANAS

Luiz Fernando Martins

Os tumores intracranianos representam cerca de 10% das neoplasias em geral. Meningiomas, adenomas da hipófise, glioblastomas e metástases predominam em pessoas idosas; oligodendrogliomas, em adultos jovens; e astrocitoma pilocítico, meduloblastoma e ependimoma em crianças.

Teratomas podem ser encontrados em recém-nascidos.

Classificação

A classificação das neoplasias primitivas do SNC baseia-se em características ontogenéticas, técnicas histológicas, comportamento tumoral e desenvolvimento do SNC. Uma classificação proposta pela Organização Mundial da Saúde (OMS), denominada *The 2016 World Health Organization Classification of Tumors of the Central Nervous System: a summary,* foi publicada na Acta Neuropathologica 2016;131(6):803-20 (Quadro 174.11).

Tumores metastáticos

Os sinais e sintomas das neoplasias intracranianas são divididos em gerais e especiais.

Os sinais e sintomas gerais, decorrentes do crescimento da massa neoplásica e do edema produzido por ela, são responsáveis pela síndrome de hipertensão intracraniana, incluindo cefaleia, vômitos e edema de papila do nervo óptico.

Nos casos de processo expansivo, não se deve esquecer dos sinais secundários à hérnia transtentorial, central ou temporal,

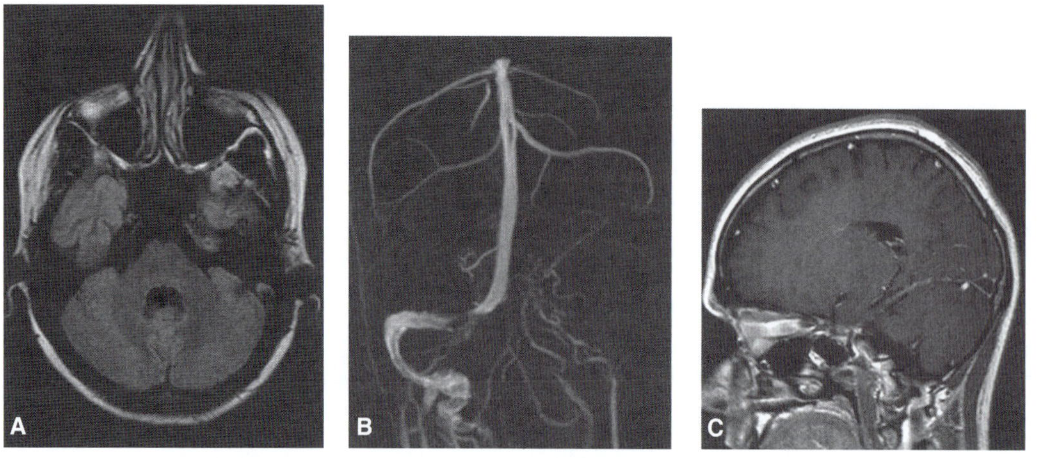

Figura 174.15 Trombose venosa cerebral. Axial FLAIR (A), angiorressonância magnética venosa (B) e sagital T1 pós-contraste (C). Hipersinal no interior do seio transverso esquerdo (A), ausência de fluxo nos seios transverso e sigmoide (B) e falha de enchimento no seio transverso (C – sinal do delta vazio).

caracterizados por midríase homolateral e hemiparesia contralateral.

A hérnia das amígdalas cerebelares, que pode ocorrer nas neoplasias da fossa posterior, é uma complicação extremamente grave, manifestando-se por cefaleia intensa, rigidez de nuca e espasmo da musculatura cervical, conferindo à cabeça uma postura típica de inclinação, denominada "postura cerimoniosa da cabeça".

Falsos sinais de localização, eventualmente, são observados em pacientes com acentuada HIC ou distorção das estruturas intracranianas.

A paralisia uni ou bilateral do nervo abducente é o exemplo mais comum. Devido à pressão contralateral do tronco encefálico sobre o tentório podem ocorrer hemiplegia e midríase do lado não comprometido. Hemianopsia homônima por compressão da artéria cerebral posterior e consequente isquemia do lobo occipital também ocorrem, bem como outras alterações de campo visual, devido à compressão do quiasma óptico pelo III ventrículo abaulado.

Os sinais e sintomas especiais decorrem, principalmente, da localização da neoplasia.

As neoplasias do lobo frontal, ao atingirem a área pré-frontal, provocam alterações mentais com empobrecimento intelectual por comprometimento das funções cognitivas e da memória. Na maioria dos casos, o paciente não percebe seu declínio mental e as modificações incoerentes do humor, apresentando ora apatia ou depressão, ora euforia. Pode tornar-se desatento, exibir comportamento tolo, fazer brincadeiras desconexas, às vezes agressivas, com médicos e familiares.

Podem ser observadas alterações do comportamento social com perda do senso crítico, além de distúrbios da fala e falta de cuidado na apresentação pessoal. O controle esfincteriano pode ficar afetado e o paciente não se dar conta de suas vestes molhadas de urina.

Crises convulsivas parciais motoras, com ou sem apresentação jacksoniana, às vezes com alterações do fluxo da fala, podem ocorrer.

As neoplasias de localização próxima à goteira olfativa determinam a síndrome de Foster-Kennedy, com anosmia e atrofia óptica ipsilateral e edema de papila contralateral secundário à hipertensão intracraniana.

Lesão de áreas oculógiras podem levar a paresias ou desvios do olhar conjugado. Durante o exame de motilidade, é possível

Quadro 174.11 Classificação das neoplasias intracranianas do sistema nervoso central (WHO, 2016).
Tumores astrocíticos difusos e oligodendrogliais ▪ Astrocitoma difuso, gemistocítico e anaplásico ▪ Glioblastoma de células gigantes ▪ Gliossarcoma ▪ Glioma difuso da linha média ▪ Oligodendroglioma, oligodendroglioma anaplásico ▪ Oligoastrocitoma, oligoastrocitoma anaplásico
Outros tumores astrocíticos ▪ Astrocitoma pilocítico, pilomixoide, subependimário de células gigantes ▪ Xantoastrocitoma pleomórfico, pleomórfico anaplásico
Tumores ependimários ▪ Subependimoma ▪ Ependimoma mixopapilar, papilar, de células claras, tanicítico e anaplásico
Outros gliomas ▪ Glioma coroide do terceiro ventrículo e angiocêntrico ▪ Astroblastoma
Tumores do plexo coroide ▪ Papiloma do plexo coroide e atípico do plexo coroide ▪ Carcinoma do plexo coroide
Tumores neuronais e neurogliais mistos ▪ Tumor neuroepitelial disembrioblástico ▪ Gangliocitoma ▪ Ganglioglioma e ganglioma anaplásico ▪ Ganglioglioma cerebelar displásico (Lhermitte-Duclos) ▪ Astrocitoma infantil desmoplásico e ganglioglioma ▪ Tumor glioneural papilar, em rosetas e leptomeníngeo difuso ▪ Neurocitoma central e extraventricular ▪ Liponeurocitoma cerebelar ▪ Paraganglioma
Tumores da região da pineal ▪ Pineocitoma ▪ Tumor parenquimal da pineal de diferenciação intermediária ▪ Pineoblastoma ▪ Tumor papilar da região da pineal
Tumores embrionários ▪ Meduloblastomas ▪ Tumor embrionário com rosetas multicamadas ▪ Meduloepitelioma ▪ Neuroblastoma do SNC ▪ Ganglioneuroblastoma do SNC ▪ Tumor embrionário do SNC ▪ Tumor teratoide-lambdoide atípico

(continua)

Quadro 174.11 Classificação das neoplasias intracranianas do sistema nervoso central (WHO, 2016). *(Continuação)*

Tumores dos nervos cranianos e paraespinais ▪ Schwannoma ▪ Neurofibroma ▪ Perineurioma ▪ Tumores da bainha de mielina
Tumores das meninges ▪ Meningioma ▪ Meningioma meningoendotelial, fibroso, transicional, psamomatoso, angiomatoso, microcístico, secretório, linfoplasmocítico, metaplásico, cordoide, de células claras, papilar e atípico ▪ Meningioma rabdoide e anaplásico
Tumores mesenquimais não meningoteliais ▪ Hemangiopericitoma ▪ Hemangioblastoma ▪ Hemangioma ▪ Hemangioendotelioma epitelioide ▪ Angiossarcoma ▪ Sarcoma de Kaposi ▪ Sarcoma de Ewing/PNET (tumores neuroectodérmicos primitivos) ▪ Lipoma, angiolipoma ▪ Lipossarcoma ▪ Fibromatose desmoide ▪ Miofibroblastoma
Tumores miofibroblásticos inflamatórios ▪ Histiocitoma fibroso benigno, fibroso maligno ▪ Fibrossarcoma ▪ Leiomioma, leiomiossarcoma ▪ Rabdomioma, rabdomiossarcoma ▪ Condroma, condrossarcoma ▪ Osteocondrose ▪ Osteossarcoma
Tumores melanocíticos ▪ Melanocitose meníngea ▪ Melanocitoma meníngeo ▪ Melanoma meníngeo ▪ Melanomatose meníngea
Linfomas ▪ Linfoma de célula B ▪ Linfoma associado à imunodeficiência ▪ Linfoma intravascular ▪ Linfoma anaplásico ▪ Linfoma da dura
Tumores histiocíticos ▪ Histiocitoma das células de Langerhans ▪ Doença de Erdheim-Chester ▪ Doença de Rosai-Dorfman ▪ Xantogranuloma juvenil ▪ Sarcoma histiocítico
Tumores de células germinais ▪ Germinoma ▪ Carcinoma embriogênico ▪ Tumor do saco vitelino ▪ Coriocarcinoma
Teratomas ▪ Teratoma de transformação maligna ▪ Tumor de célula mista germinativa
Tumores da região selar ▪ Craniofaringeoma ▪ Tumor de célula granular ▪ Pituicitoma ▪ Oncocitoma de célula fusiforme

observar o fenômeno do oposicionismo, no qual o paciente se contrapõe às manobras realizadas pelo examinador ao tentar movimentar partes do corpo, de modo compulsivo e involuntário. Fenômenos como preensão forçada e reflexo da sucção podem, então, ser desencadeados.

Tumores da região parietal caracterizam-se por sintomatologia sensitiva, na qual predominam aspectos qualitativos, entre os quais destacam-se extinção tátil, erros de localização do estímulo e estereoagnosia do lado oposto sob a manifestação de pseudoatetose. Se a lesão for extensa e comprometer o hemisfério cerebral direito, podem ser observados distúrbios práxicos construtivos, em tarefas como desenhar e se vestir.

Lesão do giro angular pode causar a síndrome de Gerstmann, com agrafia, acalculia, agnosia digital contralateral e confusão direita-esquerda.

Tumores da região occipital determinam alterações visuais, que podem ser do tipo deficitário, manifestando-se por defeitos do campo visual: hemianopsia, com preservação da zona macular, ou quadrantopsias inferiores, que evoluem para hemianopsia à medida que a neoplasia cresce. O envolvimento de áreas associativas visuais pode causar agnosias para cores ou objetos familiares. O paciente pode apresentar paresia do olhar conjugado. Além disso, crises convulsivas acompanhadas de fenômenos alucinatórios visuais com manifestação de fotopsias podem ser registradas.

As neoplasias do lobo temporal apresentam, em geral, sintomas epilépticos, frequentemente complexos; crises olfatórias, por comprometimento do úncus, com episódios de cacosmia. A descarga elétrica pode ser disseminada para outras áreas temporolímbicas e determinar crises de automatismo com perda da consciência, durante as quais o paciente realiza movimentos involuntários dos lábios, como mastigar, e gestos estereotipados, como para se vestir ou se despir. Crises mais complexas com comportamento psicomotor são típicas; iniciam-se com perda da consciência, seguindo-se de movimentação automática, mal estruturada ou organizada, a ponto de o paciente poder correr, trocar de roupas e dirigir automóvel. Tais crises podem ser do tipo alucinatório ou ilusório-visual, com visão de cenas complexas, macropsias, ou auditivas, com percepção de sons simples, ruídos ou trechos musicais.

Lesões temporais são associadas a crises de *déjà-vu* ou *jamais-vu*.

Alterações da palavra por meio de afasias de compreensão e alterações do campo visual são observadas, bem como alterações do campo visual devido ao acometimento da alça de Meyer das radiações ópticas, determinando quadrantopsia homônima superior.

Não é fácil reconhecer as neoplasias do corpo caloso, visto que o envolvimento de estruturas bilaterais e fibras de associação inter-hemisférica resultam em sintomatologia complexa de difícil interpretação. Lesões anteriores provocam quadro demencial com manifestações sugestivas de lesão frontal, associadas ou não a fenômenos dispráxicos, principalmente da mão não dominante.

Lesões posteriores no hemicampo visual não dominante produzem fenômenos de desconexão, como alexia e incapacidade de denominar cores.

Tumores do III ventrículo também são de difícil diagnóstico, pois comprometem estruturas do sistema límbico, cujas funções ainda não são bem conhecidas. São sugestivas desta localização crises de hipertensão intracraniana por mecanismo valvular, relacionadas com a mudança de posição da cabeça, alterações do sono e diabetes insípido. O fenômeno de "olhos de boneca", ainda mal explicado, é encontrado observando-se movimento da cabeça com desvio dos olhos no sentido oposto da orientação imprimida ao movimento.

Tumores do IV ventrículo caracterizam-se por hipertensão intracraniana precoce, decorrente de hidrocefalia obstrutiva. Quando localizados no arquicerebelo (meduloblastoma), determinam ataxia peculiar do tronco, com predomínio na marcha e preservação dos movimentos apendiculares. A invasão do tronco encefálico e do cerebelo amplia o quadro clínico nesses casos.

Os sinais dos tumores da região do teto e do tegmento mesencefálico constituem as síndromes de Parinaud (paralisia do olhar vertical para cima), de Salus (nistagmo retrátil ocular) e a pupila de Argyll-Robertson.

Tumores do hipotálamo manifestam-se de diversas maneiras, como, por exemplo, alterando funções endócrinas e metabólicas ou de regulação da homeostase do organismo. Destacam-se as perturbações da função sexual ou reprodução, como puberdade precoce, ausência ou atraso da menarca, hipermenorreia ou amenorreia, galactorreia, impotência e azoospermia. Hipertireoidismo e nanismo fazem parte do quadro clínico.

Deficiência do hormônio antidiurético determina diabetes insípido, típico das disfunções hipotalâmicas. Hipernatremia ou hipercloremia refletem comprometimento de osmorreceptores. Hiperfagia ou anorexia, com obesidade ou inanição, são encontradas. Alterações da regulação da temperatura corporal e crises epilépticas gelásticas (choro incontido) e dacrísticas (riso incontido) de difícil controle, relacionadas com hamartoma hipotalâmico, podem ser observadas.

Tumores do cerebelo manifestam-se com hipertensão intracraniana precoce e por síndrome cerebelar, cujo quadro clínico varia conforme a localização tumoral.

Lesões da linha média provocam ataxia do tronco e marcha ebriosa.

Lesões do paleocerebelo (lobo anterior) produzem crises tônicas do tipo descerebração. Lesões do lobo posterior (neocerebelo), em geral unilaterais, manifestam-se por sinais clássicos de tremor cinético, decomposição dos movimentos, dismetria e disdiadococinesia.

Principais neoplasias intracranianas

As principais neoplasias intracranianas são: schwannoma vestibular, meningiomas, gliomas, tumores da hipófise, pinealomas, craniofaringeomas, cisto coloide do III ventrículo, hemangioblastoma e metástases cerebrais.

O schwannoma vestibular tem origem nas células de Schwann do ramo vestibular do VIII nervo craniano, na região do gânglio de Scarpa. Ocorre mais frequentemente entre 20 e 50 anos de idade. Cresce, em geral, no nível do poro acústico, em direção ao conduto auditivo e ao ângulo pontocerebelar, alcançando grandes proporções antes de manifestarem-se os sintomas.

A diminuição da acuidade auditiva é o sintoma mais frequente em tumores pequenos e corresponde à origem desses tumores na região do gânglio de Scarpa, classificados como do tipo I. À medida que crescem, desenvolvem-se sintomas secundários ao acometimento de outros nervos cranianos próximos, como o trigêmeo e o facial, manifestando-se com dormência da hemiparesia, abolição do reflexo córneo-palpebral e paresia facial ipsilateral (tipo II). Ao crescerem, provocam compressão da parte lateral do tronco encefálico (tipo III), com aparecimento de sintomas cerebelares. A compressão e a obstrução do aqueduto cerebral fazem surgir sintomas secundários à HIC (tipo IV).

O quadro clínico do schwannoma vestibular pode simular qualquer massa tumoral localizada no ângulo pontocerebelar, como neuroma do trigêmeo, meningioma, colesteatoma, glioma, aneurisma e neurofibroma (Figuras 174.17 e 174.18).

Na localização parassagital compromete o seio sagital e as veias tributárias. Os meningiomas de convexidade localizam-se, em geral, na sutura coronária, determinando, com

Diagnóstico dos tumores cerebrais

O diagnóstico dos tumores cerebrais se baseia no reconhecimento dos sinais gerais e especiais e nos exames complementares.

A TC e, principalmente, a RM do crânio possibilitam a localização exata das neoplasias, suas extensões tridimensionais e relações com estruturas vizinhas. Revelam a presença de cistos, áreas de necrose, calcificações, e o grau de vascularização e de edema adjacente (Figura 174.16 A e B).

Pela RM é possível o diagnóstico diferencial entre lesões tumorais e não tumorais utilizando a técnica de espectroscopia.

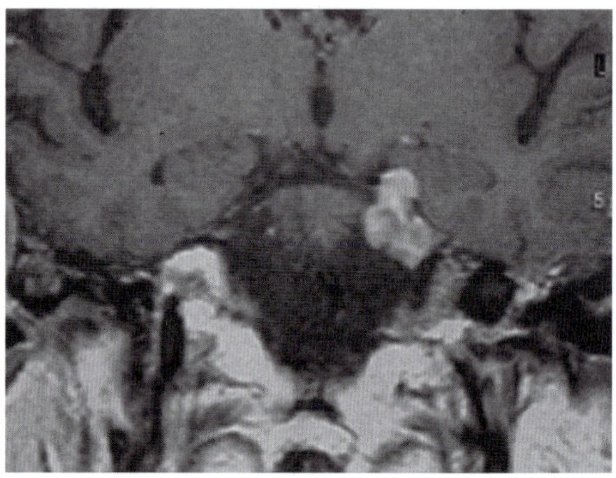

Figura 174.17 Schwannoma vestibular. Ressonância magnética do crânio mostrando lesão expansiva na região do ângulo pontocerebelar esquerdo. (Imagens cedidas por Giovanna Martins – Instituto de Neurologia de Goiânia.)

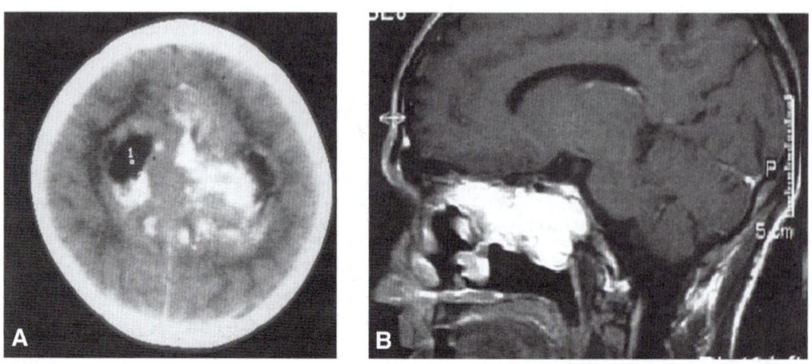

Figura 174.16 A. Teratoma. Tomografia computadorizada mostrando teratoma. B. Condroma. Ressonância magnética do crânio evidenciando condroma na base anterior do crânio. (Imagens cedidas por Giovanna Martins – Instituto de Neurologia de Goiânia.)

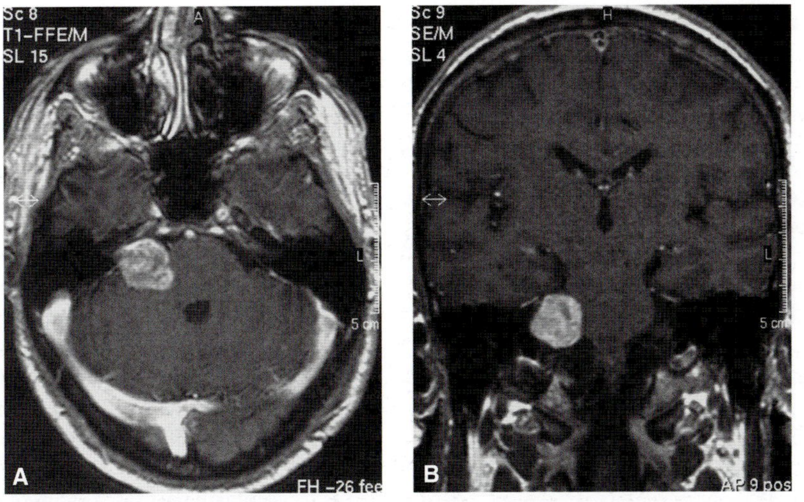

Figura 174.18 Neurinoma do acústico. Ressonância magnética do crânio, cortes horizontal (A) e coronal (B), com lesão captante de contraste no ângulo pontocerebelar direito (área hiperintensa). Os meningiomas constituem cerca de 20% das neoplasias intracranianas. São mais comuns em mulheres, durante a quinta e sexta décadas de vida. São neoplasias aderidas às meninges, com exceção do meningioma intravascular. A localização mais comum é a parassagital, seguindo-se a convexidade, asa do esfenoide e goteira olfatória. Na região infratentorial, localizam-se, principalmente, no ângulo pontocerebelar (Figura 174.19) e nas margens do seio transverso, bem como no forame magno. Qualquer meningioma pode sofrer degeneração maligna.

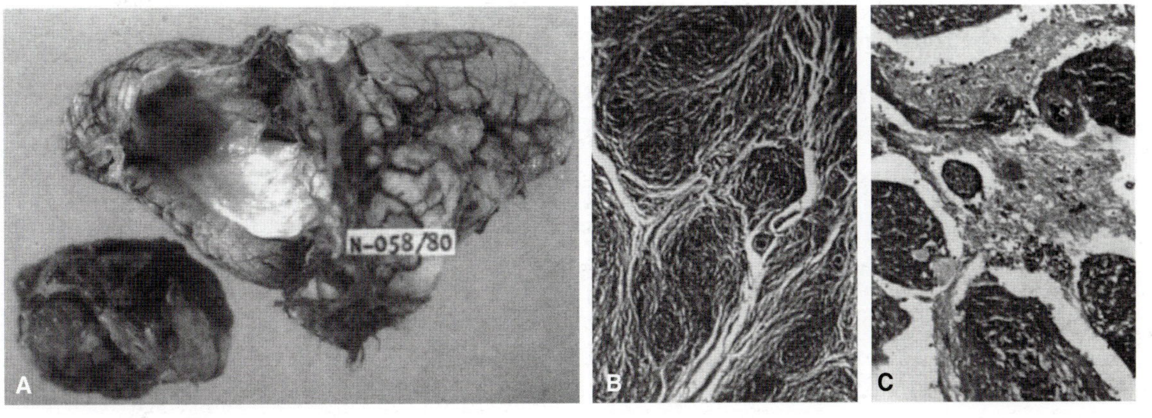

Figura 174.19 Meningioma. A. Aspecto macroscópico da neoplasia na região da fossa posterior, extraparenquimatoso, deprimindo fortemente o cerebelo. B. Microscopia de meningioma benigno, com formação nodular. C. Aspecto de meningioma maligno, com nítida invasão do tecido cerebral.

frequência, crises convulsivas e sinais neurológicos focais. As imagens da ressonância magnética são quase sempre típicas. Devem ser diferenciados dos neurinomas pelo característico sinal da cauda (Figura 174.20).

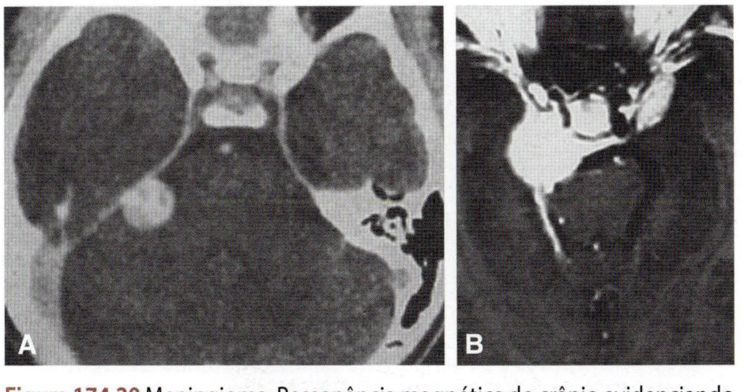

Figura 174.20 Meningioma. Ressonância magnética do crânio evidenciando meningioma do tentório direito (A) e da região do seio cavernoso direito (B). (Imagens cedidas por Giovanna Martins – Instituto de Neurologia de Goiânia.)

Os gliomas correspondem aproximadamente a 50% dos tumores intracranianos. Originam-se de células gliais adultas e são classificados de acordo com o tipo de célula predominante, associado ao grau de anaplasia, proliferação vascular e atividade mitótica.

Os astrocitomas de graus I e II são difíceis de serem detectados, porquanto não existe demarcação nítida entre a neoplasia e o tecido cerebral normal. Ocorrem mais frequentemente no cerebelo de crianças na forma cística, com nódulo mural (Figura 174.21).

Os astrocitomas malignos, graus III e IV, são mais frequentemente encontrados em adultos e constituem 90% dos gliomas que ocorrem após 60 anos de idade.

Os astrocitomas hemisféricos, mais comuns nos adultos jovens, são tumores de crescimento lento, com manifestações clínicas focais tardias, acompanhadas de hipertensão intracraniana e, frequentemente, crises convulsivas.

O glioma do nervo óptico é um astrocitoma altamente diferenciado, incidindo em pacientes com neurofibromatose, ultrapassando os limites do nervo óptico, envolvendo o quiasma.

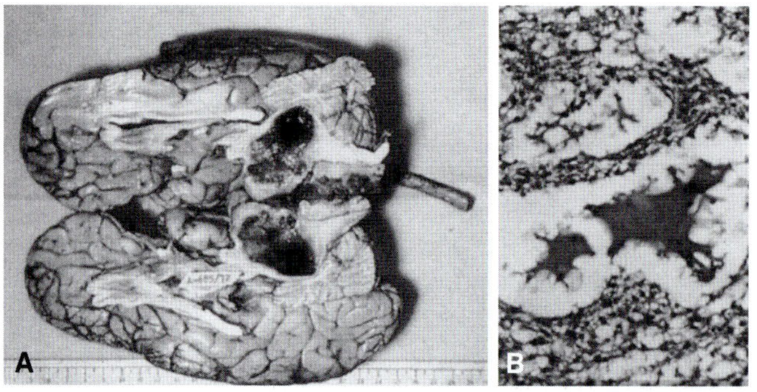

Figura 174.21 Astrocitoma cerebelar. A. Aspecto macroscópico. B. Microscopia revelando formação de microcistos com material amorfo no seu interior.

Vale destacar que o astrocitoma de grau IV, conhecido como "glioblastoma multiforme", apresenta um comportamento clínico especial. Trata-se de uma neoplasia maligna, de rápido crescimento e que se dissemina pelo espaço subaracnoide. A sintomatologia é representada por hipertensão intracraniana e sinais focais (Figura 174.22).

Os oligodendrogliomas representam cerca de 10% de todos os gliomas. Ocorrem na quarta e quinta décadas da vida e têm localização predominantemente supratentorial. Crescem lentamente e produzem sintomas compressivos, mais do que destruição do tecido cerebral. Convulsões são a manifestação clínica mais comum.

Os ependimomas (Figura 174.23) derivam de células ependimárias que revestem as cavidades ventriculares no nível do encéfalo. São predominantemente infratentoriais, implantados no teto do IV ventrículo. Quando supratentoriais, originam-se das paredes dos ventrículos laterais ou do III ventrículo.

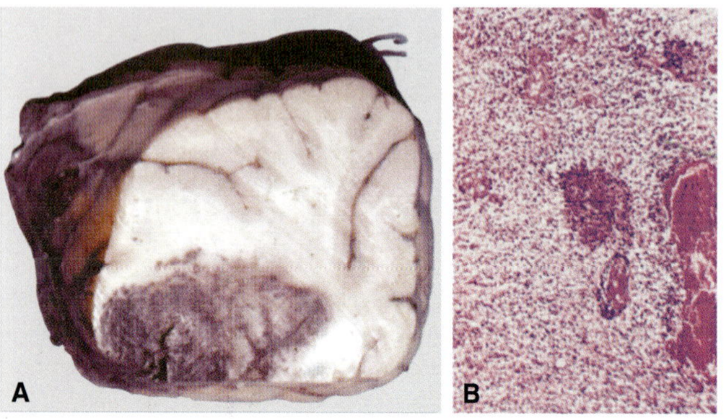

Figura 174.22 Astrocitoma grau IV (glioblastoma multiforme). A. Aspecto macroscópico da neoplasia com área de hemorragia do lobo temporal. B. Imagem microscópica com abundante proliferação celular com mitose, além de vasos trombosados, grosseiros e malformados.

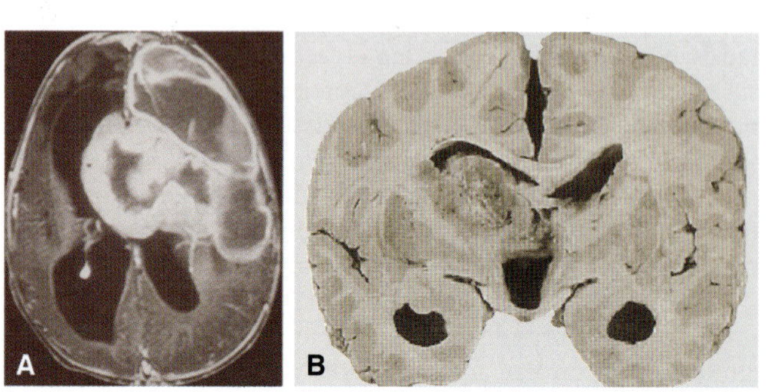

Figura 174.23 Ependimoma. A. Ressonância magnética mostrando extenso tumor intraventricular e hidrocefalia. B. Imagem anatomopatológica de ependimoma no forame de Monro e sinais de dilatação ventricular. (Imagens cedidas por Giovanna Martins – Instituto de Neurologia de Goiânia.)

O meduloblastoma, tumor de linhagem neural, localiza-se na fossa posterior em crianças; é menos comum que o astrocitoma benigno do cerebelo. Tem consistência amolecida e, em que pese essa característica, sua extensão para o IV ventrículo produz hidrocefalia obstrutiva precoce. Cursa com sintomatologia cerebelar axial e sinais de hipertensão intracraniana. Dissemina-se para o espaço subaracnoide.

"Pinealoma" é a denominação que abrange todos os tipos de tumores da região pineal, de modo inespecífico, incluindo teratoma, germinoma, epidermoide, carcinoma, astrocitoma e lipoma. Deve-se preferir a denominação "tumores da região da pineal".

Os craniofaringeomas são neoplasias derivadas de restos embrionários do ducto hipofisário (bolsa de Rathke). Do ponto de vista clínico, assemelham-se aos adenomas de hipófise e às neoplasias de localização parasselar, ora sólidos e bem delimitados, ora císticos, multiloculados, irregulares e invasivos. Ocorrem na infância, antes dos 15 anos de idade. Os primeiros sintomas relacionam-se com hipofunção hipofisária e sinais de compressão do nervo óptico. Raramente produzem diabetes insípido por comprometimento hipotalâmico, bem como hipertensão intracraniana.

Os craniofaringeomas são tumores histologicamente benignos, mas quando aderidos a estruturas adjacentes, podem determinar graves complicações. Quando não ressecados completamente, recidivam com frequência (Figura 174.24).

O cisto coloide do III ventrículo é uma neoplasia cística localizada no interior deste ventrículo. Seu aspecto lembra uma pequena bola de cor branca.

O hemangioblastoma é uma neoplasia rara, formada por restos embrionários vasculares. Ocorre no adulto jovem e em pessoas de meia-idade, mais no sexo masculino. Faz parte da síndrome de von Hippel-Lindau, caracterizada pela associação de hemangioblastoma e de angiomatose retiniana, cistos renais e pancreáticos. Os hemangioblastomas ocorrem quase que exclusivamente no cerebelo.

As metástases cerebrais correspondem a 10 a 20% dos tumores intracranianos, originando-se a partir de tumores primários, localizados nos pulmões e nas mamas, na metade dos casos, seguindo neoplasias da pele (melanomas), dos rins e do tubo digestivo (Figura 174.25).

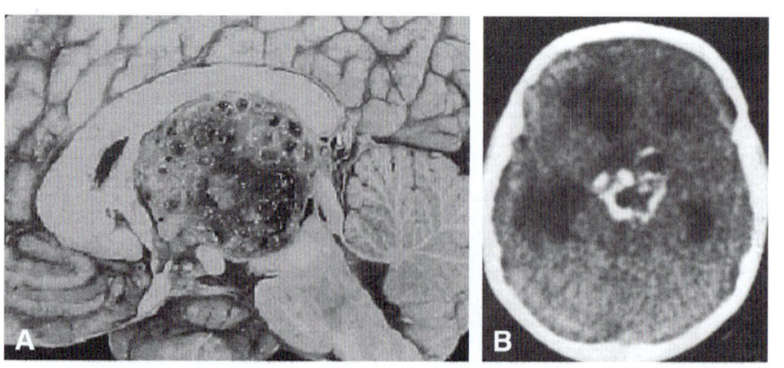

Figura 174.24 A. Craniofaringeoma. Aspecto anatomopatológico com áreas de calcificações e degenerações císticas invadindo o III ventrículo. B. Craniofaringeoma evidenciado pela tomografia computadorizada, vendo-se grande massa expansiva suprasselar invadindo o III ventrículo, com dilatação irregular das cavidades a montante.

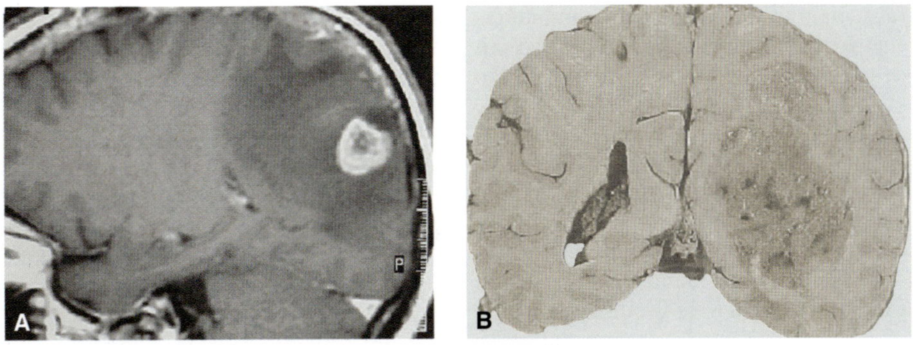

Figura 174.25 Metástases cerebrais. Ressonância magnética demonstrando lesão tumoral parietal (A) e aspecto anatomopatológico com áreas de hemorragia e degeneração cística (B). (Imagens cedidas por Giovanna Martins – Instituto de Neurologia de Goiânia.)

SÍNDROMES EXTRAPIRAMIDAIS

Luiz Augusto Franco de Andrade e Orlando Graziani Povoas Barsottini

O sistema motor extrapiramidal é encarregado da organização dos movimentos de ajustamento postural (daí sua grande influência nos mecanismos tonígenos) dos complexos atos motores de defesa e de alimentação, assim como de praticamente todos os movimentos de atividade motora diária, sejam os realizados de maneira automática ou aqueles mais grosseiros não dependentes de precisão e fineza para sua realização.

Os movimentos associados são aqueles que acompanham os movimentos automáticos, desempenhando função auxiliar na atividade motora.

O balanço dos membros superiores durante a marcha, que concorre para o melhor equilíbrio postural durante a mesma, é um exemplo de movimento associado.

O sistema cerebelar, necessário à preparação e à harmonização de todos os atos motores, está funcionalmente imbricado com todos os sistemas.

É necessário relembrar como as células nervosas comunicam-se entre si (ver Parte 18, *Sistema Nervoso*, Capítulo 171, *Fundamentos de Anatomia e Fisiologia*). No momento da transmissão sináptica, essas vesículas migram para a membrana pré-sináptica e aí se abrem no interior da fenda sináptica, derramando o seu conteúdo de neurotransmissor. Esse conteúdo, por uma afinidade química com um sistema molecular localizado na membrana pós-sináptica (receptor pós-sináptico), liga-se imediatamente a ele, produzindo um estímulo em cadeia que possibilita uma série de reações químicas que, em última análise, provocam uma despolarização da membrana pós-sináptica (no caso de um neurotransmissor excitatório) ou uma hiperpolarização dessa membrana (neurotransmissor inibitório). Dessa maneira, o primeiro neurônio pode provocar excitação ou inibição no neurônio subsequente.

Cada neurônio do SNC tem sinapses com milhares de outros neurônios (2.000 a 10.000), recebendo influências simultâneas ou sucessivas em grande número, inibitórias ou excitatórias, de modo que cada segmento neuronal pode ser ativado de maneira diferente.

A resultante final depende do balanço das influências naquele determinado período.

São de extrema importância os neuromoduladores, substâncias que, liberadas por neurônios pré-sinápticos, agem nos neurônios pós-sinápticos de maneira mais duradoura (tônica), afetando a atividade neuronal, aumentando ou diminuindo (facilitando ou dificultando) a neurotransmissão clássica desse neurônio.

O produto final da atividade do sistema extrapiramidal sobre o tônus muscular é o de inibição deste, por meio das conexões do sistema com as áreas bulborreticulares que atuam diretamente nos mecanismos tonígenos.

Atividades motoras

Dentre as atividades motoras realizadas pelo ser humano, algumas são de caráter rigorosamente estereotipado, rápidas, provocadas por um estímulo específico originado externamente e de fisiologia geralmente segmentar, como é o caso da atividade motora reflexa. Outras dependem fundamentalmente de um ato volitivo, resultado de um estímulo interno ou externo, com a produção de movimentos não estereotipados, que obedecem a conveniências próprias do indivíduo, do momento e das circunstâncias e que definem os atos motores voluntários, de organização piramidal. No entanto, a maior parcela das atividades motoras diárias do ser humano é constituída de movimentos automáticos e associados, assim como a destinada à manutenção do tônus muscular para a sustentação das posturas corporais.

Atribui-se ao sistema extrapiramidal a função de organização desse setor importante das atividades motoras.

Os movimentos automáticos incluem uma infindável gama de atos motores, geralmente não desencadeados por um ato volitivo específico. Podem ser exemplificados pelos movimentos mínimos faciais ou gestuais, que ocorrem por estímulos psíquicos ou fazem parte da expressividade afetiva da pessoa. Movimentos complexos instintivos de defesa, de fuga ou ataque, ou atos motores mais simples de natureza semelhante aos atos reflexos simples, como o deglutir repetido da saliva acumulada na boca, também são automáticos.

Finalmente, os complexos atos motores aprendidos após longo treinamento e que dependem de atos voluntários, como caminhar, andar de bicicleta, nadar, jogar tênis e tocar piano, que se tornaram automáticos, são a expressividade máxima da capacidade funcional do sistema extrapiramidal.

Neurotransmissores

Quatro grupos de neurotransmissores ou neuromoduladores podem ser encontrados no SNC: (1) aminas (norepinefrina, dopamina, epinefrina, serotonina, acetilcolina, histamina); (2) aminoácidos (ácido gama-aminobutírico [GABA], glicina, aspartato, glutamato, taurina); (3) peptídios (substância P, betaendorfina, leucina-encefalina, metionina-encefalina, somatostatina, angiotensina, ocitocina, hormônio liberador de tireotrofina, adrenocorticotrofina, colecistocinina, neurotensina etc.); (4) purinas (adenosina, trifosfato de adenosina); (5) outros (corticosteroides, estrogênios, testosterona, prostaglandinas, óxido nítrico, canabinoides).

A lesão difusa do sistema retiraria as influências inibidoras que ele exerce sobre as áreas bulborreticulares e haveria um aumento da atividade facilitadora do tônus, com a produção de hipertonia.

O corpo estriado (núcleo caudado e putame) apresenta funções importantes na manutenção e regulação dos movimentos automáticos aprendidos. O aprendizado ocorre por ação de áreas corticais motoras, práxicas e, após este se realizar, passa para o domínio do estriado, onde se torna automático. As conexões do estriado com o córtex são intensas, e as aferências que recebe da área pré-motora (área 6 de Brodmann) são de natureza excitatória. Os neurônios dessa via usam o glutamato como neurotransmissor.

Lesões estriatais induzem o aparecimento de hipercinesias, do tipo da coreia e da atetose, ou outros tipos de distonia.

O estriado também tem ação facilitadora sobre o tônus muscular, provavelmente por meio das suas eferências para o globo pálido. As lesões estriatais refletem-se no tônus como hipotonia. A combinação de hipercinesias e hipotonia muscular é uma das características das afecções do estriado.

Os neurônios intrínsecos do estriado são colinérgicos (excitatórios) e recebem outra aferência de extrema importância, proveniente da substância negra, cujos neurônios são dopaminérgicos. Classicamente considera-se que essas aferências dopaminérgicas desempenhem ação inibitória sobre a atividade intrínseca colinérgica estriatal.

O cérebro dos pacientes com Parkinson apresenta uma deficiência de dopamina estriatal secundária à perda dos neurônios da substância negra. A perda da inibição exercida pela substância negra libera a atividade estriatal, que seria responsável pelos sintomas, dentre os quais uma forte hipertonia muscular (rigidez parkinsoniana).

As eferências do estriado são de dois tipos. Uma delas usa neurônios cujo neurotransmissor é o GABA, de natureza inibitória e que se dirige à substância negra, completando o circuito recíproco (*feedback*) do sistema nigroestriatal; dirige-se também a ambas as partes do globo pálido (interna e externa), em que atuam inibindo a sua ação. A outra eferência, já de caráter excitatório, é feita por neurônios cujo transmissor é a substância P. Esses neurônios enviam seus axônios para a substância negra e para a zona interna do globo pálido.

Dessa maneira, percebe-se que o estriado não tem eferências diretas para o tronco encefálico e a medula, mas apenas para o globo pálido e a substância negra.

O globo pálido está intimamente relacionado com os movimentos automáticos primários, assim como com a movimentação mímica. Sua ação sobre o tônus muscular ocorre de maneira inibitória.

As lesões experimentais do globo pálido, em animais, induzem um estado de hipertonia (rigidez) e tremor nas extremidades, equivalente ao que ocorre na síndrome parkinsoniana. A perda dos movimentos associados à mímica facial e gestual, que ocorre nas lesões palidais, é também característica parkinsoniana.

Assim como o estriado, o globo pálido não produz eferências diretas para a medula. Suas eferências principais, colinérgicas, dirigem-se ao núcleo ventrolateral anterior (provindas do pálido interno, medial) e ventral anterior (provindas do pálido externo lateral) do tálamo. Completa-se, assim, o circuito, com os neurônios desses núcleos talâmicos dirigindo-se ao córtex motor.

Os provenientes do núcleo ventro-oral anterior dirigem-se à área 6 de Brodmann. Por meio de prolongamentos curtos dos neurônios, essa área relaciona-se com a área piramidal (área 4 de Brodmann) e parte para a medula e o tronco encefálico pelo feixe piramidal (corticospinal e corticonuclear). O globo pálido também tem eferências para o núcleo subtalâmico de Luys e para a substância reticular mesencefálica.

Consideram-se básicos dois circuitos na fisiologia do sistema extrapiramidal: um direto e um indireto.

O circuito direto compõe-se de neurônios corticais provenientes de áreas extrapiramidais corticais (glutamatérgicas) e de neurônios provindos da substância negra (feixe nigroestriatal, dopaminérgico) que se dirigem ao corpo estriado. Do caudado-putame (estriado), originam-se neurônios que se dirigem à substância negra e ao globo pálido externo (gabaérgicos e de substância P). Do globo pálido externo, duas eferências principais dirigem-se ao tálamo (núcleo ventral anterior) ou à região subtalâmica.

O circuito direto usa a conexão direta com o tálamo, formando uma conexão talamocortical, que fecha o circuito.

Atualmente, há grande interesse na via indireta, desde que se esclareceu que, nos pacientes com doença de Parkinson, existe uma hiperatividade glutamatérgica na região subtalâmica, responsável por parte das complicações relacionadas com o tratamento da enfermidade (discinesias da levodopa).

O circuito indireto é o mesmo do direto até o ponto em que as eferências do globo pálido externo organizam-se. Neste, as eferências dirigem-se à região subtalâmica (núcleo subtalâmico de Luys). Esse núcleo envia uma eferência glutamatérgica (excitatória) para o globo pálido interno e, então, os neurônios seguem para o tálamo (núcleo ventro-oral anterior) e, depois, para o córtex motor.

Na doença de Parkinson, uma diminuição da ação do pálido externo (inibitória) sobre o núcleo de Luys aumenta a atividade glutamatérgica (excitatória) sobre o pálido interno. Lesões na região subtalâmica classicamente estão associadas a hipercinesias, como o hemibalismo, embora estas possam também provir de lesões no núcleo caudado, no putame e em outras áreas próximas.

A substância negra desempenha funções inibitórias sobre o estriado, por meio de suas eferências dopaminérgicas. Mantém eferências para a substância reticular periaquedutal (mesencefálica), que envia suas eferências à medula espinal. Os motoneurônios gama da medula espinal também recebem aferências que provêm da substância negra e contêm receptores dopaminérgicos.

A atividade motora gama é, portanto, inibida pela substância negra e as lesões desta favorecem a hiperatividade gama.

Em algumas doenças cerebrais, as lesões são extensas, abrangendo simultaneamente vários setores do sistema extrapiramidal. Em outras, embora circunscritas e pequenas, são múltiplas, acometendo variadas estruturas. Também há doenças em que as lesões anatomopatológicas não podem ser visualizadas, pois as anormalidades situam-se em nível molecular. Nesse caso, encontram-se os movimentos anormais secundários ao uso crônico de alguns medicamentos (neurolépticos, levodopa) ou distúrbios hormonais (hipo ou hipertireoidismo) e mesmo metabólicos (hipernatremia). A fisiopatologia dos fenômenos observados nesses casos está ligada a alterações bioquímicas da membrana pós-sináptica, nos receptores dopaminérgicos ou em outros setores, sem alteração anatômica delimitada.

Distúrbios hipercinéticos

Nesse grupo de movimentos anormais espontâneos, serão discutidas as hipercinesias de origem no sistema extrapiramidal (atetose, distonia, tremor, tiques, balismo, coreias) (ver "Distúrbios do movimento" na Parte 3, *Método Clínico*, Capítulo 8, *Exame Físico Geral*).

Atetose

Constitui-se de movimentos involuntários que ocorrem nas partes mais distais de um ou mais membros, podendo também ocorrer no tronco, no pescoço e na face.

Os músculos envolvidos contraem-se vigorosamente, produzindo deslocamentos lentos das partes afetadas que podem durar muito tempo ou ser contínuos durante o período de vigília.

Nos membros superiores, eles começam por hiperextensão do punho e dos dedos, seguida por flexão da mão e, depois, por rotação para o lado, voltando a iniciar-se novamente um ciclo igual, e assim sucessivamente. Esse caráter lento, de contrações musculares vigorosas e certa estereotipia, diferencia a atetose da coreia.

Nos períodos em que se abrandam, pode-se notar a existência de hipotonia muscular.

Como em todas as demais hipercinesias de origem extrapiramidal, na atetose os estímulos de origem emocional ou excessiva estimulação sensitiva produzem um aumento da sua intensidade, ao passo que desaparecem durante o sono.

A fisiopatologia da atetose está ligada a alterações no estriado, porém há relatos de lesões na região externa do globo pálido ou nas conexões deste com o tálamo, e mesmo nas conexões talamocorticais podem produzir esses movimentos.

Frequentemente, essa síndrome apresenta-se mesclada a outros distúrbios da motricidade, principalmente à coreia, pois é difícil discernir quando se trata de um movimento ou de outro, tal a continuidade com que se apresentam.

Movimentos coreicos de caráter mais lento ou atetose com deslocamentos mais rápidos podem impedir uma separação entre eles. Esses movimentos recebem a denominação "coreoatetose".

Por outro lado, a atetose pode apresentar-se mesclada a períodos em que se produzem paradas no movimento, mantendo o segmento em uma postura anormal, rígida, com a musculatura contraída, e que define uma postura distônica (distonia). Após algum tempo, essa postura se desfaz e novamente se estabelece o padrão cinético da atetose.

Ocorrem frequentes posturas anormais, fixas, de articulações, com deformidades ortopédicas secundárias.

A doença ou síndrome de Hallervorden-Spatz (PKAN) é uma afecção rara, degenerativa, com transmissão genética. Durante o seu curso, pode apresentar atetose, ao lado de outras hipercinesias, como coreia ou distonia. A maior parte dos pacientes apresenta uma mutação no gene da pantotenatoquinase 2 (PANK2) localizado no cromossomo 20p13. Há alguns anos, foi mudado o nome dessa enfermidade por motivos ligados à atuação eugênica desses autores durante o período nazista na Alemanha. Passou a ser denominada "NBIA" (*neurodegeneration of the brain with iron accumulation*) e foram reconhecidos outros genes com fenótipos semelhantes, formando um grupo de degenerações com acúmulo de ferro nas áreas estriatais, agregados a algumas ferritinopatias.

Nessas enfermidades, há progressiva deterioração das funções do SNC, com distonia e demência, devendo ser diferenciadas da doença de Huntington (ver Coreias, mais adiante). Existe uma deposição acentuada de ferro nos globos pálidos, constituindo-se em uma verdadeira siderose palidal.

Na RM cerebral, observa-se uma imagem considerada praticamente patognomônica (pode faltar em alguns casos ou existir às vezes em outras formas de NBIA): os chamados "olhos de tigre" (*eye of the tiger*), em que uma área de hipersinal no centro dos globos pálidos aparece circundada por uma zona de hipossinal (que corresponde ao tecido com aumento de ferro) no formato de um olho de tigre.

A pan-encefalite esclerosante subaguda é uma afecção crônica, inexoravelmente letal, que decorre de um distúrbio imunológico ocasionado pelo vírus do sarampo, acometendo crianças dos 5 aos 12 anos de idade.

A tríade clássica de sintomas é composta por abalos mioclônicos, movimentos involuntários (coreia e atetose) e deterioração mental.

> **Paralisia cerebral e atetose**
>
> A causa mais frequente de atetose é a paralisia cerebral, na sua forma extrapiramidal. Nessa entidade, lesões encefálicas adquiridas no período perinatal, englobando áreas do sistema extrapiramidal, são as responsáveis pelo aparecimento dessa síndrome. Nesses casos e em outras afecções que ocorrem nesse grupo etário, a atetose, assim como a coreia, não aparece no início do quadro e, sim, após 1 ou 2 anos de vida.
>
> Inicialmente, as crianças costumam apresentar-se hipotônicas (*floppy baby*); após meses têm início as alterações distônicas (opistótono) e, finalmente, as hipercinesias (ver tópico Encefalopatia crônica da infância ou paralisia cerebral, neste capítulo).

Distonia

Os movimentos distônicos são lentos, com contrações musculares muito vigorosas, de longa duração e podem acometer grupos musculares isolados, um segmento corporal ou grandes extensões corporais.

As contrações musculares são sustentadas, acometendo músculos agonistas e antagonistas, de modo que deslocamentos lentos das articulações são produzidos. Assumem um caráter de contorção ou rotação de um segmento.

São mais observados em tronco, face, ombros, pescoço, porção proximal dos membros, porém ocorrem também nas extremidades.

"Postura distônica" é o termo usado para definir segmento em uma posição imóvel por períodos prolongados. Ao longo do tempo, estes pacientes costumam apresentar aumento do volume das massas musculares devido à excessiva demanda de contração (Figura 174.26).

A distonia pode ocorrer como manifestação de diferentes doenças neurológicas e como consequência de uso de alguns medicamentos. Muitos casos são rotulados como idiopáticos, por não ser possível encontrar uma causa.

Considera-se a distonia uma perturbação do funcionamento dos núcleos da base. Na maioria das vezes, as lesões situam-se predominante ou isoladamente no putame.

Na atetose, diferentemente da maioria das distonias, encontram-se alterações em vários setores, decorrentes das agressões sofridas pelo SNC.

Uma das evidências de que as distonias são decorrentes de disfunção dos núcleos da base é a sua ocorrência em afecções relacionadas com o comprometimento daquela região, como a doença de Parkinson, as NBIA e a paralisia cerebral (PC). Outra vertente de evidências baseia-se no fato de que medicamentos administrados no tratamento de afecções do sistema extrapiramidal, como a levodopa (precursora da dopamina) ou os neurolépticos (bloqueadores de receptores dopaminérgicos estriatais), podem ser desencadeadores de distonia.

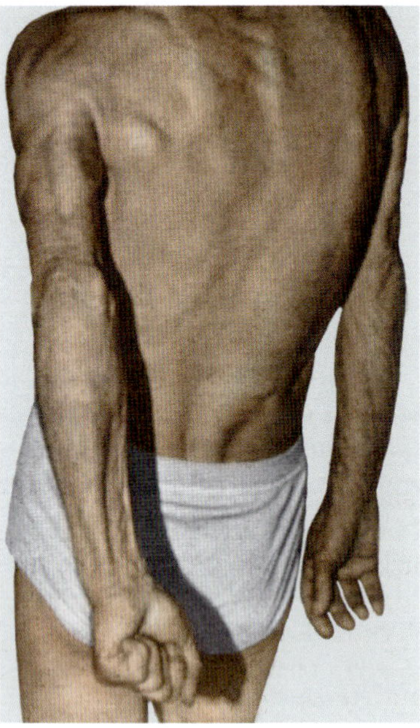

Figura 174.26 Paciente com distonia segmentar, notando se a postura dos membros superiores e a intensa contração muscular.

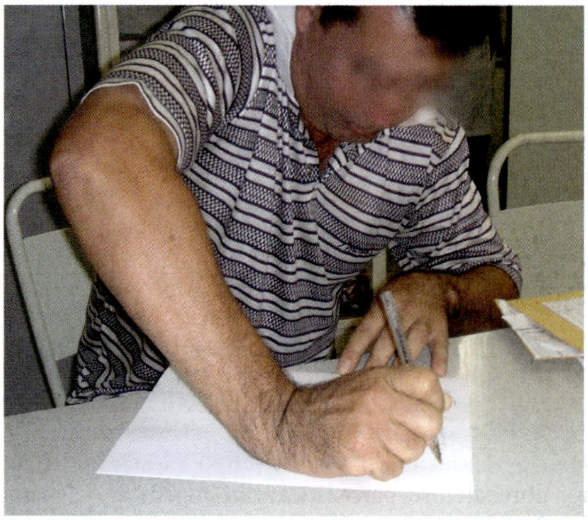

Figura 174.28 Distonia de ação específica da escrita (cãibra do escrivão).

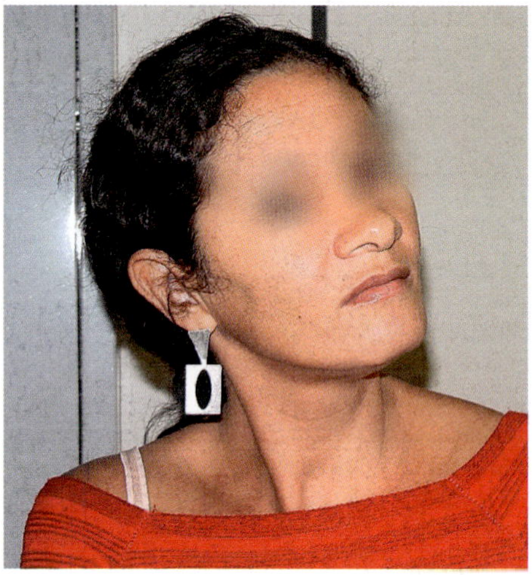

Figura 174.29 Distonia cervical.

Uma maneira de classificar é pela distribuição corporal do fenômeno distônico. Existem casos focais, quando a distonia se restringe a um único segmento corporal apenas, ou parte deste, como blefarospasmo (Figura 174.27), distonia oromandibular, cãibra dos escrivães (Figura 174.28) e torcicolo espasmódico isolado (Figura 174.29).

Manifestações segmentares ocorrem quando a distonia compromete dois segmentos contíguos, como no caso de um torcicolo espasmódico com distonia facial ou em um membro superior.

Quando a distonia apresenta-se lateralizada, acometendo um hemicorpo, é denominada "unilateral" ou "hemidistonia".

Quando diversos segmentos são afetados ou os dois membros inferiores apresentam-se distônicos, a distonia é do tipo generalizado.

As distonias que ocorrem na infância tendem a se generalizar. Nos adultos, de modo inverso, estão mais propensas a permanecerem restritas, não se generalizando.

São considerados distonia primária ou idiopática os casos em que não existe demonstração de nenhum agente etiológico ou lesão cerebral identificável pelos meios habituais de investigação, geralmente de origem genética.

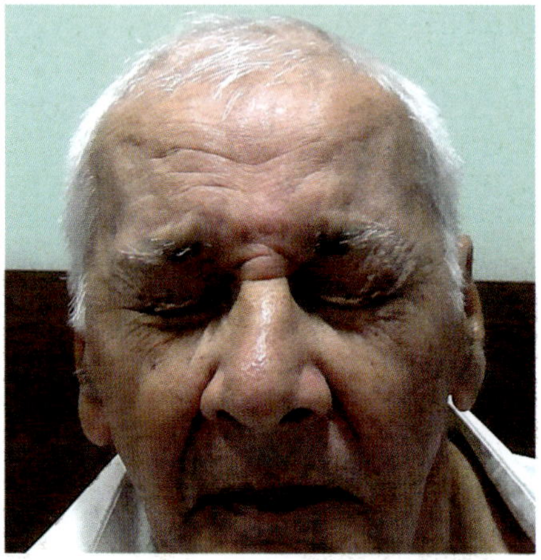

Figura 174.27 Distonia: blefarospasmo.

As distonias secundárias ou sintomáticas compõem outro grupo, no qual se identificam as enfermidades que originaram a distonia, as lesões estruturais do cérebro que produziram o fenômeno distônico. São classificadas como distonias secundárias as lesões vasculares, traumáticas, inflamatórias, infecciosas, parasitárias, tóxicas e cirúrgicas, geralmente na região dos núcleos da base, especialmente no putame.

Enfermidades genéticas também são causa de distonia, como na doença de Wilson, na NBIA, em vários distúrbios inatos do metabolismo.

Os genes, já mapeados e sequenciados ou não, denominados *DYT*, estão enumerados em sequência; recentemente, vários outros genes foram mapeados e sequenciados, tornando essa lista sempre desatualizada. Ver a seguir:

- *DYT1*: mapeado no *locus* 9q34, em famílias judias asquenazes, com fenótipo de início na infância, nos membros inferiores, generalizando-se progressivamente
- *DYT2*: identificado em ciganos espanhóis, de caráter recessivo, com região cromossômica ainda não mapeada e proteína não identificada
- *DYT3*: mapeado no *locus* Xq13.1, em famílias com o tipo Lubag de parkinsonismo e distonia (nas ilhas Panay)
- *DYT4*: distonia laríngea e cervical, descrita apenas em uma família australiana, iniciando-se dos 13 aos 17 anos de idade. Transmissão autossômica dominante

- *DYT5*: mapeado no *locus* 14q22.1-22.2, em famílias com distonias dopa-responsivas, descritas por Nygaard et al.
- *DYT6*: mapeado no *locus* 8p21-q22, em famílias menonitas, com fenótipo misto (início dos membros inferiores e envolvimento cranial ou cervical). Transmissão autossômica dominante
- *DYT7*: mapeado no *locus* 18p, em famílias alemãs, com início na idade adulta, com manifestações cervicais e laringianas ou craniais
- *DYT8*: mapeado no *locus* 2q33-q35, em famílias com distonia paroxística não cinesiogênica (canalopatia). Conhecida como "síndrome de Mount-Reback"
- *DYT9*: mapeado no *locus* 1p21, em famílias com coreoatetose paroxística e ataxia e espasticidade episódicas
- *DYT10*: mapeado no *locus* 16p11.2-q12.1, é conhecida como "coreoatetose paroxística cinesiogênica". O grupo das DYT8, 9 e 10 compõe as distonias paroxísticas
- *DYT11*: existem dois *loci* descritos em conexão com esse tipo de distonia associada a mioclonias (distonia mioclônica), um deles em 18p11 e outro em 7q21-q23 (proteína épsilon-sarcoglicana). Os pacientes apresentam a distonia mioclônica que, na maior parte das vezes, melhora com a ingestão de bebidas alcoólicas. Transmissão autossômica dominante
- *DYT12*: mapeado no *locus* 19q13, em famílias com parkinsonismo e distonia de desenvolvimento rápido
- *DYT13*: mapeado no *loci* 1p36.3-p36.1, em distonia cranial ou cervical, algumas focais e outras generalizadas. Descrita em uma família italiana, iniciando-se na infância ou vida adulta. Transmissão autossômica dominante
- *DTY14*: família suíça, com distonia e parkinsonismo. Transmissão autossômica dominante, *locus* 14q13 e proteína ainda não identificada
- *DTY15*: distonia-*plus*, relacionada ao álcool. Transmissão autossômica dominante, *locus* 18p11 e proteína ainda não identificada
- *LDYT*: mapeado no genoma mitocondrial (DNAmt), em famílias com neuropatia óptica de Leber com distonia.

Tremor

Tremor pode ser definido como um movimento involuntário estereotipado, rítmico, produzido por contrações alternadas ou sequenciais de músculos agonistas e antagonistas de um segmento corporal.

O tremor fisiológico é observado com mais frequência nas extremidades superiores e provocado por uma postura mantida, principalmente após exercício fatigante, tensão emocional e medo.

Trata-se de um tremor fixo das mãos e dos dedos, no sentido de flexoextensão, com velocidade entre 8 e 13 Hz.

As causas de tremores são: hipertireoidismo, distúrbios eletrolíticos, insuficiência hepática, insuficiência renal, neuropatias periféricas, alcoolismo, parada súbita da ingestão de bebidas alcoólicas, uso de diversos tipos de medicamentos ou afecções neurológicas, como o tremor intencional de origem cerebelar.

Há dois tipos de tremor por disfunção do sistema extrapiramidal: (1) o de repouso da síndrome parkinsoniana, analisado no tópico sobre parkinsonismo; (2) o de ação, classificado como tremor essencial.

O tremor que ocorre quando os membros são mantidos ativamente em determinadas posturas, como manter os braços estendidos à frente do tronco com as mãos e os dedos em extensão, ou durante a realização de movimentos voluntários, pode ser considerado um tremor de ação (postural ou cinético, ou ambos). Desaparece quando os músculos estão relaxados.

Em menor intensidade, é considerado apenas uma exacerbação do tremor fisiológico, pois sua frequência costuma ser a mesma deste, embora com maior amplitude.

Quando o tremor aparece com os braços e mãos estendidos e tem uma frequência alta (mais de 13 Hz), é necessário o diagnóstico diferencial com hipertireoidismo.

Se o tremor apresenta uma frequência muito baixa (4 a 6 Hz), pode ser confundido com o tremor parkinsoniano.

O tremor essencial costuma iniciar-se na idade adulta e apresenta a mesma frequência do tremor fisiológico (8 a 13 Hz). Manifesta-se a princípio em uma das mãos, passando posteriormente para a outra. Pode acometer a cabeça, com movimentos anteroposteriores (de afirmação) ou laterais (de negação), em múltiplas direções (caóticos) ou na língua e na laringe, produzindo uma fala trêmula, com voz entrecortada.

Os estímulos emocionais podem fazer aparecer ou aumentar o tremor. Alguns pacientes relatam que 1 ou 2 doses de aperitivos alcoólicos podem aliviar o tremor. Homens e mulheres são afetados igualmente.

É pelo menos 3 a 4 vezes mais prevalente que na população com doença de Parkinson.

Não existem lesões anatômicas demonstráveis nos casos de tremor essencial.

Tiques

Os tiques são movimentos involuntários repetitivos e estereotipados que aparecem em determinadas pessoas, especialmente quando em situações de tensão emocional. O portador de um tique sente que o movimento pode ser inibido por controle voluntário, mas, quando o faz, percebe que uma sensação angustiante avoluma-se no seu íntimo, aliviando apenas após o aparecimento do tique.

Os tiques costumam ser movimentos simples, como a protrusão dos lábios, fazendo um bico, a protrusão do queixo para a frente e para cima, como se o colarinho estivesse muito apertado, o pigarrear, a elevação do ombro ou o piscamento repetido das pálpebras.

O portador do tique não se apercebe dele ou, pelo menos, da frequência com que o apresenta.

As crianças, com certa frequência, entre os 5 e os 10 anos de idade, apresentam algum tipo de tique, que desaparece em poucas semanas, se não for motivo de repreensão sistemática pelos pais. Caso se prolonguem demasiadamente, podem integrar-se aos hábitos motores do paciente e acompanhá-lo por toda a vida.

Os tiques simples têm sido sempre considerados manifestação somática do sistema extrapiramidal desencadeada por um estímulo emocional, no contexto de uma personalidade propícia. No entanto, há eventualidades em que afecções do sistema extrapiramidal podem cursar com tiques ou em que estes se mantenham definitivamente após o período ativo da doença, como ocorre em pacientes com coreia de Sydenham.

O uso prolongado de neurolépticos e fármacos bloqueadores dopaminérgicos pode desencadear o aparecimento de tiques tardios, à semelhança da discinesia tardia.

Os tiques podem ser simples e transitórios, simples e permanentes, ou complexos, como na doença ou síndrome de Gilles de la Tourette, na qual os tiques são exuberantes, mudam de localização, acompanhando-se de vocalizações, coprolalia (palavras obscenas) ou copropraxia (gestos obscenos), comportamentos compulsivos, como veremos em um boxe a seguir.

Discinesias

"Discinesia" é um termo utilizado para definir estados em que há movimentação involuntária, muitas vezes confundido ou usado em lugar de distonia.

Em todas as eventualidades em que haja produção de movimentação involuntária com conotações extrapiramidais (excluídos os movimentos mioclônicos e os movimentos convulsivos), tem-se um caso de discinesia.

Quando há movimentação rápida, sem contração muscular prolongada e excessiva, as discinesias são consideradas do tipo coreico, coreoatetósico ou balístico; quando a movimentação é lenta com contrações musculares exuberantes e associadas ou não a posturas anormais fixas, as discinesias são consideradas do tipo distônico.

Quando muito rápidas, mesclando-se a outras mais lentas, podem ser confundidas com mioclonias. Existem quadros descritos como distonia mioclônica (DYT11), chamada "distonia com movimentos rápidos" (*dystonia and jerky movements*).

Existem pacientes, geralmente com mais de 60 anos de idade, que desenvolvem um quadro de movimentação involuntária na face, com a produção de careteamento, movimentos de abertura da boca e protrusão da língua, expressão facial de riso ou movimentos de tipo mastigatório.

Nos pacientes em que essa discinesia não esteja ligada ao uso de medicamentos neurolépticos, sendo, portanto, espontânea, atribui-se o nome "discinesia oromandibular espontânea".

Nos indivíduos em cuja história médica prévia identifica-se o uso crônico desses medicamentos, produtores das anormalidades do funcionamento dos receptores dopaminérgicos, o quadro é denominado "discinesia tardia".

Outro quadro neurológico semelhante, também espontâneo, no qual, além dessa discinesia oromandibular ou orofacial, existe uma distonia dos músculos orbiculares das pálpebras com a produção de blefarospasmo (contração involuntária prolongada desses músculos com fechamento das pálpebras), tem sido denominado "síndrome ou doença de Meige".

A retirada do medicamento ou o uso de anticolinérgicos faz desaparecer o quadro. Por outro lado, pacientes em uso crônico de medicamentos que aumentam a atividade dopaminérgica, como a levodopa, por um mecanismo diferente daquele citado para as discinesias agudas, provavelmente ligado a alterações nos próprios receptores dopaminérgicos pós-sinápticos do estriado, podem apresentar a discinesia da levodopa, a qual se assemelha a um quadro coreico disseminado.

Síndrome de Tourette

Essa condição manifesta-se no fim da infância e adolescência. Existe uma combinação de múltiplos tiques, vocalizações como grunhidos ou sons guturais que se mesclam à fala, coprolalia (palavras obscenas colocadas impropriamente e de maneira compulsiva) e copropraxia (gestos obscenos compulsivos), além de outras manifestações obsessivo-compulsivas.

Pode haver distúrbios obsessivo-compulsivos e uma síndrome de distúrbio da atenção com hiperatividade na infância.

Enquanto nos tiques simples considera-se não haver uma condição orgânica determinada, na doença de tiques existem indicações de distúrbios anatomofuncionais no sistema extrapiramidal e de áreas afetivas.

Balismo

O balismo constitui-se em uma sucessão de movimentos involuntários rápidos e violentos de grandes áreas do corpo, que se deslocam subitamente, devido a contrações musculares enérgicas e de curta duração.

Podem ocorrer repetidamente em poucos segundos ou passar vários minutos sem se manifestar. Todo o membro inferior pode, por exemplo, subitamente saltar e realizar uma extrema flexão para logo se relaxar ou o tronco ser deslocado no sentido giratório. O membro superior pode ser jogado para cima ou para os lados com muita força.

Trata-se de movimentos que acometem predominantemente as grandes articulações.

Existem casos em que pode haver dificuldade para definir até que ponto os movimentos são considerados como coreia e onde se inicia o balismo. De fato, coreia e balismo guardam uma relação direta entre si, pois, em casos de típico balismo, com o desaparecimento gradual deste, podem persistir movimentos tipicamente coreicos residuais.

De maneira geral, esses movimentos ocorrem apenas em um lado do corpo, e por isso costumam ser chamados "hemibalismo".

O hemibalismo é produzido por lesões extensas da área subtalâmica contralateral, com o comprometimento do núcleo subtalâmico de Luys, embora isso não seja obrigatório. A ausência de lesão do núcleo sugere que suas conexões aferentes e eferentes tenham sido interrompidas pelo processo patológico.

O hemibalismo costuma ocorrer em indivíduos com mais dos 60 anos de idade, pois as causas mais comuns são de origem vascular. Infartos ou hemorragias na região subtalâmica são as principais afecções. No entanto, neoplasias que comprometem essa região podem produzir a hipercinesia.

Como reconhecer as discinesias

Os sintomas e sinais que ocorrem nos portadores de afecções extrapiramidais são muito perceptíveis à inspeção do paciente.

Outro aspecto que chama a atenção é que, ao observar fotografias de pacientes com hipercinesias, frequentemente seja difícil definir em que tipo se enquadram.

As posturas e o padrão de movimentos examinados em um contexto estático são muito semelhantes entre si. No entanto, o exame dinâmico da movimentação torna possível o diagnóstico.

A gravação em vídeo dos pacientes passou a ser um recurso utilizado nos centros de pesquisa dessas afecções, sendo a maneira mais segura para avaliação da eficácia de algum medicamento.

O valor dos exames complementares é menor do que nas afecções de outros tipos do SNC.

Os dados da história, a investigação familiar, o grupo etário, a observação fenomenológica motora e o exame neurológico tornam possível um diagnóstico seguro na maioria das vezes.

Algumas afecções, no entanto, apresentam anormalidades específicas em determinados exames.

A doença de Wilson, por exemplo, caracteriza-se por apresentar uma associação de hepatopatia (que evolui para cirrose), movimentos involuntários anormais do tipo coreico ou atetósico, além de tremor em "batimento de asas" nas mãos e anormalidades mentais. Essa afecção de transmissão genética se deve a uma anormalidade na ceruloplasmina (proteína plasmática à qual se liga o cobre, agindo como um quelante biológico desse metal), aumentando a disponibilidade de cobre no organismo, que se acumula em determinados tecidos e origina o processo patológico. A dosagem plasmática de ceruloplasmina, bem como do cobre plasmático e urinário (ocasionalmente no próprio tecido hepático), possibilita uma definição diagnóstica.

A TC e a RM podem mostrar anormalidades características na doença de Wilson. A TC pode ser de muita ajuda na diferenciação de quadros neurológicos, como em parkinsonianos idiopáticos e portadores de calcificação dos núcleos da base (hiperparatireoidismo) com sinais parkinsonianos, ou na demonstração de atrofia do núcleo caudado em portadores de doença de Huntington. O mesmo ocorre nessas imagens com relação à doença (síndrome) de NBIA, como já mencionamos neste texto.

Coreias

O termo "coreia" provém do grego, que significa dança, e traduz uma série de movimentos involuntários irregulares, rápidos, sem contração tônica dos músculos, de breve duração e sem sequência definida.

Ocorrem principalmente nas extremidades (mãos, antebraços, pés) e na face. Podem ser movimentos simples ou relativamente elaborados. Quando mais simples, apresentam-se como menear da cabeça, desvios forçados e rápidos dos olhos para um dos lados, brusca elevação dos ombros, piscar de olhos ou mesmo discretos movimentos de passar a língua pelos lábios ou de desvio da boca. Quando mais complexos, podem ser muito abrangentes, interessando vários segmentos corporais de maneira simultânea e duradoura.

A síndrome coreica, além de manifestar-se pelos movimentos, pode apresentar hipotonia muscular. Em consequência, os reflexos profundos podem apresentar-se com resposta pendular. Esse aspecto assemelha-se muito ao que ocorre no comprometimento do sistema cerebelar. No entanto, ataxia e incoordenação muscular não são vistas tão comumente na síndrome coreica como na síndrome cerebelar.

Em alguns casos, notadamente na coreia de Sydenham, a hipotonia muscular pode ser de tal monta que a hipercinesia não se manifesta, e o aspecto de flacidez assemelha-se a uma paralisia. É a chamada "coreia mole".

Em algumas eventualidades, os movimentos coreicos apresentam-se em apenas um dos lados do corpo, quando recebem a denominação "hemicoreia".

Os movimentos coreicos originam-se da disfunção dos corpos estriados (neoestriado e paleoestriado), com maior ênfase no núcleo caudado e putame.

Tanto lesões anatômicas dessas estruturas como a ação de medicamentos nessa região podem desencadear movimentos coreicos. Várias afecções de natureza muito diversa podem determinar comprometimento nessa área cerebral e, consequentemente, produzir hipercinesia coreica, destacando-se a coreia de Sydenham e a sua variedade da gravidez (coreia gravídica), o lúpus eritematoso disseminado, a policitemia vera, as encefalites, a tireotoxicose, o hipoparatireoidismo, a hipernatremia e a doença cerebrovascular.

Alguns medicamentos (levodopa, hidantoinatos, hormônios contraceptivos, bromocriptina) também podem produzir a hipercinesia coreica. Outro contingente muito amplo de afecções de cunho genético pode cursar com a síndrome coreica entre as suas manifestações, incluindo a doença de Huntington, a coreia familiar benigna, a coreoatetose cinesiogênica familiar, a NBIA, a doença de Wilson, a neuroacantocitose, a coreia familiar com acantocitose e a calcificação dos núcleos da base familiar.

Coreia de Sydenham

A faixa etária dos 5 aos 13 anos é a mais acometida; entretanto, pode manifestar-se em idades bem mais avançadas. A etiopatogenia da coreia de Sydenham relaciona-se com a doença reumática.

A coreia faz parte dos critérios maiores de Jones no diagnóstico da doença reumática. No entanto, um número razoável de casos apresenta-se sem se identificar um antecedente definido de artrite, cardite ou mesmo infecções faringianas.

Em alguns casos, esses eventos que selam o diagnóstico de doença reumática podem ocorrer sucedendo o surto inicial da coreia.

A investigação laboratorial pode fornecer resultados normais ou pouco expressivos (ver Parte 17, *Sistema Locomotor*, Seção 2, *Articulações, Bursas e Tendões*, Capítulo 162, *Doenças das Articulações, das Bursas e dos Tendões*).

O processo imunológico que decorre da infecção estreptocócica provoca a deposição de imunocomplexos em vários pontos do organismo, e o SNC é um deles, com uma predileção pelas áreas estriatais, cerebelo e córtex. A agressão estriatal reflete-se em um comprometimento dos sistemas neuronais intrínsecos, de natureza colinérgica estriatal, o que provoca o desequilíbrio com relação à atividade dopaminérgica de origem nigral. Desse desequilíbrio resulta a síndrome coreica.

O início dos sintomas costuma ser insidioso, ocorrendo um lapso de tempo variável até que a família ou observadores mais próximos (professores) percebam que algo errado esteja acontecendo com a criança. Até esse momento, a criança pode estar apresentando mínimos trejeitos, movimentos bruscos e repetitivos considerados tiques, careteamento, e pode vir a ser repreendida por derrubar facilmente objetos que carregue nas mãos.

A hipotonia muscular, que sempre acompanha essa coreia, pode chegar a ser extrema, com intensa prostração e pouca ou nenhuma movimentação involuntária (coreia mole).

Frequentemente há queixas de alterações comportamentais, caracterizadas por choro fácil, ansiedade, labilidade do humor e também queda do rendimento escolar, com acentuada desatenção. O repouso costuma trazer um alívio da movimentação, e a ansiedade, o contrário. A coreia desaparece durante o sono.

Além da movimentação involuntária, da hipotonia muscular e da hiporreflexia osteotendínea, o exame neurológico não revela outras anormalidades.

Os exames complementares neurológicos não revelam anormalidades ou mostram apenas alterações inespecíficas, como o alentecimento do EEG.

Muitos pacientes continuam, após a fase aguda, a apresentar quadros coreicos leves, às vezes quase imperceptíveis, como pequenos trejeitos, tiques, que os acompanharão no futuro (hábito corcico).

Outros pacientes podem apresentar distúrbios psiquiátricos após vários anos; outros, ainda, podem ter reações discinéticas a fármacos do tipo anfetamínico, hormônios contraceptivos e levodopa. Esses fenômenos são considerados a consequência de uma supersensibilização crônica dos receptores dopaminérgicos pela coreia de Sydenham.

Coreia gravídica

Consiste na ocorrência de um quadro de movimentos involuntários com as mesmas características da coreia de Sydenham, no primeiro trimestre da gravidez. Não deve ser encarada como afecção resultante do estado gestacional, mas como manifestação neurológica de provável etiologia reumática que irrompeu durante a gravidez. Há uma associação com a doença reumática porque cerca de 1/3 das pacientes acometidas demonstra antecedentes reumáticos e 2/3 delas tiveram surtos coreicos na infância. Nas pacientes restantes, a ausência desses antecedentes não invalida a associação, pois a ausência de outros fatores determinantes leva a supor que o surto coreico seja também devido ao mesmo processo imunoalérgico.

Doença ou coreia de Huntington

Trata-se de uma enfermidade degenerativa, lentamente evolutiva, de transmissibilidade genética, com a maioria dos casos devendo-se a um gene autossômico dominante.

A idade de início é, em média, aos 35 anos, podendo haver casos que começam na infância ou em idades bem mais avançadas.

O início é insidioso, às vezes ocorrendo apenas discretas posturas distônicas nos membros. Com a doença já desenvolvida, três aspectos distintos podem surgir, simultaneamente ou com o predomínio de um deles. Primeiramente, os movimentos involuntários do tipo coreico acometem os membros, o tronco e a face (Figura 174.30).

A marcha modifica-se, tornando-se bizarra e progressivamente dificultada, até não ser mais possível.

A fala, devido aos movimentos da língua e dos lábios, apresenta-se disártrica, e os movimentos faciais deformam a expressão facial.

Em segundo lugar, destacam-se os distúrbios emocionais, que vão desde crises de irritabilidade e ansiedade a graves perturbações psíquicas, com aspecto paranoide ou tonalidades esquizofrênicas. Depressão também ocorre, com prevalência aumentada de suicídios.

O terceiro aspecto, o mais dramático, pois ocorre com frequência, é o de um processo demencial progressivo.

Do ponto de vista anatomopatológico, são observadas lesões disseminadas, com acentuada degeneração celular e atrofia cerebral. Os locais em que se observam as anormalidades mais evidentes são no núcleo caudado e no córtex cerebral.

Do ponto de vista bioquímico, as evidências são de uma deficiência de GABA no cérebro, particularmente no estriado. Consequentemente, a substância negra, liberada da inibição GABAérgica, aumenta sua atividade dopaminérgica, que, em última análise, provoca o desequilíbrio entre dopamina/acetilcolina no estriado, levando à coreia. Os mecanismos bioquímicos das alterações psíquicas e da demência não estão totalmente esclarecidos, mas podem ser decorrentes de aumento da atividade dopaminérgica nas áreas límbicas, de maneira análoga ao que se supõe ocorrer nos transtornos psíquicos primários. A deficiência colinérgica cortical, secundária à lesão das células corticais, deve desempenhar papel importante na demência. A dosagem do GABA no LCR mostra níveis reduzidos desse neurotransmissor.

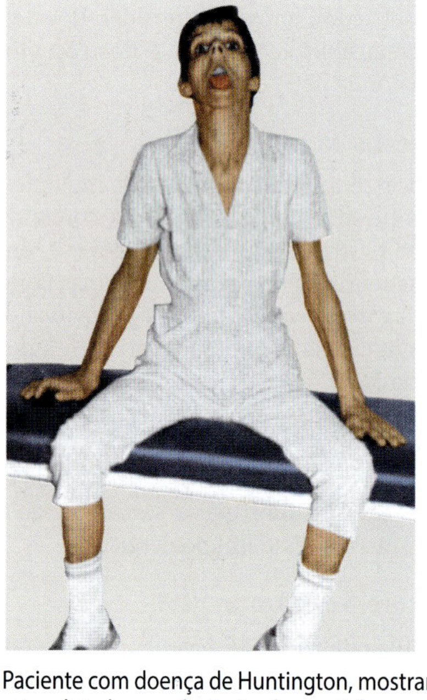

Figura 174.30 Paciente com doença de Huntington, mostrando a posição involuntariamente adotada em relação à cabeça e à face.

Outros exames subsidiários não revelam anormalidades específicas, mas pela característica atrofia dos núcleos caudados, uma imagem ventricular em asas de borboleta pode ser obtida na TC de cérebro. Claro que exame genético do gene da huntingtina, com uma quantidade maior de *triplets* (repetições dos nucleotídeos) de CAG, define a expressividade da enfermidade; aumentos menores aparecem em casos mais tardios e com aumentos maiores, em pacientes mais jovens.

Coreia medicamentosa

Após o uso prolongado, por meses ou anos, de medicamentos da classe dos neurolépticos e de outros fármacos com atividade bloqueadora dopaminérgica, pode-se observar (principalmente em pacientes psiquiátricos) e em pacientes com uso prolongado de medicamentos antinauseosos, como a metoclopramida, antivertiginosos, como a flunarizina e a cinarizina, além de outros como a sulpirida e a bromoprida, o aparecimento de movimentos anormais do tipo coreico, que se assemelham à doença de Huntington e que, pelo retardo na sua apresentação, são chamados "discinesia tardia".

É importante observar que, além da elevada incidência, esse quadro pode permanecer após interromper a medicação, em 30 a 50% dos pacientes. As descrições iniciais apontavam movimentos envolvendo fundamentalmente a musculatura da boca e da língua, como abrir e fechar persistentemente a boca, mastigar, sugar ou lamber os lábios. Posteriormente, o quadro clínico foi ampliado pela observação da ocorrência de movimentos coreoatetósicos nos dedos, das mãos e dos pés, além de hipercinesias axiais que incluíam o diafragma, acompanhando-se de vocalizações (grunhidos) e dificuldade respiratória.

Um diferencial entre os movimentos da discinesia tardia e os das coreias de outra natureza é o caráter mais ou menos estereotipado dos movimentos, que não ocorre nas coreias e é marcante na discinesia tardia.

Várias teorias se dispõem a explicar o aparecimento dessa síndrome, sendo mais comumente aceita a de que a denervação farmacológica, que ocorre prolongadamente com o uso dos neurolépticos (estes bloqueiam os receptores dopaminérgicos pós-sinápticos), produz alterações nos receptores, levando-os a uma supersensibilidade ao neurotransmissor. Como o neurotransmissor (dopamina) está sendo sintetizado em maiores quantidades que em condições normais, na tentativa natural de vencer o bloqueio dos receptores pelo medicamento, ele encontra os receptores não ocupados em estado de supersensibilidade, ocasionando o predomínio dopaminérgico, que pode explicar o aparecimento dos movimentos coreicos da síndrome.

Outra situação clínica que pode induzir um quadro coreico (de proporção muitas vezes dramática), mas reversível com a retirada do medicamento é o tratamento do parkinsonismo com a levodopa. Após um período prolongado do uso da levodopa, provavelmente por modificações ocorridas nos receptores pós-sinápticos (superestimulados cronicamente), começam a ocorrer movimentos involuntários, chamados "discinesia da levodopa". Embora o termo "discinesia" sugira que os movimentos sejam apenas do tipo coreico, como na maioria das vezes de fato ocorre, em alguns pacientes predominam distonias, com movimentos vigorosos e lentos ou posturas distônicas prolongadas e dolorosas.

Outros medicamentos podem provocar um quadro coreico, de maneira que pacientes epilépticos cronicamente tratados com hidantoinatos podem apresentar a síndrome coreica.

Em mulheres jovens em uso de hormônios contraceptivos orais já foram identificados movimentos involuntários coreicos que desaparecem com a interrupção do tratamento. Uma parte delas revela ter tido coreia de Sydenham em sua história médica pregressa. Quadro semelhante pode ocorrer nessas pacientes quando são medicadas com descongestionantes nasais, anorexígenos e psicoestimulantes (todos contendo substâncias de ação análoga à da anfetamina) ou hormônios tireoidianos.

Uma série de outras entidades clínicas pode incluir, dentre suas manifestações, a síndrome coreica. É o caso do lúpus eritematoso disseminado, do hipertireoidismo e de algumas cardiopatias congênitas cianóticas.

Coreoatetose paroxística familiar (DYT8 ou distonia paroxística não cinesiogênica)

Há alguns anos foi mapeado o *locus* do gene, em 2q33-q35. É importante que a coreoatetose paroxística familiar seja diferenciada da coreoatetose cinesiogênica familiar, entidade muito semelhante, mas os episódios de movimentos involuntários não são sempre desencadeados por determinado movimento realizado pelo paciente. É como se esse movimento despertasse o mecanismo desencadeador do surto coreoatetósico. Por esse motivo, e pela resposta favorável ao tratamento com difenil-hidantoína, muitos autores têm considerado o surto coreoatetósico um tipo pouco usual de epilepsia reflexa. Essa condição tem seu *locus* mapeado em outro cromossomo, no 16p11.2-q12.1 (DYT10). Atualmente, existe o conceito de um grupo de enfermidades relacionáveis, que partilham o caráter paroxístico, porém apresentam diferenças clínicas entre si. São chamadas "discinesias paroxísticas". Não apresentam alterações anatomopatológicas características e vêm sendo consideradas secundárias a distúrbios bioquímicos dos canais de potássio, sendo, portanto, canalopatias. A maior parte dos casos deve-se a genes, que vêm tendo seus *loci* descritos (no cromossomo 1, o gene *KCNA1* no cromossomo 12p, um *locus* no cromossomo 2q etc.).

Distúrbios hipocinéticos

Acinesia, hipocinesia e bradicinesia são termos usados para definir um mesmo fenômeno que se caracteriza por pobreza geral na motricidade automática e associada à diminuição da expressividade facial, da mímica facial e gestual, que ocorre nas síndromes parkinsonianas (ver "Distúrbios do movimento" na Parte 3, *Método Clínico*, Capítulo 8, *Exame Físico Geral*).

Síndromes parkinsonianas

O parkinsonismo representa a mais frequente manifestação de disfunção do sistema extrapiramidal. A tríade característica da síndrome é composta por rigidez, acinesia e tremor, aos quais se devem acrescentar os distúrbios posturais.

A rigidez muscular no parkinsonismo é descrita como plástica e cérea, para diferenciá-la da espasticidade que ocorre nas lesões piramidais. Nesta, há predomínio de acometimento nos músculos antigravitacionais (flexores nos membros superiores e extensores nos membros inferiores), de modo que o paciente apresenta uma postura característica no lado afetado – postura de Wernicke-Mann, postura hemiplégica –, com o membro inferior estendido, com pé equinovaro e membro superior com flexão no cotovelo e no punho, e pronação do antebraço e da mão.

A hipertonia é evidenciada pelo sinal do canivete, que consta de uma resistência aumentada no início do movimento e uma redução ao final, pela facilidade advinda da estimulação dos órgãos neurotendíneos.

Em contrapartida, na rigidez parkinsoniana, os músculos de um segmento são afetados como um todo (flexores, extensores, pronadores, supinadores, adutores e abdutores), de tal modo que, na manobra de manipulação passiva das articulações, a resistência à deslocação é uniforme, sem sinal do canivete, mas frequentemente aparece o sinal da roda dentada. Esse sinal é produto da fragmentação do movimento, que, em vez de se fazer de maneira contínua, ocorre de maneira entrecortada, como se a articulação fosse dotada de uma cremalheira na qual os dentes não estivessem exatamente se encaixando ou faltasse lubrificação adequada.

Alterações do funcionamento do globo pálido, provavelmente por diminuição do controle inibitório exercido pelo estriado, o qual, por sua vez, encontra-se também liberado da atividade inibitória provinda da substância negra, talvez seja o mecanismo básico da produção da hipertonia no parkinsonismo.

A perda das aferências diretas provindas da substância negra aos motoneurônios gama da medula espinal, com a liberação destes, também concorreria para a hipertonia.

A acinesia, hipocinesia ou bradicinesia, é responsável por uma variedade de sintomas parkinsonianos, como a pobreza da motricidade, denunciada pela diminuição da expressão facial (Figura 174.31) denominada "amimia" ou "hipomimia", e gestual, pela perda de movimentos associados, como o do balanço dos membros superiores na marcha, diminuição ou falta do piscamento, baixo volume de voz, que se torna monótona, e hesitação no início da marcha.

Embora estejam preservados os mecanismos perceptivos, que entram em jogo na decisão de realizar um movimento, o padrão e a sequência temporal na ação dos músculos envolvidos, os parkinsonianos têm um acréscimo no tempo para se movimentar. O suporte funcional para a manutenção do tempo dos movimentos em níveis normais parece ser dado pelo putame e pelo globo pálido.

O tremor da síndrome parkinsoniana, também definido como tremor de repouso, apresenta certas características que o identificam facilmente, na maior parte das vezes. Sua frequência habitual é entre 4 e 6 ciclos/segundo. Pelo menos nas manifestações iniciais, o tremor ocorre quando os membros estão em repouso, ao contrário do tremor essencial e de outros

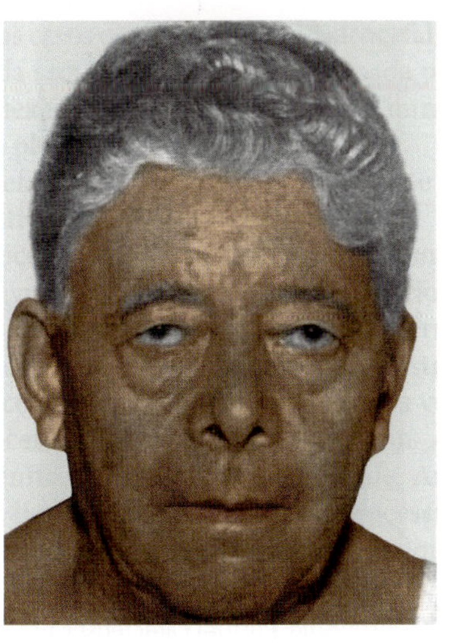

Figura 174.31 Parkinsonismo. Fácies característica.

Quadro 174.12 Doença de Parkinson: características clínicas e genéticas.

Locus	Localização cromossômica	Gene	Herança	Fenótipo
PARK 1	4q21.3	Alfassinucleína	AD	Início: 30 a 40 anos de idade Progressão rápida Tremor Boa resposta a L-dopa Disfunção cognitiva precoce
PARK 2	6q25.2-27	Parkin	AR	Início: 20 a 40 anos de idade Progressão lenta Envolvimento simétrico Distonia focal Benefício do sono
PARK 3	2p13	Desconhecido	AD	Início: 50 anos de idade Boa resposta a L-dopa Disfunção cognitiva
PARK 4	4p15	Desconhecido	AD	Início precoce Perda de peso Progressão rápida Boa resposta a L-dopa Alguns indivíduos têm apenas tremor postural
PARK 5	4p14	UCH-L1	AD	Início: 50 anos de idade Tremor inicial antecede a bradicinesia Boa resposta a L-dopa
PARK 6	1p35-p36	Desconhecido	AR	Início: 30 anos de idade Curso benigno Tremor de descanso Boa resposta a L-dopa Início precoce de discinesias induzidas por fármacos
PARK 7	1p36	D1-1	AR	Início: 30 anos de idade Assimetria Curso benigno Boa resposta a L-dopa Distonia focal
PARK 8	12p11.2-q13.1	Desconhecido	AD	Início: 40 a 50 anos de idade Assimetria Boa resposta a L-dopa
PARK 9	1p36	Desconhecido	AR	Síndrome da Kufor-Rakeb
PARK 10	1p32	Desconhecido	Suscetibilidade genética	Início tardio
PARK 11	2q36-q37	Desconhecido	AD	

AD: autossômica dominante; AR: autossômica recessiva.

As obstruções à circulação liquórica constituem as causas mais frequentes de hidrocefalias, classificadas em três tipos: (1) malformações congênitas; (2) tumores ou lesões que ocupam espaço; (3) processos inflamatórios.

As malformações congênitas mais frequentes são atresia, estenose, gliose e formação de septo no lúmen do aqueduto e do forame de Magendie; imperfuração dos forames de Lushka e Magendie; deformidade da base do crânio e lissencefalia com ausência de circunvoluções e do espaço subaracnoideo; e malformação de Dandy-Walker (Figura 174.33).

Os tumores podem ocorrer em vários níveis, bloqueando intrínseca ou extrisecamente a circulação do LCR. Exemplos: neoplasias dos hemisférios cerebrais, comprimindo os ventrículos laterais ou obstruindo o forame de Monro; neoplasias intraventriculares do III e IV ventrículos (cisto coloide, ependimoma); neoplasias suprasselares (craniofaringeoma); neoplasias cerebelares (astrocitomas, meduloblastomas); neoplasias do tronco encefálico (gliomas infiltrativos) e neoplasias difusas das leptomeninges (melanose, carcinomatose).

Os processos inflamatórios, agudos ou crônicos, causando meningoencefalites, frequentemente produzem hidrocefalia por bloqueio da fossa craniana posterior. A neurocisticercose (NCC), quando de localização intraventricular ou comprometendo as leptomeninges, constitui causa relevante de obstrução da circulação liquórica.

Deve ser lembrada a possibilidade de se instalar dilatação do sistema ventricular por alteração do mecanismo de reabsorção liquórica, mais frequente no nível do seio sagital superior. São casos de hidrocefalia após meningite e HSA.

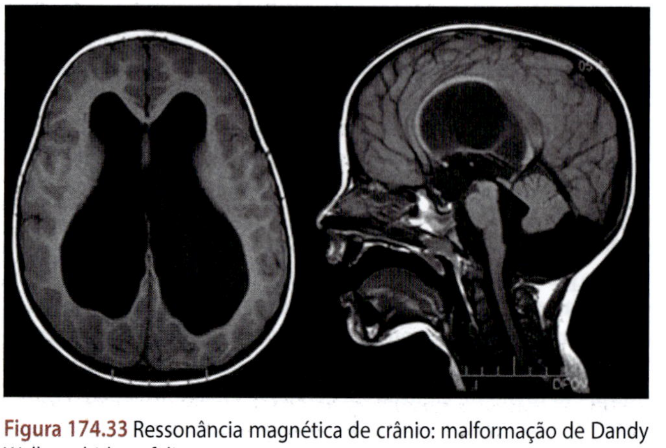

Figura 174.33 Ressonância magnética de crânio: malformação de Dandy Walker e hidrocefalia.

Sinais e sintomas

Na criança o aumento do perímetro craniano pode ser observado pela família (Figura 174.34).

Na idade de 1 ano – época referida para as hidrocefalias relacionadas com as malformações do sistema nervoso – deve ser dada importância à ocorrência de infecções (rubéola, sífilis, toxoplasmose), traumatismos, irradiações, uso de medicamentos no primeiro trimestre de gravidez, bem como nas fases finais a ação do vírus citomegálico.

Ainda na infância, é comum o quadro de choro excessivo, anorexia, sonolência. Durante algum tempo, nenhum sinal de HIC é observado, porquanto as suturas abrem-se progressiva e acentuadamente, de modo que o conteúdo craniano adquire dimensões volumosas.

Notam-se deficiência mental progressiva e retardo do desenvolvimento neuropsicomotor (DNPM).

O crânio aumenta progressivamente, com nítida desproporção com a face, sendo difícil manter a cabeça em posições adequadas, com antero e retropulsão. A fontanela bregmática é ampla e tensa, com expressão facial típica, denominada "olhar do sol poente", representado pelo desvio dos olhos para baixo, deixando a esclera bem visível, logo acima da córnea (ver Figura 174.34).

À percussão, o crânio revela o sinal do pote rachado.

Os ossos cranianos adelgaçam-se e uma rede venosa torna-se visível logo abaixo da pele, principalmente nas regiões frontais e temporais, revelando a dificuldade da circulação de retorno.

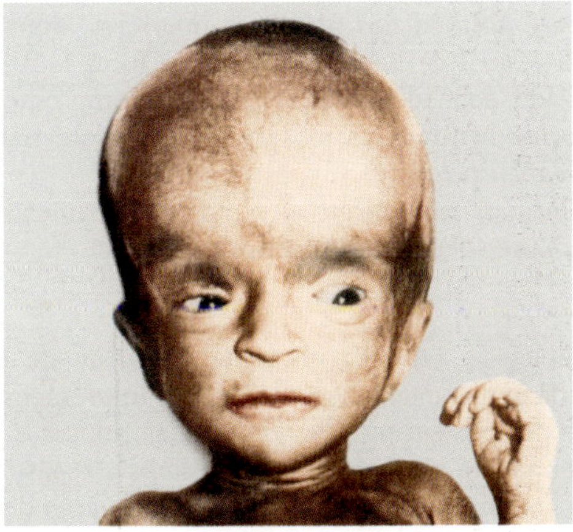

Figura 174.34 Hidrocefalia, observando-se desproporção craniofacial e o olhar de sol poente.

A falta de movimento dos membros inferiores é consequente ao estiramento das fibras da via piramidal destinada aos membros inferiores, localizadas, em seu trajeto, paralelas às paredes dos ventrículos laterais, dilatados.

Um pequeno grupo de crianças apresenta estabilização da hidrocefalia. Apenas aumento dos perímetros cefálicos é notado, com relativo DNPM ainda satisfatório, moderada incoordenação motora ou certo grau de espasticidade dos membros inferiores. Nesses casos, a pressão intraventricular normaliza-se e o edema intersticial é reabsorvido, ocasionando equilíbrio entre secreção e reabsorção liquórica, característicos da hidrocefalia compensada.

Na criança em que o crânio já está com seu tamanho definido e no adulto, as manifestações clínicas da hidrocefalia diferem.

Não ocorre o aumento dos perímetros cefálicos devido à soldadura das suturas cranianas. Predominam os sinais e sintomas de HIC, com cefaleia progressiva, vômito frequente, diplopia por paralisia do VI nervo craniano (abducente) e edema de papila ao exame oftalmoscópico.

As causas mais frequentes são tumores intracerebrais, processos inflamatórios, complicações da HSA espontânea ou traumática e NCC.

No adulto, duas formas de hidrocefalia evoluem sem sinais de HIC: a hidrocefalia *ex-vacuo* e a hidrocefalia de Hakim-Adams.

A hidrocefalia *ex-vacuo* é observada quando a redução da espessura do parênquima cerebral produz aumento dos ventrículos laterais, consequente à atrofia do tecido corticossubcortical, em casos de atrofia ou múltiplos infartos cerebrais bilaterais.

A hidrocefalia de Hakim-Adams ou hidrocefalia de pressão normal ou hidrocefalia de pressão intermitente representa uma forma de hidrocefalia comunicante, frequentemente secundária à HSA e ao traumatismo cranioencefálico, que se manifesta por progressiva deterioração cognitiva, ataxia da marcha e incontinência urinária.

Os sintomas variam conforme o seu início e a sua intensidade. Não se observam sinais e sintomas de HIC.

Os exames de imagem revelam um sistema ventricular moderadamente dilatado e ausência de atrofia cortical (Figura 174.35).

O diagnóstico de hidrocefalia na infância, principalmente com menos de 2 anos de idade, é fácil. Importante salientar, entretanto, que o aumento dos perímetros cranianos nem sempre prediz hidrocefalia. Nos casos em que estas manifestações não sejam evidentes, devem-se medir,

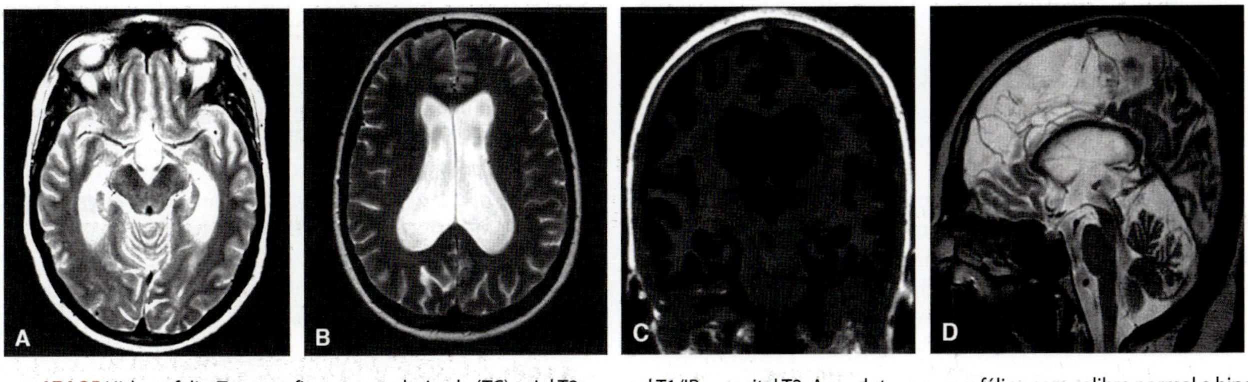

Figura 174.35 Hidrocefalia. Tomografia computadorizada (TC) axial T2, coronal T1/IR, e sagital T2. Aqueduto mesencefálico com calibre normal e hipossinal em T2 (A e D), confirmando fluxo de alta velocidade (D) e avaliação dinâmica. Dilatação desproporcional do sistema ventricular em relação aos sulcos corticais (B e C).

periodicamente, os perímetros cranianos, comparando-os com os índices normais.

O diagnóstico neurorradiológico é realizado pela TC e RM.

A TC revela as reais dimensões do sistema ventricular, das cisternas basais do espaço subaracnoide, da espessura do córtex cerebral e do local de obstrução do sistema liquórico. Sua limitação refere-se aos casos de hidrocefalia comunicante devido às variantes possíveis e seu valor prognóstico.

A RM permite a visualização de detalhes da anatomia do sistema ventricular e de fatores causais não evidentes à TC.

O estudo do fluxo liquórico dentro dos ventrículos pode definir o diagnóstico de casos duvidosos.

O exame liquórico deve ser feito, a fim de se detectarem causas infecciosas de meningites crônicas ou NCC, antes da indicação cirúrgica.

A medida da pressão intracraniana flutuante, a remoção de volume de LCR e a avaliação clínica consequente facilitam o diagnóstico da hidrocefalia comunicante e seu prognóstico cirúrgico.

ENCEFALOPATIA CRÔNICA DA INFÂNCIA OU PARALISIA CEREBRAL

Newra Tellechea Rotta

A encefalopatia crônica da infância (ECI) ou paralisia cerebral (PC) tem sido definida como sequela de uma agressão encefálica que se caracteriza, primordialmente, por um transtorno persistente, mas não invariável, do tônus, da postura e do movimento. Aparece na primeira infância, sendo secundária a lesão não evolutiva do encéfalo, com influência direta na maturação neurológica.

O comprometimento cerebral na ECI decorre da associação de fatores endógenos e exógenos. Dentre os fatores endógenos, deve-se considerar o potencial genético herdado, ou seja, a maior ou menor suscetibilidade de o cérebro se lesar. No momento da fecundação, o novo ser carrega um contingente somático e psíquico que corresponde à sua espécie, à sua raça e aos seus antepassados. Dentre os fatores exógenos, o tipo de comprometimento cerebral depende do momento em que o agente atua, de sua duração e da intensidade, distinguindo os períodos pré-natal, perinatal e pós-natal.

No período pré-natal, os principais fatores etiológicos são: as infecções e parasitoses, como lues, rubéola, toxoplasmose, citomegalovírus, Zika vírus e HIV; as intoxicações, por drogas ilícitas, álcool e tabaco; as radiações diagnóstica ou terapêutica; traumatismo, seja direto no abdome ou por queda sentada da gestante; fatores maternos, como doenças crônicas, anemia grave, desnutrição, mãe idosa.

No momento do parto, é possível conhecer o grau de asfixia aguda pelas condições vitais do RN, pelo índice de Apgar, sendo significativa a asfixia aguda presente em sucessivas observações (1, 5, 10, 15, 20 minutos). Mais importante, no entanto, é a asfixia crônica que ocorre durante a gestação, podendo resultar em um RN com boas condições vitais, mas com importante comprometimento cerebral. A asfixia crônica está intimamente ligada à insuficiência placentária, da qual resultam fetos pequenos e dismaturos. A associação de asfixia pré- e perinatal é responsável pelo maior contingente de comprometimento cerebral do RN. É a primeira causa de morbidade neurológica neonatal, levando à PC, e é uma das principais causas de morte nesse período. Além da asfixia, consideram-se, no período perinatal, as hemorragias e os tocotraumatismos que, muitas vezes, estão associados. O RN prematuro é mais propenso a apresentar hemorragia cerebral peri e intravascular.

Os fatores pós-natais compreendem: distúrbios metabólicos (hipoglicemia, hipocalcemia, hipomagnesemia), infecções (meningites por germes gram-negativos, estreptococos e estafilococos), encefalites pós-infecciosas e pós-vacinais, hiperbilirrubinemia por incompatibilidade sanguínea materno-fetal, levando ao quadro denominado *kernicterus*, devido à impregnação dos núcleos da base pela bilirrubina, traumatismos cranioencefálicos, intoxicações (por produtos químicos ou drogas ilícitas), processos vasculares (tromboflebite, embolia e hemorragia) e a desnutrição, que interfere de maneira decisiva no desenvolvimento do cérebro da criança.

As alterações anatomopatológicas da ECI são variáveis, pois se trata de uma síndrome que pode resultar de várias enfermidades em diversos momentos do desenvolvimento do SNC.

A classificação das encefalopatias crônicas da infância pode ser feita de várias maneiras, considerando-se o momento e o local da lesão, a etiologia, a sintomatologia ou a distribuição topográfica. Do ponto de vista semiológico, optou-se por uma classificação a partir de aspectos anatômicos e clínicos, por enfatizar o sintoma motor, elemento principal do quadro clínico:

- Piramidais ou espásticas (monoplégica, hemiplégica, diplégica, tetraplégica)
- Extrapiramidais ou coreoatetósicas (coreia, atetose, rigidez)
- Atáxicas (cerebelares, vestibulares)
- Mistas (combinações de duas ou mais das formas anteriores).

Nas formas piramidais encontram-se hipertonia muscular extensora e adutora dos membros inferiores; hiper-reflexia profunda e sinal de Babinski; déficit de força localizado ou generalizado, dependendo da extensão do comprometimento.

Na forma hemiplégica, observa-se comprometimento de todo o hemicorpo.

Nas formas monoplégicas, o comprometimento motor ocorre em um só membro, superior ou inferior.

Nas formas tetraplégicas, há comprometimento dos quatro membros.

Na diplégica, também chamada "paralisia de Little", a espasticidade dos membros inferiores é muito intensa, resultando na posição em tesoura ao se tentar colocar o paciente em pé, enquanto nos membros superiores a espasticidade é leve, muitas vezes apenas identificada em situação de estresse ou esforço físico maior.

Nas formas extrapiramidais ou coreoatetósicas, além dos movimentos involuntários característicos, é possível observar alterações do tônus muscular do tipo distonia, com alterações para mais ou para menos, variáveis, durante a movimentação ou na manutenção da postura.

Nas manifestações atáxicas, encontram-se importantes alterações do equilíbrio e da coordenação motora, associadas a uma hipotonia muscular nítida.

As formas mistas são caracterizadas por diferentes combinações de distúrbios motores: pirâmido-extrapiramidais, pirâmido-atáxicos ou pirâmido-extrapiramidal-atáxicos.

Ao distúrbio motor, base do quadro clínico, associa-se em diferentes combinações uma série de outros sintomas, tais como deficiência mental, crises convulsivas em 65% dos casos, distúrbios da linguagem, auditivos, oculares e visuais e da conduta.

Os distúrbios da linguagem são muito frequentes, tanto do tipo disfásico como do tipo disártrico.

Distúrbios auditivos ocorrem por comprometimento do VIII nervo craniano, desde o seu núcleo até a saída pelo forame auditivo interno.

Tais crianças costumam apresentar alterações da movimentação ocular, sendo a mais comum o estrabismo convergente, por lesão do nervo abducente. A dificuldade visual é frequente e vai desde catarata, nos casos de toxoplasmose congênita, a hemianopsias por lesão quiasmática ou pós-quiasmática.

Paralisia cerebral

Paralisia cerebral não é sinônimo de deficiência mental. Em muitos casos, o potencial intelectual é normal e algumas vezes até superior. Tais possibilidades devem ser valorizadas e estimuladas de tal maneira que a criança, frequentando uma escola convencional em sistema de inclusão, possa ter um desempenho adequado e ser um profissional competente.

A criança com PC com inteligência normal, percebendo suas dificuldades físicas, tende a apresentar problemas de comportamento. Os pais que sempre desejaram um filho saudável têm muita dificuldade em aceitar um filho com lesão cerebral. A frustração que resulta do confronto entre o filho real e o desejado tende a provocar uma reação de culpa e superproteção. Esses dois sentimentos aumentam a possibilidade de que a criança apresente problemas de comportamento.

Nos casos de PC, a criança tem estatura mais baixa, menor peso e resistência diminuída às infecções, o que mostra a importância de um cérebro normal para uma constituição física normal.

A criança com PC tem maior tendência à osteopenia e, consequentemente, à possibilidade de fraturas frequentes, não apenas pela imobilidade, como também pelos efeitos secundários do uso contínuo de medicamentos antiepilépticos, quando necessários.

É importante diagnosticar precocemente esses quadros, pois disso depende a prevenção de contraturas e deformidades. No lactente, nem sempre a espasticidade é nítida, e muitas vezes a primeira suspeita procede de retardo do desenvolvimento psicomotor. Posteriormente, o quadro de espasticidade define-se melhor, e até o fim do primeiro ano de vida aparece de maneira nítida uma hipertonia elástica, extensora e adutora nos membros inferiores e flexora nos membros superiores. O mesmo ocorre em relação aos movimentos involuntários, que costumam ficar evidentes ao fim do primeiro ano de vida. Nessa ocasião, é possível observar os movimentos coreoatetósicos, principalmente nos casos de *kernicterus*, ou a rigidez plástica das manifestações extrapiramidais, secundárias a meningoencefalites virais. As classes atáxicas chamam a atenção no primeiro semestre de vida pela intensa hipotonia muscular, mas somente quando a criança necessita manter melhor equilíbrio postural o quadro torna-se nítido, seja na posição sentada ou de pé.

Em aproximadamente 15% dos casos o EEG pode apresentar depressão ou alentecimento de ritmos e sincronização de descargas. Os EEG anormais são mais frequentes nas lesões cerebrais espásticas. As principais alterações são atividade epileptogênica, atividade lenta focal ou difusa e hipsarritmia.

À radiografia simples do crânio, podem-se observar microcefalia e calcificações (toxoplasmose, citomegalovírus).

A TC e a RM de crânio são úteis na demonstração de atrofia corticossubcortical, dilatação ventricular, coleção subdural, calcificações (Figuras 174.36 e 174.37), além de malformações cerebrais.

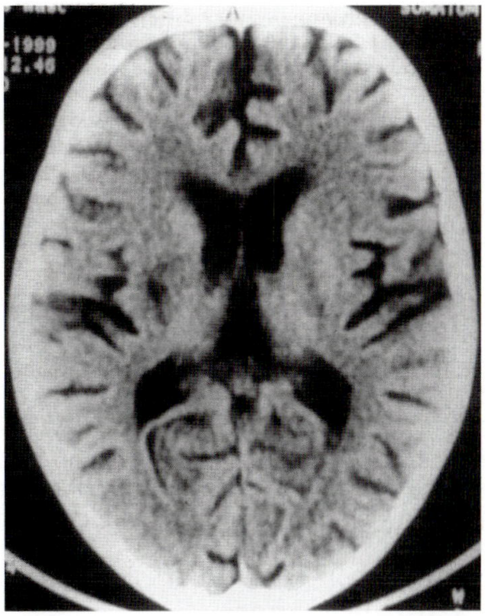

Figura 174.36 Encefalite crônica da infância. Discreta dilatação ventricular com atrofia corticossubcortical.

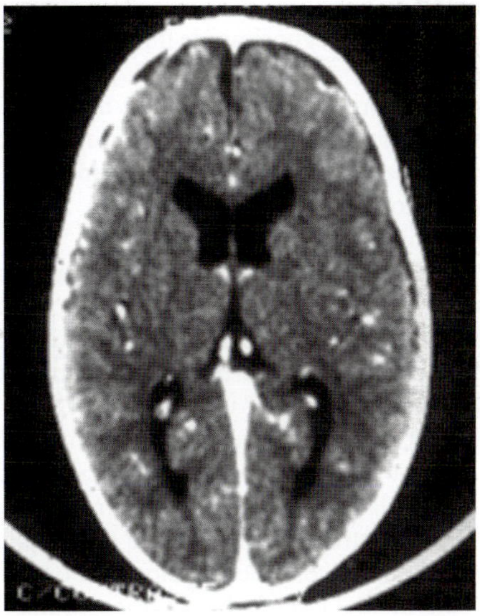

Figura 174.37 Toxoplasmose. Tomografia computadorizada de crânio evidenciando calcificações por toxoplasmose.

O prognóstico da criança com PC depende do envolvimento não só da criança, mas também da família. O atendimento com foco na relação mãe–filho, pai–mãe–filho, familiares, escola e comunidade é o único meio de atuar de maneira completa nos casos de ECI.

DISTÚRBIOS DE APRENDIZAGEM

Áurea Nogueira de Melo

O distúrbio de aprendizagem é mais conhecido como uma categoria diagnóstica da idade escolar que tem como queixa principal dificuldade de aprendizagem acadêmica.

É considerado uma alteração da função cortical superior, distinguindo-se cinco grupos: (1) distúrbio de linguagem oral; (2) linguagem escrita; (3) função matemática; (4) distúrbio não verbal e (5) hiperlexia. Para uma boa aprendizagem, são necessários: desenvolvimento neuropsicomotor (DNPM) normal, defesa-proteção da criança, alimentação adequada, aquecimento, vestimentas pertinentes à idade, ar puro e sol, principalmente para permitir as brincadeiras próprias de cada faixa etária, prevenção de infecções (esquema vacinal adequado) e treinamento de hábitos-habilidades necessárias à aprendizagem acadêmica.

Do ponto de vista epidemiológico, os distúrbios de aprendizagem ocorrem mais no sexo masculino do que no feminino na proporção de 2:1. Ressaltamos ainda que são mais observados em crianças com baixo nível socioeconômico.

Clinicamente, as meninas mostram mais dificuldades cognitivas, de linguagem e social, todavia, dificuldades de soletrar, escrever e visuomotoras afetam ambos os sexos igualmente.

No Brasil, ainda não há estudos que reflitam a realidade do país, entretanto, a identificação de pacientes com dificuldades de aprendizagem na atenção primária é fundamental para as iniciativas de melhoria da saúde dessa população.

Base da aprendizagem

A aprendizagem é um processo que se faz no SNC por uma série de operações cuja finalidade é acumular dados a longo prazo, que possam ser usados novamente, o que depende essencialmente de duas funções: memória e atenção, associadas às funções práxicas, gnósicas, de linguagem e participação do sistema visual.

A memória representa a capacidade do ser humano de armazenar informações que possam ser recuperadas posteriormente. No seu processamento, participam várias áreas corticais e subcorticais, sendo o complexo amigdaliano do lobo temporal uma das mais importantes.

A atenção diz respeito a focalizar a consciência, concentrando os processos mentais em uma tarefa principal, deixando as demais em segundo plano. Na atenção há indícios da participação de várias áreas corticais, em especial com o lobo temporal e o córtex parietal posterior.

Desse modo, a aprendizagem requer um conjunto neuronal cortical (lobos cerebrais), subcortical (corpo caloso, substância reticular ascendente, trato piramidal), sinapses em micronível e neurotransmissores em nível molecular. Do ponto de vista somático, é necessário um bom desenvolvimento físico e mental em condições psicossocioeconômicas saudáveis, que proporcione uma aprendizagem adequada em todos os níveis.

Aspectos gerais

Os distúrbios de aprendizagem incluem cinco aspectos que podem estar relacionados entre si:

1. Distúrbios primários, específicos ou seletivos: entende-se que há integridade do SNC, das vias sensoriais (visão e audição), do sistema motor e da cognição.
2. Distúrbios secundários ou adquiridos: consequentes à agressão ao SNC nos períodos pré-natal, perinatal e pós-natal, incluindo várias patologias, síndromes neurológicas e doenças e afecções neurológicas da infância.
3. Diferenças na estrutura do cérebro: os disléxicos, por exemplo, mostram assimetria cerebral em estudos anatômicos *post mortem* e *in vivo*, por meio de neuroimagem, eletrofisiologia, diferenças metabólicas e PET. Foram ainda observadas alterações de migração neuronal atípica, alterações no lobo temporal esquerdo (com poucas à direita), e nas regiões frontal e rolândica.
4. Hereditariedade: tornou-se evidente, em estudo de gêmeos e familiares, uma variação de 50 a 70% para história familiar positiva relativa aos distúrbios de aprendizagem e aos cromossomos 6 e 15 têm sido relacionadas mutações na hereditariedade dos distúrbios disléxicos.
5. Alterações bioquímicas: no período pré-natal, destaca-se o uso de drogas ilícitas e nicotina pela mãe, e essas alterações são inferidas com base nos níveis de neurotransmissores reduzidos em urina, sangue e líquido cefalorraquidiano.

O distúrbio de aprendizagem pode se manifestar tanto no âmbito escolar como fora dele, por exemplo, em casa. O professor é quem chama a atenção pela dificuldade na leitura, escrita e/ou cálculo, recomendando aos pais consulta ao pediatra, que encaminha ao neurologista infantil.

O reconhecimento dos problemas de aprendizagem caracteriza-se, a saber: na fase **pré-escolar** – dificuldade em aprender a identificação de números, letras ou formas; na **fase escolar** – não lê, não escreve e/ou não faz cálculos.

O exame neurológico dessas crianças e adolescentes é, em geral, normal. Eventualmente, observam-se sinais mínimos como hipotonia, incoordenação motora de mãos ou dificuldades em definir direita e esquerda.

O conhecimento dos distúrbios de aprendizagem e suas disfunções é importante na prática clínica médica, atividade de professor, psicologia, fonoaudiologia e no contexto familiar, sobretudo por acarretar problemas na qualidade de vida da criança e comprometer seu futuro profissional e emocional.

Para avaliação, destacam-se pontos que auxiliam na identificação desse distúrbio.

Síndromes clínicas

As principais síndromes clínicas englobam: dislexia (dificuldade da leitura); disgrafia (dificuldades na escrita); discalculia (dificuldades da função matemática); distúrbio da aprendizagem não verbal (dificuldades não acadêmicas); hiperlexia (intensa fascinação por letras e números). Os distúrbios de aprendizagem podem ainda ser analisados sob dois aspectos:

1. *Distúrbios primários, específicos ou seletivos* (entende-se que há integridade do SNC, das vias sensoriais [visão e audição], do sistema motor e da cognição).
2. *Distúrbios secundários* (várias patologias ou síndromes neurológicas da infância interferem na aprendizagem).

Dislexia

A dislexia é caracterizada por dificuldade específica da leitura. Não ocorre lesão do cérebro, mas uma disfunção no processo funcional ou na maturação neurológica, que leva a dificuldades na aprendizagem da leitura. Estima-se uma frequência de 5 a 10% das crianças em idade escolar e adolescentes. Observa-se ainda que os distúrbios secundários que comprometem o cérebro podem causar a dislexia.

Propõe-se que a dislexia possa representar alterações em circuitos e/ou áreas neuronais como: (1) déficit ao acesso direto e manipulação das unidades fonéticas de linguagem a partir da memória declarativa; (2) alterações na memória implícita; (3) comprometimento no processo visual na via magno celular e (4) transtorno cerebelar na automatização dos hábitos sensorimotores necessários à leitura.

Entre as alterações mais características na dislexia, destacam-se: ler/escrever de maneira incompreensível; não entender separação de sílabas; soletrar incorretamente; confundir letras com diferentes orientações espaciais (b/p; p/q);

confundir letras com sons semelhantes (b/p; g/j; confundir letras com pequenas diferenças gráficas (i/j; m/n); inverter palavras ou sílabas e repetir sílabas.

Observações de achados *post mortem* de disléxicos têm mostrado malformações na região perissilviana (ectopia e displasia) e núcleo geniculado (redução de neurônios magnocelulares), sugerindo migração e maturação neuronal anormal.

Ao atingirem a adolescência ou a fase adulta, os disléxicos apresentam dificuldades neuropsicológicas, evidenciando a importância do diagnóstico correto e da intervenção precoce.

Descrevem-se alguns fatores que proporcionam um prognóstico favorável, a saber: criança com quociente de inteligência alto; diagnóstico precoce; atitudes positivas por parte de pais e professores; treino regular por parte de um professor qualificado e determinação por parte da criança.

Dois tipos de distúrbios se destacam na literatura: **déficit na compreensão da leitura** (alterações na compreensão, nomeação, estratégia e organização); e **déficit no reconhecimento de palavras** (por alteração no processo fonológico e no trabalho de memória verbal).

O diagnóstico é definido por avaliações neuropsicológicas. O psicólogo é importante para a determinação do nível mental, e a função do neurologista infantil é avaliar a integridade do SNC, garantindo aos pais e/ou familiares que não se trata de um problema de retardo mental.

Devem-se excluir alterações genéticas da dislexia que têm se tornado evidentes a partir de estudos mostrando casos familiais e mediante estudos com gêmeos, postulando-se a herança autossômica dominante. Exame complementar indicado é o EEG, que pode mostrar anormalidades em 36% dos casos, comparando-se ao de crianças normais, principalmente pelo registro de ondas lentas em regiões posteriores durante o estado de vigília.

Disgrafia

A disgrafia é definida como uma inabilidade parcial para escrever em decorrência de uma disfunção neurológica. O déficit na disgrafia é simbólico por natureza e o paciente não tem condições de combinar informações auditivas e verbais com o ato motor necessário à escrita.

As lesões descritas no SNC foram as encontradas em cérebros de pacientes adultos, sugerindo alterações em áreas occipitotemporoparietais bilaterais e áreas sensorimotoras à esquerda.

O exame da escrita pode revelar vários erros: para soletrar, pontuar, capitalizar e para praticar a escrita, que é pequena, pobre em organização, com ideias inapropriadas e revisão superficial.

Deve-se excluir alterações cerebelares que levam à incoordenação motora, acarretando distúrbio na qualidade da atividade motora, irregularidades na escrita e na velocidade da produção, quando afetadas as mãos. O exame neurológico e o DNPM são frequentemente normais.

Do ponto de vista clínico, são encontrados os seguintes distúrbios envolvendo:

- Integração visuomotora: a criança fala e lê corretamente, mas não consegue fazer a integração do sistema visual para o motor (p. ex., não faz cópia)
- Integração perceptual: tanto para o sistema auditivo quanto para o visual (p. ex., erros na interpretação de letras e palavras, sons, símbolos e não soletra corretamente)
- Memória: déficit em lembrar imagens ou sons de palavras quando repetidas (p. ex., pode copiar, mas não faz ditado); **formulação, sintaxe, semântica** – a criança tem dificuldades em entender a palavra, seu significado e o papel dentro do texto, elaborando textos incompreensíveis.

Discalculia

A discalculia refere-se à falha da criança em adquirir competência de função matemática.

O bom desempenho na matemática está relacionado com o desenvolvimento: de conceito de número (abstração mental do significado em termos de quantidade) e de valor relativo (tamanho e distância); de entendimento e habilidade para usar a linguagem matemática nas operações numéricas (adição e subtração) e sequência dos passos para resolver problemas matemáticos (divisão matemática longa). Autores aventam a hipótese de que as alterações na função matemática tenham relação com o funcionamento inadequado do hemisfério cerebral direito. A discalculia tem uma incidência estimada, em torno de 6 a 26%. É importante lembrar da comorbidade entre distúrbios da leitura e da função matemática. Observa-se na prática clínica que os distúrbios da leitura são diagnosticados mais precocemente e só posteriormente os da função matemática. Desse modo, deve-se investigar o distúrbio na matemática quando a criança tem problemas para aprender a ler.

As crianças com esse distúrbio representam um grupo heterogêneo em que se pode distinguir três subtipos: **déficit visuoperceptual; linguístico** (incluindo a leitura) e **misto**.

Os seguintes cenários podem ser encontrados nessas crianças: **dificuldades na orientação visuoespacial** (erros matemáticos como dificuldades em alinhar números para cálculos, valor relativo de tamanho ou distância e dificuldades em discriminar direita ou esquerda quando em posição vertical, ou da esquerda para direita quando horizontal); **desatenção na sequência numérica** (exemplo 637/673); **distúrbio na execução dos passos das operações numéricas** (não sabe a sequência para efetuar a soma ou como dividir); **déficit na leitura e identificação de números** (em uma sequência de 1 a 5, não identifica o 2 e/ou 4); e **dificuldades em formular cálculos mentalmente** (não consegue somar 3 + 3).

Distúrbios de aprendizagem não verbal

É importante estarmos atentos para o fato de que, além dos distúrbios de aprendizagem acadêmica, temos os de natureza não verbal, muitas vezes negligenciados. Estes correspondem a um grupo de crianças que apresentam uma série de problemas que incluem: distúrbio na imagem corporal; dificuldade em aprender o padrão motor grosseiro; déficit de orientação temporoespacial; falta de percepção social; dificuldade em expressar emoções e expressão facial; distraibilidade e desordem no cálculo aritmético. Vários autores atribuem esses distúrbios ao inadequado funcionamento do hemisfério cerebral direito.

Os principais déficits observados na aprendizagem não verbal incluem: déficit tátil-perceptual bilateral; dificuldades na coordenação psicomotora; dificuldades de organização das habilidades visuoespaciais; dificuldades em resolver problemas não verbais; dificuldades em entender relação causa-efeito; dificuldades na formação de conceitos; dificuldades em adaptar-se a situações novas e dificuldades na execução de escrita da aritmética.

A RM de crânio com contraste e difusão (DWI) é o exame preferencial que evidencia lesão hiperintensa com realce anelar. Se a RM não estiver possível, a TC de crânio com contraste pode ser realizada, mas é menos sensível. Nem sempre a biopsia do SNC é possível, principalmente pela localização da lesão. As situações que permitem adiar ou dispensar a biopsia do SNC são abscesso cerebral em contexto de bacteriemia, achados epidemiológicos, clínicos, sorológicos ou de neuroimagem que apoiam determinado diagnóstico (p. ex., neurotoxoplasmose, neurocisticerocose), cerebrite precoce sem evidência de necrose cerebral, lesões menores que 2,5 cm em paciente estável neurologicamente e consciente e abscessos localizados em regiões vitais do cérebro ou inacessíveis. Quando possível, solicitar a biopsia para identificação do agente etiológico por cultura ou reação em cadeia da polimerase (PCR), que é o diagnóstico padrão-ouro. No fragmento da biopsia colocado em soro fisiológico ou meio de cultura, deve-se solicitar exame de coloração de Gram, bacilos álcool-ácido-resistentes (BAAR) e ácido-resistente modificada para *Nocardia*, pesquisa de fungos, cultura para bactérias, fungos e PCR para tuberculose. Outros exames na investigação de abscesso cerebral são sorologia para parasitas (cisticercose, toxoplasmose), teste de antígeno para criptococose, galactomana para aspergilose. A punção lombar (PL) não tem papel na investigação de abscesso cerebral, inclusive há alto risco de herniação de tronco encefálico na presença de lesão com efeito de massa em SNC.

O sucesso do tratamento requer uma combinação de drenagem cirúrgica e terapia antimicrobiana correta (boa penetração no SNC e sensível a bactéria suspeitada ou isolada). A antibioticoterapia idealmente deve ser iniciada após a biopsia, ou antes se o procedimento não for viável, ou for adiado ou paciente com sepse.

Encefalites

Encefalite é a inflamação do parênquima cerebral e a etiologia pode ser dividida em infecciosas e não infecciosas.

A diferença entre meningite e encefalite é que, nesta última, a função cerebral é alterada. A distinção entre ambas pode ser difícil na prática. Além disso, pode haver sobreposição de componente meníngeo e parenquimatoso, denominado "meningoencefalite".

Os vírus são responsáveis por aproximadamente 90% dos casos (Quadro 174.18).

As causas pós-infecciosas/pós-vacinais representam um processo imunomediado e acredita-se que sejam responsáveis por aproximadamente 1/4 dos casos de encefalites; são chamadas "encefalomielite disseminada aguda (ADEM)". O período de incubação varia de algumas horas a 3 ou mais semanas (na raiva, pode durar meses), dependendo da idade do paciente e da etiologia.

Quadro 174.18 Etiologia das encefalites.

Etiologia	Agentes
Vírus	Herpes-vírus (HSV-1e 2, EBV, VZV, CMV, HHV-6), enterovírus, arbovírus, sarampo, caxumba, vírus da coriomeningite linfocitária, adenovírus, raiva, HIV, influenza
Bactérias	Tuberculose, espiroquetas, brucelose, riquétsias, micoplasmas, *Listeria*
Fungos	*Cryptococcus neoformans, Histoplasma capsulatum*
Parasitas	Malária, *Toxoplasma gondii*, helmintos, tripanossomíases, amebas de vida livre
Príons	Kuru, Creutzfeldt-Jakob
Não infecciosas	Encefalite pós-infecção, encefalite pós-vacinal, síndrome de Reye, vasculites, reações medicamentosas

CMV: citomegalovírus; EBV: vírus Epstein-Barr; HHV: herpes-vírus humano; HIV: vírus da imunodeficiência humana adquirida; HSV: herpes-vírus simples; VZV: vírus varicela-zóster.

Sinais e sintomas das encefalites

O quadro clínico inicia-se com pródromos inespecíficos: mal-estar, anorexia, cefaleia, fotofobia e vômitos, geralmente acompanhados de febre de baixa intensidade.

Após um período de tempo variável, instala-se o quadro neurológico, com intensificação dos sintomas prodrômicos, associados a sinais meníngeos, alterações mentais, alteração da consciência, convulsões e sinais neurológicos focais.

As alterações mentais são importantes, mesmo sem ou com discreto comprometimento de consciência: desorientação, mudanças no comportamento, déficit de memória e *delirium*.

Sinais meníngeos ocorrem em 1/3 dos casos, com rigidez da nuca e sinais de irritação meningorradicular.

Convulsões são mais frequentes em crianças, podendo ser focais ou generalizadas.

A febre, embora não ocorra em todos os casos, nessa fase é quase sempre elevada e mais frequente nos primeiros dias da doença.

Pode haver sinais piramidais como hipertonia, hiper-reflexia e Babinski.

Vários tipos de sinais focais podem surgir, como mono, hemi ou tetraparesia; paresia facial central ou periférica; paralisia oculomotora; afasia; ataxia; e alterações sensitivas.

A evolução é monofásica, sendo raras as recidivas.

O prognóstico é variável, e a maioria evolui bem, sem sequelas, principalmente em adultos e crianças maiores.

As encefalites ocorrem em todas as idades, mas são mais comuns nas crianças com menos de 10 anos de idade e raras após os 40 anos. Depois das crianças, e na faixa dos 15 aos 30 anos, os casos são mais frequentes.

Nas encefalites virais, os agentes atravessam a porta de entrada (bucofaringe, pulmão, intestinos, pele), promovendo uma viremia que difunde a infecção ao sistema reticuloendotelial. Após uma amplificação da carga viral nesse local, ocorre uma segunda viremia, que leva a infecção ao SNC e a outras áreas.

As viremias primária e secundária são caracterizadas por vírus dentro dos neutrófilos e células mononucleares, embora vírus livres também circulem no sangue (como os enterovírus).

A penetração na barreira hematoencefálica provavelmente ocorre por meio de células parasitadas pelos vírus que migram pelos vasos sanguíneos das meninges, plexo coroide ou cérebro.

Uma vez no SNC, os vírus podem disseminar-se de célula a célula pelas pontes intercelulares ou por conduítes neurais, ou ser transportados por fluxo axonoplasmático para o corpo do neurônio. A rota neural de entrada de patógenos no SNC também é importante (como na raiva, no herpes simples e, possivelmente, na poliomielite).

As amebas de vida livre penetram no SNC pelas vias olfatórias, cruzando a placa cribriforme e chegando ao lobo frontal. As células do SNC diferem quanto à permissividade da replicação viral. Alguns vírus replicam preferencialmente nos neurônios, enquanto outros, nas células da glia. Além da necrose do tecido, o grau e a localização do edema cerebral também são variáveis importantes. Os mecanismos imuno-humoral e celular interferem para abreviar a replicação viral e a resultante inflamação e o edema.

Uma exceção a essa patogênese é o desenvolvimento das encefalites pós-infecciosas que resultam de mecanismos autoimunes ou alérgicos. Tais reações podem ocorrer após infecção com vírus do tipo selvagem (sarampo, rubéola) ou após inoculação com vírus atenuado (varíola, sarampo). Uma necrose hemorrágica mais intensa e resultante edema cerebral acontecem na infecção com HSV. Os lobos temporal e frontal estão envolvidos preferencialmente, levando a achados neurológicos focais característicos.

Em alguns pacientes, encefalite por HSV pode ocorrer em associação com lesões orolabiais, com os vírus acometendo o cérebro por meio das vias olfatórias. Em outros, a encefalite pode seguir-se à reativação de vírus dormentes no gânglio trigeminal ou dentro do próprio cérebro. Nas encefalites virais fatais, ocorre uma reação inflamatória proeminente nas meninges e na distribuição perivascular dentro do cérebro. Essa reação inflamatória é composta predominantemente por células mononucleares, embora polimorfonucleares também possam ser encontrados (Figura 174.50).

As células neurais mostram mudanças degenerativas e, frequentemente, fagocitose dos neurônios por macrófagos e células gliais (neuronofagia). Corpos de inclusões intranucleares ocorrem nas encefalites causadas por HSV, adenovírus e manifestações subagudas e crônicas de infecções pelo vírus do sarampo. O citomegalovírus produz mudanças patológicas características, com o surgimento de células citomegálicas contendo corpos de inclusão.

O vírus rábico produz os corpos de Negri (Figura 174.51).

Nas doenças desmielinizantes agudas, complicando infecções virais exantemáticas ou infecções respiratórias, não se sabe se a invasão do SNC é um pré-requisito para a doença. Essas doenças comprometem tanto a mielina central (encefalite ou encefalomielite pós-infecciosa) quanto a mielina periférica (síndrome de Guillain-Barré [SGB]).

A patogênese dessas síndromes está relacionada com a sensibilização da pessoa infectada pela mielina. Esse mecanismo é análogo às complicações neurológicas pós-vacinais, por exemplo, vacinas como febre amarela, influenza, covid-19.

Doenças como pan-encefalite subaguda esclerosante, pan-encefalite da rubéola, encefalopatia do HIV, paraparesia espástica tropical e leucoencefalopatia multifocal progressiva (LEMP, reativação do vírus JC, um papovavírus humano; o fator de risco mais comum ocorre em pacientes com AIDS) são lentamente progressivas, com início insidioso e ausência de febre.

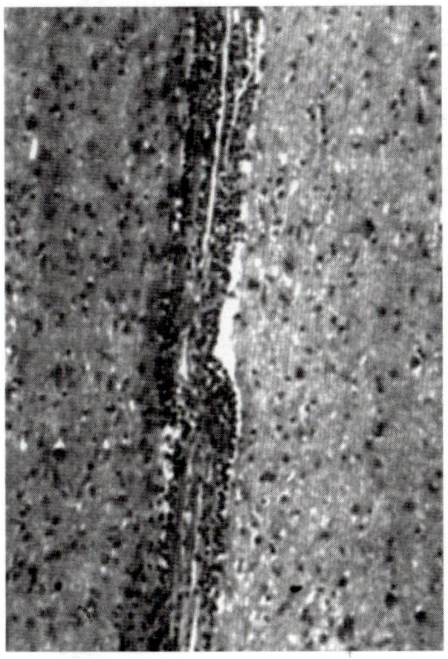

Figura 174.50 Encefalite viral, observando-se denso infiltrado de mononucleares no espaço perivascular.

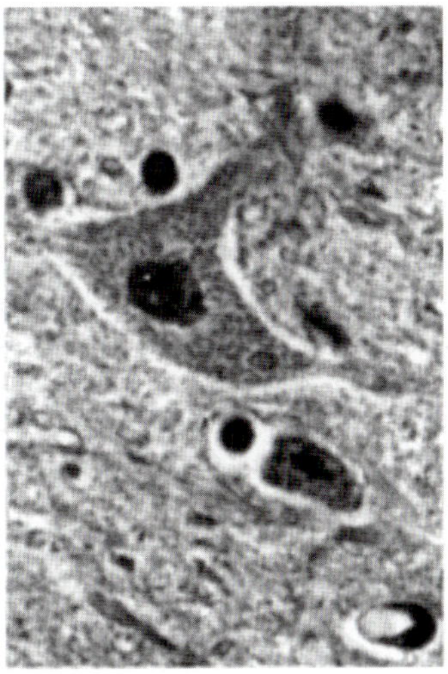

Figura 174.51 Encefalite por raiva, observando-se o corpo de Negri no interior do citoplasma celular.

Nas encefalites bacterianas, em geral, manifestam-se com início agudo, mas algumas, como neurossífilis, borreliose e doença de Whipple, apresentam início e evolução indolente ou mesmo flutuante.

Síndrome de Reye é uma encefalopatia aguda distinta, que costuma surgir após uma infecção viral em que se fez uso de ácido acetilsalicílico; afeta crianças e é caracterizada por infiltração gordurosa do fígado e edema cerebral não inflamatório. É encontrada após *influenza*, varicela e, possivelmente, outras infecções virais, assim, o ácido acetilsalicílico não é recomendado para crianças.

A história, o exame físico e os achados de exames subsidiários de um paciente com suspeita de encefalite fornecem dados para confirmar o diagnóstico e até mesmo determinar o agente etiológico (Quadros 174.19 e 174.20).

O LCR costuma mostrar-se alterado em quase todos os casos, exibindo um padrão inflamatório, com pleocitose moderada à custa de linfomononucleares. Neutrófilos podem aparecer nos

Quadro 174.19 Dados clínicos que orientam o reconhecimento da etiologia das encefalites.

Anamnese	Idade do paciente Epidemiologia local Eventos pessoais recentes (vacinas, doenças, mordidas) Contato com indivíduos doentes História de viagens Mudanças no estado mental
Exame físico	Febre Sinais meníngeos Achados neurológicos (focais ou difusos) Achados sistêmicos Lesões cutâneas/parotidite

Quadro 174.20 Exames complementares nas encefalites.

- Exames de sangue (hematológico, bioquímica, sorologias – arboviroses, HIV, EBV)
- Exame de LCR (rotina completa, pesquisas de anticorpos, culturas, painel de meningoencefalites)
- Neuroimagem (tomografia computadorizada, ressonância magnética, cintilografia)
- Eletroencefalograma
- Excepcionalmente, exame histopatológico ou cultura de material obtido por biopsia cerebral, estereotáxica ou PCR do agente

LCR: líquido cefalorraquidiano; PCR: reação em cadeia da polimerase.

primeiros dias. As proteínas costumam estar normais, mas podem elevar-se um pouco; glicose e cloretos raramente estão com níveis reduzidos. Não há bactérias, e os métodos para identificação de vírus podem ser confirmatórios.

O EEG é normal nos casos leves e serve para excluir meningite e outras causas de encefalites, como as bacterianas, as fúngicas e a neurocisticercose (NCC) e altera-se de acordo com a gravidade do comprometimento neurológico, podendo preceder as alterações da neuroimagem. Atividade lenta focal ou difusa é a alteração mais frequente. Complexos localizados são sugestivos de encefalite viral, principalmente de causa herpética, cuja predileção é pela parte mesial do lobo temporal.

A TC de crânio pode ser normal nas fases iniciais e, também, durante toda a evolução.

A RM de crânio é bem mais sensível em demonstrar lesões focais, multifocais ou difusas, e desmienilizaniação (ADEM e LEMP).

Diagnósticos diferenciais com encefalites são: tumor primário ou metástases do SNC, efeitos adversos de medicamentos, uso de drogas, doenças autoimunes (p. ex., vasculites e associadas ao anticorpo NMDA, causa comum em jovens), abscesso cerebral, neurossífilis, neurotuberculose, neurocriptococose, neurotoxoplasmose, encefalite amebiana (associada à natação em água doce).

Não existem tratamentos específicos para a maioria das infecções do SNC.

Dengue, Zika vírus e Chikungunya

Os arbovírus têm crescido em importância epidemiológica, seja por atividade humana modificando o ambiente e a ecologia, seja por mutação viral ou recombinação genética (especialmente nos vírus RNA).

Dengue é a principal e mais comum arbovirose afetando seres humanos. O vírus (um *Flavivirus*) é transmitido pela fêmea do mosquito *Aedes aegypti*, tendo quatro diferentes genótipos (DENV-1, 2, 3,4), todos causadores de doença humana, pois a infecção por um genótipo não confere proteção contra os outros; assim, podemos ter dengue quatro vezes na vida.

A dengue manifesta-se de maneira aguda com febre, dores articulares, mialgia, cefaleia e *rash* cutâneo. Alguns casos podem evoluir com gravidade, caracterizados por sangramentos de grande monta, disfunção de órgão ou extravasamento de plasma, denominado "dengue grave". As manifestações neurológicas podem ocorrer, principalmente por vírus DENV-2 e DENV-3, que são neurotrópicos, como: parestesias, convulsões, encefalite, meningoencefalite, encefalopatia e mielites. São descritos também casos de síndrome de Guillain-Barré (SGB), tanto na fase aguda como após a remissão da dengue.

O diagnóstico sorológico é realizado por teste rápido com a pesquisa do antígeno NS1 nos primeiros 3 dias e, após este período, por pesquisa de anticorpos para dengue IgM e IgG após sexto dia dos sintomas. No LCR, deve ser solicitada a reação em cadeia da polimerase por transcriptase reversa (RT-PCR) para dengue na tentativa de isolar o vírus e definir o diagnóstico. A RT-PCR também pode ser solicitada em fragmento de vísceras (cérebro) para diagnóstico pós-morte.

Zika vírus (ZIKV), outro arbovírus, também é neurotrópico. Sua transmissão é pelo mesmo mosquito da dengue, além da transmissão sexual e transplacentária. Desde as primeiras investigações da microcefalia e de estudos subsequentes, no Brasil e em outros lugares, está claro que o ZIKV é causa de uma série de distúrbios neurológicos semelhantes à dengue, e principalmente SGB, além de anormalidades em fetos e recém-nascidos, incluindo as malformações congênitas, em que se destaca a microcefalia.

O diagnóstico é feito pela identificação de anticorpos (IgM e IgG para ZIKV) no soro a partir do sexto dia do início dos sintomas.

O vírus da Chikungunya (CHIKV) também é uma arbovirose prevalente no Brasil, transmitida pela picada da fêmea do mosquito do gênero *Aedes*.

A doença no paciente pode evoluir em três fases: febril ou aguda, pós-aguda e crônica. A fase aguda da doença tem duração de 5 a 14 dias. A fase pós-aguda tem um curso de até 3 meses. Se os sintomas persistirem por mais de 3 meses após o início da doença, considera-se instalada a fase crônica. Em mais de 50% dos casos, a artralgia torna-se crônica, podendo persistir por anos.

Na fase aguda e pós-aguda da doença clássica, não são relatadas manifestações neurológicas. Já a fase crônica é caracterizada pela persistência ou recorrência dos sinais e dos sintomas, principalmente dor articular, musculoesquelética e neuropática, sendo esta última muito frequente nessa fase. A prevalência da fase crônica é bastante variável, podendo atingir mais de 50% dos pacientes. Os principais fatores de risco para a cronificação descritos até esse momento são: idade acima de 45 anos, artropatia preexistente e maior intensidade do quadro na fase aguda. Com frequência razoável, são observadas manifestações decorrentes da síndrome do túnel do carpo, como dormência e formigamento das áreas inervadas pelo nervo mediano, além de fascite plantar. Outras manifestações descritas são: fadiga, cefaleia, prurido, alopecia, exantema, bursite, tenossinovite, disestesias, parestesias, fenômeno de Raynaud, alterações cerebelares, distúrbios do sono, alterações da memória, déficit de atenção, alterações do humor, turvação visual e depressão.

A Chikungunya tem manifestações atípicas que atingem órgãos como pele, rins, sistema cardiovascular, olhos e sistema nervoso, causando meningoencefalite, encefalopatia, convulsão, SGB, síndrome cerebelar, paresias, paralisias e neuropatias. Os sintomas atípicos estão relacionados ao maior risco de evolução para o óbito.

O diagnóstico é feito por pesquisa de anticorpos IgM e IgG a partir do sexto dia de doença.

Covid-19

O SARS-CoV-2 foi descrito pela primeira vez em Wuhan, na China, em dezembro de 2019, e rapidamente se espalhou pelo mundo, causando uma pandemia com milhões de mortes. Com o avanço da doença, observou-se que, além da habilidade do vírus em afetar células do trato respiratório, também afetaria as células do sistema nervoso, mesmo em casos sem sintomas respiratórios. A enzima conversora de angiotensina 2 (ECA2) é a forma mais comum de admissão do vírus; por meio dela, o vírus se introduz no organismo e se multiplica. A neuroinvasão é evidenciada por três caminhos: (1) pelas duas enzimas, a protease transmembrana serina 2 identificada nas células das membranas epiteliais brônquicas, quebrando as ligações peptídicas para efetuar a junção do vírus com as células hospedeiras e dos receptores da ECA2 no endotélio vascular; (2) de forma direta, por meio dos nervos olfativos; e (3) na quebra da barreira hematoencefálica. A neuroinvasão pode também ocorrer logo em sua fase de entrada na mucosa nasal, onde o corpo humano possui um aglomerado de enzimas receptoras, infectando o endotélio olfatório, atingindo a estrutura óssea na placa cribriforme, que fará conexão ao nervo olfatório, logo infectando o SNC. O SARS-CoV-2 não tem como alvo primário o sistema nervoso, porém a ECA2 se faz presente em células da glia no cérebro, barreira hematoencefálica, entre outras áreas com fronteira ao SNC e SNP.

O aumento de mediadores pró-inflamatórios acaba causando a tempestade de citocinas, o que gera uma inflamação aguda, interfere no processo de homeostase coagulativa e aumenta a permeabilidade vascular, permitindo maior passagem de carga viral frente à barreira hematoencefálica, tendo como consequência direta o aumento da infecção, microtrombos e micro-hemorragias que afetam a substância branca cerebral.

As manifestações neurológicas associadas à covid-19 variam de leves a críticas, afetam adultos e crianças e podem se manifestar durante e após a infecção aguda pela covid-19. Os sinais, os sintomas ou as síndromes neurológicas relatados na fase aguda incluem dor de cabeça, tontura, diminuição ou perda do paladar (hipogeusia ou ageusia), redução ou perda do olfato (hipoanosmia ou anosmia), agitação, acidente vascular cerebral (AVC), convulsão, meningite, encefalite, encefalopatia, ADEM, mielite e SGB. Também estão surgindo consequências na fase pós-aguda, como sinais e sintomas persistentes ou de desenvolvimento recente (doença pós-covid-19); estes incluem dor de cabeça, problemas no olfato ou paladar, prejuízo cognitivo, confusão, fadiga, dificuldade de concentração, amnésia, distúrbios do sono e sintomas neuropsiquiátricos.

Pessoas com doenças neurológicas, como AVC e demência/doenças neurodegenerativas, preexistentes, são mais vulneráveis à infecção pelo SARS-CoV-2, vivenciam exacerbações de sua doença preexistente e têm maior risco de desfechos graves e morte.

O diagnóstico pode ser feito por exames de imagem demonstrando manifestações neurológicas (encefalite, meningite, AVC) e RT-PCR positiva para SARS-CoV-2 em *swab* nasal ou aspirado traqueal e/ou LCR.

Vacinas contra covid-19

Há um baixo risco de complicações neurológicas após a vacinação contra covid-19, incluindo paralisia de Bell, trombose do seio venoso cerebral e SGB. No entanto, o risco de tais complicações é substancialmente menor do que os riscos associados à infecção pelo SARS-CoV-2. Desde março de 2021, foram relatados casos de síndrome de trombose com trombocitopenia (STT) em pacientes vacinados com as vacinas Oxford-AstraZeneca e Johnson & Johnson/Janssen contra covid-19, porém, esse é um evento extremamente raro. A OMS concluiu que o benefício da vacinação para proteger contra a covid-19 supera em muito os riscos de desenvolver a STT, pois a condição é rara e pode ser facilmente tratada se a pessoa procurar atendimento a tempo. No entanto, as pessoas que tiveram coágulos sanguíneos associados à STT após a primeira dose da vacina não devem receber a segunda dose com a mesma vacina contra a covid-19.

Neurossífilis

Infecção do SNC causada pela bactéria *Treponema pallidum*, causadora da sífilis. A neurossífilis pode acontecer em qualquer estágio da sífilis precoce ou tardia. Podem ocorrer sintomas de meningite (cefaleia, náuseas, vômitos, rigidez de nuca e febre), sintomas vasculares (déficits focais e AVC), diminuição ou perda visual ou auditiva e sintomas neuropsiquiátricos (mudança de comportamento, síndrome demencial, depressão/mania, psicose e confusão mental).

Na sífilis precoce (semanas, meses e anos de evolução), as formas comuns de manifestações neurológicas são: meningite sifilítica, sífilis meningovascular, otossífilis, sífilis ocular). Na sífilis tardia (anos a décadas de evolução), *tabes dorsalis* e demência sifilítica.

Para diagnóstico de sífilis, são necessários dois testes séricos de categorias diferentes: um teste treponêmico (teste rápido, teste de absorção de anticorpos treponêmicos fluorescentes [FTA-abs], imunoensaio enzimático, imunoensaio por quimioluminescência ou teste de hemaglutinação) e um teste não treponêmico (*venereal disease research laboratory* [VDRL] quantitativo ou reagina plasmática rápida [RPR]). Confirmada a sífilis, realizar punção lombar com VDRL no LCR, porém, tal exame tem baixa sensibilidade diagnóstica, de forma que o resultado negativo, assim como a ausência de alterações no LCR, não descarta neurossífilis.

De modo geral, tendo em vista o amplo espectro de apresentação da neurossífilis, a punção lombar deve ser realizada em todo paciente com diagnóstico de sífilis com sintoma neurológico, auditivo ou visual, em casos de sífilis terciária ativa, após falha de tratamento de sífilis, sem nova reexposição sexual e em pacientes com sífilis que têm HIV/AIDS.

O tratamento para neurossífilis deve ser instituído se VDRL no LCR positivo ou quando VDRL sérico positivo, VDRL no LCR negativo, mas acometimento ocular ou auditivo, ou LCR com aumento de celularidade (leucócitos mais que 5) ou hiperproteinorraquia (maior 45 mg/dℓ). A primeira escolha é até hoje penicilina G cristalina, seguida de ceftriaxona como segunda escolha.

PARASITOSES DO SISTEMA NERVOSO CENTRAL

Osvaldo Massaiti Takayanagui e Tissiana Marques de Haes

O raciocínio clínico e a abordagem laboratorial para o diagnóstico das doenças parasitárias do SNC devem considerar a geografia médica e os hábitos culturais e a forma como o paciente interage com o meio ambiente.

Neurocisticercose

No ciclo evolutivo natural da *Taenia solium*, o homem é o hospedeiro definitivo, albergando o parasita adulto no intestino, e o porco, o hospedeiro intermediário. A contaminação humana com os ovos da *T. solium* processa-se por autoinfestação, em indivíduos portadores de teníase, por meio de mãos contaminadas (autoinfestação externa) ou por heteroinfestação, por meio de alimentos, particularmente verduras cruas, água e mãos contaminadas.

Classicamente, um cisticerco é composto por um escólex invaginado, cercado por uma parede vesicular. No parênquima cerebral, os cisticercos vesiculares (ditos "viáveis", ou vivos) provocam pouca ou nenhuma reação inflamatória. À medida que o cisticerco involui, ele passa à fase coloidal, caracterizada por um infiltrado inflamatório mononuclear circundando o cisticerco, com edema e gliose subjacentes devido à liberação de antígenos parasitários. É nesse momento que os sintomas neurológicos começam a se manifestar. Conforme a involução avança (fases granular e calcificada), o edema regride, porém, as alterações astrocíticas levam à formação de granulomas com células gigantes multinucleadas, cuja persistência pode levar a crises epilépticas recorrentes. Em última análise, a lesão pode evoluir para regressão e, consequentemente, para calcificações cerebrais.

Quadro clínico

As manifestações clínicas da neurocisticercose (NCC) dependem de vários fatores: tipo morfológico (forma parenquimatosa ou extraparenquimatosa, conforme será explicado adiante), número, localização e fase de desenvolvimento do parasita, além das reações imunológicas locais e a distância do hospedeiro. Da conjunção desses vários fatores resulta um quadro pleomórfico, com uma multiplicidade de sinais e sintomas neurológicos.

As formas císticas simples, descritas como forma parenquimatosa da doença, representam mais de 60% dos casos, enquanto a forma extraparenquimatosa, mais rara, compreende as formas ventricular, subaracnoide, espinal e ocular.

As crises epilépticas são descritas como a manifestação mais frequente, ocorrendo em 70 a 90% dos pacientes, e a NCC é a principal causa de epilepsia de início tardio nos países endêmicos. Alguns estudos sugerem associação entre a localização frontal dos cistos e crises focais, enquanto descrevem associação de crises com generalização secundária e envolvimento do lobo temporal. As crises em geral apresentam bom controle com apenas um fármaco anticrise; entretanto, a presença de atrofia hipocampal ao exame de RM tem sido associada a pior controle de crises. Alguns estudos ainda observaram a curiosa associação entre epilepsia mesial do lobo temporal (associada a esclerose hipocampal) e NCC; entretanto, não se sabe se tal associação seria somente um achado coincidente de duas doenças altamente prevalentes ou se existiria uma relação patogênica entre ambas, como no caso de a NCC poder atuar como injúria precipitante inicial levando a dano hipocampal e, talvez, esclerose hipocampal propriamente dita.

A forma calcificada é a forma de doença mais comum entre indivíduos de áreas endêmicas, sendo epilepsia ou cefaleia as manifestações clínicas mais comuns nesses pacientes.

No sistema ventricular, os cisticercos podem acarretar hipertensão intracraniana (HIC) secundária à hidrocefalia, e os pacientes apresentam-se tipicamente com cefaleia, que pode ser intermitente ou crônica e acompanhada pelos sintomas de HIC: náuseas, vômitos, redução da acuidade visual e papiledema, por vezes exacerbados por movimentação da cabeça. Ao conjunto descrito de sintomas, quando acompanhado por rebaixamento súbito do nível de consciência/coma, damos o nome de "síndrome de Bruns".

Cistos no espaço subaracnoide constituem a forma mais grave de NCC, com as maiores taxas de letalidade; os cistos podem invadir a fissura de Sylvius e aumentar de volume (cistos gigantes) causando HIC com hemiparesia, crises parciais ou outros sinais localizatórios. A cisticercose racemosa nas cisternas basais pode causar intensa reação inflamatória e fibrose, com espessamento progressivo das leptomeninges (aracnoidite crônica) na base do crânio, com consequente hidrocefalia comunicante. Em aproximadamente 60% dos casos, entretanto, há obstrução do trânsito do líquido cefalorraquidiano (LCR), resultando em hidrocefalia obstrutiva e HIC. A hidrocefalia secundária à meningite cisticercótica apresenta elevado coeficiente de mortalidade (50%). Por esse motivo, as localizações extraparenquimatosas (intraventricular e cisternal) são consideradas formas malignas da NCC.

A HIC pode também ser consequente à encefalite cisticercótica, uma infecção maciça de cisticercos no parênquima, levando a intensa resposta inflamatória e a um grave edema cerebral difuso.

Diagnóstico

O diagnóstico de NCC é fundamentado nos exames de LCR, de neuroimagem e na detecção de anticorpos no sangue periférico.

O conceito de síndrome do LCR na NCC, introduzido em 1940 por Lange, compreendendo pleocitose, eosinofilorraquia e positividade da reação de fixação do complemento, persiste até o presente momento.

O desenvolvimento, nas últimas décadas, de técnicas imunológicas alternativas, como as reações de imunofluorescência, hemaglutinação e *blotting*, propiciou maior precisão do LCR no estabelecimento do diagnóstico. Recentemente, a reação em cadeia da polimerase no LCR evidenciou ser um método promissor, sendo descritas taxas de sensibilidade de até 100% no LCR e de 81% no plasma de pacientes com NCC subaracnoide e intraventricular. Em casos de maior dificuldade diagnóstica, o uso da metagenômica por técnica de sequenciamento de próxima geração tem-se mostrado promissor.

O surgimento de pleocitose e de anticorpos específicos no LCR coincide, habitualmente, com o processo de degeneração de cisticercos e consequente exacerbação da resposta imunoinflamatória do hospedeiro.

Atualmente, a TC, a RM e o LCR são considerados os melhores exames para a comprovação diagnóstica da NCC. Os critérios de Del Brutto et al., revisados em 2017, enfatizam a importância da realização de exames de neuroimagem (idealmente TC e RM) para o estabelecimento de um diagnóstico definitivo e foram validados também para lesões ventriculares.

As alterações dos exames de neuroimagem dependem da fase de desenvolvimento do parasita. A lesão cística é arredondada, com fluido em seu interior e possui de 1 a 2 cm de diâmetro, podendo ser maior quando na fissura de Sylvius ou no espaço subaracnoide. No cisticerco viável (vivo, ou forma ativa), o centro do parasita é líquido (escuro, ou hipodenso, na tomografia e na sequência T1 da ressonância; e brilhante na sequência T2 da ressonância), de contornos bem delimitados e a visualização do escólex é patognomônica, aparecendo como um nódulo ou lesão alongada, de 1 a 2 mm de diâmetro, presa à parede do cisticerco.

A resposta do hospedeiro ao cisticerco pode determinar edema perilesional, captação/reforço ao meio de contraste (tipicamente "em anel") e, eventualmente, degeneração do componente cístico. Acredita-se que o cisticerco intraparenquimatoso sobreviva por um período de 3 a 6 anos, após o qual passa a se degenerar, ocorrendo um dos processos descritos. Na sequência, após um período de aparente normalidade, surge a calcificação, tipicamente entre 1 e 5 mm de diâmetro.

A RM apresenta maior sensibilidade que a TC na detecção de cisticercos intraventriculares e cisternais. Na tomografia, no caso de cisticercos intraventriculares, pode ser evidente somente a presença de hidrocefalia. Ao exame de ressonância, entretanto, os cisticercos intraventriculares aparecem como estruturas de paredes finas, com ou sem escólex em seu interior. A aparência de cisticercos cisternais (do espaço subaracnoide) é variável, podendo aparecer desde somente distorção da forma de tal espaço na tomografia, até grandes estruturas císticas (cisticercos gigantes), agrupamentos (em formato de "cachos de uva") de pequenas lesões císticas (a chamada "cisticercose racemosa"), ou mesmo apenas reforço meníngeo difuso sem lesões evidentes.

Os testes imunológicos no sangue periférico têm sido amplamente utilizados no diagnóstico de casos isolados e em estudos soroepidemiológicos de NCC. A sensibilidade do EITB (*enzyme-linked immuno-transfer blot*) é próxima de 100% nos pacientes com múltiplos cisticercos ativos, mas baixa naqueles com lesão única ou com calcificações.

Prevenção

A Organização Pan-Americana da Saúde e a OMS propuseram duas estratégias para o controle do complexo teníase/cisticercose:

- Programas de intervenção a longo prazo: essa estratégia, considerada ideal, engloba um conjunto de medidas que incluem: adequada legislação, aprimoramento das condições de saneamento ambiental, educação sanitária da população, modernização da suinocultura e inspeção rigorosa da carne
- Intervenção a curto prazo: o tratamento de teníase em massa da população com administração de praziquantel é um programa considerado alternativo para pequenas comunidades altamente endêmicas em teníase/cisticercose.

Malária cerebral

A malária consiste em uma doença infecciosa transmitida por mosquito (*Anopheles*), em geral autolimitada, mesmo sem tratamento. Entretanto, em 1 a 2% dos casos, especialmente em crianças menores de 5 anos de idade e gestantes nos segundo e terceiro trimestres, pode tornar-se grave e ameaçadora à vida.

Dentre as 5 espécies de *Plasmodium* que infectam o ser humano, *P. falciparum* é a que causa maiores morbidade e mortalidade, embora possa ocorrer malária grave com *P. vivax* e *P. knowlesi*. A malária cerebral, definida por coma profundo associado à parasitemia pelo *P. falciparum*, é a complicação mais grave e a principal causa de óbito dessa parasitose, com taxa de letalidade de 100% quando não tratada e de 15 a 25% quando tratada com terapia antimalárica atual de primeira linha, sendo essas taxas diretamente relacionadas a edema cerebral.

A infecção por *P. falciparum* pode ser associada a acentuada parasitemia, chegando a atingir acima de 5% de hemácias parasitadas.

Os mecanismos fisiopatológicos da malária cerebral não estão totalmente esclarecidos. É altamente provável que tanto a presença de eritrócitos parasitados na microcirculação cerebral como a reação imunopatológica participem efetivamente do processo fisiopatológico.

Quadro clínico

O período de incubação varia de 7 a 12 dias. O quadro clássico de malária por *P. falciparum* não complicada é representado por febre, cefaleia, astenia, artralgia, vômitos, colúria, icterícia, anemia, hepatomegalia e esplenomegalia. O paciente que evolui para malária cerebral geralmente refere intensificação da cefaleia, progredindo para sonolência e diminuição do nível da consciência, crises epilépticas e coma.

As características clínicas divergem de acordo com a faixa etária, consistindo na exteriorização clínica da hipoxia tecidual no SNC associada a inflamação e consequente estresse oxidativo. Nos adultos, o grave quadro da malária cerebral mais característico é o rebaixamento do nível de consciência, variando entre letargia, torpor e coma. Podem ocorrer também distúrbios agudos do comportamento como delírio, confusão mental, desorientação, agitação, agressividade ou quadros psicóticos. Crises epilépticas tônico-clônicas bilaterais ocorrem em mais de 50% dos casos. Os adultos que sobrevivem geralmente recuperam a consciência dentro de 72 horas.

As crianças evoluem para o coma geralmente dentro de 48 horas do início da doença. Pela evolução mais rápida, a maioria dos casos fatais não chega a receber atendimento médico se residirem em locais mais remotos. Em compensação, a recuperação é também mais rápida que nos adultos, ocorrendo em 24 horas em 50% dos casos.

Diagnóstico

A despeito do grande avanço nas técnicas imunológicas e de biologia molecular ocorrido nas últimas décadas, o diagnóstico de malária continua sendo feito, habitualmente, pela tradicional pesquisa do parasita no sangue, seja pelo método da gota espessa, seja pelo esfregaço sanguíneo. Entretanto, o esfregaço sanguíneo não deve ser utilizado isoladamente para a detecção da doença, visto que sua sensibilidade é inferior à da gota espessa. Mais recentemente, a introdução de *immunoblot* em fita para pesquisa de antígenos de *P. falciparum* e de *P. vivax* representou grande avanço no diagnóstico pois viabiliza sua rápida execução em campo.

O exame do LCR, realizado apenas nos casos sem contraindicação para a punção lombar, pode revelar pleocitose de 10 a 150 células/mm^3, de predomínio linfomononuclear, além de hiperproteinorraquia. Contudo, sua maior importância está na exclusão de outras infecções neurológicas agudas, particularmente meningite bacteriana purulenta.

Os exames de neuroimagem podem revelar edema cerebral difuso, áreas de infarto com ou sem transformação hemorrágica, anormalidades difusas da substância branca e, raramente, trombose de seios venosos intracranianos.

Prevenção

A atual orientação internacional da OMS enfoca medidas preventivas dirigidas à proteção individual, e não mais à prática de saúde pública populacional.

No Brasil, a política adotada atualmente é também centrada nas medidas de proteção individual e de vigilância nas áreas não endêmicas. Como medida a curto prazo, a quimioprofilaxia pode ser recomendada apenas para viajantes internacionais e grupos especiais. Exemplos de medicações consideradas eficazes como profilaxia são a mefloquina ou a doxiciclina, que devem ser iniciadas 1 semana antes do deslocamento e interrompidas após 4 semanas (250 mg/semana) do regresso.

Não obstante a estratégia de prevenção ser priorizada na proteção individual, devemos ter em mente que as demais medidas também devem ser aplicadas de forma simultânea e integrada: combate ao vetor adulto e às larvas, aprimoramento das condições de saneamento básico, educação em saúde, melhoria das condições de vida da população, fortalecimento do sistema de vigilância epidemiológica e desenvolvimento de uma vacina eficaz e segura. Entretanto, o esquema de vacinação disponível atualmente, com 4 doses via intramuscular, forneceu proteção contra malária grave e cerebral em 32,2% das crianças entre 5 e 17 meses de idade, sendo recomendada, portanto, a manutenção da quimioprofilaxia sazonal além da vacinação.

Neuroesquistossomose

A esquistossomose é uma grave doença parasitária, afetando mais de 230 milhões de pessoas no mundo. A transmissão da infecção associa-se com más condições sanitárias e exposição a águas ambientais contaminadas contendo as formas larvárias infectantes (cercárias), liberadas pelos hospedeiros intermediários (caramujos). As manifestações neurológicas da doença (neuroesquistossomose) ocorrem em menos de 5% dos casos, provocadas pela migração de vermes adultos para as veias da medula espinal ou cérebro (muito raramente) ou pelo depósito aberrante de ovos na medula espinal ou cérebro, causando inflamação e fibrose.

Quadro clínico

Neuroesquistossomose encefálica

O encontro de ovos de *Schistosoma mansoni* (única forma presente no Brasil) no encéfalo tem sido relatado mais frequentemente como achado de necropsia, sem manifestações clínicas significativas. Quando presentes, dependem obviamente da localização dos ovos e da resposta imune do hospedeiro, e costumam ser caracterizadas por hipertensão intracraniana e sinais localizatórios, caracterizando, na maioria das vezes, a forma pseudotumoral, com crises epilépticas, afasia e hemiplegia.

Neuroesquistossomose medular

A neuroesquistossomose medular é mais prevalente que a forma encefálica.

As manifestações podem ser descritas de três maneiras: meningomielorradiculite, mielite transversa e radiculite. Destas, a mais frequente é a meningomielorradiculite, afetando os segmentos inferiores da medula, particularmente torácicos baixos e lombossacrais, com características associadas de síndromes do cone medular e da cauda equina.

O quadro clínico é caracterizado por dor na região lombossacral, frequentemente acompanhada por parestesia nos membros inferiores ou na região selar, retenção urinária, disfunção erétil, paraparesia ou paraplegia crural flácida, de instalação aguda ou subaguda. Classicamente, a paresia progride em um período de dias ou semanas, de forma simétrica, com diminuição ou abolição dos reflexos tanto superficiais como profundos, sendo de instalação mais rápida na forma mielítica que na meningomielorradiculite. Hipoestesia tátil e dolorosa, frequentemente sob a forma de nível sensitivo, pode auxiliar na identificação topográfica da lesão.

Diagnóstico

A maioria dos casos tem o diagnóstico estabelecido em caráter presuntivo, fundamentado nos seguintes critérios: antecedentes epidemiológicos, características clínicas e dados laboratoriais, incluindo os de neuroimagem. A confirmação da infecção por *S. mansoni*, pela identificação microscópica dos ovos no exame parasitológico de fezes, da biopsia retal e de provas antigênicas (ELISA ou LFA – *lateral flow assay*, seja nas fezes, urina ou LCR), em indivíduos apresentando quadro neurológico de meningomielorradiculite, em regiões não endêmicas, reforça a suspeita diagnóstica.

Nenhum teste de detecção de anticorpos no soro diferencia infecção prévia de doença ativa, uma vez que pode haver persistência de anticorpos por longos períodos, mesmo após tratamento. Portanto, em áreas endêmicas para esquistossomose, provas imunológicas positivas no soro não são necessariamente indicativas de neuroesquistossomose. Por outro lado, provas imunológicas no LCR têm sido validadas para uso rotineiro, demonstrando maior especificidade para o diagnóstico.

As anormalidades do LCR compreendem: pleocitose discreta ou moderada com predomínio linfomononuclear, eosinofilorraquia, hiperproteinorraquia moderada, positividade nas provas imunológicas para *S. mansoni* (imunofluorescência indireta, ELISA, hemaglutinação, *Western blot*) e síntese intratecal de anticorpos específicos.

Dos exames de neuroimagem, a RM é o que apresenta maior sensibilidade, evidenciando: alargamento do diâmetro medular nos segmentos comprometidos, com hipossinal em T1, hipersinal em T2 e realce heterogêneo após contraste.

O diagnóstico definitivo ocorre pela demonstração dos ovos no tecido neural, porém é altamente invasivo e raramente necessário, conforme já explicitado.

Amebíase

As espécies relacionadas com lesão neurológica são *Entamoeba histolytica* (causadora de invasão tecidual, incluindo abscessos cerebrais) e amebas de vida livre, abrangendo *Naegleria fowleri*, espécies do gênero *Acanthamoeba* e *Balamuthia mandrillaris*. As amebas de vida livre, atualmente, têm maior importância como agentes de lesão do SNC, vivendo primariamente no solo e na água sob múltiplas formas: trofozoítas, cistos e, no caso da *Naegleria fowleri*, formas flageladas.

As amebas de vida livre causam as formas graves de infecção do SNC, ou seja, a encefalite amebiana granulomatosa (causada pelas *Acanthamoeba* e *Balamuthia mandrillaris*, que são também responsáveis por doença disseminada e fora do SNC) e a meningoencefalite amebiana primária (causada pela *Naegleria fowleri*). O período de incubação permanece desconhecido, porém tem sido proposta uma média de 10 dias.

Entamoeba histolytica

Os pacientes com abscesso no SNC por *E. histolytica* apresentam-se febris e com cefaleia e outros sinais de hipertensão intracraniana, alguns mostrando meningismo e crises epilépticas. Evoluem com alterações motoras e redução do nível de consciência. O diagnóstico laboratorial baseia-se na detecção de anticorpos séricos anti-*E. histolytica* (ELISA, contraimunoeletroforese ou hemaglutinação). O diagnóstico definitivo é firmado pelo achado de trofozoítas características no pus aspirado do abscesso ou em tecido biopsiado. Mais recentemente, foi empregada a reação em cadeia da polimerase (PCR) para diagnóstico de encefalite por *E. histolytica*.

Naegleria fowleri

N. fowleri é uma ameba termofílica, sendo encontrada no solo e em rios e lagos, além de esgoto. Esta e outras amebas de vida livre são também encontradas em piscinas, sendo que apenas altas concentrações de cloro matam as trofozoítas, observando-se que os cistos são ainda mais resistentes. A trofozoíta é altamente patogênica e causa meningoencefalite amebiana primária, de curso agudo e fulminante, principalmente em crianças e adultos jovens. A maioria dos casos está relacionada com natação prévia em coleções de água aquecida. O processo infeccioso tem início 3 a 15 dias depois da aspiração de água ou inalação de aerossóis contendo o microrganismo.

As manifestações clínicas da meningoencefalite por *N. fowleri* têm início abrupto com febre elevada, cefaleia, vômitos e rigidez de nuca. O processo infeccioso evolui rapidamente, surgindo alterações de comportamento, paralisia de nervos cranianos, crises convulsivas e coma, evoluindo para o óbito após mediana de 5 dias.

A confirmação diagnóstica laboratorial é obtida pelo encontro de trofozoítas móveis no exame a fresco do sedimento do LCR ou pela cultura desse material, ou, ainda, pela demonstração de trofozoítas em biopsia de tecido cerebral.

Acanthamoeba spp.

Espécies do gênero *Acanthamoeba* – *A. castellanii*, *A. culbertsoni*, *A. astronyxis* e *A. palestinenesis* – são agentes da encefalite amebiana granulomatosa. São amebas que também habitam o solo e a água, e recentemente foram associadas à prática de lavagem nasal com água contaminada. Aparentemente são pouco virulentas e, em geral, a lesão do SNC ocorre em pessoas cronicamente doentes ou com deficiência imunológica. Tipicamente, a encefalite granulomatosa por *Acanthamoeba* spp. evolui na forma de alterações neurológicas insidiosas, em semanas a meses, de uma lesão expansiva do SNC: cefaleia, vômitos, papiledema, desorientação, alucinações, irritabilidade e redução progressiva do nível de consciência, culminando em coma. A doença pode ainda ser precedida por lesões cutâneas ou outro envolvimento sistêmico.

A tomografia computadorizada mostra múltiplas lesões hipodensas e edema, com ou sem reforço, no cérebro e cerebelo.

O LCR deve ser centrifugado em baixa rotação e o sedimento, examinado em busca de trofozoítas de *Acanthamoeba*.

Balamuthia mandrillaris

Aproximadamente 90 casos humanos já foram relatados, isolando-se essa ameba de água ambiental e, principalmente, do solo. *B. mandrillaris* causa uma meningoencefalite granulomatosa subaguda ou crônica, tanto em pacientes imunocompetentes, principalmente crianças, como em adultos com doenças subjacentes, tais como AIDS, diabetes melito, insuficiência renal crônica e etilismo.

Febre, cefaleia, vômitos, nistagmo, papiledema, paralisia de nervos cranianos, hemiparesia e crises convulsivas são manifestações frequentes.

Tal como em infecções por outras amebas de vida livre, *B. mandrillaris* deve ser pesquisada em exame direto do sedimento do LCR. Contudo, a obtenção de biopsia da lesão cerebral é o método de maior sensibilidade para o diagnóstico, permitindo observar trofozoítas e cistos e identificá-los com antissoros específicos.

Em todos os casos de infecções por amebas de vida livre, têm ganhado espaço os métodos de sequenciamento de nova geração por metagenômica (mNGS), assim como em outras doenças raras atualmente.

Doenças parasitárias na imunodeficiência

A condição de imunodeficiência pode favorecer o comprometimento do SNC por inúmeros parasitas, pela maior facilidade de invasão pelos mesmos ou pela reativação de infecção previamente latente. Embora a imunodeficiência possa decorrer de diferentes condições, a infecção pelo HIV é, atualmente, a principal responsável. Apesar dos benefícios dos potentes esquemas combinados das medicações antirretrovirais, a disseminação progressiva da AIDS pelo país, em um processo de interiorização da distribuição da infecção pelo HIV, sobrepôs regiões endêmicas em diferentes doenças parasitárias, acarretando aumento do número de coinfecções.

Neurotoxoplasmose

Infecção causada pelo *Toxoplasma gondii*, um protozoário intracelular obrigatório com um ciclo de reprodução sexuada em felinos e que tem, como hospedeiros intermediários, o homem, outros mamíferos e aves.

Epidemiologia

A incidência de toxoplasmose nas pessoas vivendo com HIV/AIDS depende da região geográfica considerada, pois há grande variação dos índices de soroprevalência populacional, sendo particularmente mais prevalente na Europa Ocidental, América do Sul e África. Vale ressaltar que tal prevalência reflete diretamente as práticas higiênicas e dietéticas das populações humanas, evidenciando-se maior risco de infecção pelo *T. gondii* à ingesta de carne crua ou malcozida (particularmente carne de porco ou de cordeiro) e à ingesta de frutas ou vegetais mal lavados, porém outros fatores de risco individuais incluem: nível educacional e cultural, proximidade de gatos, residir em áreas rurais, contato com solo e areia de gato, por exemplo. Em países desenvolvidos, a soroprevalência de *T. gondii* em pessoas vivendo com HIV/AIDS gira em torno de 26%, e de 55% em países em desenvolvimento. No Brasil, os dados disponíveis revelam uma ampla variação, de 40 a 80%.

Nos pacientes com AIDS, a encefalite por *T. gondii* é a principal infecção oportunista do SNC e a principal causa de sinais neurológicos focais. Costuma ocorrer nas fases mais avançadas de imunodeficiência, em geral com contagem de CD4 inferior a $200/mm^3$. Resulta quase sempre de reativação de uma infecção latente, sendo raramente consequente à infecção recém-adquirida.

A estimada probabilidade do desenvolvimento de neurotoxoplasmose nas pessoas vivendo com HIV/AIDS e apresentando anticorpos anti-*T. gondii* é de 28%. Entretanto, é importante lembrar que a encefalite por *T. gondii* também pode afetar indivíduos que receberam transplante de células-tronco hematopoiéticas ou transplante de órgão sólido, além de pacientes recebendo altas doses de quimioterapia para tratamento de neoplasias ou medicações imunossupressoras para doenças autoimunes, por exemplo.

Manifestações clínicas

O modo de instalação é variável, mas é predominantemente subagudo/insidioso, evoluindo no decorrer de dias ou semanas; menos comumente, pode surgir sob a forma de confusão mental de início agudo. O quadro clínico compreende as manifestações da síndrome de hipertensão intracraniana por efeito de massa (cefaleia, distúrbios do comportamento, sonolência, confusão mental, letargia e até coma) associadas a sinais neurológicos, de acordo com a topografia das lesões, evidenciados por sinais localizatórios (hemiparesia, afasia, hemi-hipoestesia, hemianopsia, crises epilépticas, ataxia, paresia de nervos cranianos, síndrome parkinsoniana, hemicoreia e hemibalismo). Costuma também ocorrer febre.

Diagnóstico

A maioria dos pacientes apresenta anticorpos IgG contra *T. gondii* nas reações de imunofluorescência indireta e ELISA, denotando, portanto, contato prévio com o *T. gondii* e, consequentemente, o risco de encefalite por tal agente em pessoas vivendo com HIV/AIDS, que ocorre, conforme mencionado, na grande maioria das vezes pela reativação de uma infecção latente. Pela elevada frequência de positividade desses testes na nossa população, a simples constatação de um resultado positivo não é suficiente para o estabelecimento diagnóstico. Entretanto, um resultado negativo coloca em dúvida a etiologia, pois é observada em tão somente 3 a 6% dos casos.

Os exames de neuroimagem são de fundamental importância, pois podem evidenciar lesões granulomatosas, geralmente múltiplas. A realização de TC é mais disponível na prática clínica, porém o exame de RM é o método de imagem mais recomendado para a detecção de lesões granulomatosas típicas de toxoplasmose cerebral, com envolvimento dos núcleos da base e tálamos, com o "sinal do alvo excêntrico" após a administração de contraste.

Em alguns casos, pode ser necessária a realização de biopsia, especialmente em casos de dúvida diagnóstica e para diagnóstico diferencial com linfoma do SNC, por exemplo.

O LCR pode ser normal ou evidenciar anormalidades inespecíficas como pleocitose (geralmente < 100 células/mm^3) de predomínio linfomononuclear, hiperproteinorraquia e, ocasionalmente, hipoglicorraquia. A maior contribuição do LCR está na exclusão de outras infecções. A presença de anticorpos contra *T. gondii* no LCR é observada em 60 a 80% dos casos, não tendo utilidade prática. Mais recentemente, alguns estudos têm evidenciado a utilidade da reação em cadeia da polimerase (PCR) no LCR para a detecção do DNA do *T. gondii*, sendo considerado teste específico, porém pouco sensível, ou seja, um resultado positivo confirma o diagnóstico, porém um teste negativo não o afasta. Importante lembrar que a punção lombar para a coleta de LCR pode não ser segura devido a lesões com grande efeito de massa, o que impõe um risco de herniação cerebral.

O diagnóstico clínico-laboratorial, portanto, é apenas de caráter presuntivo, sendo sua confirmação dependente da resposta favorável ao tratamento empírico para toxoplasmose.

Doença de Chagas

A doença de Chagas é causada pelo *Trypanosoma cruzi*, transmitido ao homem, em condições naturais, pela picada de insetos triatomíneos. O *T. cruzi* é um protozoário hemoflagelado que parasita indivíduos ou animais infectados, na forma de tripomastigota no sangue periférico ou líquidos biológicos (LCR e líquido pericárdico, por exemplo), e na forma de amastigota nos tecidos.

Há relatos, entretanto, de transmissão pela via oral, com alguns surtos descritos na América do Sul associados à presença do *T. cruzi* em comidas e bebidas consumidas por habitantes das regiões endêmicas.

Epidemiologia

Estima-se que 6 a 8 milhões de indivíduos estejam infectados, sendo doença endêmica em 21 países, desde a região sul dos EUA até o sul de Chile e Argentina. Segundo a Organização Pan-Americana da Saúde, 70% dos pacientes infectados desconhecem sua condição.

Nas últimas décadas, a expansão da epidemia de AIDS e a migração rural-urbana criaram as condições para a coinfecção HIV/*T. cruzi*, e começaram a ser observadas as consequências da imunodepressão induzida pelo HIV sobre a evolução natural da doença de Chagas, com o envolvimento do SNC durante a doença aguda e crônica tendo sido cada vez mais relatado. Entretanto, também pode ocorrer em imunossupressão de outras etiologias, por exemplo em pacientes com neoplasias malignas do sistema linfo-hematopoiético e após transplante de órgãos sólidos.

A doença de Chagas pode ser considerada uma infecção oportunista nas pessoas vivendo com HIV/AIDS. A reativação ocorre em etapas avançadas da imunossupressão, uma vez que parcela considerável dos casos apresenta contagem de linfócitos CD4 abaixo de 100/mm^3 no sangue periférico.

Quadro clínico

As manifestações clínicas da reativação nas pessoas vivendo com HIV/AIDS são as de meningoencefalite aguda (encefalite nodular em múltiplos focos), lesões tumorais ou uma encefalite granulomatosa denominada "chagoma cerebral". Dessas, a meningoencefalite é a apresentação mais comum, com febre, cefaleia, letargia, crises epilépticas e sinais neurológicos focais, podendo ocorrer em 5 a 10% dos pacientes agudamente infectados. O dano tecidual é marcado por aumento da expressão da interleucina 17 (IL-17).

Durante a fase crônica, entretanto, o envolvimento é geralmente marcado por alterações cognitivas e comportamentais.

Diagnóstico

O LCR revela leve pleocitose linfomonocitária, hiperproteinorraquia e a presença de tripanossomas móveis (forma tripomastigota) visíveis à microscopia direta do sedimento centrifugado.

Os exames de neuroimagem revelam lesões localizadas, frequentemente múltiplas, com ou sem reforço na fase contrastada. Esses achados são indistinguíveis daqueles observados na encefalite por *T. gondii*.

Nos casos de reativação, pode ser indicada a realização de exame histopatológico, com a pesquisa de ninhos de amastigotas em meio a infiltrado inflamatório nos tecidos.

Estrongiloidíase

É uma helmintíase, causada pelo nematódeo *Strongyloides stercoralis*, parasita de ciclo evolutivo complexo, comum em regiões tropicais e subtropicais do globo e que afeta entre 30 e 100 milhões de pessoas em todo o mundo, sendo hiperendêmica no Brasil.

O fator de risco mais importante para a aquisição da infecção por *S. stercoralis* é a visita a uma área endêmica, além do trabalho na agricultura e jardinagem. Fatores de risco para o desenvolvimento da síndrome da hiperinfecção incluem terapia imunossupressora (especialmente com corticosteroides), coinfecção pelo HTLV-1, uso abusivo de álcool, diabetes melito, neoplasias hematológicas (particularmente linfoma) e pacientes transplantados. Uma observação interessante é a falta de associação entre pessoas vivendo com HIV/AIDS e estrongiloidíase, o que pode ser explicado pelo possível aumento de citocinas Th2 e redução de citocinas Th1 nas fases mais avançadas da infecção pelo HIV. Esse padrão Th2 dominante é capaz de realizar o "clareamento" da infecção pelo *S. stercoralis*, o que é justamente o oposto do que ocorre na infecção pelo HTLV-1.

A estrongiloidíase disseminada é o acometimento, pelo *S. stercoralis*, de órgãos ou sistemas não habitualmente alcançados durante o ciclo biológico do parasita e está condicionada a situações de imunossupressão do hospedeiro.

Nesses casos, larvas filarioides invadem as superfícies mucosas do intestino e, ganhando a circulação, disseminam-se pelo organismo, inclusive o SNC, frequentemente acompanhadas por bactérias intestinais.

Quadro clínico e diagnóstico

As manifestações clínicas compreendem cefaleia, distúrbios da consciência, crises epilépticas, paresia e sinais meníngeos. As manifestações maiores são resultantes de meningite bacteriana causada por enterobactérias carreadas pela migração das larvas infectantes. Culturas de LCR podem evidenciar o crescimento de *Escherichia coli*, *Proteus mirabilis*, *Klebsiella pneumoniae*, *Enterococcus faecalis* e *Streptococcus bovis*.

Embora o parasita possa ser ocasionalmente detectado no LCR, o diagnóstico de estrongiloidíase do SNC é difícil e muitas vezes tardio.

Os exames sorológicos pesquisando anticorpos IgG contra *S. stercoralis* por ELISA, imunofluorescência indireta ou *Western blotting* podem confirmar o diagnóstico. Entretanto, na síndrome de hiperinfecção podem ser persistentemente negativos, particularmente nos pacientes com AIDS.

Prognóstico

Apesar da instituição do tratamento, a maioria dos casos descritos até agora apresenta evolução fatal e, frequentemente, o diagnóstico de estrongiloidíase disseminada é estabelecido por ocasião da necropsia.

Prevenção

É altamente recomendável que todos os pacientes imunodeprimidos sejam submetidos à investigação de *S. stercoralis* pelo exame coproparasitológico e tratados com tiabendazol.

DORES NEUROPÁTICAS (NEURALGIAS)

Jayme Olavo Marquez

Segundo a International Association for the Study of Pain (IASP), dor é uma "experiência sensitiva e emocional desagradável, associada a uma lesão atual ou potencial, ou descrita em termos de tal lesão" (ver Parte 4, *Dor*, Capítulo 9, *Dor: Definição, Fisiopatologia e Características Semiológicas*).

Dores neuropáticas são aquelas produzidas por lesões ou disfunções nas vias nervosas. A origem pode se situar em qualquer ponto do trajeto da via sensitiva dolorosa, ou seja, na fibra nervosa periférica (componente do nervo periférico), na raiz posterior, na medula espinal, nos fascículos que transportam a dor (espinotalâmicos), no tronco encefálico, no tálamo ou córtex cerebral (ver Parte 4, *Dor*, Capítulo 9, *Dor: Definição, Fisiopatologia e Características Semiológicas*).

A dor neuropática costuma ser espontânea, associar-se a outros sintomas neurológicos e acompanhar-se de parestesias, alodinia, hiperestesia e hiperalgesia.

O caráter da dor neuropática pode ser contínuo, em pontada, em fisgada, em choque, de tipo queimor ou ardência.

Sintomas autônomos podem também estar presentes, como alterações vasomotoras, edema, alterações da pele e fâneros.

A localização da dor é importante para definir a topografia da lesão causal, como distribuição de um ramo ou de um tronco nervoso, de raiz, de múltiplos nervos (polineuropatia), de plexo ou raízes. Caso a lesão seja na medula, há um nível sensitivo determinado; se for no trato espinotalâmico, é em um dimídio.

É fundamental a realização de procedimentos acurados para seu diagnóstico, incluindo história clínica e exame físico detalhados. Um exame neurológico minucioso é obrigatório.

Exames complementares podem ser necessários, porém o diagnóstico é essencialmente clínico.

Neuropatia diabética

A neuropatia é uma complicação neurológica bastante frequente em portadores de diabetes melito, ocorrendo em 50% dos pacientes após 25 anos de doença.

A neuropatia diabética pode ser dolorosa ou não. Quando há somente alterações sensitivas (dor e hipoalgesia térmica e dolorosa), as manifestações clínicas são relacionadas com o acometimento de fibras finas, não detectadas pelo exame rotineiro de eletromiografia.

Se ocorrerem manifestações proprioceptivas (diminuição de sensibilidade vibratória e cineticopostural e ataxias), a lesão é de fibras grossas.

A neuropatia diabética dolorosa é inicialmente consequência da lesão de fibras finas, mas, com o passar do tempo, costuma haver comprometimento das fibras grossas. Outras manifestações clínicas da neuropatia diabética são: neuropatia craniana, mononeuropatia periférica, radiculoplexopatia lombossacra, radiculopatia toracoabdominal, polineuropatia sensorimotora simétrica distal, neuropatias dolorosas aguda e induzida pelo tratamento do diabetes.

NEUROPATIA CRANIANA. Caracterizada por oftalmoplegia aguda, com preservação das pupilas, decorrente de lesão do III nervo craniano.

A dor ocorre em aproximadamente 50% dos casos.

MONONEUROPATIA PERIFÉRICA. Pode acometer diversos nervos periféricos, preferencialmente os mais sujeitos à compressão, com início geralmente agudo, sendo a dor neuropática um achado predominante (ver Neuropatias periféricas, mais adiante).

RADICULOPLEXOPATIA LOMBOSSACRA (SÍNDROME DE BRUNS-GARLAND OU AMIOTROFIA DIABÉTICA). É manifestação de neuropatia dolorosa, assimétrica, podendo aparecer em pacientes ainda sem diagnóstico clínico de diabetes (pessoas idosas) e, mais raramente, em diabéticos já há muito diagnosticados.

Inicia-se como lombalgia ou dor no quadril, irradiando para o membro inferior, como hiporreflexia patelar e/ou de aquileus, sendo a dor mais intensa à noite.

Há diminuição de força da cintura pélvica e da coxa, com eventual acometimento posterior no outro lado.

Pode evoluir para remissão, permanecendo, às vezes, déficit motor residual. A provável etiologia é a vasculite epidural.

RADICULOPATIA TORACOABDOMINAL. Costuma ocorrer com mais frequência em pessoas diabéticas idosas, com doença de longa duração. Manifesta-se por fraqueza muscular abdominal, hipoestesia e hiperestesia cutânea de localização regional.

POLINEUROPATIA SENSORIMOTORA SIMÉTRICA DISTAL. É o tipo mais comum, sendo predominantemente sensitiva. Mais localizada nos pés e nas pernas, de caráter noturno, com parestesias, disestesias, dores tipo agulhadas e em queimação (ver Neuropatias periféricas, mais adiante). Pode evoluir para as extremidades superiores e ser acompanhada de anidrose distal, alterações tróficas e caquexia.

NEUROPATIA DOLOROSA AGUDA E INDUZIDA PELO TRATAMENTO DO DIABETES. Aparecem como dor em queimação e perda ponderal, com controle precário da glicemia, ou no início do tratamento com insulina, melhorando com o controle glicêmico.

Neuralgia pós-herpética

É uma dor neuropática que ocorre ao longo do nervo acometido pelo herpes-vírus-zóster, persistindo após o desaparecimento das lesões cutâneas (geralmente após 1 mês). Sua incidência varia de 9 a 14%, acometendo com maior gravidade pacientes idosos, com tendência a reduzir-se com o passar do tempo em pacientes mais jovens e não debilitados.

Os segmentos torácicos e a divisão oftálmica do V nervo craniano são os locais mais acometidos.

Na área cicatricial remanescente, observa-se hipoestesia ou anestesia térmica, dolorosa e tátil, podendo afetar áreas vizinhas.

A dor pode ser constante, em queimação, tipo disestesia, ou apresentar-se de maneira paroxística em pontadas e agulhadas. É frequente a alodinia tátil.

Neuralgia do trigêmeo ou tique doloroso

Trata-se de uma dor neuropática caracterizada por ser súbita, paroxística, em choque, breve e recorrente, acometendo uma ou mais divisões do V nervo craniano.

Pode ser do tipo idiopático ou essencial e sintomática ou secundária.

O episódio doloroso dura segundos, podendo ocorrer várias vezes ao dia, com períodos de desaparecimento por semanas, meses ou anos, e recorrências. Pode assumir caráter progressivo. Quase sempre é unilateral, mas pode manifestar-se em ambos os lados em 3 a 4% dos casos.

Qualquer um dos três ramos do trigêmeo pode ser comprometido, mas a ordem de incidência costuma ser: ramo mandibular, ramo maxilar e ramo oftálmico.

Ocorrem manifestações alodínicas (*trigger points* – pontos-gatilho) bastante típicas despertadas pelo toque em pontos específicos, ao falar, deglutir ou ao barbear-se ou lavar o rosto.

O exame clínico é normal porque a causa mais frequente (alça arterial envolvendo as radículas do nervo ao emergir do tronco encefálico) não provoca alterações funcionais. Por isso, qualquer anormalidade ao exame clínico sugere outro fator etiológico a ser investigado.

Síndromes da dor regional complexa tipos I e II

As síndromes da dor regional complexa tipos I e II (distrofia simpática reflexa, causalgia, simpatalgia, causalgia *minor*, distrofia de Sudeck, síndrome ombro-mão e algoneurodistrofia) são condições dolorosas neuropáticas de localização regional, aparecendo após diferentes tipos de lesões, com alterações de predomínio distal, com as manifestações clínicas superando, em magnitude e duração, os eventos determinantes. Resulta geralmente em significativo prejuízo das funções motoras, de progressão temporal bastante variável, com diversas manifestações clínicas adicionais, como dor espontânea, alodinia, hiperalgesia, edema, anormalidades autonômicas e tróficas.

No tipo I, costuma haver lesões precedentes discretas ou fraturas de membros, e o tipo II acompanha lesões de nervos mais calibrosos.

TIPO I. Segue-se a um evento lesivo, com ocorrência de dor espontânea e/ou hiperalgesia, alodinia, ultrapassando o território do nervo lesado, sendo desproporcional ao evento desencadeante. Existe ou existiu edema, bem como anormalidades do fluxo sanguíneo, da temperatura e da atividade sudomotora na região da dor.

TIPO II. Surge após lesão de nervo, com quadro mais localizado que o tipo I (joelho, punho, cotovelo e face), com dor espontânea, alodinia, hiperalgesia, geralmente limitada à área lesada, mas passível de irradiação distal ou proximal à área lesada, inclusive fora do território de inervação do nervo acometido. Observam-se edema e alterações tróficas, vasculares e da temperatura cutânea, com disfunção motora e sudomotora, também desproporcionais ao evento lesivo.

Dor de manutenção simpática é aquela mantida por atividade eferente simpática, ou neuroquímica, ou ainda pela ação de catecolaminas circulantes, administradas com fins terapêuticos ou por bloqueio simpático. Essa dor pode ser verificada em variados tipos de distúrbios dolorosos, não sendo componente essencial de nenhuma condição. Situações sem qualquer resposta aos bloqueios simpáticos são designadas "dores simpáticas independentes".

Devido às semelhanças de sinais e sintomas entre as modalidades de síndrome de dor regional complexa, orienta-se para descrição de ambas conjuntamente. Como não há exames complementares confirmatórios, o diagnóstico é essencialmente clínico.

Uma característica marcante é a grande tendência à imobilização espontânea do membro, descrita como uma verdadeira cinesiofobia.

Em associação com essas síndromes, descrevem-se distonias, discinesias, tremores, mioclonias, negligência motora, diminuição da força de músculos distais e dispersão topográfica dos sintomas para outras áreas, sugerindo uma participação importante de mecanismos centrais (sensibilização central e neuroplasticidade).

Após 3 anos de evolução, há tendência para melhora ou estabilização.

As manifestações da síndrome de dor regional complexa podem ser classificadas em estádios 1 a 3, devendo-se acompanhar a evolução natural e observar o efeito de intervenções terapêuticas.

- Estágio 1: anormalidades sensitivas/dor (hiperalgesia, alodinia), disfunção vasomotora, edema, distúrbios sudomotores
- Estágio 2: distrófico, entre 3 e 6 meses, com dor/disfunções sensitivas acentuadas, disfunção vasomotora, alterações motoras/tróficas
- Estágio 3: atrófico, com diminuição dos distúrbios sensitivos/dor, disfunção vasomotora, mas com importantes alterações tróficas e motoras, maiores alterações vistas na cintilografia óssea.

Dor fantasma (síndrome do membro fantasma)

A amputação ou deaferentação de qualquer parte do corpo é frequentemente seguida da sensação de presença da parte deaferentada (síndrome do membro fantasma), de sensações específicas e de movimento do membro amputado. Esses fenômenos não dolorosos são relatados por quase todos os pacientes que sofreram amputação.

A dor do membro fantasma é caracterizada pela dor da região amputada ou da região parcial ou completamente deaferentada, como nos lesados medulares, e não deve ser confundida com dor do coto de amputação nem com os fenômenos residuais do membro não dolorosos.

A dor fantasma apresenta-se de maneira e intensidade variadas, com tendência a maior gravidade nas extremidades da região fantasma.

Pode ser ocasional ou constante, em choque, excruciante, em aperto, em comichão, algumas vezes reproduzindo a sensação de dor que existia pré- ou pós-operatoriamente ou pré-amputação, quando traumática, do momento da lesão, com uma vívida e intensa percepção do membro fantasma.

Ocorre em cerca de 50 a 80% dos lesados, independentemente das circunstâncias da amputação ou da deaferentação parcial. Pode ser agravada por fatores físicos e psíquicos.

Após lesão completa ou parcial do nervo, encontra-se, com frequência, sinal de Tinel na região amputada, e sua pesquisa ou a simples percussão na região amputada pode provocar dor na região fantasma.

Como mecanismos, participam tanto fenômenos de sensibilização periférica como central. Um dos fatores de sensibilização central está relacionado com a neuroplasticidade do SNC em vários níveis, desde o tronco encefálico, tálamo até o córtex cerebral (migração topográfica de estruturas vizinhas para a representação do homúnculo sensitivo da área deaferentada).

Descargas tônicas e clônicas na musculatura residual do coto (tempestades do coto) causam sensações desagradáveis e são complicadores na reabilitação e no uso de prótese. Com o passar do tempo, pode ocorrer um fenômeno de encurtamento do membro, conhecido como "telescopização".

DOENÇAS METABÓLICAS OU ERROS INATOS DO METABOLISMO

Marcelo Masruha Rodrigues

Erros inatos do metabolismo

Os erros inatos do metabolismo (EIM), também conhecidos como "doenças metabólicas hereditárias", são doenças genéticas em cuja patogênese está implicada a deficiência de uma enzima ou de uma proteína transportadora (Lin et al., 2017).

Existem seis apresentações neurológicas particularmente comuns dos EIM: encefalopatia crônica, encefalopatia aguda, acidente vascular cerebral, distúrbios do movimento, miopatia e alterações psíquicas (Clarke, 2006).

Encefalopatia crônica

Caracteriza-se pela presença de sinais e sintomas de disfunção encefálica, de evolução crônica e que, no contexto dos EIM, tem caráter progressivo (Figura 174.52).

As alterações do desenvolvimento representam o aspecto mais comumente encontrado. Pode haver história de desenvolvimento aparentemente normal ou levemente atrasado, seguido de perda de aquisições e deterioração progressiva. Geralmente acompanha-se de irritabilidade, agressividade, agitação psicomotora e achados evidentes de disfunção neurológica (epilepsia, síndrome piramidal, síndrome extrapiramidal, neuropatia periférica). É de extrema importância considerar outras causas clínicas que possam mimetizar regressão neurológica (Quadro 174.21) (Clarke, 2006).

Epilepsia, na ausência de outras manifestações neurológicas ou metabólicas sistêmicas, como hipoglicemia, não é frequente como primeira manifestação de um EIM. Características que podem sugerir um EIM nesse contexto são (Bahi-Buisson e Dulac, 2013):

- Início precoce (recém-nascidos e lactentes)
- Crises mioclônicas, ausências atípicas, crises parciais complexas e síndrome de West
- Refratariedade ao tratamento.

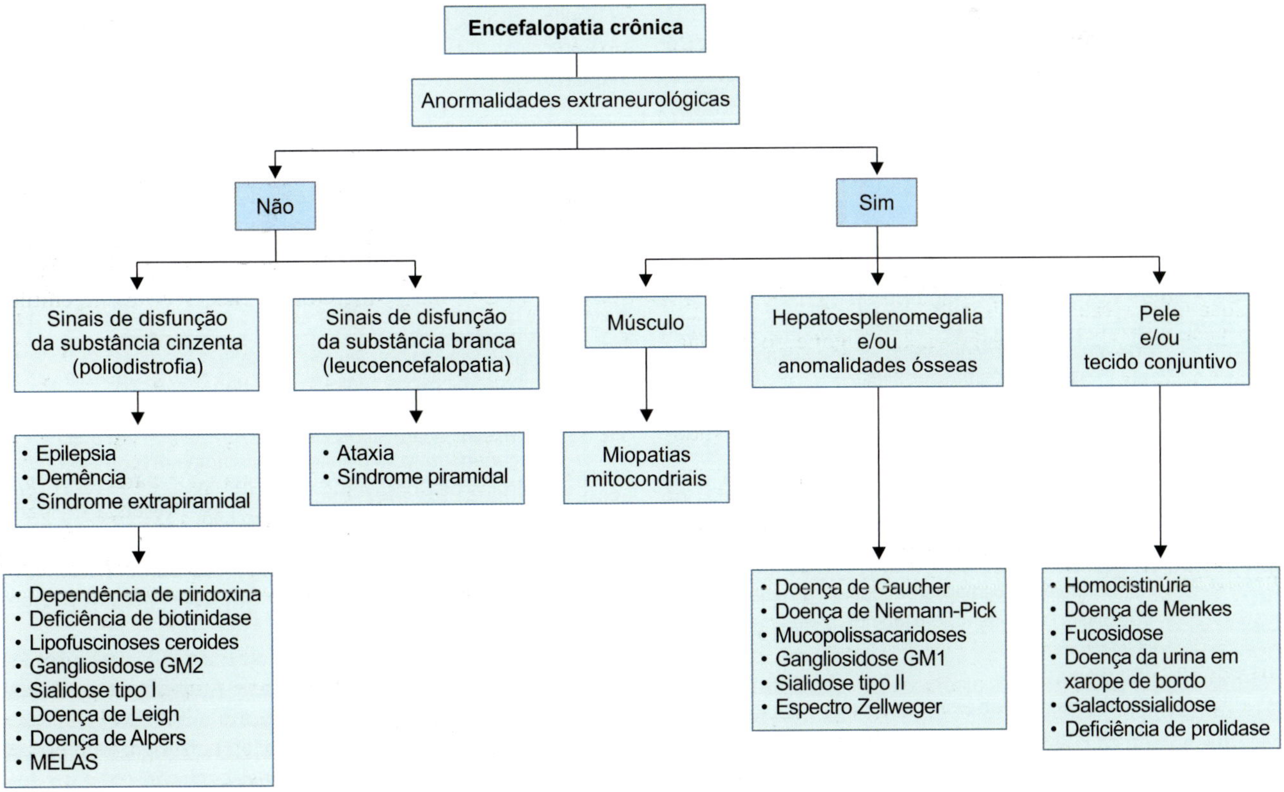

Figura 174.52 Abordagem dos erros inatos do metabolismo que cursam com encefalopatia crônica . GM1: monossialotetra-hexosilgangliosídeo; GM2: dissialotetra-hexosilgangliosídeo; MELAS: miopatia mitocondrial, encefalopatia, acidose láctica e episódios semelhantes a acidente vascular cerebral. (Adaptada de Clarke, 2006.)

Quadro 174.21 Causas de pseudorregressão do desenvolvimento neurológico.

- Epilepsia mal controlada
- Uso excessivo de medicações antiepilépticas
- Doenças sistêmicas intercorrentes
- Distúrbios secundários, como perda de mobilidade decorrente de retração tendínea em criança com paralisia cerebral
- Problemas emocionais, como depressão

Adaptado de Clarke, 2006.

Alterações de neuroimagem são fundamentais ao se avaliarem quadros de encefalopatia crônica de causa metabólica. O comprometimento da substância branca é um aspecto comum a vários EIM (Figuras 174.53 a 174.55) (Schiffmann e van der Knaap, 2009).

Nos EIM em que há comprometimento extraneurológico, o padrão de acometimento, isto é, quais tecidos e órgãos encontram-se afetados, é sempre um dado importante para o diagnóstico etiológico (Figuras 174.56 e 174.57) (Clarke, 2006; Saudubray et al., 2006).

Encefalopatia aguda

Caracteriza-se pela presença de sinais e sintomas de disfunção encefálica, de evolução aguda (Quadro 174.22). No contexto dos EIM, as seguintes características devem ser ressaltadas (Clarke, 2006):

- Costuma ocorrer em pacientes previamente hígidos
- Os sinais mais precoces podem ser inconspícuos, como sonolência, alteração comportamental e alteração do equilíbrio
- Frequentemente progride de modo rápido, podendo apresentar padrão flutuante
- Costuma não apresentar déficits neurológicos focais
- A despeito da causa, trata-se de uma emergência médica.

Ataxia aguda intermitente é um sinal comum de encefalopatia aguda em crianças maiores com EIM, sobretudo quando associada a vômitos ou alteração da consciência (Quadro 174.23) (Parker e Evans, 2003).

Acidente vascular cerebral (Clarke, 2006)

Os EIM que se associam a AVC ou episódios *stroke-like* encontram-se listados no Quadro 174.24.

Distúrbios do movimento (Clarke, 2006)

Distúrbios do movimento em pacientes com EIM quase sempre associam-se a sinais neurológicos secundários a disfunções de diferentes partes do encéfalo (Quadros 174.25 e 174.26) (Sedel et al., 2008).

Miopatia (Clarke, 2006)

Os EIM que cursam com miopatia frequentemente resultam de defeitos do metabolismo energético, ou seja, do glicogênio e da glicólise, do metabolismo lipídico ou do metabolismo mitocondrial (Quadro 174.27) (Clarke, 2006).

Alterações psíquicas (Clarke, 2006)

Os EIM que cursam com alterações psíquicas encontram-se listados no Quadro 174.28.

DOENÇAS DO NEURÔNIO MOTOR

Acary Souza Bulle Oliveira, Paulo de Lima Serrano

As doenças do neurônio motor ou neuronopatias motoras são condições clínicas degenerativas que se caracterizam pelo comprometimento do corpo celular do neurônio motor

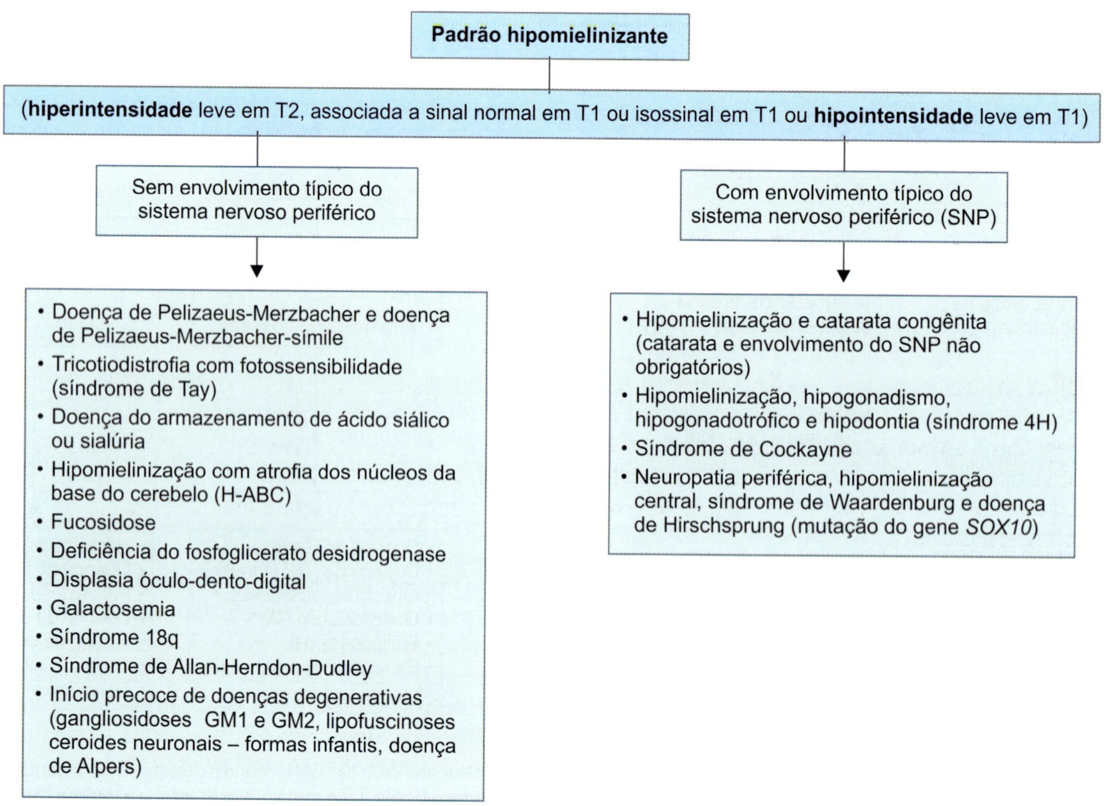

Figura 174.53 Afecções da substância branca encefálica, com padrão hipomielinizante. (Adaptada de Schiffmann e van der Knaap, 2009.)

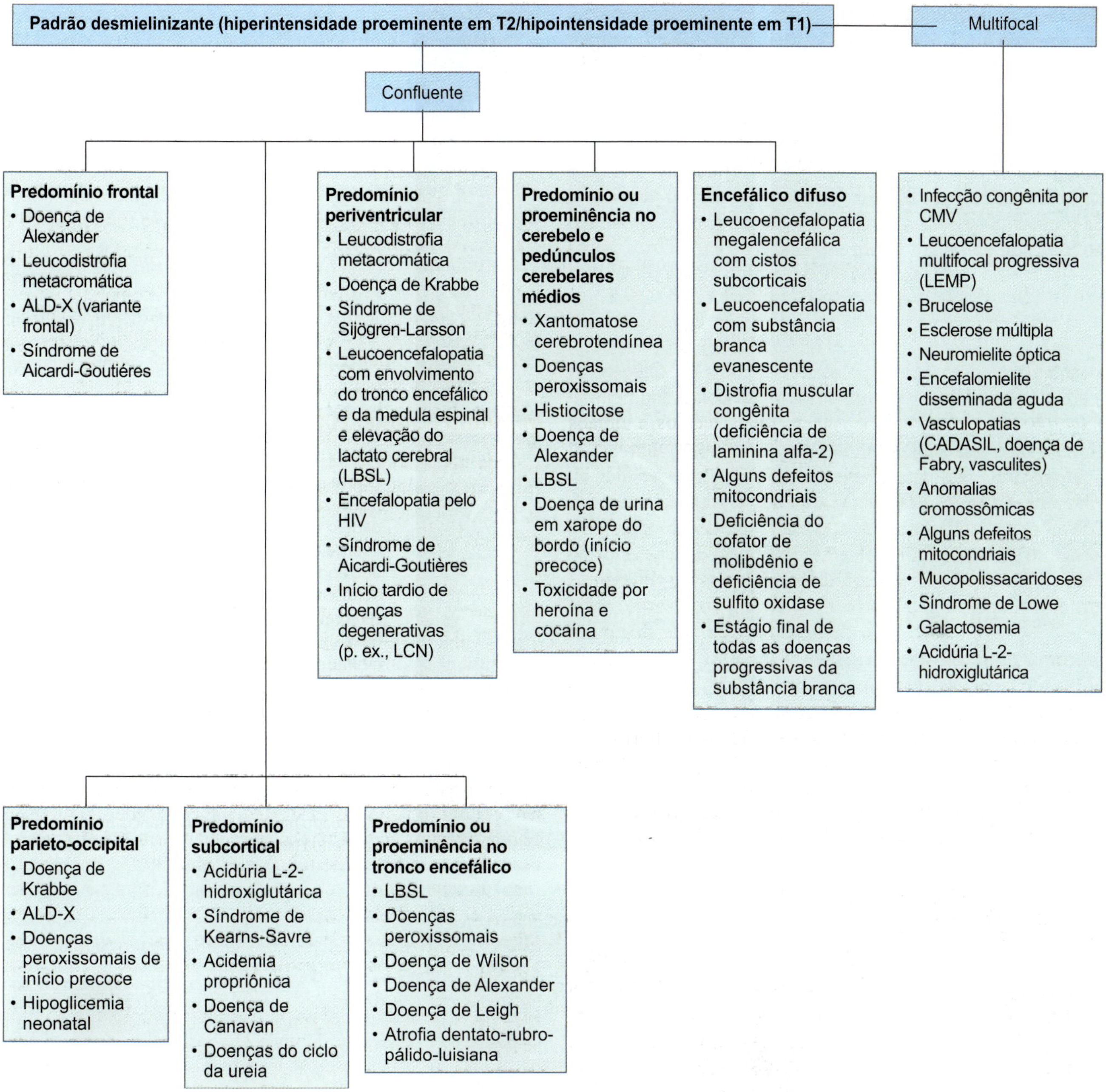

Figura 174.54 Afecções da substância branca encefálica, com padrão desmielinizante. ALD-X: adrenoleucodistrofia ligada ao X; CADASIL: arteriopatia cerebral autossômica dominante com infartos subcorticais e leucoencefalopatia; CMV: citomegalovírus; LCN: lipofuscinose ceroide neuronal. (Adaptada de Schiffmann e van der Knaap, 2009.)

inferior (NMI; 2º neurônio motor) e/ou do neurônio motor superior (NMS; 1º neurônio motor).

Os NMS regulam a atividade dos NMI por meio de mensagens químicas (neurotransmissores). A ativação dos NMI possibilita a contração dos músculos estriados esqueléticos.

No tronco encefálico, os NMI ativam músculos da face, boca, faringe e língua. Na medula espinal ativam todos os outros músculos voluntários do corpo, dos membros superiores e inferiores, tronco e pescoço (axiais/paravertebrais), bem como do diafragma.

Os sinais e sintomas das doenças do neurônio motor são:

- Disfunção do NMS: fraqueza, reflexos osteotendíneos vivos, espasticidade (hipertonia espástica), reflexos anormais (patológicos): sinais de Hoffmann e Trömner, sinal de Babinski e sucedâneos (Quadro 174.29)
- Disfunção do NMI: fraqueza, fasciculações, atrofia muscular (amiotrofia), redução do tônus muscular (hipotonia/atonia), redução dos reflexos osteotendíneos (hiporreflexia/arreflexia)
- Disfunção dos neurônios motores dos núcleos motores do tronco encefálico (ponte e bulbo): disfagia, disartria, atrofia, fraqueza e fasciculação de língua.

Os NMI do tronco encefálico e da medula espinal inervam várias fibras musculares, que vão constituir as unidades motoras (UM), que englobam o corpo celular do alfamotoneurônio, seu prolongamento axonal, a junção neuromuscular/mioneural e as fibras musculares estriadas esqueléticas inervadas pelo mesmo neurônio motor (Quadro 174.30).

Uma vez lesados, os neurônios motores não regeneram. Como consequência, fibras musculares desnervadas só podem ser reinervadas por ramos de axônios de neurônios motores

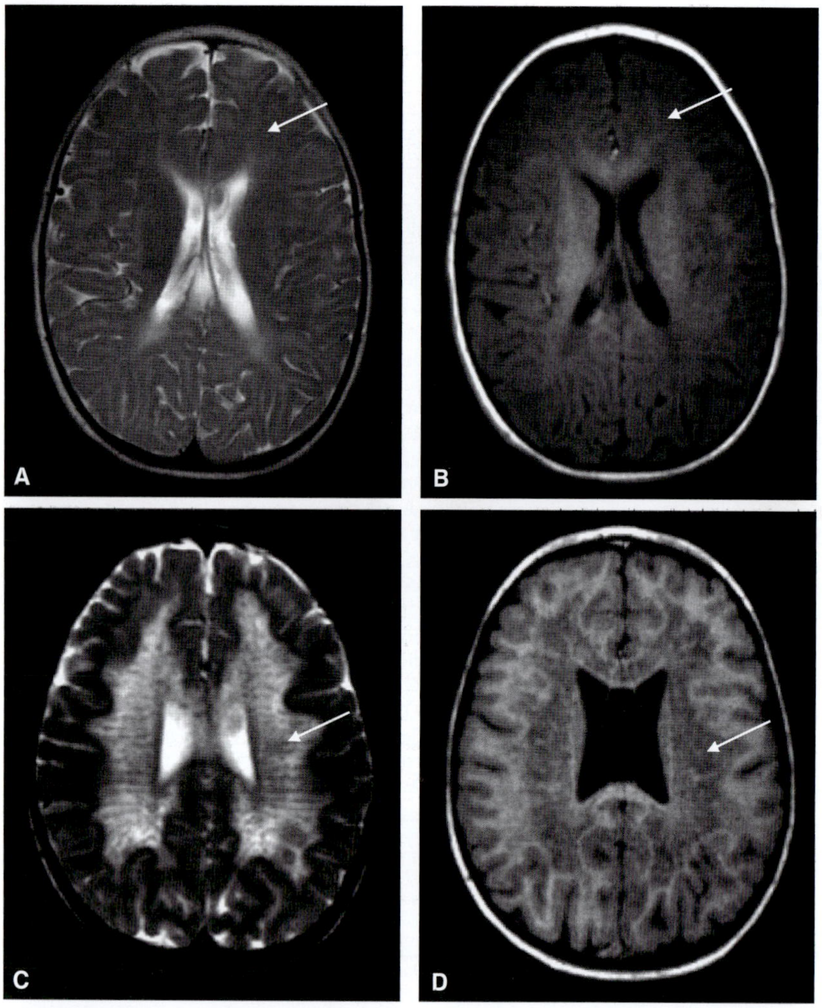

Figura 174.55 Diferenciação entre o padrão hipomielinizante e o desmielinizante. **A** e **B.** Exemplo de padrão clássico de hipomielização, nesse caso de doença de Pelizaeus-Merzbacher-símile, em criança de 3 anos de idade. **A.** Imagem axial T2 demonstrando discreto hipersinal difuso da substância branca cerebral. **B.** Imagem axial T1 com áreas de discreto hipossinal e outras, isossinal. **C** e **D.** Padrão desmielinizante evidenciado na leucodistrofia metacromática, em criança de 7 anos de idade. **C.** Imagem axial T2 demonstrando acentuado hipersinal na substância branca cerebral (*seta*), com acometimento bilateral, simétrico, de predomínio periventricular, poupando as fibras em U e apresentando o padrão denominado "tigroide". **D.** Imagem axial T1 com áreas de acentuado hipossinal na substância branca cerebral acometida (*seta*).

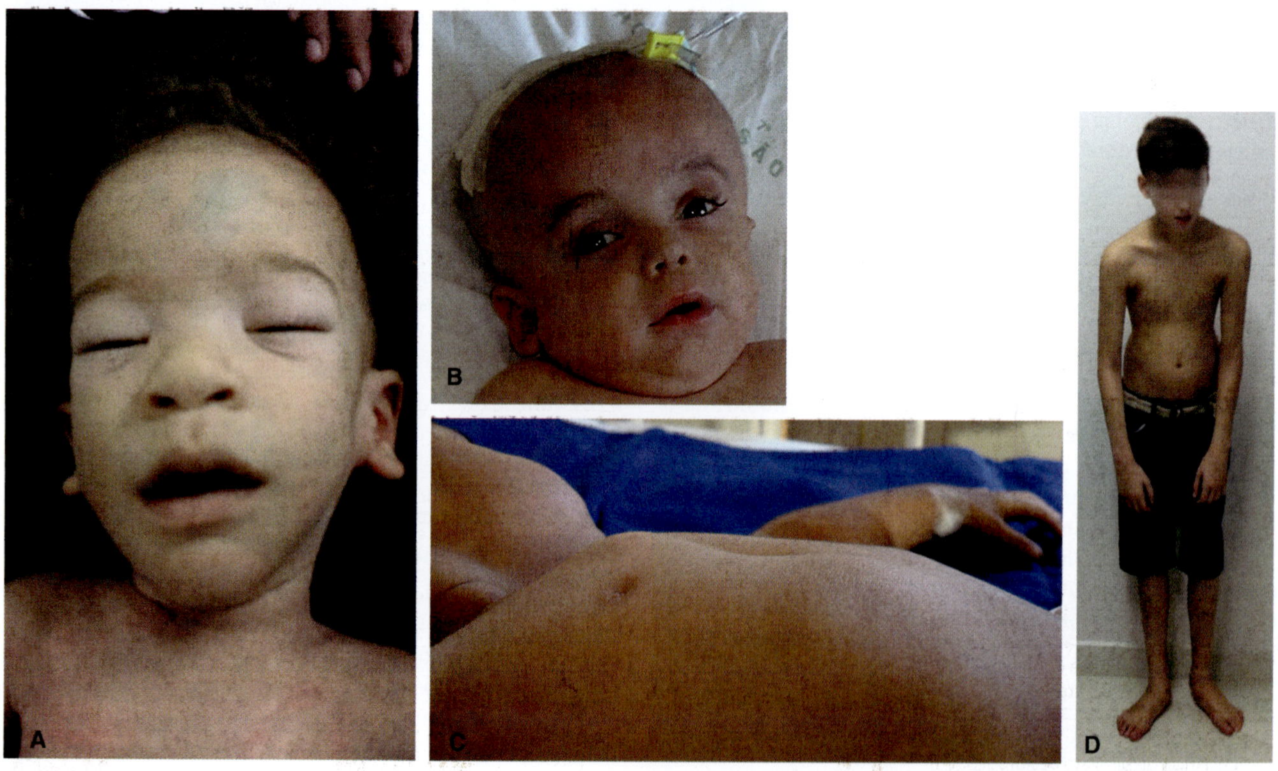

Figura 174.56 Exemplos de erros inatos do metabolismo que apresentam dismorfismos significativos. **A.** Gangliosidose GM1 (notar os cílios longos). **B.** Fácies querubínica da síndrome de Menkes. **C.** *Pectus excavatum* e mamilos invertidos em criança com distúrbio congênito da glicosilação tipo 1a (CDG1a). **D.** Aspecto marfanoide de paciente com homocistinúria.

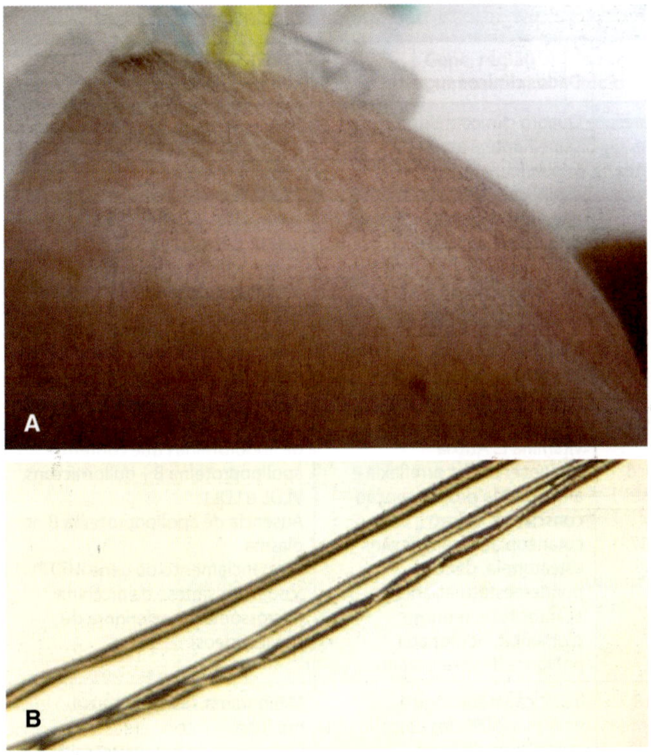

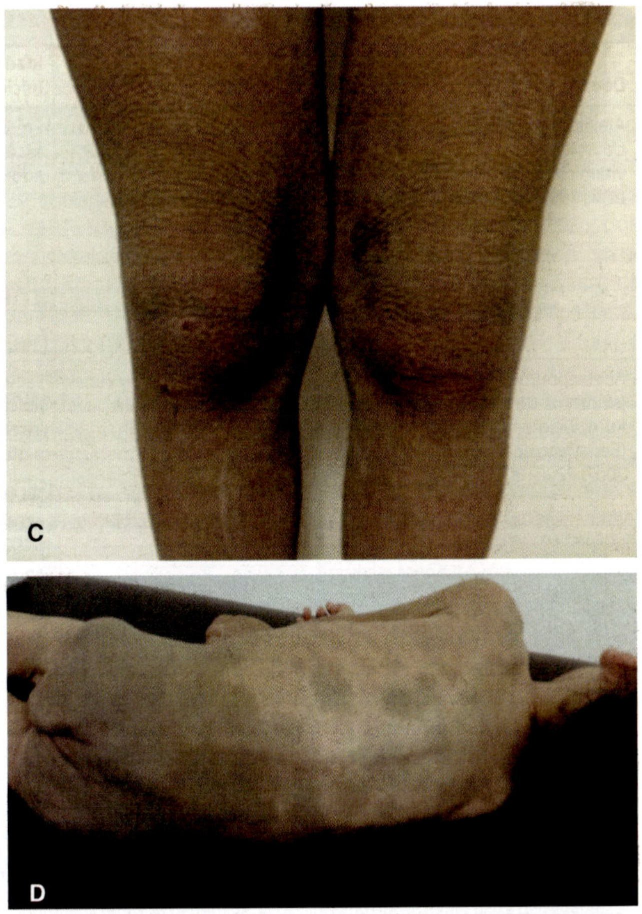

Figura 174.57 Exemplos de erros inatos do metabolismo que apresentam alterações dermatológicas. Lactente com síndrome de Menkes, apresentando cabelos rarefeitos e quebradiços (A), cuja análise a microscopia óptica revelou *pili torti* (B). C. Ictiose em paciente com doença de Refsum. D. Manchas mongólicas extensas em paciente com gangliosidose GM1.

Quadro 174.22 Diagnóstico diferencial dos EIM que se apresentam como encefalopatias agudas (Clarke, 2006).

	Defeitos do ciclo da ureia	Hiperglicinemia não cetótica	Doença da urina em xarope do bordo	Acidemias orgânicas	Defeitos da betaoxidação de ácidos graxos	Defeitos da cadeia respiratória
Acidose metabólica	0	0	±	+ + +	±	+ +
Glicemia	N	N	N ou ↓	↓↓	↓↓↓	N
Cetonas urinárias	N	N	↑↑	↑↑	0	0
Amônia plasmática	↑↑↑	N	N	↑↑	↑	N
Lactato plasmático	N	N	N	↑	±	↑↑↑
Função hepática	N	N	N	N	Anormal	N
Carnitina plasmática	N	N	N	↓↓↓	↓↓	N
Aminoácidos plasmáticos	Anormais	Aumento de glicina	Aumento dos ACR	Aumento de glicina		Aumento de alanina
Ácidos orgânicos urinários	N	N	Anormais	Anormais	Anormais	N

ACR: aminoácidos de cadeia ramificada.

Quadro 174.23 Erros inatos do metabolismo em que o quadro de ataxia aguda intermitente é proeminente.

- Forma intermitente da doença da urina em xarope do bordo
- Doenças do ciclo da ureia
- Doença de Hartnup
- Acidemias orgânicas
- Deficiência de piruvato desidrogenase (forma leve)
- Ataxias episódicas tipos I e II*

*Não são erros inatos do metabolismo, mas representam diagnósticos diferenciais importantes. (Adaptado de Parker e Evans, 2003.)

Quadro 174.24 Erros inatos do metabolismo associados a acidente vascular cerebral ou episódios *stroke-like*.

- Homocistinúria
- Doença de Fabry
- Acidemia orgânicas
  - Propiônica
  - Metilmalônica
  - Isovalérica
  - Glutárica tipo I
  - Glutárica tipo II
- Deficiência de ornitina transcarbamilase
- MELAS
- Distúrbio congênito da glicosilação tipo Ia

MELAS: encefalopatia mitocondrial, acidose láctica e episódios semelhantes a acidente vascular cerebral. (Adaptado de Clarke, 2006).

e abolição do reflexo tricipital (ver Parte 17, *Sistema Locomotor*, Seção 3, *Coluna Vertebral*, Capítulo 166, *Doenças da Coluna Vertebral*).

PARALISIA FACIAL PERIFÉRICA. Caracteriza-se pela paralisia dos movimentos dependentes do nervo facial do lado da lesão.

O paciente não enruga a testa, não fecha o olho (lagoftalmia) e não pisca do lado lesado. A boca desvia-se para o lado, principalmente ao se mostrarem os dentes. O paciente não consegue assobiar e o platisma não se contrai. Quando tenta fechar os olhos, o bulbo do olho gira para cima, deixando a esclerótica exposta: é o chamado "sinal de Bell".

Distúrbio sensitivo está limitado a hipo ou anestesia parciais no conduto auditivo externo ou na região da orelha a ele adjacente. O paciente pode relatar parestesias na hemiface paralisada.

Pode haver hiperacusia para sons agudos, lacrimejamento e hipogeusia, na dependência do local da lesão, se antes ou depois da emergência dos ramos para o músculo estapédio, para a glândula lacrimal e a da corda do tímpano. Dor retroauricular pode preceder o aparecimento da paralisia. PFP ocorre por comprometimento do tronco do nervo facial após sua emergência no ângulo pontocerebelar.

O nervo é mais frequentemente lesado no interior do seu canal no rochedo.

MONONEUROPATIA DO NERVO RADIAL. A paralisia do radial manifesta-se por perda da força dos extensores do carpo e dos dedos da mão, com impossibilidade de extensão da mão e dos dedos. A atitude do membro superior na prova dos braços estendidos é bastante característica: mão caída, em cabeça de cisne. O déficit sensitivo, se houver, é restrito a pequena área na região do primeiro interósseo dorsal (Figura 174.65).

MONONEUROPATIA DO NERVO ULNAR. O quadro clínico nas lesões não agudas inclui, inicialmente, dificuldade em manter o quinto quirodáctilo aduzido e unido aos outros dedos, com parestesias em sua polpa. Na sequência, observam-se: déficit da adução e abdução de todos os dedos; perda da sensibilidade na margem ulnar da mão e nos dois últimos dedos, os quais se mantêm em semiflexão (garra ulnar); finalmente, há atrofia dos interósseos e da eminência hipotenar (Figura 174.66). Quando a lesão ocorre nos limites entre a mão e o antebraço, na sua passagem pelo túnel do carpo, a hipoestesia não avança para área extensa do dorso da mão (ver Figura 174.66). Se a lesão completa ocorre no cotovelo ou nos terços médio e proximal do antebraço, a área de perda de sensibilidade no dorso da mão é maior, uma vez que os fascículos do ramo cutâneo dorsal do nervo ficam comprometidos (Figura 174.67).

PARALISIA DO NERVO MEDIANO. Quando a lesão do nervo ocorre no túnel do carpo (próxima ao limite entre a mão e o antebraço) há diminuição da força para o movimento de pinça do polegar, atrofia da eminência tenar e anestesia palmar e dos três primeiros dedos (Figura 174.68). Quando o nervo é lesado em sua porção proximal no antebraço, e antes da origem do seu ramo, denominado "nervo interósseo anterior", pode haver fraqueza para a flexão das falanges distais do primeiro, segundo e terceiro quirodáctilos e para a pronação do antebraço, que se soma aos sinais observados na lesão no nível do túnel do carpo.

PARALISIA FIBULAR COMUM. Na paralisia completa do nervo fibular pode ocorrer perda de sensibilidade na área ilustrada na Figura 174.69, associada a déficit para a eversão e dorsiflexão do pé e dos artelhos.

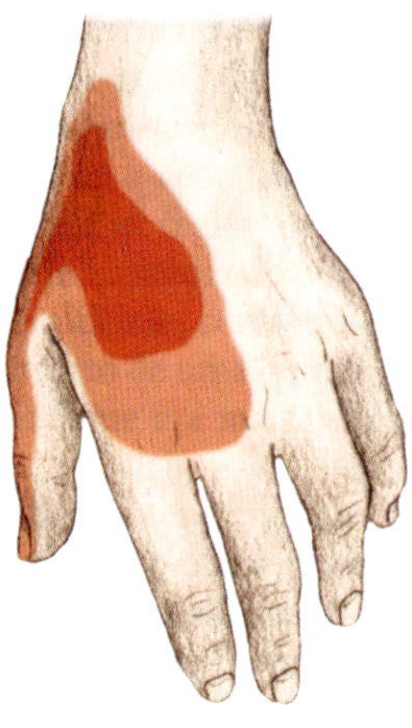

Figura 174.65 Paralisia do nervo radial. Queda da mão contra a gravidade. A área mais escura corresponde à de anestesia; a mais clara, à de hipoestesia.

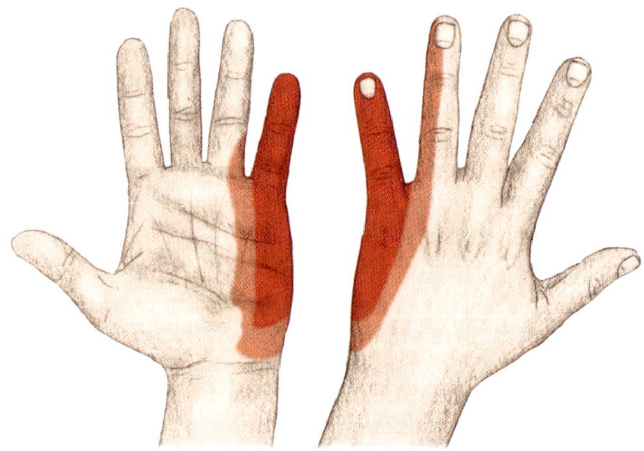

Figura 174.66 Alterações da sensibilidade decorrentes da lesão do nervo ulnar. A área mais escura corresponde à de anestesia; a mais clara, à de hipoestesia.

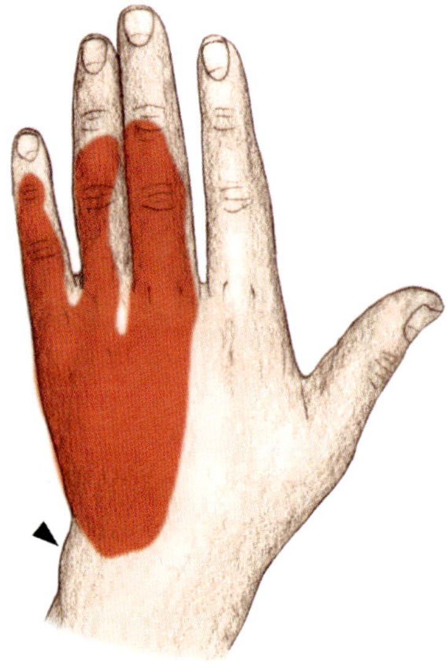

Figura 174.67 Lesão do ramo cutâneo dorsal do nervo ulnar: área mais ampliada de perda de sensibilidade no dorso da mão. A *ponta de seta* indica o nível da lesão do nervo.

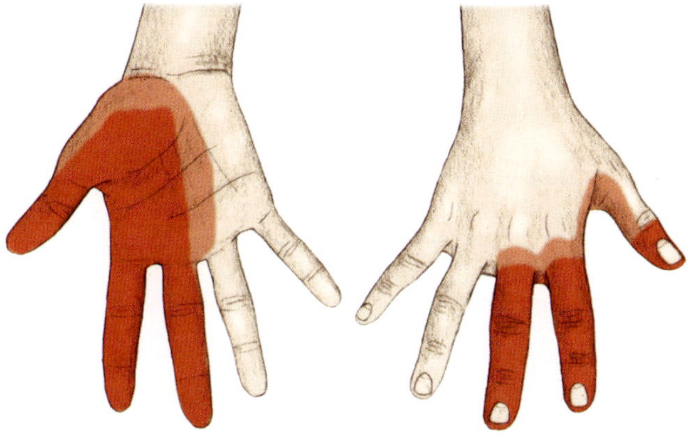

Figura 174.68 Alterações da sensibilidade decorrentes da lesão do nervo mediano. A área escura corresponde à de anestesia; a clara, à de hipoestesia.

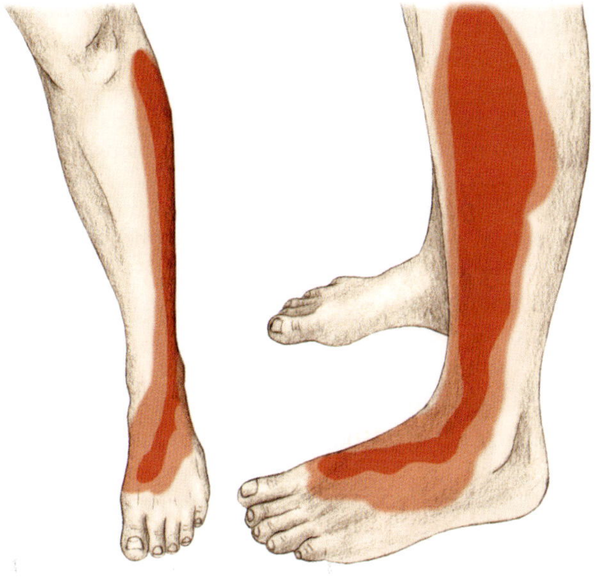

Figura 174.69 Alterações da sensibilidade à lesão de nervo fibular comum. A área escura corresponde à de anestesia; a clara, à de hipoestesia.

Multineuropatias

Multirradiculopatias e plexopatias são multineuropatias no sentido amplo.

Multirradiculoneuropatias

Podem ser exemplificadas pela síndrome da cauda equina.

As raízes dentro do canal raquidiano são comprometidas por diferentes fatores etiológicos (neoplasias, por exemplo).

Ocorrem lombociatalgia bilateral assimétrica, déficit motor assimétrico nos membros inferiores, anestesia no períneo (anestesia em sela), retenção urinária e fecal e abolição dos reflexos aquileus.

Plexopatias

Na amiotrofia diabética, há nítida preferência pelo território inervado pelo plexo lombossacral.

Na amiotrofia neurálgica (síndrome de Parsonage e Turner) há evidente preferência pelos músculos do ombro e do braço.

Em contrapartida, na síndrome do desfiladeiro torácico, o comprometimento predomina nos músculos e territórios inervados por nervos oriundos do plexo braquial baixo (C7, C8 e T1).

Na sarcoidose, há preferência pelos nervos cranianos.

Multineuropatias de nervos cranianos

Na sarcoidose há preferência de comprometimento dos nervos cranianos.

Diagnóstico das neuropatias periféricas

Para o diagnóstico das neuropatias devem ser cumpridos os seguintes passos:

- Anamnese: antecedentes familiares e pessoais (diabetes, porfiria, uso de bebidas alcoólicas, exposição a substâncias tóxicas, profissão, uso de medicamentos; sinais e sintomas corretamente identificados com localização precisa)
- Exame da pele, dos fâneros, do trofismo e dos diferentes sistemas
- Exame neurológico, destacando-se a avaliação da força muscular pelas manobras de contrarresistência e deficitárias, as quais devem incluir os seguintes movimentos: flexão e extensão dos artelhos e dos pés; inversão e eversão; flexão e extensão da perna e da coxa; abdução, adução e rotações interna e externa da coxa; adução e abdução de quirodáctilos e flexão, extensão de suas falanges; pronação e supinação do antebraço; flexão e extensão do punho, do antebraço e do braço; flexão, extensão, adução, abdução e rotação interna e externa do braço e flexão, extensão e rotações do pescoço.

Merecem cuidado a inspeção e a palpação de nervos periféricos, em particular do ulnar no cotovelo e do fibular junto à cabeça da fíbula. Devem ser usados mapas de sensibilidade e tabelas de funções motoras para ilustrar as alterações encontradas.

Após essa etapa, o exame neurológico deve ser particularizado de acordo com os achados; por exemplo: evidência de comprometimento do nervo mediano exige o estudo da força de cada músculo por ele inervado e a reavaliação da sensibilidade em seu território específico.

É necessário determinar o local exato da lesão ou lesões ao longo de tais nervos:

- ENMG
- Exame do LCR
- Exames laboratoriais: hemograma, velocidade de hemossedimentação, glicemia (curva glicêmica em alguns casos), exame de urina, dosagens de ureia e creatinina, além de outros, dependendo das hipóteses diagnósticas
- Investigação laboratorial mais específica, como a dosagem de vitamina B_{12}, seus metabólitos ou o teste de Schilling. Investigação para detecção de doenças sistêmicas às quais podem se associar a NP
- Estudo genético: testes genéticos podem ser feitos para verificação de deleções, duplicações, expansões, mutações pontuais, frações antigênicas ou sequências bacilares (na hanseníase, particularmente). Significativo contingente de neuropatias hereditárias pode ser diagnosticado pelos testes genéticos, limitando a indicação de biopsia de nervo (ver Parte 5, *Anomalias Genéticas*, Capítulo 10, *Investigação Diagnóstica das Anomalias Genéticas*)
- Biopsia de nervo periférico, sendo preferido o nervo sural (2 cm acima do maléolo externo). Além da análise convencional ao microscópio de luz, podem ser necessárias outras técnicas: mensuração da densidade das fibras mielínicas, construção de histogramas de diâmetro de fibras e do índice G (resultado da comparação do diâmetro da fibra com o do axônio, para determinar se uma neuropatia é axonal ou desmielinizante); imuno-histoquímica e dissociação de fibras.

Pode-se extrair DNA do nervo periférico biopsiado para estudo genético. Em alguns casos, é necessária a microscopia eletrônica. A biopsia de nervo é mais usada para o diagnóstico de multineuropatias.

A Figura 174.70 mostra que, mesmo quando se chega ao diagnóstico clínico de NP, a ENMG deve ser realizada porque pode identificar outros nervos comprometidos subclinicamente. Com isso, o diagnóstico de mononeuropatia passa a ser o clínico-eletrofisiológico de uma multineuropatia. Além disso, uma polineuropatia pode ser clinicamente simétrica e a ENMG determinar que se trata de polineuropatia assimétrica.

Eletroneuromiografia no diagnóstico das neuropatias periféricas

Esse exame é capaz de definir com precisão o que não se obtém pelo exame neurológico, ou seja, se a neuropatia tem caráter axonal ou desmielinizante.

Tal definição, embora funcional, corresponde a diagnóstico em nível microscópico. Além do mais, com esse exame é possível definir se a lesão é radicular ou multirradicular, pós-ganglionar (em referência aos gânglios das raízes dorsais), plexual, de nervo misto e se está localizada nas terminações axonais (por procedimentos especiais).

Pode definir, também, o local específico da lesão ao longo do nervo.

MONONEUROPATIAS. Nas mononeuropatias (Figura 174.71), a ENMG confirma o diagnóstico, pode definir com precisão maior do que o exame neurológico o local específico da lesão e caracterizá-la como axonal ou desmielinizante. Por exemplo: a compressão do nervo fibular contra o seu leito, adjacente à cabeça da fíbula, durante uma cirurgia em posição ginecológica, pode conduzir à paralisia da dorsiflexão do pé com perda de sensibilidade na área ilustrada na Figura 174.69.

Se a ENMG indicar que o comprometimento é desmielinizante, a conduta será expectante, associada a fisioterapia passiva e ativa, prevendo-se recuperação paralelamente ao processo de remielinização. Se houver secção traumática no mesmo nível, a ENMG evidencia bloqueio de condução entre os segmentos proximal e distal à secção e neuropatia axonal no segmento distal. A conduta é cirúrgica.

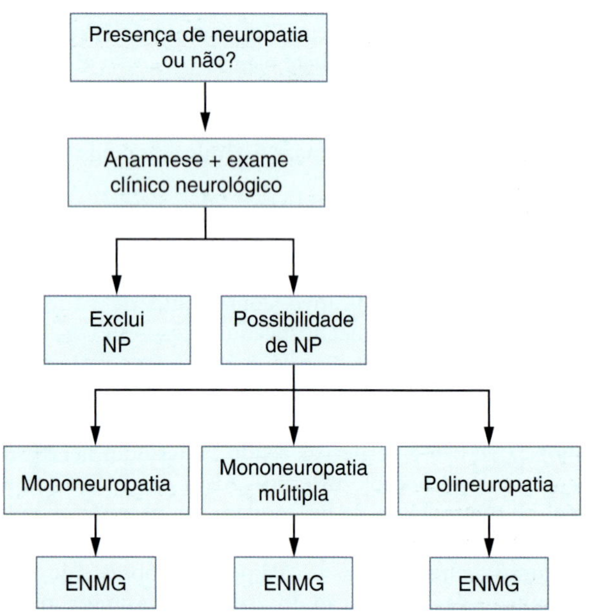

Figura 174.70 Fluxograma para diagnóstico de neuropatias periféricas. ENMG: eletroneuromiografia; NP: neuropatia periférica.

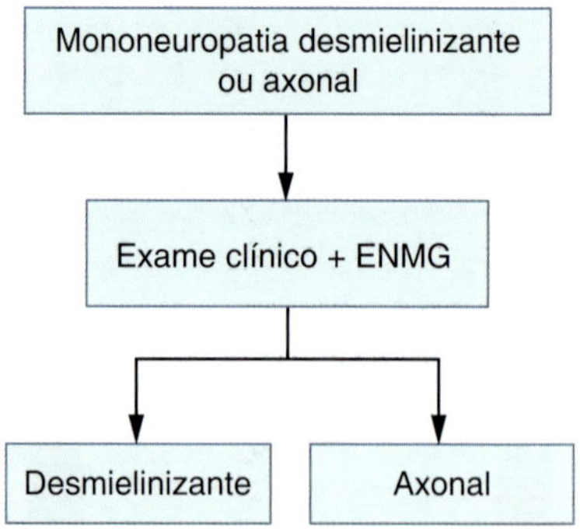

Figura 174.71 Fluxograma para diagnóstico de mononeuropatias. O eletromiograma torna possível a diferenciação entre lesões desmielinizantes e axonais.

MULTINEUROPATIAS. A Figura 174.72 ilustra alternativas diagnósticas frente a uma multineuropatia (ou mononeuropatia múltipla). A definição do diagnóstico etiológico das multineuropatias axonais depende frequentemente da biopsia de nervo ou da biopsia de nervo e músculo. Com maior frequência, biopsiam-se o nervo fibular superficial e o músculo subjacente, uma vez comprovado o comprometimento do nervo clínica ou eletrofisiologicamente.

POLINEUROPATIAS. A Figura 174.73 ilustra caminhos para o diagnóstico das polineuropatias.

Etiopatogenia das neuropatias periféricas

Este assunto é elucidado objetivamente no Quadro 174.34.

Neuropatias causadas por agentes físicos e isquemia

Os troncos dos nervos periféricos podem ser comprimidos em locais anatômicos mais estreitos e rígidos, por traumatismos e neoplasias. Tais compressões costumam ser crônicas, com flutuações de intensidade. O desencadeamento da lesão não se deve exclusivamente a elas, mas também a outros fatores, tais como estiramento e angulação do nervo na passagem pelos referidos locais anatômicos e a possíveis alterações estruturais das paredes dos vasos que suprem os nervos.

A somatória do fator mecânico com isquemia e estiramentos do nervo seria, em última análise, responsável por suas alterações estruturais nos encarceramentos crônicos.

Em tais encarceramentos pode predominar a desmielinização e, de acordo com a gravidade, pode haver lesão axonal com degeneração walleriana e perda de fibras.

As lesões localizadas do nervo periférico de origem mecânica podem ser denominadas "neurapraxia" caso ocorram de maneira aguda e transitória, sem lesão estrutural do nervo periférico.

Tais lesões provocam bloqueio da condução nervosa à ENMG, com preservação da velocidade de condução distalmente ao local da lesão. Não há denervação e a recuperação do bloqueio, em paralelo à recuperação clínica, ocorre em dias ou semanas.

Neuropatias compressivas e por encarceramento

Os nervos são mais suscetíveis à compressão quando há uma neuropatia comprometendo o SNP difusamente.

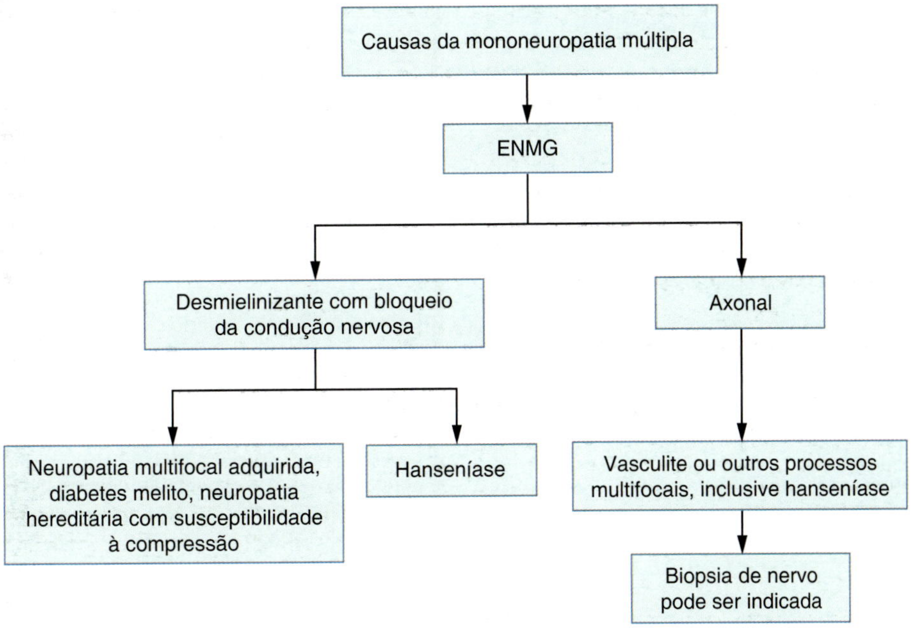

Figura 174.72 Fluxograma para diagnóstico das causas de multineuropatias.

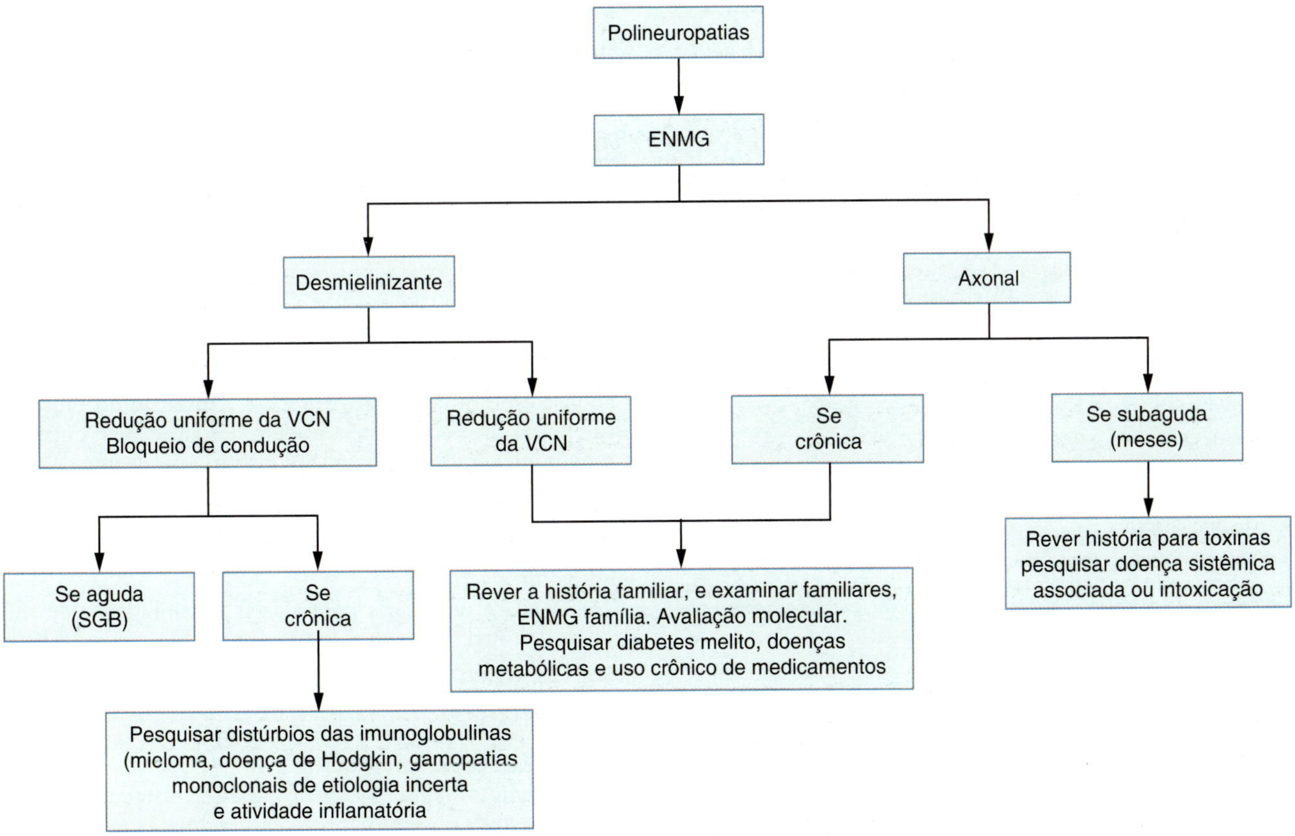

Figura 174.73 Fluxograma para diagnóstico de polineuropatias. SGB: síndrome de Guillain-Barré; VCN: velocidade de condução neural.

Quadro 174.34 Etiopatogenia da(s) neuropatias(s) periférica(s).

Agentes físicos e isquemia	▪ Compressivas e por encarceramento ▪ Isquêmicas ▪ Resultantes de feridas penetrantes, fraturas, injeções, resfriamento, estiramento ▪ Induzidas por vibração, radiação, choque elétrico, calor e ultrassom
Mutações genéticas	▪ Doença de Charcot-Marie-Tooth (sensorimotoras hereditárias) ▪ Hereditárias focais recorrentes (com suscetibilidade à compressão) ▪ Sensitivo-autonômicas hereditárias ▪ Neuropatias porfirínicas ▪ Neuropatia amiloidótica familiar ▪ Deficiências de lipoproteínas ▪ Outras (doença de Refsum, de Falery, de Tangier, de Bassem-Kornweiz, de Krabbe)
Infecciosas e inflamatórias	▪ Hanseníase ▪ Difteria ▪ Doença de Lyme ▪ Parasitoses ▪ Sarcoidose ▪ Vasculares ▪ Herpes
Doenças sistêmicas	▪ Alcoólico-carenciais ▪ Diabética e hipoglicêmica ▪ Nos comprometimentos da função da tireoide, hipófise, renal, hepática, respiratória crônica e da doença crítica ▪ Nas neuropatias associadas às gamopatias monoclonais e na síndrome de POEMS ▪ Amiloidóticas
Autoimunes	▪ Agudas: síndrome de Guillain-Barré, síndrome de Miller-Fisher, encefalite de Bickerstaff, síndrome de sobreposição, poliganglionopatia (neuronopatia) sensitiva aguda ▪ Crônicas: polirradiculoneuropatia inflamatória crônica desmielinizante, polineuropatias associadas a gamopatias monoclonais de significado incerto, neuropatia motora multifocal, neuropatia sensorimotora multifocal (síndrome de Lewis-Sumner), neuropatia por anticorpos anti-*MAG* (GAM, em português, glicoproteína associada à mielina), poliganglionopatia sensitiva crônica, outras (POEMS, CANOMAD, CANVAS)
Associadas a substâncias/tóxicos exógenos	▪ Agentes industriais ▪ Intoxicação por metais ▪ Medicamentos
Associadas a neoplasias malignas	▪ Paraneoplásicas ▪ Devido a linfomas, leucemias e policitemia vera
Tumores dos nervos periféricos	–

CANOMAD: *chronic ataxic neuropathy ophthalmoplegia IgM paraprotein cold agglutinins disialosyl antibodies*; CANVAS: *cerebellar ataxia, neuropathy, vestibular areflexia syndrome*; POEMS: *polineuropathy, organomegaly, endocrinopathy, monoclonal protein and skin changes*.

Os nervos de pacientes diabéticos, por exemplo, são mais suscetíveis à compressão, quando comparados aos de não diabéticos. Em determinados locais anatômicos, rígidos e estreitos, o nervo é mais suscetível a lesões. Trata-se das neuropatias por encarceramento.

Tais neuropatias podem ser agravadas pela concomitância de doenças sistêmicas, tais como diabetes melito, hipotireoidismo, acromegalia, hanseníase ou por gravidez.

CAUSAS DE RADICULOPATIAS. As síndromes radiculares isoladas têm como causa mais frequente a hérnia de disco. A raiz nervosa costuma ser comprimida pelo núcleo pulposo de um disco intervertebral herniado. Estreitamento do forame de conjugação e neoplasias podem também comprometer a raiz nervosa.

A ENMG é fundamental para determinar a raiz lesada. A RM promove a visualização da raiz comprimida.

Axonotmese, neurotmese e neuropraxia

Axonotmese diz respeito à interrupção de axônios com preservação da estrutura do nervo. Ocorre degeneração walleriana e há denervação. Cessado o fator lesivo, os axônios voltam a crescer, com reinervação progressiva das estruturas dependentes deles. Inicia-se pelas estruturas mais próximas ao local da lesão.

Neurotmese diz respeito à interrupção dos axônios com secção completa do nervo ou desestruturação do tecido conectivo do nervo no local da lesão. Nesse caso a recuperação pode não ocorrer ou é apenas parcial, porque os axônios crescem caoticamente, muitos deles não alcançando o coto distal.

Neuropraxia pode ser exemplificada com o caso típico da perna que dorme, quando o indivíduo fica muito tempo com as pernas cruzadas em determinadas posições. Em tais casos provavelmente ocorre isquemia associada à perda de sensibilidade e à sensação de formigamento. Quando a perna é descruzada, a compressão é desfeita e podem ocorrer parestesias intensas e desagradáveis, consideradas pós-isquêmicas. Lesões mecânicas agudas do nervo poderiam também desencadear edema periaxonal e mielínico e, em tais casos, a recuperação ocorre em horas. Na paralisia do sábado à noite, na qual o nervo é comprimido durante muitas horas, ocorre desmielinização, provavelmente pelo efeito mecânico direto da compressão, e a recuperação pode demorar entre 7 e 17 semanas, tempo necessário para que a remielinização.

CAUSAS DE PLEXOPATIAS. As plexopatias quase sempre são traumáticas ou por encarceramento. O plexo braquial é o mais exposto a traumatismos (abertos ou fechados), os quais determinam lesões diretas ou por distensão. Um cenário frequente é a distensão do plexo braquial nos partos com apresentação de ombro. Nesses casos, há lesão do tronco superior que causa paralisia do ombro a músculos proximais do membro superior. As lesões do plexo braquial são de difícil recuperação pois quase sempre há distensão e, eventualmente, avulsão de raízes.

As raízes C8 a T1 podem ser encarceradas nas proximidades da sua origem. Costela cervical ou trave fibrosa entre a apófise espinhosa da vértebra C7 e a inserção do músculo escaleno na primeira costela podem desencadear o encarceramento que, em tal topografia, constitui a síndrome do desfiladeiro torácico. Pode haver dor no membro superior com atrofia e hipoestesia na face medial do antebraço. Esta pode incluir a face medial dos 2/3 distais do braço até o quarto e quinto quirodáctilos.

A ENMG é necessária para afastar possibilidades de síndromes do túnel do carpo e do túnel cubital.

LESÕES DO NERVO RADIAL. Podem ocorrer nos traumatismos do braço, mais frequentemente quando há fratura da diáfise do úmero no ponto em que o nervo circunda o osso. A maioria dos casos é de causa idiopática.

O paciente amanhece com a paralisia instalada unilateralmente sem dor e sem parestesias, geralmente após libação alcoólica na noite anterior. Considera-se que a compressão do nervo provoque desmielinização segmentar, com o consequente bloqueio de condução, denominada **paralisia do sábado à noite**, cuja recuperação ocorre em semanas (ver Figura 174.65).

CAUSAS DE LESÕES DO NERVO ULNAR E SÍNDROME DO TÚNEL CUBITAL. O nervo ulnar pode ser comprimido na axila de

Paralisia facial periférica

Trata-se da mais frequente mononeuropatia aguda.

A mais frequente das PFP é a de instalação aguda, sem causa aparente (que o leigo associa ao resfriamento da face) e de regressão espontânea. É a chamada "paralisia de Bell" (idiopática). Admite-se que possa ser causada por processo inflamatório (viral ou autoimune) do nervo facial durante seu trajeto intrapetroso.

As principais causas são: neoplasias, traumatismos (fraturas do rochedo) e cirurgia (do ângulo pontocerebelar ou no rochedo).

Em crianças, o nervo pode ser comprometido por contiguidade nas otites médias.

A lesão pode causar diferentes intensidades de dano ao nervo. Há recuperação completa em 80% dos casos nas semanas que se seguem à paralisia. Quando há axonotmese, a reinervação muscular pode ocorrer pelas fibras nervosas que originalmente inervavam outros músculos. Esse tipo de reinervação explica por que, ao mover a comissura labial do lado lesado, algumas pessoas que tenham tido PFP apresentam fechamento da pálpebra do mesmo lado (sincinesias).

As PFP são mais frequentes em diabéticos e podem ser sua a primeira manifestação, sendo recomendada a investigação da doença em todos os casos.

A ENMG pode determinar a intensidade da lesão e indicar o prognóstico.

pessoas que usam muletas, mas o local em que mais vezes é comprometido é o cotovelo, seja por traumatismos locais com fratura, por encarceramento na sua goteira ulnar no úmero ou na hanseníase.

Traumatismos no cotovelo, tais como os que ocorrem durante a anestesia geral, durante o repouso prolongado no leito, ou o fato de trabalhar com apoio contínuo do cotovelo sobre a escrivaninha, por exemplo, favorecem o encarceramento.

A palpação do nervo imediatamente a montante da goteira pode surpreender espessamento uniforme ou em nódulos, sugerindo hanseníase.

Dor no nível do cotovelo e antebraço, e parestesias na polpa digital do quinto quirodáctilo podem ser as queixas iniciais. Ocorre diminuição de força muscular daquele dedo, que se mantém abduzido, e na medida em que essa condição se agrava, o quarto e quinto dedos põem-se em flexão, com sensibilidade diminuída, além de ocorrer déficit de força de abdução e adução dos outros dedos (ver Figura 174.66). Outro ponto de encarceramento do nervo é o túnel cubital (canal de Guyon, no punho).

A ENMG é fundamental para o diagnóstico.

LESÕES DO NERVO FIBULAR. A paralisia do nervo fibular é a mononeuropatia mais comum dos membros inferiores. As causas mais importantes são: traumatismos, compressão direta durante cirurgia ginecológica e hanseníase.

Algumas afecções, como a hanseníase, a poliarterite nodosa e o diabetes melito, podem provocar paralisias concomitantes de outros nervos, além das paralisias isoladas do fibular (ver Figura 174.69).

MERALGIA PARESTÉSICA. Corresponde à sensação de dormência, formigamento ou, às vezes, algo mais desconfortante, como dor em pontadas, na região anterolateral da metade inferior da coxa. Pode ser uni ou bilateral. Resulta do encarceramento do nervo no ângulo entre o ligamento inguinal e a sua inserção na espinha ilíaca anterossuperior, facilitado por abdome protruso e ortostatismo.

O exame neurológico demonstra hipoanestesia tátil e/ou dolorosa na área referida.

Síndrome do túnel do carpo e outras lesões do nervo mediano

O nervo mediano pode sofrer traumatismos do antebraço, em particular os perfurantes. Entretanto, a causa mais comum de neuropatia do mediano é o seu encarceramento quando da sua passagem pelo túnel do carpo, sob o retináculo dos flexores do punho, a denominada "síndrome do túnel do carpo", quase tão frequente quanto a paralisia de Bell.

A síndrome pode ser isolada ou estar associada a doenças sistêmicas.

O túnel pode ser estreitado por hipertrofia do tecido conjuntivo e edema do nervo. Pode haver fatores que alterem as dimensões do túnel, como acromegalia, mixedema, amiloidose, artrite reumatoide, tenossinovites, traumas locais, gravidez, osteoartrose do punho, neoplasias e linfedema. Contudo, a síndrome do túnel do carpo pode ocorrer sem qualquer causa aparente, incidindo preferencialmente em mulheres de meia-idade e em trabalhadores manuais (lavadeiras de roupa, ordenhadores, trabalhadores com perfuradoras e digitadores), sendo uni- ou bilateral.

O quadro clínico inicia-se com parestesias em uma ou nas duas mãos quando a pessoa acorda do sono noturno. É frequente o despertar noturno com acroparestesias do lado afetado, provavelmente devidas ao fator isquêmico, que se agrava ou é desencadeado de acordo com a posição do membro superior ao dormir. Fechando ou abrindo as mãos repetidamente, as parestesias desaparecem.

A síndrome inicia-se com parestesias do tipo formigamento que, com o passar do tempo, tendem a ser constantes. Posteriormente, aparece dor no nível do punho e diminuição da força no movimento de pinça do polegar. Dor tipo choque ou faísca, ou dor contínua no punho, com irradiação distal e também retrogradamente para o antebraço pode ocorrer.

A palpação do nervo mediano no nível do túnel do carpo pode ser muito dolorosa. A percussão no nível do túnel pode desencadear dor, sensação de choques e parestesias locais ou ao longo do percurso do nervo no antebraço, o chamado "sinal de Tinel". A flexão de uma das mãos contra a outra pode provocar dor, caracterizando o sinal de Phallen. Ambos os sinais são típicos da síndrome. Tardiamente, há anestesia palmar dos três primeiros dedos e atrofia da eminência tenar (ver Figura 174.68).

A ENMG é o principal recurso diagnóstico, mostrando o retardo na velocidade de condução do nervo no nível do punho, contrastando com velocidade de condução normal distal e proximalmente àquele ponto, quando a lesão é exclusivamente desmielinizante.

Síndrome do túnel do tarso

O nervo tibial posterior alcança a região plantar pelo retináculo de modo semelhante ao nervo mediano no punho.

Pode ocorrer encarceramento neste local, provocando dormência, dor e formigamento na região plantar. O quadro piora com a inversão do pé, principalmente à noite.

O exame neurológico pode evidenciar déficit do abdutor do hálux e diminuição da sensibilidade na região plantar e artelhos.

A percussão abaixo e atrás do maléolo medial pode provocar dor tipo choque (sinal de Tinel).

Neuropatias secundárias à isquemia

Podem ser decorrentes de oclusão de grandes, médios ou pequenos vasos sanguíneos.

Vários fatores podem conduzir à oclusão aguda dos grandes vasos, que se associa a sinais e sintomas de NP em uma porcentagem significativa de casos. Dentre estes, destacam-se a embolia arterial, compressões vasculares e injeções infra-arteriais.

Há síndromes consideradas como de origem isquêmica, entre as quais se encontram a contratura isquêmica de Volkman e a síndrome do tibial anterior.

As oclusões crônicas dos grandes vasos estão associadas à doença aterosclerótica (aorta, artérias ilíacas e seus ramos) ou à tromboangiite obliterante.

No caso de aterosclerose, os sinais e sintomas podem ser distais e simétricos, simulando polineuropatia. Na tromboangiite são, em geral, assimétricos e localizados em um membro.

As doenças do tecido conectivo (artrite reumatoide, lúpus eritematoso sistêmico e poliarterite nodosa) atingem o SNP de maneira multifocal. Caracteriza-se aqui a chamada "mononeurite multiplex" (comprometimento de dois ou mais nervos periféricos). Os nervos mais frequentemente atingidos são os fibulares, radiais e ulnares.

POLIARTERITE NODOSA. Evidência clínica de NP ocorre em cerca de 50% dos pacientes acometidos por poliarterite nodosa, podendo inclusive manifestar-se, de início, por NP.

As lesões vasculares são multifocais, mas a neuropatia pode restringir-se a apenas um nervo periférico. Com a evolução, múltiplos nervos participam, configurando-se uma multineuropatia ou mononeurite multiplex.

Na fibra nervosa, o axônio sofre os efeitos da isquemia antes da célula de Schwann. Por isso, a lesão multifocal na poliarterite nodosa é de caráter axonal.

O comprometimento dos nervos periféricos é tipicamente assimétrico tanto nos membros superiores quanto nos inferiores.

O diagnóstico diferencial deve considerar a neurite hanseniana, a artrite reumatoide e arterites associadas a outras colagenoses. As arterites com NP na artrite reumatoide cursam em pacientes com quadros bem definidos. São eventos tardios e não iniciais, como os que ocorrem na poliarterite nodosa.

Feridas penetrantes, fraturas, estiramentos, injeções e resfriamento

Diferentes lesões nervosas podem ocorrer em ferimentos penetrantes e fraturas, variando de um distúrbio funcional, evidenciável pela ENMG, à secção completa do nervo.

Nas lesões por estiramento, grandes extensões do nervo em seus sentidos longitudinal e transversal podem ser danificadas, dificultando o reparo. O plexo braquial é particularmente suscetível a tais tipos de lesão.

O nervo ciático é o mais propenso a lesões secundárias e injeções. A extensão da lesão, particularmente no sentido transversal, depende da natureza da substância injetada e do local acometido. Injeções intrafasciculares desencadeiam lesões mais graves.

As lesões por esfriamento do nervo, de acordo com sua gravidade, podem desencadear desmielinização segmentar ou lesão axonal. As fibras de menor calibre tendem a sofrer mais intensamente os efeitos do frio do que as de grosso calibre.

Quando os membros são expostos ao frio intenso e por período de tempo prolongado, começam a ficar amortecidos e com menos força. Inicialmente, o exame neurológico evidencia redução da força muscular e hipoestesia.

A recuperação da sensibilidade e da força muscular em geral é parcial, seguindo-se atrofia distal. Um ou mais meses depois, podem-se observar recuperação completa, esfriamento episódico ou contínuo do membro e elevações de temperatura. Pode ocorrer hiperidrose.

A sensibilidade pode recuperar-se completamente, mas contraturas dos dedos dos pés tendem a permanecer.

Neuropatias secundárias à radioterapia

O comprometimento nervoso corresponde topograficamente ao campo de irradiação. Entre os nervos cranianos, o primeiro e o segundo são muito sensíveis aos efeitos da irradiação e o seu acometimento pode associar-se à encefalopatia por irradiação da região frontal.

O nervo lingual pode ser atingido na irradiação de carcinoma da língua.

O plexo braquial é particularmente exposto à irradiação, em geral, visando à terapêutica do carcinoma de mama. A neuropatia manifesta-se por dor intensa no braço e no ombro, seguida por parestesia, hipoestesia e hipo- ou arreflexia tendinosa no membro superior. Déficits motores predominam no território de C5, C6 a C7.

O plexo lombossacro pode ser lesado quando se irradiam a região pélvica ou linfonodos paraórticos, em caso de carcinoma de órgãos genitais femininos ou masculinos. O espaço de tempo entre a irradiação e os sinais e sintomas varia entre 2 e 10 anos.

Neuropatias secundárias a choque elétrico

Os efeitos do choque elétrico podem ser imediatos nos nervos próximos ao local da descarga ou tardios. No último caso, pode haver amiotrofias predominantemente nos membros inferiores vários meses após a descarga.

Neuropatias relacionadas com mutações genéticas

Trata-se de um grupo heterogêneo de NP, diretamente relacionadas com mutações no genoma que afetam precoce ou tardiamente o desenvolvimento e a função de grupos musculares, principalmente dos membros inferiores, resultando em atrofia muscular, diminuição ou abolição de reflexos e alterações sensitivas.

As manifestações clínicas dependem do tipo do comprometimento, podendo aparecer logo após o nascimento, ou mais tardiamente. Nos casos precoces, a primeira manifestação costuma ser dificuldade para aprender a andar.

As principais formas clínicas são descritas a seguir.

Charcot-Marie-Tooth ou síndrome de atrofia muscular fibular ou neuropatia sensorimotora hereditária

A característica mais marcante é a atrofia dos músculos dos membros inferiores, dando às pernas o formato de "garrafa de champanhe" invertida (Figura 174.74).

A Charcot-Marie-Tooth (CMT) inclui os seguintes tipos: CMT1 ou neuropatia sensorimotora hereditária (NSMH) tipo 1, cuja mutação genética mais frequente é a duplicação do gene *PMP-22*, no *locus* 17p.11.22; CMT2 ou NSMH tipo 2, com mutação nos cromossomos 1, 3, 7 e 12; CMT3 ou NSMH tipo 3 ou doença de Déjèrine-Sottas; CMT4, autossômica recessiva, de caráter progressivo, na qual o paciente para de andar na adolescência, dependente de mutações nos genes *MPZ* (PMZ); *CMTX* (CMT5), secundária a mutações no gene *Cx32* (conexina 32), cujas manifestações clínicas são mais intensas em homens, uma vez que apenas um dos cromossomos X apresenta a mutação. A transmissão é exclusivamente materna.

Neuropatia hereditária com suscetibilidade à compressão

O paciente pode apresentar o fenótipo CMT e os seus nervos são suscetíveis à compressão.

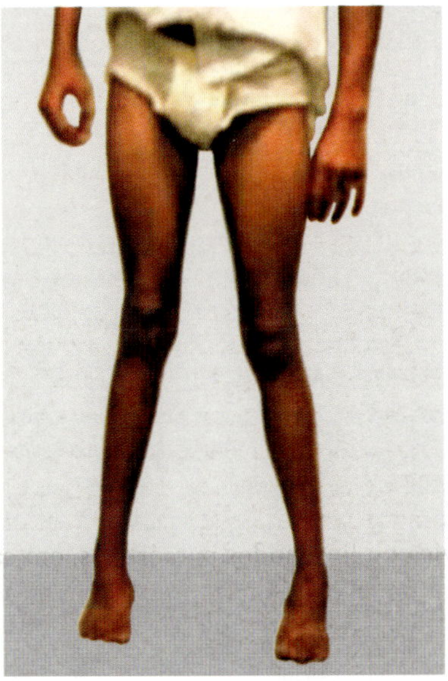

Figura 174.74 Atrofia do tipo Charcot-Marie-Tooth.

Apresenta paralisias transitórias de nervos periféricos, associadas a compressões de pequena intensidade (p. ex., paralisia da dorsiflexão do pé após ficar com a perna cruzada sobre o joelho durante alguns minutos).

Essa neuropatia resulta da deleção do gene que, duplicado, causa a CMT1.

A biopsia de nervo evidencia a formação referida como tomácula (acúmulos localizados de mielina que lembram salsichas).

Neuropatias porfirínicas

Podem ser autossômicas dominantes ou recessivas. As porfirias hepáticas podem comprometer o SNC e o SNP, com componente somático e autonômico.

Polineuropatia amiloidótica familiar

Manifesta-se inicialmente com comprometimento predominante de fibras finas. Resulta de mutações no gene da transtirretina. A mais frequente dessas mutações é a que resulta na transtirretina met 30, na qual a valina é substituída pela metionina na posição 30.

Outras neuropatias hereditárias

Incluem: a doença de Refsum, resultante do excesso de produção de ácido fitânico; a doença de Fabry, resultante do acúmulo de glicolipídio globotriacilceramida; a doença de Tangier, relacionada com a deficiência de lipoproteína do tipo alfa; a síndrome de Bassem-Kornzweiz, resultante da deficiência de absorção de gordura; a doença de Krabbe.

Neuropatias periféricas associadas a doenças infecciosas e inflamatórias

Dentre os agentes etiológicos de neuropatias infecciosas, destacam-se o HSV, a toxina diftérica e o *Mycobacterium leprae*.

Neuropatia diftérica

Constitui uma das complicações da infecção pelo *Corynebacterium diphtheriae*. É decorrente dos efeitos diretos da toxina liberada pelo bacilo no SNP. A toxina diftérica desencadeia uma neuropatia desmielinizante quase pura.

Dois aspectos fundamentais chamam a atenção na neuropatia diftérica: a topografia das lesões e o caráter desmielinizante das mesmas.

As lesões concentram-se nos gânglios do SNP e em suas proximidades. Em relação aos nervos somáticos, a desmielinização situa-se inicialmente nas raízes dorsais, nas regiões adjacentes e em seus gânglios, nas raízes ventrais e nas raízes espinais mistas. Mais tarde, podem ser encontradas lesões desmielinizantes de localização mais distal ao longo dos nervos periféricos. O gânglio nodoso do nervo vago é intensamente afetado. O sistema simpático é relativamente poupado quando comparado ao parassimpático.

As lesões são consequentes à liberação de grande quantidade de toxina diftérica a partir das lesões contendo bacilos localizadas nas proximidades dos nervos acometidos.

Além dos exames específicos para se detectar a infecção, o exame do LCR e a ENMG podem oferecer informações adicionais. As alterações liquóricas evidenciadas são: dissociação proteíno-citológica ou elevação da taxa de proteínas associadas à pleocitose monomorfonuclear à custa de linfócitos.

A velocidade de condução motora (VCM) nos primeiros dias da neuropatia é normal. Franca paralisia e máxima intensidade de distúrbios sensitivos estão associadas, em boa parte dos casos, à alteração da VCM nos primeiros dias e até cerca de 2 semanas após o início da NP. Posteriormente, há queda da VCM, que pode, ainda, ser acentuada em fases adiantadas da recuperação clínica.

A recuperação se faz em dias ou semanas. As sequelas são raras. Quando ocorrem, limitam-se a sinais de denervação à ENMG. Atrofias distais podem ser evidenciadas. Pode-se observar permanente redução de velocidade de condução nervosa máxima de discreta intensidade e não relacionada a sequelas clínicas.

Neuropatia hanseniana

A hanseníase, causada pelo *M. leprae*, é a causa mais frequente de NP. Há preferência do bacilo pelos ramos nervosos intracutâneos, predominantemente sensitivos.

Como regra geral, quanto mais superficial e distal o ramo, menor a sua temperatura e maior sua suscetibilidade a invasão e proliferação bacilar.

As formas clínicas da hanseníase e suas relações com a destruição de nervos cutâneos estão sumarizadas no Quadro 174.35.

Na hanseníase tuberculoide (TT), observa-se lesão cutânea única ou poucas lesões. Nas suas proximidades ou em relação com as mesmas, podem-se identificar nervos dérmicos espessados. Troncos nervosos podem ser visíveis ou palpáveis.

Os nervos mais frequentemente espessados são o ulnar acima do cotovelo, o fibular quando circunda a cabeça da fíbula, o tibial posterior e o auricular maior.

Quando a reação do hospedeiro é muito intensa, podem ocorrer abscessos frios, extremamente dolorosos, predominando nos nervos ulnar e fibular.

Na hanseníase lepromatosa, as lesões podem ser ampla e difusamente distribuídas. São representadas por máculas e pápulas eritematosas. A neuropatia respeita o gradiente de temperatura tissular. Há simetria quando se verificam quais as áreas de ambos os dimídios estão acometidas. Por exemplo: área de perda de sensibilidade no cotovelo direito é acompanhada por área grosseiramente simétrica à esquerda. As áreas insensíveis, contudo, não são absolutamente superponíveis,

Quadro 174.35 Formas clínicas da hanseníase e destruição de nervos cutâneos.

Forma clínica	Resposta à lepromina	Eritema nodoso	Bacilos no nariz	Bacilos nos granulomas	Células epitelioides	Células gigantes de Langhans	Macrófagos com pericário espumoso	Linfócitos	Destruição de nervos cutâneos
TT	Muito intensa	Ausente	Ausentes	Ausentes	Presentes	Presentes	Ausentes	Presentes	Presente em intensidade moderada
DT	Moderada	Ausente	Ausentes	Pouca quantidade	Presentes	Presentes	Ausentes	Presentes	Presente em intensidade moderada
DD	Discreta	Ausente	Ausentes	Grande quantidade	Presentes	Ausentes	Ausentes	Presentes	Presente em intensidade moderada
DL	Presente	Ocorre ou não ocorre	Pequena quantidade	Abundantes	Ausentes	Ausentes	Presentes	Poucos	Discreta
LL	Ausente	Ocorre	Quantidade média	Abundantes praticamente em todos os campos microscópicos	Ausentes	Ausentes	Grande quantidade	Poucos ou ausentes	Ausente

DD: hanseníase dimorfa; DL: dimorfolepromatosa; DT: dimorfa tuberculoide; LL: hanseníase lepromatosa; TT: hanseníase tuberculoide.

podendo haver comprometimento ligeiramente mais amplo em um dos lados.

Os distúrbios são decorrentes de lesões dos ramos nervosos intracutâneos, responsáveis pelas formas de sensibilidade que trafegam pelas vias espinotalâmicas e pertencentes ao sistema nervoso simpático. Por isso, o comprometimento motor, em geral, não é precoce e, comparativamente, tão intenso quanto o das sensibilidades térmica, dolorosa a tátil protopática.

De início, há perda sensitiva nos lóbulos das orelhas, nos dorsos das mãos e superfícies dorsomediais dos antebraços, dorsais dos pés e nas regiões anterolaterais das pernas. Posteriormente, amplia-se a anestesia às áreas dorsais do antebraço e dos cotovelos, para a região medial das pernas e para os joelhos. Segue-se o comprometimento do nariz e regiões malares, mamas, abdome e nádegas. Nessa etapa, as palmas das mãos e as plantas dos pés estão poupadas. Antebraços e mãos, pernas e pés parecem revestidos parcialmente por um manguito de anestesia ou hipoestesia, de margens irregulares, aposto contra as suas regiões dorsais.

Em etapa mais avançada, há hipoestesia corneana, ampliação da anestesia facial, perda da sensibilidade nas palmas das mãos e plantas dos pés. O manguito fecha-se em relação às pernas, 3/4 distais das coxas e a antebraços e braços. Por fim, verifica-se anestesia do tronco.

Mesmo nos estádios mais avançados da perda sensitiva, as seguintes áreas são poupadas: couro cabeludo, pequena área medial do tórax na transição toracoabdominal, axilas, região inguinal a hipogástrica baixa, pele sobre a coluna vertebral e da região glútea no sulco interglúteo, e pequena área nas fossas ulnar e poplítea.

As manifestações clínicas do comprometimento de nervos mistos ocorrem a partir do momento em que já há algum grau de perda sensitiva na face, no tronco e nas nádegas.

O nervo ulnar afetado, de início, é local de maior proliferação bacilar alguns centímetros em direção proximal a partir do olécrano e do ligamento transverso do carpo.

A proliferação bacilar no nervo mediano ocorre alguns centímetros a partir do ligamento transverso do carpo em direção proximal. Tanto a lesão do nervo mediano quanto a do ulnar são responsáveis pela paralisia dos músculos intrínsecos da mão. Os nervos radiais e fibulares também são afetados.

Paralisia dos extensores da mão e pé caído resultam do comprometimento das fibras motoras desses nervos.

Espessamento dos nervos ulnar e fibular pode ser evidenciado pela palpação adjacente ao sulco do nervo ulnar no olécrano e contra a cabeça da fíbula, respectivamente.

Os ramúsculos do nervo facial são lesados, causando paralisias parciais, muitas vezes em apenas parte de um dos músculos por ele inervados. É o que acontece com o músculo frontal, paralisado em sua porção medial. Ocorre enrugamento da região frontal apenas em suas porções laterais, e forma-se um V na região frontal quando do esforço para sua contração. As pálpebras não se fecham e observa-se ectrópio dos cílios. Extremidades frias e anidrose são resultantes de lesão das fibras nervosas autônomas.

Úlceras plantares, de localização preferencial nos calcanhares e nas projeções das porções distais do primeiro e quinto metatarsos, resultam de traumatismos repetidos nas plantas dos pés insensíveis.

Na hanseníase dimorfa (DD), na dimorfolepromatosa (DL) e na dimorfa tuberculoide (DT) as lesões são numerosas e se apresentam de várias formas.

Na pele podem ser constituídas por placas eritematosas, com centro hipopigmentado e margens mal definidas. Podem ser representadas, ainda, por máculas eritematosas com centros e limites bem demarcados. Lesões satélites ocorrem. As lesões podem ser hipoestésicas.

Existe hipoestesia até os limites das lesões. Os nervos próximos podem ser atingidos. As paralisias, quando ocorrem, costumam ser assimétricas. Nervos espessados podem ser identificados e se constituírem em sede de abscessos. As áreas de anestesia não são muito extensas se comparadas com as observadas nas formas DD e DT da hanseníase dimorfa e na TT.

Os nervos podem estar bastante espessados nas proximidades das lesões cutâneas.

A ENMG associada ao exame neurológico e à palpação dos nervos são guias para indicação de quais nervos sensitivos se prestam à biopsia. Tal opção deve ser feita quando não há lesões de pele características ou quando a pesquisa de bacilos no muco nasal e nos raspados do lobo da orelha e a biopsia de pele não forem suficientes para definição do diagnóstico.

A visualização do bacilo é o dado mais objetivo para a confirmação do diagnóstico.

Em pacientes com TT, todavia, granulomas característicos, mesmo após cortes seriados de material das biopsias de pele ou de nervo, podem não estar associados aos bacilos.

Neuropatias associadas a doenças sistêmicas

Podem ocorrer em associação com uremia, má-absorção intestinal, acromegalia, hipotireoidismo, diabetes melito e mieloma múltiplo.

Neuropatias diabéticas

Cerca de 50% dos pacientes diabéticos apresentam neuropatias, considerando-se critérios exclusivamente clínicos para o diagnóstico.

A classificação de Thomas tem por base critérios clínicos e eletromiográficos (Quadro 174.36).

POLINEUROPATIAS. Quando se recorre exclusivamente à avaliação clínica, há maior frequência de polineuropatias predominantemente sensitivas, mas quando se faz ENMG detectam-se sinais de comprometimento motor.

As manifestações da polineuropatia diabética são mais intensas nas extremidades.

Os sinais iniciam-se nos pododáctilos a tendem a ser ascendentes e simétricos. Tal evolução, na maioria dos casos, é lenta, mesmo em pacientes com diabetes melito de longa duração.

O comprometimento da sensibilidade pode chegar à raiz dos membros e atingir o tronco.

O acometimento pode envolver fibras sensitivas grossas e finas com alteração de todas as formas de sensibilidade (térmica, dolorosa, tátil, tátil discriminativa e proprioceptiva consciente), com padrão de perda sensitiva em bota e em luva.

Em determinados estágios, pode haver predomínio de comprometimento da sensibilidade termoalgésica ou, mais frequentemente, da palestésica.

Podem estar presentes dores espontâneas intensas nos membros inferiores, sendo clássica a alodinia associada ao roçar dos lençóis nos pés e pernas do paciente ao se recolher para o sono noturno, além de sinais de comprometimento do SNA.

Neuropatias com predomínio no SNA não são frequentes. Em geral acometem jovens diabéticos, sendo o quadro clínico extremamente variável, incluindo gastroparesia, diarreia, taquicardia de repouso, hipotensão ortostática, sudorese, esvaziamento incompleto da bexiga e impotência.

A neuropatia diabética é considerada mista, axonal e mielínica difusa.

Tanto a microangiopatia com seus efeitos hipóxico-isquêmicos sobre o nervo, quanto distúrbios metabólicos capazes de alterar a função e a estrutura das fibras nervosas participam da gênese da neuropatia.

NEUROPATIAS FOCAIS E MULTIFOCAIS. Na neuropatia motora proximal assimétrica (amiotrofia diabética), as lesões são proximais (território do nervo femoral a plexo lombar), afetando a cintura pélvica (ou escapular na forma simétrica).

Quadro 174.36 Classificação das neuropatias diabéticas segundo Thomas.

Polineuropatias simétricas	Sensitivas ou sensorimotoras Motoras agudas ou subagudas
Neuropatias autonômicas focais a multifocais	Neuropatia craniana Mononeuropatia de tronco e membros Neuropatia motora proximal

Pode haver dor intensa (cruralgia diabética) e a atrofia é rápida, de modo que o paciente pode, às vezes, ficar impossibilitado de caminhar pela intensidade do comprometimento do quadríceps e do iliopsoas.

Em geral, o prognóstico é bom no sentido de recuperação quase completa da motricidade.

As mononeuropatias extraoculares costumam afetar o terceiro nervo craniano. Na maioria das vezes não há comprometimento da musculatura intrínseca. Esse fato é importante no diagnóstico diferencial com o aneurisma de artéria comunicante posterior. Paresias e paralisias faciais são referidas.

Neuropatias intercostais podem ser confundidas com infarto do miocárdio ou angina.

Neuropatias por encarceramento (síndrome do túnel do carpo) ocorrem com mais frequência em diabéticos, dada a suscetibilidade do nervo diabético à compressão.

Além dos exames laboratoriais para caracterização do diabetes melito, são úteis a ENMG para a classificação das polineuropatias e confirmação das neuropatias por encarceramento e multineuropatias. Na maioria dos pacientes sintomáticos, a VCM apresenta redução leve a moderada. No membro inferior, as alterações são mais precoces e mais intensas que no superior.

A ENMG pode evidenciar sinais de denervação antes da redução da VCM.

Polineuropatia urêmica

Está associada à insuficiência renal crônica. As manifestações iniciais são de caráter sensitivo, representadas por sensações de picadas e de queimação, principalmente nos pés.

O componente motor é de predomínio distal, podendo-se observar a síndrome das pernas inquietas.

A polineuropatia é de caráter axonal e presume-se que alguma substância tóxica não filtrada pelos rins seja a responsável per ela.

Neuropatia alcoólica

A neuropatia alcoólica é muito frequente e se acredita que advenha de déficits vitamínicos múltiplos, sendo importante o papel da deficiência de vitamina B_1.

A sintomatologia inicial corresponde a hiperestesias e disestesias nos membros inferiores, com predomínio na planta dos pés.

Além das sensações anormais, encontra-se, ao exame da sensibilidade, hipoestesia termoalgésica de predomínio distal. As sensibilidades discriminativas são afetadas com menos intensidade.

Nos casos mais graves, o comprometimento do nervo vago e do sistema simpático é evidenciado por rouquidão, paralisia de cordas vocais, disfagia e hipotensão arterial. Quando há alterações das sensibilidades vibratórias, de posição segmentar e tátil discriminativa, deve-se considerar como alternativa o diagnóstico de síndrome das colunas brancas posteriores.

O comprometimento motor conduz a paraparesia ou paraplegia de predomínio distal, com hipotonia e ausência ou redução de intensidade da resposta dos reflexos de estiramento. O padrão centrípeto (que pode levar a uma tetraparesia), o predomínio de lesão de fibras finas (presumível pelo quadro clínico), a ausência de redução da velocidade de condução nervosa e a evidência anatômica de maior perda axonal distalmente no mesmo nervo são indicativos de que a polineuropatia alcoólica seja secundária à degeneração axonal.

A sobreposição de desmielinização segmentar ocorreria pela sobreposição de deficiências vitamínicas múltiplas à polineuropatia alcoólica.

Neuropatias carenciais

A deficiência de vitamina B_1 (tiamina) pode ser desencadeada por redução de ingesta ou por comprometimento da absorção, que ocorre após ressecção jejunoileal. As cirurgias bariátricas têm se associado a polineuropatias por carência de vitaminas e a deficiências de oligoelementos. A mais chamativa é a de cobre. Desenvolve-se lenta e progressivamente e pode se associar a comprometimento de fibras grossas. Há parestesias que incomodam. Por comprometimento medular podem ocorrer reflexos de estiramento hiperativos em membros inferiores, com respostas plantares extensoras e neuropatia óptica com perda da visão periférica e para cores.

A deficiência de vitamina B_6 (piridoxina) é desencadeada pelo uso de hidrazida do ácido isonicotínico (terapêutica antituberculosa) ou da hidralazina. Dormência, sensação de picadas e alfinetadas, de início nos pododáctilos e que podem ascender aos membros inferiores até os joelhos, hipersensibilidade e dolorimento, dor ou queimação nas panturrilhas podem ser referidos pelos pacientes.

O comprometimento motor ocorre, mas não costuma incomodar como acontece nos distúrbios sensitivos, que podem perturbar até o sono dos pacientes.

O exame neurológico põe em evidência perda das sensibilidades superficiais e/ou disestesias de predomínio distal e com distribuição em bota. Os reflexos profundos podem estar abolidos. A redução da força muscular, em geral, inclui pododáctilos e dorsiflexores dos pés.

A deficiência de vitamina B_{12} está associada a comprometimento do sistema piramidal e das colunas brancas dorsais da medula espinal. O comprometimento do SNP é menos intenso e de pouca importância. Parestesias e arreflexias podem ser devidas à lesão da coluna branca posterior. A anestesia ou hipoestesia dolorosa e/ou a redução das velocidades de condução nervosa são elementos que ajudam a diferenciar a polineuropatia da mielopatia cordonal posterior. Os sinais e sintomas tendem a se limitar aos pés.

Neuropatia amiloidótica secundária

O depósito amiloide no nervo pode se fazer, por exemplo, a partir de polipeptídio de cadeias leves de imunoglobulinas em plasmocitodiscrasias.

Neuropatias autoimunes

Podem ser divididas em agudas e crônicas.

Agudas

SÍNDROME DE GUILLAIN-BARRÉ (SGB). É uma síndrome autoimune, de instalação aguda, caracterizada por fraqueza muscular distal ascendente e dissociação proteíno-citológica no liquor. Acomete todas as idades, com predomínio entre a quinta e oitavas décadas.

Em cerca de dois terços dos casos há antecedentes de infecções virais ou bacterianas, ou outros fatores (Quadro 174.37). Geralmente esses fatores desencadeantes antecedem em cerca de 1 a 3 semanas o início das manifestações clínicas. O estudo de tais fatores e mecanismos desencadeantes da SGB é importante.

A SGB, relacionada com infecção por *Campylobacter jejuni*, é de caráter axonal e resulta da formação de anticorpos contra o GM1, encontrado na cápsula do *C. jejuni*, e que lesam o axolema, rico em GM1.

Quadro 174.37 Infecções e outros fatores precedentes da síndrome de Guillain-Barré (SGB).

Comprovados ▪ *Campylobacter jejuni* (tipo de SGB: AMAN – AMSAN) ▪ Citomegalovírus (tipo de SGB: AIDP) ▪ Vírus Epstein-Barr (tipo de SGB: AIDP – disfunção autonômica) ▪ *Mycoplasma pneumoniae* (tipo de SGB: AIDP em crianças) ▪ Vírus da hepatite E (tipo de SGB: AIDP sensorimotora)
Com alta probabilidade ▪ Zika vírus ▪ Vírus da dengue ▪ *Haemophilus influenzae* ▪ *Salmonella* spp. ▪ Vírus da varicela-zóster ▪ Vírus da imunodeficiência humana ▪ Administração de gangliosídios ▪ Vacinação • Gripe, raiva, meningococos ▪ Imunossupressão • Doenças autoimunes • Transplante de medula óssea • Quimioterapia • Cirurgia

AIDP: polineuropatia inflamatória desmielinizante aguda; AMAN: neuropatia axonal motora aguda; AMSAN: neuropatia com componente sensitivo.

Alterações anatomopatológicas ocorrem ao longo de todo o nervo periférico e não apenas no nível das raízes.

O início dos sintomas é agudo e caracteriza-se por fraqueza muscular de predomínio distal, na maior parte das vezes nos membros inferiores, mas ocasionalmente pode começar nos membros superiores. É seguida por progressão centrípeta da fraqueza, que atinge a raiz do tronco, a musculatura do tronco e dos membros superiores e os nervos cranianos (ver a descrição da progressão dos déficits motores no tópico Polineuropatias, anteriormente). A seguir, há acometimento da musculatura do pescoço, do tronco e intercostal, que costuma ser simétrico. Pode ocorrer paralisia ou paresia facial periférica uni ou bilateral. A musculatura extraocular raramente é acometida.

Há formas de apresentação assimétrica ou que não envolvem os quatro membros ou tronco e também início assimétrico que, posteriormente, progridem para comprometimento dos membros, tronco e nervos cranianos. Se permanecem assimétricas, são denominadas "variantes", sendo exemplos as formas braquiocérvico-faríngea e paraparética da SGB.

Em geral, ocorrem alterações sensitivas de caráter subjetivo.

São constituídas por sensações parestésicas de dormência, formigamento e queimação.

As alterações objetivas, quando ocorrem, relacionam-se às sensibilidades discriminativas. Há, principalmente, redução da sensibilidade vibratória e cinético-postural. Poucas vezes se encontram distúrbios da sensibilidade superficial constituídos por hipoestesia tátil-dolorosa de predomínio distal (em bota e luvas). Podem ocorrer manifestações resultantes de lesão do SNA, tanto do simpático quanto do parassimpático: taquicardia sinusal, arritmias, hipotensão ortostática, hipertensão arterial e sudorese, entre outras.

Os reflexos osteotendíneos estão abolidos ou hipoativos na maioria dos casos.

Em 10% pode haver alterações transitórias dos esfíncteres, com retenção ou incontinência urinária ou fecal.

Cerca de 20% dos pacientes apresentam insuficiência respiratória.

Após atingir o grau máximo, o que ocorre em até 4 semanas a partir do primeiro sinal motor (nadir), há um período de estabilidade dos déficits (platô) de duração entre 1 e 2 meses e posterior regressão paulatina.

Cerca de 6 meses após o início, o paciente está independente.

O exame do liquor é importante e o achado liquórico característico é a dissociação proteíno-citológica. Ou seja, as células, em geral, não ultrapassam o número de 10 com hiperproteinorraquia associada. É encontrada mais frequentemente ao longo da segunda semana de evolução. Sua ausência não exclui o diagnóstico.

As alterações observadas na ENMG podem indicar uma neuropatia desmielinizante ou axonal. Se desmielinizante, a síndrome pode ser denominada "polineuropatia inflamatória desmielinizante aguda". Se axonal, neuropatia axonal motora aguda. Quando axonal se trata de uma neuropatia com componente sensitivo, além do motor.

Determinar o padrão eletroneuromiográfico é importante porque pode ter implicações prognósticas.

O contingente de pacientes que apresentam sequelas, em geral déficit de força para dorsiflexão dos pés, mas também perda de força mais abrangente (eventualmente até tetraparesias graves) é composto por aqueles que apresentaram SGB axonal.

Na SGB axonal, os níveis séricos do anticorpo anti-GM1 costumam estar elevados.

O diagnóstico diferencial deve ser feito com polineuropatias periféricas alcoólica e diabética, porfiria aguda intermitente, intoxicações por chumbo e cádmio, e as formas crônicas e recidivantes de polirradiculoneuropatia crônica desmielinizante inflamatória.

SÍNDROME DE MILLER-FISHER OU SÍNDROME DE FISHER. Reúne oftalmoplegia, ataxia e arreflexia. Eventualmente mais nervos cranianos podem-se associar a ela.

Os níveis séricos de anticorpos anti-GQ1b podem estar elevados.

ENCEFALITE DE BICKERSTAFF (EB). Reúne os achados completos ou parciais da síndrome de Miller-Fisher, associados ao comprometimento da consciência. Na encefalite de Bickerstaff os anticorpos anti-GQ1b podem estar elevados.

SÍNDROME DE SOBREPOSIÇÃO. Um paciente que apresente encefalite de Bickerstaff pode voltar a ter níveis normais de consciência, passando a ter o fenótipo da síndrome de Miller-Fisher e, posteriormente, evoluir para SGB.

Essa sequência de eventos é denominada "síndrome de sobreposição". Os eventos sucessivos ocorrem em horas ou dias.

POLIGANGLIONOPATIA SENSITIVA AGUDA. Também denominadas "neuronopatias sensitivas", quando se manifestam de forma aguda, as poliganglionopatias o fazem predominantemente nos membros inferiores, mas acometem ou podem acometer os membros superiores, e também o eixo corporal.

Apresentam-se sob três formas clínicas: anestesia das sensibilidades discriminativas (vibratória e posição segmentar); anestesia tátil, térmica e dolorosa; ou anestesia de todas as modalidades. Quando há predomínio do comprometimento dos neurônios sensitivos de grande diâmetro dos gânglios das raízes dorsais, os pacientes apresentam intensa ataxia sensitiva com marcha talonante e bastante dificultada, além de quedas com os olhos fechados.

A ataxia pode ser incapacitante e, com frequência, os pacientes confundem-na com diminuição de força muscular (que não ocorre, embora possa haver pequena denervação e perda de força discreta distalmente nos pés). Quando o predomínio é nos neurônios sensitivos de pequeno diâmetro, podem também ocorrer dores intensas, fulgurantes com trajeto radicular. Os distúrbios sensitivos instalam-se em dias ou poucas semanas.

Outras polineuropatias autoimunes crônicas que podem ocorrer são a POEMS, CANOMAD (em inglês, *chronic ataxic neuropathy ophthalmoplegia IgM paraprotein cold agglutinins disialosyl antibodies*), ou CANVAS (em inglês *cerebellar ataxia, neuropathy, vestibular areflexia syndrome*), sendo as duas últimas muito raras.

Crônicas

POLIRRADICULONEUROPATIA INFLAMATÓRIA CRÔNICA DESMIELINIZANTE. Trata-se de uma polineuropatia progressiva, ascendente (de evolução centrípeta) que evolui pelo período de 60 dias ou mais até atingir o nadir. Na instalação não costuma ocorrer insuficiência respiratória.

O quadro clínico, liquórico e eletroneuromiográfico é superponível ao da SGB, de maneira geral com déficits menos intensos.

O diagnóstico diferencial é feito pelo tempo de evolução até o nadir e pela resposta ao tratamento com corticosteroides que não ocorre na SGB.

POLINEUROPATIAS ASSOCIADAS A GAMOPATIAS MONOCLONAIS DE SIGNIFICADO INDETERMINADO. Tais gamopatias resultam da produção de proteína monoclonal por plasmócitos não neoplásicos na ausência de outras manifestações características de mieloma múltiplo.

Essas polineuropatias são mais frequentes em pacientes com idade avançada, calculando-se que 5% das pessoas com mais de 70 anos possam apresentá-las. Podem-se associar a NP. Em geral, são polineuropatias sensorimotoras de predomínio distal lentamente progressivas.

Ao longo dos anos, cerca de um quarto dos pacientes podem apresentar quadros malignos constituídos por mieloma, linfoma de células B, macroglobulinemia ou amiloidose.

NEUROPATIA MOTORA MULTIFOCAL. É caracterizada por envolvimento predominante dos membros superiores. É exclusivamente motora, afeta o território motor de nervos periféricos (mesmo que mistos, o componente sensitivo desses nervos fica preservado) individuais ou de seus ramos. A maioria dos reflexos está ausente nos territórios dos nervos afetados e pode ser viva nos membros inferiores. Está associada a bloqueio persistente de condução nervosa na ENMG, anticorpos anti-GM1 circulantes, sendo multifocal e desmielinizante. O LCR é normal na maioria dos casos. Pode haver componente axonal secundário que, ao longo do tempo, particularmente nos casos não tratados, pode levar o paciente à incapacidade física.

SÍNDROME DE LEWIS-SUMNER OU NEUROPATIA SENSORIMOTORA MULTIFOCAL DESMIELINIZANTE ADQUIRIDA. É uma neuropatia desmielinizante que compromete os nervos periféricos, mistos, e é considerada uma variante ou forma de apresentação da polineuropatia desmielinizante inflamatória crônica.

NEUROPATIA POR ANTICORPOS ANTI-*MAG*. Cerca de 75% dos pacientes que apresentam uma polineuropatia associada a uma imunoglobulina monoclonal IgM têm anticorpos contra a glicoproteína associada à mielina (anti-*GAM* ou anti-*MAG*).

Esse tipo de gamopatia monoclonal, particularmente quando anti-*MAG*, constitui-se em uma entidade nosológica específica. No quadro clínico podem ocorrer parestesias, ataxia sensitiva de intensidades variáveis, chegando a ser incapacitante, havendo também comprometimento motor de predomínio distal. Em tais pacientes encontram-se, ainda, também anticorpos antiglicoesfingolipídio glucorinilfosfato.

O diagnóstico associa o fenótipo clínico e anticorpos contra os dois antígenos.

POLIGANGLIONOPATIA SENSITIVA CRÔNICA (NEURONOPATIAS SENSITIVAS CRÔNICAS). Sinais e sintomas semelhantes aos referidos para as formas agudas, de instalação paulatina, eventualmente progredindo com comprometimentos sucessivos de nervos sensitivos ou do componente sensitivo de nervos mistos.

Tanto as neuronopatias de instalação aguda quanto as crônicas podem estar associadas a doenças sistêmicas.

Podem representar síndromes paraneoplásicas e, em tais casos, pode haver positividade dos anticorpos ANNA1 (ou anti-Hu), sendo o carcinoma a mais frequente das neoplasias associadas. Podem também ser positivos os anticorpos anti-CRMP-c/CV2, também associados a neoplasias.

Tais neuronopatias podem estar associadas, ainda, à síndrome de Sjögren, a excesso de ingesta (intoxicação) de vitamina B_6 e à síndrome de imunodeficiência adquirida. Anticorpos antifator de crescimento 3 do fibroblasto têm sido encontrados em neuronopatias sensitivas e parecem definir um tipo específico de neuronopatia sensitiva autoimune.

Neuropatias tóxicas

A relação entre o uso de substância tóxica ou medicamento e NP nem sempre é fácil de ser estabelecida. Na maioria dos casos, a lesão é axonal e só eventualmente desmielinizante.

As substâncias que podem causar neuropatias são:

- Medicamentos: nitrofurantoínas, vincristina, isoniazida e hidralazina (ambos antagonistas da piridoxina), talidomida, dissulfiram, dapsona, difenil-hidantoína, clioquinol e cloranfenicol (ambos podem também comprometer o nervo óptico), amitriptilina e isocianato de sódio
- Metais pesados: arsênio, chumbo, tálio e mercúrio (os dois últimos comprometem também o cérebro)
- Agentes industriais: N-hexano, metil-H-butil-cetona, 2,5 hexanedionas, dissulfeto de carbono, tricloroetileno (comprometimento do V nervo), acrilamida, triortocresil-fosfato, mipafox, corpos cetônicos (neuropatia de fibras finas)
- Mielinotoxinas: toxina diftérica, hexaclorofeno, trietiltina.

INTOXICAÇÃO POR CHUMBO. São frequentemente expostos à intoxicação por chumbo operários de fábricas de bateria, de sapato (tachinhas), de cachimbos, de balas para armas de fogo, de fundições de minérios e de ligas que contenham chumbo, soldadores e pintores.

Os derivados orgânicos do chumbo, como o chumbo tetraetila, aditivo da gasolina, estão presentes em grande quantidade na atmosfera próxima das bombas de gasolina e nas margens de estradas muito movimentadas.

Na neuropatia plúmbica, há franco predomínio do comprometimento motor com maior seletividade para neurônios de determinados segmentos medulares.

As manifestações sensitivas podem ser constituídas por dores articulares e hipoestesia ou anestesia distal. Em geral, a neuropatia plúmbica cursa com queda do punho (paralisia do nervo radial), muitas vezes assimétrica. Todavia, uma avaliação mais detalhada pode evidenciar a participação da musculatura tenar e dos músculos interósseos. Embora as alterações dos membros superiores sejam mais nítidas, os inferiores podem estar afetados. Nesse caso, pode haver pé caído bilateralmente.

A ENMG mostra diminuição da VCM máxima e sinais de denervação.

INTOXICAÇÃO POR ARSÊNIO. Pouco frequente, associada à ingestão acidental de pesticidas contendo arsênio ou derivados arsenicais medicamentosos.

Na intoxicação aguda, os primeiros sinais e sintomas relacionam-se com o sistema gastrintestinal. Náuseas, vômitos, diarreia e dores abdominais seguem-se à ingestão do metal.

Na neuropatia arsênica ocorrem parestesias dolorosas, queimação nas mãos e nos pés, e fraqueza muscular, de predomínio ou exclusivamente distais.

Os primeiros sintomas nas extremidades distais evoluem de maneira ascendente. Há perda da sensibilidade em bota e em luva. A perda da força muscular também é de caráter ascendente. Na dependência da gravidade do caso, o paciente pode ficar tetraparético e com alterações respiratórias. Há hipo ou arreflexia global.

A recuperação leva meses e as sequelas dependem da gravidade da NP. Para estudo dessa NP, além da ENMG, para o diagnóstico é importante verificar os níveis de arsênio nos cabelos, nos pelos e nas unhas.

Neuropatias associadas a neoplasias malignas

As neoplasias não próprias do nervo periférico podem atingi-lo por infiltração direta ou, secundariamente, como efeito a distância.

Carcinomas, linfomas e leucoses são as neoplasias que mais frequentemente estão associadas a comprometimento do SNP (Quadro 174.38).

Os sinais e sintomas podem preceder (até em anos) ou suceder o aparecimento da neoplasia.

Clinicamente são observadas neuropatias sensitivas e sensorimotoras.

As neuropatias sensitivas são observadas em associação com carcinomas ou com a doença de Hodgkin. Dormência, parestesias, disestesias, dores nos membros inferiores e ataxia sensitiva podem estar presentes com assimetria das manifestações. Distúrbios das sensibilidades vibratória e cinético-postural podem ser detectados e são de predomínio distal, progredindo centripetamente. Diplopia, nistagmo e distúrbios pupilares ocorrem eventualmente. O componente motor inexiste ou é extremamente discreto.

O curso da doença parece não interferir na evolução da neuropatia.

A neuropatia sensorimotora pode evoluir de maneira aguda, subaguda ou crônica ou com remissões e recorrências. A frequência é bem mais alta quando comparada à da sensitiva. Chega a mais de 20% dos carcinomas e a mais de 30%

Quadro 174.38 Neoplasias associadas à neuropatia periférica.

Neoplasia	Origem
Carcinomas	Tireoide, pulmões, mama, esôfago, estômago, ceco, cólon, reto, pâncreas, pelve renal, bexiga, colo uterino, próstata
Seminoma	Testículos
Linfomas	
Leucemias	Sistema hemolinfopoético
Policitemia vera	

nos linfomas quando os pacientes são avaliados por métodos eletrofisiológicos.

A neuropatia motora aguda é semelhante à que ocorre na SGB, por vezes atingindo a musculatura respiratória e associada a hiperproteinorraquia com celularidade normal. É mais frequentemente detectada em relação com linfomas. A neuropatia subaguda ou crônica é de predomínio distal, eventualmente proximal, já tendo sido referido comprometimento do nervo trigêmeo.

Remissões e recorrências de neuropatias sensorimotoras podem se dar espontaneamente.

O carcinoma de células em aveia está quase sempre associado a neuropatia sensitiva.

O comprometimento de nervos cranianos ocorre, em geral, associado a infiltração direta em leucoses agudas ou crônicas. Quando há infiltração direta, observa-se invasão do endoneuro com desmielinização segmentar e lesão axonal.

Diversas explicações foram aventadas para justificar a degeneração axonal em tais casos. Toxicidade de substâncias liberadas pela neoplasia, distúrbios metabólicos secundários e alterações do metabolismo enzimático e das gorduras, infecções virais secundárias, deficiência nutricional secundária às neoplasias e trombose de vaso dos nervos secundária a alterações da viscosidade sanguínea são as principais.

Outra possibilidade está relacionada com as plexopatias por irradiação usada na terapêutica de algumas neoplasias. Em sua maioria, e particularmente em relação ao plexo braquial, são assimétricas. A irradiação do plexo lombossacral pode cursar com sintomatologia relativamente simétrica no que se refere a membros inferiores.

BIBLIOGRAFIA

Sono

American Academy of Sleep Medicine. ICSD-2 – International classification of sleep disorders. 2. ed. Diagnostic and Coding Manual. American Academy of Sleep Medicine, 2005.

American Academy of Sleep Medicine. ICSD-3 – International classification of sleep disorders. 3. ed. Diagnostic and Coding Manual. American Academy of Sleep Medicine, 2014.

American Academy of Sleep Medicine. ICSD-3 – TR International classification of sleep disorders. 3. ed. text revision. Darien, IL: American Academy of Sleep Medicine, 2023.

American Sleep Disorders Association. International classification of sleep disorders. Revised. Diagnostic and Coding Manual. Rochester, Minnesota: American Sleep Disorders Association, 1997.

Aserinsky E, Kleitman N. Regularly occurring periods of eye motility, and concomitant phenomena, during sleep. Science. 1953;118(3062):273-4.

Bassetti CL, Adamantidis A, Burdakov D, Han F, Gay S, Kallweit U et al. Narcolepsy – clinical spectrum, aetiopathophysiology, diagnosis and treatment. Nat Rev Neurol. 2019;15(9):519-39.

Broughton R, Tolentino M, Aguirre M. Sleep disorders: diagnosis and treatment. In: Kryger MH, Roth T, Dement WC, editors. Principles and practice of sleep medicine. Philadelphia: W.B. Saunders; 1985. p. 536-43.

Culebras A. Clinical handbook of sleep disorders. London: Butterworth Heinemann, 1996.

Edinger J. Derivation of research diagnostic criteria for insomnia: report of an American Academy of Sleep Medicine Work Group. Sleep. 2004;27(8): 1567-96.

Franceschini C, Pizza F, Antelmi E, Folli MC, Plazzi G. Narcolepsy treatment: pharmacological and behavioral strategies in adults and children. Sleep Breath. 2020;24(2):615-27.

Kryger Roth T, Dement W. Principles and practice of sleep medicine. 6. ed. Philadelphia: Saunders, 2017.

Littner M, Kushida C, Wise M, Davila DG, Morgenthaler T, Lee-Chiong T et al. Practice parameters for clinical use of the multiple sleep latency test and the maintenance of wakefulness test. Sleep. 2005;28(1):113-21.

Poyares D, Vieira SB, Tufik S. I Consenso Brasileiro de Insônia. Hypnos, 2006.

Santos Silva R, Tufik S, Conway SG, Taddei JA, Bittencourt LRA. Sao Paulo Epidemiologic Sleep Study: rationale, design, sampling, and procedures. Sleep Med. 2009;10(6):679-85.

Sateia MJ. International Classification of Sleep Disorders. Highlights and modifications. 3. ed. American College of Chest Physicians, 2014.

Tavares S, Aloé F. Insônias. In: Melo-Souza SE. Tratamento das doenças neurológicas. 3. ed. Rio de Janeiro: Guanabara Koogan, 2013. p. 994-7.

Distúrbios da consciência

Bernat JL. Chronic disorders of consciousness. Lancet. 2006;367:1181-92.

Busl DKM, Greer DM. Pitfalls in the diagnosis of brain. Neurocrit Care. 2009;11:276-87.

Conselho Federal de Medicina. Resolução CFM N. 2.173/2017. Publicado no D.O.U. de 15 de dezembro de 2017, Seção I, p. 274-6.

Edlow JA, Rabinstein A, Traub SJ. Diagnosis of reversible causes of coma. Lancet. 2014;384:2064-76.

Emergency Neurological Life Support. Coma. Version: 2.0. 2016.

Giacino JT, Fins JJ, Laureys S et al. Schiff disorders of consciousness after acquired brain injury: the state of the science. Nat Rev Neurol. 2014;10:99-114.

Posner JB, Saper CB, Schiff ND, Plum F. Plum and Posner's diagnosis of stupor and coma. 4. ed. New York: Oxford University Press, 2007.

Rabelo GD. Coma. In: Nitrini R. A neurologia que todo médico deve saber. 3. ed. São Paulo: Atheneu, 2015.

Robinson C, Wijdicks E. Coma and other states of altered consciousness. In: Salardini A, Biller J (Eds.). The Hospital Neurology Book. Columbus, OH: McGraw-Hill Education, 2016. Chap. 36.

Thibaut A, Schiff N, Giacino J et al. Therapeutic interventions in patients with prolonged disorders of consciousness. Lancet Neurol. 2019;pii:S1474-4422(19)30031-6.

Wijdicks EFM. Determining brain death. Continuum (Minneap Minn). 2015;21(5):1411-24.

Enxaqueca e outras cefaleias

Headache Classification Subcommittee of the International Headache Society. International Classification of Headache Disorders: 3rd ed. Cephalalgia. 2018;38(1):1-211.

Melo-Souza SE. Cefaleias secundárias. In: Alves Neto O, Castro Costa CM, Siqueira JT et al. Dor – princípios e práticas. Porto Alegre: Artmed, 2009. p. 545-55.

Porto CC, Porto AL. Vademecum de clínica médica. 2. ed. Rio de Janeiro: Guanabara Koogan, 2007.

Silberstein SD, Lipton RB, Dodick DW. Wolff's headache and other head pain. Oxford: Oxford University Press, 2008.

Speciali JG. Entendendo a enxaqueca. Ribeirão Preto: FUNPEC, 2003.

Speciali JG, Farias da Silva W. Cefaleias. São Paulo: Lemos Editorial, 2002.

Demências

Arvanitakis Z, Shah RC, Bennett DA. Diagnosis and management of dementia: review. JAMA. 2019;322:1589-99.

Brucki SM, Nitrini R, Caramelli P, Bertolucci PH, Okamoto IH. Suggestions for utilization of the minimental state examination in Brazil. Arq Neuropsiquiatr. 2003;61:777-81. Disponível em: https://pubmed.ncbi.nlm.nih.gov/14595482/.

Pfeffer RI, Kurosaki TT, Harrah Jr. CH, Chance JM, Filos S. Measurement of functional activities in older adults in the Community. J Gerontol. 1982;37(3):323-9. Disponível em: https://pubmed.ncbi.nlm.nih.gov/7069156/.

Schilling LP, Balthazar MLF, Radanovic M, Forlenza OV, Silagi ML, Smid J et al. Diagnosis of Alzheimer's disease: recommendations of the Scientific Department of Cognitive Neurology and Aging of the Brazilian Academy of Neurology. Dement Neuropsychol. 2022;16(Suppl 1):25-39.

Smid J, Studart-Neto A, César-Freitas KG, Dourado MCN, Kochhann R, Barbosa BJAP et al. Subjective cognitive decline, mild cognitive impairment, and dementia – syndromic approach: recommendations of the Scientific Department of Cognitive Neurology and Aging of the Brazilian Academy of Neurology. Dement Neuropsychol. 2022;16(Suppl 1):1-24.

Epilepsias e síndromes epilépticas

Bartolomei F, Guye M, Wending F. Abnormal binding and disruption in large scale networks involved in human partial epilepsies. EPJ Nonlinear Biomedical Physics. 2013;1-16.

Chen T, Mohan G, Xia Z et al. Genetic and epigenetic mechanisms of epilepsy: a review. Neuropsychiatr Dis Treat. 2017;13:1841-59.

Espay AJ, Biller J. Concise neurology: a focused review. 2. ed. New York: Wolters Kluwer, 2021.

Ettinger AB, Kanner AM. Psychiatric issues in epilepsy. 2. ed. Philadelphia: Lippincott Williams & Wilkins, 2007.

Fahoum F, Lopes R, Pittau F et al. Widespread epileptic networks in focal epilepsies: EEG-fMRI Study. Epilepsia. 2012;53(9):1618-27.

Gloor P. Generalized cortico-reticular epilepsies. Some considerations on the pathophysiology of generalized bilaterally synchronous spike and wave discharge. Epilepsia. 1969;9(3):249-63.

Jehl L (guest editor), Lewis SL (editor in chief). Continuum in epilepsy. American Academy of Neurology, 2016.

Montenegro MA, Cendes F, Guerreiro M et al. EEG na prática clínica. 2. ed. Rio de Janeiro: Revinter, 2012.

Noe KH. Seizure: diagnosis and management in the outpatient setting. Semin Neurol. 2001;31(1):54-64.

Panayiotopoulos CP. A clinical guide to epileptic syndromes and their treatment. 2. ed. London: Springer-Verlag, 2010.

Pitkänen A, Löscher W, Vezzani A et al. Advances in the development of biomarkers for epilepsy. Lancet Neurol. 2016;15(8):843-56.

Rho JM, Sankar R, Stafstrom CE. Epilepsy: mechanisms, models and translational perspectives. Boca Raton: CRC Press, 2010.

Richardson MP. Large scale brain models of epilepsy: dynamics meets connectomics. J Neurol Neurosurg Psychiatry. 2012;83(12):1238-48.

Scheffer IE, Berkovic S, Capovilla G et al. ILAE classification of the epilepsies: position paper of the ILAE Commission for Classification and Terminology. Epilepsia. 2017;58(4):512-21.

Shorvon SD, Andermann F, Guerrini R. The causes of epilepsy. Cambridge: Cambridge University Press, 2011.

Acidente vascular cerebral

Adams HP Jr, del Zoppo G, Alberts MJ et al. Guidelines for the early management of adults with ischemic stroke: a guideline from the American Heart Association/American Stroke Association Stroke Council, Clinical Cardiology Council, Cardiovascular Radiology and Intervention Council, and the Atherosclerotic Peripheral Vascular Disease and Quality of Care Outcomes in Research Interdisciplinary Working Groups: the American Academy of Neurology affirms the value of this guideline as an educational tool for neurologists. Stroke. 2007;38(5):1655-711.

Broderick J, Connolly S, Feldmann E et al. Guidelines for the management of spontaneous intracerebral hemorrhage in adults: 2007 update: a guideline from the American Heart Association/American Stroke Association Stroke Council, High Blood Pressure Research Council, and the Quality of Care and Outcomes in Research Interdisciplinary Working Group. Stroke. 2007;38(6):2001-23.

Caplan LR. Pathology and distribution of brain and vascular lesions. In: Caplan LR. Posterior Circulation Disease. Clinical findings, diagnosis and management. Cambridge: Blackwell Science, 1996. p. 46-72.

Culebras A, Kase CS, Masdeu JC et al. Practice guidelines for the use of imaging in transient ischemic attacks and acute stroke: A report of the Stroke Council, American Heart Association. Stroke. 1997;28(7):1480-97.

Mayberg MR, Batjer HH, Dacey R et al. Guidelines for the management of aneurysmal subarachnoid hemorrhage. A statement for healthcare professionals from a special writing group of the Stroke Council. American Heart Association. Stroke. 1994;25(11):2315-28.

Qureshi AI, Tuhrim S, Broderick JP et al. Spontaneous intracerebral hemorrhage. N Engl J Med. 2001;344(19):1450-60.

Raffin CN, Fernandes JG, Evaristo EF et al. Revascularização clínica e intervencionista no acidente vascular cerebral isquêmico agudo: opinião nacional. Arq Neuropsiquiatr. 2006;64(2-A):342-8.

Trombose venosa cerebral

Bousser MG. Cerebral venous thrombosis: diagnosis and management. J Neurol. 2000;247(4):252-8.

Coutinho J, de Bruijn SF, Deveber G et al. Anticoagulation for cerebral venous sinus thrombosis. Cochrane Database Syst Rev. 2011;(8):CD002005.

De Freitas GR, Bogousslavsky J. Risk factors of cerebral vein and sinus thrombosis. Front Neurol Neurosci. 2008;23:23-54.

Masuhr F, Mehraein S, Einhäupl K. Cerebral venous and sinus thrombosis. J Neurol. 2004;251(1):11-23.

Paciaroni M, Palmerini F, Bogousslavsky J. Clinical presentations of cerebral vein and sinus thrombosis. Front Neurol Neurosci. 2008;23:77-88.

Raffin CN. Trombose venosa cerebral. In: Melo-Souza SE. Tratamento das doenças neurológicas. Rio de Janeiro: Guanabara Koogan, 2000. p. 139-41.

Saposnik G, Barinagarrementeria F, Brown RD Jr et al. Diagnosis and management of cerebral venous thrombosis: a statement for healthcare professionals from Americam Heart Association/American Stroke Association. Stroke. 2011;42(4):1158-92.

Neoplasias intracranianas

Rowland LP. Merritt's Textbook of Neurology. 8. ed. Philadelphia: Lea & Febiger, 1989.

Spence RAJ, Johnston PG. Oncologia. Rio de Janeiro: Guanabara Koogan, 2003.

World Health Organization. Classification of Tumours. Lyon: International Agency of Research on Cancer, 2007.

World Health Organization. The 2016 World Health Organization Classification of Tumors of the Central Nervous System: a Summary. Acta Neuropathologic. 2016;13(6):803-20.

Doenças desmielinizantes

Coyle PK, Hammad MA. Atlas of Multiple Sclerosis. London: Science Press; 2003.

Feinstein A. The Clinical Neuropsychiatry of Multiple Sclerosis. Cambridge: Cambridge University Press; 1999.

Kappos L, Freedman MS, Polman CH et al. Effect of early versus delayed interferon beta-1b treatment on disability after a first clinical event suggestive of multiple sclerosis: a 3-year follow-up analysis of the BENEFIT study. Lancet. 2007; 370(9585):389-97.

Kirshner HS, Tsai SI, Runge VM et al. Magnetic resonance imaging and other techniques in diagnosis of multiple sclerosis. Arch Neurol. 1985; 42(9):859-63.

McAlpine D, Matthews WB. McAlpine's Multiple Sclerosis. 2. ed. London: Churchill Livingstone; 1991.

McDonald WI, Compston A, Edan G et al. Recommended diagnostic criteria for multiple sclerosis: guidelines from the International Panel on the diagnosis of multiple sclerosis. Ann Neurol. 2001; 50(1):121-7.

Miller D, McDonald I, Smith K. The diagnosis of multiple sclerosis. In: Compston A, McDonald I, Noseworthy J et al. (eds.). McAlphine's Multiple Sclerosis. 4. ed. London: Churchill Livingstone; 2006. p. 374-88.

Paty DW, Ebers GC (eds.). Multiple sclerosis. Contemporary Neurology Series. Philadelphia: F.A. Davis Company; 1998.

Síndromes extrapiramidais

Andrade LAF. Genética da doença de Parkinson. Einstein. 2004; 2(2):123-8.

Bonifati V, Rizzu P, van Baren MJ et al. Mutations in the DJ-1 gene associated with autosomal recessive early-onset parkinsonism. Science. 2003; 299(5604):256-9.

Di Fonzo A, Rohé CF, Ferreira J et al. A frequent LRRK2 gene mutation associated with autosomal dominant Parkinson's disease. Lancet. 2005; 365(9457):412-5.

Farrer M, Gwinn-Hardy K, Muenter M et al. A chromosome 4p haplotype segregating with Parkinson's disease and postural tremor. Hum Mol Genet. 1999;8(1):81-5.

Gasser T. Genetics of Parkinson's disease. In: Jankovic J, Tolosa E. Parkinson's disease and movement disorders. 5. ed. Philadelphia: Lippincott Williams & Wilkins; 2007.

Gasser T, Müller-Myhsok B, Wszolek AK et al. A susceptibility locus for Parkinson's disease maps to chromosome 2 p13. Nat Genet. 1998; 18(3):262-5.

Gilks WP, Abou-Sleiman PM, Gandhi P et al. A common LRRK2 mutation in idiopathic Parkinson's disease. Lancet. 2005; 365(3457):415-6.

Golbe LI. The genetics of Parkinson's disease: a reconsideration. Neurology. 1990; 40(suppl. 3):7-14.

Hattori N, Kitada T, Matsumine H et al. Molecular genetics analysis of a novel parkin gene in Japanese families with autosomal recessive juvenile parkinsonism: evidence for variable homozygous deletions in the parkin gene in affected individuals. Ann Neurol. 1998; 44(6):935-41.

Kachergus J, Mata IF, Hulihan M et al. Identification of a novel LRRK2 mutation linked to autosomal dominant parkinsonism: evidence of a common founder across European populations. Am J Hum Genet. 2005; 76(4):672-80.

Kitada T, Asakawa S, Hattori N et al. Mutations in the parkin gene cause autosomal recessive juvenile parkinsonism. Nature. 1998; 392(6676):605-8.

Krüger R, Kuhn W, Muller T et al. Ala30 Pro mutation in the gene encoding alpha-synuclein in Parkinson's disease. Nature Genet. 1998; 18(2):106-8.

Lees AJ, Singleton AB. Clinical heterogeneity of ATP13A2 linked disease (Kufor-Rakeb) justifies a PARK designation. Neurology. 2007; 68(19):1553-4.

Leroy E, Boyer R, Auburger G et al. The ubiquitin pathway in Parkinson's disease. Nature. 1998; 395(3701):451-2.

Nygaard TG, Wilhelmsen KC, Risch NJ et al. Linkage mapping of dopa-responsive dystonia (DRD) to chromosome 14q. Nature Genetics. 1993;5(4):386-91.

Polymeropoulos MH, Higgins JJ, Golbe LI et al. Mapping of a gene for Parkinson's disease to chromosome 4q21-q23. Science. 1996; 274(5290):1197-9.

Valente EM, Bentivoglio AR, Ialongo T et al. Mapping of a novel autosomal recessive Parkinson's disease locus in a large Sicilian family. J Neurol Sci. 2001; 187(suppl. 1):S.74.03.

Valente EM, Brancati F, Ferraris A et al. Parkinson-negative autosomal recessive juvenile parkinsonism maps to 1 p35-p36 (PARK6) in several European families. J Neurol Sci. 2001;187(suppl. 1):S66.01.

Hidrocefalia

Adams RD, Victor M, Ropper AH. Principles of Neurology. New York: McGraw-Hill; 2005.
Akins PT, Guppy KH, Axelrod YV et al. The genesis of low pressure hydrocephalus. Neurocrit Care. 2011; 15(3):461-8.
Cardoso ER. Hidrocefalia em adulto. In: Melo-Souza SE. Tratamento das doenças neurológicas. 3. ed. Rio de Janeiro: Guanabara Koogan; 2013. p. 434-8.
Klassen BT, Ahlskog JE. Normal pressure hydrocephalus: how often does the diagnosis hold water? Neurology. 2011; 77(12):1119-25.
Lima BD. Hidrocefalia infantil. In: Melo-Souza SE. Tratamento das doenças neurológicas. 3. ed. Rio de Janeiro: Guanabara Koogan; 2013. p. 430-3.
Melo PA. Hidrocefalia de pressão normal. In: Melo-Souza SE. Tratamento das doenças neurológicas. 3. ed. Guanabara Koogan; 2013. p. 439-41.
Toma AK, Stapleton S, Papadopoulos MC et al. Natural history of idiopathic normal-pressure hydrocephalus. Neurosurg Rev. 2011; 34(4):433-9.

Encefalopatia crônica da infância ou paralisia cerebral

Bitencourt DC, Rotta NT. Neurologia e fisioterapia na multidisciplinaridade da Paralisia cerebral: relato de intervenção. In: Rotta NT, Bridi Filho CA, Bridi FRS. Neurologia e Aprendizagem – abordagem multidisciplinar. Porto Alegre: Artmed; 2016.
Jan MMS. Cerebral palsy: comprehensive review and update. Ann Saudi Med. 2006;26(2):123-32.
Johnston MV. Clinical disorders of brain plasticity. Brain Dev. 2004; 26(2):73-80.
Palisano RJ, Snider LM, Orlin MN. Recent advances in physical and occupational therapy for children with cerebral palsy. Semin Pediatr Neurol. 2004; 11(1):66-77.
Rotta NT. Paralisia cerebral. In: Melo-Souza SE. Tratamento das doenças neurológicas. Rio de Janeiro: Guanabara Koogan; 2000. p. 750-2.
Rotta NT. Paralisia cerebral, novas perspectivas terapêuticas. J Pediatr (Rio J). 2002; 78(Supl 1):S48-S54.
Russman BS, Ashwal S. Evaluation of the child with cerebral palsy. Semin Pediatr Neurol. 2004;11(1):47-57.
Samaniego EA, Sheth RD. Bone consequences of epilepsy and antiepileptic medications. Semin Pediatr Neurol. 2007;14(4):196-200.

Distúrbios de aprendizagem

Ambika A, Vijayasamundeeswari P, David A. Effectiveness of planned teaching program among primary school teachers regarding awareness of learning disabilities in children. J Family Med Prim Care. 2019;8(12):3845-9.
Becker N, Vasconcelos M, Oliveira V et al. Genetic and environmental risk factors for developmental dyslexia in children: systematic review of the last decade. Dev Neuropsychol. 2017;42(7-8):423-45.
Beckmann E, Minnaert A. Non-cognitive characteristics of gifted students with learning disabilities: an in-depth systematic review. Front Psychol. 2018;9:504.
Blanchet M, Assaiante C. Specific learning disorder in children and adolescents, a scoping review on motor impairments and their potential impacts. Children (Basel). 2022;9(6):892.
Drummond CR, Ahmad SA, Rouke BP. Rules for classification of younger children with nonverbal learning disabilities and basic phonological processing disabilities. Arch Clin Neuropsychology. 2005;20(2):171-82.
Eisenmajer N, Ross N, Pratt C. Specificity and characteristics of learning disabilities. J Child Psychol Psychiatry. 2005;46(10):1108-15.
Germano GD, César ABPC, Capellini SA. Screening protocol for early identification of Brazilian children at risk for dyslexia. Front Psychol. 2017;8:1763.
Haft SL, Magalhães CG, Hoeft F. A systematic review of the consequences of stigma and stereotype threat for individuals with specific learning disabilities. J Learn Disabil. 2023; 56(3):193-209.
Johson MH, Munakata Y. Processes of change in brain and cognitive development. Trends Cogn Sci. 2005;9(3):152-8.
Karande S, Kumbhare N, Kulkarni M et al. Anxiety levels in mothers of children with specific learning disability. J Postgrad Med. 2009;55(3):165-70.
Kinsbourne M, Graf WD. Disorders of mental development. In: Menkes JH, Sarnat HS, Maria BL. Child neurology. 6. ed. Philadelphia: Lippincott William & Wilkins; 2000. p. 1155-211.
Lodge K-M, Milnes D, Gilbody SM. Compiling a register of patients with moderate or severe learning disabilities: experience at one United Kingdom general practice. Ment Health Fam Med. 2011;8(1):29-37.
McCloskey M, Rapp B. Developmental dysgraphia: an overview and framework for research. Cogn Neuropsychol. 2017;34(3-4):65-82.
Meister EK, Bruck I, Antoniuk SA et al. Learning disabilities. Arq Neuropsiquiatr. 2001;59(2-b):338-41.
Melo AN. Dislexia. In: Melo-Souza SE. Tratamento das doenças neurológicas. Rio de Janeiro: Guanabara Koogan; 2000. p. 76.
Melo AN, Niedermeyer E. The EEG in infantile brain damage, cerebral palsy, and minor cerebral dysfunction of childhood. In: Niedermeyer E, Silva FL (eds.). Electroencephalography: basic principal, clinical applications, and related field. 5. ed. Philadelphia: Lippincott Williams & Wilkins; 2005. p. 403-13.
Nicolson RI, Fawcett AJ. Procedural learning difficulties: reuniting the developmental disorder? Trends Neurosci. 2007;30(4):134-41.
Okoli ML, Ogbu CE, Enyi CO, Okoli IC, Wilson RE, Kirby RS. Sociodemographic and socioeconomic correlates of learning disability in preterm children in the United States. BMC Public Health. 2022;22:212.
Ostrolenk A, Forgeot d'Arc B, Jelenic P et al. Hyperlexia: systematic review, neurocognitive modelling, and outcome. Neurosci Biobehav Rev. 2017; 79:134-49.
Poletti M. Definition of a visuospatial dimension as a step forward in the diagnostic puzzle of nonverbal learning disability. Appl Neuropsychol Child. 2017; 6(2):106-9.
Rapin I. Dyscalculia and the calculating brain. Pediatr Neurol. 2016;61:11-2.
Rotta NT, Guardiola A. Distúrbios da aprendizagem. In: Diament A, Cypel S, Conte H (eds.). Neurologia infantil. 5. ed. São Paulo: Atheneu; 2010.
Scheffel DL. Disorder of high cortical function in school-age children. In: David RB. Child and adolescent. Neurology. St. Louis: Mosby; 1999. p. 507-52.
Schulte-Körne G. The prevention, diagnosis, and treatment of dyslexia. Dtsch Arztebl Int. 2010;107(41):718-26.
Shastry BS. Developmental dyslexia: an update. J Hum Genet. 2007;52(2):104-9.
Shaywitz SE, Shaywitz BA. Dyslexia. In: Swaiman KF, Aswal SA. Pediatric neurology: principles & practices (vol I). 3. ed. St. Louis: Mosby; 1999. p. 576-84.
Siqueira CM, Gurgel-Giannetti J. Poor school performance: an updated review. Rev Assoc Med Bras. 2011;57(1):78-87.
Treffert DA. Hiperlexia III: separating "autistic-like" behaviors from autistic disorder; assessing children who read early or speak late. WMJ. 2010;110(6):281-6.
Zivoder I, Martic-Biocina S, Miklecic J et al. Attitudes and knowledge of parents of preschool children about specific learning disabilities. Psychiatr Danub. 2017;29(Suppl 3):571-4.
Zulkifli H, Rashid SMM, Mohamed S, Toran H, Raus NM, Suratman MN. Challenges and elements needed for children with learning disabilities in teaching and learning the Quran. Children (Basel). 2022;9(10):1469.

Transtorno do espectro do autismo

Aishworiya R, Valica T, Hagerman R, Restrepo B. An update on psychopharmacological treatment of autism spectrum disorder. Neurotherapeutics. 2022;19: 248-62.
American Psychiatric Association. Diagnostic and Statistical Manual of Mental Disorders (DSM-5). 5. ed. Washington, DC: American Psychiatric Association; 2013.
Camarata S, Miller LJ, Wallace MT. Evaluating sensory integration/sensory processing treatment: issues and analysis. Front Integr Neurosci. 2020;14:556660.
Cerasuolo M, Simeoli R, Nappo R, Gallucci M, Lovino L et al. Examining predictors of different ABA treatments: a systematic review. Behav Sci (Basel). 2022;12:267.
Courchesne E, Pramparo T, Gazestani VH, Lombardo MV, Pierce K et al. The ASD living biology: from cell proliferation to clinical phenotype. Mol Psychiatry. 2019;24:88-107.
Eckes T, Buhlmann U, Holling HD, Mollmann A. Comprehensive ABA-based interventions in the treatment of children with autism spectrum disorder – a meta-analysis. BMC Psychiatry. 2023;23:133.
Genovese A, Butler MG. Clinical assessment, genetics, and treatment approaches in autism spectrum disorder (ASD). Int J Mol Sci. 2022;21:4726.
Gonzalez MC, Vazquez M, Hernandez-Chavez M. Autism spectrm disorder: clinical diagnosis and ADOS test. Rev Chil Pediatr. 2019;90:485-91.
Gyawali S, Patra BN. Autism spectrum disorder: trends in research exploring etiopathogenesis. Psychiatry Clin Neurosci. 2019;73:466-75.
Harkins CM, Handen BL, Mazurek MO. The impact of the comorbidity of ASD and ADHD on social impairment. J Autism Dev Disord. 2022;52:2512-22.
Kallukhovich D, Manyakov NV, Bangerter A, Ness S, Skalkin A et al. Visual preference for biological motion in children and adults with autism spectrum disorder: an eye-tracking study. J Autism Dev Disord. 2021;51:2369-80.
Kanner L. Autistic disturbances of affective contact. Nervous Child. 1943;32: 217-53.
Klin A. Biomarkers in autism spectrum disorder: challenges, advances, and the need for biomarkers of relevance to public health. Focus (Am Psychiatr Publ). 2018;16:135-42.
Lalanne S, Fougerou-Leurent C, Anderson GM, Schroder CM, Nir T et al. Melatonin: from pharmacokinetics to clinical use in autism spectrum disorder. Int J Mol Sci. 2021;22:1490.

Leaf JB, Cihon JH, Leaf R, McEachin J, Liu N et al. Concerns about ABA-based intervention: An evaluation and recommendations. J Autism Dev Disord. 2022;52:2838-53.

Maenner MJ, Warren Z, Williams AR, Amoakohene E, Bakian AV, Bilder DA et al. Prevalence and characteristics of autism spectrum disorder among children aged 8 years – autism and developmental disabilities monitoring network, 11 sites, United States, 2020. MMWR Surveill Summ. 2023;72:1-14.

Manoli DS, State MW. Autism spectrum disorder genetics and search for pathological mechanisms. Am J Psychiatry. 2021;178:30-8.

Masi A, DeMayo MM, Glozier N, Guastella A. An overview of autism spectrum disorder, heterogeneity and treatment options. Neurosci Bull. 2017;33:183-93.

Mobabbernia A, Velthorst E, Reichenberg A. Environmental risk factor for autism: an evidence-based review of systematic and meta-analysis. Mol Autism. 2017;17.

Nadeem MS, Al-Abbasi F, Kazmi I, Murtaza MN, Zamaami MA et al. Multiple risk factors: a challenge in the management of autism. Curr Pharm Des. 2020;26:743-54.

Sharma SR, Gonda X, Tarazi FI. Autism spectrum disorder: classification, diagnosis and therapy. Pharmacol Ther. 2018;190:91-104.

Silva AP, Bezerra IMP, Antunes TPC, Cavalcanti MPE, Abreu LC. Applied behavioral analysis for the skill performance of children with autism spectrum disorder. Front Psychiatry. 2023;14:1093252.

Wang L, Wang B, Wu C, Wang J, Sun M. Autism spectrum disorder: Neurodevelopmental risk factors, biological mechanism, and precision therapy. Int J Mol Sci. 2023;24:1819.

Transtorno do déficit de atenção e hiperatividade

American Psychiatric Association. Diagnostic and statistical manual of mental disorders: DSM-V. 5. ed. Washington, D.C.: American Psychiatric Association; 2013, 947.

Cortese S, Coghill D. Twenty years of research on attention-deficit/hyperactivity disorder (ADHD): looking back, looking forward. Evid Based Ment Health. 2018;21:173-6.

Faraone SV, Larsson H. Genetics of attention deficit hyperactivity disorder. Mol Psychiatry. 2019;24:562-75.

Gallo EF, Posner J. Moving towards causality in attention-deficit hyperactivity disorder: overview of neural and genetic mechanisms. Lancet Psychiatry. 2016;3:555-67.

Krasner AJ, Turner JB Feldman JF et al. ADHD symptoms in a non-referred low birthweight/preterm cohort: longitudinal profiles, outcomes, and associated features. J Atten Disord. 2018;22:827-38.

Polanczyk G, de Lima MS, Horta BL Biederman J, Rhode LA. The worldwide prevalence of ADHD: a systematic review and metaregression analysis. Am J Psychiatry. 2007;164:942-8.

Posner J, Polanczyk GV, Sonuga-Barke E. Attention-deficit hyperactivity disorder. Lancet. 2020;395:450-62.

Ptacek R, Weissenberger S, Braaten E, Klicperova-Baker M, Goetz M et al. Clinical implications of the perception of time in attention deficit hyperactivity disorder (ADHD): a review. Med Sci Monit. 2019;26:3918-24.

Rhode LA, Halpern R. Transtorno do déficit de atenção e hiperatividade: atualização. J Pediatr (RJ). 2004;80:61-70.

Thapar A, Cooper M. Attention deficit hyperactivity disorder. Lancet. 2016;387:1240-50.

Esclerose múltipla

Al-Ani A, Chen JJ, Costello F. Myelin oligodendrocyte glycoprotein antibody-associated disease (MOGAD): current understanding and challenges. J Neurol. 2023;270(8):4132-50.

Attfield KE, Jensen LT, Kaufmann M, Friese MA, Fugger L. The immunology of multiple sclerosis. Nat Rev Immunol. 2022;22(12):734-50.

Banwell B, Bennett JL, Marignier R, Kim HJ, Brilot F, Flanagan EP et al. Diagnosis of myelin oligodendrocyte glycoprotein antibody-associated disease: International MOGAD Panel proposed criteria. Lancet Neurol. 2023;22(3):268-82.

Carnero Contentti E, Correale J. Neuromyelitis optica spectrum disorders: from pathophysiology to therapeutic strategies. J Neuroinflammation. 2021;18(1):208.

Dobson R, Giovannoni G. Multiple sclerosis – a review. Eur J Neurol. 2019;26(1):27-40.

Dos Passos GR, Oliveira LM, da Costa BK, Apostolos-Pereira SL, Callegaro D, Fujihara K et al. MOG-IgG-associated optic neuritis, encephalitis, and myelitis: lessons learned from neuromyelitis optica spectrum disorder. Front Neurol. 2018;9:217.

Jarius S, Paul F, Weinshenker BG, Levy M, Kim HJ, Wildemann B. Neuromyelitis optica. Nat Rev Dis Primers. 2020;6(1):85.

Lim M. A glimpse at the cerebrospinal fluid immunoglobulins in neurological conditions. Does it help the clinician? Dev Med Child Neurol. 2013;55(1):10-2.

Thompson AJ, Banwell BL, Barkhof F, Carroll WM, Coetzee T, Comi G et al. Diagnosis of multiple sclerosis: 2017 revisions of the McDonald criteria. Lancet Neurol. 2018;17(2):162-73.

Wendebourg MJ, Nagy S, Derfuss T, Parmar K, Schlaeger R. Magnetic resonance imaging in immune-mediated myelopathies. J Neurol. 2020;267(5):1233-44.

Wingerchuk DM, Banwell B, Bennett JL, Cabre P, Carroll W, Chitnis T et al. International consensus diagnostic criteria for neuromyelitis optica spectrum disorders. Neurology. 2015;85(2):177-89.

Infecções do sistema nervoso central

Hamill MM, Ghanem KG, Tuddenham S. State-of-the-art review: neurosyphilis. Clinical Infectious Diseases. 2024;78(5):e57-e68.

Hospital de Base do Distrito Federal, Núcleo de Controle de Infecções. Manual de neuroinfecções. Brasília. 28 jul. 2023. Disponível em: file:///Users/mariannatassara/Desktop/Manual%20 de%20Neuroinfecc%CC%A7o%CC%83es%20 HB-DF.pdf.

Keohane C, Gray F. The infections of the central nervous system. Pathology and genetics. Institut Pasteur. Wiley-Blackewell; 2020.

Ministério da Saúde. Guia de vigilância em saúde. 5. ed. Brasília: Ministério da Saúde, 2022. Disponível em: https://bvsms.saude.gov.br/bvs/publicacoes/guia_vigilancia_saude_5ed_rev_atual.pdf.

Ministério da Saúde. Manual de vigilância epidemiológica de eventos adversos pós-vacinação. 3. ed. Brasília: Ministério da Saúde, 2014.

Pan-American Health Organization (PAHO). Neurologia e COVID-19 Informe Científico. 29/09/2021.

Ropper AH. Neurosyphilis. N Engl J Med. 2019;381(14):1358-63.

Singh S, Meher N, Mohammed A, Razab MKAA, Bhaskar LVKS, Nawi NM. Neurological infection and complications of Sars-Cov-2. A review. Medicine. 2023;102(5):e30284.

Tassara MP, Guilarde AO, Rocha BAM, Féres VCR, Martelli CMT. Neurological manifestations of dengue in Central Brazil. Rev Soc Bras Med Trop. 50(3):379-82.

Tyler KL. Acute viral encephalitis. N Engl J Med. 2018;379(6):557-66.

van de Beek D, Gans J, Tunkel AR, Wijdicks EFM. Community-acquired bacterial meningitis in adults. N Engl J Med. 2006;354:44-53.

Ziminiani GD, Pissolato ACG, Simonato LE. Neurological manifestations secondary to SARS-CoV-2 infection. Brazilian Journal of Development. 2021;7(9):86709-17.

Parasitoses do sistema nervoso central

Albrecht-Schgoer K, Lackner P, Schmutzhard E, Baier G. Cerebral malaria: current clinical and immunological aspects. Front Immunol. 2022;13.

Almeida CR, Ojopi EP, Nunes CM, Machado LR, Takayanagui OM, Livramento JA et al. Taenia solium DNA is present in the cerebrospinal fluid of neurocysticercosis patients and can be used for diagnosis. Eur Arch Psychiatry Clin Neurosci [Internet]. 2006;256(5):307-10.

Berger JR. Amebic infections of the central nervous system. J Neurovirol. 2022;28(4-6):467-72.

Brasil. Ministério da Saúde. Secretaria de Vigilância em Saúde. Guia prático de tratamento da malária no Brasil. Brasília: MS, 2010.

Brasil. Ministério da Saúde. Secretaria de Vigilância em Saúde. Guia de vigilância epidemiológica e controle da mielorradiculopatia esquistossomótica. Brasília: MS, 2006.

Carpio A, Campoverde A, Romo ML et al. Validity of a PCR assay in CSF for the diagnosis of neurocysticercosis. Neurol Neuroimmunol Neuroinflamm. 2017;4(2):e324.

Colley DG, Bustinduy AL, Secor WE, King CH. Human schistosomiasis. The Lancet [Internet]. 2014;383(9936):2253-64.

Del Brutto, OH et al. Revised diagnostic criteria for neurocysticercosis. Journal of the Neurological Sciences. 2017;372:202-10.

Elsheikha HM, Marra CM, Zhu XQ. Epidemiology, pathophysiology, diagnosis, and management of cerebral toxoplasmosis. Clin Microbiol Rev. 2020;34(1):e00115-19.

Ferrari TC, Moreira PR. Neuroschistosomiasis: clinical symptoms and pathogenesis. Lancet Neurol. 2001;10(9):853-64.

Haston JC, Cope JR. Amebic encephalitis and meningoencephalitis: an update on epidemiology, diagnostic methods, and treatment. Curr Opin Infect Dis [Internet]. 2023;36(3):186-91.

Keiser PB, Nutman TB. Strongyloides stercoralis in the immunocompromised population. Clin Microbiol Rev. 2004;17(1):208-17.

Koshy AA. Parasitic infections of the central nervous system. In: Aminoff MJ, Josephson SA. Aminoff's Neurology and General Medicine. 6. ed. San Diego: Academic Press; 2021. p. 821-37.

Pineda-Reyes R, White AC. Neurocysticercosis: an update on diagnosis, treatment, and prevention. Curr Opin Infect Dis [Internet]. 2022;35(3):246-54.

Pittella JE. Central nervous system involvement in Chagas disease: a hundred-year-old history. Trans R Soc Trop Med Hyg. 2009;103(10):973-8.

Plewes K, Leopold SJ, Kingston HWF, Dondorp AM. Malaria: what's new in the management of malaria? Infect Dis Clin North Am. 2019;33(1):39-60.

Rocha-Azevedo B, Tanowitz HB, Marciano-Cabral F. Diagnosis of infections caused by pathogenic free-living Amoebae. Interdiscip Perspect Infect Dis. 2009;2009:251406.

Salomão R. Infectologia: bases clínicas e tratamento. 2. ed. Rio de Janeiro: Guanabara Koogan, 2023. 2897 p.

Takayanagui OM, Lofrano MM, Araujo MBM, Chimelli L. Detection of Strongyloides stercoralis in the cerebrospinal fluid of a patient with acquired immunodeficiency syndrome. Neurology [Internet]. 1995;45(1):193-4.

Takayanagui OM, Martinez R, Figueiredo JFC et al. Parasitoses e sistema nervoso central. In: Lopes AC, Amato Neto V (eds.). Tratado de clínica médica. São Paulo: Roca, 2006. p. 2370-92.

Takayanagui OM, Odashima NS, Bonato PS et al. Medical management of neurocysticercosis. Expert Opin Pharmacother. 2001;12(18):2845-56.

Useche Y, Pérez AR, Meis J, Bonomo A, Savino W. Central nervous system commitment in Chagas disease. Front Immunol. 2022;13:975106.

Varo R, Chaccour C, Bassat Q. Update on malaria. Medicina Clínica (English Edition). 2020;155(9):395-402.

Walker M, Zunt JR. Parasitic central nervous system infections in immunocompromised hosts. Clin Infect Dis. 2005;40(7):1005-15.

Woll F, Gotuzzo E, Montes M. Strongyloides stercoralis infection complicating the central nervous system. Handb Clin Neurol [Internet]. 2013;114:229-34.

World Health Organization (WHO). WHO guidelines on management of Taenia solium neurocysticercosis. Geneva: World Health Organization; 2021.

World Health Organization (WHO). World Malaria Report 2011. Geneva: WHO, 2011.

Dores neuropáticas: neuralgias

Baron R. Peripheral neuropathic pain: from mechanisms to symptoms. Clin J Pain. 2000; 16(Suppl 2):S12-S20.

Baron R. Classification and diagnostic tools in complex regional pain syndromes. Newsletter of the IASP Special Interest Group on Neuropathic Pain. 2006;7:3-7.

Basbaum A, Catherine Bushnell M, Devor M. Pain 2005 – An Update Review. Refresher Course Syllabus, 1:3-9. Seattle: IASP Press, 2005.

Campbell JN, Meyer RA. The Paths of Pain 1975-2005. In: Merskey H, Loeser JD, Dubner R. (eds.). Neuropathic Pain: From the Nociceptor to the Patient. Seattle: IASP Press; 2005. p. 229-42.

Drummond JP, Marquez JO. Dor neuropática: fisiopatologia, clínica e terapêutica. Curitiba: Evidence; 2005. 254 p.

Flor H, Nikolajsen L, Jensen TS. Phantom limb pain: a case of maladaptative CNS plasticity? Nat Rev Neurosci. 2006; 7(11):873-81.

Gozzani JL. Síndrome de Dor Complexa Regional tipos I e II. In: Drummond JP, Márquez JO (eds.). Dor neuropática: fisiopatologia, clínica e terapêutica. Curitiba: Evidence; 2005. p. 188.

International Association for the Study of Pain Sub Committee on Taxonomy. Pain Terms: a list with definitions and notes on usage, recommended by the IASP Sub Committee on Taxonomy. Pain. 1979; 6(3):249-52.

Sandroni P, Dotson R, Low PA. Complex regional pain syndromes. In: Jensen TS, Wilson PR, Rice ASC (eds.). Clinical Pain Management – Chronic Pain. Boca Raton, FL: Arnold (Hodder Headline Group); 2003. p. 387-401.

Doenças metabólicas ou erros inatos do metabolismo

Bahi-Buisson N, Dulac O. Epilepsy in inborn errors of metabolism. Handb Clin Neurol. 2013;111:533-41.

Benayoun L, Granot E, Rizel L, Allon-Shalev S, Behar D, Ben-Yosef T. Abetalipoproteinemia in Israel: evidence for a founder mutation in the Ashkenazi Jewish population and a contiguous gene deletion in an Arab patient. Molec Genet Metab. 2007;90:453-7.

Berardo A, DiMauro S, Hirano M. A diagnostic algorithm for metabolic myopathies. Curr Neurol Neurosci Rep. 2010;10(2):118-26.

Biffi A, Cesani M, Fumagalli F, Del Carro U, Baldoli C, Canale S et al. Metachromatic leukodystrophy-mutation analysis provides further evidence of genotype-phenotype correlation. Clin Genet. 2008;74:349-57.

Clarke J (ed.). A clinical guide to inherited metabolic diseases. 3. ed. Cambridge: Cambridge University Press, 2006.

d'Azzo A, Andria G, Strisciuglio P, Galjaard H. Galactosialidosis. In: Scriver C, Beaudet A, Sly W, Valle D (eds.). The metabolic & molecular bases of inherited disease. III. New York: McGraw-Hill, 2001.

Fernandes Filho J, Shapiro B. Tay-Sachs disease. Arch Neurol. 2004;61:1466-8.

Gow P, Smallwood R, Angus P, Smith A, Wall A, Sewell R. Diagnosis of Wilson's disease: an experience over three decades. Gut. 2000;46:415-9.

Imrie J, Wraith J. Niemann-Pick disease type C. Arch Dis Child. 2001;84:427-9.

Jinnah H, Friedmann T. Lesch-Nyhan disease and its variants. In: Scriver C, Beaudet A, Sly W, Valle D (eds.). The metabolic & molecular bases of inherited disease. II. New York: McGraw-Hill, 2001.

Kölker S, Christensen E, Leonard J, Greenberg C, Burlina A, Burlina A et al. Guideline for the diagnosis and management of glutaryl-CoA dehydrogenase deficiency (glutaric aciduria type I). J Inherit Metab Dis. 2007;30:5-22.

Kölker S, Christensen E, Leonard JV, Greenberg CR, Boneh A, Burlina AB et al. Diagnosis and management of glutaric aciduria type I – revised recommendations. J Inherit Metab Dis. 2011;34:677-94.

Kolodny E, Raghavan S, Krivit W. Late-onset Krabbe disease (globoid cell leukodystrophy): clinical and biochemical features of 15 cases. Dev Neurosci. 1991;13:232-9.

Lin J, Simão GN, Masruha MR. Erros inatos do metabolismo. In: Masruha MR, Vilanova LCP (eds.) Tratado de neurologia infantil. Rio de Janeiro: Atheneu, 2017. p. 567-746.

Ouahchi K, Arita M, Kayden H, Hentati F, Ben Hamida M, Sokol R et al. Ataxia with isolated vitamin E deficiency is caused by mutations in the alpha-tocopherol transfer protein. Nature Genet. 1995;9:141-5.

Parker CC, Evans OB. Metabolic disorders causing childhood ataxia. Semin Pediatr Neurol. 2003;10(3):193-9.

Roberts EA, Schilsky ML. Diagnosis and treatment of Wilson disease: an update. Hepatology. 2008;47:2089-109.

Saudubray J-M, Desguerre I, Sedel F, Charpentier C. A clinical approach to inherited metabolic diseases. In: Fernandes J, Saudubray J-M, van den Berghe G, Walter JH (eds.). Inborn metabolic diseases diagnosis and treatment. V. 1. 4. ed. Berlin: Springer Medizin Verlag, 2006.

Schiffmann R, van der Knaap MS. Invited article: an MRI-based approach to the diagnosis of white matter disorders. Neurology. 2009;72(8):750-9.

Sedel F, Baumann N, Turpin J-C, Lyon-Caen O, Saudubray J-M, Cohen D. Psychiatric manifestations revealing inborn errors of metabolism in adolescents and adults. J Inherit Metab Dis. 2007;30(5):631-41.

Sedel F, Saudubray JM, Roze E, Agid Y, Vidailhet M. Movement disorders and inborn errors of metabolism in adults: a diagnostic approach. J Inherit Metab Dis. 2008;31(3):308-18.

Seijo-Martinez M, Navarro C, Castro del Rio M, Vila O, Puig M, Ribes A et al. L-2-hydroxyglutaric aciduria: clinical, neuroimaging, and neuropathological findings. Arch Neurol. 2005;62:666-70.

Suzuki Y, Oshima A, Nanba E. Beta-galactosidase deficiency (beta-galactosidosis): GM1 gangliosidosis and Morquio B disease. In: Scriver C, Beaudet A, Sly W, Valle D (eds.). The metabolic and molecular bases of inherited disease. V. 2. 8 ed. New York: McGraw-Hill, 2001. p. 3775-809.

Wierzbicki A, Mitchell J, Lambert-Hammill M, Hancock M, Greenwood J, Sidey M et al. Identification of genetic heterogeneity in Refsum's disease. Europ J Hum Genet. 2000;8:649-51.

Doenças do neurônio motor

Arnold WD, Kassar D, Kissel JT. Spinal muscular atrophy: diagnosis and management in a new therapeutic era. Muscle Nerve. 2015;51(2):157-67.

Beadon K, Guimarães-Costa R, Léger JM. Multifocal motor neuropathy. Curr Opin Neurol. 2018;31(5):559-64.

Brown RH, Al-Chalabi A. Amyotrophic lateral sclerosis. N Engl J Med. 2017;377(2):1602.

D'Amico A, Mercuri E, Tiziano FD, Bertini E. Spinal muscular atrophy. Orphanet J Rare Dis. 2011;6:71.

Dimachkie MM, Barohn RJ. Inclusion body myositis. Neurol Clin. 2014;32(3):629-vii.

Eisen AA, Shaw P. Motor neuron disorders and related diseases. vol. 82, 3rd series. Amsterdam: Elsevier, 2007.

Ferraz MEMR, Zanoteli E, Oliveira ASB et al. Atrofia muscular progressiva: estudo clínico e laboratorial em onze pacientes. Arq Neuropsiquiatr. 2004;62(1):119-26.

Garg N, Park SB, Vucic S et al. Differentiating lower motor neuron syndromes. J Neurol Neurosurg Psychiatry. 2017;88(6):474-83.

Hardiman O, Al-Chalabi A, Chio A et al. Amyotrophic lateral sclerosis [published correction appears in Nat Rev Dis Primers. 2017 Oct 20;3:17085]. Nat Rev Dis Primers. 2017;3:17071.

Karam C, Scelsa SN, Macgowan DJ. The clinical course of progressive bulbar palsy. Amyotroph Lateral Scler. 2010;11(4):364-8.

Müller R. Progressive motor neuron disease in adults; a clinical study with special reference to the course of the disease. Acta Psychiatr Neurol Scand. 1952;27(1-2):137-56.

Nishimura AL, Mitne-Neto M, Silva HC et al. A novel locus for late onset amyotrophic lateral sclerosis/motor neurone disease variant at 20q13. J Med Genet. 2004;41(4):315-20.

Oliveira AS, Pereira RD. Amyotrophic lateral sclerosis (ALS): three letters that change the people's life. For ever. Arq Neuropsiquiatr. 2009;67(3-A):750-82.

Peeters K, Chamova T, Jordanova A. Clinical and genetic diversity of SMN1-negative proximal spinal muscular atrophies. Brain. 2014;137(11):2879-96.

Pinto WBV de R, Souza PVS de, Badia BML et al. Adult-onset non-5q proximal spinal muscular atrophy: a comprehensive review. Arq Neuro-Psiquiatr. 2021;79(10):912-23.

Renton AE, Chiò A, Traynor BJ. State of play in amyotrophic lateral sclerosis genetics. Nat Neurosci. 2014;17(1):17-23.

Rossor AM, Kalmar B, Greensmith L et al. The distal hereditary motor neuropathies. J Neurol Neurosurg Psychiatry. 2012;83(1):6-14.

Shefner JM, Al-Chalabi A, Baker MR, Cui LY, Carvalho M, Eisen A et al. A proposal for new criteria for ALS. Clin Neurophysiol. 2020;131:1975-8.

Souza PVS, Bortholin T, Naylor FGM et al. Motor neuron disease in inherited neurometabolic disorders. Rev Neurol. 2018;174(3):115-24.

Souza PVS, Pinto WBVR, Chieia MAT et al. Clinical and genetic basis of familial amyotrophic lateral sclerosis. Arq Neuropsiquiatr. 2015;73(12):1026-37.

Thomas PK. Separating motor neuron diseases from pure motor neuropathies. Clinical clues and definitions. In: Rowland LP (ed.). Advances in neurology. Vol. 56: Amyotrophic lateral sclerosis and other motor neuron diseases. New York: Raven Press, 1991. p. 381-4.

Turner MR, Barohn RJ, Corcia P et al. Primary lateral sclerosis: consensus diagnostic criteria. J Neurol Neurosurg Psychiatry. 2020;91(4):373-7.

Turner MR, Talbot K. Mimics and chameleons in motor neurone disease. Pract Neurol. 2013;13(3):153-64.

Van Den Berg-Vos RM, Van Den Berg LH, Visser J et al. The spectrum of lower motor neuron diseases. J Neurol. 2003;250(11):1279-92.

van Es MA, Hardiman O, Chio A et al. Amyotrophic lateral sclerosis. Lancet. 2017;390(10107):2084-98.

Zanoteli E, Peres ABA, Oliveira ASB et al. Biologia molecular nas doenças do neurônio motor. Neurociências. 2004;12(1):24-9.

Neuropatias periféricas

Asbury AK, Johnson P. Pathology of peripheral nerve. Philadelphia: Saunders; 1978.

Barreira AA, Marques W Jr. Truncal sensory loss in acquired demyelinating neuropathies. Muscle Nerve. 1997;5(20):611-3.

Daroff RB, Fenichel GM, Jankovic et al. Bradley's neurology in clinical practice. 6. ed. Philadelphia: Elsevier; 2012.

Dyck PJ, Thomas PK. Peripheral neuropathy. 4. ed. Philadelphia: Elsevier Saunders; 2005.

Melo-Souza SE. Tratamento das doenças neurológicas. 3. ed. Rio de Janeiro: Guanabara Koogan; 2013.

Mumenthaler M, Schiliack H. Peripheral nerves lesions: diagnosis and therapy. 5. ed. New York: Thieme; 1991.

Noseworthy JH. Neurological therapeutics: principles and practice. London: Martin Dunitz; 2003.

Ridley DS, Jopling WH. Classification of leprosy according to immunity. A five group system. Int J Lepr Other Mycobact Dis. 1966; 34(3):225-73.

Said G, Slama G, Selva J. Progressive centripetal degeneration of axons in small fibre type diabetic polyneuropathy. Brain. 1983; 106(Pt. 4):791-807.

Sunderland S. Nerves and Nerves Injuries. 2. ed. London: Churchill Livingstone; 1978.

PARTE

19

Exame Psiquiátrico

Marco Antonio A. Brasil
Heloisa Helena Alves Brasil
Arnaldo Lemos Porto

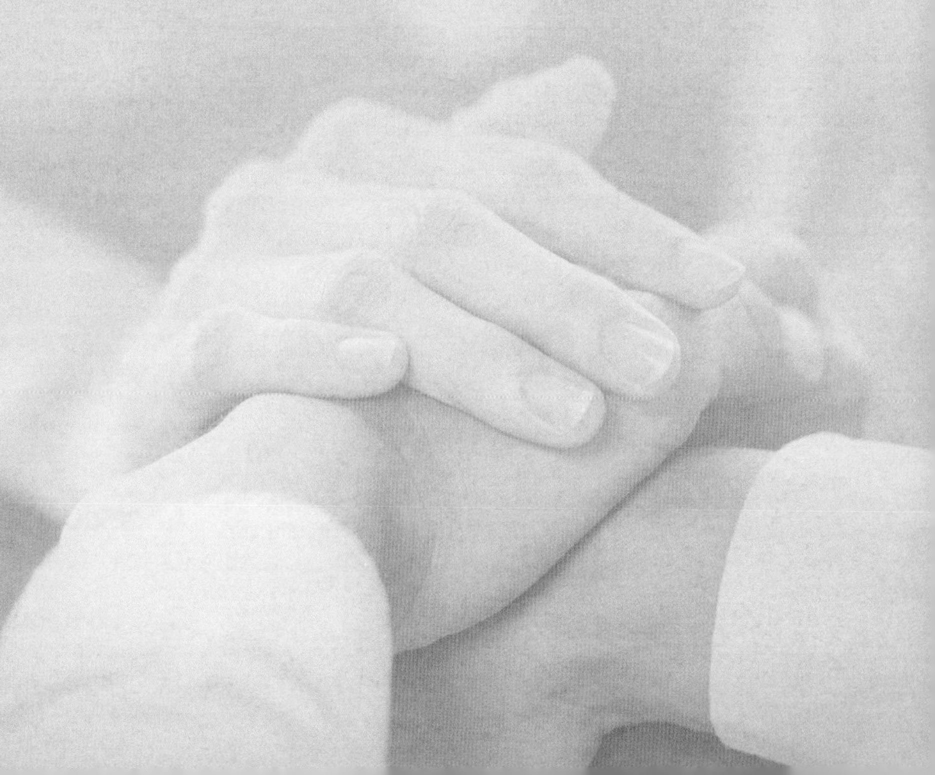

CAPÍTULO 175

Modelos Médicos e Princípios da Semiologia Psiquiátrica

Marco Antonio A. Brasil, Heloisa Helena Alves Brasil

INTRODUÇÃO

A psiquiatria, embora seja um ramo da medicina, tem área de atuação mais ampla que as demais especialidades médicas. Na verdade, não se trata de uma especialidade que visa a uma determinada parte do corpo, um sistema ou um órgão, mas, sim, ao homem como um todo e às relações que o ligam a seu mundo. Além disto, a psiquiatria, com seu modo singular de encarar, compreender e atuar na doença mental, adota um modelo – o modelo compreensivo – com referenciais distintos daqueles do modelo médico tradicional.

MODELO MÉDICO TRADICIONAL

A partir da última metade do século XVIII, a ciência médica experimentou um grande avanço, incorporando princípios da física e da química, desenvolveu-se nos estudos de fisiopatologia, patologia celular e anatomia microscópica.

A doença é definida como um fato concreto, observável, que pode ser evidenciado por uma série de recursos técnicos. Ela é localizada em alguma parte, órgão ou sistema do corpo, com desenvolvimento autônomo e, consequentemente, curso natural próprio.

A medicina passa a trabalhar com o pressuposto básico de uma etiologia causal, linear ou determinista, e só secundariamente admite causalidade múltipla. O médico, apoiando-se nesse modelo, diagnostica a doença em virtude dos sinais e sintomas que sugerem uma lesão ou disfunção em determinada área ou sistema corporal, que pode ser comprovada pelos exames complementares. Seu objetivo, portanto, é descobrir quais funções e estruturas corporais estão comprometidas, para chegar a um diagnóstico. Feito o diagnóstico, o objetivo passa a ser a adoção de medidas terapêuticas que restabeleçam as estruturas e funções alteradas.

O progresso tecnológico possibilitou a investigação das estruturas orgânicas de modo mais detalhado. Para lidar com essa crescente fonte de conhecimentos, a medicina fragmentou-se, o médico transformou-se em um "especialista" e o médico geral perdeu seu prestígio.

As especialidades multiplicaram-se, abarcando para si um "fragmento" corporal, possibilitando ao médico focalizar sua atenção em áreas específicas. Deste modo, a divisão da medicina em especialidades tem uma motivação eminentemente pragmática e convencional e obedece, estritamente, não a um princípio científico, mas a uma necessidade técnica e prática.

É importante salientar que estas subdivisões fomentam a dicotomização doente-doença, desenvolvendo ao máximo o conhecimento desta última e deixando de lado o conhecimento do paciente. O paciente é reduzido à enfermidade, e o complexo fenômeno do ato médico passa a ser exclusivamente uma ação técnica. O paciente, seus vínculos familiares e seu contexto sociocultural deixam de ter relevância nesta abordagem.

Acompanhando a evolução da medicina, a psiquiatria tentou seguir o mesmo modelo. As causas das doenças mentais são atribuídas a degeneração, herança ou lesões localizadas no cérebro. Os sintomas são considerados resultados de alterações cerebrais orgânicas. Intensas investigações histológicas do sistema nervoso não confirmaram, no entanto, que as doenças mentais sejam sempre consequências de lesões localizadas no cérebro. Assim, a tentativa de restringir a psiquiatria a um fragmento do corpo, a uma "especialidade do cérebro", não teve êxito.

A psiquiatria clássica, compartilhando com o restante da medicina esta concepção de doença, vê-se impotente diante de quadros como a histeria, que, no final do século XIX, não era considerada merecedora da atenção médica, por não apresentar nenhum substrato orgânico que a explicasse.

A importância da pessoa

Freud resgata a importância da pessoa, de sua história e do seu contexto sociocultural. Ressalta a importância das vivências e dos traumas psicológicos, sobretudo nos primeiros anos de vida, na gênese das doenças mentais.

A importância do inconsciente, não só na doença mental, mas na vida, é demonstrada por Freud em sua teoria sobre o funcionamento mental com aplicações práticas em diferentes áreas do comportamento humano. Sob esta visão, o ser humano (corpo e alma unidos) é afetado por uma doença que muda seu destino e seu curso vital, e que esta não tem apenas causa, mas também um sentido, um significado, que influi em seu curso. A psiquiatria, afastando-se das ciências naturais, aproxima-se das ciências do espírito, nas quais a causa é substituída pelo motivo e a explicação pela compreensão. Dizemos que a natureza é explicada (por relação de causa e efeito), enquanto a vida psíquica é compreendida, ou seja, a realidade íntima é provida de sentido em razão da vida e do comportamento humano. Compreendemos um ato de cólera quando sabemos que por trás dele há ciúme ou uma grave ofensa. Os fatos passam a ter sentido.

Por esta visão, descortina-se o chamado "modelo compreensivo", que não é apanágio da psiquiatria, sendo aplicável a toda a medicina. Diríamos que ele representa "o outro lado da medicina", que recebe contribuições da antropologia, da sociologia e de outras áreas das ciências humanas e sociais, que permitem compreender cada vez melhor as doenças e os doentes.

Crise do modelo médico tradicional

O médico e o exercício profissional atravessam uma profunda crise, tanto em sua identidade como em sua ideologia.

O especialista, com certa frequência, procura ser somente um técnico. Percebe, no entanto, que isto não é possível, pois se vê obrigado a atender e a manejar os aspectos psicológicos dos